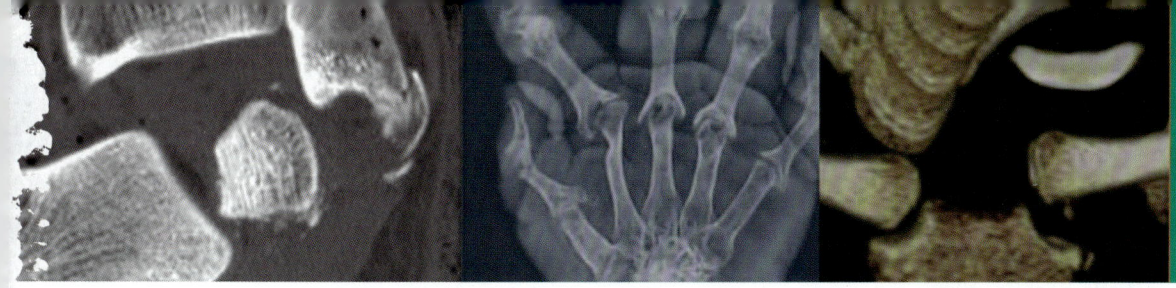

中文翻译版

实用骨科影像学

Orthopaedic Imaging: A Practical Approach

（第 7 版）

主　编　〔美〕亚当·格林斯潘（Adam Greenspan）

　　　　〔美〕哈维尔·贝尔特兰（Javier Beltran）

主　译　白荣杰　殷玉明　钱占华

科学出版社

北 京

图字：01-2021-5476 号

内 容 简 介

本书由国际知名的肌骨影像学家 Adam Greenspan 教授和 Javier Beltran 教授共同撰写完成，全书共7篇33章，既有基础理论的论述，又有大量的图表和病例图像，涉及内容广泛、全面且易于理解。书中除介绍了各种设备的临床应用、关节造影、穿刺活检和创伤、运动医学、关节炎、肿瘤及肿瘤样疾病、感染、代谢性骨病变、内分泌疾病、系统性疾病及发育异常等的影像学特征、诊断和鉴别诊断外，还在第1章特别介绍了患者影像检查的方法、流程，以及如何避免不必要的检查和过度检查，值得借鉴。另外，除第1篇外，其余各篇每章末都有记忆要点，这既是一章的精髓，也是作者多年工作经验的总结，对读者的学习记忆非常有帮助。第7版精简了各章文献，只保留了最经典、相关性最强和最新的文献；对图像进行了全面替换，并加入了新的病例；第3章增加了软骨的组织学、形成和生长相关的内容，并在关节炎、代谢性疾病、肿瘤等章增加了相关临床和病理学资料，同时增加了一些新的示意图；还更新了一些分子遗传学和细胞生物学领域的研究进展。

本书适合从事骨放射学的工作人员、骨科医师、风湿科医师及医学生参考使用，同时可供我国学者制订各种诊疗流程和规范时参考、借鉴。

图书在版编目（CIP）数据

实用骨科影像学 ：原书第7版 ／（美）亚当·格林斯潘（Adam Greenspan），（美）哈维尔·贝尔特兰（Javier Beltran）主编；白荣杰，殷玉明，钱占华主译. -- 北京 ：科学出版社，2025. 1. -- ISBN 978-7-03-079969-2

Ⅰ. R680.4

中国国家版本馆CIP数据核字第2024H07V83号

责任编辑：马晓伟　戚东桂　许红霞／责任校对：张小霞
责任印制：肖　兴／封面设计：有道文化

科 学 出 版 社 出版
北京东黄城根北街 16 号
邮政编码：100717
http://www.sciencep.com
北京汇瑞嘉合文化发展有限公司印刷
科学出版社发行　各地新华书店经销
*
2025 年 1 月第 一 版　开本：889×1194　1/16
2025 年 1 月第一次印刷　印张：75 3/4
字数：2 272 000
定价：598.00 元
（如有印装质量问题，我社负责调换）

《实用骨科影像学》(第7版)

翻 译 人 员

主　译　白荣杰　殷玉明　钱占华

副主译　詹惠荔　叶　薇　冯志远　张　恒　崔佳宁

译　者　(按姓氏汉语拼音排序)

白荣杰　首都医科大学附属北京积水潭医院

崔佳宁　首都医科大学附属北京积水潭医院

曹宇鹏　北京市密云区医院

程克斌　首都医科大学附属北京积水潭医院

都继成　温州市中心医院

冯志远　北京回龙观医院

李新民　首都医科大学附属北京积水潭医院

吕　喆　中国中医科学院眼科医院

钱占华　首都医科大学附属北京积水潭医院

王金娥　民航总医院

王崧铭　北京市和平里医院

叶　薇　首都医科大学附属北京积水潭医院

殷玉明　美国得克萨斯州古博放射诊断影像中心

詹惠荔　首都医科大学附属北京积水潭医院

张　恒　首都医科大学附属北京积水潭医院

张　伟　中国中医科学院望京医院

献给我的妻子Barbara，我的孩子们Michael、Samantha、Luddy和我的儿媳Danielle，以及所有我爱的人，还有我的孙子Avi和Benji，是他们点亮了我的人生。

A. G.

献给我的妻子Andrea和我的孩子们Xavier和Luis，感谢他们的爱和支持。

J. B.

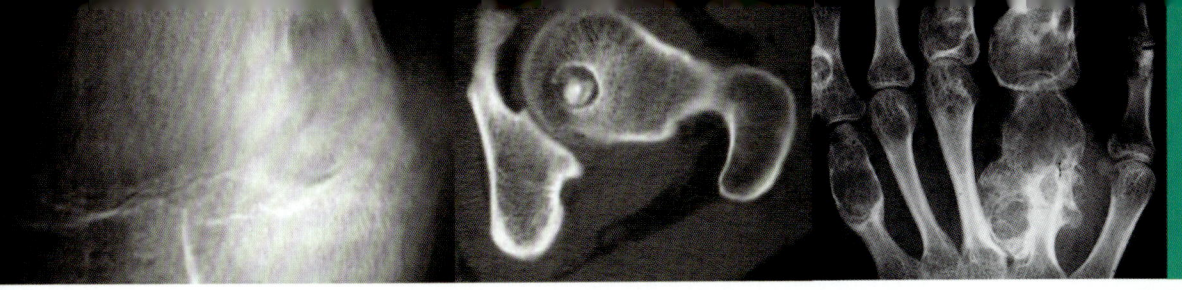

第7版序

　　非常荣幸能为这部广受赞誉的著作写序。当我开始写序的时候，我意识到 Greenspan博士撰写的《实用骨科影像学》的早期版本正摆放在我的书架上。该书被广泛传阅，并备受赞誉。它是我在放射科实习期间最早购买的著作之一，并在我后续的职业生涯中，一直是我重要的专业参考书。自这部著作的早期版本出版至今，随着我们对肌肉骨骼系统疾病研究的不断深入，这部关于肌骨系统疾病的病理学、影像诊断学及治疗学的综合性著作就开始不断地更新、修订。该书自出版之日起，被翻译成多种语言版本，证明了它在世界范围内具有重要的实用价值，深受读者欢迎。

　　此次版本更新，延续了对以前版本的不断优化，对图像、图表和文字进行了全面的更新。同上一版一样，Greenspan博士邀请Beltran博士一起，作为该书的共同主编。Beltran博士在书中介绍了他享誉世界的专业知识，特别是在磁共振成像（magnetic resonance imaging，MRI）技术和诊断方面。此版本详细阐述了MRI在肌肉骨骼系统疾病诊断和治疗中的重要作用，内容涵盖MRI最新的序列和技术应用，如软骨成分成像，此外也包含了超声、正电子发射体层成像/计算机断层成像（positron emission tomography/ computed tomography，PET/CT）等影像技术的最新进展。

　　影像学教科书的质量始终根据作者提供的图像质量进行评判。过去的经验表明，当书中图像的质量无法满足读者日常医学实践的需求时，这部书就是失败的，而对该书来说读者不必担心。Greenspan和Beltran博士再次一丝不苟地审核了此前所使用的所有图像。他们对图像进行了全面替换，并加入了新的病例，以确保所提供的图像尽可能真实地反映读者期望看到的先进图像。

　　使用插图有助于读者理解临床和病理概念及其相关性，这仍然是该书的优势之一。作者有幸继续邀请Luis Beltran和Salvador Beltran为该书绘制了全新的原始图表。新版与此前版本一样，书中的图表和示意图是独一无二的，具有极高的质量，使读者更容易理解和记忆。

　　Greenspan博士的最初版本用清晰简洁的文字，对整个肌骨系统影像学领域进行了全面而条理分明的阐述，增强了读者的阅读兴趣。该书向临床和影像医生强调，如何利用影像学技术获取对疾病诊断和治疗最有价值的信息。第7版包含了一些本领域的新进展，如刚从实验研究领域走向临床实践的前沿成像技术，并保留了清晰简洁的风格。此版本增加了一些内容，用以反映MRI、PET和图像融合技术在肌骨系统疾病诊断中的应用。尽管包含了先进的成像技术，但作者仍然强调传统的X线诊断是大多数肌骨系统影像学诊断的基础。时至今日，有些人忽略了"低端"的传统X线诊断的重要性，将其视为即将被淘汰的技术，但该书强调并描述了传统X线摄影技术及其临床应用，巩固了传统X线诊断在肌骨系统影像学诊断中的作用。将新技术与"传统"技术相结合，可清晰显示不同成像方法在肌骨系统疾病诊断方面的优势和劣势。

　　Greenspan和Beltran博士都是该领域的权威专家，他们因在肌骨系统影像学方面取得的成就受到全世界尊重。这基于他们谦虚谨慎、善于交流，并理解和尊重同行的意见与建议。该书不仅对经验丰富的肌骨系统影像科医生具有重要的指导作用，而且对临床医生在肌骨系统疾病的诊断和治疗方面也具有重要的指导作用。这一最新版本将被称为经典著作，再次完成了所有目标，受到普遍赞誉。

Andrew J. Grainger，BM，BS，FRCP，FRCR

英国剑桥大学医学院肌骨系统影像学教授

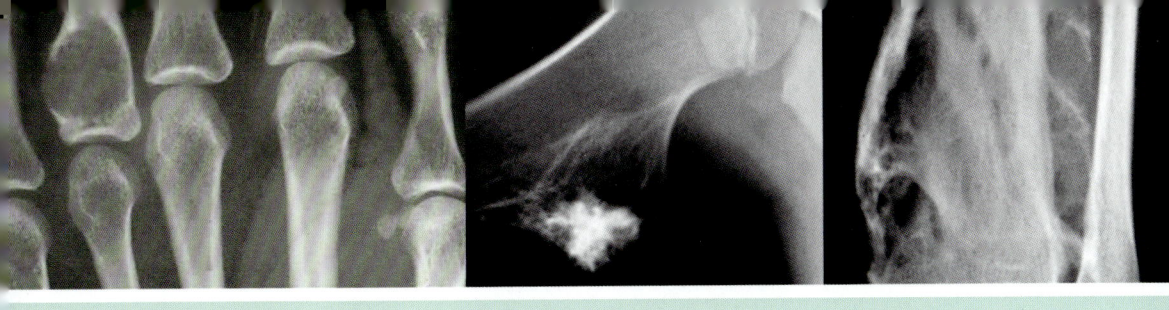

第7版前言

肌骨影像学领域的不断发展促成了本书最新版本的出版。随着现有成像技术的不断改进，超声（ultrasound，US）、PET、PET/CT和MRI在各种骨科疾病诊断和治疗方面应用的增加，促使我们不断拓展这些技术的应用范围。同样，与本书此前的版本相同，第7版的任务不仅是让读者熟悉各种成像技术的应用，还是让读者了解现有成像技术的优势及劣势。本书的目的是帮助影像科医生和相关科室医生选择合适的影像学检查方法，以减少患者的检查费用、及时精准地做出诊断、充分评估病情。

本书第7版做出了许多改动，增加了许多新的内容，并进行了一些更新和修订。纽约市布鲁克林区迈蒙尼德医学中心（Maimonides Medical Center in Brooklyn）影像科教授、前主任，肌骨系统磁共振成像领域的先驱Javier Beltran（MD，FACR）依然为本书的共同主编，他在肌骨系统磁共振成像方面有着无与伦比的专业知识，关于磁共振技术在骨科疾病应用方面的内容显著增加了本书的价值。

本书整体依然保留了全彩设计，但在内部采用了一些新的设计，如利用书页边缘的彩色条带，方便读者定位查找所需章节。这些色彩的应用能够让读者轻松地定位本书的章和大概内容。尽管内容有所增加，但单卷本形式依然得到了保留。我们大幅减少了每章参考文献的数量，只保留了最经典、相关性最强和最新的文献。我们用质量更好的图像替换了一些不甚理想的图像。例如，我们用在3T等高场强磁共振系统获取的高质量图像替换了大部分原有图像，并在相应的章增加了对新脉冲序列的讨论。我们还修改了一些磁共振关节造影方面的内容，删除了一些过时的材料，并更新了一些新内容。我们在第3章增加了软骨的组织学、形成和生长相关的内容，并在关节炎、代谢性疾病、肿瘤等章增加了相关临床和病理学资料，同时增加了一些新的示意图。我们还更新了分子遗传学和细胞生物学领域的相关最新研究进展。几乎每一章都加入了新的内容、图像和表格。例如，运动损伤的新材料、四肢压迫和继发性神经病变的影像学评估、软骨病变的评估、手部小关节的MRI精细解剖、肩关节和膝关节的MRI术后评估等。我们大大扩展了关节炎的相关章节，增加了对相关疾病临床和病理学方面的论述，如SAPHO综合征、慢性复发性多灶性骨髓炎、Wilson病及结节病。我们增加了很多疾病的内外科治疗新进展，尤其是关节假体置换的术后评估部分；增加了关于三维CT、超声、^{18}F-氟代脱氧葡萄糖PET（FDG PET）、PET/CT和PET/MRI应用方面的内容，以及软骨成像最新的研究成果和研究技术，包括软骨延迟增强MRI（d-GEMRIC）、旋转帧T_1（Th-rho）成像、钠-23（^{23}Na）MRI。我们在相关章补充了硬化型骨发育不良的相关内容，包括骨内膜增生、骨硬化性发育不良、Pyle病、颅骨骨干发育异常。和之前的版本一样，第7版继续强调了熟练掌握X线检查对影像科医生诊断肌骨系统疾病的基础作用。此项技术在一些创伤性疾病、关节炎、肿瘤及肿瘤样病变、遗传疾病的初诊中依然起着无可替代的作用。

本书的主要读者是影像科和骨科医生，也欢迎康复师、风湿科医生或其他对肌骨系统感兴趣的医生阅读，希望能对他们有所帮助。

Adam Greenspan，MD，FACR

Javier Beltran，MD，FACR

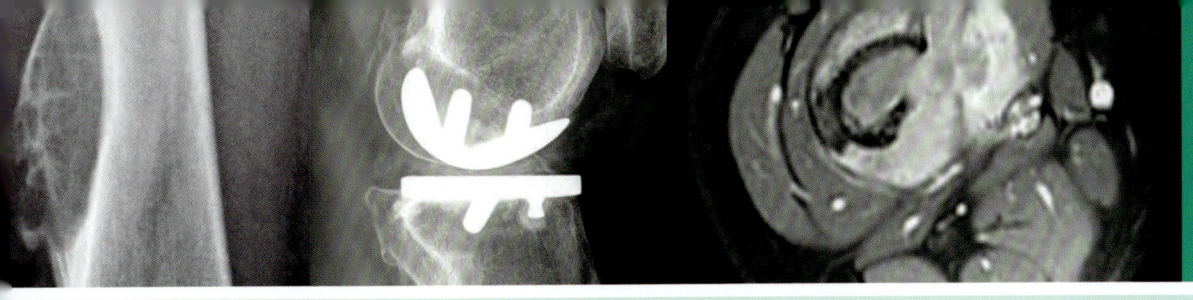

第1版前言

　　《实用骨科影像学》使种类繁多的骨科疾病复杂的诊断过程变得更容易。本书的基本目的有以下三点：首先是提供现有可行的影像学检查方法的基本知识，并运用影像学检查技术发现并诊断常见的骨和关节疾病；其次是帮助选择最有效的成像技术，同时减少检查费用和患者所受的辐射剂量；最后强调的是为骨科医生提供所需要的诊断和治疗信息，以便其选择正确的治疗方案。本书并不想与其他同领域的类似书籍进行大小和范围上的竞争。本书未纳入许多不常见的疾病，对诊断步骤有明确的指导。同样，受篇幅所限，本书并没有详细地描述所列的每一种疾病，或对有争议的部分进行全面讨论。这些内容都留给读者们进一步学习文献和其他权威的专业书籍，这些参考资料被列在了文末"参考文献"。

　　如本书所述，骨科影像学主要以医学生、影像科和骨科住院医师为主要读者，并为读者提供一部实用、专业的工具书。以此为目的，每一章节的重要信息都被制成表格收录在章节末的"记忆要点"部分。本书还制作了许多原创的示意图和表格，用来详细说明各种疾病的影像学特点，例如，骨折的分类、关节炎和肿瘤疾病的形态学特点，以及大量标准和特殊体位的投照方法及临床应用目的，除此之外，还介绍了显示特定疾病的最有效的成像技术和方法。大部分影像图像都配有说明和引线文字，为各种骨科疾病提供了高质量的经典病例。另外，大部分的图片说明都以病例讨论的方式书写，并在每个图例后都附有一系列的诊断注释（在第一章中解释），以此对影像学检查给予评价。虽然本书的目的是教学，但是也应该同时成为对骨和关节疾病感兴趣的内科医生，以及在日常临床工作中应用影像学进行研究的学者们经常查阅的一部实用、经典的工具书。

Adam Greenspan，MD，FACR

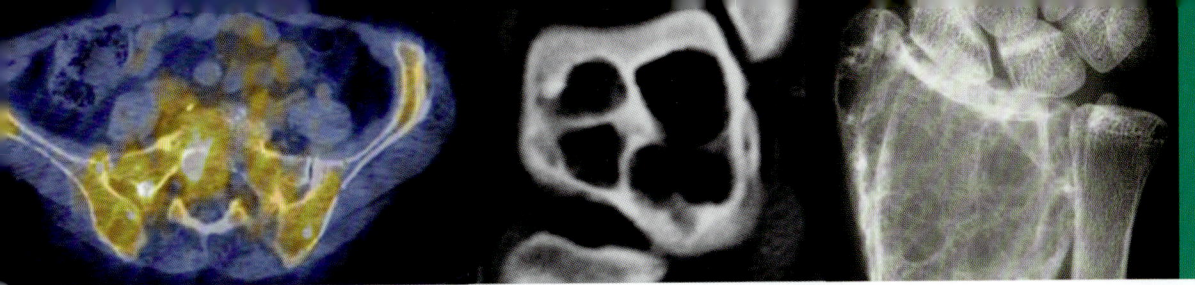

致　　谢

　　我们向 Wolters Kluwer Health 出版社员工为这部新版著作出版的筹备工作付出的辛勤劳动致以诚挚的感谢，特别要感谢医学和高级编辑出版部门（Medicine and Advance Practice Publishing）执行编辑 Sharon R. Zinner 对本书的指导。我们想要感谢的人很多，包括策划副主编 Eric McDermott、编辑助理 Julie Kostelnik、责任编辑 Justin Wright，他们对本书文字内容进行了认真审核、编辑；设计助理 Holly McLaughlin 为本书的封面和内容进行了精美且富有艺术气息的设计；纽约大学关节病医院的 Luis Beltran 和 Jenny Bencardino 博士为本书挑选了最典型的病例图像；在本书上一版撰稿人 Salvador Beltran 医生不幸离世之后，Luis Beltran 博士继续为本书提供了非常精准的示意图；纽约市布鲁克林区迈蒙尼德医学中心影像科的主治医师、住院医师们为本书提供了典型常见病和少见病的影像学资料；纽约市纪念斯隆 - 凯特林癌症中心病理科顾问医生，康奈尔大学医学院特需外科医院病理和实验医学中心教授、病理科荣誉主任 Michael J. Klein 博士，为我们提供了大量优质的肌骨系统疾病的病理标本及显微切片的图像；加利福尼亚大学戴维斯医学中心影像科的高级摄影师 Julie A. Ostoich-Prather 为本书图示的数字化提供了许多帮助；Michael Greenspan、Samantha Greenspan 和 Danielle Greenspan 在本书出版过程中为我们解决了很多技术方面的问题。感谢英国剑桥大学医学院肌骨系统影像科顾问 Andrew J. Grainger 教授，为本书撰写序言。向授权本书引用他们病例图像的作者们表示感谢。最后，我们向 Wolters Kluwer Health 出版社项目经理 Sadie Buckallew、Absolute Service 公司项目经理 Don Famularcano，以及在本书最终出版环节进行指导和协调的所有人员表示衷心的感谢。

　　与前几个版本一样，如果没有以上各位同行严谨和尽职的努力，本书不可能成功出版。

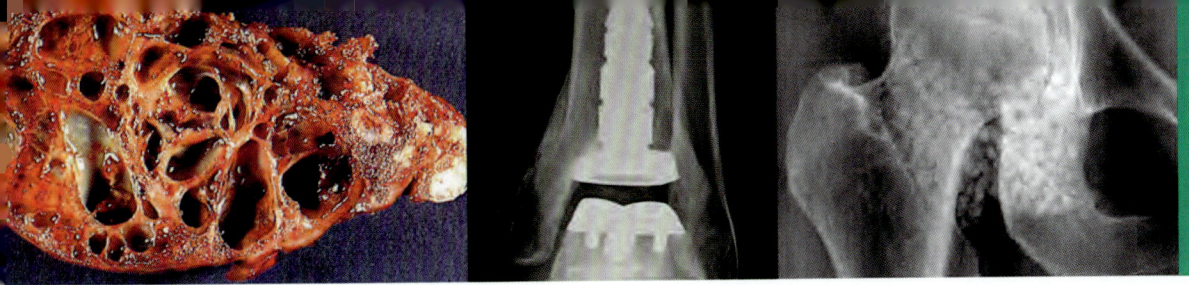

目　　录

第1篇　骨影像学概述

第1章　骨科放射医生的职责 ……………………………………………………………………… 3
第2章　骨科影像检查技术 ………………………………………………………………………… 12
第3章　骨与关节软骨的组织学、形成和发育 …………………………………………………… 53

第2篇　创　　伤

第4章　创伤的影像学评价 ………………………………………………………………………… 67
第5章　上肢Ⅰ：肩关节 …………………………………………………………………………… 137
第6章　上肢Ⅱ：肘关节 …………………………………………………………………………… 194
第7章　上肢Ⅲ：前臂远端、腕关节、手和手指 ………………………………………………… 228
第8章　下肢Ⅰ：骨盆、骶骨和股骨近端 ………………………………………………………… 290
第9章　下肢Ⅱ：膝关节 …………………………………………………………………………… 325
第10章　下肢Ⅲ：踝与足 ………………………………………………………………………… 387
第11章　脊柱 ……………………………………………………………………………………… 445

第3篇　关　节　炎

第12章　关节炎和关节病变的临床、影像学及病理学评估 …………………………………… 505
第13章　退行性关节病 …………………………………………………………………………… 555
第14章　炎症性关节炎 …………………………………………………………………………… 595
第15章　其他类型关节炎和关节病 ……………………………………………………………… 644

第4篇　肿瘤及肿瘤样病变

第16章　肿瘤及肿瘤样病变的影像学诊断 ……………………………………………………… 691
第17章　良性肿瘤与肿瘤样病变Ⅰ：成骨性病变 ……………………………………………… 733
第18章　良性肿瘤与肿瘤样病变Ⅱ：软骨源性病变 …………………………………………… 755
第19章　良性骨肿瘤与肿瘤样病变Ⅲ：纤维性、纤维骨性及纤维组织细胞病变 …………… 793
第20章　良性骨肿瘤与肿瘤样病变Ⅳ：其他病变 ……………………………………………… 825

第21章 恶性骨肿瘤Ⅰ：骨肉瘤和软骨肉瘤 …………………………………………………… 877
第22章 恶性骨肿瘤Ⅱ：其他类肿瘤 …………………………………………………………… 924
第23章 关节的肿瘤和肿瘤样病变 ……………………………………………………………… 971

第5篇 感　染

第24章 肌肉骨骼感染的影像学评价 ……………………………………………………………… 997
第25章 骨髓炎、感染性关节炎、软组织感染 ………………………………………………… 1008

第6篇　代谢和内分泌紊乱

第26章 代谢及内分泌紊乱的影像学评价 ……………………………………………………… 1041
第27章 骨质疏松、佝偻病和骨软化症 ………………………………………………………… 1050
第28章 甲状旁腺功能亢进 ……………………………………………………………………… 1061
第29章 Paget病 …………………………………………………………………………………… 1068
第30章 其他代谢及内分泌性疾病 ……………………………………………………………… 1085

第7篇　先天性和发育性异常

第31章 骨骼异常的影像学评价 ………………………………………………………………… 1101
第32章 上肢和下肢异常 ………………………………………………………………………… 1114
第33章 脊柱侧弯和骨骼常见的畸形 …………………………………………………………… 1152

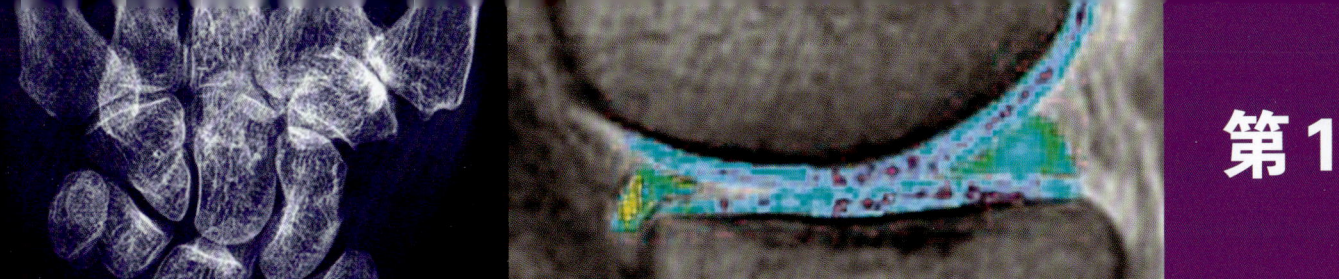

第 1 篇

骨影像学概述

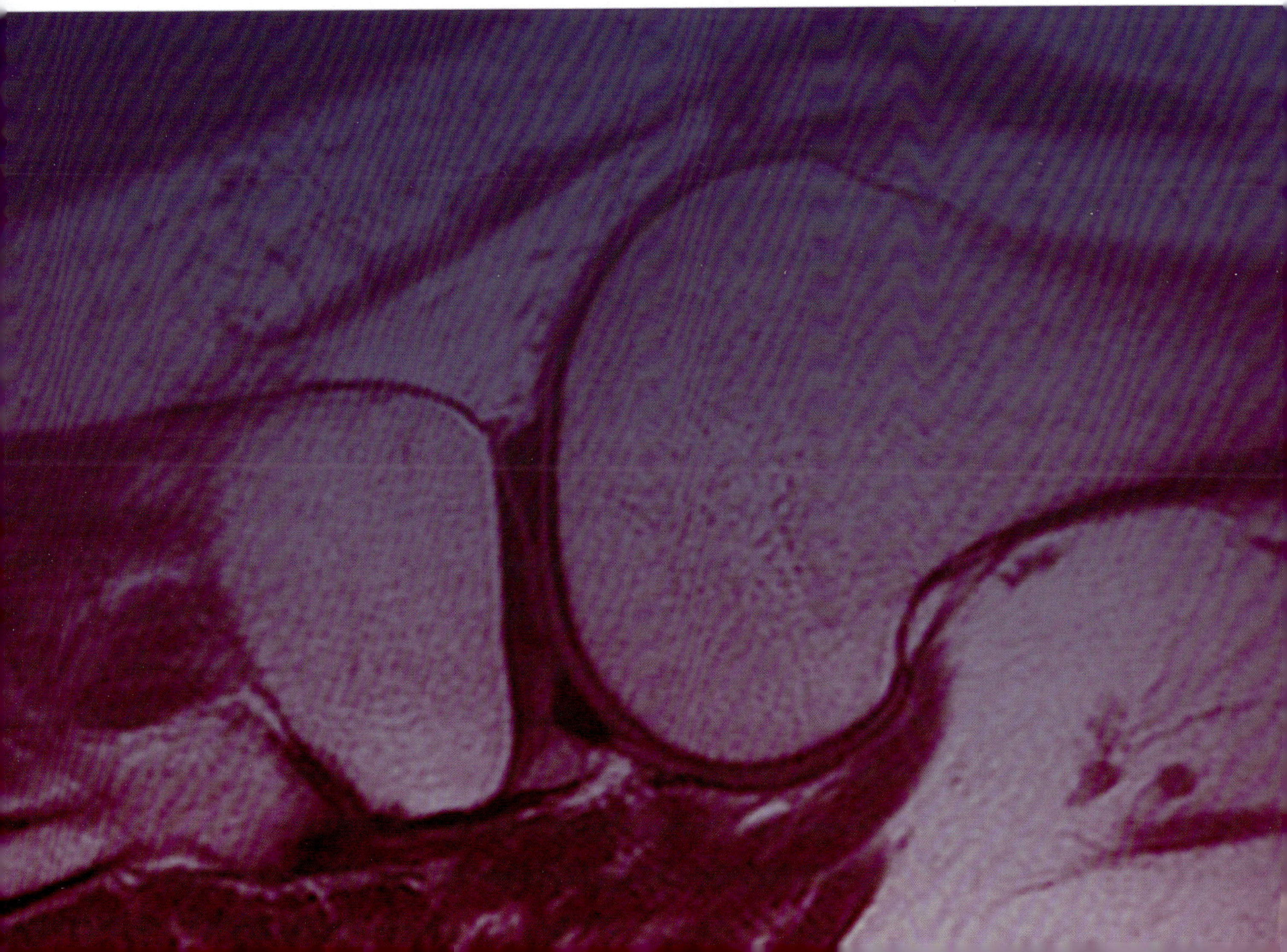

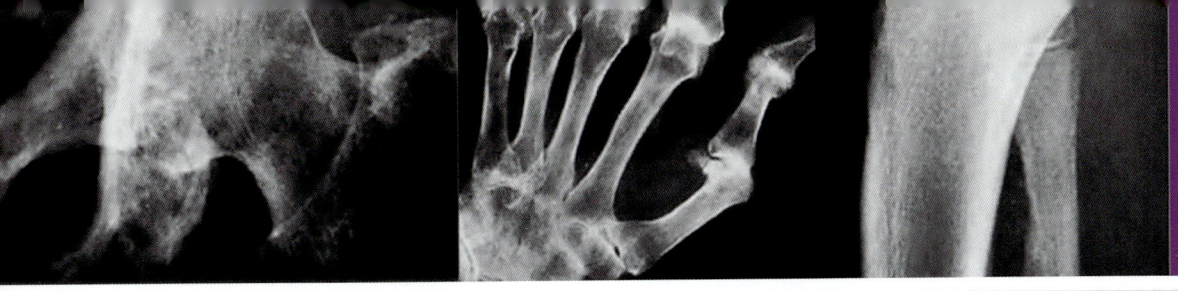

第1章

骨科放射医生的职责

放射影像学领域已经取得巨大的进步，并且在未来会有更大的进展。随着新的成像方法和技术不断进步，如计算机断层成像（CT）及螺旋CT和三维成像、多排螺旋CT（MDCT）、双能CT（DECT）、锥形束CT（CBCT）、高分辨率容积CT（fpVCT）、显微CT、三维CT血管造影、四维关节动态CT、数字化摄影（DR或CR）、数字化减影（DSR）和数字化减影血管造影（DSA）；三维超声（US）；放射性核素血管造影和灌注核素显像；正电子发射体层成像（PET）及PET/CT和PET/MRI；单光子发射计算机体层摄影（SPECT）；磁共振成像（MRI）和三维磁共振成像、磁共振延迟增强软骨成像（d-GEMRIC）；三维MRI/CT联合成像；磁共振弥散张量成像（MRDTI）；磁共振扩散加权成像（DWMRI）；磁共振关节造影（MRa）；磁共振血管造影（MRA）及其他方法在临床的应用，放射科的医疗设备扩充，使复杂的诊断过程变得简便易行。在应用这些新技术的同时也带来了新的挑战，这些新技术使医疗服务的费用大幅增加，同时临床医生为了应用这些新的影像学技术而进行不必要的影像学检查。

这种情况下我们要开始重视骨科放射医生的重要地位和常规X线摄影的重要作用。放射科医生不仅要熟悉各种检查应用的必要条件，更重要的是能够从中选出哪些检查对疾病的正确诊断和评估更有意义。因此，放射科医生在履行他们的职责时应该牢记以下几点：

（1）诊断一种未知疾病时，在使用更加复杂的方法之前，最好首选常规X线检查，并进行标准体位投照和特殊体位投照。

（2）首先按照正确的流程进行常规检查，还需要知道下一步进行何种检查。

（3）发现已知疾病重要的影像学特征，以及病变在骨骼的分布和位置。

（4）监测治疗进程和可能发生的并发症。

（5）知道对于骨科医生来说哪些特殊信息是至关重要的。

（6）认识非侵入性影像学检查的局限性，知道何时应运用侵入性检查技术。

（7）知道哪些病变需要活检，哪些不需要（"不要触碰"的病变）。

（8）在疾病的治疗中扮演更活跃的角色，如栓塞治疗，通过选择性导管介入注射化疗药物，或者对骨病变（如骨样骨瘤）行射频消融术（常在CT引导下）。

很多骨和关节疾病的影像学诊断并不能完全依靠特定的可识别的影像学表现。临床资料，如患者的年龄、性别、症状、病史和实验室检查对于放射科医生正确分析影像学资料十分重要。有时，临床资料非常典型以至于仅以此为依据就可以做出诊断。例如，一位年轻患者骨痛，主要在夜间加重，可迅速被水杨酸类药物缓解，高度提示骨样骨瘤，因此，放射科医生唯一的任务就是找到病变位置。然而，很多情况下临床资料并不充分，而且可能有误导性。

当面对一位患者时，症状原因不明（图1-1）或根据临床资料做出疑似诊断时（图1-2），放射科医生应当避免为了便于诊断而选择更高级的成像方法，在任何可能的时候都应该以简单的常规X线摄影为基础。这不仅是出于费用-效益的考虑，也是为了减少患者的辐射暴露。首先采用常规X线技术也是以骨的化学成分和生理学特征为基础的。钙磷灰石晶体是骨的矿物成分之一，是使骨骼摄影优于其他成像方法的内在对比物，通过常规X线摄影能很容易地显示骨的生成和破坏。简单地观察正常骨的形状和密度的改变，如椎体，能够成为特定诊断的关键因素（图1-3、图1-4）。

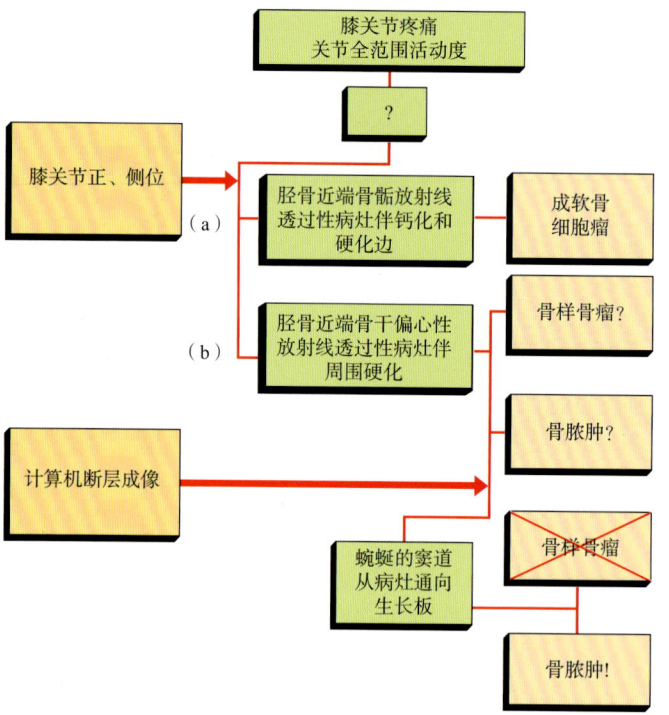

图1-1 症状原因不明

临床医生提供的患者病史和临床检查结果并不足以让放射科医生做出诊断（?）。在常规X线摄影的基础上，诊断确立（a）或者提示鉴别诊断的可能（b）。在后者的情况下，利用辅助成像技术，如核素显像、CT或MRI，以及其他手段来证实或排除某种可能疾病

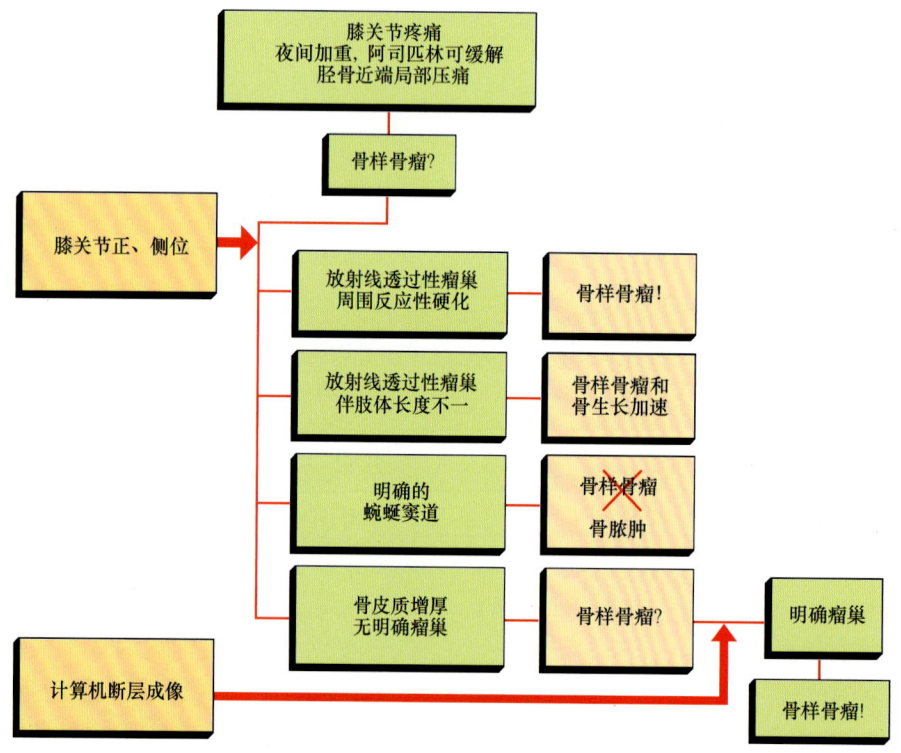

图1-2 症状的疑似病因

根据临床医生提供的信息，放射科医生可能做出疑似诊断并行常规X线摄影。检查结果可能证实疑似诊断，显示其他异常或者未知的并发症，或者排除疑似诊断并证实另一种诊断。检查结果也可能显示原有疑似诊断的非确定性证据，在此种情况下采用辅助成像方法，如核素显像、CT或MRI，以及其他手段

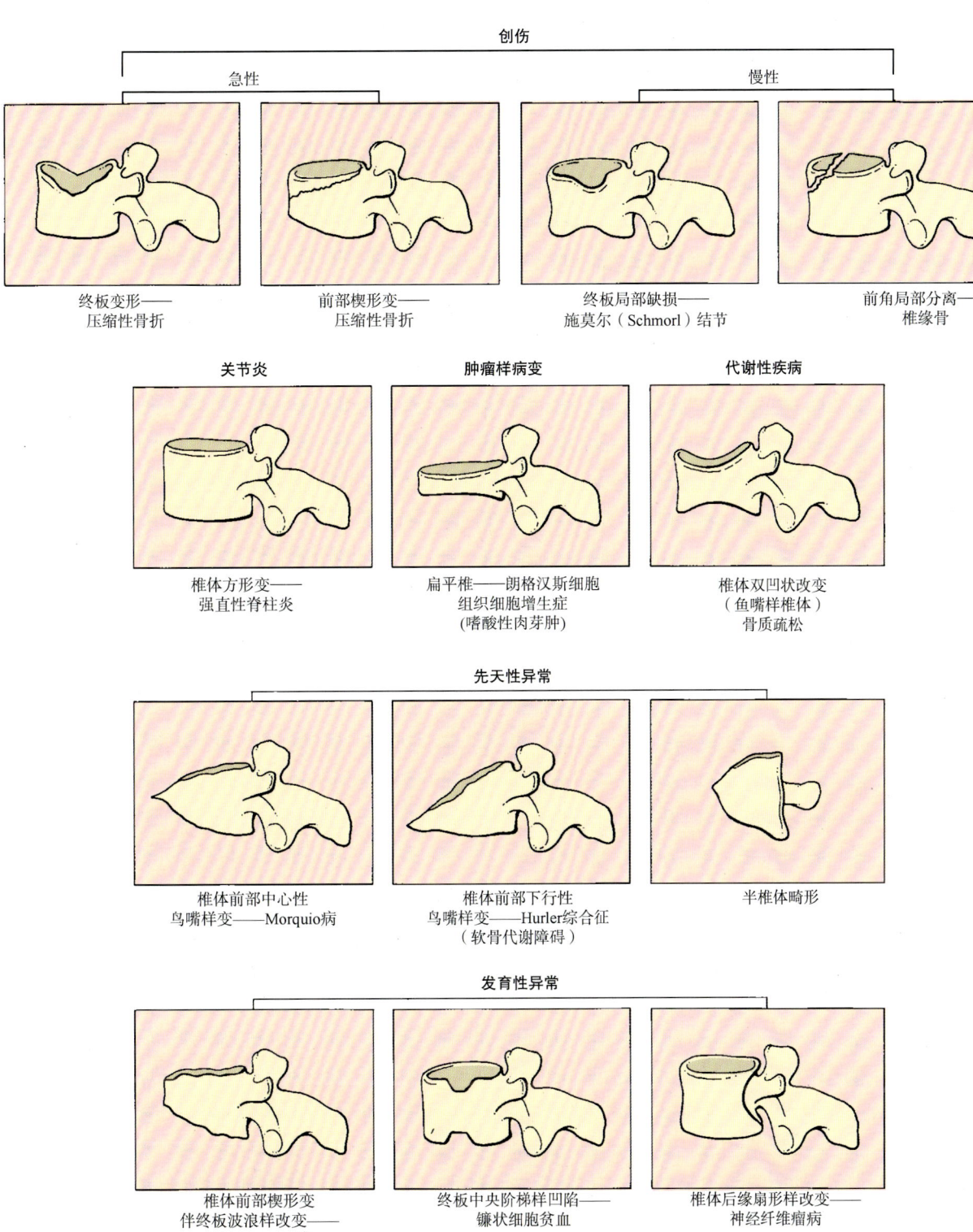

图1-3　骨的形状和轮廓

在常规X线片上观察椎体的形状和轮廓的改变可以揭示引导正确诊断的关键信息

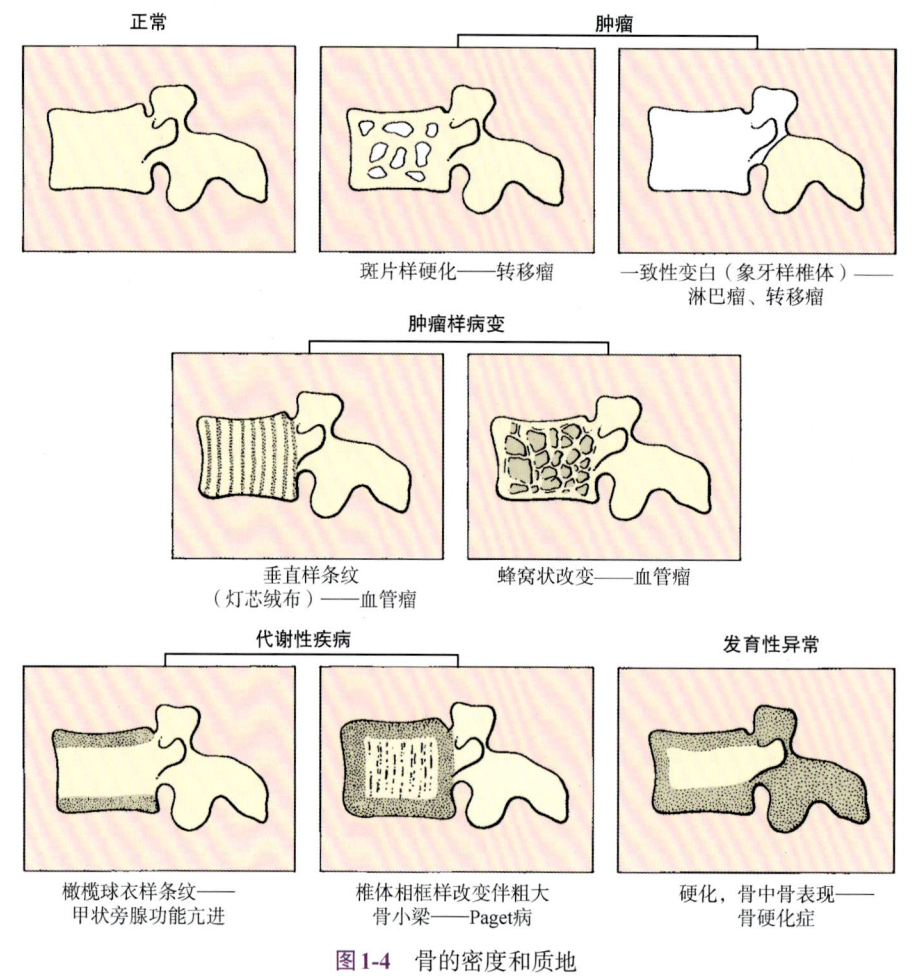

图 1-4　骨的密度和质地
在常规X线片上观察椎体密度和质地的改变可以为诊断提供有用的信息

为了帮助放射科医生分析特异性或非特异性影像学表现和征象，有很多常规X线摄影方法可供选择。拍照时患者的特定体位使放射科医生有机会评价在其他体位下被隐藏的解剖位置，并且更恰当地显示特定的异常病变。例如，髋关节蛙式侧位能比前后位更好地显示可疑股骨头坏死的早期影像学特点——"新月"征（见图4-90，图4-91B）。蛙式侧位还对早期诊断股骨头骨骺滑脱很有帮助（见图32-39B）。同样，使用特殊成像技术有助于显示常规成像难以发现的病变。结构复杂部位的骨折，如肘、腕、踝和足，在标准体位不一定能显示。例如，非移位或微小移位的桡骨头骨折，肘关节侧位观察时由于骨的重叠而需要特殊的45°角观察（称为桡骨头-肱骨小头位），可以使桡骨头避开邻近的其他结构，显示出在其他角度可能被掩盖的病变证据（见图6-14、图6-27和图6-28）。应力位X线摄影同样很有帮助，特别是在评价膝关节和踝关节各种韧带撕裂

时（见图9-14、图9-98B、图10-10和图10-11）。

准确的诊断依赖于放射科医生根据临床信息、病变的大小、形态、结构和密度的影像学信息，病变在骨的定位及骨骼系统的分布做出精细观察和认真分析。直到常规成像手段不能为疾病的正确诊断和准确评价提供足够信息时，放射科医生才需要转向那些花费更高的检查。

掌握影像学检查的正确流程在很大程度上取决于临床医生提供的相关信息。选择合适的方法来显示病变或分析疾病的病理过程往往是由临床表现、设备条件、临床医生的意见、检查费用和患者的个体限制等因素综合决定的。虽然听起来很基础，但是要经过最短的程序得到准确的诊断，同时还要患者花费最少、受到的伤害最小，知道从何处着手和接下来应该做什么是非常重要的。应该避免过多的检查，如表现出关节炎的症状并且临床医生对于显示那些"静止"病灶的分布感兴趣，放射科医生不应该一开始就对每个关节都

拍摄 X 线片（这就是所谓的"关节全面检查"）。更合理的选择是行骨骼核素扫描，然后只对那些放射性药物浓聚的部位拍摄 X 线片。当发现一个部位的骨病变时，如果考虑它是多灶病变或系统性疾病的局部表现，如多骨型骨纤维结构不良或转移性疾病时，为了研究其他可能受累的部位，一个简单的放射性核素骨扫描比起广泛的多骨检查是更明智的选择。类似地，如果怀疑一位患者有髋关节周围的骨样骨瘤，而标准 X 线片没有显示瘤巢时，为了找到病灶应该行放射性核素骨扫

描，然后再进行 CT 检查来更准确地显示瘤巢的位置。然而，如果常规检查可以显示瘤巢，骨扫描就可以从检查流程中删除了。因此，只有在需要显示瘤巢在骨中的确切位置和取得瘤巢的特定测量值时才行 CT 检查（图 1-5；同样见图 17-12C 及图 17-11C）。如果怀疑病变在股骨头而 X 线片显示正常，接下来应该行 MRI 检查，因为它比 CT 和核素扫描更加敏感。接下来正文中会描述很多类似的例子，用以说明恰当的影像学检查能够显著缩短诊断程序，并同时降低检查费用。

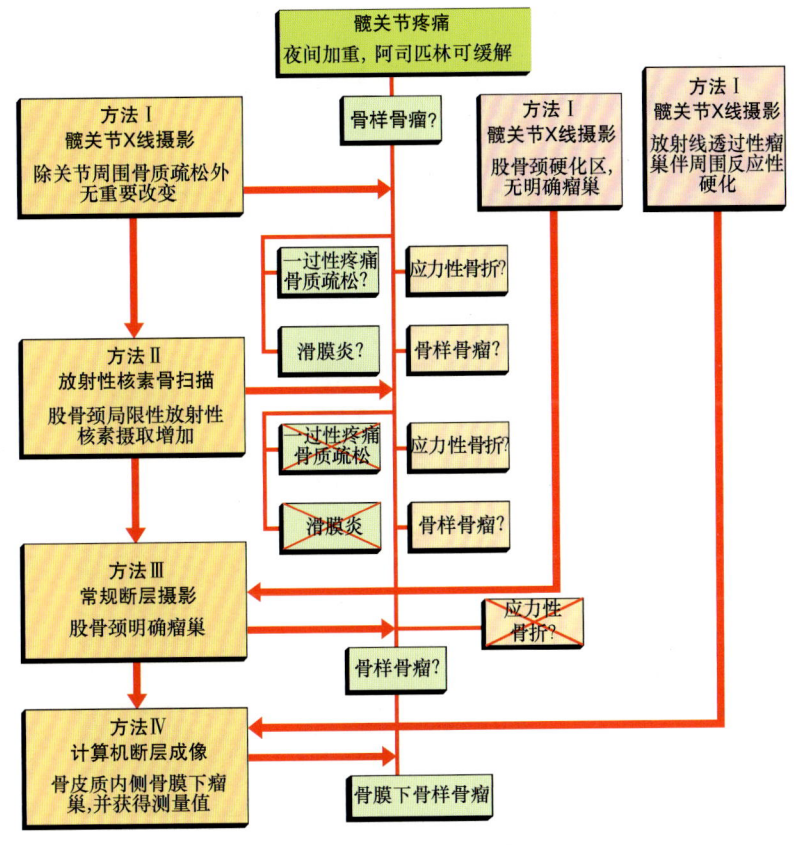

图 1-5　成像方法的流程

在患者的病史和临床检查的基础上做出疑似诊断。放射科医生建议合适的影像学检查方法，在此过程中排除一系列疾病和缩小鉴别诊断的范围以获得正确的诊断。同时也提供了准确的定位和与正确诊断相关的特定信息

得到一个正确的诊断并不意味着影像学检查的结束，因为治疗方针通常是由特定疾病的显著特征决定的（图 1-6）。例如，通过常规 X 线摄影诊断出尤因肉瘤仅仅是影像学检查的开端。必须要确认此种肿瘤的关键特征，如骨内病变和软组织延伸（通过 CT 和 MRI），以及病变的血供 [通过常规动脉造影或磁共振血管成像（MRA）]。类似的，诊断骨肉瘤之后必须要确定病变在骨内的准确范围和肿瘤周围骨髓的

情况。这些可以通过 CT 检查测量 CT 值（见图 2-14）或通过 MRI 伴或不伴增强扫描来精确地反映骨髓的信号。诊断佩吉特（Paget）病可能是探索未知疾病过程中的重要成就，但更重要的是进一步寻找一个关键问题的答案：有任何恶变的征象吗（见图 29-28 和图 29-29）？病变在骨骼系统或是特定骨中的定位常常比诊断本身更为重要。最好的例子就是骨样骨瘤瘤巢的精确定位，因为不完整地去除病灶总是会导致疾病的复

发。确定病变在骨骼的分布对于制订各种关节炎的治疗方案和处理转移性疾病的患者来说很有帮助。核素显像在此方面是一种非常有价值的技术。

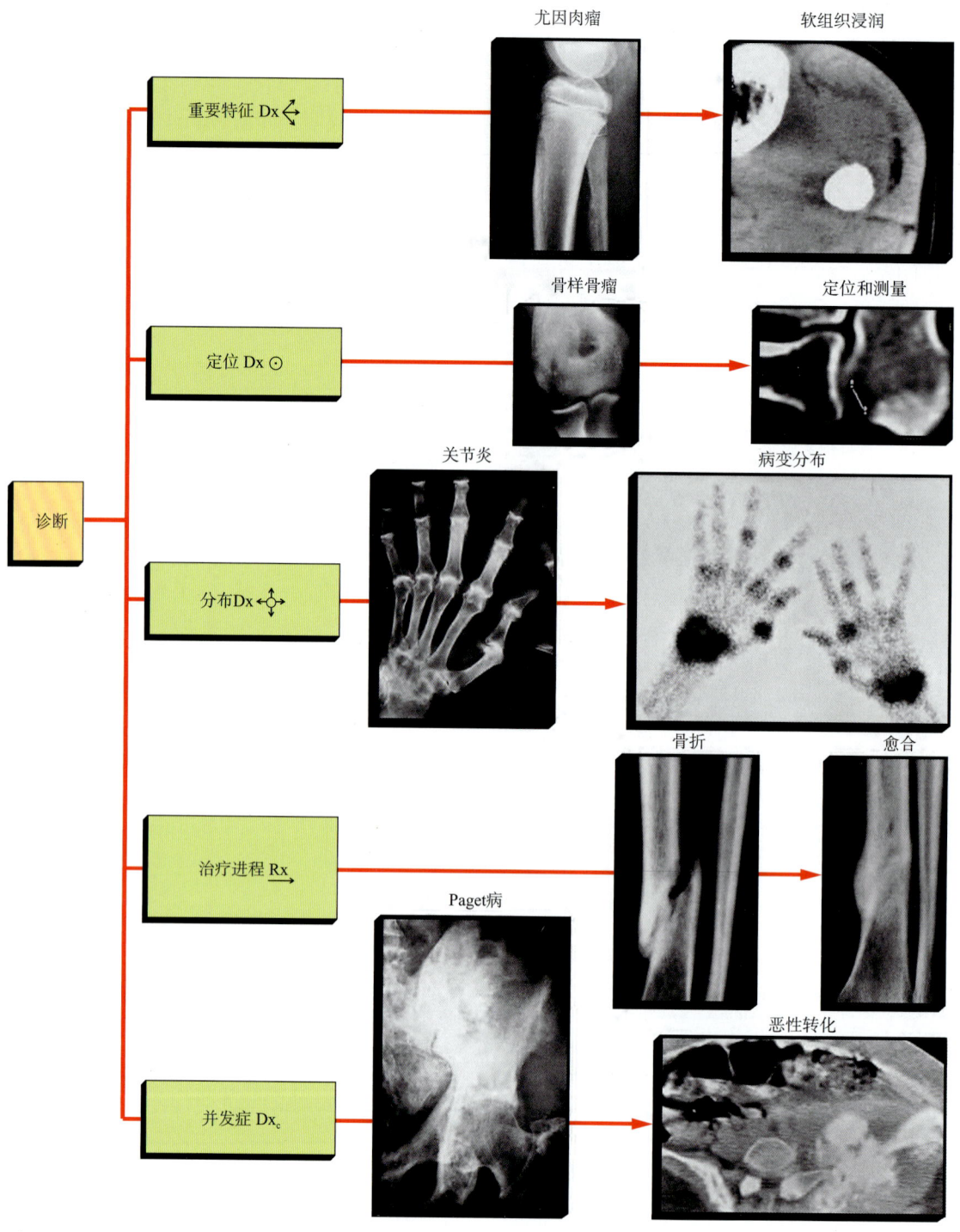

图1-6 区别病变特征、治疗进展和并发症

诊断已知（Dx）。临床医师感兴趣的是：①说明病变的重要特征（Dx ⇄），也就是病变的特点、范围、分期和其他相关资料；②病变在骨的定位（Dx ⊙）；③病变在骨骼的分布（Dx ⬌）；④治疗进程（ Rx ）；⑤并发症的出现（Dx$_c$）

骨科医生向放射科医生提出的许多最重要的问题与监测疾病的治疗进程和可能的并发症的表现相关。当诊断已经确定时，必须要确定疾病的治疗方案和明确患者的预后。在此阶段，比较之前和现在的影像学检查非常重要，因为这可以揭示疾病的动态发展过程（见图16-6）。同样，在监测骨折的愈合过程时，连续地观察X线片和CT能确定一些有疑问的病例。良性肿瘤和肿瘤样病变最严重的并发症是恶变，可能发生于内生软骨瘤、骨软骨瘤、纤维结构不良或Paget病，辅助的成像技术如核素显像、CT、PET/CT和MRI在评价这些疾病方面起重要作用。

在诊断已经确立时，为骨科医生提供特定的信息也是放射科医生的重要职责。例如，如果诊断了剥脱性骨软骨炎，选择治疗方案时需要显示病变表面关节软骨情况的信息。这种信息需要关节造影或关节造影联合CT或MRI检查来获得（见图6-48、图6-64）。如果软骨完整，则采用保守治疗；如果受损，更倾向于手术干预。类似地，在制订肩关节前脱位的治疗方案时，放射科医生应当知道关节盂软骨的情况（见图5-55、图5-56和图5-64）和关节内可能出现的骨软骨游离体对于骨科医生的重要性。应该用关节造影联合断层摄影（关节断层摄影）、CT或MRI来确定或排除这些情况（图1-7）。

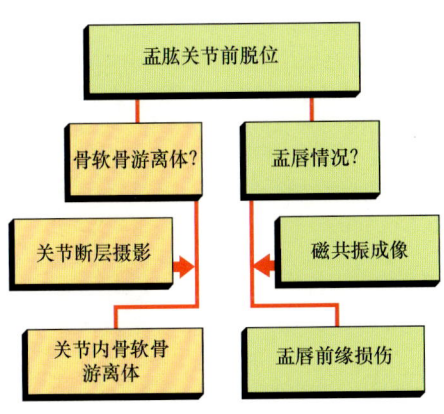

图1-7　特定信息

诊断已知。放射科医生应该了解这些特定信息，如病变特征或病变范围，骨科医生需要利用这些信息来制订治疗方案。信息可能还包括病变的分布和定位、治疗进展或并发症的出现。使用最好的成像方法来显示所需信息是放射科医生的首要职责之一。根据所需的特定信息选择不同的成像方法

认识到非侵入性影像学检查的局限性和知道何时进一步采用侵入性技术与之前已经提到的几点对疾病的诊断和准确评估是同样重要的。这种情况的最好证明是肿瘤和肿瘤样病变的病例。很多肿瘤样病变有独特的影像学表现，可以通过常规检查来获得确切的诊断。在这些病例中，侵入性手段如活检不会被采用。尤其是在一些确切的良性病变中，这通常被称为"不要触碰"的病变（见图16-60和表16-11）。"不要触碰"这个名字就

解释了它的意思。如骨岛（内生骨疣）、创伤后近皮质的骨化性肌炎和骨膜硬纤维瘤是确定的良性病变，它们的重要特征可以由合适的非侵入性技术来显示，无须组织病理确认。在这些病变上取活检可能会导致错误的诊断和治疗。例如，骨膜硬纤维瘤的组织学表现可能显示出类似于恶性肿瘤的侵袭性特征，对于没有经验的医生，可能会对该疾病进行不恰当的治疗。然而，有时候放射科医生会面临这样的情况，一系列常规检查和高级非侵入性技术只得到模棱两可的信息。在这种情况下，需要大胆地说"我不知道这是什么，但是我知道需要做活检"（图1-8）。透视引导下或CT引导下经皮穿刺活检可以由放射科医生在放射检查室中实施，这可以减少使用昂贵的手术室所需要的时间和人员。有时候，放射科医生可以更积极地参与到疾病的治疗中，通过影像增强或在CT、超声引导下实施栓塞治疗，或对骨病变行射频消融术。放射科医生更多地介入可以缩短患者的住院时间，减少花费。无论是普通X线摄影、核素显像、超声、CT、MRI或其他方法，可以通过了解所用技术的灵敏度、空间分辨率、对比分辨率和失真度来有效提取隐藏于影像图中的信息。但是，与此同时放射科医生应当永远不要忘记有些技术的缺点，如对患者的辐射暴露或高昂的检查费用（图1-9）。选择合适的成像方法不仅对患者有利，还能减少影像学检查和治疗的费用（图1-10）。因此，肌骨系统放射科医生必须要制订基本的检查方案，以便实现获得正确诊断的目标。放射科医生必须考虑到成像方法的有效性、安全性及完成检查所需的时间，同时还有检查费用（图1-11A）。有效性主要取决于采用正确的显像流程，并且知道其中的哪些技术能更好地显示病变及其定位和在骨骼的分布，以及哪种技术能最好地监测治疗进程或可能出现的并发症（图1-11B）。总之，为了充分掌握肌骨系统疾病的诊断和治疗，放射科医生及相关临床医生应熟悉各种影像学检查方法的应用范围及正确的使用方法，这将会增加诊断性影像学检查的精确性，并且减少患者的辐射暴露和住院费用。放射科医生的职责如下：

（1）使用常规影像学检查方法，在应用更先进的检查方法之前，应了解各种检查技术的性能和效用。

（2）在疾病诊断过程中应遵循合理的影像检查流程。

（3）开始尽可能使用非侵入性方法，但是如果能缩短诊断过程，则采用侵入性手段。

（4）通过同样的表达方式和了解临床医师需要的病变信息，加强放射科医师和骨科医师之间的沟通。

（5）向相关临床医师提供各种成像技术的适应证、优点、缺点、风险、禁忌证和局限性的知识。

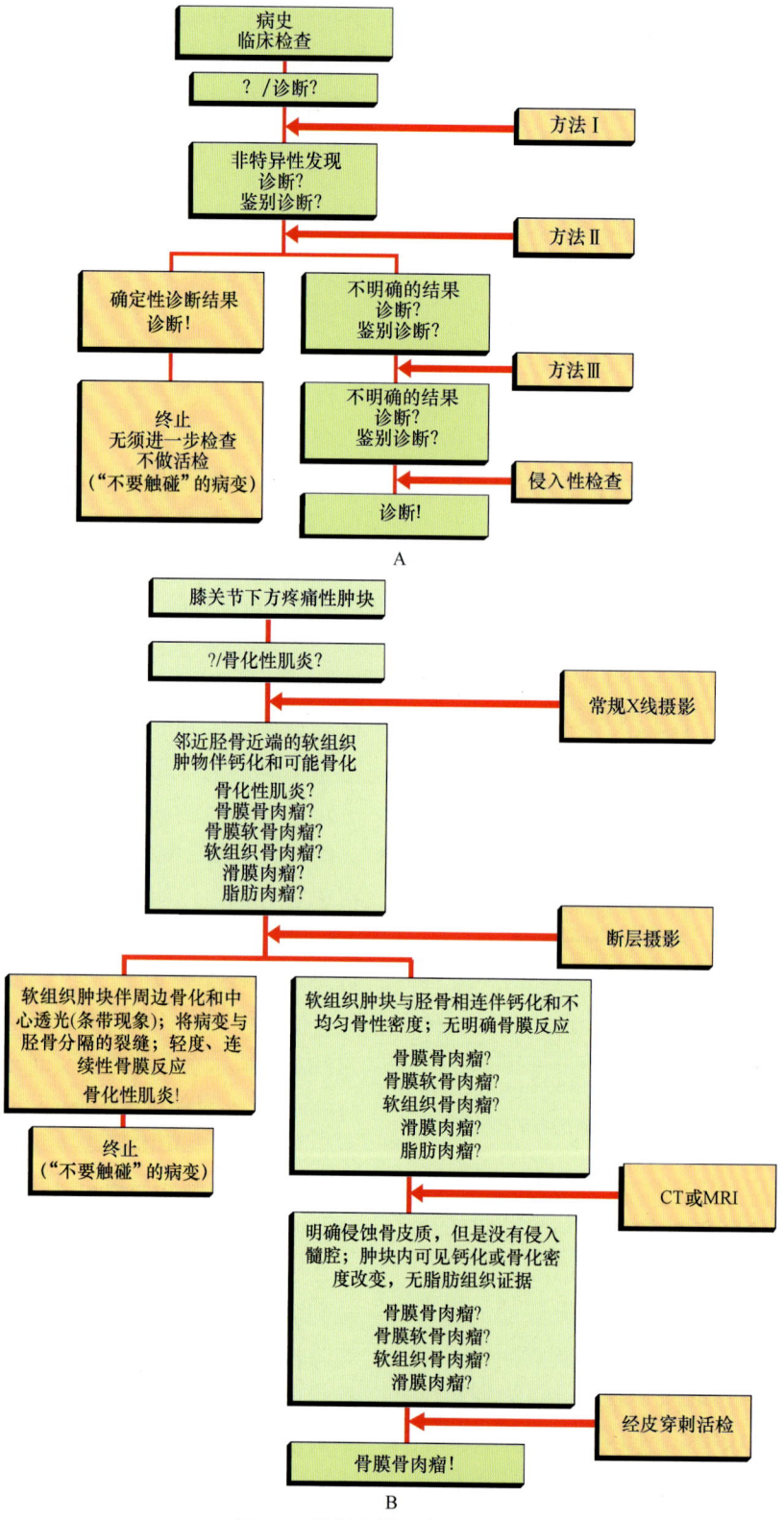

图1-8 非侵入性和侵入性检查

诊断未知（?A）或疑诊（诊断? B）。非侵入性放射学检查可能提供足够的信息来做出无可置疑的诊断。无须进一步检查或活检，特别是当诊断确定是良性疾病时，这通常称为"不要触碰"的病变。然而，非侵入性检查可能在每一步都产生非确定性信息。在这种情况下，需要进一步行侵入性检查，如活检

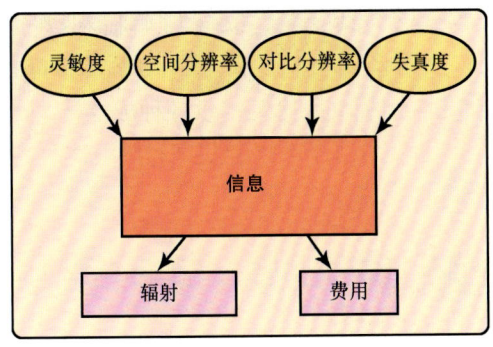

图1-9　信息

决定隐藏在放射影像中的信息有用性的关键因素

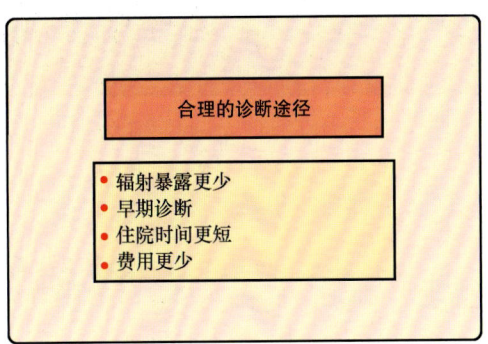

图1-10　合理的诊断途径

合理诊断程序的优势

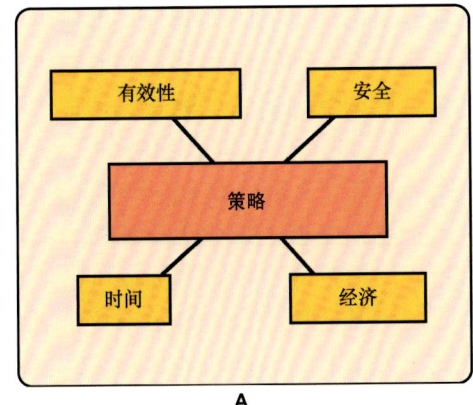

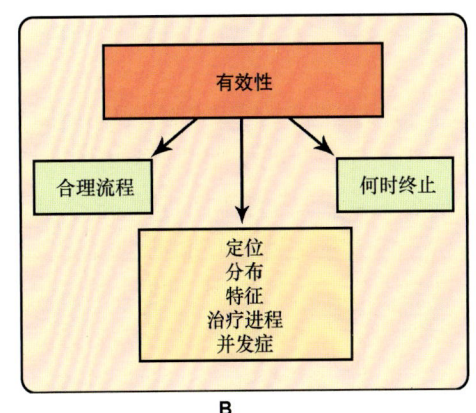

图1-11　影像策略

寻求正确诊断的关键要素

（钱占华　白荣杰　殷玉明　译）

参 考 文 献

Bolus NE, George R, Washington J, et al. PET/MRI: the blended-modality choice of the future? *J Nucl Med Tech* 2009;37:63–71.

Bone JM. Multidetector CT: opportunities, challenges, and concerns associated with scanners with 64 or more detector rows. *Radiology* 2016;241:334–337.

Cheung AC, Bredella MA, Al Khalaf M, et al. Reproducibility of trabecular structure analysis using flat-panel volume computed tomography. *Skeletal Radiol* 2009;38:1003–1008.

Cohen MD. Determining cost of imaging services. *Radiology* 2001;220:563–565.

Collier BD, Fogelman I, Brown ML. Bone scintigraphy: part 2. Orthopedic bone scanning. *J Nucl Med* 1993;34:2241–2246.

Delfaut EM, Beltran J, Johnson G, et al. Fat suppression in MR imaging: techniques and pitfalls. *Radiographics* 1999;19:373–382.

Gates GF. SPECT bone scanning of the spine. *Semin Nucl Med* 1998;28:78–94.

Gibson DJ. Technology: the key to controlling health care cost in the future. *Am J Roentgenol* 1994;163:1289–1293.

Hamper UM, Trapanotto V, Sheth S, et al. Three-dimensional US: preliminary clinical experience. *Radiology* 1994;191:397–401.

Jackson DW. The cost of diagnostic imaging: on our radar for 2009. *Orthop Today* 2009;29:3.

Johnson RP. The role of the bone imaging in orthopedic practice. *Semin Nucl Med* 1997;27:386–389.

Kaplan PA, Matamoros A Jr, Anderson JC. Sonography of the musculoskeletal system. *Am J Roentgenology* 1990;155:237–245.

Kumar R, Guinto FC, Madewell JE, et al. The vertebral body: radiographic configurations in various congenital and acquired disorders. *Radiographics* 1988;8:455–485.

Levin DC, Spettell CM, Rao VM, et al. Impact of MR imaging on nationwide health care costs and comparison with other imaging procedures. *Am J Roentgenol* 1998;170:557–560.

Margulis AR. Introduction to the algorithmic approach to radiology. In: Eisenberg RL, Amberg JR, eds. *Critical diagnostic pathways in radiology*. Philadelphia: JB Lippincott; 1981.

McDougall IR, Rieser RP. Scintigraphic techniques in musculoskeletal trauma. *Radiol Clin North Am* 1989;27:1003–1011.

Meschan I, Farrer-Meschan RM. Radiographic positioning, projection, pathology and definition of special terms. In: Meschan I, ed. *Roentgen signs in diagnostic imaging*, vol. 4, 2nd ed. Philadelphia: WB Saunders; 1987.

Mezrich R. A contrarian view of X-ray doses: it ain't necessarily so. *Appl Radiol* 2006;35:6–8.

Rogers LF. From the editor's notebook. Imaging literacy: a laudable goal in the education of medical students. *Am J Roentgenol* 2003;180:1201.

Saini S, Seltzer SE, Bramson RT, et al. Technical cost of radiologic examinations: analysis across imaging modalities. *Radiology* 2000;216:269–272.

Siegel E. Primum non-nocere: a call for re-evaluation of radiation doses used in CT. *Appl Radiol* 2006;35:6–8.

Steinbach LS, Palmer WE, Schweitzer ME. Special focus session—MR arthrography. *Radiographics* 2002;22:1223–1246.

Stoller DW. MR arthrography of the glenohumeral joint. *Radiol Clin North Am* 1997;35:97–116.

Swan JS, Grist TM, Sproat IA, et al. Musculoskeletal neoplasms: preoperative evaluation with MR angiography. *Radiology* 1995;194:519–524.

Tam EP, Rong J, Cody DD, et al. Quality initiatives: CT radiation dose reduction: how to implement change without sacrificing diagnostic quality. *Radiographics* 2011;31:1823–2011.

Tratting S, Mosher TJ. High field MR imaging of the musculoskeletal system. *Semin Musculoskelet Radiol* 2008;12:183–183.

Yamanaka Y, Kamogawa J, Katagi R, et al. 3-D MRI/CT fusion imaging of the lumbar spine. *Skeletal Radiol* 2010;39:285–288.

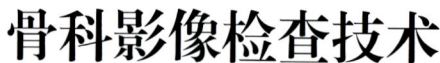

第 2 章

骨科影像检查技术

一、影像检查方法的选择

本章叙述了当前影像检查技术的原则和局限性。熟悉骨关节病变诊断的病理基础及常用的影像学检查方法至关重要，这有助于我们选择最有效的检查方法，最大限度地降低检查费用及患者的辐射暴露剂量。为了达到这个目的，对特定类型的骨关节疾病选取恰当的影像检查方法就尤为重要，同时，使用常规检查方法（即"平片"）时，要熟知显示病变最佳的投照体位及检查技术。要再次强调的是，常规 X 线检查技术仍然是显示骨关节病变首选的检查方法。

影像检查技术的应用在评估各种骨骼、关节及软组织病变及其类型、范围等内容时是不同的。因而，放射科及骨科医师必须了解各种检查方法的适应证、禁忌证及特定部位病变的最佳方法。"对某种疾病我应当采用什么检查方法？"放射科或骨科医生经常会问这样的问题，而尽管对评估不同部位的病变有许多方法，但上述问题的答案却总是含糊不清。骨与软组织疾病检查技术的选择不仅取决于临床需求，也由设备类型、专业经验及费用所决定，同时也受到患者需求的限制。例如，对离子或非离子型碘造影剂过敏就不能进行关节造影检查；植入心脏起搏器者不能进行 MRI 检查；某些生理状态，如妊娠，禁止行有电离辐射的检查，但适于行超声检查。选择检查时，应同时考虑时间及费用因素。

无论选择何种辅助检查方法，常规 X 线检查都应作为参照。多数情况下，影像检查技术的选择取决于病变的类型。例如，如果在常规 X 线检查后怀疑骨坏死，接下来就应行 MRI 检查，后者检出骨坏死远早于 X 线、CT 或核素显像。在评估

膝关节内病变时，首先应行 X 线检查，如无明显异常发现，则应进一步行 MRI 检查，由于 MRI 具有良好的骨髓、关节软骨、韧带、半月板及软组织对比分辨率。MRI 及 MRa 是目前评估肩袖损伤，尤其是怀疑有部分或完全撕裂时最佳的检查方法。尽管超声检查也能检出肩袖撕裂，但其敏感度和特异度均较低（分别为 68% 和 75%～84%），从而限制了其应用。对于腕关节疼痛者，常规 X 线检查应先于更高级的检查，如 CT 关节造影或 MRI。如怀疑为三角纤维软骨复合体或腕骨间韧带撕裂，或者腕管综合征，则应选择 MRI 检查，因为 MRI 能够提供肌肉、肌腱、韧带和神经间的良好对比。同时，如果疑有腕骨骨坏死，而 X 线检查阴性，也应选择 MRI 检查。在评估腕骨骨折或骨折愈合情况时，CT 检查由于其高空间分辨率而优于 MRI。诊断骨肿瘤方面，X 线检查仍是首选。同时，为了评估骨肿瘤病变骨内及软组织侵犯范围等情况，也应同时行 CT 或 MRI 扫描，后者显示病变情况更准确。最近，PET/CT 及 PET/MRI 已经被加入到成像模式的设备中，尤其是对不同骨肿瘤及软组织肿瘤的检测及分期。为评估恶性肿瘤放化疗的疗效，使用钆喷酸葡胺（Gd-DTPA）的动态增强 MRI 扫描的效果远优于骨扫描、CT 甚至 MRI 平扫。

二、影像技术

（一）常规 X 线检查

常规 X 线检查是评估骨关节疾病最常使用的检查方法，尤其是创伤方面的疾病。骨关节 X 线片至少应包含两个相互垂直的投照角度的影像，同时包括邻近两个关节（见图 4-1、图 4-2），这能减少骨折、半脱位和（或）脱位的漏诊风险。小

儿投照时，用健侧片作对比是必要的。通常情况下，标准 X 线片包括前后位和侧位两个投照体位；偶尔需要斜位或某些特殊体位，尤其是评估如肘关节、腕关节和踝关节及骨盆等复杂结构时。负重位对于在身体负重时动态评估关节间隙具有重要价值（见图 13-36）。如后续章节中描述的特殊

检查，有时被用于显示骨关节的特殊病变。

在过去十年中，常规影像检查技术在大多数医院已被数字摄影取代（图 2-1），后者可直接获得数字影像，可传输到 PACS 系统工作站，调整图像的方向、对比度、放大率，并能够测量长度、角度和其他数值（见下文讨论）。

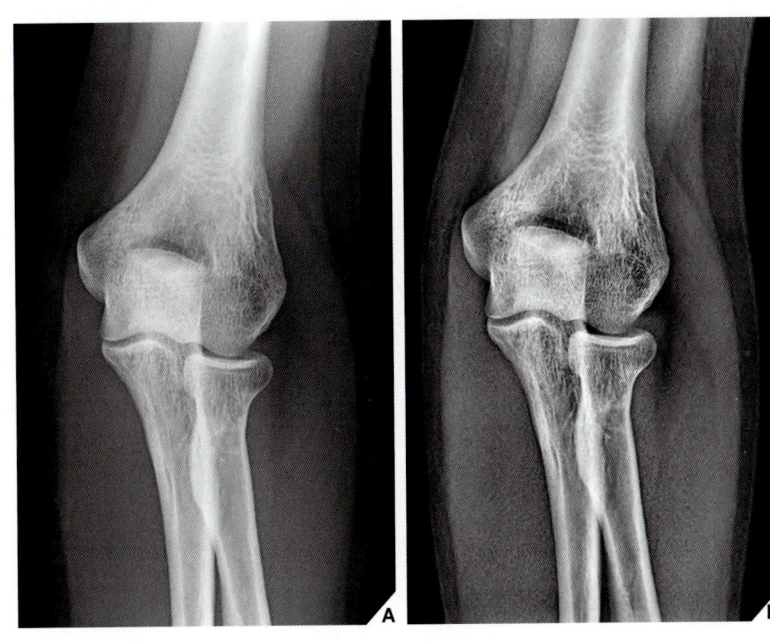

图 2-1　数字 X 线片

肘关节数字 X 线片无边缘锐化（A）和有边缘锐化（B），骨骼细节及软组织显示优于标准 X 线片

（二）放大 X 线摄影

放大 X 线摄影技术过去被用于提高骨结构细节的显示（这些细节在标准 X 线片上显示欠佳），最大限度地从影像图像中获取诊断信息。这种技术已经被数字化 PACS 阅读器所取代，因 PACS 可进行数字化放大而不需要额外增加辐射暴露。数字化放大技术在显示某些关节炎及代谢性疾病早期病变时尤其有效（见图 26-9B）。偶尔，也用于显示常规 X 线片难以发现的细微骨折线。

（三）应力摄片

评价韧带撕裂和关节稳定时，应力摄片很重要。手部投照中，对疑有猎场看守人指，即第 1 掌指关节尺侧副韧带损伤者（见图 7-127B），可进行拇指外展位应力摄片。下肢投照中，膝关节及踝关节偶尔需要拍摄应力位片。在对由于韧带损伤所致膝关节不稳定者进行评估时需要这种技术，

如疑有膝关节内侧或外侧副韧带损伤者，而前后交叉韧带损伤时较少使用。评估踝关节韧带损伤也可能需要拍摄应力位片。内收及前伸位应力位片最常使用（见图 4-5、图 10-10 及图 10-11）。

（四）全长摄影

全长摄影是肢体长度测量的最常用检查技术。这项技术需要球管具有纵向光束为 1/16in（1in=2.54cm）的光圈及长的胶片盒。X 线球管沿检查床纵向移动。在曝光过程中，球管跨越胶片全长而投照全部肢体。这种技术能使 X 线束横断扫描骨端，因而能测量肢体长度。当没有机动化的 X 线球管时，可以使用一种改良技术对髋关节、膝关节及踝关节进行三次分别曝光。检查时，将不透 X 线的带状测量装置纵向放置于检查床中心位置。偶尔可获得骨关节 X 线扫描摄片。对于此检查，患者取仰卧位，下肢置于 3ft（1ft=30.48cm）长的胶片盒上，测量长尺在身体一侧。采用单次曝光，中心位

于膝关节，包括整个下肢及测量比例尺。

此项技术正逐渐被通过CT设备获取的数字全长摄影取代。患者平躺于CT检查床上，检查床移动的同时旋转球管，获取四肢的数字影像。这项技术能够减少患者的辐射暴露，并能方便地在CT控制台或PACS工作站测量肢体长度。

（五）X线透视和录像

X线透视技术是很多X线检查的基础，包括关节造影、肌腱造影、滑囊造影、动脉造影及经皮的骨或软组织穿刺活检等。这些检查方法（如肌腱造影、滑囊造影）中有些临床上已不再应用，但透视仍是其他一些检查的必备工具，如关节造影、MRa、CT关节造影、活检和引流等。X线透视结合录像技术对于评估关节运动学非常有用，但由于其较大的辐射剂量，仅在评估各种关节运动及检测一过性半脱位（如腕关节不稳）等情况下偶尔使用，偶尔也用于骨折后愈合过程的随访以评价骨愈合的稳定性。脊髓造影经常使用透视技术，对观察造影剂在蛛网膜下腔的流动情况很有帮助；关节造影中，透视技术能观察穿刺针的位置及造影剂的流动情况；在骨科手术中，透视技术用于评估骨折复位及假体放置情况。

（六）数字（计算机）X线摄影

数字（计算机）X线摄影（DR或CR）是指使用X线探测器获取数字影像的过程，X线探测器包括一个光激电离荧光屏的影像板和一个影像读写装置，该读写装置能处理潜在的影像信息以用于随后的亮度调整和在胶片上激光打印（图2-1）。其原理是光激电离作用而发光。当荧光屏吸收了X线后，X线的能量转换成光能产生荧光，其强度与荧光屏吸收的能量成正比，而这些光随即形成数字影像（计算机X线片）。

CR与常规摄影/增感屏X线摄影相比的主要优点是一旦获得了数字图像数据，这些数字影像信息便于进行后续处理。其他优势包括通过调整图像的窗宽和窗位达到良好的对比度和亮度，以及各种图像处理能力、图像信息的量化及便捷的检查存储和检索能力。除此之外，还可获得能量减影影像（也称双能减影），即通过不同的滤过技术，连续或同时得到两幅图像，这两幅影像可分

别重建软组织或骨影像。

数字减影X线检查是在荧光成像系统中加入视频处理器和数字光谱，从而可以在线查看减影图像信息。这一技术在血管系统中应用最广泛，也可用于不同的关节造影。使用高性能、低噪声的视频相机能够采集注射造影剂前、后的单帧图像，以用于减影。联合应用几何放大、电子放大及小阳极靶距能够使空间分辨率最大化。减影技术去除了周围的组织结构，使不透X线的血管及关节显影清晰。

非血管性DR可用于评价骨病变，联合应用造影剂，即称为数字减影关节造影（图2-2）；用于评估关节细微病变，如三角纤维软骨或腕骨间韧带撕裂，或假体置换后的稳定性评估。DR的优势在于提高影像质量、对比的敏感度及减少曝光量，还能提供有效的影像信息存储、检索及传输。数字影像可显示于胶片或影像监控设备上。数字影像的一个显著优势是能产生低噪声和可与CT扫描比拟的适于窗宽分析的动态范围数据。

数字减影血管造影（DSA）是最常应用的DR衍生技术，常用于评估血管系统疾病，也能用于评估创伤、骨及软组织肿瘤。肢体创伤中，DSA能够有效地评估动脉闭塞、假性动脉瘤、动静脉瘘及动脉的横截面（图2-3）。DSA相对于常规影像技术的其他优势在于其影像图像能被迅速及多次重复研究。骨骼减影技术能清晰显示血管结构。在评估骨与软组织肿瘤方面，DSA能有效显示并评估肿瘤血管。

（七）X线体层摄影

体层摄影是体部断层X线摄影，能够更精确地评估常规X线片难以显示的小病变，或显示由于重叠因素而显示不清的解剖结构细节。在整个曝光过程中，X线球管和胶片盒向相反方向连续运动，移动的中心位于感兴趣平面上。通过模糊检查区域上下的结构，被研究的目标在单个焦点平面上可清晰显示轮廓。根据X线球管移动的距离改变焦点平面的层厚；球管移动的距离越长，断层平面的层厚越薄。体层摄影装置能更精确定位图像，而且能够有助于检出1mm左右的病变（见图7-47C、图7-53B和图7-54B）。过去X线体层摄影使用过不同的成像技术，包括线型、内摆线型和螺旋型。现在，体层摄影技术已被多排探测器CT的多平面重建技术完全取代。

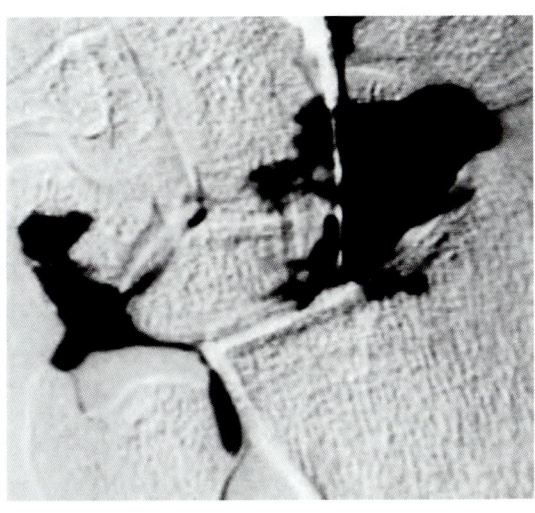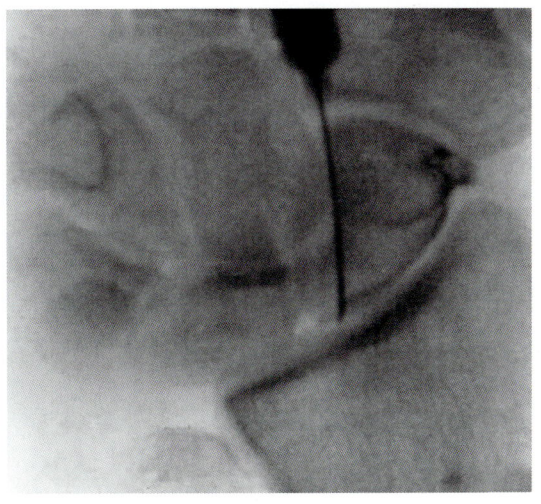

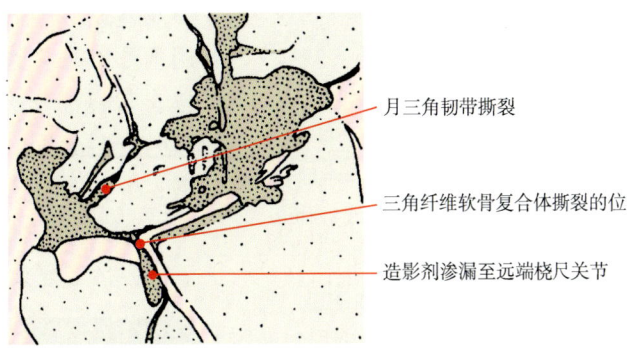

月三角韧带撕裂

三角纤维软骨复合体撕裂的位置

造影剂渗漏至远端桡尺关节

图 2-2　数字减影关节造影

数字减影关节造影显示月三角韧带及三角纤维软骨复合体撕裂。左图是从注射造影剂后的图像中减去数字采集的注射前图像（右图）获得的〔由 Courtesy of B. J. Manaster，MD，Salt Lake City，Utah 提供〕

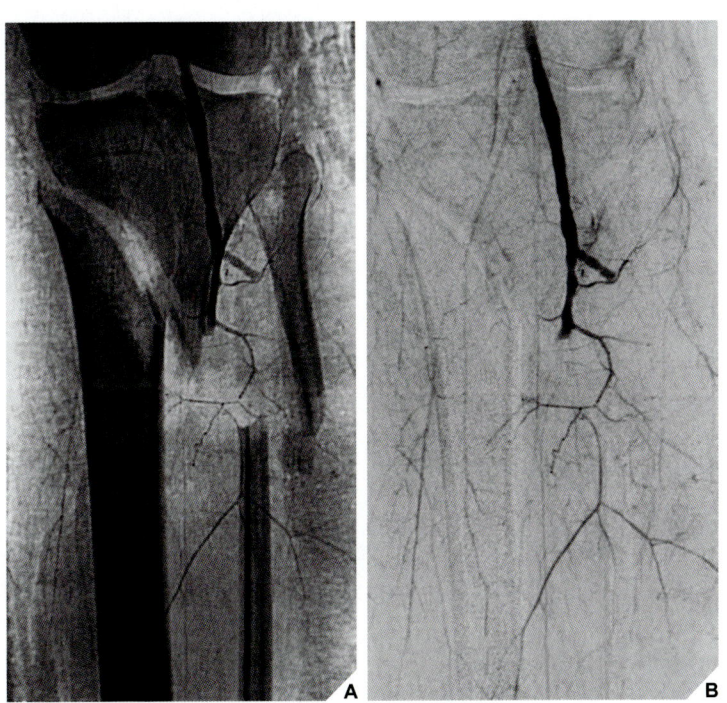

图 2-3　数字减影血管造影

23 岁男性，胫腓骨近端骨折，数字X线摄影（A）及数字减影血管造影（B）显示腘动脉远端中断

（八）CT

CT为一种影像学检查技术，包括X线发生器、探测器及计算机数据处理系统。CT系统主要的组成部分包括包含X线球管和影像传感器的环形扫描机架、检查床、X线发生器和计算机数据处理装置。扫描时患者平卧于机架内的检查床上。X线球管绕患者旋转360°，从而使计算机采集数据生成轴位图像或"切面"。每一幅断层切面图像代表身体$0.1 \sim 1.5$cm的厚度部分。

最新的CT扫描仪采用扇形X线束、固定探测器及预设置准直器。高度准直X线束穿过成像区域。组织吸收X线的程度取决于其原子序数及特定组织的密度。未被组织吸收的X线束被计算机探测并处理。CT扫描仪计算机软件将组织的X线束密度与水的密度相比较将其转换为CT值（Hounsfield单位，Hu）。将水的密度定为0Hu，空气密度定为$-1000 \sim -400$Hu，脂肪为$-100 \sim -60$Hu，液体为$20 \sim 30$Hu，肌肉为$40 \sim 80$Hu，骨松质为$100 \sim 300$Hu，正常骨皮质的密度定为1000Hu。通常获取轴位图像，如果需要，可进行计算机多平面重建。

螺旋扫描技术是CT的进一步发展。这种CT扫描技术采用X线发生装置和探测器连续旋转的数据采集系统，获取CT容积数据。它能够迅速获取容积数据信息而进行$0.5 \sim 10$mm任意间隔的图像重建，不必像传统CT那样每分钟最多采集12幅图像，螺旋CT能在$24 \sim 32$秒获取全部图像信息，生成最多92幅影像。这一技术极大地缩短了扫描时间，减小了扫描间隔，从而减少了扫描时的移动次数。同时也减少了运动伪影，提高了扫描结构的分辨率，并通过单次屏气获得了多幅重叠影像，极大地提高了三维重建的能力。螺旋CT可在强化最明显的时期获取图像，以达到检查病变的最佳效果。容积数据既能像普通轴位CT一样读取，又能进行多平面及三维重建。

由于CT对断面的成像能力，其成为创伤及骨、软组织肿瘤不可或缺的检查方法。在创伤病变中，CT对于检出骨折或脱位及其程度非常有用；对于评估各种关节内疾患，如关节软骨损伤，或者是否存在钙化或非钙化性骨软骨游离体，以及关节周围软组织病变也同样很有帮助。CT对

于评估创伤后移位至关节的小骨碎片，检测椎体骨折的小移位骨碎片及评估脊髓和硬膜囊的伴发损伤尤为重要。CT相对于常规X线具有良好的对比分辨率、准确测量组织衰减吸收及直观的轴位图像显示优势（图2-4，也见图11-25C、图11-37B及图11-66B）。CT的其他优势在于通过薄层、连续层面的数据，运用重建技术得到骨的冠状位、矢状位及斜位图像。这种多平面重建技术尤其有助于评估椎体对位（图2-5）、显示椎体水平方向上的骨折；评价骨盆、髋关节（图2-6）、膝关节（图2-7）等复杂骨折；或评估跟骨病变，以及骶骨及骶髂关节、胸骨及胸锁关节、颞下颌关节及腕关节疾患。现代CT扫描仪仅在受检层面使用扇形准直光束。最新的先进软件能进行三维重建，有利于分析显示复杂解剖部位，如面部、骨盆、脊柱、足、踝、肘及腕部等结构（图2-8～图2-11）。新近的计算机系统能够在三维影像的基础上创建感兴趣区的塑料模型，这些模型有利于术前评估及复杂重建手术的外科模拟练习。

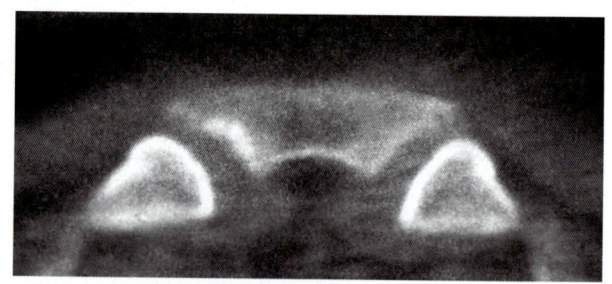

图2-4 CT横断面图像

在横断面图像中能够很好地显示胸锁关节

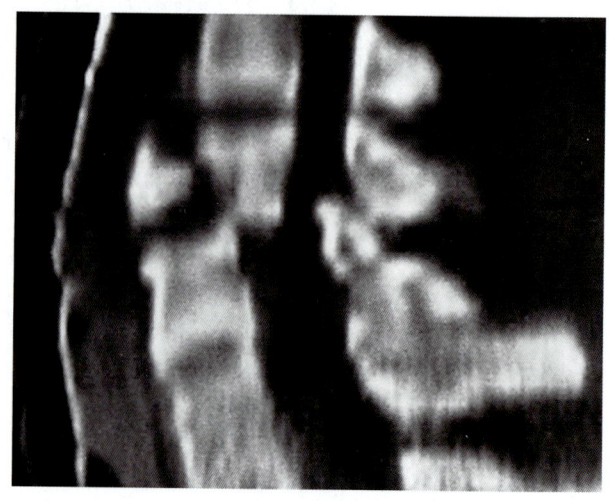

图2-5 CT重建图像

矢状位CT重建图像显示颈5椎体泪珠样骨折情况，也能显示椎体的错位排列及椎管狭窄

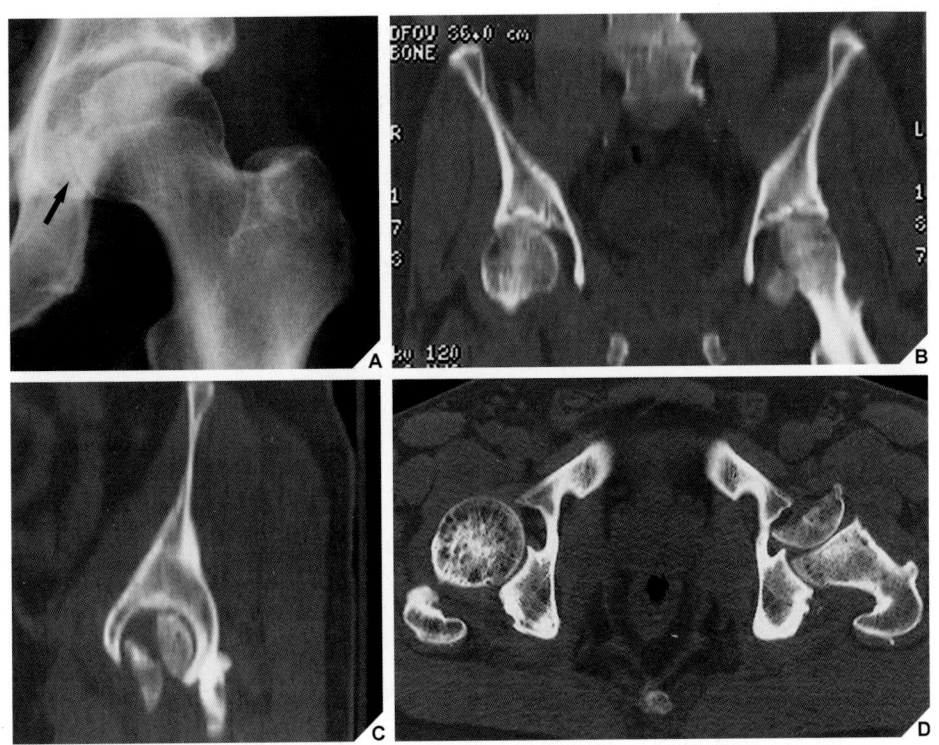

图 2-6　CT 多平面重建图像

62 岁男性，左侧股骨头向后脱位。经复位治疗后，左髋关节前后位 X 线片（A）显示髋关节内侧间隙增宽，股骨头内侧部分脱位（箭头）。为进一步评估左髋关节情况行 CT 检查。冠状位（B）及矢状位（C）重建图像显示股骨头骨折，且轴位（D）图像显示骨折部分发生 180°的旋转移位

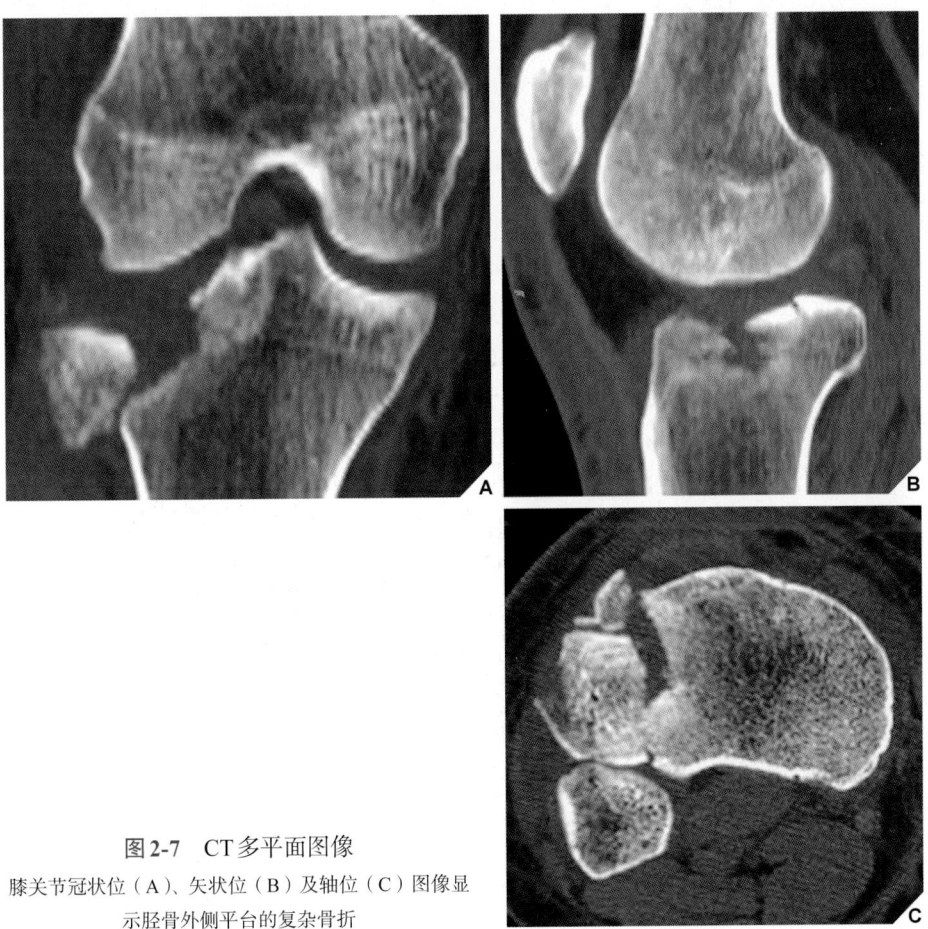

图 2-7　CT 多平面图像

膝关节冠状位（A）、矢状位（B）及轴位（C）图像显示胫骨外侧平台的复杂骨折

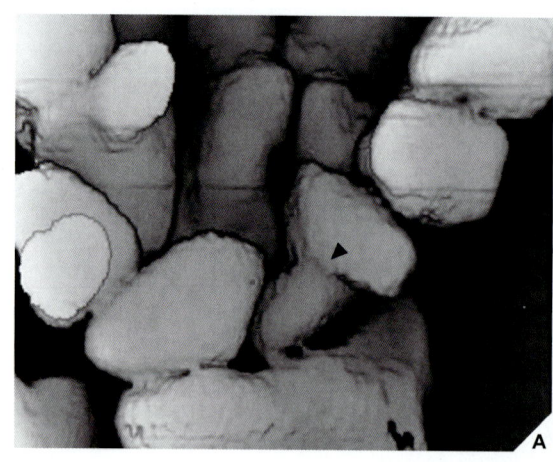
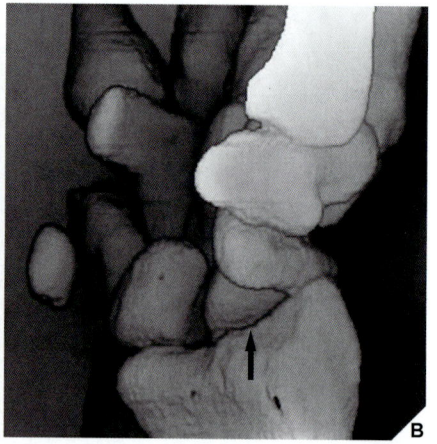

图 2-8 三维 CT 图像（1）

腕关节前后位（A）及斜位（B）CT重建图像显示舟骨腰部骨折（无尾箭头），伴骨折近端骨坏死（箭头）

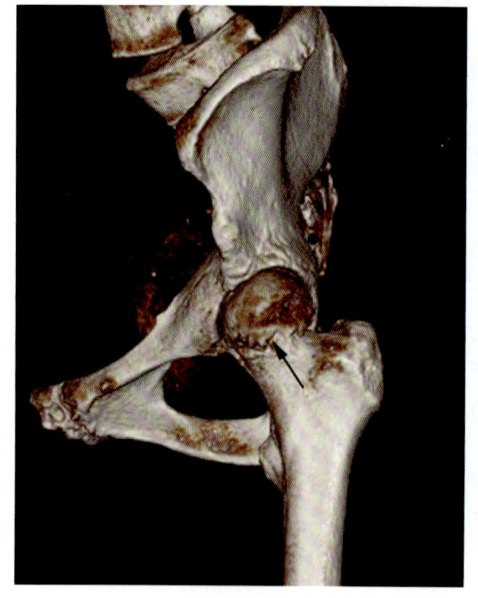

图 2-9 三维 CT 图像（2）

三维CT重建的表面重建算法图像显示股骨颈头下型骨折，伴成角（箭头）

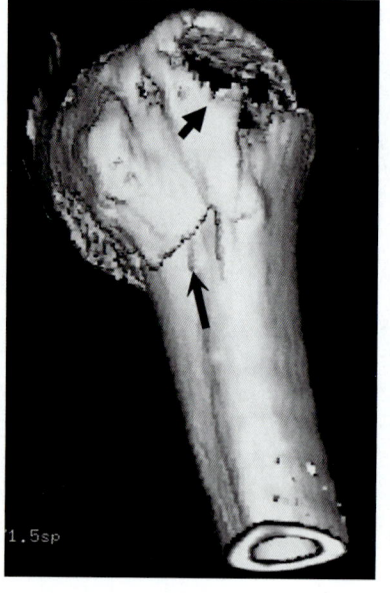

图 2-10 三维 CT 图像（3）

三维CT图像显示肱骨外科颈骨折（长箭头）及大结节骨折脱位（短箭头）

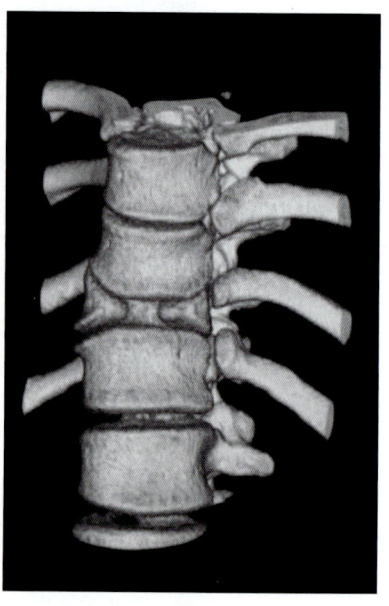

图 2-11 三维 CT 图像（4）

胸椎三维CT重建图像显示T_{11}前方缺损伴矢状裂隙，呈典型先天性蝴蝶椎表现

近年来，随着多排螺旋CT（MDCT）的应用，图像采集能在机架旋转亚秒级时间内完成，从而生成高分辨率的容积数据，同时患者所受射线剂量极小。更先进的高分辨率容积CT（fpVCT）运用平板探测器能生成极高空间分辨率的二维或三维图像。而且，它能减少金属和射线硬化伪影。除了以上特点，fpVCT还能采集实时动态影像。

在评估创伤病变时，三维CT血管造影技术能够有效确定是否存在骨折邻近部位的血管损伤（图2-12、图2-13）。

由于CT具有良好的密度分辨率及精确测量组织衰减系数的能力，故其在评估骨和软组织肿瘤方面起重要作用。尽管很少用CT做特异性诊断，但它能精确评估骨病变的范围，显示皮质破坏及周围软组织受累的情况。而且，对于如肩胛骨、骨盆及骶骨等复杂解剖部位的骨肿瘤，CT对显示病变很有帮助，而这些病变在常规X线片上显示困难。如果考虑保肢治疗，则CT检查对骨肿瘤的范围及播散程度的评估至关重要，以便术前计划好切除范围（图2-14）。CT能清晰显示骨内肿瘤的范围及其周围软组织如肌肉、神经血管束的受累情况。CT还有助于评估肿瘤的治疗效果，如术后复发、放化疗等非手术治疗的效果。

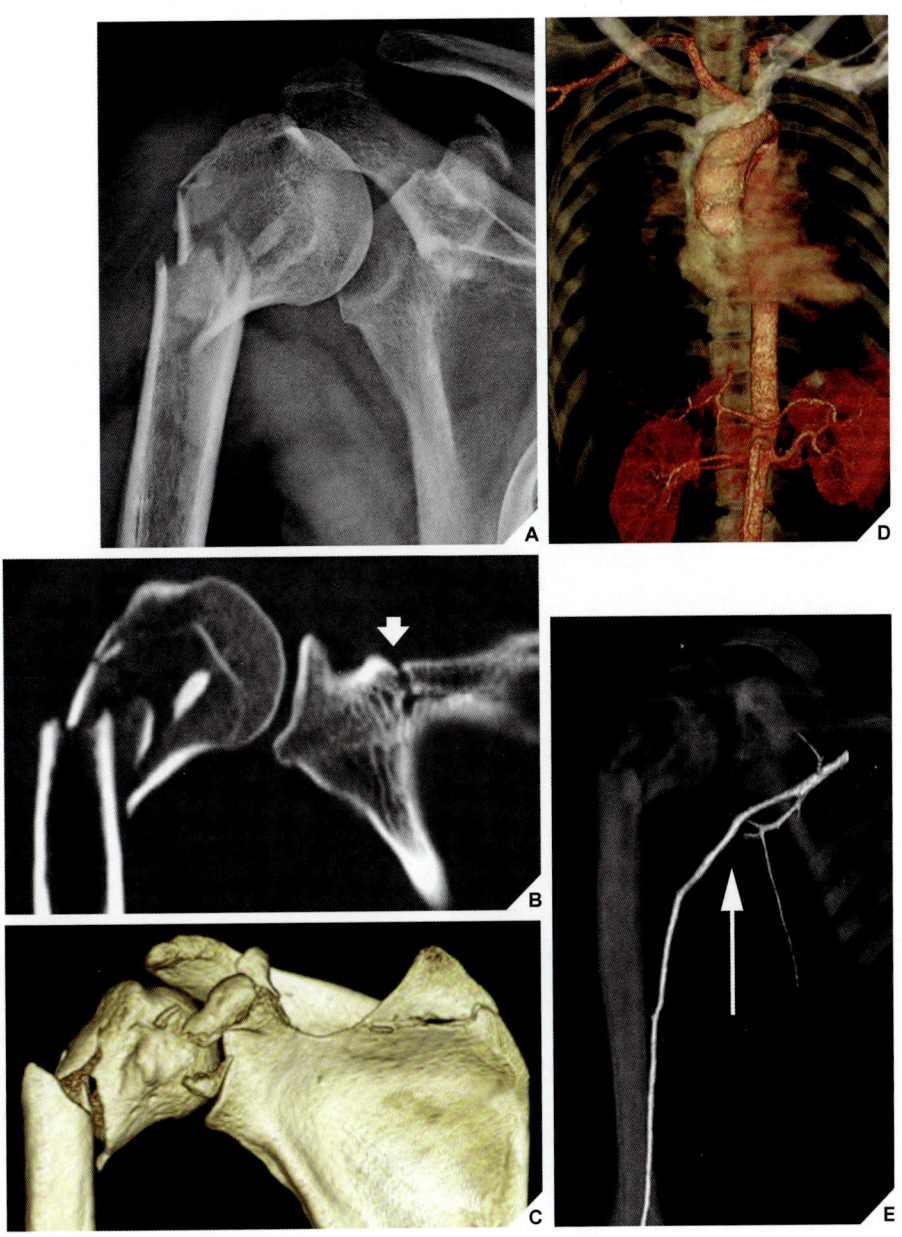

图2-12　三维CT血管造影（1）

52岁男性，因车祸胸部及右肩受伤。A. 右肩X线片显示肱骨近端骨折；B. 冠状位CT重建图像显示肱骨的骨折脱位情况，还可见肩胛冈的骨折（箭头）；C. 三维CT重建图像能清晰显示上述骨折。由于临床怀疑胸部和右肩血管损伤，故行三维CT血管造影检查。D. 胸部大血管显影完整；E. 右肩及上臂前后位CT造影显示腋动脉及肱动脉近端（箭头）显影良好，但由于周围巨大软组织血肿而发生移位

　　有时需要进行静脉注入碘造影剂行增强CT检查。对比增强检查通过增加组织密度改变影像对比，显示CT图像的明暗对比，这能够帮助显示平扫CT显示不清的可疑软组织肿块，或者评估软组织或骨肿瘤的血供。

　　最近，很多人关注双能CT（DECT）在痛风评估中的应用。DECT系统配备两个具有不同峰值电压的X射线管（80kVp和140kVp），从而允许同时采集所要检查的解剖区域的两组图像。各种组织衰减的特异性差异使区分扫描组织的化学成分成为可能，从而从含钙矿化中准确和特异地分离尿酸单钠。DECT数据可产生彩色编码的横断面图像，清楚地显示尿酸盐晶体积聚区域（图2-15；也见图12-10、图12-11、图15-37、图15-38和图15-39D～G）。

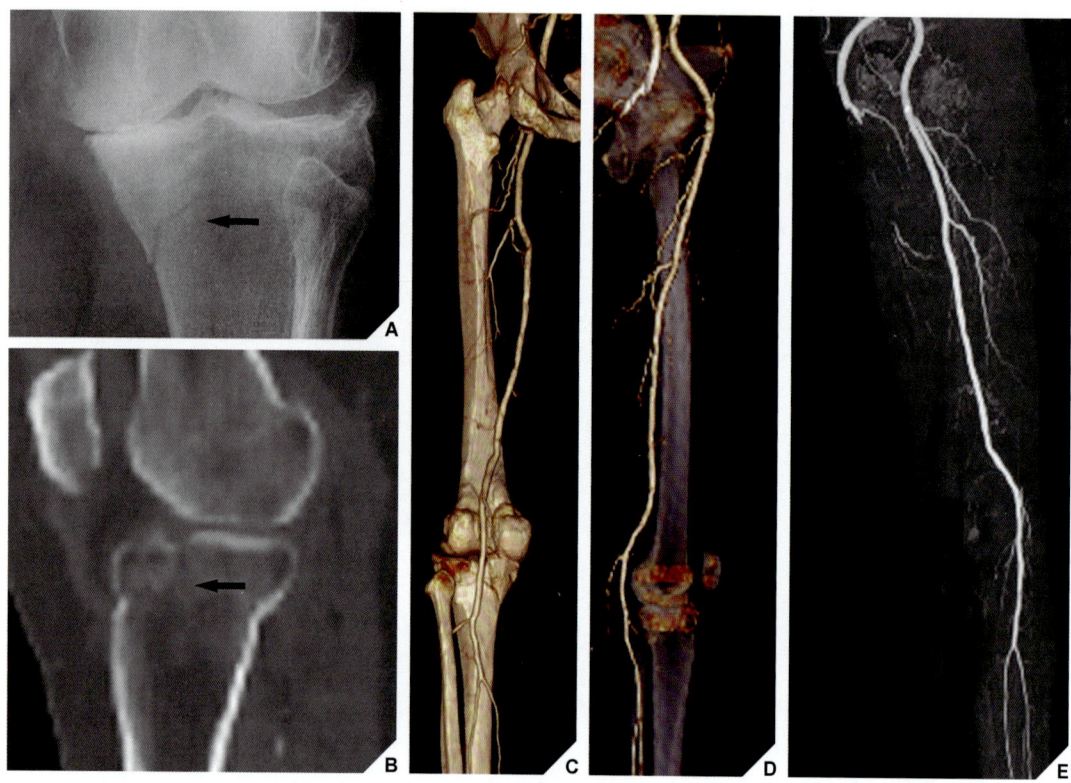

图2-13　三维CT血管造影（2）

68岁男性，车祸伤。左膝正位片（A）及CT矢状位（B）重建图像显示胫骨内侧平台骨折（箭头），也显示膝关节骨性关节炎。由于临床怀疑腘动脉损伤，故行三维CT血管造影检查。后面观（C）和侧面观（D）示股动脉及腘动脉显影完整。这在正面观的血管减影图像上可以证实（E）

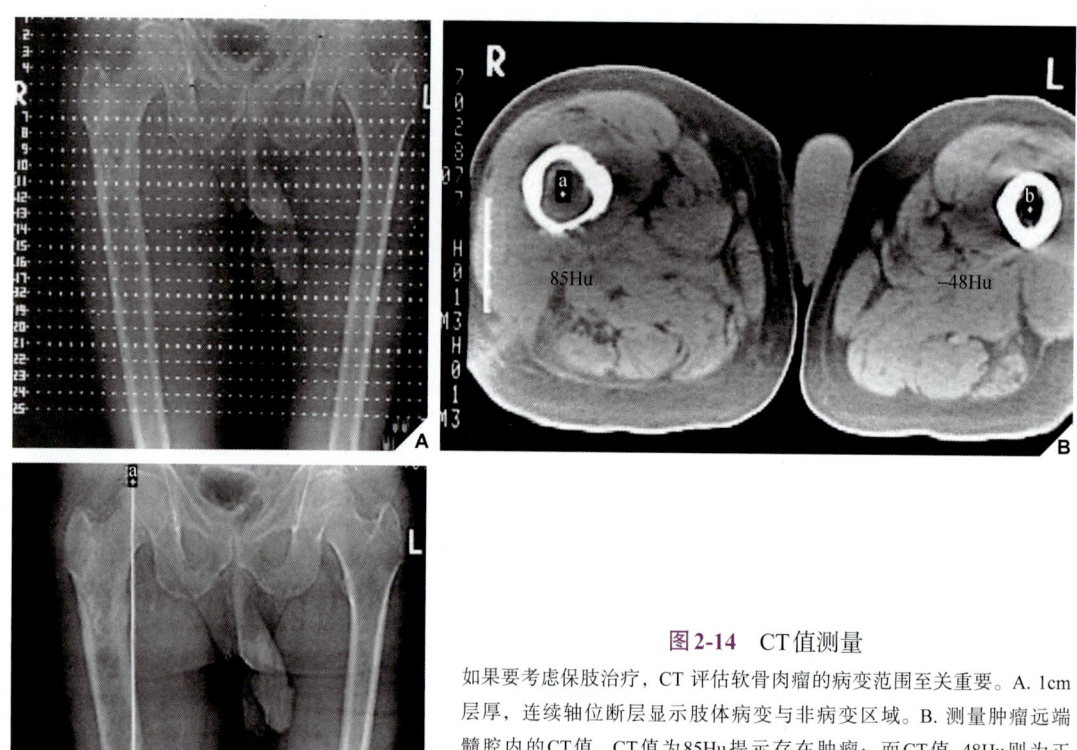

图2-14　CT值测量

如果要考虑保肢治疗，CT评估软骨肉瘤的病变范围至关重要。A. 1cm层厚，连续轴位断层显示肢体病变与非病变区域。B. 测量肿瘤远端髓腔内的CT值。CT值为85Hu提示存在肿瘤；而CT值−48Hu则为正常髓腔密度。C. 长度测量是从近端关节端（a点）至肿瘤远端边界以远5cm处（b点）。c点显示髓腔内仍有肿瘤的最远端的横断面（引自Greenspan A. Tumors of cartilage origin. *Orthop Clin North Am* 1989；20：347－366.）

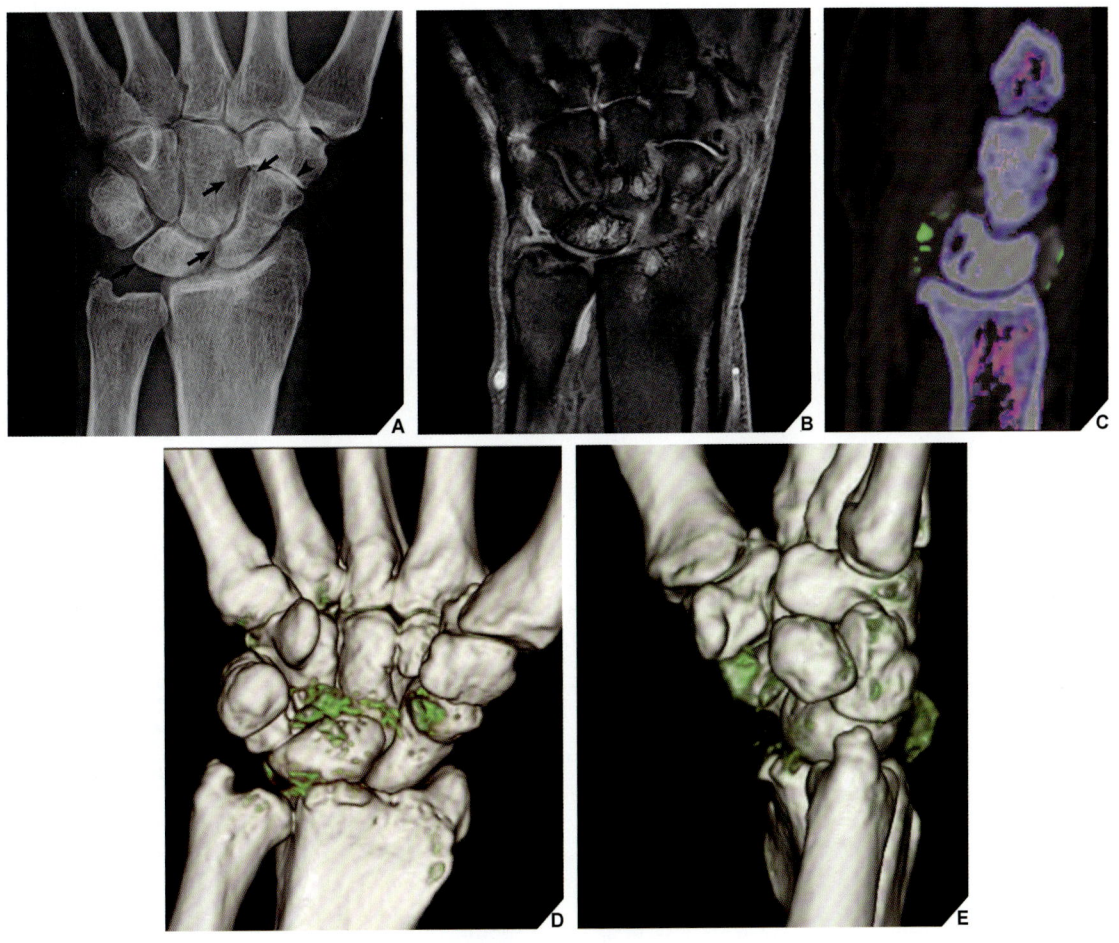

图 2-15　痛风 DECT

A. 72 岁男性，腕关节正位 X 线片显示头骨、舟骨和月骨侵蚀（箭头）。舟骨-大多角骨-小多角骨关节可见骨性关节炎改变（无尾箭头）。B. MRI 冠状位除了显示几块腕骨受侵外，还可见桡腕及腕骨间关节滑膜炎。C. DECT 矢状位彩色图像显示尿酸盐晶体（绿色），证实了痛风的诊断。

D、E. 三维 CT 重建显示了含有尿酸盐晶体的痛风石（绿色）和骨结构之间确切的解剖关系

　　定量 CT（QCT）是一种通过同时扫描患者感兴趣区和校准材料，将二者进行对比，获得感兴趣区平均密度，测量腰椎矿物质含量的方法。通过使用矿物标准进行同步校准和 CT 扫描图像进行定位，在 CT 扫描仪上进行测量。评价骨骼的密度能够为骨质疏松及其他代谢性骨病的诊断和治疗

提供帮助。QCT 评估骨矿物质含量的功能，正在被双能 X 线吸收扫描（DEXA）技术取代，因为 DEXA 的辐射暴露更低（见图 26-14）。

　　CT 也是骨或软组织病变穿刺活检的重要方法，因为其能够清晰显示病灶内的穿刺装置（图 2-16）。

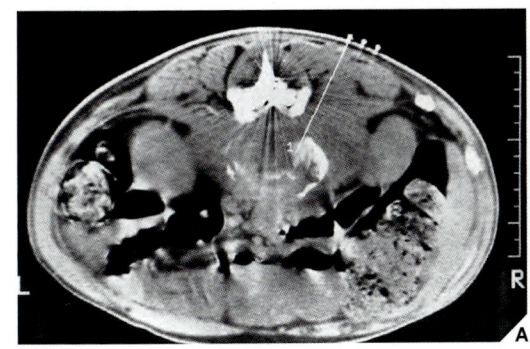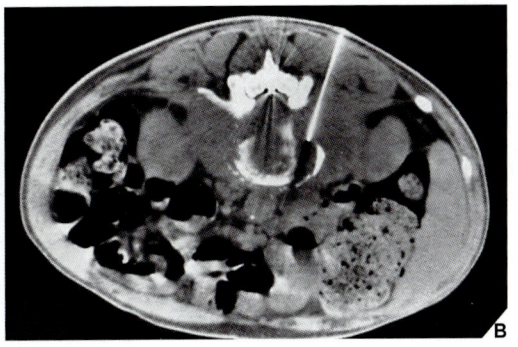

图 2-16　CT 引导下穿刺活检

CT 引导下行受累椎间盘的穿刺活检术。A. 测量皮肤表面至感兴趣区（椎间盘）的距离。B. CT 引导下见穿刺针位于部分破坏的椎间盘内

CT的缺点包括部分容积效应，这是由于小体积组织的组成不均匀，尤其是CT值的测量结果为组织的不同组成部分的平均值。在正常组织与病变交界区，这种部分容积效应尤其重要。CT的其他缺点在于组织特异性较差。尽管CT能够区别组织密度，但仅凭密度分析不能精确确定组织的病理特征。此外，患者扫描时的任何移动都可产生伪影而降低图像质量。同时，尽管目前已有许多重建技术能够减少金属移植物的伪影，但各种金属（假体或各种骨针、螺钉等）都会产生伪影而影响观察。最后，射线剂量有时会较高，尤其是检查中获取连续或重叠层面的图像时。

（九）关节造影

关节造影技术是将造影剂（"阳性"造影剂——稀释的碘剂，"阴性"造影剂——空气，或二者混合造影剂）注入关节腔内。尽管已经有了新的影像检查方法，如CT和MRI，但关节造影仍然是很重要的常规检查方法。关节造影的日益普及部分是由于其技术和对结果解释的进步。事实上，关节造影检查操作并不困难，而且比超声、CT或MRI结果更易解释，因此非常适用于评价各关节情况。尽管各关节都能注入造影剂进行造影检查，但目前最常用的是肩关节、腕关节、膝关节和踝关节造影。造影前的常规图像很重要，因为造影剂会影响某些关节病变的显示（如骨软骨体等）。关节造影可显示肩袖撕裂（图2-17，见

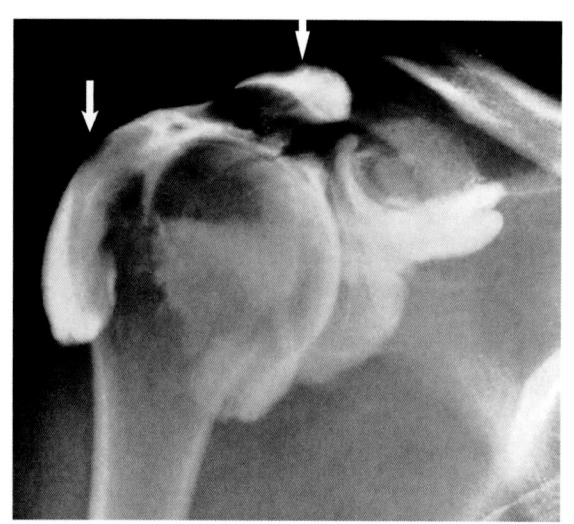

图2-17 肩关节造影
盂肱关节注入造影剂后肩峰下-三角肌下滑囊复合体充盈（箭头），提示肩袖撕裂

图5-68及图5-69）及肩关节粘连性关节囊炎（见图5-91），以及剥脱性骨软骨炎、骨软骨体和肘关节软骨的细微病变。在腕关节损伤中，关节造影对诊断三角纤维软骨复合体病变极具价值（图2-18，见图7-32）。评价腕部疼痛时，运用三腔注射技术及联合腕关节造影与数字减影图像（见图2-2），以及造影后的CT及MRI影像已成为很有用的检查方法。

尽管膝关节造影几乎已被MRI完全取代，但仍可用于显示软组织结构的损伤，如关节囊、半月板及各种韧带结构（见图9-69B）。对于关节软骨情况，关节造影也能提供很多重要信息，特别是疑有细微软骨或骨软骨骨折，或确定是否存在骨软骨体（如见于剥脱性骨软骨炎）时（见图9-60C）。

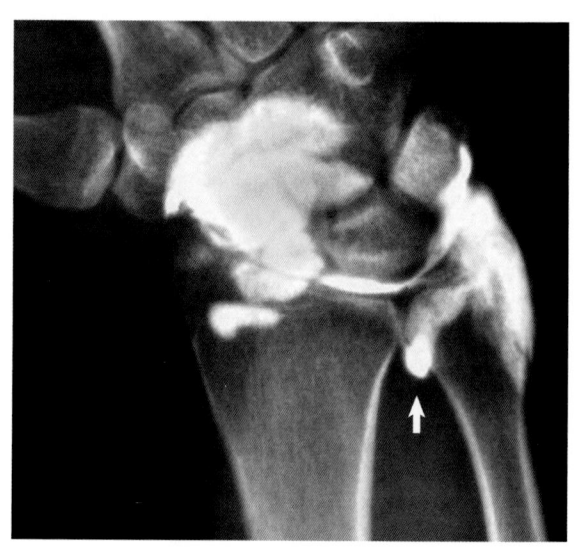

图2-18 腕关节造影
向桡腕关节注入造影剂后，远端桡尺关节有造影剂充盈（箭头），提示三角纤维软骨复合体撕裂

对于任何关节，关节造影都能联合数字影像（数字减影关节造影）技术（见图2-2）、CT（CT关节造影）（图2-19）或MRI（MRa）（图2-20）而提供更多信息。最近，锥形束CT（CBCT）联合关节造影的新技术被用以研究韧带和软骨损伤。虽然这项技术仍处于实验阶段，但早期结果显示这一技术很有应用前景。

关节造影的绝对禁忌证很少，即使对于碘剂高度敏感者也是相对禁忌证，因为这种情况下可使用空气作为造影剂进行单对比研究。

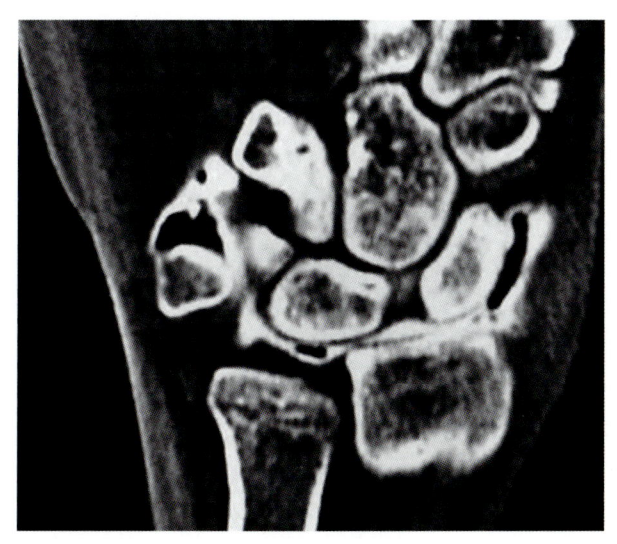

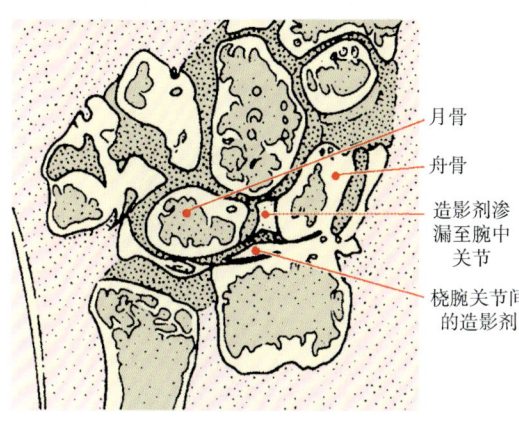

月骨
舟骨
造影剂渗漏至腕中关节
桡腕关节间的造影剂

图 2-19　CT 关节造影

腕关节冠状位 CT 关节造影显示造影剂在桡腕关节撕裂的舟月韧带处发生细裂隙状渗漏，这在常规腕关节造影片上难以显示

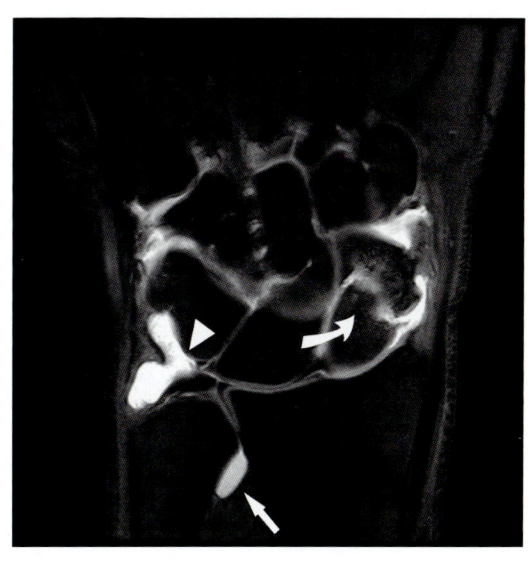

图 2-20　MR 关节造影

桡腕关节注入造影剂后，冠状位 T_1WI 脂肪抑制序列图像显示远端桡尺关节可见造影剂（箭头），诊断为三角纤维软骨复合体撕裂。此外，注意月三角韧带撕裂（无尾箭头），以及舟骨骨折不愈合处造影剂进入（弯箭头）

（十）血管造影

将造影剂直接选择性注入动脉或静脉分支内，可评价脉管系统各种病变，能够为局部病理情况提供精确信息。动脉造影检查，造影剂注入动脉内摄片，常过程迅速。静脉造影时，将造影剂注入静脉。二者常用于评价创伤，尤其是疑有血管损伤时（见图 2-3、图 4-15）。

评价肿瘤时，动脉造影主要用于勾画骨病变轮廓，显示病变血供及评估病变范围，也用于显示肿瘤供血血管及确定适合行动脉内化疗的血管位置。由于肿瘤血供最丰富的部分代表了肿瘤最具侵袭性的病变成分，因此血管造影对显示切开活检的部位很有意义。偶尔，血管造影用以显示异常肿瘤血管，以证实 X 线片或体层摄影结果（见图 16-16B）。动脉血管造影对于计划保肢治疗者极具意义，因为它能显示局部血管解剖，为制订肿瘤切除方案提供了依据。有时良性病变切除前采用血管造影来显示病变的主要血管（见图 16-17）。也可联合介入治疗用于富血供肿瘤的进一步治疗前的血管栓塞术（见图 16-18）。

（十一）脊髓造影

脊髓造影时，将水溶性的造影剂注入蛛网膜下腔，使其与脑脊液混合后形成较脑脊液比重高的不透 X 线的柱状液体。使患者身体倾斜，受重力作用，不透 X 线的液体在硬膜囊内向上或向下移动（见图 11-17、图 11-56）。穿刺点常位于 $L_2 \sim L_3$ 或 $L_3 \sim L_4$ 水平。颈部可选 $C_1 \sim C_2$ 穿刺（见图 11-17A）。脊髓造影检查现已几乎完全被高分辨率 CT 或 MRI 取代。

（十二）椎间盘造影

椎间盘造影是向髓核内注入造影剂。尽管这项技术争议颇多，已被多数学者摒弃，而且适应证严格及要求无菌操作，但该技术仍能提供一些有益信息。椎间盘造影对帮助诊断患者下背部疼痛有价值。这项技术并不单纯是一项影像检查技术，在检查时引起的症状（注射引起或诱发的疼痛）较获取图像信息具有更重要的诊断价值。椎间盘造影常联合 CT 使用（即所谓 CT 椎间盘造影）（见图 11-57，图 11-102B、C，图 11-103 和图 11-

104）。根据1988年北美脊柱学会的观点，椎间盘造影应适用于评估持续脊柱疼痛，伴或不伴剧烈疼痛，或各种保守治疗无效的疼痛持续时间大于4个月的患者。基于同样的解释，椎间盘造影前应进行其他影像学检查（如CT、MRI及脊髓造影）及外科的正确处置。

（十三）超声

在过去20年里，超声已对影像学产生巨大影响，尤其是肌骨影像。它有其固有的优势，如相对价廉，可以和健侧对比，无电离辐射及方便用于床旁和术中检查。超声是一项非侵入性检查，依赖于和身体组织接触面的声波传播。当直接的声波脉冲遇到不同声阻抗的组织界面时会发生反射或折射，随即声波反射回超声探头，从而产生影像。

有很多种类的超声扫描仪。大多数现代超声设备能反映动态的影像信息，即类似透视的"实时"成像。超声实时成像时，任何扫描平面影像都可通过简单移动超声探头获得。其包括横切面和纵切面，也有任意斜切面图像。现代探头技术已使超声检查广泛用于骨科影像（图2-21）。7.5MHz和10MHz的高频探头超声具有良好的空间分辨率，是检查四肢骨理想的检查工具。

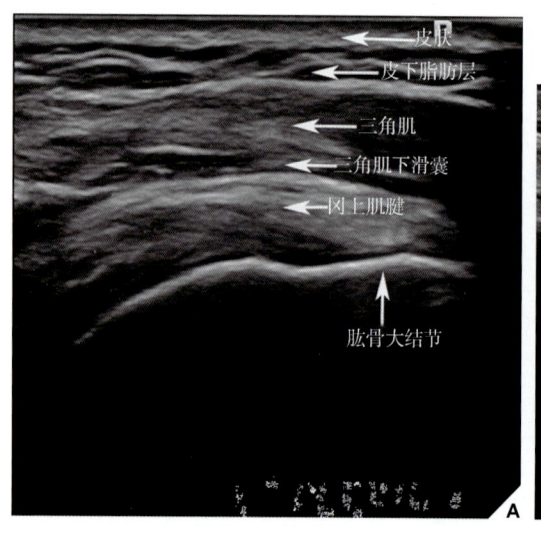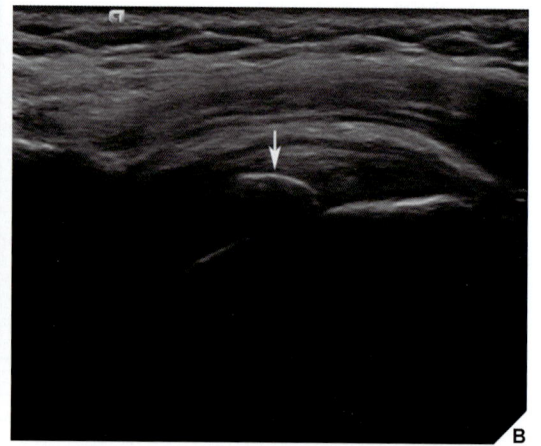

皮肤
皮下脂肪层
三角肌
三角肌下滑囊
冈上肌腱
肱骨大结节

图2-21　肩关节超声

A. 纵切面显示冈上肌腱附着于肱骨大结节；B. 纵切面显示冈上肌腱钙化性肌腱炎（箭头），钙化呈弧形强回声，伴后方声影

（由Courtesy of Luis Beltran，MD，Boston and Ron Adler，MD，New York提供）

肌骨系统超声检查的适应证包括评价肩袖（见图5-71）及各种肌腱损伤（跟腱），Osgood-Schlatter病（见图9-50），偶尔用于检查软组织肿物（如血管瘤和其他血管病变）。

超声最有效的适应证是评价婴儿髋关节情况。对于髋关节软骨，超声检查有很多有利因素，如实时成像的能力可以研究运动和应力，没有电离辐射，相对价廉。最新的研究方向是评估髋关节发育不良的三维超声。三维超声在增加的矢状面和头尾位扫描的图像上评估关节。这项技术可以很好地显示股骨头-髋臼的关系及股骨头的包容度（见图32-19、图32-20）。超声技术的优势不仅在于实时成像，而且能够进行重建，在工作站上能对容积图像进行后处理，这就能够选取可用的测量及提高从影像中获取的解剖信息的显示。

最近，超声被用于诊断风湿性疾病，特别是显示关节内和关节周围的积液及腘窝肿块的鉴别诊断（动脉瘤、Baker囊肿、滑膜增生）（图2-22）。超声引导的介入治疗在肌骨系统疾病的应用中越来越广泛，其应用包括钙化性肌腱炎、滑膜炎、穿刺引流及超声引导下骨和软组织病变的穿刺活检。

更多的新技术已部分用于肌骨影像，如多普勒超声或彩色血流显像，它反映了红细胞的运动情况，主要用于显示动脉狭窄或静脉血栓（图2-23、图2-24）。然而，在观察软组织良性肿瘤（如Baker囊肿，图2-25）的并发症或恶性软组织肿瘤的血管情况时有一定的局限性。

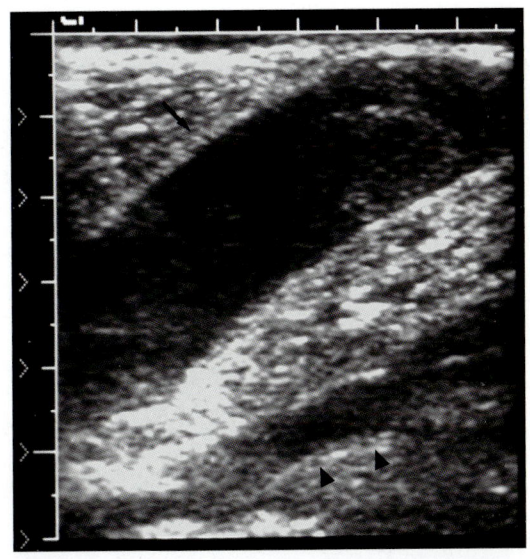

图2-22　腘窝超声

45岁女性，患有类风湿关节炎，表现为膝关节背侧疼痛并向腿部放射。临床疑有深静脉血栓（DVT），行超声检查。超声检查示无深静脉血栓，但显示一较大的Baker囊肿（箭头）。无尾箭头示患者的腘静脉

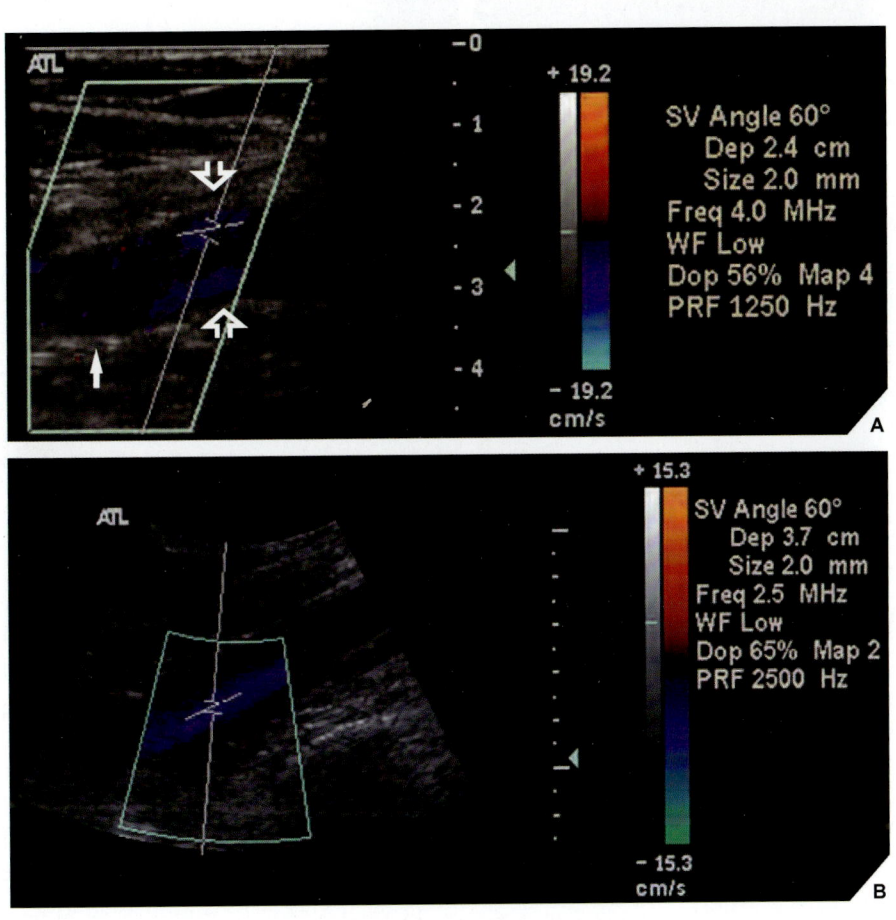

图2-23　深静脉血栓彩色多普勒超声

76岁男性，有左下肢慢性疼痛病史。A.腘窝彩色多普勒超声图像示腘静脉低回声区域（箭头）代表管腔内血栓。近侧标记显示血栓周围的血流减少（空心箭头）。B.作为对比显示右下肢同一区域的正常彩色多普勒超声图像

（十四）核素显像（放射性核素骨扫描）

核素显像是一项检测注入血管内的放射性核素在体内分布情况的技术。静脉内注入放射性药物后，将患者置于荧光相机前，通过相机前碘化钠晶体检测体内发散的γ射线来反映其放射性分布。扫描相机获取不同体位的影像，包括部分或整个身体。

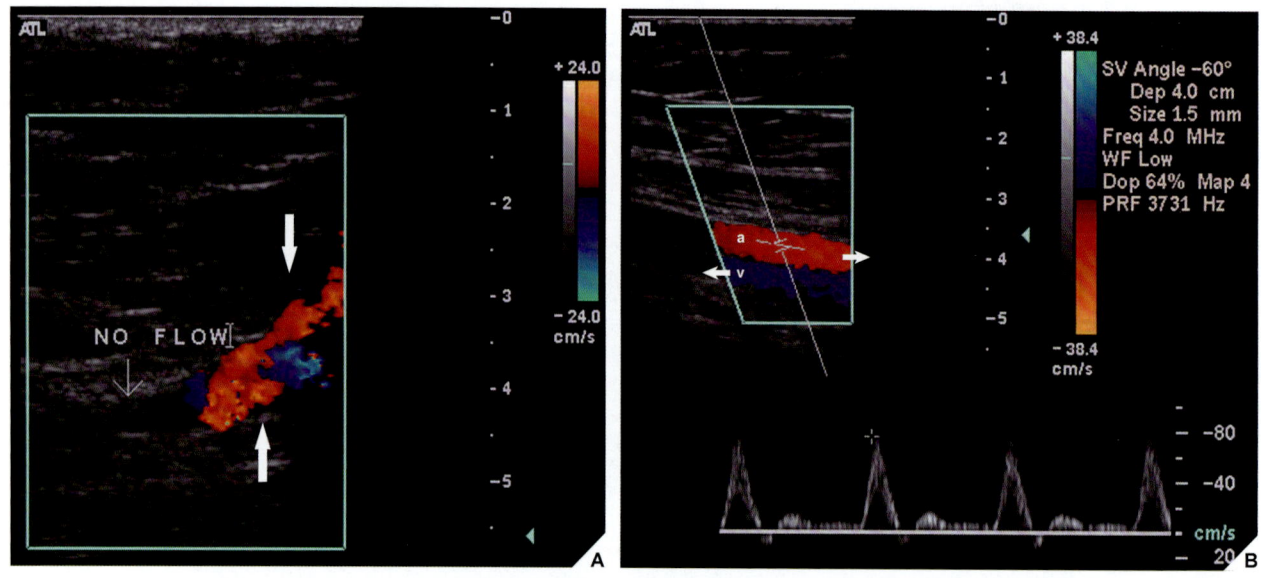

图2-24　动脉闭塞彩色多普勒超声

67岁女性，有运动后跛行病史。A.多普勒超声显示股浅动脉完全闭塞。湍流（粗白箭头）与血流动力学相符，示明显狭窄或闭塞。B. 正常彩色和脉冲多普勒超声图像。箭头示静脉（v）及动脉（a）的血流方向

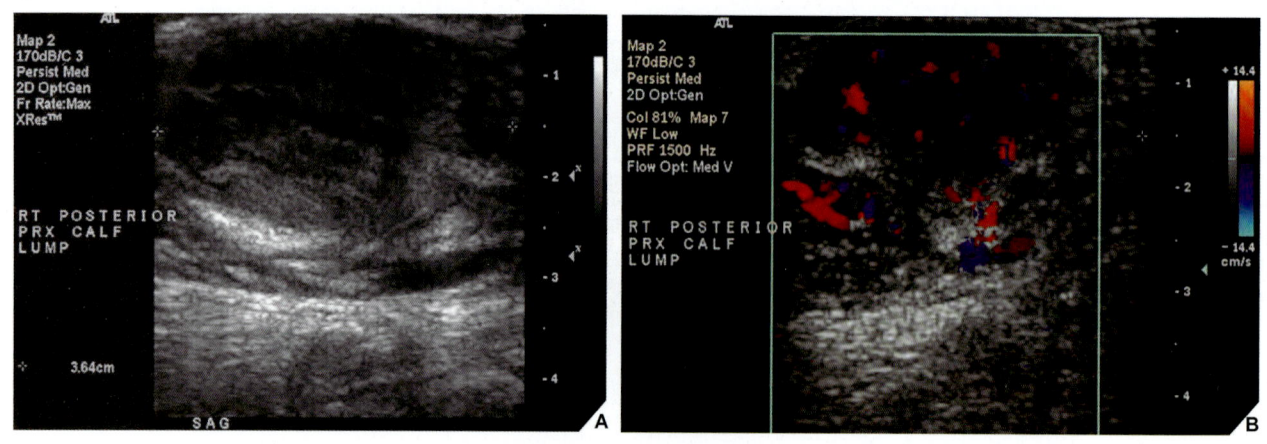

图2-25　Baker囊肿超声

41岁女性，腘窝区疼痛性肿块。彩色多普勒超声显示完整的Baker囊肿，内部为均质高回声液体（A）及由于慢性破裂产生的碎屑、继发感染改变及血供增多（B）

骨扫描相对于其他影像检查的优势在于能够一次获得全部骨骼系统的影像（图2-26）。如Johnson所说，它通过对比病变与邻近部位正常骨的代谢提供"代谢图"，从而对病变进行解剖定位。骨扫描能够证实存在病变、显示病变分布及帮助评价病变。适应证包括创伤、肿瘤（原发或转移）及各种关节炎、感染和代谢性骨病。异常影像包括骨骼放射性摄取减低（如骨坏死早期）或浓聚（如骨折、肿瘤、骨髓炎等）。某些正常结构也可显示放射性浓聚（如骶髂关节或正常的生长板）。

核素扫描敏感度高，但特异性较差，常不能区别引起摄取增加的各类疾患。但有时骨扫描却非常特异，甚至能明确诊断，如多发性骨髓瘤或骨样骨瘤。骨髓瘤核素扫描无明显放射性药物吸收浓聚，而不同于骨转移瘤，后者多为示踪剂吸收显著增加。骨样骨瘤核素扫描典型表现为所谓的"双密度"征，即瘤巢中心浓聚，而周边反应性骨质硬化则吸收减淡（图2-27）。

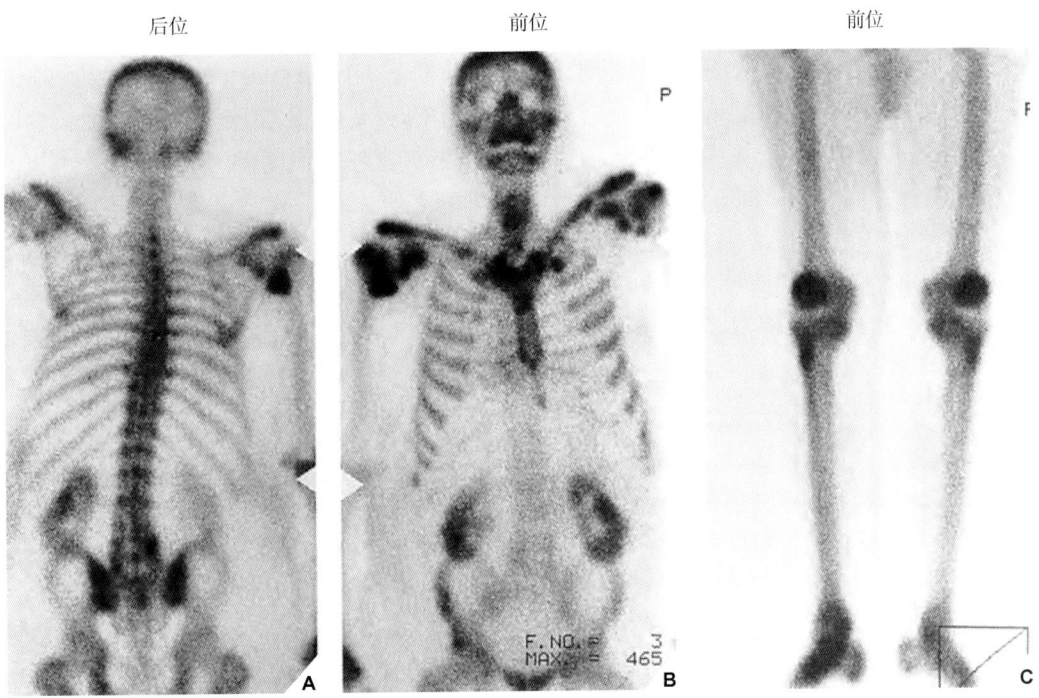

图 2-26　核素骨扫描

肾病患者继发甲状旁腺功能亢进，核素扫描显示以下异常：由于输尿管梗阻引起的左肾积水，双侧锁骨远端骨质吸收改变
及双侧肩关节周围的软组织钙化

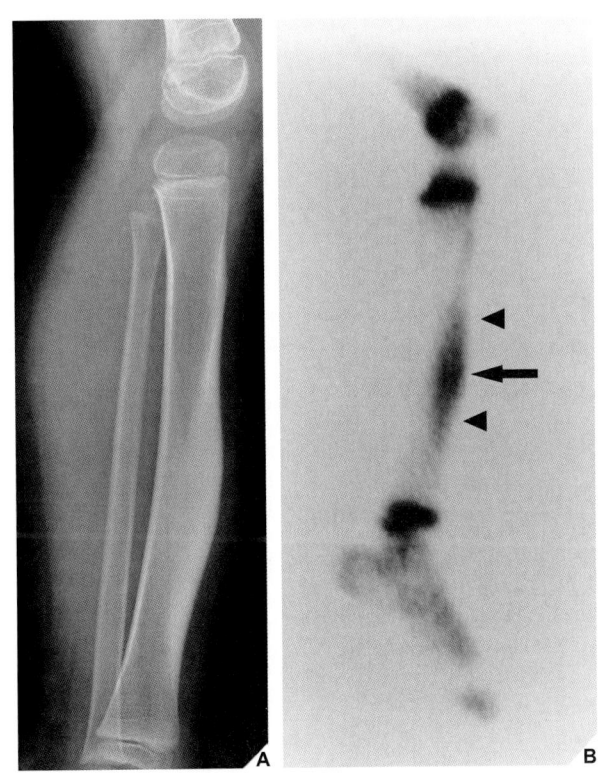

图 2-27　骨样骨瘤核素扫描诊断

4 岁女孩，表现为提示骨样骨瘤的症状，但 X 线片（A）无法显示瘤巢。核素检查（B）显示特征性的"双密度"征：骨样
骨瘤瘤巢中心区浓聚（箭头），而其周围反应硬化区显影减淡（无尾箭头）

核素骨扫描反映骨骼代谢程度。由于骨代谢改变及修复的区域常有放射性药物示踪剂的浓聚，因此骨扫描能够检出肿瘤和肿瘤样病变区。该检查特别适用于Paget病、骨纤维结构不良、内生软骨瘤病、朗格汉斯细胞组织细胞增生症及转移癌等多发病变，以及某些表现为"沉默区"的病变，还能检出如骨样骨瘤等在X线片上显示不清的小病变。大多数情况下，由于良性病变与恶性肿瘤均有血流增加、成骨活动而表现为核素聚集，故放射性核素骨扫描不能鉴别两者。

在创伤方面，核素扫描特别适用于早期诊断应力性骨折，这些骨折平片甚至断层扫描均无法显示。骨扫描常用于鉴别胫骨应力性骨折与骨赘。急性应力性骨折时，发生灌注增加及充血，延迟相可见病变部位带状或梭形浓聚。相反，胫骨骨赘血流相正常，血池延迟相显示纵向线型浓聚。核素骨扫描也用于诊断老年人骨质减少引起的不全性骨折，后者在常规X线片上表现正常。

骨扫描对代谢性骨病也很有帮助，如评价Paget病的骨病变累及的范围（见图26-10）及评估对治疗的反应。尽管对弥漫性骨质疏松患者并无价值，但偶尔可鉴别由骨质软化导致的骨质疏松与转移瘤导致的多发椎体骨折。另外，骨扫描对反射性交感神经性营养不良综合征也有一定作用。

骨扫描常用于评价感染病变。锝-99m亚甲基二膦酸盐（^{99m}Tc-MDP）及铟-111（^{111}In）对于检出早期及隐匿性骨髓炎敏感性很高。而对于慢性骨髓炎的治疗反应，镓-67（^{67}Ga）枸橼酸盐显像比^{99m}Tc-膦酸盐骨显像更准确。对慢性骨髓炎的急性复发显像，^{111}In可作为显像剂。然而，必须强调的是，由于^{111}In标记的白细胞也存在于活跃的骨髓中，因此在这种情况下检出慢性骨髓炎的敏感度降低。为提高诊断能力，推荐联合使用^{99m}Tc-硫胶体骨髓显像及^{111}In标记白细胞显像。使用^{99m}Tc-膦酸盐作为示踪剂的三时相或四时相显像技术能有效鉴别软组织感染（蜂窝织炎）与骨感染（骨髓炎）。

最近对于感染病变的诊断，推荐使用^{99m}Tc-六甲基丙二基胺肟（HMPAO）标记的白细胞显像。这些白细胞的代谢动力学及分布与^{111}In标记的白细胞类似。但^{99m}Tc具有良好的分辨率和密度计数，所以较^{111}In标记白细胞显像更具优势。

肿瘤方面，骨扫描最常用于检出骨转移病变，也常用于确定病变范围或发现所谓的跳跃灶或骨内转移灶，但这并不是确定骨病变范围的方法。需要强调的是，骨扫描并不能确定肿瘤类型，但对于发现或检出某些原发肿瘤及多灶性病变，如多中心骨肉瘤也许有帮助。

^{99m}Tc-MDP显像被用于确定骨病变是单发还是多发，这对肿瘤分期至关重要。但要谨记的一点是，尽管显像剂摄取的程度可能与病变侵袭性相关，但并非与其组织病理分级一致。^{67}Ga显像显示软组织肉瘤发生浓聚，能够帮助鉴别肉瘤与良性软组织病变。尽管骨扫描能够显示骨原发恶性肿瘤的范围，但不如CT、MRI准确。它能显示肿瘤局部复发，偶尔可显示病变对治疗的反应（放疗或化疗）。

骨扫描对于评价关节炎极有帮助，能够显示骨骼病变的分布，现已完全取代了X线关节检查（见图12-12A）。核素扫描能显示关节炎病变的范围，不仅包括常见的大关节和小关节，也包括胸骨柄体关节及颞下颌关节等常规X线片无法显示的关节。

随着单光子发射体层摄影（SPET）及单光子发射计算机体层摄影（SPECT）的应用，骨关节病变诊断的准确性得以极大提高。使用多排晶体探测器、扇形光束及锥形光束准直器使光子探测器增大、算法改进，此提高了SPECT设备的效能。与平面图像对比，SPECT使用类似体层摄影的断层技术，提高了对比分辨率，消除了成像平面外的组织噪声（图2-28）。其不仅能够显示病变放射性药物吸收情况的定性信息，还能提供定量数据。SPECT可提供横断位、矢状位及冠状位图像，还可提供三维图像。

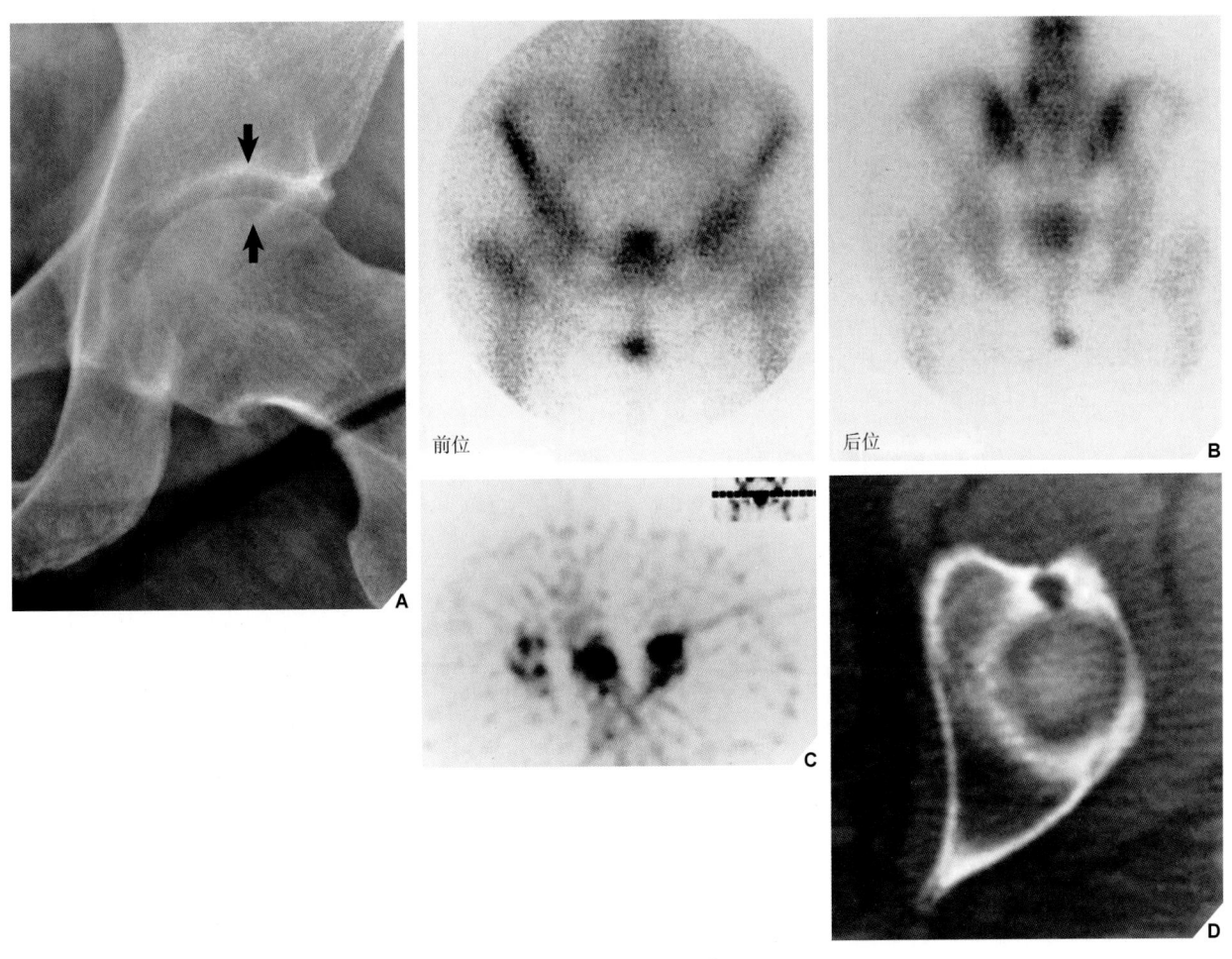

图 2-28　SPECT 显像

46 岁女性，左髋疼痛数月。A. 髋关节前后位片仅显示髋关节轻度退变。髋臼上缘可见小低密度区（箭头）。B. 常规前位及后位骨扫描显示左髋放射性示踪剂摄取轻度增加。C. 在髋臼水平的 SPECT 断层摄影切面上（小图）可见左侧髋臼前上部有一活动增加的区域，以及与股骨头骨赘相关的活动区域。D. CT 检查显示与 SPECT 相对应的异常浓聚区的髋臼退变性囊肿（囊变灶）

　　SPECT 最主要的优势是检出病变及显示解剖位置的能力提高，因而诊断敏感度增高。骨 SPECT 已被证明对检出大的复杂解剖结构的病变有用，因为其能从感兴趣区去除重叠的或潜在的放射性活性。该检查已被广泛用于脊柱、骨盆、膝关节和踝关节的影像检查。例如脊柱 SPECT，已能定位脊椎不同部位（如椎体、椎弓根、关节突、椎板、椎弓峡部、棘突及横突等）的病变。膝关节 SPECT 已能够有效评价半月板撕裂。

　　在过去数十年中，SPECT/CT 已经能够将 SPECT 采集的功能信息和 CT 采集的解剖信息融合起来。SPECT/CT 集成扫描仪作为一种混合分子成像设备，能够在一次检查中同时采集 SPECT 和 CT 图像，其临床应用越来越广泛（图 2-29）。SPECT/CT 能将 SPECT 采集的功能影像和 CT 采集的精准解剖信息融合起来，既提高了核素显像的敏感性和特异性，也提高了形态学诊断的准确性。通过精确定位异常放射性示踪剂摄取区域，结合三维成像能力，能够显著提高病理结果的敏感性和特异性（图 2-30、图 2-31）。近年来，有学者正尝试使用高分辨率 SPECT 和 SPECT/CT 诊断早期类风湿关节炎的骨改变（图 2-32）及骨科内固定术后的机械性（图 2-33）、感染性（图 2-34）松动，结果很有前景。

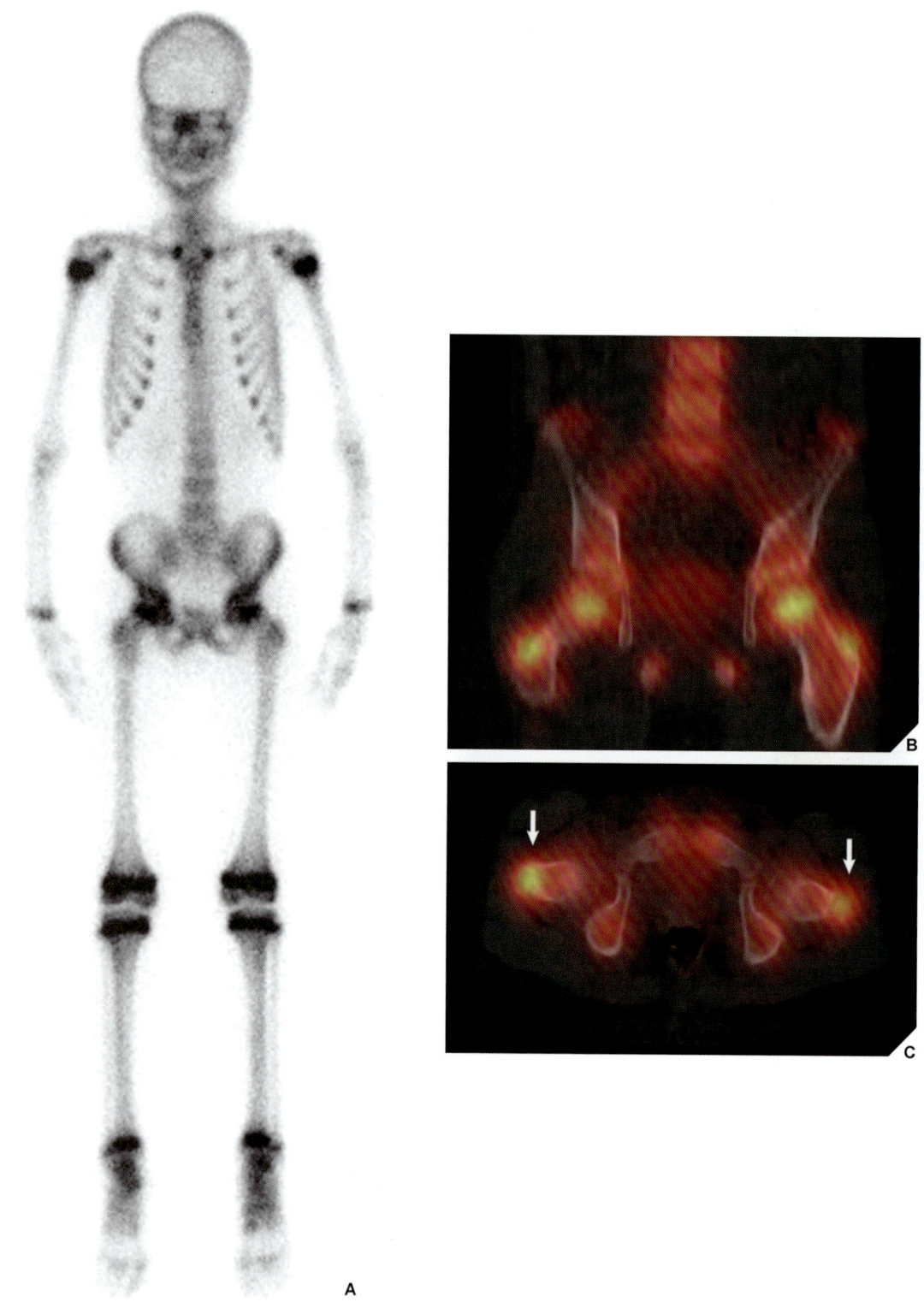

A

图2-29 正常SPECT/CT

9岁男孩，确诊为镰状细胞贫血，行全身核素骨扫描（A）。静脉注射12.9mCi的^{99m}Tc-MDP后，在骨骼和软组织处观察到正常的、与年龄相适应的示踪剂显像。在生长活跃的生长板内，放射性示踪剂摄取增加。骨盆冠状位（B）和轴位（C）SPECT/CT图像未见异常。可见生长板内放射性摄取增加（箭头）

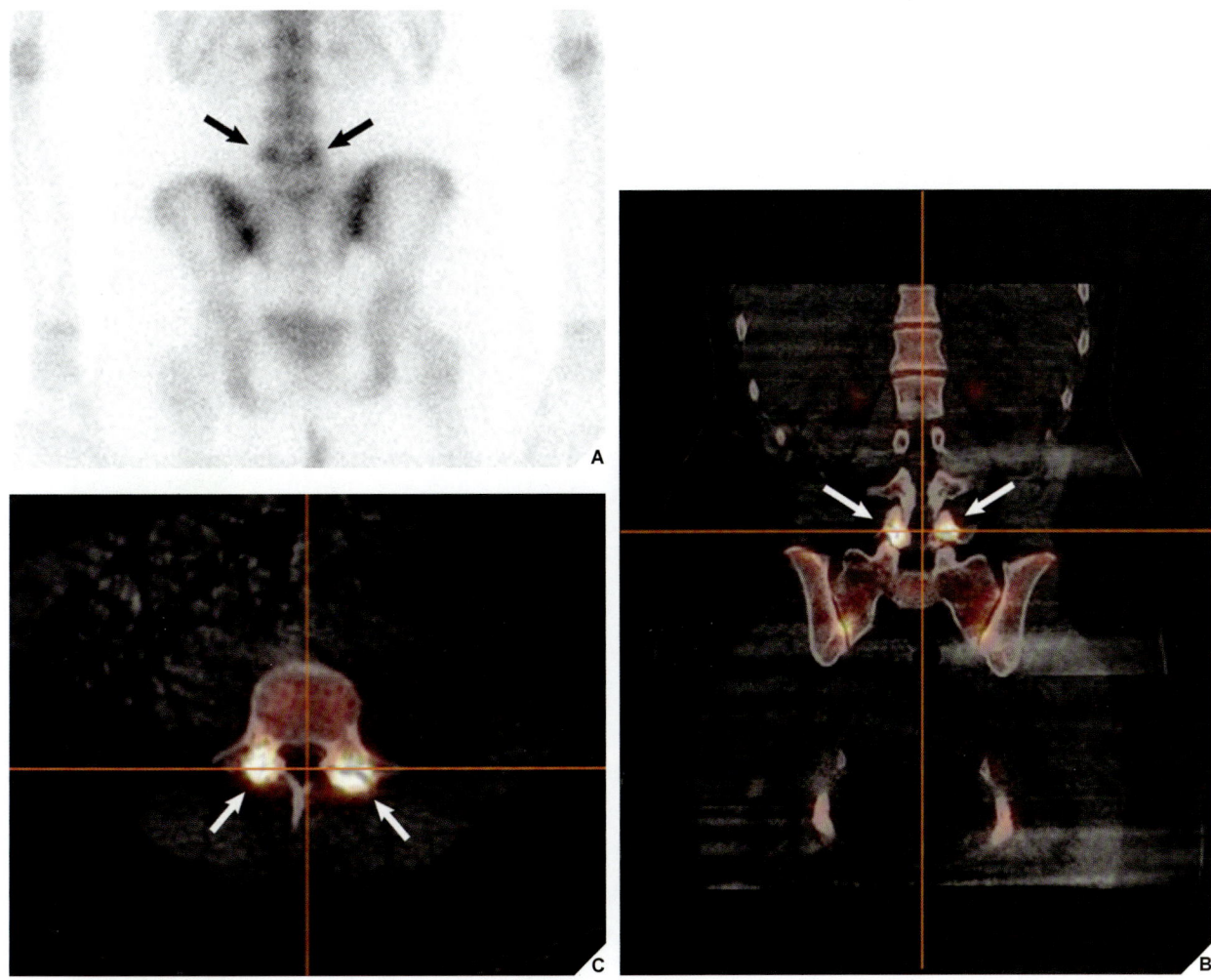

图 2-30　峡部裂的 SPECT/CT 表现

14岁男孩，骨盆和下腰椎放射性核素骨扫描（A），静脉注射17.2mCi ^{99m}Tc-MDP，显示L₅（箭头）局部放射性浓聚。骶髂关节内正常摄取增加。SPECT/CT冠状位（B）和轴位（C）显示放射性摄取增加定位于L₅双侧峡部（箭头），与峡部裂一致

常用的核素显像示踪剂包括以下几类：

1. 双膦酸盐类　近年来，发射γ射线的放射性核素影像诊断方法的发展尤为迅速。目前常用于骨扫描的放射性药物包括组织双膦酸盐类、乙烯双膦酸盐（HEPD）、亚甲基二膦酸盐（MDP）及甲烷羟化双膦酸盐（HNDP），均由^{99m}Tc标记，后者产生γ射线，半衰期为6小时。MDP最常用于成年人，常用剂量为15mCi（555MBq）的^{99m}Tc。注入放射性药物后，约50%存留于骨。剩余部分在体内循环，最终由肾脏排出。γ相机可用于四时相的骨扫描。第一期，即放射性核素血管造影片，注入示踪剂后第1分钟内获得，每隔2秒摄片而显示大血管影像。第二期，即血池相，注入药物后持续1～3分钟，显示脉管系统内及被骨吸收前软组织内细胞外间隙的示踪剂。第三期，或称静态骨显像，通常指注入示踪剂后2～3小时，显示放射性药物在骨内聚集情况。此期分为两个阶段，第一阶段核素通过骨毛细血管被动弥散。第二阶段聚于骨内。放射性浓度最高的时相是第一、二期，因其血流增加，而在第三期浓聚区为成骨活跃、钙及骨代谢增加的区域。第四期，为24小时静态骨显像。

2. 镓-67（^{67}Ga）　最常用于诊断骨关节感染和炎症病变。尽管镓最常聚集的部位是软组织，但也可部分被骨吸收，因其与钙类似，能与钙羟基磷灰石晶体结合；骨髓中，因其与铁类似，也能结合钙羟基磷灰石晶体。镓因结合细菌及细胞碎片而类似于白细胞，故聚集于感染区。由于白细胞聚集于感染和炎症灶，因此镓也被带到这些区域内。对于诊断脓肿，镓的敏感度为58%～100%，

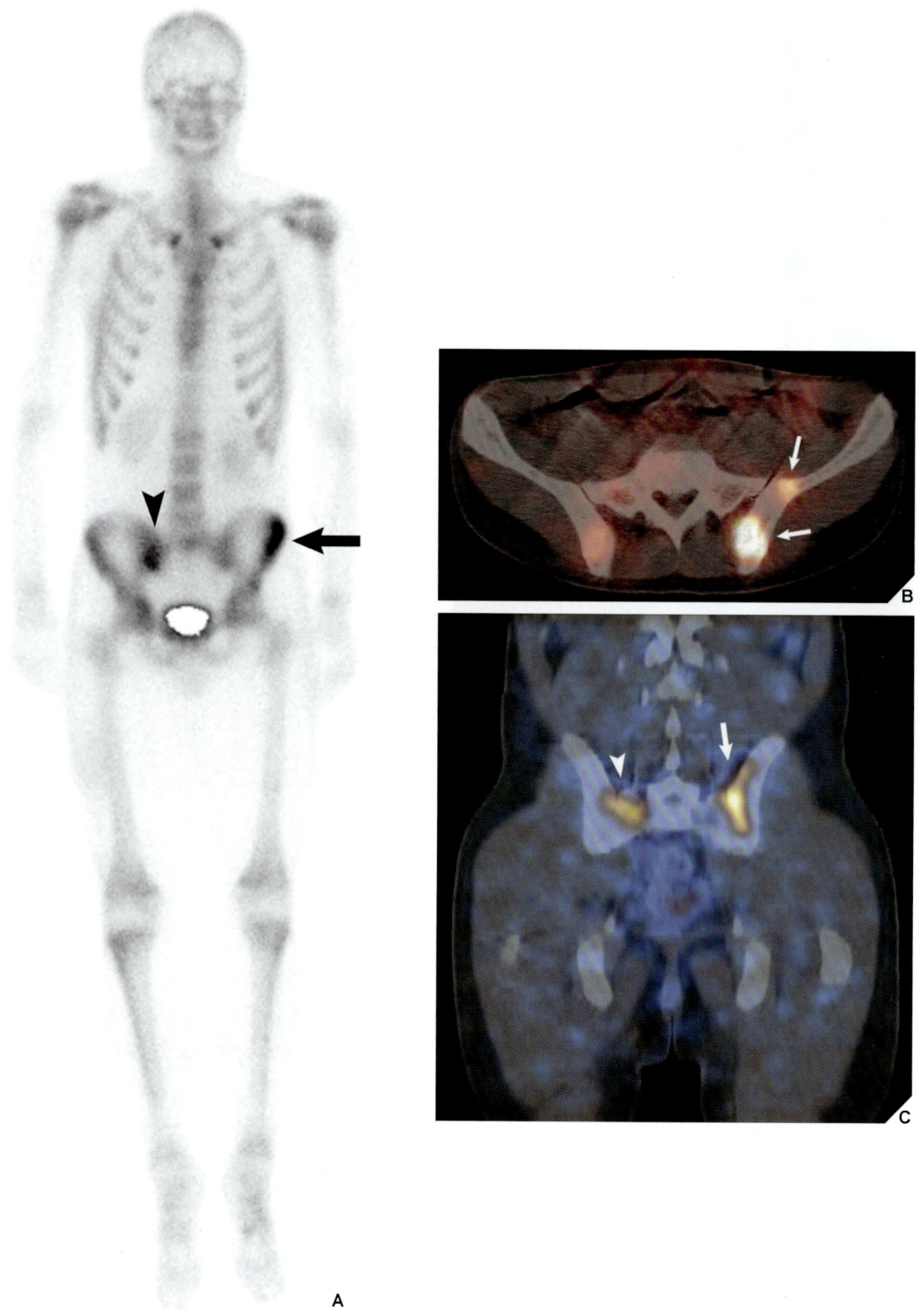

A

图 2-31　神经母细胞瘤骨转移的 SPECT/CT 表现

A. 17 岁男孩，全身核素骨扫描图像，静脉注射 24.8mCi 的 ^{99m}Tc-MDP，显示左髂骨（箭头）和右骶骨（无尾箭头）放射性示踪剂摄取增加。随后，静脉注射 51.43mCi 的 ^{123}I-MIBG 后进行 SPECT/CT 检查。B. 轴位图像显示左髂骨内 2 个放射性示踪剂浓聚的病灶（箭头）。C. 冠状位图像显示，除左髂骨（箭头）的病变外，右骶骨病灶发生浓聚（无尾箭头），所有这些都与先前临床诊断的神经母细胞瘤转移一致

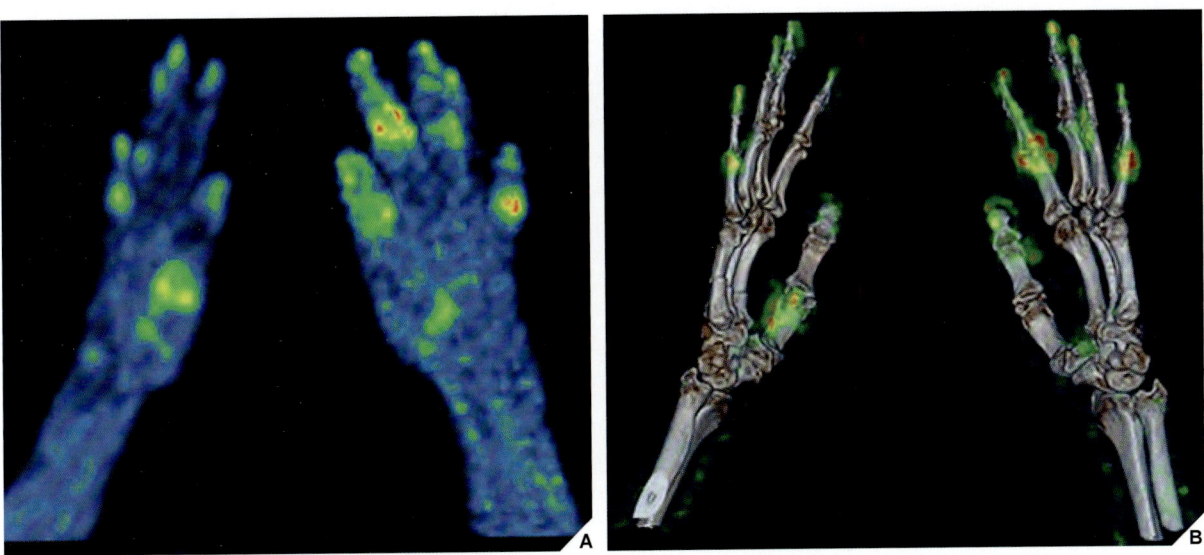

图 2-32　类风湿关节炎的 SPECT/CT 表现

使用 ^{99m}Tc-MDP 的 SPECT 图像（A）和 SPECT/CT 三维重建图像（B）显示双手多个关节的炎性病变

（由 PZWL WydawnictwoLekarskie，Warsaw，Poland 提供）

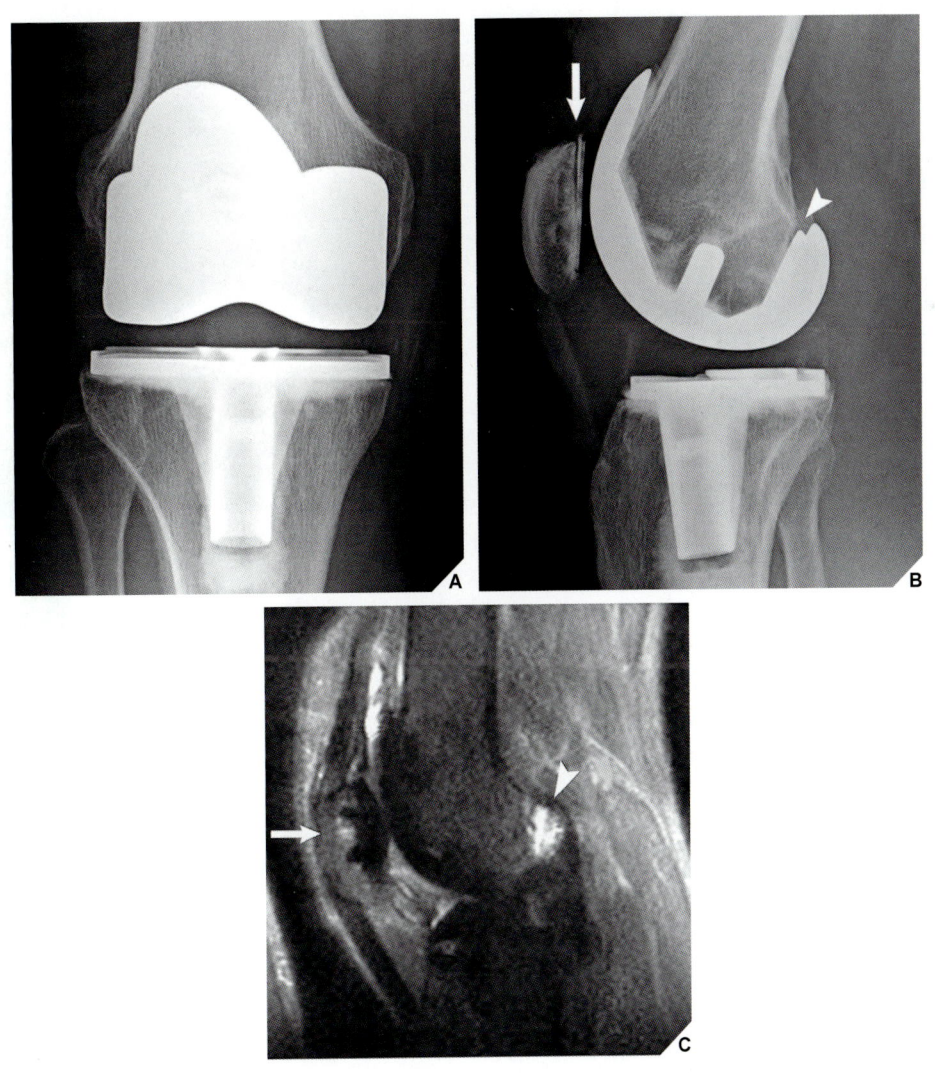

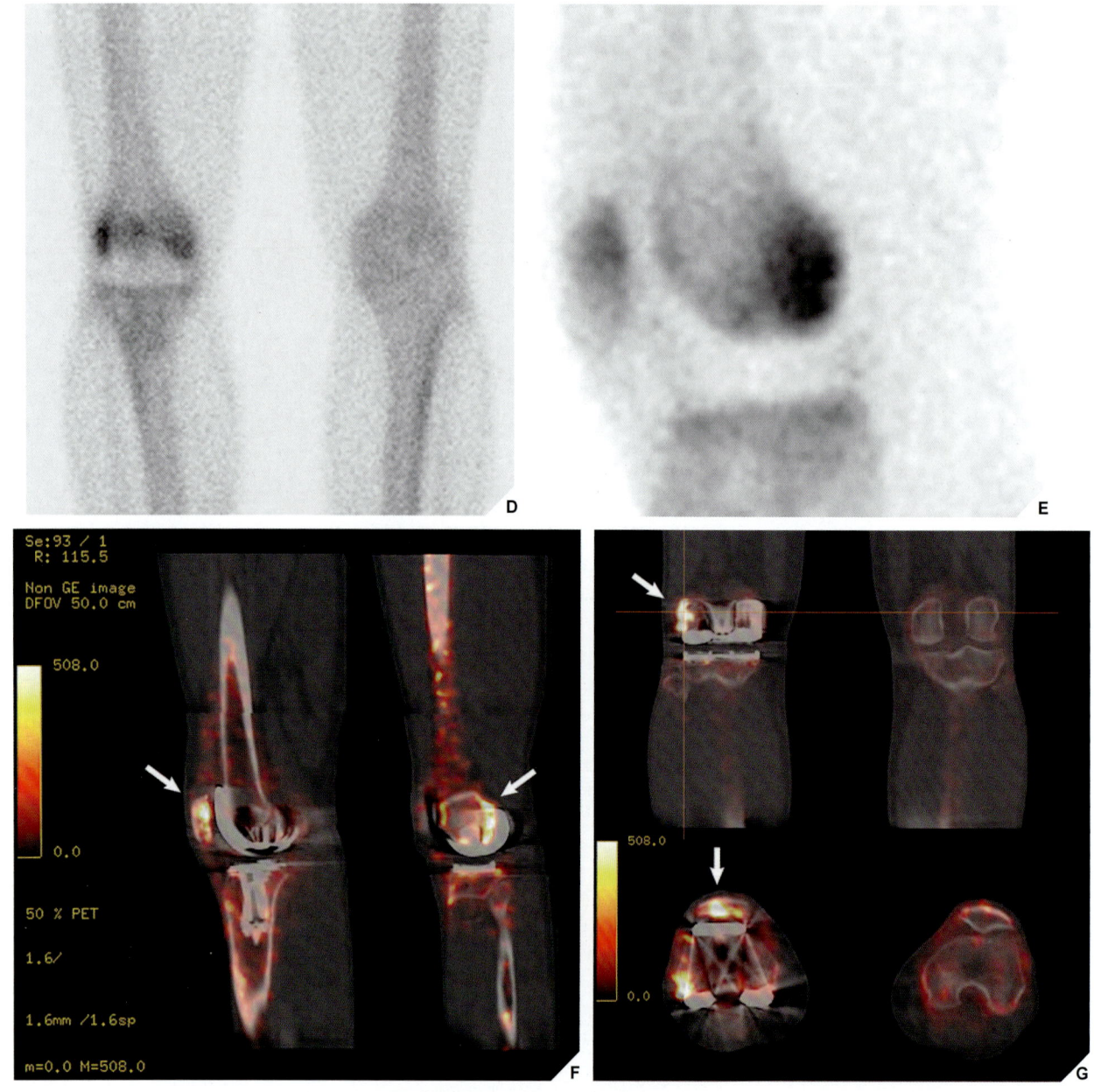

图 2-33　假体机械性松动的 SPECT/CT 表现

60 岁男性，因骨性关节炎行全膝关节置换术，出现膝关节疼痛数周。右膝关节前后位 X 线片（A）显示股骨、胫骨假体未见明显异常。侧位 X 线片（B）显示髌骨假体处线状透亮区（箭头）及股骨髁后部假体见类似透亮区（无尾箭头），表明有假体松动。使用多采集与可变谐图像融合（multiacquisition variable-resonance image combination，MAVRIC）序列获得的矢状位反转恢复 MR 图像（C），该序列能够最小化假体周围金属伪影，显示髌骨（箭头）和股骨（无尾箭头）假体周围信号增高。前面观（D）和侧面观（E）放射性核素骨扫描图像，静脉注射 ^{99m}Tc-MDP 后扫描，显示髌骨和股骨假体周围放射性摄取增加。矢状位（F）、冠状位和轴位（G）SPECT/CT 图像能更准确地显示髌骨上部和股骨后外侧假体松动（箭头）

（由 PZWL Wydawnictwo Lekarskie，Warsaw，Poland 提供）

特异度为 75%～99%。注入 5mCi（185MBq）示踪剂 6～24 小时显像。对于慢性骨髓炎及感染性关节炎治疗后的评估，此显像特别准确。尤其是 ^{67}Ga 摄取活性的改变与化脓性关节炎患者的病程演变一致，也较锝标记的 MDP 示踪剂显像更准确。过去这些年，对镓应用于感染显像的认识已发生改变。曾经作为感染主要显像的 ^{67}Ga 已被核素标记的白细胞所取代。然而，^{67}Ga 枸橼酸盐显像对 ^{99m}Tc-MDP 显像是一个很好的提高和补充，二者联合，镓可提高锝显像的特异性。例如，在鉴别蜂窝织炎与骨髓炎及感染灶精确定位方面，联合锝-镓显像优于单独应用 ^{99m}Tc-MDP 显像。

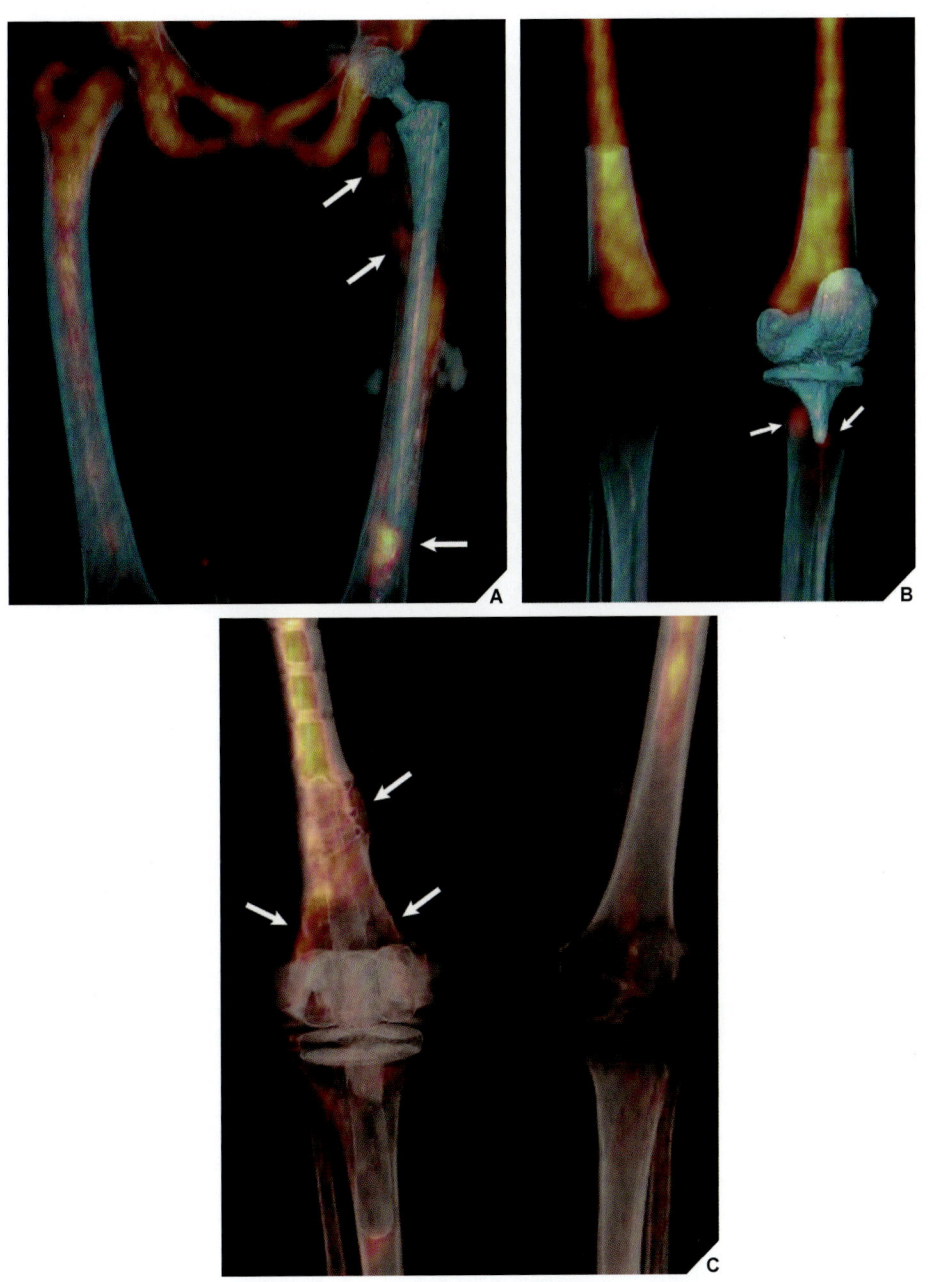

图 2-34 关节置换术后感染的免疫造影的 SPECT/CT 表现

A. 81 岁女性, 使用 ^{99m}Tc 标记单克隆抗体, 进行抗粒细胞闪烁扫描成像, 显示股骨远端及股骨近端内侧假体周围放射性摄取增加 (箭头)。
B. 75 岁女性, 使用同样的示踪剂, 显示左膝关节胫骨假体周围放射性摄取增加。C. 79 岁女性, 图像显示右膝关节股骨假体周围放射性摄取增加 (由 PZWL Wydawnictwo Lekarskie, Warsaw, Poland 提供)

在肿瘤方面, 镓示踪剂常用于鉴别肉瘤与良性软组织病变。

3. 铟 (In) ^{111}In 羟基喹啉标记的白细胞诊断骨炎症性病变的优势最近已被推荐。因为 ^{111}In 白细胞通常不会在骨代谢增加的区域浓聚, 因而铟显像仅反映炎症活动, 早期的经验已表明该方法对检测包括骨髓炎和化脓性关节炎在内的脓肿及急性感染病变具有特异性, 敏感度为 75%~90%, 最近报道的特异度约为 91%。假阴性常见于感染区白细胞减少的慢性感染, 假阳性常见于无感染的炎性病变 (如类风湿关节炎误诊为化脓性关节炎)。

4. 纳米胶体 ^{99m}Tc 标记的人血清白蛋白胶体的微细颗粒可作为骨髓显像的示踪剂。约 86% 的这些颗粒大小为 30nm 或更小, 其余在 30~80nm。这些纳米胶体对检出骨髓炎的敏感度和铟标记的白细胞显像相同, 但临床应用尚无定论。

5.免疫球蛋白 最近，放射性核素标记的人类多克隆免疫球蛋白G（IgG）已被用于感染显像。这些被标记的免疫球蛋白被认为能与炎症细胞（巨噬细胞、多核白细胞及淋巴细胞）表达的Fc受体结合。一项纳入128名患者的研究中，多克隆IgG产生的敏感度为91%，特异度为100%。多克隆免疫球蛋白有很多优势，如能够获得工具包形式及无须活体标记。

6.趋化性肽 发明[111]In标记的IgG显像的研究者也开创了使用放射性核素标记的趋化性肽诊断感染的先河。这些小颗粒由细菌产生，与多核白细胞及单核吞噬细胞膜受体具有高度亲和力，类似趋化作用。放射性标记时使用人工合成类似物，而非天然肽。[111]In标记的这些小体积趋化性肽能够快速通过血管壁，到达感染灶。

7.碘（I） [125]I被用于放射性核素技术，即单光子吸收测量（SPA），被用于测量四肢骨骨密度，如指骨及桡骨。这种技术最初被用于骨皮质密度测量。

[125]I或[131]I标记间碘苄胍（MIBG），也称为碘苄胍，被用于神经内分泌肿瘤的检测。有时这些肿瘤会转移到骨骼，此项技术与SPECT/CT结合在解剖定位和并发症评估方面非常有效。

8.钆（Gd） [153]Gd作为一种放射性示踪剂，被用于双光子吸收测量（DPA）技术，也被用于计算骨密度。这一技术能够测量中轴骨，如脊柱和髋关节。[153]Gd产生两个能量水平的光子，图像由全身线型扫描仪产生。其适用于密质骨和骨小梁测量。

（十五）PET、PET/CT及PET/MRI

正电子发射体层成像（PET）是一项能检出机体生化和生理变化及评价各器官代谢和灌注水平的影像诊断技术。生成的图像源于γ相机探测放射性物质如[18]F标记的氟代脱氧葡萄糖（[18]F-FDG）释放的γ射线。PET区别于其他单光子核素扫描仪之处在于其能校正组织信号缺失及其相对均匀的空间分辨率。PET主要用于评估肿瘤，包括原发和转移瘤及肿瘤治疗后的复发。仅在近期，PET已成为肌骨系统肿瘤诊断、治疗及随访评估的有力工具（图2-35～图2-37）。尽管一些研究结果显示这一技术有前景，但在评估骨髓受累方面仍有争议，因为在FDG PET显像上可以区别某些生理状态下的骨髓摄取与骨髓反应性改变的弥漫性摄取（如化疗后）。最近，使用PET在诊断外伤患者的金属植入物感染方面取得了很大进展。

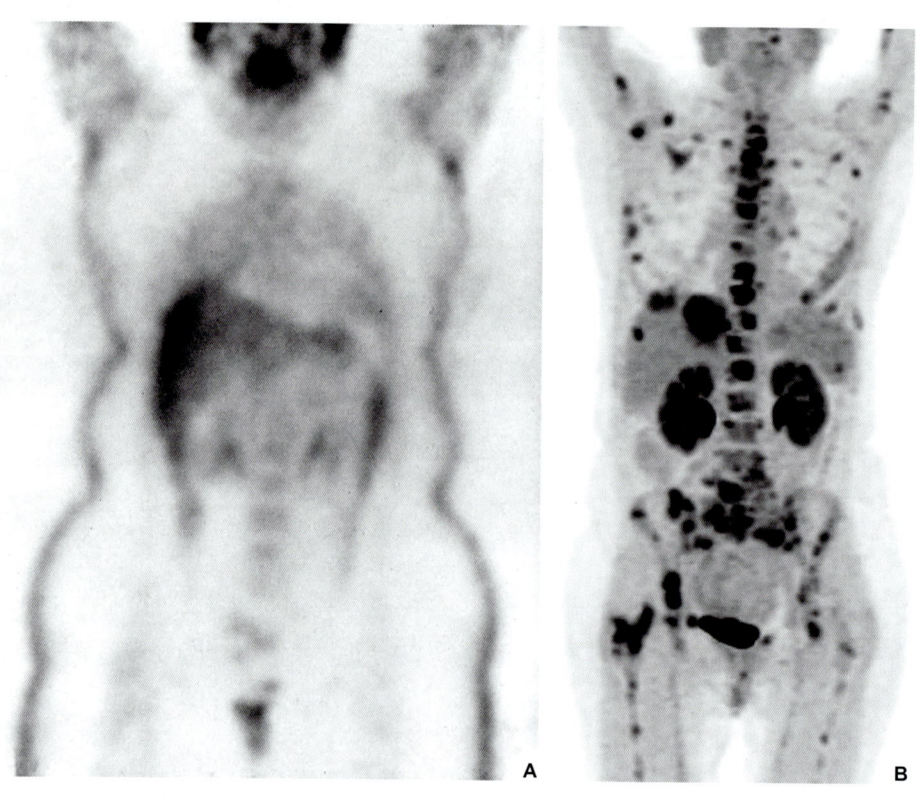

图2-35 PET扫描

A.62岁女性，近期乳腺癌治疗后，可疑发生骨转移，全身PET显像正常。B.65岁女性，诊断为肺腺癌Ⅳ期，PET扫描显示骨及内脏器官多发转移

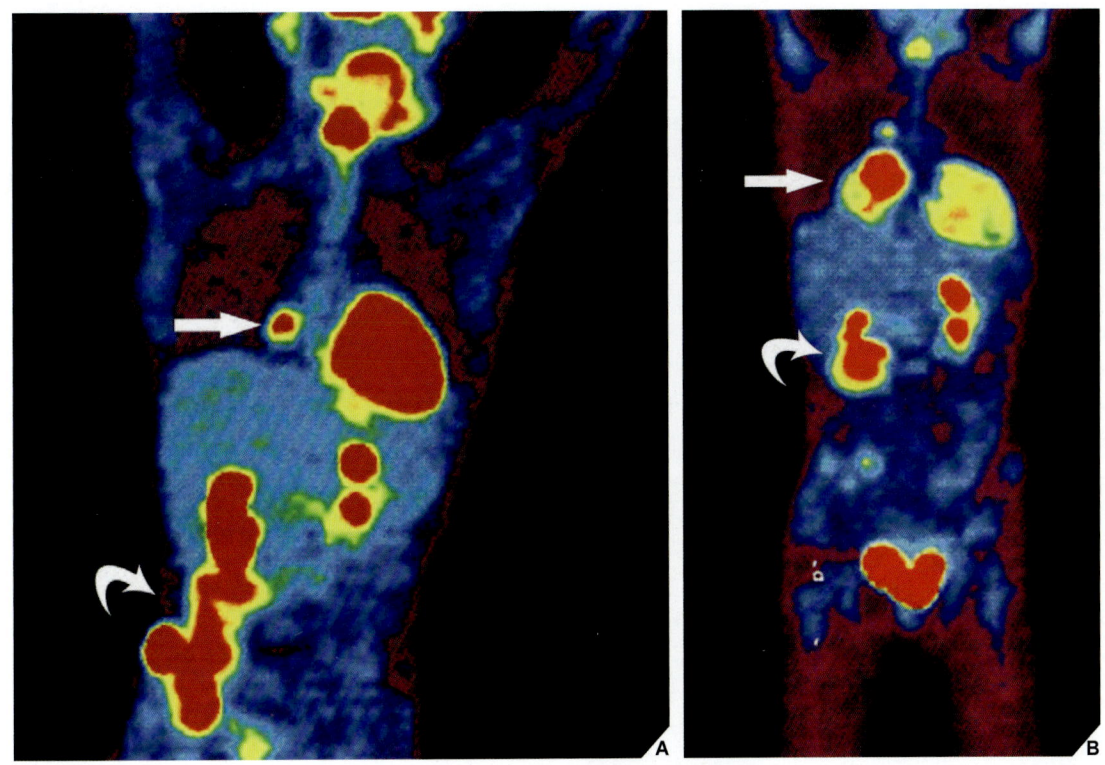

图 2-36　恶性肿瘤的 PET 图像

A. 9 岁女孩，右侧髂骨尤因肉瘤，全身 PET 显示肿瘤骨高代谢（弯箭头）及肺转移性结节（箭头）。B. 化疗数月后，原发骨肿瘤显著减小（弯箭头），但肺部转移灶增大（箭头）[由 Frieda Feldman，MD，and Ronald van Heertum，MD，New York 提供]

PET/CT 将 PET 和 CT 组合成一个系统，将二者同一时间的扫描图像融合而生成单幅叠加图像。融合图像的优势显而易见：由 PET 获得的组织代谢和生化活动空间分布的功能图像，与 CT 获得的解剖图像精确对应（图 2-38）。通用软件和控制系统还能提供二维或三维重建图像。

PET/MRI 是一项最新的融合技术，能够将同时扫描的 PET 及 MRI 图像信息融合为解剖和功能图像。为避免磁场对 PET 扫描的干扰，将由闪烁器连接光电倍增管的传统 PET 改为更先进的光电二极管及硅光电倍增管。这一技术联合 MRI 的优点是无电离辐射、高分辨率、骨与软组织图像高对比，以及 PET 敏感性高，并且类似 PET/CT 可以获得显示组织代谢及生化活动的功能图像。尽管此书出版时这一技术尚处于试验阶段，但有限的临床应用产生的结果却令人欣喜，特别是评价某些炎性关节病（John Hunter 和 Stanley Naguwa，加利福尼亚大学 Davis 医学中心，萨克拉门托，加利福尼亚州，未公开发表的数据及个人交流，2008；也可见于第 12 章关节炎影像学评估的相关内容）和转移病变治疗过程（图 2-39）（Luis

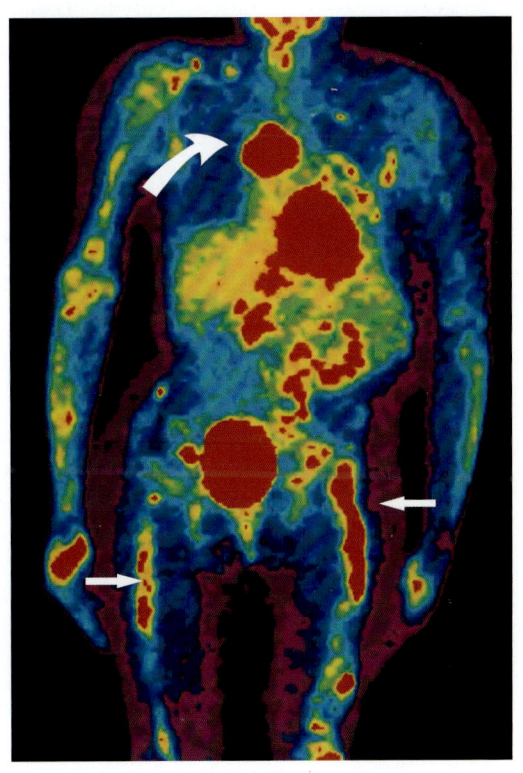

图 2-37　良性病变的 PET 图像

37 岁女性，骨纤维结构不良，全身 PET 扫描显示多发骨骼畸形。箭头示股骨近端病变，弯箭头显示胸骨高代谢区 [由 Frieda Feldman，MD，and Ronald van Heertum，MD，New York 提供]

Beltran，MD，Hospital for Joint Disease—Orthopaedic Institute，New York University，2018）。

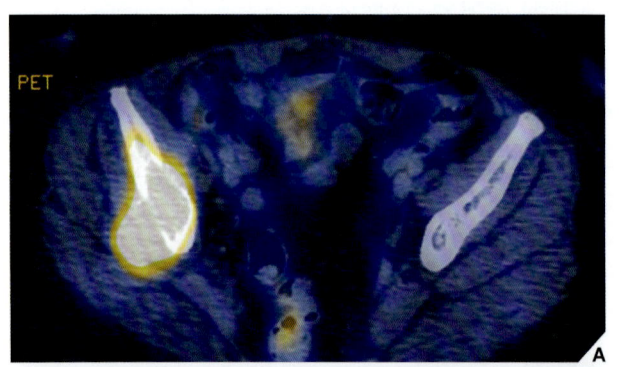

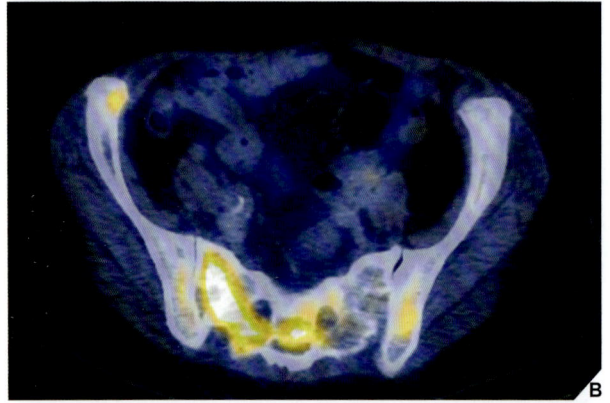

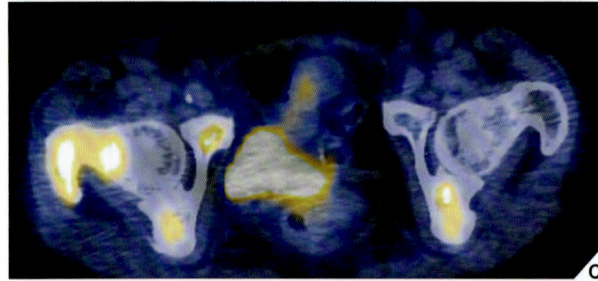

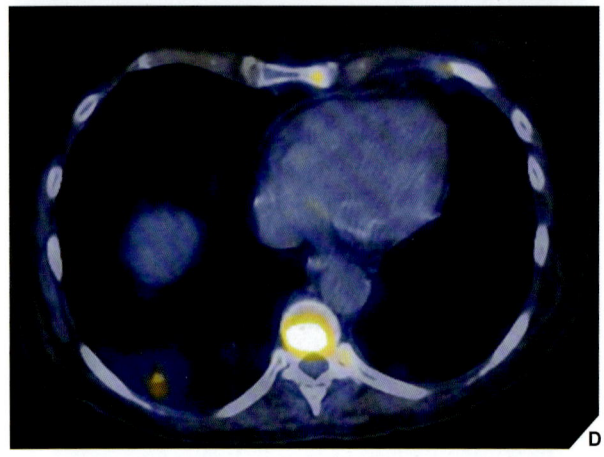

图 2-38 PET/CT 扫描

60 岁女性，乳腺癌患者，行 PET/CT 检查。轴位融合 PET/CT 图像示多处骨转移高代谢病灶，包括右侧髂骨（A）、骶骨（B）、右侧股骨、双侧髋臼（C）及胸椎（D）

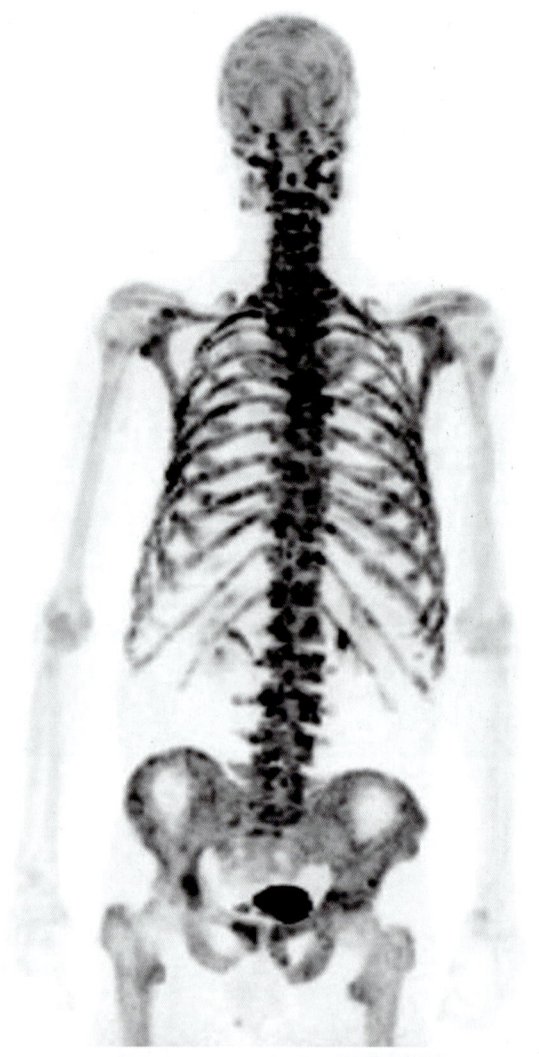

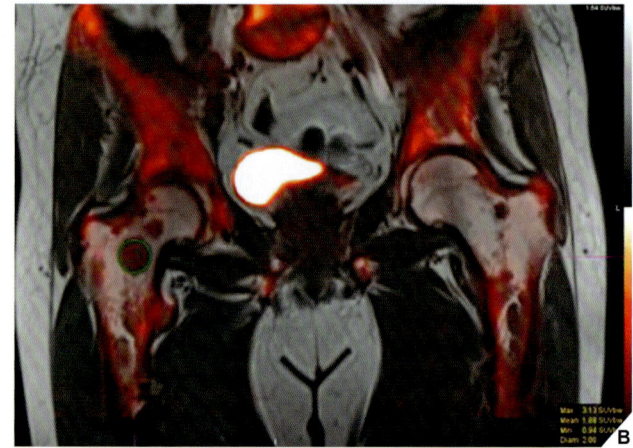

图 2-39 PET/MRI 的应用

PET（A）显示前列腺癌患者多发骨转移，但未能显示右股骨颈大的转移病变，而 PET/MRI（B）能够清晰显示（绿色圆圈）（由 Luis Beltran，MD，Boston 提供）

（十六）磁共振成像

当患者处于强磁场中，MRI 是基于被吸收的射频脉冲信号的再激发的成像技术。外部磁场常由0.2～3.0特斯拉（T）的磁体产生。MR系统包括磁场、射频线圈（发射和接收线圈）、梯度场及带有数字存储功能的计算机显示装置。MRI原理因篇幅所限，此处不做详解，仅简单介绍。

MRI图像依赖含奇数质子和（或）中子原子核（氢原子等）的固有自旋而产生磁场运动。组织的原子核在主磁场中，其磁极由通常的杂乱无章变为依主磁场方向排列。应用射频脉冲，原子核吸收能量而引起特定原子核发生共振，引起其方向朝向主磁场的方向。所需的射频脉冲频率由磁场强度决定，涉及特定的原子核。当去除射频脉冲时，从高能态到低能态转变过程中吸收的能量随后被释放，而且会被电信号记录，从而产生数字影像信息。信号强度是指组织激发状态释放的射频波能量。后者也决定了图像结构的明暗程度。图像中明亮（白）的部分显示为高信号强度，而暗色（黑色）区域为低信号强度。给定组织的信号强度显示成像体积内发生共振的氢原子（质子）浓度，以及纵向和横向弛豫时间，后者又依赖于组织水分子的生理状态。

MR包括两种弛豫时间，分别称为T_1和T_2。T_1弛豫时间（纵向弛豫）反映质子在射频脉冲停止后恢复到平衡状态的时间。T_2弛豫时间（横向弛豫）反映应用射频脉冲后质子的失相位过程。射频脉冲序列的变化能够区别T_1和T_2，从而产生必要的图像对比。最常用的序列有自旋回波（SE）、部分饱和恢复（PSR）、反转恢复（IR）、化学选择抑制（CHESS）及快速扫描（FS）技术。SE序列采用短重复时间（TR）（800ms或以下）及短回波时间（TE）（40ms或以下），即T_1序列，能提供良好的解剖细节（图2-40）。采用长TR（2000ms或以上）及长TE（60ms或以上），即T_2序列，能够提供良好的对比度，从而利于病变的显示和评价（图2-41）。采用适中的TR（1000ms左右）及短TE（30ms或更少）则为质子像，它们代表T_1及T_2加权像的混合，尽管解剖细节显示良好，但在一定程度上牺牲了组织对比度（图2-42）。IR序列能够联合多平面成像缩短扫描时间。采用短反转时间（TI），为100～150ms，延长T_1及T_2弛豫时间的累积效应，使得脂肪信号被抑制，这种技术称为短时反转恢复（STIR）序列，对评价骨肿瘤很有用（图2-43）。CHESS也是用于脂肪抑制的序列，在此序列中，化学位移伪影被去除，而高信号的脂肪信号被抑制；因而，信号强度的有效动态范围增加，解剖细节的对比也就增加了。

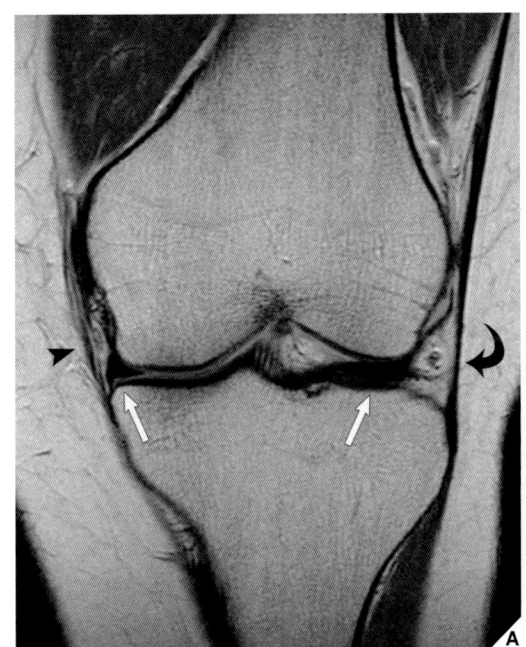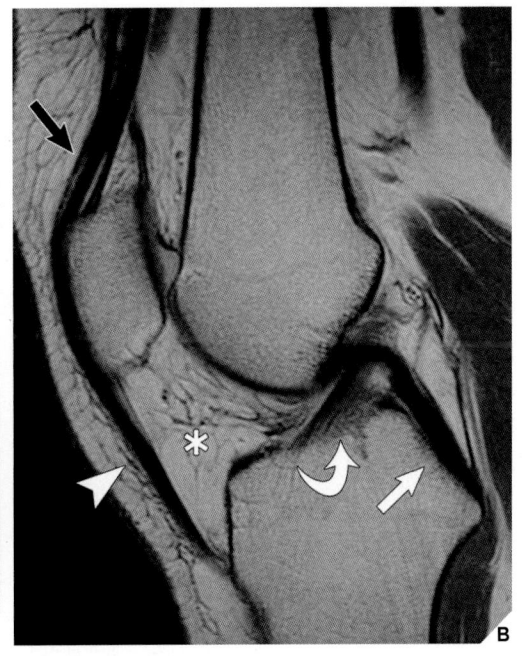

图2-40　T_1加权像

膝关节的MR冠状位（A）和矢状位（B）T_1加权像能有效显示解剖细节，能够清楚显示内侧和外侧半月板（白箭头）、内侧副韧带（黑无尾箭头）、髂胫束（黑弯箭头）、前交叉韧带（白弯箭头）和后交叉韧带（白箭头）、股四头肌肌腱（黑箭头）、髌韧带（白无尾箭头）和髌下脂肪垫（星号）

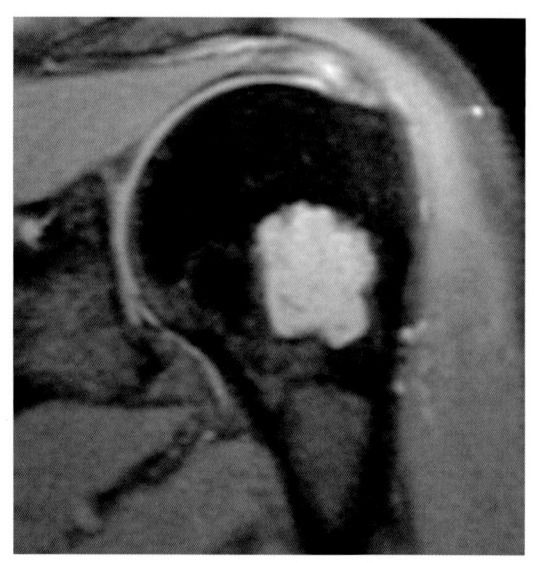

图 2-41　T₂ 加权像

左肩关节 MR 冠状位 T₂ 加权像显示高信号分叶状病变，内有低信号钙化，是内生软骨瘤的特征性表现

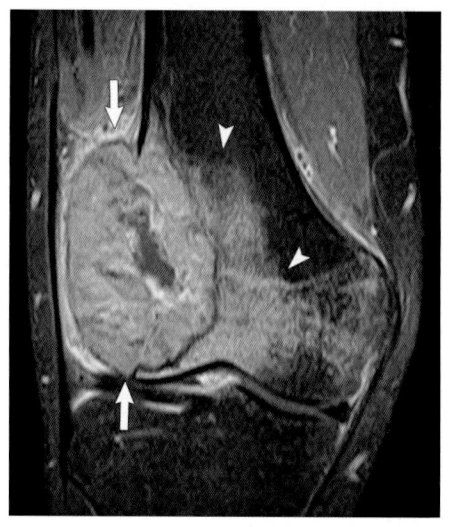

图 2-43　STIR 图像

右膝关节冠状位 STIR 序列 MRI 显示右侧股骨外侧髁巨大不均匀肿块（箭头），经开放活检证实为骨巨细胞瘤。注意观察高信号的瘤周水肿（无尾箭头）

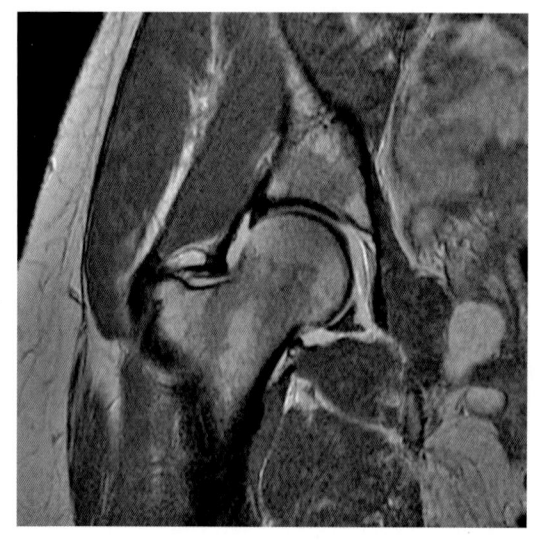

图 2-42　PD 加权像

右髋关节 MR 冠状位 PD 加权像显示骨、关节及周围肌肉的正常表现

MRI 中的脂肪抑制技术常用于检出含脂成分的组织和抑制脂肪组织的信号。有 3 种脂肪抑制技术：频率选择（化学）饱和法、反转 - 恢复法及反相位（表 2-1）。选择何种方法依赖于脂肪抑制的目的，是否用于提高对比或是突出组织特征及受检区的脂肪含量。脂肪饱和法常用于大量含脂组织的信号，并能够提供良好的对比分辨率。这一技术可用于任何序列（图 2-44）。对于观察细微的解剖结构，如增强后 MRa 效果很好（见图 2-57、图 2-58）。反转 - 恢复法（如 STIR 序列）可用于均质和大范围的脂肪抑制，但其图像信噪比低，这一技术特异性也较低（见图 2-43）。反相位技术推荐用于显示脂肪含量少的病变，但不能检出脂肪组织内的小肿瘤是其主要缺点。

表 2-1　脂肪抑制技术

方法	优点	缺点
频率选择（化学）	脂质特异性	偶尔脂肪抑制效果不足
脂肪饱和法	非脂肪组织信号不受影响	水的信号被抑制
	显示小的解剖细节优良	解剖结构边缘信号不一、变化大
	可用于任何序列	扫描时间长
短时反转恢复（STIR）序列	良好的对比分辨率	信噪比低
	检出肿瘤效果好	短 T₁ 和长 T₁ 组织信号可能相同
	可用于低场强	黏液、出血及蛋白性液体信号也可被抑制
反相位	可以显示含脂少的组织	脂肪信号仅部分被抑制
	简便、快速，适用于各种 MRI 系统	抑制水的信号
		不能检出嵌在脂肪中的小肿瘤
		钆增强后检查，造影剂可能不显示

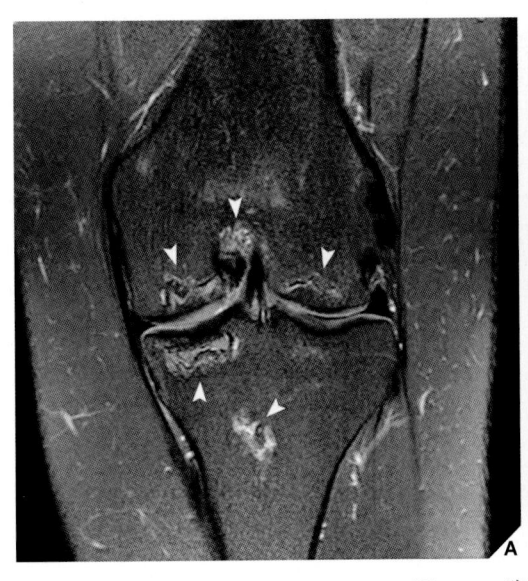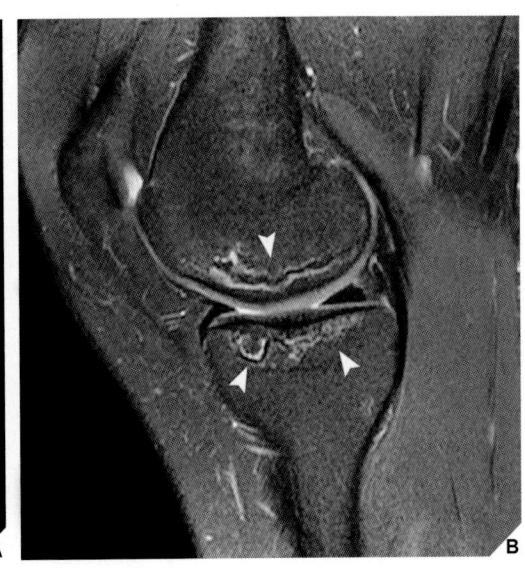

图 2-44　脂肪抑制图像

MR 左膝关节冠状位（A）和矢状位（B）PD 脂肪抑制序列图像显示股骨远端、胫骨近端髓腔内数个骨梗死病灶（无尾箭头）

　　LAVA Flex 三维 FSPGR 成像技术是新近被引入临床的技术，该技术能够在一次呼吸周期内，通过单次信号采集同时获得水相、脂相、同相位、反相位的图像。该技术能够保证在整个扫描野内脂肪抑制信号具有极高的均匀性，包括由于磁敏感效应而难以使用传统脂肪抑制成像的区域。

　　最近，脂肪抑制技术与三维梯度回波影像被联合使用显示关节软骨。其主要的适应证是评价软骨下骨内少量的骨髓水肿，常见于骨软骨骨折、剥脱性骨软骨炎或骨坏死等骨软骨病变。

　　快速成像技术与较慢的其他 SE 序列相比优势很多，尤其是梯度回波（GRE）序列使用变化的翻转角度（5°～90°），这是一种非常有效的快速 MRI 检查方法，在骨科影像中经常使用。由于小的射频脉冲翻转角度仅改变小部分的纵向磁化矢量，故其主要优势为缩短了扫描时间。通常情况下，GRE 图像能使用二维技术或三维所谓的容积数据重建获得。临床上，有几种常用的 GRE 方法。每一种方法依赖于使用减小的翻转角度，以用短 TR 提高信号强度。这些技术有各种缩写，如 FLASH（快速小角度发射）、FISP（稳态快速图像）、GRASS（稳态梯度回波激发）及 MPGP（多平面梯度回波）（见图 2-52D）。梯度回波序列尤其适用于评估关节软骨及关节内游离体。这一技术的缺点是所谓磁敏感效应，在不同磁化率组织之间的界面引起人为信号丢失。当患者有金属植入物时，这一因素限制了梯度回波序列的应用。GRE 技术的另一个缺点是由于小梁间隙内产生的磁敏感伪影，其很少被用于骨髓病变的检测。

　　在肌肉骨骼系统 MRI 诊断中，必须意识到重要且非常普遍的魔角效应。当胶原丰富的结构成像时，与主磁场成角约 55°，TE 在 20ms 或以下时，常产生这种伪影。在这种情况下，所成像结构的信号强度增加，造成假象。关节内或周围的肌腱、韧带和关节软骨部分与主磁场约成 55°角，当使用低 TE 序列（T_1 加权、PD 加权和 GRE 技术）时，可能与肌腱韧带撕裂、肌腱病或软骨病变类似，需要进行鉴别（图 2-45、图 2-46）。

　　MRI 关节软骨成像最近被认为是评估软骨形态学、生化信息和功能的有效方法。考虑到人类软骨病变普遍存在（退化、创伤、关节炎），MRI 研究人员着重开发最佳的脉冲序列，用以准确地显示关节软骨的早期退变和微小的表面改变，从而提供早期治疗和（或）干预，非侵入性地监测新疗法的效果。软骨成像广泛使用的脉冲序列是二维或三维扰相梯度回波（SPGR）（伴有脂肪饱和序列），也称为 FLASH，名称因厂商而异（图 2-47、图 2-48）。该序列可提供高分辨率的连续薄层图像，具有良好的形态和信号分辨率。这种技术的缺点包括成像时间长和易产生磁敏感伪影等，如前所述。

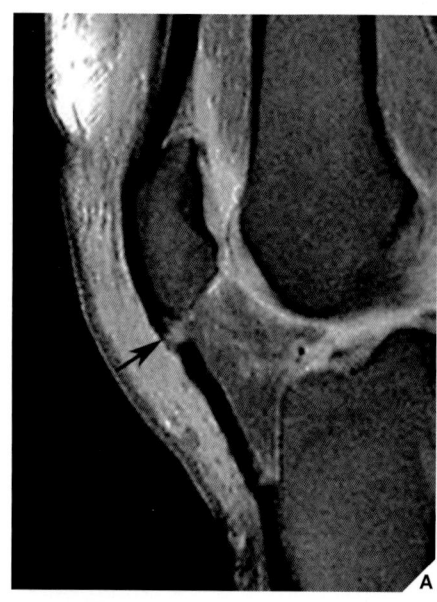
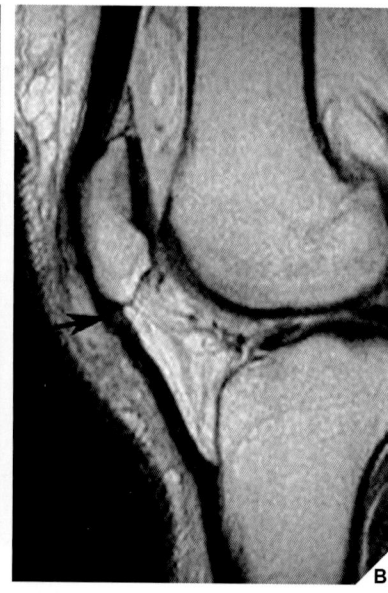

图2-45 魔角伪影（1）

A. MR膝关节矢状位PD加权脂肪抑制图像（TR 2500ms/TE 20ms）显示髌韧带近端（箭头）局部区域信号强度增加，该处韧带与磁场的B_0轴方向约成55°。B. MR矢状位T_2加权像（TR 2500ms/TE 90ms）显示同一区域内正常的低信号强度（箭头），证实髌韧带正常

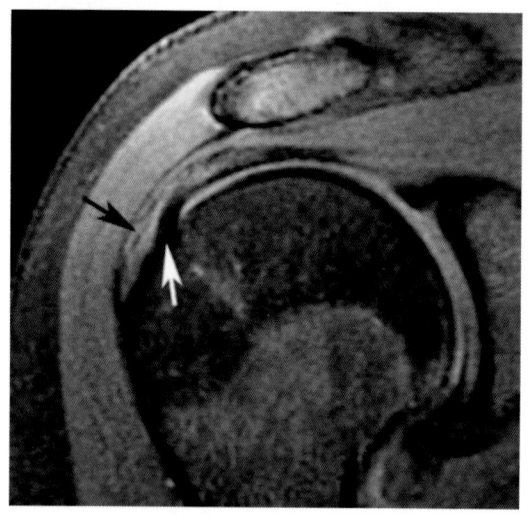

图2-46 魔角伪影（2）

MR右肩斜冠状位PD加权脂肪抑制序列图像（TR 2450ms/TE 20ms）显示冈上肌腱浅层纤维的信号强度增加（黑箭头），因为其在肱骨大结节止点处成55°角。注意冈上肌腱深层纤维（白箭头）的正常低信号强度，其与磁场B_0轴所成角度小于55°

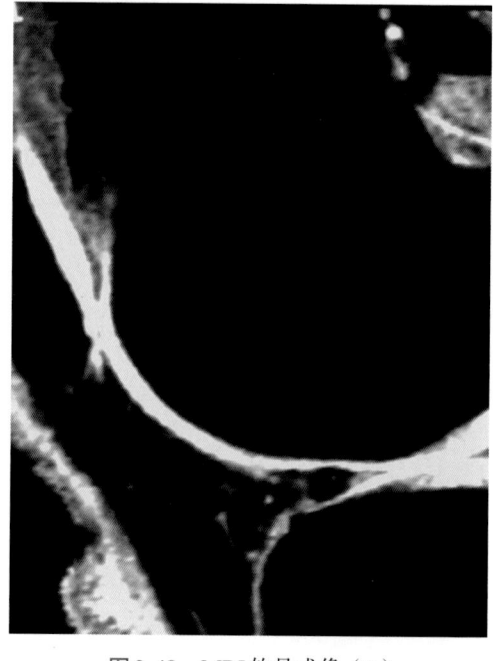

图2-48 MRI软骨成像（2）

膝关节矢状位三维傅里叶变换脂肪饱和FLASH序列图像清晰显示高信号的关节软骨及邻近髌下脂肪垫的对比

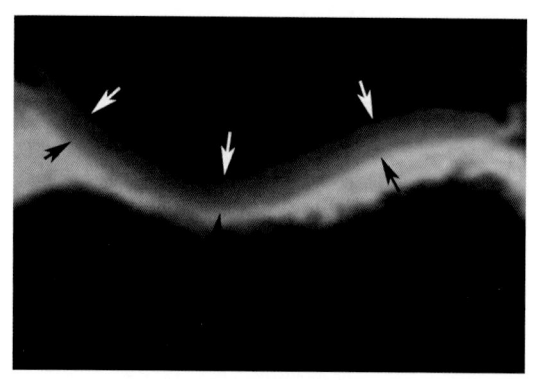

图2-47 MRI软骨成像（1）

膝关节轴位二维傅里叶变换FLASH序列图像显示髌骨关节软骨（箭头）及关节积液

二维快速自旋回波（FSE）成像技术（加或不加脂肪抑制）在相对短的时间内能提供高分辨率的图像，因此，该序列成为关节扫描序列的重要组成部分。

随着3T磁共振系统的广泛使用，软骨成像序列不断改进。这些新序列包括稳态采集快速成像（FIESTA）或真实稳态进动快速成像（true FISP）和平衡快速梯度回波及波动平衡MR（FEMR）成像；多回波技术如双回波稳态（DESS）（图2-49）；

驱动平衡技术，如驱动平衡傅里叶变换（DEFT）和快速恢复 FSE 序列；回波平面技术，如具有脂肪抑制和三维 DEFT 的三维回波平面成像及三维 FSE 方法。

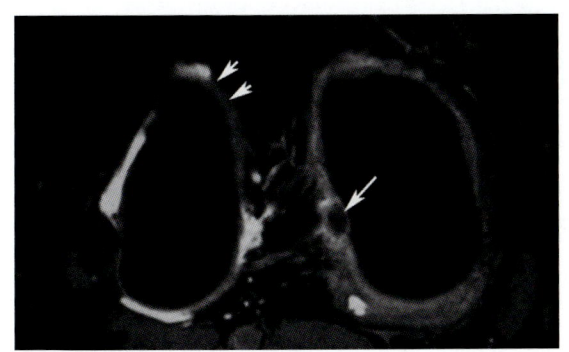

图 2-49　MRI 软骨成像（3）

膝关节轴位 DESS 脉冲序列图像显示内侧半月板的移位部分（长箭头）。注意股骨外侧髁关节面的透明软骨（短箭头）与关节积液的对比

　　已有测量软骨特定结构和生化成分的新技术出现，如 T_2 mapping、超短回波时间成像（UTE）、扩散加权成像（DWI）、T_1 rho 和钠 -23（^{23}Na）MRI 等。^{23}Na 原子与带负电荷的黏多糖（GAG）相关，由于软骨退变引起的 GAG 流失会导致组织内钠离子流失。该机制为后文所述技术提供了基础，这些技术被证明在评估骨关节炎超早期软骨基质蛋白聚糖（PG）分子的丢失方面是有效的（图 2-50）。一种基于钆造影剂增强的新技术被用于评估形态完整的软骨内生化变化，称为软骨延迟增强 MRI（d-GEMRIC）。该技术测量静脉注射带负电荷的 Gd-DTPA 后软骨内的 T_1 值变化，并提供有关软骨 GAG 含量的信息（图 2-51）。评估膝关节软骨的最新进展是引入了所谓的采样严重不足的各向同性投影稳态自由进动脉冲成像序列（VIPR-SSFP），该序列融合了 SSFP 技术与三维辐射状多层图像采集技术。除了能够提供有关软骨的重要临床信息外，该技术还可有效评估患者的韧带、半月板和膝关节骨性结构。本书之前提到过的 FEMR 是 SSFP 技术的一种变体，它在保留软骨信号的同时呈现明亮的液体信号，在软骨成像中也很有用。最后，值得一提的是，利用傅里叶变换红外显微镜（FTIR-MS）技术进行软骨成像的最新试验，是一种基于分子在特征频率下吸收红外光的方法，此项试验结果很有前景。

　　详细描述这些脉冲序列超出了本书的范围。请读者参考 Recht 等（2007）优秀的综述文章。

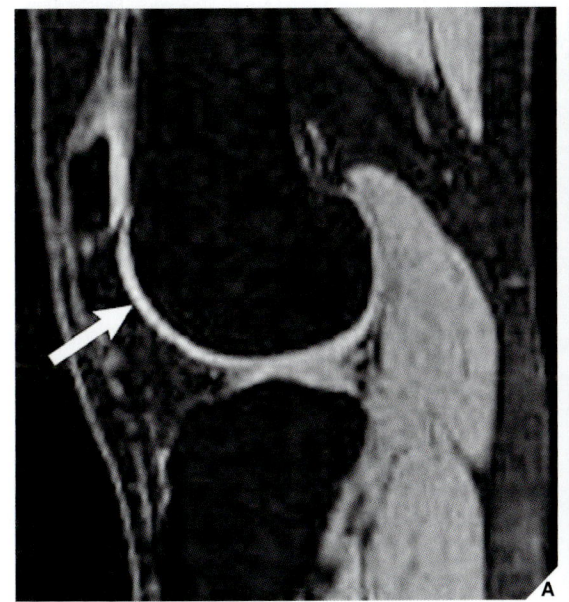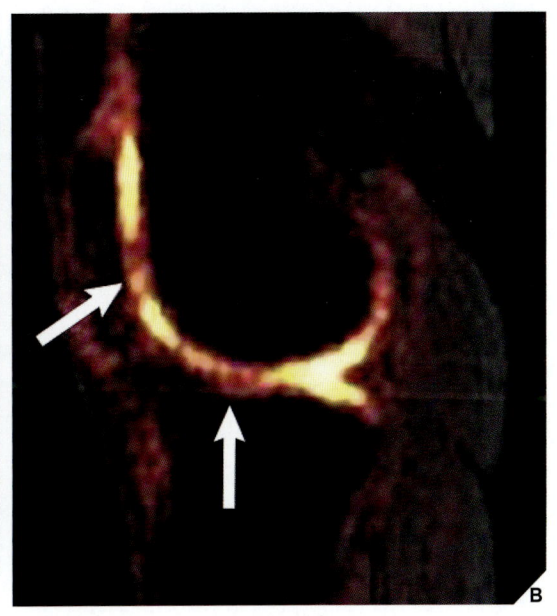

图 2-50　^{23}Na MRI 软骨成像

A. 膝关节二维矢状位 PD 加权 FSE MRI，显示股骨远端的正常关节软骨（箭头）。B. 同一膝关节 ^{23}Na PD 加权 MRI FLASH 序列图像，显示早期骨性关节炎改变，即 GAG 的局部缺失（箭头）（由 PZWL WydawnictwoLekarskie，Warsaw，Poland 提供）

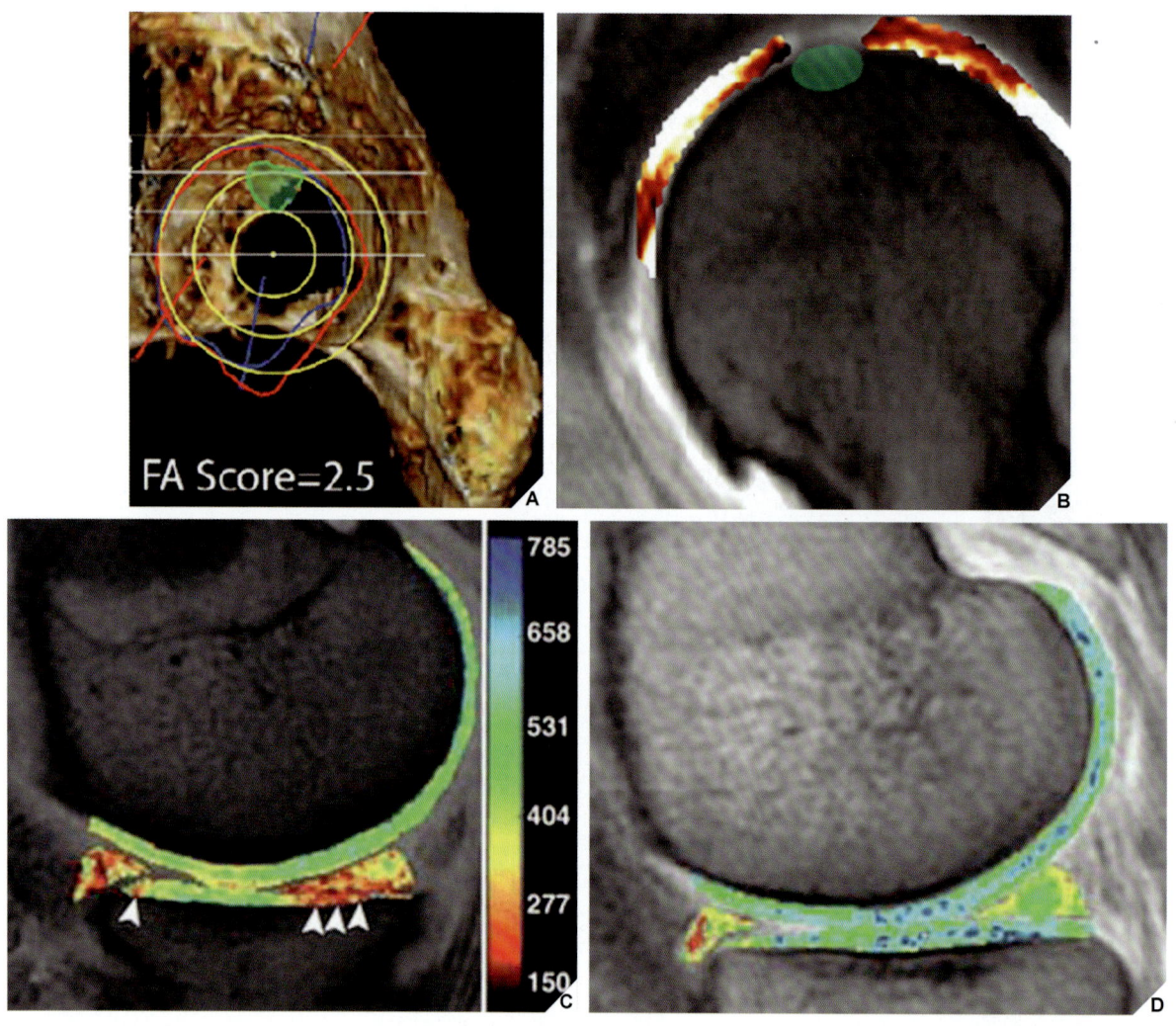

图 2-51　d-GEMRIC MRI 软骨成像

髋关节发育不良患者的髋关节三维 MR 重建（A）和 d-GEMRIC（B）图像。三维重建是通过常规髋关节 MR 扫描所得数据生成的。这些三维模型用于评估骨形态异常和髋关节发育不良者可能发生在髋臼和股骨头表面的损伤。d-GEMRIC 参数图由静脉内注入钆造影剂获得的 MR 数据生成。这些图像用于评估髋关节发育不良者关节软骨的生化异常（由 Luis Beltran，MD and Jenny Bencardino，MD，New York 提供）。（C）另一例患者，d-GEMRIC 软骨成像的矢状位 MRI 显示典型骨关节炎的软骨改变（无尾箭头）。（D）用同一技术获得的膝关节软骨的正常表现来对照（由 Prof. Herwig Imhof，Vienna，Austria 提供）

　　大多数检查中，至少要扫描两个互相垂直的平面图像（轴位和冠状位或矢状位），许多情况下，所有 3 个平面均应扫描。通常情况下，为了更准确地显示解剖结构（如肩关节），还需要进行斜面扫描。想要获得优良的 MR 图像，表面线圈是必要的，因其可提高空间分辨率。大多数表面线圈都是为身体不同部位而专门设计的，如膝关节、肩关节、腕关节和颞下颌关节。最近出现的八通道相控阵肢体表面线圈极大地提高了 MR 图像的质量（见图 7-40）。

　　骨科 MRI 主要用于创伤、关节炎、肿瘤和感染 4 个方面，现在已经延伸到评价其他类型的异常，如先天性异常、血管情况、缺血性坏死等。

　　MRI 评价肌骨系统非常理想，因为不同组织在 T_1 和 T_2 加权像表现的信号特点不同。图像可显示为低信号、等信号或高信号。低信号分为信号缺失（黑）和低于正常肌肉组织的信号（暗）。等信号可分为等同于正常肌肉强度的信号及高于肌肉但低于皮下脂肪的信号强度（亮）。高信号可分为等于皮下脂肪的信号（亮）及高于皮下脂肪的信号（极亮）。高信号的脂肪及不同结构的信号差异能够区分不同的组织成分，包括肌肉、肌腱、韧带、血管、神经、透明软骨、纤维软骨、骨皮质及骨小梁（图 2-52）。例如，脂肪和黄骨髓在 T_1WI 上为高信号，在 T_2WI 上为等信号；血肿（急性或亚急性）在 T_1WI 及 T_2WI 为相对高信号。骨皮质、空气、韧带、肌腱及纤维软骨在 T_1WI 及 T_2WI 上均为低信号；肌肉、神经及透明软骨在 T_1WI 及 T_2WI 上显示为等信号。红骨髓（造血）在 T_1WI 上为低信号，在 T_2WI 上为低至等信号。液体 T_1WI 为等信号，T_2WI 为高信号。大部分肿瘤表现为 T_1WI 低至等信号，T_2WI 为高信号（表2-2）。脂肪瘤 T_1WI 呈高信号，T_2WI 为等信号（表2-2）。

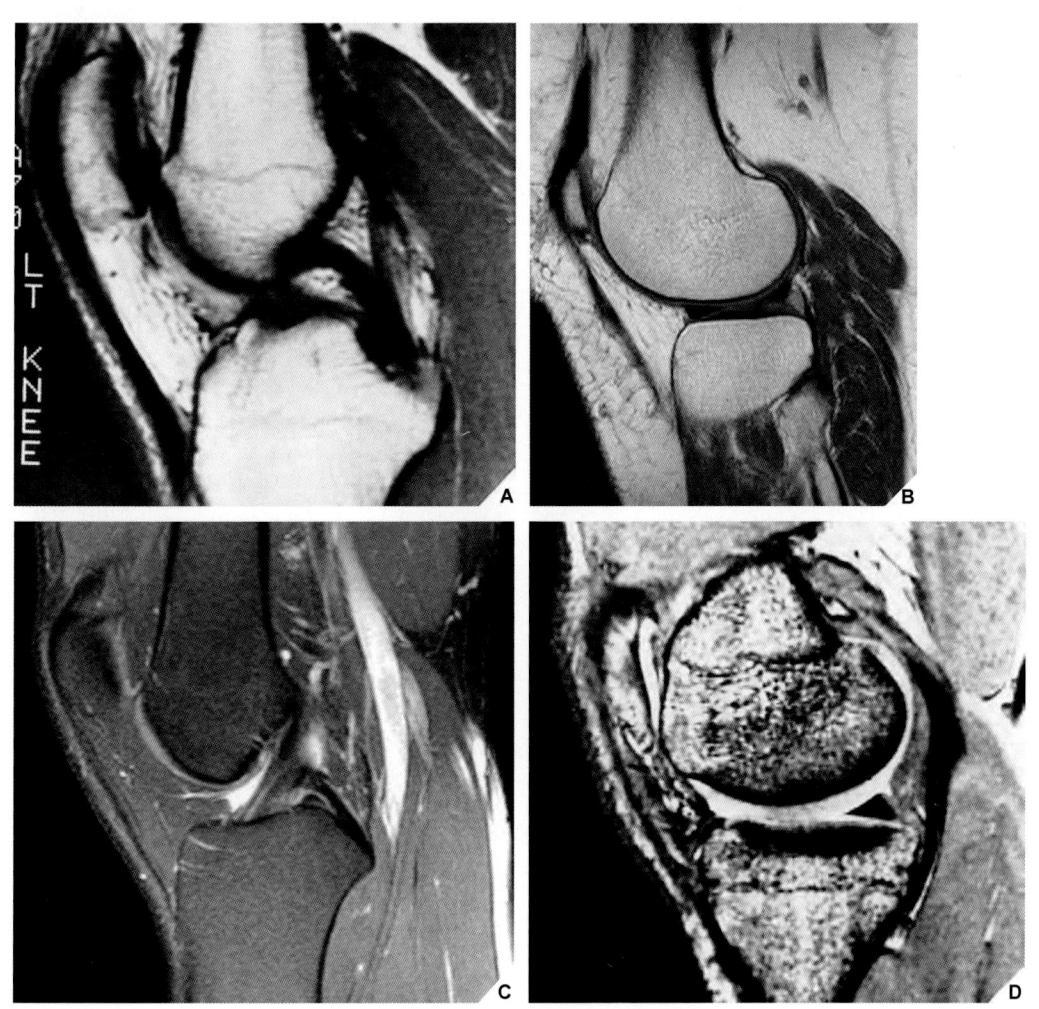

图 2-52　膝关节的 MRI 表现

A. 矢状位自旋回波序列 T_1 加权像（TR 600ms/TE 20ms）；B. 矢状位质子密度加权序列（TR 2366ms/TE 40ms）；C. 矢状位质子密度加权脂肪抑制序列（TR 3300ms/TE 40ms）；D. 矢状位 MPGR T_2^* 加权像（翻转角30°，TR 35ms/TE 15ms）可清晰显示各种解剖结构，因为骨、关节软骨、纤维软骨、韧带、肌肉及脂肪信号各不相同

表 2-2　不同组织 MRI 信号强度

组织	影像		组织	影像	
	T_1 加权像	T_2 加权像		T_1 加权像	T_2 加权像
血肿、出血（急性、亚急性）	等/高	高	空气	低	低
血肿、出血（慢性）	低	低	液体	等	高
脂肪、黄骨髓	高	等	含蛋白的液体	高	高
肌肉、神经、透明软骨	等	等	肿瘤（常见）	低至等	高
骨皮质、肌腱、韧带、纤维软骨、瘢痕组织	低	低	脂肪瘤	高	等
透明软骨	等	等	血管瘤	等（比肌肉稍高）	高
红（造血）骨髓	低	等			

　　骨和软组织创伤尤其适于MRI检查。某些在X线片或CT上不能显示的病变，如骨挫伤或骨小梁微骨折等，在MRI图像上都能被很好显示（图2-53、图2-54）。对于隐匿性骨折，X线片易漏诊，而MRI能够清晰显示（图2-55、图2-56）。

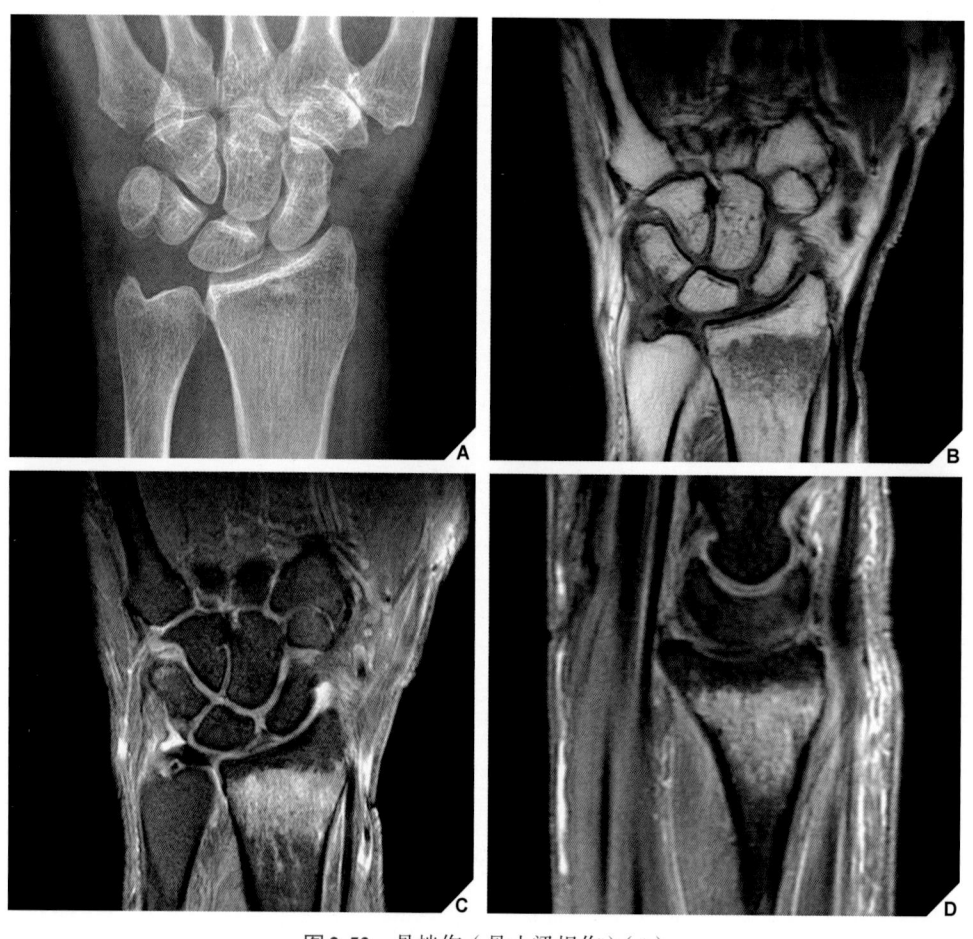

图2-53　骨挫伤（骨小梁损伤）（1）

40岁女性，前臂远端外伤史，左腕关节背掌位X线片（A）显示无外伤性病变。MR冠状位T_1加权像（B）显示桡骨远端带状低信号。冠状位（C）和矢状位（D）PD加权脂肪抑制MRI显示带状高信号，代表骨小梁微骨折

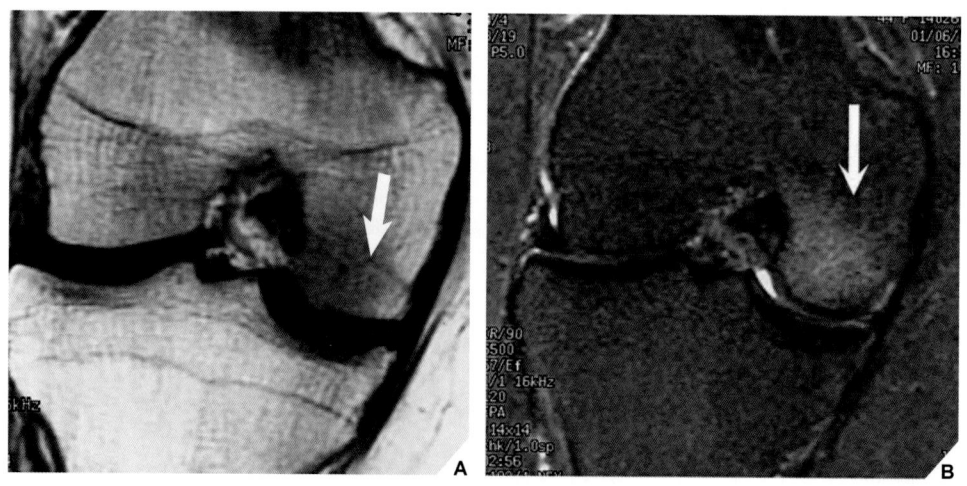

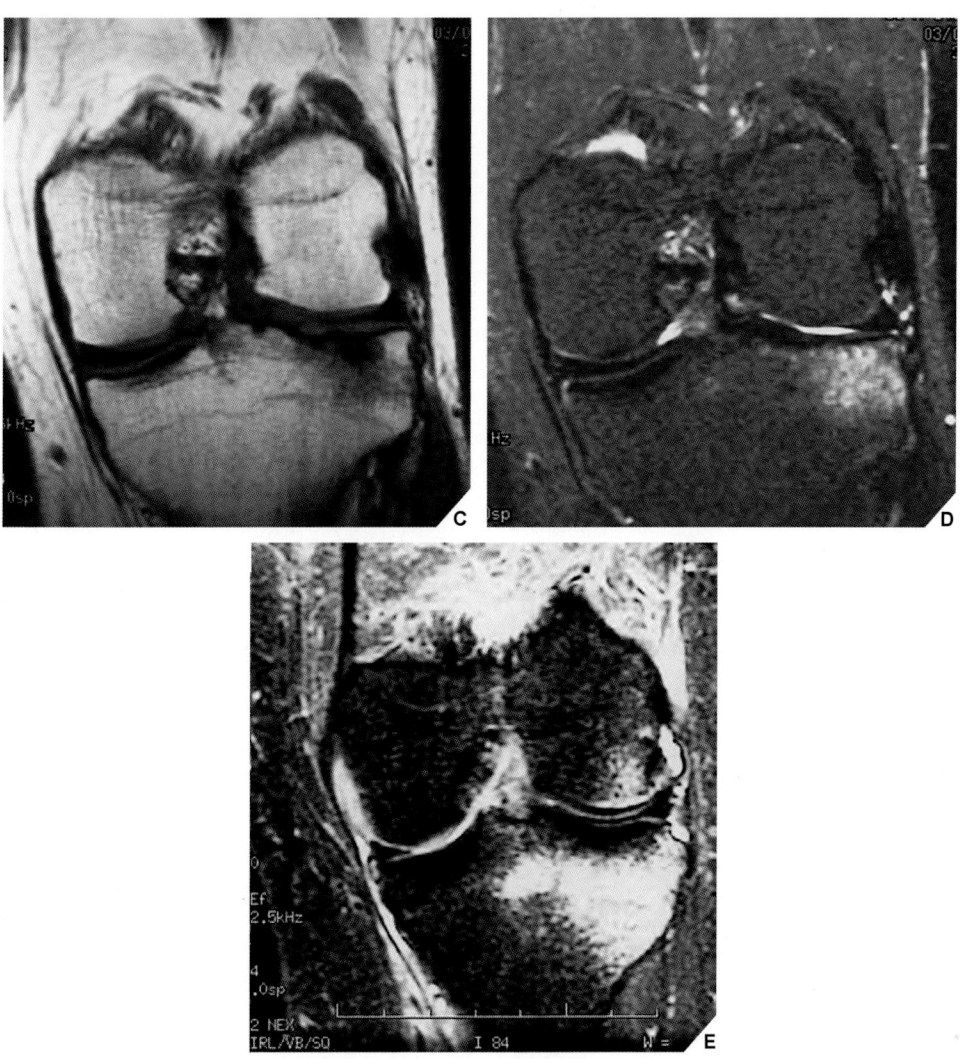

图 2-54　骨挫伤（骨小梁损伤）（2）

44岁女性，右膝关节外伤，冠状位 T_1WI 图像（A）示股骨内侧髁低信号区（箭头）。快速自旋回波 IR（FSE-IR）序列（B）显示在骨髓脂肪被抑制为低信号的背景下，骨小梁损伤的局灶性高信号显示更清晰（箭头）。另一例患者，35岁男性，冠状位 T_1WI（C）及 FSE-IR（D）图像显示左胫骨外侧平台骨小梁损伤。29岁女性，冠状位 T_2WI 脂肪饱和 IR 序列图像（E）示股骨外侧髁及胫骨近端外侧骨小梁损伤

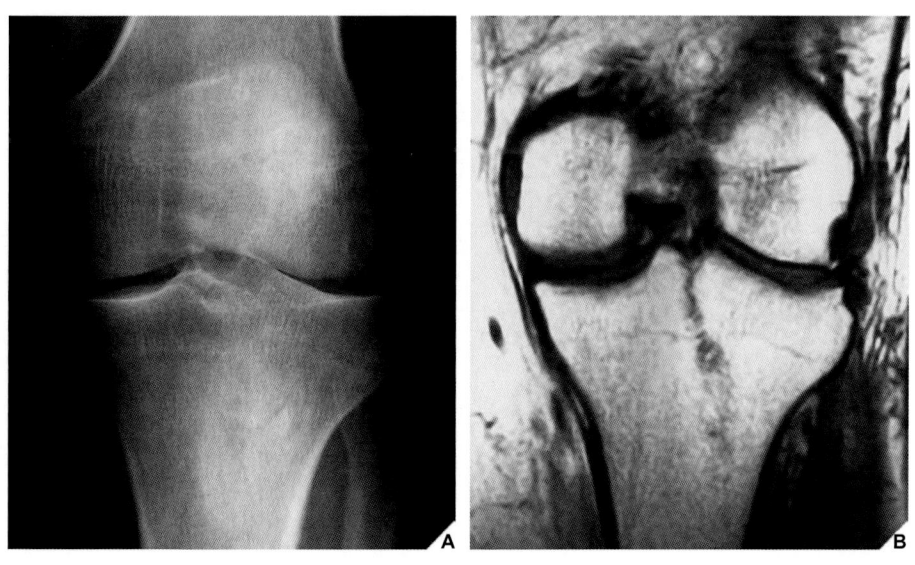

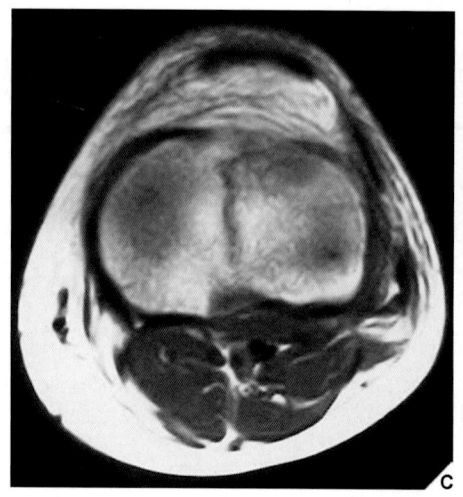
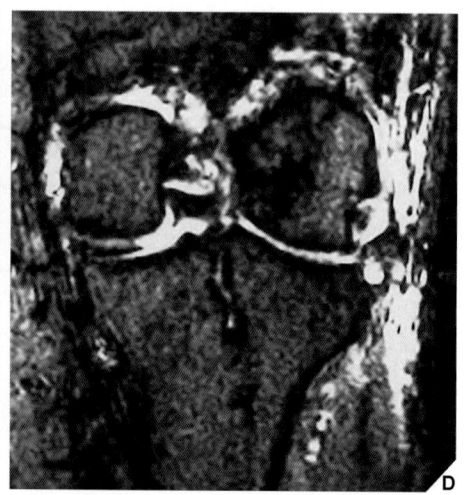

图 2-55　胫骨隐匿性骨折

47岁女性，车祸致左膝关节外伤。前后位（A）图像显示胫骨近端可见硬化区域，但未见明确的骨折。冠状位（B）及轴位（C）T$_1$WI图像示垂直的骨折线延伸至胫骨髁间棘。冠状位（D）T$_2$WI IR序列图像显示除了骨折外，还可见外侧半月板及外侧副韧带撕裂，其周围有软组织水肿、出血及关节积液

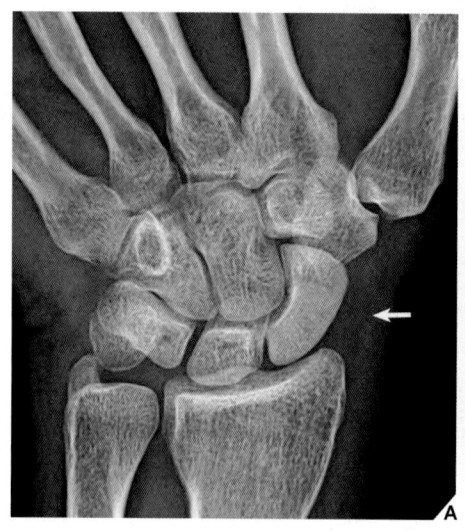
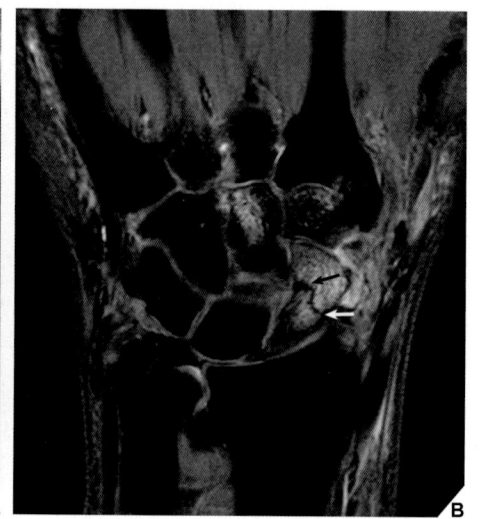

图 2-56　舟骨隐匿性骨折

46岁女性，手腕伸直跌倒，腕部疼痛，鼻烟窝压痛。A. 后前尺偏位X线片示舟骨脂肪垫消失（箭头），但在这张图及腕关节其他位置投照的图像（此处未添加）上均未见骨折线。B. 冠状位PD加权脂肪抑制图像可清晰显示舟骨骨髓水肿和骨折线（箭头）

MRI被证明能成功诊断和评估运动性耻骨痛和所谓的运动疝，可以显示耻骨联合异常及腹直肌嵌入损伤和髋内收肌肌腱损伤。新的研究报道了MRI能够有效诊断和评价急性及亚急性骨骼肌失神经病变。

偶尔，MRI也行增强检查，通过静脉注入Gd-DTPA，即钆造影剂（一种顺磁性化合物），T$_1$WI显示信号增高。使用Gd-DTPA的MRI强化机制与CT增强不同。不像CT的碘造影剂，钆本身不产生MR信号，而是通过缩短组织的T$_1$及T$_2$弛豫时间，致使T$_1$WI（短TR/TE）序列信号增高。

近年来磁共振关节造影（MRa）应用普遍。这项技术的诊断准确性可能超过常规MRI，因为关节内结构能够通过关节囊的扩张而被更好地显示。关节囊扩张可通过向关节内注入造影剂达到，如稀释的钆喷酸二甲葡胺或生理盐水。通常，在透视引导下，向关节腔内注入无菌生理盐水、含碘造影剂、1%的利多卡因及Gd-DTPA的混合液。该检查生成的图像与之前存在关节积液的关节所获得的图像非常相似。临床上，MRa主要用于评估肩部病变，如关节内紊乱、盂肱关节不稳定、肩袖病变或关节软骨及盂唇病变（图2-57）。MRa对评估髋关节盂唇纤维软骨同样有效，尤其是在评估股骨髋臼撞击综合征（FAI）时，MRa能够准确诊断，特别是与辐射状重建序列同时应用时

（图 2-58）。辐射状扫描的优点是避免了部分容积　　效应而消除解剖细节的扭曲。

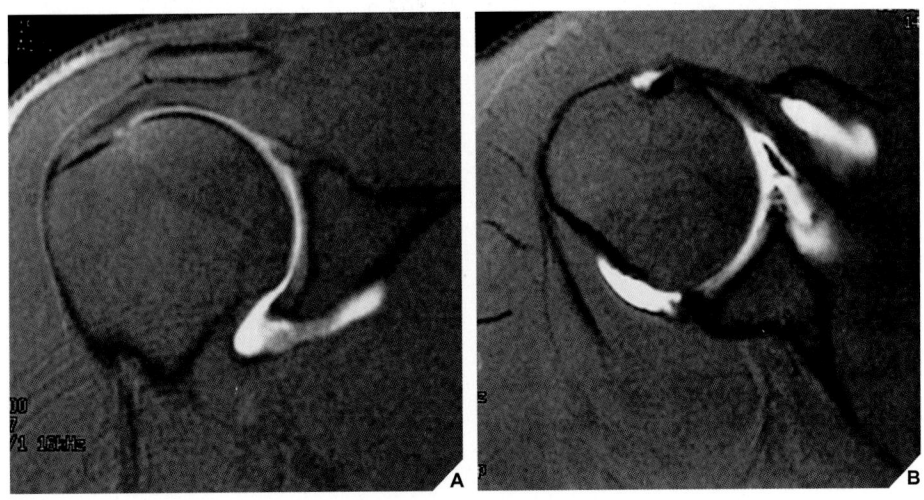

图 2-57　盂唇撕裂的 MRa 表现

26 岁男性，右肩外伤。MRa 示右肩关节多处异常。A. 冠状位 T₁WI 脂肪抑制序列图像示下盂唇撕裂。B. 轴位 T₁WI 脂肪抑制序列图像示前、后盂唇撕裂，伴前方关节囊剥离

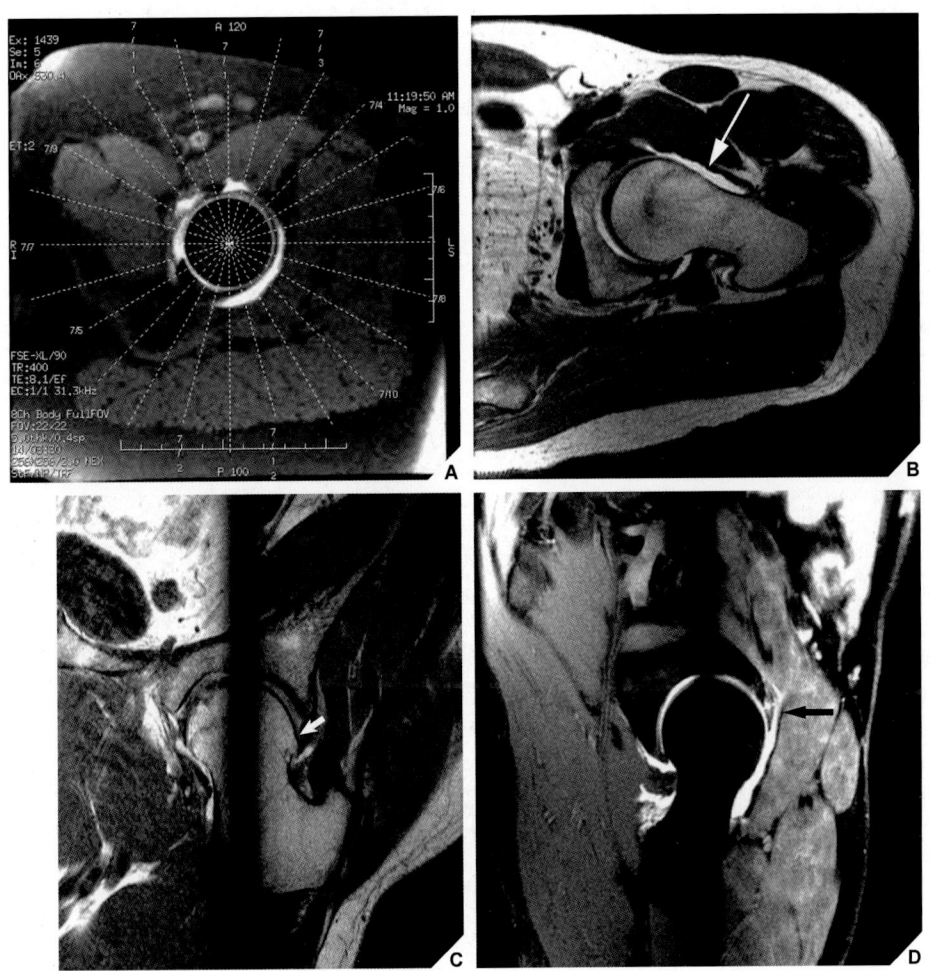

图 2-58　辐射状髋关节的 MRa 表现

28 岁男性，左髋及左腹股沟区疼痛数月。X 线片（此处未显示）高度怀疑 Cam 型股骨髋臼撞击综合征，经辐射状 MRa 明确。A. 根据髋臼斜轴面图像确定辐射状平面图像。B. 经股骨颈中心的斜轴位 FSE T₁WI 序列图像示股骨头形态呈非球形，以及股骨头颈交界处前上部过多的骨形成（箭头）。C. 辐射状质子密度加权像显示突出的骨赘（箭头）。D. 斜轴位辐射状质子密度加权脂肪抑制像显示髋臼上盂唇撕裂（箭头）

间接MRa是在MRI检查前经静脉注入钆造影剂。如同直接MRa，间接造影技术也能提高肩袖撕裂、盂唇病变及粘连性关节囊炎的检测水平。

评估膝关节软骨的最新进展是利用所谓VIPR-SSFP脉冲序列，联合了平衡稳态自由进动（SSFP）技术和三维辐射状多平面扫描（见前文）。这一技术除了能够提供关于关节软骨的重要临床信息外，还能有效评估膝关节疼痛患者的韧带、半月板及骨结构。

MR血管造影（MRA）是一项有助于观察血管的成像技术（图2-59～图2-61）。和传统的血管造影技术不同，MRA不能显示血容量本身，而是显示了血流的情况。它的一个优势在于采集到三维MRA数据后，能够在任意方向上观察，去除了血管的重叠因素影响。许多脉冲序列能够产生血管造影对比图像，一些序列依赖流入稳定饱和区域的快速血流情况，这些方法称为时间飞跃法（TOF）或流量相关增强（FRE）。其他的序列依赖于梯度磁场中流动血流的相位变化速度，即相位对比法。有些方法涉及从流动补偿图像中减去流动失相位图像的减影技术。MRA在骨科方面的应用包括评估肢体外伤患者的血管情况及肌骨肿瘤的血供状况。

尽管MRI有很多优点，但也存在许多不足。典型的禁忌证包括心脏起搏器、大脑动脉瘤夹及幽闭恐惧症。金属物体，如强磁性外科钳夹等，可引起局部信号丢失伴或不伴图像扭曲。金属能在图像上产生"黑洞"，而强磁性物质则引起更严重的图像扭曲。和CT一样，MRI也有部分容积效应，偶尔引起诊断误区。

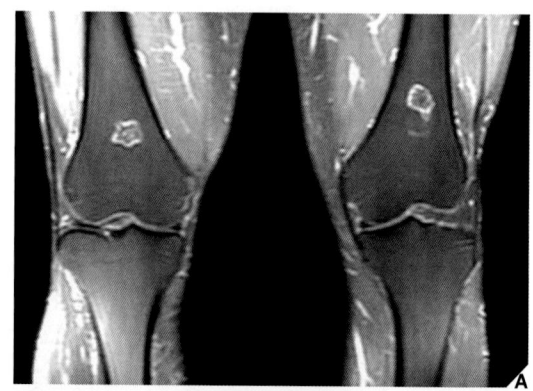

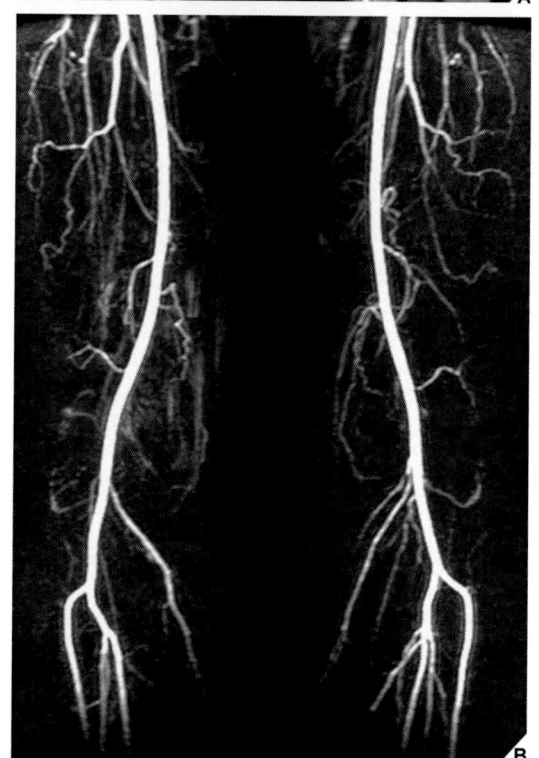

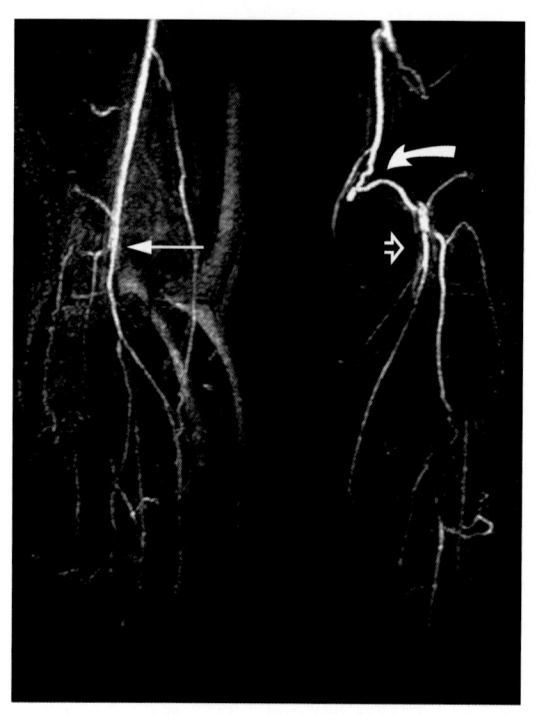

图2-59　动脉闭塞的MRA图像

67岁女性，双下肢间断疼痛。经静脉注入钆造影剂后的双下肢MRI示右侧腘动脉明显狭窄（箭头），左侧腘动脉完全闭塞（弯箭头）伴侧支循环形成及腘窝水平短的远端节段重建（空心箭头）

图2-60　MRA正常图像

27岁女性，诊断为混合性结缔组织病。临床疑有血管炎及股动脉闭塞，行MRA检查。膝关节MRI冠状位（A）示股骨远端骨梗死。然而，MRA图像（B）示血管正常

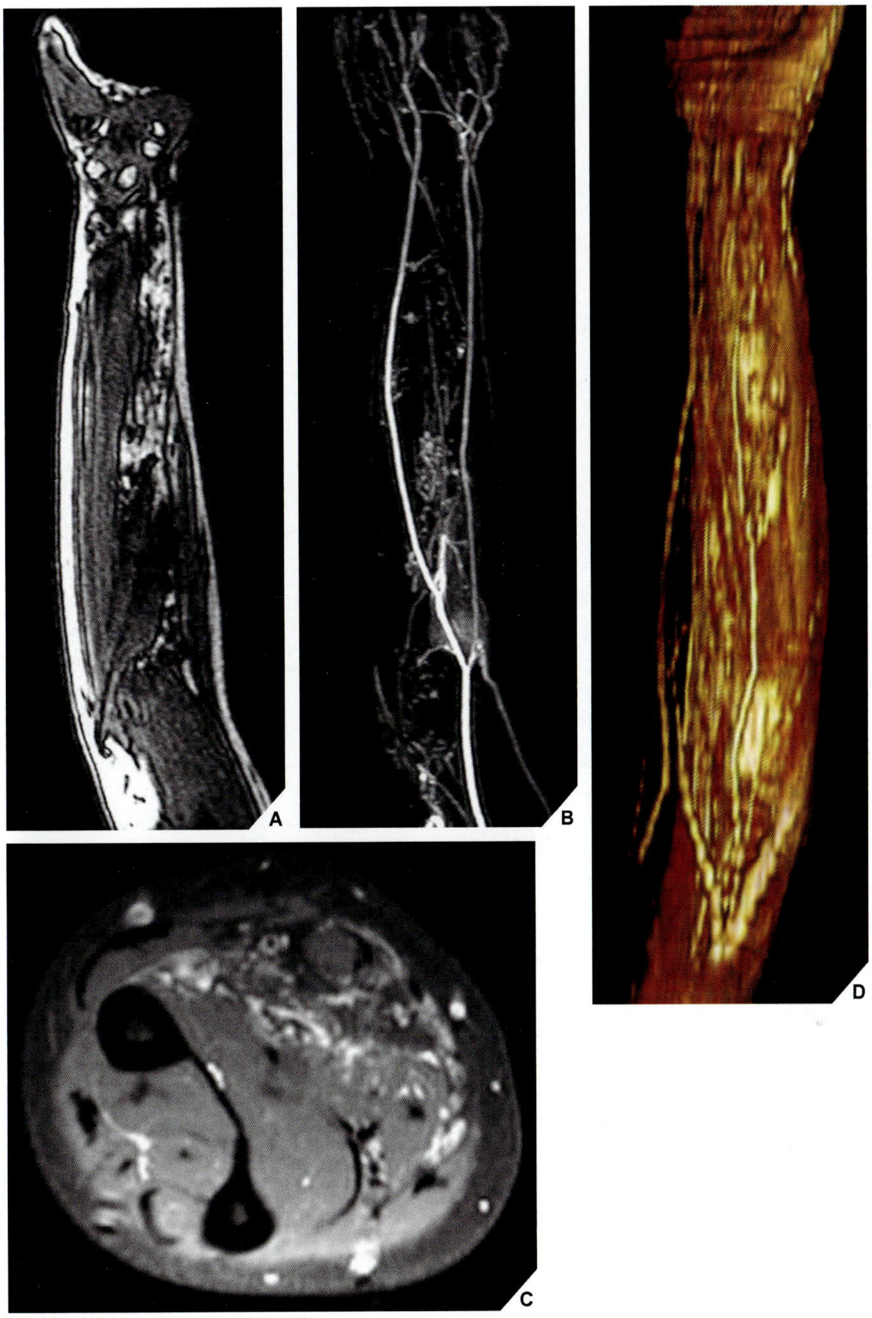

图 2-61　三维 MRA 的表现

35 岁女性，左前臂肿胀。动态增强 MRI 动脉期、静脉期及延迟期（A～C）示多发血管结构和斑片状强化及较大的流入肘前动脉的引流静脉。三维彩色容积 MRA 图像（D）显示前臂静脉及动脉同时显影，诊断为动静脉畸形

（钱占华　白荣杰　冯志远　译）

参 考 文 献

Abdel-Dayem HM. The role of nuclear medicine in primary bone and soft tissue tumors. *Semin Nucl Med* 1997;27:355–363.

Abikhzer G, Srour S, Keidar Z, et al. Added value of SPECT/CT in the evaluation of benign bone diseases of the appendicular skeleton. *Clin Nucl Med* 2016;41:e195–e199.

Alazraki NP. Radionuclide imaging in the evaluation of infectious and inflammatory disease. *Radiol Clin North Am* 1993;31:783–794.

Alley MT, Shifrin RY, Pelc NJ, et al. Ultrafast contrast-enhanced three-dimensional MR angiography: state of the art. *Radiographics* 1998;18:273–285.

Allman K, Schafer O, Hauer M, et al. Indirect MR arthrography of the unexercised gleno-humeral joint in patients with rotator cuff tears. *Invest Radiol* 1999;34:435–440.

Al Sheikh W, Sfakianakis GN, Mnaymneh W, et al. Subacute and chronic bone infections: diagnosis using In-111, Ga-67, and Tc-99m MDP bone scintigraphy, and radiography. *Radiology* 1985;155:501–506.

Anderson MW, Greenspan A. State of the art: stress fractures. *Radiology* 1996;199:1–12.

Aoki J, Watanabe H, Shinozaki T, et al. FDG PET of primary benign and malignant bone tumors: standardized uptake value in 52 lesions. *Radiology* 2001;219:774–777.

Aoki J, Watanabe H, Shinozaki T, et al. FDG-PET for preoperative differential diagnosis between benign and malignant soft tissue masses. *Skeletal Radiol* 2003;32:133–138.

Arndt WF III, Truax AL, Barnett FM, et al. MR diagnosis of bone contusions of the knee: comparison of coronal T2-weighted fast spin-echo with fat saturation and fast spin-echo STIR images with conventional STIR images. *Am J Roentgenol* 1996;166:119–124.

Becker W, Goldenberg DM, Wolf F. The use of monoclonal antibodies and antibody fragments in the imaging of infectious lesions. *Semin Nucl Med* 1994;24:142–153.

Beltran J, Bencardino J, Mellado J, et al. MR arthrography of the shoulder: variants and pitfalls. *Radiographics* 1997;17:1403–1412.

Bhargava P, He G, Samarghandi A, et al. Pictorial review of SPECT/CT imaging application in clinical nuclear medicine. *Am J Nucl Med Mol Imaging* 2012;2:221–231.

Bianchi S, Martinoli C, Abdelwahab IF. Ultrasound of tendon tears. Part 1: general considerations and upper extremity. *Skeletal Radiol* 2005;34:500–512.

Breyer RJ III, Mulligan ME, Smith SE, et al. Comparison of imaging with FDG PET/CT with other imaging modalities in myeloma. *Skeletal Radiol* 2006;35:632–640.

Buckwalter KA, Braunstein EM. Digital skeletal radiography. *Am J Roentgenol* 1992;158:1071–1080.

Bybel B, Brunken RC, DiFilippo FP, et al. SPECT/CT imaging: clinical utility of an emerging technology. *Radiographics* 2008;28:1097–1113.

Catana C, Procissi D, Wu Y, et al. Simultaneous in vivo positron emission tomography and magnetic resonance imaging. *Proc Natl Acad Sci U S A* 2008;105:3705–3710.

Chaudhari AJ, Ferrero A, Godinez F, et al. Characterization of an extremity PET/CT system for assessing early response to treatment in human inflammatory arthritis. *J Nucl Med* 2012;53(suppl 1):434.

Choi HK, Burns LC, Shojania K, et al. Dual energy CT in gout: a prospective validation study. *Ann Rheum Dis* 2012;71:1466–1471.

Choi J-A, Gold G. MR imaging of articular cartilage physiology. *Magn Reson Imaging Clin N Am* 2011;19:249–282.

Crema MD, Roemer FW, Marra MD, et al. Articular cartilage of the knee: current MR imaging techniques and applications in clinical practice and research. *Radiographics* 2011;31:37–61.

Crema MD, Watts VGJ, Guermazi A, et al. A narrative overview of the current status of MRI of the hip and its relevance for osteoarthritis research—what we know, what has changed, and where are we going? *Osteoarthritis Cartilage* 2017;25:1–13.

Delfaut EM, Beltran J, Johnson G, et al. Fat suppression in MR imaging: techniques and pitfalls. *Radiographics* 1999;19:373–382.

Erlemann R, Reiser MF, Peters PE, et al. Musculoskeletal neoplasms: static and dynamic Gd-DTPA-enhanced MR imaging. *Radiology* 1989;171:767–773.

Erlemann R, Sciuk J, Bosse A, et al. Response of osteosarcoma and Ewing sarcoma to preoperative chemotherapy: assessment with dynamic and static MR imaging and skeletal scintigraphy. *Radiology* 1990;175:791–796.

Fayad LM, Corl F, Fishman EK. Pediatric skeletal trauma: use of multiplanar reformatted and three-dimensional 64-row multidetector CT in the emergency department. *Radiographics* 2009;29:135–150.

Fishman EK. Spiral CT evaluation of the musculoskeletal system. In: Fishman EK, Jeffrey RB Jr, eds. *Spiral CT. Principles, techniques, and clinical applications*. Philadelphia: Lippincott-Raven; 1998:273–298.

Fox IM, Zeiger L. Tc-99m-HMPAO leukocyte scintigraphy for the diagnosis of osteomyelitis in diabetic foot infections. *J Foot Ankle Surg* 1993;32:591–594.

Gerscovich EO, Greenspan A, Cronan MS, et al. Three-dimensional sonographic evaluation of developmental dysplasia of the hip: preliminary findings. *Radiology* 1994;190:407–410.

Gold GE, Chen CA, Koo S, et al. Recent advances in MRI of articular cartilage. *Am J Roentgenol* 2009;193:628–638.

Gold GE, McCauley TR, Gray ML, et al. What's new in cartilage? *Radiographics* 2003;23:1227–1242.

Greenspan A. Imaging modalities in orthopaedics. In: Chapman MW, ed. *Chapman's orthopaedic surgery*, 3rd ed. Philadelphia: Lippincott Williams & Wilkins; 2001:53–74.

Greenspan A. Tumors of cartilage origin. *Orthop Clin North Am* 1989;20:347–366.

Greenspan A, Norman A. The radial head-capitellum view: useful technique in elbow trauma. *Am J Roentgenol* 1982;138:1186–1188.

Guhlmann A, Brecht Krauss D, Suger G, et al. Fluorine-18-FDG PET and technetium-99m antigranulocyte antibody scintigraphy in chronic osteomyelitis. *J Nucl Med* 1998;39:2145–2152.

Gupta R, Grasruck M, Suess C, et al. Ultra-high resolution flat-panel volume CT: fundamental principles, design architecture, and system characterization. *Eur Radiol* 2006;16:1191–1205.

Hartung MP, Grist TM, Francois J. Magnetic resonance angiography: current status and future directions. *J Cardiovasc Mag Res* 2011;13:19–40.

Harvey D. PET/MRI: new fusion. *Radiology Today* 2008;9:20–21.

Hodler J. Technical errors in MR arthrography. *Skeletal Radiol* 2008;37:9–18.

Hodler J, Fretz CJ, Terrier F, et al. Rotator cuff tears: correlation of sonographic and surgical findings. *Radiology* 1988;169:791–794.

Holl N, Enchaniz-Laguna A, Bierry G, et al. Diffusion-weighted MRI of denervated muscle: a clinical and experimental study. *Skeletal Radiol* 2008;247:791–807.

Huellner MV, Burkert A, Schleich FS, et al. SPECT/CT versus MRI in patients with nonspecific pain of the hand and wrist—a pilot study. *Eur J Nucl Med Mol Imaging* 2012;39:750–759.

Johnson RP. The role of bone imaging in orthopedic practice. *Semin Nucl Med* 1997;27:386–389.

Jung H-S, Jee W-H, McCauley TR, et al. Discrimination of metastatic from acute osteoporotic compression spinal fractures with MR imaging. *Radiographics* 2003;23:179–187.

Kaplan PA, Matamoros A Jr, Anderson JC. Sonography of the musculoskeletal system. *Am J Roentgenol* 1990;155:237–245.

Kertesz JL, Anderson SW, Murakami AM, et al. Detection of vascular injuries in patients with blunt pelvic trauma by using 64-channel multidetector CT. *Radiographics* 2009;29:154–164.

Kijowski R, Blankenbaker DG, Klaers JL, et al. Vastly undersampled isotropic projection steady-state free precession imaging of the knee: diagnostic performance compared with conventional MR. *Radiology* 2009;251:185–194.

König H, Sieper J, Wolf KJ. Rheumatoid arthritis: evaluation of hypervascular and fibrous pannus with dynamic MR imaging enhanced with Gd-DTPA. *Radiology* 1990;176:473–477.

Kowalska B. Ultrasound-guided joint and soft tissue interventions. *J Ultrasound* 2014;14:163–170.

Lee M-J, Kim S, Lee S-A, et al. Overcoming artifacts from metallic orthopedic implants at high-field-strength MR imaging and multidetector CT. *Radiographics* 2007;27:791–803.

Levinsohn EM, Palmer AK, Coren AB, et al. Wrist arthrography: the value of the three compartment injection technique. *Skeletal Radiol* 1987;16:539–544.

Li X, Ma CB, Link TM, et al. In vivo T1rho and T2 mapping of articular cartilage in osteoarthritis of the knee using 3 tesla MRI. *Osteoarthritis Cartilage* 2007;15:789–797.

Link TM, Stahl R, Woeltler K. Cartilage imaging: motivation, techniques, current and future significance. *Eur Radiol* 2007;17:1135–1146.

Love C, Din AS, Tomas MB, et al. Radionuclide bone imaging: an illustrative review. *Radiographics* 2003;23:341–358.

McCollough CH, Zink FE. Performance evaluation of a multi-slice CT system. *Med Phys* 1999;26:2223–2230.

Meuli RA, Wedeeen VJ, Geller SC, et al. MR gated subtraction angiography: evaluation of lower extremities. *Radiology* 1986;159:411–418.

Moon CH, Kim J-H, Zhao T, Bae KT. Quantitative 23Na MRI of human knee cartilage using dual-tuned 1H/23Na transceiver array radiofrequency coil at 7 tesla. *J Man Res Imag* 2013;38:1063–1072.

Omar IM, Zoga AC, Kavanagh EC, et al. Athletic pubalgia and "sports hernia": optimal MR imaging technique and findings. *Radiographics* 2008;28:1415–1438.

Palestro CJ, Love C, Tronco GG, et al. Combined labeled leukocyte and technetium 99m sulfur colloid bone marrow imaging for diagnosing musculoskeletal infections. *Radiographics* 2006;26:859–870.

Peh WC, Cassar-Pullicino VN. Magnetic resonance arthrography: current status. *Clin Radiol* 1999;54:575–587.

Pettersson H, Resnick D. Musculoskeletal imaging. *Radiology* 1998;208:561–562.

Ramdhian-Wihlm R, Le Minor J-M, Schmittbuhl M, et al. Cone-beam computed tomography arthrography: an innovative modality for evaluation of wrist ligament and cartilage injuries. *Skeletal Radiol* 2012;41:963–969.

Raya JG, Horng A, Dietrich O, et al. Articular cartilage in vivo diffusion-tensor imaging. *Radiology* 2012;262:550–559.

Pugh DG, Winkler TN. Scanography of leg-length measurement: an easy satisfactory method. *Radiology* 1966;87:130–133.

Recht MP, Goodwin GW, Winalski GS, et al. MRI of articular cartilage: revisiting current status and future directions. *Am J Roentgenol* 2007;185:899–915.

Reichardt B, Sarwar A, Bartling SH, et al. Musculoskeletal applications of flat-panel volume CT. *Skeletal Radiol* 2008;37:1069–1076.

Sabharwal S, Kumar A. Methods for assessing leg length discrepancy. *Clin Orthop Relat Res* 2008;466:2010–2922.

Savelli G, Maffioli L, Maccauro M, et al. Bone scintigraphy and the added value of SPECT (single photon emission tomography) in detecting skeletal lesions. *Q J Nucl Med* 2001;45:27–37.

Schmitt B, Zbyn S, Steizeneker D, et al. Cartilage quality assessment by using glycosaminoglycan chemical exchange saturation transfer and 23Na MR imaging at 7T. *Radiology* 2011;260:257–264.

Seo Y, Aparici CM, Hasegawa B. Technological development and advances in SPECT/CT. *Semin Nucl Med* 2008;38:177–198.

Sostman HD, Charles HC, Rockwell S, et al. Soft-tissue sarcomas: detection of metabolic heterogeneity with P-31 MR spectroscopy. *Radiology* 1990;176:837–843.

Steinbach LS, Palmer WE, Schweitzer ME. Special focus session. MR arthrography. *Radiographics* 2002;22:1223–1246.

Stumpe KD, Dazzi H, Schaffner A, et al. Infection imaging using whole-body FDG-PET. *Eur J Nucl Med* 2000;27:822–832.

Sundaram M, McLeod RA. MR imaging of tumor and tumorlike lesions of bones and soft tissues. *Am J Roentgenol* 1990;155:817–824.

Tang HR, DaSilva AJ, Matthay KK, et al. Neuroblastoma imaging using a combined CT scanner-scintillation camera and I-131MIBG. *J Nucl Med* 2001;42:237–247.

Tian R, Su M, Tian Y, et al. Dual-time point PET/CT with F-18 FDG for the differentiation of malignant and benign bone lesions. *Skeletal Radiol* 2009;38:451–458.

Widmann G, Riedl A, Schoepf D, et al. State-of-the-art HR-US imaging findings of the most frequent musculoskeletal soft-tissue tumors. *Skeletal Radiol* 2009;38:637–649.

Winalski CS, Prabhakar R. The evolution of articular cartilage imaging and its impact on clinical practice. *Skeletal Radiol* 2011;40:1197–1222.

Yagei B, Manisals M, Yilmaz E, et al. Indirect MR arthrography of the shoulder in detection of rotator cuff ruptures. *Eur Radiol* 2001;11:258–262.

Yoon LS, Palmer WE, Kassarjian A. Evaluation of radial-sequence imaging in detecting acetabular labral tears at hip MR arthrography. *Skeletal Radiol* 2007;36:1029–1033.

Zbyn S, Mlynarik V, Juras V, et al. Sodium MR imaging of articular cartilage pathologies. *Curr Radiol Rep* 2014;2:41–57.

Zoga AC, Kavanagh EC, Omar IM, et al. Athletic pubalgia and the "sport hernia": MR imaging findings. *Radiology* 2008;247:797–807.

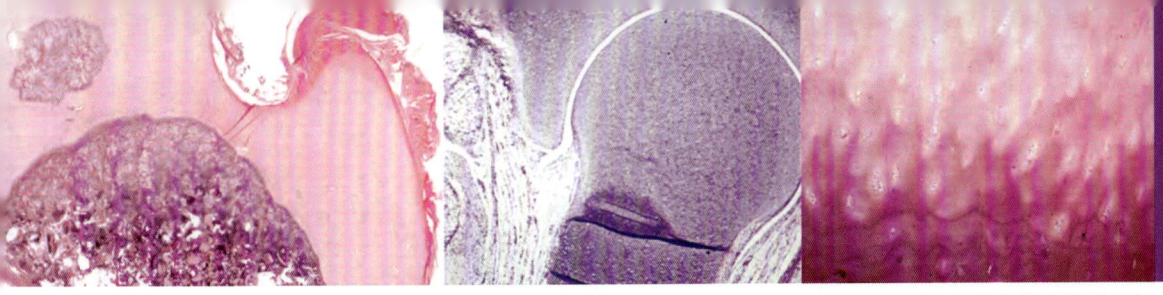

第 3 章

骨与关节软骨的组织学、形成和发育

一、骨的组织学、形成和发育

骨由骨皮质和骨松质构成，是高度特异性的结缔组织。两种骨组织有相同的基本组织结构（图3-1），但骨皮质成分致密、结构紧凑，仅以含有血管的狭窄孔道结构（哈弗斯系统）间隔，而骨松质则由脂肪及造血骨髓分隔的骨小梁组成。骨骼是一种坚硬的钙化物质，生长时新生组织覆于原表面。去除多余的骨，称为再塑形，也是骨骼发育中的必需过程。和其他组织不同，骨生长通过在已有基质（如骨或钙化软骨）的表面添加完成。而软骨生长则通过间质细胞的增殖及基质形成。

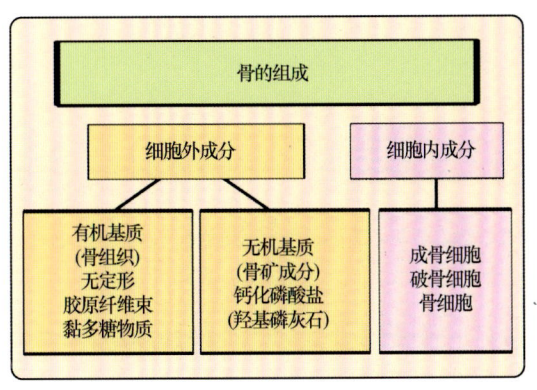

图3-1　骨的组成

骨包含细胞外成分和细胞内成分

正常骨的形成有两种方式：软骨内成骨和膜内成骨（图3-2）。通常，骨松质生长通过软骨内成骨，骨皮质生长则通过膜内成骨。一旦形成，活体骨的代谢就不再停止。从胎儿时期开始，骨骼就会沿应力线不断改造塑形和调整矿物成分。这个过程在婴儿及青少年时期不断累积，持续终身。虽然控制骨形成和发育的因素尚不明了，但

有一点很清楚，即骨形成和再吸收过程是极其平衡的，二者共同作用导致骨形成和再吸收的量相等。

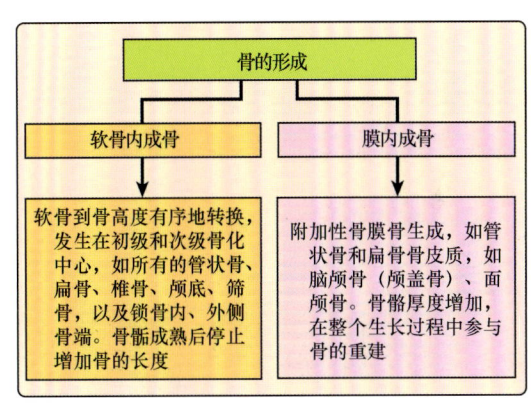

图3-2　骨的形成过程

大多数骨骼是软骨内成骨（图3-3），由软骨转变为骨主要是促使骨长度增加。所有管状骨、扁骨、椎骨、颅底、筛骨，以及锁骨的内、外侧骨端是软骨内成骨。大约在胚胎期的第5周时，软骨细胞（成软骨细胞和软骨细胞）通过间充质细胞增殖产生长管状骨的透明软骨模型（图3-4）。与此过程相关的组织学变化首先表现为未分化间充质细胞的凝聚，在此过程中，未来形成长管状骨的软骨模型区内的一些细胞变得更大、更圆，并产生细胞质。同时位于软骨模型外周的细胞保持纺锤形，分化更少，排列更为紧密（图3-5）。导致软骨基质钙化的机制尚不完全清楚，但通常认为其存在于细胞间质中被称为基质小泡的膜结合小泡促进了软骨的钙化（图3-6）。大约在胚胎期第9周时，外周毛细血管穿透软骨模型，诱导成骨细胞的形成。然后，骨组织沉积于钙化的软骨基质的突起上，随后随着破骨再吸收，初级骨松质变为次级骨松质（图3-7）。

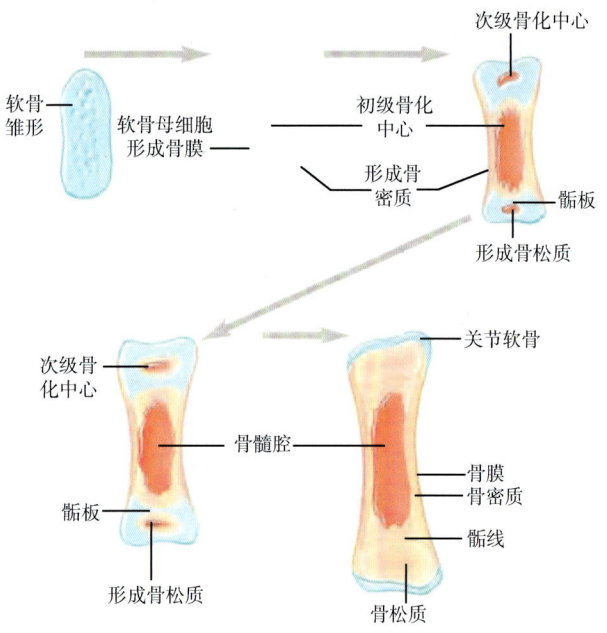

图3-3 软骨内成骨（1）

这一过程发生于骨化中心、生长板及干骺端（经允许引自Anatomical Chart Company. *Rapid review anatomy reference guide*，3rd ed. Philadelphia：Wolters Kluwer Health；2010，Fig. 1-11.）

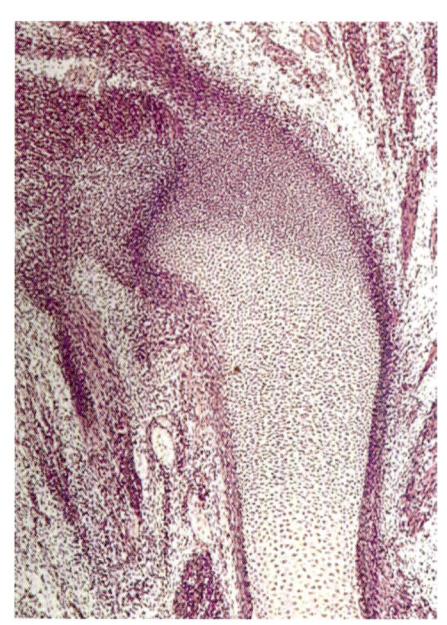

图3-4 软骨内成骨（2）

5周龄胎儿的股骨近端和髋关节显微图片显示，骨已经在软骨中塑形，并被凝聚的间充质细胞（最终将形成骨膜）覆盖。注意，软骨雏形中骨干区域的细胞比关节端细胞更大、染色更浅（HE染色×4）（经Elseviser允许引自Bullough P. *Orthopaedic pathology*，5th ed. Maryland Heights，MO：Mosby；2009.）

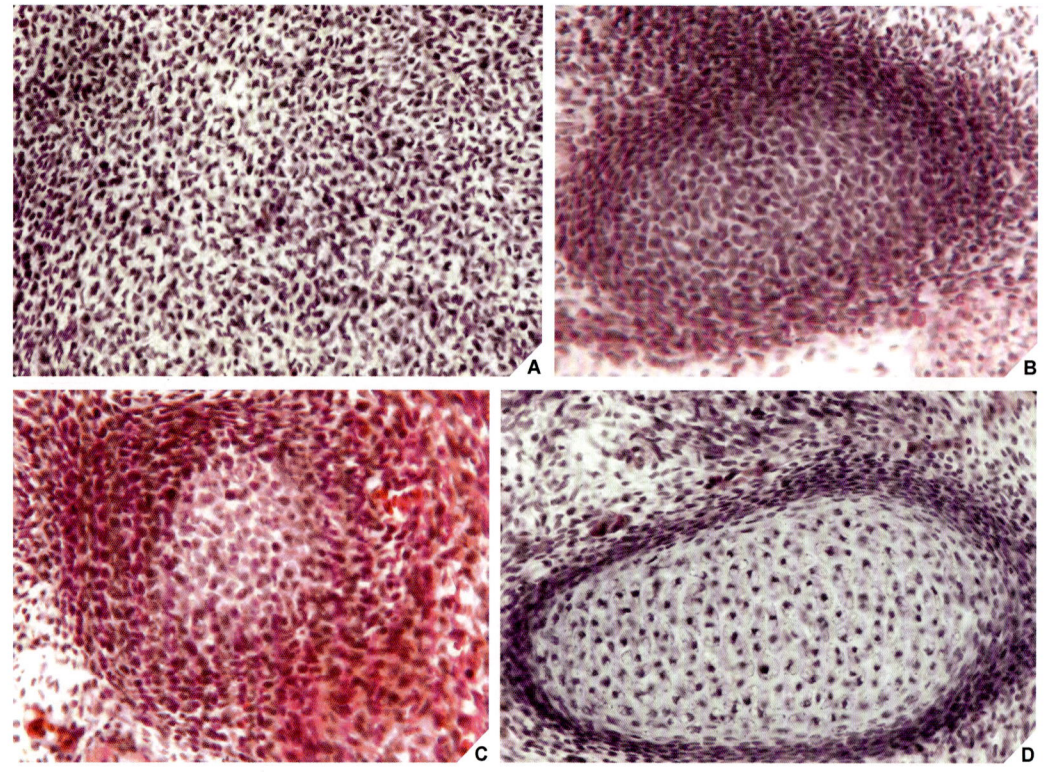

图3-5 早期软骨内成骨的组织学图像

A. 梭形细胞和星状细胞形成早于软骨雏形，随机排列，没有明显的分化特征，不存在细胞外基质。B. 软骨的形成早于间充质细胞的凝聚。由于同位有丝分裂活动，它们聚集成原始形状是由较高的外周密度决定的。细胞核中仍然含有致密的染色质。C. 软骨分化的第一个组织学证据是在间充质凝聚区形成细胞外黏多糖基质。在轻度嗜碱性基质之间，间充质细胞的细胞核变圆，其染色质比周围的梭形细胞更具血管性。D. 在后期，细胞获得腔隙，将细胞质与间质基质分离。该模型在组织学上与透明软骨相同（经美国病理学会允许引自Klein MJ，Bonar SF，Freemont T，et al，eds. *Atlas of nontumor pathology. Non-neoplastic diseases of bones and joints.* Washington，DC：American Registry of Pathology and Armed Forces Institute of Pathology；2011：5-6，Figs. 1.4A-C and 1.5C.）

随着这一过程迅速移向软骨模型的骨骺末端，包含钙化软骨核的松散网状骨小梁结构被遗留下来，生成边界清楚的线样结构。这条线代表生长板（图3-8），由邻近的干骺端次级骨松质移动而形成。许多次级骨松质内的骨小梁在形成后很快被再吸收，形成髓腔，而其余的骨小梁结构扩大、增厚，穿过新生骨附着处，也可能最终经历被再吸收和改建的过程。其余部分向骨干方向延伸，并与通过膜内成骨形成的骨皮质结合。管状骨末端发生相似的过程，这些部位的软骨随着软骨基质在组织间隙内堆积而扩张。这种同位生长构成了主要的生长中心，由称为软骨管的软骨膜内陷网络形成血管（图3-9A）。这些管周围的软骨发生钙化和肥大，随后发生软骨细胞凋亡、血管侵犯和骨骺中次级骨化中心的形成（图3-9B）。随着次级骨化中心周围软骨的成熟和骨化，次级骨化中心的核增大。骨骺的外周边缘称为生长端，类似于生长板，形成细胞肥大、退变、钙化及骨化的区域。软骨内成骨过程在生长板闭合后不再发生。

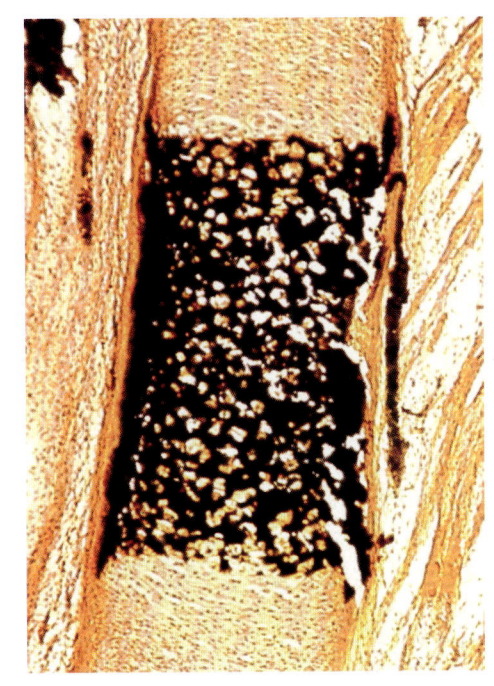

图3-6　晚期软骨内成骨的组织学图像

7周龄胎儿长骨骨干的显微图像显示软骨基质钙化（黑色）（von Kossa 染色×4）（经Elsevier允许引自 Bullough P.*Orthopaedic pathology*，5th ed. Maryland Heights，MO：Mosby；2009.）

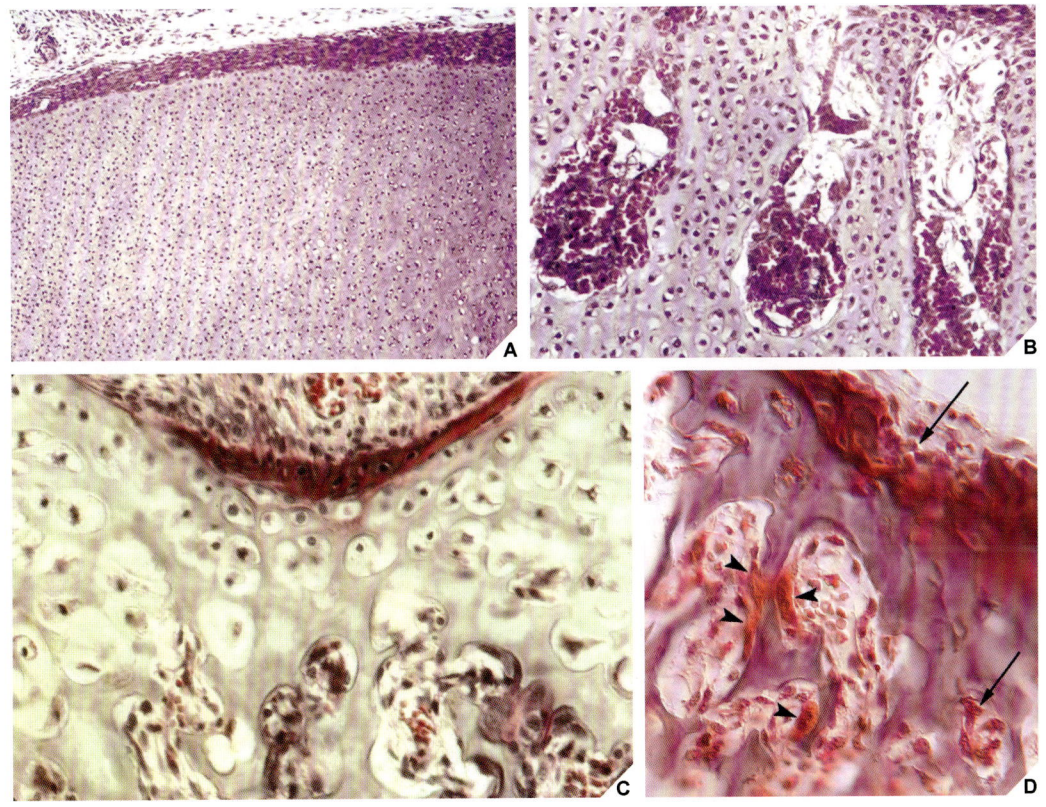

图3-7　软骨内成骨——骨组织替代软骨雏形

A. 完全发育的软骨雏形的骨干呈现由透明软骨组成的实心圆柱体，无血管，圆柱体的外部被细胞软骨膜覆盖（顶部）。B. 源自骨膜的脆弱新生血管侵入软骨。来自上覆骨膜的毛细血管穿透软骨中由凋亡软骨细胞空出的腔隙。C. 软骨雏形中心的新血管带来了成骨细胞，这些细胞已经开始在腔隙壁上成骨。D. 高倍镜下，破骨细胞（无尾箭头）吸收由钙化软骨和骨基质（初级骨松质）形成的混合骨小梁。成骨细胞同时在合成骨基质（箭头）（经美国病理学会允许引自 Klein MJ，Bonar SF，Freemont T，et al，eds. *Atlas of nontumor pathology. Non-neoplastic diseases of bones and joints*. Washington，DC：American Registry of Pathology and Armed Forces Institute of Pathology；2011：8，Fig. 1.7A，C-E. ）

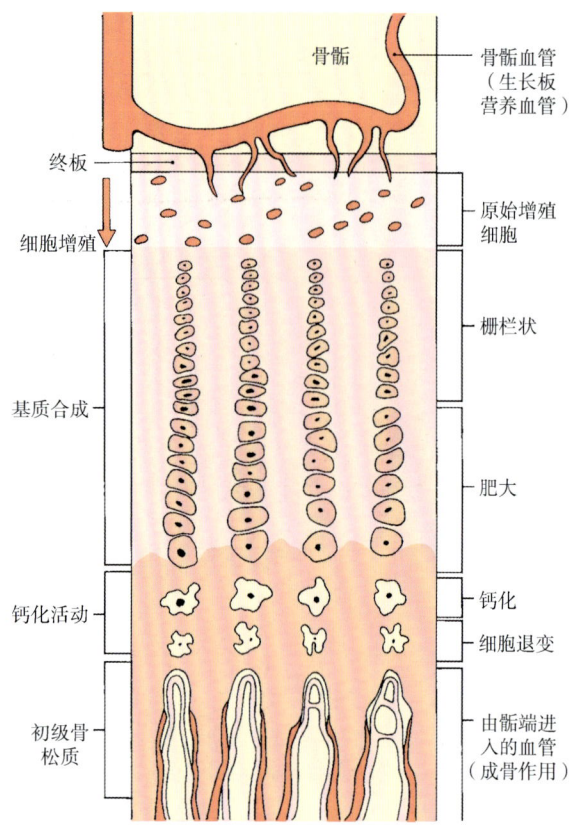

图 3-8 生长板示意图

骨生长活跃期的生长板。图的顶部，骨骺血管供应营养给原始增殖细胞。其下方，细胞变成栅栏状并呈柱状排列，接近干骺端处，细胞肥大、基质钙化。供血血管进入钙化的基质中，形成初级骨松质（经 Elsevier 允许引自 Bullough P. *Orthopaedic pathology*，5th ed. Maryland Heights，MO: Mosby；2009.）

膜内成骨时，骨直接形成，不经过软骨化阶段（图 3-10）。最初，密集的间充质细胞分化为骨原细胞，然后分化为成纤维细胞，后者产生胶原和纤维结缔组织，而成骨细胞产生类骨质（图 3-11）。从大约胚胎第 9 周开始，由成纤维细胞产生的纤维膜形成骨膜领，随着成骨细胞的活动而逐步被类骨质取代。此类成骨包括额骨、顶骨、颞骨及其附属部分，还包括颞骨的鼓室骨、犁骨和翼内骨。

膜内成骨对形成管状骨骨干周围的骨膜骨亦有作用，即形成长骨和扁骨的骨皮质。这种成骨方式增加了骨的宽度。除了骨外表面的骨膜以外，膜内成骨也形成骨皮质内表面的骨内膜和所有皮质内管内表面的哈弗斯系统（图 3-12）。这三类膜是贯穿于整个生命过程之中涉及骨再吸收和形成活动且具有强大细胞活性的部位。

有趣的是，下颌骨和锁骨中段的成骨兼有软骨内成骨和膜内成骨的特点。这些骨在胚胎时期形成软骨，但却不经过常见的软骨内成骨的过程。相反，软骨模型仅简单作为一个表面接受来自结缔组织的骨沉积。最终，软骨被吸收，骨完全骨化。

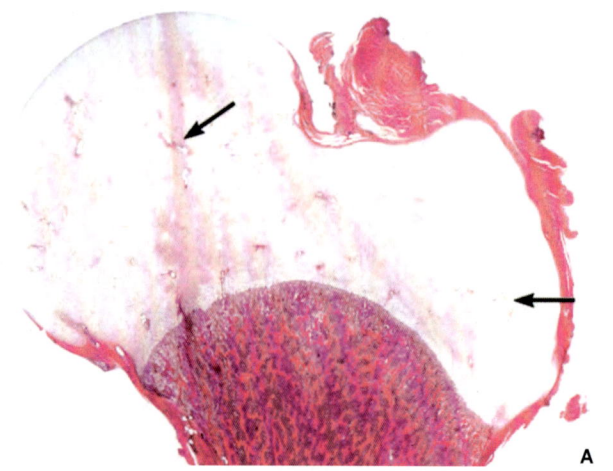
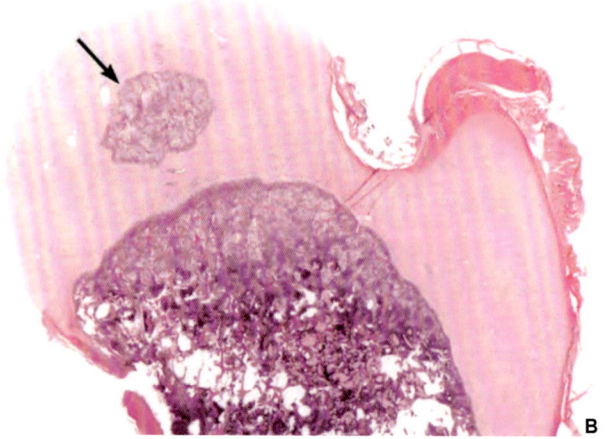

图 3-9 次级骨化中心的组织学图像

A. 股骨关节端的软骨管（箭头）构成股骨头的骨骺和大粗隆的骨突。B. 充分发育的股骨头的次级骨化中心（箭头）。注意大粗隆缺乏次级骨化中心，这将在以后发育（经美国病理学会允许引自 Klein MJ，Bonar SF，Freemont T，et al，eds. *Atlas of nontumor pathology. Non-neoplastic diseases of bones and joints.* Washington，DC: American Registry of Pathology and Armed Forces Institute of Pathology；2011：10，Figs. 1.9 and 1.10.）

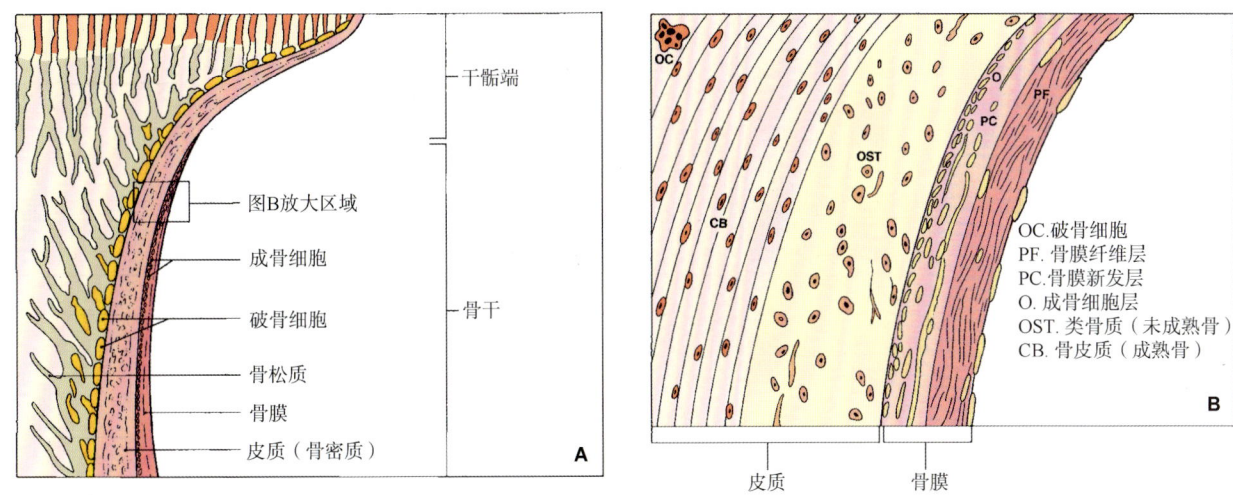

图中文字标注：

图A：
- 干骺端
- 图B放大区域
- 成骨细胞
- 破骨细胞
- 骨松质
- 骨膜
- 皮质（骨密质）
- 骨干

图B：
- OC
- O
- PF
- PC
- OST
- CB
- OC.破骨细胞
- PF.骨膜纤维层
- PC.骨膜新发层
- O. 成骨细胞层
- OST. 类骨质（未成熟骨）
- CB. 骨皮质（成熟骨）
- 皮质
- 骨膜

图3-10　膜内成骨示意图

骨膜和骨皮质结合部的膜内成骨过程。骨膜下骨形成过程，由未成熟骨（编织骨）到成熟骨（引自Greenspan A，Beltran J. *Orthopedic imaging：a practical approach*，6th ed. Philadelphia：Wolters Kluwer；2015：51.）

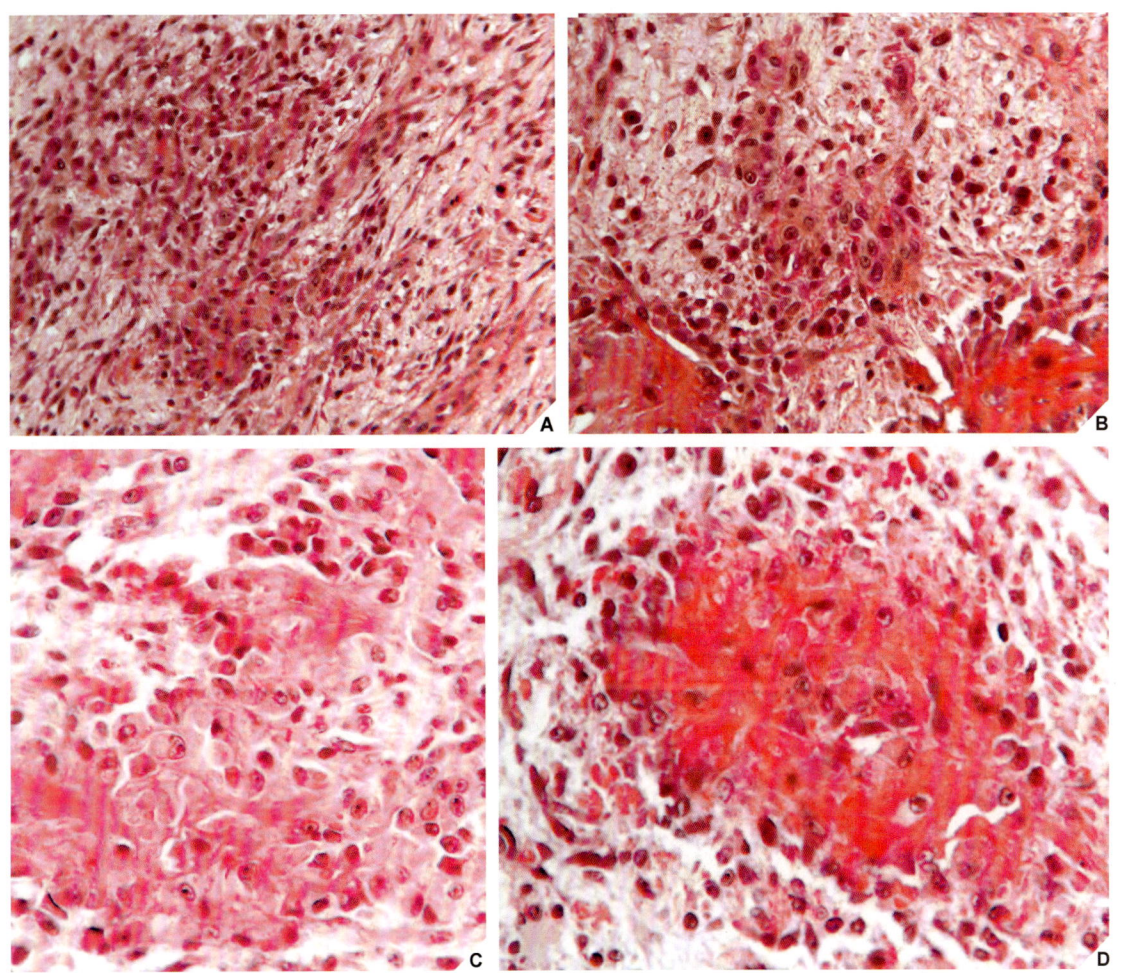

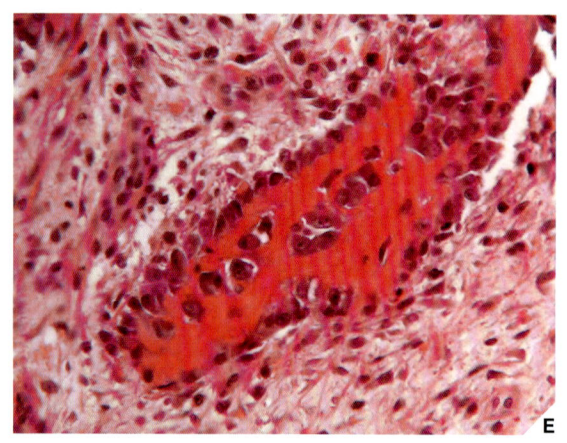

图 3-11　膜内成骨的组织学图像

A. 间充质细胞排列在疏松的纤维背景中，表现出早期的细胞凝聚（中心）。凝聚区的一些细胞呈多面形，开始与成骨细胞类似。在其他地方（右），有活跃的有丝分裂活动，反映分化程度较低。B. 在早期成骨细胞分化过程中，位于图片中心的细胞呈多面形，胞质呈嗜碱性，其间有少量细胞外的粉红色类骨质。C. 在发育过程中，细胞外形变化较大，可呈多面形或梨形。除了含有副核透明带的细胞区域外，它们的细胞质明显呈嗜碱性。大量的花边样的类骨质充满细胞间隙。有些成骨细胞开始排列在类骨质表面，有些开始被吸收。在早期骨形成过程中未观察到有丝分裂活动。D. 花边样骨基质形态上变得更大。成骨细胞以细胞团的形式和骨基质相结合。E. 类骨质是连接两侧活跃的成骨细胞的微小梁（经美国病理学会允许引自 Klein MJ，Bonar SF，Freemont T，et al，eds. *Atlas of nontumor pathology. Non-neoplastic diseases of bone and joints.* Washington，DC：American Registry of Pathology and Armed Forces Institute of Pathology；2011：3，Fig. 1.1A-C，E.）

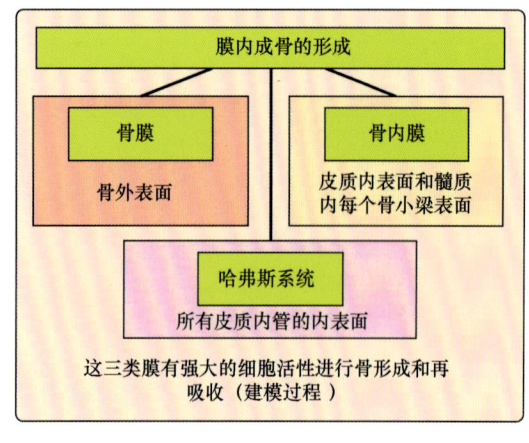

图 3-12　膜内成骨的形成过程

骨小梁/骨松质之间的空隙，充满由造血红骨髓和脂肪黄骨髓组成的骨髓成分。骨骼中红骨髓和黄骨髓的数量与分布随年龄而变化。尽管在出生时，所有的骨内均可见红骨髓，但随着出生后骨骼逐渐发育成熟，造血红骨髓逐渐集中于中轴骨，而四肢骨内的红骨髓则逐渐被脂肪黄骨髓替代。在儿童期，红骨髓向黄骨髓的转化最先于长骨骨干的中段和骨骺内发生，在青少年时期和成年早期逐渐进展至远端干骺端。到成年后期，红骨髓主要分布于颅骨、胸骨、骨盆、脊柱、肋骨、肱骨和股骨近端干骺端，并伴有一定程度的黄骨髓岛。在造血增加的情况下，如慢性贫血，黄骨髓会逆转换为红骨髓，但肥胖者和吸烟者也会出现这种情况。

二、关节软骨的组织学、形成和发育

在骨骼发育的早期阶段，关节的位置以间充质细胞凝聚为标志。妊娠第 5～8 周后，这些细胞发生转化，形成关节间隙（图 3-13）。在发育过程中的某个时刻，骨的软骨端内形成次级骨化中心（见图 3-9）。钙化最初发生在次级骨化中心的中部。随后血管侵入该区域，开始软骨内成骨过程。随着骨骼继续成熟发育，覆盖骨骼末端的残留透明软骨形成关节软骨，并在整个生命周期中一直作为软骨存在。

关节透明软骨覆盖在动关节的表面，是一种高度特化的结缔组织。关节透明软骨提供了平整、光滑的表面，有利于低摩擦系数的负荷传输；它坚固耐用，能够承受很大的负荷；它无血管、无神经、无淋巴组织，因此，它的愈合和修复能力非常有限；它由 1% 的细胞基质（软骨细胞）、60%～80% 的水、15% 的大蛋白聚糖（proteoglycan，PG）和 40%～60% 的 Ⅱ 型胶原纤维组成。这些胶原纤维为组织提供拉伸强度，并固定 PG 聚合物。Ⅱ 型胶原纤维比 Ⅰ 型胶原纤维具

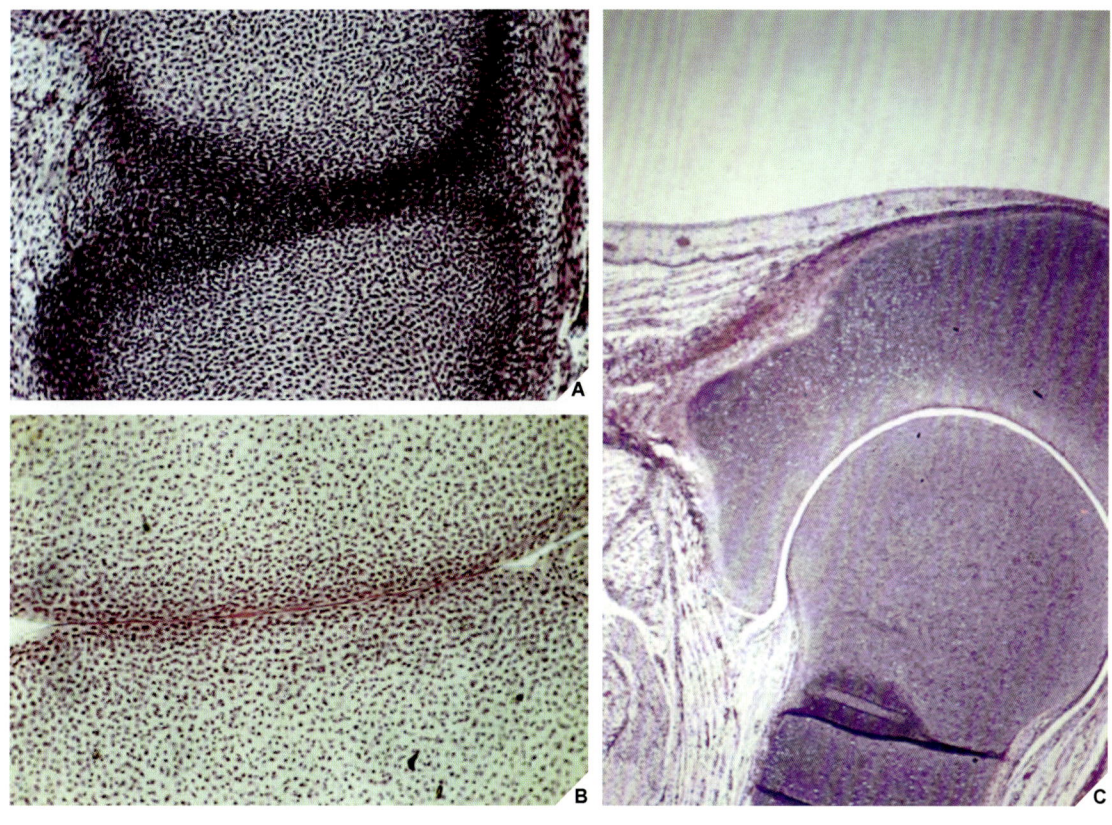

图 3-13　关节的形成

A. 妊娠第 6 周胎儿膝关节矢状面的显微图像显示凝聚的间充质，标志着未来的关节间隙（HE 染色 ×10）。B. 妊娠第 9 周时膝关节矢状面显微图像显示关节间隙从关节周围到中心的发展（HE 染色 ×10）。C. 妊娠第 10 周时髋关节切面的显微图像显示关节间隙充分发育（HE 染色 ×4）（经 Elsevier 允许引自 Bullough P. *Orthopaedic pathology*，5th ed. Maryland Heights，MO：Mosby；2009.）

有更高的弹性。Ⅰ型胶原纤维在人体内含量丰富，存在于组织修复、肌腱、韧带、肌原纤维内膜、骨骼、真皮、牙本质和器官包膜中。随着年龄的增长，关节透明软骨的成分会发生退变。年轻人的透明软骨是半透明的，呈蓝白色，老年人的透明软骨是不透明的，轻微发黄（图 3-14）。

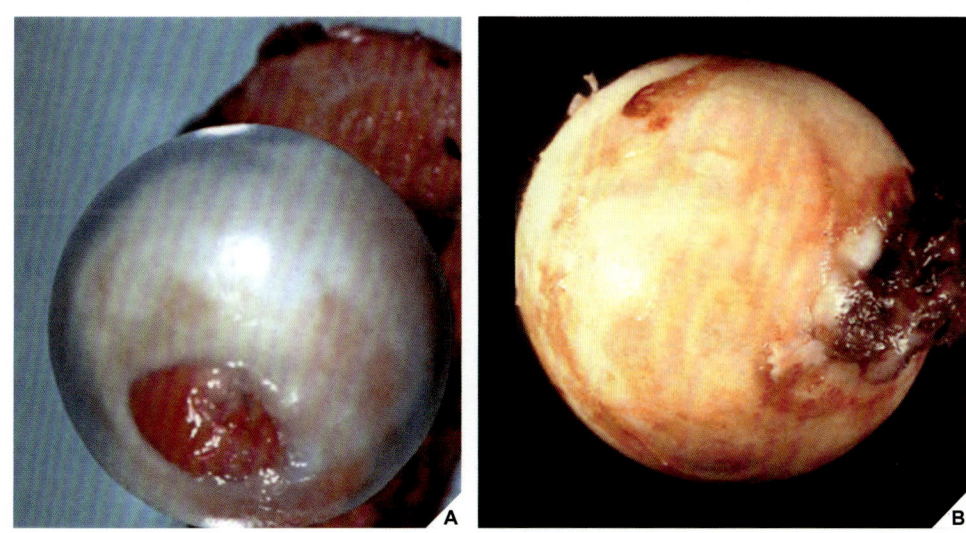

图 3-14　关节透明软骨的大体病理标本

A. 18 岁男性的股骨头大体病理标本图像显示半透明的蓝白色关节软骨。B. 65 岁女性的股骨头大体病理标本图像显示股骨头表面不透明的、略呈黄色的关节软骨（经 Elsevier 允许引自 Bullough P. *Orthopaedic pathology*，5th ed. Maryland Heights，MO：Mosby；2009.）

PG 聚合物是透明软骨的主要细胞外基质成分，通过含有氨基酸的糖胺聚糖（glycosaminoglycan，GAG）链连接到透明质酸分子的中心丝上（图3-15）。

糖胺聚糖带有负电荷，能够吸附水（结合水）。钠离子被带负电荷的糖胺聚糖吸引，因此整体呈现电中性（图3-16）。

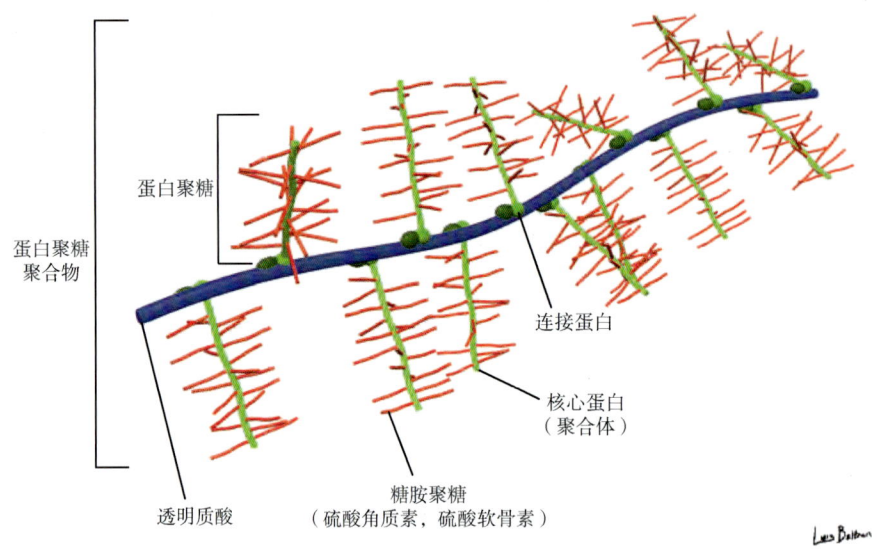

图 3-15　PG 聚合物示意图（聚蛋白聚糖）
注意由透明质酸构成的中央丝和 GAG 构成的侧链

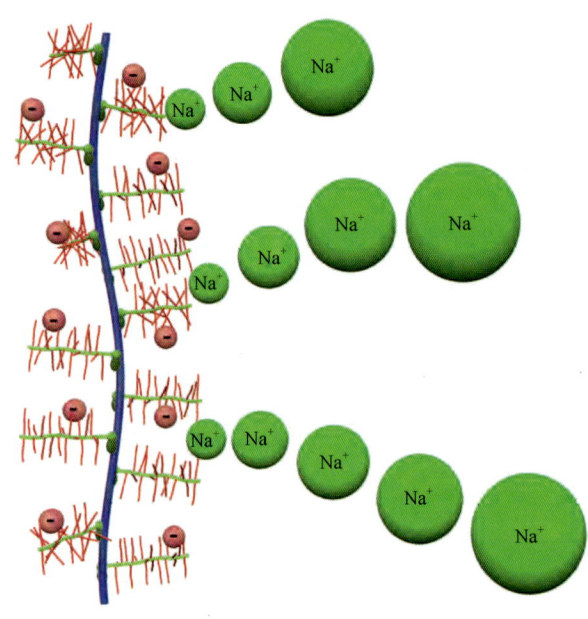

图 3-16　带电 PG 示意图
注意 PG 聚合物的负电荷，吸引带正电荷的离子，如钠离子（Na⁺）

关节透明软骨可分为数层（区域）（图3-17）。由浅至深，位于最表面非常薄的一层称为浅表层（lamina splendens），含水量高，蛋白聚糖含量低，与滑囊液接触，承担大部分关节软骨的拉伸功能。其下为过渡层或中间层，含有丰富的交织成网、随机分布的胶原纤维、较多的水和较少的蛋白聚糖。再下一层是放射层（radial region），含有垂直方向分布的胶原纤维、低水分和高蛋白聚糖含量（图3-18），该区域提供最大的抗压强度。放射层内的软骨细胞呈柱状排列。最下层为钙化的软骨，由所谓的"潮线"（tidemark）与放射层分隔（图3-19），该层与含有毛细血管网的软骨下终板相延续，软骨细胞含量很少。

水是关节软骨最丰富的成分。约10%的水与胶原蛋白和蛋白聚糖链结合，剩余的自由水以凝胶形式存在于基质的孔隙中（图3-20）。无机离子如钠离子、钙离子和钾离子被溶解在水中。带正电荷的离子（如钠离子）被带负电荷的蛋白聚糖吸引，从而实现电中性（图3-16）。当施加压力负荷时，水分子流过软骨（图3-21）。水的运动有助于向软骨细胞输送和分配营养物质，并提供润滑作用。

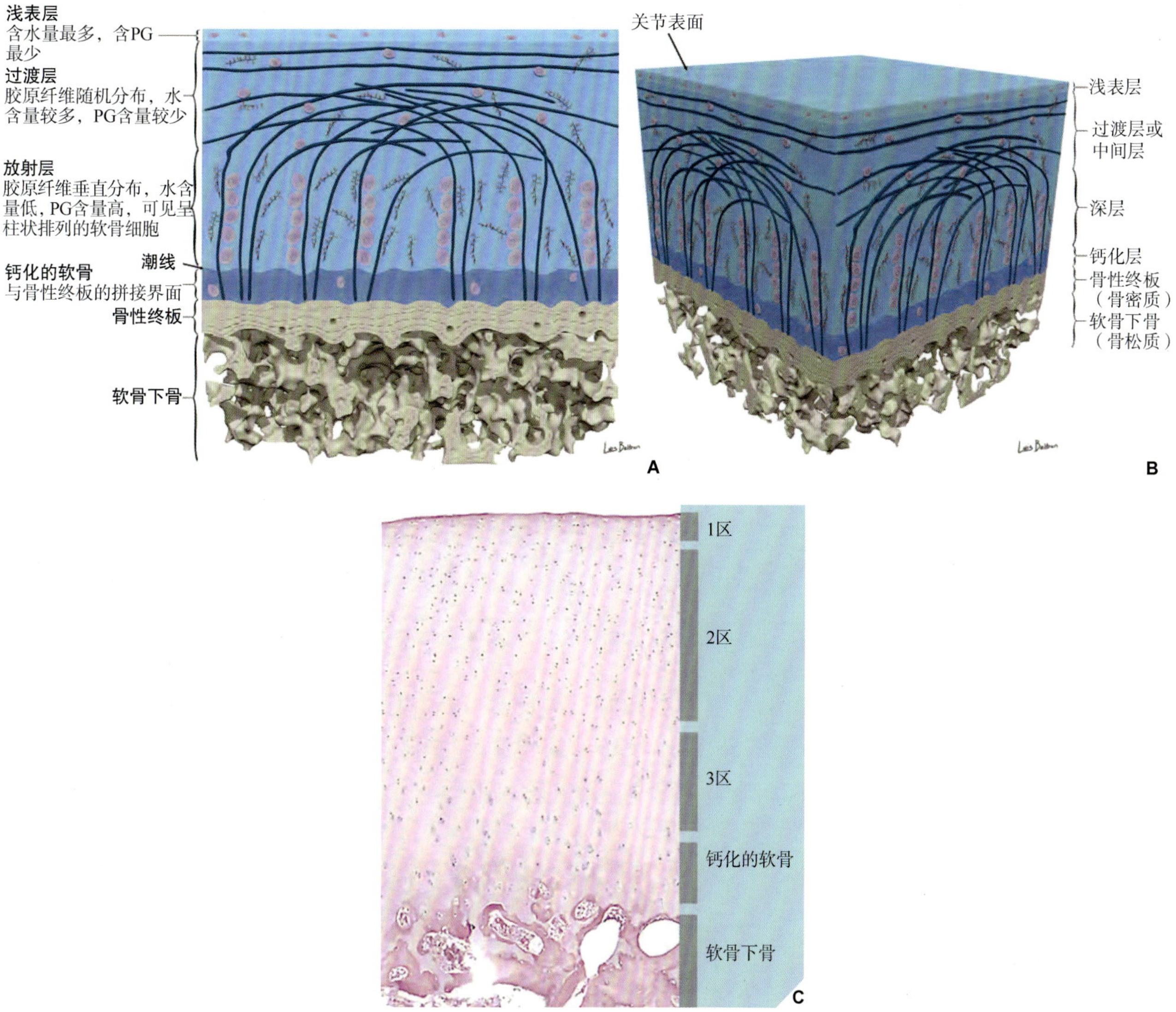

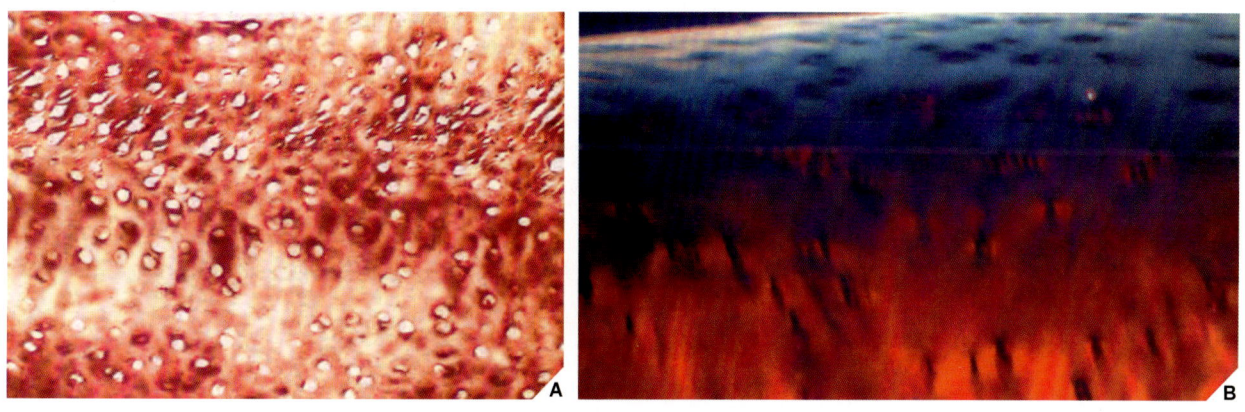

浅表层
含水量最多，含PG
最少

过渡层
胶原纤维随机分布，水
含量较多，PG含量较少

放射层
胶原纤维垂直分布，水含
量低，PG含量高，可见呈
柱状排列的软骨细胞

潮线

钙化的软骨
与骨性终板的拼接界面

骨性终板

软骨下骨

关节表面

浅表层

过渡层或
中间层

深层

钙化层

骨性终板
（骨密质）

软骨下骨
（骨松质）

1区

2区

3区

钙化的软骨

软骨下骨

图3-17　关节软骨组织学示意图

透明关节软骨层的二维（A）和三维（B）示意图，观察胶原纤维从表层到深层的不同排列方向。注意深层PG浓度较高，软骨细胞呈柱状排列分布。描绘不同区域（层）关节软骨的显微图像（C）

图3-18　正常关节软骨的组织学图像（1）

A. 正常关节软骨的显微图像显示PG强染色。B. 使用偏振光和一阶红色补偿滤光片拍摄的关节软骨显微图像显示，软骨表面的纤维呈蓝色，软骨深层的纤维呈红色。两层之间偏振较小。这个观察结果可以表明，在软骨表面纤维呈水平分布，深层呈垂直分布，中间的纤维互相交叉（×10）（经Elsevier允许引自Bullough P. *Orthopaedic pathology*，5th ed. Maryland Heights，MO：Mosby；2009.）

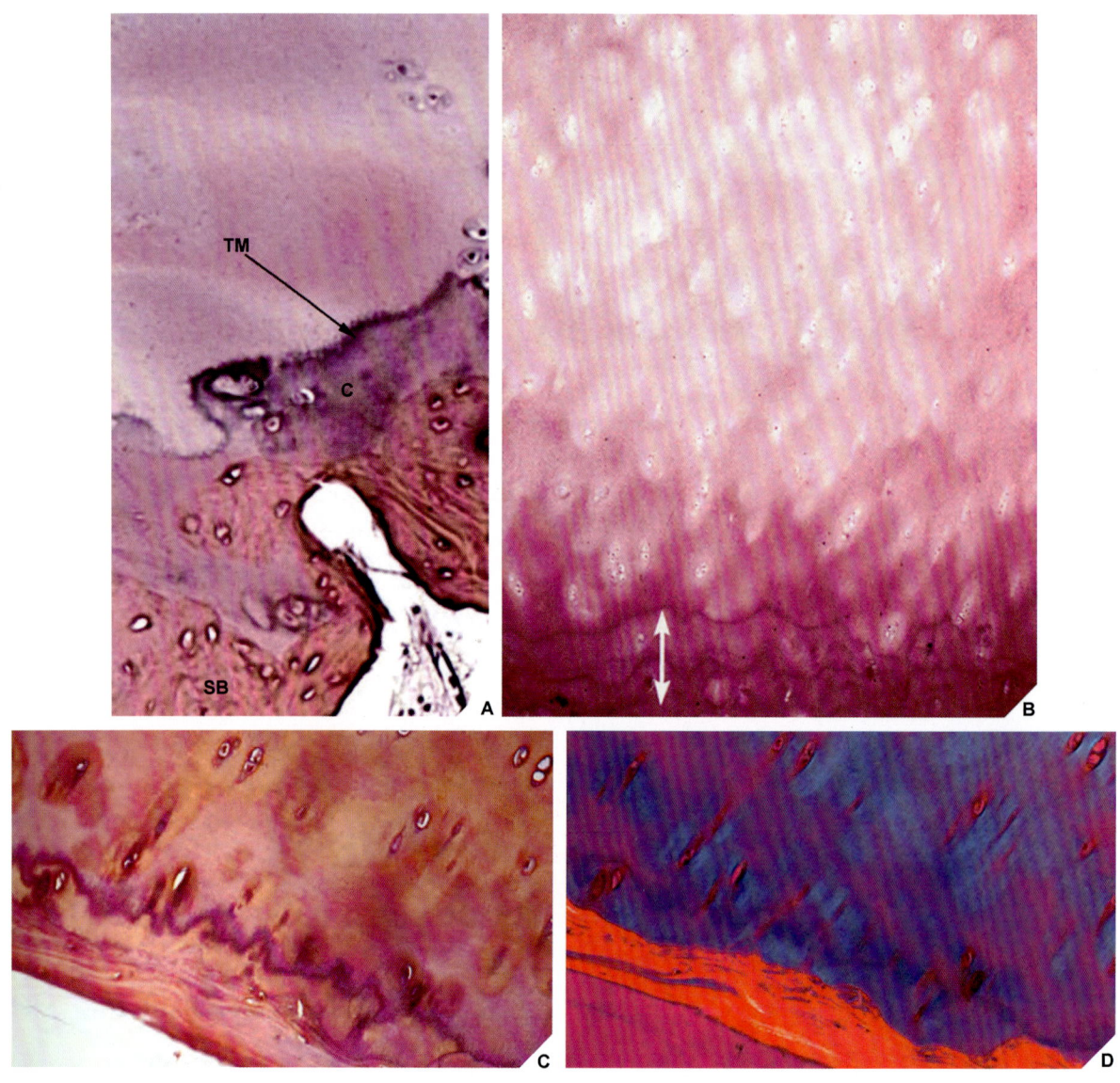

图3-19　正常关节软骨的组织学图像（2）

A. 在这张显微图像上，紧邻软骨下骨（SB）的软骨（C）显示出钙化基质，通过称为潮线（TM）的波浪状界面与软骨的其余部分区分开来。
B. 成熟的关节软骨底部有一个钙化区（双头箭头），软骨的胶原拱廊固定在该钙化区内。由于该区域类似于海滩上的高、低潮线，因此被称为潮线。C. 骨-软骨界面的显微图像显示潮线呈深红色波浪线状结构（HE染色×10）。D. 当使用一阶红色补偿滤光片在偏振光下观察相同的组织学视野时，骨-软骨界面显示得更清晰（HE染色×10，偏振光）（图A、图B经美国病理学会允许引自Klein MJ, Bonar SF, Freemont T, et al, eds. *Atlas of nontumor pathology. Non-neoplastic diseases of bones and joints.* Washington，DC: American Registry of Pathology and Armed Forces Institute of Pathology；2011：38，552，Figs. 1.37 and 7.16.；图C、图D经Elsevier允许引自Bullough P. *O rthopaedic pathology*，5th ed. Maryland Heights，MO：Mosby；2009. ）

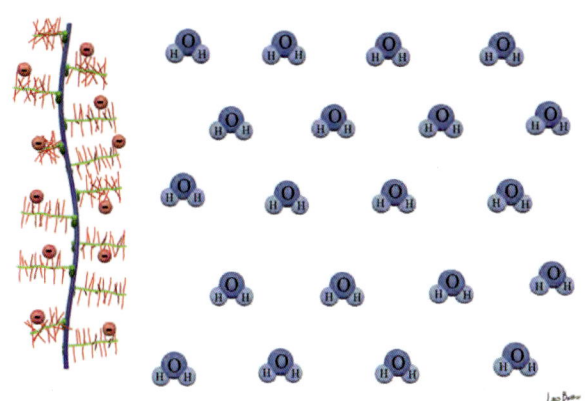

图3-20　水分子动力学示意图（1）

关节软骨中的大部分水以自由水的形式存在。只有约10%的水与PG
聚合物结合

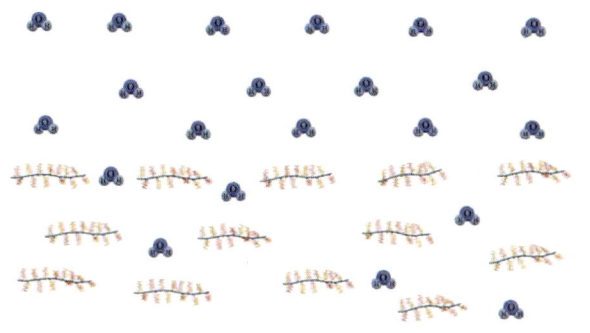

图3-21　水分子动力学示意图（2）

自由水的运动受到PG大分子浓度的限制。在软骨退变的早期阶段，
PG浓度降低，使自由水运动增加

（叶　薇　白荣杰　殷玉明　译）

参 考 文 献

Anderson HC. Mechanism of mineral formation in bone. *Lab Invest* 1989;60:320–330.

Aoki J, Yamamoto I, Hino M, et al. Reactive endosteal bone formation. *Skeletal Radiol* 1987;16:545–551.

Bernard GW, Pease DC. An electron microscopic study of initial intramembranous osteogenesis. *Am J Anat* 1969;125:271–290.

Bullough PG. *Atlas of orthopedic pathology: with clinical and radiologic correlations*, 2nd ed. New York: Gower Medical Publishing; 1992:1.2–1.35.

Canalis E, McCarthy T, Centrella M. Growth factors and the regulation of bone remodeling. *J Clin Invest* 1988;81:277–281.

Chan BY, Gill KG, Rebsamen SL, et al. MR imaging of pediatric bone marrow. *Radiographics* 2016;36:1911–1930.

Cohen NP, Foster RJ, Mow VC. Composition and dynamics of articular cartilage: structure, function, and maintaining healthy state. *J Orthop Sports Phys Ther* 1998;28:203–215.

Huber M, Trattnig S, Lintner F. Anatomy, biochemistry, and physiology of articular cartilage. *Invest Radiol* 2000;35:573–580.

Iannotti JP. Growth plate physiology and pathology. *Orthop Clin North Am* 1990;21:1–17.

Jaffe HL. *Metabolic, degenerative, and inflammatory diseases of bones and joints*. Philadelphia: Lea & Febiger; 1972.

Jaramillo D, Laor T, Hoffer FA, et al. Epiphyseal marrow in infancy: MR imaging. *Radiology* 1991;180:809–812.

Kirkpatrick JA Jr. Bone and joint growth—normal and in disease. *Clin Rheum Dis* 1981;7:671–688.

Klein MJ, Bonar SF, Freemont T, et al, eds. *Atlas of nontumor pathology. Non-neoplastic diseases of bones and joints*. Washington, DC: American Registry of Pathology and Armed Forces Institute of Pathology; 2011:1–53.

Lee WR, Marshall JH, Sissons HA. Calcium accretion and bone formation in dogs. *J Bone Joint Surg Br* 1965;47B:157–180.

Oestreich AE. The acrophysis: a unifying concept for enchondral bone growth and its disorders. *Skeletal Radiol* 2003;32:121–127.

Oestreich AE, Crawford AH. *Atlas of pediatric orthopedic radiology*. Stuttgart: Thieme; 1985:17–18.

Pearle AD, Warren RF, Rodeo SA. Basic science of articular cartilage and osteoarthritis. *Clin Sports Med* 2005;24:1–12.

Poulton TB, Murphy WD, Duerk JL, et al. Bone marrow reconversion in adults who are smokers: MR imaging findings. *Am J Roentgenol* 1993;161:1217–1221.

Raisz LG, Kream BE. Regulation of bone formation. *N Engl J Med* 1983;309:83–89.

Reddi AH, Anderson WA. Collagenous bone matrix-induced endochondral ossification and hemopoiesis. *J Cell Biol* 1976;69:557–572.

Reed MH. Normal and abnormal development. In: Reed MH, ed. *Pediatric skeletal radiology*. Baltimore: Williams & Wilkins; 1992:349–392.

Resnick D, Manolagas SC, Niwayama G. Histogenesis, anatomy, and physiology of bone. In: Resnick D, ed. *Bone and joint imaging*. Philadelphia: WB Saunders; 1989:16–28.

Rubin P. *Dynamic classification of bone dysplasias*. Chicago: Year Book Medical Publishers; 1964:1–23.

Sissons HA. Structure and growth of bones and joints. In: Taveras JM, Ferrucci JT, eds. *Radiology, diagnosis-imaging-intervention*, vol. 5. Philadelphia: JB Lippincott; 1986:1–11.

Sissons HA. The growth of bone. In: *The biochemistry and physiology of bone*, vol. 3, 2nd ed. New York: Academic Press; 1971.

Sophia Fox AJ, Bedi A, Rodeo SA. The basic science of articular cartilage: structure, composition, and function. *Sports Health* 2009;16:461–468.

Vande Berg BC, Lecouvet FE, Galant C, et al. Normal variants and frequent marrow alterations that simulate bone marrow lesions at MR imaging. *Radiol Clin of North Am* 2005;43:761–770.

Vande Berg BC, Malghem J, Lecouvet FE, et al. Magnetic resonance imaging of the normal bone marrow. *Skeletal Radiol* 1998;27:471–483.

Warshawsky H. Embryology and development of the skeletal system. In: Cruess RL, ed. *The musculoskeletal system. Embryology, biochemistry, physiology*. New York: Churchill Livingstone; 1982.

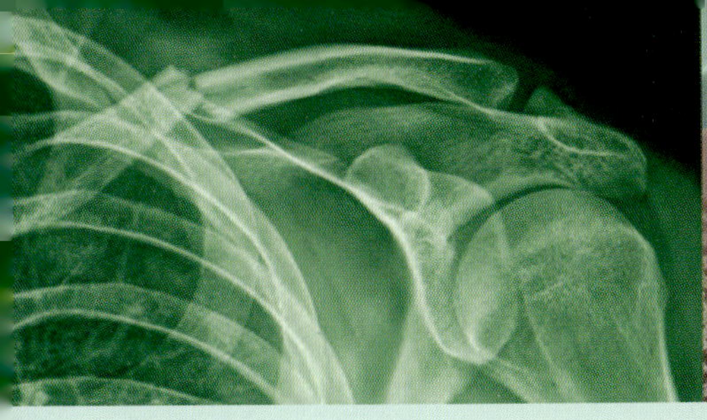

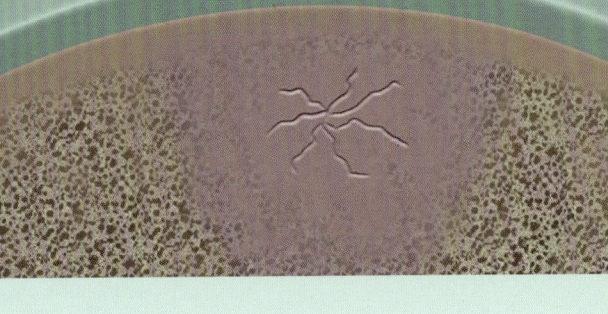

第 2 篇

创　伤

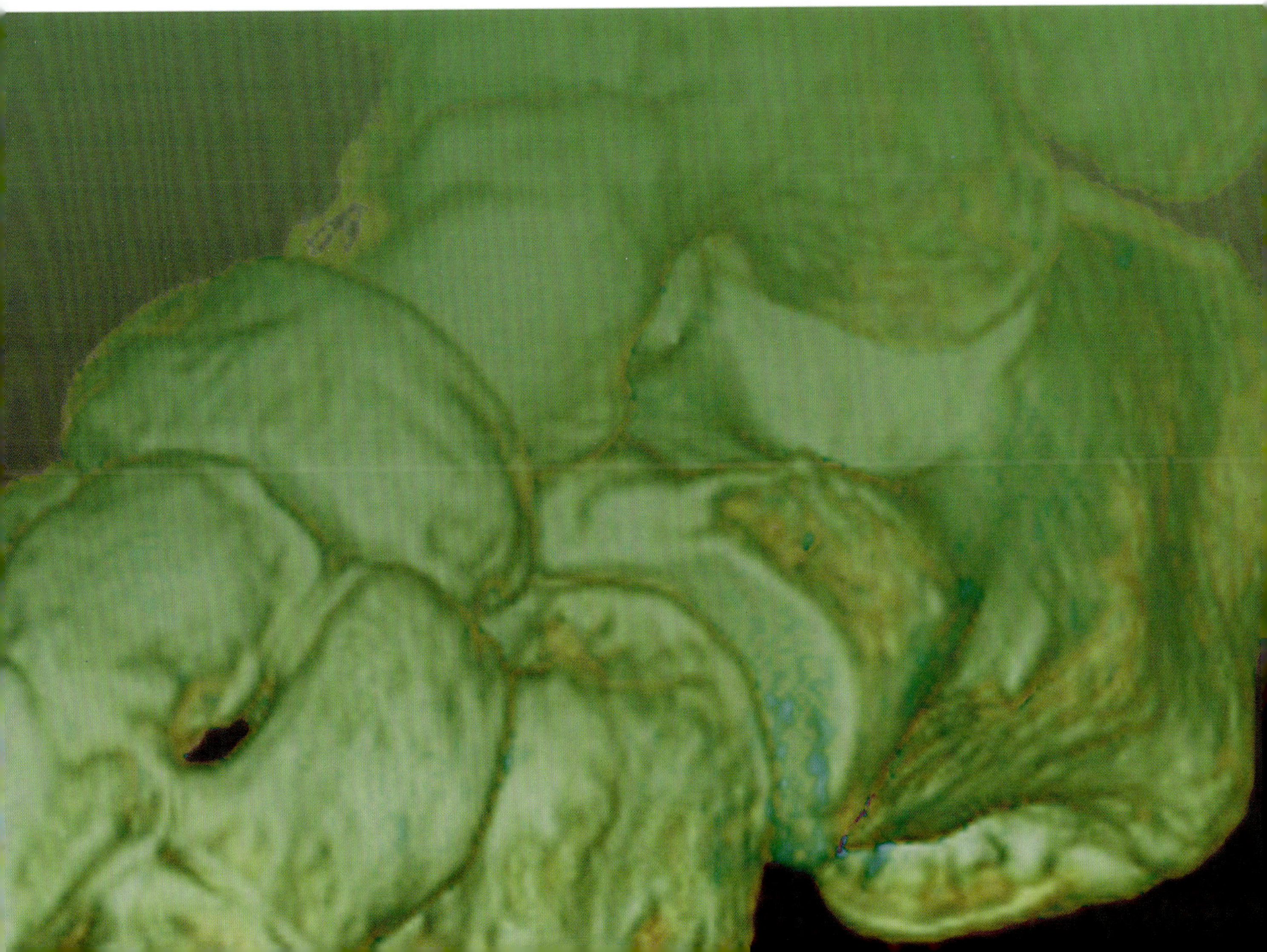

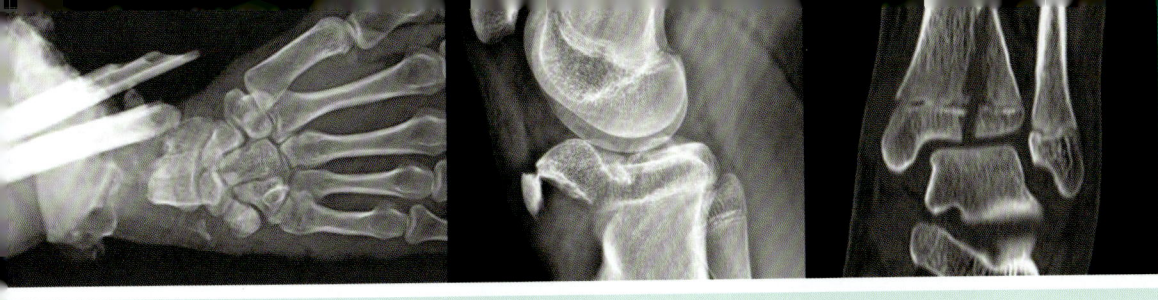

第 4 章

创伤的影像学评价

一、影像学方法

用于肌肉骨骼系统损伤诊断的影像学检查方法如下：

（1）常规 X 线摄影包括常规体位成像（身体不同部位各有不同）、特殊体位成像和应力位成像。

（2）数字 X 线摄影包括数字减影关节造影（DSa）和数字减影血管造影（DSA）。

（3）透视或透视录像。

（4）计算机断层成像（CT）包括三维 CT。

（5）关节造影。

（6）脊髓造影和椎间盘造影。

（7）血管造影（动脉造影和静脉造影）。

（8）闪烁显像（放射性核素骨扫描）包括 SPECT 和 SPECT/CT。

（9）超声（US）。

（10）磁共振成像（MRI）包括磁共振关节造影（MRa）。

（一）常规 X 线摄影与透视检查

大多数情况下，在垂直的两个方向进行 X 线检查就足够了，通常是前后位和侧位（图 4-1、图 4-2）。偶尔需要进行斜位和特殊体位投照，尤其是复杂结构（如骨盆、肘部、腕部及足踝部）的骨折（图 4-3、图 4-4）。应力位投照检查用于评估韧带撕裂及关节稳定性（图 4-5）。

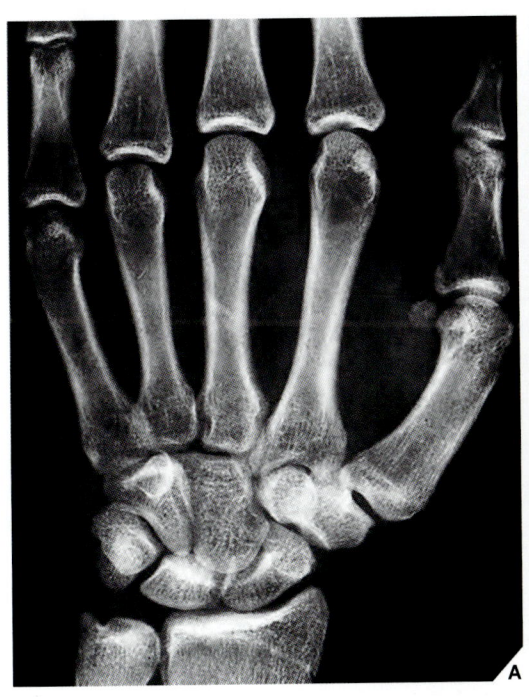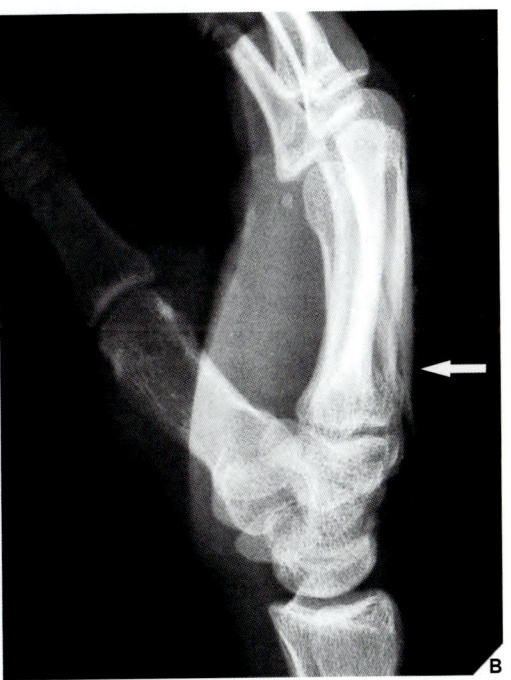

图 4-1　成人掌骨骨折

A. 手部背掌位（前后位）像未显示骨折。B. 侧位像显示第 3 掌骨骨折（箭头）

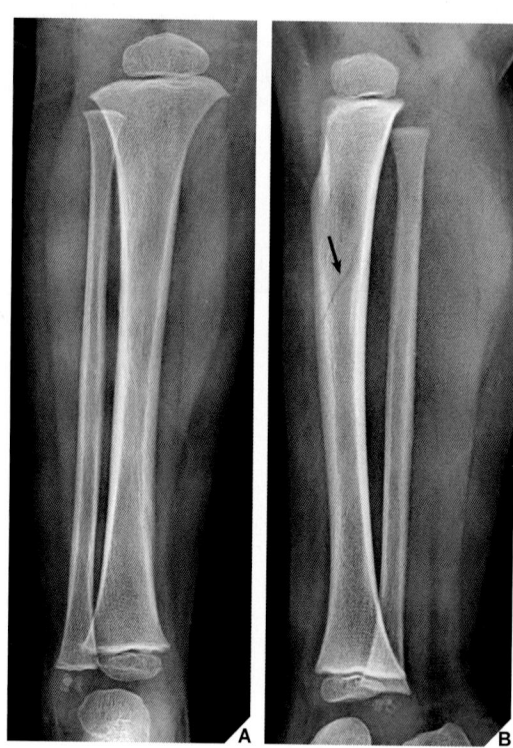

图4-2 小儿胫骨骨折

A. 3岁男孩的小腿前后位X线成像显示正常；B. 侧位像显示胫骨干的斜行骨折（箭头）

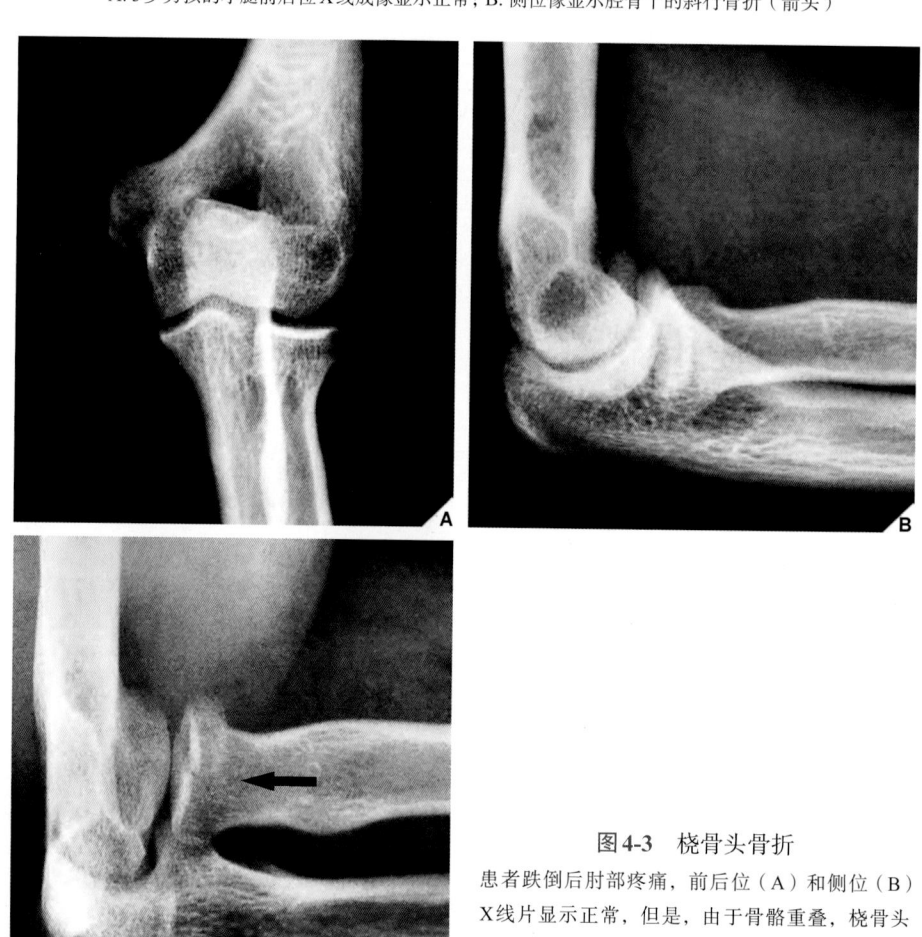

图4-3 桡骨头骨折

患者跌倒后肘部疼痛，前后位（A）和侧位（B）X线片显示正常，但是，由于骨骼重叠，桡骨头和冠突显示欠佳。对肘部进行45°角特殊投照（C）以显示桡骨头和其他因重叠显示不佳的骨结构。桡骨头关节内的细微骨折能够清晰显示（箭头）

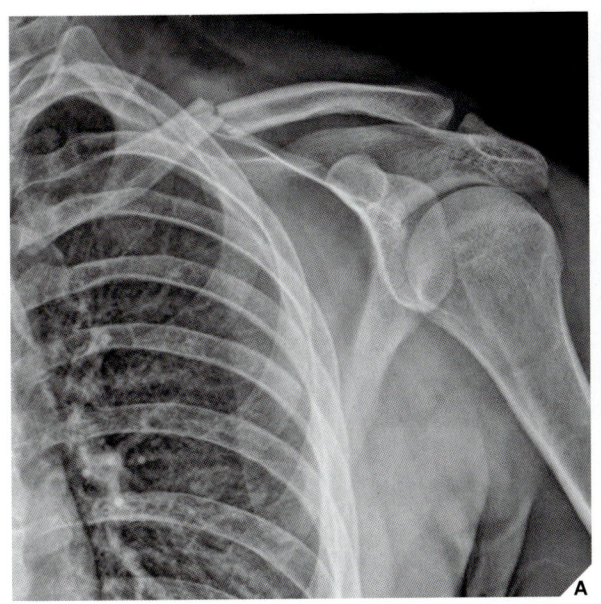
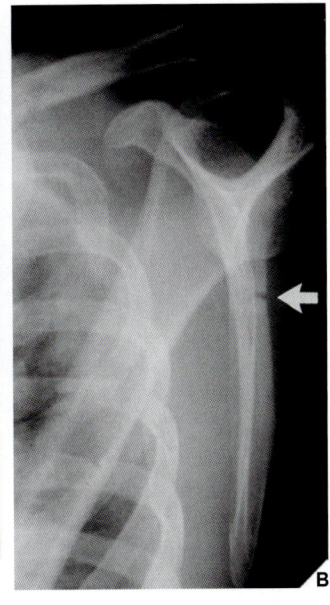

图 4-4　肩胛骨骨折

A. 左肩关节前后位 X 线成像显示锁骨骨折，但肩胛骨损伤显示不佳；B. 肩胛骨特殊的 "Y" 形位投照能够清晰显示骨折（箭头）

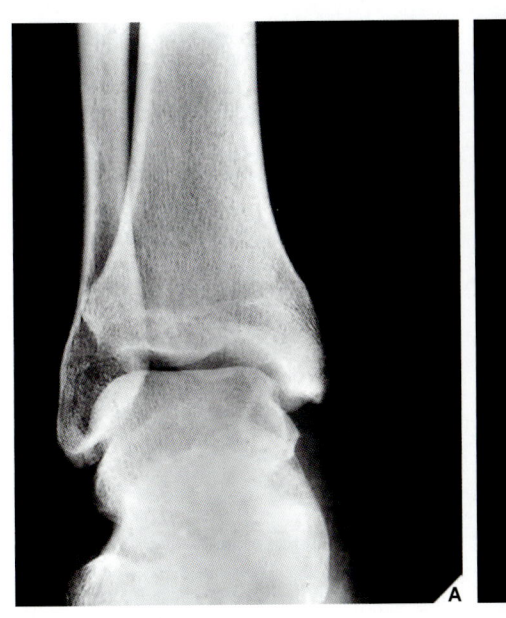
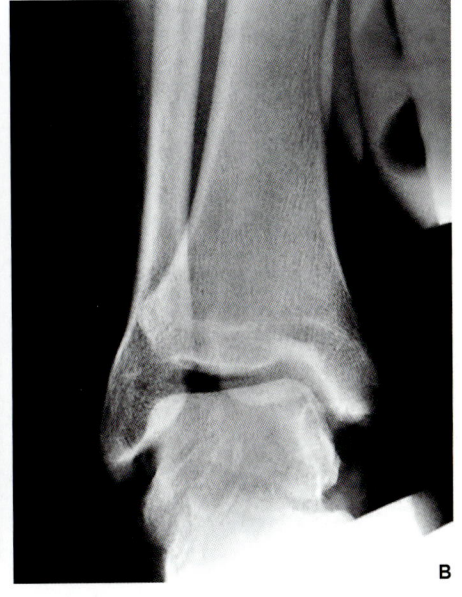

图 4-5　侧副韧带撕裂

踝关节外伤时如果怀疑韧带撕裂，除了常规体位投照，还需要应力位投照。踝关节标准前后位 X 线图像（A）显示韧带撕裂不明显，但同样的体位加以内收（反向）力后（B）显示胫距（踝）关节外侧关节间隙增宽，提示外侧副韧带撕裂

　　X 线透视和摄影检查对关节和骨折断端运动学评估非常有用，对骨折愈合过程的监测也非常有价值。

（二）计算机断层成像

　　复杂部位的骨折，尤其是脊柱、骨盆及肩胛骨，CT 是必要的检查手段，CT 对于接近关节或延伸至关节内的骨折诊断也非常有价值（图 4-6～图 4-8，见图 7-13B、图 7-14B 和图 7-15B）。CT 优于 X 线检查之处是它能够提供极好的对比分辨率，并能精确测量组织衰减系数。应用矢状位、冠状位、多平面位成像（见图 9-26B、C，图 9-27A 和图 9-28A、B）及三维重建图像对疾病进行诊断也是 CT 检查的优势（图 4-9、图 4-10，见图 2-9～图 2-11）。

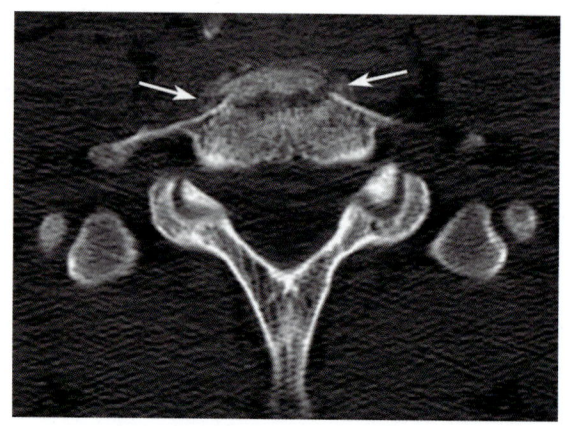

图4-6　椎体骨折CT图像

颈椎常规X线片（此处未展示）对于C₇椎体骨折只能提示而无法给出明确诊断，而CT轴位图像可清晰显示骨折（箭头）

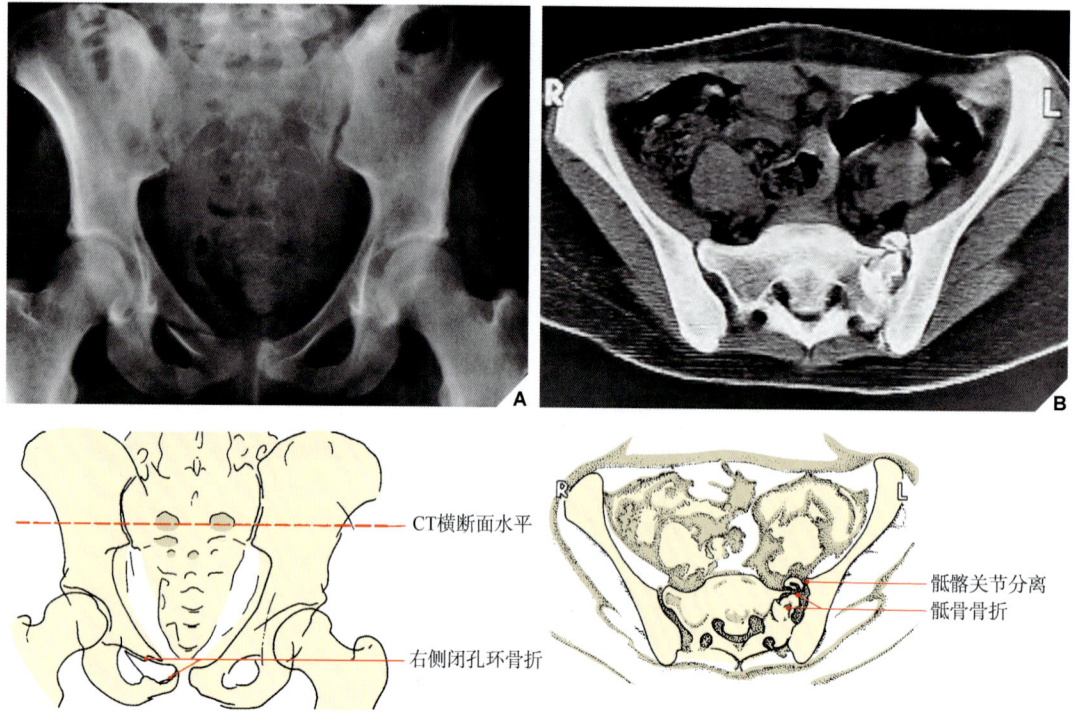

图4-7　骶骨骨折CT图像

A.骨盆标准前后位X线片明确显示右侧闭孔环骨折；B.CT断面图像发现骶骨骨折及左侧骶髂关节分离，这在X线片上并未显示

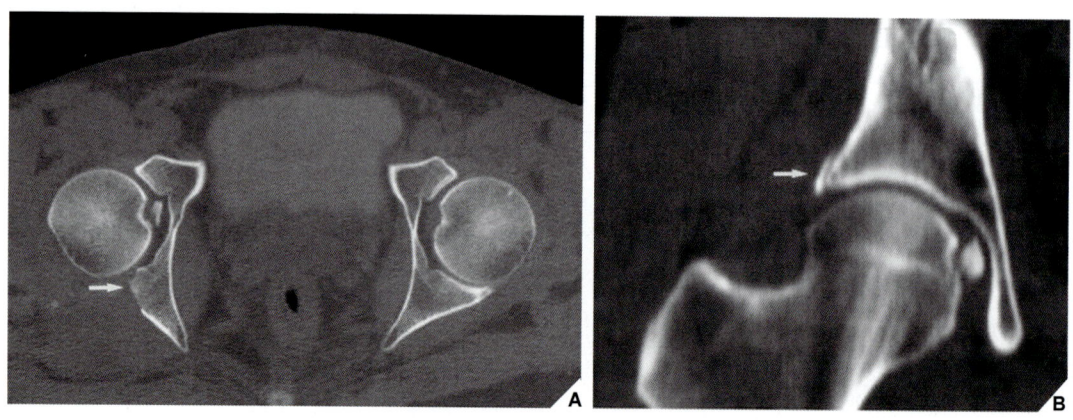

图4-8　髋臼骨折CT图像

CT轴位（A）和冠状位（B）重建图像发现移位至右髋关节的骨折碎片，在常规X线片上并未显示明确异常，箭头所指是右髋臼后柱骨折

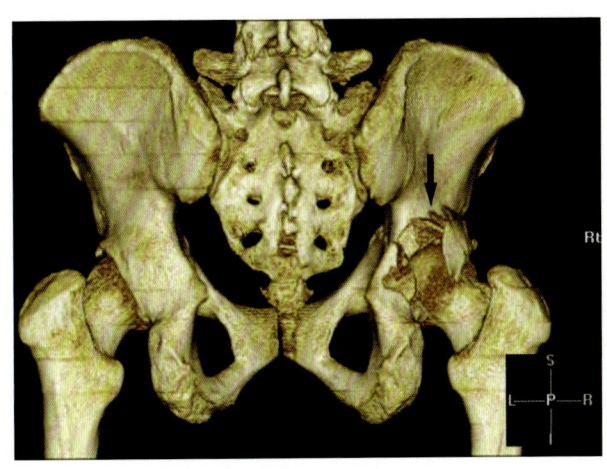

图 4-9　髋臼骨折三维重建 CT 图像

三维重建 CT 图像明确显示左侧髋臼后壁骨折（箭头）

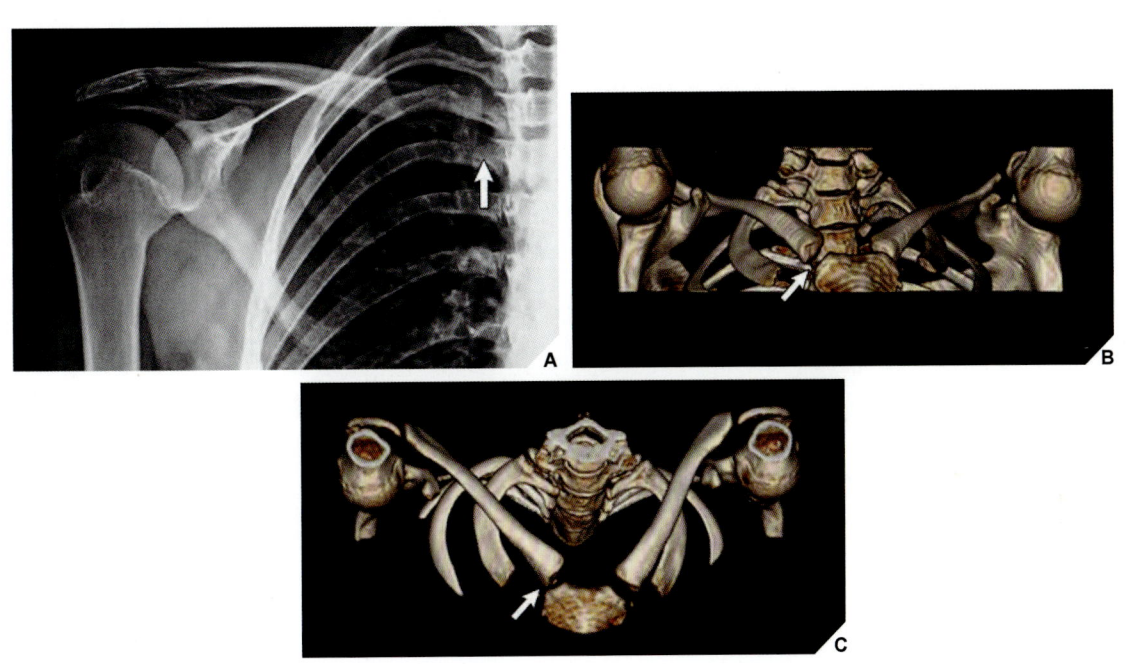

图 4-10　胸锁关节半脱位三维重建 CT 图像

19 岁女性，有前胸壁外伤史，右胸锁关节疼痛。右肩关节前后位（A）X 线片未见异常。胸锁关节显示正常（箭头）。三维重建 CT 图像正面（B）和头尾位（C）（鸟瞰图）可清楚显示右胸锁关节半脱位（箭头）

（三）闪烁显像

放射性核素骨扫描可以检测隐匿性骨折或 X 线片上无法显示的微小骨折（图 4-11）。这种检查方法还可以区分胫骨应力性骨折和疲劳性胫骨痛。闪烁显像有时也有助于区分非感染性骨折和感染性骨折。当有骨髓炎时，用枸橼酸镓（^{67}Ga）和铟（^{111}In）标记的白细胞进行骨扫描，示踪剂摄取明显提高。^{67}Ga 在正常愈合的骨折部位也是高摄取，但其摄取量明显低于锝（^{99m}Tc）标记的骨扫描。

推荐联合应用 ^{67}Ga 和 ^{99m}Tc 标记的亚甲基二膦酸盐（MDP），利用 ^{67}Ga 和 ^{99m}Tc 摄取比值来判定骨折区是否存在感染。感染性骨折时 ^{67}Ga 与 ^{99m}Tc-MDP 摄取比值高于未感染的骨折。

（四）超声成像

超声作为一种诊断工具，在创伤性疾病方面的应用有限，偶尔用于评估肩袖撕裂，更常用于超声引导的介入治疗（参见第 2 章）。

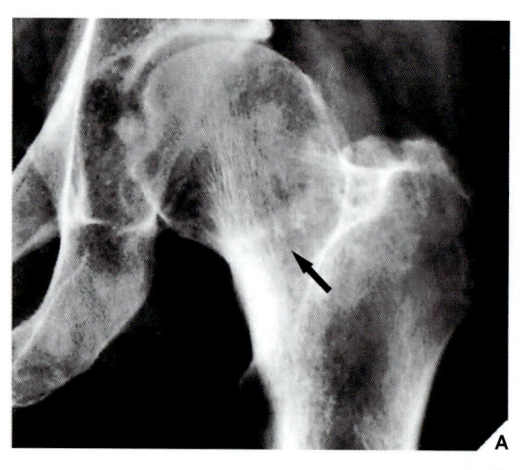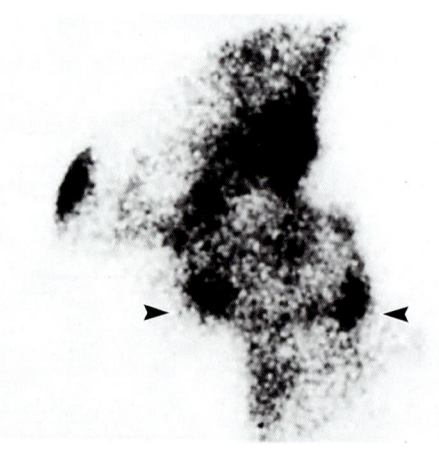

图 4-11　股骨颈骨折闪烁显像

A. 左髋关节前后位像显示股骨颈骨质密度增高带（箭头），提示股骨颈骨折。B. 注射 15mCi（555MBq）^{99m}Tc 标记的 MDP 后进行骨扫描，显示股骨颈核素摄取增加（无尾箭头），从而进一步明确诊断

（五）关节造影

关节造影在大多数情况下已被 MRI 及 MRa 检查所取代，偶尔仍用于评估关节软骨、半月板、关节囊及肌腱、韧带的损伤。虽然几乎每个关节都可以注入造影剂，但此方法最常用于膝关节（图 4-12）、肩关节（图 4-13）、腕关节（见图 7-97、图 7-98）、踝关节（见图 10-94C）及肘关节（见图 6-15）。

（六）脊髓造影和椎间盘造影

单独或联合 CT 扫描的脊髓造影被用来评估某些脊髓的外伤情况（图 4-14A）。当怀疑椎间盘异常而脊髓造影检查不能明确诊断时，进行椎间盘造影也许能提供一些信息，有助于对患者进行进一步的治疗（图 4-14B）。

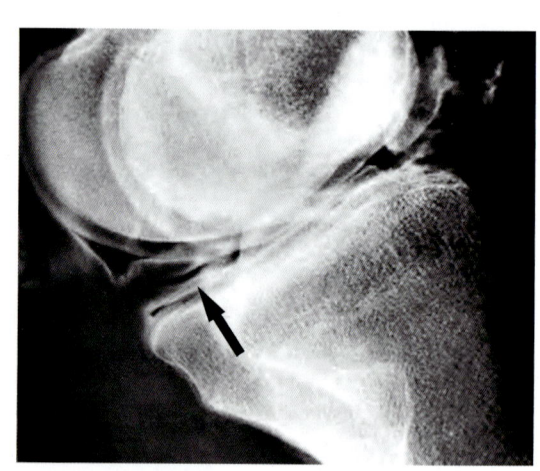

图 4-12　内侧半月板撕裂的关节造影图像

膝关节双对比关节造影检查显示内侧半月板后角水平撕裂（箭头）

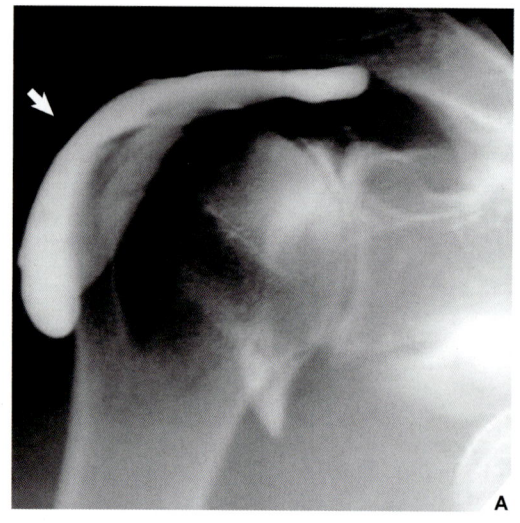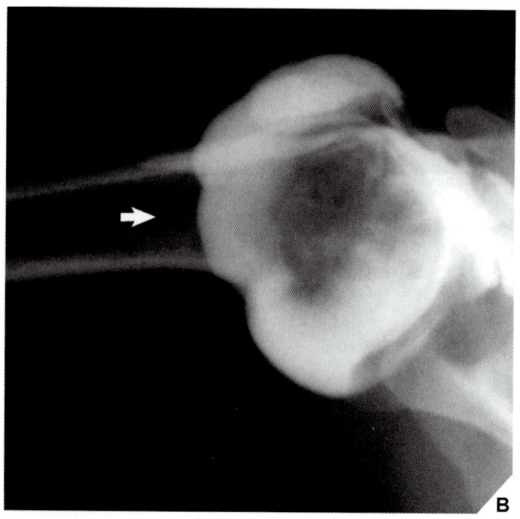

图 4-13　肩袖撕裂图像

右肩关节注射造影剂后的前后位（A）和腋位（B）X 线片显示造影剂进入肩峰下 - 三角肌下滑囊内（箭头），诊断冈上肌腱全层厚撕裂

（七）血管造影

怀疑伴发血管系统损伤时，可以选择血管造影（图4-15）。数字减影血管造影（DSA）比较好，因为能去除叠加的骨组织，从而清晰地显示血管结构（见图2-3）。

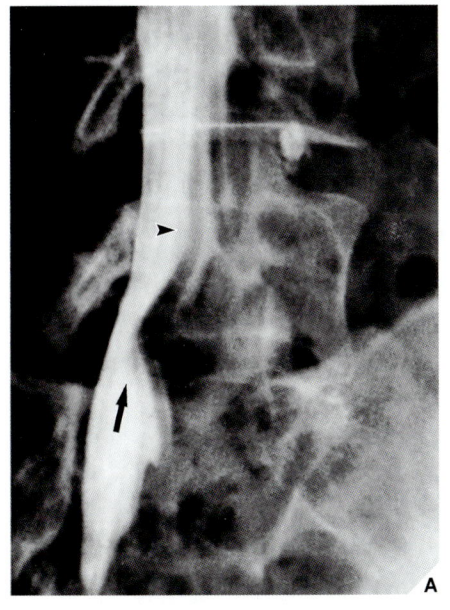

图 4-14A　腰椎间盘突出的脊髓造影

患者提重物致腰扭伤。蛛网膜下腔注入泛影葡胺后行腰骶椎斜位投照显示，$L_5 \sim S_1$椎间盘层面（箭头）髓腔外压性充盈缺损，这是椎间盘突出的特征表现，注意神经根移位、明显肿胀（无尾箭头）

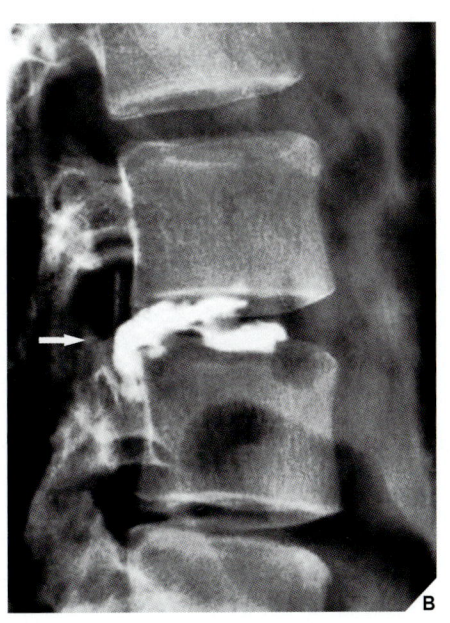

图 4-14B　纤维环撕裂和椎间盘突出的椎间盘造影

脊髓穿刺针置于髓核中心并注入几毫升泛影葡胺。造影剂漏入硬膜外间隙（箭头），提示纤维环撕裂，椎间盘向后突出

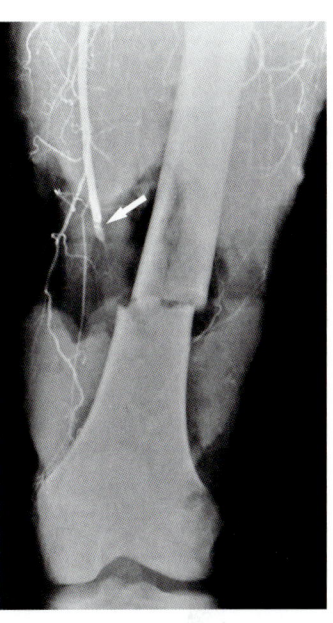

图 4-15　股动脉撕裂的血管造影

为排除股骨骨折造成的血管损伤进行了股动脉造影检查。股骨下段横行骨折造成股浅动脉截断（箭头）

（八）磁共振成像

MRI检查对于评估骨、软骨及软组织损伤起重要作用。MRI对膝关节损伤，特别是半月板和韧带损伤的诊断有较高的阴性预测值。MRI可做术前筛查，避免不必要的关节镜检查。MRI可能是唯一能够显示所谓骨挫伤（见图2-53、图2-54）的检查手段。对于骨髓出血、水肿及骨小梁损伤共同造成的创伤后骨髓改变，半月板损伤如桶柄样撕裂、游离缘撕裂、周边分离等，MRI检查均可以明确诊断。其他各种结构，如关节软骨的细微异常和创伤后关节积液也能够清晰显示（图4-16、图4-17）。膝关节内外侧副韧带、前后交叉韧带及关节周围肌腱在MRI上同样能被很好地显示，上述结构异常也能够被精确诊断（见图9-12、图9-13）。多数情况下肩关节撞击综合征及完全性或不完全性肩袖撕裂都能被很好地诊断（图4-18）。MRI很容易诊断肌腱外伤（如肱

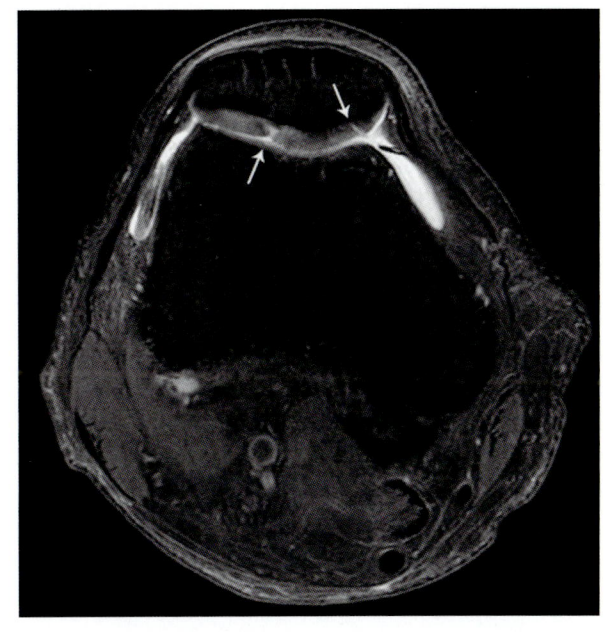

图 4-16　软骨缺损的MRI表现

膝关节轴位质子密度加权压脂序列MRI显示右侧髌骨关节软骨的轻微缺损（箭头）

二头肌肌腱断裂）、创伤性关节积液和血肿。MRI同样能够较好地诊断软骨盂唇撕裂。MRI检查能发现不同部位的骨坏死，尤其是早期改变，而其他检查手段，如常规X线检查甚至放射性核素骨扫描可能均显示为阴性。MRI可诊断足和踝的肌腱断裂及距骨外伤后骨坏死。在腕关节和手的疾病诊断方面，MRI被成功应用于舟状骨外伤后坏死和Kienböck病的早期诊断。对于三角纤维软骨

复合体的异常，虽然关节造影检查，特别是结合数字成像和CT是有效的检查方法，但MRI是当仁不让的首选检查方法。MRI的最大用途是对脊柱外伤，脊髓、硬膜囊、神经根疾病及椎间盘突出给出诊断评价（见图11-105～图11-107）。MRI对脊柱韧带损伤也很有帮助。MRI矢状位成像对明确脊椎骨碎片与脊髓的关系非常有帮助，尤其是颈段、胸段的脊髓损伤。

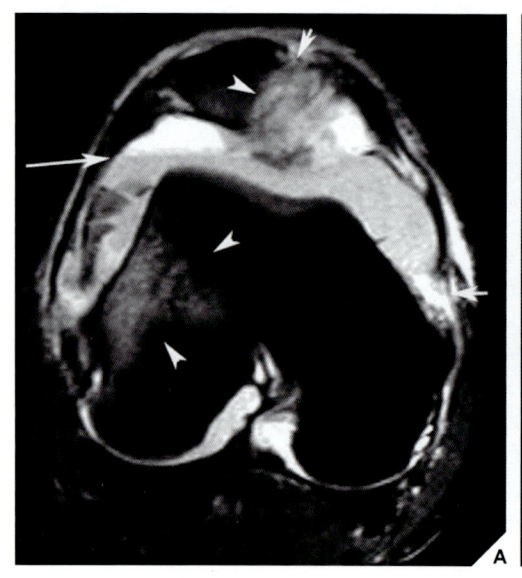
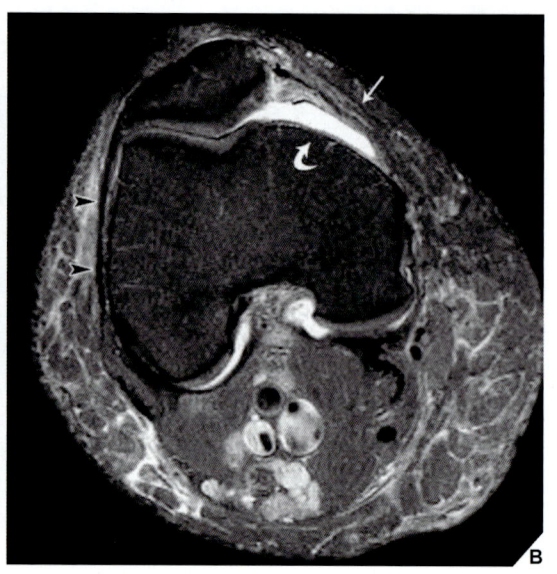

图4-17　关节积液和髌骨支持带撕裂的MRI表现

A. 年轻男性，膝关节扭伤。MRI轴位短时反转恢复（STIR）序列图像显示关节积血并可见液液平（长箭头），股骨外侧髁骨挫伤（无尾箭头），髌骨内侧面骨软骨骨折（无尾箭头），内侧髌股韧带（髌内侧支持带的一部分）的髌骨和股骨附着端撕裂（短箭头）。B. 33岁女性，因滑雪事故致右膝关节损伤。磁共振轴位质子密度加权压脂图像显示髌内侧支持带撕裂（箭头），外侧支持带完好（无尾箭头）。弯箭头所指为外伤后关节积液

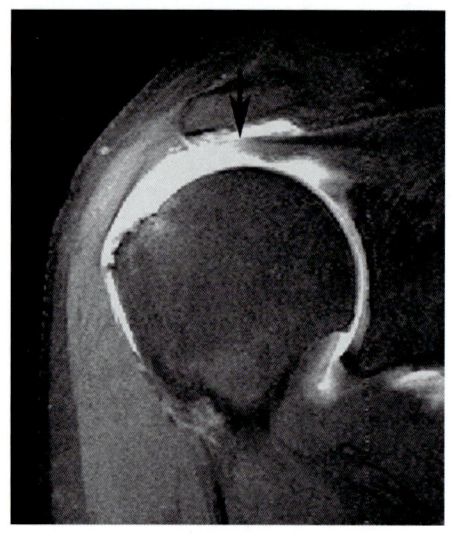

图4-18　肩袖撕裂的MR关节造影

56岁男性，右肩痛。MR关节造影斜冠状位T₁加权脂肪抑制序列图像显示肩袖全层厚撕裂。冈上肌腱向内侧回缩（箭头），肩峰下间隙无肌腱组织

二、骨折和脱位

骨折和脱位是放射科医师最常见的外伤。根据定义，骨折指骨皮质连续性的完全中断（图4-19）。若仅有一些骨小梁完全断裂，其他骨小梁弯曲或仍保持完好，则为不完全骨折（图4-20、图4-21）。脱位是关节的完全分离，即关节面完全分开（图4-22），而半脱位是关节的轻微分离，即关节面部分分开（图4-23）。这些损伤的正确影像学诊断对骨科医生治疗帮助很大。

诊断创伤时，放射科医生有两个主要任务：

（1）诊断和评价骨折或脱位的类型。

（2）监测治疗情况并寻找可能出现的并发症。

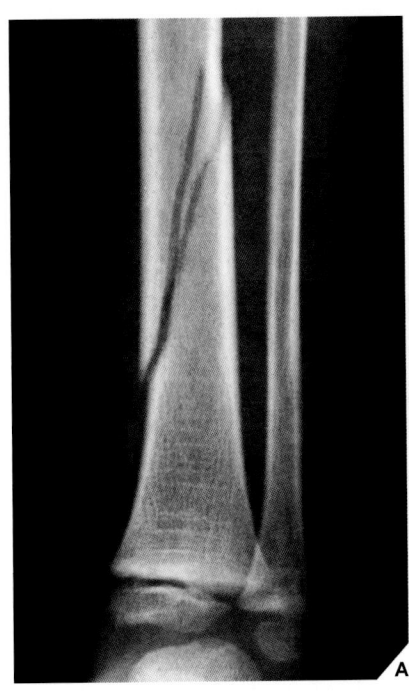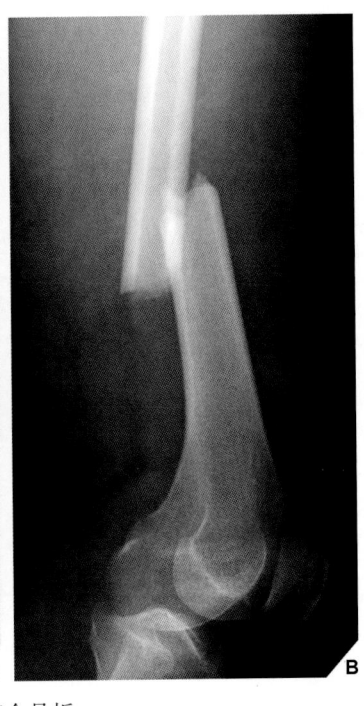

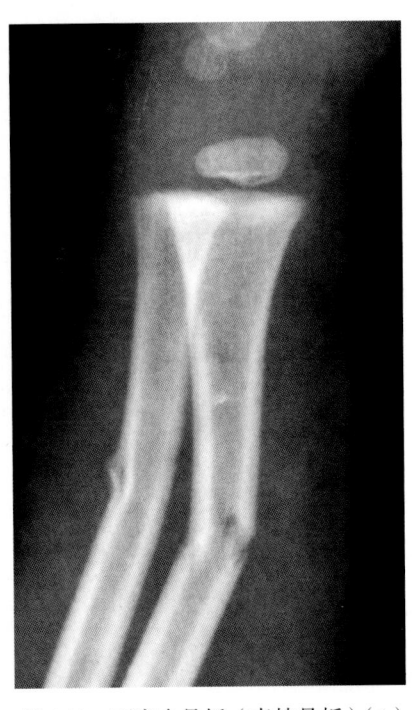

图 4-19 完全骨折

A. 11 岁男孩，胫骨骨皮质连续性中断，骨折断端间见窄的间隙；B. 一成人患者股骨完全骨折

图 4-20 不完全骨折（青枝骨折）（1）

尺骨弯曲，仅在尺骨干后方的骨皮质见到骨折线。桡骨骨折处仍有一些骨小梁保持完整

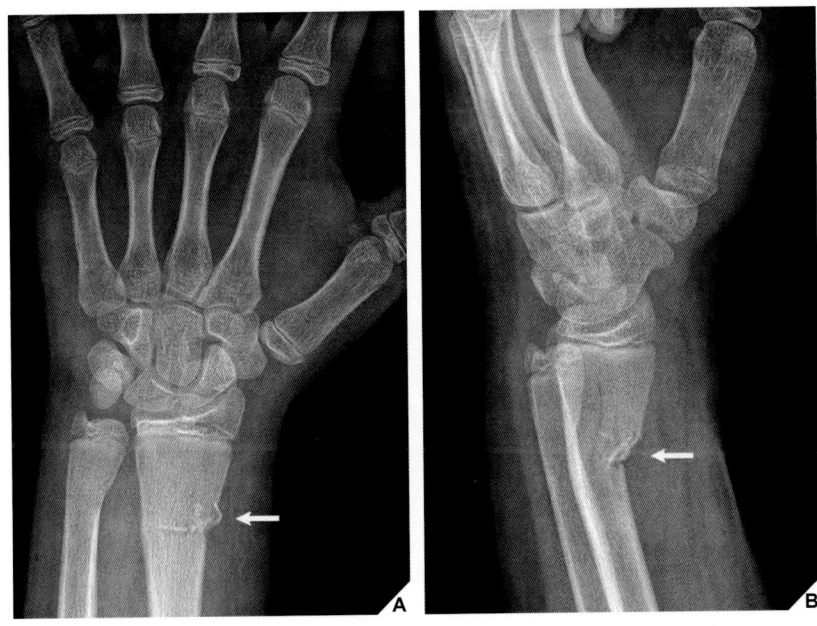

图 4-21 不完全骨折（青枝骨折）（2）

12 岁男孩，腕关节前后位（A）和侧位（B）X 线片显示，骨折线仅在桡骨干远端前外侧骨皮质延伸（箭头）

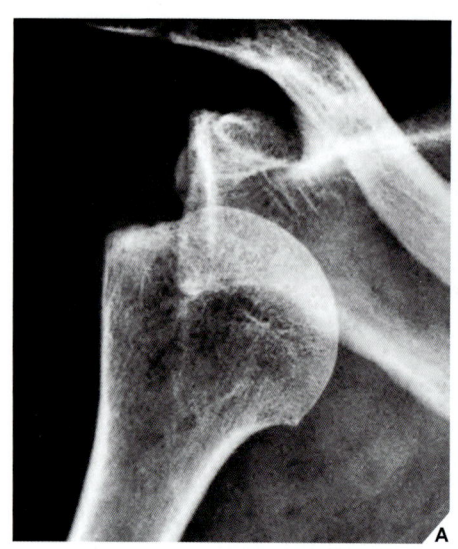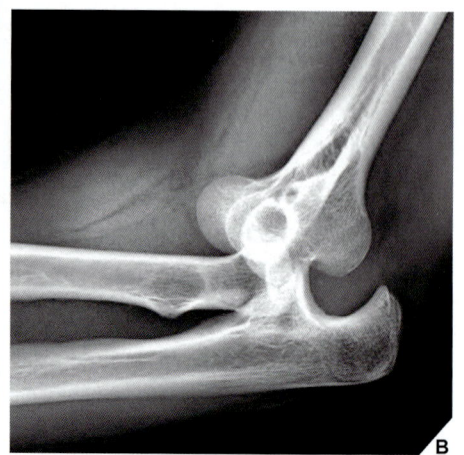

图4-22 脱位

A. 典型的肱骨头前脱位，肱骨关节面和肩胛骨关节盂的关节面分离；B. 典型的肘关节后脱位

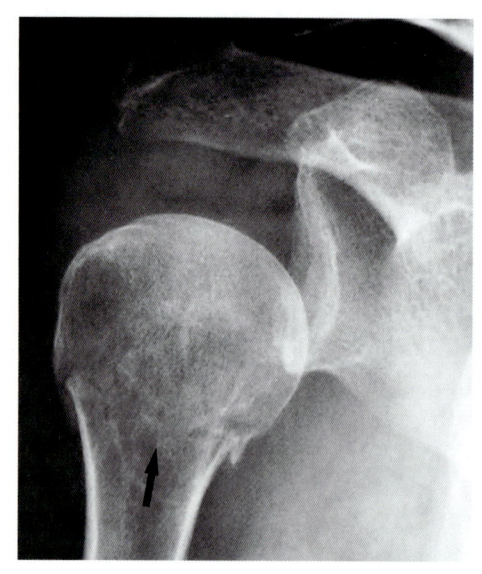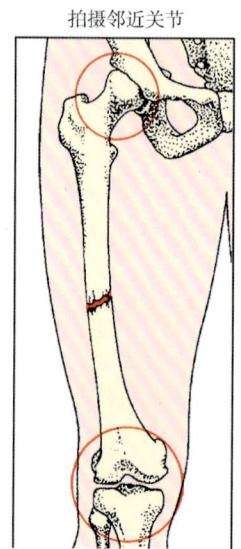

拍摄邻近关节

图4-23 半脱位

肱骨头和关节盂对位异常，但关节面间仍有接触，伴有肱骨外科颈骨折（箭头）

图4-24 邻近关节

怀疑股骨干骨折的X线片需包括同侧髋关节和膝关节（红圈）

（一）诊断

诊断骨创伤的重要放射学原则是，至少在两个方位上对受损骨骼进行投照检查，每个方位的检查要包括受损骨骼邻近的两个关节（图4-24），这样可以避免漏诊伴发骨折、半脱位和（或）原发损伤远端的脱位。对于儿童患者，常需要同时拍摄健侧肢体作为对照。

1. 骨折的影像学评估 骨折的完整影像学评估应包括以下内容：①骨折的部位及范围（图4-25）；②骨折类型，不完全性骨折（主要发生在儿童）或完全性骨折（图4-26）；③骨折断端对位情况：断端成角、移位、旋转、短缩或分离（图4-27）；④骨折线和骨长轴的关系（图4-28）；⑤特殊类型的骨折，如嵌插骨折、凹陷性骨折、压缩性骨折（图4-29）；⑥伴发异常情况，如骨折伴脱位或分离（图4-30）；⑦特殊类型骨折可能继发于受力异常或骨的病理性因素（图4-31）。开放性（或复合性）骨折（骨折处有开放的伤口与外界环境相通）（图4-32～图4-34）与闭合性（或单纯性）骨折（皮肤表面无开放的伤口）的区别应该通过临床诊断而不是影像学检查确定。

骨折部位与范围

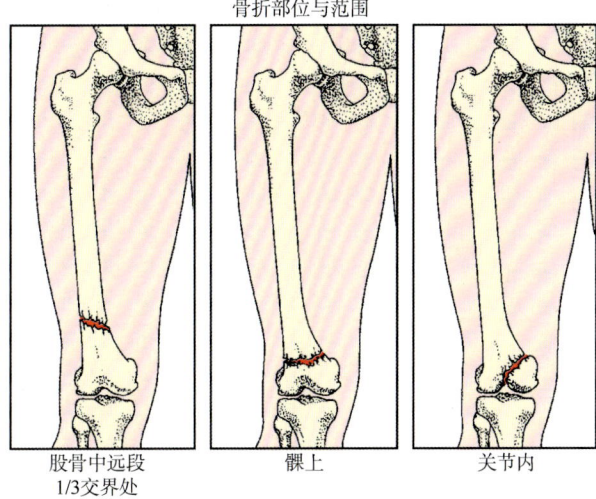

股骨中远段　　　髁上　　　　关节内
1/3交界处

图 4-25　骨折部位和范围

X线片评估骨折的要点：解剖学位置和范围

骨折类型

不完全性骨折（主要见于儿童）　　　　　　　　　　完全性骨折

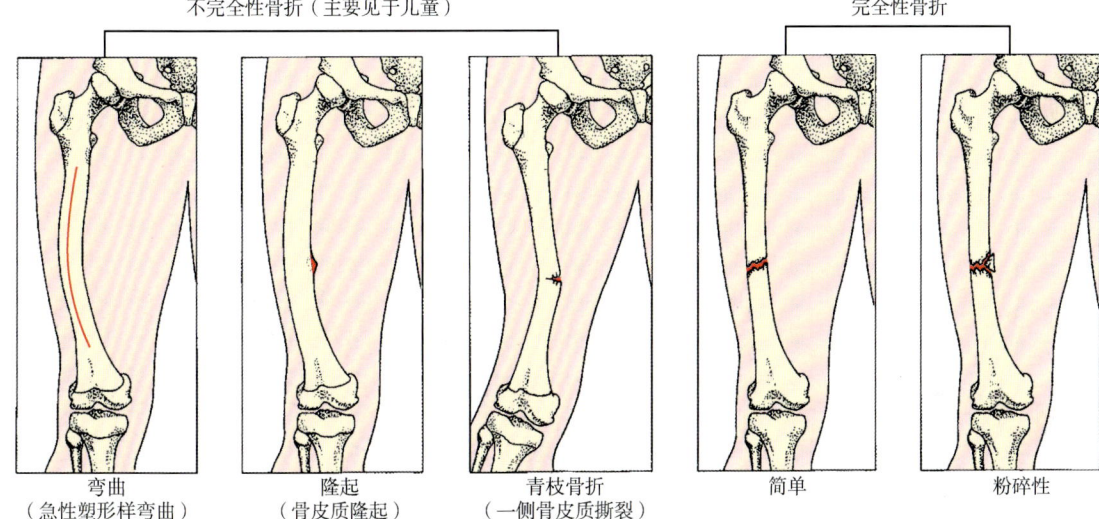

弯曲　　　　　　隆起　　　　　青枝骨折　　　　简单　　　　粉碎性
（急性塑形样弯曲）　（骨皮质隆起）　（一侧骨皮质撕裂）

图 4-26　不完全性骨折和完全性骨折

骨折的放射学评价要点：骨折类型——不完全性骨折或完全性骨折

骨折断端对位、对线

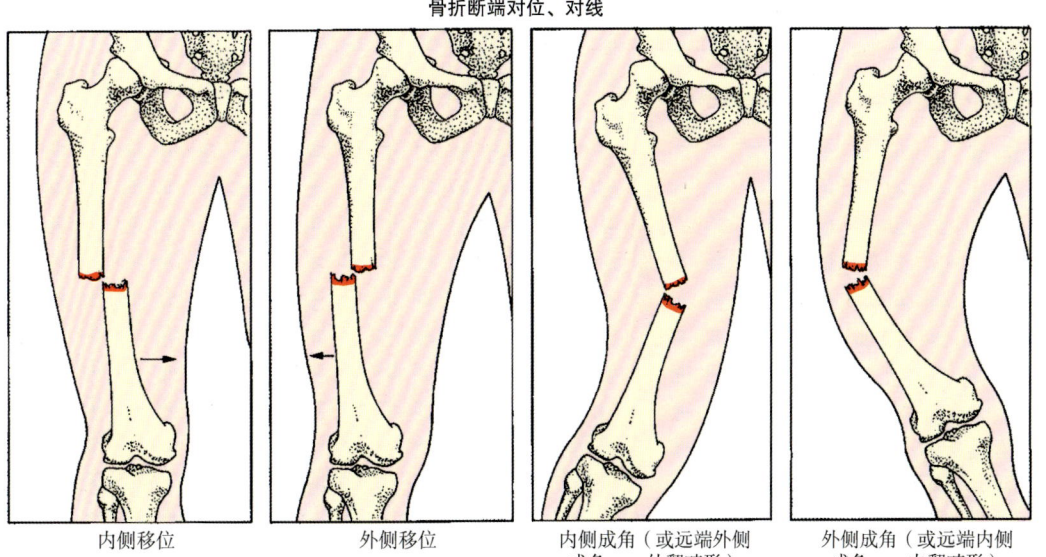

内侧移位　　　　外侧移位　　　内侧成角（或远端外侧　　外侧成角（或远端内侧
　　　　　　　　　　　　　　　成角——外翻畸形）　　成角——内翻畸形）

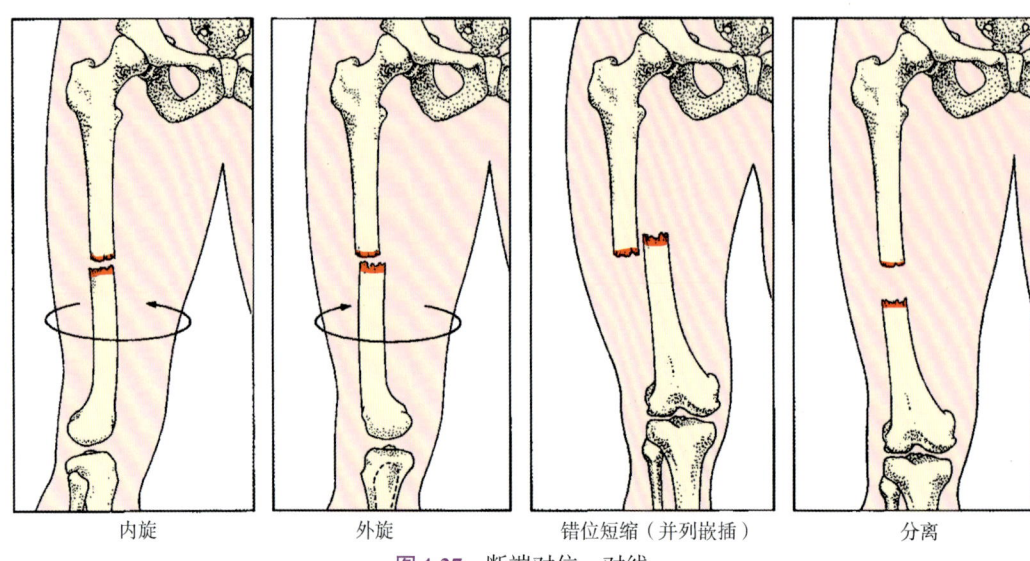

内旋　　　　　　　外旋　　　　　　错位短缩（并列嵌插）　　　　　分离

图 4-27　断端对位、对线

骨折的放射学评价要点：断端对位、对线

骨折线方向

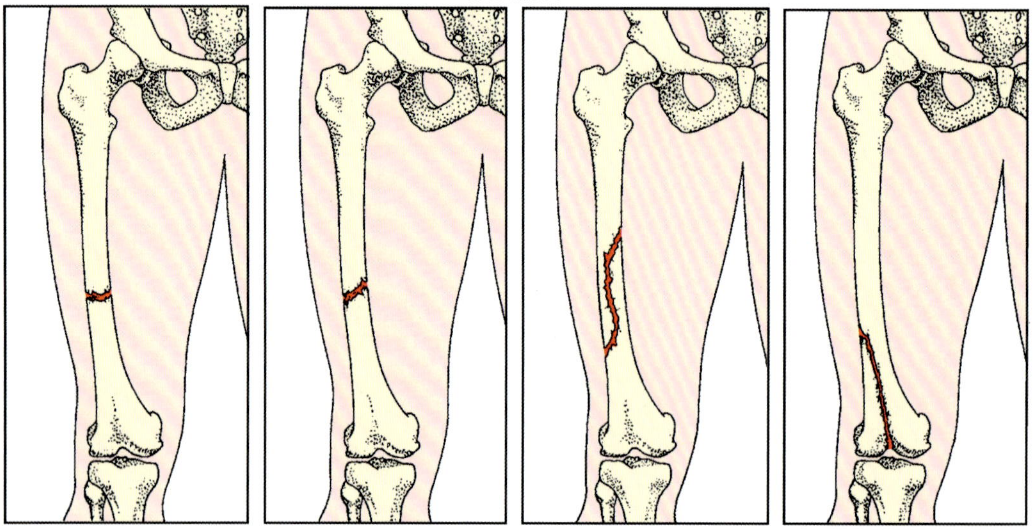

横行　　　　　　　斜行　　　　　　　螺旋样　　　　　　　纵行

图 4-28　骨折线方向

骨折的放射学评价要点：骨折线方向

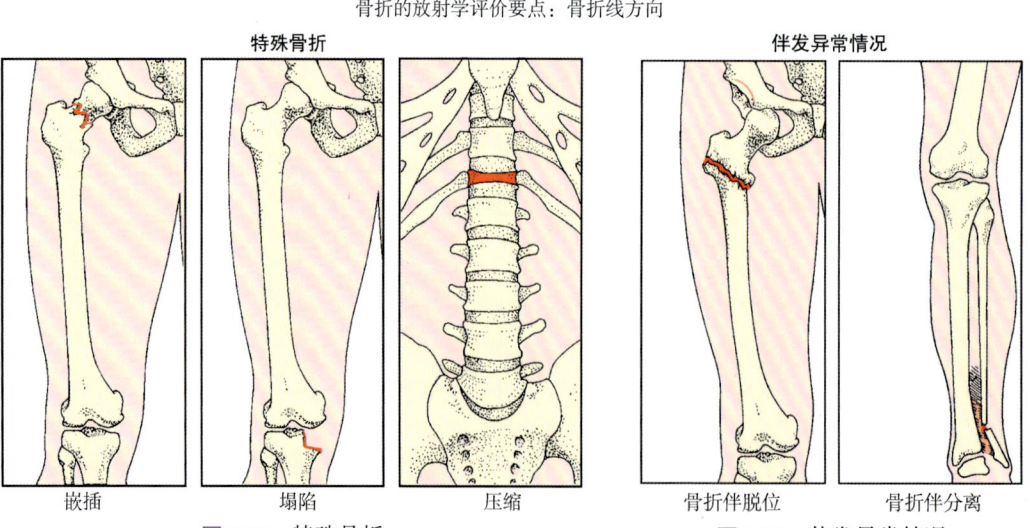

特殊骨折　　　　　　　　　　　　　　　　　　　　**伴发异常情况**

嵌插　　　　　塌陷　　　　　压缩　　　　　　　骨折伴脱位　　　骨折伴分离

图 4-29　特殊骨折　　　　　　　　　　　　**图 4-30　伴发异常情况**

骨折的放射学评价要点：特殊骨折　　　　　　　　骨折的放射学评价要点：伴发异常情况

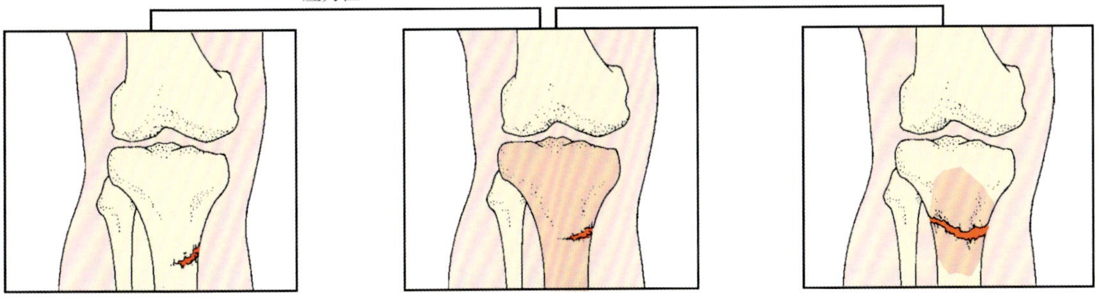

特殊类型骨折

应力性　　　　　　　　　病理性

疲劳性骨折
（正常骨质伴异常受力，如慢跑）

机能不全性骨折
（异常骨质，如骨质疏松；
受到正常力作用，如散步）

继发于已存在的异常病
理情况（通常为骨肿瘤）

图4-31　特殊类型的骨折

骨折的放射学评价要点：特殊类型的骨折

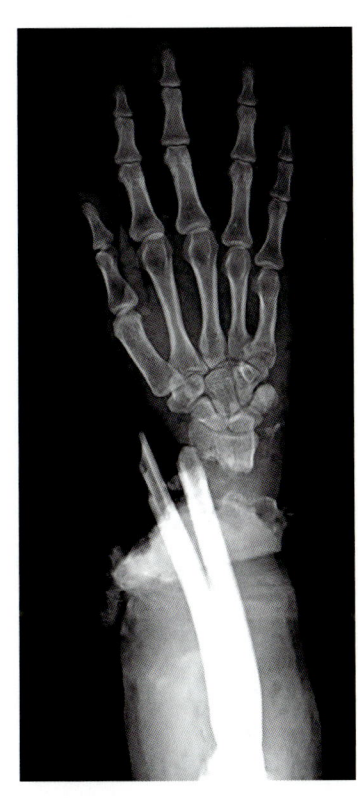

图4-32　开放（复合）骨折

29岁女性，犬咬伤，前臂远端X线片显示桡骨和尺骨
远端开放性粉碎性移位骨折

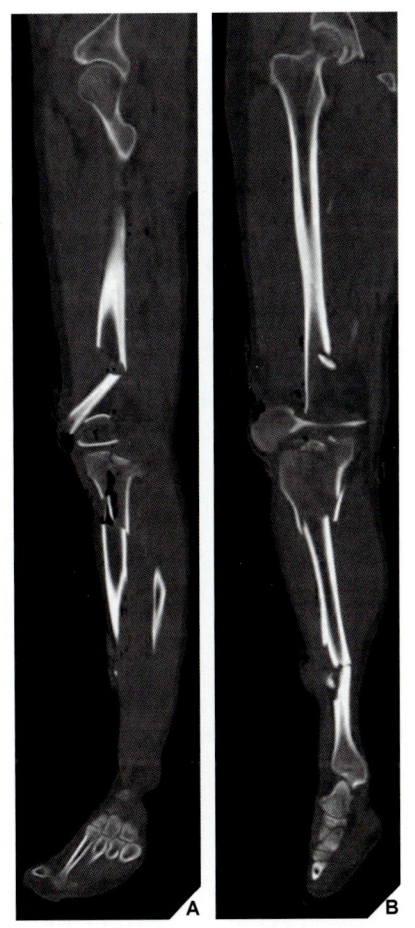

图4-33　开放（复合）骨折的CT表现（1）

61岁男性，摩托车事故伤。右下肢矢状位（A）和冠状位（B）CT重建图像
显示股骨远端开放性粉碎性移位骨折伴膝关节后脱位。此外，还可观察到
胫骨中段开放性粉碎性移位骨折

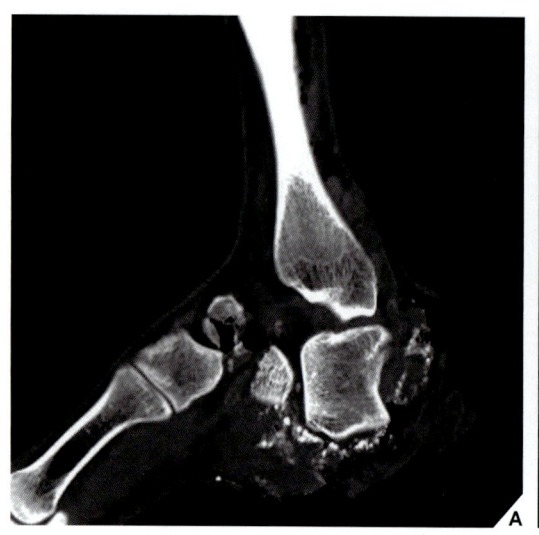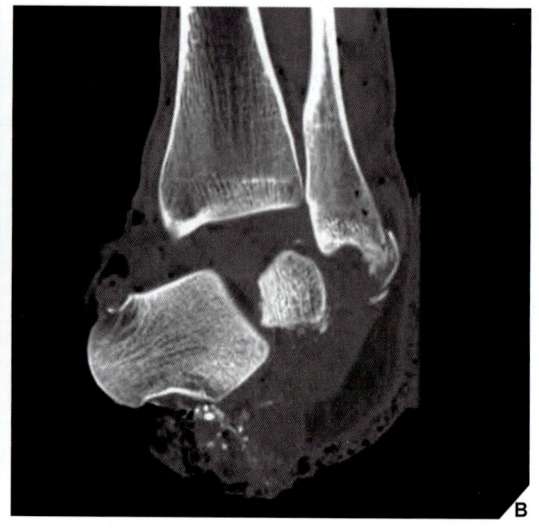

图 4-34　开放（复合）骨折的 CT 表现（2）

矢状位（A）和冠状位（B）CT 重建图像显示踝关节及距下关节骨折/脱位。骨折碎片与外界环境相通

儿童的骨折，特别是管状骨末端，需注意生长板（骺板）是否受累。考虑到损伤机制和可能的并发症，骨折线的定位非常有意义。Salter 和 Harris 根据生长板、干骺端和骨骺的损伤程度进行了分型（Ⅰ～Ⅴ型），后又增加了四型骨折（Rang 提出了Ⅵ型，Ogden 增添了Ⅶ～Ⅸ型）（图 4-35）。Rang 和 Ogden 描述的损伤虽然并未直接累及生长板，但创伤的后遗症仍会累及生长板，和 Salter 和 Harris 所描述的生长板直接损伤类似。Ⅰ型损伤仅累及生长板，可细分为不完全性、完全性、非移位性和移位性骨折（图 4-36～图 4-39）。此型骨折常见于 5 岁以下儿童，好发于肱骨近端、远端和股骨近端，预后良好。Ⅱ型损伤累及生长板和干骺端（图 4-40、图 4-41）。此型骨折最为常见，约占全部生长板损伤的 75%，常见于 10～16 岁儿童，好发部位依次为桡骨远端、胫骨、腓骨、股骨和尺骨，预后总体良好。Ⅲ型损伤累及生长板并累及骨骺（图 4-42、图 4-43）。此型骨折常见于 10～15 岁儿童，好发于胫骨近端、远端和股骨远端。Ⅳ型骨折累及生长板，并同时累及干骺端、骨骺（图 4-44～图 4-47），肱骨远端和胫骨最常受累。此型骨折容易合并生长停滞和关节畸形。Ⅴ型为生长板挤压伤（图 4-48，见图 4-111B），常见于大龄儿童、青少年。胫骨近端、远端及股骨远端生长板最常受累，此型损伤会导致受累肢体生长停滞、关节畸形。Ⅵ型仅累及生长板周边区域和软骨膜，损伤并非都由骨折引起，局部挫伤、外伤后感染或严重烧伤也可能造成该损伤。损伤后产生的反应性骨形成和骨桥可导致受累骨生长停滞及关节畸形。Ⅶ型是单纯贯通性骨骺骨折，分为 A 型（骨折线延伸至生长板）和 B 型（骨折线未延伸至生长板）（图 4-49、图 4-50）。若是骨骺没有完全骨化，在常规 X 线检查中甚至无法发现。Ⅷ型损伤累及干骺端区域（图 4-51、图 4-52），可能合并生长板的供血动脉损伤。Ⅺ型损伤累及骨膜，可能会干扰膜内化骨。所有类型的损伤，特别是Ⅳ型和Ⅴ型（见图 4-111），可能导致骨骼生长的失调及后遗肢体长度不一致。

Salter-Harris 分类

Ⅰ	Ⅱ	Ⅲ	Ⅳ	Ⅴ

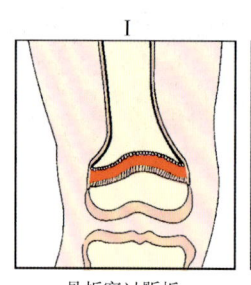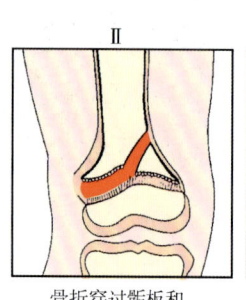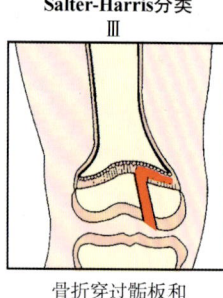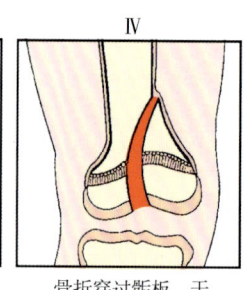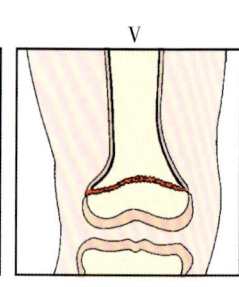

| 骨折穿过骺板 | 骨折穿过骺板和干骺端 | 骨折穿过骺板和骨骺 | 骨折穿过骺板、干骺端和骨骺 | 压缩性骨折穿过生长骨骺板 |

A

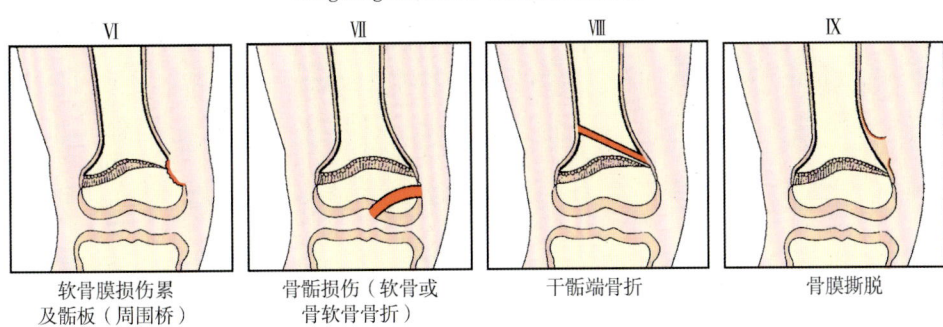

Rang和Ogden对Salter-Harris分类的补充

VI	VII	VIII	IX
软骨膜损伤累及骺板（周围桥）	骨骺损伤（软骨或骨软骨骨折）	干骺端骨折	骨膜撕脱

B

图 4-35　生长板损伤分型

生长板（骺板）损伤的分型及 Rang 和 Ogden 补充分型

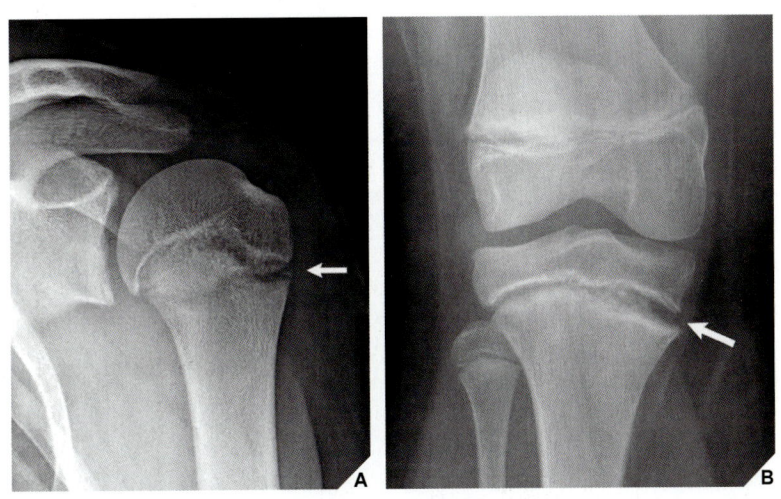

图 4-36　Salter-Harris Ⅰ型骨折（不完全性）

A. 14岁男孩，左肩前后位X线片显示通过肱骨近端生长板的不完全性骨折仅影响生长板外侧（箭头），生长板内侧结构完整。B. 10岁女孩，右膝关节前后位X线片显示胫骨近端生长板不完全性骨折，仅影响生长板内侧（箭头）

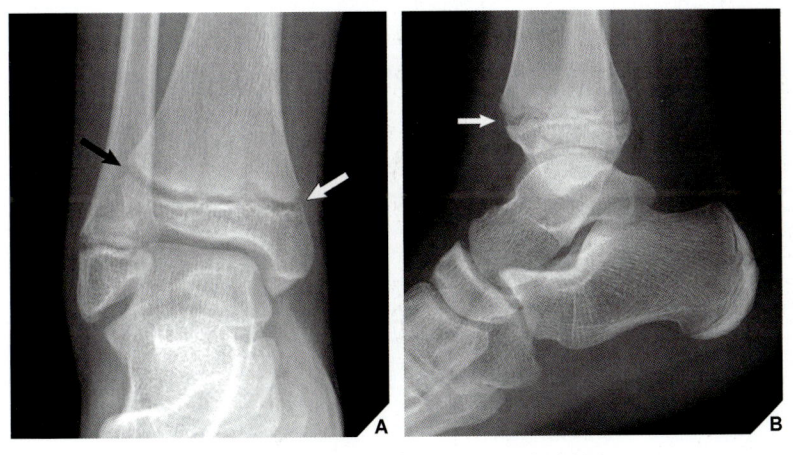

图 4-37　Salter-Harris Ⅰ型骨折（完全性）

13岁男孩，左踝关节前后位（A）和侧位（B）X线片显示穿过胫骨远端生长板的完全性非移位性骨折（箭头）

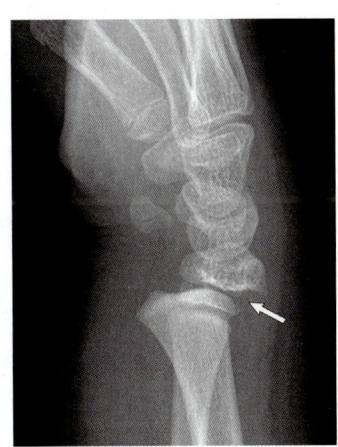

图 4-38　Salter-Harris Ⅰ型骨折（移位性）

8岁女孩，腕关节侧位X线片显示穿过桡骨远端生长板的移位性骨折

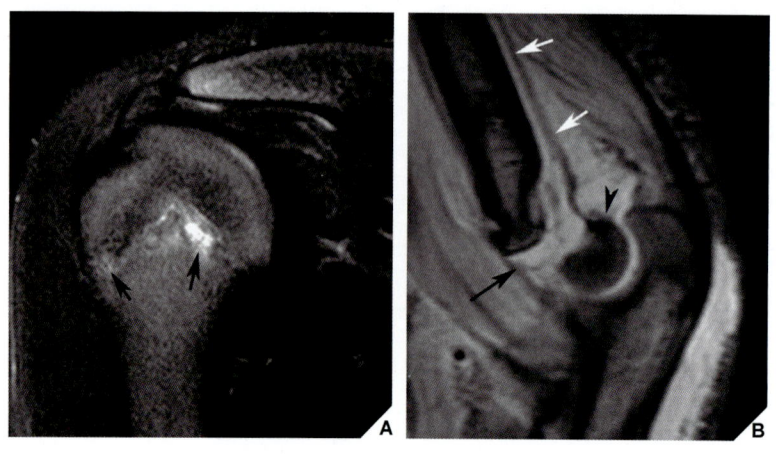

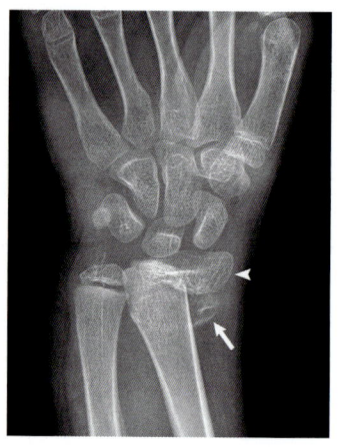

图4-39 Salter-Harris Ⅰ型骨折的MR表现

A. 年轻棒球运动员右肩关节冠状位T₂加权脂肪抑制序列MR图像显示肱骨近端生长板变宽且呈高信号，无移位（箭头），与所谓的"少年棒球肩"表现一致。B. 在操场活动中跌倒的儿童肘部矢状位梯度回波（GRE）MRI显示肱骨远端完全移位骨折，干骺端或骨骺未受累（黑箭头）。滑车向背侧移位（无尾箭头），远端后部骨膜与骨分离（白箭头）

图4-40 Salter-Harris Ⅱ型骨折
（移位性）

12岁男孩，左腕关节背掌位X线片显示骨折线穿过桡骨远端生长板，同时累及干骺端（箭头）。骺向外侧移位（无尾箭头）

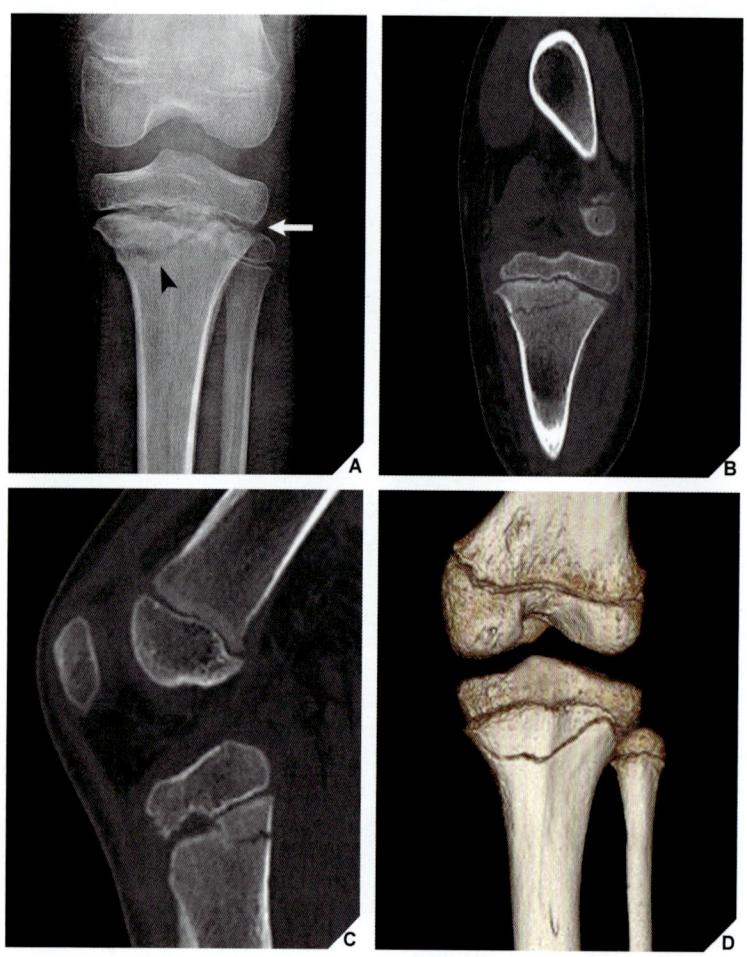

图4-41 Salter-Harris Ⅱ型骨折的CT及三维CT表现

7岁女孩，左膝前后位（A）X线片显示穿过胫骨近端生长板（箭头）并延伸至干骺端（无尾箭头）的骨折。左膝关节冠状位（B）和矢状位（C）CT重建图像及三维CT重建图像（D）更清楚地显示了该类型的损伤

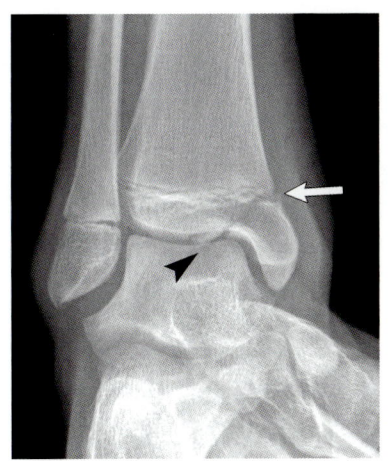

图 4-42　Salter-Harris Ⅲ型骨折

14岁男孩，右踝关节前后位X线片显示骨折穿过胫骨远端生长板（箭头），并延伸至骨骺（无尾箭头）

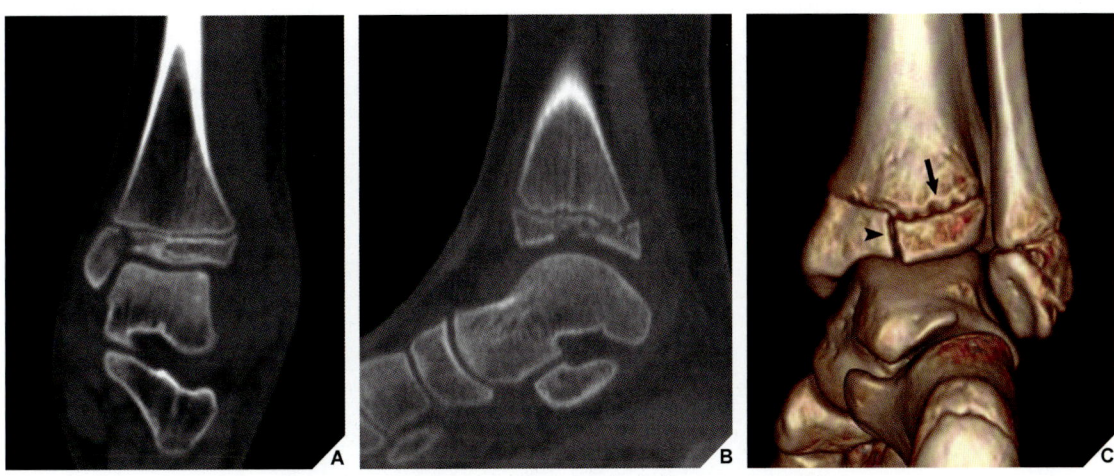

图 4-43　Salter-Harris Ⅲ型骨折的CT及三维CT表现

11岁女孩，左踝关节冠状位（A）和矢状位（B）CT重建图像和三维CT重建图像（C）显示骨折穿过胫骨远端生长板（箭头），延伸至骨骺
（无尾箭头）

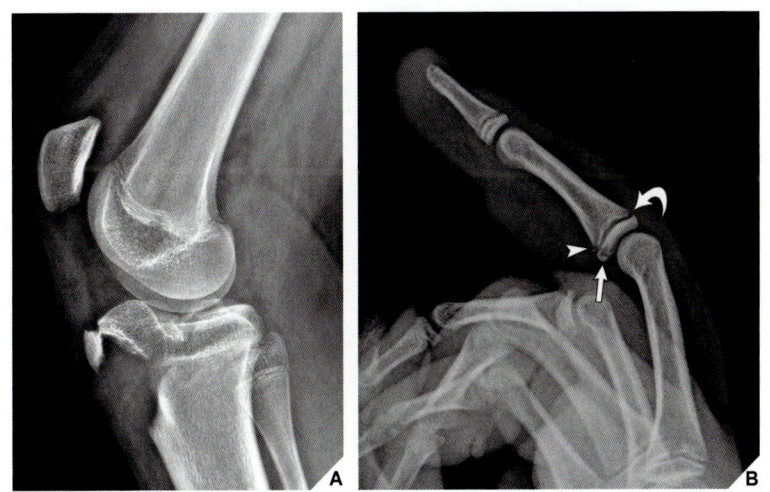

图 4-44　Salter-Harris Ⅳ型骨折

A. 15岁男孩，膝关节侧位片显示骨折穿过胫骨近端生长板，延伸至干骺端和骨骺。B. 10岁女孩，示指侧位X线片显示骨折穿过中节指骨生长板
（弯箭头），骨骺骨折（箭头）及干骺端骨折（无尾箭头）

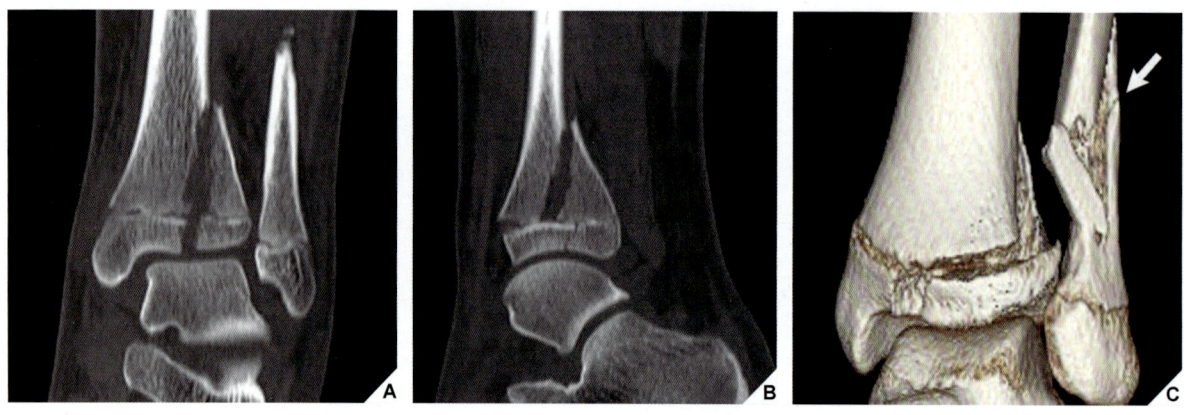

图4-45　Salter-Harris Ⅳ型骨折的CT及三维CT表现

16岁男孩，左踝关节冠状位（A）、矢状位（B）CT重建和三维CT重建图像（C）显示骨折穿过胫骨远端生长板，延伸至胫骨干骺端和骨骺。观察腓骨远端正常的生长板和相关的腓骨干骨折（箭头）

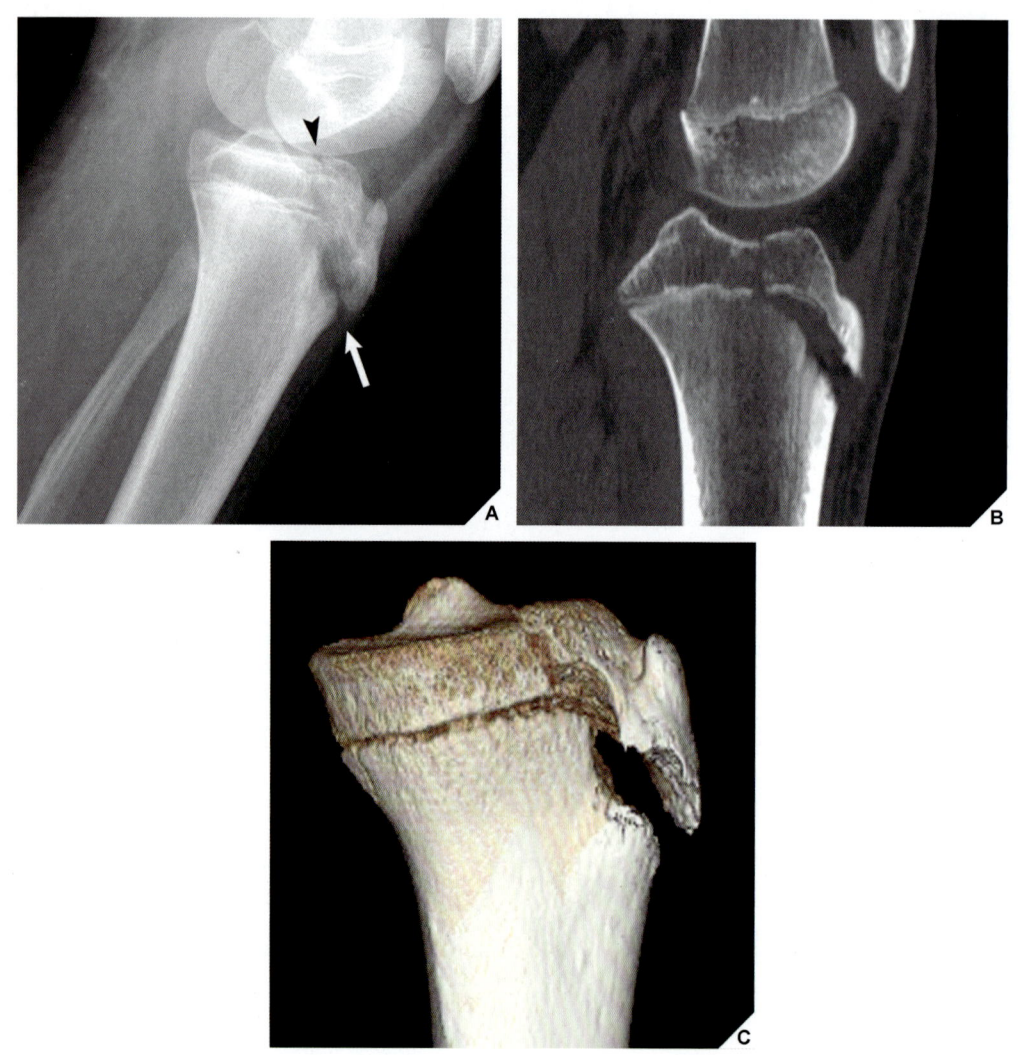

图4-46　Salter-Harris Ⅳ型骨折的CT及三维CT表现

16岁男孩，膝关节侧位X线片（A）显示胫骨近端骨骺骨折（无尾箭头）穿过生长板延伸至干骺端（箭头）。这些表现由矢状位（B）和三维CT重建（C）图像证实

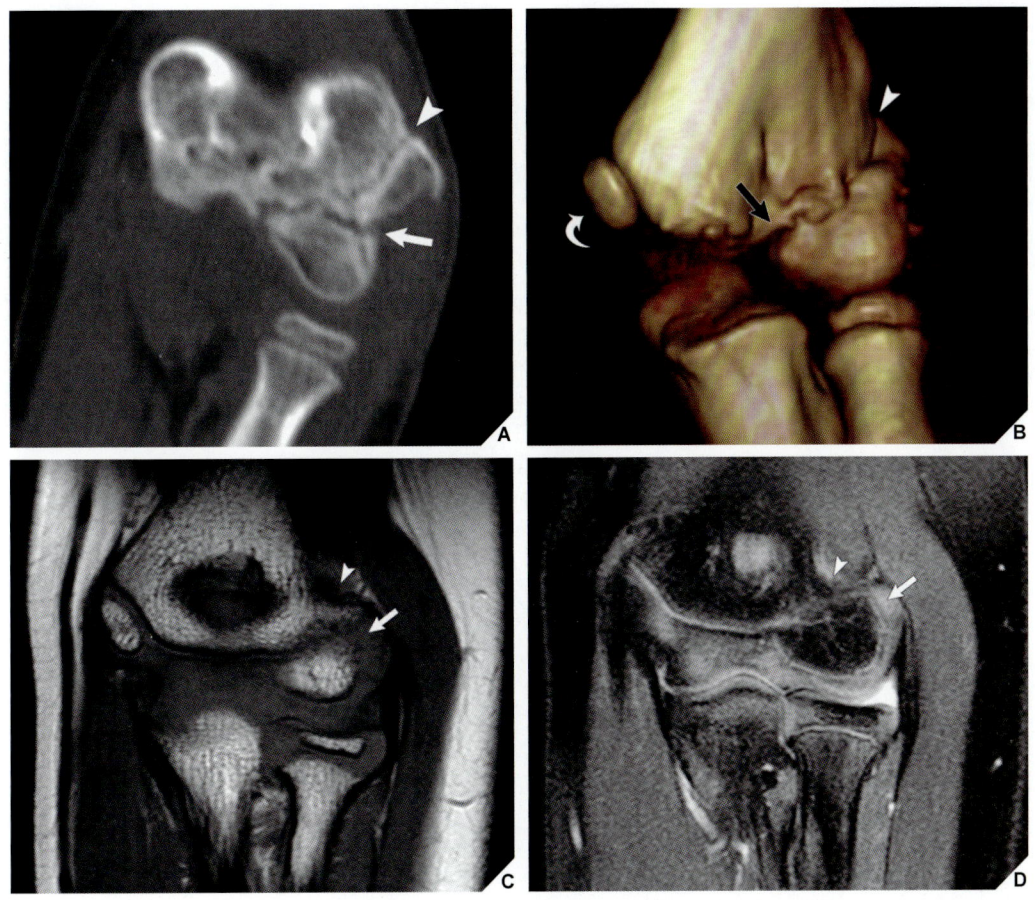

图 4-47 Salter-Harris Ⅳ 型骨折的 CT、三维 CT 及 MR 表现

7岁男孩，左肘关节冠状位（A）、三维CT重建（B）图像、MR冠状位T_1加权像（C）和T_2加权像（D）显示肱骨外上髁骨折（无尾箭头），延伸穿过生长板并累及肱骨小头（箭头）。观察肱骨内上髁正常的骨化中心（弯箭头）

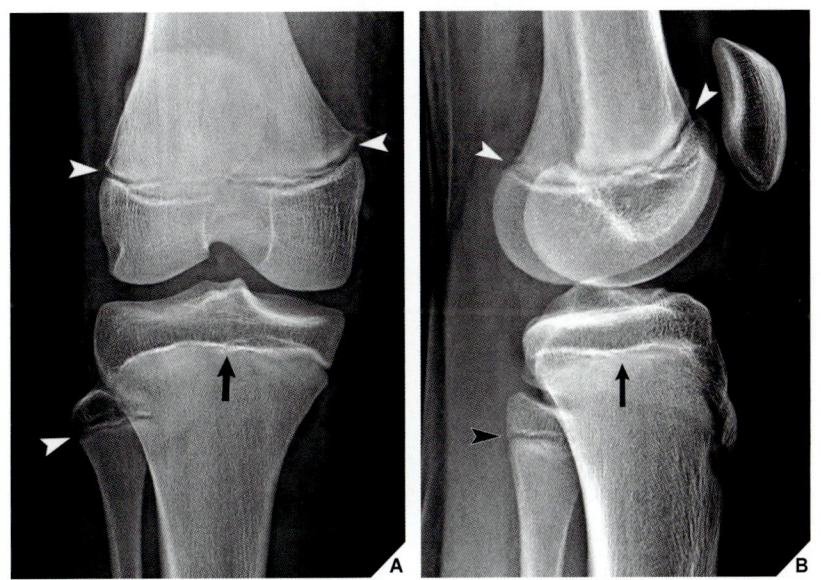

图 4-48 Salter-Harris Ⅴ 型骨折

12岁男孩，15ft（1ft=30.48cm）高处坠落伤，膝关节损伤。原始X线片显示"正常"。由于持续疼痛，在受伤后4周复查X线片。右膝关节前后位（A）和侧位（B）X线片显示胫骨近端生长板（箭头）变窄和硬化，与损伤部位一致。观察股骨远端和腓骨近端生长板的正常表现（无尾箭头）

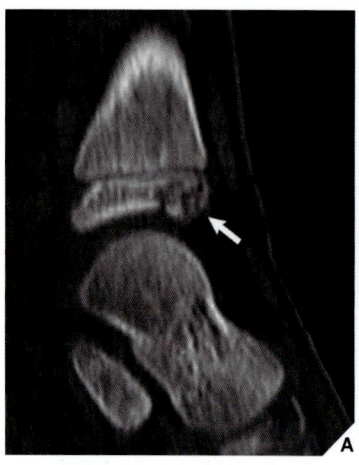
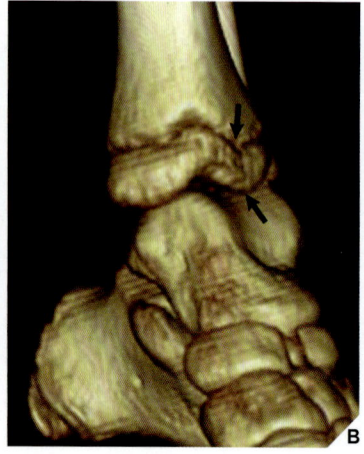
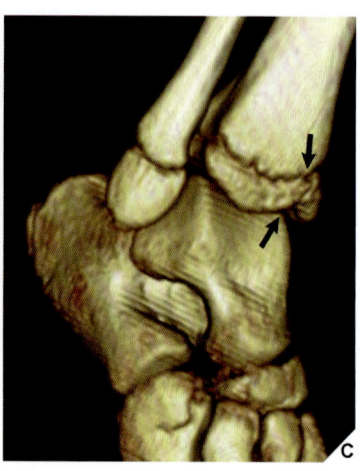

图 4-49　Ogden Ⅶ A 型骨折的 CT 及三维 CT 表现

8 岁男孩，自行车事故伤。右踝关节矢状位 CT 重建图像（A）和两个三维 CT 重建图像（B、C）显示骨折穿过胫骨远端骨骺，延伸但不累及远端生长板（A 型）（箭头）

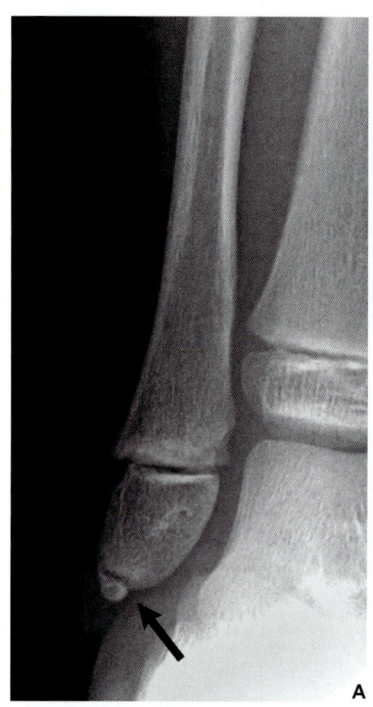
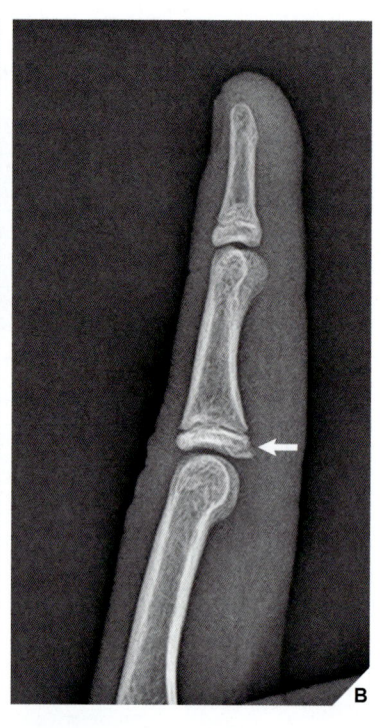

图 4-50　Ogden Ⅶ B 型骨折

A. 11 岁女孩，腓骨骨骺骨折，未延伸至生长板（B 型）（箭头）。B. 12 岁男孩，示指中节指骨骨骺（掌板）骨折，未延伸至生长板（B 型）（箭头）

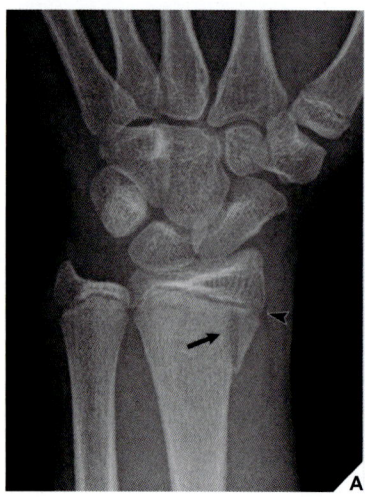
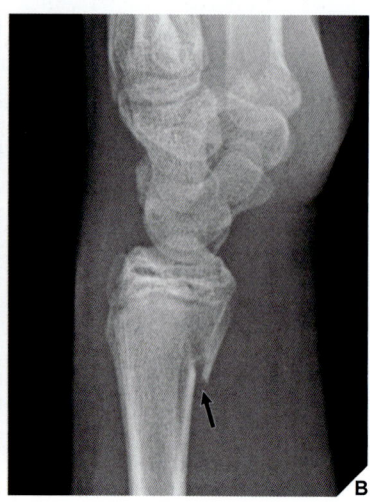

图 4-51　Ogden Ⅷ型骨折

14 岁男孩，右腕关节背掌位（A）和侧位（B）X 线片显示骨折穿过桡骨远端干骺端（箭头），向生长板延伸但未累及生长板（无尾箭头）

局灶性骺板周围水肿（focal periphyseal edema, FOPE）是新近被提出的一个概念，发生于生长中骨骼的生长板周围区域，更常见于膝关节，被认为与生长板闭合的生理阶段有关，或与体育运动期间持续的微创伤有关。这种异常在MRI上仅表现为生长板周围的局灶性水肿区。在大多数情况下，此病变和有运动史的青少年患者的疼痛有关（图4-53）。

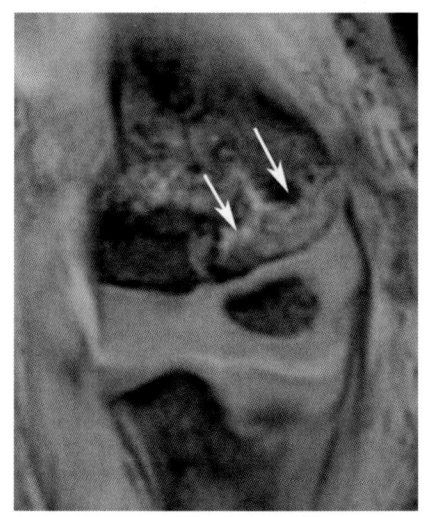

图4-52　Ogden Ⅷ型骨折的MR表现

肘关节冠状位梯度回波MRI显示肱骨远端干骺端斜行骨折（箭头），向生长板延伸但未累及肱骨远端生长板

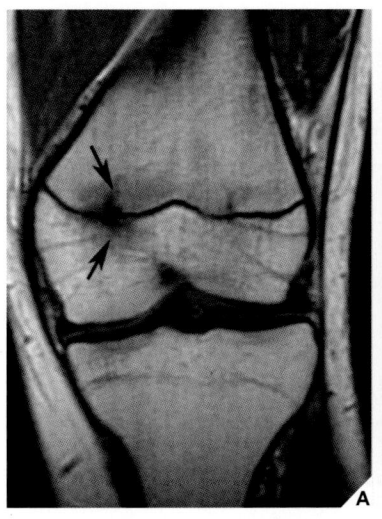

图4-53　局灶性骺板周围水肿

青少年患者膝关节的冠状位T₁加权像（A）和矢状位T₂加权脂肪抑制序列（B）MRI显示股骨远端骺板周围局限性异常信号（箭头）。无明确外伤史，但患者参与了接触性运动

2. 间接诊断征象　虽然大多数骨折在传统X线片上可以诊断，但一些细微的、无移位或细线样的骨折很难发现。此时，一些骨折的间接征象会提供有用的诊断线索。

（1）软组织肿胀：骨骼创伤总是伴随着软组织损伤，几乎所有急性骨折患者的骨折部位都有软组织肿胀的影像学征象（图4-54A）。缺乏软组织肿胀实际上排除了急性骨折的可能性（图4-54B）。

图4-54　骨折和骨化中心

A. 足背跖位X线片显示足部外侧软组织明显肿胀（无尾箭头）。第5跖骨基底部透亮线提示骨折（箭头）。

B. 另一例疑似第5跖骨骨折的患者发现类似的透亮线（箭头）将骨片与第5跖骨基底部分隔，注意没有软组织肿胀，此为次级骨化中心，不是骨折

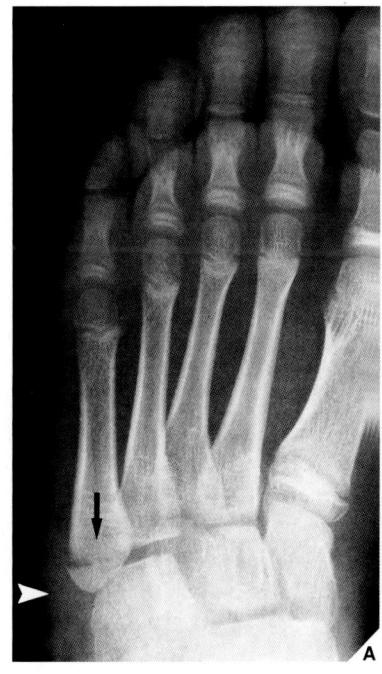

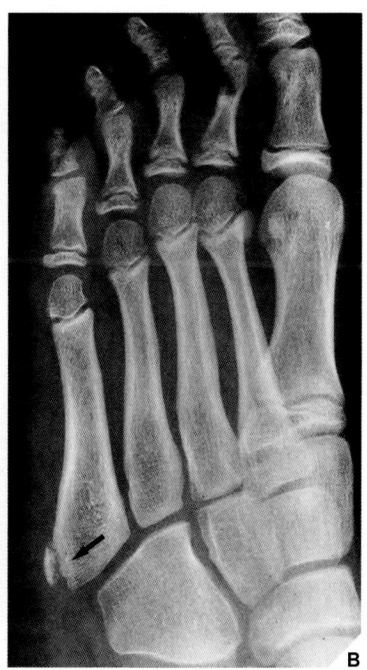

（2）脂肪带的消失或移位：细小的骨折，尤其是发生在桡骨远端、腕舟骨、大多角骨及第1掌骨基底部时，会使筋膜脂肪层消失或移位。腕关节侧位片可以看到旋前方肌和指深屈肌腱之间脂肪组织形成的一条透亮带。桡骨远端骨折引起旋前方肌脂肪带形态改变，包括位置前（掌侧）移位、边缘模糊或消失（MacEwan征）（图4-55）。

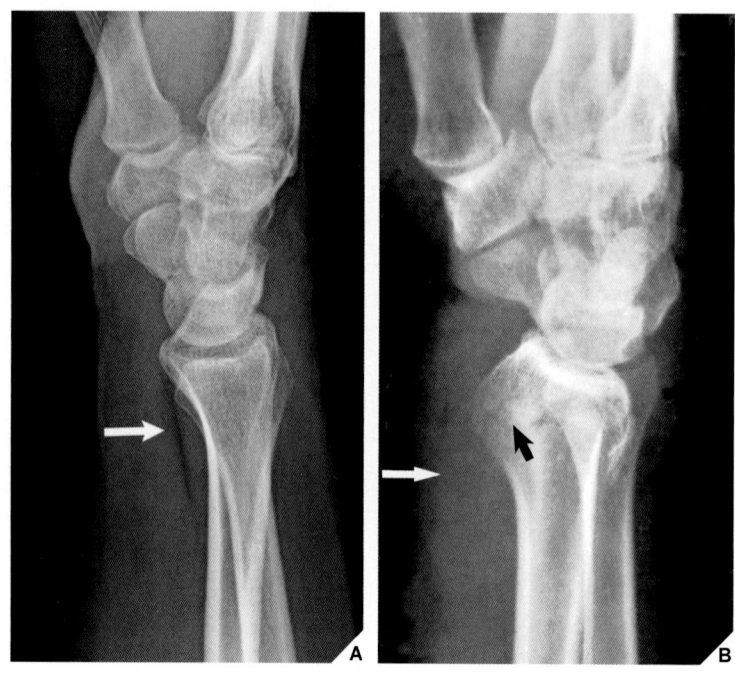

图4-55　旋前方肌脂肪带

A. 旋前方肌筋膜带表现为前臂远端掌侧的透亮带（箭头）。B. 桡骨远端骨折，局部组织水肿和骨膜下出血致旋前方肌脂肪带模糊并向掌侧移位（箭头）。短黑箭头所指为桡骨远端原位骨折

Terry和Ramin曾指出认识舟状骨脂肪带的重要性。此脂肪带是桡侧副韧带与拇长展肌和拇短伸肌鞘膜间平行于舟状骨外侧面的一条透亮线，在X线片中经常可以看到。舟状骨、桡骨茎突、大多角骨或第1掌骨基底部骨折时，该脂肪带常会消失或移位，这一表现在腕关节背掌位投照上显示得最明显（图4-56）。

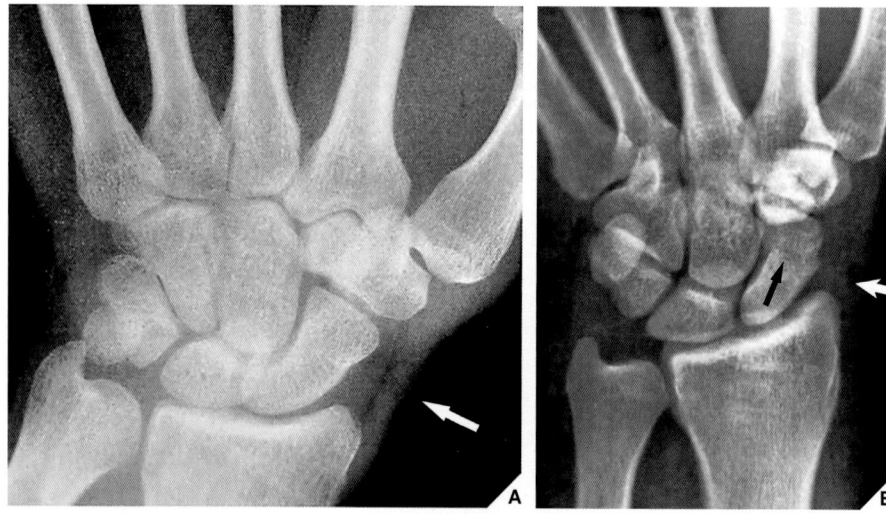

图4-56　舟状骨脂肪带

A. 正常的舟状骨脂肪带（箭头）。B. 舟状骨微小骨折（黑箭头）导致脂肪带消失并向桡侧移位（白箭头）

（3）骨膜和骨内膜反应：可能看不到骨折线，但骨膜或骨内膜反应可能是首先出现的影像学征象（图 4-57）。

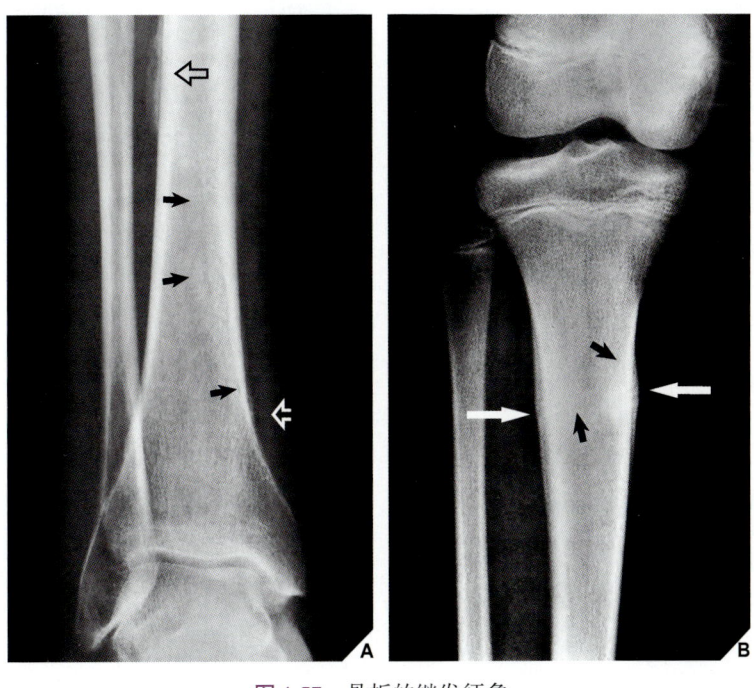

图 4-57　骨折的继发征象

A. 49 岁女性，小腿外伤。前后位 X 线片显示胫骨远端 1/3、踝关节上方内侧骨皮质处和近端外侧的骨膜新生骨（空心箭头）。这一间接征象代表外骨痂形成的早期阶段。纤细的螺旋样骨折线几乎看不清（黑箭头）。B. 胫骨骨干近端内、外侧骨痂形成（白箭头）。髓腔内横行的骨质密度增高带（黑箭头）代表了骨内膜的骨痂。骨折线几乎看不到。这些征象在应力性骨折中很常见

（4）关节积液：在影像上形成脂肪垫征，对肘部损伤的诊断非常有用。后侧（背侧）脂肪垫位于鹰嘴窝深部，在侧位投照看不到。前侧（腹侧）脂肪垫位于较浅的冠突窝和桡窝，在 X 线片上表现为一条向腹侧延伸至肱骨前方皮质的透亮带。关节腔积液或腔内出血造成关节囊肿胀时可显示后脂肪垫，前脂肪垫也出现移位，即脂肪垫征（图 4-58）。当肘部有外伤史且脂肪垫征阳性时，通常有骨折，应尽量将骨折显示出来。即使 X 线多方位投照未发现骨折线，患者仍需按骨折进行治疗。

（5）关节囊内脂 - 液平面：若骨折累及骨关节端（尤其是长骨，如胫骨、肱骨、股骨），血液和骨髓脂肪进入关节腔内（关节积脂血症），并在 X 线片上表现出特征性分层现象：脂 - 血分层征（FBI 征）（图 4-59），CT 或 MRI 检查也可以显示这一现象（图 4-60、图 4-61）。当 X 线片上看不到骨折线时，单凭这一征象可以诊断骨折。

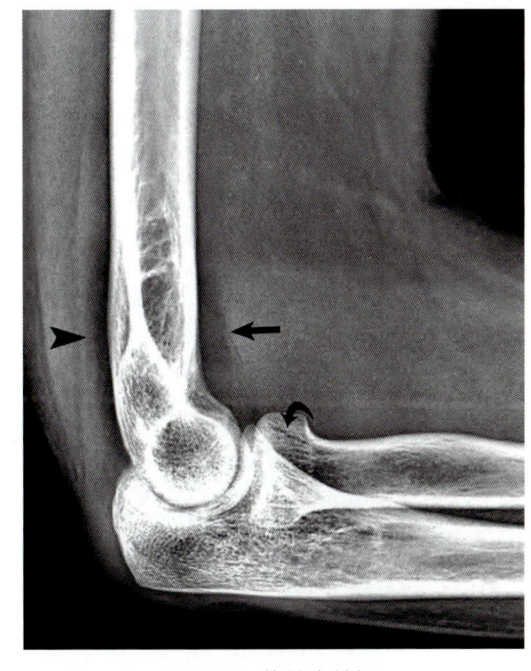

图 4-58　桡骨头骨折

肘关节侧位 X 线片显示脂肪垫征阳性。前方脂肪垫明显抬高（箭头），后方脂肪垫（无尾箭头）清晰可视。桡骨头见微小原位骨折（弯箭头）

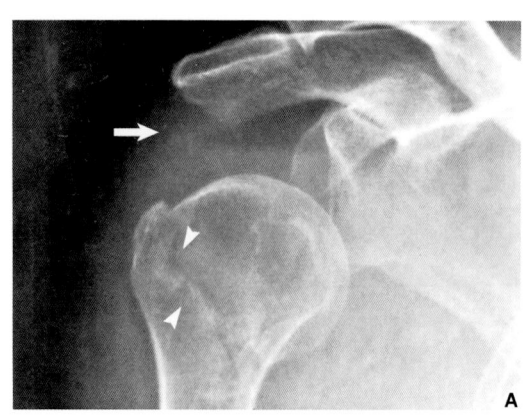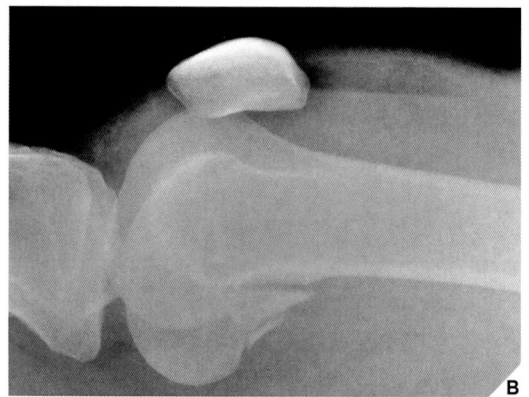

图4-59 脂-血分层征（FBI征）

肩关节（A）直立前后位投照显示关节内脂-液平面（箭头），即FBI征。骨折线自肱骨颈延伸至肱骨大结节（无尾箭头）。为了清晰显示FBI征，胶片盒需放在与脂-液平面垂直的层面，中心线指向水平方向。例如，进行肩部垂直投照（患者取坐位或站立位）。在膝关节（B），患者需取仰卧位，水平线束侧位投照

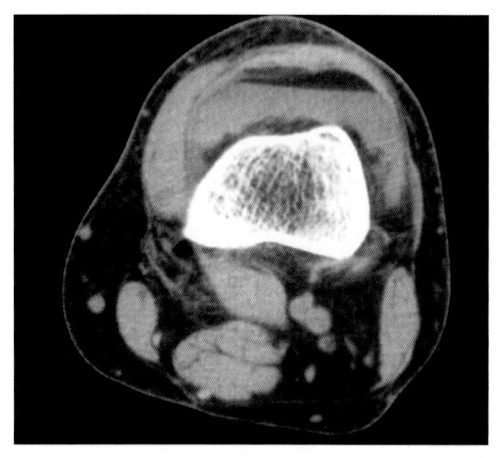

图4-60 CT图像上的FBI征

胫骨平台骨折（此图片未显示骨折）患者膝关节CT轴位图像显示FBI征

（6）"熔岩灯"征（lava lamp sign）：与之前描述的征象类似，当骨髓脂肪滴通过关节内骨折进

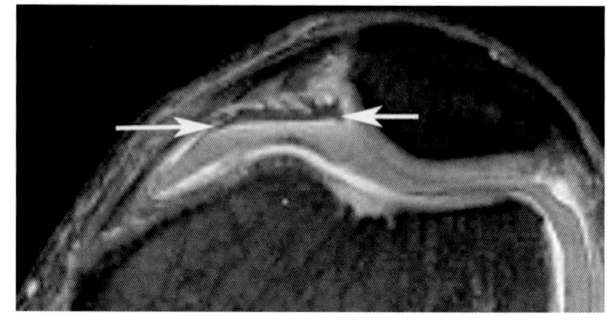

图4-61 MRI上的FBI征

患者取仰卧位，轴位质子密度加权脂肪抑制序列MRI显示FBI征，由关节腔内脂肪（低信号强度）漂浮在血液（中等信号强度）（箭头）上方形成，代表关节积脂血症

入关节时产生该征象，该征象在X线片上可能不明显，但在MRI上可以显示（图4-62）。即使未见骨折线，关节内存在脂肪滴也有诊断意义。

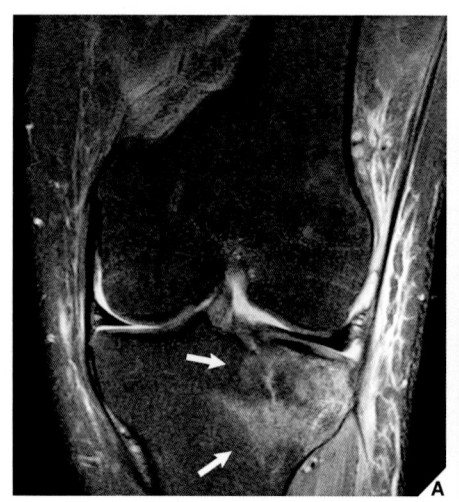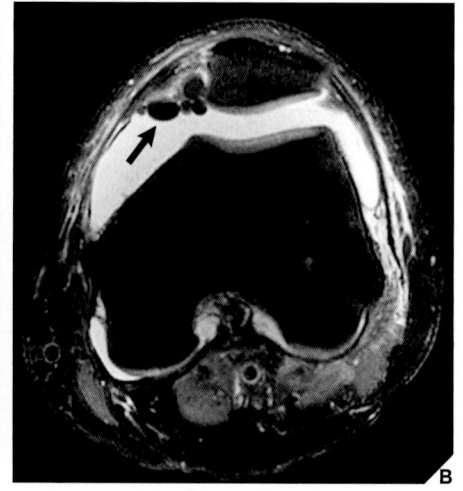

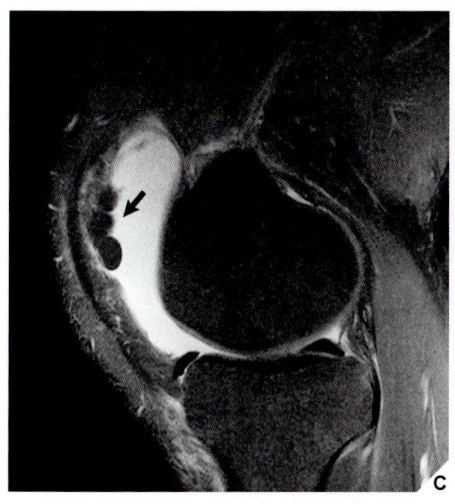
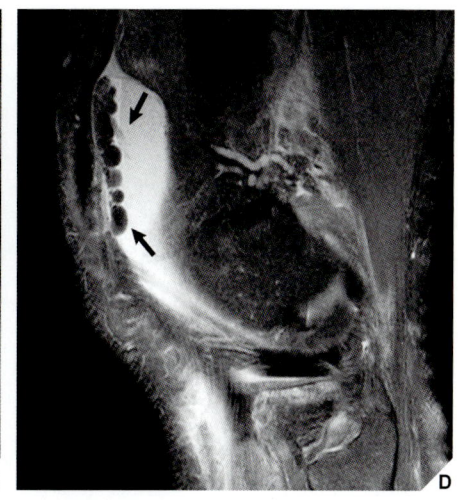

图 4-62　隐匿性关节内骨折的"熔岩灯"征

36岁男性，左膝关节摔伤。X线片（此处未显示）未显示骨折。冠状位（A）质子密度加权脂肪抑制序列MR图像显示胫骨外侧平台关节内骨折（白箭头）。轴位（B）、通过关节内侧的矢状位（C）和通过关节外侧的矢状位（D）质子密度加权脂肪抑制序列MR图像显示"熔岩灯"征，注意低信号的骨髓脂肪滴（黑箭头）与高信号的关节液对比

（7）双皮质线：这一征象表明细微的凹陷性骨折。真正的骨折线可能并不明显，但双皮质线反映了骨质压缩（图4-63）。

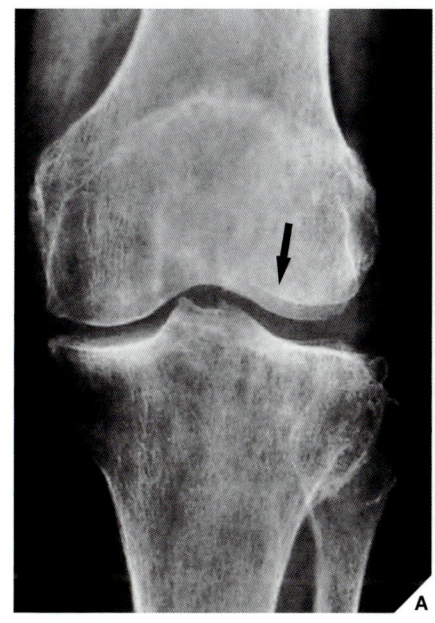
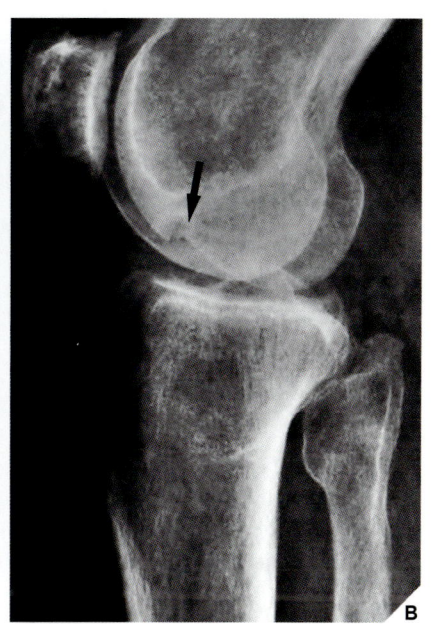

图 4-63　股骨骨折

A. 膝关节前后位X线片，骨折线不明显，股骨外侧髁局部凹陷的皮质线和相邻正常部分的软骨下线形成双皮质线（箭头）。B. 侧位片进一步明确了股骨外侧髁凹陷性骨折的存在（箭头）

（8）皮质隆起：称为隆起样骨折，可能是儿童管状骨骨折的唯一征象（图4-64）。有时侧位像比前后位像更容易显示此征象。

（9）干骺端不规则棱角：这一征象继发于干骺端轻微撕脱性骨折，是快速旋转力作用于韧带附着点造成的轻微骨损伤，小的骨折碎片从干骺端撕脱下来。有骨外伤的婴幼儿和儿童经常出现干骺端成角骨折。如果怀疑受虐儿童综合征，也称摇晃婴儿综合征或父母-婴儿外伤综合征（PITS），需要仔细检查有无此征象（图4-65）。

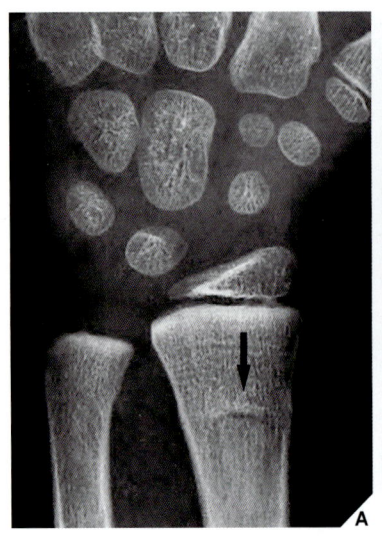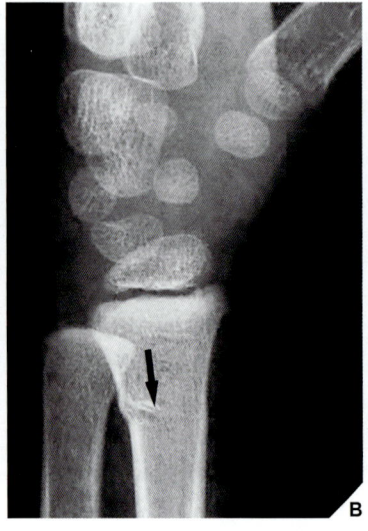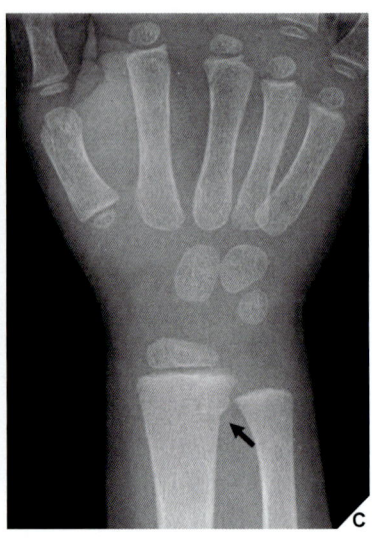

图4-64 隆起样骨折

前臂远端后前位（A）和侧位（B）X线片显示桡骨远端骨干背侧皮质隆起（箭头）。代表不完全性的隆起样骨折，侧位片显示得更清晰。另一例4岁男孩左腕关节后前位（C）X线片显示典型的隆起样骨折，表现为桡骨干骺端内侧皮质褶皱（箭头）

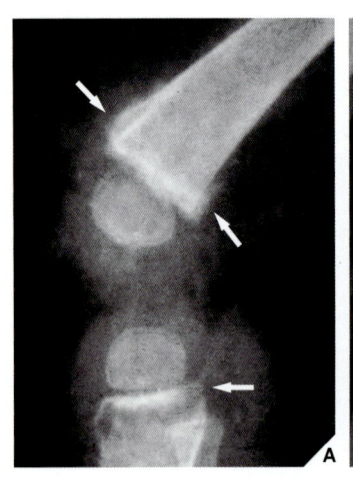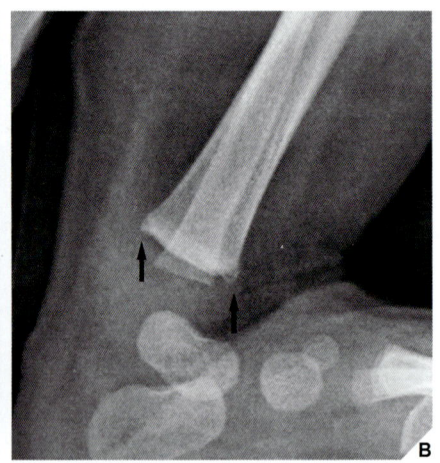

图4-65 受虐儿童综合征

A. 膝关节侧位X线片显示股骨远端及胫骨近端干骺端轮廓不规则，边缘轻微成角骨折（箭头），这都是受虐儿童综合征的典型表现。B. 另一例患儿胫骨远端干骺端边缘成角骨折（箭头）

3. 脱位的影像学表现 脱位在传统X线片上较骨折明显，容易诊断（图4-66）。有些脱位在前后位显示特征性表现，仅此足以诊断（图4-66C），但依然要遵循至少在彼此成90°的两个方向进行投照检查的原则。偶尔需要补充投照检查，有时为了详尽分析脱位情况还需要行CT检查。

（二）监测治疗情况

X线片对监测骨折愈合过程及创伤后并发症起着重要作用。定期进行X线随诊检查以评估骨折愈合分期、监测骨折愈合相关的并发症及骨折或脱位伴随的并发症或其他骨骼肌肉系统的损伤。

如果X线片对以上情况显示不清，则需要进一步做CT检查。

1. 骨折愈合和并发症 骨折愈合可分为3个阶段：炎性反应阶段、修复阶段和骨骼重塑阶段。炎性反应阶段的特点是血管扩张、血清渗出和炎症细胞浸润，持续2～7天。修复阶段的特点是骨膜和骨髓成骨细胞在骨膜和内膜（髓腔）处形成骨痂。间充质细胞增殖和分化的同时大量血管增生，成骨细胞高速生成胶原蛋白。这一阶段持续约1个月。骨骼重塑阶段的特点是骨折部位骨结构的建造与重塑同时进行，以此保留骨的原有轮廓和最佳的内部结构。骨内膜及骨膜的骨痂被移

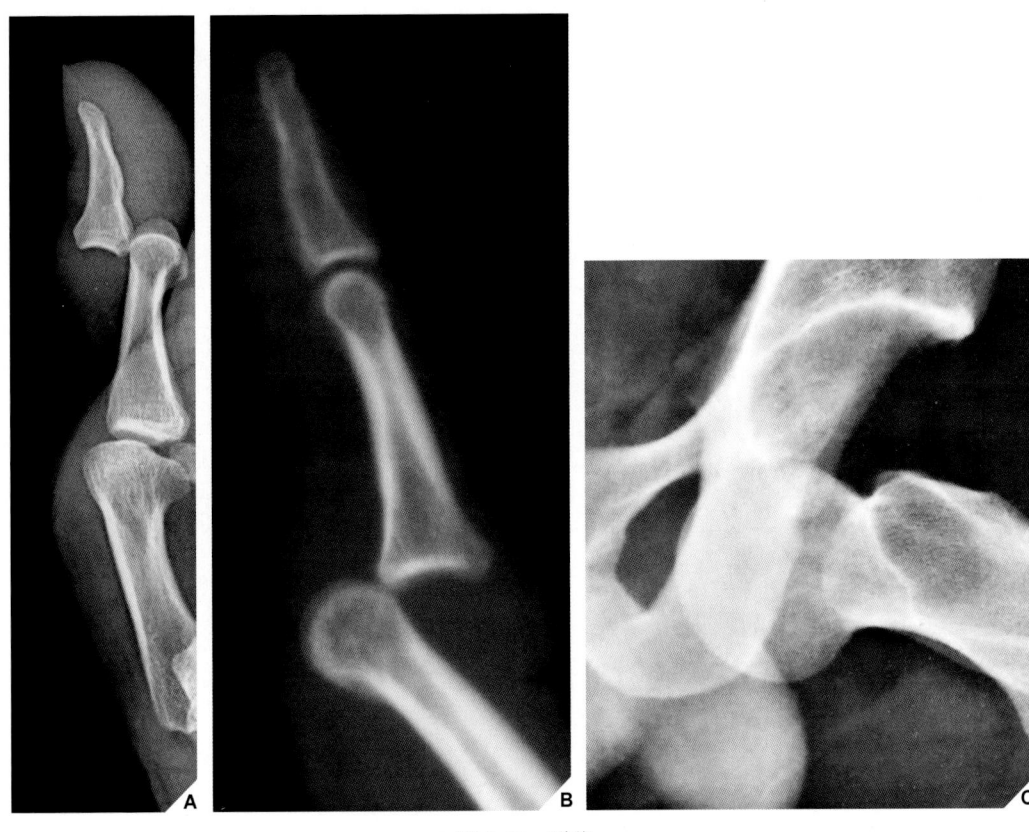

图4-66　脱位

A. 拇指的侧位X线片显示指间关节脱位。B. 示指侧位片显示近节指间关节脱位。C. 左髋关节前后位X线片显示典型的股骨头前脱位。诊断依据是股骨外展外旋，股骨头位于髋臼内下方

除，二级板层骨结构（骨皮质或骨小梁结构）取代未成熟的编织骨。如果骨折，特别是处于生长阶段骨骼的骨折异常成角愈合（畸形愈合），有可能通过破骨细胞的吸收过程和成骨细胞的成骨过程进行纠正，前一过程选择性地将骨组织从皮质的凸面移除，后一过程在骨皮质的凹面增加骨组织。这个阶段可能持续3个月至1年，甚至更久。

骨折愈合取决于很多因素：患者年龄、骨折部位、类型、骨碎片的位置、骨折部位血供情况、骨折固定情况，以及是否存在相关的异常情况，如感染或骨坏死（表4-1）。表4-2列举了部分骨折平均愈合时间。大部分骨折愈合是靠骨膜和骨内膜骨痂的结合完成的。只要血液供应充足，无移位骨折和解剖复位的骨折均采用一期愈合的充分加压治疗手法进行固定。这种类型的愈合由骨内膜（内）骨痂填充骨折处。移位骨折，即在解剖学上断端没有对齐或骨折片间有间隙的骨折，这类骨折属于二期愈合类型。此类骨折愈合需要大量骨膜（外）骨痂形成，依次经历肉芽组织阶段、纤维组织阶段、纤维软骨阶段、编织骨阶段及密质骨阶段而发生完全骨化。影像诊断医师评估随诊的X线片时，早期骨修复的主要表现就是骨膜（外）及骨内膜（内）骨痂形成（图4-67）。但是在骨折愈合的早期阶段，X线片上可能不会表现得很明显，解剖上缺乏骨膜的部位（如股骨颈位于关节囊内的部分）骨折愈合时在X线片上可能看不到骨膜反应。此外，X线片可能无法显示骨内膜骨痂的形成，因为骨痂仅包含纤维组织和软骨，而这些结构X线可穿透。骨折愈合的早期阶段可发生临床愈合，即在受力情况下无移位迹象，但X线片显示骨折断端间仍存在透亮带（图4-68A）。当这些初期能被X线穿透的骨痂组织通过软骨内成骨逐渐转换成更加成熟的板层骨后，X线片上显示为桥形致密影（图4-68B），此时进入了影像愈合期。

表4-1　骨折愈合的影响因素

促进愈合因素	阻碍愈合因素
断端固定良好	断端活动
生长激素	皮质类固醇类
甲状腺激素	抗凝剂
降钙素	贫血
胰岛素	辐射
维生素A、维生素D	血供差
透明质酸酶	感染
电流	骨质疏松
氧气	骨坏死
康复训练	粉碎性骨折
年龄小	年龄大

表4-2　骨折平均愈合时间

骨骼	平均愈合时间（周）
掌骨	4～6
跖骨	4～8
桡骨远端（关节外骨折）	6～8
桡骨远端（关节内骨折）	6～10
肱骨干	12
股骨干	12
尺桡骨骨干	16
胫骨骨干	16～24
股骨颈	24

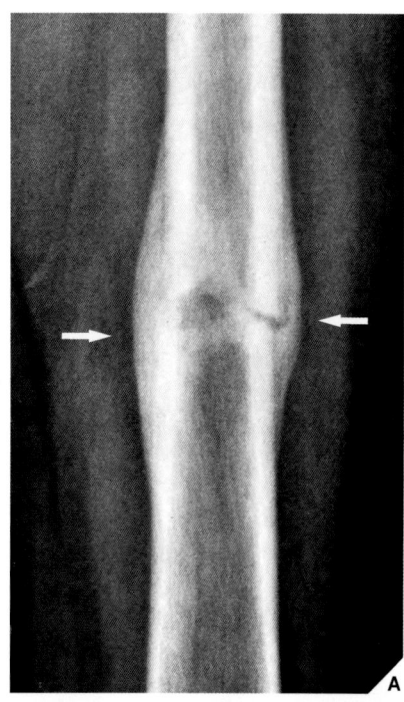
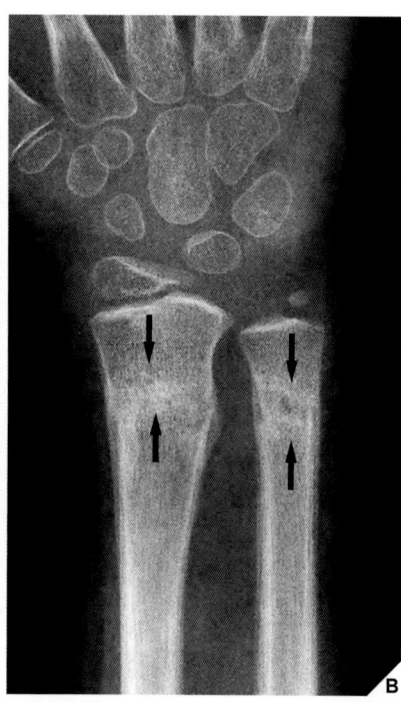

图4-67　骨折愈合

A. 股骨前后位X线片显示骨折愈合主要通过外骨痂形成（箭头），X线片无骨内膜骨痂形成迹象，骨折线依然可见。B. 前臂远端后前位X线片显示尺骨、桡骨骨折愈合。骨内膜骨痂（箭头）形成，骨折线几乎完全看不到。注意还可见少量骨膜（外）骨痂形成

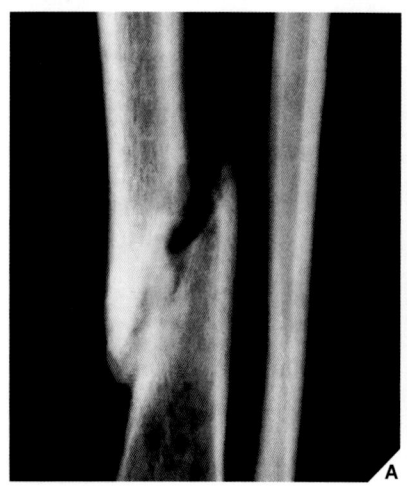
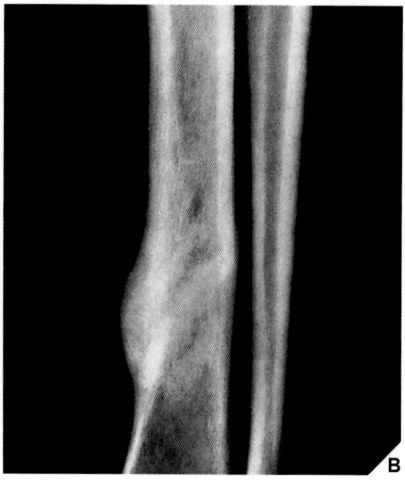

图4-68　临床愈合和影像学愈合

30岁女性，胫骨远端1/3骨折。A. 固定3个月后移除石膏外固定，X线片显示内侧面形成单侧骨膜骨痂，但骨折线依旧可见，然而在临床上，骨折完全愈合且患者可以下地行走。B. 1个半月后，骨膜和骨内膜骨痂形成致密骨桥，提示影像学愈合

尽管传统的 X 线片常足以评估骨折愈合的过程，但有时需辅以 CT 检查。后者能够多方位重建，是评估骨折愈合的一种很好的方法，特别适合有金属固定器及多次外科手术（包括骨移植）的患者。冠状位和矢状位 CT 重建结合三维 CT 重建能够对骨折对位对线不良、成角畸形、骨折断端间隙大小及邻近承重关节完整性提供更加详尽的信息，从而有助于临床手术方案的制订。

除了监测骨痂形成的进展，影像诊断医师还应该注意和骨折愈合相关的并发症的影像学征象。这些并发症包括延迟愈合、不愈合、畸形愈合，其中畸形愈合在 X 线片上最明显，特点是骨折断端在错误或者不适合的位置愈合（图 4-69A）。这种情况往往需采取手术治疗（图 4-69B）。

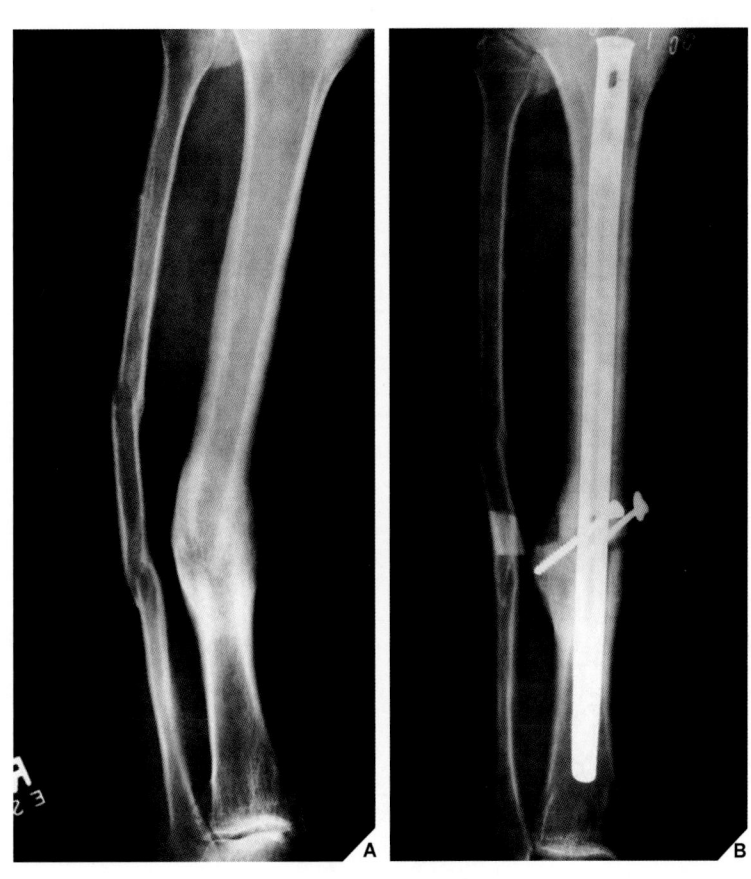

图 4-69　畸形愈合

A. 小腿前后位 X 线片显示骨折成角畸形愈合。胫骨骨折和腓骨节段性骨折牢固愈合，但胫骨远端断端旋转、向前成角愈合，腓骨呈弓状畸形愈合。B. 外科采用双截骨术治疗畸形愈合，胫骨髓内钉内固定术矫正纵轴对线异常，恢复解剖轴线

骨折延迟愈合是指综合考虑患者的年龄及骨折部位，而骨折没有在一个合理的时间范围内愈合（16～24 周）。不愈合就是指骨折断端不连接（图 4-70）。表 4-3 列出了不愈合的部分原因。假关节形成是骨质不连的一种变异形式，在骨折部位形成假的关节腔，伴有滑膜样关节囊甚至滑液。然而，有些医生将所有在 9 个月内无法愈合的骨折都视为假关节形成，并把这个术语看作骨折不愈合的同义词。在 X 线片上，骨质不连的特征是边缘圆钝，骨折断端光滑、硬化，断端之间存在间隙并且可活动（X 线透视检查或是连续加压拍摄可以显示）。为了恰当地评估骨折不愈合，放射科医生需要区分三种类型的骨折不愈合：反应性不愈合、无反应性不愈合和感染性不愈合（图 4-71）。

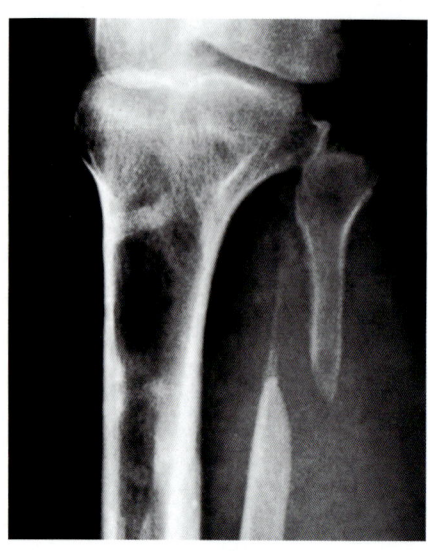

图4-70　骨折不愈合

腓骨近端骨折不愈合。注意断端之间的间隙，完全没有骨痂形成，断端边缘光滑

表4-3　骨折不愈合原因

I 骨折断端过多活动（固定不充分）	C. 游离骨碎片、严重粉碎性骨折
II 断端间隙增大	D. 金属物置入引起的无血管
A. 软组织嵌入	E. 骨坏死
B. 肌肉回缩或金属器械牵引	IV 感染
C. 骨碎片错位、重叠、移位	A. 骨髓炎
D. 骨质丢失	B. 骨折边缘广泛坏死
III 缺乏血供	C. 死骨
A. 供血血管破坏	D. 骨质溶解
B. 骨膜和肌肉过度剥除或损伤	E. 移植物松动

经允许引自 Rosen H. Treatment of nonunions: general principles. In: Chapman MW, ed. *Operative orthopaedics*, 2nd ed. Philadelphia: JB Lippincott; 1993: 749-769。

骨折不愈合类型

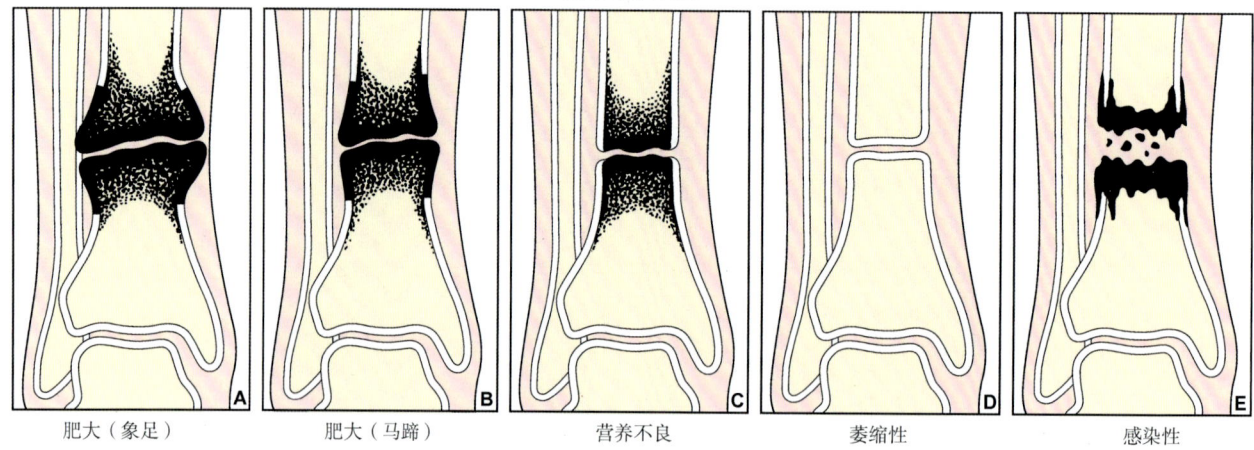

肥大（象足）	肥大（马蹄）	营养不良	萎缩性	感染性
A	B	C	D	E

图4-71　骨折并发症

骨折不愈合类型：A～C. 反应性；D. 无反应性；E. 感染性

（1）反应性（肥大性和营养不良）不愈合：此类不愈合的特点是骨反应明显，骨折断端肥大、骨质硬化，像大象足或马蹄样（图4-72）。硬化区不是死骨而是血供丰富的新生骨。放射性核素骨扫描显示骨折部位放射性同位素摄取显著增加。此类型不愈合通常采用髓内钉术或加压钢板固定进行治疗。

（2）无反应性（萎缩性）不愈合：这种类型的不愈合X线片显示骨折断端缺乏骨质反应，血供匮乏（图4-73）。骨扫描显示骨折区很少或没有核素摄取。这种骨折除了需要稳固内固定，往往还需要广泛的皮质剥除术和骨移植。

（3）感染性不愈合：X线表现取决于感染的活动度。陈旧性、静止的骨髓炎显示骨皮质不规则增厚、整齐的骨膜反应及骨松质反应性硬化（图4-74），而活动性骨髓炎则显示软组织肿胀，骨皮质和骨松质破坏伴随骨膜新生骨的形成及死骨形成（图4-75）。感染性不愈合的治疗取决于骨髓炎分期。处于静止期的骨髓炎采用骨皮质剥除术和骨移植，并联合加压钢板固定术进行治疗。活动期的骨髓炎治疗则需要应用抗生素并进行死骨清除术，通常在此之后进行骨移植及髓内固定。由于解剖部位、全身及局部因素不同，治疗措施因人而异。

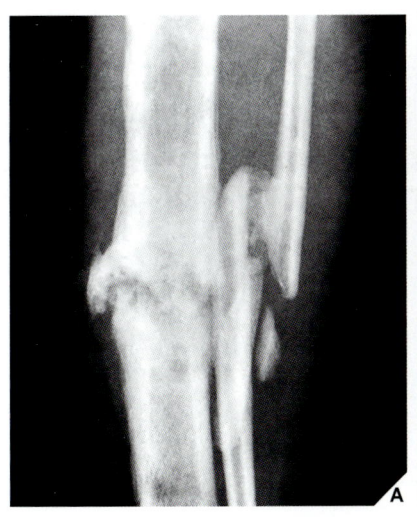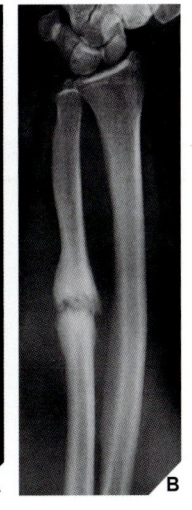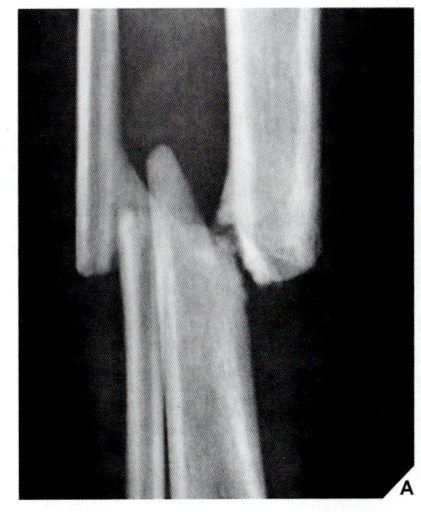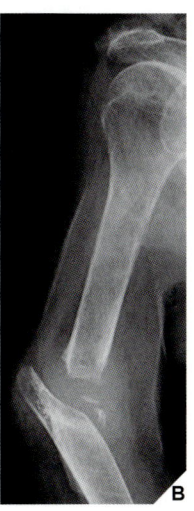

图 4-72　反应性不愈合

A. 胫腓骨骨干的骨折断端肥大性骨质不连，表现为断端增宽，明显硬化，骨膜反应明显，但无骨内膜骨痂形成，骨折断端间隙存在；B. 尺骨骨干可见类似的断端肥大性骨质不连

图 4-73　无反应性不愈合

A. 胫骨中远 1/3 结合处萎缩性骨质不连，骨折断端存在间隙，断缘光整，几乎看不到骨反应。注意腓骨骨折畸形愈合。B. 右侧肱骨萎缩性骨质不连

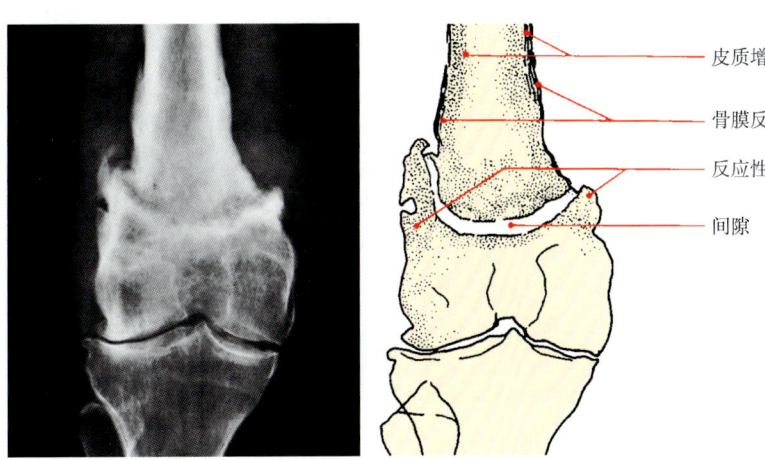

图 4-74　感染性不愈合（1）

股骨干远端骨折不连处呈明显陈旧、静止的骨髓炎表现：骨皮质不规则增厚、骨髓腔反应性骨质硬化及明显的骨膜反应

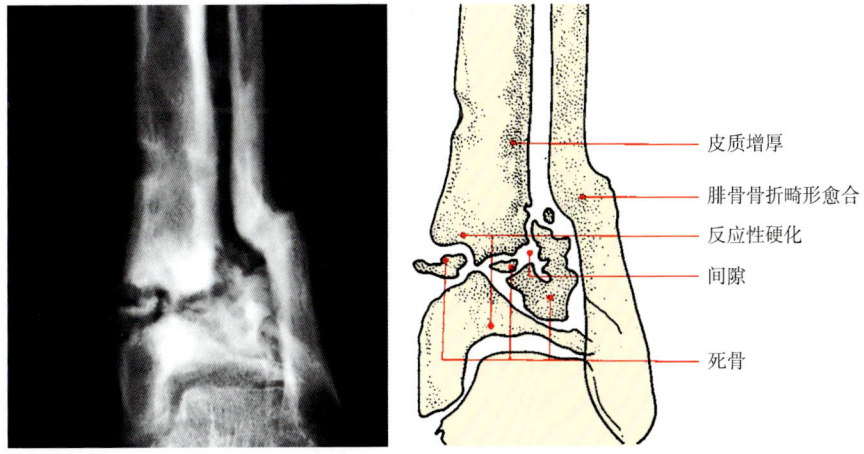

图 4-75　感染性不愈合（2）

X线片显示胫骨干远端骨折不愈合伴活动性骨髓炎：骨皮质增厚、骨松质骨质硬化、骨折断端存在间隙及出现一些死骨

2. 骨折和脱位的其他并发症及骨骼和软组织的损伤　除了骨折愈合相关的并发症，放射科医生可能会遇到一些与骨折愈合无关的并发症。此类并发症在影像学随诊检查中也许并不会立即表现出来，有可能在伤后数周、数月甚至数年出现，并且有时在远离最初损伤部位的位置出现。因此，当遇到有骨折、脱位病史的患者时，放射科医师应注意观察那些可能出现并发症的部位以了解它们的影像学特点和表现。

（1）失用性骨质疏松：轻度或中度骨质疏松，一般定义为骨量减少，经常发生在骨折或者脱位后，由于疼痛和管形石膏固定导致肢体废用所致。其他常用于描述这种情况的术语有去矿化、去骨化、骨萎缩和骨量减少，其中骨量减少被认为是对此并发症本质的最佳描述。X线片表现为骨皮质变薄和骨小梁稀疏引起的骨质密度减低，此时骨折可愈合也可能不愈合（图4-76）。

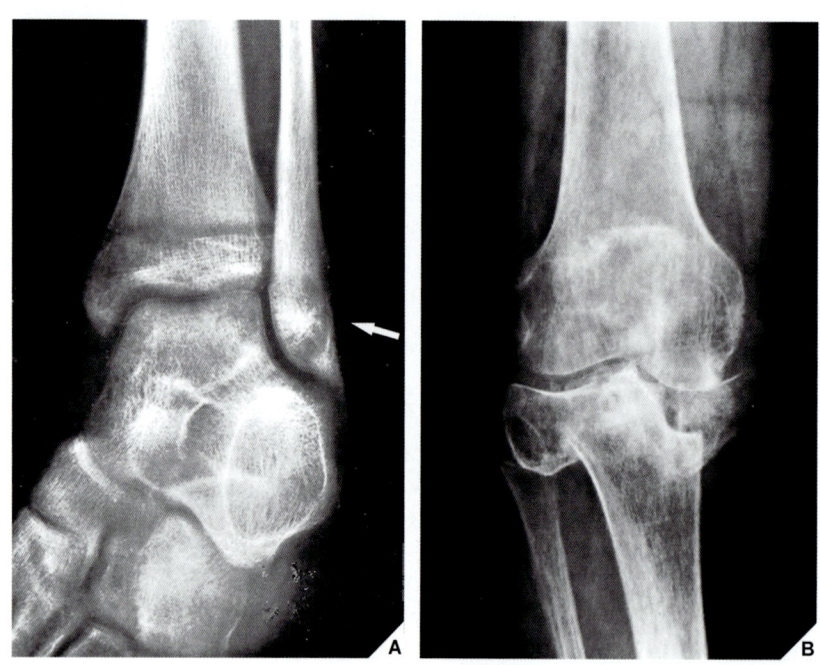

图4-76　失用性骨质疏松

A. 踝关节斜位X线片显示腓骨远端骨折已愈合（箭头）。关节旁失用性骨质疏松表现明显，即骨质密度减低引起骨皮质变薄。B. 膝关节前后位X线片显示胫骨平台骨折不愈合，伴中度失用性骨质疏松

（2）反射性交感神经营养不良综合征（RSDS）：也称为创伤后疼痛性骨质疏松症、复杂区域疼痛综合征（CRPS）或创伤后骨萎缩，是一种严重的骨质疏松症，可能发生在骨折或是轻微损伤后。也有报道源于与创伤无关的神经系统或血管异常。临床上，患者表现为肢体末端疼痛、无力且感觉过敏、弥漫性软组织肿胀、关节强直、血管舒缩不稳定、营养不良性皮肤改变。临床上分为3期。第1期，即早期（或急性期）炎症阶段可持续1～7周，特点是局部弥漫性疼痛、炎症、水肿、低体温或高热。第2期（营养不良期），持续3～24个月，临床表现包括运动疼痛，皮肤对压力和温度变化的敏感性增加，以及皮肤和肌肉萎缩。第3期（萎缩期），不可逆的皮肤硬结样改变及腱膜和肌腱回缩。在X线片上RSDS的特点是软组织肿胀和快速进展的严重的骨质疏松（图4-77）。锝三相骨扫描显示血流相和血池相摄取增加及受累区域关节周围锝摄取增加。约60%的患者有此表现。

（3）Volkmann缺血性挛缩：通常发生于肱骨髁上骨折。Volkmann缺血性挛缩由肌肉缺血造成，然后发生肌肉纤维化。临床特点是"5P"综合征：无脉、疼痛、苍白、感觉异常和麻痹。X线检查通常发现腕关节和指骨间关节屈曲挛缩、掌指关节过伸（罕见屈曲）并伴软组织萎缩（图4-78）。

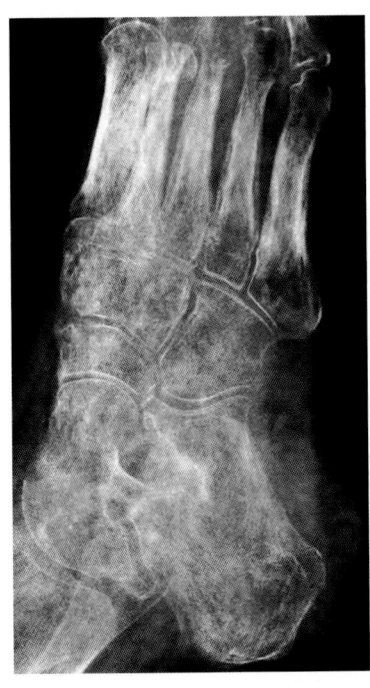

图 4-77　创伤后骨萎缩

35 岁男性，胫腓骨骨折最终愈合。然而，之后患者感觉患侧足部无力、僵直、疼痛。X 线检查显示典型的足部 RSDS 表现：病情进展迅速、斑片状骨质疏松伴明显的软组织肿胀

（4）创伤后骨化性肌炎：骨折、脱位甚至轻微的软组织损伤后，偶尔会在损伤区出现疼痛性肿块。临床上，这个部位的疼痛和中指会持续很多天。疼痛会变得更加局限，并在 4～6 周加重。

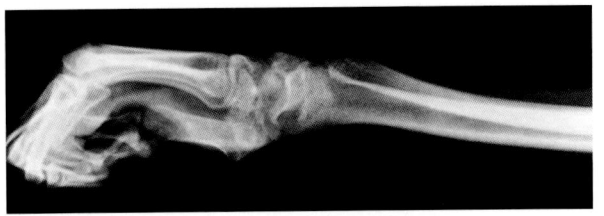

图 4-78　Volkmann 缺血性挛缩

23 岁男性，肱骨髁上骨折愈合后表现出 Volkmann 缺血性挛缩的典型症状，腕及手的前臂远端侧位像显示，掌指关节及指间关节屈曲挛缩，并伴发明显的软组织萎缩

这种病变的特征是演变过程清晰，和创伤后时间间隔相关。第 3～4 周肿块开始出现钙化和骨化（图 4-79A、B），第 6～8 周，肿块周边显示清晰整齐的骨皮质（图 4-79C、D）。此并发症重要的影像学标志是所谓的分层现象。在 X 线片上，这种现象的特点是病灶中心有透亮区，代表不成熟骨组织，而外围骨化成熟区则呈高密度。此外，骨化团块与邻近皮质间可见薄透亮裂隙（图 4-80）。这些特征有助于和骨旁骨肉瘤相鉴别，二者的影像学表现有时很相近。但必须强调的是，偶尔骨化性肌炎黏附于骨皮质并与其相融合，X 线片上其与骨旁骨肉瘤相似。在这种情况下，CT 可提供一些其他信息，如骨化性肌炎的特征性分层现象，从而将两者鉴别开来（图 4-81）。

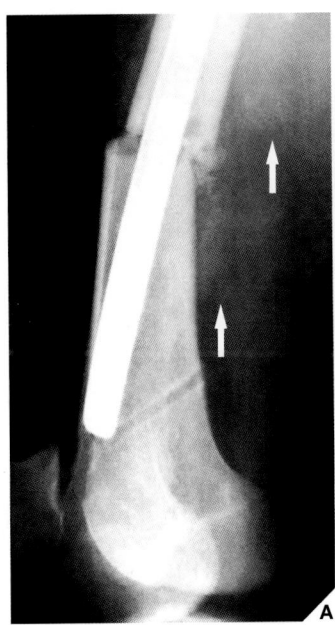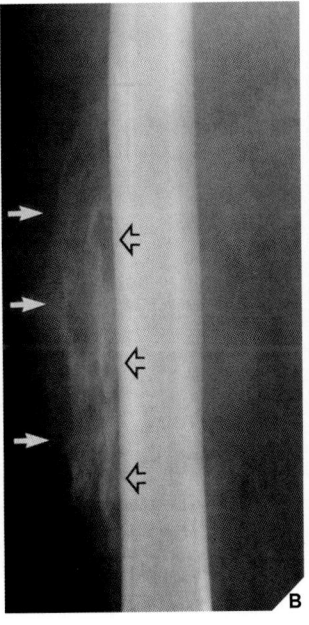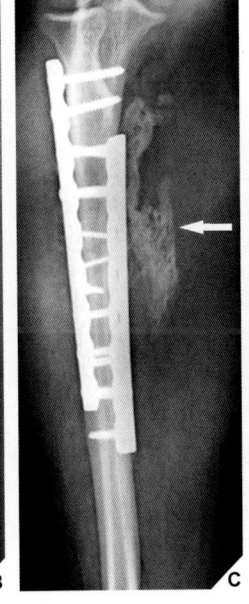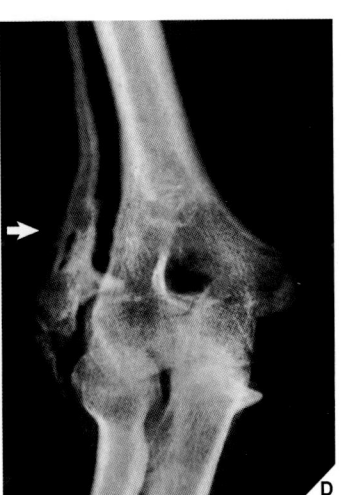

图 4-79　创伤后骨化性肌炎（1）

A. 20 岁男性，股骨中远 1/3 结合处横行骨折。采用切开复位内固定治疗。伤后 3.5 周拍摄侧位片显示股骨后方骨皮质附近的软组织内可见骨化性肌炎早期病灶，密度稍高，边界不清（箭头）。B. 28 岁女性，大腿外伤后 5 周，X 线片显示成熟的骨化性肌炎病灶，注意外周骨化形成（箭头）和透亮线（空心箭头）。C. 29 岁女性，切开复位内固定治疗，尺、桡骨近端骨折处见成熟骨化性肌炎病灶（箭头）。D. 27 岁男性，1 年前肘部骨折伴脱位，骨折愈合后，X 线片显示组织分化成熟的骨化性肌炎病灶。图中显示骨性病灶（箭头）周围发育良好的骨皮质，病变与肱骨骨皮质之间可见透亮带

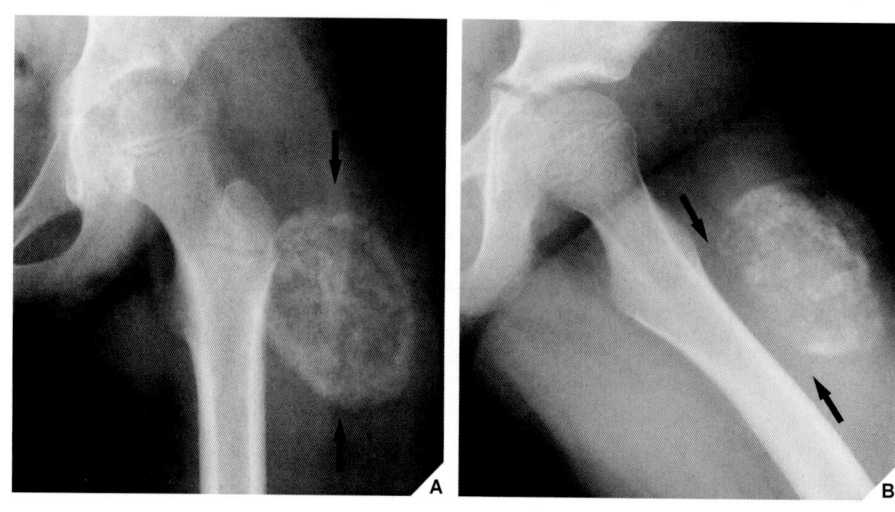

图4-80　创伤后骨化性肌炎（2）

7岁男性，X线检查6周前有外伤史。左髋关节前后位（A）图像显示病灶呈现带状现象（箭头），这是近皮质骨化性肌炎的特点。蛙式位（B）图像显示骨化团块和股骨后侧骨皮质间可见裂隙（箭头）

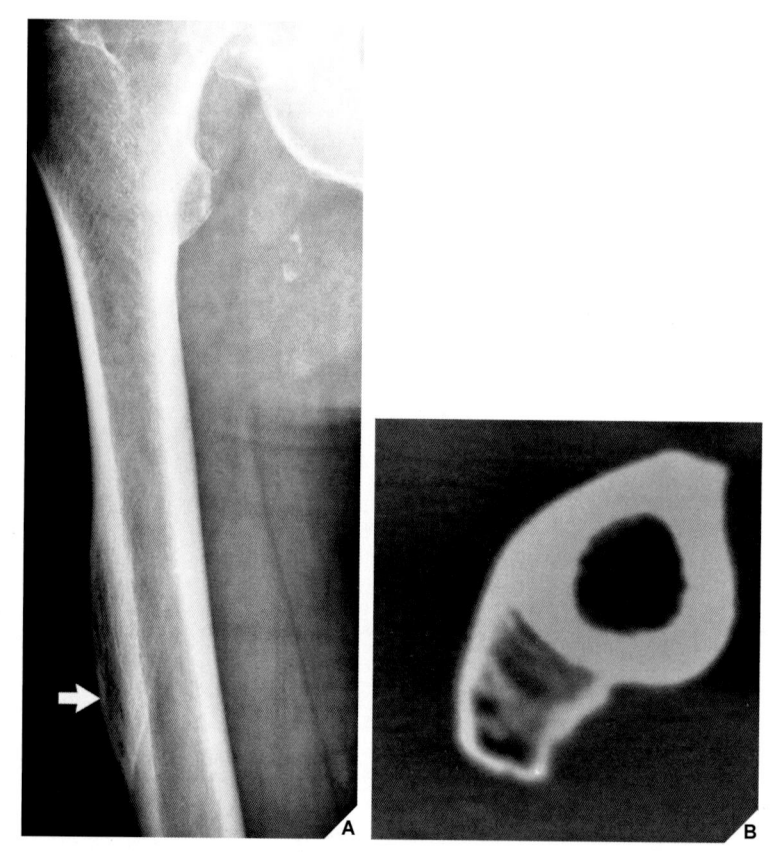

图4-81　创伤后骨化性肌炎（3）

52岁男性，6个月前有左大腿外侧外伤史，发现可以触摸到的一个硬块。A. X线片可见一骨化团块紧邻左侧股骨外侧骨皮质（箭头）。B. CT扫描显示骨化性肌炎典型的带状分层现象。注意中心透亮区周围是成熟的骨皮质

骨化性肌炎的MRI表现取决于病变的不同分期。早期阶段，T_1加权像通常呈缺乏明确边界的肿块，呈均匀中等信号，略高于邻近肌肉组织。T_2加权像显示病灶为高信号。经静脉注射钆喷酸葡胺后，T_1加权像显示边缘强化、边界清晰，但病灶中心并不强化。比较成熟的区域在T_1加权

像上呈中等信号，周围有低信号的边缘，后者对应着病灶周边的骨化区。在T₂加权像上，病变一般为高信号，可能信号不均。病灶边缘呈低信号（图4-82）。有时骨化性肌炎（无论骨化成熟与否）中心含有脂肪成分，在T₁加权像上呈高信号（图4-83、图4-84）。

病理学表现具有特征性，病灶中心由不成熟组织构成，边缘由成熟组织构成，形成了放射学图像中的分层现象。病灶中心细胞增多且存在不成熟的成纤维细胞，病灶边缘存在微小梁和成骨细胞（图4-85）。在病灶的早期进行活检容易误诊为恶性病变。

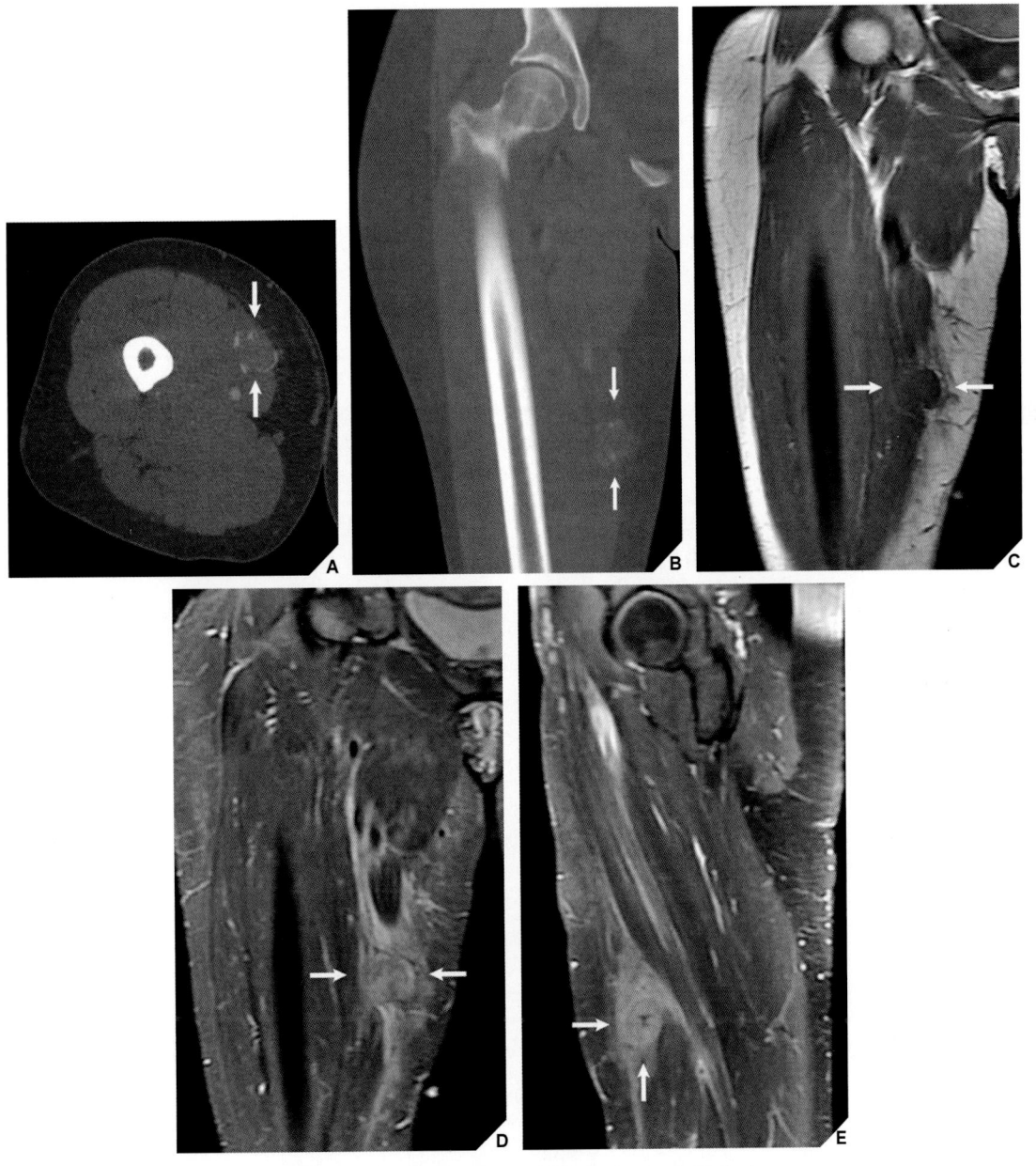

图4-82　创伤后骨化性肌炎的CT和MR表现（1）

46岁男性，有大腿上段外伤史。右大腿上段轴位（A）和冠状位（B）CT重建图像显示与肌肉密度相似的类圆形病灶，边缘密度增高，代表骨化（箭头）。MR冠状位T₁加权像（C）显示病变与周围肌肉信号相似（箭头）。冠状位（D）短时反转恢复（STIR）序列MR图像显示病灶信号不均匀，略高于周围组织（箭头）。静脉注射钆造影剂后矢状位（E）T₁加权脂肪抑制序列MR图像显示骨化性肌炎病灶轻度强化（箭头）

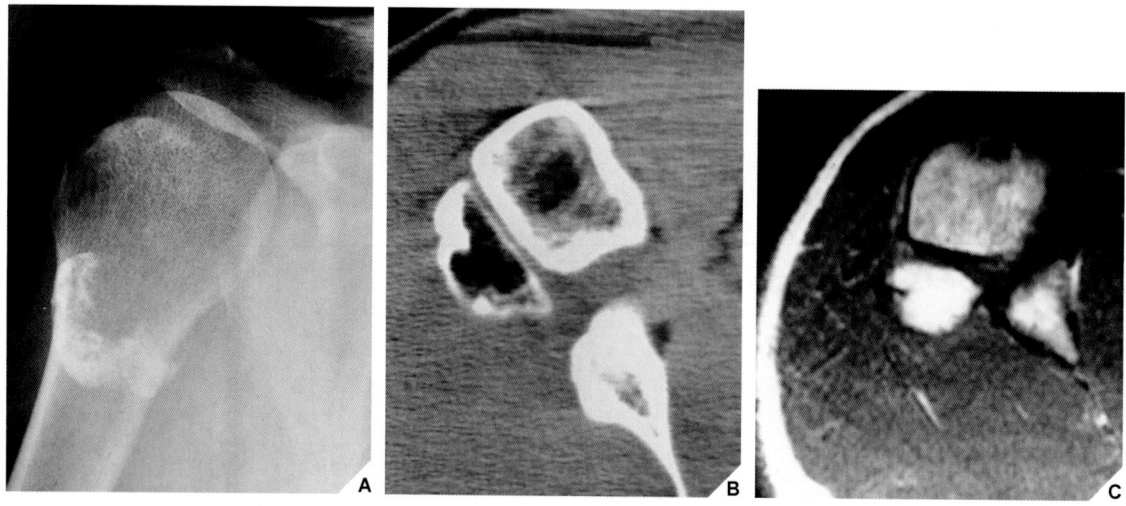

图 4-83 创伤后骨化性肌炎的 CT 和 MR 表现（2）

41 岁男性，右侧肱骨近端后外侧方可触及团块。A. 右肩关节常规前后位 X 线片显示肱骨近端钙化及骨化组织。B. CT 扫描显示骨化性肌炎的带状分层现象。病灶中心脂性成分呈低密度。团块和骨皮质间见裂隙。C. MRI 轴位 T₁ 加权像（SE；TR 600ms/TE 20ms）显示病灶中心区域为高信号强度，而周边则为低至中等信号强度

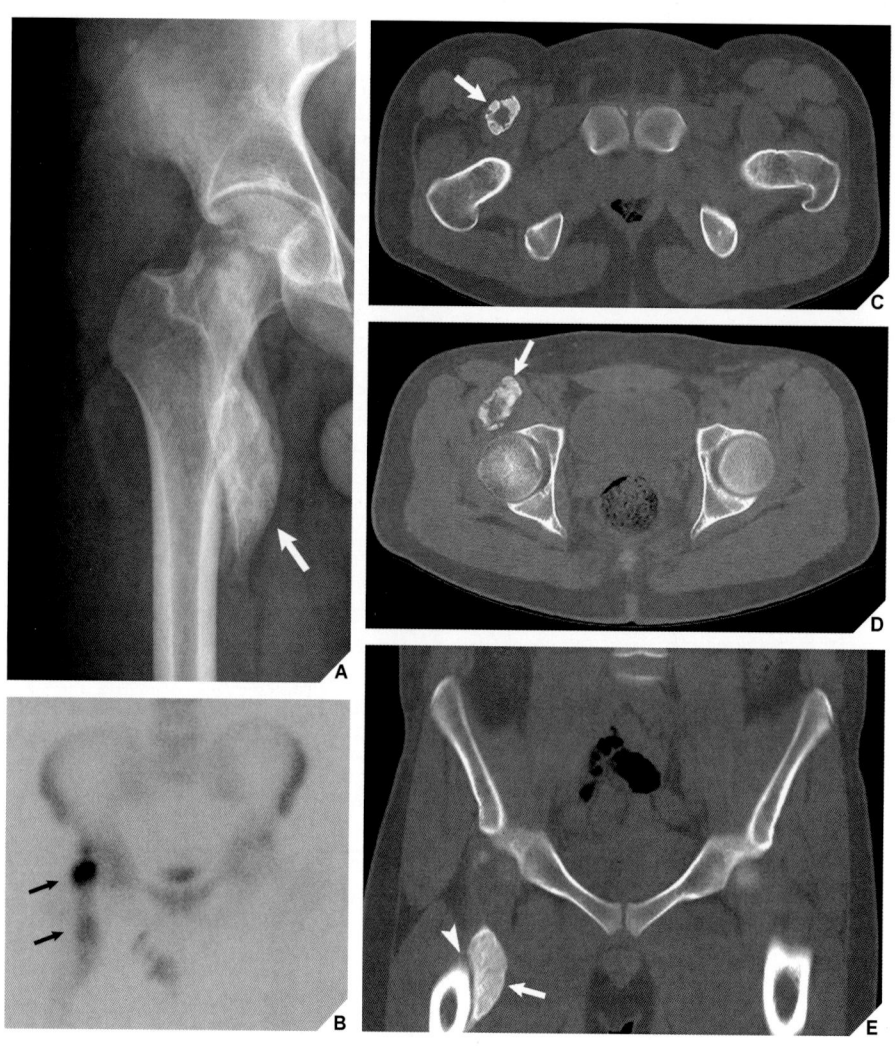

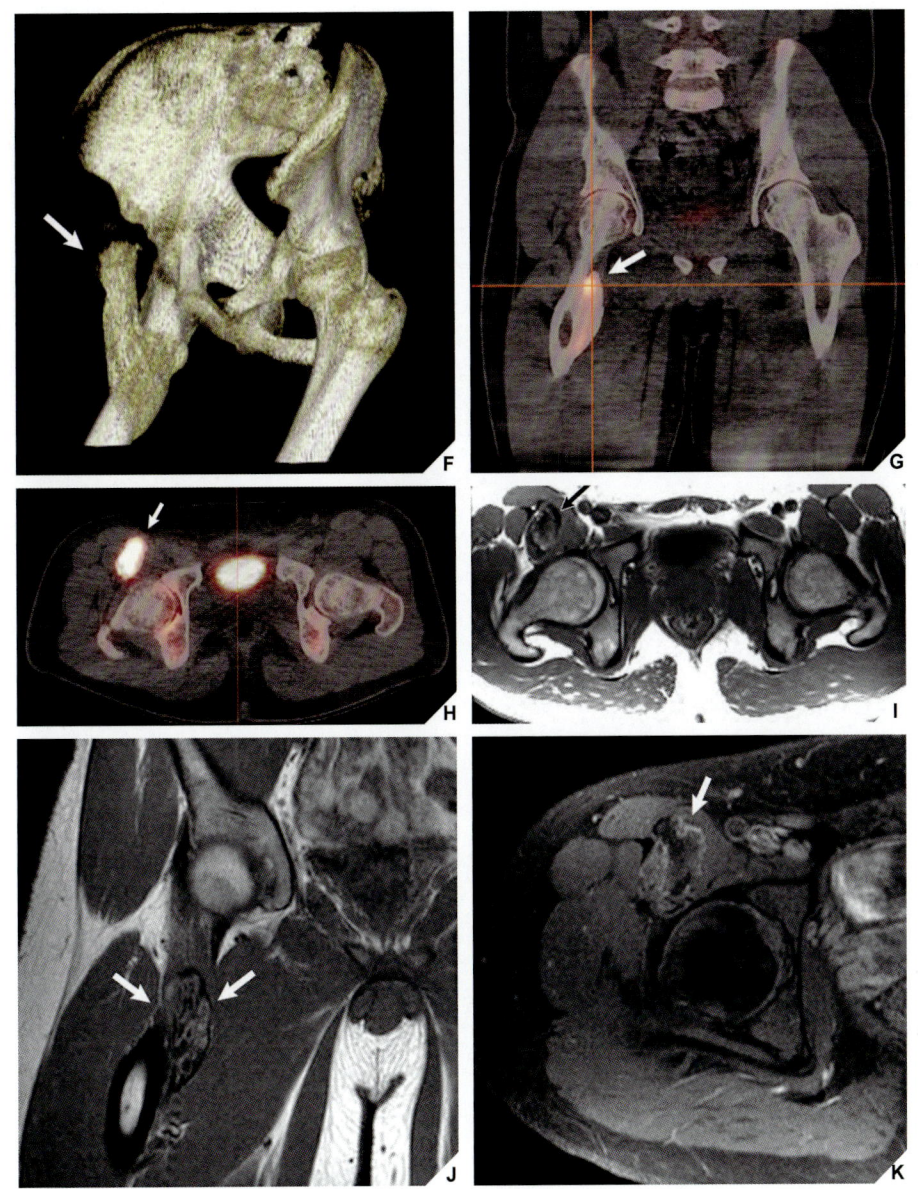

图 4-84 创伤后骨化性肌炎的CT、三维CT、SPECT/CT和MR表现

20岁男性，6个月前有右大腿上段外伤史，表现为软组织内硬块。右股骨近端前位X线片（A）显示股骨内侧皮质旁骨化肿块（箭头）。放射性核素骨扫描的延迟静态图像（B）显示放射性示踪剂在髂腰肌部位的肿块区域积聚（箭头），在成骨细胞活性增加的部位摄取更多（上箭头）。大粗隆（C）和髋关节（D）水平轴位CT图像显示肿块（箭头）中心呈低密度，外周呈高密度，为本病特征性的分层现象。冠状位重建CT图像（E）显示，骨化肿块（箭头）与股骨皮质之间有一个狭窄的裂缝（无尾箭头），这是骨化性肌炎的另一个特征。骨盆三维CT重建倾斜投影图像（F）显示右侧股骨近端的骨化肿块（箭头）。冠状位（G）和轴位（H）的SPECT/CT图像显示肿块代谢活性增加（箭头）。MR轴位（I）和冠状位（J）T$_1$加权像显示肿块（箭头）呈不均匀低信号。增强后MR轴位T$_1$加权像（K）显示肿块周围轻度强化（箭头）

骨化性肌炎的治疗因人而异。大多数患者可以采用所谓的"观察疗法"，病灶会随着时间推移逐渐萎缩，症状消失。病灶完全成熟后可进行手术切除。偶尔也可使用冲击波进行非手术治疗。

（5）骨坏死（缺血性或无菌性坏死）：是骨折或脱位后，骨组织丧失了充足的血液供应而发生的骨组织细胞的坏死。然而，这种情况也可能由一些和机械性创伤无关的因素造成。无论病因如何，骨坏死的病理机制包括腔内血管阻塞、血管受压或血管破裂。已报道的骨坏死的病因如下（骨折或脱位除外）：

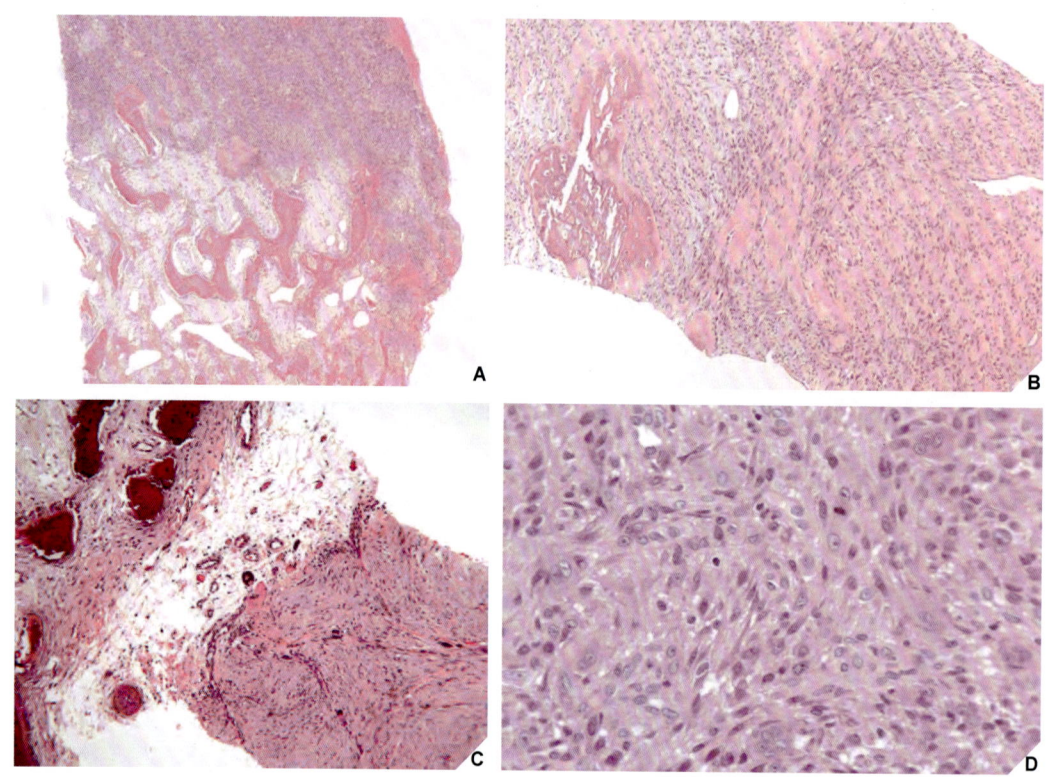

图4-85　骨化性肌炎的组织学图像

A. 病灶全切后显微照片显示病灶最不成熟的部分可见梭形细胞（顶部），而最成熟的部分显示骨形成（底部）（HE染色，原始放大倍数×25）。B. 细胞区域（右侧）显示细胞通过变成微小梁（中心）、小梁、骨（左侧）的类骨基质分离（HE染色，原始放大倍数×100）。C. 在较高放大倍数下，观察中心未成熟区域，其周围有许多梭形细胞（右下方）和成熟的骨小梁，周围有活跃的成骨细胞（左上方）（HE染色，原始放大倍数×250）。D. 病变中心显示网状梭形细胞浸润，其中可以识别有丝分裂活动（HE染色，原始放大倍数×250）（由Michael J. Klein，MD，New York提供）

1）动脉栓塞：可发生在各种条件下。例如，某些血红蛋白病，如镰状细胞病及动脉被异常红细胞堵塞。异常情况下的减压，如减压病，发生氮气栓塞；或慢性酒精中毒和慢性胰腺炎，脂肪颗粒栓塞动脉。

2）血管炎：血管炎症会导致血供中断，在胶原病变如系统性红斑狼疮中可见。

3）细胞异常堆积：戈谢病的特征表现就是骨髓中富含脂类的组织细胞的异常积聚，或类固醇治疗后，脂肪细胞增加，血窦血流量减低，从而导致骨血供丧失。

4）骨内压力增加：Hungerford和Lennox支持这一理论并认为任何导致股骨头（本质是骨皮质包绕骨松质、骨髓及脂肪构成的球体）内压增加的生理或病理学过程，都会引起血供受损，导致骨坏死。

5）抑制血管生成：骨坏死可能由骨组织中持续发生的正常血管生成受到破坏所致。这一假说最近由Smith等提出，并被如下事实所支持：大量的药物及调节因子，包括糖皮质激素、干扰素及其他内源性的细胞因子抑制血管生成。类固醇治疗后，股骨头的血管造影检查可以观察到类似效应。

6）机械应力损伤：诱发因素可能是股骨头非创伤性骨坏死。股骨头负重区位于前上象限，因此处在很大的机械压力下。该区域的血管闭塞有可能继发于过度机械应力导致的软骨破坏。Iwasaki等和Suehiro等进行的大鼠实验支持这一理论假说。

7）辐射暴露：暴露在辐射下可能导致骨血管破坏。

8）特发性：往往找不到明确的原因，如主要影响股骨内侧髁的自发性骨坏死或某种骨软骨病变，如累及股骨头的Legg-Calvé-Perthes病或累及第2跖骨头的Freiberg病。

与骨坏死相关或导致骨坏死的疾病或病理情　　况见表4-4。

表4-4　与骨坏死相关或导致骨坏死的疾病或病理情况

创伤	血友病	风湿性疾病	脑膜炎球菌血症
股骨颈骨折	Hb S/C 血红蛋白病	类风湿关节炎	严重急性呼吸综合征
股骨头脱位	Hb S 珠蛋白生成障碍性贫血	炎性肠病	HIV 感染
近端股骨骨骺分离	红细胞增多症	抗磷脂抗体综合征	其他因素
股骨头骨骺滑脱症	急性淋巴细胞性白血病	系统性红斑狼疮	嗜酒
骨骺的压缩	先天性和后天性疾病	混合型结缔组织病	吸烟
肱骨近端（颈）骨折	髋关节先天性发育不良	多肌炎	慢性肾衰竭
肩关节脱位	Ehlers-Danlos 综合征	巨细胞性动脉炎	血液透析
距骨骨折	遗传性骨发育障碍	坏死性动脉炎	双膦酸盐治疗
舟骨骨折	Legg-Calvé-Perthes 病	体内气压失调	弥散性血管内凝血
Kienbock 病	代谢异常	减压病	器官移植
血管损伤	皮质醇增多症	感染和炎性病变	脂肪栓塞
烧伤	皮质类固醇治疗	骨髓炎	妊娠
深部区域过热	库欣病	胰腺炎	特发性疾病
辐射暴露	痛风和高尿酸血症	慢性肝病	
血红蛋白病及其他血液病	高脂血症	血栓性静脉炎	
镰状细胞病	甲状旁腺功能亢进	获得性免疫缺陷综合征	

由于血供受损，股骨头、腕舟骨和肱骨头在创伤后最易发生骨坏死。其他少见的骨坏死见于股骨髁、胫骨近端、距骨和脊椎。

股骨头坏死是髋关节外伤常见的并发症，常发生在股骨颈囊内骨折（60%～75%）、髋关节脱位（25%）、股骨头骨骺滑脱症（15%～40%）之后。本病的病理表现非常典型。在骨坏死的早期阶段，在大体标本切片上，骨坏死区位于关节面下，呈楔形区域，其中骨髓呈不透明的黄色、灰白色。该区域界限清楚，并与周围未受累的骨髓之间有一条薄的红色充血边界（图4-86A）。在本阶段，骨小梁的变化不明显（图4-86B）。在显微镜下观察，可见软骨下骨坏死，骨髓成分被缺乏细胞成分的颗粒状嗜酸性物质所取代（图4-86C）。在稍晚期的骨坏死中，尽管关节软骨仍然保留并凸出，但梗死区域变大，可能出现小的软骨下骨折（图4-86D）。组织病理学检查可见坏死的骨小梁和骨髓，以及表现为广泛钙化的脂质囊泡（图4-86E）。骨骼中的骨细胞陷窝可能空虚，可能含

有细胞碎片，或者含有浅染色的细胞核。在骨坏死的晚期，大体病理标本显示软骨下骨折和塌陷（图4-87、图4-88）。软骨下骨中的线性骨折对应于X线片上的透亮区，称为新月征（见图4-90、图4-91）。软骨下梗死通过充血带与正常骨进行区分。新月征代表关节软骨和相邻软骨下骨梗死之间的间隙。在显微镜下，梗死边缘的破骨细胞活性增加。局灶性脂肪坏死、成纤维细胞和血管增生进入骨髓腔是常见表现。

随着骨坏死的进展，股骨头轮廓变平并明显变形，软骨下骨大量塌陷（图4-89A、B）。有组织学证据表明，坏死区周围的骨发生修复，该区域的骨髓充血，破骨细胞开始清除坏死骨和正常骨交界处的坏死组织。伴随破骨细胞吸收，成骨细胞在坏死小梁表面形成新骨、这一过程被称为"爬行替代"（creeping substitution）（图4-89B、C）。此外，坏死脂肪的钙化是本病的显著特征（图4-89C、D）。

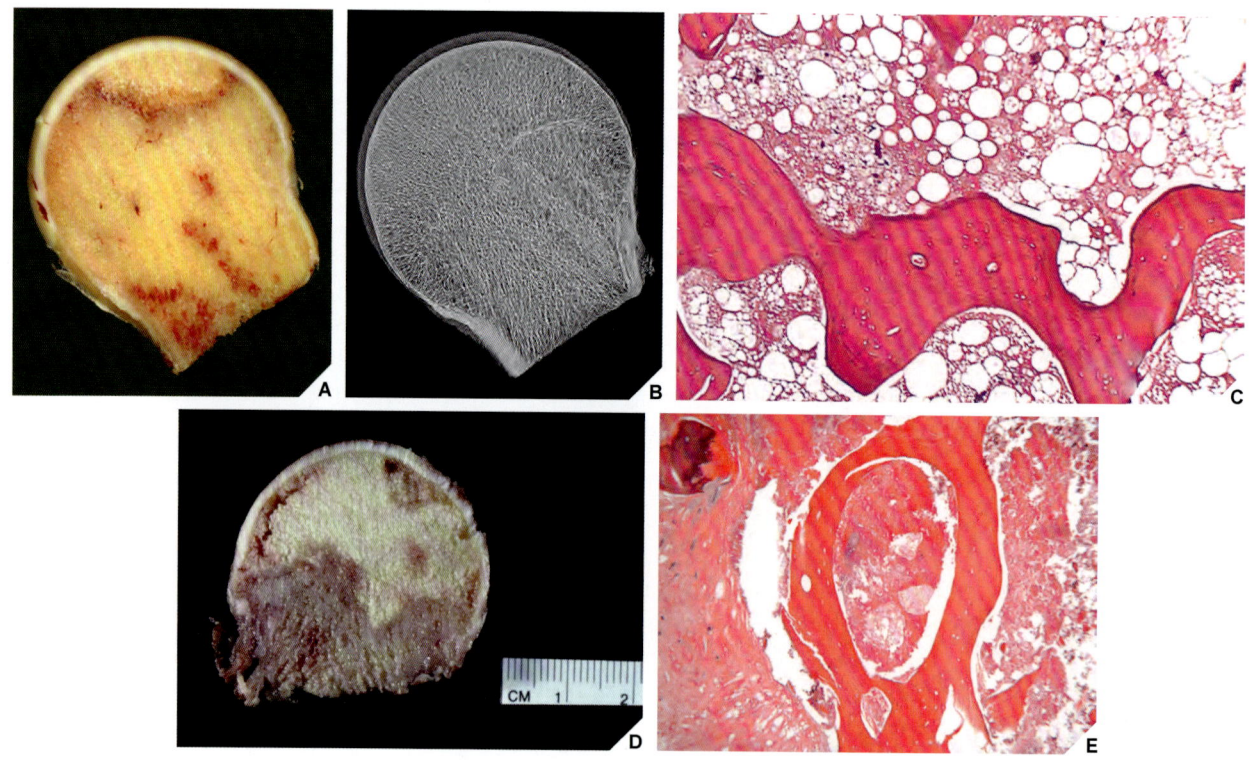

图4-86　早期股骨头坏死的病理学表现

A. 股骨头冠状切面图像显示，在关节面下有一个界限清楚的楔形暗黄色坏死区，与正常骨髓之间有一个薄的红色充血边界，关节软骨完整且凸出。B. 标本X线片显示骨小梁结构无明显变化。C. 显微镜下图片显示缺乏细胞成分的颗粒状嗜伊红染色的坏死骨髓，伴有坏死脂肪细胞的残留影（HE 染色，原始放大倍数×100）。D. 在稍进展的骨坏死中，股骨头标本冠状切面图像显示软骨下不透明的黄色区域代表坏死骨。尽管软骨下骨折将关节下板与下面的坏死骨分离（左上），但上覆的关节软骨仍然保留并凸出。E. 显微镜下图显示骨小梁和骨髓都是细胞成分。注意观察位于小梁间隙内的伴有局灶性钙化的皂化脂肪（HE 染色，原始放大倍数×100）（图A至图C，经 Elsevier 允许引自 Bullough PG. *Orthopedic pathology*，5th ed. Philadelphia: Elsevier; 2009, Figure 15.16 A，B，and C.；图D、图E由 Michael J. Klein，MD，New York 提供）

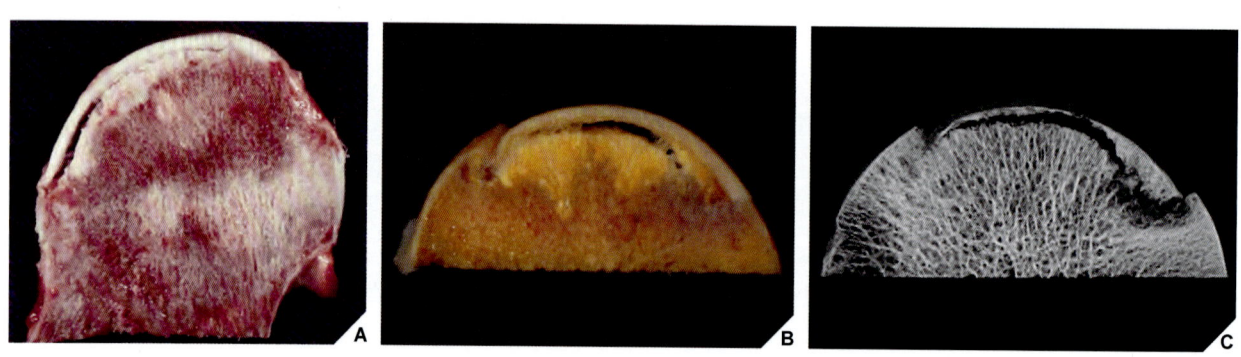

图4-87　晚期股骨头坏死的病理学表现（1）

A. 股骨头大体病理标本的冠状切面图像显示，坏死区域局限于骨髓浅部，关节下板部分移位骨折（左上）。观察第2个坏死区域（右下），该区域由红骨髓与软骨下骨折分隔。B. 股骨头软骨下区有一个清晰的楔形暗黄色梗死区。上覆的关节软骨和软骨下板通过骨折线与梗死区分开。注意观察由于下方骨骼局部塌陷而造成软骨折叠的区域（左上）。C. 标本的X线片显示关节软骨通过关节下板不规则骨折与关节下骨分离。坏死区域没有明显的密度异常，可能是因为关节下坏死骨髓脂肪尚未皂化（由 Michael J. Klein，MD，New York 提供）

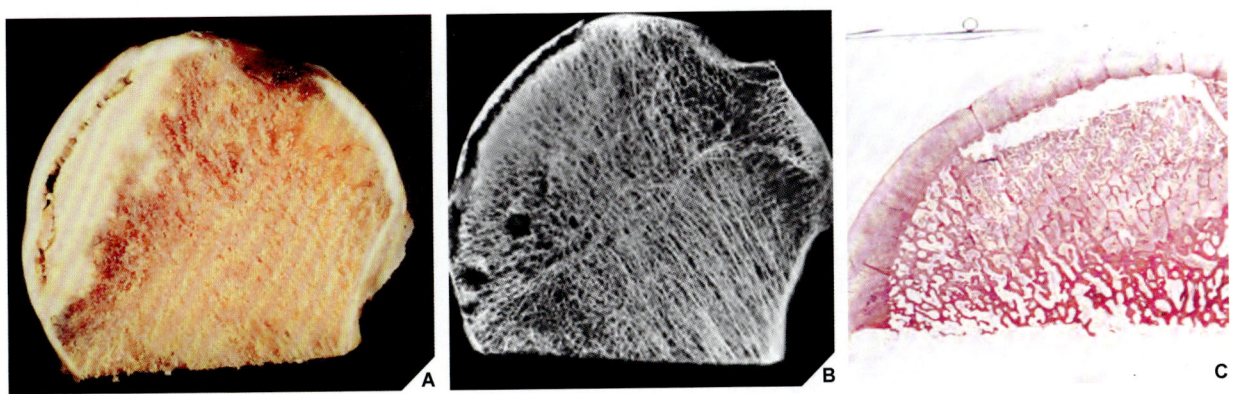

图 4-88　晚期股骨头坏死的病理学表现（2）

A. 股骨头标本冠状切面显微图像显示软骨下梗死（黄色），通过充血区（红色）与残留骨区分。注意新月影表示软骨下骨折。B. 同一标本的 X 线片显示新月征。C. 股骨头组织学标本的显微照片显示关节软骨和软骨下骨之间的间隙。观察残留骨增厚的小梁（HE 染色×1）（经允许引自 Vigorita VJ. *Orthopaedic pathology*. Philadelphia：Wolters Kluwer Health；2015.）

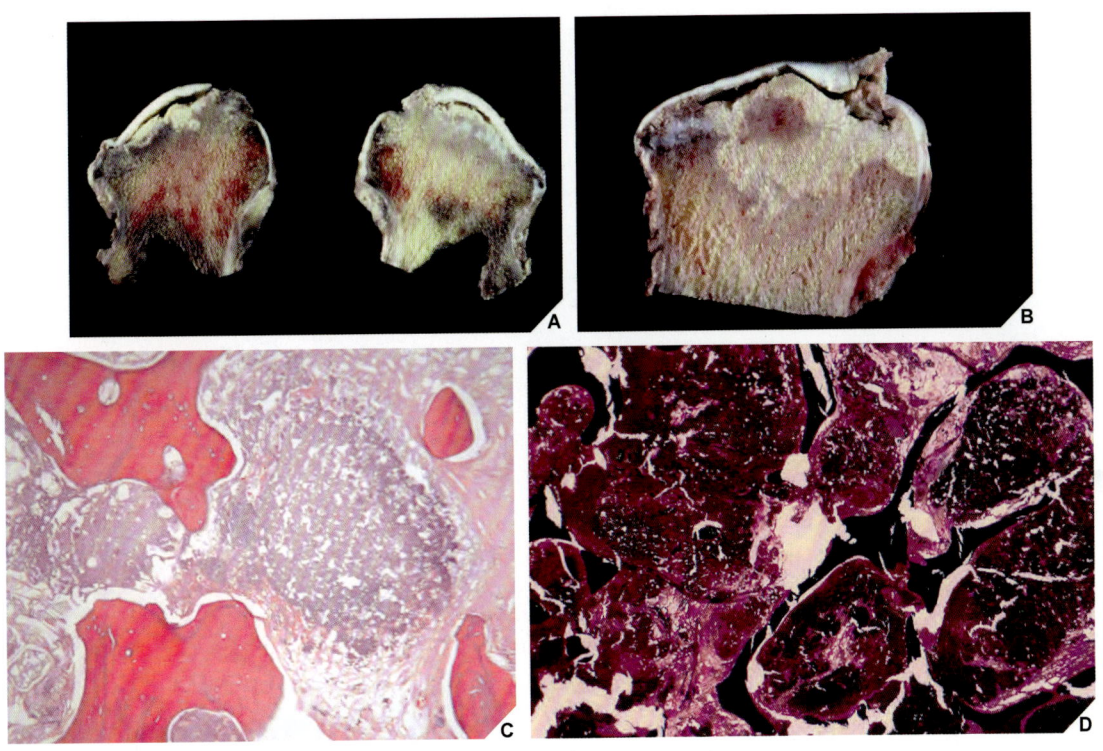

图 4-89　晚期股骨头坏死的病理学表现（3）

A. 对分的股骨头大体标本图像显示关节软骨明显变平和畸形。同时观察坏死骨的关节下骨折和坏死区的软骨下塌陷。B. 在从不同患者身上切除的股骨头中，坏死区域包括被明显变形、扁平和断裂的关节软骨覆盖的大部分骨。坏死节段左侧可见软骨修复区。此外，在右侧观察坏死区下方的骨修复区，称为爬行替代。小的边缘骨赘表明继发性骨关节炎。C. 显微图像显示伴有空虚细胞陷窝的坏死小梁；几条中断的骨黏合线，代表爬行修复。坏死的脂肪被污浊的紫色物质替代，代表钙化、皂化脂肪（HE 染色，原始放大倍数×100）。D. 经 von Kossa 染色的未脱钙的切片图像显示骨小梁间隙内明显深染，代表分解的骨髓脂肪组织所释放的脂肪弥漫性钙化（由 Michael J. Klein，MD，New York 提供）

　　早期阶段 X 线片可能表现正常，但放射性核素骨扫描对发现病变很有价值，坏死区域可能出现前期核素摄取降低、后期增加的表现。这一并发症最早期的影像学征象是新月形透亮区，最早在创伤后 4 周出现。正如 Norman 和 Bullough 所指出的，这一现象继发于股骨头坏死部分软骨下结构的塌陷，影像学表现为平行于骨关节面的狭窄透亮线。X 线片摄影时此征象在髋关节蛙式位最容易显示（图4-90、图4-91）。因为大多数情况下，组织坏死并不影响关节软骨，所以关节间隙存在（X线片关节间隙：邻近骨关节软骨厚度加上真实的关节腔宽度）。关节间隙的存在有助于与骨关节炎相鉴别。股骨头坏死后期在髋关节前后位片上很容易发现，表现为股骨头变扁，密度增高（图4-92、图4-93）。这些致密影继发于不可存活骨微骨折后的骨小梁压缩、受损骨髓的钙化和新骨沉积修复坏死区域，即所谓的爬行替代（见上文）。CT检查常有助于显示细节（图4-94、图4-95）。

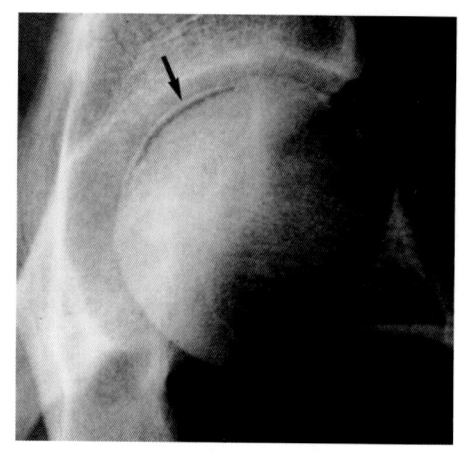

图4-90 股骨头坏死（1）

45岁女性，5周前发生左髋关节脱位。左髋关节蛙式位X线片显示新月征（箭头）

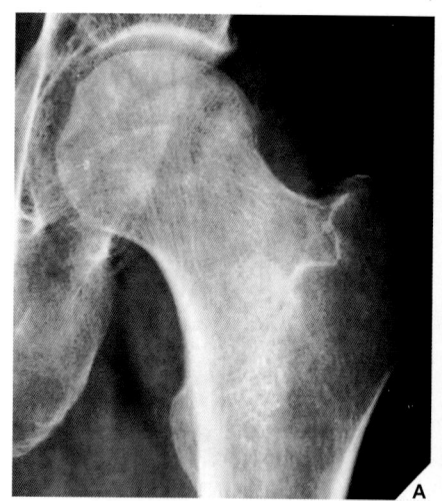

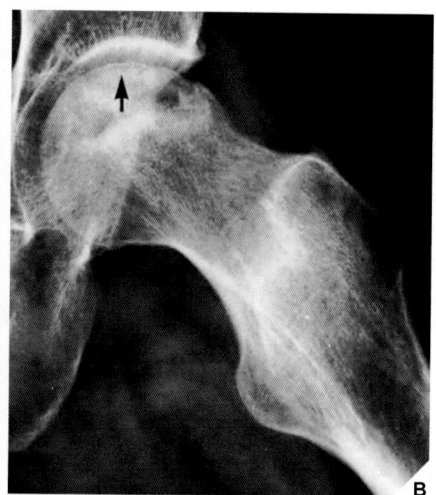

图4-91 股骨头坏死（2）

A. 41岁男性，左髋关节创伤性脱位病史。正面投照图像可见股骨头内骨质密度增高，提示骨坏死，但无法得到确切诊断。B. 蛙式位投照图像显示平行于股骨头关节面的细透亮线（箭头）。这是新月征，是股骨头坏死在X线片上的特征性表现

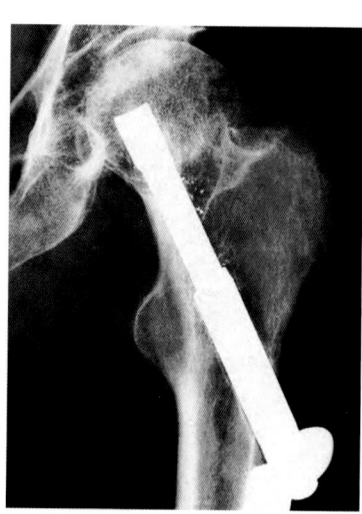

图4-92 股骨头坏死（3）

56岁女性，股骨颈关节囊内骨折，进行切开复位和内固定治疗。髋关节前后位片显示Smith-Peterson钉插入股骨头和颈部，骨折线消失。股骨头内密度增高（硬化）提示骨坏死出现

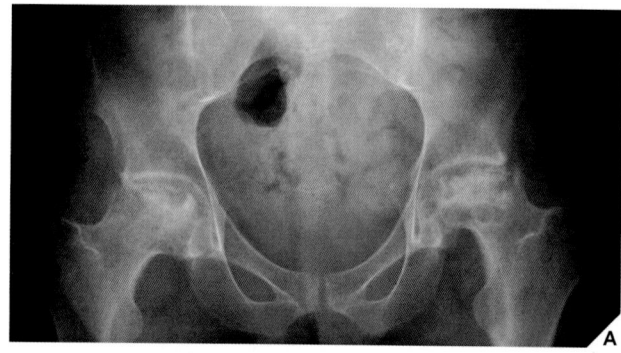

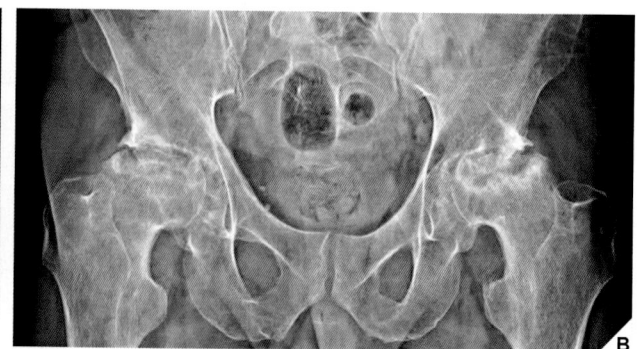

图4-93 双侧股骨头坏死

A. 40岁男性，既往双髋关节脱位史，骨盆前后位X线片显示双侧股骨头晚期坏死，软骨下塌陷。B. 50岁男性，双侧股骨头出现了类似表现

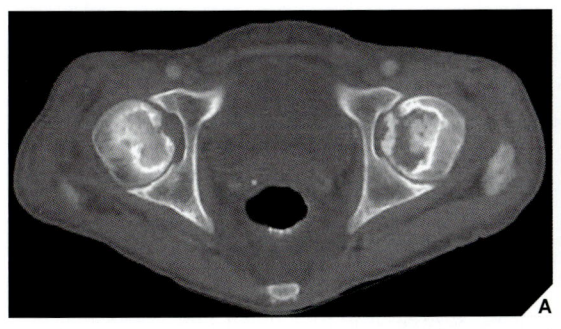
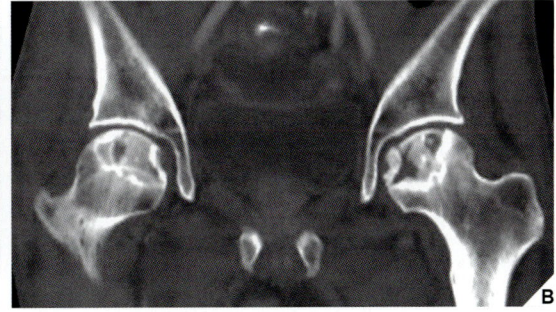

图 4-94　股骨头坏死的 CT 表现

65 岁男性，双髋关节轴位（A）和冠状位（B）CT 重建图像显示软骨下硬化和股骨头碎裂。注意，虽然有晚期股骨头坏死表现，但髋关节间隙仍存在（经允许引自 Greenspan A，Gershwin E. *Imaging in rheumatology*，1st ed. Philadelphia：Wolters Kluwer；2017，Figure 13.9.）

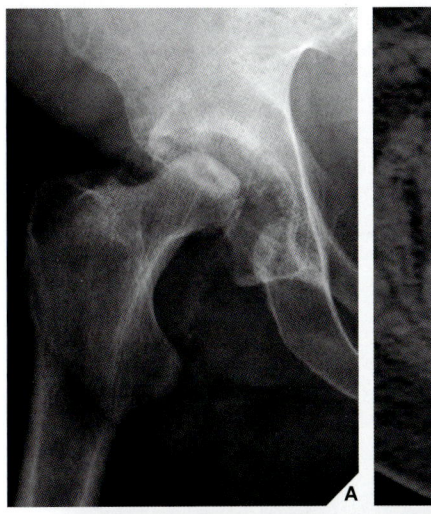
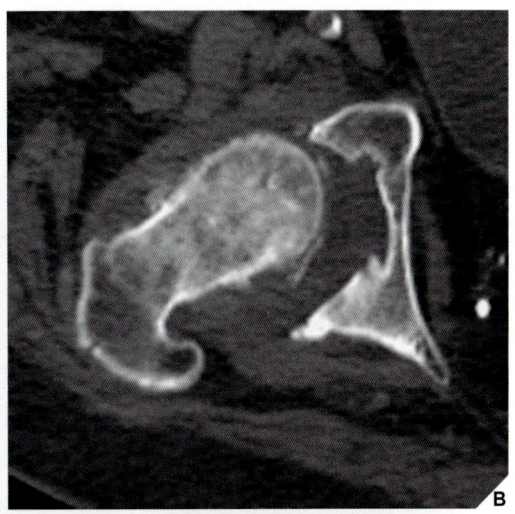

图 4-95　股骨头坏死的 CT 和三维 CT 表现

右髋关节前后位（A）X 线片显示变形股骨头的硬化和软骨下透亮影，提示晚期股骨头坏死。同时见股骨头外上半脱位。所有这些特征在轴位（B）、冠状位（C）CT 重建和三维 CT 重建（D）图像上显示得更清楚（经允许引自 Greenspan A，Gershwin E. *Imaging in rheumatology*，1st ed. Philadelphia：Wolters Kluwer；2017，Figure 13.10.）

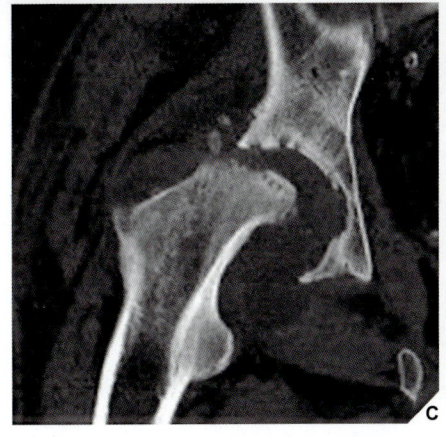
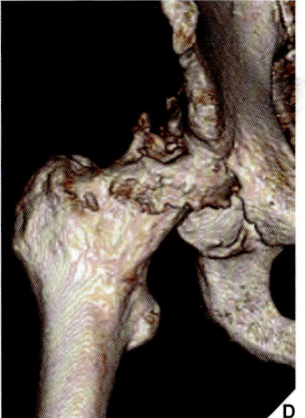

Ficat 和 Arlet 根据影像学、血流动力学和症状　　将股骨头坏死分为 4 期（表 4-5）。

表 4-5　股骨头坏死：Ficat 和 Arlet 分期，临床症状和影像学表现与病理学改变的关系

分期	临床症状	影像学表现	闪烁显像	病理学改变	活检表现
1	无	正常	正常	承重部位坏死	骨髓坏死，成骨细胞
2	轻度疼痛	股骨头密度增高，关节间隙正常	摄取增加	自发性修复	新骨沉积
3	轻度至中度疼痛	股骨头变形、塌陷，新月征	摄取增加	软骨面下骨折伴塌陷、嵌插及坏死碎片	骨折线两边有坏死骨小梁和骨髓细胞
4	中度疼痛，需要辅助设备	关节间隙变窄，髋臼改变	摄取增加	骨关节炎	关节软骨退行性改变

经允许修改自 Chang CC，Greenspan A，Gershwin ME. Osteonecrosis：current perspectives on pathogenesis and treatment. *Semin Arthritis Rheum* 1993；23（1）：47-69。

对于骨扫描和常规X线检查都显示正常的患者，MRI检查对识别骨坏死有重大突破。目前MRI检查被认为是对骨坏死的诊断和评估最敏感及最具特异性的方式。特征性MRI表现是股骨头内迂曲带状低信号（图4-96A）。低信号边对应着缺血区和正常骨之间的修复界面，主要是组织硬化及纤维化。在T_2加权像上可观察到内缘高信号带（双线征）（图4-96B）。这种高信号带被认为代表修复区的纤维血管组织。许多学者推测，这是股骨头坏死的特异性征象，其他学者则并不看重这一表现，声称很可能是伪影，即所谓的化学位移。骨坏死常伴随骨髓水肿和关节积液（图4-96C）。一旦发生软骨下骨折，股骨头将会塌陷（图4-96D）。最终，髋关节将继发骨关节炎。静脉注射钆造影剂有助于确定骨坏死的范围及确定是否有残留的存活组织（图4-96E）。

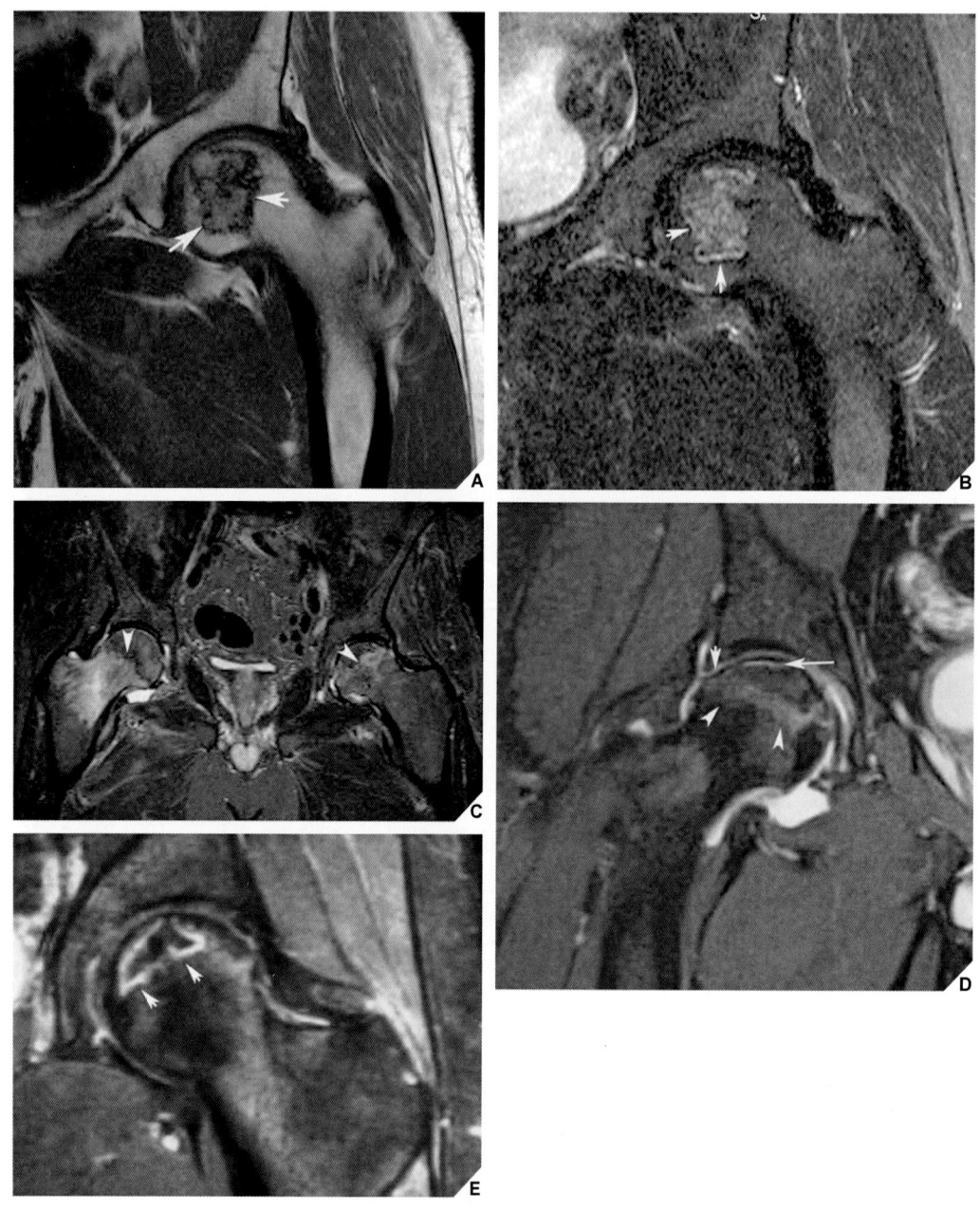

图4-96 股骨头坏死的MRI表现

A. 冠状位T_1加权像显示迂曲的低信号带（短箭头），代表中央骨坏死区域周边的反应界面。B. 冠状位STIR序列图像显示迂曲的低信号毗邻高信号线（所谓的双线征）（短箭头）。C. 冠状位T_2加权脂肪抑制序列图像显示双侧股骨头坏死（无尾箭头）和右侧股骨颈明显的骨髓水肿及关节积液。骨坏死伴随的骨髓水肿和关节积液通常和临床疼痛相关。D. 冠状位STIR序列图像显示右侧股骨头坏死（无尾箭头）及软骨下高信号线（长箭头），代表软骨下骨折，这种表现和X线片的新月征相似（见图4-90和图4-91B）。同时显示了股骨头外侧早期的塌陷（短箭头）和关节积液。E. 静脉注射钆造影剂增强后的T_1加权脂肪抑制序列图像显示，反应性交界面强化（短箭头），但坏死区域无强化一些研究表明，当X线片表现不明显或不具特异性时，MRI对早期股骨头坏死的诊断敏感。MRI检查鉴别股骨头坏死和正常股骨头的敏感度为97%，和股骨头其他异常相鉴别的敏感度为85%，整体敏感度为91%。与核素骨扫描相比，MRI能更好地预测股骨头塌陷。在MRI冠状位中间层面的图像上横行穿过股骨头的窄带状低信号区是随后塌陷的重要标志。

MRI检查对于股骨头坏死精确分期必不可少，因为MRI检查能反映病变的大小和疾病所处的大致阶段。Mitchell和他的同事根据坏死区域信号强度变化描述了股骨头坏死的分级方法（表4-6）。早期阶段（A级或脂肪类信号强度）坏死区域保留正常的脂肪信号，而病变区边缘为硬化反应带，MRI图像显示中心区域在自旋回波（SE）短TR/TE图像（T_1加权像）为高信号，长TR/TE图像（T_2加权像）为中等信号。随后，当有明显的炎症或血管充血，或者如果存在亚急性出血时（B级或血液类信号），在短TR/TE和长TR/TE图像上为明显的高信号。这个信号强度类似于亚急性出血。如果有明显的炎症、充血、纤维化，取代了股骨头内脂肪成分（C级或液体类信号强度），在短TR/TE图像上显示为低信号，在长TR/TE图像上显示高信号。最后，在晚期阶段，以纤维化及硬化为主（D级或纤维类信号强度），在短TR/TE图像和长TR/TE图像上均显示为低信号（表4-6）。值得一提的是，2001年，日本厚生劳动省提出了股骨头坏死诊断和分期的修订标准。选择了5个具有高度特异性的诊断标准进行诊断：①X线片显示股骨头塌陷（包括新月征），无关节间隙狭窄或髋臼异常；②股骨头坏死区出现硬化边，无关节间隙狭窄或髋臼异常；③放射性核素骨扫描"热区中出现冷区"；④MRI T_1加权像出现低信号带；⑤病理学出现骨小梁或骨髓坏死征象。如果患者满足5项标准中的2项，则诊断成立。MRI表现与病理改变有很好相关性。高信号的中心区域对应着骨与骨髓坏死区，周边低信号带对应着存活组织和坏死区交界面反应性组织的硬化边。正如Seiler及其同事指出，MRI评价股骨头坏死有几个优点：无创，没有电离辐射，提供多平面图像，反映了骨髓中的生理学变化，对周围软组织提供了极好的分辨率，并能够同时评估对侧股骨头。

表4-6　MRI表现与病理学改变的相关性

分级	MRI图像表现	表现	病理学改变
A	正常脂肪信号，病灶周围硬化边除外	脂肪类信号	股骨颈或转子间区域过早转化为黄骨髓
B	内部边界为高信号，周围轮廓为低信号	血液类信号	骨质吸收并被血管肉芽组织取代
C	T_1信号强度减低，T_2高信号强度	液体类信号	骨髓水肿
D	T_1、T_2加权像信号强度均减低	纤维类信号	存活的骨组织边缘骨小梁硬化（如修复组织界面）

经允许引自 Chang CC, Greenspan A, Gershwin ME. Osteonecrosis: current perspectives on pathogenesis and treatment. *Semin Arthritis Rheum* 1993; 23（1）: 47-69。

一种被称为"骨髓水肿综合征"的病变曾被认为是骨坏死的先兆表现，但现在被认为是一种独立的病变。使用MRI造影剂定量动态增强（dynamic contrast material-enhanced, DCE）技术，分析平均通过时间（mean transit times, MTT）和血浆流量（plasma flow, PF），能够鉴别骨髓水肿综合征和骨坏死。骨髓水肿可见软骨下细长形的高PF、短MTT区，环绕着低PF、长MTT区。相反，骨坏死的软骨下区显示低或无PF和MTT信号，周围环绕高PF、等MTT区。

股骨头坏死的治疗：大部分股骨头坏死的患者最终需要手术治疗。非手术治疗仅对早期阶段的累及范围小于15%，且位于非承重区域的病变有效，包括避免负重，使用镇痛、抗炎药物及物理疗法。一些新的治疗药物，包括生长和分化因子、细胞因子、血管生成因子和骨形态发生蛋白，在治疗这种疾病方面具有理论前景。有时，手术治疗可与非手术治疗结合使用，如电刺激与髓芯减压术。电刺激能够促进成骨和新生血管形成，改变成骨细胞和破骨细胞活动的平衡，导致骨沉积增加和骨吸收减少。最近，一项初步研究评估了自体骨髓细胞植入疗法的有效性，该研究使用髓芯减压将干细胞植入坏死的股骨头，成功减缓了病情进展。病情越重，越需要手术治疗。不同的手术方法包括髓芯减压术（从股骨颈、股骨头移除核心骨），结构性骨移植（当骨移植通过核心通道植入坏死节段，血管化腓骨移植，在这个过程中，核心通道被用于将皮质松质骨移植物连同其血管蒂插入股骨颈和股骨头），截骨术，髋关节表面置换术，半髋关节置换术及全髋关节置换术。1962年，Ficat首次使用髓芯减压术治疗股骨头坏死（图4-97）。该手术的目的是减少因静脉充血引起的股骨头髓内压升高，促进血管再生，中断因缺血导致的恶性循环，并促进坏死骨的再生。这种手术也可以立刻减轻患者的疼痛。在疾病的早期阶段就进行髓芯减压能取得更好的效果。各种类型的骨瓣移植术已被用于各种需要机械支持的关节手术，并可以减少关节置换的可能。这些手术包括自体或同种异体髂骨、腓骨、胫骨皮质骨骨瓣移植，单独或联合髓芯减压术（图4-98），骨软骨移植，脱钙骨基质移植，带蒂骨瓣移植，游离血管骨瓣移植，骨髓浓缩物移植，骨形态发生

蛋白移植和多孔钽植入物移植。在所有的病例中，所有这些手术的主要功能是提供机械和结构支持，并加固坏死节段，直到病变生物学修复。硫酸钙和磷酸钙组合而成的人工合成材料能够在术中混合并被注射进髓芯空间内，与患者本身的骨小梁结合（图4-99）。这种可注射复合移植材料在过去十年内被广泛使用，并取得了良好的效果。这种治疗不仅缓解了髋关节疼痛，而且在大多数情况下还防止了骨坏死过程的进展（图4-100）。一旦股骨头塌陷，则应选择重建手术进行治疗。最常用的方法是髋关节表面置换（图4-101）或常规半髋关节置换术（图4-102）。当患者出现继发性骨关节炎时，进行全髋关节置换术（图4-103）。选择何种手术方式取决于骨坏死的阶段和程度。

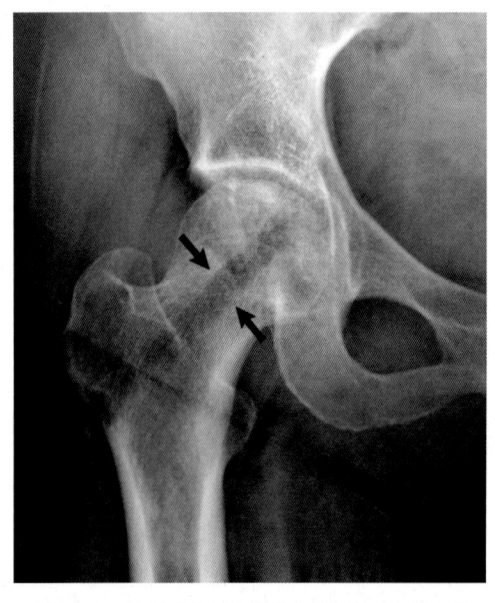

图 4-97 股骨头髓芯减压术治疗股骨头坏死
46岁女性，右股骨头坏死，髓芯减压术后（箭头）

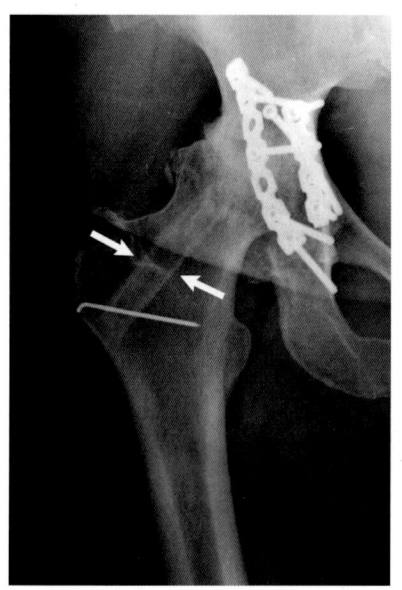

图 4-98 腓骨移植术治疗股骨头坏死
69岁男性，右髋关节骨折脱位，经切开复位内固定治疗后继发股骨头坏死。前后位X线片显示腓骨移植术治疗股骨头坏死（箭头）

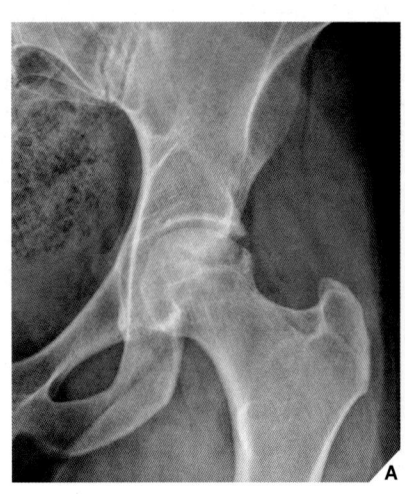
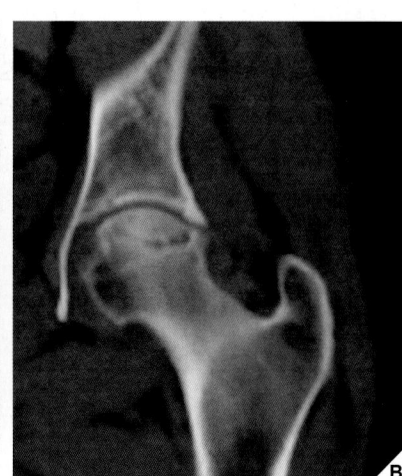
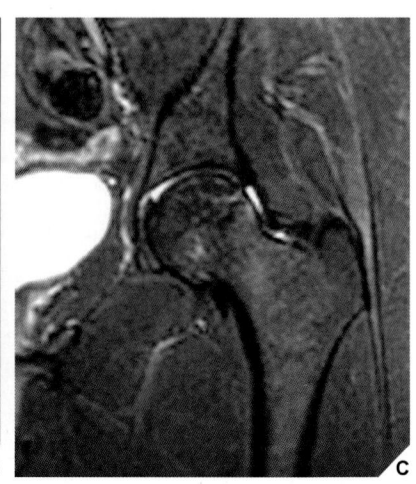

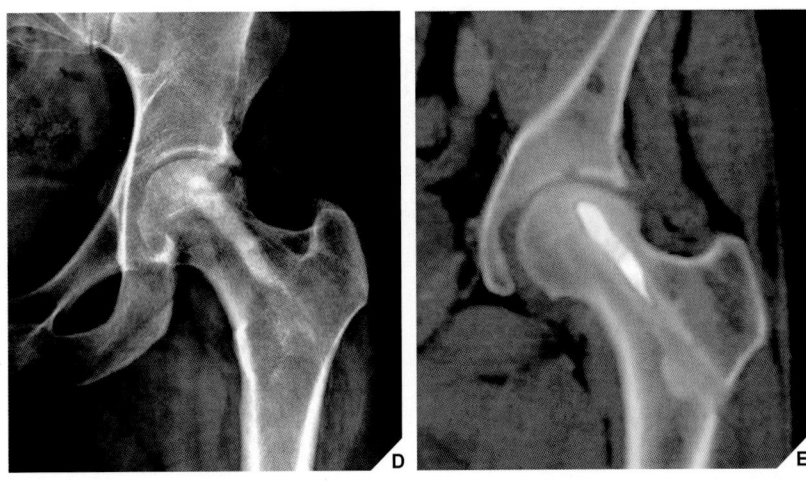

图 4-99 骨填充物治疗股骨头坏死（1）

21岁女性，左髋关节前后位X线片（A）、冠状位CT重建图像（B）和冠状位短时反转恢复（STIR）序列MR图像（C）显示股骨头坏死。术后X线片（D）和冠状位CT重建图像（E）显示注射硫酸钙/磷酸钙复合骨填充物后的表现

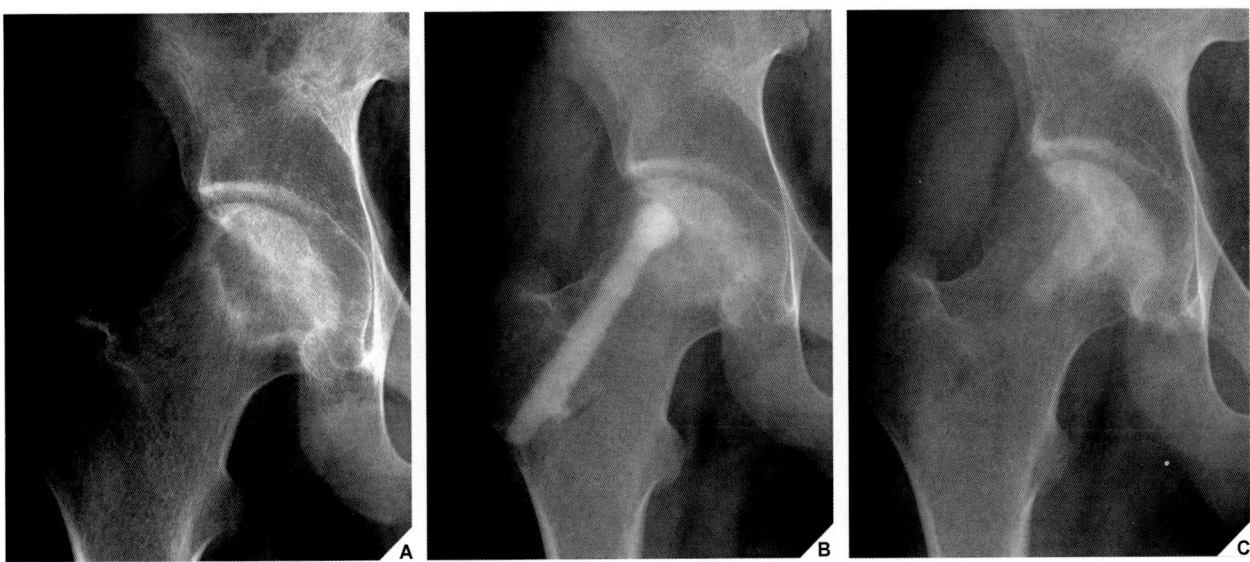

图 4-100 骨填充物治疗股骨头坏死（2）

A.27岁女性，右髋关节前后位X线片显示股骨头坏死。B.注射硫酸钙/磷酸钙复合骨填充物治疗后。C.11个月后，股骨头坏死病程没有进展，骨质有所改善

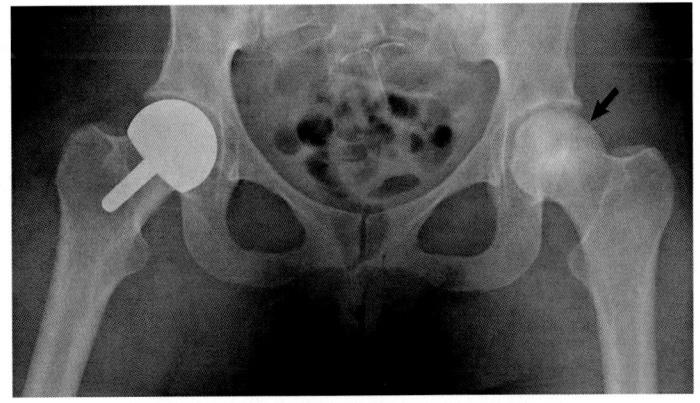

图 4-101 髋关节表面置换术治疗股骨头坏死

32岁女性，骨盆前后位X线片显示左侧股骨头坏死（箭头）。右侧股骨头坏死采用表面置换术治疗

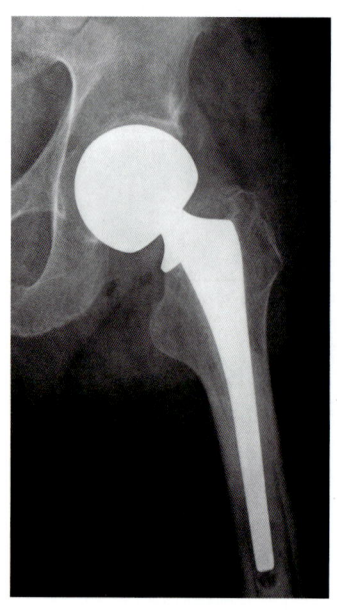

图4-102 双极人工股骨头置换术治疗股骨头坏死

75岁男性，左侧晚期股骨头坏死，接受了双极人工股骨头置换。假体头紧密地固定于髋臼内，假体柄以中立位固定于股骨干

图4-103 全髋关节置换术治疗股骨头坏死

35岁女性，被诊断为股骨头坏死，其左髋前后位X线片显示使用非骨水泥假体的全髋关节置换术后表现。假体髋臼杯和股骨头恢复了解剖对位

肱骨头坏死一般继发于肱骨颈骨折（图4-104），但并不常见。肱骨头坏死的常见病因包括结缔组织病（图4-105）、激素治疗（图4-106），或为特发性。

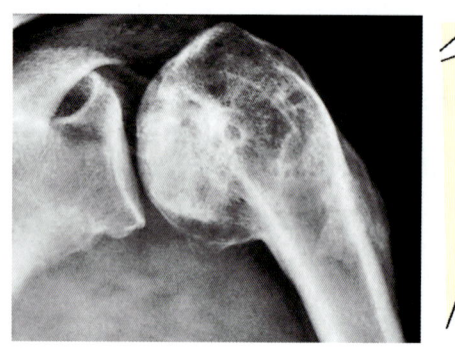
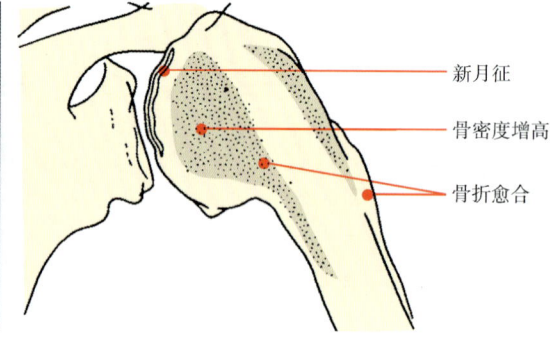

新月征
骨密度增高
骨折愈合

图4-104 创伤后肱骨头坏死

62岁男性，左肱骨颈骨折愈合后6个月发生肱骨头坏死。X线片显示骨质密度增高和软骨下骨质塌陷

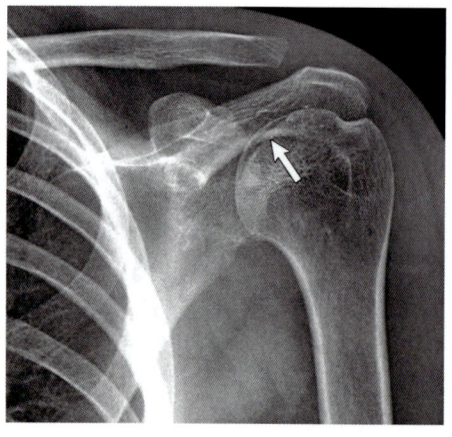

图4-105 系统性红斑狼疮患者肱骨头坏死

28岁女性，系统性红斑狼疮患者，左肩前后位X线片显示，肱骨头软骨下骨出现新月形透亮区（箭头），诊断为骨坏死

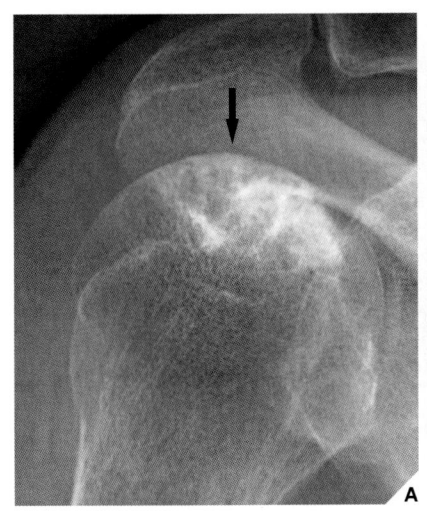
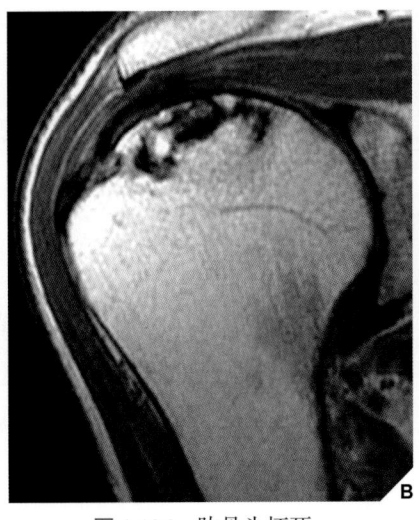
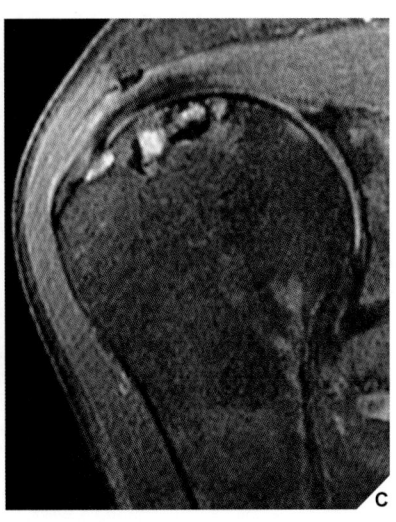

图 4-106　肱骨头坏死

58 岁女性，右肩盂肱关节明显脱位后自发性复位，右肩仍疼痛数周。患者还提供了皮质醇激素治疗系统性红斑狼疮（SLE）病史。右肩关节 X 线片（A）显示肱骨头坏死的典型表现（箭头），结合冠状位 MR 质子密度加权图像（B）和冠状位质子密度加权压脂图像（C）进一步明确诊断。骨坏死更倾向继发于 SLE 和激素治疗，而不是外伤所致

腕舟骨坏死是舟骨骨折常见的并发症，发生率为 10%～15%，若有骨不愈合，坏死发生率增加到 30%～40%。坏死一般发生在近骨折段，远骨折段尽管发生率很低但也可能发生。这一并发症最常在创伤后 4～6 个月表现明显，X 线检查显示骨质密度增高。虽然常根据常规 X 线诊断，但当 X 线检查存在疑问时，应采用体层摄影（图 4-107）、CT 检查（图 4-108）及 MRI 检查（图 4-109）以明确诊断。

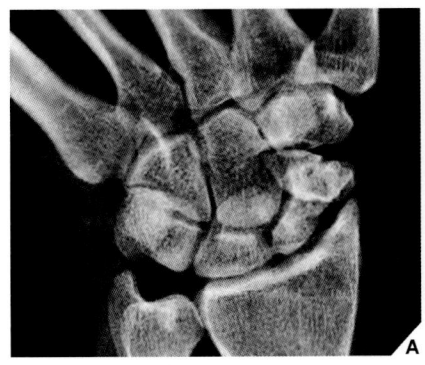
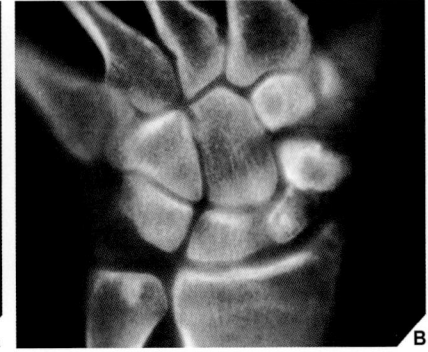
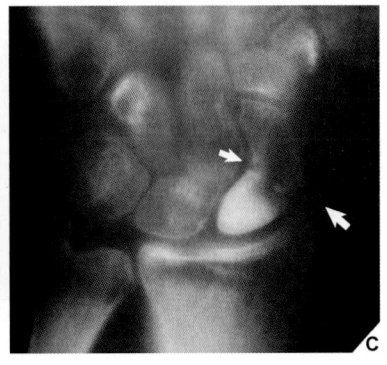

图 4-107　舟骨坏死

A. 腕部 X 线片显示舟骨骨折，但并不确定是否伴有骨坏死。B. 断层图像清晰显示骨质不连及骨折远端坏死，合并囊性退行性改变。尺骨远端致密点是骨岛。C. 另一例患者三螺旋断层成像显示舟骨骨折未愈合（箭头）及骨折近端坏死

图 4-108　舟骨坏死的 CT 表现

52 岁女性，舟骨骨折，采用石膏固定行保守治疗。A. X 线片显示舟骨内骨质硬化，可能是骨折愈合过程中改变，也可能是骨坏死。B. 冠状位 CT 重建图像显示舟骨不完全性愈合，伴有骨坏死

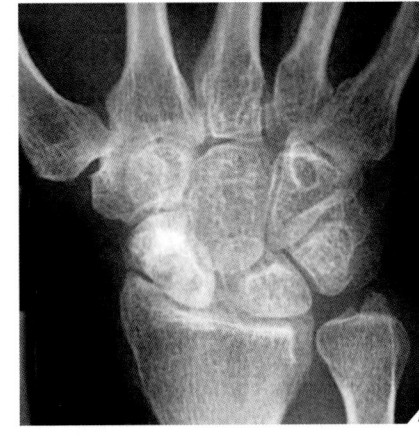
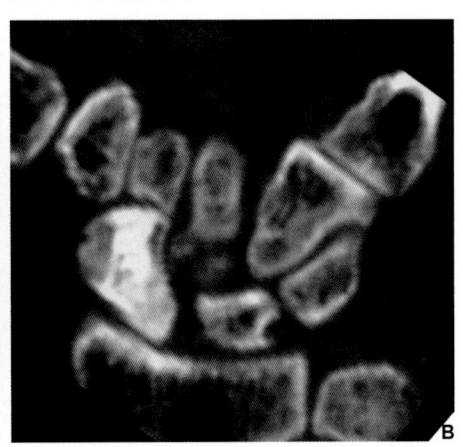

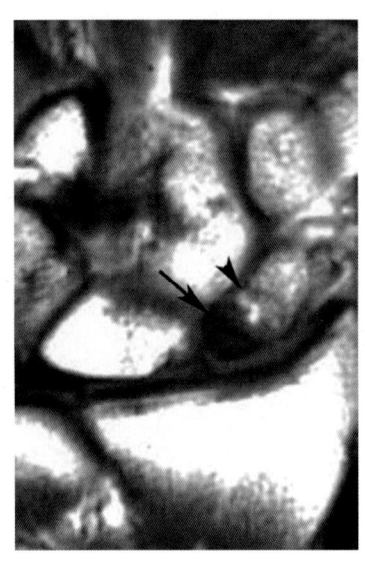

图4-109　舟骨坏死的MRI表现

青年男子，腕舟骨腰部骨折，保守治疗。几个月后，腕关节冠状位增强MR T$_1$加权像显示舟骨腰部骨折不愈合（无尾箭头），舟骨近极的低信号没有强化，与骨坏死一致（箭头）

舟骨仅在一种情况下没有骨折存在而出现坏死，这种情况被称为 Preiser病。

月骨坏死（Kienböck病）将在第7章中讨论。

（6）大血管损伤：是骨折或脱位比较罕见的并发症，骨碎片划破或完全横行切断动脉（见图2-3和图4-15）或静脉时会导致出血、血肿形成、动静脉瘘或假性动脉瘤。后者也可能发生于软组织创伤后，没有骨折（图4-110）。为显示这种异常可能需进行血管造影检查（见图2-3，图4-110B）。这种检查非常有意义，可以观察到血管破裂的部位，明确血管损伤的程度，并评估局部侧支循环的情况。也可结合介入方法，如用栓塞术控制出血。目前，更多时候采用 CT 血管造影检查（见图2-12D、E和图2-13C～E）。

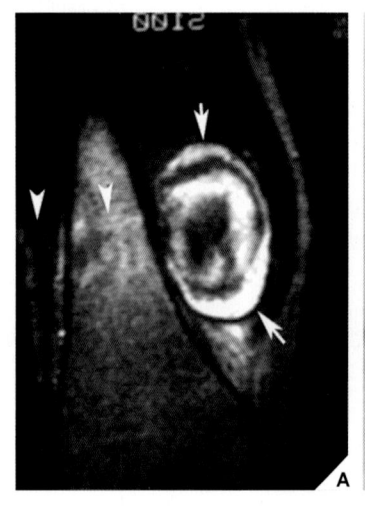
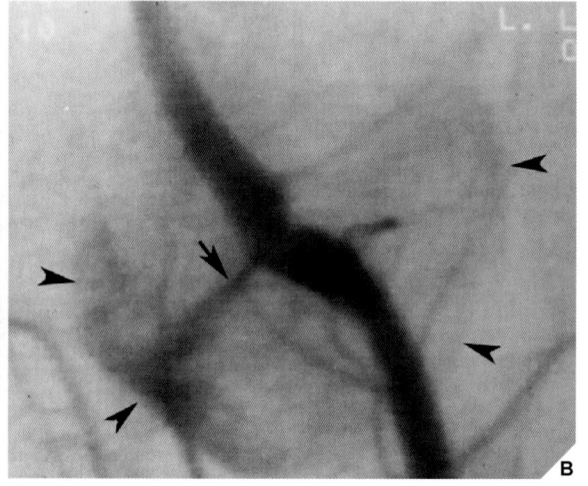

图4-110　腘动脉假性动脉瘤

A. 青年男性既往外伤史，无骨折，腘窝可触及肿块，膝关节冠状位MR T$_2$加权像显示腘窝积液（箭头），病变内有特征性"分层"，并有相位编码方向的搏动伪影（无尾箭头），与假性动脉瘤一致。B. 腘动脉的数字减影动脉造影图像显示一个小的破裂和造影剂的喷射（箭头），开始填充假性动脉瘤（无尾箭头）

（7）生长障碍：是Salter-Harris Ⅳ型与Ⅴ型骨折累及生长板常见的并发症，可能由于骨骺与干骺端间形成骨桥造成生长板的损伤，进而造成局部骨生长停止。若某根长骨整个骺板完全停止生长，那么四肢长度就会不一致（图4-111A）。若并行骨（尺、桡骨或胫、腓骨）构成的关节中仅一个生长板受到破坏停止生长，未损伤骨则继续按正常速度生长，由此产生相对过度生长，导致关

节畸形（图4-111B）。

（8）创伤后关节炎：如果骨折线延伸至关节内，关节面可能变得不规则。关节面异常引起受力异常，从而导致过早的退行性改变，在X线片上表现为关节间隙变窄，软骨下硬化，以及边缘骨刺形成（图4-112）。脱位也可产生类似的并发症（图4-113）。

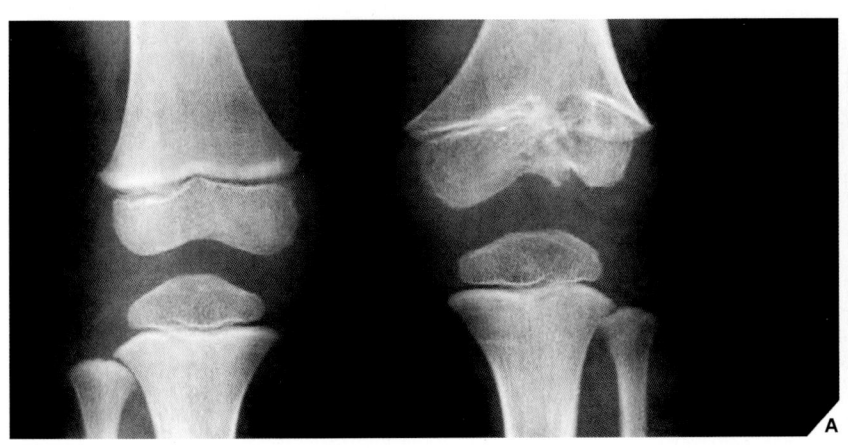
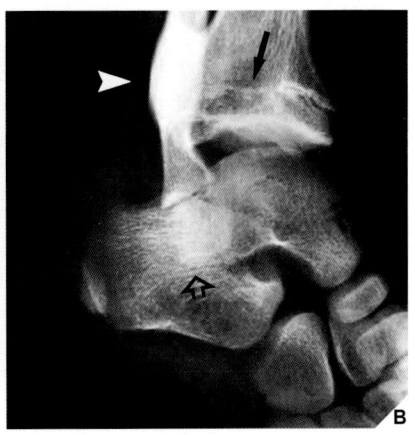

图 4-111　发育障碍

A. 3 岁患儿左侧股骨远端骨折穿过生长板，随后此侧股骨停止生长。双膝关节前位 X 线片显示双侧股骨不等长，以及生长板闭合所致的左侧股骨远端骨骺畸形。B. 5 岁患儿（女性）胫骨远端 Salter-Harris V 型骨折。侧位片显示胫骨生长板闭合所致的明显畸形（箭头）及腓骨远端过度生长（空心箭头），创伤后胫腓骨远端骨性融合（无尾箭头）

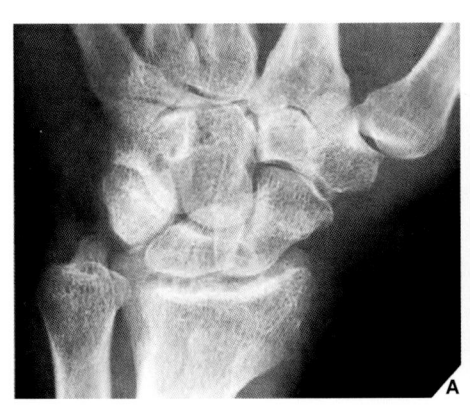
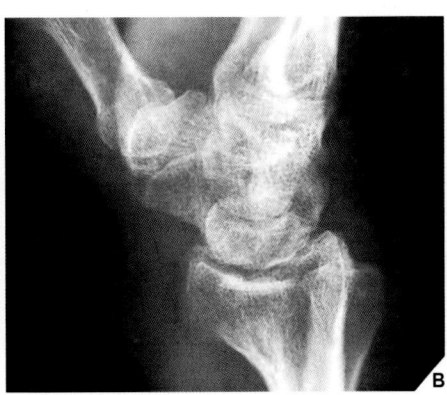
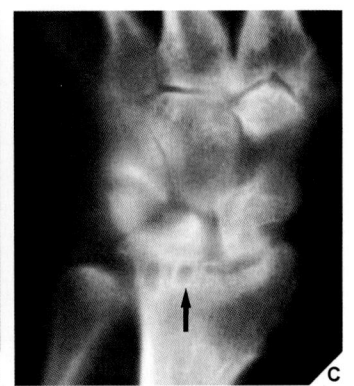

图 4-112　创伤后骨关节炎（1）

57 岁男性，曾患桡骨远端关节内骨折，腕部背掌位投照（A）和侧位投照（B）图像显示桡骨残端畸形，桡腕关节间隙变窄。三螺旋断层成像（C）还显示创伤后关节炎常伴发的多发软骨下退行性囊变（箭头）

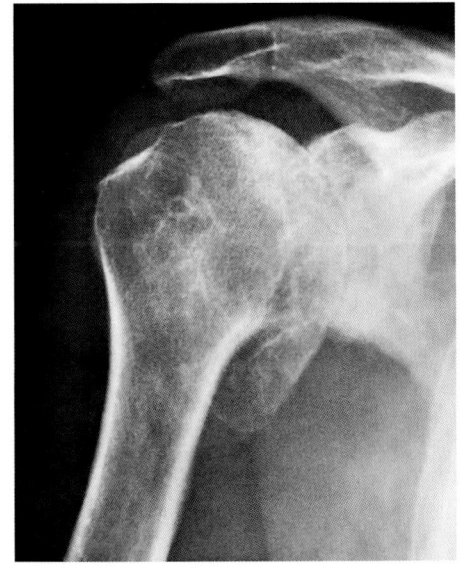

图 4-113　创伤后骨关节炎（2）

78 岁男性，有右肩关节多次脱位病史。右肩关节前后位 X 线片显示肱骨头和关节盂关节面反复损伤导致的晚期骨关节炎

三、应力性骨折

　　骨是一种动态组织，需要压力才能正常发育。压力源自于负重或是肌肉活动作用于骨的力量或绝对负荷。这种力可能是轴向的、弯曲的或扭转的，由此产生骨形状的变化称为应变。沿骨凸面产生张力，沿凹面产生压缩力。根据 Wolff 定律，间歇作用于骨的压力有利于其结构重塑，适应新的力学环境。与日常活动相关的压力刺激了骨皮质的重塑过程，作用在骨结构的基础单位水平。激活这个过程的确切机制尚不清楚，但有证据表明，它可能与微骨折产生有关（图 4-114A）。破骨细胞再吸收导致微小骨折区小范围的骨质吸收，这是对应力增加的初始反应，骨质流失的高峰发生在大约 3 周后。骨质吸收形成的空腔随后充满

了板层骨，但若骨质的形成缓慢，骨质吸收与形成之间不平衡，就会弱化骨的承受力。骨膜增生，骨内膜增生或二者同时在受力区产生新的骨组织以加固承受力暂时薄弱的骨皮质。骨松质受力可能会导致部分或全部骨小梁微骨折（图4-114B）。完全骨折时形成微骨痂，骨松质发生应力损伤时，

X线片上的硬化改变可能就是增粗的骨小梁。虽然微损伤是一种生理现象，但当其大大超出身体的修复能力时，就成为病理性的。如果诱发微损伤的活动没有停止，修复机制不堪重负，微损伤从而不断累积，随后发生骨小梁或骨皮质的疲劳骨折（见图4-31、图4-57B）。

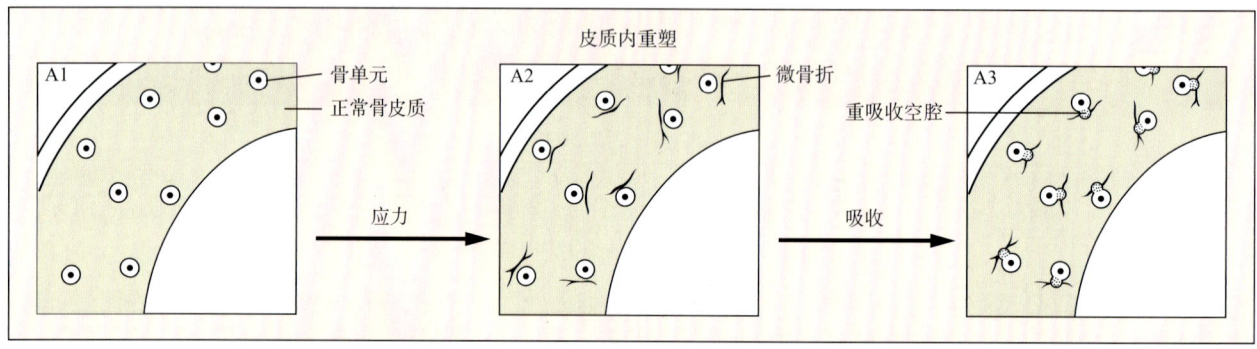

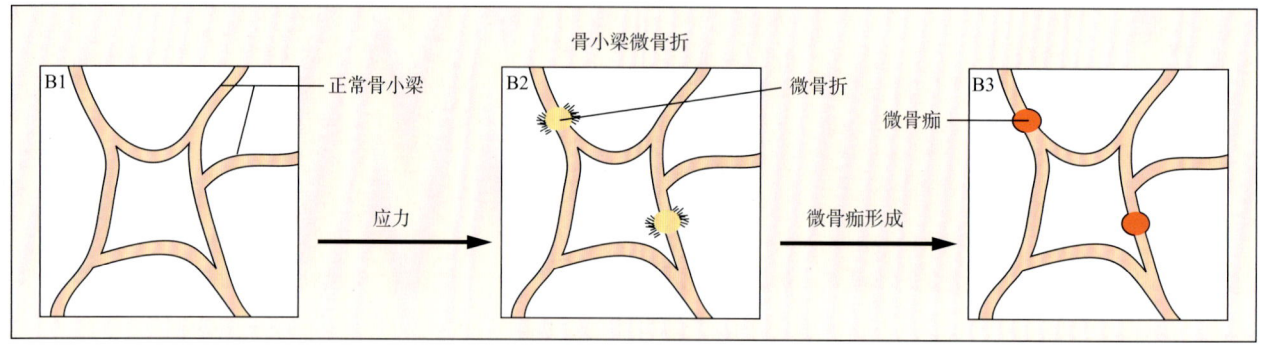

图4-114 应力性骨折的病理机制
A. 皮质内重塑；B. 骨小梁微骨折

仅靠临床评估并不可靠，影像诊断对判定骨应力性损伤有关键作用。若有典型的影像学表现，那么诊断就很明确。但是，病理生理学是一个连续变化的过程，因此影像学表现变化很大，此外，还和诱发活动的类型、受累骨、检查时间等因素有关。

传统X线检查对发现可疑应力性骨折有重要的作用，是首选影像学检查方法。然而，最初的影像学表现往往正常，因为应力性损伤早期阶段的骨重塑程度很轻。病变早期X线的灵敏度低至15%，X线随访检查仅能在50%病例中发现特征性表现。从临床上出现始发症状到影像学发现异常的时间间隔大概1周至数月。停止活动有可能阻止影像学上异常表现的进展。

骨皮质的早期变化包括骨皮质轻微边界不清（"灰色皮质"征）（图4-115）或皮质内模糊的透

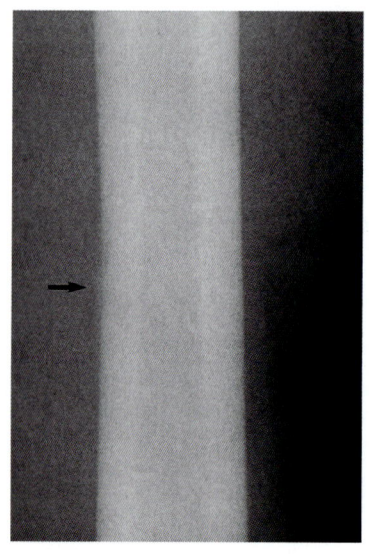

图4-115 应力性骨折（1）
应力性骨折最早期的X线表现包括"灰色皮质"征——骨皮质边界轻微模糊（箭头）。注意和对侧骨皮质清晰的边界相对比

亮线,可能和骨质重塑过程早期的骨破坏孔道有关。这些变化可能容易被忽略,直到骨膜新生骨形成和(或)为了加固暂时薄弱的皮质而导致骨内膜增厚

时。随着损伤的加剧,可能会出现一条真正的骨折线(图 4-116)。这些损伤经常累及长骨骨干,一般发生在胫骨的前方或后方皮质及股骨内侧皮质。

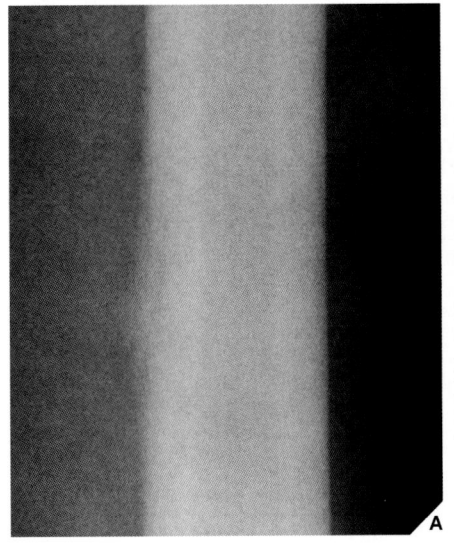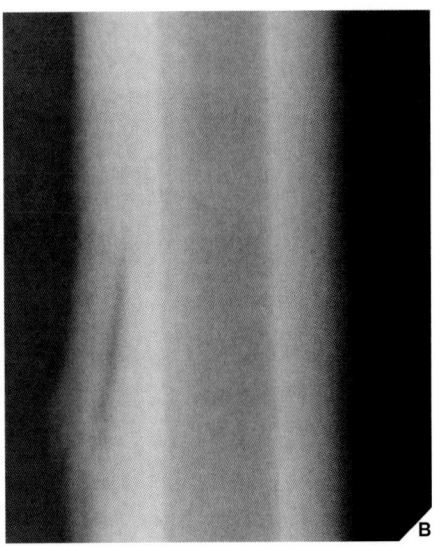

图 4-116　应力性骨折(2)

A. 随着病理过程的进展,皮层骨折线逐渐明显。B. 这一表现在三螺旋断层成像上显示得更加清晰

骨松质应力性损伤常难以觉察,骨小梁周围骨痂形成时可能出现骨小梁边缘轻度模糊及硬化。当骨质密度改变达到 50% 时,X 线检查是能够发现的(图 4-117)。随着病理过程进展,会出现明显的硬化带(图 4-118)。

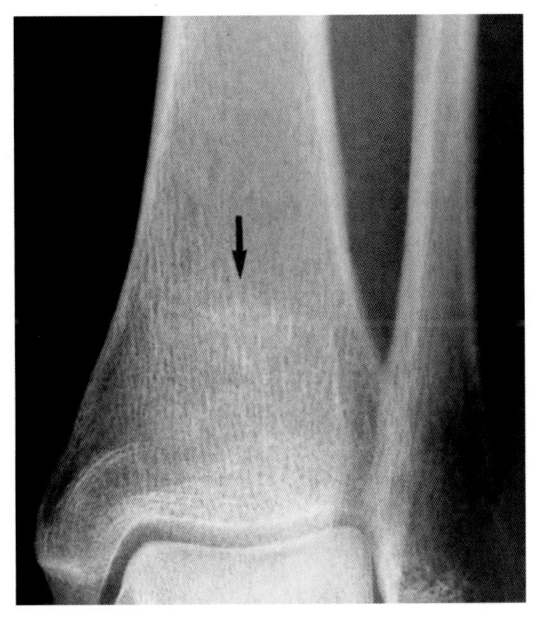

图 4-117　应力性骨折(3)

骨松质的应力性骨折在 X 线片上最早的表现包括骨小梁边缘轻度模糊并伴轻度硬化区(箭头)

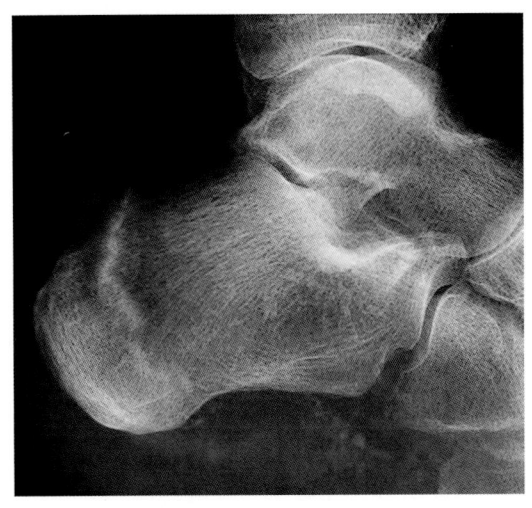

图 4-118　应力性骨折(4)

跟骨应力性骨折的典型表现:跟骨后部的垂直骨硬化带是特征性表现

放射性核素骨扫描已成为评价应力性骨折的金标准,因为其能够在 X 线片出现异常之前就显示出骨代谢的细微变化。在应力性损伤成像中应用最广泛的放射性药物是 ^{99m}Tc-膦酸盐类似物,它们在骨转换的区域被摄取,通过化学吸附的方式到达骨表面。摄取的速率主要取决于骨转换速率和局部血流量,损伤后 6 ~ 72 小时可能会出现摄取异常。只有少数的假阴性报道,该显像

敏感度接近100%。应力性骨折核素检查的典型表现包括灶性浓聚，皮质区梭形高摄取区或横带状的代谢活跃区（图4-119）。然而，闪烁显像发现的骨应力性相关的结果很广泛，从而再次反映了潜在的病理生理的连续性。虽然灵敏性

高，但闪烁显像的特异性较X线片略低，因为在其他情况下也会产生阳性扫描结果，如肿瘤、感染、骨梗死、胫前疼痛或骨膜炎等。在上述情况下，闪烁显像联合CT或MRI检查有助于进一步诊断。

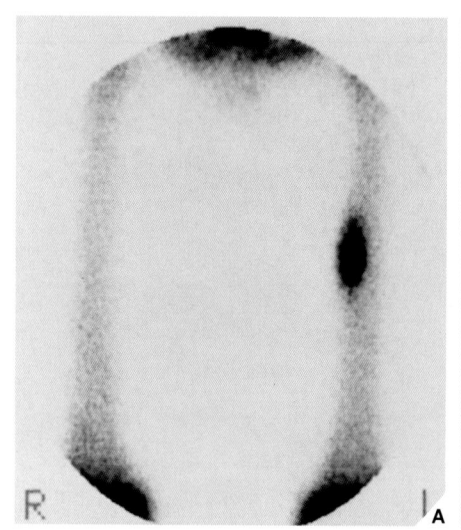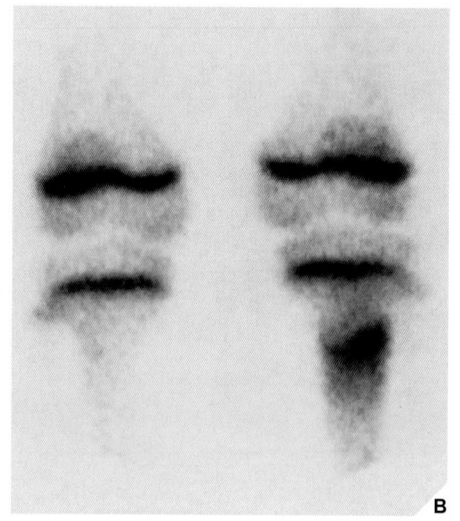

图4-119　应力性骨折的闪烁显像表现

A.左股骨内侧皮质梭形核素摄取增加区。B.左侧胫骨近端骨干横行核素摄取增加区。注意观察生长板正常的放射性核素摄取增加

CT对应力性损伤的诊断作用有限。对应力性骨折诊断的敏感度不及闪烁显像和X线检查，但它可以更好地明确在其他检查中发现的异常情况（图4-120、图4-121）。传统的X线片上显示不佳的骨折线在CT图像上能够清晰地显示。胫骨纵向应力性骨折较典型的横行或斜行骨折发生率低，

在胫骨应力性骨折中约占10%。因为X线片投照方向和骨折线垂直，所以难以检测，但CT在这方面发挥了重要作用。

MRI对于应力性损伤伴随的病理生理变化极其敏感，甚至比放射性核素扫描更具有特异性。早期应力性反应的典型表现是骨髓内T_1加权像低信号区在T_2加权像上信号强度增加。脂肪饱和技术，如反转恢复（IR）或快速自旋回波（FSE）T_2加权频率选择性脂肪饱和技术，对这类损伤的明确诊断很有帮助。骨髓水肿或出血引起水含量增加，从而产生高信号强度，在脂肪抑制深色背景下凸显出来，因而这些序列对病变具有高敏感性。较晚期病变的T_2加权像，骨髓水肿区见到与骨皮质相连续的低信号带，可能代表骨折线（图4-122、图4-123）。MRI的多平面成像对骨折线的最优化显示是其对应力性损伤显示的又一优势，有时在近皮质和骨膜下可发现信号强度增加。MRI检查被认为是解决问题的方法，如遇到骨扫描阴性或可疑骨折的患者，若在MRI检查中发现骨折线，诊断就更具可靠性。

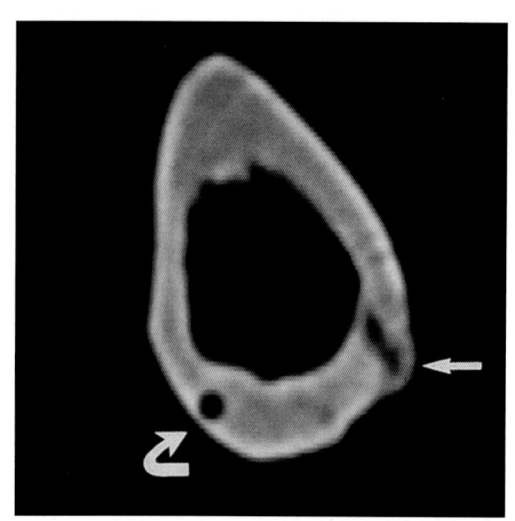

图4-120　应力性骨折的CT表现

CT图像显示胫骨的应力性骨折（箭头）。弯箭头所指为胫骨滋养孔

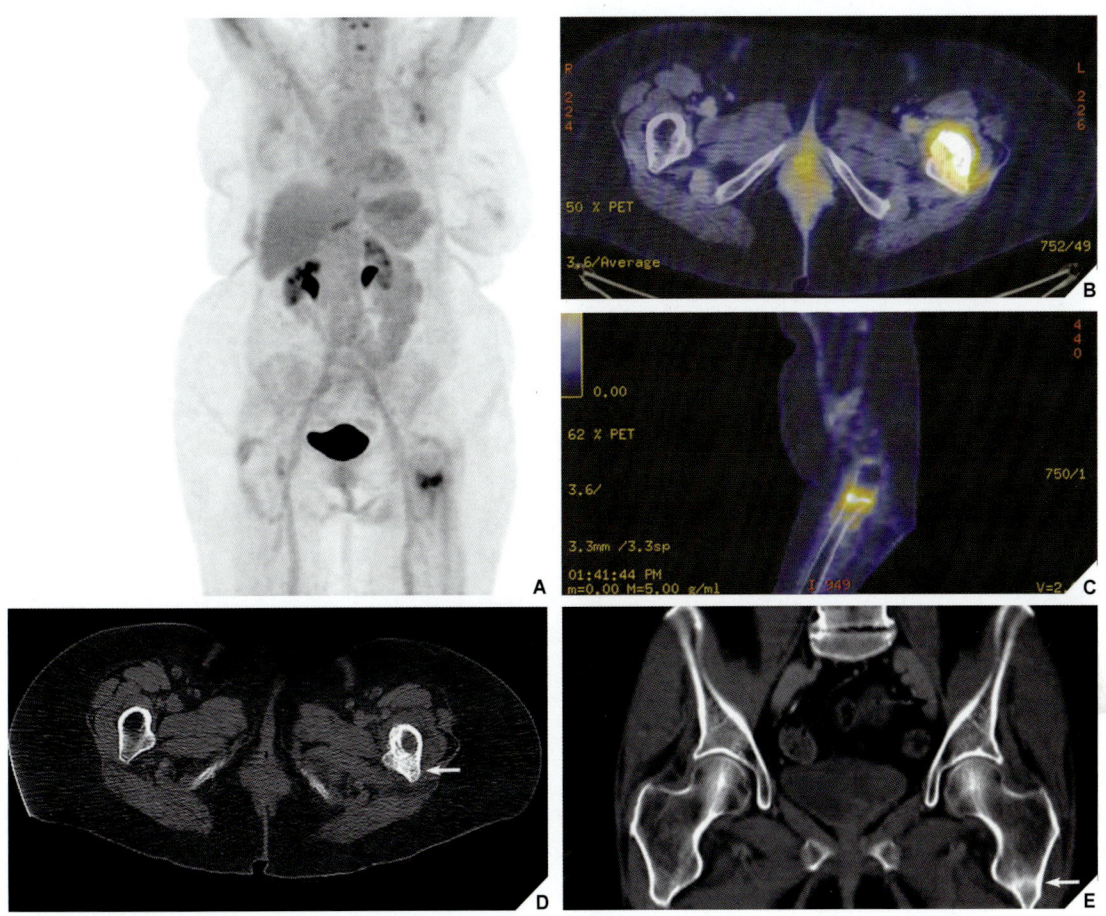

图 4-121　应力性骨折的 PET/CT 表现

45 岁女性，乳腺癌，乳房切除术后，PET/CT 扫描发现可疑骨转移。全身 PET 扫描（A）显示左股骨粗隆下区横行带状摄取增加。轴位（B）和矢状位（C）PET/CT 图像显示同一部位的高代谢。轴位（D）和冠状位（E）CT 重建图像证实为应力性骨折（箭头）

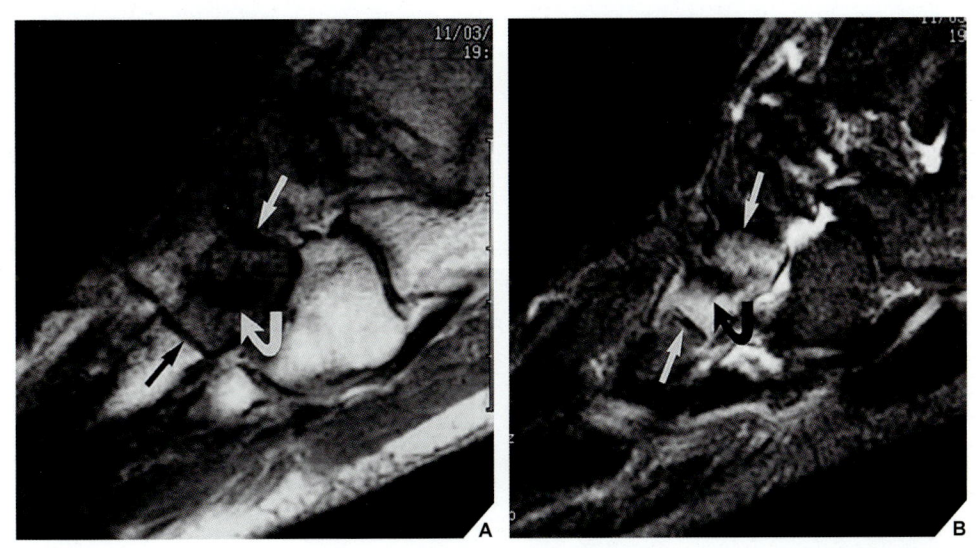

图 4-122　应力性骨折的 MRI 表现（1）

A. 矢状位 T₁ 加权像显示外侧楔骨内弥漫低信号（箭头）及中心区无信号带（弯箭头）。B. 矢状位 MR 快速反转恢复序列图像显示楔骨内信号强度增加（箭头），代表水肿和出血改变。应力性骨折仍为低信号（弯箭头）

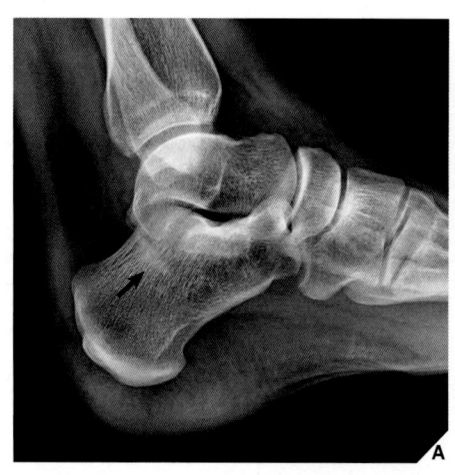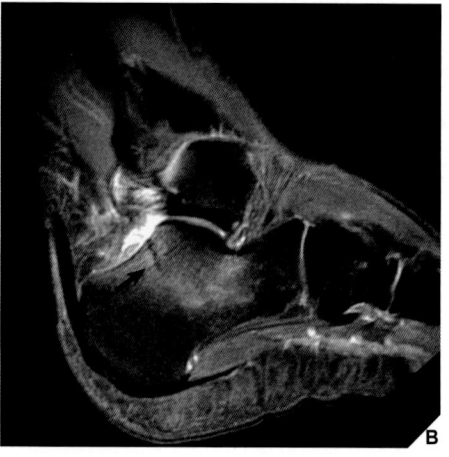

图4-123　应力性骨折的MRI表现（2）

44岁女性，参加10km赛跑后足跟疼痛。A. 踝关节侧位X线片显示跟骨内垂直方向的硬化带（箭头）。B. 矢状位质子密度加权脂肪抑制序列图像显示1条线状低信号带（箭头）周围弥漫性高信号的骨髓水肿，证实为应力性骨折

　　机能不全性骨折是应力性骨折的一种亚型，发生于骨质疏松的骨骼。典型的应力性骨折是增加的应力作用于正常骨上，机能不全性骨折是正常的应力作用于异常的疏松骨。机能不全性骨折通常发生在老年人，骶骨更常见，骨折线平行于骶髂关节，骶骨横行骨折少见。骨折可单侧或双侧，累及骶骨两侧翼。当骶骨双侧发生横行骨折时，骨扫描显示"H"形同位素摄取增加的特征（图4-124）。身体其他部位的机能不全/疏松骨骨折主要包括椎体、耻骨（耻骨联合旁）、股骨颈及髋臼上缘。近年来，发生在膝关节股骨远端、胫骨近端的机能不全性骨折逐渐受到关注（图4-125）。膝关节软骨下不全骨折（subchondral insufficiency fractures of the knee，SIFK），最初认为是由于血管功能不全伴静脉阻塞导致静脉高压和缺氧，从而导致膝关节自发性骨坏死（spontaneous osteonecrosis of the knee，SONK）。

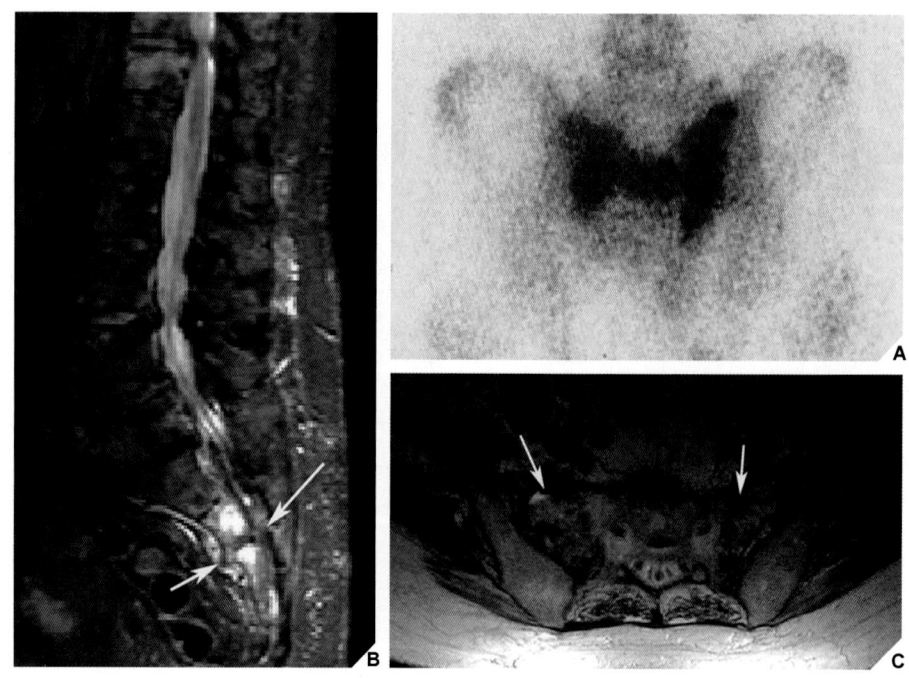

图4-124　骶骨机能不全性骨折

A. 骨扫描显示骶骨典型的"H"形同位素摄取增加，又称Honda征。B. 矢状位STIR序列图像示骶骨S_1、S_2水平的高信号（箭头），对应骨扫描中水平的骨折线。C. 轴位T_1加权像示骶翼不规则的低信号区（箭头），对应骨扫描中垂直走行的骨折线

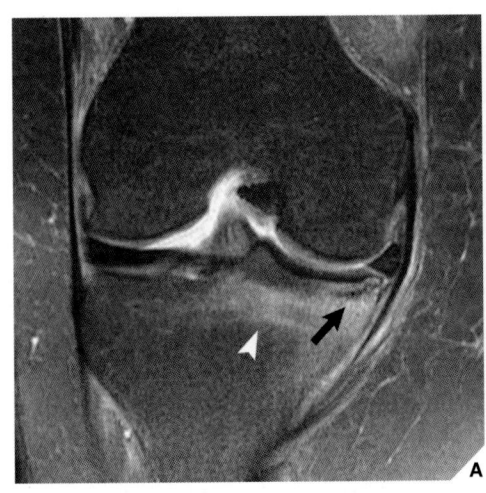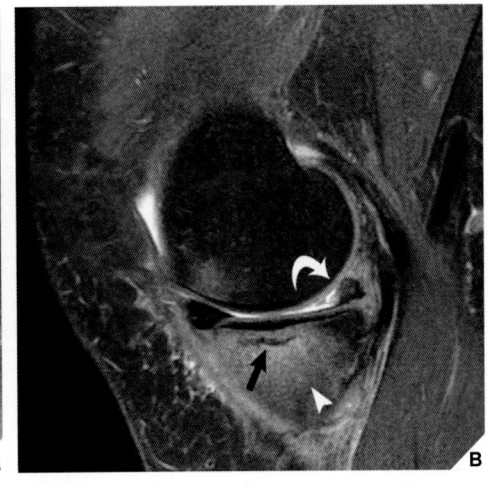

图 4-125 膝关节软骨下不全骨折

77 岁女性，右膝关节疼痛。膝关节 X 线片未见骨折（此处未显示）。MR 冠状位（A）和矢状位（B）质子密度加权脂肪抑制序列图像显示低信号的软骨下骨折线（黑箭头），周围为高信号骨髓水肿（无尾箭头）。注意内侧半月板后角撕裂（弯箭头）

虽然 SIFK 的机制尚未完全清楚，但大多数情况下，SIFK 发生于膝关节内侧负重区，这是由于相关的重复性生理负荷作用于薄弱的骨小梁，通常与骨量减少及关节软骨和半月板的保护功能减弱有关。尽管机能不全性骨折常伴有骨密度降低，但在大多数患者中，骨量减少不是机能不全性骨折的根本原因。Yamamoto 和 Bullough 的研究表明，主要事件是机能不全性骨折，然后是局限于骨折线和软骨下骨板之间的坏死。目前普遍认为，SONK 是一种进展为塌陷并继发骨坏死的 SIFK。这些病变将在第 9 章详细讨论。

应用双膦酸盐治疗骨质疏松的患者，股骨粗隆下 / 股骨干横行或斜行骨折的发生率增加。这些骨折发生于股骨正常或稍厚的骨皮质，发病人群也比典型的骶骨或椎体机能不全性骨折发病人群更年轻，并且这些骨折取决于双膦酸盐治疗的时间长短（图 4-126、图 4-127）。双膦酸盐是吸收拮抗剂，通过细胞凋亡抑制破骨细胞活动，从而降低整体骨转换。尽管这一作用使骨密度增加，但骨转换的抑制也减少了骨重建并阻碍了正常活动导致的皮质裂纹愈合。长期使用双膦酸盐治疗会导致这种病理过程的累积，并导致有机基质和矿物性质的异质性降低，细胞外骨基质的晚期糖基化终产物增加，

以及骨质量恶化，从而导致非典型股骨骨折。

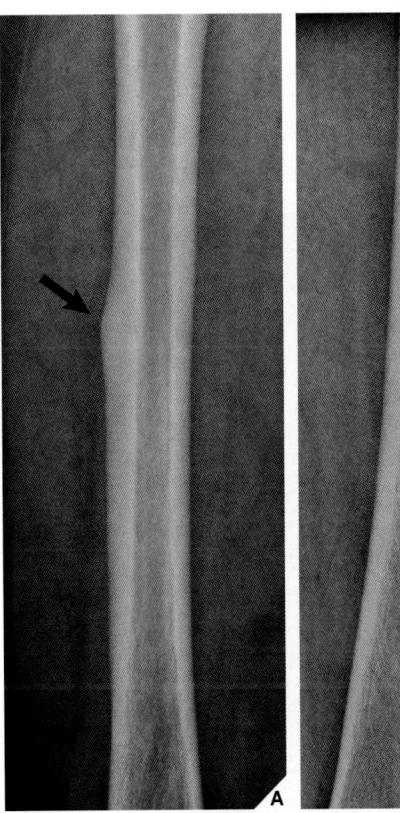

图 4-126 双膦酸盐治疗相关性机能不全性骨折（1）

67 岁女性，因骨质疏松接受双膦酸盐治疗 6 年。右侧（A）和左侧（B）股骨前后位 X 线片显示特征性的"乳头"征或"疣"征（箭头），表示机能不全性骨折

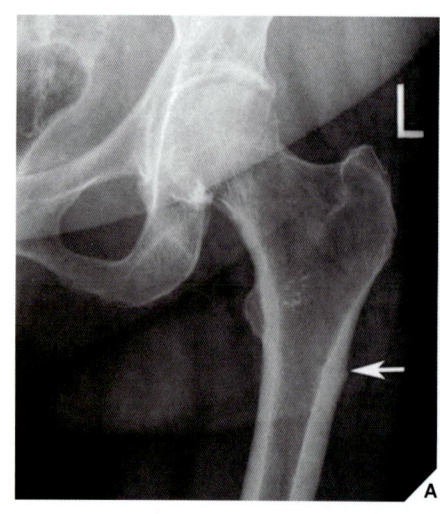
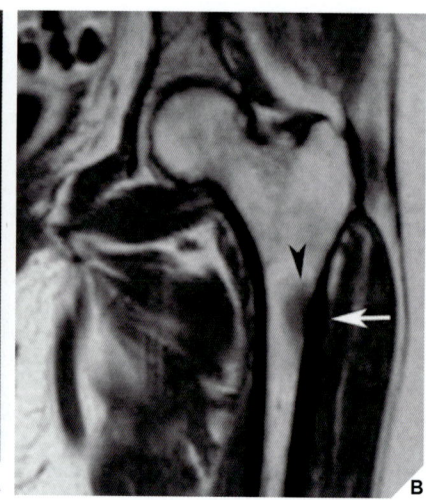
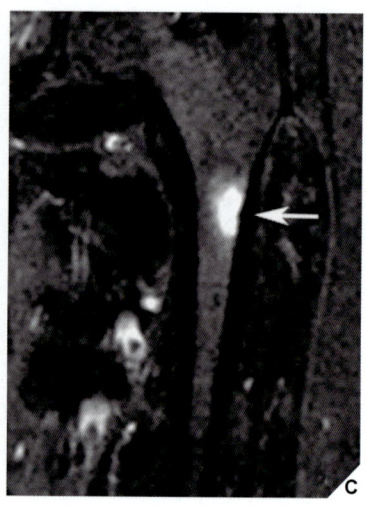

图4-127　双膦酸盐治疗相关性机能不全性骨折（2）

绝经后老年女性，骨质疏松，双膦酸盐治疗数年后出现左髋关节疼痛。左髋前后位（A）X线片显示左股骨近端外侧皮质局限性增厚（箭头）。冠状位T₁加权像（B）和冠状位T₂加权脂肪抑制序列（C）MR图像显示局灶性骨髓水肿（无尾箭头）与局限性骨皮质增厚（箭头）相邻。股骨干近端外侧皮质局限性增厚（伴或不伴骨折线），邻近的骨髓水肿是双膦酸盐治疗相关性机能不全性骨折的特征性表现

四、软组织损伤

正常生理情况下，肌肉、肌腱、韧带、关节半月板和椎间盘等软组织在传统的X线片上只是隐约可见或显示不清。只有骨化性肌炎（见上文讨论）或某些韧带和肌腱撕裂等少见情况下，传统X线片能够显示软组织损伤（图4-128）。对这些结构损伤及治疗进展的准确评估需要补充检查手段，大致包括应力位摄影、关节造影、脊髓造影、CT检查（图4-129）和MRI检查（图4-130）。

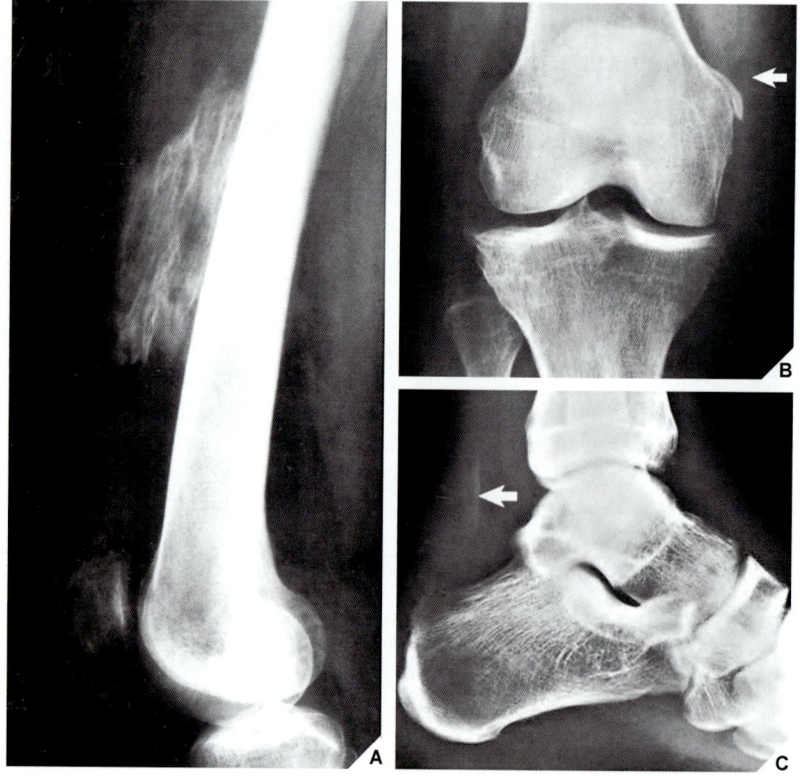

图4-128　软组织损伤

A. 肌肉结构损伤常见的并发症是骨化性肌炎，特点是受损的肌肉内骨结构形成。这一改变在X线片上能显示清晰。B. 膝关节的内侧副韧带钙化，称为Pellegrini-Stieda损伤（箭头），是内侧副韧带创伤性撕裂的后遗改变。C. 某些情况下，肌腱撕裂可以在X线片上诊断出来。踝关节的侧位片可显示典型的跟腱撕裂伤（箭头）

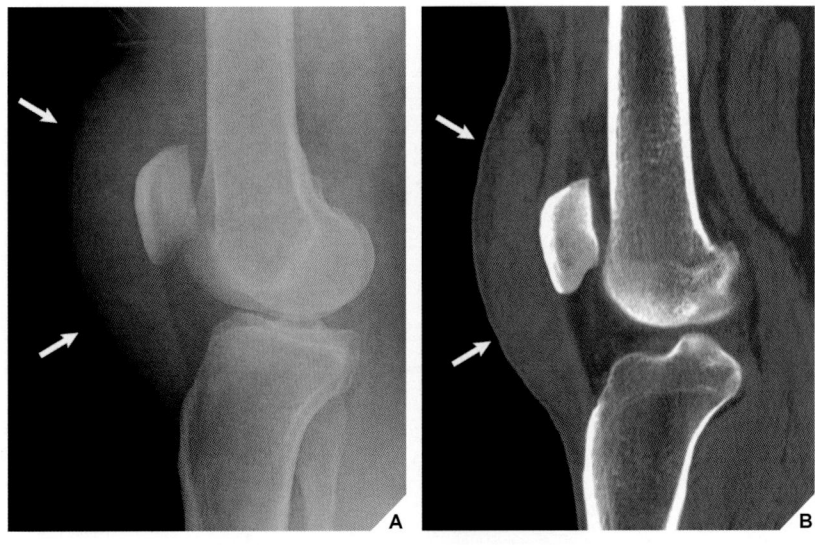

图 4-129　软组织血肿的 X 线及 CT 表现

60 岁男性，膝关节侧位 X 线片（A）和矢状位 CT 重建图像（B）显示巨大髌前软组织血肿（箭头）

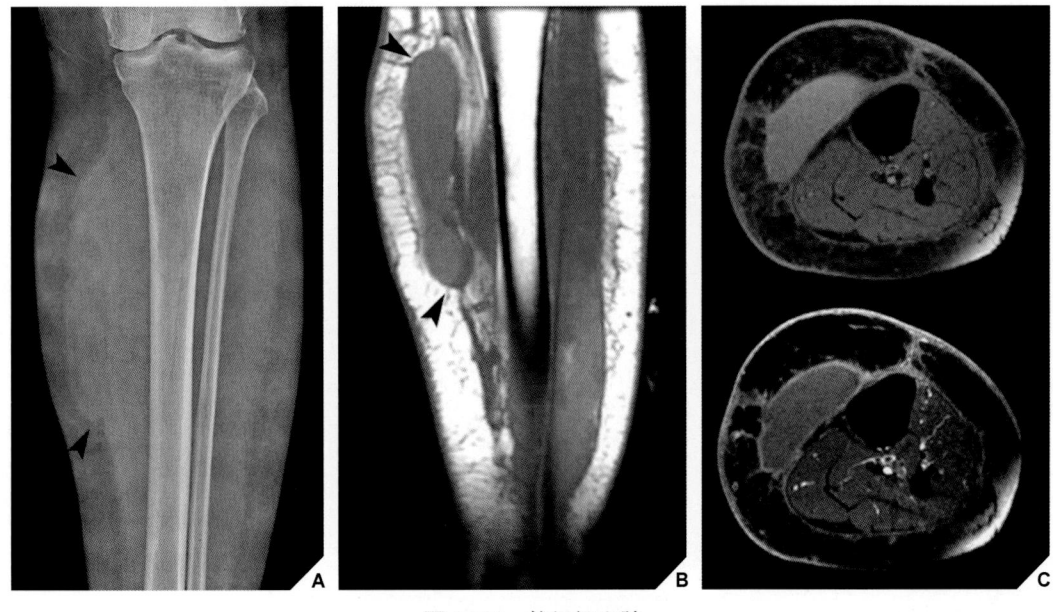

图 4-130　软组织血肿

64 岁女性，在自行车事故中左腿受伤。A. 小腿前后位 X 线片示毗邻比目鱼肌的椭圆形病灶（无尾箭头）。B. 冠状位 T_1 加权像在皮下脂肪深层内可见边界清晰、均匀的等信号血肿（无尾箭头）。C. 轴位质子密度加权脂肪抑制图像（上）和静脉注射钆造影剂增强扫描（下）后可见软组织血肿仅边缘强化

其中，MRI 检查被认为是评估软组织损伤的最佳影像学方法。信号强度差异能够很好地显示出各种结构（肌肉、肌腱、韧带、筋膜、血管、神经）的异常情况。创伤后腱鞘炎、关节腔积液和软组织血肿在 MRI 图像上同样能够被很好地显示（图 4-130）。MRI 能够准确诊断不同韧带和肌腱的撕裂，如在评价肌腱损伤时，MRI 对撕裂部位（肌腱内、肌腱附着点或肌肉与肌腱接合处）、肌腱断端间隙大小、破裂处血肿大小和炎症的存在能提供有用信息（图 4-131）。MRI 检查也能有效地对所谓的 Morel-Lavallée 病变（Morel-Lavallée lesion，M-LL）进行显示和分类（图 4-132）。M-LL 发生在皮下深层，是一种创伤后软组织闭合性脱套伤，导致皮肤和皮下组织与浅筋膜分离，造成穿通血管和淋巴管破裂，从而形成一个充满血清、血液、淋巴液和坏死脂肪的潜在腔隙。炎症反应导致病灶周围形成假包膜。治疗方法可选用经皮引流或开放性清创、冲洗，治疗方法的选择取决于病变的大小、位置和患者年龄。

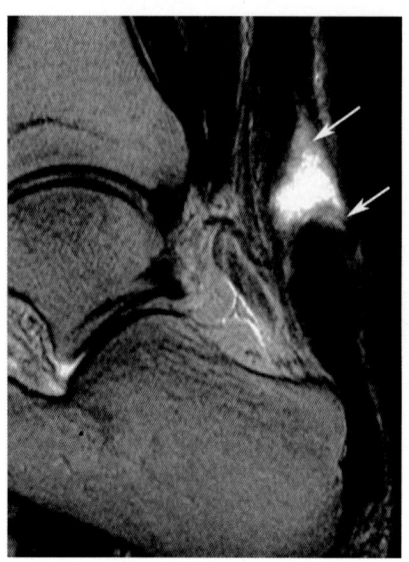

图 4-131　跟腱撕裂

踝关节 MRI 矢状位 T$_2$加权像显示跟腱近跟骨附着处不连续（箭头）。断裂处可见局部血肿

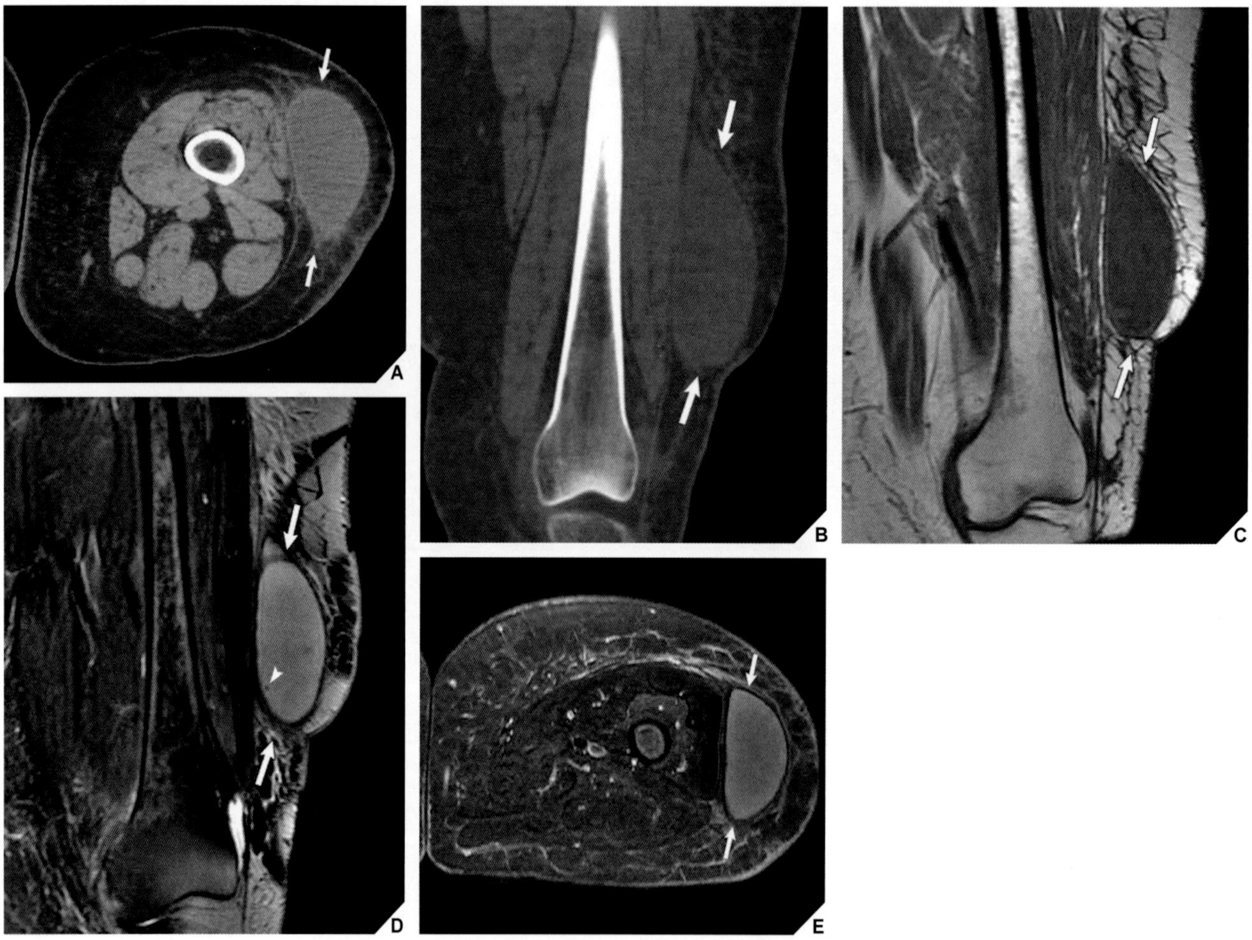

图 4-132　Morel-Lavallée 病变的 CT 和 MRI 表现

59 岁女性，右大腿前外侧突发性剧烈剪切伤。轴位（A）和冠状位（B）CT 重建图像显示皮下巨大、类圆形、边界清晰的病灶，边缘光整，压迫股外侧肌，并呈液体密度（箭头）。MR 冠状位 T$_1$加权像（C）显示均匀等信号病变（箭头），毗邻髂胫束。在 MR 冠状位 T$_2$加权脂肪抑制序列（D）和轴位 T$_2$FSE 序列（E）图像上，与相邻肌肉相比，病变呈高信号（箭头），伴有低信号假包膜和脂肪滴（无尾箭头）（另见图 8-76）

MRI对创伤性髋关节脱位可能出现的肌肉损伤的诊断很有价值（图4-133和图4-134）。相对于其他软组织结构，正常骨骼肌肉的T_1弛豫时间轻中度延长，而T_2弛豫时间缩短。当肌肉受损时，MRI能够有效地显示不同程度的拉伤、挫伤、撕裂及血肿，并将其量化。急性的肌肉拉伤显示T_2信号强度增加，反映组织的水肿。当发生急性肌肉撕裂，肌肉形态和结构发生改变时，由于肌内出血和水肿，肌内信号强度异常增高。

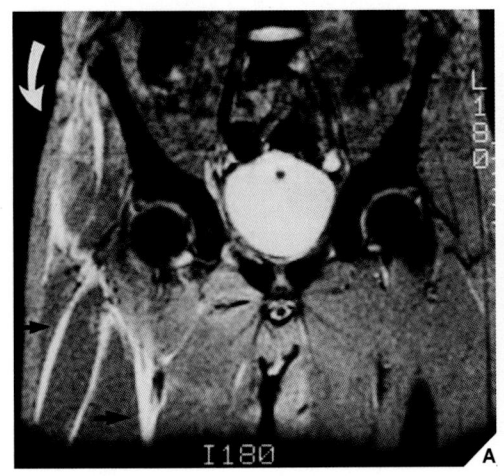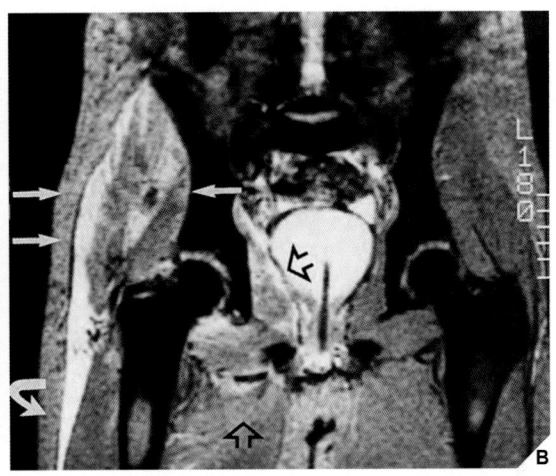

图4-133 软组织损伤的MRI表现（1）

14岁男性，右侧股骨头后脱位，复位后进行MRI检查以评估软组织损伤。A. 冠状位T_2^*加权像（多平面梯度回波序列，TR 500ms/TE 15ms，翻转角15°）显示股外侧肌和股中间肌周围信号明显增高（直箭头）。图像还显示损伤累及内侧筋膜间隔和臀部肌肉（弯箭头）。B. 更加偏后的冠状位图像显示臀中、小肌（直白箭头）和阔筋膜张肌（弯箭头）内高信号。闭孔内肌、闭孔外肌、短收肌及大收肌（空心箭头）也有损伤（经Springer允许引自Laorr A，Greenspan A，Anderson MW，et al. Traumatic hip dislocation: early MRI findings. *Skeletal Radiol* 1995; 24: 239-245. ）

五、运动损伤

已有大量关于运动损伤的描述均和身体受到特定类型的活动力作用有关。其中很多并不是某种特定运动产生的，也见于和运动无关的意外创伤。例如，虽然前交叉韧带撕裂通常发生于足球运动员和滑雪者，但是这种损伤也常见于膝关节扭伤患者，而与体育活动无关。然而，其他一些损伤相当独特，和某个特定的运动密切相关，从而以特定运动名称命名这种损伤。在接下来的章节，将讨论最常见的以特定运动名称命名的损伤。

（一）上肢

1. 举重运动员胸 当卧推练习胸肌的压力过大时，健美和举重运动员可能会损伤胸肌。可以部分撕裂（20%）或完全撕裂（80%），经常是单侧的，并伴有撕裂部位急性疼痛和局灶性血肿形成，撕裂通常发生在肌肉肌腱连接处（图4-135）。胸大肌最常受累，胸小肌很少受累。

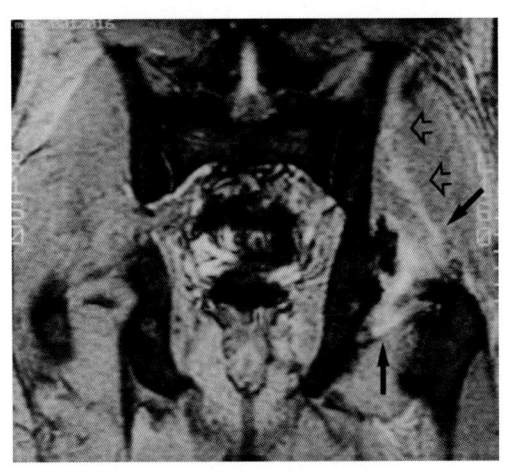

图4-134 软组织损伤的MRI表现（2）

另一例患者，20岁男性，左髋关节后脱位，冠状位T_2加权像（多平面梯度回波序列；TR 550ms/TE 15ms，翻转角15°）显示上、下孖肌（箭头）撕裂，信号增高。图中还显示臀肌损伤（空心箭头）（经Springer允许引自Laorr A，Greenspan A，Anderson MW，et al. Traumatic hip dislocation: early MRI findings. *Skeletal Radiol* 1995; 24: 239-245. ）

2. 少年棒球肩 这种损伤是肱骨近端骨骺的Salter-Harris Ⅰ型损伤，由投掷棒球时的旋转力所致。这种损伤发生于13～16岁儿童。临床表现为投掷时疼痛加重。MRI检查表现为生长板增宽和骺板周围水肿（图4-136、见图4-39A）。

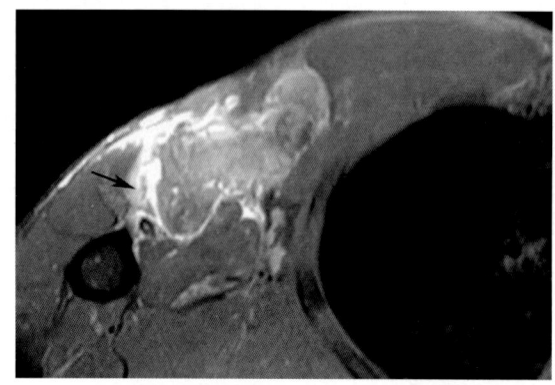

图4-135 举重运动员胸

27岁健身运动员在举重时右胸突然出现疼痛。MR轴位质子密度加权脂肪抑制序列图像显示胸大肌完全撕裂，局部水肿和血肿（箭头）

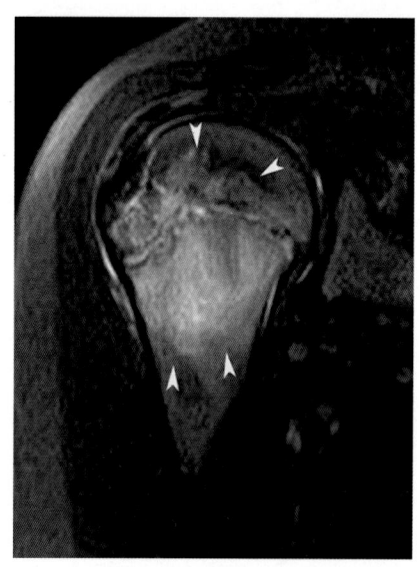

图4-136 少年棒球肩

13岁男孩，棒球投手，慢性肩关节疼痛。MR斜冠状位T$_2$加权脂肪抑制序列图像显示干骺端广泛的压力性水肿穿过生长板而累及骨骺（无尾箭头）

3. 高尔夫球肘 也称为肱骨内上髁炎，它是一种常见的屈肌总腱和旋前肌腱在肱骨内上髁附着点的应力损伤。这种病变也可能与打高尔夫球的技术不当有关，击球时撞击地面而不是球，导致突然减速，使肘内侧受压。MRI显示屈肌总腱-旋前肌群的信号改变，偶尔伴有部分撕裂（图4-137）。

4. 网球肘 也称为肱骨外上髁炎，网球肘与过度使用手和腕关节的伸肌群有关，最常见的是桡侧腕短伸肌。这种病变与反手击球不当有关，使得伸肌总腱压力过大，导致腱鞘炎、肌腱

周围炎和部分撕裂，在MRI上能被很好地显示（图4-138）。手和腕的位置不当及偏心球撞击网球拍也被认为是造成网球肘的可能原因。

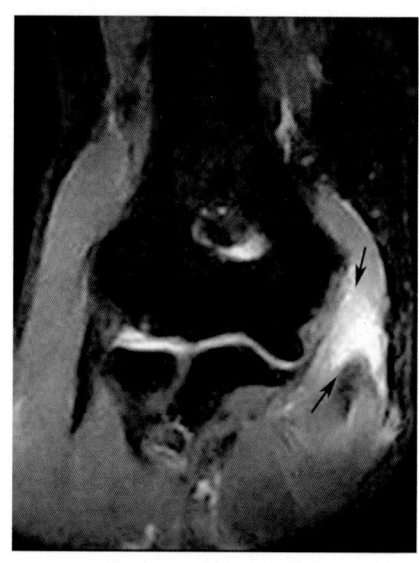

图4-137 高尔夫球肘

67岁男性，打高尔夫球后出现肘内侧疼痛。MR冠状位STIR序列图像显示屈肌总腱撕裂，局部水肿和血肿（箭头）

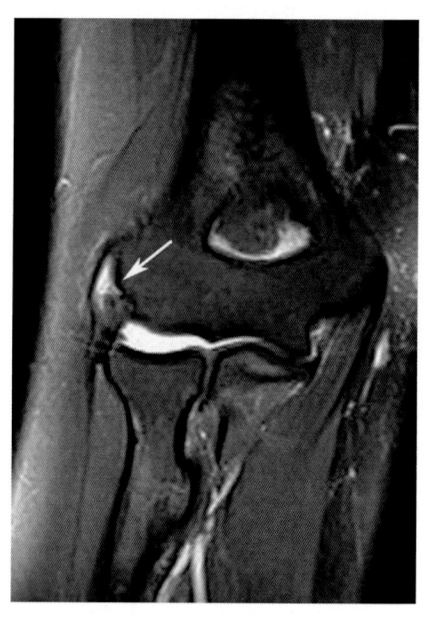

图4-138 网球肘

32岁男性，网球运动员，右肘外侧慢性疼痛并逐渐加重。MR冠状位STIR序列图像显示伸肌总腱严重的肌腱变性和高级别部分撕裂（箭头），桡侧副韧带正常

5. 少年棒球肘 这种病变是未成熟骨骼中的内上髁骨化中心的撕脱性骨折，在投掷棒球时由屈肌总腱受牵拉引起，因投掷方式不当、过度外翻的应力所致。MRI可见肱骨内上髁移位和周围软组织水肿（图4-139）。

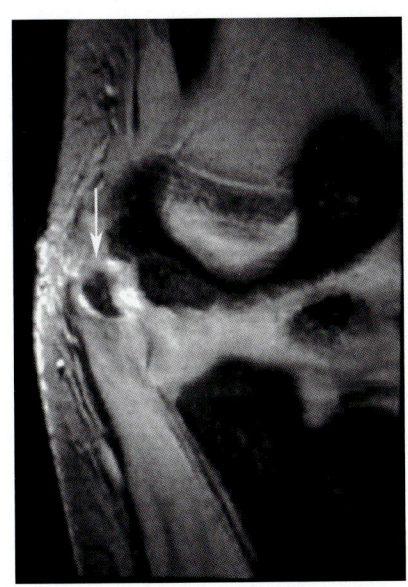

图 4-139　少年棒球肘

10 岁男孩，投掷棒球后肘关节内侧急性疼痛发作。MR 冠状位 STIR 序列图像示内上髁撕脱性骨折（箭头），撕脱的生长板区域信号增高，所示屈肌总腱正常

能作用于正中神经，形成腕管综合征（图 4-142）。

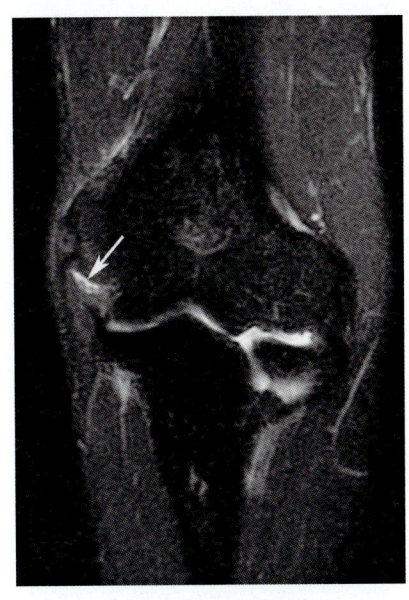

图 4-140　棒球投手肘

20 岁男性，职业棒球投手，肘关节内侧慢性疼痛。MR 冠状位 STIR 序列图像示尺侧副韧带前束的肱骨附着端部分撕裂（箭头），屈肌总腱正常

6. 棒球投手肘　该病变主要累及肘关节尺侧副韧带的前束，可以完全或部分撕裂。病变由早期或晚期激发阶段的投掷动作产生的重复外翻力所致［外翻伸直过载综合征（VEOS）］。常伴随肘部的其他病变，包括肱骨小头和桡骨头挫伤，尺骨鹰嘴关节软骨病变和牵拉所致的尺神经炎。这些病变在 MRI 上能够被很好地显示（图 4-140）。

7. 守门员肘　守门员在挡球过程中，肘部反复过度伸展，导致肱骨鹰嘴窝内鹰嘴的撞击，产生软骨损伤、骨赘形成和关节内游离体。

8. 划桨腕　这种损伤是腕关节反复屈伸，引起桡侧腕短伸肌、腕长伸肌腱和拇长展肌、拇短伸肌腱的摩擦和腱鞘炎，这种损伤也被称为交叉点综合征。患者前臂远端出现疼痛、肿胀和捻发音。临床上这种综合征和远端交叉点综合征（在桡侧腕长、短伸肌腱和拇长伸肌腱交叉处的腱鞘炎）非常相似（图 4-141）。

9. 自行车运动员腕　这种损伤表现为尺神经病变，被自行车运动员称为手握把麻痹，由抓握车把时直接压迫神经导致手和腕的尺神经受压引起的。通常，当下拉车把位置较低时，神经可能被过度牵拉。压力作用于尺神经导致环指和小指的麻木、刺痛和（或）手无力。偶尔，车把的压力也可

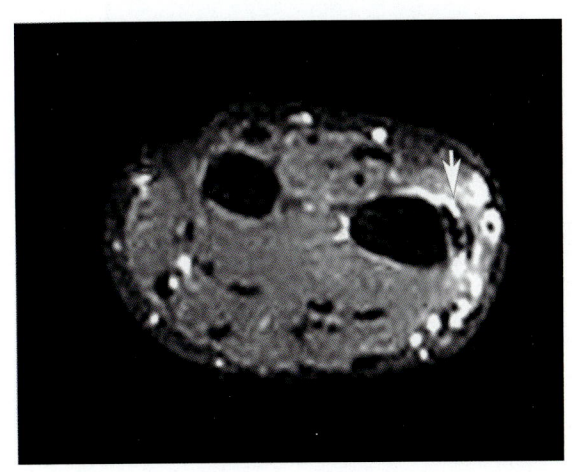

图 4-141　划桨腕

32 岁男性，前臂远端桡侧近腕关节处出现疼痛、肿胀和捻发音。MR 轴位 STIR 序列图像示桡侧腕长、短伸肌腱和拇短伸肌腱鞘周围水肿（箭头）

10. 体操运动员腕　这是一种过度使用性损伤，发生在多达 40% 的年轻体操运动员桡骨和尺骨远端骺板闭合之前。翻滚和跳跃等撞击活动在手腕的骺板上产生大量的压缩力，形成 Salter-Harris Ⅰ 型损伤。X 线片和 MRI 上可见桡骨远端生长板增宽、形态不规则（图 4-143），类似佝偻病，因此也称假佝偻病。

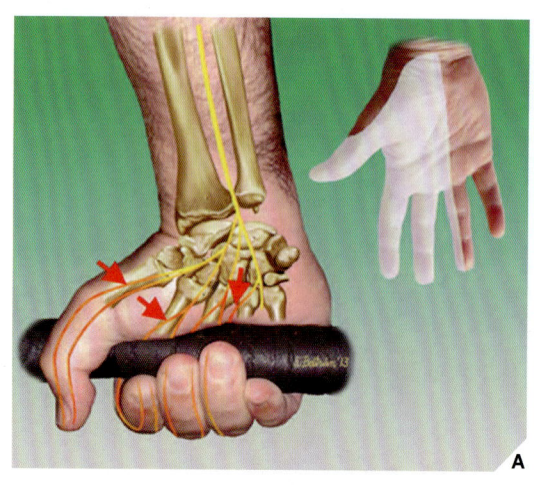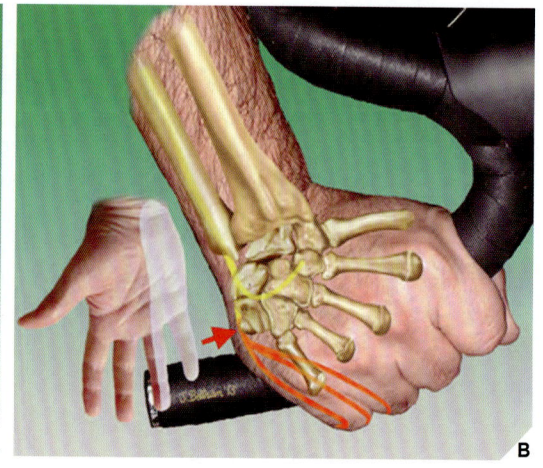

图 4-142 自行车运动员腕的损伤机制

A. 当抓握较高位置的下拉车把时可能会压迫正中神经的指神经支（箭头），导致支配区域（手中白色区域）的感觉障碍。B. 当抓握较低位置的下拉车把时可能压迫尺神经的感觉支（箭头），导致支配区域（手指白色区域）的感觉障碍，也称尺管（Guyon 管）综合征

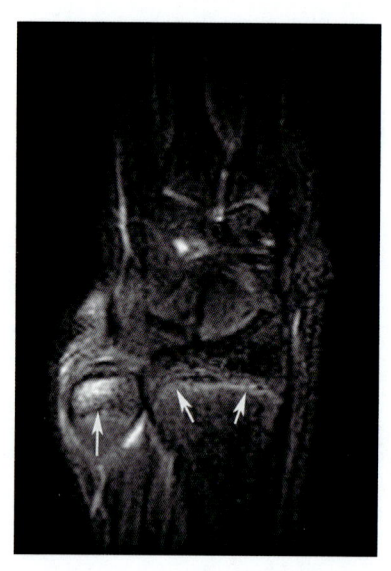

图 4-143 体操运动员腕

13 岁女性，体操运动员，主诉在体操活动中双腕疼痛。MR 冠状位 STIR 序列图像示尺骨远端和桡骨远端生长板周围压力性骨髓水肿（箭头）

11. 拳击运动员骨折 这种常见的损伤是第 5 掌骨头远端击打坚硬表面所致，如对手的下颌骨，引起第 5 掌骨远端（掌骨颈）特征性的成角骨折，在 X 线片上容易诊断（见图 7-117）。

12. 滑雪运动员拇指 这种损伤是由于手握滑雪杖摔倒在坚硬的地面上引起的，产生的外翻力损伤了拇指掌指关节水平的尺侧（内侧）副韧带。这种损伤在苏格兰猎手中首次被描述，和重复扭野兔的颈部有关，因此称为猎人指（参见第 7 章）。在这种损伤中，尺侧副韧带可移位至拇指内收肌腱膜表面（Stener 损伤）或保持与关节囊对齐（非 Stener 损伤）。通常，Stener 损伤需要通过手术将韧带复位，保持关节稳定。在 MRI 上，Stener 损伤显示韧带移位至内收肌腱膜下方（"悠悠球"征）（图 4-144；也见图 7-130、图 7-131）。

13. 投球手拇指 由于拇指压在保龄球拇指孔的边缘，压迫了尺侧、桡侧指神经，导致神经支配区域感觉异常或末端皮肤感觉减退而引起的神经压迫综合征。持续的压力和摩擦可能导致神经周围纤维化和痛性结节 / 神经瘤的形成，这些可以通过 MRI 诊断（图 4-145）。

（二）下肢

1. 运动疝 所谓运动疝（此称谓并不确切）患者表现为髋关节伸展、扭转和转动时的慢性髋部和腹股沟区疼痛。患者常常难以明确定位，疼痛通常放射至内收肌区域甚至睾丸，也被称为运动性耻骨痛、曲棍球疝、曲棍球腹股沟痛或吉尔莫腹股沟痛，常见于足球和曲棍球运动员。症状和多个病变相关，或单独或联合，包括腹外斜肌腱膜的撕裂、耻骨结节内收肌腱的部分撕裂、腹横筋膜撕裂等。MRI 检查显示耻骨联合旁应力水肿，伴或不伴应力性骨折或骨赘（耻骨炎），腹直肌和内收肌腱膜的部分撕裂，以及长收肌-股薄肌腱耻骨附着端的部分撕裂（继发性裂隙征）（图 4-146）。

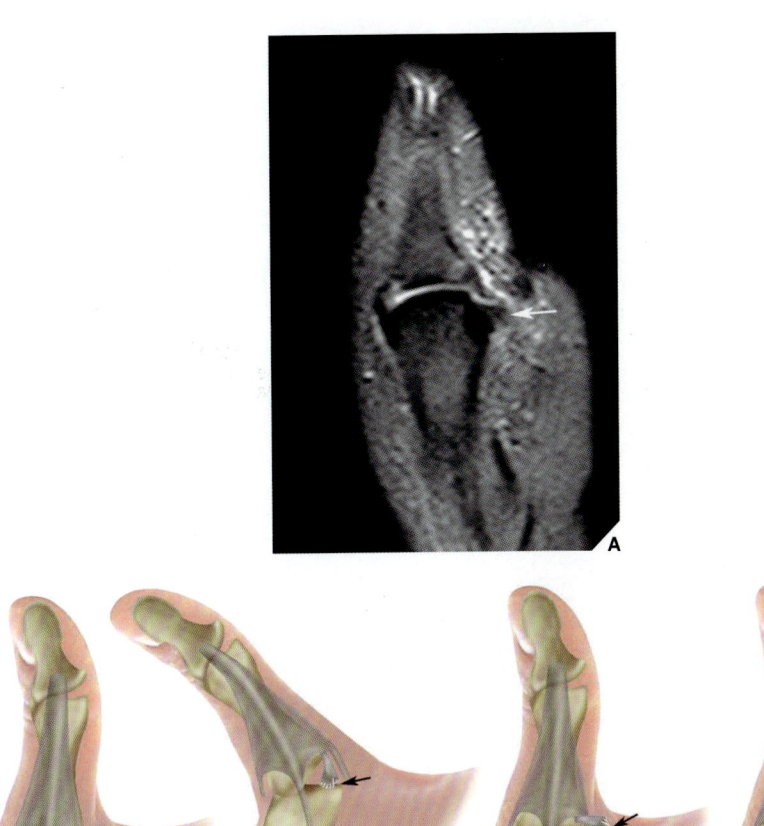

图 4-144　滑雪运动员拇指

21 岁男性，滑雪事故后拇指疼痛、不稳定。A. MR 冠状位 T_2 加权脂肪抑制序列图像示第 1 掌指关节处尺侧副韧带撕裂（箭头），移位至拇指内收肌腱膜下（Stener 损伤）。B. 损伤机制：正常尺侧副韧带（箭头）。C. 外展损伤：尺侧副韧带的掌骨附着端撕裂（箭头）。D. Stener 损伤：撕裂的尺侧副韧带移位至腱膜帽表面（箭头）（与图 A 的 MR 图像相比）。E. 非 Stener 损伤：撕裂的尺侧副韧带仍位于腱膜帽下（箭头）

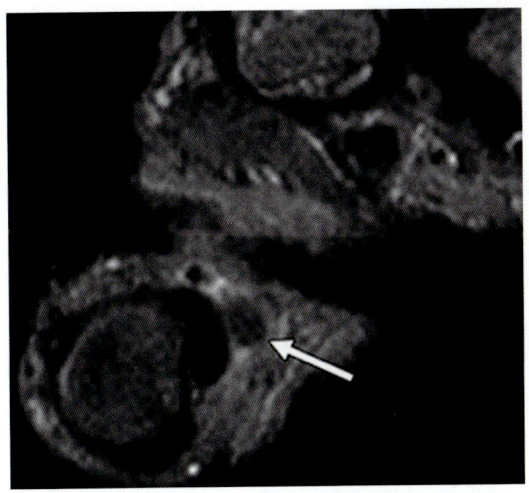

图 4-145　投球手拇指

热爱投球的成年人逐渐出现皮肤感觉异常并发现拇指基底部的结节。经过拇指基底部的 MR 轴位 T_2 加权脂肪抑制序列图像显示低信号结节性病变（箭头），为尺侧指神经的神经瘤（由 William N. Snearly，MD，Radsource 提供）

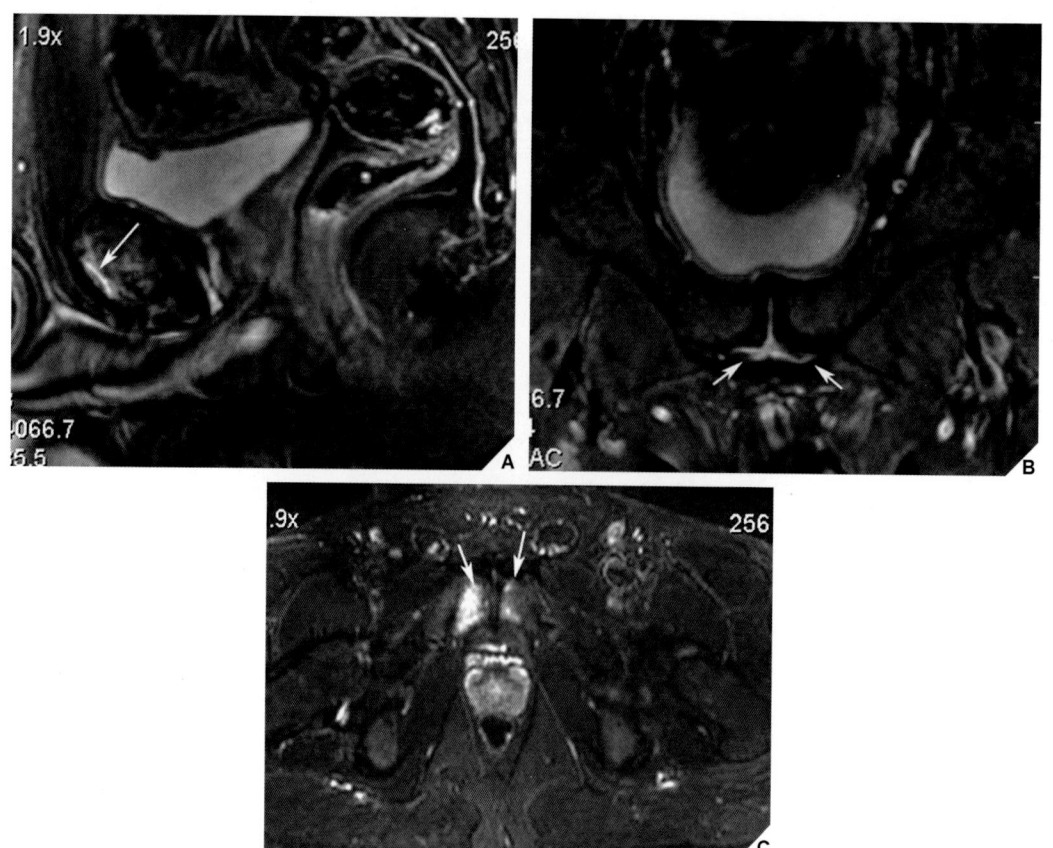

图4-146　运动疝

年轻足球运动员，耻骨和腹股沟区疼痛。A. 耻骨联合水平的MR矢状位STIR序列图像显示腹直肌/内收肌腱膜与骨分离（箭头）。B. MR冠状位T₂加权像显示双侧内收肌腱耻骨附着处部分撕裂（箭头）（双侧继发性裂隙征或"胡须"征）。C. MR轴位T₂加权脂肪抑制序列图像显示耻骨联合旁应力水肿（箭头）

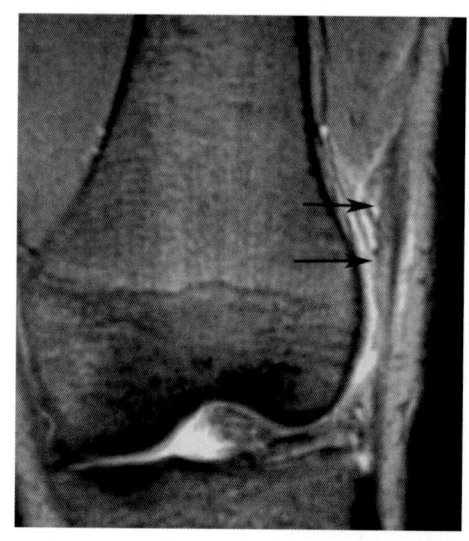

图4-147　跑步膝

青年女性，热爱跑步，主诉膝关节外侧疼痛。MR冠状位GRE序列图像示髂胫束远端增厚和股骨外侧髁水平周围水肿（箭头），符合髂胫束摩擦综合征

2. 跑步膝（髂胫束摩擦综合征）　该综合征是由持续摩擦股骨外侧髁上的髂胫束产生的。患者主诉为跑步脚着地时，膝关节外侧疼痛，停止活动后持续疼痛。骑自行车和做踏板操也可以产生这种综合征。MRI检查显示髂胫束增厚和肌腱周围水肿（图4-147）。有时可见髂胫束和股外侧髁之间的摩擦性滑液囊。

3. 跳跃膝　这是由不断跳跃、着陆和改变方向产生的另一过度使用性损伤，牵拉髌腱导致肌腱近端肌腱炎。这种损伤见于篮球、排球、体操、跑步、田径和足球运动。最常见的临床表现是髌下的慢性疼痛。MRI检查显示髌腱近端增粗，髌骨下极插入点处信号改变，深层纤维最常受累（图4-148）。

4. 网球腿　这种损伤常见于中年患者，膝关节伸直并踝关节被动背屈时急性发作，表现为小腿疼痛和肿胀。症状由腓肠肌内侧头肌肉肌腱连接处撕裂导致，MRI检查可以很好地显示这种损伤（图4-149）。跖肌腱的断裂被认为是网球腿的少见病因。

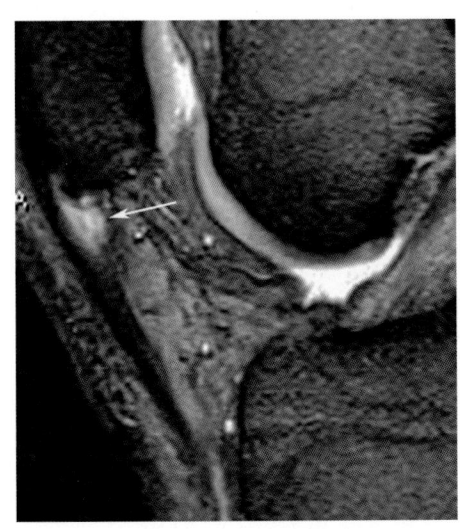

图 4-148　跳跃膝

年轻男运动员，主诉膝关节前部髌骨下方疼痛。MR 矢状位 T$_2$ 加权像显示病变区局部高信号，髌腱近端增厚（箭头），符合肌腱炎和深层纤维部分撕裂

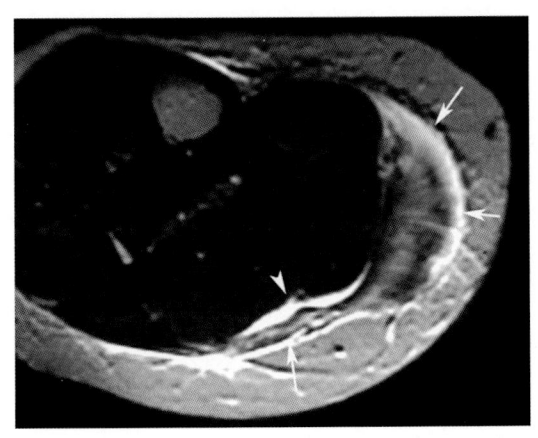

图 4-149　网球腿

中年男性，打网球时小腿疼痛，急性发作。MR 轴位 T$_2$ 加权像显示筋膜旁水肿和腓肠肌内侧头周围有液体（箭头），延伸至比目鱼肌和腓肠肌之间（无尾箭头），符合肌筋膜拉伤

5. 夹胫痛　也称为胫骨内侧应力综合征，它是跑步和跳跃运动员（篮球、网球运动员）的一种过度使用性损伤，累及胫骨的内侧骨膜，被认为是应力性反应。这种综合征更常见于女性运动员，超过 70% 的病例是双侧的。患者表现为胫骨后内侧压痛。MRI 检查显示胫骨后内侧骨膜水肿，没有骨髓水肿或皮质异常（图 4-150）。

6. 足球踝（运动员踝）　之前描述了精英足球运动员踝关节骨性关节炎的发病率增加，这和重复踢足球有关，以致退化性改变，导致慢性前踝疼痛，在踝关节背屈时加重（前撞击综合征）。

MRI 检查可以诊断踝关节退行性改变，包括前缘骨赘和软骨缺失（图 4-151）。

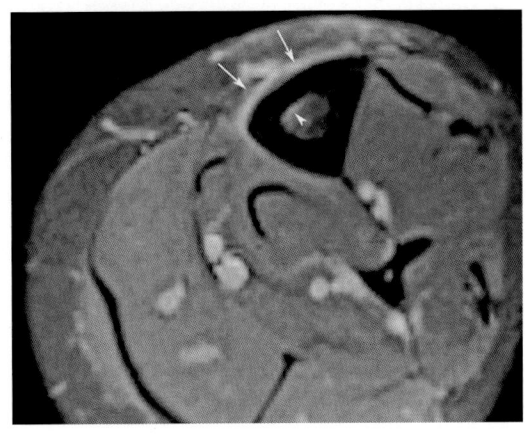

图 4-150　胫骨内侧应力综合征

年轻女性运动员，主诉小腿前缘疼痛。MR 轴位 T$_2$ 加权像显示胫骨前缘软组织水肿（箭头）和相邻骨髓轻度小片水肿（无尾箭头）（由 Luis Beltran，MD，Boston 提供）

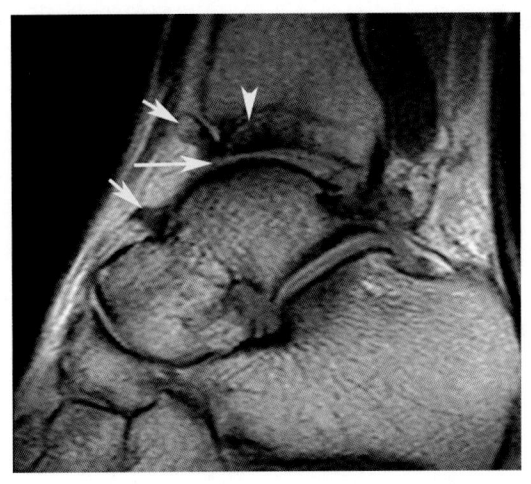

图 4-151　足球踝

32 岁的足球运动员，主诉踝关节前缘慢性疼痛且踝关节背屈时加重。MR 矢状位质子密度加权像显示胫骨远端和距骨颈部骨赘形成（短箭头），胫骨远端软骨下硬化（无尾箭头）和关节软骨缺失（长箭头）

7. 滑雪板骨折　是距骨的外侧突骨折，在常规 X 线片上显示不清，它是由踝关节内翻和背屈导致的。患者表现为踝关节外侧疼痛，急性发作时常被误诊为踝关节扭伤。CT 和 MRI 检查可以清晰地显示骨折（图 4-152）。

8. 人工草皮趾　第 1 跖趾关节触碰硬草皮表面的过度伸展性损伤，导致跖板的损伤和籽骨的分离或骨折。这种损伤通常见于穿着轻便鞋的足球运动员。MRI 检查显示跖骨板损伤（图 4-153）。

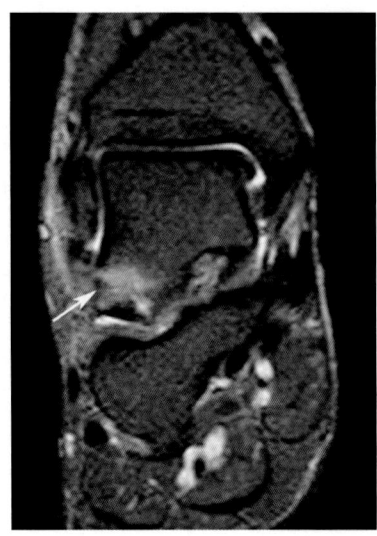

图 4-152 滑雪板骨折

青年男性，滑雪板事故后踝关节疼痛，急性发作。MR 冠状位 T_2 加权像显示距骨外侧突骨折（箭头）伴相邻骨髓水肿

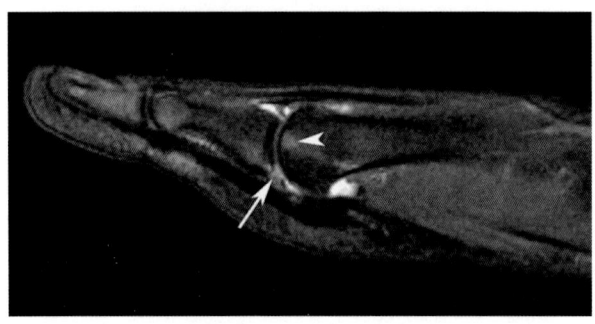

图 4-153 人工草皮趾

青年足球运动员跗趾跖侧疼痛。MR 矢状位 T_2 加权脂肪抑制序列图像显示内侧趾籽韧带（为跖板的组成部分）于趾骨插入点处撕裂（箭头），伴第 1 跖骨头的局部轻微骨挫伤（无尾箭头）

记忆要点

[1] 当怀疑骨折和脱位时，要至少拍摄两张彼此成 90° 投照方向的图像。

[2] 谨防漏掉合并伤，拍摄图像要包括邻近的关节。

[3] 怀疑骨折时，查找相关异常征象，具体如下：
- 软组织肿胀
- 脂肪带消失或移位
- 骨膜和骨内膜反应
- 关节腔积液
- 关节囊内脂-液平面
- 双层皮质线
- 皮质隆起
- 不规则干骺端角

[4] 报告骨折时需要描述：
- 骨折部位和范围
- 类型
- 骨折线方向
- 骨碎片分对位
- 是否存在骨嵌插、凹陷或压缩
- 是否伴随其他异常情况
- 骨折是否为特殊类型
- 是否累及生长板（Salter-Harris 分型及 Rang 和 Ogden 补充分型是精确评估这种损伤的有效方法）

[5] 局灶性骺板周围水肿（FOPE）可能与运动过程中持续的微创伤有关，在 MRI 上显示为生长板周围局灶性水肿。

[6] 骨折不愈合时区分 3 种类型不愈合：
- 反应性（包括肥大性和营养不良）
- 无反应性（萎缩性）
- 感染性

[7] 当患者有骨创伤病史，注意可能的并发症：
- 失用性骨质疏松（轻中度）
- 反射性交感神经营养不良综合征（RSDS）
- Volkmann 缺血性挛缩
- 创伤后骨化性肌炎（特征是其明确的演化过程，影像上分区现象和裂隙样透亮线）
- 骨坏死（最早期征象可在 MRI 图像上显示或稍晚期骨扫描显示示踪剂的摄取增加，X 线片特征是新月征）
- 血管损伤（DSA 显示最佳）
- 骨骼生长障碍
- 创伤后关节炎

[8] 关于皮质旁骨化性肌炎，其 MRI 表现因其病变骨化时期不同而表现不同。
- 早期阶段，T_1 加权像显示大片中等信号，而 T_2 加权像则显示为高信号
- 骨化成熟阶段，病变区在 T_1、T_2 加权像上显示为外周低信号边，代表骨成熟
- 病灶内脂肪成分在 T_1 加权像上呈高信号，而在 T_2 加权像上呈中等信号

[9] MRI 能够对骨坏死进行分级，所分四级（类脂肪信号、类血液信号、类液体信号、纤维信号）与骨组织病理学改变有良好相关性。

[10] 应力性骨折可以看作骨骼对外界机械环境改变做出的一系列反应的最终结果，从骨骼过度重塑到最后骨折。

[11] 在对这些损伤进行成像时，应注意：
- 最初的 X 线片一般显示为正常
- 最先出现的影像学异常表现为轻微的骨皮质显示欠清（灰色皮质征）
- 放射性核素骨扫描高度敏感，经常显示特征性的梭形或水平带状放射性浓聚
- 典型 MRI 表现为骨髓内 T_1 加权低信号、T_2 加权高信号区，病灶中心低信号带一般代表骨折线

[12] 机能不全性骨折是应力性骨折的一种亚型，发生于骨质疏松患者。当它发生于骶骨及影响骶骨两侧翼时，骨扫描显示放射性药物摄取增加，呈 "H" 形，称为 Honda 征。

[13] SIFK 指膝关节软骨下不全骨折，应与膝关节自发性骨坏死（SONK）相鉴别。

[14] 长期服用双膦酸盐的骨质疏松患者经常会出现股骨不全骨折。

[15] 处理软组织损伤时，要考虑到一些补充成像手段，包括：
- 应力位摄影
- 关节造影
- CT
- MRI

[16] MRI 检查对于肌肉、肌腱及韧带的各种损伤是一种非常有价值的检查技术，它能够有效显示并量化肌肉、肌腱及韧带所承受的不同程度的拉伤、挫伤、撕裂及血肿。

[17] 许多独特的运动相关的损伤是根据特定的运动命名的，应学习其特征性的影像学表现，包括举重运动员胸、少年棒球肩，高尔夫球肘、网球肘、棒球投手肘、守门员肘，划桨腕、自行车运动员腕、体操运动员腕，拳击运动员骨折、滑雪运动员拇指、投球手拇指，运动疝、跑步膝、跳跃膝、网球腿、足球踝，滑雪板骨折、人工草皮趾，以及其他与各种体育活动相关的损伤。

（钱占华　崔佳宁　殷玉明　译）

参 考 文 献

Adelberg JS, Smith GH. Corticosteroid-induced avascular necrosis of the talus. *J Foot Surg* 1991;30:66–69.

An VVG, van den Broek M, Oussedik S. Subchondral insufficiency fracture in the lateral compartment of the knee in a 64-year-old marathon runner. *Knee Surg Relat Res* 2017;29:325–328.

Assouline-Dayan Y, Chang C, Greenspan A, et al. Pathogenesis and natural history of osteonecrosis. *Semin Arthritis Rheum* 2002;32:94–124.

Bassett LW, Grover JS, Seeger LL. Magnetic resonance imaging of knee trauma. *Skeletal Radiol* 1990;19:401–405.

Baumhauer JF. Anterior ankle impingement. *Orthopedics* 2011;34:789–790.

Beltran J, Herman LJ, Burk JM, et al. Femoral head avascular necrosis: MR imaging with clinical-pathologic and radionuclide correlation. *Radiology* 1988;166:215–220.

Boon AJ, Smith J, Zobitz ME, et al. Snowboarder's talus fracture. Mechanism of injury. *Am J Sports Med* 2001;29:333–338.

Bose VC, Baruach BD. Resurfacing arthroplasty of the hip for avascular necrosis of the femoral head: a minimum follow-up of four years. *J Bone Joint Surg Br* 2010;92B:922–928.

Brewer RB, Gregory AJ. Chronic lower leg pain in athletes: a guide for the differential diagnosis, evaluation, and treatment. *Sports Health* 2012;4:121–127.

Cao L, Guo C, Chen Z, et al. Free vascularized fibular grafting improves vascularity compared with core decompression in femoral head osteonecrosis: a randomized clinical trial. *Clin Orthop Relat Res* 2017;475:2230–2240.

Capeci CM, Tejwani NC. Bilateral low-energy simultaneous or sequential femoral fractures in patients on long-term alendronate therapy. *J Bone J Surg Am* 2009;91A:2556–2561.

Chadwick DJ, Bentley G. The classification and prognosis of epiphyseal injuries. *Injury* 1987;18:157–168.

Chan WP, Liu Y-J, Huang G-S, et al. MRI of joint fluid in femoral head osteonecrosis. *Skeletal Radiol* 2002;31:624–630.

Chang CC, Greenspan A, Gershwin ME. Osteonecrosis: current perspectives on pathogenesis and treatment. *Semin Arthritis Rheum* 1993;23:47–69.

Chapman C, Mattern C, Levine W. Arthroscopically assisted core decompression of the proximal humerus for avascular necrosis. *Arthroscopy* 2004;20:1003–1006.

Civinini R, De Biase P, Carulli C, et al. The use of an injectable calcium sulphate/calcium phosphate bioceramic in the treatment of osteonecrosis of the femoral head. *Int Orthop* 2012;36:1583–1588.

Colwell CW, Robinson C. Osteonecrosis of the femoral head in patients with inflammatory arthritis on asthma receiving corticosteroid therapy. *Orthopedics* 1996;19:941–946.

Crain JM, Phancao JP, Stidham K. MR imaging of turf toe. *Magn Reson Imaging Clin N Am* 2008;16:93–103.

Delgado GJ, Chung CB, Lektrakul N, et al. Tennis leg: clinical US study of 141 patients and anatomic investigation of four cadavers with MR imaging and US. *Radiology* 2002;224:112–119.

DeSmet AA. Magnetic resonance findings in skeletal muscle tears. *Skeletal Radiol* 1993;22:479–484.

Dudani B, Shyam AK, Arora P, et al. Bipolar hip arthroplasty for avascular necrosis of femoral head in young adults. *Indian J Orthop* 2015;49:329–335.

Ferlic OC, Morin P. Idiopathic avascular necrosis of the scaphoid—Preiser's disease? *J Hand Surg* 1989;14:13–16.

Ficat RP. Idiopathic bone necrosis of the femoral head: early diagnosis and treatment. *J Bone Joint Surg Br* 1985;67B:3–9.

Ficat RP. Treatment of avascular necrosis of the femoral head. In: Hungerford DS, ed. *The hip: Proceedings of the Eleventh Open Meeting of The Hip Society*. St. Louis: CV Mosby; 1983:279–295.

Ficat RP, Arlet J. Ischemia and necrosis of bone. In: Hungerford DS, ed. *Ischemia and necrosis of bone*. Baltimore: Williams & Wilkins; 1980:196.

Ficat RP, Arlet J. Treatment of bone ischemia and necrosis. In: Hungerford DS, ed. *Ischemia and necrosis of bone*. Baltimore: Williams & Wilkins; 1980:171–182.

Geith T, Niethammer T, Milz S, et al. Transient bone marrow edema syndrome versus osteonecrosis: perfusion patterns at dynamic contrast-enhanced MRI imaging with high temporal resolution can allow differentiation. *Radiology* 2017;283:478–485.

Gorbachova T, Melenevsky Y, Cohen M, et al. Osteochondral lesions of the knee: differentiating the most common entities at MRI. *Radiographics* 2018;38:1478–1495.

Gudena R, Werle J, Johnston K. Bilateral femoral insufficiency fractures likely related to long-term alendronate therapy. *J Osteoporosis* 2011;2011:810697. doi:10.4061/2011/810697.

Hendrix RW, Rogers LF. Diagnostic imaging of fracture complications. *Radiol Clin North Am* 1989;27:1023–1033.

Houdek MT, Wyles CC, Martin JR, et al. Stem cell treatment for avascular necrosis of the femoral head: current perspectives. *Stem Cells Cloning* 2014;7:65–70.

Hungerford DS, Lennox DW. The importance of increased intraosseous pressure in the development of osteonecrosis of the femoral head: implications for treatment. *Orthop Clin North Am* 1985;16:635–654.

Iannotti JP. Growth plate physiology and pathology. *Orthop Clin North Am* 1990;21:1–17.

Israelite C, Nelson CL, Ziarani CF, et al. Bilateral core decompression for osteonecrosis of the femoral head. *Clin Orthop Relat Res* 2005;441:285–290.

Iwasaki K, Hirano T, Sagara K, et al. Idiopathic necrosis of the femoral epiphyseal nucleus in rats. *Clin Orthop* 1992;277:31–40.

Jaramillo D, Hoffer FA, Shapiro F, et al. MR imaging of fractures of the growth plate. *Am J Roentgenol* 1990;155:1261–1265.

Jelinek JS, Kransdorf MJ. MR imaging of soft-tissue masses. Mass-like lesions that simulate neoplasms. *Magn Reson Imaging Clin N Am* 1995;3:727–741.

Jose J, Pasquotti G, Smith MK, et al. Subchondral insufficiency fractures of the knee: review of imaging findings. *Acta Radiol* 2015;56:714–719.

Khan W, Zoga AC, Meyers WC. Magnetic resonance imaging of athletic pubalgia and the sports hernia: current understanding and practice. *Magn Reson Imaging Clin N Am* 2013;21:97–110.

Kleinmann P. *Diagnostic imaging of child abuse*. St. Louis: Mosby; 1998.

Koo K-H, Ahn I-O, Kim R, et al. Bone marrow edema and associated pain in early stage osteonecrosis of the femoral head: prospective study with serial MR images. *Radiology* 1999;213:715–722.

Laorr A, Greenspan A, Anderson MW, et al. Traumatic hip dislocation: early MRI findings. *Skeletal Radiol* 1995;24:239–245.

Lonergan GJ, Baker AM, Morey MK, et al. From the archives of the AFIP. Child abuse: radiologic-pathologic correlation. *Radiographics* 2003;33:811–845.

Marciniak D, Furey C, Shaffer JW. Osteonecrosis of the femoral head. A study of 101 hips treated with vascularized fibular grafting. *J Bone Joint Surg Am* 2005;87A:742–747.

Merten DF, Carpenter BLM. Radiologic imaging of inflicted injury in the child abuse syndrome. *Ped Clin North Am* 1990;37:815–837.

Miller T, Reinius WR. Nerve entrapment syndromes of the elbow, forearm and wrist. *Am J Roentgenol* 2010;195:585–594.

Mink JH, Deutsch AL. Occult cartilage and bone injuries of the knee: detection, classification, and assessment with MR imaging. *Radiology* 1989;170:823–829.

Mirzai A, Chang CC, Greenspan A, et al. The pathogenesis of osteonecrosis and the relationship to corticosteroids. *J Asthma* 1999;36:77–95.

Mitchell DG, Rao VM, Dalinka MK, et al. Femoral head avascular necrosis: correlation of MR imaging, radiographic staging, radionuclide imaging, and clinical findings. *Radiology* 1987;162:709–715.

Nair AV, Nazar PK, Sekhar R, et al. Morel-Lavallee lesion: a closed degloving injury that requires real attention. *Indian J Radiol Imaging* 2014;24:288–290.

Norman A, Bullough P. The radiolucent crescent line—an early diagnostic sign of avascular necrosis of the femoral head. *Bull Hosp J Dis* 1963;24:99–104.

Norman A, Dorfman HD. Juxtacortical circumscribed myositis ossificans: evolution and radiographic features. *Radiology* 1970;96:301–306.

Nuovo MA, Norman A, Chumas J, et al. Myositis ossificans with atypical clinical, radiographic, or pathologic findings: a review of 23 cases. *Skeletal Radiol* 1992;21:87–101.

Ogden JA. Skeletal growth mechanism injury patterns. *J Pediatr Orthop* 1982;2:371–377.

Padmanabhan E, Rudrappa RK, Bhavishya T, et al. Morel-Lavallee lesion: case report with review of literature. *J Clin Diagn Res* 2017;11:TD05–TD07.

Pappas JN. The musculoskeletal crescent sign. *Radiology* 2000;217:213–214.

Peers KH, Lysens RJ. Patellar tendinopathy in athletes: current diagnostic and therapeutic recommendations. *Sports Med* 2005;35:71–78.

Porrino JA, Kohl CA, Taljanovic M, et al. Diagnosis of proximal femoral insufficiency fractures in patients receiving bisphosphonate therapy. *AJR Am J Roentgenol* 2010;194:1061–1064.

Ramnath RR, Kattapuram SV. MR appearance of SONK-like subchondral abnormalities in the adult knee: SONK redefined. *Skeletal Radiol* 2004;33:575–581.

Rockwood CA Jr, Green DP. *Fractures in adults*, vol. 1. Philadelphia: JB Lippincott; 1984.

Rockwood CA Jr, Wilkins KE, King RE. *Fractures in children*, vol. 3. Philadelphia: JB Lippincott; 1984.

Rogers LF. *Radiology of skeletal trauma*. New York: Churchill Livingstone; 1992.

Sagano N, Atsumi T, Ohzono K, et al. The 2001 revised criteria for diagnosis, classification, and staging of idiopathic osteonecrosis of the femoral head. *J Orthop Sci* 2002;7:601–605.

Saita Y, Ishijima M, Kaneko K. Atypical femoral fractures and bisphosphonate use: current evidence and clinical implications. *Ther Adv Chronic Dis* 2015;6:185–193.

Salter RB. *Textbook of disorders and injuries of the musculoskeletal system*. Baltimore: Williams & Wilkins; 1970.

Salter RB, Harris WR. Injuries involving the epiphyseal plate. *J Bone Joint Surg Am* 1963;45A:587–622.

Seiler JG III, Christie MJ, Homra I. Correlation of the findings of magnetic resonance imaging with those of bone biopsy in patients who have stage I or II ischemic necrosis of the femoral head. *J Bone Joint Surg Am* 1989;71A:28–32.

Seraphim A, Al-Hadithy N, Mordecai SC, et al. Do bisphosphonates cause femoral insufficiency fractures? *J Orthop Traumatol* 2012;13:171–177.

Sershon R, Balkissoon R, Della Vale CJ. Current indications for hip resurfacing arthroplasty in 2016. *Curr Rev Musculoskelet Med* 2016;9:84–92.

Smith DW. Is avascular necrosis of the femoral head the result of inhibition of angiogenesis? *Med Hypotheses* 1997;49:497–500.

Stevens K, Tao C, Lee S-V, et al. Subchondral fractures in osteonecrosis of the femoral head: comparison of radiography, CT, and MR imaging. *Am J Roentgenol* 2003;180: 363–368.

Suehiro M, Hirano T, Mihara K, et al. Etiologic factors in femoral head osteonecrosis in growing rats. *J Orthop Sci* 2000;5:52–56.

Sugimoto H, Okubu RS, Ohsawa T. Chemical shift and the double-line sign in MRI of early femoral avascular necrosis. *J Comput Assist Tomogr* 1992;16:727–730.

Szabo RM, Greenspan A. Diagnosis and clinical findings of Keinböck's disease. *Hand Clin* 1993;9:399–407.

Terry DW Jr, Ramin JE. The navicular fat stripe: a useful roentgen feature for evaluating wrist trauma. *Am J Roentgenol Radium Ther Nucl Med* 1975;124:25–28.

Trancik T, Lunceford E, Strum D. The effect of electrical stimulation on osteonecrosis of the femoral head. *Clin Orthop Relat Res* 1990;256:120–124.

Urban RM, Turner TM, Hall DJ, et al. Increased bone formation using calcium sulfate–calcium phosphate composite graft. *Clin Orthop* 2007;459:110–117.

Vande Berg B, Malghem J, Labaisse MA, et al. Avascular necrosis of the hip: comparison of contrast-enhanced and nonenhanced MR imaging with histologic correlation. *Radiology* 1992;182:445–450.

van der Worp MP, van der Horst N, de Wijer A, et al. Iliotibial band syndrome in runners: a systematic review. *Sports Med* 2012;42:969–992.

Vassalou EE, Zibis AH, Raoulis VA, et al. Morel-Lavallée lesions of the knee: MRI findings compared with cadaveric study findings. *AJR Am J Roentgenol* 2018;210: W234–W239.

Yamamoto T, Bullough PG. Spontaneous osteonecrosis of the knee: the result of subchondral insufficiency fracture. *J Bone Joint Surg Am* 2000;82(A):858–866.

Yu PA, Peng KT, Huang TW, et al. Injectable synthetic bone graft substitute combined with core decompression in the treatment of advanced osteonecrosis of the femoral head: a 5-year follow-up. *Biomed J* 2015;38:257–261.

Williams M, Laredo J-D, Setbon S, et al. Unusual longitudinal stress fractures of the femoral diaphysis: report of five cases. *Skeletal Radiol* 1999;27:81–85.

Wilmot AS, Ruutiainen AT, Bakhru PT, et al. Subchondral insufficiency fracture of the knee: a recognizable associated soft tissue edema pattern and similar distribution among men and women. *Eur J Radiol* 2016;85:2096–2103.

Zurlo JV. The double-line sign. *Radiology* 1999;212:541–542.

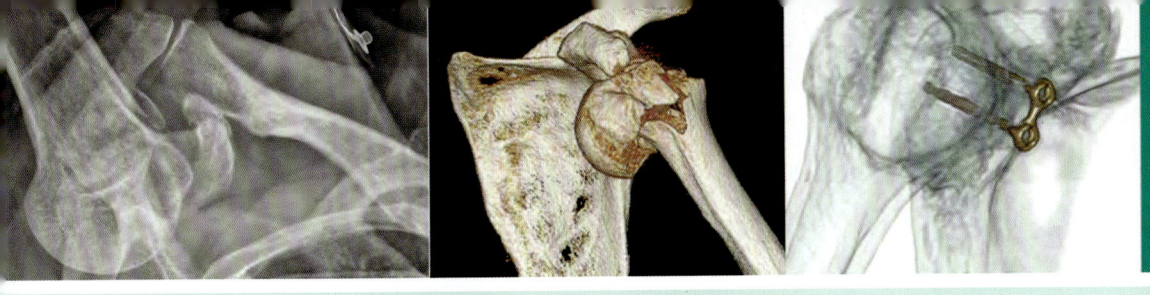

第5章

上肢 I：肩关节

一、肩关节损伤

人的一生中常会发生肩关节创伤，但是年龄不同，损伤位置也不同。对于儿童和青少年，玩耍或运动中的锁骨骨折是常见的骨损伤。肩关节脱位和肩锁关节分离常见于30～40岁人群，然而肱骨近端的骨折常见于老年人。大多数创伤根据病史和临床体格检查能够得以诊断，X线检查的目的主要是明确损伤部位、损伤类型和损伤程度。有时，只有恰当体位的摄影才能显示异常，如盂肱关节后脱位，这一病变在肩关节创伤性损伤中最易漏诊。

（一）解剖与影像的联系

肩关节由骨性成分（包括肱骨近端、肩胛骨和锁骨，参与形成盂肱关节和肩锁关节）（图5-1）和加固关节囊的肌肉、韧带及肌腱组成（图5-2）。关节囊沿着肱骨解剖颈和肩关节盂的颈部插入。在前面，关节囊由三条盂肱韧带（上、中、下韧带）加固，从肱骨汇聚，并通过肱二头肌长头腱连接到盂上结节。其他重要的韧带还包括肩锁韧带、喙肩韧带和喙锁韧带（包括斜方韧带和锥状韧带）（图5-2A）。

重要的肌肉是参与构成肩袖的肌肉（图5-3）。"肩袖"这一术语是用来描述包绕盂肱关节的一组肌肉，能在关节窝处紧紧地抓牢肱骨头。肌肉包括肩胛下肌（subscapularis）、冈下肌（infraspinatus）、小圆肌（teres minor）和冈上肌（supraspinatus）（记为SITS）。肩胛下肌在前方插入肱骨小结节。冈下肌、冈上肌和小圆肌插入后方的肱骨大结节。冈上肌腱覆盖肱骨头的上面，插入肱骨大结节上方。冈下肌腱覆盖肱骨头的前面和后面，附着在中部，位于上面的后方和远侧。小圆肌位置偏低，附着在肱骨大结节的后下方（图5-3B）。另外，在关节囊内贯穿的肱二头肌长头及其肌腱和附着在盂下结节下方的肱三头肌进一步加固了盂肱关节。

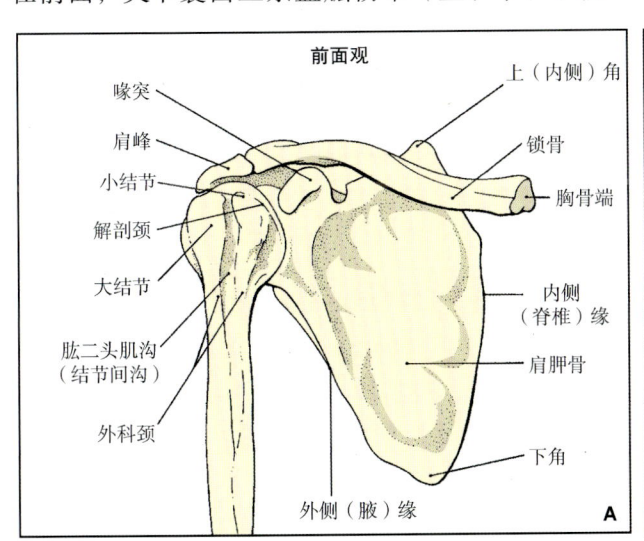

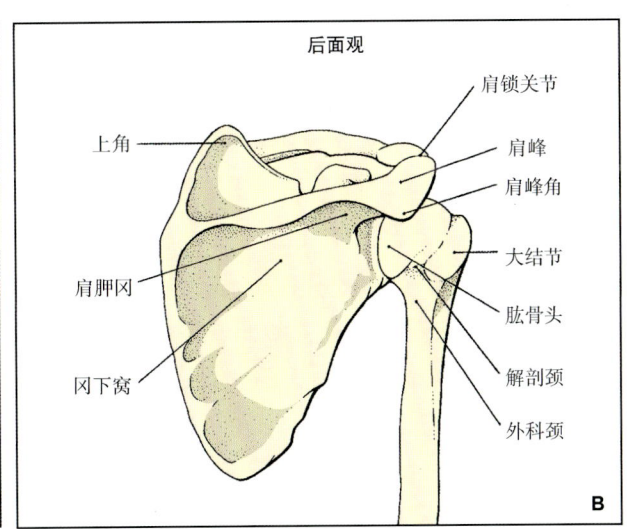

图5-1 肩关节的骨性结构

肩带骨性结构的前面观（A）和后面观（B）

前面观

喙突　　上（内侧）角
肩峰　　锁骨
小结节　　胸骨端
解剖颈
大结节　　内侧（脊椎）缘
肱二头肌沟（结节间沟）　　肩胛骨
外科颈　　下角
外侧（腋）缘

后面观

上角　　肩锁关节
肩峰
肩峰角
大结节
肩胛冈　　肱骨头
解剖颈
冈下窝　　外科颈

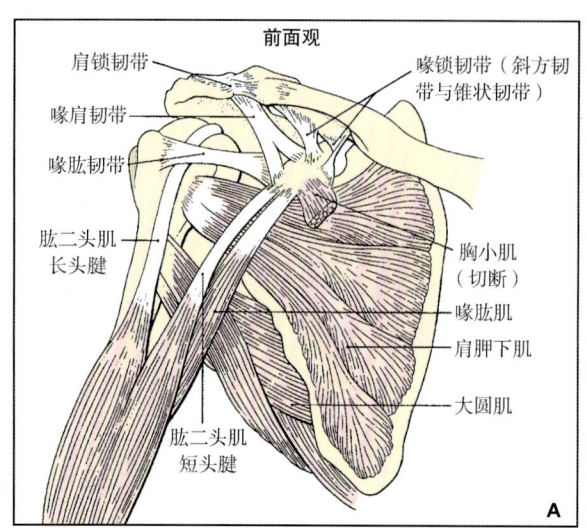

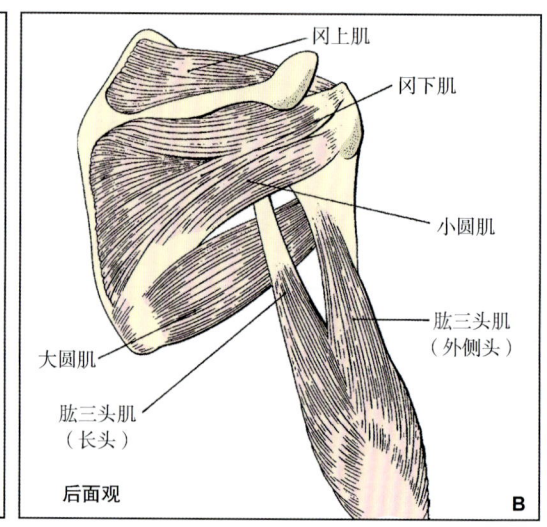

图5-2　肩部的肌肉、韧带和肌腱

肩带的肌肉、韧带和肌腱的前面观（A）和后面观（B）（经允许引自 Middleton WD，Lawson TL. *Anatomy and MRI of the joints*，1st ed. New York：Raven Press；1989.）

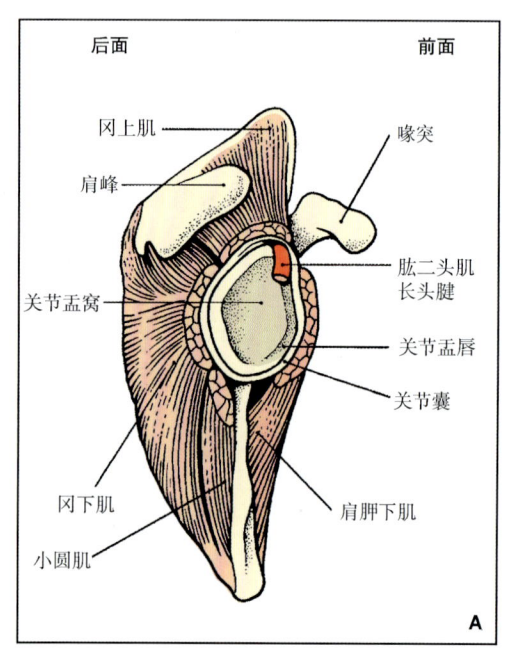

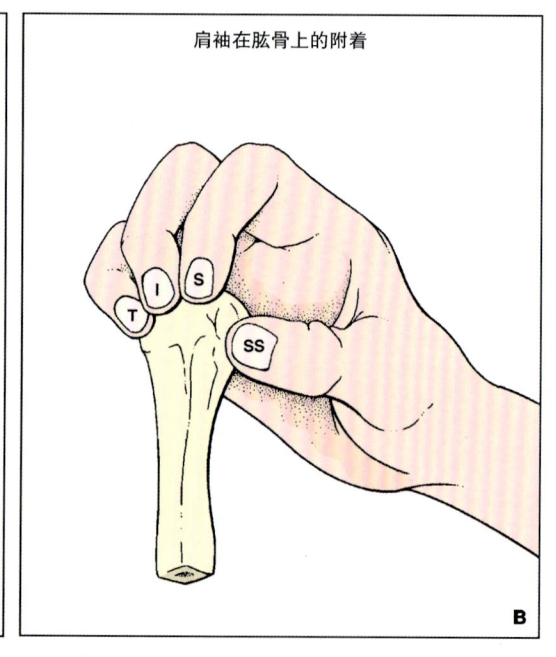

图5-3　肩袖

A. 关节盂窝图解（肱骨已移除）示肩袖肌肉的位置及肱二头肌长头腱在关节囊内的部分。B. 4条肌肉组成肩袖：肩胛下肌（SS）、冈上肌（S）、冈下肌（I）、小圆肌（T）。它们包裹关节，与关节囊融合，以其4个附着点握住肱骨，保持关节的完整性（经允许引自 Anderson JE. *Grant's atlas of anatomy*，8th ed. Baltimore：Williams & Wilkins；1983.）

　　手臂中立位（图5-4A）或手臂内旋、外旋观察肱骨头不同方位的后前位投照获得的X线片足以诊断大多数肩关节区域的创伤病变。局限性是肱骨头与关节盂重叠，不利于判断盂肱关节的关节间隙（图5-4B）。沿着受损侧方向旋转约40°可以消除重叠。这一特殊的后斜位像也称为Grashey像，可以从侧面看到关节盂（图5-5），怀疑后脱位时此体位可以提高诊断准确性。当见到肱骨头和关节盂边缘之间正常的透亮间隙消失时可以确诊（见图5-60）。Grashey像还能高效地显示肩峰前部的发育变异，即肩峰小骨（图5-6）。代表着肩峰未融合的骨化中心不应误诊为骨折。一般认为，这一异常增加了不稳定性，从而导致肩峰下撞击的概率升高。同样，经腋投照时也可以发现肩峰小骨（见图5-8）。

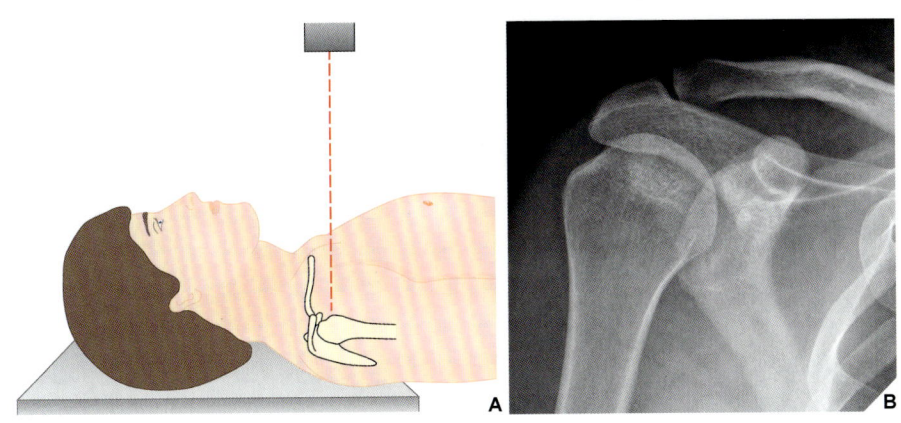

图 5-4　前后位

A. 肩关节标准前后位投照，患者可以取仰卧位，也可以取站立位，检查侧的上肢在中立位上充分伸展。中心线指向肱骨头。B. 在此投照位上，肱骨头和关节盂窝重叠，相较于肩锁关节，盂肱关节不能被很好地显示。观察肩峰 - 肱骨头（肩峰下）间距及喙锁间距的正常宽度

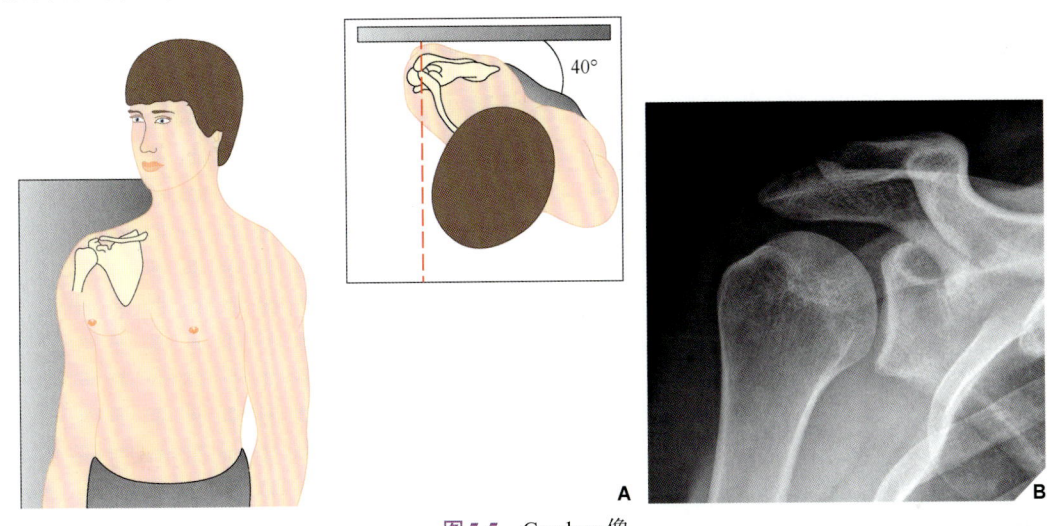

图 5-5　Grashey 像

A. 显示关节盂形态的肩关节前后位投照（Grashey 像），患者可以取站立位，也可取仰卧位，向可疑病变侧旋转约 40°，中心线指向盂肱关节。B. 这种投照（后斜位）的 X 线片可显示关节盂的真实形态。注意，现在相较于肩锁关节，盂肱关节间隙清晰可见

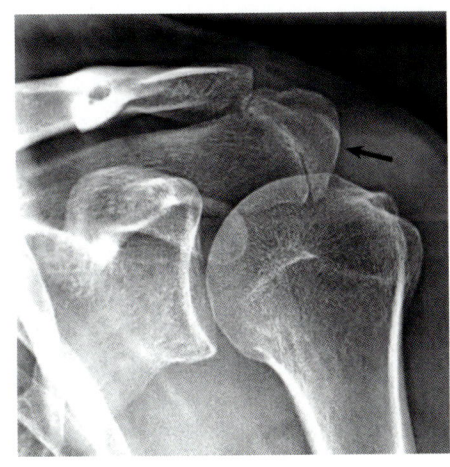

图 5-6　肩峰小骨的 Grashey 像

一位有肩关节撞击综合征病史的 45 岁男性患者。Grashey 像显示肩峰小骨（箭头）。不要将这一正常的发育变异误诊为骨折

其他用于评估不同方面肩关节创伤的特殊

体位也非常有用。肩关节上下位即经腋投照位，对确定肱骨头和肩关节窝之间的关系很有帮助（图 5-7），同样在判断是否有前脱位或后脱位时也很有用。此外，在显示肩峰小骨方面也有优势（图 5-8）。然而，这一投照位有时很难获得，尤其当患者不能外展手臂时。此时，经腋投照位的变异体位——西点位可以达到类似的作用。除经腋投照位本身的优点外，西点位还能够清晰地显示肩盂的前下缘（图 5-9）。经腋投照位的另一变异体位是劳伦斯（Lawrence）位。其重要意义在于，这一体位可以通过 X 线管的成角实现，无须手臂的完全外展（图 5-10）。怀疑肱骨近端损伤时，可能需要投照经胸廓外侧位（图 5-11），这一病变也可以在前后位投照显示（图 5-4B）。因为经胸廓外侧位可以提供一个真正的肱骨近端的外侧位像，在

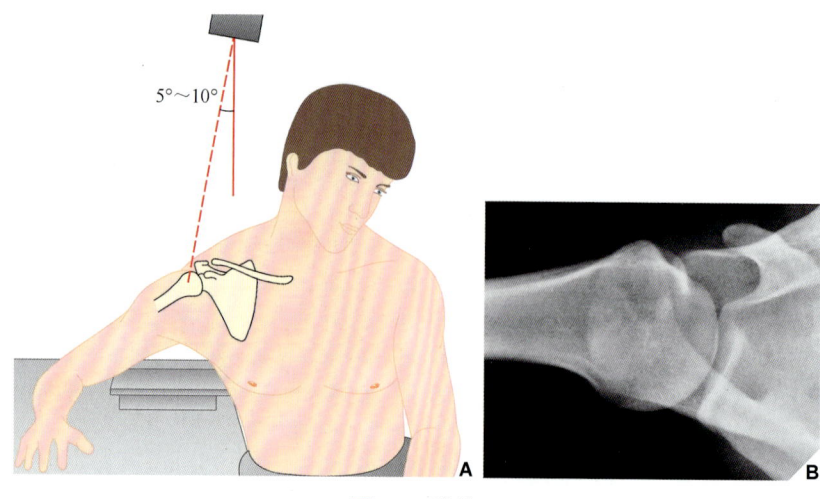

图 5-7　腋位

A. 肩关节经腋投照时，患者坐于检查台的一侧，上臂外展，使腋窝位于片匣之上。X线球管向肘侧成角5°～10°，中心线直接穿过肩关节。B. 这种投照位可显示肱骨头和关节盂的确切关系

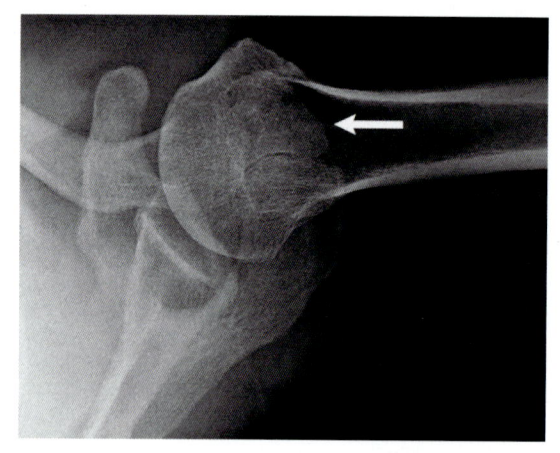

图 5-8　肩峰小骨的经腋投照位

48岁女性，有肩关节疼痛史，箭头所指为肩峰小骨

确定骨折片的移位或成角的程度时很有用（见图5-30B）。当怀疑肱二头肌沟损伤时，应行该结构的切线位投照（图5-12）。肩锁关节损伤通常在前后位片评价，X线管球向头侧倾斜15°（图5-13）。这一投照体位的应力成像是将力量施加于患者前臂，当怀疑有隐匿性肩锁关节半脱位时常采用此体位（见图5-93）。肩胛骨骨折患者需要投照经肩胛骨位（Y位）（图5-14）。肩关节出口位可以充分诊断肩峰骨折。此体位类似于肩带的Y位，但是中心线束要对准肱骨头上方，向足侧成角10°～15°（图5-15）。这一体位还能有效显示肩峰的不同形态类型（图5-16，也见图5-28）。

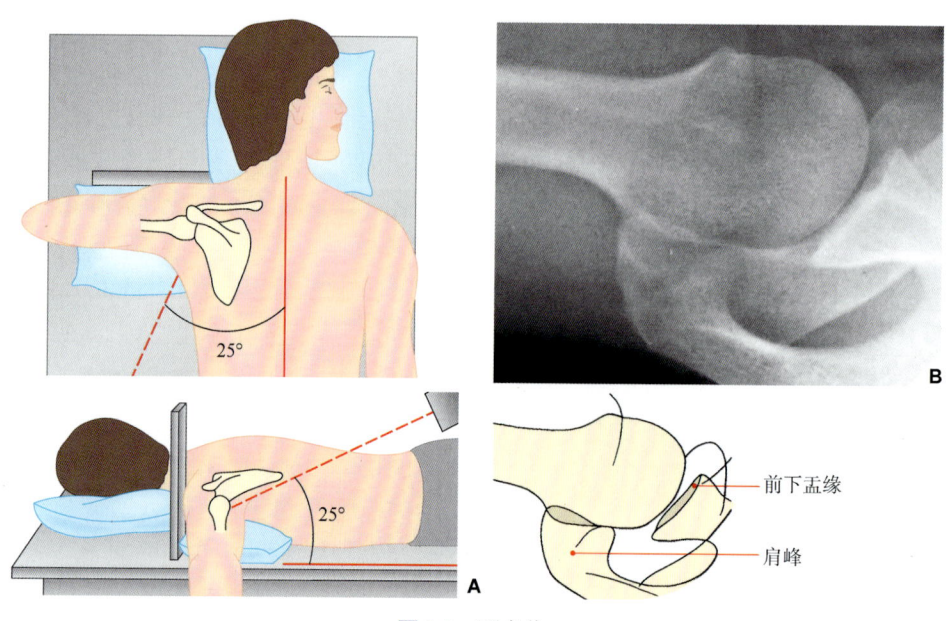

前下盂缘

肩峰

图 5-9　西点位

A. 肩关节西点位投照时，患者俯卧在检查台上，患侧肩下垫一枕头，将肩关节抬高约8cm。片匣抵在肩的上面。X线球管朝向腋侧，向患者中线倾斜25°，并与检查台面成角25°。B. 在此体位的X线片上，肱骨头和关节盂的关系与腋位一样可充分显示，而且可以更好地经切线位观察前下盂缘

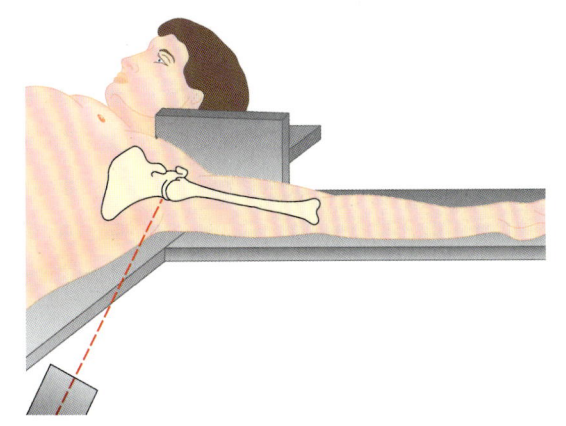

图 5-10　劳伦斯位

经肩关节腋位改良的劳伦斯位投照时，患者仰卧在检查台上，患侧上臂外展90°，片匣抵在肩的上面，内侧缘抵在颈部，将片匣中部置于肱骨外科颈水平。X线管位于同侧髋的水平，并朝向腋窝，向内成角，倾角的程度取决于上臂外展的程度。外展较小时需要增加内侧倾角的角度，中心线水平并略向上指向腋窝中部。劳伦斯位显示的结构和标准与经腋位相同

辅助成像技术常用来评估肩关节软骨和软组织

的损伤。最常用的是关节造影和MRI检查。关节造影可使用单对比或双对比造影技术（图5-17）。例如，当怀疑肩袖撕裂时，单对比造影可发现肩关节腔与肩峰下-三角肌下滑囊的异常交通，为诊断该损伤的有意义表现（见图4-14和图5-68）。虽然规定何种情况下选用单对比或双对比造影，但是后者可能更适用于显示关节软骨与关节囊的异常，以及关节内骨软骨体的存在。双对比造影常用于关节造影结合CT扫描（CT关节造影）来诊断可疑关节盂唇纤维软骨异常的患者（图5-18）。此种结合的益处在于注入的空气可以勾画出前后盂唇，在CT影像上能更好地显示细微的损伤。检查时，患者仰卧于CT检查床上，上臂中立位使气体上升，前盂唇被显示地更清楚。评价后盂唇时，上臂应尽量外旋（或患者俯卧）以使气体向后移位。CT关节造影对于评价肩袖的完整性也很有价值，特别是对于那些不能耐受MRI检查的患者（图5-18）。

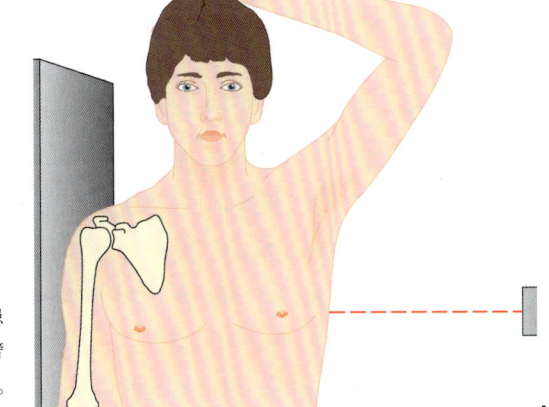
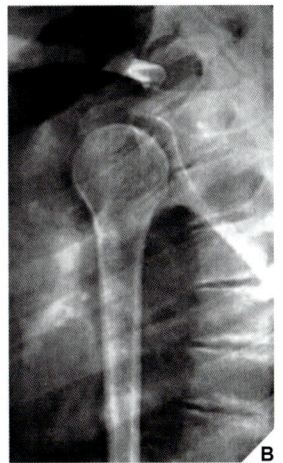

图 5-11　穿胸侧位

A. 肱骨近段穿胸侧位投照，患者取站立位，患侧上臂抵住X线检查台，对侧上臂外展，前臂放在头上，中心线指向腋下方略高于乳头水平。

B. 此体位X线片显示肱骨近端的真正侧位像

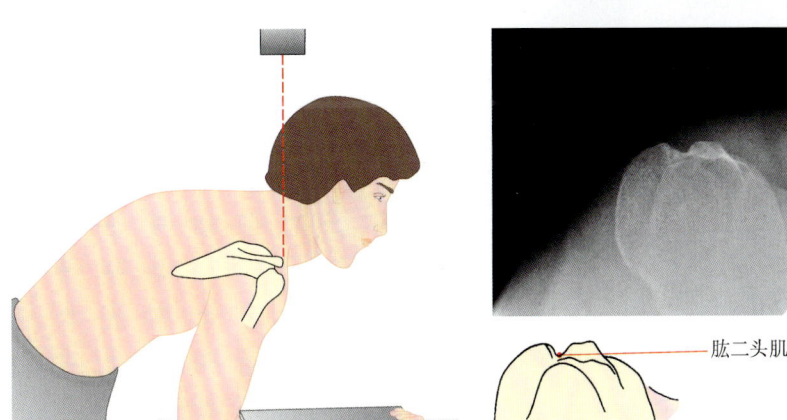

肱二头肌沟

图 5-12　肱二头肌沟位

A. 在肱二头肌沟上下（长轴）切线位摄片时，患者站立并向前屈体，前臂放在检查台上，掌心向上。片匣放在患者的前臂上。中心线垂直指向皮肤上很明显的肱二头肌沟。B. 这种投照体位可以清晰地显示肱二头肌沟

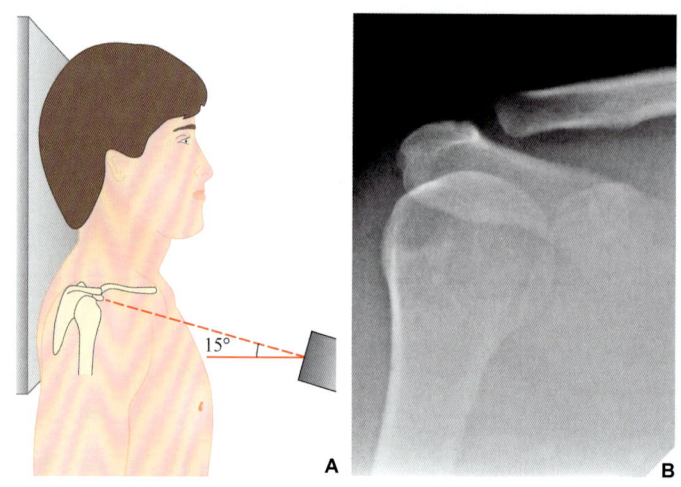

图 5-13 肩锁关节位

A. 评价肩锁关节时，患者取站立位，患侧上臂置于中立位，中心线指向锁骨，向头侧成角15°，由于过度曝光会给肩锁关节评估造成困难，因此投照条件应比标准肩关节前后位投照的条件低33%～50%。B. 该投照位的X线片显示正常的肩锁关节

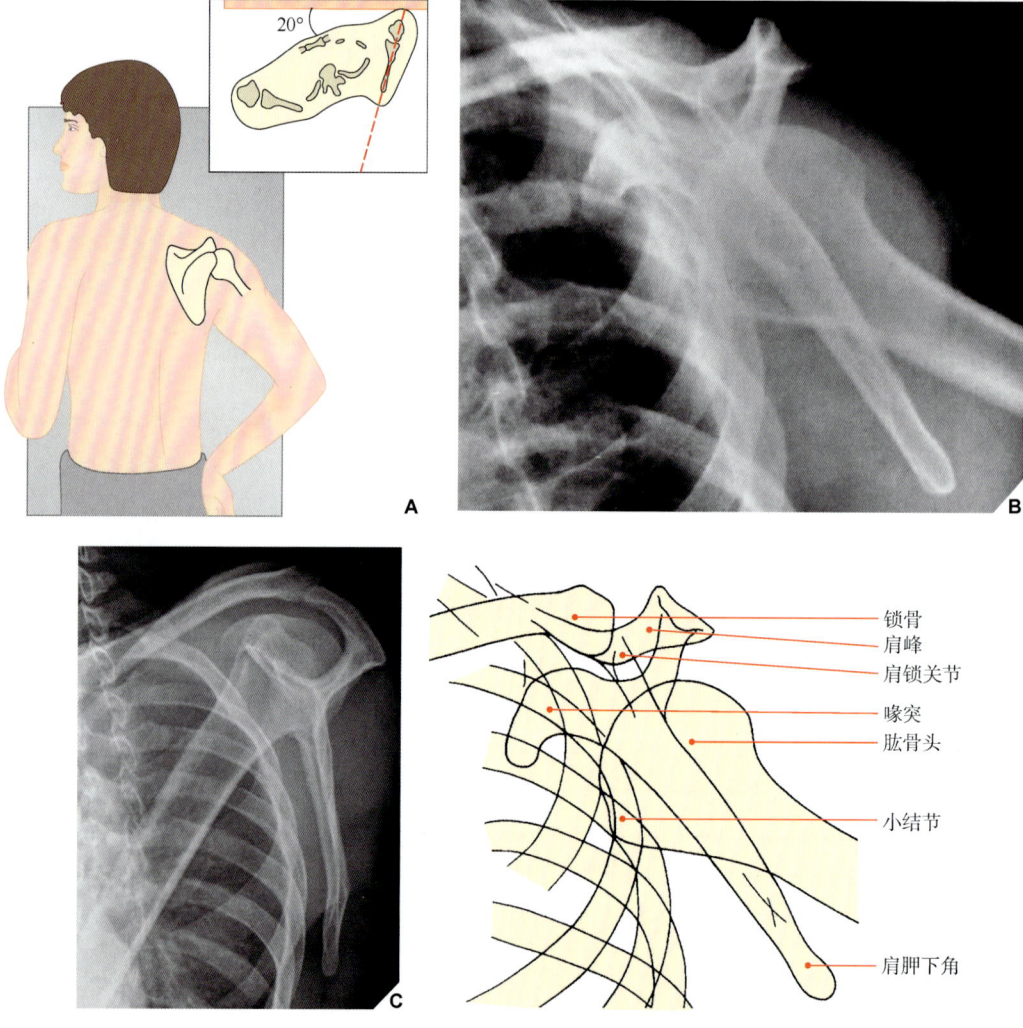

锁骨
肩峰
肩锁关节
喙突
肱骨头
小结节
肩胛下角

图 5-14 穿肩胛位

A. 肩带穿肩胛位（或Y位）投照时，患者取站立位，患侧抵在检查台上。患者身体离开检查台旋转约20°使双肩分离（局部放大图）。患侧上臂轻度外展，肘屈曲，手放在同侧髋部。中心线指向突出的肩胛骨内侧缘（此投照位也可以让患者仰卧于检查台上，未受伤侧上臂上抬约45°）。B. 这种投照体位可以显示肩胛骨真正的侧位像，以及肱骨近端的斜位像。C. 上臂不外展时可以显示相同的解剖结构

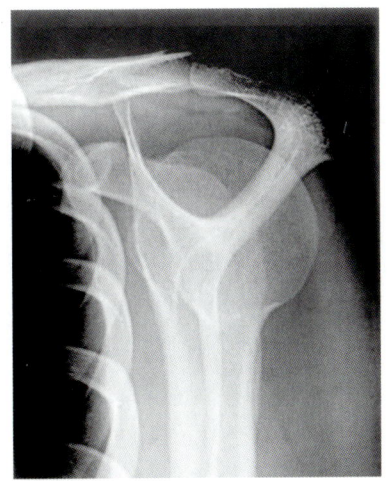

图 5-15　肩关节出口位

这种投照体位与肩带 Y 位投照显示相同的解剖结构。此外，可以很好地显示肩袖所占据的喙肩弓和间隙

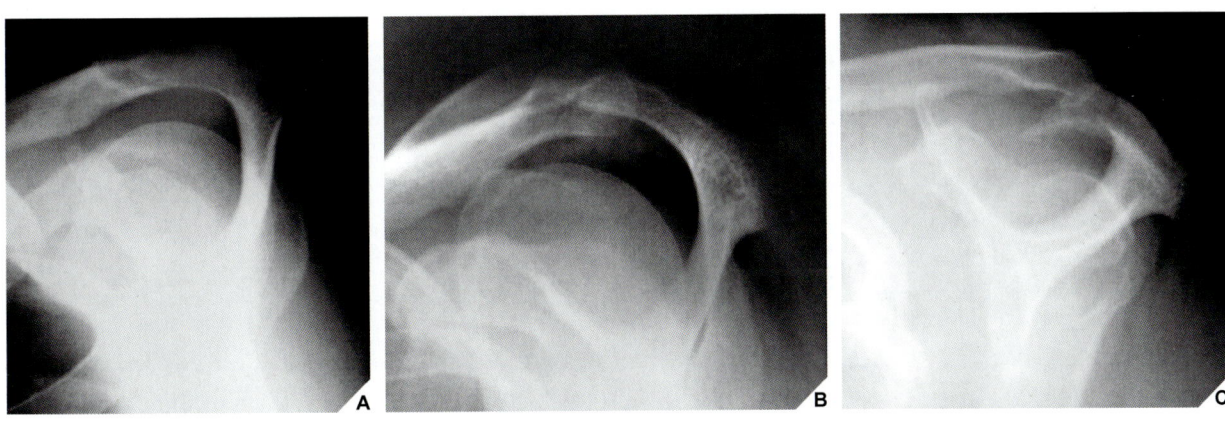

图 5-16　肩峰的类型

肩关节出口位可以很好地显示肩峰的三种形态。A. Ⅰ型（平坦型）。B. Ⅱ型（弧型）。C. Ⅲ型（钩型）。最近报道了一种很少见的Ⅳ型（下表面凸起型），在此没有图示（亦可见图 5-28 和图 5-29）

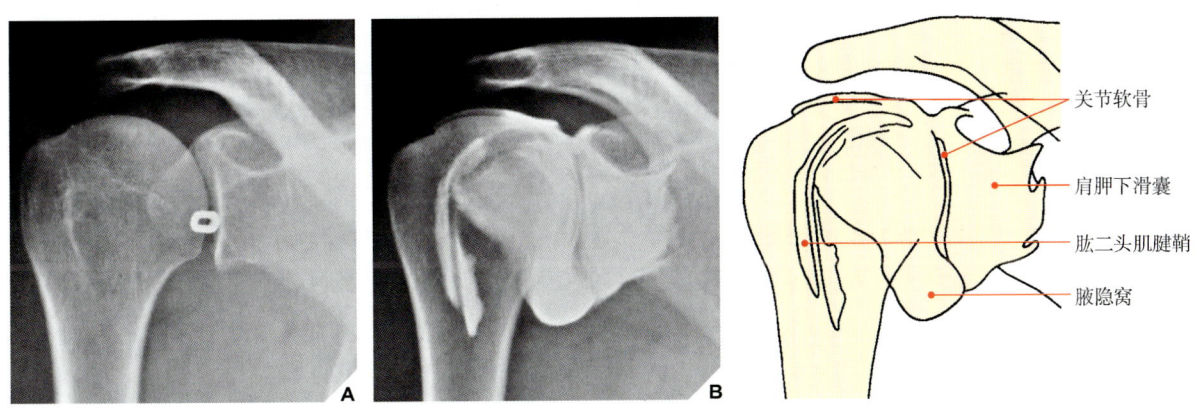

图 5-17　肩关节造影

肩关节造影时，患者仰卧在检查台上，健侧肩部轻度上抬，患侧上臂外旋，掌心向上。A. 借助于透视，将一铅标志物置于盂肱关节近下 1/3 处，以指示进针的部位。透视下，将 15ml 阳性造影剂（60% 泛影葡胺或其他葡甲胺造影剂）注入关节囊。对于 MRa，可将 0.1ml 钆造影剂用 20ml 生理盐水和 3～5ml 碘化造影剂稀释，然后将 10ml 该溶液注入盂肱关节。碘造影剂可以通过透视确认关节内针的合适位置。常规检查包括标准前后位（上臂位于自然中立位，外旋或内旋）及肩关节仰卧位和腋位 X 线投照。B. 肩关节正常造影显示造影剂勾画出肱骨和关节盂的关节软骨并填充腋囊、肩胛下隐窝与肱二头肌肌腱鞘。当目的只是在 MRa 之前注射造影剂时，也可以用超声引导针头置入盂肱关节来代替透视下引导。对于 MRa，一张透视点片显示盂肱关节中碘造影剂的流动就足够了。随后嘱患者使用适当的序列进行 MR 检查，包括轴位、斜矢状位和斜冠状位的 T_1 加权脂肪抑制序列及斜冠状位的 T_2 加权脂肪抑制序列。如果患者可以耐受，再使患者手臂处于外展外旋位（ABER 位）位，行 T_1 加权脂肪抑制序列扫描（见图 5-22F 和图 5-114B）

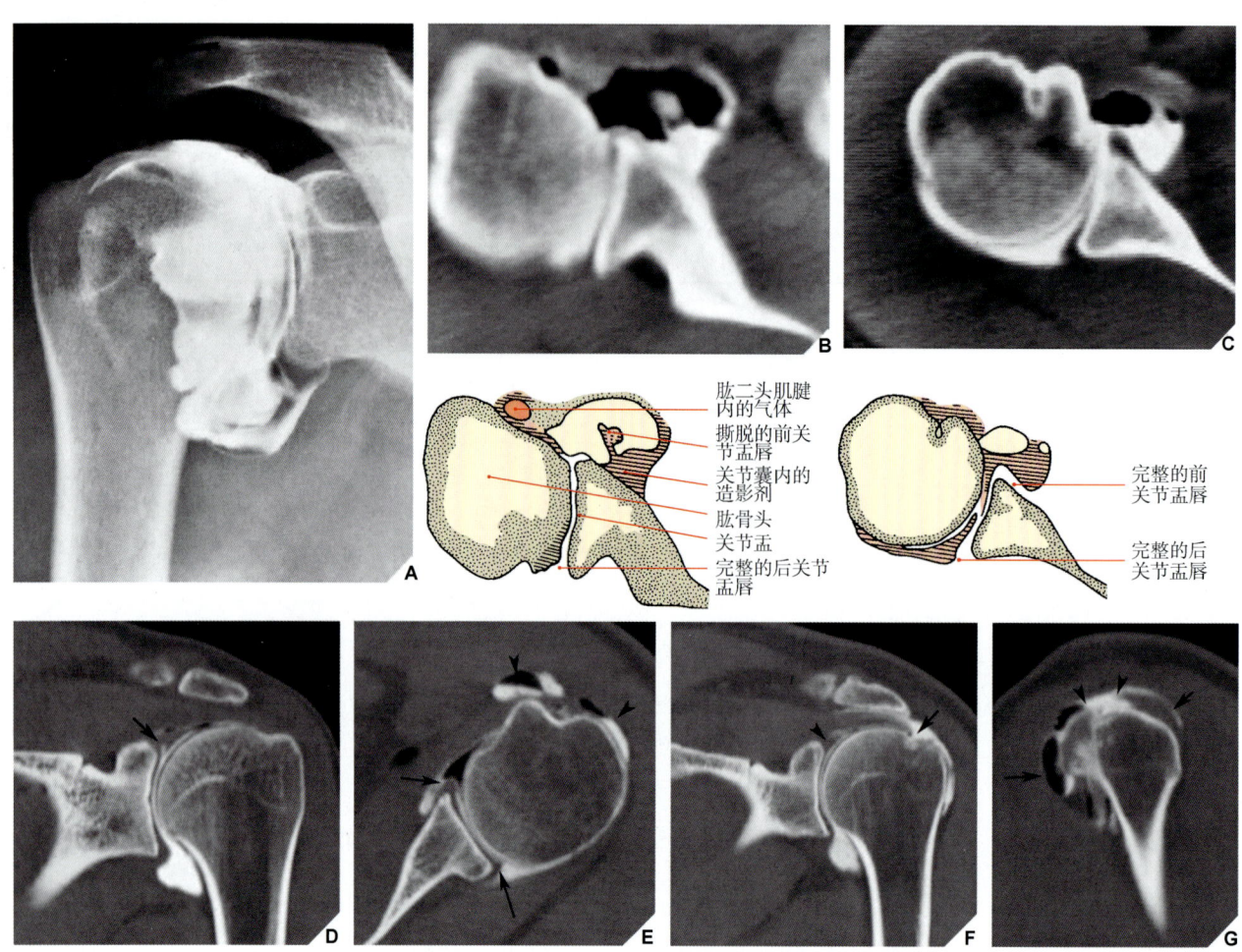

图中标注：
肱二头肌腱内的气体
撕脱的前关节盂唇
关节囊内的造影剂
肱骨头 关节盂
完整的后关节盂唇
完整的前关节盂唇
完整的后关节盂唇

图 5-18　CT 关节造影

33 岁女性，在交通事故中右肩关节受伤，表现为关节疼痛、活动受限。肩关节标准 X 线检查正常。因怀疑关节盂唇损伤，进行了双对比造影检查。关节囊内注入 5ml 阳性造影剂和 10ml 室内空气。A. 关节造影未见异常。肩胛下隐窝在此图中未显示，在之后充盈造影剂时显示。B. 同一关节造影后进行了 CT 扫描，清晰地显示了前关节盂唇撕脱，而关节造影未发现，注意空气环绕着撕脱的碎片，并有造影剂吸收。C. 正常关节盂唇的造影表现，用于对照。D. 另一名患者左肩双对比关节造影的冠状位 CT 重建图像显示上盂唇撕裂 /SLAP 损伤（箭头）。碘造影剂和空气使肱肩关节膨胀。注意肩峰下 - 三角肌下滑囊中没有造影剂，表明肩袖完整。E. 另一名患者的双对比关节造影轴位 CT 图像显示前部和后部完整的盂唇（箭头），但肩峰下 - 三角肌下滑囊复合体中存在造影剂和空气（无尾箭头），因此诊断为肩袖全层厚撕裂。F. 同一患者的冠状位 CT 重建图像显示冈上肌腱的一个小的全层厚撕裂（箭头），造影剂延伸到肩峰下 - 三角肌下滑囊。注意完整的上唇（无尾箭头）。G. 同一患者的矢状位 CT 重建图像显示肩袖前后方向撕裂（无尾箭头）及肩峰下 - 三角肌下滑囊中的造影剂和空气（箭头）（图 D～G，由 Steve Shankman，MD，Brooklyn，New York 提供）

　　最近的研究表明，MRI 在肩部检查中具有相当大的优势。这种检查方式在显示软组织的外伤性病变方面特别有效，如撞击综合征、肩袖部分和完全撕裂、肱二头肌肌腱断裂、盂唇撕裂和外伤性关节积液。然而，肩部影像检查也有其独特的困难。由于磁体的空间限制，肩部经常不能位于磁场的中心，需要将成像中心外移，扫描信噪比相对低。通过将高分辨率扫描与特殊表面线圈相结合，这些问题已被解决。由于肩带的骨骼和肌肉沿多个非正交平面走行，因此斜面扫描更有效。

　　患者应仰卧于磁体内，手臂放在胸旁，患侧手臂外旋。扫描平面包括斜冠状位（沿冈上肌肌腹的长轴）、斜矢状位（垂直于冈上肌的走行）和轴位（图 5-19）。前两个平面非常适合评估肩袖的所有结构；轴位是评估盂唇、肱二头肌沟、肱二头肌肌腱和肩胛下肌腱的理想平面（图 5-20）。适当的脉冲序列对于显示正常解剖结构和创伤性异常至关重要。T_1 加权序列充分显示结构解剖。质子密度加权和 T_2 加权序列为评估肩袖、关节间隙和骨骼的病理改变提供了信息。MRa 可以很好地显示肩袖下表面和关节囊内结构（图 5-21）。有关 MRa

的技术，请参阅下一节中的讨论。

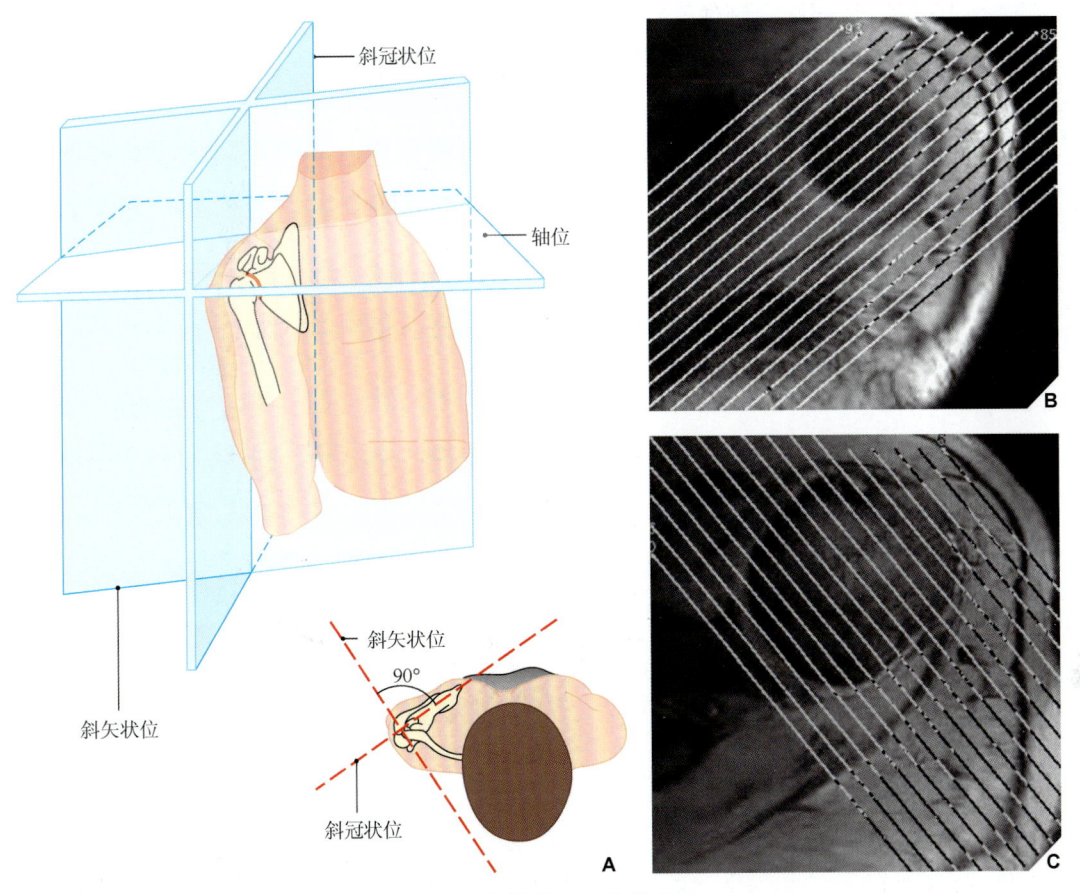

斜冠状位

轴位

斜矢状位

斜矢状位

90°

斜冠状位

A

B

C

图 5-19 肩关节 MRI 表现（1）

A. 肩关节 MRI 标准切面。B. 平行于肩胛骨长轴的斜冠状切面，垂直于关节盂。C. 与斜冠状面相垂直的斜矢状切面，平行于关节盂

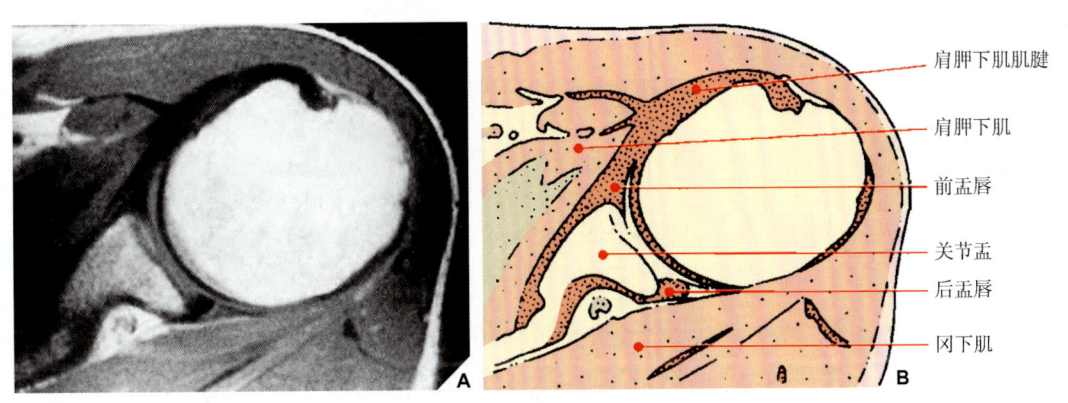

肩胛下肌肌腱

肩胛下肌

前盂唇

关节盂

后盂唇

冈下肌

A

B

图 5-20 肩关节 MRI 表现（2）

左肩关节轴位 T_1 加权像可显示正常的肩胛下肌与肌腱及冈下肌，同时可很好地显示前、后盂唇

MRI 检查可以很好地显示肩袖肌肉和肌腱。冈上肌在斜冠状位和斜矢状位上显示得最好，最好是用 T_1 自旋回波序列。其表现为一厚的、中等信号的结构，其肌腱附着在肱骨大结节外上面（图 5-22）。冈下肌与肩胛下肌在轴位像上显示最佳，表现为一梭形、中等信号强度的结构（见图 5-20）。冈下肌腱附着于肱骨大结节，位于冈上肌的远侧和更后部，与小圆肌附着部相邻（图 5-22B）。肩胛下肌位于肩胛骨前方，在 T_1 加权轴位像上表现为一中等信号结构，向前逐渐变尖成低信号肌腱，其附着在小结节之前，与关节囊前面融合（见图 5-20）。

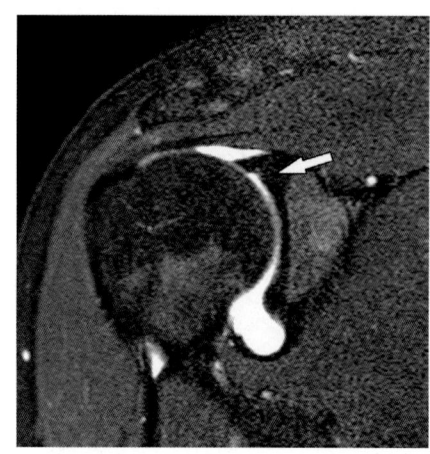

图5-21 肩关节MRa图像

右肩关节囊内注射钆造影剂后的斜冠状位T₁加权脂肪抑制序列图像显示正常的冈上肌和肌腱附着于肱骨大结节。注意上盂唇（箭头）显示良好

Burkhart等描述的冈上肌腱正常解剖的变异由肌腱深部一系列新月形增厚的纤维组成，并垂直于其余纤维。这一缆索样纤维结构附着于肱骨大结节的前面和后面，其功能是防止冈上肌腱撕裂的近侧延展。缆索和肱骨附着点之间的肌腱部分称为新月体（图5-23）。

轴位像可以有效显示关节囊，其前部由前盂肱韧带加固，关节囊复合体使盂肱关节稳定。前关节囊复合体包括纤维囊、前盂肱韧带、滑膜及其隐窝、纤维盂唇、肩胛下肌与肌腱和肩胛骨骨膜。Zlatkin和其同事确定关节囊前部附着有3种类型，不同类型取决于附着部与关节盂缘的接近程度（图5-24）。Ⅰ型，关节囊附着于关节盂缘，与

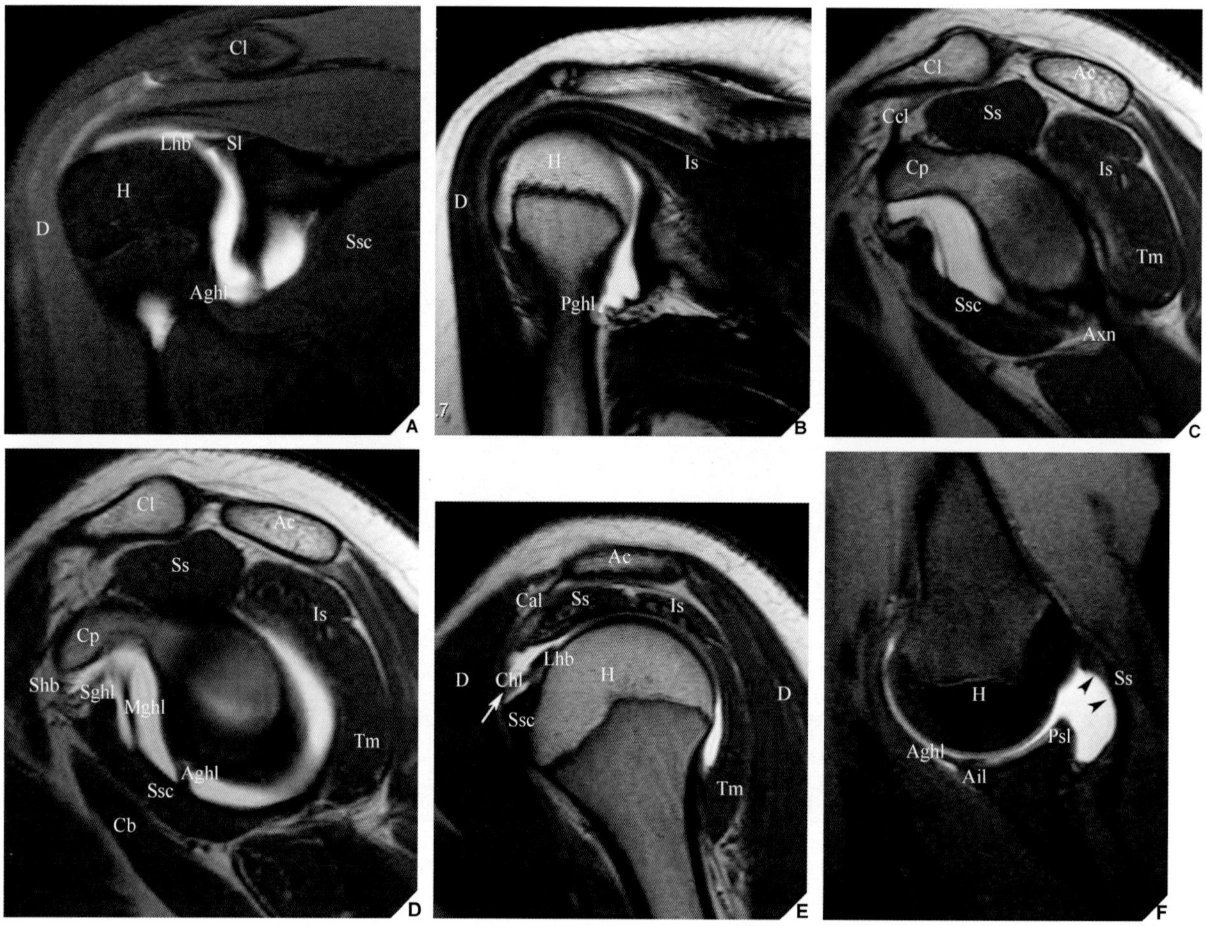

图5-22 肩关节斜冠状位、斜矢状位及外展外旋位的正常MRI解剖

同一患者3T场强的MRa斜冠状位（A，B）、斜矢状位（C～E）和外展外旋位（F）图像。A. 肩关节前部的斜冠状位T₁加权脂肪抑制序列图像可显示冈上肌腱和肱二头肌长头腱关节内的部分在上盂唇的结合部。注意盂肱韧带前束。B. 沿肩关节后部的斜冠状位T₂加权像可见冈下肌腱和盂肱韧带后束。C. 沿关节盂的斜矢状位T₂加权像显示四边孔内的腋神经。D. 沿盂肱关节的斜矢状位T₂加权像可以清楚显示盂肱上韧带、盂肱中韧带和盂肱下韧带前束。E. 沿肱骨头的斜矢状位T₂加权像显示喙肱韧带远部和肱二头肌长头腱进入关节囊处之间的关系。盂肱上韧带和喙肱韧带形成包绕肱二头肌长头腱的结构（箭头）并保证手臂运动中肌腱的稳定。这个结构被称为反射滑车。F. 外展外旋位T₁加权脂肪抑制序列图像显示盂肱下韧带前束和前下盂唇。注意冈上肌腱的下表面（无尾箭头）

H. 肱骨头；Ac. 肩峰；Cl. 锁骨；Cp. 喙突；D. 三角肌；Ss. 冈上肌；Is. 冈下肌；Ssc. 肩胛下肌；Tm. 小圆肌；Shb. 肱二头肌短头；Lhb. 肱二头肌长头；Cb. 喙肱肌；Aghl. 盂肱韧带前束；Pghl. 盂肱下韧带后束；Sl. 上盂唇和肱二头肌盂唇结合处；Mghl. 盂肱中韧带；Sghl. 盂肱上韧带；Chl. 喙肱韧带；Ail. 前下盂唇；Psl. 后上盂唇；Ccl. 喙锁韧带；Axn. 四边孔内的腋神经；Cal. 喙肩韧带

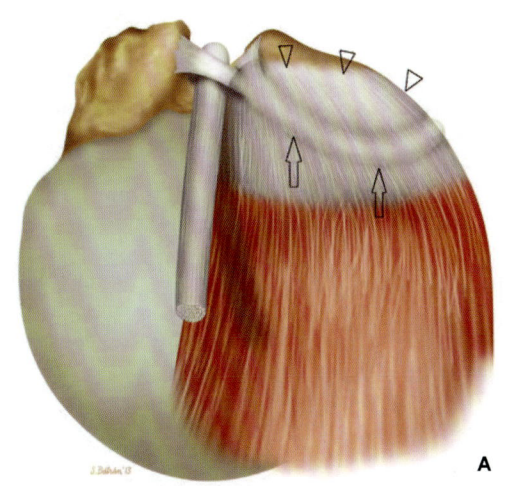
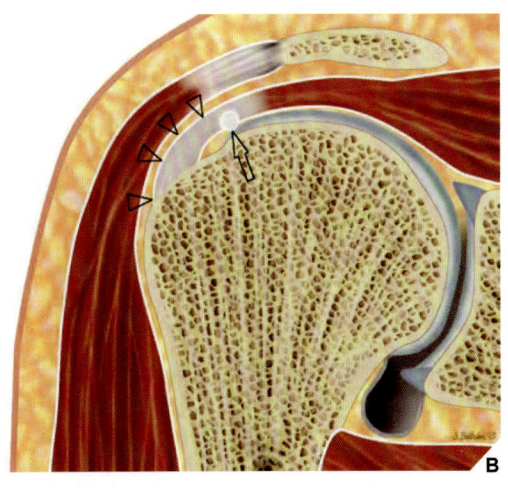

图 5-23　缆索及新月体

A. 图示结构为上面观冈上肌腱局部增厚的深部纤维，或称为缆索（箭头）。在缆索与肱骨大结节附着点之间的部分称为新月体，是因其形状命名（无尾箭头）。B. 缆索（箭头）及新月体（无尾箭头）前面观

前关节囊附着类型

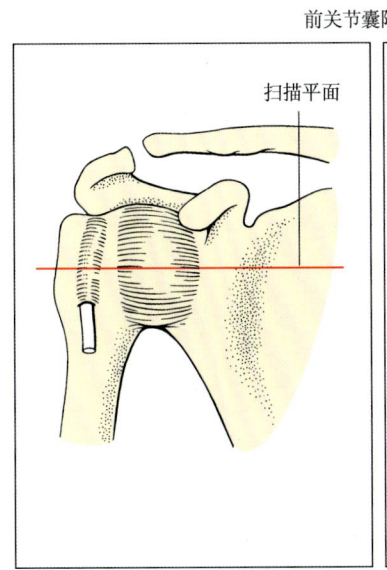
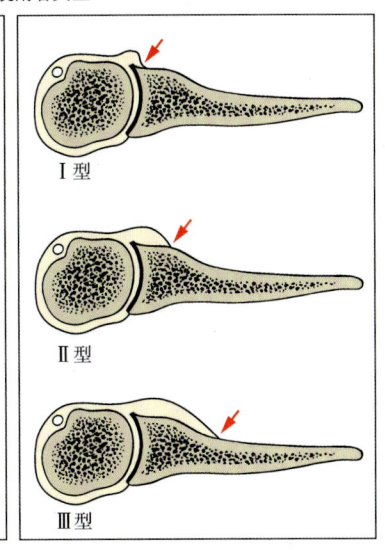

图 5-24　肩关节囊

前关节囊附着于肩胛骨的 3 种类型

盂唇很近。Ⅱ型与Ⅲ型，附着部和关节盂缘很远，可达到肩胛骨颈（图 5-25）。关节囊附着部距盂唇越远，盂肱关节就越不稳定。关节囊的后部直接附着于关节盂唇，未见有变异。轴位像可有效显示关节盂的前、后盂唇，表现为两个小三角形低信号，位于关节盂边缘的前部与后部（图 5-26）。盂唇的上部与下部在斜冠状位上显示最佳（图 5-27）。上臂外展外旋（ABER）位可见盂唇前下部和盂肱下韧带（IGHL）的前束（见图 5-22F）。盂唇有多种形态，最常见的是三角形，如图 5-26 所示；其次是圆形，其他形态包括扁平唇和裂开或者有凹口的盂唇。偶尔，前、后盂唇可以缺失。此外，也有和盂唇撕裂相似的征象，如被透明软骨分隔的盂唇、盂唇下孔或凹，以及 Buford 复合体（见图 5-86）。

矢状位图像可显示肩峰的形态变异。Bigliani 和其同事确定了 4 种类型的肩峰。Ⅰ型表现为平坦的下表面，Ⅱ型表现为弯曲的下表面，Ⅲ型表现为钩形下表面，Ⅳ型表现为下表面凸出（图 5-28 和图 5-29）。Ⅲ型肩峰被认为和肩袖在接近冈上肌腱肱骨大结节附着点处的撕裂有关。Ⅳ型罕见，表现为凸出的下表面。矢状位图像可以清楚显示

肩袖的肌肉和韧带（见图5-22C、D）。

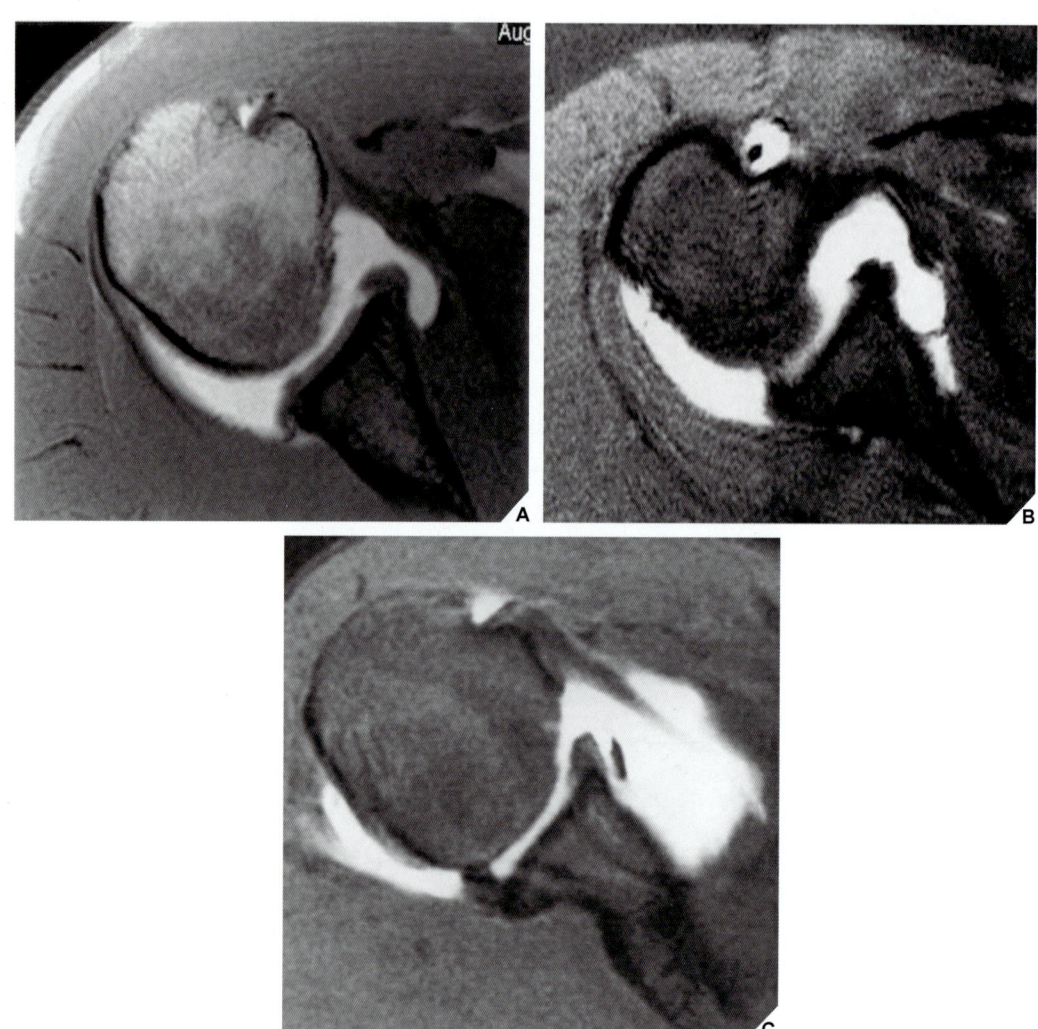

图5-25　关节囊附着于关节盂边缘

A. 关节内注射钆造影剂后轴位T₁加权像示Ⅰ型前关节囊附着。B. 关节内注射钆造影剂后轴位快速自旋回波脂肪抑制序列图像示Ⅱ型前关节囊附着。
C.关节内注射钆造影剂后轴位T₁加权脂肪抑制序列图像示Ⅲ型前关节囊附着

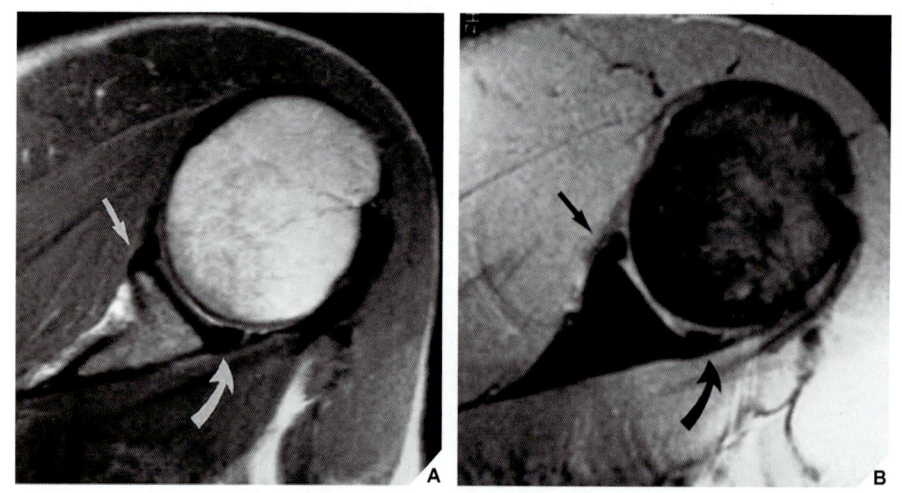

图5-26　关节盂的纤维软骨盂唇

MR轴位T₁加权像（A）与轴位T₂加权像（多层面梯度回波）（B）示小三角形低信号的前盂唇（箭头）和后盂唇（弯箭头）

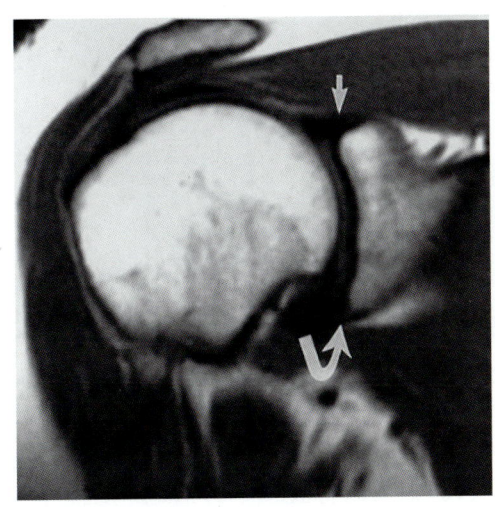

图 5-27　纤维软骨盂唇

MRI 斜冠状位 T₁ 加权脂肪抑制序列图像示上盂唇（箭头）和下盂唇（弯箭头）

肩峰形态的 Bigliani 分型

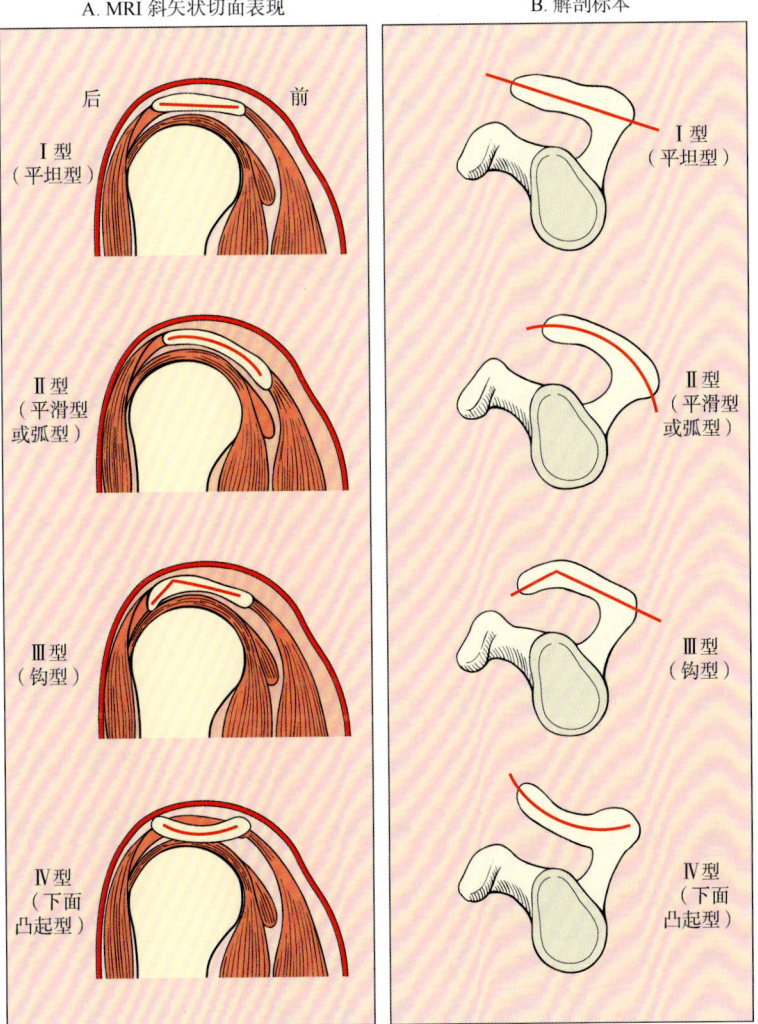

图 5-28　肩峰形态变异图解

肩峰形态变异的示意图。A. MRI 斜矢状切面表现。B. 解剖标本示意图

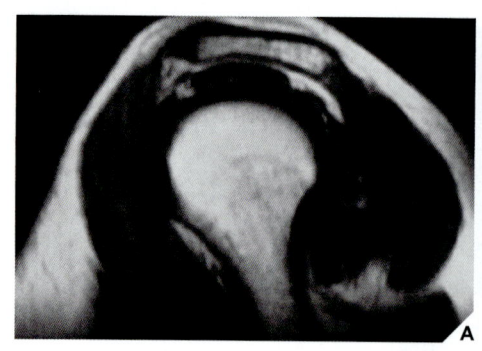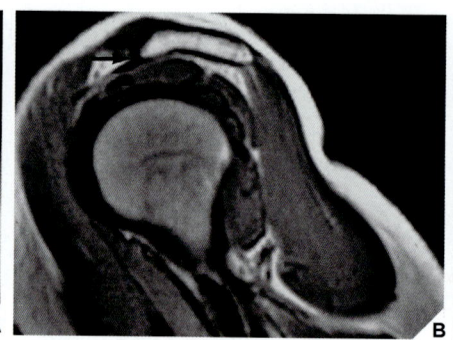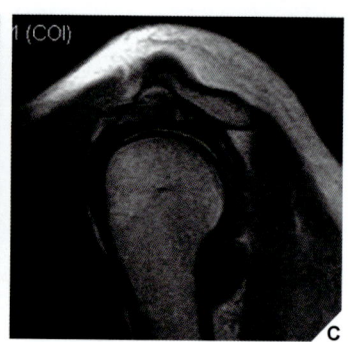

图5-29　肩峰的形态学变异

A. 斜矢状位，Ⅱ型肩峰下表面略弯曲。B. Ⅲ型肩峰表现为钩形的下表面（箭头）。C. Ⅳ型肩峰表现为凸出的下表面

过去十年中，向肩关节内注入造影剂进行直接MRa曾被广泛接受。这种技术可以有效显示盂唇-韧带异常和鉴别肩袖的部分层厚及全层厚撕裂。不同的放射学者使用不同浓度和成分的造影剂。笔者所在的机构遵循Steinbach及其同事的建议，在100ml生理盐水内加入0.8ml钆喷酸葡胺注射溶液（浓度为287mg/ml）。然后把10ml这种溶液和5ml 60%泛影葡胺（碘化造影剂）及5ml 1%利多卡因混合，最后钆喷酸葡胺的稀释比例是1∶250。然后，与常规肩关节造影的方式类似，在X线透视引导下将12～15ml这种混合液注入肩关节（见图5-17）。在中立位及上臂外旋或内旋位采集运动前和运动后的X线图像。然后，患者迅速进行与常规MRI检查相同层面的MRI扫描。当怀疑关节盂唇异常时，要进行外展外旋位的其他序列扫描。

通过MRI评估肩关节时，表5-1是非常有用的。前述讨论的总结见表5-2、表5-3。

表5-1　肩关节MRI与MRA评估列表

骨结构	连接（a）	喙肱韧带（c）
肱骨头（c、s、a）	松弛（a）	喙锁韧带——锥形与梯形（s）
关节盂（c、s、a）	**肌肉与其肌腱**	喙肩韧带（s）
肩峰（c、s）	冈上肌（c、s、a）	肩锁韧带（c）
锁骨（c、s）	冈下肌（c、s、a）	
喙肩弓（s）	小圆肌（c、s）	**囊**
	肩胛下肌（s、a）	肩峰下-三角肌下滑囊（c）
软骨结构	肱二头肌长头（c、s、a）	
关节软骨（c、s、a）	三角肌（c、a）	**其他结构**
纤维软骨唇，前，后，上，下（c、a）		肩袖间隙——冈上肌与肩胛下肌间隙（s）
关节	**韧带**	四边孔（s、a）
盂肱关节（c、a）	盂肱上韧带（s、a）	肩胛上切迹（c、a）
肩锁关节（c）	盂肱中韧带（s、a）	肩胛冈关节盂切迹（c、a）
关节囊	盂肱下韧带（s、a）	

注：表中所列结构的最佳显示层面标在圆括号内；c. 冠状位；s. 矢状位；a. 轴位。

表 5-2 评价肩带创伤的标准与特殊投照体位

投照	显示	投照	显示
前后位			肩峰小骨
上臂自然中立位	骨折位于		前脱位与后脱位
	肱骨头和颈		继发于前脱位与后脱位的压缩性骨折
	锁骨		骨折位于
	肩胛骨		近侧肱骨
	前脱位		肩胛骨
	Bankart 损伤	**西点位**	与经腋位相同的结构和情况
直立位	脂 - 血分层征（FBI 征）		关节盂前下缘
上臂内旋	Hill-Sachs 损伤	**穿胸侧位**	肱骨头与关节盂的关系
上臂外旋	继发于后脱位的肱骨头压缩性骨折		肱骨近侧骨折
	（槽线状嵌入）	**切线位（肱骨头）**	肱二头肌沟
40° 后斜位（Grashey 位）	肩关节间隙	**穿肩胛骨位（Y 位）**	肱骨与关节盂的关系
	关节盂外形		骨折位于
	后脱位		肱骨近侧
X 线管头侧 15° 倾角	肩锁关节		肩胛骨体
	肩锁分离		喙突
	锁骨骨折		肩峰
应力位	隐匿性肩锁关节半脱位	**出口位**	喙肩弓
	肩锁分离		肩袖出口
经腋位	肱骨头与关节盂的关系	**头侧 40° 位**	胸锁关节前脱位、后脱位

表 5-3 评价肩带创伤的辅助影像技术

技术	显示	技术	显示
体层照相（基本被 CT 完全取代）	复杂骨折的骨折片位置与骨折线范围	超声	肩袖撕裂
	愈合过程：		肱二头肌肌腱撕裂
	不愈合	关节造影	肩袖完全撕裂
	继发感染	单或双对比	肩袖部分撕裂
CT	肱骨头与关节盂窝的关系		关节软骨与关节囊异常 [b]
	复杂骨折的多发骨折片（尤其是肩胛骨）		滑膜异常 [b]
	骨折骨片关节内移位		粘连性关节囊炎
MRI	撞击综合征		关节内骨软骨体 [b]
	肩袖部分与完全撕裂 [a]		肱二头肌肌腱异常 [b, c]
	肱二头肌肌腱断裂		肱二头肌肌腱关节内部分 [b, c]
	关节盂唇撕裂 [a]		肩袖下表面 [b, c]
	盂肱关节不稳	双对比造影结合 CT	所有上述内容再加上：
	创伤性关节积液		关节盂唇软骨异常
	细微滑膜异常 [a]		关节内骨软骨体
			细微滑膜异常

a 这些异常在 MRa 显示最佳。

b 这些情况在双对比关节造影显示最佳。

c 这些特征在直立位摄片显示最佳。

（二）肩带创伤

1. 肩关节相关骨折

（1）肱骨近端骨折：肱骨头、肱骨颈和肱骨干近端骨折通常是由于直接作用于肱骨的冲击力或跌倒时上肢伸出（常见于老年人）所致。无移位的骨折最常见，约占肱骨近端骨折的85%。

前后位投照足以显示异常，但可能需要穿胸侧位或穿肩胛骨位（或Y位）投照来更全面地评估，特别是评估骨折端移位或成角的程度时（图5-30）。直立前后位X线片可显示关节囊内的脂-血分层征（关节积脂血症的FBI征，见图4-59A），提示骨折有关节内的延伸。

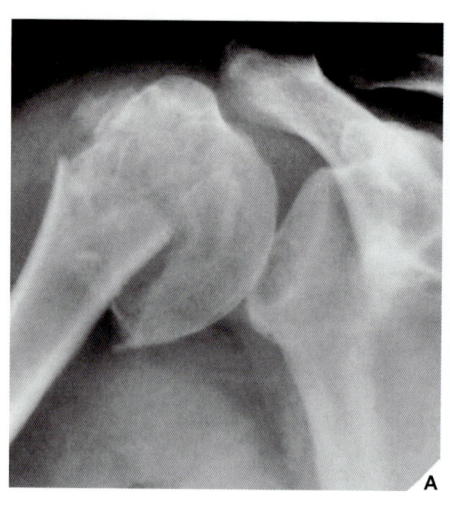
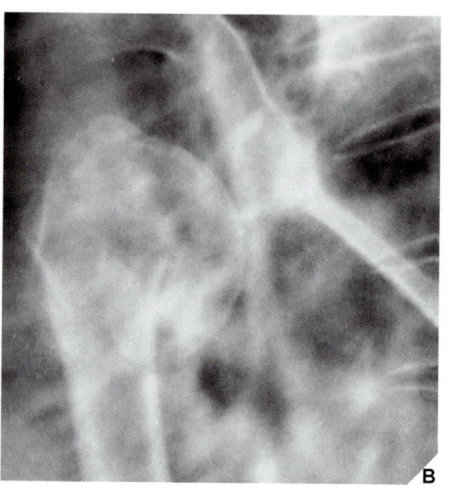

图5-30 肱骨近端骨折
60岁男性，跌倒在楼梯上，右臂受伤。肩关节前后位（A）X线片示通过肱骨外科颈的粉碎性骨折。大结节也有骨折，但没有明显移位。为更好地评估不同骨折段移位的程度，进行了穿胸侧位投照（B），可见肱骨头轻度向前成角，并向下半脱位。前后位投照未能显示这些表现

肱骨近端创伤的传统分类是根据骨折的部位或创伤机制进行分类，已不足以区分不同类型的移位性骨折。由Neer在1970年描述的四段分类法复杂又不实用。他后来修正了这一分类并简化了分组。移位类型的分类取决于两个主要因素：移位骨片的数量和移位的关键骨片。肱骨近端骨折可发生于1个或全部4个主要节段：关节段（在解剖颈水平）、大结节、小结节、肱骨干（在外科颈水平）。当2个节段间仅有轻微移位或没有移位时为单部分骨折。在两部分骨折时，只有1个节段移位。三部分骨折时，2个节段移位，1个结节仍与肱骨头保持连续性。四部分骨折时，3个节段有移位，包括2个肱骨结节。两部分、三部分与四部分骨折可伴或不伴脱位，可为前脱位或后脱位。关节面受累可分为两组：前骨折-脱位，Neer命名为"肱骨头碎裂"；后骨折-移位，命名为"压入"（图5-31）。

单部分骨折可累及任一或所有肱骨近端的解剖节段。没有或仅有轻微（小于1cm）移位，没有或仅有轻度（小于45°）成角；骨片与肩袖、关节囊及完整的骨膜结合在一起。

两部分骨折是指相对于其他3个无移位的节段，只有1个节段发生移位。骨折可以累及解剖颈、外科颈、大结节或小结节。两部分骨折累及肱骨解剖颈并伴关节端移位时可合并肩袖撕裂，会导致畸形愈合或骨坏死等并发症。当两部分骨折累及肱骨外科颈并伴有骨干移位或成角时，可见3种骨折类型：嵌入型、非嵌入型、粉碎型。这些骨折可合并前脱位或后脱位。在前脱位时，骨折无一例外地累及大结节；后脱位时，则累及小结节。

三部分骨折可累及大结节或小结节，并可合并前脱位或后脱位。相对于其他2个没有移位的节段，有2个节段发生移位。

四部分骨折除了外科颈骨折外，还累及大结节和小结节，并且4个节段均有移位（图5-32），可合并前脱位或后脱位。四部分骨折常伴有肱骨头血供的受损，肱骨头坏死为常见的并发症。

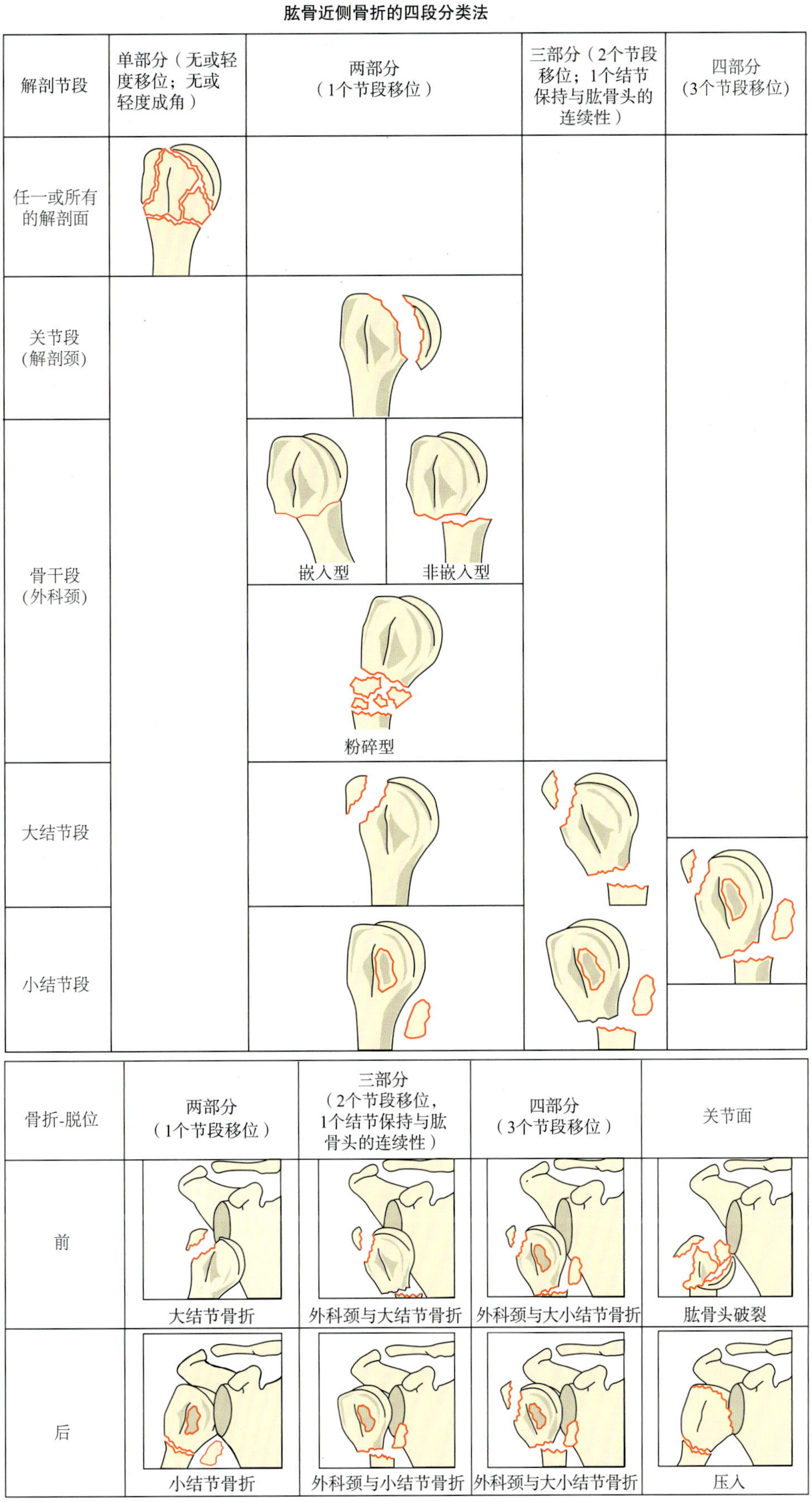

肱骨近侧骨折的四段分类法

解剖节段	单部分（无或轻度移位；无或轻度成角）	两部分（1个节段移位）		三部分（2个节段移位；1个结节保持与肱骨头的连续性）	四部分（3个节段移位）
任一或所有的解剖面					
关节段（解剖颈）					
骨干段（外科颈）		嵌入型	非嵌入型		
		粉碎型			
大结节段					
小结节段					

骨折-脱位	两部分（1个节段移位）	三部分（2个节段移位，1个结节保持与肱骨头的连续性）	四部分（3个节段移位）	关节面
前	大结节骨折	外科颈与大结节骨折	外科颈与大小结节骨折	肱骨头破裂
后	小结节骨折	外科颈与小结节骨折	外科颈与大小结节骨折	压入

图5-31　Neer分类

基于有无4个主要节段移位的肱骨近端骨折［经允许引自Neer CS Ⅱ. Displaced proximal humeral fractures.Part Ⅰ. Classifi cation and evaluation. *J Bone Joint Surg Am* 1970；52（6）：1077-1089.］

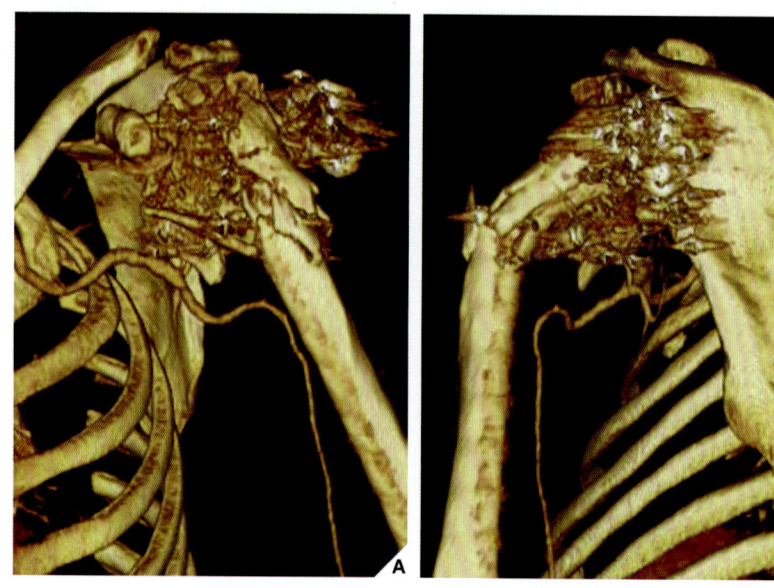

图 5-32　肱骨近端四部分骨折三维 CT 图像

左肩三维 CT 重建前位（A）和后位（B）图像显示肱骨头到外科颈及肱骨干近端的复杂枪伤骨折，骨折显著移位、成角。注意，由于软组织内的大血肿导致腋动脉向下移位

（2）锁骨骨折：为新生儿出生时的常见创伤，青少年常由直接暴力或跌落所致，成年人常见于交通事故。依其受累的解剖节段，锁骨骨折可以分为三型（图 5-33A）。最常见的损伤部位是锁骨的中 1/3，约占所有锁骨骨折的 80%。锁骨远（外）

1/3（15%）与近（内）1/3（5%）的骨折少见。如果伴有移位，近侧骨折段常抬高，远侧段向内、足侧移位。Neer 将锁骨远 1/3 骨折分为三种类型（图 5-33B）。I 型没有明显移位的骨折，韧带完整。II 型为移位性骨折，位于两韧带之间，喙锁韧

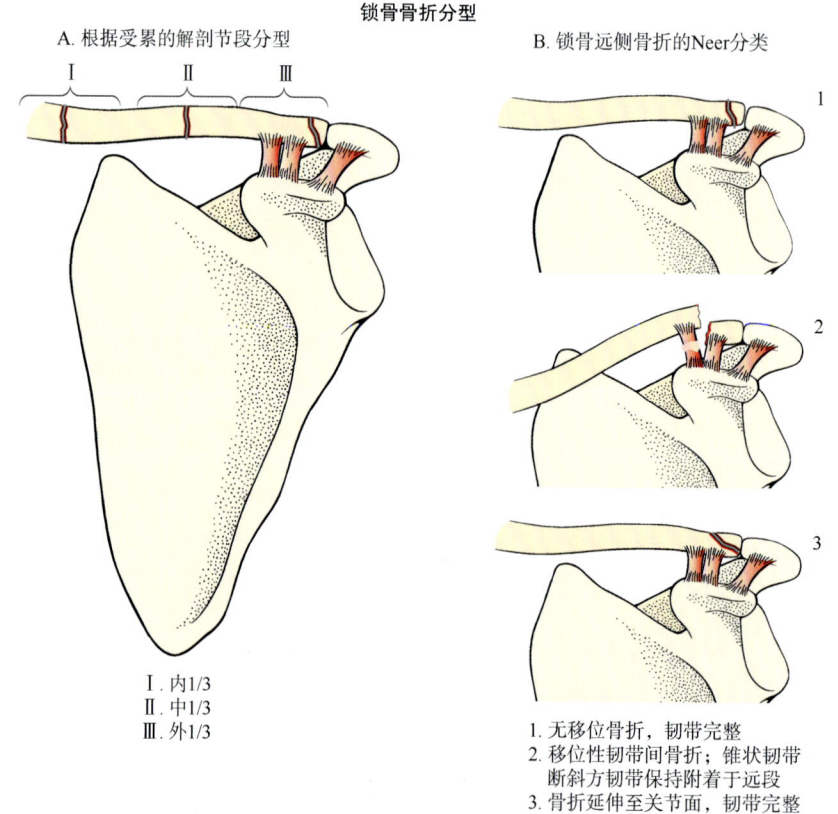

锁骨骨折分型

A. 根据受累的解剖节段分型　　　　　　　　B. 锁骨远侧骨折的 Neer 分类

I. 内 1/3
II. 中 1/3
III. 外 1/3

1. 无移位骨折，韧带完整
2. 移位性韧带间骨折；锥状韧带断斜方韧带保持附着于远段
3. 骨折延伸至关节面，韧带完整

图 5-33　锁骨骨折分型

带从内侧段撕脱,斜方韧带仍与远端相连。Ⅲ型骨折累及关节面,但韧带保持完整。肩关节前后位投照常可满足任一类型锁骨骨折的诊断需要(图5-34、图5-35),投照时将X线管向头侧倾角15°,在锁骨中1/3骨折时有助于诊断。如果诊断不明确或常规X线片不能很好显示骨折,则CT检查(图5-36、图5-37)更为有效。

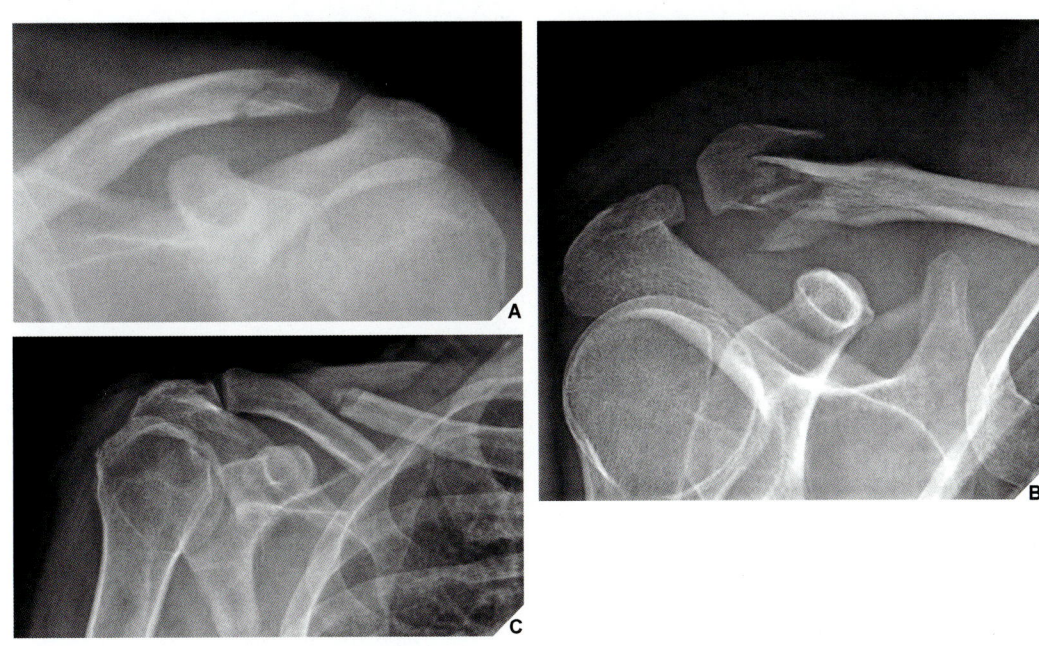

图 5-34 锁骨肩峰端和锁骨中1/3处的骨折

A. 锁骨肩峰端的简单骨折,骨折断端没有移位。B. 锁骨肩峰端粉碎性骨折,骨折片移位。C. 锁骨中1/3处骨折伴明显移位

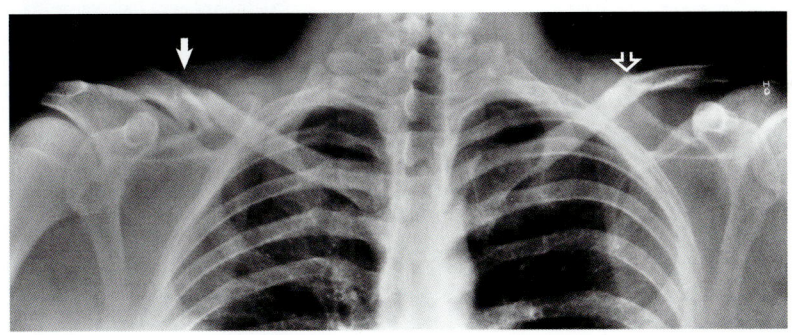

图 5-35 双侧锁骨骨折

22岁男性,机动车事故中发生多处创伤。双肩关节前后位片示右侧锁骨中1/3粉碎性骨折(箭头),左侧锁骨中1/3单纯骨折(空心箭头)

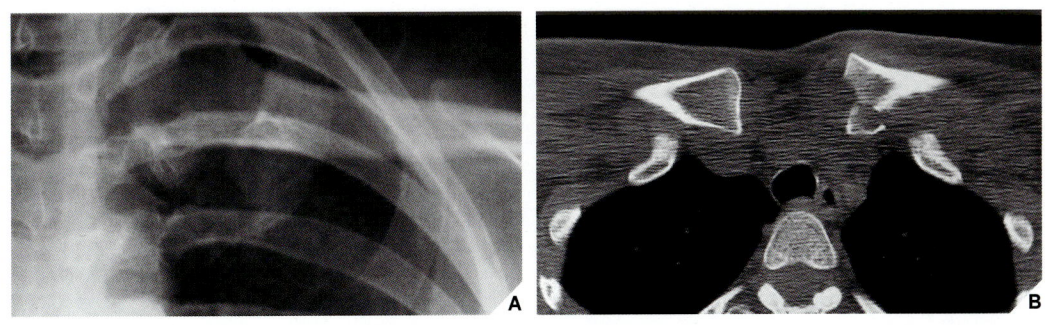

图 5-36 锁骨胸骨端骨折(1)

21岁男性,受袭致左侧锁骨内侧直接伤。A. 前后位X线片示锁骨内侧端疑有骨折,但未能清楚显示骨折线。B. 轴位CT显示锁骨胸骨端骨折伴软组织肿胀

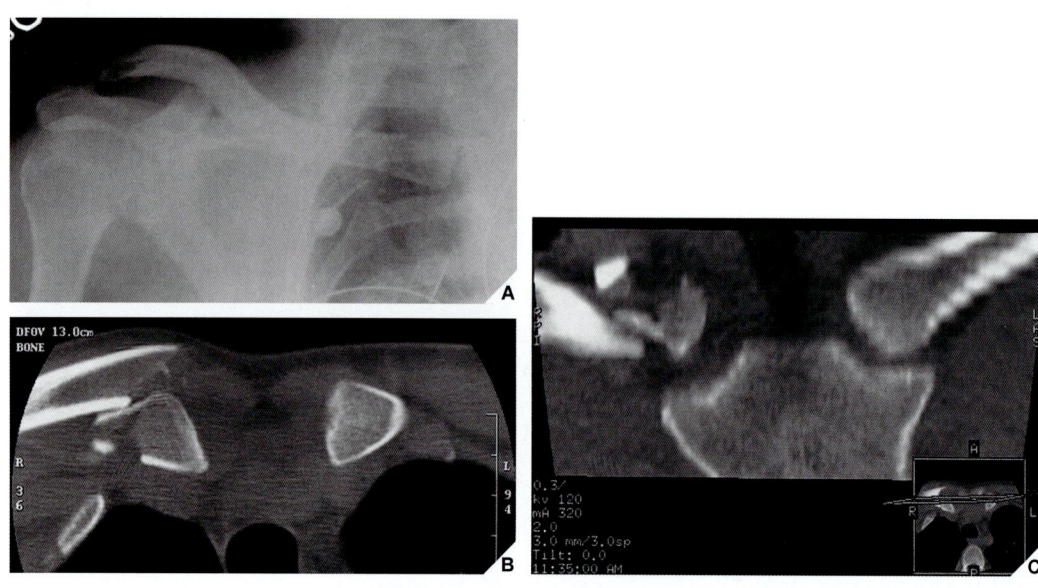

图5-37 锁骨胸骨端骨折（2）

34岁女性，在交通事故中严重受伤。右肩与右上胸部前后位X线片（A）示多发肋骨骨折。锁骨内侧未能很好显示。轴位CT扫描（B）与冠状位重建图像（C）示右侧锁骨胸骨端粉碎性骨折伴前脱位与骨折重叠

（3）肩胛骨骨折：肩胛骨骨折无一例外由直接外伤造成，常见于机动车事故或从高处跌落伤。肩胛骨骨折约占所有骨折的1%，占肩带创伤的3%及肩关节骨折的5%，依据解剖部位进行分类（图5-38）。由于向关节内延伸，关节盂缘与关节盂窝骨折尤其重要，它们占所有肩胛骨骨折的10%；然而，不到10%的骨折有明显移位。关节盂缘骨折被列入前部分与后部分的损伤。关节盂窝骨折被列入下部分的损伤。关节盂窝横行断裂延伸到肩胛上切迹附近与喙突；关节盂窝中心骨折延伸至整个肩胛骨；前述骨折的联合经常是粉碎性的并有移位（图5-39）。

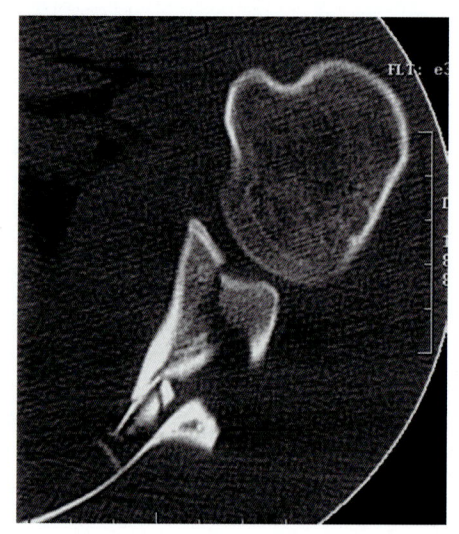

图5-39 关节盂粉碎性骨折

肩关节轴位CT图像示关节盂窝粉碎性、移位骨折，累及整个肩胛骨

肩部前后位X线投照偶尔可评价肩胛骨骨折（图5-40）。更多的时候需要投照穿肩胛骨位（或Y位），特别是粉碎性骨折，因为这种投照能更好地显示骨折移位（图5-41）。CT扫描可有效显示不同骨折的移位（图5-42），三维CT重建图像有助于观察骨折线和移位骨片的空间方向（图5-43和图5-44）。腋动脉损伤或臂丛神经损伤等并发症罕见。

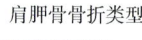

肩胛骨骨折类型

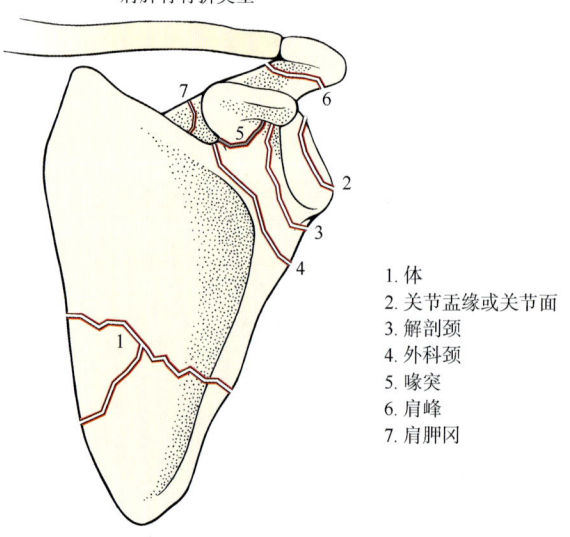

1. 体
2. 关节盂缘或关节面
3. 解剖颈
4. 外科颈
5. 喙突
6. 肩峰
7. 肩胛冈

图5-38 肩胛骨骨折

依据解剖部位的肩胛骨骨折分类

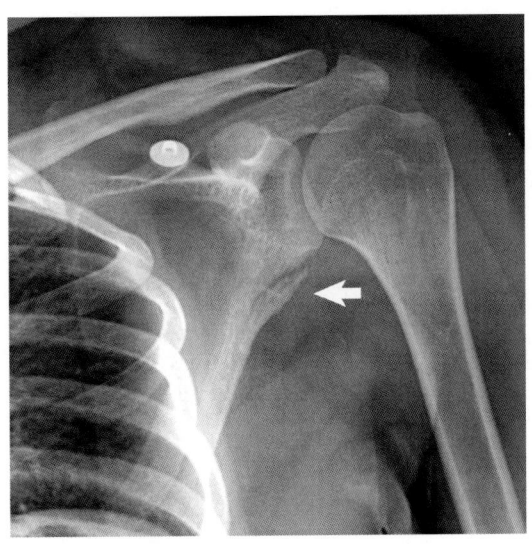

图5-40　肩胛骨骨折（1）

左肩前后位X线片很好地显示了肩胛骨关节盂下的轻度移位骨折（箭头）

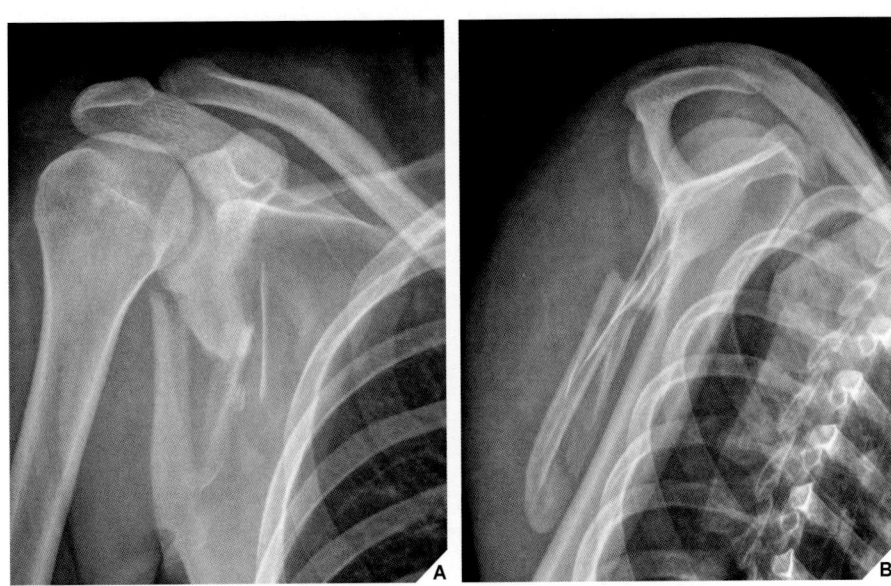

图5-41　肩胛骨骨折（2）

52岁男性，在机动车事故中受伤。A. 右肩前后位X线片，肩胛骨粉碎性骨折很明显，但不能评价骨折片的移位。B. 穿肩胛骨位（Y位）示肩胛骨体向外移位

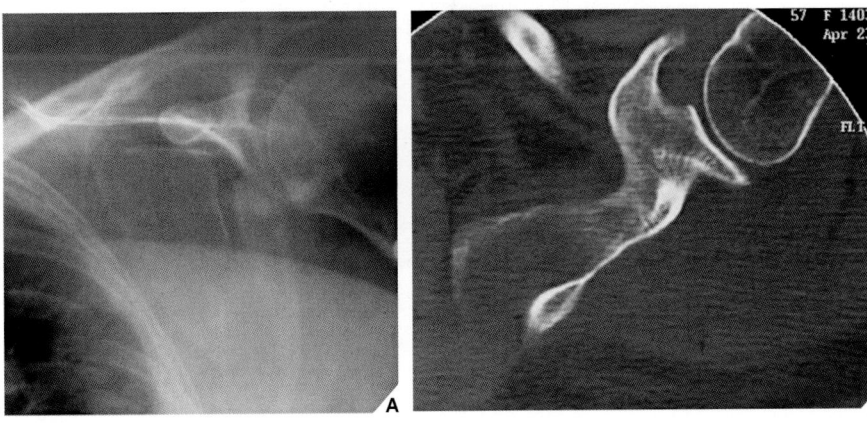

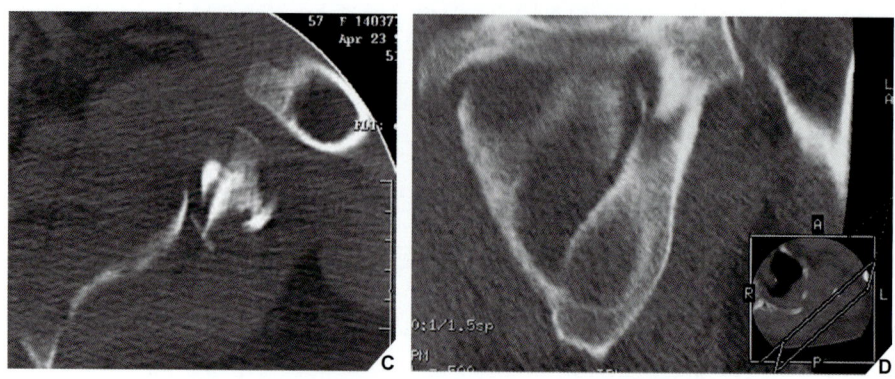

图5-42　肩胛骨骨折（3）

57岁女性，在交通事故中左肩受伤。前后位X线片（A）示左侧肩胛骨粉碎性骨折。盂肱关节不能准确评估。两个层面的轴位CT，一个在盂肱关节水平（B），一个在肩胛骨体水平（C），以及冠状位重建图像（D）更好地显示了不同程度移位的骨片及完整的盂肱关节

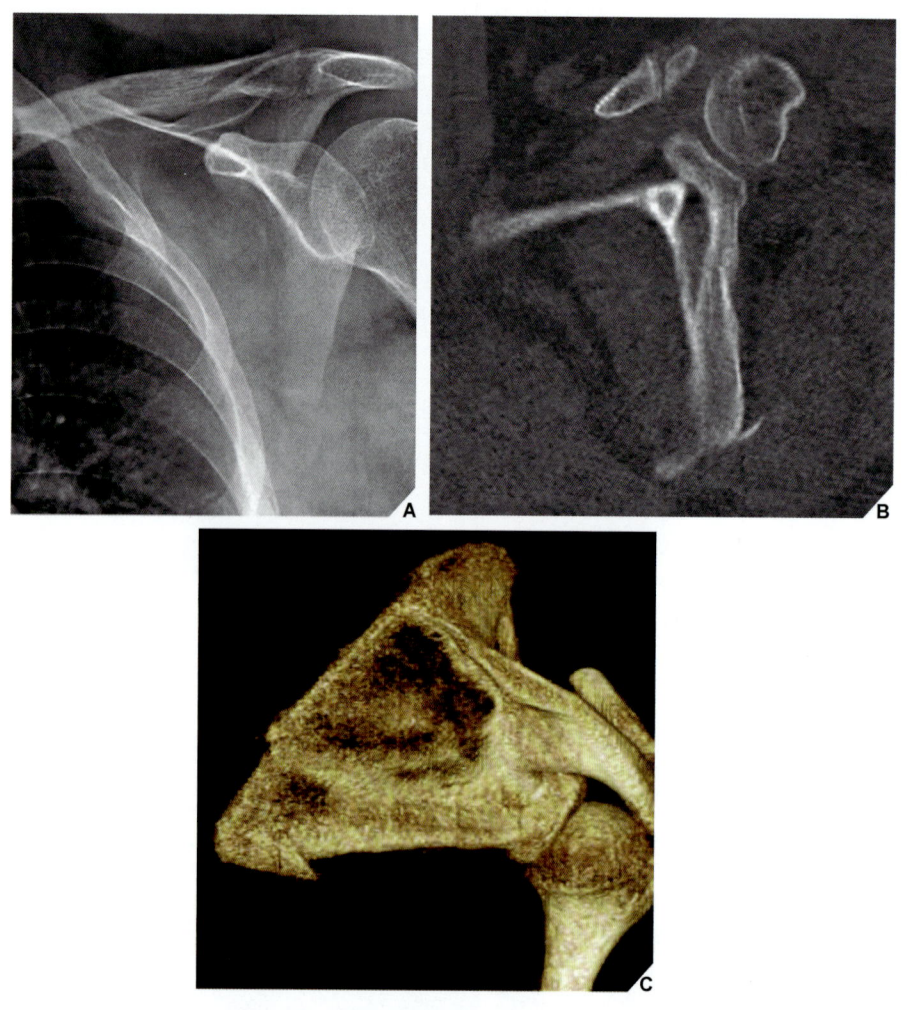

图5-43　肩胛骨骨折的CT与三维CT图像

左肩关节前后位X线片（A）显示肩胛骨骨折欠清。冠状位CT重建图像（B）与三维CT图像（C）有效地显示了该损伤的细节

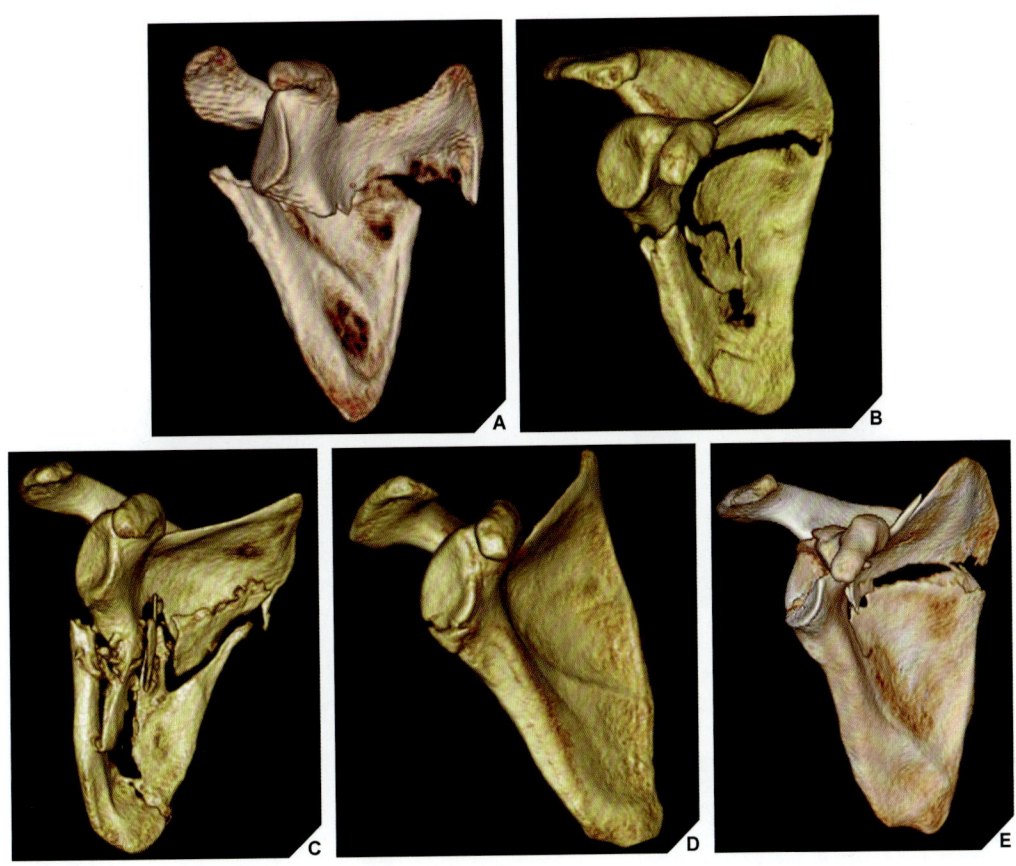

图 5-44　肩胛骨骨折的三维 CT 图像

A. 肩胛骨体的单纯横行骨折，不累及关节盂。B、C. 不累及关节盂的肩胛骨粉碎性骨折。D. 延伸至关节盂下缘的肩胛骨骨折。E. 延伸至关节盂窝的肩胛骨体骨折

2. 肩关节脱位

（1）前脱位：肱骨头脱位于关节盂窝前，常由作用于上臂的间接暴力——外展、伸展与外旋的结合力引起，约占盂肱关节脱位的96%。在肩关节前后位片上很容易诊断（图5-45），在 Y 位上也有效（图5-46）。CT 或三维 CT 在显示肩关节前脱位上也一样有效（图5-47）。

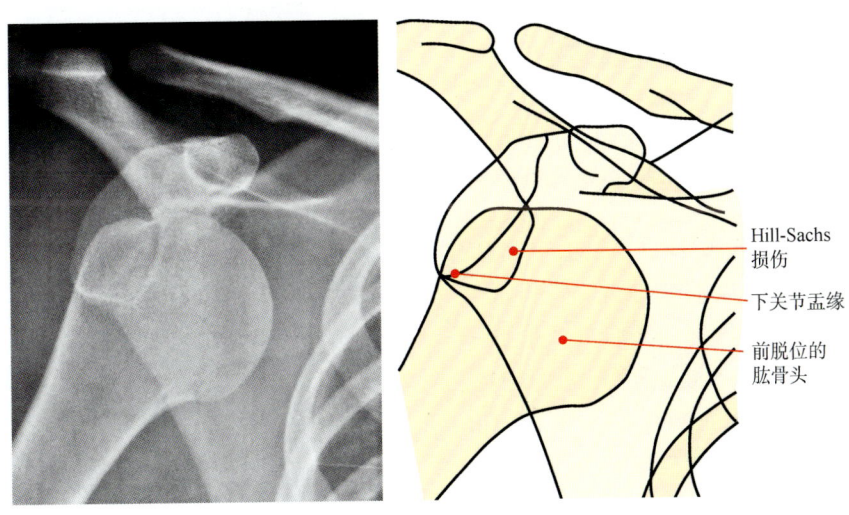

图 5-45　肩关节前脱位（1）

右肩关节前后位片示前脱位的典型表现。肱骨头位于关节盂前下缘下方。前脱位的常见并发症——肱骨头后外侧的压缩性骨折，称为 Hill-Sachs 损伤

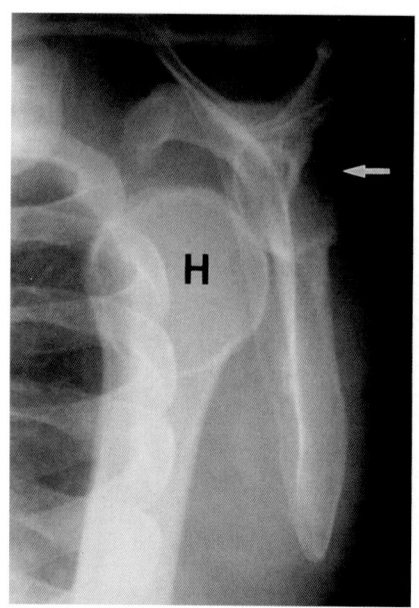

图5-46　肩关节前脱位（2）

穿肩胛骨位（或Y位）投照清楚地显示了左肩关节前脱位。箭头所指为空虚的关节盂窝。肱骨头（H）向前内移位

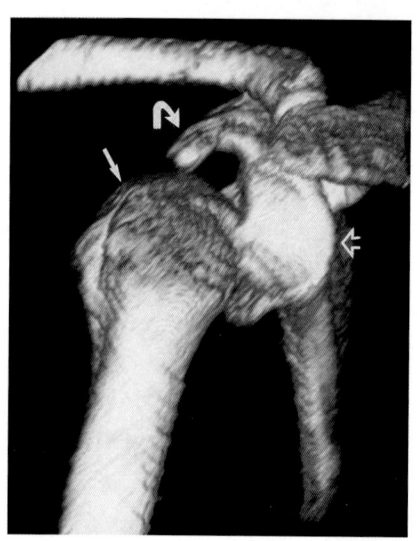

图5-47　肩关节前脱位三维CT图像

三维CT重建图像（表面遮盖显示成像法）（侧视图像）示肱骨头（箭头）前脱位。空心箭头所指为空虚的关节盂窝，弯箭头所指为喙突

脱位时，肱骨头撞击关节盂下缘，可造成这两个结构或其中之一的压缩性骨折。骨折最常发生于肱骨头的后外侧与颈部的结合处，形成一"手斧"状缺损，称为Hill-Sachs损伤；上臂内旋的肩关节前后位投照显示最好（图5-48）。Hill-Sachs损伤也可以通过CT（图5-49和图5-50）或MRI（图5-51）显示，轴位（图5-51A）或斜冠状位（图5-51B）MR都可以显示该异常。对于关

节盂前下缘的骨折，通常称其为骨性Bankart损伤，较少见。可继发于肱骨头前脱位时的向前运动，在Grashey位或肩关节前后位投照（图5-52）、CT（图5-53）或MRI（图5-54）上易于显示。当Bankart损伤位于盂唇时，盂唇可撕脱，只有CT关节造影（见图5-18）或MRI（图5-55和图5-56）可以显示。这些异常中的任何一个都可以作为以前有前脱位的诊断依据。

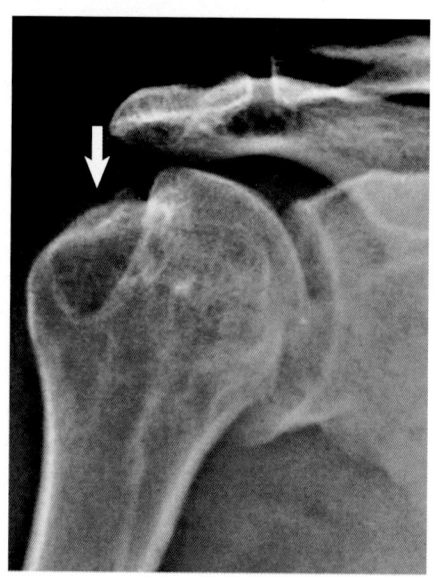

图5-48　Hill-Sachs损伤

上肢内旋，右肩关节前后位投照示肱骨头"手斧"状缺损，称为Hill-Sachs损伤，位于肱骨头后外侧部（箭头）

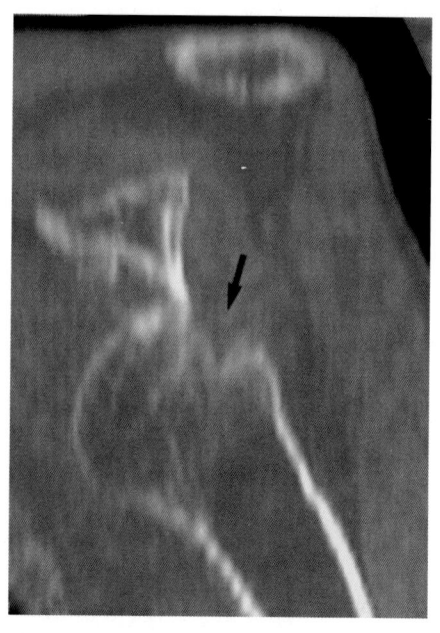

图5-49　Hill-Sachs损伤的CT图像（1）

冠状位CT重建图像示肩关节前脱位。箭头所指为Hill-Sachs损伤

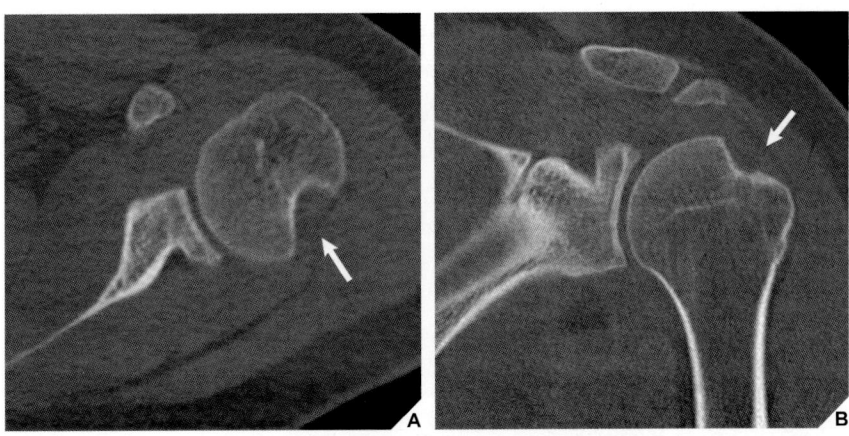

图5-50　Hill-Sachs 损伤的CT图像（2）

前脱位被复位后，轴位（A）和冠状位（B）CT重建图像显示肱骨头后外侧缺损（箭头），与Hill-Sachs损伤一致

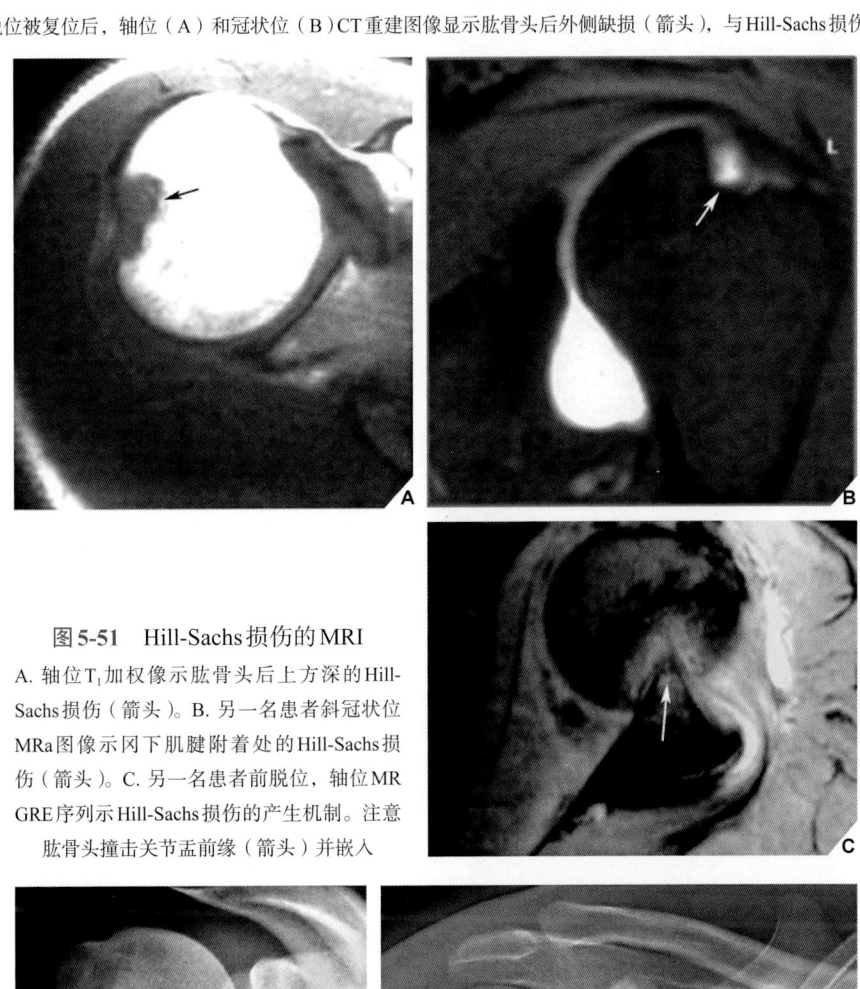

图5-51　Hill-Sachs 损伤的MRI

A. 轴位T₁加权像示肱骨头后上方深的Hill-Sachs损伤（箭头）。B. 另一名患者斜冠状位MRa图像示冈下肌腱附着处的Hill-Sachs损伤（箭头）。C. 另一名患者前脱位，轴位MR GRE序列示Hill-Sachs损伤的产生机制。注意肱骨头撞击关节盂前缘（箭头）并嵌入

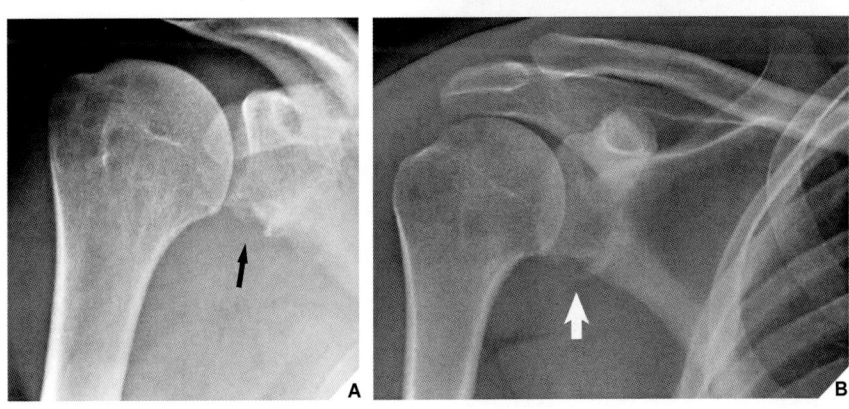

图5-52　骨性Bankart 损伤

A. Grashey位示关节盂前下缘的压缩性骨折，通常称为骨性Bankart损伤（箭头）。B. 另一名患者，右肩关节前后位图像清晰地显示了骨性Bankart损伤（箭头）

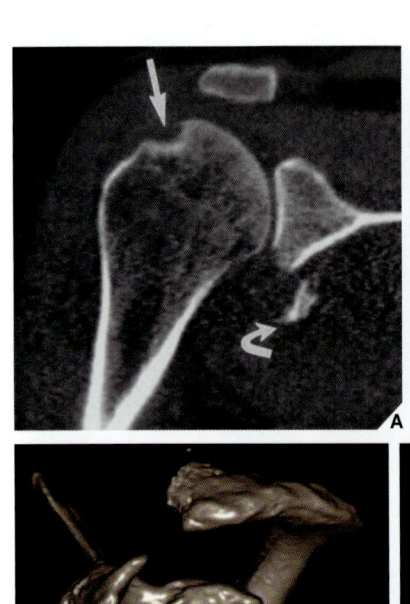

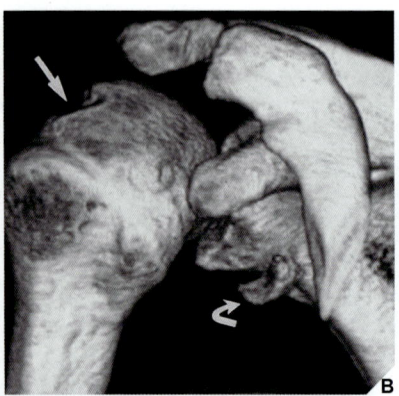

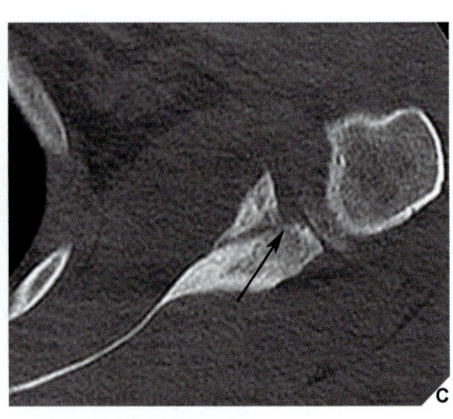

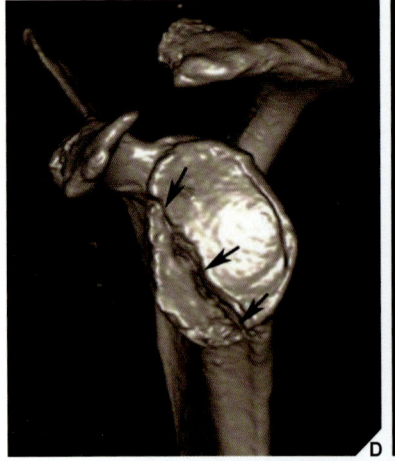

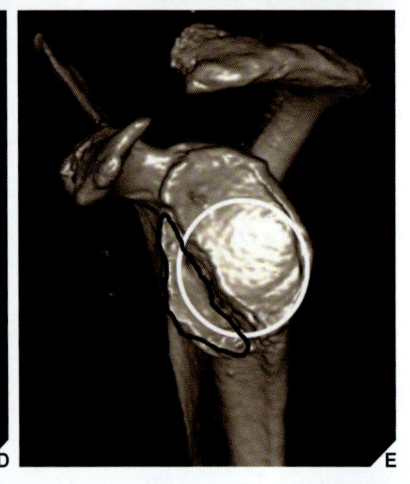

图5-53 Hill-Sachs损伤与骨性Bankart损伤的CT和三维CT图像

42岁女性，肩关节前脱位复位后，冠状位CT重建图像（A）与三维CT图像（B）示Hill-Sachs（箭头）与骨性Bankart损伤（弯箭头）。另一名患者左肩的轴位CT图像（C）显示较大的骨性Bankart损伤。病变累及关节盂窝前后径的50%以上（箭头）。同一名患者的矢状位三维CT重建图像（D）显示前关节盂的大骨折（箭头）。在相同的矢状位三维CT重建图像（E）上，白色最佳拟合圆边缘放置在关节盂的下方，并测量预期表面积。骨性Bankart损伤区域以黑色线条勾勒出轮廓。将骨折碎片的面积除以关节盂的预期面积并乘以100可提供准确的骨质缺损百分比。利用图像存档和通信系统（PACS）工作站中的适当软件，通过感兴趣区域（ROI）计算面积（见图5-59）

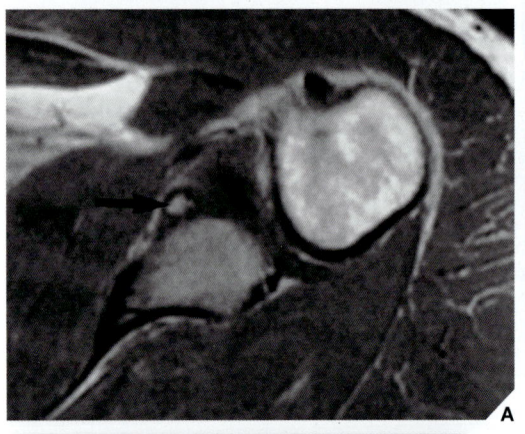

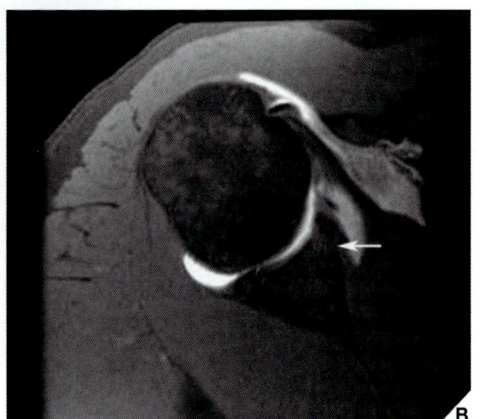

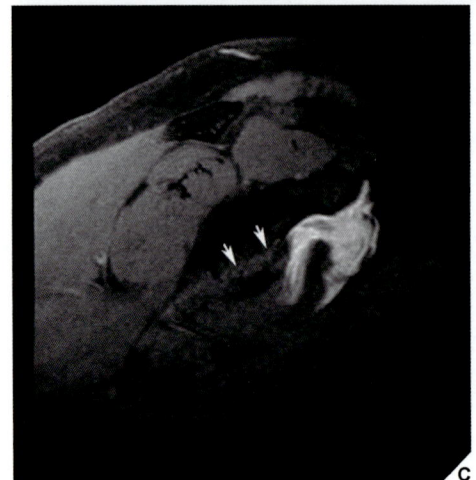

图5-54 MRI显示骨性Bankart损伤

轴位T₁加权像（A）示前关节盂（箭头）附近高信号骨片，代表骨性Bankart损伤。另一名患者轴位T₁加权脂肪抑制MRI（B）示骨性Bankart损伤（箭头）。图C与图B为同一名患者，斜矢状位T₁加权脂肪抑制图像示移位的骨性Bankart损伤（箭头），与上关节盂相比，下关节盂横径减小，即"倒梨"征（图A引自Steinbach LS，Tirman PFJ，Peterfy CG，et al. Shoulder magnetic resonance imaging. Philadelphia：Lippincott-Raven Publishers；1998.）

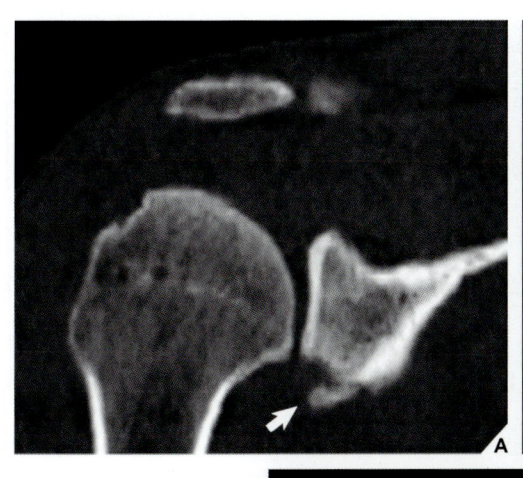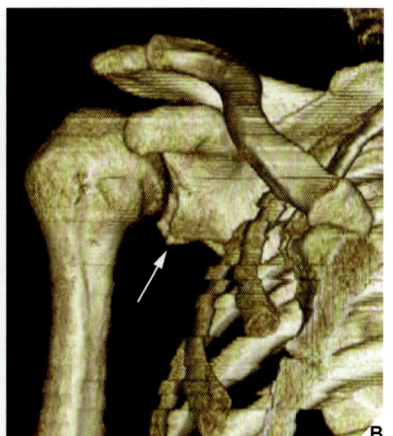

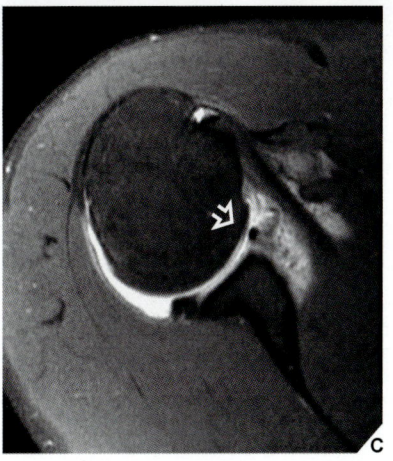

图5-55 骨性与软骨性Bankart损伤的CT、三维CT和MRI表现

右肩冠状位CT重建图像（A）与三维CT图像（B）仅显示骨性Bankart损伤（箭头）。MR轴位T₁加权脂肪抑制序列关节造影图像（C）清晰显示了
软骨性Bankart损伤（空心箭头）

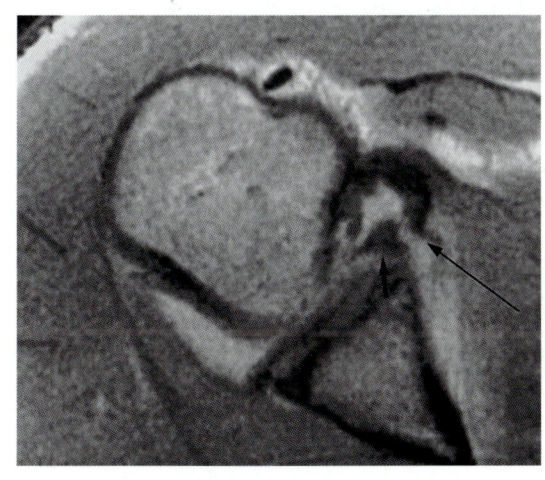

图5-56 软骨性Bankart损伤的MRI表现

MR轴位质子密度加权序列图像示前下关节盂唇撕脱（短箭头）与盂
肱下韧带撕裂（IGHL）（长箭头）（经允许引自Steinbach LS, Tirman
PFJ, Peterfy CG, et al, eds. *Shoulder magnetic resonance imaging.*
Philadelphia: Lippincott-Raven；1998.）

有时，肩关节前脱位可能并发肱骨颈骨折
（图5-57和图5-58）。

最近的研究表明，大约35%的病例在关节镜
下修复盂唇、韧带和关节囊后发生复发性不稳定
与脱位，主要与关节盂（骨性Bankart损伤）或肱
骨头（Hill-Sachs损伤）的骨质缺损有关。两种病
灶共存称为双相病灶。已经确定骨性Bankart损伤
和Hill-Sachs损伤的大小对关节镜修复后的复发性
不稳定有显著影响。骨病变的手术重建降低了复
发性不稳定的发生率，很明显，术前评估双相骨
缺损的程度对于手术计划很重要。

骨性Bankart损伤是指关节盂前下缘的骨软
骨折。当病变累及关节盂周径的25%以上时，关
节窝的形状发生改变，在斜矢状位CT或MRI上呈
现"倒梨形"征（"inverted pear"sign），其中上

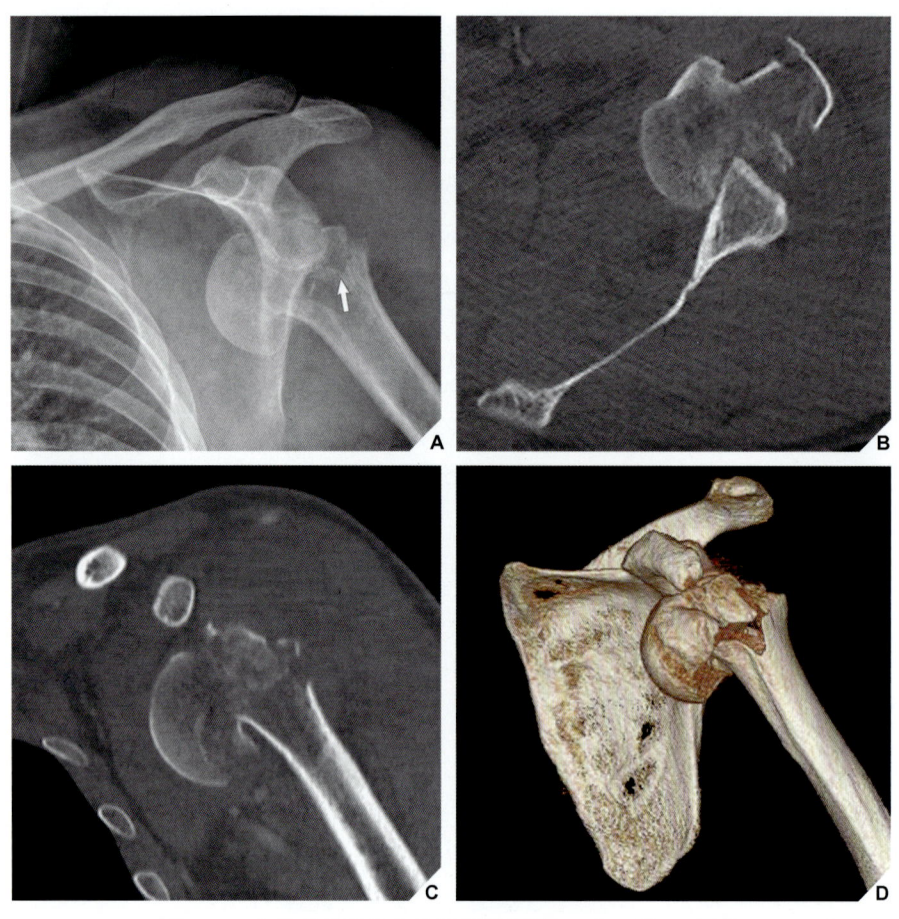

图5-57 肩关节前脱位合并肱骨骨折的CT和三维CT图像

45岁女性，左肩的前后位X线片（A）显示肩关节前脱位。此外可见肱骨颈骨折（箭头）。轴位（B）和冠状位（C）CT重建图像辅以三维CT重建图像（D）可更清楚地显示骨折的细节

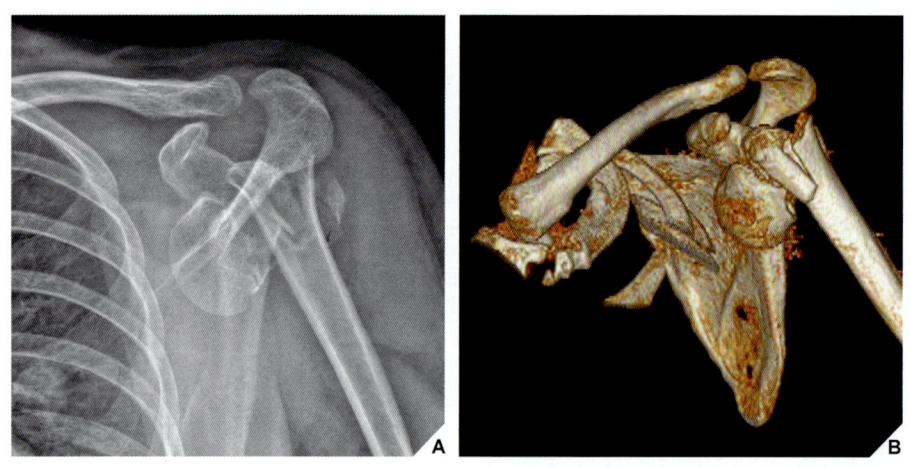

图5-58 肩关节前脱位合并肱骨骨折的三维CT图像

62岁男性，左肩前后位X线片（A）和三维CT重建图像（B）显示肩关节前脱位合并肱骨颈粉碎性骨折伴移位

关节盂的横径比下关节盂大（图5-59）。可以在CT或MRI上对骨质缺损进行定量评估，追踪关节盂下方的最佳拟合圆，并测量圆周的横径和骨碎片的最大横径，这能够确定骨质缺损的百分比[格里菲斯指数（Griffith index）]。或者，可以在矢状位CT图像上测量正常对侧关节盂的面积，并与患侧关节盂进行比较，从而计算关节盂缺损的表面积（PICO方法）。另一种方法是在轴位CT或MRI平面测量关节盂的最大横径，并测量骨碎片的最大横径，从而计算骨质缺损的百分比。

Hill-Sachs损伤发生在约 93%的复发性盂肱关节不稳定患者中。复发性脱位与关节镜Bankart修复失败及Hill-Sachs病变范围增大有关。约62%的盂肱关节不稳患者同时发生骨性Bankart损伤和Hill-Sachs损伤（"双相病变"）。Hill-Sachs的垂直病灶和超过肱骨头直径35%的病灶更容易复发不稳定。深的垂直方向的Hill-Sachs损伤会导致患者在麻醉下进行术前体格检查时肱骨头"接合"于关节盂的后部（"接合Hill-Sachs损伤"）。关于关节盂和肱骨头骨质缺损定

量评估的不同方法，读者可参考Saliken等相关文献。

Yamamoto等最近引入了"关节窝轨道"的概念。通过一定范围的外旋，测量肱骨头与关节盂关节面接触的位置和距离，在水平伸展和外展时，他们发现关节盂和肱骨头（关节盂轨迹）的关节面接触区是关节盂宽度的84%±14%。现已发现使用MRI计算关节盂轨迹比单独计算骨质缺损更能预测手术后的持续不稳定。关节盂轨迹测量基于CT或MRI（图5-59）检查。第一步是使用最佳拟

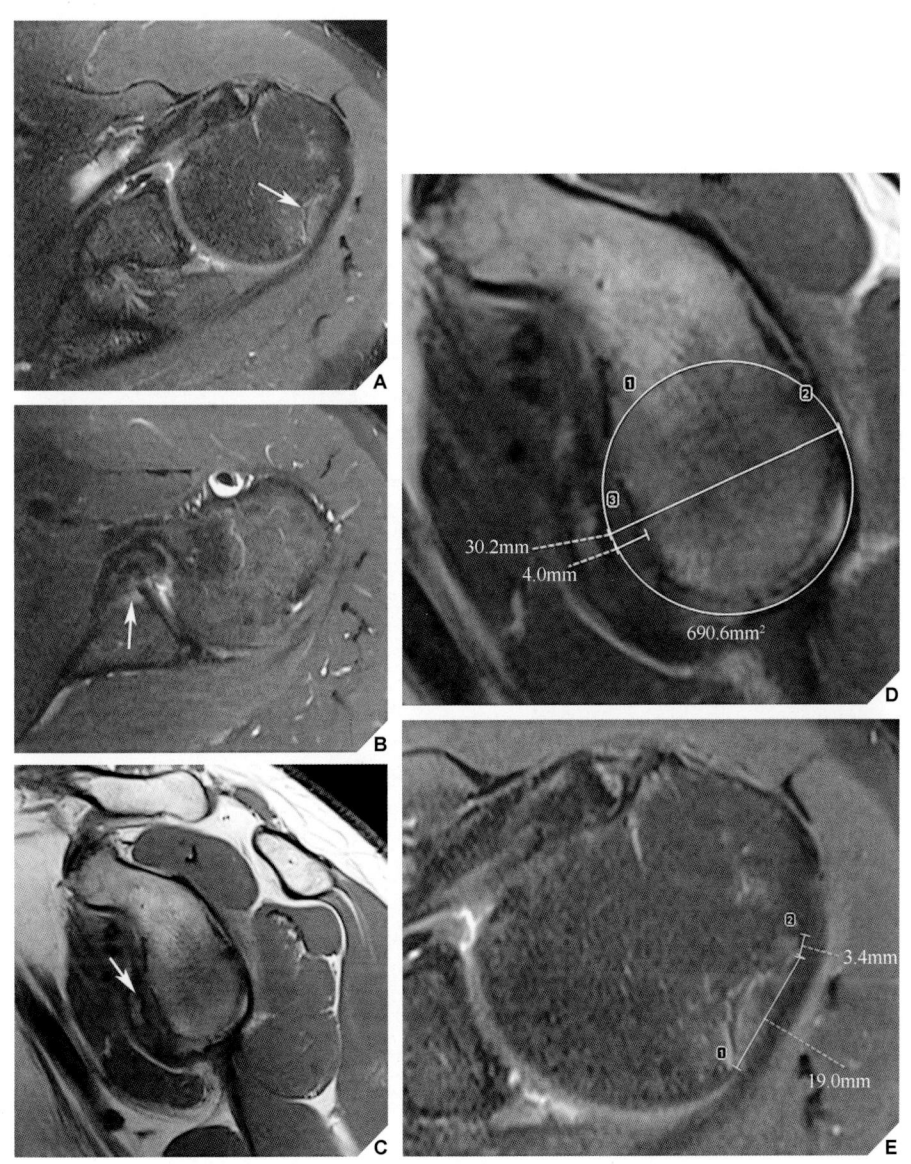

图5-59　肩关节前脱位后双相病变关节盂轨迹的测量

A. 肱骨头上部水平的轴位T_2加权脂肪抑制序列MR图像显示明显的Hill-Sachs损伤（箭头）。B. 下关节盂水平的轴位T_2加权脂肪抑制序列MR图像显示骨性Bankart损伤（箭头）。两个病变的组合即为双相病变。C. 矢状位质子密度加权序列MR图像显示骨性Bankart损伤的大小（箭头）。D. 下关节盂上具有最佳拟合圆的相同矢状位质子密度加权序列MR图像测量圆周的直径（30.2mm）和骨质缺损直径（4.0mm）。使用公式30.2-4×0.8=26.8，得到的数字称为关节盂轨迹。E. 在轴位T_2加权脂肪抑制序列MR图像上，Hill-Sachs损伤的前后径为19.0mm（1），Hill-Sachs损伤的前缘与肩袖附着处后缘间的距离为3.4mm（2）（"骨脊"）。Hill-Sachs间隔（代表Hill-Sachs损伤和骨脊的长度之和）为22.4。这个数字低于关节盂轨迹（26.8）；因此，双相病变位于正常轨道，这意味着在上肢极度外展外旋位中，Hill-Sachs损伤不会穿过关节盂和盂唇的前部，因此不会接合

合圆在关节盂水平的斜矢状位CT或MRI上测量骨缺损的宽度。从圆的总直径中减去该值乘以0.83，这为我们提供了关节盂轨迹。下一步是在轴位平面上测量"Hill-Sachs间隔"，方法是在Hill-Sachs病变的前后缘之间画一条线，然后从病变的最外侧缘到肩袖的肱骨附着点画一条线，这被称为骨脊。Hill-Sachs损伤加上骨脊称为 Hill-Sachs 间隔。如果 Hill-Sachs 间隔小于关节盂轨迹，则认为 Hill-Sachs 病变"在轨道上"，这意味着在极度ABER位，Hill-Sachs损伤不会穿过关节盂和盂唇的前部，因此不会"接合"。相反，如果Hill-Sachs间隔大于关节盂轨迹，则认为病变"偏离轨道"，因此在极度ABER位会发生接合，表明需要修复肱骨和关节盂骨质缺损以防止复发性盂肱关节不稳定。

（2）后脱位：这种脱位很少见，只占盂肱关节脱位的2%～3%，是由直接暴力，如作用于肩前部的打击或在前臂外展、屈曲与内旋位施加于上肢的间接暴力引起的。间接暴力引起的后脱位最常继发于意外电击或惊厥性抽搐。这种类型的脱位，肱骨头位于关节盂窝后部，并常撞击关节盂后缘。

在肩关节标准前后位X线片上，肱骨头与关节盂窝相互重叠，因此诊断常有困难。当疑有后脱位时，常需要在X线片上显示出关节盂窝。向

患侧旋转40°的前后位投照可做到这一点（见图5-5），称为Grashey位。正常情况下，这一投照体位可以清晰显示盂肱关节间隙。而后脱位时，肱骨头与关节盂的重叠使得此正常间隙消失，因此这对后脱位具有诊断意义（图5-60）。虽然上臂外展受限不太可能摆出这种体位，但是经腋位投照也可做出诊断（图5-61）。

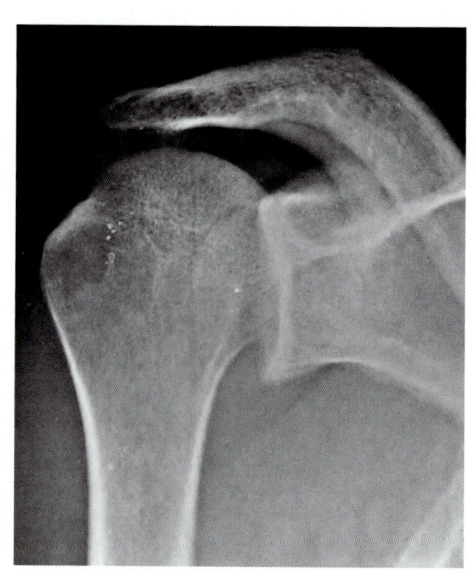

图5-60 肩关节后脱位（1）

向患侧旋转40°的右肩关节前后位投照（Grashey位），向内移位的肱骨头与关节盂重叠，为后脱位的诊断依据

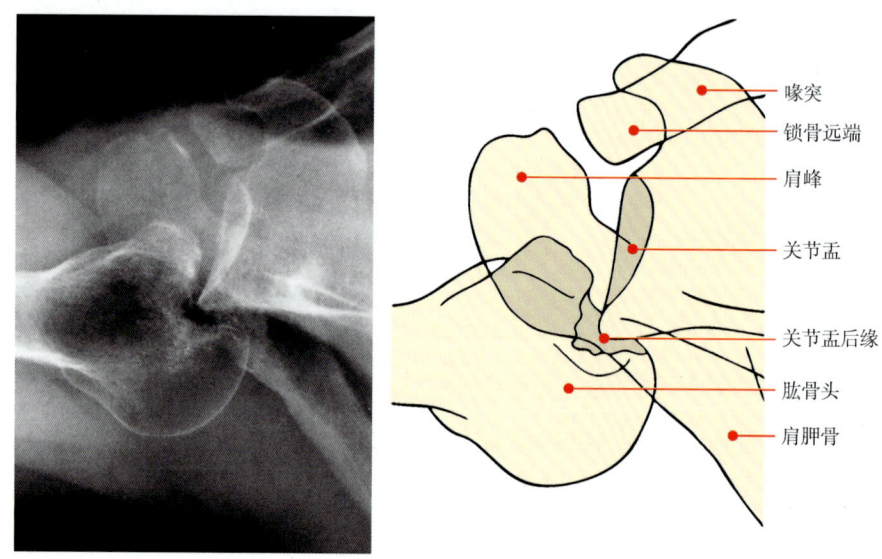

图5-61 肩关节后脱位（2）

肩关节经腋投照X线片示后脱位。注意肱骨头前内侧的压缩性骨折

肱骨头前内侧压缩性骨折，即所谓槽线状嵌入（槽征），常发生于后脱位时肱骨头撞击关节盂后缘。该征象有时也称为反向Hill-Sachs损伤，是指

肱骨骨端垂直或弓形凹陷的骨皮质。上肢外旋肩关节前后位X线片易于显示此型骨折（图5-62）；经腋投照（见图5-61）和CT图像（图5-63）也可显示。

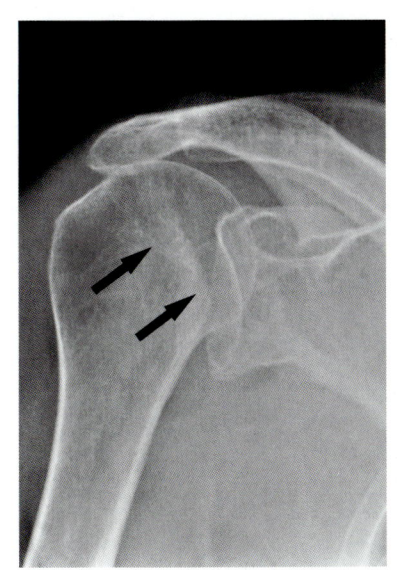

图 5-62　肩关节后脱位（3）

右肩关节前后位 X 线片示盂肱关节后脱位。注意肱骨头前内侧的槽线状嵌入（箭头）

肩关节后脱位的 MRI 表现与 X 线和 CT 表现一致，另外可清晰显示关节软骨、盂唇、肌腱和韧带的相关异常（图 5-64）。Saupe 等报道的一项纳入 36 例患者的研究中，反向 Hill-Sachs 损伤可见于 86% 的患者，近 60% 的患者存在后下盂唇损伤。在约 20% 的患者中，相关异常包括肩袖全层厚撕裂。

（3）下脱位：是肩关节最少见的脱位，仅占肩关节脱位的 1%，也被称为直举性肱骨脱位。这种损伤的机制包括直接轴向暴力作用于完全外展的上臂，或者上臂严重过度外展，导致肱骨头与肩峰撞击。肩袖撕裂与肱骨大结节骨折是常见的并发异常。肩关节前后位 X 线片很容易显示这种脱位（图 5-65）。近来有关于关节盂唇损伤、盂肱下韧带的前束和后束损伤的 MRI 表现的报道。

并发症：盂肱关节的脱位可造成复发性脱位、创伤后关节炎、肩袖撕裂、腋神经与腋动脉损伤等并发症。

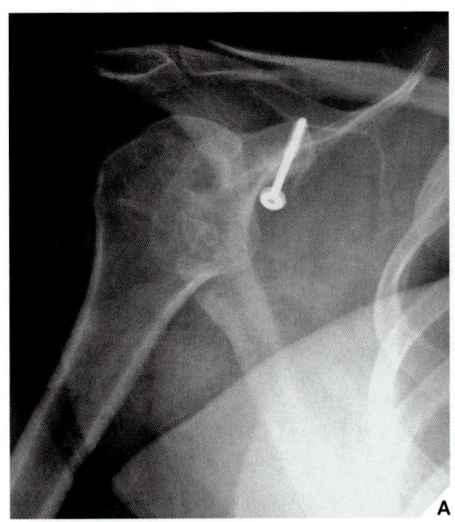
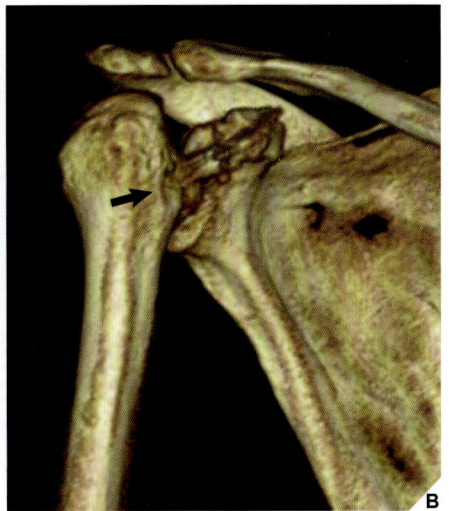

图 5-63　肩关节后脱位的三维 CT 图像

右肩关节的前后位 X 线片（A）和三维 CT 重建图像（B）显示后脱位。箭头指向"槽征"

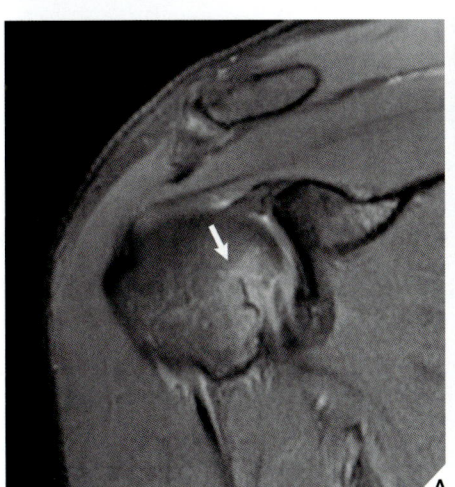
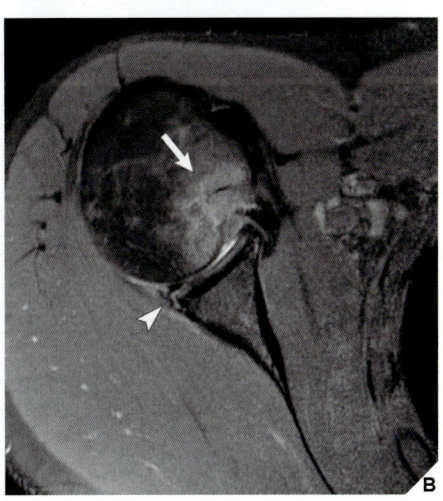

图 5-64　肩关节后脱位的 MRI

36 岁男性，肩关节后脱位，已被复位。冠状位（A）和轴位（B）质子密度加权脂肪抑制序列 MR 图像显示肱骨头前内侧的压缩性骨折（箭头）。此外，观察发现盂唇撕裂和肩胛骨骨膜剥离（无尾箭头）

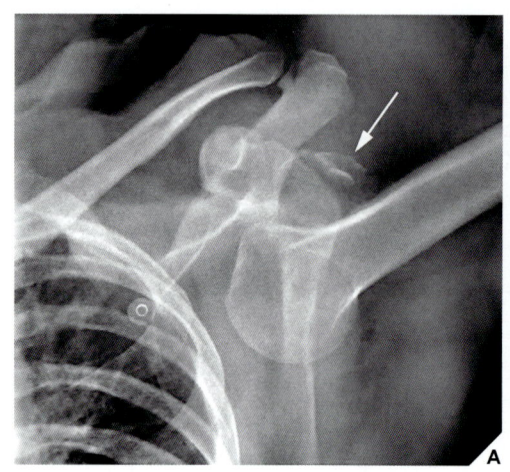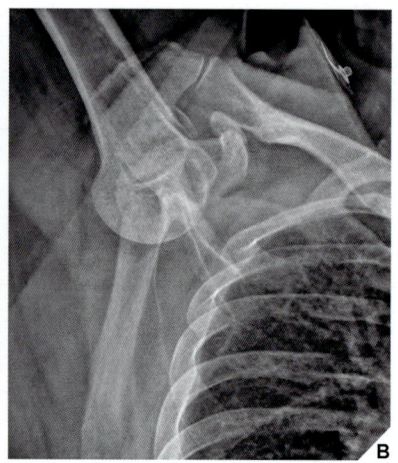

图 5-65 肩关节下脱位

A. 左肩关节前后位X线片示典型的直举性肱骨脱位表现。注意肱骨头向下移位并位于关节盂缘下。箭头指向并发的关节盂骨折。B. 另一名患者右肩关节前后位X线片显示这种损伤的典型表现

3. 撞击综合征 肩关节撞击综合征是指冈上肌腱与肩峰下滑囊长期卡压在下方为肱骨头、上方为前肩峰、前肩峰骨刺或肩锁关节或喙肩韧带（喙肩弓）之间的情况。撞击综合征的早期诊断与治疗对防止病情进展和改善肩关节功能非常重要。然而，由于临床征象和症状不典型，诊断常被延误，直到肩袖完全断裂。少数情况下通过临床表现可进行明确诊断，特征性的表现为上臂外展外旋位时严重疼痛。更可靠的是和该综合征相关的X线影像表现，包括肩峰下骨质增生、肩峰下骨刺及肩袖肱骨结节止点处的退行性改变。

Neer描述了撞击综合征的3个进展期的临床表现和手术表现。Ⅰ期包括水肿与出血，保守治疗可以恢复。通常发生于从事需要在头上方过度使用上肢的体育活动（如游泳）的年轻人。Ⅱ期提示有肩峰下软组织纤维化与增厚、肩袖肌腱炎，有时可有肩袖部分撕裂。临床表现为复发性疼痛，常发生在25~40岁。Ⅲ期表现为肩袖完全撕裂，伴有进行性功能障碍，常见于40岁以上的患者。关节造影对于撞击综合征的早期诊断帮助不大，其他辅助影像技术也不能很好地显示早期病变。由于其软组织对比度高及可进行多平面成像，MRI成为唯一可准确显示该病变早期改变的技术，特别是可显示滑囊增厚和积液（肩峰下滑囊）、肩袖与其肌腱水肿和炎性改变（图5-66A、B）。晚期改变包括肩袖的部分或全层厚撕裂（图5-66C、D）。

4. 肩袖撕裂 肩关节的肩袖是围绕关节囊的一个肌肉肌腱结构，包括四块肌肉：肩胛下肌、冈上肌、冈下肌、小圆肌（见图5-3）。肩袖的肌腱部分会聚和融合形成覆盖肱骨头的包鞘，附着在肱骨的解剖颈和大小结节。撕裂可能发生于肩袖的冈上肌部分，距离肩袖肱骨大结节附着端约1cm处（称为临界区），但更常见的是发生于肱骨大结节附着端。

肩袖损伤可继发于盂肱关节脱位或上肢突然外展抵抗阻力时。最常见于50岁以上的患者，因为肩袖的正常退行性改变使该结构易发生撕裂，甚至肩部轻微创伤时。临床上，患者的特征性表现为肩痛，上肢不能外展。

虽然肩部X线检查不能显示撕裂，但是一些慢性肩袖撕裂的特异性X线征象却可见于前后位投照片上。这包括：①肩峰肱骨间隙变窄，小于6mm；②继发于肱骨头向头侧移位的肩峰下表面的侵蚀；③由于缺乏肩袖牵引应力的刺激，肱骨大结节变平萎缩（图5-67）。虽然这些表现对慢性撕裂有诊断意义，但仍需做关节造影或MRa检查以证实或排除可疑的诊断。完整的肩袖正常情况下将肩峰下-三角肌下滑囊复合体与关节腔分开，在关节造影或MRa检查时，应该只有盂肱关节、腋隐窝、肩胛下滑囊与肱二头肌腱鞘显影（图5-68A；也见图5-17B）。肩峰下-三角肌下滑囊显影为肩袖撕裂的诊断征象（图5-68 B~D）。有时，在肩袖内见到造影剂，而肩峰下-三角肌下滑囊复合体内无造影剂，提示有肩袖的部分撕裂（图5-69）。

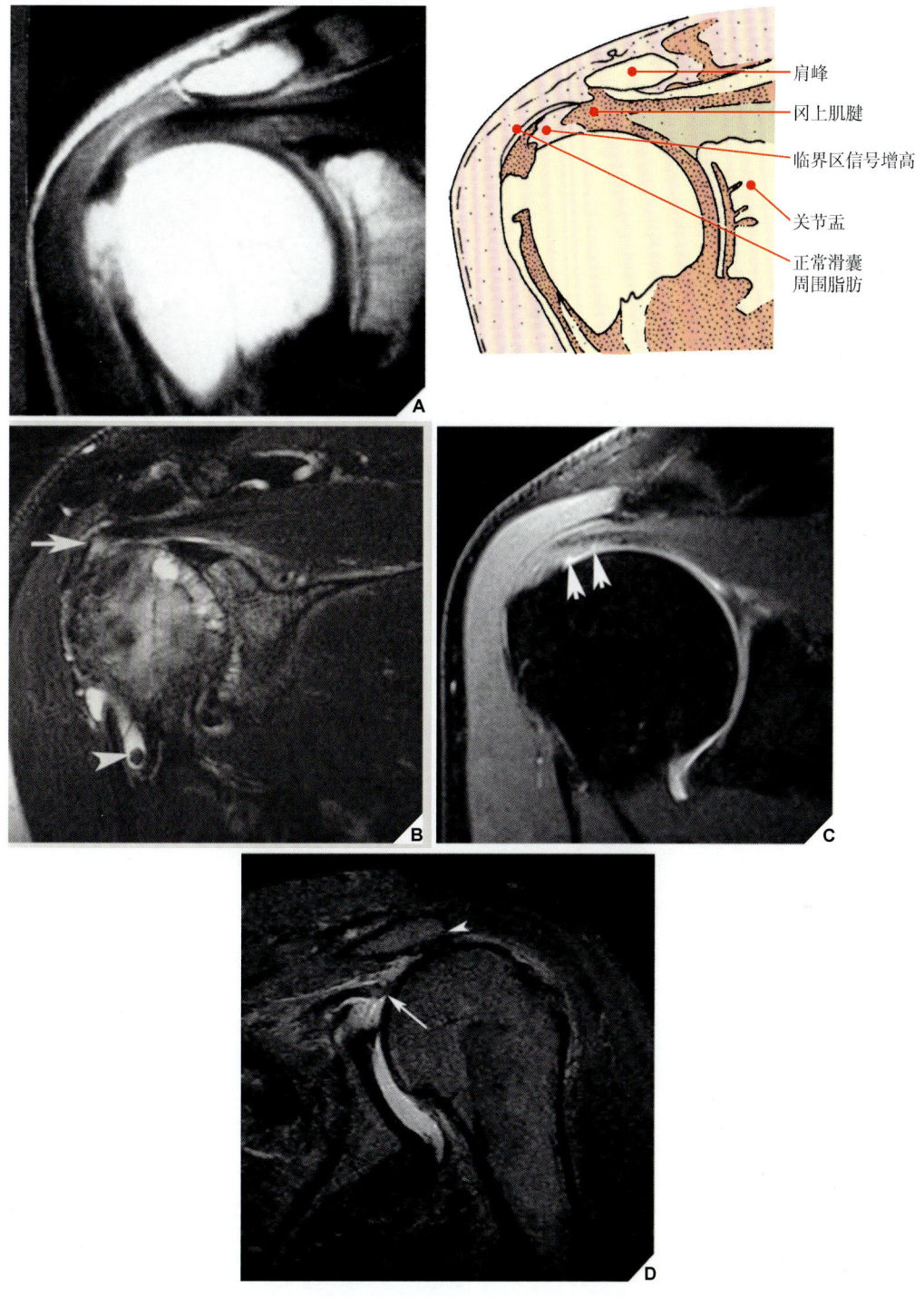

肩峰
冈上肌腱
临界区信号增高
关节盂
正常滑囊
周围脂肪

图 5-66　撞击综合征的 MRI 表现

A. 撞击综合征早期的 MRI 斜冠状位 T₁ 加权图像。冈上肌腱临界区信号轻度增高。滑囊周围脂肪标定出肩峰下 - 三角肌下滑囊复合体仍保持完整。B. 撞击综合征 II 期的 MRI 斜冠状位 T₂ 加权图像显示冈上肌腱的局部中等信号（箭头）。注意盂肱关节的晚期退行性改变和关节内游离体（无尾箭头）。C. 撞击综合征 II 期的 MRa 斜冠状位 T₁ 加权脂肪抑制序列图像示冈上肌腱关节侧纤维的表面纤维化（箭头），提示部分撕裂。D. 左肩关节 MRI 斜冠状位 T₂ 加权脂肪抑制序列图像示冈上肌腱全层厚撕裂并回缩（箭头）。注意肩峰-肱骨距离减小和肩峰下附着点的异常骨突（无尾箭头）。这些表现符合 III 期撞击综合征的表现（图 A 经允许引自 Holt RG，Helms CA，Steinbach L，et al. Magnetic resonance imaging of the shoulder：rationale and current applications.*Skeletal Radiol* 1990；19：5-14.）

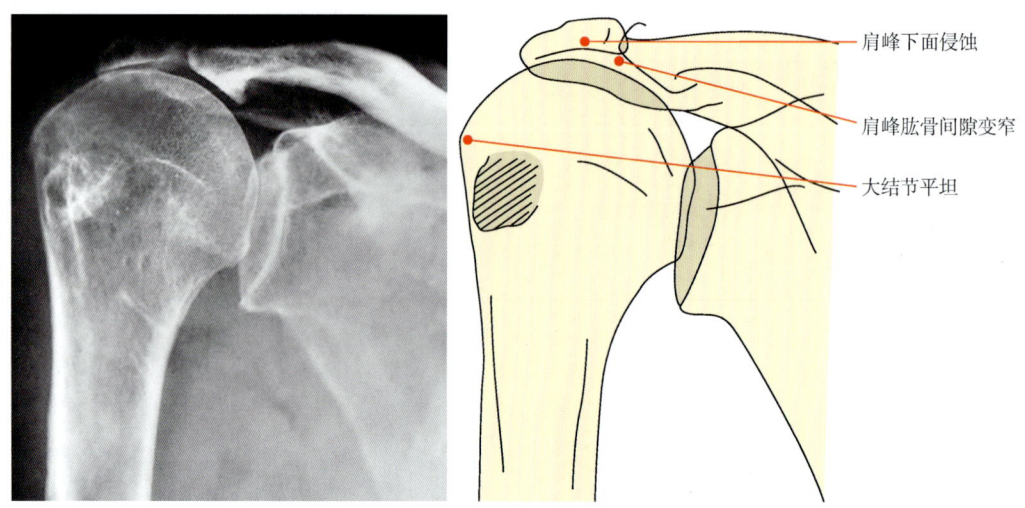

图 5-67 慢性肩袖撕裂

慢性肩袖撕裂的特征可在肩关节前后位片上显示

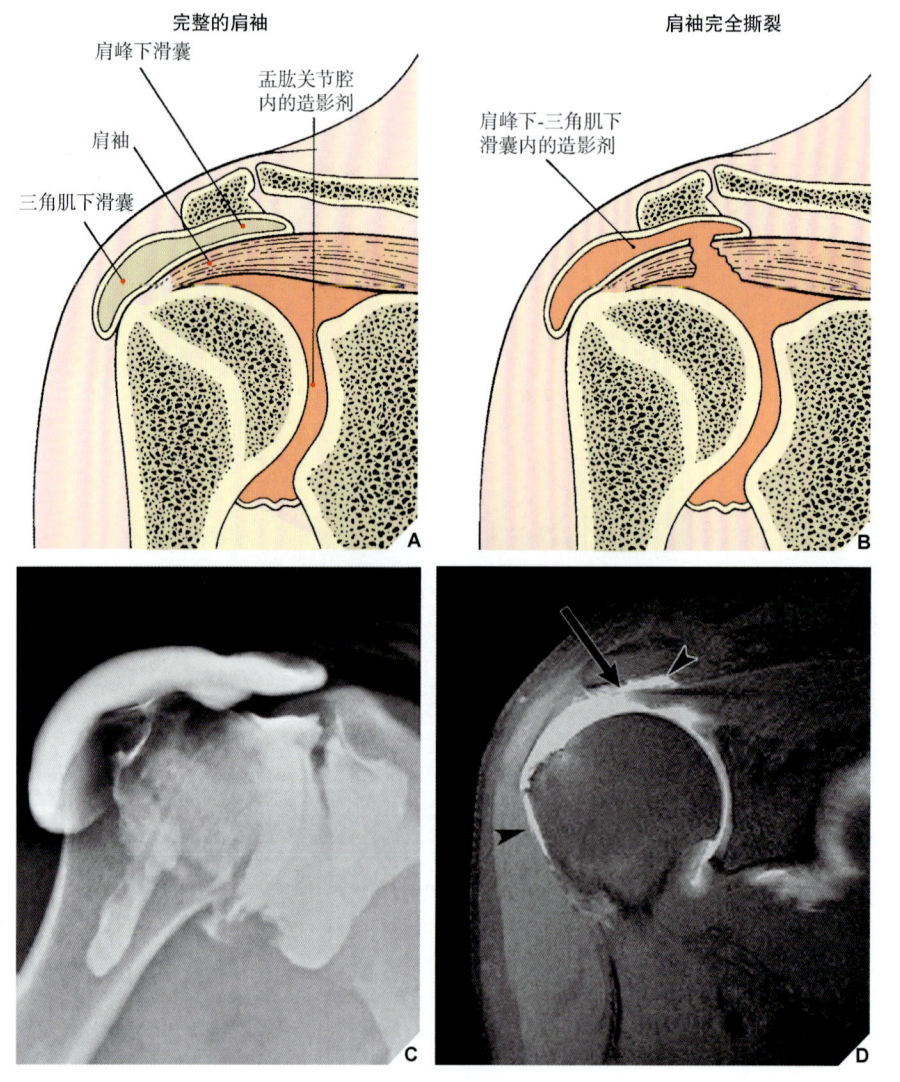

图 5-68 肩关节造影和MRa图像

完整的肩袖（A）使盂肱关节腔和肩峰下-三角肌下滑囊复合体没有交通。疑有肩袖撕裂的患者做关节造影时，滑囊显影（B、C）提示滑囊复合体与关节腔异常交通，可以证实该诊断。当进行MRa检查（D）且造影剂（或天然关节液）从盂肱关节延伸到肩峰下-三角肌下滑囊复合体（无尾箭头）时，证明肩袖全层厚撕裂（箭头所指撕裂与肌腱回缩有关）

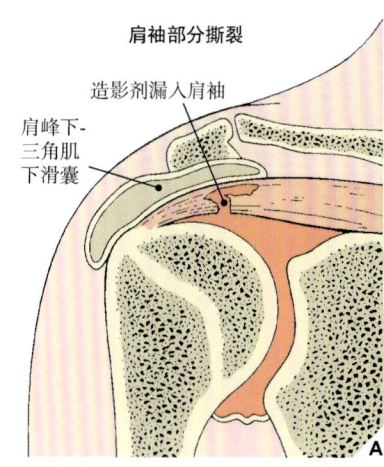
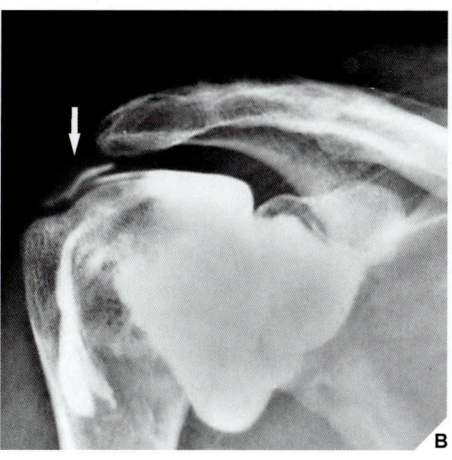
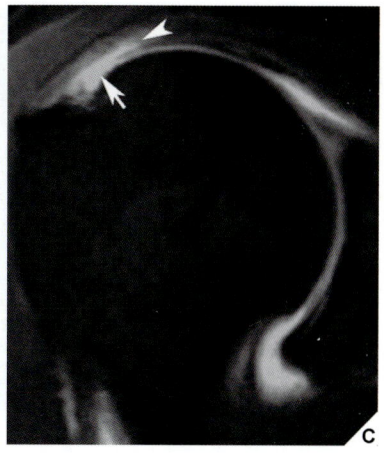

图 5-69　肩袖部分撕裂

该损伤（A）使造影剂在肩袖实质内显示（箭头），而肩峰下 - 三角肌下滑囊内没有造影剂进入（B）。另一例患者的 MRa 斜冠状位 T_1 加权脂肪抑制序列图像（C）显示冈上肌腱关节侧纤维的高度部分撕裂（箭头），伴有近端分层（无尾箭头）。注意肩峰下 - 三角肌下滑囊内没有造影剂

虽然肩关节造影仍为评估可疑肩袖撕裂的有效检查技术，但是 MRI 和超声作为无创性检查方法更常用于肩袖撕裂的诊断。与关节造影相比，MRI 不仅是一种无创性技术，而且可在冠状位、矢状位、轴位与斜切面上显示骨和肩关节周围的软组织。已经证实，MRI 诊断肩袖全层厚撕裂的敏感度（75%～92%）与准确度（84%～94%）均较高。不单如此，术前 MRI 对肩袖撕裂大小的评估和术中测量也有极好的相关性。超声的优势包括检查费用低、图像获得简单及可以动态评估解剖结构；缺点为盂唇等深层结构显示不清及不能良好显示骨性结构。

斜冠状位、斜矢状位与轴位显示肩袖最为理想。肩袖撕裂的 MRI 表现包括冈上肌腱局部不连续，肌腱和肌肉回缩，肌腱内异常增高信号，肩峰下 - 三角肌下滑囊复合体内积液（图 5-70，也可见图 5-72）。超声在诊断肩袖部分和完全撕裂时准确度很高。可在肌腱的短轴和长轴获得图像（图 5-71，也见图 5-72D）。超声能量多普勒图像也可有效显示（见图 5-72E）。

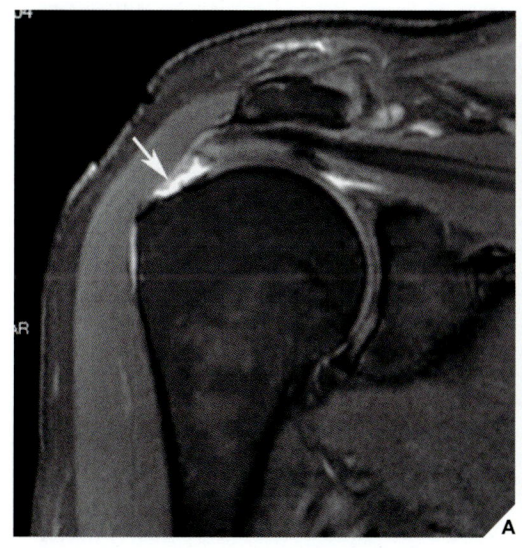
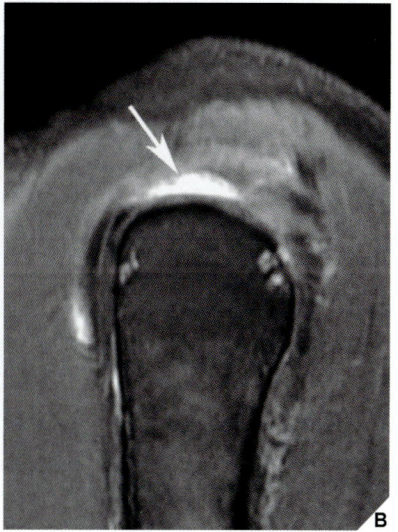

图 5-70　冈上肌腱全层厚撕裂

A. 右肩关节斜冠状位 T_2 加权脂肪抑制序列图像示冈上肌腱完全撕裂（箭头）和肩峰下 - 三角肌下滑囊复合体内液体，诊断为肩袖完全撕裂。B. 同一例患者的斜矢状位 T_2 加权脂肪抑制序列 MR 图像显示撕裂的前后径（箭头）

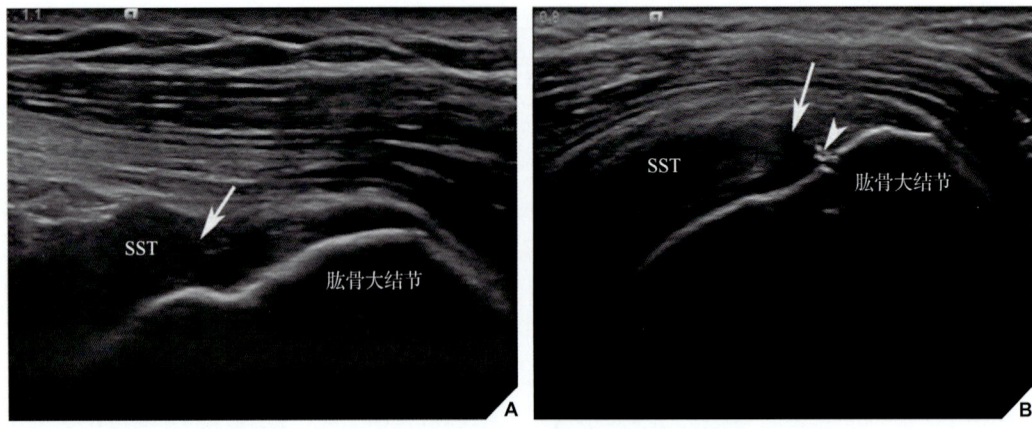

图5-71　肩袖撕裂的超声图像

A. 长轴视图中的超声检查显示冈上肌腱（SST）的全层厚撕裂，肌腱纤维回缩（箭头）远离大结节。B. 另一例患者的长轴切面超声检查显示SST关节侧部分撕裂。撕裂表现为肌腱延伸至关节面的低回声缺损（箭头）；钙化性肌腱病（无尾箭头）表现为肌腱插入点处（无尾箭头）点状回声的钙化（由波士顿医学博士Luis Beltran 提供）

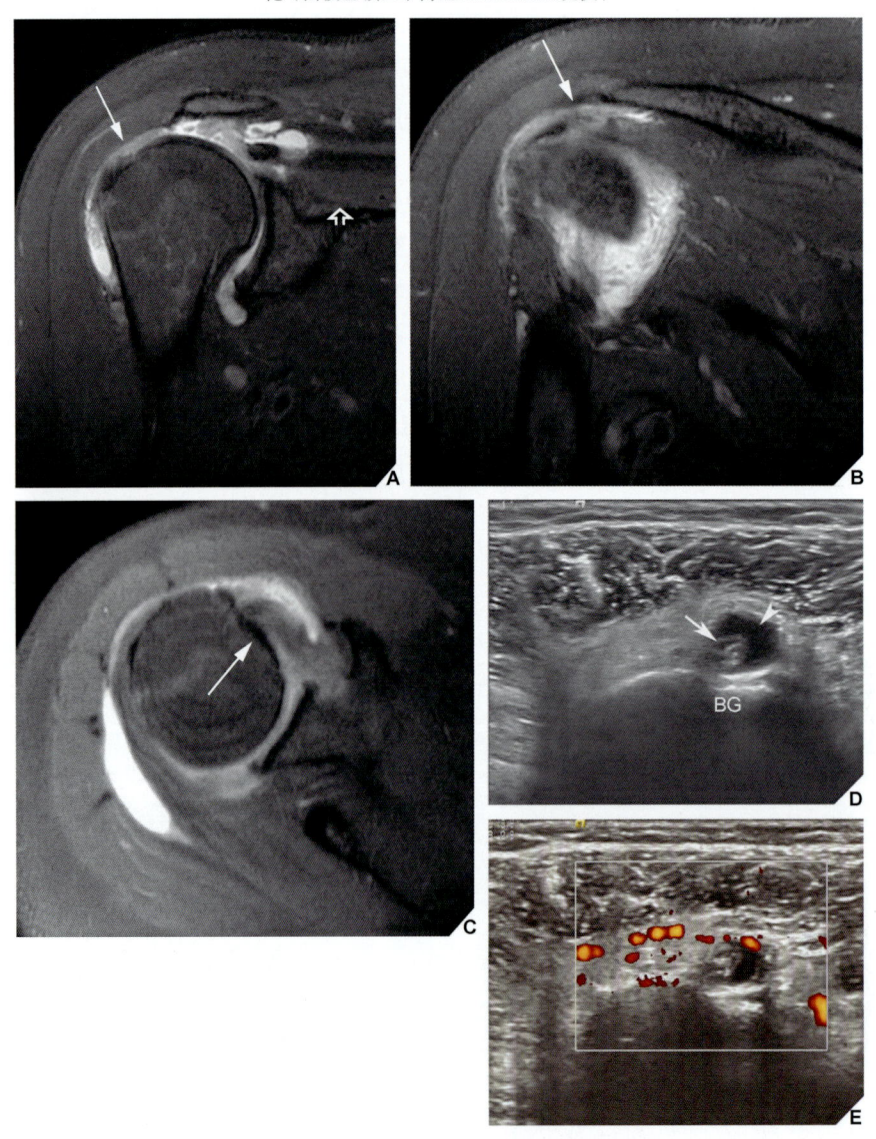

图5-72　肩袖严重撕裂的MRI及超声表现

冠状位质子密度加权脂肪抑制序列MRa图像（A）示右肩关节冈上肌腱全层厚撕裂（箭头）。冈上肌向内侧回缩（空心箭头）。后部的层面（B）示冈下肌腱撕裂（箭头）。轴位图像（C）示肩胛下肌腱撕裂（箭头）。另一例患者慢性肩袖撕裂（D），肱二头肌肌腱横断面超声图像示肱二头肌沟（BG）内的肌腱实质内部分撕裂，表现为肌腱纤维内低回声缺损（箭头），合并滑膜炎，表现为肌腱周围低回声的积液（无尾箭头）及能量多普勒（E）上高速血流（红色区域）（由波士顿医学博士Luis Beltran 提供）

必须注意，肩袖复杂的MRI表现可对诊断撕裂造成困难，因而需要诊断经验及对正常解剖知识的全面了解。MRI检查可很好显示大的撕裂，表现为肩袖肌腱的不连续、不规则，伴关节液通过肩袖缺口进入肩峰下-三角肌下滑囊复合体。肩袖完全性撕裂与肌腱回缩时，对应的肌肉肌腹扭曲，呈结节状，易于辨识。慢性撕裂可造成肩袖肌肉萎缩，T_1加权像上肌肉体积缩小，肌肉内可见高信号的脂肪带浸润。部分撕裂可累及关节侧、滑囊侧或实质内，表现为均匀低信号的肌腱内多发不同的高信号灶或肌腱不规则、变薄。T_2加权像上肩峰下-三角肌下脂肪线模糊为肩袖撕裂的一个敏感征象，T_2加权序列上同一区域信号增高，与关节液漏入肩峰下-三角肌下滑囊复合体对应。

MRI检查能为外科医生提供关于撕裂的大小和部位、哪些肌腱受累、肌肉萎缩与肌腱回缩的程度，以及撕裂边缘的质量等重要信息。这些信息对评估手术的可行性与所需修复的类型极有价值。

慢性重度肩袖撕裂常合并肱二头肌长头腱关节囊内段完全或部分撕裂，肌腱远端回缩。MRI和超声显示肱二头肌沟内肱二头肌长头腱缺失。

冈上肌、冈下肌萎缩的出现对于手术计划的制订非常重要。已证实重度肌肉萎缩患者术后再次撕裂的概率较高。最常用于肌萎缩分度的方法是Goutallier分类，分类主要依据肌肉脂肪浸润的量。虽然这一分类方法主要根据CT图像而定，但在MRI上同样适用（图5-73）。

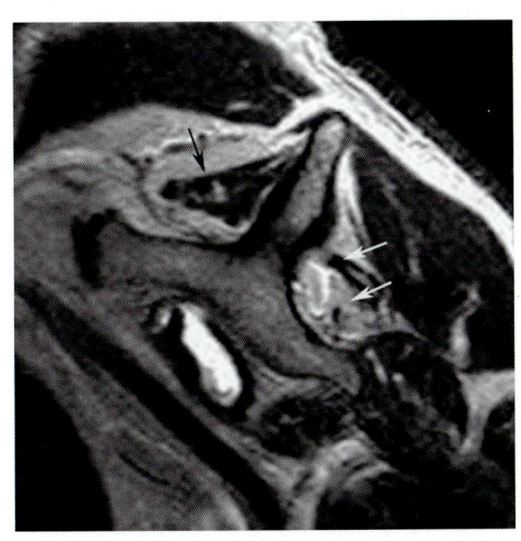

图5-73　肌肉萎缩的MRI表现
MRI矢状位T_2加权像示冈上肌2期萎缩（黑箭头）和冈下肌4期萎缩（白箭头）

0期：正常肌肉。

1期：显示一些脂肪条纹。

2期：小于50%的脂肪性肌肉萎缩。

3期：50%的脂肪性肌肉萎缩。

4期：50%以上的脂肪性肌肉萎缩。

5. 软骨盂唇的损伤

（1）Bankart损伤：软骨盂唇前下部损伤，常合并盂肱下韧带从前下盂缘撕脱，在盂肱关节前脱位时发生，可只累及关节盂的纤维软骨部分，也可合并关节盂下缘前部的骨折（见图5-52～图5-56）。

（2）POLPSA损伤：最近报道POLPSA损伤是后关节盂唇骨膜袖撕脱，包括盂肱关节囊附着部撕脱与肩关节后脱位时骨膜撕脱。与Bankart损伤不同，虽然其从骨性关节盂上分离，但后盂唇是完整的（图5-74）。

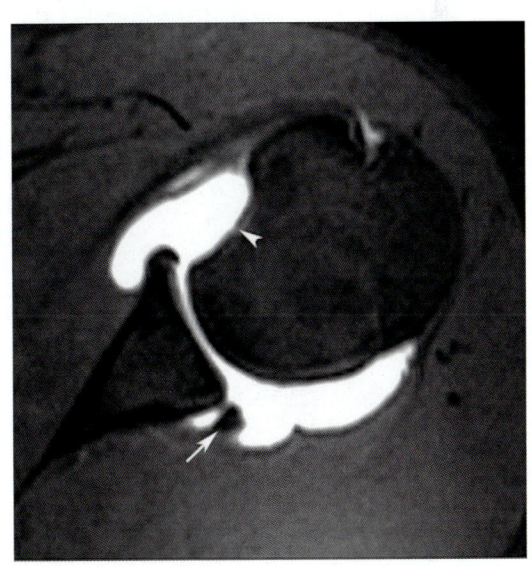

图5-74　POLPSA损伤的MRI表现
MRa轴位T_1加权脂肪抑制序列图像示后盂唇分离及内侧移位（箭头）。注意肱骨头前面的反向Hill-Sachs损伤（无尾箭头）

（3）ALPSA损伤：与Bankart损伤相似，为盂肱关节前脱位时前关节盂唇骨膜袖的撕脱性损伤；然而，前肩胛骨膜并不像典型的Bankart损伤那样断裂。其导致盂唇韧带结构的内侧移位，这些结构也在肩胛颈部向下旋转。ALPSA损伤在轴位MRI上显示得最清晰（图5-75）。

（4）Perthes损伤：最早于1905年由德国外科医生Perthes描述，与ALPSA损伤很相似。肩胛骨骨膜完整，然而向前内侧剥脱，引起前盂唇不完全撕脱。因为撕脱的软骨盂唇没有移位或移位很小，常规MRI常不能发现这种异常。最有效的诊断方法是MRa检查，患者上臂外展、外旋（被称为ABER位）（图5-76）。

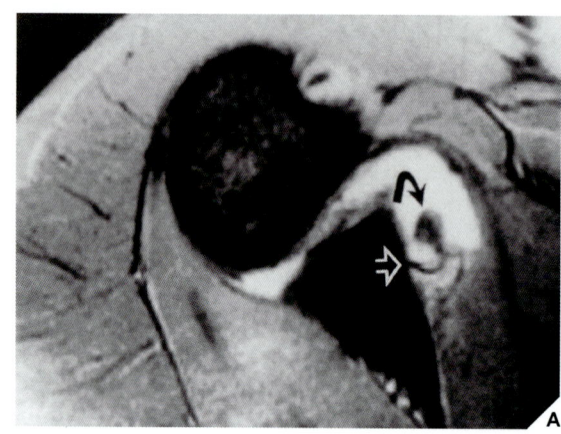
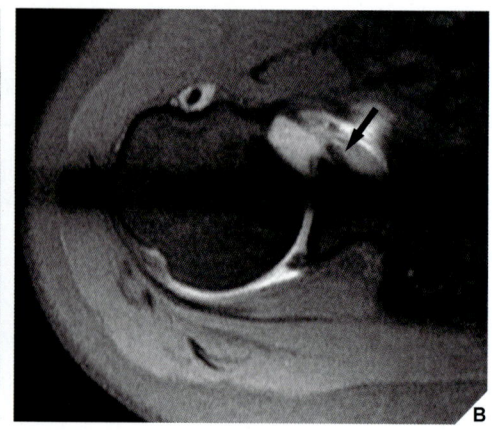

图5-75　ALPSA损伤的MRI表现

A. MRI轴位梯度回波T$_2$加权像示前盂唇撕脱（弯箭头），但是前肩胛骨骨膜虽然从骨上剥脱，仍然附着在盂唇上（空心箭头）。B. 另一例患者，T$_1$加权脂肪抑制序列MRa图像示撕脱的前盂唇向内侧移位与完整的骨膜袖（箭头）

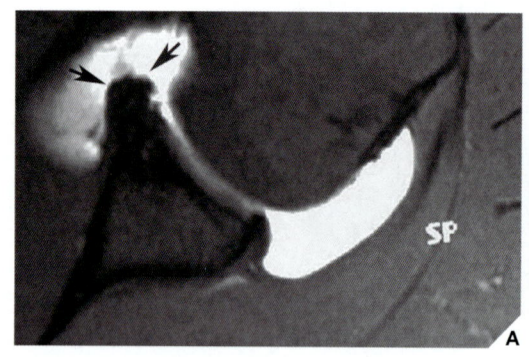
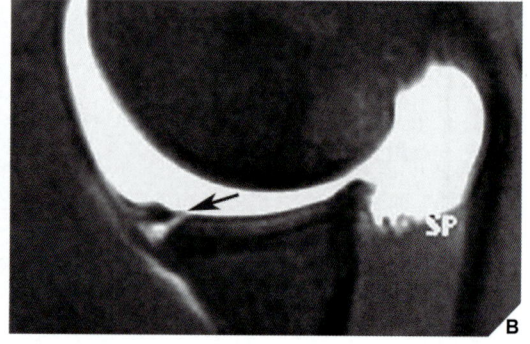

图5-76　Perthes损伤的MRI表现

一位年轻男性，摔倒时手臂伸出着地，肩关节前方不稳定。A. MRa轴位T$_1$加权脂肪抑制序列图像示前盂唇增厚（箭头），但是没有显示撕脱。B. 上臂外展外旋位MRa斜轴位T$_1$加权图像示前盂唇从关节盂上分离（箭头）

（5）SLAP损伤：软骨盂唇上部损伤时，肱二头肌长头腱在盂上结节处盂唇上附着部的任何一侧损伤，称为SLAP损伤（上盂唇的前、后撕裂），由上肢突然被动外展引起。常见于体育活动如网球、排球或棒球，偶尔此种创伤也可在跌落上臂外伸、肩关节外展并轻度前屈的状态下受撞击时发生。SLAP损伤分为4型（图5-77）。Ⅰ型最少见（10%），包括盂唇上部不规则的退行性磨损。此型损伤中，盂唇与关节盂缘保持牢固附着。Ⅱ型最常见（40%），包括盂唇上部分离至盂肱中韧带水平及肱二头肌长头腱自关节盂缘分离。Ⅲ型（30%）包括盂唇上部的桶柄样撕裂，而肱二头肌长头腱的附着部完整。Ⅳ型（15%）包括上盂唇桶柄样撕裂延伸至肱二头肌长头腱。最近描述了一些其他类型的SLAP损伤。然而，Helms等从实用的角度指出，重要的是要明确SLAP损伤是否有上盂唇的部分层厚撕裂或全层厚撕裂（桶柄样撕裂），盂唇是否从关节盂完全分离，以及肱二头肌肌腱是否从盂唇附着处撕脱。SLAP损伤的MRI表现包括T$_2$加权序列盂唇上部的线状高信号（图5-78）；MRa可有造影剂进入撕脱的上盂唇（图5-79～图5-81）。区分正常的盂唇下隐窝和SLAP损伤很困难。盂唇下隐窝是一种正常变异，表现为上盂唇和关节盂边缘部分分离，常位于内侧，朝向患者头侧，平行于关节盂缘，边缘光滑，宽度不超过2mm。它不超过肱二头肌长头腱附着点。相反，SLAP损伤表现为偏向外侧，朝向患者肩部，信号改变一直延续到盂唇内部，边缘不规则，宽度超过2mm。SLAP损伤通常向后延伸，超过肱二头肌长头腱附着点，合并前盂唇撕裂和盂唇旁囊肿（图5-82）。

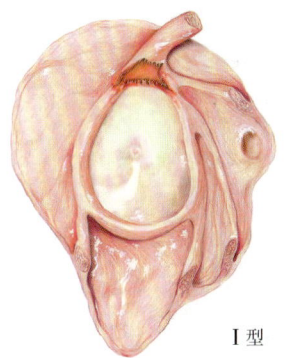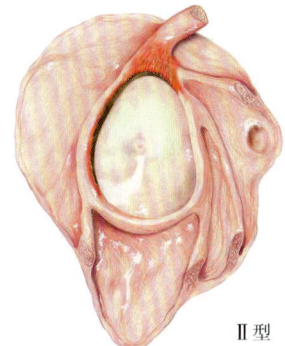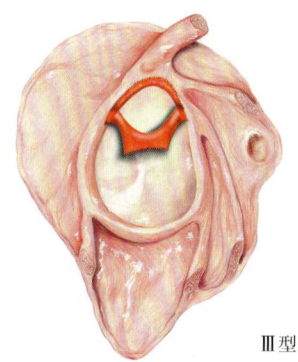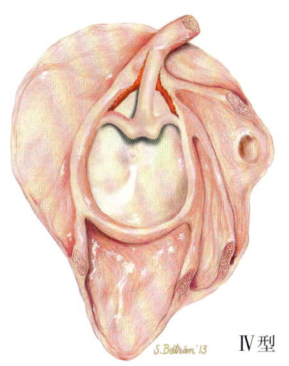

I 型　　　　　　　　　　II 型　　　　　　　　　　III 型　　　　　　　　　　IV 型

图 5-77　SLAP损伤的分型（源自Schneider最初的描述）

I 型：上盂唇退变磨损；II 型：上盂唇从关节盂缘分离；III 型：上盂唇桶柄样撕裂；IV 型：上盂唇桶柄样撕裂延伸至肱二头肌长头腱

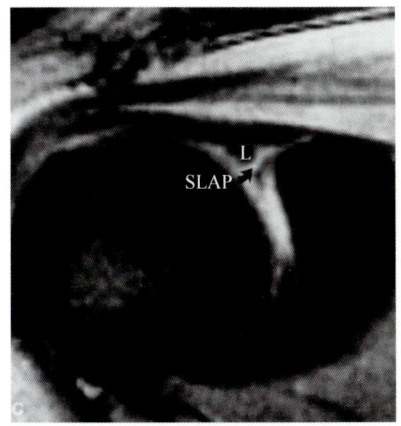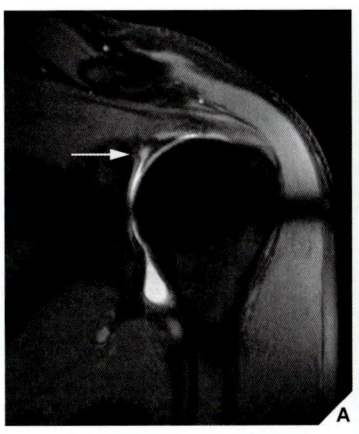

图 5-78　SLAP损伤的MRI表现

MRI斜冠状位T₂*加权图像示 II 型SLAP损伤累及前上盂唇（L）。注意线状高信号延伸穿过盂唇基底部（箭头）

图 5-79　SLAP损伤的MRa表现（1）

A. 左肩关节MRa冠状位T₁加权脂肪抑制序列图像显示上盂唇全层厚撕裂（箭头）。
B. 轴位图像显示盂唇桶柄样撕裂从前面延伸到后面（箭头）

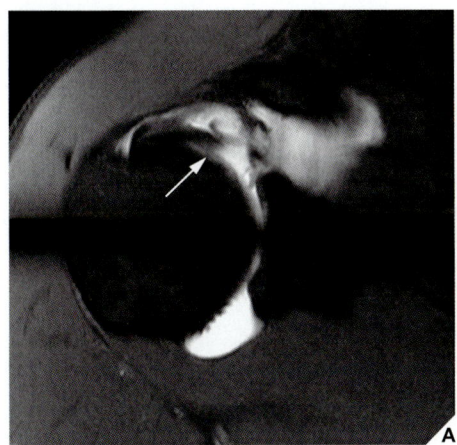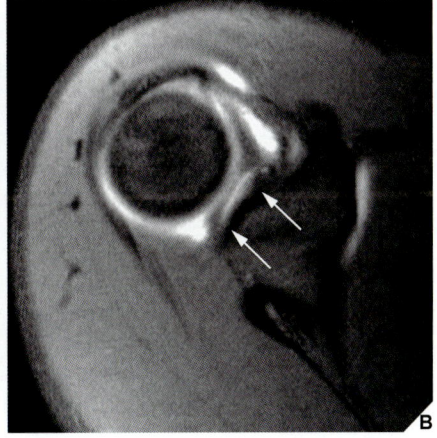

图 5-80　SLAP损伤的MRa表现（2）

A. 右肩关节MRa冠状位T₁加权脂肪抑制序列图像显示上盂唇全层厚撕裂，累及肱二头肌长头腱盂唇锚定点（箭头）。B. 轴位图像显示造影剂进入盂唇与关节盂之间的前后方向的撕裂（箭头）

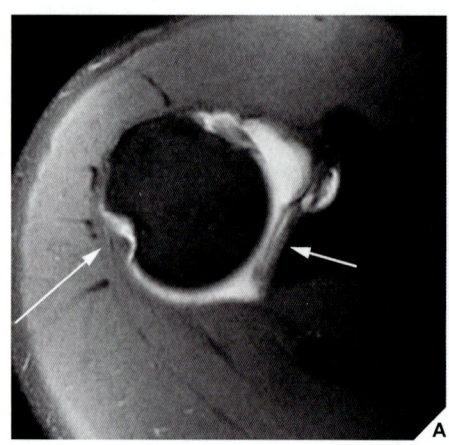
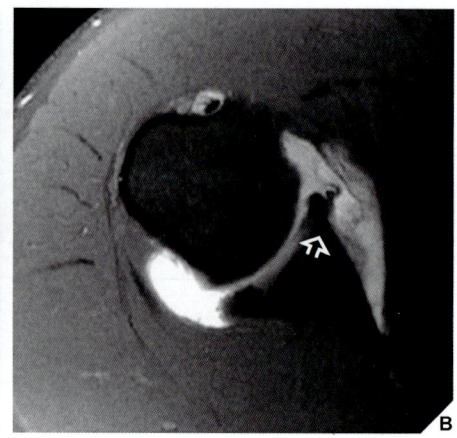

图5-81 SLAP损伤的MRa表现（3）

MRa轴位质子密度加权脂肪抑制序列图像显示盂唇后上部广泛撕裂（短箭头），向前延伸到撕裂的盂肱中韧带（空心箭头）。长箭头所指为Hill-Sachs损伤

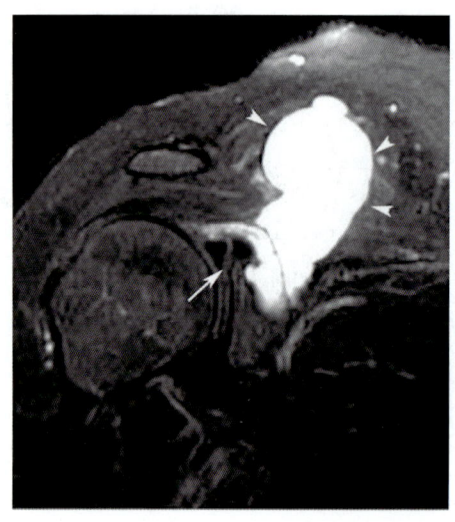

图5-82 SLAP损伤合并巨大盂唇旁囊肿的MRI表现

MRI斜冠状位T$_2$加权图像显示上盂唇撕裂（箭头）和一巨大的盂唇旁囊肿（无尾箭头）延伸到肩胛上切迹及上部

SLAP损伤可合并其他肩关节骨性和软组织病变，包括肩袖部分或全层厚撕裂、Bankart损伤、盂肱关节软骨软化、Buford复合体（盂肱中韧带增厚和前上盂唇先天性缺损）和高级别肩锁关节分离。

（6）GLAD损伤：软骨盂唇前下部损伤合并盂唇软骨断裂即GLAD损伤。常见的损伤机制为跌落时上臂伸出并外展外旋，导致肩关节被动内收，肱骨头撞击相邻关节盂的关节软骨。病变包括盂唇前下部的表浅撕裂，而且常有下部瓣状撕裂，但体格检查时没有前盂肱关节不稳定的表现。盂肱下韧带的深部纤维仍附着于关节盂唇与盂缘。MRa可有效诊断GLAD损伤，表现为前下盂唇的无移位性撕裂伴相邻软骨损伤，可表现为软骨瓣状撕裂和关节软骨的压缩性损伤（图5-83、

图5-84）。

（7）GLOM损伤：GLOM损伤或GLOM征（盂唇卵圆形肿块）为MRI轴位图像上前盂唇部分撕脱。

（8）Bennett损伤：该损伤包括关节盂后缘骨刺，常见于职业投手。在MRI轴位T$_1$加权图像上显示最佳（图5-85）。

（9）Buford复合体：先天性前上盂唇缺失伴盂肱中韧带明显增厚，与盂唇撕裂相似，称为Buford复合体（图5-86）。这种复合体的MRI表现应该和其他正常的解剖变异相鉴别，如前上盂唇撕脱、分离（也称为盂唇下孔），盂唇与关节盂皮质间关节软骨下部分离，或者是关节盂缘与盂唇软骨间的滑膜隐窝（沟）。

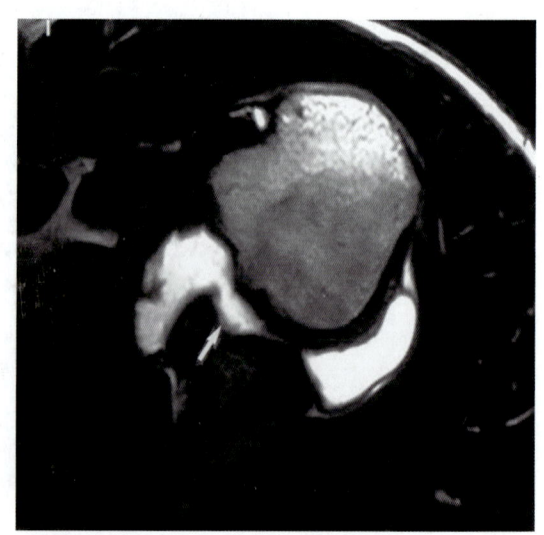

图5-83 GLAD损伤的MRa表现

21岁的职业冰球运动员肩关节前脱位，左肩关节轴位T$_2$加权MRa图像示前下盂唇无移位的撕裂合并骨软骨缺损（箭头）

（由J. Tehranzadeh，MD，Orange，California提供）

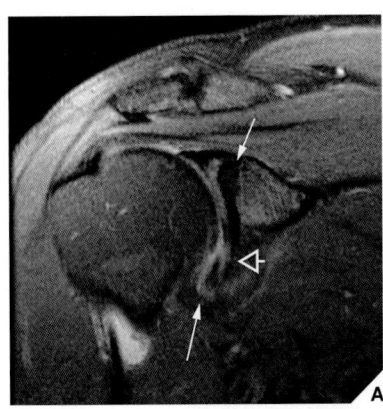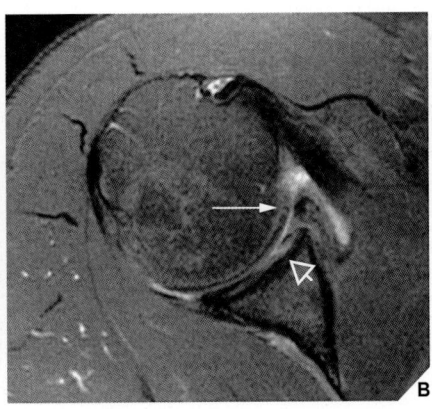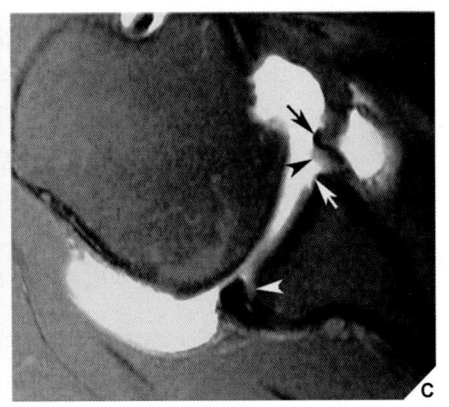

图5-84　GLAD损伤的MRI表现

右肩关节MRI冠状位T₂加权脂肪抑制序列图像（A）示上、下关节盂唇的前部撕裂（箭头）并有关节软骨缺损（空心箭头），在轴位图像（B）上得到证实。另一例患者轴位T₁加权脂肪抑制序列MRa图像（C）示前盂唇撕裂（黑箭头）合并关节软骨部分分离（黑无尾箭头）。注意关节软骨关节盂区域剥脱（白箭头）。该患者同时合并后盂唇撕裂（白无尾箭头）

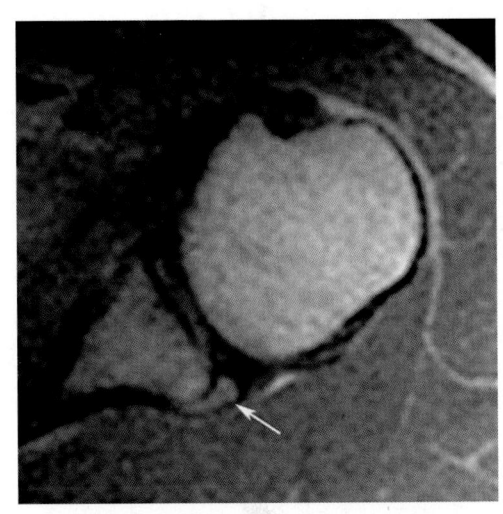

图5-85　Bennett损伤的MRI表现

轴位T₁加权图像示关节盂后面关节囊附着处骨刺样结构形成（箭头）

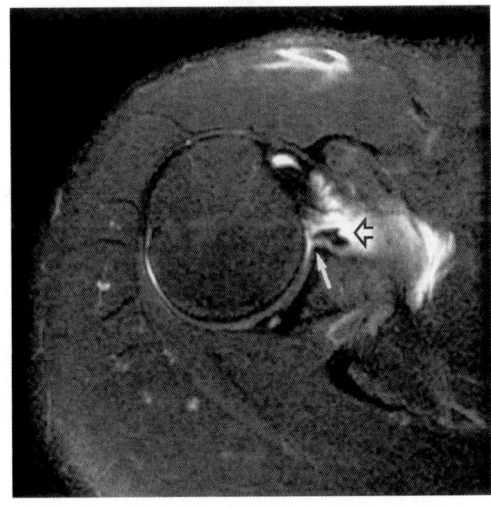

图5-86　Buford复合体的MRa表现

MRa示前上盂唇缺失（箭头）和明显增粗的盂肱中韧带（空心箭头），为Buford复合体的典型表现。这种先天变异可以和盂唇撕裂相似（由 L. Steinbach，MD，San Francisco，California提供）

6. 盂肱韧带损伤　盂肱关节前部有3条盂肱韧带，以维持肩关节前部的稳定性。盂肱下韧带最厚，从盂唇延伸至肱骨解剖颈。盂肱中韧带起始于前盂唇上部，附着在肱骨小结节基底部。盂肱上韧带起始于前上盂唇，远端附着于肱骨小结节上部。肩关节外伤时，所有这些韧带都可以损伤；然而，盂肱下韧带——稳定盂肱关节最重要的结构，最易损伤。

（1）HAGL（humeral avulsion of the glenohumeral ligament）损伤：是指盂肱下韧带从肱骨解剖颈上撕脱。其可由肩关节脱位所致，经常合并肩胛下肌腱撕裂。这种异常可以在轴位、斜冠状位及矢状位MRI或MRa上显示（图5-87、图5-88）。

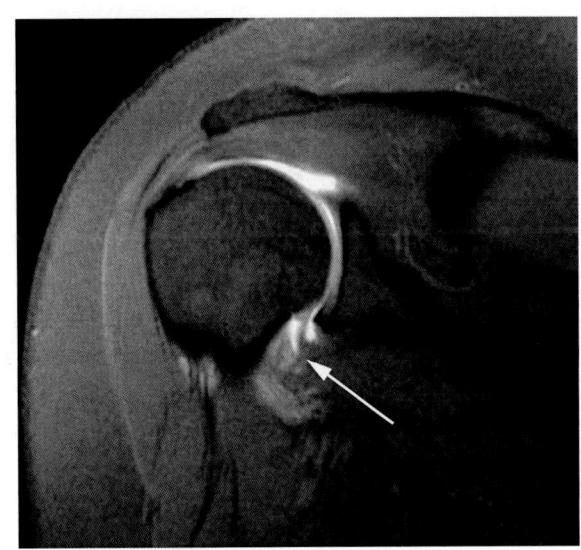

图5-87　HAGL损伤的MRI表现

MRI冠状位质子密度脂肪抑制序列图像示盂肱下韧带从肱骨撕脱（箭头）

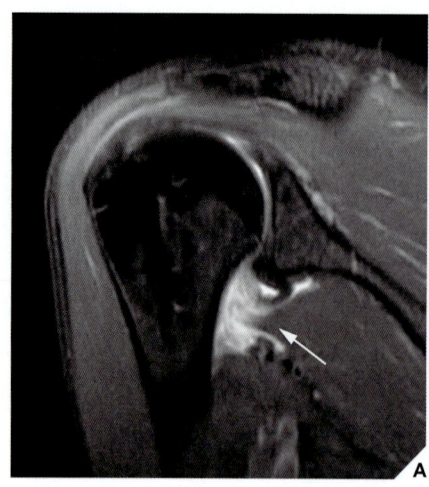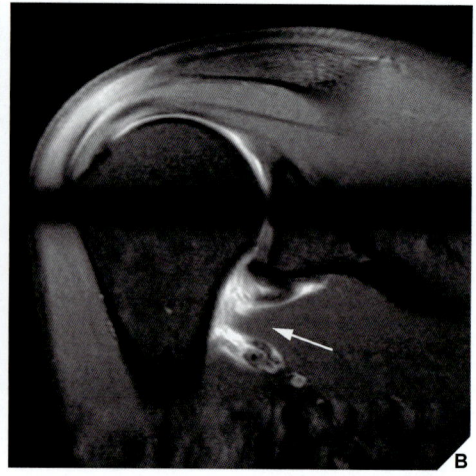

图5-88　HAGL损伤的MRa表现

右肩关节MRa冠状位质子密度加权脂肪抑制序列图像（A）与T₁加权脂肪抑制序列图像（B）示盂肱下韧带肱骨附着部完全断裂（箭头）

（2）骨性HAGL损伤（BHAGL）：与HAGL损伤相似，但是它合并肱骨撕脱骨折。

（3）漂浮AIGHL损伤：是盂肱下韧带前束的关节盂和肱骨附着端撕裂。

（4）GAGL损伤：前盂肱韧带关节盂处撕脱（GAGL）表现为盂肱下韧带前束关节盂附着处的撕裂，在冠状面上显示最佳（图5-89）。

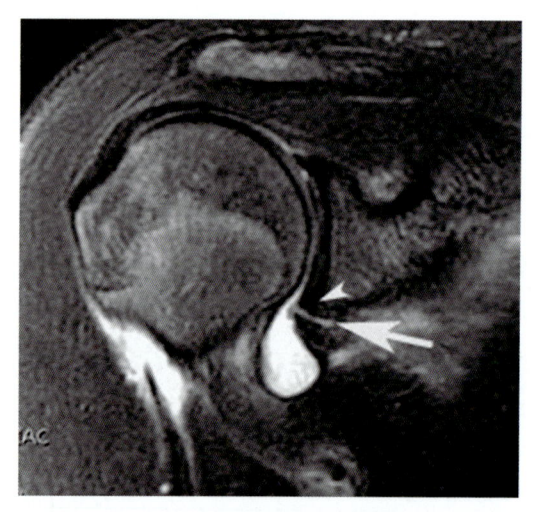

图5-89　GAGL损伤的MRI表现

MRI斜冠状位T₂加权图像示盂肱下韧带前束关节盂附着处撕裂（箭头），下盂唇完整（无尾箭头）

（5）反GAGL损伤：指后盂肱韧带关节盂处的撕脱。

（6）PHAGL损伤：为盂肱下韧带后束的肱骨后部的撕裂（图5-90）。

（7）漂浮PIGHL损伤：盂肱下韧带后束的肱骨和关节盂附着处的撕脱。

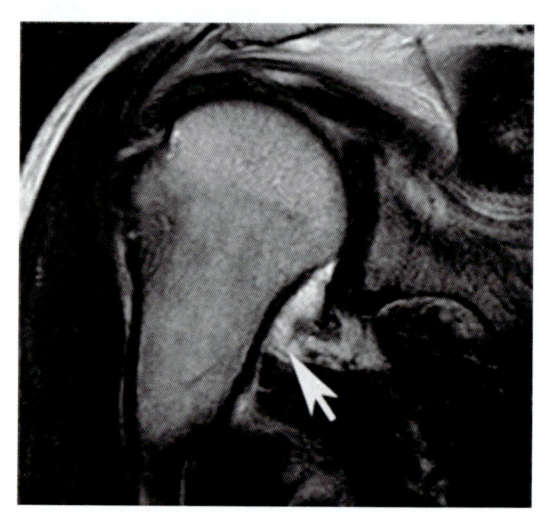

图5-90　PHAGL损伤的MRI表现

MRI斜冠状位T₂加权图像示盂肱下韧带后束肱骨附着处撕裂（箭头）

7. 其他创伤性异常

（1）粘连性关节囊炎：也称"冻结肩"，常由关节囊和肩关节周围关节软骨创伤后粘连性炎症造成。临床上表现为肩关节进行性疼痛、僵硬，以及肩关节被动与主动活动受限。

Neviaser最先描述了该病的4个阶段，后又根据关节镜的标准进行了修改。Ⅰ期表现为被动和主动活动时疼痛，并伴有前屈、外展、内外旋运动受限，但是麻醉后检查示运动正常或只有轻微运动范围减少。关节镜检查示盂肱关节弥漫性滑膜炎，但是关节囊内正常。病理检查示肥厚性滑膜炎，偶见炎症细胞浸润。Ⅱ期表现为被动与主动活动时疼痛，运动范围受限同Ⅰ期，与患者清醒状态下相比，麻醉后检查的运动范围没有改变，关节镜检查示弥漫性、肥厚性滑膜炎伴关节囊增厚。病理检查示肥厚性、富血管性滑膜炎伴滑膜下瘢痕和纤维组织增生。Ⅲ期表现为轻度疼痛，但是运动范围受限更明显，麻醉下运动范围没有改变。关节镜检查没有丰富血管，但是仍有滑膜纤维化及关节囊容积明显减小。病理检查示萎缩性滑膜炎及关节囊内致密瘢痕形成。Ⅳ期表现为

轻微疼痛及运动范围进行性改善。

X线影像仅可见继发的失用性关节周围骨质疏松，不足以做出诊断，当怀疑有此异常时，应选择单对比或双对比关节造影。造影图像可显示关节囊容积减小，甚至腋隐窝与肩胛下隐窝闭塞，为诊断粘连性关节囊炎的征象（图5-91）。

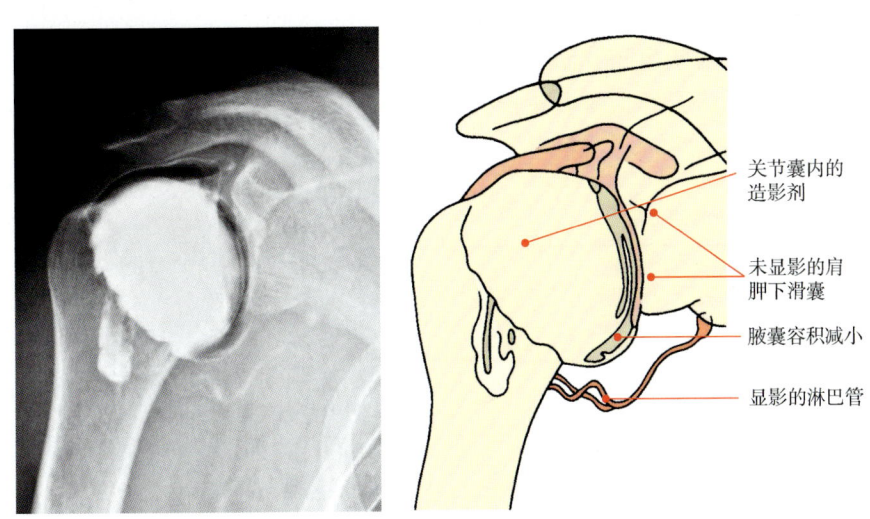

关节囊内的
造影剂

未显影的肩
胛下滑囊

腋囊容积减小

显影的淋巴管

图5-91　粘连性关节囊炎的关节造影表现
肩关节双对比关节造影示"冻结肩"的典型表现。腋囊容积明显减小，肩胛下隐窝始终未显影，由于关节内压增高，淋巴管内充盈造影剂

MRI常用于诊断肩关节粘连性关节囊炎。Emig等报道，MRI显示关节囊增厚及腋隐窝滑膜厚度大于4mm时对诊断粘连性关节囊炎很有帮助。其他MRI征象包括喙肩韧带增厚和肩袖间隙水平脂肪信号消失（图5-92）。

（2）肩锁关节分离：肩锁关节损伤常见于

15～40岁患者，在体育运动时发生，常造成肩锁关节分离（脱位）。不同外力均可引起肩锁关节损伤。最常见的是肩外侧遭受向下的打击，将肩峰向下（足侧）推动；其他还有上臂牵伸，将肩关节拉离胸壁；跌倒时伸出的手着地或肘部屈曲同时上臂前屈90°时着地等。

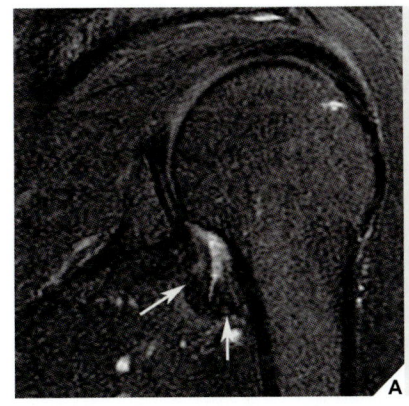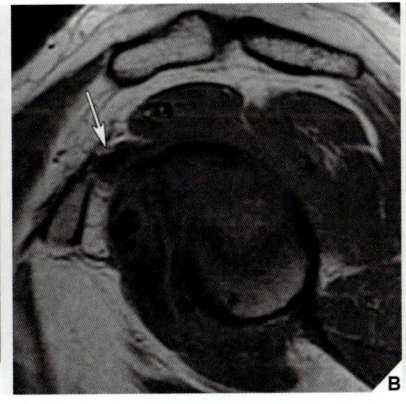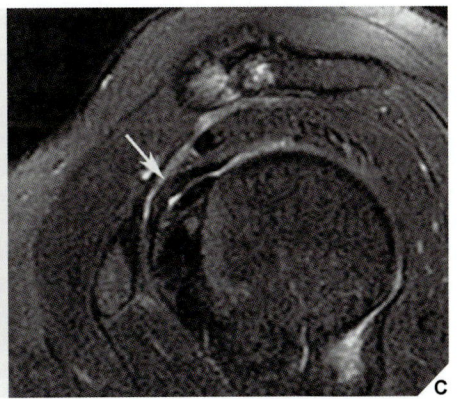

图5-92　"冻结肩"的MRI表现
A. 左肩关节MRI斜冠状位T_2加权脂肪抑制序列图像显示关节囊的腋隐窝增厚（箭头），厚度超过4mm。B. MRI斜矢状位质子密度加权图像显示肩袖间隙正常脂肪信号消失，喙肱韧带增厚（箭头）。C. MRI斜矢状位T_2加权脂肪抑制序列图像显示喙肱韧带更远侧部分明显增厚（箭头）

无论创伤的机制如何，随着施加外力的严重程度不同，肩锁韧带与喙锁韧带损伤的程度不同，从肩锁韧带轻度扭伤到中度扭伤，包括肩锁韧带撕裂与喙锁韧带扭伤，再到以喙锁韧带撕裂为特征的重度扭伤，继发肩锁关节脱位（表5-4）。重要的是，如Rockwood和Green所指出的，虽然可伴有锁骨远端向头侧一定程度的移位，但此型损伤的主要畸形不是锁骨的抬高，而是肩胛骨与上肢向下移位（图5-93），临床症状也随着创伤的严重程度而不同；患者主诉可从关节压痛、肿胀与轻度运动受限到上肢完全不能外展。

表5-4 肩锁关节分离的分级

分级	X线和MRI影像学特征
I	肩锁关节间隙轻度增宽，正常值为0.3～0.8cm 喙锁间隙在正常值1.0～1.3cm以内，MRI可显示关节囊周围水肿
II	肩锁关节间隙增宽至1.0～1.5cm 喙锁间隙增大25%～50% MRI显示关节囊周围水肿，肩锁关节间隙增宽，喙锁韧带水肿但没有撕裂。可能有骨髓水肿
III	肩锁关节间隙明显增宽至1.5cm或以上 喙锁间隙增大50%或以上 肩锁关节脱位 锁骨远端明显向头侧移位 其他MRI表现包括喙锁韧带断裂，偶见三角肌和斜方肌从锁骨远端撕脱
IV	锁骨的肩峰端后脱位，肩胛骨向前下方脱位。喙锁韧带及关节囊撕裂
V	斜方肌和三角肌在锁骨与肩峰附着端完全剥离，肩胛骨向下移位。锁骨的肩峰端向头侧移位。喙锁韧带及关节囊撕裂
VI	锁骨的肩峰端向下移位，朝向肩峰和喙突。喙锁韧带及关节囊撕裂

怀疑肩锁关节脱位时，X线管向头侧倾角15°的肩关节前后位投照容易做出诊断（见图5-13）。常需要做应力位摄片，在每侧前臂悬吊5～10磅（2.27～4.54kg）的重量，做肩的双侧对照性检查有助于诊断。

放射学检查也可以根据喙突、锁骨与肩峰的正常关系对肩锁关节分离进行定量分析（图5-94）。正常时，喙突与锁骨下面的距离（称为喙锁间隙）为1.0～1.3cm；锁骨与肩峰的关节间隙为0.3～0.8cm。这些间隙的增宽程度有助于确定损伤的严重程度。例如，与对侧肩关节比较，喙锁间

隙增宽0.5cm或增宽50%以上，为Ⅲ级肩锁关节分离（脱位）的特征（图5-95）。

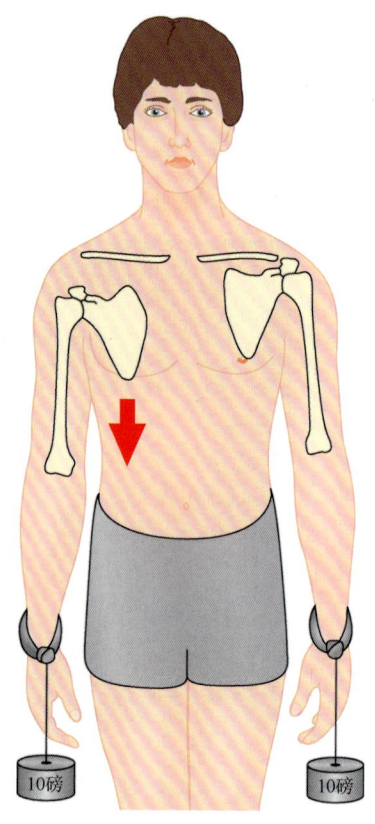

图5-93 肩锁关节分离

肩锁分离的主要畸形为肩胛骨（箭头）与上肢向下移位，受累侧锁骨保持在与未受累侧锁骨相同的水平上；10磅约4.54kg（经允许引自Rockwood CA Jr, Green DO, Bucholz RW. *Rockwood and Green's fractures in adults*, vol.2, 3rd ed. Philadelphia: JP Lippincott; 1991.）

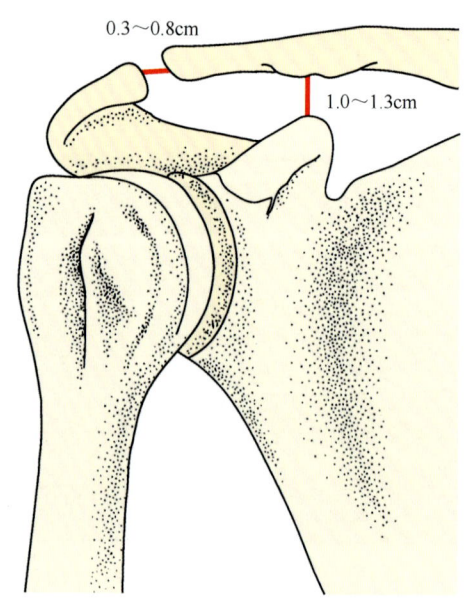

图5-94 正常范围

图示正常喙突与锁骨下方的关系（喙锁间隙）及肩锁关节间隙的正常宽度

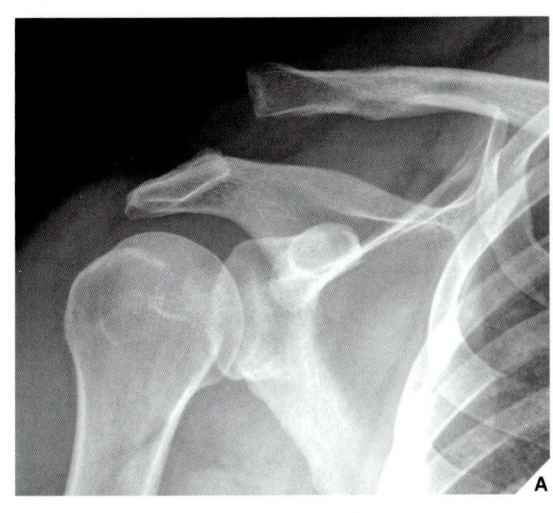
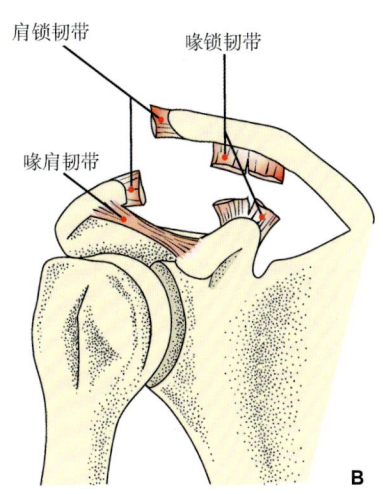

图 5-95 肩锁关节脱位

肩关节前后位（A）图像显示锁骨远端向头侧移位，肩锁关节及喙锁间隙增宽。畸形明显可见，喙锁韧带与肩锁韧带撕裂伴肩锁关节脱位（B），为Ⅲ级肩锁关节分离（严重扭伤）的特征

Tossy 等提供了一种从实用角度对肩锁关节损伤进行分类的方法。Ⅰ级代表挫伤或拉伤，肩锁关节下缘无偏移。Ⅱ级的偏移或重叠小于 50%。它被细分为喙锁韧带斜方部扭伤或部分撕裂的ⅡA 型和累及喙锁韧带锥状部及斜方部的ⅡB型。当重叠超过 50% 时，诊断为Ⅲ级。喙锁间隙明显增加，喙锁韧带完全撕裂。

最近，Antonio 和他的同事提出肩锁关节损伤的MRI分型（图5-96）。Ⅰ型，肩锁韧带扭伤，但是喙锁韧带完整。MRI没有特异性发现。Ⅱ型，肩锁韧带断裂，但喙锁韧带只是扭伤。MRI示喙锁韧带水肿，其纤维尚连续。锁骨肩峰端和肩峰可以有骨髓水肿。MRI斜矢状位图像能很好地显示。Ⅲ型，肩锁关节完全脱位，喙锁韧带断裂。三角肌与斜方肌从锁骨远端分离。MRI斜冠状位与斜矢状位图像对诊断这种损伤最有效（图5-97）。

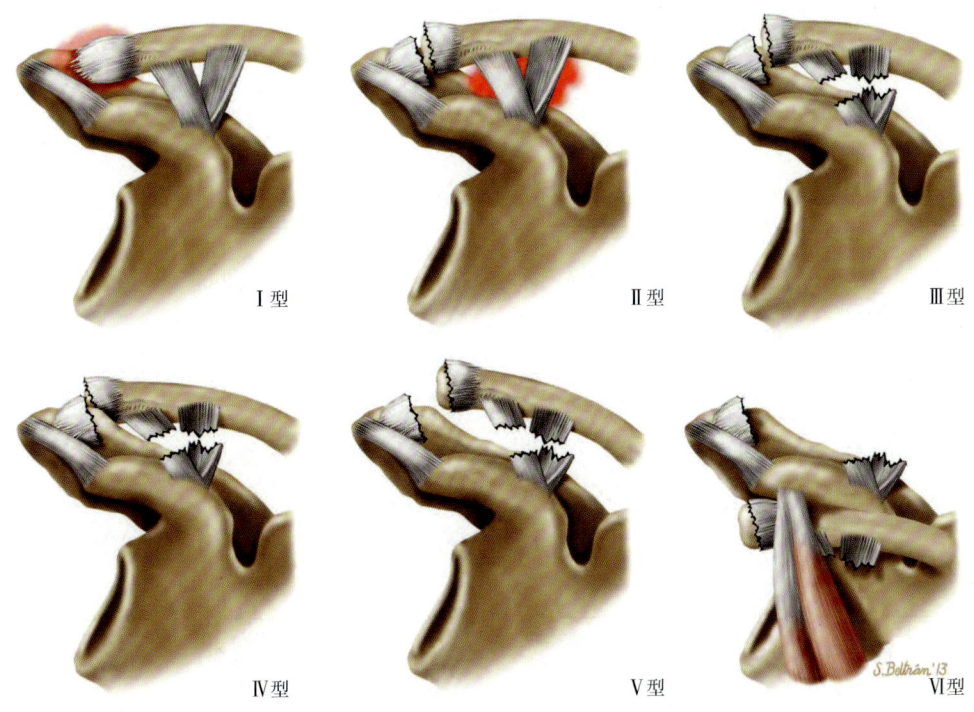

图 5-96 肩锁关节分离的分型

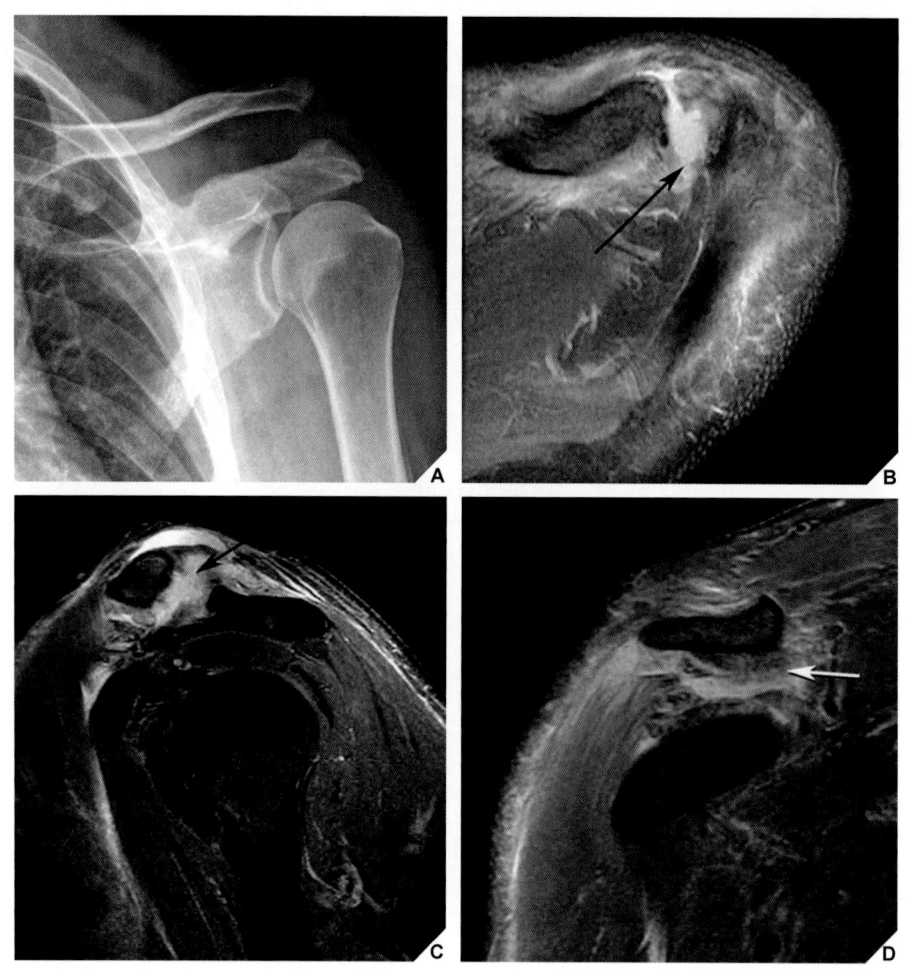

图5-97　Ⅲ型肩锁关节分离的MRI表现

A. 左肩关节前后位X线片显示锁骨向头侧脱位。注意喙锁间隙增加。B. 轴位T$_2$加权脂肪抑制序列MRI显示肩锁关节分离，关节积液（箭头）和关节囊周围水肿。C. 斜矢状位T$_2$加权脂肪抑制序列MRI显示锁骨向头侧脱位伴有关节积液和关节囊周围水肿（箭头）。D. 斜冠状位T$_2$加权脂肪抑制序列MRI显示喙锁韧带撕裂伴局灶性水肿（箭头）

Ⅳ型，锁骨肩峰端向后脱位，肩胛骨向前下移位。MRI轴位图像诊断这种类型的损伤最有效。Ⅴ型与Ⅲ型相似，但是更严重。斜方肌与三角肌从锁骨与肩峰的附着点上完全剥脱，肩胛骨向下移位。锁骨肩峰端向头侧移位。MRI冠状位、斜矢状位与轴位图像可以很好地显示此损伤。最少见的是Ⅵ型，锁骨肩峰端向下移位朝向肩峰与喙突。

（3）胸锁关节脱位：这种损伤通常是肩部直接或间接撞击的结果，最常见于机动车碰撞、运动损伤和肩部摔倒。此损伤可为前脱位或后脱位，前脱位更常见，由推动肩部向后和锁骨胸骨端向前的力引起，锁骨内侧端（胸骨端）移位至胸骨柄前方。后脱位（胸骨后脱位）可引起更多的问题，因为移位的锁骨会损伤重要的器官，如上纵隔的大血管及神经、气管或食管，后脱位常合并骨折。X线片常不能有效显示损伤，虽然Rockwood提出的"S"位偶尔有效（图5-98），但是在这种投照体位上，如果是前脱位，受伤的锁骨会向更高（头侧）方向突出；如果是后脱位，较没有受伤的对侧锁骨低（尾侧）。然而，显示胸锁关节及损伤最有效的成像方法是CT与三维CT图像（图5-99、图5-100）。

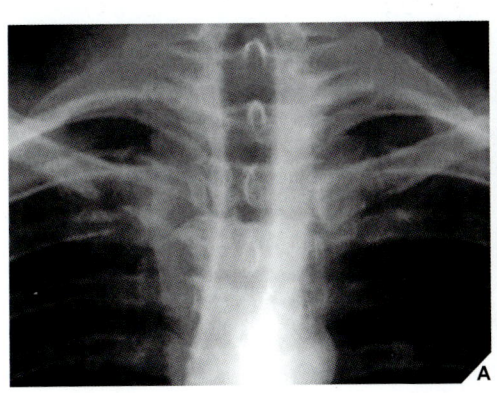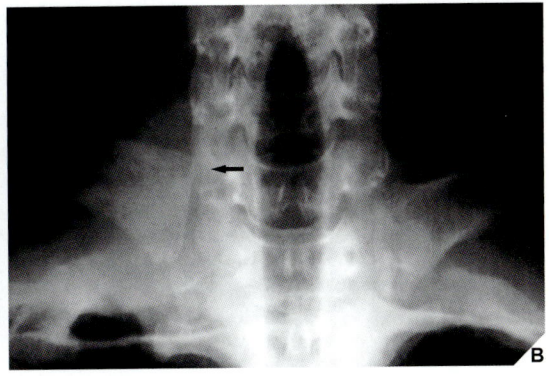

图 5-98　胸锁关节脱位

A. 胸锁关节前后位 X 线片未见明显异常。B. 患者仰卧在检查床上，中心线指向胸骨柄，X 线球管向头侧成 40° 角，示右侧锁骨胸骨端相对于对侧锁骨向上（头侧）突出（箭头），为肩锁关节前脱位的特征性表现

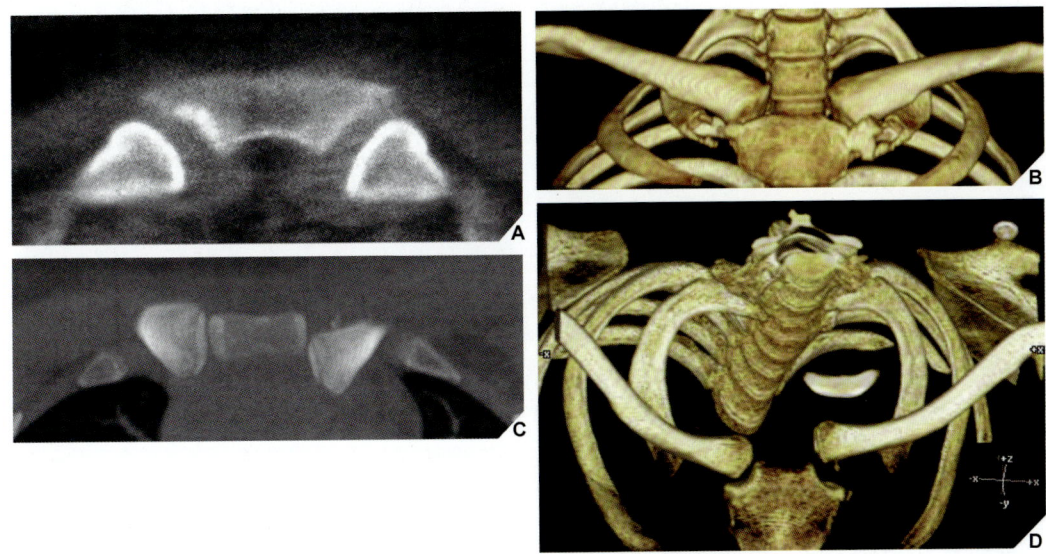

图 5-99　胸锁关节脱位的 CT 和三维 CT 表现

CT 轴位层面（A）与表面遮盖法三维 CT 重建图像（B）示正常胸锁关节。20 岁女性交通事故后的轴位 CT（C）和三维 CT（D）图像示左侧胸锁关节向后半脱位

（4）锁骨远端创伤后骨质溶解：肩部创伤后（如肩锁关节扭伤），偶尔可发生锁骨远端（肩峰端）骨质吸收。溶骨过程中常伴有轻度到中度疼痛，多发生于创伤后 2 个月内。最初的 X 线表现包括软组织肿胀与关节周围骨质疏松，伴锁骨肩峰端轮廓轻度不规则（图 5-101）。此后小的溶骨病变进展（图 5-102）。MRI 水敏感序列表现为锁骨肩峰端与骨髓水肿相关的信号增高，边缘不规则，肩锁关节内积液（图 5-103）。在晚期，锁骨远端骨吸收将导致肩锁关节间隙明显增宽（图 5-104）。

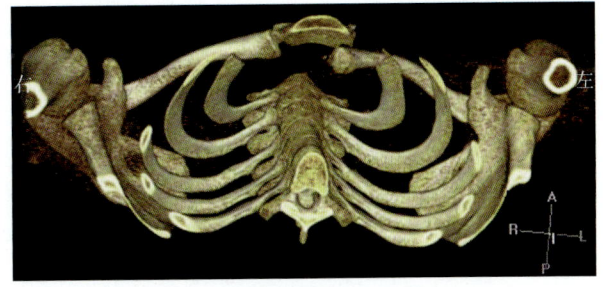

图 5-100　胸锁关节脱位的三维 CT 表现

26 岁女性，交通事故后表面遮盖法三维 CT 重建图像从尾侧向头侧观察，可见左侧胸锁关节后脱位

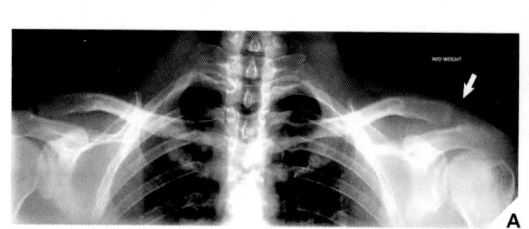
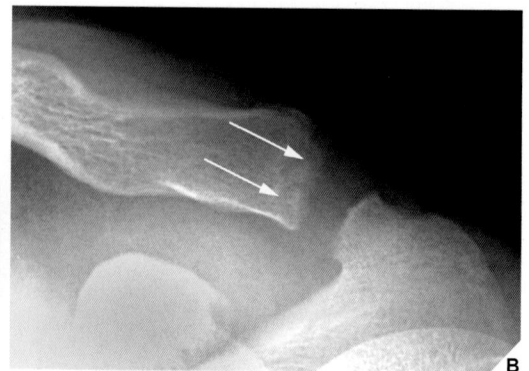

图5-101 创伤后锁骨远端骨质溶解——早期表现

A. 双侧锁骨前后位X线片示左侧肩锁关节间隙轻度增宽（箭头）。B. 左侧肩锁关节俯视图显示关节周围骨质疏松与锁骨肩峰端轮廓不规则伴小透光区（箭头）

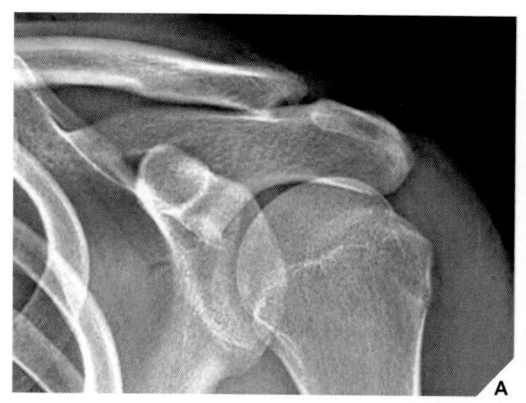
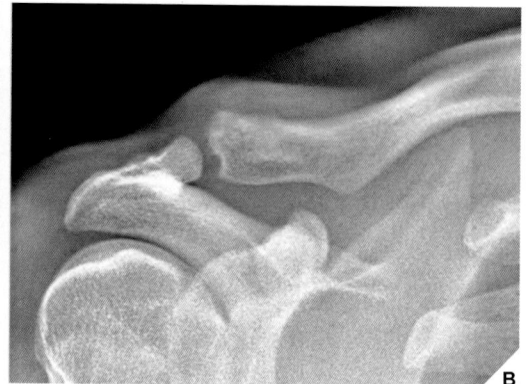

图5-102 锁骨远端创伤后骨质溶解

A. 20岁男性，5个月前踢足球受伤后肩关节痛，左肩关节前后位X线片示锁骨肩峰端骨质侵蚀。B. 22岁橄榄球运动员，肩关节疼痛持续6个月，右肩锁关节前后位X线片（X线球管向头侧成15°角）示锁骨远端类似的骨质侵蚀改变

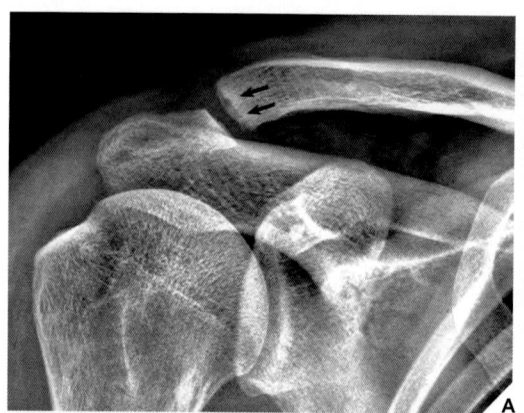
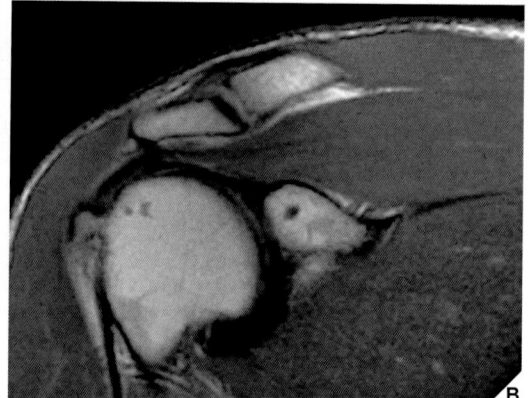

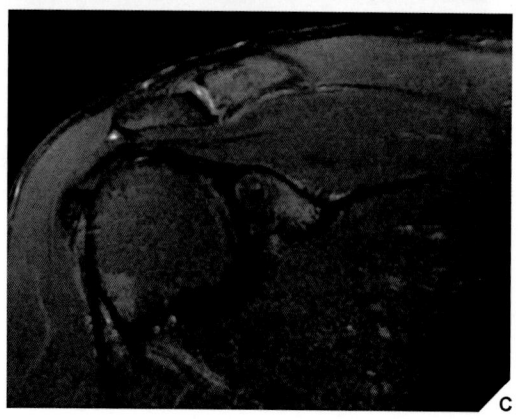

图5-103 锁骨远端创伤后骨质溶解的MRI表现

32岁举重运动员，右肩疼痛持续4个月。A. 前后位X线片示锁骨肩峰端轻微的骨质侵蚀改变（箭头）。B. 冠状位T₁加权MRI示锁骨远端形态不规则。C. 冠状位质子密度加权脂肪抑制序列图像示锁骨远端信号增高，肩锁关节内有积液

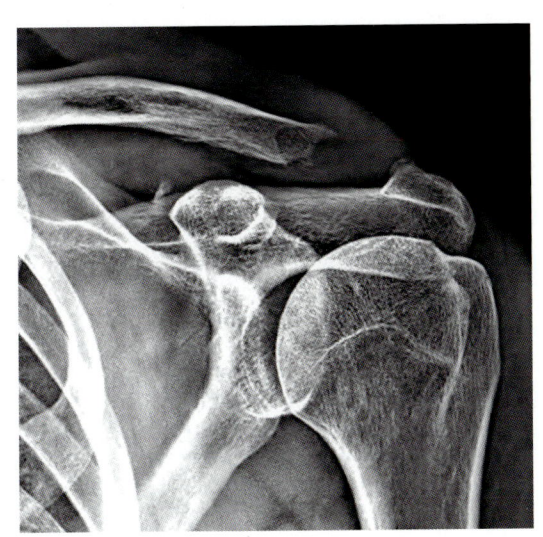

图 5-104　锁骨远端创伤后骨质溶解——晚期表现

59岁男性，12个月前摔倒后左肩关节受伤，打网球时伤处疼痛。左肩关节前后位X线片示继发于锁骨远端骨质吸收后的肩锁关节间隙明显增宽，即创伤后骨质溶解典型的影像学表现

二、肩关节神经压迫和卡压

（一）肩胛上神经综合征

肩胛上神经走行在肩胛上切迹里，延伸至冈盂切迹，发出分支支配冈上肌和冈下肌。肩胛上神经是混合运动和感觉神经，提供冈上肌和冈下肌的运动纤维及盂肱关节和肩锁关节的痛觉纤维。肩胛上神经综合征由其走行区域某些点受压引起（图5-105）。大多数患者诉肩关节、颈部、前胸或这些解剖部位的非特异性疼痛，后期，冈上肌与冈下肌可能发生严重力弱与萎缩。肩胛上神经损伤和卡压有多种原因，包括肩胛骨或肱骨骨折、肩关节前脱位、肩胛横韧带增厚、肩袖肌腱炎及各种各样的恶性与良性肿瘤。后者最常见的肿块是肩胛上切迹和（或）冈盂切迹腱鞘囊肿（图5-106）。诊断肩胛上神经综合征最有效的检查技术是MRI，该检查可区别不同病因所致的肩胛上神经综合征并提供解剖信息，如果病变累及肩胛上神经分支近端，可在单个肌肉分支或两个肌肉分支均受压的情况下，显示冈上肌或冈下肌萎缩。

（二）四边孔综合征

四边孔是位于盂肱关节囊下部正下方的间隙，外侧是肱骨近端内侧皮质，上方为小圆肌，内侧

为肱三头肌长头，下方为大圆肌上缘。该间隙包含旋后动脉、静脉和腋神经，腋神经是臂丛神经上干后束的一个分支，含有C_5和C_6神经根的纤维。腋神经是一种运动和感觉神经，为三角肌和小圆肌提供神经支配。一个小的关节支为盂肱关节提供神经支配。外伤（肱骨头前下脱位）或占位性病变（如软组织肿块、肱骨头下大骨赘或肱骨近端内侧骨软骨瘤）可损伤腋神经。像投掷运动员这样的重复手臂过头活动也会导致腋神经牵拉损伤。MRI可以显示小圆肌去神经支配的早期改变（水肿）和晚期改变（萎缩）。三角肌支较少受累（图5-107）。

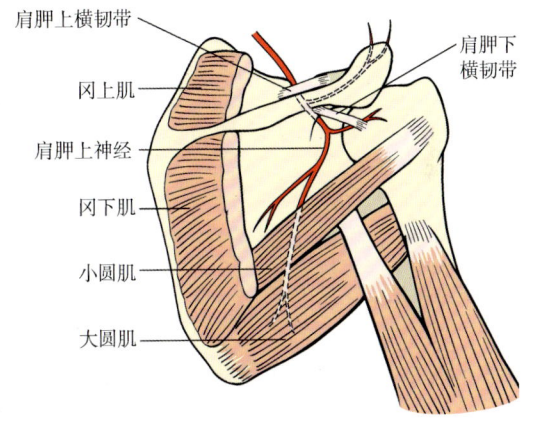

图 5-105　肩胛上神经

右侧肩胛骨后方的肩胛上神经走行

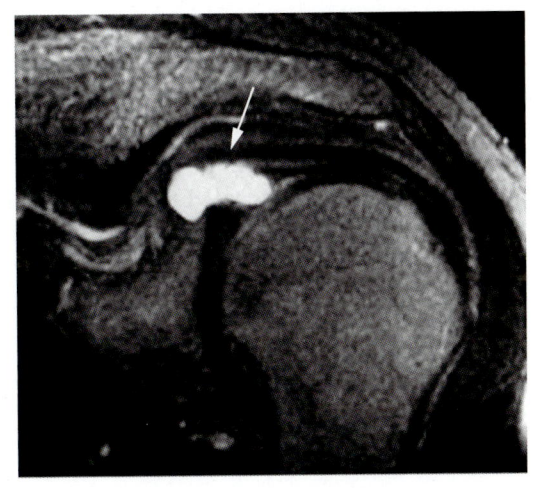

图 5-106　冈盂切迹腱鞘囊肿

50岁男性，左肩关节冠状位T_2加权MRI示高信号分叶状肿块（箭头）位于肩胛骨冈盂切迹内，导致肩胛上神经综合征（经允许引自Gerscovich EO，Greenspan A.Magnetic resonance imaging in the diagnosis of suprascapular nerve syndrome. *Can Assoc Radiol J* 1993；44：307-309. Copyright©1993 Canadian Association of Radiologists.）

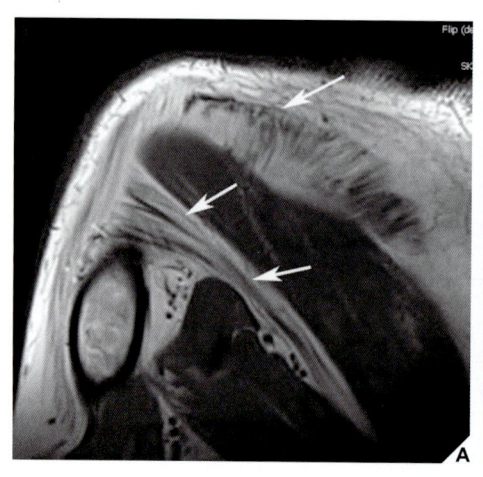
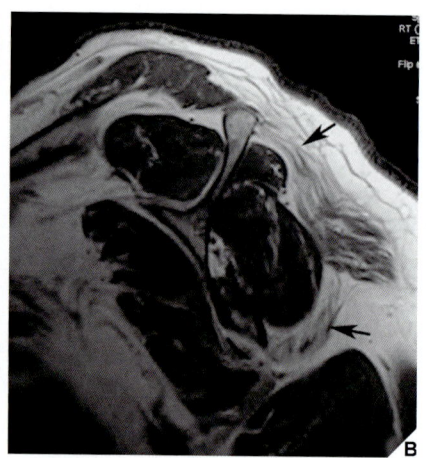

图 5-107 四边孔综合征

右肩关节斜冠状位（A）和斜矢状位（B）MRI显示三角肌和小圆肌的脂肪性萎缩（箭头）。虽然四边孔间隙未见病变，但三角肌和小圆肌选择性萎缩提示腋神经损伤

（三）Parsonage-Turner 综合征（特发性臂丛神经病、神经痛性肌萎缩）

这是一种罕见的疾病，包括一系列症状，如肩痛（通常是单侧的）突然发作，然后是进行性运动无力、感觉迟钝和麻木。它可能与各种病因有关，包括病毒感染、创伤、术后和疫苗接种。从影像学的角度来看，MRI 可以显示臂丛神经炎和受累肌肉水肿或萎缩，通常是三角肌、肩袖和斜方肌，但其他组肌肉也可能受到影响。颈部淋巴结病变等软组织肿块也可引起臂丛神经压迫性神经病变，导致 Parsonage-Turner 综合征（图 5-108）。

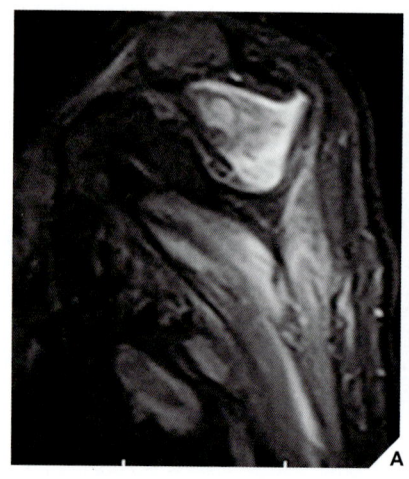
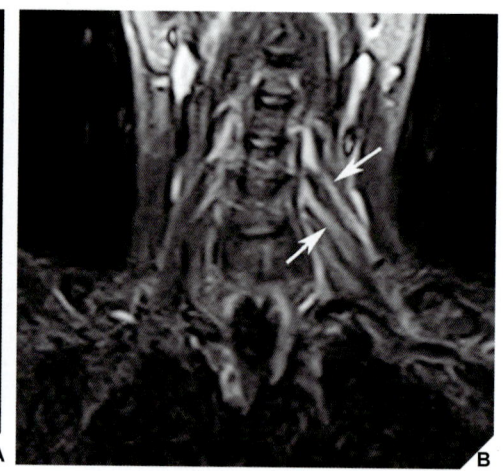

图 5-108 Parsonage-Turner 综合征

A. 左肩关节矢状位T₂加权脂肪抑制序列MRI显示冈上肌、冈下肌、肩胛下肌水肿，没有周围水肿，表明早期去神经支配，不遵循周围神经病变的模式。B. 臂丛神经的冠状位T₂加权脂肪抑制序列MRI显示左臂丛神经干和分支的大小增加及信号强度增强（箭头），与臂丛神经病变一致

（四）前锯肌麻痹（翼状肩胛骨）

前锯肌由源自C₅和C₆神经根的胸长神经支配。前锯肌麻痹病例的报道见于射箭、棒球、篮球、健美、举重、保龄球、足球、高尔夫球、体操、曲棍球、网球和摔跤等各种运动的专业和业余运动员。芭蕾舞演员中也有报道。前锯肌麻痹是一种罕见的疾病，导致上肢功能活动受限。病因有多种，包括外伤性、医源性和特发性，最常导致前锯肌、斜方肌或菱形肌的神经损伤和麻痹。通过视诊很容易做出诊断，前锯肌麻痹导致肩胛骨内侧翼状突出，这与斜方肌和菱形肌麻痹导致

的外侧翼状突出形成对比。大多数前锯肌麻痹病例会在24个月内自行消退，而斜方肌麻痹的保守治疗效果较差。MRI可显示前锯肌早期去神经性水肿或萎缩（图5-109）。

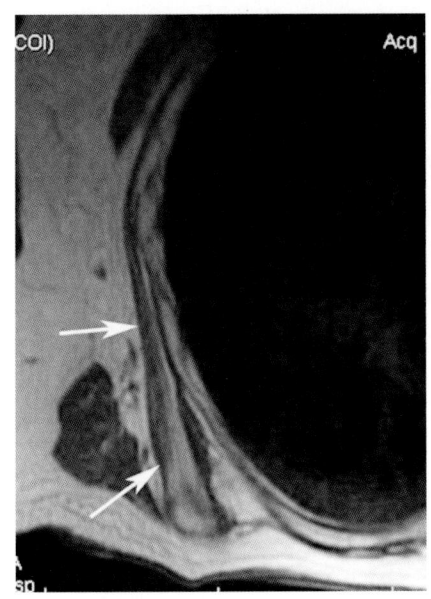

图5-109　前锯肌麻痹

轴位T₁加权MRI示前锯肌萎缩并伴有脂肪浸润（箭头）

三、术后肩关节

常用的手术方法包括肩袖撕裂修补、上关节囊重建术、肩峰下解压术、肱二头肌肌腱切断术、肌腱固定术和盂唇修复术，或根据术前评估而定的联合手术方式。肩关节手术可以通过开放性手术或关节镜手术进行。这两种手术方式都有各自的适应证和优缺点。开放性手术的优势包括远期疗效较好，术中能更好地观察肩袖和肩峰下间隙，且手术的操作实施容易；劣势为手术复发率增加、复原时间较长和需要剥离三角肌。关节镜手术的优势包括合并症少、切口小、关节内视野更好及降低术后复发率和疼痛。

肩袖病变的手术方法包括肩峰下解压术伴或不伴锁骨远端的切除（Mumford手术）（图5-110），合并或不合并喙肩韧带切除或松解（图5-111），以及肩袖清创术或肌腱修复（图5-112）。简单的肩袖清创术用于年轻患者和肩袖部分撕裂患者。小的撕裂伤可以通过关节镜进行肩袖修复，而开放性手术适用于较大的全层厚撕裂，且常合并肩峰下解压术和肩峰成形术。然而，Burkhart等基于

撕裂的形状（U形、C形或L形）（图5-113）已经开发了用于巨大肩袖修复的关节镜技术。

肩袖修复手术的技术不断更新。肩袖修复的补片来源于自体移植材料（阔筋膜）、同种异体移植材料（非细胞人类真皮）、异种移植（猪真皮、牛跟腱）或合成移植物（聚左旋乳酸，PLLA）。当担心愈合时或当肩袖存在通过初级手术无法修复的缺损时，这些补片增强技术可能适用于可修复的肩袖撕裂。

肩袖不可修复的严重撕裂且无明显关节病的年轻患者可进行上关节囊重建。该技术基于从上关节盂到肱骨大结节放置移植物，并与相邻完整的肩袖肌肉和肌腱并排。

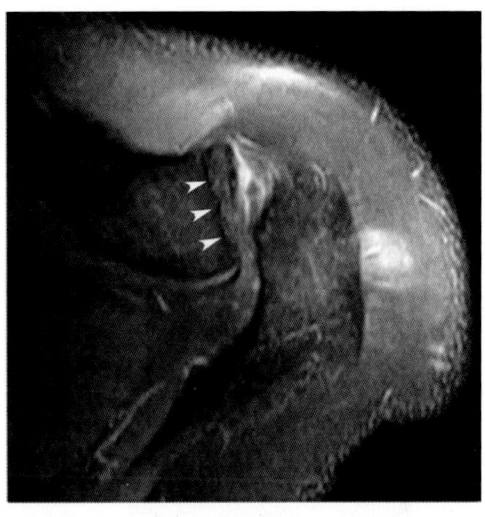

图5-110　锁骨远端切除术（Mumford手术）

MRI轴位梯度回波序列图像示手术切除锁骨远端（无尾箭头）

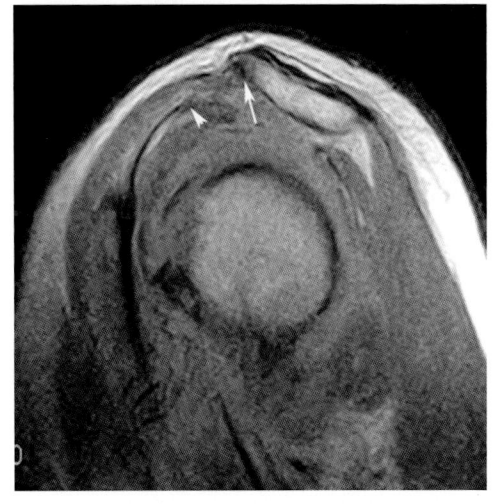

图5-111　肩峰成形术和喙肩韧带松解

斜矢状位质子密度加权MRI示与肩峰成形术和肩峰下解压有关的肩峰前外侧变薄（箭头）。注意喙肩韧带不连续（无尾箭头）与韧带松解有关

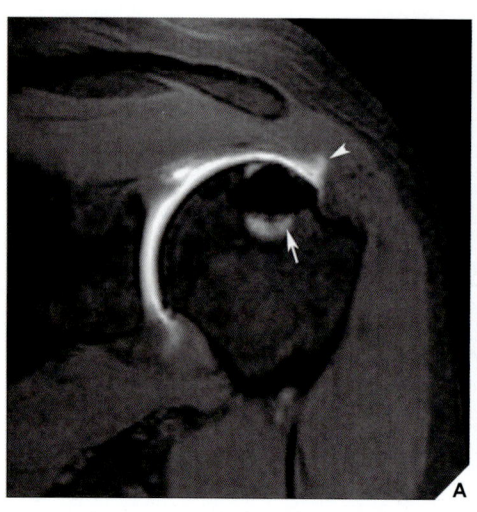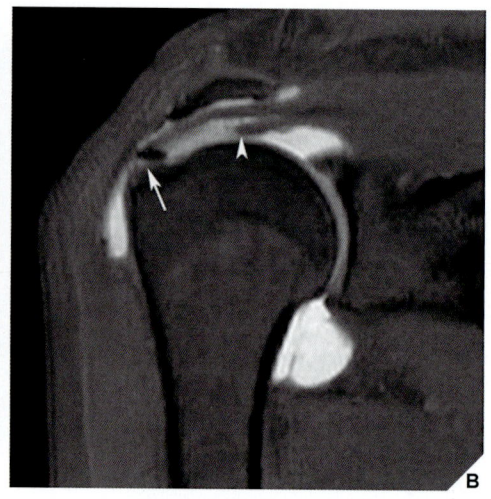

图5-112 肩袖修复后复发性撕裂的MRa表现

A. 左肩关节斜冠状位T_1加权脂肪抑制序列MRa图像示肱骨头内磁敏感伪影，与存在金属缝线有关（箭头）。注意冈上肌腱（无尾箭头）关节面侧的高级别复发性部分层厚撕裂。可见关节内造影剂进入部分撕裂处，但未见造影剂进入肩峰下-三角肌下滑囊复合体。B. 另一例患者肩袖修复术后，右肩关节斜冠状位T_1加权脂肪抑制序列MRa图像示肱骨大结节插入点水平冈上肌腱远端浅层纤维复发性撕裂（箭头）。同时应注意深部纤维的回缩（无尾箭头）和浅层及深层纤维的层状分离。盂肱关节内造影剂通过复发性撕裂处进入到肩峰下-三角肌下滑囊复合体

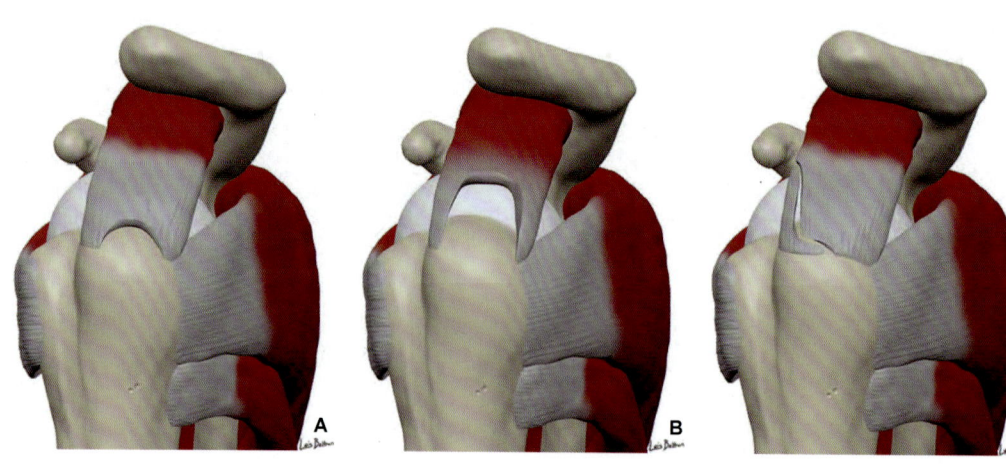

图5-113 肩袖撕裂根据其形状分类

A. C形撕裂。前后径大于横径。撕裂向近端延伸到"缆索"的水平，这阻止了进一步向近端延伸。B. U形撕裂。前后径比横径短。C. L形撕裂。撕裂具有向前或向后延伸的纵向撕裂

其他用于不可修复的严重肩袖撕裂重建的技术包括背阔肌或胸大肌肌腱/肌肉转移和肩峰下间隙植入一个可膨胀的可生物降解的球囊，在肩峰下间隙诱导产生肉芽组织，在肱骨头与肩峰之间提供"垫状"组织。

术后的合并症或手术失败包括减压不足、残留锁骨下骨赘、未能识别肩峰小骨、肩袖疾病进展、肩袖撕裂复发、三角肌剥离和三角肌萎缩。

治疗盂肱关节不稳定的手术方式包括Bankart修复（用缝合锚对撕裂的盂唇进行初步修复）和为肩关节前部软组织加固的手术，后者包括Putti Platt手术（缩短前关节囊和肩胛下肌，很少做）、Magnuson-Stack手术（转移肩胛下肌腱到肱骨大结节）、Bristow-Latarjet手术（喙突通过肩胛下肌腱的一个分支移至关节盂前下缘，很少做）和关节囊折叠手术。手术失败和合并症包括肩关节不稳定复发（图5-114）、神经损伤、张力过度性修复（Putti Platt手术）、胸骨外旋能力下降、肩关节后方半脱位和退行性疾病进展、锚点移位或分离、粘连性关节囊炎、反应性滑膜炎和其他与任何手术有关的并发症，如感染和血肿。

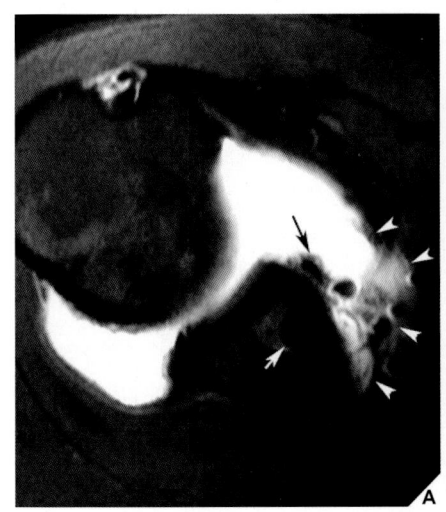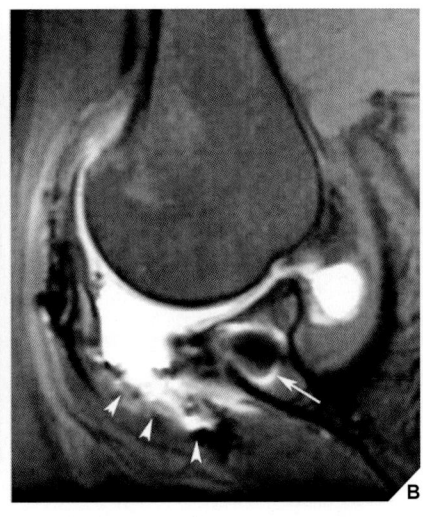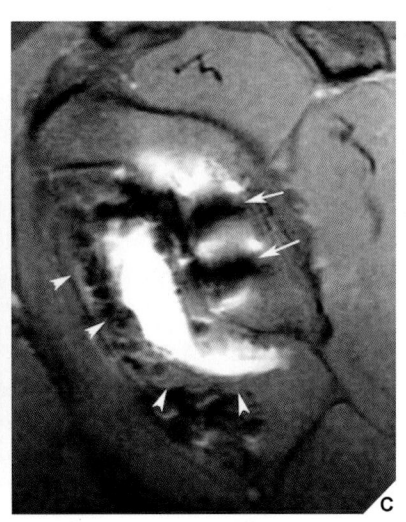

图5-114　关节镜修复术后盂唇撕裂复发的MRa表现

A. 轴位T₁加权脂肪抑制序列MRa图像示前关节囊后改变，其内局部可见磁敏感伪影。关节囊和骨膜复发性剥脱（无尾箭头）。注意前关节盂的金属缝线（白箭头）和前盂唇复发性撕裂（黑箭头）。B. 同一例患者外展外旋位T₁加权脂肪抑制序列MRa图像示前关节囊和前盂肱下韧带完全断裂（无尾箭头）。注意关节盂的金属缝线（箭头）。C. 同一例患者斜矢状位T₁加权MRa图像示前关节囊撕裂（无尾箭头）和关节盂内的金属缝线（箭头）

如果术前发现关节囊松弛、存在肱骨病变（Hill-Sachs损伤）或关节盂窝病变（骨性Bankart损伤累及超过25%的关节盂关节面，即"倒梨形"征），则盂肱关节不稳定进行关节镜手术后的复发率在15%～20%。Burkhart等认为如果没有骨缺损，关节镜修复术后盂肱关节不稳定的复发率为4%，但如若存在骨缺损，复发率为67%，因此推荐开放性手术。关节镜手术修复的禁忌证包括存在Hill-Sachs损伤、明显的关节盂骨缺损、前盂肱下韧带变薄和HAGL。

不同的手术技术被开创出来以解决由骨性Bankart损伤和Hills-Sachs损伤引起的骨缺损。简单的切开复位内固定及用螺钉重新固定未粉碎的Bankart损伤骨折块，为关节面恢复正常一致性提供可能。在慢性骨性Bankart损伤中，骨碎片可能会被吸收，导致前关节盂的慢性缺损和慢性不稳定。

在这些情况下，可以使用关节盂重建技术，包括喙突移位术（Bristow-Latarjet手术）或自体、同种异体移植术（图5-115）。

针对Hill-Sachs损伤的明显骨缺损，已经提出了几种解决肱骨头骨缺损的技术。对于相对较浅的Hill-Sachs损伤，已经开发了两种手术：带有骨填塞的肱骨成形术和用于抬高Hill-Sachs缺损的球囊骨成形术，通常伴有骨松质移植和螺钉固定，或转移冈下肌腱手术以填充骨缺损（图5-116）。对于年轻患者的大的Hill-Sachs损伤，可采用其他手术，包括骨软骨同种异体移植填塞术和尺寸匹配的大块同种异体肱骨移植术。老年患者首选肩关节置换术。

肩关节术后出现复发性肩关节疼痛是一种常见的并发症。尽管通常出现术后金属缝线和锚钉的磁敏感伪影，但MRI仍可以用来解释患者症状的病因。一些成像技术可以帮助减少磁敏感伪影，包括避免梯度回波脉冲序列、消除脂肪抑制，关节内或静脉内注入造影剂（直接或间接MRa），使用短时反转恢复序列取代T₂加权脂肪抑制序列，使用快速自旋回波序列取代常规的自旋回波序列获得T₁加权像，增加带宽、视场、矩阵尺寸，使用较低的TE和交换相/频率编码梯度来转换伪影。肩袖撕裂复发的MRI征象包括肩袖缺损区积液合并（大于1cm）或不合并肌腱回缩，肩峰下-三角肌下滑囊复合体积液，缝线移位或断裂。其他可疑MRI征象包括肌肉萎缩和盂肱骨性关节炎。

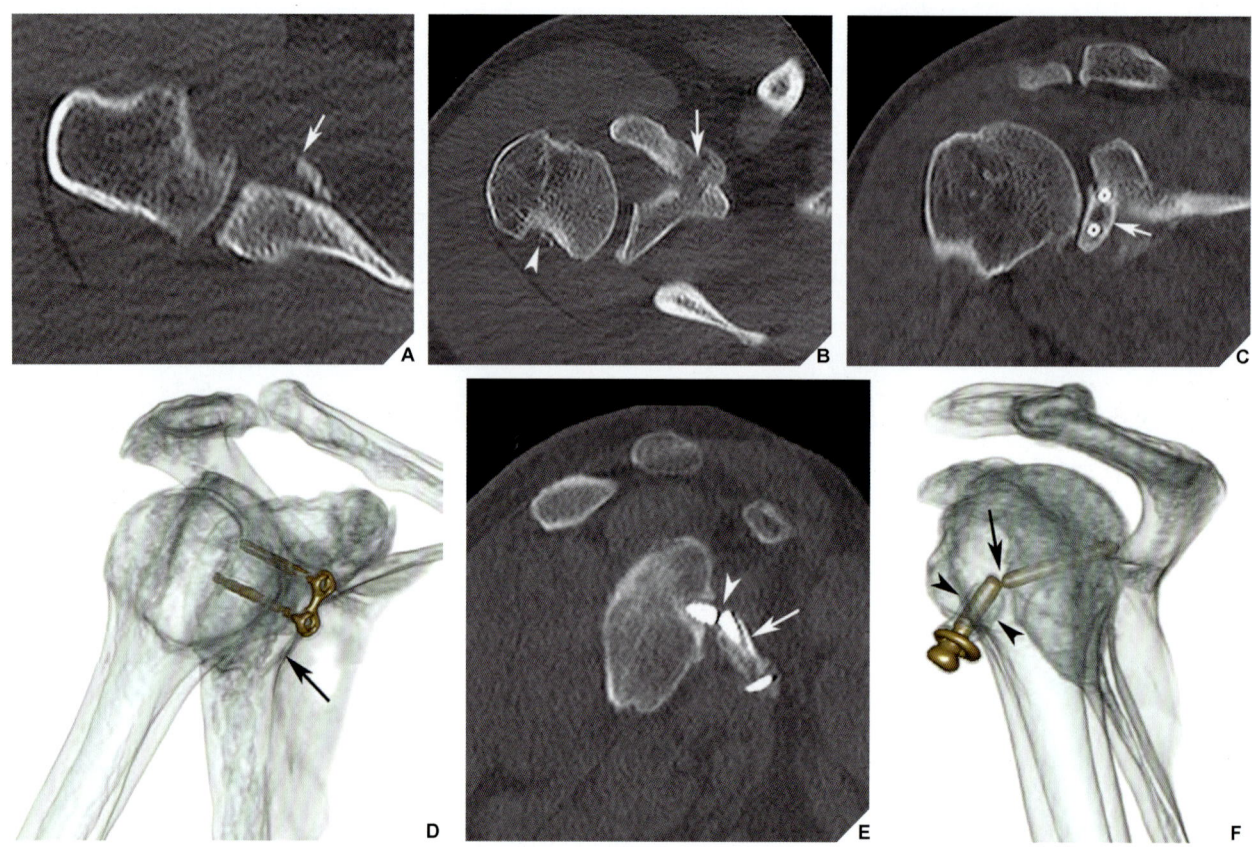

图 5-115　Bristow-Latarjet 手术

A. 术前轴位 CT 图像显示移位的骨性 Bankart 损伤（箭头）。B. 术前轴位 CT 图像显示 Hill-Sachs 损伤（无尾箭头）和喙突基底部骨折（箭头）。C. 术后冠状位 CT 重建图像显示喙突转移到关节盂前缘，用两个螺钉固定（箭头）。D. 三维透明化处理图像显示喙突（箭头）通过两个螺钉连接到前关节盂边缘。E. 另一例患者接受了 Bristow-Latarjet 手术，矢状位 CT 重建图像显示未融合的、移位的喙突骨折（箭头）和螺钉断裂（无尾箭头）。F. 同一例患者的三维透明化处理图像也显示移位的、未融合的喙突碎片（无尾箭头）和螺钉断裂（箭头）

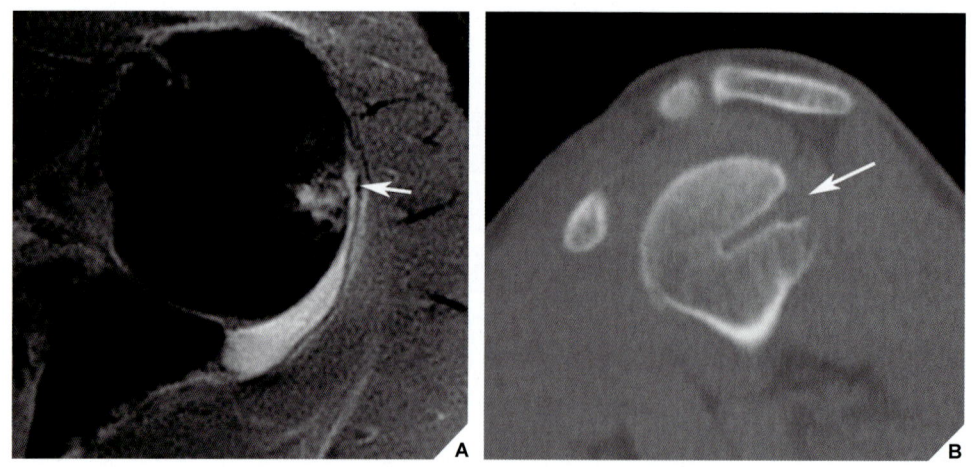

图 5-116　Hill-Sachs 损伤的 Remplissage 修复术

A. 轴位 T_2 加权脂肪抑制序列 MRI 显示冈下肌腱在肱骨头的后上方转移（箭头）。B. 矢状位 CT 重建图像显示术后改变（箭头）

记忆要点

[1] 肱骨近端骨折可在前后位、穿肩胛位与穿胸侧位投照上评价。后者可：

- 提供肱骨近端真正的侧位像
- 对骨折片的移位或成角充分评价

[2] 基于有无4个主要节段移位的 Neer 分类法是评价肱骨近端骨折实用且有效的方法。

[3] 肩胛骨骨折，尤其是粉碎性和移位性骨折时，经肩胛位（或Y位）投照评价最好。如果不能明确诊断或常规X线检查不能很好显示骨折，应做CT检查。

[4] 锁骨肩峰端骨折的 Neer 分类是依据骨折线的部位、方向及韧带的完整性。

[5] 为了细致评价肩关节及更好地显示盂肱关节，可行患者向患侧旋转40°的前后位（Grashey位）投照。

- 消除肱骨头与关节盂窝的重叠
- 可显示盂肱关节间隙与关节盂外形

[6] Hill-Sachs 损伤，在上肢内旋、前后位投照显示最好；Bankart 损伤可诊断以前曾患前脱位。

[7] Hill-Sachs 损伤与 Bankart 损伤同时存在，称为双相病灶。

[8] 肱骨头前内侧的压缩性骨折（槽征）为后脱位的一种常见的后遗症，上肢外旋、前后位投照易于显示这种表现。

[9] 撞击综合征的 MRI 表现包括：

- 大结节内囊状与硬化改变
- 肌肉与肌腱周围水肿
- 肩峰下滑囊增厚（或积液）
- 冈上肌腱变薄
- 肌腱内信号增高（在 T_2 加权像上）
- 肩峰下骨刺

[10] 关节造影或 MRa 可评价肩袖撕裂。肩峰下-三角肌下滑囊复合体显影可诊断此种损伤。

[11] 肩袖撕裂的 MRI 特征包括：

- 肩袖肌腱不连续
- 肌腱内高信号（在 T_2 加权像上）
- 冈上、冈下肌腱结合部回缩
- 冈上肌萎缩与脂肪浸润
- 肩峰下-三角肌下脂肪线消失（在 T_1 加权像上）

- 肩峰下-三角肌下滑囊复合体积液

[12] 超声对于诊断肩袖部分或全层厚撕裂和肱二头肌肌腱撕裂也很有用。

[13] 肩袖肌肉萎缩的出现对于制订手术计划非常有用。基于CT和MRI的 Goutallier 分类已被证实在这方面非常有效。

[14] MRI 斜矢状位图像对显示肩峰的4种类型很有用：Ⅰ型，平坦型；Ⅱ型，弧型；Ⅲ型，钩型；Ⅳ型，下表面凸起型。

[15] 轴位 MRI 对显示前关节囊附着于肩胛骨的3种类型很有用。

[16] 上臂 ABER 位可以有效评价 MRa 时软骨盂唇与盂唇韧带复合体的细微异常。

[17] X线管向头侧倾角15°，患者前臂悬挂重物的应力前后位投照可很好地显示肩锁关节分离。此时X线影像学特征包括：

- 肩锁关节间隙增宽
- 喙锁间隙增宽
- 锁骨远端明显向头侧移位

[18] 学会在 MRI 上区分肩锁关节分离的6种类型。

[19] 肩部神经压迫和卡压的疾病包括肩胛上神经综合征；四边孔综合征；Parsonage-Turner综合征，也称为特发性臂丛神经病或神经痛性肌萎缩症；前锯肌麻痹，又称翼状肩胛骨。这些都可以通过 MRI 检查有效诊断。

[20] 肩胛上神经综合征是由多种病理过程导致的该神经卡压，包括肩胛骨或肱骨骨折，肩关节前脱位，肩袖肌腱炎，良性或恶性肿瘤。MRI 是诊断这种综合征的有效方法。

[21] 许多新外科技术被开发出来，用以解决由骨性 Hill-Sachs 损伤和 Bankart 损伤引起的骨缺损。学习识别肩关节术后CT和MRI的表现，如 Bristow-Latarjet 手术后或填充术后。

[22] 肩关节术后 MRI 可提示可能出现的术后并发症。例如，诊断肩袖撕裂复发的征象包括缺损的肩袖内出现积液，伴或不伴肌腱回缩，肩峰下-三角肌下滑囊复合体大量积液和缝线移位或断裂。

（钱占华　叶　薇　白荣杰　译）

参考文献

Anderson JE. *Grant's atlas of anatomy*, 8th ed. Baltimore: Williams & Wilkins; 1983.

Antonio GE, Cho JH, Chung CB, et al. MR imaging appearance and classification of acromioclavicular joint injury. *Am J Roentgenol* 2003;180:1103–1110.

Armitage MS, Faber KJ, Drosdowech DS, et al. Humeral head bone defects: remplissage, allograft, and arthroplasty. *Orthop Clin North Am* 2010;41:417–425.

Bankart A. The pathology and treatment of recurrent dislocation of the shoulder joint. *Br J Surg* 1938;26:23–29.

Baudi, Righi P, Bolognesi S, et al. How to identify and calculate glenoid bone deficit. *Chir Organi Mov* 2005;90:145–152.

Beltran J, Rosenberg ZS, Chandnani VP, et al. Glenohumeral instability: evaluation with MR arthrography. *Radiographics* 1997;17:657–673.

Beltran LS, Duarte A, Bencardino JT. Review. Postoperative imaging in anterior glenohumeral instability. *Am J Roentgenol* 2018;211:528–537.

Bencardino JT, Beltran J, Rosenberg ZS, et al. Superior labrum anterior-posterior lesions: diagnosis with MR arthrography of the shoulder. *Radiology* 2000;214:267–271.

Bergin D, Schweitzer ME. Indirect magnetic resonance arthrography. *Skeletal Radiol* 2003;10:551–558.

Bigliani LU, Ticker JB, Flatlow EL, et al. The relationship of acromial architecture to rotator cuff disease. *Clin Sports Med* 1991;10:823–838.

Brenner ML, Morrison WB, Carrino JA, et al. Direct MR arthrography of the shoulder: is exercise prior to imaging beneficial or detrimental? *Radiology* 2000;215:491–496.

Bryan HMN, Kumar VP. The arthroscopic Hill-Sachs remplissage: a technique using a PASTA repair kit. *Arthrosc Techn* 2016;5:573–578.

Burkhart SS, De Beer JF. Traumatic glenohumeral bone defects and their relationship to failure of arthroscopic Bankart repairs: significance of the inverted-pear glenoid and the humeral engaging Hill-Sachs lesion. *Arthroscopy* 2000;16:677–694.

Burkhart SS, Esch JC, Jolson RS. The rotator crescent and rotator cable: an anatomic description of the shoulder's "suspension bridge." *Arthroscopy* 1994;9:611–616.

Burkhart SS, Morgan CD, Kibler WB. The disabled throwing shoulder: spectrum of pathology part I: pathoanatomy and biomechanics. *Arthroscopy* 2003;19:404–420.

Burkhart SS, Morgan CD, Kibler WB. The disabled throwing shoulder: spectrum of pathology part III: the SICK scapula, scapular dyskinesis, the kinetic chain, and rehabilitation. *Arthroscopy* 2003;19:641–661.

Carroll KW, Helms CA. Magnetic resonance imaging of the shoulder: a review of potential sources of diagnostic errors. *Skeletal Radiol* 2002;31:373–383.

Carroll KW, Helms CA, Otte MT, et al. Enlarged spinoglenoid notch veins causing suprascapular nerve compression. *Skeletal Radiol* 2003;32:72–77.

Cartland JP, Crues JV III, Stauffer A, et al. MR imaging in the evaluation of SLAP injuries of the shoulder: findings in 10 patients. *Am J Roentgenol* 1992;159:787–792.

Chapovsky F, Kelly JD IV. Osteochondral allograft transplantation for treatment of glenohumeral instability. *Arthroscopy* 2005;21:1007.

Chung CB, Dwek JR, Feng S, et al. MR arthrography of the glenohumeral joint: a tailored approach. *Am J Roentgenol* 2001;177:217–219.

Cisternino SJ, Rogers LF, Stufflebam BC, et al. The trough line: a radiographic sign of posterior shoulder dislocation. *Am J Roentgenol* 1978;130:951–954.

Cothran RL, Helms C. Quadrilateral space syndrome: incidence of imaging findings in a population referred for MRI of the shoulder. *Am J Roentgenol* 2005;184:989–992.

de Jesus JO, Parker L, Frangos AJ, et al. Accuracy of MRI, MR arthrography, and ultrasound in the diagnosis of rotator cuff tears: a meta-analysis. *Am J Roentgenol* 2009;192:1701–1707.

Dépelteau H, Bureau NJ, Cardinal E, et al. Arthrography of the shoulder: a simple fluoroscopically guided approach for targeting the rotator cuff interval. *Am J Roentgenol* 2004;182:329–332.

El-Azab HM, Rott O, Irlenbusch U. Long-term follow-up after latissimus dorsi transfer for irreparable posterosuperior rotator cuff tears. *J Bone Joint Surg Am* 2015;97A:462–469.

Elkinson I, Giles J, Faber K, et al. The effect of the remplissage procedure on shoulder stability and range of motion: an in vitro biomechanical assessment. *J Bone Joint Surg* 2012;94:1003–1012.

Emig EW, Schweitzer D, Karasick D, et al. Adhesive capsulitis of the shoulder: MR diagnosis. *AJR Am J Roentgenol* 1995;164:1457–1459.

Flury M, Rickenbacher D, Jung C, et al. Porcine dermis patch augmentation of supraspinatus tendon repairs: a pilot study assessing tendon integrity and shoulder function 2 years after arthroscopic repair in patients aged 60 years or older. *Arthroscopy* 2018; 34:24–37.

Fritz RC, Helms CA, Steinbach LS, et al. Suprascapular nerve entrapment: evaluation with MR imaging. *Radiology* 1992;182:437–444.

Gerscovich EO, Greenspan A. Magnetic resonance imaging in the diagnosis of suprascapular nerve syndrome. *Can Assoc Radiol J* 1993;44:307–309.

Gobezie R, Warner JJP. SLAP lesion: what is it . . . really? *Skeletal Radiol* 2007;36:379.

Gor DM. The trough line sign. *Radiology* 2002;224:485–486.

Goss TP. Fractures of the scapula. In: Moehring HD, Greenspan A, eds. *Fractures—diagnosis and treatment*. New York: McGraw-Hill; 2000:207–216.

Goutallier D, Postel JM, Gleyze P, et al. Influence of cuff muscle fatty degeneration on anatomic and functional outcomes after simple suture of full-thickness tears. *J Shoulder Elbow Surg* 2003;12:550–554.

Greenspoon JA, Millett PJ, Moulton SG, et al. Irreparable rotator cuff tears: restoring joint kinematics by tendon transfers. *Open Orthop J* 2016; 10:266–276.

Griffith JF, Antonio GE, Tong CWC, et al. Anterior shoulder dislocation: quantification of glenoid bone loss with CT. *Am J Roentgenol* 2003;180:1423–1430.

Guntern DV, Pfirrmann CWA, Schmid MR, et al. Articular cartilage lesions of the glenohumeral joint: diagnostic effectiveness of MR arthrography and prevalence in patients with subacromial impingement syndrome. *Radiology* 2003;226:165–170.

Hamada J, Igarashi I, Akita K, et al. A cadaveric study of the serratus anterior muscle and the long thoracic nerve. *J Shoulder Elbow Surg* 2008;17:790–794.

Hangge PT. Breen I, Albadawi H, et al. Quadrilateral space syndrome: diagnosis and clinical management. *J Clin Med* 2018;7:86–89.

Hannafin JA, Chiaia TA. Adhesive capsulitis: a treatment approach. *Clin Orthop* 2000;372:95–109.

Haygood TM, Langlotz CP, Kneeland JB, et al. Categorization of acromial shape: interobserver variability with MR imaging and conventional radiography. *Am J Roentgenol* 1994;162:1377–1382.

Helms CA, Major NM, Anderson MW, et al. *Musculoskeletal MRI*, 2nd ed. Philadelphia: Saunders-Elsevier; 2009:177–221.

Hendrix RW. Imaging of fractures of the shoulder girdle and upper extremities. In: Moehring HD, Greenspan A, eds. *Fractures—diagnosis and treatment*. New York: McGraw-Hill; 2000:33–46.

Hill HA, Sachs MD. The grooved defect of the humeral head. A frequently unrecognized complication of dislocations of the shoulder joint. *Radiology* 1940;35:690–700.

Jacobson JA. Shoulder US: anatomy, technique and scanning pitfalls. *Radiology* 2011;260:6–16.

Jacobson JA, Lin J, Jamadar DA, et al. Aids to successful shoulder arthrography performed with a fluoroscopically guided anterior approach. *Radiographics* 2003;23:373–379.

Jee W-H, McCauley TR, Katz LD, et al. Superior labral anterior posterior (SLAP) lesions of the glenoid labrum: reliability and accuracy of MR arthrography for diagnosis. *Radiology* 2001;218:127–132.

Jin W, Ryu KN, Kwon SH, et al. MR arthrography in the differential diagnosis of type II superior labral anteroposterior lesion and sublabral recess. *Am J Roentgenol* 2006;187:887–983.

Kalia V, Freehill MT, Miller BS, et al. Review. Multimodality imaging review of normal appearance and complications of the postoperative rotator cuff. *Am J Roentgenol* 2018;211:538–547.

Kilcoyne RF, Shuman WP, Matsen FA III, et al. The Neer classification of displaced proximal humeral fractures: spectrum of findings on plain radiographs and CT scans. *Am J Roentgenol* 1990;154:1029–1033.

Kropf EJ, Sekiya JK. Osteoarticular allograft transplantation for large humeral head defects in glenohumeral instability. *Arthroscopy* 2007;23:322–325.

Krug DK, Vinson EN, Helms CA. MRI findings associated with luxatio erecta humeri. *Skeletal Radiol* 2010;39:27–33.

Kurokawa D, Yamamoto N, Nagamoto H, et al. The prevalence of a large Hill-Sachs lesion that needs to be treated. *J Shoulder Elb Surg* 2013;22:1285–1289.

Lee JHE, van Raalte V, Malian V. Diagnosis of SLAP lesions with Grashey-view arthrography. *Skeletal Radiol* 2003;32:388–395.

Lee MJ, Motamedi K, Chow K, et al. Gradient-recalled echo sequences in direct shoulder MR arthrography for evaluating the labrum. *Skeletal Radiol* 2008;37:19–25.

Lo IK, Parten PM, Burkhart SS. The inverted pear glenoid: an indicator of significant glenoid bone loss. *Arthroscopy* 2004;20(2):169–174.

Martin RM, Fish DE. Scapular winging: anatomical review, diagnosis, and treatments. *Curr Rev Musculoskelet Med* 2008;1: 1–11.

Matthew CDR, Provencher T, Bhatia S, et al. Recurrent shoulder instability: current concepts for evaluation and management of glenoid bone loss. *J Bone Joint Surg Am* 2010A;92:133–151.

McNally EG, Rees JL. Imaging in shoulder disorders. *Skeletal Radiol* 2007;36:1013–1016.

Melenevsky Y, Yablon CM, Ramappa A, et al. Clavicle and acromioclavicular joint injuries: a review of imaging, treatment, and complications. *Skeletal Radiol* 2011;40:831–842.

Mellado JM, Calmet J, Olona M, et al. Surgically repaired massive rotator cuff tears: MRI of tendon integrity, muscle fatty degeneration, and muscle atrophy correlated with intraoperative and clinical findings. *Am J Roentgenol* 2005;184:1456–1463.

Mengiardi B, Pfirmann CWA, Gerber C, et al. Frozen shoulder: MR arthrographic findings. *Radiology* 2004;233:486–492.

Mohana-Borges AVR, Chung CB, Resnick D. MR imaging and MR arthrography of the postoperative shoulder: spectrum of normal and abnormal findings. *Radiographics* 2004;24:69–85.

Mohana-Borges AVR, Chung CB, Resnick D. Superior labral anteroposterior tear: classification and diagnosis on MRI and MR arthrography. *Am J Roentgenol* 2003;181:1449–1462.

Morag Y, Jacobson JA, Lucas D, et al. US appearance of the rotator cable with histologic correlation: preliminary results. *Radiology* 2006;241:485–491.

Neer CS. Displaced proximal humeral fractures. I. Classification and evaluation. *J Bone Joint Surg Am* 1970;52A:1077–1089.

Neer CS II, Rockwood CA Jr. Fractures and dislocations of the shoulder. In: Rockwood CA, Green DP, eds. *Fractures in adults*. Philadelphia: JB Lippincott; 1983:677.

Neviaser TJ. The GLAD lesion: another cause of anterior shoulder pain. *Arthroscopy* 1993;9:22–23.

Omori Y, Yamamoto N, Koishi H, et al. Measurement of the glenoid track in vivo as investigated by 3-dimensional motion analysis using open MRI. *Am J Sports Med* 2014;42: 1290–1295.

Perthes G. Über Operationen bei habitueller Schulterluxation. *Dtsch Z Chir* 1906;85:199–227.

Petri M, Greenspoon JA, Moulton SG, et al. Patch-augmented rotator cuff repair and superior capsule reconstruction. *Open Orthop J* 2016;10:315–323.

Provencher MT, Ghodadra N, LeClere L, et al. Anatomic osteochondral glenoid reconstruction for recurrent glenohumeral instability with glenoid deficiency using a distal tibia allograft. *Arthroscopy* 2009;25:446–452.

Ramhamadany E, Modi CS. Current concepts in the management of recurrent anterior gleno-humeral joint instability with bone loss. *World J Orthop* 2016;7:343–354.

Resnick D. Internal derangements of joints. In: Resnick D, ed. *Diagnosis of bone and joint disorders*, vol. 5, 3rd ed. Philadelphia: WB Saunders; 1995:2899–3228.

Rockwood CA Jr, Green DO, Bucholz RW. *Rockwood and Green's fractures in adults*, vol. 2, 3rd ed. Philadelphia: JP Lippincott; 1991.

Sandmann GH, Ahrens P, Schaeffeler C, et al. Balloon osteoplasty—a new technique for minimally invasive reduction and stabilization of Hill-Sachs lesions of the humeral head: a cadaver study. *Int Orthop* 2012;36:2287–2291.

Saliken DJ, Bornes TD, Bouliane MJ, et al. Imaging methods for quantifying glenoid and Hill-Sachs bone loss in traumatic instability of the shoulder: a scoping review. *BMC Musculoskelet Disord* 2015;16:164–170.

Saupe N, White LM, Bleakney R, et al. Acute traumatic posterior shoulder dislocation: MR findings. *Radiology* 2008;248:185–193.

Scalf RE, Wenger DE, Frick MA. MRI findings of 26 patients with Parsonage-Turner syndrome. *Am J Roentgenol* 2007;189:39–44.

Senekovic V, Poberaj B, Kovacic L, et al. The bio-degradable spacer as a novel treatment modality for massive rotator cuff tears: a prospective study with 5-year follow-up. *Arch Orthop Trauma Surg* 2017; 137:95–103.

Shah N, Tung GA. Imaging signs of posterior glenohumeral instability. *Am J Roentgenol* 2009;192:730–735.

Sheehan SE, Gaviola G, Gordon R, et al. Traumatic shoulder injuries: a force mechanism analysis—glenohumeral dislocation and instability. *Am J Roentgenol* 2013;201:378–373.

Skupinski J, Piechota MZ, Wawrzynek W, et al. The bony Bankart lesion: how to measure the glenoid bone loss. *Pol J Radiol* 2017;82:58–63.

Sofka CM, Ciavarra GA, Hannafin JA, et al. Magnetic resonance imaging of adhesive capsulitis: correlation with clinical staging. *Hosp Spec Surg J* 2008;4:164–169.

Steinbach LS, Gunther SB. Magnetic resonance imaging of the rotator cuff. *Semin Roentgenol* 2000;35:200–216.

Torchia ME. Fractures of the humeral head and neck. In: Moehring HD, Greenspan A, eds. *Fractures—diagnosis and treatment.* New York: McGraw-Hill; 2000:217–224.

Tossy JD, Mead NC, Sigmond HM. Acromioclavicular separations: useful and practical classification for treatment. *Clin Orthop* 1963;28:111–119.

Wenzel WW. The FBI sign. *Rocky Mount Med J* 1972;69:71–72.

Wilson L, Sundaram M, Piraino DW, et al. Isolated teres minor atrophy: manifestation of quadrilateral space syndrome or traction injury to the axillary nerve? *Orthopedics* 2006;29:447–450.

Williams MM, Snyder SJ, Buford D. The Buford complex—the cordlike middle glenohumeral ligament and absent anterosuperior labrum complex: a normal anatomic capsulolabral variant. *Arthroscopy* 1994;10:241–247.

Wischer TK, Bradella MA, Genant HK, et al. Perthes lesion (a variant of the Bankart lesion): MR imaging and MR arthrographic findings with surgical correlation. *Am J Roentgenol* 2002;178:233–237.

Yamamoto N, Itoi E, Abe H, et al. Contact between the glenoid and the humeral head in abduction, external rotation, and horizontal extension: a new concept of glenoid track. *J Shoulder Elb Surg* 2007;16:649–656.

Yang HP, Ji YL, Sung HM, et al. MR arthrography of the labral capsular ligamentous complex in the shoulder: imaging variations and pitfalls. *Am J Roentgenol* 2000;175:667–672.

Younan Y, Wong PH, Karas S, et al. The glenoid track: a review of the clinical relevance, method of calculation and current evidence behind this method. *Skeletal Radiol* 2017;46:1625–1634.

Yu JS, Ashman CJ, Jones G. The POLPSA lesion: MR imaging findings with arthroscopic correlation in patients with posterior instability. *Skeletal Radiol* 2002;31:396–399.

Zlatkin MB, Dalinka MK. The glenohumeral joint. *Top Magn Reson Imaging* 1989;1(3):1–13.

Zumstein MA, Schiessl P, Ambuehl B, et al. New quantitative radiographic parameters for vertical and horizontal instability in acromioclavicular joint dislocations. *Knee Surg Sports Traumatol Arthroscopy* 2018;26:125–135.

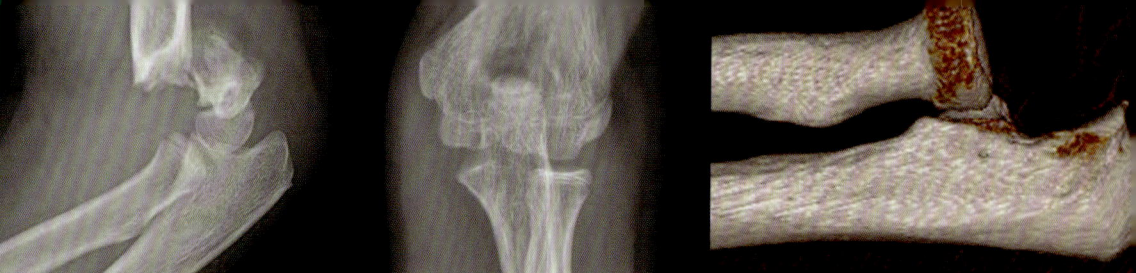

第6章

上肢 Ⅱ：肘关节

一、肘关节创伤

肘关节外伤可见于各年龄组，但儿童尤其多见，特别是在小儿初学走路时，肘关节外伤较常见。儿童与青少年玩耍和体育活动时也常发生创伤。虽然病史与临床检查可提供正确诊断线索，但X线检查仍是确定骨折与脱位类型、骨折线方向与骨折片位置，以及评估同时发生的软组织损伤的不可缺少的检查手段。

（一）影像学解剖

肘关节是一个复合性滑膜关节，由肱尺关节（尺骨滑车关节）、肱桡关节（桡骨肱骨小头关节）与近端桡尺关节组成（图6-1），为一铰链式关节，

自完全伸直位可做150°屈曲。肘的屈伸运动发生于肱尺关节与肱桡关节。肱二头肌、肱桡肌与肱肌为肘的主要屈肌（图6-2）。旋转时，由环状韧带紧紧包绕的桡骨头在尺骨的桡切迹内旋转。近端桡尺关节与远端桡尺关节可使前臂做90°的旋前与旋后运动。内侧的尺侧副韧带与外侧的桡侧副韧带保持关节的稳定（图6-3）。尺侧副韧带包括前束（自内上髁前下缘至冠突内侧缘）、后束（自内上髁的后下缘至鹰嘴内侧缘）、横束（横跨冠突与鹰嘴之间）。桡侧副韧带比尺侧副韧带薄，插入环状韧带，而环状韧带环绕桡骨头并附着在尺骨桡切迹的前缘与后缘。位于韧带结构深部的纤维囊包围着肘关节。前关节囊与滑膜在肱骨前面于近端插入冠突窝与桡窝。后关节囊附着于鹰嘴窝近端的肱骨上。

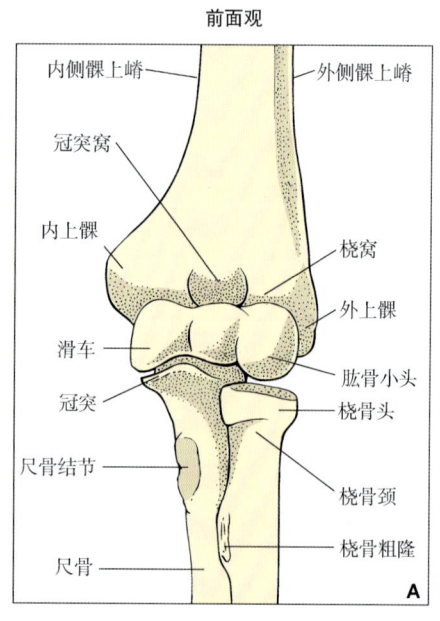
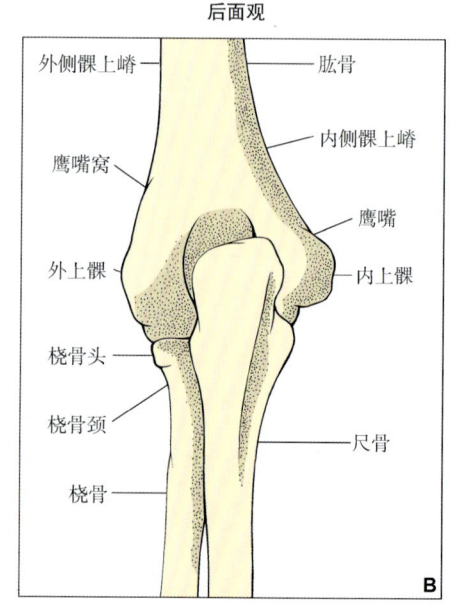

图6-1 肘关节骨结构

肱骨远端与桡骨、尺骨近端的前面观（A）和后面观（B）

前面观

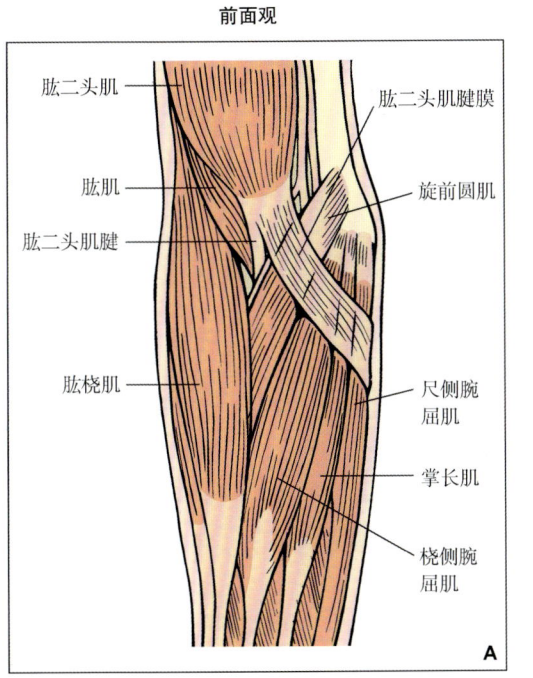

后面观

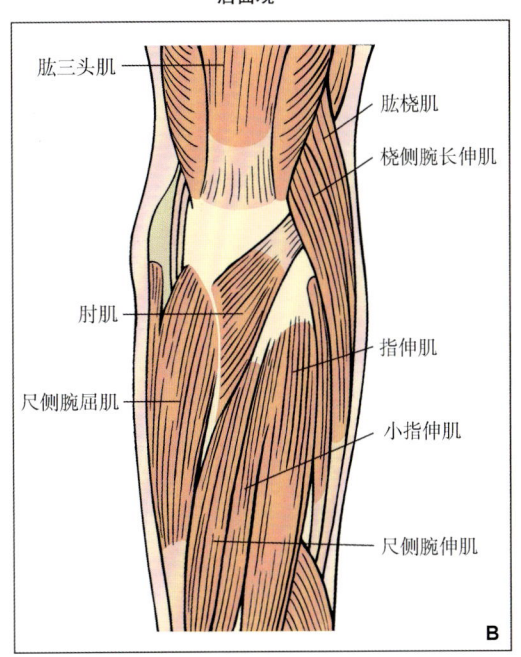

图 6-2　肘关节的肌肉

肘关节肌肉的前面观（A）和后面观（B）

内侧观

外侧观

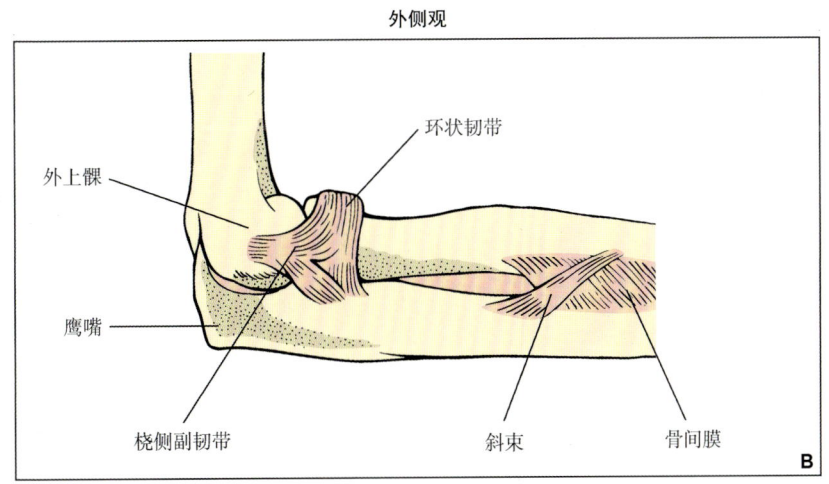

图 6-3　肘关节的韧带

肘关节韧带的内侧观（A）和外侧观（B）

当怀疑肘关节外伤时，常规拍摄前后位与侧位X线片，偶尔需要补充内斜位与外斜位投照。

前后位投照多足以显示内上髁与外上髁、鹰嘴窝、肱骨小头、滑车与桡骨头的损伤（图6-4）。

还可显示前臂与上臂中轴的解剖关系，称为提携角（图6-5）。正常时，前臂长轴与上臂长轴形成15°的外翻角；前臂远离身体中线向外侧成角。

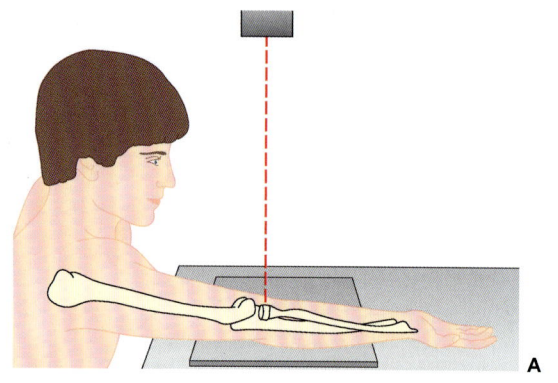
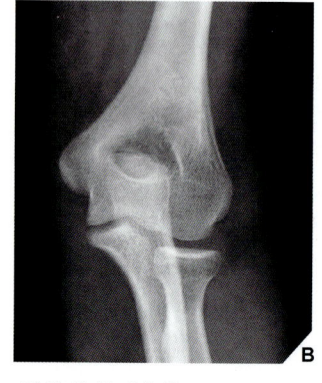
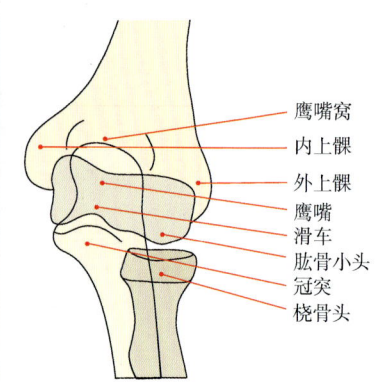

图6-4 肘关节前后位像

A. 肘关节前后位投照时，前臂旋后（掌心向上）置于检查台上，肘关节充分伸直，手指略屈曲。中心线（虚线）垂直指向肘关节。B. 这种体位投照的X线片显示内外上髁、鹰嘴窝、肱骨小头与桡骨头。可见正面的冠状窝及鹰嘴与滑车重叠

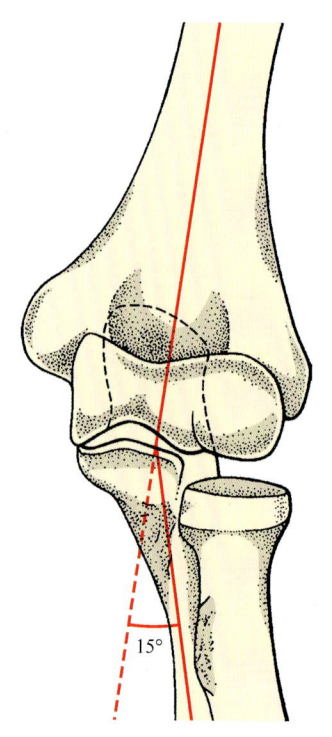

图6-5 提携角

由肱骨远端长轴与尺骨近端长轴形成上肢的提携角。正常时为15°的外翻角

儿童前后位投照时，重要的是辨识肱骨远端的4个次级骨化中心：肱骨小头、内上髁、外上髁、滑车的次级骨化中心。这些骨化中心出现的常见顺序与年龄（可在X线片上显示）为评价肘创伤的重要考虑因素（图6-6）。这些骨化中心的任何一个出现移位都可作为骨折与脱位类型的诊断依据。例如，内上髁常在滑车前骨化。如果一位4～8岁儿童的X线检查显示滑车区出现骨结构（即在此骨化中心出现之前），而没有内上髁骨化中心的证据，则必须想到内上髁的骨化中心已被撕脱并移位到关节内（图6-7）。一些放射医生习惯使用一种助记式"CRITOE-1-3-5-7-9-11"来判断肘关节6个骨化中心出现的顺序和年龄：肱骨小头、桡骨头、内上髁、滑车、鹰嘴和外上髁（图6-8、图6-9）。

肘关节侧位可对鹰嘴突、桡骨头前部和肱桡关节进行充分评价。但是，其提供的信息有限，尤其是对桡骨头后半部与冠突，因为这些结构相互重叠（图6-10）。

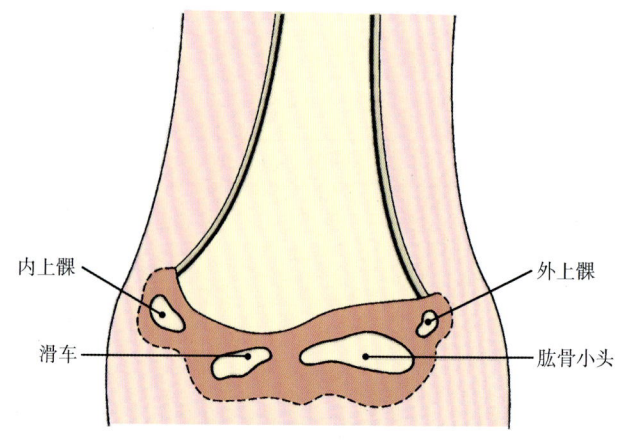

图6-6 肱骨远端骨化中心

肱骨远端次级骨化中心的出现顺序如下：肱骨小头于1～2岁出现，内上髁于4～5岁出现，滑车于7～8岁出现，外上髁于10～11岁出现

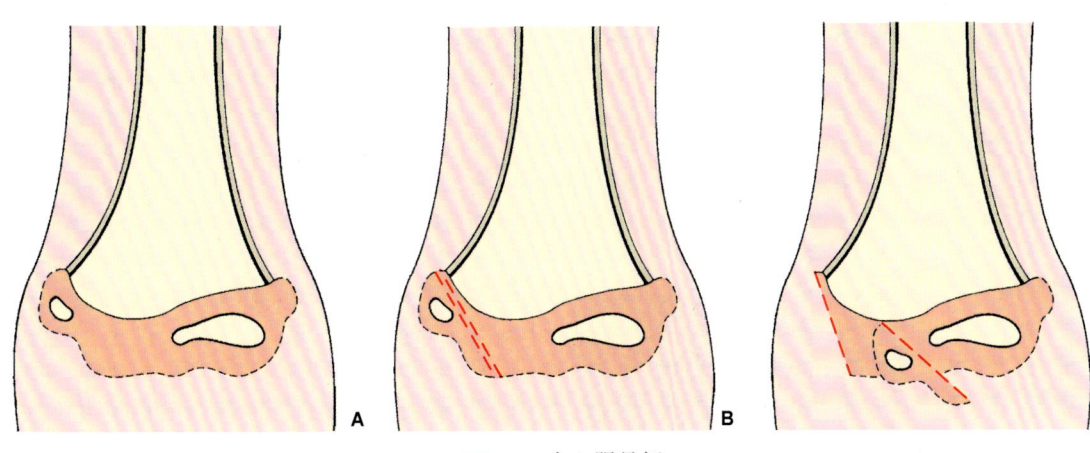

图 6-7　内上髁骨折

骨折继发性内上髁骨化中心移位（B、C）可与正常滑车的骨化中心（A）相似。橘色区域表示没有骨化的软骨，在 X 线片上不能显示

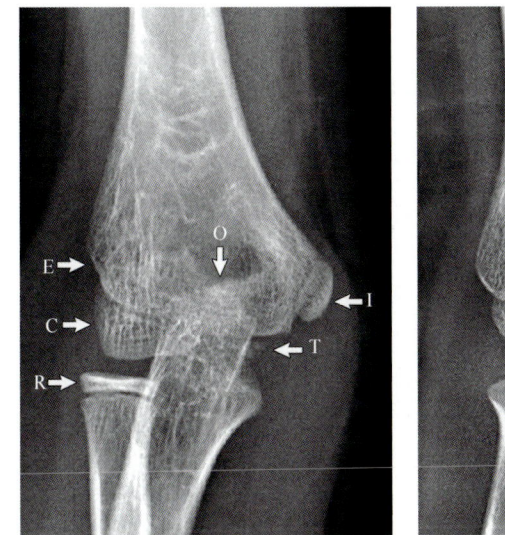

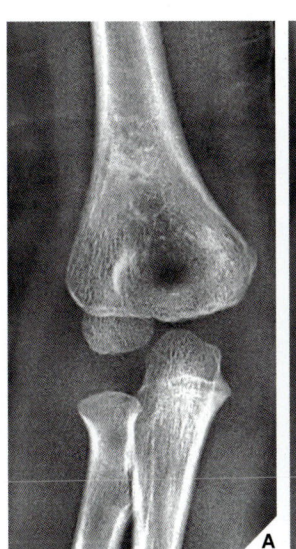

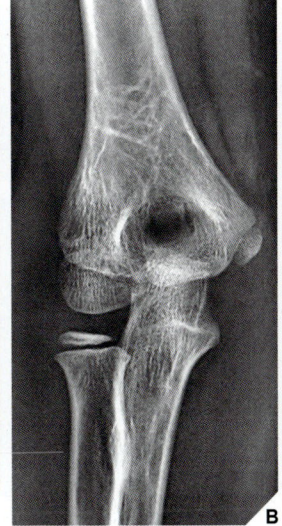

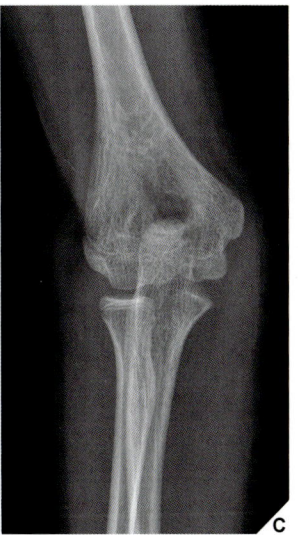

图 6-8　CRITOE——肘关节周围骨化中心出现的顺序和年龄

C. 肱骨小头（1岁）；R. 桡骨头（3岁）；I. 内（内侧）上髁（5岁）；T. 滑车（7岁）；O. 鹰嘴（9岁）；E. 外（外侧）上髁（11岁）

图 6-9　儿童肘关节的前后位 X 线片

A. 2.5岁男孩，仅存在肱骨小头的骨化中心。B. 6.5岁女孩，存在3个骨化中心：肱骨小头、桡骨头和肱骨的内（内侧）上髁。C. 12.5岁女孩，所有6个骨化中心都存在

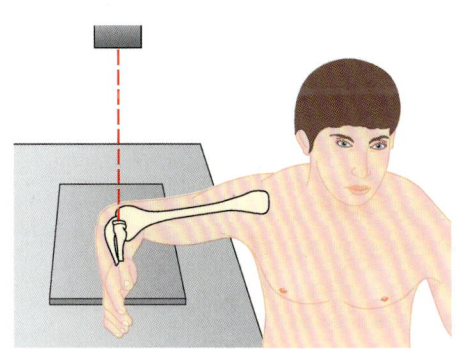

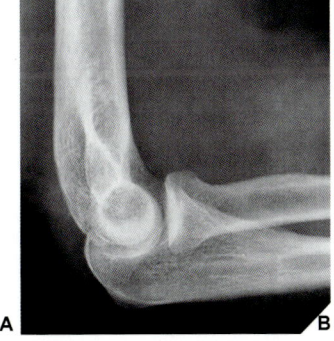

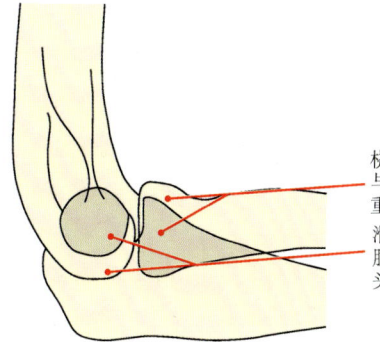

桡骨头与冠突重叠

滑车与肱骨小头重叠

图 6-10　肘关节侧位像

A. 肘关节侧位投照时，前臂平放在片匣上，尺侧向下，关节屈曲90°，拇指指向上方，其余四指略屈曲。中心线（虚线）垂直朝向桡骨头。B. 此种投照可显示肱骨干远端、髁上嵴、鹰嘴突和桡骨头的前部。此投照位由于与冠突相互重叠，关节面与桡骨头后部不能很好显示。肱骨小头也因与滑车重叠而显示不清

　　儿童的侧位像与前后位投照一样可显示重要的结构与相互关系，这种关系改变提示存在异常。儿童肱骨远端外形呈角状，和曲棍球棒相似，正常值约140°。髁上骨折时，此外形消失（图6-11）。另外，Rogers指出了肱骨小头相对于肱骨远端与桡骨近端位置的重要性。他发现沿桡骨近端长轴画出的直线通过肱骨小头，沿肱骨远端前部骨皮质画出的直线贯穿肱骨小头的中间1/3（图6-12）。此种关系的破坏可作为可能存在骨折与脱位的重要标志。最后，无论患者年龄大小，肘关

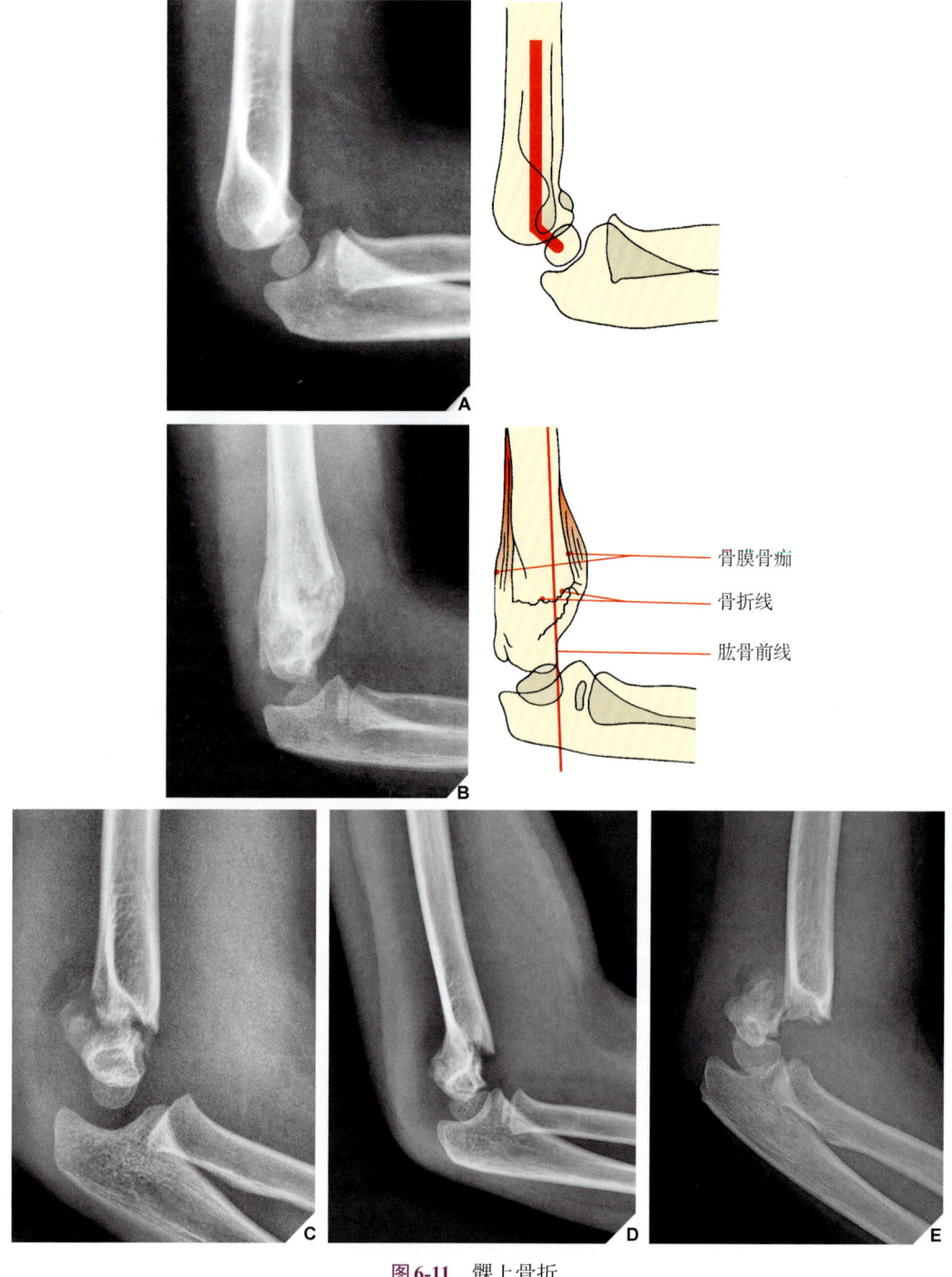

骨膜骨痂

骨折线

肱骨前线

图6-11　髁上骨折

3岁小儿肘关节侧位像（A）示正常肱骨远端曲棍球棒样外观。4周前肘关节受伤的3.5岁女孩，其肘关节X线片（B）可见肱骨远端失去正常形态。4岁男孩，急性髁上骨折的X线片（C）显示，上述外观消失是诊断肱骨髁上骨折的重要标志，同时注意肱骨前线位于肱骨小头前部，提示伸展性损伤（见图6-12）。更明显的髁上骨折可见于一例6.5岁女孩（D）和一例11岁女孩（E）的图像

节脂肪垫的移位对于骨折的诊断是一个重要的线索。正常时，位于鹰嘴窝深部的后脂肪垫在侧位像上不可见。如果可见且前脂肪垫移位（脂肪垫征阳性）（图6-13；也见图6-25B和图6-31A），此时应尽力显示骨折线。

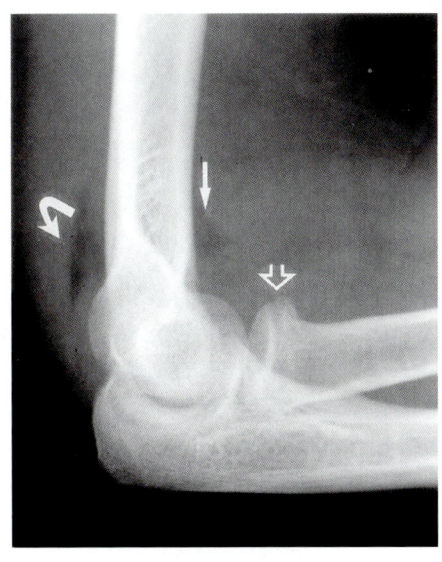

图6-13　脂肪垫征

肘关节侧位像示前（箭头）与后（弯箭头）脂肪垫征阳性。空心箭头指向桡骨头细微骨折

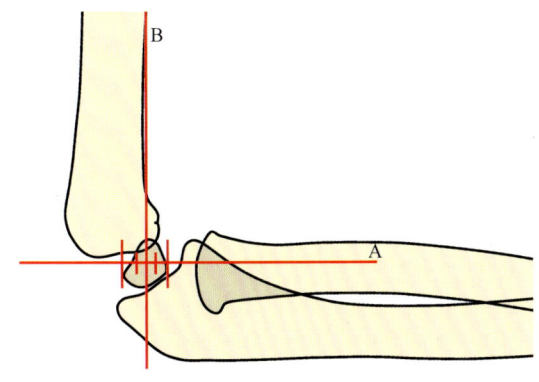

图6-12　肘关节的标志线

儿童肱骨小头相对于肱骨远端和桡骨近端的正常位置，取决于经肱骨小头的两条线：A线与桡骨近端长轴一致，通过肱骨小头中心；B线与肱骨远端前部皮质平行，贯穿肱骨小头中间1/3。这种关系的破坏提示可能存在异常（见图6-11B、C与图6-25B）

桡骨头-肱骨小头位是侧位投照的一种变式，由Greenspan于1982年提出。由于这种投照通过将桡骨头投影于腹侧，排除了冠突的重叠，克服了标准侧位像的主要局限，已被证实为一种特别有效的检查技术。除桡骨头外，这种方法还可清晰地显示肱骨小头、冠突、肱桡关节与肱尺关节（图6-14），以及这些结构的细微骨折，这些结构在其他投照位可能显示不清（见图6-27，图6-28与图6-36）。

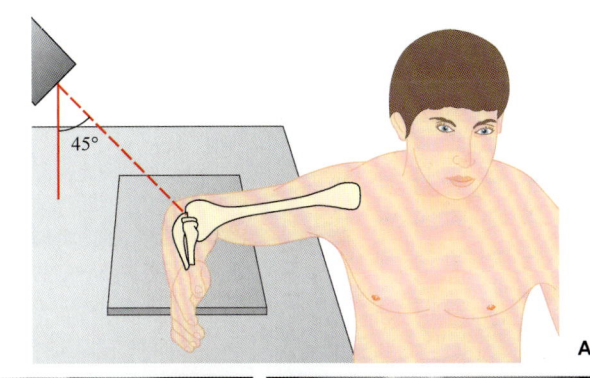

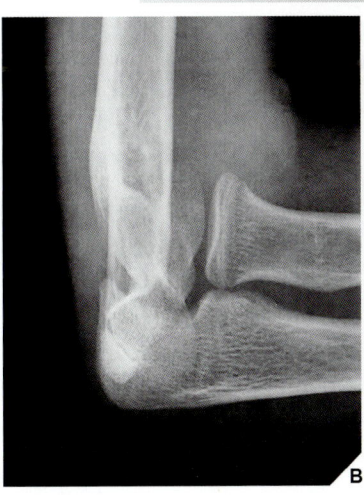
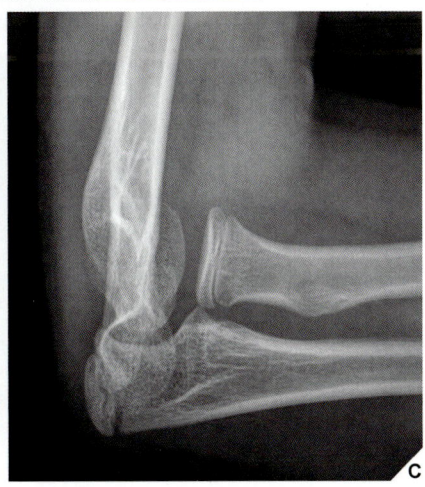

图6-14　桡骨头-肱骨小头位

A. 肘关节桡骨头-肱骨小头位投照时，患者坐在X线检查台的一侧，前臂平放，尺侧向下，肘关节屈曲90°，拇指指向上方。中心线（虚线）向前臂成45°角，指向桡骨头。B. 此种投照的X线片示桡骨头投影于腹侧，没有冠突的重叠，冠突可以被很好地显示。这种投照也能有效评估肱骨小头与肱桡关节、肱尺关节。C. 肘部骨骼未成熟时相同投照体位的X线片

想要充分评估肘关节的创伤，还需要其他检查方法。单对比或双对比关节造影常与体层摄影（关节体层摄影）及CT结合应用，在显示细微的软骨骨折、剥脱性骨软骨炎、滑膜与关节囊异常及关节内骨软骨体时很有用。一般来说，肘关节造影的适应证包括检测关节内骨软骨体及其大小、数量；确定肘关节周围钙化是在关节内还是关节外；评估关节软骨；评估关节旁囊肿是否与关节交通；评估关节

容积及不同滑膜与关节囊的异常等。在评估滑膜异常与关节内骨软骨体时多选择单对比关节造影，因为双对比关节造影可能在关节内产生气泡。然而，双对比关节造影可提供更为详细的信息，尤其是可更好地勾画出关节面与内层的滑膜，可更好地观察小细节（图6-15）。以前，结合肘关节造影可做常规体层照相，称为关节体层摄影，但现在该技术已被CT检查取代（CT关节造影）（图6-16）。

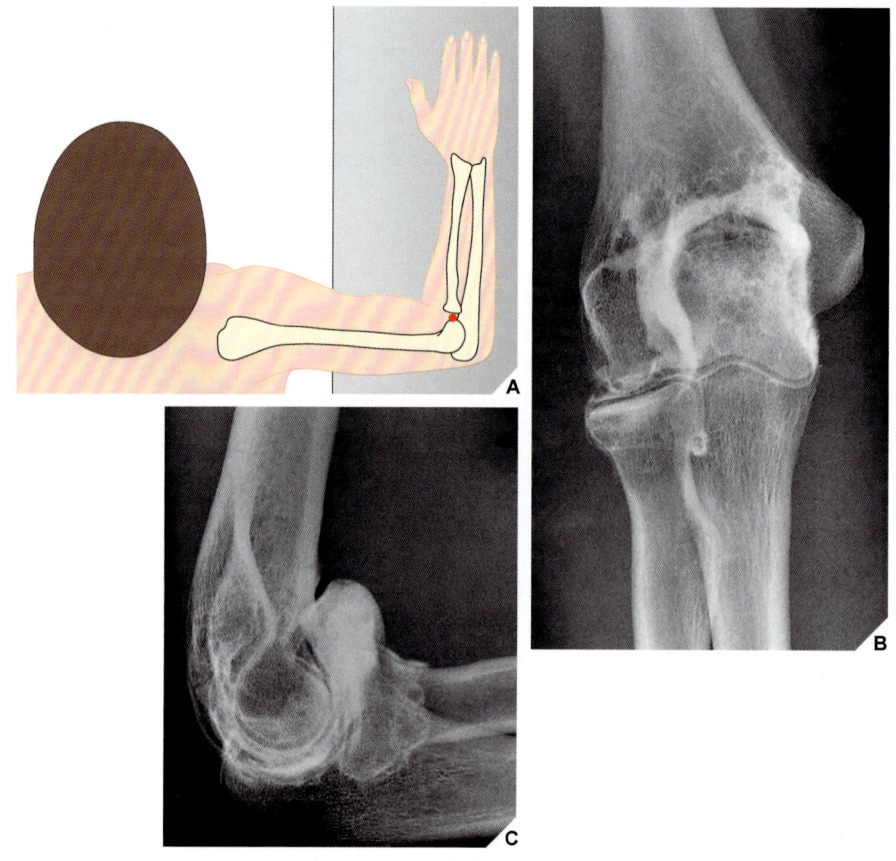

图6-15　肘关节造影

A. 肘关节造影时，患者的前臂旋前掌心向下放在检查台上，关节屈曲90°，手指平放。从关节侧面的桡骨头与肱骨小头之间进针，在透视的引导下，将2ml阳性造影剂（60%泛影葡胺）和8～10ml室内空气注入肱桡关节（圆点标出了进针点）。接着拍摄标准投照体位的常规X线片。B、C. 肘关节造影可辨识出关节囊前隐窝、后隐窝与环状隐窝。桡骨头与肱骨小头的关节软骨也可被清晰显示

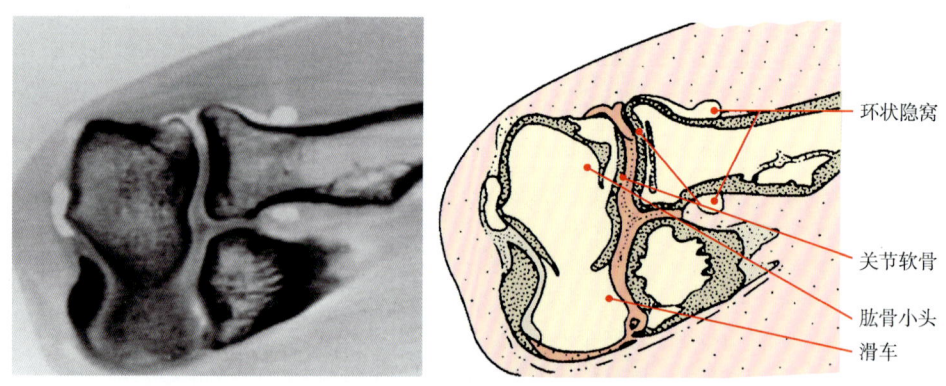

图6-16　肘关节的CT关节造影

肘关节造影后冠状位CT图像可清晰显示环状隐窝并勾画出关节囊的外侧范围。关节软骨也被清晰显示

伸展的肘关节轴位CT可有效显示创伤性异常。然而，外伤的患者此种检查有困难，而且除观察近端桡尺关节与肱尺关节外，很少用CT检查。偶尔，CT断面可用于显示桡骨头的骨软骨骨折与评价近端桡尺关节的完整性。然而，Franklin及其同事注意到屈曲的肘关节横断面CT图像（所谓的冠状层面）可提供理想的层面以评价鹰嘴窝和滑车后部与鹰嘴之间的间隙，以及桡骨与肱骨小头、前面的滑车及冠突。通过屈曲的肘横断位扫描还可显示桡骨近端的长轴面。

MRI检查可有效显示肘关节与其周围软组织的外伤性异常。常规检查包括轴位、矢状位与冠状位。冠状面可以很好地显示滑车、肱骨小头与桡骨头及肘关节周围的肌腱、韧带与肌肉（图6-17A）。矢状面上，肱尺关节与肱桡关节可很好地被显示，肱二头肌、肱三头肌与肱肌肌群长轴也被清晰显示。肱二头肌肌腱与肘肌也可被很好显示（图6-17B、C）。轴位层面可清晰显示近端桡尺关节及桡骨头的解剖关系。不同的肌腱、肌肉、环状韧带、血管神经束也可以被有效显示（图6-17D～F）。

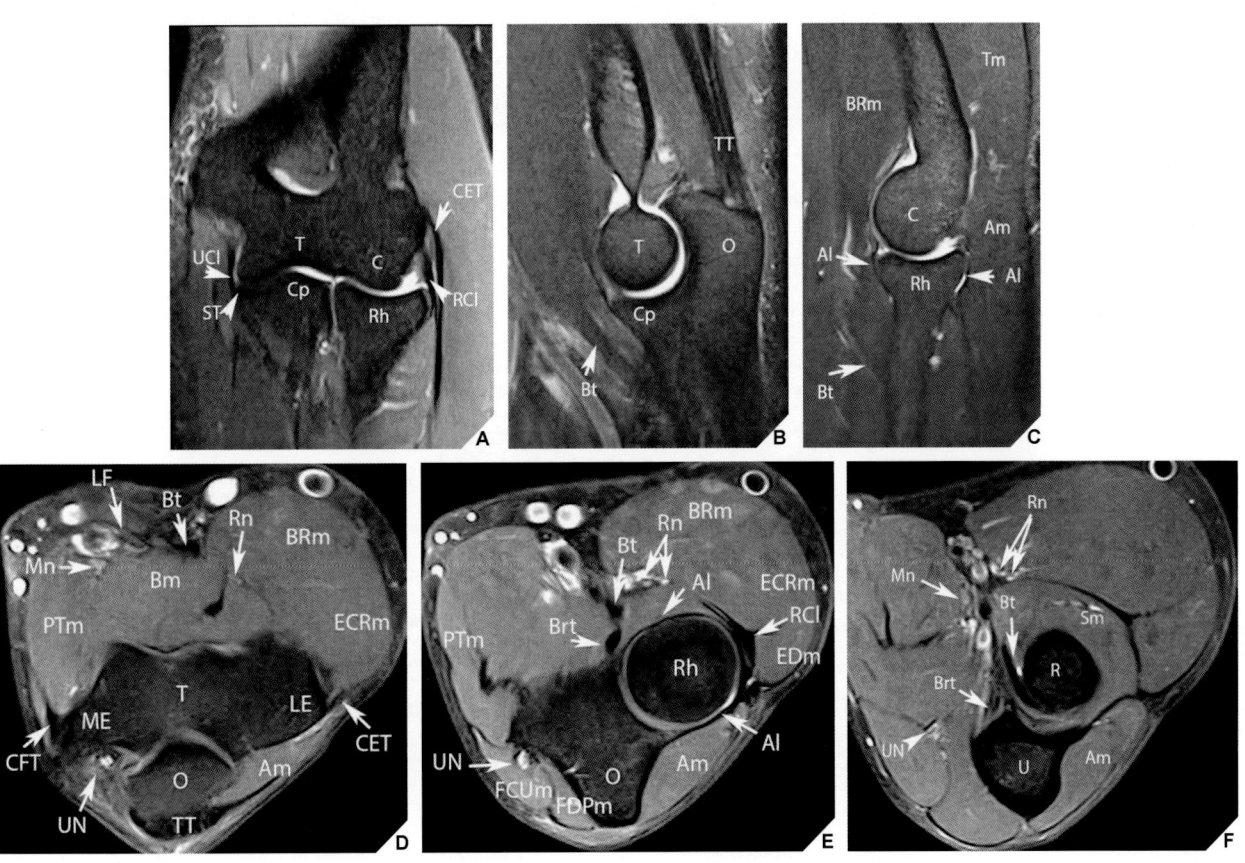

图6-17 肘关节的正常MRI解剖

A～C. T$_1$加权脂肪抑制序列MRa图像。在冠状面（A）上，注意骨、肌肉和肌腱结构的解剖关系。在矢状面上，一个通过滑车层面（B），另一个通过肱骨小头层面（C），肌肉（肱肌、肘肌）、肌腱（肱三头肌肌腱、肱二头肌肌腱）和骨骼（肱骨远端、鹰嘴突和桡骨头）得到清晰显示。D～F. 另一例患者的轴位质子密度加权脂肪抑制序列MRI，位于肱骨远端（D）、桡骨头（E）和桡骨结节（F）的水平。UCl. 尺侧副韧带；T. 肱骨滑车；C. 肱骨小头；CET. 伸肌总腱；ST. 高耸结节；Cp. 冠突；Rh. 桡骨头；RCl. 桡侧副韧带；Bt. 肱二头肌肌腱；TT. 肱三头肌肌腱；O. 鹰嘴；BRm. 肱桡肌；Tm. 肱三头肌；Al. 环状韧带；Am. 肘肌；LF. 肱二头肌肌腱膜；Rn. 桡神经（E和F中的双箭表示桡神经的浅支和深支）；Mn. 正中神经；Bm. 肱肌；PTm. 旋前圆肌；ECRm. 桡侧腕伸肌；CFT. 屈肌总腱；ME. 内上髁；LE. 外上髁；UN. 尺神经；Brt. 肱肌腱；EDm. 指伸肌；FCUm. 尺侧腕屈肌；FDPm. 指深屈肌；Sm. 旋后肌；R. 桡骨；U. 尺骨

偶尔也进行MRa检查，主要用于评估滑膜异常和关节囊与韧带的完整性。此外，细小的关节腔内游离体可以通过这种检查发现，骨软骨骨折的稳定性或肱骨小头剥脱性骨软骨炎也可得到评估。与肩关节MRa相似，配制钆造影剂与生理盐水、碘造影剂、利多卡因的混合液，向肘关节内注入多达10ml的液体。行侧位摄片，与常规肘关节造影相似（见图6-15）。冠状位、矢状位与轴位

成像用脂肪抑制自旋回波序列（图6-18）。在肘关节MRI的评估中，表6-1会很有帮助。

以表格形式总结上述讨论，见表6-2、表6-3。

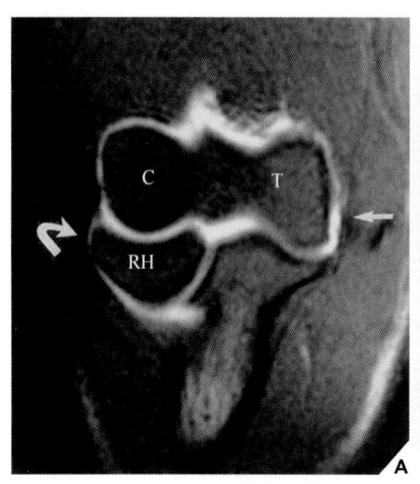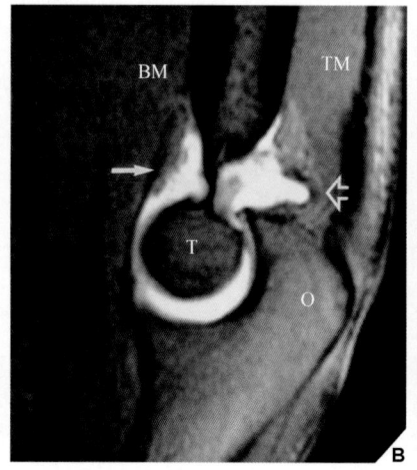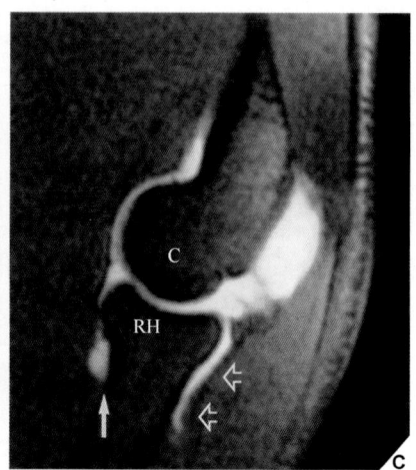

图6-18 肘关节的MRa表现

A. 冠状位T$_1$加权脂肪抑制序列图像示尺侧副韧带的前束（箭头）与桡侧副韧带（弯箭头）。关节被高信号造影剂勾画出。C.肱骨小头；T.滑车；RH.桡骨头。B. 通过肘关节内侧的矢状位T$_1$加权脂肪抑制序列图像示前隐窝（箭头）与后隐窝（空心箭头）。T.滑车；O.鹰嘴；BM.肱肌；TM.肱三头肌。C. 通过肘关节外侧的矢状位T$_1$加权脂肪抑制序列图像示关节囊桡骨近端附着部（箭头）与其后部（空心箭头）。C.肱骨小头；RH.桡骨小头

表6-1 肘关节的MRI与MRa评价

骨结构	桡侧腕伸肌——短肌，长肌（c，a）
肱骨内上踝（c，s，a）	尺侧腕伸肌（c，a）
肱骨外上踝（c，s，a）	指伸肌（c，a）
滑车（c，s）	尺侧腕屈肌（c，a）
肱骨小头（c，s）	桡侧腕屈肌（c，a）
桡骨头（c，s）	指屈肌——浅肌，屈肌（c，a）
桡骨颈（c，s）	旋前圆肌（c，a）
冠突（s）	旋后肌（c，a）
鹰嘴（s）	伸肌-旋后肌联合腱（c，a）
软骨结构	掌长肌（a）
关节软骨（c，s，a）	韧带
关节	尺侧副韧带——前、后、横部（c）
肱桡关节（c，s）	桡侧副韧带，包括环状韧带（a，c）
肱尺关节（c，s）	滑囊
近端桡尺关节（c，s，a）	肱二头肌桡骨囊（a）
肌肉及其韧带	骨间囊（a）
肱二头肌（s，a）	其他结构
肱三头肌（s，a）	尺神经（a）
肘肌（s，a）	正中神经（a）
肱桡肌（c，s，a）	桡神经（a）

注：表中所示结构的最佳层面标在圆括号内：c.冠状位；s.矢状位；a.轴位。

表 6-2　评价肘关节创伤的标准与特殊投照

投照	显示	投照	显示
前后位	远侧肱骨髁上、经髁与髁内骨折		桡骨头脱位
	骨折位于：		脂肪垫征
	内上髁与外上髁	外斜位	骨折位于：
	肱骨小头外侧面		外上髁
	滑车内侧面		桡骨头
	桡骨头外侧面	内斜位	骨折位于：
	外翻与内翻畸形		内上髁
	远侧肱骨二次骨化中心		冠突
侧位	远侧肱骨髁上骨折	桡骨头 - 肱骨小头位	骨折位于：
	骨折位于：		桡骨头
	桡骨头前侧面		肱骨小头
	鹰嘴突		冠突
	肘关节复合性脱位		肱桡与肱尺关节异常

表 6-3　评价肘关节创伤的辅助影像技术

技术	显示	技术	显示
体层（现在已经被 CT 代替）	肘关节复杂骨折，特别是评价粉碎性骨折的部位	CT（单纯 CT 或者与双对比关节造影结合）	与关节造影相同
	愈合过程：	MRI 与 MRa	韧带 *、肌腱、肌肉和神经异常，包括神经压迫与卡压
	不愈合		
	继发感染		关节囊破裂 *
关节造影（单对比或双对比）	关节软骨细微异常		关节积液
	关节囊破裂		滑膜囊肿 *
	滑膜异常		血肿
	软骨与骨软骨骨折		骨的细微异常（如骨挫伤）
	剥脱性骨软骨炎		剥脱性骨软骨炎 *
	关节内骨软骨体		骨骺骨折（儿童）

*这些异常在 MRa 上显示得最好。

（二）肘关节创伤

1. 有关肘关节的骨折

（1）肱骨远端骨折：由于肱骨远端不同结构在解剖与外科教科书中命名不同，因此肱骨远端骨折的分类经常出现混乱。为了澄清这种情况，肱骨远端简化的解剖部分如图 6-19 所示。区别肱骨远端关节与关节外部分的意义在于诊断、治疗与预后的重要性。例如，像许多骨科医师提出的，仅累及肱骨远端关节部分的骨折通常造成运动功能的丧失，但不会导致稳定性丧失，而全髁骨折（即同时累及关节与关节外部分的骨折）常导致运动受限与不稳定。

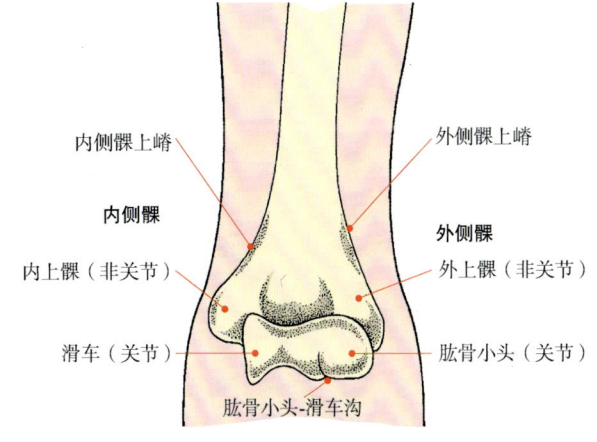

图 6-19　肱骨远端的解剖结构示意图
肱骨远端结构的简化解剖部分

　　根据受累的结构，肱骨远端骨折可分为髁上骨折、髁间骨折与髁内骨折，以及内上髁与外上髁、肱骨小头与滑车骨折。推荐使用Müller分类，该分类根据骨折是关节内骨折，还是关节外骨折而分类，因此实用性强（图6-20）。通常，成人这

类损伤不存在诊断问题，肘关节前后位与侧位投照易于诊断（图6-21与图6-22）。以前，通常需要做体层摄影以确定粉碎性骨折的位置，现在常进行CT检查（图6-23）。

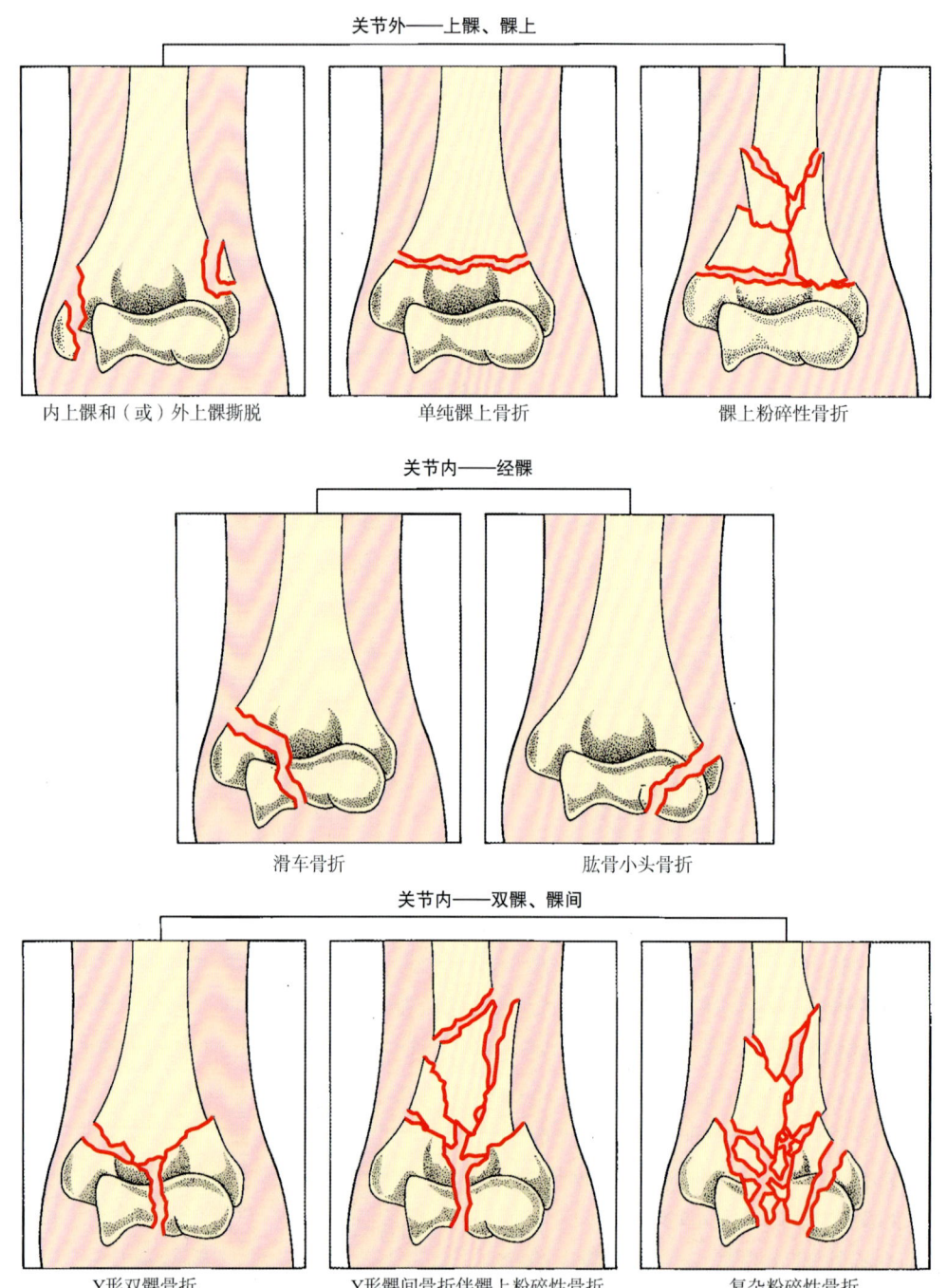

图6-20　肱骨远端骨折

肱骨远端骨折分型——根据骨折在关节外与关节内延伸进行分型（经允许引自Müller ME，Allgower M，Schneider R，et al. *Manual of internal fixation*，*techniques recommended by the AO Group*，2nd ed. Berlin，Germany：Springer-Verlag；1979.）

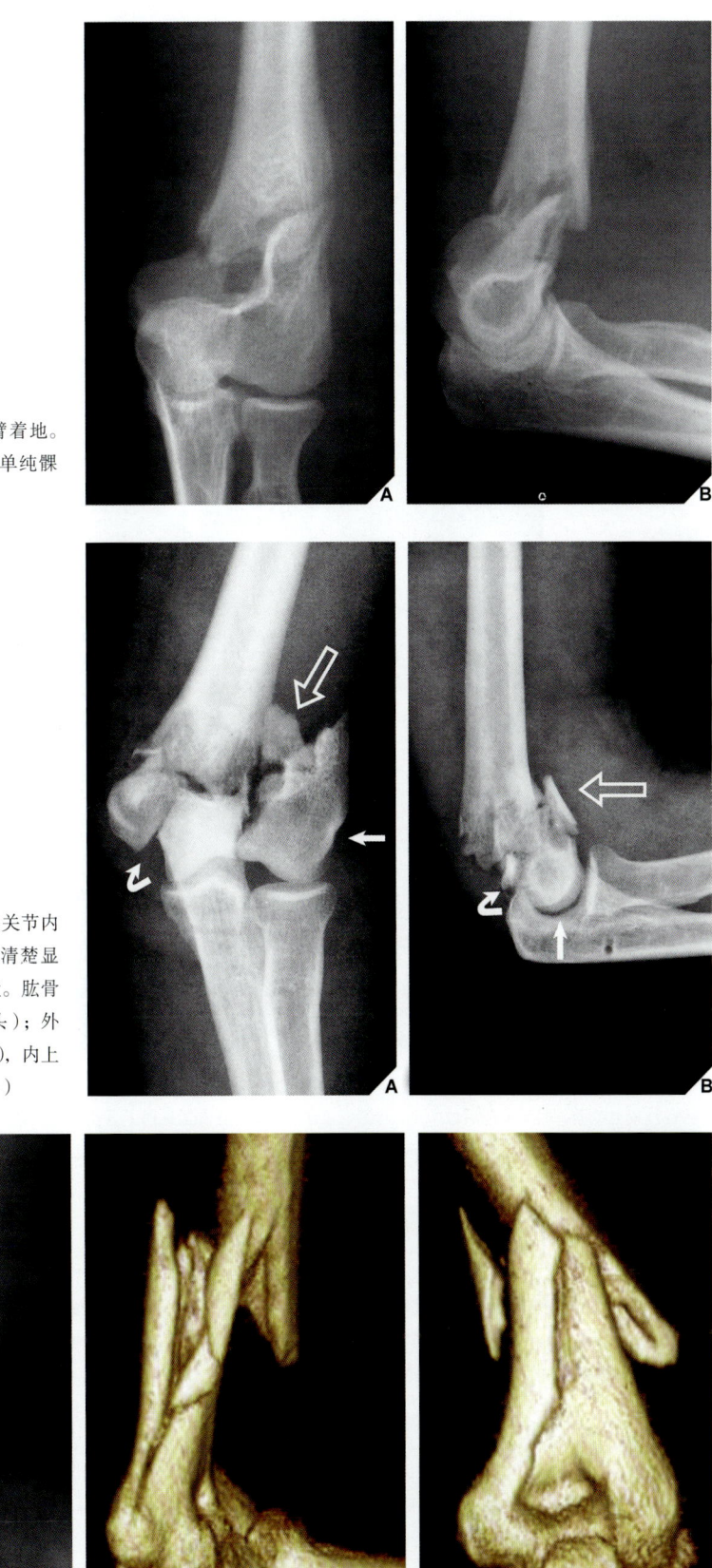

图 6-21　髁上骨折

27 岁男性，从梯子上跌落，伸出的手臂着地。前后位（A）与侧位（B）X 线片示肱骨单纯髁上骨折伴远折段向后移位

图 6-22　肱骨远端骨折

25 岁男性，交通事故中肱骨远段复杂性关节内骨折。前后位（A）与侧位（B）X 线片清楚显示骨折线的延伸范围与各骨折段的位置。肱骨小头分离、外侧移位，并有半脱位（箭头）；外侧髁上嵴撕脱并向前外移位（空心箭头），内上髁严重旋转并向内侧移位（弯箭头）

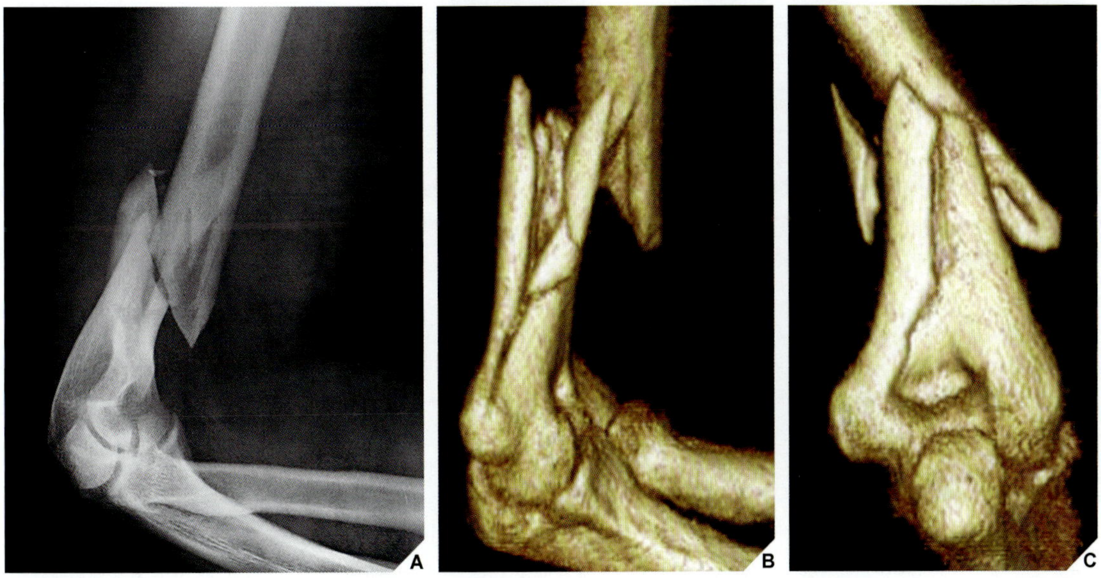

图 6-23　肱骨远端骨折的三维 CT 表现

常规 X 线片（A）显示肱骨髁上粉碎性骨折。三维 CT 重建图像（B、C）示损伤的细节，包括移位、成角及不同骨片的空间定位

儿童骨折时，由于存在二次骨化中心及其变异性，会给诊断带来一些问题。尽管偶尔骨折线在前后位片比侧位片上更难以评价，但前后位与侧位投照通常足以显示异常，髁上骨折为3～10岁儿童肘关节骨折最常见类型。伸展性创伤是由于跌倒时伸出的手着地、肘过伸引起的，占这类创伤的95%，特征为远折段向后移位（图6-24）。跌倒时肘屈曲造成的屈曲型骨折只占髁上骨折的5%，骨折远段向前上移位。在侧位投照上通过肱骨远端失去曲棍球棒样外观及肱骨小头相对于肱骨前皮质线移位，髁上骨折常容易诊

断（见图6-11与图6-12）。总是伴有阳性脂肪垫征（图6-25）。

无论患者的年龄多大，在肱骨远端骨折时重要的是要充分显示和评价创伤类型、骨折线的延伸范围及移位的程度，因为这些是确定治疗方法的依据。当诊断骨折类型与移位程度有困难时，加摄对侧正常肘的X线片进行对照可有帮助。

并发症：髁上骨折最严重的并发症是Volkmann缺血性挛缩（见图4-78）和畸形愈合，后者通常导致肘关节内翻畸形，称为肘内翻。

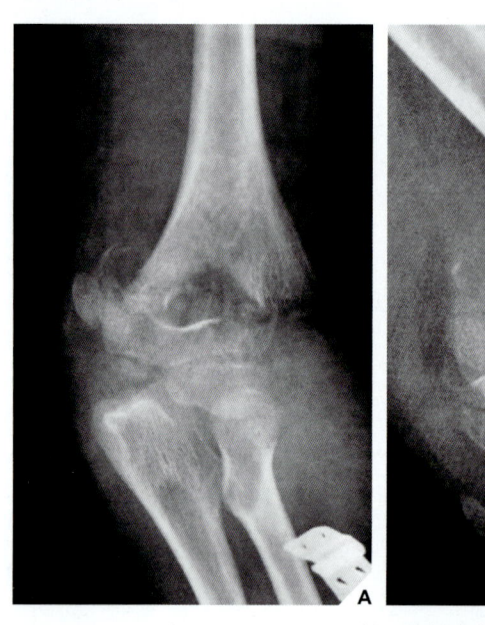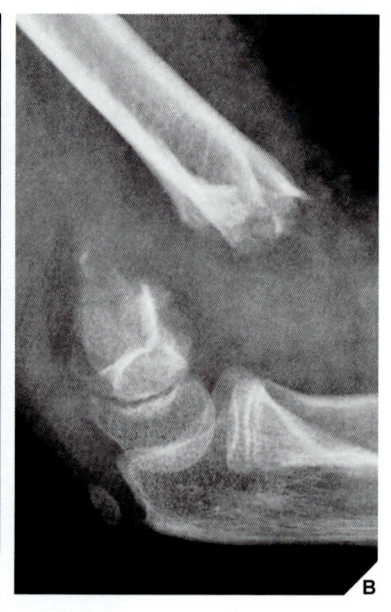

图6-24　髁上骨折移位

9岁男孩，从自行车上跌落，肘关节前后位（A）与侧位（B）图像示肱骨远端髁上骨折，远折段向后内侧移位。注意在前后位图像上外翻角度增大（亦见图6-11D、E）

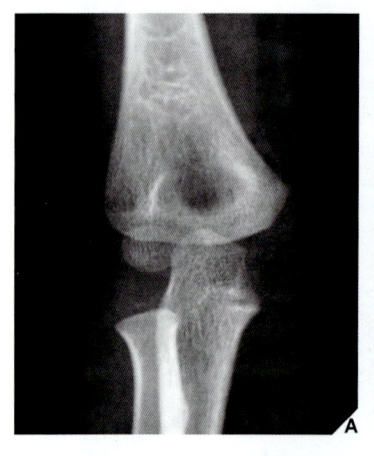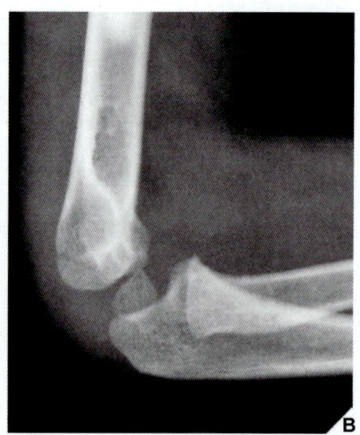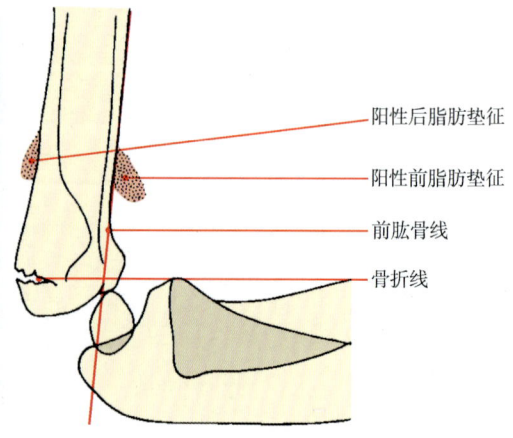

阳性后脂肪垫征
阳性前脂肪垫征
前肱骨线
骨折线

图6-25　无移位的髁上骨折

3岁女孩，在街上跌倒，在肘关节前后位（A）X线片上未见骨折线，而在侧位（B）图像上骨折线很明显。后脂肪垫征阳性，前脂肪垫也有明显移位。注意前肱骨线分割肱骨小头的后1/3，提示骨折远端轻度向前成角

（2）桡骨头骨折：为一种常见创伤，大多数情况下是由于跌倒时伸出的手着地造成的，偶尔由肘外侧面受到直接打击引起。

Mason将桡骨头骨折分为3型：Ⅰ型，无移位骨折；Ⅱ型，边缘性骨折伴移位（包括压缩性骨折、凹陷性骨折与成角骨折）；Ⅲ型，累及整个桡骨头的粉碎性骨折。后来由DeLee、Green与Wilkins提议增加了第Ⅳ型，即伴肘关节脱位的桡骨头骨折（图6-26）。上述骨折均可在肘前后位与侧位片上充分显示。由于无移位或移位轻微的骨折可在这种投照时漏诊，常规X线检查应包括桡骨头-肱骨小头位投照，以检出隐匿性损伤并评估移位的程度（图6-27～图6-29）。确定骨折线的准确延伸范围（即骨折是关节内还是关节外）与移位的程度对确定治疗方案极其重要。CT检查对评估此种情况有重要作用（图6-30），MRI在证实常规X线检查显示不清的骨折上也可有帮助（图6-31）。无移位或移位轻微的骨折常用夹板或管形石膏保守治疗，直至愈合到可允许肘关节活动为止。而对于累及桡骨头1/3或1/2伴大于3～4mm移位的桡骨关节表面劈裂骨折，提示需要切开复位与内固定；年轻患者尤应如此。在桡骨头粉碎性骨折与移位时，选择的手术方法为桡骨头切除（图6-32）。

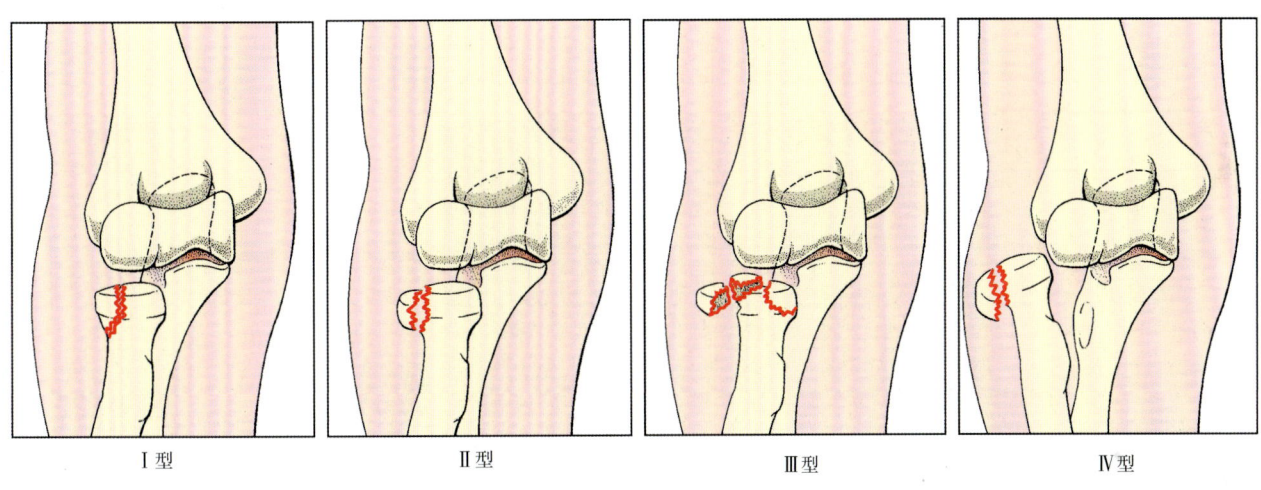

Ⅰ型　　Ⅱ型　　Ⅲ型　　Ⅳ型

图6-26　桡骨头骨折的Mason分型

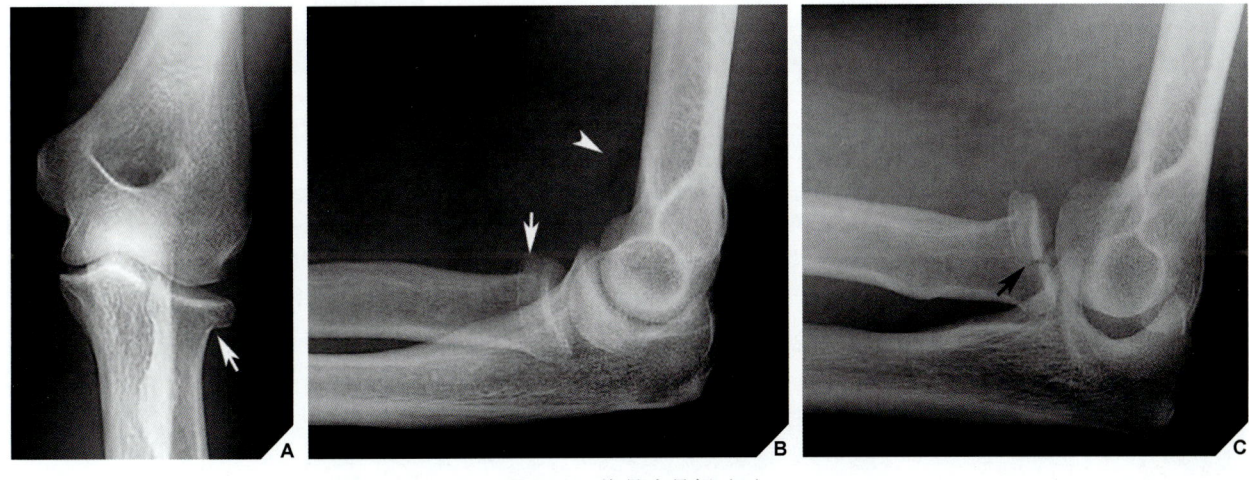

图6-27　桡骨头骨折（1）

肘关节前后位（A）和侧位（B）X线片显示桡骨头无移位的骨折（箭头）。注意前脂肪垫的抬高表明关节积液（无尾箭头）。然而，在桡骨头-肱骨小头位（C）图像上可以清楚显示骨折线的关节内延伸和软骨下碎片的2mm凹陷（箭头）（由纽约布鲁克林医学博士Oleg Opsha提供）

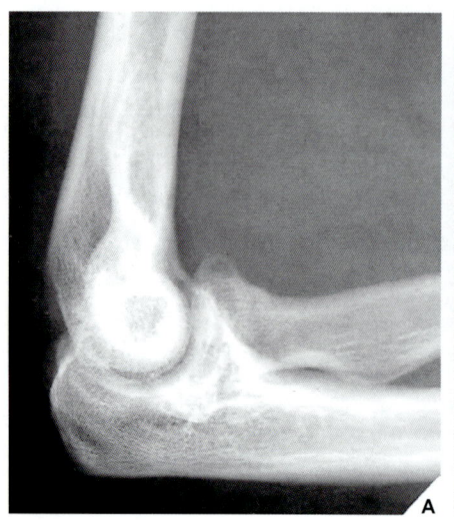
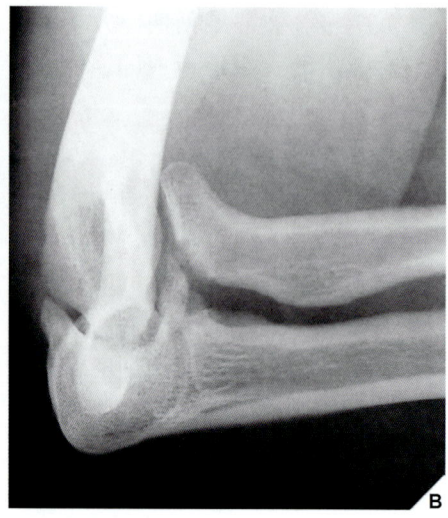

图 6-28　桡骨头骨折（2）

肘关节标准侧位（A）X线片示桡骨头骨折，但由于骨结构的重叠，不能确切评估骨折线的延伸范围与移位的程度。桡骨头 - 肱骨小头位（B）投照示其为一移位性关节骨折，累及桡骨头后 1/3（引自 Greenspan A，Norman A，Rosen H. Radial head-capitellum view in elbow trauma：clinical application and radiographicanatomic correlation. Am J Roentgenol 1984；143：355-359.）

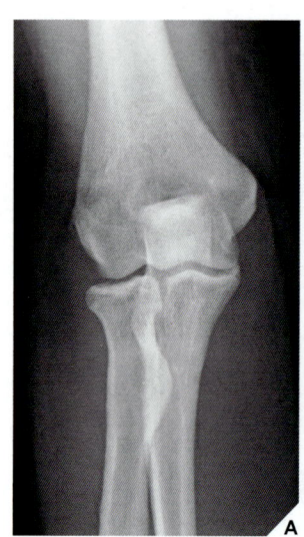
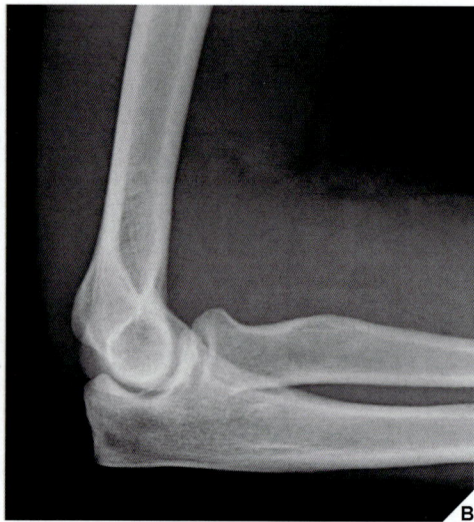
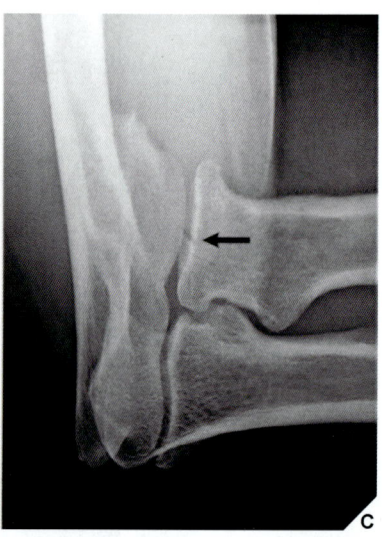

图 6-29　桡骨头骨折（3）

31岁女性，右肘的前后位（A）和侧位（B）X线片显示没有明显的骨折。桡骨头 - 肱骨小头位（C）投照显示桡骨头细微的无移位骨折（箭头）

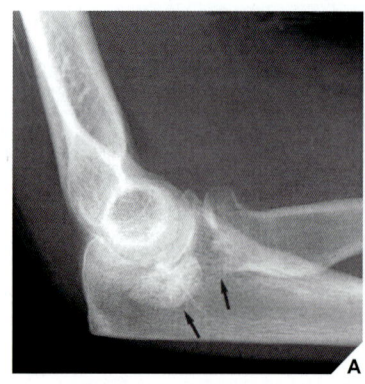
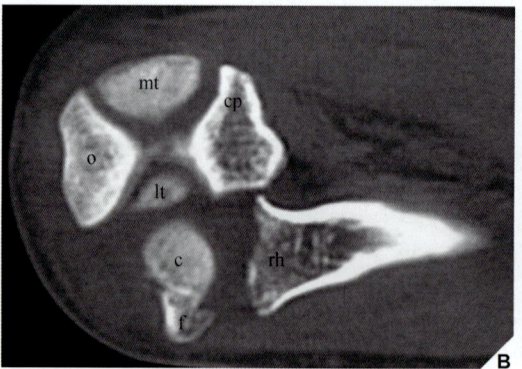
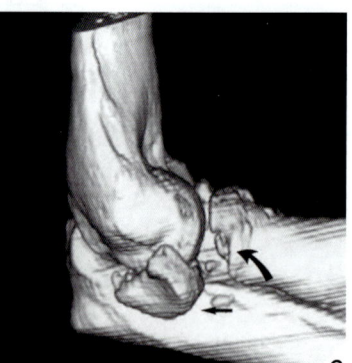

图 6-30　桡骨头骨折的CT和三维CT表现

A. 肘关节常规侧位像示桡骨头移位性骨折（箭头）。B. 斜冠状位CT图像示骨折片向后外侧移位，虽然这张图像上解剖方向有点不明确。o. 鹰嘴；mt. 内侧滑车；cp. 冠突；lt. 外侧滑车；c. 肱骨小头；rh. 桡骨头；f. 移位的骨折片。C. 三维CT重建图像（侧面观）示骨折，箭头指示向后外侧移位的骨折片，弯箭头示桡骨头缺损

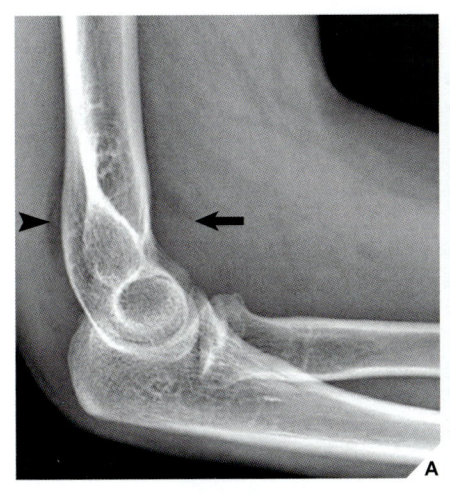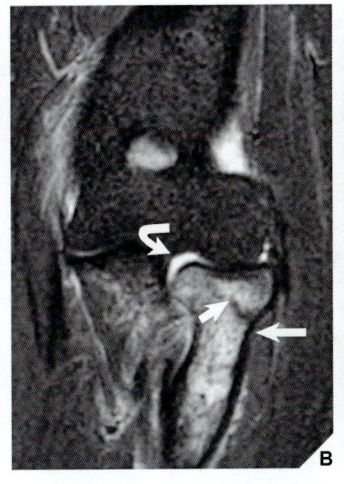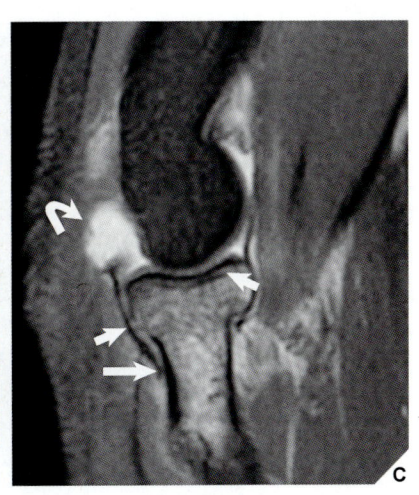

图 6-31　桡骨头骨折的 MRI 表现

肘关节常规侧位（A）图像示前（箭头）与后（无尾箭头）脂肪垫征阳性。桡骨头轻度畸形，提示有急性骨折。MR 冠状位（B）与矢状位（C）T₂ 加权图像示桡骨头、颈骨髓水肿（箭头），关节积液（弯箭头），低信号线代表骨折线（短箭头）

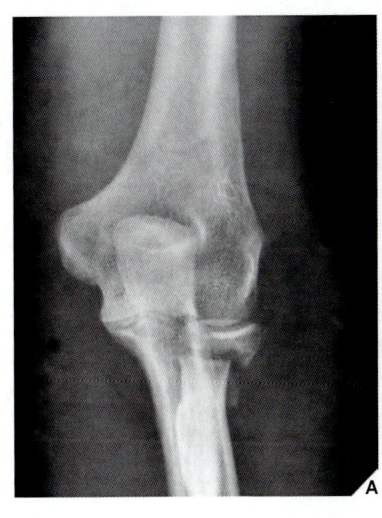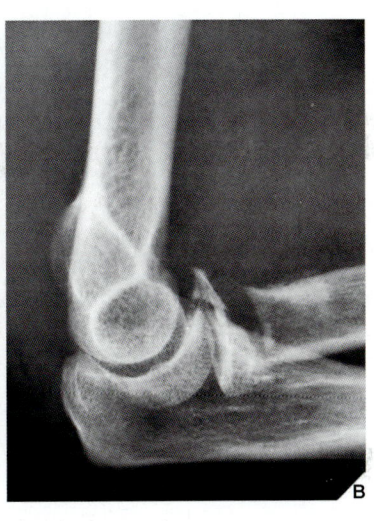

图 6-32　桡骨头骨折（4）

肘关节前后位（A）与侧位（B）X 线片示桡骨头明显粉碎性、移位性骨折。可能需要做全桡骨头切除

（3）Essex-Lopresti 骨折 - 脱位：这种复合损伤是由桡骨头与桡骨颈的粉碎性骨折，伴或不伴骨折线向远端延伸、前臂骨间膜的撕裂、下尺桡关节脱位组成（图 6-33）。因为桡骨在两端（腕和肘）失去了支持点，所以这是一种不稳定损伤且需要特定的治疗。对于大多数患者，需要进行桡

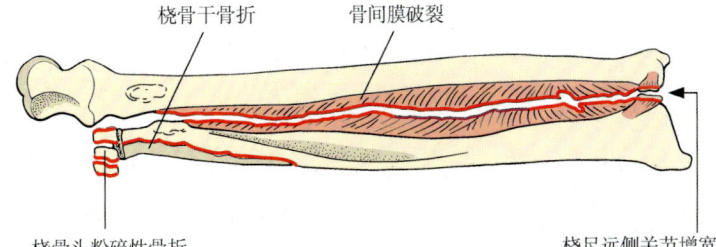

桡骨干骨折　　　骨间膜破裂

桡骨头粉碎性骨折　　　桡尺远侧关节增宽

A

图 6-33　Essex-Lopresti 骨折 - 脱位

A. 桡骨头粉碎性骨折、骨间膜破裂和远端桡尺关节脱位构成此损伤的关键因素。B. 62 岁男性，在摩托车事故中右前臂受伤。注意桡骨头粉碎性骨折（箭头）和远端桡尺关节脱位（弯箭头）

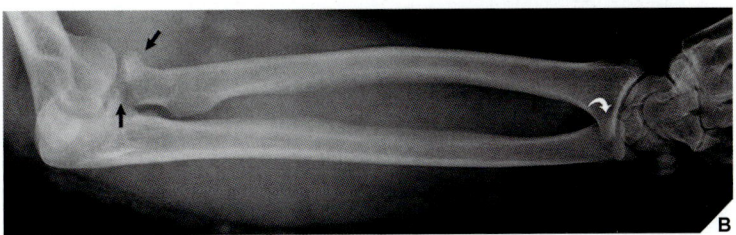

B

骨头骨折碎片的固定，对于严重的粉碎性骨折患者，需要考虑植入硅胶或金属桡骨头假体以维持桡骨长度和稳定性。慢性期Essex-Lopresti损伤合并难以复位的桡骨近端移位可能需要截短尺骨来恢复尺骨中性变异。

（4）冠突骨折：很少独立存在（图6-34），常与肘关节后脱位合并出现（图6-35）。如果冠突骨折漏诊，因为不连接会导致肘关节不稳定和反复发生半脱位，所以在肘关节损伤的病例中排除冠突骨折非常重要。由于很多结构重叠，用前后位与侧位投照来评估冠突骨折是不够的。这个损伤可以在桡骨头-肱骨小头位上显示（图6-36），偶尔内斜位投照也能显示，但显示冠突骨折的最佳检查方法是CT检查（图6-37和图6-38）。

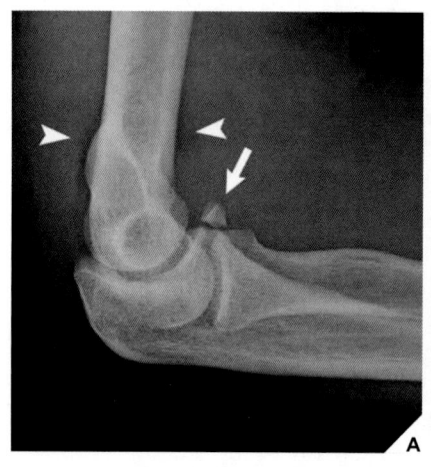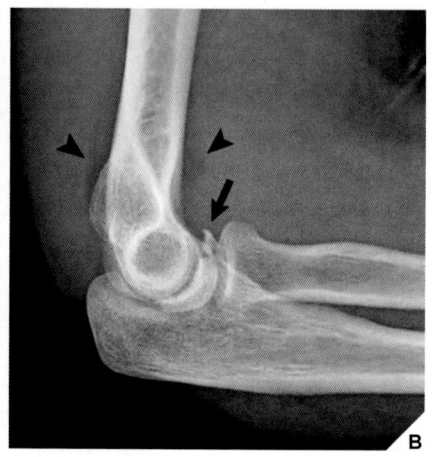

图6-34 冠突骨折（1）

A. 肘部侧位片显示冠突基底部骨折（箭头）。无尾箭头所示前、后脂肪垫征阳性。B. 另一例患者肘关节侧位片显示冠突骨折（箭头）和关节积液（无尾箭头）

（5）尺骨鹰嘴骨折：多由跌倒时肘关节屈曲直接着地所致，常造成粉碎性骨折与主要骨折碎片的显著移位。一种间接机制（如上肢伸展摔倒着地）可造成斜行或横行骨折，移位轻微。这种骨折通常可以在肘关节侧位投照上得到很好显示。

已有很多分类方法用于评估尺骨鹰嘴骨折，Colton把尺骨鹰嘴骨折分为非移位骨折与移位骨折，后者又分为撕脱骨折、斜行骨折、横行骨折、粉碎性骨折与骨折-脱位。

Horne和Tanzer提出了另一种实用的分类方法，他们按其在侧位片上的位置将骨折进行分类（图6-39）。Ⅰ型骨折分为2组：①尺骨鹰嘴顶端斜行、关节外的骨折；②起源于尺骨鹰嘴窝关节面近1/3段的横行关节内骨折（图6-40）。Ⅱ型骨折是起源于尺骨鹰嘴窝关节面中1/3段的横行或斜行骨折，这些骨折又分为2组：①单骨折线；②双骨折线，第一条是近端的横行或斜行骨折线，第二条更远一些，向后延伸（图6-41和图6-42）。Ⅲ型骨折是累及尺骨鹰嘴窝远1/3段的骨折，可为横行或斜行骨折（图6-43）。绝大多数的骨折为Ⅱ型。

就治疗而言，非移位骨折通常采用保守治疗，而移位骨折通常采用切开复位和内固定进行治疗。

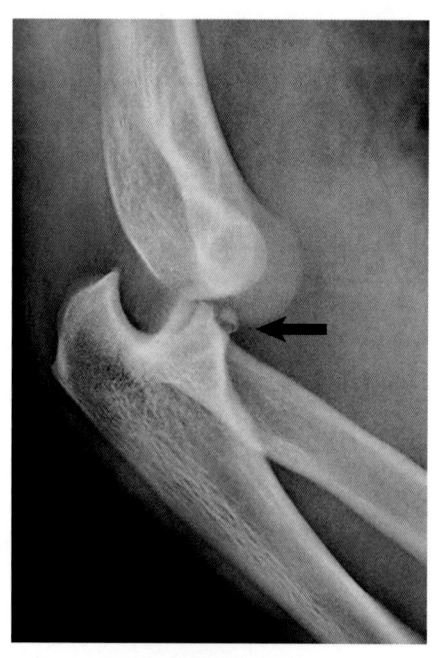

图6-35 冠突骨折（2）

这种损伤（箭头）通常发生在肘关节后脱位时

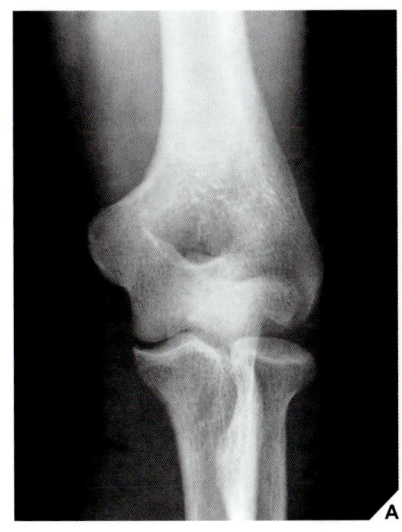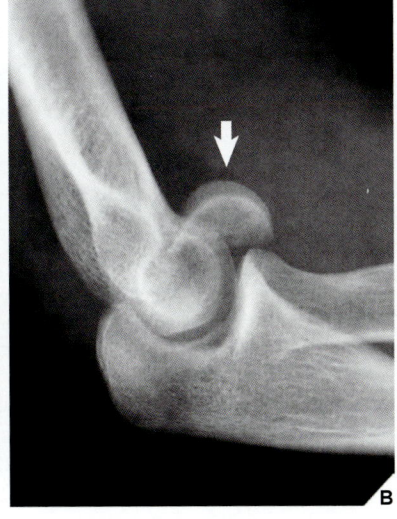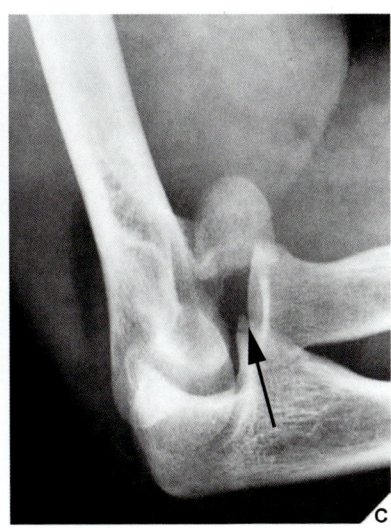

图6-36 肱骨小头和冠突骨折

37岁男性，打冰球时摔倒造成右肘受伤。最早的前后位（A）和侧位（B）X线片显示肱骨小头骨折，伴有向前旋转与移位。注意移位的肱骨小头在侧位片上呈典型的"半月"形表现（短箭头）。在桡骨头-肱骨小头位（C）上，显示一个明确的非移位冠突骨折（长箭头）

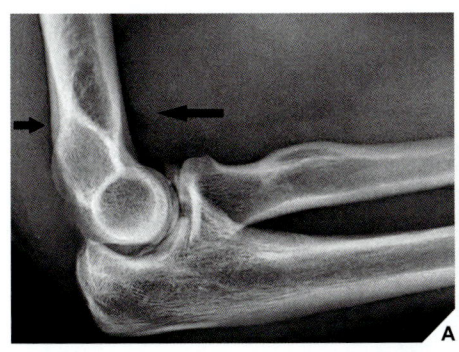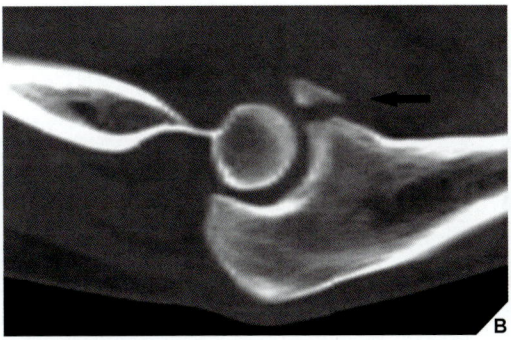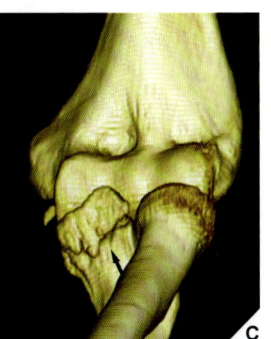

图6-37 冠突骨折的CT和三维CT重建表现（1）

肘关节侧位X线片（A）显示后、前脂肪垫征阳性（箭头），但是冠突骨折显示欠佳。矢状位CT重建图像（B）和三维表面遮盖显示CT图像（C）可以诊断冠突骨折（箭头）

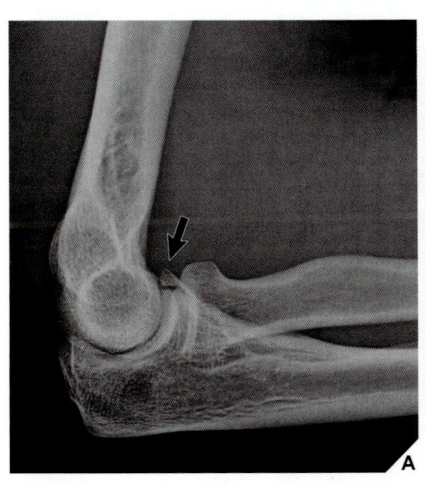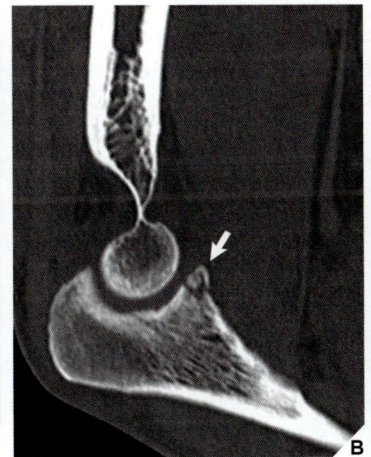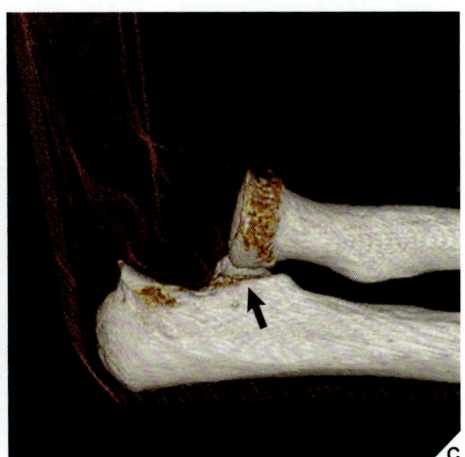

图6-38 冠突骨折的CT和三维CT重建表现（2）

肘关节侧位X线片（A）、矢状位重建CT图像（B）和从肘关节侧面观察的三维CT重建图像（C）显示冠突骨折（箭头）

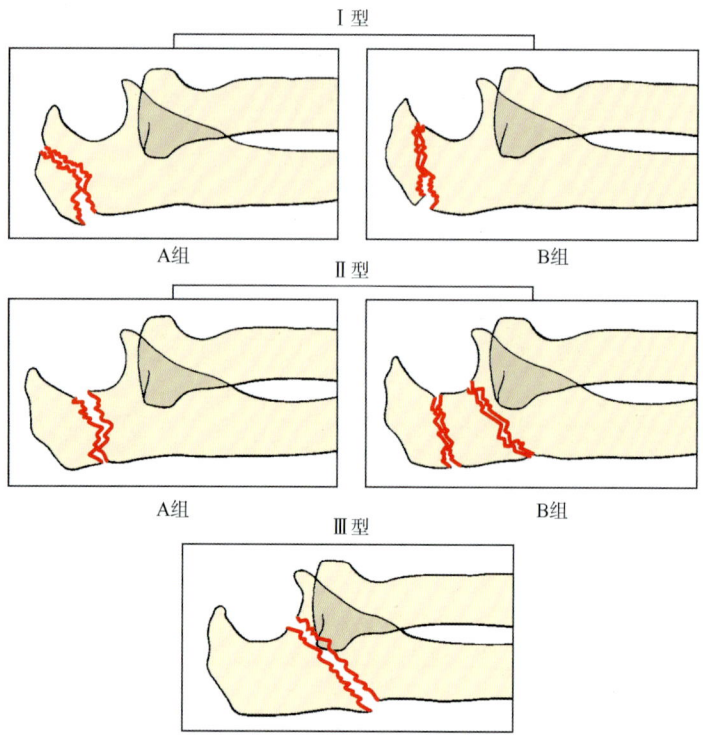

图 6-39 尺骨鹰嘴骨折的分型

经允许引自 Horne JG, Tanzer TL. Olecranon fractures: a review of 100 cases. *J Trauma* 1981; 21: 469-472.

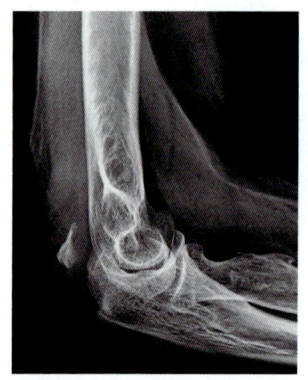

图 6-40 尺骨鹰嘴骨折（1）

76岁女性，在楼梯上摔倒造成
ⅠA型尺骨鹰嘴骨折

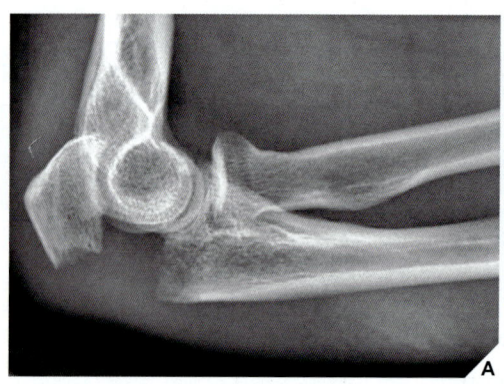

图 6-41 尺骨鹰嘴骨折（2）

A. 50岁女性，从梯子上摔倒造成ⅡA型尺骨鹰嘴骨折-脱位，在侧位片上得以清晰显示；
B. 41岁男性，肘关节屈曲摔倒并造成ⅡB型尺骨鹰嘴粉碎性骨折

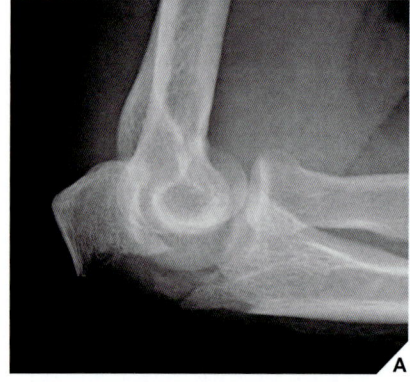

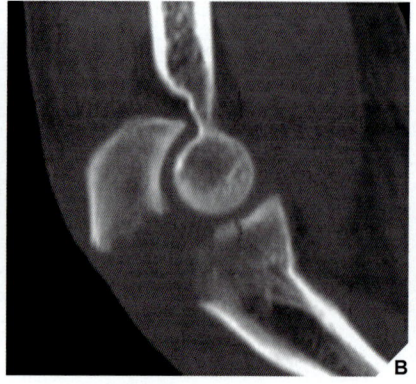

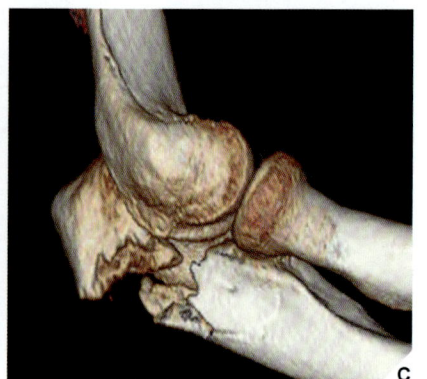

图 6-42 鹰嘴骨折的CT和三维CT重建表现

肘关节侧位X线片（A）、矢状位CT重建图像（B）和三维CT重建图像（C）显示鹰嘴的ⅡB型骨折

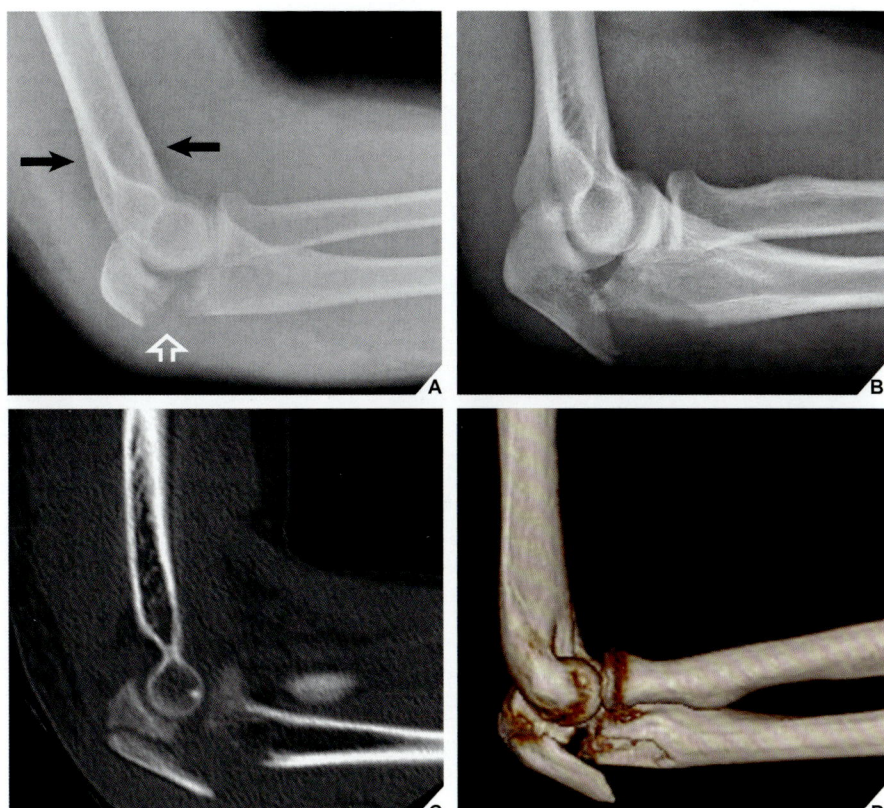

图 6-43　尺骨鹰嘴骨折的 CT 和三维 CT 重建表现

A. 52 岁女性，摔倒时手臂外伸导致 Ⅲ型尺骨鹰嘴骨折，在肘关节侧位片上可显示清晰。注意横行骨折线（空心箭头）和前、后脂肪垫征阳性（箭头）。B. Ⅲ型尺骨鹰嘴骨折的变异，骨折线为斜行。C. 另一例患者的矢状位 CT 图像示类似的 Ⅲ 型尺骨鹰嘴骨折的变异，在三维 CT 重建图像（D）上显示得更佳

2. 肱骨小头剥脱性骨软骨炎　有时也被称为 Panner 病，被认为与创伤相关，即肘关节重复发生的外源性损伤。但是一些研究者认为 Panner 病是一种影响 7～12 岁儿童（主要是男孩）的肱骨小头骨软骨病，而肱骨小头剥脱性骨软骨炎是一种独立的病变，影响 12～15 岁男孩（在此阶段肱骨小头已经完全骨化）。除年龄因素外，如棒球和橄榄球等投掷运动中肘关节外翻应力已经被证实是一个致病因素。很明显，在投掷运动中肱骨小头受到挤压和剪切力。剥脱性骨软骨炎通常发生在右利手的儿童和成年人的右肘，并且绝大多数是男性。

本病的早期阶段，前后位与侧位投照可无明显异常（图 6-44A、B）；唯一比较明显的 Panner 病早期阶段 X 线征象是在桡骨头 - 肱骨小头位片上发现肱骨小头轻度变平（图 6-44C）。随着病情进

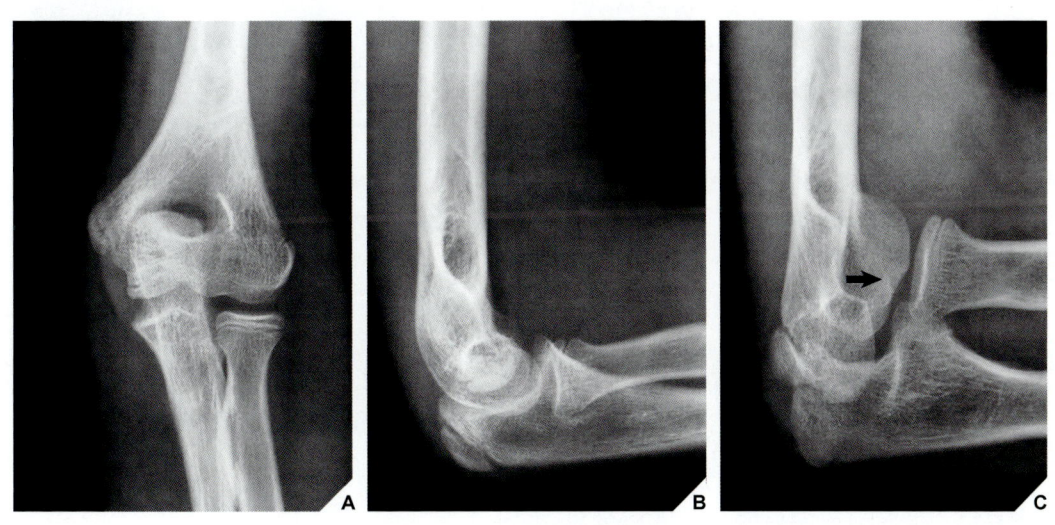

图 6-44　肱骨小头剥脱性骨软骨炎（1）

13 岁男孩，一位活跃的棒球运动员，主诉右肘关节疼痛数月。肘关节前后位（A）和侧位（B）X 线片未显示肘关节异常。桡骨头 - 肱骨小头位片（C）见稍变扁的肱骨小头（箭头），可能为肱骨小头剥脱性骨软骨炎的早期表现（经允许引自 Greenspan A，Norman A. The radial head-capitellum view：useful technique in elbow trauma. *Am J Roentgenol* 1982；138：1186-1188. ）

展，病变从软骨下骨与软骨的阶段性分离发展到逐渐从肱骨小头的软骨床上完全分开。在分离前，病灶被称为"原位"灶；分离后，骨软骨的碎片变成了关节内"游离"体（图6-45）。因为有时不止一块碎片游离进入关节腔，剥脱性骨软骨炎会和特发性滑膜骨软骨瘤病相混淆，后者为一种非创伤性的滑膜化生。在这种情况下关节内可以看到多个软骨体，外形规则、大小均一（见图23-2）。

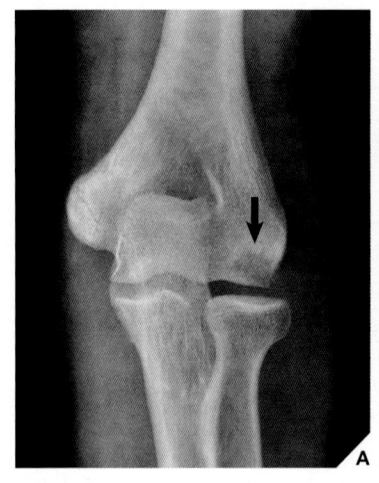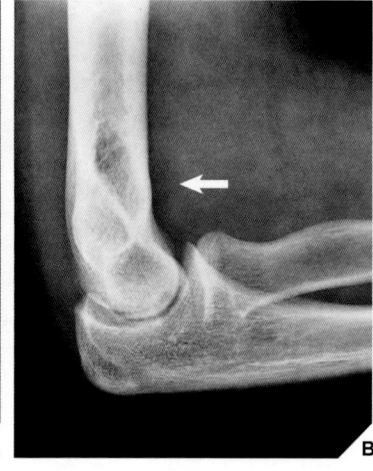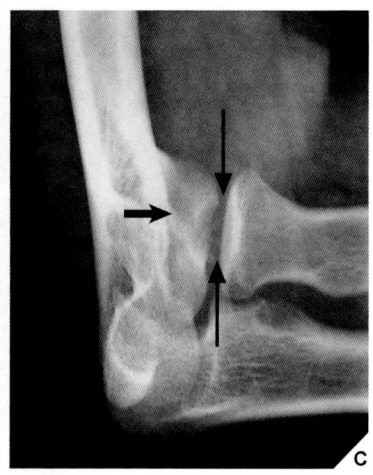

图6-45　肱骨小头剥脱性骨软骨炎（2）

15岁男孩，一位活跃的棒球运动员，主诉右肘关节疼痛数月。A. 肘关节前后位X线片显示肱骨小头的X线低密度缺损（箭头），提示剥脱性骨软骨炎。B. 侧位片仅显示了前脂肪垫征阳性（箭头）。C. 桡骨头-肱骨小头位片不仅显示了肱骨小头病变的完整范围（粗箭头），也显示了在关节内的骨软骨游离体（细箭头）——一个剥脱性骨软骨炎的晚期征象（经允许引自 Greenspan A，Norman A，Rosen H. Radial head-capitellum view in elbow trauma: clinical application and radiographic-anatomic correlation. *Am J Roentgenol* 1984；143：355– 359.）

过去评价剥脱性骨软骨炎的X线方法是关节造影断层成像，此方法可定位肱骨小头软骨面的缺损，并可以区别是原位病变，还是进展期病变。这些信息对于骨科医生非常重要，因为原位病变可以保守治疗，但如果骨软骨碎片已经部分从软骨床上分离或释放入关节腔则需要行外科手术治疗。现在CT关节造影几乎完全取代了关节造影断层成像，MRI对病变显示也非常有效（图6-46），并且可以提供关于病变稳定性的信息（图6-47）。Ⅰ型是完整的（原位）病变，不合并碎片移位；Ⅱ型病变轻度移位且有关节面破坏；Ⅲ型病变表现为骨软骨碎片的分离（图6-48）。

3. 肘关节脱位

（1）单纯脱位：肘关节脱位的标准分类方法是根据相对于肱骨远端的桡骨和尺骨移位方向来确定的。可以按下面的方法分为3种主要脱位类型：①桡骨和尺骨双脱位，可向前、后、内、外4个方向（也可前或后与内或外混合的方式）脱位；②尺骨单独脱位，可向前或向后脱位；③桡骨单独脱位，向前、向后或向外侧脱位。

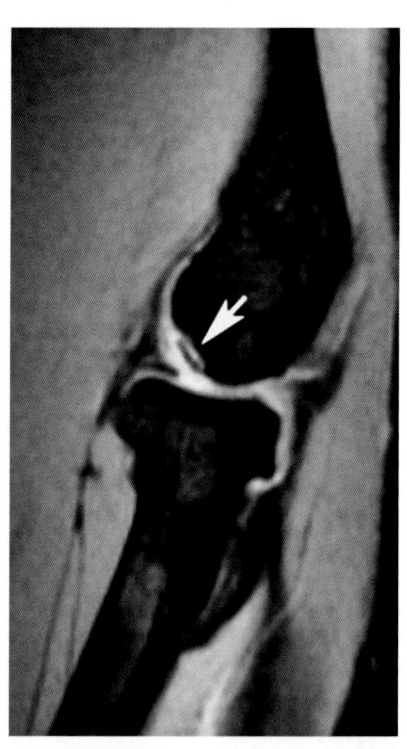

图6-46　肱骨小头剥脱性骨软骨炎的MRI表现（1）

一名年轻棒球运动员出现右肘关节疼痛。MRI矢状位图像示肱骨小头前方局部骨软骨病变（箭头）。骨软骨片位于原处，但是宿主骨和骨片之间的积液征象提示不稳定

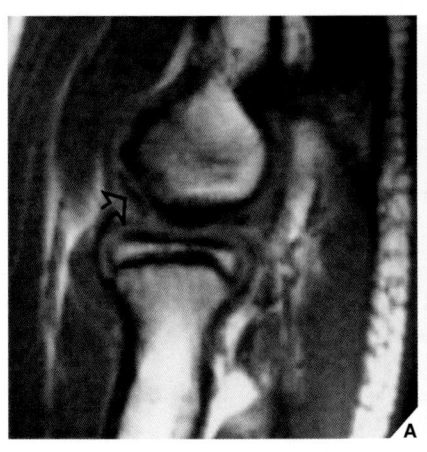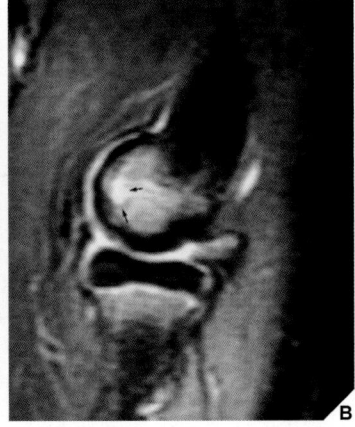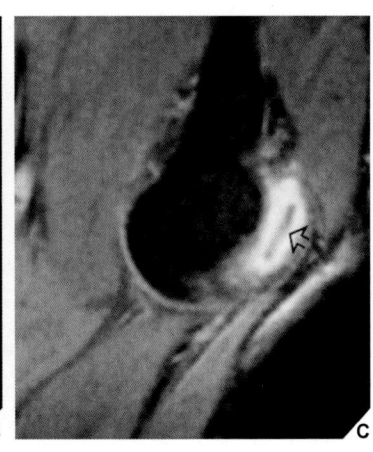

图6-47　肱骨小头剥脱性骨软骨炎的MRI表现（2）

A. MRI矢状位T₁加权图像显示肱骨小头前部低信号线样病灶（空心箭头）。B. 矢状位STIR序列图像显示肱骨小头前部一囊样病灶周围的弥漫性高信号（箭头），符合剥脱性骨软骨炎。C. 矢状位T₂*加权梯度回波序列图像显示移位的骨软骨体（空心箭头）（引自 Deutsch AL，Mink JH，eds. *MRI of the musculoskeletal system: a teaching file*，2nd ed. Philadelphia：Lippincott-Raven Publishers；1997.）

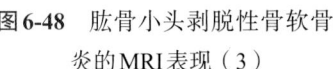

图6-48　肱骨小头剥脱性骨软骨炎的MRI表现（3）

16岁男孩，因长期肘关节疼痛进行MRa检查。冠状位（A）和矢状位（B）T₁加权脂肪抑制序列（SE序列；TR 650ms/TE 17ms）MRa显示肱骨小头剥脱性骨软骨炎合并完全分离的骨软骨游离体（箭头）（Ⅲ型病变）

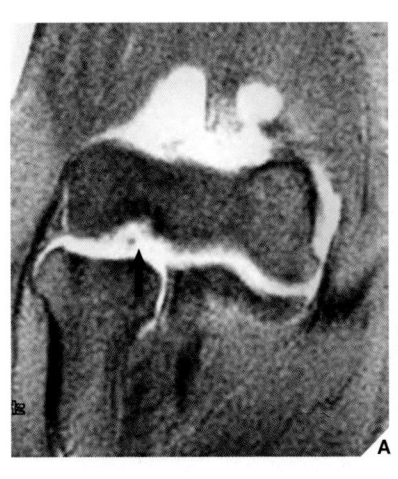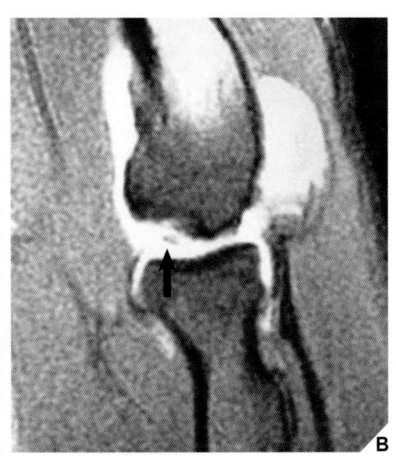

到目前为止，桡骨和尺骨的后方与后外侧脱位是最常见的类型，它们占所有肘关节脱位的80%～90%（图6-49）。前脱位不常见（图6-50）。桡骨头单独脱位非常少见，经常与肱骨远端骨折（图6-51）或尺骨骨折合并出现（见Monteggia骨折-脱位）。脱位在肘关节标准的前后位和侧位片上非常容易诊断。

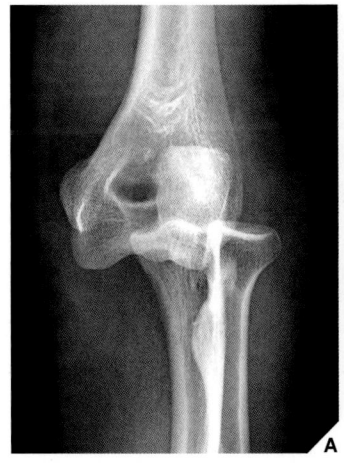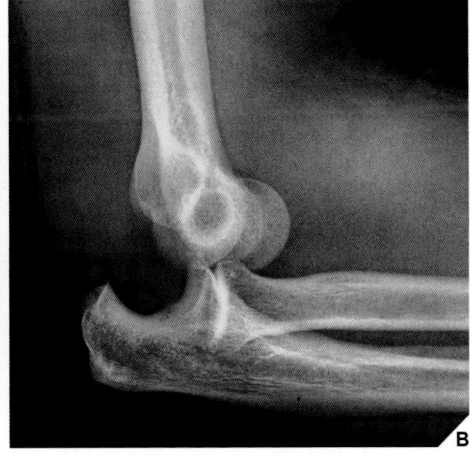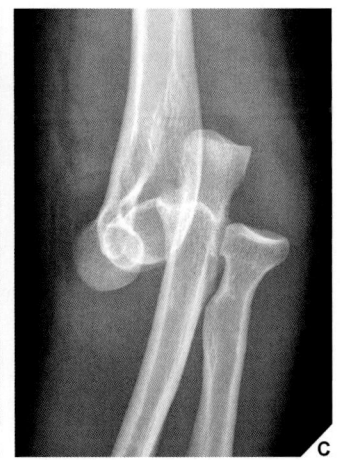

图6-49　肘关节后脱位

前后位（A）和侧位（B）X线片显示肘关节最常见的脱位类型——桡骨和尺骨均向后和外侧脱位。另一例患者，肘部斜位X线片显示后外侧脱位（C）

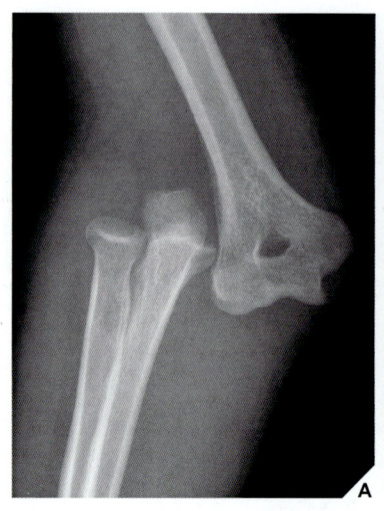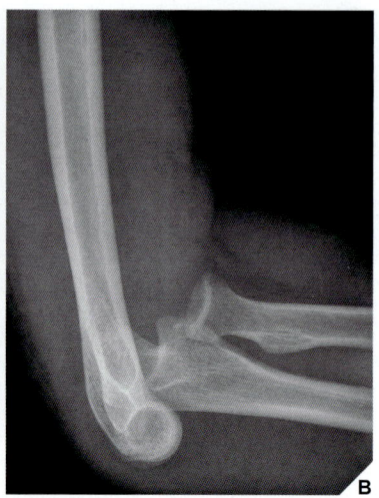

图 6-50　肘关节前脱位

前后位（A）和侧位（B）X线片显示肘关节前外侧脱位

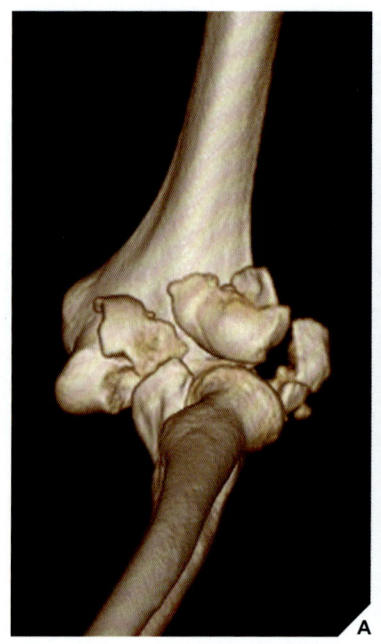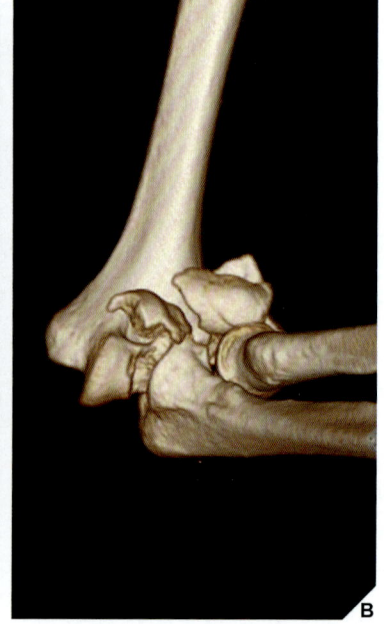

图 6-51　肘关节骨折/脱位的三维CT重建表现

59岁女性，交通事故伤。三维CT重建前后位（A）和侧位（B）图像上可见肱骨小头和肱骨外侧髁粉碎性骨折移位合并外侧脱位

出现脱位时提示可能合并尺骨骨折，当X线检查只集中在肘关节时有可能忽视了尺骨骨折。因此，如果怀疑肘关节脱位，则必须在前后位和侧位X线片上包括整个前臂；相反，在怀疑尺骨骨折的病例中，X线片应包括肘关节。从实用的角度出发，获得分开的两张胶片，一张的中心在肘关节，另一张的中心在怀疑尺骨骨折的部位，这非常重要，特别是对成年人。应注意确定恰当的摄片中心线，因为在采用不恰当的摄片中心线得到的X线片上桡骨头脱位很容易被忽略。

（2）Monteggia骨折-脱位：即尺骨骨折合并桡骨头脱位，是用人名命名的。通常是在跌倒时前臂被动旋前所致，也可因对尺骨后部的直接打击造成。前后位和侧位投照足以对异常情况提供全面评价。

已有4种类型的异常（图6-52），但是最常见的是（占所有Monteggia骨折-脱位病例的60%～70%）：尺骨近中1/3交界处骨折、向前成角合并桡骨头向前脱位（Ⅰ型）（图6-53）。Monteggia骨折-脱位在体检中非常容易诊断，表现为肘关节明显的疼痛和压痛，桡骨头脱位至肘前窝。Bado描述的其他类型如下：

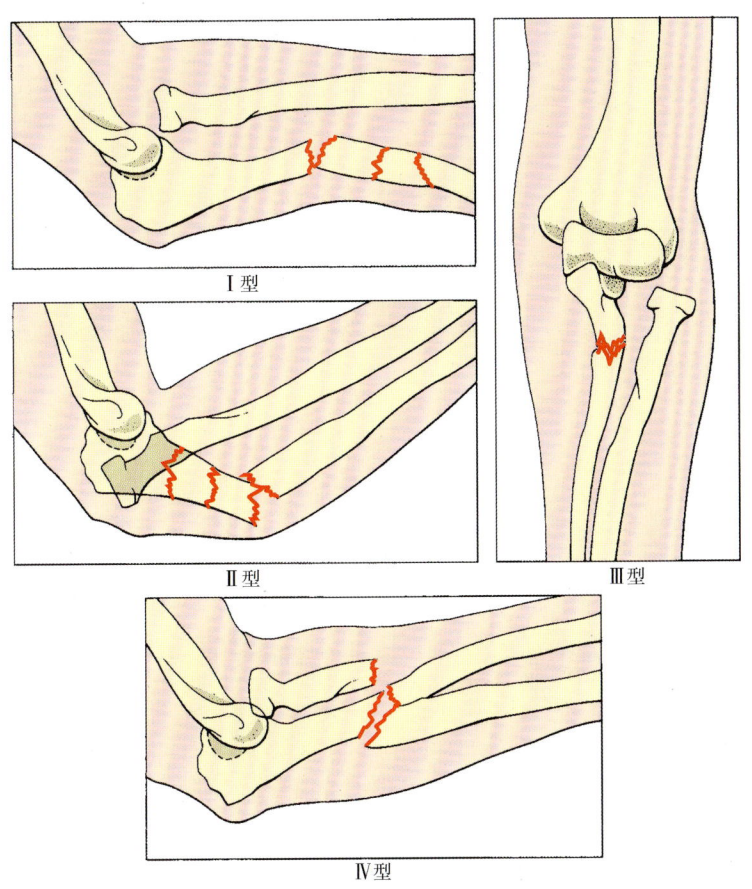

图6-52 Monteggia骨折-脱位

根据由前臂被动旋前导致的4种类型的异常进行Monteggia骨折-脱位的Bado分类。Monteggia骨折-脱位可以发生在跌倒时或者由尺骨后部的直接打击造成

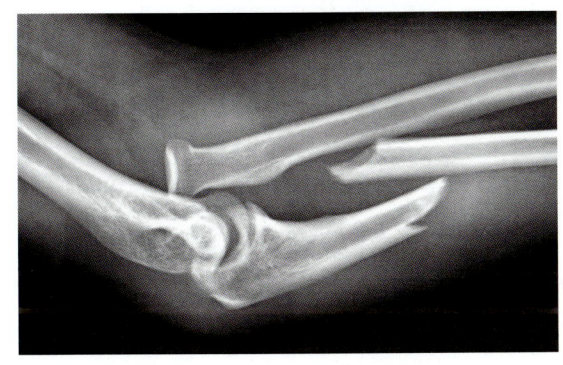

图6-53 Monteggia骨折-脱位

肘关节和前臂近1/3侧位X线片显示Ⅰ型Monteggia骨折-脱位；向前成角的骨折位于尺骨近1/3并伴有桡骨头向前脱位

Ⅱ型：尺骨近端骨折合并向后成角，桡骨头向后或后外侧脱位。

Ⅲ型：尺骨近端骨折合并桡骨头向外侧或前外侧脱位（图6-54）；Ⅲ型还有一种变异类型表现为尺骨粉碎性骨折（图6-55）。第Ⅱ型和第Ⅲ型占所有Monteggia骨折病例的30%～40%。

Ⅳ型：桡骨和尺骨近端骨折合并桡骨头向前脱位（此型是最少见类型）。

4. 软组织损伤

（1）肱骨外上髁炎（网球肘）：由Runge在1878年首次提出，约3%的成年人受累，年龄通常为35～55岁。症状包括肘关节外侧的隐匿起病的疼痛，活动后加重。在网球、高尔夫球运动员和木匠中经常被诊断。其病理机制是邻近肱骨远端外侧的肌肉和肌腱反复受力，特别是当腕关节伸展前臂过度旋前和旋后时。结果造成伸肌总腱（主要是桡侧腕短伸肌腱）的黏液样变性和反应性肉芽化，最终导致在外上髁附着点的肌腱缺血和钙化。

虽然有时可以在X线片上看到邻近外上髁的软组织肿胀和钙化，但是传统的X线片常无异常。MRI在评价肌腱损伤和并发韧带异常时非常有用（图6-56，也见图4-138）。MRI也可以显示桡侧腕短伸肌腱从肱骨外上髁处撕脱和并发的骨髓水肿。在一些病例中MRI显示肘肌内的信号升高。

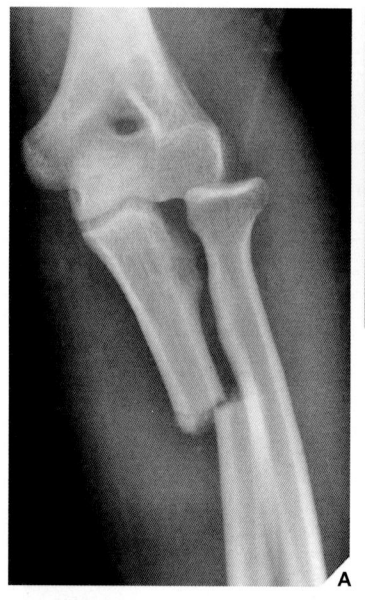

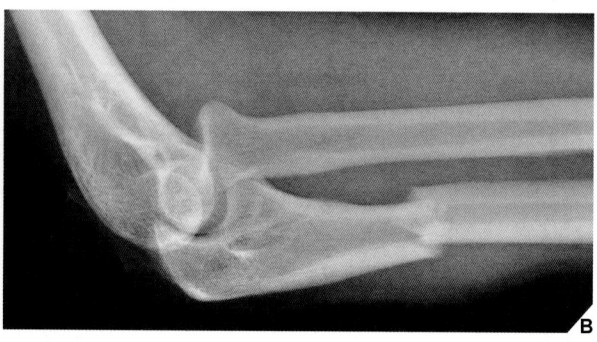

图 6-54　Monteggia 骨折 - 脱位（1）

肘关节前后位（A）和侧位（B）X 线片包括前臂近 1/3，显示典型的 Ⅲ 型 Monteggia 骨折 - 脱位表现；骨折位于尺骨近 1/3 处，合并桡骨头前外侧脱位

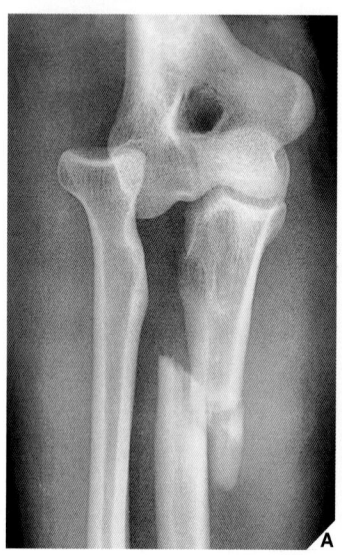

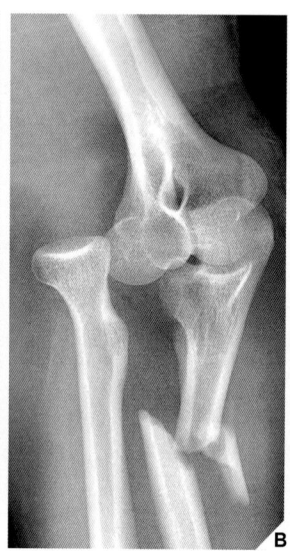

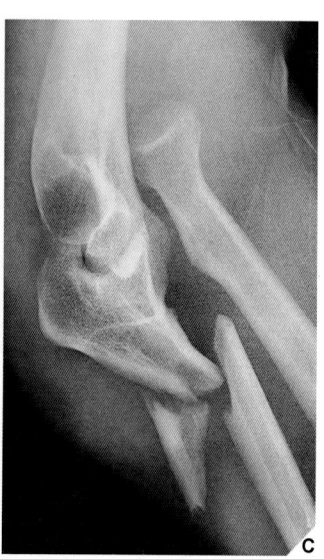

图 6-55　Monteggia 骨折 - 脱位（2）

肘关节前后位（A）、外斜位（B）和侧位（C）X 线片显示 Ⅲ 型 Monteggia 骨折 - 脱位损伤的变异，尺骨粉碎性骨折

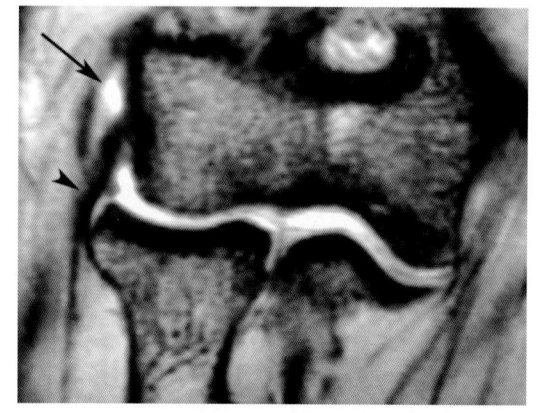

图 6-56　肱骨外上髁炎

35 岁男性，因肘部外侧慢性疼痛就诊。冠状位梯度回波序列 MRI 显示伸肌总腱严重变性，外上髁附着处有部分高级别实质内撕裂（箭头）。注意完整的桡侧副韧带（无尾箭头）

（2）肱骨内上髁炎（高尔夫球肘）：桡侧腕屈肌和旋前圆肌的肌腱（屈肌总腱）在肱骨内上髁的附着点受累，由于反复的外翻应力，这些结构的负荷过度。内上髁炎主要见于高尔夫球、网球和壁球运动员，以及棒球投手和标枪运动员，偶尔也可见于游泳运动员。临床表现包括肘关节内侧的疼痛，在屈腕和前臂旋前时加重。诊断依靠临床表现，但能够被 MRI 证实，MRI 可以显示屈肌总腱起始部的增厚和 T_2 加权像的信号增高，当肌腱完全撕裂时可显示出肌腱纤维不连续（见图 4-137）。有时可并发相邻尺侧副韧带撕裂。

（3）肱二头肌肌腱撕裂：肱二头肌肌腱远端

的撕裂可以是部分性的，也可以是完全性的，这种撕裂常见，主要发生于40～50岁男性，在绝大部分病例中都是优势手受累。肱二头肌肌腱远端由长头腱和短头腱组成。长头腱位于更外侧，插入桡骨结节的近端。短头腱位于长头腱内侧，插入桡骨结节的远端。肌腱的撕裂可以是创伤的结果，当肘关节屈曲90°、前臂旋后时上肢突然受到伸展的暴力导致。撕裂部位总是在桡骨粗隆的肌腱附着处。患者表现为急性起病的疼痛、肘前窝肿胀，触诊时此部位有局部疼痛。显示此损伤最有效的检查方

法是MRI检查。部分撕裂表现为信号强度和肌腱体积的局部或弥漫性改变。完全撕裂导致肌腱内出现裂隙或肱二头肌和肌腱远端向近侧回缩。虽然有些研究者推荐上肢外展、肘关节屈曲和前臂旋前时进行改良冠状位［屈曲外展旋前位（FABS位）］MRI，但是显示这些损伤最佳的成像层面还是矢状位和轴位（图6-57）。在这个位置的图像清晰地显示了从肌肉肌腱连接处到桡骨结节肌腱附着处的肱二头肌肌腱远端（图6-58）。MRI也可以有效地显示不完全断裂（图6-59）。

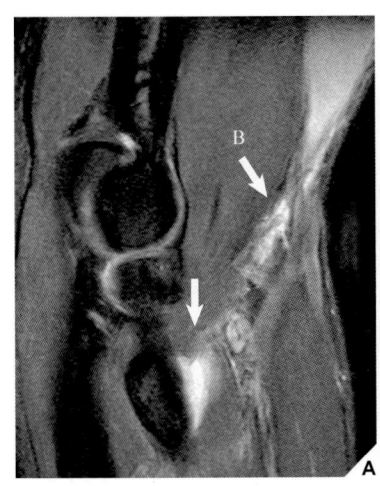
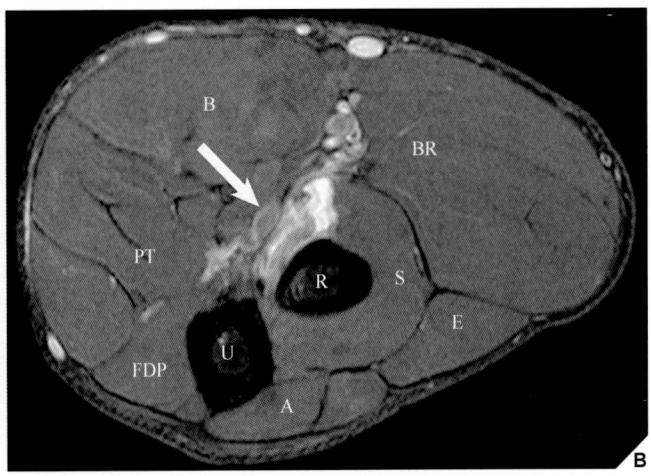

图6-57　肱二头肌肌腱远端完全撕裂的MRI表现

32岁男性，在摔跤比赛中右肘受伤，矢状位（A）和横轴位（B）质子密度加权脂肪抑制序列MRI显示肱二头肌肌腱远端完全撕裂（箭头）。B. 肱肌；PT. 旋前圆肌；BR. 肱桡肌；FDP. 指深屈肌；U. 尺骨；R. 桡骨；S. 旋后肌；E. 尺侧腕伸肌；A. 肘肌

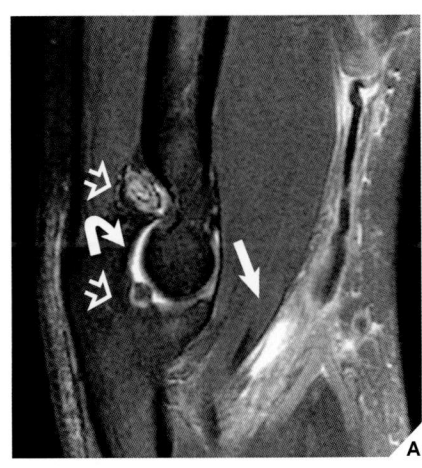
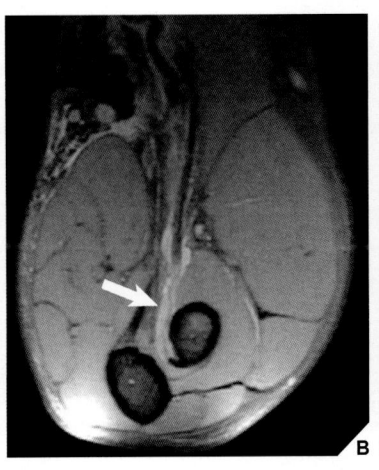
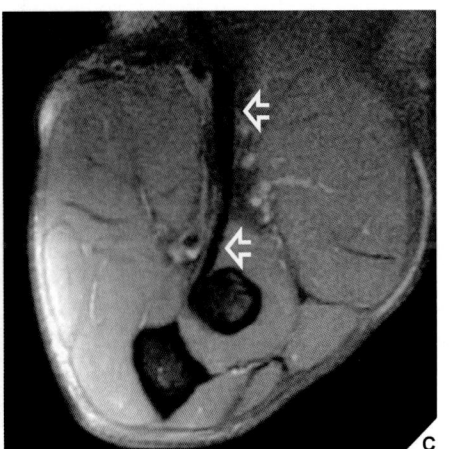

图6-58　肱二头肌肌腱撕裂的MRI表现

肘关节矢状位T$_2$加权脂肪抑制序列（A）和改良冠状位（FABS位）质子密度加权脂肪抑制序列（B）MRI显示肱二头肌肌腱远端完全断裂（箭头）；弯箭头指向关节积液，空心箭头指向偶然发现的关节内骨软骨体；改良冠状位质子密度加权脂肪抑制序列（C）MRI显示正常的肱二头肌肌腱（空心箭头）作为对比

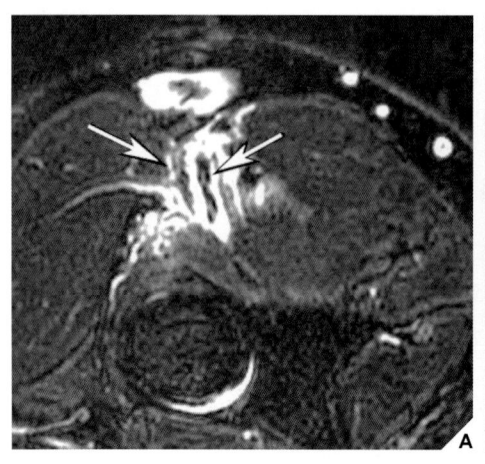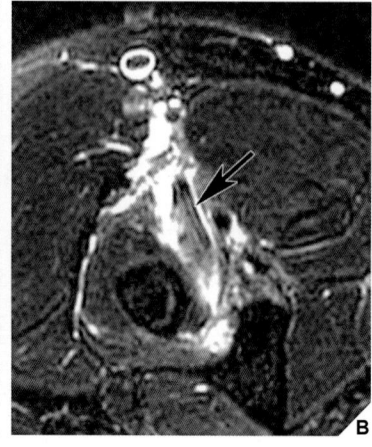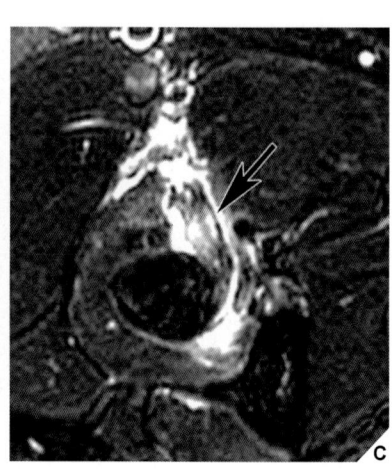

图6-59　肱二头肌肌腱远端长头腱部分撕裂的MRI表现

轴位T₂加权脂肪抑制序列MRI通过桡骨头（A）和更远端通过桡骨颈（B）及桡骨结节层面（C）显示肱二头肌（图A中的箭头）长头腱和短头腱的不规则及肌腱周围水肿。更远端的轴位图像显示肱二头肌短头腱不规则但未撕裂（图B、C中的箭头）。肱二头肌长头腱撕裂。撕裂部位存在水肿和血肿

（4）肱三头肌肌腱撕裂：肱三头肌肌腱的撕裂在所有肌腱撕裂中最少见，占所有肌腱损伤的2%，不足所有上肢肌腱撕裂的1%。这种损伤的机制通常是肌腱在尺骨鹰嘴后部的肌腱附着端受到直接打击，其次是由手伸展着地摔倒后导致。和其他肌腱撕裂一样，MRI可以提供最好的诊断评价。横轴位和矢状位成像最有效，可以显示纤维的不连续和肱三头肌的近端回缩（图6-60）。

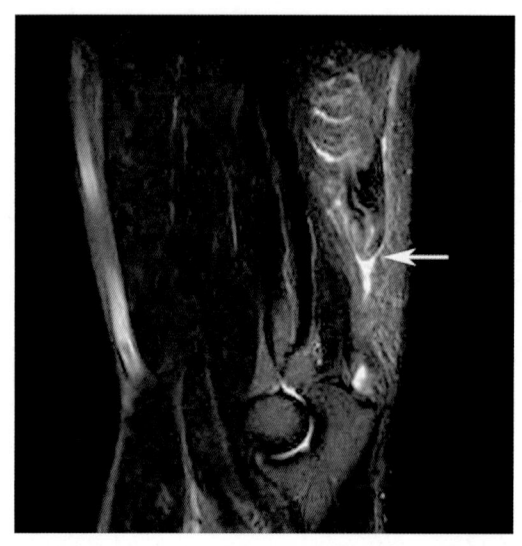

图6-60　肱三头肌肌腱撕裂的MRI表现

25岁男性，在提起重物后出现急性肘关节后部疼痛。肘关节MRI矢状位T₂加权像显示肱三头肌肌腱完全断裂并回缩（箭头），伴有局灶性水肿和血肿

（5）桡侧（外侧）副韧带复合体（RCLC）撕裂：RCLC由桡侧副韧带、环状韧带、副侧韧带和后外侧副韧带（外侧尺侧副韧带）组成。前3个韧带提供肘关节侧方稳定并防止内翻畸形。后外侧副韧带为肘关节提供了后外侧稳定性。导致内翻应力的长期反复的微创伤可以导致RCLC的扭伤和断裂，二者都可以用MRI来诊断。扭伤表现为韧带的变细或增厚并伴有韧带内或相邻结构信号增高。完全撕裂表现为纤维的不连续或韧带的缺失。这些异常也见于肱骨外上髁炎（见前述）。

肘关节后外侧旋转不稳定（PLRI）是一种表现为肘关节滴答声或绞索和反复外侧不稳定的临床综合征，由外侧副韧带损伤导致。该损伤的典型机制为肘关节创伤性脱位，可自行复位或闭合复位，但也与慢性肘关节扭伤和桡骨头及冠突骨折有关（图6-61）。大多数情况下，损伤为轴向挤压、外旋（旋后）和肘关节外翻共同作用的结果，这种情况见于手部伸展摔倒时。

RCLC损伤可能导致原有网球肘（由慢性反复内翻应力所致）的不稳定。对于RCLC功能不全的患者，尤其是外侧尺侧副韧带，会出现肱尺关节松弛和肱桡关节继发性半脱位或脱位。

（6）尺侧（内侧）副韧带复合体（UCLC）撕裂：UCLC由前束、后束和横束组成。这些韧带为肘关节提供内侧稳定并且防止外翻畸形。这3个韧带中最重要的是前束，起源于内上髁的下部，附着于冠突内侧缘下方的高耸结节。UCLC损伤常见于运动员，最常见于棒球的投手；其次是标枪

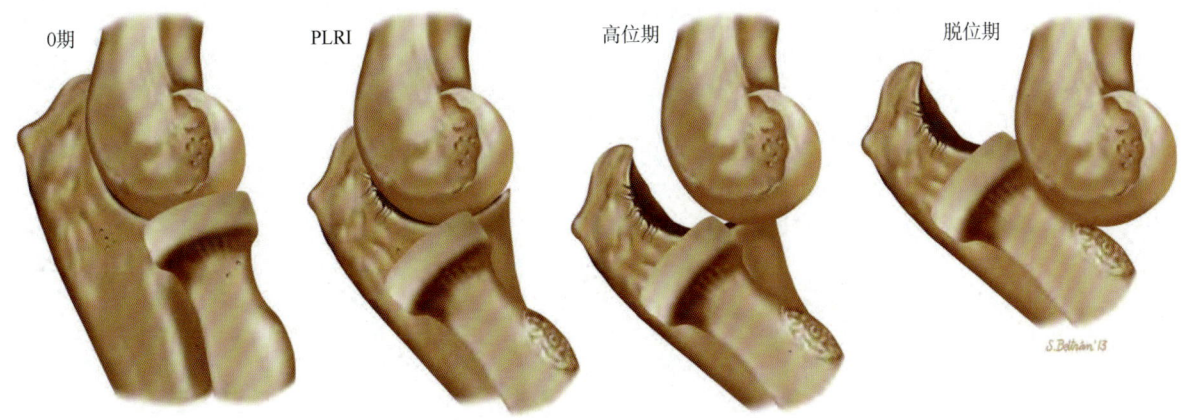

图 6-61　后外侧旋转不稳定

图示肘关节不稳定的不同阶段。0期：肘关节复位。PLRI：轴向挤压、旋后、外翻导致桡骨半脱位。高位期：桡骨和尺骨后外侧半脱位。脱位期：桡骨和尺骨后外侧脱位

运动员、手球运动员、摔跤运动员和网球运动员。MRI 表现包括信号的异常、纤维连续性的中断、韧带缺失（见于韧带完全断裂）、韧带增厚、局灶性钙化或骨化（见于慢性损伤）。

巨大的外翻力和反复肘关节伸展在肘关节产生 3 种压力：①沿着内侧部分结构如 UCLC、屈曲-旋前肌、肱骨内侧髁和尺神经的张力；②沿着肘关节后部鹰嘴后内侧和滑车/鹰嘴窝的骨性结构的剪切力；③沿着外侧桡骨头和肱骨小头的压缩应力。这一合并力是投手肘关节最常见的损伤机制，称为外翻伸展过载综合征（VEOS）（图 6-62）。

虽然更倾向于做 MRa 检查，但是 MRI 可以区分尺侧副韧带部分和完全撕裂（图 6-63～图 6-66）。尺侧副韧带前束的远端纤维高耸结节附着点常位于关节线水平，但是也可位于关节线远端 3mm 处。如果附着点超过关节线 3mm，应怀疑有下表面撕裂。进行关节造影后，造影剂进入尺侧副韧带前束关节侧的下表面，在冠状面 MRI 上可见特征性的"T"字形，因此被称为"T"征（图 6-64）。高耸结节处前束撕脱性损伤也可以发生，典型表现为撕脱性骨片，在 X 线前后位片和 MRI 冠状位图像上显示最佳，表现为脱离的骨片和尺侧副韧带形态不连续（见图 6-65）。近来 De Smet 及其同事推荐使用外翻应力动态超声来评价棒球投手尺侧副韧带的损伤。当肘关节受到外翻应力时使用这个技术测量关节增宽的程度，可以

独特地显示内侧关节的松弛和不稳定。

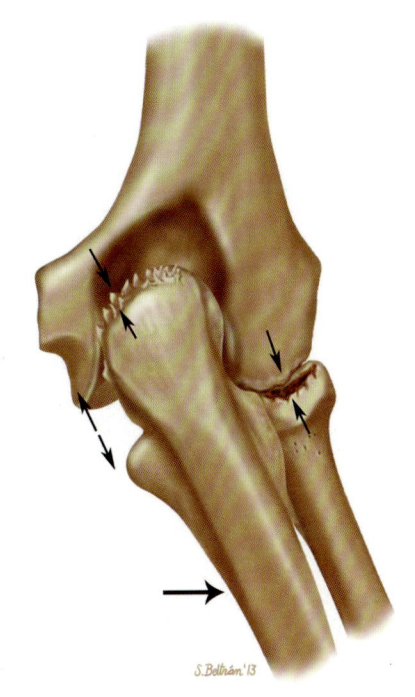

图 6-62　外翻伸展过载综合征（VEOS）
导致 VEOS 的不同力的图示（箭头）

职业棒球投手尺侧副韧带撕裂的手术修复源自于 Frank Jobe 医生，此后被称为 Tommy John 手术，以这位前美国职业棒球大联盟投手的名字命名。1974 年 Tommy John 对他受伤的投球手臂施行了手术，手术将掌肌腱移植到撕裂的尺侧副韧带。随后演变的手术技术提高了远期疗效。术后 MRI 检查可以确认肌腱移植后的完整性（图 6-67）。

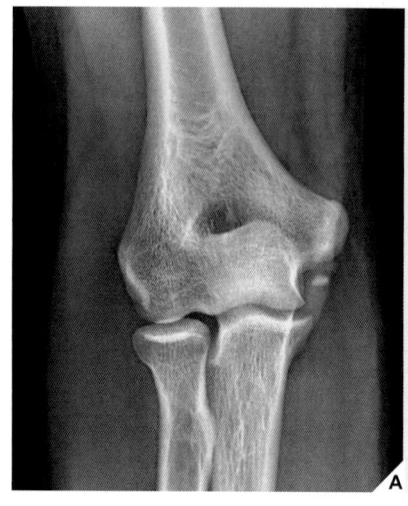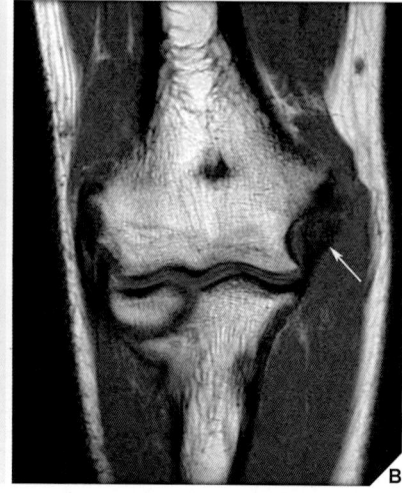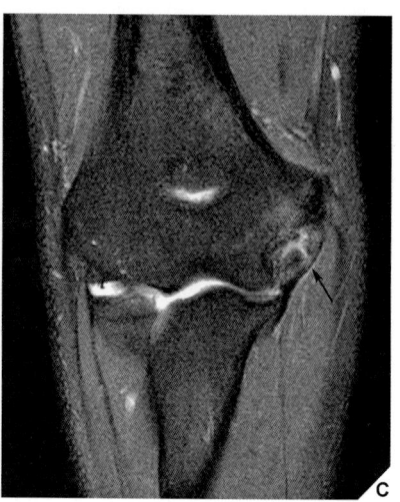

图6-63　尺侧副韧带部分撕裂的MRI表现

15岁男孩，肘关节内侧痛。右肘关节前后位（A）X线片示肱骨内上髁撕脱性骨折。冠状位质子密度加权像（B）和T$_2$加权脂肪抑制序列（C）MRI示肱骨内上髁撕脱性骨折伴尺侧副韧带近端部分撕裂（箭头）

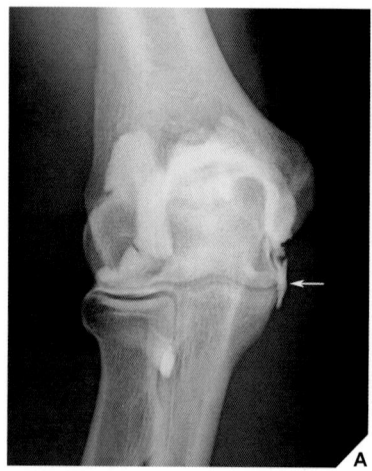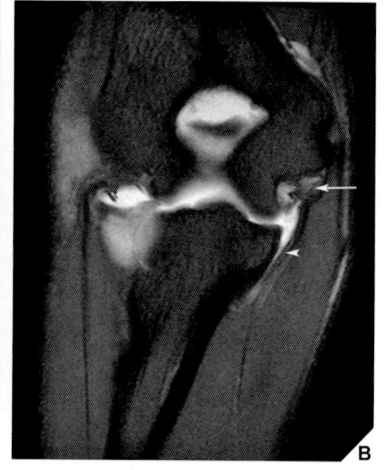

图6-64　尺侧副韧带全层厚撕裂的MRa表现

22岁职业棒球手，投球后肘关节急性疼痛。A. 关节造影片示造影剂进入内侧副韧带区域（箭头）。B. T$_1$加权脂肪抑制序列MRa图像示尺侧副韧带近端撕裂（箭头）。注意尺侧副韧带远端部分撕裂，部分从高耸结节附着端撕脱，即"T"征（箭头）

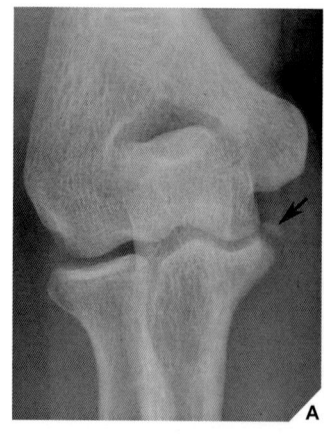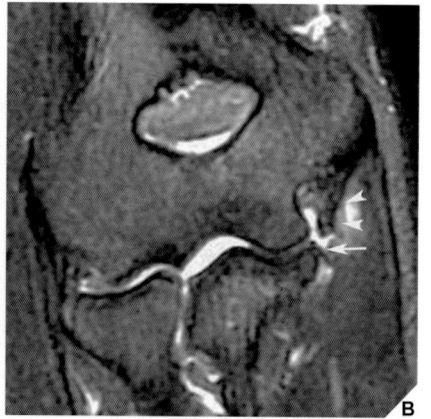

图6-65　高耸结节撕脱性骨折的MRI表现

A. 肘关节前后位X线片示尺骨高耸结节撕脱性骨折（箭头）。B. MRI冠状位T$_2$加权像示高耸结节撕脱性骨折（箭头）及增厚、水肿和部分撕裂的尺侧副韧带（无尾箭头）

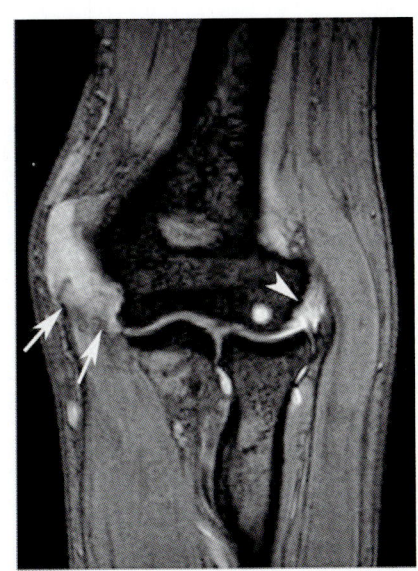

图 6-66　尺侧副韧带和屈肌总腱完全撕裂的 MRI 表现

26 岁男性，肘关节脱位。复位后行 MRI 检查。MRI 冠状位梯度回波序列图像示尺侧副韧带和屈肌总腱完全撕裂（箭头）伴有水肿和血肿。注意桡侧副韧带撕裂和伸肌总腱部分撕裂（无尾箭头）

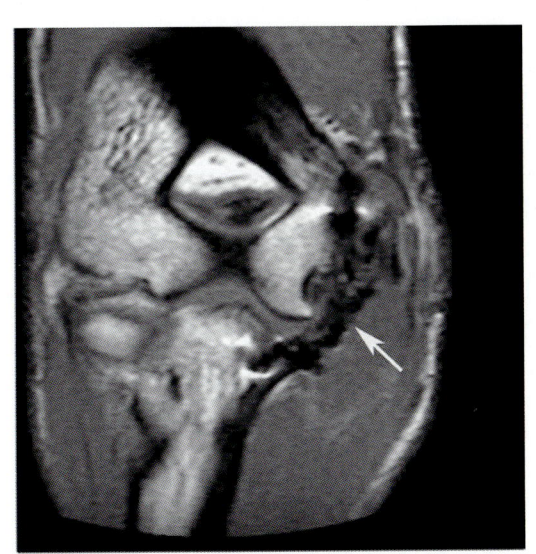

图 6-67　Tommy John 术后 MRI 表现

MRI 冠状位 T₁ 加权像示尺侧副韧带撕裂修复后肌腱移植物的完整性（箭头）

5. 滑囊炎　在肘关节有两种滑囊炎：鹰嘴滑囊和肱二头肌桡骨滑囊。鹰嘴滑囊位于肘关节后部皮肤和鹰嘴之间。通常，鹰嘴滑囊内液体较少而不能在 MRI 或超声上显示，因此当有关节炎性病变如类风湿关节炎、银屑病、痛风、创伤或感染时，囊内充满液体（图 6-68）。

肱二头肌桡骨滑囊位于肱二头肌肌腱的桡骨结节附着点和桡骨之间。同样，当存在炎性关节

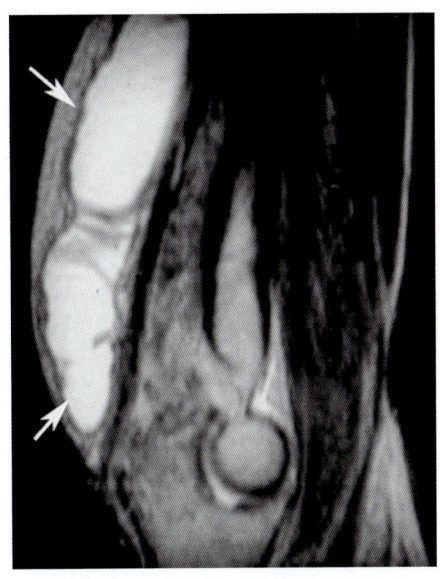

图 6-68　鹰嘴滑囊炎的 MRI 表现

矢状位 T₂ 加权像示明显扩张的鹰嘴滑囊，位于肘关节背侧（箭头），该患者有痛风病史。创伤后鹰嘴滑囊炎也可见到非常相似的影像学表现

炎、痛风、感染和创伤时，囊内也可以充满积液。当肱二头肌桡骨滑囊扩张积液时，超声或 MRI 可见近肱二头肌肌腱远端的梨形积液（图 6-69）。

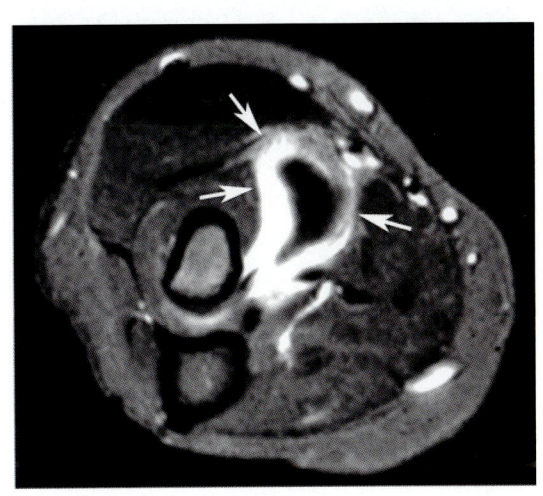

图 6-69　肱二头肌桡骨滑囊炎的 MRI 表现

静脉注射钆造影剂后的 MRI 轴位 T₁ 加权脂肪抑制序列图像示膨胀的肱二头肌桡骨滑囊，位于肘关节前方（箭头），该患者同时患有结核。注意滑囊有强化

二、肘关节神经压迫和卡压

1. 旋前圆肌综合征　是旋前圆肌和指浅屈肌两个头之间的正中神经被压迫或卡压，可以是静

态的，也可以是动态的。正中神经静态压迫可能由肌炎、纤维束、创伤性血肿形成或其他软组织肿块压迫造成。动态压迫发生于反复交替的前臂旋前和旋后。其他不常见的原因包括肱二头肌肌腱膜延长引起的压迫、Volkmann缺血性挛缩和长期外在压迫（"蜜月性麻痹"）。患有旋前圆肌综合征的患者前3个手指运动障碍且手掌面感觉异常。

　　MRI上正常的正中神经显示为低信号，位于肱动脉和旋前圆肌之间。MRI还可以显示旋前圆肌的去神经性水肿或萎缩（图6-70）。肘关节旋前的MRI检查可以加重肥大的旋前圆肌对神经的压迫。

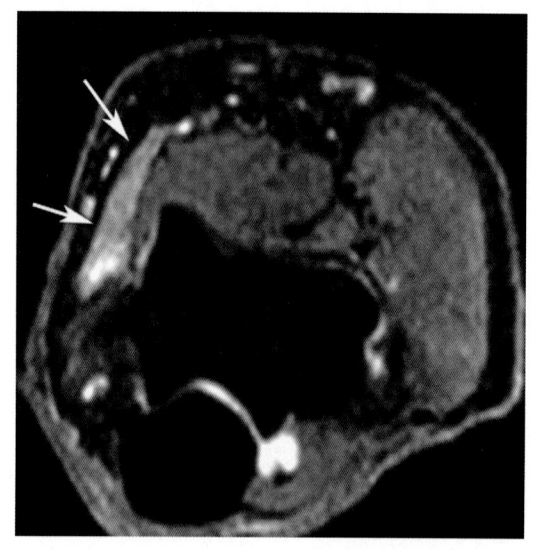

图6-70　旋前圆肌综合征的MRI表现
MRI轴位STIR序列图像示旋前圆肌水肿（箭头），为早期去神经支配的表现

　　2. 旋后肌综合征　也称为桡管综合征或后骨间神经综合征，是桡神经深支、后骨间神经穿过旋后肌肌腱弓下方（Frohse拱廊）时受压所致。创伤、肿瘤、滑囊炎和囊肿常为该综合征的病因。后骨间神经动态压迫出现于涉及手臂旋前、前臂伸直和腕关节屈曲的活动，如网球运动员、小提琴手和音乐指挥家。这一综合征常被误诊为肱骨外上髁炎或网球肘，偶尔两个综合征可同时出现。

　　MRI轴位T_1加权像显示正常桡神经深、浅支位于桡侧神经沟内，即肱肌和肱桡肌之间的空隙。MRI上软组织肿块压迫后骨间神经及旋后肌去神

经支配的表现包括旋后肌早期水肿和晚期萎缩表现（图6-71）。

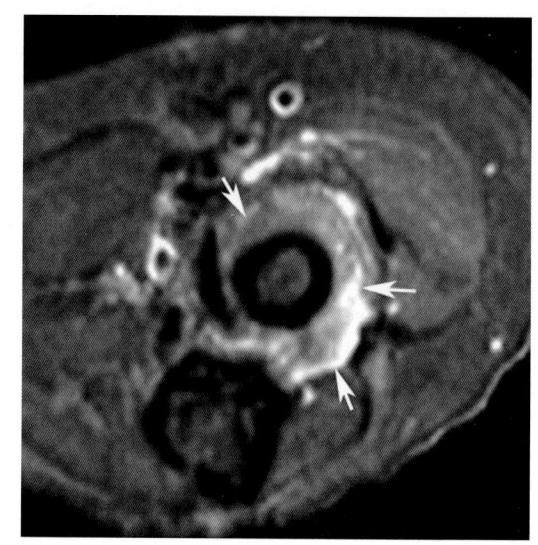

图6-71　桡管综合征（后骨间神经综合征）的MRI表现
轴位T_2加权像示旋后肌水肿（箭头），为桡管综合征的早期征象之一

　　3. 肘管综合征　肱骨远端的尺神经受压即肘管综合征，为肘关节最常见的神经压迫和卡压病变（CEN）。尺神经接近肘关节水平会穿过肱骨内上髁后方。在此位置，内侧副韧带后部纤维和肱骨远端的尺神经沟之间形成骨纤维性管道。远端大约1cm，尺神经穿过第2个骨纤维性管道，该纤维骨管结构由肱骨和尺侧腕屈肌的尺骨头、肱骨头构成，被称为弓状韧带的纤维束连接。尺神经的压迫可以发生于肘管近端或远端。临床特点上这两处表现相似，因此一起介绍。

　　常见肘管综合征的病因包括创伤、腱鞘囊肿、创伤后肘外翻、手臂屈曲时长时间外压（"睡眠外压"）、反复微创伤（如使用手提钻）和关节炎。弓状韧带的增厚可导致尺神经的动态压迫。在引起肘管综合征的软组织肿块中，最常见的是腱鞘囊肿和脂肪瘤。尺神经半脱位与弓状韧带的撕裂或松弛有关，肱骨内上髁沟浅或肘外翻可以导致类似摩擦性神经炎的征象和症状。16%的健康人中可出现无症状性尺神经半脱位，偶尔副肘后滑车上肌也可以引起肘管综合征（图6-72、图6-73）。

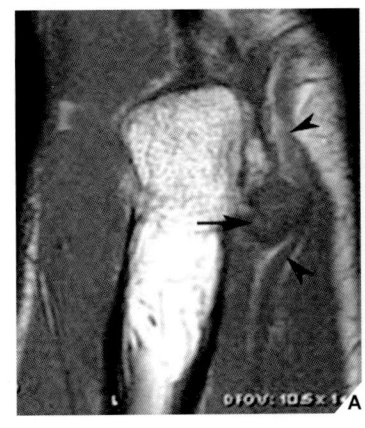
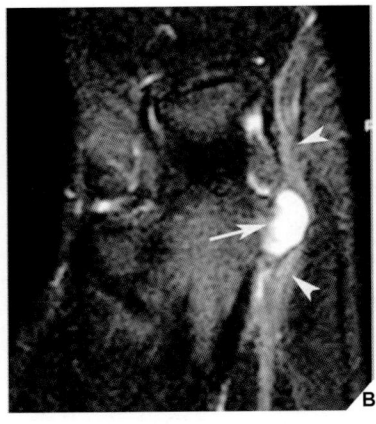
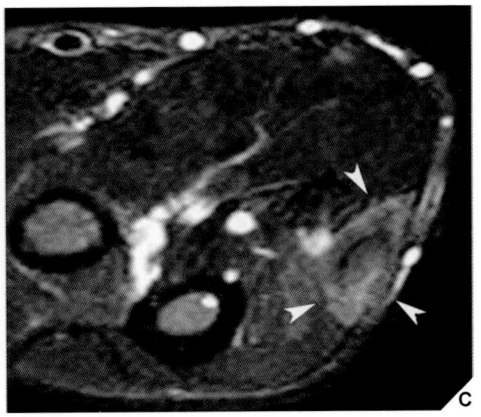

图6-72　腱鞘囊肿引起肘管综合征的MRI表现

A. 肘关节冠状位T$_1$加权像示肘关节内后方积液（箭头）对肘管入口处的尺神经产生压迫和移位（无尾箭头）。B. MRI冠状位STIR序列图像示液性囊肿（箭头）和移位、水肿的尺神经（无尾箭头）。C. MRI轴位T$_2$加权像示桡侧腕屈肌早期去神经支配的水肿表现（无尾箭头）

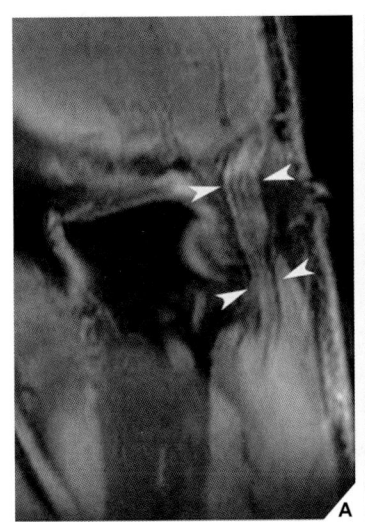
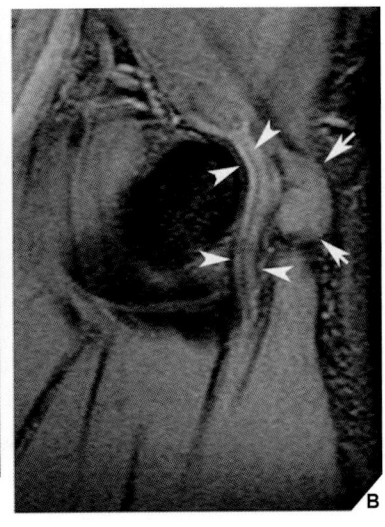

图6-73　肘后滑车上肌引起肘管综合征的MRI表现

A. MRI冠状位STIR序列图像显示增粗的高信号尺神经位于肘管入口近端（无尾箭头），与尺神经炎一致。B. MRI肘关节内侧面矢状位STIR序列图像显示增粗的高信号尺神经（无尾箭头）。尺神经背侧有一软组织肿块为副肘后滑车上肌（箭头）

　　正常的尺神经在轴位T$_1$加权像上显示最佳。尺神经为圆形、低信号结构，位于肘管内，周围被脂肪包绕，并与尺侧动静脉伴行。内上髁区域的矢状位可以显示尺神经。动态压迫和炎性状态下可见尺神经增粗和信号增高。在MRI上还可见压迫尺神经的软组织肿块。MRI检查时，肘关节屈曲可以很好地显示尺神经半脱位。

　　肘管综合征合并尺神经转位的手术治疗适用于保守治疗效果不佳的患者。对于尺神经转位后肘管综合征复发的患者，MRI可以显示尺神经的转位和尺神经周围过多的瘢痕组织（图6-74）。

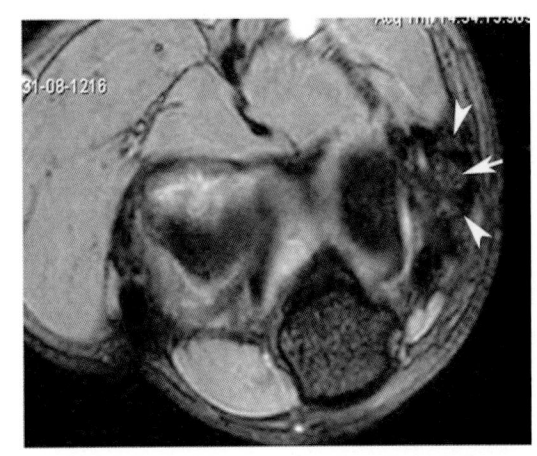

图6-74　尺神经转位术失败后的MRI表现

该患者神经转位术后反复出现肘管综合征表现，轴位梯度回波序列图像显示移位的、增粗的尺神经（箭头），周围包绕着瘢痕组织（无尾箭头）

记忆要点

[1] 肘关节前后位：

- 观察上臂和前臂之间形成的正常15°外翻提携角
- 认识儿童肘关节周围的6个次级骨化中心和它们出现的年龄：肱骨小头在1岁，桡骨头在3岁，内上髁在5岁，滑车在7岁，鹰嘴在9岁，外上髁在11岁。CRITOE有助于记忆这一顺序

[2] 肘关节侧位片：

- 注意肱骨远端的正常成角样外观（曲棍球棒状）；该角大约为140°；肱骨髁上骨折时，该角消失
- 评价肱骨小头相对于桡骨近端长轴和肱骨前线的位置
- 注意脂肪垫征的出现或缺失，如果肘关节损伤患者的此征阳性，则一定要考虑是否有骨折

[3] 桡骨头-肱骨小头位投照在评价肘关节创伤时非常有用，并且应该作为常规检查的一部分。

[4] 在特定病例中，关节造影曾是一种非常有效的技术，但现在已被CT关节造影取代。它可以帮助显示如下病变：

- 细微的软骨和骨软骨骨折
- 剥脱性骨软骨炎
- 滑膜和关节囊的异常
- 关节中的骨软骨体

[5] 肘关节MRa在评价滑膜的异常、关节囊和韧带的完整性及发现关节内游离体方面都非常有用。

[6] 肱骨远端髁上骨折（通常是伸展型）在儿童中非常常见，侧位片显示肱骨远端曲棍球棒样外观的消失具有诊断意义；假如侧位片不能明确，应该拍摄对侧（健侧）肘关节进行对比。

[7] 桡骨头骨折在成年人中常见，对如下结构的显示非常重要：

- 骨折的类型
- 骨折线的延伸
- 关节移位的程度

这些信息可以确定是进行保守治疗，还是进行外科手术治疗。

[8] 冠突骨折通常都是隐匿的且常合并肘关节后脱位，假如没有观察到，冠突骨折不愈合，会导致肘关节半脱位和脱位的反复发生。桡骨头-肱骨小头位是显示冠突骨折的最佳位置。

[9] 尺骨鹰嘴骨折在侧位片上显示最佳，根据骨折线在鹰嘴窝关节面上的起源位置可以把尺骨鹰嘴骨折分为3种类型。

[10] 剥脱性骨软骨炎的骨科治疗需要显示肱骨小头关节软骨的状况，并且确定骨软骨碎片的稳定性，MRI或MRa是可以选择的方法。

[11] 在每一例尺骨骨折的病例中都应寻找有无合并的桡骨头脱位，反之，在每一例脱位的病例中都应寻找有无尺骨骨折（Monteggia骨折-脱位）。恰当的X线检查对显示这些经常被忽略的损伤非常有必要；对于成年患者，拍摄包括肘关节和前臂两张分开的片子：一张以肘关节为中心，另一张以前臂正中为中心。对于儿童，一张包括肘关节和整个前臂的X线片已经足够。

[12] Essex-Lopresti骨折-脱位是一种复杂的、不稳定的损伤，它由桡骨头和颈的粉碎性骨折、前臂骨间膜的撕裂和远端桡尺关节的脱位组成。

[13] 肱骨外上髁炎（网球肘）用MRI评价非常有效，这项技术可以显示桡侧腕短伸肌腱从外上髁的撕脱和并发的骨髓水肿。

[14] 肘关节PLRI为外侧副韧带复合体损伤所致。

[15] 外翻伸展过载综合征（VEOS）是投手运动员肘关节损伤的最常见机制，MRI可以准确诊断。

[16] 肱骨内上髁炎（高尔夫球肘）累及屈肌总腱肱骨内上髁附着处，受累肌腱在MRI图像上表现为肌腱增厚和信号增高，完全撕裂时表现为纤维不连续。

[17] 肱二头肌肌腱远端在桡骨结节附着处撕裂，在MRI的矢状位和横轴位上显示最佳。在MRI改良冠状位上，FABS位扫描也是显示该损伤的一种有效的检查技术。

[18] 肘关节 CEN 包括旋前圆肌综合征、旋后肌综合征和肘管综合征。这些病变在 MRI 图像上呈均匀特征性表现。

（张　恒　詹惠荔　白荣杰　译）

参 考 文 献

Awaya H, Schweitzer ME, Feng SA, et al. Elbow synovial fold syndrome: MR imaging findings. *AJR Am J Roentgenol* 2001;177:1377–1381.

Bado JL. *The Monteggia lesion*. Springfield, IL: CC Thomas; 1962.

Beltran J, Rosenberg ZS. MR imaging of pediatric elbow fractures. *Magn Reson Imaging Clin N Am* 1997;5:567–578.

Bledsoe RC, Izenstark JL. Displacement of fat pads in diseases and injury of the elbow: a new radiographic sign. *Radiology* 1959;73:717–724.

Carrino JA, Morrison WB, Zou KH, et al. Noncontrast MR imaging and MR arthrography of the ulnar collateral ligament of the elbow: prospective evaluation of two-dimensional pulse sequences for detection of complete tears. *Skeletal Radiol* 2001;30:625–632.

Colton CL. Fractures of the olecranon in adults: classification and management. *Injury* 1973;5:121–129.

De Smet AA, Winter TC, Best TM, et al. Dynamic sonography with valgus stress to assess elbow ulnar collateral ligament injury in baseball pitchers. *Skeletal Radiol* 2002;31:671–676.

DeLee JC, Green DP, Wilkins KE. Fractures and dislocations of the elbow. In: Rockwood CA, Green DP, eds. *Fractures in adults*, 2nd ed. Philadelphia: Lippincott; 1984:559.

Deutsch AL, Mink JH, eds. *MRI of the musculoskeletal system: a teaching file*, 2nd ed. Philadelphia: Lippincott-Raven; 1997.

Dugas JR. Valgus extension overload: diagnosis and treatment. *Clin Sports Med* 2010;29:645–654.

Franklin PD, Dunlop RW, Whitelaw G, et al. Computed tomography of the normal and traumatized elbow. *J Comput Assist Tomogr* 1988;12:817–823.

Greenspan A, Norman A. Radial head-capitellum view in elbow trauma. Letter to the editor. *Am J Roentgenol* 1983;140:1273–1275.

Greenspan A, Norman A. The radial head-capitellum view: useful technique in elbow trauma. *Am J Roentgenol* 1982;138:1186–1188.

Greenspan A, Norman A, Rosen H. Radial head-capitellum view in elbow trauma: clinical application and radiographic-anatomic correlation. *Am J Roentgenol* 1984;143:355–359.

Horne JG, Tanzer TL. Olecranon fractures: a review of 100 cases. *J Trauma* 1981;21:469–472.

Hurd WJ, Eby E, Kaufman KR, et al. Magnetic resonance imaging of the throwing elbow in the uninjured, high school-aged baseball pitcher. *Am J Sports Med* 2011;39:722–728.

Jobe FW, Stark H, Lombardo SJ. Reconstruction of the ulnar collateral ligament in athletes. *J Bone Joint Surg Am* 1986;68:1158–1163.

Kijowski R, Tuite M, Sanford M. Magnetic resonance imaging of the elbow. Part I: normal anatomy, imaging technique, and osseous abnormalities. *Skeletal Radiol* 2004;33:685–697.

Kijowski R, Tuite M, Sanford M. Magnetic resonance imaging of the elbow. Part II: abnormalities of the ligaments, tendons, and nerves. *Skeletal Radiol* 2005;34:1–18.

Mak S, Beltran LS, Bencardino J, et al. MRI of the annular ligament of the elbow: review of anatomic considerations and pathologic findings in patients with posterolateral elbow instability. *AJR Am J Roentgenol* 2014;203:1272–1279.

Mason ML. Some observations on fractures of the head of the radius with a review of one hundred cases. *Br J Surg* 1959;42:123–132.

Müller ME, Allgower M, Schneider R, et al. *Manual of internal fixation, techniques recommended by the AO Group*, 2nd ed. Berlin, Germany: Springer-Verlag; 1979.

Ouellette H, Bredella M, Labis J, et al. MR imaging of the elbow in baseball pitchers. *Skeletal Radiol* 2008;37:115–121.

Poltawski L, Ali S, Jayaram V, et al. Reliability of sonographic assessment of tendinopathy in tennis elbow. *Skeletal Radiol* 2012;41:83–89.

Potter HGH, Weiland AJA, Schatz JAJ, et al. Posterolateral rotatory instability of the elbow: usefulness of MR imaging in diagnosis. *Radiology* 1997;204:185–189.

Reckling FW, Peltier LF. Riccardo Galeazzi and Galeazzi's fracture. *Surgery* 1965;58:453–459.

Rogers LF. Fractures and dislocations of the elbow. *Semin Roentgenol* 1978;13:97–107.

Rogers LF, Malave S Jr, White H, et al. Plastic bowing, torus and greenstick supracondylar fractures of the humerus: radiographic clues to obscure fractures of the elbow in children. *Radiology* 1978;128:145–150.

Sanchez-Sotelo J, Morrey BF, O'Driscoll SW. Ligamentous repair and reconstruction for posterolateral rotatory instability of the elbow. *J Bone Joint Surg Br* 2005;87:54–61.

Schueller-Weidekamm C, Kainberger F. The elbow joint—a diagnostic challenge: anatomy, biomechanics, and pathology. *Radiologe* 2008;48(12):1173–1185.

Sharma SC, Singh R, Goel T, et al. Missed diagnosis of triceps tendon rupture: a case report and review of literature. *J Orthop Surg (Hong Kong)* 2005;13:307–309.

Steinbach LS, Palmer WE, Schweitzer ME. Special focus session. MR arthrography. *Radiographics* 2002;22:1223–1246.

Takahara M, Ogino T, Takagi M, et al. Natural progression of osteochondritis dissecans of the humeral capitellum: initial observations. *Radiology* 2000;216:207–212.

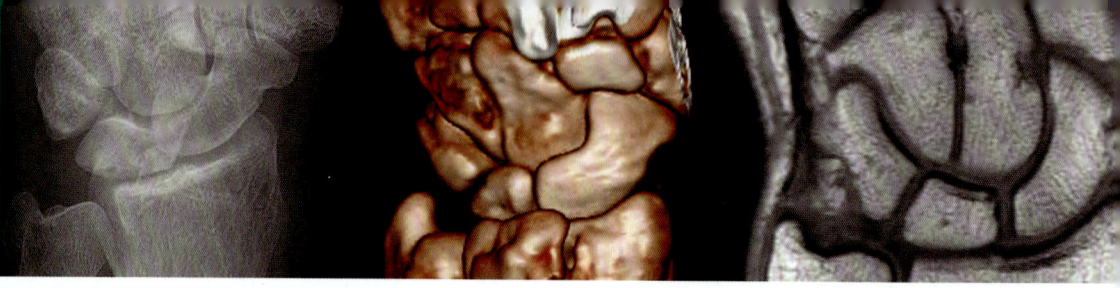

第7章

上肢Ⅲ：前臂远端、腕关节、手和手指

一、前臂远端

90%的前臂远端损伤病例是由手伸展着地造成的，任何年龄段均常见，但更多见于老年人。损伤类型通常为桡骨或尺骨远端的骨折，其发生率远远超过远端桡尺关节和桡腕关节的脱位。虽然病史和体格检查通常能提供很多关于损伤类型的信息，但X线片在确定病变准确的位置和范围时也是必不可少的。在某些类型的骨折中只有充分的X线检查才能得到正确的诊断。

（一）放射相关解剖

后前位和侧位X线片通常足以评价绝大多数前臂远端的损伤（图7-1、图7-2）。在每个摄片位置上了解尺骨和桡骨的正常解剖关系对全面评价创伤很重要。

前臂远端的后前位片显示桡骨和尺骨长度的解剖变异，称为尺骨变异或Hulten变异。通常，

桡骨茎突超过尺骨关节末端的长度是9～12mm。然而，在与月骨的关节处，桡骨和尺骨的关节面在同一水平，称为中性尺骨变异（图7-3）。偶尔尺骨更短，产生负向尺骨变异（或称为尺骨负性变异），或尺骨更长，产生正向尺骨变异（或称尺骨正性变异）（图7-4）。腕关节的位置是尺骨变异的一个重要决定因素。通常所说的标准后前位X线片是将腕关节平放在X线检查床上，保持前臂中立位、肘关节屈曲90°、肩关节外展90°体位摄片获得的。后前位X线片显示桡骨角（也称桡骨关节面的尺侧倾斜）的重要解剖学特征，其正常范围为15°～25°（图7-5）。

前臂远端的侧位片显示了另一个重要解剖学特征，即桡骨关节面掌侧倾斜（被称为背角、掌面或掌倾角），它的正常范围为10°～25°（图7-6）。

这两个角度对骨科医生评价桡骨远端骨折后的移位和骨折碎片的位置有重要意义，可以帮助外科医生决定是采用闭合复位还是采用切开复位，并且可辅助后续检查。

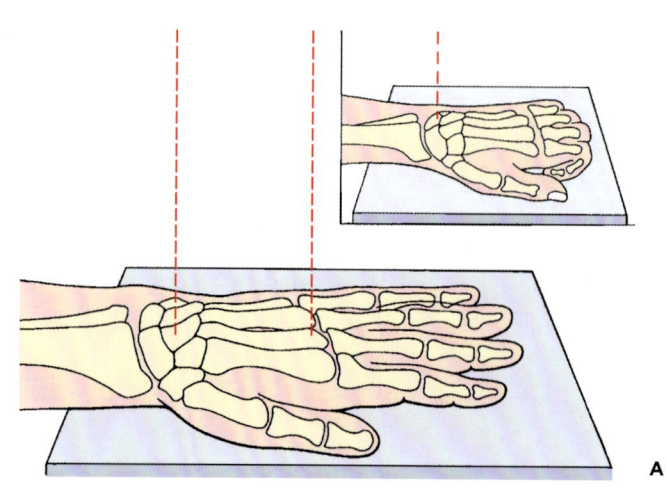

A

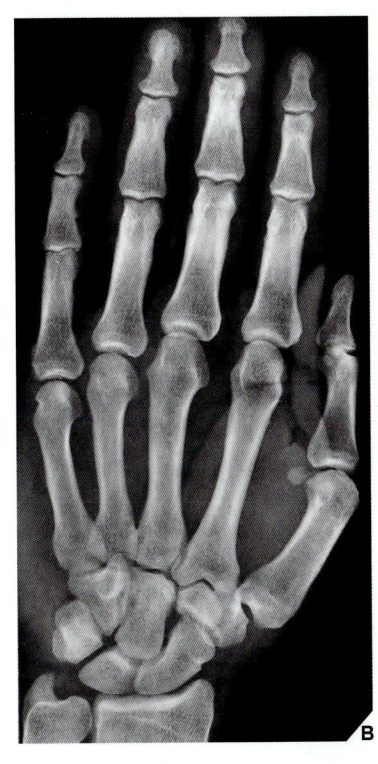
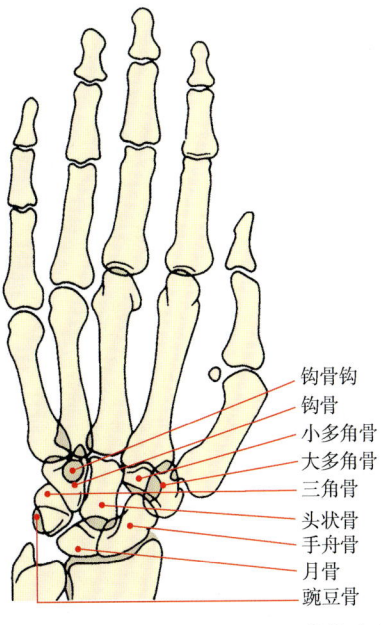
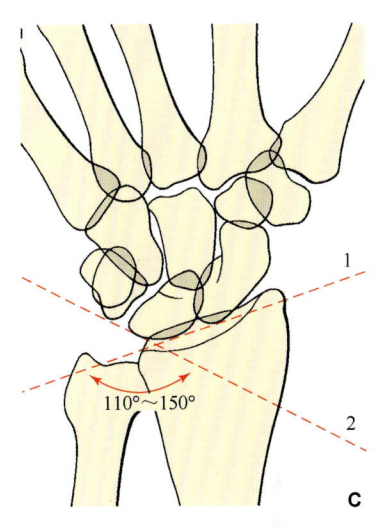

钩骨钩
钩骨
小多角骨
大多角骨
三角骨
头状骨
手舟骨
月骨
豌豆骨

110°～150°

图 7-1　前臂远端、腕和手的后前位片表现

为了便于分类而对前臂远端、腕关节和手的创伤进行区分，但从放射学的角度，对于腕关节区（包括前臂远端和腕）后前位和侧位投照，肢体的位置和手部投照本质上是相同的。A. 腕关节和手的后前位片（背掌位），患者采用坐位并且手臂尽量在摄片台上伸展。从前臂远端1/3到手指部位紧贴于摄片盒。无论是重点评价腕关节还是手，手通常采取掌心朝下、手指轻度分开平放的姿势，但是中心线（虚线）射入点不同。对于腕关节，射线直接射入腕骨中心；而对于手，射线直接对准第3掌骨头。为了更好地显示腕关节区，患者可以手指弯曲，使腕关节平放在胶片盒上（见右上的插图）。B. 在这个投照位置获得的X线片上，桡骨和尺骨的远端，以及腕骨、掌骨和指骨都能被很好地显示。但拇指只是从侧位投照显示，第2～5掌骨基底部部分重叠。在腕关节，豌豆骨、三角骨、大多角骨和小多角骨也是重叠的。C. 这个投照体位可以显示腕骨角，它由2条切线构成，第1条是舟骨和月骨近端边缘连线（1），第2条是三角骨和月骨近端边缘连线（2），这个角的正常值是110°～150°，可以随着年龄、性别和种族的不同而不同

　　评价前臂远端和腕关节的损伤有时也需要其他辅助成像技术。怀疑有三角纤维软骨复合体（TFCC）损伤的病例需要用关节造影检查（图7-7），TFCC由三角纤维软骨（关节盘）、半月板同系物、背侧和掌侧桡尺韧带、尺侧副韧带等组成（图7-8）。因为注入桡腕关节腔内的造影剂正常时不与下尺桡关节相通，所以下尺桡关节内出现造影剂则意味着三角纤维软骨的撕裂（见图7-29B）。有一小部分病例可能是由于正常的解剖变异，桡腕关节腔和下尺桡关节相通造成假阳性。目前，CT与MRI在评估前臂远端、腕关节及手的损伤中起重要作用。

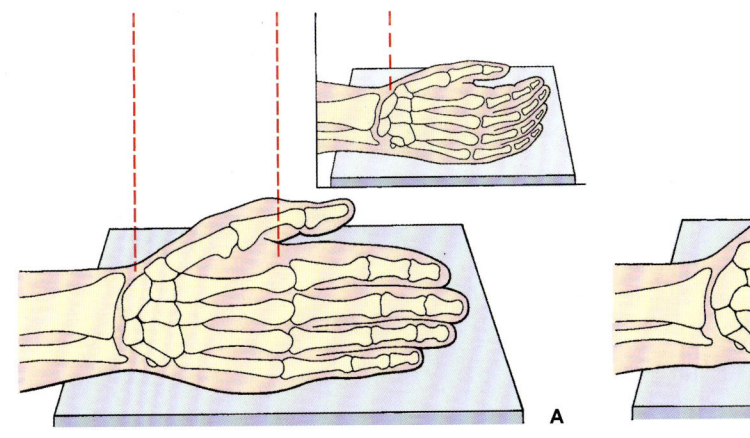
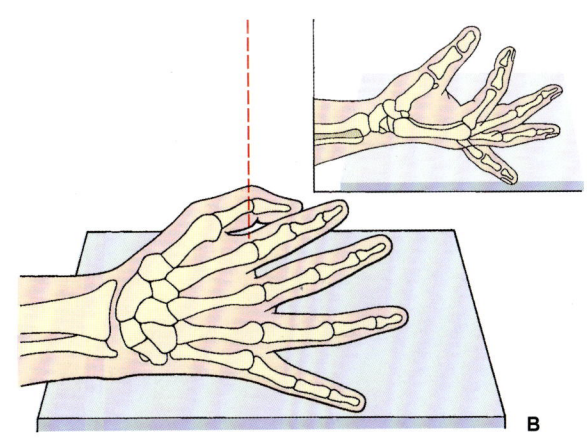

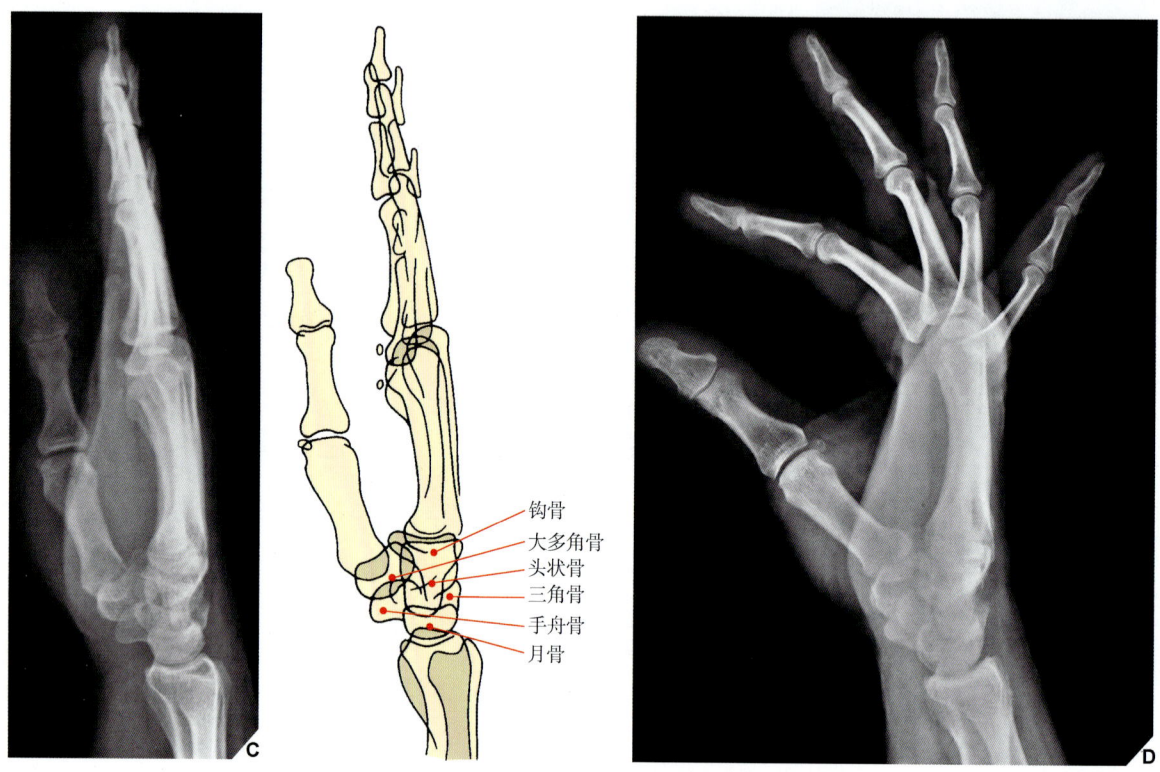

钩骨
大多角骨
头状骨
三角骨
手舟骨
月骨

图 7-2　腕关节和手侧位片

腕关节和手侧位投照（A），患者上肢尽量伸直并立于尺骨面。手指可以尽量伸直（A）或轻度屈曲（见右上插图），拇指放于其他指骨的前面。如果是对腕关节进行评价，中心线（虚线）对准腕关节中心；如果是对手进行评价，中心线对准第 2 掌骨头（B）。在这个投照位置获得的 X 线片（C），桡骨和尺骨远端重叠，但头状骨、月骨和桡骨的纵轴关系可以被很好地评价（见图 7-92）。虽然掌骨和指骨也是重叠的，但这些骨的骨折背侧或掌侧移位很容易检测（见图 4-1）。拇指是真正的后前位投照成像。在侧位投照上一种更有效的指骨成像方法是，患者的第 5 指骨尺侧放于胶片盒上，手指扇形展开。中心线（虚线）对准掌骨头。这种投照方法（D）的 X 线片可以消除标准侧位片上常见的指骨重叠，而且也可以评价指间关节

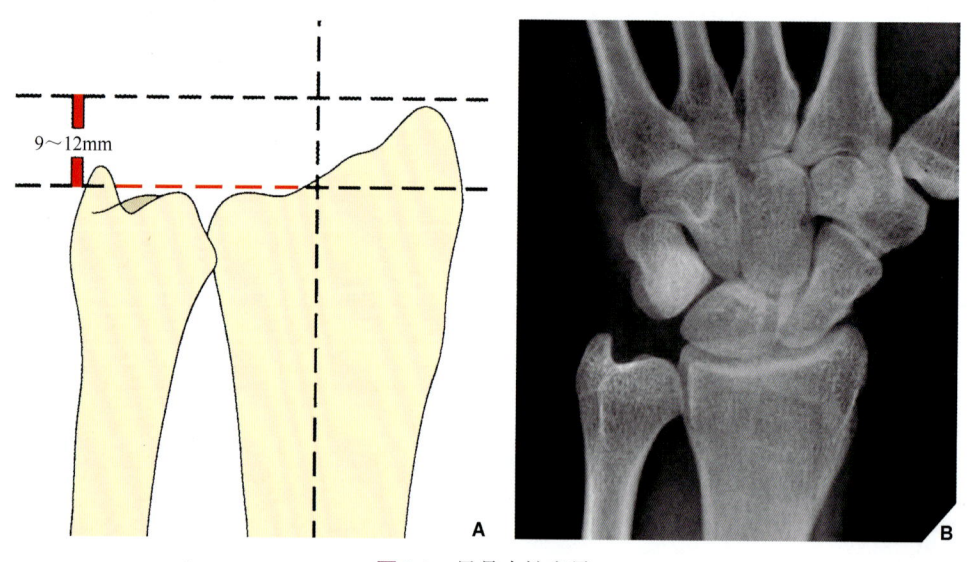

9～12mm

图 7-3　尺骨中性变异

A. 通常，桡骨茎突超过尺骨远端关节面的长度为 9～12mm，这个距离也称为桡骨长度。B. 与月骨关节的位置，尺骨和桡骨的关节面在同一水平

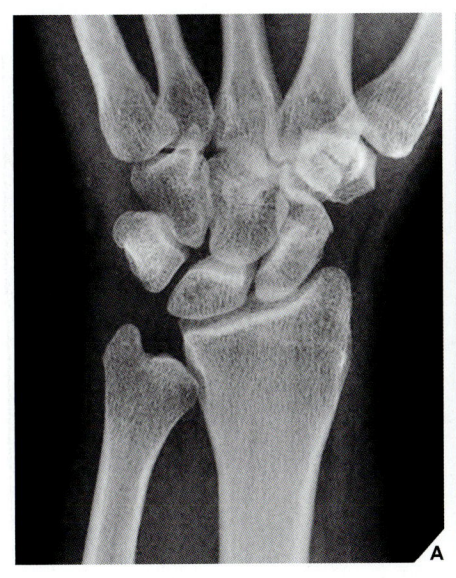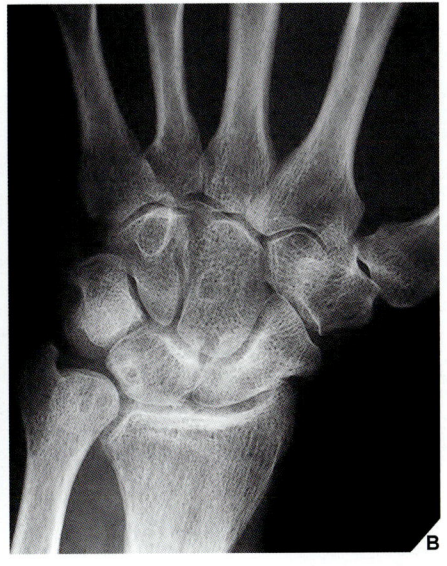

图 7-4　尺骨负向和正向变异

A. 尺骨负向变异，尺骨关节面在桡月关节的近端 5mm 水平。尺骨负向变异可能与月骨缺血性坏死有关。B. 尺骨正向变异，尺骨关节面在桡月关节的远端 8mm 水平。注意尺骨头部和月骨尺侧的软骨下囊肿，与尺月撞击综合征一致，通常与尺骨正向变异相关（见如下讨论）

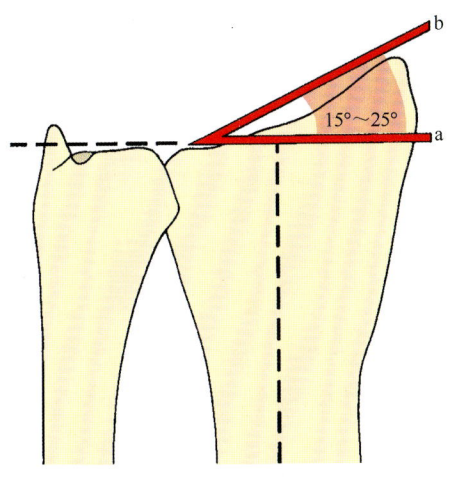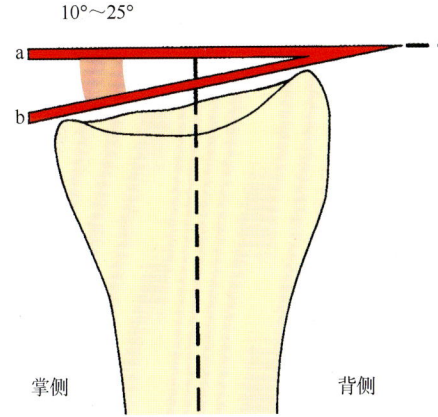

图 7-5　尺倾角

在腕关节中立位，桡骨关节面的尺侧倾斜是由 2 条线形成的夹角决定的：一条是在桡尺关节面水平垂直于桡骨长轴的线（a），另一条是连接桡骨茎突和桡骨尺侧面的切线（b）

图 7-6　掌倾角

桡骨关节面的掌倾角是由一条在桡骨茎突水平垂直于桡骨长轴的线（a）和一条连接桡骨关节面掌背侧的切线（b）所形成的夹角构成的

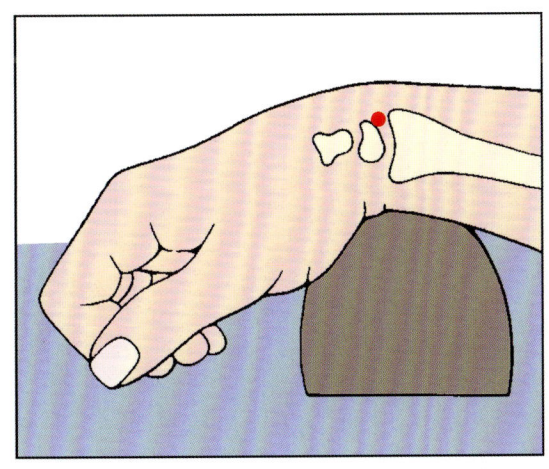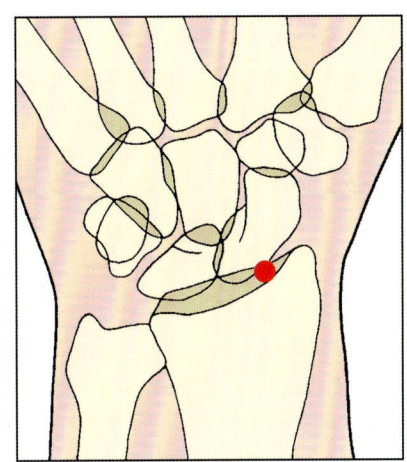

A

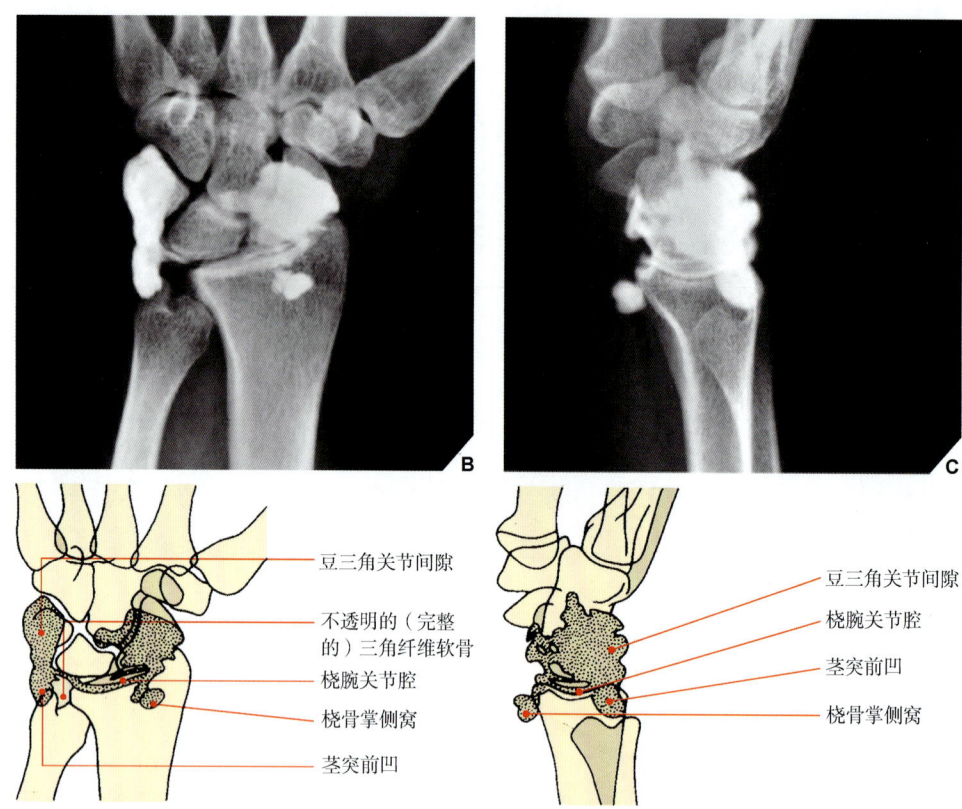

图 7-7　腕关节造影

进行桡腕关节造影检查时，腕关节俯卧放于可透过X线的海绵上，打开关节便于进针穿刺（A）。在透视引导下用22G的针在舟月韧带的外侧点穿刺（红点标记穿刺部位）。注入2～3ml造影剂（60%的泛影葡胺），拍摄后前位（背掌位）、侧位和斜位片。后前位（B）和侧位（C）图像显示造影剂充填桡腕关节腔、茎突前凹、桡骨掌侧窝和豆三角关节间隙。完整的三角纤维软骨可阻挡造影剂进入下尺桡关节，并且完整的腕骨间韧带也可防止造影剂渗入腕骨间关节

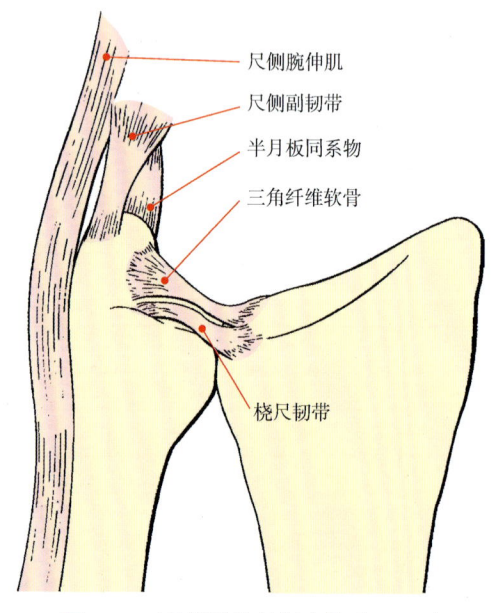

图 7-8　三角纤维软骨复合体（TFCC）

TFCC包括三角纤维软骨、桡尺韧带、尺腕韧带、尺侧腕伸肌腱和腱鞘、半月板同系物，位于尺骨远端和腕骨近侧列之间，稳定下尺桡关节，其作用类似于一个缓冲轴向力的垫子。三角纤维软骨内侧附着于尺骨茎突凹，外侧连接于桡骨的月骨窝

用于评价前臂远端损伤的标准X线投照和辅助的影像学技术摘要见表7-1和表7-2。

表7-1　标准的X线投照评价前臂远端损伤

投影	显示	投影	显示
后前位	尺骨变异	侧位	桡骨掌面
	腕骨角		旋前方肌脂肪带
	桡骨角		Colles 骨折
	桡尺远侧关节		Smith 骨折
	Colles 骨折		Barton 骨折
	Hutchinson 骨折		Galeazzi 骨折 - 脱位
	Galeazzi 骨折 - 脱位		

表7-2　评价前臂远端损伤的辅助影像学技术

技术	显示
关节造影	桡腕关节
	TFCC 撕裂
动脉造影	伴随前臂动脉血管的损伤

续表

技术	显示
放射性核素显像（闪烁扫描法、骨扫描）	桡骨和尺骨的隐匿性骨折
CT（包括三维CT）	桡骨和尺骨骨折碎片的压缩、移位和空间定位
	骨折愈合和愈合并发症
	软组织（肌肉）损伤
MRI和MRa	软组织损伤（肌肉、肌腱、韧带）
	尺骨和桡骨的细微骨折和骨挫伤
	TFCC撕裂
	骨间膜损伤
	各种肌腱、韧带、肌肉和神经异常

（二）前臂远端损伤

1. 桡骨远端骨折

（1）Colles骨折：是最常见的前臂远端损伤，通常由于伸出的手在背屈时前臂旋前摔倒而造成。最常见于50岁以上的老年人，而且女性多于男性。欧洲文献称这种典型的损伤为Pouteau骨折，骨折线在关节外，通常发生在距离桡骨远端关节面2～3cm处。虽然有其他骨折碎片移位的情况，但在大多数病例中，远端碎片向桡侧、背侧移位并且背侧成角（图7-9），常伴尺骨茎突的骨折。一些学者（如Frykman等）将骨折线累及关节和并发尺骨远端的骨折也归入这一损伤范畴（图7-10，表7-3）。

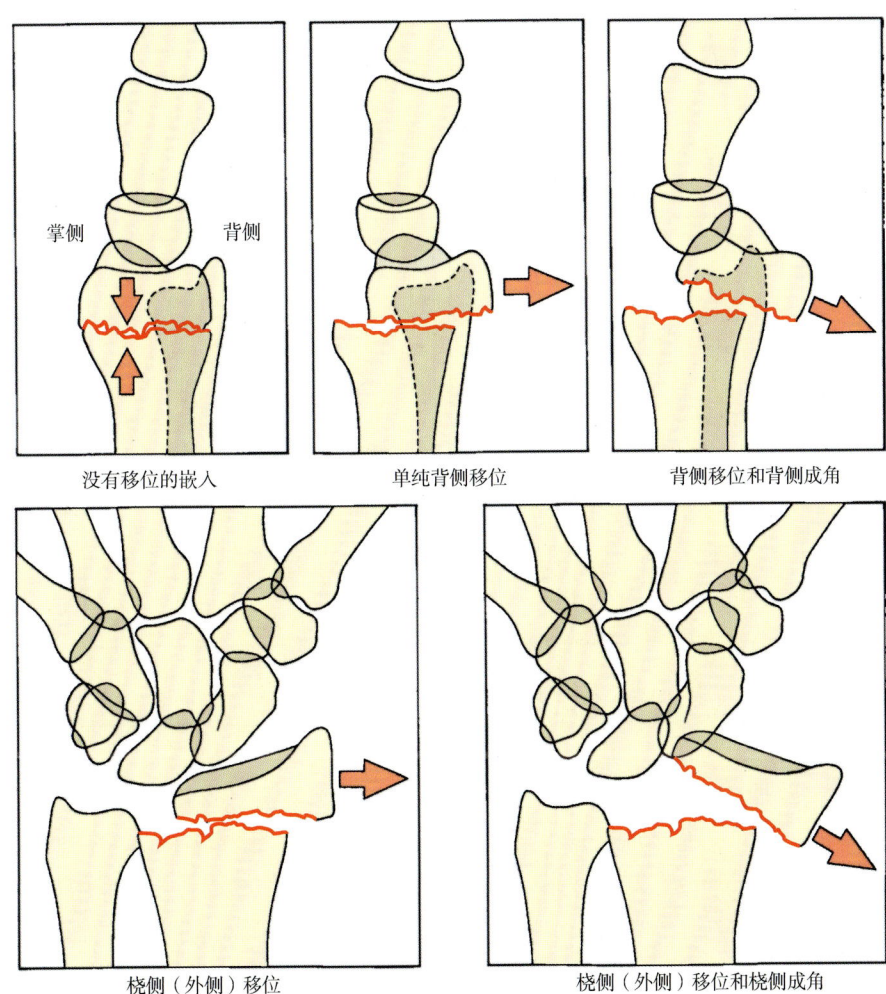

没有移位的嵌入　　　　单纯背侧移位　　　　背侧移位和背侧成角

掌侧　背侧

桡侧（外侧）移位　　　　桡侧（外侧）移位和桡侧成角

图7-9　Colles骨折

Colles骨折远端骨折碎片的5种移位和成角。这些类型中的一些可以混合存在，从而产生复杂的畸形

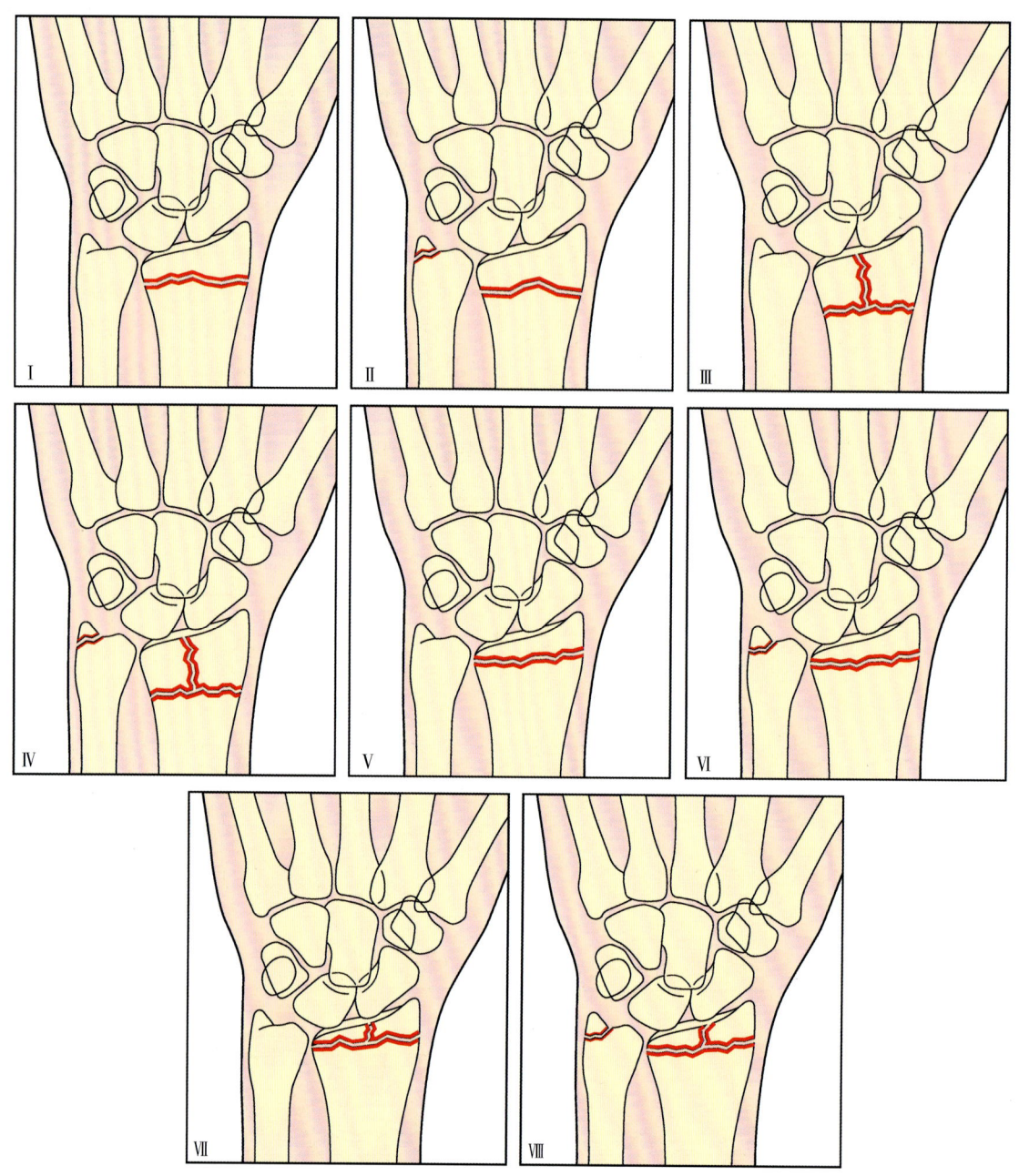

图 7-10　桡骨远端骨折

桡骨远端骨折的Frykman分型是根据骨折线的位置（关节内或关节外）和是否合并尺骨远端的骨折来确定的

表 7-3　桡骨远端骨折的 Frykman 分型

桡骨骨折	尺骨远端骨折	
位置	无	有
关节外	I	II
关节内（桡腕关节）	III	IV
关节内（尺桡关节）	V	VI
关节内（桡腕关节和尺桡关节）	VII	VIII

后前位和侧位X线片通常足以显示Colles骨折。对两个位置进行全面的评价，应记录桡骨角

和掌倾角及压缩或刺刀样移位所致的桡骨短缩的程度（图7-11和图7-12）。CT扫描可以提供骨折碎片移位的确切信息（图7-13～图7-16）。有时，腕部X线片可能显示不出桡骨远端的急性非移位骨折（隐匿性骨折）。在这种情况下，MRI检查能更有效地显示骨折线，从而进行适当治疗（图7-17）。

并发症：骨折同时可合并正中神经和尺神经损伤。在愈合期，不稳定的骨折碎片可能会导致复位失败，但是延迟愈合和不愈合非常少见。作为一种后遗症，桡腕关节可能会出现创伤性关节炎。

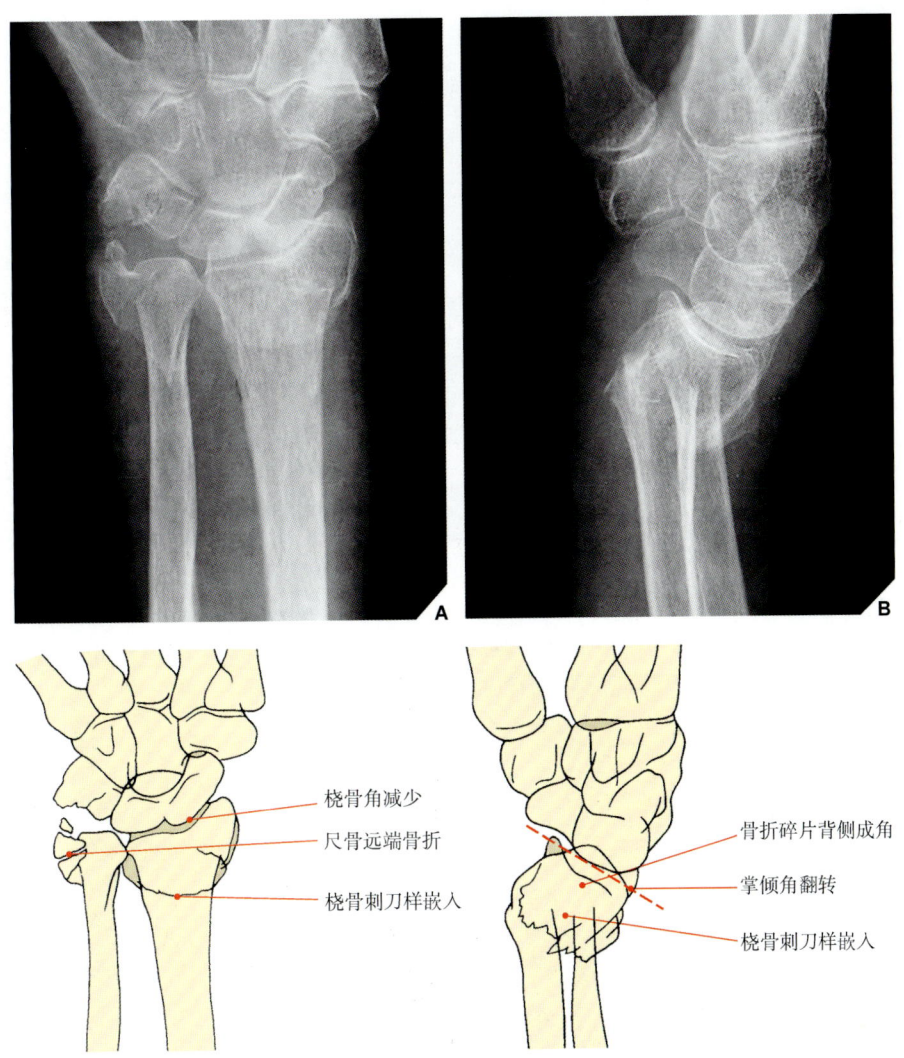

图7-11　Colles骨折

前臂远端的后前位（A）和侧位（B）X线片显示Colles骨折。在后前位投照上，清晰可见桡骨角减小与尺骨远端骨折。侧位片显示桡骨远端背侧成角和掌倾角翻转。由于刺刀样移位，因此在两个位置上桡骨都是缩短的。骨折线没有延伸到关节（Frykman Ⅱ型）

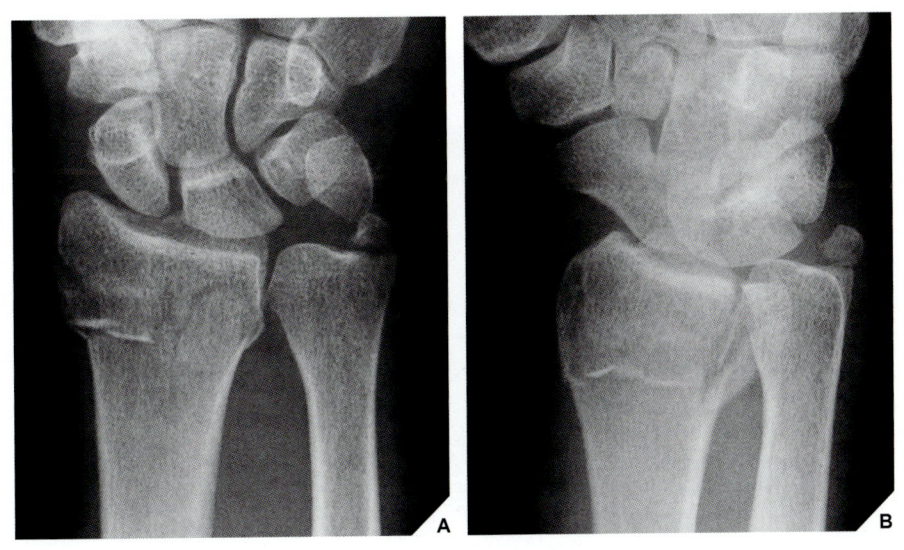

图7-12　桡骨远端关节内骨折

前臂远端的后前位（A）和斜位（B）X线片显示Frykman Ⅵ型骨折。骨折线延伸至远端桡尺关节且合并尺骨茎突骨折

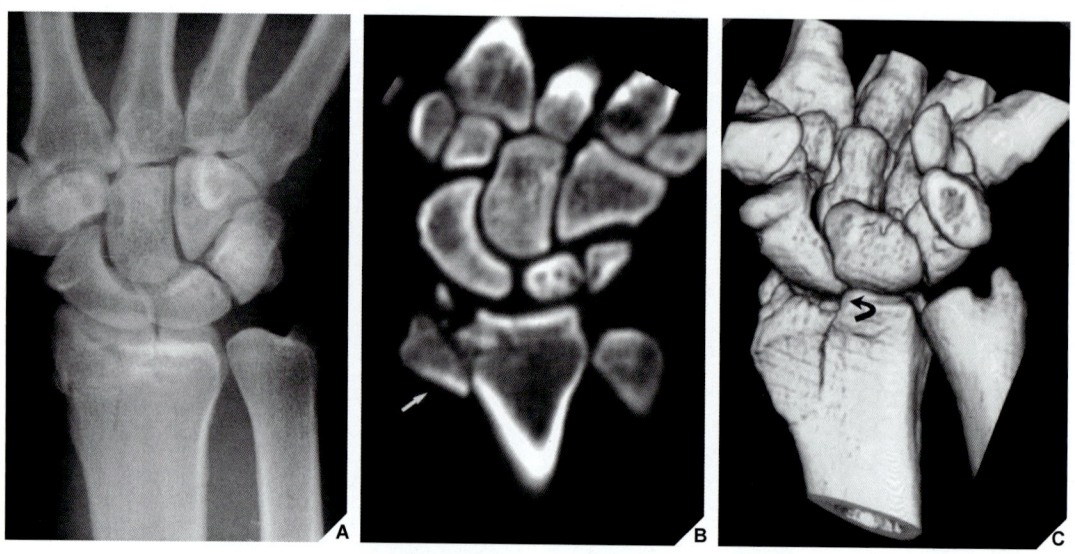

图 7-13 桡骨远端关节内骨折的CT和三维CT重建表现（1）

腕关节的后前位（A）X线片显示桡骨远端骨折，没有移位。冠状位CT重建（B）和三维CT重建（C）图像不仅可以确定骨折延伸至关节内，也可以显示骨折碎片的移位（箭头）和压缩（弯箭头）。因为远端桡尺关节未受累，而且尺骨完整，因此这种损伤为Frykman Ⅲ型骨折

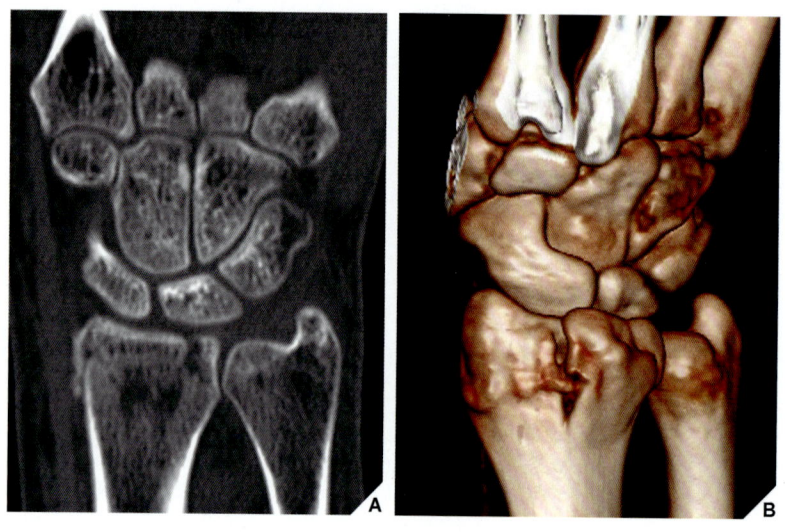

图 7-14 桡骨远端关节内骨折的CT和三维CT重建表现（2）

36岁女性，左腕的冠状位CT重建（A）和三维CT重建（B）图像显示桡骨远端关节内粉碎性骨折延伸到桡腕关节。骨折未累及远端桡尺关节，与Frykman Ⅲ型骨折一致

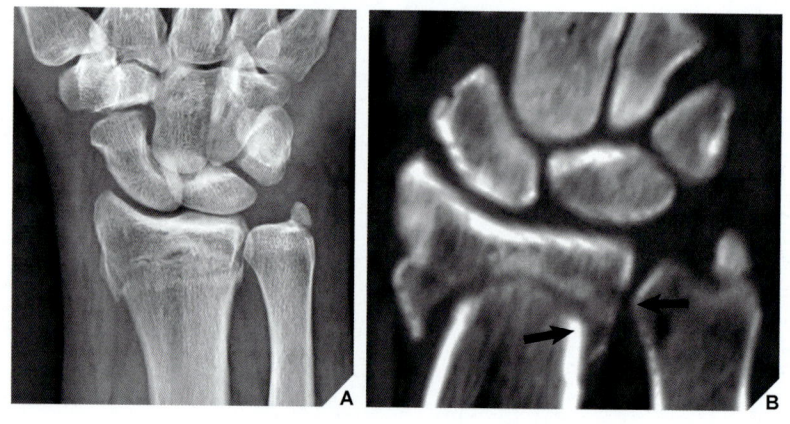

图 7-15 桡骨远端关节内骨折的CT表现（1）

A. 腕关节后前位X线片显示桡骨远端的骨折，但骨折是关节内还是关节外并不确定，另外还显示尺骨茎突的骨折。B. 冠状位CT重建图像确定骨折线延伸至远端桡尺关节（箭头），但是桡腕关节未受累，因此诊断为Frykman Ⅵ型骨折

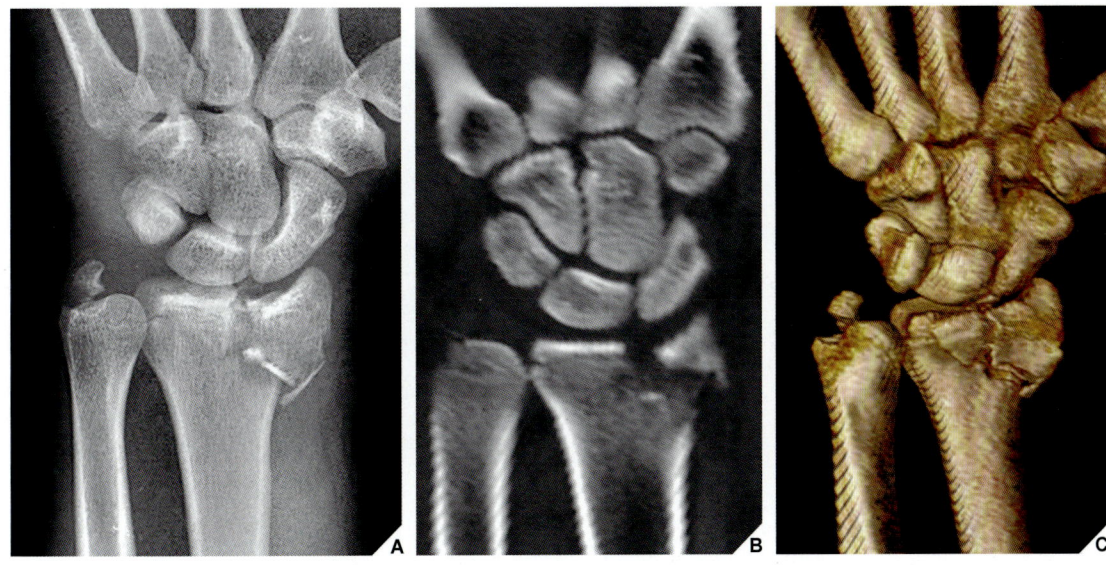

图7-16　桡骨远端关节内骨折的CT表现（2）

腕关节后前位（A）X线片显示桡骨远端关节内骨折和尺骨茎突骨折。冠状位CT（B）和三维CT重建（C）图像清晰显示骨折线延伸入桡腕关节和远端桡尺关节，确定为 Frykman Ⅷ型骨折

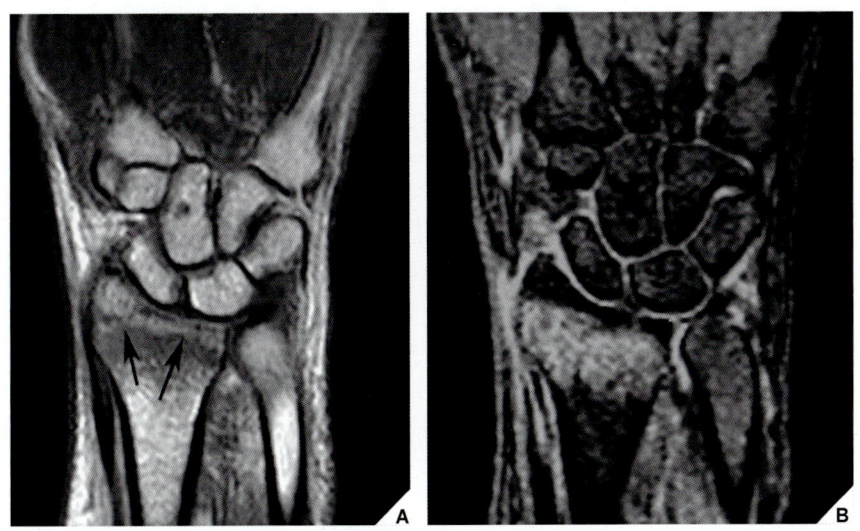

图7-17　Colles骨折的MRI表现

MRI腕关节冠状位 T₁ 加权像（A）和冠状位 T₂ 加权像（B）显示桡骨远端急性非移位骨折（图A中的箭头），周围有广泛骨髓水肿。在MRI检查前拍摄的X线片（此处未显示）表现正常

（2）Barton骨折和Hutchinson骨折：这两种骨折都是桡骨远端的关节内骨折。典型的Barton骨折累及桡骨远端的背侧缘并延伸至桡腕关节（图7-18），偶尔会合并关节脱位。当骨折累及桡骨远段掌侧缘且延伸到关节内时称为反（或掌侧）Barton骨折（图7-19）。因为在这两种形式的骨折中骨折线都位于冠状面，所以在侧位和斜位投照时显示最佳。

Hutchinson骨折（也被称为Chaufeur骨折，司机骨折——名字起源于手摇柄汽车时代，在当时常由于手摇柄的反作用力对手腕桡侧产生直接创伤而形成）累及桡骨远端桡侧（外侧）缘，通过桡骨茎突到达桡腕关节。因为骨折线位于矢状面，因此后前位片更适合诊断（图7-20）。

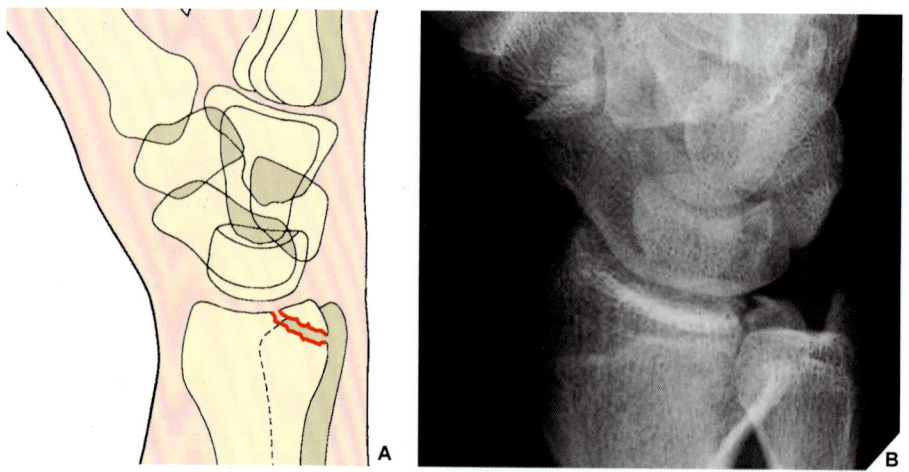

图7-18　Barton骨折

示意图（A）和斜位X线片（B）显示典型的Barton骨折。在冠状位图像中可见骨折线从桡骨远端背侧缘延伸至桡腕关节

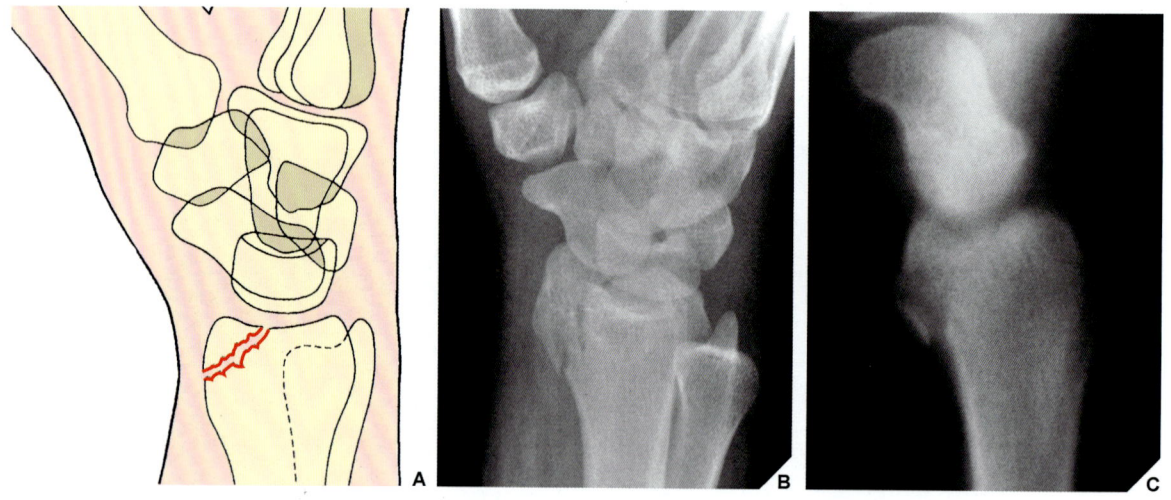

图7-19　反Barton骨折

示意图（A）、斜位X线片（B）和侧位断层成像（C）显示反（或掌侧）Barton骨折；骨折线也在冠状面上，但是骨折线从桡骨茎突的掌侧缘延伸至桡腕关节

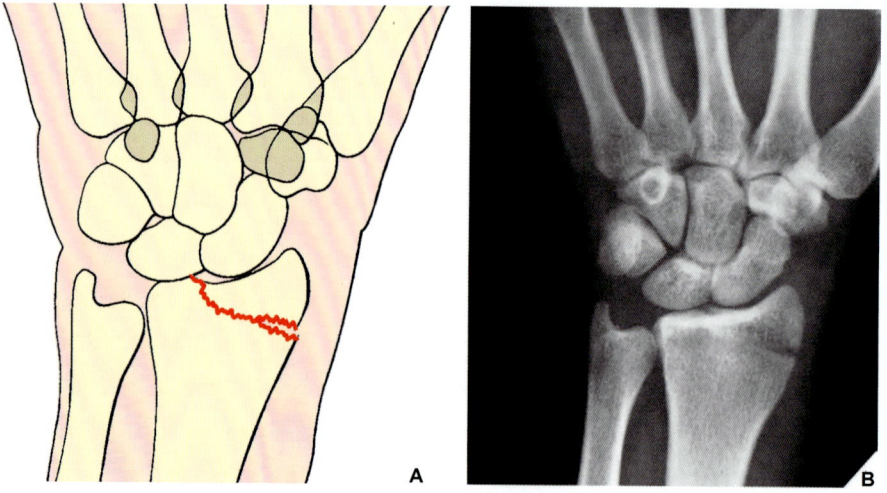

图7-20　Hutchinson骨折

示意图（A）和背掌位X线片（B）显示典型的Hutchinson骨折，骨折线在矢状面上从桡骨茎突的桡侧缘延伸入桡腕关节

（3）Smith骨折：通常是由于跌倒时手背部着地或在掌屈时作用于手背侧的直接打击造成的。Smith骨折由可以延续至桡腕关节的桡骨远端骨折与远端骨折碎片的掌侧移位和成角构成（图7-21）。由于这种骨折所造成的畸形与Colles损伤表现相反，因此也被称为反Colles骨折，但是这种骨折远比Colles骨折少见。根据骨折线斜度（图7-22），Smith骨折分为3种类型，在侧位投照时评价最佳。Ⅱ型和Ⅲ型通常不稳定并且需要外科手术的介入。

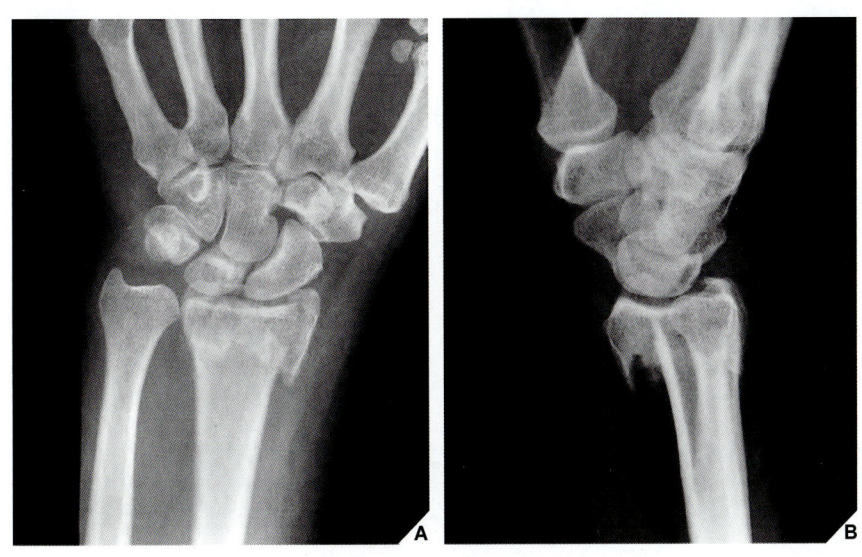

图7-21　Smith骨折（1）

前臂远端后前位（A）和侧位（B）X线片显示典型的Smith骨折；远端骨折碎片的掌侧移位在侧位片上可清晰显示

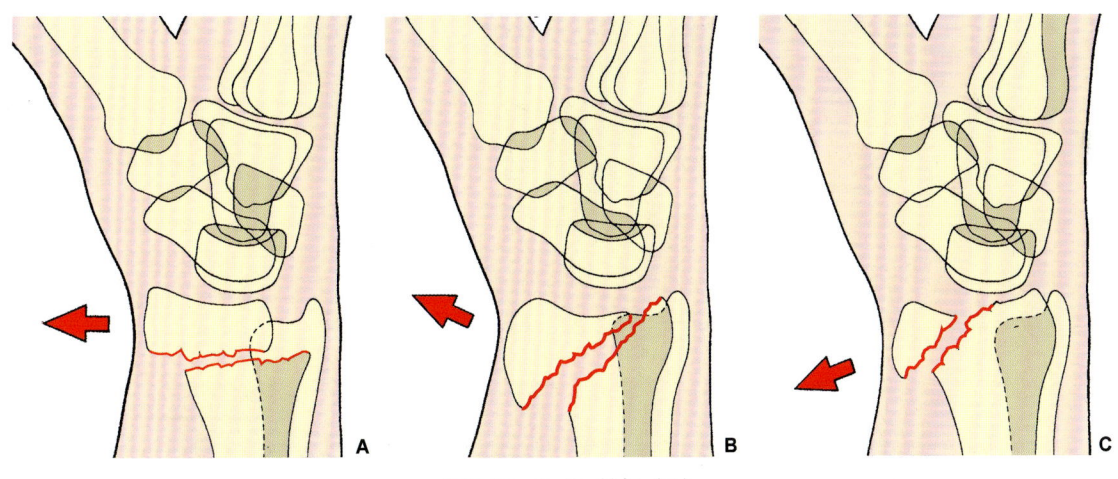

图7-22　Smith骨折（2）

Smith骨折的3种类型是由骨折线的斜度来区分的，3种类型都有典型的远端骨折碎片的掌侧移位。A. 在SmithⅠ型骨折中，骨折线是横向的，从桡骨背侧骨皮质延伸至掌侧骨皮质。B. Ⅱ型骨折中，斜行的骨折线从桡骨远端背侧缘延伸至掌侧骨皮质。C. Ⅲ型骨折是一种关节内骨折，骨折线延续至桡骨远端掌侧的骨皮质，几乎和反Barton骨折完全相同（见图7-19）

（4）Galeazzi骨折-脱位：这种畸形是由可以延续至桡腕关节的桡骨远1/3段骨折和并发的远端桡尺关节脱位组成，它是间接地由前臂明显旋前时手外展着地摔倒或者是由直接打击腕关节背侧所造成的。典型病例是远端骨折碎片的近端呈背侧移位，通常伴有骨折部位的背侧成角，以及尺骨背侧和尺侧（内侧）移位（图7-23）。少数情况下，桡骨远端骨折碎片相对于近端骨折碎片呈掌侧（前方）移位和内侧成角（图7-24）。已明确两种类型的Galeazzi损伤。在Ⅰ型中，远端1/3的桡骨骨折是关节外的（见图7-23和图7-24）。在Ⅱ型中，桡骨骨折通常是粉碎性的，并延伸至桡腕关节（图7-25）。

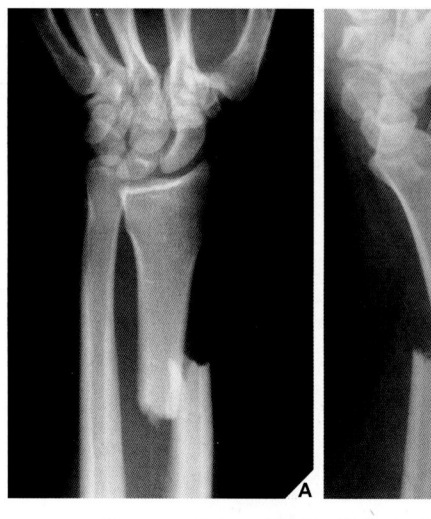

图7-23　Galeazzi骨折-脱位（1）

前臂远端后前位（A）和侧位（B）X线片显示 I 型Galeazzi骨折-脱位，累及桡骨远端1/3的简单骨折，远端骨折碎片的近端呈背侧移位和成角，并伴有远端桡尺关节的脱位

当怀疑这类损伤时应常规拍摄后前位和侧位X线片，侧位片能清楚地显示损伤的性质和范围（见图7-23B、图7-24C和图7-25B）。

（5）Piedmont骨折：是一种没有合并远端桡尺关节损伤的、桡骨中远1/3结合部的孤立骨折（图7-26A）。这种损伤也被称为"必须骨折"，因为必须要切开复位和内固定才能达到一个可以接受的功能结果（图7-26B）。假如这种骨折用闭合复位和石膏固定的保守方法治疗，由于肌肉运动，前臂骨间隙会受累，从而造成在骨折愈合后旋前和旋后功能的缺失。

（6）Essex-Lopresti骨折-脱位：是一种累及桡骨头合并前臂骨间膜撕裂和远端桡尺关节脱位的骨折，已经在第6章中讨论过。

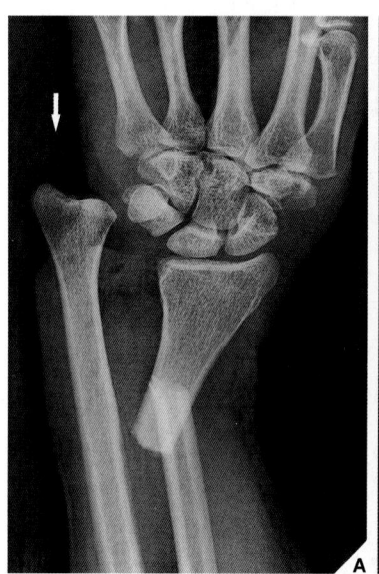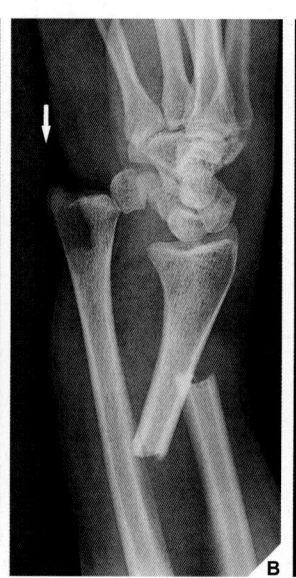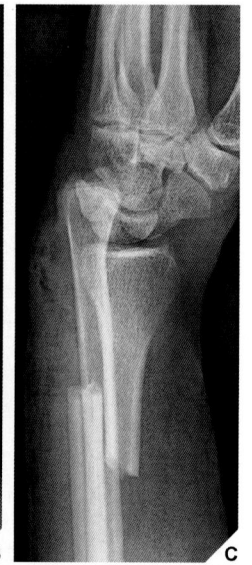

图7-24　Galeazzi骨折-脱位（2）

前臂远端后前位（A）、斜位（B）和侧位（C）X线片显示 I 型损伤的变异类型，桡骨远端的骨折碎片呈掌侧移位和内侧成角。注意尺骨远端从皮肤突出（箭头）

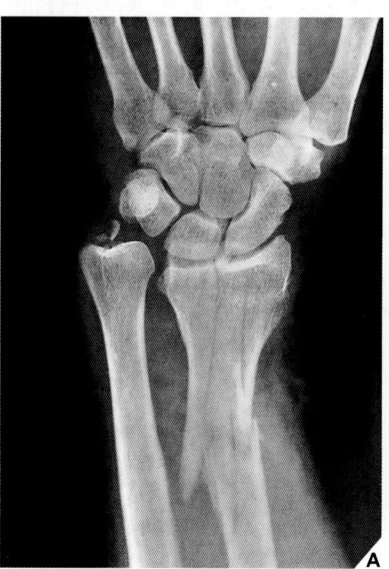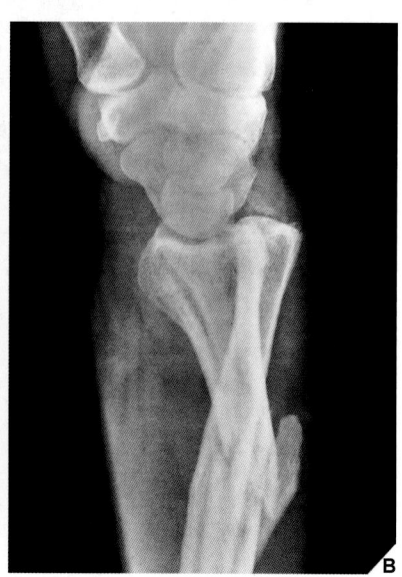

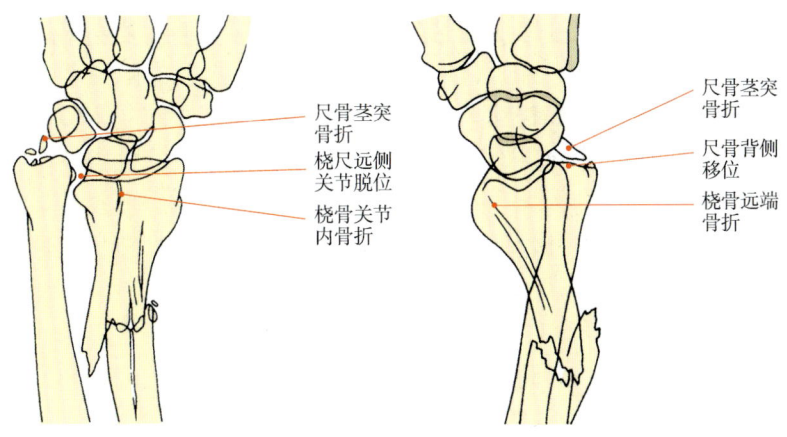

图 7-25　Galeazzi 骨折 - 脱位（3）

前臂远端后前位（A）和侧位（B）X线片显示Ⅱ型 Galeazzi 骨折 - 脱位的两个组成部分，后前位X线片清楚显示桡骨远端骨折，在本例中骨折是粉碎性的且延伸到桡腕关节，远端的骨折碎片有轻度成角。注意尺骨茎突也伴有粉碎性骨折且有桡尺关节的脱位。这些特征在侧位片上不但可以观察到，而且可以更好地显示尺骨远端的背侧移位

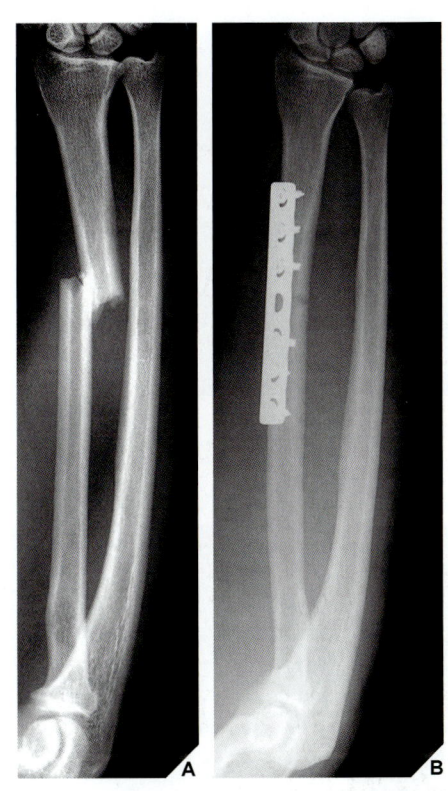

图 7-26　Piedmont 骨折

前臂前后位X线片（A）显示典型的 Piedmont 骨折，桡骨中远 1/3 结合部的孤立骨折，必须进行切开复位和内固定（B）

（7）尺骨挤压综合征：是由于尺骨远端短，撞击在桡骨远端乙状切迹近端而造成的。短尺骨可以是尺骨负向变异的先天解剖异常，也可以是继发于以前创伤而造成的尺骨远端生长板的提前融合。然而，大多数病例是由于创伤、类风湿关节炎或者矫正 Madelung 畸形而切除尺骨远端的外科手术造成的。尺骨挤压综合征的临床症状包括腕关节尺侧疼痛和桡腕关节活动受限，并且在前臂旋前和旋后时患者感觉不适。在尺骨负向变异（图 7-27）或者尺骨远端生长板提前融合的病例中，X线片上典型的改变是尺骨短和桡骨远端内侧的扇贝样凹陷。在尺骨远端切除的病例中，X线片上典型的改变是桡侧出现扇贝样压迹和桡尺骨融合。在常规X线检查有明显改变出现之前，MRI 对早期辨识这种情况可能有帮助。

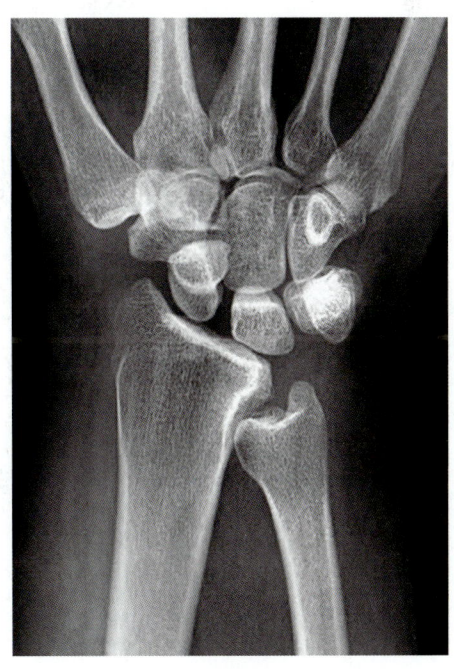

图 7-27　尺骨挤压综合征

腕关节后前位X线片显示尺骨负向变异。尺骨远端撞击桡骨远端内侧骨皮质

（8）尺骨撞击综合征：也称为尺月撞击综合征或尺腕部过载，尺骨撞击综合征是一种公认的病变实体，临床上以腕关节尺侧疼痛和桡腕关节活动受限为特征。它通常与尺骨正向变异相关。这个综合征的病理机制是腕关节尺侧传导的力量增加和改变，从而导致尺骨远端压迫月骨的内侧面，导致这两块骨的被覆软骨发生退行性改变。据报道，此综合征经常合并三角纤维软骨的撕裂。在尺骨过长的病例中，尺骨背侧半脱位的出现损害了前臂的旋后功能。常规X线片显示尺骨正向变异，尺月间隙显著减小，并且有时月骨出现硬化和囊样改变（图7-28）。MRI和MRa是诊断该综合征最有效的检查技术，并且能显示受累骨和周围软组织的病理改变。它们可以显示尺骨远端和月骨的骨髓水肿、软骨下硬化和囊变形成及软骨破坏。例如，三角纤维软骨撕裂和月三角韧带撕裂等相关损伤也能被很好地显示（图7-29～图7-31）。治疗方法包括TFCC清创术和尺骨截短术。

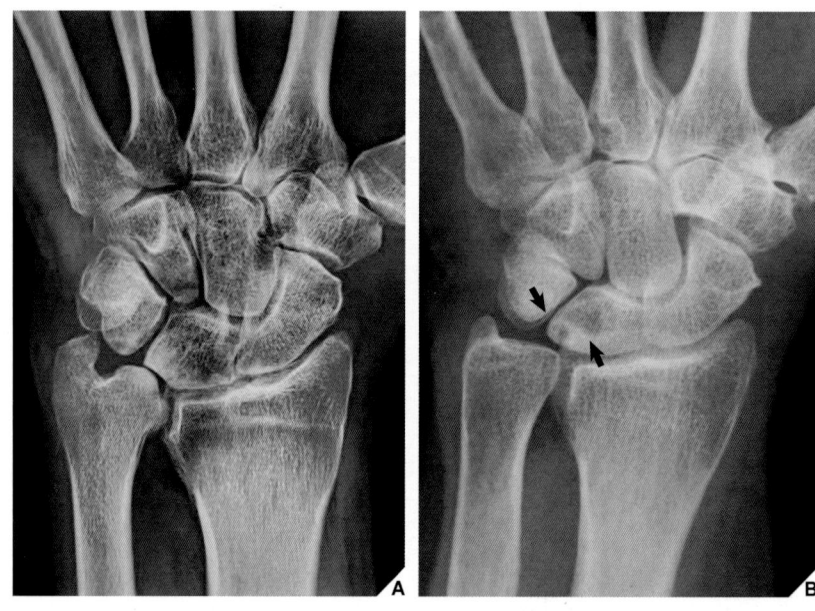

图7-28 尺骨撞击综合征

A. 腕关节后前位X线片显示尺骨正向变异，尺月间隙明显减小，尺骨远端和月骨内侧面出现硬化。B. 另一例患者，注意在月骨出现囊样改变（箭头）

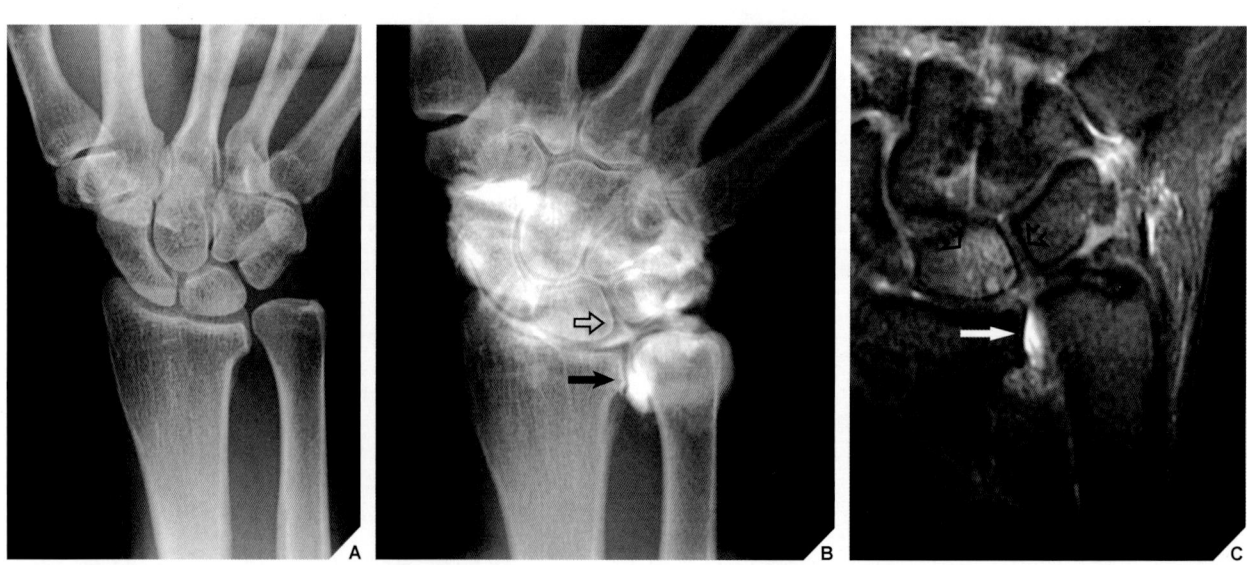

图7-29 尺骨撞击综合征的关节造影和MRa表现

A. 腕关节常规X线片显示尺骨正向变异，但除此之外没有其他异常所见。B. 腕关节造影显示TFCC撕裂（黑箭头）和月三角韧带撕裂（空心箭头）。C. 冠状位T_2加权压脂序列MRa图像显示造影剂出现在远端桡尺关节（白箭头），证实TFCC撕裂，再加上月骨水肿（空心箭头）和囊样变，确定了尺骨撞击综合征的诊断

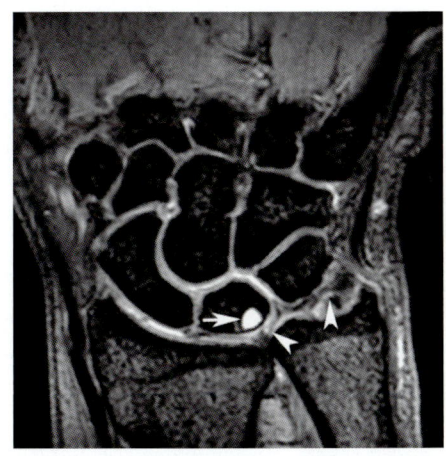

图 7-30　尺骨撞击综合征的 MRI 表现

MRI 冠状位 GRE 序列图像显示尺骨正向变异。图中显示了 TFCC 的完全撕裂（无尾箭头）和月骨尺侧面软骨下骨囊肿（箭头）

2. 远端桡尺关节软组织的损伤　远端桡尺关节损伤最常见的一种并发损伤是 TFCC 撕裂。撕裂可以是前面章节描述的骨折所造成的，也可以是前臂远端和腕关节损伤后独立存在的。

三角纤维软骨在标准投照的 X 线片上总是正常的，尤其是如果没有骨折和脱位，此时应怀疑软组织损伤。当怀疑三角纤维软骨撕裂时，腕关节的单对比关节造影能确诊或排除这个诊断。造影剂通常填充桡腕关节腔、茎突前凹和桡骨掌侧凹、豆三角关节间隙（见图 7-7）。一旦造影剂出现在远端桡尺关节或者三角纤维软骨的位置，则表明三角纤维软骨撕裂（图 7-32，亦见图 7-29B）。

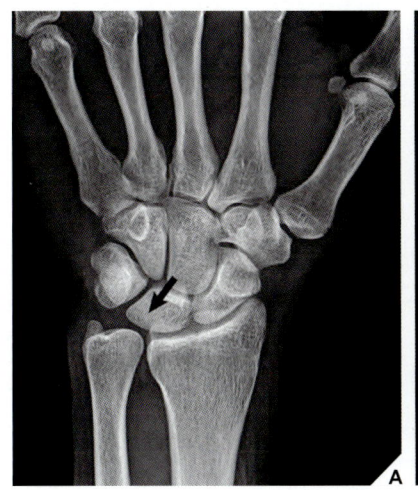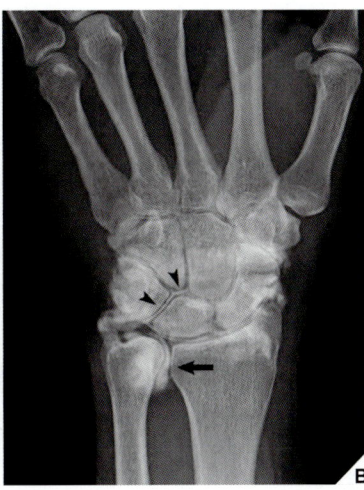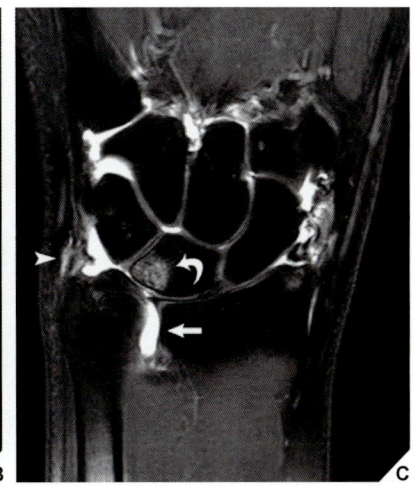

图 7-31　尺骨撞击综合征的 MRa 表现

A. 56 岁男性，右腕后前位 X 线片显示尺骨正向变异和月骨内小囊变（箭头）。B. 将造影剂注入桡腕关节后，远端桡尺关节内有造影剂渗漏（箭头），表明 TFCC 撕裂。此外，还有造影剂通过月三角韧带撕裂渗入腕中关节（无尾箭头）。C. MRa 图像显示月骨（弯箭头）内的水肿和继发于 TFCC 撕裂（无尾箭头）的远端桡尺关节（箭头）内存在造影剂

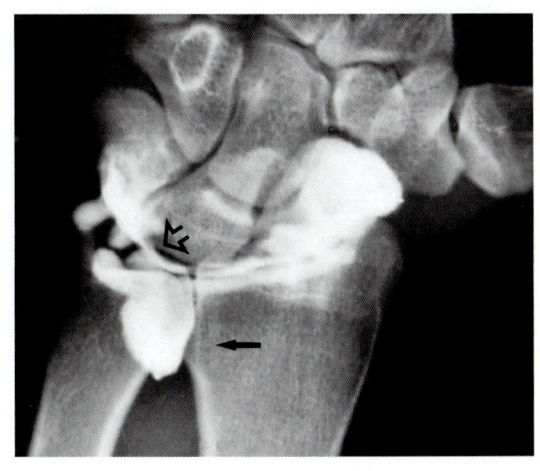

图 7-32　TFCC 撕裂的关节造影

单对比关节造影显示造影剂渗入由三角纤维软骨所占据的空间（空心箭头）和典型的造影剂填充入下尺桡关节腔（箭头），证实 TFCC 撕裂诊断（与图 7-7B 比较）

关节造影一直是评估 TFCC 撕裂的经典检查方法，但目前普遍认为 MRI 在诊断 TFCC 撕裂的准确性上达到或超过了关节造影，尤其是在使用八通道相控阵线圈以后。MRI 检查的优点是无创且能对整个纤维软骨成像，但是关节造影只能评价其表面。在 MRI 冠状位 T_1 加权像上，正常的 TFCC 显示为扩展到尺骨远端、桡骨远端内侧面、三角骨和月骨之间的双凹形均匀低信号带（图 7-33，也见图 7-8）。TFCC 撕裂表现为结构的不连续和碎裂，在 T_2 加权像上 TFCC 撕裂的纤维软骨表现为轮廓不规则和局部不连续，呈高信号（图 7-34）。但是 Haims 及其同事发表的一项研究对 MRI 诊断 TFCC 外周撕裂的准确性提出了质疑，在这方面，该作者报道的 MRI 敏感度仅为 17%，特

异度为79%，准确度为64%。

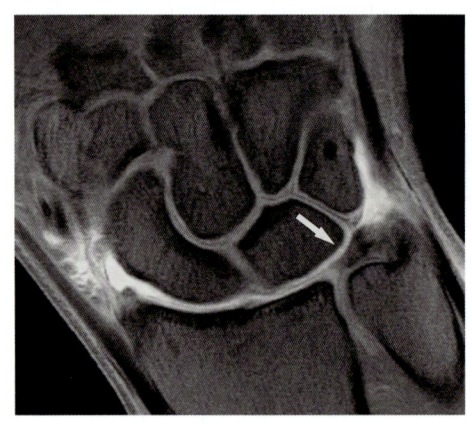

图 7-33　腕关节的 MRa 表现

腕关节冠状位 T_1 加权脂肪抑制序列 MRa 图像显示正常 TFCC 的表现（箭头）

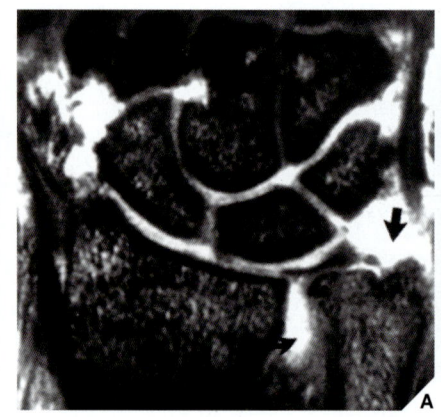
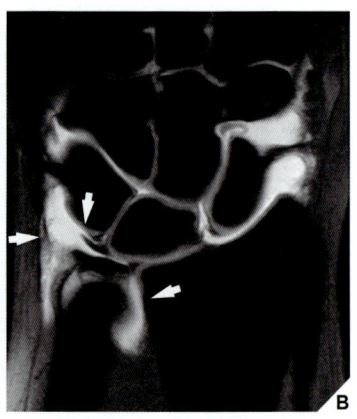

图 7-34　TFCC 撕裂的 MRI 表现

A. 左腕关节冠状位 T_2^* 加权稳态梯度回波（GRASS）图像显示 TFCC 全层厚撕裂。三角纤维软骨撕裂并从尺骨茎突移位（箭头）。远端桡尺关节可见中等量积液（弯箭头）。B. 另一例患者，腕关节冠状位质子密度加权脂肪抑制序列 MRa 图像显示 TFCC 撕裂（箭头）（图 A，经允许引自 Deutsch AL，Mink JH，eds. *MRI of the musculoskeletal system：a teaching file*，2nd ed. Philadelphia：Lippincott-Raven；1997.）

二、腕 和 手

腕和手被认为是一个功能单位，在骨骼系统中其是最常见的损伤部位。掌骨和指骨骨折的发生率远远超过腕骨骨折和腕关节脱位，后者只占所有此类损伤的6%。在大多数病例中，病史和体格检查可以提供有价值的信息，可以据此做出可疑诊断，但从至少两个互为90°的投照中获得的X线片对明确这些部位损伤的诊断是非常必要的。

（一）放射相关解剖

腕关节和手的创伤在常规背掌位（后前位）和侧位投照X线片上能够充分评价（见图7-1和图7-2）。但是，想要明确构成腕关节复杂结构的不同腕骨的确切损伤程度，需要对不同解剖部位进行补充研究，包括如下特殊位置。

1. 腕关节尺偏背掌位　被用以评价舟骨，由于正常的掌侧倾斜导致舟骨在标准背掌位投照时显示为缩短（图7-35）。

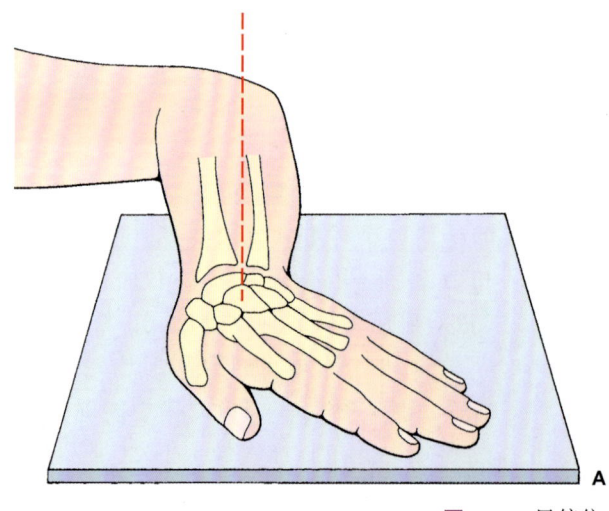
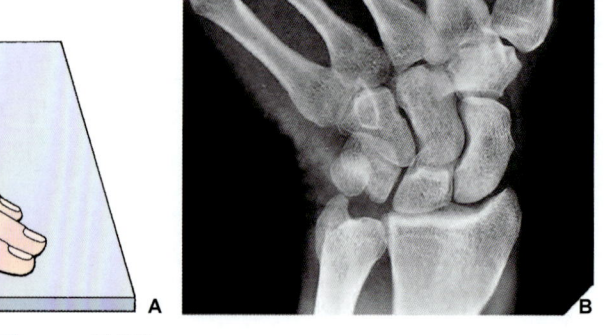

图 7-35　尺偏位

A. 腕关节尺偏背掌位片，前臂平放在X线检查床上，掌面向下并且肘关节屈曲90°。手平放在胶片盒上呈尺侧偏屈，中心线（虚线）对准腕骨。B. 当腕关节处于中立位时，手舟骨存在正常的掌侧倾斜，而用此投照方法得到的X线片显示手舟骨没有变形

2. 旋后斜位　可以显示豌豆骨和豆三角关节（图7-36）。

3. 旋前斜位　显示三角骨、舟骨的桡掌侧面

和桡骨茎突（图7-37）。

4. 腕管位　显示钩骨的钩、豌豆骨和大多角骨的掌侧面（图7-38）。

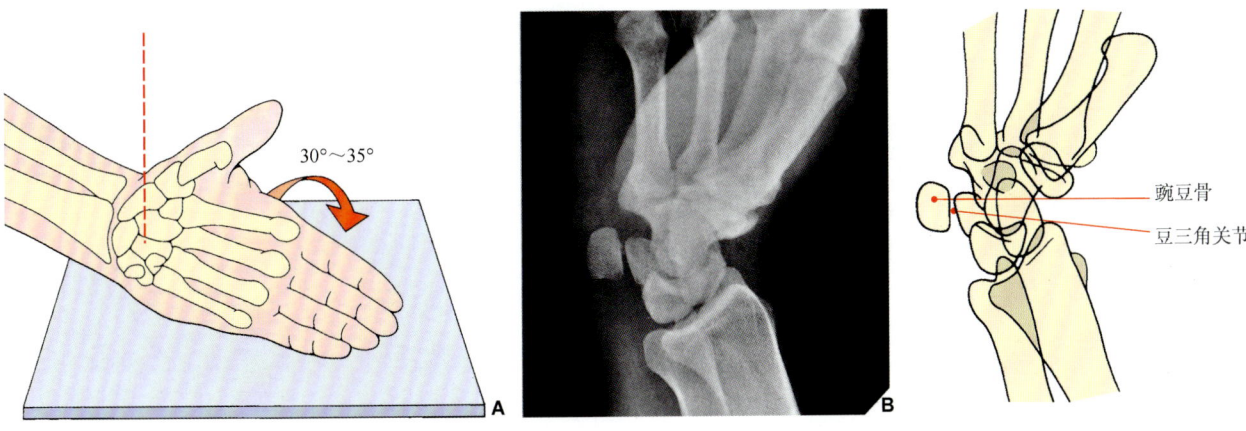

图7-36　旋后斜位

A. 腕关节旋后斜位，手的尺侧放于胶片盒上，朝其背面倾斜30°～35°。伸开的手指并拢，拇指轻度外展，中心线（虚线）对准腕中心。B. 这个位置投照的X线片可显示豌豆骨和豆三角关节

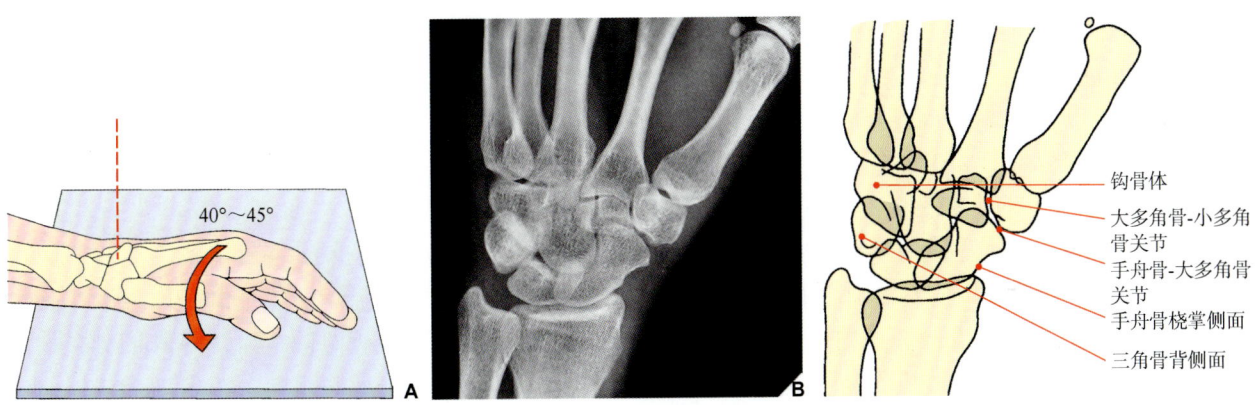

图7-37　旋前斜位

A. 腕关节旋前斜位，手尺侧放于胶片盒上，向掌侧倾斜40°～45°（红色弯箭头），手指轻度屈曲并拢且拇指位于手指前，中心线（虚线）对准腕中心。B. 这个位置投照的X线片可显示三角骨背侧面、钩骨体、舟骨桡掌侧面、舟骨-大多角骨关节和大多角骨-小多角骨关节

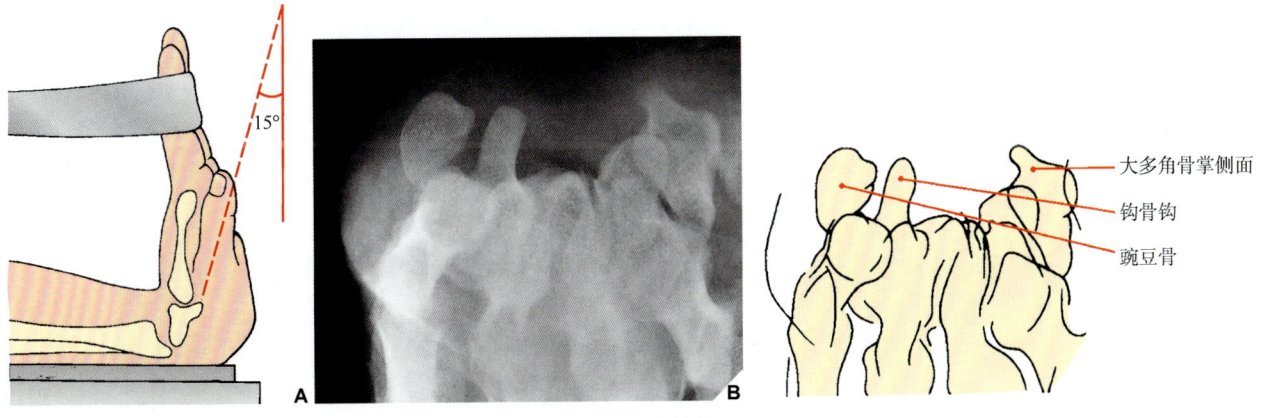

图7-38　腕管位

A. 腕关节腕管位，用患者的对侧手或一条带子使手呈最大背曲，腕关节掌侧放于胶片盒上，中心线（虚线）呈约15°对准掌心。B. 这个位置投照的X线片可显示钩骨钩的轴位像，以及豌豆骨和大多角骨掌侧缘

创伤情况和后遗症的评价需要辅助影像学技术。过去最常用的是常规断层成像，常用薄层三维断面的方法检测隐匿性骨折，现在这种方法已经完全被CT检查所取代。透视和摄录联合偶尔被应用于评价腕关节的运动性和稳定性。关节造影、MRI和MRa对确定软组织损伤非常有效，如各种韧带的撕裂及关节囊和腱鞘的撕裂。放射性核素骨扫描对隐匿性骨折和骨折愈合的早期并发症非常敏感。CT检查已经成为各种腕关节创伤成像的方法。由于易于操作、快速和辐射剂量低，这项技术在许多机构实质上取代了常规X线检查。获得标准轴位CT图像后，可以获得多平面的CT重建和三维CT重建图像（见图2-8A、B）。CT检查可以结合关节造影（见图2-19）或通过静脉注入造影剂来进行强化，这样能有效显示下尺桡关节的半脱位并评价所谓的腕舟骨驼背畸形、月骨骨坏死（Kienböck病）和钩骨钩骨折。患者取俯卧位，手臂上举于头上方获得轴位断层图像。最好使用螺旋技术获得1mm或2mm连续断层图像。腕关节最大程度掌屈或背伸也可以直接获得冠状位断层图像。

关节造影仍然是评价TFCC异常（见图7-29B和图7-32）和各腕骨间韧带撕裂的有效方法。通常使用一种阳性造影剂进行单对比关节造影。但如果关节造影后进行CT检查，则使用室内空气进行双对比造影效果更好。三腔注射技术的引入及腕关节造影检查与数字技术和造影后CT检查的结合对评价腕关节疼痛非常有效。评价腕关节的全面关节造影时需要使腕骨间关节腔、桡腕关节腔和远端桡尺关节腔被造影剂充盈。这三个腔室一

般由各骨间韧带进行分隔，在远端尺桡关节则由TFCC分隔（图7-39）。造影剂从一个腔流入另一个腔意味着这些韧带存在缺损。有报道称，造影剂通过韧带缺损处单向流动，有一个小瓣作为瓣膜，如果只在缺损的一侧注入造影剂则可能忽略缺损的存在。基于这个原因，三个腔室分别注射更好。值得强调的是，韧带缺损可能偶尔存在于正常无症状者的腕关节，因此它们的意义仍不确定。

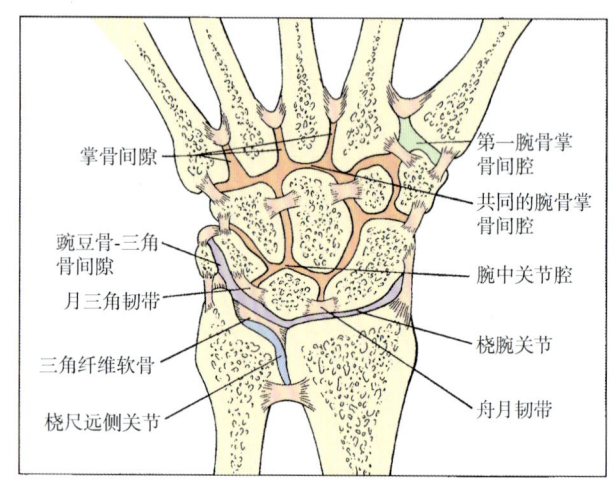

图7-39 腕关节间腔
腕关节间腔被各种骨间韧带彼此分开

Resnick和Manaster引入数字减影关节造影作为一种有效方法来显示造影剂的轻微渗漏。其优点是不仅缩短了检查时间，而且降低了造影剂浓度，并且能更准确地确定腕关节内韧带缺损的位置，特别是存在多发缺损时（见图2-2）。

MRI是评价腕关节和手部的一种成像方法（图7-40）。为达到最佳的检查效果，推荐使用专用

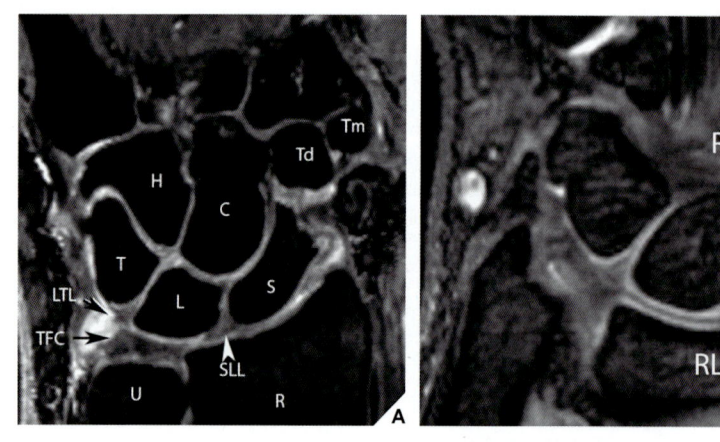

图7-40 腕关节的MRI表现
A. 腕关节冠状位梯度回波序列MRI显示远端桡骨、尺骨和腕骨。近端舟月骨间韧带（SLL）和月三角韧带（LTL）及三角纤维软骨（TFC）显示清晰。B. 腕掌侧的冠状位梯度回波序列MRI显示外在桡月韧带（RLL）和桡舟头韧带（RSCL）。R. 桡骨；U. 尺骨；S. 舟骨；L. 月骨；T. 三角骨；H. 钩骨；C. 头状骨；Td. 小多角骨；Tm. 大多角骨

的局部（表面）射频线圈和局限视野。这种成像技术不仅可以对各种肌肉、肌腱、骨间韧带和三角纤维软骨等软组织的异常进行成像，也可以对隐匿性骨折和早期的骨坏死（特别是舟骨和月骨的坏死）等骨结构异常进行成像。MRI的腕管成像也非常有用，并且能发现腕管综合征（图7-41，也可见图7-118）及尺管综合征（见图7-120）的细微异常。常在关节内注入造影剂（将稀释的钆造影剂注入桡腕关节腔）后进行MRa检查（见图2-20和图7-33）。

冠状面对近侧列腕骨的骨间韧带（舟月韧带和月三角韧带）和TFCC的显示最佳，这些结构在T$_1$和T$_2$加权像上表现为低信号（见图7-40），各种腕关节内在和外在、背侧和掌侧的韧带都可以显示（图7-42）。在矢状面上所有伸肌腱和屈肌腱及它们的附着点都可以显示，某些韧带包括桡舟头韧带、桡月三角韧带和背侧桡尺韧带也都可以显示（图7-43）。在横轴位，各种韧带和肌腱都以横断面显示，能够有效评价它们相对于骨结构、

动脉和神经的解剖关系（图7-44）。这个平面对Guyon管成像也非常理想，此解剖结构位于腕关节掌侧、腕管内侧、豌豆骨和钩骨钩之间，背侧为屈肌支持带，内侧为小鱼际肌，掌侧为筋膜，包含有尺静脉、尺动脉和尺神经。

评价腕关节的MRI检查，使用表7-4非常有帮助。

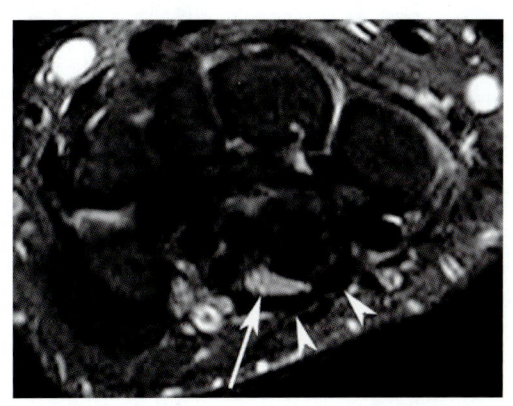

图7-41 腕管综合征的MRI表现
腕管综合征患者的轴位短时反转恢复（STIR）序列MRI显示正中神经呈高信号（箭头）和呈弓形的屈肌支持带（无尾箭头）

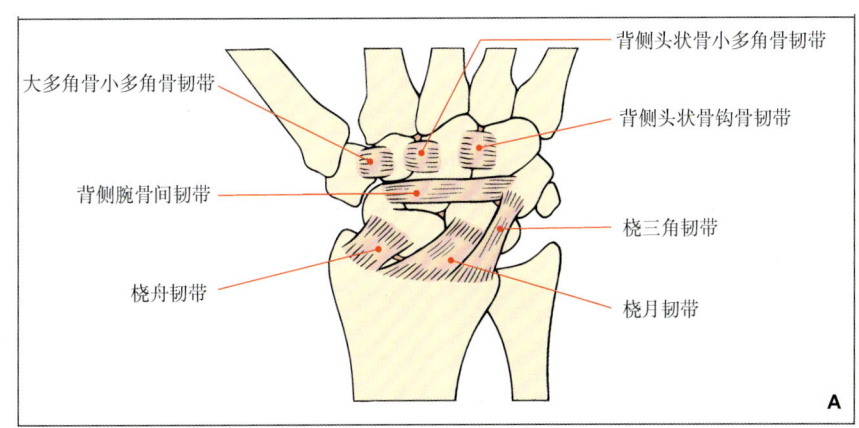

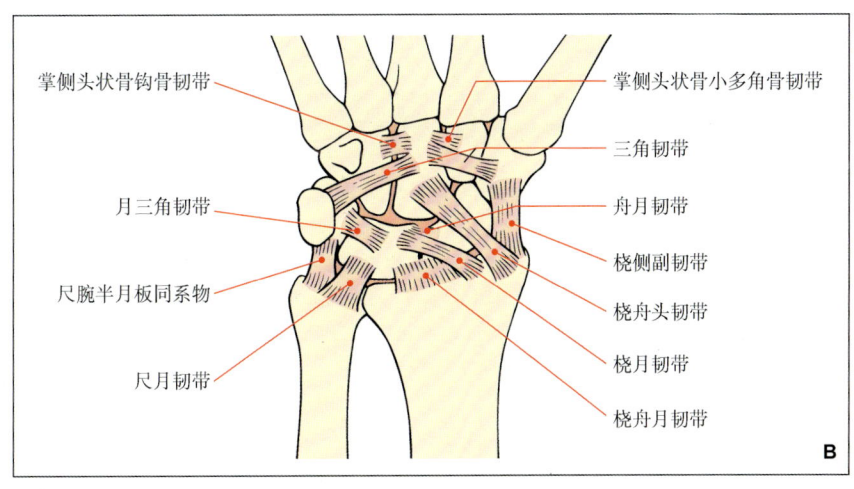

图7-42 腕关节的韧带
腕关节背侧（A）和掌侧（B）韧带示意图

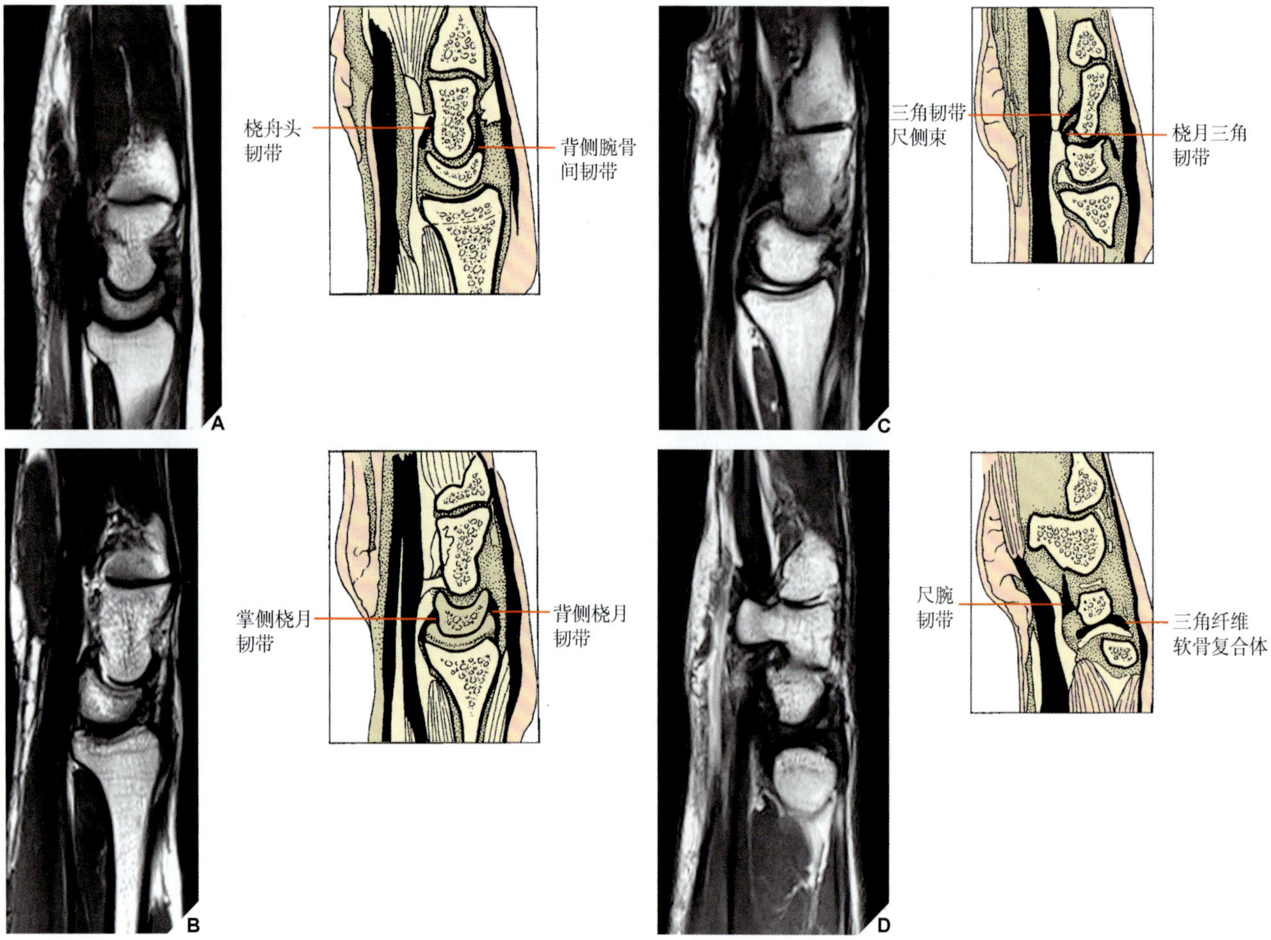

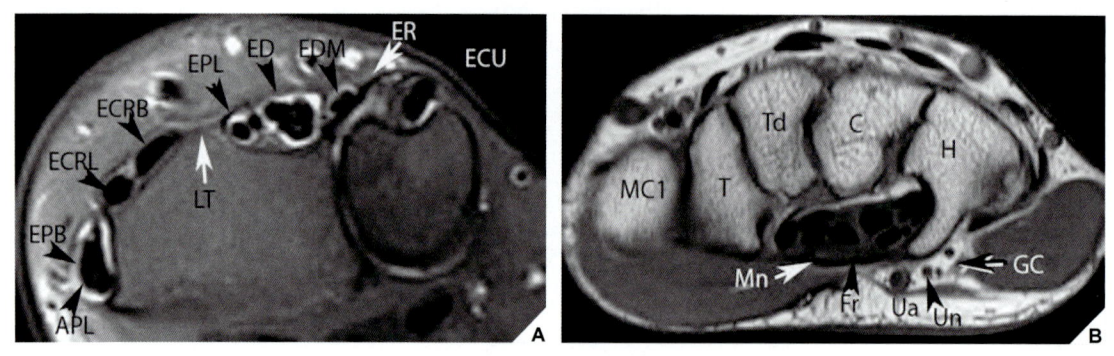

图7-43 腕关节的MRI表现（1）

从腕关节中部（A、B）到尺侧（C、D）的矢状位MRI中，桡舟月韧带的掌侧和背侧桡月部分被很好地显示。在头月关节的掌侧可见桡月三角韧带，还可以见到桡舟头韧带附着在头状骨掌侧近端1/3处

图7-44 腕关节的MRI表现（2）

近端（A）和远端（B）腕关节的轴位MRI有效地显示了腕关节的不同解剖结构，包括远端桡骨和尺骨水平的伸肌间室（A）及更远端的腕管水平和Guyon管（B）。注意伸肌腱（A）被单个支持带分成6个不同的间室。注意腕管内的深层和浅层屈肌腱（B）。APL. 拇长展肌腱；EPB. 拇短伸肌腱；ECRL. 桡侧腕长伸肌腱；ECRB. 桡侧腕短伸肌腱；EPL. 拇长伸肌腱；LT. Lister结节；ED. 指伸肌腱；EDM. 小指伸肌腱；ER. 伸肌支持带；ECU. 尺侧腕伸肌腱；MC1. 第1掌骨近端；T. 大多角骨；Td. 小多角骨；C. 头状骨；H. 钩骨；Mn. 正中神经；Fr. 屈肌支持带；Ua. 尺动脉；Un. 尺神经；GC. Guyon管

例如，应力位成像和关节造影的辅助检查技术对于评价韧带的撕裂、移位也是必需的，特别是狩猎者拇指（见图7-127B、图7-128）。以表格的形式对标准的和特殊的X线投照进行总结，评价腕关节和手创伤的辅助检查技术具体见表7-5、表7-6。

表 7-4　评价腕关节的 MRI 和 MRa 列表

骨结构	尺侧副韧带（c）	背侧
桡骨远端，Lister 结节（c、s、a）	**韧带**	桡骨手舟骨（c）
尺骨远端，茎突（c、s、a）	内部的	桡骨月骨（c）
手舟骨（c、s）	手舟骨月骨	桡骨三角骨（c）
月骨（c、s）	掌侧（梯形）（c）	手舟骨三角骨（c）
三角骨（c、s）	中间（三角形）（c）	腕骨间（c）
豌豆骨（c）	背侧（带状）（c）	**肌腱**
钩骨，体，钩（c、s、a）	月骨三角骨（c）	屈肌（a）
头状骨（c、s）	外部的	伸肌（a）
大多角骨（c）	掌侧	**神经**
小多角骨（c）	桡骨头状骨（c、s）	正中神经，尺神经（a）
三角纤维软骨复合体（TFCC）	桡骨月骨三角骨（c、s）	**其他结构**
三角纤维软骨盘（c、a）	尺骨头状骨（c、a）	腕管（c）
背侧和掌侧桡尺韧带（c、a）	尺骨三角骨（c、a）	Guyon 管（c）
半月板同系物（c）	尺骨月骨（c、a）	（尺神经，尺动脉，尺静脉）
尺侧腕伸肌腱（c、a）		

注：表中所列结构的最佳成像平面见括号中：c.冠状位；s.矢状位；a.横轴位。

表 7-5　评价腕关节和手、手指损伤的标准及特殊 X 线投照

投照	显示	投照	显示
背掌位	腕骨		指骨
	三个腕骨弧		腕骨脱位：
	钩骨眼		月骨
	手舟骨脂肪带		月骨周围
	桡腕关节		腕骨间关节
	掌骨		掌侧嵌入体不稳定
	指骨		背侧嵌入体不稳定
	腕掌关节、掌指关节和指间关节		掌骨和指骨脱位
	手舟管月骨分离：		手指背侧板或掌板骨折
	Terry-Thomas 征	斜位（手）	骨折：
	手舟骨印戒征		掌骨
	骨折：		指骨
	手舟骨		拳击手骨折
	头状骨	旋后斜位（腕关节）	豌豆骨三角骨关节
	月骨		豌豆骨骨折
	钩骨（体）	旋前斜位（腕关节）	三角骨背侧面和三角骨骨折
	掌骨		手舟骨的桡掌侧面：
	指骨		手舟骨和大多角骨关节
尺偏侧位	Bennett 骨折和 Rolando 骨折		大多角骨和小多角骨关节
	手舟骨骨折		大多角骨掌侧面
	第 3 掌骨、头状骨、月骨和桡骨长轴对准	腕管	骨折：
	骨折：		钩骨钩
	三角骨		豌豆骨
	掌骨	外展应力位（拇指）	狩猎者拇指

表7-6 评价腕关节和手、手指损伤的辅助影像学技术

技术	显示	技术	显示
透视/录像	腕关节和手的运动学：		手指肌腱韧带损伤
	腕骨不稳		细微骨折
	短暂性腕骨半脱位		骨坏死
放射性核素成像（闪烁荧光成像、骨扫描）	细微的软骨和骨软骨骨折		尺骨撞击（挤压）综合征
	骨折愈合和并发症（如感染、骨坏死）	断层成像（常用三维）投照（现已被CT取代）	腕骨骨折，尤其是手舟骨、钩骨和月骨
关节造影（单造影剂）	撕裂：		Rolando 骨折
	TFCC		Bennett 骨折
	腕骨间韧带		Kienböck 病
	尺侧副韧带（狩猎者拇指）		骨折愈合和并发症（如不愈合和骨坏死）
MRI 和 MRa	与关节造影相同		钩骨钩骨折
	Guyon 管及异常	CT 和 MRI	手舟骨骨折的稳定性
	腕管综合征		手舟骨驼背畸形
	前臂骨间神经综合征		细微骨折，尤其是钩骨钩
	软组织损伤		骨折愈合和并发症
	de Quervain 综合征		

（二）腕关节损伤

1. 腕骨骨折

（1）舟骨骨折：舟骨（来源于希腊文 "skaphos" 意思是船），有时也称为腕舟骨。舟骨骨折是上肢第2类常见的损伤，其发病率仅次于桡骨远端骨折，占所有骨折的2%，在所有腕骨的骨折和移位中这种骨折是最常见的，占这类损伤的

50%～60%。舟骨骨折经常发生于年轻人（15～30岁）手掌外伸摔倒着地后。根据舟骨骨折线的方向（图7-45）、骨折碎片的稳定程度和骨折线的位置对其进行分类。从诊断的角度来看，后者是一种更实用的舟骨骨折分类方法（5%～10%发生在舟骨结节和远极，15%～20%发生在近极，70%～80%发生在舟骨腰部），因为这种分类方法对预后有价值（图7-46）。发生在结节（关节外）

舟骨骨折的Russe分型

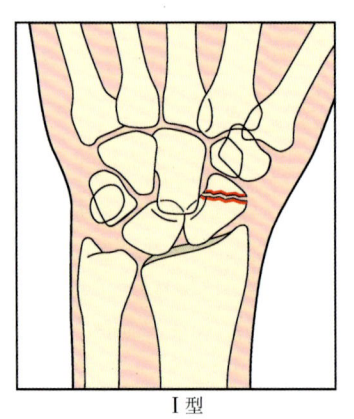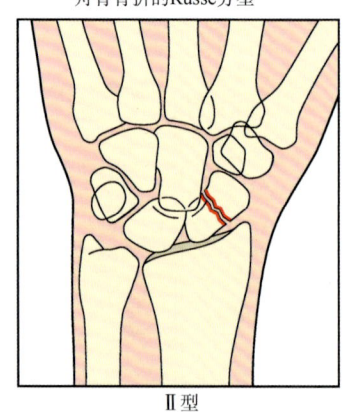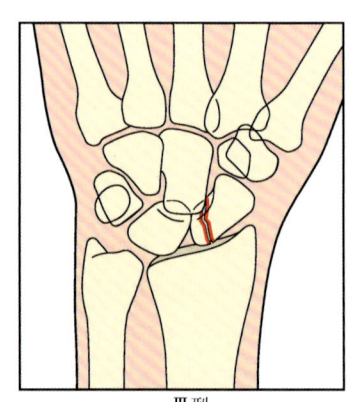

I型　　　　　　　　　　II型　　　　　　　　　　III型

图7-45 舟骨骨折（1）

根据骨折线方向进行的舟骨骨折Russe分型

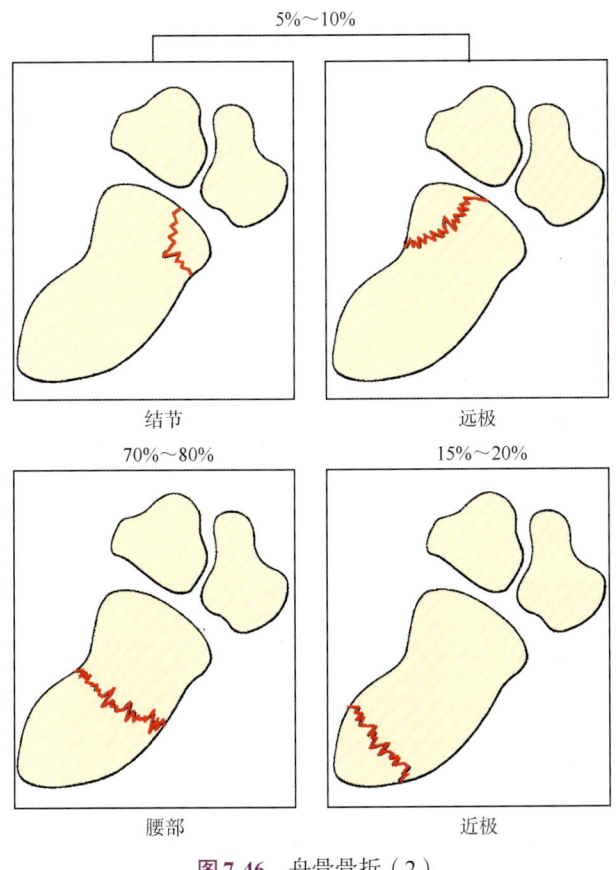

图 7-46　舟骨骨折（2）

根据骨折线位置进行的舟骨骨折分型

和远极的舟骨骨折，通常由直接创伤造成，并且很少产生明显的临床问题。舟骨腰部的骨折如果没有移位和腕骨的不稳定，超过90%的病例愈合良好。舟骨骨折累及近极时会有较高的不愈合和骨坏死发生率。

怀疑舟骨骨折时，应该常规拍摄标准的背掌位、尺偏背掌位、斜位和侧位X线片，这些方法通常足以显示异常。当上述方法不能显示异常时，在过去薄层三维断层摄影检查非常有效（图7-47）。这项技术对监测舟骨骨折的愈合程度同样非常有帮助，并且可以发现创伤后并发症，尤其是当常规随访X线片结果存在疑问时。现在CT检查是这方面的首选检查技术（图7-48～图7-50），尤其是所谓的舟骨骨折后驼背畸形（在这种情况中近端骨折片背伸并且远端骨折片掌屈，从而造成舟骨在背侧顶点成角）也能够通过这种方法得到很好的评价（图7-51）。在过去十年中，MRI检查已经成为诊断腕骨细微骨折和发现骨坏死等各种并发症的首选技术，尤其是对于传统X线片上不明显的骨折线，MRI检查可以有效地显示（图7-52）。

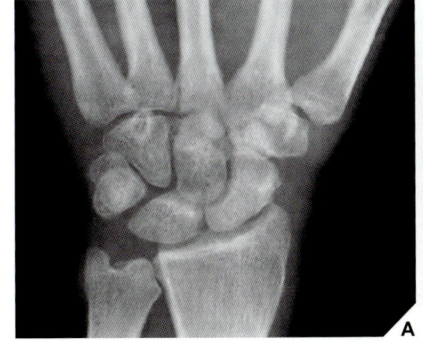
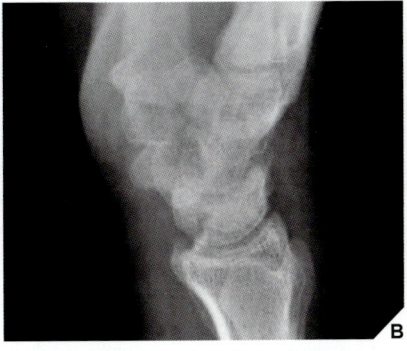
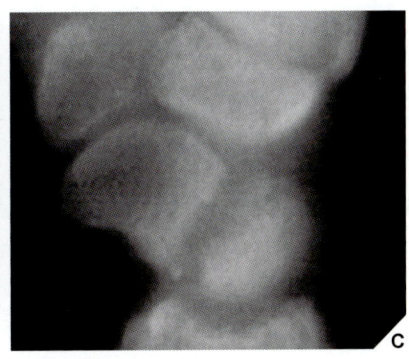

图 7-47　舟骨骨折（3）

28岁男性，左腕创伤，疼痛持续3周。背掌位（A）和侧位（B）X线片显示关节周围骨质疏松，但是没有明确的骨折线。在侧位投照的薄层三维断层图像（C）上舟骨骨折非常明显

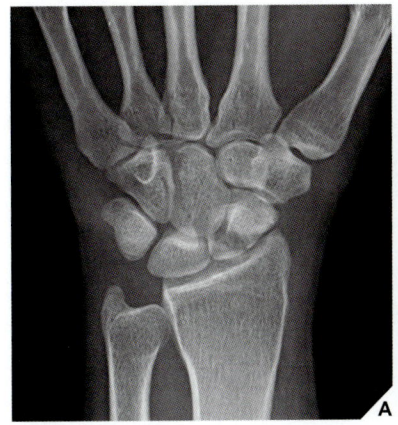
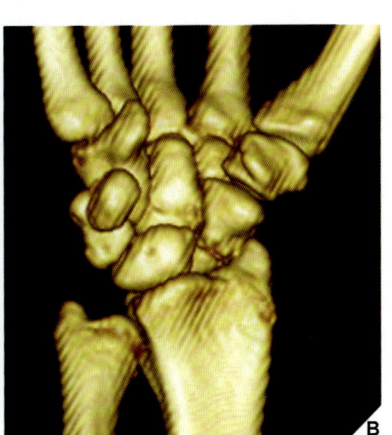

图 7-48　舟骨骨折的三维CT重建表现

腕关节背掌位的X线片（A）和三维CT重建图像（B）显示Ⅲ型急性舟骨骨折

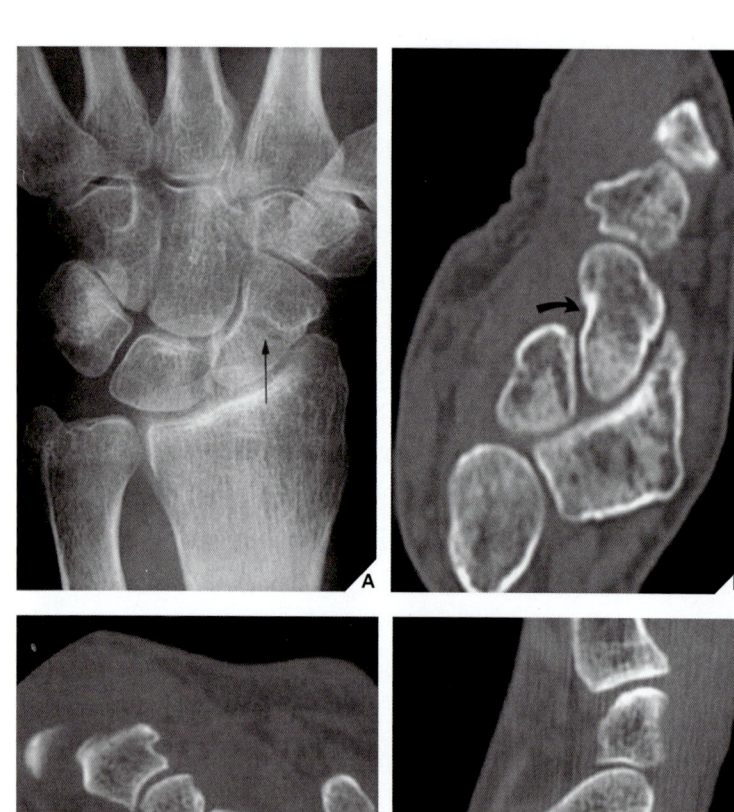

图7-49　舟骨骨折愈合的CT表现

56岁男性，因舟骨骨折接受闭合复位和石膏固定的保守治疗。A. 腕关节背掌位X线片显示一条透亮线（箭头），提示有不愈合。B. 斜冠状位CT图像显示完全愈合（弯箭头）

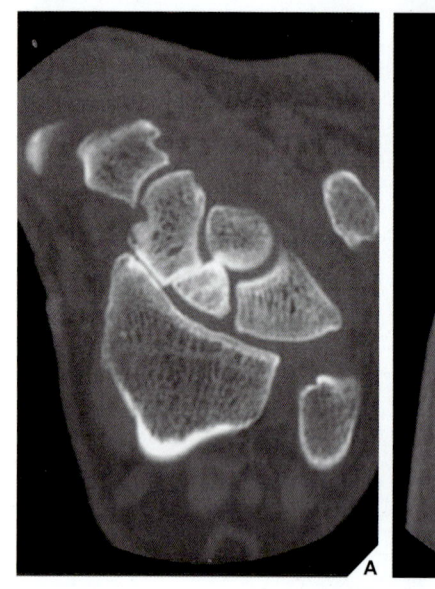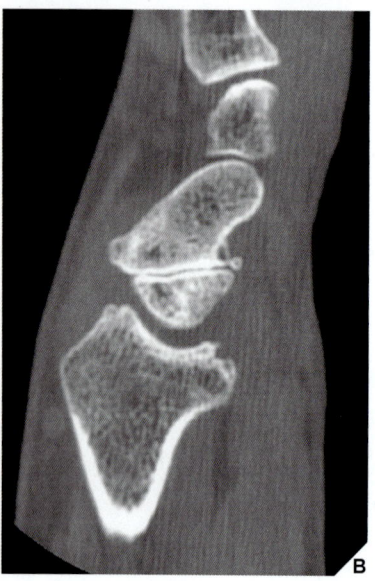

图7-50　舟骨骨折不愈合的CT表现

冠状位（A）和矢状位（B）CT图像显示舟骨骨折不愈合，注意硬化边和骨折片之间的裂隙

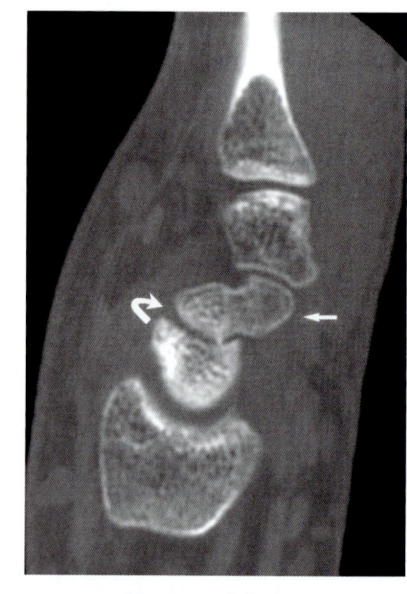

图7-51　驼背畸形

矢状位CT重建图像显示舟骨骨折驼背畸形，注意远端骨折片掌侧屈曲（箭头）和背侧顶点成角（弯箭头）

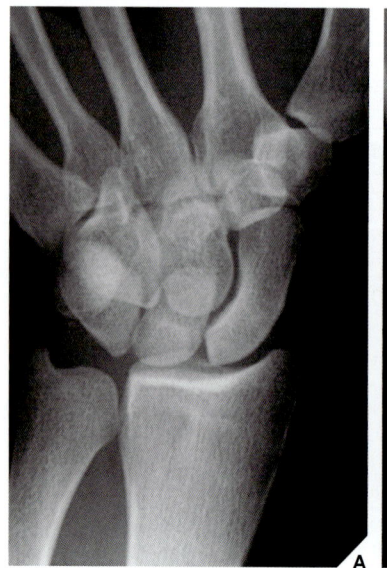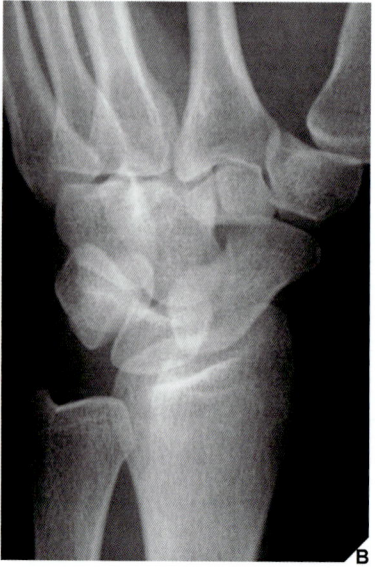

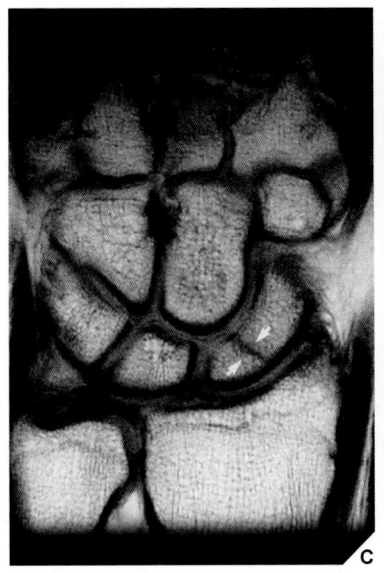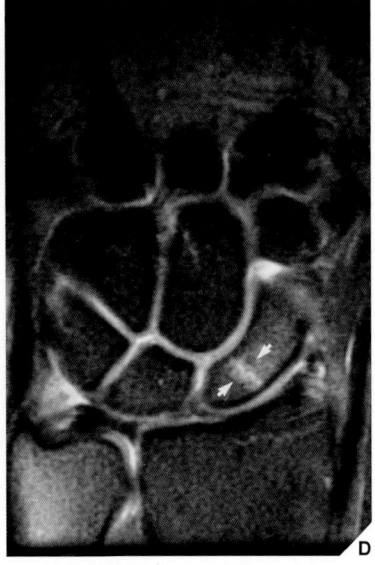

图 7-52　舟骨骨折的 MRI 表现

27 岁男性，滑冰时摔倒，表现为鼻烟窝压痛。尺偏背掌位（A）和斜位（B）X 线片（常规背掌位和侧位片没有列出）显示正常。MRI 冠状位 T_1 加权像（C）和冠状位 T_2 加权脂肪抑制序列图像（D）显示舟骨近极骨折（箭头）

　　并发症：舟骨骨折的延迟诊断和治疗可能会导致骨不愈合、骨坏死和创伤后关节炎等并发症，前两种并发症最常见。虽然舟骨骨折两个碎片都有可能发生骨坏死，但骨坏死通常发生于近端骨碎片（见图 7-54）。由于舟骨远端血液供应良好，因此其很少发生骨坏死（图 7-53）。骨坏死最常在创伤后 3～6 个月变得明显，这时受累骨折碎片表现出明显的密度增高。因为传统 X 线片有时不能发现这些特点，CT 扫描已经成为有价值的辅助检查方法，进而其完全取代了传统的断层成像。延迟愈合或不愈合的患者更容易发生骨坏死，但尽管如此，有时也会愈合（图 7-54）。延迟愈合或不愈合通常采用外科骨移植进行治疗（图 7-55）。如果这种方法失败，则需要进行舟骨切除和假体替换（图 7-56）。慢性舟骨骨折更严重的并发症之一是腕关节舟骨进展性塌陷（SLAC），这种情况包括舟月韧带撕裂和头月关节不稳定伴头状骨近端移位，最终导致桡腕关节的骨关节炎（图 7-57、图 7-58）。此外还可并发一种称为腕舟骨骨折不愈合进行性塌陷（SNAC）的情况（图 7-59）。

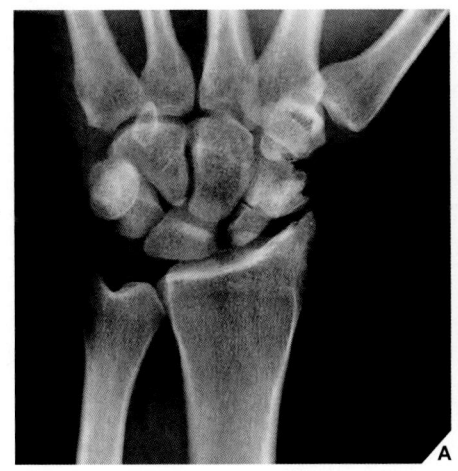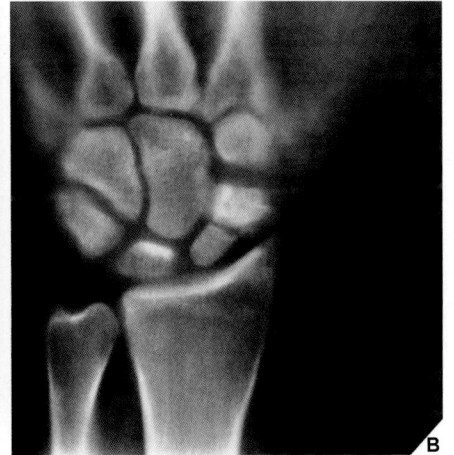

图 7-53　舟骨骨折并发骨坏死（1）

40 岁男性，舟骨骨折固定治疗 3 个月后随诊检查，背掌位 X 线片（A）显示仍存在骨折线及舟骨远极形态不规则表现，三螺旋断层成像（B）显示远端骨折碎片骨坏死（经允许引自 Sherman SB，Greenspan A，Norman A. Osteonecrosis of the distal pole of the carpal scaphoid following fracture—a rare complication. *Skeletal Radiol* 1983；9：189-191.）

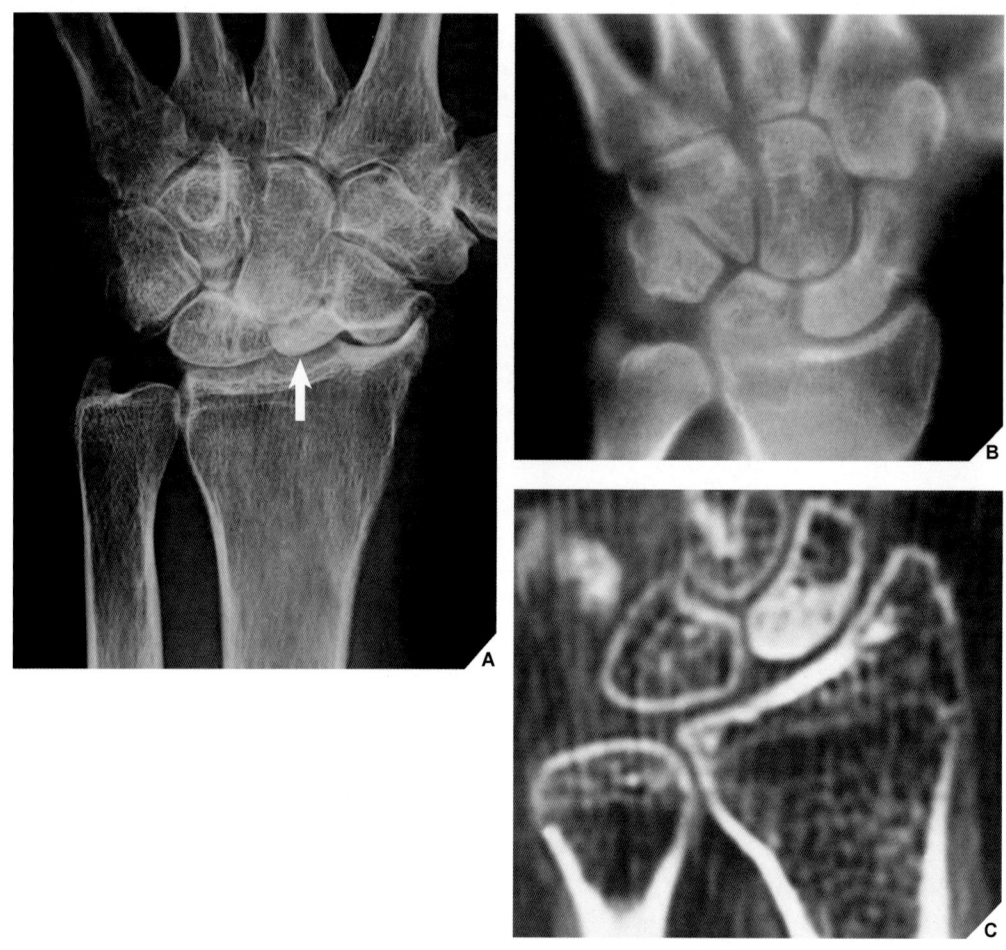

图 7-54 舟骨骨折并发骨坏死（2）

A. 腕关节背掌位X线片显示舟骨骨折不愈合和近端骨折碎片骨坏死（箭头）。B. 另一例患者，舟骨骨折后持续保守治疗4个月，三螺旋断层成像显
示舟骨近段致密，提示存在骨坏死，但骨折完全愈合。C.同一例患者，冠状位CT重建图像显示舟骨骨折愈合且合并近端骨碎片骨坏死

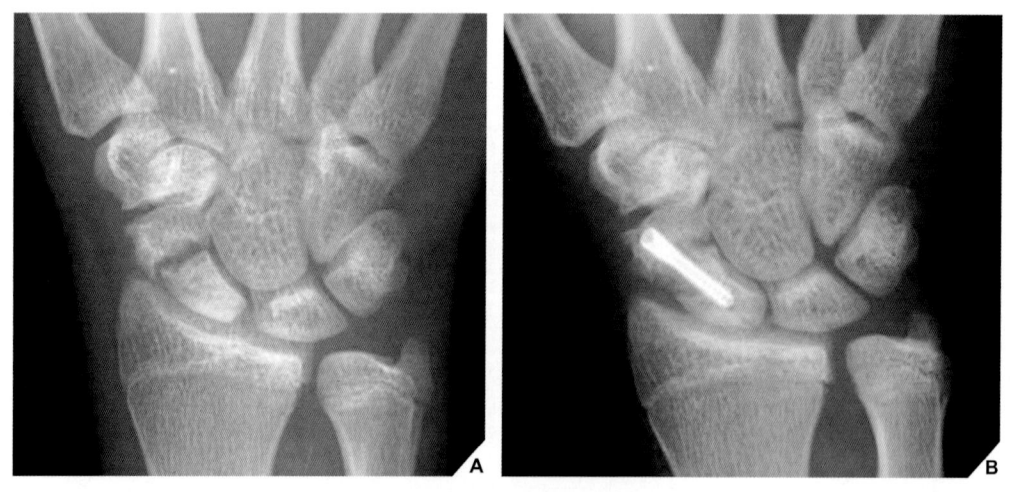

图 7-55 舟骨骨折的手术治疗

腕关节背掌位X线片（A）显示舟骨骨折，切开复位、使用骨移植和Acutrak螺钉内固定治疗后（B）

这种情况的治疗包括近排腕骨切除术和（或）局限性腕骨融合（也称为四角融合），即月骨、头状骨、钩骨和三角骨融合术（图7-60）。对于晚期骨关节炎病例，需要进行背侧板固定和骨移植的全腕关节融合术。

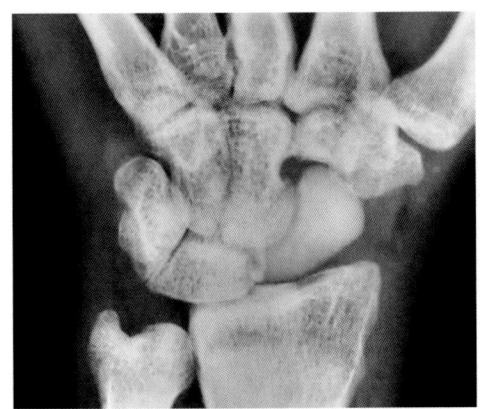

图 7-56　舟骨假体

35 岁男性，舟骨骨折不愈合并发骨坏死，行骨切除和硅胶假体植入。注意假体的边缘光滑，如象牙质一样的均匀密度，缺乏骨小梁结构

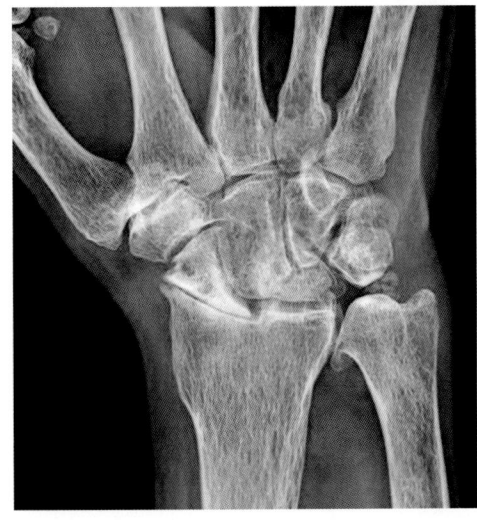

图 7-57　腕关节舟月骨进行性塌陷（SLAC）

70 岁女性，慢性腕关节疼痛 15 年。背掌位 X 线片示陈旧性骨折合并骨坏死导致舟骨畸形。舟月关节间隙增宽，头状骨近端移位。桡腕关节有明显的骨关节炎

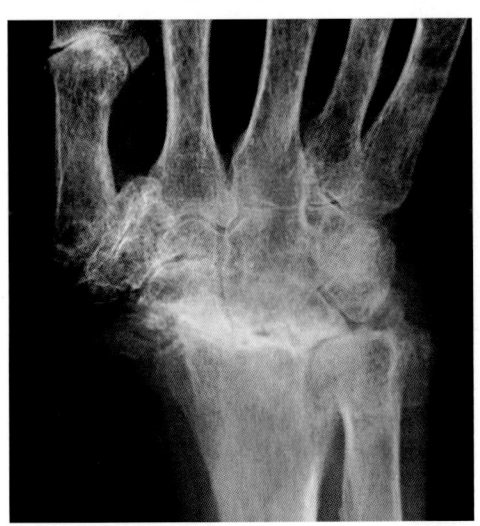

图 7-58　腕关节 SLAC（晚期）

72 岁老年女性，舟骨骨折长期未治疗，并发骨折近端骨坏死。注意头状骨近端移位和桡腕关节晚期骨性关节炎，代表了腕关节 SLAC 畸形

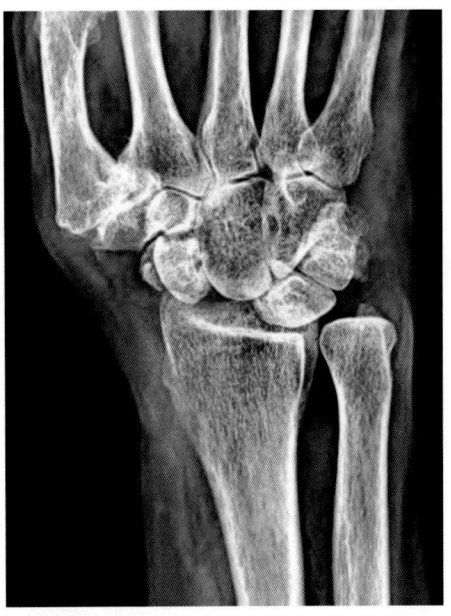

图 7-59　腕关节舟骨骨折不愈合进行性塌陷（SNAC）

63 岁女性，舟骨骨折不愈合。月骨向内侧移位，同时合并头状骨近端移位

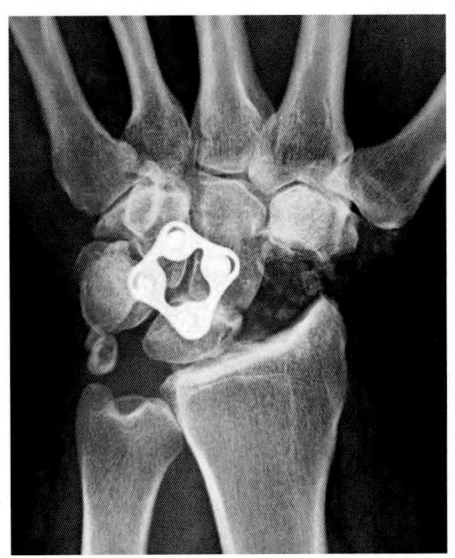

图 7-60　局限性腕骨融合

58 岁男性，舟骨骨折并发不愈合和骨坏死，进行舟骨切除和四角腕骨融合的外科手术治疗

（2）三角骨骨折：虽然三角骨骨折常见，但如果 X 线检查不恰当，非常容易漏诊。多数病例的三角骨骨折在侧位和旋前斜位投照时显示最好，但这些体位由于骨骼重叠会造成骨折线模糊，需进行侧位断层成像来明确诊断。当怀疑存在三角骨骨折而常规 X 线片正常时，放射性核素骨扫描检查对创伤的定位非常有帮助（图 7-61）。目前当临床高度怀疑三角骨骨折而常规 X 线片无法诊断时，CT 或 MRI 是可选择的最佳检查技术（图 7-62～图 7-64）。

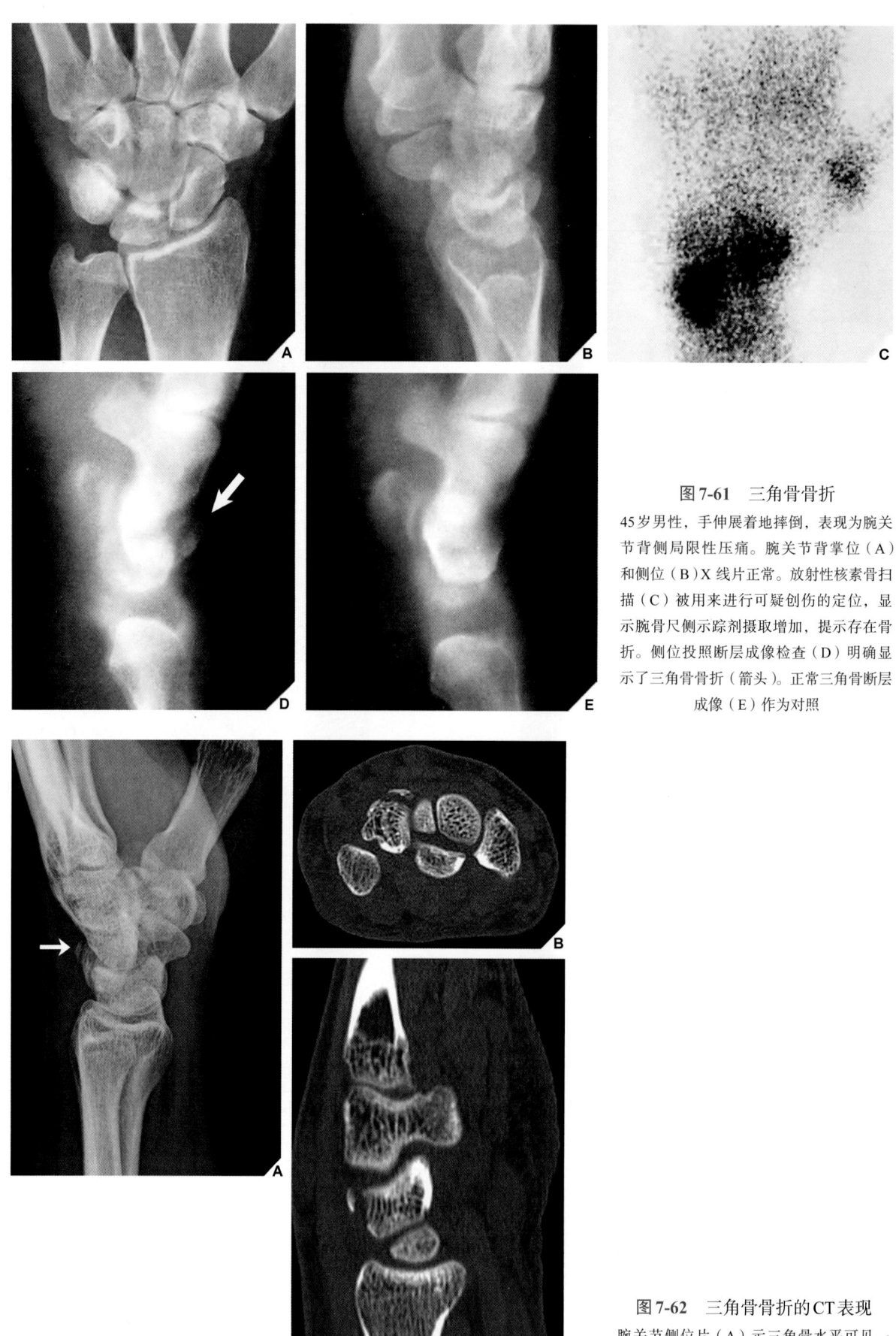

图 7-61　三角骨骨折

45 岁男性，手伸展着地摔倒，表现为腕关节背侧局限性压痛。腕关节背掌位（A）和侧位（B）X 线片正常。放射性核素骨扫描（C）被用来进行可疑创伤的定位，显示腕骨尺侧示踪剂摄取增加，提示存在骨折。侧位投照断层成像检查（D）明确显示了三角骨骨折（箭头）。正常三角骨断层成像（E）作为对照

图 7-62　三角骨骨折的 CT 表现

腕关节侧位片（A）示三角骨水平可见一游离骨片（箭头）。轴位（B）及矢状位（C）CT 重建图像证实了三角骨骨折的诊断

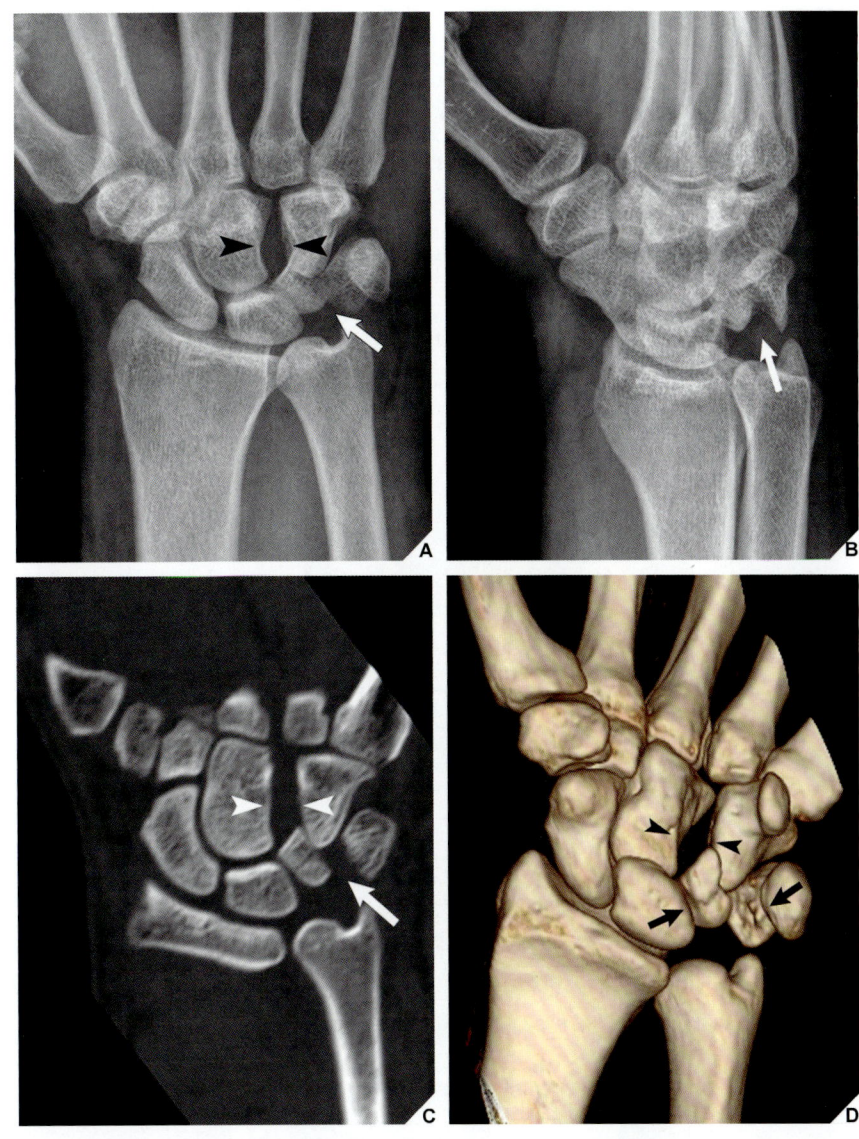

图7-63　三角骨骨折的CT和三维CT重建表现

21岁男性，左腕的背掌位（A）和斜位（B）图像显示三角骨粉碎性骨折（箭头）。观察继发于韧带撕裂的头钩间隙增宽（无尾箭头）。冠状位CT重建（C）和三维CT重建（D）图像证实了X线的表现，即三角骨粉碎性骨折（箭头）和由于头钩韧带撕裂导致的头钩间隙（无尾箭头）变宽

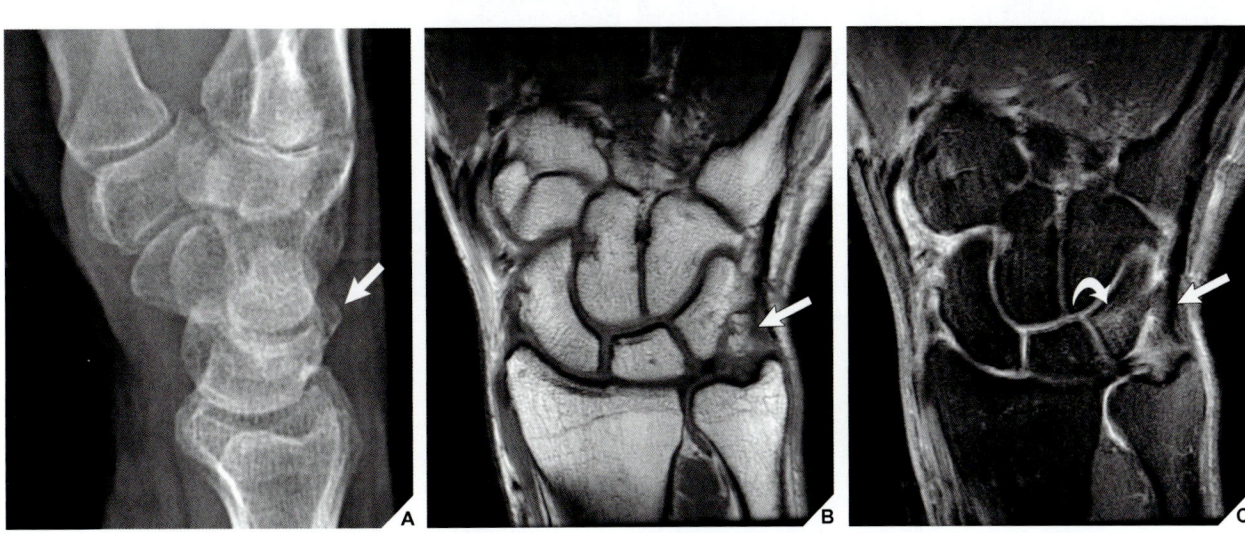

图7-64　三角骨骨折的MRI表现

78岁老年人，左腕侧位片（A）显示三角骨背侧轻微移位的骨折（箭头）。冠状位质子密度加权像（B）和冠状位质子密度加权脂肪抑制序列（C）MRI表明骨折呈粉碎性（箭头）。弯箭头指向高信号的骨髓水肿

（3）钩骨骨折：是一种少见的腕关节外伤骨折类型，约占所有腕骨骨折的2%，可分为两型，即钩骨钩骨折和钩骨体骨折。钩骨骨折大部分由作用于腕关节掌侧面的直接打击造成，特别是钩骨钩骨折。大多数钩骨骨折发生于使用球拍、棍棒、球棒或者类似器具的体育运动，直接造成腕关节掌侧面的损伤。

钩骨体骨折可以向尺侧或桡侧延续到钩骨钩，通常其在腕关节的标准投照位置中很容易显示，侧位和旋前斜位则更好，特别是冠状平面走行的骨折（图7-65）。

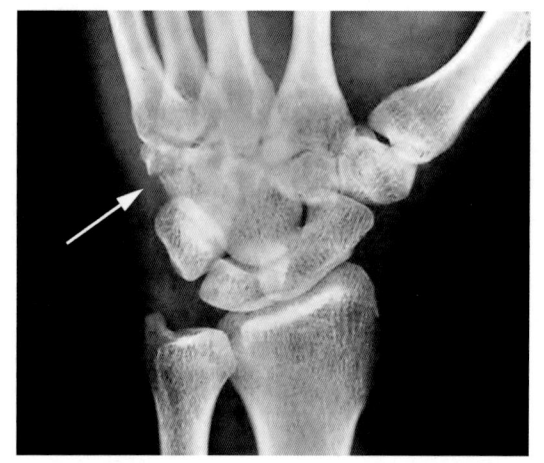

图7-65　钩骨骨折
钩骨体的骨折在腕关节旋前斜位上显示清晰（箭头）

钩骨钩骨折在常规检查中不明显，可能会导致漏诊。Norman和他的同事提出的在标准腕关节后前位X线片上的"眼征"有助于辨认钩骨钩骨折。这个征象得名于正常钩骨在背掌位投照时的表现，表现为致密椭圆形的皮质环形阴影；钩骨的"眼"实际上是从底部看到的钩骨钩（见图7-1）。虽然在大多数病例中，皮质影边缘缺乏、模糊，或者出现硬化均提示钩骨骨折的诊断，但应同时摄取对侧腕关节以作为对比（图7-66A、B）。可以在腕管位确定诊断和评价骨折的类型、部位和范围（图7-66C），当怀疑骨折在钩的底部远端，这个位置摄片也是非常有效的，因为此时钩骨的"眼"仍然是可见的（图7-67）。但腕管位不是总能确定诊断，因为该投照位置需要腕关节背屈（见图7-38），经常受到疼痛的限制，特别是当患者处在急性期或亚急性期。背屈受限可以造成头状骨前缘和豌豆骨与骨折线重叠，使骨折线模糊（图7-67B）。在这样的病例中，侧位和腕管位的三螺旋断层成像（图7-67C、D）通常具有诊断意义。现在临床常规应用腕关节CT横轴位断层结合矢状位重建（图7-68）。MRI检查虽不作为初步评价可疑钩骨钩骨折的方法，但是如果传统X线检查不能显示时，MRI检查是非常有帮助的（图7-69、图7-70）。

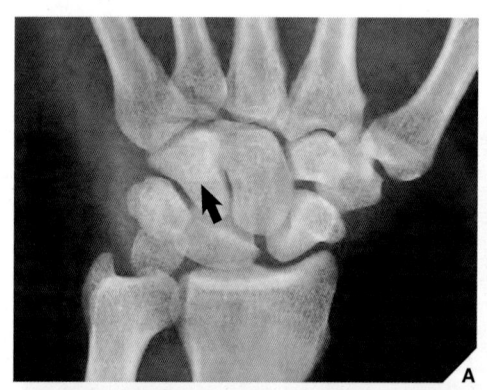

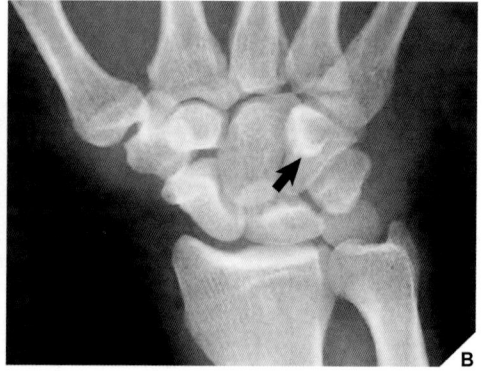

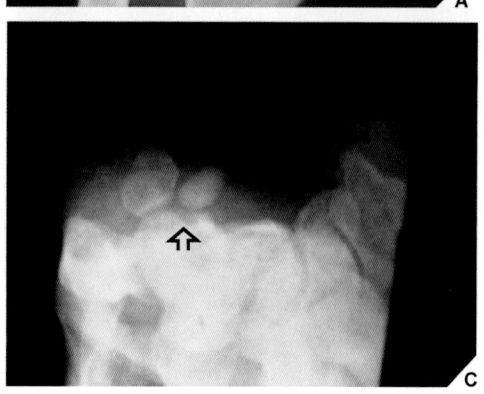

图7-66　钩骨钩骨折（1）
36岁男性，打高尔夫球时右腕关节受伤，表现为手掌压痛、握拳无力和偶尔小指感觉异常。压痛局限在钩骨钩的位置，在腕关节后前位（A）图像上正常钩骨投影的椭圆形皮质阴影不可见（箭头），提示有骨折。左侧腕关节对照图像（B），钩骨"眼"清晰可见（箭头）。钩骨皮质阴影的消失提示钩骨钩骨折（空心箭头），在腕管位投照上得以确诊（C）

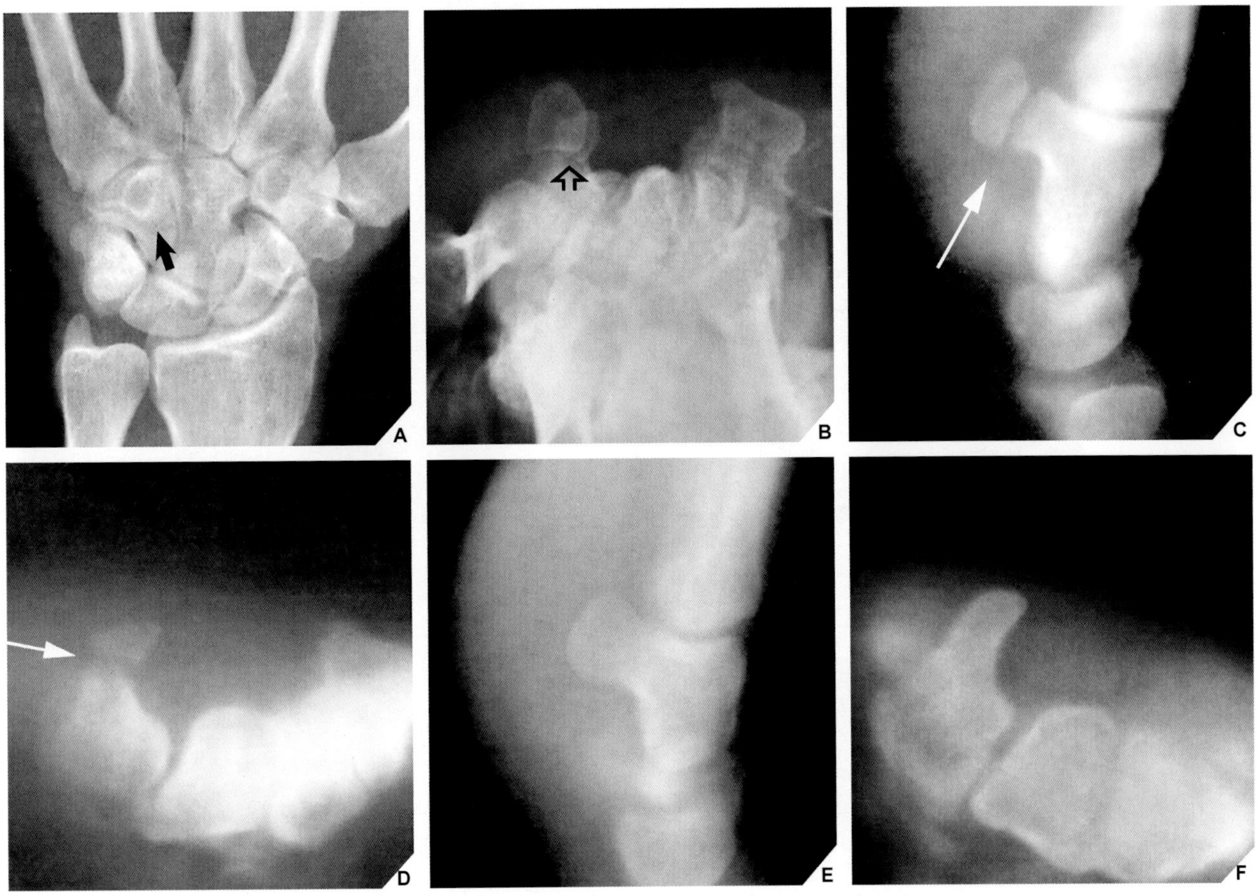

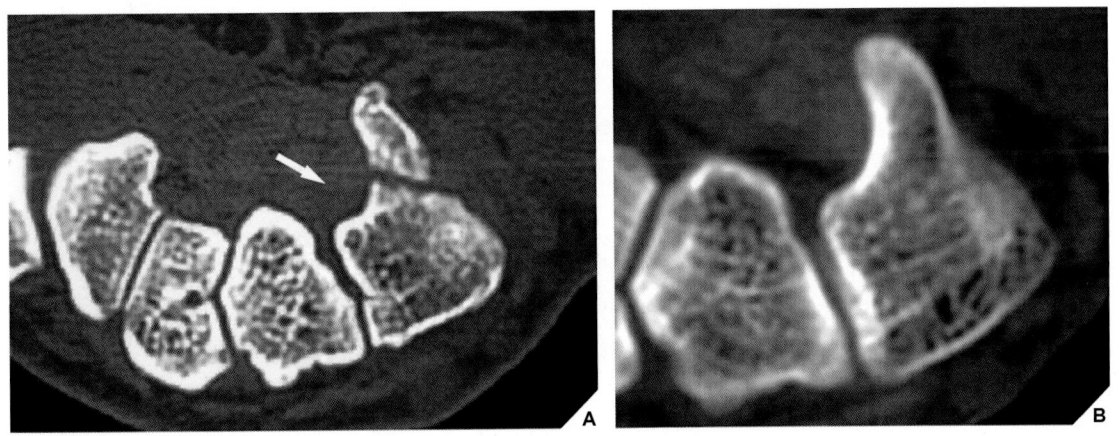

图 7-67　钩骨钩骨折（2）

66 岁男性，摔倒时右侧手掌着地，主诉手掌疼痛、麻木和尺神经支配的手指无力。腕关节背掌位（A）没有明显异常；钩骨"眼"可以清晰显示（箭头）。在常规腕管位（B）图像上，由于疼痛而没有达到最大背屈，豌豆骨和钩骨部分重叠。但是在钩骨钩的基底部明确可见一个短透亮线（空心箭头），但仍然不能做出骨折的诊断。侧位（C）和腕管位（D）三螺旋断层投照图像清晰显示了钩骨钩基底部远端的骨折（箭头）。在相同投照位上获得的正常钩骨钩图像（E、F）作为对照（图 A、B 和 D，经允许引自 Greenspan A，Posner MA，Tucker M. The value of carpal tunnel trispiral tomography in the diagnosis of fracture of the hook of the hamate. *Bull Hosp Joint Dis Orthop Inst* 1985；45：74-79.）

图 7-68　钩骨钩骨折的 CT 表现

A. 腕关节轴位 CT 图像显示钩骨钩骨折（箭头）。B. 完整的钩骨钩 CT 轴位图像作为对照

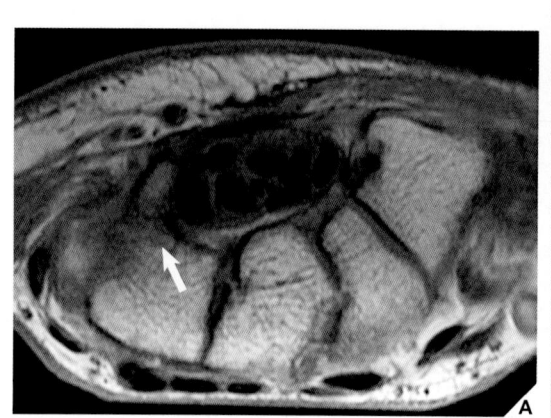
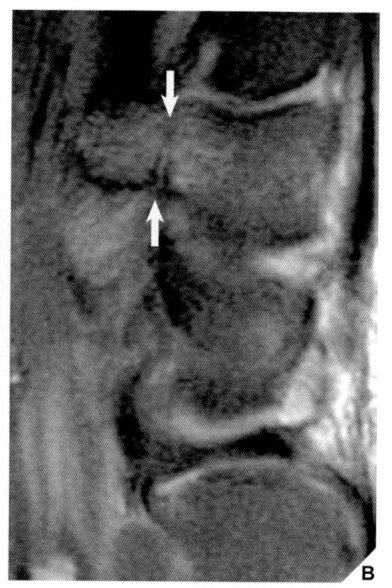

图7-69 钩骨钩骨折的MRI表现（1）

腕关节MRI轴位（A）和矢状位（B）质子密度加权脂肪抑制序列图像显示钩骨钩骨折（箭头）

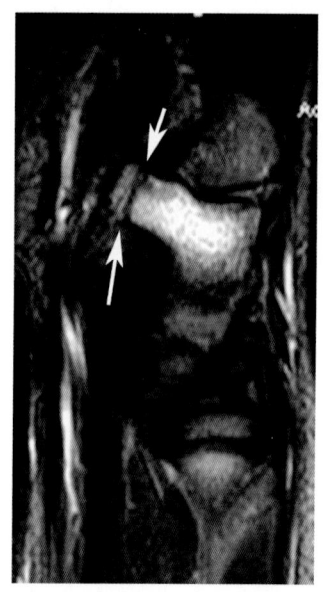

图7-70 钩骨钩骨折的MRI表现（2）

MRI矢状位T_2加权像显示钩骨钩尖端的急性非移位骨折。骨折线（箭头）周围骨髓水肿。在MRI检查之前拍摄的X线片（此处未显示）是正常的

（4）豌豆骨骨折：非常少见，通常由腕关节的直接损伤导致，如手伸展跌倒或者用手当锤子击打物体。可以是单独损伤，也可以与其他骨折同时存在。尽管豌豆骨骨折在腕关节后前位X线片上可以显示（图7-71），但旋后斜位和腕管位投照是最好的检查方法（图7-72）。

（5）头状骨骨折：是一种不常见的腕骨损伤类型，只占腕骨骨折的1%～3%，头状骨骨折通常与其他腕骨损伤同时发生，尤其是舟骨骨折和月骨周围脱位。头状骨骨折通常是由于手伸展着地摔倒后，手过度背屈造成头状骨与桡骨远端撞击所致，对腕关节的直接打击也可造成头状骨骨折。头状骨的腰部（或颈部）是最常见的骨折部位。腕关节的背掌位通常可以显示（图7-73A），侧位像对确定骨折碎片的旋转和移位有帮助。虽然三螺旋断层成像已经完全被CT和MRI（图7-74）所取代，但这项技术有助于描述骨折的细节和确定骨折的愈合阶段（图7-73B）。

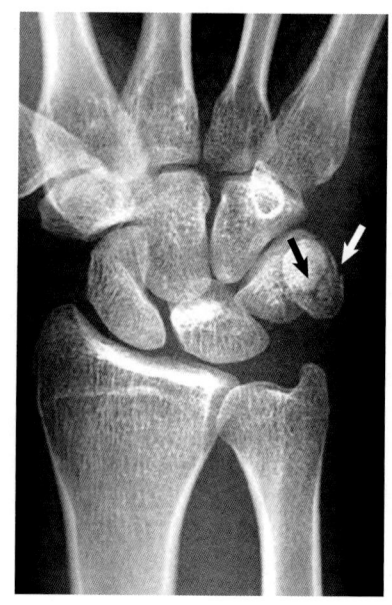

图7-71 豌豆骨骨折（1）

腕关节背掌位X线片显示豌豆骨粉碎性骨折（箭头）

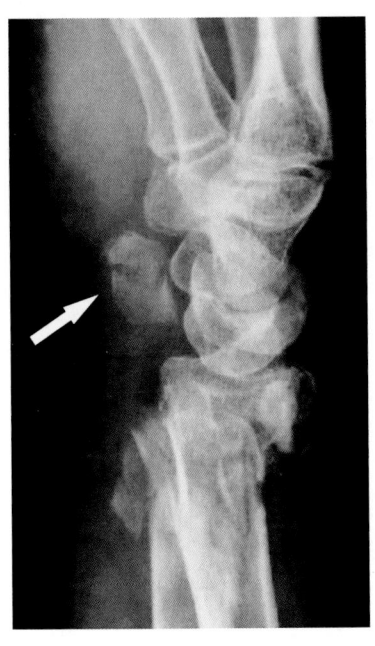

图7-72　豌豆骨骨折（2）

66岁女性，在车祸中发生左腕压伤。常规背掌位、侧位和斜位X线片（未在此列出）显示桡骨和尺骨远端粉碎性骨折。为排除可能合并的腕骨骨折和在常规X线片上显示损伤的严重程度拍摄了一张旋后斜位X线片，清楚地显示出豌豆骨骨折（箭头）

（6）月骨骨折：通常由腕关节背屈着地摔倒或对手根部的强力撞击导致。它是一种少见的腕骨骨折，在所有腕骨骨折中不足3%。月骨骨折经常与月骨周围脱位合并出现，但是更多继发于Kienböck病的骨坏死造成的病理性骨折（见下文）。虽然CT扫描可以对月骨骨折做全面评价，但腕关节标准的投照位，特别是背掌位和侧位通常已能够充分显示异常。

2. Kienböck病　月骨的一次或重复创伤或者月骨的脱位造成月骨血液供应受损，继而造成月骨骨坏死。但是正如已知的这种影响月骨的骨坏死形式，Kienböck病的发展并不能单独归因于外部创伤。自然病史是由一次单纯的横行骨折，还是由重复压缩变形导致的多次压缩性骨折所引起，仍是假说。一个有趣但却存在争议的假说是，将这种情况和尺骨负向变异联系起来。由于尺骨和桡骨长度的差异，月骨压迫不规则关节面，这些患者更倾向于发展成Kienböck病。

一旦月骨坏死开始，一个既定程序就已经启动了。这个进程是以月骨变扁和延长、头状骨近端移位、舟月分离和最终的桡腕关节骨关节炎为标志的。这一系列变化也形成了Kienböck病分期的基础（图7-75）。临床上，第一阶段和腕关节扭

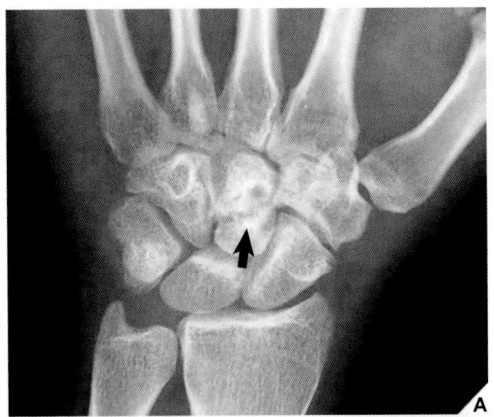
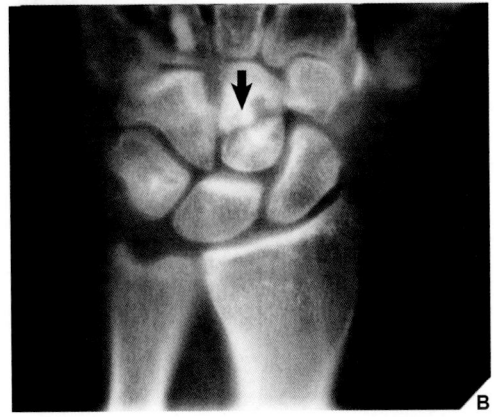

图7-73　头状骨骨折

23岁男性，手伸展着地摔倒。A. 腕关节背掌位显示通过头状骨颈部的骨折（箭头）。B. 保守治疗后（3个月石膏固定）在三螺旋断层成像中清晰显示骨折不愈合。注意小的坏死骨碎片（箭头），在标准投照位置上显示欠佳

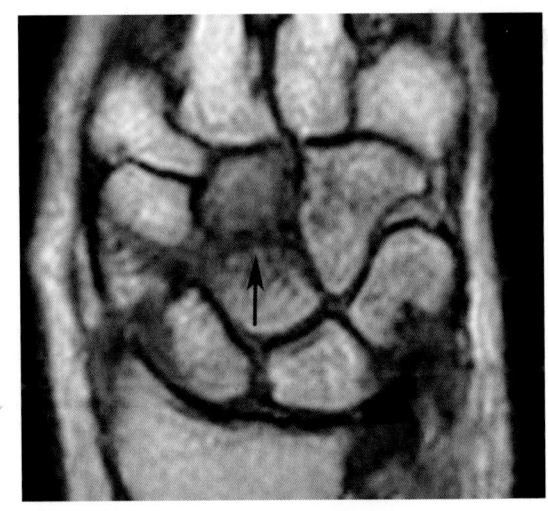

图7-74　隐匿性无移位的头状骨骨折的MRI表现

MRI腕部冠状位T_1加权像显示头状骨骨折（箭头），在最初拍摄的X线片上未显示。注意骨折线周围低信号的骨髓水肿

伤是无法区分的，腕关节的X线片可以完全正常，CT可能发现一个细微的线状骨折。骨骼闪烁成像可以显示月骨放射性药物的摄取增加。MRI总能显示异常，表现为T_1加权像上月骨信号减

低（图 7-76），水成像序列上信号增高（图7-77~图7-79）。当病情进展（第二阶段），背掌位、侧位常规X线片和三螺旋断层成像显示月骨密度增加伴月骨桡侧一定程度的变扁（图7-80）。此阶段放射性核素骨扫描始终阳性。在第三阶段，X线片显示月骨高度明显减低和头状骨近端移位（图7-81）。坏死和囊样退行性改变可导致月骨进一步碎裂和塌陷（图7-82）。舟月分离是这个阶段的突出特征。第四阶段的标志是月骨几乎完全碎裂（图7-83）和桡腕骨关节炎的发展（以桡腕关节间隙变窄、骨赘形成、软骨下骨硬化及退行性囊样变为典型改变）（图7-84）。

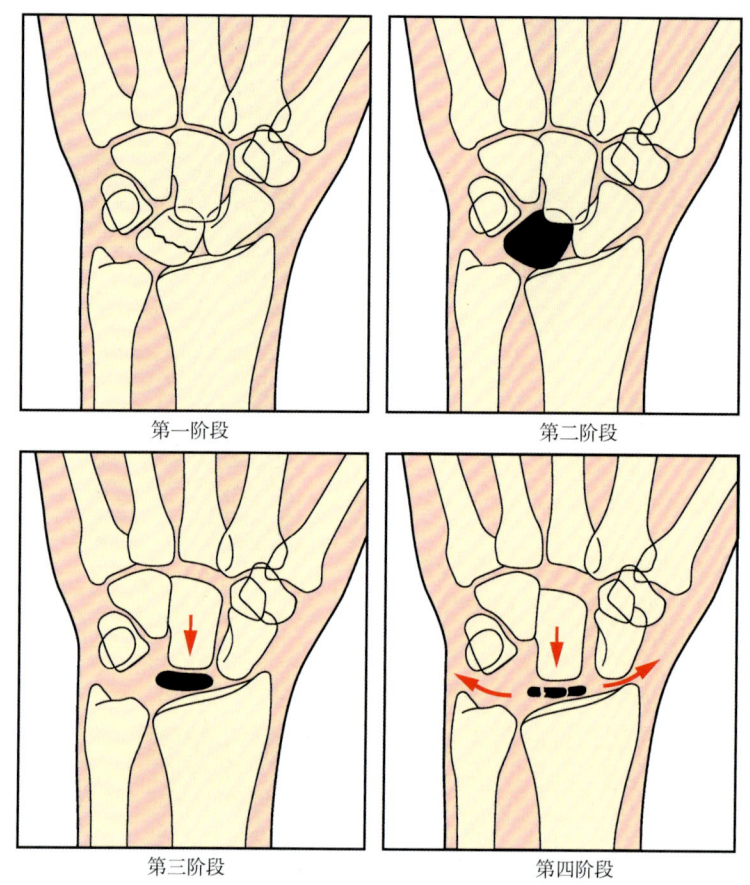

第一阶段　　　　　第二阶段

第三阶段　　　　　第四阶段

图7-75 Kienböck病的4个阶段

头状骨近端移位见于第三、四阶段（垂直箭头）。月骨骨折碎片的内、外侧移位见于第四阶段（水平弯箭头）（经允许引自 Gelberman RH，Szabo RM. Kienböck's disease. *Orthop Clin North Am* 1984；15：355-367.Copyright. 1984 Elsevier. With permission.）

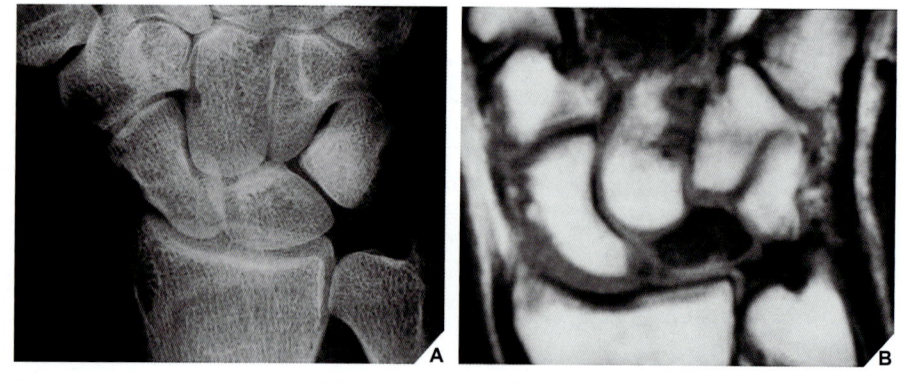

图7-76 Kienböck病（1）

35岁男性，腕关节疼痛，因怀疑Kienböck病而接受X线检查。A. 左腕关节常规背掌位X线片是正常的。B. MRI冠状位T₁加权像显示与月骨骨坏死一致的低信号（由Dr. L. Steinbach，San Francisco，California提供）

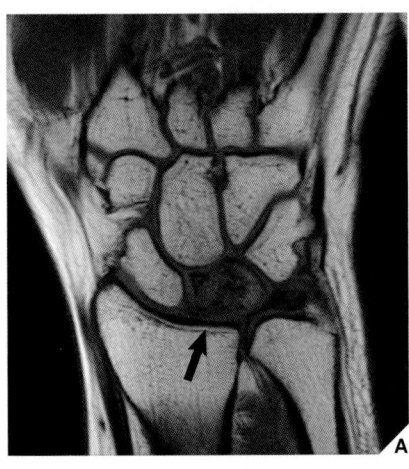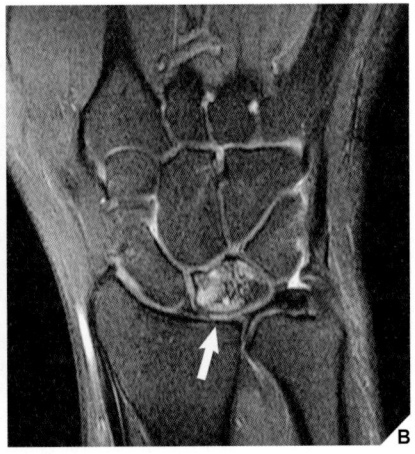

图 7-77　Kienböck 病的 MRI 表现（1）

A. 18 岁女性，患有 Kienböck 病 Ⅰ 期，左腕 MRI 冠状位 T_1 加权像显示月骨呈低信号（箭头），而骨骼形状没有改变。B. 冠状位质子密度加权脂肪抑制序列 MRI 显示月骨呈以高信号为主的混杂信号（箭头）

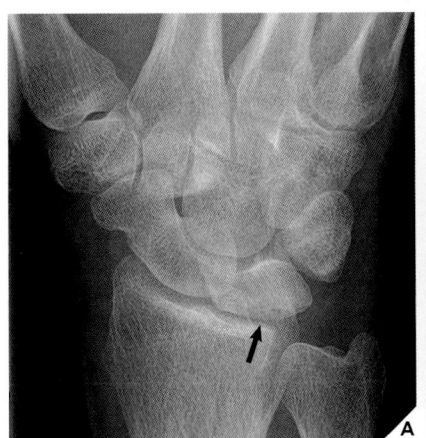

图 7-78　Kienböck 病的 MRI 表现（2）

最近出现腕部疼痛的患者左腕冠状位 T_2 加权像显示月骨内迂曲的高信号，与缺血性坏死一致。月骨没有发生塌陷

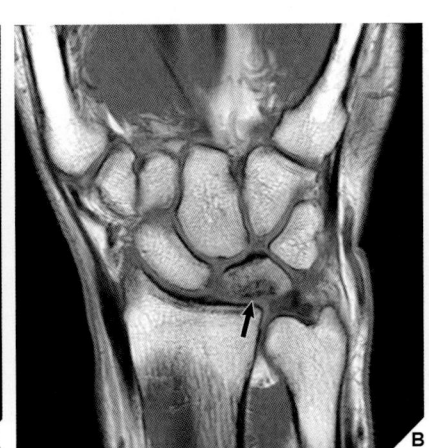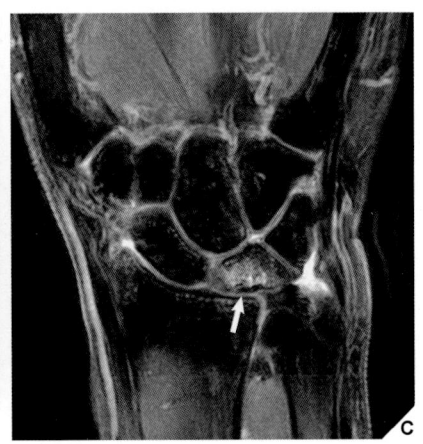

图 7-79　Kienböck 病的 MRI 表现（3）

A. 65 岁男性，左腕斜位片显示月骨高度减低，桡侧皮质不规则（箭头）。B. MRI 冠状位 T_1 加权像显示月骨的低信号和近端骨折（箭头）。C. 在冠状位质子密度加权脂肪抑制序列 MRI 上显示得更清晰（箭头）

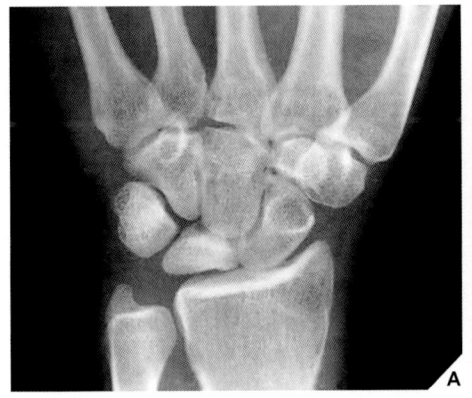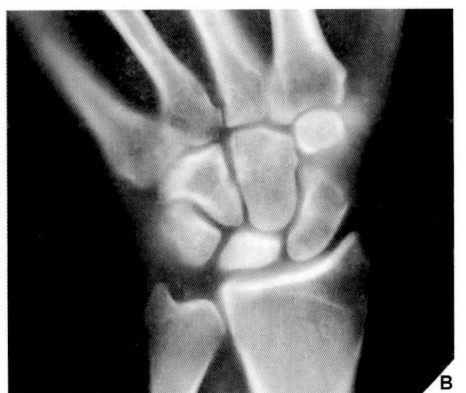

图 7-80　Kienböck 病的断层成像

腕关节背掌位（A）和断层成像（B）显示典型 Kienböck 病的月骨致密和扁平样改变。注意尺骨的负向变异，这可能是本病的一个致病因素

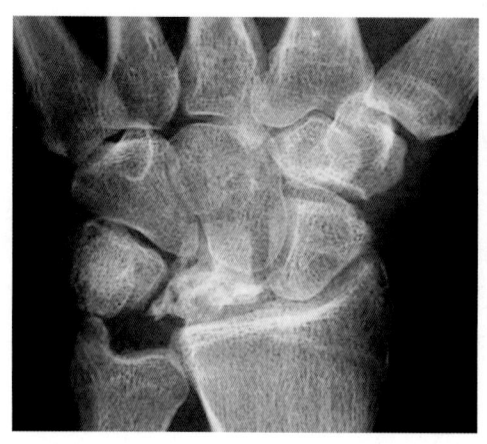

图7-81　Kienböck病（2）

21岁男性，长期腕关节疼痛，背掌位X线片显示Kienböck病Ⅲ期。注意坏死的月骨塌陷和头状骨近端移位

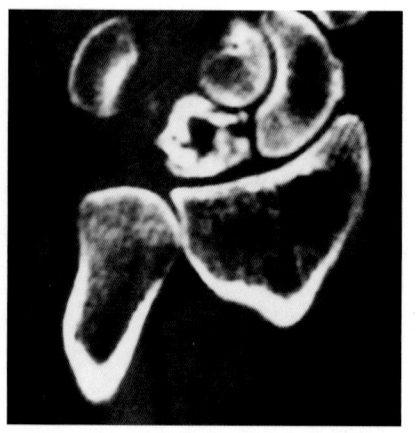

图7-82　Kienböck病的CT表现

腕关节冠状位CT重建图像显示坏死的月骨囊样变伴病理性骨折（由L. Friedman，MD，Hamilton，Canada提供）

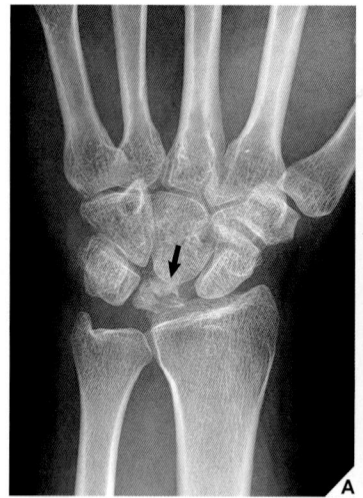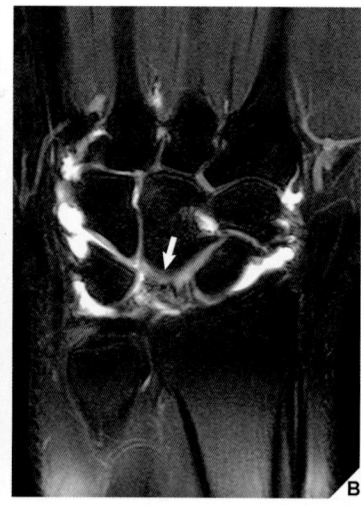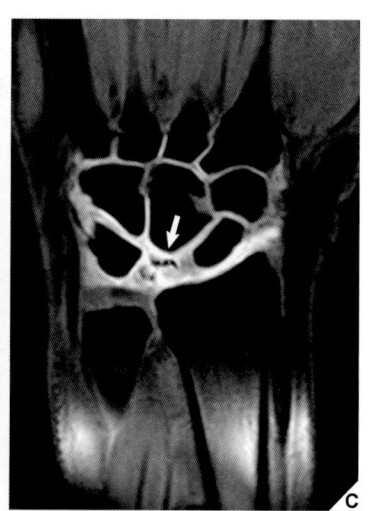

图7-83　Kienböck病的MRI表现（4）

33岁男性，右腕背掌位X线片（A）显示坏死的月骨畸形（箭头）和碎裂。冠状位质子密度加权脂肪抑制序列（B）和冠状位三维GRE脂肪抑制序列（C）MRI显示月骨完全碎裂（箭头），为本病Ⅳ期的表现

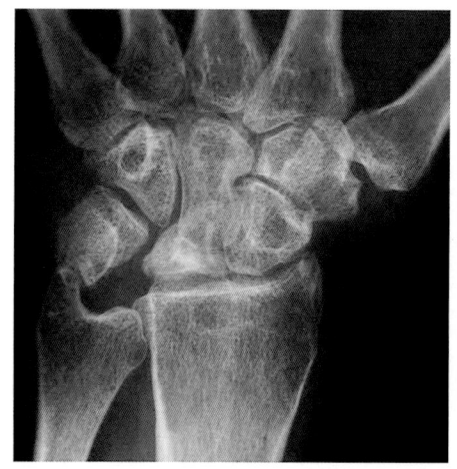

图7-84　Kienböck病（3）

Kienböck病Ⅳ期以月骨的碎裂和塌陷、头状骨近端移位、舟骨旋转半脱位和桡腕关节骨性关节炎为特征

　　从骨科的角度看，仅仅诊断Kienböck病是不够的，还必须显示骨的完整性。原因在于本病的早期阶段，没有发生骨折或碎裂，旨在重建月骨血液循环的血管重建术可以阻止月骨坏死的进一步发展和最终塌陷的发生（图7-85）。在有月骨骨折（图7-86）和碎裂（图7-87）的病例中，CT的诊断效果最好，此时必须考虑替代血管重建的方法如硅胶关节成形术，或者在没有月骨塌陷畸形的病例中采取尺骨延长或桡骨截短手术治疗。在一些病例中，后一种方法恢复了尺骨中性变异，使月骨骨折自然愈合成为可能。

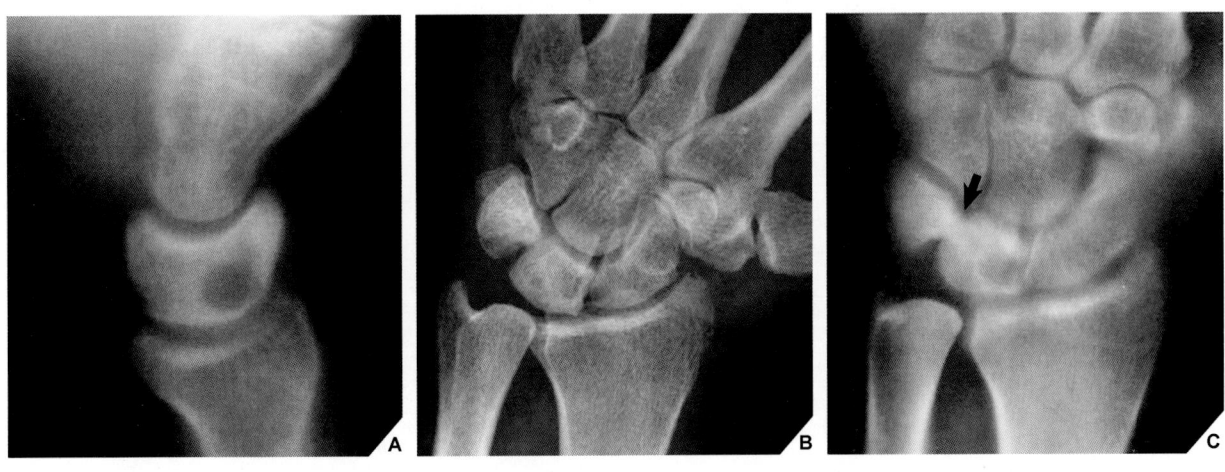

图 7-85　Kienböck 病（4）

腕关节侧位断层成像（A）显示典型月骨坏死的致密表现，还有明显的囊样退行性改变。因为没有骨折线，外科医生考虑进行血管重建手术。三角骨月骨关节融合术后，腕关节桡偏背掌位（B）和三螺旋断层成像（C）显示血管骨瓣（箭头）桥接三角骨和月骨

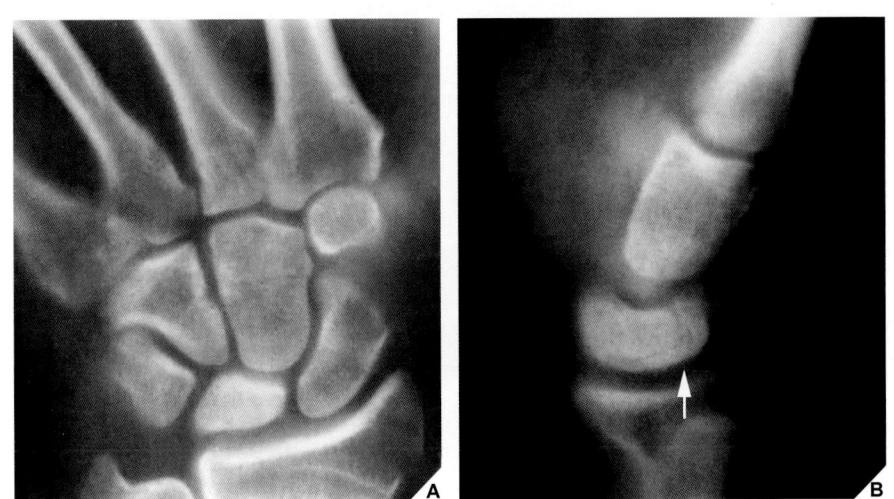

图 7-86　Kienböck 病（5）

在腕关节尺偏背掌位三螺旋断层成像（A）上未见明确的月骨骨折征象，但是侧位断层成像（B）可显示清楚的骨折线（箭头）

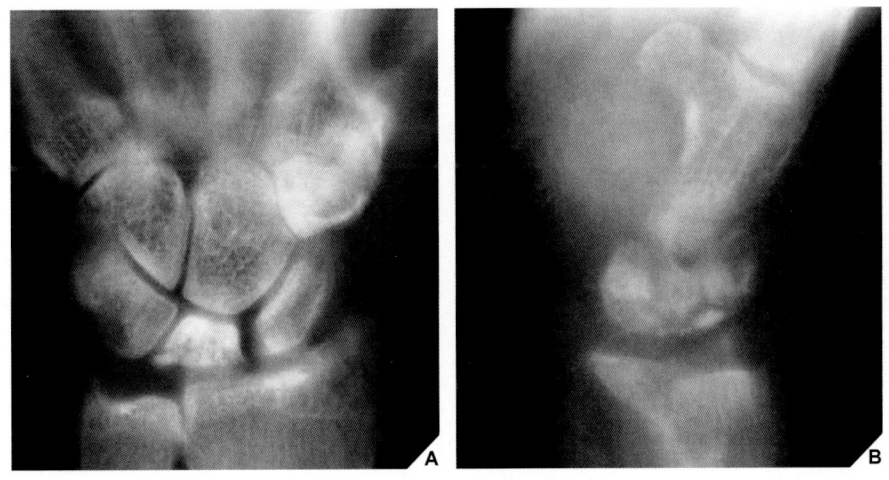

图 7-87　Kienböck 病（6）

腕关节背掌位（A）和侧位（B）三螺旋断层成像显示 Kienböck 病后期可见的月骨碎裂

3. 钩月撞击综合征 是由月骨的一种解剖变异引起的，即月骨与钩骨形成了一个"额外的"关节面（也称为Ⅱ型月骨）。当腕关节尺偏时，这

两块骨反复接触导致骨髓水肿、软骨软化，偶尔出现钩骨近极侵蚀性改变，这些在MRI图像上都能清晰显示（图7-88、图7-89）。

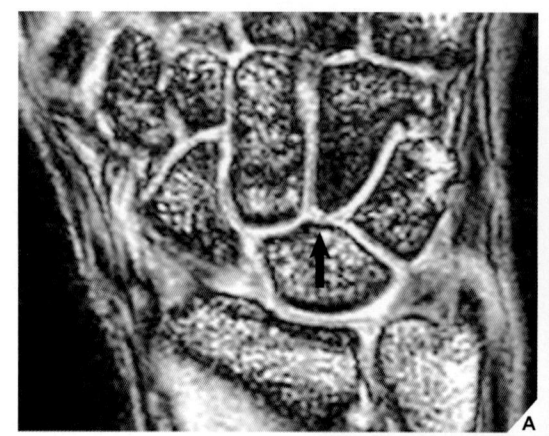
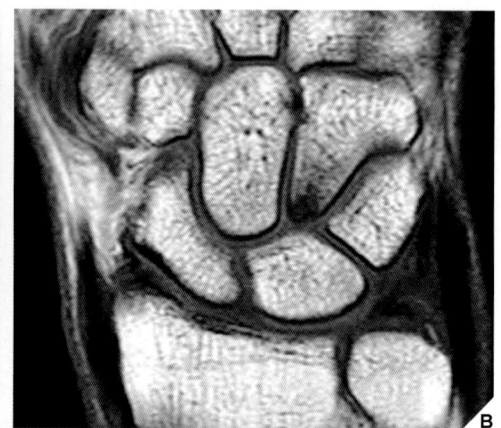
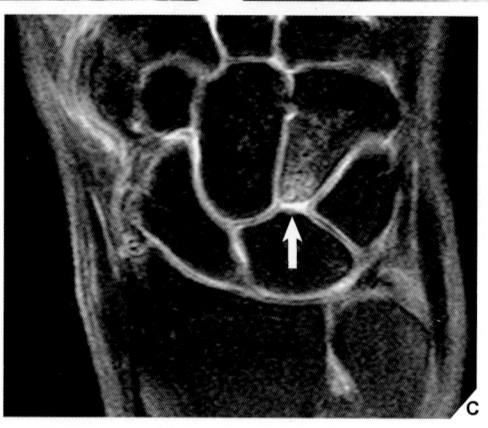

图7-88　钩月撞击综合征的MRI表现（1）

MRI冠状位三维梯度回波成像（A）显示Ⅱ型月骨与钩骨形成关节（箭头），注意钩骨近极信号减低。MRI冠状位T₁加权像（B）和冠状位T₂加权脂肪抑制序列（C）图像显示软骨侵蚀（箭头）和钩骨水肿，诊断为钩月撞击综合征

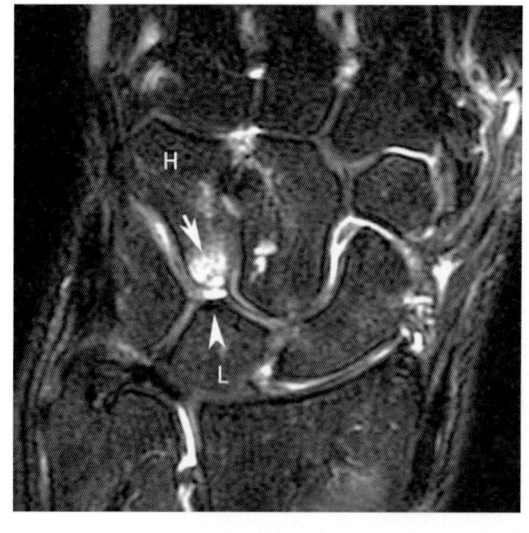

图7-89　钩月撞击综合征的MRI表现（2）

MRI冠状位T₂加权像显示在钩骨（H）的近极（箭头）出现局灶性水肿改变和软骨下囊肿形成。注意月骨（L）的另一个关节面（无尾箭头）

4. 腕骨脱位 腕关节最常见的脱位是舟月脱位、月骨周围脱位、腕骨间关节脱位和月骨脱位。为了更好地理解腕骨脱位的方式，Johnson强调了所谓的易损带（腕关节损伤最常见部位）（图7-90）。已知两种主要类型的损伤：小弧形损伤和大弧形损伤。小弧形损伤包括按顺序出现的舟骨旋转半脱位、月骨周围脱位、腕骨间关节脱位和月骨脱位，而大弧形损伤包括与月骨邻近的任何一个骨的骨折并伴有脱位。腕关节韧带将腕骨稳定到尺骨和桡骨远端，桡头韧带和头三角骨韧带是稳定远侧列腕骨的主要结构，近侧列腕骨由掌侧桡三角韧带、背侧桡腕韧带、尺月韧带、尺三角韧带和尺侧副韧带稳定。舟骨远端由桡头韧带和桡侧副韧带固定，舟骨近端由桡舟韧带和舟月韧带固定（见图7-42及图7-43）。Mayfied和

后来的 Yeager、Dalinka、Gilula 强调小弧形损伤的4个阶段模式（图7-91）。阶段Ⅰ为舟月分离和舟骨旋转半脱位。阶段Ⅱ为头状骨脱位，也称为月骨周围脱位。阶段Ⅲ为三角骨和月骨关节破裂导致的腕骨间脱位。阶段Ⅳ为月骨完全脱位。这种模式遵循从最轻的损伤——桡舟韧带、掌侧桡头韧带和舟月韧带撕裂造成的舟月分离（舟骨旋转半脱位），发展到更严重的月骨周围脱位——增加了桡头韧带撕裂；当伴有背侧和掌侧桡三角韧带、尺三角韧带撕裂时继续发展到更严重的损伤——腕骨间脱位（头状骨向月骨背侧脱位和月骨半脱位，但没有完全脱位）；最后发展成最严重的损伤——月骨脱位（此时出现背侧和掌侧桡腕韧带的桡骨月骨纤维束

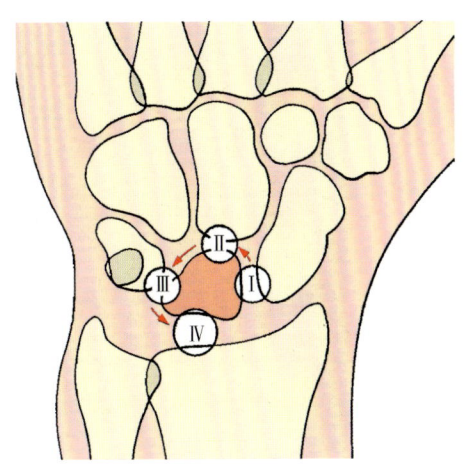

图7-91　小弧形损伤

小弧形损伤的连续阶段，阶段Ⅰ为舟月韧带撕裂，导致了舟月分离或舟骨旋转半脱位；阶段Ⅱ代表了以头状骨脱位（月骨周围脱位）为表现的头状骨月骨韧带破坏；阶段Ⅲ代表了三角骨月骨韧带破坏，因为三角骨和月骨之间的关节破裂导致腕骨间脱位；阶段Ⅳ代表了由于背侧桡腕韧带破坏造成的月骨完全脱位（经允许引自 Mayfield JK. Mechanism of carpal injuries. Clin Orthop 1980；149：45-54.）

撕裂，从而造成月骨完全没有韧带附着）。

两个重要的腕骨正常关系（一个在腕关节侧位可见，一个在腕关节背掌位可见）的评价有助于辨识异常。在腕关节中立位的侧位片上显示桡骨、月骨、头状骨和第3掌骨的长轴呈一条直线排列（图7-92）。在腕关节中立位的背掌位片上，Gilula 提出用3个平滑的弧形勾画出近侧列和远侧列腕骨。弧Ⅰ把舟骨、月骨和三角骨近端关节面连在一起；弧Ⅱ勾画出上述骨远端凹面；弧Ⅲ由头状骨和钩骨远端凸面形成（图7-93）。这两个结构关系改变的重要性将在后面部分讨论。

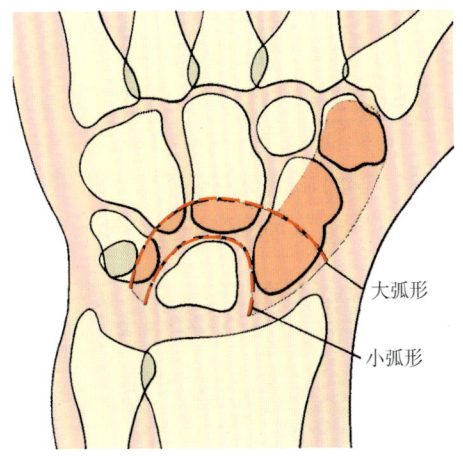

大弧形

小弧形

图7-90　腕关节易损带

阴影区域表示腕骨"易损带"，绝大部分骨折、骨折脱位和腕骨脱位都发生在这个区域，小弧形勾画出"脱位带"，而大弧形勾画出"骨折-脱位"带（经允许引自 Johnson RP. The acutely injured wrist and its residuals. *Clin Orthop* 1980；149：33-44.）

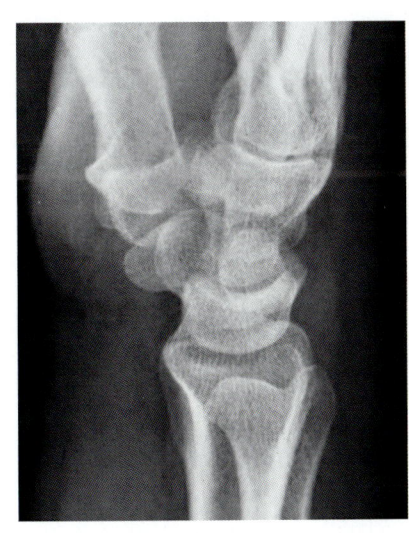

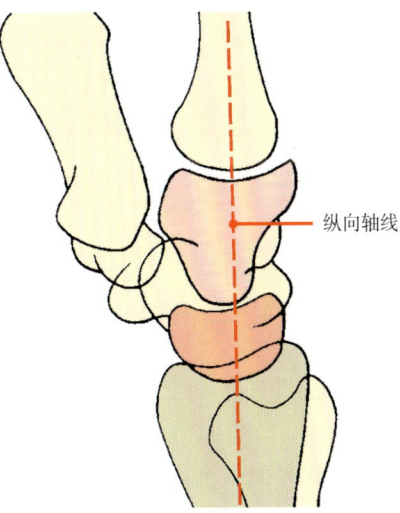

纵向轴线

图7-92　纵向轴线

腕关节侧位X线片上桡骨、月骨、头状骨和第3掌骨的中心轴正常时在一条直线上

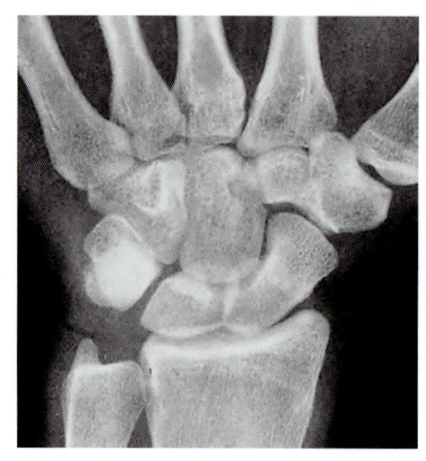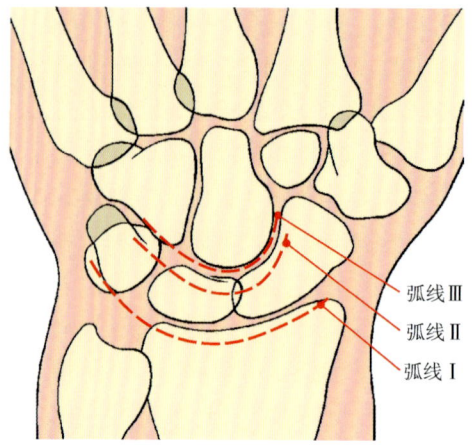

图7-93　腕骨弧

在正常腕关节背掌位X线片上3个平滑的弧线勾画出近侧列和远侧列腕骨

（1）舟骨月骨分离：舟月韧带的损伤可以造成腕骨间韧带不稳定，从而导致舟骨旋转半脱位（舟月分离的一种类型）。腕关节背掌位X线片足以诊断，见到以下2个征象则表明病变存在。

第1个征象称为Terry-Thomas征，以舟骨和月骨之间的间隙增宽为特征，这个间隙正常不超过2～3mm（图7-94）。这个征象是以英国一名著名喜剧演员、电影和电视明星Terry Thomas的名字命名，他的两颗门牙之间有很大缝隙（门牙间隙）。基于同样的原因，这个征象也被称为David Letterman征。偶尔腕关节中立位的背掌位片上显示不清，但是在腕关节尺偏位片上很明显（图7-95）。

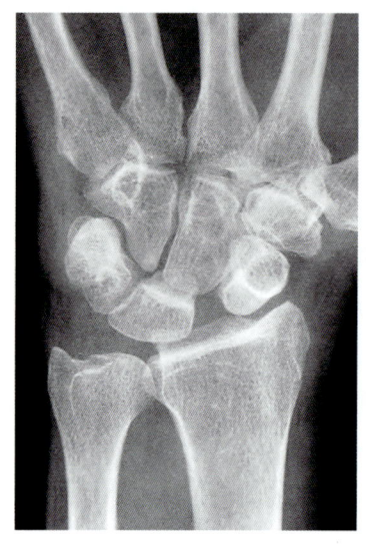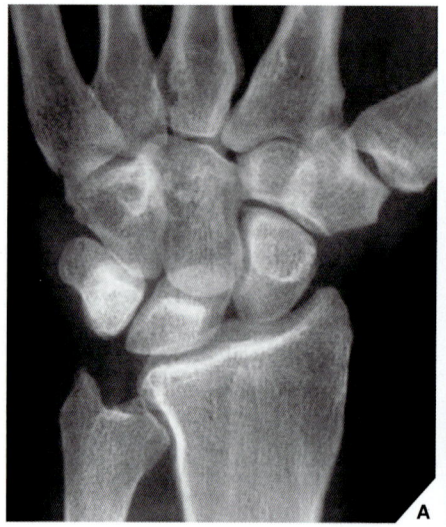

图7-94　Terry-Thomas征

腕关节背掌位X线片显示舟骨和月骨之间的间隙异常增宽（Terry-Thomas征），表明由于舟月韧带撕裂而造成的舟骨月骨分离

图7-95　舟月分离

A. 在腕关节中立位的背掌位X线片上舟骨和月骨之间的间隙显示欠佳。B. 在尺偏位上，这个间隙变得明显，表明舟骨、月骨分离

第2个征象"印戒"征得名自皮质环影，这在正常腕关节中立位的背掌位投照的舟骨上是见不到的（见图7-1B和图7-93）。但是当舟骨旋转半脱位时，舟骨掌侧倾斜和旋转使舟骨看起来缩短了，并且可以观察到舟骨结节的根部，产生了典型的印戒状阴影（图7-96A）。依靠这个征象作为诊断要点时，背掌位必须在腕关节中立位或者尺偏位投照，因为当腕关节桡偏时，舟骨正常的掌侧倾斜可以造成类似的X线征象（图7-96B）。

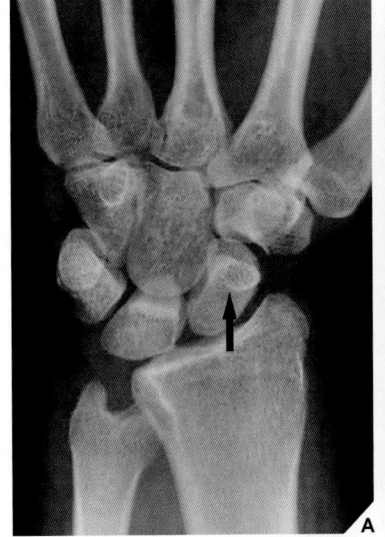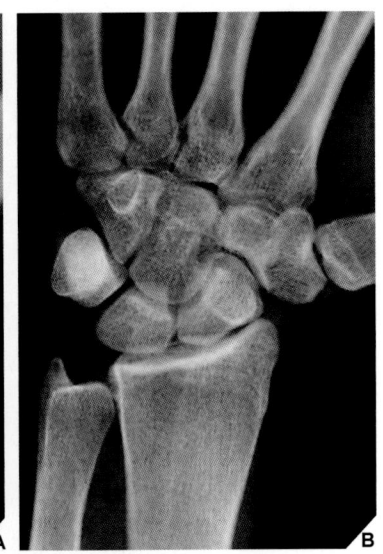

图 7-96　印戒征

A. 在腕关节中立位的背掌位 X 线片上，舟骨旋转半脱位可以由投影在舟骨的皮质环影（箭头）来确认（与图 7-1B 的正常舟骨表现比较）。这种现象是由于舟骨的掌侧倾斜和旋转所致，这使得舟骨看起来缩短了，且可以观察到舟骨结节的根部。B. 同样的图像可见于腕关节桡偏背掌位 X 线片上，但是这个阴影是由于桡偏夸大了正常的舟骨掌侧倾斜

当怀疑腕骨间韧带复合体损伤时，如果 X 线正常，透视联合录像有助于评价腕关节运动学、诊断腕关节不稳或一过性半脱位。当基于常规腕关节 X 线片或透视录像的所见不能确诊时，腕关节造影检查（见图 7-7）是有效的。腕关节造影可以显示桡腕关节腔和腕中关节腔之间的异常交通，表明舟月或月三角韧带复合体存在撕裂（图 7-97 和图 7-98）。

MRI 也可以显示舟月和月三角韧带的异常，舟月韧带连接舟骨掌侧、近端和背侧边缘至月骨，在 MRI 图像上表现为低信号。月三角韧带连接月骨的掌侧、近端和背侧边缘至三角骨，MRI 图像上也表现为低信号。两个韧带几乎都与相应腕骨的关节软骨融合，难以分辨。当上述结构内出现

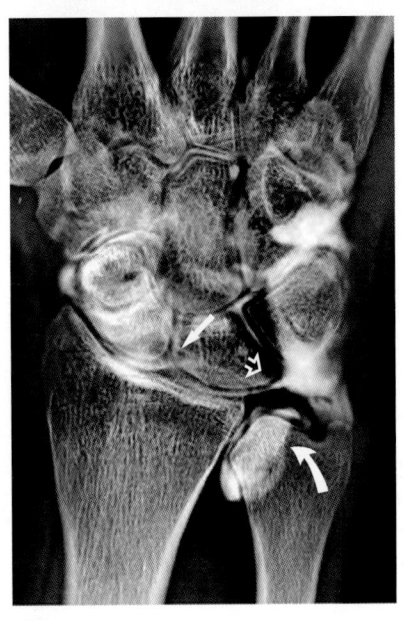

图 7-98　舟月韧带和月三角韧带撕裂

腕关节造影显示舟月韧带（箭头）和月三角韧带（空心箭头）撕裂，同时也有 TFCC 撕裂（弯箭头）

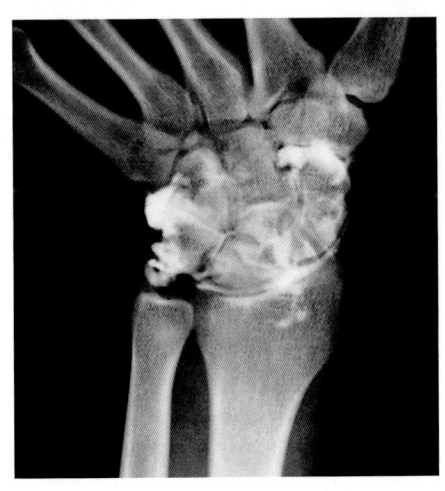

图 7-97　舟月韧带撕裂

21 岁男性，在摔跤比赛中右腕损伤，包括腕关节尺偏位的标准位片都没有显著阳性所见。透视录像也同样没有显示出明显异常。但是腕关节造影显示造影剂渗入腕中关节，代表舟月骨间韧带复合体的撕裂。注意 TFCC 是完整的，因为没有造影剂进入远端桡尺关节

单独的或散在分布的高信号，或当低信号的韧带不连续或被高信号液体横穿时（图 7-99），MRI 检查可诊断韧带撕裂。最近有关使用高场强磁体和专用表面线圈 MRI 的研究显示，其检测舟月韧带部分和完全撕裂的准确性很高，而检测月三角韧带撕裂的准确性略低。MRa 现在被认为是诊断骨间韧带撕裂的首选技术。

外在韧带的撕裂更难诊断。使用高场强磁体、专用表面线圈和优化的具有连续薄层的脉冲序列可以有效地显示外在韧带，尤其是掌侧桡月韧带和桡舟韧带（图 7-99E、F）。桡舟韧带可能延伸插入头状骨，因此一些作者称这种韧带为桡舟头韧带。

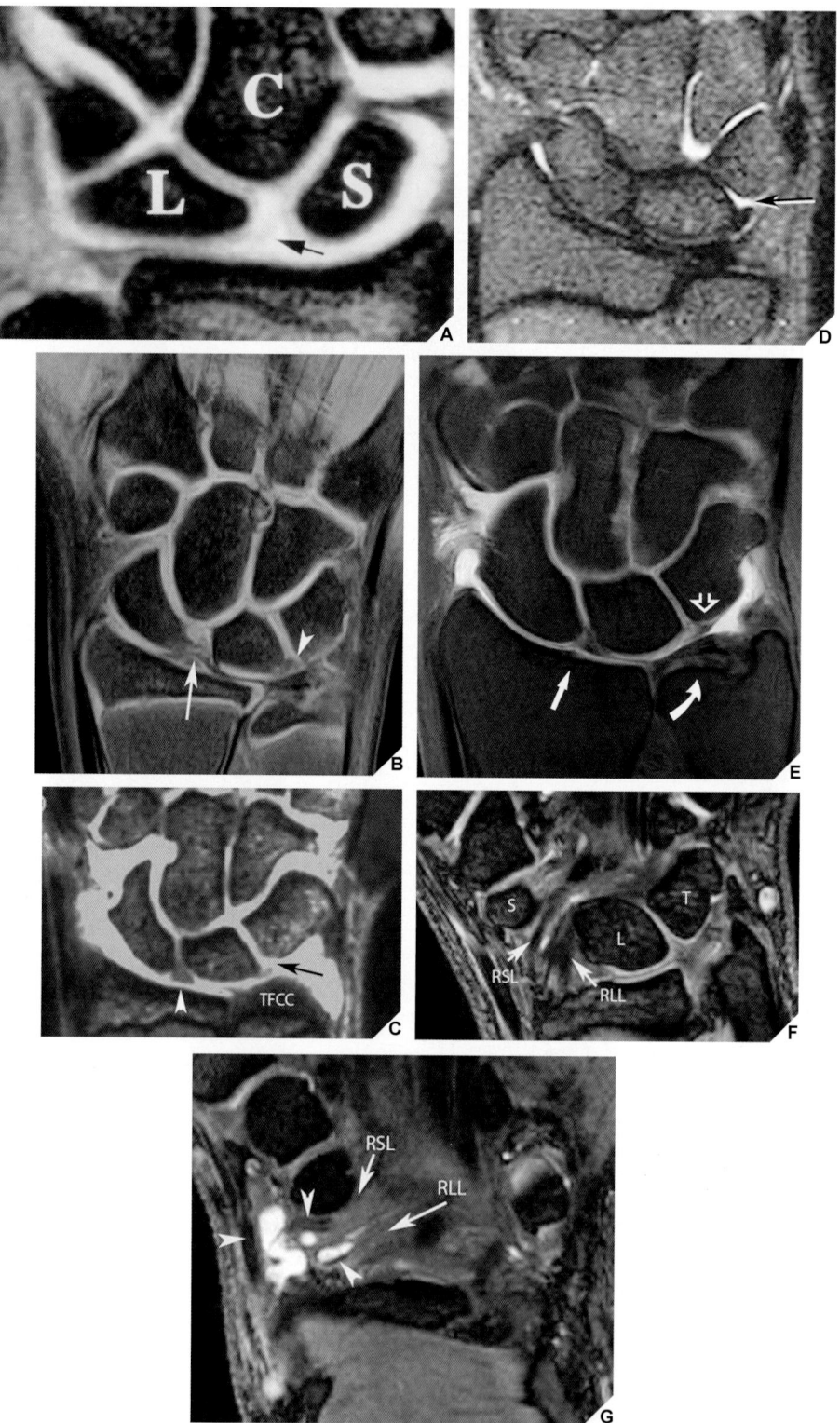

图7-99 舟月韧带和月三角韧带撕裂的MRI与MRa表现，以及桡舟韧带和桡月韧带的部分撕裂

A. 钆造影剂注射到桡腕关节后获得的冠状位T₁加权脂肪抑制序列图像显示舟月韧带撕裂（箭头）。B. 12岁男孩，在创伤后拍摄的腕部冠状位质子密度加权脂肪饱和序列MRI显示舟月间隙增宽和舟月韧带完全撕裂（箭头）。注意月三角韧带正常（无尾箭头）。C. 冠状位梯度回波MRa图像显示月三角韧带撕裂（箭头）。注意造影剂从注射的桡腕关节通过撕裂的月三角韧带进入腕中关节。三角纤维软骨复合体（TFCC）和舟月韧带（无尾箭头）正常。D. 冠状位T₂加权脂肪饱和序列MRI平扫显示从其三角骨插入处撕脱的月三角韧带撕裂（箭头）。E. 正常腕关节冠状位T₁加权脂肪抑制序列MRa图像以进行对比。箭头指向完整的舟月韧带，空心箭头指向月三角韧带，弯箭头指向TFCC。F. 通过腕掌侧的冠状位梯度回波脉冲序列图像显示正常的桡舟韧带（RSL）和桡月韧带（RLL）。G. 另一例患者的冠状位梯度回波序列MRI显示桡舟韧带和桡月韧带部分撕裂，关节液通过小撕裂延伸至腕关节外侧，形成多房腱鞘囊肿（无尾箭头）。L. 月骨；C. 头状骨；S. 舟骨；T. 三角骨

（2）月骨脱位和月骨周围脱位：腕关节中立位的背掌位和侧位X线片足以诊断月骨脱位和月骨周围脱位。侧位像可以清晰显示桡骨远端的月骨、头状骨和第3掌骨长轴排列在一条直线上，这条线任何一点的中断都能确定半脱位或脱位的诊断。当头状骨保持在这条直线上，而月骨的轴与

桡骨远端表面呈一定角度时，可以识别出月骨脱位（图7-100A）。同样的，在背掌位投照时，由舟骨、月骨、三角骨远端凹面所勾勒出的弧线Ⅱ的中断和伴随的月骨呈三角形外观也可以诊断月骨脱位（图7-100B）。月骨脱位也能从CT上清晰显示，尤其是三维CT重建图像（图7-101）。

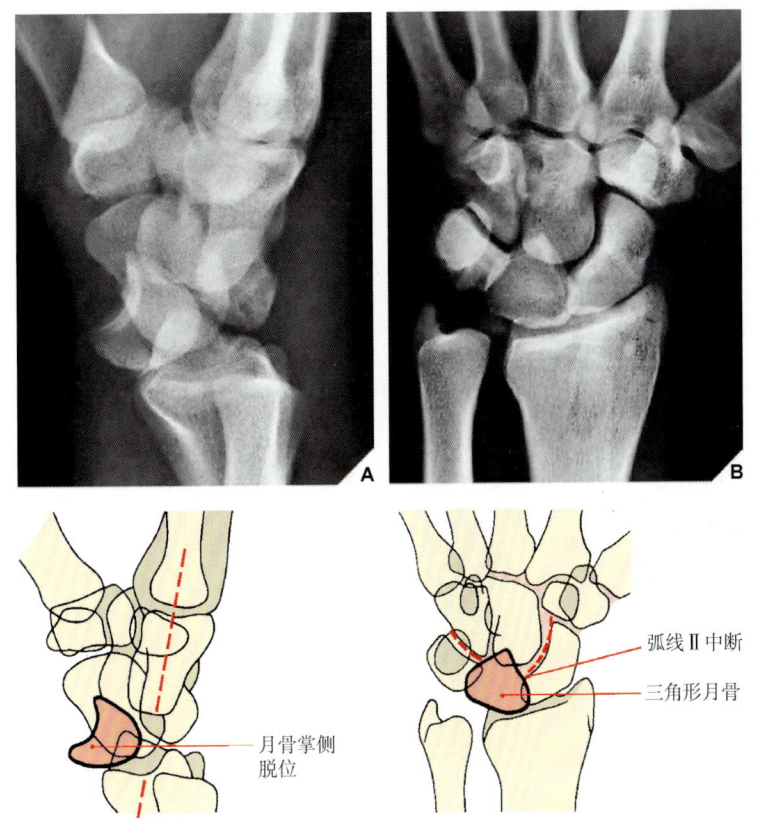

图 7-100 月骨脱位

A. 在腕关节侧位像上，月骨脱位时脱离由第3掌骨、头状骨和桡骨远端的长轴排列，月骨向掌侧旋转和移位。B. 背掌位投照显示弧线Ⅱ在月骨位置中断。注意月骨的三角形外观，这实际上是月骨脱位的一种特殊征象

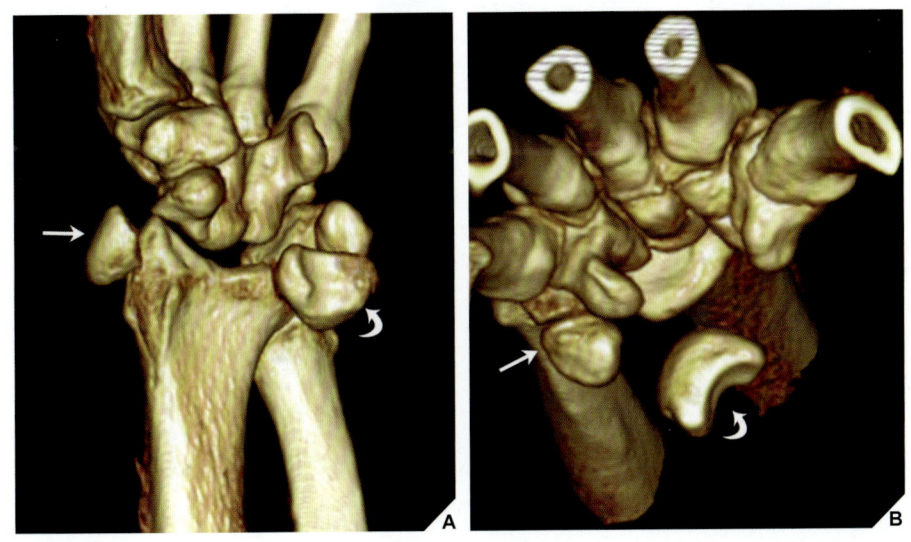

图 7-101 经舟骨月骨脱位的三维CT重建表现

腕关节前位（A）及轴位（B）三维CT重建图像显示舟骨骨折（箭头）和月骨掌侧移位（弯箭头）

在腕关节侧位片上，一旦头状骨长轴偏离月骨和桡骨远端表面所形成的正常中心线排列而向背侧或掌侧成角，即可诊断月骨周围脱位。月骨周围脱位时虽然月骨半脱位造成一定程度的月骨倾斜，但月骨仍保留在与桡骨远端表面所形成的关节内。在背掌位片上，腕骨的近侧列和远侧列重叠，弧线Ⅱ和弧线Ⅲ在头状骨的位置中断，提示存在月骨周围脱位（图7-102、图7-103）。

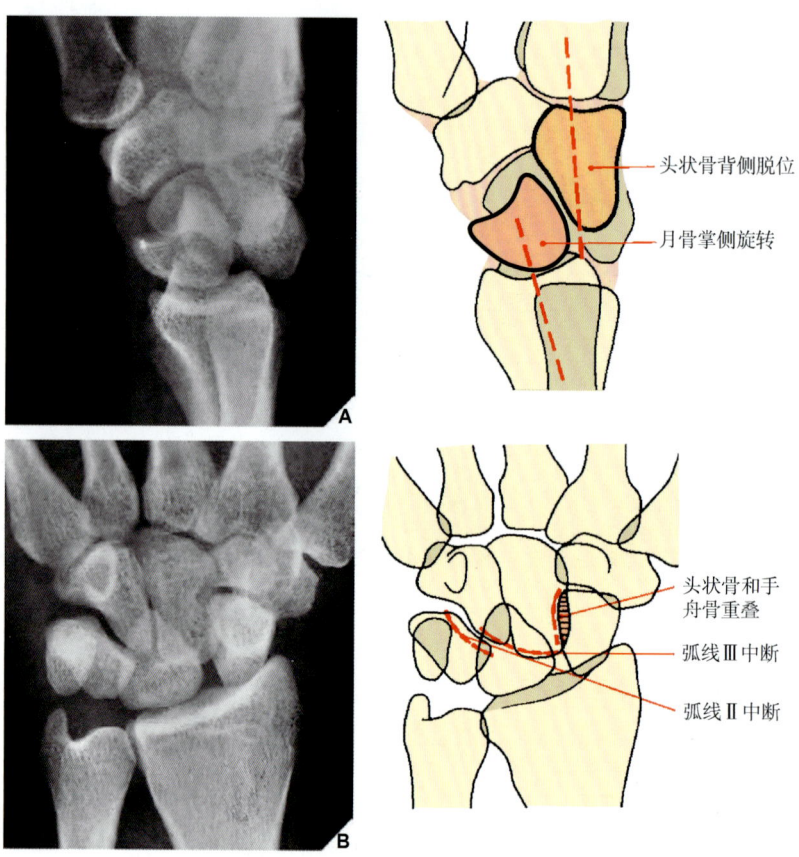

图7-102　月骨周围脱位（1）

A. 腕关节侧位X线片显示月骨周围脱位，表现为头状骨移位至月骨背侧，虽然月骨轻度掌侧旋转但仍保留在与桡骨远端所形成的关节内。注意第3掌骨、头状骨与月骨和桡骨远端所形成的直线中断。B. 在背掌位投照X线片上，月骨周围脱位表现为弧线Ⅱ和弧线Ⅲ的破裂，腕骨近侧列和远侧列重叠

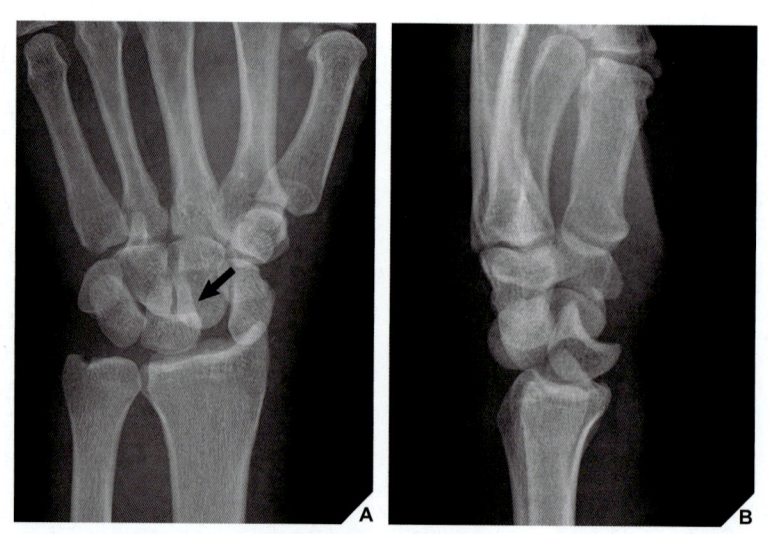

图7-103　月骨周围脱位（2）

A. 33岁男性，右腕的背掌位X线片显示腕弧线Ⅱ和弧线Ⅲ中断，月骨、钩骨和头状骨重叠（箭头），以及舟月间隙增宽。B. 侧位片显示头状骨相对于桡骨的背侧移位。月骨轻度掌侧倾斜，但仍与桡骨相连

（3）腕中关节脱位：这种损伤是月骨和三角骨之间关节破裂，除了桡月三角韧带和月三角韧带的撕裂，还继发于背侧和掌侧桡三角与尺三角的韧带撕裂。虽然传统X线片可以诊断这些异常（图7-104A），但CT对月骨掌侧半脱位的位置和头状骨背侧半脱位的位置显示更佳（图7-104B）。

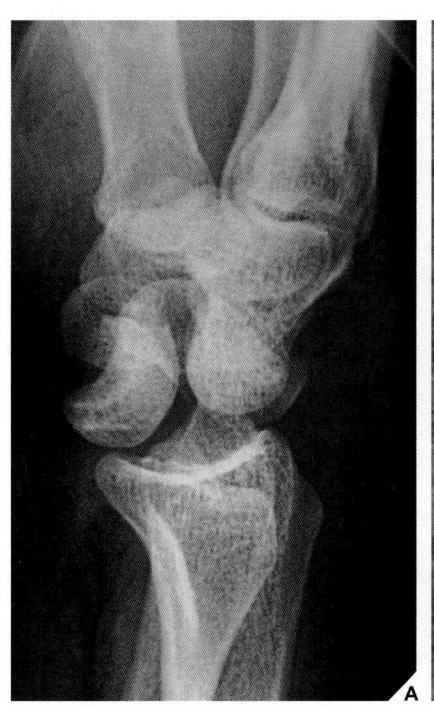
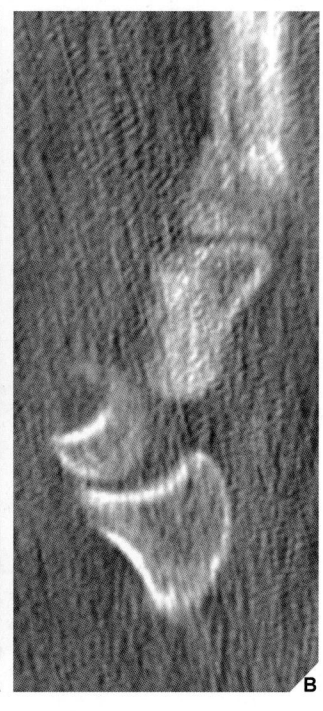

图7-104　腕中关节脱位

腕关节侧位X线片（A）显示月骨掌侧半脱位和头状骨背侧半脱位，这些都是腕中关节脱位的特点。这些损伤在矢状位CT重建图像上得到确认（B）

（4）经舟骨月骨周围脱位：当腕骨脱位合并腕骨骨折时，"经"这个前缀表明是哪块骨发生骨折。最常见的合并腕骨脱位的骨折是经舟骨月骨周围脱位。和上述腕骨脱位一样，在标准背掌位、尺偏背掌位和侧位投照X线片上都可以明确诊断。

上述位置所示的正常腕骨关系有助于鉴别异常的类型。虽然断层成像评价腕骨脱位的作用有限，但是当腕关节 X 线片无法确定腕骨脱位时可以进行断层成像检查（图7-105、图7-106）。其他类型的并发骨折并不常见（图7-107）。

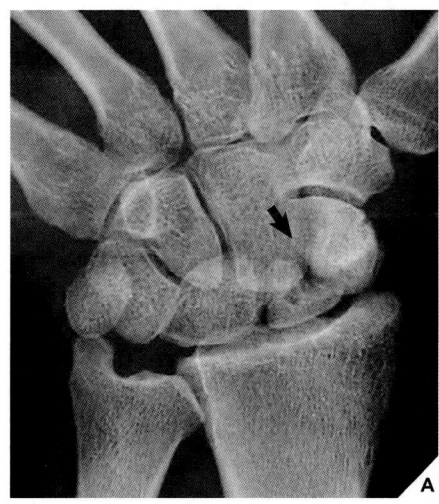
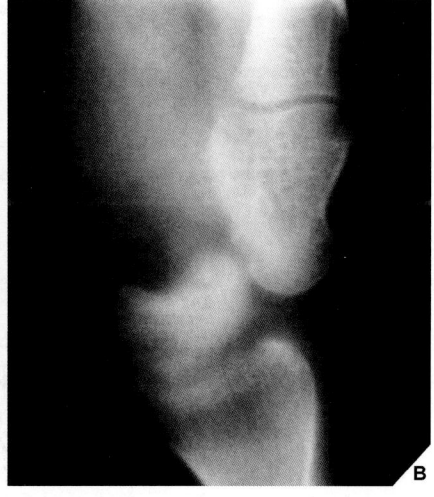

图7-105　经舟骨月骨周围脱位

A. 腕关节尺偏背掌位X线片显示舟骨骨折（箭头），但远端腕骨弧的破裂不是很清晰，因此是哪种类型的脱位并不明确，侧位片也不能确定。B. 侧位断层成像显示头状骨相对于月骨向背侧移位，而月骨仍保留在与桡骨远端所形成的关节内——一种典型月骨周围脱位的表现

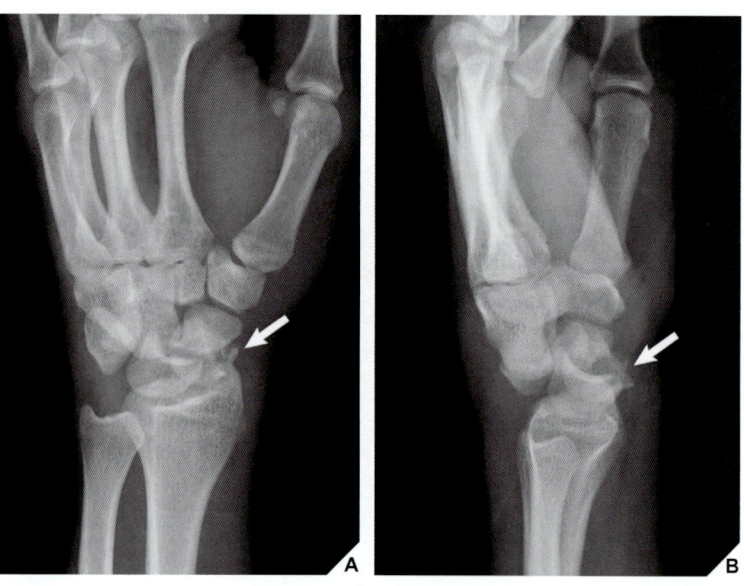

图7-106 经舟骨月骨周围脱位

24岁男性，右手的斜位（A）和侧位（B）X线片显示与舟骨骨折相关的典型月骨周围脱位（箭头）

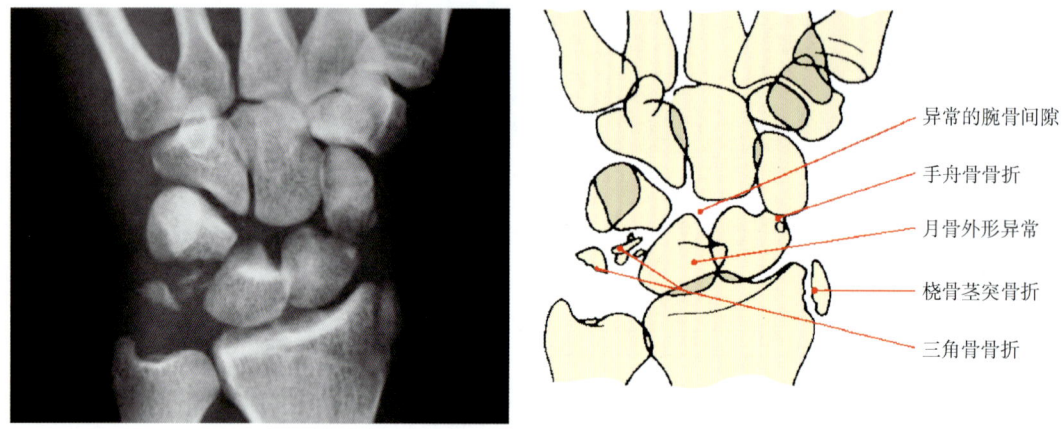

异常的腕骨间隙
手舟骨骨折
月骨外形异常
桡骨茎突骨折
三角骨骨折

图7-107 经桡骨、舟骨和三角骨的月骨脱位

腕关节背掌位X线片清晰显示桡骨茎突、舟骨和三角骨骨折，腕骨近侧列和远侧列的间隙增宽，月骨呈三角形外观，意味着月骨脱位的可能性。注意弧线Ⅰ和弧线Ⅱ的中断。侧位片（未在此处列出）显示月骨掌侧移位，头状骨位置正常。该损伤可以描述为经桡骨、舟骨和三角骨的月骨脱位

（5）舟骨脱位：少见。报道过2种类型：孤立性脱位和并发轴向腕破裂。前者远侧列腕骨正常（图7-108），而后者则存在腕骨远侧列的中断和桡侧半腕骨近端移位（图7-109）。这些损伤的一个常见因素是当突然的暴力造成腕关节桡侧扰乱，腕关节背屈和尺偏时，舟骨随即被弹出。舟骨孤立性脱位常进行闭合复位治疗。并发轴向腕破裂的舟骨脱位则需要切开复位和内固定来稳定腕骨。

5. 腕骨不稳 在已经描述的各种腕骨不稳中最常见的是背侧嵌合体不稳定（DISI）和掌侧嵌合体不稳定（VISI）。

Lichtman 及其同事提出了腕骨环的理论用来解释腕骨不稳。腕骨近侧列代表嵌合体，作为一个由各种骨间韧带牢牢稳定的整体运动。受控制的运动发生在舟骨大多角骨关节（桡侧连接）和三角骨钩骨关节（尺侧连接）（图7-110）。这个环上的任何一处破裂，不论是骨结构还是韧带，腕骨近侧列都不再作为一个整体运动。作为对这种不受控制运动的反应，月骨会向背侧或掌侧倾斜，表现为背侧嵌合体不稳定（DISI）或掌侧嵌合体不稳定（VISI）（图7-111）。DISI是最常见的畸形。在腕关节真正的侧位上，DISI表现为月骨背倾，通常合并舟骨掌侧倾斜（头月角大于30°，舟

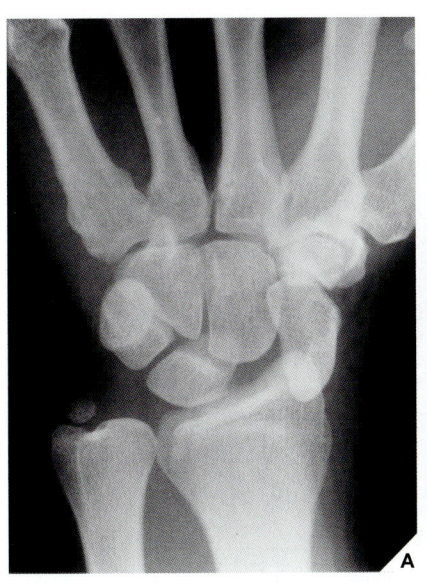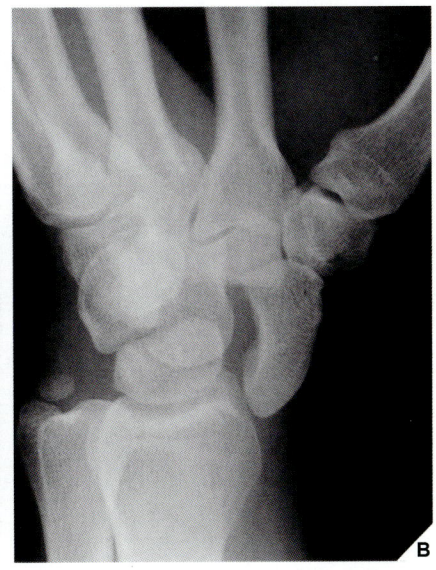

图 7-108　孤立性舟骨脱位

背掌位（A）和斜位（B）X线片显示舟骨掌侧脱位，腕骨远侧列未受累并且头状骨仍位于解剖位置上

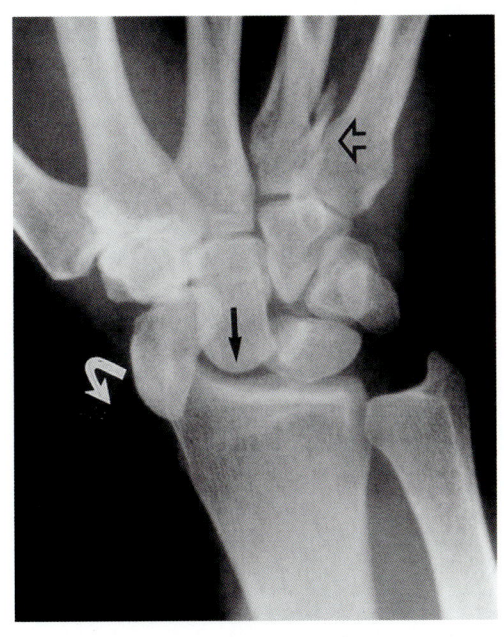

图 7-109　舟骨脱位合并轴向腕破裂

腕关节背掌位X线片显示舟骨向桡掌侧脱位（弯箭头）合并头状骨近端移位（箭头）。注意腕骨弧线Ⅲ的中断（与图7-93比较）。空心箭头指示并发的第4掌骨折（由Robert M. Szabo, MD, Sacramento, California提供）

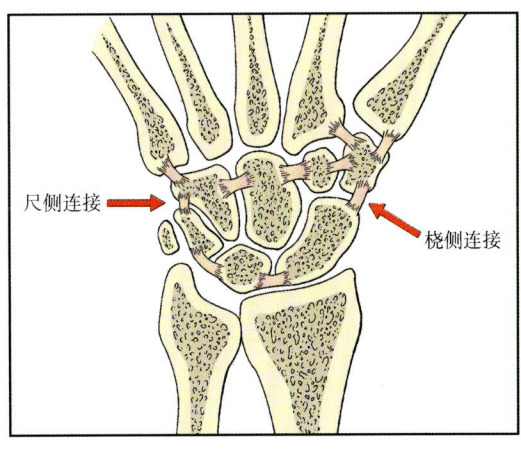

图 7-110　腕骨环理论

腕骨近侧列（嵌合体）作为一个由骨间韧带固定的整体运动。受控制的运动发生在舟骨大多角骨关节（桡侧连接）和三角骨钩骨关节（尺侧连接）。这个环上的任何部分破裂，不论是骨结构还是韧带，都会造成不受控制的运动，表现为背侧嵌合体不稳定（DISI）或掌侧嵌合体不稳定（VISI）（经允许引自Lichtman DM, Schneider JR, Swaff ord AF, et al. Ulnar midcarpal instability—clinical and laboratory analysis. *J Hand Surg Am* 1981; 6A: 515-523.）

月角大于60°）（图7-111C）。由腕关节桡侧腕骨环的骨或韧带破裂造成。最常见的是，舟骨骨折伴或不伴骨折后不愈合及舟月韧带分离可能是造成这种畸形的原因。当侧位片显示月骨掌侧倾斜伴头状骨背侧倾斜则可以确认VISI（头月角大于

30°、舟月角小于30°）（图7-111D）；这是由腕关节尺侧的腕骨环破裂所造成的。韧带断裂和三角骨钩骨关节韧带断裂是导致这种畸形的原因。当腕骨环断裂发生在桡侧和尺侧时，如同时发生舟月韧带和月三角韧带断裂时，VISI占主导地位（图7-112）。

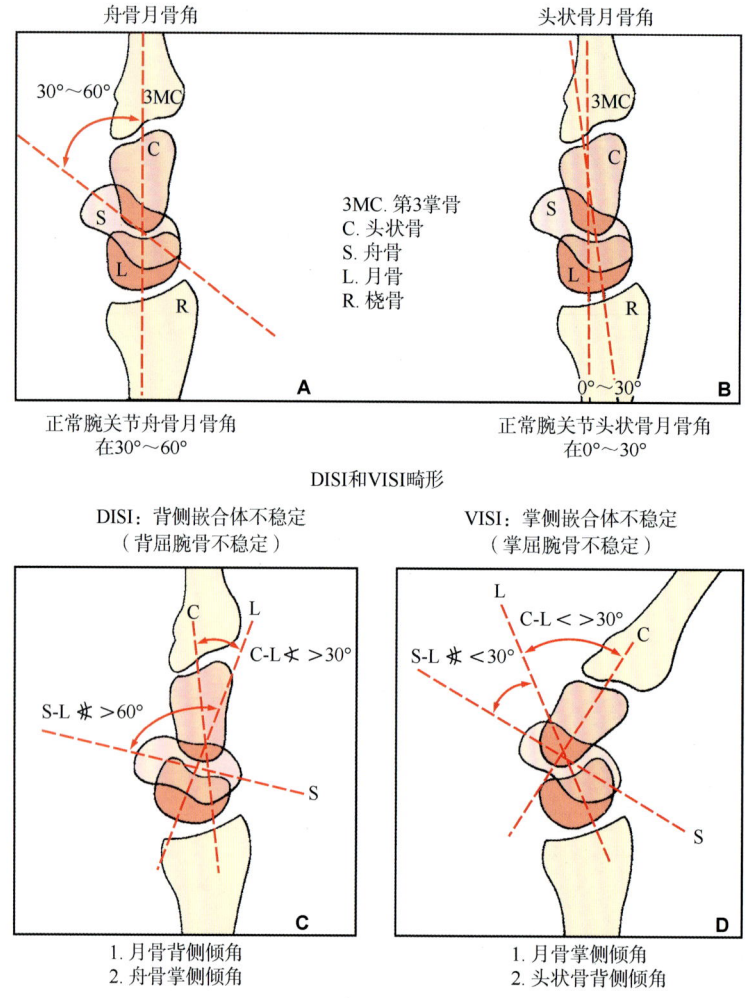

舟骨月骨角　　　　　　　　头状骨月骨角

3MC. 第3掌骨
C. 头状骨
S. 舟骨
L. 月骨
R. 桡骨

正常腕关节舟骨月骨角　　　　　正常腕关节头状骨月骨角
在30°～60°　　　　　　　　　在0°～30°

DISI和VISI畸形

DISI：背侧嵌合体不稳定　　　　VISI：掌侧嵌合体不稳定
（背屈腕骨不稳定）　　　　　　（掌屈腕骨不稳定）

1. 月骨背侧倾角　　　　　　　1. 月骨掌侧倾角
2. 舟骨掌侧倾角　　　　　　　2. 头状骨背侧倾角

图 7-111　DISI 和 VISI

A. 正常舟月角。舟月角是由舟骨长轴和月骨长轴交叉形成的，正常测量值30°～60°。B. 正常头月角。头月角是由头状骨轴（从头状骨头部中点至远端关节面中心）与月骨轴（从月骨近极中心到远极）交叉形成的，正常测量值为0°～30°。C. 在DISI中，舟月角大于60°并且头月角大于30°。D. 在VISI中，舟月角小于30°并且头月角远大于30°（引自 Gilula LA，Weeks PM. Post-traumatic ligamentous instabilities of the wrist. *Radiology* 1978；129：641-651.）

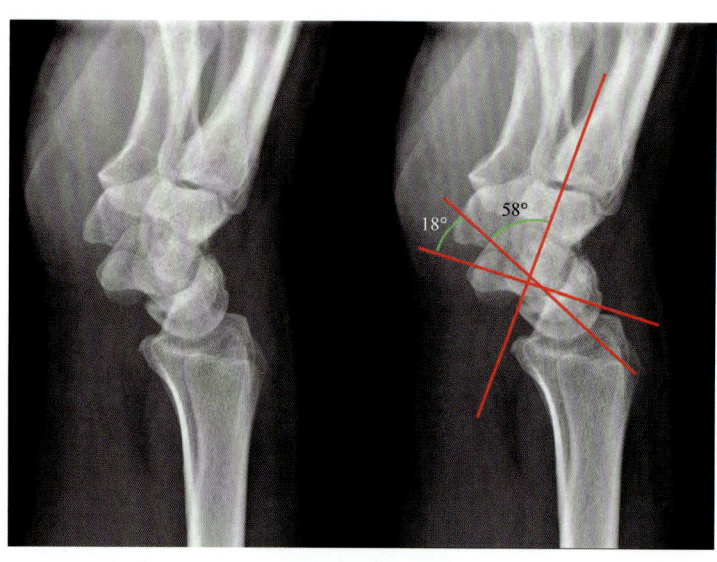

图 7-112　VISI 畸形

42岁男性，手腕疼痛2年。MRI提示舟月韧带及月三角韧带撕裂。侧位片示舟月角减小，头月角增大，证实了VISI的诊断

（三）手部骨骼损伤

1. Bennett骨折和Rolando骨折　Bennett骨折和Rolando骨折是发生在第1掌骨基底部的关节内骨折。从骨科治疗的角度而言，区分关节内骨折和关节外骨折非常重要，关节外骨折是指第1掌骨位于腕掌关节远端的横行或斜行骨折（图7-113）。关节内掌骨骨折的误诊或治疗不当会导致持久的疼痛、僵硬和由于关节面不对称造成的创伤后关节炎。

　　Bennett骨折是延伸到第一腕掌关节的第1掌骨近端骨折，通常第1掌骨基底部掌侧的小骨折碎片仍然留在与大多角骨所形成的关节内，同时由于拇长展肌的牵拉造成第1掌骨的其余部分向背侧和桡侧脱位（图7-114）。因此，这种损伤更应认为是一种骨折-脱位。Bennett骨折在常规手的背掌位、斜位和侧位投照X线片上很容易诊断。

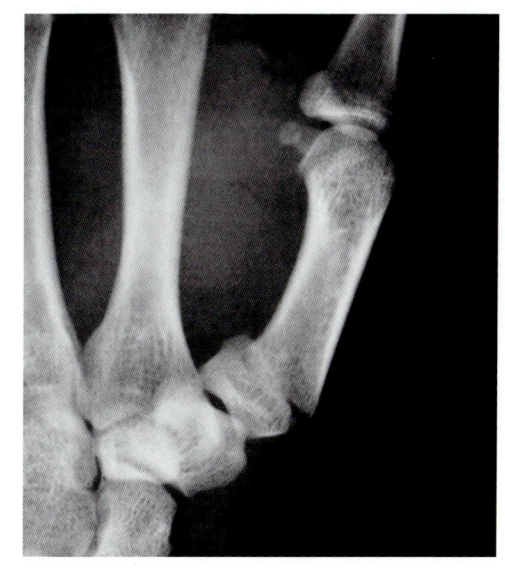

图7-113　关节外骨折

第1掌骨基底部的关节外骨折不应该与关节内的Bennett骨折和Rolando骨折相混淆

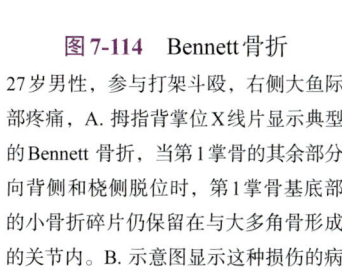

图7-114　Bennett骨折

27岁男性，参与打架斗殴，右侧大鱼际部疼痛，A.拇指背掌位X线片显示典型的Bennett骨折，当第1掌骨的其余部分向背侧和桡侧脱位时，第1掌骨基底部的小骨折碎片仍保留在与大多角骨形成的关节内。B.示意图显示这种损伤的病理机制

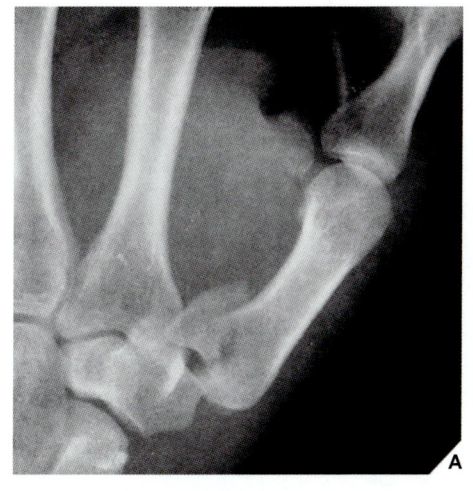
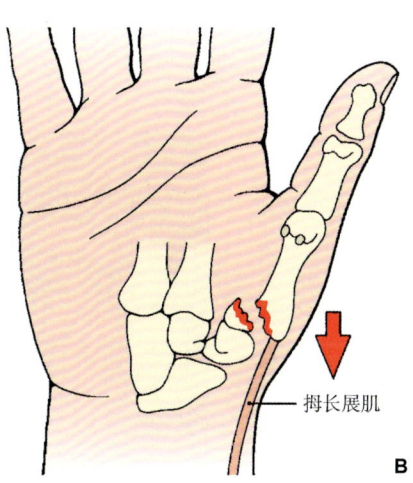

拇长展肌

　　Rolando骨折即粉碎性Bennett骨折；骨折线可以是Y形、V形或T形（图7-115、图7-116）。因为可能有多个骨碎片，常规X线检查用于诊断Bennett骨折时需辅以CT来定位粉碎的碎片和排除位于第一腕掌关节内的小骨片。

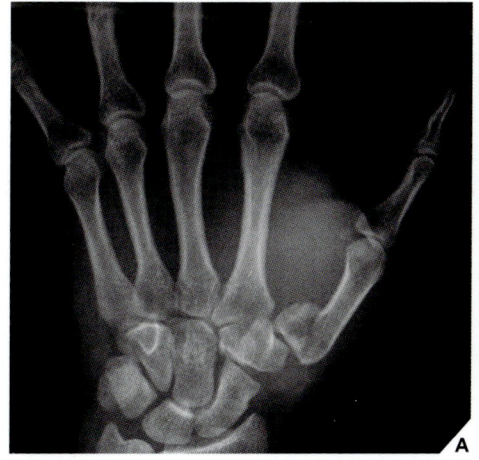
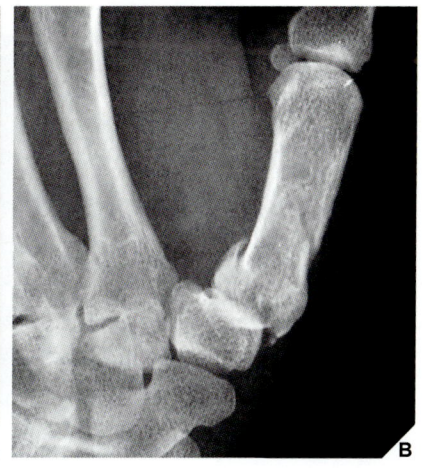

图7-115　Rolando骨折

A. 右手背掌位X线片示第1掌骨粉碎性关节内骨折。B. 另一例患者右手拇指斜位片显示出这种损伤的典型表现

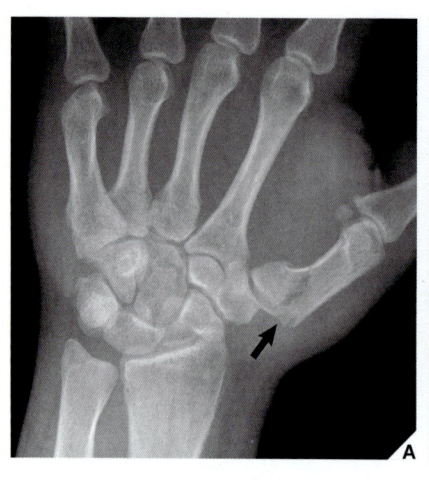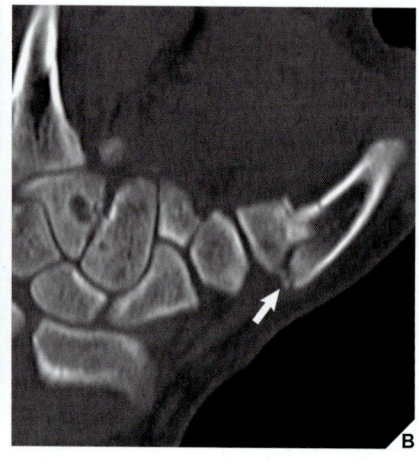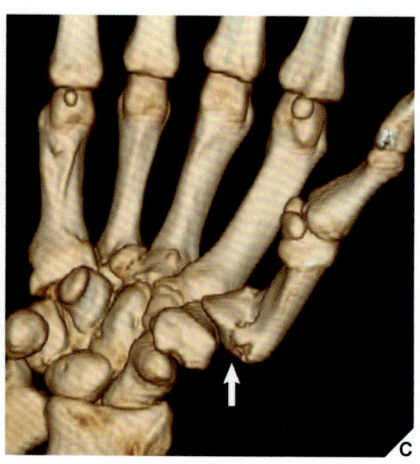

图7-116 Rolando骨折的CT重建和三维CT重建表现

33岁男性，右手的背掌位X线片（A）显示第1掌骨基底部粉碎性关节内骨折（箭头），在冠状位CT重建（B）和三维CT重建（C）图像上被证实（箭头）

2. 拳击手骨折 是一种远端骨折段向掌侧成角的掌骨颈部骨折；可以发生在任何掌骨，但第5掌骨更多见。在手的传统背掌位和斜位X线片上可以充分显示骨折和畸形（图7-117）。因为这种类型的骨折经常是粉碎性的，所以确定骨折的范围非常重要。粉碎性骨折在骨折复位后可能发生成角畸形。斜位投照对确定粉碎性骨折的范围来说已足够（图7-117B）。

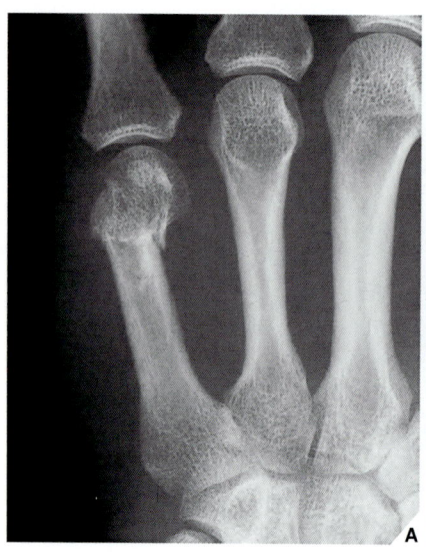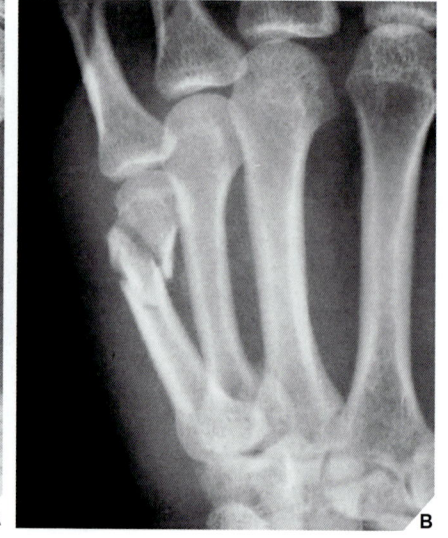

图7-117 拳击手骨折

A. 右手背掌位X线片显示第5掌骨骨折伴远端骨折碎片掌侧成角——单纯拳击手骨折。当发生粉碎性骨折时，由于此类骨折通常不稳定，显示骨折线的范围对预后非常必要。B. 斜位投照通常足以显示粉碎性骨折的范围

（四）手部软组织损伤

1. 腕管综合征 是腕管内正中神经的压迫性神经病变。通常，该综合征与屈肌腱腱鞘炎有关，但肿块样病变如腱鞘囊肿、淀粉样组织和血管异常等为潜在病因。在大多数情况下，肌电图变化足以诊断这种情况。

腕管综合征患者最常见的MRI表现包括腕管近端正中神经增粗、腕管远端正中神经变平、屈肌支持带前弯和T_2加权像上正中神经信号增高（图7-118）。其他表现包括在腱鞘炎的病例中屈肌腱周围存在液体或可见实性或囊性肿块。MRI也被用于评估腕管松解后症状复发的患者（图7-119）。

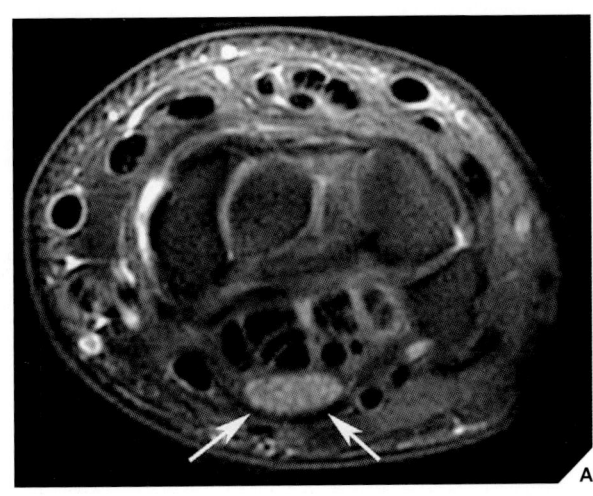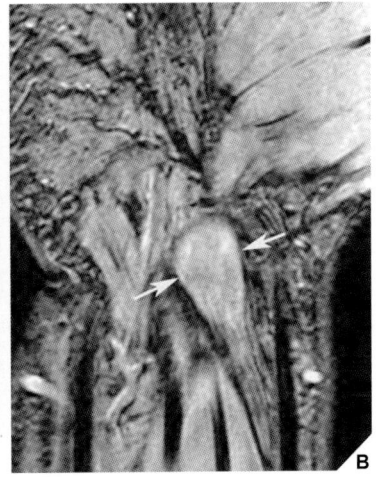

图 7-118　腕管综合征的 MRI 表现

年轻女性，出现正中神经炎的表现。A. 轴位 STIR 序列 MRI 显示正中神经在腕管近端水平的信号强度增加，呈颗粒状且厚度增加，与严重的正中神经炎和腕管综合征（箭头）一致。B. 冠状面 GRE 图像显示腕管近端增粗的正中神经（箭头）

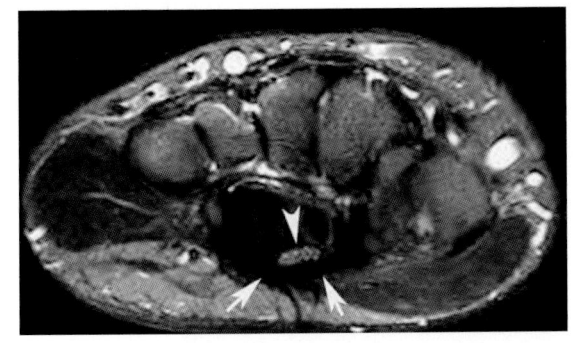

图 7-119　复发性腕管综合征的 MRI 表现

中年女性，在腕管松解后 6 个月出现腕管综合征复发迹象。MRI 轴位 T_2 加权像显示正中神经周围的瘢痕组织（箭头），正中神经表现为高信号、增厚，并具有特征性的颗粒状外观（无尾箭头）

2. Guyon 管综合征　是指 Guyon 管内尺神经的压迫性神经病变。如果压迫发生在尺神经分叉的近端，临床上会出现相应神经支配区域的感觉和运动神经病变。如果压迫发生在更远端，根据压迫部位的不同，会发生感觉或运动障碍。

Guyon 管综合征最常见的病因包括外伤（钩骨钩骨折）、外部压迫（骑自行车）和解剖变异，如第四屈肌腱穿过 Guyon 管和异常的肌肉。不太常见的原因包括腱鞘囊肿（图 7-120）、腱鞘巨细胞瘤、软组织肿块、炎性关节炎和软组织水肿。

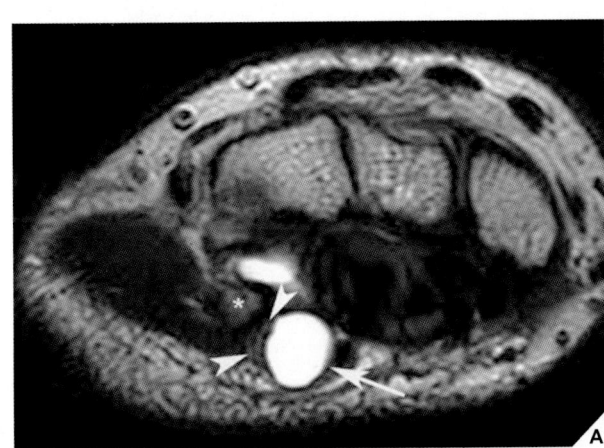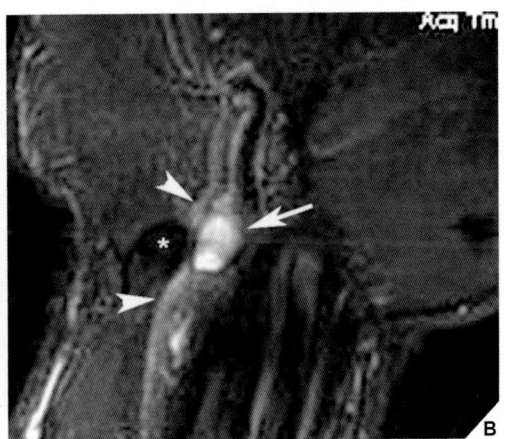

图 7-120　Guyon 管综合征的 MRI 表现

48 岁男性，因尺神经感觉支支配区域的感觉障碍就诊。A. MRI 轴位 T_2 加权像显示 Guyon 管内的腱鞘囊肿（箭头），将尺神经（无尾箭头）压向豌豆骨（星号）。B. 冠状位 STIR 序列图像显示腱鞘囊肿（箭头）将尺神经（无尾箭头）压向豌豆骨（星号）

3. 前骨间神经（AIN）综合征 也称为Kiloh-Nevin综合征，是一种罕见的临床综合征，表现为拇指和示指的钳状抓握缺陷及由于拇指和示指远节指间关节不能屈曲而无法握拳。患者常表现为疼痛和感觉异常。患者通常存在受伤史。AIN在桡骨颈稍远处、正中神经在旋前圆肌下走行的近端处从正中神经发出。AIN的压迫即发生在这个位置。然后，AIN与骨间血管系统伴行到达骨间膜，并在拇长屈肌和指深屈肌之间走行；然后它进入旋前方肌，支配上述三者。

AIN综合征的MRI表现包括旋前方肌水肿或萎缩（图7-121）、指深屈肌桡侧半水肿或桡侧腕屈肌水肿。旋前方肌内的水肿是AIN综合征最可靠的征象。

三、手　　指

（一）手指正常解剖

虽然手指是手的一部分，但因其独特的解剖结构，我们决定单独讨论上肢这部分的一些创伤性异常。

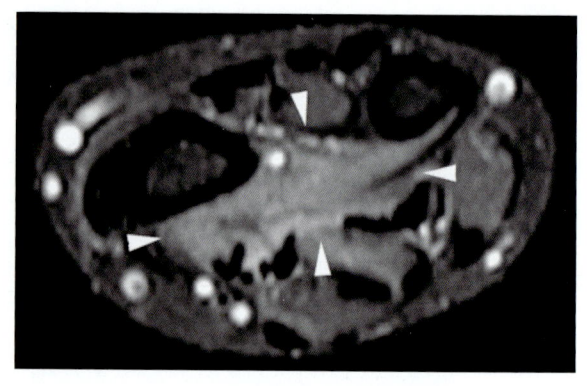

图7-121　AIN综合征的MRI表现

年轻女性，有无法用拇指和示指捡起小物体的病史。轴位STIR序列MRI显示旋前方肌的信号强度增加（无尾箭头），与继发于AIN受压的去神经支配的早期征象一致。手术松解后，患者的症状有所改善

了解手指软组织的正常解剖对于正确评估潜在病变至关重要。尽管放射线检查仍然是评估手指骨折和脱位的首选方式，但MRI检查提供了关于软组织的正常解剖（图7-122），以及相应的外伤异常（见下文）。超声也已被证明是一种非常有效、廉价且易于获得的方式，可用于评估肌腱病变及靶向针头放置、抽吸和类固醇注射（图7-123）。

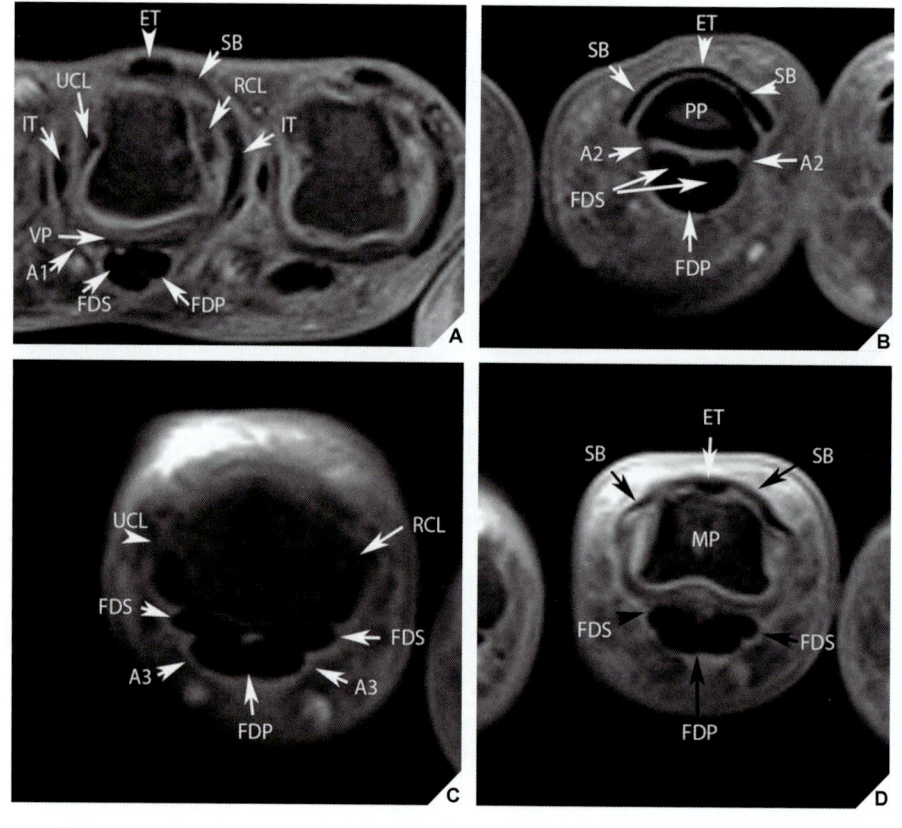

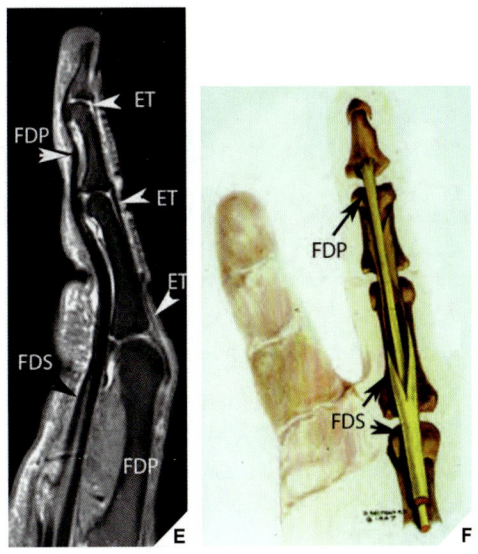

图 7-122　手指正常解剖的 MRI 表现

通过掌指（MCP）关节（A）、近节指骨（B）、近节指间（PIP）关节（C）和中节指骨基底部（D）水平获得的手指的轴位 T_1 加权脂肪饱和序列 MRI。手指的矢状位 T_2 加权像（E）。指浅屈肌腱和指深屈肌腱正常解剖结构的示意图（F）。观察指浅屈肌腱在近节指骨（D、F）水平上的正常分叉，在此它位于指深屈肌腱深层。注意中节指骨水平（D）的 ET 变薄。FDS. 指浅屈肌腱；FDP. 指深屈肌腱；A1.A1 滑车；A2. A2 滑车；A3. A3 滑车；VP. 掌板；IT. 骨间肌；UCL. 尺侧副韧带；RCL. 桡侧副韧带；ET. 伸肌腱；SB. 矢状束；PP. 近节指骨；MP. 中节指骨

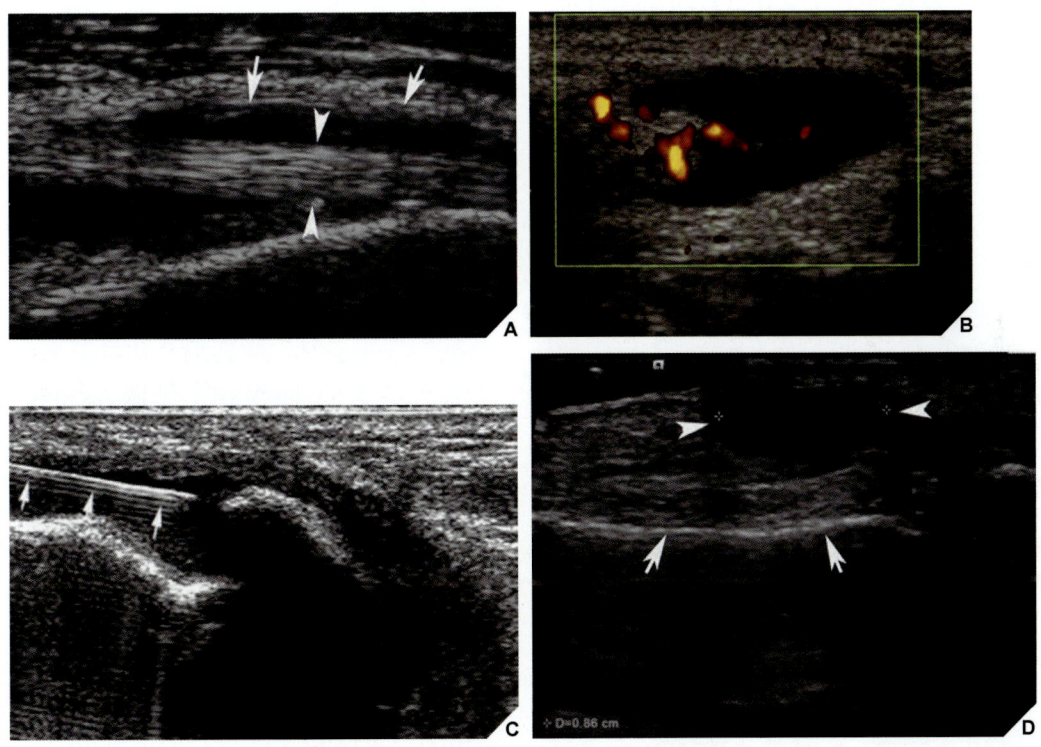

图 7-123　拇长屈肌腱鞘炎的超声表现

A. 沿拇长屈肌纵轴的超声图像显示低回声液体使腱鞘扩张（箭头）。注意肌腱的正常纤维状结构（无尾箭头）。B. 彩色多普勒超声显示滑膜血供丰富，表明存在急性炎症过程。C. 当抽吸液体和注射类固醇时将针头置入肌腱鞘（箭头）期间获得的超声图像（由 Luis Cerezal，MD，Santander，Spain 提供）。D. 超声评估另一例患者正常的拇长伸肌腱（箭头）相邻的腱鞘囊肿（无尾箭头）（由 Christopher Burke，MD，New York，NY 提供）

手和手指外在肌肉的肌腱包括屈肌与伸肌肌腱及拇长展肌腱，被相应的支持带包绕，穿过手腕并向远端插入相应的指骨。手指的屈肌腱和伸肌腱分别通过滑车系统（掌侧）和矢状束（背侧）沿着指骨的掌侧和背侧保持在适当的位置（图 7-124）。手的大鱼际和小鱼际隆起的内在肌肉

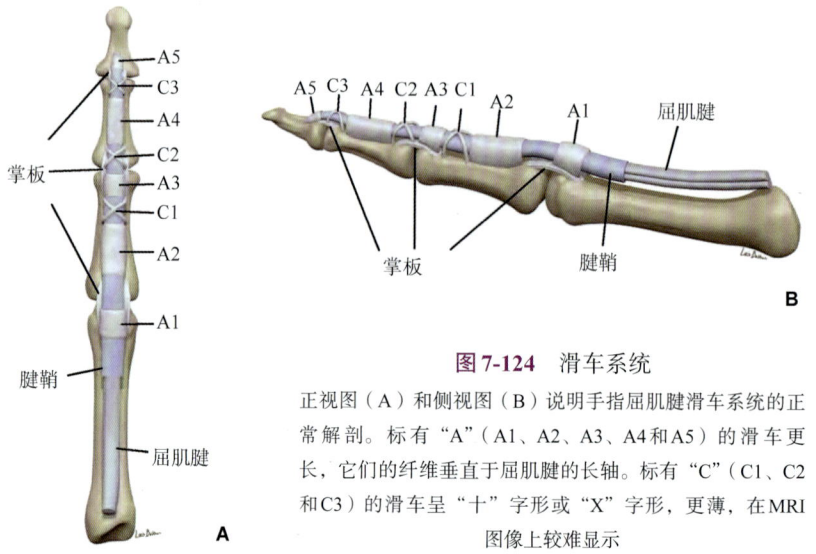

图 7-124 滑车系统

正视图（A）和侧视图（B）说明手指屈肌腱滑车系统的正常解剖。标有"A"（A1、A2、A3、A4和A5）的滑车更长，它们的纤维垂直于屈肌腱的长轴。标有"C"（C1、C2和C3）的滑车呈"十"字形或"X"字形，更薄，在MRI图像上较难显示

包括屈肌、外展肌和内收肌、对掌肌和掌短肌。它们起源于腕骨和掌骨，并插入相应的第1和第5掌骨及近节指骨。更远侧，手部骨间肌和蚓状肌起源于屈肌腱（蚓状肌）和掌骨（骨间肌）并插入近节指骨（图7-125）。

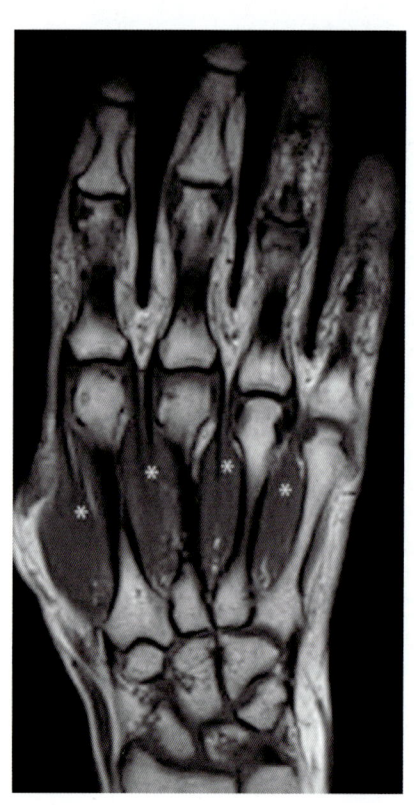

图 7-125 手和手指的正常解剖

MRI冠状位T₁加权像显示正常的骨和软组织解剖。注意骨间肌肉和肌腱（星号）

掌指关节和指间关节由关节囊、侧副韧带和纤维软骨掌板固定。

（二）手指的骨与软组织损伤

1. 狩猎者拇指 是由第一掌指关节的尺侧副韧带断裂所致，常伴有近节指骨基底部骨折。被命名为"狩猎者拇指"是因为它最早见于苏格兰狩猎场的看守者，他们用来杀死野兔的方法造成尺侧副韧带损伤。现在更多见于滑雪运动的意外事故，因此也称为滑雪者拇指。这种类型的损伤也可以发生于跳霹雳舞者（霹雳舞者拇指）。当尺侧副韧带撕裂时，撕裂端会移位至拇内收肌腱膜表面，称为Stener损伤（见图7-130和图7-131）。通常拇指的标准背掌位和斜位X线片足以显示并发的骨折（图7-126），但是当怀疑存在狩猎者拇指时，全面评价需要拍摄一张拇指外展应力位片。第1掌骨和拇指近节指骨之间的成角增加到大于30°是狩猎者拇指的典型征象，这意味着第一掌指关节的半脱位（图7-127）。应该进行拇指关节造影来评价尺侧副韧带的撕裂、移位和嵌顿（图7-128）。

MRI检查是诊断该损伤的首选方法（图7-129），特别是用于检出尺侧副韧带的撕裂移位（图7-130、图7-131）。同样，在确认Stener损伤方面，超声检查被证明是一种简单、可靠且价格低廉的检查方法。

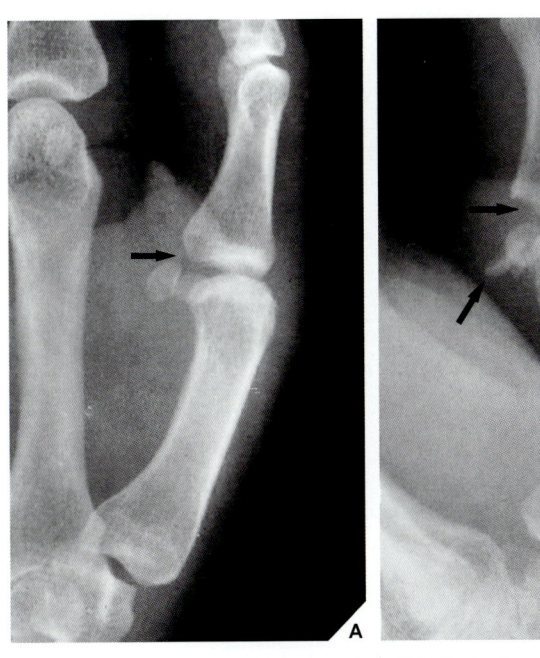

图 7-126　狩猎者拇指（1）

38岁男性，在滑雪斜坡上手着地摔倒，表现为右手拇指基底部疼痛，体格检查显示第一掌指关节不稳定。右手拇指的斜位（A）和背掌位（B）X线片显示第一近节指骨基底部骨折（箭头）和局部软组织肿胀——狩猎者拇指的并发征象

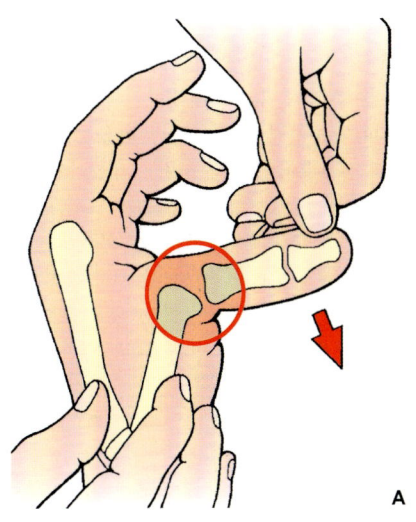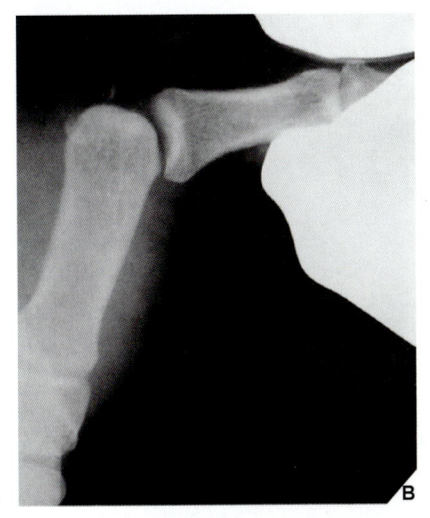

图 7-127　狩猎者拇指（2）

另一例患者，拇指的背掌位和侧位X线片（此处未列出）没有显示骨折，但是因为在体格检查时发现第一掌指关节不稳定（A），拍摄了一张拇指外展应力位片（B），该片显示第一掌指关节的半脱位，表现为第1掌骨和拇指近节指骨之间的成角增加到大于30°，确定为狩猎者拇指

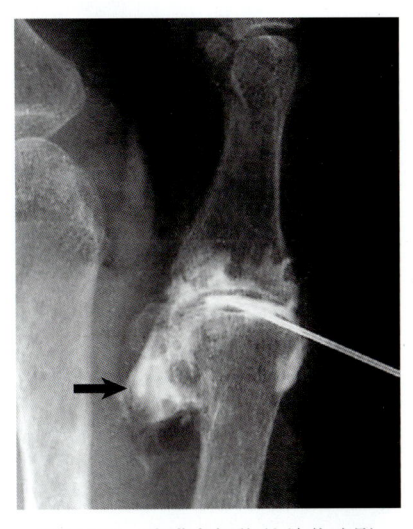

图 7-128　狩猎者拇指的关节造影

第一掌指关节造影显示狩猎者拇指的典型征象，造影剂沿着第1掌骨头尺侧渗漏（箭头），表明尺侧副韧带撕裂（由 Donald Resnick，MD，San Diego，California 提供）

2. 手指撕脱性骨折　是体育活动中经常发生的损伤。通常，当球撞击指尖时，它们发生在远节指骨背侧伸肌腱插入点水平，导致远节指间关节过度屈曲损伤。远节指间关节的屈曲畸形在临床上很明显，表现为无法伸直手指（槌状指、棒球手指）。撕脱的骨碎片在手指的侧位X线片上很容易识别（图7-132）。偶尔，伸肌腱断裂没有相关的撕脱骨折。在创伤事件期间，甲床也可能被撕脱。应用夹板和物理疗法的保守治疗是小骨折或单独肌腱病变的首选治疗方法；然而，对于关节面畸形的较大骨折，可能需要进行内固定和肌腱修复手术。

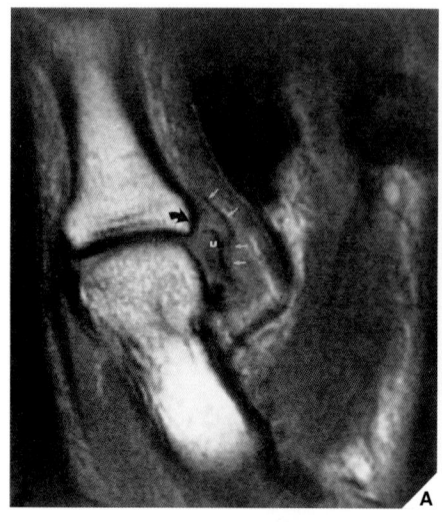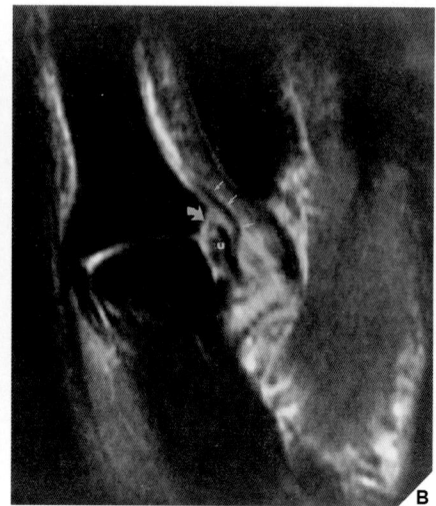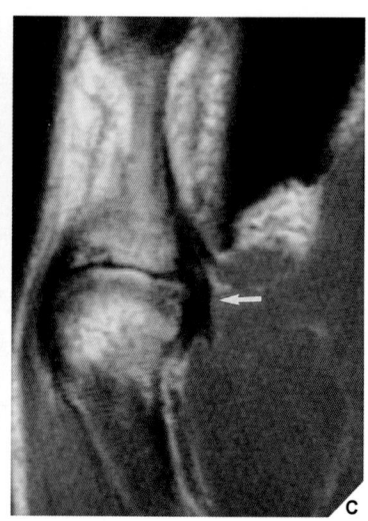

图 7-129 狩猎者拇指的 MRI 表现

冠状位 T₁ 加权像（A）和冠状位 STIR 序列（B）图像显示第一掌指关节（弯箭头）的尺侧副韧带（u）撕裂。撕裂的韧带没有移位，仍然在其长轴方向上（小箭头）。冠状位 T₂ 加权脂肪抑制序列（C）图像显示完整尺侧副韧带的正常表现（箭头）（经允许引自 Stoller DW. *MRI in orthopaedics and sports medicine.* Philadelphia：JB Lippincott；1993.）

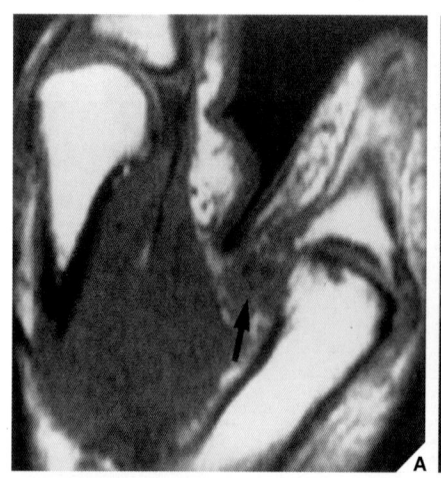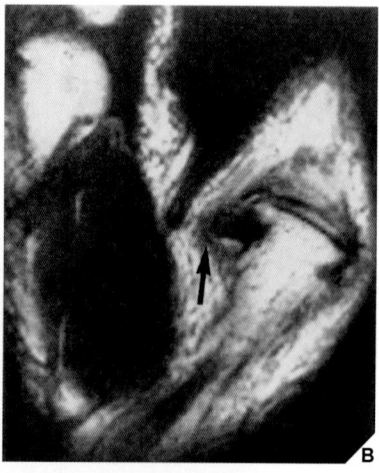

图 7-130 Stener 损伤的 MRI 表现

A. MRI 冠状位 T₁ 加权像显示尺侧副韧带撕裂（箭头），韧带正常的低信号消失。B. MRI 冠状位 T₂ 加权像显示韧带近端从关节移位，表现为垂直方向而不是正常的纵向（箭头），为典型的 Stener 损伤（图 A 经允许引自 Deutsch AL，Mink JH，eds. *MRI of the musculoskeletal system：a teaching file*，2nd ed. Philadelphia：Lippincott-Raven；1997.）

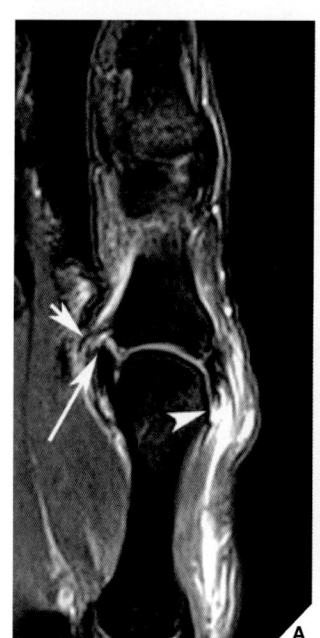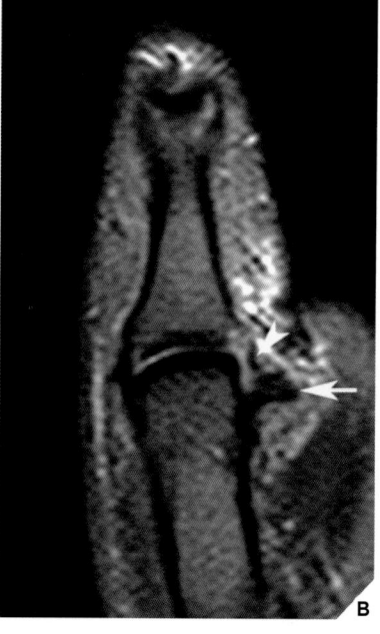

图 7-131 非 Stener 损伤和 Stener 损伤的 MRI 表现

A. 非 Stener 损伤。MRI 冠状位 STIR 序列图像显示尺侧副韧带近节指骨附着点撕裂（长箭头），仍位于内收肌腱膜（短箭头）下方。此外，同时伴有桡侧副韧带掌骨附着点的撕裂（无尾箭头）。B. Stener 损伤。注意移位的尺侧副韧带垂直于第 1 掌骨远端（箭头），并在内收肌腱膜（无尾箭头）下移位

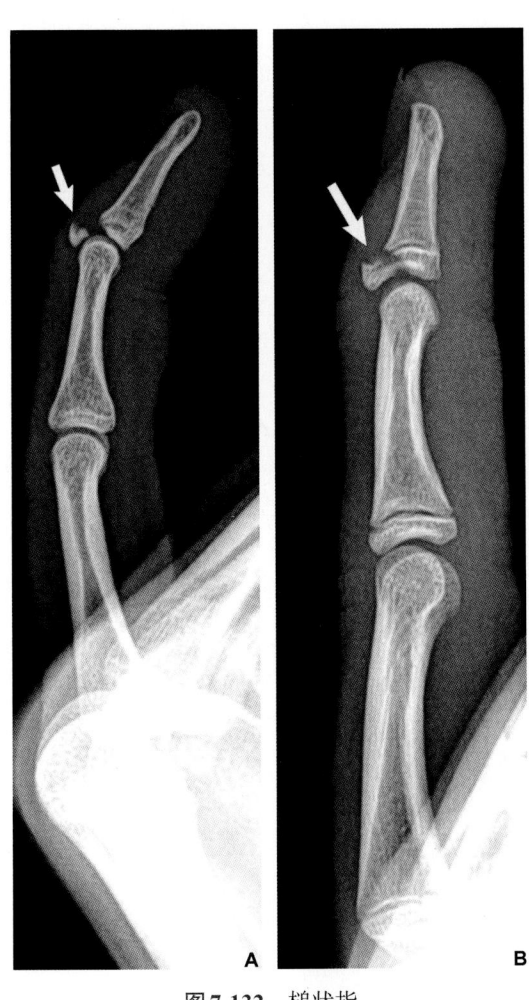

图 7-132　槌状指

A. 17岁女孩，在篮球运动中受伤，右手小指侧位片显示远节指骨基底部背侧（箭头）移位的撕脱骨折，伴有轻度屈曲畸形。B. 另一例患者，14岁男孩，在足球比赛中受伤，也有类似的表现，但没有屈曲畸形。左手中指的侧位片显示骨折从干骺端的背面延伸，穿过生长板，累及远节指骨的骨骺（箭头）。在儿童未成熟的骨骼中，这种损伤代表 Salter Ⅳ型骨折

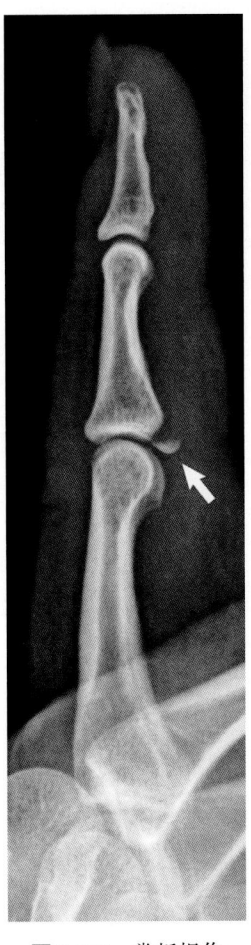

图 7-133　掌板损伤

54岁女性，手伸出摔倒。右手示指侧位片显示中节指骨基底部掌侧移位的撕脱骨折（箭头）

掌板损伤是手指过度伸展损伤的结果，伴有中节指骨（掌板）基底部掌侧撕脱骨折，在手指的侧位X线片上很容易识别（图 7-133）。外侧副韧带损伤也可能与撕脱骨折有关。在这些情况下，临床表现为关节的侧向不稳定。这些损伤的保守治疗效果良好，保守治疗包括将受伤的手指与相邻的正常手指固定在一起（"伙伴粘贴"）。

3. 屈肌滑车系统断裂（登山者手指）　当攀岩者试图用手指支撑整个身体的重量时，手指的屈肌腱和滑车系统会承受很大的压力，尤其是中指和环指。这是一种过度使用导致的屈肌腱滑车系统断裂，最常见于A2和A3滑车。手指的MRI检查为这些损伤提供了独特的影像，为了正确评估这些滑车病变，应在指间关节伸展和屈曲时获得图像。伸展图像显示了相应滑车的撕裂；屈曲图像显示了屈肌腱的"弓弦"征，伴有指骨和肌腱距离的增加（图 7-134）。

4. de Quervain综合征　也称为de Quervain腱鞘滑膜炎，这种异常是指腕部背侧第一伸肌间室内的拇长展肌腱和拇短伸肌腱的腱鞘滑膜炎。这种综合征是由长期过度使用引起的，拇指基底部逐渐出现疼痛和肿胀症状。这些症状可以通过抗炎药、夹板固定治疗、物理疗法和（或）类固醇注射到肌腱鞘内来缓解。这种情况很少需要手术。MRI或超声显示腱鞘滑膜炎常伴有腕部第一伸肌间室内肌腱的变性和撕裂（图 7-135）。

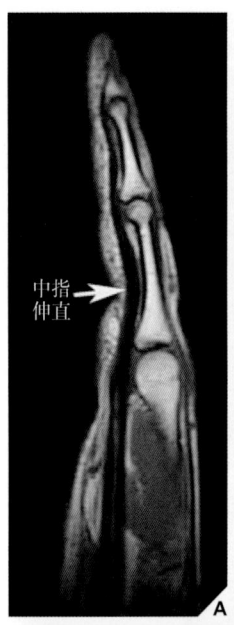
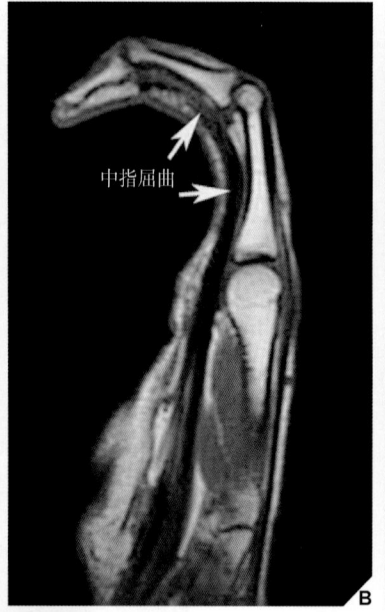
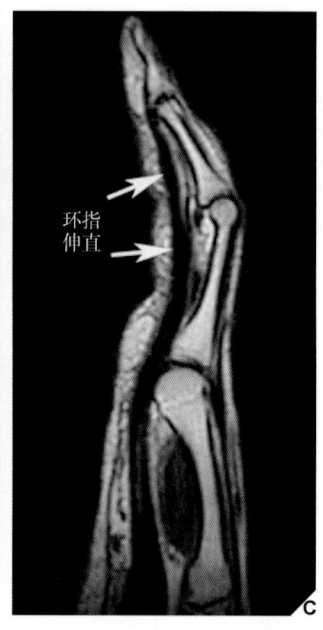
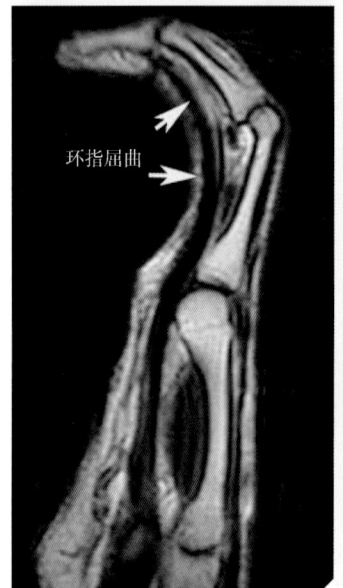
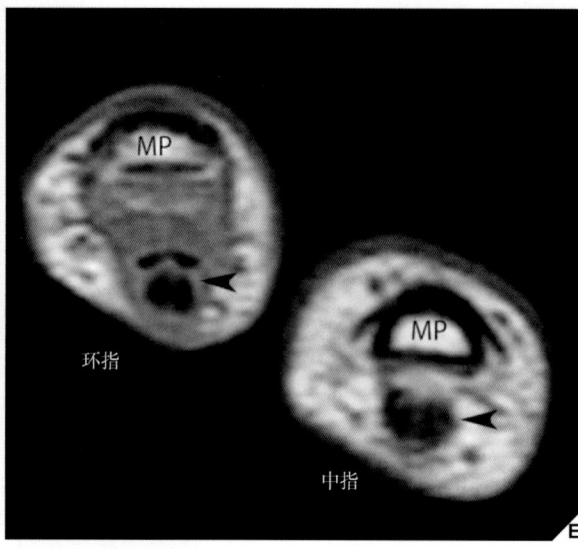

图7-134 屈肌腱滑车断裂（登山者手指）

A. 正常中指伸展时的MRI矢状位T$_2$加权像。注意屈肌腱（箭头）与近节和中节指骨（MP）之间的正常距离非常接近。B. 同一正常中指屈曲的MRI矢状位T$_2$加权像显示屈肌腱（箭头）与近节和中节指骨之间的正常距离。C. 同一例患者尝试伸展时环指的MRI矢状位T$_2$加权像。注意近节指间（PIP）关节水平的轻度屈曲及屈肌腱（箭头）与近节指骨和MP之间的距离增加。D. 同一例患者屈曲时环指的MRI矢状位T$_2$加权像。注意屈肌腱（箭头）与近节指骨和MP之间的距离进一步增加（"弓弦"），反映了A2、A3、A4、C1和C2滑车的断裂。E. 通过中指和环指的MP水平的MRI轴位T$_1$加权像可见，与中指相比，环指的屈肌腱（无尾箭头）和MP之间的距离增加

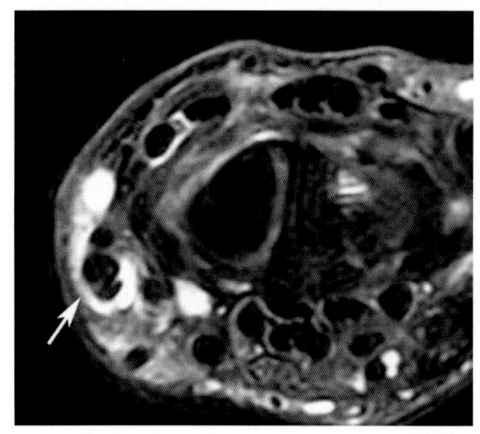

图7-135 de Quervain综合征

腕关节MRI轴位T$_2$加权像显示腕部第一伸肌间室中的拇长展肌腱和拇短伸肌腱的肌腱病与腱鞘炎（箭头）

5. 肌腱和韧带撕裂 屈肌腱和伸肌腱撕裂是手指常见的外伤。超声或MRI的价值不是诊断肌腱撕裂（这通常是基于临床诊断），而是判断肌腱撕裂的准确部位及肌腱近端和远端之间间隙的大小（图7-136）。

有拳头击打硬物史的患者可见矢状束撕裂，尤其是在第三掌指关节水平。第三掌指关节水平的矢状束在桡侧撕裂更多见，因此伸肌腱不稳定并朝向尺侧脱位（图7-137）。

指间关节的脱位和半脱位可导致骨折，但通常仅存在软组织损伤，尤其累及侧副韧带（图7-138）。

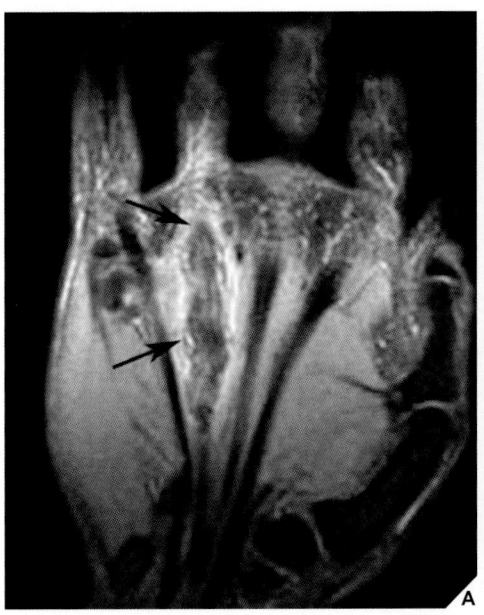
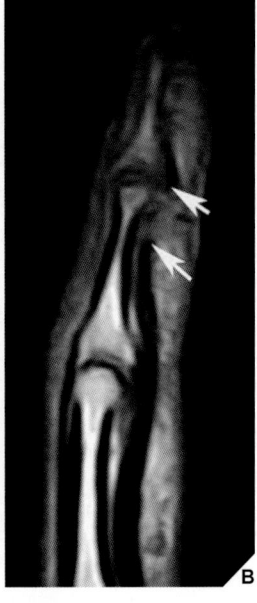

图 7-136　环指屈肌腱撕裂的 MRI 表现

A. 冠状位 T_2 加权脂肪抑制序列 MRI 显示环指指深屈肌腱撕裂并向近端回缩（箭头）伴周围水肿。B. 另一例患者的 MRI 矢状位 T_2 加权像显示指深屈肌腱远端撕裂。注意肌腱断端近侧和远侧之间的间隙（箭头）

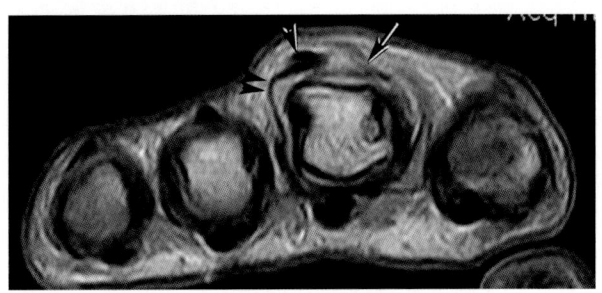

图 7-137　中指矢状束撕裂的 MRI 表现

MRI 轴位 T_2 加权像显示第 3 掌骨头水平的中指桡侧矢状束撕裂（箭头），伸肌腱向尺侧脱位（无尾箭头）。这种损伤是患者用拳头击打硬物表面时的特征

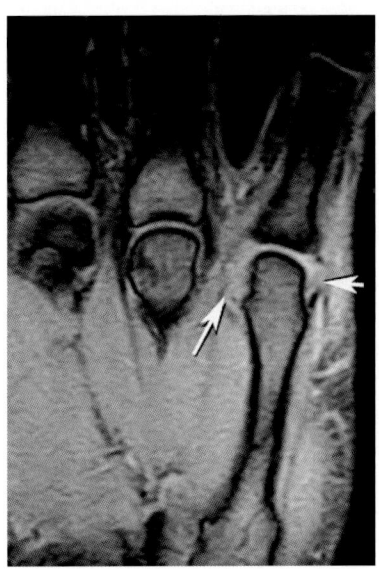

图 7-138　小指尺侧和桡侧副韧带撕裂的 MRI 表现

掌指关节（MCP 关节）水平的 MRI 冠状位质子密度加权脂肪抑制序列图像显示尺侧和桡侧副韧带撕裂（箭头）。与环指的正常副韧带进行比较

记忆要点

前臂远端

[1] 在前臂远端后前位X线片上全面评价创伤，认识如下结构非常重要：

- 尺骨变异：中性、负向和正向
- 桡骨角，正常值是15°～25°
- 桡骨长度

[2] 在前臂远端侧位X线片上全面评价创伤，认识桡骨关节面掌倾角非常重要，其正常值是10°～25°。

[3] 全面评价Colles骨折应考虑下列因素：

- 桡骨短缩程度
- 远端骨折碎片的移位方向
- 骨折线的关节内延伸范围
- 合并的尺骨骨折

[4] 认识Colles骨折的鉴别诊断：

- Barton骨折的背侧型和掌侧型，在侧位片上显示最佳
- Hutchinson（或Chauffeur）骨折，在后前位片上显示最佳
- Smith骨折，在侧位片上评价最佳

[5] 根据骨折线的位置确定桡骨远端骨折的Frykman分型（关节内或关节外）和是否并发尺骨远端骨折，具有判断其预后的实用价值并能为骨科的治疗提供指导。

[6] 利用远端桡尺关节脱位的征象，寻找是否合并桡骨骨折，确定Galeazzi骨折-脱位。

[7] 学会鉴别尺骨挤压综合征和尺骨撞击综合征（尺骨月骨撞击），前者是由于短尺骨的远端撞击桡骨远端所致，后者常合并尺骨正向变异，导致尺骨远端撞击月骨内侧面。

[8] 远端桡尺关节创伤后常见的并发症，如TFCC撕裂，可通过腕关节单对比造影和MRI检查确诊或排除。

腕关节

[1] 如果临床病史和体格检查符合舟骨骨折，而常规X线片显示正常，这时应进一步选择CT或MRI检查。

[2] CT检查可有效显示和评价所谓的舟骨驼背畸形。

[3] 舟骨骨折的延误诊断和治疗可能会导致不愈合、骨坏死和创伤后关节炎（SLAC或SNAC腕关节畸形）。

[4] 三角骨骨折在腕关节侧位片和旋前斜位片上诊断最佳，如果常规X线片表现正常，则应进行CT检查确定或排除诊断。

[5] 钩骨体骨折在侧位和旋前斜位投照上显示最佳。

[6] 怀疑钩骨钩骨折的病例，一定要在腕关节背掌位片上寻找投影在钩骨上的椭圆形皮质环形影。如果钩骨的"眼征"消失、边缘模糊或硬化，则表明钩骨骨折的可能性非常大。

[7] 豌豆骨骨折在旋后斜位和腕管位投照上显示最佳。

[8] Kienböck病外科治疗方法的选择依赖于月骨的完整性，MRI可以显示早期的骨坏死。

[9] 钩月撞击综合征是由于月骨的解剖变异与钩骨形成了一个额外的关节面而产生的，这两块骨的反复接触导致了骨髓水肿和软骨软化，MRI检查显示最佳。

[10] 月骨、月骨周围和腕骨间脱位，由于头状骨、月骨的长轴和桡骨远端正常的中心直线排列关系的破坏，非常容易在侧位X线片上得到确认。

- 在月骨脱位时，直线关系的破坏发生在月骨
- 在月骨周围脱位时，直线关系的破坏发生在头状骨
- 在腕骨间脱位时，直线关系的破坏发生在月骨和头状骨

[11] 对任何类型的腕骨脱位都要仔细寻找有无并发的骨折。

[12] 如果怀疑腕骨间不稳而常规X线片表现正常，下一步应进行透视联合录像检查；如果怀疑韧带撕裂，则应进行关节造影或MRI检查。

[13] 有两种主要类型的腕骨不稳定：DISI和VISI。

[14] 腕管综合征是腕管内正中神经的压迫性神经病变。MRI显示腕管近端正中神经增厚，远端的正中神经变平，屈肌支持带前弓及T_2加权像正中神经信号增高。

[15] Guyon管综合征是管内尺神经的压迫性神经病变。

[16] AIN综合征是一种表现为难以用拇指和示指抓物品及不能握拳的临床综合征，最可靠的征象是MRI上可见旋前方肌的水肿或萎缩。

手

[1] 学会鉴别 Bennett 骨折和 Rolando 骨折（为发生在第 1 掌骨基底部的关节内骨折），应与关节外骨折相鉴别。

[2] Bennett 骨折包括第 1 掌骨大部分的脱位，因此其是一种骨折-脱位。

[3] 当评价 Rolando 骨折（一种粉碎性 Bennett 骨折）时，一定要排除有无陷在第一腕掌关节内的骨折碎片。

[4] 拳击手骨折，常有掌侧骨皮质的粉碎性骨折，在 X 线片上其存在是非常必要的。

[5] 当怀疑狩猎者拇指时，应拍摄拇指的外展应力位片。

[6] 可以用第一掌指关节造影来评价狩猎者拇指的尺侧副韧带断裂、移位或卡压。

[7] MRI 对鉴别第一掌指关节尺侧副韧带的非移位型和移位型撕裂（Stener 损伤）是非常有效的。

手指

[1] 手指撕脱性骨折是体育活动中常见的损伤。它们包括与远节指间关节（槌状指）屈曲相关的远节指骨背板骨折和由于过伸损伤导致的掌板骨折。

[2] 攀岩者通常会出现屈肌滑车系统断裂（所谓的登山者手指）。MRI 检查提供了这些损伤的独特影像。

[3] de Quervain 综合征是指长期过度使用引起的拇长展肌和拇短伸肌腱鞘滑膜炎。MRI 和超声是诊断这种异常的首选检查方法。

（叶 薇 崔佳宁 白荣杰 译）

参考文献

Ali M, Ali M, Mohamed A, et al. The role of ultrasonography in the diagnosis of occult scaphoid fractures. *J Ultrason* 2018;18:325–331.

Andreisek G, Crook DW, Burg D, et al. Peripheral neuropathies of the median, radial, and ulnar nerves: MR imaging features. *Radiographics* 2006;26:1267–1287.

Bado JL. The Monteggia lesion. *Clin Orthop Relat Res* 1967;50:71–86.

Bateni CP, Bartolotta RJ, Richardson ML, et al. Imaging key wrist ligaments: what the surgeon needs the radiologist to know. *AJR Am J Roentgenol* 2013;200:1089–1095.

Bencardino JT, Rosenberg ZS. Entrapment neuropathies of the upper extremity. In: Stoller DW, ed. *Magnetic resonance imaging in orthopaedics and sports medicine*, 3rd ed. Baltimore: Lippincott Williams & Wilkins; 2007:1933–1976.

Bordalo-Rodrigues M, Amin P, Rosenberg ZS. MR imaging of common entrapment neuropathies at the wrist. *Magn Reson Imaging Clin N Am* 2004;12:265–279.

Buck FM, Gheno R, Nico MAC, et al. Ulnomeniscal homologue of the wrist: correlation of anatomic and MR imaging findings. *Radiology* 2009;253:771–779.

Cerezal L, del Piñal F, Abascal F, et al. Imaging findings in ulnar-sided wrist impaction syndromes. *Radiographics* 2002;22:105–121.

Crema MD, Zentner J, Guermazi A, et al. Scapholunate advanced collapse and scaphoid nonunion advanced collapse: MDCT arthrography features. *AJR Am J Roentgenol* 2012;199:W202–W207.

Draghi F, Bortolotto C. Intersection syndrome: ultrasound imaging. *Skeletal Radiol* 2014;43:283–287.

Faccioli N, Foti G, Barillari M, et al. Finger fractures imaging: accuracy of cone-beam computed tomography and multislice computed tomography. *Skeletal Radiol* 2010;39:1087–1095.

Gilula LA. Roentgenographic evaluation of the hand and wrist. In: Weeks PM, ed. *Acute bone and joint injuries of the hand and wrist*. St. Louis: Mosby; 1981:3.

Gilula LA, Weeks PM. Post-traumatic ligamentous instabilities of the wrist. *Radiology* 1978;129:641–651.

Goldfarb CA, Yin Y, Gilula LA, et al. Wrist fractures: what the clinician wants to know. *Radiology* 2001;219:11–28.

Goyal A, Srivastava DN, Ansari T. MRI in de Quervain tenosynovitis: is making the diagnosis sufficient? *AJR Am J Roentgenol* 2018;210:W133–W134.

Gupta P, Lenchik L, Wuertzer SD, et al. High-resolution 3-T MRI of the fingers: review of anatomy and common tendon and ligament injuries. *AJR Am J Roentgenol* 2015;204:W314–W323.

Haims AH, Schweitzer ME, Morrison WB, et al. Limitations of MR imaging in the diagnosis of peripheral tears of the triangular fibrocartilage of the wrist. *AJR Am J Roentgenol* 2002;178:419–422.

Henrichon SS, Foster BH, Shaw C, et al. Dynamic MRI of the wrist in less than 20 seconds: normal midcarpal motion and reader reliability. *Skeletal Radiol* 2020;49:241–248.

Hunter TB, Peltier LF, Lund PJ. Radiologic history exhibit. Musculoskeletal eponyms: who are those guys? *Radiographics* 2000;20:819–836.

Johnson PG, Szabo RM. Angle measurements of the distal radius: a cadaver study. *Skeletal Radiol* 1993;22:243–246.

Johnson RP. The acutely injured wrist and its residuals. *Clin Orthop Relat Res* 1980;(149):33–44.

Kienböck R. Über traumatische Malazie des Mondbeins, und ihre Folgezustande: Entartungsformen und Kompressionsfrakturen. *Fortschr Roentgenstr* 1910;16:77–103.

Lamaris GA, Matthew MK. The diagnosis and management of mallet finger injuries. *Hand (N Y)* 2017;12:223–228.

Lee RKL, Griffith JF, Ng AWH, et al. Imaging of radial wrist pain. I. Imaging modalities and anatomy. *Skeletal Radiol* 2014;43:713–724.

Lee RKL, Ng AWH, Tong CSL, et al. Intrinsic ligament and triangular fibrocartilage complex tears of the wrist: comparison of MDCT arthrography, conventional 3-T MRI, and MRI arthrography. *Skeletal Radiol* 2013;42:1277–1285.

Lichtman DM, Schneider JR, Swafford AF, et al. Ulnar midcarpal instability—clinical and laboratory analysis. *J Hand Surg Am* 1991;6A:515–523.

Lok RLK, Griffith JF, Ng AWH, et al. Imaging of radial wrist pain. Part II: pathology. *Skeletal Radiol* 2014;43:725–743.

Magee T. Comparison of 3-T MRI and arthroscopy of intrinsic wrist ligament and TFCC tears. *AJR Am J Roentgenol* 2009;192:80–85.

Maizlin ZV, Brown JA, Clement JJ, et al. MR arthrography of the wrist: controversies and concepts. *Hand (N Y)* 2009;4:66–73.

Mak WH, Szabo RM, Myo GK. Assessment of volar radiocarpal ligaments: MR arthrographic and arthroscopic correlation. *AJR Am J Roentgenol* 2012;198:423–427.

Manaster BJ. Digital wrist arthrography: precision in determining the size of radiocarpal-midcarpal communication. *AJR Am J Roentgenol* 1986;147:563–566.

Manaster BJ. The clinical efficacy of triple-injection wrist arthrography. *Radiology* 1991;178:267–270.

Martinoli C, Bianchi S, Cotten A. Imaging of rock climbing injuries. *Semin Musculoskelet Radiol* 2005;9:334–345.

Mayfield JK. Mechanism of carpal injuries. *Clin Orthop Relat Res* 1980;(149):45–54.

Milner CS, Manon-Matos Y, Thirkannad SM. Gamekeeper's thumb—a treatment-oriented magnetic resonance imaging classification. *J Hand Surg Am* 2015;40:90–95.

Mitsuyasu H, Patterson RM, Shah MA, et al. The role of the dorsal intercarpal ligament in dynamic and static scapholunate instability. *J Hand Surg Am* 2004;29:279–288.

Norman A, Nelson JM, Green SM. Fractures of the hook of the hamate: radiographic signs. *Radiology* 1985;154:49–53.

Ragheb D, Stanley A, Gentili A, et al. MR imaging of the finger tendons: normal anatomy and commonly encountered pathology. *Eur J Radiol* 2005;56:296–306.

Resnick D. Arthrography and tenography of the hand and wrist. In: Dalinka MK, ed. *Arthrography*. New York: Springer-Verlag; 1980.

Resnick D, Danzig LA. Arthrographic evaluation of injuries of the first metacarpophalangeal joint: gamekeeper's thumb. *AJR Am J Roentgenol* 1976;126:1046–1052.

Scalcione LR, Pathria MN, Chung CB. The athlete's hand: ligament and tendon injury. *Semin Musculoskelet Radiol* 2010;16:338–349.

Shahabpour M, Staelens B, Van Overstraeten L, et al. Advanced imaging of the scapholunate ligamentous complex. *Skeletal Radiol* 2015;44:1709–1725.

Theumann NH, Pessis E, Lecompte M, et al. MR imaging of the metacarpophalangeal joints of the fingers: evaluation of 38 patients with chronic joint disability. *Skeletal Radiol* 2005;34:210–216.

Theumann NH, Pfirrmann CWA, Antonio GE, et al. Extrinsic carpal ligaments: normal MR arthrographic appearance in cadavers. *Radiology* 2003;226:171–179.

Tresley J, Singer AD, Ouellette EA, et al. Multimodality approach to a Stener lesion: radiographic, ultrasound, magnetic resonance imaging, and surgical correlation. *Am J Orthop (Belle Mead NJ)* 2017;46:E195–E199.

Yeager BA, Dalinka MK. Radiology of trauma to the wrist: dislocations, fracture dislocations, and instability patterns. *Skeletal Radiol* 1985;13:120–130.

Yoshioka H, Tanaka T, Ueno T, et al. High-resolution MR imaging of the proximal zone of the lunotriquetral ligament. *Skeletal Radiol* 2006;35:288–294.

Zanetti M, Hodler J, Gilula LA. Assessment of dorsal or ventral intercalated segmental instability configurations of the wrist: reliability of sagittal MR images. *Radiology* 1998;206:339–345.

Zanetti M, Linkous MD, Gilula LA. Characteristics of triangular fibrocartilage defects in symptomatic and contralateral asymptomatic wrists. *Radiology* 2000;216:840–845.

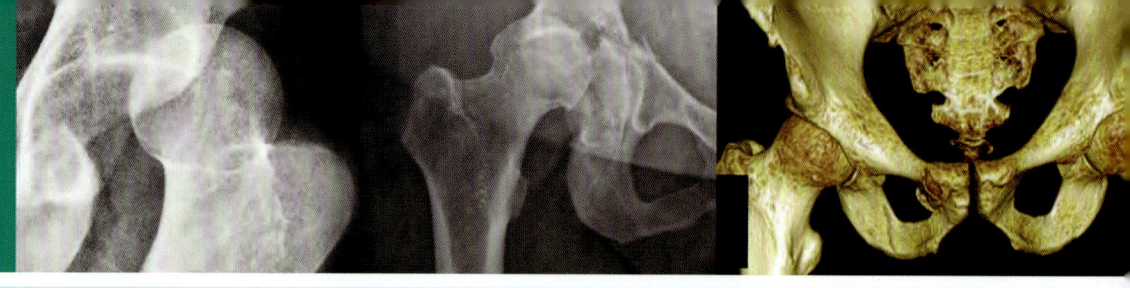

第8章

下肢 I ：骨盆、骶骨和股骨近端

一、骨　盆

　　骨盆骨折只占所有骨骼损伤的一小部分，常见于机动车事故或高空摔落。然而，骨盆骨折损伤的重点在于伴随的大血管、神经和下尿路损伤，这些损伤可能是致命的。骨盆外伤有时没有明显的临床体征，因此，放射学检查有助于正确诊断。髋臼骨折占骨盆骨折的20%，伴或不伴髋关节脱位。股骨近端（上段）骨折有时指髋关节骨折，常见于老年人，通常是由轻微损伤所致，女性比男性多见（2:1），而股骨近端关节囊内骨折女性比男性更多见（5:1）。

（一）影像解剖学

　　评价骨盆带、髋臼和股骨近端外伤的主要影像学检查方法是X线和CT检查。其他辅助检查技术对伴随的周围软组织和盆腔内器官损伤的整体评价也很重要，如盆腔血管造影和膀胱尿道造影。核素骨扫描和MRI对发现股骨颈微骨折及外伤后股骨头早期坏死是必需的。

　　评价骨盆带和股骨近端外伤的标准及特殊放射学投照包括骨盆前后位、骨盆前和后斜位、髋关节前后位和髋关节蛙式侧位。有时需投照腹股沟侧位或其他特殊投照位。

　　骨盆和髋关节前后位投照可有效评价骶翼、髂骨、坐骨、耻骨、股骨头和股骨颈的大多数外伤病变（图8-1），也可以很好地观察股骨颈、干长轴重要的解剖关系。正常情况下，这两个长轴所形成的颈干角为125°～135°。颈干角的测量有助于判断股骨颈骨折移位情况。内翻时颈干角变小，外翻时颈干角变大（图8-2）。然而，前后位常不足以充分评价整个骶骨、骶髂关节和髋臼。观察骶髂关节需要将球管向足侧成角25°～30°后前位投照，或者将球管向头侧成角30°～35°前后位投照，后者称为Ferguson位，此体位投照能更有效地评价骶骨、尺骨和坐骨支的损伤（图8-3）。评价髋臼时需斜位投照，即Judet位。前（内）斜位投照可以观察髂耻（前）柱和髋臼后唇（缘）（图8-4）。后（外）斜位投照可以观察髂坐（后）

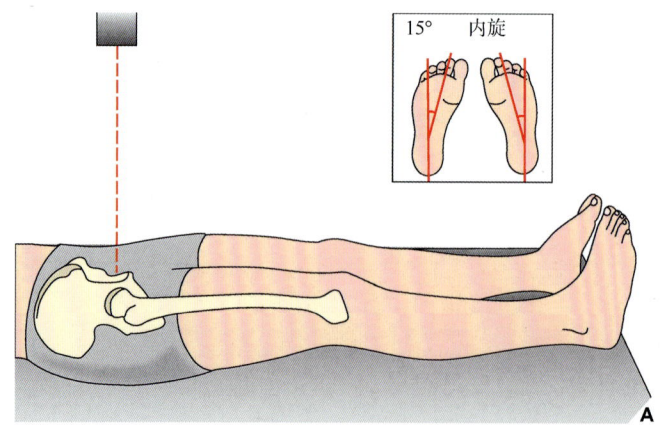

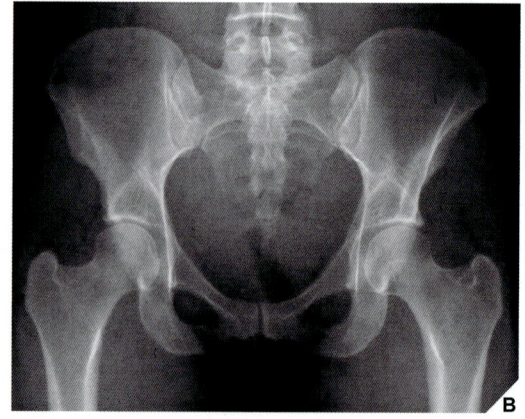

15° 内旋

图 8-1　前后位

A. 骨盆和髋关节前后位投照时，患者仰卧且双脚轻度内旋15°（局部放大图），双脚内旋可以消除正常股骨颈前倾的影响（见图8-7B）。X线中心束（虚线）垂直投照于骨盆中心可以获得完整的骨盆影像；单侧髋关节投照时对准该侧股骨头。B. 该图显示髂骨、骶骨、耻骨、坐骨、股骨头和颈，以及大、小粗隆。髋臼与股骨头部分重叠显示欠清，同时可观察骶髂关节正位柱和髋臼前唇（缘）（图 8-5）。蛙式侧位可观察股骨近端和髋关节的结构，并准确评价股骨头和大、小粗隆骨折（图 8-6）。观察股骨头的前、后面和髋臼前缘需要髋关节腹股沟侧位投照，该投照位

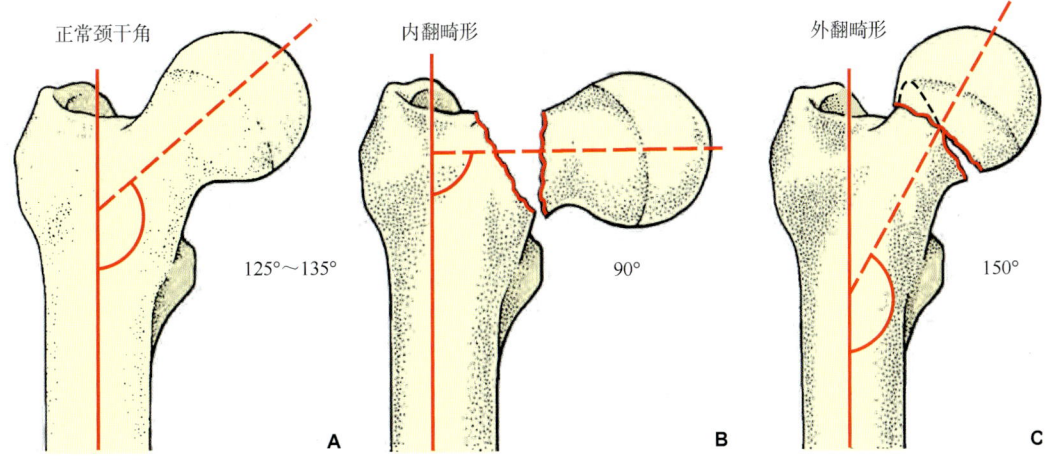

图 8-2　股骨颈干角

股骨干和股骨颈长轴相交成颈干角（A），正常值为 125°～135°。股骨颈骨折评价移位情况时，颈干角变小为内翻畸形（B），角度变大则为外翻畸形（C）

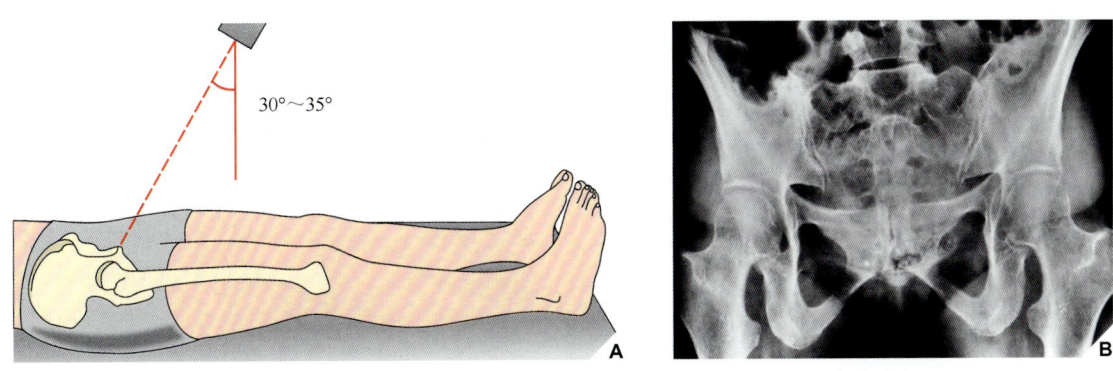

图 8-3　Ferguson 位

A. 骨盆成角前后位投照（Ferguson 位）时，患者位置与标准前后位投照时相同。球管向头侧成角 30°～35°，中心束（虚线）对准骨盆中心。B. 该投照位可观察骶髂关节切线位，也可观察骶骨、耻骨和坐骨支

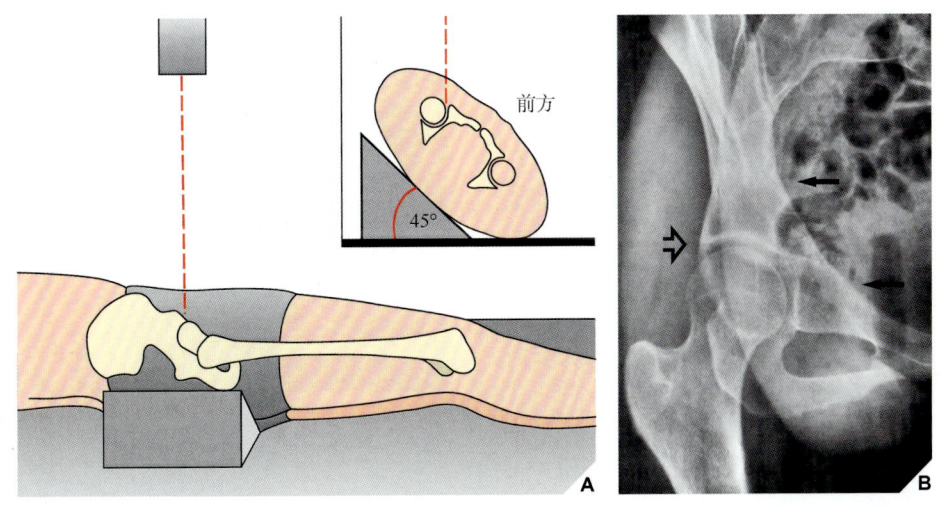

图 8-4　前斜位

A. 骨盆前斜位（Judet 位）投照时，患者取仰卧位，向前旋转，使患侧抬高 45°（局部放大图）。中心束（虚线）垂直对准患侧髋关节。B. 该投照位可清楚显示髂耻（前）柱（箭头）（见图 8-20B）和髋臼后唇（空心箭头）

对于观察股骨近端骨折片前或后移位及股骨头旋转的角度尤其重要。该投照位显示了股骨近端的侧面，从而可以观察一个重要的解剖结构，即股骨颈前倾角，该角正常范围是25°～30°

（图8-7）。髋关节Dunn侧位（图8-8）及假侧位（图8-9）有时可分析存在股骨髋臼撞击征（FAI征）时股骨头/颈交界处的形态，并可评估股骨头的髋臼覆盖范围。

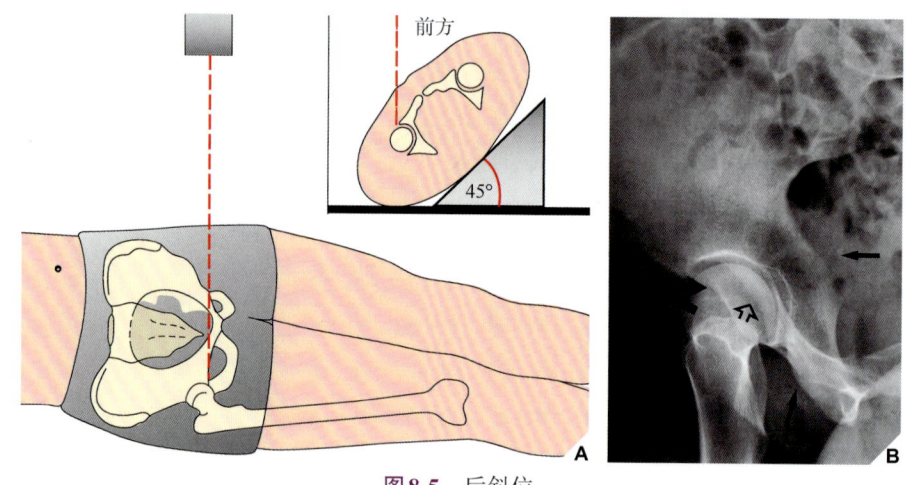

图8-5　后斜位

A. 后斜位（Judet位）投照骨盆时，患者取仰卧位，向前旋转，使健侧抬高45°（局部放大图）。中心线（虚线）垂直对准患侧髋关节。B. 该投照位可清楚显示髂坐（后）柱（箭头）、髋臼后唇（空心箭头）和髋臼前缘（弯箭头）

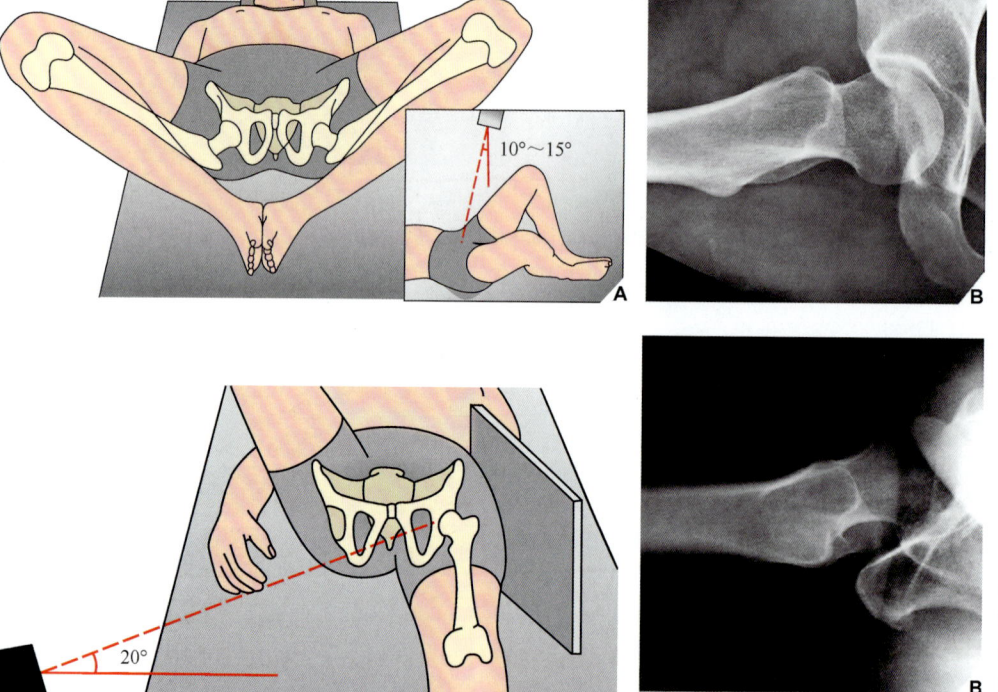

图8-6　蛙式侧位

A. 蛙式侧位投照股骨近端和髋关节时，患者取仰卧位，双膝屈曲，脚掌并拢，大腿尽量外展。双侧髋关节投照时，将中心束（虚线）垂直对准或向头侧成角10°～15°对准耻骨联合稍上方（局部放大图）；单髋关节投照时直接对准患侧髋关节。B. 该投照位可清楚显示股骨头的侧面和大小粗隆

图8-7　腹股沟侧位

A. 髋关节腹股沟侧位投照时，患者取仰卧位，患侧肢体伸直，对侧肢体抬高外展。影像板靠在患侧肢体侧面，中心束（虚线）向头侧成角约20°，水平对准腹股沟。B. 该投照位可得到股骨头的真正侧面，因此可评价股骨头前后面。该图还能显示股骨颈前倾角，正常范围是25°～30°

前方
股骨头
前倾角
大粗隆
小粗隆
坐骨结节

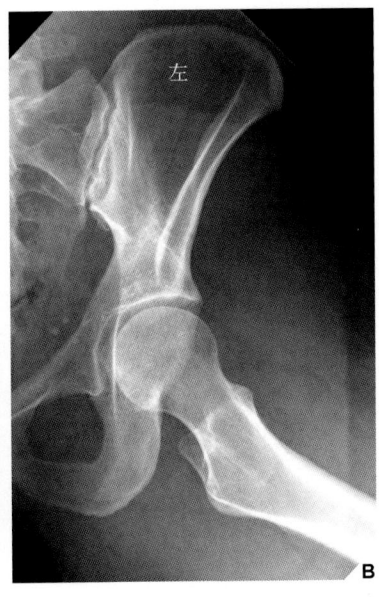

图8-8　Dunn侧位

髋关节Dunn侧位投照时，患者取仰卧位，髋关节屈曲90°，外展20°。中心束指向髂前上棘和耻骨联合之间的中点。髋关节屈曲仅45°也可获得类似的投照。A、B.该投照位可清楚显示股骨头/颈部交界处和股骨头形状（球形或非球形）

在评价骨盆和髋臼的外伤时，一些辅助影像检查技术也有重要价值，这些检查可以提供必要且常常难以获得的信息，进而帮助骨科医师决定采取何种治疗方法，并且可以判断骨盆和髋臼骨折的预后。处理这些骨折需要根据骨折片的稳定性及骨折线是否延伸到关节内来决定，CT检查可以提供普通X线标准或特殊投照不能发现的情况（图8-10，见图8-23～图8-25）。除了可以确定骨折片的大小、数目和位置、承重关节面的情况及骨折片的形态，CT还可以观察软组织及伴随的软组织结构损伤。然而，当严重外伤需要紧急手术时，CT检查可能是费时且不可行的，这时常规X线检查可以比较迅速地完成，从而快速确定外伤类型。CT检查非常有利于评价术后骨折断端对位及愈合情况。

MRI和MRa用于评价髋关节多发关节内和关节外损伤。了解正常解剖对于正确理解累及髋关节的病理过程十分重要（图8-11）。

MRI在评价髋关节外伤时很有优势，尤其是诊断X线上隐匿性骨折时快速而精确且性价比高。当外伤史不明确时，MRI可以发现如骨挫伤（骨小梁微骨折）等引起髋关节痛的创伤性病变。MRI还可以诊断外伤后股骨头坏死，发现和定量创伤性髋关节前、后脱位时不可避免的肌肉损伤、关节积液/血（见图4-133、图4-134）。

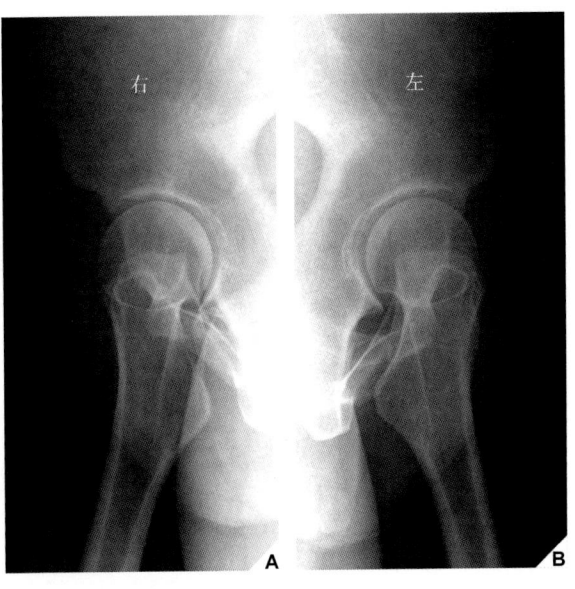

图8-9　假侧位

假侧位投照时，患者取站立位，患髋抵住片盒，骨盆向后旋转25°，因此患者的背部与检查台成65°角，患侧足与片盒平行，中心束指向股骨头。A、B.该投照位可清楚地显示骨性髋臼对股骨头的覆盖程度。此外，还可以计算出量化股骨头髋臼前覆盖的前侧中心边缘角（Lequesne角）

骨盆骨折通常危及泌尿系统。据报道，骨盆骨折患者中膀胱损伤和尿道损伤的发生率分别为6%和10%。这时需要使用造影剂通过CT、静脉肾盂造影（IVP）和膀胱尿道造影检查泌尿系统。为了评价盆腔血管系统的损伤，需要动脉造影和静脉造影。动脉造影除了可以明确诊断，还可以行介入治疗，如利用栓塞控制出血。

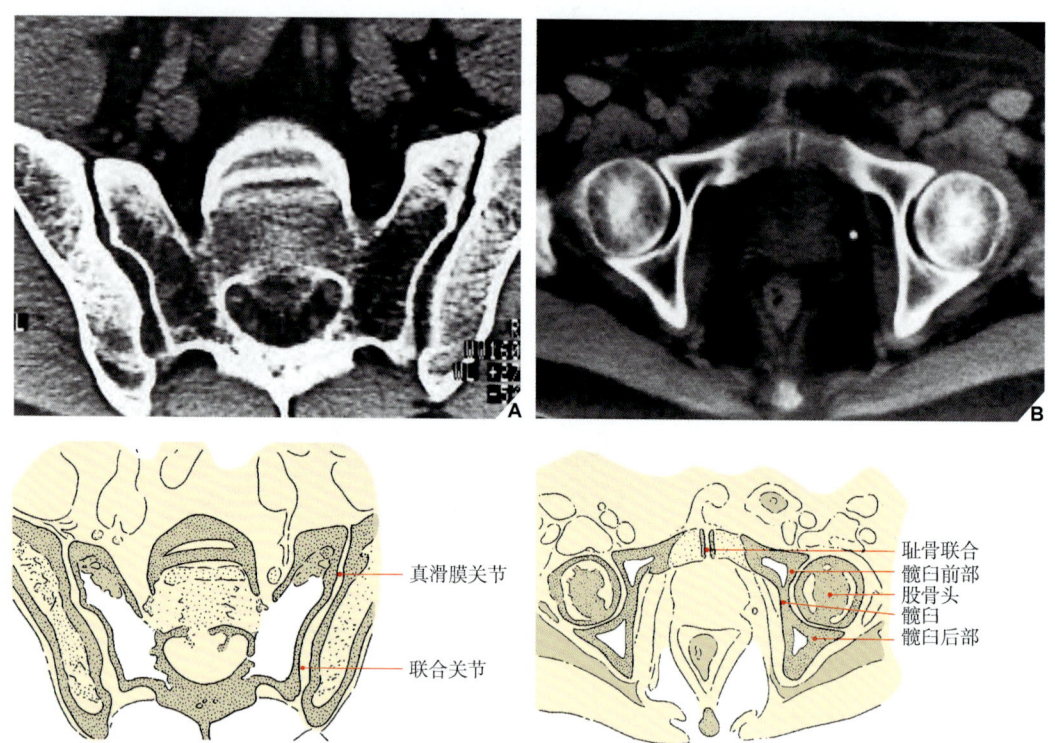

图8-10 骶髂关节和髋关节的CT表现

A. S₂水平CT显示真正（滑膜）骶髂关节。B. 通过髋关节层面可充分评价股骨头与髋臼的关系。耻骨及耻骨联合也可清楚显示

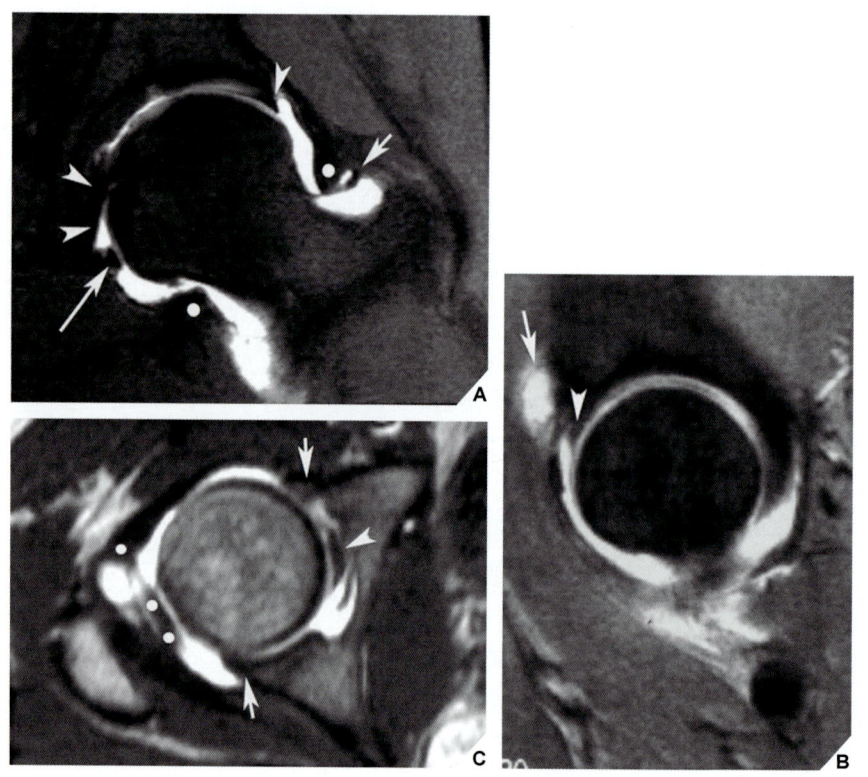

图8-11 正常髋关节的MRa表现

A. MRa冠状位T₁加权脂肪抑制图像显示正常的上盂唇（单无尾箭头）、圆韧带（双无尾箭头）、轮匝带（白点）、横韧带（长箭头）、上支持带（短箭头）。B. MRa矢状位T₁加权脂肪抑制图像显示上盂唇（无尾箭头），以及髂腰肌滑囊内少量造影剂（箭头），这种表现可以见于15%的正常人。
C. MRa轴位T₁加权像显示圆韧带（无尾箭头），轮匝带（白点）及前、后盂唇（箭头）

上文小结见表8-1和表8-2。

表8-1　评价骨盆、髋臼、骶骨和股骨近端损伤的标准和特殊X线投照体位

投照体位	显示内容	投照体位	显示内容
前后位	股骨颈干角	斜位（Judet位）	
	髋臼相关放射学标志（线）：	前斜位（内）	髂耻线
	髂耻线		骨折：
	髂坐线		前（髂耻）柱骨折
	泪滴状		髋臼后缘骨折
	髋臼顶	后斜位（外）	四边体
	髋臼前缘		骨折：
	髋臼后缘		后（髂坐）柱骨折
	内、外翻畸形		髋臼前缘骨折
	撕脱骨折	蛙式侧位	骨折：
	Malgaigne骨折		股骨头、股骨颈骨折
	骨折：		大、小粗隆骨折
	髂骨骨折（Duverney骨折）	腹股沟侧位	股骨头前倾角
	坐骨骨折		股骨颈前后面骨皮质
	耻骨骨折		坐骨结节
	骶骨骨折（部分病例）		股骨头下骨折时股骨头的旋转和
	股骨头和股骨颈骨折		移位
	髋关节脱位		
头侧成角30°～35°	骨折：		
（Ferguson位）	骶骨骨折		
或足侧成角25°～30°	耻骨支骨折		
（后前位投照）	坐骨骨折		
	骶髂关节损伤		

表8-2　骨盆、髋臼和股骨近端损伤的检查方法

方法	显示内容	方法	显示内容
CT（包括三维CT）	骨折片的位置，复杂骨折时骨折线的延伸，尤其是骨盆、髋臼和骶骨骨折	CT血管成像	血管损伤
		核医学（闪烁成像、骨扫描）	隐匿性骨折
	关节承重面		应力性骨折
	骶髂关节		外伤后骨坏死
	关节内碎片		
	软组织损伤	静脉肾盂造影，静脉尿路造影	合并的输尿管、膀胱及尿道损伤
MRI	合并的输尿管、膀胱及尿道损伤	膀胱尿道造影	
	软组织损伤，包括不同肌腱异常、神经卡压（梨状肌综合征、髂肌综合征、股外侧皮肤神经病变或感觉异常性神经痛）及Morel-Lavallée损伤	血管造影（动脉造影、静脉造影）	血管损伤
	外伤后骨坏死		
	隐匿性骨折		
	骨挫伤（骨小梁微骨折）		

（二）骨盆及髋臼外伤

　　骨盆是一个近乎完整的环，包括3个组成部分：骶骨及两侧的成对结构，包括髂骨、坐骨及耻骨。鉴于骨盆的这种结构及各组成部分的相互关系，当发现一个很明显的单发骨折时，不应该结束放射学检查。必须对骨盆进行更全面细致的检查，以排除骨盆环其他组成部分有无骨折，以及骶髂关节或耻骨联合有无分离（见图4-7）。

　　1. 骨盆骨折分类　众多的骨盆骨折分类系统的提出，既可以发现骨盆外伤的特殊表现以助于影像学检查和诊断，也可以对这些损伤进行分类以助于骨科处理及预后。后者在骨盆骨折中尤其重要，因为骨盆带各组成结构具有内在的不稳定性，骨盆的完整性完全依赖于韧带支持及骶髂关节的稳定作用。因此，可根据骨盆骨折是否影响骨盆环的稳定性，将骨盆骨折分为稳定性骨折（图8-12）及不稳定性骨折（图8-13），二者的处理及预后完全不同。

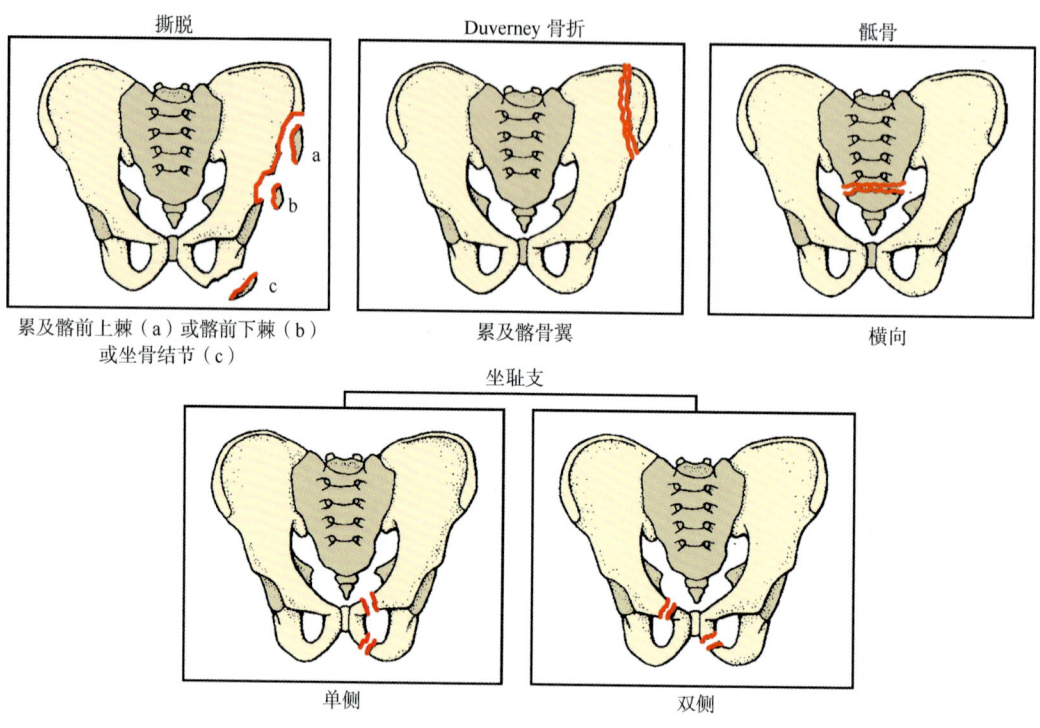

图 8-12 骨盆稳定性骨折

经允许引自 Dunn AW, Morris HD. Fractures and dislocations of the pelvis. *J Bone Joint Surg Am* 1968; 50: 1639-1648.

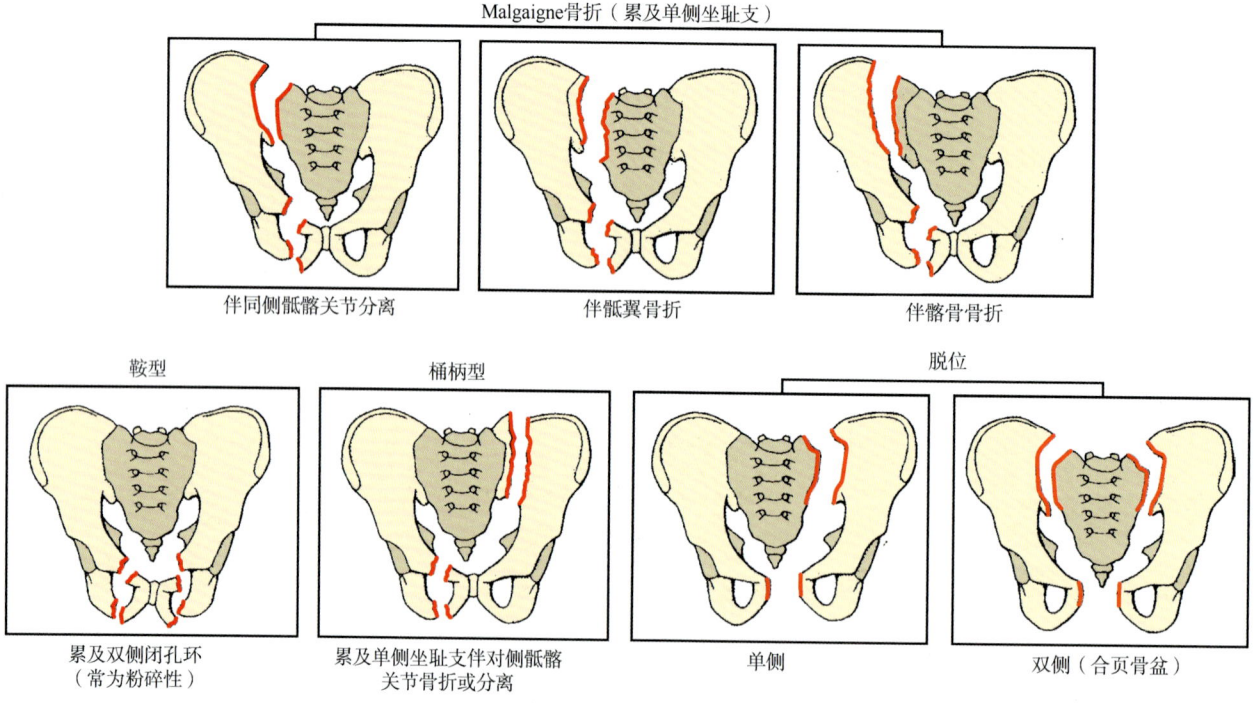

图 8-13 不稳定性骨盆骨折

经允许引自 Dunn AW, Morris HD. Fractures and dislocations of the pelvis. *J Bone Joint Surg Am* 1968; 50: 1639-1648.

除了根据稳定与否对骨盆外伤进行分类以外，还有其他一些分类系统用于放射诊断和骨科处理。Pennal 及其同事根据外伤作用力的方向提出一种分类系统。该系统确定了四种类型的作用力作为损伤的潜在机制，产生了独特的影像学表现。

（1）前后压缩型：该作用力为前后或后前方向，引起耻骨支垂直方向骨折和耻骨联合及骶髂关节分离，通常导致骨盆对称性"脱位"（合页骨盆，"开书"外伤）。

（2）侧方压缩型：该侧方作用力常导致耻骨支水平或冠状方向骨折、骶骨压缩性骨折、髂骨翼骨折和髋关节中心脱位；而根据压缩力偏重于前方还是后方，也可引起半侧或两侧骨盆移位或旋转，导致不同程度的骨盆不稳定。

（3）垂直剪切型：由下向上的破坏力传至单侧或双侧中线旁的骨盆，常由高空坠落引起，常导致耻骨支、骶骨和髂骨翼垂直方向骨折。由于严重的韧带撕裂，该型作用力的外伤会引起严重的骨盆不稳定。

（4）混合型：至少两种不同矢量方向的力量作用于骨盆，最常见的是前后方和侧方压缩模式。

这种分类系统与传统的将骨盆骨折分为稳定性骨折与不稳定性骨折相对应。当需要紧急手术而又没有 CT 检查时，该分类系统通过前后位 X 线投照就可以充分评价骨盆外伤，具有实用价值。同时，也可以看出作用于骨盆的外力类型与可能伴随发生的韧带和盆腔器官损伤的关系。例如，在前后压缩性外伤中会损伤骶髂前韧带、骶结节 - 骶髂韧带复合体和联合韧带，同时可能会损伤尿道、膀胱及盆腔血管。侧方压缩性外伤中则会损伤骶髂后韧带和（或）骶棘 - 骶结节韧带复合体，而泌尿道损伤可能会发生，也可能不会发生。在垂直剪切型外伤中，通常会损伤同侧的骶髂前和后韧带、骶棘 - 骶结节韧带和前联合韧带。垂直剪切外伤常伴随坐骨神经和盆腔血管损

伤，导致大出血。以下将讨论更传统的骨盆外伤的教学分类。

2. 骨盆骨折

（1）撕脱骨折：是稳定性骨折（图 8-14，也见图 8-12），常累及髂前上棘、髂前下棘或坐骨结节，常见于运动员，因肌肉强力收缩导致：缝匠肌和阔筋膜张肌与髂前上棘撕脱相关，股直肌与髂前下棘撕脱相关，股旋肌与大粗隆撕脱相关，髂腰肌与小粗隆撕脱相关，内收肌和股薄肌与耻骨撕脱相关，腘绳肌与坐骨结节撕脱相关。骨盆前后位像中可以清楚显示大部分撕脱骨折（图 8-15）。然而，在愈合时如有大量骨痂形成或者骨痂完全骨化后，这些撕脱骨折可能会被误诊为肿瘤。另外，发生在骨盆骨周围软组织中的一种以成骨为特点的骨盆先天变异，即所谓的骨盆指，也可能被误诊为撕脱骨折（图 8-16）。

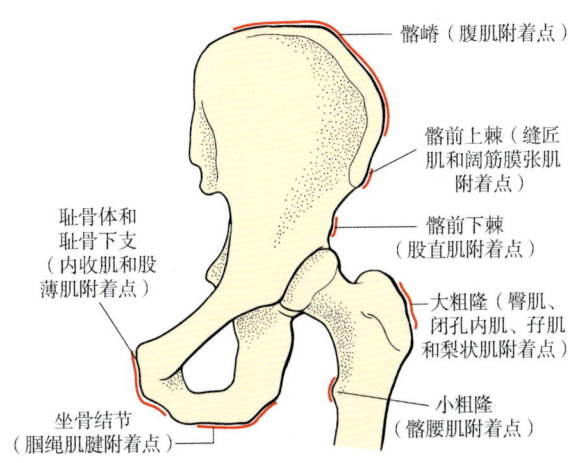

图 8-14　撕脱骨折的部位

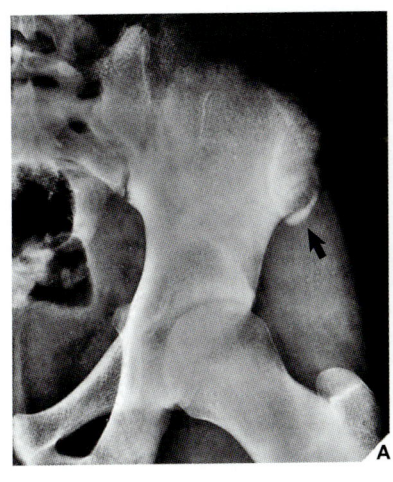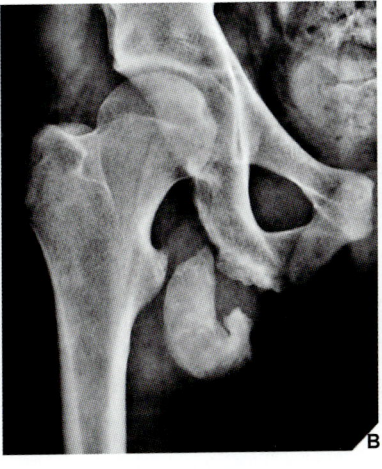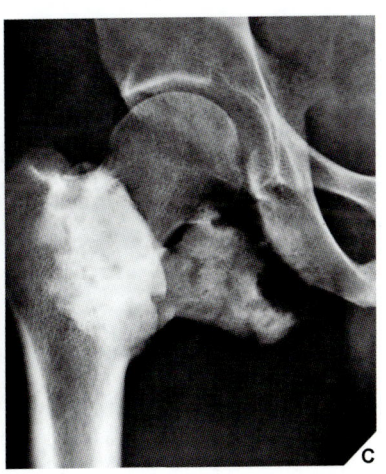

图 8-15　撕脱骨折

16 岁男孩运动中受伤。A. 骨盆前后位图像显示邻近髂骨翼外侧面新月形碎片（箭头），代表髂前上棘撕脱骨折。B. 26 岁跑步者，髋关节前后位图像清楚显示坐骨结节撕脱骨折。C. 28 岁运动员，坐骨结节撕脱骨折和该区域软组织损伤的后遗症，表现为闭孔外肌骨化

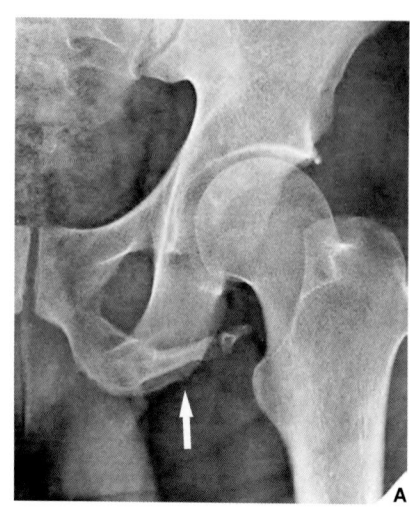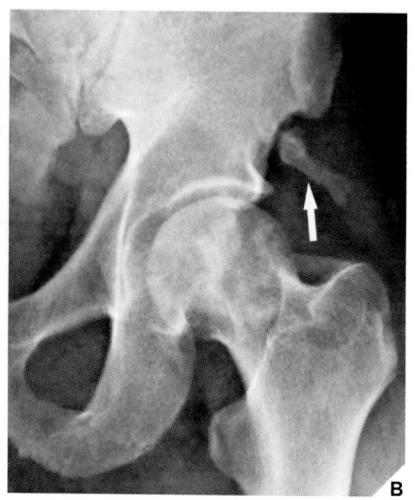

图 8-16　骨盆指

骨盆指是一种少见的先天性变异，偶尔会被误诊为撕脱骨折。A. 左髋关节前后位像，可见一指样结构连于左侧坐骨足侧（箭头）。B. 55岁男性，没有外伤史，髋关节前后位像显示髂前下棘一指样结构（箭头）（经允许引自 Greenspan A，Norman A. The "pelvic digit" —an unusual developmental anomaly. *Skeletal Radiol* 1982；9：118-122.）

（2）Malgaigne骨折：这是一种不稳定性骨折，累及半侧骨盆，通常包括单侧耻骨上、下支骨折和同侧骶髂关节分离（见图8-13）。单侧耻骨支骨折伴随穿过邻近骶髂关节的骶翼或髂骨的骨折是该型骨折的变异类型（见图8-13）。这些损伤可合并耻骨联合分离，半侧骨盆向头侧或后方移位。Malgaigne骨折的临床表现为下肢短缩，在骨盆前后位像上可清楚显示（图8-17）。

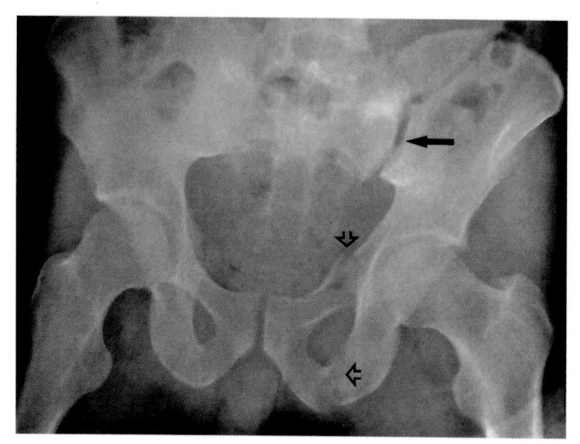

图 8-17　Malgaigne 骨折

35岁男性，车祸中左侧闭孔环垂直骨折（空心箭头）合并同侧髂骨骨折（箭头）——典型的Malgaigne骨折

（3）其他骨盆骨折：除Malgaigne骨折外，其他骨盆骨折也可以通过标准和特殊投照或CT检查来评价。Duverney骨折是髂骨翼的稳定性骨折，没有骨盆环的损伤（见图8-12）。骑跨骨折（见图

8-13）由双侧闭孔环（如所有4个坐骨耻骨支）粉碎性骨折组成。这种不稳定性骨折患者中有1/3合并膀胱破裂或尿道损伤。桶柄状骨折或对侧双垂直骨折包括一侧坐骨耻骨上、下支骨折和对侧骶髂关节骨折或分离（见图8-13）。骶骨横行或垂直骨折（参考以下内容，见图8-12，图8-28～图8-31）可单独发生，更常见的是与其他骨盆损伤，如所谓的骨盆脱位合并发生。后者指一侧或双侧骶髂关节分离（单侧或双侧"脱位"）合并耻骨联合分离（图8-18，也见图8-13）。采用头侧成角30°的前后位投照或CT检查对于发现经常漏诊的骶骨骨折有帮助。

3. 髋臼骨折　因为结构重叠，髋臼骨折在常规X线检查时可能难以评价。如果怀疑髋臼骨折，至少投照4个位置：骨盆前后位、髋关节前后位、前斜位和后斜位（Judet位）。如前所述，有时需要CT检查来补充。

Judet和Letournel提出关于髋臼及其周围结构的6条标志线以帮助在骨盆和髋部前后位像上识别异常表现（图8-19）。髋臼骨折时，在前后位像上这些放射学标志线通常会扭曲，从而可以诊断，但要精确和完整地评价髋臼骨折还需投照斜位（图8-20）。如前所述，前（内）斜位投照可显示髂耻柱和髋臼后唇（见图8-4），后（外）斜位则显示髂坐柱和髋臼前唇（见图8-5）。这些投照将骨盆分为前柱、后柱（图8-21），是髋臼骨折传

统分类的基础。Letournel将该分类修改后分为以下类型骨折（图8-22）。

（1）髂耻（前）柱骨折（少见）。

（2）髂坐（后）柱骨折（常见）。

（3）髋臼横向骨折累及骨盆前、后柱（常见）。

（4）混合骨折包括T形和放射状骨折，髋臼碎裂成3个或更多的部分（最常见）。

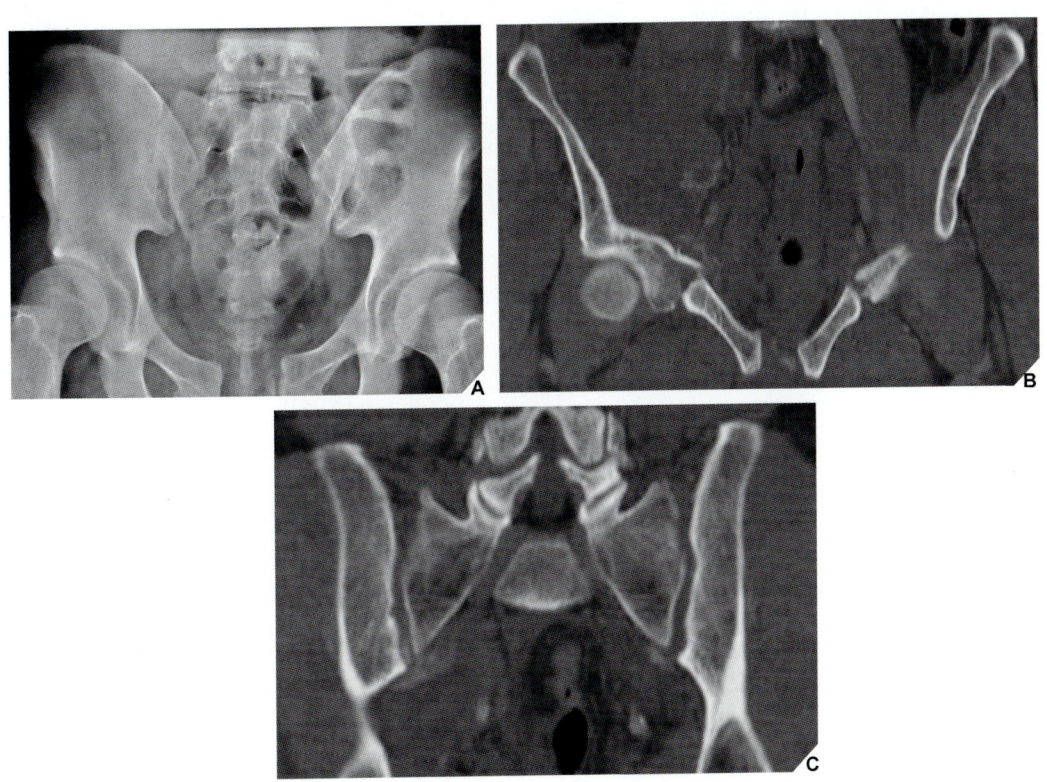

图8-18 合页骨盆（双侧脱位）

A. 25岁男性，摩托车车祸，骨盆前后位X线片显示典型的骨盆脱位。耻骨联合分离且显著增宽，双侧骶髂关节间隙也增宽。B、C. 另一例患者，两张冠状位CT重建图像显示同一损伤。注意耻骨联合和双侧骶髂关节间隙增宽

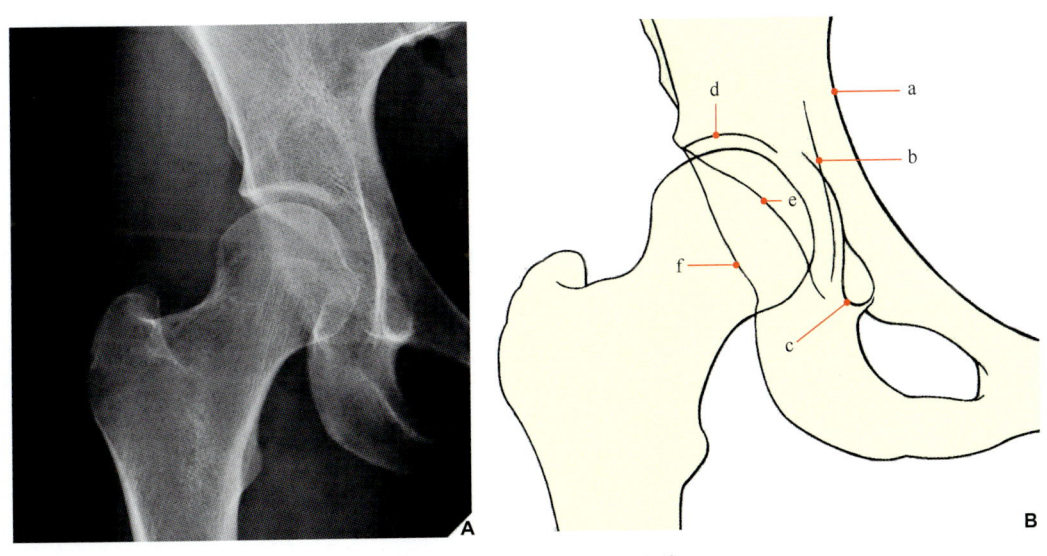

图8-19 髋关节放射学标志线

髋关节前后位图像显示与髋臼及其周围结构相关的6条标志线：a. 髂耻线（弓形线）；b. 髂坐线，由髂骨四边形板（面）的后部分组成；c. 泪滴，由髋臼内侧壁、髋臼切迹和四边形板的前部组成；d. 髋臼顶；e. 髋臼前缘；f. 髋臼后缘。任何一条正常的放射学标志线的扭曲都提示可能存在异常

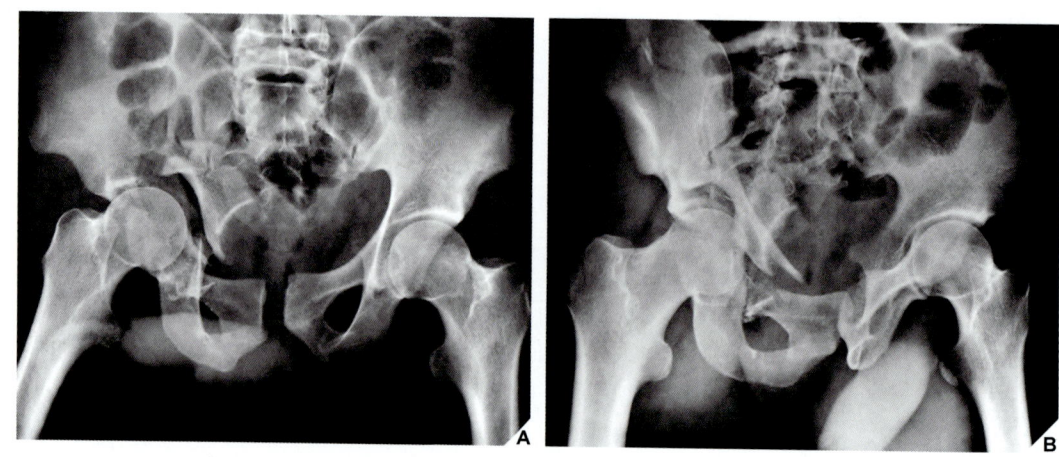

图 8-20　髋臼骨折

32岁吸毒者遭遇车祸。A. 骨盆前后位图像显示右侧髋臼粉碎性骨折、右侧髂骨骨折和耻骨联合分离。同时有骶骨骨折伴左侧骶髂关节分离。B. 前斜位图像显示髋臼骨折主要累及骨盆前柱

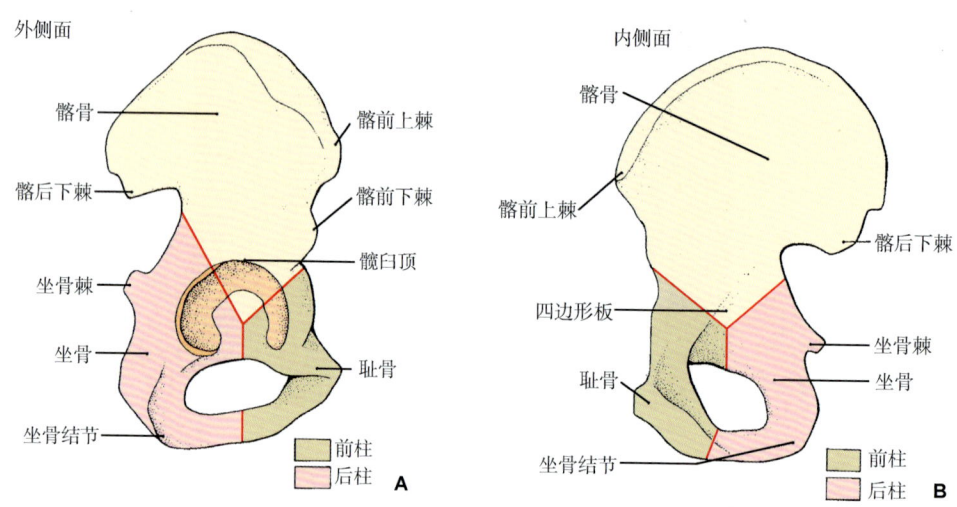

图 8-21　骨盆柱

骨盆外侧面（A）和内侧面（B）示意图显示前柱和后柱是髋臼骨折传统分类的基础（经允许引自 Judet R，Judet J，Letournel E. Fractures of the acetabulum: classifi cation and surgical approaches for open reduction—preliminary report. *J Bone Joint Surg Am* 1964；46：1615-1646.）

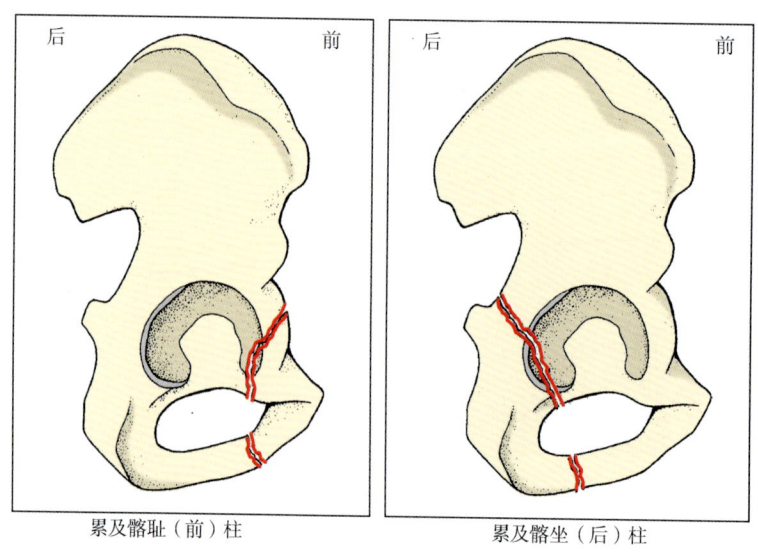

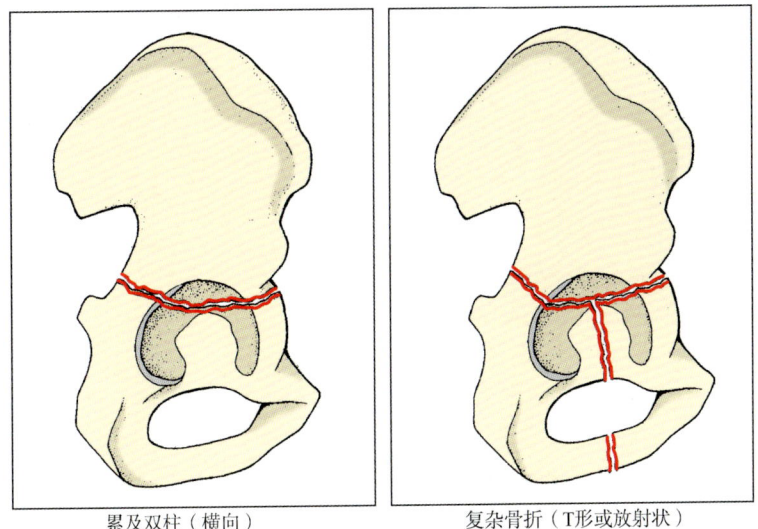

累及双柱（横向）　　　　　复杂骨折（T形或放射状）

图 8-22　髋臼骨折分类

髋臼骨折的传统分类将骨折分为前柱、后柱或双柱骨折。复杂的髋臼骨折累及双柱，骨折线为T形或放射状（经允许引自Letournel E. Acetabulum fractures：classification and management. *Clin Orthop Relat Res* 1980；151：81-106.）

　　髋臼和骨盆骨折时，CT检查很重要，因为CT检查可以显示移位骨折片的确切位置，骨折片可能陷入髋关节内，还可以充分评价合并的软组织损伤（图8-23～图8-25）。CT检查时对患者的处置比普通X线投照少，这对于多发外伤的患者来说尤其重要。

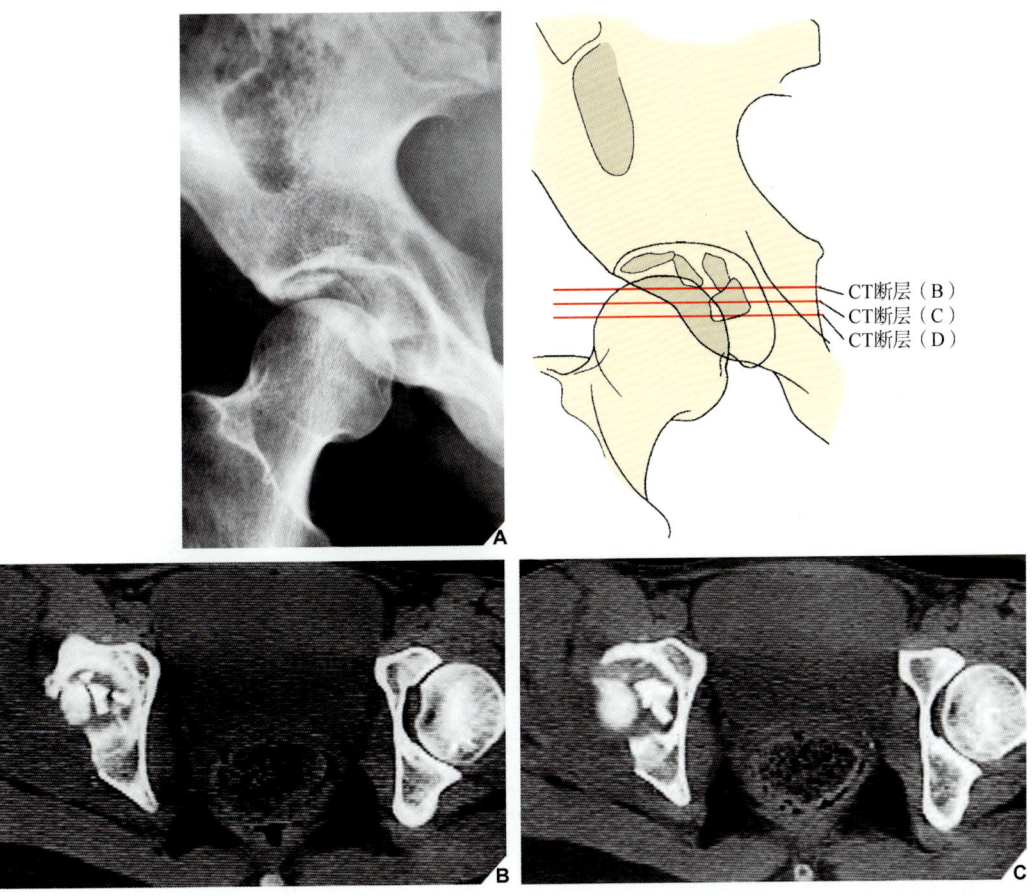

CT断层（B）
CT断层（C）
CT断层（D）

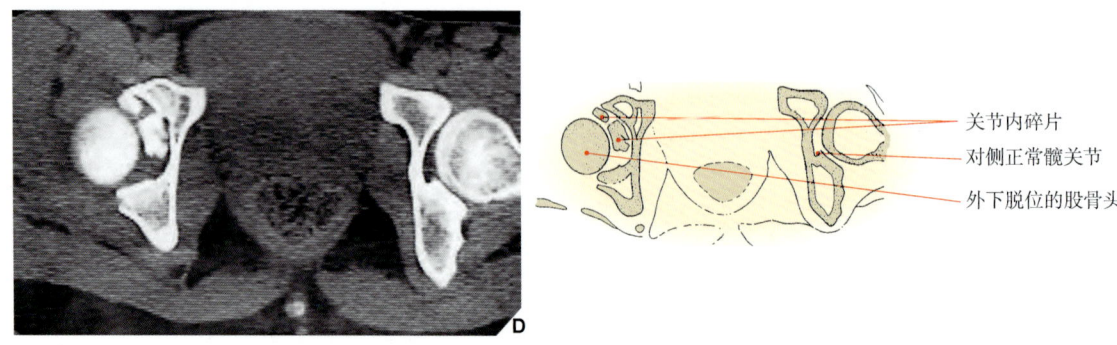

关节内碎片
对侧正常髋关节
外下脱位的股骨头

图8-23　髋臼骨折的CT表现（1）

30岁女性，车祸后X线片显示髋臼顶骨折。后斜位（A）图像显示为粉碎性骨折。CT检查断层（B～D）显示关节内骨折碎片和股骨头外下方半脱位，这在常规X线片上不能显示

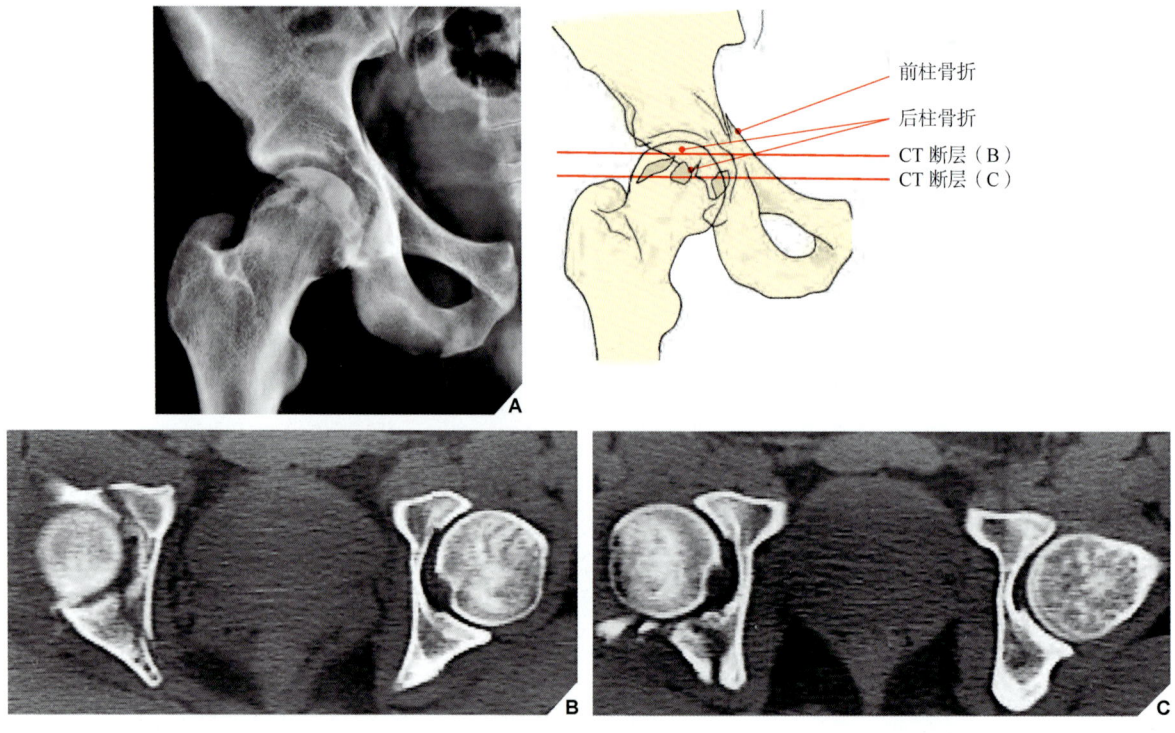

前柱骨折
后柱骨折
CT断层（B）
CT断层（C）

图8-24　髋臼骨折的CT表现（2）

22岁男性，车祸中被仪表盘撞伤。A. 髋关节标准前后位图像显示前柱和后柱骨折。B、C. CT检查可清楚显示骨折线准确的范围及骨折块之间的空间关系，为骨科医生选择切开复位和内固定提供了重要信息

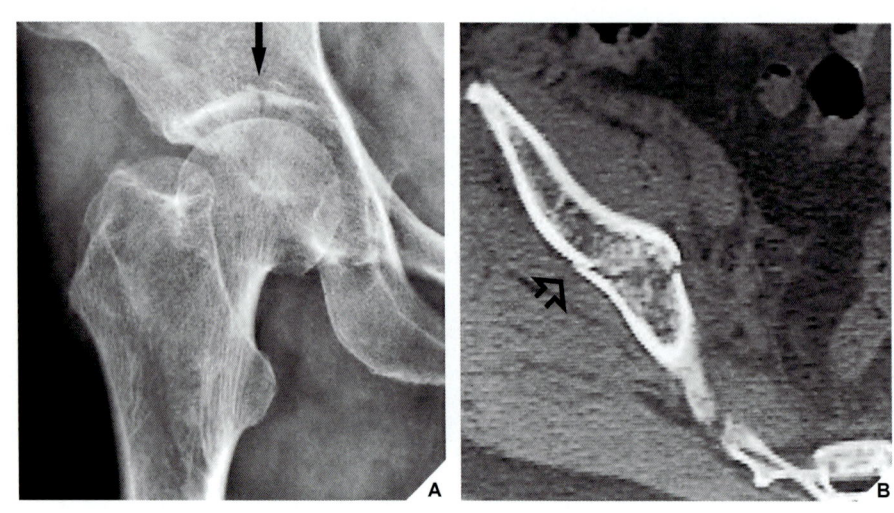

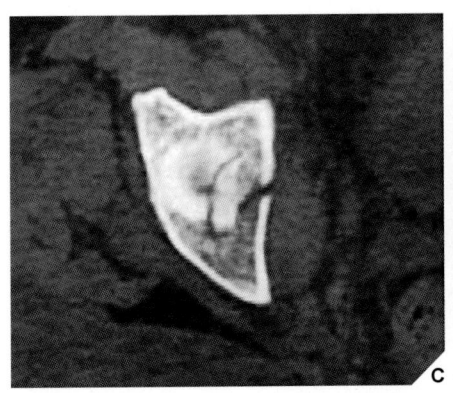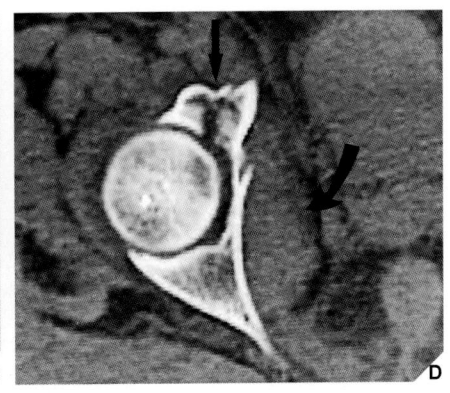

图 8-25　髋臼骨折的 CT 表现（3）

63 岁男性，在街上摔倒后感觉走路不适。右髋关节标准前后位（A）图像显示髋臼顶的透亮线（箭头），但没有发现其他异常。患者拒绝配合拍摄其他位置 X 线片。第 2 天经患者同意进行的 CT 多个断层检查图像（B～D）明确了髋臼顶骨折。此外，CT 检查还发现前柱（箭头）和髂骨（空心箭头）骨折，以及闭孔内肌（弯箭头）继发于出血和水肿的明显肿胀

4. 髋臼盂唇损伤　髋臼纤维软骨性盂唇直接附着于骨性髋臼边缘，在髋臼切迹边缘与横韧带融合。髋臼盂唇后上方较厚，前下方稍薄，在断层上显示为三角形的结构，与肩关节盂唇类似。髋臼骨折、髋关节脱位甚至一些轻微的髋关节外伤都可合并髋臼盂唇损伤。后者的临床表现有腹股沟前部疼痛、髋关节运动受限、弹响痛、一过性绞锁和髋关节无力。疼痛的发生与运动、扭伤或滑倒相关。除非有明显的骨折或脱位，否则常规 X 线片常表现正常。髋臼盂唇病变最有效的检查方法是 MRa。Czerny 及其同事最近报道 MRa 检测髋臼盂唇撕裂和分离的灵敏度与准确度分别为 90% 和 91%。在横断面和冠状面上，正常髋臼盂唇在所有序列上都表现为低信号的三角形结构（图 8-26）。当髋臼盂唇形态失常或其内可见弥漫线样高信号，即可诊断为髋臼盂唇撕裂。在最严重的病例中，髋臼盂唇会从髋臼分离（图 8-27）。根据 MRa 上髋臼盂唇形态、唇内信号、撕裂或分离及有无唇旁凹陷，Czerny 将髋臼盂唇撕裂分为 3 类（6 个亚类）。这些分类仅仅考虑了是否存在髋臼盂唇的撕裂或分离。Lage 等根据关节镜检查提出的另一种分类反映了髋臼盂唇形态学和撕裂的功能稳定性。由于某些学者发现这两个分类系统之间没有联系，Blankenbaker 及其同事提出，在 MRa 图像上发现的髋臼盂唇异常可使用如下描述：①髋臼盂唇磨损——盂唇边缘不规则但没有分离的撕裂；②瓣状撕裂——造影剂进入或穿过盂唇实质；③周围纵向撕裂——造影剂部分或完全进入盂唇基底与髋臼之间；④增厚变形的髋臼盂唇——很可能是不稳定损伤。

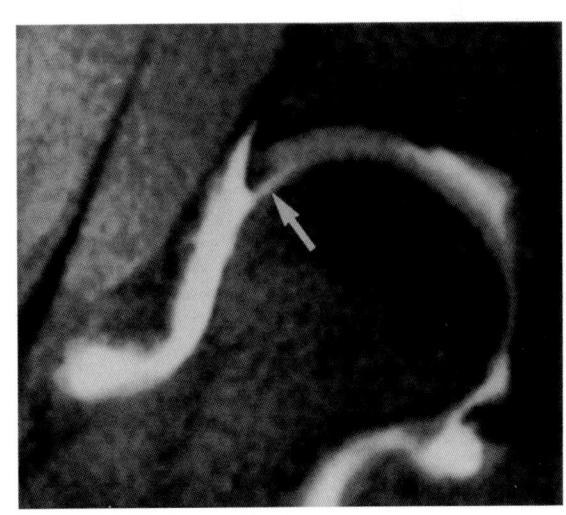

图 8-26　正常髋关节盂唇的 MRa 表现

右髋关节 MRa 冠状位 T_1 加权脂肪抑制序列图像显示正常髋臼盂唇（箭头）为边缘光滑的三角形低信号（经允许引自 Steinbach LS，Palmer WE，Schweitzer ME. Special focus session. MR arthrography. *Radiographics* 2002；22：1223-1246.）

髋臼盂唇撕裂的治疗包括关节镜切除受损的盂唇或修复撕裂。

5. 股骨髋臼撞击综合征　这种情况是由于股骨头和髋臼不协调导致，会引起纤维软骨性盂唇的损伤和继发过早的髋关节骨关节炎。第 13 章会详细讨论股骨髋臼撞击综合征（FAI 征）。

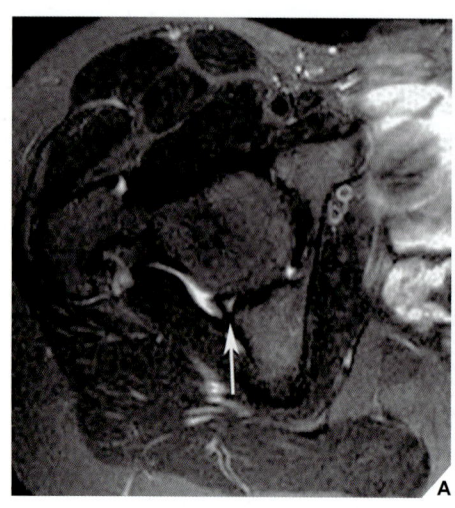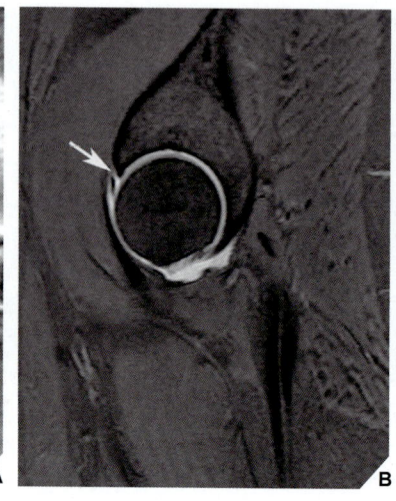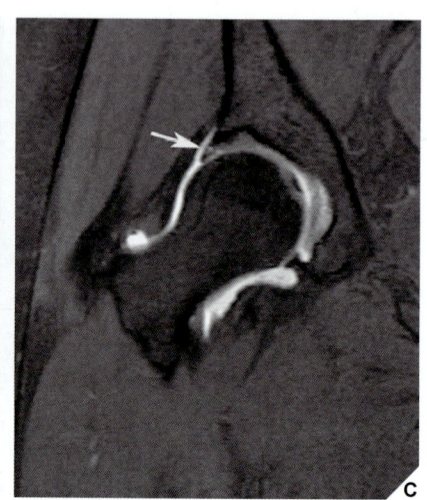

图8-27　髋臼撕裂的MRI和MRa表现

A. 轴位T₂加权像显示后盂唇撕裂（箭头）。B. 另一例患者，矢状位T₁加权脂肪抑制序列MRa图像显示前上盂唇撕裂（箭头）。C. 另一例患者，冠状位T₁加权脂肪抑制序列MRa图像显示上盂唇撕裂（箭头）

在使用MRI和MRa来评价髋关节和骨盆时，可参考表8-3所列的检查项目。

表8-3　髋关节、骨盆的MRI和MRa评价内容列表

骨性结构	梨状肌（a）
股骨头（c、s、a）	闭孔肌——内、外（a）
股骨颈（c、a）	孖肌——上、下（a）
大、小粗隆（c、a）	股方肌——股外侧肌、内侧肌、中间肌（a）
髋臼（c、a）	股二头肌（c、a）
软骨结构	半膜肌（c、a）
关节软骨（c、a）	半腱肌（c、a）
纤维软骨髋臼唇（c、s、a）	韧带
关节	髂股韧带（c、a）
髋关节（c、s、a）	耻股韧带（c、a）
骶髂关节（c、a）	坐股韧带（c、a）
肌和肌腱	股骨头韧带（a）
臀肌——大、中、小（c、a）	囊
内收肌——大、长、短（c、a）	髂腰肌囊（c、a）
髂腰肌（c、a）	大粗隆滑囊（c、a）
缝匠肌（a）	其他结构
股直肌（a）	枕（a）
股薄肌（a）	坐骨神经（c、a）
耻骨肌（a）	动脉和静脉（a）
阔筋膜张肌（a）	

注：括号内字母代表观察该结构的最佳层面，c.冠状面；s.矢状面；a.横断面。

（三）骶骨损伤

骶骨骨折最常与骨盆环损伤同时发生，但是也可能单独发生。骶骨骨折约占所有骨盆骨折的45%，常由于交通事故中的高能损伤或者从高处跌落所致。根据Denis分类方法，骶骨骨折分为3种类型：Ⅰ区，骨折穿过骶翼，位于神经孔外侧；Ⅱ区，骨折穿过神经孔；Ⅲ区，骨折穿过骶骨体，位于神经孔内侧，累及椎管。骶骨横行骨折被归为Denis分类中的Ⅲ区，通常3个区域都受累，但是骨折延伸至椎管。这些骨折不常见（不足所有骶骨骨折的5%），但是根据骨折线的形态，将这些骨折分为H形、U形、λ形、T形骨折。

骶骨骨折在常规X线上很难发现，可合理地选择CT检查。层厚为2mm的冠状位和矢状位CT重建加上三维CT重建检查是发现和评估骶骨骨折的最佳检查方法（图8-28～图8-31）。评估伴随的神经并发症时可能需要MRI检查。

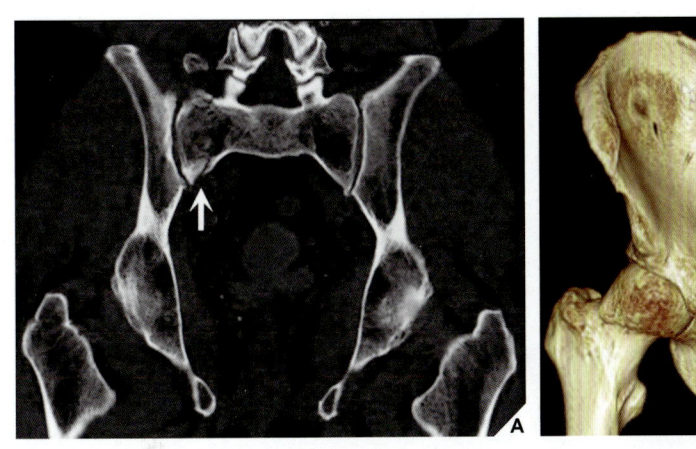
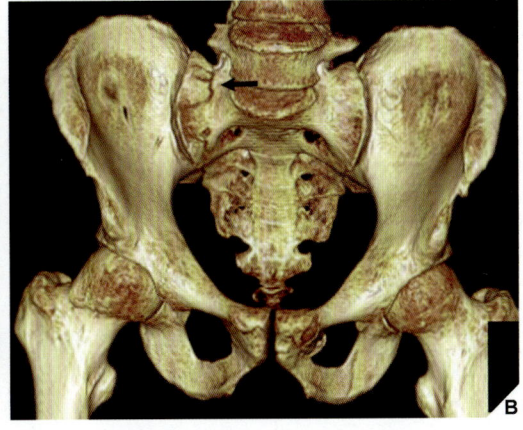

图8-28　骶骨骨折未累及神经孔（Ⅰ区）

62岁男性，车祸伤。冠状位CT重建图像（A）和三维CT重建图像（B）显示骶骨右侧骨折，未累及神经孔（箭头）

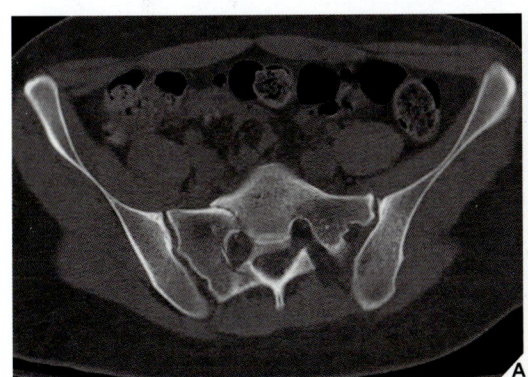
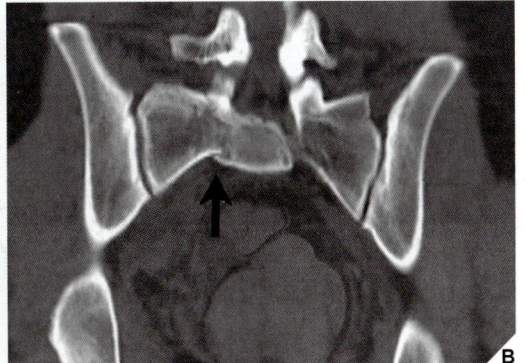
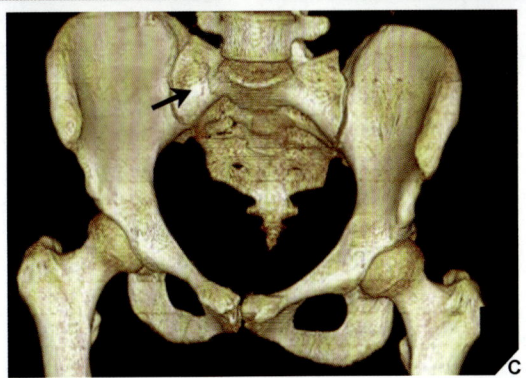

图8-29　骶骨骨折累及神经孔（Ⅱ区）

轴位（A）、冠状位（B)CT重建图像和三维CT重建图像（C）显示骶骨右侧骨折（箭头）延伸至神经孔

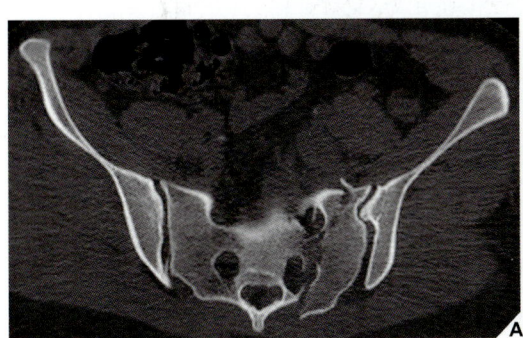
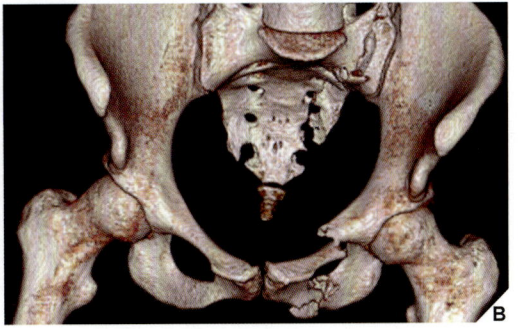

图8-30　骶骨骨折穿过神经孔（Ⅱ区）、闭孔骨折

26岁男性，从脚手架上跌落。轴位（A）和三维CT重建（B）图像显示骶骨骨折累及左侧神经孔。此外还存在耻骨上、下支移位的粉碎性骨折

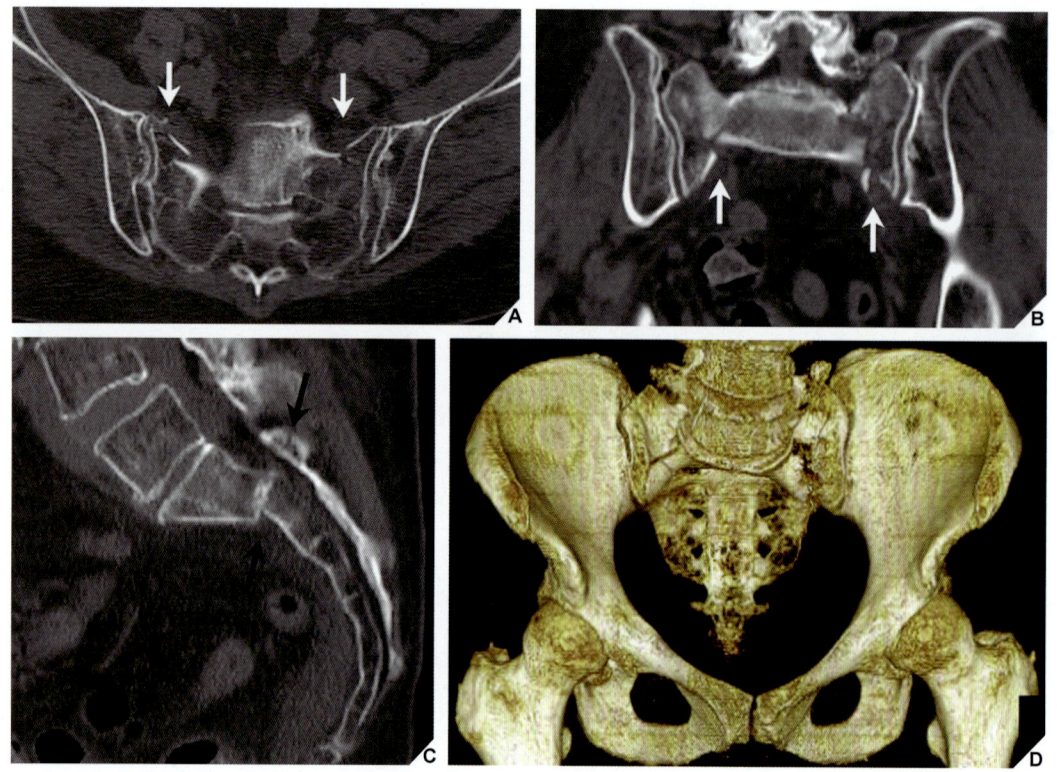

图 8-31 骶骨横行骨折（Ⅲ区）

65 岁女性，横穿马路时被汽车撞伤。轴位（A）、冠状位（B）、矢状位（C）CT 重建和三维 CT 重建（D）图像显示 H 形骶骨骨折（白箭头）。注意该骨折线延伸累及骶管（黑箭头）

二、股骨近端创伤

（一）股骨近端骨折

当怀疑股骨近端骨折时，标准的放射学检查至少需要投照两个位置：髋关节前后位和蛙式侧位（见图 8-1 和图 8-6）；通常还需投照腹股沟侧位（见图 8-7）。髋关节前后位 X 线片可以发现大部分非移位或移位骨折（图 8-32 和图 8-33），有时需要 CT 或 MRI 检查明确判断骨折类型和移位程度（图 8-34～图 8-37）。对于有疑问的病例，有时可能还需要进行放射性核素骨扫描（见图 4-11B）。

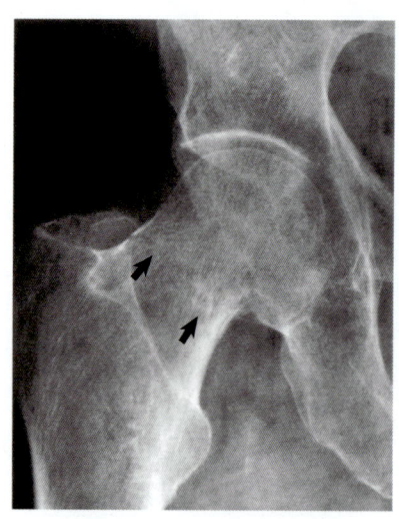

图 8-32 股骨颈中部骨折

83 岁女性，在浴室跌倒，右髋关节前后位图像显示典型的没有移位的股骨颈中部骨折（箭头）

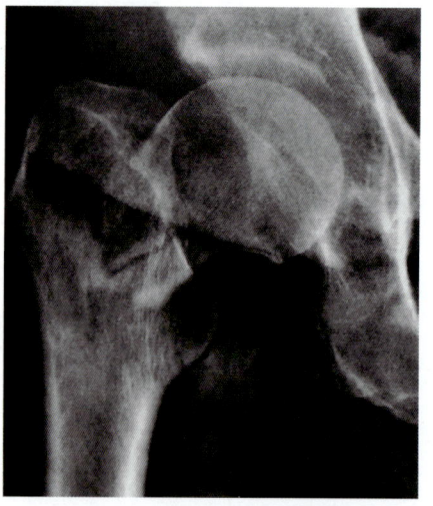

图 8-33 股骨颈基底骨折

37 岁男性，从梯子上跌落，右髋关节前后位图像显示明显的股骨颈基底骨折伴有移位

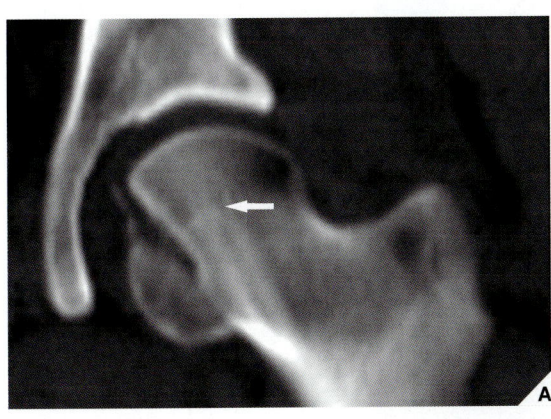
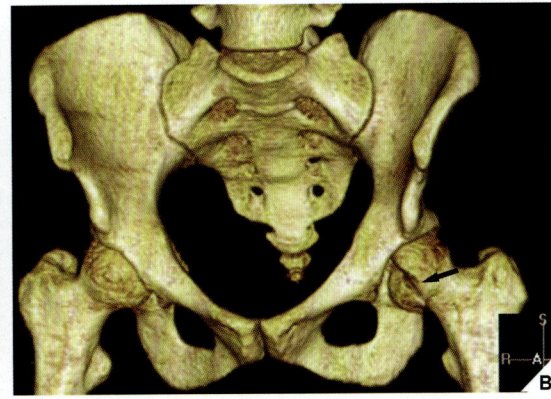

图 8-34　股骨头骨折的 CT 和三维 CT 重建表现

20 岁女性，左髋关节后脱位成功复位。左髋关节冠状位 CT 重建图像（A）和骨盆三维 CT 重建图像（B）显示髋关节后脱位的并发症之一——股骨头骨折（箭头）

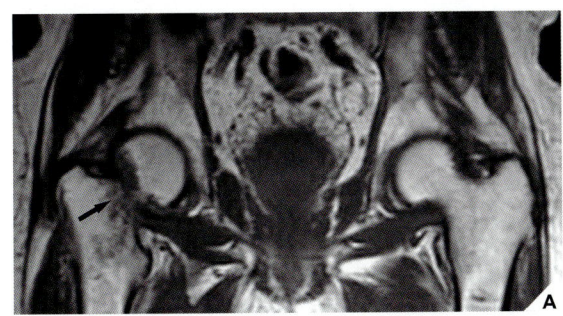
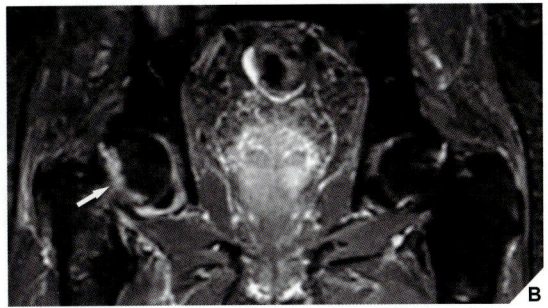

图 8-35　股骨头下骨折的 MRI 表现

77 岁女性，在街上摔倒后右髋关节疼痛，骨盆 MRI 冠状位质子密度加权像（A）和冠状位反转恢复序列图像（B）显示右股骨头下骨折（箭头）

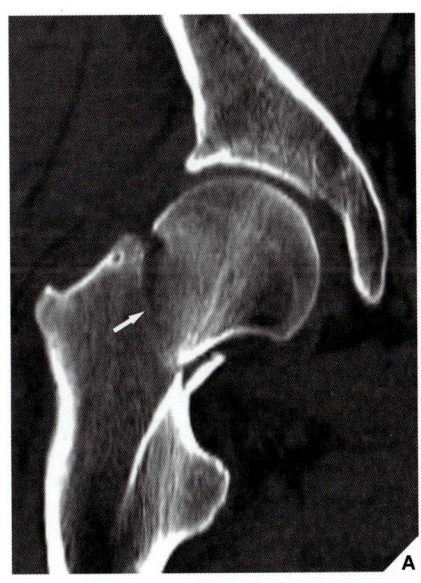
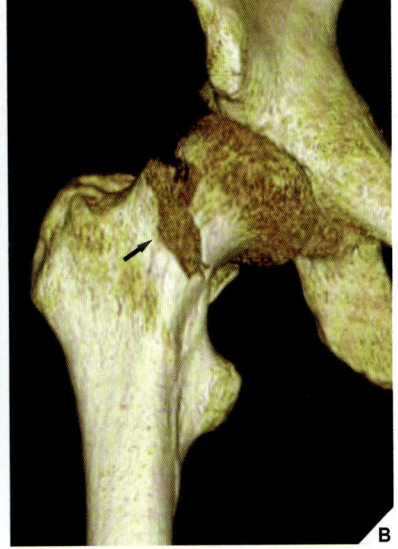

图 8-36　股骨颈中部骨折的 CT 和三维 CT 重建表现

右髋关节冠状位 CT 重建（A）和三维 CT 重建（B）图像显示股骨颈中部骨折（箭头）

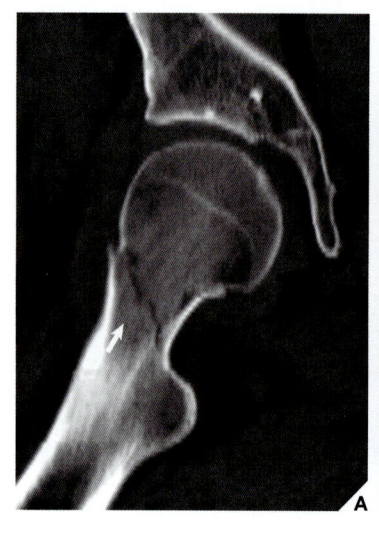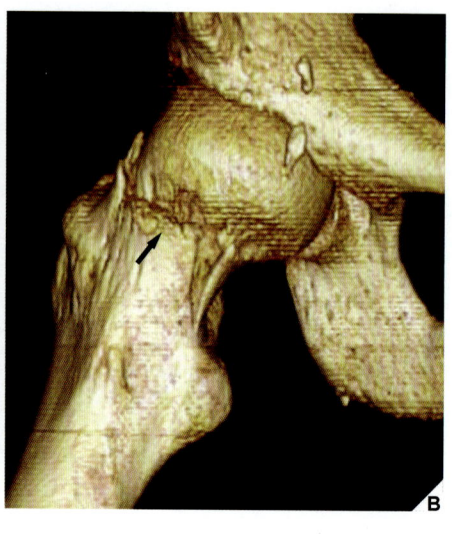

图8-37 股骨颈基底骨折的CT和三维CT重建表现

60岁女性，从楼梯上摔下，右髋关节冠状位CT重建（A）和三维CT重建（B）图像显示股骨颈基底骨折（箭头）

一般将股骨近端骨折（也称为髋关节骨折）分为两类：①囊内骨折，累及股骨头或股骨颈，包括股骨头、股骨头下、经股骨颈或股骨颈基底骨折；②囊外骨折，累及粗隆，包括粗隆间骨折或粗隆下骨折（图8-38）。这种区别的意义在于股骨上端囊内骨折创伤后的并发症发生率高。最常见的并发症是骨坏死（缺血性坏死），其在囊内骨折患者中的发生率各文献报道不一，为15%～35%。

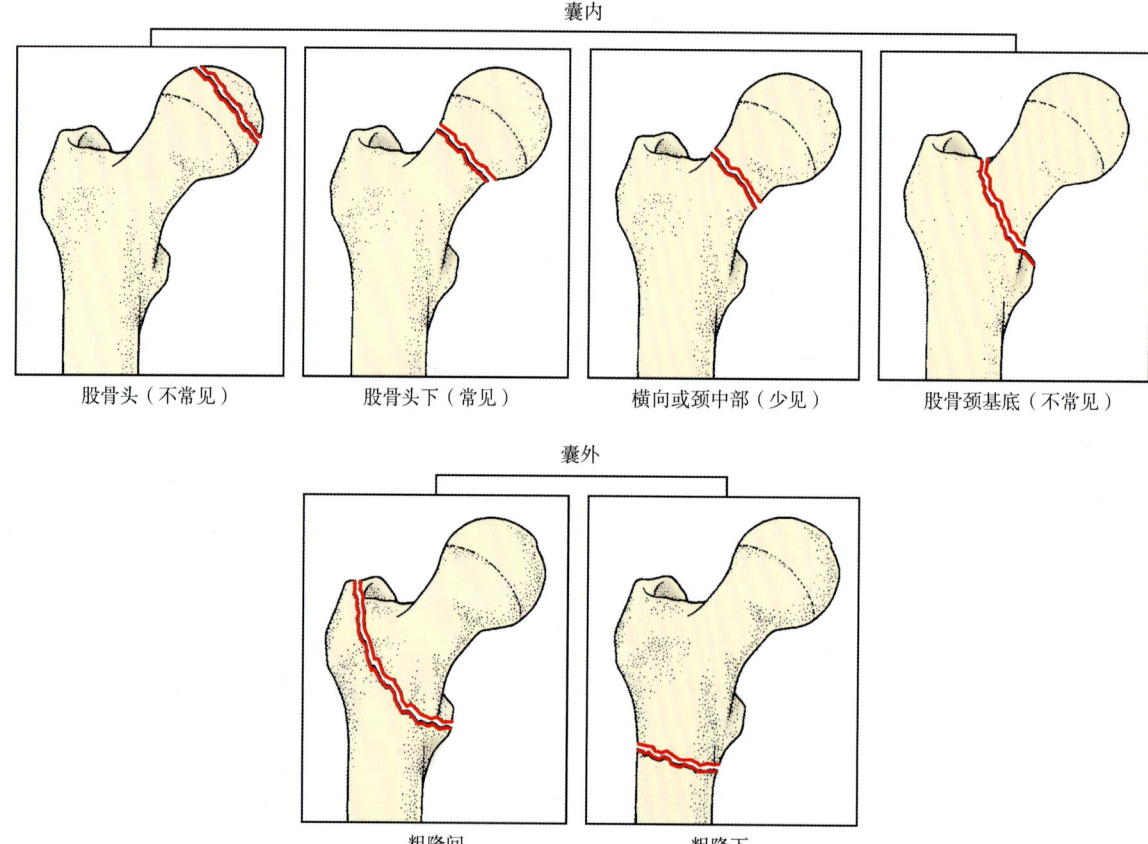

图8-38 股骨近端骨折

股骨近端骨折分为囊内骨折和囊外骨折

股骨近端的血供特点决定了股骨颈骨折后容易发生骨坏死。髋关节囊起自髋臼，前方附着于股骨颈基底的粗隆间线，后方包绕股骨头和股骨颈近端2/3。股骨头的大部分血供来自旋股动脉，旋股动脉环绕股骨颈基底，发出分支从囊下沿股骨颈到达股骨头。股骨头仅有很小一部分的血供来自股骨头圆韧带的动脉（图 8-39）。由于这种血供特点，囊内骨折容易损伤血管，中断血供，最终导致骨坏死。而粗隆区域位于囊外，血供丰富，

来自旋股动脉的分支和附着于大小粗隆的肌肉。因此，粗隆间骨折不会导致股骨头坏死。

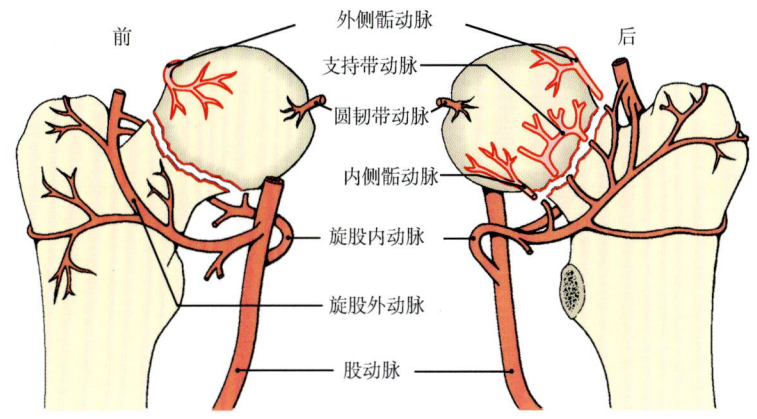

前　　　　　　　　　　　　　　　　　　　　后

　　　　　　　　　　　　外侧髋动脉
　　　　　　　　　　　　支持带动脉
　　　　　　　　　　　　圆韧带动脉
　　　　　　　　　　　　内侧髋动脉
　　　　　　　　　　　　旋股内动脉
　　　　　　　　　　　　旋股外动脉
　　　　　　　　　　　　股动脉

图 8-39　股骨近端血供

股骨近端血供主要来自旋股动脉。旋股动脉发出分支从囊下沿股骨颈到达股骨头。股骨近端囊内骨折可能会严重损伤血管，中断血供，导致骨坏死

不愈合也是股骨颈骨折常见的并发症，发生率为 10%～44%。根据 Pauwels 的研究，骨折线的倾斜度决定了预后。倾斜程度越大，发生不愈合的可能性越大（图 8-40）。

1. 囊内骨折　在众多股骨颈骨折分类系统中，Pauwels 和 Garden 分型系统最实用，这两种分型都考虑了骨折的稳定因素，对于骨科处理和预后均非常重要。

Pauwels 根据复位后前后位像上骨折线与水平面的成角程度对股骨颈骨折进行分型，骨折线越接近水平线，骨折越稳定，预后越好（图 8-40）。而 Garden 提出的股骨颈骨折分型系统根据复位前股骨头的移位情况分型。Garden 分型系统根据主要（内侧）压力骨小梁的位置进行移位分型

（图 8-41），将股骨颈骨折分为 4 型（图 8-42）。

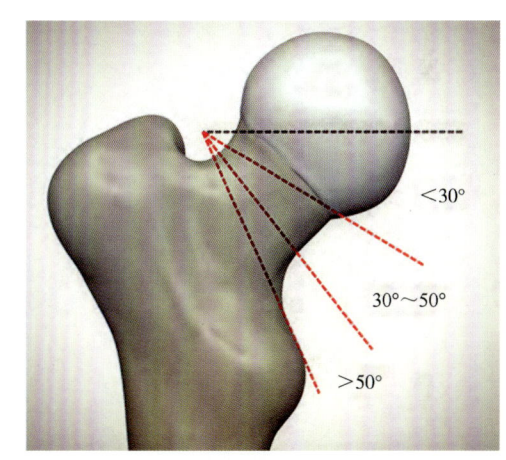

　　　　　　　　　　　　　　　　　<30°

　　　　　　　　　　　30°～50°

　　　　　　　　　　>50°

图 8-40　囊内骨折的 Pauwels 分类

根据骨折线倾斜度分类：骨折线越垂直，骨折越不稳定，发生不愈合的可能性越大

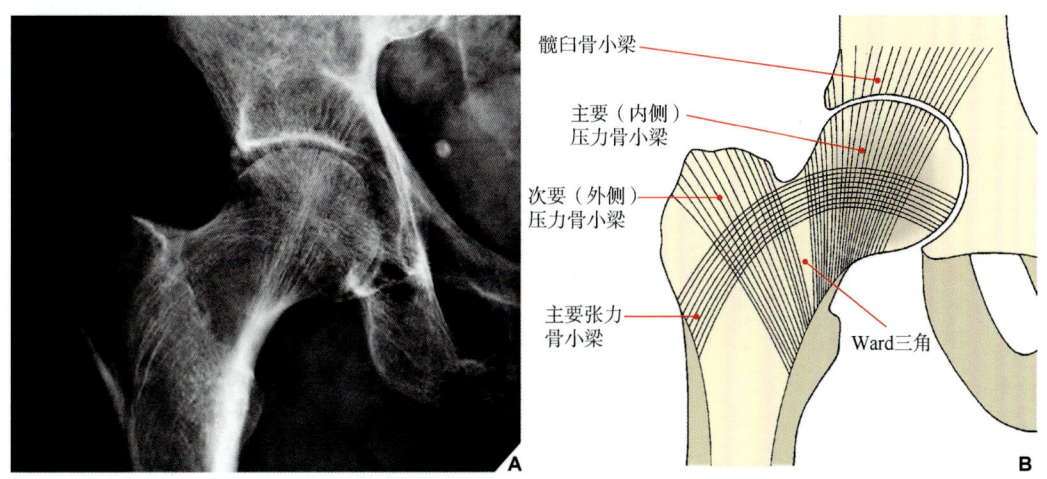

　　　　　　　　　　　　　髋臼骨小梁
　　　　　　　　　　　主要（内侧）
　　　　　　　　　　　压力骨小梁
　　　　　　　　　　　次要（外侧）
　　　　　　　　　　　压力骨小梁
　　　　　　　　　　　主要张力
　　　　　　　　　　　骨小梁
　　　　　　　　　　　　　Ward 三角

A　　　　　　　　　　　　　　　　　**B**

图 8-41　髋关节骨小梁

股骨颈骨折的 Garden 分型以股骨头和颈内的三组骨小梁为基础。主要张力骨小梁呈弓形，起自大粗隆的外侧缘经过股骨颈皮质，跨过股骨头，终于股骨头凹的下方。主要（内侧）压力骨小梁是垂直方向，从股骨颈内侧皮质到股骨头呈三角形分布，与髋臼骨小梁相对应。次要（外侧）压力骨小梁从股骨距和小粗隆到大粗隆形成扇形。这些骨小梁之间的中心区域是 Ward 三角

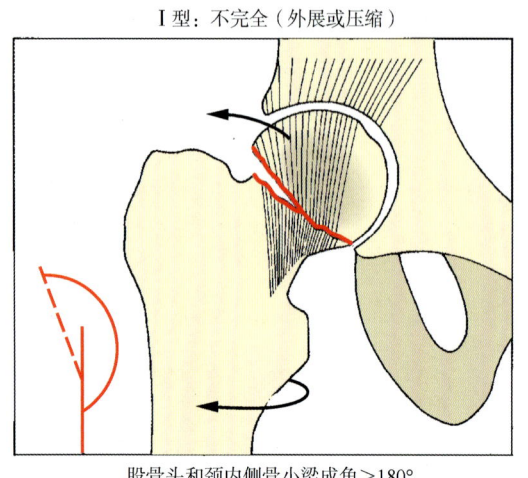

Ⅰ型：不完全（外展或压缩）

股骨头和颈内侧骨小梁成角＞180°

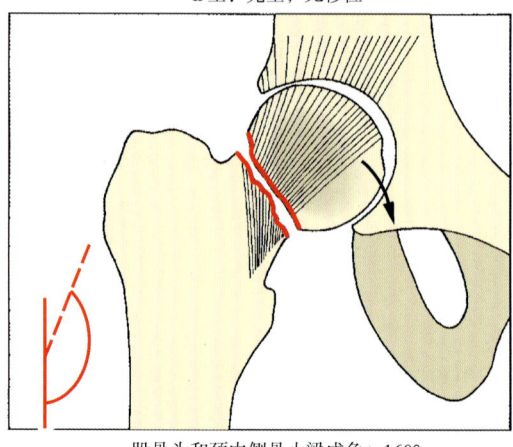

Ⅱ型：完全，无移位

股骨头和颈内侧骨小梁成角≈160°

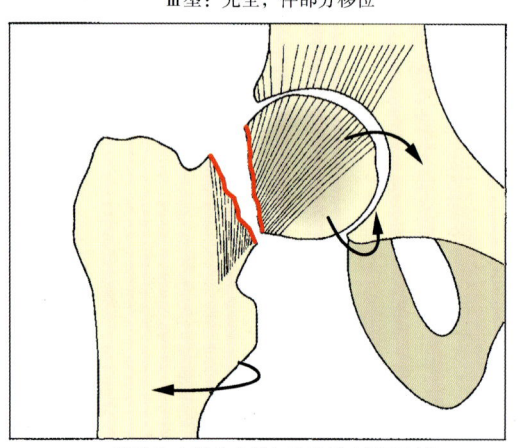

Ⅲ型：完全，伴部分移位

股骨头内侧骨小梁与骨盆骨小梁不对齐

Ⅳ型：完全，伴完全移位

股骨头内侧骨小梁与骨盆骨小梁对齐

图 8-42　股骨头下骨折的 Garden 分型

股骨头下骨折 Garden 分型以复位前股骨头的移位为基础。根据内侧压力骨小梁的位置确定移位的分型［引自 Garden RS. Reduction and fixation of subcapital fractures of the femur. *Orthop Clin North Am* 1974；5（4）：683-712.］

Ⅰ型：股骨头下不完全骨折，也称为压缩性骨折或外展骨折、股骨干外旋、股骨头外翻。股骨头和股骨颈的内侧骨小梁成角大于180°（图8-43）。该型是稳定性骨折，预后好。

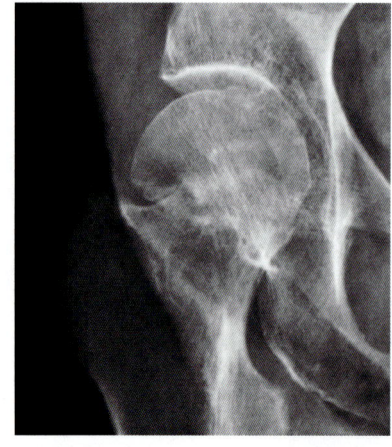

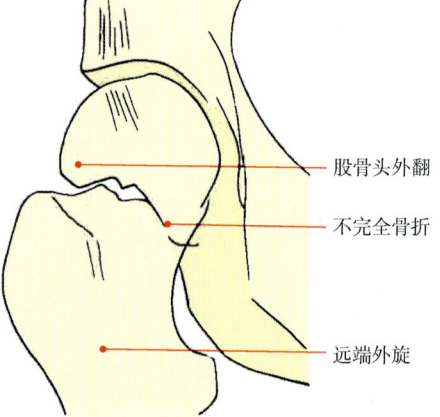

股骨头外翻

不完全骨折

远端外旋

图 8-43　股骨头下骨折（1）

72岁女性，摔倒后右股骨颈骨折。前后位图像显示股骨头下骨折，有嵌插。股骨头外翻，骨折远端外旋，股骨头和股骨颈的内侧骨小梁成角大于180°。这是 Garden Ⅰ型骨折

Ⅱ型：股骨头下完全骨折但无移位。该型股骨颈完全骨折，股骨干和股骨头对位正常，股骨头没有移位，但有内翻畸形，所以内侧骨小梁与骨盆骨小梁不对齐。股骨头内侧骨小梁与股骨颈骨小梁约成160°角。该型也是稳定性骨折，预后好。

Ⅲ型：股骨头下完全骨折伴部分移位。该型骨折股骨干外旋，股骨头内旋、外展、内翻畸形。

股骨头内侧骨小梁与骨盆骨小梁不对齐。该型骨折是不稳定性骨折，正确复位后可转为稳定性骨折。预后不如Ⅰ型和Ⅱ型。

Ⅳ型：股骨头下完全骨折伴完全移位。该型骨折股骨干外旋、上移，移位到股骨头前方。股骨头与股骨干完全分离，但仍在髋臼内的正常位置。内侧骨小梁与骨盆骨小梁相对应（图8-44）。该型是不稳定性骨折，预后差。

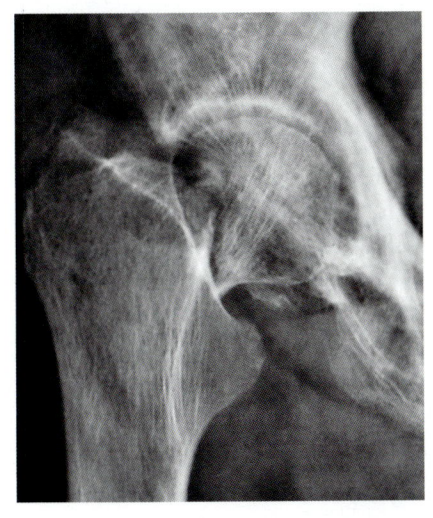
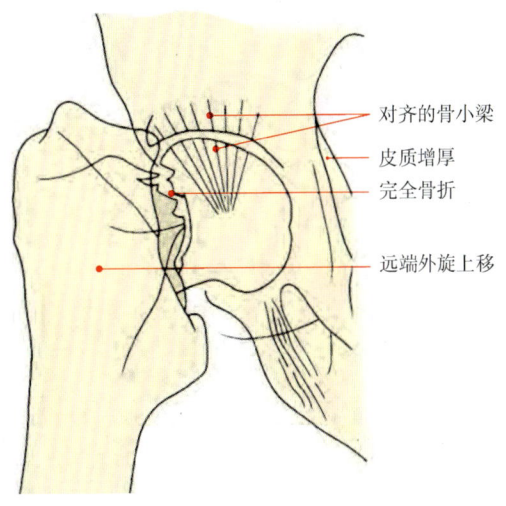

对齐的骨小梁
皮质增厚
完全骨折
远端外旋上移

图8-44 股骨头下骨折（2）

77岁女性，在地铁站台上跌倒后右股骨颈骨折。髋关节前后位图像显示股骨头下完全骨折伴完全移位。股骨头与股骨颈分离，但仍在髋臼内的正常位置。注意观察股骨头和髋臼骨小梁的对应排列。股骨干上移外旋。这是Garden Ⅳ型骨折

该股骨颈骨折分型有重要的预后价值。Garden对80例患者随访1年后发现，所有Ⅰ型和Ⅱ型骨折完全愈合，Ⅲ型和Ⅳ型完全愈合的比例分别是93%和57%。在无移位的Ⅰ型和Ⅱ型中坏死发生率为8%，而伴有移位的Ⅲ型和Ⅳ型骨折的坏死发生率为30%。

2. 囊外骨折 常为摔倒所致，患者年龄大于

囊内骨折患者。大部分囊外骨折是粗隆间骨折，骨折线从大粗隆延伸到小粗隆，常为粉碎性骨折。通常髋关节前后位像即可明确诊断（图8-45）。偶尔骨折线不明显，需要从斜位像观察。为了制订手术计划，骨科医生通常要求行CT及三维CT成像检查（图8-46、图8-47）。

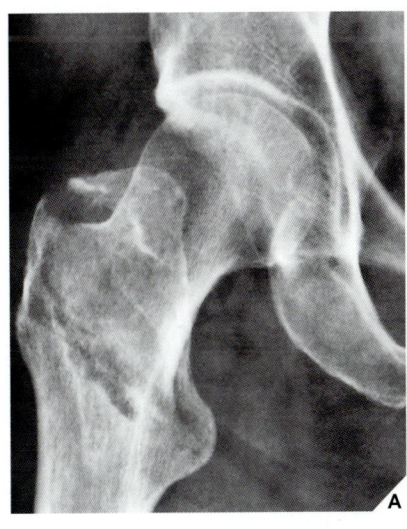
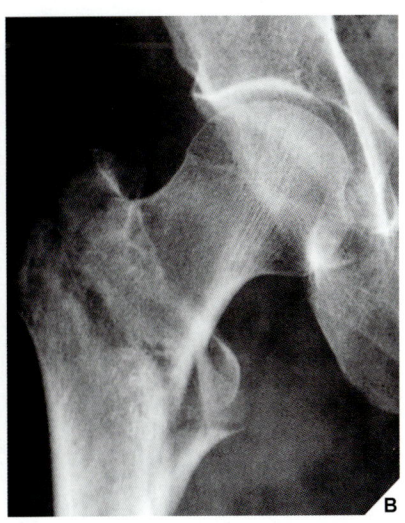

图8-45 股骨粗隆间骨折

A. 右髋关节前后位图像显示粗隆间粉碎性骨折成三部分，符合Boyd-Griffin Ⅱ型骨折。B. 右髋关节前后位图像显示粗隆间粉碎性骨折成多部分，伴有粗隆下骨折，符合Boyd-Griffin Ⅲ型骨折（粗隆间骨折Boyd-Griffin分型见图8-49）

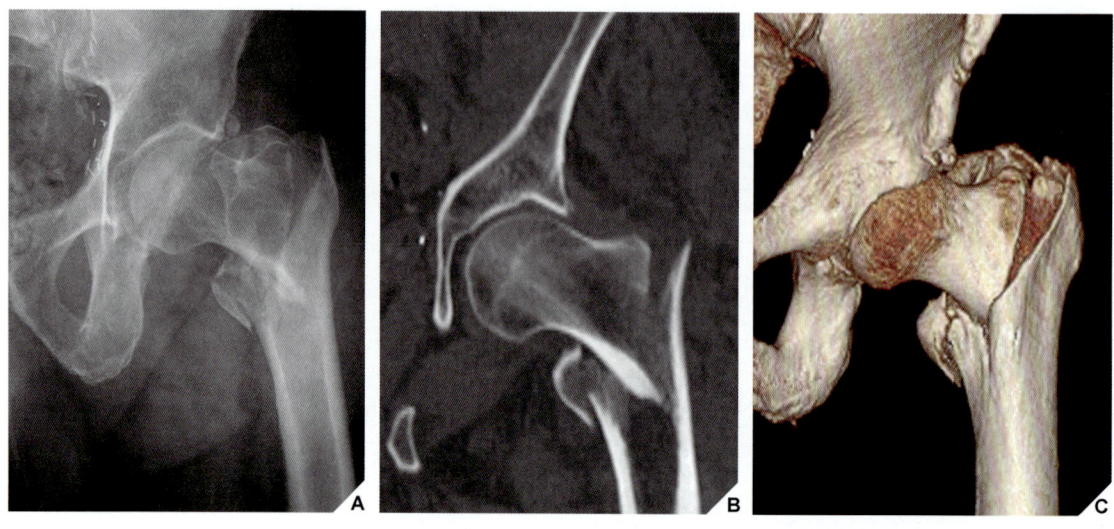

图 8-46 粗隆间骨折的 CT 和三维 CT 重建表现（1）

86 岁老年人，从楼梯上摔下受伤。左髋关节前后位片（A）、冠状位 CT 重建图像（B）、三维 CT 重建图像（C）显示粉碎性粗隆间骨折伴内翻畸形，可归类为 Kyle Ⅲ 型骨折

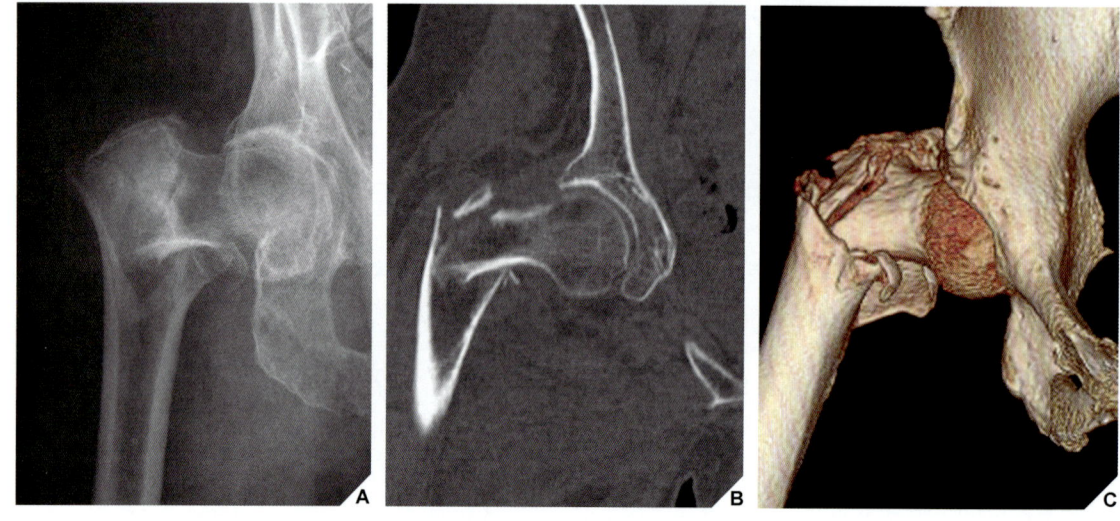

图 8-47 粗隆间骨折的 CT 和三维 CT 重建表现（2）

89 岁老年女性，在街上摔倒。右髋关节前后位片（A）、冠状位 CT 重建图像（B）、三维 CT 重建图像（C）显示粉碎性粗隆间骨折伴内翻畸形延伸至股骨颈，可归类为 Kyle V 型骨折

　　如前文所述，股骨近端囊外骨折已有几种分类方法，通常可分为两类：粗隆间骨折和粗隆下骨折。粗隆间骨折可根据骨折片数量和骨折线的延伸进一步分型。根据骨折片的数目可对粗隆间骨折进行简单分型（图 8-48）。两部分的骨折是稳定性骨折，而四部分和多部分的骨折是不稳定性骨折。Boyd 和 Griffin 根据是否为粉碎性骨折和是否累及粗隆下区域对粗隆间骨折进行分型（图 8-49）。后方和内侧骨皮质粉碎性骨折有重要

预后价值。粉碎性骨折是不稳定性骨折，可能需要移位截骨术，这对于累及大小粗隆的四部分骨折的治疗非常重要。没有粉碎则是稳定性骨折，治疗时用加压螺钉固定。

　　Kyle 根据骨折片的稳定性分型，此分型非常实用。Ⅰ 型和 Ⅱ 型是稳定性骨折，Ⅲ 型、Ⅳ 型和 V 型是不稳定性骨折（图 8-50，见图 8-46、图 8-47）。骨折稳定性对骨科医师是非常重要的信息，是成功治疗的关键，也可做出更准确的预后。

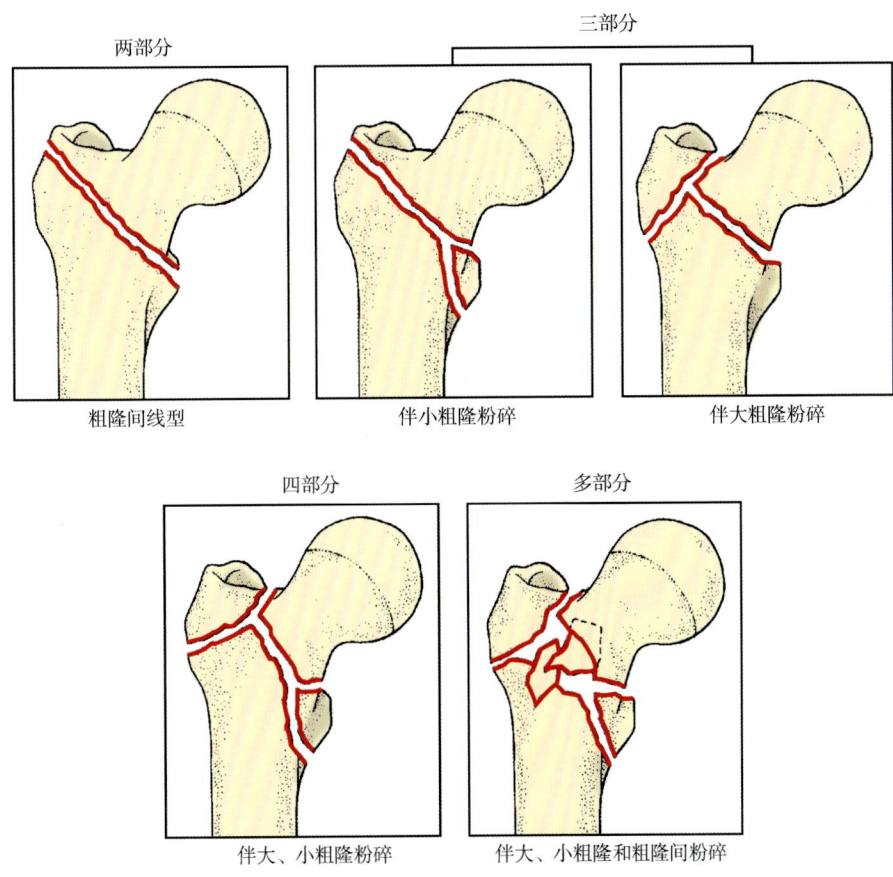

两部分

三部分

粗隆间线型

伴小粗隆粉碎

伴大粗隆粉碎

四部分

多部分

伴大、小粗隆粉碎

伴大、小粗隆和粗隆间粉碎

图 8-48　粗隆间骨折的分型

根据骨折片的数量对粗隆间骨折可进行简单的分型

Ⅰ 型

Ⅱ 型

Ⅲ 型

Ⅳ 型

粗隆间线型

伴粗隆间粉碎

伴粗隆下粉碎

骨干斜行骨折延伸到粗隆下

图 8-49　粗隆间骨折的 Boyd-Griffin 分型

根据是否为粉碎性骨折和是否累及粗隆下区域对粗隆间骨折进行分型

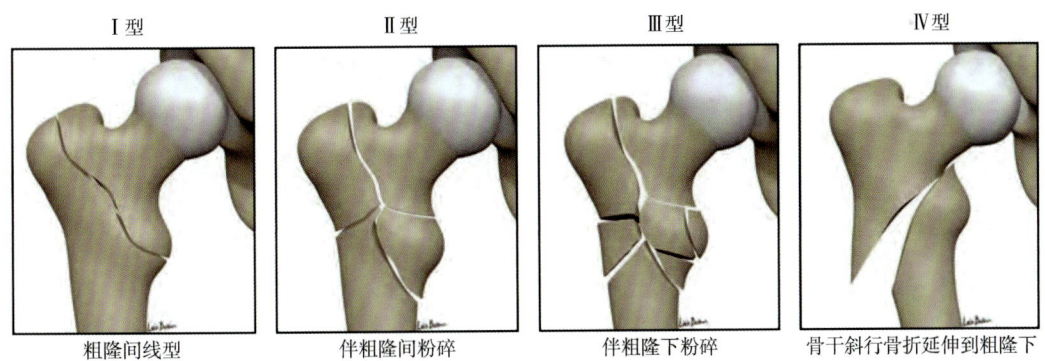

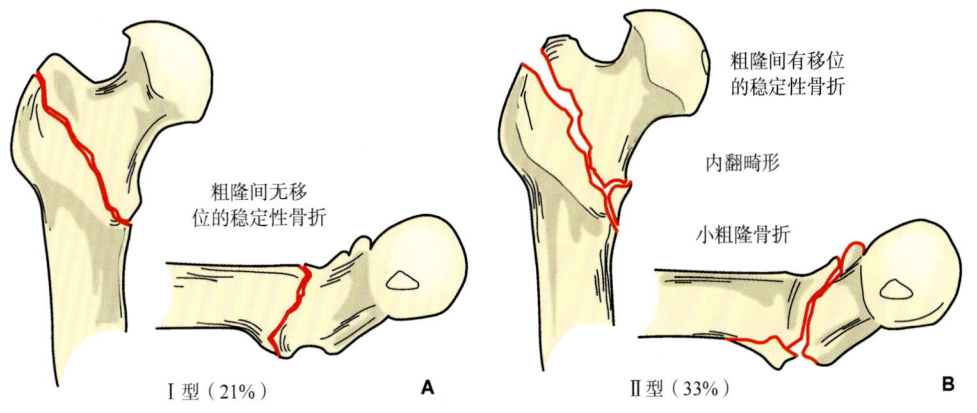

粗隆间无移位的稳定性骨折

粗隆间有移位的稳定性骨折

内翻畸形

小粗隆骨折

Ⅰ 型（21%）

A

Ⅱ 型（33%）

B

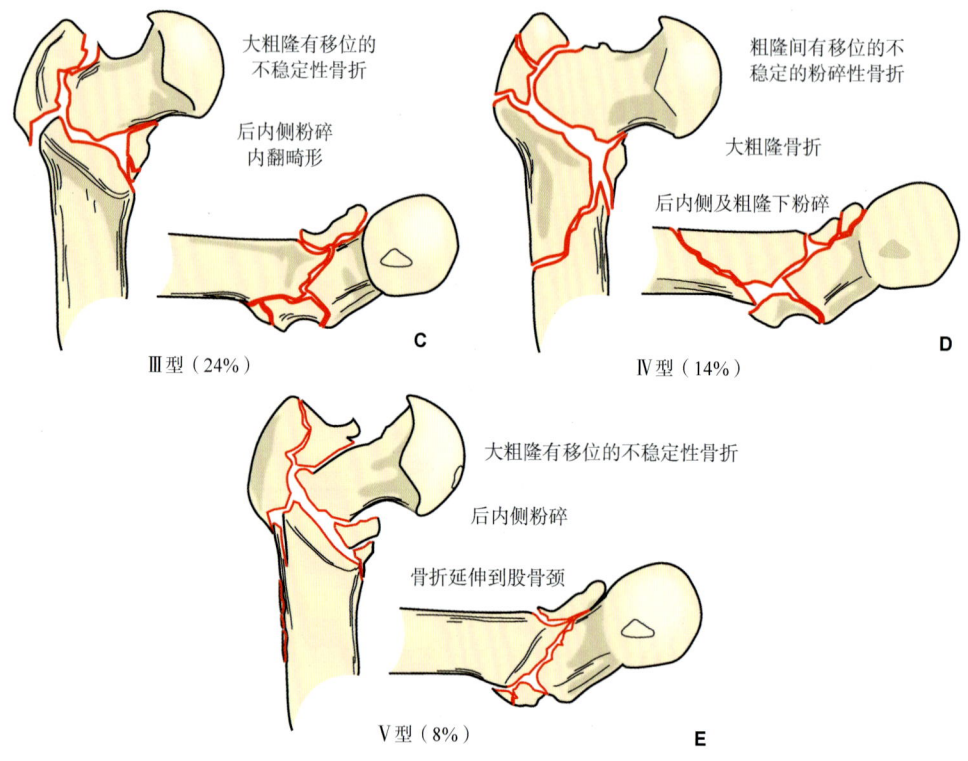

大粗隆有移位的
不稳定性骨折

后内侧粉碎
内翻畸形

Ⅲ型（24%）　C

粗隆间有移位的不
稳定的粉碎性骨折

大粗隆骨折

后内侧及粗隆下粉碎

Ⅳ型（14%）　D

大粗隆有移位的不稳定性骨折

后内侧粉碎

骨折延伸到股骨颈

Ⅴ型（8%）　E

图8-50　粗隆间骨折的Kyle分型

根据骨折片的稳定性进行分型，对判断预后更准确（经允许引自Moehring HD，Greenspan A，eds. *Fractures—diagnosis and treatment*. New York：McGraw-Hill；2000：99-105.）

Fielding依据骨折线的水平对粗隆下骨折进行分型，而Zickel依据骨折线的水平、倾斜度和粉碎程度进行分型（图8-51）。由于该区域血供、侧支循环丰富，因此粗隆下骨折有相对良好的预后。粗隆间骨折和粗隆下骨折后股骨头坏死与不愈合的发生率很低。术后唯一严重的并发症是感染。

（二）髋关节脱位

由高能量外力导致的髋关节脱位少见，常并发其他重要损伤。髋关节脱位由严重的轴向作用力引起，如车祸中膝关节撞击仪表盘。

通常髋关节脱位可分为前脱位、后脱位或者中心（内侧）脱位。受外力作用时髋关节的位置决定脱位方向：髋关节屈曲、内收、内旋时导致后脱位，髋关节外展、外旋时导致前脱位。股骨头后脱位比前脱位更常见，前脱位只占所有髋关节脱位的5%～18%。后脱位常并发骨折，尤其是髋臼后缘骨折；而前脱位则往往单独发生，很少

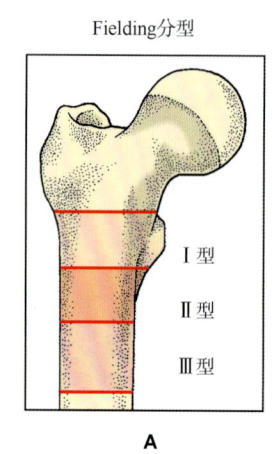

Fielding分型

Ⅰ型
Ⅱ型
Ⅲ型

A

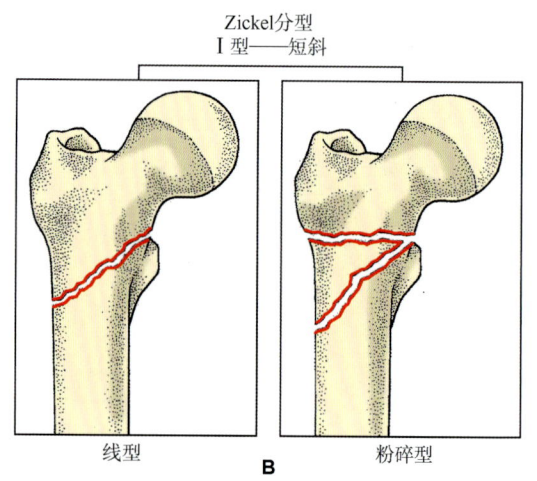

Zickel分型
Ⅰ型——短斜

线型　　　B　　粉碎型

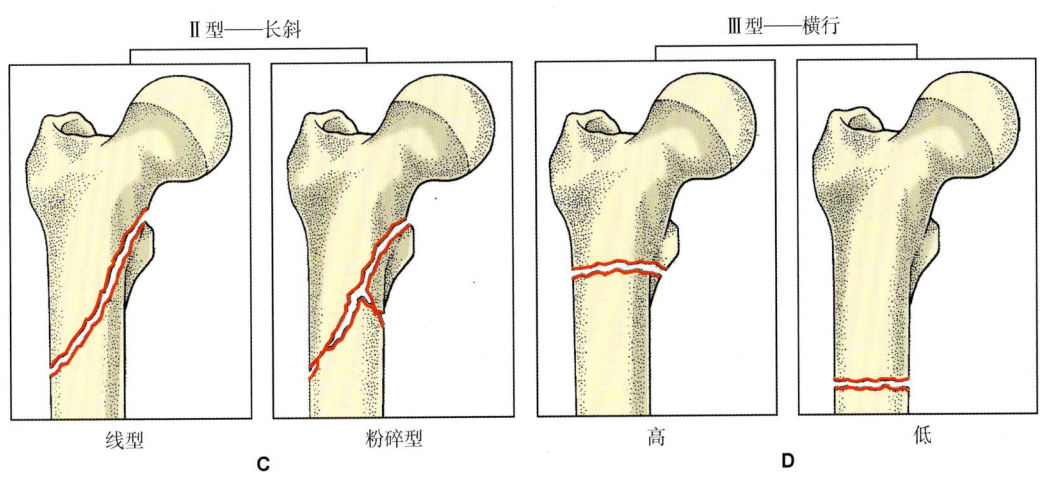

图 8-51　粗隆下骨折的分型

A. 粗隆下骨折的 Fielding 分型依据粗隆下骨折发生的位置。I 型骨折最常见，发生在小粗隆水平；II 型骨折发生在小粗隆下 2.5cm 以内；III 型骨折最少见，发生在小粗隆下 2.5～5cm 以内。B～D. 粗隆下骨折的 Zickel 分型，考虑了骨折线位置和倾斜度及有无粉碎性骨折（经允许引自 Fielding JW. Subtrochanteric fractures. *Clin Orthop* 1973；92：86-99；Zickel RE. An intramedullary fixation device for the proximal part of the femur. Nine year's experience. *J Bone Joint Surg Am* 1976；58：866-872.）

并发骨折。股骨颈后倾或前倾减少的患者容易发生后脱位。而股骨颈前倾增加的患者则容易发生前脱位。在髋关节前后位像上很容易发现脱位。前脱位占所有髋关节脱位的 13%，股骨头移位到闭孔、耻骨或髂骨区域。在前后位像上，股骨外展、外旋，股骨头位于髋臼内下方（图 8-52）。后脱位最常见，前后位像显示股骨内旋、内收，股骨头位于髋臼外上方（图 8-53）。后脱位偶尔会并发髋臼或股骨头骨折（图 8-54、图 8-55）。中心脱位（或中心突出）总是伴有髋臼骨折，股骨头突入盆腔内（图 8-56、图 8-57）。

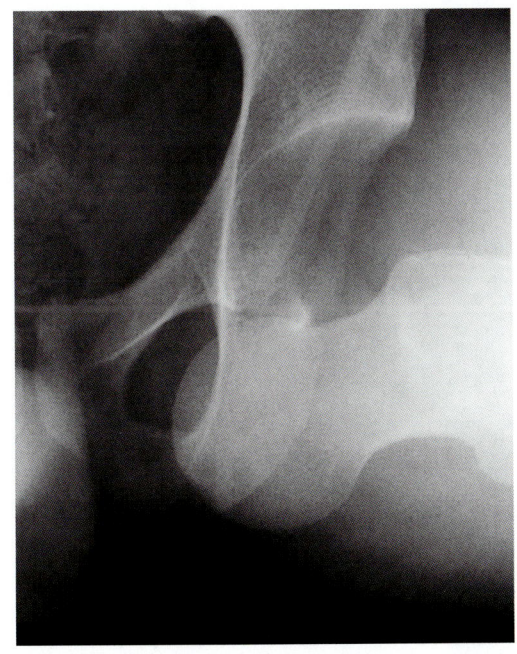

图 8-52　髋关节前脱位

19 岁男性，髋关节前脱位。前后位像显示股骨头位于髋臼内下方，是典型的前脱位时股骨头的位置

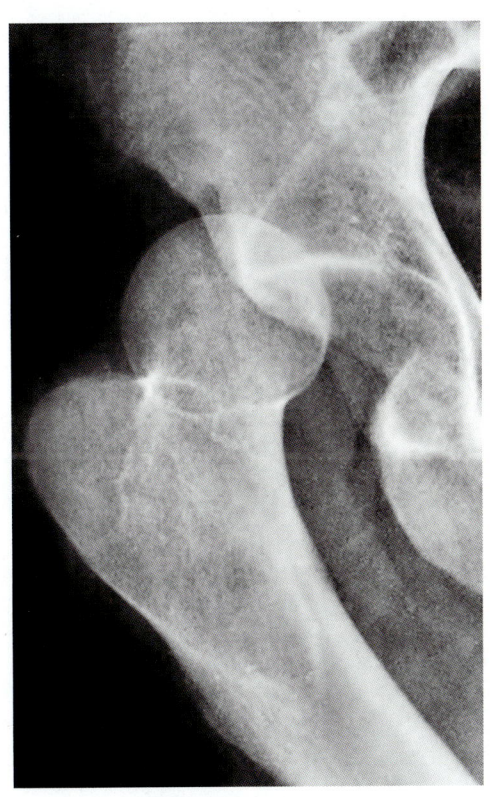

图 8-53　髋关节后脱位

30 岁女性，车祸后发生典型的髋关节后脱位。前后位像示股骨内收，股骨头与髋臼后缘重叠

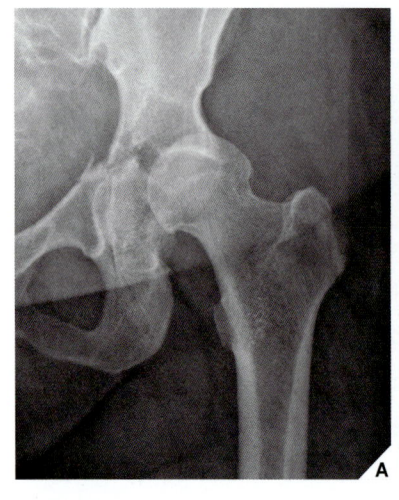
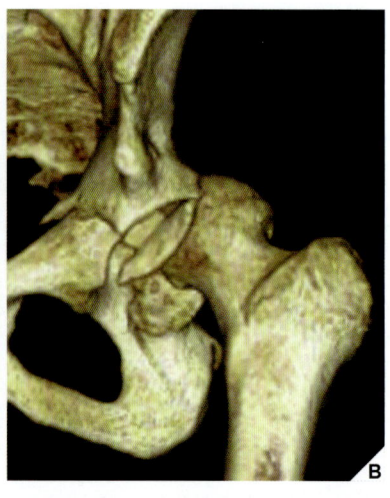

图 8-54 髋关节后脱位合并髋臼骨折的三维CT重建表现

39岁女性，在车祸中受伤。左髋关节前后位片（A）和三维CT重建图像（B）显示髋关节后脱位合并髋臼骨折

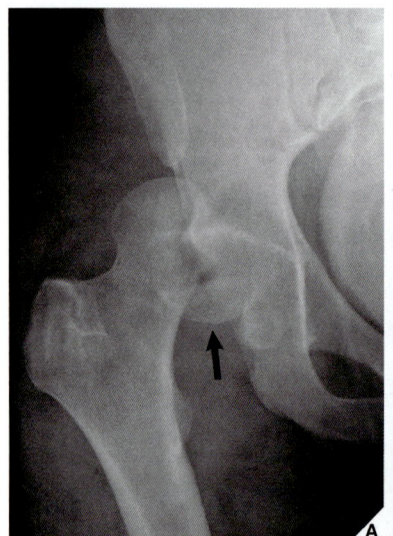
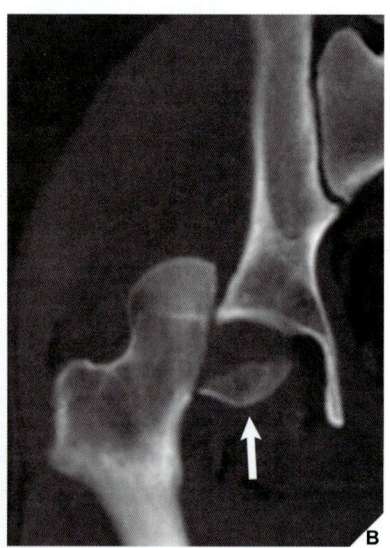

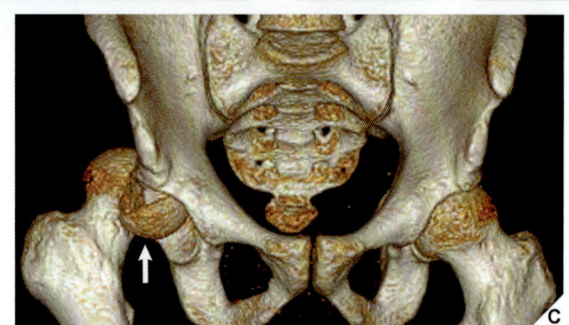

图 8-55 髋关节后脱位合并股骨头骨折的CT和三维CT重建表现

37岁男性，在摩托车事故中受伤，右髋关节前后位片（A）、右髋关节冠状位CT图像（B）和骨盆三维CT重建图像（C）显示右髋关节后脱位合并股骨头骨折（箭头，另见图8-34）

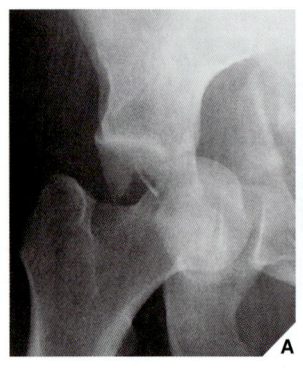
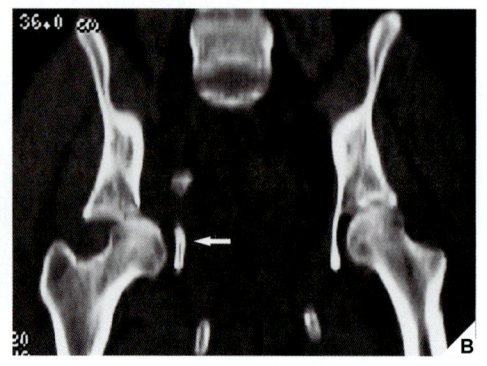

图 8-56 髋关节中心脱位（1）

22岁女性，车祸伤。A. 右髋关节前后位像显示复杂的髋臼骨折伴有股骨头中心移位。B. 冠状位CT重建图像显示髋臼内侧壁向内侧移位（箭头）和髋关节中心脱位

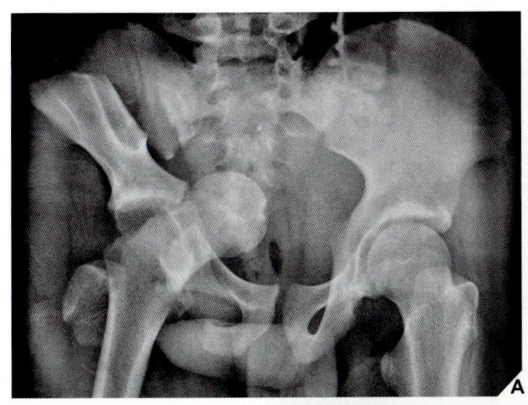
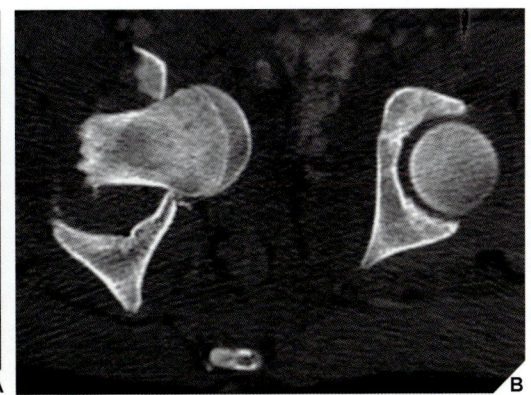
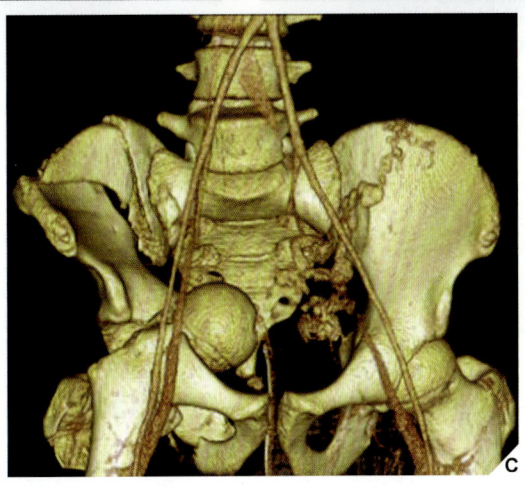

图 8-57　髋关节中心脱位（2）

16岁男性，高速车祸伤，骨盆前后位片（A）显示右半骨盆包括髋臼复杂性骨折，伴有股骨头向中央突出，这在CT轴位（B）和三维容积再现CT重建图像（C）上显示得更加精确

　　股骨头脱位常伴发关节周围骨、软骨、肌肉和韧带的严重损伤。在检查髋关节脱位伴发的骨折时CT检查的作用是不可替代的，CT检查也是发现皮质断裂的最佳检查（见图8-54、图8-55）。MRI检查也是很重要的影像检查工具，在评价骨松质、软骨、肌肉、韧带和关节内液体时较CT检查有明显的优势。MRI检查易于发现并定量髋关节前和后脱位时不可避免的肌肉损伤及关节积液/积血（见图4-133和图4-134）。MRI检查还可以发现各类脱位中常发生的骨挫伤，以及一些不常见的急性髋关节脱位后遗症，如皮质梗死、骨软骨骨折和髋臼盂唇撕裂。MRI检查也有助于发现陷入关节的软组织。髋关节脱位后行MRI检查的重要价值在于发现可能的并发症如股骨头坏死。

　　外伤性髋关节脱位需立即闭合复位，最好在外伤后6小时之内复位，以减少骨坏死的发生。骨坏死和创伤后骨关节炎是髋关节脱位的两个主要并发症。

　　最近研究表明，髋关节脱位后6小时之内复位的患者，其骨坏死发生率为4.8%，而超过6小时后复位的患者，其骨坏死发生率则为58.8%。早期发现骨坏死很重要，因为在早期经过外科治疗如钻孔、旋转截骨术或者核心减压术伴或不伴血管化移植后，保留髋关节功能的可能性最大。创伤后骨关节炎在不同阶段的发生率为17%～48.8%，这取决于最初外伤的严重程度、关节内游离体和外伤后持续的重体力劳动。单纯髋关节脱位的预后要好于伴有骨折的患者。

三、肌腱和肌肉损伤

　　髋关节肌腱损伤在老年患者中常见，常会累及臀小肌和臀中肌，引起与腱鞘炎、肌腱炎、撕裂和滑囊炎（图8-58、图8-59）相关的大粗隆疼痛综合征，和肩关节类似，这些肌腱被命名为"髋关节的肩袖"。髂腰肌腱撕裂见于老年人和年轻运动员（图8-60）。其他常见于年轻运动员的肌腱损伤包括股直肌、缝匠肌及腘绳肌腱损伤（图8-61、图8-62）。

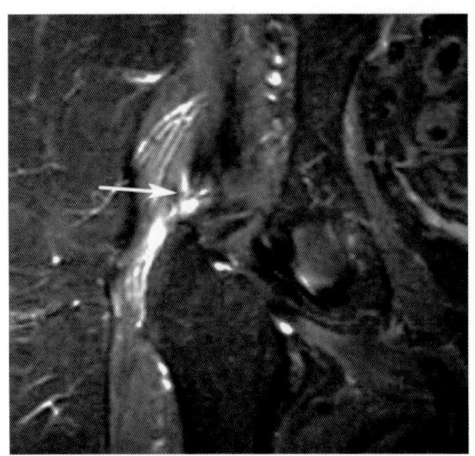

图 8-58　臀中肌腱撕裂

MRI冠状位STIR序列图像显示右侧臀中肌腱在大粗隆水平完全撕裂（箭头），伴有局部水肿

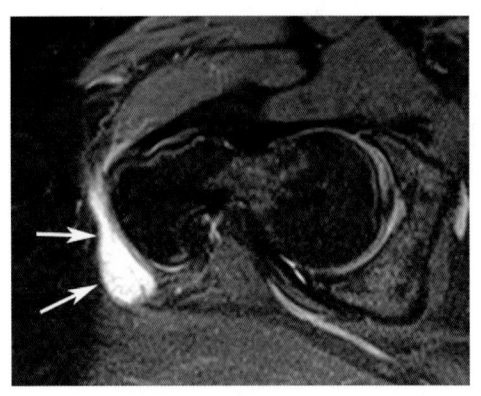

图 8-59　大粗隆滑囊炎

中年女性，慢性髋关节外侧疼痛，右髋关节MRI轴位STIR序列图像显示大粗隆滑囊积液（箭头），与滑囊炎一致

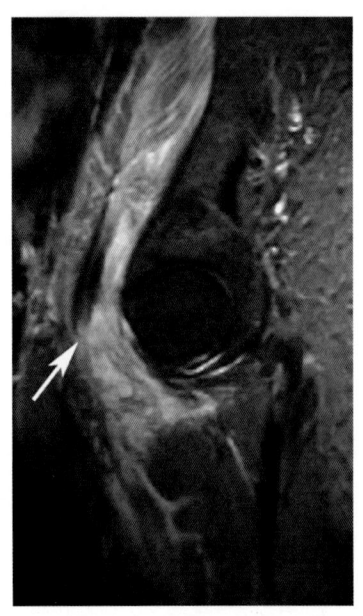

图 8-60　髂腰肌腱撕裂

MRI矢状位STIR序列图像显示髂腰肌腱在小粗隆插入点水平撕裂，伴近端回缩（箭头）。周围有水肿和血肿

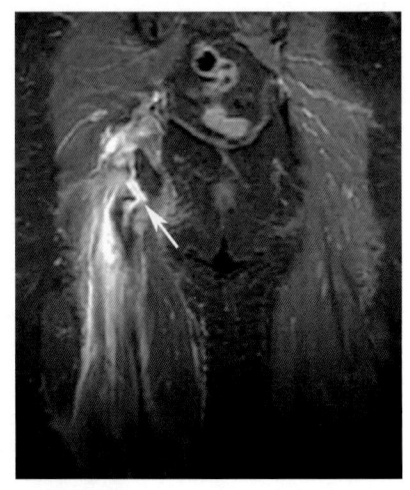

图 8-61　腘绳肌腱撕裂

MRI冠状位STIR序列图像显示右侧腘绳肌腱完全撕裂，近端轻度回缩（箭头）。周围广泛的软组织水肿和血肿延伸至大腿后侧

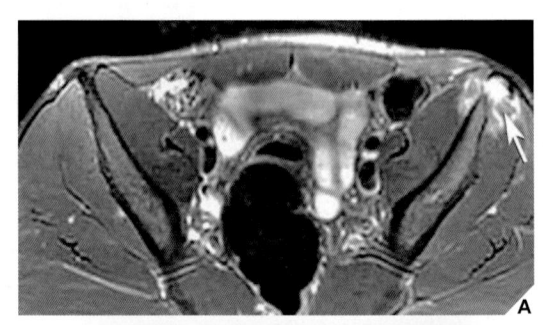

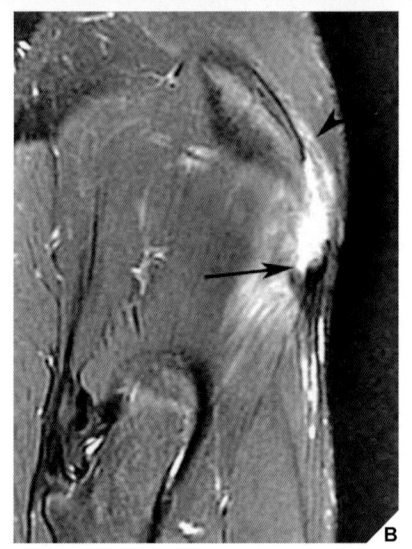

图 8-62　左侧缝匠肌腱撕脱

年轻运动员，MRI轴位（A）和矢状位（B）T$_2$加权像显示髂前上棘处（无尾箭头）缝匠肌腱撕脱（箭头），并伴有局灶性水肿和血肿

髋关节外侧疼痛/大粗隆疼痛综合征的其他病因包括钙化性腱鞘炎（图8-63）、坐骨股骨撞击综合征和髋关节弹响综合征。坐骨股骨撞击综合征表现为坐骨结节与小粗隆之间距离减小，导致股方肌受压。MRI检查显示股方肌水肿，坐骨结节

与小粗隆之间间隙减小（图8-64）。髋关节弹响综合征也被称为弹响髋或舞者髋，是一种表现为髋部疼痛、弹响感和（或）伴有咔啪声的临床综合征，其髋部疼痛与某些运动，如髋关节屈曲、伸直、外展和外旋活动相关，更常见于舞者和运动员。造成髋关节弹响综合征的外在原因包括髂腰肌腱炎和大粗隆区髂胫束增厚（图8-65），内在原因通常为髋臼盂唇撕裂（图8-66）、圆韧带病变（图8-67）、游离体和滑膜骨软骨瘤病（图8-68）。当患者在髋关节运动过程中出现弹响感时，髋关节动态超声检查可以很好地评估髂腰肌腱的异常运动。MRI检查可提供髋部疼痛的其他潜在病因的形态学评估。

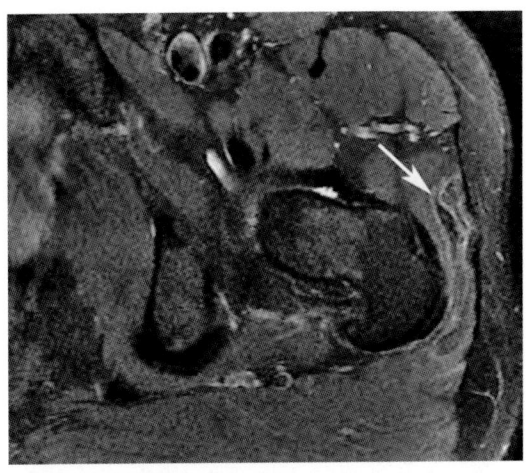

图 8-65　外侧型弹响髋或髋关节外源性弹响综合征

年轻女性，左髋关节疼痛，MRI轴位STIR序列图像显示大粗隆旁髂胫束内侧纤维化增厚且轻度水肿（箭头）

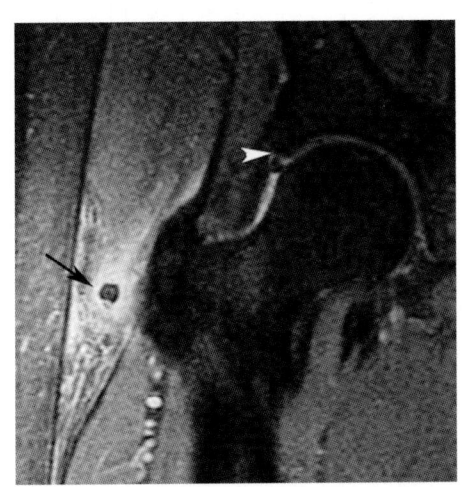

图 8-63　钙化性腱鞘炎引起大粗隆疼痛综合征

一位年轻人，右髋关节大粗隆区疼痛，MRI冠状位STIR序列图像显示大粗隆附近有局灶性钙沉积（箭头），周围有明显的炎性改变和水肿。同时注意到髋臼上盂唇撕裂（无尾箭头）

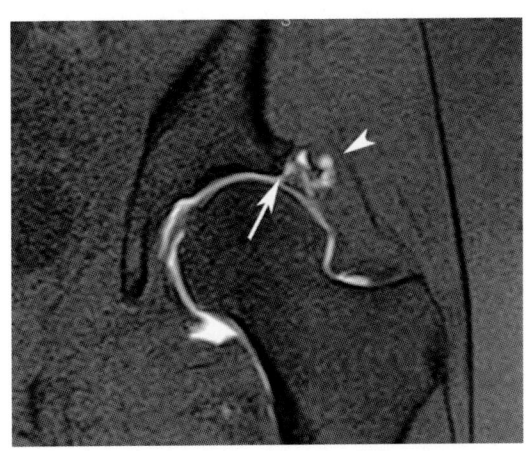

图 8-66　盂唇撕裂引起的髋关节内源性弹响综合征

年轻女性，慢性左髋关节疼痛并偶有弹响感，MRa冠状位T$_1$加权脂肪抑制序列图像显示髋关节软骨盂唇交界处的上盂唇撕裂（箭头），并伴盂唇旁小囊肿（无尾箭头）

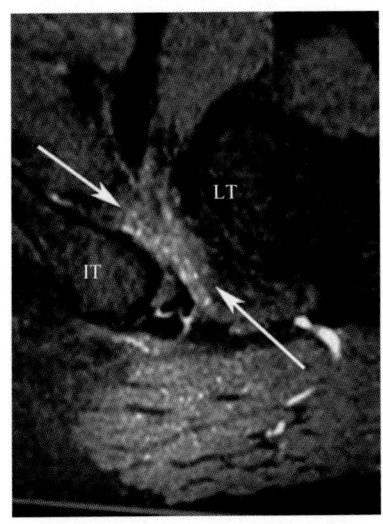

图 8-64　坐骨股骨撞击综合征

成年患者，慢性髋关节疼痛，MRI轴位STIR序列图像显示小粗隆（LT）和坐骨结节（IT）之间间隙减小，股方肌在两个骨结构之间受到挤压而水肿（箭头）

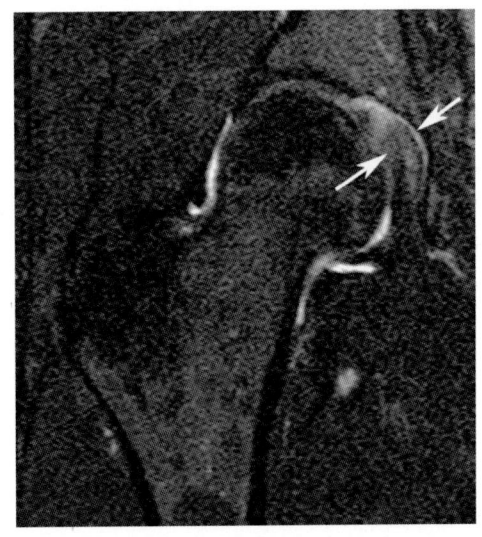

图 8-67　圆韧带变性引起的髋关节内源性弹响综合征

年轻成年患者，右髋关节疼痛并有弹响感，MRI冠状位T$_2$加权脂肪抑制序列图像显示圆韧带增厚并变性（箭头）

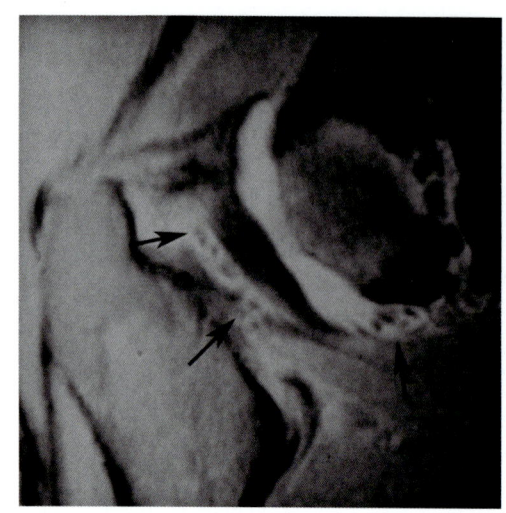

图8-68 滑膜软骨瘤病引起的髋关节内源性弹响综合征
中年男性，慢性右髋关节疼痛，伴摩擦感和偶尔的弹响感，MRI冠状位T$_2$加权像显示多个小软骨体嵌在关节囊隐窝内（箭头）

四、神经卡压

骨盆和髋关节神经卡压相对罕见，包括梨状肌综合征、髂肌综合征、闭孔神经病变及闭孔神经在闭孔水平受压所致的大腿肌肉运动障碍（继发于创伤、手术、骨化性肌炎或者软组织肿块），以及被称为感觉异常性股痛的股外侧皮神经病变（由于创伤、肿块及诸如下肢短缩或者脊柱侧弯等先天性或发育性异常所致的股外侧皮神经卡压产生的大腿前部的感觉障碍）。MRI的作用和在其他神经卡压病变中的作用一样，用来检测引起卡压的原因，以及确定受累神经的形态和信号改变。

（一）梨状肌综合征

坐骨神经在骨盆梨状肌前方下行并在大腿处向下走行。在大腿的远端1/3处分为胫神经和腓总神经。坐骨神经支配大腿后部的肌肉（腘绳肌）并提供膝关节以下的所有感觉和运动功能，但除外小腿内侧的感觉神经支配。当坐骨神经走行穿出骨盆时，它与梨状肌邻近，在该水平，神经可能被肥厚的梨状肌所压迫，症状类似于腰椎间盘突出。继发于邻近的下腰椎、骶髂关节或髂腰肌的感染或炎症病变的梨状肌炎症，由脑瘫、创伤后血肿或梨状肌纤维粘连引起的梨状肌痉挛、坐骨神经的肌内走行或坐骨神经腓骨分支是梨状肌综合征的相关病因（图8-69）。

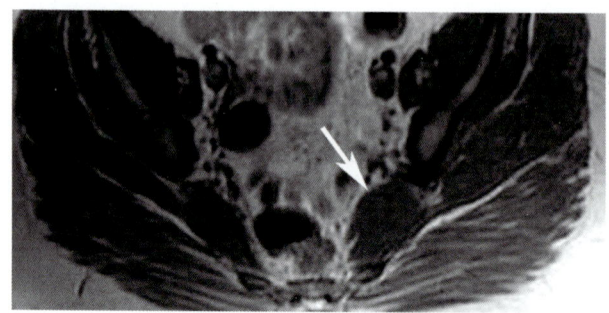

图8-69 梨状肌综合征
MRI轴位T$_1$加权像显示有慢性坐骨神经症状的患者左侧梨状肌肥厚（箭头）

（二）髂肌综合征

髂肌综合征是由骨盆和腹股沟水平的股神经受压所致。股神经起源于腰大肌下的骶神经丛，在骨盆内走行于髂肌和腰大肌之间，并在腹股沟韧带下方穿出骨盆。腹股沟韧带下方有一个称为肌腔隙的通道，当股神经通过时，可发生卡压（图8-70）。该腔隙的顶部由髂耻弓和腹股沟韧带形成，底部由髂骨和髂腰肌构成。股神经支配除阔筋膜张肌外的大腿前部肌肉，还支配大腿前部和远端内侧、膝关节前内侧、小腿和足内侧的感觉。临床表现为膝关节无力并频繁跌倒、大腿前部肌萎缩及大腿前部、小腿内侧、足内侧、踇趾的麻木和感觉异常。髂肌综合征的病因包括骨盆手术、髋关节手术、子宫切除术、股动脉插管和动脉

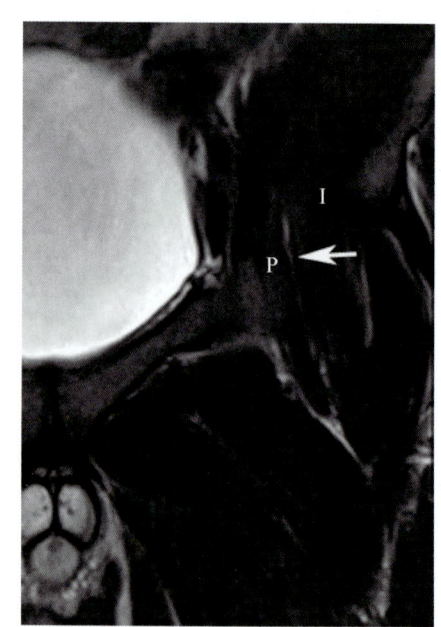

图8-70 正常股神经
MRI冠状位T$_2$加权脂肪抑制序列图像显示正常股神经（箭头）在肌腔隙水平位于腰大肌（P）和髂肌（I）之间

旁路手术的医源性损伤，因髋关节/骨盆骨折、枪伤和撕裂伤造成的创伤，继发于撕裂、血肿或肿块的髂腰肌增大、扩张的髂腰肌滑囊（图8-71），以及髂血管的假性动脉瘤。MRI检查可发现髂肌或髂腰肌肿胀和（或）占位效应、血肿和髂血管创伤后假性动脉瘤，也可显示股四头肌失神经性水肿。

（三）闭孔神经病变

闭孔神经病变可能发生在闭孔神经离开骨盆的闭孔内，可能会损伤或受到压迫。闭孔神经是由腰大肌的L_2、L_3和L_4神经根的腹侧分支形成的。骨盆内闭孔神经的走行比股神经的走行更偏向内侧，闭孔神经向下穿过腰肌从骨盆边缘的内侧延伸出来（图8-72）。神经沿着髂耻线向下并向前进入小骨盆，它从闭孔出骨盆，在闭孔内分为前支和后支，前支跨过闭孔外肌进入大腿，后支穿过闭孔外肌的纤维进入大腿。前支支配股薄肌、长收肌、短收肌和耻骨肌的运动，并支配髋关节和大腿内侧的感觉。后支支配闭孔外肌、大收肌和短收肌的运动，并支配膝关节的感觉。闭孔神经病变的原因包括：①穿透性/医源性创伤；②骨盆和髋臼骨折；③创伤后血肿；④骨化性肌炎、盆

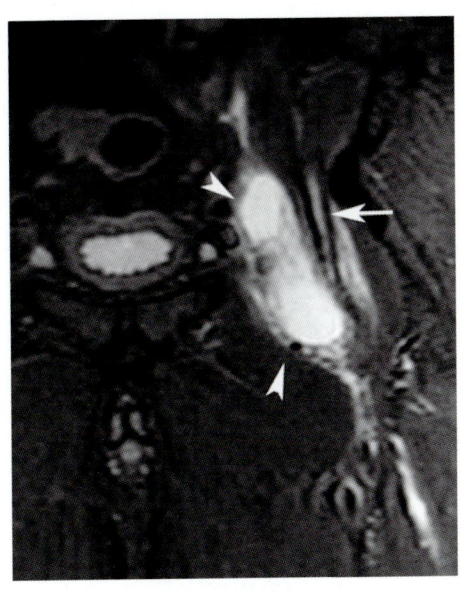

图8-71　髂肌综合征
MRI冠状位T_2加权脂肪抑制序列图像显示髂腰肌滑囊炎（无尾箭头）导致邻近股神经增厚，信号增高（箭头）

腔肿瘤、闭孔疝；⑤慢性收肌腱病/耻骨炎继发纤维束形成的运动员闭孔神经病变。临床表现包括腹股沟或大腿内侧疼痛，并伴有收肌无力。MRI表现包括闭孔神经的大小和信号的改变，软组织或骨盆肿瘤的占位效应，大腿内侧肌肉的去神经性损伤（图8-73）。

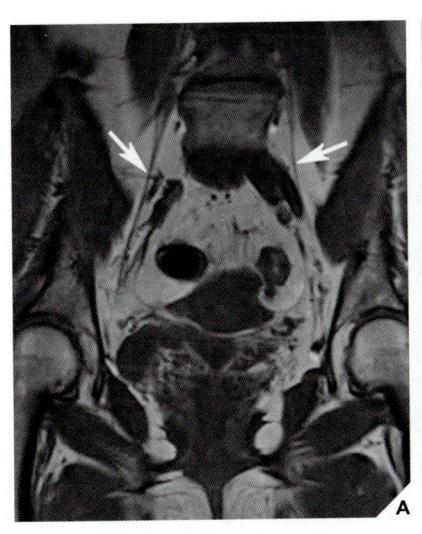
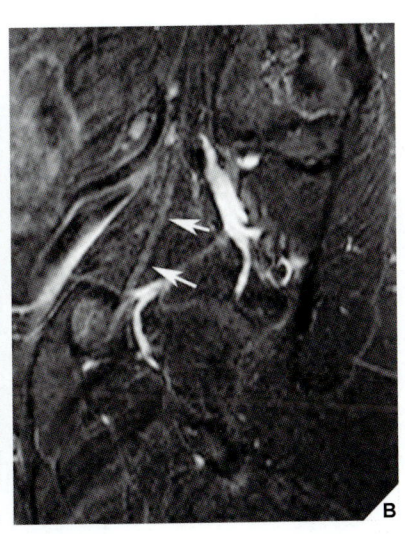

图8-72　正常闭孔神经
冠状位T_1WI（A）和矢状位T_2WI脂肪抑制序列（B）MRI显示正常闭孔神经（箭头）

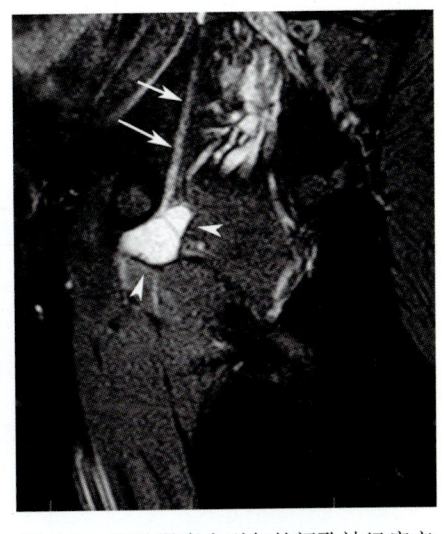

图8-73　闭孔滑囊炎引起的闭孔神经病变
MRI矢状位T_2WI图像显示闭孔滑囊炎（无尾箭头），闭孔神经（箭头）增厚且信号增高

（四）股外侧皮神经病变（感觉异常性股痛）

股外侧皮神经病变（也称为感觉异常性股痛）

是由于股外侧皮神经在腹股沟韧带下走行或穿过阔筋膜时受到卡压所致（图8-74）。股外侧皮神经由L_2和L_3神经根组成。它在腰肌下向外侧走行，穿过髂肌，从腹股沟韧带下方的骨盆穿出于髂前

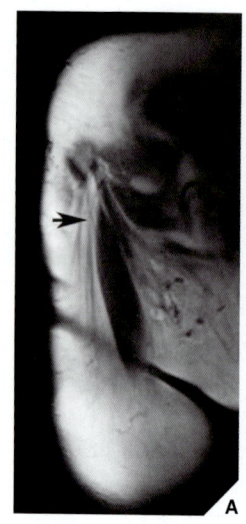
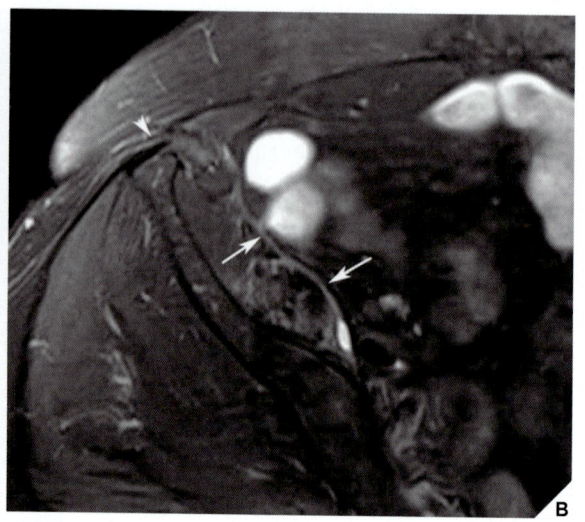

图8-74 正常的股外侧皮神经

A. 冠状位 T₁WI MRI 显示正常的浅层皮下股外侧皮神经（箭头），位于髂前上棘内侧。B. 轴位 T₂WI 脂肪抑制序列 MRI 显示股外侧皮神经的盆内段（箭头）。注意缝匠肌腱起源于髂前上棘（无尾箭头），并邻近股外侧皮神经骨盆出口点

上棘的内侧，然后穿过阔筋膜。感觉异常性股痛的原因包括：①缝匠肌起始处的髂前上棘肌腱周围炎和撕脱性骨折（图8-75）；②骨盆和腹膜后肿瘤；③由于下肢伸长和躯干过度伸展而引起的神经拉伸；④腿长不一致；⑤医源性；⑥长时间站立；⑦通过腰带、体重增加或紧身衣物产生的外部挤压。临床表现包括位于大腿外侧的灼痛、麻木和刺痛感。局部压迫髂前上棘会使症状加重。髋关节屈曲可以缓解症状。MRI 表现包括受卡压的神经大小和信号的改变，髂前上棘的撕脱伤，以及肿块的占位效应。鉴别诊断包括腰椎间盘源性疾病。

（五）Morel-Lavallée损伤（闭合性脱套性损伤）

皮下脂肪与小腿筋膜之间交界面的剪切力导致髋关节和膝关节周围这种相对常见的损伤。最典型的是，这种损伤发生在车祸坠落时导致的大粗隆邻近的脂肪与筋膜之间的血肿，在MRI或者超声检查中能够被很好地显示（图8-76，另见图4-132）。积液可能会自行吸收，但更常见的是形

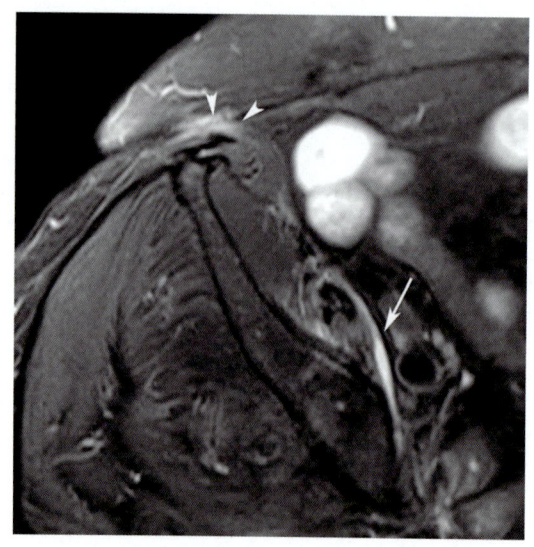

图8-75 缝匠肌腱鞘炎引起的感觉异常性股痛

轴位 T₂WI 脂肪抑制序列 MRI 显示缝匠肌腱起始处周围水肿（无尾箭头），股外侧皮神经盆内段增厚且信号增高（箭头），提示神经炎

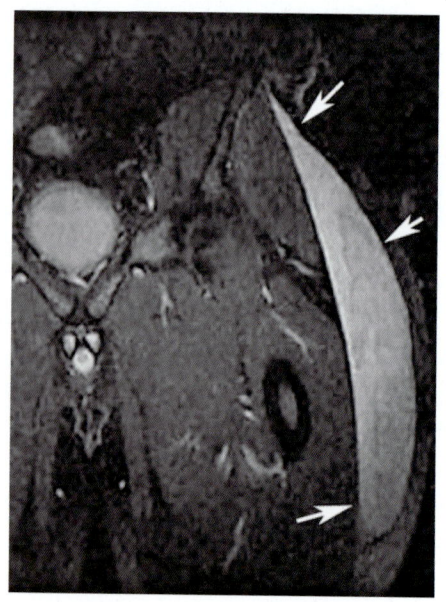

图8-76 Morel-Lavallée损伤

MRI 冠状位 STIR 序列图像显示皮下脂肪与腿部筋膜之间的梭形包裹性血肿（箭头）。该患者几个月前有坠落病史。注意血肿周围没有软组织水肿

成包裹性积液并持久存在。积液可能会延伸至皮下脂肪引起撕裂的脂肪组织受压。治疗方法采取加压的保守治疗，偶尔可能需要手术或者经皮穿刺引流。

（六）运动型疝

这种类型损伤是由于下腹部和骨盆周围扭转伤所致，导致腹股沟区产生特征性症状并表现出特征性的MRI表现。运动型疝已在第4章详细描述。

（七）应力性骨折及机能不全性骨折

应力性骨折及机能不全性骨折在骨盆和股骨近端常见，常发生在骶翼、骶骨体、髋臼、股骨头软骨下区、股骨颈及耻骨联合旁的区域。这些损伤在第4章和第9章中会做详细描述。

记忆要点

骨盆和髋臼

[1] 由于并发下列组织损伤的发生率高，骨盆骨折会很严重：
- 大血管
- 神经
- 下尿路

[2] 根据影像诊断和骨科处理的需要对骨盆骨折进行分类：
- 根据骨折片的稳定性分为稳定性骨折和不稳定性骨折
- 根据作用于骨盆外力的方向分为前后压缩骨折、侧方压缩骨折、垂直剪切骨折和混合型骨折

[3] 前斜位和后斜位（Judet位）可清楚显示髋臼骨折。

[4] 髋臼骨折时需要区分以下二者：
- 骨盆前柱骨折
- 骨盆后柱骨折

[5] CT在评价骨盆和髋臼骨折时有重要价值，因为CT可清楚显示：
- 粉碎性骨折确切的位置和形态
- 关节囊内有无骨折片
- 软组织损伤

[6] MRI评价髋关节外伤时有优势，尤其是在：

- 诊断隐匿性骨折和骨挫伤（骨小梁微骨折）
- 有效发现和定量髋关节脱位伴发的肌肉损伤及关节积液
- 发现诸如股骨头坏死等并发症
- 诊断各种神经卡压病变
- 诊断 Morel-Lavallée 损伤——软组织闭合性脱套性撕脱伤

[7] MRa可有效评价髋臼盂唇损伤，如撕裂和分离。

[8] IVP和膀胱尿道造影对于评价伴发的下尿路损伤很重要。

骶骨

[1] Denis将骶骨骨折分为三类：发生在骶翼、骶孔外侧的骨折（Ⅰ区）；穿过骶孔的骨折（Ⅱ区）；穿过骶骨体累及椎管的骨折（Ⅲ区）。

[2] CT和三维CT重建是发现和评价这些损伤的最佳影像检查方法。

股骨近端

[1] 区分股骨近端骨折（髋关节骨折）是囊内还是囊外骨折的意义在于可能发生的并发症。股骨颈囊内骨折不愈合和股骨头坏死的发生率高。

[2] 股骨颈囊内骨折Garden分型对于判断骨折稳定性和预后有实用价值。

[3] 粗隆间骨折Boyd-Griffin分型根据是否为粉碎性骨折和是否累及粗隆下区域，有重要的预后判断价值，并用于指导外科手术治疗。

[4] Kyle分型的依据是多发骨折片的稳定性，因此实用价值高，对预后判断准确。

[5] 粗隆下骨折有以下分型：
- Fielding分型：依据骨折线的位置
- Zickel分型：依据骨折线的位置、倾斜度和粉碎程度

[6] MRI是发现和评价外伤后股骨头坏死早期改变的理想工具。

髋关节脱位

[1] 髋关节脱位分为前、后和中心（内侧）脱位。

[2] 后脱位更常见，常伴发髋臼后缘骨折。

[3] 前脱位少见。前后位像示股骨外展、外旋，股骨头位于髋臼内下方。

肌腱和肌肉病变

[1] 髋关节周围的肌腱病变在老年患者中很常见，与腱鞘炎、肌腱炎、撕裂和滑囊炎有关。其包括髋关节弹响综合征（弹响髋或舞者髋）、坐骨股骨撞击综合征和钙化性腱鞘炎。

[2] MRI是诊断这些病变的首选方法。

神经卡压

[1] 神经卡压包括梨状肌综合征、髂肌综合征、闭孔神经病变和股外侧皮神经病变（感觉异常性股痛）。

[2] MRI检查可诊断这些病变。

（崔佳宁　叶　薇　白荣杰　译）

参考文献

Allen WC, Cope R. Coxa saltans: the snapping hip revisited. *J Am Acad Orthop Surg* 1995;3:303–308.

Aly AR, Rajasekaran S, Obaid H. MRI morphometric hip comparison analysis of anterior acetabular labral tears. *Skeletal Radiol* 2013;42:1245–1252.

Banks KP, Grayson DE. Retroversion of the acetabulum as a rare cause of chronic hip pain: recognition of the "figure-eight" sign. *Skeletal Radiol* 2007;36(suppl 1):108–111.

Bencardino JT, Mellado JM. Hamstring injuries of the hip. *Magn Reson Imaging Clin N Am* 2005;13:677–690.

Blankenbaker DG, De Smet AA, Keene JS, et al. Classification and localization of acetabular labral tears. *Skeletal Radiol* 2007;36:391–397.

Blundell CM, Parker MJ, Pryor GA, et al. Assessment of the AO classification of intracapsular fractures of the proximal femur. *J Bone Joint Surg Br* 1998;80:679–683.

Boyd HB, Griffin LL. Classification and treatment of trochanteric fractures. *Arch Surg* 1949;58:853–866.

Brandser E, Marsh JL. Acetabular fractures: easier classification with a systematic approach. *AJR Am J Roentgenol* 1998;171:1217–1228.

Bray TJ. Acetabular fractures: classification and diagnosis. In: Chapman MW, ed. *Operative orthopaedics*, vol. 11, 2nd ed. Philadelphia: JB Lippincott; 1993:539–553.

Bray TJ, Templeman DC. Fractures of the femoral neck. In: Chapman MW, ed. *Operative orthopaedics*, vol. 1, 2nd ed. Philadelphia: JB Lippincott; 1993:583–594.

Burgess AR, Tile M. Fractures of the pelvis. In: Rockwood CA Jr, Green DP, Bucholz RW, eds. *Rockwood and Green's fractures in adults*, vol. 2, 3rd ed. Philadelphia: JB Lippincott; 1991:1399–1479.

Clohisy JC, Carlisle JC, Beaulé PE, et al. A systematic approach to the plain radiographic evaluation of the young adult hip. *J Bone Joint Surg Am* 2008;90(suppl 4):47–66.

Cvitanic O, Henzie G, Skezas N, et al. MRI diagnosis of tears of the hip abductor tendons (gluteus medius and gluteus minimus). *Am J Roentgenol* 2004;182:137–143.

Czerny C, Hofmann S, Urban M, et al. MR arthrography of the adult acetabular capsular-labral complex: correlation with surgery and anatomy. *AJR Am J Roentgenol* 1999;173:345–349.

Davies AG, Clarke AW, Gilmore J, et al. Review: imaging of groin pain in the athlete. *Skeletal Radiol* 2010;39:629–644.

DeLee JC. Fractures and dislocations of the hip. In: Rockwood CA Jr, Green DP, Bucholz RW, eds. *Rockwood and Green's fractures in adults*, vol. 2, 3rd ed. Philadelphia: JB Lippincott; 1991:1481–1651.

Denis F, Davis S, Comfort T. Sacral fractures: an important problem. Retrospective analysis of 236 cases. *Clin Orthop Relat Res* 1988;227:67–81.

Dunn AW, Morris HD. Fractures and dislocations of the pelvis. *J Bone Joint Surg Am* 1968;50:1639–1648.

Erbay H. Meralgia paresthetica in differential diagnosis of low-back pain. *Clin J Pain* 2002;18:132–135.

Fielding JW. Subtrochanteric fractures. *Clin Orthop Relat Res* 1973;92:86–99.

Garden RS. Reduction and fixation of subcapital fractures of the femur. *Orthop Clin North Am* 1974;5:683–712.

Garden RS. The structure and function of the proximal end of the femur. *J Bone Joint Surg Br* 1961;43B:576–589.

Greenspan A, Norman A. The "pelvic digit"—an unusual developmental anomaly. *Skeletal Radiol* 1982;9:118–122.

Grothaus MC, Holt M, Mekhail AO, et al. Lateral femoral cutaneous nerve: an anatomic study. *Clin Orthop Relat Res* 2005;(437):164–168.

Hashemi SA, Dehghani J, Vasoughi AR. Can the crossover sign be a reliable marker of global retroversion of the acetabulum? *Skeletal Radiol* 2017;46:17–21.

Hochman MG, Zilberfarb JL. Nerves in a pinch: imaging of nerve compression syndromes. *Radiol Clin North Am* 2004;42:221–245.

Judet R, Judet J, Letournel E. Fractures of the acetabulum: classification and surgical approaches for open reduction. Preliminary report. *J Bone Joint Surg Am* 1964;46:1615–1646.

Khoury AN, Brooke K, Helal A, et al. Proximal iliotibial band thickness as a cause for recalcitrant greater trochanteric pain syndrome. *J Hip Preserv Surg* 2018;5:296–300.

Kim S, Choi JY, Huh YM, et al. Role of magnetic resonance imaging in entrapment and compressive neuropathy—what, where, and how to see the peripheral nerves on the musculoskeletal magnetic resonance image: part 1. Overview and lower extremity. *Eur Radiol* 2007;17:139–149.

Kricun ME. Fractures of the pelvis. *Orthop Clin North Am* 1990;21:573–590.

Kyle RF, Campbell SJ. Intertrochanteric fractures. In: Chapman MW, ed. *Operative orthopaedics*, vol. 1, 2nd ed. Philadelphia: JB Lippincott; 1993:595–604.

Kyle RF. Intertrochanteric fractures. In: Chapman MW, ed. *Operative orthopaedics*. Philadelphia: JB Lippincott; 1988:353–359.

Lacour-Petic MC, Lozeron P, Ducreux D. MRI of peripheral nerve lesions of the lower limbs. *Neuroradiology* 2003;45:166–170.

Lage LA, Patel JV, Villar RN. The acetabular labral tear: an arthroscopic classification. *Arthroscopy* 1996;12:269–272.

Letournel E. Acetabulum fractures: classification and management. *Clin Orthop Relat Res* 1980;151:81–106.

Lewis CL. Extra-articular snapping hip: a literature review. *Sports Health* 2010;2:186–190.

Mellado JM, Pérez del Palomar L, Díaz L, et al. Long-standing Morel-Lavallée lesions of the trochanteric region and proximal thigh: MRI features in five patients. *AJR Am J Roentgenol* 2004;182:1289–1294.

Moehring HD, Greenspan A, eds. *Fractures: diagnosis and treatment*. New York: McGraw-Hill; 2000:99–105.

Oka M, Monu JUV. Prevalence and patterns of occult hip fractures and mimics revealed by MRI. *AJR Am J Roentgenol* 2004;182:283–288.

Pauwels F. *Biomechanics of the normal and diseased hip*. New York: Springer; 1976.

Pennal GF, Tile M, Waddell JP, et al. Pelvic disruption: assessment and classification. *Clin Orthop Relat Res* 1980;151:12–21.

Rosenberg ZS, Cavalcanti C. Entrapment neuropathies of the lower extremity. In: Stoller DW, ed. *Magnetic resonance imaging in orthopaedics and sports medicine*. Philadelphia: Lippincott Williams & Wilkins; 2007:1051–1098.

Samim M, Eftekhary N, Vigdorchick JM, et al. 3D-MRI versus 3D-CT in the evaluation of osseous anatomy in femoroacetabular impingement using Dixon 3D FLASH sequence. *Skeletal Radiol* 2019;48:429–436.

Sapkas GS, Mavrogenis AF, Papagelopoulos PJ. Transverse sacral fractures with anterior displacement. *Eur Spine J* 2008;17:342–347.

Schmid MR, Nötzli HP, Zanetti M, et al. Cartilage lesions in the hip: diagnostic effectiveness of MR arthrography. *Radiology* 2003;226:382–386.

Schultz E, Miller TT, Boruchov SD, et al. Incomplete intertrochanteric fractures: imaging features and clinical management. *Radiology* 1999;211:237–240.

Steinbach LS, Palmer WE, Schweitzer ME. Special focus session. MR arthrography. *Radiographics* 2002;22:1223–1246.

Sutter R, Zanetti M, Pfirrmann CWA. New developments in hip imaging. *Radiology* 2012;264:651–667.

Windisch G, Braun E, Anderhuber F. Piriformis muscle: clinical anatomy and consideration of the piriformis syndrome. *Surg Radiol Anat* 2007;29:37–45.

Yen Y-M, Lewis CL, Kim Y-J. Understanding and treating the snapping hip. *Sports Med Arthrosc Rev* 2015;23:194–199.

Zickel RE. An intramedullary fixation device for the proximal part of the femur. Nine years' experience. *J Bone Joint Surg Am* 1976;58:866–872.

Zingg PO, Werner VM, Sukthankar A, et al. The anterior center edge angle in Lequesne's false profile view: interrater correlation, dependence on pelvic tilt and correlation to anterior acetabular coverage in the sagittal plane. A cadaver study. *Arch Orthop Trauma Surg* 2009;129:787–791.

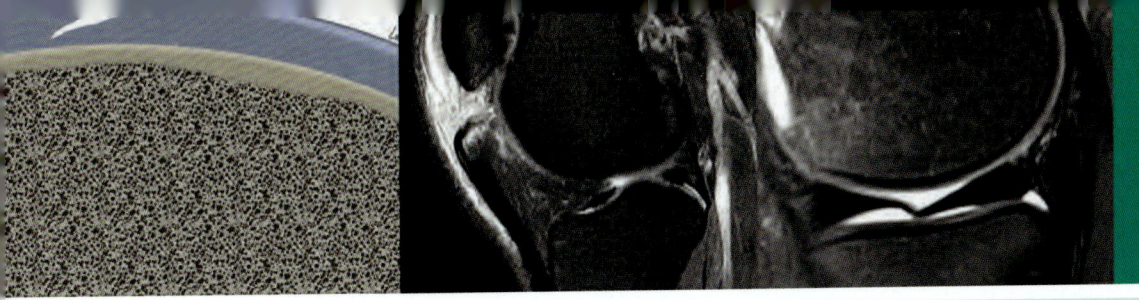

第9章

下肢Ⅱ：膝关节

一、膝关节创伤

膝关节是最大的关节，由于膝关节的易损性，在人的一生中，膝关节外伤很常见。大部分急性膝关节外伤见于青春期人群和成年人，车祸和运动损伤是主要原因。膝关节骨折比脱位常见，而软骨和软组织损伤，如半月板和韧带撕裂，是最常见的损伤类型，中青年人常见。膝关节外伤的症状因损伤部位而异，可提示损伤类型。然而，临床病史和体格检查不足以提供精确的诊断。放射学检查在膝关节外伤诊断中有重要作用。

（一）影像解剖学

普通X线检查是膝关节外伤的一线检查，可发现很多膝关节外伤。然而，膝关节软骨和软组织损伤发生率高，可单独发生，也可与骨折伴随，因此需要使用辅助影像学技术检查关节囊、关节软骨、半月板和韧带。

膝关节标准投照常包括4个位置：前后位、侧位、髁间窝位和髌骨轴位。前后位像可以评估股骨远端和胫骨近端大部分结构：股骨和胫骨内外侧髁，胫骨内外侧平台和胫骨髁间棘，内外侧关节间隙和腓骨头（图9-1）。髌骨与股骨远端重叠，因此显示不佳。侧位像可观察这个结构，并且可以评价髌骨及其与股骨的关系（图9-2）。髌骨向

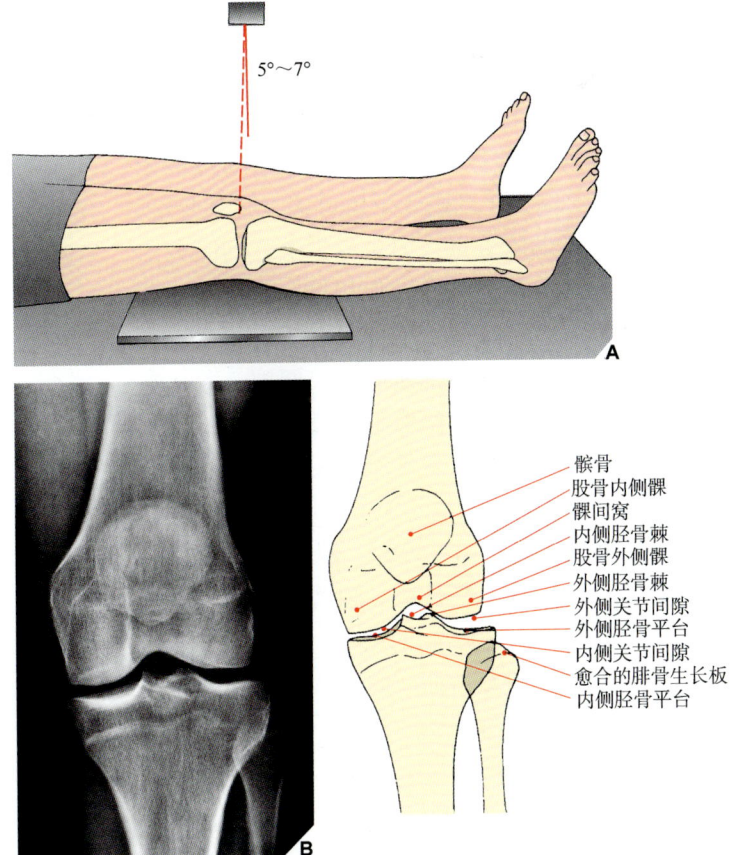

图 9-1　膝关节前后位图像

A. 膝关节前后位投照时患者取仰卧位，膝关节完全伸直，下肢中立位。投照时中心束（虚线）向头侧成角5°～7°对准膝关节。B. 前后位像可清楚显示股骨和胫骨内外侧髁、胫骨平台和胫骨髁间棘及内外侧关节间隙。髌骨正位呈卵圆形，位于股骨髁之间

图中标注（从上到下）：
髌骨
股骨内侧髁
髁间窝
内侧胫骨棘
股骨外侧髁
外侧胫骨棘
外侧关节间隙
外侧胫骨平台
内侧关节间隙
愈合的腓骨生长板
内侧胫骨平台

5°～7°

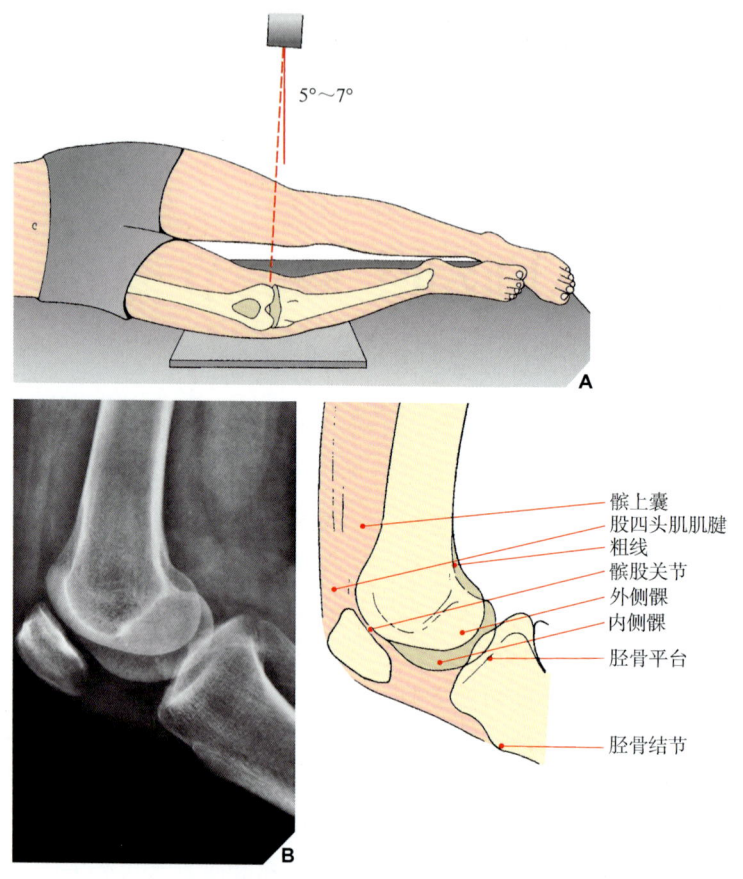

图9-2 膝关节侧位图像

A. 侧位投照时患者与受累膝关节同侧平躺，患侧膝关节屈曲25°～30°。中心束（虚线）向头侧成角5°～7°，对准膝关节内侧面。B. 侧位像可清楚
显示髌骨侧面、髌股关节间隙和股四头肌肌腱轮廓。股骨内、外侧髁重叠，胫骨平台从侧面显示。胫骨平台轻度向后倾斜，正常值约是10°

近端（上方、头侧）移位称为髌骨高位；远端（下方、足侧）移位称为髌骨低位。髌骨长度测量从髌骨上极（基底）到髌骨下极（尖）。髌韧带长度测量是从近端附着点，即髌骨尖上方到胫骨结节近端切迹。这两个长度近似相等，正常变化范围不超过20%（图9-3）。膝关节侧位像除了可以观察髌骨侧位，还可以评价髌股关节间隙、髌上囊和股四头肌肌腱。在侧位像上股骨髁重叠，可观察胫骨平台侧位。有时需投照膝关节水平侧位像来观察关节囊内脂液平面［关节积脂血症的脂-血分层征（FBI征），见图4-59B］，即患者取仰卧位，患腿伸直，中心线水平投照。膝关节后前位成角投照即髁间窝位也是标准投照的一部分（图9-4）。该位置可显示髁间窝后面、髁间窝切迹和胫骨髁间隆起。

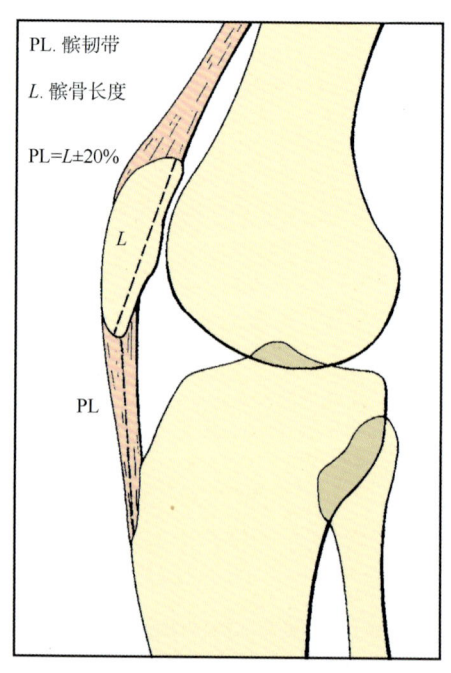

图9-3 髌股关系

髌骨长度（*L*）与髌韧带长度大致相等，正常相差不超过20%

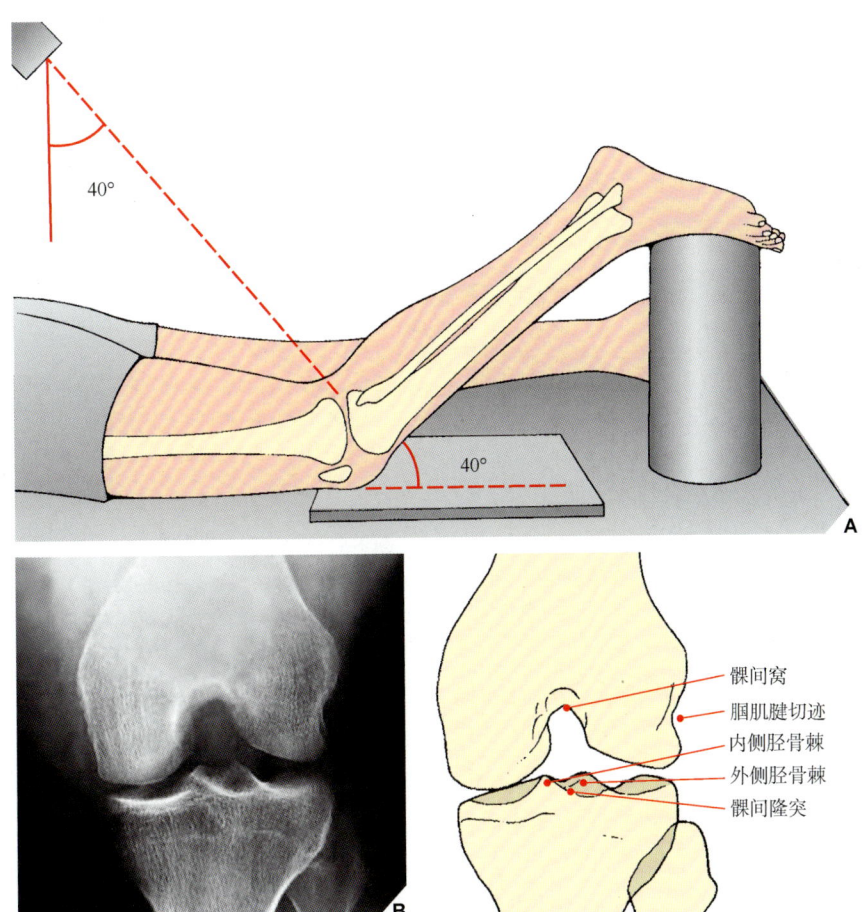

图 9-4　膝关节髁间窝位图像
A. 髁间窝位投照时患者取俯卧位，膝关节屈曲约40°，足用圆柱形海绵垫支撑。中心束（虚线）朝向足侧对准膝关节，与垂直线成角40°。B. 髁间窝位像显示股骨髁后面、髁间窝切迹和胫骨髁间隆突

髁间窝
腘肌腱切迹
内侧胫骨棘
外侧胫骨棘
髁间隆突

髌骨轴位像有很多投照技术。最常用的是所谓的日出位像（图9-5）。然而，该投照要求的屈曲角度导致髌骨深陷髁间窝，因此髌股关节的关节面显示欠佳，不能发现轻微的髌骨半脱位。为了克服这个缺点，Merchant及其同事提出的髌骨轴位投照技术可以更好地显示髌股关节（图9-6）。该投照可满足髌骨与股骨髁关系的特殊测量，从而有效发现髌骨半脱位。标准轴位投照时要求屈曲的角度会阻止髌骨半脱位，所以不会发现半脱位时髌骨与股骨髁关系的轻微改变。

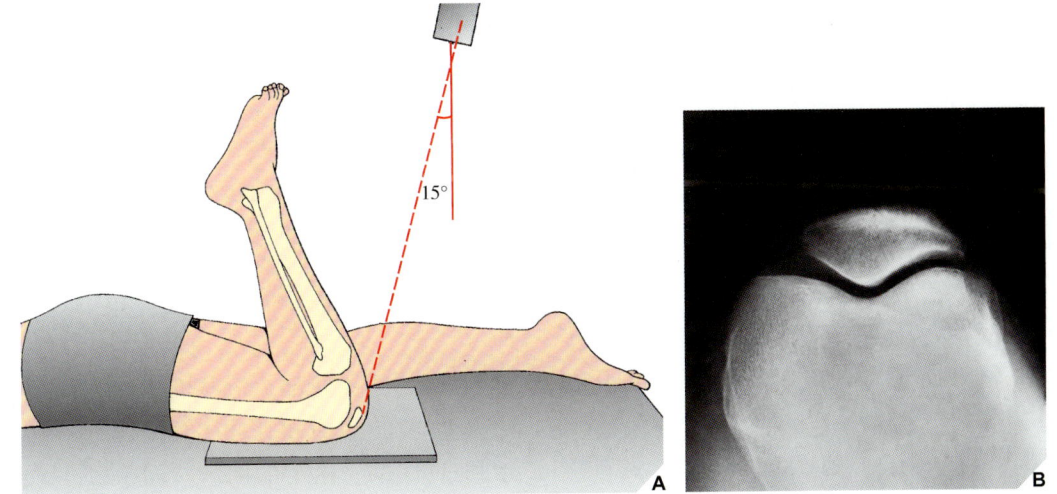

图 9-5　日出位像
A. 髌骨轴位像（日出位像）投照时患者取俯卧位，膝关节屈曲115°。中心束（虚线）向头侧成角约15°，对准髌骨。B. 投照获得髌骨切线位（轴位）图像。注意髌骨位于髁间窝较深的位置，髌股关节间隙被清晰显示

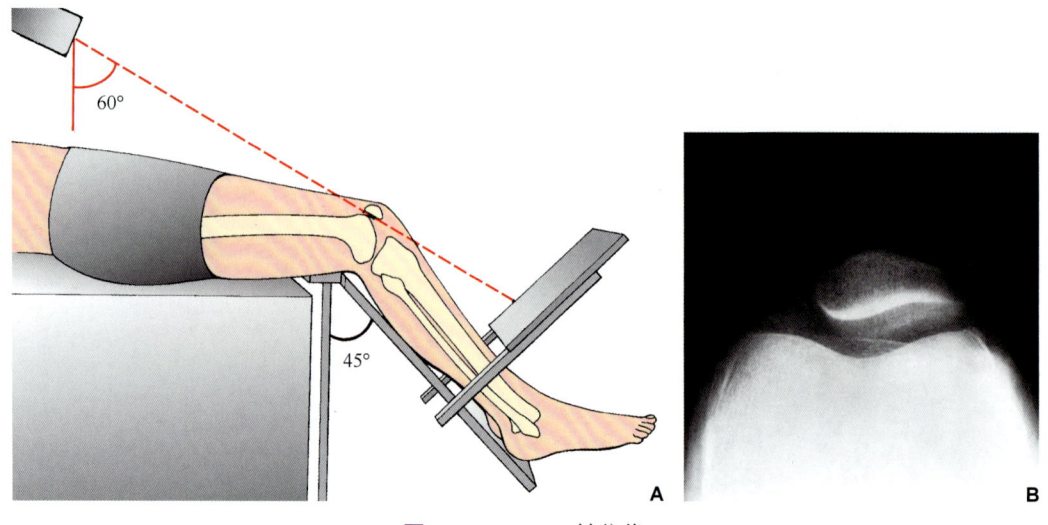

图9-6 Merchant轴位像

A. 髌骨Merchant轴位像投照时患者取仰卧位，膝关节在桌边屈曲约45°。在支撑膝关节的装置上放置胶片盒。中心束（虚线）与垂直线成角约60° 向足侧通过髌骨。B.该体位获得的图像可清楚显示髌骨和股骨关节面

Merchant轴位像上髌股关节的测量包括沟角和适合角（图9-7）。沟角是从股骨内外侧髁的最高点到髁间窝最深点连线的夹角，正常值约138°。Merchant及其同事通过两条线分析髌股关节适合角，即髌骨最高点到髁间窝最深点的连线作为一条参考线，第二条线是从髌骨关节面的最低点到髁间窝最深点的连线。当髌骨关节面最深点位于参考线内侧，适合角为负值；若在参考线外侧，则适合角为正值。Merchant等研究测量了100例正常人的适合角，平均为–6°。该角≥16°时与髌股关节的很多异常相关，尤其是髌骨外侧半脱位（见图9-45）。当髌股关节病变难以诊断时，Ficat和Hungerford建议投照膝关节屈曲30°、60°和90°的切线位。

评价膝关节外伤的辅助检查如CT和MRI可提供重要的信息。CT在显示股骨远端、胫骨平台和髌骨的复杂性骨折时有重要价值。CT可以显示胫骨平台骨折时关节面塌陷程度，观察移位到关节内的骨折片及胫骨棘的粉碎性骨折，后者可提示交叉韧带的撕脱。

MRI已成为评价膝关节结构的首选方法，包括囊外结构（肌腱、副韧带、肌肉、皮下组织和骨骼）及囊内结构（半月板、交叉韧带、关节软骨和滑膜）。在有MRI禁忌证患者中，CT关节造影可有效替代MRI检查。常规获取T_1加权、质子密度加权（有/无脂肪饱和）和T_2加权（有/无脂

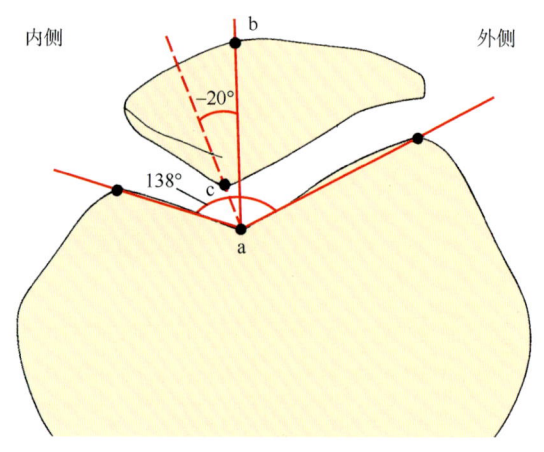

图9-7 沟角和适合角

Merchant轴位像上可测量沟角和适合角。从髁间沟的最深点（a）分别向内、外侧引两条线通过股骨髁的最高点，这两条线的夹角就是沟角，正常值约138°。通过髌骨最高点（b）和髁间沟的最深点（a）作一条参考线（ba），沟角被ba平分。正常人这条线接近于垂直。通过髌骨关节面的最低点（c）和髁间沟的最深点（a）作第二条线（ca），这条线和参考线的夹角即适合角。如果最低点（c）在参考线外侧，则适合角为正值；如果最低点（c）在参考线内侧，正如本图所示，则适合角为负值。Merchant的研究中正常人的适合角平均为–6°［标准差（s）±11°］［经允许引自Merchant AC, Mercer RL, Jacobsen RH, et al. Roentgenographic analysis of patello-femoral congruence. *J Bone Joint Surg Am* 1974；56（7）：1391-1396.］

肪饱和）的矢状面、冠状面和横断面图像。质子密度加权脂肪饱和脉冲序列是评估半月板和骨髓的理想序列。由于低回波时间（TE）获得的质子密度加权像可造成魔角效应，因此T_2加权脉冲序列对韧带，尤其是前交叉韧带（ACL）的评估更

有优势。沿ACL轴线方向的矢状面图像对于评价该结构很有用。另外，沿ACL轴线方向的斜冠状位图像也可以添加到成像方案中，以便更好地评估该结构。矢状面是评价交叉韧带、半月板、髌韧带和股四头肌肌腱的最佳层面。冠状面用于评价内外侧副韧带和半月板。横断面用于评价髌股关节间隙，也用于评价腘窝囊肿及其与腘窝周围结构的关系。

　　MRa常用于评价半月板术后残留的或复发撕裂。MRa可清楚显示关节内游离的软骨或骨软骨小体及滑膜皱襞，也可用于评价各种骨软骨损伤的稳定性，包括剥脱性骨软骨炎和骨软骨骨折。膝关节 MRa 检查时向关节内注射40ml稀释的钆造影剂溶液，采用的技术与传统关节造影相同（见图9-8）。常规获取冠状面、矢状面和横断面图像，通常使用脂肪抑制T_1加权（或质子密度加权）和T_2加权序列。

　　膝关节内、外侧半月板是新月形的纤维软骨结构，分别附着于胫骨上端内、外侧关节面（图9-9）。MRI显示半月板呈楔形或领结形，在所有序列上都是均匀低信号（图9-10）。前、后交叉韧带同半月板一样，在所有的自旋回波序列上都是低信号。

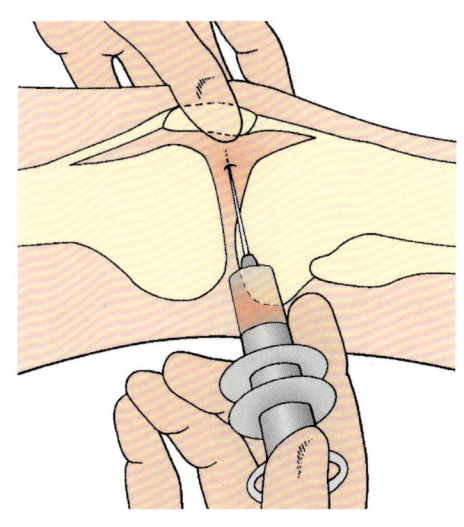

图9-8　膝关节CT关节造影和MRa表现

膝关节CT关节造影和MRa检查时，患者取仰卧位，双腿中立位伸直，将髌骨拉向外侧并向前旋转，在外侧面从髌骨中点进入膝关节。注射造影剂前先抽吸关节积液以防造影剂被稀释。CT关节造影时，将稀释的碘造影剂与0.3ml 1∶1000的肾上腺素混合后注射到关节内。如果选择双对比CT关节造影，还可注射50～60ml空气，为了在膝关节隐窝周围合理分布造影剂，患者取仰卧位和俯卧位进行CT成像。对于MRa检查，应注射40ml稀释的钆造影剂（0.2ml钆造影剂稀释在40ml生理盐水中）与0.3ml 1∶1000肾上腺素

　　虽然外侧半月板在结构上与内侧半月板非常相似，但它有一个非常重要的区别特征。腘肌腱及腱鞘通过外侧半月板后角，将其与关节囊分离。这个解剖部位称为腘窝裂孔（图9-10C）。半月板

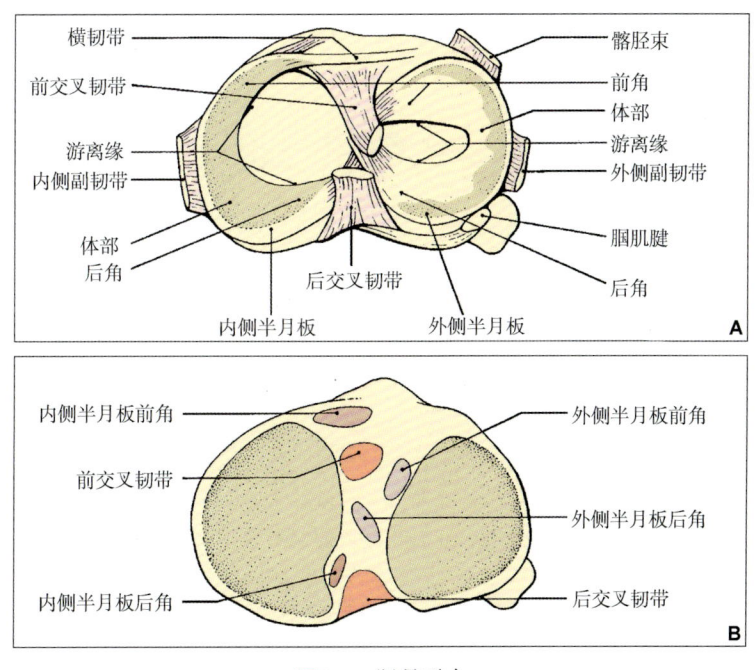

图9-9　胫骨平台

胫骨平台上面观示意图。A. 半月板和韧带；B. 半月板和韧带附着。内侧半月板是C形纤维软骨结构，前角附着于胫骨髁间隆起前方，后角止于后交叉韧带附着点前方的髁间区。外侧半月板呈"O"形，前角附着于外侧髁间棘前方，后角向内侧延伸止于外侧髁间棘，位于内侧半月板后角附着点前方

由层状分布的胶原纤维组成，表层呈放射状，深层呈圆周方向。在半月板的外周可见一组水平排列的胶原纤维，在MRI上表现为中等信号带，最常见于内侧半月板后角，在年轻人中更明显。半月板外周靠近半月板关节囊连接处有毛细血管床，而半月板中央部则无血管。在关节镜下观察，半月板外周部分呈粉红色外观，称为红区。中央无血管部分称为白区。血管的这种带状分布很重要，因为累及红区的撕裂可通过手术修复而愈合，而累及白区的撕裂则不能修复，部分半月板切除术是首选的手术方式。内侧半月板的游离缘有时呈波浪状，称为裙边样半月板，属于正常变异，与半月板撕裂无关（图9-10E）。

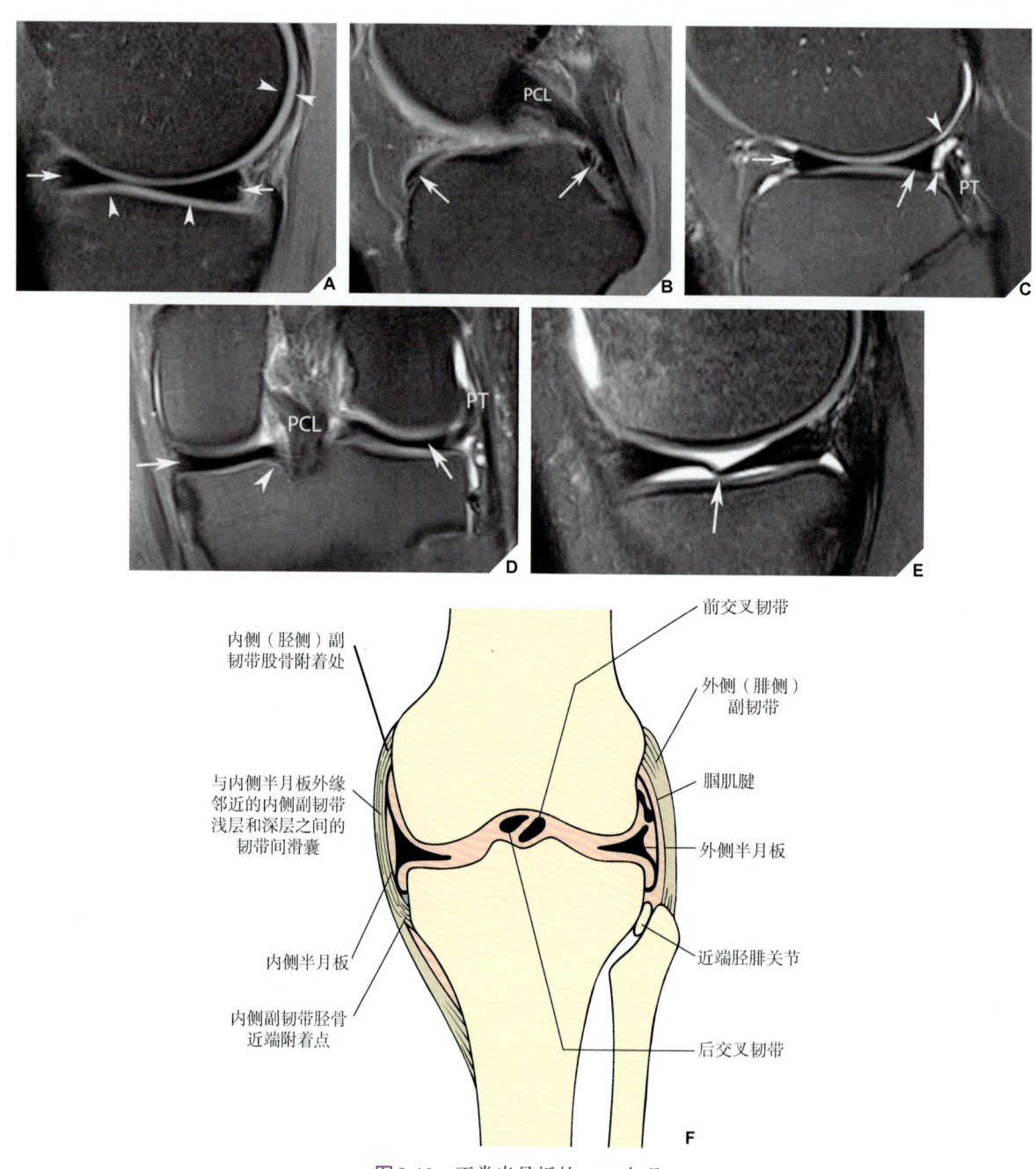

图9-10　正常半月板的MRI表现

A. MRI矢状位质子密度加权脂肪抑制序列图像示内侧半月板前、后角（箭头）。注意覆盖股骨内侧髁和胫骨内侧平台的高信号透明软骨（无尾箭头），表面光滑。B. MRI矢状位质子密度加权脂肪抑制序列图像示正常内侧半月板前、后根部韧带（箭头）。注意后半月板根部韧带与后交叉韧带（PCL）远端胫骨插入点之间的关系。C. MRI矢状位质子密度加权脂肪抑制序列图像示外侧半月板前、后角（箭头）。注意后上及后下半月板束（无尾箭头）间的腘肌裂孔，使腘肌腱（PT）通过。D. 通过股骨髁后方获得的MRI冠状位质子密度加权脂肪抑制序列图像示内侧和外侧半月板的后角（箭头）。显示内侧半月板后部韧带（无尾箭头）与后交叉韧带胫骨插入点相邻。注意位于股骨外侧髁起始处的腘肌腱。E. MRI矢状位T$_2$加权像显示正常变异的内侧半月板呈波浪形或裙边样（箭头）。F. MRI冠状位中间层面示意图显示内、外侧半月板及周围结构［经允许引自Firooznia H，Golimbu C，Rafi i M. MR imaging of the menisci：fundamentals of anatomy and pathology.*Magn Reson Imaging Clin N Am* 1994；2（3）：325-347.］

　　膝关节交叉韧带也是容易损伤的结构，交叉韧带的解剖结构在图9-11中已描述。在MRI上，前交叉韧带呈平直的扇形（股骨附着处略宽），呈低到中等信号（图9-12A）。ACL由前内侧束和后外侧束组成。膝关节伸直或轻度屈曲时后交叉韧带呈弓形，膝关节屈曲时则呈紧张状态。后交叉韧带（PCL）由前外侧束和后内侧束组成，PCL这两束可以被视为独立的结构，正常时呈低信号（图9-12B）。后交叉韧带前方可见板股前韧带形成的一个小突起，称为Humphrey韧带（图9-12B、C）；后方可见板股后韧带形成的一个小突起，称为Wrisberg韧带（图9-12D，E）。

交叉韧带示意图

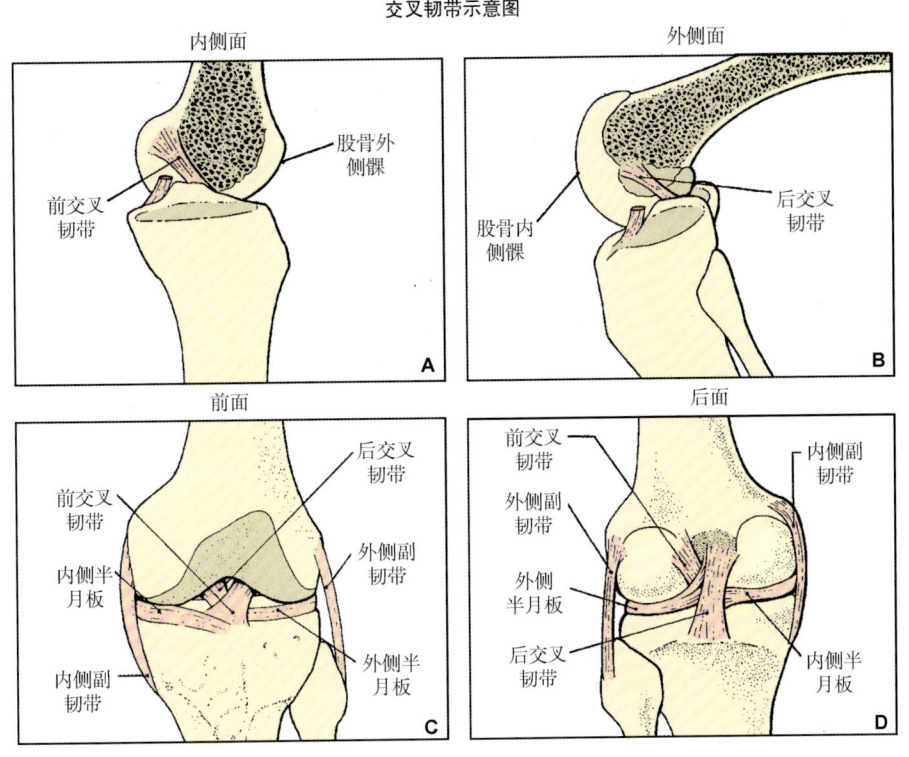

图 9-11　交叉韧带

膝关节交叉韧带示意图，前交叉韧带起自股骨外侧髁内侧面的髁间窝（A），止于胫骨髁间隆突的前方（C）（见图9-9）。后交叉韧带起自股骨内侧髁外侧面的髁间窝（B），止于髁间隆突后方（D）（见图9-9）。前、后交叉韧带都没有附着于胫骨结节

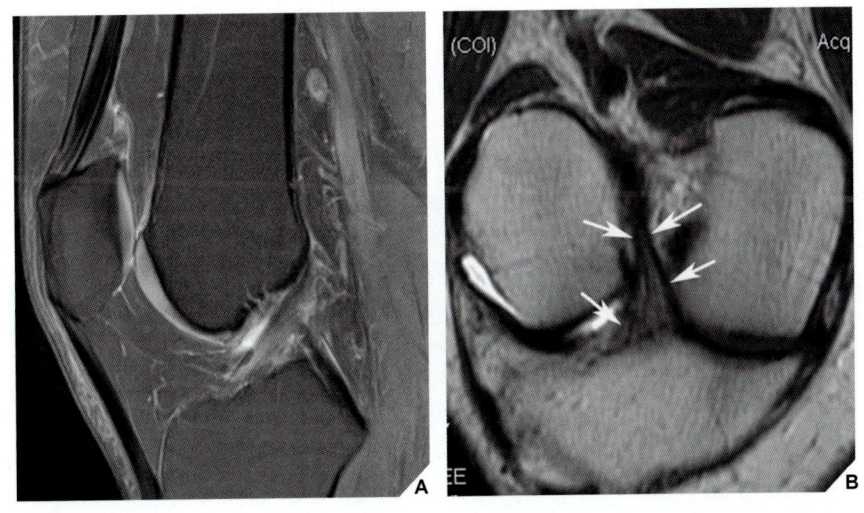

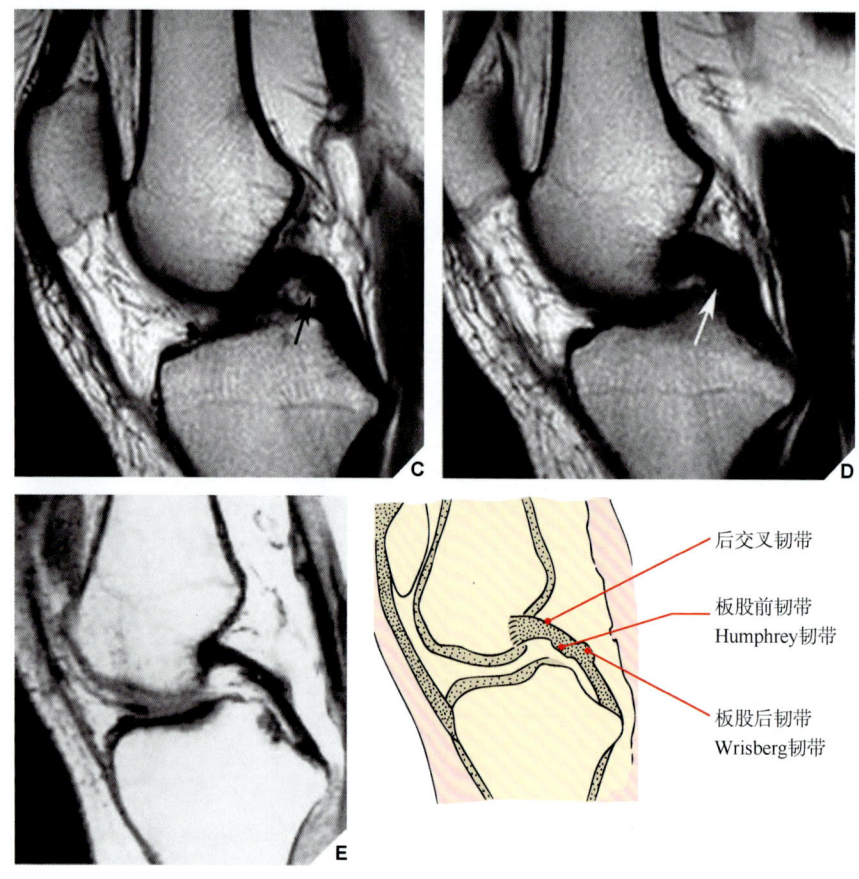

图 9-12　正常交叉韧带自旋回波 MRI

A. 矢状位质子密度加权成像显示直且轮廓清晰的前交叉韧带前缘，代表前内侧束；前交叉韧带斜行走行导致后缘的轮廓不清，代表后外侧束。
B. T₂ 加权斜冠状位 MRI 显示前交叉韧带起自股骨外侧髁插入胫骨（箭头）。C. 后交叉韧带在矢状位图像上可以完全显示，起自股骨，止于胫骨。可以看到由于板股前韧带在前方形成的小突起（箭头）。D. 在矢状位上，板股前韧带（Humphrey 韧带）很明显，易被误认为是游离体或半月板碎片（箭头）。E. 矢状位 T₁ 加权像，板股前韧带（Humphrey 韧带）和板股后韧带（Wrisberg 韧带）明显可见

内侧副韧带包括两部分：浅层和深层。浅层是膝关节主要的内侧稳定结构，起自股骨内上髁收肌结节下方，止于胫骨内侧面的关节线下方约5cm处。内侧副韧带深层被认为是纤维关节囊的一部分，松弛地附着于内侧半月板体部边缘。内侧副韧带向后与后斜韧带相延续，该韧带与半膜肌腱的远端紧密相连，为膝关节后内侧角提供强大的稳定性（图 9-13A～D）。外侧副韧带上方附着于股骨外上髁腘肌沟上方，在此处与外侧关节囊外层融合。向后下方延伸附着于腓骨头顶端的前面（图 9-13E、F）。冠状面可清楚显示内、外侧副韧带，与半月板和交叉韧带一样，也是低信号。

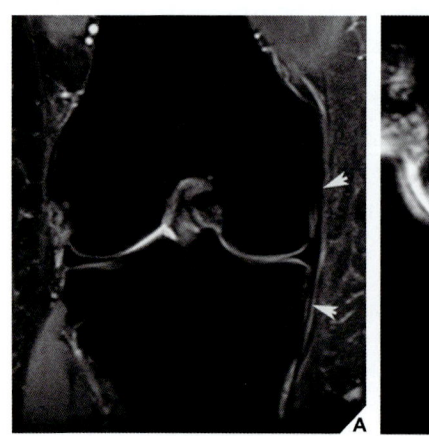

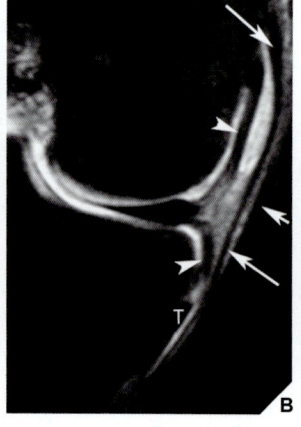

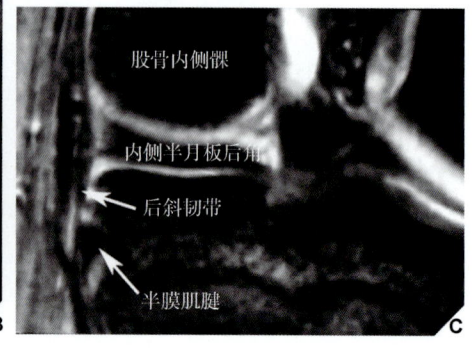

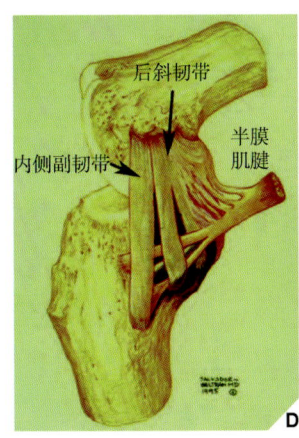
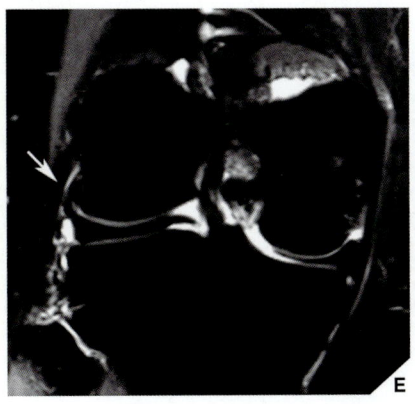
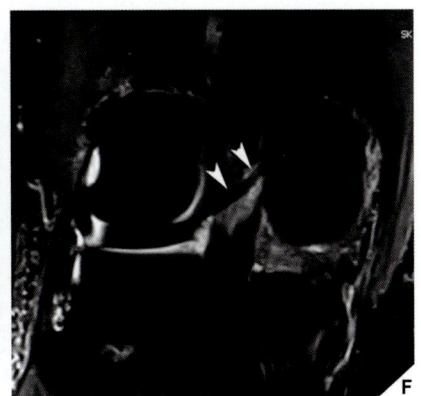

图9-13 侧副韧带的MRI表现

A. MRI冠状位T$_2$加权脂肪抑制序列图像显示正常的内侧副韧带。内侧副韧带浅层纤维在经髁间窝层面上可以被清楚显示（箭头）。后交叉韧带在股骨内侧髁内面的附着点也可以被清晰显示。半月板表现为低信号的小三角形结构。B. MRI冠状位T$_2$加权脂肪抑制序列图像显示内侧副韧带浅层（长箭头）和深层（无尾箭头）。注意小腿筋膜深层（短箭头）和半膜肌腱胫骨部分（T）。C. 通过股骨内侧髁后方和内侧半月板后角层面的冠状位梯度回波MRI可以清晰显示后斜韧带与半膜肌腱前臂之间的关系。D. 膝关节后内侧角示意图显示内侧副韧带、后斜韧带和远端半膜肌腱臂之间的关系。E、F. 外侧（腓侧）副韧带（箭头）的冠状位T$_2$加权脂肪抑制序列图像。在靠后的层面上注意板股韧带，起自外侧半月板后角至股骨内侧髁内表面（无尾箭头）。内、外侧半月板和后交叉韧带也可显示

MRI评价膝关节时使用表9-1中列出的项目是有帮助的。

表9-1 膝关节MRI评价项目列表

骨质结构	肌和肌腱
股骨髁（c、s、a）	股四头肌（s、a）
胫骨平台（c、s）	腘肌（c、s）
Gerdy结节（s、a）	跖肌（a）
髌骨（c、s、a）	股二头肌（c）
腓骨近端（c、s、a）	半膜肌（s、a）
软骨结构	半腱肌（s、a）
关节软骨（c、s、a）	股薄肌（s、a）
关节	缝匠肌（s、a）
股胫关节（c、s）	腓肠肌（s、a）
髌股关节（s、a）	比目鱼肌（s、a）
半月板	**滑囊**
内侧半月板（c、s）	腘窝囊肿（Baker囊肿）——腓肠肌内侧头肌腱与半膜肌腱之间（s、a）
外侧半月板（c、s）	髌前滑囊（s、a）
韧带	髌下浅囊（s、a）
内侧副韧带——深层和浅层纤维（c）	髌下深囊（s、a）
外侧副韧带复合体——股二头肌肌腱、外侧副韧带、髂胫束（c）	鹅足囊（c）
前交叉韧带——前内侧束和后外侧束（c、s）	半膜肌——胫侧副韧带（c）
后交叉韧带（c、s）	**其他结构**
板股韧带——Humphry韧带（前）和Wrisberg韧带（后）（c、s）	髌上隐窝（s）
横韧带（s）	滑膜皱襞（c、a）
髌韧带（s）	髌下皱襞（s）
髌骨支持带——内外侧（a）	Hoffa脂肪垫（s、a）
弓状韧带（c、a）	腘肌裂孔（c）
腘腓韧带（c、s）	腘动脉和腘静脉（a）
豆腓韧带（c）	膝外侧动脉（c）
	胫神经和腓神经（a）

注：括弧内字母代表观察该结构的最佳层面。c.冠状面；s.矢状面；a.横断面。

评价韧带损伤时由于膝关节不稳定需要投照应力位。通常怀疑内侧副韧带损伤时也需要投照应力位（图9-14）。而前、后交叉韧带损伤时很少使用应力位检查（图9-15）。这些检查最好是在局部麻醉下进行。

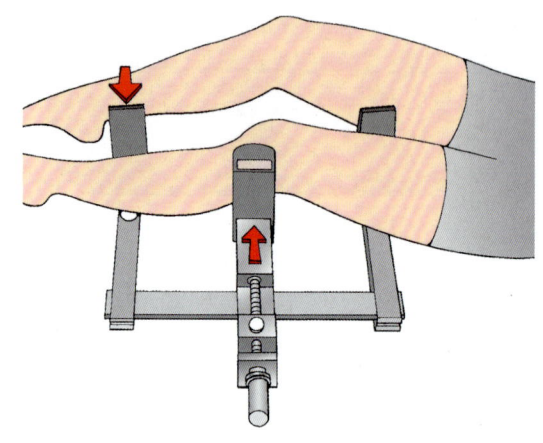

图9-14　外翻应力位

为评价膝关节内侧副韧带而行应力位投照时，患者取仰卧位，膝关节屈曲15°～20°。腿放在仪器内，压力板作用于膝关节外侧。箭头指示压力方向，前后位投照获得图像

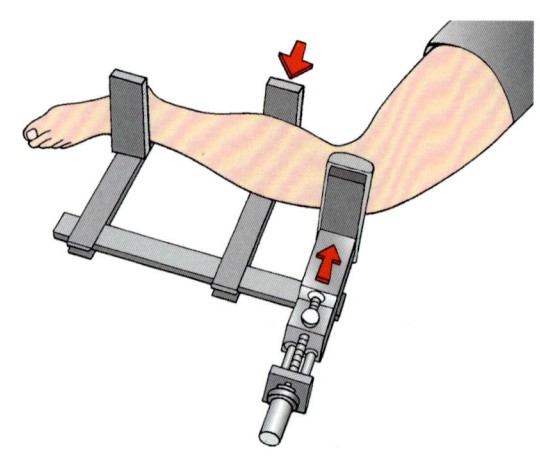

图9-15　前抽屉应力位

为评价膝关节前交叉韧带而行应力位投照时，患者将膝关节屈曲90°，并将腿放在仪器内，压力板作用于膝关节前面。箭头指示压力方向，侧位投照获得图像

为了评价合并的血管损伤，有时需要动脉和静脉造影，而现在通常使用MRa检查。CT检查可以准确评价胫骨平台骨折，偶尔用于评价软骨和软组织损伤，尤其是半月板和交叉韧带损伤。CT关节造影有助于评价剥脱性骨软骨炎（见图9-61C、D）及检测膝关节内的骨软骨游离体。

具体参见表9-2和表9-3。

表9-2　膝关节外伤评价的标准和特殊投照

投照	显示内容
前后位	内、外侧关节间隙
	内、外翻畸形
	骨折：
	内、外侧股骨髁
	内、外侧胫骨平台
	胫骨棘
	腓骨近端
	骨软骨骨折
	剥脱性骨软骨炎（晚期）
	自发性骨坏死
	Pellegrini-Stieda 病变
过度曝光	二分或多分髌骨
	髌骨骨折
应力位	侧副韧带撕裂
侧位	髌股关节间隙
	髌骨侧位
	髌上囊
	骨折：
	股骨远端
	胫骨近端
	髌骨
	脱位
	Sinding-Larsen-Johansson 病[a]
	Osgood-Schlatter 病[a]
	骨软骨骨折
	剥脱性骨软骨炎（晚期）
	自发性骨坏死
	关节积液
	滑囊炎：
	髌前滑囊
	髌下浅囊和深囊
	撕裂：
	股四头肌肌腱
	髌韧带
应力位	交叉韧带撕裂
水平投照	关节积脂血症（FBI 征）
髁间窝位（后前位）	股骨髁后面
	髁间窝
	胫骨髁间隆起
轴位（日出位和 Merchant 轴位）	髌骨关节面[b]
	沟角[b]
	适合角[b]
	髌骨骨折
	髌骨半脱位和脱位[b]

a 这些病变最好使用低电压/软组织技术投照。
b Merchant轴位显示最佳。

表9-3　膝关节辅助影像检查技术

检查技术	显示内容
关节造影（通常为双对比造影，偶尔使用空气进行单对比造影）；目前已被 MRI 和 MRa 取代（见下文）	半月板撕裂 损伤： 　交叉韧带 　内侧副韧带 　股四头肌肌腱 　髌韧带 　关节囊 软骨和骨软骨骨折 剥脱性骨软骨炎（早期和晚期） 关节内骨软骨小体 关节软骨轻微损伤
CT 和 CT 关节造影	自发性骨坏死 损伤： 　关节软骨 　交叉韧带 　半月板 关节内软骨小体 剥脱性骨软骨炎
核医学（闪烁成像、骨扫描）	普通 X 线不能发现的轻微骨折 剥脱性骨软骨炎（早期和晚期） 自发性骨坏死
血管造影（动脉造影、静脉造影）	伴随动、静脉损伤
MRI	与关节造影、CT 和核医学检查一样

续表

检查技术	显示内容
磁共振关节造影	残余或复发性半月板撕裂 半月板术后并发症 关节内游离体 滑膜皱襞 骨软骨损伤的稳定性 副韧带撕裂 交叉韧带撕裂
磁共振血管成像	与血管造影一样

（二）膝关节损伤

1.膝关节骨折

（1）股骨远端骨折：常见于车祸或高空跌落，依据骨折线的位置和累及范围分类，即髁上、髁和髁间。髁上骨折可进一步分为非移位、压缩、移位和粉碎性骨折（图9-16）。标准膝关节前后位像和侧位像通常可清楚显示这些骨折（图9-17）；有时需要增加投照斜位以评价斜行骨折。在过去，粉碎性骨折需要断层摄影以全面评价骨折线和骨折片的位置（图9-18），而现在螺旋CT 多平面和三维CT 重建技术已取代传统的断层摄影（图9-19）。

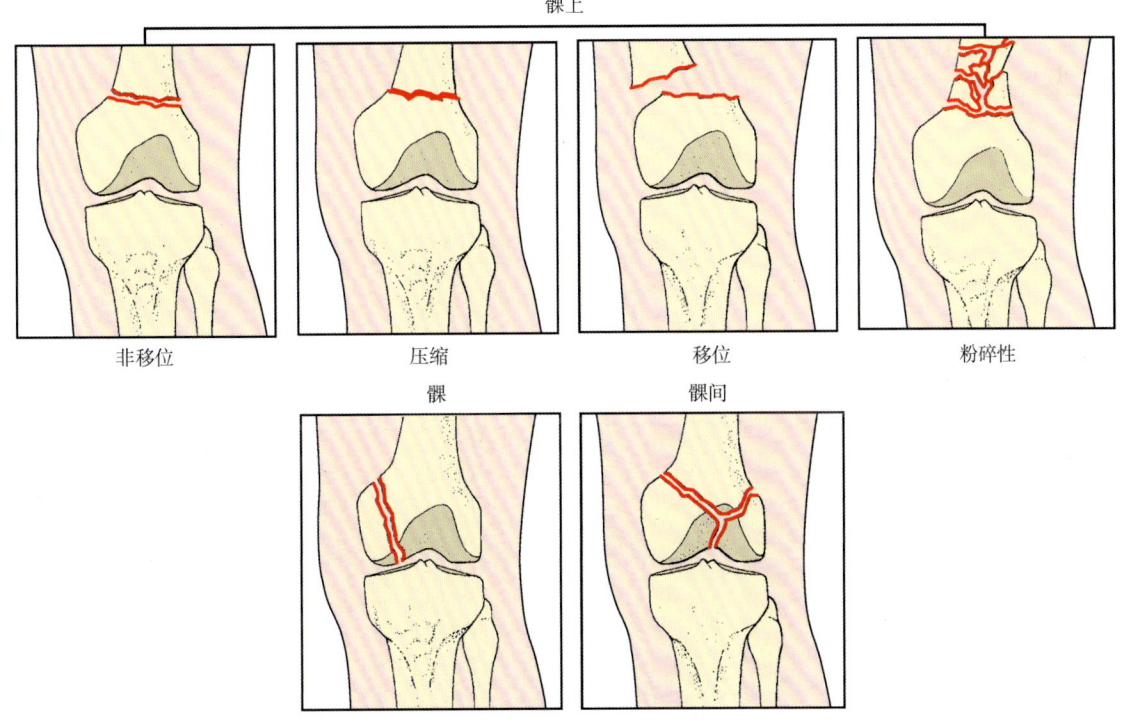

图9-16　股骨远端骨折的分类

股骨远端骨折根据损伤的位置和骨折线延伸可分为髁上、髁和髁间骨折

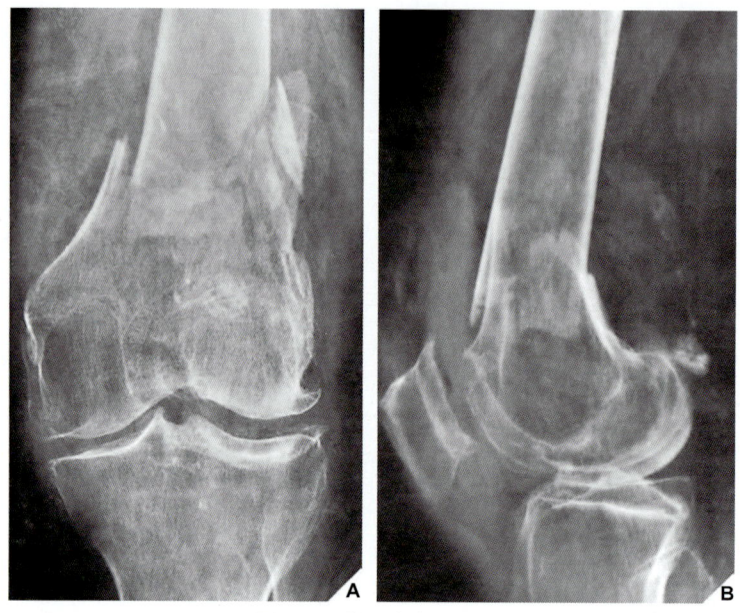

图 9-17　髁上骨折（1）

58岁男性，车祸中受伤。膝关节前后位（A）和侧位（B）图像可清楚显示股骨远端髁上粉碎性骨折。该标准投照可清楚显示骨折线的延伸和骨折片的位置

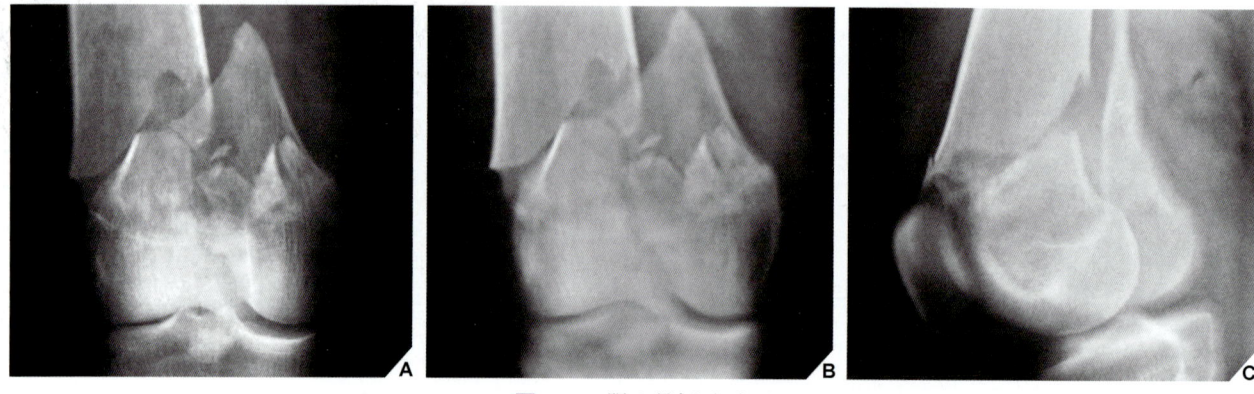

图 9-18　髁上骨折（2）

22岁赛车手，在赛道上的车祸中受伤。右膝关节前后位（A）图像显示股骨远端粉碎性骨折。断层前后位（B）和侧位（C）图像显示骨折线延伸到关节内，股骨髁分裂，远端骨折碎片向后移位。可以定位多发的粉碎性骨折

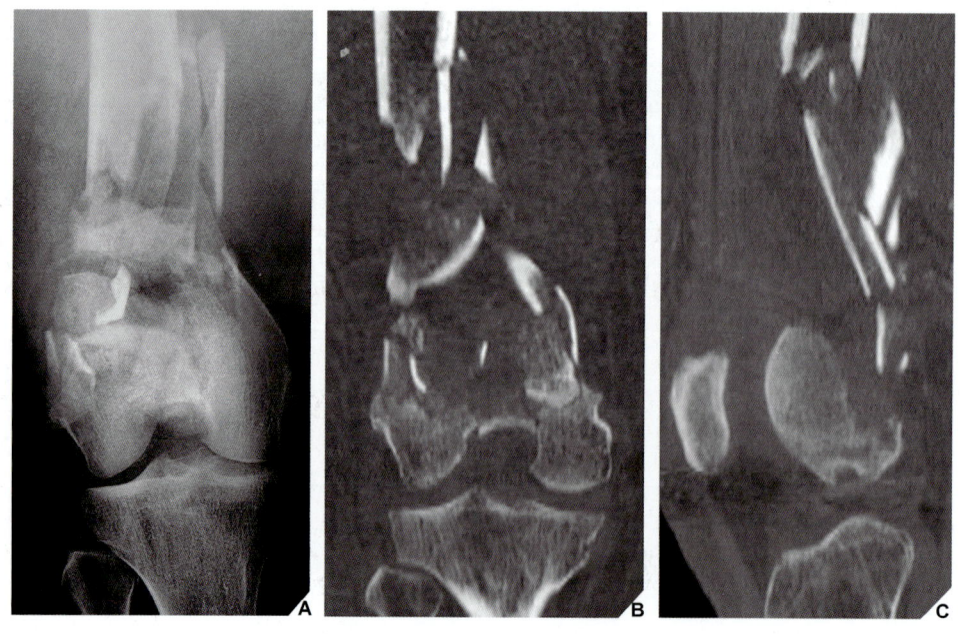

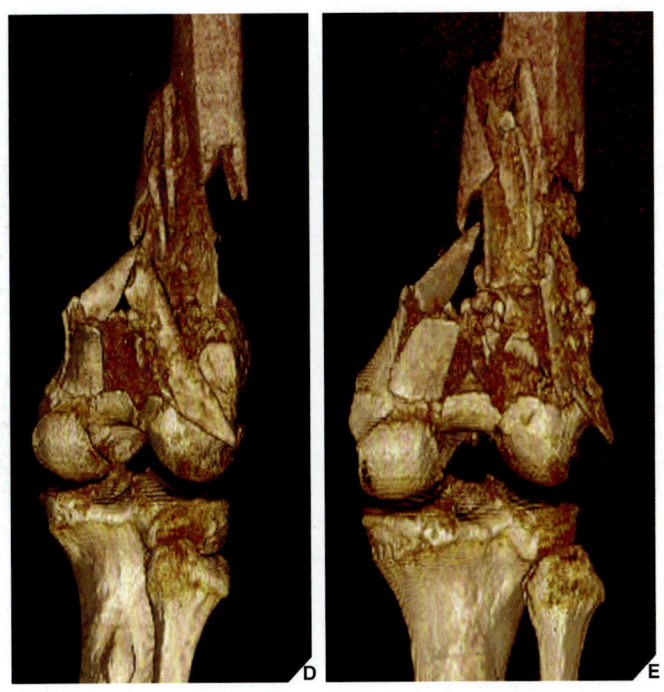

图9-19 髁上骨折的CT及三维CT重建表现

54岁女性，于车祸中受伤。右膝关节前后位（A）图像显示股骨髁上粉碎性骨折。冠状位和矢状位CT重建（B、C）图像显示多处骨折片移位。三维CT重建斜位（D）及从后面观察（E）更清楚地显示了移位骨折片的位置和方向

（2）胫骨近端骨折：胫骨内、外侧平台是最常见的胫骨近端骨折。因为大多由车祸引起，所以也被称为"挡板"骨折或"缓冲器"骨折，也可由扭转跌落引起。Hohl分型将胫骨平台骨折分为6型，与不同的外伤作用力相对应（图9-20）。Hohl Ⅰ型是由单纯的外展损伤引起外侧胫骨平台非移位骨折（图9-21）。轴向压缩联合外展作用力引起局部中心性压缩（Ⅱ型）和局部分

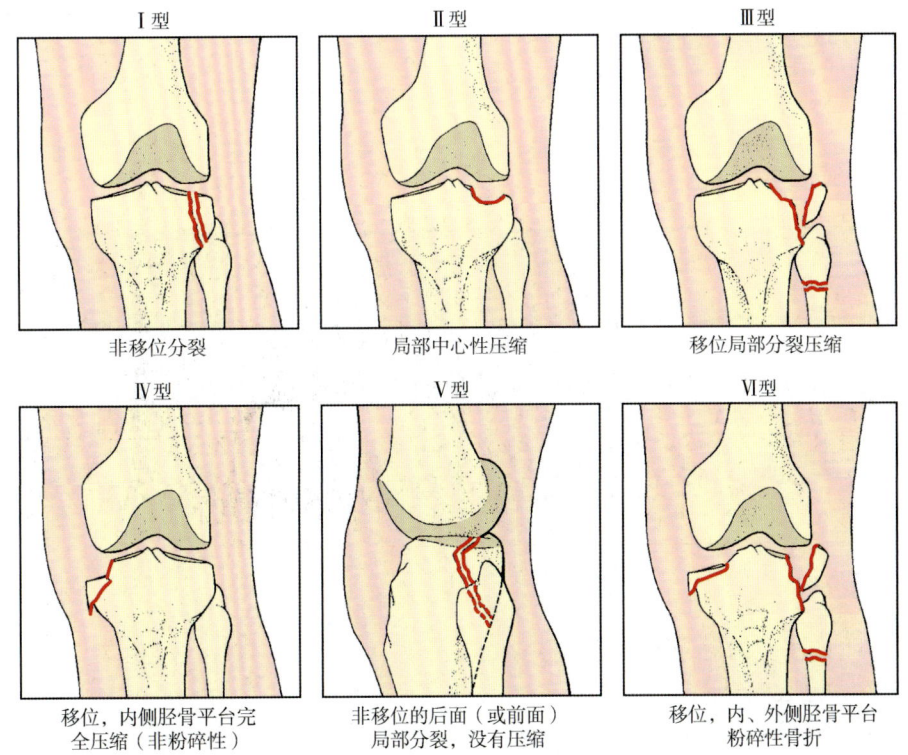

图9-20 胫骨平台骨折的Hohl分型

（经允许引自Hohl M. Tibial condylar fractures. *J Bone Joint Surg Am* 1967；49A：1455-1467.）

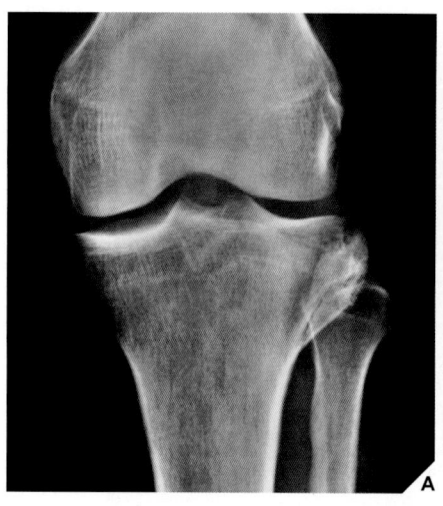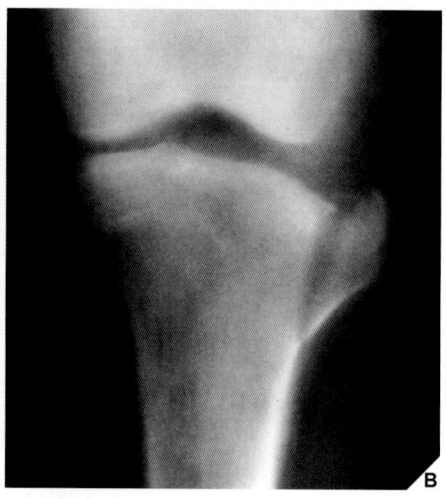

图9-21 胫骨平台骨折（1）

30岁男性，过马路时被汽车撞伤。前后位像（A）和断层图像（B）显示外侧胫骨平台骨折（Hohl I 型）

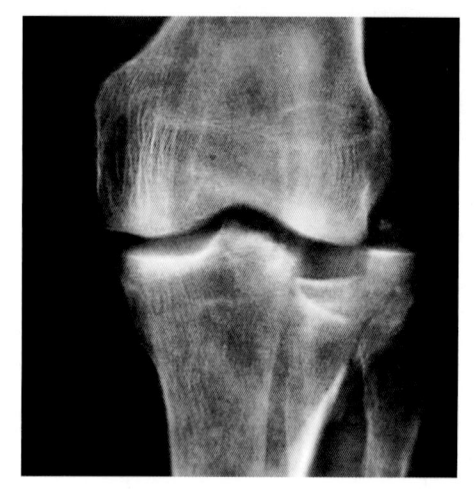

图9-22 胫骨平台骨折（2）

膝关节前后位图像显示胫骨平台骨折，累及胫骨外侧髁的
楔形和中心压缩性骨折（Hohl III 型）

裂压缩性骨折（III 型）（图9-22）。完全压缩性骨折（IV 型）常见于内侧胫骨平台，由其解剖构造（没有腓骨）所致，该型骨折的特征是关节面不会有粉碎性骨折。Hohl V 型少见，是没有中心性压缩的局部分裂性骨折，累及胫骨平台前面或后面。累及内、外侧胫骨平台的粉碎性骨折呈 Y 形或 T 形（VI 型），通常由垂直压缩力所致，如跌落时腿在伸直状态（图9-23）。III 型和 VI 型常伴随腓骨近端骨折。作者研究所使用的是 Schatzker 分型，与 Hohl 分型类似，也将胫骨平台骨折分为6型，但是根据是否累及内侧或外侧胫骨平台来分型（图9-24）。

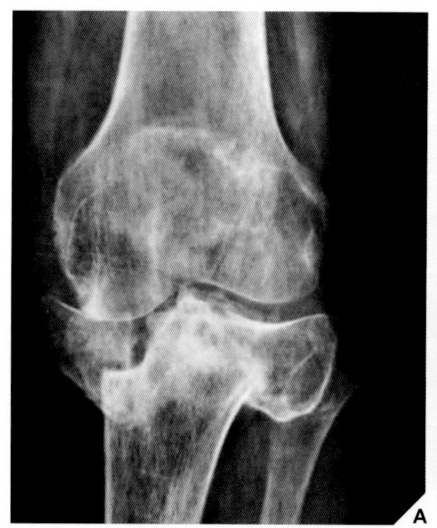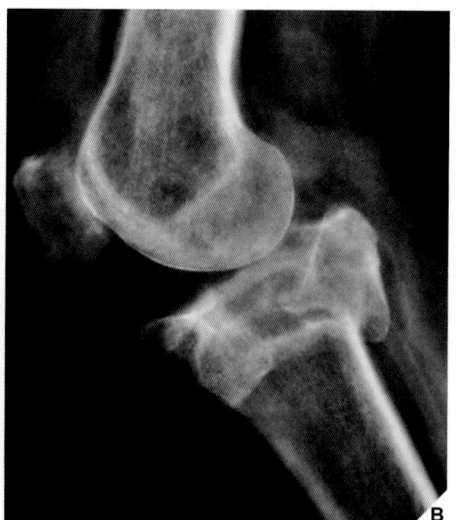

图9-23 胫骨平台骨折（3）

前后位X线片（A）和侧位断层图像（B）显示典型胫骨内、外侧髁的Y形骨折（Hohl VI 型）

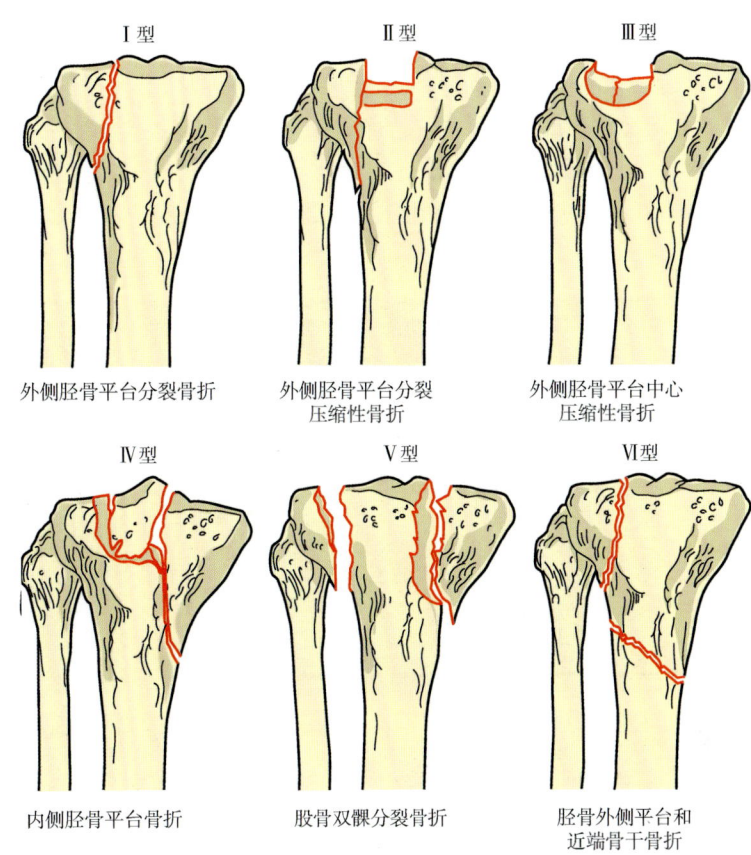

图 9-24 胫骨平台骨折的 Schatzker 分型
（经允许引自 Koval JK，Helfet DI. Tibial plateau fractures: evaluation and treatment. *J Am Acad Orthop Surg* 1995；3：86‑93.）

Ⅰ 型 外侧胫骨平台分裂骨折

Ⅱ 型 外侧胫骨平台分裂压缩性骨折

Ⅲ 型 外侧胫骨平台中心压缩性骨折

Ⅳ 型 内侧胫骨平台骨折

Ⅴ 型 股骨双髁分裂骨折

Ⅵ 型 胫骨外侧平台和近端骨干骨折

胫骨平台骨折，尤其是没有压缩时，在膝关节普通 X 线片上可能不明显（图 9-25A、B）。这些病例使用水平侧位投照可发现提示关节内骨折的 FBI 征（图 9-25C）。骨折线不明显时可能需要斜位投照。

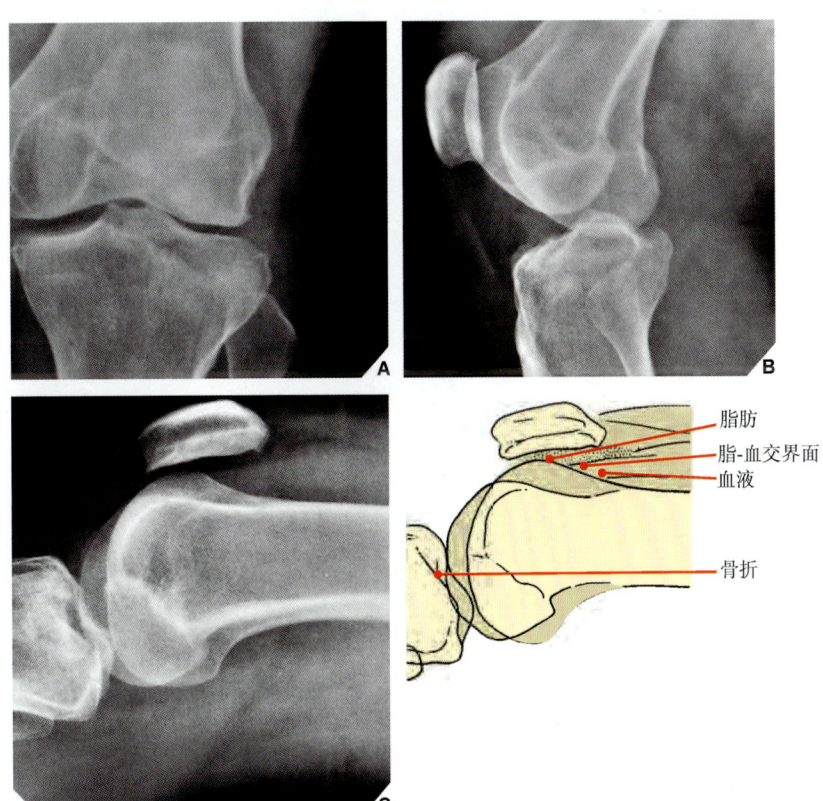

脂肪
脂‑血交界面
血液
骨折

图 9-25 胫骨平台骨折
38 岁女性，过马路时被汽车撞伤。前后位（A）和侧位（B）图像显示明显关节积液，但骨折线显示不清。水平位（C）图像显示 FBI 征，提示关节内骨折

CT评价胫骨平台骨折的作用已得到广泛认可。CT可清楚显示平台压缩、缺损和分裂的骨折碎片，也可准确地评价胫骨平台前、后缘的压缩性和分裂性骨折，以及显示粉碎性骨折的程度。CT多平面和三维CT重建技术尤其有用（图9-26～图9-28）。

Kode等认为在显示胫骨平台骨折形态时，MRI的检查效果等同于甚至优于二维CT重建检查（图9-29、图9-30）。MRI的多平面成像有利于三维观察，而且MRI还可以评价合并的韧带和半月板损伤，这是CT扫描所观察不到的（图9-31）。

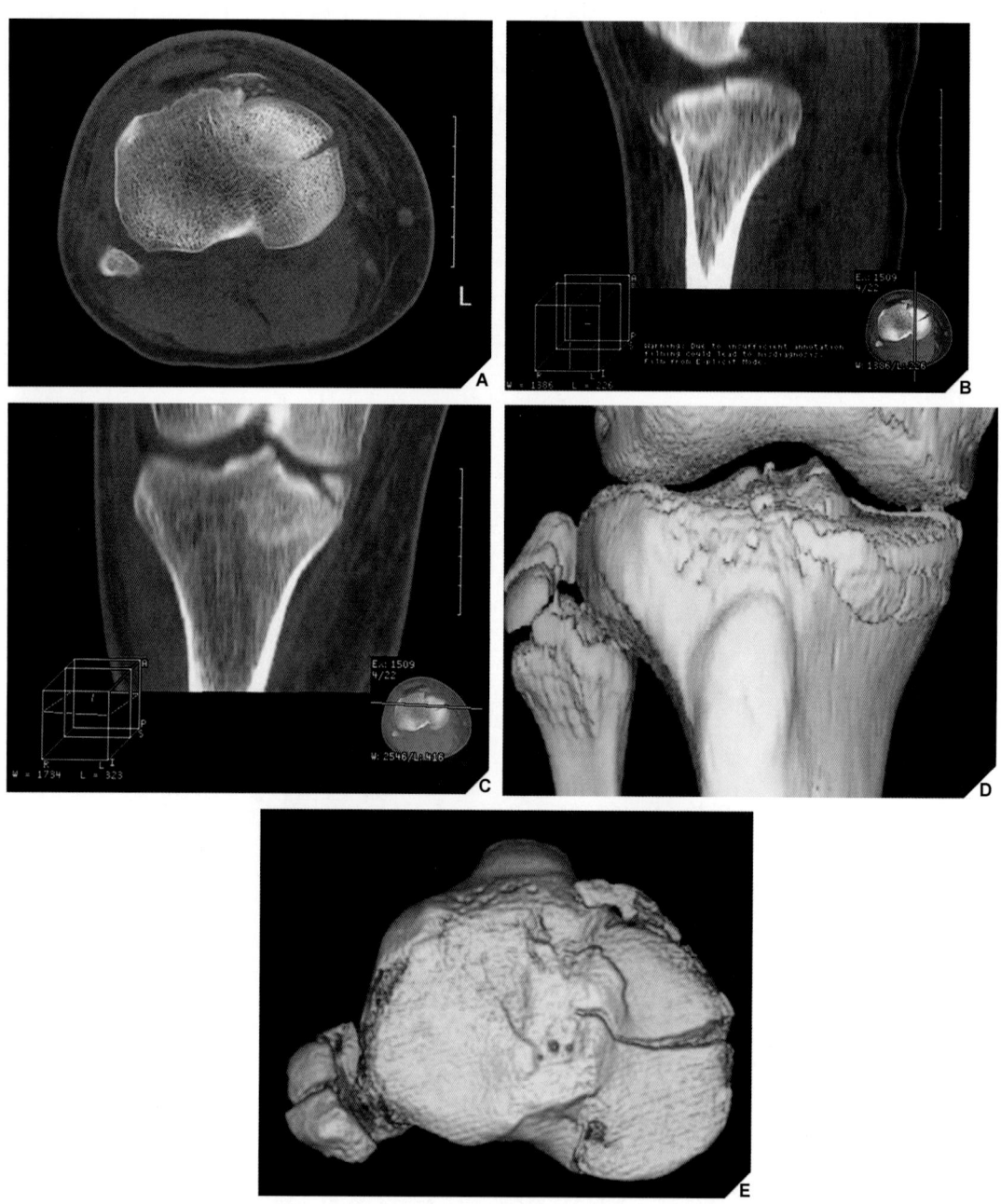

图9-26　胫骨平台骨折的CT和三维CT重建表现（1）

23岁男性，车祸中受伤。右膝关节X线片（此处未显示该图像）显示胫骨平台骨折。A. 胫骨近端轴位CT图像显示内侧胫骨平台粉碎性骨折。B. 矢状位重建图像显示骨折主要累及胫骨平台前部。C. 冠状位重建图像显示粉碎性骨折和压缩性骨折。D. 三维CT重建前面观图像显示除内侧胫骨平台前方压缩性骨折处，还合并腓骨近端骨折。E. 三维CT重建鸟瞰图像显示骨折线的空间位置

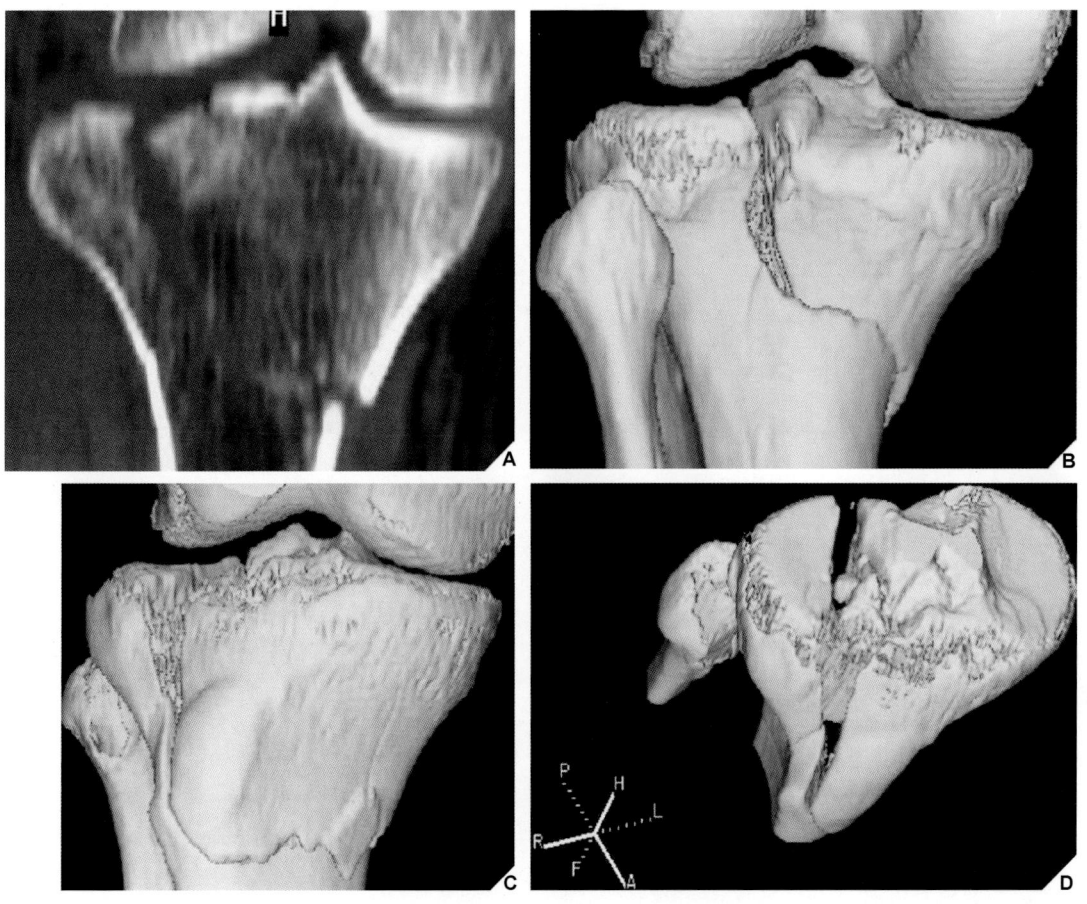

图9-27 胫骨平台骨折的CT和三维CT重建表现（2）

22岁男性，从高梯上跌倒后右膝关节损伤。X线片显示胫骨平台骨折。A. 冠状位CT重建图像显示外侧胫骨平台骨折线延伸到胫骨干。B. 三维CT重建后面观图像显示骨折线，但内部骨折显示不清。C. 三维CT重建前面观图像可更好地显示骨折。D. 三维CT重建鸟瞰图像可清楚地显示胫骨平台分裂和粉碎性骨折

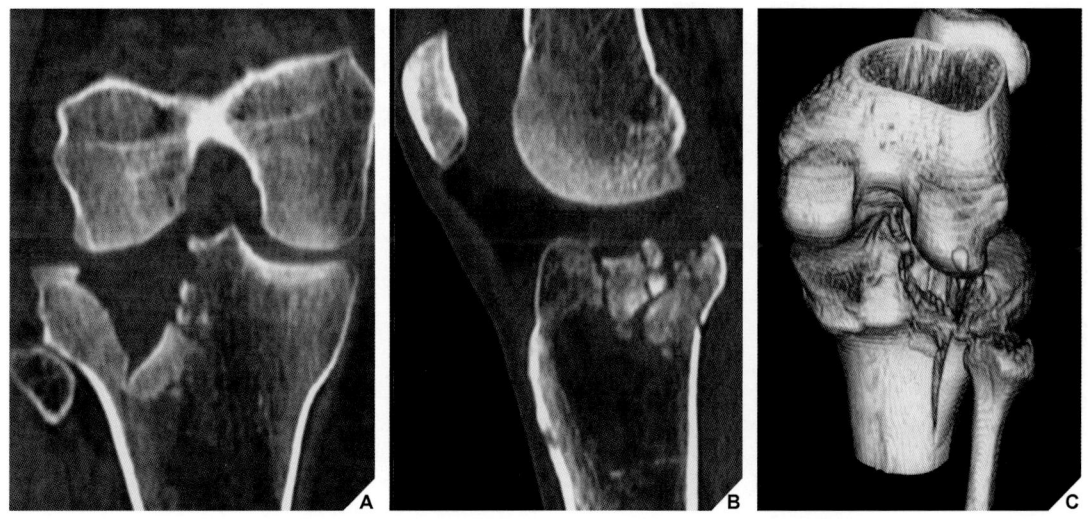

图9-28 胫骨平台骨折的CT和三维CT重建表现（3）

冠状位（A）和矢状位（B）CT重建图像显示Hohl Ⅲ型（移位、局部分离压缩）外侧胫骨平台骨折。三维CT重建后面观图像（C）可更清楚地显示骨折的特点

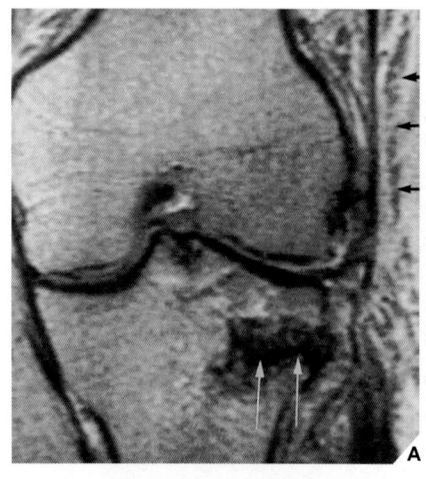 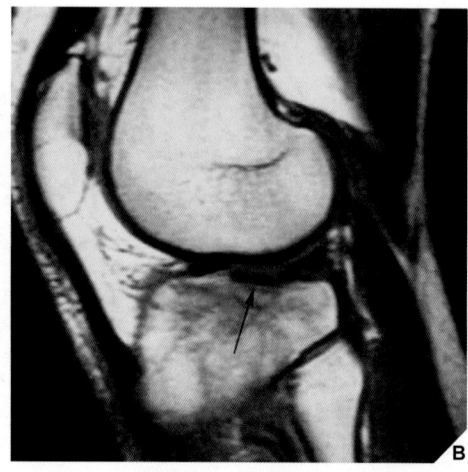

图9-29 胫骨平台骨折的MRI表现（1）

A. 冠状位T₂加权（自旋回波，TR 2000ms/TE 80ms）图像显示横穿外侧胫骨平台的宽带状低信号（长箭头）。髂胫束表面广泛软组织水肿（小箭头）。B. 矢状位质子密度加权（自旋回波，TR 2000ms/TE 20ms）图像显示胫骨平台中心局限性压缩（箭头）。粉碎和压缩程度被清楚显示（经允许引自Bloem JL, Sartoris DJ, eds. *MRI and CT of the musculoskeletal system. A text-atlas.* Baltimore：Williams Wilkins；1992.）

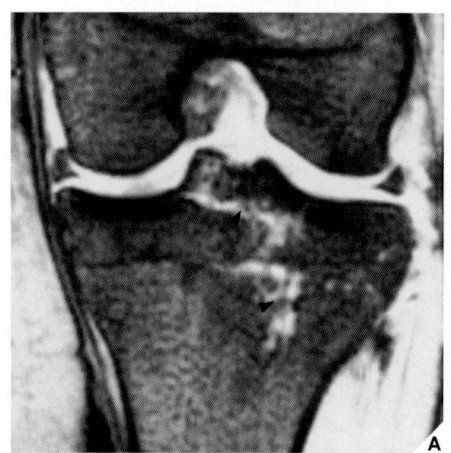 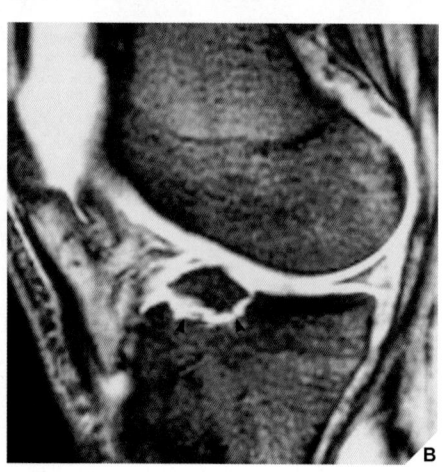

图9-30 胫骨平台骨折的MRI表现（2）

A. 冠状位梯度回波（MGPR）序列图像显示胫骨平台骨折（无尾箭头）。B. 矢状位MGPR序列图像显示骨折向前延伸和胫骨棘撕脱（无尾箭头）（经允许引自Berquist TH, ed. *MRI of the musculoskeletal system*, 3rd ed. Philadelphia：Lippincott-Raven；1997.）

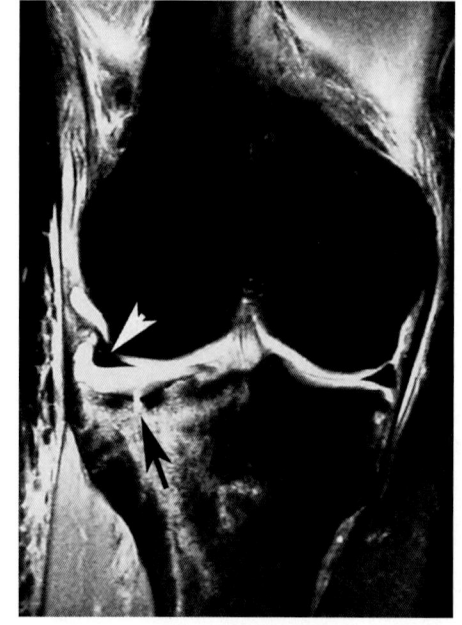

图9-31 胫骨平台骨折的MRI表现（3）

MRI冠状位T₂加权脂肪抑制序列图像显示外侧胫骨平台轻度压缩性骨折（黑箭头）并伴有广泛骨挫伤。注意下方半月板束撕裂所致的外侧半月板向上移位（白箭头）（"漂浮半月板"）

胫骨平台骨折的一个重要特征是常合并韧带和半月板损伤。因为外侧胫骨平台骨折通常由外翻力引起（图9-32），所以最容易合并损伤的结构是内侧副韧带、前交叉韧带（见图9-11）和外侧半月板（见图9-9）。前交叉韧带的损伤可能合并胫骨外侧棘或髁间隆突前部的撕脱。应力位图像和MRI图像可显示这些异常。如果临床检查和包括应力位在内的放射学检查，均提示没有韧带损伤，那么胫骨平台的非移位骨折可保守治疗。对于压缩性骨折，一些骨科医生建议对关节面压缩8mm的骨折行切开复位。一般胫骨平台骨折关节面压缩10mm及以上时需要手术治疗。

并发症：股骨远端和胫骨近端骨折最常见的并发症是畸形愈合和创伤后关节炎。

（3）Segond骨折：指胫骨平台下方胫骨近端外侧面的小片撕脱骨折，膝关节前后位像可清楚显示（图9-33）。受伤机制是膝关节屈曲时受到内旋内翻作用力，外侧关节囊及韧带受力，从而使位于外侧胫骨平台的韧带止点处发生撕脱骨折。该外伤可合并关节囊撕裂、前交叉韧带撕裂和外侧半月板撕裂，导致膝关节慢性前外侧不稳定（图9-34）。

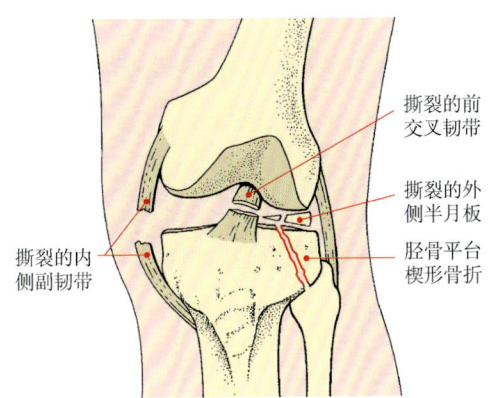

图9-32　胫骨平台骨折相关损伤

由于外翻应力所致的外侧胫骨平台骨折通常会伴发外侧半月板、内侧副韧带和前交叉韧带撕裂

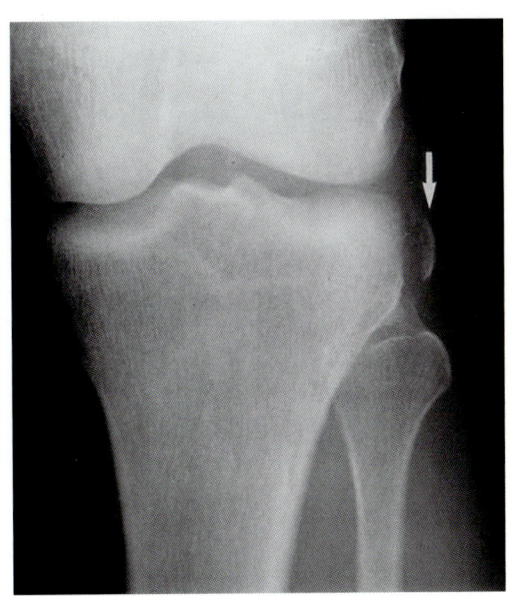

图9-33　Segond骨折

27岁女性，滑雪时左膝关节受伤。前后位图像显示从胫骨外侧面撕脱的小骨片（箭头），典型的Segond骨折

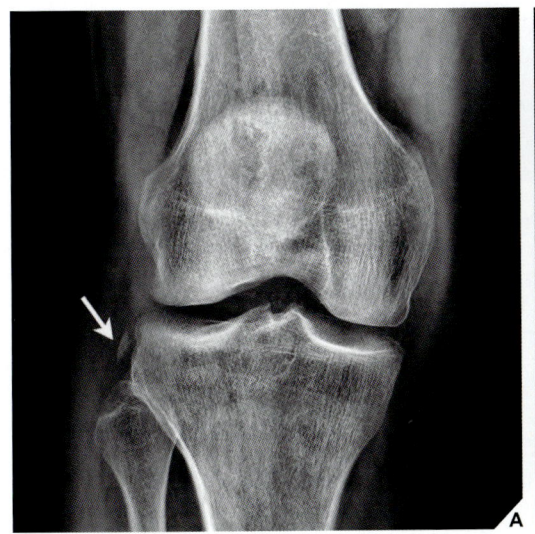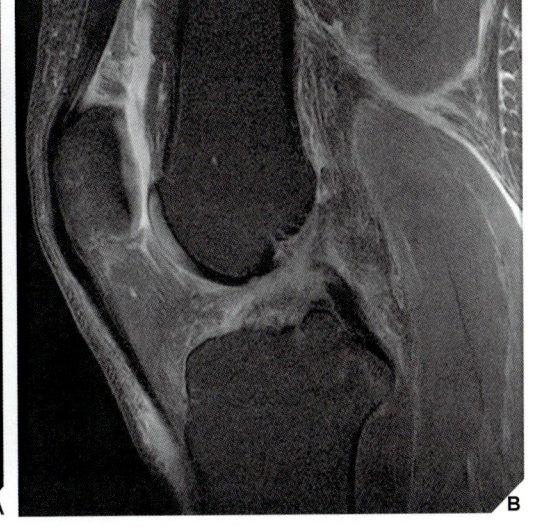

图9-34　Segond骨折的MRI表现

A. 右膝关节前后位像显示胫骨外侧面撕脱的骨片（箭头）。B. MRI矢状位质子密度加权脂肪抑制序列图像显示前交叉韧带撕裂

　　近年Hall和Hochman报道反Segond骨折，即累及内侧胫骨平台，合并后交叉韧带撕裂、内侧副韧带撕裂和内侧半月板撕裂（图9-35）。其损伤机制和影像学表现与Segond损伤相反。内侧胫骨平台撕脱骨折是由外翻力和屈曲膝关节外旋所致。

　　（4）髌骨骨折：可能由对膝关节前部的直接撞击或股四头肌肌腱产生的间接牵拉力引起，约占全部骨骼外伤的1%。髌骨骨折可以是纵向（垂直）、横向或粉碎性的（图9-36）。对于大部分（约60%）髌骨外伤病例，骨折线呈横行或稍斜行，累及髌骨中部。这种骨折需与二分髌骨或多分髌骨区分。这种变异由髌骨外上缘的次级骨化中心发育变异引起，不要误认为是骨折（图9-37）。CT可以帮助鉴别这种发育变异和骨折。要避免将二分髌骨或多分髌骨误诊为骨折，需记住次级骨化中心始终位于髌骨的外上象限，而且如果将各部分拼在一起也不能形成正常的髌骨。而骨折碎片拼凑在一起则可形成一个正常的髌骨。通常膝关节前后位和侧位过度曝光像或CT检查可充分评价髌骨外伤（图9-38～图9-41），MRI检查也可评估髌骨外伤。

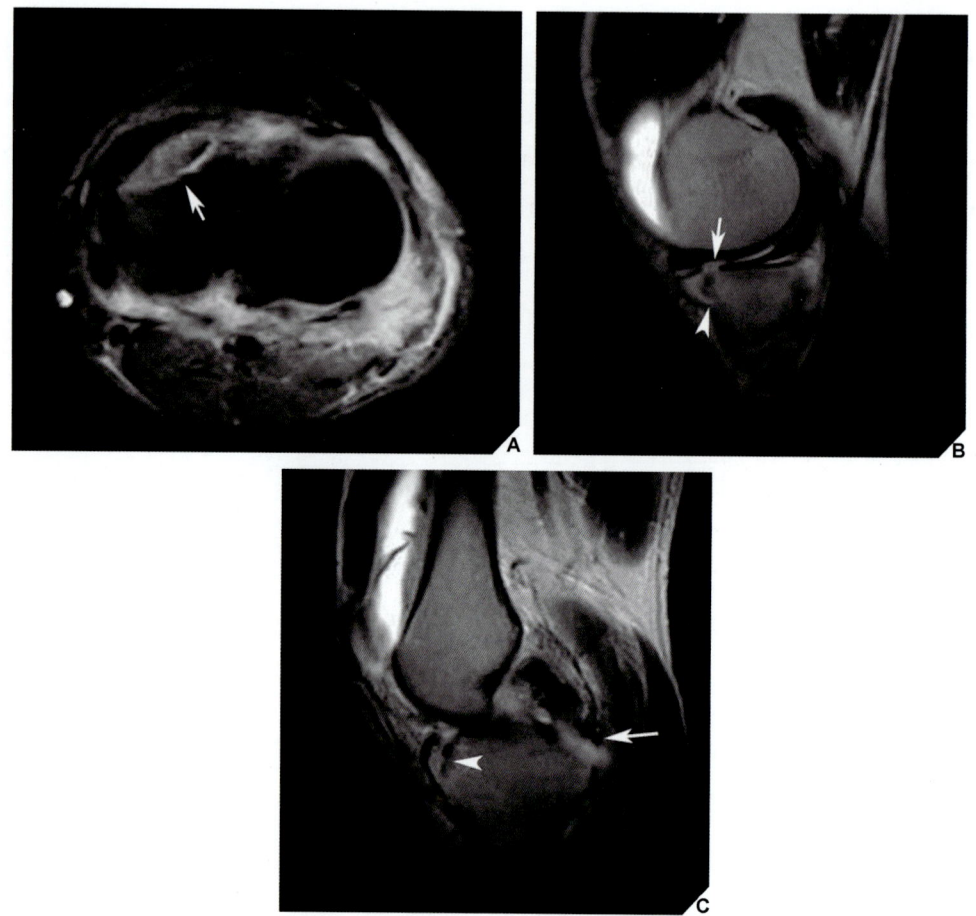

图9-35　反Segond骨折的MRI表现

A. MRI轴位短时反转恢复（STIR）序列图像显示内侧胫骨平台前部骨折（箭头）。B. 矢状位T₂加权像显示内侧半月板撕裂（箭头）及内侧胫骨平台骨折（无尾箭头）。C. 矢状位T₂加权像显示后交叉韧带在胫骨附着点处撕脱（箭头）及内侧胫骨平台骨折（无尾箭头）

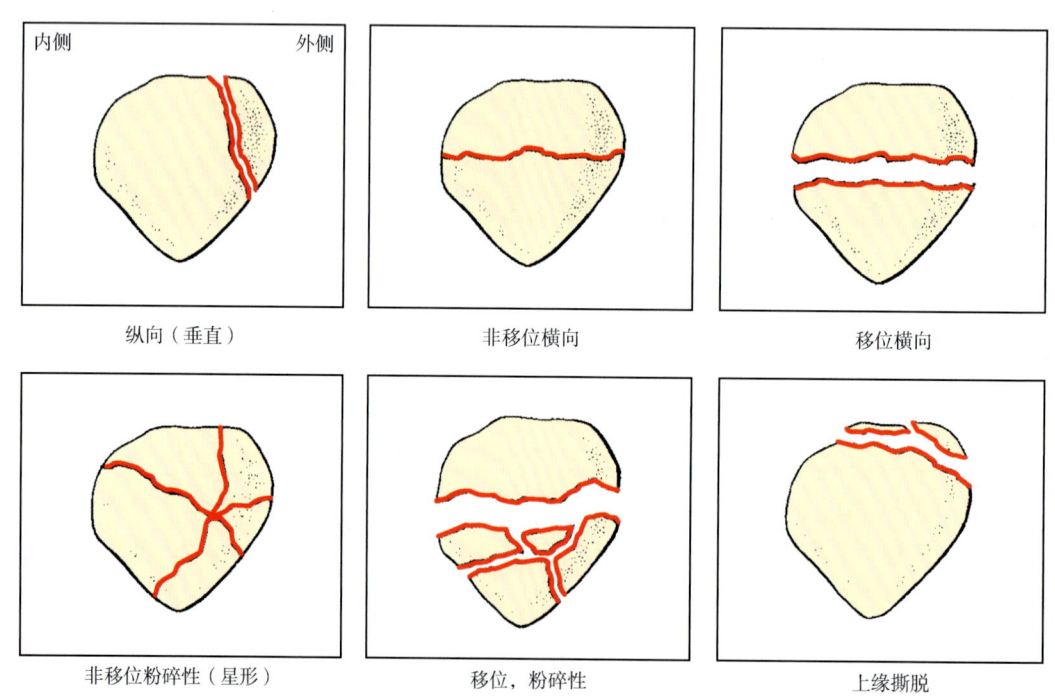

图9-36　髌骨骨折的分型

（经允许引自Hohl M，Larson RL. Fractures and dislocations of the knee.In：Rockwood CA Jr，Green DP，eds. *Fractures*. Philadelphia：Lippincott；1975.）

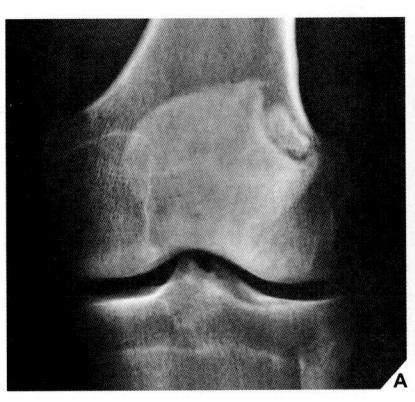
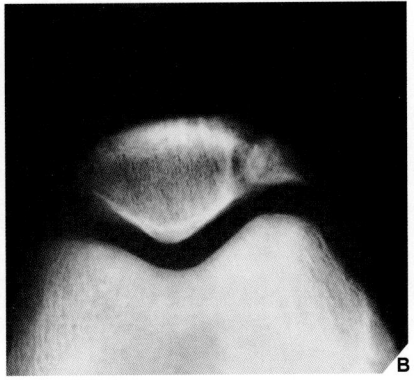
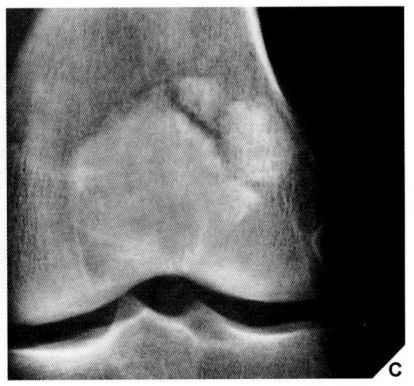

图 9-37　二分和多分髌骨

膝关节前后位（A）和轴位（B）图像显示典型的二分髌骨。注意次级骨化中心的位置，位于髌骨外上缘。怀疑痛风性关节炎的患者，在过度曝光前后位像上可偶然发现三分髌骨（C）

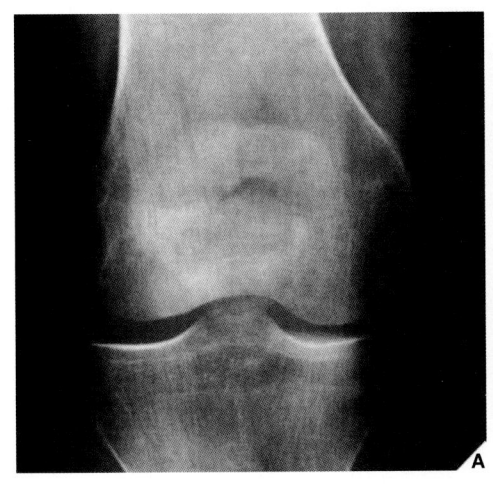
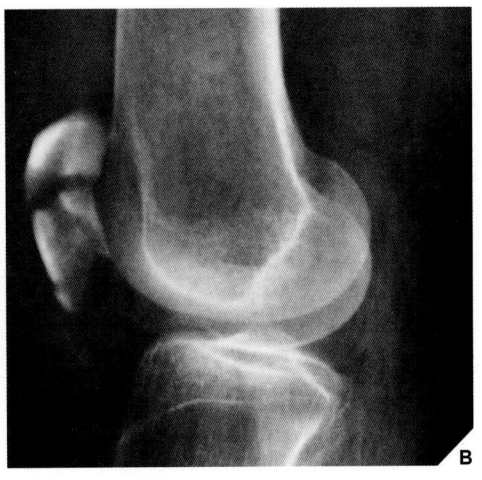

图 9-38　髌骨骨折

63 岁男性，在楼梯上跌倒后右膝关节前部剧烈疼痛。前后位（A）和侧位（B）图像显示典型的髌骨粉碎性骨折

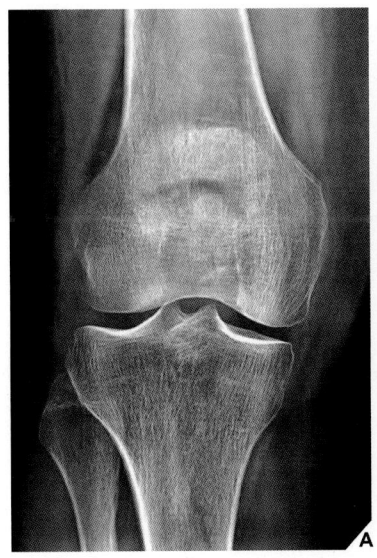
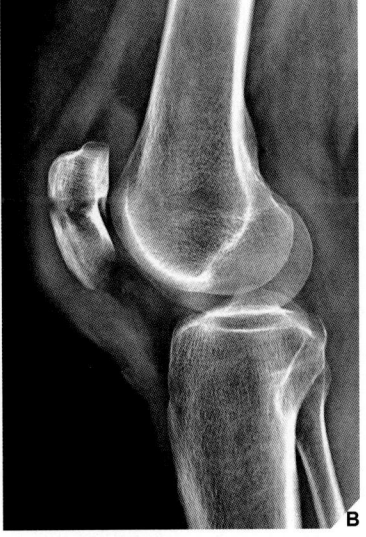

图 9-39　髌骨横行骨折（1）

膝关节前后位（A）和侧位（B）图像显示髌骨横行骨折。注意髌前软组织肿胀和关节积液

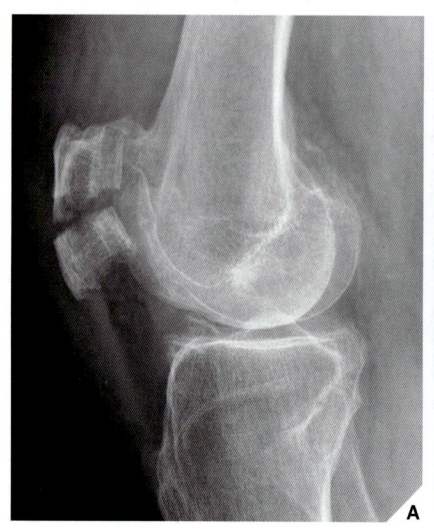
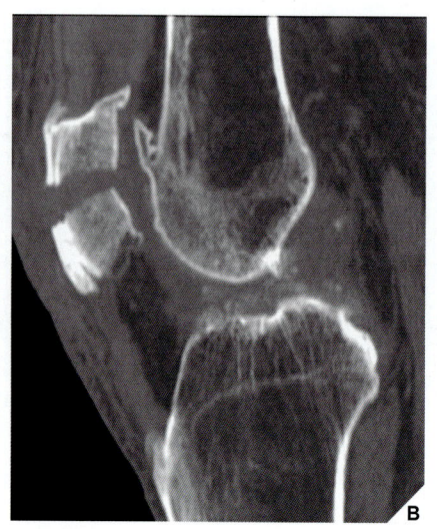

图 9-40　髌骨横行骨折（2）

80岁男性，跌倒在街上。侧位像（A）及矢状位CT重建图像（B）显示髌骨横行移位骨折

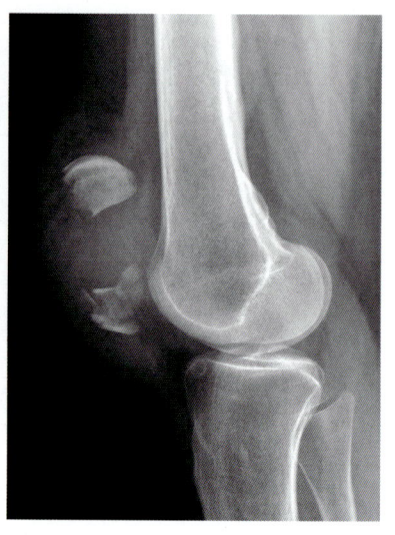

图 9-41　髌骨粉碎性骨折

膝关节侧位像显示髌骨明显的粉碎性移位骨折

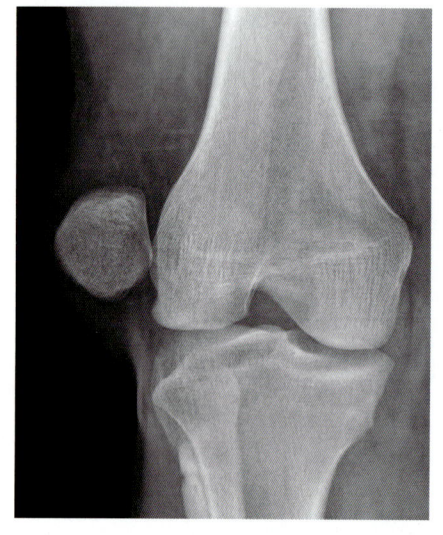

图 9-42　髌骨外侧脱位

18岁男性，滑雪中受伤，右膝关节前后位像显示髌骨外侧脱位

（5）髌骨脱位：急性外伤导致的髌骨脱位，通常是外侧脱位，膝关节标准投照即可诊断（图 9-42）。一过性髌骨脱位，即髌骨脱位后自行复位，则很难诊断。一过性髌骨脱位可能与股骨滑车切迹发育不良、胫骨结节与滑车沟之间距离增加有关。所谓的 Tt-Tg 间距可以在 MRI 上测量（图 9-43）。虽然临床症状有助于诊断，但最好的诊断方法是 MRI 检查。MRI 可发现特征性的髌骨内侧面和股骨外侧髁前面的骨挫伤或骨小梁损伤（图 9-44）。内侧支持带，即最常见的是支持带的内侧髌股韧带部分，总是会受伤，而内侧髌骨软骨则未必受损。髌骨半脱位比完全脱位更常见，常由慢性损伤引起。显示髌骨半脱位，尤其是轻微的半脱位，最好投照 Merchant 轴位像（图 9-45）。

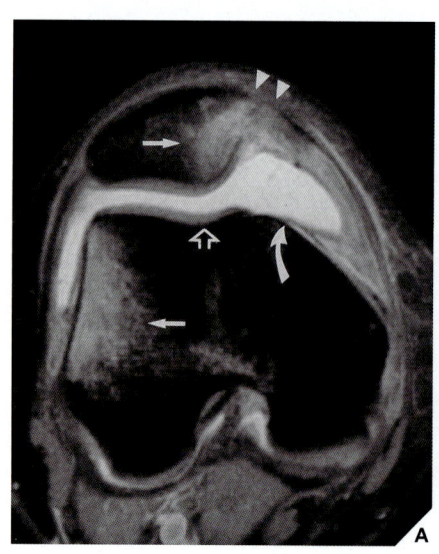
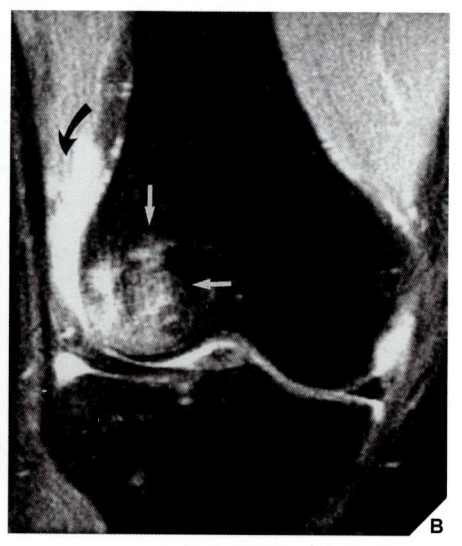

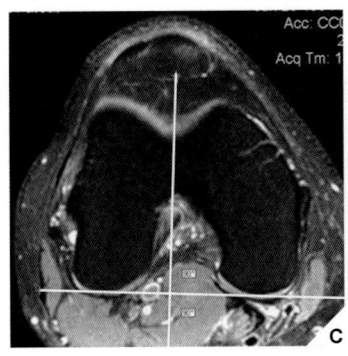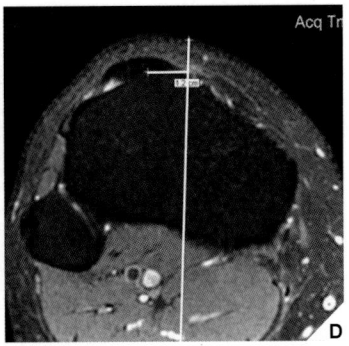

图 9-43　一过性髌骨外侧脱位（1）

38岁女性，右膝关节的轴位（A）和冠状位（B）T_2加权脂肪抑制MRI显示特征性异常表现：髌骨内侧面和股骨外侧髁的骨挫伤（箭头），合并股骨滑车切迹发育不良（空心箭头）和关节积液（弯箭头）。无尾箭头所指为内侧支持带撕裂。Tt-Tg间距测量方法如下：选择经过股骨髁能显示股骨滑车最深处的轴位层面（C），经过股骨髁的后面画两髁之间的连线。在股骨滑车最深处画垂线，该线转换成在经过胫骨能显示胫骨结节的轴位层面所画的线（D）。胫骨结节中心最突出处与滑车线之间的距离就是Tt-Tg间距。该间距在男性和女性中的正常值为10mm±1mm，尽管也有报道称高达15～20mm的值为正常高限

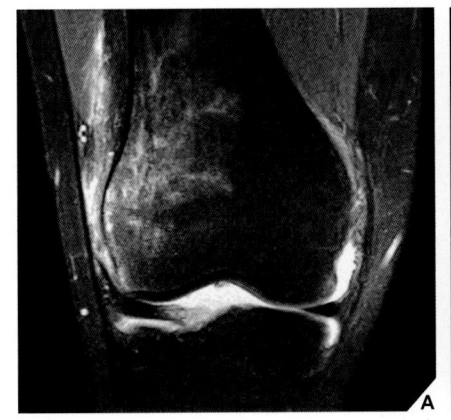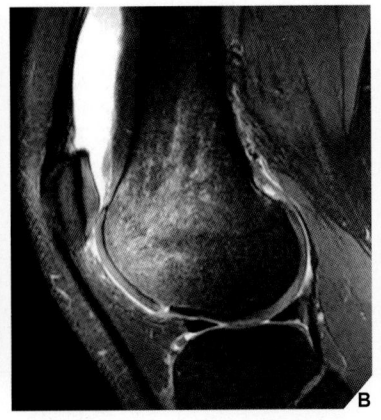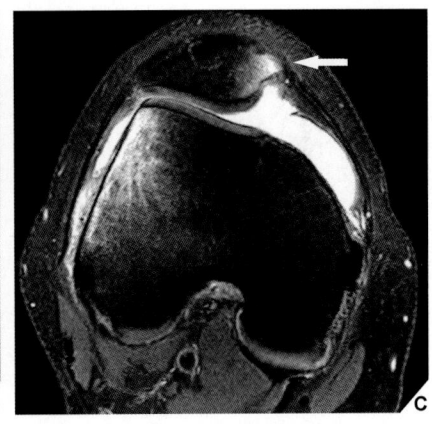

图 9-44　一过性髌骨外侧脱位（2）

22岁女性，右膝关节冠状位（A）和矢状位（B）质子密度加权脂肪抑制MRI显示股骨外侧髁前面大片高信号区，可见大量关节积液。轴位（C）质子密度加权脂肪抑制MRI显示一过性髌骨脱位的特征性表现，即股骨外侧髁和髌骨内侧面（箭头）骨髓水肿的高信号区

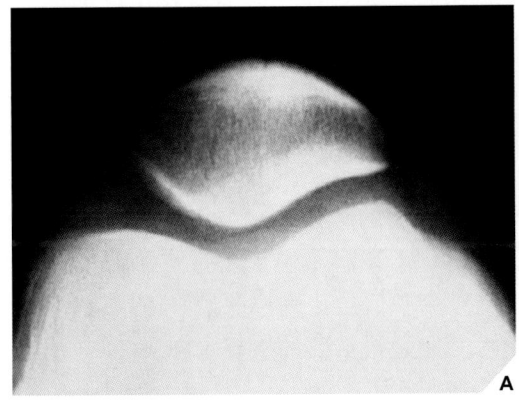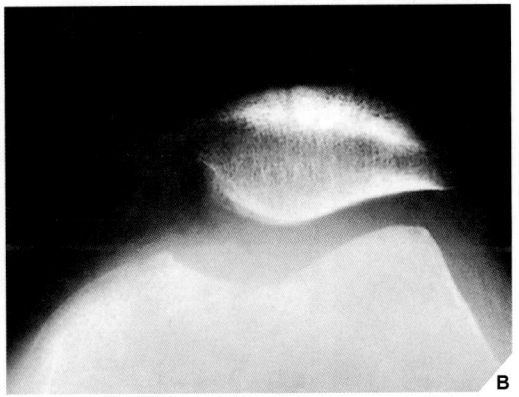

图 9-45　髌骨半脱位

23岁女性，偶有膝关节疼痛，尤其是慢跑时。A. 髌骨标准轴位（日出位）像未见明显异常。B. Merchant轴位像显示髌骨外侧半脱位。注意适合角阳性（见图9-7）

（6）膝关节脱位：少见。通常是机动车车祸伤、严重的坠落伤及竞技运动等高能量性创伤的结果。膝关节脱位可以分为前脱位、后脱位、内侧脱位、外侧脱位和旋转脱位。前脱位或后脱位占50%以上，它们与前、后交叉韧带撕裂及内侧或外侧副韧带撕裂有关。常见的并发症是血管损伤（尤其是腘动脉）、腓神经损伤及骨筋膜室综合征。传统的X线检查对诊断有意义（图9-46A），但是显示韧带和

半月板损伤时需采用MRI检查（图9-46B～D）。诊　　断血管并发症时采用CT血管造影（图9-47）。

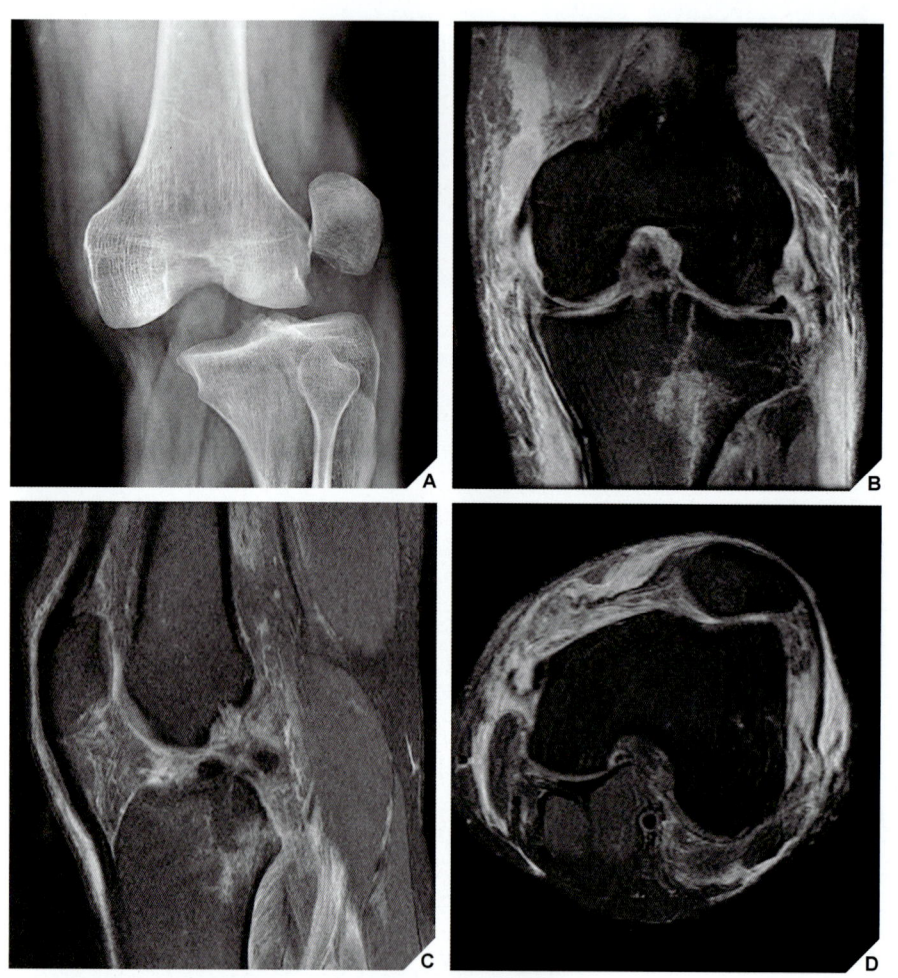

图 9-46　膝关节脱位

46岁男性，车祸伤。A. 左膝关节前后位X线片显示膝关节外侧脱位伴髌骨脱位。膝关节脱位复位后行MRI检查。B. 冠状位质子密度加权脂肪抑制序列MRI显示内侧和外侧副韧带撕裂及内侧半月板撕裂。此外，注意胫骨外侧骨小梁损伤。C. 矢状位MRI显示前交叉韧带撕裂、髌骨下极骨折及胫骨后面的骨小梁损伤。D. 轴位MRI显示髌骨内侧支持带撕裂及髌骨外侧半脱位

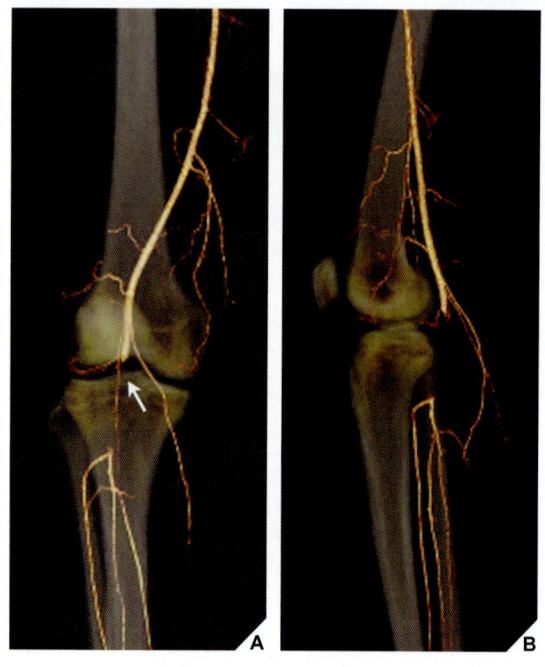

图 9-47　膝关节脱位的并发症

32岁男性，滑雪时受伤导致膝关节后脱位，三维CT血管重建前面观（A）和侧面观（B）图像显示腘动脉闭塞（箭头）

2. Sinding-Larsen-Johansson病　本病主要见于青少年，现在认为与外伤有关。该病是由髌骨下极（顶点）髌韧带附着处的反复撕脱伤所致，与Osgood-Schlatter病具有相同的临床、组织病理学和影像学特征。Sinding-Larsen-Johansson病的临床表现为局部疼痛和压痛，影像学表现为髌骨下极分离的碎片、软组织肿胀，偶尔会有髌韧带的钙化。该病是由于髌骨与髌韧带的软骨连接处持续牵拉所致。侧位像最好使用低千伏/软组织技术，此是最重要的检查（图9-48），加上临床阳性症状通常可确诊。

3. Osgood-Schlatter病　1903年波士顿的Robert Osgood和苏黎世的Carl Schlatter首次提出Osgood-Schlatter病，青少年男性的发病率是女性的3倍，特征是胫骨结节碎裂、软组织肿胀、髌韧带止点处增厚和髌下深囊炎症。25%～30%的病例双侧发病。与Sinding-Larsen-Johansson病一样，使用软组织技术的侧位片可清楚显示该病（图9-49）。

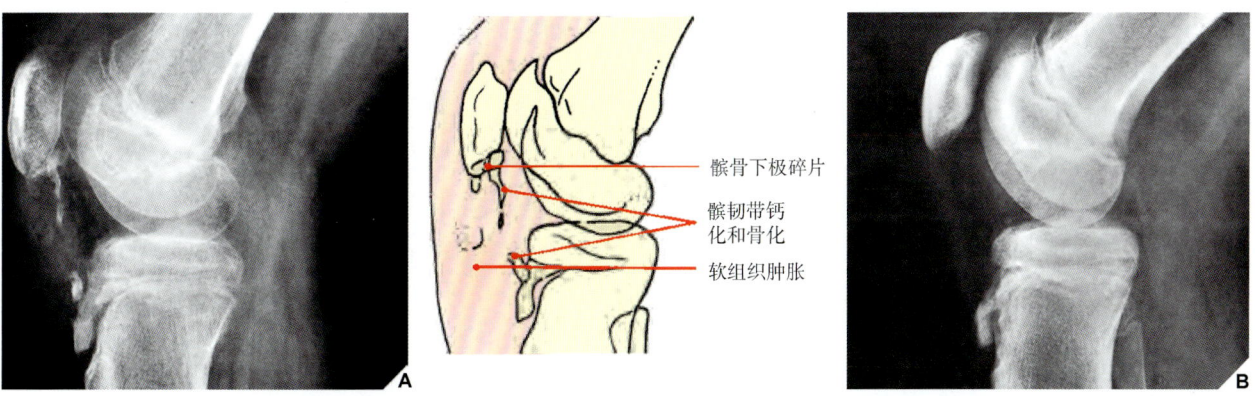

图 9-48　Sinding-Larsen-Johansson 病

13 岁男孩，髌韧带区域肿痛，没有急性外伤史。A. 右膝关节侧位图像显示 Sinding-Larsen-Johansson 病的典型表现，即髌骨下极碎片、软组织肿胀及髌韧带钙化和骨化。B. 左膝关节正常

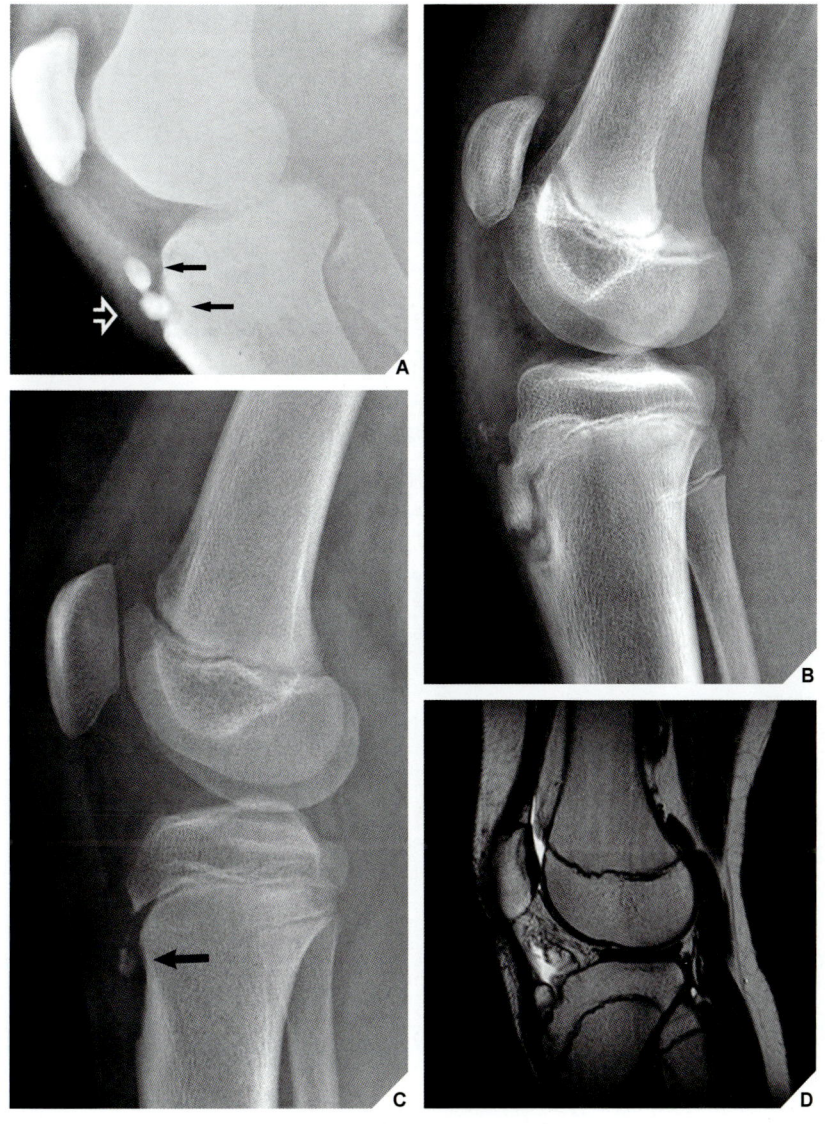

图 9-49　Osgood-Schlatter 病

A. 12 岁男孩，左侧胫骨结节明显压痛。使用低千伏/软组织技术投照的侧位图像显示胫骨结节碎片（箭头）和软组织肿胀（空心箭头）——Osgood-Schlatter 病的典型表现。B. 另一例患者，15 岁女孩，膝关节侧位图像显示胫骨结节碎片及髌韧带处软组织肿胀。C. 需要指出，胫骨结节偶尔有正常碎裂的骨化中心（箭头），类似 Osgood-Schlatter 病。然而，此处没有软组织异常。D. 另一例急性 Osgood-Schlatter 病患者，MRI 矢状位 T₂ 加权像显示髌韧带远端肌腱变性、胫骨结节碎片及髌下深囊炎

而确诊则需要结合影像学检查和临床表现。软组织肿胀和髌下深滑囊炎和（或）纤维化是基本的诊断要点。对胫骨结节复合体的超声检查可清楚显示Osgood-Schlatter病的所有特点，超声可清楚显示髌韧带、髌下浅囊和深囊的细致结构及胫骨结节骨化中心的软骨状态（图9-50）。在MRI T₁加权像上，邻近髌韧带止点处正常髌下

脂肪的高信号被低信号取代。而髌韧带本身可因不同程度的肌腱炎而有局部信号增高（图9-51、图9-52）。

Sinding-Larsen-Johansson病和Osgood-Schlatter病偶尔会并发。需注意的是，胫骨结节和髌骨下极多发骨化中心有时可能与之相似，但不会有软组织肿胀，以资鉴别（见图9-49C）。

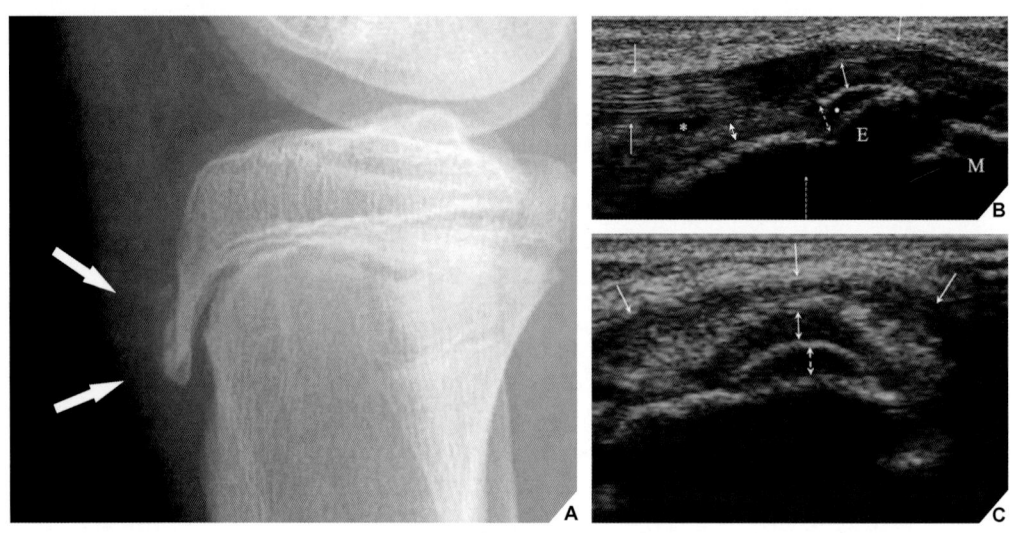

图9-50　Osgood-Schlatter病的超声表现

11岁男孩，胫骨结节肿痛数周。侧位（A）X线片显示软组织肿胀和胫骨结节骨化中心小钙化（箭头）。纵向（B）和横向（C）超声图像显示胫骨结节骨化中心的骨折和软骨分层是Osgood-Schlatter病的典型表现。箭头指示髌韧带边缘；双向实箭头指示骨化中心和髌韧带止点之间的软骨厚度；双向虚箭头指示骨化中心内分层厚度；双黑箭头指示髌下深囊纤维化；星号指示髌下深囊积液；点指示骨化中心；E.骨骺；M.干骺端（由Dr. Zbigniew Czyrny，Warsaw，Poland提供）

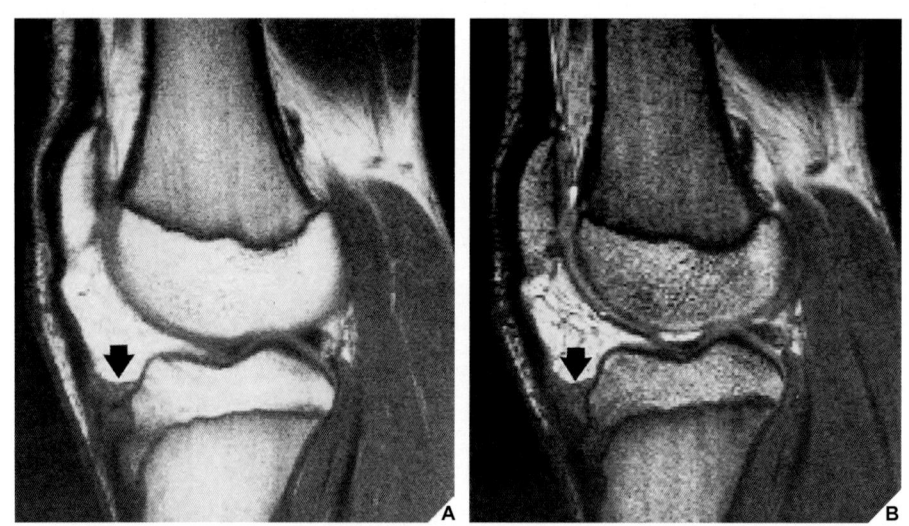

图9-51　Osgood-Schlatter病的MRI表现（1）

T₁加权像（自旋回波，TR 700ms/TE 20ms）（A）和T_2^*加权矢状面MRI（B）显示髌韧带和胫骨前面构成的V形区内局灶性低信号（箭头）（经允许引自Bloem JL，Sartoris DJ，eds. *MRI and CT of the musculoskeletal system. A text-atlas.* Baltimore：Williams Wilkins；1992.）

4. 膝关节软骨损伤

（1）软骨、软骨下和骨软骨损伤：累及软骨下骨、关节软骨或两者兼有的局限性损伤可表现为膝关节骨软骨损伤。这些病变经常相互混淆，在许多情况下，这些术语可以互换使用。然而，它们代表了不同的骨科病症，每种都有特定的原因并需要特定的治疗。通常结合病史、体格检查，特别是MRI检查有助于区分这些疾病。

1）软骨病变：剪切力、旋转力或切线力作用于膝关节时会导致股骨或胫骨关节末端的急性损伤。骨折可能仅累及软骨，即软骨损伤，或仅累及软骨下骨，即软骨下损伤，或累及软骨及软骨下骨，即骨软骨损伤。

创伤后软骨损伤可能只累及部分关节软骨，导致瓣状撕裂（图9-53A、B），可延伸到关节软骨，到达软骨下骨板，并沿着软骨层深层分层延伸（图9-53C、D），或仅累及软骨下骨板附近的深层软骨层（图9-53E、F）。在这种情况下，它在关节镜检查中看不到，即为隐匿性损伤。此外，可见部分或全层软骨损伤，软骨碎片完全脱落，导致软骨缺损。在急性期，全层软骨缺损表

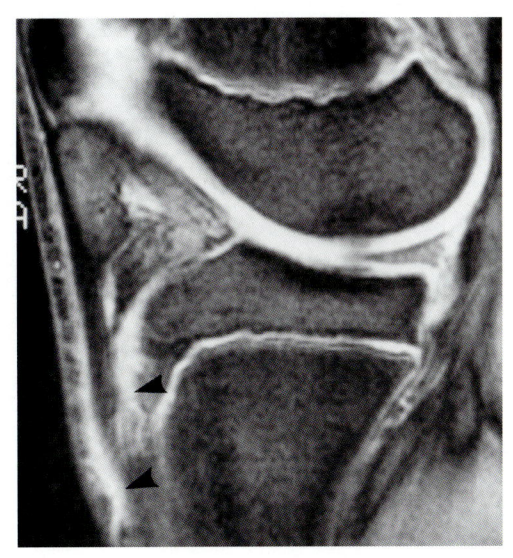

图 9-52　Osgood-Schlatter病的MRI表现（2）

14岁男孩，膝关节矢状位T$_2$加权像显示髌韧带远端炎性改变（无尾箭头）（经允许引自 Berquist TH, ed. *MRI of the musculoskeletal system*, 3rd ed. Philadelphia: Lippincott-Raven; 1997.）

现为垂直于软骨下骨板的锐利边缘，称为"肩部"（图9-54A）。随着时间的推移，软骨缺损边缘变得更加钝化，并斜向软骨下骨板（图9-54B）。孤立的软骨病变在X线片上无法识别，但很容易在高质量的MRI检查中显示。

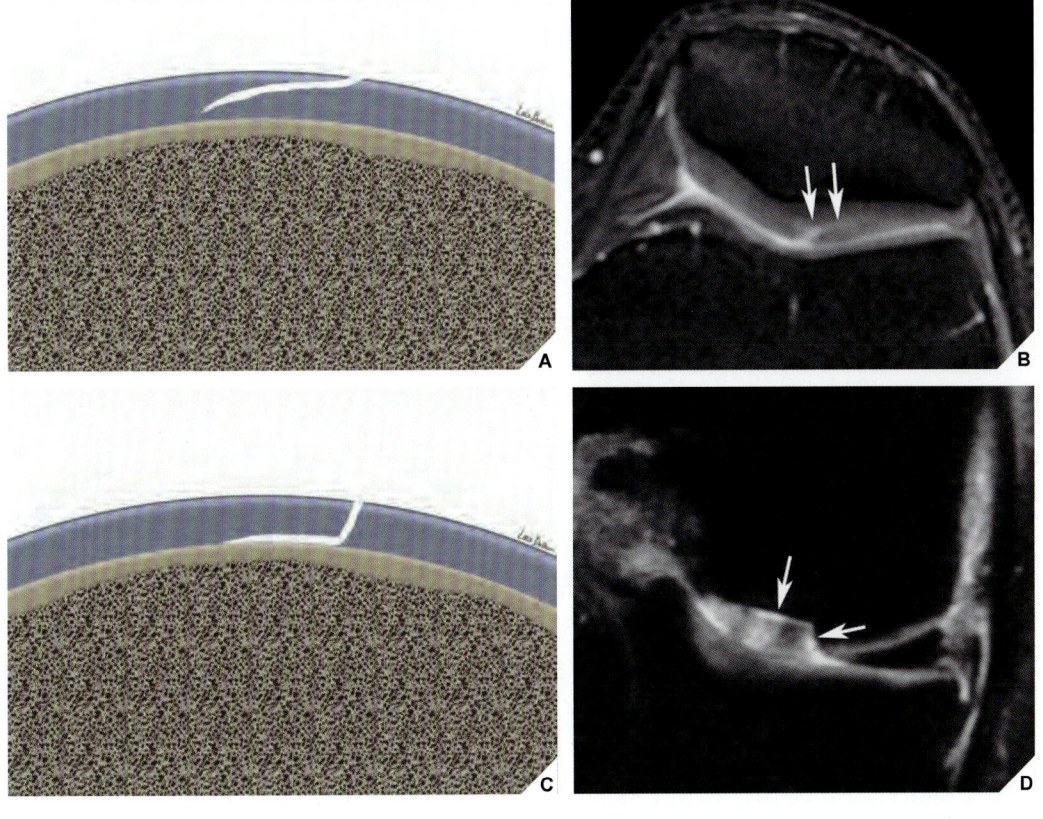

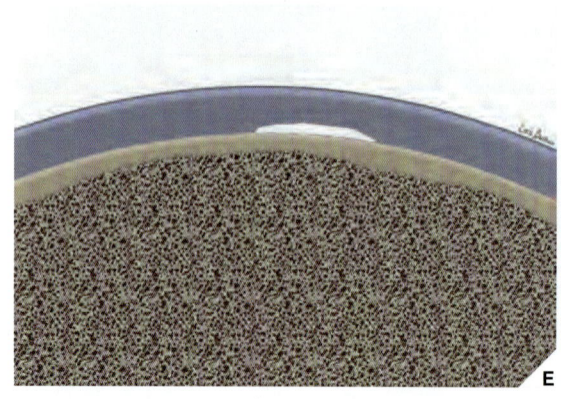
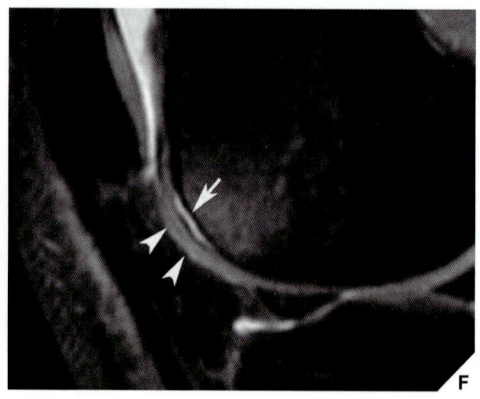

图 9-53　软骨损伤

局部斜行软骨瓣撕裂伴分层的示意图（A）。MRI显示髌骨外侧面相同病变（箭头）（B）。沿软骨下骨板分离的深层垂直软骨撕裂示意图（C）。MRI显示股骨内侧髁相同病变（箭头）（D）。隐匿性软骨病变示意图（E）和MRI图像（F）显示股骨滑车相同病变（箭头）。注意关节软骨表面完整（无尾箭头）

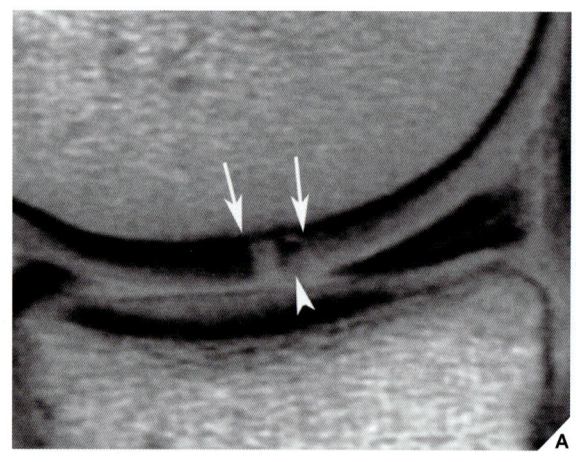
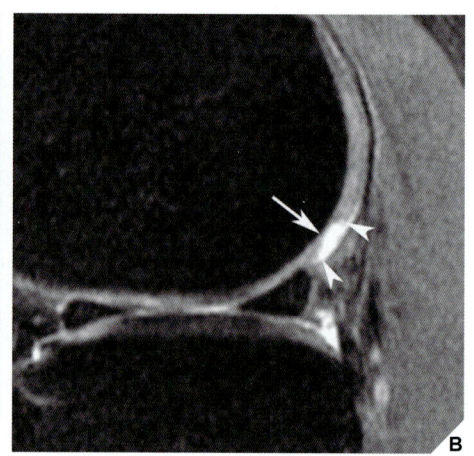

图 9-54　软骨损伤（急性与慢性）

A. 股骨内侧髁矢状位质子密度加权MRI显示急性软骨病变，边缘锋利，垂直于软骨下骨板（箭头）。这个"肩部"表明是急性损伤。注意完全分离的原位软骨碎片（无尾箭头）。B. 矢状位T$_2$加权脂肪抑制序列MRI显示股骨内侧髁后部全层软骨损伤（箭头），边缘倾斜（无尾箭头），提示慢性损伤

2）软骨下病变：透明软骨比坚硬的软骨下骨和骨小梁骨更有弹性，因为这一特性，所以受垂直压缩后其完整性可不显著改变。因此，在关节表面受到压缩载荷应力下，软骨可不受损，但软骨下骨可能出现挫伤和骨小梁骨折（图9-55），从而演变成软骨下骨折。当软骨下骨折发生时，可能会削弱软骨下骨板，最终可能发生坍塌，导致关节表面不协调，进而导致继发性骨关节炎。这种情况常见于老年人（可见于关于膝关节自发性骨坏死的讨论）。虽然老年人软骨下骨折与骨质疏松和骨小梁变薄（机能不全性骨折）有关，而与直接影响无关，但其影像学表现和演变往往相似。除非有明显的软骨下骨折和（或）软骨下骨坍陷，否则常规X线检查无法发现病变。

3）骨软骨损伤：关节软骨和软骨下骨折可

能与重复应力及创伤有关。剥脱性骨软骨炎是一种特殊类型的骨软骨骨折。剥脱性骨软骨炎相对常见，主要见于青少年和年轻人，男性多于女性，常发生于膝关节和踝关节。与急性骨软骨骨折一样，作用于股骨关节面的剪切力或旋转力导致关节软骨碎片的分离，常会带下小片软骨下骨。

Aichroth指出，剥脱性骨软骨炎分离的碎片没有血管是该病的特征，也是与急性骨软骨骨折的鉴别点。他在一项纳入200例剥脱性骨软骨炎患者的研究中阐明了病变分布特点。最常见的部位是股骨内侧髁的外侧面，这是一个非承重面，其他部位则较少累及（图9-56）。关节软骨的损伤程度不一，与急性骨软骨骨折一样，可以是原位骨软骨小体或是骨软骨瓣，或是完全分离的骨软骨碎片（图9-57）。

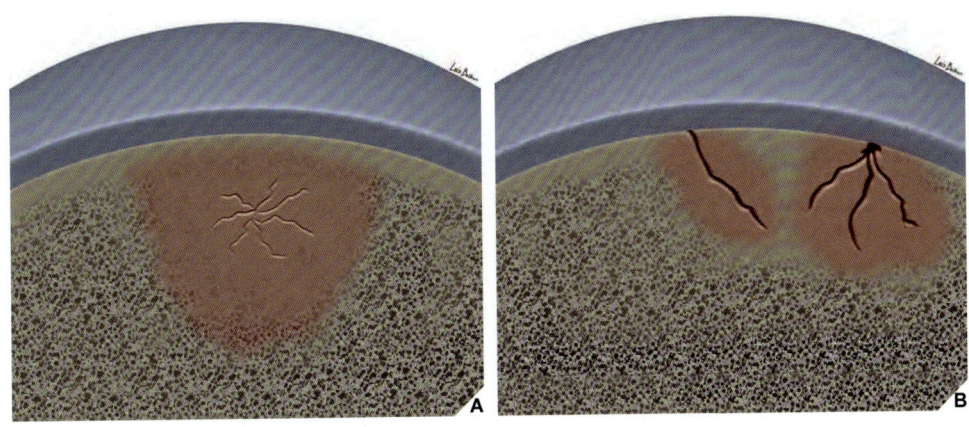

图 9-55　软骨下损伤

软骨下骨挫伤（又称骨挫伤）（A）和软骨下骨小梁骨折（B）示意图。注意完整的关节软骨覆盖软骨下骨

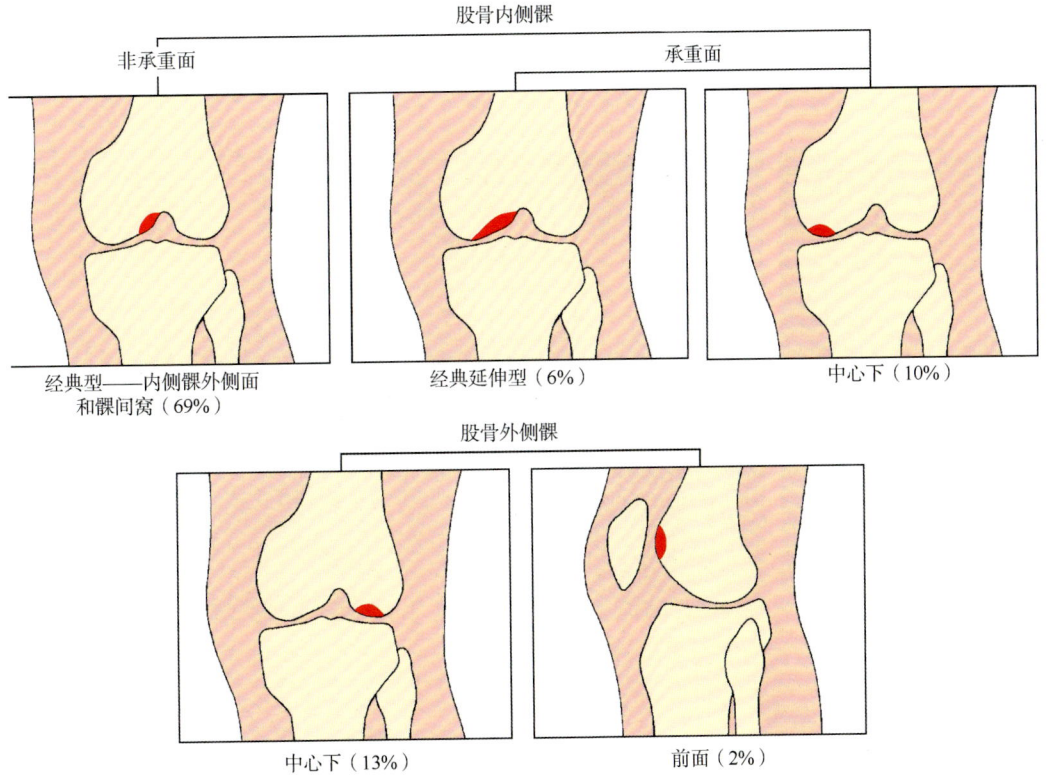

图 9-56　剥脱性骨软骨炎的病变部位

剥脱性骨软骨炎最常累及股骨内侧髁，非承重部分（内侧髁的外侧面和髁间窝）是最常见的病变部位，很少累及股骨外侧髁（经允许引自 Aichroth P. Osteochondritis dissecans of the knee: a clinical survey. *J Bone Joint Surg Br* 1971; 53B: 440-447）

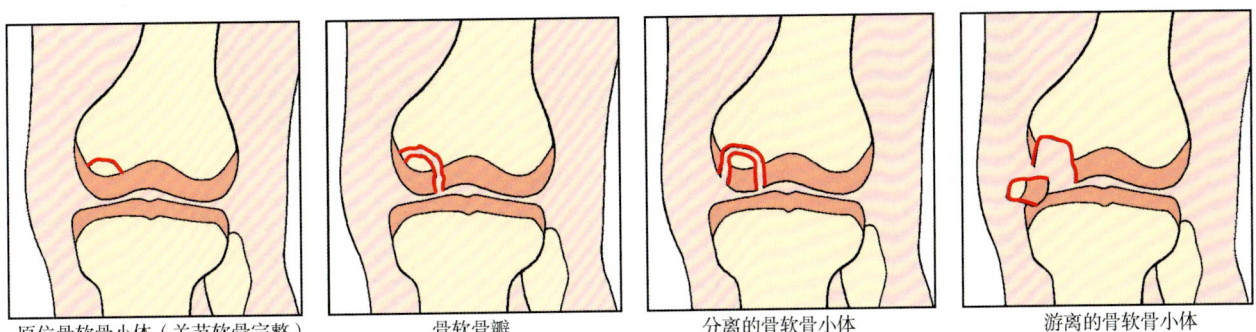

图 9-57　剥脱性骨软骨炎的分期

股骨远端关节端的慢性损伤（剥脱性骨软骨炎）可包括原位病变到软骨下骨缺损及游离的骨软骨小体等一系列病变

该病早期，标准投照位的X线检查没有异常表现或仅表现为关节积液。疾病进展，骨软骨小体与股骨髁之间出现透亮线（图9-58）。在过去，关节造影是评价骨软骨病变的常规方法（图9-59、图9-60），目前该检查已被CT和MRI取代。另外，CT、CT关节造影或MRI还可显示骨软骨体的存在和分布情况（图9-61、图9-62）。T_1加权像和T_2加权像的冠状面和矢状面最有利于观察（图9-63）。病变在所有序列上都为中等信号，与正常骨之间有一条窄的低信号带相隔。关节软骨分离在T_2或T_2^*加权像（梯度回波序列）（图9-64）上显示最佳。在T_2加权像上，当骨软骨小体与母体骨之间出现线样高信号（代表液体或肉芽组织）时，则提示坏死碎片的松动或完全分离（图9-65）。

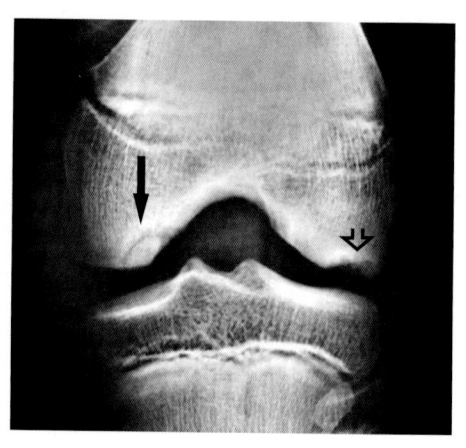

图9-58　剥脱性骨软骨炎

11岁男孩，右膝关节疼痛3个月。后前位（髁间窝位）X线片显示典型的股骨内侧髁剥脱性骨软骨炎（箭头）。卵圆形原位小体与股骨髁之间有一条透亮线。偶然发现股骨外侧髁承重关节面边缘不规则（空心箭头），这是骨化的发育变异，不会进一步发展

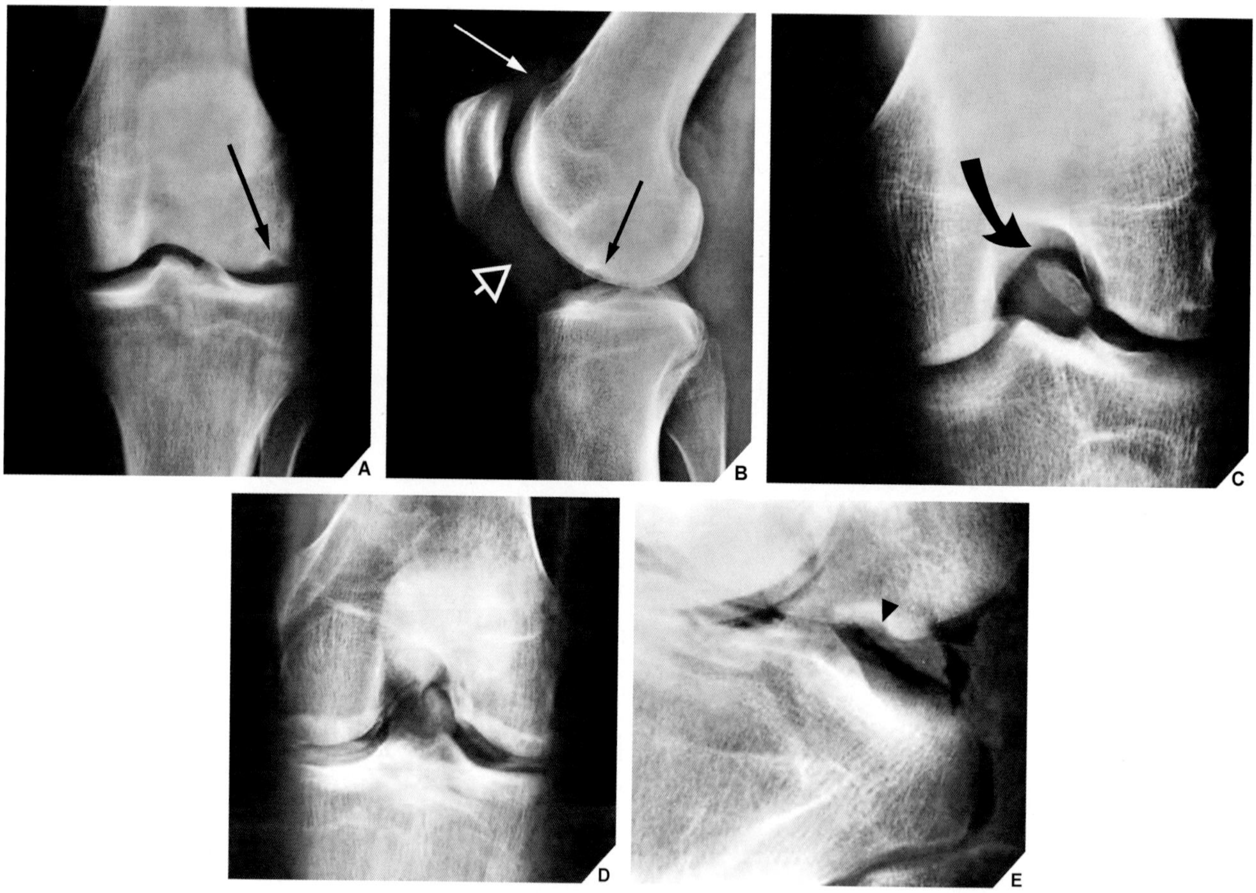

图9-59　骨软骨骨折

22岁男性，滑雪时发生意外，左髌骨脱位，后自发复位，患者未予求治。8个月后患者因慢性关节积液和关节绞锁到骨科就诊。标准前后位像（A）、侧位像（B）和髁间窝像（C）显示关节积液（白箭头）、髌下软组织肿胀（空心箭头）、股骨外侧髁的缺损（黑箭头）和一个大的骨软骨小体（弯箭头），提示髁间窝的骨软骨骨折。双对比关节造影（D）证实了关节内骨软骨小体和股骨外侧髁后外侧面的关节软骨缺损（无尾箭头）（E）。

该病表现与剥脱性骨软骨炎（见图9-58）相似

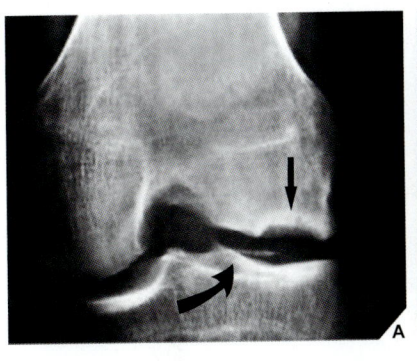
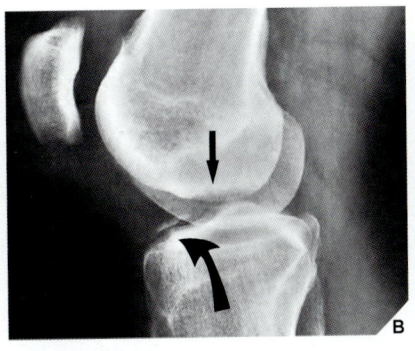
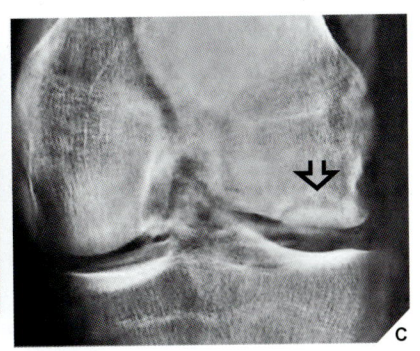

图 9-60　剥脱性骨软骨炎的关节造影

23 岁男性，慢性膝关节疼痛 4 个月，最近无急性外伤史。左膝关节髁间窝位（A）和侧位（B）图像显示股骨外侧髁中心下面的软骨下骨缺损（箭头）及关节内的游离骨软骨碎片（弯箭头）。关节造影用于评价关节软骨。关节造影（C）图像显示造影剂填充软骨下缺损（空心箭头），提示关节软骨损伤

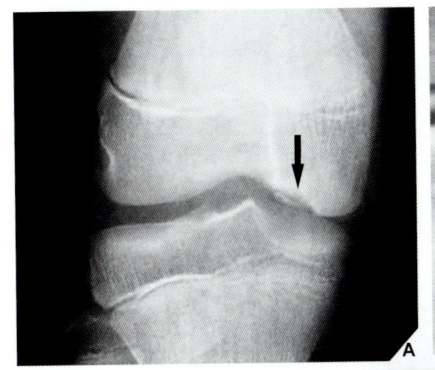
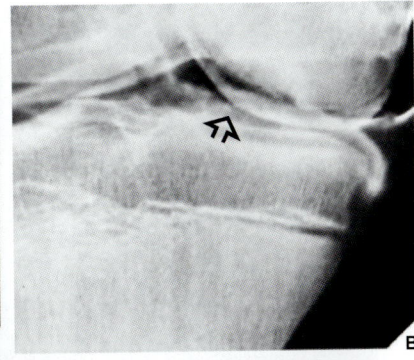
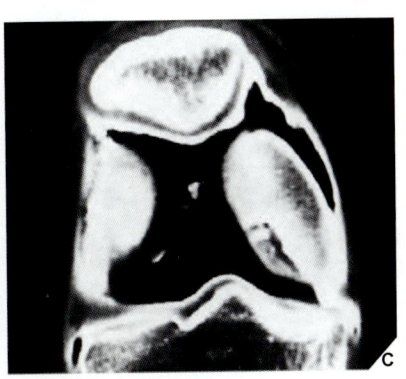

图 9-61　剥脱性骨软骨炎的 CT 关节造影

13 岁男孩，右膝关节疼痛 8 个月。前后位（A）图像显示典型部位的剥脱性骨软骨炎——股骨内侧髁的外侧面（箭头）。病变还在原位。关节造影（B）图像显示股骨髁下面完整的关节软骨覆盖病变（空心箭头）。但 CT 关节造影（C、D）图像显示股骨髁前外侧面的病变部分（没有关节软骨覆盖的部分）移位到关节内后交叉韧带附着处

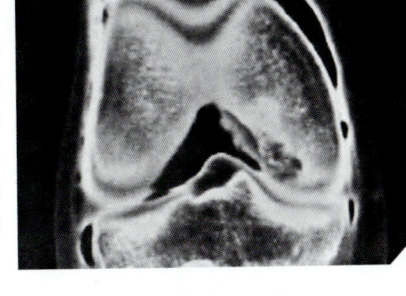

后交叉韧带附着处
股骨髁缺损
突出的骨软骨小体
内侧胫骨棘

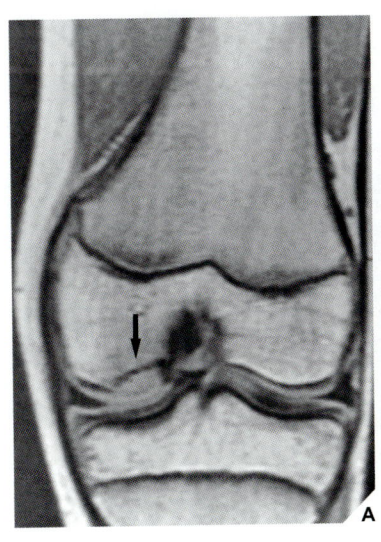
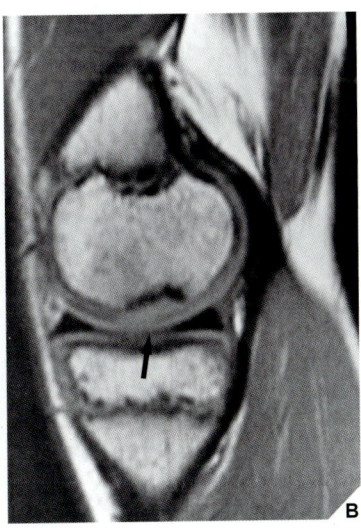

图 9-62　剥脱性骨软骨炎的 MRI 表现（1）

11 岁男孩，膝关节疼痛 3 个月。A. 冠状位质子密度加权（自旋回波 TR 1800ms/TE 20ms）MRI 显示骨碎片与股骨内侧髁之间低信号线（箭头）。B. 矢状位（自旋回波 TR 800ms/TE 20ms）MRI 显示覆盖碎片表面的完整的关节软骨（箭头），提示原位病变

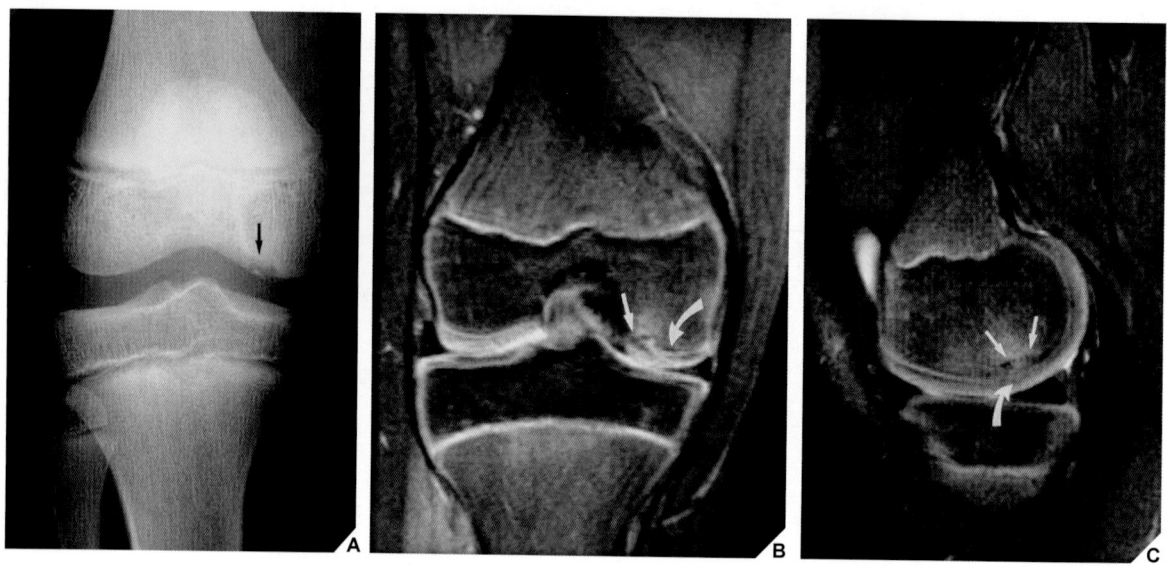

图9-63 剥脱性骨软骨炎的MRI表现（2）

右膝关节前后位（A）图像显示股骨内侧髁剥脱性骨软骨炎（箭头）。冠状位（B）和矢状位（C）T₂加权脂肪抑制图像显示骨软骨小体仍在原位（箭头），而关节软骨已被破坏（弯箭头）

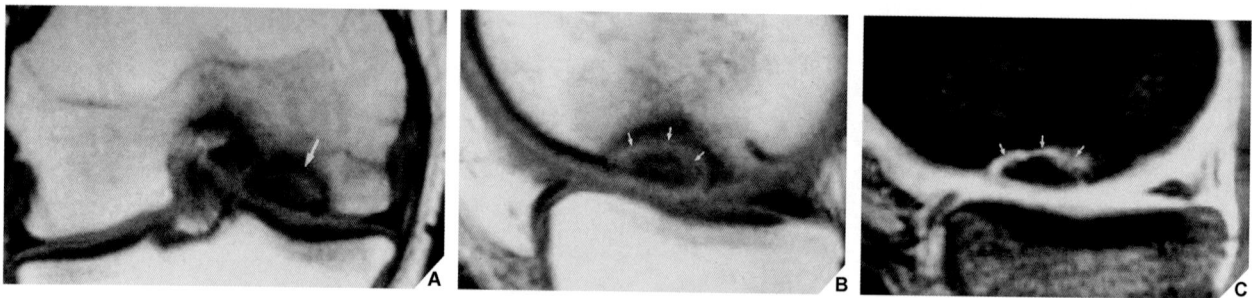

图9-64 剥脱性骨软骨炎的MRI表现（3）

T₁加权冠状位（A）和矢状位（B）MRI显示股骨内侧髁松动的骨软骨小体（箭头）。矢状位T₂*加权像（C）显示骨软骨小体与正常骨之间被液体高信号（小箭头）分隔（经允许引自 Stoller DW. *Magnetic resonance imaging in orthopaedics and sports medicine.* Philadelphia：JB Lippincott；1993. ）

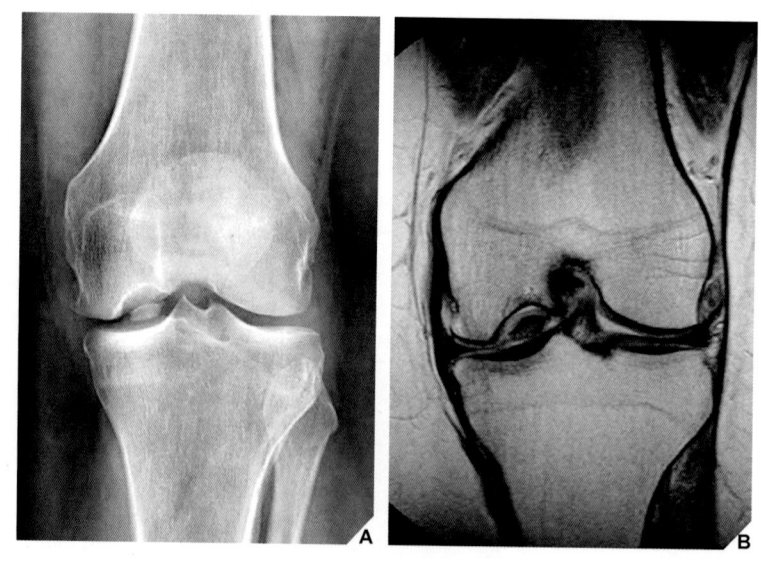

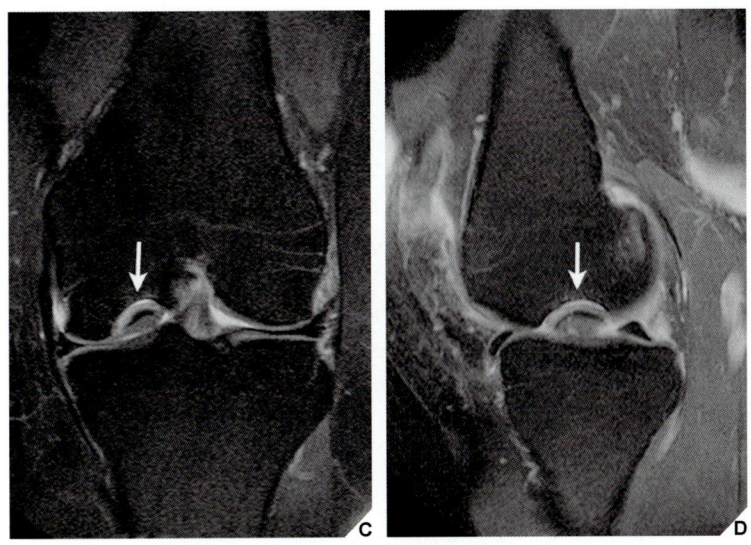

图9-65　剥脱性骨软骨炎的MRI表现（4）

23岁男性，左膝关节前后位X线片（A）显示股骨内侧髁软骨下缺损处的骨软骨小体。冠状位质子密度加权MRI（B），冠状位（C）及矢状位（D）质子密度加权脂肪抑制序列MRI显示骨软骨碎片与母体骨之间被液体（箭头）分隔，这是诊断不稳定的标志。此外，骨软骨碎片垂直翻转，关节软骨及软骨下骨板位于骨碎片上表面，提示不稳定性

股骨髁后部偶尔会出现小的盘状次级骨化中心，不要把这个正常变异误认为剥脱性骨软骨炎。股骨远端骨骺正常骨化时，股骨髁的边缘也可能会不规则发育。这种不规则的表现常出现在后部，髁间窝位显示最清楚，可能与剥脱性骨软骨炎表现相似（见图9-58）。这种正常变异通常见于2～12岁。

除剥脱性骨软骨炎外，还有多种累及软骨及软骨下骨的病变，其性质可能为创伤性或退行性。为了明确这些损伤的性质和分期，根据软骨损伤的程度和大小及软骨下骨的受累程度提出了各种类型的分类。其中一些分类是基于关节镜表现。国际软骨修复学会（ICRS）基于MRI和关节镜检查的相关性创建了一个有用的分类，其重点强调软骨损伤的深度（图9-66）。

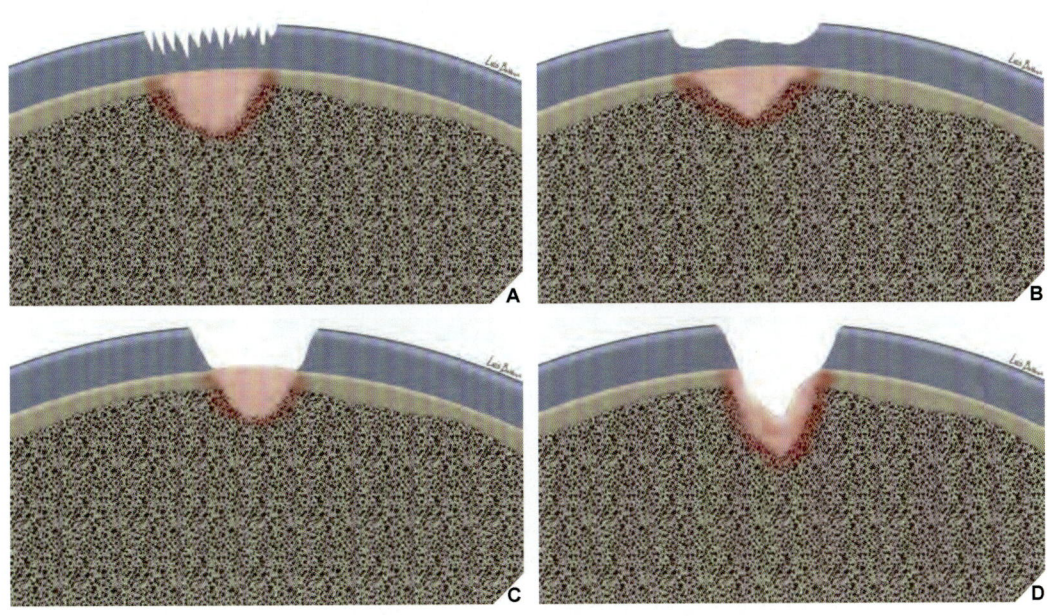

图9-66　骨软骨损伤的ICRS分类

A. Ⅰ期：关节软骨表面纤维化伴裂隙及软骨下挫伤，无压缩。B. Ⅱ期：部分软骨缺损伴软骨下骨挫伤，无压缩。C. Ⅲ期：全层软骨缺损伴软骨下挫伤。D. Ⅳ期：全层软骨缺损伴软骨下骨缺损

（2）膝关节自发性骨坏死（SONK）/软骨下机能不全性骨折：膝关节自发性骨坏死的特征表现为急性关节疼痛，是一种独特的临床病理实体，好发于股骨内侧髁的承重面。该病见于老年人，发病通常年龄为60~70岁，不要误诊为成人剥脱性骨软骨炎。尽管病因不明，但Norman和Baker指出，该病可能与某些因素，如外伤、关节内注射激素和半月板撕裂相关。他们假设半月板撕裂后压力集中作用于关节软骨可能导致局部缺血，因而容易发生骨坏死。现在的定义认为该病代表软骨下机能不全性骨折。

该病最早的放射学表现是核素骨扫描时放射性药物的摄取增加，X线表现为股骨髁轻度变平（图9-67）。随后，通常在症状突然发作后1~3个月，X线片可见软骨下透亮区。病情进展，X线片表现为软骨下溶骨（坏死）区，周围硬化边缘代表修复区（图9-68）。该病常合并半月板撕裂（图9-69）。在早期软骨下骨板塌陷之前，MRI显示软骨下机能不全性骨折，伴有周围水肿（图9-70）。除非膝关节避免负重，否则病变会进展，软骨下骨板会塌陷。

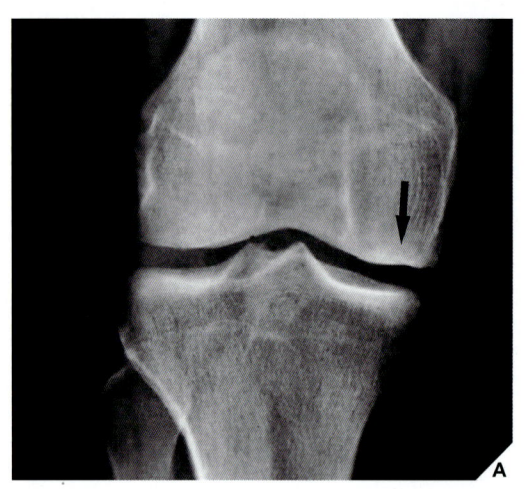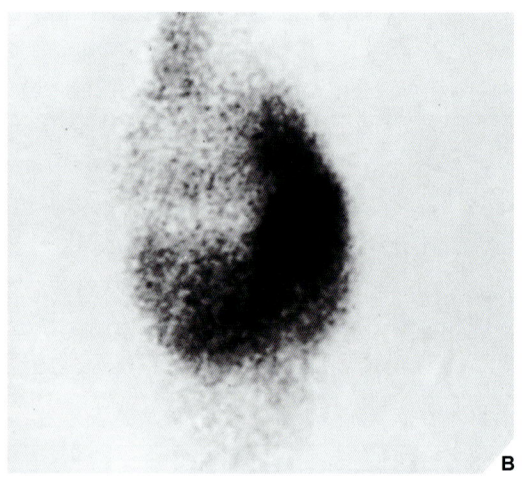

图9-67　膝关节自发性骨坏死/机能不全性骨折（1）

58岁男性，4周前走下坡路时感到右膝关节锐痛。1周后疼痛消失，但很快复发。A. 膝关节前后位像可见股骨内侧髁内侧面变平（箭头）。B. 骨扫描提示股骨内侧髁放射性摄取显著增高。这是自发性骨坏死或机能不全性骨折的早期表现

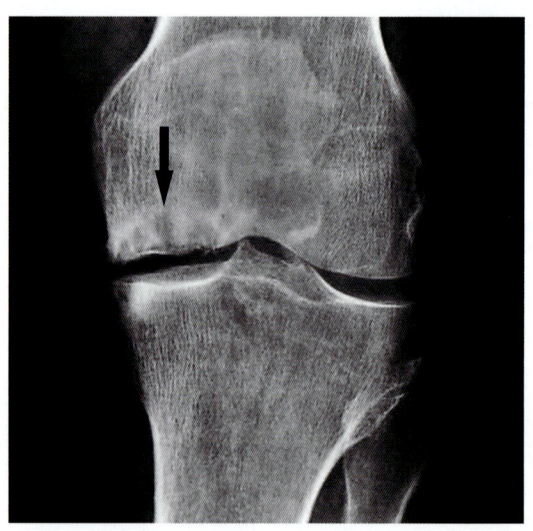

图9-68　膝关节自发性骨坏死/机能不全性骨折（2）

74岁男性，走下坡路时感到左膝关节锐痛。第2天的X线检查正常。10天后疼痛消失，2个月后出现关节积液，积液被抽出。予以3次关节内注射类固醇（氢化可的松）后大部分症状消失。首次发病后4个月，症状复发，再次拍摄X线片，前后位像显示股骨内侧髁承重面出现大片透亮区，周围骨质硬化（箭头），是机能不全性骨折的表现

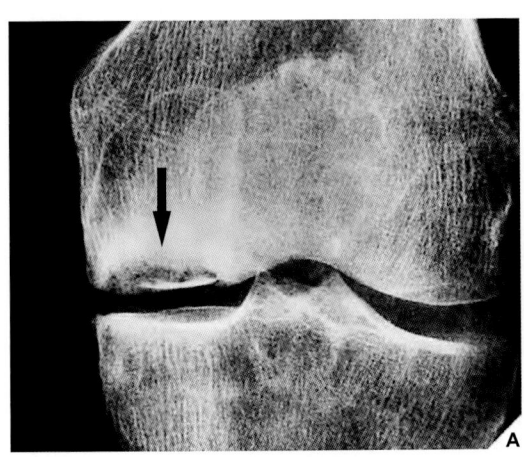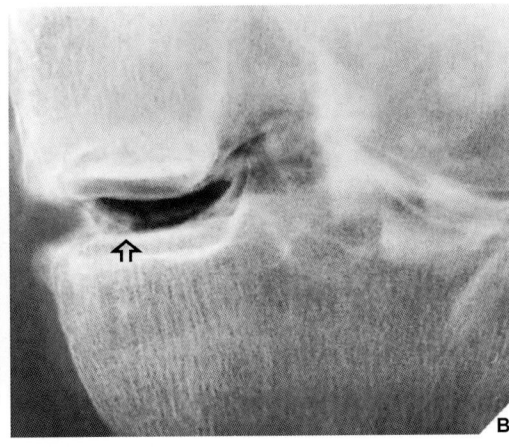

图 9-69　膝关节自发性骨坏死/机能不全性骨折（3）

63 岁女性，下楼梯时失步后感到左膝关节锐痛。3 天后 X 线检查仅发现与外伤无关的中度骨质疏松。3 个月后因关节持续疼痛和积液再次进行检查。膝关节前后位（A）图像显示股骨内侧髁承重面的机能不全性骨折（箭头）。双对比关节造影用于评价可能发生的半月板损伤。关节造影（B）图像显示机能不全性骨折部位的内侧半月板垂直撕裂（空心箭头）

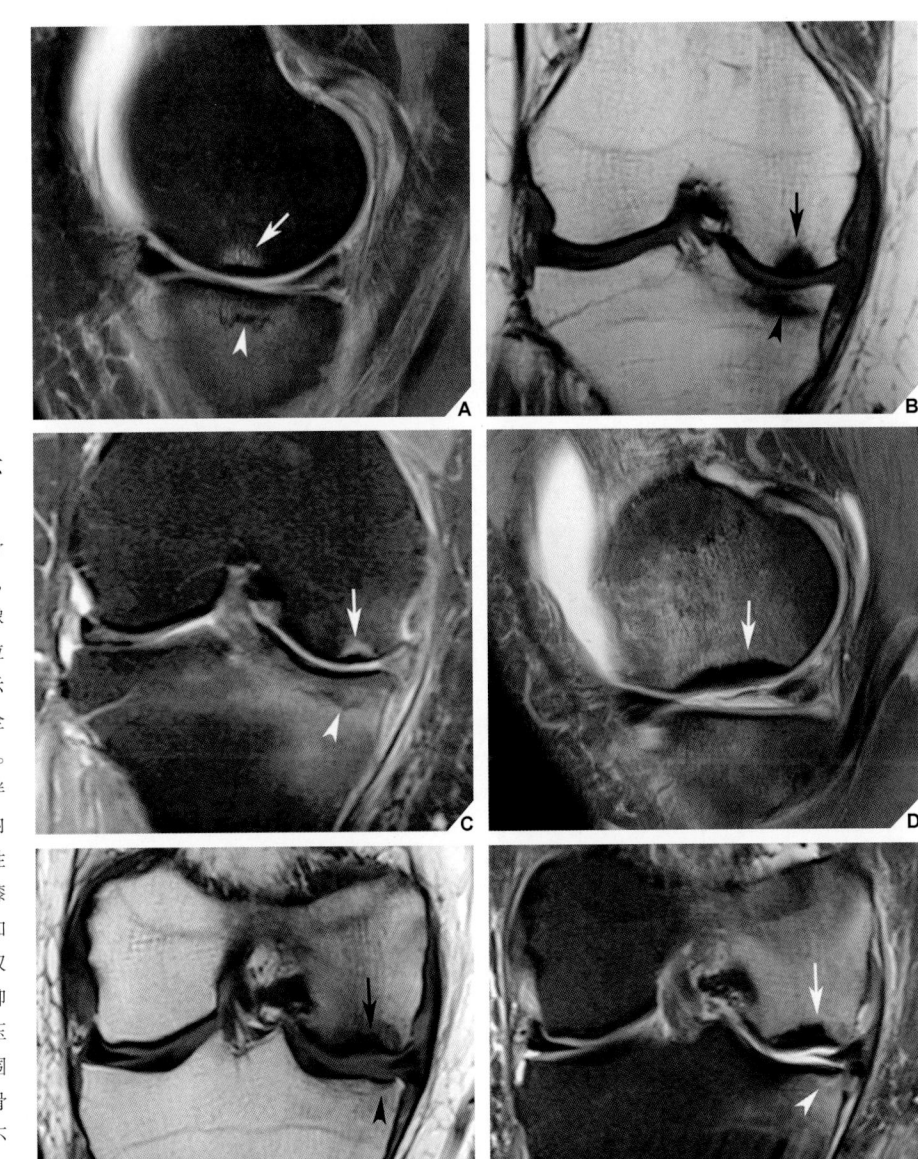

图 9-70　自发性骨坏死/机能不全性骨折的 MRI 表现

A～C. 无压缩的软骨下机能不全性骨折。85 岁男性，膝关节疼痛急性发作，矢状位质子密度加权脂肪抑制图像（A）、冠状位 T_1 加权像（B）和冠状位质子密度加权脂肪抑制图像（C）显示股骨内侧髁无压缩的软骨下机能不全性骨折，周围环状骨髓水肿（箭头）。胫骨近端内侧继发机能不全性骨折，伴周围骨髓水肿（无尾箭头），还可见内侧半月板后角水平撕裂。D～F. 压缩性软骨下机能不全性骨折。63 岁男性，膝关节疼痛急性起病，矢状位质子密度加权脂肪抑制图像（D）、冠状位 T_1 加权像（E）和冠状位质子密度加权脂肪抑制图像（F）显示股骨内侧髁软骨下压缩性机能不全性骨折（箭头），伴周围广泛骨髓水肿。内侧胫骨平台可见软骨下轻度压缩的更小范围的软骨下机能不全性骨折（无尾箭头）。此外还存在内侧半月板后角撕裂

5.膝关节软组织损伤

（1）膝关节积液：正常髌上囊在膝关节侧位X线片上表现为股四头肌肌腱后方的薄层不透光带（图9-71）。关节积液时，髌上囊充满液体，通常继发于膝关节其他部位的损伤。X线片可见髌上囊明显扩张呈卵圆形高密度影，股骨皮质前方脂肪影消失（图9-72）。如果有股骨远端或胫骨近端的关节内骨折，水平侧位投照可发现FBI征。

（2）膝关节滑囊：膝关节前部有许多滑膜内衬的滑囊（图9-73）。在临床中，过度使用关节、创伤、感染、炎症性关节病、使用慢性糖皮质激素或痛风（见图15-39A、B）及其他少见滑膜疾病，如色素沉着绒毛结节性滑膜炎或滑膜软骨瘤病（见图23-4）均可造成滑囊积液。在某些情况下原

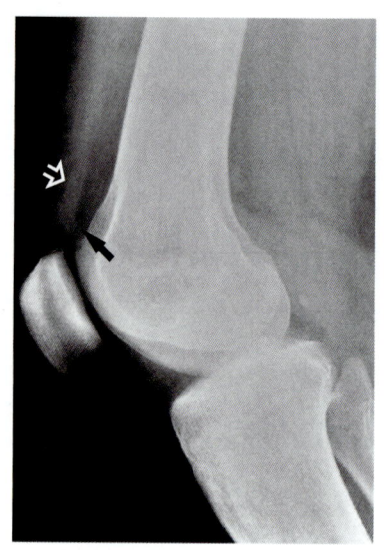

图9-71　正常髌上囊

正常髌上囊在膝关节侧位X线片上表现为股四头肌肌腱（空心箭头）后方的不透光带（箭头）

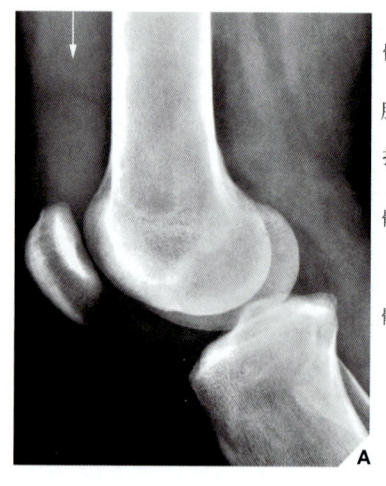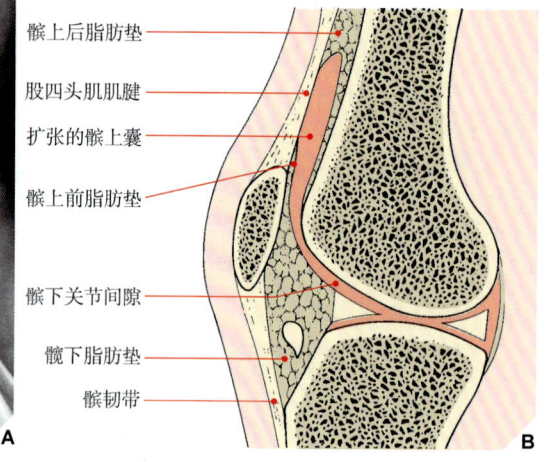

髌上后脂肪垫
股四头肌肌腱
扩张的髌上囊
髌上前脂肪垫
髌下关节间隙
髌下脂肪垫
髌韧带

A　　　　　　　　B

图9-72　膝关节积液

关节积液时髌上囊扩张，股四头肌肌腱后方脂肪间隙消失（箭头）（图B，引自 Hall FM. Radiographic diagnosis and accuracy in knee joint effusions. Radiology 1975；115：49-54.）

因不明。位于髌骨和前部皮下组织之间的髌前滑囊是最常见的受累部位。髌前滑囊炎通常发生于长时间跪姿的患者（故又称为修女膝、瓷砖工人膝、地毯工人膝或女佣膝）。临床表现为髌骨疼痛肿胀，皮肤发红，膝关节活动受限。在MRI（图9-74）或超声图像上可清晰显示髌前滑囊积液。常规膝关节X线侧位片可显示髌前间隙液体密度区。膝关节前方的反复剪切力可导致膝关节髌前滑囊壁纤维化并增厚。这在长期跪着划水的冲浪者、精英自行车手、足球前锋和摔跤手中均有描述（图9-75）。典型的感染性滑囊炎在MRI上表现为滑囊扩张，周围广泛的软组织水肿/蜂窝织炎样改变，经静脉注射钆造影剂增强后可见强化（图9-76）。

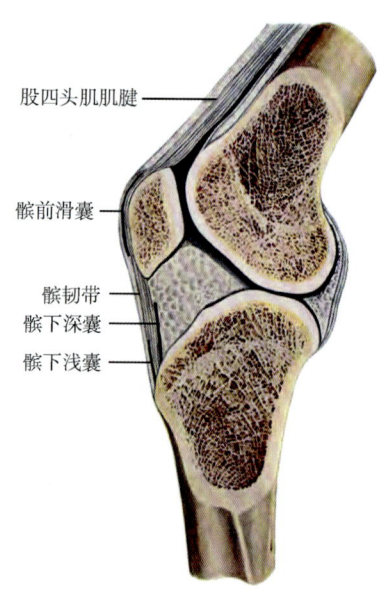

股四头肌肌腱
髌前滑囊
髌韧带
髌下深囊
髌下浅囊

图9-73　膝关节髌前和髌下滑囊

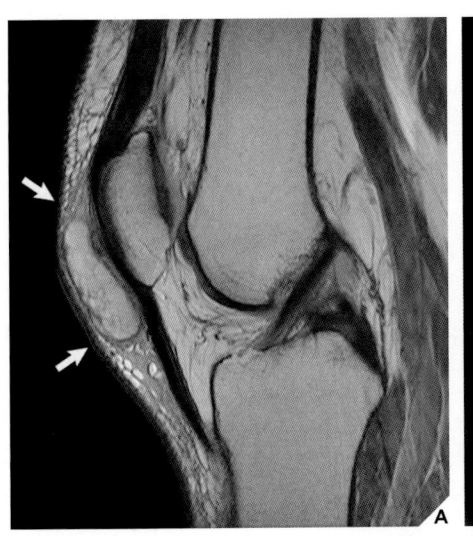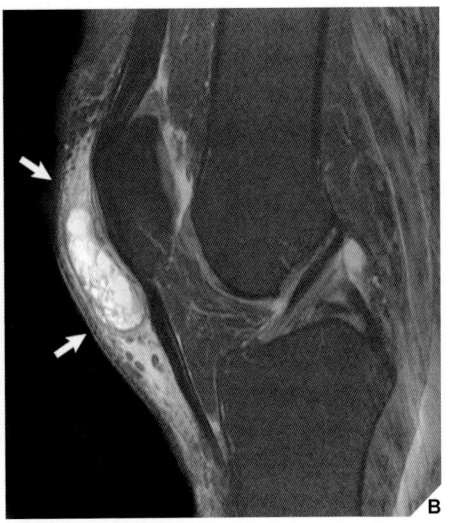

图9-74　髌前滑囊炎的MRI表现

58岁地毯铺设工人，髌骨处疼痛肿胀。膝关节矢状位质子密度加权（A）和矢状位质子密度加权脂肪抑制序列（B）MRI显示膝关节髌前滑囊扩张、积液（箭头），伴周围肿胀及水肿

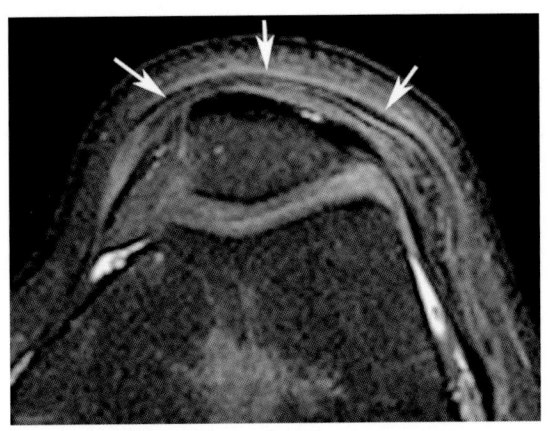

图9-75　"摔跤手膝关节"的MRI表现

MRI轴位T₂加权像显示年轻摔跤运动员髌前滑囊增厚并纤维化，不伴扩张、积液（箭头）

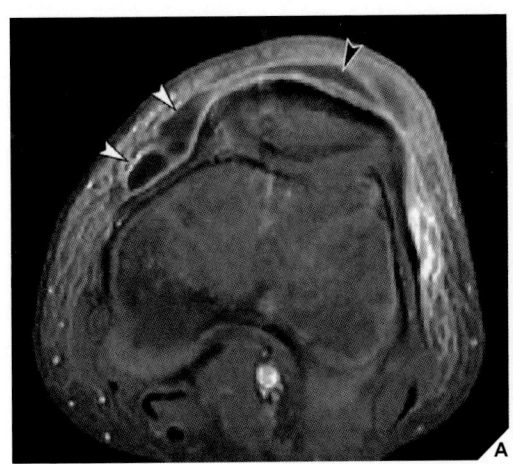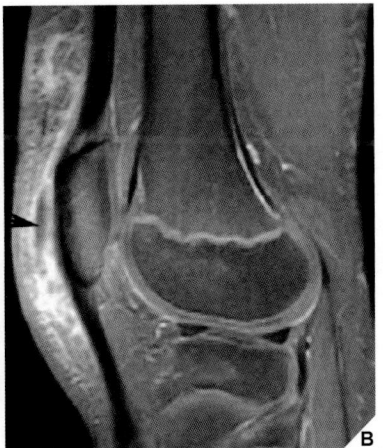

图9-76　感染性滑囊炎的MRI表现

幼儿，膝关节前缘肿胀并皮肤发红。静脉注射钆造影剂后，膝关节轴位（A）和矢状位T₁加权脂肪抑制序列（B）MRI显示髌前滑囊炎伴边缘强化（无尾箭头），周围软组织广泛水肿或有蜂窝织炎表现

膝关节周围第二常见的滑囊炎累及髌下深囊。髌下深囊是位于胫骨结节和髌韧带胫骨止点之间的楔形滑膜结构,上界为髌下(Hoffa)脂肪垫。髌下深囊少量积液常见于无症状患者,但在反复创伤和过度使用膝关节(也称为牧师膝)时,髌下深囊可变得明显扩张(图9-77)。Osgood-Schlatter病患者也可出现髌下深囊滑囊炎(见图9-49D)。

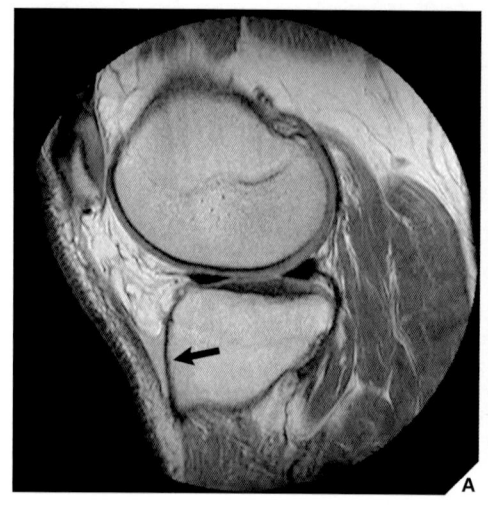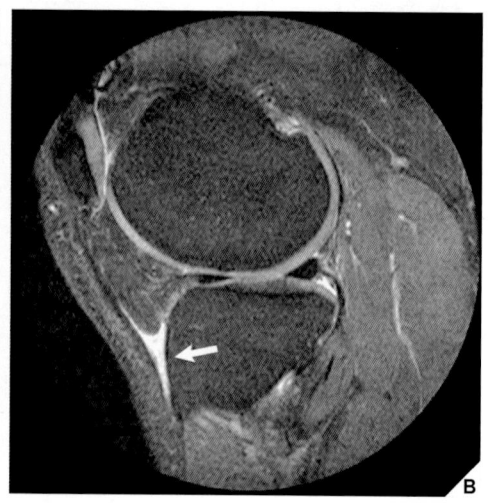

图9-77 髌下深囊滑囊炎的MRI表现

51岁男性,长期髌下疼痛,膝关节MR矢状位T_1加权像(A)和矢状位T_2加权像(B)显示髌下深囊积液(箭头)

髌前滑囊可能与髌前滑囊下方的另一个滑膜内衬囊即髌下浅囊相通,也可能不相通。引起髌前滑囊炎的相同病因也可能引起髌下浅囊滑囊炎(图9-78、图9-79)。髌前滑囊和髌下浅囊偶尔可同时受累(图9-80)。

另外,两个与肌腱相关的滑囊为半膜肌滑囊和鹅足滑囊。半膜肌滑囊位于内侧胫骨平台水平膝关节内侧,鹅足滑囊位于更远端胫骨干近端水平膝关节内侧,位于鹅足肌腱骨性插入端深部,鹅足肌腱由远端缝匠肌、股薄肌和半腱肌腱组成。鹅足滑囊炎通常由过度使用膝关节引起,尤其见于跑步者。在正常情况下,这些滑囊和体内的所有滑囊一样,不会表现为积液扩张,因此在不同的成像技术中看不到这些滑囊,但当滑囊继发于上述病因而引起积液扩张时,它们在MRI或超声上可被清晰地显现出来。

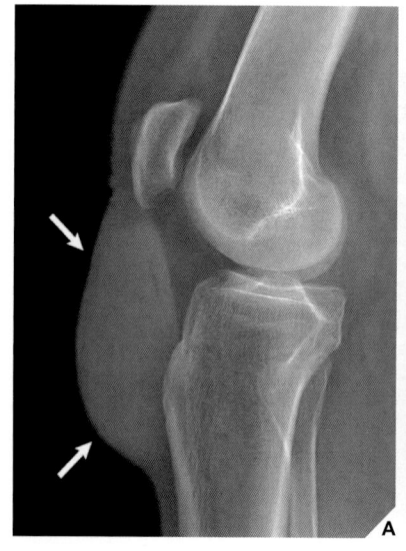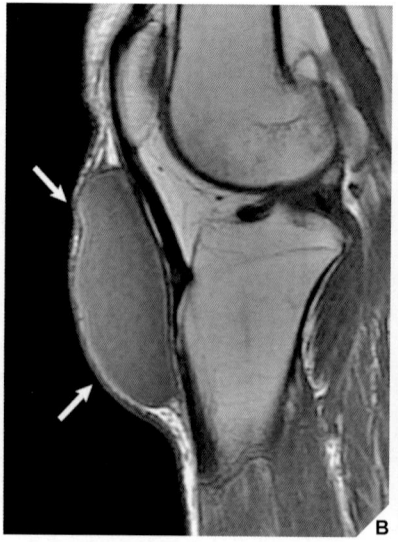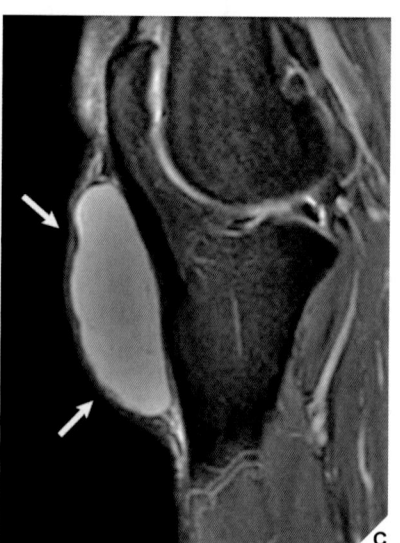

图9-78 髌下浅囊滑囊炎的MRI表现(1)

51岁男性,髌下巨大软组织肿块。膝关节侧位片(A)显示从髌骨下极延伸至胫骨结节下方的液体密度软组织肿块(箭头)。膝关节MRI矢状位T_1加权像(B)和矢状位T_2加权像(C)显示髌下浅囊扩张、积液(箭头)

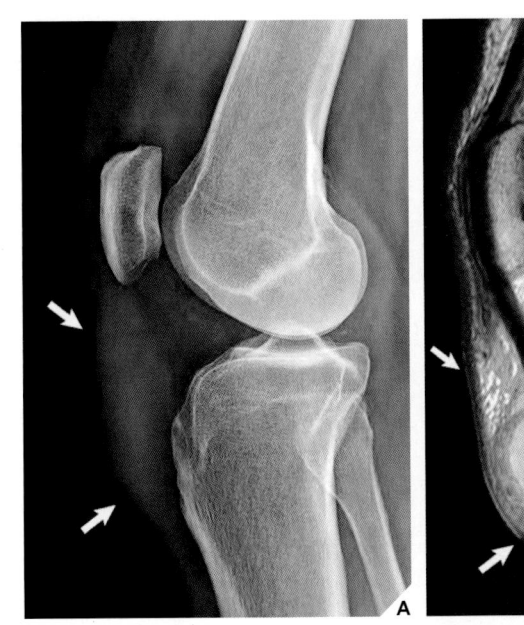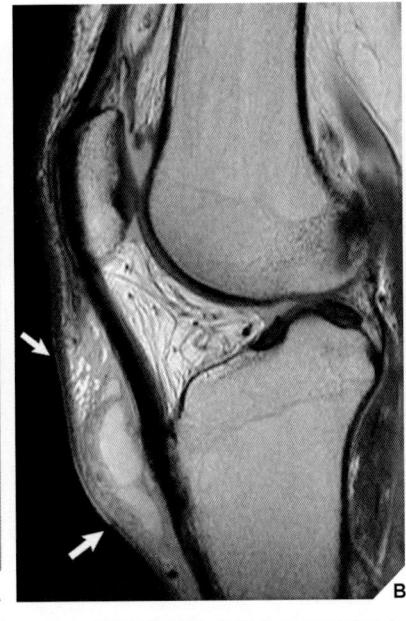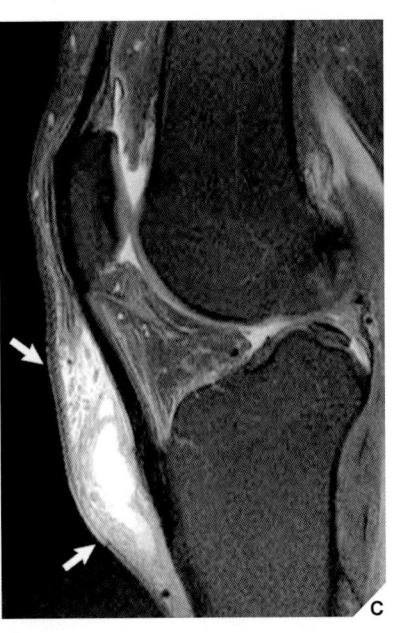

图 9-79　髌下浅囊滑囊炎的 MRI 表现（2）

70 岁女性，膝关节侧位片（A）显示从髌骨下极延伸至胫骨结节的液体密度软组织肿块（箭头）。膝关节矢状位质子密度加权像（B）和矢状位质子密度加权脂肪抑制序列（C）MRI 显示膨胀的髌下浅囊扩张、积液，信号不均（箭头）

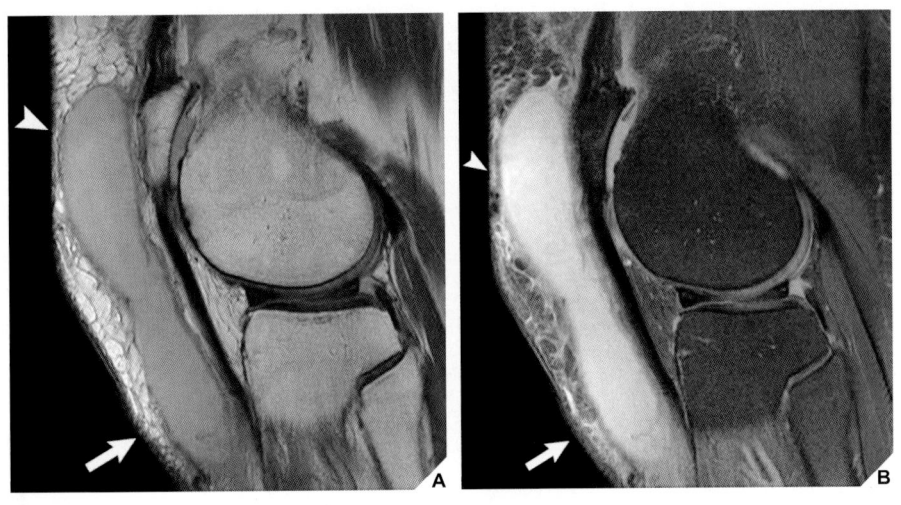

图 9-80　髌前滑囊炎和髌下浅囊滑囊炎的 MRI 表现

78 岁女性，膝关节矢状位质子密度加权像（A）和矢状位质子密度加权脂肪抑制序列（B）MRI 显示髌前滑囊（无尾箭头）和髌下浅囊（箭头）连续性积液并扩张

（3）半月板损伤：与其他纤维软骨结构一样，传统 X 线片上无法显示膝关节半月板（见图 9-9）。MRI 检查已成为评价半月板的标准检查。正常内、外侧半月板呈三角形或领结状结构，在所有脉冲序列上主要呈低信号（见图 9-11）。如果半月板周围实质内出现球形、纵向或线形且没有延伸到表面的高信号区，最可能代表半月板内黏液样变性（见正常半月板 MRI 解剖）。半月板损伤最初根据其形态和表面延伸程度分为四种类型（图 9-81）。其中 Ⅰ 型（圆形病灶）和 Ⅱ 型（线性区域）半月板损伤（图 9-81A、B）在膝关节镜检查中不能显示。真正的撕裂为 Ⅲ 型和 Ⅳ 型损伤（图 9-81C，见图 9-83）。当撕裂延伸至半月板周围时，可伴有半月板囊肿或半月板旁囊肿（图 9-82）。内侧半月板后角延伸至下关节面的水平斜行撕裂是最常见的撕裂（见图 9-90）。

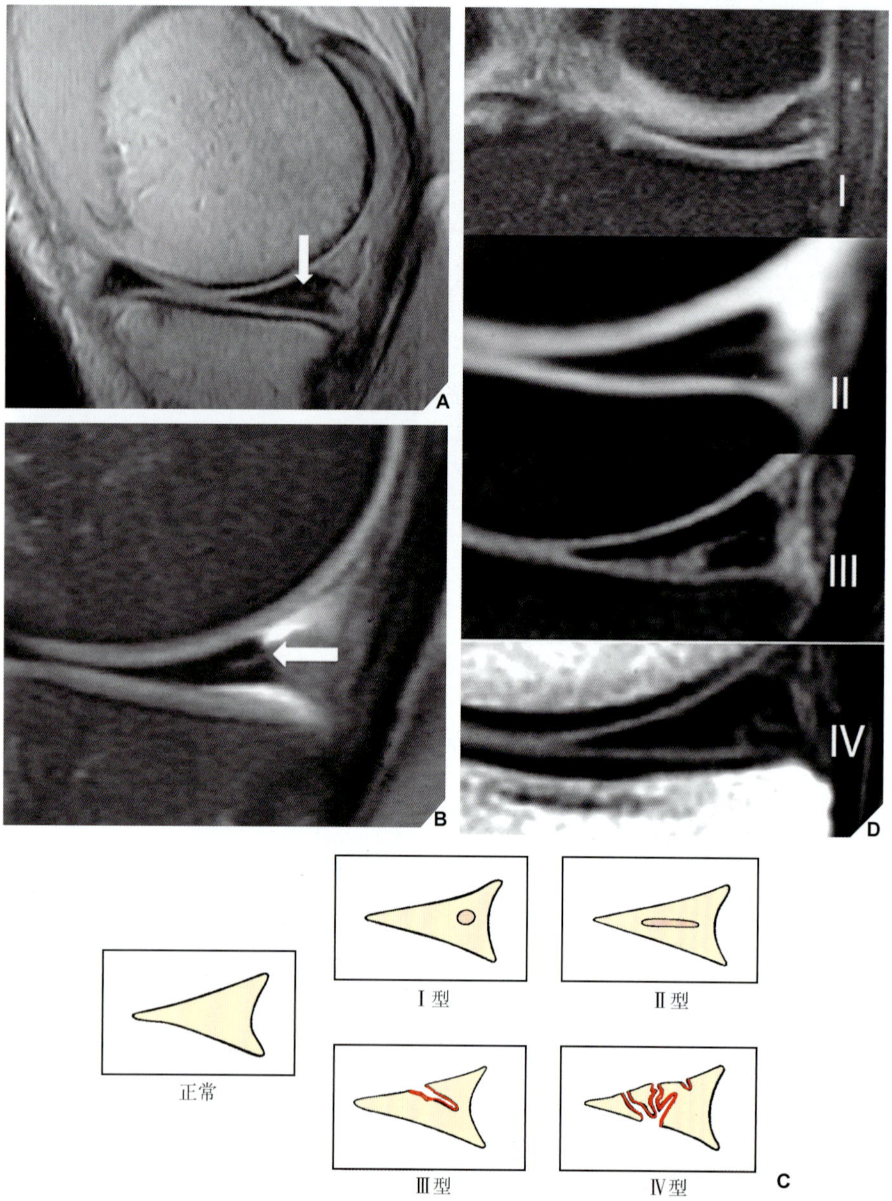

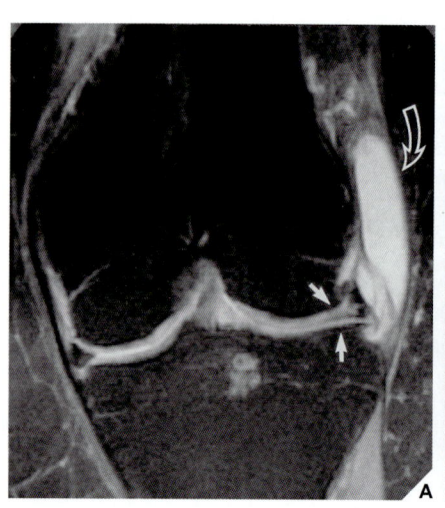

图 9-81　半月板损伤的分类

A. MRI矢状位自旋回波（SE；TR 2000ms/ TE 20ms）显示内侧半月板后角 I 型损伤（箭头），代表实质内退变。半月板内圆形病变没有延伸到关节面。B. 内侧半月板后角 II 型损伤（箭头），呈线样，极有可能代表一束纵向的胶原纤维束，与 I 型损伤一样没有达到关节面。C. 不同类型半月板损伤示意图。关节镜检查不显示 I 型和 II 型损伤，而 III 型和 IV 型损伤与关节镜手术显示的半月板撕裂高度相关。D. 四种类型半月板病变的MRI表现

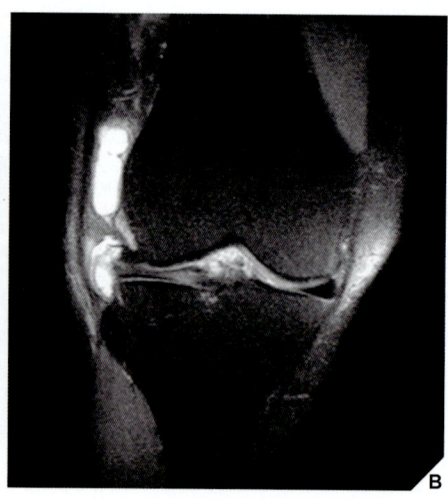

图 9-82　半月板旁囊肿

A. MRI冠状位T₂加权脂肪抑制图像显示内侧半月板撕裂（箭头）和大的半月板旁囊肿（弯箭头）。B. 另一例患者，MRI冠状位质子密度加权脂肪抑制图像显示外侧半月板撕裂和大的半月板旁囊肿

从实际应用的角度来看，对撕裂的形态和范围进行更详细的描述是有用的。图 9-83 阐述了基于半月板撕裂方向和分布的分类，更重要的是，存在半月板碎片移位则提示不稳定且需要手术。

MRI 诊断半月板撕裂的灵敏度和特异度在 90%～95%。与半月板特定类型撕裂相关的征象很多。内侧半月板桶柄状撕裂的最准确的次要征象是矢状位上连续两层的"领结"消失和所谓的双后交叉韧带征。正常内侧半月板体部宽度为

9～12mm，因此周边的矢状位至少有两层表现为领结状。如果只有单个"领结"存在则提示桶柄状撕裂移位到膝关节中间部。更靠近中心部的矢状位可以看到移位的半月板位于后交叉韧带前方（图 9-84），表现为类似后交叉韧带的结构。

另一种移位的半月板撕裂是瓣状撕裂。在这种撕裂中，半月板组织的碎片向上、向下移位或进入髁间窝，同时仍保持与半月板其余部分的中心延续（图 9-85、图 9-86）。

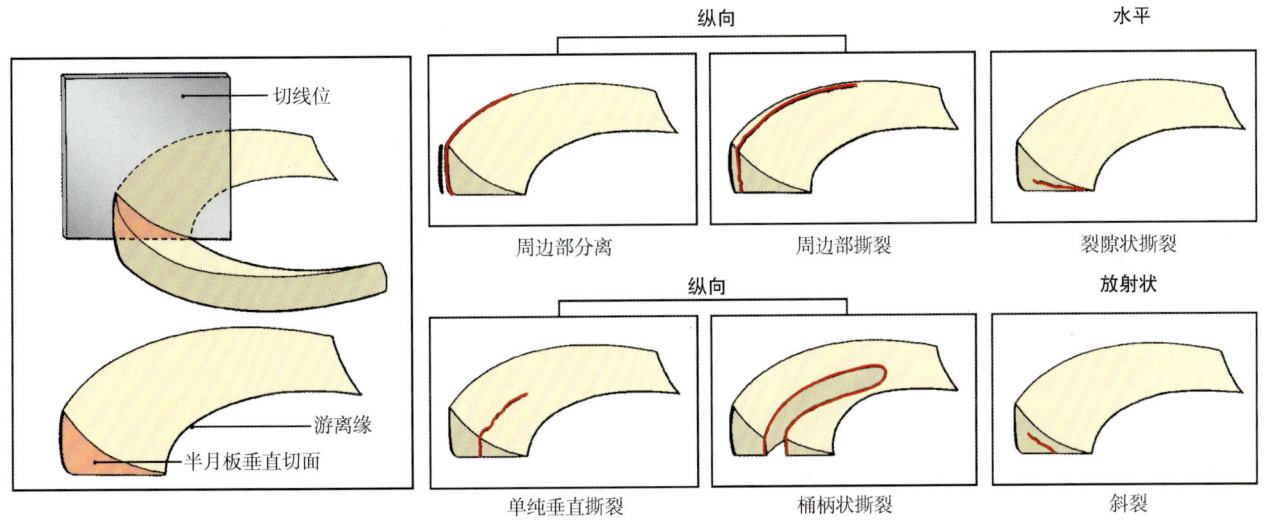

图 9-83　半月板撕裂类型

半月板损伤根据发生的平面大体可分为纵向、水平和放射状。图左侧板块是影像检查层面图解，右侧板块是各种类型的撕裂

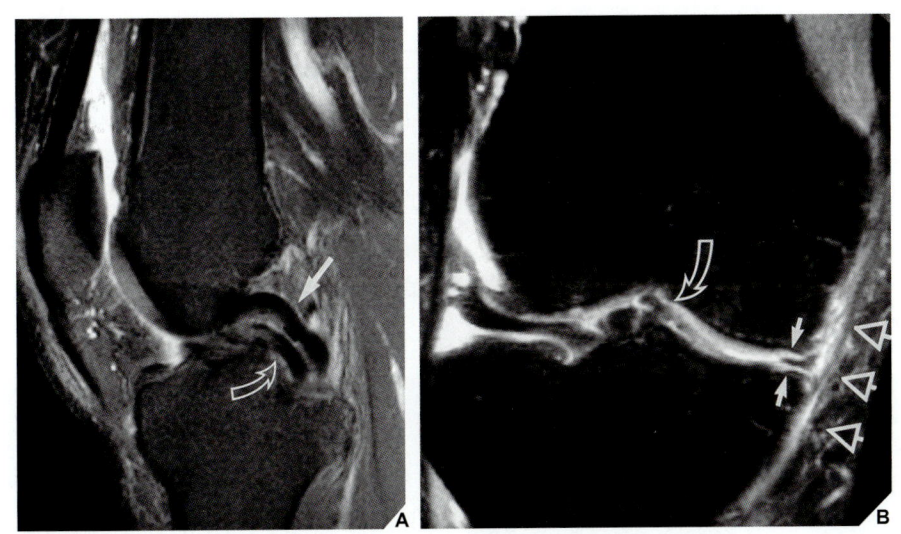

图 9-84　内侧半月板桶柄状撕裂

A. MRI 矢状位 T_2 加权脂肪抑制图像显示双后交叉韧带征。箭头所指为正常后交叉韧带，弯箭头所指为移位的内侧半月板碎片，与后交叉韧带形态相似。B. MRI 冠状位 T_2 加权脂肪抑制图像证实内侧半月板桶柄状撕裂（箭头）。弯箭头所指为内侧移位的半月板碎片。此外，可见内侧副韧带撕裂（空心箭头）

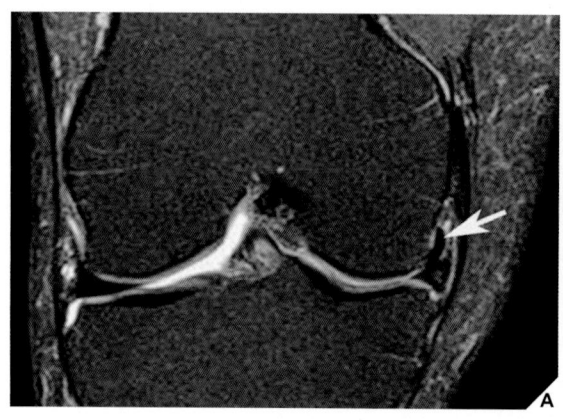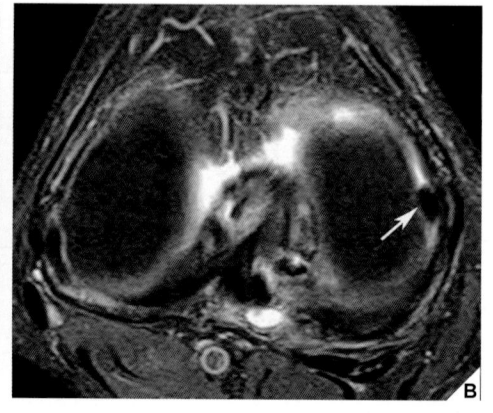

图9-85　内侧半月板瓣状撕裂（1）

冠状位（A）和轴位（B）T$_2$加权脂肪抑制序列MRI显示瓣状半月板组织向上移位（箭头）。这些类型的移位性撕裂在关节镜检查中可能不容易识别，因此在MRI报告中描述瓣状半月板组织的位置时很重要

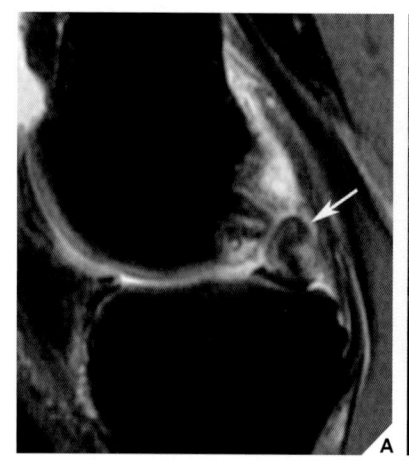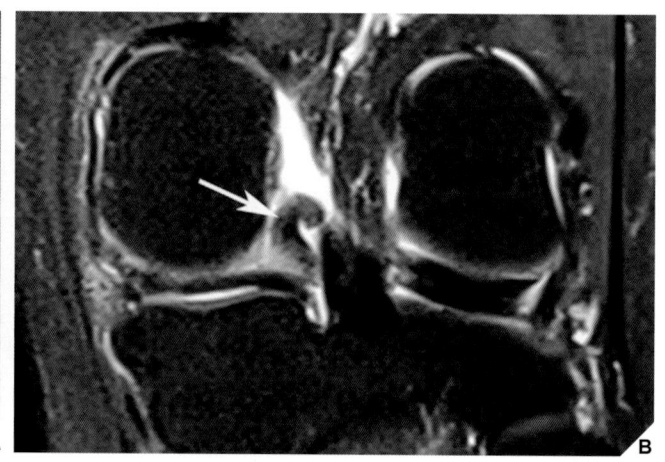

图9-86　内侧半月板瓣状撕裂（2）

矢状位（A）和冠状位（B）T$_2$加权脂肪抑制序列MRI显示半月板组织碎片移位至髁间窝（箭头）。移位的碎片与内侧半月板后角保持连接。实际上，这种移位到髁间窝的瓣状撕裂是桶柄状撕裂的一种变异，在这种撕裂中，该撕裂的瓣状组织与半月板的前部连接处已经分离，内侧碎片可自由移动，但仍然与后角"铰接"

放射状撕裂是在放射状平面上垂直于半月板方向的垂直撕裂。撕裂可能是完全撕裂，到达半月板的周边也可以是部分撕裂，保留了半月板最外围的环状纤维（图9-87）。斜行放射状撕裂是不完全放射状撕裂的一种变异，因为它在关节镜检查中的表现与鹦鹉嘴相似，也称为鹦鹉嘴样撕裂

（图9-88）。放射状撕裂的另一种变异是发生在内侧半月板后根部韧带水平的撕裂（图9-89），这种类型的撕裂常见于无外伤史的老年人，可能与股骨内侧髁机能不全性骨折和半月板实质内退变有关，伴有半月板突出。

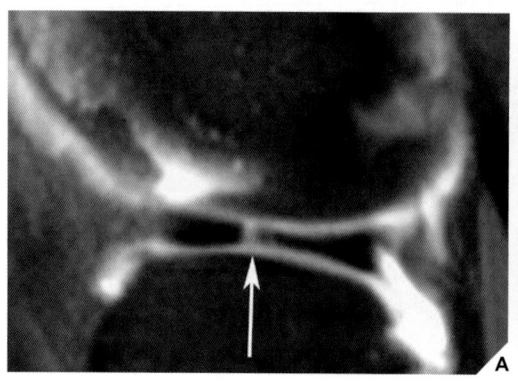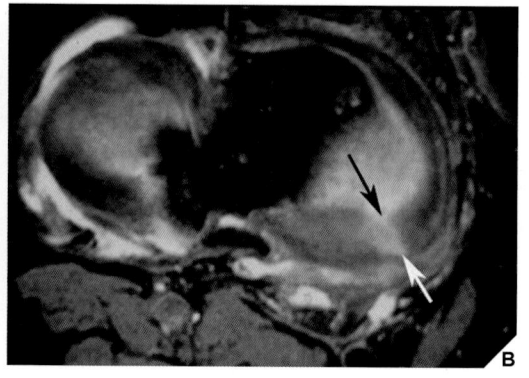

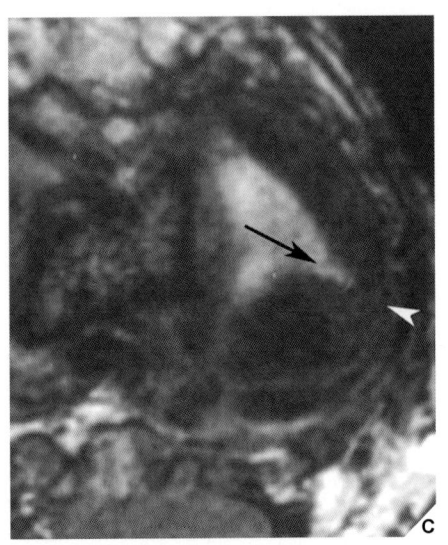

图 9-87　内、外侧半月板放射状撕裂

A. 矢状位 T$_1$ 加权脂肪抑制序列 MRa 图像显示外侧半月板体部放射状撕裂（箭头）。B. 另一例患者，轴位 T$_2$ 加权脂肪抑制序列 MRI 显示内侧半月板后角放射状完全撕裂（箭头），延伸至最外围的纤维区。C. 另一例患者，轴位梯度回波（GRE）序列 MRI 显示内侧半月板后角的放射状不完全撕裂（箭头），保留了周围的环状纤维（无尾箭头）

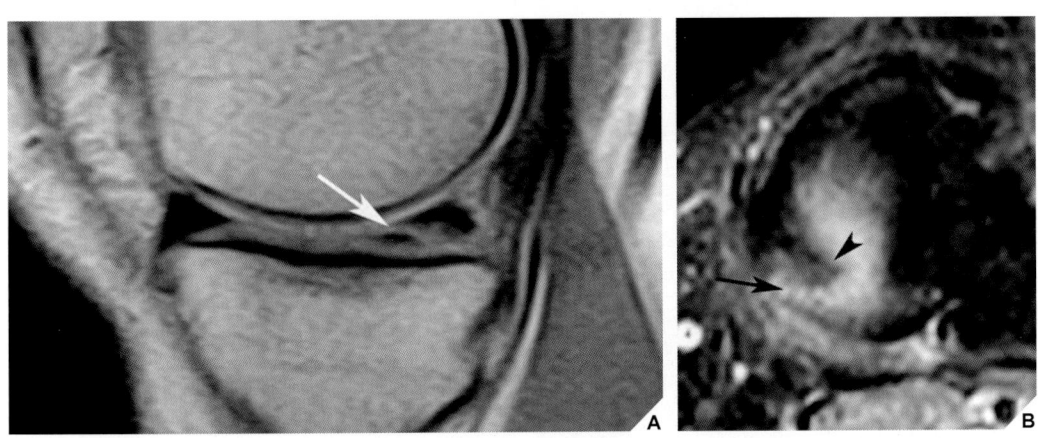

图 9-88　鹦鹉嘴样撕裂

膝关节矢状位质子密度加权图像（A）和轴位 T$_2$ 加权脂肪抑制序列 MRI（B）显示内侧半月板后角斜行撕裂（箭头）。注意轴位图像上的鹦鹉嘴形状（无尾箭头）

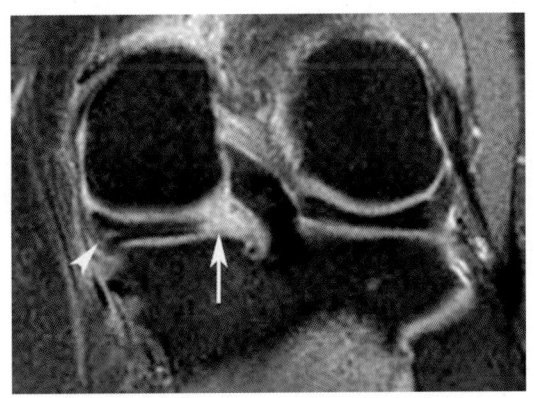

图 9-89　内侧半月板后根部撕裂

经半月板后角的冠状位质子密度加权脂肪抑制序列 MRI 显示内侧半月板后根部撕裂（箭头），后角实质内变性（无尾箭头）

半月板撕裂在冠状位和矢状位上诊断最佳（图9-90），但Lee及其同事认为轴位快速自旋回波脂肪抑制图像可清楚显示某些撕裂（图9-91），尤其是垂直放射状撕裂、桶柄状撕裂和移位的半月板碎片（图9-91，也见图9-87、图9-88）。

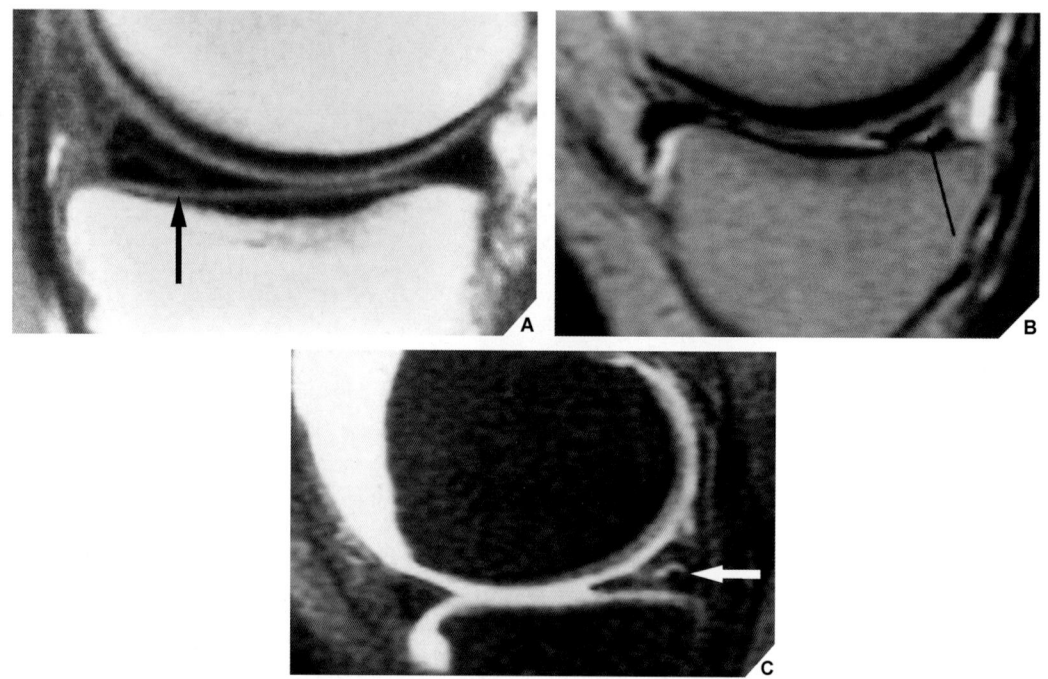

图9-90　内侧半月板撕裂（1）

A. 矢状位自旋回波T₁加权MRI（SE；TR 700ms/TE 20ms）显示内侧半月板撕裂。撕裂的高信号延伸到半月板下表面（箭头）。B. 矢状位T₂加权MRI（SE；TR 2300ms/TE 80ms）显示内侧半月板后角撕裂（箭头）并延伸到胫骨关节面。C. 关节内注入稀释的钆喷酸葡胺后矢状位脂肪抑制图像显示内侧半月板后角撕裂（箭头）（经允许引自 Deutsch AL，Mink JH，eds. *MRI of the musculoskeletal system：a teaching file*，2nd ed. Philadelphia: Lippincott-Raven；1997.）

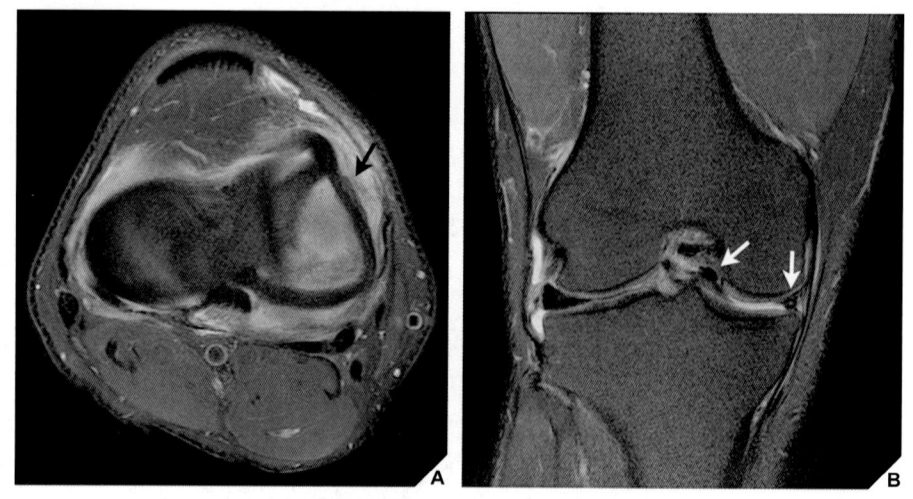

图9-91　内侧半月板撕裂（2）

轴位质子密度加权脂肪抑制MRI（A）显示内侧半月板桶柄状撕裂（箭头），经冠状位质子密度加权脂肪抑制图像（B）证实（箭头）

外侧半月板撕裂少见（图9-92），这是因为外侧半月板周边与滑膜附着松弛，与腓（外）侧副韧带没有附着，所以活动度大。外侧半月板撕裂常有半月板发育异常，即盘状半月板，Kaplan认为其病因是外侧半月板后角与胫骨平台异常附着和反复异常运动导致半月板增厚变大。盘状半月板在临床检查屈曲和伸直膝关节时会有响亮的弹响声，前后位X线片显示外侧关节间隙异常增宽（图9-93）。盘状半月板的MRI表现与关节造影相似，表现为正常三角形结构消失，深入关节内侧。在矢状位上，外侧盘状半月板体部的领结状表现超过两层（图9-94、图9-95）。因为形态和厚度异常，外侧盘状半月板容易发生撕裂（图9-96、图9-97）。

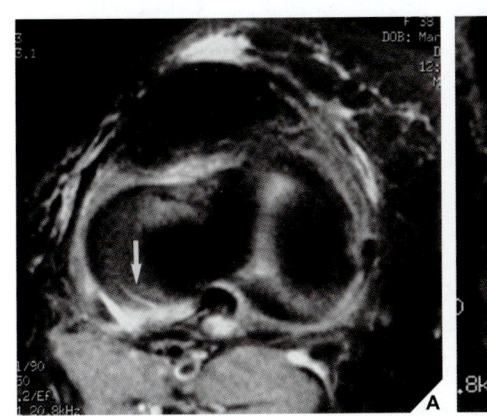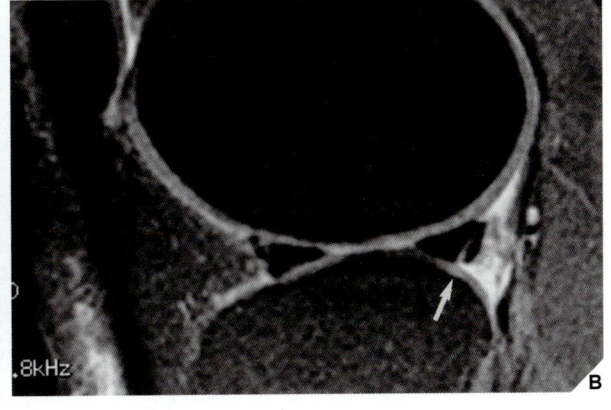

图9-92　外侧半月板撕裂

38岁女性，A. MRI轴位快速自旋回波图像显示外侧半月板后角撕裂（箭头）。B. MRI矢状位图像证实撕裂（箭头）

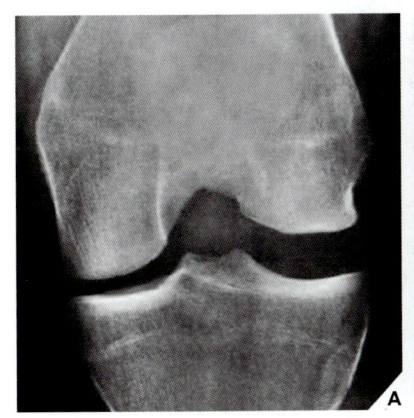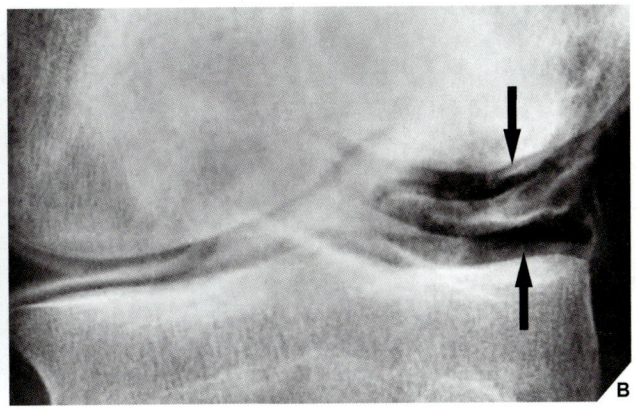

图9-93　盘状半月板

20岁滑冰运动员，左膝受伤。临床检查时发现膝关节运动时出现大声弹响。A. 膝关节前后位图像显示外侧关节间隙异常增宽。B. 双对比关节造影图像显示盘状半月板（箭头），半月板正常三角形结构消失，并向内侧延伸。没有明显撕裂

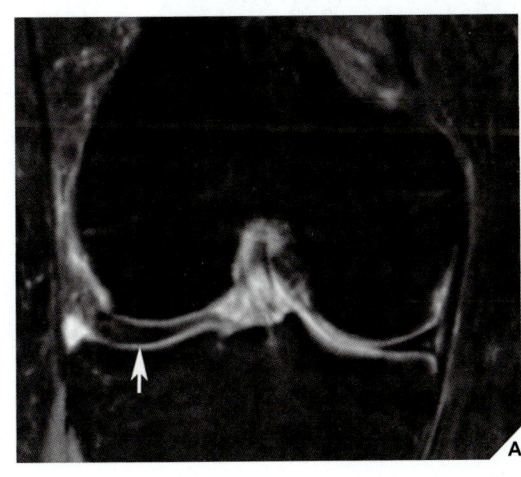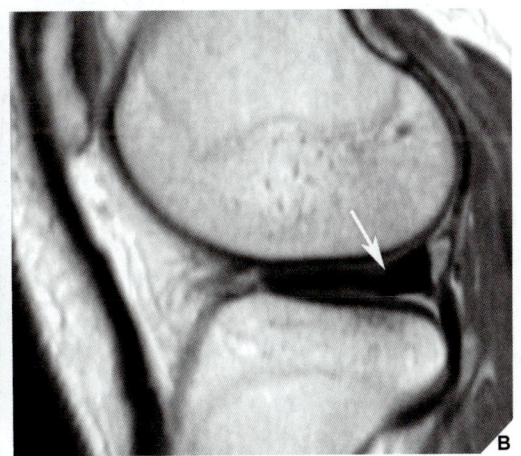

图9-94　盘状半月板的MRI表现（1）

MRI冠状位T$_2$加权脂肪抑制序列图像（A）和矢状位质子密度加权像（B）显示外侧半月板体部增厚（箭头）。半月板正常的三角形结构消失

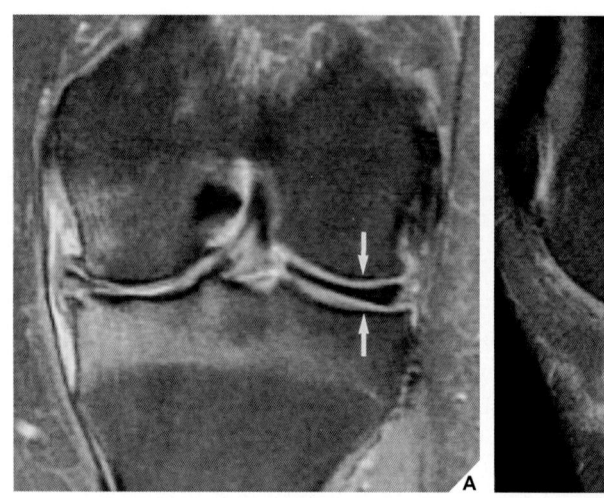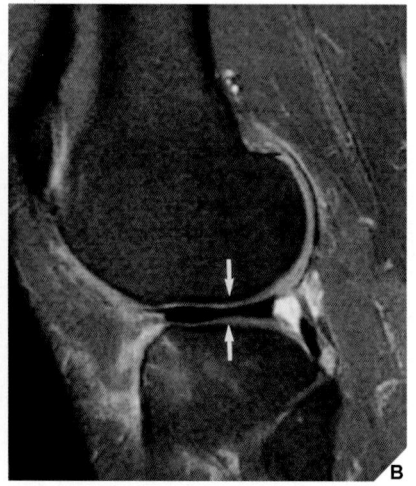

图9-95 盘状半月板的MRI表现（2）

18岁女性，MRI冠状位（A）和矢状位（B）T₂加权脂肪抑制图像显示外侧盘状半月板（箭头）

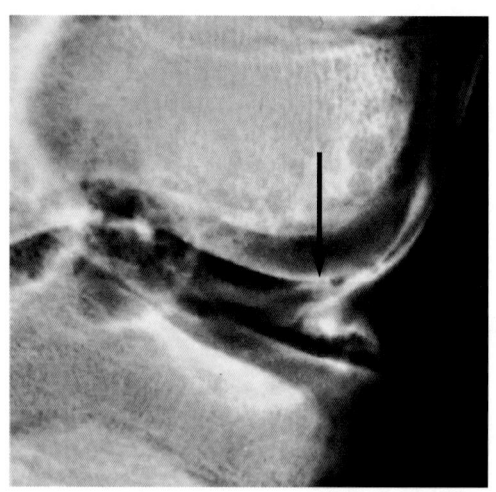

图9-96 盘状半月板撕裂

10岁男孩，玩耍时扭伤右膝关节后剧烈疼痛。临床检查膝关节屈曲-伸直时弹响。双对比关节造影显示外侧盘状半月板体部撕裂（箭头）

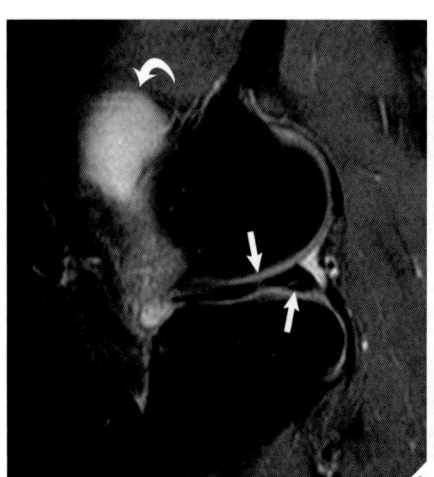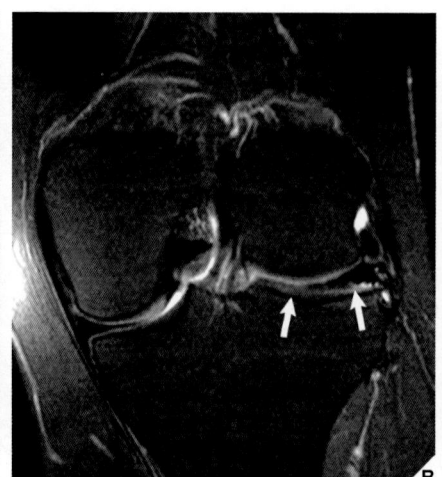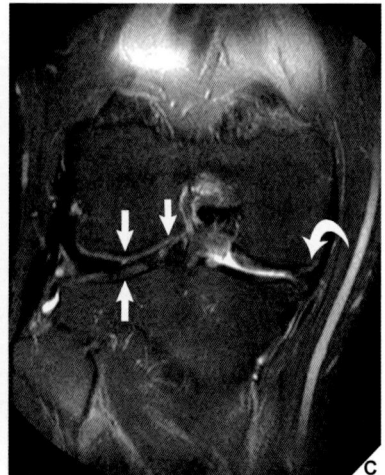

图9-97 盘状半月板撕裂的MRI表现

28岁女性，舞蹈比赛中扭伤左膝。MRI矢状位（A）和冠状位（B）质子密度加权脂肪抑制序列图像显示外侧盘状半月板复杂撕裂（箭头）。弯箭头示关节积液。另一例患者，24岁男性，右膝疼痛突然发作，冠状位质子密度加权脂肪抑制序列MRI（C）显示外侧盘状半月板撕裂（箭头）。同时注意内侧半月板体部撕裂（弯箭头）

半月板撕裂也可能与直接创伤所致的胫骨平台骨折相关，外伤时内、外侧半月板都可能会撕裂。

（4）韧带和肌腱损伤

1）内、外侧副韧带撕裂：膝关节最常见的韧带损伤是内侧副韧带（MCL）撕裂。临床上内侧关节间隙不稳定，通过应力位X线片显示内侧股胫关节间隙增宽可进行诊断（图9-98）。要记住内侧副韧带部分或完全撕裂总会伴有关节囊的撕裂，因为这两种结构紧密连在一起。

韧带修复愈合后，纤维组织会发生钙化和骨化，前后位X线片上出现特征性表现称为

Pellegrini-Stieda病。如见到这种表现可诊断以前有过内侧副韧带撕裂（图9-99，见图4-128B）。Mendes及其同事根据X线片和MRI表现对Pellegrini-Stieda病中骨化/钙化进行了研究。他们描述了4种不同的类型：①向下的鸟嘴样，与股骨平行；②向下的水滴样，与股骨平行；③向上拉长样，与股骨平行；④向下和向上的鸟嘴样，附着于股骨。骨化可位于内侧副韧带内、大收肌腱内或二者均有。McAnally及其同事认为除了上述报道的骨化位置，这种异常还可见继发于股骨内侧髁骨膜剥离，位于内侧副韧带股骨附着处近端。而且，可能还与后交叉韧带的完全撕裂相关。

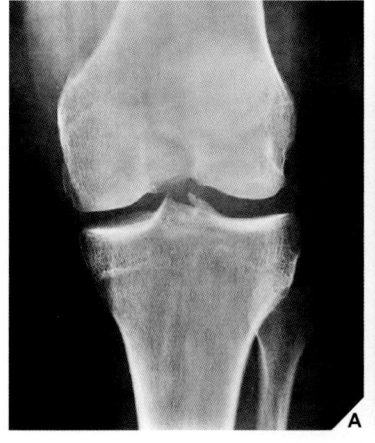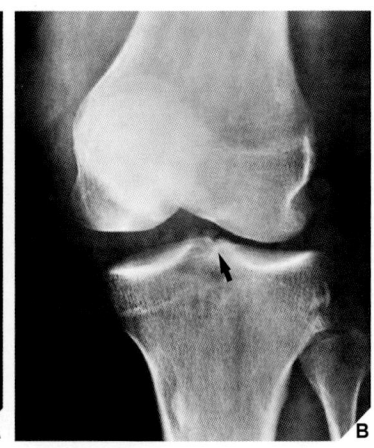

图9-98 内侧副韧带撕裂

24岁男性运动员，田径比赛投掷铁饼时扭伤膝关节。临床检查发现关节内侧压痛且不稳定。A. 左膝关节前后位X线片显示内、外侧关节间隙正常。B. 外翻应力位图像显示内侧关节间隙增宽，提示内侧副韧带撕裂，与临床诊断一致。注意外侧胫骨棘撕脱（箭头），有时会合并前交叉韧带撕裂

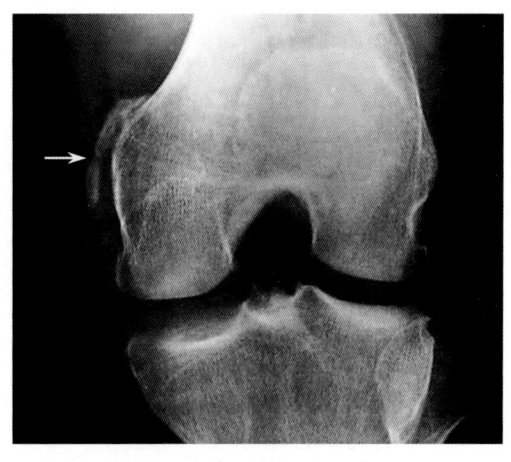

图9-99 Pellegrini-Stieda病

50岁男性，有外伤史，包括3年前内侧副韧带撕裂。左膝关节髁间窝位图像显示典型的Pellegrini-Stieda病——内侧副韧带股骨附着处的钙化和骨化（箭头）（另见图4-128B）

MRI尤其是冠状位T₂加权像可清楚显示内、外侧副韧带异常。损伤可分为3级：1级，仅有少数纤维断裂；2级，高达50%的韧带断裂；3级，是韧带完全断裂。内侧副韧带扭伤在MRI上显示为韧带增粗，因韧带内水肿和出血而致信号轻度增高。韧带两侧均可出现积液。当异常增高的信号在韧带内部延伸到浅层或深层时，诊断为部分撕裂。正常低信号的韧带结构不连续时诊断为完全断裂，常有韧带显著增粗并形态扭曲（图9-100、图9-101）。外侧副韧带损伤在后部的冠状位图像上显示最佳。水肿和出血在T₂和T₂*加权像上表现为韧带增粗、信号增高。完全撕裂表现为韧带扭曲、连续性中断（图9-102）。

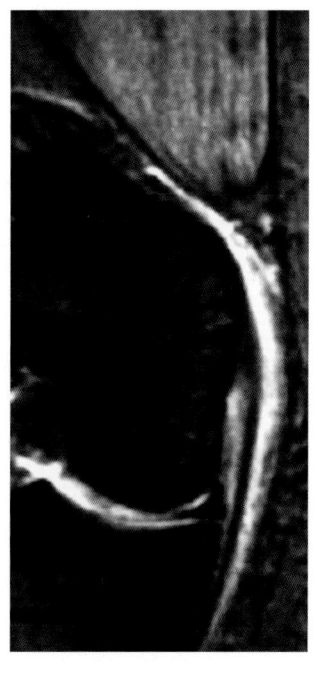

图9-100 内侧副韧带1级损伤

右膝关节MRI冠状位梯度回波（GRE）序列图像显示内侧副韧带浅层纤维周围积液，韧带结构完整

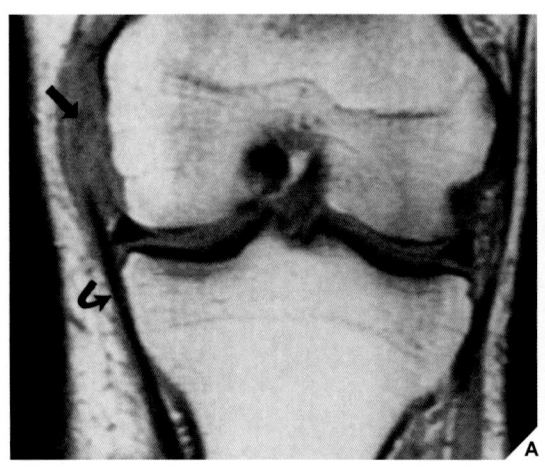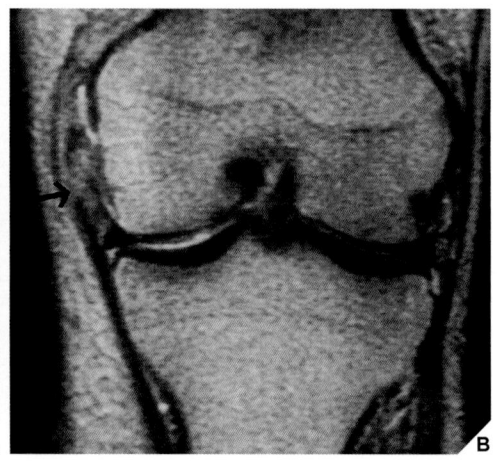

图 9-101　内侧副韧带 3 级损伤

A. 左膝关节冠状位质子密度加权像（SE；TR 2000ms/TE 20ms）显示内侧副韧带近端附着处不规则中等信号（箭头），而远端韧带正常（弯箭头）。
B. 冠状位 T_2 加权像（SE；TR 2000ms/TE 80ms）显示内侧副韧带近端内部信号略增高，代表水肿和出血（箭头），韧带显示不清（经允许引自 Bloem JL，Sartoris DJ，eds. *MRI and CT of the musculoskeletal system. A text-atlas.*Baltimore：Williams Wilkins；1992.）

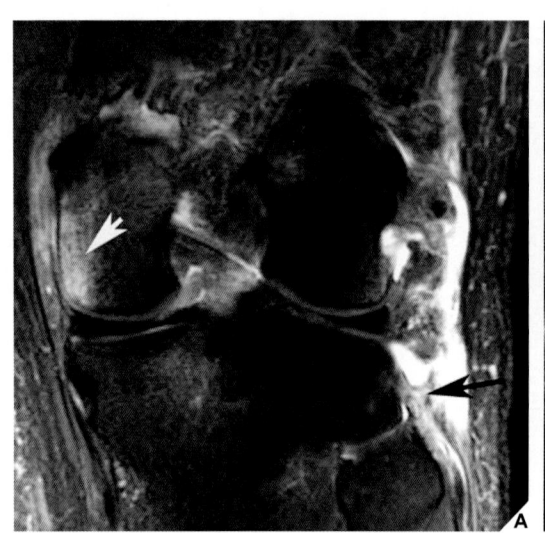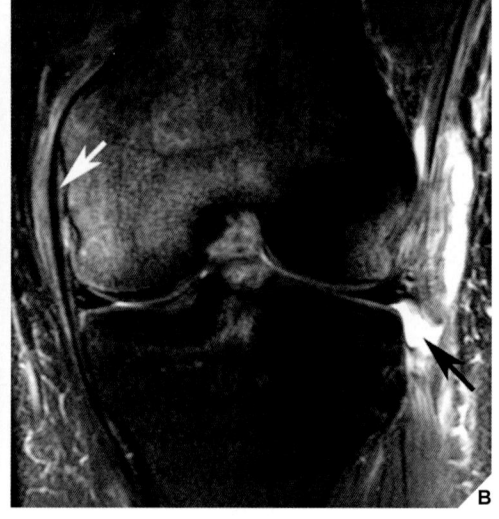

图 9-102　外侧副韧带撕裂

23 岁男性，有急性、严重的运动损伤病史。A. 左膝关节冠状位质子密度加权脂肪抑制图像显示外侧副韧带完全断裂（黑箭头），膝关节后外侧局部血肿，没有半月板撕裂。股骨内侧髌骨挫伤（白箭头），髁间窝内无交叉韧带显示，提示前、后交叉韧带断裂。B. 靠前部层面的冠状位图像显示髂胫束撕裂（黑箭头）及内侧副韧带低级别扭伤（白箭头）。再次注意髁间窝内未显示前、后交叉韧带

2）交叉韧带撕裂：单纯的交叉韧带损伤少见，常由小腿内旋和过伸所致。交叉韧带损伤常合并其他韧带（通常是内侧副韧带）损伤和半月板（通常是内侧半月板）撕裂。这种联合损伤称为"恐怖 O'Donoghue 三联征"。膝关节外翻时内侧关节间隙增宽，可能导致后部关节囊撕裂和后交叉韧带或前交叉韧带撕裂。外翻力也会导致内侧半月板和内侧副韧带撕裂（图 9-103）。

交叉韧带损伤放射学检查的准确性尚不完全确定。标准前后位和侧位像可见骨折片，提示交叉韧带附着的胫骨髁间隆突的撕脱（图 9-104）。

MRI 检查前交叉韧带（ACL）时膝关节应外旋 10°～15° 以保证韧带与矢状面一致。常规采集 3mm 或 5mm 的轴位、矢状位和冠状位连续断层图像。另外，也可以获得沿 ACL 纵轴的斜冠状位 T_2 加权像（见图 9-12B）。前交叉韧带撕裂的 MRI 表现为韧带缺失或走行异常（图 9-105）、韧带内信号异常（图 9-106）或水肿（图 9-107）。后交叉韧带松弛是前交叉韧带撕裂的间接征象。矢状面显示这些病变最清楚，最好的序列是自旋回波 T_2 加权脂肪饱和序列。

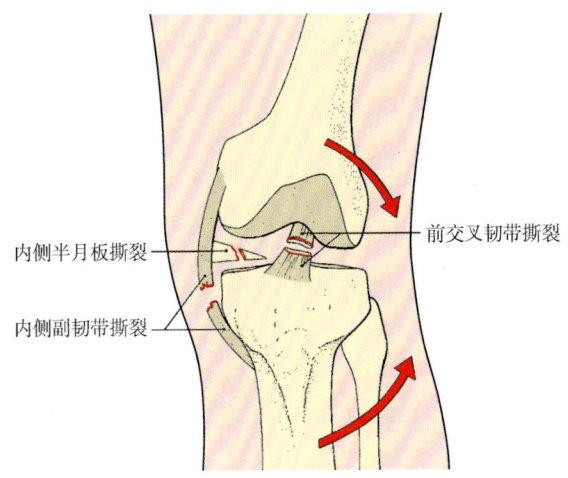

内侧半月板撕裂

内侧副韧带撕裂

前交叉韧带撕裂

图9-103　半月板韧带损伤三联征

膝关节外翻时内侧关节间隙增宽，导致"恐怖O'Donoghue三联征"。三联征包括内侧半月板、前交叉韧带和内侧副韧带撕裂（经允许引自O'Donoghue DH. *Treatment of injuries to athletes*，4th ed. Philadelphia：Saunders；1984.）

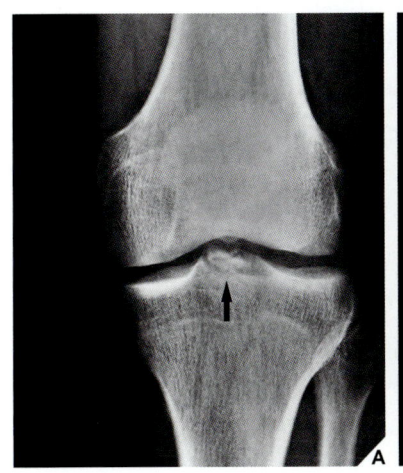
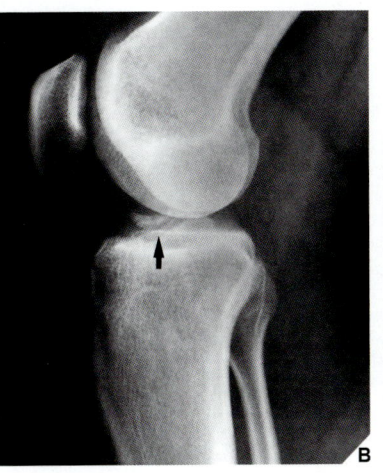

图9-104　前交叉韧带撕裂

38岁足球运动员，左膝关节前后位像（A）和侧位像（B）显示胫骨髁间棘撕脱（箭头），提示前交叉韧带撕裂。关节镜检查证实了该诊断

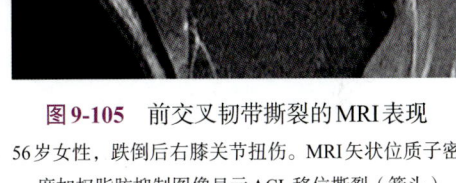

图9-105　前交叉韧带撕裂的MRI表现

56岁女性，跌倒后右膝关节扭伤。MRI矢状位质子密度加权脂肪抑制图像显示ACL移位撕裂（箭头）

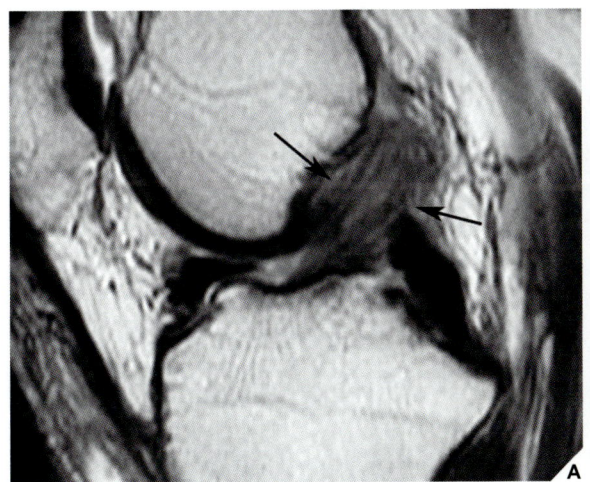
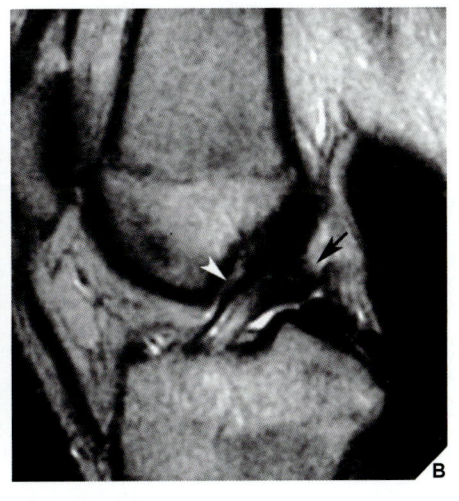

图9-106　前交叉韧带部分撕裂的MRI表现

A. 15岁男孩，足球比赛中受伤。矢状位自旋回波 T_2 加权像显示前交叉韧带肿胀（箭头），但纤维没有断裂，提示间质撕裂。B. 另一例患者，矢状位 T_2 加权像显示前交叉韧带后外侧束部分撕裂，移位到胫骨棘顶端（箭头），前内侧束结构完整（无尾箭头）

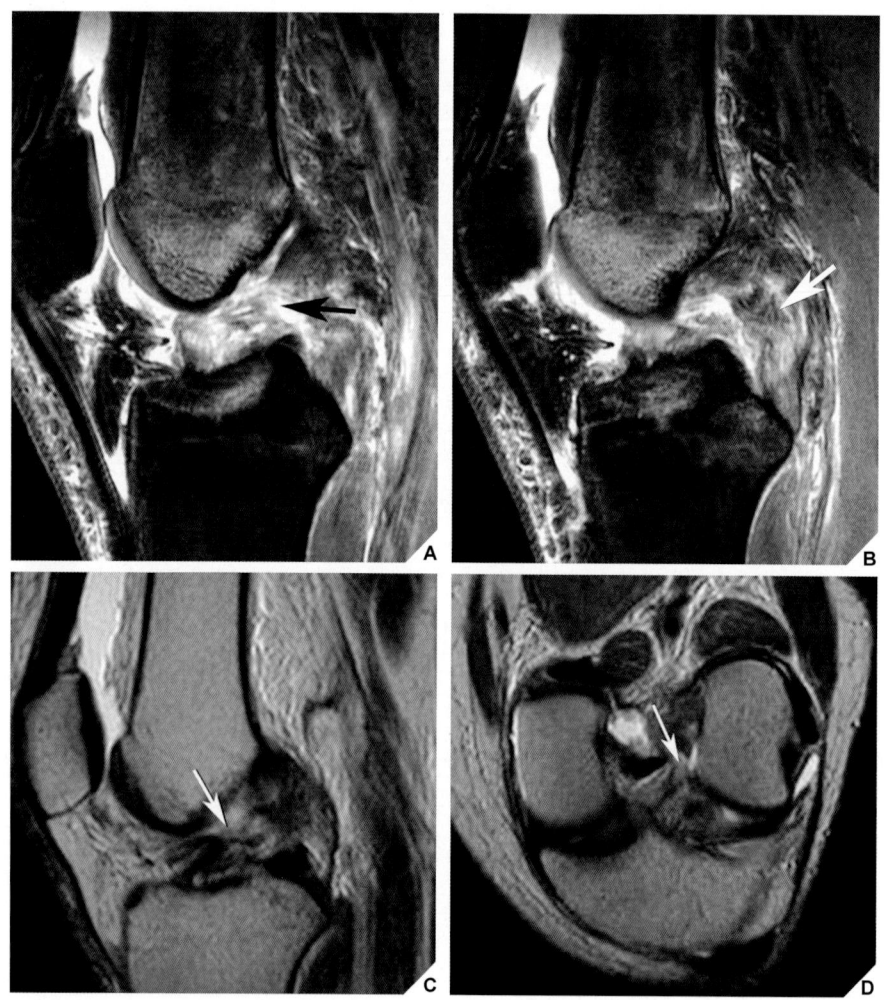

图 9-107　前交叉韧带完全撕裂的 MRI 表现

A. 膝关节矢状位 T_2 加权脂肪抑制图像显示前交叉韧带急性完全撕裂（箭头），髁间窝内水肿和血肿。股骨髁和胫骨平台骨挫伤。B. 矢状位 T_2 加权脂肪抑制图像显示后交叉韧带完全撕裂（箭头）。C. 另一例患者，矢状位 T_2 加权像显示前交叉韧带纤维完全断裂（箭头），局部水肿。D. 同一例患者，斜冠状位 T_2 加权像示髁间窝处未显示前交叉韧带（箭头）

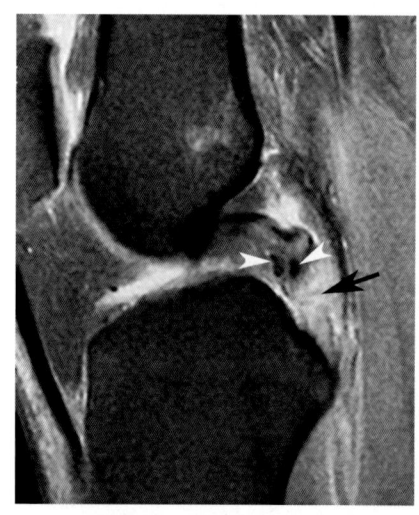

图 9-108　后交叉韧带撕裂的 MRI 表现

膝关节矢状位 T_2 加权像显示后交叉韧带远端纤维束完全撕裂（箭头），局部水肿和血肿。注意断裂的后交叉韧带内包埋着前、后板股韧带（无尾箭头）

后交叉韧带撕裂在矢状位 T_1 加权像上表现为韧带完整性破坏或形态异常。而该撕裂于 T_2 加权像上表现为韧带内部信号增高，提示撕裂内有积液（图 9-108）。Bassett 及其同事指出，MRI 显示胫骨平台后部骨折和韧带松弛提示韧带胫骨附着处撕脱。

3）后外侧复合体（PLC）损伤：膝关节 PLC 是包含数个解剖结构的复合体，维持膝关节稳定。该结构包括腘肌腱、外侧副韧带、腘腓韧带和后外侧囊，弓形韧带和豆腓韧带可加固该结构。PLC 损伤最常见的机制是过度伸展损伤（接触和非接触），外旋力直接作用于膝关节前内侧部，以及作用于膝关节的非接触型内翻力。PLC 发生外伤时除上述所列结构会损伤外，通常还合并交叉韧带、内外侧半月板和内侧副韧带损伤。临床怀疑 PLC 损伤时应做 MRI 检查（图 9-109）。腘腓韧带对于维持膝关节后外侧部的稳定性起重要作用，对于有 PLC 损伤征象的患者，应在 MRI 上评估腘腓韧带的完整性。MRI 上正常的腘腓韧带表现为从腘肌腱延伸至腓骨头的低信号线样或曲线状结构，在冠状位或矢状位图像上能较好显示（图 9-109）。

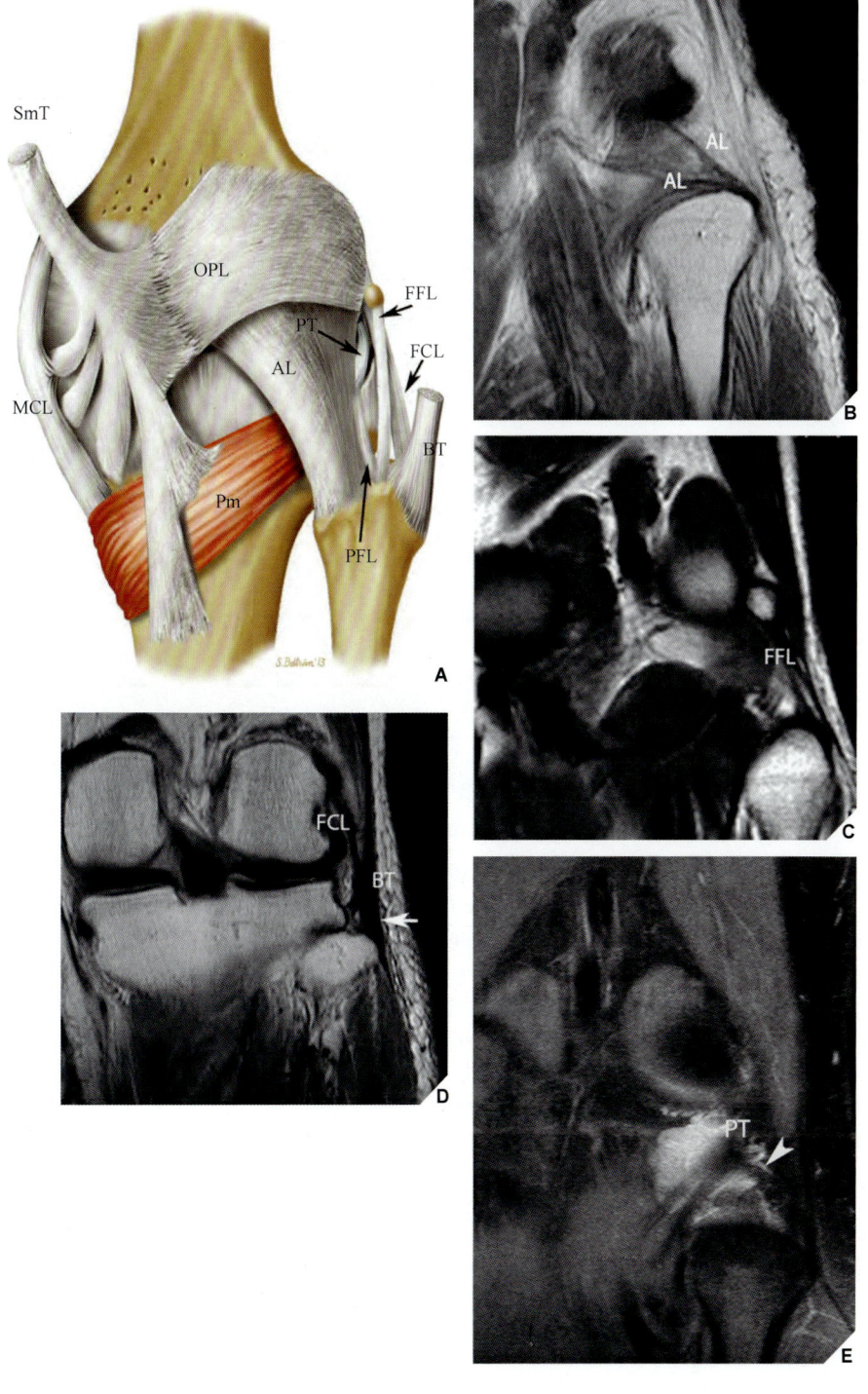

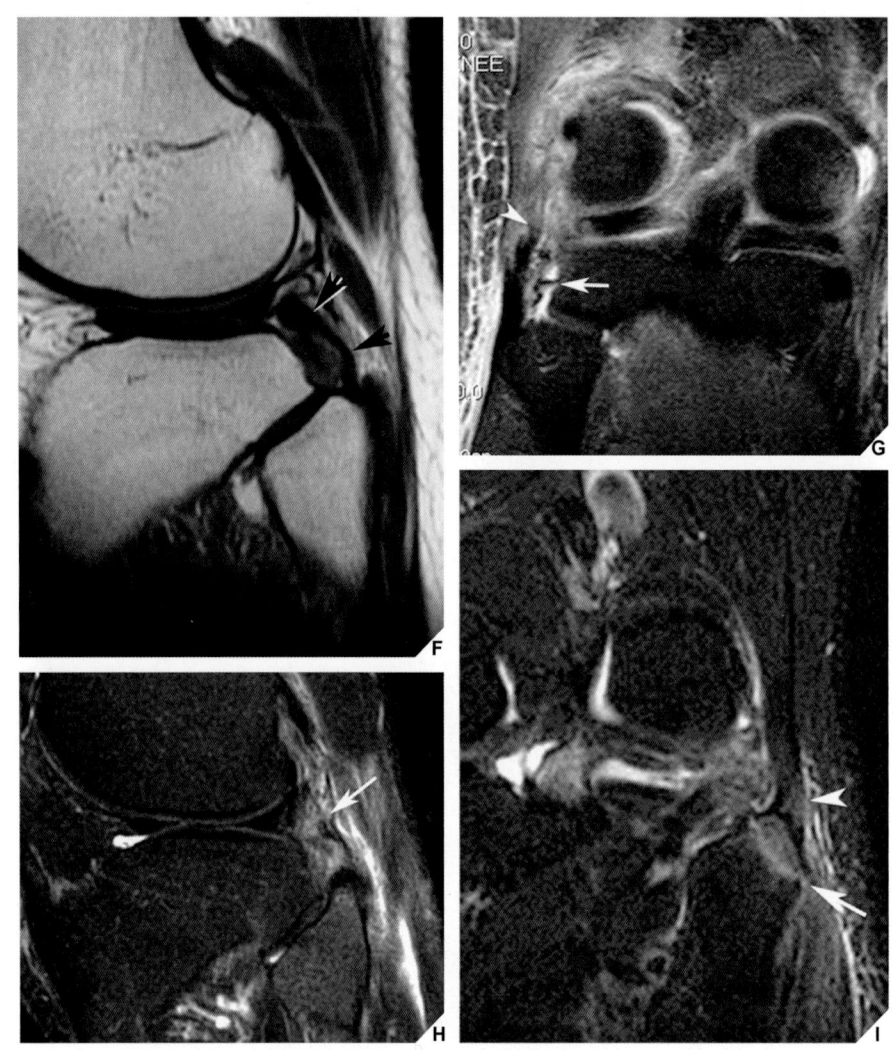

图 9-109　后外侧复合体的 MRI 表现

A～F. 正常解剖。A. 膝关节后部图解显示半膜肌腱（SmT）和远侧束，包括腘斜韧带（OPL），穿过膝关节的后外侧面，其纤维与弓形韧带（AL）融合。注意弓形韧带内侧束和外侧束，以及豆腓韧带（FFL）、腓侧副韧带（FCL）、股二头肌肌腱（BT）、腘腓韧带（PFL）、腘肌（Pm）及内侧副韧带（MCL）。B. MRI 冠状位质子密度加权像显示弓形韧带（AL）的内侧束和外侧束。C. 冠状位质子密度加权像显示豆腓韧带（FFL）。D. 冠状位质子密度加权像显示腓侧副韧带和股二头肌肌腱的联合腱插入腓骨头的外侧（箭头）。E. 冠状位 T$_2$加权像显示腘腓韧带（无尾箭头）与腘肌腱（PT）垂直。F. 矢状位 T$_1$加权像显示与腘肌腱和腘腓韧带相对应的结构（箭头）。G～I. 后外侧复合体损伤。G. 冠状位 STIR 序列图像显示腘腓韧带（箭头）和腓侧副韧带（无尾箭头）撕裂。H. 另一例患者，矢状位 T$_2$加权脂肪抑制图像显示腘腓韧带撕裂（箭头）。I. 冠状位 STIR 序列图像显示"弓形征"，表现为位于腓侧副韧带与股二头肌肌腱联合腱（无尾箭头）插入点的腓骨头外侧撕脱骨折（箭头）

4）股四头肌肌腱和髌韧带撕裂：在正常情况下，髌骨韧带和肌腱附着处的力的平衡使髌骨保持在适当的位置。股四头肌肌腱（股直肌、股外侧肌、股内侧肌和股中间肌的肌腱组成的联合肌腱）或髌韧带的撕裂会改变这种平衡（图 9-110）。对于股四头肌肌腱完全撕裂的患者，男性多于女性，常见于老年人，有时也见于运动员。膝关节侧位像显示股四头肌肌腱模糊，因出血和水肿而导致前后径增宽（图 9-111）。有时侧位像可见因髌骨韧带肌腱附着处受力不平衡导致的髌骨低于正常位置（图 9-112）。而髌韧带（有时称为肌腱，因为它的一些纤维来自并连续于股直肌）在髌骨或胫骨结节附着处撕裂时则相反（图 9-113 和图 9-114）。MRI 检查是显示和评估这两种损伤的首选检查方法（图 9-115～图 9-121）。

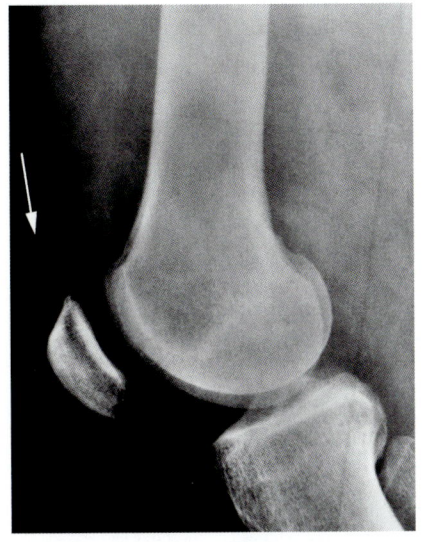

股四头肌肌腱

髌韧带

图 9-110　髌韧带 - 肌腱附着

A. 正常时髌韧带 - 肌腱附着的平衡作用力维持髌骨位置。B. 股四头肌肌腱撕裂时髌骨下移（弯箭头）。C. 髌韧带撕裂时则髌骨上移（弯箭头）（见图 9-3）

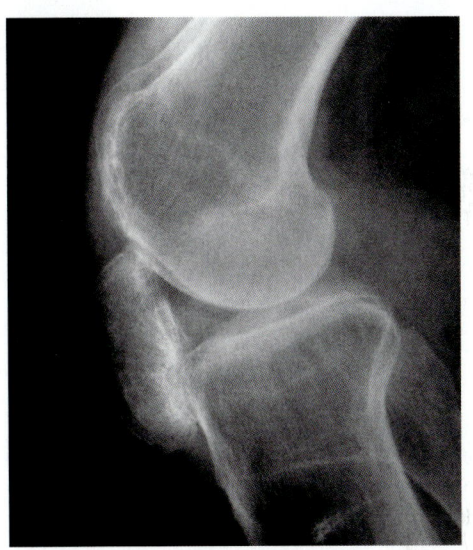

图 9-111　股四头肌肌腱撕裂（1）

30 岁男性，在橄榄球比赛中受伤。膝关节侧位像显示股四头肌肌腱模糊（箭头），髌上区软组织肿块影提示股四头肌肌腱断裂

图 9-112　股四头肌肌腱撕裂（2）

膝关节侧位像显示慢性股四头肌肌腱撕裂引起的髌骨位置下移（下位髌骨，髌骨低位）

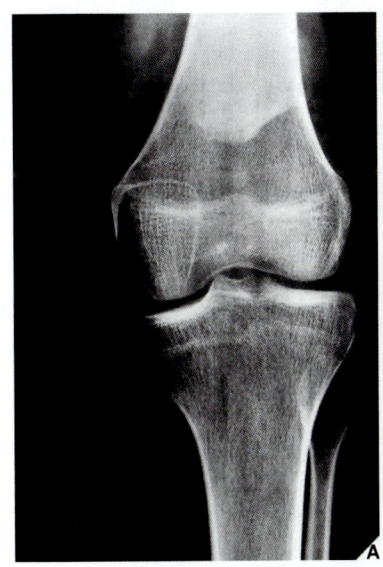
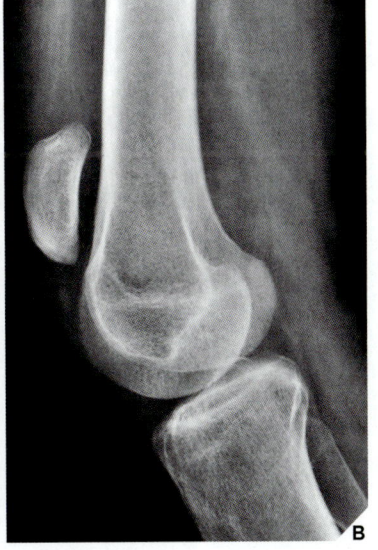

图 9-113　髌韧带撕裂（1）

38 岁女性运动员，赛跑时受伤。膝关节前后位像（A）和侧位像（B）显示髌骨位置明显上移（髌骨高位），提示髌韧带撕裂。手术探查证实了该诊断

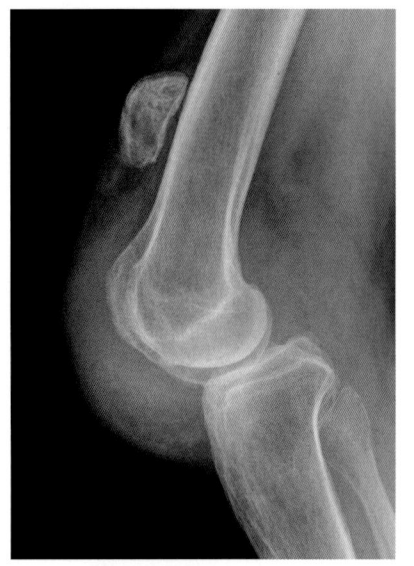

图9-114 髌韧带撕裂（2）

60岁男性，车祸受伤。膝关节侧位片显示髌韧带完全断裂，髌骨高位。股骨远端及胫骨近端前方软组织内可见血肿

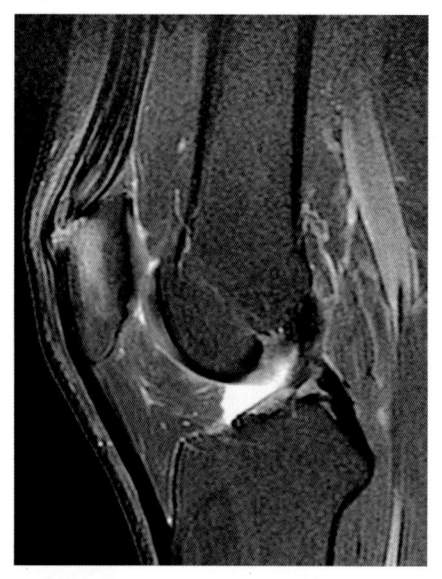

图9-115 股四头肌肌腱撕裂的MRI表现（1）

38岁男性，滑雪时左膝关节受伤。MRI矢状位T₂加权脂肪抑制图像显示股四头肌肌腱髌骨止点处高度部分撕裂

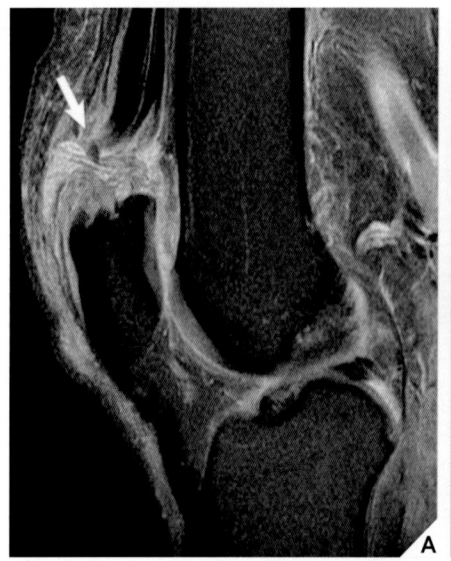

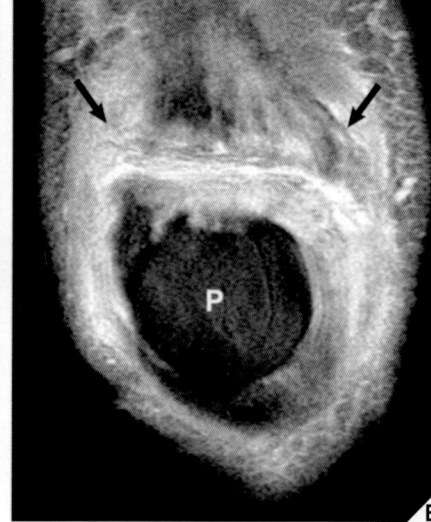

图9-116 股四头肌肌腱撕裂的MRI表现（2）

78岁男性，从楼梯上摔下。膝关节矢状位T₂加权脂肪抑制序列（A）和冠状位质子密度加权脂肪抑制序列（B）MRI显示股四头肌肌腱髌骨（P）上极附着处完全撕裂（箭头）

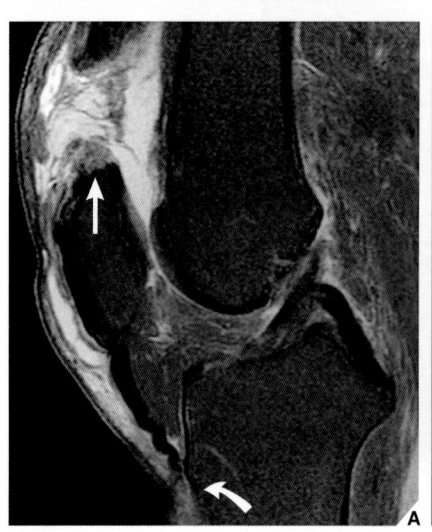

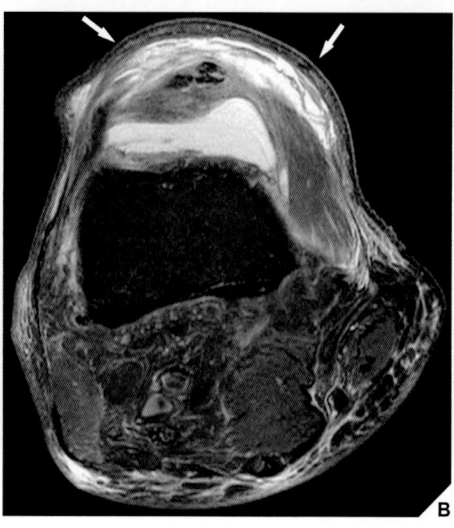

图9-117 股四头肌肌腱撕裂的MRI表现（3）

膝关节MRI矢状位T₂加权像（A）和轴位质子密度加权脂肪抑制图像（B）显示股四头肌肌腱完全、全层厚撕裂（箭头）。弯箭头示合并的髌韧带撕裂

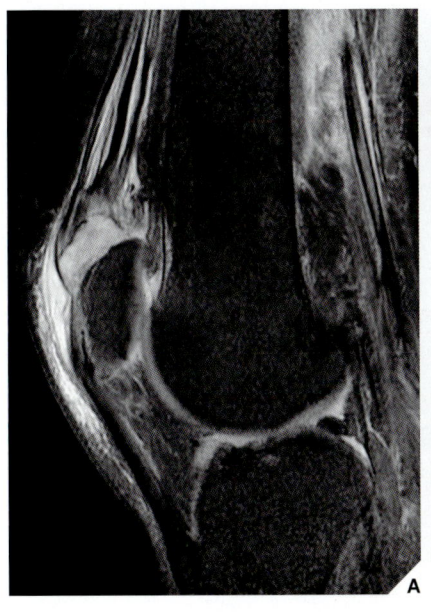
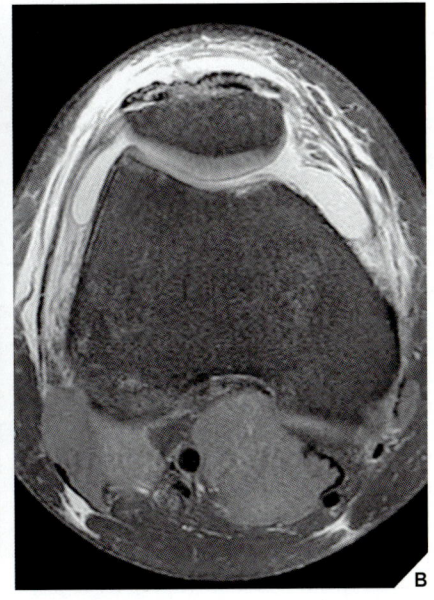
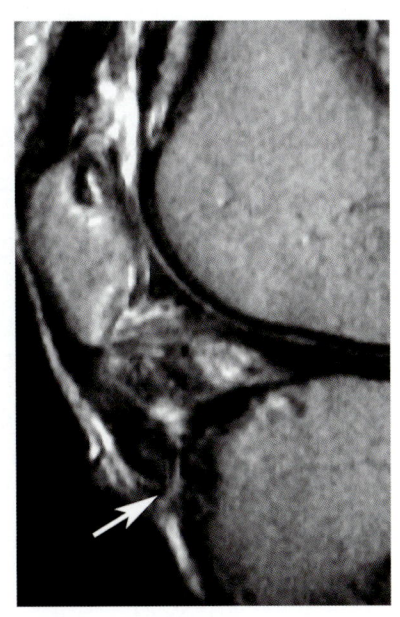

图9-118　股四头肌肌腱撕裂的MRI表现（4）

27岁男性，工伤，MRI冠状位（A）和轴位（B）质子密度加权脂肪抑制图像显示股四头肌肌腱完全撕裂

图9-119　髌韧带撕裂的MRI表现（1）

MRI矢状位T₂加权像显示髌韧带在胫骨结节止点处撕脱（箭头）

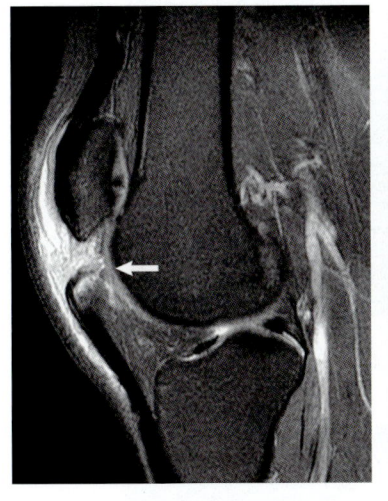
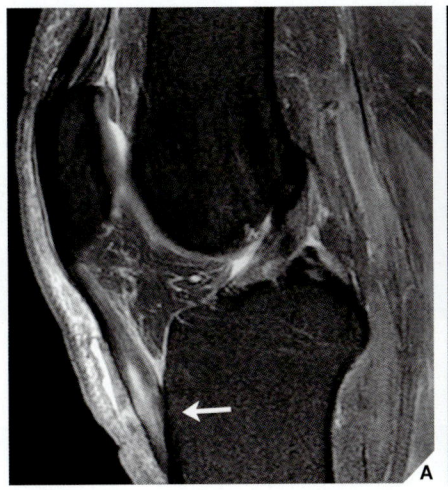

图9-120　髌韧带撕裂的MRI表现（2）

45岁男性，摩托车事故受伤。膝关节矢状位T₂加权脂肪抑制序列MRI显示髌韧带在髌骨下极附着处的全层厚撕裂（箭头）

图9-121　髌韧带撕裂的MRI表现（3）

矢状位（A）和轴位（B）质子密度加权脂肪抑制图像显示髌韧带纵向撕裂（箭头）

二、膝关节术后

　　最常见的膝关节手术是半月板和韧带的手术，大多数是前交叉韧带和软骨修复术。如今，这些手术都可以通过关节镜实施。评估可疑半月板或韧带再撕裂或术后可能发生的并发症时应该选择MRI检查。

（一）半月板撕裂的手术治疗

　　半月板撕裂有3种手术方法：①半月板部分切除术，移除半月板撕裂的部分，半月板再成形（图9-122）。②半月板修复术，当撕裂位于半月板外周部、半月板关节囊连接部，即毛细血管丰富的红区，可采用半月板修复术。在关节镜下缝合关节囊与半月板，保证半月板的稳定性，促进愈合，而不需切除半月板（图9-123）。③半月板移植术，完全切除撕裂的半月板，移植半月板（图9-124）。用于半月板移植术的移植半月板由半月板和胫骨连接部组成。胫骨连接部可以从尸体膝

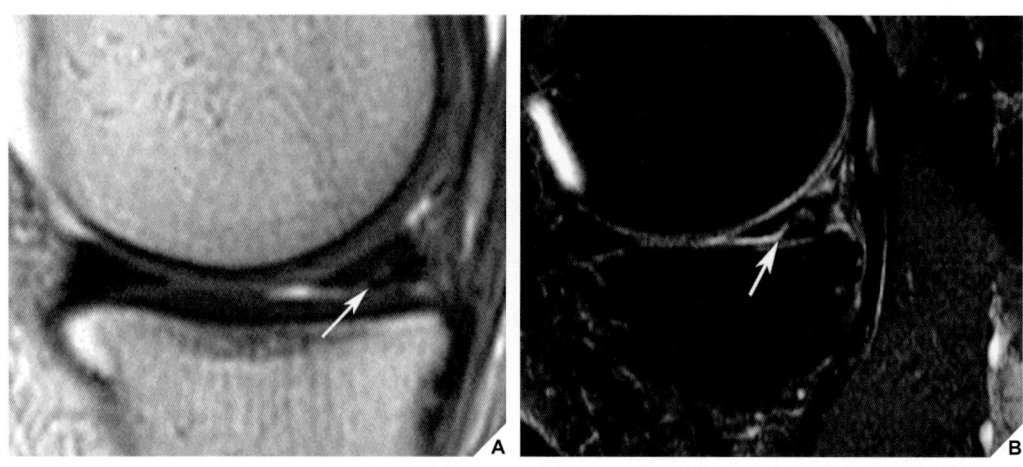

图9-122 半月板部分切除术的MRI表现

A. 膝关节矢状位 T_2 加权像显示内侧半月板后角不规则，可见线状异常信号（箭头）。半月板内信号与关节内正常积液的信号相比，呈中等信号。这些表现为半月板切除术后改变，没有发生再撕裂。B. 另一例患者，内侧半月板切除术后，矢状位 T_2 加权像显示内侧半月板后角内线状液体信号（箭头），表明发生半月板再撕裂

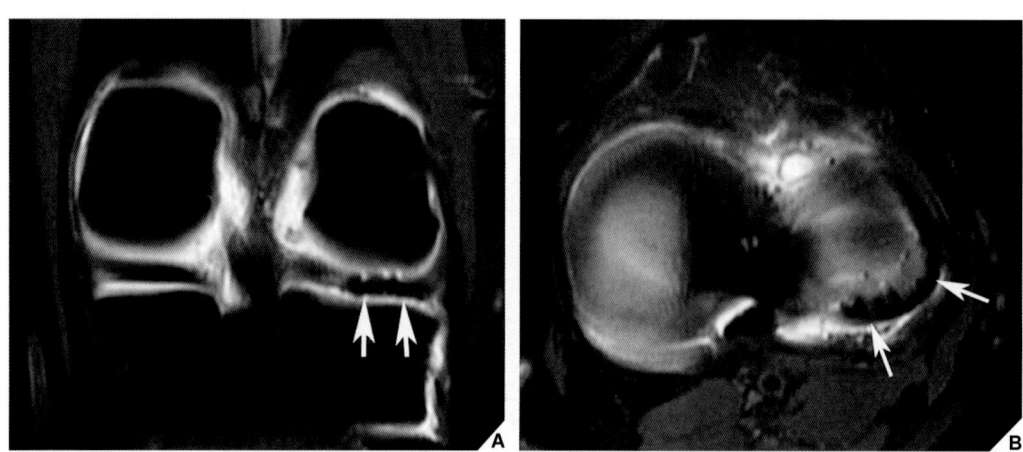

图9-123 半月板修复术的MRI表现

冠状位 T_2 加权脂肪抑制图像（A）和轴位 T_2 加权脂肪抑制图像（B）显示内侧半月板后角和体部存在与周围缝合线相关的伪影（箭头）

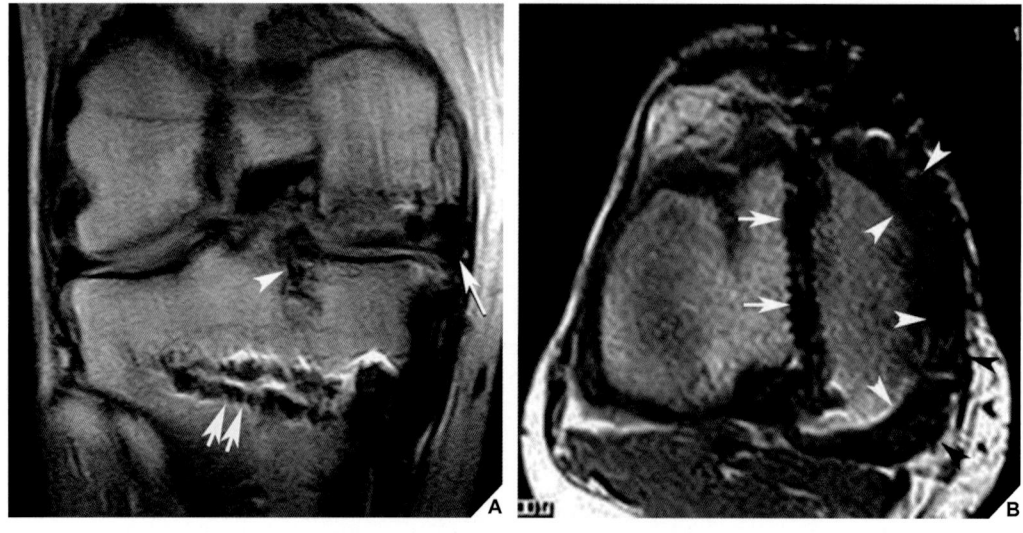

图9-124 半月板移植术的MRI表现

A. 膝关节冠状位质子密度加权像显示移植的内侧半月板（箭头）。移植物退变、受压突出，内侧间室退行性改变。邻近胫骨棘的沟槽是骨桥放置的位置（无尾箭头）。该技术称为沟槽桥技术。该患者还进行了胫骨近端截骨术（双箭头）以纠正内翻畸形。B. 轴位 T_1 加权像显示胫骨内的骨桥（箭头）。无尾箭头示受压突出的半月板

关节中获得，插入前、后半月板根部韧带，或者与半月板相连。沿着尸体半月板在受体胫骨的位置，通过缝合或在胫骨平台上穿孔的方法确保胫骨连接部位置正确。

这些手术的并发症包括半月板再撕裂及进展为早期骨性关节炎。

（二）前交叉韧带重建术

前交叉韧带撕裂常采用自体肌腱移植，常用髌韧带移植（骨-肌腱-骨修复）或腘绳肌腱远端移植（图9-125）。并发症包括再撕裂、由于手术技术不当导致的移植物碰撞、螺钉移动、前部关节纤维化（"独眼征"），胫骨或不常见的股骨骨隧道内囊肿形成（图9-126）。

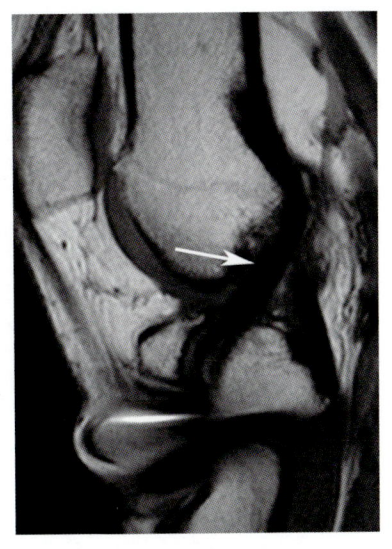

图9-125　前交叉韧带重建的MRI表现（1）

膝关节矢状位T$_2$加权像显示前交叉韧带移植物完整（箭头）。胫骨内的金属伪影是由用于固定移植物的内固定物产生的

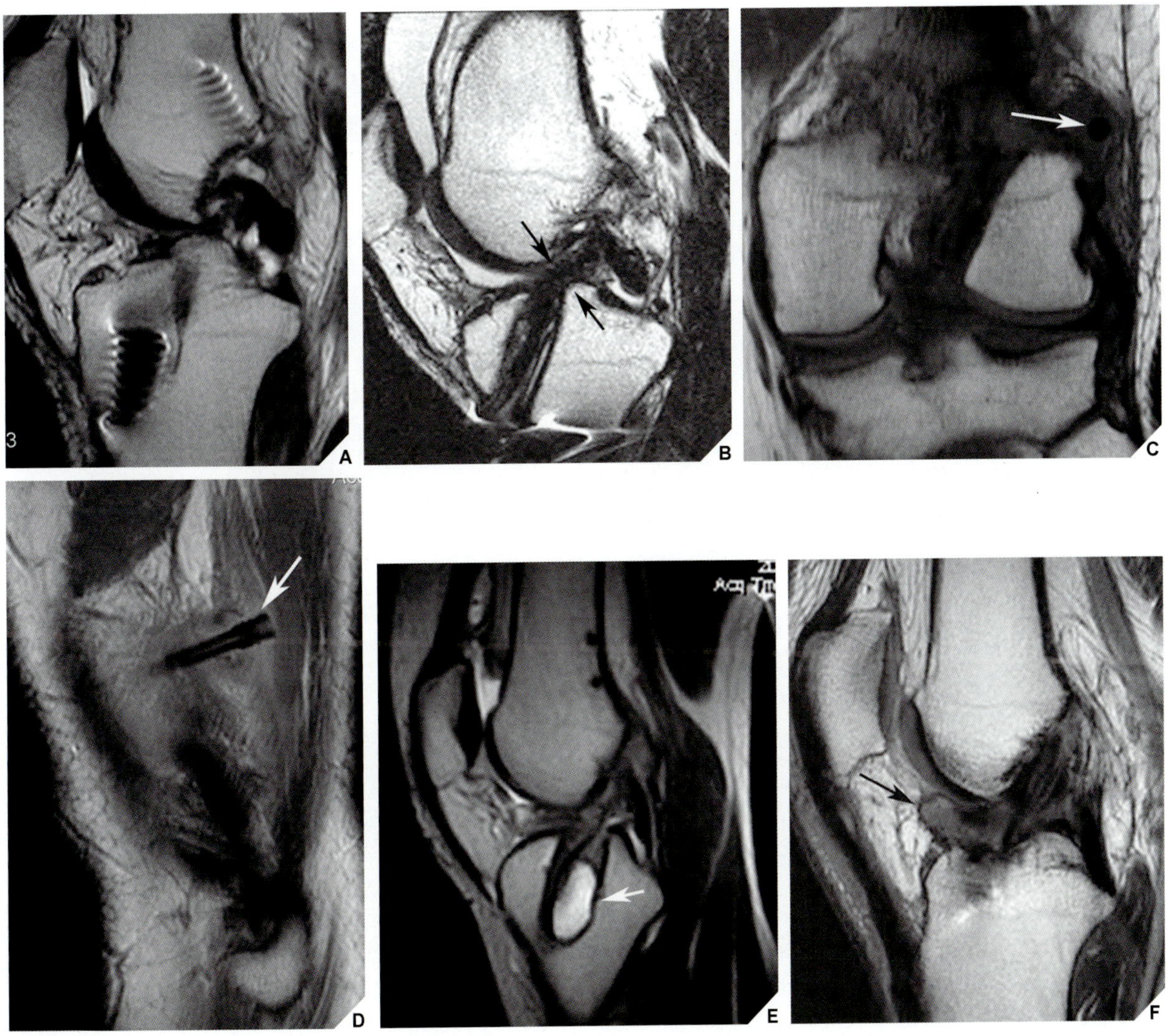

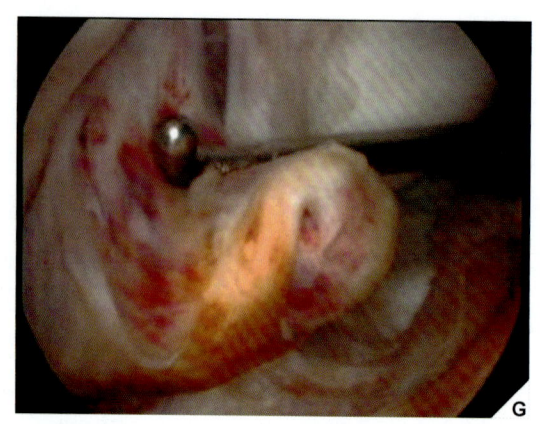

图9-126 前交叉韧带重建的MRI表现（2）

A. 另一例患者，矢状位T₂加权像显示移植物再撕裂。注意胫骨近端和股骨远端螺钉产生的伪影。B. 另一例患者，矢状位T₂加权像显示髁间窝和胫骨棘之间的移植物碰撞（箭头）。移植物仍完整。C、D. 另一例患者，膝关节冠状位T₁加权像和矢状位T₂加权像显示螺钉移动至邻近膝关节外侧面的软组织内（箭头）。E. 另一例患者，矢状位T₂加权像显示胫骨骨道扩大，其内见一囊肿（箭头）。F、G. 关节纤维化的MRI表现。F. MRI矢状位质子密度加权像显示关节线水平处膝关节前方的低信号结节性病变（箭头），代表局部纤维化，即所谓的"独眼征"。G. 前方入路关节镜下可发现"独眼征"，此病灶可在膝关节伸展时产生疼痛，需要手术切除

（三）软骨修复

已有多种关节镜下修复局部软骨损伤的方法，包括损伤软骨清创术、微骨折手术（图9-127）、自体骨软骨移植术［也称为骨关节移植系统（OATS）手术或镶嵌式移植术］（图9-128）及自体软骨细胞移植术。微骨折手术是一种关节镜下进行的手术，目的是在软骨缺损区域产生微小骨折，用能再生

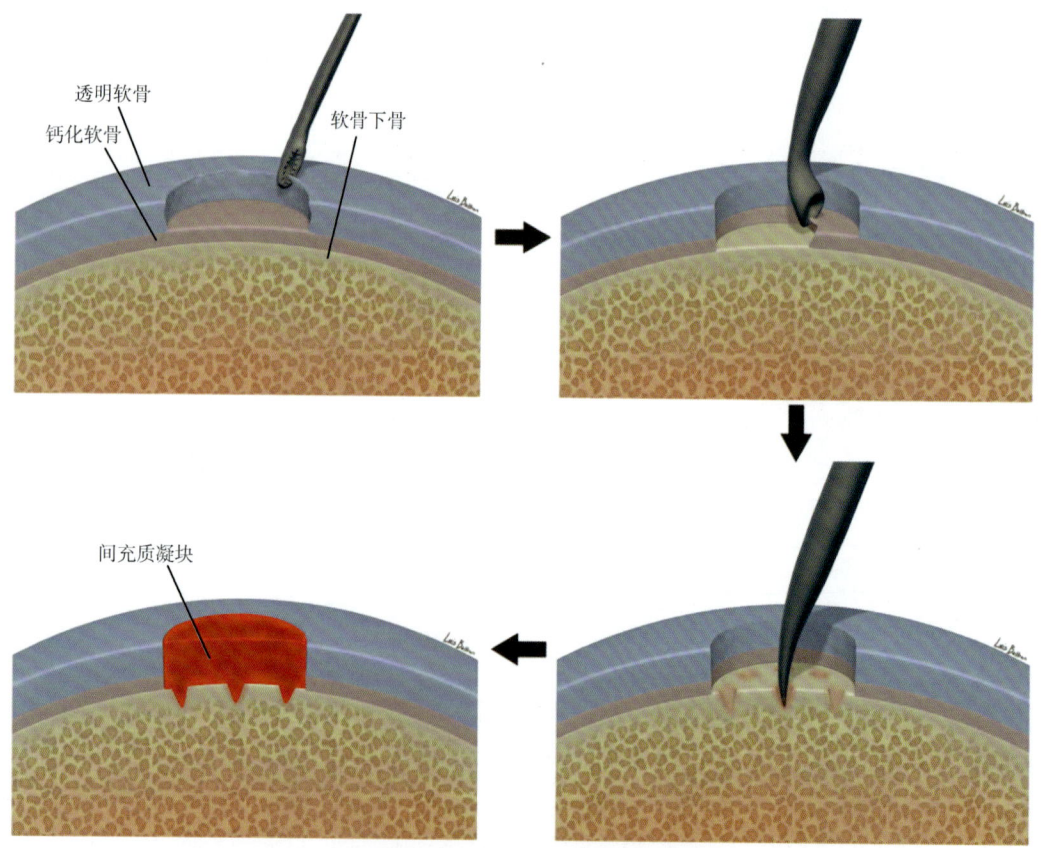

图9-127 软骨病变的微骨折技术

第一步是清创和清理病变边缘，将钙化的纤维软骨移至软骨下板，然后使用关节镜设备制造微骨折。微骨折引起出血，导致间充质凝块，用多潜能细胞填充缺损，最终演变成纤维软骨。这项技术的优点是重建光滑、一致的关节面。缺点是纤维软骨不具有与透明软骨相同的弹性性能。这项技术在小的软骨病变中证实是成功的

纤维软骨的多潜能间充质细胞为局部提供血供并形成凝块，最终填补缺损。镶嵌式移植术是从膝关节非承重区域（通常是在股骨滑车的外围）获得圆柱形骨软骨结构，然后将其移植到软骨缺损区。自体软骨细胞移植也是一种关节镜技术，从患者膝关节软骨非承重区获得健康的软骨细胞，然后植入软骨缺损区。培养材料包括大量

能再生透明软骨的自体软骨细胞。将这种材料注入原始软骨缺损区的基质（基质有助于自体软骨细胞移植或MACI）内，表面覆盖自体骨膜（图9-129）。MRI能最有效地评估术后情况及这些手术可能产生的并发症（图9-130）。

膝关节不常见的重建手术包括后交叉韧带修复、内侧副韧带修复及髌骨重建。

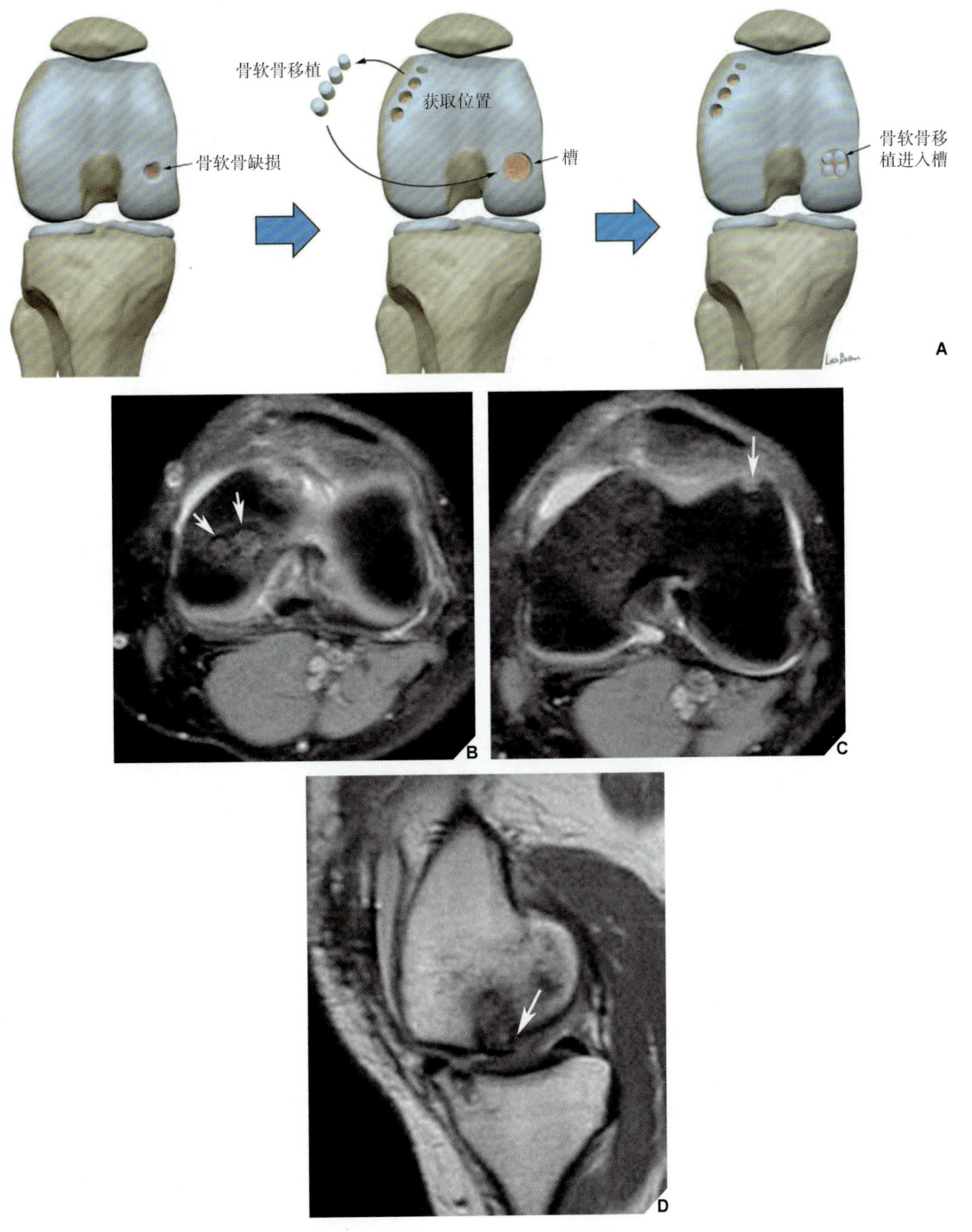

图9-128　软骨修复——OATS手术的MRI表现

A. 关节镜下OATS手术步骤的示意图。B. 轴位 T_2 加权像显示在股骨内侧髁的承重面有两处骨软骨结构插入（箭头）。这两个结构的分布与马赛克相似，因此又称为镶嵌式移植术。C. 轴位 T_2 加权像显示股骨外侧髁前面的非承重面为提供骨软骨移植物的部位（箭头）。D. 同一例患者，矢状位质子密度加权像显示其中一个骨软骨移植物被部分挤出（箭头）

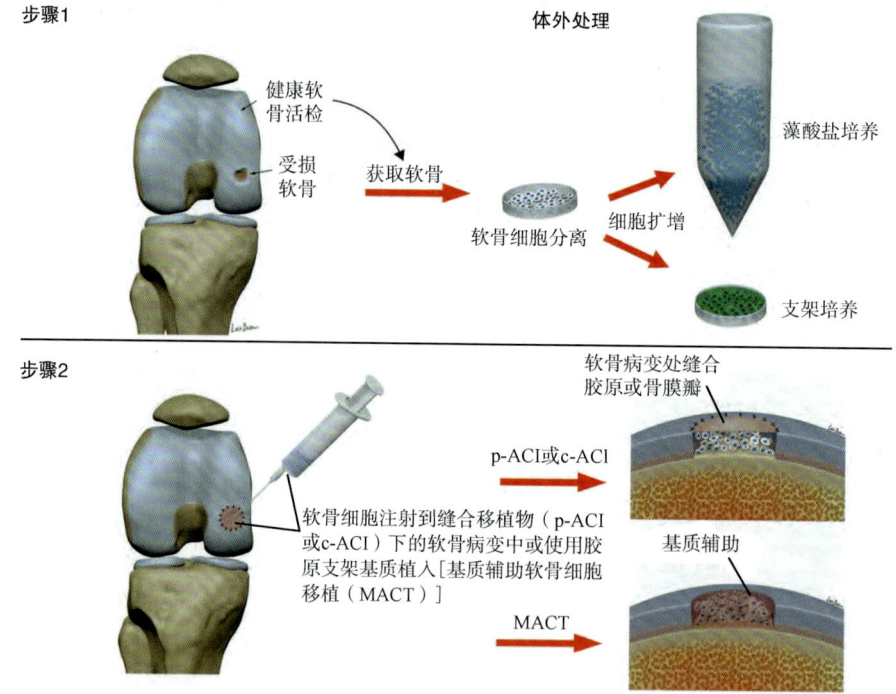

图 9-129　自体软骨细胞移植

此手术适用于局灶性软骨病变。它分两个阶段进行。第一阶段，对软骨的健康部分进行活组织检查。获取的软骨经过处理分离出软骨细胞，然后在藻酸盐细胞悬浮液中培养，或者在胶原支架中培养。第二阶段，将培养的软骨细胞注射到缝合骨膜移植物（p-ACI）或胶原瓣（c-ACI）下的软骨病变中。在胶原支架基质中植入软骨细胞［基质辅助软骨细胞移植（MACT）］，由于不需要胶原或骨膜瓣移植辅助而受到越来越多的关注。这种方式的主要优点是注射的软骨细胞能够生成透明软骨，与微骨折技术不同的是，微骨折技术再生的软骨是弹性较低的纤维软骨

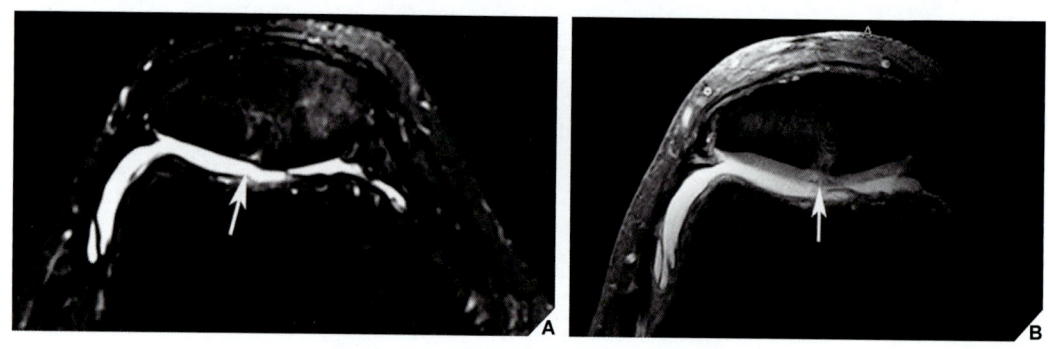

图 9-130　自体软骨细胞移植的 MRI 表现

A. 术前轴位 T_2 加权像显示髌骨顶端骨软骨损伤（箭头）。B. 1 年后，术后轴位 T_2 加权像显示透明软骨缺损被填充（箭头）。此图像是用 7T 的 MRI 扫描获得的（由 Grey Chang，MD 和 Jenny Bencardino，MD，New York University Hospital for Joint Diseases，New York 提供）

记忆要点

[1] 膝关节髁间窝位图像可清楚显示股骨髁后面和髁间窝。

[2] 髌骨 Merchant 轴位像比标准日出位像更适合评价：
- 髌股关节面
- 轻微髌骨半脱位

[3] CT 可清楚显示胫骨平台压缩、分裂性骨折及粉碎性骨折的程度。

[4] MRI 是评价膝关节周围软组织损伤的首选检查方法，尤其在评价半月板、交叉韧带和副韧带损伤方面。MRI 也是显示外伤后关节积液、急性和慢性血肿及肌肉、韧带和肌腱损伤的最佳方法。

[5] 胫骨平台骨折常合并半月板撕裂和韧带损伤，MRI 显示最佳。

[6] Segond 骨折是胫骨近端外侧面的撕脱骨折，常合并关节囊撕裂、前交叉韧带和外侧半月

板撕裂。

[7] 反Segond骨折是指胫骨近端内侧面的撕脱骨折，常合并后交叉韧带的撕裂。

[8] 二分或多分髌骨与骨折相似。为了避免将这种正常变异误诊为骨折，记住：

- 二分或多分髌骨位于髌骨外上缘
- 多分髌骨不能像粉碎性骨折碎片那样组成一个完整的髌骨

[9] 膝关节脱位常并发韧带和半月板撕裂，可与血管损伤，尤其是腘动脉损伤并存。

[10] Sinding-Larsen-Johansson病的临床表现为髌骨下极局部疼痛和压痛，X线片示髌韧带近端附着处有碎片和钙化。

[11] Osgood-Schlatter病与外伤相关。基本诊断要点是临床检查有局部疼痛和软组织肿胀，影像学检查（X线、超声和MRI）发现胫骨结节骨化中心的碎片、髌下深囊的纤维化和积液。

[12] 注意区分具有相似影像学表现的3种疾病：

- 骨软骨骨折是关节软骨和软骨下骨的急性外伤
- 剥脱性骨软骨炎是由慢性损伤引起的
- 目前认为自发性骨坏死（SONK）是软骨下机能不全性骨折，其特点是突发疼痛，与外伤、注射类固醇激素和半月板撕裂相关。CT关节造影、MRI和MRa是评价这些疾病关节软骨的重要检查技术。

[13] 膝关节前方有3个滑囊：髌前滑囊、髌下浅囊和髌下深囊，滑囊炎会使滑囊肿胀、积液。

[14] MRI对膝关节半月板和韧带撕裂显示最佳。内侧半月板撕裂比外侧半月板撕裂常见。外侧盘状半月板容易损伤。

[15] 内侧半月板桶柄状撕裂的MRI特征表现：

- 内侧半月板体部矢状位只有一层"领结征"
- 在更靠近膝关节内部的外侧矢状面上可见双后交叉韧带征

[16] 盘状半月板MRI特征表现：

- 冠状位，正常三角形消失，半月板向内延伸

- 在矢状位上，外侧半月板体部的"领结征"超过两层

[17] "恐怖O'Donoghue三联征"是外翻力作用于膝关节引起的，包括以下撕裂：

- 内侧半月板
- 内侧副韧带
- 前交叉韧带

[18] PLC损伤需要急诊外科手术治疗。损伤的结构包括腘肌腱、外侧副韧带、后外侧囊、弓形韧带、豆腓韧带和腘腓韧带。

[19] 髌骨一过性外侧脱位有特征性MRI表现：膝关节质子密度加权脂肪抑制图像或T_2 IR序列轴位图像显示髌骨内侧高信号，矢状位和冠状位图像显示股骨外侧髁前部有相似的高信号。不可避免合并髌骨内侧支持带损伤。

[20] 髌骨高位提示髌韧带撕裂；髌骨低位提示股四头肌肌腱撕裂。MRI是首选检查方法。

[21] 膝关节最常进行的手术包括半月板手术（半月板部分切除术、半月板修复术、半月板移植术）、韧带手术（最常见的是前交叉韧带）及软骨修复（损伤软骨清创术、自体骨软骨移植术、自体软骨细胞移植术），MRI能有效显示手术结果及可能发生的并发症。

（冯志远　张　恒　钱占华　译）

参考文献

Aichroth P. Osteochondral fractures and their relationship to osteochondritis dissecans of the knee. An experimental study in animals. *J Bone Joint Surg Br* 1971;53B:448–454.

Aichroth P. Osteochondritis dissecans of the knee: a clinical survey. *J Bone Joint Surg Br* 1971;53B:440–447.

Alizai H, Virayavanich W, Joseph GB, et al. Cartilage lesion score: comparison of a quantitative assessment score with established semiquantitative MR scoring systems. *Radiology* 2014;271:479–487.

Bassett LW, Grover JS, Seeger LL. Magnetic resonance imaging of knee trauma. *Skeletal Radiol* 1990;19:401–405.

Blankenbaker DG, De Smet AA, Smith JD. Usefulness of two indirect MR imaging signs to diagnose lateral meniscal tears. *AJR Am J Roentgenol* 2002;178:579–582.

Bolog N, Hodler J. MR imaging of the posterolateral corner of the knee. *Skeletal Radiol* 2007;36:715–728.

Brown WE, Potter HG, Marx RG, et al. Magnetic resonance imaging appearance of cartilage repair in the knee. *Clin Orthop Relat Research* 2004;(422):214–223.

Campos JC, Chung CB, Lektrakul N, et al. Pathogenesis of the Segond fracture: anatomic and MR imaging evidence of an iliotibial tract or anterior band avulsion. *Radiology* 2001;219:381–386.

Chapin R. Imaging of the postoperative meniscus. *Radiol Clin North Am* 2018;56:953–964.

Chatra PS. Bursae around the knee joint. *Indian J Radiol Imaging* 2012;22:27–30.

de Abreu MR, Chung CB, Trudell D, et al. Meniscofemoral ligaments: patterns of tears and pseudotears of the menisci using cadaveric and clinical material. *Skeletal Radiol* 2007;36:729–735.

De Smet AA. MR imaging and MR arthrography for diagnosis of recurrent tears in the postoperative meniscus. *Semin Musculoskelet Radiol* 2005;9:116–124.

Dhanda S, Sanghvi D, Pardivala D. Case series: cyclops lesion—extension loss after ACL reconstruction. *Indian J Radiol Imaging* 2010;20:206–210.

Escobedo EM, Mills WJ, Hunter JC. The "reverse Segond" fracture: association with a tear of the posterior cruciate ligament and medial meniscus. *AJR Am J Roentgenol* 2002;178:979–983.

Ficat RP, Hungerford DS. *Disorders of the patellofemoral joint.* Baltimore: Williams & Wilkins; 1977.

Flores DV, Mejía Gómez CM, Pathria MN. Layered approach to the anterior knee: normal anatomy and disorders associated with anterior knee pain. *Radiographics* 2018;38:2069–2101.

Fox AJS, Bedi A, Rodeo SA. The basic science of human knee menisci: structure, composition, and function. *Sports Health* 2012;4:340–351.

Gorbachova T, Melenevsky Y, Cohen M, et al. Osteochondral lesions of the knee: differentiating the most common entities at MRI. *Radiographics* 2018;38:1478–1495.

Grelsamer RP, Meadows S. The modified Insall-Salvati ratio for assessment of patellar height. *Clin Orthop Relat Res* 1992;282:170–176.

Haims AH, Medvecky MJ, Pavlovich R Jr, et al. MR imaging of the anatomy of and injuries to the lateral and posterolateral aspects of the knee. *AJR Am J Roentgenol* 2003;180:647–653.

Hall FM, Hochman MG. Medial Segond-type fracture: cortical avulsion of the medial tibial plateau associated with tears of the posterior cruciate ligament and medial meniscus. *Skeletal Radiol* 1997;26:553–555.

Hangody L, Füles P. Autologous osteochondral mosaicplasty for the treatment of full-thickness defects of weight-bearing joints: ten years of experimental and clinical experience. *J Bone Joint Surg Am* 2003;85A(suppl 2):25–32.

Helms CA. The meniscus: recent advances in MR imaging of the knee. *AJR Am J Roentgenol* 2002;179:1115–1122.

Henrichs A. A review of knee dislocations. *J Athl Train* 2004;39:365–369.

Hohl M. Tibial condylar fractures. *J Bone Joint Surg Am* 1967;49A:1455–1467.

Inaba K, Potzman J, Munera F, et al. Multi-slice CT angiography for arterial evaluation in the injured lower extremity. *J Trauma* 2006;60:502–506.

Insall J, Salvati E. Patella position in the normal knee joint. *Radiology* 1971;101:101–104.

Jee W-H, McCauley TR, Kim J-M, et al. Meniscal tear configurations: categorization with MR imaging. *AJR Am J Roentgenol* 2003;180:93–97.

Kaplan PA, Nelson NL, Garvin KL, et al. MR of the knee: the significance of high signal in the meniscus that does not clearly extend to the surface. *AJR Am J Roentgenol* 1991;156:333–336.

Kijowski R, Rosas H, Williams A, et al. MRI characteristics of torn and untorn post-operative menisci. *Skeletal Radiol* 2018;46:1353–1360.

Klineberg EO, Crites BM, Flinn WR, et al. The role of arteriography in assessing popliteal artery injury in knee dislocations. *J Trauma* 2004;56:786–790.

Kode L, Lieberman JM, Motta AO, et al. Evaluation of tibial plateau fractures: efficacy of MR imaging compared with CT. *AJR Am J Roentgenol* 1994;163:141–147.

Lee J, Papakonstantinou O, Brookenthal KR, et al. Arcuate sign of posterolateral knee injuries: anatomic, radiographic, and MR imaging data related to patterns of injury. *Skeletal Radiol* 2003;32:619–627.

Lee JH, Singh TT, Bolton G. Axial fat-saturated FSE imaging of the knee: appearance of meniscal tears. *Skeletal Radiol* 2002;31:384–395.

Liu YW, Skalski MR, Patel DB, et al. The anterior knee: normal variants, common pathologies, and diagnostic pitfalls on MRI. *Skeletal Radiol* 2018;47:1069–1086.

Lu W, Yang J, Chen S, et al. Abnormal patella height based on Insall-Salvati ratio and its correlation with patellar cartilage lesions: an extremity-dedicated low-field magnetic resonance imaging analysis of 1703 Chinese cases. *Scand J Surg* 2016;105:197–203.

McAnally JL, Southam SL, Mlady GW. New thoughts on the origin of Pellegrini-Stieda: the association of PCL injury and medial femoral epicondylar periosteal stripping. *Skeletal Radiol* 2009;38:193–198.

McKnight A, Southgate J, Price A, et al. Meniscal tears with displaced fragments: common patterns on magnetic resonance imaging. *Skeletal Radiol* 2010;39:279–283.

Mendes LF, Pretterklieber ML, Cho JH, et al. Pellegrini-Stieda disease: a heterogeneous disorder not synonymous with ossification/calcification of the tibial collateral ligament—anatomic and imaging investigation. *Skeletal Radiol* 2006;35:916–922.

Merchant AC, Mercer RL, Jacobsen RH, et al. Roentgenographic analysis of patellofemoral congruence. *J Bone Joint Surg Am* 1974;56(7):1391–1396.

Norman A, Baker ND. Spontaneous osteonecrosis of the knee and medial meniscal tears. *Radiology* 1978;129:653–660.

O'Donoghue DH. Chondral and osteochondral fractures. *J Trauma* 1966;6:469–481.

Osgood RB. Lesions of the tibial tubercle occurring during adolescence. *Boston Med Surg J* 1903;148:114–117.

Pandit S, Frampton C, Stoddart J, et al. Magnetic resonance imaging assessment of tibial tuberosity-trochlear groove distance: normal values for males and females. *Int Orthop* 2011;35:1799–1803.

Rao N, Patel Y, Opsha O, et al. Use of the V-sign in the diagnosis of bucket-handle meniscal tear of the knee. *Skeletal Radiol* 2012;41:293–297.

Recht MP, Goodwin DW, Winalski CS, et al. MRI of articular cartilage: revisiting current status and future directions. *AJR Am J Roentgenol* 2005;185:899–914.

Recht MP, Kramer J. MRI Imaging of the postoperative knee: a pictorial essay. *Radiographics* 2002;22:765–774.

Recondo JA, Salvador E, Villanúa JA, et al. Lateral stabilizing structures of the knee: functional anatomy and injuries assessed with MR imaging. *Radiographics* 2000;20:91–102.

Redmond JM, Levy BA, Dajani KA, et al. Detecting vascular injury in lower-extremity orthopedic trauma: the role of CT angiography. *Orthopedics* 2008;31:761–767.

Robertson A, Nutton RW, Keating JF. Dislocation of the knee. *J Bone Joint Surg Br* 2006;88:706–711.

Rogers LF. *Radiology of skeletal trauma,* 2nd ed. New York: Churchill Livingstone; 1992:1199–1317.

Schatzker J, McBroom R, Bruce D. The tibial plateau fracture. The Toronto experience 1968–1975. *Clin Orthop Relat Res* 1979;138:94–104.

Schwaiger BJ, Gersing AS, Wamba JM, et al. Can signal abnormalities detected with MR imaging in knee articular cartilage be used to predict development of morphologic cartilage defects? 48-month data from the Osteoarthritis Initiative. *Radiology* 2016;281:58–116.

Shybut T, Strauss EJ. Surgical management of meniscal tears. *Bull NYU Hosp Jt Dis* 2011;69:56–62.

Sinding-Larsen MF. A hitherto unknown affection of the patella in children. *Acta Radiol* 1921;1:171–173.

Steadman JR, Briggs KK, Rodrigo J, et al. Outcomes of microfracture for traumatic chondral defects of the knee: average 11-year follow-up. *Arthroscopy* 2003;19:477–484.

Stoller DW. *Magnetic resonance imaging in orthopaedics and sports medicine.* Philadelphia: JB Lippincott; 1993.

Tokarsky G, Drescher M. Bilateral popliteal artery thrombosis from traumatic knee dislocation. *Israeli J Emer Med* 2006;6:37–39.

Venkatanarasimha N, Kamath A, Mukherjee K, et al. Potential pitfalls of a double PCL sign. *Skeletal Radiol* 2009;38:735–739.

Vinson EN, Major NM, Helms CA. The posterolateral corner of the knee. *AJR Am J Roentgenol* 2008;190:449–458.

Wilcox JJ, Snow BJ, Aoki SK, et al. Does landmark selection affect the reliability of tibial tubercle-trochlear groove measurements using MRI? *Clin Orthop Relat Res* 2012;470:2253–2260.

Yao L, Gai N, Boutin RD. Axial scan orientation and the tibial tubercle-trochlear groove distance: error analysis and correction. *AJR Am J Roentgenol* 2014;202:1291–1296.

Yilmaz B, Ozdemir G, Sirin E, et al. Evaluation of patella alta using MRI measurements in adolescents. *Indian J Radiol Imaging* 2017;27:181–186.

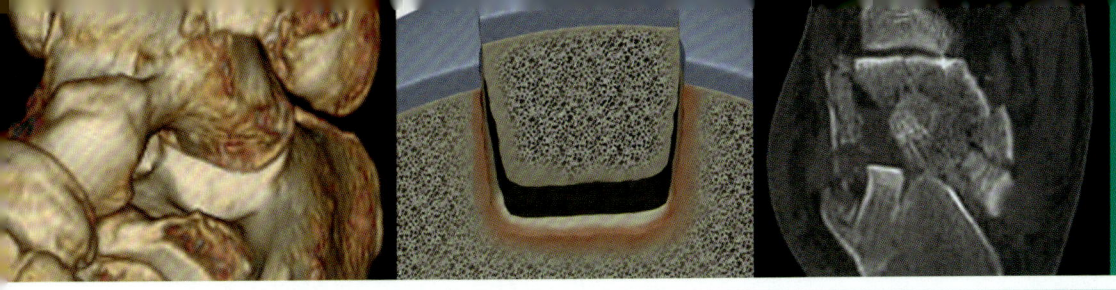
下肢Ⅲ：踝与足

一、踝关节和足的损伤

所有承重关节中，踝关节是最常受伤的。多为年轻人运动时受伤，如跑步、滑冰、踢足球等。易损伤结构包括骨骼、韧带、肌腱及韧带联合。韧带损伤可不伴骨折，这时常规X线检查可能无法识别，结果导致患者得不到适当的治疗。

骨折类型常能提示受伤机制，如Kleiger所指出的，受伤机制由足的位置、外力的方向及强度和关节结构的阻力所决定。同样，受伤机制可提示哪一条韧带损伤。

有时，详细的病史和临床检查有助于确定损伤机制，并预测各种结构的损伤，但放射学检查是评估受伤位置和程度的关键。踝关节损伤有两种基本类型：内翻损伤和外翻损伤。不过，伴内旋、外旋、过伸、过屈、垂直压迫时，可使损伤复杂化。

足外伤也很常见，常由直接损伤引起，如击打或高空坠落。极少数由间接暴力引起，如异常应力或肌肉、肌腱的扭伤。足的骨折占所有骨折的10%，而脱位较少，多与骨折并发，常见于跗骨间关节、跗跖关节和跖趾关节。

（一）影像学解剖

正常踝关节由胫距关节和远端胫腓关节组成，后者是韧带联合关节，而非真正的不动关节。然而，外伤时必须将踝关节视为足关节的一部分，特别是跟距关节（距下关节）。受伤时，应力可对踝关节损伤产生较大影响。

踝关节包括以下结构：3块骨骼——胫骨远端、腓骨远端及距骨；3组主要韧带——内侧副韧带（三角韧带）、外侧副韧带及胫腓韧带联合复合体（胫骨和腓骨远端之间的纤维连结）（图10-1）。外侧副韧带包括距腓前韧带、距腓后韧带及跟腓韧带；远端胫腓韧带联合复合体由3部分组成：远侧胫腓前韧带、远侧胫腓后韧带及骨间膜，是维持踝关节完整与稳定最重要的结构之一。

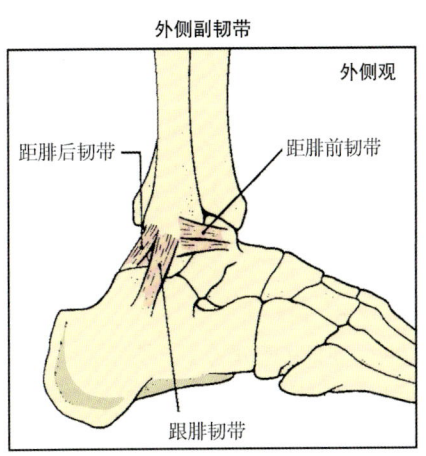

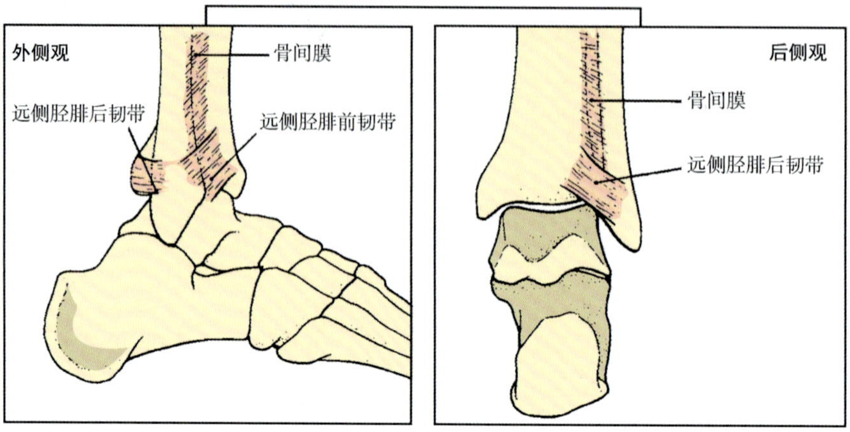

远端胫腓韧带联合复合体

外侧观　骨间膜　后侧观

远侧胫腓后韧带　远侧胫腓前韧带

骨间膜

远侧胫腓后韧带

图 10-1　踝关节的韧带

踝关节的三个主要韧带组：内侧副（三角）韧带、外侧副韧带与下胫腓韧带联合复合体，后者对维持踝的完整与稳定很重要

从解剖学与动力学的角度看，足分为 3 部分：后足、中足、前足。后足由跗骨间关节（Chopart 关节）将其与中足分开，包括距骨、跟骨；中足，由跗跖关节（Lisfranc 关节）将其与前足分开，包括舟状骨、骰骨与 3 块楔状骨；前足包括跖骨、趾骨（图 10-2）。附于胫腓骨远端的肌肉，其肌腱接近或位于踝关节水平，并延伸至足内（图 10-3）。

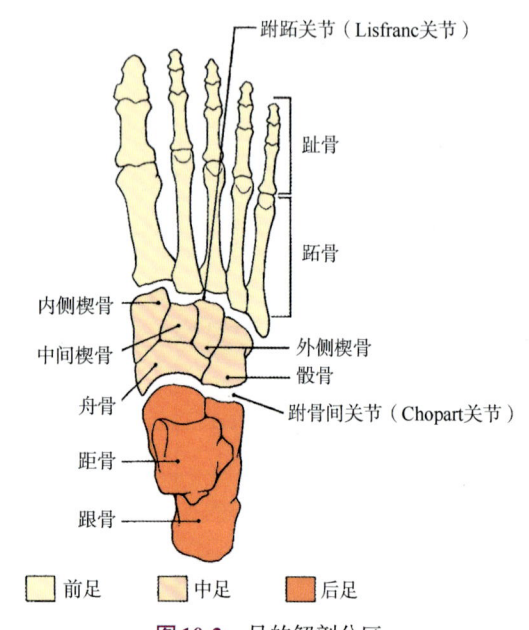

图 10-2　足的解剖分区

足可分为 3 个解剖分区：后足、中足与前足，分别由跗骨间关节（Chopart 关节）与跗跖关节（Lisfranc 关节）分开

由于文献中描述踝与足运动的术语不一致，因此论及踝与足损伤的各种机制时存在一定的混乱。常将术语"内收、内翻、内偏、旋后"混用，"外展、外翻、外偏、旋前"也是如此，但这是不正确的。不过，描述复合运动时，旋后与旋前还是更恰当的。旋后包括前足的内收与内翻（跗跖关节与跗骨间关节的运动）及足跟的内翻，表现为距下关节的内偏，伴轻度的踝关节（胫距关节）跖屈。旋前时，复合运动包括前足的外展与外翻（跗跖关节与跗骨间关节的运动）及足跟外翻，表现为距下关节的外偏，伴踝关节的轻度背屈（或背伸）（图 10-4）。

内收适用于前足的内倾，外展则适用于前足的外倾，两种运动均发生于跗跖关节（Lisfranc 关节）；足跟的内收是指跟骨内翻，而足跟的外展为跟骨外翻。两种运动均发生于距下关节。跖屈是指足向尾侧（下）的运动，背屈则为足向头侧（上）的运动——运动发生于踝关节（胫距关节）。内翻与外翻不应用于描述运动，但可用来描述踝与足畸形时的位置。偶尔，内翻及外翻在描述施加应力时，可与内收及外展交互使用。

踝与足的影像学

（1）踝：常规标准 X 线检查包括前后位（包括踝穴位）、侧位、斜位投照。踝损伤时经常用应力位，有时还用特殊投照位。

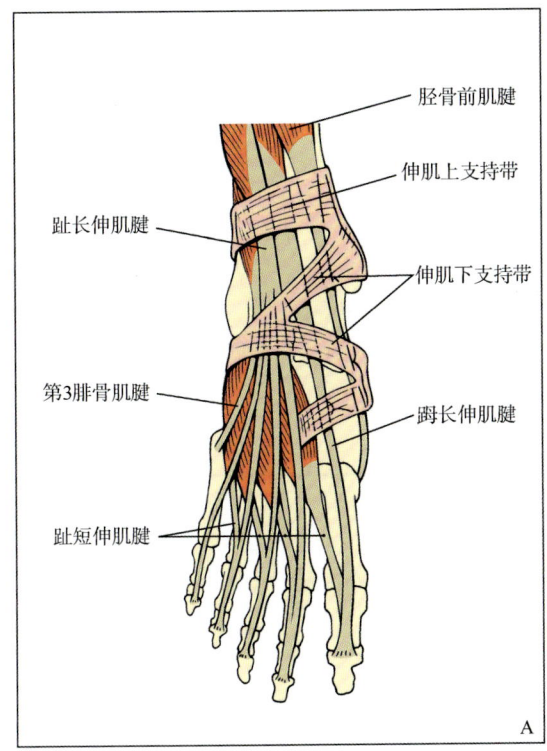

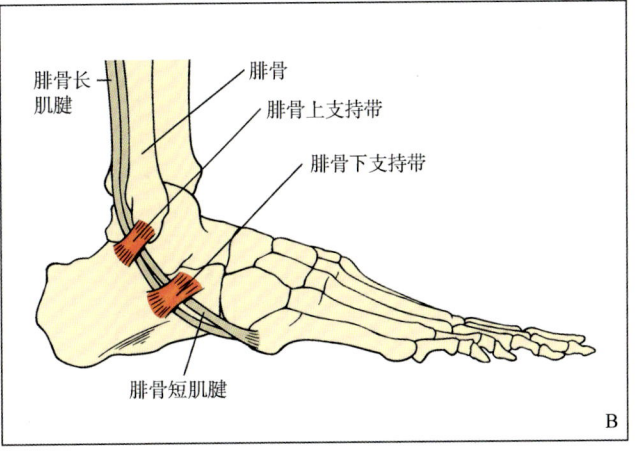

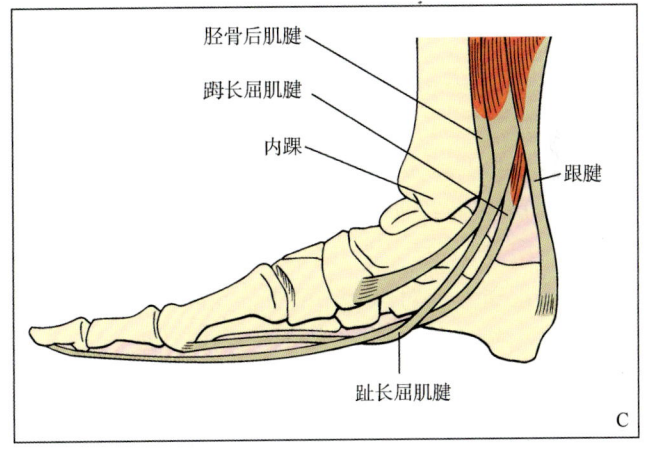

图 10-3　踝和足的肌腱

踝和足的各种肌腱附着图解：足背侧观（A）、外侧面观（B）及内侧面观（C）

旋后

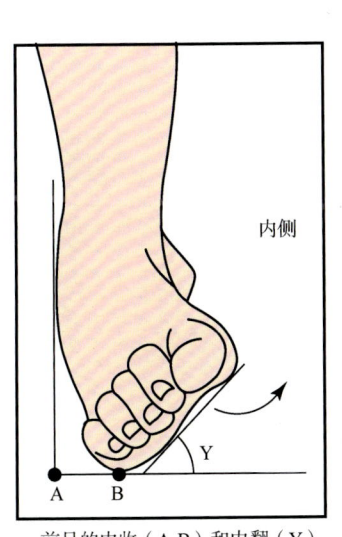

前足的内收（A-B）和内翻（Y）

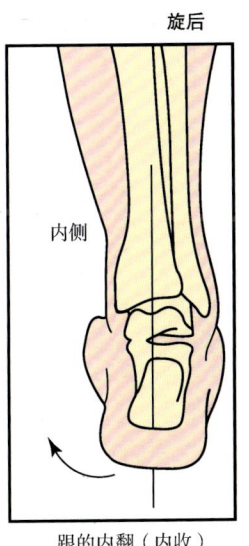

跟的内翻（内收）

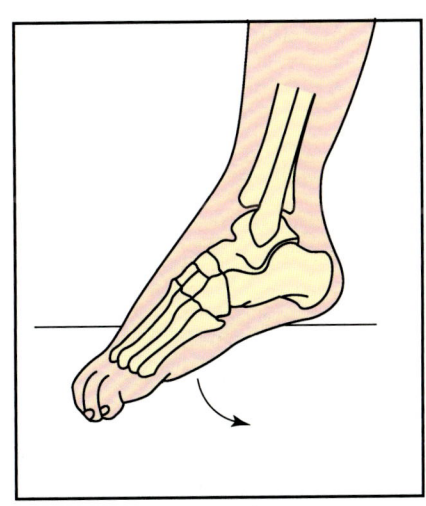

跖屈

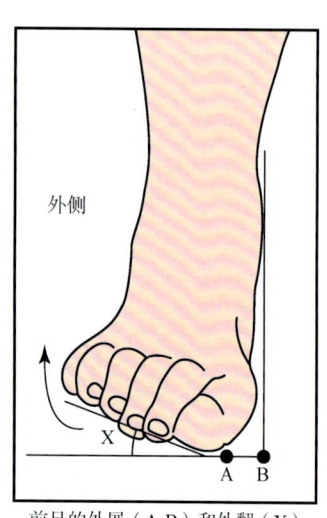
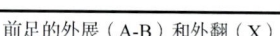
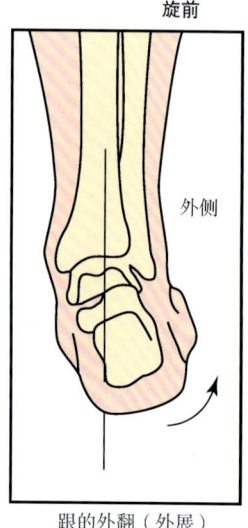
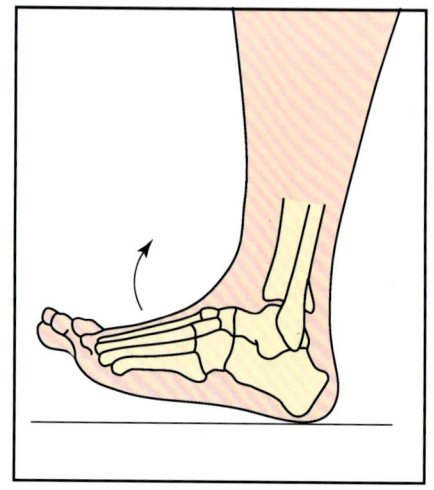

旋前

外侧

外侧

前足的外展（A-B）和外翻（X）　　跟的外翻（外展）　　背屈

图 10-4 踝和足的运动

旋后是一个复合运动，包括前足的内收和内翻，伴足跟内翻及踝关节的轻度跖屈。旋前类似，包括前足外展和外翻，伴足跟外翻及踝关节的轻度背屈

前后位投照显示胫、腓骨远端，包括内、外踝（图 10-5）。在此投照位要注意腓侧踝（外踝）比胫侧踝（内踝）长。这一解剖特征对维持踝关节的稳定性很重要，对踝关节骨折的重建也很重要。外踝极小的移位或短缩都会使距骨移位，可能引起踝关节的不协调而导致损伤后关节炎。有一种改良的前后位投照使踝关节内旋 10°，称为踝穴位，其显示踝穴较好（图 10-6）。

侧位投照用于评估胫骨远侧的前面和后唇（所谓的第三踝）（图 10-7），一些冠状位的骨折在此投照位可清晰显示。踝关节积液也可在该投照位上进行评估（见图 10-69）。

踝关节斜位投照时，足内旋 30°～35° 较好，可显示下胫腓联合和距腓关节（图 10-8）。外斜位投照用来评估外踝与胫骨前结节（图 10-9）。

大多数踝关节韧带损伤都需要应力位投照、踝关节造影、CT 或 MRI 检查（见后文）并充分评估。然而，有时可从标准 X 线检查上推断出骨折的部位和范围。凭借充分的踝关节骨骼、软组织解剖知识和对损伤机制的理解，放射科医生可正确诊断损伤情况并判断韧带是否损伤。在此基础之上，放射科医生甚至可确定不同结构损伤的顺序。

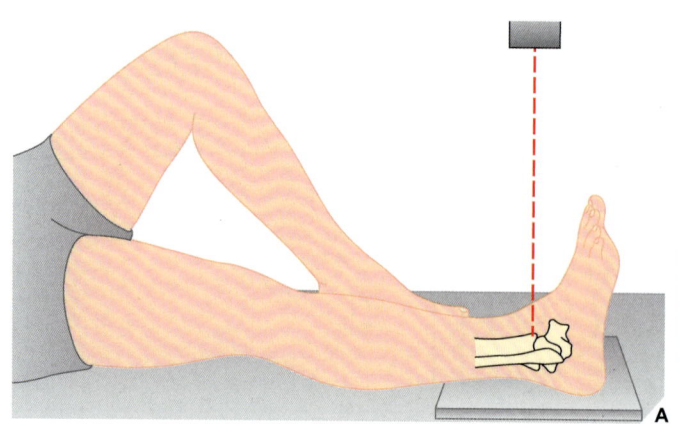
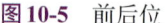
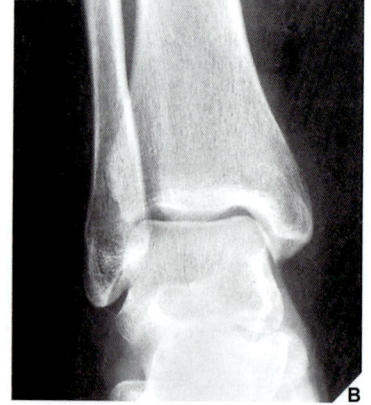

图 10-5 前后位

A. 踝关节前后位投照时，患者仰卧于检查床上，足跟置于片盒上。足位于中立位，垂直于小腿和片盒。中心线（虚线）于两踝中点垂直指向踝关节。B. 此投照位的 X 线片可显示胫骨远端，特别是内踝，以及距骨体与胫距关节。但请注意，腓骨远侧与胫骨外侧面的重叠，下胫腓联合未清晰显示

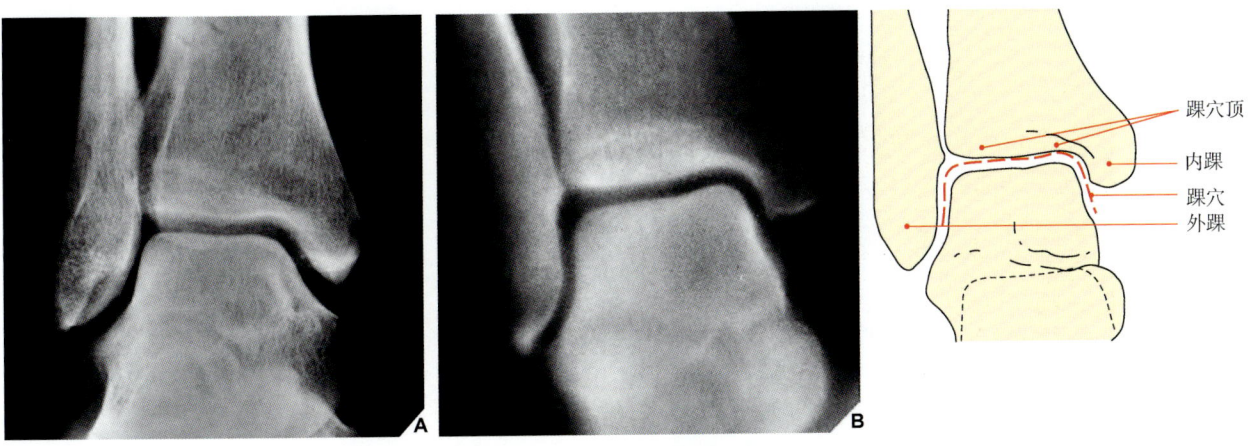

图 10-6　踝穴位

A. 踝穴位，为改良的踝关节前后位投照，投照时踝内旋10°，消除腓骨远端内侧面与距骨外侧面的重叠，因而关节间隙显示较好。B. 经踝关节的体层成像显示踝穴由内踝、胫骨远端的关节面（顶或顶壁）与外踝组成，其外形似一倒置的"U"字形

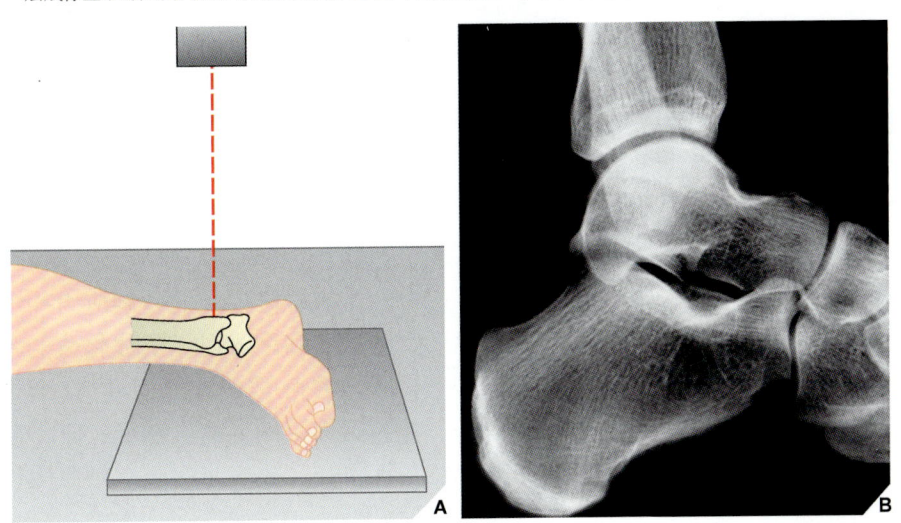

图 10-7　侧位

A. 踝关节侧位投照时，患者取侧卧位，腓骨侧置于片盒上，足位于中立位，中心线（虚线）垂直指向内踝（也可将踝内侧面贴在片盒上）。B. 可见胫骨远端、距骨与跟骨的侧面，腓骨与胫骨后部及距骨的后部重叠，胫距关节与距下关节显示清晰。注意胫骨后唇，亦称为第三踝

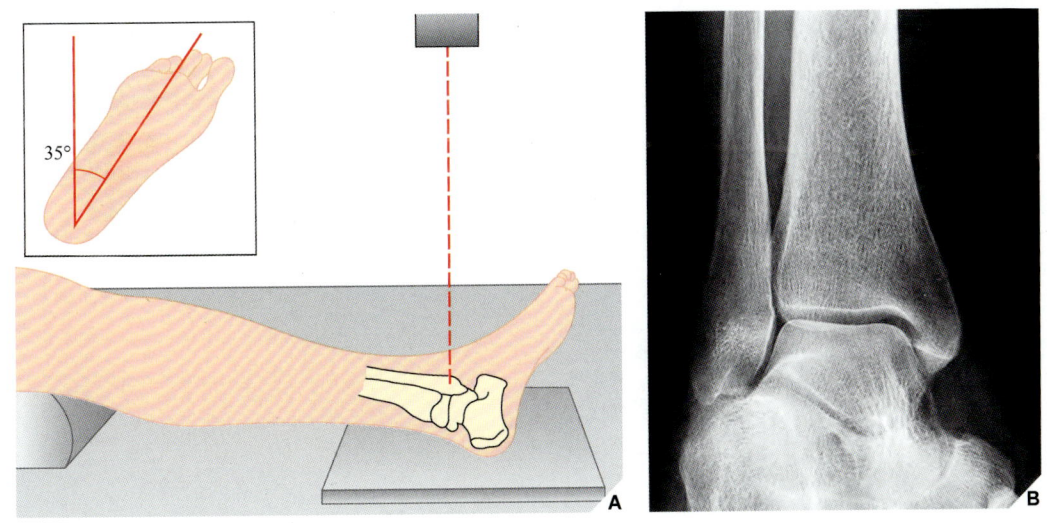

图 10-8　内斜位

A. 踝关节内斜位投照时，患者取仰卧位，其小腿与足内旋约35°（局部放大图），足位于中立位，与小腿远端成90°角。中心线（虚线）垂直指向外踝。B. 图像上内踝、外踝、第三踝、距骨滑车、胫距关节和下胫腓联合显示清晰

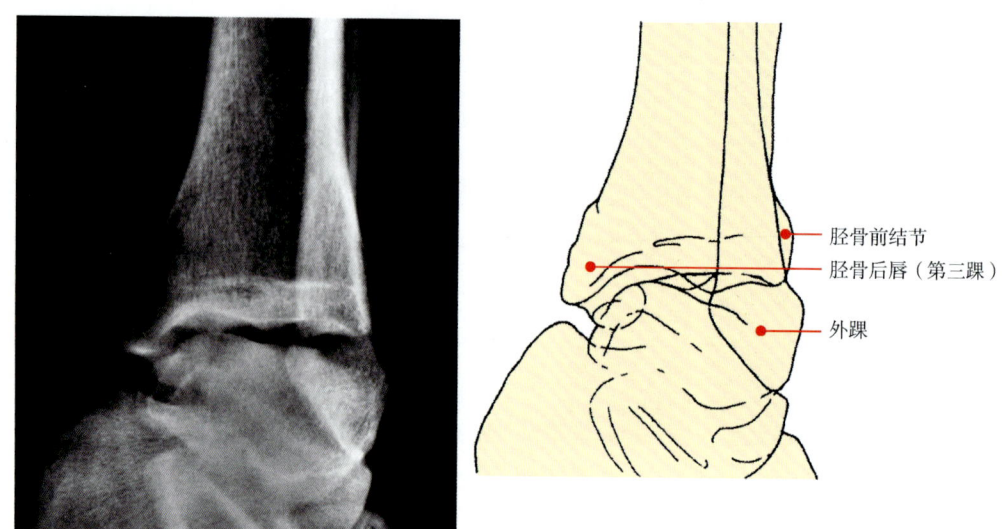

图10-9　外斜位

外斜位投照时，患者体位与内斜位投照相同，但下肢外旋40°～45°，外踝与胫骨前结节显示良好

某些韧带损伤可根据踝穴的断裂和距骨的移位做出诊断，另外一些可以通过骨折的表现推断。例如，腓骨在踝关节水平以上的骨折提示下胫腓前韧带撕裂。前结节水平以上的腓骨骨折强烈提示下胫腓联合的完全断裂。踝关节水平之上的腓骨骨折，不伴内踝骨折，提示三角韧带的撕裂。内踝横行骨折提示三角韧带完整。腓骨的高位骨折伴内踝骨折或胫腓韧带的撕裂，即所谓Maisonneuve骨折（见后文），提示骨间膜断裂，上达腓骨骨折水平。

但是，对踝关节进行普通X线检查正常时，应力位投照对评估韧带损伤就非常重要（见图4-5）。内翻（内收）和前拉应力位检查最常用，外翻（外展）应力位检查应用极少。

在前后位投照的内翻应力片中，通过测量沿胫骨顶壁和距骨滑车的线构成的角，可以量出距骨倾斜的角度（图10-10）。这个角度有助于诊断外侧副韧带的撕裂。然而，正常值范围较宽，判断有困难，故应与对侧踝对照比较，但这种方法

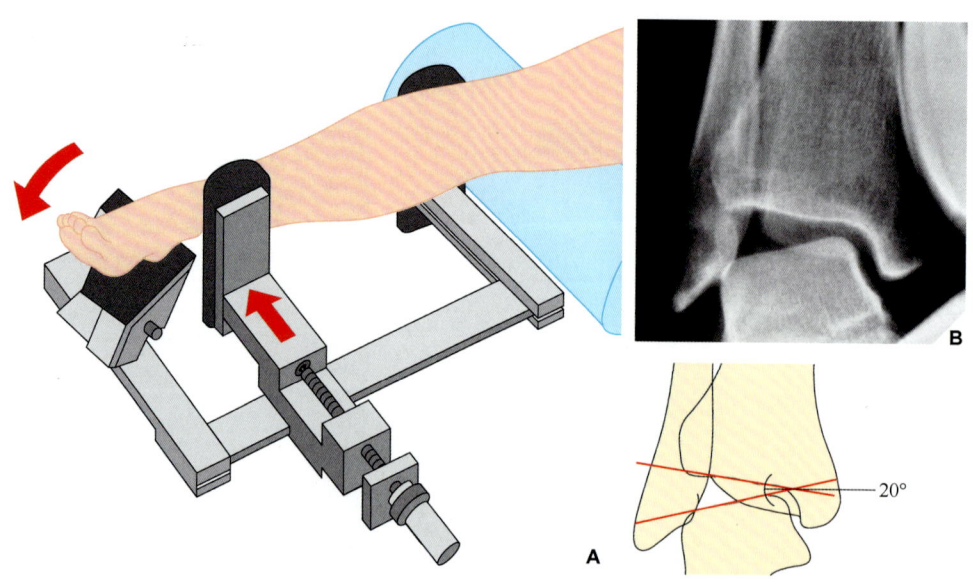

图10-10　内翻应力位

A. 踝内翻（内收）应力位检查，患者取仰卧位，足固定于支架上。压力板置于踝关节以上约2cm，施加内翻应力（红箭头）使足跟内收（如果检查时疼痛，可于最痛部位注入5～10ml 1% 利多卡因或类似的局麻药）。B. 前后位片上，通过测量沿胫骨顶壁和距骨滑车画出的线形成的角，可判断距骨倾斜的程度。对侧踝也应用同样方法来做对照

也不可靠。有文献报道，在无外伤史的人群中，此角度可高达25°。偶尔也有患者呈现出较大的测量变异。很多作者建议，被动内翻时，倾斜角小于5°为正常，5°～15°可为正常或异常。15°～25°强烈提示韧带损伤，大于25°必为异常。被动外翻时，距骨倾斜大于10°可能有病理意义。

侧位投照的前拉应力片上可进行测量以确定距腓前韧带的损伤（图10-11）。距骨和胫骨远端间的距离小于5mm可认为正常；5～10mm可正常或异常，这时应与对侧踝关节的应力位片做对照；大于10mm则认为肯定异常。

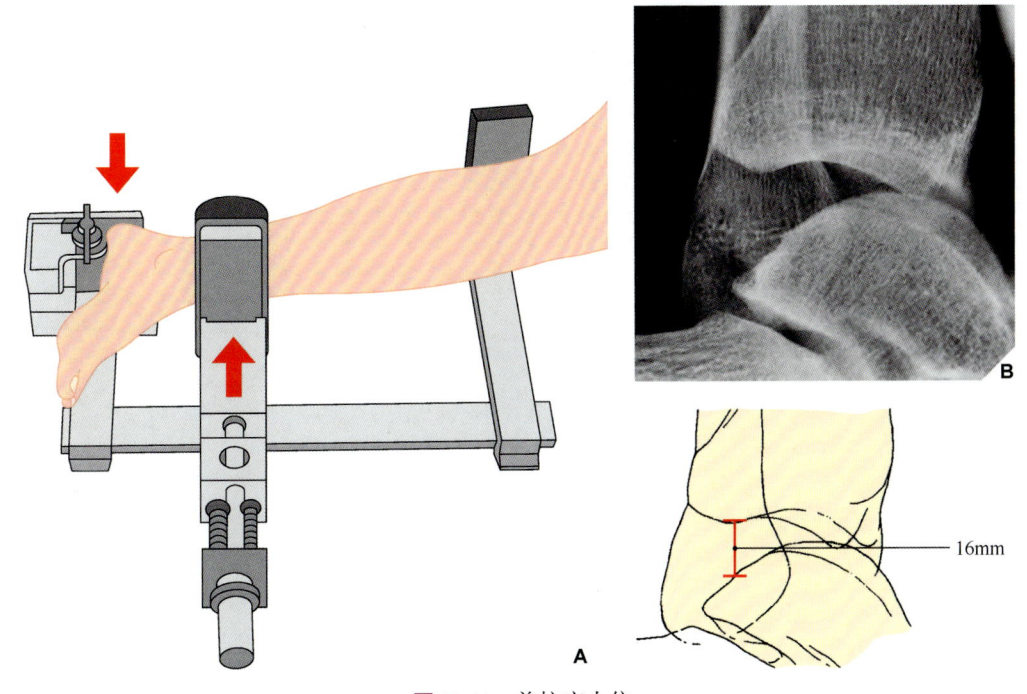

图10-11　前拉应力位

A. 前拉应力位检查时，患者取侧卧位，足置于支架上，压力板置于前部，约在踝关节以上2cm处，对足跟施以向后的压力（红箭头）。检查时，压力的大小可由发光二极管数字阅读器监视。B. 侧位应力位图像可以确定距骨相对胫骨远端移位的程度

辅助影像技术对诊断和评估踝关节损伤很重要。CT可用来观察复杂骨折中的粉碎性骨折的位置，如胫骨远端骨折、距骨骨折及跟骨骨折。此外，CT检查可有效评估各种韧带和肌腱，因为软组织分辨率的关系，使之与周围脂肪很容易区分。然而，超声和MRI检查在评估软组织方面更具优势，特别是可以有效诊断以下肌腱损伤，如肌腱炎、腱鞘炎、肌腱的断裂及脱位等。

做踝和足的CT检查时，要注意把腿适当摆放在扫描机架内。另外，因为足的影像平面的命名偶尔会造成混乱，要注意将踝和足的冠状位、矢状位、轴位平面与躯干的相应平面保持一致（图10-12A）。冠状位扫描时，膝关节屈曲，足平置于检查床上，检查的射线照向足背。更常用的是一种改良的冠状扫描方法，即利用扫描机架角度或用楔形脚垫改变扫描方向（图10-12B）。可用侧位的定位像协助确定需要的机架倾斜角度。轴位扫描时，使足垂直于检查床，双侧趾并拢，膝关节完全伸直，射线方向平行于足底。矢状位图像一般经过重建技术得到，也可把患者摆成侧卧位，直接做矢状扫描获得图像。以上所有平面成像都用3～5mm层厚扫描。三维重建图像要用1.5mm或2mm无间隔重建，也可用5mm层厚、3mm重叠的影像重建。

MRI可以直接多层扫描，对软组织分辨率佳，评估踝部的肌腱和韧带优于CT。所有自旋回波序列中，肌腱都呈均匀低信号，但跟腱和胫后肌腱除外。在长TR序列中，这两条肌腱内偶尔会显示小的中等信号强度灶，特别在其接近跟骨结节或

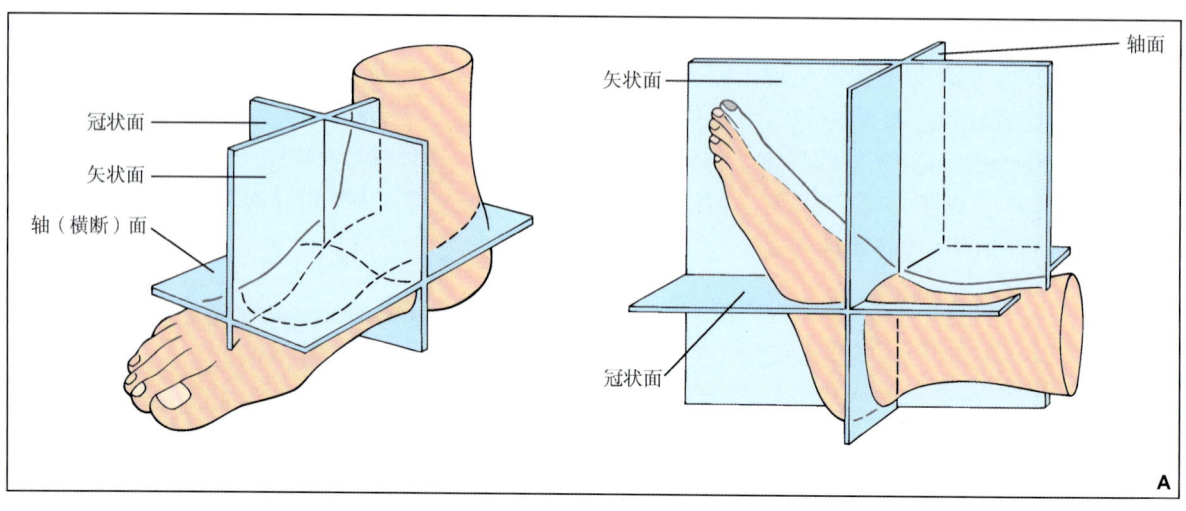

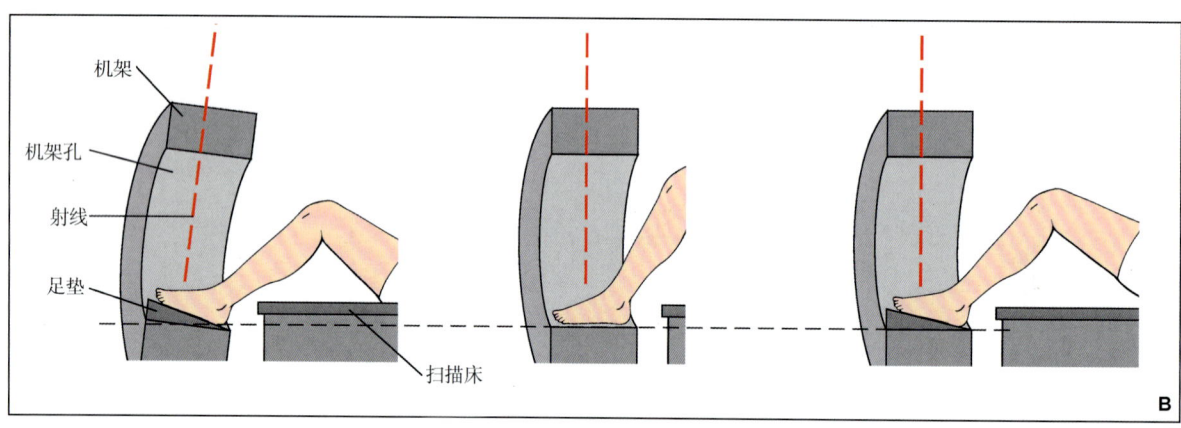

图 10-12　解剖平面及影像平面

踝与足的解剖平面（A）及 CT 影像平面（B）（图 B，经允许引自 Berquist TH，ed. *Radiology of the foot and ankle*. New York：Raven Press；1989.）

舟骨附着处的部位更明显。从实用的角度看，可用一些方法记忆 MRI 轴位扫描的各种肌腱的位置和关系，如可用惯用语 "Tom、Dick 和 Harry"（译者注：外国常用人名）记忆踝关节后内侧面的肌腱，用 "TED" 记忆踝关节前外侧面的肌腱（图 10-13）。同样，踝关节的韧带在 MRI 上也显示为低信号强度，但距腓后韧带除外，其常表现为不均匀信号，类似膝关节的前交叉韧带。足位于中立位时，轴位上可见距腓前、后韧带的全长（图 10-14），因为它们几乎位于同一平面内。足距屈 40° 时，可以显示跟腓韧带。在更近侧的轴位层面上可见胫腓前、后韧带（图 10-15）。踝关节周围的许多韧带和肌腱与主磁场呈一定角度，在短 TE 脉冲序列上容易产生魔角效应，可以通过重新定位足的位置或使用长于 20ms 的 TE 脉冲序列来避免魔角效应。

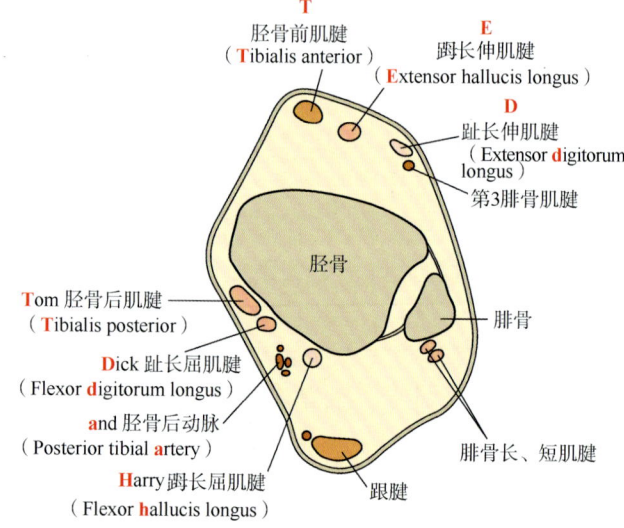

图 10-13　踝关节肌腱的轴位 MRI 示意图

（引自 Helms CA，Major NM，Anderson MW，et al. *Musculoskeletal MRI*, 2nd ed. Philadelphia：Saunders/Elsevier；2009：384-429.

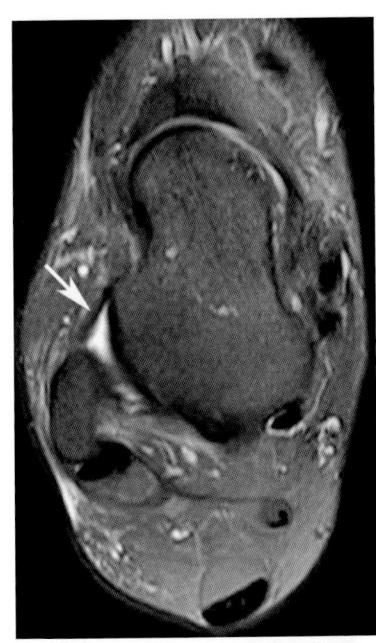

图 10-14　距腓前韧带的 MRI 表现

经外踝与距骨的 MRI 轴位 T_2 加权像示正常距腓前韧带（箭头）

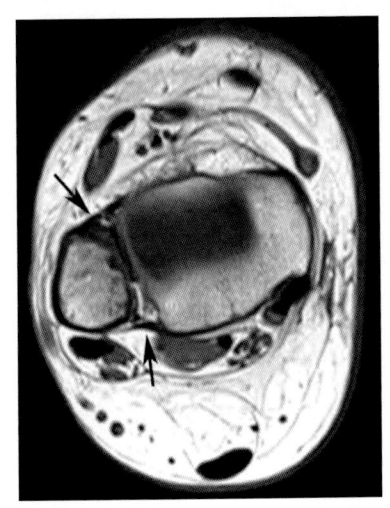

图 10-15　下胫腓前、后韧带的 MRI 表现

MRI 轴位 T_1 加权像示正常下胫腓前、后韧带（箭头）

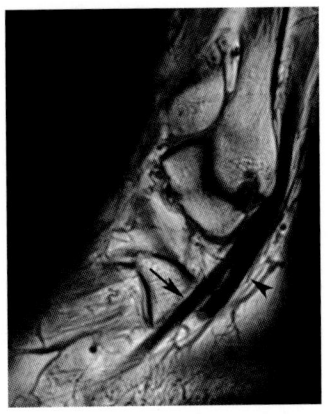

图 10-16　腓骨长、短肌腱的 MRI 表现

经外踝的 MRI 矢状位 T_1 加权像示腓骨短肌腱（箭头）及腓骨长肌腱（无尾箭头）的正常表现，弯曲包绕外踝

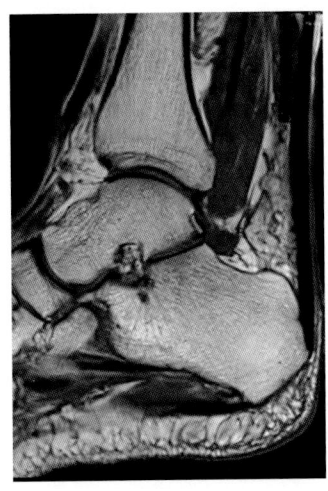

图 10-17　跟腱的 MRI 表现

MRI 正中矢状位 T_1 加权像示正常的跟腱。注意在前脂肪垫高信号的对比下肌腱的均匀低信号强度

　　矢状位上，胫骨后肌、趾长屈肌、姆长屈肌的肌腱可在中部层面上辨识。腓骨长、短肌腱可见于外侧层面（图 10-16）。跟腱在正中矢状位上显示最清晰（图 10-17）。冠状位上也可以清楚观察韧带和肌腱（图 10-18）。

　　韧带和肌腱的病理状态可显示为解剖结构的不连续，表现为 T_2 加权像上肌腱内的高信号。肌腱内或肌腱周围的炎性改变也显示为信号异常。

　　（2）足：大多数足的损伤在标准 X 线片上可以充分评估，包括前后位、侧位、斜位投照。偶尔也需要特殊的切线位投照。

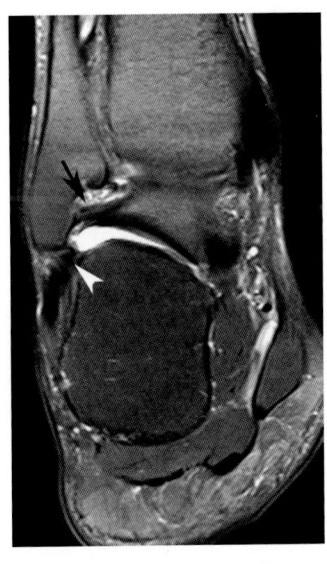

图 10-18　距腓后韧带与跟腓韧带的 MRI 表现

踝关节 MRI 冠状位 T_2 加权像示正常的距腓后韧带（箭头）与跟腓韧带（无尾箭头）

足的前后位片可清晰显示跗骨和趾骨（图10-19）。这个位置还显示了一个重要的解剖特征，称为第1跖间角，其正常值为5°～10°（图10-19C）。这个角对评估前足畸形很重要，因为它代表了一种量化与姆外翻相关的第1跖骨内翻程度的方法。侧位片（图10-20A、B）可评估Boehler角（又称tuber角），这个角反映了距骨与跟骨间重要的解剖关系（图10-20C），其正常值为20°～40°。跟骨骨折时，

由于跟骨上面的压缩，此角可减小。这个角也有助于评估距下关节后面的压缩。另外，侧位片上还可以评估跟骨距离，这是足高度的指标，其正常值为20°～30°（图10-20D）。此值增高提示弓形足畸形（pes cavus，高弓足），此值减小提示扁平足畸形（pes planus）。在足侧位片上能获得的另一个测量值是Gissane角（又称临界角），它是由跟骨背面向上及向下的坡度组成的（图10-21）。这个角的正常值

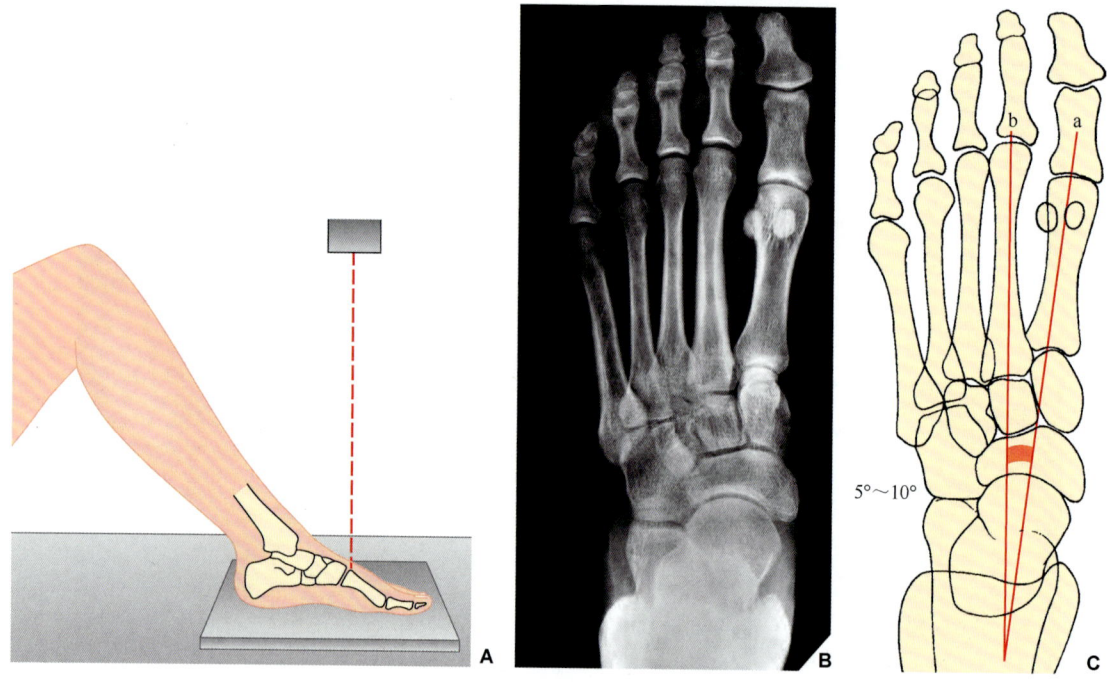

图10-19　前后位

A. 足前后位（背跖位）投照时，患者取仰卧位，膝关节屈曲，脚掌平稳置于片盒上，中心线（虚线）垂直指向第1跖骨基底部。B. 此投照位可充分评估跗骨与趾骨损伤。注意，75%的距骨头与舟骨形成关节（辨识足的骨结构，请参见图10-2）。C. 第1跖间角由平分第1跖骨干（a）与第2跖骨干（b）的两条线相交形成

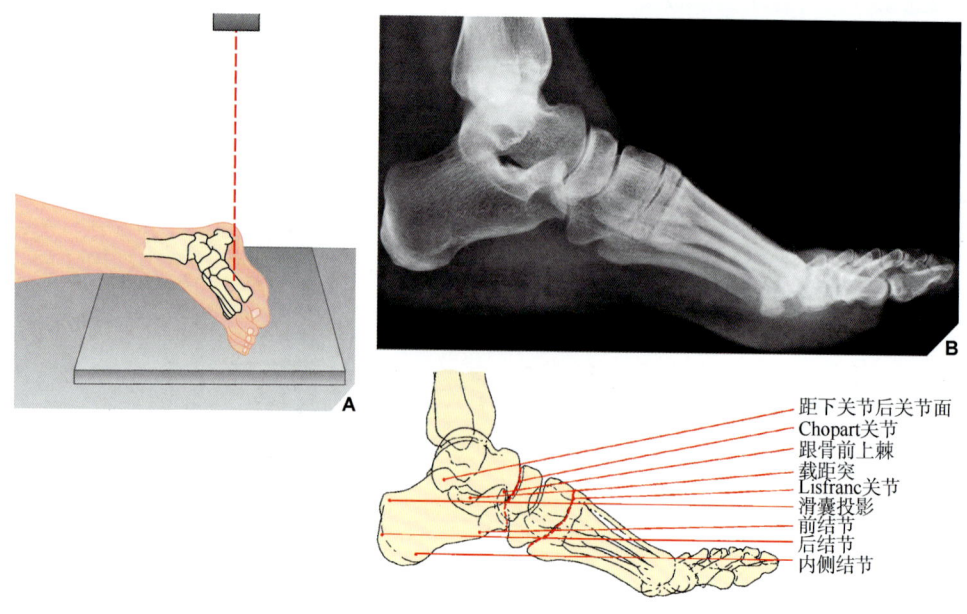

距下关节后关节面
Chopart关节
跟骨前上棘
载距突
Lisfranc关节
滑囊投影
前结节
后结节
内侧结节

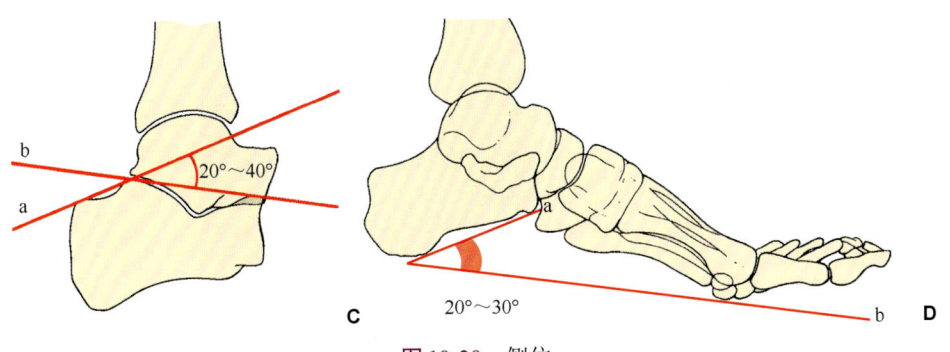

图 10-20　侧位

A. 足侧位投照时，患者取侧卧位，膝关节轻度屈曲，足的外侧面靠在片匣上，中心线（虚线）垂直指向跗骨中部。B. 侧位片显示以下结构：跟骨滑囊投影处，这是跟骨后部最明显的特征；跟骨后结节为跟腱附着处；跖侧面的内侧结节为跖筋膜附着处；以及跟骨前结节、跟骨前上棘、距下关节的后关节面、载距突与距舟关节及跟骰关节。也可清楚地观察到 Chopart 关节与 Lisfranc 关节。C. 侧位片还可评估距骨与跟骨的成角关系——Boehler 角。这一角度是由以下两条线相交形成的：从跟骨结节（滑囊投影处）后上缘到距下关节后关节面的尖部的线（a），从后关节面尖部到跟骨前突上缘的线（b）。此角正常大小为 20°～40°。D. 跟骨距也是由两条线相交形成的，即跟骨下表面的切线（a）与沿足跖侧面的线（b）

为 125°～140°。角度增大，提示距下关节后部骨折。足斜位片也是标准 X 线检查的一部分（图 10-22）。距下关节损伤有时需要特殊体位——切线位投照，如后切线位（Harri-Beath 位）（图 10-23）或斜切线位（Broden 位）（图 10-24）。蹈趾籽骨的切线位投照（图 10-25）有时也是必需的。

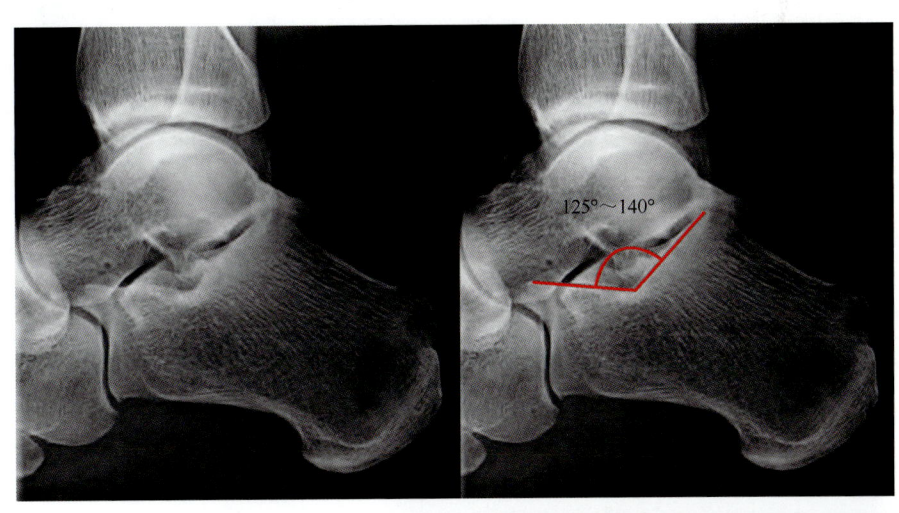

图 10-21　Gissane 角

这是后足侧位片上的测量值。这个角度由沿着跟骨背面向上及向下坡度所画的两条相交线组成，通常是 125°～140°

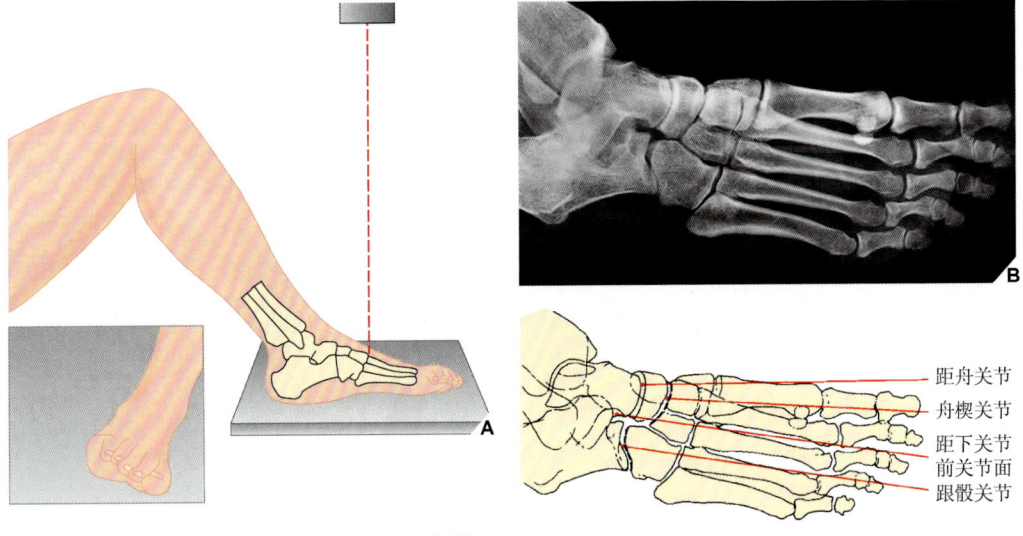

距舟关节
舟楔关节
距下关节
前关节面
跟骰关节

图 10-22　斜位

A. 足斜位投照时，患者仰卧于检查床上，膝关节屈曲，足的外侧缘抬高 40°～45°（局部放大图），以使足的内侧缘用力靠住片盒，中心线（虚线）垂直指向第 3 跖骨基底部。B. 足的斜位片上趾骨与跖骨可以显示得很好。距下关节前部与距舟关节、舟楔关节、跟骰关节也同样显示得清晰

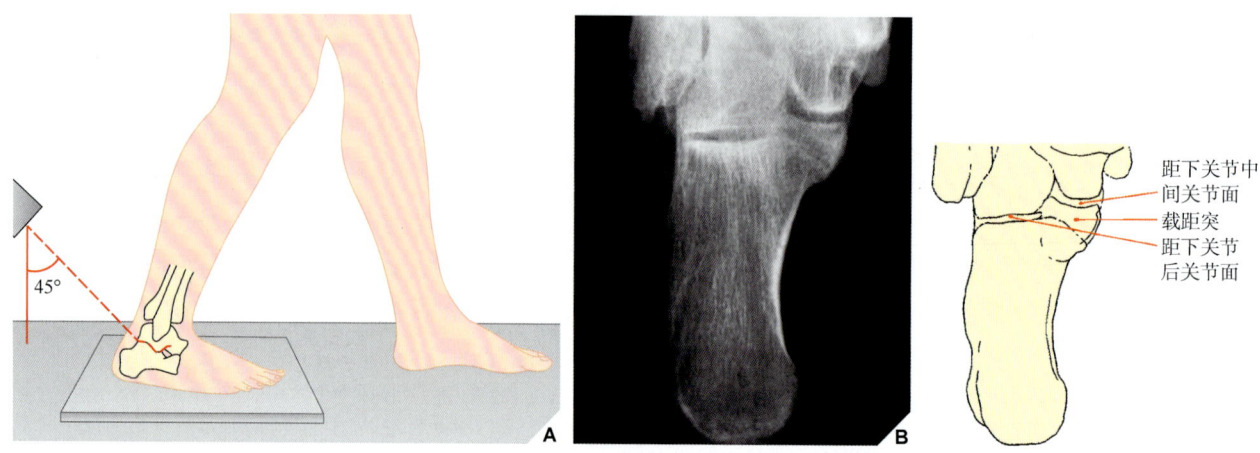

图 10-23 Harris-Beath 位

A. 足后切线位（Harris-Beath 位）投照时，患者取直立位，足掌平放于片匣上，中心线（虚线）常向足跟中线倾角 45°，也可采用倾角 35° 或 55°。

B. 此种投照位上可见水平方向的距下关节的中关节面；载距突投影于内侧，后关节面投影于外侧，平行于中关节面。跟骨体显示良好

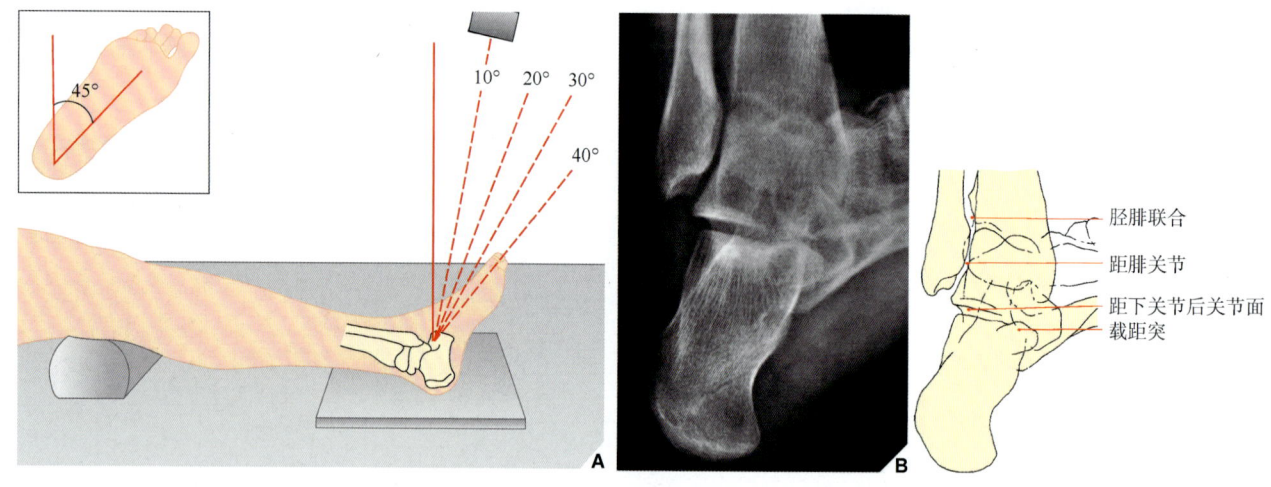

图 10-24 Broden 位

A. 足的 Broden 位投照时，患者取仰卧位，膝关节轻度屈曲，并用一小沙袋支撑，足置于片匣上，背屈 90°，与小腿一起内旋约 45°（局部放大图），中心线（虚线）指向外踝。可在 X 线向头侧倾斜 10°、20°、30° 与 40° 时摄片。B. 头侧倾角 30° 获得的 X 线片示距下关节的后关节面。注意载距突、距腓关节与下胫腓联合也可显示清晰

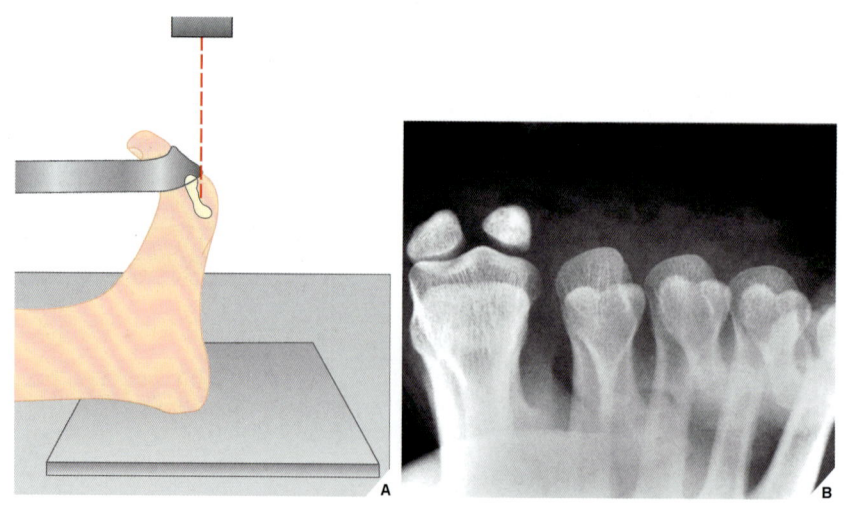

图 10-25 切线位

A. 籽骨切线位投照时，患者坐于检查床上，足背屈置于片匣上，用绷带拉住脚趾保持足的背屈，中心线（虚线）垂直指向第 1 跖骨头。B. 此籽骨位显示跖骨头与第 1 跖骨籽骨

由于副骨众多，而且籽骨和骨折很像，因此 X 线评价足的损伤较为复杂（图 10-26A、B）。这些副骨可被认为是二次骨化中心。反之，骨折碎片也可误认为籽骨（图 10-26C、D）。因此，在 X 线片中识别上述结构很重要。

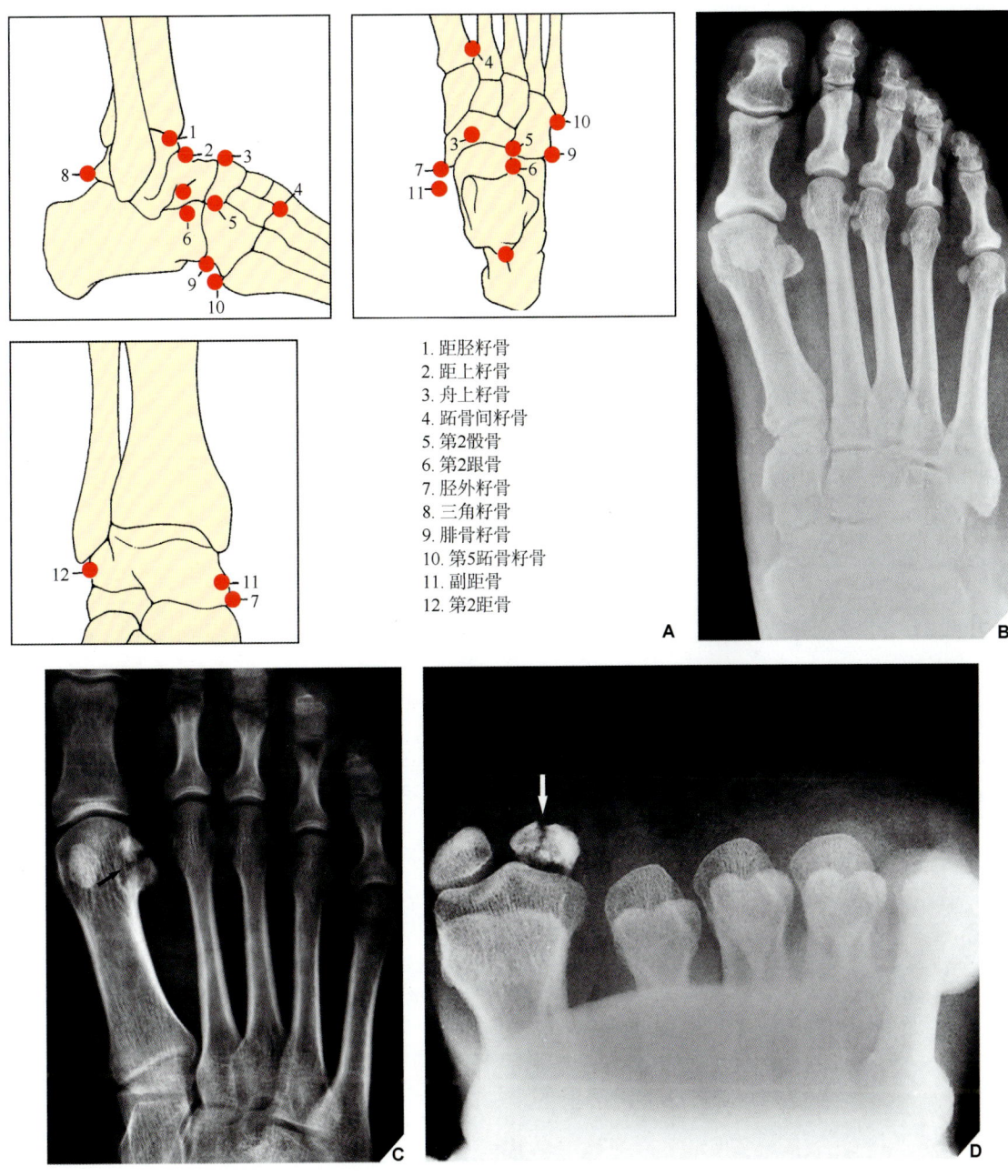

1. 距胫籽骨
2. 距上籽骨
3. 舟上籽骨
4. 跖骨间籽骨
5. 第2楔骨
6. 第2跟骨
7. 胫外籽骨
8. 三角籽骨
9. 腓骨籽骨
10. 第5跖骨籽骨
11. 副距骨
12. 第2距骨

图 10-26　副骨

足与踝众多的副骨（红点）与骨折相似，使评估足的损伤复杂化（A、B）。另外，骨折容易误诊为籽骨，造成漏诊，如足的前后位（C）与籽骨位（D）所示外侧（腓侧）籽骨骨折（箭头）

除 X 线片之外，辅助影像技术也可用于评估足的损伤。放射性核素显像（骨扫描）对发现应力性骨折有价值，而其在标准 X 线检查上并不总是很明显。同样，CT 诊断复杂性骨折，特别是跟骨骨折很有效。MRI 现在常用于评估足的损伤。MRI 评估踝和足时，用表 10-1 提供的检查列表很有用。

上述讨论见表 10-2、表 10-3。

表 10-1 踝与足的 MRI 检查列表

骨结构	肌肉及肌腱	韧带	滑囊
远端胫骨（c、s）	跟腱（s、a）	三角韧带	跟骨后囊（s）
远端腓骨（c、s）	胫骨前肌（a）	胫跟韧带（c）	跟腱后囊（s、a）
距骨（c、s、a）	胫骨后肌（a）	胫距韧带——前、后（c、a）	**其他结构**
跟骨（c、s、a）	腓骨肌——腓骨长肌、腓骨短肌、	胫舟韧带（s、a）	跖腱膜（s）
骰骨（s、a）	第 3 腓骨肌（a）	跳跃韧带（胫－跳跃）（c、a）	跖盘（s）
舟骨（s、a）	踇长屈肌（s、a）	外侧副韧带	跗骨窦（c、s、a）
楔骨——内侧楔骨、中间楔骨、	踇短屈肌（s、a）	距腓后韧带（a）	跗管（c、s、a）
外侧楔骨（c、a）	踇长展肌（s、a）	距腓前韧带（a）	前外侧沟（a）
籽骨（c、a）	踇短展肌（s、a）	跟腓韧带（c）	Kager 脂肪垫（s）
舟骨（外侧胫小骨）（a）	趾屈肌——趾长屈肌、趾短屈	远端胫腓韧带联合	胫动脉、静脉、神经（a）
腓骨（c、s）	肌（s、a）	骨间膜（c、a）	大隐静脉（a）
关节及关节软骨	趾展肌——趾长展肌、趾短展	胫腓后韧带（c、a）	
胫距关节（c、s）	肌（s、a）	胫腓前韧带（c、a）	
Chopart 关节（s）	跖肌（a）	下横韧带（a）	
Lisfranc 关节（s）	外展踇趾肌（a）	Lisfranc 关节（a）	
距下关节（c、s）	足踇收肌（a）		

注：括号中的字母表示观察此结构最好的影像平面。c. 冠状位（踝冠状位、足短轴位）；s. 矢状位；a. 轴位（踝轴位、足长轴位）。

表 10-2 评估踝与足的标准投照位与特殊 X 线投照位

投照位	显示	投照位	显示
前后位（踝）	骨折位于：		距下关节后关节面
	远端胫骨		载距突
	远端腓骨		跗骨
	内踝		骰骨
	外踝		脱位位于：
	Pilon 骨折（累及胫距关节）		踝关节
前后位（足）	骨折位于：		距下关节
	距骨（顶侧）		距周（前型与后型）
	舟骨、骰骨、楔骨		跗跖关节（Lisfranc 关节）
	跖骨与趾骨（包括应力性骨折与跗骨）		踝关节积液
	脱位位于：	应力位（前拉）	距腓前韧带撕裂
	距下关节		踝不稳定
	距周（前型或后型）	斜位	骨折位于：
	全距骨	内斜	内踝
	跗跖（Lisfranc）关节	外斜	距骨
踝内旋 10°（踝穴位）	与前后位具有相同的结构和异常表现，但能		跟骨结节
	更好地显示胫骨平台		跗骨
应力位（内翻、外翻）	外侧副韧带撕裂		趾骨
	三角韧带撕裂	后切线位（Harris-Beath 位）	骨折累及：
	踝不稳定		距下关节内侧与后侧关节面
侧位（踝和足）	Boehler 角		跟骨（轴位平面）
	Gissane 角	斜切线位	骨折累及：
	骨折位于：	（Broden 位）	距下关节后关节面
	远端胫骨		跟骨
	前侧面		载距突
	后唇（第三踝）	轴位（籽骨位）	籽骨骨折
	胫距关节		
	距骨（尤其颈部）		
	跟骨（尤其冠状面）		

表10-3　评估踝与足创伤的辅助影像技术

技术	显示	技术	显示
放射性核素显像（γ 显像、骨扫描）	应力性骨折	MRI 和 MRa	与关节造影和 CT 相同
	愈合过程		跗骨管综合征
关节造影（单对比或双对比，常与 　CT 结合应用），目前已被 MRa 　取代	踝关节韧带结构撕裂		跗骨窦综合征
	骨软骨骨折		Mueller-Weis 综合征
	距骨剥脱性骨软骨炎		Wolin 综合征
	关节骨软骨体		前内踝撞击综合征
CT 和三维 CT	复合骨折（特别是跟骨骨折）		三角骨撞击综合征
	骨折线延伸入关节内		跟腓卡压
	肌腱（特别是腓骨肌腱、胫骨肌 　腱、跟腱）与韧带损伤	超声	肌腱韧带的创伤
			创伤后的软组织血肿和积液
			跗骨管综合征
			跗骨窦综合征

（二）踝关节损伤

　　根据受伤的机制，即内翻（图10-27）与外翻（图10-28）应力，可对踝关节损伤大致分型。内翻性损伤最常见，约占所有踝关节损伤的85%，包括踝的骨折和韧带复合体的损伤。然而，这种分型方法对韧带复合体的损伤特别有用，可用来确定和评估特殊类型的韧带损伤，尤其是存在踝关节骨折时。

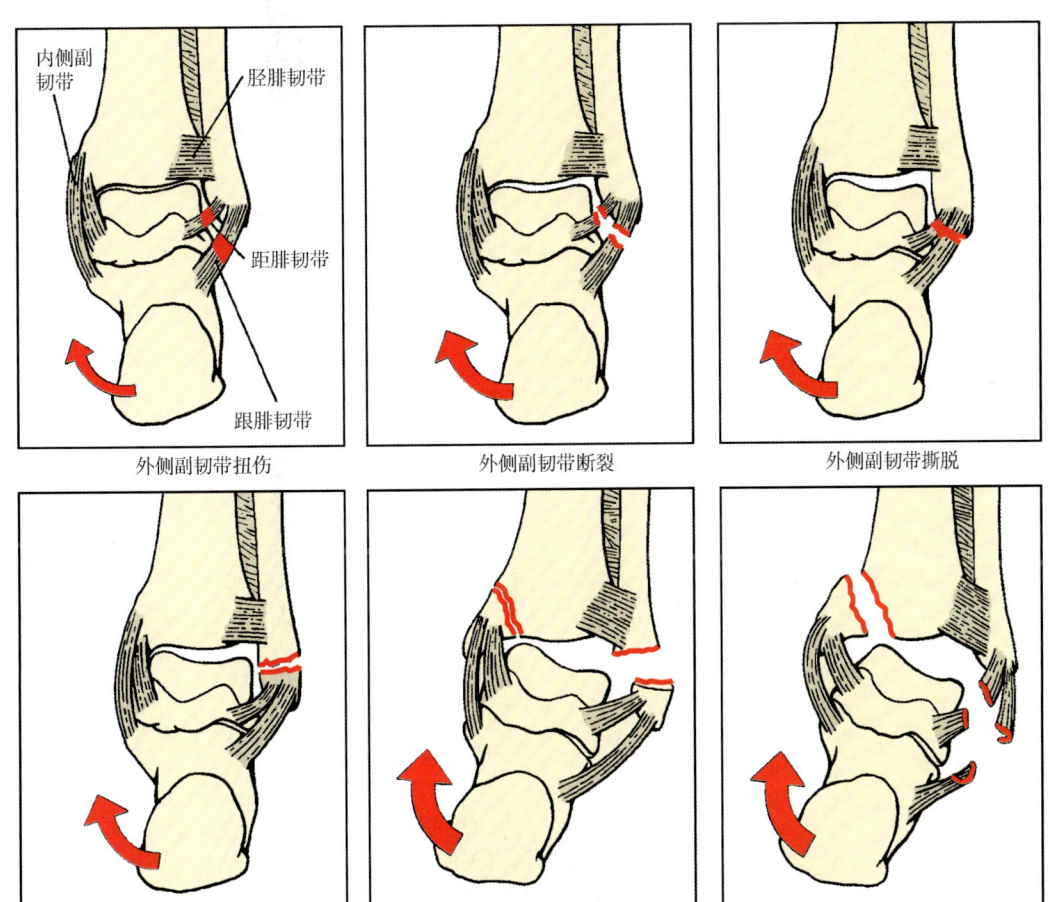

图10-27　踝关节内翻损伤

施加于踝关节外侧结构的内翻力（红箭头），由于严重程度不等，表现为一系列不同的外侧副韧带复合体及双踝的损伤。然而，注意内翻应力并不影响胫腓后韧带或内侧副韧带（经允许引自 Edeiken J，Cotler JM. Ankle trauma. *Semin Roentgenol* 1978；13（2）：145-155.）

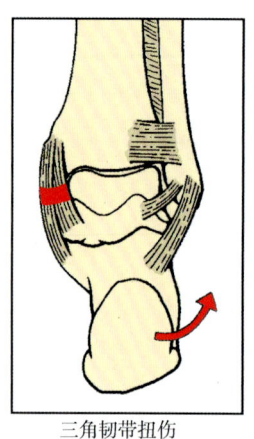
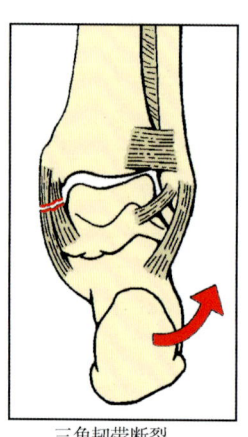
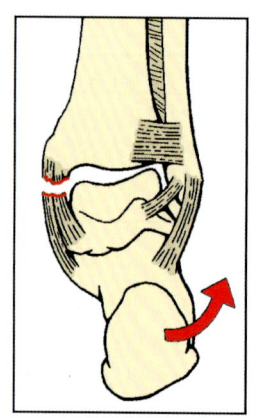
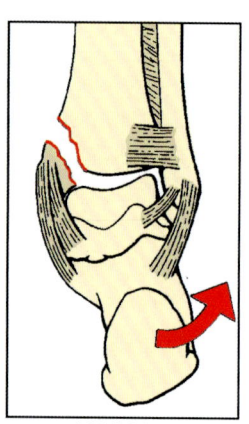
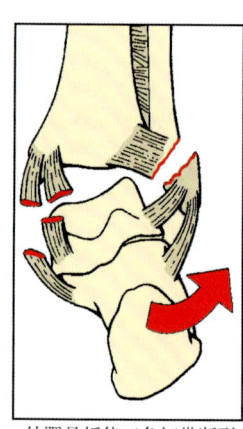

| 三角韧带扭伤 | 三角韧带断裂 | 三角韧带撕脱 | 内踝骨折 | 外踝骨折伴三角韧带断裂 |

图 10-28 踝关节外翻损伤

施加于踝关节内侧结构的外翻力（红箭头），由于严重程度不等，表现为一系列不同的内侧副韧带（三角韧带）复合体及双踝的损伤。然而，注意外翻力并不影响胫腓后韧带或外侧副韧带（经允许引自 Edeiken J，Cotler JM. Ankle trauma. *Semin Roentgenol* 1978；13（2）：145-155.）

1. 踝关节骨折 除按受伤机制分型外，踝关节骨折还可以根据其受累结构（图10-29）分型如下：

1）单踝骨折：骨折累及内侧（胫侧）踝、外侧（腓侧）踝或后踝（图 10-30～图 10-32）。

2）双踝骨折：骨折累及双踝（图 10-33、图 10-34）。

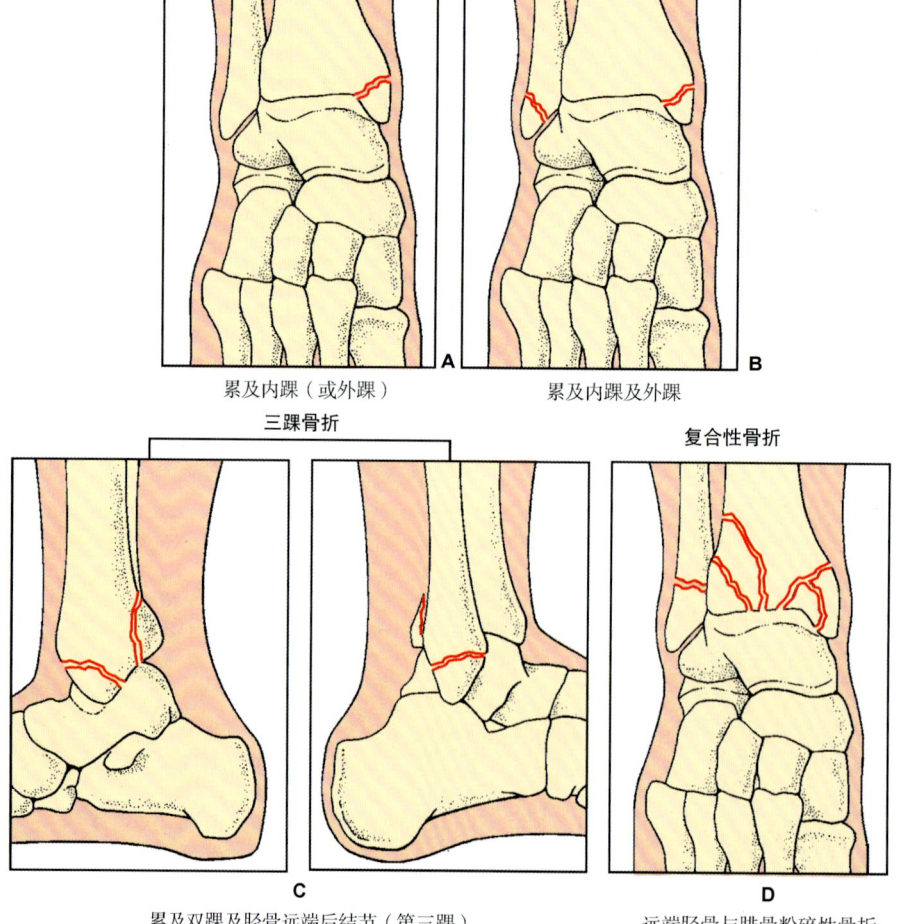

图 10-29 踝关节骨折分型

踝关节骨折可根据其解剖结构，分为单踝骨折（A）、双踝骨折（B）、三踝骨折（C）或复合性骨折（D）

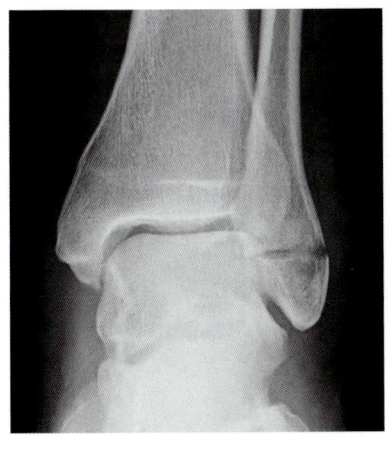

图10-30　单踝骨折（1）

左踝关节后前位X线片示外踝的横行骨折

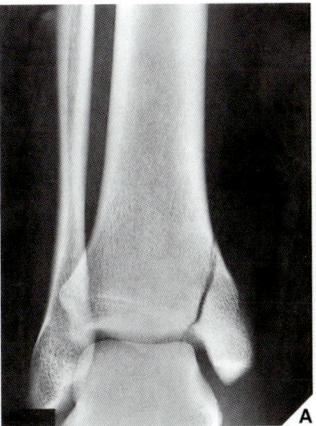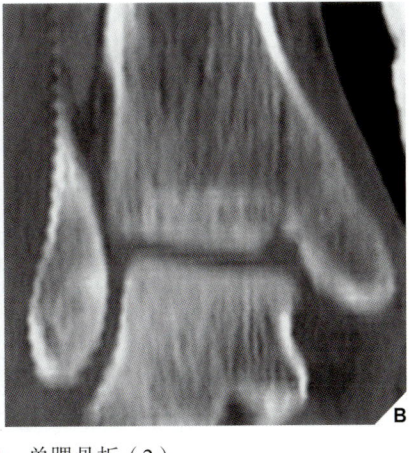

图10-31　单踝骨折（2）

踝关节前后位X线片（A）及冠状位CT重建图像（B）示典型的累及内踝的单踝骨折

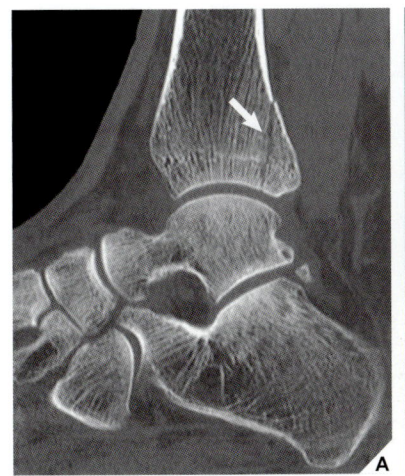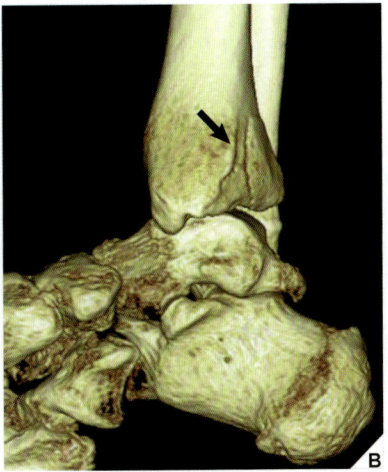

图10-32　单踝骨折的CT及三维CT重建表现

68岁女性，过马路时扭伤脚踝。矢状位CT重建（A）和三维CT重建（B）图像显示后踝骨折（箭头）

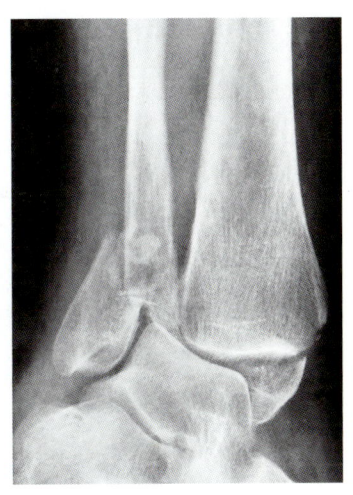

图10-33　双踝骨折

踝关节斜位片示双踝骨折，累及胫侧踝及腓侧踝

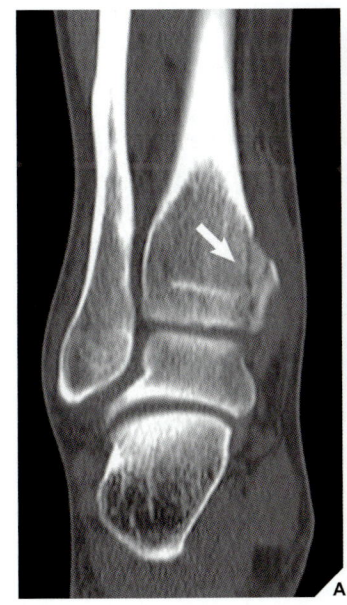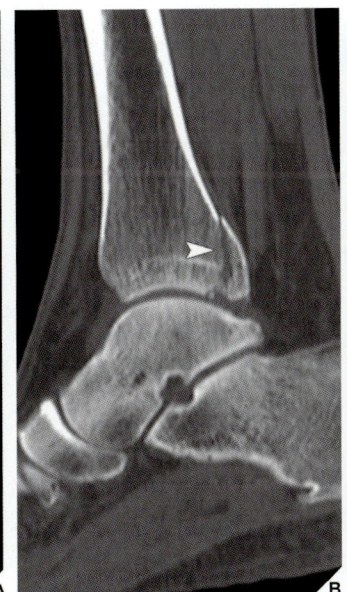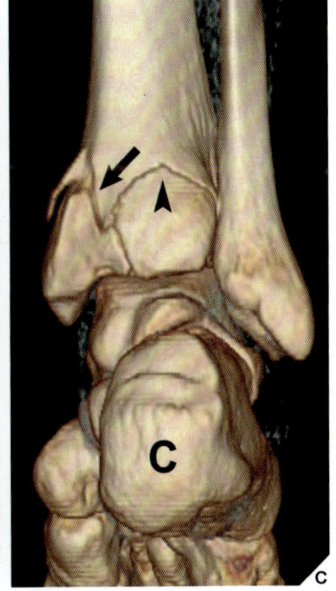

图10-34　双踝骨折的CT和三维CT重建表现

47岁男性，右踝冠状位重建（A）、矢状位重建（B）和三维CT重建（从后方观察）（C）图像显示内踝（箭头）和后踝（无尾箭头）骨折。C.跟骨

3）三踝骨折：骨折累及内、外踝及胫骨远端 后唇（或结节）（第三踝）（图10-35、图10-36）。

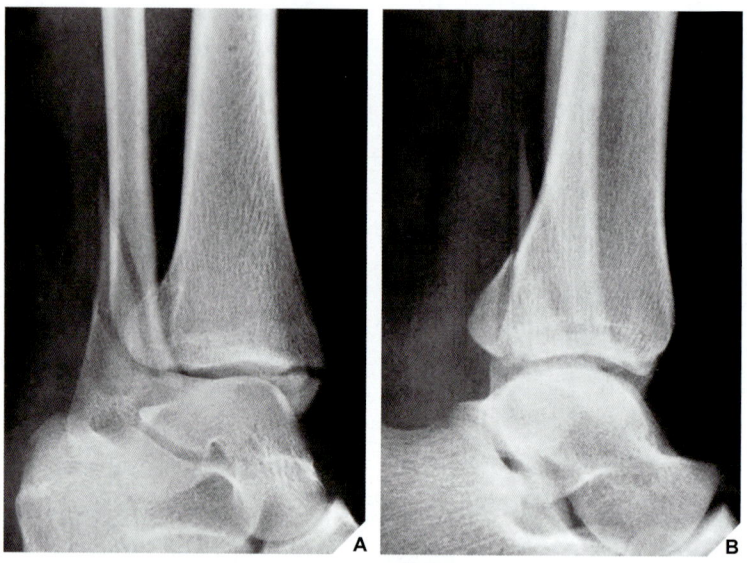

图10-35 三踝骨折

踝关节斜位（A）与侧位（B）图像显示三踝骨折，累及双踝及胫骨远端后唇，后者在侧位图像上显示最佳

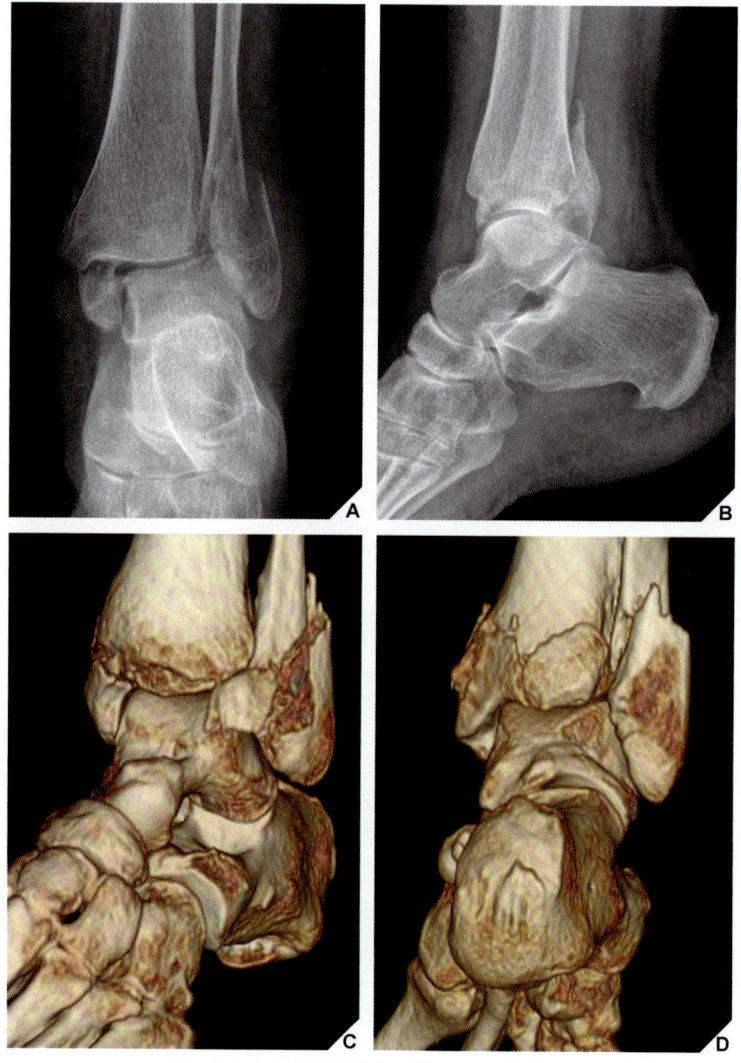

图10-36 三踝骨折的三维CT重建表现

69岁女性，左踝正位（A）和侧位（B）X线片显示内踝、外踝和后踝骨折。三维CT重建侧面观（C）和后面观（D）图像也显示三踝骨折

4）复杂骨折：如Pilon骨折、胫骨和腓骨远　　　端粉碎性骨折（图10-37～图10-40）。

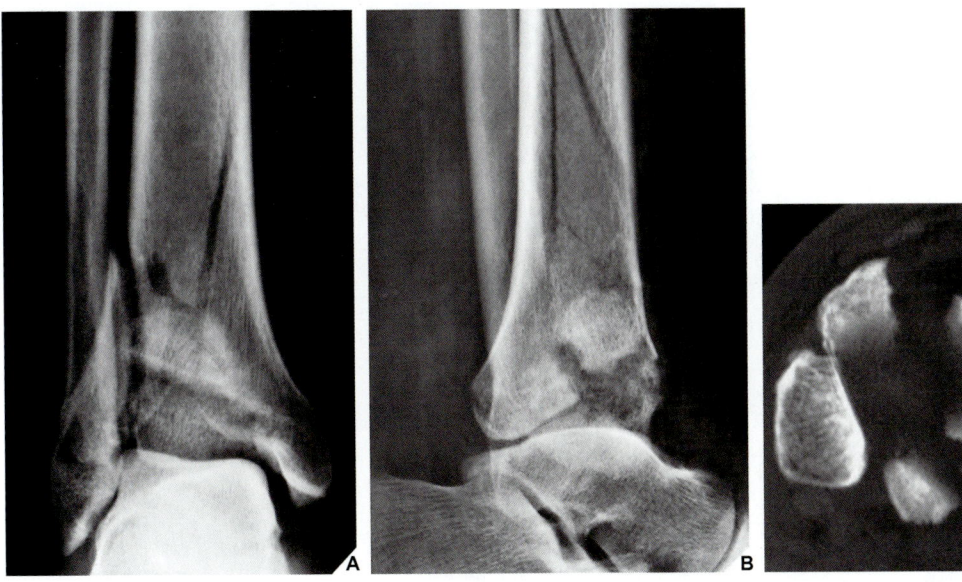

图10-37　Pilon骨折

30岁男性，从三楼窗户跌落。右踝关节前后位（A）与侧位（B）图像显示远端胫、腓骨复杂的粉碎性骨折。经胫骨平台的轴位CT图像（C）显示典型的Pilon骨折

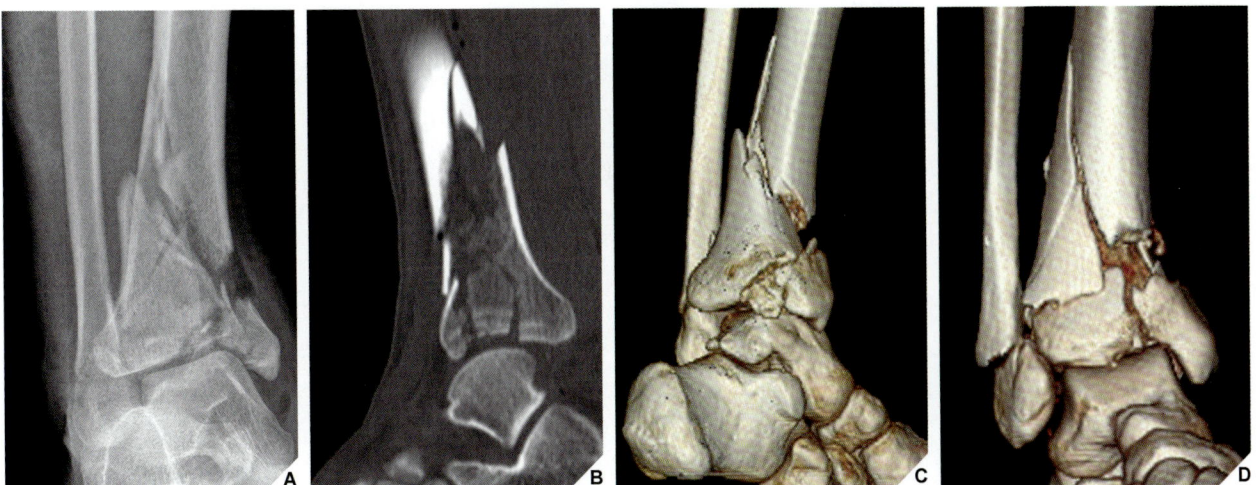

图10-38　Pilon骨折的CT及三维CT重建表现

29岁男性，斜位X线片（A）、矢状位CT重建图像（B）和两幅三维CT重建图像（C、D）显示右踝Pilon骨折，同时外踝骨折

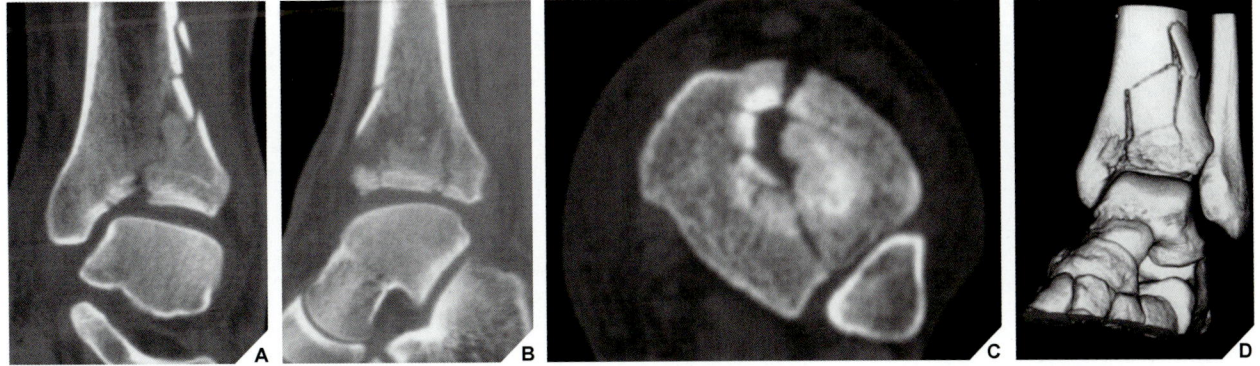

图10-39　Pilon骨折的CT图像

30岁男性，在摩托车事故中受伤。冠状位（A）、矢状位（B）、轴位（C）、三维CT重建图像（D）显示Pilon骨折的特征

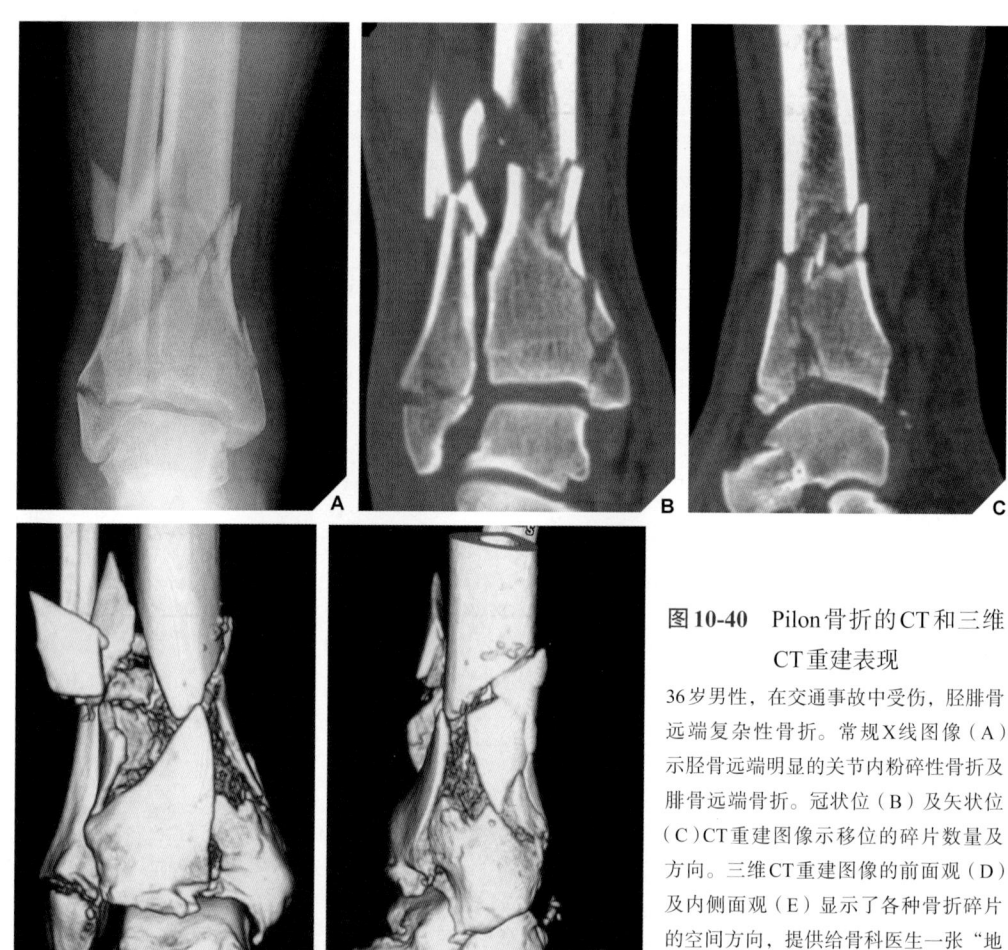

图10-40 Pilon骨折的CT和三维CT重建表现

36岁男性，在交通事故中受伤，胫腓骨远端复杂性骨折。常规X线图像（A）示胫骨远端明显的关节内粉碎性骨折及腓骨远端骨折。冠状位（B）及矢状位（C）CT重建图像示移位的碎片数量及方向。三维CT重建图像的前面观（D）及内侧面观（E）显示了各种骨折碎片的空间方向，提供给骨科医生一张"地图"，有助于对该复杂骨折行开放复位及内固定术

5）骨折-脱位：见图10-41、图10-42。

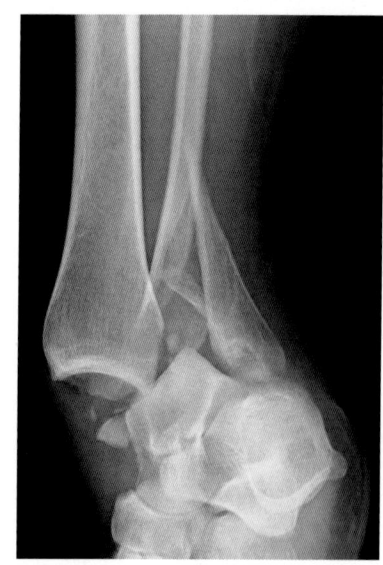

图10-41 踝关节的骨折脱位

28岁女性，因滑雪事故导致右踝受伤。注意与踝关节后脱位相关的腓骨远端及内踝的粉碎性骨折

这些骨折，根据病理机制可分为内翻性损伤或外翻性损伤，或联合损伤。不同类型的外翻性骨折有各自的命名，包括Pott骨折、Maisonneuve骨折、Dupuytren骨折和Tillaux骨折等（见后文）。

下列踝关节的骨折，包括远端胫、腓骨骨折都可在标准X线片上诊断。然而，CT有助于显示骨折线的延伸范围与形态，在评估青少年Tillaux骨折的外侧移位时尤其有效。在评估相关的韧带损伤时，MRI检查最佳。

（1）胫骨远端骨折

1）Pilon（Pylon）骨折：是粉碎性骨折线累及胫距关节的胫骨远端骨折（见图10-37～图10-40），约占所有小腿骨折的5%。大多数Pilon骨折发生于高空坠落、车祸、滑雪、滑冰或足被绊向前扑倒。尽管其病理机制很复杂，但主要与垂直压缩有关。同时腓骨远端、距骨的相关骨折及踝关节的半脱位并不少见（见图10-40），此外，小腿

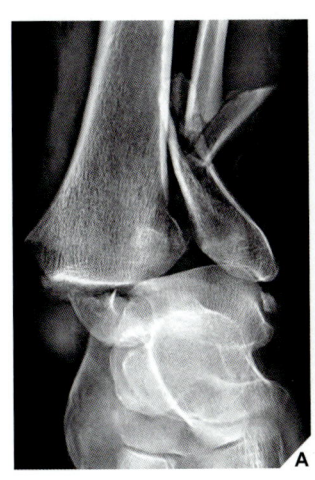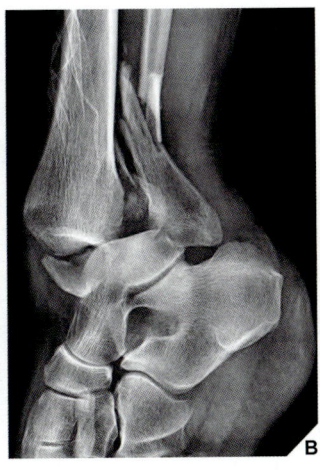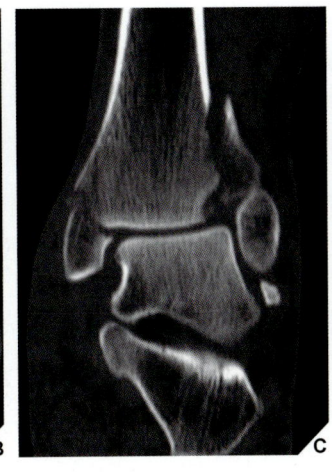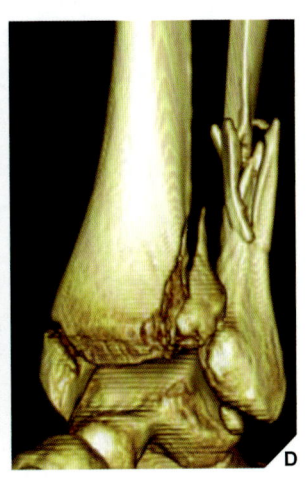

图 10-42　踝关节脱位的 CT 和三维 CT 重建表现

左踝关节前后位像（A）和交叉侧位像（B）显示三踝骨折伴踝关节后脱位。脱位复位后获得冠状位重建图像（C）及三维 CT 重建图像（D）

远端的软组织袖也会严重损伤。Pilon 骨折的临床及影像界定明确，不应与三踝骨折混淆。以下 Pilon 骨折的特点可将其与三踝骨折区分：胫骨远端严重的粉碎性骨折，胫骨骨折线经踝穴顶延伸至关节，常伴相应距骨骨折，胫腓联合韧带通常保持完整。这个骨折的明显特点是骨折线延伸至关节内，可能引起迟发性并发症，如损伤后关节炎、骨折不愈合和畸形愈合。

现在有几个被广泛接受的 Pilon 骨折分型。Rüedi 和 Allgöwer 分型根据粉碎性骨折碎片的移位、关节的相合性将 Pilon 骨折分为三组（图 10-43）。

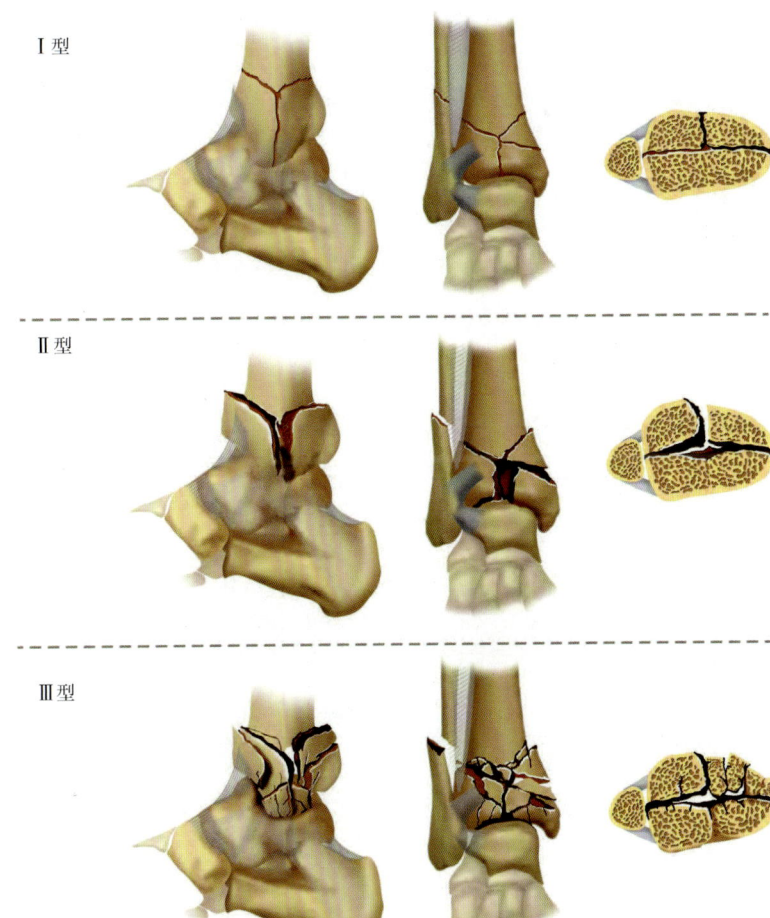

Ⅰ型

Ⅱ型

Ⅲ型

图 10-43　Pilon 骨折的分型

胫骨远端骨折（Pilon 骨折）的 Rüedi 和 Allgöwer 分型，基于骨折碎片移位的程度与关节不相合的程度（经允许引自 Brinker MR. *Review of orthopaedic trauma*，2nd ed. Philadelphia：Wolters Kluwer Health；2013，Fig. 12.2.）

2）Tillaux骨折：1872年，Tillaux描述了一种由于外展和外旋引起的踝关节骨折，含胫骨远端外侧缘的撕脱。骨折线垂直，从胫骨远端关节面向上延伸至外侧骨皮质（图10-44～图10-48）。儿童相似类型的骨折，即青少年Tillaux骨折，实际是Salter-Harris Ⅲ型胫骨远端生长板的损伤（图10-49～图10-51）。这种损伤可能因为生长板自内向外融合，使内侧比外侧强大而发生。

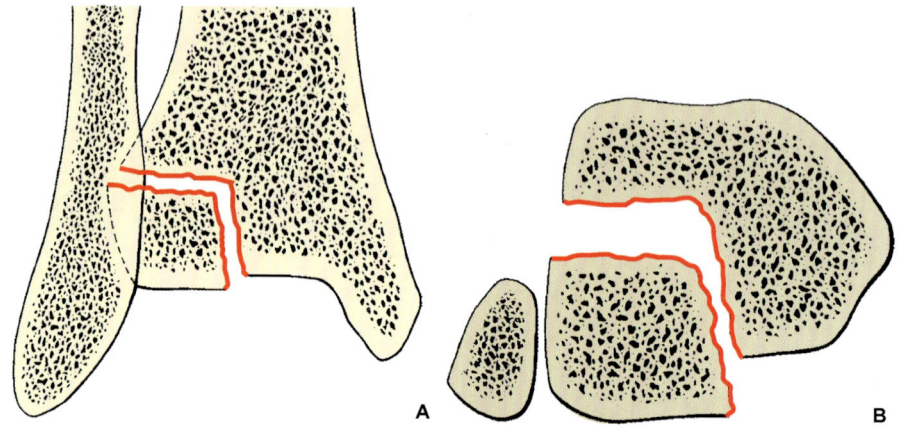

图10-44 Tillaux骨折

此图示为典型的Tillaux骨折，冠状面（A）与经胫骨远端的横断层面（B）示骨折线从胫骨远端关节面向上延伸至外侧皮质

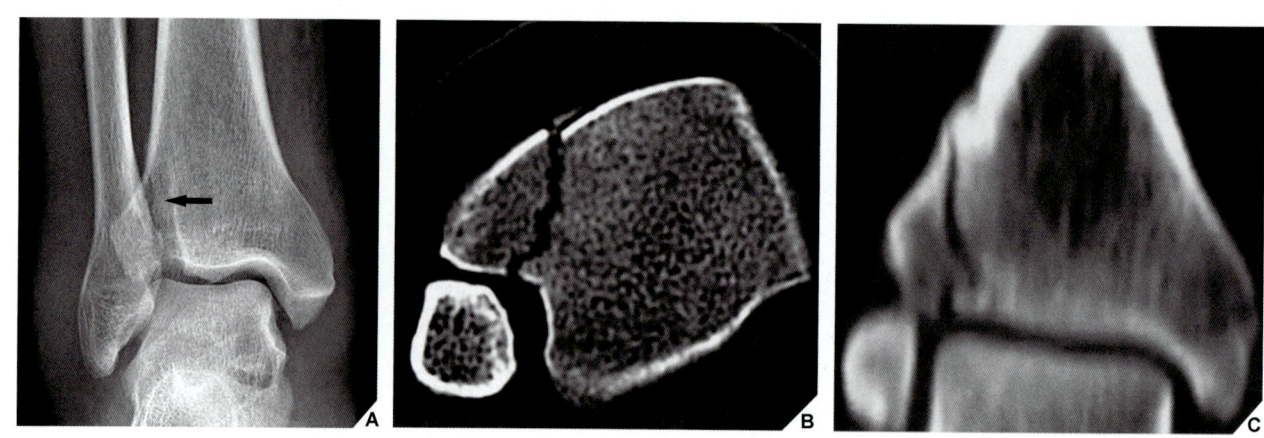

图10-45 Tillaux骨折的CT图像（1）

39岁男性，踝关节前后位片（A）、轴位CT图像（B）与冠状位重建图像（C）示非移位性Tillaux骨折（箭头）

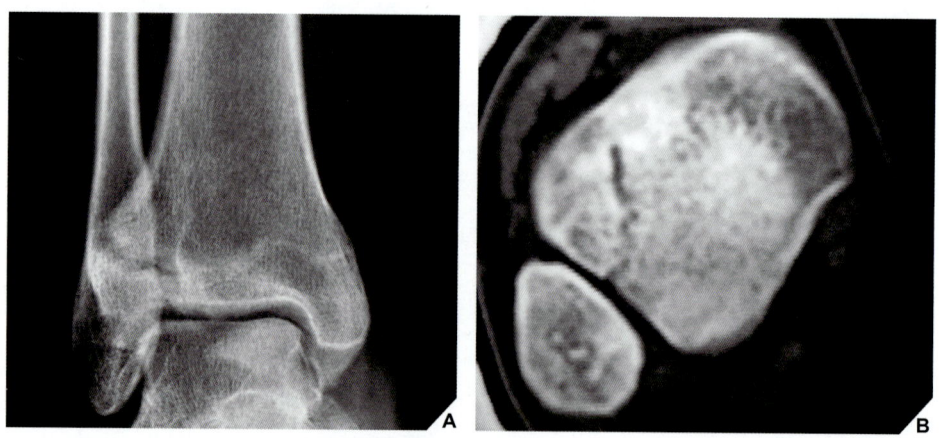

图10-46 Tillaux骨折的CT图像（2）

24岁女性，滑冰时踝关节扭伤，前后位片（A）与轴位CT断层图像（B）示胫骨外侧面边缘骨折，为Tillaux骨折的特征。骨折片移位程度很小，提示仅需要保守治疗

　　Tillaux骨折的影像学检查对确定是否需要手术非常重要。如果骨折片外移大于2mm，或胫骨远端前部关节面不规则（局部错位），提示应采取手术治疗，而非保守治疗。CT是判断的最好方法（见图10-45～图10-48和图10-50）。

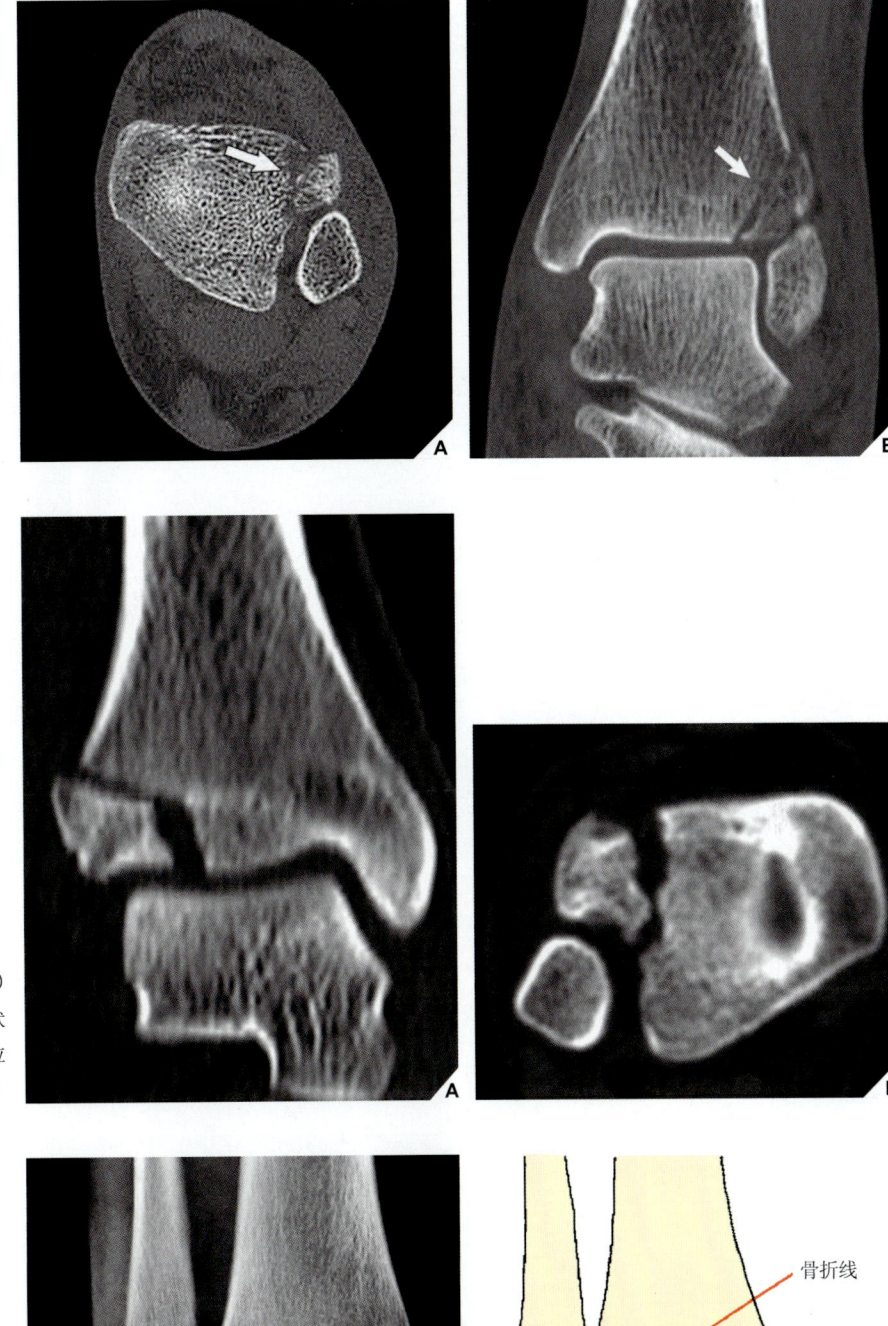

图10-47　Tillaux骨折的CT图像（3）
轴位（A）和冠状位（B）CT重建图像显示左踝轻微移位的Tillaux骨折（箭头）

图10-48　Tillaux骨折的CT图像（4）
28岁女性，滑雪竞赛时右踝损伤。冠状位重建（A）及轴位CT图像（B）示移位的Tillaux骨折，之后行复位及内固定术

骨折线

胫骨远端
生长板

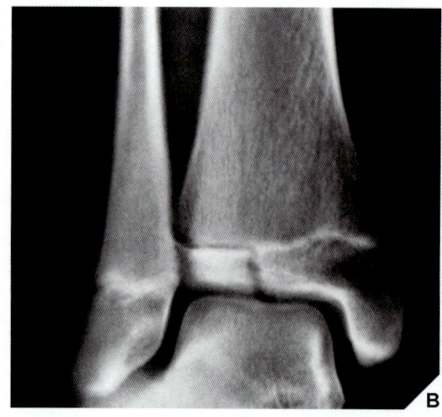
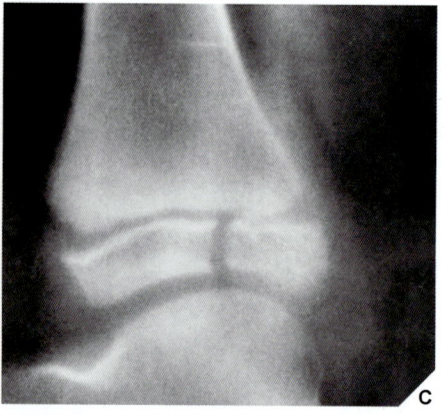

图 10-49　青少年 Tillaux 骨折

13岁女孩，打篮球时右踝受伤，踝关节斜位X线片（A）与斜位（B）及侧位（C）体层摄影图像显示典型的生长板 Salter-Harris Ⅲ型损伤，亦称青少年 Tillaux 骨折

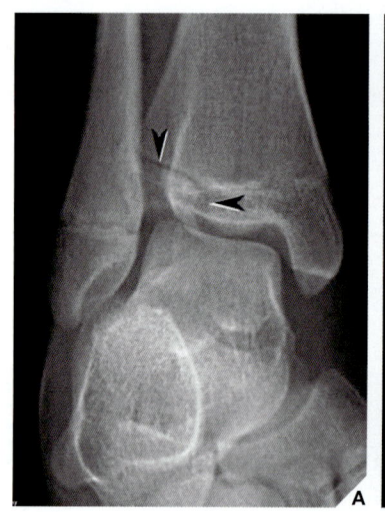
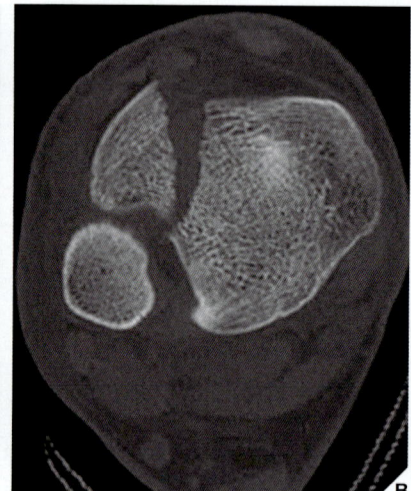
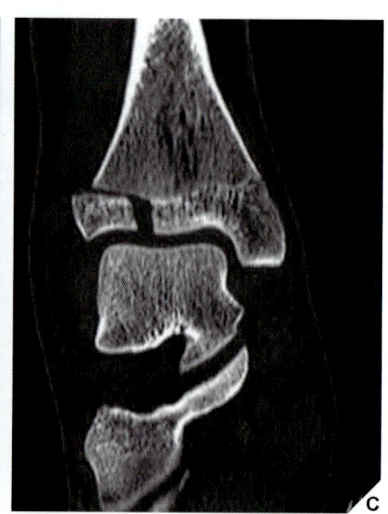

图 10-50　青少年 Tillaux 骨折的 CT 表现

前后位X线片（A）、轴位（B）和冠状位（C）CT重建图像显示右胫骨远端外侧干骺端和骨骺轻微移位骨折（无尾箭头）

如果腓骨内侧部分分离，而非胫骨外缘撕脱，胫腓前韧带保持完整，该骨折称为 Wagstaffe-LeFort骨折（图10-52、图10-53）。

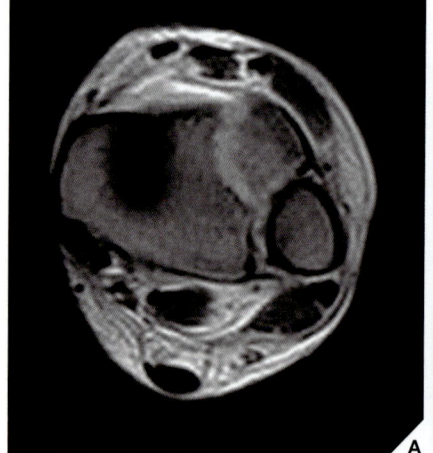
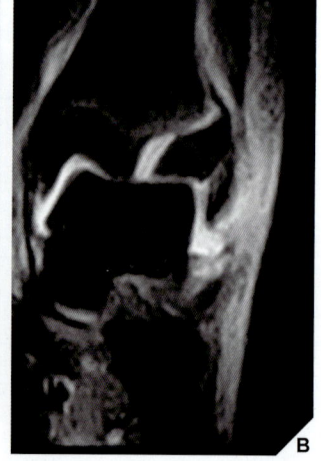

图 10-51　青少年 Tillaux 骨折

12岁男孩，左踝关节MRI轴位T₂加权像（A）及冠状位STIR序列图像（B）示胫骨远端骨骺的前外侧骨折，为这种损伤的典型表现

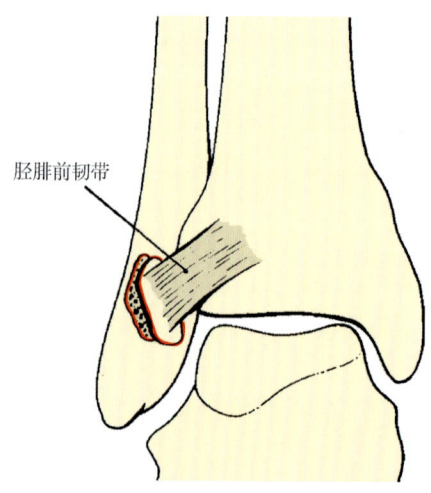

胫腓前韧带

图 10-52　Wagstaffe-LeFort 骨折

Wagstaffe-LeFort骨折前后位示意图，可见腓骨内侧于胫腓前韧带附着处撕脱，而韧带保持完整

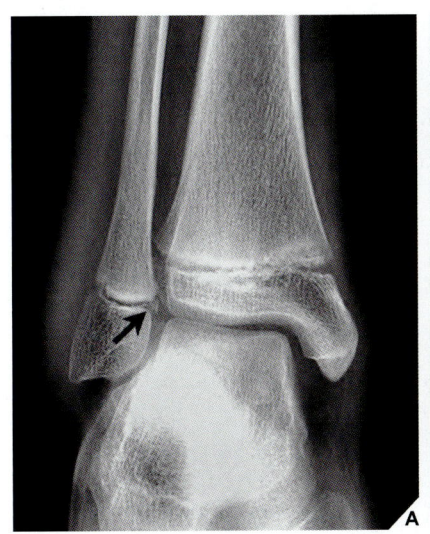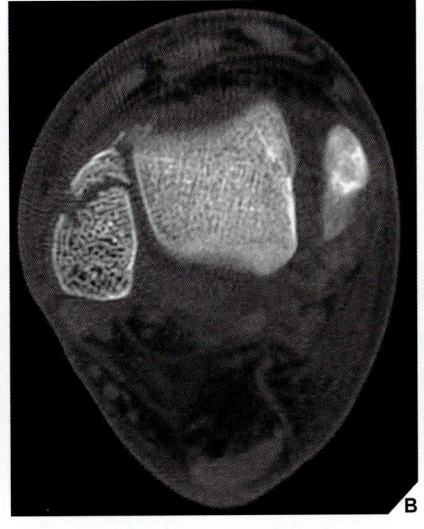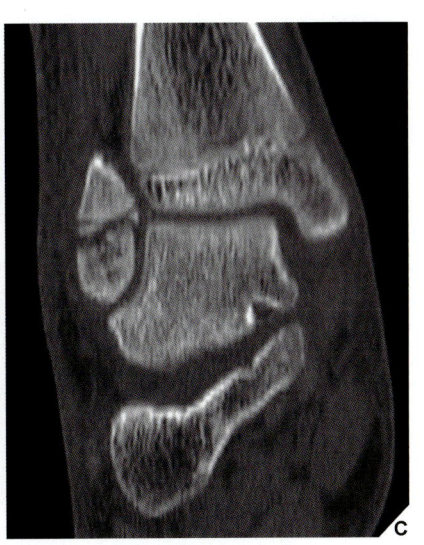

图 10-53　Wagstaffe-LeFort骨折的CT表现

右踝关节前后位片（A）示胫腓前韧带附着处的腓骨撕脱骨折（箭头），在轴位（B）和冠状位（C）CT重建图像中显示更佳

3）三平面（Marmor-Lynn）骨折：骨折如果累及胫骨远端骨骺外侧面，可因骨折线延伸至其他两个平面而复杂化，称为三平面骨折。这种类型骨折的受伤机制通常是跖屈及外旋。受累的三平面包括矢状位，经骨骺的垂直骨折；轴位，经生长板外侧的水平方向的骨折；冠状位，经干骺端到骨干的斜行骨折，从生长板的前面向上（头侧）延伸至胫骨后部皮质（图 10-54）。

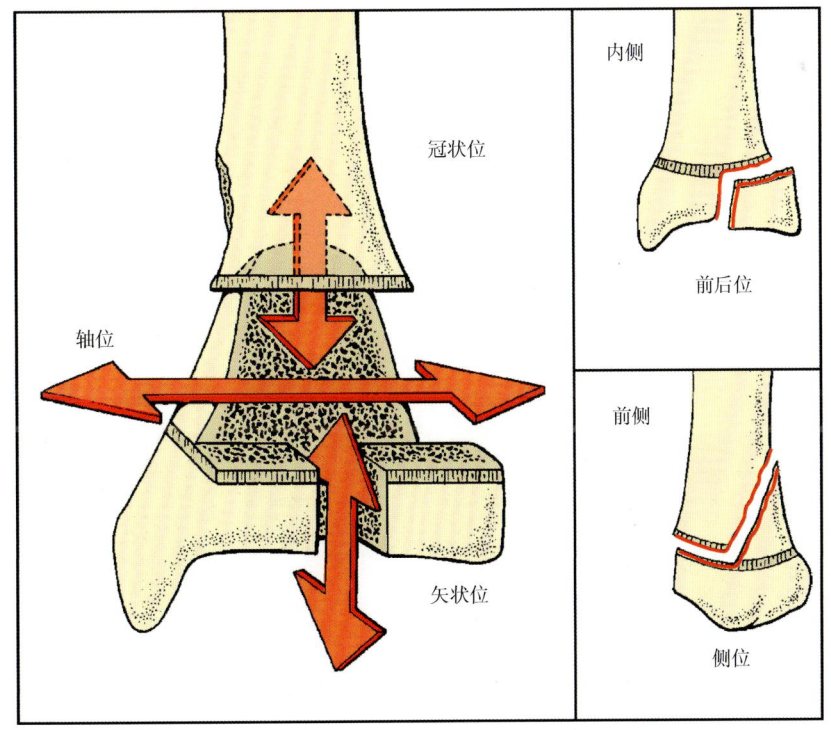

图 10-54　三平面骨折（1）

Marmor-Lynn骨折（三平面骨折）包括以下 3 个部分：矢状位，经骨骺的垂直骨折；轴位，经生长板外侧的水平方向的骨折；冠状位，经干骺端到骨干的斜行骨折，自生长板的前部向上延伸至胫骨后部皮质

前后位片显示此种骨折的骨骺部分最佳，前后位和侧位片显示轴面部分最佳，侧位片显示向骨干的延伸最好。典型的三平面骨折，实为青少年Tillaux骨折和Salter-Harris Ⅱ型骨折（图10-55、图10-56）的结合，不应误诊为Salter-Harris Ⅳ型骨折（图10-57）。有时，三平面骨折的干骺端的组成部分可能跨越生长板，延伸至骨骺，因此更难区分于Salter-Harris Ⅳ型骨折（图10-58）。CT可有效显示这类骨折的细节（图10-59、图10-60）。

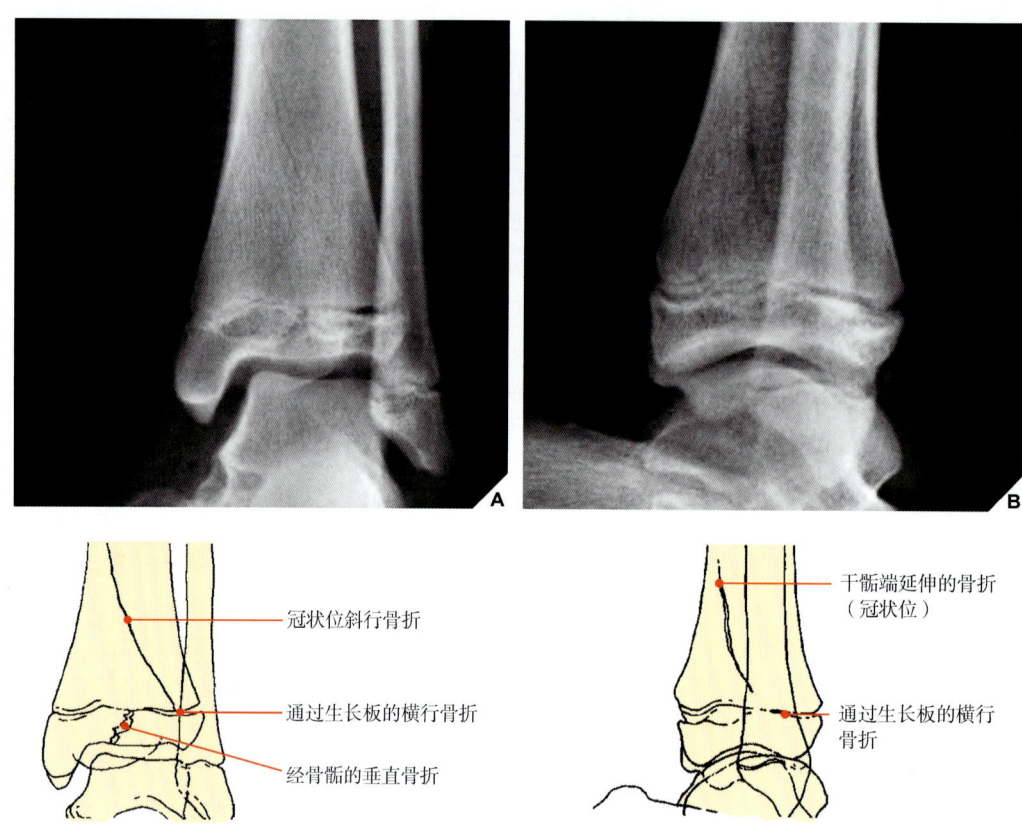

冠状位斜行骨折

通过生长板的横行骨折

经骨骺的垂直骨折

干骺端延伸的骨折（冠状位）

通过生长板的横行骨折

图 10-55　三平面骨折（2）

12岁女孩，跌倒在冰面上，典型的三平面骨折。A. 左踝前后位X线片示骨骺垂直骨折，水平延伸至生长板外侧，骨折的干骺端与骨干组成部分显示欠清。B. 侧位片清楚显示冠状面向后的骨折线，为三平面骨折的第3个组成部分

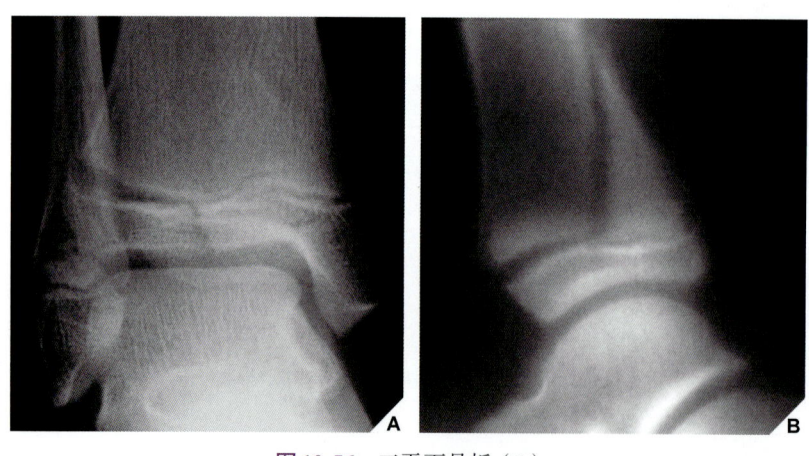

图 10-56　三平面骨折（3）

13岁男孩，三平面骨折。A. 前后位X线片仅示骨折的水平与垂直部分。B. 三螺旋侧位体层图像示骨折的水平与斜行部分

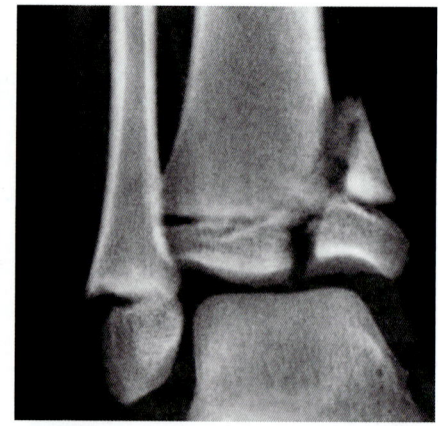

图 10-57　Salter-Harris Ⅳ型骨折

8岁男孩，踝关节前后位X线片示骨折线横贯胫骨远端骨骺与干骺端，但无通过生长板的水平延伸。注意合并腓骨远端Salter-Harris Ⅰ型骨折（见图4-45）

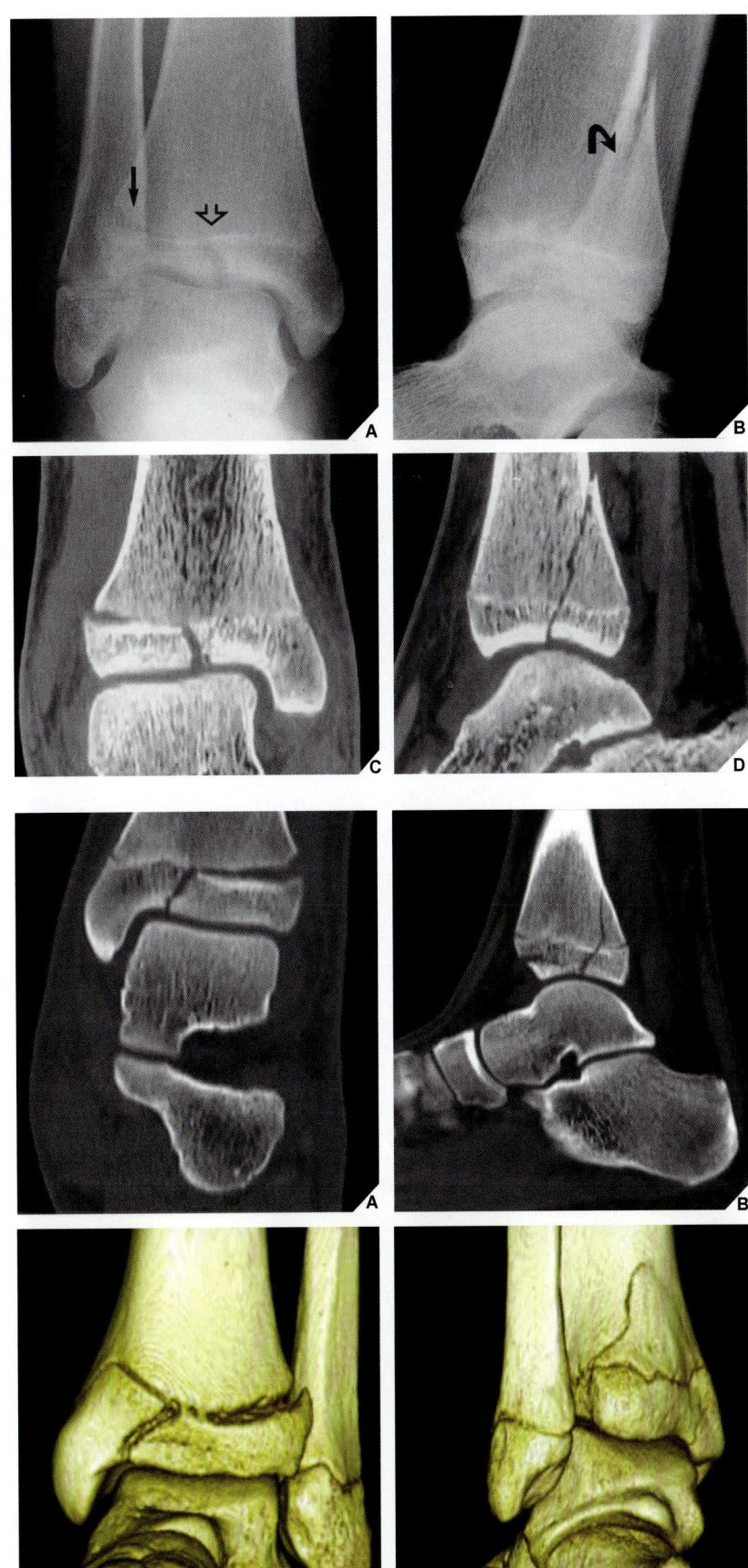

图 10-58　三平面骨折的CT表现

右踝关节前后位X线片（A）示该损伤的水平部分（箭头）和垂直部分（空心箭头）。侧位X线片（B）示斜行部分（弯箭头），但远端的骨折线显示不清。冠状位（C）和矢状位（D）CT重建图像证实了三平面骨折。注意斜行骨折线延至骨骺

图 10-59　三平面骨折的CT和三维CT重建表现（1）

冠状位（A）和矢状位（B）CT重建图像提示该损伤由3个部分组成。三维CT重建图像（C、D）显示了骨折线的空间走向

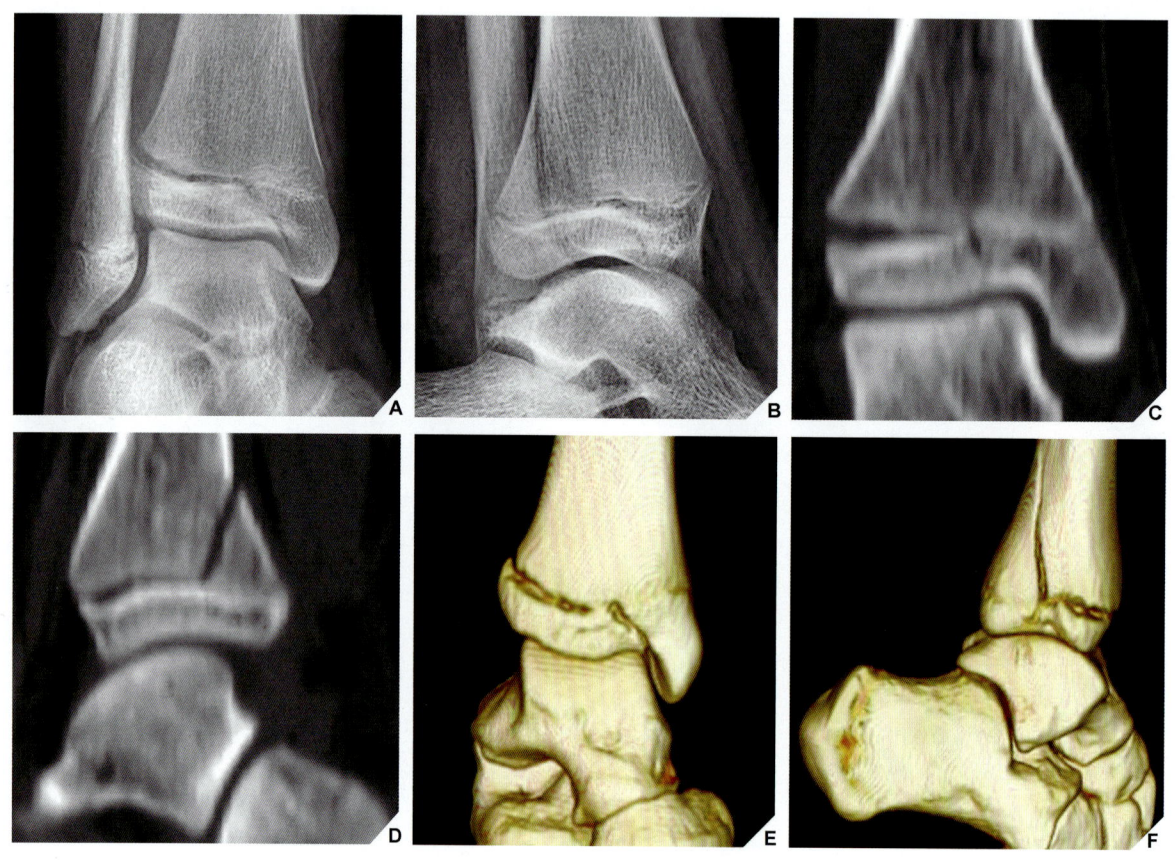

图 10-60　三平面骨折的 CT 和三维 CT 重建表现（2）

右踝的前后位（A）及侧位（B）X 线片显示三平面骨折的 3 个部分，其在冠状位（C）和矢状位（D）CT 重建图像及三维 CT 重建图像（E、F）上显示得更清晰

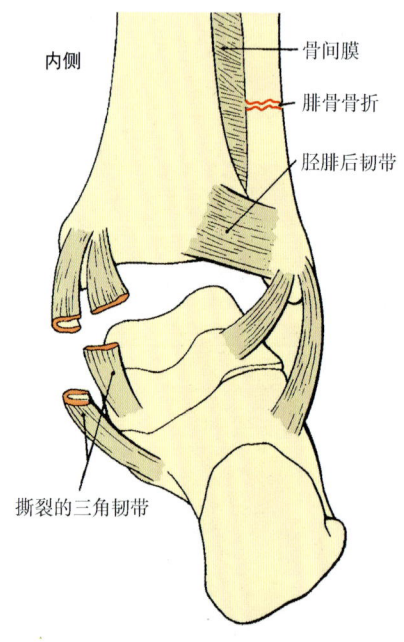

图 10-61　Pott 骨折

Pott 骨折时，腓骨骨折位于完整的下胫腓联合上方，三角韧带断裂，距骨向外侧半脱位

（2）腓骨骨折

1）Pott 骨折：Percivall Pott 爵士在自己的腿骨折后，于 1769 年描述了一种他认为最常见的踝关节骨折，即腓骨远段 1/3 骨折（图 10-61）。现在的观点认为，这类骨折常见的原因是胫腓联合韧带断裂。事实上，很多学者认为 Pott 所描述的骨折并不是原始骨折。

2）Dupuytren 骨折：主要是指位于胫腓韧带联合以上 2～7cm 处的腓骨骨折，包括内侧副韧带的撕裂（图 10-62），伴下胫腓联合断裂时可导致踝关节不稳定。

3）Maisonneuve 骨折：与 Dupuytren 骨折类似，Maisonneuve 骨折为腓骨的外翻型损伤。骨折发生于腓骨的近侧 1/2，常位于骨干的近中 1/3 交界区（图10-63）。如果骨折发生在腓骨远侧 1/2，则称为低位 Maisonneuve 骨折（图 10-64）。这种骨折经常导致下胫腓联合断裂，胫腓韧带撕裂或内踝骨折也可以存在（图 10-65）。腓骨骨折越靠近近侧，胫骨与腓骨间的骨间膜损伤就越大，撕裂经常高达腓骨骨折点。

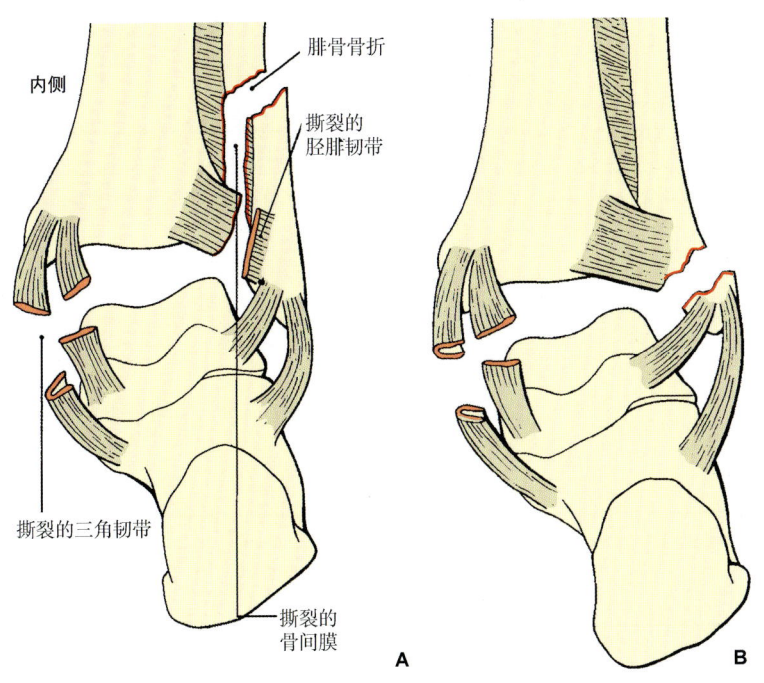

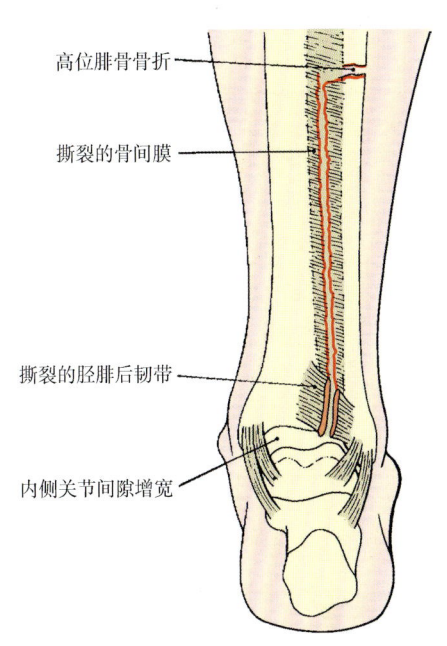

图10-62 Dupuytren骨折

A. 此型骨折常发生于下胫腓联合上方2～7cm，伴内侧副韧带断裂与典型的韧带联合的撕裂，导致踝关节不稳定。B. 在低位型Dupuytren骨折时，骨折发生在更远端，胫腓韧带保持完整

图10-63 Maisonneuve骨折示意图

典型的Maisonneuve骨折常发生于腓骨中远1/3的结合部。胫腓联合断裂，骨间膜撕裂，上达骨折水平。由于距骨外侧半脱位，胫距（内侧）关节间隙增宽

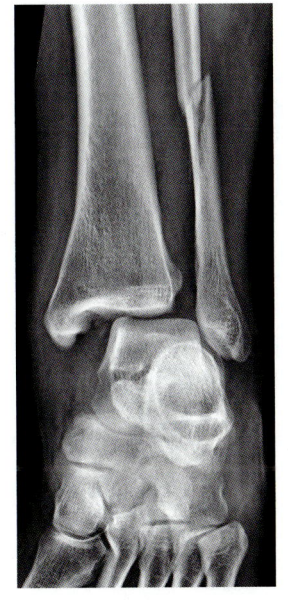

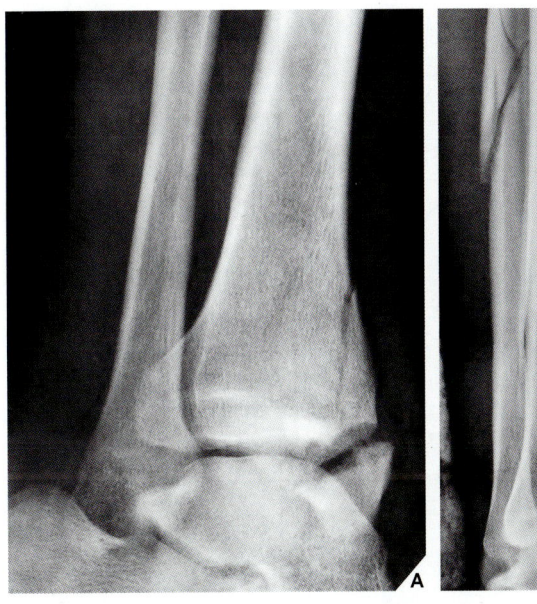

图10-64 Maisonneuve骨折（低位）

踝关节前后位片示继发于三角韧带撕裂的踝关节脱位及腓骨下1/3骨折

图10-65 Maisonneuve骨折

22岁男性，滑雪中右踝受伤。A. 踝关节斜位示内踝粉碎性骨折，延伸至胫骨前唇。B. 在侧位片上可见明显的腓骨粉碎性骨折

2. 踝关节和足的软组织损伤　如上所述，所有的踝关节损伤可以根据其受伤机制大致分为内翻应力性损伤或外翻应力性损伤（见图10-27、图10-28）。然而，作用于踝的应力很少是单纯的内翻或外翻应力。多种力的结合造成韧带及肌腱的损伤，可继发于骨折，也可以作为原发损伤。现在有几种分型方法来反映这些外力的复杂性。例如，Lauge-Hansen分型基于受伤机制，结合足的位置（旋前、旋后）与外力的方向（外旋、外展、内收）对踝关节损伤进行分类（表10-4），强

调骨和韧带损伤的密切关系，但分型的复杂性降 低了其在治疗方面的价值。

表 10-4 踝关节损伤的 Lauge-Hansen 分型

旋前——外展性损伤		旋后——内收性损伤	
Ⅰ型	三角韧带撕裂或内踝横断骨折	Ⅰ型	外侧副韧带创伤或外踝在关节水平以下的横断骨折
Ⅱ型	远侧胫腓前、后韧带撕裂	Ⅱ型	内踝陡的斜行骨折
Ⅲ型	腓骨于关节水平的斜行骨折（前后位投照显示最好）		
旋前——外旋性损伤		旋后——外旋性损伤	
Ⅰ型	胫腓前韧带撕裂或内踝横断骨折	Ⅰ型	胫腓前韧带撕裂
Ⅱ型	胫腓前韧带与骨间膜撕裂	Ⅱ型	远侧腓骨近关节处的螺旋骨折*（侧位投照观察效果最好）
Ⅲ型	胫骨骨折，常位于关节水平 6cm 或 6cm 以上	Ⅲ型	胫腓后韧带撕裂
Ⅳ型	后侧胫骨劈裂骨折或胫腓后韧带撕裂	Ⅳ型	内踝横断骨折

*腓骨骨折为确定损伤机制的关键[经允许引自 Lauge-Hansen N. Fractures of the ankle. Ⅱ. Combined experimental-surgical and experimental-roentgenologic investigations. *Arch Surg* 1950; 60（5）: 957-985.]。

Weber 分型是基于腓骨骨折的水平与韧带联合损伤的类型进行的，从骨科的角度来说，该分型很实用（图 10-66）。

A型

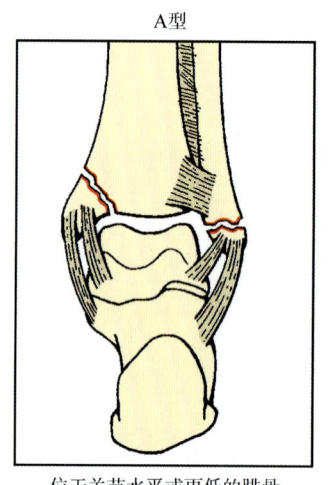

B型

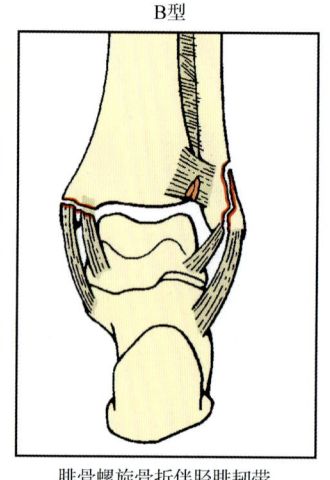

C型

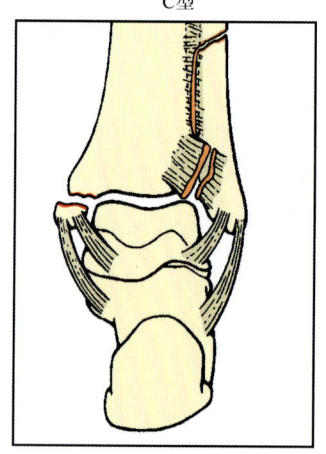

位于关节水平或更低的腓骨撕脱性骨折伴相应内踝骨折

腓骨螺旋骨折伴胫腓韧带部分断裂与内踝的撕脱骨折

高位腓骨骨折伴胫腓韧带与骨间膜断裂及内踝的撕脱骨折

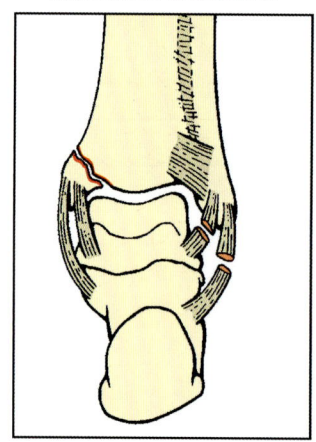

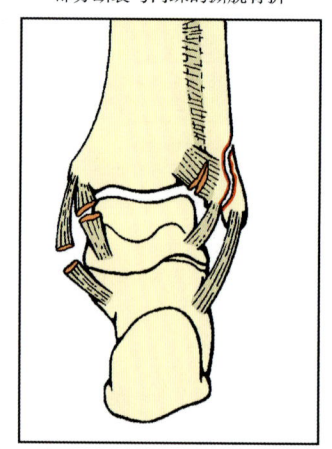

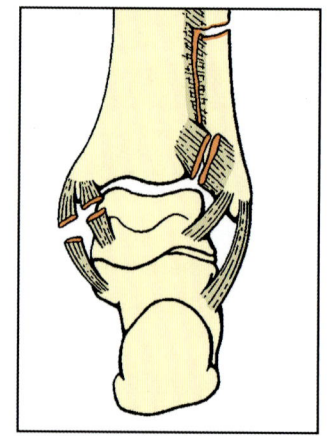

腓骨完整伴外侧副韧带断裂

内踝完整伴三角韧带断裂

内踝完整伴三角韧带断裂

图 10-66 踝关节外伤的 Weber 分型

踝关节损伤的 Weber 分型是根据腓骨骨折的水平及是否存在相应内踝的骨折。内、外侧副韧带复合体的断裂可从腓骨骨折和内踝骨折的水平加以推断（引自 *Die Verletzungen des Oberen Sprunggelenkes*. Stuttgart: Verlag Hans Huber; 1972.）

A型：腓骨骨折可为位于踝关节水平或紧邻其远侧的横行撕脱骨折，可伴相应内踝的骨折，或腓骨完整，但外侧副韧带撕裂。任何情况下，胫腓联合韧带、骨间膜及三角韧带均完整。

B型：腓骨远侧螺旋骨折，始于胫腓联合水平，主要伴胫腓后韧带的部分撕裂，可伴有相应内踝在踝关节水平以下的撕脱骨折（图10-67）。也可以是内踝完整，三角韧带断裂。

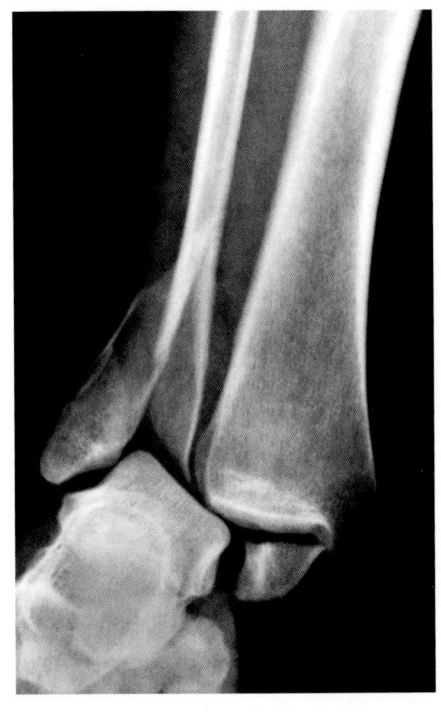

图 10-67　Weber B 型骨折

24岁女性，因滑雪受伤，右踝关节前后位片示腓骨螺旋骨折，始于下胫腓联合水平，伴相应韧带联合复合体下后部撕裂；骨间膜完整。内踝骨折的位置提示三角韧带可能完整。按Weber分型，该骨折属于B型

C型：腓骨骨折发生在踝关节以上水平，伴胫腓后韧带撕裂，导致距骨外侧不稳定。如果腓骨骨折位置较高（Maisonneuve型），骨间膜撕裂达骨折水平。如伴内踝撕脱骨折，这时三角韧带是完整的。或内踝完整，但三角韧带撕裂（图10-68）。

下胫腓韧带联合复合体损伤的可能性可根据腓骨骨折的性质和部位推测。腓骨骨折水平越高，胫腓韧带损伤越重，踝关节不稳定的可能性越大。这种分型的最大价值在于其强调了外侧韧带联合外踝复合体，这个复合体对踝关节的相合性与稳定性很重要。

（1）损伤后关节积液：可以通过踝关节侧位片上关节前方局部软组织的密度进行评估。Kager

三角，即跟腱前脂肪垫受累，是指位于姆长屈肌及肌腱后方、跟腱前方、跟骨上方的一块透X线的三角形区域（图10-69）。

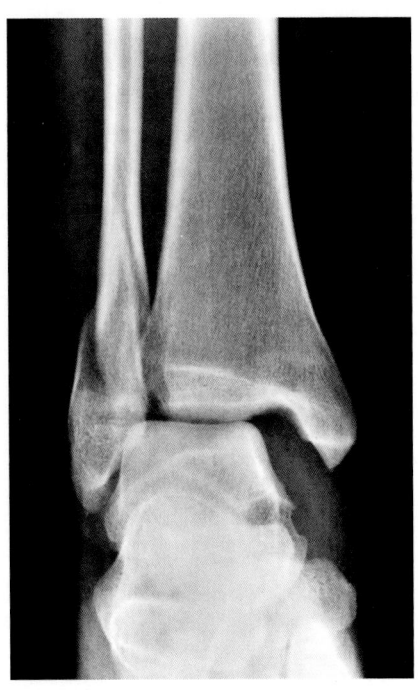

图 10-68　Weber C 型骨折

32岁女性，因踏入坑内右踝受伤。踝关节前后位片显示腓骨在踝关节水平以上骨折，提示骨间膜撕裂。内踝完整，但提示三角韧带撕裂。此型骨折为Weber C型骨折。内、外侧副韧带复合体断裂引起踝穴不稳定，使此型损伤的预后较A、B型差

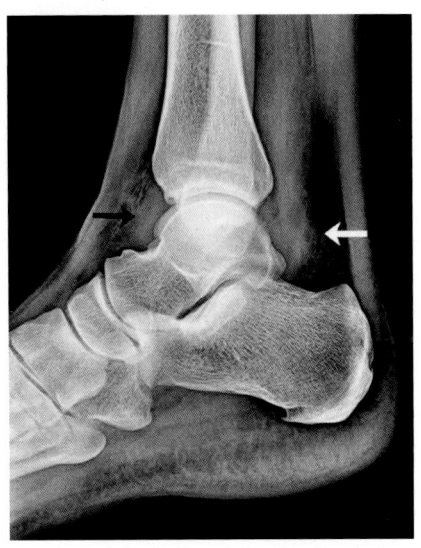

图 10-69　踝关节创伤后积液

在踝关节侧位片上关节积液表现为关节前方局灶性密度增高（黑箭头）及后方Kager三角的填充（白箭头）

（2）内侧副韧带撕裂：根据外翻应力的大小，内侧副韧带的损伤可从扭伤到完全断裂（见图10-28）。

撕裂可发生在韧带体部或内踝的附着处，典型的内侧副韧带撕裂与胫腓韧带的撕裂及距骨的外侧半脱位相关。临床检查时，内踝尖远端的软组织肿胀明显。如果踝关节标准影像片发现距骨向外侧移位而无腓骨的螺旋骨折时，应认为胫腓韧带和内侧副韧带同时撕裂。

尽管踝关节韧带的撕裂可以在CT图像上显示，但MRI检查更常用。急性内侧副韧带撕裂表现为低信号的韧带纤维连续性中断或消失，周边环绕出血或水肿（图10-70）。慢性或愈合中的韧带撕裂表现为韧带普遍增厚。

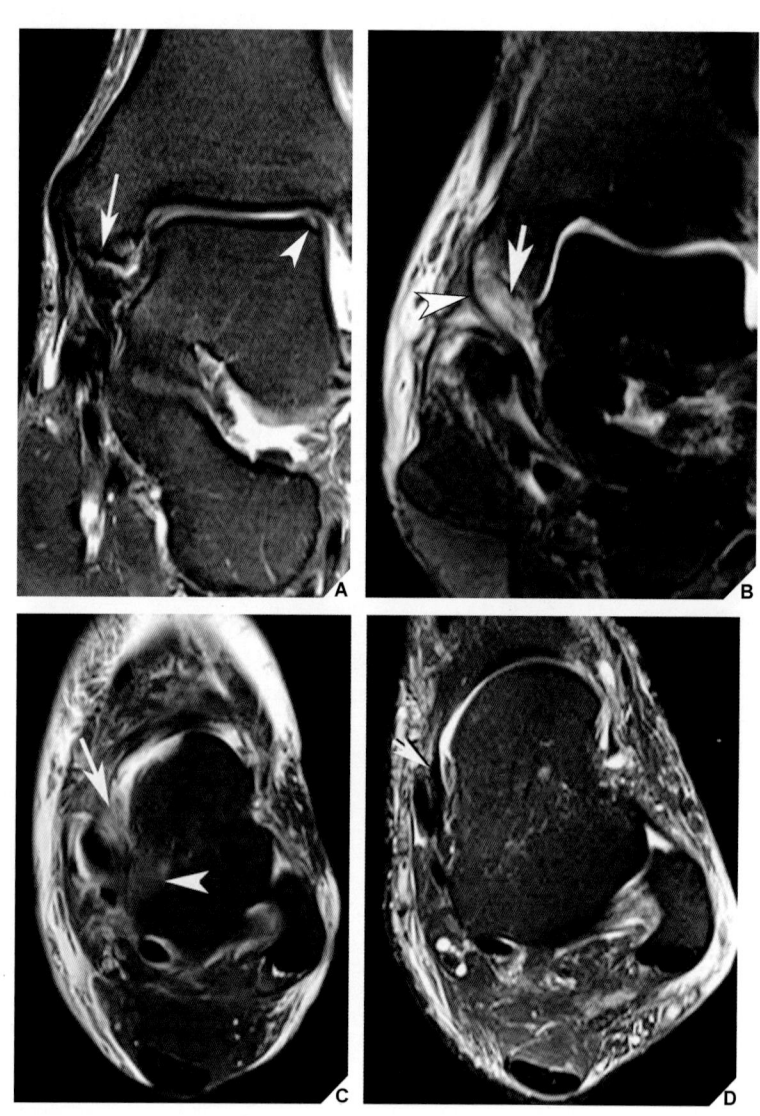

图 10-70　三角韧带撕裂的MRI表现

A. MRI冠状位T$_2$加权像示三角韧带胫骨附着处的撕裂（箭头）。注意距骨穹隆外侧的软骨损伤（无尾箭头）。B. 另一例患者，MRI T$_2$加权像示三角韧带深层纤维束的部分撕裂（箭头）伴胫距韧带高信号出血。胫跟韧带完整（无尾箭头）。C. MRI轴位T$_2$加权像示三角韧带深层纤维撕裂（箭头）。距骨内侧有骨挫伤（无尾箭头）。D. MRI轴位T$_2$加权像显示作为对照的正常三角韧带的完整纤维（箭头），呈低信号

（3）外侧副韧带撕裂：内翻应力传递到外踝可引起外侧副韧带的一系列损伤，从扭伤到完全断裂（见图10-27）。损伤部位可为韧带体部或其外踝的附着处。标准X线检查显示外踝没有骨折时，可通过踝关节的内翻应力位片诊断韧带复合体的断裂，此时距骨的倾斜可达15°或更大（见图10-10B）。通过关节造影常可做出诊断。韧带复合体的组成韧带也可能单独损伤，距腓前韧带最常被损伤，可由踝的内翻应力投照诊断（见图10-10），但经常需要做MRI检查来确诊（图10-71）。

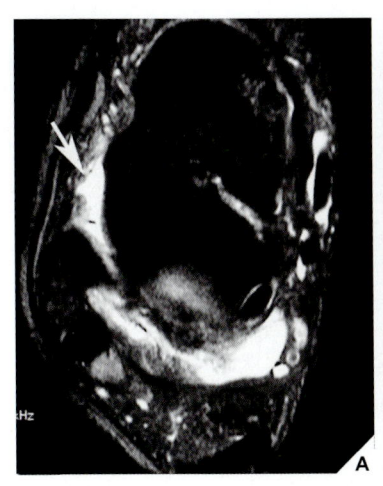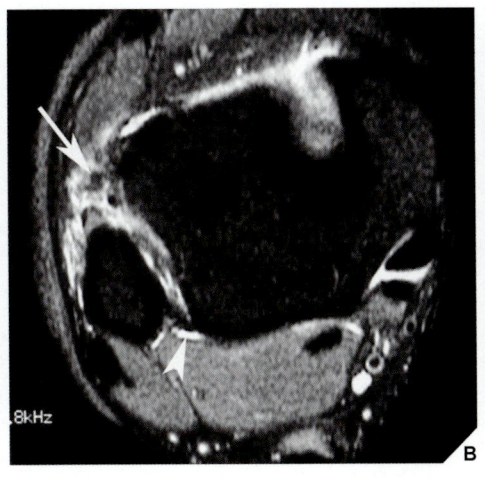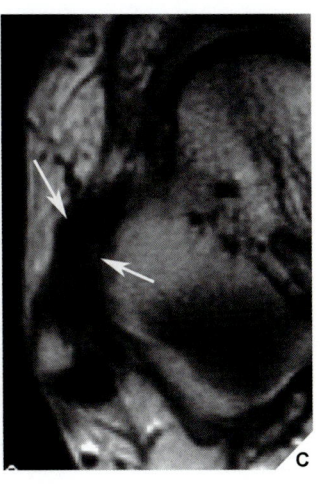

图 10-71　距腓前韧带撕裂的MRI表现

A. MRI轴位T$_2$加权像示距腓前韧带撕裂，由高信号液体取代（箭头）。B. 同一例患者，胫腓联合水平的MRI轴位T$_2$加权像示胫腓前韧带撕裂（箭
头）。胫腓后韧带正常（无尾箭头）。C. MRI轴位T$_2$加权像示显著增厚的距腓前韧带（箭头）占据了外踝与距骨（外沟）间的空间。韧带增厚部分
是因为韧带瘢痕，部分是继发于距腓前韧带反复损伤的滑膜增生（Wolin损伤），这也被称为前外侧撞击综合征（见图10-123）

　　MRI对评估外侧副韧带损伤同样有效。如果
看不到韧带的一个或多个组成部分，则可诊断撕
裂。跟腓韧带撕裂在冠状位和轴位上显示得最好
（图10-72），而距腓前、后韧带撕裂在轴位上显示
得最清晰（见图10-71B）。伴距腓前韧带损伤的
踝关节反复扭伤会引起踝关节前外侧滑膜的增厚，
被称为Wolin损伤或新月形病变。患者在踝关节
背屈时有前外侧疼痛。这种征象被称为前外侧撞
击综合征或前外侧沟综合征（见图10-71C，也见
图10-123）。

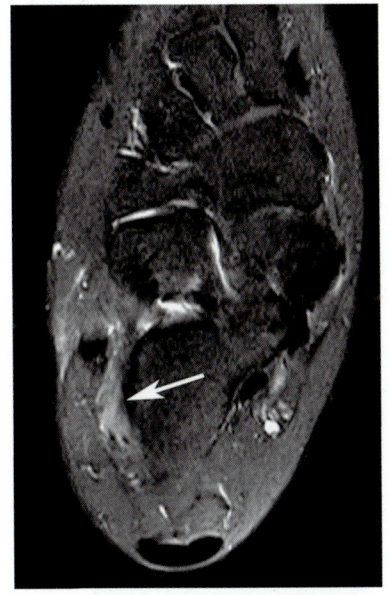

图 10-72　跟腓韧带撕裂

MRI轴位T$_2$加权像显示跟腓韧带的急性撕裂（箭头）

　　（4）远端胫腓前韧带撕裂：多与其他韧带损
伤并发，也可单独发生（见图10-71）。

　　（5）肌腱炎（肌腱变性）和肌腱断裂：大多
数肌腱断裂可根据病史和查体诊断。例如，跟腱
撕裂是最常见的足部软组织损伤，表现为跟腱附
着处的严重压痛，伴跖屈受限。跟腱从跟骨附
着处撕脱（图10-73）可在低电压/软组织技术
的足部侧位片上辨识（图10-74），但是诊断急
性撕裂最佳的检查方法是MRI检查（图10-75，
图10-76A、B）。肌腱炎是肌腱撕裂的前兆。肌
腱炎的影像征象包括肌腱增厚及局灶性或线性
区域的退变，在超声及MRI上都可以显示（图
10-76C）。跟腱的肌腱炎常表现为分水岭区跟骨
附着点近端的肌腱梭形增厚。然而在一些病例
中，肌腱炎及肌腱部分或完全撕裂发生在附着点
处（即附着点炎）（图10-76D）。附着点肌腱炎
与Haglund畸形（跟骨后上缘凸出）、跟骨后滑囊
炎、腱鞘炎及感染性关节炎有关。

（三）足损伤

1. 足的骨折

　　（1）跟骨骨折：常见于高处坠落，有时称为
"情人骨折"，双侧骨折约占10%。据Cave统计，
跟骨骨折占跗骨损伤的60%。

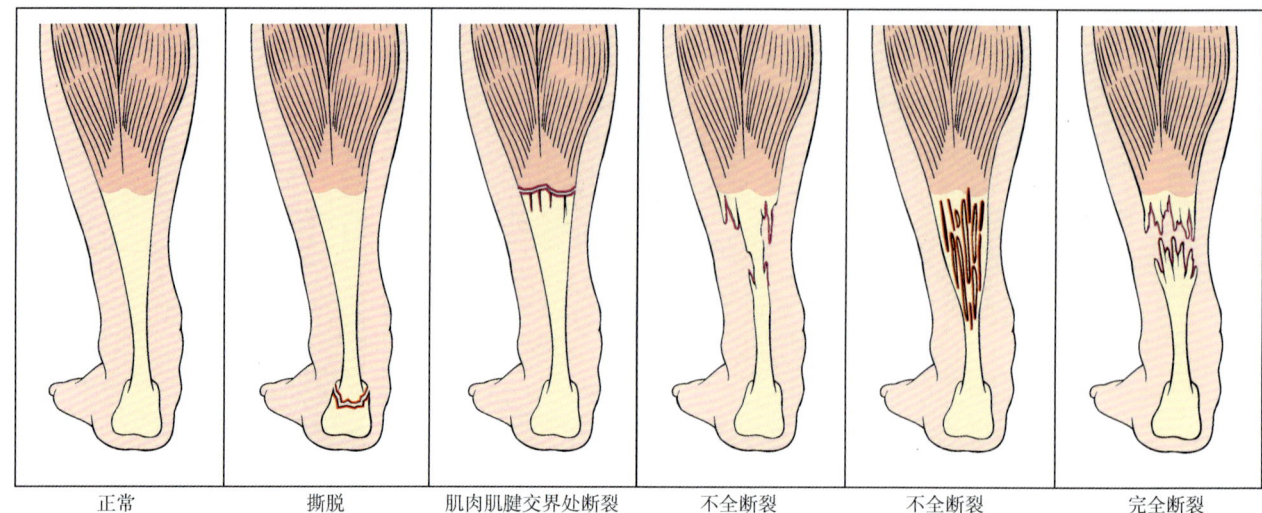

| 正常 | 撕脱 | 肌肉肌腱交界处断裂 | 不全断裂 | 不全断裂 | 完全断裂 |

图10-73　跟腱损伤的类型

不同类型跟腱损伤示意图

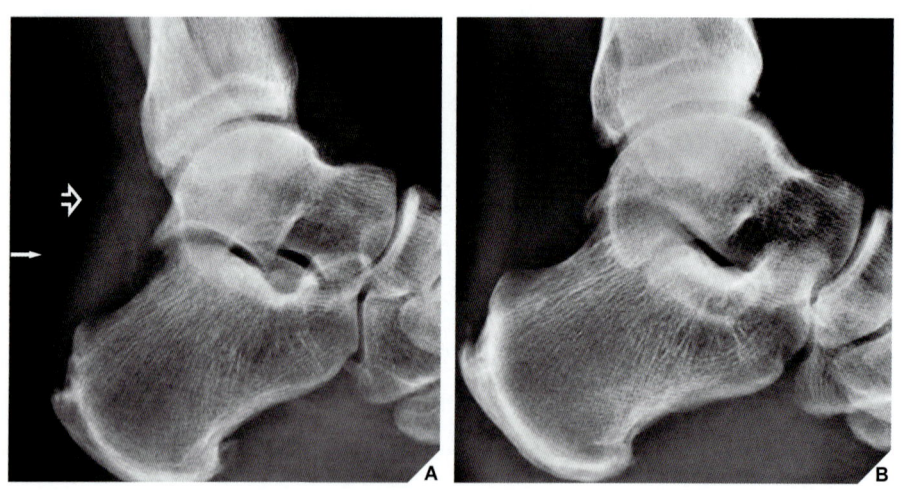

图10-74　跟腱撕裂

54岁男性，绊倒在路上的小坑内，查体示跟腱止点处有严重的压痛，跖屈明显受限。A. 侧位片示轮廓不清的肌腱和团块样软组织肿块（箭头），以及受伤肌腱内不明显的钙化（空心箭头）。B. 另一侧正常足作为对照

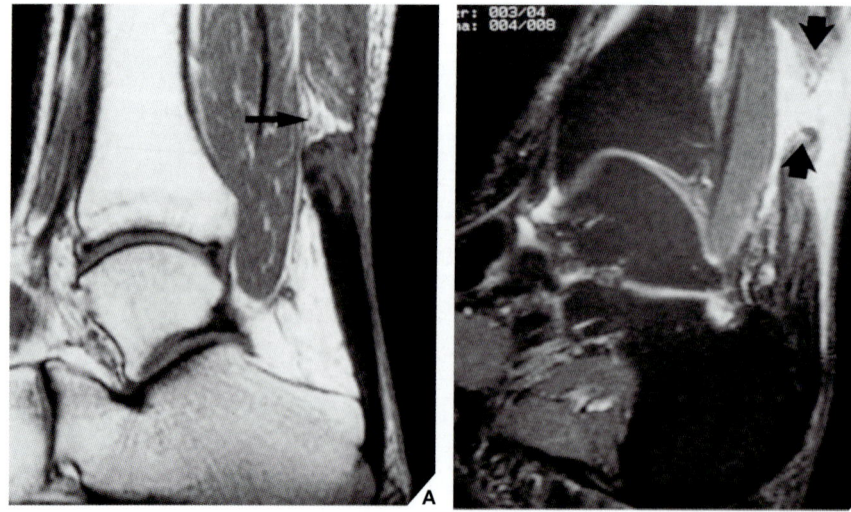

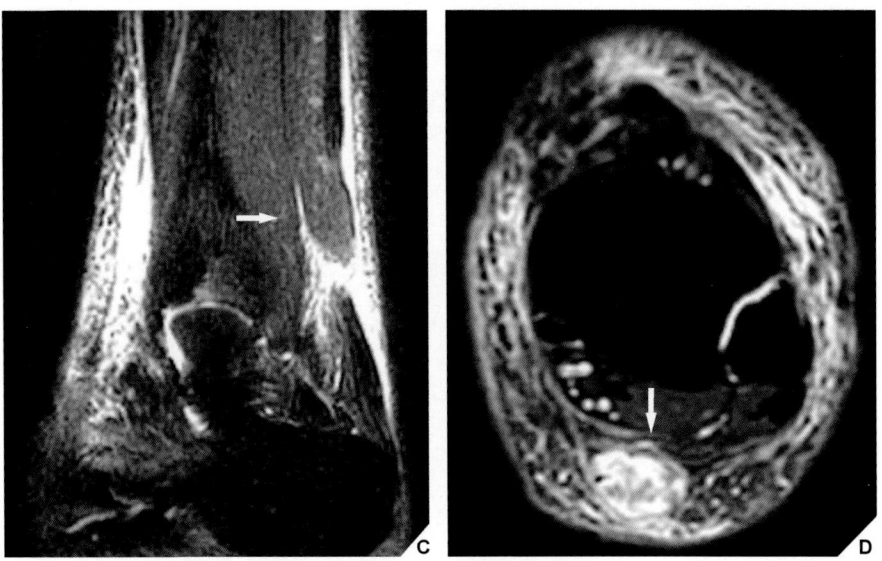

图 10-75　跟腱撕裂的MRI表现（1）

MRI矢状位T₁加权像（A）示跟腱在近肌肉和肌腱结合部完全断裂（箭头）。另一例患者，在矢状位STIR序列（B）上可见跟腱完全断裂，可见3cm的大间隙（箭头），皮下与跟腱深部有明显水肿与出血。第3例患者，MRI矢状位反转恢复序列（C）及轴位T₂加权脂肪抑制序列（D）图像示跟腱完全断裂（箭头）（图A，经允许引自 Deutsch AL，Mink JH，Kerr R，eds. *MRI of the foot and ankle.* New York：Raven Press；1992.）

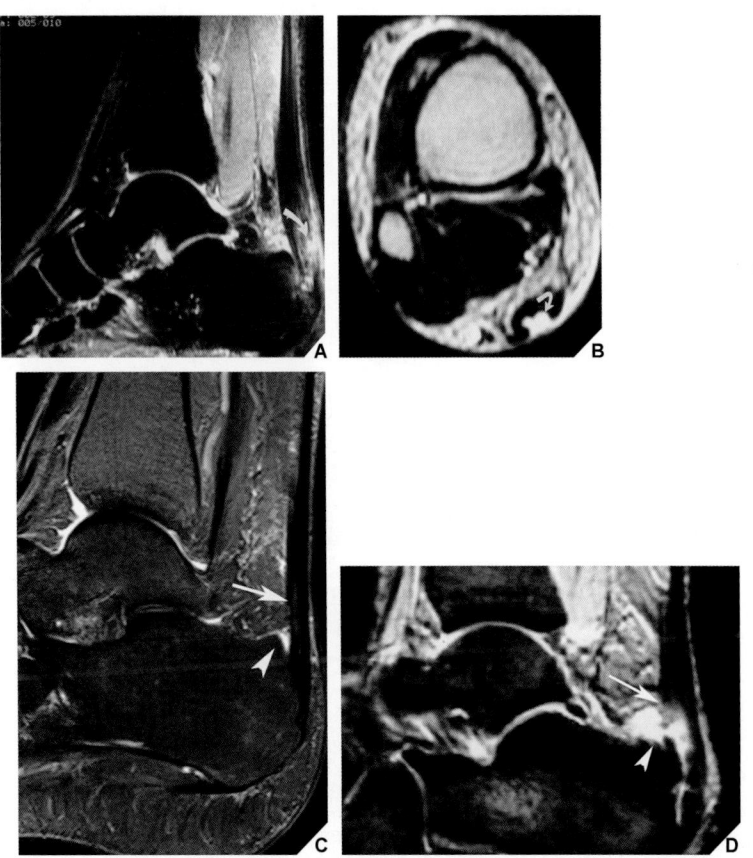

图 10-76　跟腱撕裂的MRI表现（2）

矢状位STIR序列图像（A）与轴位T₂加权像（B）示跟腱后部局限性高信号（弯箭头），提示跟腱急性部分撕裂。脂肪垫与皮下组织可见水肿。注意撕裂近端的跟腱增厚，提示慢性肌腱变性。另一例患者，MRI矢状位T₂加权像（C）示跟腱远端增厚并呈线性信号增高（箭头），与附着点炎表现一致。注意存在轻度跟骨后滑囊炎（无尾箭头）。另一例患者，矢状位T₂加权像（D）示跟腱附着点炎伴部分撕裂（箭头）及跟骨后滑囊炎（无尾箭头）（图A、B经允许引自 Deutsch AL，Mink JH，Kerr R，eds. *MRI of the foot and ankle.* New York：Raven Press；1992.）

评估这类损伤的关键是确定骨折线是否累及距下关节，如果累及，需评估后关节面的压缩程度。确定Boehler角（见图10-20C）和Gissane角（见图10-21）有助于评估压缩程度，但CT检查通常是必要的（图10-77）。CT检查包括冠状位和轴位扫描。矢状位CT重建图像和三维CT重建图像有助于显示跟骨骨折特征（图10-78～图10-81），还有助于评估术后复位情况。所有高处坠落引起的跟骨骨折都有必要做胸椎、腰椎X线检查，因为通常会合并单发或多发椎体的压缩性骨折（图10-82）。

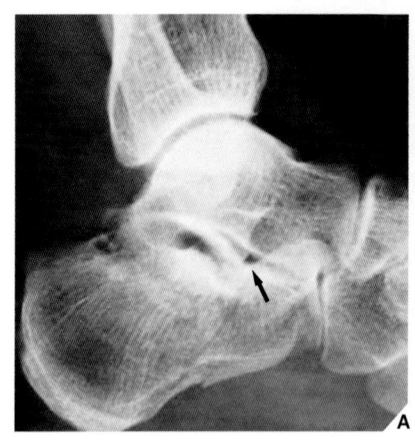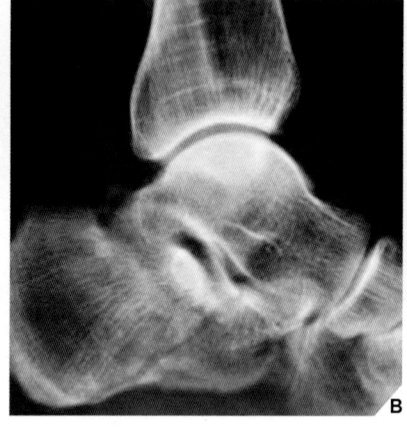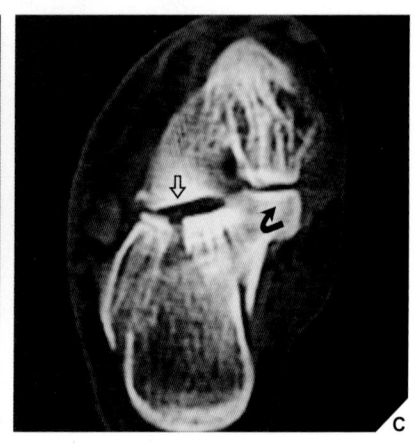

图10-77 跟骨骨折

54岁男性，从脚手架上跌落，左足受伤。A. 侧位片示跟骨粉碎性骨折，提示骨折线延伸至距下关节（箭头）。B. 侧位体层摄影证实骨折线延伸至关节内，但是不能明确关节面压缩的程度。C. CT断层图像清晰显示了骨折片的位置与距下关节后关节面的压缩（空心箭头）情况。CT图像还显示中关节面完整（弯箭头），而常规X线与体层摄影图像未能提供这一重要信息

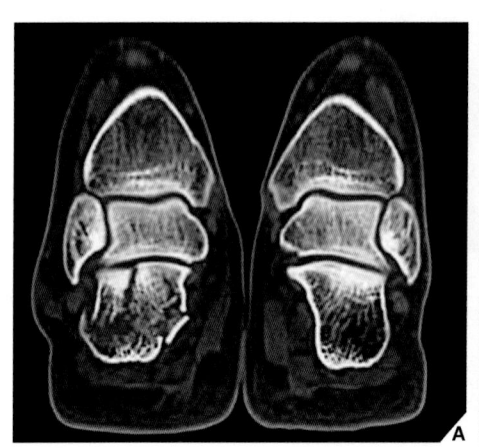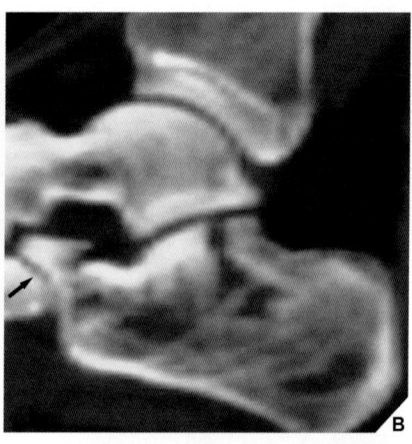

图10-78 跟骨骨折的CT表现

34岁男性，右跟骨粉碎性骨折。A. 冠状位CT图像示骨折线延伸至距下关节。B. 矢状位CT重建图像示跟骨前突骨折，骨折线延伸至距下关节前关节面（箭头）

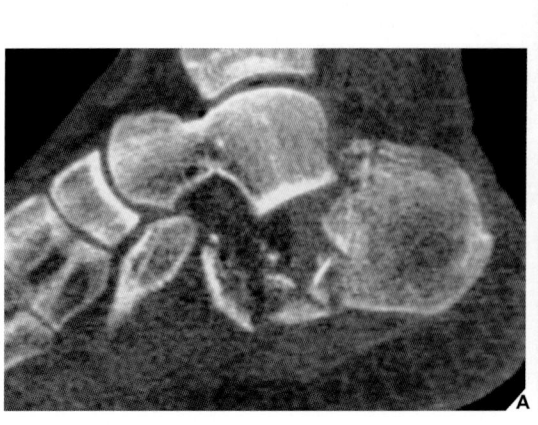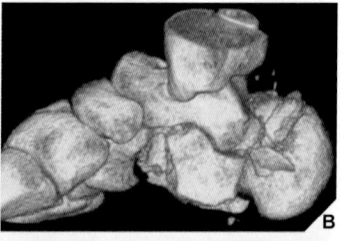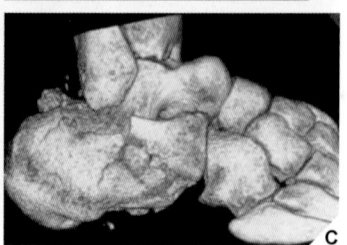

图10-79 跟骨骨折的CT及三维CT重建表现（1）

矢状位CT重建图像（A）及三维CT重建图像内侧观（B）及外侧观（C）示跟骨复杂性关节内骨折。不同骨折碎片的位置显示较好

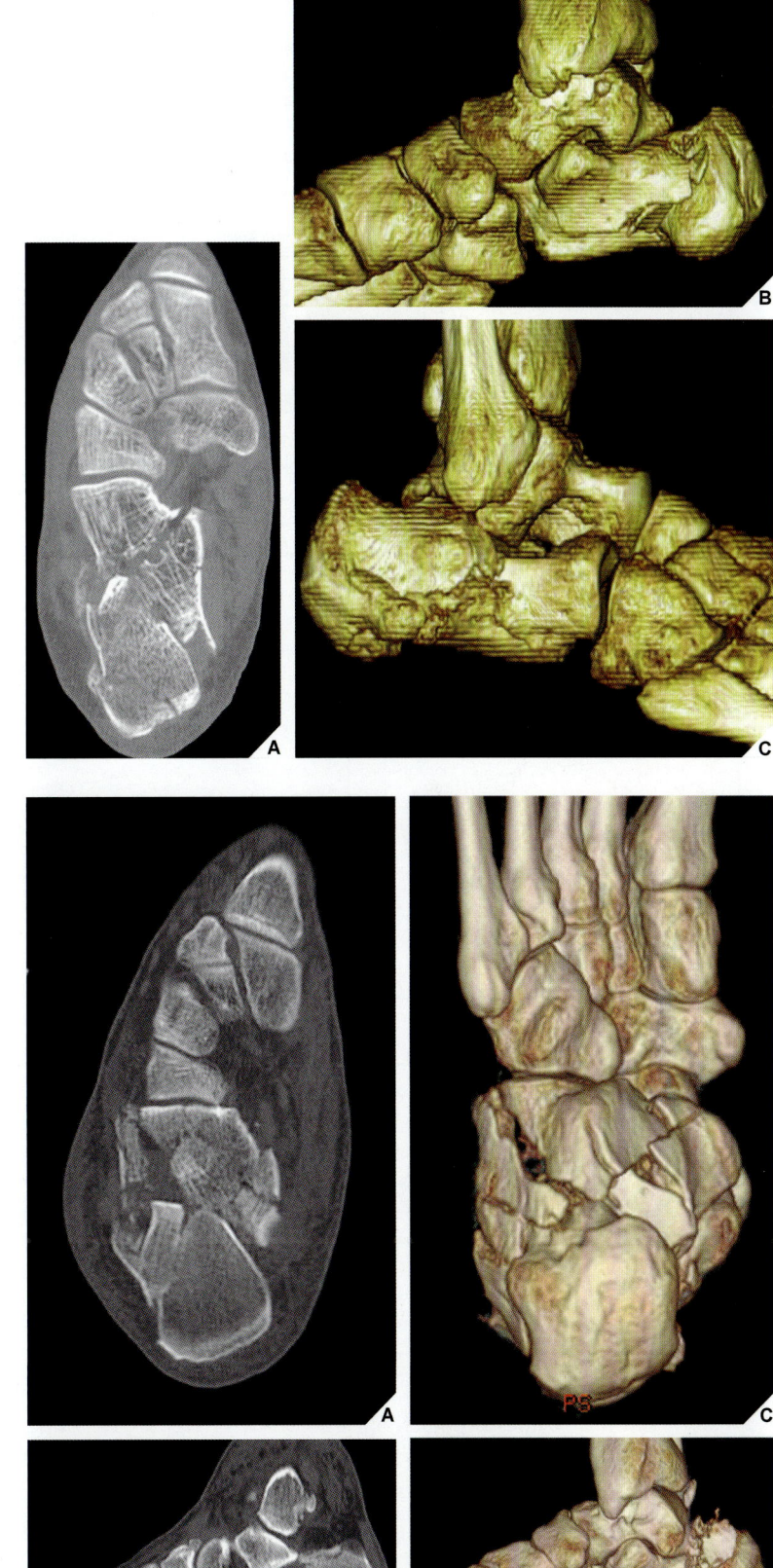

图 10-80　跟骨骨折的CT及三维CT重建表现（2）

轴位CT图像（A）示跟骨粉碎性骨折。三维CT重建图像内侧观（B）及外侧观（C）较好地显示了各种骨折线及关节内延伸

图 10-81　跟骨骨折的CT及三维CT重建表现（3）

轴位（短轴）CT图像（A）、矢状位CT重建图像（B）、足部三维CT重建图像（C、D）显示跟骨关节内粉碎性骨折

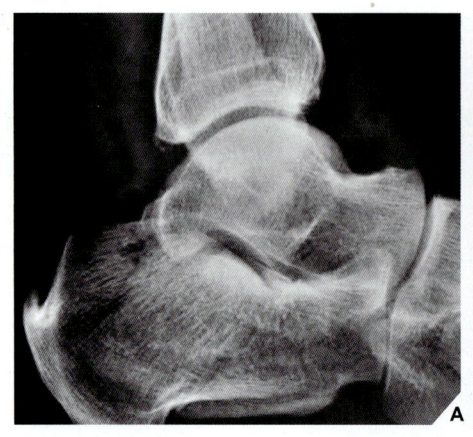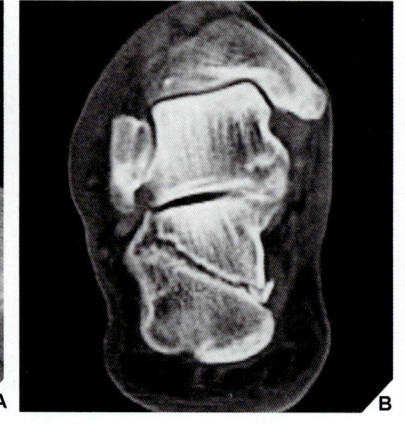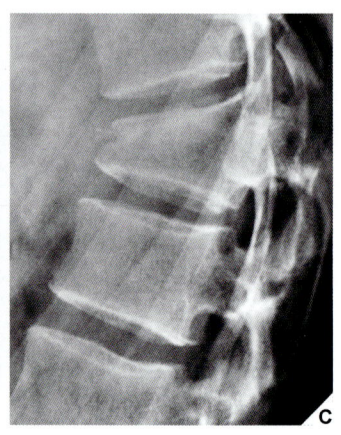

图 10-82　跟骨及胸椎骨折

48岁男性，从二楼窗户跳下，踝关节侧位片（A）示跟骨粉碎性骨折。冠状位CT图像（B）示多发小的粉碎性骨折片的位置及载距突受累情况。胸腰段侧位片（C）示T₁₂椎体压缩性骨折

跟骨关节内骨折已被提出多种分类方法。

Essex-Lopresti 将跟骨骨折分为两大类：未累及距下关节的骨折（25%）和延伸至距下关节的骨折（75%），后者又分为关节压缩性骨折和舌形骨折。Rowe及其同事将跟骨骨折分为5型（图10-83）。

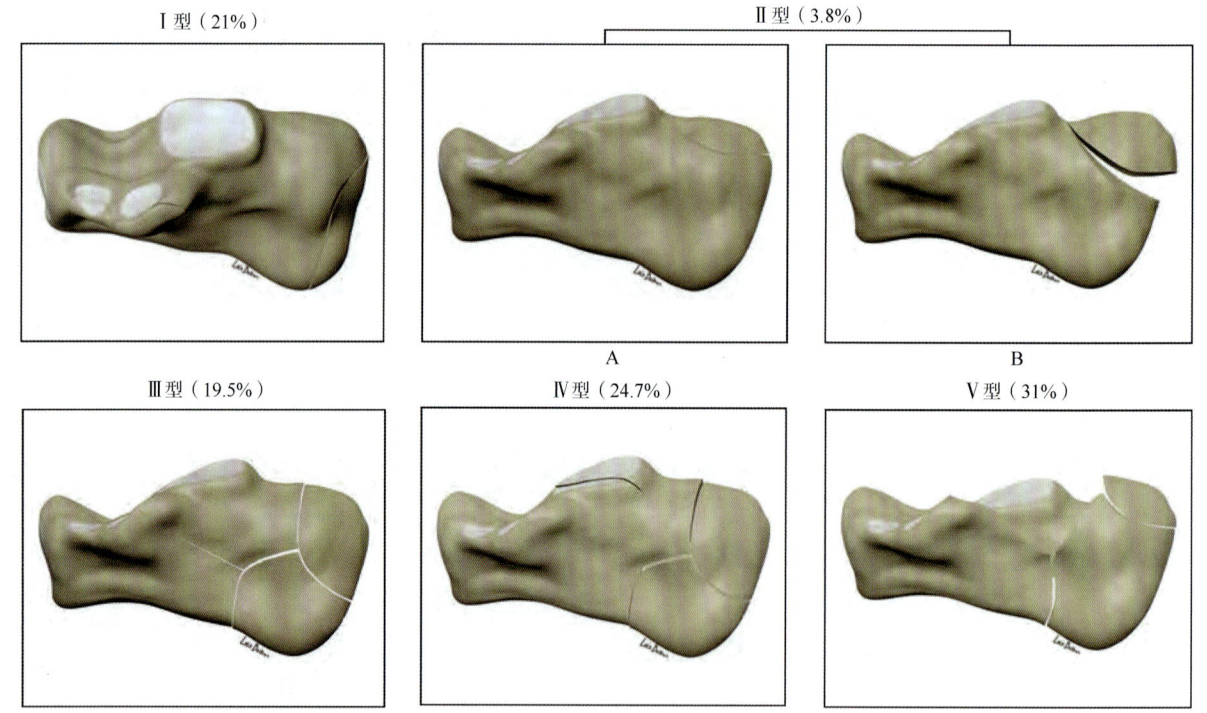

图 10-83　跟骨骨折的 Rowe 分型

Ⅰ型（21%），跟骨结节、载距突或跟骨前突骨折；Ⅱ型（3.8%），鸟喙状骨折（A）与跟腱附着处撕脱骨折（B）；Ⅲ型（19.5%），斜行骨折，不延伸至距下关节；Ⅳ型（24.7%），骨折累及距下关节；Ⅴ型（31%），骨折伴中心压缩与不同程度的粉碎

Ⅰ型：跟骨结节、载距突或前突骨折（21%）。

Ⅱ型：鸟喙状骨折与跟腱附着处的撕脱骨折（3.8%）。

Ⅲ型：斜行骨折，不延伸至距下关节（19.5%）。

Ⅳ型：累及距下关节的骨折（24.7%）。

Ⅴ型：中心压缩性骨折与各种程度的粉碎性骨折（31%）。

Sanders根据骨折线延伸至距下关节后关节面将跟骨关节内骨折分为4种类型。

1型：非移位性骨折，不论骨折碎片的数量。

2型：两部分骨折

A：累及跟骨的外侧1/3。

B：累及跟骨的中央 1/3。

C：累及跟骨的内侧 1/3。

3型：三部分骨折，累及前面列出的两部分。

4型：高度粉碎性骨折。

跟骨的应力性骨折常见于慢跑者和跑步者，骨质疏松的老年人也会发生（图10-84）。与长骨的应力性骨折相同，不会立即出现症状，典型者在10～14天后症状逐渐明显。X线可诊断骨折，表现为带状硬化，代表骨内膜骨痂形成。骨折线常为垂直方向或平行于骨后缘。如果怀疑应力性骨折但X线表现正常，可行骨扫描确诊，当然行MRI检查更好（图10-85）。

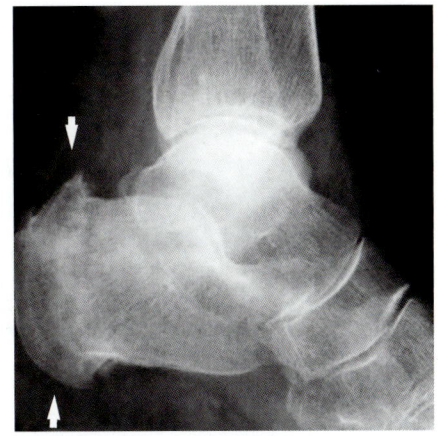

图 10-84　跟骨应力性骨折

75岁女性，主诉左足跟痛，无外伤史，每日去超市大约行走1英里（1609m）。右踝关节侧位片示典型的跟骨应力性骨折（箭头）

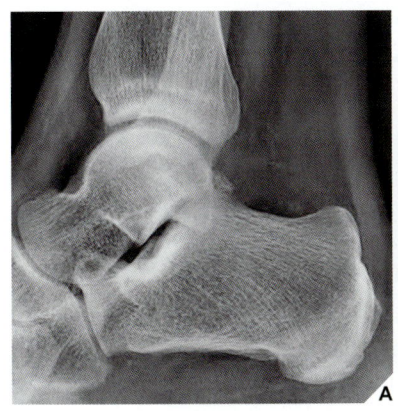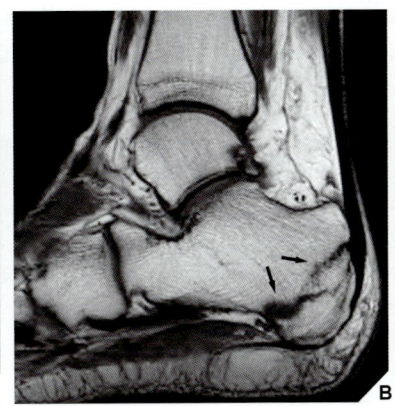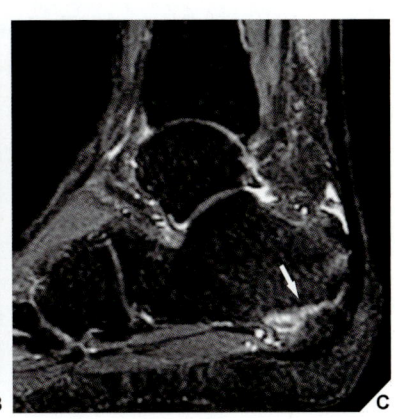

图 10-85　跟骨应力性骨折的MRI表现

30岁女性，马拉松运动者，述足跟痛。踝关节X线侧位片（A）示跟骨可疑应力性骨折，但未明确诊断。MRI矢状位质子密度加权像（B）及矢状位T$_2$加权像（C）可明确诊断（箭头）

（2）距骨骨折：是第二常见的跗骨骨折，仅次于跟骨。骨折可累及距骨头、颈、体、后突。距骨颈是最脆弱的部位，垂直骨折最常见。Hawkins提出了距骨颈3种类型的垂直骨折（图10-86）。其分型基于距骨血供的损害，可指导

骨折愈合的预后，判断骨坏死的发生率，确定是否切开复位。近来，Canale和Kelly改良了这种分型，添加了第4种罕见类型的骨折，即移位骨折，伴距下关节或胫距关节脱位和距舟关节的半脱位或脱位。

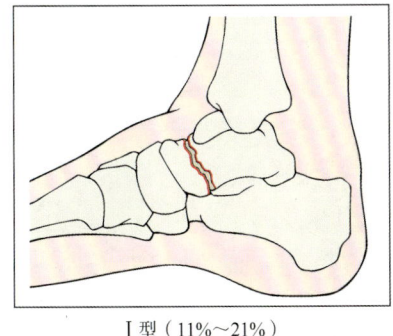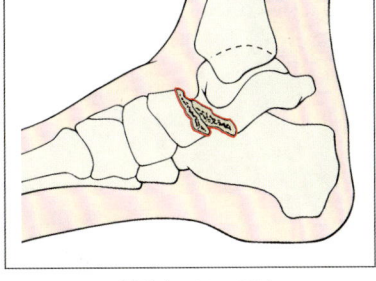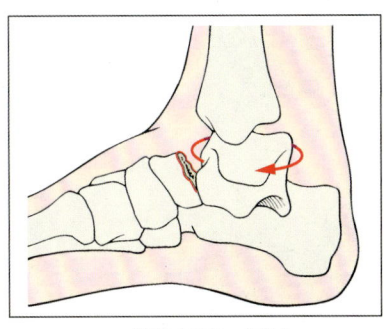

Ⅰ型（11%～21%）　　　　Ⅱ型（40%～42%）　　　　Ⅲ型（23%～47%）

图 10-86　距骨颈垂直骨折的Hawkins分型

Ⅰ型骨折：距骨相对于距下关节无移位。Ⅱ型骨折：距骨在距下关节内半脱位或脱位。Ⅲ型骨折：特征为距骨体移位，并绞锁于载距突后，因而骨折面指向外侧

无论是垂直骨折还是粉碎性骨折，距骨骨折的最常见原因是足被动背屈，如车祸伤。常伴距下关节和距舟关节的脱位。标准X线投照上多可明确诊断距骨骨折，尽管还常需要CT来显示移位（图10-87、图10-88）。MRI对发现各种并发症，如距骨颈骨折后的缺血坏死有价值（图10-89）。

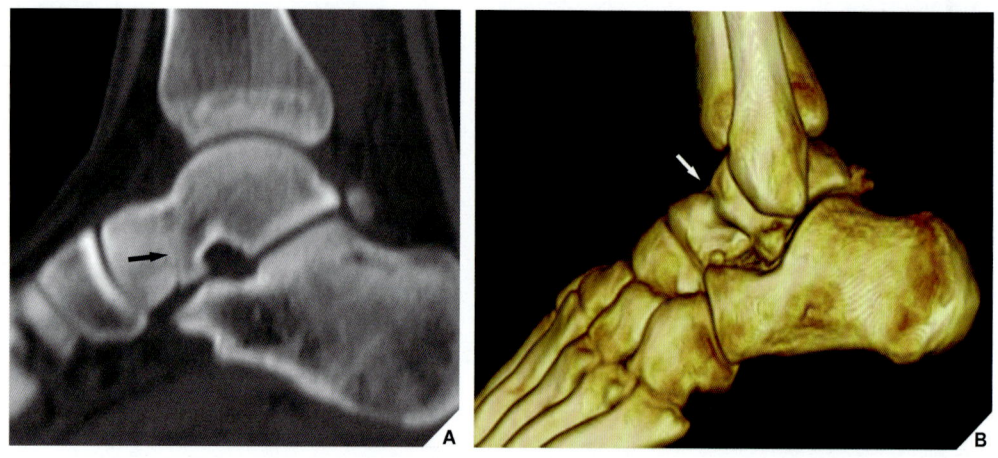

图10-87　距骨骨折的CT和三维CT重建表现（1）

踝关节矢状位CT重建图像（A）及用表面遮盖显示（SSD）技术重建的三维CT图像（B）示距骨的无移位骨折（箭头）

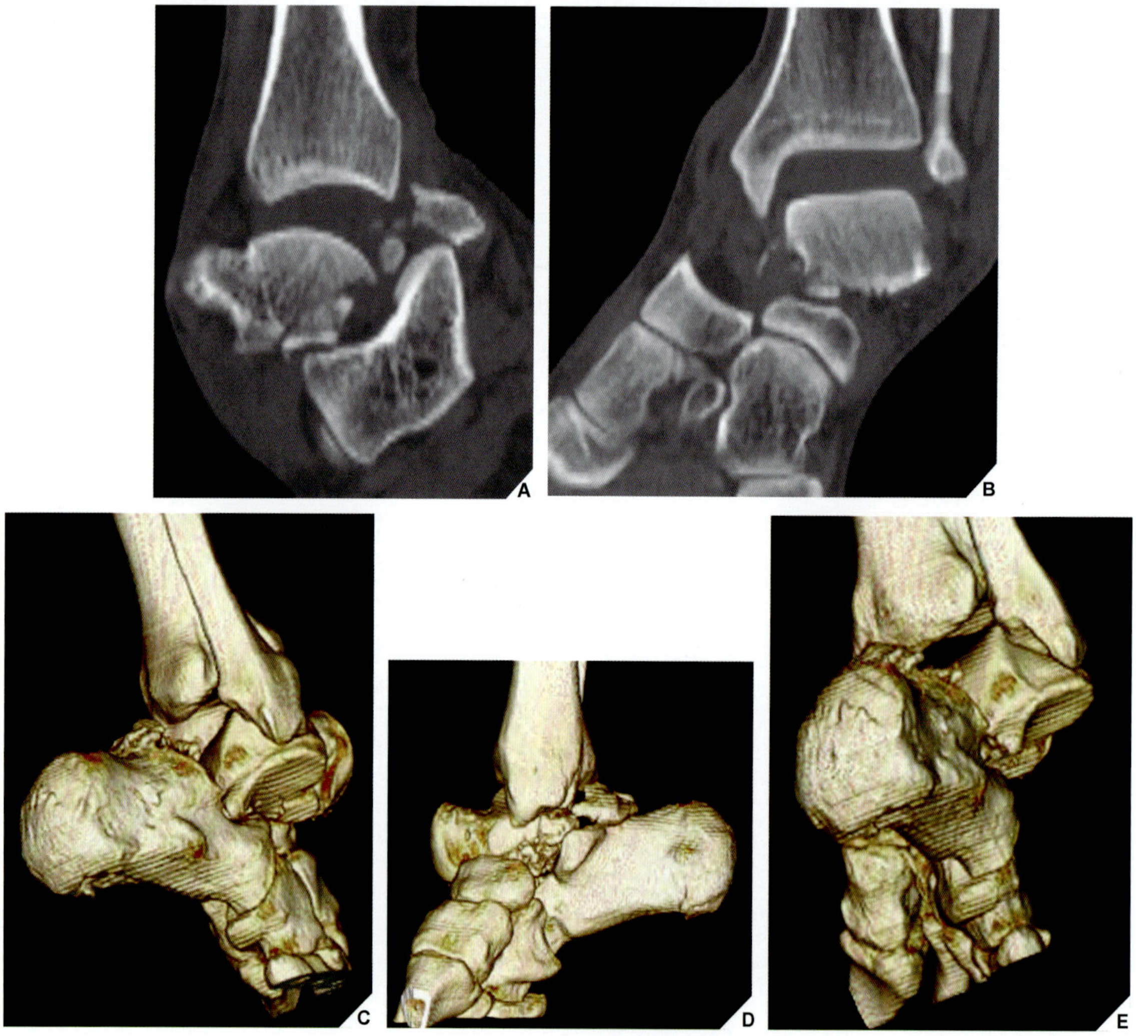

图10-88　距骨骨折的CT和三维CT重建表现（2）

冠状位（A）和矢状位（B）CT重建图像显示踝关节的粉碎性错位骨折。三维CT重建图像（C～E）从不同角度显示了损伤的细节

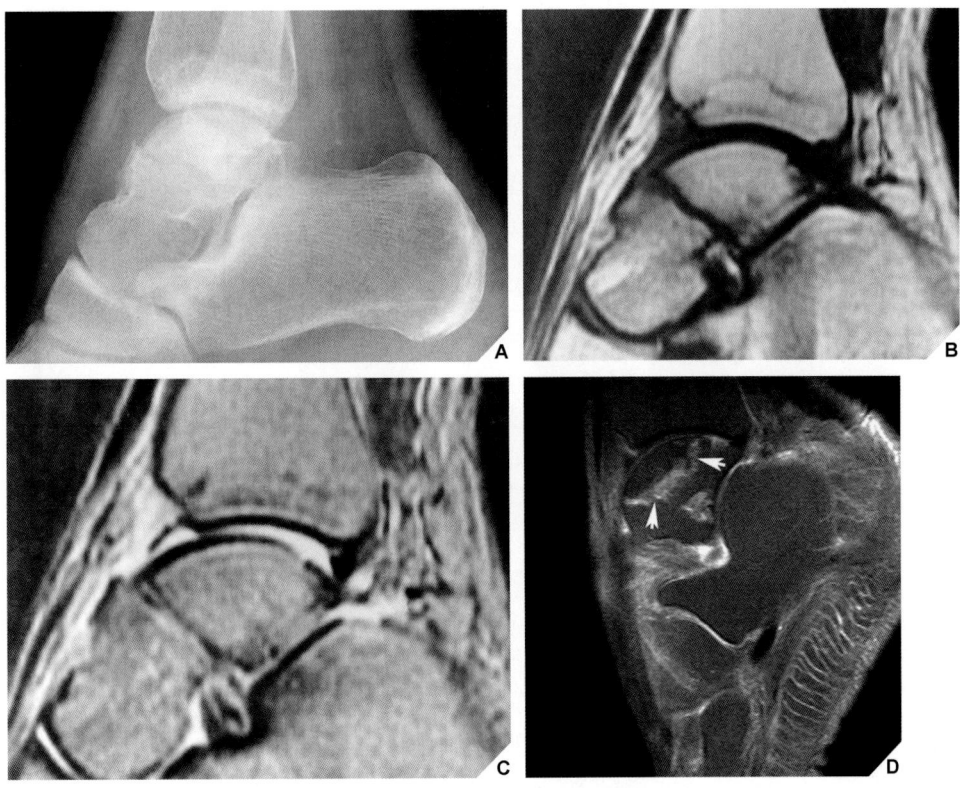

图 10-89　距骨骨折的 MRI 表现

41 岁女性，在一次车祸中右足受伤。踝关节侧位片（A）示距骨垂直骨折，T_1 加权像（B）与 T_2 加权像（C）矢状位自旋回波 MRI 示距骨骨折不愈合伴关节积液。另一例距骨颈骨折患者，经静脉注射钆造影剂后的矢状位 T_1 加权脂肪抑制序列 MRI（D）示距骨体坏死（箭头）。注意坏死区域低信号及周围因肉芽组织而强化的区域

　　了解距骨后部（图 10-90）的骨性解剖学知识对于诊断这部分骨的各种创伤性异常至关重要。距骨后侧面有特殊类型的骨折，包括后外侧突骨折（又称为 Shepherd 骨折）（图 10-91）和后内侧突骨折（又称为 Cedell 骨折）（图 10-92）。在踝关节和后足受到突然的垂直侧向负荷作用力的情况下，距骨外侧突发生孤立性骨折，这种类型的骨折被称为滑雪板骨折（图 10-93，见图 4-152）。

　　（3）距骨剥脱性骨软骨炎（OCD）：是一种累及距骨滑车的相对常见的损伤。起初，OCD 损伤被认为是软骨下骨缺血坏死的结果，并导致骨与软骨碎片分离。现在认为这种损伤大多数与创伤有关，因为超过 80% 的病例有创伤史。初期缺血事件导致 OCD 的可能性没有被完全排除，因为一些患者没有创伤史。此外，这个疾病也可以是家族性的。在同一例患者身上可以有多发的损伤，有报道称同样的距骨内侧损伤在双胞胎身上发生，这提示了软骨和骨损伤的潜在遗传倾向。

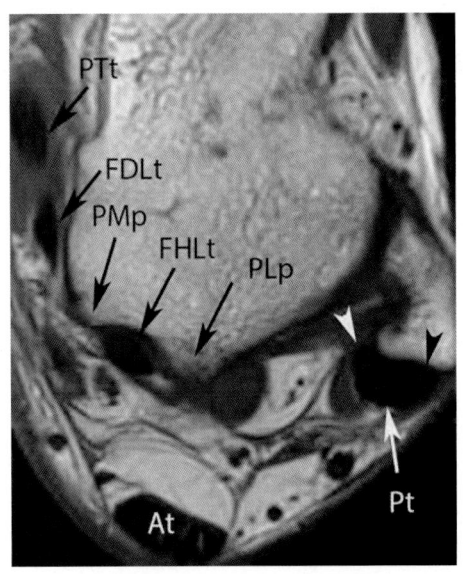

图 10-90　距骨后部骨性解剖

MRI 轴位 T_1 加权像显示距骨后部骨性解剖及其与邻近肌腱结构的关系。注意胫后肌腱（PTt）增厚与肌腱病表现相一致。注意外踝后方的腓骨短肌腱撕裂（无尾箭头）及位于后方的腓骨长肌腱形态异常与肌腱变性表现一致。FDLt. 趾长屈肌腱；PMp. 后内侧突；FHLt. 蹈长屈肌腱，在距骨后方两个突起之间的沟内走行；PLp. 后外侧突（Stieda 突）；Pt. 腓骨肌腱；At. 跟腱

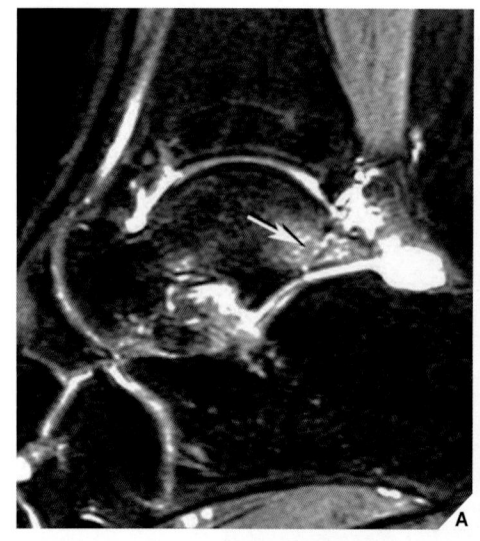
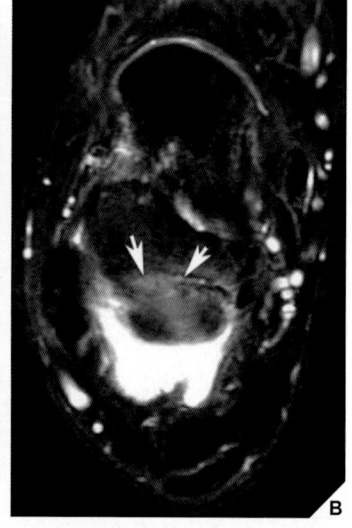

图10-91　距骨后外侧突的Shepherd骨折
矢状位（A）和轴位（B）STIR序列MRI显示距骨后外侧突急性骨折（箭头）。不应将此骨折与同一位置的距后三角骨混淆

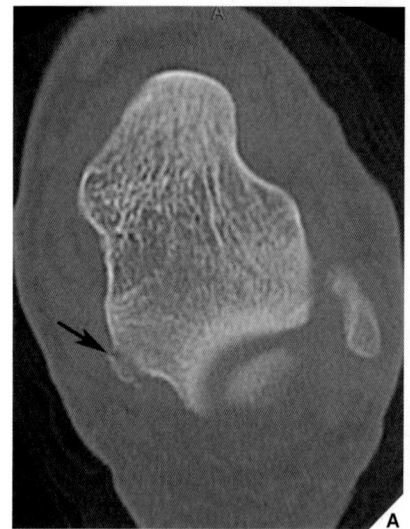
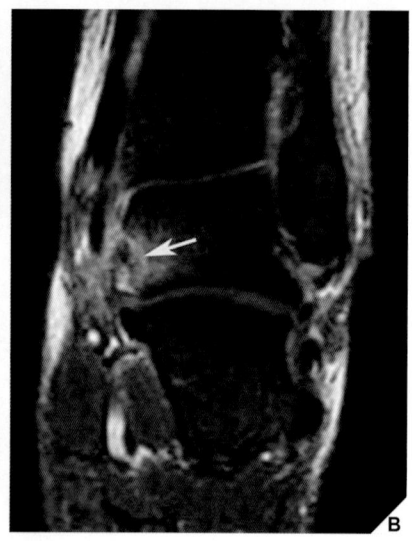

图10-92　距骨后内侧突的Cedell骨折
A. 轴位CT图像显示距骨后内侧突骨折（箭头）。
B. 冠状位STIR 序列MRI显示距骨后内侧突骨折（箭头），周围伴骨髓水肿

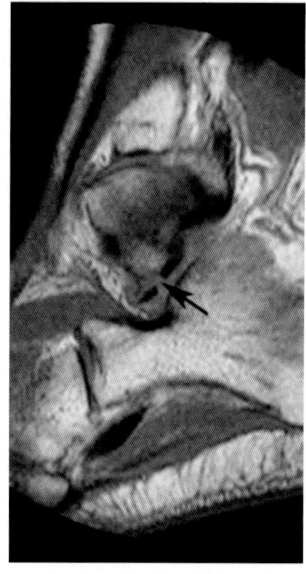

图10-93　滑雪板骨折
MRI矢状位T$_1$加权像显示距骨外侧突轻微移位骨折（箭头）

OCD损伤可发生在距骨滑车的前外侧或后内侧。前外侧损伤是翻转及背屈受伤的结果。后内侧损伤与跖屈及外旋有关（图10-94）。由常见的翻转损伤机制所致，OCD损伤常合并外侧副韧带复合体损伤，最常见的是距腓前韧带损伤。

虽然CT可显示距骨OCD损伤（图10-95、图10-96A），但是MRI已被广泛应用在距骨OCD损伤的诊断及分期中（图10-96B、C），不仅可用于评估损伤的存在，也可评估病灶的大小、位置、稳定性和存活性。在Ⅲ期损伤中，骨软骨碎片与母体骨之间存在液体，这被认为是不稳定的征象，可能需要手术来保持稳定。囊肿的形成提示为慢性损伤。在所有脉冲序列中骨碎片信号均减低则提示死骨形成。

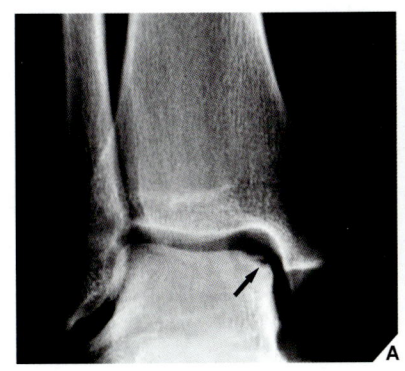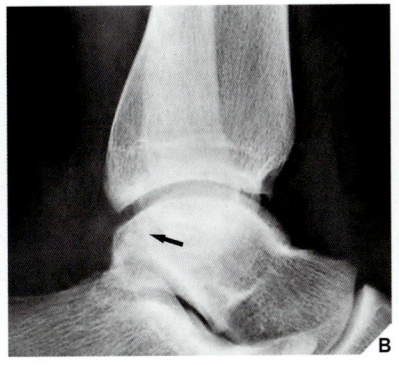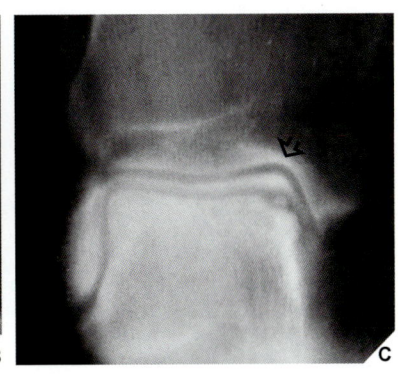

图 10-94　距骨剥脱性骨软骨炎

29岁男性，职业芭蕾舞演员，主诉8个月前踝关节疼痛。前后位（A）与侧位（B）图像示距骨滑车内侧面X线透亮性缺损，缺损内见一小骨软骨体（箭头），这是剥脱性骨软骨炎的典型表现。关节造影（C）示病变上方的关节软骨完整（空心箭头），考虑为原位病变

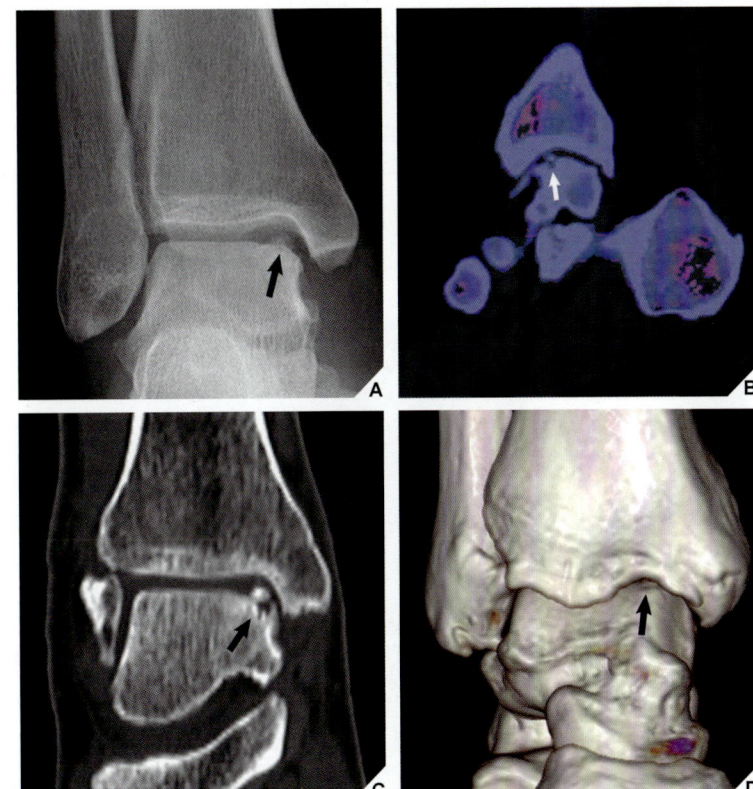

图 10-95　距骨剥脱性骨软骨炎的CT及三维CT重建表现

36岁专业滑冰运动员，右踝慢性疼痛。踝关节前后位X线片（A）显示距骨内侧穹隆典型的OCD病变（箭头）。矢状位双能CT重建（B）图像证实存在骨软骨缺损伴移位的骨软骨碎片（箭头），已排除痛风性关节炎。冠状位CT重建图像（C）和三维CT重建图像（D）显示骨软骨缺损的存在（箭头）。关节镜检查显示骨软骨体分离进入踝关节间隙

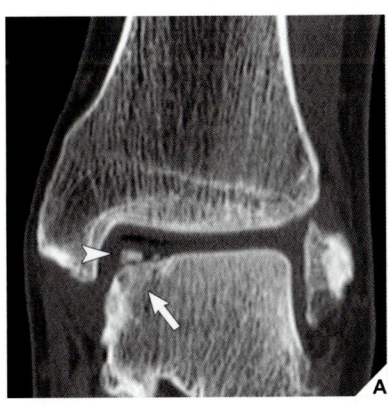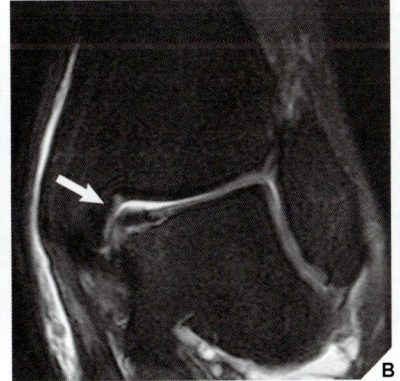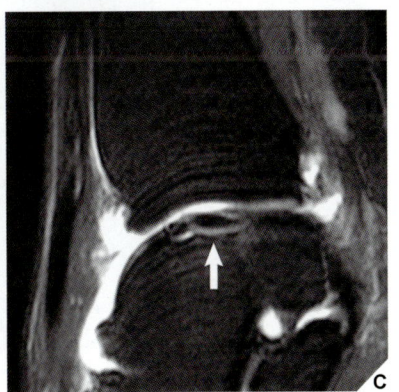

图 10-96　距骨剥脱性骨软骨炎的CT及MRa表现

27岁男性，左踝冠状位CT重建图像（A）显示距骨内侧穹隆骨软骨缺损（箭头）及移位的骨软骨碎片（无尾箭头）。在关节内注射5ml稀释的钆造影剂后获得冠状位（B）和矢状位（C）质子密度加权脂肪抑制序列MRI，显示液体/造影剂进入骨软骨碎片下（箭头），提示病变不稳定

距骨OCD损伤可根据Berndt和Harty分型进行（图10-97）。

Ⅰ型：软骨下损伤，不累及软骨下骨板或关节软骨。

Ⅱ型：部分骨软骨损伤，损伤一侧软骨仍附着在骨上。

Ⅲ型：完全分离的骨软骨病变，不伴撕裂碎片移位。

Ⅳ型：完全分离的骨软骨病变，伴撕裂碎片移位。

Anderson及其同事提出了一种类似于Berndt和Harty的OCD损伤分型，但其分型基于MRI检查（图10-98）。

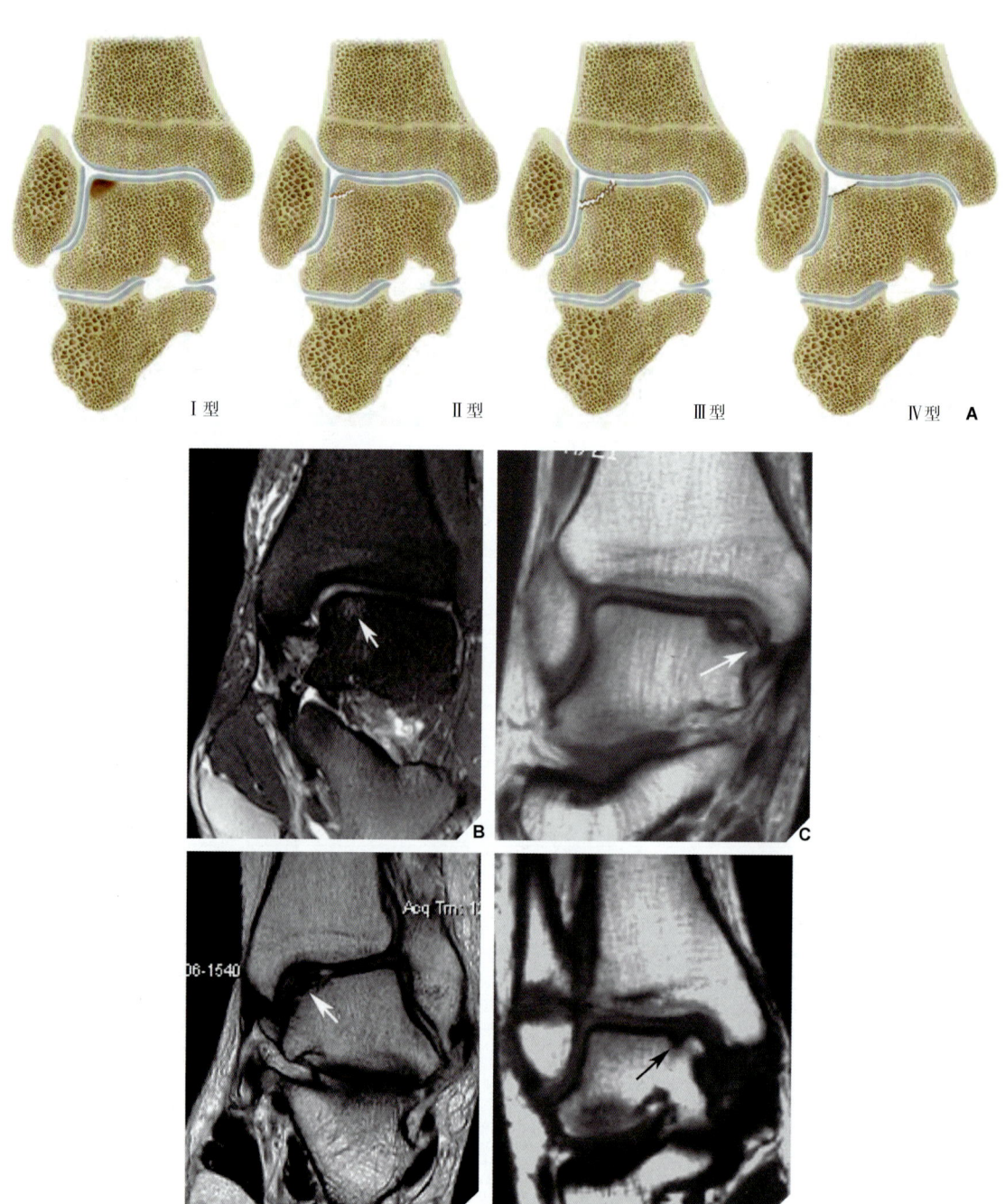

图10-97 距骨剥脱性骨软骨炎的MRI表现

A. 距骨OCD的Berndt和Harty分型。B. MRI冠状位T$_2$加权像示Ⅰ型距骨内侧穹隆软骨下损伤（箭头）。C. MRI冠状位T$_1$加权像示Ⅱ型距骨内侧骨软骨损伤。注意骨碎片仍部分附着于距骨内侧面（箭头）。D. MRI冠状位T$_2$加权像示Ⅲ型距骨OCD，骨软骨碎片在原位（箭头）。E. MRI冠状位T$_1$加权像示距骨内侧穹隆Ⅳ型OCD，碎片移位，并可见距骨滑车骨软骨缺损（箭头）

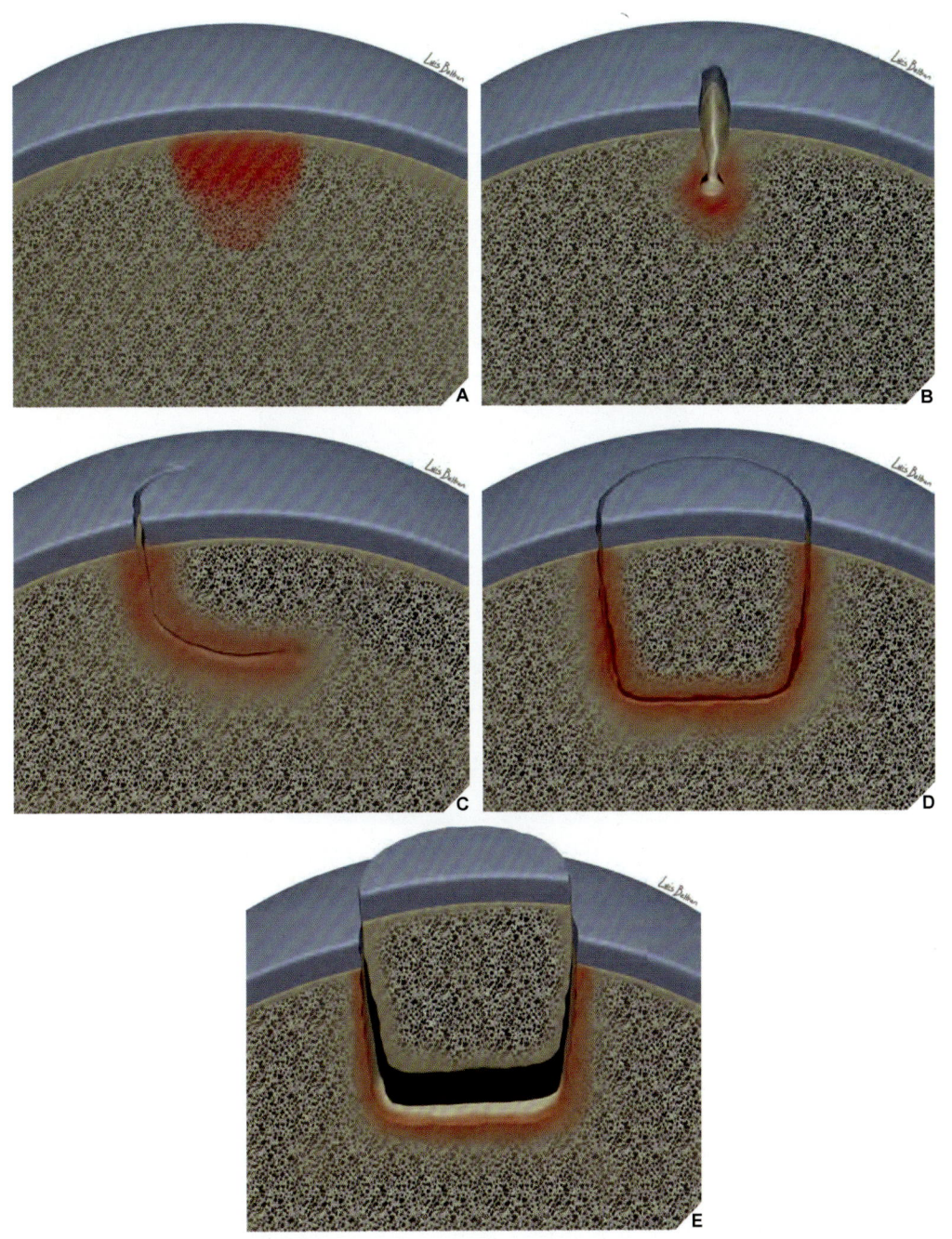

图 10-98　距骨 OCD 的 Anderson 分型

A. Ⅰ型：软骨下骨髓水肿/挫伤，保留软骨下骨板并覆盖关节软骨。Ⅱ型分为ⅡA型和ⅡB型。B. ⅡA型：软骨缺损或裂隙，并伴有大小不等的软骨下囊肿形成。C. ⅡB型：部分骨软骨骨折。D. Ⅲ型：完全无移位的骨软骨骨折，骨折碎片在原位。E. Ⅳ型：移位的骨软骨骨折，在供体部区域可见液体信号，表明不稳定；碎片已不在原位，关节表面可见凹陷。当OCD为陈旧病变，患者出现软骨下囊肿和继发性胫距关节骨关节炎时，可以分为Ⅴ型

（4）舟骨骨折：少见，通常与足的其他骨折伴发。有时由于高空坠落伤所致。Sangeorzan 及其同事基于骨折线的位置和粉碎性骨折的程度，将舟骨骨折分为3型。Ⅰ型骨折在冠状位贯穿舟骨，不伴前足的成角。Ⅱ型骨折与前足的成角有关，骨折线从骨的背外侧延伸至跖内侧面。Ⅲ型骨折是粉碎性骨折，伴前足外侧移位。Eichenholtz 和 Levine 将这些骨折分为皮质撕脱（47%）、结节撕脱（24%）和体部骨折（29%）。

由于舟骨骨折在常规X线检查上容易被忽略，当怀疑其骨折存在时推荐CT扫描，包括重建图像（图10-99）。

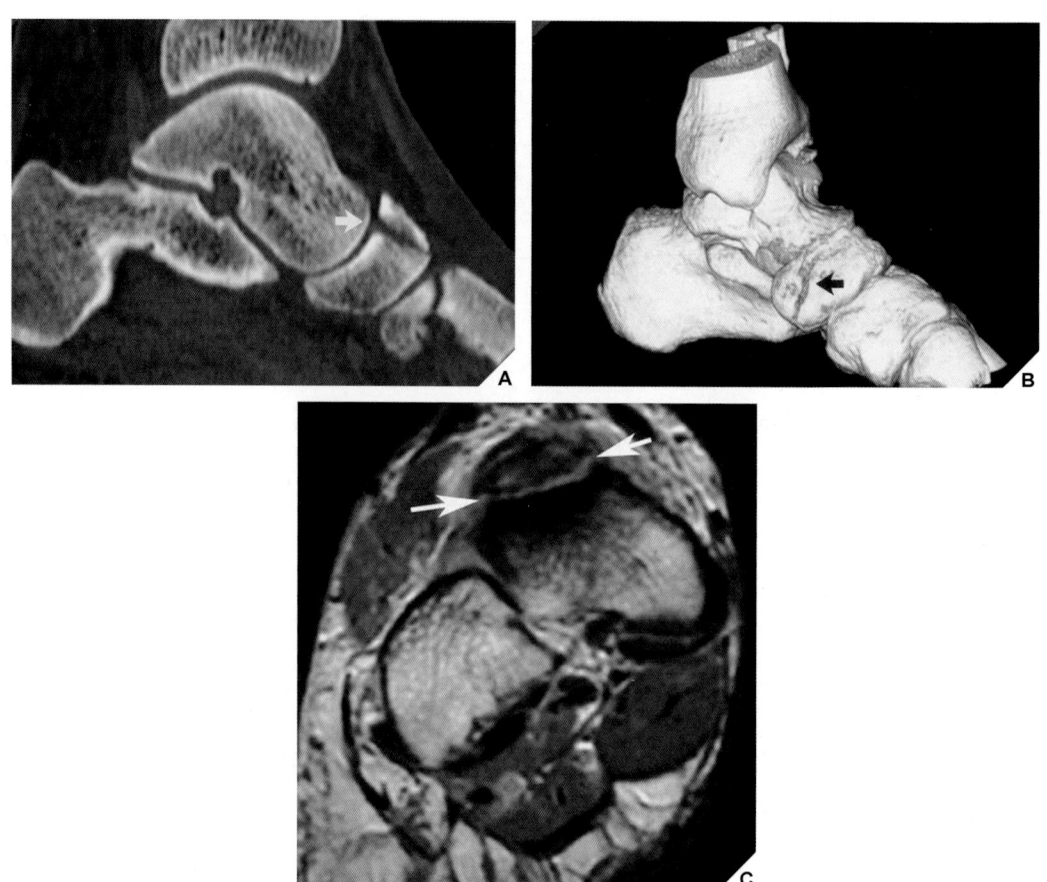

图 10-99　舟骨骨折的 CT、三维 CT 及 MRI 表现

矢状位 CT 重建图像（A）及三维 CT 重建图像（B）示舟骨骨折（箭头）。另一例患者，轴位质子密度加权序列 MRI（C）示舟骨上方的骨折（箭头）

　　Mueller-Weis 综合征是一种特殊的舟骨压缩性骨折，多见于老年女性，通常为双侧。塌陷的舟骨呈三角形，部分向上（背侧）突出，伴有距舟关节退行性改变（图 10-100）。患者既没有给出也没有回忆起任何外伤史，该病变与舟骨的慢性应力或骨坏死有关。

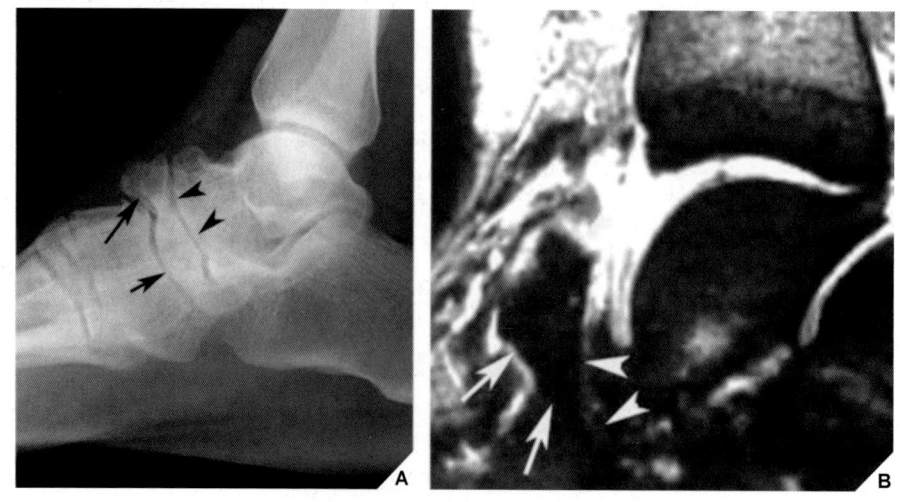

图 10-100　Mueller-Weis 综合征

两例不同患者，慢性中足疼痛。足侧位片（A）和矢状位（B）梯度回波（GRE）序列 MRI 显示舟骨塌陷（箭头）和舟骨背侧突出。距舟关节继发骨关节炎（无尾箭头）

（5）第5跖骨撕脱骨折和Jones骨折：第5跖骨基底部的撕脱骨折，由施加于附着在第5跖骨的腓骨短肌腱的内翻应力引起（图10-101、图10-102）。然而，从历史的角度来看，"Jones骨折"这个词偶尔被用于这种类型的骨折并不正确，因为Robert Jones于1902年描述的是关节外骨折，大约在距第5跖骨基底部3/4in（1in=2.54cm）的位置（图10-103）。"真正"的Jones骨折和第5跖骨基底部撕脱骨折的区别也对预后判断有价值：撕脱骨折一般痊愈快，而通过近侧跖骨干的骨折，由于血供不丰富，延迟愈合及纤维性愈合的发生率明显较高。对于儿童来说，重要的是不要将这种骨折与正常（就诊常见）的第5跖骨基底部的二次骨化中心混淆（见图4-54B）。骨折线是横行的，而二次骨化中心与第5跖骨的间隙是斜行的。

2. 并发症　踝部和足部骨折最常见的并发症是不愈合和创伤后关节炎。尽管常规X线片能显示这些并发症的特点，但CT对其细节的显示较好。

3. 足脱位　最常发生于跗跖关节（Lisfranc关节）。但一般来说，踝和足部的脱位较骨折少见。脱位偶见于车祸或飞行事故，如距骨脱位——所谓飞行员距骨。根据Shelton和Pedowitz的研究，飞机事故占距骨损伤原因的43%。

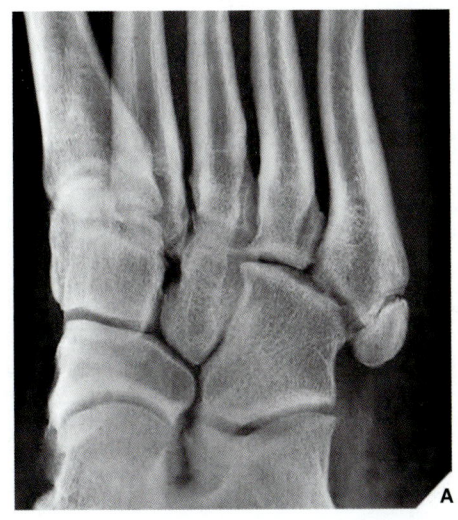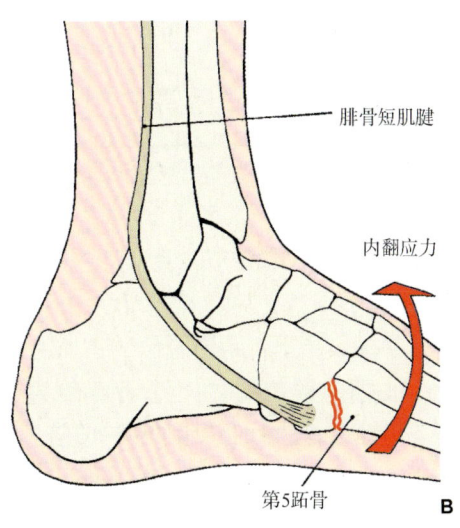

图10-101　撕脱骨折

28岁男性，在不平的道路上被绊倒，右足内翻性损伤。A.斜位片示第5跖骨基底部骨折，常被不恰当地称为Jones骨折。B.这种损伤的机制是施加于腓骨短肌腱的内翻应力造成第5跖骨基底部的撕脱骨折

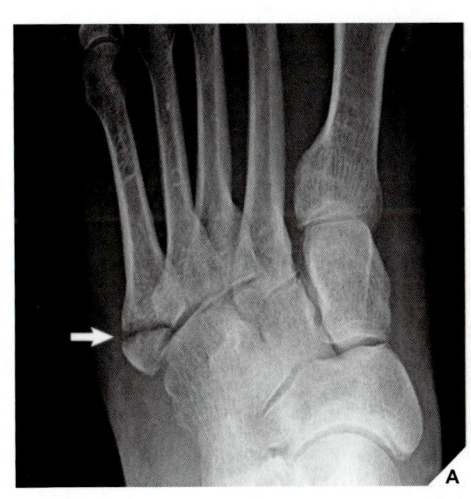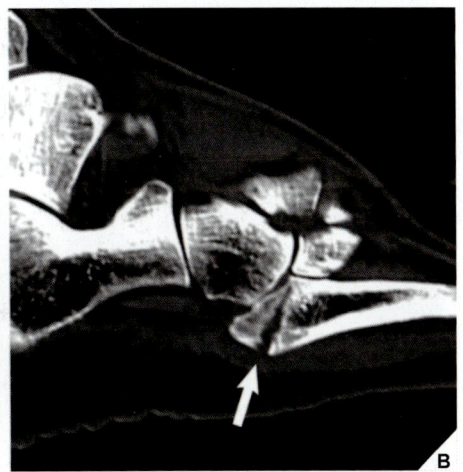

图10-102　撕脱骨折的CT表现

右足背跖位X线片（A）和矢状位CT重建图像（B）显示第5跖骨基底部关节内撕脱骨折（箭头）

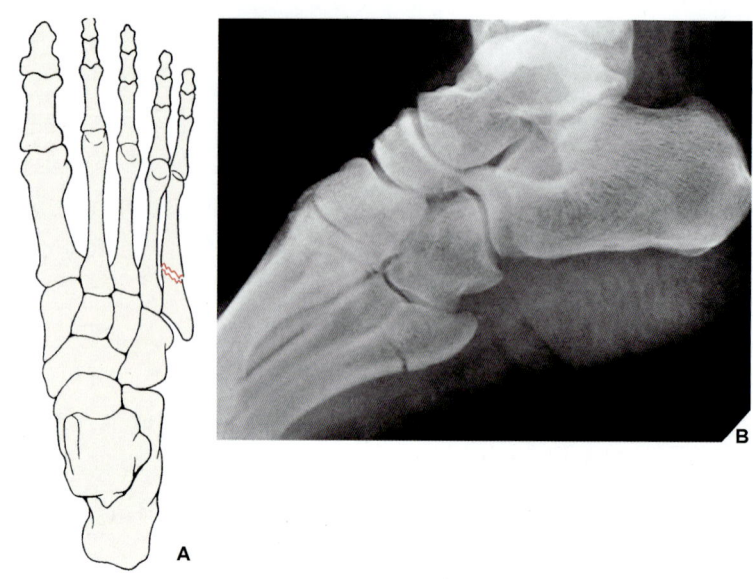

图 10-103　Jones 骨折

A. "真正"的 Jones 骨折距第 5 跖骨基底部远端约 1in（1in=2.54cm）处。B. 43 岁女性，跳舞时左足扭伤。第 5 跖骨"真正"的 Jones 骨折

（1）距下关节脱位：其两大类型分别是距周脱位及距骨完全性脱位。

1）距周脱位：包括跟距关节与距舟关节的同时脱位，而胫距关节保持正常，常称为距骨下脱位或距下脱位。Pennal 指出，距周脱位约占所有距骨损伤的 15%，占所有脱位的 1%。患者年龄为 10～60 岁及以上。男性患者是女性患者的 3～10 倍。

距周脱位分为 4 个亚型：内侧型、外侧型、后侧型、前侧型。内侧型脱位最常见，内翻暴力以载距突为支点，先使距舟关节脱位，伴跟距关节旋转性半脱位。更大的外力可以引起全脱位。建议用足的正位（前后位）投照显示异常。应该细读 X 线片以检出相应骨折，特别是双踝、距骨关节缘、舟骨和第 5 跖骨的骨折。

外侧型脱位是第二常见的亚型，约占距周脱位的 20%。受伤时足外翻，以跟骨前突为支点，距骨头与距舟关节分离，跟骨向外脱位。与内侧型脱位相同，足正位片也可诊断外侧型脱位。

后侧型脱位与前侧型脱位为最罕见的亚型，由高空坠落时足跖屈着地（后侧型）或背屈着地（前侧型）强烈撞击引起。足与踝的侧位片对这两种亚型显示最好（图 10-104）。

2）距骨完全性脱位：特征为踝（胫距）关节与距下关节均有脱位，距骨完全性脱位是最严重的距骨损伤（图 10-105），经常并发距骨坏死。

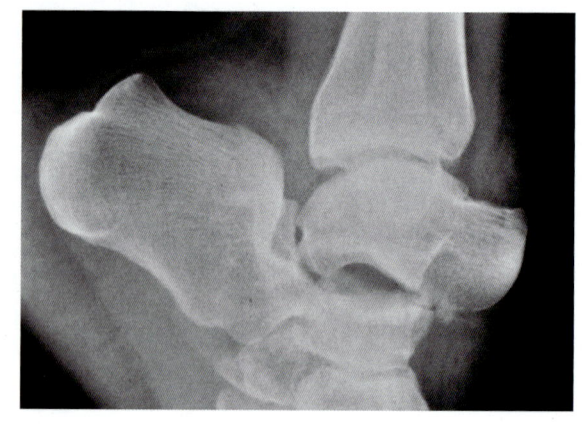

图 10-104　距周脱位

25 岁男性，从梯子上跌落，左足跖屈着地。侧位片示后侧型距周脱位。注意距骨与胫骨对位正常，但跟距关节与距舟关节同时脱位。整个足（除距骨外）向后移位，舟骨与骰骨的骨折明显

（2）跗跖关节脱位：亦称为 Lisfranc 骨折-脱位（因拿破仑的随军外科医生 Jacques Lisfranc de St. Martin 而命名），为足最常见的脱位。其经常与不同类型的骨折关联发生。基本表现是背侧脱位，常发生于从高处跌落或从飞机舷梯上跌落，甚至被路边台阶绊倒。其有两种基本类型的损伤：同侧型——第 1～5 跖骨脱位；分叉型——第 2～5 跖骨外侧移位伴第 1 跖骨的内侧或背侧移位（图 10-106）。相关的骨折最常发生于第 2 跖骨基底部，也可见于第 3 跖骨、第 1 或第 2 楔骨或足舟骨，分叉型跗跖关节脱位最常伴发这些骨折。尽管这些损

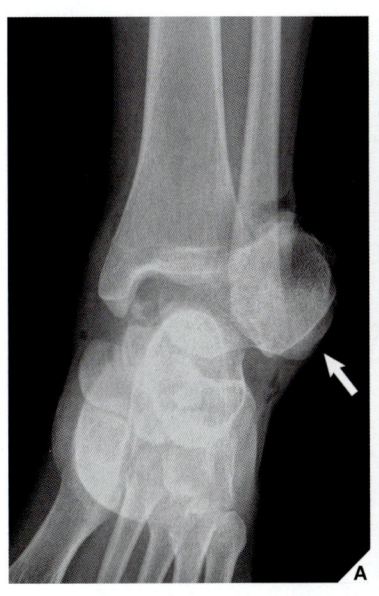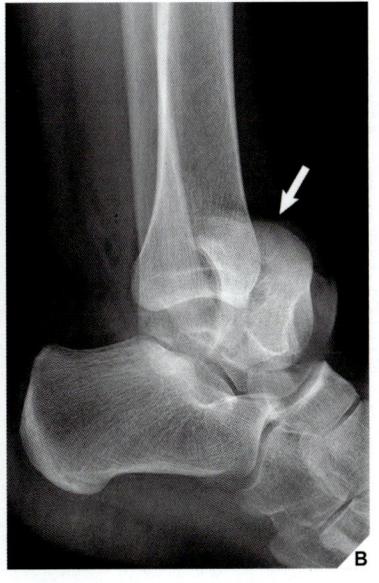

图 10-105　距骨脱位

14 岁女孩，自行车事故中受伤。左踝正位片（A）和侧位片（B）显示距骨前外侧脱位（箭头）

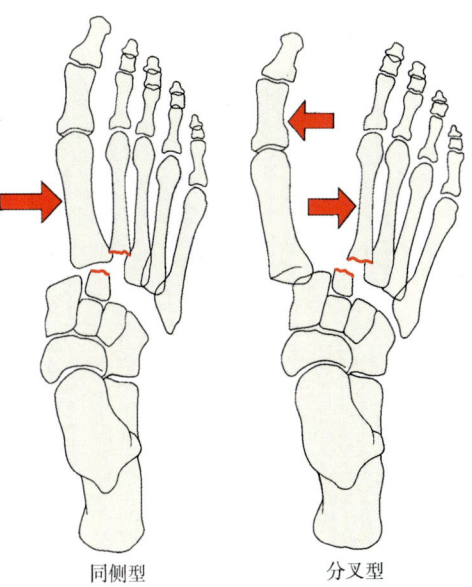

同侧型　　　　　分叉型

图 10-106　Lisfranc 骨折 - 脱位分型

跗跖关节脱位（Lisfranc 骨折-脱位）可分为两种不同类型。同侧型为第 1～5 跖骨向外侧脱位。分叉型为第 1 跖骨向内脱位。两种类型均常与第 2 跖骨基底部骨折同时发生

伤在足的标准位投照显示很好（图 10-107、图 10-108A），但也常需要辅助影像检查技术。CT 检查可显示损伤的细节（图 10-108、图 10-109）及可疑附加骨折（图 10-109B、C），MRI 可显示 Lisfranc 韧带的撕裂（图 10-110）。

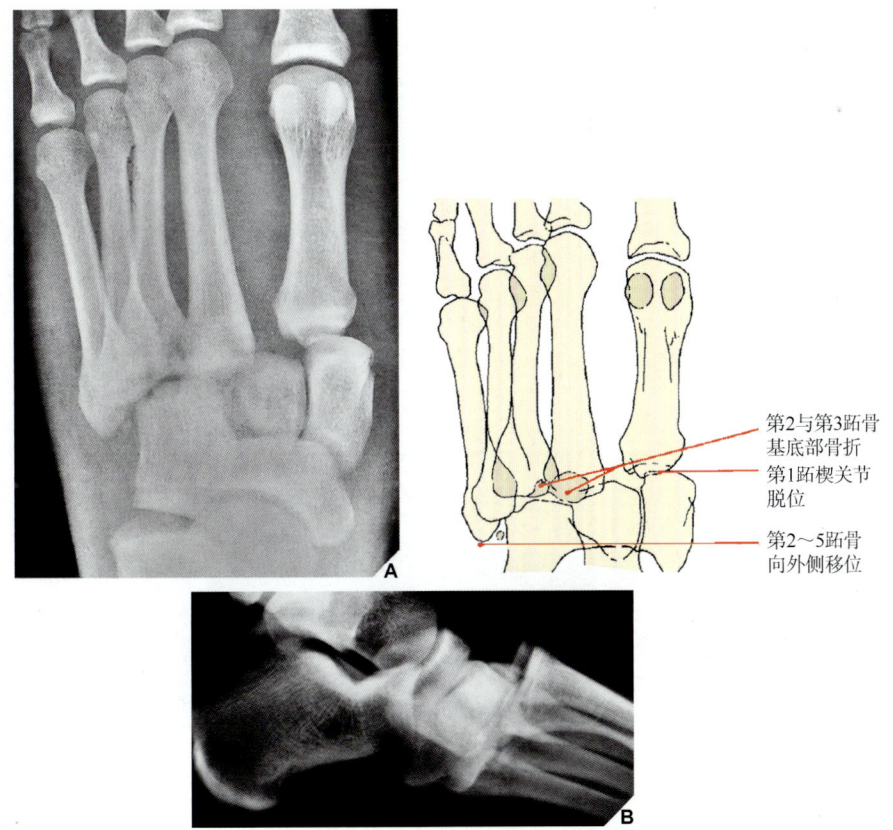

第 2 与第 3 跖骨基底部骨折
第 1 跖楔关节脱位
第 2～5 跖骨向外侧移位

图 10-107　分叉型 Lisfranc 骨折 - 脱位

39 岁男性，从飞机的舷梯上跌落，右足前后位（A）与侧位（B）负重位片示分叉型 Lisfranc 骨折 - 脱位。第 2～5 跖骨向外侧移位，同时第 1 跖楔关节脱位，并向背侧移位。侧位片显示移位最佳，注意第 2 与第 3 跖骨基底部骨折

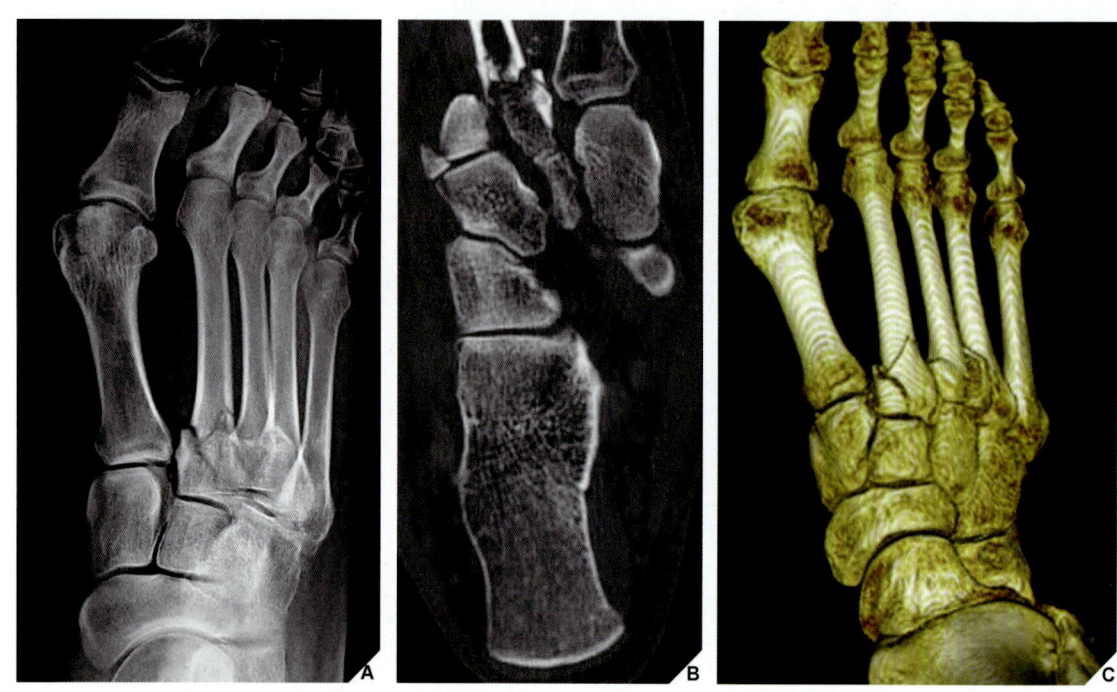

图 10-108　Lisfranc 骨折 - 脱位的 CT 和三维 CT 重建表现（1）

左足前后位（A）负重位片示典型的 Lisfranc 损伤，轴位 CT（B）及三维 CT 重建（C）图像显示更清晰。观察第 1 和第 2 跖骨之间间隙增宽及第 2 跖骨基底部骨折

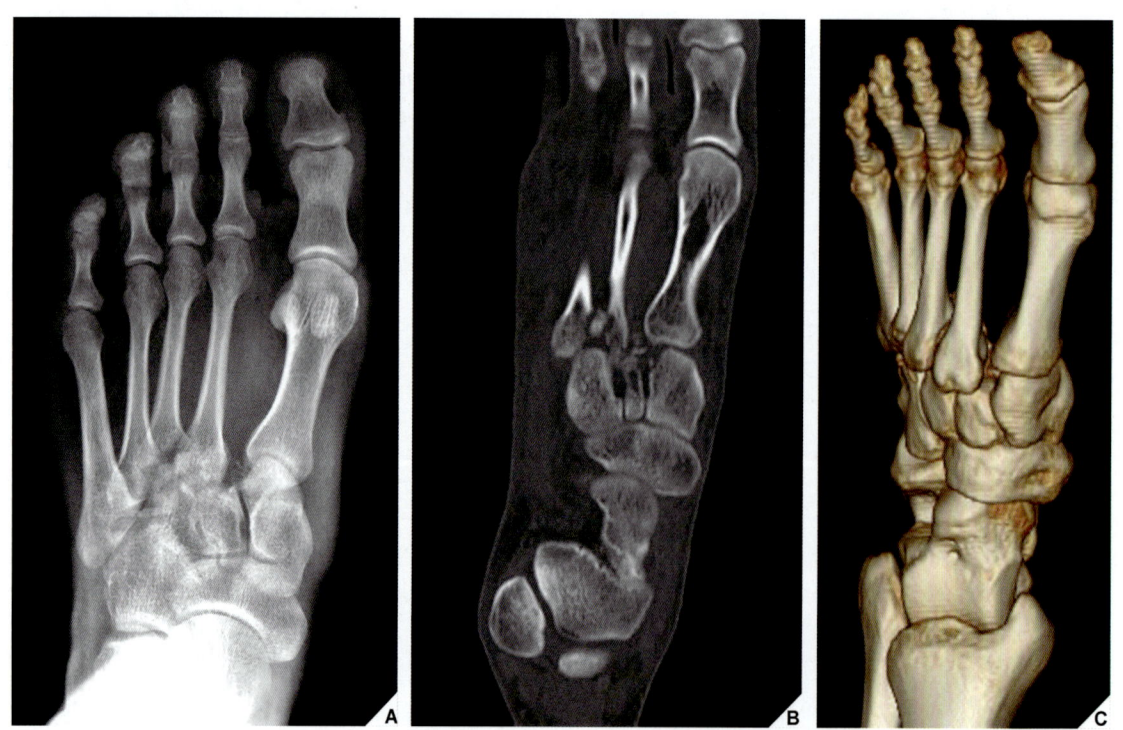

图 10-109　Lisfranc 骨折 - 脱位的 CT 和三维 CT 重建表现（2）

24 岁女性，滑雪中受伤。右足正位负重位 X 线片（A）显示第 1 和第 2 跖骨间隙增宽，并存在一些楔形小骨片，不能确定骨折来源。冠状位 CT 重建图像（B）和三维 CT 重建图像（C）可清晰显示第 2、第 3 跖骨基底部骨折和中间楔骨骨折

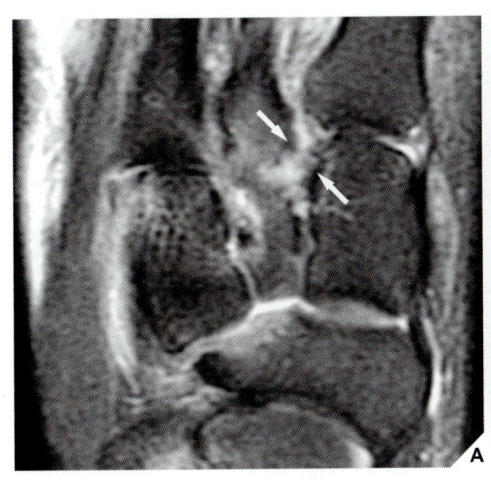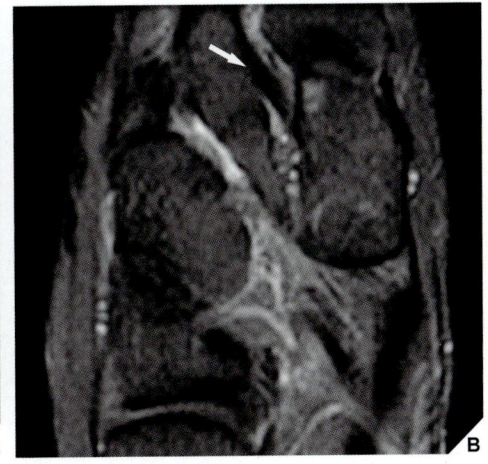

图 10-110　Lisfranc 韧带撕裂的 MRI 表现

A. MRI 轴位质子密度加权脂肪抑制序列图像示 Lisfranc 韧带撕裂（箭头）。B. 作为对照的正常 Lisfranc 韧带（箭头）

踝和足部骨折最常见的并发症是不愈合和创伤后关节炎。尽管常规 X 线片可以显示这些并发症的特征，但 CT 对显示其特点效果较好。

二、引起踝和足疼痛的其他软组织异常

（一）跗管综合征

跗管是一种纤维骨管结构，位于踝内侧及后足，从内踝延伸至舟骨。其顶部为屈肌支持带，外侧为距骨内缘及载距突，内侧为屈肌支持带、蹞展肌及跟骨内侧壁。跗管内包含胫后神经、胫后动静脉、胫后肌腱、趾长屈肌腱和蹞长屈肌腱。"跗管综合征"这个词最早是 Keck 和 Lam 于 1962 年分别独立提出的。该综合征的病因是胫后神经或其分支经过屈肌支持带深部时受压，也可以是外源性肿物或创伤后纤维化压迫所致。临床症状包括疼痛、烧灼感、足底及趾的感觉异常。MRI 检查能有效显示神经受压的病因（图 10-111）。

（二）跗骨窦综合征

跗骨窦为一锥形区域，位于足外侧，即距骨颈和跟骨前后表面之间。跗骨窦内包含脂肪、距跟韧带、骨间韧带、后距下关节囊的一部分及神经血管结构。跗骨窦综合征由跗骨窦内一个或多个结构的异常引起，特点是足外侧痛，后足不稳定感。跗骨窦内注入麻醉剂可缓解疼痛。报道的 70%

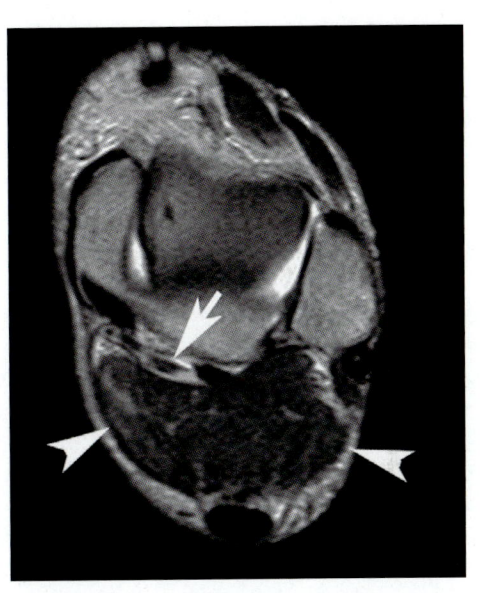

图 10-111　跗骨管综合征的 MRI 表现

踝关节 MRI 轴位 T_2 加权像示副比目鱼肌（无尾箭头）压迫跗管内的胫神经（箭头）

的案例中，引起跗骨窦综合征的原因是创伤，通常伴足的内翻损伤。MRI 检查可显示跗骨窦脂肪的消失、跟腓韧带和距腓前韧带的撕裂及胫后肌腱的断裂（图 10-112）。

（三）胫骨后肌腱功能障碍

1. 胫骨后肌腱慢性肌腱炎　这种情况会引起撕裂及继发性足弓消失，在成人形成扁平足及后足外翻，在中年女性中更为常见。肥胖、糖尿病及高血压被认为是发病的相关因素。

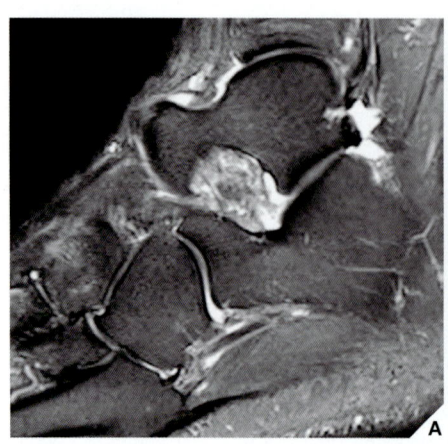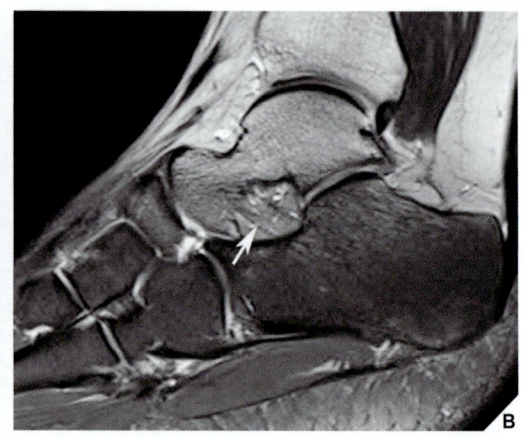

图10-112　跗骨窦综合征的MRI表现

A. MRI矢状位T$_2$加权像示跗骨窦区水肿改变，骨间韧带正常形态消失，此是这种综合征的影像特点。B. MRI矢状位T$_2$加权像示正常的跗骨窦对比像，可以看到脂肪信号。注意跟骨和距骨间的颈韧带（箭头）

2. 胫骨后肌腱撕裂　这种异常可以由急性损伤或运动员的重复性损伤导致。患者表现为足内侧疼痛，位于肌腱附着点的水平到舟骨内侧极水平。病变早期的MRI表现为胫骨后肌腱的广泛增厚和部分撕裂，晚期则完全撕裂（图10-113）。

3. 足副舟骨疼痛综合征　10%的人有较大的

三角形副舟骨（又称鱼眼骨或胫骨外骨）。这个副骨通过软骨联合与舟骨内侧相连。胫骨后肌腱常与副舟骨相连。竞技运动可能会导致这个副骨的炎症及胫骨后肌腱相关的肌腱变性。MRI检查可以显示骨的信号改变及胫骨后肌腱形态的改变（图10-114）。

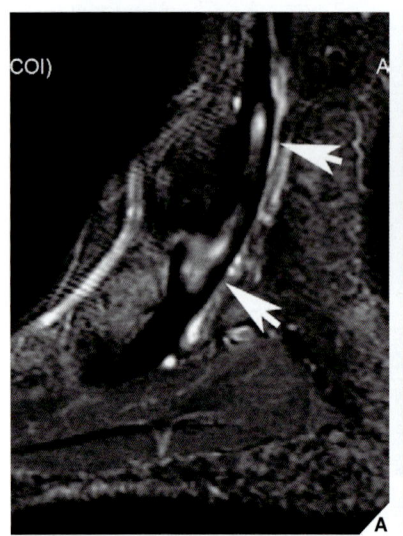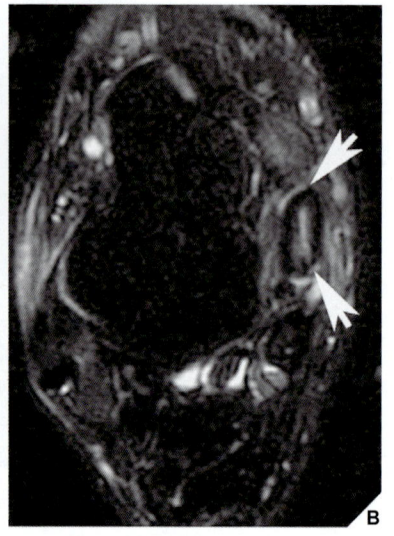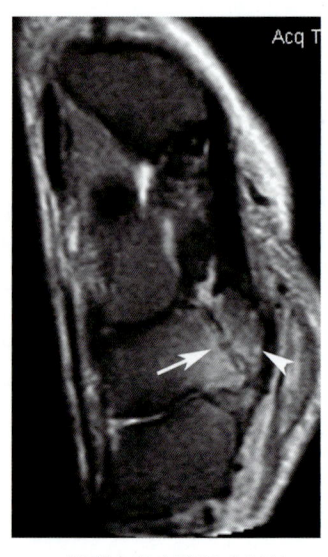

图10-113　胫骨后肌腱功能障碍的MRI表现

MRI矢状位T$_2$脂肪抑制序列图像（A）和轴位T$_2$加权像（B）示胫骨后肌腱增厚伴肌腱内异常信号（箭头），与严重的肌腱变性及实质内撕裂信号一致

图10-114　足副舟骨疼痛综合征的MRI表现

MRI矢状位T$_2$加权像示Ⅱ型三角形的副舟骨（无尾箭头）和足舟骨内极（箭头）的骨髓水肿。注意胫骨后肌腱远端与副舟骨相连

（四）腓骨肌腱病

腓骨长、短肌腱的损伤是引起踝与足后外侧及外侧疼痛的常见原因。MRI及超声常见的异常表现如下：

1. 腓骨短肌腱劈裂　这种损伤常合并与翻转损伤相关的踝关节外侧副韧带不稳定，但有时可以是无症状的，没有创伤史，并且可以演变成完全撕裂（图10-115）。

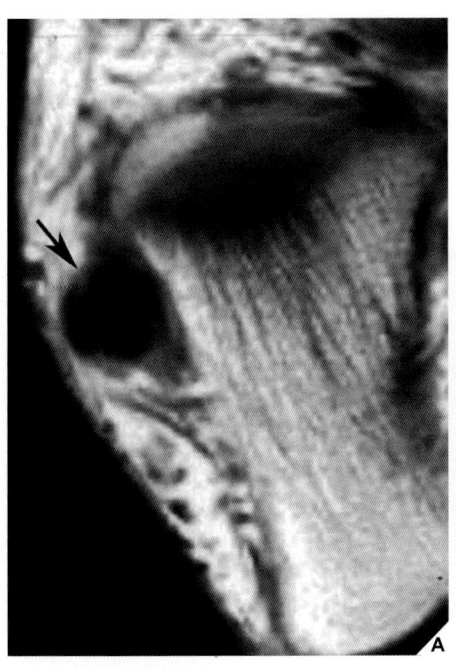
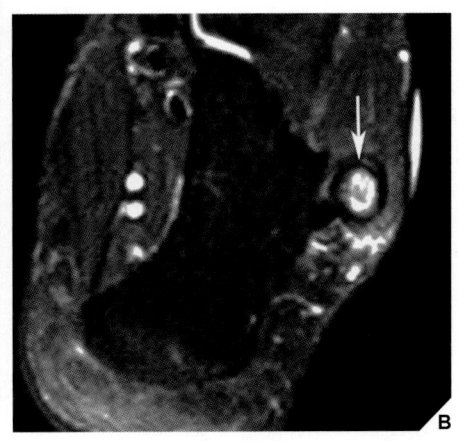

图 10-115　腓骨短肌腱撕裂的 MRI 表现

A. MRI 轴位 T_1 加权像示腓骨短肌箭（箭头）纵向劈裂。B. 另一例患者，MRI 轴位 T_2 加权像示腓骨短肌腱的完全撕裂。注意充满液体的腱鞘（箭头）

2. 腓骨长肌腱变性及撕裂　患者表现为急性足外侧疼痛，但是这种表现可以与已有的慢性肌腱炎导致的肌腱部分或完全撕裂有关。典型腓骨长肌腱撕裂发生于肌腱进入骰骨管的入口处，MRI 和超声检查可以显示撕裂的程度（图 10-116）。

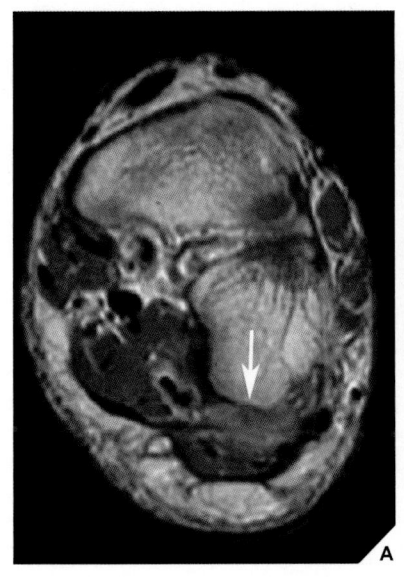
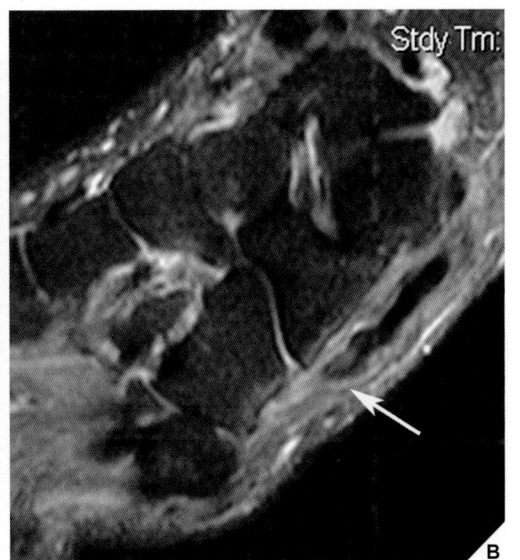

图 10-116　腓骨长肌腱撕裂的 MRI 表现

MRI 短轴位 T_2 加权像（A）和矢状位 T_2 加权像（B）示骰骨管水平腓骨长肌腱的完全撕裂伴近端肌腱回缩（箭头）

3. 腓骨肌腱脱位　腓骨肌腱脱位最常发生在竞技运动的损伤中。足翻转后突然背屈及腓骨肌的突然收缩是这种损伤的典型机制。这种损伤常与肌腱变性及腓骨肌腱纵向撕裂及腓骨上支持带撕裂有关。MRI 或超声检查可以显示肌腱脱位及潜在的肌腱损伤（图 10-117）。

4. 腓籽骨疼痛综合征 腓籽骨是位于腓骨长肌腱内的一个籽骨，邻近肌腱入骰骨管的入口处，在常规X线片上显示清楚。足外侧的疼痛可能与急、慢性骨折或者二分或多分腓籽骨分离有关，或与腓骨长肌腱变性或撕裂有关（前面已讨论），表现为跟骨外侧较大的腓骨结节，当肌腱移位时可陷入腓骨长肌腱中。MRI检查可以显示腓籽骨的水肿、碎裂及相关的腓骨长肌腱异常（图10-118）。

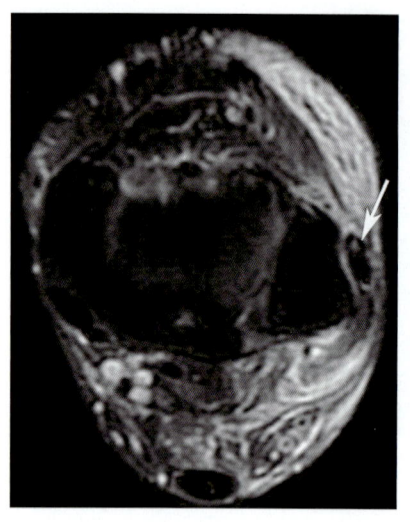

图10-117 腓骨肌腱脱位的MRI表现
急性踝外侧疼痛患者的MRI轴位T₂加权像示腓骨支持带撕裂和腓骨肌腱脱位（箭头），周围软组织水肿

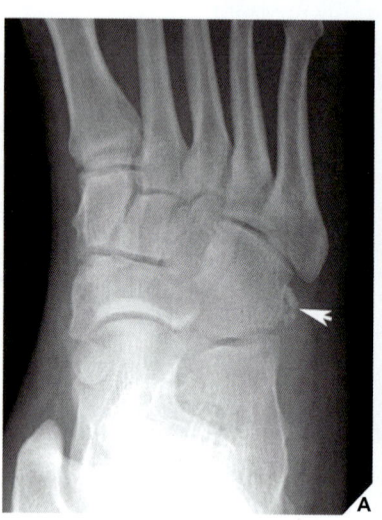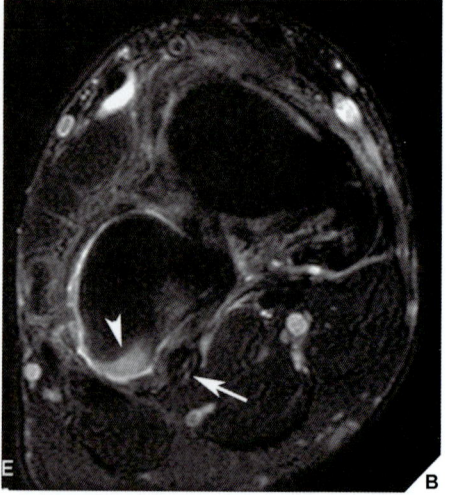

图10-118 腓籽骨疼痛综合征
A. 年轻男性，足外侧疼痛，X线片示腓籽骨碎片（箭头）。B. MRI短轴位T₂脂肪抑制序列图像示骰骨管内腓骨长肌腱变性（箭头）及相关的骰骨反应性水肿（无尾箭头）

（五）Baxter神经病变

Baxter神经病变是由跟下神经（如Baxter神经）受压所致。常见的压迫原因包括被肥大的蹈展肌嵌压，特别是跑步者；被跟骨下方的赘生物/增厚的跖筋膜压迫，以及继发于过度活动的内旋足的拉伸。MRI表现包括小趾展肌的去神经性水肿及脂肪萎缩（图10-119）。

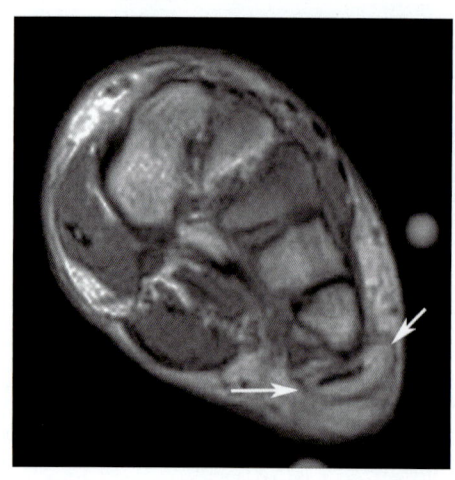

图10-119 Baxter神经病变的MRI表现
MRI短轴位T₁加权像示小趾展肌完全被脂肪替代（箭头）

（六）Morton神经瘤

Morton神经瘤是由跖侧趾骨间神经慢性嵌顿引起的，最常见于第2、第3跖骨间隙。患者表现为行走或站立时跖骨间疼痛和麻木加重，休息或脱鞋后缓解。MRI表现为跖骨间隙跖侧的泪滴形软组织肿块。肿块常表现为T₁加权、T₂加权低信号，钆造影剂增强扫描后强化（图10-120）。

（七）跖筋膜炎

跖筋膜（足底筋膜）起自跟骨跖侧，并向足固有肌肉、小趾展肌（外侧束）、趾短屈肌（中央束）、蹈展肌（内侧束）延伸。跖筋膜最常见的异常即跖筋膜炎。其他较常见的异常包括感染（特别是糖尿病足患者）和足底纤维瘤。跖筋膜炎可为急性或慢性。患者承重时出现足跟跖侧疼痛。其他诱因包括肥胖、起止点病（附丽病）、高弓足、系统性疾病（炎性关节炎）、过度疲劳、步态改变及创伤。MRI表现为筋膜增厚、筋膜周围水肿，偶可见跖侧骨刺及跟骨水肿。偶可进展为跖筋膜撕裂（图10-121）。

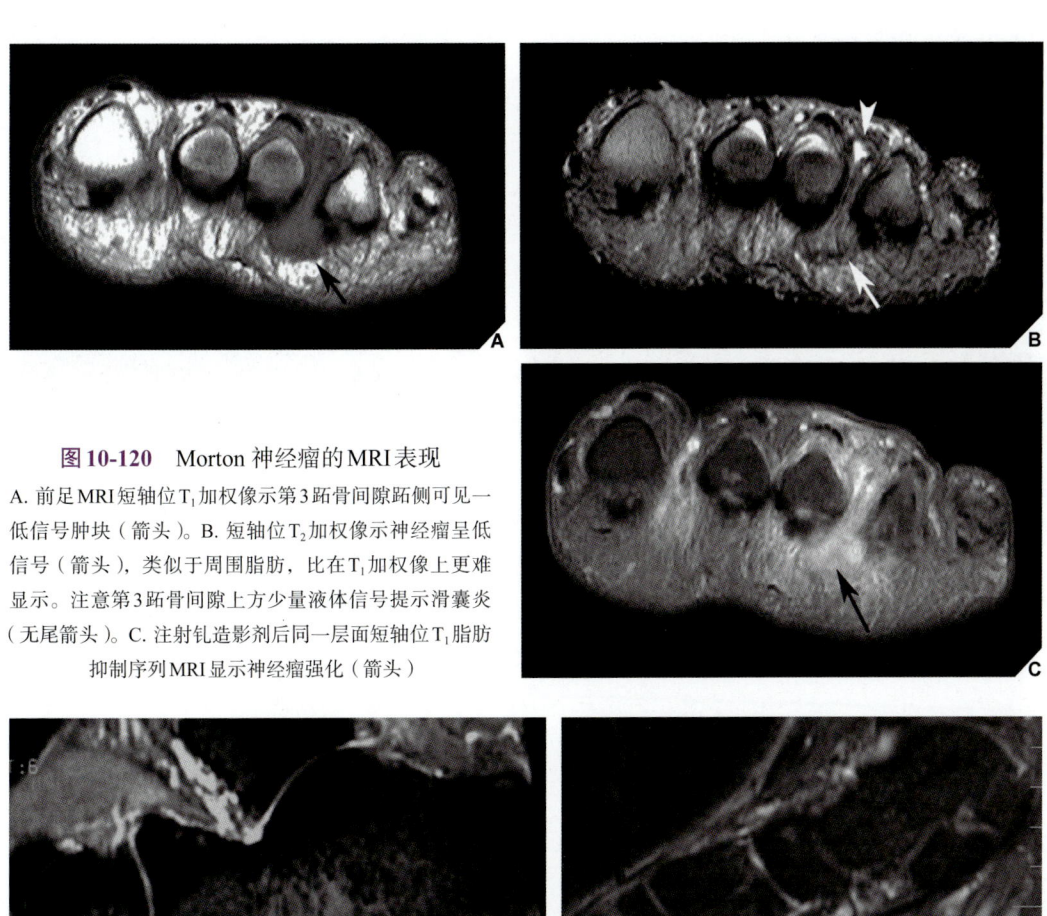

图10-120　Morton 神经瘤的MRI表现

A. 前足MRI短轴位T$_1$加权像示第3跖骨间隙跖侧可见一低信号肿块（箭头）。B. 短轴位T$_2$加权像示神经瘤呈低信号（箭头），类似于周围脂肪，比在T$_1$加权像上更难显示。注意第3跖骨间隙上方少量液体信号提示滑囊炎（无尾箭头）。C. 注射钆造影剂后同一层面短轴位T$_1$脂肪抑制序列MRI显示神经瘤强化（箭头）

图10-121　跖筋膜炎的MRI表现

A. MRI后足矢状位T$_2$加权像示跖筋膜中央束（箭头）增厚及周围水肿。注意跟骨反应性骨髓水肿（无尾箭头）。B. 另一例急性足跟痛患者，MRI矢状位T$_2$加权像示跖筋膜中央束撕裂（箭头）伴周围软组织水肿

（八）撞击综合征

撞击综合征可在踝关节不同部位产生局部疼痛，可能与慢性反复损伤有关。踝关节周围有6种撞击综合征。

1. 前踝撞击综合征　也称为足球运动员踝，已在第4章讨论（见图4-151）。

2. 前外踝撞击综合征　由反复的踝关节外侧扭伤和前外侧沟滑膜增生引起，也称为Wolin损伤（图10-122，见图10-71）。

3. 前内踝撞击综合征　由反复前内侧翻转损伤引起的三角韧带深层纤维增厚、软骨损伤和内侧骨赘形成（图10-123）。

4. 后踝撞击综合征　也称三角籽骨综合征，见于距后三角骨突出的患者，经常做跖屈运动，胫骨后部与跟骨之间的三角骨受到撞击，导致局灶性炎性改变，常伴有姆长屈肌腱鞘炎（图10-124）。

5. 后内踝撞击综合征　该综合征与踝关节内翻损伤导致三角韧带和后内囊肥大、纤维化有关。MRI表现与前内踝撞击相似，但向后延伸。

6. 跟腓卡压　继发于扁平足、胫后肌腱功能障碍或跗骨联合的严重后足外翻的患者，可能会在跟骨与距骨之间或跟骨与腓骨之间发生骨撞击，在这种情况下，跟腓韧带和（或）腓骨肌腱可能会在骨结构之间受到卡压（图10-125）。

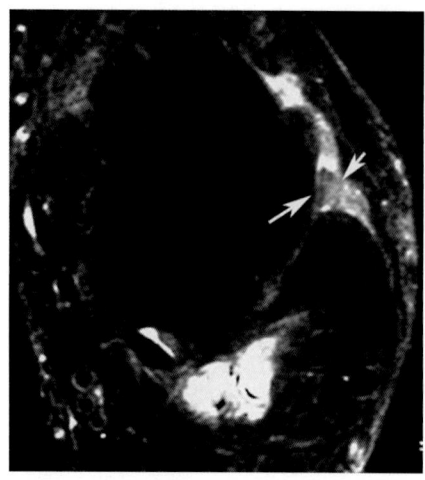

图10-122 前外踝撞击综合征（Wolin损伤）
反复踝关节扭伤患者，踝关节轴位T₂加权脂肪抑制序列MRI。患者主诉踝关节前外侧有选择性疼痛，特别是在足外翻和背屈时（前外侧撞击）。注意前外侧沟（箭头）内中等信号的三角形病变，与滑膜增生相对应（另见图10-71C）

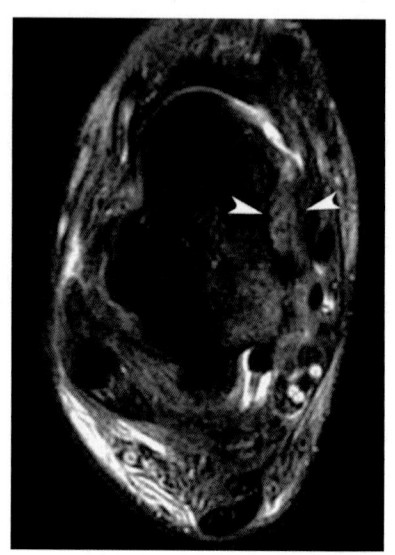

图10-123 前内踝撞击综合征
MRI轴位T₂加权脂肪抑制序列图像显示三角韧带深层纤维增厚（无尾箭头）

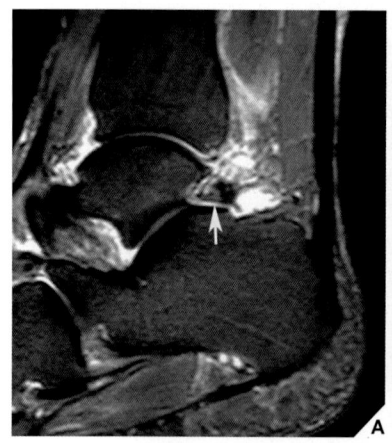

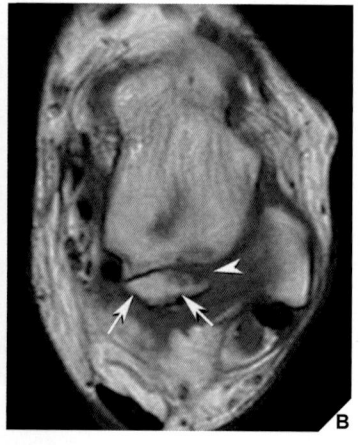

图10-124 三角籽骨综合征/后踝撞击综合征
A. 踝关节MRI矢状位T₂加权脂肪抑制序列图像显示距后三角骨（箭头），周围有炎性改变。B. MRI轴位T₁加权像显示明显的距后三角骨（箭头）软骨联合面不规则（无尾箭头）

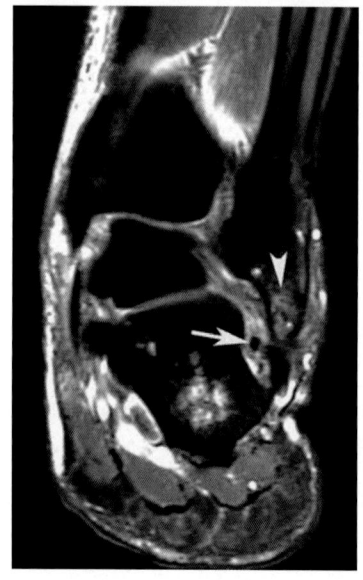

图10-125 跟腓卡压
距下联合的患者MRI冠状位T₂加权脂肪抑制序列图像显示后足外翻，外踝水肿改变（无尾箭头），跟腓韧带卡压在外踝和跟骨之间（箭头）

记忆要点
踝关节
[1]踝关节周围有三个主要韧带组：
- 内侧副韧带（三角韧带）
- 外侧副韧带
- 胫腓韧带联合复合体

[2]踝关节外伤应依据损伤的机制进行评估，包括：
- 内翻应力
- 外翻应力
- 旋后或旋前伴旋转、外展或内收的复合性应力

[3]内翻应力可造成外侧副韧带的一系列损伤及腓骨远端尖部骨折，偶尔伴内踝的损伤。

[4]外翻应力可造成内侧副韧带（三角韧带）的一系列损伤及内踝骨折。Pott骨折、Maisonneuve骨折与Dupuytren骨折均为外翻性损伤。

[5]Pilon（Pylon）骨折为胫骨远端粉碎性骨折，骨折延伸至胫距关节。

[6]Tillaux骨折是由外展与外旋损伤引起的胫骨远端外侧的撕脱骨折。

[7]青少年Tillaux骨折是胫骨远端生长板的Salter-Harris Ⅲ型损伤。

[8]三平面（Marmor-Lynn）骨折包括经胫骨远端骨骺的垂直骨折（位于矢状位）、穿过胫骨远端生长板外侧的水平骨折（位于轴位）和经远侧干骺端延伸至骨干的斜行骨折（位于冠状位）。

[9]当只有软组织损伤时，踝关节结构的损伤情况在标准X线片上可能表现不明显。在骨科治疗方面，正确处理这些损伤比单纯处理骨折更重要。因此，应力位投照和MRI对评估踝关节及周围复杂结构损伤的程度至关重要。

[10]胫腓韧带联合复合体是维持关节相合性和踝关节稳定性的最重要的韧带结构。

[11]踝关节创伤的Lauge-Hansen分型需依据损伤的机制并结合足的位置与畸形力的方向。

[12]踝关节骨折的Weber分型（根据腓骨骨折的水平）对于评估未来踝关节不稳定的风险有实用价值，因为其强调外侧韧带联合复合体为踝关节稳定的一个重要因素。

[13]MRI为无创性检查方法，可通过显示解剖结构连续性的中断、内部信号的异常与炎性改变来反映肌腱与韧带的病理状态。

足

[1]学会辨认众多的副骨很重要：这些二次骨化中心的正常表现可与骨折相似；反之，撕脱骨折也可误诊为正常的副骨。

[2]Harris-Beath位与Broden位、切线位投照是评估距下关节损伤的重要技术。

[3]Boehler角显示跟骨与距下关节的重要解剖关系，有助于评估跟骨的压缩性骨折，特别是骨折延伸至距下关节时。

[4]Gissane角有助于诊断跟骨背侧延伸至距下关节后方的骨折。

[5]跟骨骨折（所谓情人骨折）时，应查找胸椎或腰椎的压缩性骨折。

[6]距骨颈骨折的Hawkins分型基于距骨血供的损伤情况，可指导骨折愈合的预后诊断、估计骨坏死的发生率，并作为切开复位的指征。

[7]MRI可显示距骨后外侧突骨折（Shepherd骨折）、距骨后内侧突骨折（Cedell骨折）和滑雪板骨折（距骨外侧突骨折）。

[8]学习根据Berndt、Harty及Anderson分型诊断距骨OCD。

[9]跗跖骨关节Lisfranc骨折-脱位时，应查找相关的骨折，包括：
- 跖骨基底部
- 楔骨

[10]一些足痛的情况可以通过MRI和超声检查有效地检出，包括胫骨后肌腱慢性肌腱炎、足副舟骨疼痛综合征、腓骨长肌腱变性及撕裂、腓骨肌腱脱位、腓籽骨疼痛综合征（POPS）、Baxter神经病变、Morton神经瘤及跖筋膜炎、前外踝撞击综合征（Wolin损伤）、前内踝撞击综合征、三角籽骨综合征和跟腓卡压。

（冯志远 吕 喆 程克斌 译）

参考文献

Ala-Ketola L, Puranen J, Koivisto E, et al. Arthrography in the diagnosis of ligament injuries and classification of ankle injuries. *Radiology* 1977;125:63–68.

Anderson IF, Crichton KJ, Grattan-Smith T, et al. Osteochondral fractures of the dome of the talus. *J Bone Joint Surg Am* 1989;71:1143–1152.

Arimoto HK, Forrester DM. Classification of ankle fractures: an algorithm. *AJR Am J Roentgenol* 1980;135:1057–1063.

Beltran J. Magnetic resonance imaging of the ankle and foot. *Orthopedics* 1994;17:1075–1082.

Beltran J, Munchow AM, Khabiri H, et al. Ligaments of the lateral aspect of the ankle and sinus tarsi: an MR imaging study. *Radiology* 1990;177:455–458.

Bencardino J, Rosenberg ZS. MR imaging and CT in the assessment of osseous abnormalities of the ankle and foot. *Magn Reson Imaging Clin N Am* 2001;9:567–577.

Berndt AL, Harty M. Transchondral fractures (osteochondritis dissecans) of the talus. *J Bone Joint Surg Am* 1959;41A:988–1020.

Berquist TM. Foot, ankle, and calf. In: Berquist TM, ed. *MRI of the musculoskeletal system.* New York: Raven Press; 1990:253–311.

Boruta PM, Bishop JO, Braly WG, et al. Acute lateral ankle ligament injuries: a literature review. *Foot Ankle* 1990;11:107–113.

Brown KW, Morrison WB, Schweitzer ME, et al. MRI findings associated with distal tibiofibular syndesmosis injury. *AJR Am J Roentgenol* 2004;182:131–136.

Canale ST, Kelly FB Jr. Fractures of the neck of the talus. Long-term evaluation of seventy-one cases. *J Bone Joint Surg Am* 1978;60(2):143–156.

Cave EF. Fracture of the calcis—the problem in general. *Clin Orthop Relat Res* 1963;30:64–66.

Cheung Y, Rosenberg ZS, Magee T, et al. Normal anatomy and pathologic conditions of ankle tendons: current imaging techniques. *Radiographics* 1992;12:429–444.

Chundru U, Liebeskind A, Seidelmann F, et al. Plantar fasciitis and calcaneal spur formation are associated with abductor digiti minimi atrophy on MRI of the foot. *Skeletal Radiol* 2008;37:505–510.

Cone RO III, Nguyen V, Flournoy JG, et al. Triplane fracture of the distal tibial epiphysis: radiographic and CT studies. *Radiology* 1984;153:763–767.

Corbett M, Levy A, Abramowitz AJ, et al. A computer tomographic classification system for the displaced intraarticular fracture of the os calcis. *Orthopedics* 1995;18:705–710.

Daffner RH. Ankle trauma. *Radiol Clin North Am* 1990;28:395–421.

De Smet AA, Fisher DR, Burnstein MI, et al. Value of MR imaging in staging osteochondral lesions of the talus (osteochondritis dissecans): results in 14 patients. *AJR Am J Roentgenol* 1990;154:555–558.

Donnelly EF. The Hawkins sign. *Radiology* 1999;210:195–196.

Donovan A, Rosenberg ZS. MRI of ankle and lateral hindfoot impingement syndromes. *AJR Am J Roentgenol* 2010;195:595–604.

Doyle T, Napier RJ, Wong-Chung J. Recognition and management of Müller-Weiss disease. *Foot Ankle Int* 2012;33:275–281.

Eichenholtz S, Levine DB. Fractures of the tarsal navicular bone. *Clin Orthop Relat Res* 1964;34:142.

Erickson SJ, Quinn SF, Kneeland JB, et al. MR imaging of the tarsal tunnel and related spaces: normal and abnormal findings with anatomic correlation. *AJR Am J Roentgenol* 1990;155:323–328.

Essex-Lopresti P. The mechanism, reduction technique, and results in fracture of the os calcis. *Br J Surg* 1952;39:395–419.

Farooki S, Yao L, Seeger LL. Anterolateral impingement of the ankle: effectiveness of MR imaging. *Radiology* 1998;207:357–360.

Finkel JE. Tarsal tunnel syndrome. *Magn Reson Imaging Clin N Am* 1994;2:67–78.

Gallo RA, Kolman BH, Daffner RH, et al. MRI of tibialis anterior tendon rupture. *Skeletal Radiol* 2004;33:102–106.

Geissler WB, Tsao AK, Hughes JL. Fractures and injuries of the ankle. In: Rockwood CA, Green DP, Bucholz RW, et al, eds. *Rockwood and Green's fractures in adults*, 4th ed. Philadelphia: Lippincott-Raven Publishers; 1996:2236–2242.

Goss CM, Gray H, eds. *Anatomy of the human body*, 29th ed. Philadelphia: Lea & Febiger; 1973:355–359.

Greenspan A. Imaging of the foot and ankle. *Curr Opin Orthop* 1996;7:61–68.

Greenspan A, Anderson MW. Imaging of the foot and ankle. *Curr Opin Orthop* 1993;4:68–75.

Hawkins LG. Fractures of the lateral process of the talus. *J Bone Joint Surg Am* 1965;47:1170–1175.

Hawkins LG. Fractures of the neck of the talus. *J Bone Joint Surg Am* 1970;52(5):991–1002.

Heckman JD. Fractures and dislocations of the foot. In: Rockwood CA Jr, Green DP, Bucholz RW, et al, eds. *Rockwood and Green's fractures in adults*, 4th ed. Philadelphia: Lippincott-Raven; 1996:2295–2308.

Higashiyama I, Kumai T, Takakura Y, et al. Follow-up study of MRI for osteochondral lesion of the talus. *Foot Ankle Int* 2000;21:127–133.

Jeong MS, Choi YS, Kim YJ, et al. Deltoid ligament in acute ankle injury: MR imaging analysis. *Skeletal Radiol* 2014;43:655–663.

Jones R. I. Fracture of the base of the fifth metatarsal by direct violence. *Ann Surg* 1902;35:697.

Kalia V, Fishman EK, Carrino JA, et al. Epidemiology, imaging, and treatment of Lisfranc fracture-dislocation revisited. *Skeletal Radiol* 2012;41:129–136.

Keck C. The tarsal-tunnel syndrome. *J Bone Joint Surg Am* 1962;44:180–182.

Kleiger B. Mechanisms of ankle injury. *Orthop Clin North Am* 1974;5:127–146.

Kleiger B. Review of ankle fractures due to lateral strains. *Bull Hosp Joint Dis* 1968;29:138–186.

Klein MA, Spreitzer AM. MR imaging of the tarsal sinus and canal: normal anatomy, pathologic findings, and features of the sinus tarsi syndrome. *Radiology* 1993;186:233–240.

Lam SJ. A tarsal-tunnel syndrome. *Lancet* 1962;2:1354–1355.

Lau JTC, Daniels TR. Tarsal tunnel syndrome: a review of the literature. *Foot Ankle Int* 1999;20:201–209.

Lauge-Hansen N. Fractures of the ankle: analytical survey as the basis of new experimental, roentgenologic and clinical investigations. *Arch Surg* 1948;56:259–317.

Lauge-Hansen N. Fractures of the ankle. II. Combined experimental-surgical and experimental-roentgenologic investigations. *Arch Surg* 1950;60:957–985.

Lauge-Hansen N. Ligamentous ankle fractures: diagnosis and treatment. *Acta Chir Scand* 1949;97:544–550.

Lee SH, Jacobson J, Trudell D, et al. Ligaments of the ankle: normal anatomy with MR arthrography. *J Comput Assist Tomogr* 1998;22:807–813.

Lee SJ, Jacobson JA, Kim S-M, et al. Ultrasound and MRI of the peroneal tendons and associated pathology. *Skeletal Radiol* 2013;42:1191–1200.

Leitch JM, Cundy PJ, Paterson DC. Three-dimensional imaging of a juvenile Tillaux fracture. *J Pediatr Orthop* 1989;9:602–603.

Lynn MD. The triplane distal tibial epiphyseal fracture. *Clin Orthop Relat Res* 1972;86:187–190.

Magid D, Michelson JD, Ney DR, et al. Adult ankle fractures: comparison of plain films and interactive two- and three-dimensional CT scans. *AJR Am J Roentgenol* 1990;154:1017–1023.

Mainwaring BL, Daffner RH, Riemer BL. Pylon fractures of the ankle: a distinct clinical and radiologic entity. *Radiology* 1988;168:215–218.

Marmor L. An unusual fracture of the tibial epiphysis. *Clin Orthop Relat Res* 1970;73:132–135.

Mast J. Pilon fractures of the tibia. In: Chapman MW, ed. *Operative orthopaedics*, 2nd ed. Philadelphia: JB Lippincott; 1993:711–729.

Mehlhorn AT, Zwingmann J, Hirschmüller A, et al. Radiographic classification for fractures of the fifth metatarsal base. *Skeletal Radiol* 2014;43:467–474.

Müller ME, Allgower M, Schneider R, et al. *Manual of internal fixation techniques recommended by AO Group*, 2nd ed. New York: Springer; 1979.

Müller ME, Nazarian S, Koch P. *The AO classification of fractures*. New York: Springer; 1979.

Norman A, Kleiger B, Greenspan A, et al. Roentgenographic examination of the normal foot and ankle. In: Jahss MM, ed. *Disorders of the foot and ankle: Medical and surgical management*, vol. 1, 2nd ed. Philadelphia: WB Saunders; 1991:64–90.

Oae K, Takao M, Naito K, et al. Injury of the tibiofibular syndesmosis: value of MR imaging for diagnosis. *Radiology* 2003;227:155–161.

Peltier LF. Eponymic fractures: Robert Jones and Jones's fracture. *Surgery* 1972;71:522–526.

Peltier LF. Guillaume Dupuytren and Dupuytren's fracture. *Surgery* 1958;43:868–874.

Peltier LF. Percival Pott and Pott's fracture. *Surgery* 1962;51:280–286.

Pennal GF. Fractures of the talus. *Clin Orthop Relat Res* 1963;30:53–63.

Protas JM, Kornblatt BA. Fractures of the lateral margin of the distal tibia. The Tillaux fracture. *Radiology* 1981;138:55–57.

Rademaker J, Rosenber Z, Delfaut EM, et al. Tear of the peroneus longus tendon: MR imaging features in nine patients. *Radiology* 2000;214:700–704.

Robinson P, White LM. Soft-tissue and osseous impingement syndromes of the ankle: role of imaging in diagnosis and management. *Radiographics* 2002;22:1457–1471.

Rosenberg ZS, Beltran J, Bencardino JT. MR imaging of the ankle and foot. *Radiographics* 2000;20:S153–S179.

Rosenberg ZS, Bencardino J, Astion D, et al. MRI features of chronic injuries of the superior peroneal retinaculum. *AJR Am J Roentgenol* 2003;181:1551–1557.

Rowe CR, Sakellarides HT, Freeman PA, et al. Fracture of the os calcis: a long-term follow-up study of 146 patients. *JAMA* 1963;184:920.

Sanders R, Fortin P, DiPasquale T, et al. Operative treatment in 120 displaced intraarticular calcaneal fractures. Results using a prognostic computed tomography scan classification. *Clin Orthop Relat Res* 1993;290:87–95.

Sangeorzan BJ, Benirschke SK, Mosca V, et al. Displaced intra-articular fractures of the tarsal navicular. *J Bone Joint Surg Am* 1989;71:1504–1510.

Serbest S, Tiftikçi U, Tosun HB, et al. Isolated posterior malleolus fracture: a rare injury mechanism. *Pan Afr Med J* 2015;20:123.

Sharif B, Welck M, Saifuddin A. MRI of the distal tibiofibular joint. *Skeletal Radiol* 2020;49:1–17.

Shelton ML, Pedowitz WJ. Injuries to the talus and midfoot. In: Jahs MH, ed. *Disorders of the foot & ankle*, vol. 2. Philadelphia: WB Saunders; 1982:1463.

Smeeing DPJ, Houwert RM, Kruyt MC, et al. The isolated posterior malleolar fracture and syndesmotic instability: a case report and review of the literature. *Int J Surg Case Rep* 2017;41:360–365.

Sripanich Y, Weinberg MW, Krähenbühl N, et al. Imaging in Lisfranc injury: a systematic literature review. *Skeletal Radiol* 2020;49:31–53.

Stewart I. Jones' fracture: fracture of the base of the fifth metatarsal. *Clin Orthop* 1960;16:190–198.

Swanson TV. Fractures and dislocations of the talus. In: Chapman MW, ed. *Operative orthopaedics*, 2nd ed. Philadelphia: JB Lippincott; 1993:2143–2145.

Tehranzadeh J, Stuffman E, Ross SDK. Partial Hawkins sign in fractures of the talus: a report of three cases. *AJR Am J Roentgenol* 2003;181:1559–1563.

Theodorou DJ, Theodorou SJ, Kakitsubata Y, et al. Fractures of proximal portion of fifth metatarsal bone: anatomic and imaging evidence of a pathogenesis of avulsion of the plantar aponeurosis and the short peroneal muscle tendon. *Radiology* 2003;226:857–865.

Theodorou DJ, Theodorou SJ, Resnick D. Proximal fifth metatarsal bone: not everything is a Jones' fracture [abstract]. *Radiology* 2001;221(P):667.

Weber BG. *Die Verletzungen des Oberen Sprunggelenkes*. Stuttgart: Verlag Hans Huber; 1972.

Weber MJ. Ankle fractures and dislocations. In: Chapman MW, ed. *Operative orthopaedics*, 2nd ed. Philadelphia: JB Lippincott; 1993:731–745.

Wright PR, Fox MG, Alford B, et al. An alternative injection technique for performing MR ankle arthrography: the lateral mortise approach. *Skeletal Radiol* 2014;43:27–33.

Yablon CM. Ultrasound-guided interventions of the foot and ankle. *Semin Musculoskeletal Radiol* 2013;17:60–68.

Zanetti M, Weishaupt D. MR imaging of the forefoot: Morton neuroma and differential diagnoses. *Semin Musculoskelet Radiol* 2005;3:175–186.

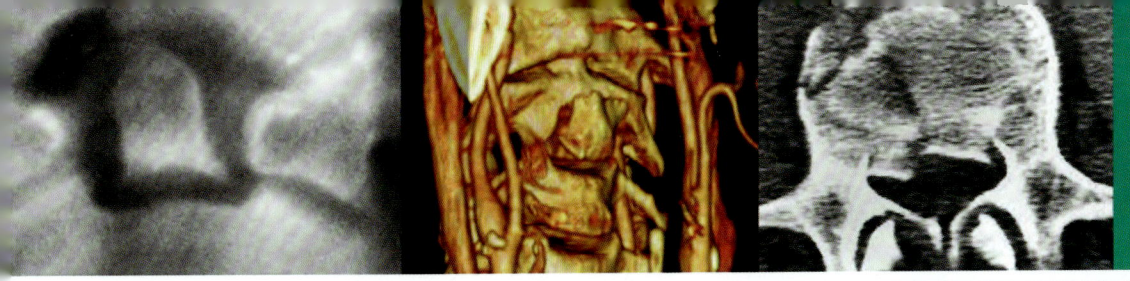

第11章

脊　柱

一、引　言

　　脊柱骨折之所以重要，不仅是因为其本身结构受损，还因为可能出现脊髓受累的并发症。脊柱骨折占全身所有骨骼损伤的3%～6%，好发于20～50岁人群，男性居多（占80%）。脊柱骨折常发生于胸腰段，颈椎骨折更容易损伤脊髓。脊柱骨折的常见病因包括车祸、体育运动（如跳水、滑雪等）及高空坠落。

　　脊柱由33节椎体组成，其中包括7节颈椎、12节胸椎、5节腰椎及由5节骶椎融合而成的骶骨和4节尾椎融合而成的尾骨。除第1颈椎、第2颈椎（C_1、C_2）外，其余所有颈椎椎体均由椎间盘分隔。

二、颈　椎

（一）相关影像解剖

　　C_1、C_2在解剖结构特点上有别于其余5个颈椎椎体（图11-1）。C_1又称寰椎，是一个由前弓、后弓连接两侧侧块而成的环状骨性结构。寰椎没有椎体，它的主要结构是侧块，又称关节柱。C_2又称枢椎，是一个更复杂的结构，它的主要特点是椎体有向头侧突起的齿状突，或称齿突。寰齿间隙即齿状突与寰椎前弓的间隙，无论头是在过伸还是过屈的状态下，成人的寰齿间隙均不应超过3mm；据报道，在8岁以下的儿童中，该间隙可达4mm，尤其是在过屈时，原因在于韧带更为松弛。

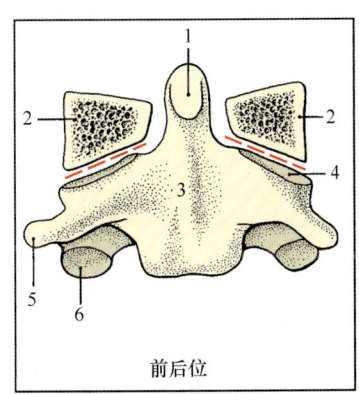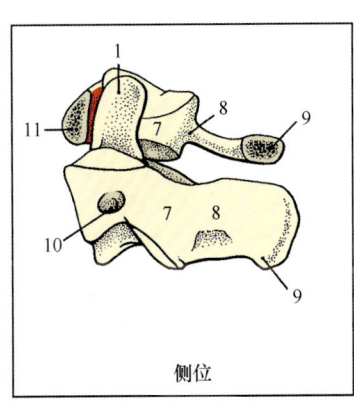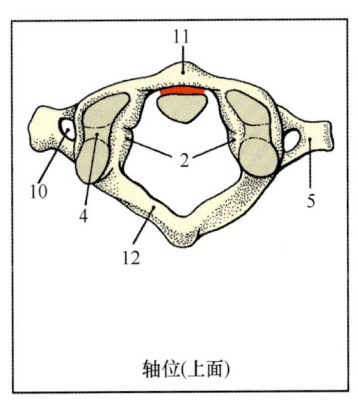

前后位　　　　　　　侧位　　　　　　　轴位(上面)

□ 虚：寰枢关节
■ 实：寰齿间隙

1. 枢椎齿状突(齿突)　　　7. 椎弓根
2. 寰椎侧块　　　　　　　8. 椎板
3. 枢椎椎体　　　　　　　9. 棘突
4. 上关节面　　　　　　　10. 横突孔
5. 横突　　　　　　　　　11. 寰椎前弓
6. 下关节面　　　　　　　12. 寰椎后弓

图 11-1 C_1、C_2的解剖

C₃～C₇椎体不仅外观一致，而且具有相同的解剖学特征，它们由椎体和后方的椎弓构成，C₃～C₇椎体后缘与双侧的椎弓根和椎板共同包绕组成椎管（图11-2）。双侧椎弓根和椎板的连接部向头侧和尾侧延伸出的上、下关节突形成了相邻椎体的关节突关节，从椎弓根向两侧延伸的是横突，而从位于中线上的椎板结合处向后方延伸的是棘突。此外，C₇椎体具有棘突长和横突大的显著特征。

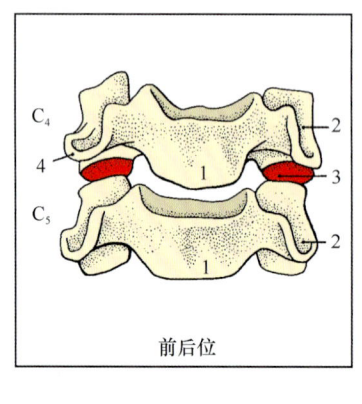
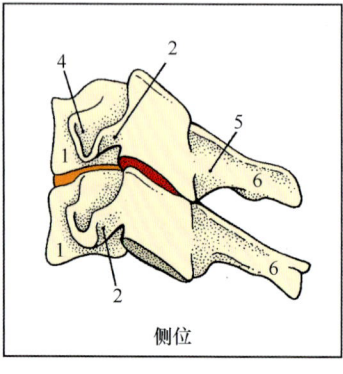
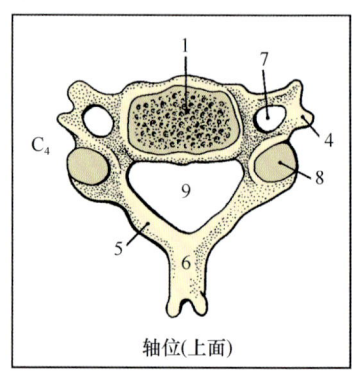

前后位　　　　　　侧位　　　　　　轴位(上面)

■ 椎间盘
■ 关节突关节

1. 椎体
2. 椎弓根
3. 下关节突
4. 椎板
5. 椎板

6. 棘突
7. 横突孔
8. 上关节突
9. 椎管

图11-2　C₄、C₅的解剖
代表中位及下位颈椎椎体

颈椎创伤患者进行影像学检查可能很困难，通常仅限于一或两个投照体位，原因在于患者经常处于昏迷，并且伴随其他损伤和存在不必要移动致使颈椎脊髓损伤的风险，这时侧位是最有价值的投照体位，可以根据患者情况在标准站立位或仰卧位完成（图11-3）。侧位摄影能够显示C₁的前后弓、齿状突及寰齿前间隙等大部分颈椎创伤，此外还可以清楚显示C₂～C₇椎体和棘突，并可以在一定程度上评价椎间隙和椎旁软组织情况。如果寰齿间隙超过3mm，则提示寰枢椎半脱位，所以怀疑C₁～C₂椎体不稳时，侧位摄影因可显示寰齿间隙，并且在颈部屈曲状态下也可进行而

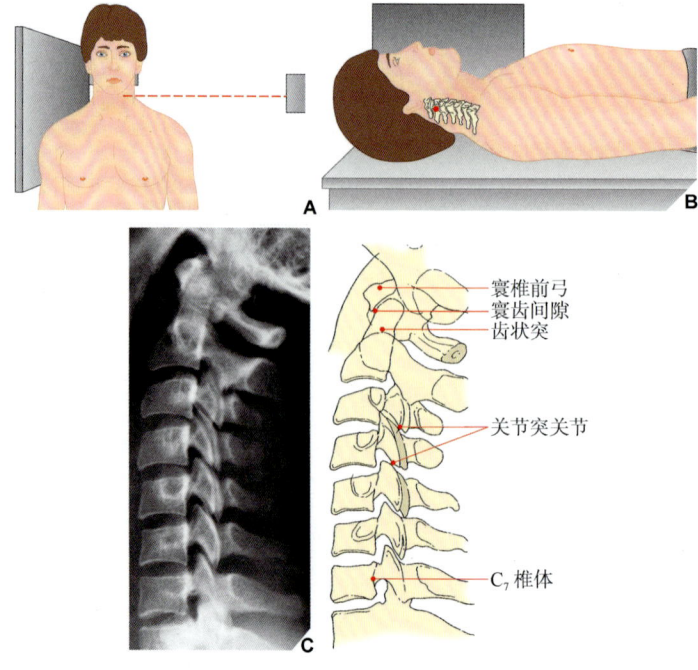

寰椎前弓
寰齿间隙
齿状突

关节突关节

C₇椎体

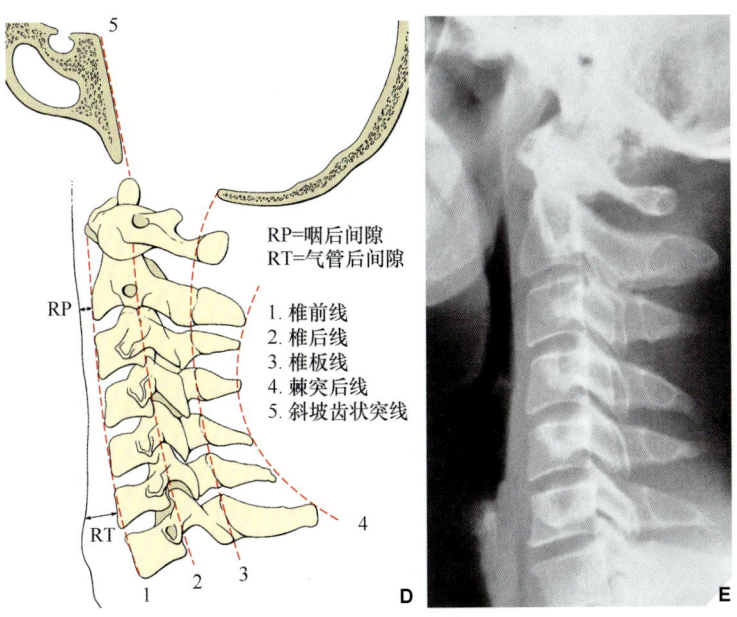

RP=咽后间隙
RT=气管后间隙

1. 椎前线
2. 椎后线
3. 椎板线
4. 棘突后线
5. 斜坡齿状突线

图 11-3　侧位

A. 颈椎直立侧位投照时，患者需站立或取坐位，头位于中立位。X 线中心线（红色虚线）水平对准 C₄ 椎体（约位于下颌水平）。B. 水平侧位投照时，患者仰卧于检查床上，将暗盒（一种带有滤线栅装置的盒子，能够获取清晰的图片）调整于颈部的位置，而投照中心线水平对准距乳突尖下方 2.5～3cm 的一个点（红点）。C. 颈椎侧位片能够清晰显示椎体、关节突关节、棘突及椎间隙，且须清晰显示 C₇ 椎体。D. 侧位片可以显示正常颈椎的 5 条轮廓线：椎前线，沿椎体前缘的连线；椎后线（椎管前缘轮廓线），沿椎体后缘连线；椎板线（椎管后缘轮廓线），沿棘突基底部前缘和椎板交界区的连线；棘突后线，沿 C₂～C₇ 棘突尖的连线，一般情况下走行平滑，无任何成角或中断；斜坡齿状突线，是从鞍背沿着斜坡走向枕骨大孔的前缘，它应指向齿状突的尖端前、中交界 1/3 处。咽后间隙（咽后壁到 C₂ 椎体前下缘的距离）不超过 7mm；气管后间隙（气管后壁到 C₆ 椎体前下缘的距离）在成年人中不超过 22mm，在儿童中不超过 14mm。E. 低电压成像技术能更好地显示椎前软组织

更具检查价值。C₇ 椎体通常是创伤时最容易忽视的区域，因此颈椎侧位摄影时最重要的是要显示 C₇ 椎体。

颈椎侧位摄影因其包括颅骨下部，对评估累及寰枢关节的颈椎垂直半脱位和齿状突向枕骨大孔内移位非常重要。在颈椎侧位片上有多种测量方法有助于判断齿状突上移的原因是寰枢椎体相互嵌插还是颅底凹陷（图 11-4～图 11-7）。

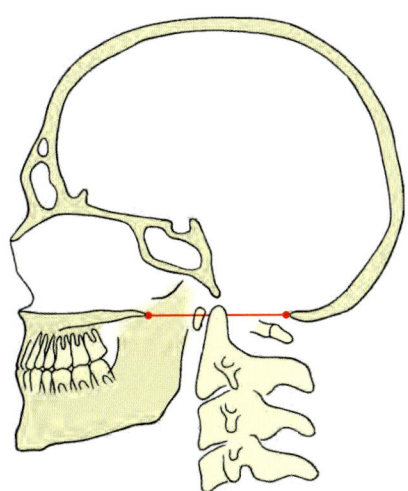

图 11-4　Chamberlain 线

枕骨大孔后缘至硬腭后缘的连线，齿状突不应超过该线上方 3mm；而齿状突超过该线上方 6.6mm［±2 标准差（SD）］时强烈提示颅底凹陷

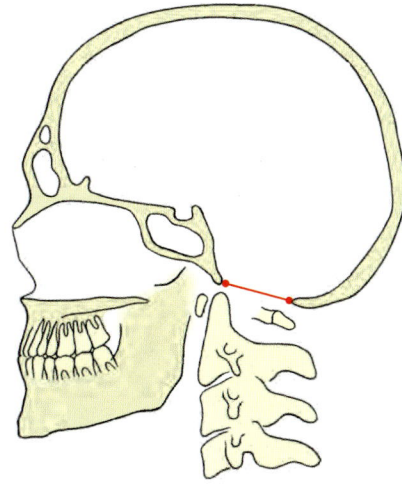

图 11-5　McRae 线

McRae 线即枕骨大孔开口线，是枕骨大孔前后缘的连线。齿状突应位于该线的下方或仅齿状突尖部与此线相交。此外，从齿状突尖部画一条 McRae 线的垂线，应与其腹侧 1/4 处相交

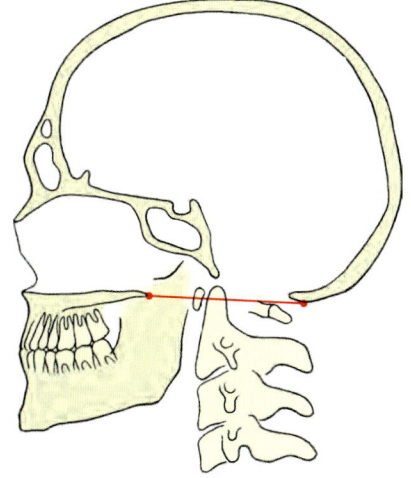

图 11-6　McGregor 线

硬腭后上缘到枕骨最下缘的连线，齿状突尖部通常不会超过此线上方 4.5mm

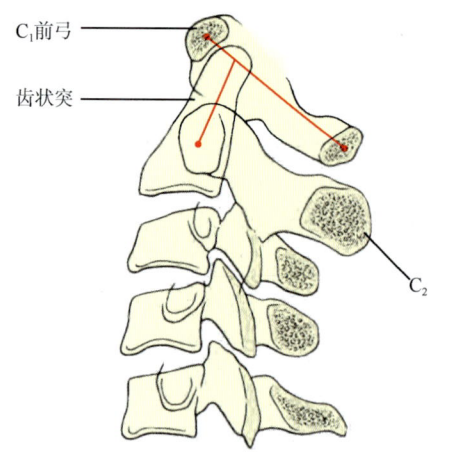

C₁前弓

齿状突

C₂

图11-7　Ranawat测量

由于硬腭在颈椎平片上较难辨认，Ranawat 及其同事提出了一种可以测量齿状突上移程度的方法。通过 C₁ 前弓中心和椎体后环连线确定 C₁ 椎体的冠状轴，C₂ 椎体硬化环的中心非常明显，代表 C₂ 椎弓根，自该中心沿齿状突长轴向第一条线画线。男性 C₁ 与 C₂ 椎体的正常距离平均为 17mm（±2mm SD），女性为 15mm（±2mm SD），这一距离减小提示 C₂ 椎体向头侧移位

在颈椎前后位片上（图11-8），C₃～C₇椎体（部分年轻人 C₁～C₂ 椎体）、钩椎关节（Luschka关节）及椎间隙可以清楚显示。棘突几乎是直立的，投照时表现为像泪滴一样的卵圆形影。张口位（图11-9）作为前后位投照的一种变异体位，目前也作为标准检查的一部分。张口位可以充分显示 C₁、C₂ 的结构，C₂ 椎体、寰枢关节、齿状突及齿状突与寰椎侧块之间的间隙均可清晰显示。如果张口位摄影检查困难或齿状突（特别是齿状突上半部分）不能清楚显示，Fuchs 投照体位会有帮助（图11-10）。颈椎斜位投照（图11-11）不作为常规检查，即使有时其有助于显示椎弓隐匿性骨折及神经孔和关节突关节的病变。为了充分评估颈椎结构，有时可能需要一些特殊投照体位。在前后位或斜位的基础上获得的 Pillar 位（图11-12）能够显示颈椎的侧块，而 Swimmer 位（图11-13）可以

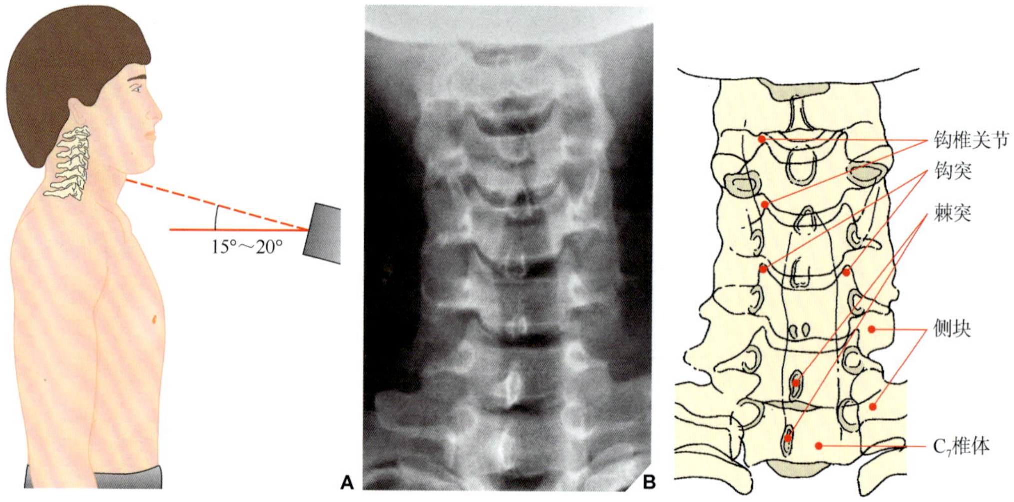

15°～20°

A

钩椎关节
钩突
棘突

侧块

C₇椎体

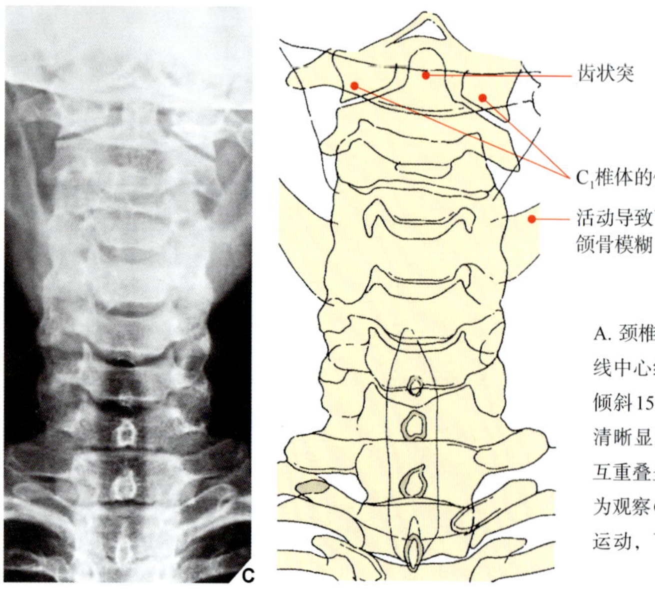

B

齿状突

C₁椎体的侧块

活动导致下颌骨模糊

图11-8　前后位

A. 颈椎前后位投照时，患者取站立或仰卧位。X线中心线对准 C₄ 椎体（约位于喉结处），向头侧倾斜15°～20°进行投照。B. 颈椎前后位片可以清晰显示 C₃～C₇ 椎体及椎间隙，棘突与椎体相互重叠呈泪滴状。C₁ 和 C₂ 在此体位片显示欠佳。为观察 C₁、C₂，可指导患者进行快速张口、闭口运动，下颌骨因运动而显影模糊，因而 C₁ 和 C₂ 得以显示（C）

C

更好地显示C₇、T₁及T₂椎体，这些结构在标准的侧位或斜位投照时被锁骨及肩带软组织重叠掩盖。由于疼痛可能使必要的摆位移动无法进行，导致荧光透视和录像在急性外伤的检查中意义不大。

为避免分析传统颈椎平片时漏掉病变，影像学研究的系统方法至关重要。图11-14所示的"工作表格"有助于系统地分析颈椎的各种不同解剖结构。

辅助影像学技术在评价可疑脊柱损伤时有着重要作用，CT是常用的检查手段（图11-15）。例如，CT在评估齿状突骨折时尤为有效。CT在一般情况下可以确定颈椎包括软组织损伤的程度，同时还可以提供椎管完整性和椎管内骨折碎片位置的相关信息。随着多排螺旋CT技术的出现，可以快速获得整个脊柱的图像。尽管存在明显的辐射，但在急诊评估多发性创伤患者时，该技术非常有用。

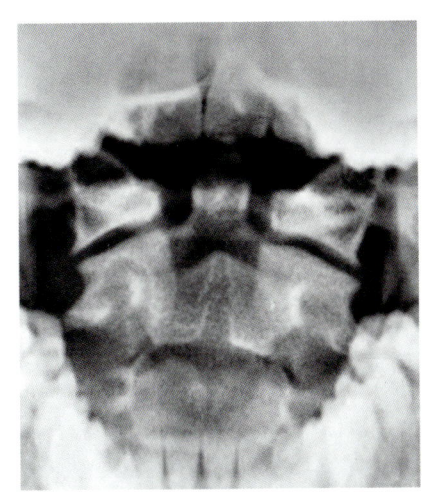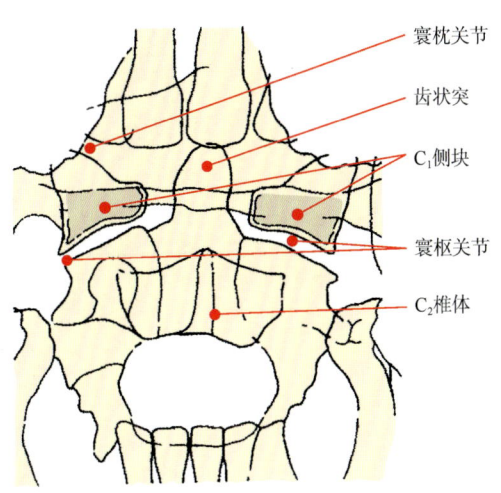

图11-9 张口位

张口位投照时，患者姿势基本和前后位投照时相同，头部位于中立位。让患者尽可能张大口，X线中心线垂直于口腔的中心点进行投照。为了不让舌部阴影投照在C₁和C₂椎体上，在曝光时患者轻声发出"啊"的声音使舌固定于口腔底部。张口位可以清晰显示齿状突、C₂椎体及C₁侧块，寰枢关节于此体位显示最佳

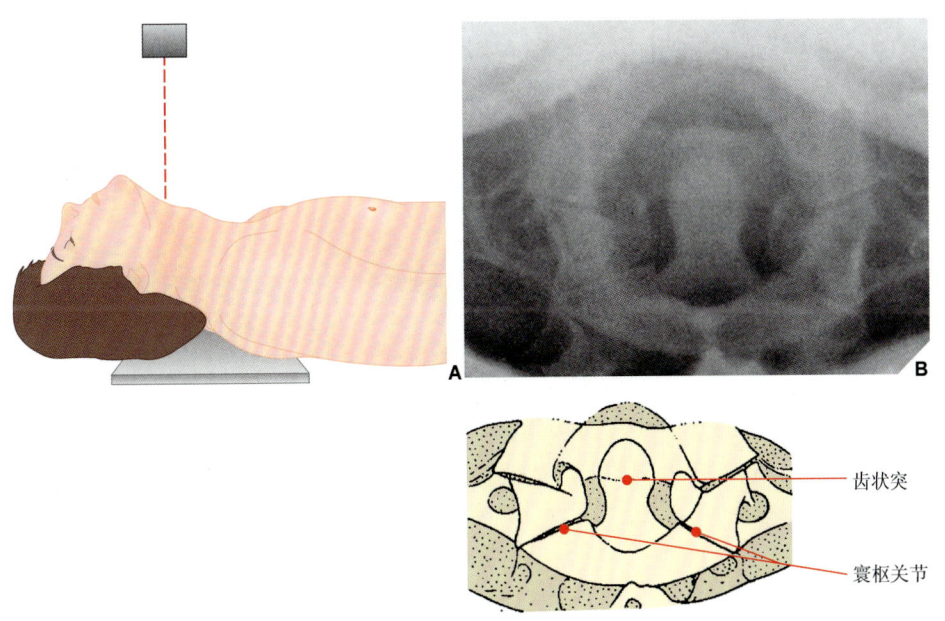

图11-10 Fuchs位

A. 为了在Fuchs位显示齿状突，患者仰卧于检查床上时颈部过伸。X线中心线垂直于颏下的颈部进行投照。B. 齿状突，尤其上半部，在Fuchs位片可以清晰显示

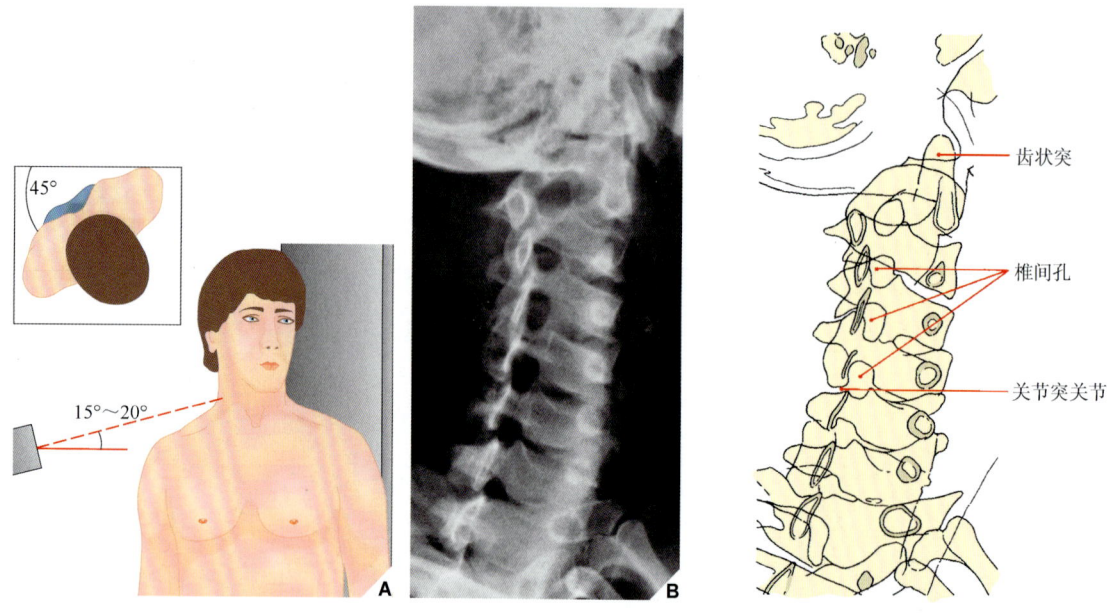

图 11-11　斜位

A. 颈椎斜位投照可以在前后位（见图 11-8）或后前位的基础上完成。患者可以采取立位或斜卧位，但通常立位（站立位或坐位）更为舒适。患者向一侧转体 45°，本图是通过向左侧转体显示右侧椎间孔，同样向右转体可以显示左侧椎间孔。X 线中心线对准 C₄ 椎体并向头侧倾斜 15°～20° 角进行投照。B. 斜位片主要是为了清晰显示椎间孔

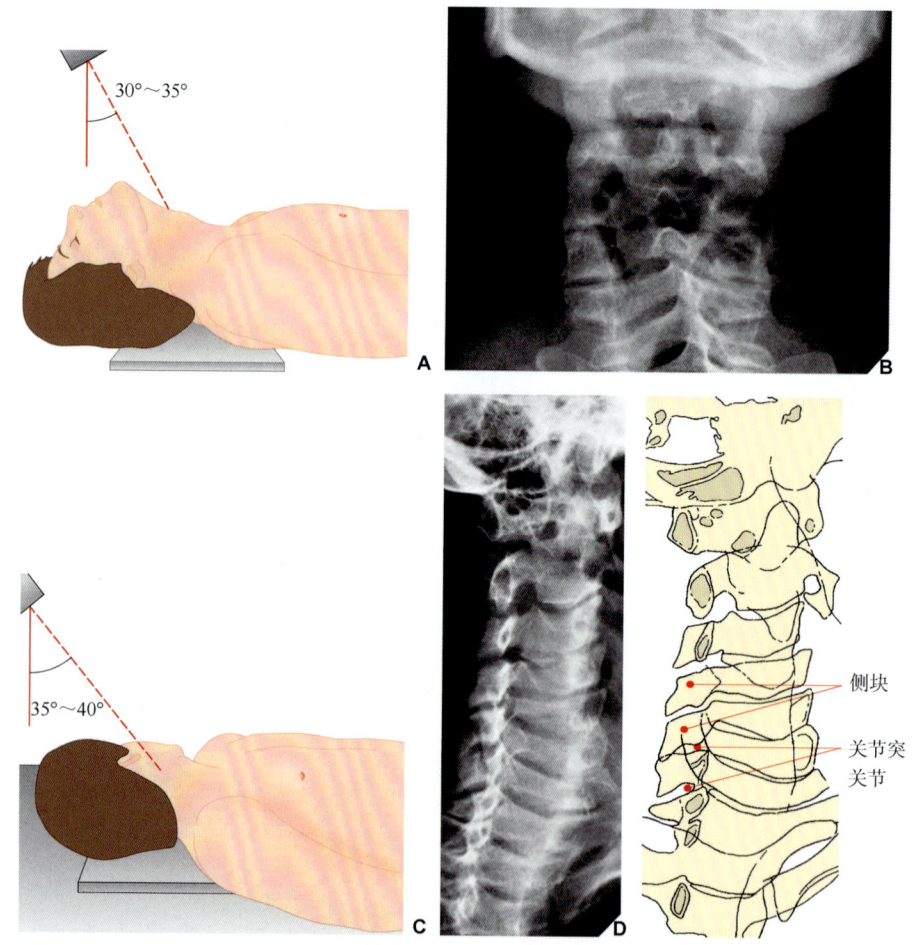

图 11-12　Pillar 位

A. 颈椎 Pillar 位投照时，患者仰卧于检查床上，同时颈部过伸。X 线中心线对准甲状软骨区域的颈部中心并向尾侧倾斜 30°～35° 角进行投照。B. Pillar 位片可以清晰地显示颈椎侧块。C. Pillar 位片还能在斜位的基础上完成。患者仰卧于检查床上，颈部过伸的同时头向未受影响的一侧转体 45°。投照中心线对准耳垂下方 3cm 处的颈部外侧并向尾侧倾斜 35°～40° 角进行投照。D. 本图是头向左侧转体所获得的右侧侧块斜位片

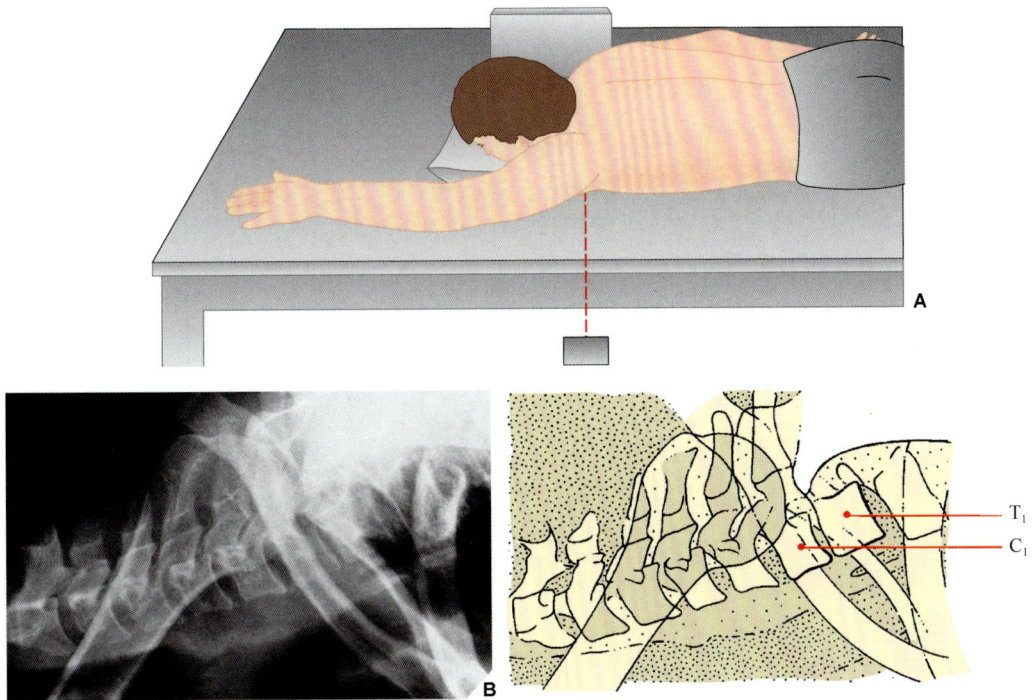

图 11-13　Swimmer 位

A. 颈椎 Swimmer 位投照时,患者像自由泳样俯卧于检查床上,左臂外展 180°,右臂放于身体一侧。X 线中心线对准左侧腋窝进行水平投照。暗盒的位置和标准水平侧位投照时相同,位于颈部的右侧。B. Swimmer 位可以较好地显示肩部重叠掩盖的 C_7 和 T_1、T_2 椎体

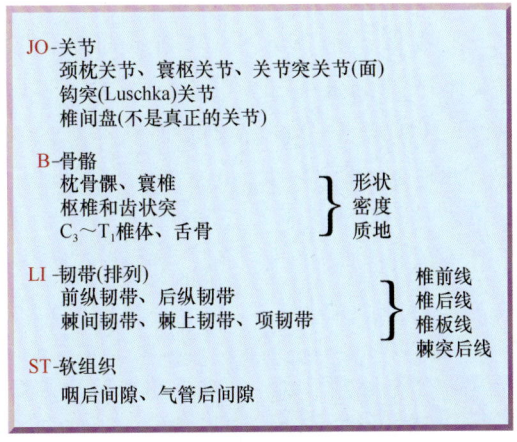

图 11-14　颈椎评价 JOB 列表(JOB LIST)

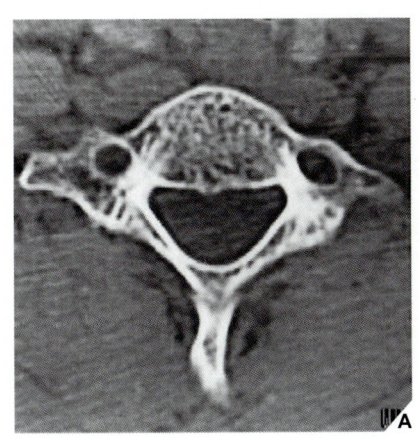
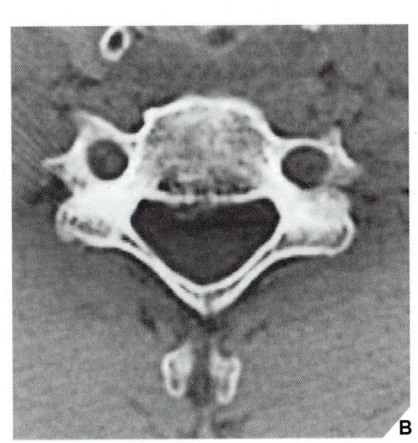
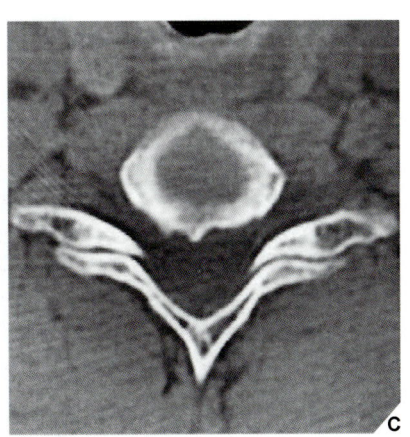

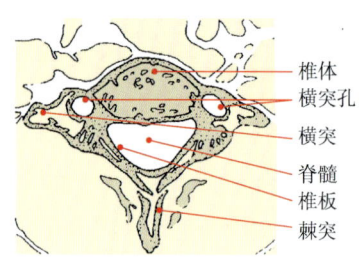 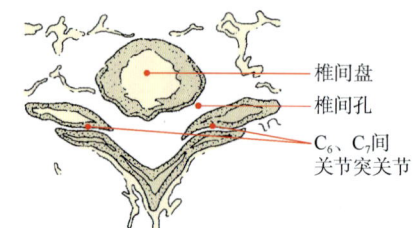 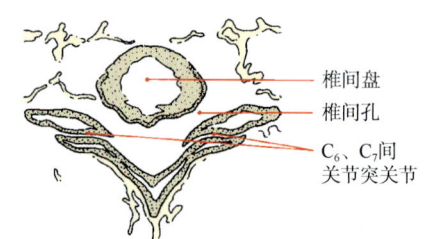

椎体
横突孔
横突
脊髓
椎板
棘突

椎间盘
椎间孔
C₆、C₇间
关节突关节

椎间盘
椎间孔
C₆、C₇间
关节突关节

图11-15　颈椎CT

C₆椎体层面（A）、C₇椎体层面（B）及C₆、₇椎间盘层面（C）的正常CT表现

MRI具有图像质量高及在不移动患者的情况下完成对急诊外伤患者多平面成像的能力，这使得MRI成为评价脊柱创伤最有效的检查手段。MRI除了可以确定椎管内骨折碎片间的关系，还能显示创伤的完整范围，尤其对脊髓和软组织显示效果较好。脊髓的损伤情况可以在MRI上直接显示，同时其可以诊断脊髓压迫。MRI具有较高的软组织分辨率，甚至能显示脊髓的轻微水肿和脊髓内的少量出血。韧带结构的损伤和硬膜外病变也可清晰显示。在颈椎扫描时，常规应用3mm层厚的矢状位和5mm层厚的轴位成像。矢状位自旋回波T₁、T₂或T₂*加权像是最有效的序列，矢状位MRI可评价椎体序列的连续性、完整性及椎管的大小（图11-16A）。关节面在矢状位旁的层面上可以很好地显示（图11-16B）。最近快速扫描（快速自旋回波序列，FSE）矢状位和轴位成像已被提倡应用于颈椎创伤的检查，这些快速梯度回波脉冲序列已成为自旋回波T₂加权像的补充或替代序列。梯度回波序列采集时间短并且具有较好的分辨率，而且可以在脑脊液和邻近结构间显示出"脊髓造影"的效果（图11-16C、D）。

在颈椎矢状位T₁加权像上，椎体内因含有黄骨髓（或脂肪）而表现为高信号（图11-16A），椎间盘和脊髓表现为中等信号，脑脊液表现为低信号。

在颈椎矢状位T₂加权像上，椎体表现为低信号，椎间盘和脑脊液表现为高信号，而脊髓表现为中等偏低信号。

在颈椎轴位T₁加权像上，椎间盘表现为中等信号，脑脊液表现为低信号，而脊髓表现为中等偏高信号。

在颈椎轴位T₂*加权像和多平面梯度回波（MPGR）序列，椎间盘及脑脊液均表现为高信号，脊髓与之相比呈等信号，而骨骼表现为低信号（图11-16C、D）。

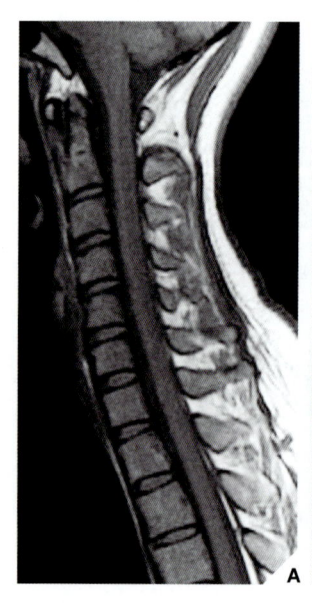 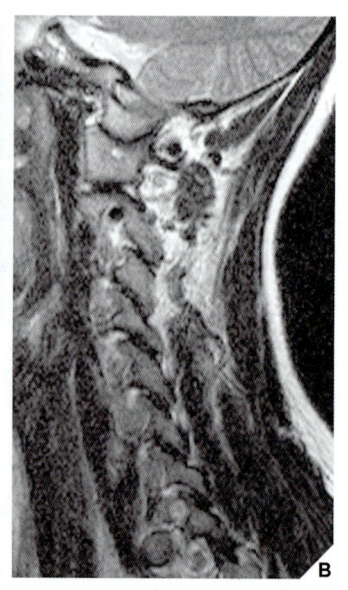

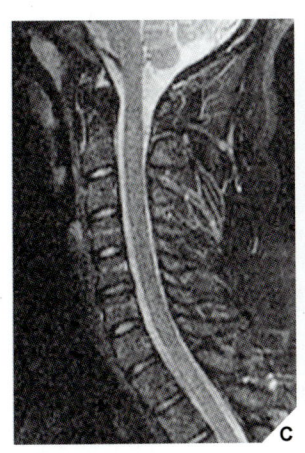
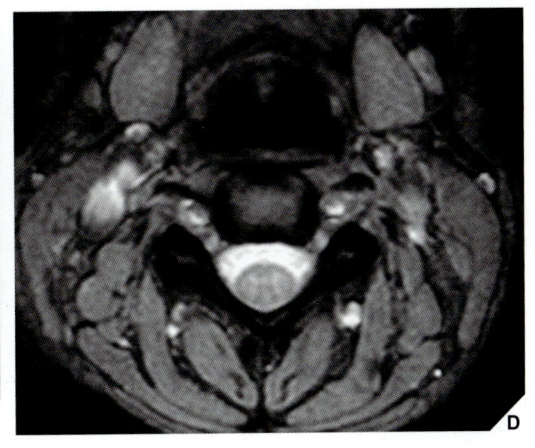

图 11-16　正常颈椎 MRI

A. 矢状位 T_1 加权自旋回波序列正中切面可清晰显示骨骼及软组织的解剖细节，颅颈交界区轮廓清晰，枕骨大孔因为枕骨和斜坡内的脂肪衬托而清晰显示。C_1 前弓、后弓表现为上颈部含骨髓的小椭圆形结构，颈髓由于脑脊液的低信号衬托而显示为等信号，椎间盘表现为低信号。B. T_2 加权旁矢状位切面显示关节突关节。C. 短时反转恢复（STIR）序列矢状位图像显示椎体及棘突为低信号，而含水量高的椎间盘表现为与脑脊液相似的高信号，脊髓表现为等信号。D. 轴位梯度回波（GRE）序列图像可以显示椎间孔及神经根，颈椎脊髓轮廓清晰

有些研究者发现，除了成像能力之外，MRI对评价外伤后神经功能恢复也具有一定的价值。

然而因为MRI空间分辨率局限，在评价椎体骨折，特别是骨折没有明显移位或骨折累及脊椎的后部结构（侧块、关节面、椎板及棘突）时，无论是单独采用CT或联合脊髓造影仍然是比较好的选择。此外，对急性外伤患者行MRI检查很困难，患者颈椎由于骨折而不稳定，或佩戴颈套、牵引装置进行固定，这均不适合MRI检查。因此X线片、CT和脊髓造影依然在急性脊柱外伤患者的评价中起着重要的作用。然而，正如Hyman和Gorey所指出的，MRI评价慢性脊髓损伤是最准确的。

自从CT和MRI问世，脊髓造影（图11-17A～C）已经很少单独用于评价颈椎损伤；如需进行脊髓造影，一般要与CT检查相结合（图11-17D）。

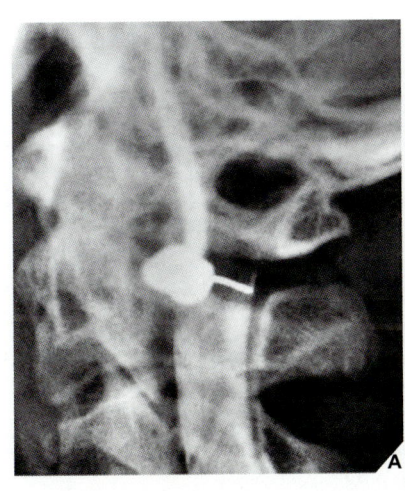
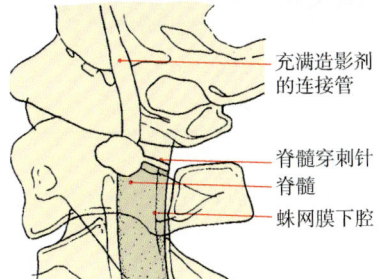
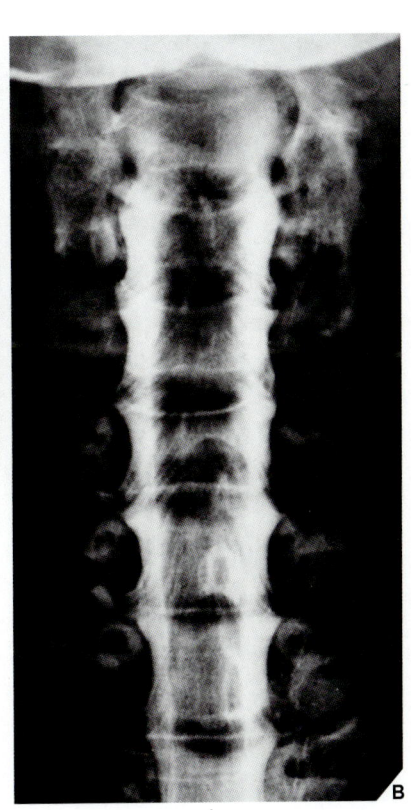

充满造影剂的连接管

脊髓穿刺针
脊髓
蛛网膜下腔

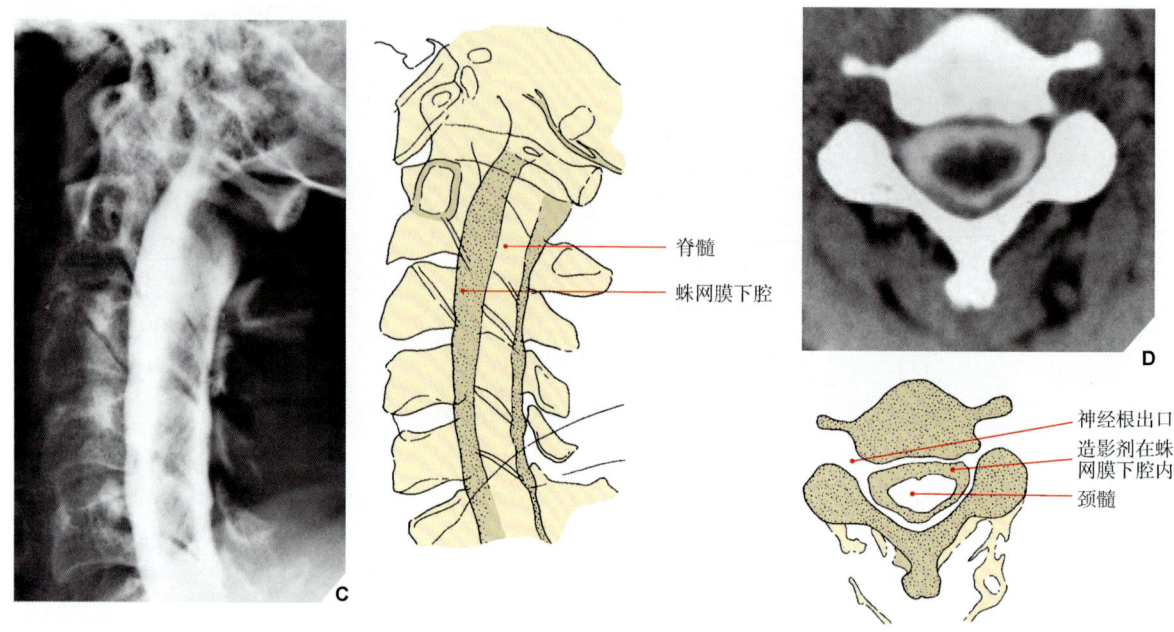

图 11-17 颈椎脊髓造影

颈椎脊髓造影时患者左侧卧位于检查床上，透视下在 $C_1 \sim C_2$ 水平穿刺点做标记，在 C_2 椎板以上水平用 22 号穿刺针垂直进入，针尖应达蛛网膜下腔的背侧，脑脊液顺利流出时提示穿刺成功。将 10ml 水溶性非离子型含碘造影剂——碘海醇或碘帕醇注射液，以 240mg/ml 的浓度缓慢注入（A），然后于后前位投照摄影（B）、水平侧位投照摄影（C）和斜位投照摄影（这种斜位投照并不是让患者转动而是将球管旋转 45° 摄影）。如果下颈椎显示不清或上胸椎需要显示，可以采用 Swimmer 位。脊髓造影可以显示充满造影剂的硬膜囊，并能显示出正常神经根及根袖。脊髓造影后于 $C_3 \sim C_4$ 水平进行 CT 检查（D），轴位层面显示造影剂位于蛛网膜下腔

前述讨论总结见表 11-1～表 11-3。

（二）颈椎损伤

颈椎外伤常为头颈部受到间接压力所致，受伤时外力作用的部位决定了损伤的位置和类型。正如 Daffner 所强调的，因为骨折与施加在脊柱上的外力类型有关，所以脊柱骨折的发生存在可预测和可重复的模式。同样的外力作用于颈椎、腰椎、胸椎会导致相似的损伤模式，产生一系列可以识别的体征，包括从轻微软组织损伤到严重的骨骼、韧带断裂等病变。Daffner 将这种模式称为脊柱损伤的"指纹谱"，这种模式依赖于损伤的机制，可以是任何方向的过度运动所致，包括屈曲、伸展、旋转、垂直压缩、剪切作用、离心作用或上述的综合作用。

表 11-1　各种组织的 MRI 信号特征

信号强度	T_1 加权像	T_2 加权像	梯度回波（T_2^*）
低信号	骨皮质	骨皮质	骨髓
	椎体终板	椎体终板	椎体

续表

信号强度	T_1 加权像	T_2 加权像	梯度回波（T_2^*）
低信号	退变的椎间盘	韧带	椎体终板
	骨赘	退变的椎间盘	韧带
	脊髓血管	骨赘	骨赘
	脑脊液	脊髓血管	
		神经根	
中等信号	脊髓	椎旁软组织	纤维环
	椎旁软组织	骨赘	脊髓
	椎间盘	脊髓	神经根
	神经根	关节面软骨	
	骨赘	骨髓	
		椎体	
高信号	硬膜外静脉丛	富水的髓核	富水的髓核
	透明软骨	脑脊液	脑脊液
	硬膜外和椎旁脂肪		关节面软骨
	骨髓		硬膜外静脉丛
	椎体		动脉

经允许引自 Kaiser MC，Ramos L. *MRI of the spine: a guide to clinical applications.* Stuttgart，Germany：Thieme；1990；permission conveyed through Copyright Clearance Center。

表 11-2　用于评价颈椎损伤的标准和特殊投照体位

投照体位	显示	投照体位	显示
前后位	$C_3 \sim C_7$ 椎体骨折		悬吊骨折
	椎间隙病变		爆裂性骨折
	钩椎（Luschka）关节病变		泪滴样骨折
张口位	C_1 侧块骨折		铲土者骨折
	齿状突骨折		单纯楔形（压缩性）骨折
	C_2 椎体骨折		单侧或双侧关节绞锁
	Jefferson 骨折		椎间隙病变
	寰枢关节病变		椎前软组织病变
Fuchs 位	齿状突骨折		寰枢关节间隙病变
侧位	颈枕关节脱位	屈曲位	寰枢关节半脱位
	C_1 前弓、后弓骨折	斜位	椎间孔（神经孔）病变
	齿状突骨折		关节突关节病变
	$C_2 \sim C_7$ 椎体骨折	Pillar 位（前后位或斜位）	侧块骨折
	棘突骨折	Swimmer 位	C_7、T_1 和 T_2 椎体骨折

表 11-3　评价颈椎、胸椎及腰椎损伤的辅助成像技术

成像技术	显示	成像技术	显示
断层摄影（几乎被 CT 取代）	骨折，特别是齿状突骨折		椎体的复杂骨折
	移位骨折片的定位		椎管内移位碎骨块的定位
	治疗进展：骨折愈合情况		脊柱峡部裂
	椎体融合术后		椎间盘疝
脊髓造影	硬膜囊的中断或压迫		椎旁软组织损伤（如血肿）
	脊髓的移位或压迫		治疗进展：骨折愈合情况
	神经根袖的病变		椎体融合术后
	蛛网膜下腔的病变	核素成像（闪烁成像和骨扫描）	细微或隐匿性骨折
	椎间盘突出		新旧骨折对比
椎间盘造影	椎缘骨		骨折愈合
	施莫尔结节	MRI	与脊髓造影和 CT 检查相同
	椎间盘突出		纤维环撕裂
CT［单独 CT 检查或联合脊髓造影和（或）椎间盘造影］	枕骨髁骨折		
	侧隐窝、椎间孔及脊髓异常		

怀疑颈椎损伤时，最重要的是判断骨折和脱位的稳定性（表 11-4）。脊柱的稳定性依靠主要组成骨的完整性及椎间盘、关节突关节和韧带等结构。棘上韧带、棘间韧带、后纵韧带、黄韧带和关节突关节囊共同组成了 Holdsworth 后韧带复合体（图 11-18），脊椎韧带的完整性是脊柱稳定性的最重要因素之一。完整的韧带结构使损伤稳定，这些韧带结构损伤越严重，就越容易发生移位，

脊髓就更易受累。根据 Daffner 所提出的理论，脊柱失稳的影像学表现包括椎体移位、棘突间隙及椎板间隙增宽、关节突关节增宽、椎管增宽和延长（表现为在横断面和垂直面上椎弓根间距增宽）及椎体后线中断。只要上述影像学特征出现一条就可以确定为不稳定性骨折，这些理论同样适用于胸椎损伤和腰椎损伤。

表 11-4　根据颈椎损伤的机制和稳定程度进行的分类

病因	稳定性	病因	稳定性
屈曲损伤		**压迫性损伤**	
颈枕脱位	不稳定	枕骨髁骨折（Ⅰ型、Ⅱ型）	稳定
半脱位	稳定	Jefferson 骨折	不稳定
小关节脱位（关节面绞锁）		爆裂性骨折	稳定或不稳定
单侧	稳定	椎板骨折	稳定
双侧	不稳定	压缩性骨折	稳定
齿状突骨折		**剪切损伤**	
Ⅰ型	稳定	侧方椎体压缩	稳定
Ⅱ型	不稳定	侧方脱位	不稳定
Ⅲ型	稳定	横突骨折	稳定
楔形（压缩性）骨折	稳定	侧块骨折	稳定
铲土者骨折	稳定	**旋转损伤**	
泪滴样骨折	不稳定	枕骨髁骨折（Ⅲ型）	不稳定
爆裂性骨折	稳定或不稳定	C$_1$、C$_2$ 椎体旋转半脱位	稳定
伸展损伤		骨折脱位	不稳定
颈枕脱位	不稳定	关节面和关节柱骨折	稳定或不稳定
C$_1$ 后弓骨折	稳定	横突骨折	稳定
Hangman 骨折	不稳定	**离心损伤**	
伸展型泪滴样骨折	稳定	颈枕脱位	不稳定
过伸型骨折脱位	不稳定	Hangman 骨折	不稳定
		寰枢关节半脱位	稳定或不稳定

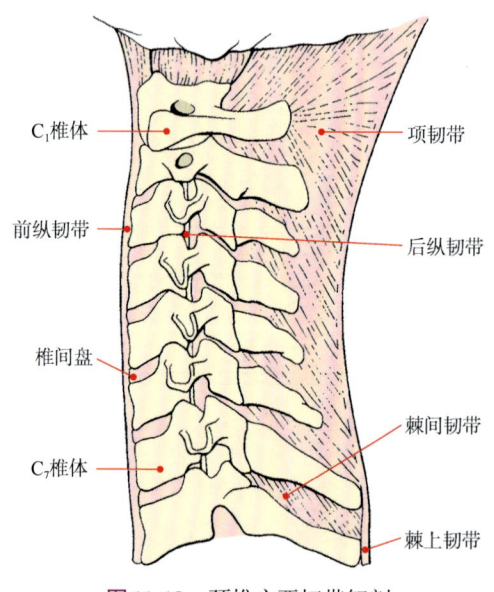

图 11-18　颈椎主要韧带解剖

最近 Daffner 及其同事以 CT 表现为基础对颈椎损伤分类做了修改，并提出了严重损伤和轻微损伤的概念。前者指在 X 线片或 CT 中存在不稳定性影像学征象，伴或不伴局部或中枢神经系统症状；后者指在 X 线片或 CT 中不存在不稳定性影像学征象，不伴有或不会产生神经系统症状。根据上述理论，如果 X 线片或 CT 满足下述标准就可诊断为严重损伤：任何平面移位超过 2mm、椎体在任何平面增宽、棘突或椎板间隙增宽、关节突关节增宽、椎后线连续性中断、椎间隙扩大、椎体爆裂性骨折、单侧或双侧关节突绞锁、C$_2$ 椎体"绞刑者"骨折、齿状突骨折及Ⅲ型枕骨髁骨折。其他类型骨折被认为是轻微骨折。

1. 枕骨髁骨折　罕见，且常被漏诊，在 X 线检查时表现不明显。如果临床表现高度怀疑该损伤，可通过 CT 冠状位重建证实。Anderson 和 Montesano 于 1988 年基于骨折的形态、相关解剖和生物力学提出了一种枕骨髁骨折的分类方法（图 11-19）。

冠状面

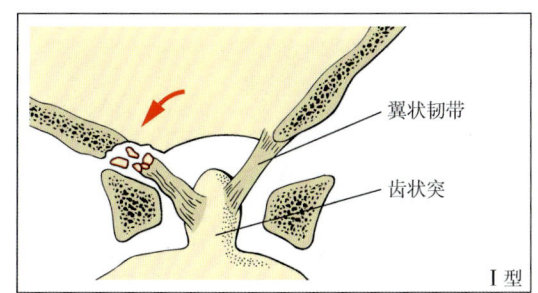

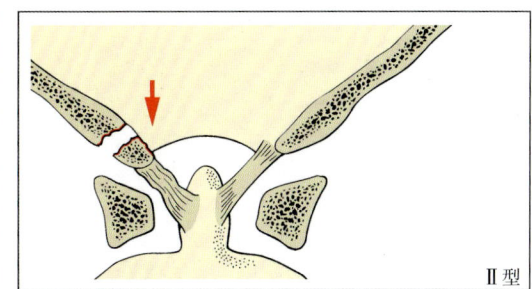

翼状韧带

齿状突

I 型

II 型

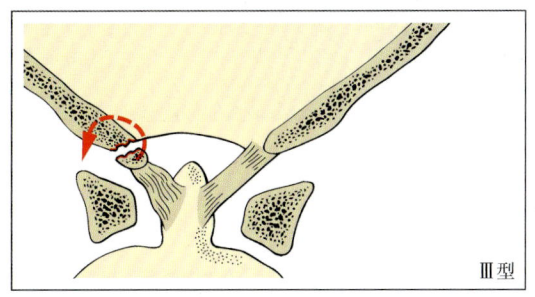

III 型

图 11-19 Anderson 和 Montesano 枕骨髁骨折的分类

经允许引自 Anderson PA，Montesano PX. Morphology and treatment of occipital condyle fractures. *Spine* [*Phila Pa 1976*] 1988；13：731-736.

I 型枕骨髁骨折的机制类似于 Jefferson 骨折，是轴向应力作用于颅骨的结果。CT 可以清楚显示枕骨髁粉碎性骨折，无明显骨块移位或骨块轻度移位进入枕骨大孔内（图 11-20）。虽然同侧的翼状韧带保护功能欠佳，但是完整的覆膜和对侧翼状韧带可以维持脊柱的稳定性。

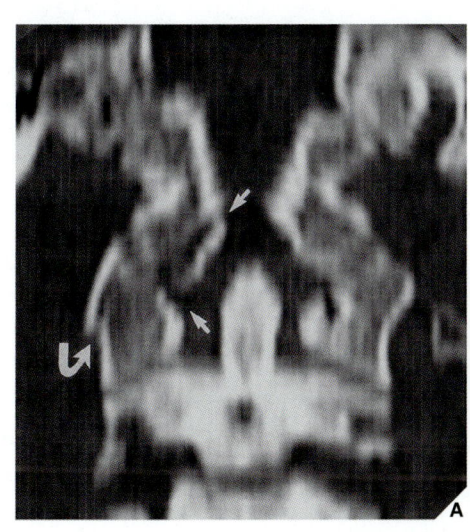

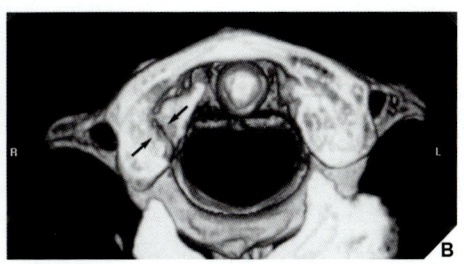

图 11-20 枕骨髁骨折（1）

23 岁女性，在机动车交通事故中受伤。A. 冠状位 CT 重建图像显示右侧枕骨髁粉碎性骨折（箭头）和右侧寰椎侧块骨折（弯箭头）；B. CT 三维重建（俯视图）显示碎骨块（箭头）没有明显移位进入枕骨大孔内，将其分类为 I 型骨折

II 型枕骨髁骨折常作为颅底骨折的一部分。在颅底轴位 CT 图像上，可以看到骨折线从枕骨髁进入枕骨大孔内，其损伤机制是颅骨直接被击打。完整的翼状韧带和覆膜可以维持脊柱的稳定性。

III 型枕骨髁骨折是由翼状韧带牵拉导致的枕骨髁内侧撕脱骨折，表现为枕骨髁的小骨块向齿状突尖部移位（图 11-21、图 11-22）。翼状韧带主要限制颈枕部旋转和侧弯，因此该类型骨折的损伤机制为旋转、侧弯或者两者均存在。枕骨髁撕脱后，对侧翼状韧带和覆膜的负荷就会加重。因此，此型枕骨髁骨折为潜在不稳定性损伤。

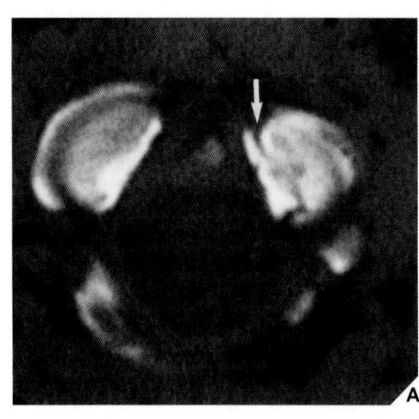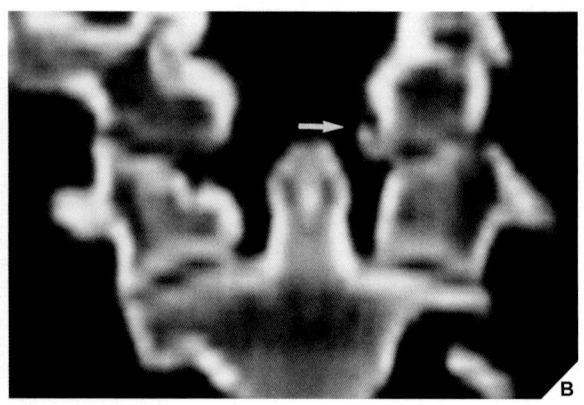

图 11-21 枕骨髁骨折（2）

16岁女孩，头部受到袭击和持续击打后，头颅和上颈部常规X线片显示正常。A.颅底轴位CT显示左侧Ⅲ型枕骨髁骨折（箭头）；B.CT冠状位重建图像证实存在撕脱骨折（箭头）

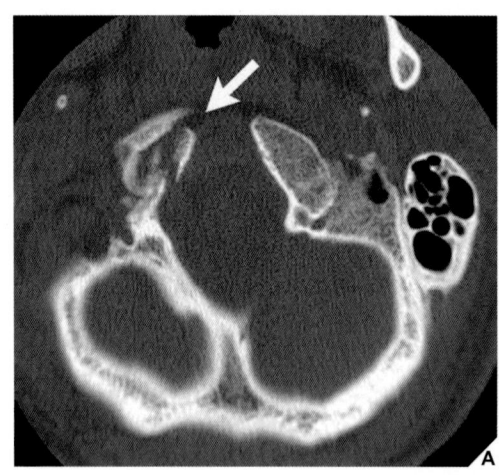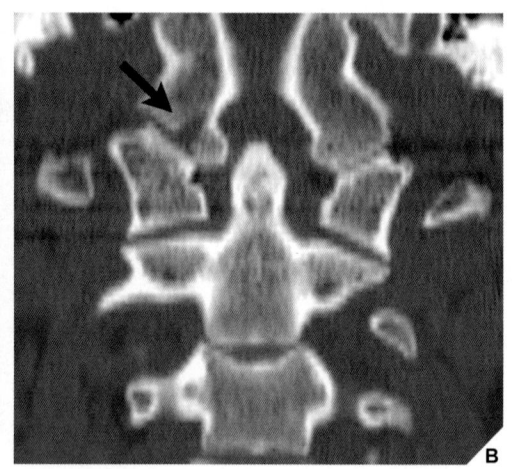

图 11-22 枕骨髁骨折（3）

18岁男性，在交通事故中受伤。颅底轴位CT图像（A）和CT冠状位重建图像（B）显示右侧Ⅲ型枕骨髁骨折（箭头）。注意朝向齿状突移位的枕骨髁骨折片

2. 颈枕脱位 外伤性颈枕脱位通常是致命的，因此很少成为临床工作中的难题。随着外伤治疗的进步，包括立刻气管插管、即刻心肺复苏和尽早送往医院等，越来越多的外伤患者得到了最佳的治疗。然而由于颅底和乳突重叠阴影，影像学诊断依旧存在一定困难。Traynelis及其同事根据枕骨移位的方向（向前、垂直或向后）对颈枕脱位进行分类。Anderson和Montesano将这种分类进一步修改如下：

Ⅰ型损伤是双侧枕骨髁在寰椎关节面上水平前移（图11-23A）。生物力学研究发现，Ⅰ型颈枕脱位发生时，位于颈枕交界区所有主要结构（翼状韧带、覆膜、寰枕关节囊）均发生撕裂。这种类型的损伤在被送往医院的患者中最为常见。

Ⅱ型损伤是一种枕骨相对颈椎的垂直移位，继发于全部颈枕部韧带断裂。发生ⅡA型损伤时，枕骨和C1间存在牵引力，枕骨在C1上方的垂直移位距离一般小于2mm，垂直移位大于此值表示覆膜、翼状韧带和颈枕关节囊功能丧失（图11-23B）。相反，如果寰枕关节囊保持完整，覆膜更远水平（如在寰枢关节韧带水平）功能丧失导致ⅡB型损伤。此型损伤中也存在椎体垂直移位，但是移位发生于C1～C2水平，而不是寰枕关节水平。

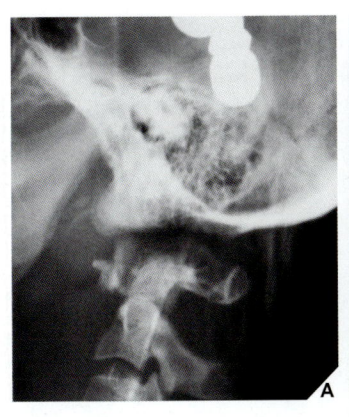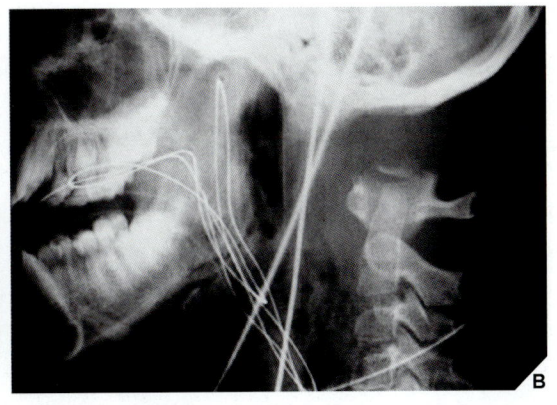

图 11-23　颈枕脱位

A. 24岁男性，在交通事故中头颈部受伤，四肢完全瘫痪，颈椎侧位片显示为Ⅰ型颈枕脱位：枕骨髁相对C₁椎体向前移位；B. 另一患者侧位X线片显示ⅡA型颈枕脱位（图A引自Greenspan A，Montesano PX. *Imaging of the spine in clinical practice*. London，United Kingdom：Wolfe-Mosby-Gower Publishers；1993：2.19，Fig. 2.23. Copyright. 1993 Elsevier. With permission；图B引自 Anderson PA，Montesano PX. Injuries to the occipitocervical articulation. In：Chapman MW，ed. *O perative orthopaedics*，vol. 4，2nd ed. Philadelphia：JB Lippincott；1993：2631-2640. ）

Ⅲ型损伤是指枕骨相对于寰椎向后移位。

在所有类型的颈枕不稳中，都应考虑存在横韧带损伤和C₁～C₂失稳的可能。X线检查应包括从枕骨到颈胸椎交界区的颈椎标准侧位，还必须包括枕骨髁和寰椎侧块之间的关节，同时斜坡清晰可见。在Ⅲ型损伤中，斜坡齿状突线指向齿状突后部，而在正常情况下应指向齿状突尖部（见图11-3D）。在颈椎侧位片上其他有意义的发现包括乳突在齿状突投影的缺失和咽后软组织肿胀。CT可以更有效地评价颈枕交界区，利用1mm薄层连续图像进行多平面重建，可以清晰辨认枕骨-C₁、C₁～C₂关节的序列连续性。

3. C₁和C₂的骨折

（1）Jefferson骨折：是头顶部受到打击造成的，轴向力通过颅骨和枕骨髁对称地传导至寰椎侧块的上表面并推动侧块向两侧移位，最后导致C₁前、后弓双侧对称性骨折，这种骨折不可避免地会导致横韧带撕裂（图11-24）。颈部疼痛和单侧枕骨痛是Jefferson骨折的特征性临床表现。

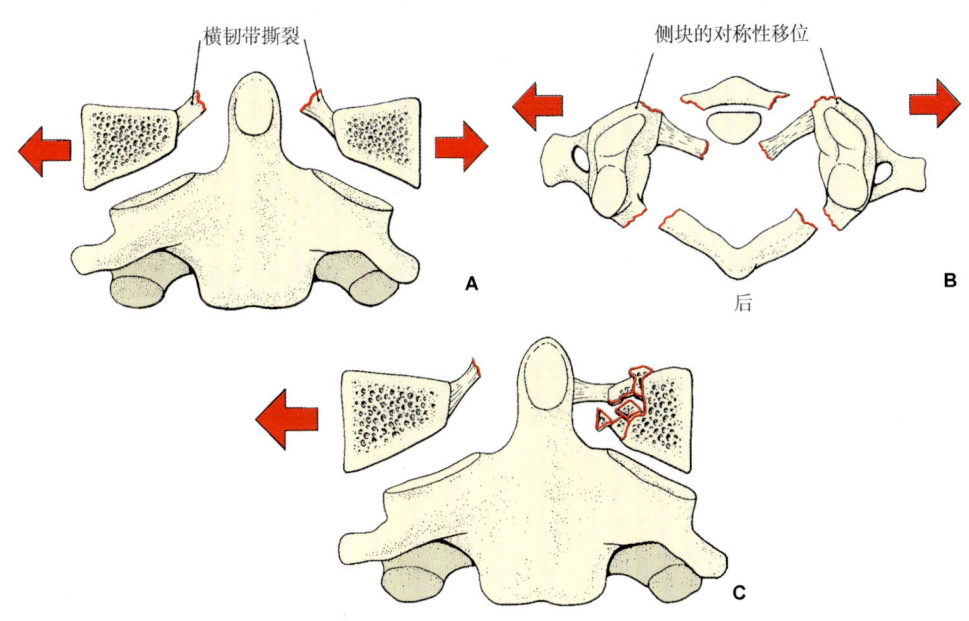

图 11-24　Jefferson骨折（1）

此处用前后位（A）和轴位（B）示意图介绍典型的Jefferson骨折，显示C₁侧块在C₂椎体上方对称性外移。侧块侧方移位导致横韧带撕裂。有时仅出现单侧侧块向外侧移位（C）

显示此种损伤最佳的投照体位是前后张口位和侧位（图11-25A、B）。在评价复杂骨折时也需要进行CT检查（图11-25C、D和图11-26）。MRI只是偶尔应用。

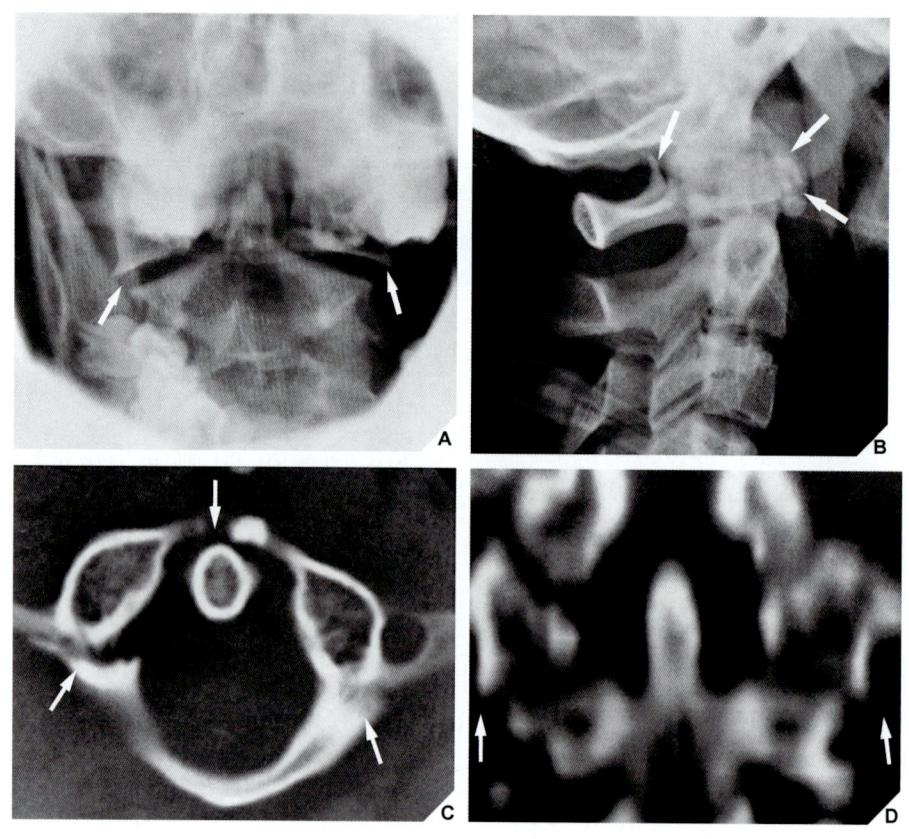

图11-25　Jefferson骨折（2）

19岁男性，受攻击后颈部受到损伤。A.颈椎前后张口位片显示C_1侧块向侧方移位（箭头），提示C_1椎体环骨折；B.侧位片显示C_1前弓、后弓的骨折线（箭头）；C.CT轴位显示C_1后弓的两条骨折线和前弓的一处骨折（箭头）；D.CT冠状位重建图像证实侧块侧方移位（箭头）

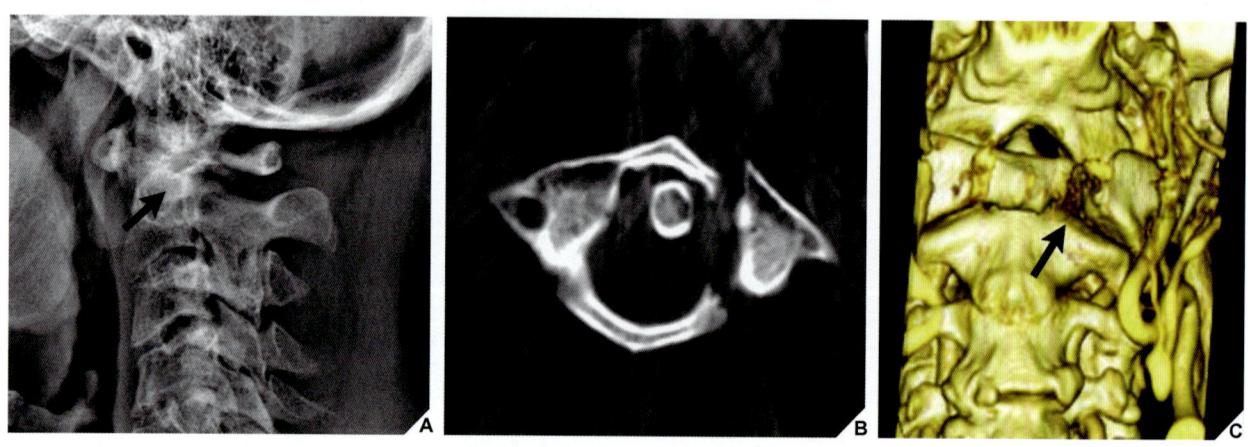

图11-26　Jefferson骨折（3）

56岁男性，在工业事故中头颈部受伤。颈椎侧位片（A）显示C_1骨折（箭头）。CT轴位（B）和CT三维重建（C）明确了C_1左侧前弓、后弓断裂

（2）齿状突骨折：虽然有时颈椎过伸损伤也会累及齿状突，但是齿状突骨折应属于屈曲型损伤。在颈椎的过屈损伤中，齿状突通常会向前移位并伴有C_1或C_2椎体的向前半脱位。而在过伸损伤时，通常齿状突会向后移位并伴有C_1或C_2椎体的向后半脱位。

研究者曾根据齿状突骨折的部位和移位的程度提出过许多分类方法，但Anderson和D'Alonzo提出的分类方法非常实用，因为这种分类方法强调了骨折稳定性这一重要特征而得到广泛认同（图11-27）。

Ⅰ型

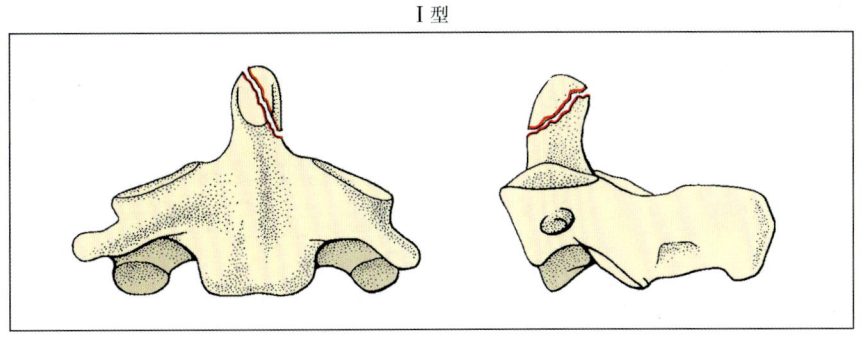

齿状突上部骨折（骨折线通常为斜行）——稳定

Ⅱ型

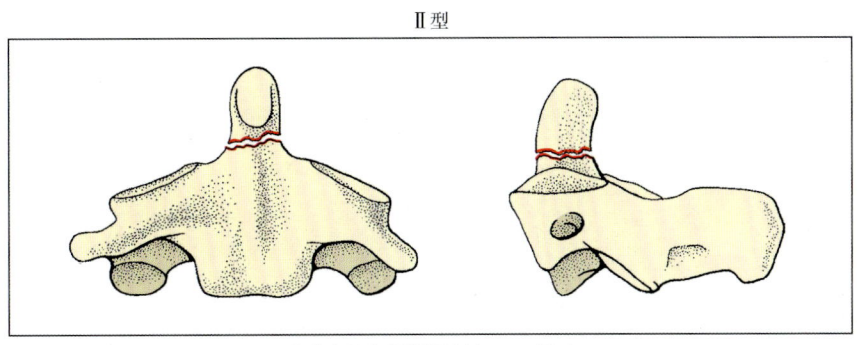

齿状突基底部横行骨折——不稳定

Ⅲ型

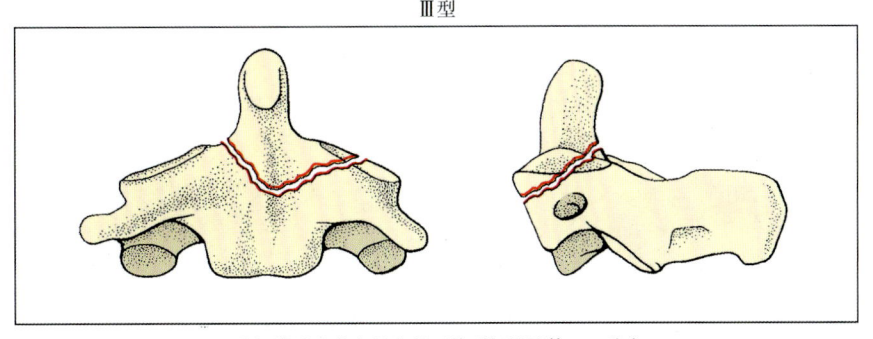

骨折线从齿状突基底部延伸到枢椎椎体——稳定

图11-27 齿状突骨折的分类

经允许引自 Anderson LD，D'Alonzo RT. Fractures of the odontoid process of the axis. *J Bone Joint Surg Am* 1974；56：1663-1674.

Ⅰ型：骨折线位于齿状突远端（头侧）至基底部。骨折线通常为斜行，属于稳定性骨折。通常经保守治疗可以愈合。有些学者不认同Ⅰ型骨折，他们认为这实际上是永存的二次骨化中心（Bergman永存末端小骨）或游离齿状骨。

Ⅱ型：横行骨折线通过齿状突基底部，是不稳定性骨折（图11-28）。保守治疗后约35%的患者仍骨折不愈合，因此融合术是常规的治疗方法。

Ⅲ型：骨折线通过齿状突基底部延伸至C2椎体，是稳定性骨折（图11-29、图11-30）。通常情况下采取保守治疗即可。

显示齿状突骨折最佳的成像技术是前后位（包括张口位、Fuchs位）和侧位投照；在过去，不能明确诊断和显示细微骨折时，薄层三螺旋体层摄影（thin-section trispiral tomography，目前几乎完全弃用）非常有效（见图11-28C、图11-28D和图11-29C）。

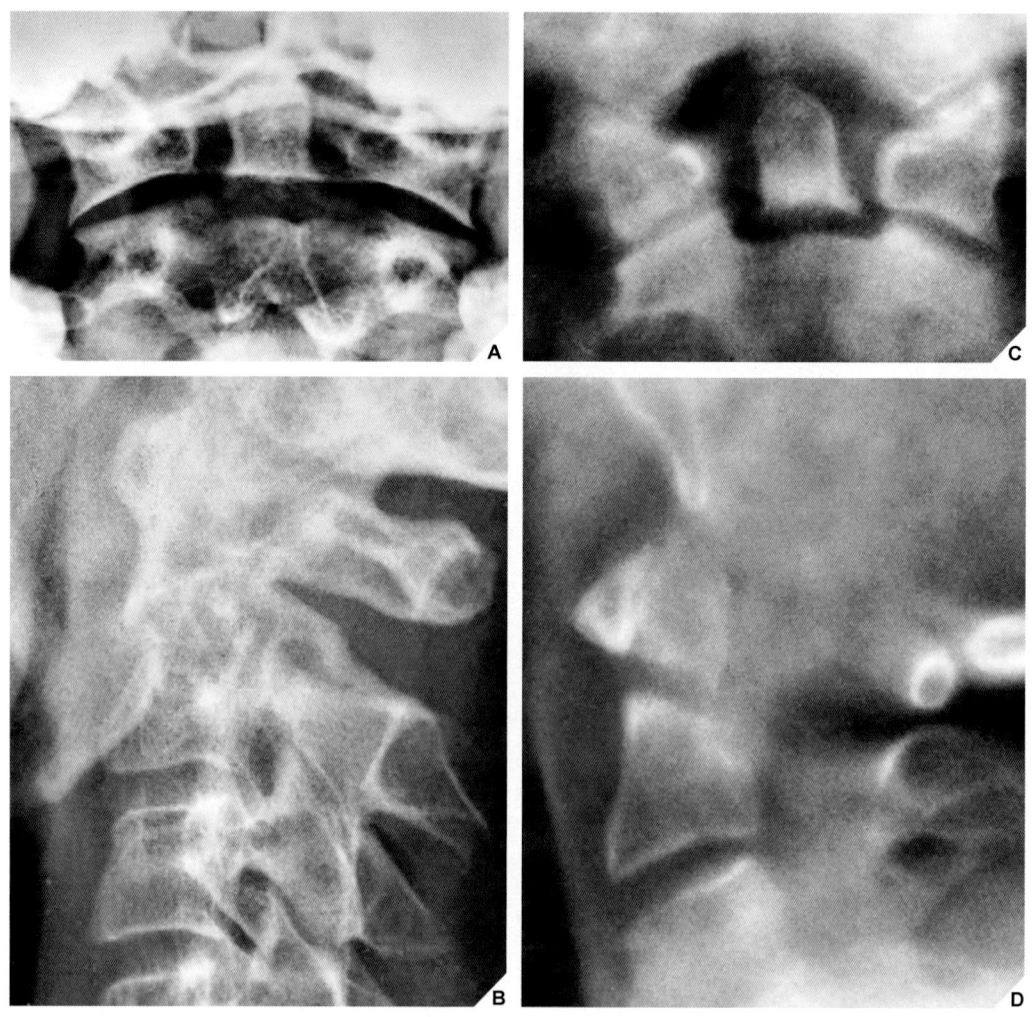

图 11-28 齿状突骨折（1）

62岁男性，在交通事故中颈椎屈曲损伤。颈椎前后张口位片（A）和侧位片（B）显示齿状突基底部骨折，但是损伤的具体细节不能清楚显示。薄层三螺旋体层摄影的前后位片（C）和侧位片（D）证实了齿状突基底部骨折，为Ⅱ型骨折（不稳定）

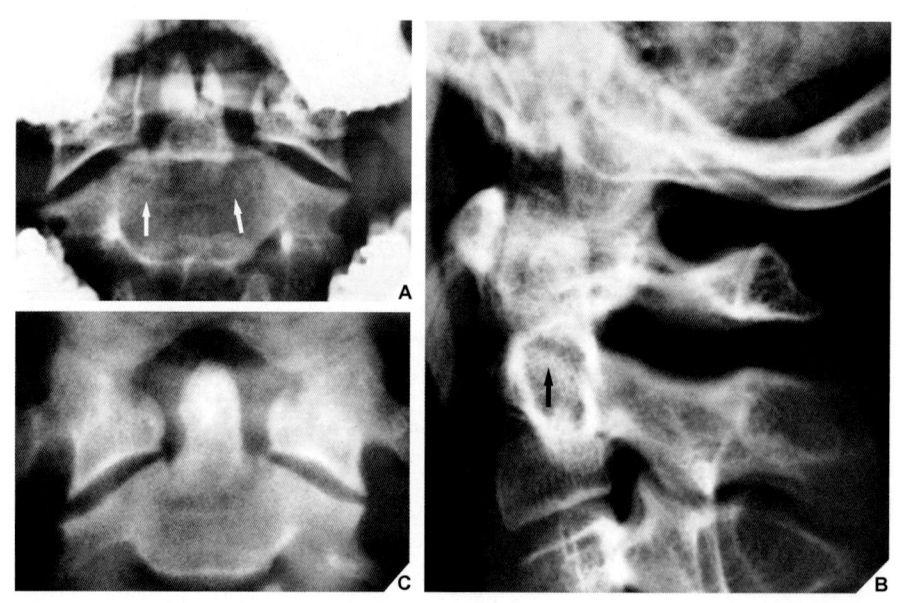

图 11-29 齿状突骨折（2）

24岁男性，在滑冰时摔伤头部。颈椎前后张口位片（A）和侧位片（B）显示齿状突骨折延伸到C₂椎体（箭头），为Ⅲ型稳定性骨折，在前后位三螺旋体层摄影（C）中得到证实当CT轴位层面平行于齿状突水平方向的骨折线时，CT显示齿状突骨折较为困难，特别是Ⅱ型齿状突骨折。基于上述原因，常规进行冠状位和矢状位图像重建非常重要（图11-30）。

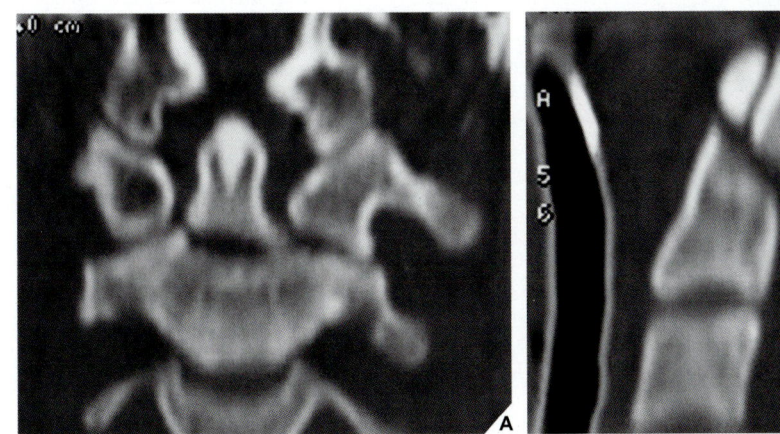

图11-30　齿状突骨折的CT表现

50岁男性，在交通事故中颈部屈曲损伤。颈椎常规X线片怀疑齿状突骨折，但是不确定。CT冠状位（A）和矢状位（B）重建图像清楚显示Ⅱ型齿状突骨折

（3）Hangman骨折：1912年，Wood-Jones描述了绞刑致死的病理机制。他发现过伸和离心作用会引起C_2双侧椎弓根骨折，并伴有椎体向前移位，从而导致脊髓撕裂。在交通事故中有一种与此类似的骨折，实际上是C_2椎体的外伤性前移，即在头顶被撞击之前，面部已经撞在挡风玻璃上，外力作用就会导致颈部过伸损伤。这种损伤占所有颈椎骨折和脱位的4%～7%，可以表现为通过C_2椎弓根单纯的、无移位的骨折，或者是通过椎弓的骨折伴有C_2椎体在C_3上方的向前半脱位和成角改变（图11-31）。这两种骨折类型中骨折线通常位于C_2下关节面前方，但是移位骨折常伴有韧带断裂和椎间盘损伤。显示此类损伤最佳的体位是侧位（图11-32）。

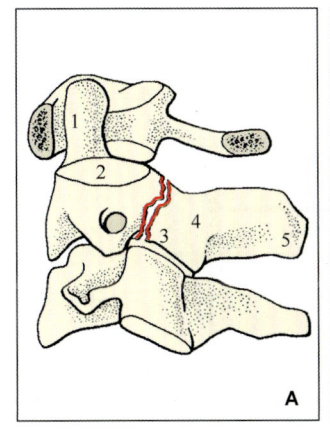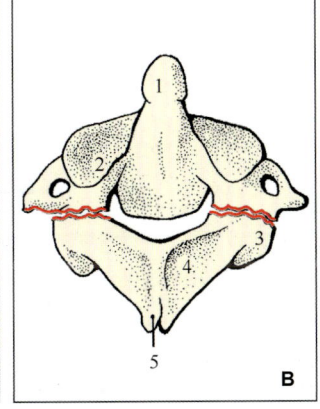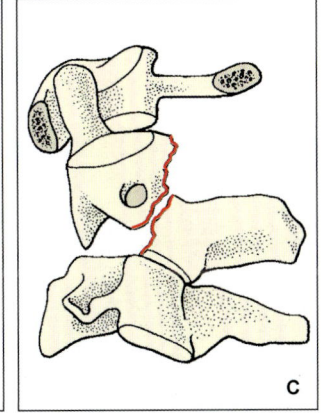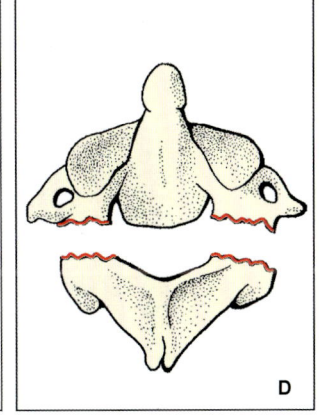

1. 齿状突
2. C_2的上关节面
3. C_2的下关节面
4. 椎板
5. 棘突

图11-31　Hangman骨折（1）

Hangman骨折可以表现为无移位的C_2椎弓根骨折，如侧位（A）和轴位（B）示意图所示，或者表现为骨折移位并向前成角（C），以及由韧带、椎间盘和关节面损伤导致骨折移位（D）

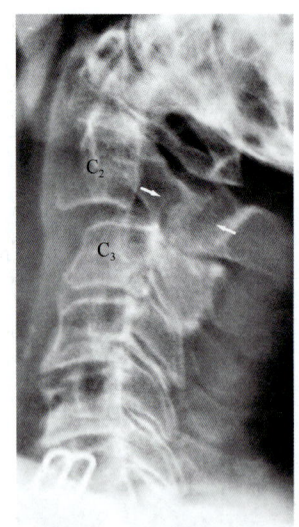

图 11-32　Hangman 骨折（2）

62 岁男性，在交通事故中颈椎受到严重的过伸损伤。颈椎侧位片显示 Hangman 骨折的典型表现，即 C₂ 椎弓根骨折（箭头）伴 C₂～C₃ 椎体半脱位

Hangman 骨折（可能应该更正为 Hanged man 骨折）分为 3 种类型（图 11-33）。Ⅰ 型骨折的特征是骨折线通过 C₂ 的椎弓根在上、下关节面之间延伸。Ⅱ 型骨折是在 Ⅰ 型骨折的基础上伴随 C₂～C₃ 椎间盘破裂。Ⅲ 型骨折为在 Ⅱ 型骨折的基础上伴随 C₂～C₃ 关节面脱位。

（4）C₂ 椎体骨折（图 11-34）：罕见，通常表现为稳定性"伸展型泪滴样骨折"（见后文），有时合并血管损伤。

4. 中、下颈椎骨折

（1）爆裂性骨折：发生机制与 Jefferson 骨折累及 C₁ 的机制相同，但是爆裂性骨折见于下颈椎（C₃～C₇）。正常情况下髓核位于椎间盘内，当髓核通过破裂的终板进入椎体后，就会使椎体从内部爆裂，从而导致爆裂性骨折。通常后部骨折块

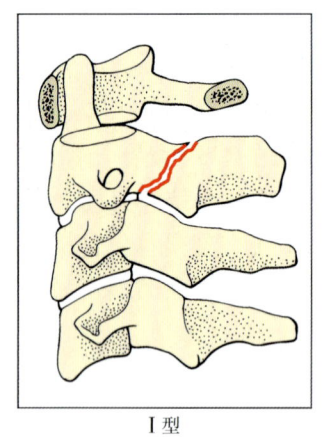
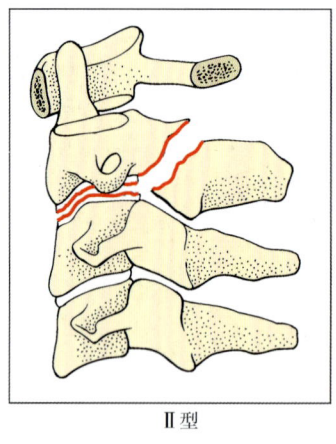
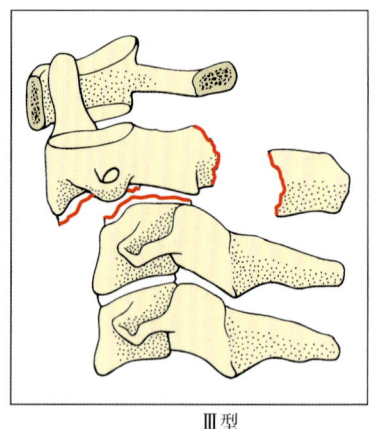

Ⅰ 型　　　　　　　　Ⅱ 型　　　　　　　　Ⅲ 型

图 11-33　Hangman 骨折分类

引自 Levine AM，Edwards CC. The management of traumatic spondylolisthesis of the axis. *J Bone Joint Surg Am* 1985；67：217-226.

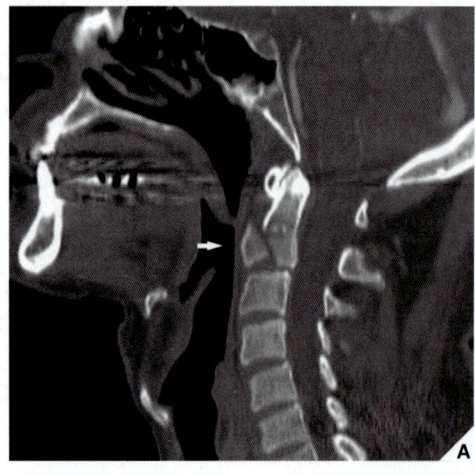
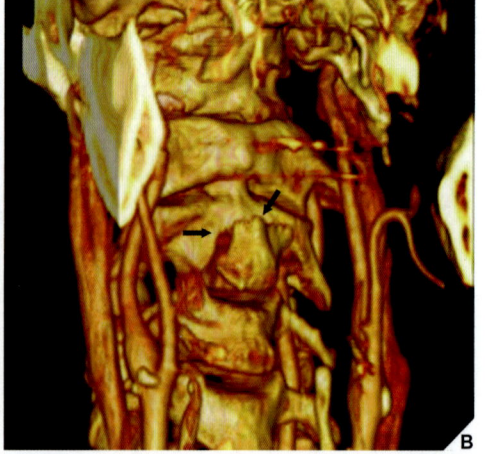

图 11-34　C₂ 椎体骨折的 CT 表现

A. CT 矢状位重建图像显示 C₂ 椎体的体部骨折（箭头）。因临床怀疑颈部血管损伤，进行了三维 CT 血管成像检查。B. 三维重建图像证实了骨折（箭头），但颈部动脉完整

向后移位可能导致脊髓损伤。如果后韧带复合体没有损伤，则该骨折就是稳定的。偶尔，爆裂性骨折存在韧带撕裂时就变为不稳定性骨折。常规摄影时，前后位 X 线片表现为椎体垂直劈裂是其特征性表现，但是侧位片可以更清晰地显示骨折碎裂和向后移位的程度（图 11-35A）。评价爆裂性骨折的最佳检查方法是 CT，因其可以在轴位上显示椎体后部骨折的细节（图 11-35B）。

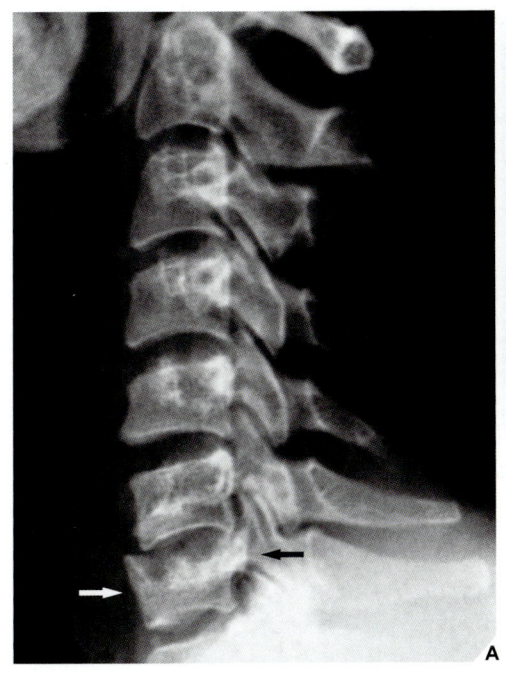

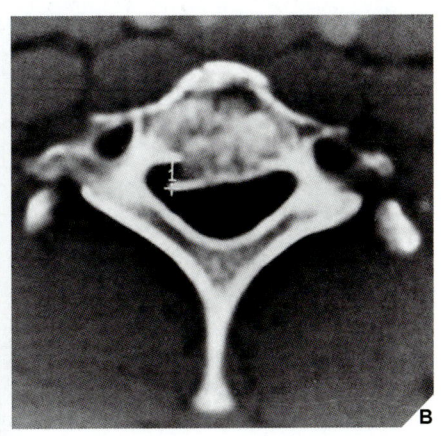

图 11-35　爆裂性骨折

40 岁男性，在交通事故中从摩托车上弹出后头顶部撞在路面。A. 颈椎侧位片显示 C₇ 椎体粉碎性骨折，颈椎前、中柱受累（箭头）；B. CT 证实了椎体爆裂性骨折，椎体后部骨折块移位进入椎管内

（2）泪滴样骨折：是颈椎最严重和最不稳定的骨折，其特征是受累椎体向后移位进入椎管、后方附件骨折、损伤水平上的软组织（包括黄韧带和脊髓）损伤。此外，施加在前纵韧带上的应力会导致其断裂或从椎体上撕脱，同时伴有椎体前表面的小片撕脱骨折。小的三角形或泪滴状骨折块常向前、下移位（图 11-36）。相应的脊髓损伤会导致急性前颈髓综合征，包括突然的四肢瘫痪和痛温觉丧失；然而脊髓后柱的感觉功能——位置、振动和运动等感觉通常会保留。

虽然侧位是显示该骨折最佳的体位，但是 CT 更有优势（图 11-37、图 11-38）。如评价脊髓压迫程度，则需要进行 MRI 检查（图 11-39）。

在评价此类损伤时需要铭记：虽然有时三角形的骨块在形状和位置上都与典型的泪滴样骨折相似，但是也可以在伸展型损伤中见到此类骨块。然而伸展型损伤与其完全不同，它是一种稳定性骨折，没有屈曲型损伤所具备的潜在危险并发症，而且常发生于 C₂ 或 C₃ 椎体水平（图 11-40，也见于图 11-34）。

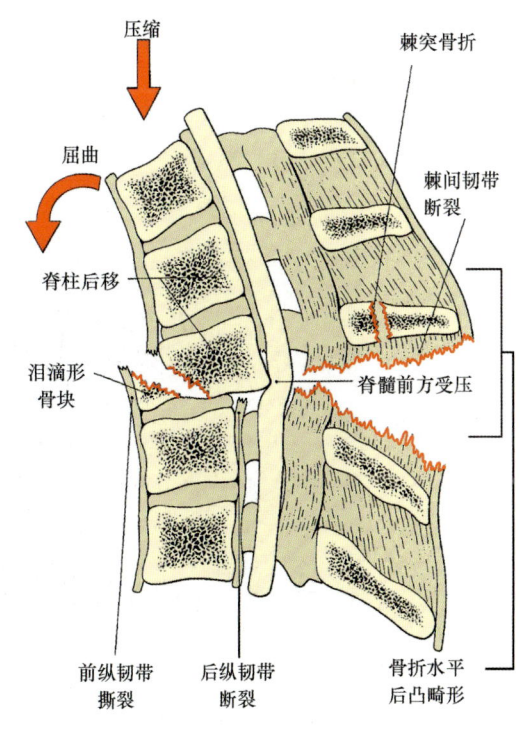

图 11-36　泪滴样骨折（1）

泪滴样骨折是最严重和最不稳定的颈椎骨折；此图是下颈椎的矢状位示意图。前纵韧带断裂会导致 C₅ 椎体前缘泪滴形撕脱骨块。此骨折的典型表现为受累椎体向后移位及其后部结构损伤。损伤的严重程度不同会导致不同程度的颈髓损伤

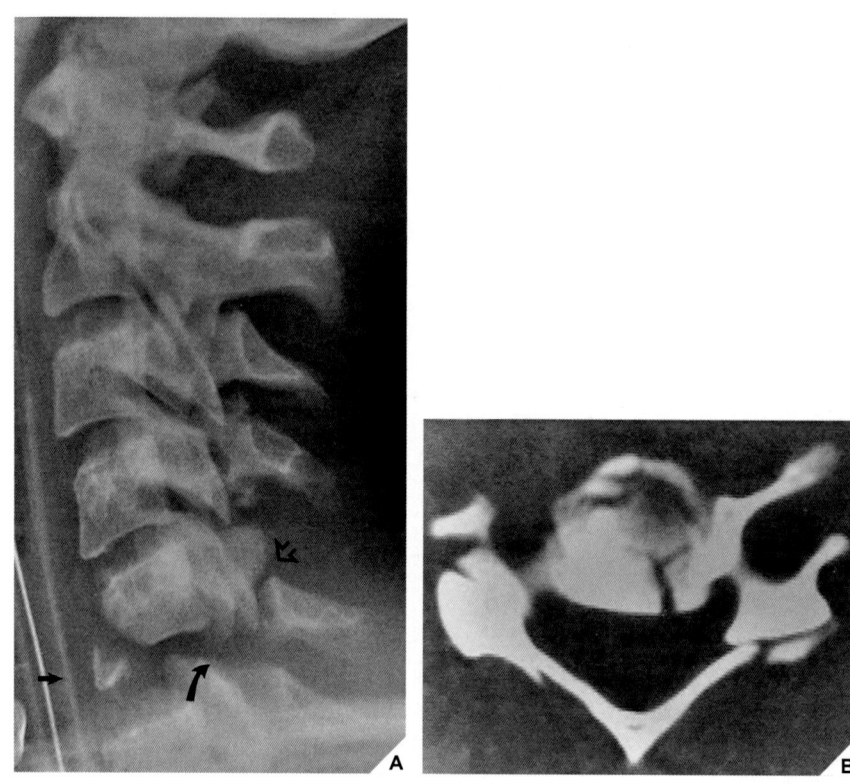

图11-37　泪滴样骨折（2）

38岁男性，在交通事故中颈部损伤。A. 颈椎侧位片显示C₅椎体前下方撕脱骨折（箭头）和棘突骨折（空心箭头）。C₄椎板骨折。C₅～C₆水平关节
突关节损伤，间隙明显增宽（弯箭头）。C₅及以上椎体向后移位。B.此外，轴位CT显示C₅椎体粉碎性骨折

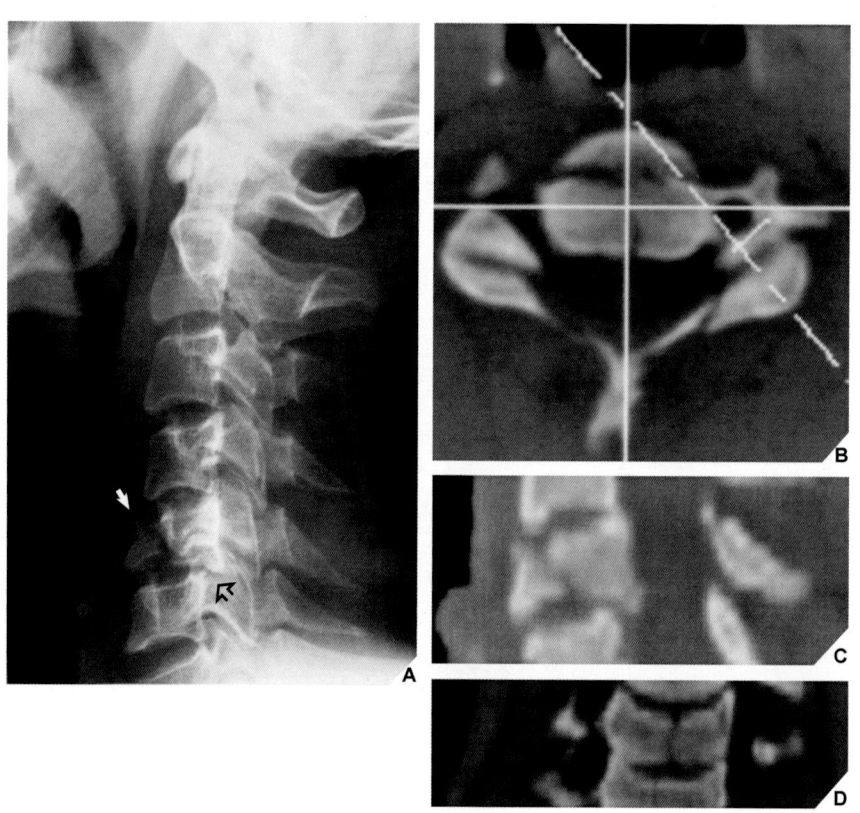

图11-38　泪滴样骨折（3）

36岁男性，在交通事故中颈部损伤。颈椎侧位片（A）显示C₅椎体典型的泪滴样骨折（箭头）伴C₅～C₆关节半脱位（空心箭头）。CT轴位图像
（B）及矢状位重建图像（C）清楚显示损伤细节。CT冠状位重建图像（D）显示C₅椎体矢状面上的纵行骨折

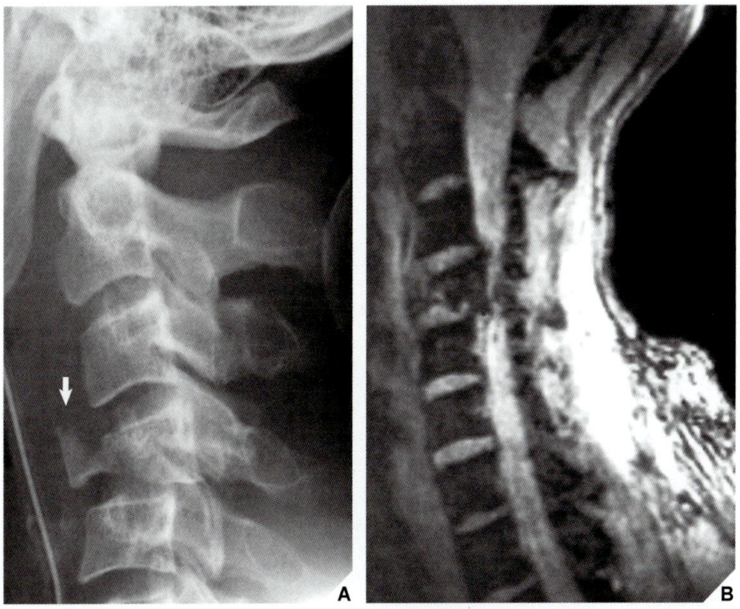

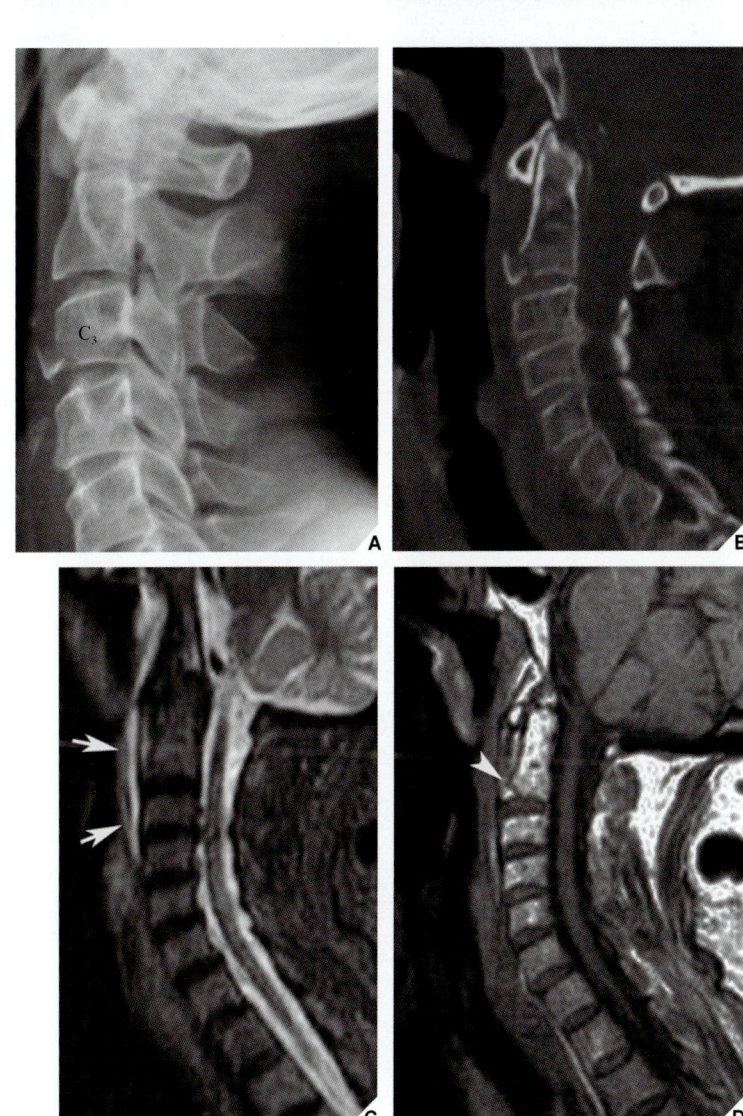

图 11-39　泪滴样骨折的MRI表现

38岁男性，未系安全带，在汽车事故中受伤。A. 颈椎侧位X线片显示C$_4$椎体泪滴样骨折（箭头）。B. MRI矢状位梯度回波序列（MPGR）图像显示C$_4$椎体向后移位累及椎管，颈髓几乎完全截断。可见大范围高信号软组织水肿和出血

图 11-40　伸展型泪滴样骨折

A. 37岁男性，跌倒时颈椎过伸损伤。颈椎侧位片显示C$_3$椎体伸展型泪滴样骨折，与屈曲损伤导致的泪滴样骨折相比没有半脱位，而且椎体后部和椎板线没有中断。B. 另一患者，63岁男性，交通事故3周后颈部疼痛，CT矢状位图像显示C$_2$椎体的泪滴样骨折。C. MRI矢状位T$_2$加权像显示椎前软组织水肿（箭头）。C$_2$椎体骨折未能很好显示。D. MRI矢状位T$_1$加权像清晰显示骨折（无尾箭头）（图B～D经Evan Stein，MD，Brooklyn，New York同意使用）

（3）铲土者（clay shoveler's）骨折：由于像铲土那样产生强大的屈曲力而导致C_6或C_7棘突斜行或垂直骨折。追溯其命名的由来，是因为这种骨折在1930年澳大利亚铲土工和矿工中常见；在德国修建高速公路的工人中也常见，故在德国被称为铲土者骨折。颈椎的直接击打伤或交通事故中颈部间接外伤均会引起类似损伤。

铲土者骨折是一种稳定性骨折，其后韧带复合体保持完整，因此不伴神经损伤。显示此类损伤最好的摄影体位是颈椎侧位（图11-41A）。如果在投照体位和技术条件都很好的情况下，C_7椎体依然不能清楚显示，如颈部短粗或肩部宽的患者，此时需采用Swimmer位投照。此类骨折也可以通过前后位片上的"ghost"征（图11-41B）进行识别，"ghost"征是由于骨折棘突移位形成的。很少进行CT和MRI检查（图11-42、图11-43）。

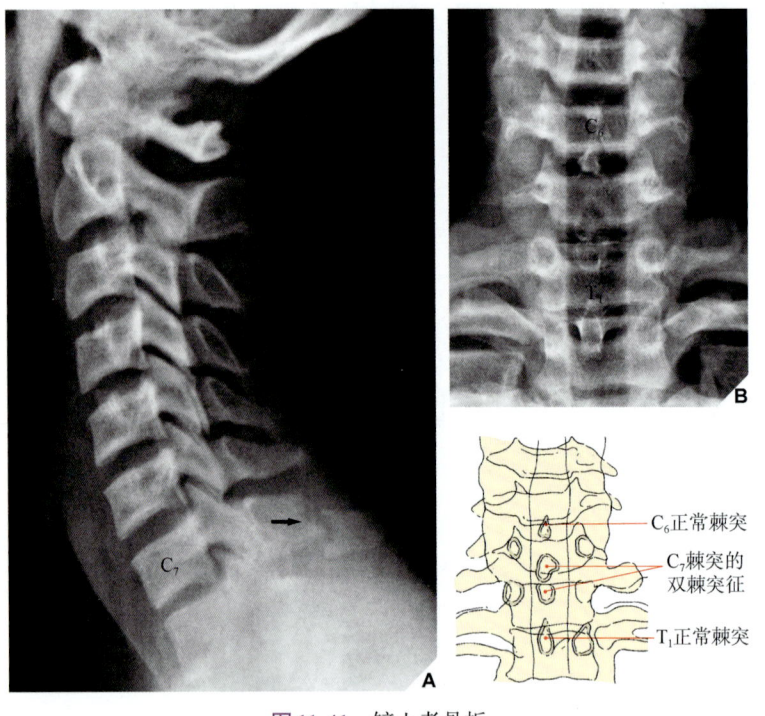

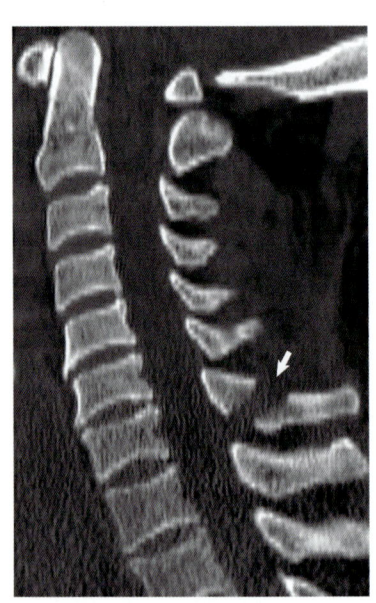

图11-41 铲土者骨折

22岁男性，在交通事故中颈部受到损伤。A. 颈椎侧位片显示C_7棘突骨折（箭头），诊断为铲土者骨折。B. 前后位片可以显示C_7棘突的双棘突征，即"ghost"征，其是由棘突尖部骨折块轻度向尾侧移位所致

图11-42 铲土者骨折的CT表现

33岁男性，在摔跤比赛中颈部受伤。由于患者颈部肌肉肥厚，常规X线检查不能做出诊断。颈椎CT矢状位重建图像显示C_7棘突移位骨折（箭头）

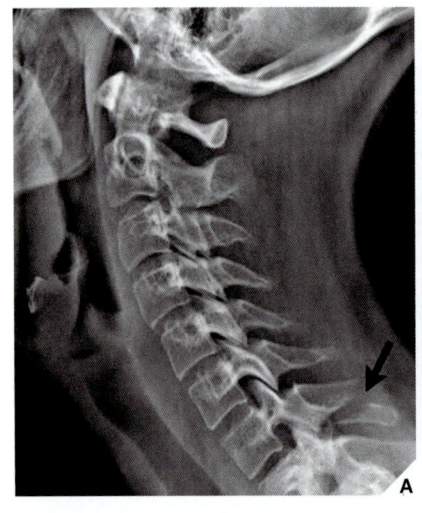

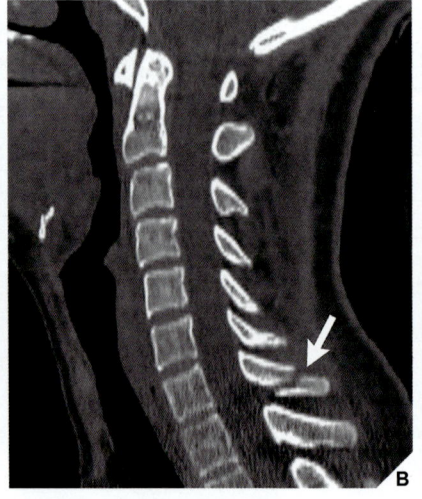

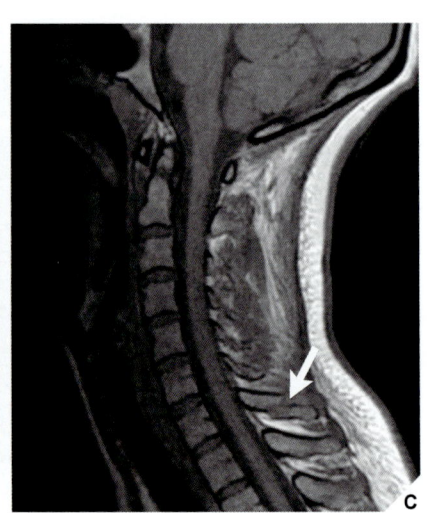

图11-43 铲土者骨折的CT和MRI表现

22岁男性，在潜水事故中颈部受伤。X线侧位（A）、CT矢状位重建（B）和MRI矢状位质子密度加权像（C）显示C_7棘突骨折向尾侧轻度移位（箭头）

（4）单纯楔形（压缩性）骨折：由颈椎过度屈曲所致，单纯楔形骨折常发生于中下部颈椎，存在椎体前方压缩（楔形变），虽然后韧带复合体被牵拉，但依旧保持完整，从而使该类骨折较为稳定。颈椎侧位片可以清楚显示此类骨折（图11-44），CT也经常应用（图11-45）。

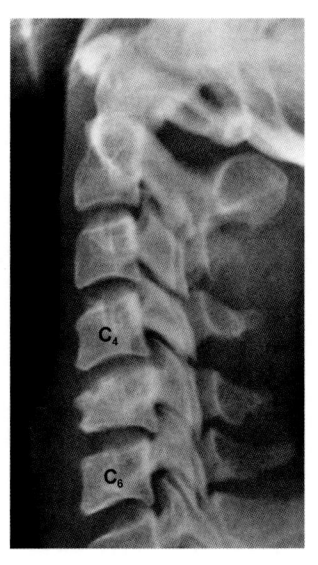

图11-44　楔形（压缩性）骨折

30岁女性，在交通事故中颈部受伤。颈椎侧位片显示C$_5$椎体单纯楔形骨折

5. 关节面绞锁

（1）单侧关节面绞锁：该类型损伤继发于颈部的屈曲旋转作用力，此作用力导致一侧小关节囊和后韧带复合体撕裂。如果不存在椎间隙增宽或半脱位，单侧关节面绞锁是一种相对稳定的损伤。然而近25%的患者伴有前向半脱位。该类患者存在神经根损伤或较为罕见的Brown-Sequard型脊髓损伤风险。

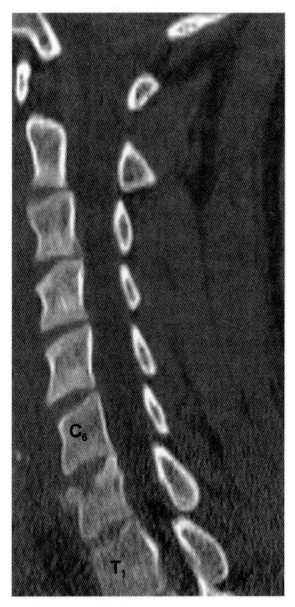

图11-45　单纯楔形骨折CT表现

18岁男性，在潜水事故中颈部受伤。矢状位CT重建图像显示C$_7$椎体单纯楔形骨折。注意椎体后部解剖序列和椎体后线完整

（2）双侧小关节嵌顿：该类型的脊柱半脱位由屈曲损伤所致，伴后韧带复合体断裂和受累椎体的上、下关节突并列改变。叠瓦状关节突关节面变成与椎板的皮质在某一点相交汇的形状（图11-46、图11-47A）。该损伤在颈椎侧位、斜位片或CT矢状位及斜位重建图像上最容易诊断。

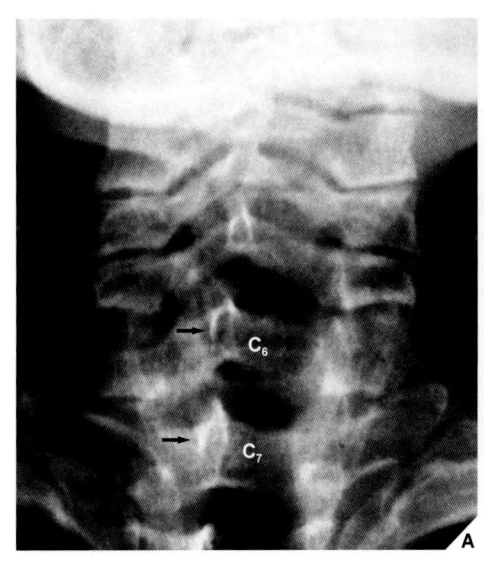
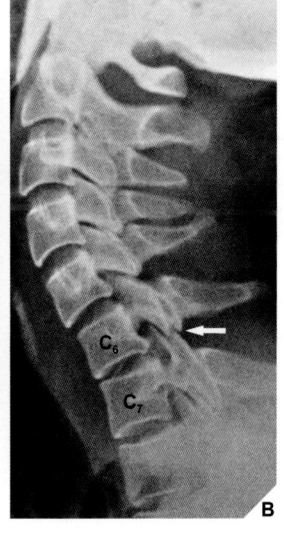

图11-46　小关节嵌顿

34岁男性，在滑雪运动中受伤。A. 颈椎Pillar位片显示C$_6$、C$_7$椎体水平双侧关节突关节间隙变窄，以上水平关节显示正常。旋转造成棘突向右侧移位（箭头）。B. 颈椎侧位片显示C$_6$和C$_7$小关节嵌顿（箭头）

（3）双侧关节面绞锁：颈椎双侧小关节脱位是由头颈部极度屈曲所致；由于后韧带复合体严重损伤，该种损伤不稳定。关节突关节的绞锁最初由上位椎体的下关节面在下位椎体的上关节面上方向前移位所致（图11-47）。其导致两个相邻椎体的椎板和棘突相互分离及椎体半脱位。在脱位的后期阶段，上位椎体的下关节面锁定在下位椎体的上关节面前方，导致完全性前脱位。这种情况导致后韧带复合体、后纵韧带、纤维环损伤，有时前纵韧带也会一起损伤撕裂，有很大的概率也会发生脊髓损伤。

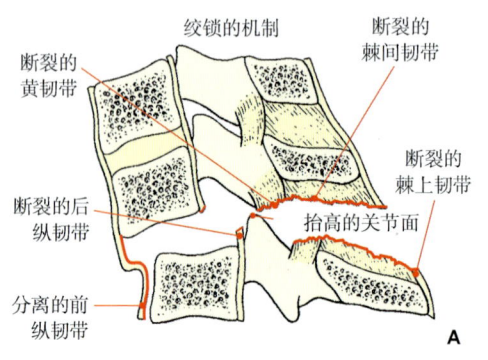
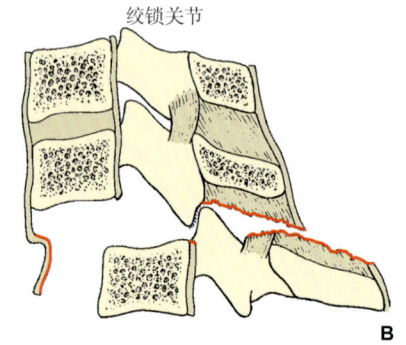
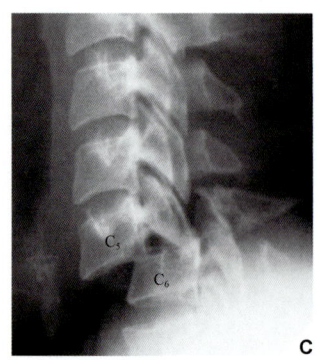

图11-47　关节绞锁

A、B. 双侧关节突关节绞锁由颈部过度屈曲损伤造成，以受累椎体完全前脱位为特征，常伴有大范围韧带断裂，伤及颈髓的危险性很大。C. 36岁男性，在交通事故中颈部受伤导致四肢瘫痪。颈椎侧位片显示C₅～C₆水平双侧关节突关节绞锁

颈椎的侧位投照（特别是水平侧位投照）足以清楚显示双侧绞锁的关节面。正确诊断的关键在于显示受累椎体序列失常和所有颈椎侧位标志线中断（见图11-3D）及明确小关节相对于上位椎体向后与头侧移位的位置（图11-47C）。

MRI是显示创伤后颈椎非骨性病变的首选检查方法，如韧带断裂、硬膜外血肿（图11-48）。

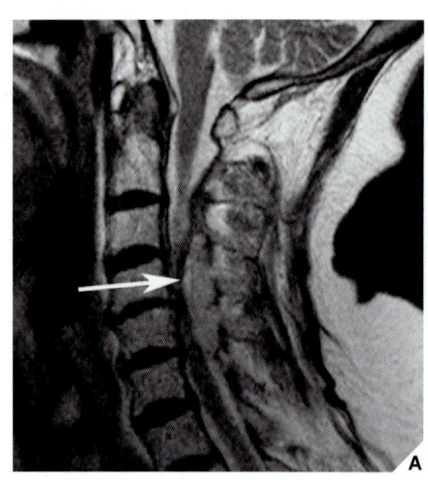
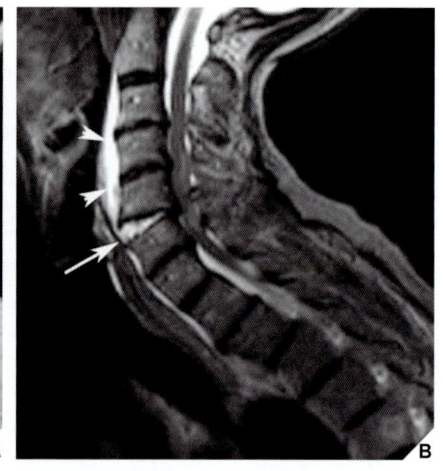

图11-48　颈椎软组织损伤的MRI表现

A. 53岁男性，工业事故后急性截瘫，MRI矢状位T₂加权像显示C₄、C₅后部的高信号硬膜外血肿，压迫脊髓（箭头）。B. 70岁男性，因过伸损伤出现严重颈部疼痛，没有局部神经体征，MRI矢状位T₂加权像显示前纵韧带撕裂，C₅～C₆椎间隙前部增宽（箭头）和椎前血肿（无尾箭头）（经Evan Stein, MD, Brooklyn, New York同意引用）

三、胸腰椎

（一）相关影像解剖

评价胸椎外伤的标准检查体位是前后位（图11-49）和侧位（图11-50）。侧位投照采用自动X线体层照相技术检查，该技术要求患者采取浅呼吸的方法使呼吸运动所涉及的结构变模糊，从而清楚显示胸椎。

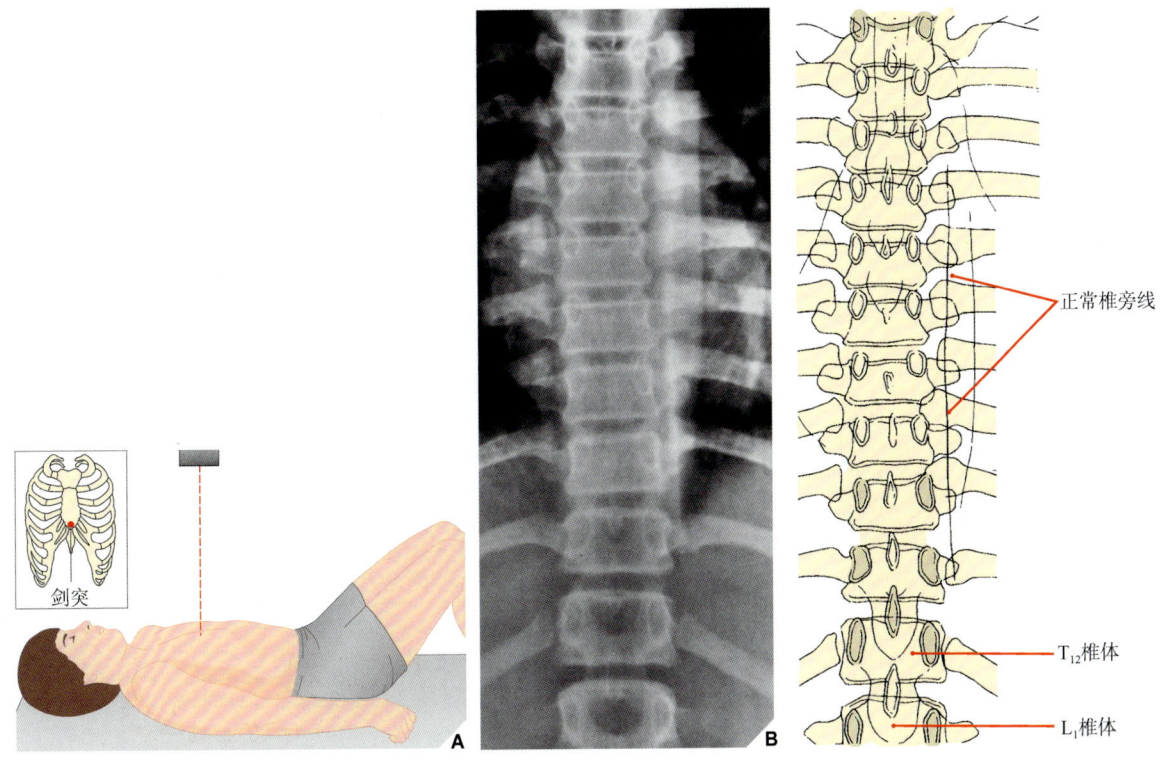

正常椎旁线

T₁₂椎体

L₁椎体

图 11-49　胸椎前后位片

A. 胸椎前后位投照时，患者仰卧于检查床上，双膝屈曲以矫正胸椎的正常后凸。X线的中心线垂直对准剑突上方3cm处进行投照。B. 胸椎正位片可以清楚显示椎体终板、椎弓根和椎间隙，可以确定椎体的高度及评价椎旁线的变化

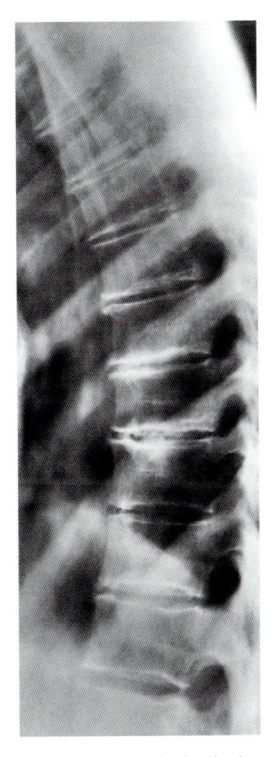

图 11-50　胸椎侧位片

胸椎侧位投照时，患者取站立位，双臂举起。为了减少其他结构对胸椎的影响，曝光时指导患者进行浅呼吸。X线的中心线水平对准T₆椎体水平向头侧倾斜10°角进行投照。该体位所获得的胸椎侧位片可以清楚显示椎体的侧位影像和椎间隙

与颈椎损伤一样，CT和MRI在评价胸椎骨折中起着重要作用，特别是在明确损伤程度方面。轴位CT图像除了可以评价骨质异常，还可以评价软组织损伤；此外，通过矢状位、冠状位和三维重建图像还可以显示轴向走行的骨折线，这些骨折线在轴位断面上常被漏诊。MRI可以很好地评价伴随的软组织损伤，尤其是脊髓、硬膜囊损伤。采用矢状位T₁、T₂加权序列扫描，T₂加权像轴位采用梯度回波（GRE）序列图像作为补充。

评价腰椎损伤的标准影像学检查包括前后位、侧位、斜位投照，并以腰骶椎交界区（L₅～S₁）向下的锥形投照侧位片作为有效补充检查体位。腰椎前后位片通常足以用于评价累及椎体或横突的外伤性病变，也可以清楚显示除最下方（L₅～S₁）之外的椎间隙（图11-51）。棘突形似泪滴，但关节突关节在此位置显示欠佳。可以在前后位上观察到L₃～L₅椎体终板的特征性表现。正常情况下椎体的下缘组成"丘比特弓"（Cupid bow）的形状（图11-52），在压缩性骨折累及脊柱此部分结构时，"丘比特弓"的形状就会消失。

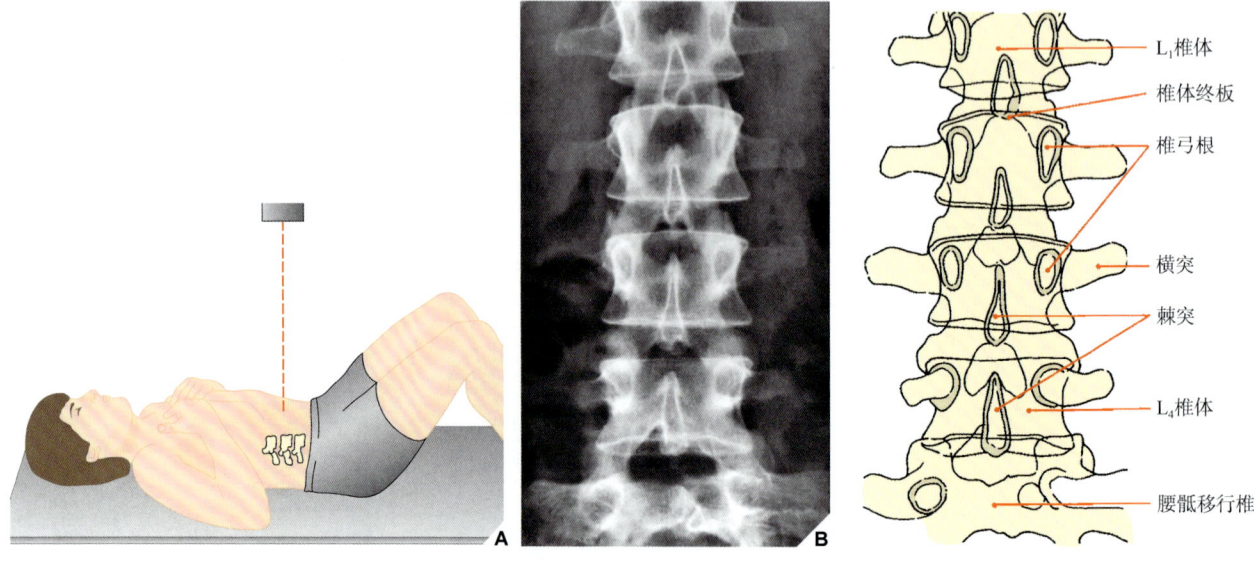

图 11-51　腰椎前后位片

A. 腰椎前后位投照时，患者仰卧于检查床上，双膝屈曲以矫正腰椎的正常生理性前凸。X 线的中心线在髂嵴水平垂直对准腹部中心点进行投照。

B. 腰椎正位片可以清楚显示椎体、终板、横突和椎间隙。棘突正面观形似泪滴，椎弓根正面观表现为位于椎体两侧的卵圆形高密度影

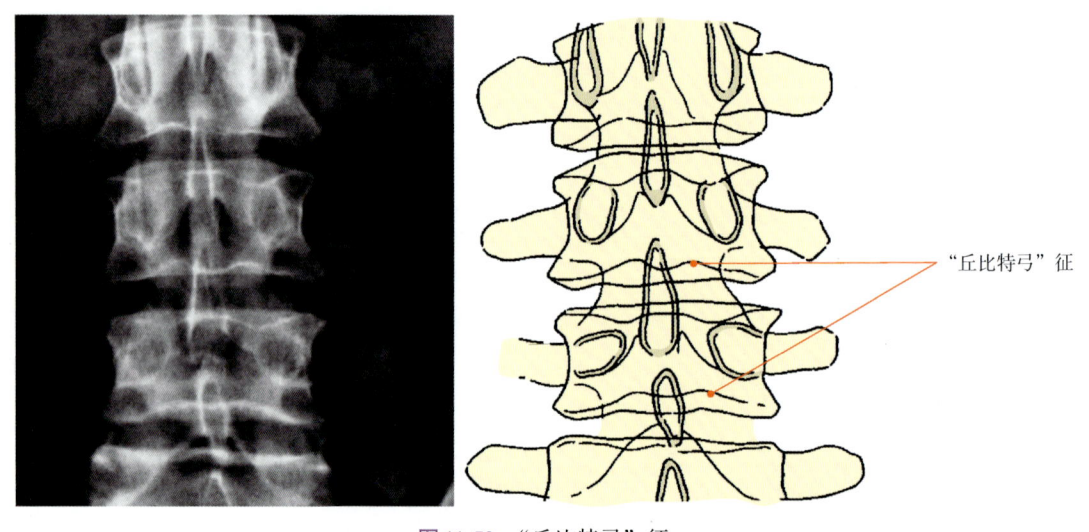

图 11-52　"丘比特弓"征

腰椎前后位向下锥形投照摄影时可见由 L3 及 L4 椎体下缘勾画出的特征性形状。当存在腰椎压缩性骨折时，"丘比特弓"的轮廓会消失

在腰椎侧位片上，椎体及上下终板可以很好显示（图 11-53）。此位置也可以较好地评价棘突骨折和包括 L5～S1 在内的椎间隙病变。与颈椎检查一样，虽然后前斜位更为常用，但腰椎的斜位摄影可以从患者的前面或后面进行投照（图 11-54）。这个体位特别有利于显示关节突关节和邻近椎体附件形状，即 "Scotty dog" 形状的各个组成部分（图 11-54C、D），该征象是由 Lachapele 首次提出的。

辅助成像技术常用于评价腰椎的外伤性病变。在评价颈椎和胸椎椎体骨折的严重程度和累及椎间盘的病变时，CT 可以提供有用的信息（图 11-55）。此外，也常需要进行脊髓造影（图 11-56）和椎间盘造影（图 11-57）检查，但这些检查通常与 CT 检查联合应用（图 11-58）。

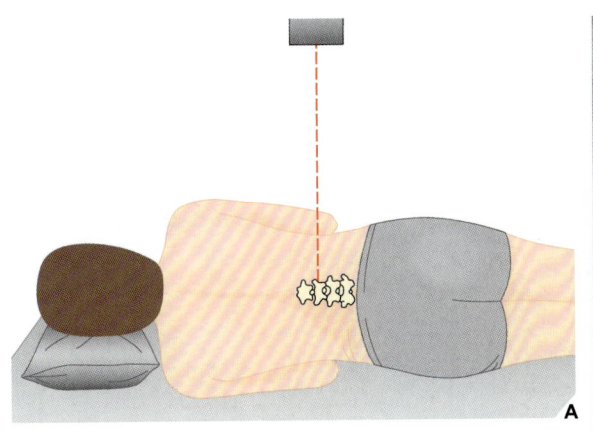
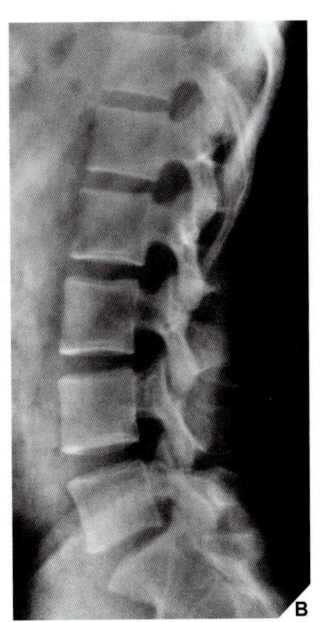

图 11-53　腰椎侧位片

A. 腰椎侧位投照时，患者左侧或右侧卧位于检查床上，双膝和双髋屈曲以消除腰椎前凸。X线的中心线在患者腰部水平垂直对准L₃椎体中心进行投照。B.腰椎侧位片可以清楚显示椎体、椎弓根、棘突、椎间孔和椎间隙

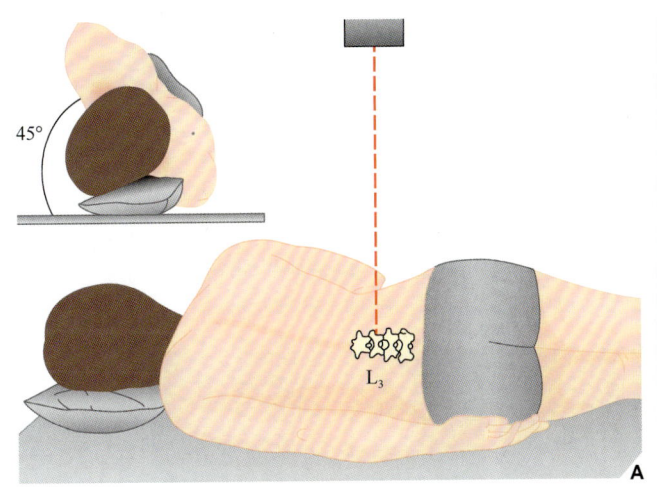
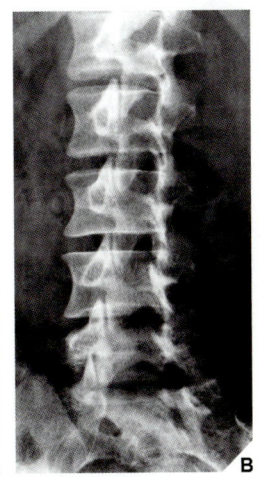

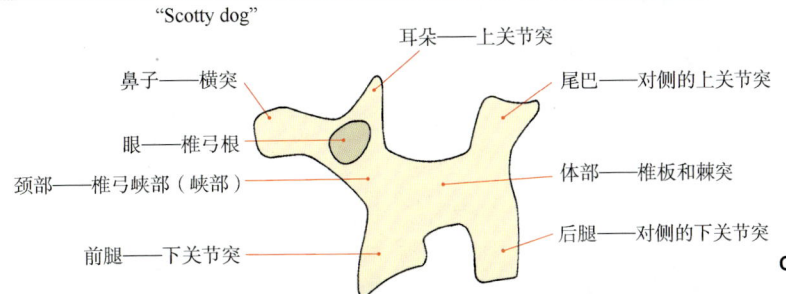

图 11-54　腰椎斜位片

A. 腰椎后前斜位投照时，患者侧卧于检查床上，向右侧旋转45°以显示右侧的关节突关节面（抬高左侧是为了显示左侧的关节突关节面）。X线的中心束垂直对准L₃椎体中心进行投照。B. 腰椎后前斜位片可以显示关节突关节、上下关节突、椎弓根和椎弓峡部。C、D. 斜位片上可以显示由邻近腰椎椎体及附件构成的特征性形状，即"Scotty dog"

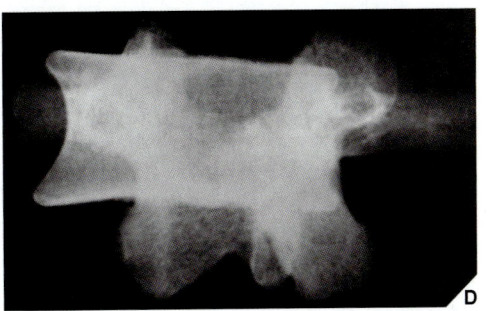

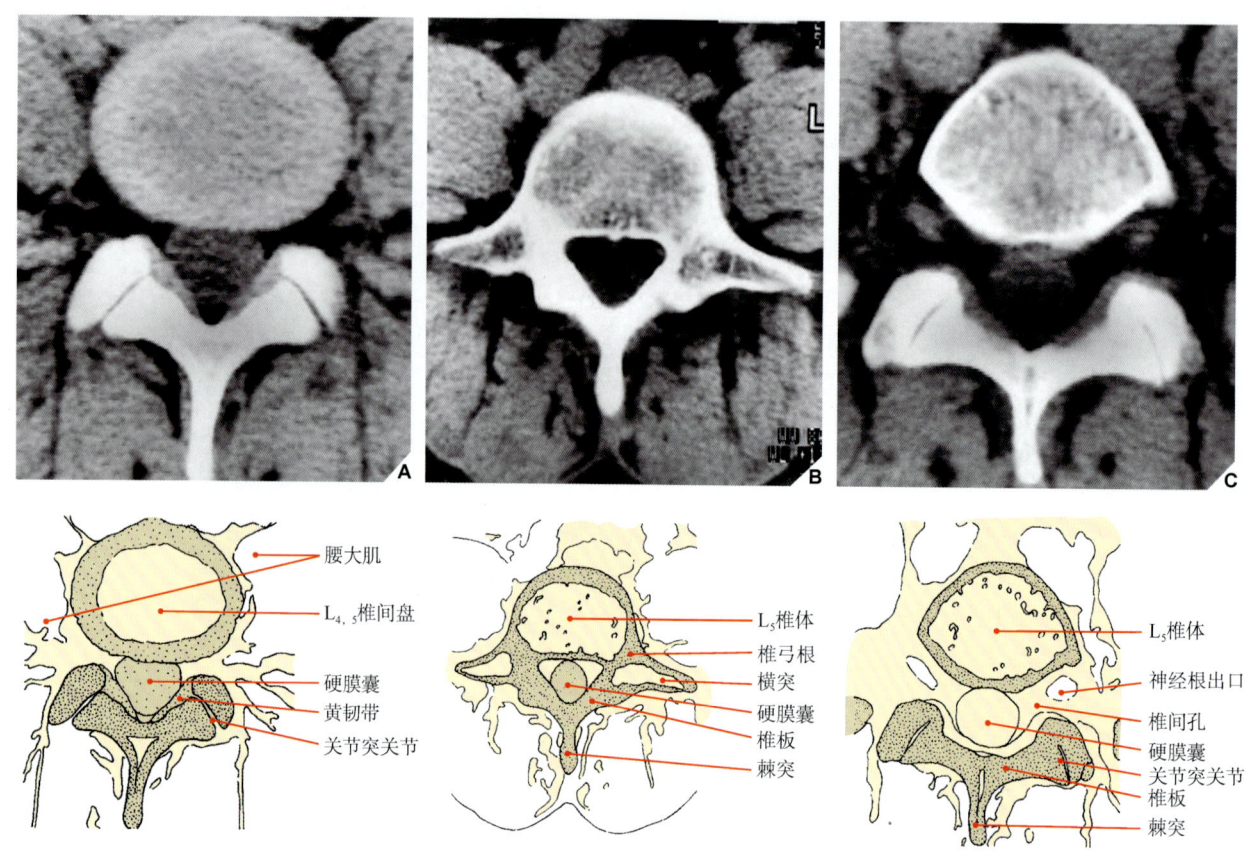

图 11-55　腰椎的 CT 成像

A. 通过 $L_4 \sim L_5$ 椎间盘的 CT 断面显示关节突关节的全貌，同时还可显示 L_4 的椎板和棘突。此外还可见黄韧带。B. 通过 L_5 椎体上 1/3 的 CT 断面显示了椎弓根、横突和椎板的轴位表现，同时还可显示硬膜囊和棘突上部分横断面。C. 通过 L_5 椎体下 1/3 和椎间孔的 CT 断面可以显示椎体的尾侧部分和棘突；同时还可以显示 $L_5 \sim S_1$ 的关节突关节

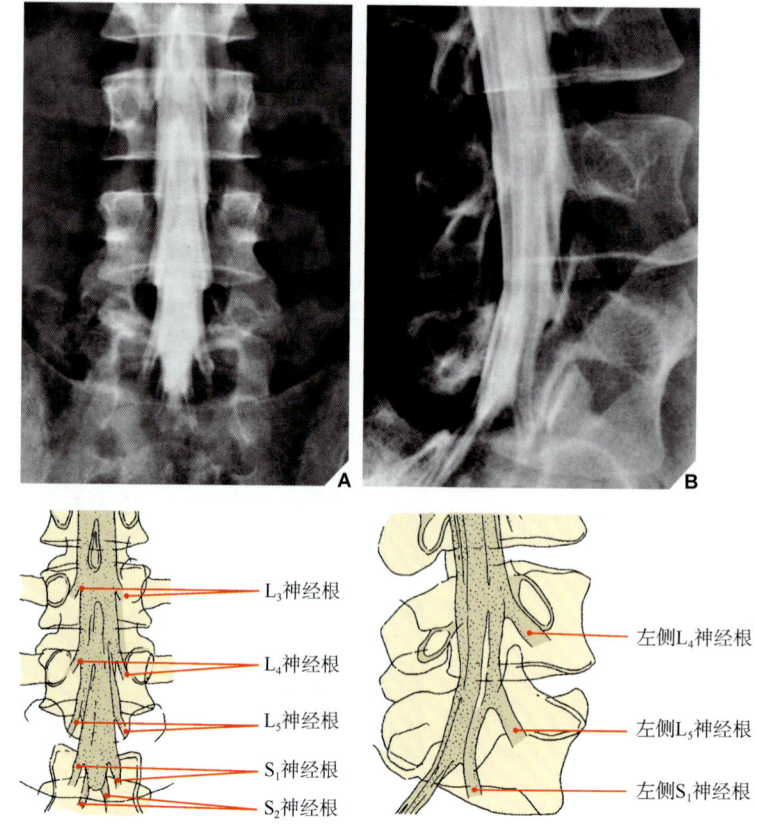

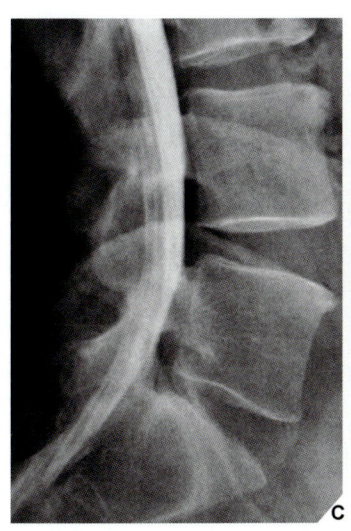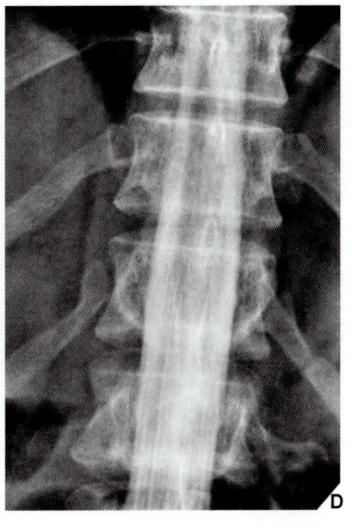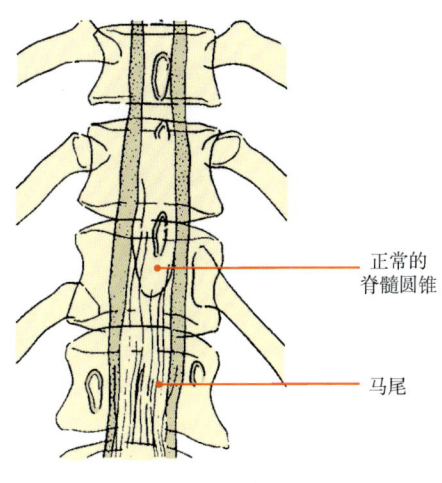

正常的
脊髓圆锥

马尾

图 11-56 腰椎脊髓造影

腰椎脊髓造影时，患者俯卧于检查床上，穿刺点通常位于 $L_3 \sim L_4$ 或 $L_2 \sim L_3$ 水平，透视下在穿刺点做标记。使用22号针穿刺进入蛛网膜下腔，当有脑脊液顺利流出时提示位置准确。15ml的碘海醇或碘帕醇（浓度为180mg/ml）缓慢注入，然后在后前位（A）、左右斜位（B）和水平侧位（C）进行摄影。针对正常人的研究显示，造影剂可使硬膜囊的蛛网膜下腔及蛛网膜下腔的盲端和大部分尾部显影。神经根在造影剂柱的两侧是对称的，其在充满造影剂的神经根袖中呈一条线样的充盈缺损。神经根囊的长度因人而异，但是在同一患者中，所有的神经根长度大体上是一致的。在进行腰椎脊髓造影时，在 $T_{10} \sim T_{12}$（D）水平摄片是非常必要的，因为位于脊髓圆锥上的肿瘤可以与腰椎间盘突出的临床症状非常相似

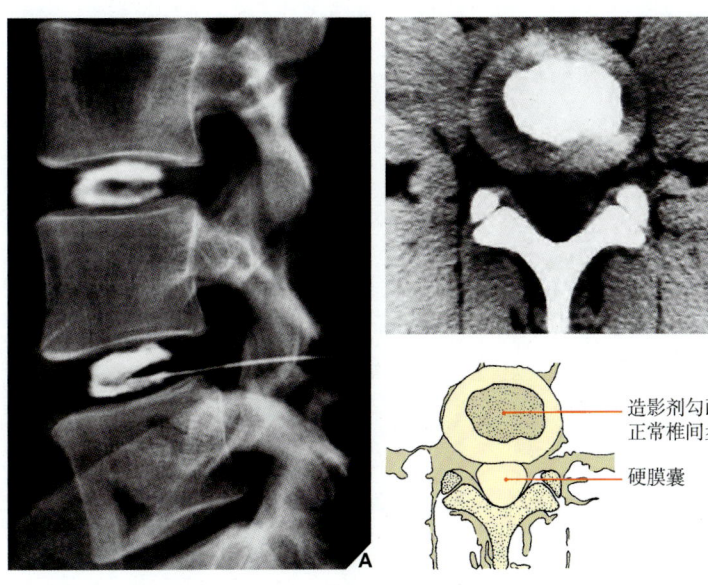

造影剂勾画的
正常椎间盘

硬膜囊

图 11-57 腰椎间盘造影

腰椎间盘造影时，患者俯卧于检查床上，根据适应证不同选择不同水平的穿刺点并做标记。将穿刺针穿刺进入髓核的中心后注入 2 ～ 3ml 甲泛葡胺。A. 正常椎间盘造影的侧位片显示造影剂在髓核中聚集并将椎间盘清楚地勾画出来，除了针穿刺的部位外，其他部位不应出现造影剂漏出；B. 椎间盘造影后，通过 $L_3 \sim L_4$ 椎间隙的CT断面图像显示椎间盘的正常表现

现在MRI常用于评价胸椎、腰椎外伤。通常采用与椎体长轴相平行的表面线圈采集图像，胸椎、腰椎矢状位和轴位成像时层厚通常采用5mm，层间距采用1mm，其是为了减少邻近层面的信号伪影。胸椎、腰椎的矢状位图像多采用 T_1 和 T_2 加权像，而轴位一般常规采用 T_2 加权像。与颈椎MRI相似，和脊髓的中等信号相比，脑脊液在矢状位 T_1 加权像上表现为低信号；椎体内的骨髓与椎间盘的中等信号相比表现为高信号（图11-59A）。

在 T_2 加权像上，胸髓与高信号的脑脊液相比，表现为低至等信号。椎间盘在 T_2 加权像上根据患者年龄不同而表现为不同的信号强度。年轻人的髓核富含水分，因此在 T_2 加权像上表现为高信号。随着年龄增长，髓核含水量减少，信号强度也随之降低，表现为等至低信号。椎体内的骨髓在 T_1 和 T_2 加权像上表现为等信号，但是椎体骨髓的信号强度与红骨髓和黄骨髓的含量密切相关，同样随着年龄增长而改变（图11-59B）。

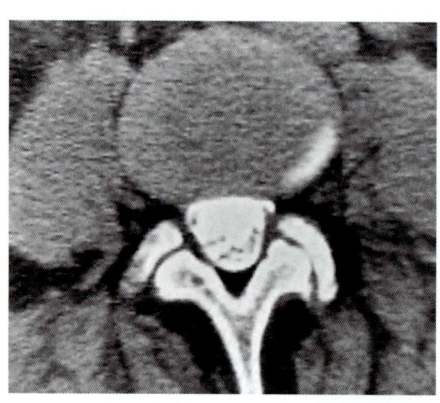
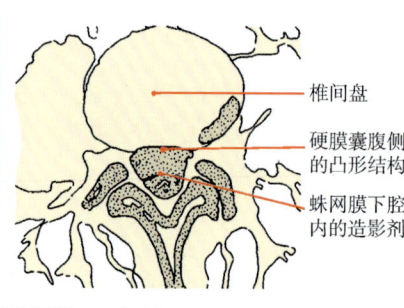

椎间盘

硬膜囊腹侧
的凸形结构

蛛网膜下腔
内的造影剂

图 11-58　腰椎脊髓造影的 CT 表现

脊髓造影后 CT 断面显示位于蛛网膜下腔内造影剂的正常表现。注意椎间盘并没有压迫硬膜囊腹侧

轴位图像可以有效地显示椎间盘和硬膜囊的关系，在轴位 T_1 加权像上，椎体、椎弓根、椎板、横突和棘突表现为高信号，而髓核根据含水量的多少表现为高至等信号或低信号，纤维环与之相比表现为低信号。神经根与其周围脂肪的高信号相比表现为低至等信号，其在旁矢状位 T_1 加权像上可以得到清晰显示（图 11-59C）。在 T_2 加权像上，与低信号的纤维环相比，髓核同样根据含水量的多少而表现为高至等信号或低信号。神经根显示为低信号（图 11-59D）。

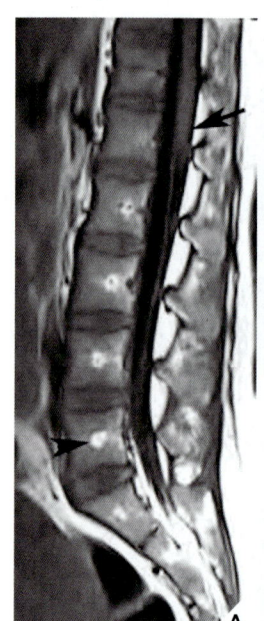
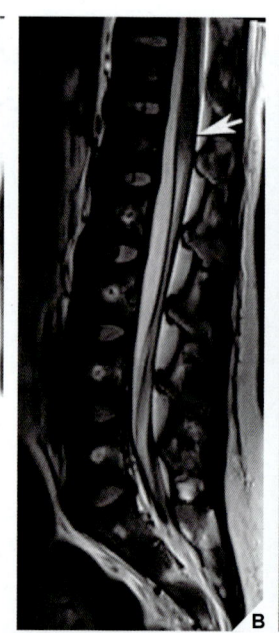
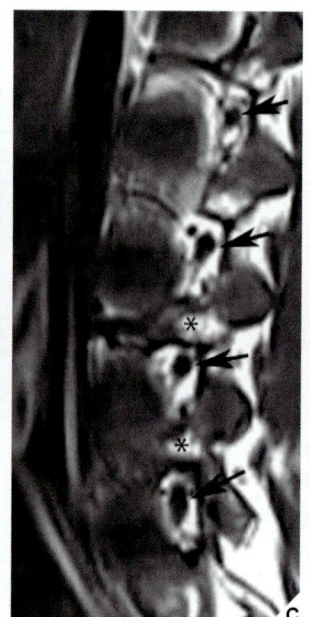
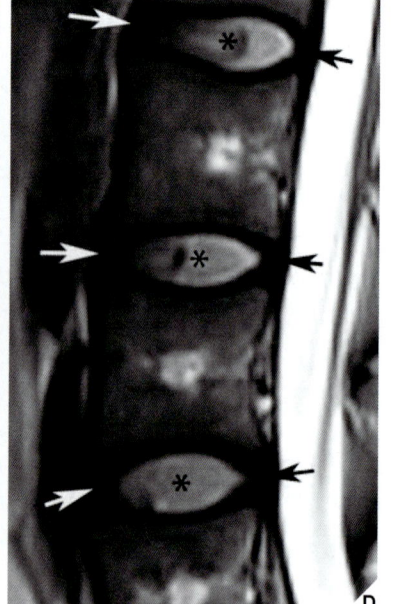

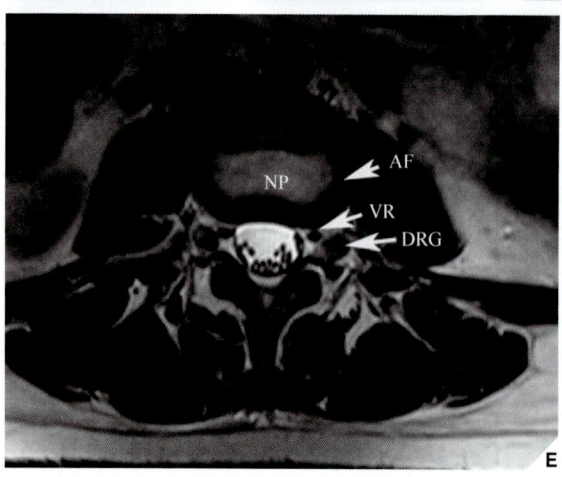

图 11-59　年轻人正常腰椎的 MRI 表现

A. MRI 矢状位 T_1 加权像可见除椎体中央椎基静脉周围脂肪组织呈高信号外（箭头），椎体骨髓呈等至低信号影，反映其主要为红骨髓。脊髓圆锥（箭头）和马尾显示清晰，周围环绕低信号的脑脊液（CSF），注意后部硬膜外的脂肪。B. MRI 矢状位 T_2 加权像同样显示低信号的红骨髓，与患者的年龄相符。可见脊髓圆锥（箭头）和马尾，周围为高信号的脑脊液。C. MRI 右侧旁矢状位 T_1 加权像可见由相应椎间孔穿出的神经根（箭头），周围环以脂肪组织，正常的右侧椎弓根（星号）内含有少量的黄骨髓。D. MRI 矢状位 T_2 加权放大像显示了正常富含水分的高信号髓核（星号）和周围前、后方低信号的纤维环（箭头）。E. 正常椎间盘层面的 MRI 轴位 T_2 加权像可见高信号的髓核（NP）和低信号的纤维环（AF），正常椎间盘在后缘轻度凹陷。马尾神经根为低信号，在硬膜囊内显示清晰，其正常为圆形结构，位于硬膜囊中部和侧隐窝。注意腹侧神经根（VR）和背根神经节（DRG）（由 Oleg Opsha, MD, Brooklyn, New York. 供图）

可以以表格形式对上述讨论进行总结，见表11-1、表 11-3 和表 11-5。

表 11-5　评价胸腰椎损伤的标准和特殊投照体位

投照体位	显示	投照体位	显示
前后位	椎体骨折		Chance 骨折（安全带骨折）
	终板骨折		椎间孔病变
	椎弓根骨折		椎间盘病变
	横突骨折		椎缘骨
	骨折 - 脱位		施莫尔结节
	椎间盘病变		椎体滑脱
	椎旁膨出		棘突征
	"反拿破仑帽"征	斜位	关节突关节病变
侧位	椎体骨折		峡部病变
	终板骨折		椎体滑脱
	椎弓根骨折		"Scotty dog"形状
	棘突骨折		

注：辅助检查成像技术参考表 11-3。

（二）胸腰椎损伤

1. 胸腰椎骨折

（1）分类：胸腰椎骨折会累及椎体、椎弓、横突、棘突和关节突关节，根据损伤机制分为压缩性骨折、爆裂性骨折、分离骨折（Chance 骨折和其他安全带损伤）和骨折 - 脱位。

因为过去许多学者对胸腰椎骨折采取不同的分类方法，所以关于特定骨折形式是否稳定的报道也有所不同。1983 年，Denis 提出了胸腰椎急性损伤分类的三柱概念（图 11-60），其重要性在于依据椎体及附件区损伤受累的部位及数量不同，判定不同骨折的稳定性。

前柱包括椎体和纤维环的前 2/3 及前纵韧带；中柱包括后纵韧带、椎体和纤维环的后 1/3；后柱由后韧带复合体组成，根据 Holdsworth 及其同事的定义，后韧带复合体包括棘上韧带、棘间韧带、椎间关节囊、黄韧带（或椎板间韧带）和椎弓的后部。一般而言，三柱中一柱骨折是稳定性骨折，而三柱骨折是不稳定性骨折；两柱骨折根据骨折的程度可以是稳定性骨折或不稳定性骨折（表 11-6）。

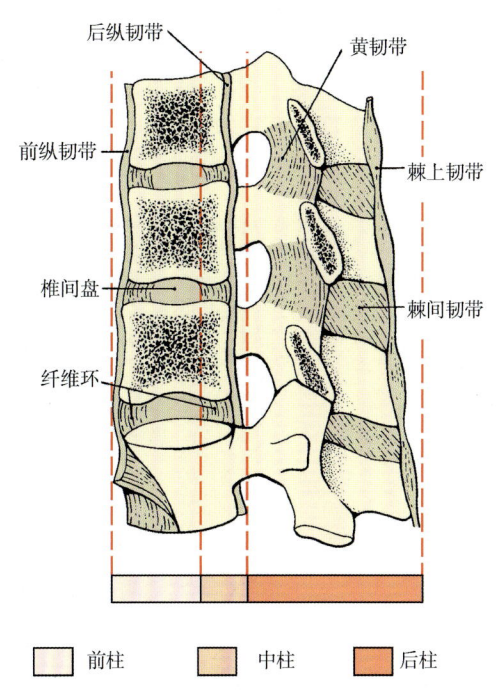

图 11-60　脊柱三柱的划分

脊柱三柱的划分有利于评价各种胸腰椎损伤的稳定性。累及三柱的骨折是不稳定性骨折，而累及三柱中一柱的是稳定性骨折（经允许引自 Denis F. The three column spine and its significance in the classification of acute thoracolumbar spinal injuries. *Spine [Phila Pa 1976]* 1983；8：817-831.）

表 11-6　脊柱骨折的基本类型及其所累及前、中、后柱的情况

骨折类型	累及前、中、后柱的情况		
	前柱	中柱	后柱
压缩性骨折	压缩	无	无或分离（严重骨折）
爆裂性骨折	压缩	压缩	无或分离
安全带骨折	无或压缩	分离	分离
骨折 - 脱位	压缩和（或）旋转、剪切	分离和（或）旋转、剪切	分离和（或）旋转、剪切

经允许引自 Montesano PX，Benson DR. The thoracocolumbar spine. In：Rockwood CA，Green DP，Bucholz RW，eds. *Rockwood and Green's fractures in adults*，3rd ed. Philadelphia：JB Lippincott；1991：1359-1397.

（2）压缩性骨折：通常是由向前或向侧方的屈曲作用所致，压缩作用力导致脊椎前柱功能丧失；而即使在严重创伤时，部分脊椎后柱受累的情况下，脊椎中柱如同合页一样仍然保持完整。虽然胸腰椎的标准位图像通常能充分显示该损伤（图 11-61），但是也需要 CT 和 MRI 评价骨折的程度和显示隐匿性骨折（图 11-62～图 11-64）。前后位片显示受累椎体邻近终板处的骨皮质呈皱褶样改变，伴椎体变扁。侧屈损伤时，压缩作用力使椎体呈楔形改变。在一些轻微损伤病例中，由出血和水肿引起脊柱旁线局部隆起改变是诊断该病的一个依据。然而需要注意此征象也常见于脊柱骨转移导致的病理性骨折（见图22-81）。在侧位片上，单纯压缩性骨折可通过椎体前部变扁而后方椎体高度和后部骨皮质保持完整进行诊断。

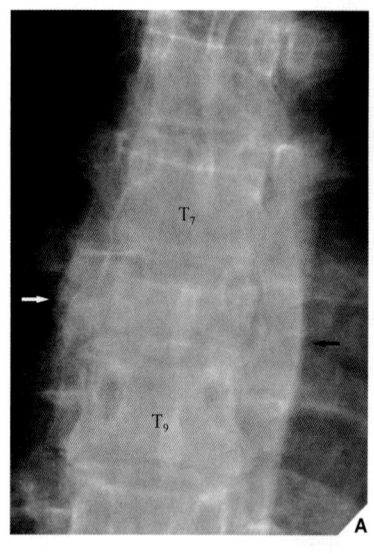
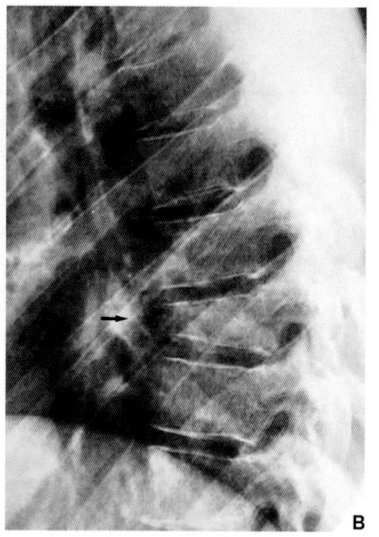

图 11-61　压缩性骨折

48岁女性，从梯子上掉下摔伤背部。A. 胸椎前后位X线片显示由压缩性骨折导致的T₈椎体变扁。注意由出血和水肿导致椎旁线局部增宽（箭头）。B. 胸椎侧位片显示T₈椎体前部楔形变（箭头）。注意椎后线完整，该骨折是单纯压缩性骨折且损伤只累及前柱

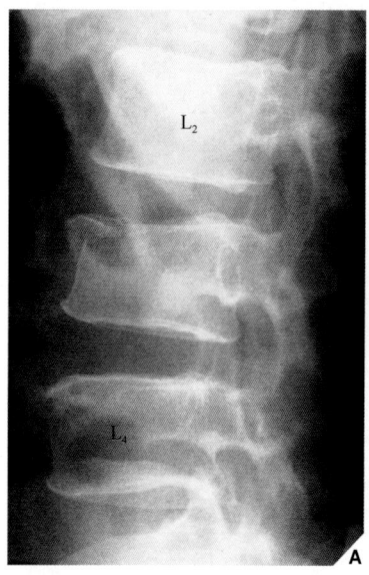
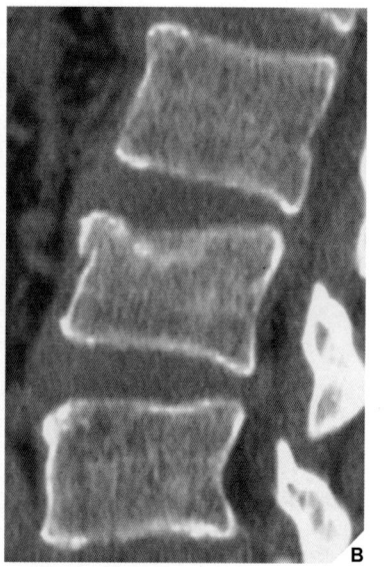

图 11-62　压缩性骨折的CT表现

A. 虽然椎体后份显示欠佳，但腰椎侧位片仍可显示L₃椎体前份的压缩性骨折；B. 矢状位CT重建图像显示中柱完整，证实为压缩性骨折而非爆裂性骨折

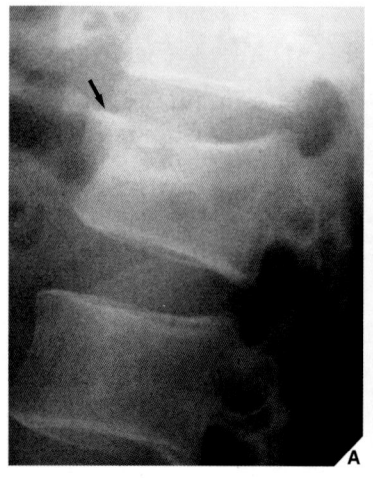
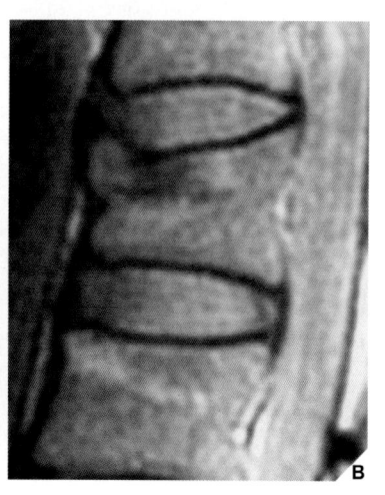

图 11-63　压缩性骨折的MRI表现（1）

A. 腰椎侧位片显示L₁椎体前上部压缩性骨折（箭头）；B. MRI矢状位质子密度加权像显示骨折仅累及前柱，证实压缩性骨折的诊断

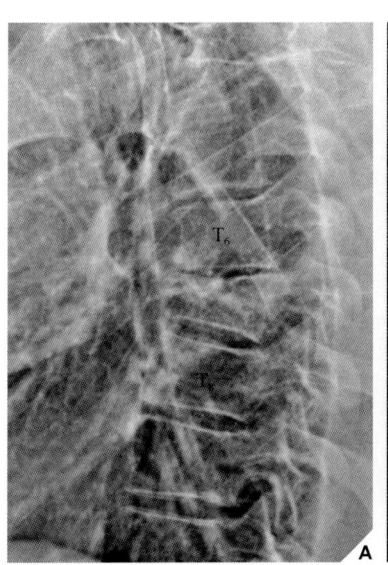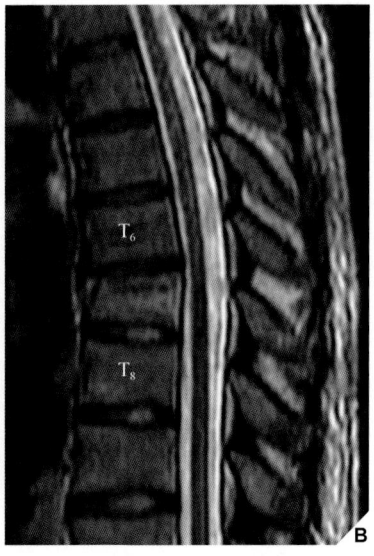

图 11-64 压缩性骨折的 MRI 表现（2）

44 岁男性，在机动车事故中受伤。A. 胸椎侧位片显示 T_7 椎体压缩性骨折；B. MRI 矢状位 T_2 加权像显示 T_7 椎体中柱未受累，同水平后纵韧带及蛛网膜下腔未受累

（3）爆裂性骨折：是由脊椎前柱和中柱受累所致，由轴向压缩作用力或轴向压缩、旋转、向前或侧方屈曲作用力联合作用所致。胸腰椎前后位片和侧位片通常可以较好地显示该类骨折。前后位片可以特征性地显示椎板垂直骨折，伴有椎弓根间距增宽和关节突关节面分离（图 11-65A）。

侧位片上，骨折可导致椎体后部高度降低（图 11-65B）。爆裂性骨折常有碎骨块向后移位进入椎管，导致硬膜囊受压。因此，CT 是评价爆裂性骨折的重要技术（图 11-65C 及图 11-66A～C），MRI（图 11-67 和图 11-68）或脊髓造影（图 11-69）也用于对骨折块的定位和显示硬膜囊的受压程度。

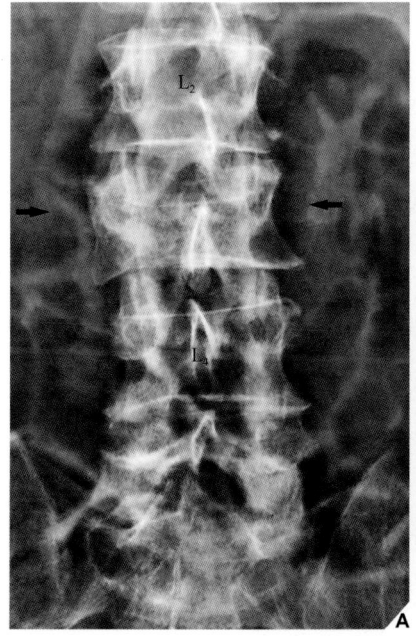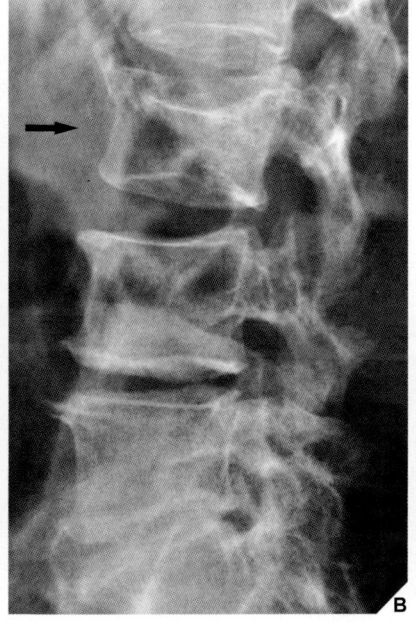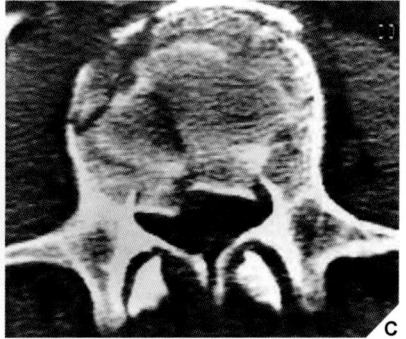

图 11-65 爆裂性骨折

56 岁的商船船员，从船上 60 英尺（183m）高的梯子上摔下。腰椎前后位片（A）和侧位片（B）显示 L_3 椎体爆裂性骨折（箭头）。前后位片上可见爆裂性骨折的特征，即椎弓根间距增宽。通过 L_3 椎体层面的 CT 断面（C）可以更好地分析损伤的严重程度。CT 断面可以显示椎体粉碎性骨折，并见两个骨折块移位进入椎管内压迫硬膜囊，提示骨折累及前柱和中柱

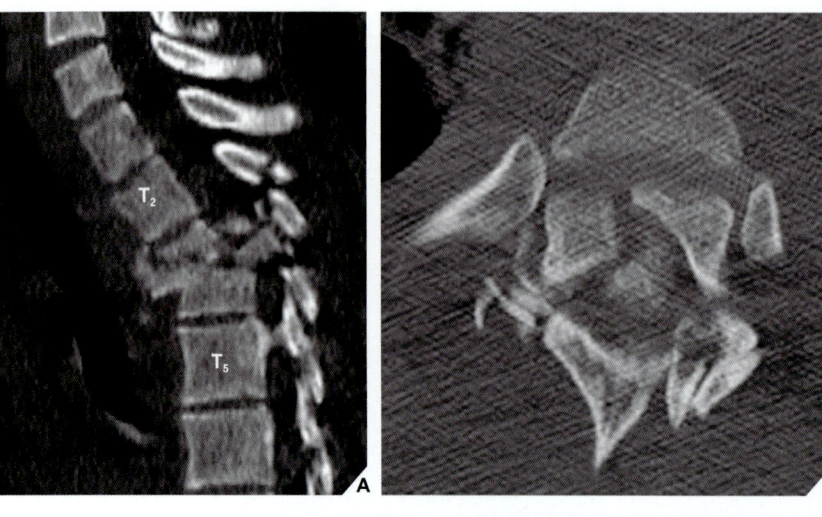
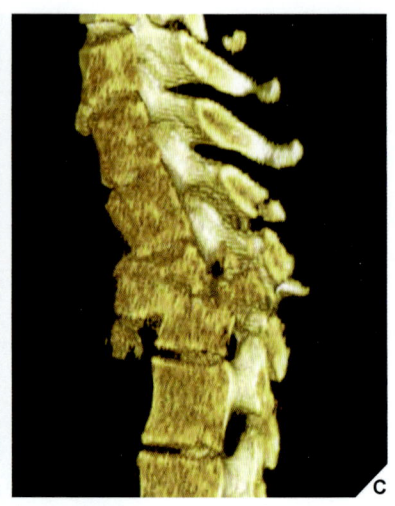

图 11-66　爆裂性骨折的 CT 表现和三维 CT 成像

A. 矢状位 CT 重建图像显示 T_3 和 T_4 椎体爆裂性骨折；B. T_3 椎体的轴位图像显示粉碎性骨折并骨折块移位进入椎管内；C. 三维 CT 重建图像可以更全面地显示该损伤

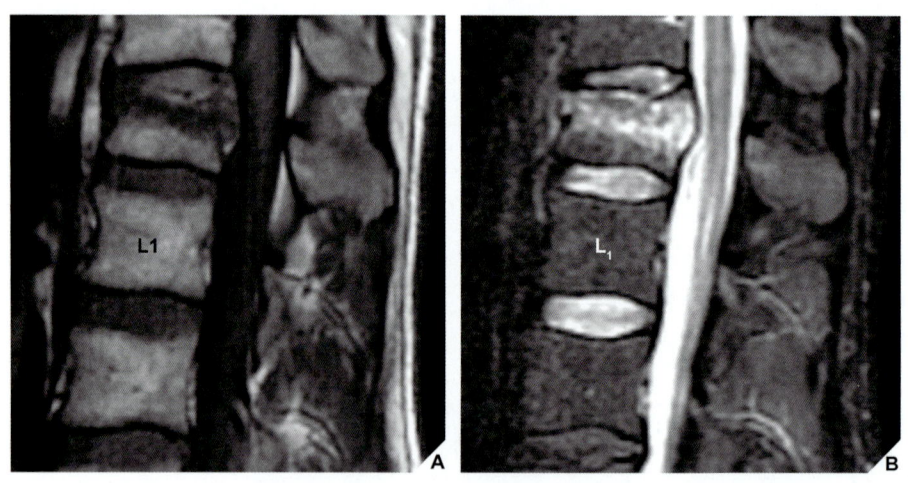

图 11-67　爆裂性骨折的 MRI 表现（1）

MRI 矢状位 T_1 加权像（A）和矢状位 T_2 加权像（B）显示 T_{12} 椎体爆裂性骨折。注意硬膜囊腹侧受压，但后纵韧带保持完整

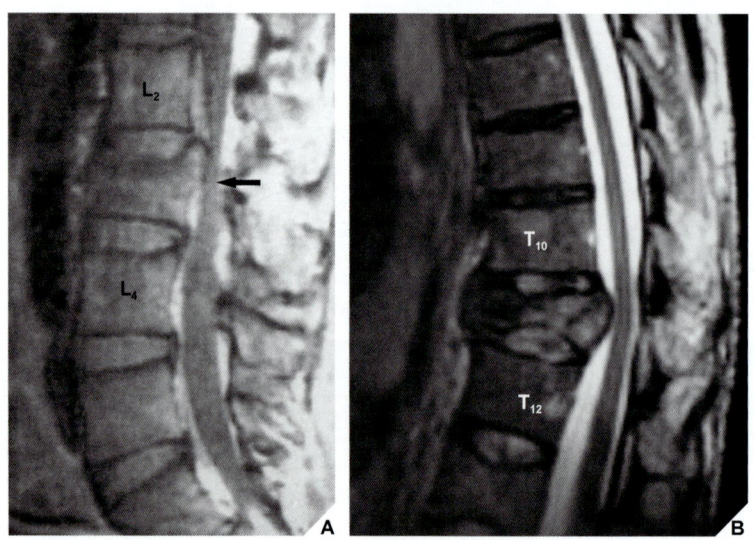

图 11-68　爆裂性骨折的 MRI 表现（2）

A. 26 岁男性，L_3 椎体爆裂性骨折，矢状位 T_1 加权像（SE；TR 800/TE 20ms）显示中柱向后移位压迫硬膜囊（箭头）。B. 58 岁男性，从三层楼顶跌落，矢状位 T_2 加权像显示典型的 T_{11} 椎体爆裂性骨折。注意同水平的硬膜囊受压情况

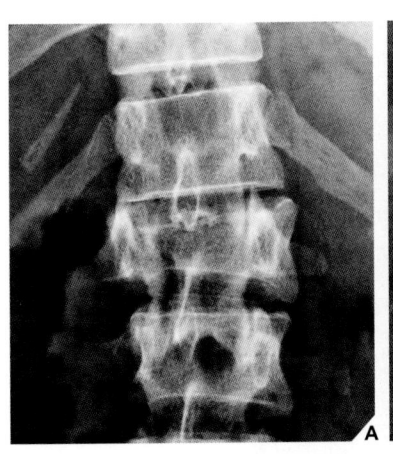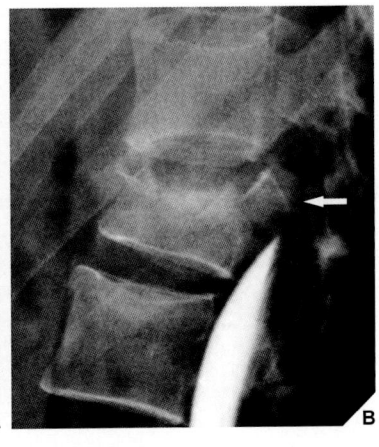

图11-69　爆裂性骨折的脊髓造影

28岁女性，跳伞时背部着陆，随后出现偏瘫和尿失禁。A.腰椎前后位片显示L₁椎体爆裂性骨折；B.脊髓造影腰椎侧位片显示在骨折水平造影剂的流动完全阻断，这是小骨块压迫硬膜囊所致（箭头）

（4）Chance骨折：最早由G. Q. Chance描述；在机动车交通事故中该损伤只在腰部系有安全带的乘客中发生率较高，因此腰椎的该类型牵引损伤也被称为安全带骨折。在突然减速时，由于受到安全带的限制，脊柱受到急性前屈的作用力导致安全带以上的椎体被前推并与脊柱下部固定的部分分离。典型的Chance骨折表现为从棘突或椎板开始通过椎弓根和椎体延伸水平走向的骨折，但是韧带结构不受损。其特征是横向骨折，不伴脱位或半脱位（图11-70、图11-71）。横突

也可以出现水平骨折，有时椎体前份出现压缩性骨折。Chance骨折倾向稳定性骨折，因为椎弓的上、下部分分别与相应椎体上、下部分紧密固定。自最初描述该骨折以来，又有三种类型安全带骨折被报道，涉及不同程度的韧带和椎间盘损伤（图11-72、图11-73）。按照Denis胸腰椎损伤的三柱理论，这些后面的骨折分型主要涉及脊椎后柱和中柱的受累破坏，而完整的椎体前柱起到了合页作用。这些骨折类型稳定与否主要取决于损伤的程度和严重性。

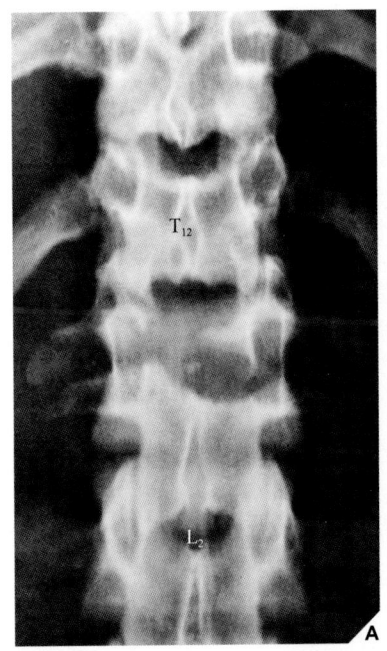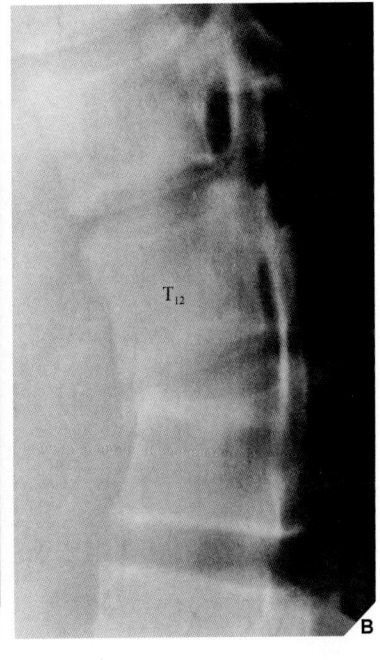

图11-70　Chance骨折

30岁女性，在车祸中下背部受伤，当时腰部系着安全带。腰椎前后位（A）和侧位（B）体层成像显示L₁椎体骨折延续到椎板和棘突

（经D. Faegenburg，MD，Mineola，New York同意使用）

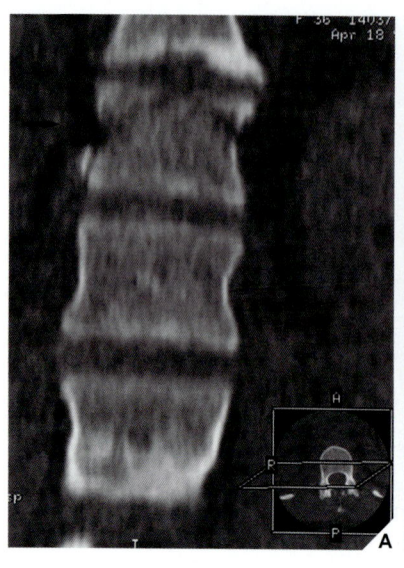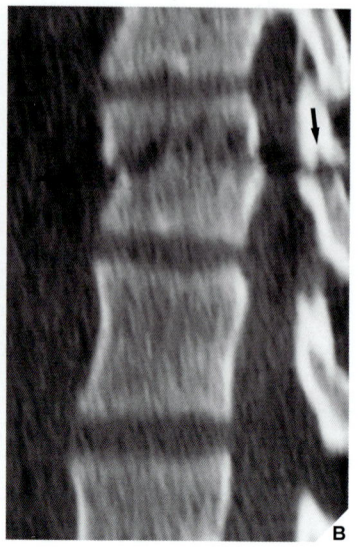

图 11-71　Chance 骨折的 CT 表现

36 岁女性，在交通事故中受伤，她腰部系着安全带，但是肩部没有系安全带。CT 冠状位（A）和矢状位（B）重建图像显示通过 L_2 椎体的典型同水平安全带骨折（箭头）

| 同一水平 | | 两个水平 | |

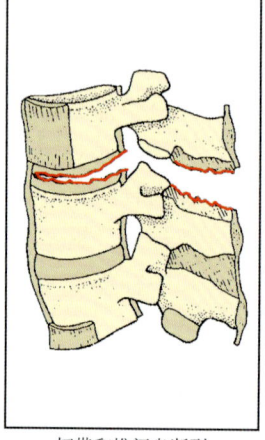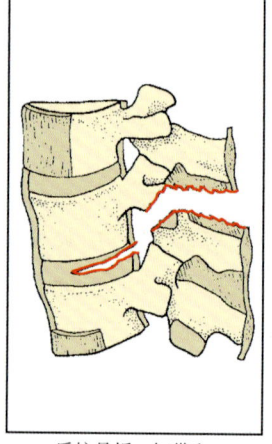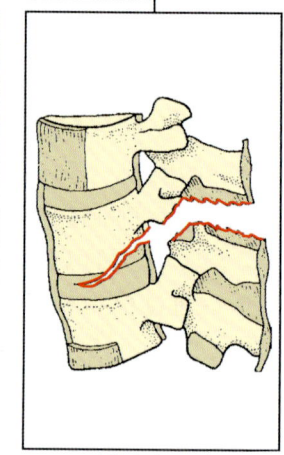

后纵韧带　　棘间韧带

前纵韧带　　棘上韧带

安全带骨折——椎体的水平离断；无韧带撕裂

韧带和椎间盘断裂

后柱骨折；韧带和椎间盘断裂

后柱和中柱骨折；韧带和椎间盘断裂

图 11-72　腰椎安全带骨折的类型

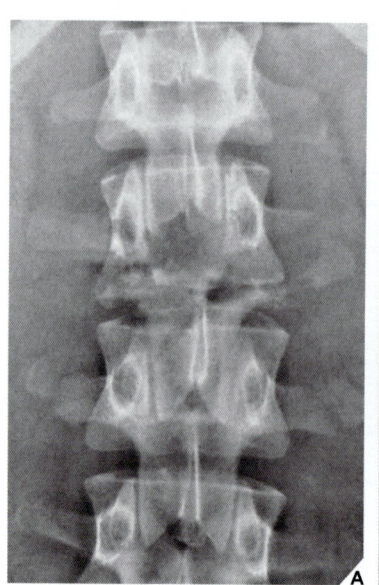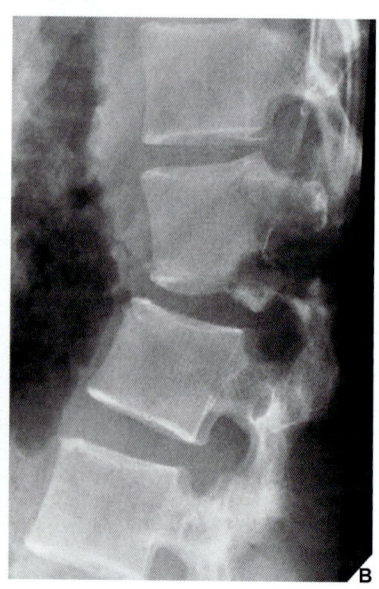

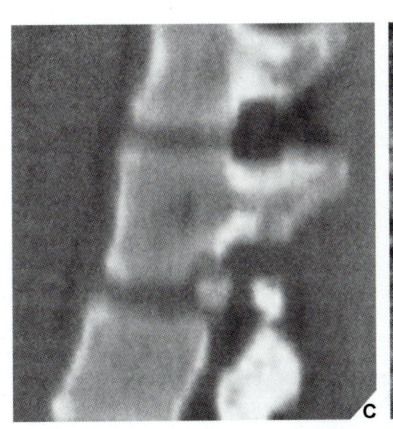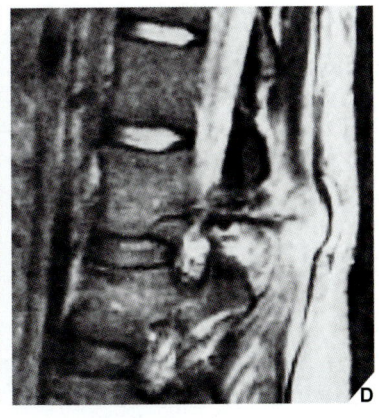

图 11-73　两个水平的安全带骨折

21岁女性，在汽车事故中下背部受伤。A. 腰椎前后位片显示L$_2$椎体水平走行的裂隙。注意L$_2$和L$_3$椎弓根间距增大和多个横突骨折。B. 腰椎侧位片显示椎体在L$_2$～L$_3$水平向后成角，并可见一条斜行骨折线从L$_2$椎体的后下方延伸到椎板和后方附件。C. 矢状位CT重建图像在显示后方附件结构骨折方面有较大优势。D. 旁矢状位MRI显示后方韧带断裂和巨大软组织血肿。这些都是两个水平安全带骨折的典型表现

2. 骨折-脱位　屈曲、旋转、牵引、前后或后前方向的剪切等各种类型的外力单独或联合作用于胸腰椎均可以导致骨折-脱位，骨折-脱位是脊椎三柱均受破坏的结果（图11-74）。因此，这种骨折是不稳定的，并常伴有严重的神经并发症。

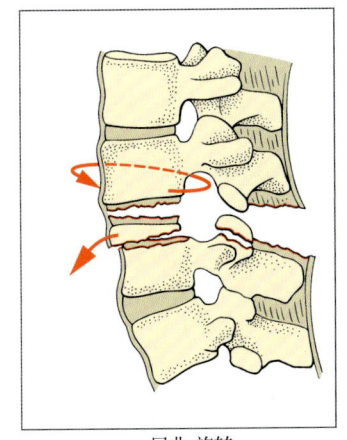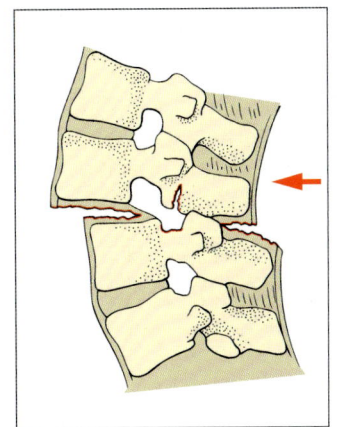

屈曲-旋转　　　　　　　　　　后前向剪切

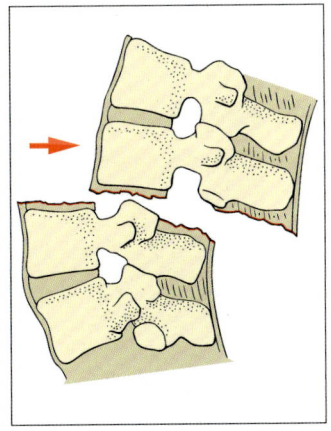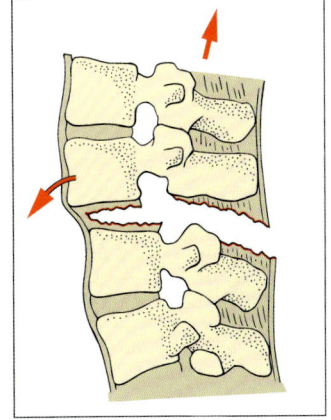

前后向剪切　　　　　　　　　　屈曲-牵引

图 11-74　骨折-脱位的分型

图示代表了胸腰椎骨折-脱位的各种类型（红色箭头表示作用力的方向）

在屈曲-旋转类型损伤中，脊椎的后柱和中柱完全损伤，脊椎前柱在侧位片上表现为椎体前份楔形变。侧位片同时可显示椎体的脱位或半脱位，伴有棘突间距增加（图11-75）。如果脱位发生于椎间盘水平，椎体后部可以保持完整。前后位片可能会漏诊，但有时会显示一侧上关节突骨折-脱位，这表明由旋转作用力导致脊椎后柱损伤。

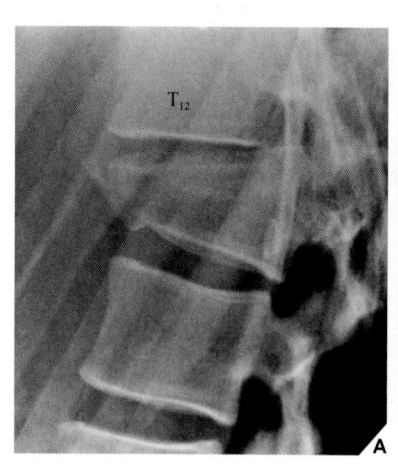
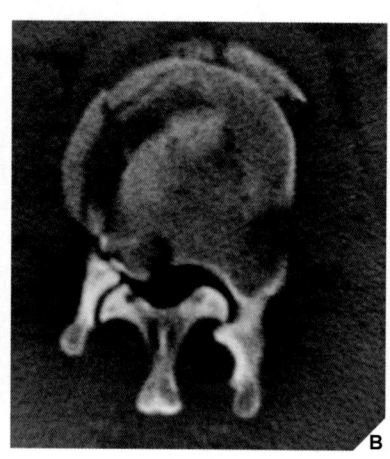
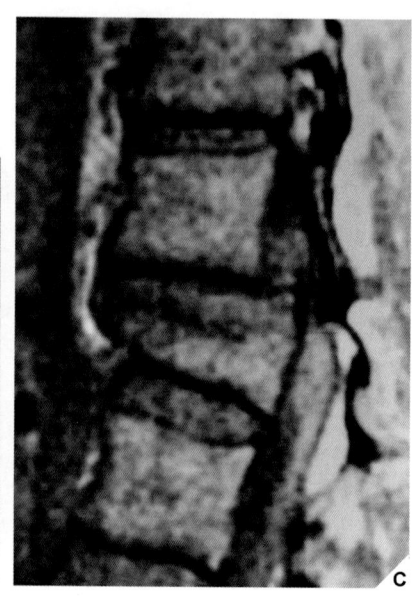

图 11-75　骨折-脱位（1）

27岁男性，在机动车事故中受伤，在T₁₂～L₁椎体水平表现为一种屈曲-旋转型骨折-脱位。A. X线侧位片显示L₁椎体前部楔形改变和中柱断裂。T₁₂椎体轻度向前移位。B. 通过L₁椎体的CT层面显示中柱骨折并伴有骨块后移进入椎管内，这一点与爆裂性骨折很相似。C. MRI矢状位T₂加权像不仅显示了后柱断裂，还有后纵韧带撕裂和硬膜囊受压

在剪切类型骨折-脱位中，脊椎三柱全部断裂，包括前纵韧带。后前方向剪切力所致骨折-脱位的特征性表现：剪切力作用点以下水平的椎体向前移位，椎体保持完整，前、后部高度不变，但是脱位椎体的后方附件通常发生不同程度的骨折，这些结构包括椎板、关节突关节和棘突（图11-76）。在前后方向的剪切损伤中，剪切力作用点以上水平的脊柱节段相对于下方脊椎向后移位（图11-77），可伴有棘突骨折。

屈曲-牵引型骨折-脱位与安全带骨折导致脊椎后柱、中柱功能丧失相似（图11-78，也见于图11-71）。但与安全带骨折不同的是，前者纤维环的完全撕裂可以导致上位椎体相对于下位椎体脱位和半脱位。

3. 脊柱峡部裂和椎体滑脱　脊柱峡部裂是椎弓峡部（椎弓根、关节面和椎板的连接处，"Scotty dog"的颈部）不连造成的，可能是一种后天异常，可以继发于急性骨折，但更多为慢性应力性损伤（应力性骨折）所致。椎弓峡部的先天性不连引起的脊柱峡部裂较为罕见，这个词来源于希腊单词"spondylos"（椎骨）和"lysis"（缺陷）。其更常见于下腰椎，运动员的发病率高。

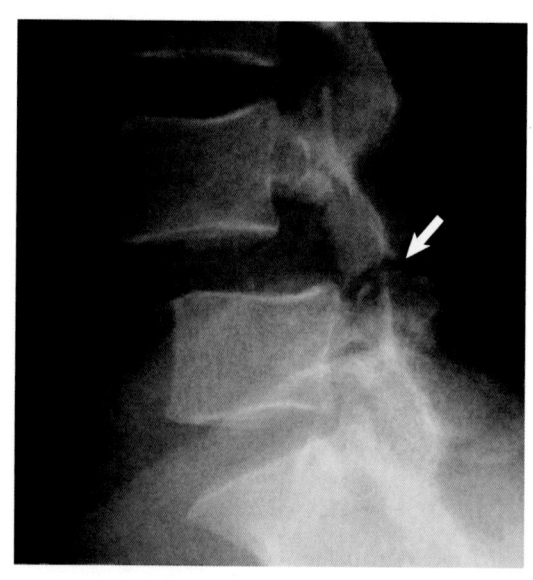

图 11-76　骨折-脱位（2）

腰椎侧位片显示L₄～L₅椎体水平的后前剪切型骨折-脱位。椎体保持完整，但是椎体后方的附件存在骨折（箭头）

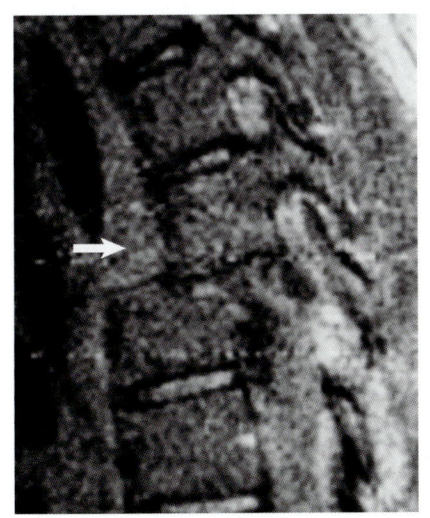

图 11-77 骨折-脱位的 MRI 表现

MRI 矢状位 T$_2$ 加权像显示下胸段椎体水平的前后剪切型骨折-脱位（箭头）

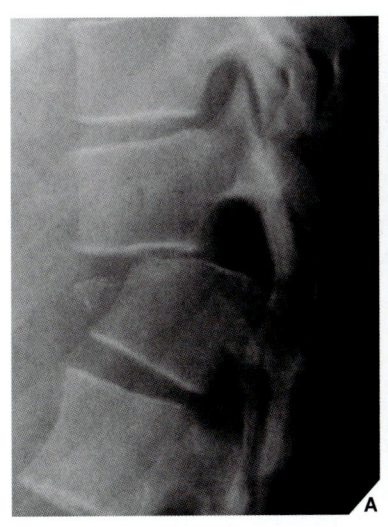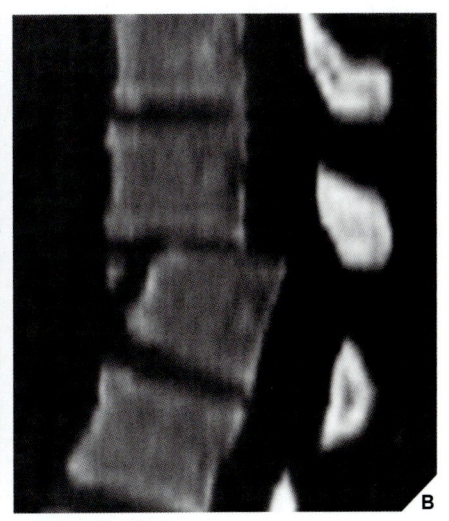

图 11-78 骨折-脱位的 CT 表现

胸腰段椎体侧位片（A）和矢状位 CT 重建图像（B）显示屈曲-牵引型骨折-脱位的特征性表现

椎体滑脱由 Killian 于 1854 年首次提出，定义为全部或部分椎体相对于其下方的稳定椎体，向腹侧移动或滑动。该病多见于腰椎（90%），通常发生于 L$_4$～L$_5$ 及 L$_5$～S$_1$ 水平。区分与脊柱峡部裂相关的椎体滑脱和不伴脊柱峡部裂的椎体滑脱非常重要（图 11-79）。后者在 1931 年被 Junghanns 命名为"假性椎体滑脱"（pseudospondylolisthesis），通常与椎间盘退变、关节突关节退变、半脱位有关，也常被称为退行性椎体滑脱（见第 13 章）。虽然椎弓峡部不连并不总能在 X 线片上显示出来，但是可以通过 Bryk 与 Rosenkranz 提出的棘突征区分真性椎体滑脱和假性椎体滑脱（图 11-80）。

该征象是两种疾病不同的病理过程逻辑分析的结果。真性椎体滑脱是由双侧椎弓峡部不连导致，造成椎体、椎弓根、上关节突向前（腹侧）滑脱，但棘突、椎板和下关节突仍在正常位置。因此，通过观察最靠背侧的棘突发现，在滑脱椎体上方间隙出现错位征（图 11-81A）。然而，假性椎体滑脱时，整个脊椎包括棘突均向前移位；在此情况下，最靠近背侧的棘突在滑脱椎体水平下方间隙出现错位征（图 11-81B）。应用该征象仅根据侧位片表现就可以做出正确诊断，一般不需要斜位片。应避免过度曝光，因为过度曝光会使棘突后缘变模糊。

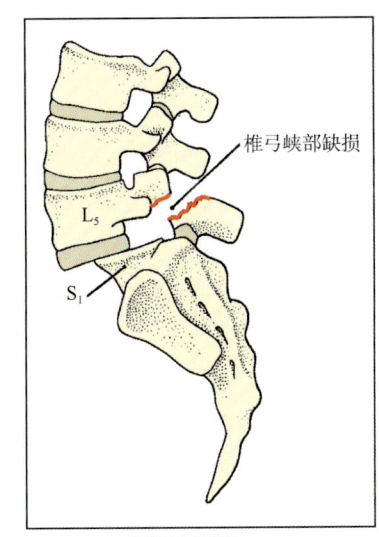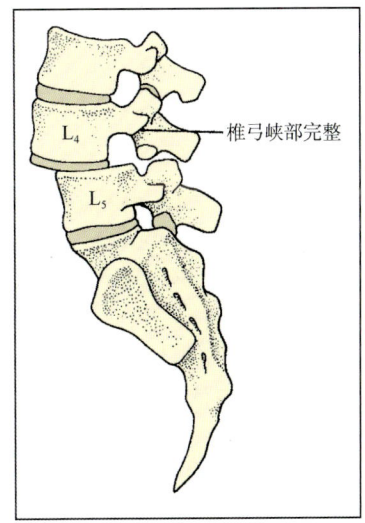

伴脊柱峡部裂
（真性椎体滑脱）

不伴脊柱峡部裂
（假性或退行性椎体滑脱）

图 11-79 椎体滑脱的分型

椎体滑脱可发生于椎弓峡部不连导致的脊柱峡部裂，或继发于椎间盘退变和关节突关节退变及半脱位（假性椎体滑脱）

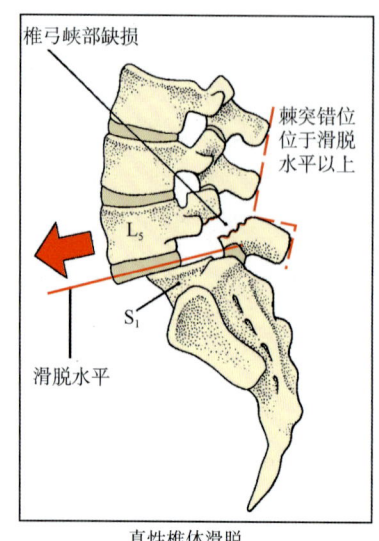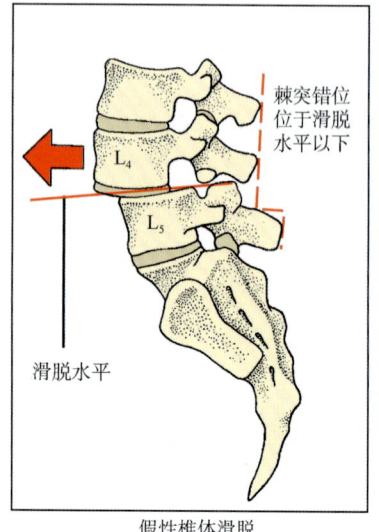

图 11-80　棘突征

棘突征有助于鉴别真性和假性椎体滑脱，是通过滑脱水平线与棘突错位的位置关系鉴别，真性椎体滑脱时棘突错位位于滑脱水平以上，而假性椎体滑脱时其位于滑脱水平以下（红色箭头表示滑移的方向）

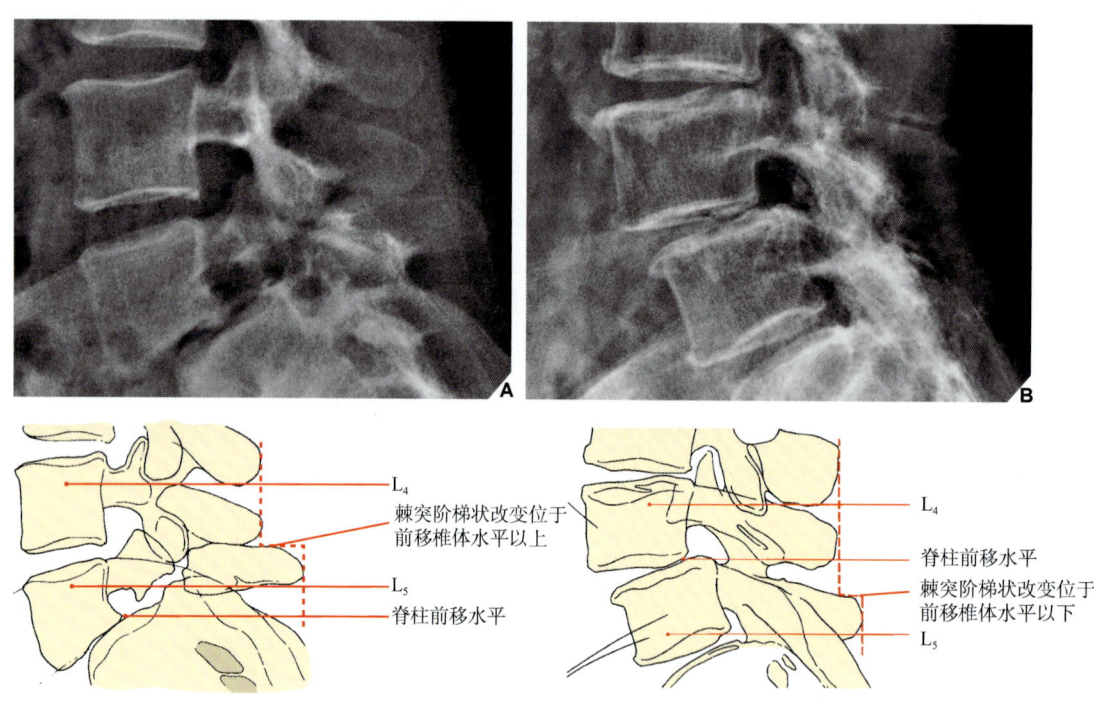

图 11-81　真性椎体滑脱和假性椎体滑脱

A. 腰椎侧位片显示继发于椎弓峡部不连的椎体滑脱的典型表现。注意观察 L$_5$ 棘突最背侧缘与 L$_4$ 棘突最背侧缘构成阶梯状改变位于 L$_5$ 滑脱水平以上。
B. 在没有脊柱峡部裂的椎体滑脱（退行性椎体滑脱）病例中，棘突征位于滑脱水平以下是一个鉴别特征

　　椎弓峡部不连引起的椎体滑脱可以在腰椎标准斜位片上清楚显示，过去应用体层摄影补充，现在可进行CT和MRI检查（图11-82、图11-83及图11-84A～C）。脊髓造影侧位片可以显示硬膜囊腹侧的硬膜外缺损，类似于椎间盘突出的征象（图11-84D）。L$_5$～S$_1$水平发生严重椎体滑脱时，在前后位片上可见位于骶椎上方的L$_5$椎体向腹侧和尾侧移位。此形状产生的曲线样致密影组成了"反拿破仑帽"征（图11-85和图11-86）。Meyerding依据脊柱向前滑脱的程度对椎体滑脱进行了简单分度（图11-87）。

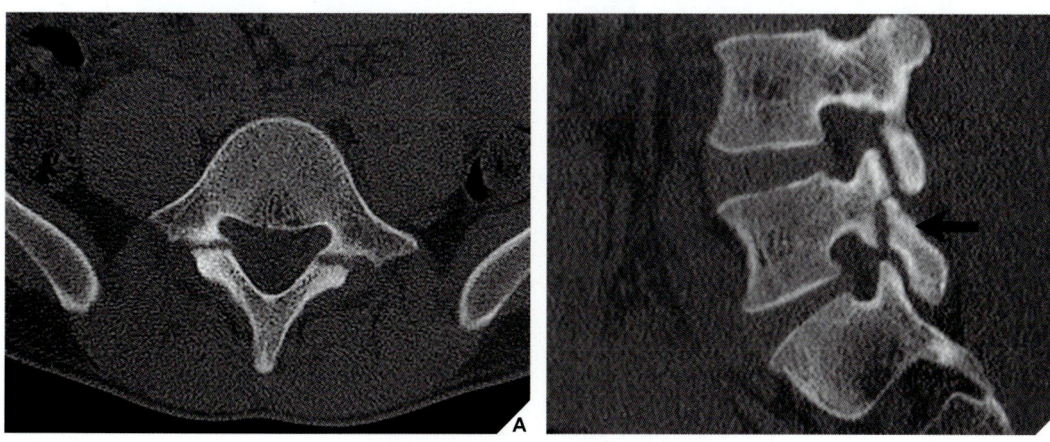

图11-82　脊柱峡部裂的CT表现

轴位（A）和矢状位（B）CT重建显示L₅椎体双侧峡部不连（箭头）

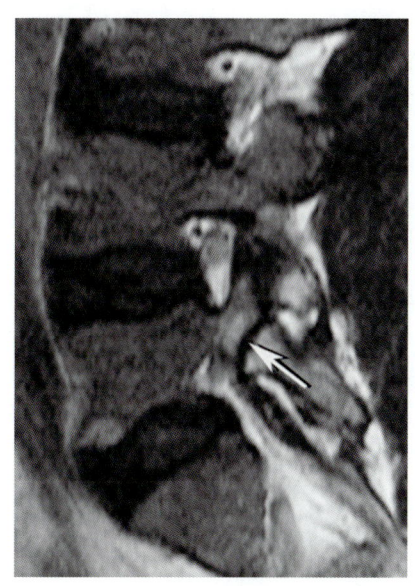

图11-83　脊柱峡部裂的MRI表现

MRI右侧旁矢状位T₂加权像显示峡部不连（箭头）伴周围轻度水肿（由Steve Shankman，MD，Brooklyn，New York.提供）

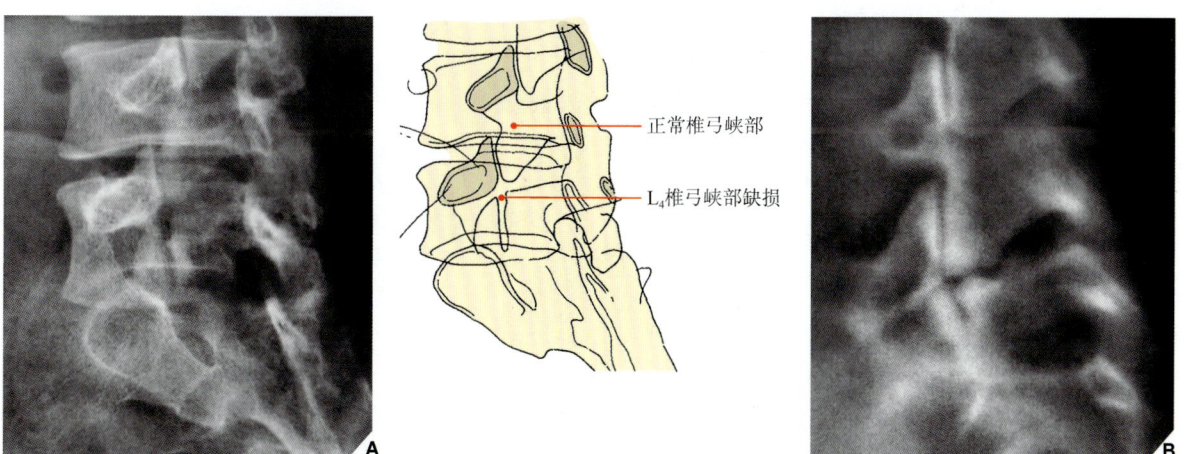

正常椎弓峡部

L₄椎弓峡部缺损

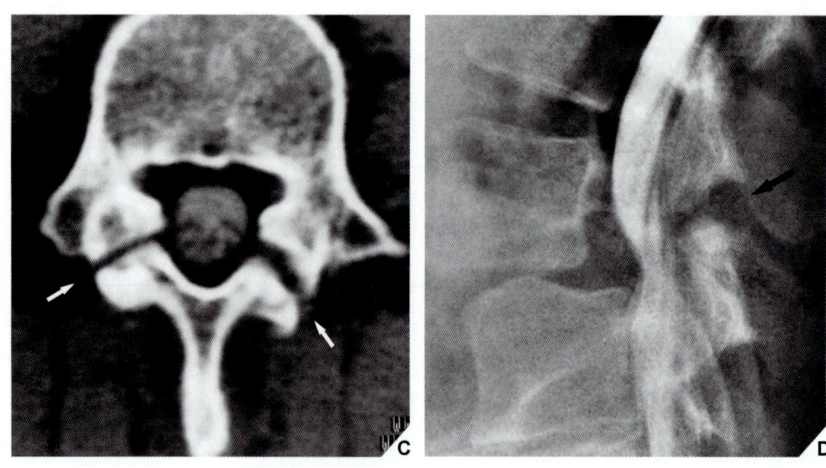

图 11-84　脊柱峡部裂和椎体滑脱

28岁男性，腰椎斜位片（A）和三螺旋体层摄影（B）显示L₄椎弓峡部（"Scotty dog"的颈部）缺损，表现为典型的脊柱峡部裂。通过椎体CT断层（C）可以清楚显示双侧椎弓峡部不连（箭头）。脊髓造影侧位片（D）显示在硬膜囊的腹侧可见类似于椎间盘突出的硬膜外充盈缺损，这是L₄～L₅椎体2度椎体滑脱所致。同时也可显示椎弓峡部不连（箭头）

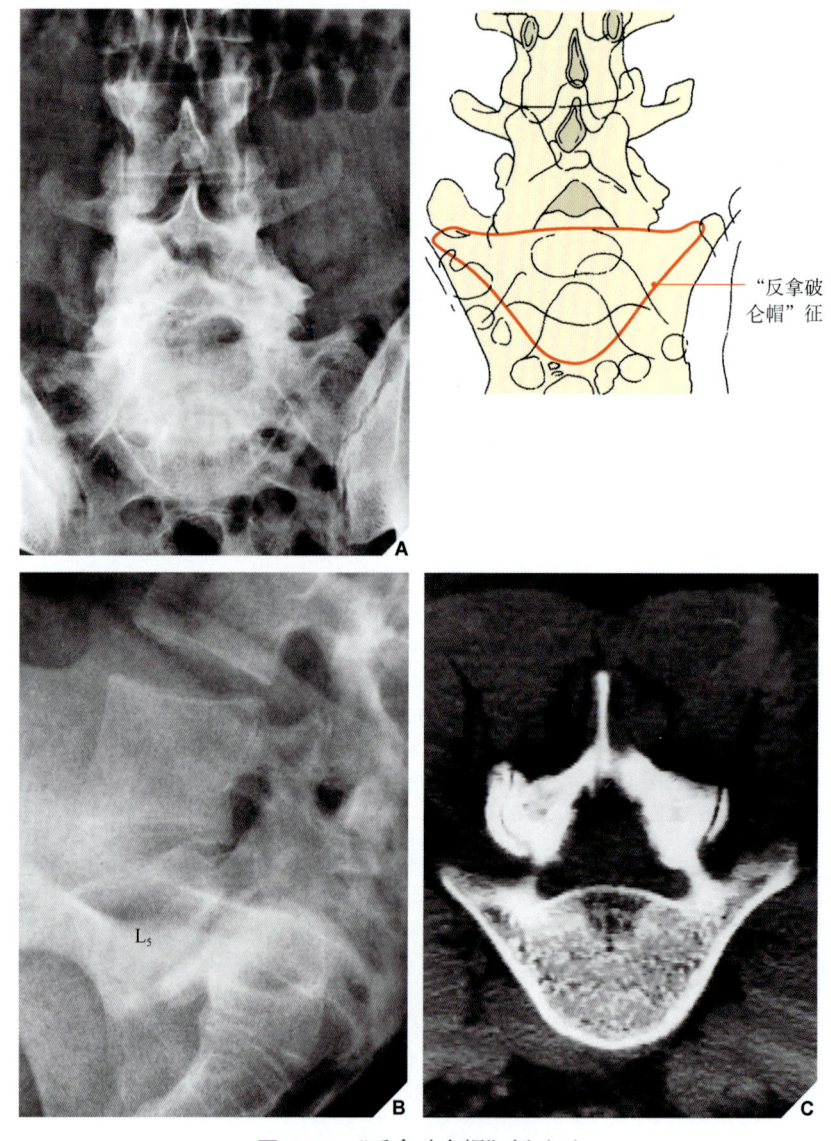

图 11-85　"反拿破仑帽"征（1）

A. 21岁男性，患有严重椎体滑脱（4度），腰骶椎前后位片显示在骶骨区域曲线样致密影形成了"反拿破仑帽"征。B. 如侧位片所示，此形状的形成是L₅～S₁水平椎体严重滑脱所致。C.图像与正常椎体的CT断面相似，这是椎体近似轴位投影所致

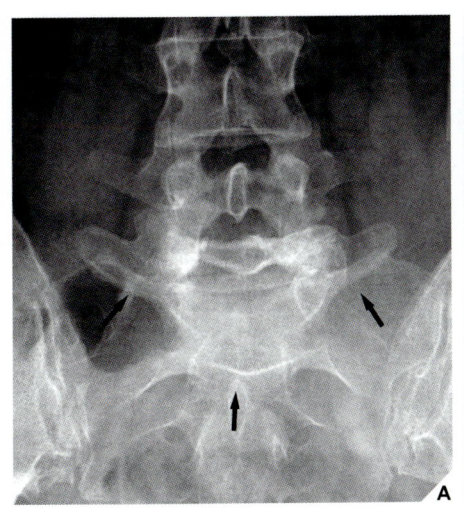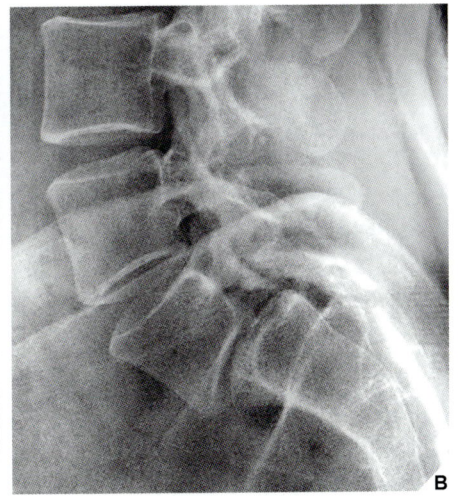

图 11-86　"反拿破仑帽"征（2）

A. 前后位 X 线片显示"反拿破仑帽"征（箭头）；B. 侧位片显示 $L_5 \sim S_1$ 水平椎体滑脱

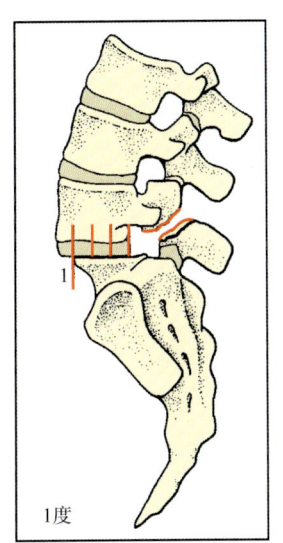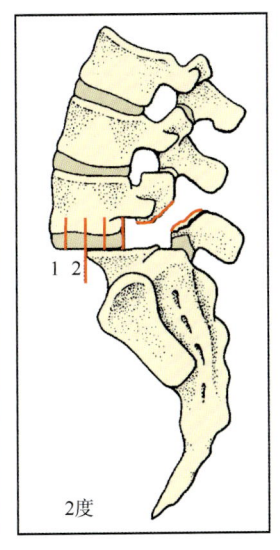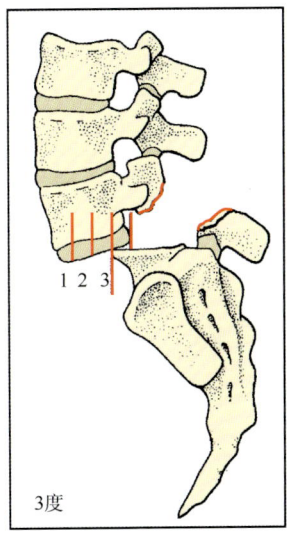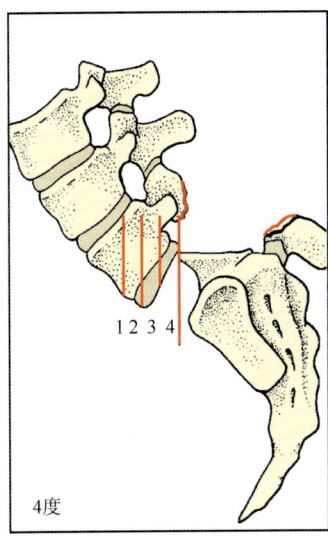

1度　　　　　2度　　　　　3度　　　　　4度

图 11-87　椎体滑脱的分度

椎体滑脱的分度由 Meyerding 提出，是按 L_5 在 S_1 椎体上方前移的程度进行划分的

4. 移行腰骶椎　是十分常见的先天性变异。其可以表现为 6 节腰椎（S_1 腰化）或 4 节腰椎（L_5 骶化）。除非从 C_1 向下计数椎体，否则有时较难评估具体是哪个腰椎骶化，还是骶椎腰化。出于实际目的和术前评估，可以根据某些形态学特征（如存在下方未发育完全的椎间盘）提示移行腰骶椎的存在，并据此明确哪个椎体是 L_5 或 S_1。一个更为准确评估腰骶移行椎的征象是出现单侧或双侧肥大的横突，并与骶翼形成假关节或骨质融合（图 11-88）。在这些情况下，患者可能会出现下腰痛，可接受经皮局部麻醉药和类固醇注射治疗。如果保守治疗失败，可能需要手术治疗。此种情况被称为 Bertolotti 综合征，其是导致年轻患

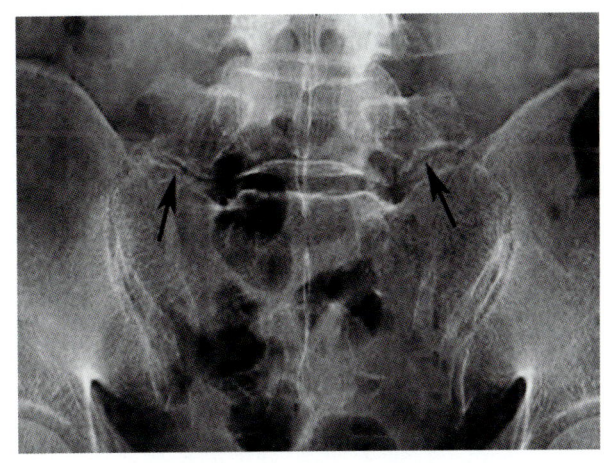

图 11-88　Bertolotti 综合征

年轻患者出现下腰背部疼痛，骶骨前后位 X 线片显示移行性腰骶椎，双侧横突肥大并与双侧骶翼形成假关节（箭头）

者下腰痛的重要原因。诊断通常依赖于骨盆和腰骶椎的X线或CT检查。

5. 椎体与椎间盘结合部损伤 椎体与椎间盘结合部最常见的疾病之一是椎间盘突出。相邻椎体间的主要结构是椎间盘，其由髓核和纤维环两部分组成。中间较软的部分是髓核，成分是胶原纤维和黏蛋白凝胶；位于外周和靠后部分的纤维软骨环是纤维环，它包绕着髓核并通过前纵韧带和后纵韧带对其进行加固。椎间盘和椎体与椎间盘结合部损伤是急性创伤或轻微亚临床损伤所致，通常是内源性损伤。根据椎间盘突出方向的不同，可以看到椎间盘和邻近椎体的一系列损伤（图11-89）。

椎间盘突出

正常

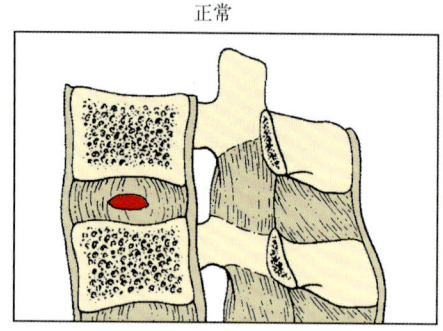

椎间盘向前突出

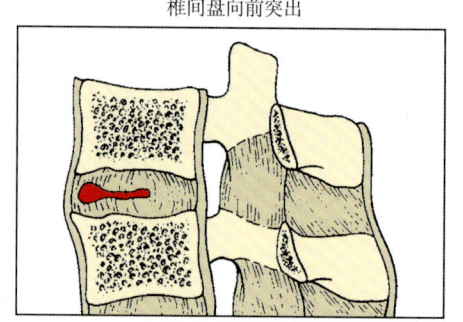

椎间盘向腹侧突出导致前纵韧带
抬高和骨赘形成——脊柱强直畸形

椎体内突出

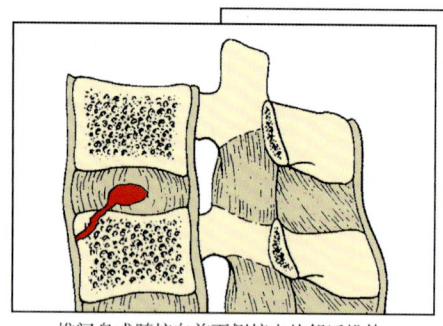

椎间盘或髓核向前下侧挤出从邻近椎体
上分离一个三角形的小骨快——椎缘骨

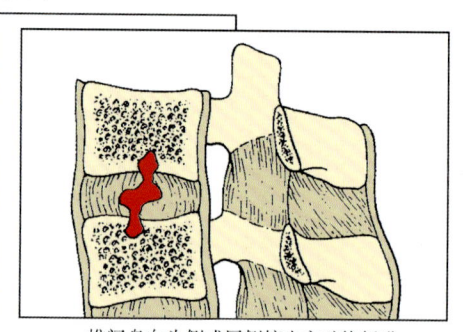

椎间盘向头侧或尾侧挤出突破终板进
入邻近椎体内——施莫尔结节

椎管内突出

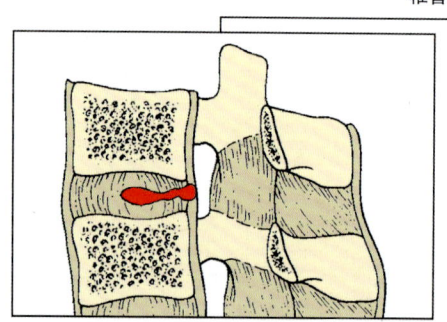

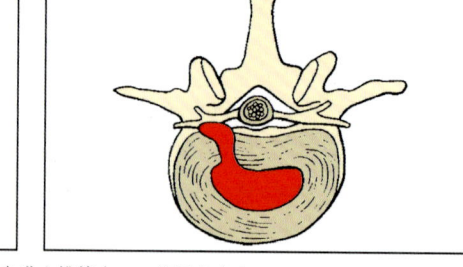

椎间盘向后方或侧后方挤出进入椎管内——椎间盘突出

图11-89 椎间盘突出的示意图

（1）椎间盘向前突出：当纤维环与椎体边缘（通过Sharpey纤维）、前纵韧带的连接部松弛时，椎间盘的成分（髓核）就会向前突出。椎间盘突出引起前纵韧带向前抬高，进而刺激周围骨赘形成，导致了一种称为变形性脊柱病的退行性疾病（见第13章），可以在腰椎侧位片清楚显示（图11-90A）。椎间盘向前突出也可以通过椎间盘造影（图11-90B）和MRI检查观察到。

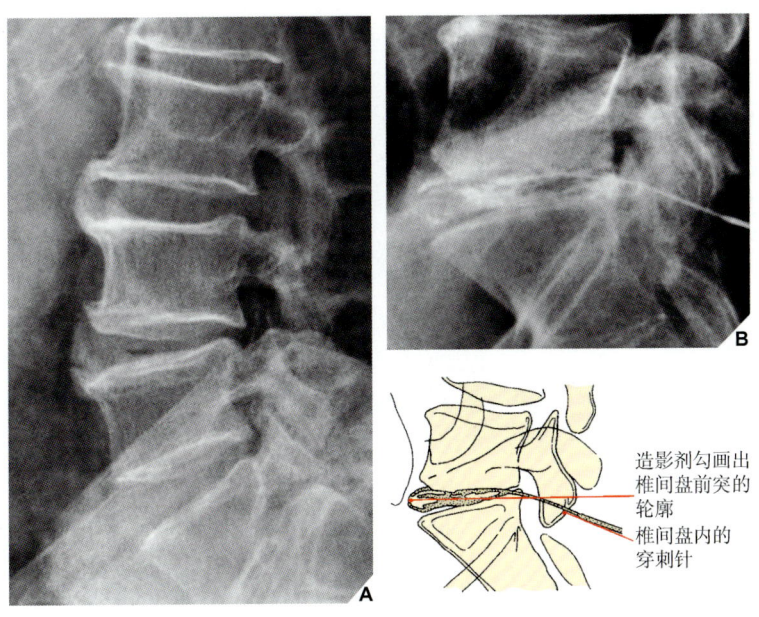

图 11-90　变形性脊柱病和椎间盘前突

A. 腰椎侧位片显示在 $L_2 \sim L_3$、$L_3 \sim L_4$ 和 $L_4 \sim L_5$ 水平出现变形性脊柱病的后期改变，其特征为椎间盘前突导致的邻近椎体前缘大的骨赘形成。B. 椎间盘前突也可以通过椎间盘造影诊断，如图所示，在 $L_5 \sim S_1$ 水平造影剂勾画出了椎间盘的突出部分

　　（2）椎间盘疝：腹尾侧和腹头侧椎间盘疝非常少见，其常导致一种称为椎缘骨的异常表现。在纤维环连接于椎体缘的部位，椎间盘的成分疝入椎体内并导致了一个小三角形骨块的分离，常被误认为急性骨折或感染性脊椎炎。然而，该缺损周缘出现反应性骨硬化提示该病为慢性过程。相邻椎间隙不同程度变窄，椎间隙内出现裂隙状透光区称为真空现象，代表着椎间盘退变

（图 11-91）。这种异常通常没有症状，是由慢性、内源性损伤引起的。腰椎侧位片可以显示其特征性 X 线表现（图 11-91）；在极少数情况下，体层摄影和 CT 检查用于排除真正的椎体骨折（图 11-92）。MRI 检查的目的是确认和排除椎间盘后突（图 11-93，也见于图 11-105 和图 11-106）。有时多个椎体可同时受累，虽然椎缘骨最常见于腰椎，但也可见于胸椎。

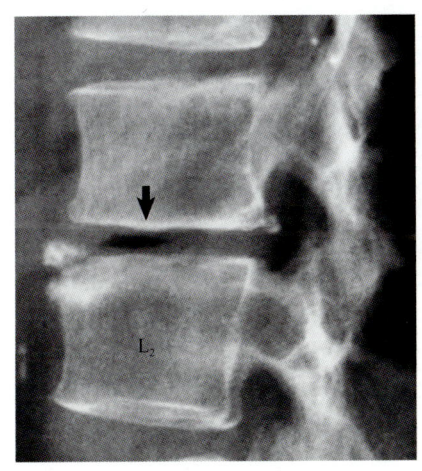

图 11-91　椎缘骨

55 岁女性，患有乳腺癌，进行 X 线片检查以除外骨转移，其腰椎侧位片显示椎间盘在前方疝入 L_2 椎体内（椎缘骨）。注意椎间盘的真空现象（箭头），提示椎间盘退变

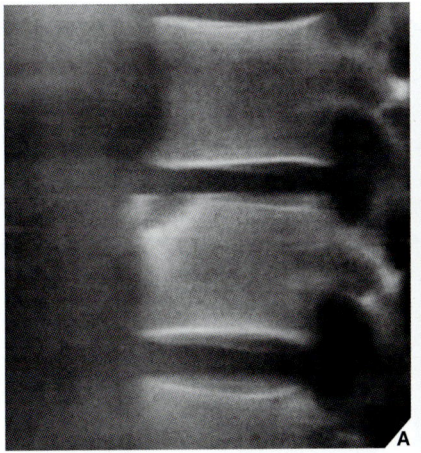
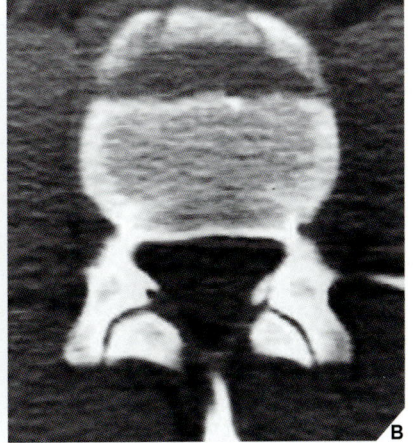

图 11-92　椎缘骨的体层摄影和 CT 表现

18 岁男性，在机动车交通事故中腰椎受伤。标准的影像学检查怀疑骨折。A. 侧位体层摄影显示典型的椎缘骨表现，由髓核向前疝入椎体所致，一个伴有反应性硬化的三角形小骨块从 L_4 椎体上分离，提示该病为一个慢性过程。注意该病的特征性表现椎间隙变窄。B. 为了明确是否有椎间盘向椎管内突出的可能而进行了 CT 检查。虽然 CT 检查结果否定了椎间盘后突，但通过观察 L_4 椎体稍上方层面明确了椎间盘向前方疝入椎体内

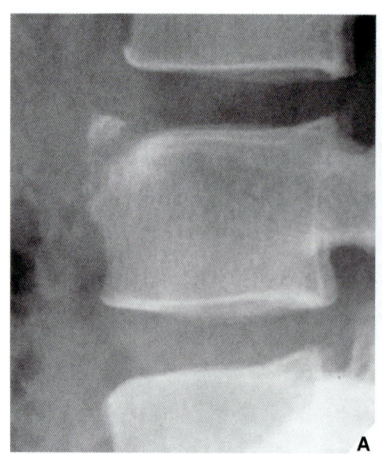
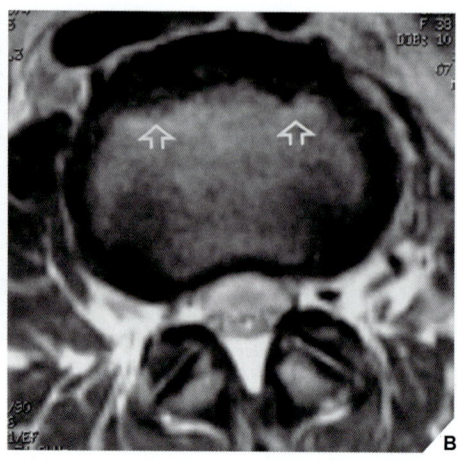
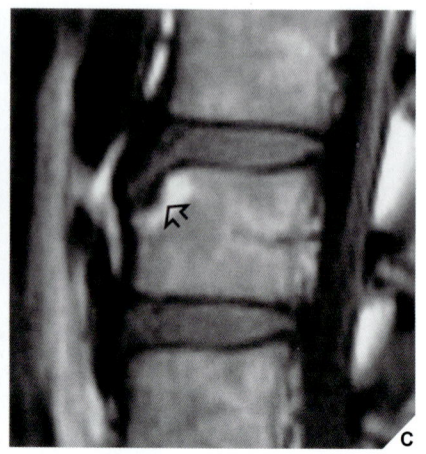

图 11-93　椎间盘前突（椎缘骨）的 MRI 表现

39 岁女性，在搬动重物后出现神经根痛。腰椎侧位片（A）显示椎缘骨的典型表现。轴位（B）和矢状位（C）MRI 显示椎间盘前突（空心箭头），但是椎间盘并未向后突出

椎缘骨不应与椎体二次骨化中心相混淆，后者常见于生长发育期的骨骼（图 11-94）；在发育成熟的骨骼，二次骨化中心与椎体融合。

髓核突破终板进入椎体内时也可发生椎间盘疝，该病可能是由急性外伤如爆裂性骨折引起的，但多数情况下继发于椎体本身的弱化，如骨质疏松。在后者，该病变被称为施莫尔结节。施莫尔结节可以小而局限或大而弥漫，此种情况常被称为"气球样椎间盘"（图 11-95）。

（3）舒尔曼（Scheuermann）病：也称青年驼背症，首先由 Scheuermann 于 1921 提出。该病的特征是椎间盘成分向椎体内疝出（施莫尔结节），伴有至少 3 个相邻椎体前份楔形变（5° 或更多），椎体终板出现波浪状改变和椎间隙变窄，常出现胸椎后凸（图 11-96）。该病常见于青少年男孩和年轻成年人，临床表现多种多样，有些患者临床完全无症状，部分患者表现为劳作后出现疲劳和胸痛加重，神经系统症状罕见。虽然该病主要累及

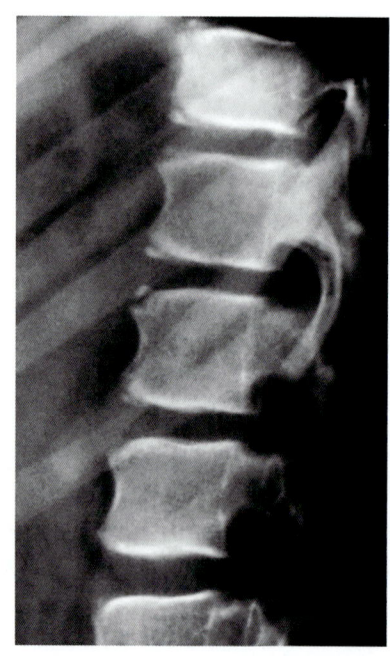

图 11-94　二次骨化中心

在生长期的骨骼，不要将椎体二次骨化中心误认为椎缘骨，如该图 5 岁女孩的椎体所见

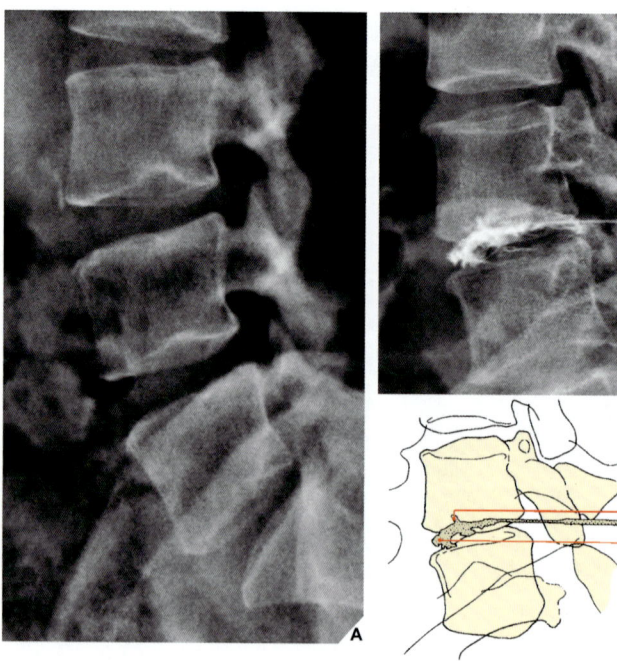

突出的椎间盘
内的造影剂
椎间盘前突

图 11-95　施莫尔结节

A. 77 岁女性，患有骨质疏松，临床上无明显症状，其腰椎侧位片显示多发椎体局部凹陷，特别是下终板较明显，这代表由于椎体终板脆弱导致椎间盘向椎体内疝出，形成施莫尔结节。B. 另一患者的椎间盘造影，发现了一个小的施莫尔结节。椎间盘前突也很明显

胸椎（图11-97），但也有关于腰椎受累的报道。本病变被称为Ⅱ型Scheuermann病（与Ⅰ型相比，Ⅱ型主要累及上胸椎），有些学者将其命名为青年腰椎骨软骨炎。本病影像学表现与Ⅰ型

Scheuermann病几乎一致，包括明显的施莫尔结节、终板不规则和椎间隙变窄（图11-98），但是椎体前份楔形变并不总是在该类型中恒定出现。

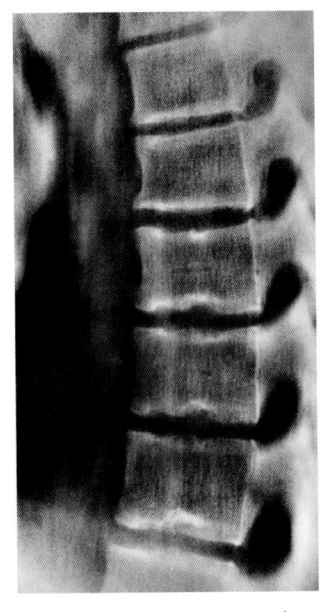

图 11-96　Scheuermann 病

23岁男性，胸椎侧位体层摄影显示T₅～T₈椎体多发施莫尔结节且椎体前方轻度楔形变。注意此患者椎体上、下终板的波浪状改变及胸椎轻度后凸，也被称为青年驼背症

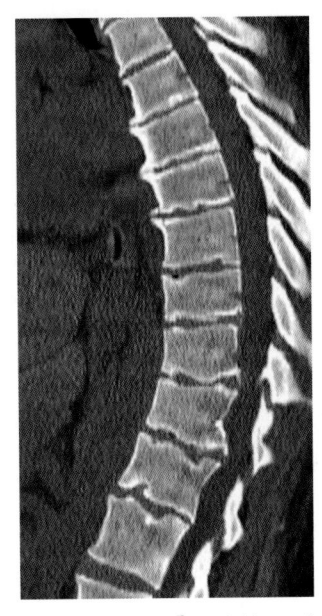

图 11-97　Scheuermann 病的CT表现

24岁男性，胸椎矢状位CT重建图像显示下胸椎后凸，此为Ⅰ型Scheuermann病的典型表现

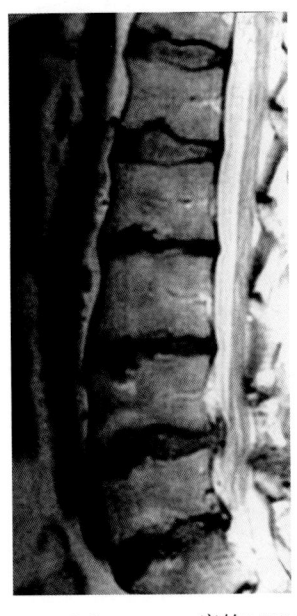

图 11-98　Scheuermann 病的MRI表现

28岁男性，临床表现为持续数月的下背部疼痛。腰椎MRI矢状位图像显示Ⅱ型Scheuermann病的典型表现。注意累及全部5个椎体的施莫尔结节，椎体变扁，椎间隙变窄

（4）椎间盘向后和侧后方突出：椎管内椎间盘突出是椎体与椎间盘结合部损伤的3种类型中最严重的一种。虽然该病也可见于颈椎，但最常见于腰椎，尤其是L₄～L₅和L₅～S₁。该病与坐骨神经痛和下肢无力等临床症状相关，特别是腰椎间盘疝入椎管内并压迫出口的神经根和硬膜囊时，症状更为明显。部分患者形成该病的原因是退行性变导致纤维环弹性丧失，继而纤维环甚至后纵韧带撕裂，髓核向后突入椎管内。典型病例一般是青年男性，有抬重物拉伤背部病史，随后出现腰椎区域疼痛，并放射至大腿和臀部的后方及小腿的侧面，在咳嗽和打喷嚏时疼痛加剧；有时伴有足的感觉异常或麻木。体格检查发现肌肉痉挛、腰椎前屈受限和患侧直腿抬高试验阳性。根据损伤的水平和程度，临床可以有其他不同的症状和体征。

椎间盘突出的普通X线检查通常表现正常，其他辅助影像学检查技术包括脊髓造影和CT（可以单独或联合应用）、椎间盘造影及现在的MRI检查均用于诊断。然而必须指出的是，椎间盘造影不仅仅是一种成像方法。或许这项检查的所谓"激发性椎间盘造影"可能具有更重要的临床意义。在注射造影剂的过程中应询问患者，随着造影剂注射、髓核内压力增加时是否有不适感，以及这种不适在位置及性质方面是否与患者之前典型的背部疼痛完全相同。这种功能性信息为骨科医生椎间盘手术层面的选择提供了重要的诊断线索。椎间盘突出在脊髓造影时可以表现非常轻微，如神经根鞘的充盈缺损（图11-99），或者更明显一些，表现为硬膜外压迫导致硬膜囊充盈缺损（图11-100）。椎间盘突出也可以通过普通CT检查进行诊断（图11-101），或者在脊髓造影后行CT检查（图11-102、图11-103），或者进行椎间盘造影（图11-104）。然而最有效的检查技术是MRI（图11-105）。

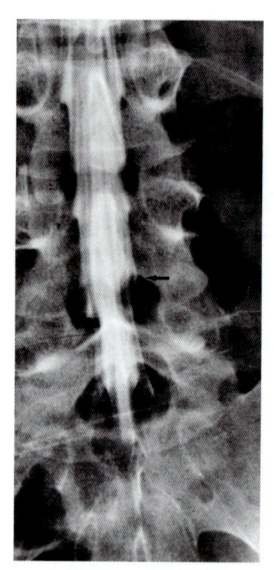

图11-99 椎间盘侧方突出

27岁男性，在搬运重物时突然感到下背部尖锐疼痛并放射至左下肢。腰骶椎常规X线检查显示正常。脊髓造影前后位片显示L₅左侧神经根鞘轻微充盈缺损（箭头），手术证实是由L₄～L₅间盘突出压迫所致

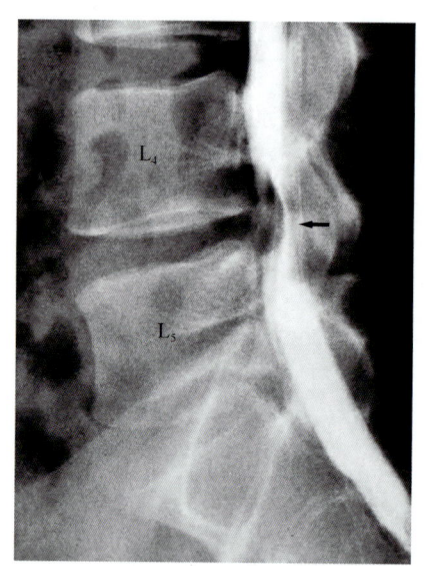

图11-100 椎间盘突出的脊髓造影

38岁男性，脊髓造影侧位片显示在L₄～L₅椎间盘水平椎间盘向后突出（箭头）。同时注意L₄～L₅椎间隙变窄

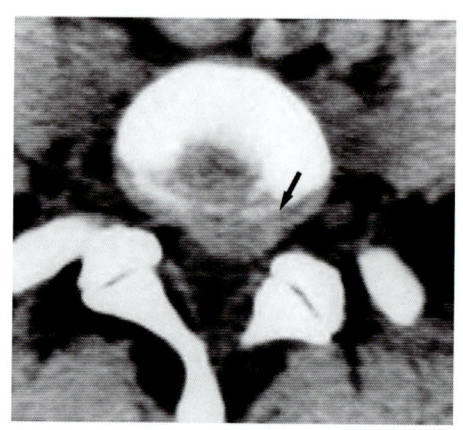

图11-101 椎间盘突出的CT成像

腰椎L₅～S₁水平的轴位CT图像可见椎间盘突出侵犯左侧椎间孔（箭头）

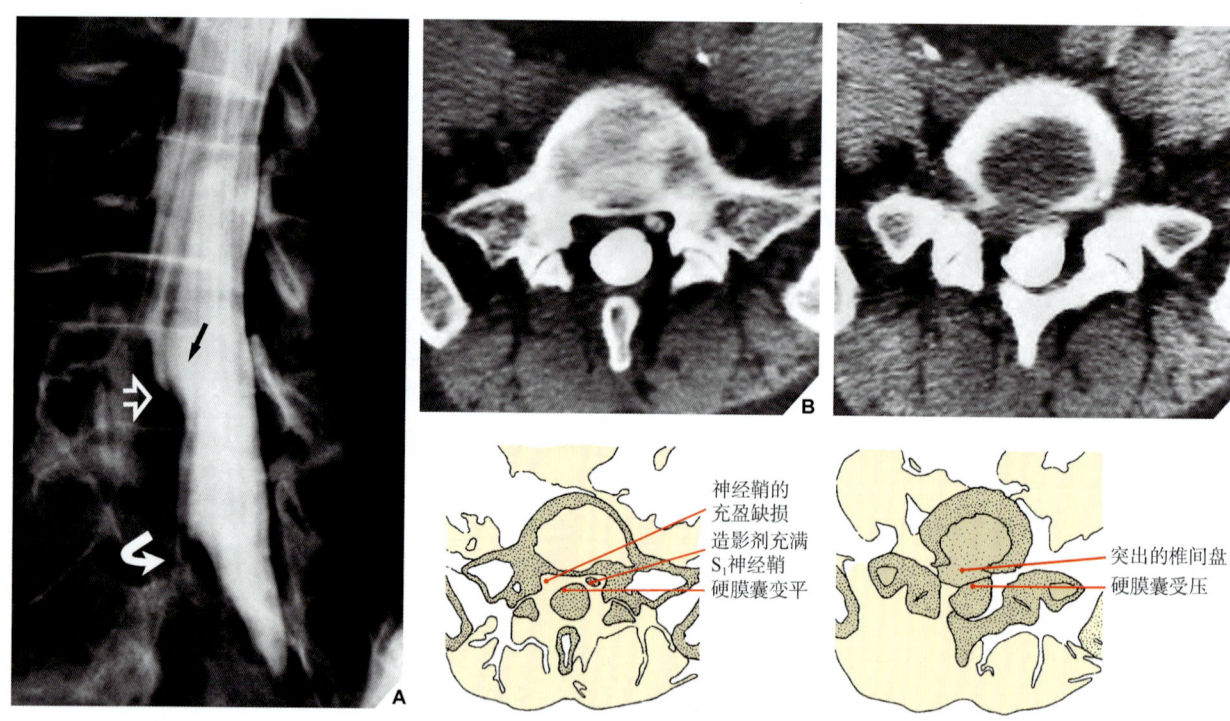

图11-102 椎间盘突出的CT脊髓造影

47岁男性，临床表现为严重背部疼痛并放射至右臀部和小腿。A. 脊髓造影斜位片显示硬膜囊右侧硬膜外充盈缺损（箭头），位置在L₅～S₁椎间隙水平，并累及右侧S₁神经根呈截断表现（空心箭头）。S₂神经根显示正常（弯箭头）。B、C. 脊髓造影时的CT断面显示右侧S₁神经根缺乏造影剂充填，以及L₅～S₁椎间盘突出从右侧压迫硬膜囊

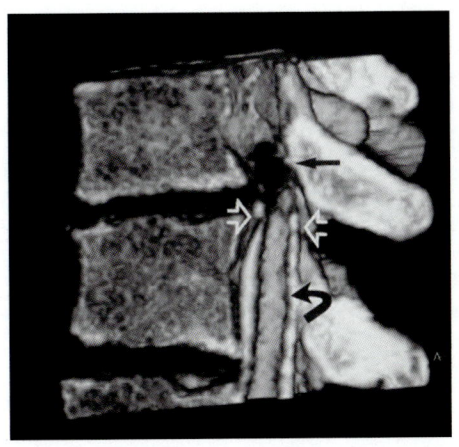

图 11-103　椎间盘突出的脊髓造影三维CT成像

造影剂注入硬膜囊后，对下胸椎采用最大密度投影（MIP）进行三维 CT 重建（CT 脊髓造影）。椎间盘突出位于T_7～T_8水平（箭头），伴造影剂完全中断（空心箭头）。弯箭头指的是脊髓

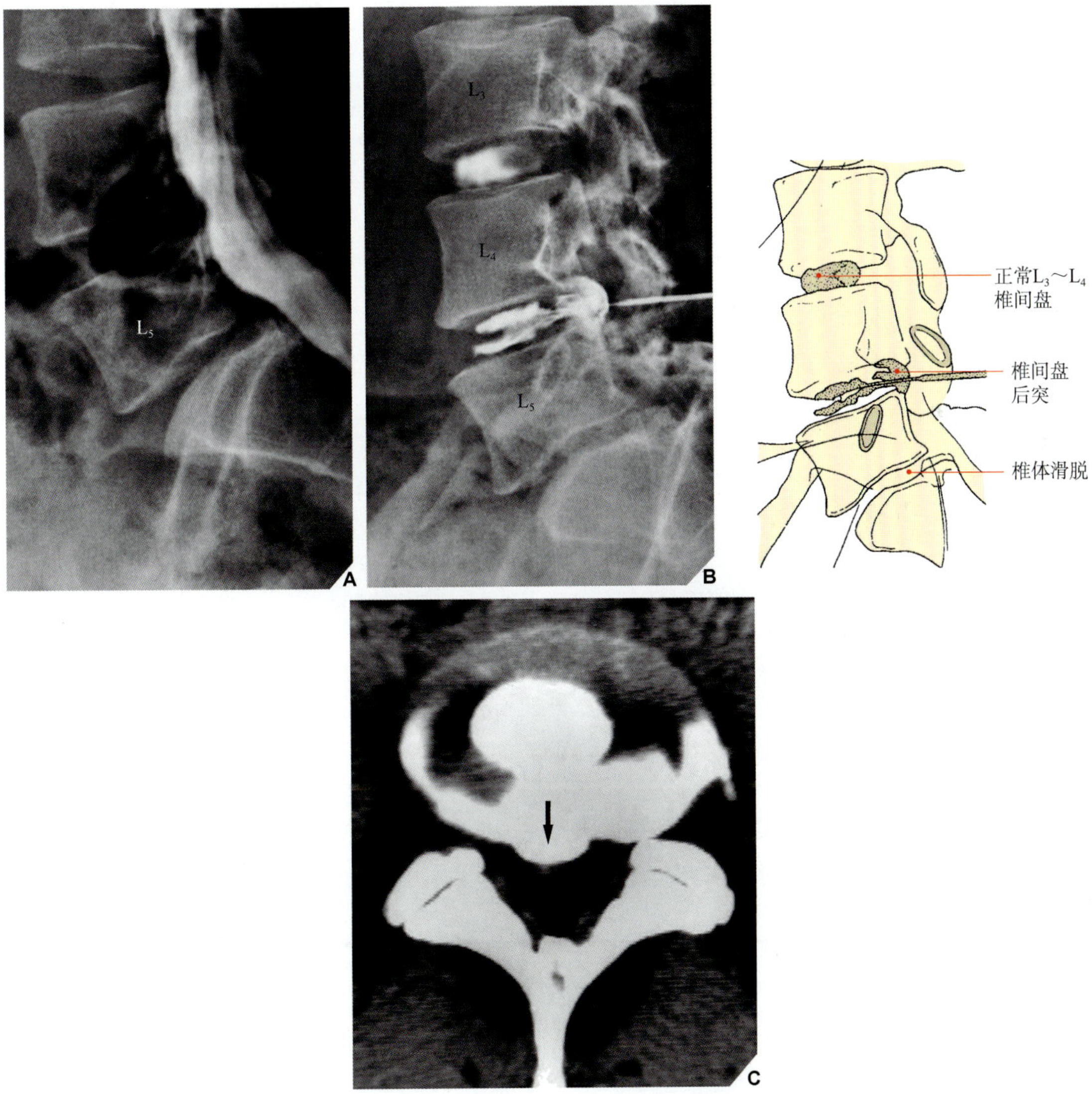

图 11-104　椎间盘突出的CT椎间盘造影

30岁男性建筑工人，在工作中下背部受到过度牵拉，因严重的坐骨神经痛入院。A.腰椎脊髓造影侧位片显示由1度椎体滑脱导致L_5水平硬膜囊腹侧面与背侧面轻度分离。此外，在L_4～L_5水平硬膜囊的腹侧面还存在由硬膜外压迫导致的充盈缺损，以及L_3～L_4水平较小的充盈缺损。B.在L_3～L_4及L_4～L_5水平应用甲泛葡胺进行椎间盘造影检查，显示L_4～L_5水平椎间盘向后突出。C.椎间盘造影后在L_4～L_5水平的CT断面显示充满造影剂的椎间盘后突（箭头）

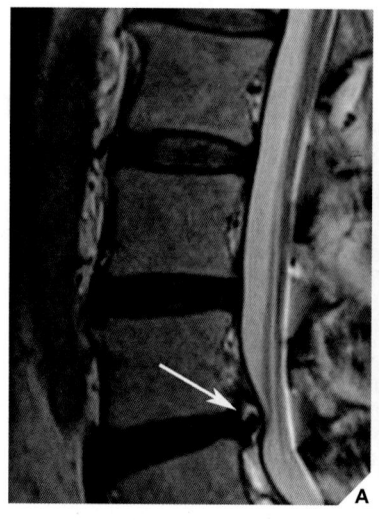
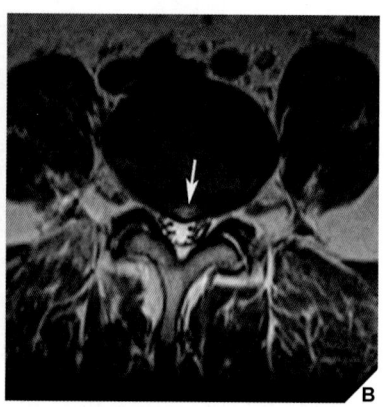

图 11-105　椎间盘突出的 MRI 表现

59岁男性，下背部疼痛。A. 矢状位MRI T$_2$加权像显示L$_4$～L$_5$水平椎间盘后突（箭头），注意韧带下椎间盘突出的位置；B. 轴位MRI T$_2$加权像显示椎间盘后突并压迫硬膜囊（箭头）

后一种成像方法常规用于引起急性下腰背疼痛和坐骨神经痛的疾病诊断。MRI诊断椎间盘突出和椎管狭窄的敏感性等同于或高于CT及CT联合脊髓造影或椎间盘造影检查。

神经根症状是患者进行脊柱 MRI检查的最常见原因之一。MRI对发现椎间盘突出及其具体特征十分敏感，因为MRI能够对椎间盘的内部形态进行直接评估。矢状位成像可以更敏感地显示硬膜囊的受压程度或显示突压的碎片及与椎体和椎间盘的空间关系（图11-105A）。轴位成像可显示突出的椎间盘对出口神经根和硬膜囊的压迫情况（图11-105B）。对于椎间盘侧方或侧后方突出，横断面成像对评价消失的椎间孔和神经根也很重要，椎间盘碎片游离可以容易识别（图11-106）。

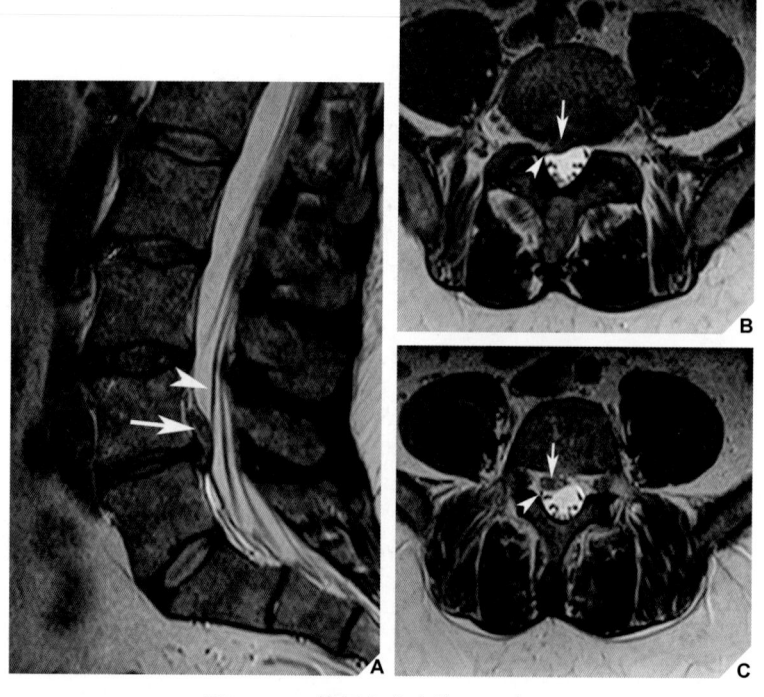

图 11-106　椎间盘突出的 MRI 表现

46岁男性，右侧神经根病变。A. 矢状位MRI T$_2$加权像显示L$_4$～L$_5$椎间盘右侧旁中央型突出并向头侧延伸（箭头），L$_5$右侧神经根受压（无尾箭头）。B. L$_4$～L$_5$椎间盘水平轴位T$_2$加权像显示向后突出的椎间盘（箭头）和L$_5$神经根向后移位（无尾箭头）。C. L$_4$～L$_5$椎间盘水平之上的L$_4$椎体层面，轴位T$_2$加权像显示向上方移位的椎间盘（箭头）及硬膜囊腹侧和L$_4$神经根（无尾箭头）受压在横断面T$_1$加权像上，高信号的脂肪和低信号的硬膜囊、神经根及突出的椎间盘间对比良好。快速扫描技术使脑脊液信号增强，提高了突出的椎间盘和脑脊液之间的对比度。与脊髓造影和CT相比，MRI的一些优势非常明显。MRI对髓核内的含水量非常敏感。随着年龄增长或椎间盘退变，髓核的水分减少，信号降低，在T$_2$加权像更为明显。此外，采用重T$_2$和快速扫描技术可以产生脊髓造影的效果，使硬膜囊内的神经根得以显示。联合神经根等变异在CT上与髓核突出类似，但可以直接在MRI上显示。然而，必须提出的是在评价神经根病变和椎间盘突出时，CT和MRI是互为补充的。当MRI发现硬膜外充盈缺损时，很难确认该征象代表髓核脱出还是骨赘，此时，CT可以通过辨认骨赘内的矿物质成分进行鉴别。当突入部分与椎间盘相连并且信号与椎间盘相同时，只需采用MRI检查就能做出诊断。

椎间盘突出还包括一些罕见位置的突出，如硬膜外、硬膜内和极外侧突出。偶尔突出的椎间盘可能表现出不典型的影像学特征，如椎间盘囊肿（图11-107）或椎间盘钙化，CT能更好地鉴别。

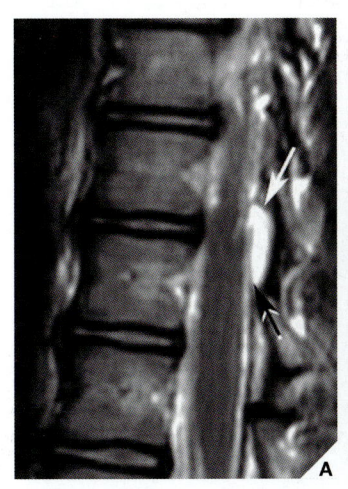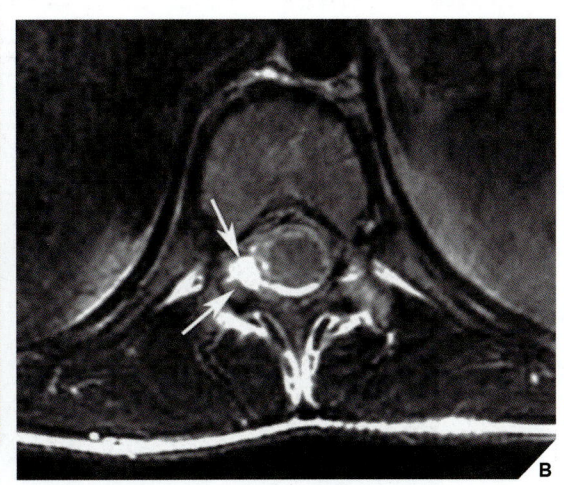

图 11-107　孤立性囊性椎间盘突出的MRI表现

年轻女性，表现为右侧急性神经根痛症状，腰椎MRI右侧旁矢状位（A）及轴位（B）T$_2$加权像显示硬膜外间隙右后方可见一囊性结构（箭头），其为囊性、孤立性的急性椎间盘突出（由 Evan Stein，MD，Brooklyn，New York. 提供）

（5）纤维环撕裂：腰椎间盘纤维环撕裂或裂开可以继发于外伤，也可以是正常老化引起椎间盘退变所致。Munter及其研究团队认为，这些撕裂代表着纤维环间分离、纤维环与椎体附着处分离或者在任意方向累及一层或一层以上的纤维环薄层。纤维环撕裂见于有症状和无症状人群。在一项针对尸体标本的研究中，Yu及其同事发现了3种类型的纤维环撕裂。Ⅰ型是同心性撕裂，其特点是连接纤维环间横向纤维断裂，不伴有纵向纤维断裂。Ⅱ型是辐射状撕裂，特征是裂隙从纤维环的外周延续至髓核，伴有纵向纤维断裂。Ⅲ型是横向撕裂，是由纤维环周围的Sharpey纤维断裂所致。Ⅱ型和Ⅲ型纤维环撕裂可以在MRI的T$_2$加权序列显示出来，表现为低信号纤维环内的高信号病灶。有时CT椎间盘造影也可以显示。

（三）治疗

采取腰椎内固定术治疗有多种原因，包括脊柱侧凸和骨折的固定、椎管狭窄患者的椎管减压及椎间盘突出症的治疗。腰椎最常见的手术包括椎板部分切除术和椎间盘切除术（图11-108、图11-109），其用于治疗椎间盘突出症，椎板切除术后使用经椎弓根的金属棒和螺钉进行后路融合治疗椎管狭窄和稳定腰椎滑脱（图11-110、图11-111）。

讨论近些年来多种技术和仪器设备的发展情况超出了本书的范畴。

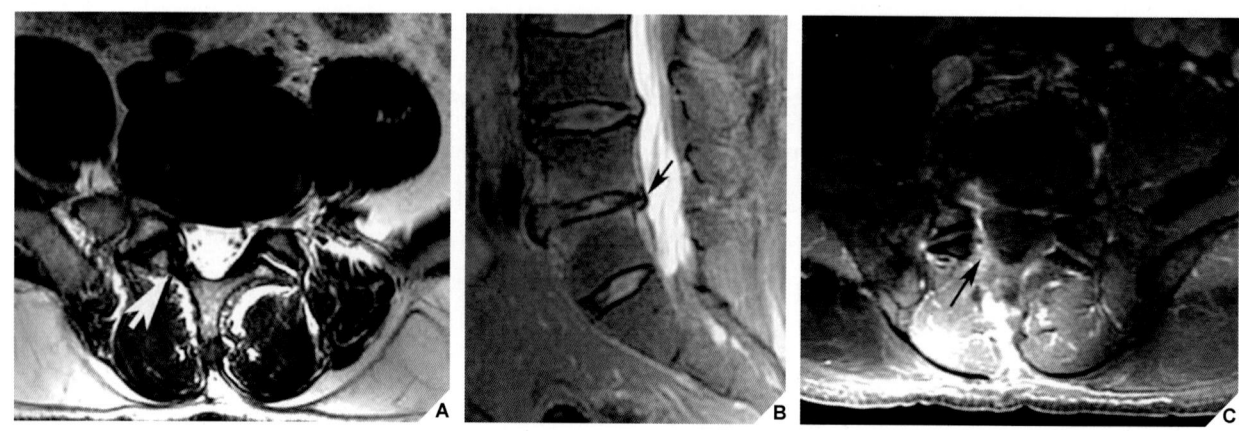

图 11-108　后半椎板切除术和椎间盘切除术（无复发性椎间盘突出）的MRI表现

年轻成年患者表现为反复性右侧神经根病，既往行L$_4$右半椎板切除术和椎间盘切除术。A. L$_4$～L$_5$水平MRI轴位T$_2$加权像未见明确椎间盘突出复发的征象，注意右侧椎板切除的位置（箭头）。B. L$_4$～L$_5$水平MRI右侧旁矢状位T$_2$加权像显示可能有小的复发性椎间盘突出（箭头）。C. 静脉注射钆造影剂后的轴位MRI T$_1$加权脂肪抑制序列证实无复发性椎间盘突出的存在。右侧硬膜外间隙和右半椎板切除术区域可见强化的瘢痕组织（箭头）

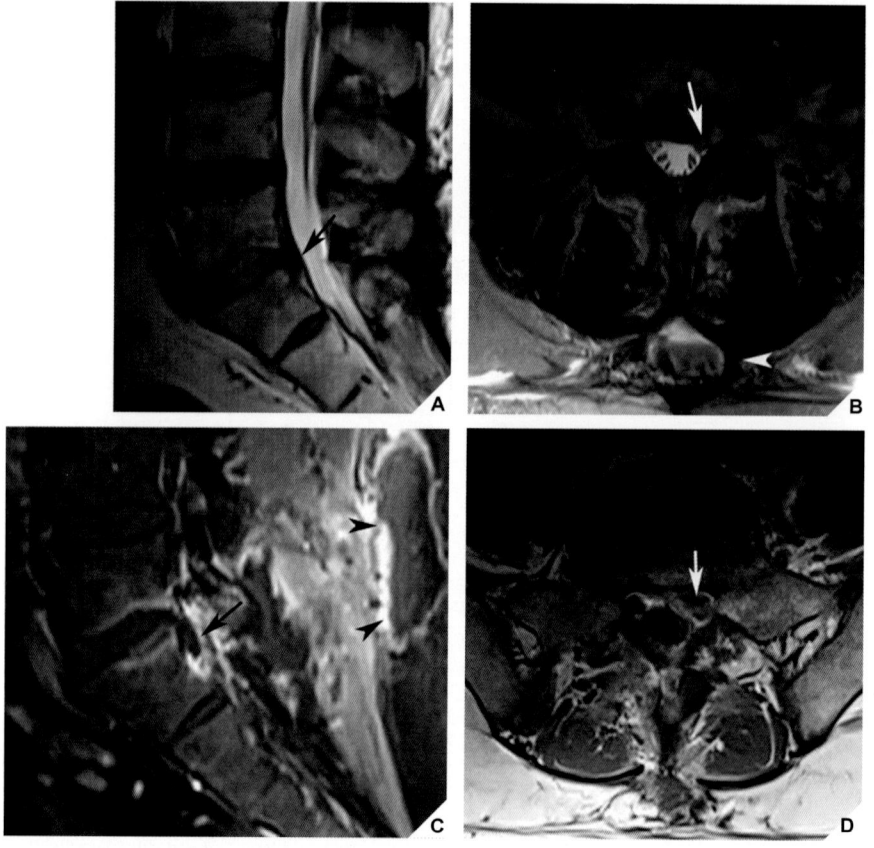

图 11-109　椎间盘切除术后复发性椎间盘突出的MRI表现

年轻成年人L$_5$～S$_1$水平半椎板切除术和椎间盘切除术后，出现复发性左侧神经根痛症状。T$_2$加权像左侧旁矢状位（A）和轴位（B）图像可见位于左侧侧隐窝处的低信号病灶，并向尾侧延伸（箭头），这可能为复发的椎间盘突出或瘢痕组织。注意后半椎板切除术后伴发的皮下血肿（无尾箭头）。静脉注射钆造影剂后，左侧旁矢状位（C）和轴位（D）MRI T$_1$加权脂肪抑制序列可见位于左侧侧隐窝处的低信号病灶（箭头）无强化，病灶周围可见强化的肉芽组织。注意术后皮下组织血肿周围可见强化（无尾箭头，见图C）（由 Oleg Opsha，MS，Brooklyn，New York.提供）

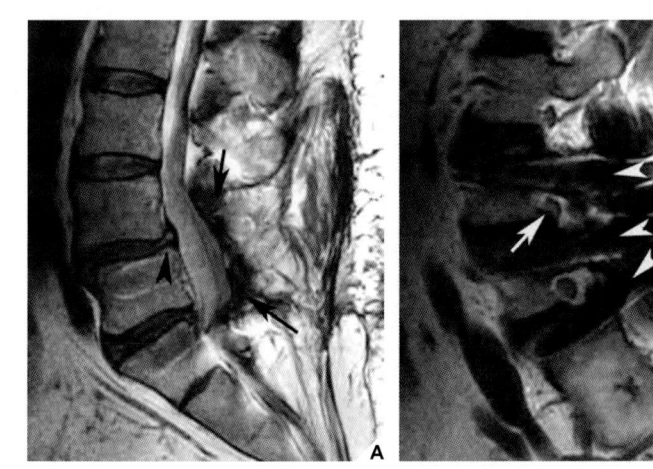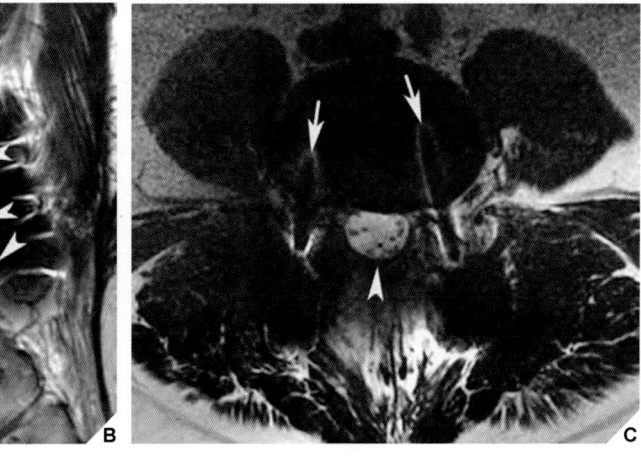

图 11-110　椎板切除减压术和后路经椎弓根螺钉固定术后的 MRI 表现

A. 矢状位中间层面 MRI T_2 加权像显示 L_4 和 L_5 椎板切除（箭头），并且椎管成功解压。注意 L_4 遗留在 L_5 椎体上方向前的移位（无尾箭头）。B. 右侧旁矢状位 T_2 加权像显示螺钉经过椎弓根的正确位置（无尾箭头）。注意仍残留对 L_4 右侧神经根的压迫（箭头）。C. 轴位 MRI T_2 加权像同样显示椎管减压成功（无尾箭头）和经椎弓根螺钉正确位置（箭头）

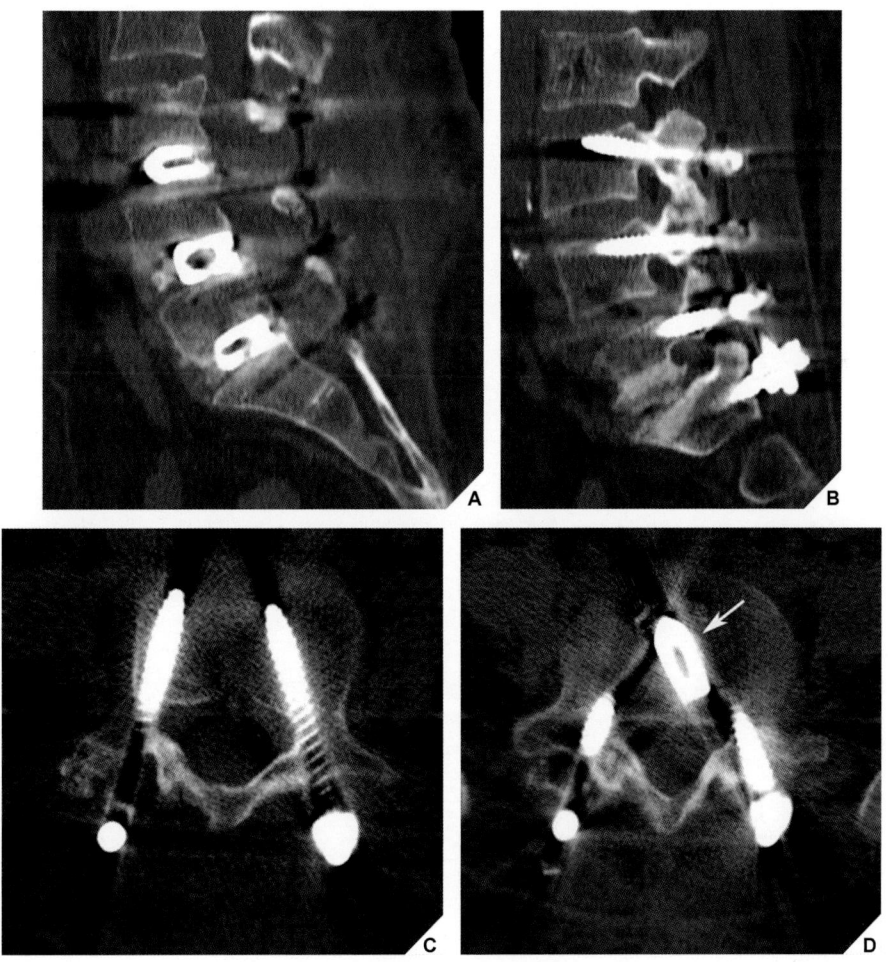

图 11-111　腰椎前后融合术的 CT 表现

A. CT 矢状位中间层面重建图像可见 $L_3 \sim L_4$、$L_4 \sim L_5$、$L_5 \sim S_1$ 椎间隙内金属植入物位置良好。B. CT 右侧旁矢状位重建图像显示 L_3、L_4、L_5 和 S_1 椎弓根内螺钉位置正确。C. 经 L_4 椎弓根层面的轴位 CT 图像证实经椎弓根螺钉位置正确。D. 经 $L_4 \sim L_5$ 椎间盘层面的 CT 轴位图像证实椎间金属内置物位置正确（箭头）

记忆要点

颈椎

[1] 颈椎常规X线检查最重要的检查体位是侧位，如站立侧位或水平侧位。

[2] 在评价颈椎损伤时，必须显示最容易被忽略骨折的C_7椎体。如果侧位摄片不能实现，则应采用Swimmer位投照。

[3] CT和MRI是评价脊柱外伤和相应软组织损伤及脊髓损伤的有用的成像技术。

[4] 颈椎骨折的稳定性是颈椎损伤评价中最重要的因素。

[5] 枕骨髁骨折在CT冠状位重建显示最好。

[6] 枕骨髁骨折三种类型的分类方法是由Anderson和Montesano根据骨折的形态学、相关解剖学和生物力学提出的。

[7] 通过侧位X线片辅以CT重建图像可以有效显示颈枕脱位。

[8] Jefferson骨折（C_1前弓、后弓对称性骨折）可以在颈椎前后张口位片上通过寰椎侧块的侧方移位进行诊断。

[9] 在评价齿状突骨折时，注意：
- Ⅰ型（斜行骨折线从齿状突头侧到基底部）和Ⅲ型（骨折线从齿状突基底部延伸到枢椎的椎体）是稳定性骨折
- Ⅱ型（通过齿状突基底部的横行骨折）是不稳定性骨折

[10] 泪滴样骨折是一种屈曲损伤，是爆裂性骨折的一种变异类型，是最严重和不稳定的颈椎骨折；常伴颈髓损伤。

[11] 伸展型泪滴样骨折常发生于C_2或C_3水平，是一种稳定性骨折，没有屈曲型泪滴样骨折所具有的潜在危险并发症。

[12] 铲土者骨折常累及C_6或C_7棘突，可以通过颈椎前后位片上"ghost"征进行诊断，"ghost"征由棘突骨折块向尾侧移位所致。

[13] 应用X线片评价关节绞锁时，特征是侧位片上脱位小关节突呈蝶形领结或蝙蝠翼状。

[14] MRI在显示骨外病变如韧带撕裂、硬膜外血肿及颈髓损伤等类似情况时是很好的选择。

胸腰椎

[1] 胸腰椎急性损伤的三柱划分法对明确各种骨折的稳定性非常实用。

[2] 胸椎轻微骨折可以通过椎旁线的局部隆起进行识别，后者是由出血和水肿所致。

[3] Chance骨折，也被称为安全带骨折，是一种水平骨折，骨折线通过腰椎体延续到椎板和棘突。

[4] 胸腰椎的骨折-脱位是不稳定损伤，分为以下四种类型：
- 屈曲-旋转损伤
- 后前向剪切损伤
- 前后向剪切损伤
- 屈曲-牵引损伤

[5] 脊柱峡部裂是椎弓峡部（"Scotty dog"的颈部）缺损所致，导致一个椎体在其下椎体的上方向腹侧移动，即椎体滑脱。

[6] 椎体滑脱：
- 与椎弓峡部裂有关，称为真性椎体滑脱。
- 不伴椎弓峡部裂，称为假性椎体滑脱或退行性椎体滑脱（与椎间盘和关节突关节退变有关）。

[7] 鉴别两种类型椎体滑脱的简单方法就是棘突征。

[8] $L_5 \sim S_1$水平严重的椎体滑脱可在前后位片上通过"反拿破仑帽"征进行识别。

[9] 椎间盘可以向前方、向侧前方突出，也可以向后方及侧后方突出；椎间盘向椎体内突出时，可以发生在尾侧、腹尾侧、头侧或腹头侧。

[10] 椎间盘向腹尾侧或腹头侧突出时会导致椎体一个小三角形骨块的分离，不要将此椎缘骨误认为骨折。

[11] 椎间盘后突可以通过以下方法证实：
- CT
- 脊髓造影
- 椎间盘造影
- MRI
- 或者以上方法相结合

[12] 当CT、脊髓造影和MRI检查结果不明确时，通常采取椎间盘造影。

[13] 激发性椎间盘造影是骨科医生选择椎间盘水平进行手术的重要诊断线索。

（崔佳宁　张　恒　白荣杰　译）

参 考 文 献

Anderson LD, D'Alonzo RT. Fractures of the odontoid process of the axis. *J Bone Joint Surg Am* 1974;56(8):1668–1674.

Anderson PA, Montesano PX. Morphology and treatment of occipital condyle fractures. *Spine (Phila Pa 1976)* 1988;13:731–736.

Anderson PA, Montesano PX. Treatment of sacral fractures and lumbosacral injuries. In: Chapman MW, ed. *Operative orthopaedics*, vol. 4, 2nd ed. Philadelphia: JB Lippincott; 1993:2699–2710.

Bertolotti M. Contributo alla conoscenza dei vizi differenziazione regionale del rachide con speciale riguardo all assimilazione sacrale della V. lombare. *Radiol Med* 1917;4: 113–144.

Bierry G, Venkatasamy A, Kremer S, et al. Dual-energy CT in vertebral compression fractures: performance of visual and quantitative analysis for bone marrow edema demonstration with comparison to MRI. *Skeletal Radiol* 2014;43:485–492.

Brown RC, Evans ET. What causes the "eye in the Scotty dog" in the oblique projection of the lumbar spine? *Am J Roentgenol Radium Ther Nucl Med* 1973;118:435–437.

Bryk D, Rosenkranz W. True spondylolisthesis and pseudospondylolisthesis—the spinous process sign. *J Can Assoc Radiol* 1969;20:53–56.

Cancelmo JJ Jr. Clay shoveler's fracture. A helpful diagnostic sign. *Am J Roentgenol Radium Ther Nucl Med* 1972;115:540–543.

Chance GQ. Note on a type of flexion fracture of the spine. *Br J Radiol* 1948;21:452.

Daffner RH. Helical CT of the cervical spine for trauma patients: a time study. *AJR Am J Roentgenol* 2001;177:677–679.

Daffner RH. *Imaging of vertebral trauma*, 2nd ed. Philadelphia: Lippincott-Raven; 1996.

Daffner RH. Injuries of the thoracolumbar vertebral column. In: Dalinka MK, Kaye JJ, eds. *Radiology in emergency room medicine*. New York: Churchill Livingstone; 1984:317–341.

Daffner RH, Brown RR, Goldberg AL. A new classification for cervical vertebral injuries: influence of CT. *Skeletal Radiol* 2000;29:125–132.

Daffner RH, Deeb ZL, Rothfus WE. "Fingerprints" of vertebral trauma—a unifying concept based on mechanisms. *Skeletal Radiol* 1986;15:518–525.

Denis F. Spinal instability as defined by the three-column spine concept in acute spinal trauma. *Clin Orthop Relat Res* 1984;189:65–76.

Denis F. The three column spine and its significance in the classification of acute thoracolumbar spinal injuries. *Spine (Phila Pa 1976)* 1983;8:817–831.

Dietz GW, Christensen EE. Normal "Cupid's bow" contour of the lower lumbar vertebrae. *Radiology* 1976;121:577–579.

Dullerud R, Johansen JG. CT-diskography in patients with sciatica. Comparison with plain CT and MR imaging. *Acta Radiol* 1995;36:497–504.

Firooznia H, Benjamin V, Kricheff II, et al. CT of lumbar spine disk herniation: correlation with surgical findings. *AJR Am J Roentgenol* 1984;142:587–592.

Freyschmidt J, Brossmann J, Wiens J, et al. *Freyschmidt's "Koehler/Zimmer" borderlands of normal and early pathological findings in skeletal radiography*, 5th ed. Stuttgart, Germany: Thieme; 2003:671–730.

Fuchs AW. Cervical vertebrae (part I). *Radiogr Clin Photogr* 1940;16:2–17.

Gerlock AJ Jr, Mirfakhraee M. Computed tomography and hangman's fractures. *South Med J* 1983;76:727–728.

Greenspan A. CT-discography vs. MRI in intervertebral disk herniation. *Appl Radiol* 1993;22:34–40.

Greenspan A, Amparo EG, Gorczyca D, et al. Is there a role for diskography in the era of magnetic resonance imaging? Prospective correlation and quantitative analysis of computed tomography-diskography, magnetic resonance imaging, and surgical findings. *J Spinal Disord* 1992;5:26–31.

Greenspan A, Beltran J, Ledermann E. Radiologic imaging of the spine. In: Chapman MW, James MA, eds. *Chapman's comprehensive orthopaedic surgery*, 4th ed. New Delhi, India: Jaypee Brothers Medical; 2019.

Hayes CW, Conway WF, Walsh JW, et al. Seat belt injuries: radiologic findings and clinical correlation. *Radiographics* 1991;11:23–36.

Holdsworth F. Fractures, dislocations and fracture-dislocations of the spine. *J Bone Joint Surg Am* 1970;52(8):1534–1551.

Hyman RA, Gorey MT. Imaging strategies for MR of the spine. *Radiol Clin North Am* 1988;26:505–533.

Jancucska JB, Spivak JM, Bendo JA. A review of symptomatic lumbosacral transitional vertebrae: Bertolotti's syndrome. *Int J Spine Surg* 2015;9:42.

Jefferson G. Fractures of the atlas vertebra. Report of four cases, and a review of those previously recorded. *Br J Surg* 1920;7:407–422.

*Kathol MH. Cervical spine trauma. What is new? *Radiol Clin North Am* 1997;35:507–532.

Leone A, Cianfoni A, Cerase A, et al. Lumbar spondylolysis: a review. *Skeletal Radiol* 2011;40:683–700.

Montesano PX, Benson DR. The thoracolumbar spine. In: Rockwood CA, Green DP, Bucholz RW, eds. *Rockwood and Green's fractures in adults*, 3rd ed. Philadelphia: JB Lippincott; 1991:1359–1397.

Montesano PX, Benson DR. Thoracolumbar spine fractures. In: Chapman MW, ed. *Operative orthopaedics*, vol. 4, 2nd ed. Philadelphia: JB Lippincott; 1993:2665–2697.

Munter FM, Wasserman BA, Wu H-M, et al. Serial MR imaging of annular tears in lumbar intervertebral disks. *AJNR Am J Neuroradiol* 2002;23:1105–1109.

Myerding HW. Spondylolisthesis. *Surg Gynecol Obstet* 1932;34:371–377.

Ranawat CS, O'Leary P, Pellicci P, et al. Cervical spine fusion in rheumatoid arthritis. *J Bone Joint Surg Am* 1979;61:1003–1010.

Slone RM, MacMillan M, Montgomery WJ. Spinal fixation. Part 1. Principles, basic hardware, and fixation techniques for the cervical spine. *Radiographics* 1993;13:341–356.

Slone RM, MacMillan M, Montgomery WJ, et al. Spinal fixation. Part 2. Fixation techniques and hardware for the thoracic and lumbosacral spine. *Radiographics* 1993;13:521–543.

Traynelis VC, Marano GD, Dunker RO, et al. Traumatic atlanto-occipital dislocation. Case report. *J Neurosurg* 1986;65:863–870.

Wiltse LL. Spondylolisthesis: classification and etiology. In: *AAOS Symposium on the Spine. American Academy of Orthopedic Surgeons*. St. Louis, MO: Mosby; 1969:143–167.

Wood-Jones F. The ideal lesion produced by judicial hanging. *Lancet* 1913;1:53–55.

Yu S, Sether JA, Ho PS, et al. Tears of the annulus fibrosus: correlation between MR and pathologic findings in cadavers. *AJNR Am J Neuroradiol* 1988;9:367–370.

Zanca P, Lodmell EA. Fracture of spinous processes; a new sign for the recognition of fractures of cervical and upper dorsal spinous processes. *Radiology* 1951;56:427–429.

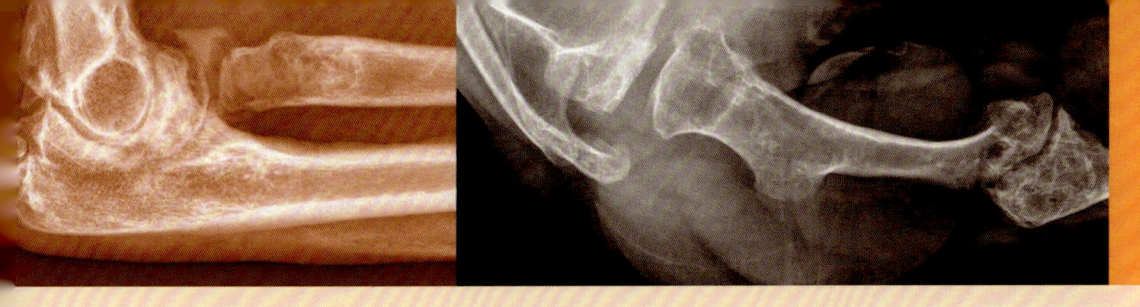

第 3 篇

关 节 炎

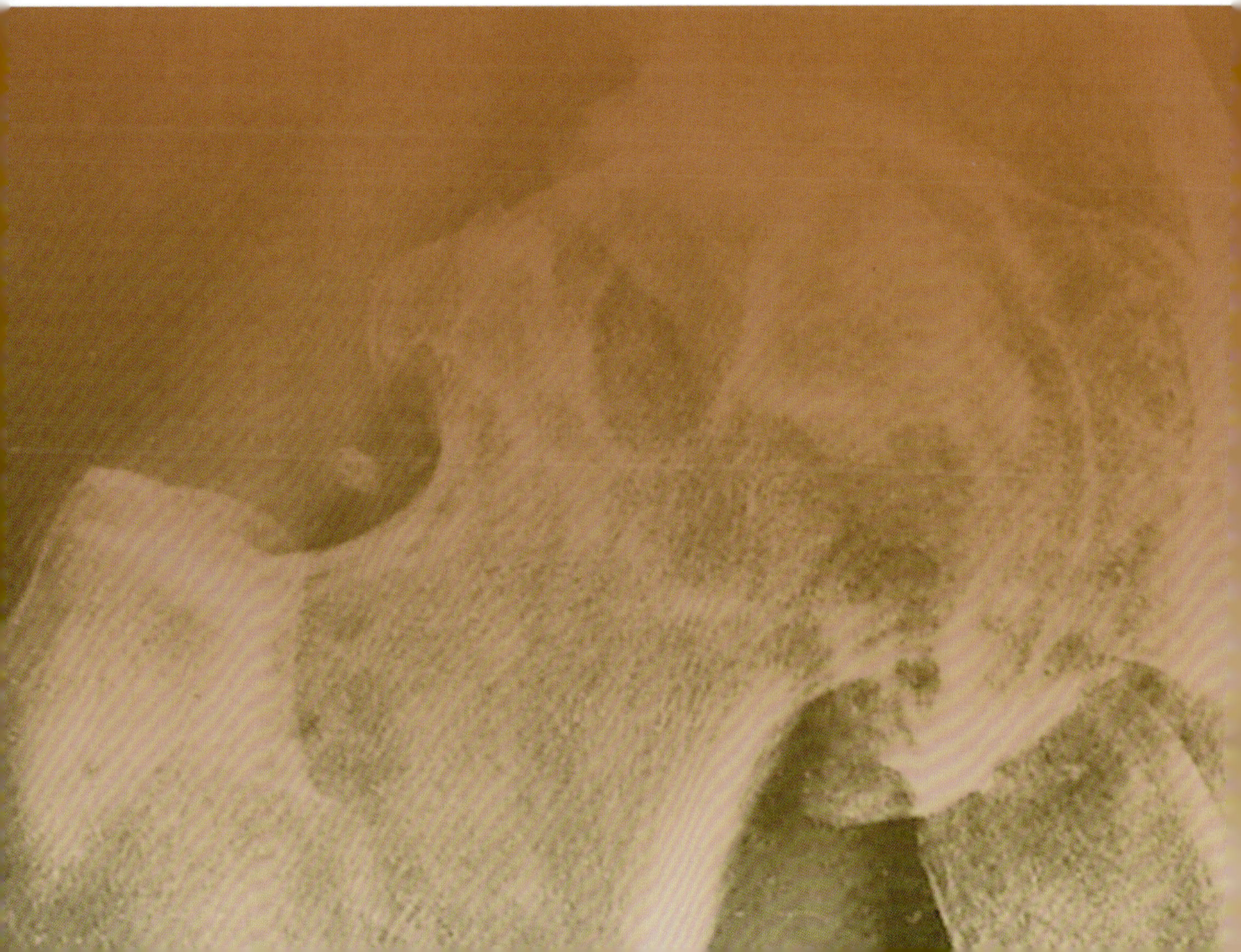

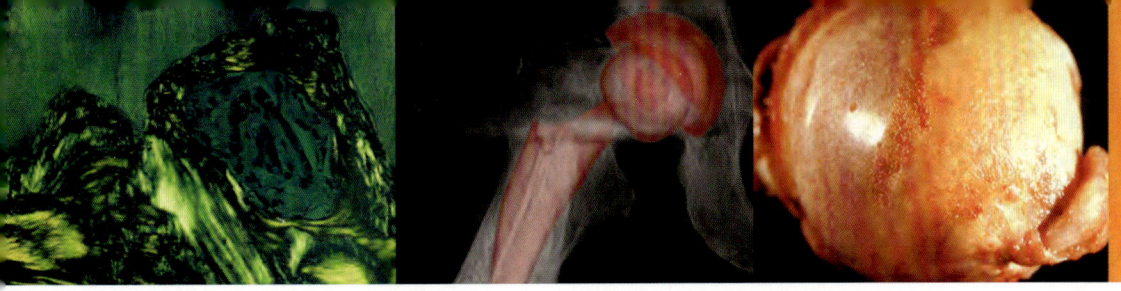

第12章

关节炎和关节病变的临床、影像学及病理学评估

在一般意义上，关节炎表示退行性、炎症性或感染性病理过程导致的关节异常。关节炎与关节痛不同，关节痛指的是关节部位的疼痛。除了关节炎和关节痛外，还有一个术语，即关节病变，其是一个通用术语，适用于100多种由遗传性疾病、自身免疫性疾病、代谢性疾病、结缔组织病和其他获得性疾病等不同原因导致的关节病变（图12-1）。区分这些不同的病理过程是正确成像和治疗的关键，同样在患者护理的关键环节起着主要作用。

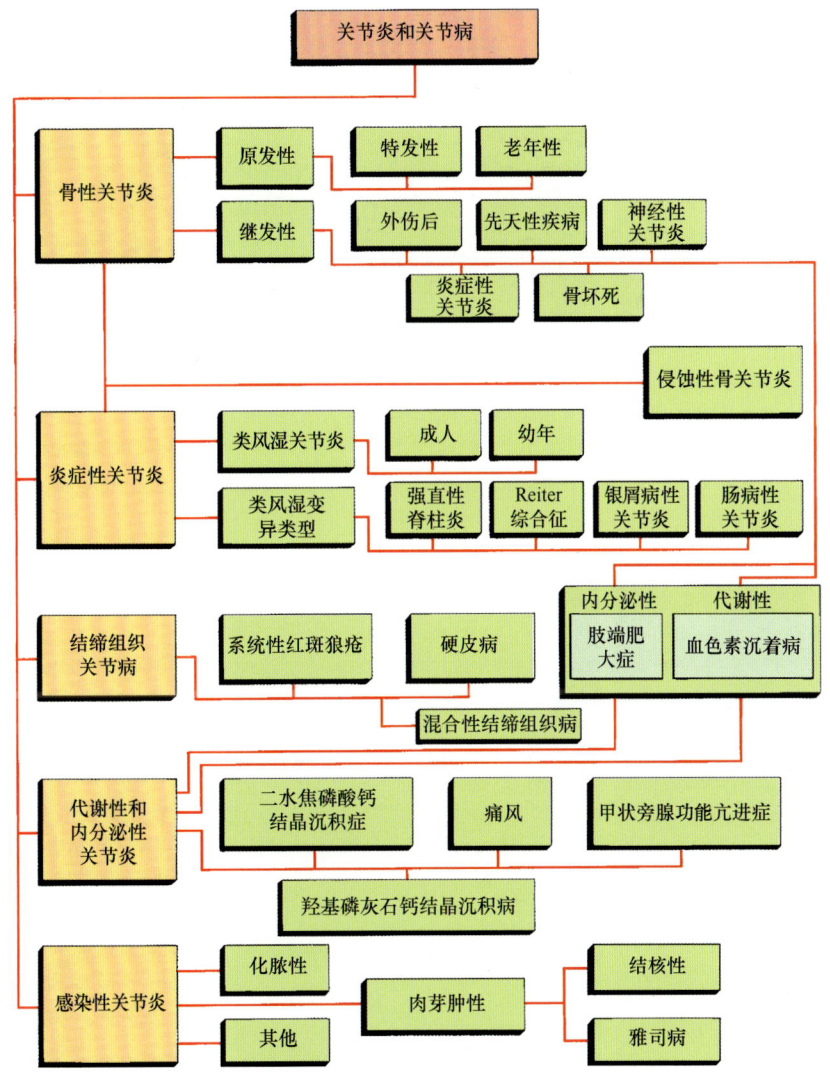

图 12-1 关节炎的分类

一、影像学检查方法

（一）常规 X 线摄影

用来评价关节炎的影像学检查方法与评价骨和关节创伤的影像学检查方法相似（见第4章），但也存在一些差别。评价关节炎最重要的影像学检查方法是常规 X 线摄影。如同创伤的影像学检查，受累关节的标准图像应该包括至少2个相互垂直的投照（图12-2；另见图4-1）。负重位摄影也有价值，特别是动态评价身体负重时关节间隙变窄（图12-3）。有时需要特殊位置的投照以更好地显示关节破坏性改变。桡骨头-肱骨小头位（见第6章），消除了桡骨头和冠突的重叠，可以更清晰地显示肱桡关节和肱尺关节及肘关节的炎性改变（图12-4）。1965年 Norgaard 提出了手和腕的半旋后斜位成像（即接球手像，又称Norgaard像），其可以很好地显示手部掌骨头的桡侧面和近节指骨的基底部及腕部的三角骨和豌豆骨（又称豆状骨）（图12-5）。因为一些炎性关节病的早期侵蚀性改变出现在这些区域，Norgaard像可以提供关节炎早期阶段的重要信息（图12-6）。它也可以显示系统性红斑狼疮（SLE）中常见的掌指关节轻度半脱位。

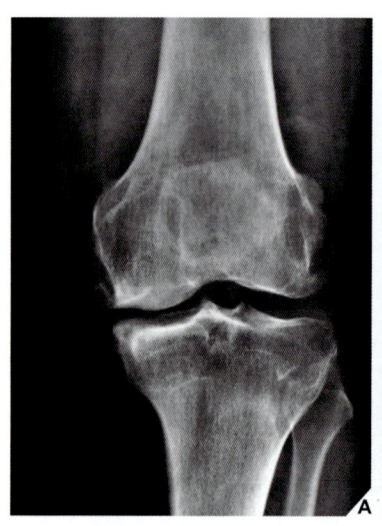
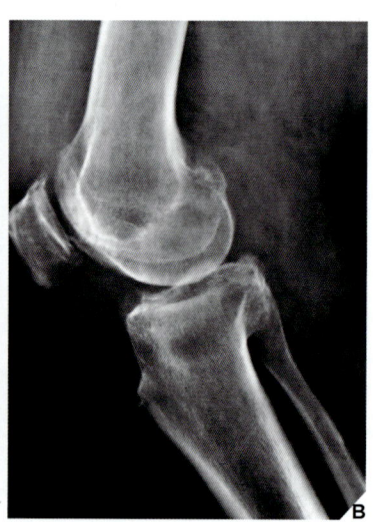

图12-2　骨性关节炎（1）

58岁女性，有左侧膝关节疼痛病史。A. 膝关节前后位X线片显示内侧股胫关节间隙狭窄和股骨内、外侧髁的边缘骨赘形成——骨性关节炎（退行性关节病）的典型表现。B. 此外，侧位X线片可见胫骨关节端前、后缘骨赘形成，在前后位片并不明显，髌股关节同样受累，髌上囊积液（提示滑膜炎）也清晰可见

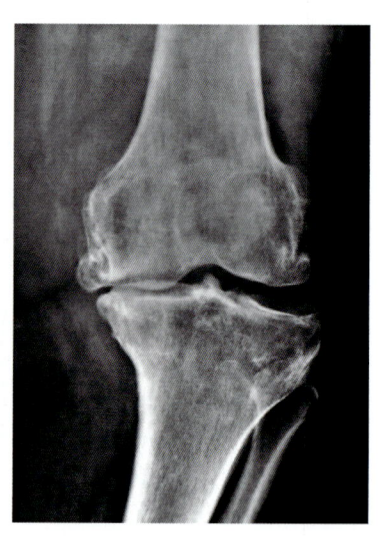

图12-3　骨性关节炎（2）

与图12-2为同一患者，左膝关节负重前后位X线片可见在自身重力作用下内侧股胫关节间隙明显变窄，导致膝关节内翻改变

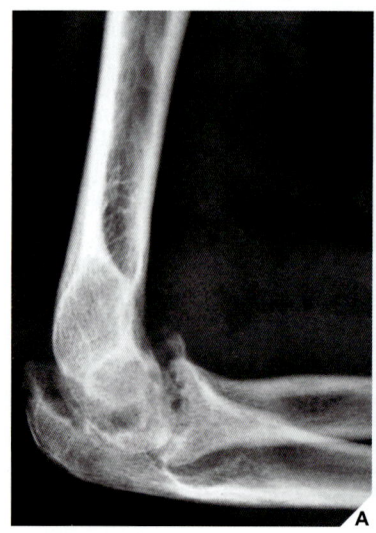
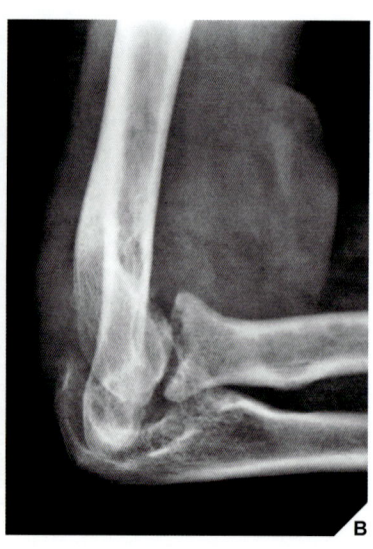

图12-4　类风湿关节炎（1）

A. 48岁女性，有数年类风湿关节炎病史，标准肘关节侧位X线片显示典型的炎症性关节炎骨质破坏。B. 一种特殊的投照方法，即桡骨头-肱骨小头位（另见图6-14），更好地显示了肱桡关节和肱尺关节炎性病变的细节 [引自 Greenspan A，Norman A. Radial head-capitellum view in elbow trauma [Letter]. *Am J Roentgenol* 1983；140：1273-1275. Copyright. 1983 American Roentgen Ray Society.]

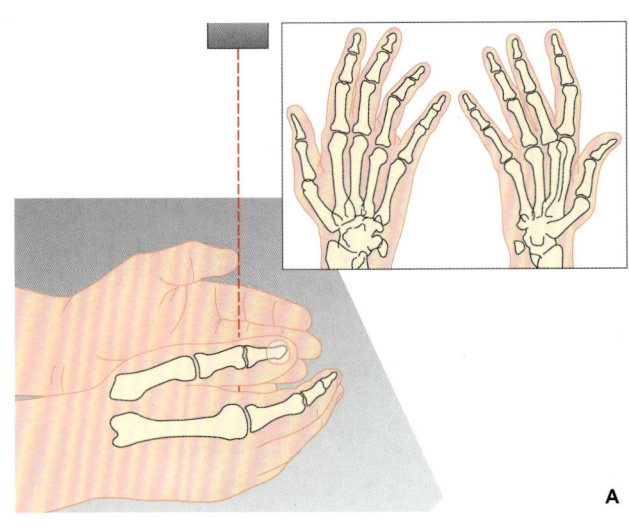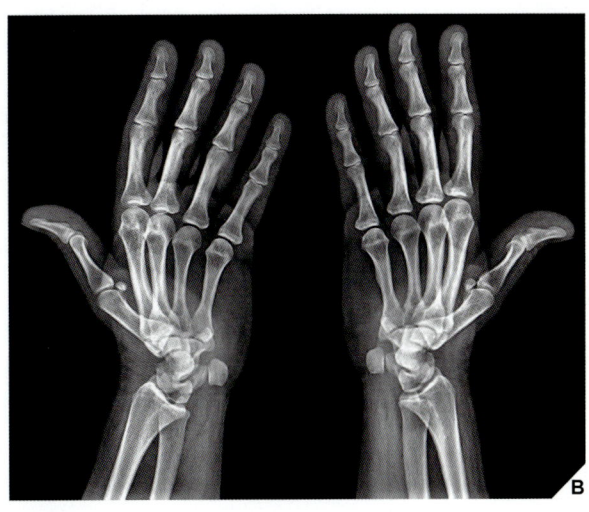

图 12-5 接球手像

A. 手和腕的 Norgaard 位，患者的两侧手臂充分伸展，以尺侧支撑；手指伸展；双手轻度旋前，就像接住一个球。中心线直接对准掌骨头。B. 此种投照方法可以很好地显示近节指骨基底部的桡侧面、三角骨、豆状骨及三角豆状骨关节

（二）放大摄影

放大摄影技术在过去用于诊断标准投照显示欠佳的关节炎超早期的关节改变。这种检查技术包括特殊的屏-片系统和几何增大，产生骨和关节的放大影像，图像更加锐利，能更好地显示骨的细节。放大摄影现在已经完全被数字化 X 线摄影和医学影像存储与传输系统（picture archive and communication system，PACS）技术所取代，通过高级的影像阅片工作站，无须胶片即可得到高分辨率影像。

（三）X 线体层摄影和计算机体层成像

辅助成像技术中，常规 X 线体层摄影过去经常使用，主要目的是更好地显示关节破坏的程度。目前，CT 已经取代了常规 X 线体层摄影，它能够有效地评价多种关节的退行性和炎症性改变（图 12-7A～C）及显示脊柱的椎管狭窄（图 12-7D）。为了评价继发于退行性变的椎管狭窄，也可以在脊髓造影检查后进行 CT 检查（图 12-8），但单独脊髓造影检查常可以确诊（图 12-9）。如今，双能 CT 作为一种用于检测或排除痛风石（图 12-10、图 12-11；另见图 2-15、图 15-37 和图 15-38）的方法已经被广泛接受。此外，该技术可在已经确诊存在痛风石的痛风患者中对亚临床痛风结节的体

积进行定量分析以评价治疗效果。

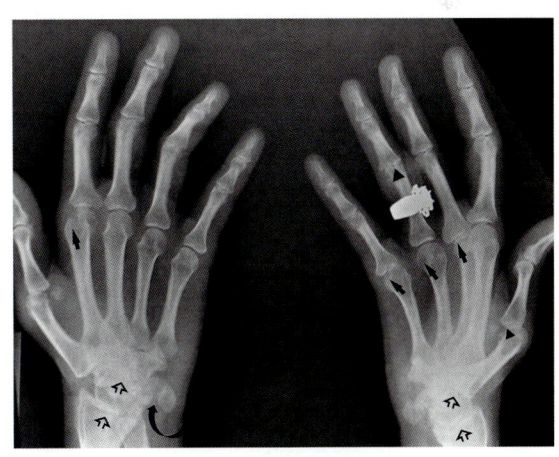

图 12-6 类风湿关节炎（2）

62 岁女性，类风湿关节炎患者，行双手、双腕 Norgaard 位检查，显示双侧桡腕关节、腕骨间关节及腕掌关节侵蚀性骨质破坏（空心箭头）。另外，注意左手第 1、第 3、第 4、第 5 掌骨头和右手第 2 掌骨头细微的侵蚀性改变（箭头）。同样左手环指中节指骨基底部（无尾箭头）及右侧三角豆状骨关节（弯箭头）侵蚀性改变也可清晰显示

（四）闪烁显像

放射性核素骨扫描比其他辅助检查技术更常用，主要用于评价关节炎在不同关节的分布（见第 2 章）。目前用于骨扫描的放射性药物包括 ^{99m}Tc 标记的有机二膦酸盐——羟基亚乙基二膦酸盐（ethylene diphosphonate，HEPD）和亚甲基二膦酸

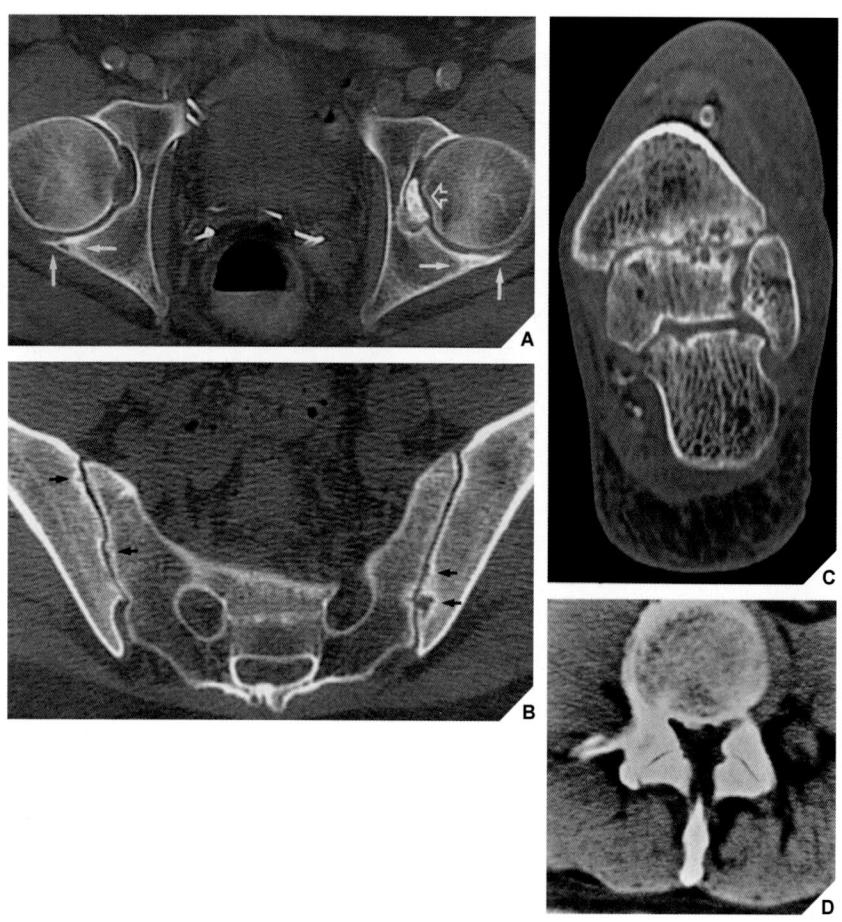

图 12-7　关节炎的 CT 评价

A. 55岁男性，髋关节骨性关节炎，经髋关节的CT轴位图像显示关节间隙狭窄、软骨下骨质硬化和骨赘形成（箭头）。关节内游离体（空心箭头）在常规X线片中未能清晰显示。B. 49岁男性，银屑病性关节炎，骶髂关节CT轴位图像显示弥漫性关节间隙狭窄和关节面骨质侵蚀性改变（箭头）。C. 52岁女性，类风湿关节炎，足踝CT冠状位图像显示胫距关节和距下关节侵蚀性改变。D. 患有严重小关节骨性关节炎的66岁患者，腰椎CT显示继发于退行性变的椎管明显狭窄，横径为8mm，显著低于正常值

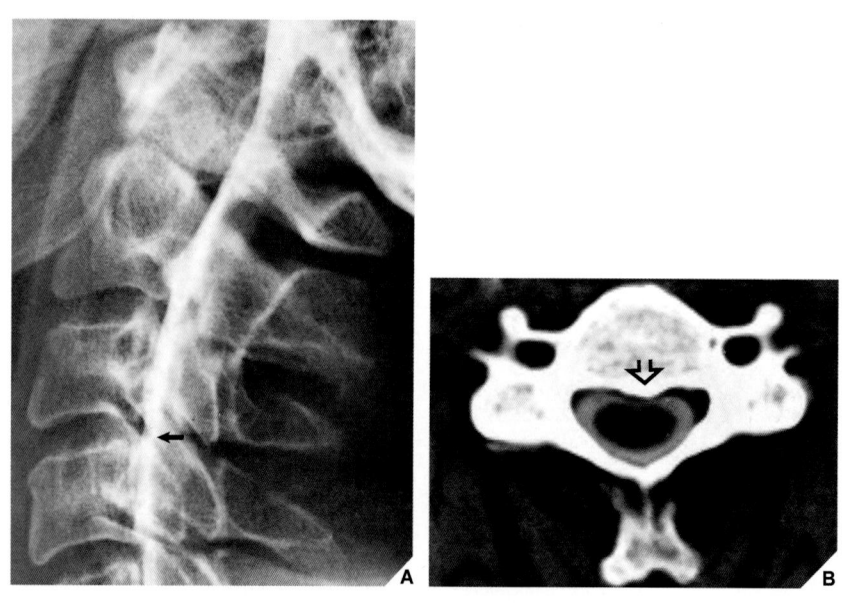

图 12-8　硬膜囊受压的 CT 脊髓造影表现

56岁男性，主诉颈部持续性疼痛并向左臂放射，伴左手无力和麻木。A. 颈部脊髓造影侧位像显示C₃～C₄水平硬膜囊腹侧小的硬膜外充盈缺损（箭头）。B. 脊髓造影后CT图像显示相应层面一个向后突的骨赘压迫硬膜囊（空心箭头）

盐（methylene diphosphonate，MDP），^{99m}Tc 是一种 γ 放射源，半衰期为 6 小时；MDP 更为常用，通常一次检查剂量包含 15mCi（555MBq）的 ^{99m}Tc。静脉注射放射性药物后，约 50% 的药量沉积于骨骼，余下的药量在体内自由循环，最终经肾脏排出。γ 闪烁照相机用于放射性核素三期骨显像。闪烁显像可以显示大关节及小关节炎性改变的分布（图 12-12），也可以区分关节感染和关节周围软组织感染（见图 24-10）。为了区分感染性关节炎和其他类型的关节炎，可以使用 ^{111}In 标记的白细胞和 ^{57}Ga 显像 [见第 2 章 "核素显像（放射性核素骨扫描）" 部分]。骨闪烁显像的连续成像也有助于评价关节炎在特定时间点的活动情况，此检查也可以鉴别活动性关节炎与处于缓解期的关节炎。高分辨率单光子发射计算机体层摄影（SPECT）已经尝试用来检测类风湿关节炎（RA）和侵蚀性骨关节炎（EOA）早期阶段的骨质改变，取得了较好的结果。

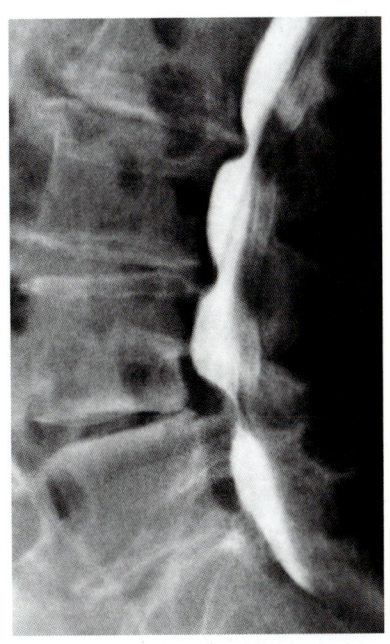

图 12-9　椎管狭窄的脊髓造影表现

蛛网膜下腔内注射泛影葡胺后行腰骶椎 X 线侧位检查，显示硬膜囊内的造影剂呈 "沙漏" 样表现，为椎管狭窄的特征性表现。此种表现是小关节突骨质增生肥大和椎间盘后突的结果

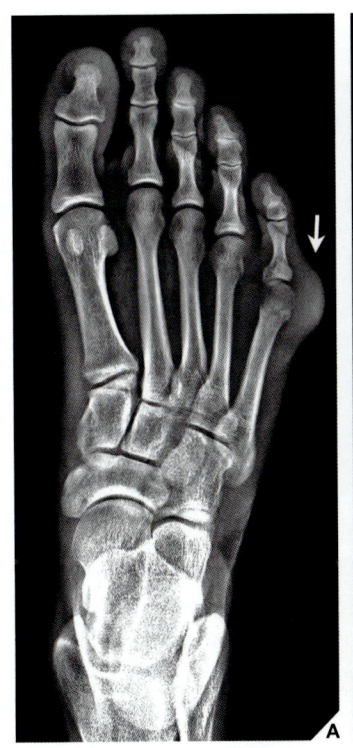
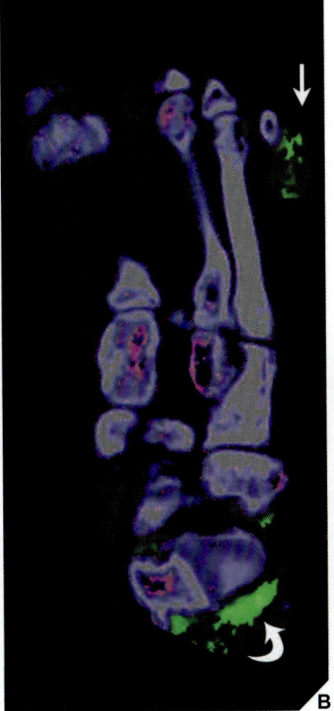
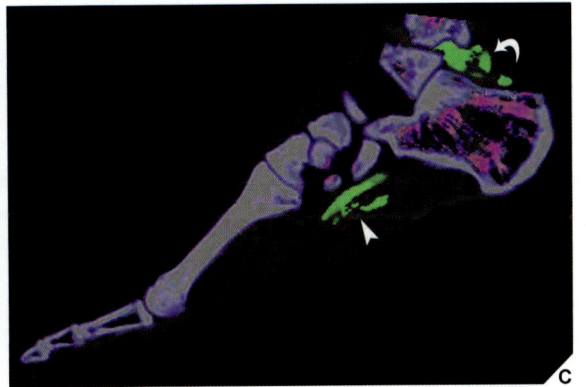

图 12-10　痛风的双能 CT 表现

45 岁男性，左足小趾疼痛性肿块 4 个月。前后位 X 线片（A）显示第 5 跖趾关节外侧软组织肿胀（箭头）。骨结构完整，没有侵蚀性表现。除了显示了小趾的肿块（箭头）之外，重建的冠状位（B）和矢状位（C）彩色编码的双能 CT 图像还显示了足底（无尾箭头）和后足后方（弯箭头）的肿块（绿色区域），与临床隐匿部位痛风时尿酸晶体沉积一致

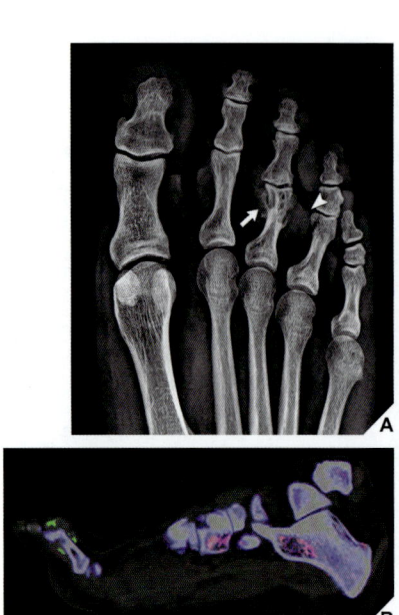

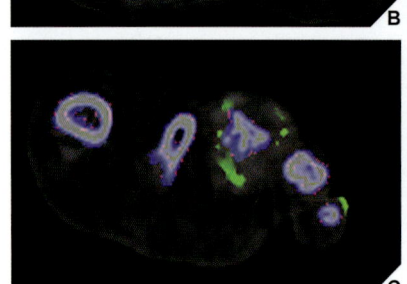

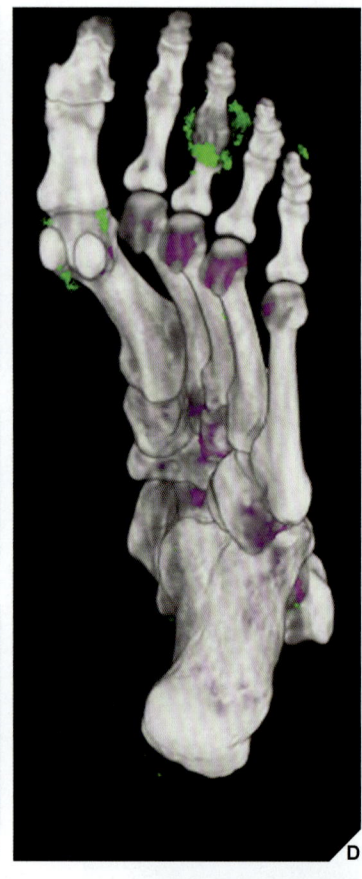

图 12-11　痛风的双能CT表现

50岁男性，左足第3趾疼痛、肿胀。前后位X线片（A）显示第3趾近节趾骨关节旁骨侵蚀性改变（箭头），伴周围梭形软组织肿块（无尾箭头）。双能矢状位重建（B）、轴位（C）彩色编码CT图像和三维重建CT图像跖侧面观（D）可诊断多个部位痛风石（绿色区域）存在

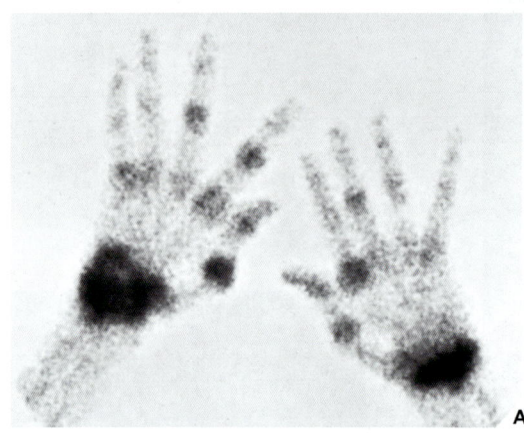

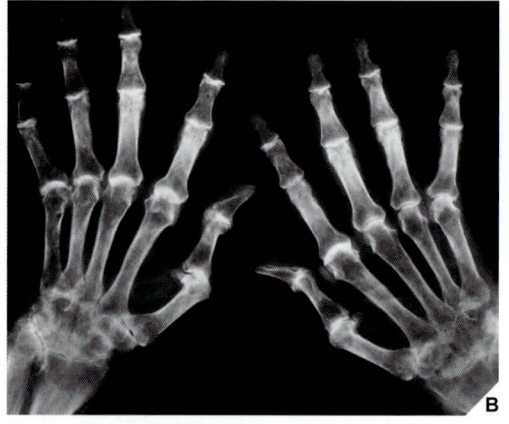

图 12-12　银屑病性关节炎的闪烁显像

静脉注射15mCi（555MBq）^{99m}Tc标记的MDP 2小时后，放射性核素骨扫描（A）显示手部、腕部多个关节放射性药物摄取增加。同一患者常规X线片（B）显示晚期银屑病性关节炎改变

（五）超声

超声经常被用于评价关节病变。超声有助于鉴别类风湿关节炎患者的腘窝区肿物，可区分关节炎相关的病变（如腘窝囊肿或滑膜增生）和关节炎不相关的病变（如腘动脉瘤）（见图2-22、图2-24）。其还可以有效地诊断深静脉血栓，深静脉血栓偶尔见于类风湿关节炎患者（见图2-23）。超

声也已经被用于侵蚀性骨破坏的显示。多普勒超声有助于显示炎性血管翳和类风湿性滑膜炎。超声引导下细针抽吸关节腔、肌腱滑液及注射类固醇类药物是常用的介入技术。

（六）磁共振检查

关节MRI中骨与软组织对比显著。关节软骨、纤维软骨、骨皮质和骨松质可通过各自特殊的信

号相互区分。对于类风湿关节炎患者，MRI是一种良好的显示类风湿结节和滑膜异常的检查方法。因MRI可以将滑膜被覆的关节与其他软组织结构进行良好对比，因此可无创性地评价滑膜炎引起的滑膜增生程度，以前这些只能通过关节造影或关节镜检查显示。滑膜炎经常伴关节腔积液，积液也可以在 MRI 中很好地显示（图12-13）。特别是此技术与静脉注射造影剂钆二乙烯三胺戊乙酸（gadolinium diethylenetriamine penta-acetic acid，Gd-DTPA）联合应用时，对区分关节积液、腱鞘滑膜炎非常有效。积液和关节内滑膜组织在T_1加权像呈中等信号强度，在T_2加权像为高信号。但是钆造影剂增强后T_1加权像中炎症性血管翳/滑

膜组织呈高信号，而积液则无强化（图12-14、图12-15）。MRI对诊断腘窝囊肿也很有帮助（图12-16）。虽然MRI诊断关节积液的敏感度很高，但并不能区分积液是炎症性的还是非炎症性的。有时MRI可为骨性关节炎（图12-17、图12-18）和血友病性关节病（图12-19、图12-20）提供一些额外信息。随着针对骨性关节炎软骨修复更为复杂技术的发展，如新关节软骨替代技术（包括软骨细胞移植、骨软骨移植），软骨生长刺激因子，优化的 MRI 检查对骨性关节炎的诊断和治疗至关重要（详见第9章）。最近研究显示对比增强MRI减影技术对活动性骶髂关节炎的早期检测很有价值。

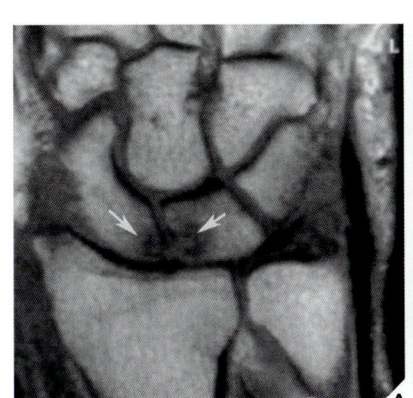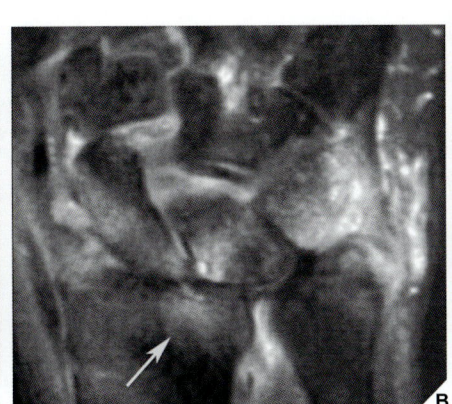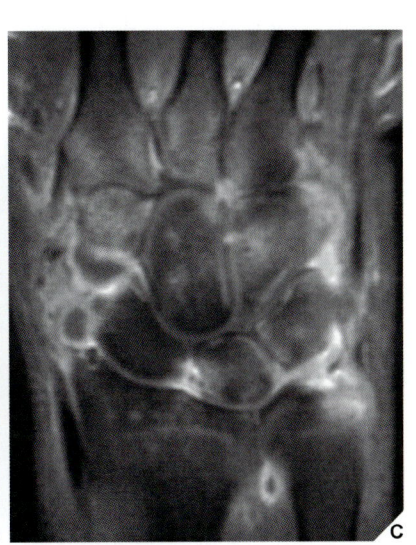

图12-13 类风湿关节炎的MRI表现

常规X线片（此处未显示）显示手舟骨和月骨骨质可疑侵蚀性改变。A. MRI冠状位T_1加权像证实了存在手舟骨和月骨侵蚀性改变（箭头）。B. MRI冠状位短时反转恢复（STIR）序列显示广泛累及腕骨近端、尺骨茎突和桡骨远端的骨髓水肿（箭头）（侵蚀前水肿）。C. 静脉注射钆造影剂后的MRI冠状位T_1加权脂肪抑制序列图像显示滑膜及腕骨、掌骨近端和尺骨茎突等多区域明显强化，提示炎症严重程度和范围（由Luis Cerezal，MD，Santander，Spain提供）

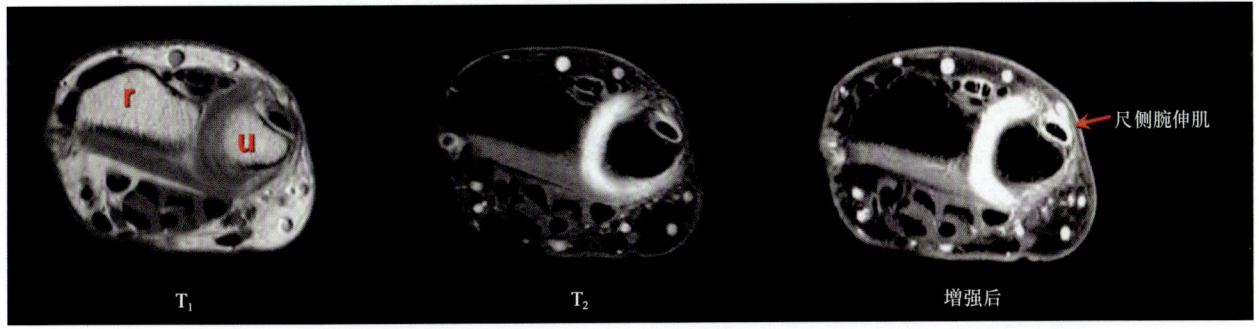

图12-14 类风湿关节炎磁共振关节造影表现

28岁女性，临床诊断为类风湿关节炎，腕关节MRI轴位T_1加权像、T_2加权像和对比增强T_1加权像显示，注射钆造影剂后能够更好地诊断远端桡尺关节和尺侧腕伸肌腱的滑膜炎。虽然积液和炎性血管翳在T_2加权像中均呈高信号，但在注射钆造影剂后，炎性血管翳会出现显著强化，而积液无强化。r. 桡骨；u. 尺骨

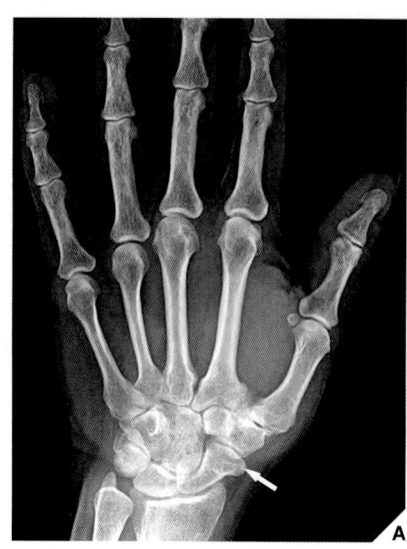
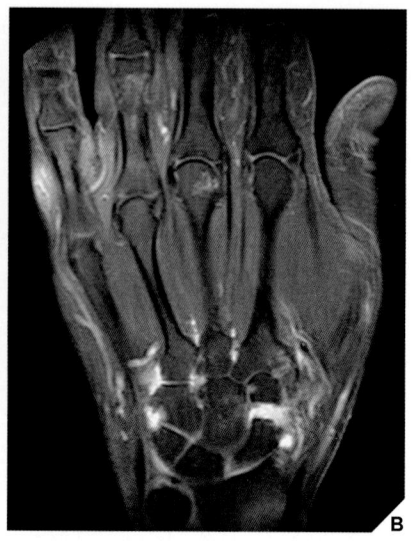

图12-15　银屑病性关节炎磁共振关节造影表现

42岁男性，皮肤病变临床诊断为银屑病，右腕疼痛4个月。A. 背掌位X线片显示手舟骨远端见小囊性病变（箭头），但没有骨质侵蚀或炎症性关节炎的其他影像学特点。B. 静脉注射钆造影剂后磁共振关节造影冠状位T₁加权脂肪抑制序列图像显示第3掌骨头、手舟骨、三角骨和钩骨的侵蚀性改变，以及腕骨间关节广泛性滑膜炎，与炎症性关节炎表现一致

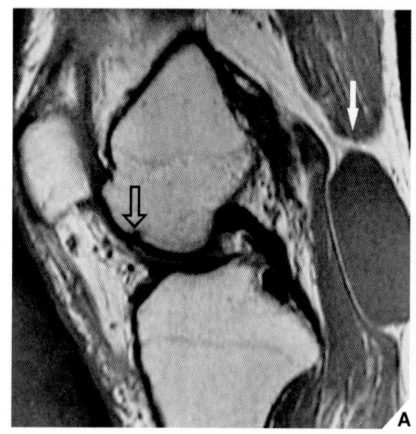
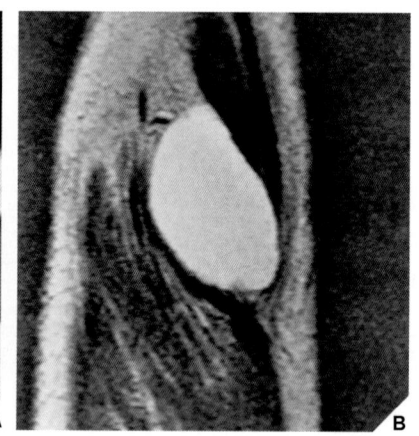

图12-16　腘窝囊肿的MRI表现

68岁女性，患有类风湿关节炎，诉腘窝处疼痛，拟诊为血栓性静脉炎。A. MRI矢状位（SE；TR 900/TE 20ms）图像显示腘窝内存在卵圆形结构，呈中等信号强度（箭头）。还需要注意股骨内侧髁前缘软骨下一处小的侵蚀性改变（空心箭头）。B. 腘窝水平的MRI冠状位（SE；TR 1800/TE 80ms）图像显示一个大的腘窝囊肿，因其内的液体成分而显示为高信号

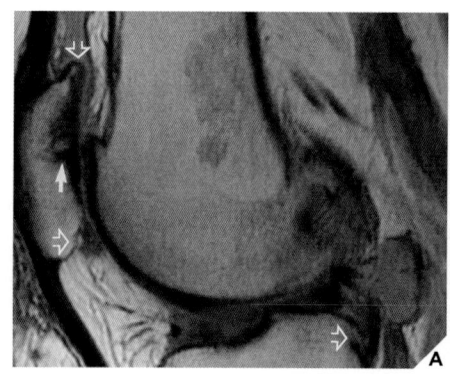
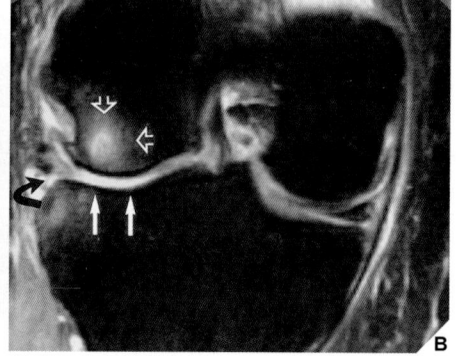

图12-17　骨性关节炎的MRI表现

A. 62岁女性，右膝骨性关节炎，MRI矢状位质子密度加权像显示髌股关节受累。注意关节间隙狭窄、软骨下囊性病变（箭头）和骨赘（空心箭头）形成。B. MRI冠状位T₂加权脂肪抑制序列图像显示外侧间室的关节软骨完全破坏（箭头）、软骨下骨髓水肿（空心箭头）和外侧半月板退行性撕裂（弯箭头）

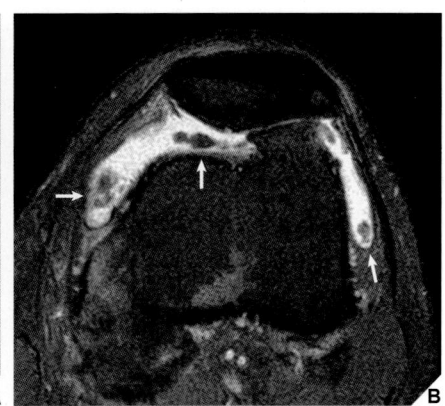

图12-18　骨性关节炎的MRI表现

60岁男性，膝关节MRI矢状位（A）和轴位（B）T₂加权脂肪抑制序列图像显示骨性关节炎伴多发骨软骨小体（箭头）

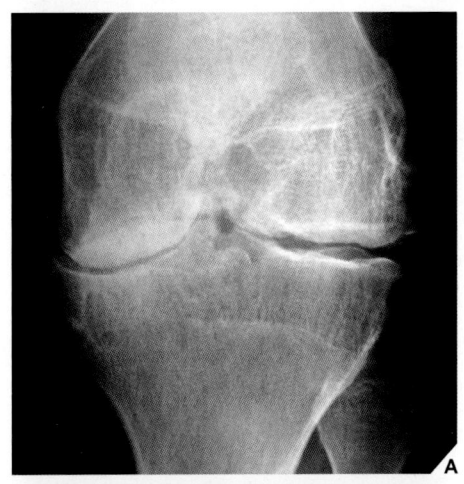
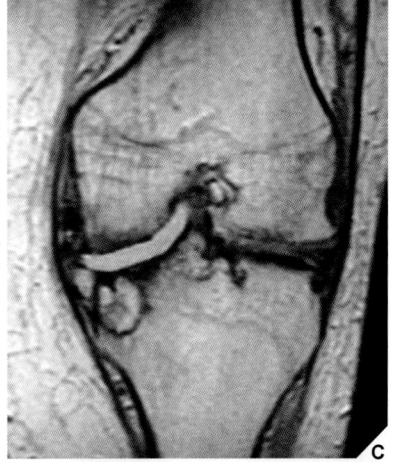
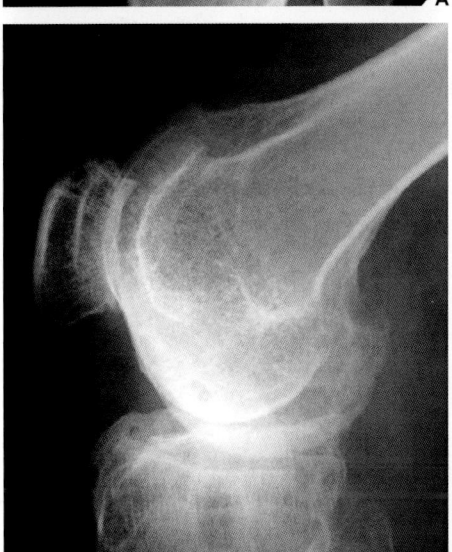
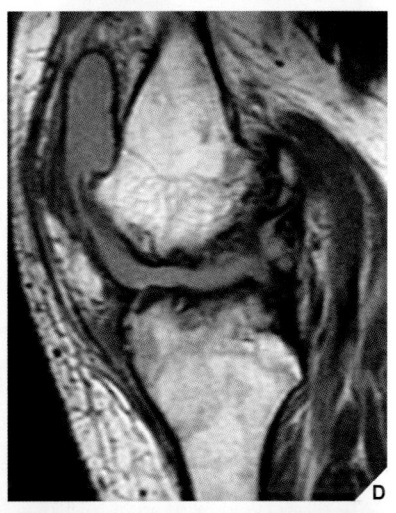
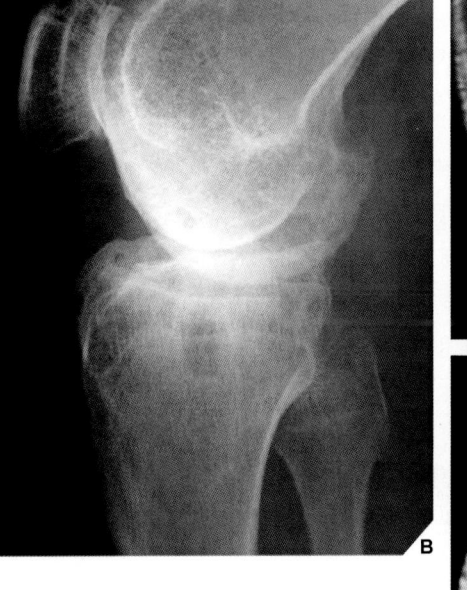
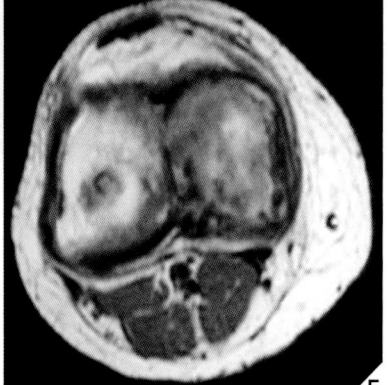

图12-19　血友病性关节病MRI表现（1）

29岁男性血友病患者，有关节腔内多次出血病史。A、B. 左膝关节前后位和侧位X线片提示晚期血友病性关节病。异常改变包括关节周围骨质疏松、胫骨平台和股骨髁软骨下骨质结构不规则、关节间隙狭窄及软骨下骨侵蚀性改变。C. MRI冠状位（SE；TR 1900/TE 20ms）图像可见内侧间室的关节软骨完全破坏、胫骨近端软骨下见一大的囊性变肿物，这些改变在常规X线片中不能很好地显示。D. MRI矢状位（SE；TR 800/TE 20ms）图像更好地显示出关节腔内积血及髌上囊和髌下囊积血，呈中等信号。E. 轴位MRI（TR 400/TE 20ms）显示股骨髁关节软骨侵蚀性改变

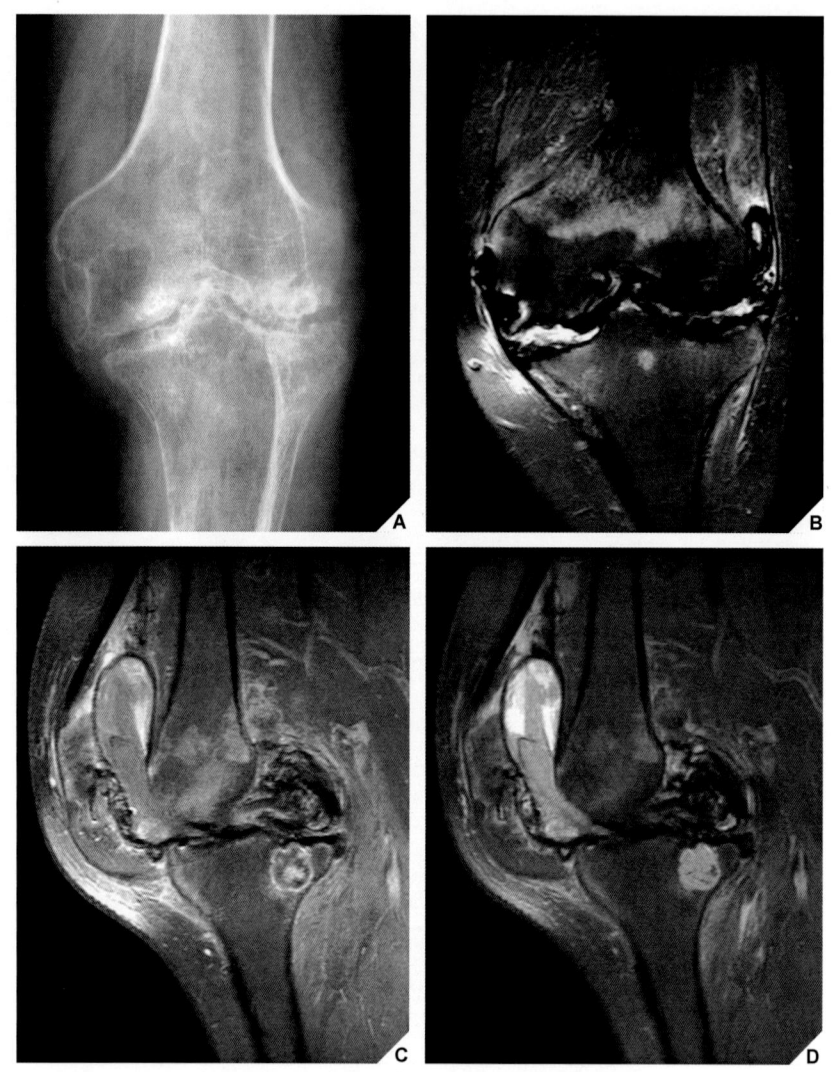

图 12-20　血友病性关节病 MRI 表现（2）

34 岁男性，左膝关节前后位 X 线片（A）、冠状位质子密度加权脂肪抑制图像（B）、矢状位 T_1 加权对比增强脂肪抑制图像（C）和矢状位质子密度加权脂肪抑制序列图像（D）显示全部三个关节间室破坏性改变。注意膝关节和髌上囊内混杂的血性液体信号

MRI 在脊柱评估中起着重要的作用。MRI 矢状位成像在显示黄韧带肥厚或关节突关节增生、椎间孔狭窄程度分级及测量椎管和脊髓的矢状径时很有用。轴位 MRI 可更细致地观察关节突关节及更准确地测量黄韧带的厚度和椎管的直径。颈部 MRI 评价类风湿关节炎患者的脊髓异常和晚期脊柱退行性变患者的椎管狭窄的能力优于其他检查方法。MRI 对椎间盘疾病相关性疼痛患者非常有价值，因为它可以无创性地区分正常的、退行性变的和疝出的椎间盘（见第 11 章）。事实上，MRI 发现椎间盘退行性改变可以远远早于常规 X 线片或 CT 检查。

二、关　节　炎

（一）诊断

1. 临床情况　对特定关节炎的准确诊断取决于诸多因素，但最重要的是了解其症状和发病机制。

临床表现和实验室检查结合影像学检查对特定关节炎的诊断有很大帮助。临床实践中检查的最关键点是确定关节是否存在炎症，也就是说，病变是炎症过程还是非炎症过程？炎症的存在会使情况更为严重，某些情况如感染会造成风湿病急性加重。需要说明的是，炎症的主要特征包括疼痛、肿胀、红疹和发热，这些特征通常在查体时被发现，至少在外周关节。此外，滑液中白细胞（WBC）计数升高（＞2000/μl）、红细胞沉降率（ESR）及C反应蛋白（CRP）水平升高也是可靠因素。

目前大量标准化的客观参数对判断是否存在炎症十分有用，且已经应用于临床。最重要的是进行高质量的体格检查，寻找前文所述的炎症的四个最关键特征，此外，还有包括ESR和CRP在内的血液学检测。ESR是一项有价值但非特异性检测，是指标准化Westergren管中红细胞在1小时内沉降的速率。CRP是一种由肝脏产生的蛋白质，为应对感染或其他原因导致的炎性病变，由细胞因子白介素-6（IL-6）诱导和产生。ESR或CRP升高是炎症存在的明确指标，强烈提示需要对患者进行进一步评估，必须将详细的体格检查和滑液分析相结合，具体包括细胞定量分析、晶体存在与否、革兰氏染色和微生物培养。这些检测结合详尽的临床评估是关节异常患者正确诊断和治疗的基础。

基础体格检查依然是风湿病学的基石，被普遍认为可以较为敏感地揭示主要异常。GALS（步态、手臂、腿、脊柱）运动系统检查被用于快速筛查患者的肌肉骨骼系统疾病。体格检查时应重

点关注以下一些特征：步态类型，关节肿胀、畸形和挛缩情况，关节运动情况（主动和被动），皮肤变化（包括红肿和皮疹），以及肌肉萎缩与否。应单独和系统地检查每个关节。应特别注意观察手部的外观表现，因为独特的手部受累模式和一些特征性异常可以指向特定的诊断。关节肿胀和因失去正常排列导致的手指畸形可能是破坏性关节炎导致的结果，如类风湿关节炎（图12-21）。"天鹅颈"样和"纽扣花"样畸形是典型的临床体征，提示炎症性关节炎（图12-22）；赫伯登结节（Heberden结节）或布夏尔结节（Bouchard结节）出现提示指间骨性关节炎的诊断（图12-23）；近、

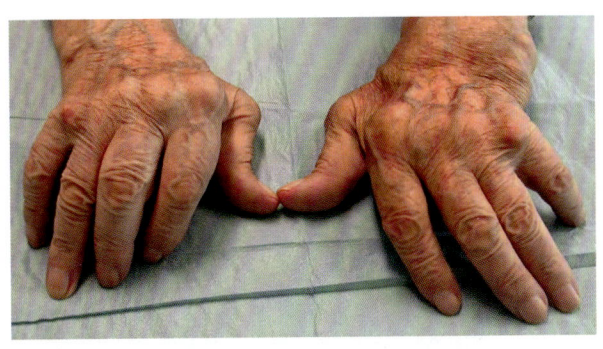

图12-21　类风湿关节炎（1）

一位晚期类风湿关节炎患者的双手临床照片，显示肿胀的掌指关节向尺侧偏斜并拇指过伸（搭便车者拇指）（经允许引自 Greenspan A, Gershwin ME. *Imaging in rheumatology: a clinical approach*, 1st ed. Philadelphia: Wolters Kluwer; 2018: 5.）

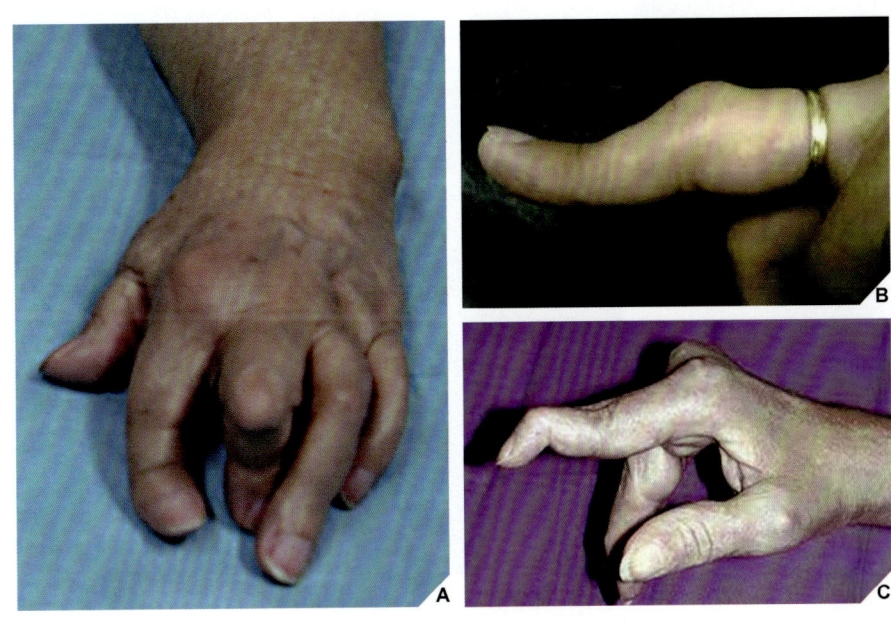

图12-22　类风湿关节炎（2）

A. 晚期类风湿关节炎患者的手部临床照片，可见近节指间关节屈曲，示指和中指远节指间关节背伸，形成"纽扣花"样畸形；B. 另一患者示指的临床照片，显示典型的"纽扣花"样畸形；C. 近节指间关节伸直和远节指间关节屈曲形成"天鹅颈"样畸形（经允许引自 Greenspan A, Gershwin ME. *Imaging in rheumatology: a clinical approach*, 1st ed. Philadelphia: Wolters Kluwer; 2018: 5.）

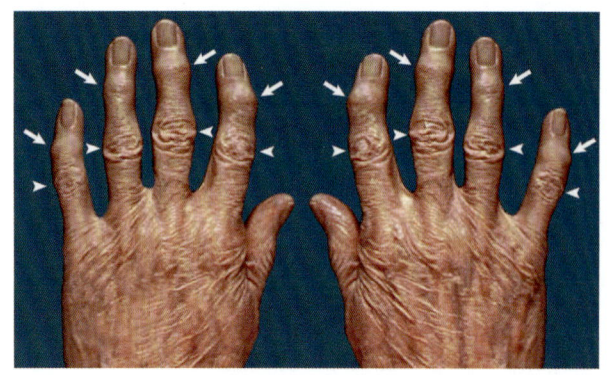

图 12-23　指间关节骨性关节炎

62 岁女性，手部临床照片，可见近节指间关节处的突起，为布夏尔结节（无尾箭头），以及远节指间关节处的赫伯登结节（箭头）（经允许引自 Greenspan A，Gershwin ME. *Imaging in rheumatology：a clinical approach*，1st ed. Philadelphia：Wolters Kluwer；2018：173.）

远节指间关节肿胀（图 12-24A）和指甲变化，如指甲剥离（甲板从甲床上脱落）（图 12-24B）、指甲凹陷（图 12-24C）、白甲病（白甲、乳斑）（图 12-24D）、甲下出血（图 12-24E）、甲下过度角化（图 12-24F），以及整个手指肿胀（指炎或"香肠"指）（图 12-24G）常见于银屑病；有弹性、易复位的关节挛缩合并红肿和甲襞毛细血管扩张可能提示系统性红斑狼疮（SLE）；手指远端逐渐变细和指端硬化是硬皮病的特征。在足部，姆趾发红和肿胀及存在代表慢性痛风石的软组织肿块可能表明痛风存在（图 12-25）。全身症状同样应进行评估，如尿道炎、结膜炎和皮肤黏膜病变，这些病变通常出现在反应性关节炎患者中。

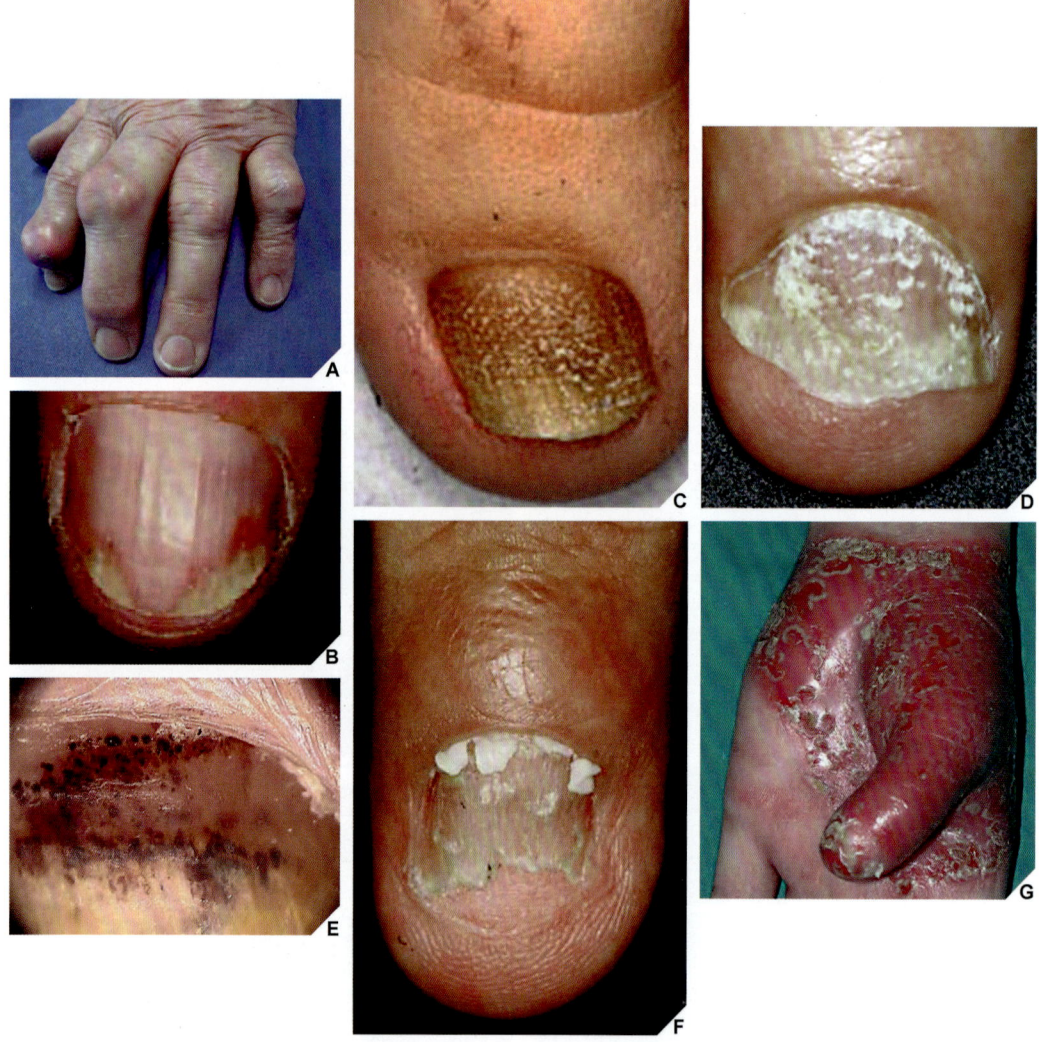

图 12-24　银屑病性关节炎

A. 注意近节和远节指间关节肿胀及示指、中指和小指皮肤改变。B. 指甲从下方的甲床脱落，为甲剥离。C. 指甲表面形成小的凹陷，类似顶针的表面（指甲凹陷）。小凹陷的数量可以从几个到几十个。D. 指甲白斑，称为白甲病。E. 甲下红棕色的线条和斑点为碎片出血，代表由于小毛细血管损伤而在指甲下方垂直分布的小血块。F. 过度角化的典型表现，表现为积聚在指甲下的白垩质物质。G. 拇指弥漫性肿胀（"香肠"指），提示指炎。值得注意的是，这也是典型的银屑病皮肤改变（经允许引自 Greenspan A，Gershwin ME. *Imaging in rheumatology：a clinical approach*，1st ed. Philadelphia：Wolters Kluwer；2018：6.）

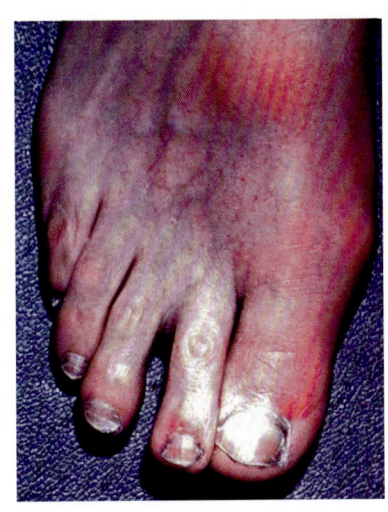

图 12-25 痛风性关节炎

痛风性关节炎患者的足部临床照片，可见踇趾肿胀及第 1 跖趾关节背侧肿块影，代表痛风结节（经美国病理学会允许引自 Klein MJ, Bonar SF, Freemont T, et al. *A tlas of nontumor pathology. Non-neoplastic diseases of bones and joints.* Washington, DC: American Registry of Pathology and Armed Forces Institute of Pathology; 2011, Fig. 8.206.）

在做出具体诊断时，需要考虑不同类型关节炎的发病率存在性别差异。类风湿关节炎在女性中更常见，侵蚀性骨性关节炎几乎全部见于中年女性。银屑病性关节炎、反应性关节炎和痛风性关节炎在男性中更常见。

实验室检查也很重要。例如，痛风性关节炎与血清尿酸浓度升高有关，关节液检查显示关节液白细胞内存在尿酸盐晶体。然而假性痛风患者的关节液中含有焦磷酸钙晶体。自身抗体检测是另一种对诊断很重要的检查项目。类风湿因子（rheumatoid factor, RF）是诊断类风湿关节炎的一种重要血清学指标。RF 是一种针对免疫系统产生的免疫球蛋白 G（IgG）Fc 部分的抗体。在约 80% 的 RA 患者的血液中可以检测到 RF。然而血清中存在 RF 也可表明与 RA 无关的其他自身免疫活动存在，如许多其他自身免疫性疾病、慢性感染、结节病和一些恶性肿瘤患者 RA 也呈阳性，且 RA 与组织或器官排斥有关。检测 RF 最常用的方法是乳胶固定法（使用涂有人 IgG 的乳胶颗粒）和免疫散射比浊法（人 IgG 作为目标抗原）。近 50 年来，RF 被认为是具有较高特异性的诊断 RA 的免疫测定法。然而它的特异性不如抗环瓜氨酸肽（CCP）抗体。RF 滴度高的患者可能病情更严重，并伴有 RA 关节外系统受累，包括 Felty 综合征、肺部类风

湿相关性疾病和淋巴瘤。缺乏以 RF 为代表的特异性抗体者被称为血清阴性关节炎。

狼疮性关节炎患者的抗核抗体（ANA）呈阳性。ANA 是一组针对正常存在于所有有核细胞中成分的异质性抗体。它们与细胞核内容物结合，并针对组蛋白、单链和双链 DNA、核糖核蛋白（RNP）复合物和其他细胞核成分进行攻击。用于检测和定量 ANA 的常用试验是间接免疫荧光和酶联免疫吸附试验（ELISA）。ANA 不仅见于 SLE，也见于其他疾病，如 RA、Sjögren 综合征、硬皮病、皮肌炎、多发性肌炎和多发性硬化症。它们有助于 SLE 的鉴别诊断，DNA 抗体滴度的变化有助于对疾病的活动性进行评估。

冷球蛋白是由免疫球蛋白组成的异常抗体蛋白，在低温下可逆沉淀。在多种疾病中，冷球蛋白与补体蛋白和其他肽结合形成免疫复合物。根据 Brouet 分类，它们有三种主要类型：Ⅰ型（单克隆免疫球蛋白，通常为 IgM 同型，针对 IgG 的 Fc 区）、Ⅱ型（最常见，多克隆 IgG 和单克隆 IgM 的混合物）和Ⅲ型（多克隆 IgG 和多克隆 IgM 分子的组合）。Ⅱ型和Ⅲ型具有 RF 活性并与多克隆免疫球蛋白结合。冷球蛋白对任何特定疾病都没有特异性；然而，Ⅰ型与淋巴细胞增生性疾病和某些恶性肿瘤有关；Ⅱ型可能与慢性丙型肝炎病毒感染有关；Ⅲ型与血管炎、丙型肝炎、亚急性细菌性心内膜炎和自身免疫性疾病（如 SLE 和 RA）有关。

抗环瓜氨酸肽抗体（抗 CCP 抗体）是患者免疫系统产生的针对三种独特蛋白（α-烯醇化酶、纤维蛋白原和波形蛋白）的自身抗体。其见于血清阳性 RA 患者，实际上是针对这三种蛋白质的修饰。在正常情况下，氨基酸精氨酸存在于 α-烯醇化酶、纤维蛋白原和波形蛋白中；然而，在炎症过程中，一种称为瓜氨酸（最初从西瓜中分离出来）的 α-氨基酸取代了精氨酸。精氨酸向瓜氨酸转化发生在每个人的身体中，并因吸烟而加速，但在类风湿关节炎中，这种变化足以导致免疫耐受丧失，从而产生自身抗体。这些抗体对类风湿关节炎的诊断很有用，甚至在临床发病前多年就可以检测到。此抗体比 RF 更具特异性，与 RF 不同，抗 CCP 抗体对这些蛋白质的免疫反应与 RA 的发病机制密切相关。使用合成瓜氨酸肽通过 ELISA 测定抗 CCP 抗体。这些抗体在早期 RA 患者

中经常被检测到，但它们在监测疾病活动方面没有用处。

最后，主要组织相容性复合体抗原的检测，特别是人类白细胞抗原HLA-B27和HLA-DR4的检测，在最近几年已经成为诊断关节疾病的重要检查。据报道，95%的强直性脊柱炎患者、86%的反应性关节炎患者和60%的银屑病性关节炎患者的HLA-B27抗原检测为阳性，而多数类风湿关节炎患者的HLA-DR4检测为阳性。这对于区分某些种类的关节炎很有帮助，并且当银屑病性关节炎和类风湿关节炎在影像学表现非常相似时，以上检测可以将两者区分开。

2. 病理学　滑膜关节（又称可动关节）由两个覆盖关节软骨的骨端、内衬关节滑膜的致密纤维关节囊和关节滑液组成（图12-26A）。关节软骨由不同厚度的透明软骨组成（2～4mm，取决于解剖部位），位于软骨下板上并与其整合，软骨下板是一层类似于皮质的骨（图12-26B）。年轻人的

透明软骨呈透明的蓝白色，而老年人的透明软骨是不透明的，略带黄色（见图3-14）。在显微镜下观察，它由致密的细胞外基质组成，其中含有稀疏分布的软骨细胞、Ⅱ型胶原蛋白和亲水性硫酸化蛋白聚糖，后者包括聚集蛋白聚糖（含有高度负电荷的糖胺聚糖链）、核心蛋白聚糖、双聚糖和纤调蛋白聚糖。软骨基质中蛋白聚糖的分布因关节而异，但通常软骨表层所含的蛋白聚糖比深层少得多。在用苏木精和伊红染色的组织学切片中，钙化软骨和非钙化软骨之间的连接为一条嗜碱性线，称为潮线（见图3-19）。滑膜，又称滑液膜，内衬于除关节软骨外的关节囊及所有其他内部结构的内表面。它由纤维组织和脂肪组成，由两种内膜细胞形成不完整层覆盖：A型滑膜细胞（来源于巨噬细胞）和B型滑膜细胞（来源于成纤维细胞）。滑膜有3个主要功能：B细胞分泌滑液透明质酸；A细胞吞噬关节各种成分产生的废物，以及调节溶质、电解质和蛋白质从毛细血管进入滑液。

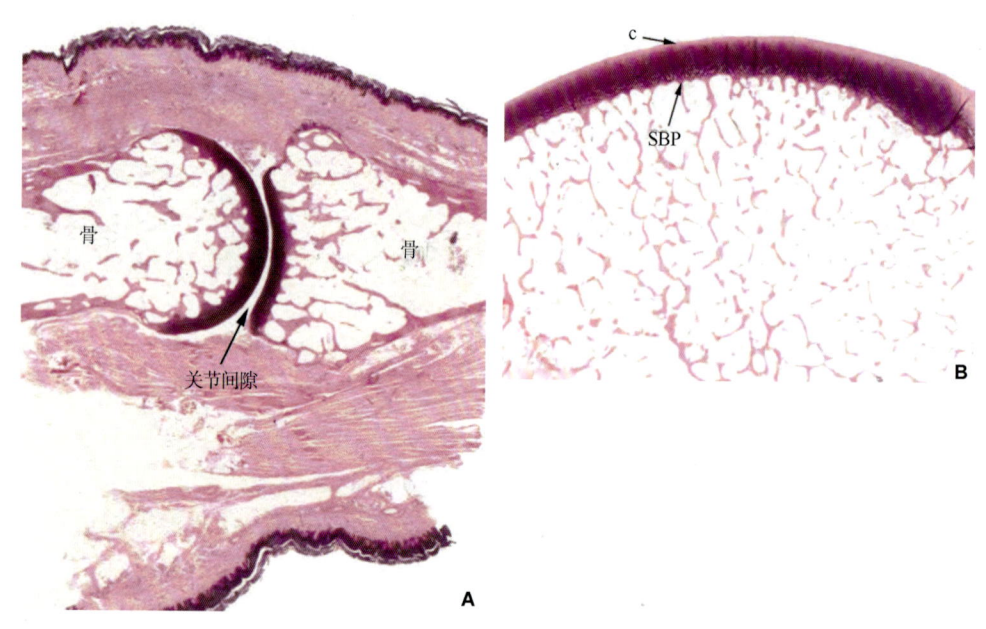

图12-26　正常滑膜关节

A. 指间关节的纵切面，关节软骨的凸面和凹面紧密相连，由一个狭窄的充满液体的腔隙（关节间隙）分隔。B. 软骨（c）在骨表面形成一薄层结构，其下附着软骨下板（SBP）（经美国病理学会允许引自Klein MJ, Bonar SF, Freemont T, et al. *Atlas of nontumor pathology. Non-neoplastic diseases of bones and joints.* Washington, DC: American Registry of Pathology and Armed Forces Institute of Pathology；2011：547, Figs. 7.5 and 7.9.）

在任何关节炎情况下，关节正常结构和功能都会发生解剖及生理上的改变。一般来说，这包括关节面间相互移动能力和关节稳定性的丧失。无论何种原因，关节损伤的特点是某些基本的细胞和组织反应。通常，存在退化和修复的宏观和微观证据。关节软骨和滑膜的形态异常取决于特定的关节炎病理过程。骨性关节炎（OA）的特征是关节软骨损伤和缺失、软骨下骨质硬化、退变

性囊肿和骨赘形成（图12-27A、图12-27B）。关节软骨最初的变化是局部性的，然而随着病变的进展及关节软骨逐渐损伤和破坏，最终导致关节软骨完全缺失，软骨下骨质显露（图12-27C）。

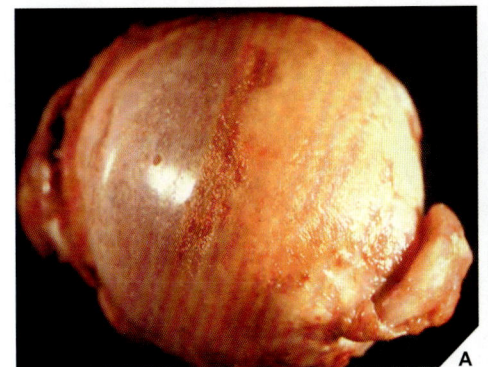
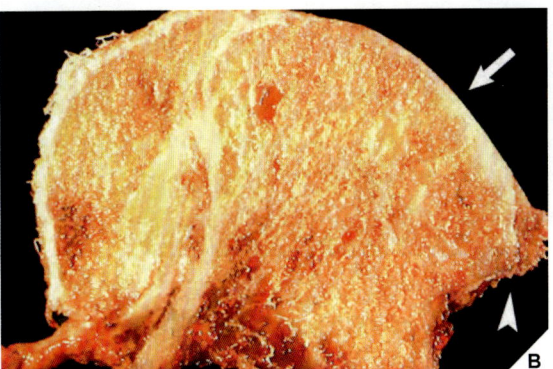
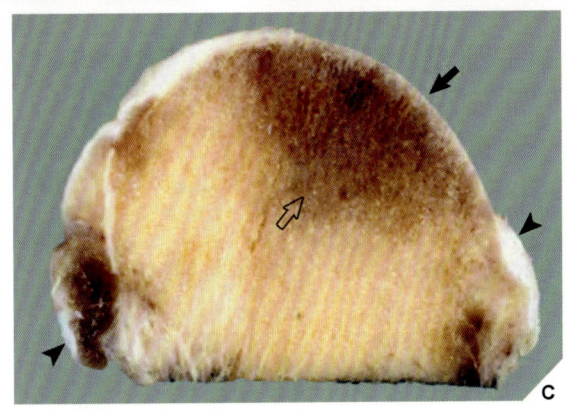

图12-27　骨性关节炎的病理学

A. 股骨头大体标本照片，上面和侧方的关节软骨缺失，暴露的软骨下骨呈"抛光样"改变（象牙质变性）。剩余的软骨呈黄色，表面粗糙。B. 股骨头冠状切面显示内侧关节软骨明显变薄（箭头）及一大的骨赘（无尾箭头）形成（经Elsevier出版社允许引自Bullough P. *Orthopaedic pathology*, 5th ed. Maryland Heights，MO: Mosby；2009。）。C. 股骨头冠状切面显示关节软骨明显变薄（箭头）、骨质象牙化区域（空心箭头）和骨赘形成（无尾箭头）（经美国病理学会允许引自Klein MJ，Bonar SF，Freemont T，et al. *Atlas of nontumor pathology. Non-neoplastic diseases of bones and joints.* Washington，DC: American Registry of Pathology and Armed Forces Institute of Pathology；2011：604，Fig. 8.51.）

镜下可见滑膜细胞肥大、增生及滑膜血管增生。软骨内的早期变化包括蛋白聚糖丢失，随后软骨表面剥落和开裂，并形成裂缝。在残存的软骨区域，潮线通常不规则、重复和重叠。在软骨下骨中，骨髓成分被缺乏细胞成分的颗粒状嗜酸性物质所取代。骨细胞陷窝的数量减少，而且可能变空或含有细胞碎片。在更晚期，关节软骨完全缺失（图12-28）；软骨内骨化增加；钙化软骨的血管渗透增加；如果骨-软骨界面处存在未成熟的编织骨，则会出现沉积。炎症性关节炎，如类风湿关节炎（RA），极易累及滑膜组织。滑膜结构增厚、红肿，炎性血管翳首先侵蚀关节软骨未覆盖部分的骨质（即裸区），然后破坏软骨和其他关节内结构（图12-29、图12-30）。晶体诱导的关节病，是由于关节及周围软组织内存在晶体

[如尿酸钠、羟基磷灰石磷酸钙或二水焦磷酸钙（CPPD）]沉积，从而引起细胞反应的一系列炎症性关节病。例如，尿酸钠晶体积聚在滑液和软组织中，而焦磷酸盐晶体最常见于纤维软骨组织，如膝关节半月板（图12-31）。化脓性关节炎时，滑液不透明或明显化脓样改变，有核细胞计数非常高（20 000～100 000个细胞/mm³），滑膜有进行性浸润，与血管充血有关，A型和B型滑膜细胞数量增加。滑膜发生炎症，内膜下有炎性细胞浸润，内膜下和滑膜细胞层存在中性粒细胞，常聚集形成微脓肿。此外，炎性肉芽组织被纤维蛋白和坏死碎片覆盖。软骨表现出坏死特征，与软骨细胞丢失和由中性粒细胞来源的酶损伤而导致的表面不规则有关。中性粒细胞广泛浸润，细胞中含有粗粒细胞颗粒。

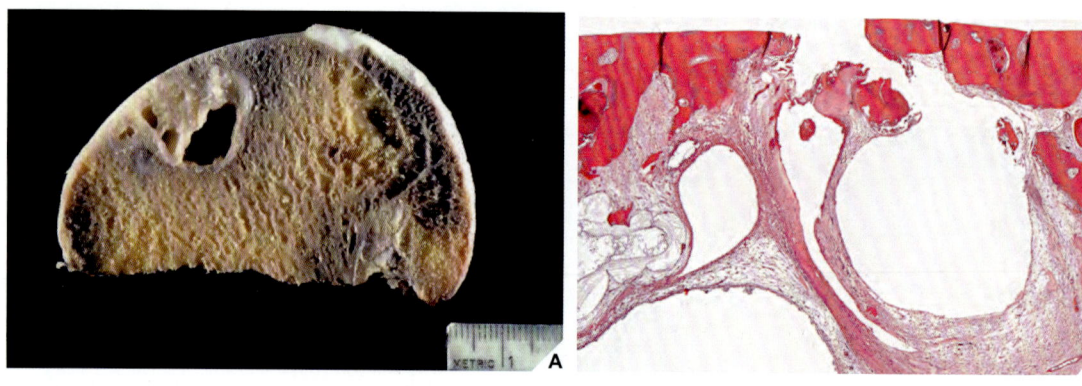

图 12-28　骨性关节炎的病理学

A. 髋关节晚期骨性关节炎患者的股骨头冠状切面照片，可见关节软骨完全缺失（左）及其局限性关节面下骨质硬化和继发性囊肿形成。可见一个包含暗红色造血骨髓的大外周骨赘（右）形成。B. 显微照片显示关节软骨完全被侵蚀及骨质硬化和关节下板断裂。骨小梁间隙增宽，其内充满显示继发囊变的纤维组织（HE，×25）（由 Michael J. Klein，MD，New York 提供）

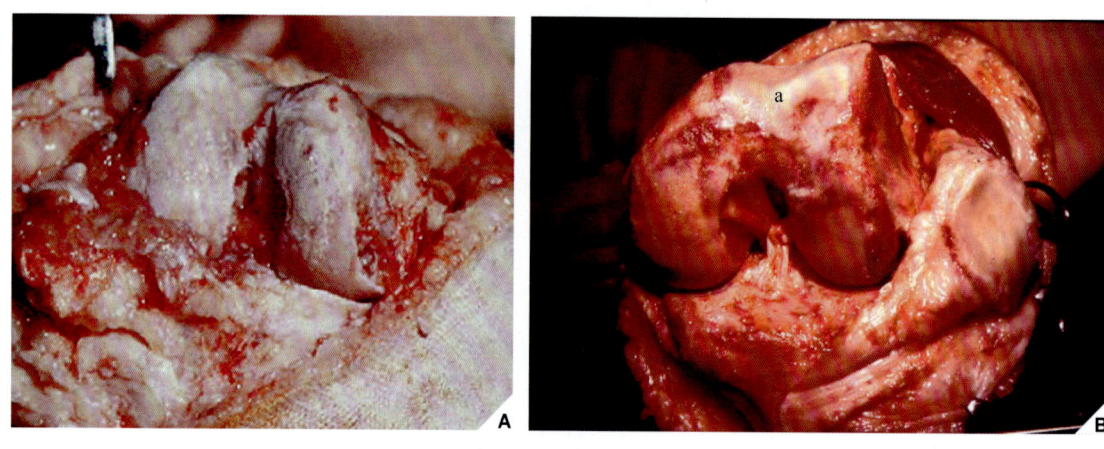

图 12-29　类风湿关节炎的病理学（1）

A. 股骨远端的术中照片，显示炎性血管翳和股骨髁关节软骨的周围侵蚀性改变；B. 另一患者，观察血管翳从周围侵入关节面，并造成关节软骨（a）侵蚀（经美国病理学会允许引自 Klein MJ，Bonar SF，Freemont T，et al. *Atlas of nontumor pathology. Non-neoplastic diseases of bones and joints.* Washington，DC：American Registry of Pathology and Armed Forces Institute of Pathology；2011：605，692，Figs. 8.52 and 8.171.）

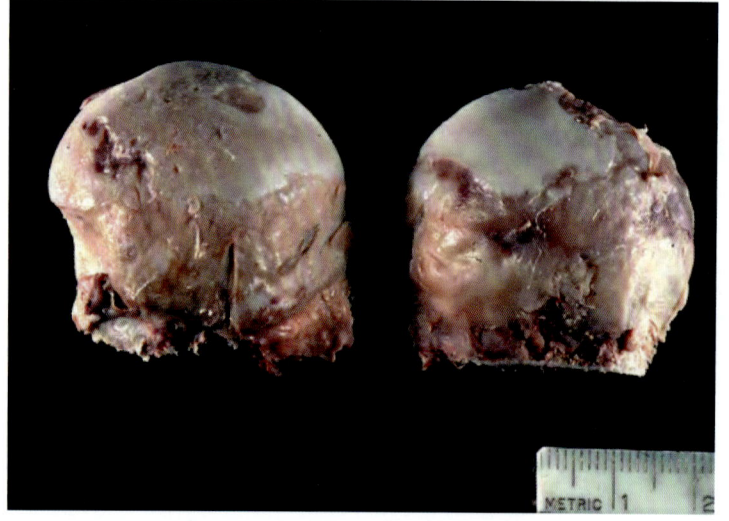

图 12-30　类风湿关节炎的病理学（2）

切除的股骨头标本照片，可见自外周向关节面生长的炎性血管翳使关节软骨发生侵蚀性改变，后被纤维血管组织替代（由 Michael J. Klein，MD，New York 提供）

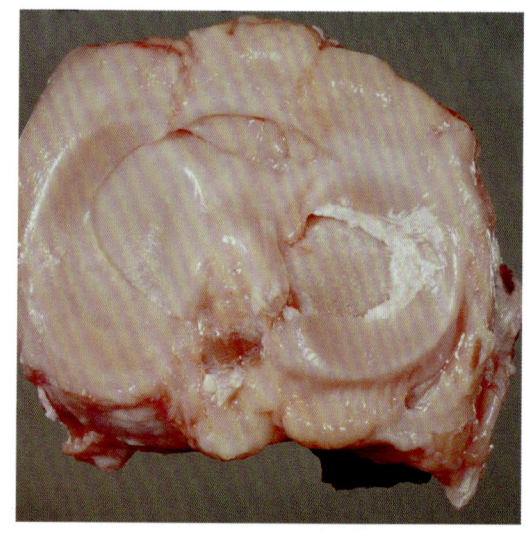

图 12-31　焦磷酸钙沉积症的病理学

膝关节大体标本显示二水焦磷酸钙沉积于外侧半月板软骨内（经美国病理学会允许引自 Klein MJ，Bonar SF，Freemont T，et al. *Atlas of nontumor pathology. Non-neoplastic diseases of bones and joints.* Washington，DC：American Registry of Pathology and Armed Forces Institute of Pathology；2011.）

3. 影像学表现　如前文所述，真正的关节或滑膜关节由覆盖关节面的软骨、被韧带结构加固的关节囊和被滑膜包绕并被关节液填充的关节间隙组成（图 12-32、图 12-26A）。由于其物理化学性质，关节软骨只吸收少量的 X 线，所以在 X 线片中表现为透亮影，透亮的关节软骨与含有滑液的关节腔一起形成了放射学关节间隙。

通常伴有软骨下骨侵蚀性改变，关节间隙狭窄是关节炎的主要征象（图 12-33）。需要注意的是，在一些关节炎中关节间隙可以不表现为狭窄，反而会出现轻度增宽。例如，在一些关节炎的早期阶段，由于关节内积液和韧带松弛，关节腔扩张、积液，此时关节软骨并没有被破坏。在少数病例中也可见到肉芽肿性血管翳侵蚀软骨下骨质时不伴有关节软骨破坏（图 12-34）。

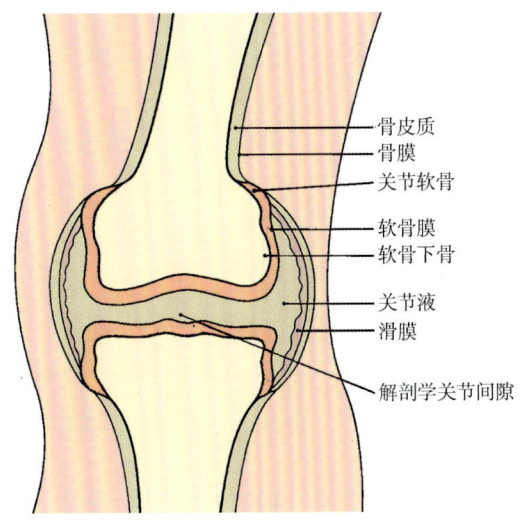

图 12-32　真性关节或滑膜关节的组成结构

关节炎患者的关节异常改变通常包括关节软骨破坏，在 X 线片中表现为放射学关节间隙变窄，

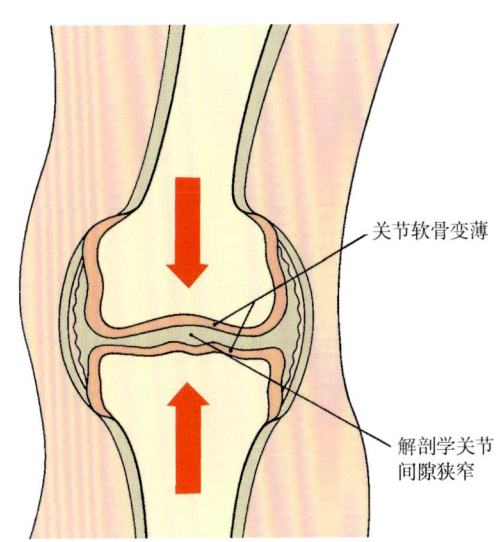

图 12-33　关节间隙狭窄

关节炎病变的重要征象是放射学关节间隙狭窄。关节软骨变薄导致关节间隙变窄

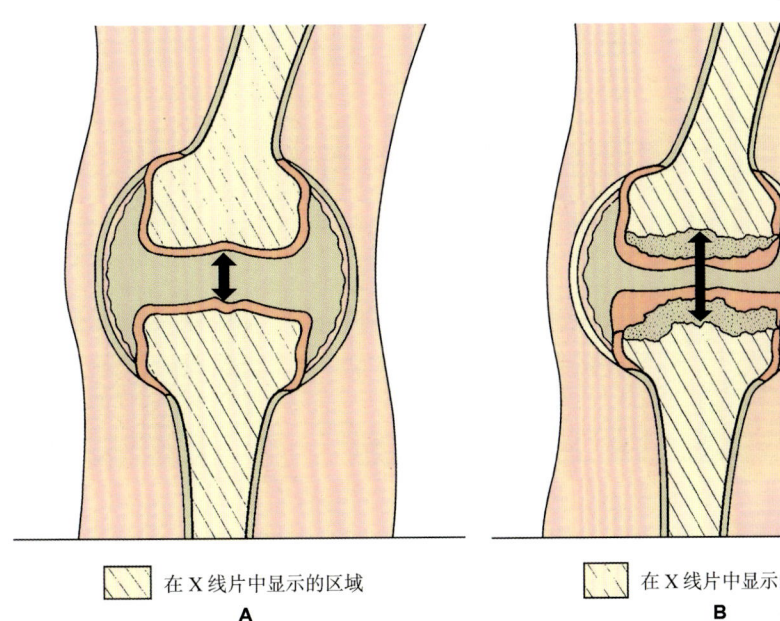

图 12-34　关节间隙的变化

在一些关节炎的早期阶段，放射学关节间隙通常是增宽的，而不是狭窄的，可能是因为关节内积液导致关节腔扩张（A）或肉芽肿性血管翳侵蚀软骨下骨，同时保留部分关节软骨（B）

其他不同类型关节炎特征性的影像学表现包括关节周围软组织肿胀、关节周围骨质疏松，在一些关节炎晚期阶段出现关节完全破坏，伴脱位或半脱位及强直（关节融合）（图12-35）。

关节炎的影像学表现取决于病变类型和疾病阶段，还取决于各类型关节炎所具有的特征性最初受侵的位置（图12-36），如骨性关节炎中的关节软骨（见图12-2、图12-40）、炎症性关节炎中的滑膜（图12-37A）、感染性关节炎中的滑膜、软骨下骨和关节周围软组织（见图25-23）、一些代谢性关节病变中的滑膜、关节软骨、软骨下骨和关节周围软组织（图12-37B、C）。

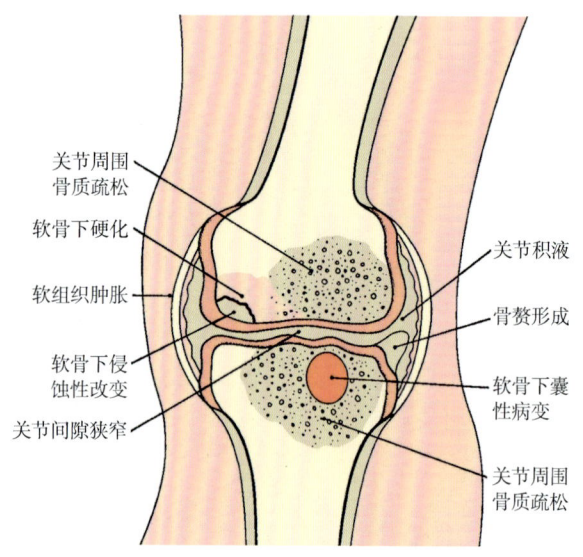

图12-35　关节炎的影像学表现

关节炎影像学表现总结。并非所有图中的特征都可以在每种类型的关节炎中出现

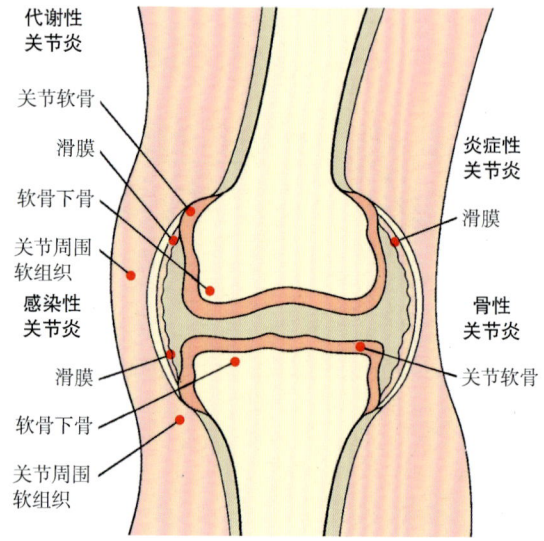

图12-36　关节内各种关节炎的好发部位

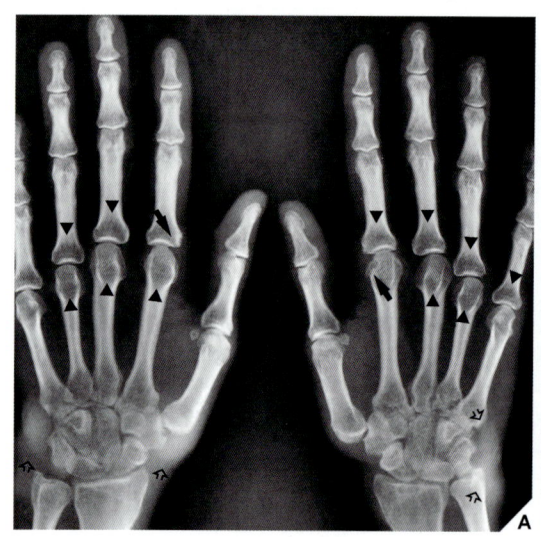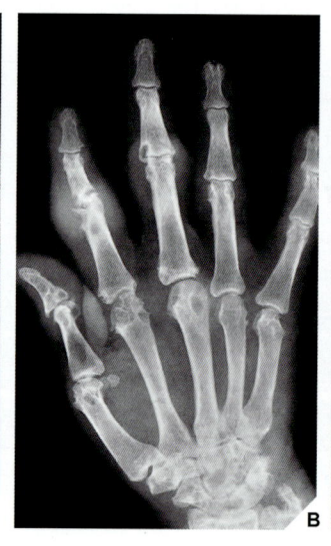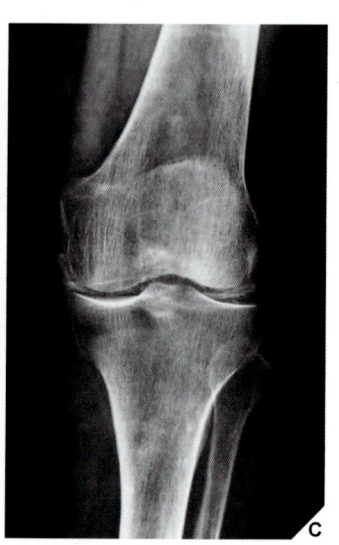

图12-37　不同类型关节炎的影像学特征

A. 40岁女性，手部类风湿关节炎的早期改变，表现为关节囊滑膜附着处"裸区"的边缘性骨侵蚀（箭头）。还需要注意关节周围骨质疏松（无尾箭头）和软组织肿胀，特别是双侧腕关节（空心箭头）。B. 38岁男性，痛风患者，非对称性边缘性侵蚀累及手的多个关节，包括软骨下骨受累，是代谢性疾病的特征性表现。注意关节的部分性保留和与关节间隙有一定距离处的侵蚀性改变。C. 45岁女性，二水焦磷酸钙结晶沉积症关节病患者，可见膝关节纤维软骨（半月板软骨或半月板）和透明软骨（关节软骨）的钙化，并伴有内侧股胫关节间隙狭窄。从膝关节吸出的关节液内检出了二水焦磷酸钙晶体

就像 Resnick 观察到的，关节炎的影像学诊断以对两个基本因素的评价为基础，即关节病变的形态和分布。如果将病例的以上表现与病史、体格检查和相关实验室检查结合起来分析，则诊断的准确率将会显著提高。

（1）关节病变的形态：从大关节（图 12-38）和小关节（图 12-39）的影像学表现观察，各种关节炎表现出不同的形态学特征。在退行性疾病中，如骨性关节炎，关节软骨变薄导致局部关节间隙狭窄，还会出现软骨下硬化、骨赘及囊样病灶形成，但通常没有骨质疏松（图 12-40）改变。侵蚀性骨关节炎的特点是中央性侵蚀及边缘骨质增生，形成"鸥翼"样畸形（图 12-41）。炎症性关节炎，如类风湿关节炎，以弥漫、多发关节间隙狭窄并伴有边缘性或中央侵蚀性改变、关节周围骨质疏松及对称性关节周围软组织肿胀为特征，软骨下硬化很少见或没有，而且不形成骨赘（图 12-42）。在代谢性关节炎中，如痛风性关节炎，可见边界清晰的骨质侵蚀形成的"悬挂边缘"征，常伴有部分关节间隙保留和局部非对称性软组织结节，没有骨赘形成和骨质疏松（图 12-43）。感染性关节炎的特征是形成关节的两个关节骨端骨质被完全破坏，所有相通的关节腔均受累，表现为弥漫性骨质疏松、关节积液和关节周围软组织肿胀（图 12-44；另见图 25-24A）。神经病性关节炎以关节面破坏并残留碎骨片及大量关节积液为特点，通常没有骨质疏松。破坏程度不同，存在不同程度的关节不稳定（图 12-45）。

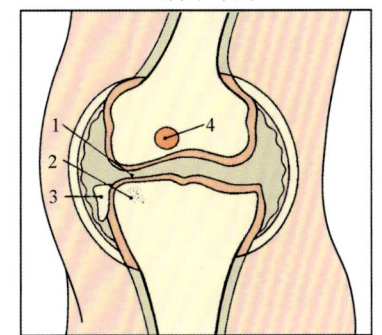

骨性关节炎

1. 局部关节间隙狭窄
2. 软骨下硬化
3. 骨赘
4. 囊肿或假囊肿

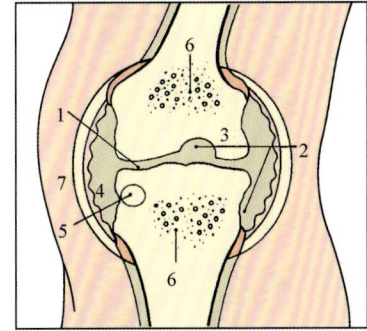

炎症性关节炎（类风湿关节炎）

1. 弥漫性关节间隙狭窄
2. 边缘性或中央性侵蚀性改变
3. 没有或极少见软骨下硬化
4. 无骨赘形成
5. 囊性病变
6. 骨质疏松
7. 关节周围软组织肿胀
（对称性，通常呈纺锤形）

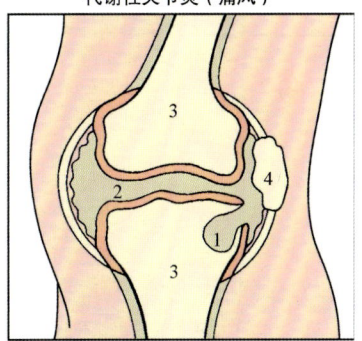

代谢性关节炎（痛风）

1. "悬挂边缘"的边缘性侵蚀性改变
2. 关节间隙部分保留
3. 无骨质疏松
4. 分叶状、非对称性软组织团块

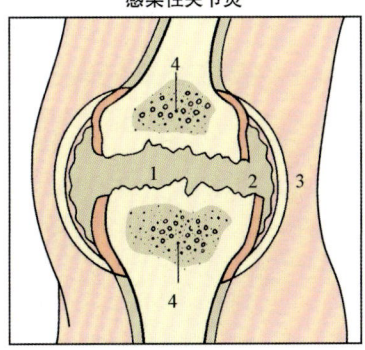

感染性关节炎

1. 关节间隙破坏
2. 关节积液
3. 软组织肿胀
4. 骨质疏松

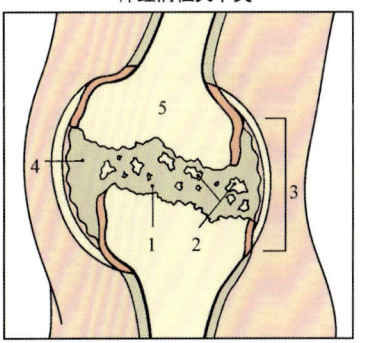

神经病性关节炎

1. 关节破坏伴结构紊乱
2. 碎骨
3. 关节失稳
4. 关节积液
5. 通常无骨质疏松

图 12-38　大关节的各种类型关节炎不同的形态学特征

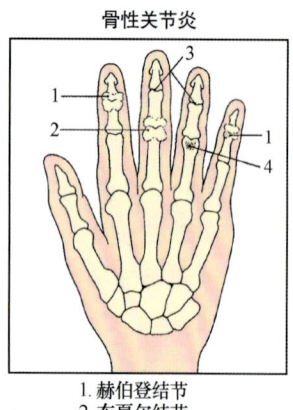
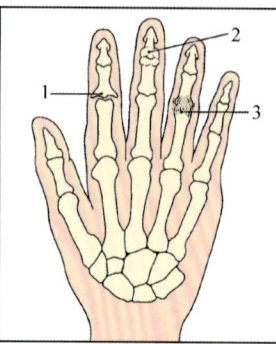
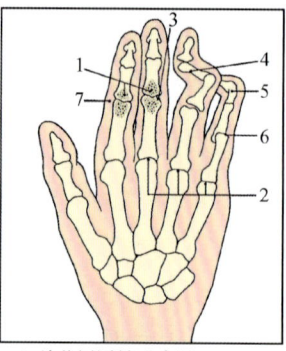
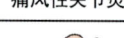
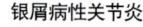
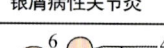
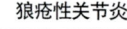

骨性关节炎
1. 赫伯登结节
2. 布夏尔结节
3. 关节间隙狭窄
4. 软骨下硬化

侵蚀性骨关节炎
1. "鸥翼"样侵蚀性改变
2. 赫伯登结节(偶见)
3. 指间关节强直

类风湿关节炎
1. 关节周围骨质疏松
2. 关节间隙狭窄
3. 边缘性侵蚀性改变
4. "纽扣花"样畸形
5. "天鹅颈"样畸形
6. 半脱位和脱位
7. 软组织肿胀(对称性、纺锤形)

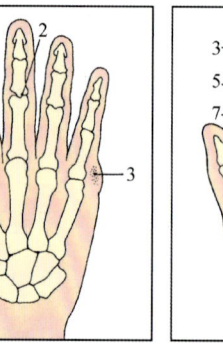
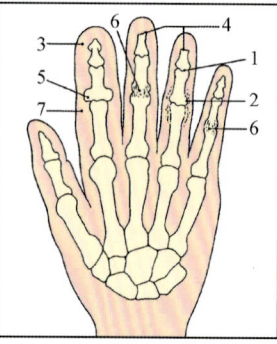
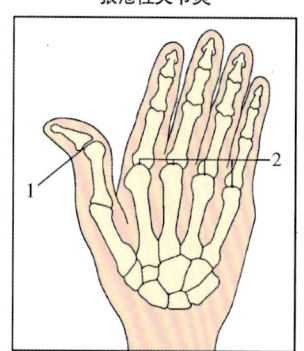

痛风性关节炎
1. "悬挂边缘"的非对称性侵蚀性改变
2. 关节间隙部分保留
3. 非对称性软组织肿胀,伴或不伴钙化(痛风石)(通常位于背侧)

银屑病性关节炎
1. 关节间隙狭窄
2. "绒毛状"骨膜反应
3. "腊肠"指(单指软组织肿胀)
4. 指尖侵蚀性改变
5. "鼠耳"状关节侵蚀性改变
6. 指间关节强直
7. 软组织肿胀

狼疮性关节炎
1. 搭车者拇指畸形
2. 易弯曲畸形(半脱位)

图12-39 手部小关节各种类型关节炎不同的形态学特征

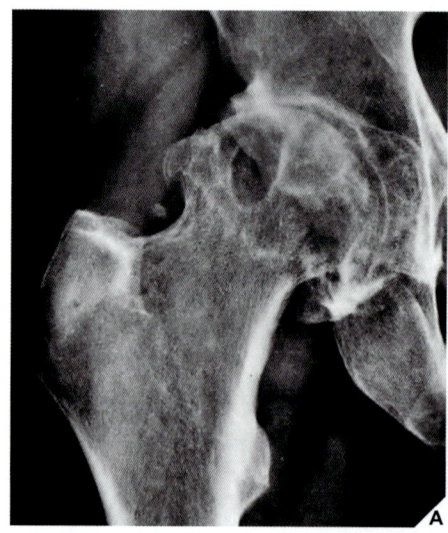
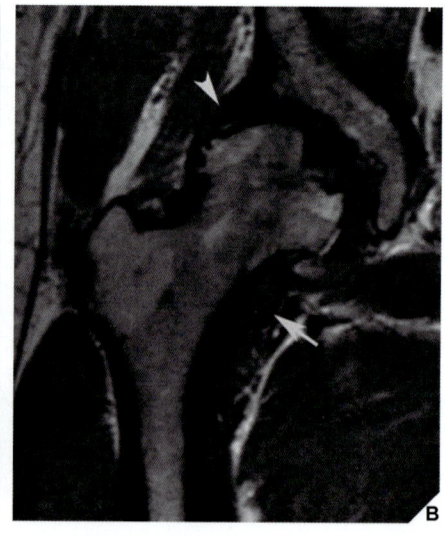

图12-40 骨性关节炎

A. 髋关节常规 X 线片显示典型的退行性关节病(骨性关节炎)的形态学改变:局部关节间隙狭窄(位于承重部位)、软骨下硬化、囊性变和边缘性骨赘。注意无骨质疏松。B. MRI冠状位T₁加权像显示上方关节间隙狭窄继发于关节软骨的缺失,股骨头颈交界处和股骨头小凹周围骨质增生,关节积液(箭头)及髋臼盂唇变性和撕裂(无尾箭头)

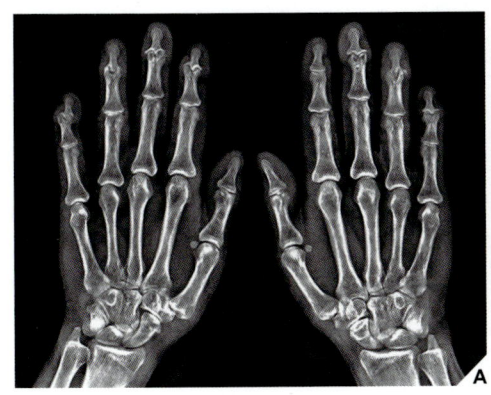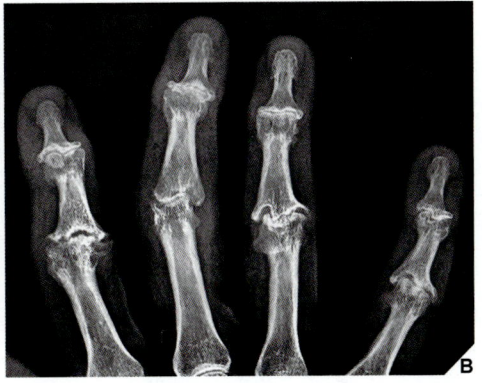

图 12-41 侵蚀性骨关节炎

A. 59 岁女性，有长期关节疼痛病史，双手背掌位 X 线片显示远节指间关节侵蚀性改变，呈典型的"鸥翼"征，这是由中心性侵蚀和周围骨质增生所致；B. 另一 63 岁女性患者，显示近节及远节指间关节"鸥翼"状侵蚀性改变

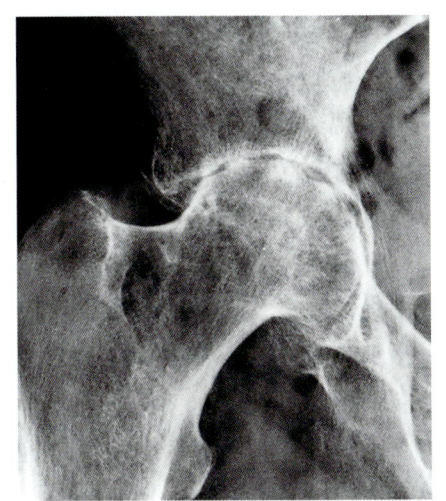

图 12-42 类风湿关节炎

髋关节炎症性关节炎，表现为关节间隙弥漫、均匀性狭窄及股骨头轴向移位、边缘性和中央性软骨下侵蚀性改变和严重的关节周围骨质疏松。注意几乎没有反应性软骨下硬化及骨赘形成

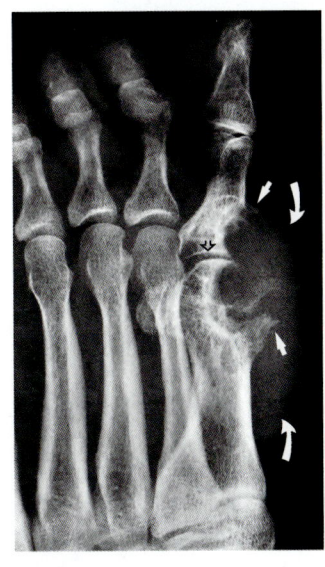

图 12-43 痛风性关节炎

关节周围非对称性、侵蚀性改变，部分关节不受累，是痛风性关节炎的典型表现，此处可见累及右足第 1 跖趾关节。注意侵蚀部位特征性"悬挂边缘"改变（箭头）和软组织肿块提示痛风石（弯箭头）；无骨赘和骨质疏松，关节部分保留（空心箭头）

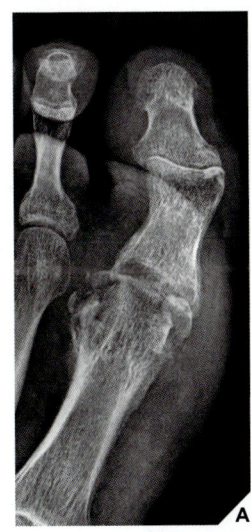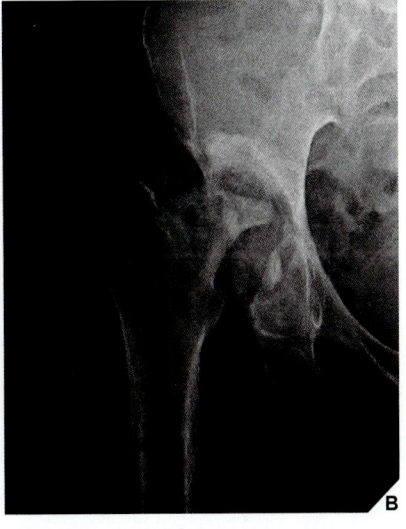

图 12-44 感染性关节炎

A. 48 岁男性糖尿病患者，3 个月前出现右足踇趾疼痛和软组织肿胀。前后位 X 线片显示第 1 跖趾关节破坏伴软组织肿胀和水肿，为化脓性关节炎的典型表现。B. 另一 45 岁的 HIV 阳性患者，诉右髋关节疼痛数月，前后位 X 线片显示右侧股骨头、股骨颈及髋臼的骨质破坏，与化脓性关节炎的表现一致。髋关节穿刺抽吸、培养，提示耐甲氧西林金黄色葡萄球菌（MRSA）感染

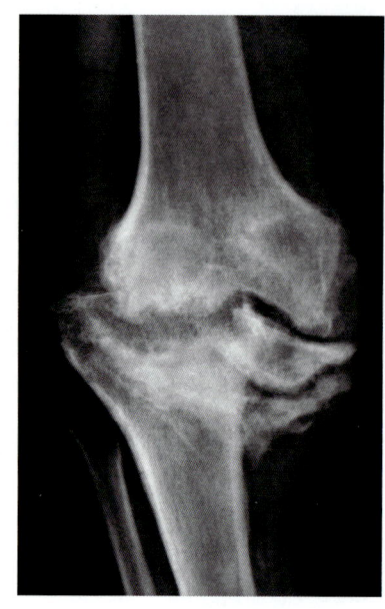

图 12-45　神经病性关节炎

神经病性关节形态学表现为大体关节结构紊乱、多发碎骨片及关节积液，如此图所示的膝关节。注意无骨质疏松。此病例中破坏广泛导致严重关节失稳

滑膜关节以外某些部位的关节炎病变的形态学表现可以帮助进一步鉴别各种关节炎并做出正

确诊断。两处常见的受累部位是足跟和脊柱。在足跟（图 12-46），退行性改变通常表现为跟骨后部和足底牵拉性骨赘（图 12-47A）形成。类风湿关节炎时，跟骨后滑囊区域可出现侵蚀性改变，继发于炎性类风湿性滑囊炎（图 12-47B）。银屑病性关节炎（图 12-47C）、反应性关节炎（图 12-47D）和强直性脊柱炎均可出现特征性"绒毛状"骨膜炎，导致跟骨跖侧面跖腱膜附着处宽基底骨赘形成，并伴有跟骨跖侧面和后缘的骨侵蚀性改变。

脊柱关节炎病变的形态学表现同样为疾病过程提供了重要的线索（图 12-48）。例如，在炎症性关节炎中，类风湿关节炎导致齿状突特征性侵蚀性改变（图 12-49）。炎性血管翳及寰椎前弓和枢椎间横韧带的侵蚀性改变，可能会导致寰枢关节半脱位。此改变在颈椎屈曲侧位像中通常表现为寰椎前弓和齿状突间距增大，通常大于 3mm（图 12-50）。颈椎关节突关节侵蚀性改变有时会导致关节融合，常见于幼年型特发性关节炎（JIA）（图 12-51）。

退行性关节炎

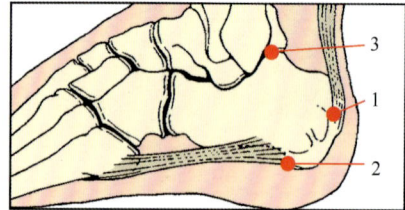

牵拉性骨赘位于
1. 跟骨后缘（跟腱插入点处）
2. 跟骨跖侧（跖筋膜插入点处）
3. 距下关节后缘骨赘

类风湿关节炎

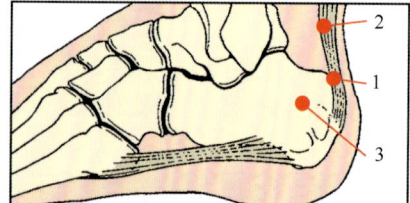

1. 足跟后上缘侵蚀性改变（继发于跟骨后滑囊炎）
2. 跟腱增厚
3. 局部骨质疏松

银屑病性关节炎、强直性脊柱炎和反应性关节炎

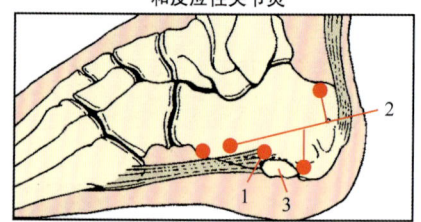

1. "绒毛状"骨膜反应
2. 跟骨后缘跟腱附着点上方、跖筋膜附着点和跟骨跖侧腱膜附着点前方的侵蚀性改变
3. 宽基底的骨赘

图 12-46　足跟部关节炎的表现

足跟部各种类型关节炎的形态学表现

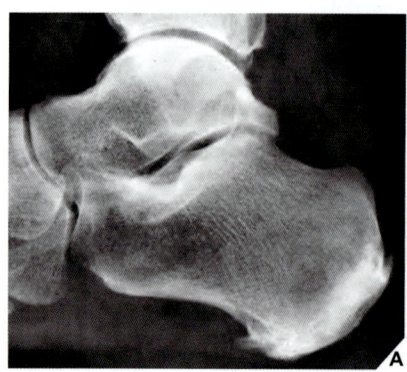

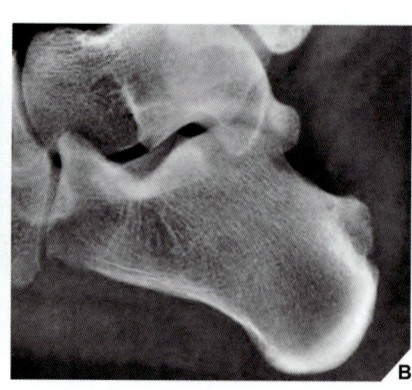

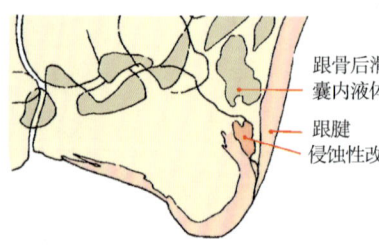

跟骨后滑囊内液体

跟腱侵蚀性改变

图12-47　足跟部的关节炎改变
足跟部关节炎病变的形态学表现可以帮助鉴别不同类型的关节炎。A. 在退行性疾病中，在跟骨后缘、跖侧面的跟腱与跖筋膜附着处可见明显的牵拉性骨赘（肌腱末端骨赘）。B. 类风湿关节炎的典型表现为跟骨后滑囊炎和跟骨后上缘滑囊处侵蚀性改变。注意充满液体的跟骨后滑囊伸入跟腱前方三角形的脂肪垫内。C. 银屑病性关节炎的跟骨特征性表现为起源于跟骨跖侧跖筋膜附着处的粗大、宽基底骨赘。注意沿着跟骨跖侧走行的"绒毛状"表现和骨质增生。D. 一例反应性关节炎病例，跟骨后缘侵蚀性改变、骨质硬化和沿着跟骨跖侧走行的"绒毛状"骨膜反应

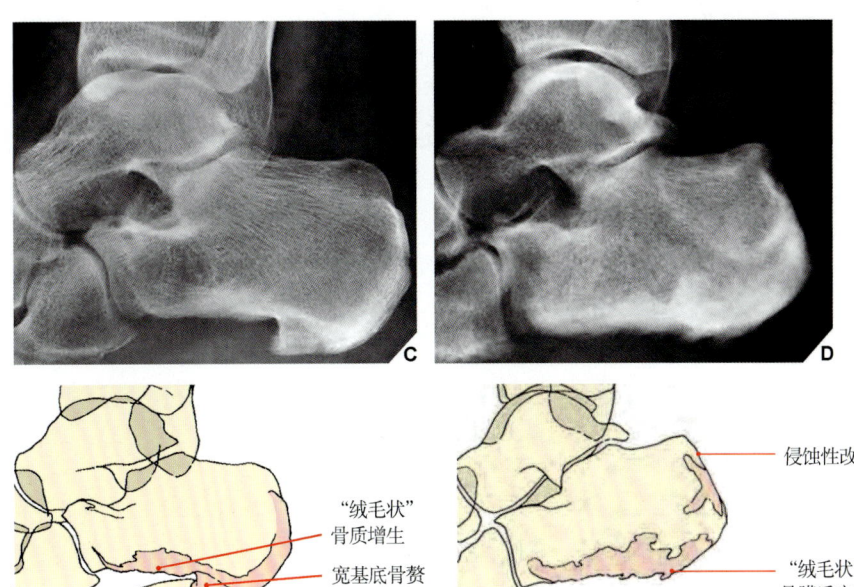

侵蚀性改变

"绒毛状"骨质增生
宽基底骨赘

"绒毛状"骨膜反应

类风湿关节炎

1. 齿状突前缘侵蚀性改变
2. 寰枢关节半脱位伴枢椎向头侧移位
3. 关节突关节侵蚀性改变和融合
4. 棘突侵蚀性改变和削减
5. 椎间盘破坏
6. 椎体侵蚀性改变

退行性脊柱疾病

1. 椎间隙狭窄
2. 骨赘
3. 椎间孔狭窄
4. 小关节间隙狭窄和骨质致密化
5. 椎管狭窄

强直性脊柱炎

1. 方形椎
2. 薄的韧带骨赘
3. 关节间隙保留
4. 关节突关节融合
5. 椎旁韧带骨化
6. "竹节样"脊柱

银屑病性关节炎和反应性关节炎

1. 单发、宽基底、粗大的韧带骨赘
2. 脊柱旁骨化

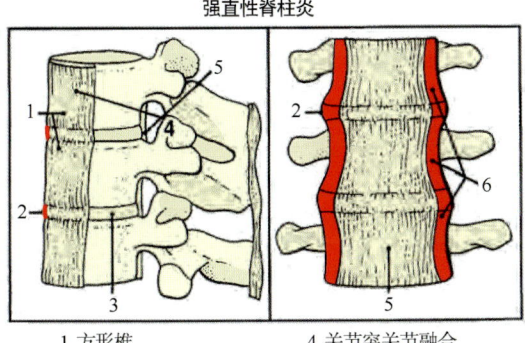
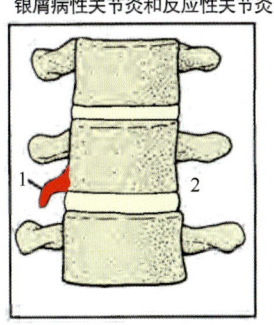

图12-48　脊柱关节炎
脊柱各种类型关节炎病变的不同形态学表现

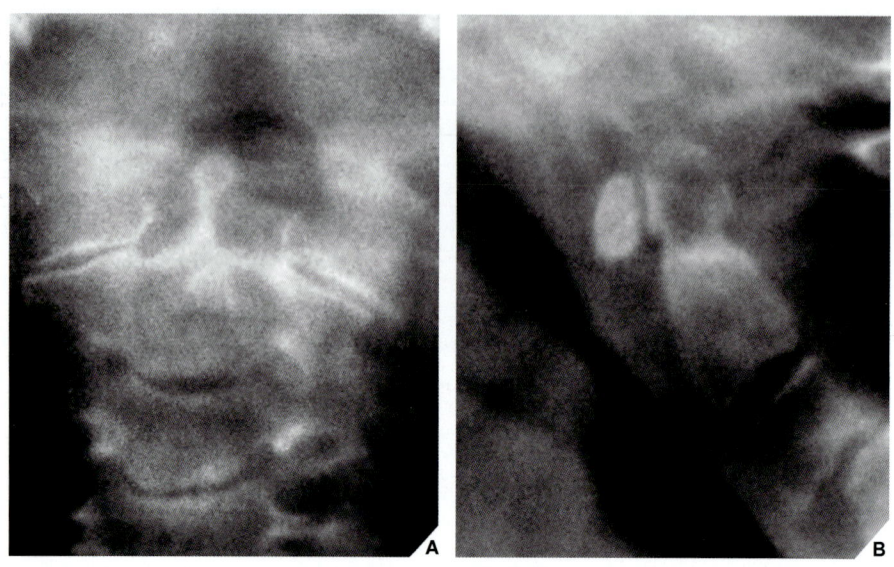

图 12-49　类风湿关节炎（1）

55岁女性，有15年类风湿关节炎病史，颈椎三螺旋体层摄影前后位（A）和侧位（B）片显示典型的齿状突侵蚀性改变

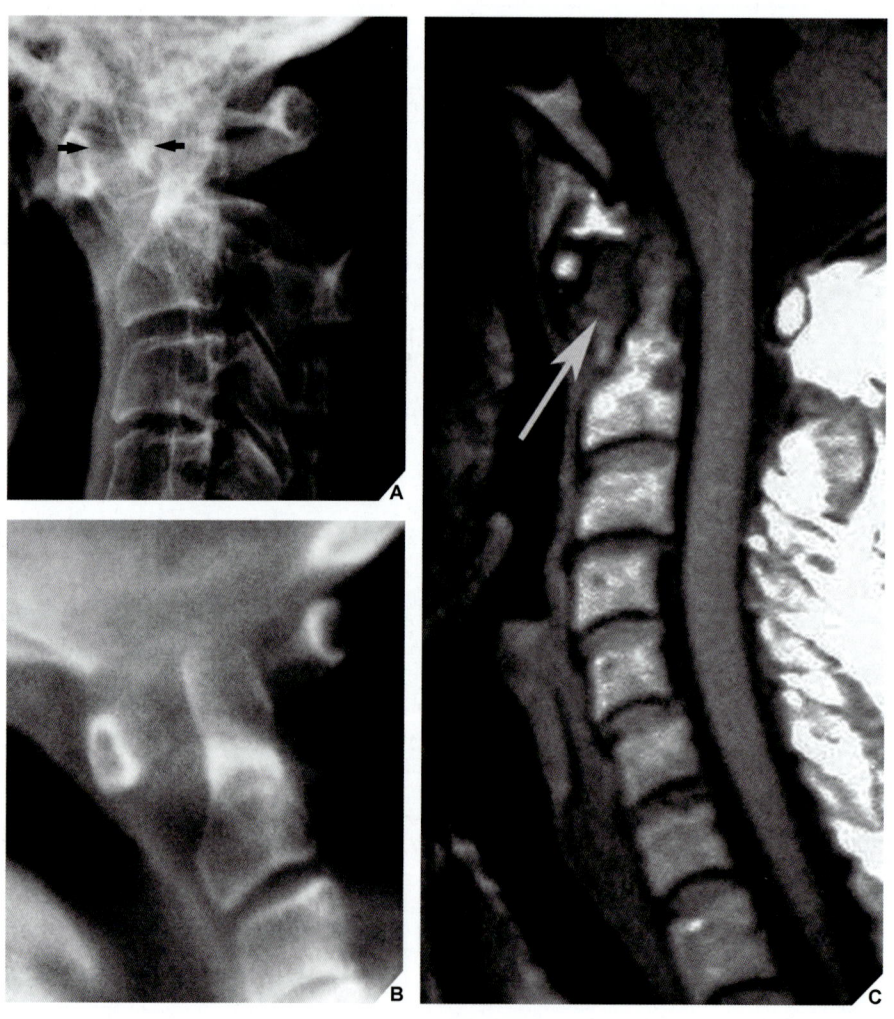

图 12-50　类风湿关节炎（2）

A. 68岁女性，有长期类风湿关节炎病史，颈椎屈曲侧位像显示寰椎前弓和齿状突之间的距离显著增加（箭头），经测量为12mm，正常情况下不应该超过3mm。B. 三螺旋体层成像更清晰地显示寰枢椎半脱位。C. 另一例类风湿关节炎患者，矢状位MRI T₁加权像显示寰椎前弓和枢椎齿状突之间的距离增加，齿状突侵蚀性改变。注意低信号强度的炎性血管翳（箭头）

形成的改变，称为"亮角"征或Romanus病变（图12-53）。随后形成的粗大韧带骨赘（图12-54）起自椎体前缘，在形态学上与退行性骨赘不同。在疾病的晚期阶段，炎症和小关节融合导致脊柱形成"竹节样"改变；骶髂关节通常也会受累（图12-55）。银屑病性关节炎和反应性关节炎中，有时可见腰椎单发的粗大骨赘或韧带骨赘，经常出现邻近椎体间骨桥和椎体周围骨化，也会伴有骶髂关节炎症性改变（图12-56）。

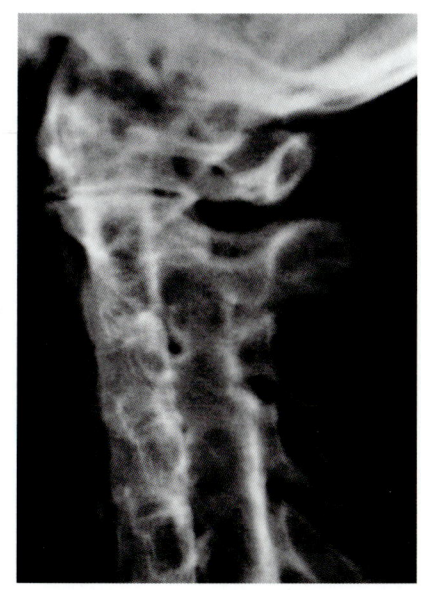

图12-51　幼年型特发性关节炎

34岁女性，20岁时诊断为幼年型特发性关节炎，颈椎侧位X线片显示典型的小关节受累，此病例中这些关节已完全融合

关节炎病变累及其他脊椎节段时同样存在一些特征性表现，有助于区别不同的病理过程。退行性改变可以出现在颈椎、胸椎或腰椎（图12-52），表现为边缘骨赘形成、小关节狭窄和硬化及椎间隙狭窄。强直性脊柱炎的早期阶段有一种特征性表现，即由于骨炎（前脊柱炎）和继发性反应骨形成引起的前纵韧带前部硬化，形成方形椎体，以及椎体角小的侵蚀和被反应性硬化、骨质增生所包围的纤维环到椎体终板附着的部位所

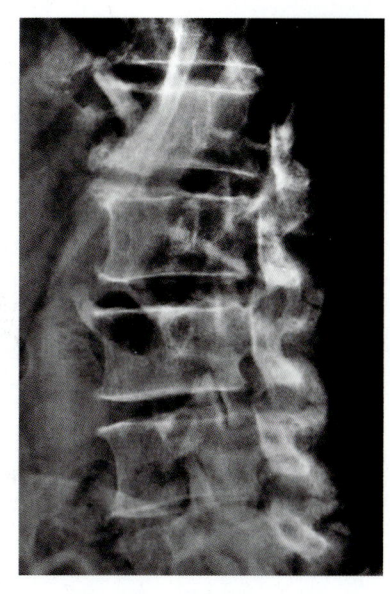

图12-52　脊柱退行性变

72岁女性，腰椎斜位X线片显示小关节狭窄和致密化、骨赘形成和椎间隙狭窄——真性小关节炎、变形性脊椎病和椎间盘退行性病变联合作用的结果

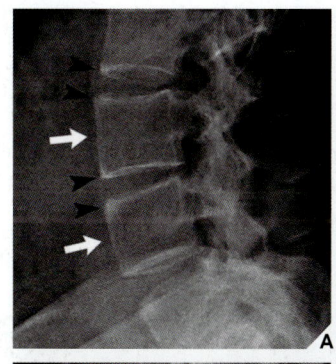
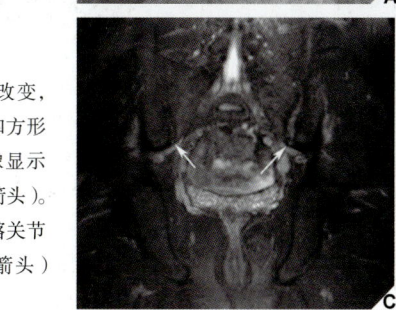
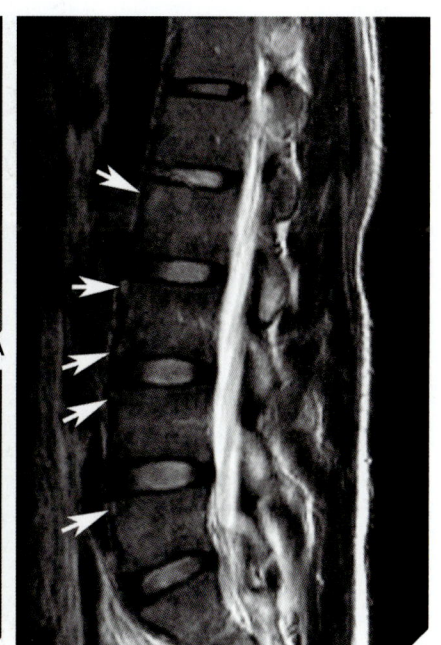

图12-53　强直性脊柱炎早期改变

A. 33岁男性，下腰椎侧位X线片显示早期炎性改变，可见"亮角"征（Romanus病变）（无尾箭头）和方形椎（箭头）。B. 26岁男性，矢状位MRI T₂加权像显示腰椎强直性脊柱炎的早期征象，即"亮角"征（箭头）。C. 同一患者骶髂关节MRI T₂加权像显示邻近骶髂关节的骨髓水肿和双侧侵蚀性改变，左侧更明显（箭头）

（由Luis Beltran, MD, Boston提供）

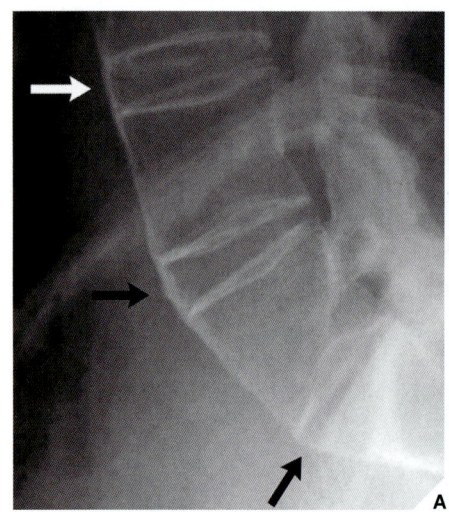
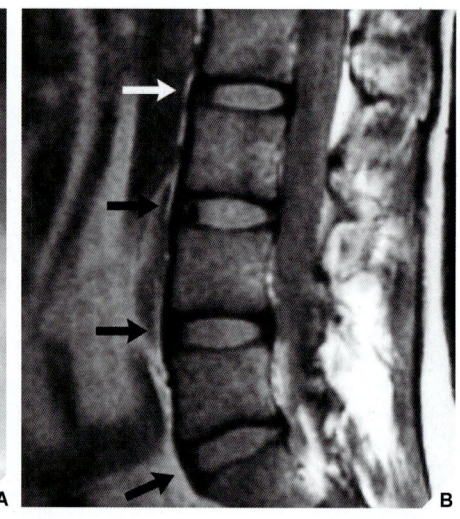

图 12-54　强直性脊柱炎韧带骨赘

腰椎侧位片（A）和矢状位MRI T₁加权像（B）显示特征性纤细、垂直走行的韧带骨赘（箭头）。将此炎性病变特征与图 12-52 中退行性粗大骨赘相比较

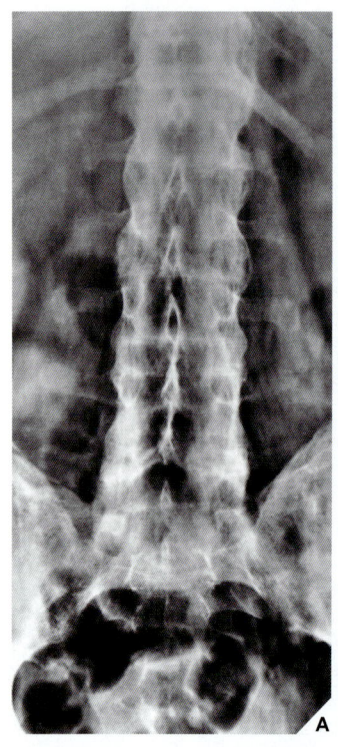
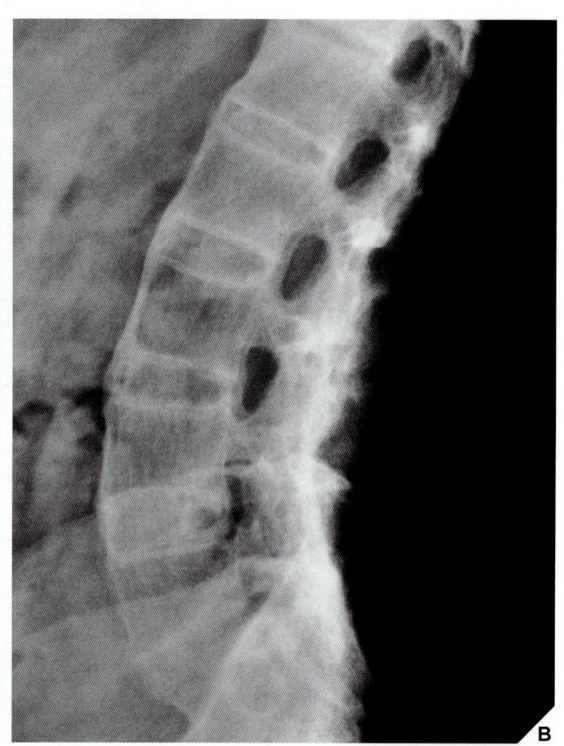

图 12-55　强直性脊柱炎晚期改变

31 岁男性，晚期强直性脊柱炎患者，腰椎前后位片（A）和侧位片（B）显示典型的"竹节样"脊柱，此改变继发于炎症、骨化和关节突关节的融合（与前纵韧带、后纵韧带、棘上韧带和棘间韧带骨化相关）。还需注意骶髂关节的融合

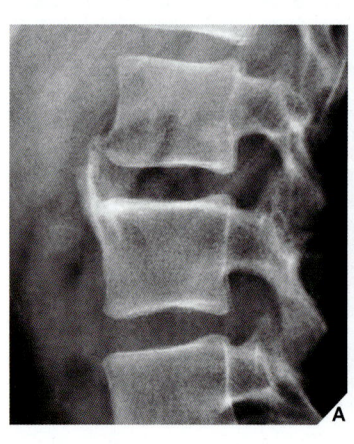
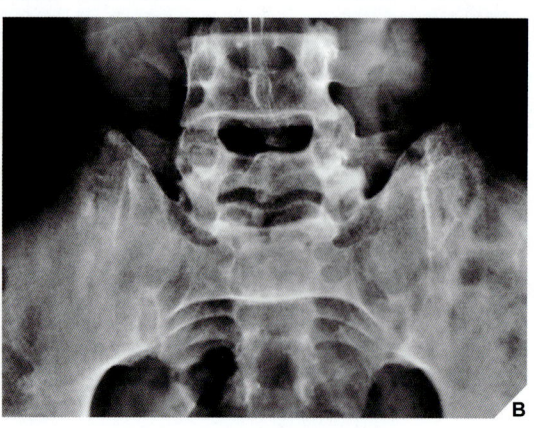

图 12-56　Reiter综合征（反应性关节炎）

A. 27 岁男性，腰椎侧位X线片显示单发、粗大骨赘/韧带骨赘，连接L₁、L₂椎体；B. 腰骶部前后位X线片显示骶髂关节的炎症性改变（骶髂关节炎）

（2）关节病变的分布：骨性关节炎在骨骼系统中有特征性分布趋势，典型的受累部位在大关节如髋关节和膝关节，以及小关节如手关节和腕关节，而肩关节、肘关节和踝关节不受累（图12-57）。炎症性关节炎因具体疾病的类型不同，在骨骼系统中易受累的部位亦有所不同。例如，类风湿关节炎累及多数大关节，如髋关节、膝关节、肘关节和肩关节。在手部，掌指关节及近节指间关节常受累；在颈椎，$C_1 \sim C_2$ 关节和小关节常受累。幼年型特发性关节炎（JIA）除远节指间关节也可受累外，与类风湿关节炎病变分布特点相似。银屑病性关节炎与类风湿关节炎相比，更倾向累及远节指间关节和骶髂关节，这方面类似于反应性关节炎（见图12-56）。一些学者认为侵蚀性关节炎是一种骨性关节炎，另一些学者认为其是一种类风湿关节炎，还有一些学者认为其是一种独特类型的关节炎，侵蚀性关节炎倾向累及手的近节及远节指间关节（见图12-41）。

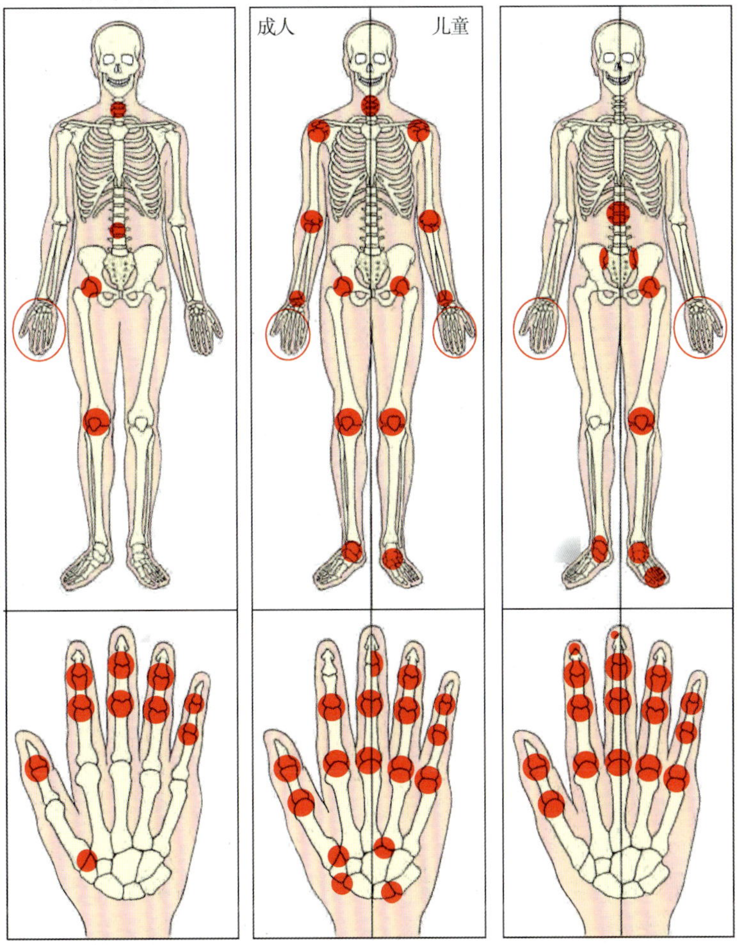

图12-57　各种类型关节炎病变在骨骼系统中的分布

（二）治疗

1. 内科治疗　风湿病的治疗在过去十年中经历了变革。在过去，炎症性关节炎（如类风湿关节炎、银屑病性关节炎和强直性脊柱炎）的标准治疗模式是使用非甾体抗炎药（NSAID），随后增用更有效的药物，这通常被称为金字塔方案。目前的方法是早期、积极地应用能够改善病情的药物治疗，特别是使用生物药物，如肿瘤坏死因子（TNF）抑制剂、白介素（IL）-6受体拮抗剂或抗CD20单抗。对这些治疗方法的讨论超出了本书的范畴，但值得注意的是，生物药物在改善病情、减少全身表现和减缓关节破坏进程方面具有很大潜力。然而它们确实有严重的副作用，必须定期进行监测。有趣的是，痛风患者也是如此。在过去，痛风治疗包括抗炎治疗和经常使用别嘌醇。然而现在已经引入了各种新药以调节不同水平的尿酸代谢。与假性痛风综合征相关的二水焦磷酸钙结晶沉积症的治疗基本上与痛风相同，包括口服秋水仙碱。遗憾的是，系统性红斑狼疮（SLE）的治疗模式并没有显著改变，十多年来，SLE治疗药物或治疗方案都没有明显改善。尽管有一些药物可以阻断B细胞活化，并且已被批准用于SLE，但它们多数情况下是令人失望的。治疗反应性关节炎的首选药物为非甾体抗炎药，如布洛芬。全身糖皮质激素或关节内注射类固醇也可能有益。由于反应性关节炎与志贺菌、沙门菌、弯曲菌、耶尔森菌或沙眼衣原体引起的感染有关，如果感染处于活跃期，应给予适当的抗生素治疗。

最后我们注意到，尽管在理解软骨修复和新骨形成方面付出了大量的努力，但骨性关节炎（OA）的治疗仍然没有改变。主要问题在于该病诊断常较晚，因为大多数患者到医疗机构就诊时已属晚期骨性关节炎，数年时间未能得到诊断。软骨含水量已经发生病理变化，正常组织修复受年龄相关因素影响。这些因素与肥胖、先前损伤和不良条件等影响是叠加的。大多数OA患者可以通过非药物和药物进行治疗。前者包括宣教、体重管理、支撑和适当的运动，目的是延缓疾病进展、缓解症状和改善功能。葡萄糖胺和硫酸软骨素等营养补充剂可能对某些患者有益。偶尔，治疗性超声和脉冲电磁场疗法被证明对治疗有帮助。治疗药物包括非麻醉性镇痛药，如对乙酰氨基酚和非甾体抗炎药。强烈反对使用阿片类药物。关节内注射皮质类固醇或透明质酸对一些患者有帮助，尤其膝关节的骨性关节炎患者。后一种药物通过一种或多种机制缓解症状，它可降低痛觉神经的敏感性，促进软骨细胞合成蛋白聚糖，减少促炎介质和基质金属蛋白酶的数量和活性，并改变免疫细胞的行为。

最近使用富血小板血浆进行关节腔内注射，该试验被证明在膝关节和髋关节的骨性关节炎治疗中非常有前景。

2. 放射治疗 过去曾用于几种风湿类疾病的治疗，以减轻炎性症状，特别是强直性脊柱炎，放射治疗在20世纪50年代被广泛应用。随着人们认识到高剂量辐射会导致严重的长期并发症，包

括肺纤维化、白血病、淋巴瘤、骨肉瘤和其他恶性肿瘤，这种方法已被普遍放弃。最近，关节内注射放射性粒子的放射性滑膜切除术成为治疗关节炎滑膜病变的公认疗法。在RA患者中尝试使用钇-90（^{90}Y）进行关节内放射治疗。一些研究者报道在透视或超声引导下向手部发生炎症的小关节内注射枸橼酸铒-169（^{169}Er）胶体进行放射性滑膜切除术的结果较有前景。用于此目的的其他放射性药物包括铼-186（^{186}Re）硫胶体、镥-177（^{177}Lu）标记的羟基磷灰石颗粒、胶体磷酸铬（^{32}P）和放射性胶体金（^{198}Au）。在选定的SLE和RA患者中，对使用全淋巴照射（TLI）作为局部免疫抑制手段进行了研究。在欧洲，尝试对类风湿关节炎患者发生炎症的关节进行远距离放射治疗，使用20MeV直线加速器，总剂量为20Gy，但治疗效果并不显著。

3. 骨科治疗 用于监测关节炎手术治疗效果的方法与用于诊断的方法类似。因为最有效的治疗是矫正和重建手术，特别是当大关节受累时，如股骨或胫骨的截骨术，或髋关节、膝关节或肩关节的全关节置换术，外科医生通过随访影像学检查追踪观察患者术后的恢复情况。在髋关节骨性关节炎中，最常实施的矫正手术是股骨近端内翻或外翻截骨术，以改善关节面的一致性，并在关节的不同区域重新分配应力。同样胫骨高位截骨术可用于矫正膝关节骨性关节炎严重内翻或外翻畸形，特别是单侧关节间隙受累病例（图12-58）。用于监测这些手术（实际上代表了医源性外科骨折）结果的影像学技术与评价创伤性骨折相似，就像在创伤性骨折中，放射科医生也会注意类似的表现，如骨愈合、不愈合或延迟愈合（见第4章）。在进行全髋关节置换术的患者中，放射学检查也是必要的。目前，骨科实践中使用了两种基本类型的髋关节置换术：双极半髋关节置换术和全髋关节置换术。第一类主要用于股骨头和股骨颈骨折及晚期股骨头坏死的患者。双极假体有一个金属杯，大小相当于切除的股骨头，里面填充聚乙烯，提供了一个关节腔以容纳附在假体柄上的金属股骨头（图12-59）。这种结构的原理是金属股骨头和内部聚乙烯嵌件之间的运动减少了自然髋臼的磨损。全髋关节置换术通常用于晚期髋关节炎患者。现代系统是模块化的，这意味着股骨柄、股骨头、髋臼杯和内衬

由单独的部件组成。假体组件通常由钴铬合金或钛（股骨柄）和金属或陶瓷（股骨头）组成，通常用聚甲基丙烯酸甲酯（PMMA）黏结到骨上（图12-60），但无骨水泥固定技术现在越来越流行。使用骨水泥组件进行全髋关节置换后，评估假体位置非常重要，尤其是髋臼组件的倾斜程度、假体柄的位置（无论是外翻、内翻还是中立位），

以及分离和重新连接的大转子的状态等。同样重要的是评估骨水泥-骨界面，以检测提示假体松动的透光区域（见图12-60和图12-82）。

非骨水泥髋关节假体置换术需要使用表面粗糙或有孔的假体，可以使骨向内生长。用生物活性涂层（如羟基磷灰石）可以达到同样的效果。髋臼假体含有聚乙烯衬里，通常在髋臼杯的整个表面

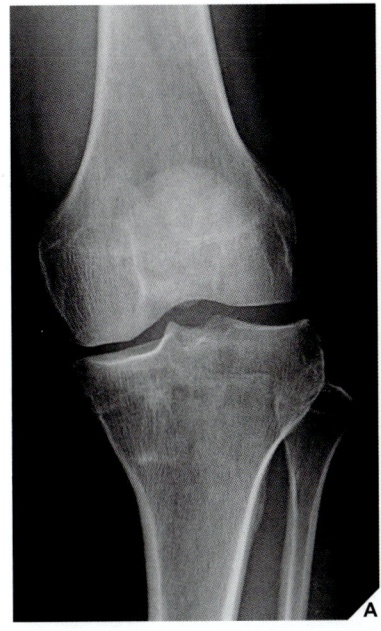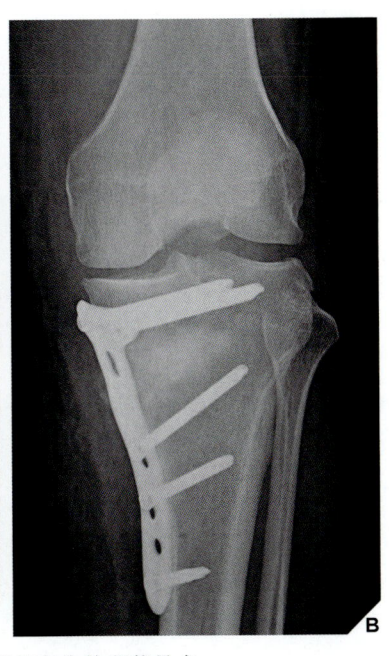

图 12-58　矫正性胫骨高位外翻截骨术

A. 37岁男性，骨性关节炎累及左膝内侧关节间隙导致膝内翻。B. 为缓解症状和矫正畸形，行胫骨近端楔形外翻截骨术和自体髓内移植。观察术后内翻畸形的矫正情况

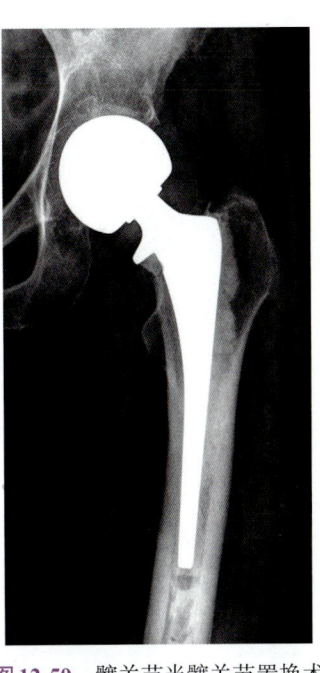

图 12-59　髋关节半髋关节置换术

61岁女性，晚期股骨头坏死，左髋前后位X线片显示双极假体半髋关节置换术后改变。骨水泥固定的假体柄位于股骨干内中间位置

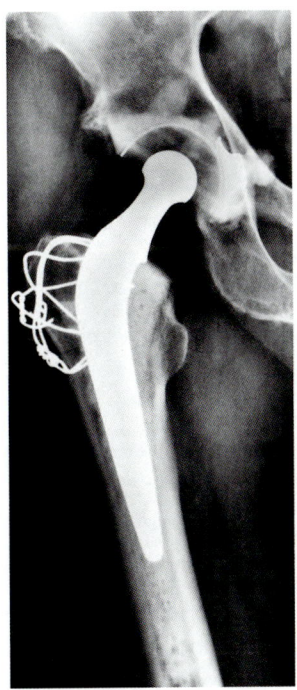

图 12-60　骨水泥固定全髋关节置换术

69岁男性，由于晚期退行性骨关节病进行全髋Charnley低摩擦关节置换术。右侧髋关节前后位片可以全面评价假体各个部分。注意髋臼假体部分与水平面约成45°角，并用甲基丙烯酸甲酯骨水泥固定，之前灌入硫酸钡，以使之能够在X线片上显影。线网状骨水泥限制器（"墨西哥帽"）可以有效地阻止甲基丙烯酸甲酯漏入骨盆内。假体干位于股骨髓腔中央的位置。注意骨水泥延伸至假体远端下方是为了使假体固定得更加牢固。为了更好地显露关节，将大转子截除，而后又用金属网在稍偏远端和外侧的位置重新连接，以提高稳定性。注意骨-骨水泥交界面表现正常

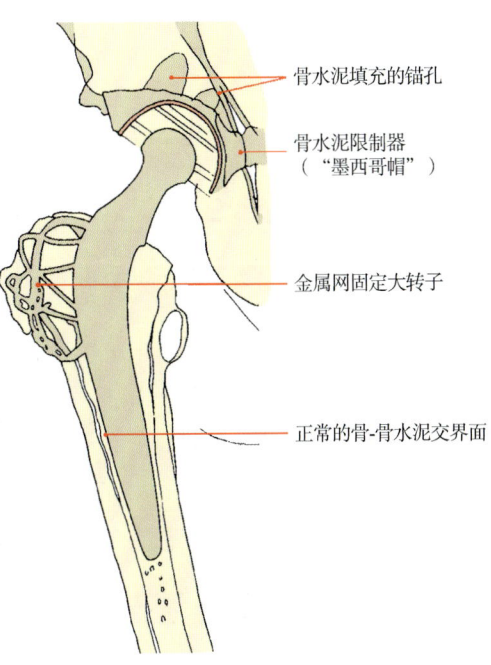

骨水泥填充的锚孔

骨水泥限制器（"墨西哥帽"）

金属网固定大转子

正常的骨-骨水泥交界面

有一层多孔涂层，而股骨假体部分可以部分或全部覆盖多孔涂层（图12-61A）。非骨水泥髋臼假体有时用边缘螺钉或钉子加固（图12-61B、图12-62）。有时使用非骨水泥髋臼和骨水泥股骨组件进行混合型关节置换术（图12-63）。为了定量评估髋关节假体的机械松动程度，将假体与相邻骨之间的界面区域划分为Gruen区（图12-63B）。作为传统全髋关节置换术的替代方法，特别是在年轻患者中，提倡施行金属对金属髋关节表面置换术（HRA）（图12-64）。这种假体有不同的类型，但大多数由高碳钴铬合金制成，包括一个股骨组件，

可以是骨水泥或非骨水泥固定，以及一个非骨水泥髋臼组件，通过压入配合和圆周肋实现主要固定。髋臼组件采用多种方法和材料进行涂层，以在植入物-骨界面处提供骨可长入的表面，实现最大稳定性。这种类型置换术的优点如下：提高假体组件的耐久性、降低体积磨损率、使用大头提高固有稳定性、降低脱位率、保留干骺端和骨干的骨储备、优化应力向股骨近端的转移，最佳运动范围及改善髋关节生物力学。这种髋关节置换术的缺点为存在金属颗粒脱落，导致假体周围骨溶解和金属化，形成假瘤（见下文）。

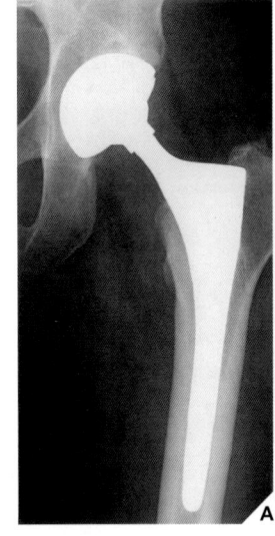
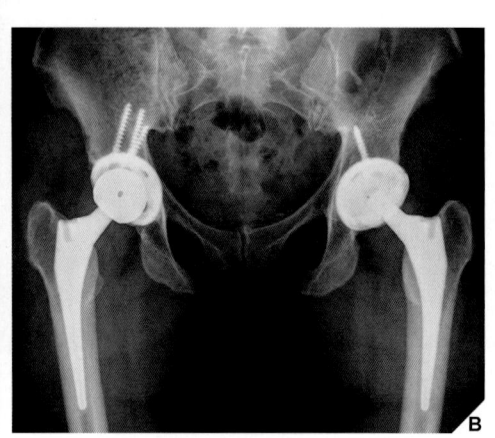

图12-61 非骨水泥型全髋关节置换术

A. 48岁女性晚期骨性关节炎患者，行全髋关节置换术。注意表面覆有小孔涂层的髋臼假体部分和部分覆有小孔涂层的股骨假体干。假体部件处于解剖对齐状态，股骨柄位置居中，皮质完整，无松动迹象。B. 64岁女性，骨盆前后位X线片显示双侧非骨水泥型全髋关节置换术后。右侧髋臼组件用三个轮辐螺钉加固，而左侧组件用一个轮辐螺钉加固

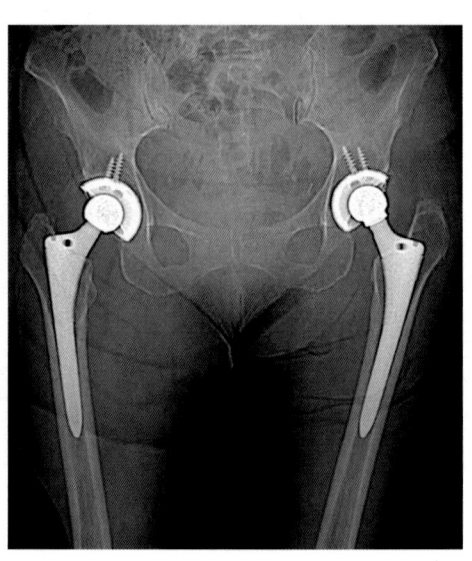

图12-62 非骨水泥型全髋关节置换术的CT表现

骨盆CT定位扫描图像显示使用非骨水泥型假体的双侧全髋关节置换术后状态。髋臼部件已用轮辐螺钉加固

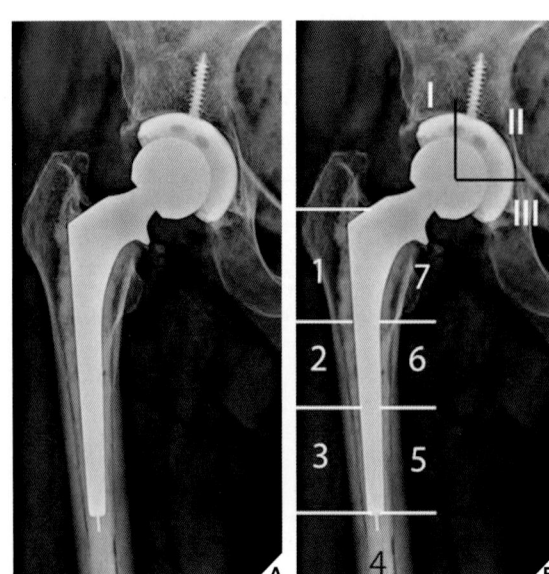

图12-63 混合型全髋关节置换术和Gruen区

A. 66岁女性，右髋关节前后位X线片可见一混合型全髋关节假体。请注意假体的股骨柄已固定于股骨干内的中间位置，非骨水泥型髋臼组件已用轮辐螺钉加固。B. Gruen区在股骨假体组件中标记为1～7，在髋臼假体组件中标记为Ⅰ～Ⅲ。这些区域被用作化机械松动程度的参考

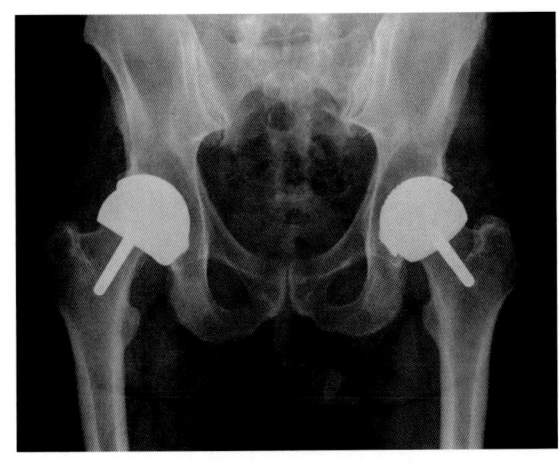

图12-64　全髋金属对金属表面全髋关节置换术

42岁男性，双侧髋关节骨性关节炎行金属对金属全表面全髋关节置换术

在用非骨水泥固定假体进行全髋关节置换术后，影像学评估应关注于假体和骨之间的界面，以观察是否存在提示假体松动的骨吸收（局灶性骨溶解）区域。需要观察的其他异常表现包括假体组件是否存在渐进沉降、迁移或倾斜。采用全髋关节表面置换术（HRA）时，股骨颈骨折的风险已得到充分证实。腹股沟区疼痛可能是股骨颈撞击髋臼组件所致，并导致股骨颈"扇贝"样改变。由于植入物由铸造钴铬合金制成的金属对金属连接件组成，可产生磨损颗粒，因此金属病、假瘤和炎症反应［无菌性淋巴细胞为主的血管炎相关病变（ALVAL）］的发生率增加（见下文）。

虽然偶尔会进行双室和单室膝关节置换术，但最常见的类型是全膝关节置换术。该手术通过使用金属和聚乙烯轴承表面对股骨、胫骨和髌骨关节面进行表面置换。主要的假体类别包括后交叉韧带保留、后交叉韧带替代或稳定、非连接约束或内翻-外翻约束及旋转铰链膝关节假体。股骨和胫骨组件可以采用骨水泥、非骨水泥或螺钉固定。髌骨组件通常由高密度聚乙烯组成，可采用金属背衬。现代三部分（三室）髁突骨水泥非应变关节成形术是使用金属股骨组件（该金属股骨组件可修复股骨髁和滑车切迹）及胫骨组件进行的，该胫骨组件由金属支撑聚乙烯托盘组成，与股骨组件相连接（图12-65）。一些胫骨组件可能

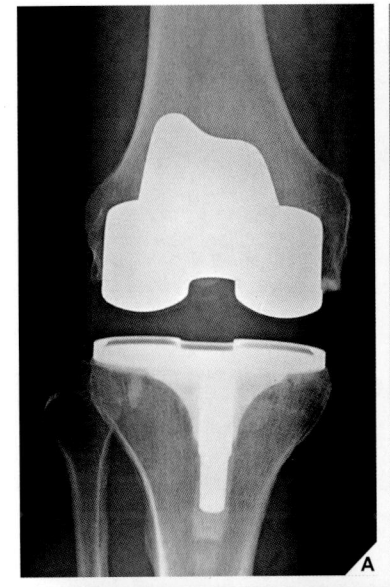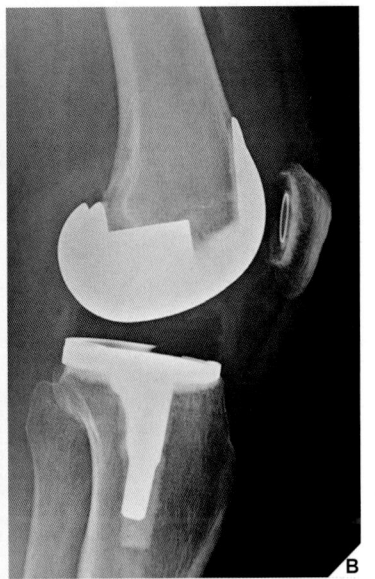

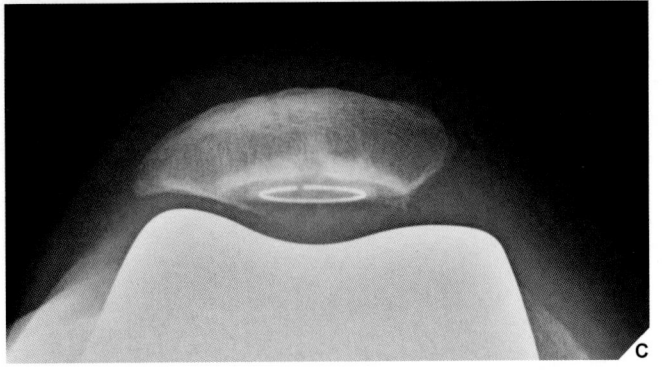

图12-65　骨水泥全膝关节置换术

62岁女性，行全膝关节置换术，采用非限制性三部分骨水泥固定，后交叉韧带替代髁突假体。A. 前后位X线片显示胫骨部件与骨表面对齐，与胫骨长轴成90°角。骨水泥-骨界面处未见明确透亮线。膝关节轻微外翻（约7°），可以接受。B. 膝关节侧位X线片，注意假体股骨部的前、后托架与骨紧密结合。C. 髌骨Merchant位投照显示髌骨在股骨假体前托架内解剖对位良好

包含一个锁定装置，用于将胫骨聚乙烯托盘锁定于胫骨底板中。偶尔，股骨和胫骨组件包括不同长度的柄，以增加假体的固定性，胫骨组件可以采用突出的销钉以增加稳定性。全限制性旋转铰链式全膝关节置换术通常用于翻修失败的非张力膝关节置换术，以及韧带损伤、严重骨丢失或严重膝关节不稳定患者（图12-66）。这种类型的植入物可以进行屈曲-伸展运动，并伴有股骨在胫骨组件上旋转或胫骨聚乙烯衬垫在金属胫骨托盘上

旋转，因此与旧的固定铰链模型相比，生理运动范围增大，应力向骨-假体界面的转移减少。

使用髁突假体进行全膝关节置换术后，评估胫骨组件相对于胫骨干的位置及组件的轴向对位情况、甲基丙烯酸甲酯固定状态非常重要（见图12-65）。在膝关节前后位片上胫骨组件应与胫骨长轴相垂直，侧位片上其应与胫骨长轴垂直或轻度屈曲（最多6°）。股骨组件的前托架应与股骨前方皮质平齐。

单室关节置换术用于孤立性单室骨性关节炎，通常在内侧或外侧关节间隙进行（图12-67），但偶尔也会进行髌股单室关节置换术（图12-68）。

全踝关节置换装置包含两种基本的设计：三组件（移动轴承）类型和两组件（固定轴承）类型。三组件类型的特点是胫骨和距骨组件间由完全一致的移动式聚乙烯垫片分开。两组件类型的胫骨和距骨组件间只有一个部分一致的关节，聚乙烯垫片固定在胫骨组件上。最近第三代踝关节植入物相比第一、第二代植入物越来越受到青睐，因为第一、第二代假体使用骨水泥固定，关节活动受限较多，因此会导致更高的失败率。第三代植入物中最受欢迎的是INBONE假体，这是一种固定轴承设计的具有胫骨、距骨组件的模块化系统（图12-69A、B）。另一种流行的植入物是Zimmer第三代骨小梁金属假体（图12-69C、D）。全踝关节置换术后，除评估假体部件的位置和对齐方式外，还应注意距骨组件是否存在下沉（不应超过5mm），在踝关节侧位片评估最佳。此外，下胫腓关节融合（如果进行）和相邻骨结构的情况也应进行评估。

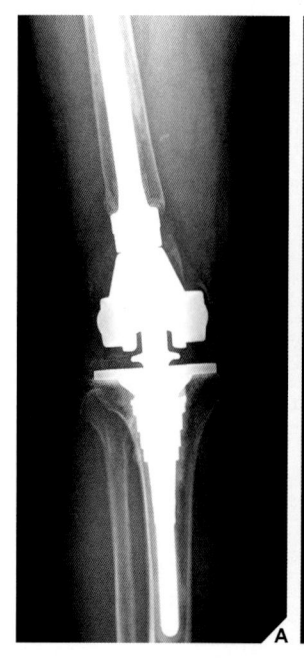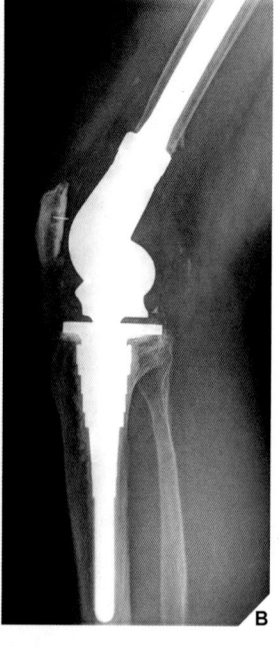

图12-66　全铰链式膝关节置换术

74岁男性，晚期骨性关节炎，行两次无限制性全膝关节置换术失败。进行第3次尝试，植入了三部分限制性铰链式假体，如右膝前后位（A）和侧位（B）X线片所示

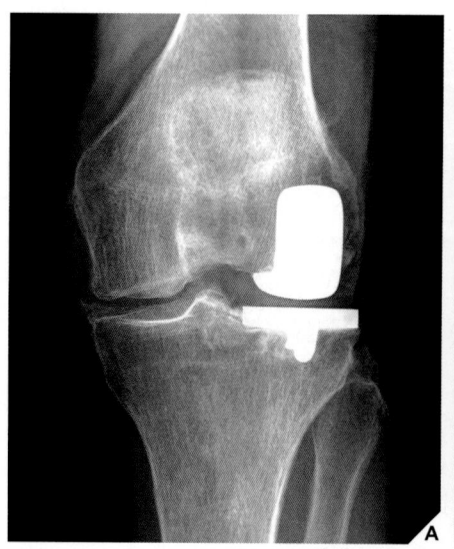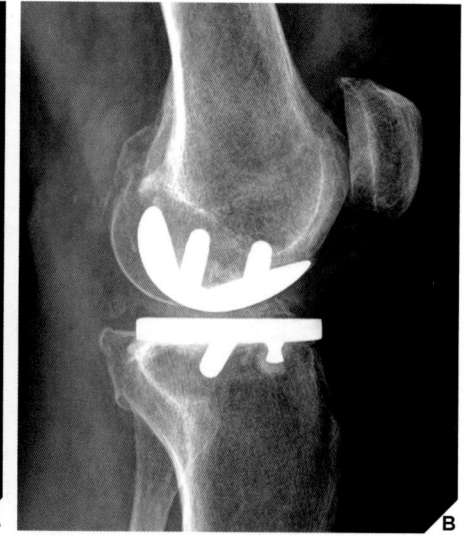

图12-67　单室外侧膝关节置换术

73岁男性，膝关节腔外侧晚期骨性关节炎，内侧及髌股关节腔相对良好，行单室膝关节置换术，前后位（A）及侧位（B）X线片显示假体组件解剖对位良好

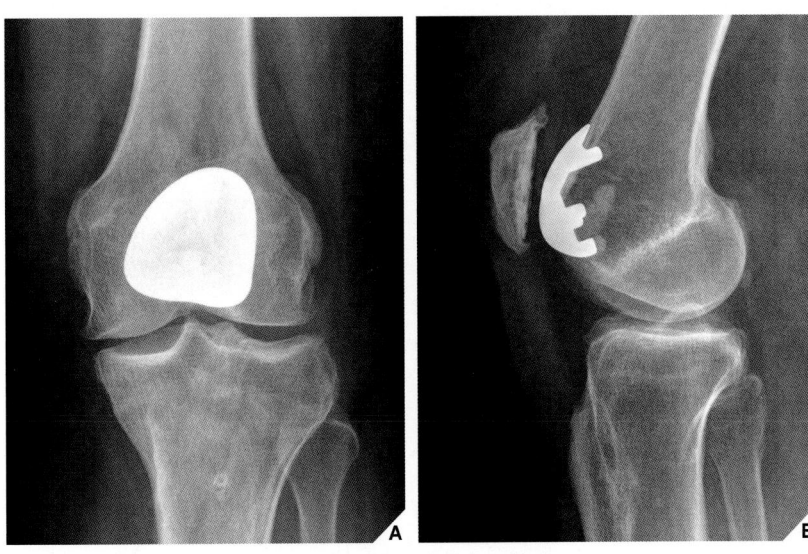

图 12-68　单室膝关节置换术

68 岁女性，左膝关节前后位（A）及侧位（B）X 线片显示髌股关节单室关节置换术后改变

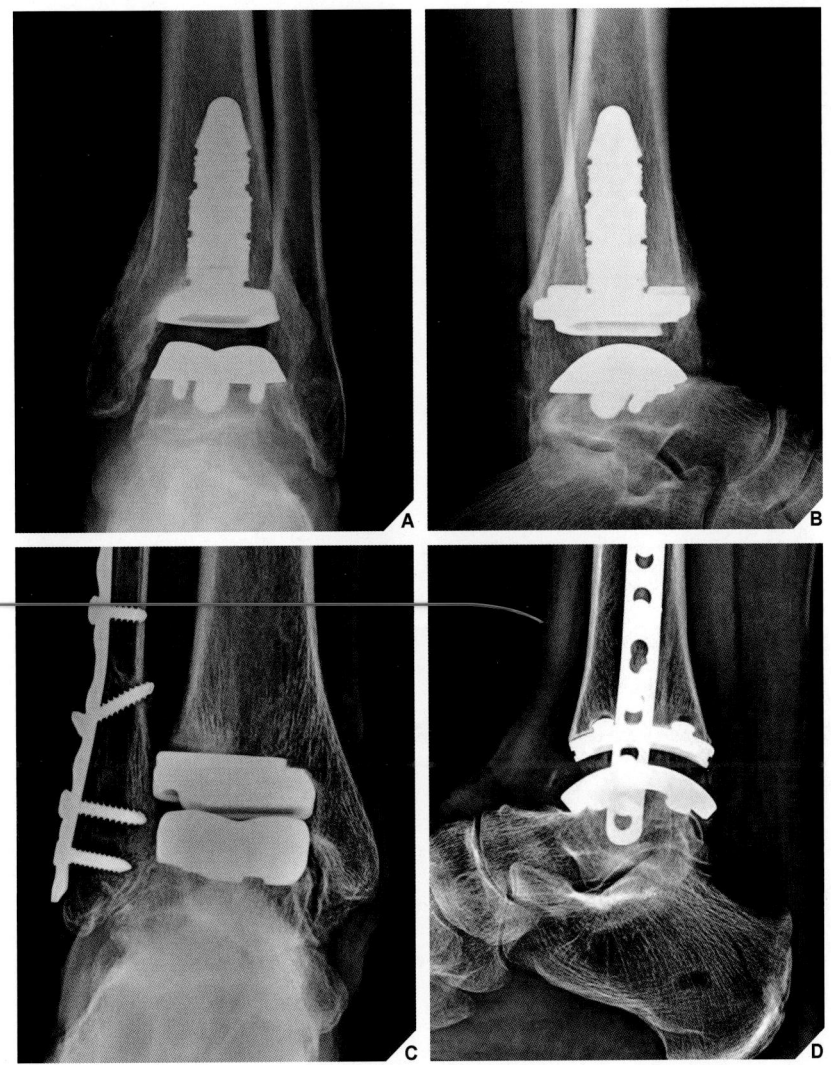

图 12-69　全踝关节置换术

左踝关节前后位（A）、侧位（B）X 线片显示 INBONE 全踝关节假体髓内固定术。该非骨水泥假体由钛合金制成，包括一个钴铬聚乙烯关节，其具有多孔涂层，用于骨长入。另一患者右踝关节前后位（C）和侧位（D）X 线片显示第三代 Zimmer 骨小梁金属全踝关节假体。注意腓骨截骨与侧板皮质螺钉固定后的状态

全肩关节置换术后，无论是常规（图12-70），还是使用反向（Delta或Aequalis）肩关节假体（图12-71），都必须评估假体组件、金属-水泥和水泥-骨界面的对位情况。反向肩关节置换术使用一种半限制性假体，该假体包括肱骨组件、单侧聚乙烯插入物、关节盂和亚环，组成一个基板，通过锁定和非锁定螺钉固定于天然关节盂上。肱骨组件由一个

单块或模块化的金属杆和一个杯形的近端部分组成。所有肱骨组件都由骨水泥固定。对于后一种关节置换术，除肩胛骨内锚定螺钉的位置外，影像学评估还将包括肱骨组件与肩胛骨的关系及支撑骨的状态，特别是应检查关节盂下缘是否有骨侵蚀和异位骨化，并应寻找特有的假体并发症，如肱骨组件引起的肩胛骨下方切口和肩峰应力性骨折。

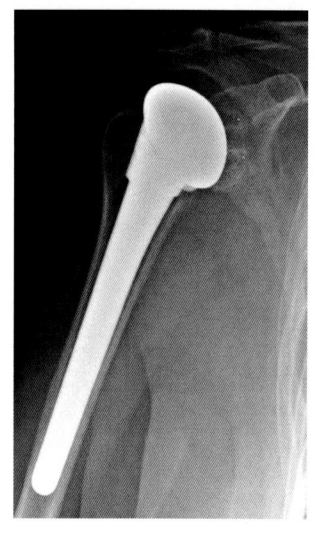

图12-70　全肩关节假体
右肩关节前后位X线片显示应用传统假体进行全肩关节置换术后的解剖对位情况

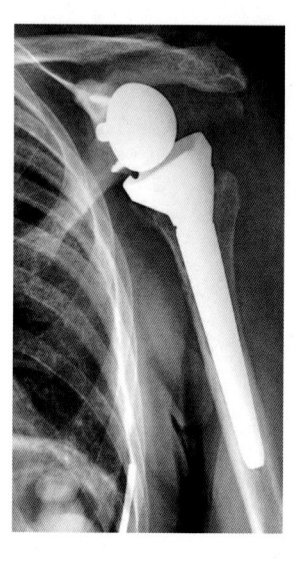

图12-71　反向全肩关节假体
左肩关节前后位X线片显示应用Delta反向肩关节系统进行全肩关节置换术后的解剖对位情况

全肘关节置换术有3种基本类型：无限制或表面重修肘关节置换术、半限制性肘关节置换术和限制性肘关节置换术（图12-72）。第一种类型中，假体由两个独立的金属部件组成——肱骨和尺骨，由高密度聚乙烯部件连接。这种植入物的主要并发症是半脱位和脱位。半限制性假体由钛或钴铬合金制成的尺骨和肱骨干组成，通过销钉和套管连接，套管由金属部件之间的聚乙烯环组成，以

减少摩擦。限制性肘关节假体由刚硬的铰链组成，由金属对金属或金属和高密度聚乙烯部件构成，通过套管或连接肱骨和尺骨部件的单独聚乙烯件连接。桡骨头通常在环状韧带近端切除。影像学评价应该关注新出现的并发症，如异位骨化、硬件周围透亮影提示的松动（肱骨组件更易发生）、假体周围骨折、假体半脱位或脱位、套管磨损或损坏及硬件断裂。

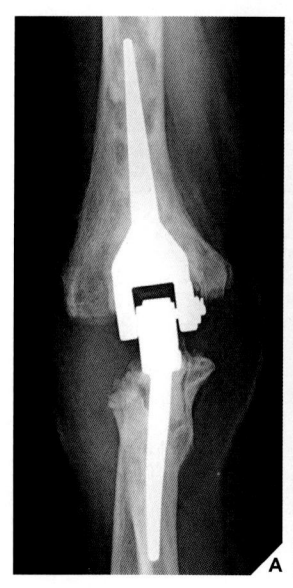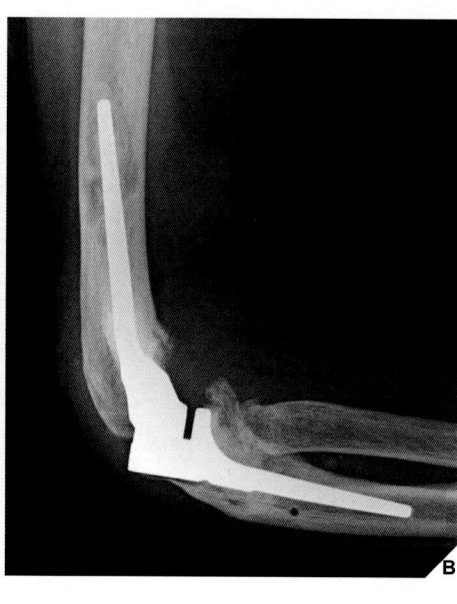

图12-72　全肘关节置换术
72岁女性类风湿关节炎患者，右肘关节前后位（A）、侧位（B）X线片显示全铰链式肘关节假体。注意桡骨头被切除

对于手和足，偶尔会使用金属（图12-73、图12-74）或硅橡胶（弹性体-橡胶或硅酮聚合物）类型假体（图12-75、图12-76）对骨性关节炎和类风湿关节炎患者进行半关节或全关节置换术。

这些植入物提供了即时的稳定性和极好的镇痛效果，可增加活动范围和改善功能。硅橡胶假体的并发症将在下文中讨论。

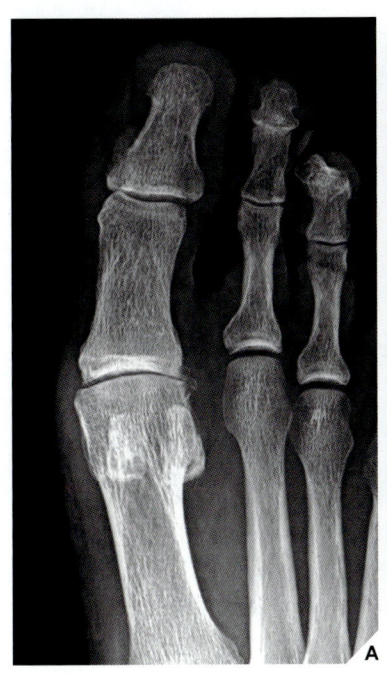
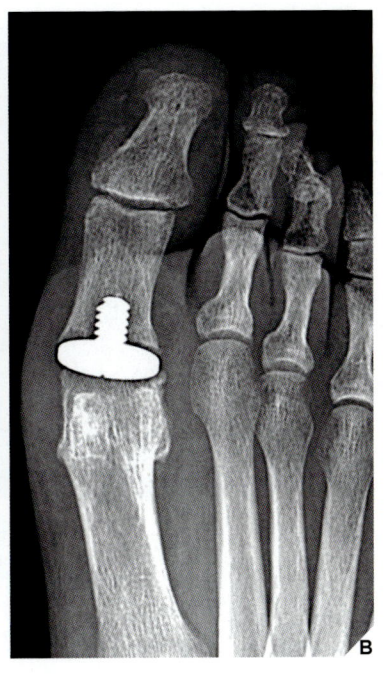

图12-73 小关节金属半关节成形术

62岁女性，左足蹬趾长期慢性疼痛。A. 背跖位X线片显示第1跖趾关节间隙狭窄、边缘骨赘形成，符合骨性关节炎改变；B. 采用半关节成形术，金属假体植入近节趾骨

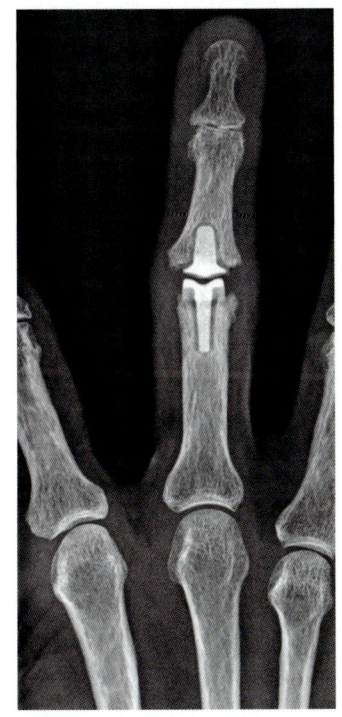

图12-74 小关节金属关节成形术

48岁男性，因创伤性关节炎行中指近节指间关节非骨水泥固定的金属关节成形术

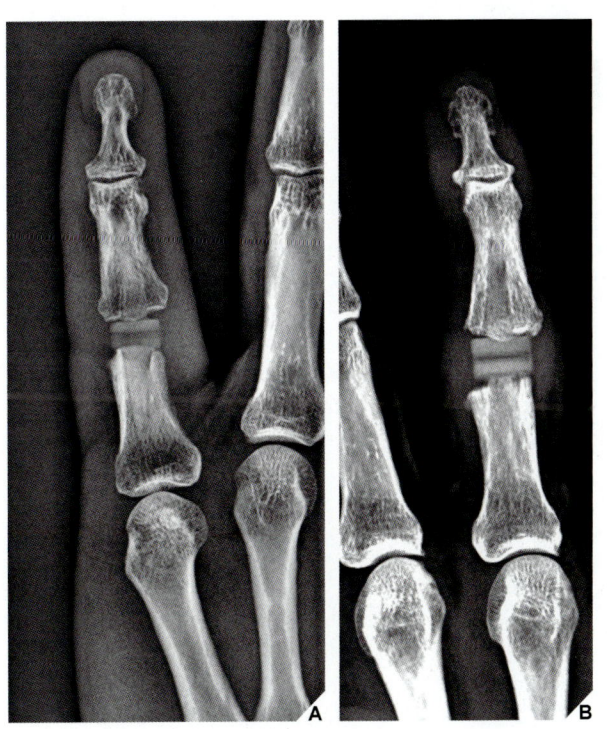

图12-75 小关节硅橡胶关节成形术（1）

A. 39岁女性，创伤性关节炎，行小指近节指间关节Swanson硅橡胶假体成形术；B. 另一患者，示指背掌位X线片显示近节指间关节硅橡胶关节成形术后改变

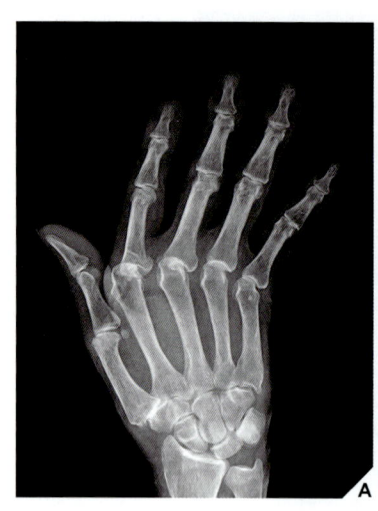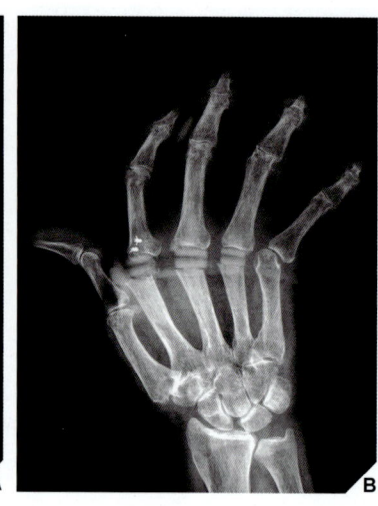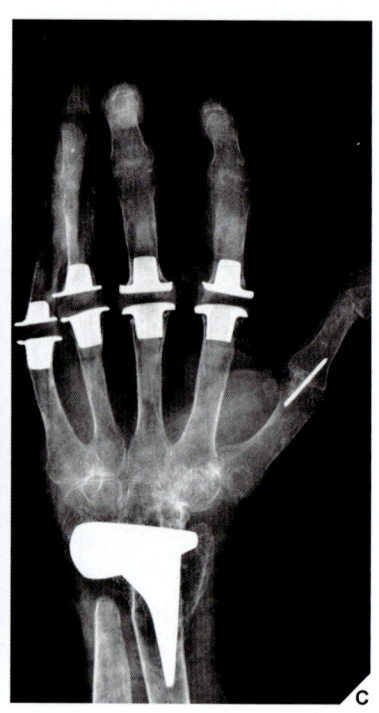

图12-76　小关节硅橡胶关节成形术（2）

A. 68岁男性，二水焦磷酸钙（CPPD）结晶沉积症，左手第2、3、4掌指关节受累。B. Swanson硅橡胶植入物置换受累的关节。C. 另一位晚期幼年型特发性关节炎（JIA）女性患者，将带有环形钛索环的硅橡胶柔性铰链（双柄）假体植入第2～5掌指关节。另外，注意桡腕关节金属假体及第1掌指关节的融合

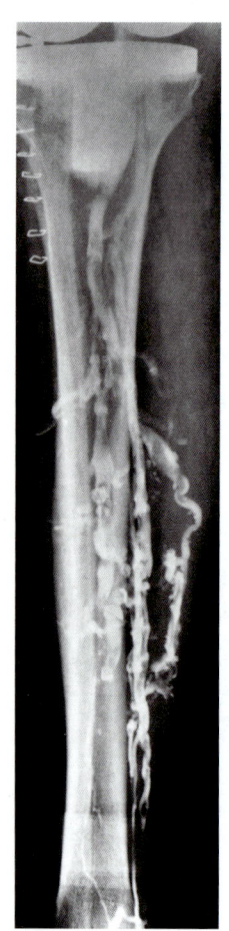

图12-77　静脉血栓形成的静脉造影表现

67岁女性，类风湿关节炎，近期行全膝关节置换术后出现左小腿疼痛和肿胀。静脉造影显示下肢比目鱼肌静脉丛内多发血栓形成

4. 手术治疗的并发症　与评价关节炎病变手术治疗效果同等重要的是监测这些手术治疗可能会引起的并发症，特别是截骨术和关节置换术后的并发症，包括血栓性静脉炎、血肿、异位骨形成、骨盆内丙烯酸骨水泥漏出、假体感染、假体松动、假体半脱位或脱位、假体断裂、假体部件磨损、颗粒病（巨细胞肉芽肿）、炎症反应和假瘤形成及假体周围骨折等。

（1）静脉血栓形成和血栓性静脉炎：血栓性静脉炎是术后即刻经常发生的常见并发症，特别是术前存在循环异常的患者，血栓性静脉炎与静脉淤滞和手术肢体缺乏运动有关；突发性疼痛和腿部肿胀是常见的临床表现。小腿的比目鱼肌静脉丛是最常见的血栓形成部位。影像学中此类并发症可以通过静脉造影（图12-77）、核素扫描或超声检查检测。在核素扫描中，静脉注射用 ^{125}I 标记的纤维蛋白原后，下肢区域γ射线计数率增加提示示踪剂黏附于形成的血栓上。超声可以通过压迫技术探测静脉血栓。静脉失去可压缩性被认为是鉴别血栓性静脉和正常静脉的最可靠表现。其他用于检测静脉血栓的标准是出现腔内物质回声和静脉增宽。

（2）血肿：血肿形成是关节炎病变术后常见的并发症。除非与感染有关，否则血肿通常会在短时间内消退。此并发症很容易通过MRI检测到。

（3）丙烯酸骨水泥漏出：甲基丙烯酸甲酯骨盆内渗漏可能会引起血管和神经损伤、腹腔器官坏死和尿路疾病，由丙烯酸骨水泥聚合作用产热所致（图12-78）。为了避免意外渗漏，在髋臼假体的锚孔周围置入线网状限制器（"墨西哥帽"）（见图12-60）。

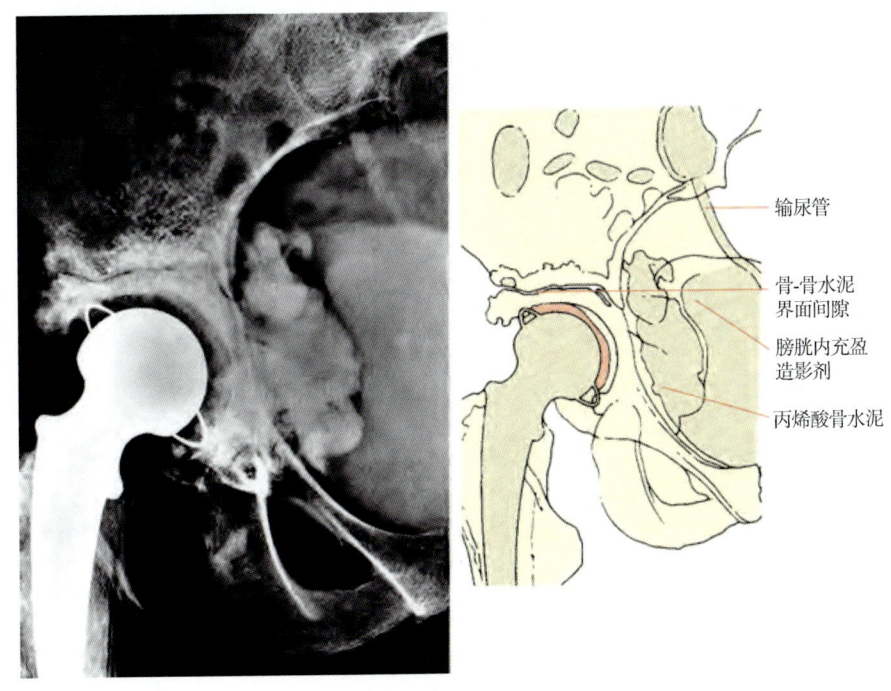

输尿管

骨-骨水泥界面间隙

膀胱内充盈造影剂

丙烯酸骨水泥

图12-78　骨水泥的盆腔内渗漏

46岁女性，行骨水泥右髋关节置换术，出现右髋疼痛和与尿路相关的间歇性症状。静脉尿路造影显示大量丙烯酸骨水泥进入骨盆腔并压迫膀胱右壁

（经允许引自 Greenspan A，Gershwin ME. *Imaging in rheumatology: a clinical approach*，1st ed. Philadelphia: Wolters Kluwer；2018：126.）

（4）异位骨形成：是一种相对比较常见的髋关节病变术后并发症。在邻近软组织中形成的新骨的量不定：如果数量较多，可能会影响髋关节功能。常规X线片（图12-79）和不定期CT检查可以很好地评价此类并发症。

（5）感染：虽然感染可以发生于术后任何时间，但通常在关节置换术后短期内出现。临床上表现为疼痛、体温升高和伤口渗出。感染的影像学表现包括软组织肿胀、骨质疏松，有时会出现骨膜反应。据报道，在这些情况下，使用^{99m}Tc标记的MDP（图12-80）或^{111}In标记的白细胞（图12-81）进行闪烁扫描非常有用。最近，SPECT/CT成像也可有效地显示这种并发症（见图2-34）。

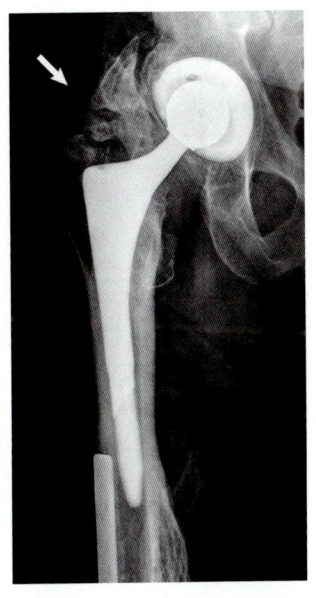

图12-79　异位骨形成

58岁男性，因骨性关节炎行全髋关节置换术，右髋前后位X线片显示该手术常见的并发症异位骨形成（箭头）

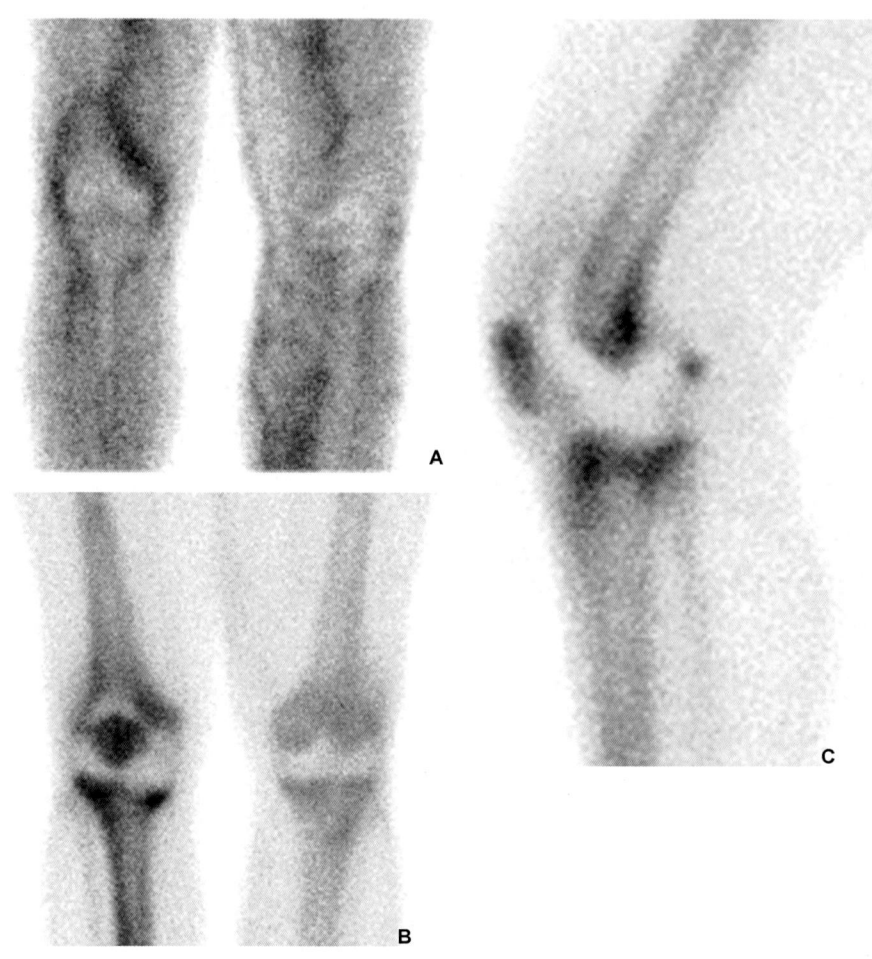

图 12-80　假体感染的闪烁显像（^{99m}Tc）

63 岁女性，行双侧全膝关节置换术。使用 25.0mCi ^{99m}Tc 标记的 MDP 进行放射性核素骨扫描，以评估感染的可能性。双膝关节前位血池像（A）显示右膝假体周围放射性活度增加，左膝假体周围活度正常。双膝关节前位延迟图像（B）和右膝侧位图像（C）显示放射性药物摄取增加，局限于右膝假体的全部三个部件。左膝假体未见异常。通过膝关节液抽吸术进行液体分析和培养确认感染

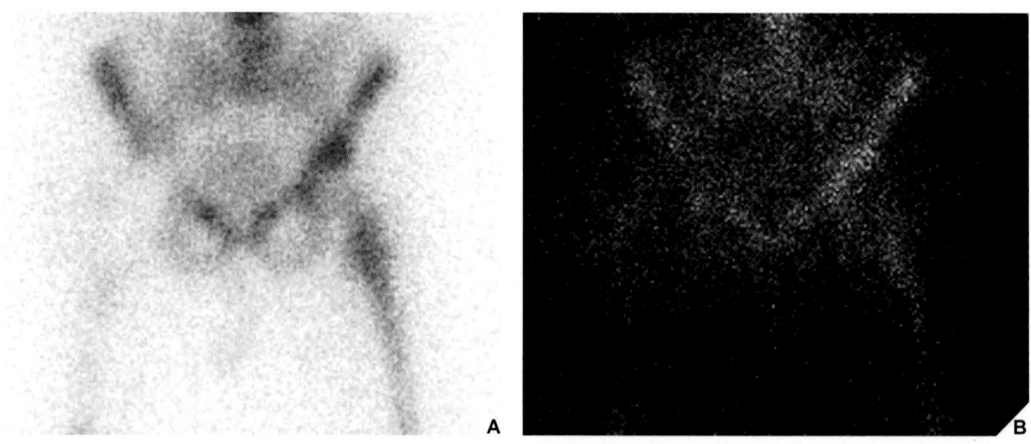

图 12-81　假体感染的闪烁显像（^{99m}Tc 和 ^{111}In）表现

59 岁男性，因晚期骨性关节炎行双侧全髋关节置换术后，左髋出现发热和明显疼痛。A. 放射性核素（^{99m}Tc）骨扫描延迟图像显示左髋假体区域放射性药物摄取增加。观察右髋假体部位摄取正常。B. 使用 ^{111}In-羟基喹啉标记的白细胞进行骨扫描显示左髋假体周围摄取增加。抽吸关节液进行微生物学检查，证实存在感染，提示耐甲氧西林金黄色葡萄球菌（MRSA）菌株

（6）假体松动：关节置换术后感染可以导
致假体松动，但松动也可能被视为机械因素导
致的晚期并发症。标准的影像学投照方法可以
充分显示此类改变（图12-82～图12-85）。骨水
泥假体中，骨-骨水泥界面处周围透光间隙宽约
2mm或更宽则提示假体松动。在过去，运用减
影技术进行关节造影用于显示假体松动，主要征
象为造影剂扩散入骨与丙烯酸骨水泥之间的裂隙
（图12-86）。

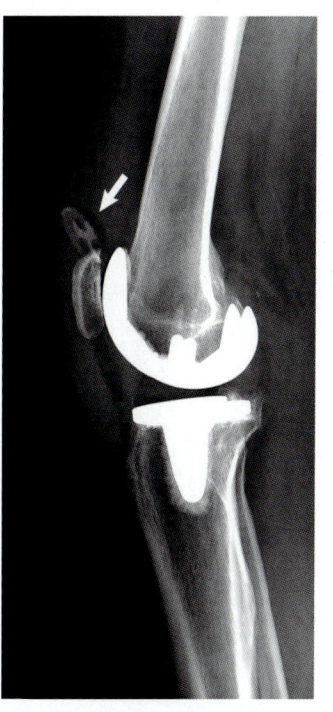

图 12-84　全膝关节置换术失败（2）

膝关节侧位X线片显示假体髌骨组件移位（箭头）

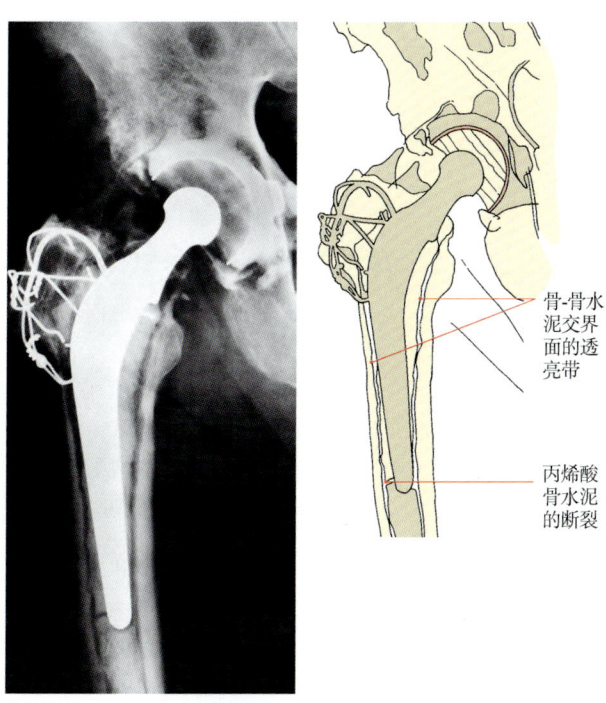

骨-骨水泥交界面的透亮带

丙烯酸骨水泥的断裂

图 12-82　骨水泥固定全髋关节置换术失败

69岁女性，右侧髋关节前后位X线片显示在骨-骨水泥交界面见一宽的透亮带，提示Charnley假体松动。注意假体柄远端的丙烯酸骨水泥断裂

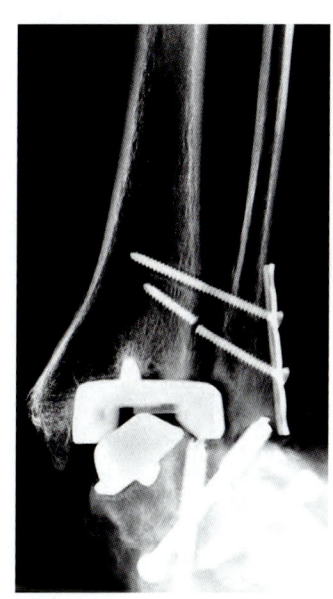

图 12-85　全踝关节置换术失败

左踝关节斜位片显示全踝关节置换术植入Agility假体后失败。注意胫骨与距骨假体部分对位不齐，以及远端胫腓联合的螺钉断裂

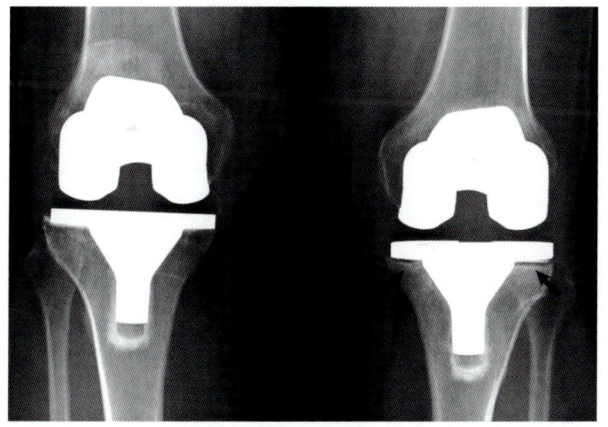

图 12-83　全膝关节置换术失败（1）

67岁男性，因骨性关节炎行双膝关节置换，双膝关节前后位X线片显示左膝假体胫骨组件松动（箭头）

放射性核素骨扫描有时有助于区分机械性松
动和感染性松动（图12-87；另见图12-80）。局
部放射性增加表现为放射性药物浓聚，提示为
机械性松动，而弥漫性放射性增加提示感染。
SPECT/CT在显示关节置换术失败方面很有价值
（见图2-33）。

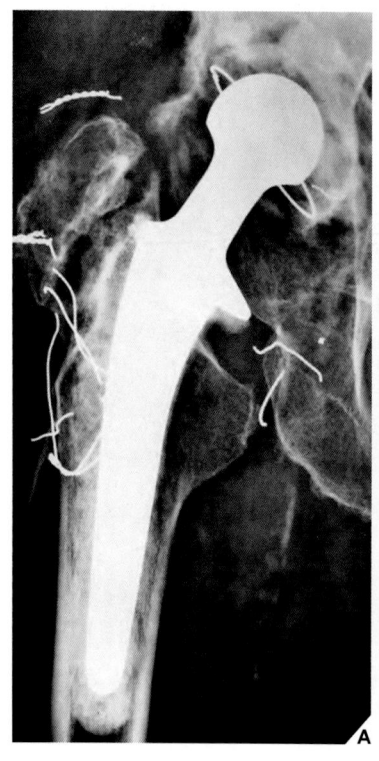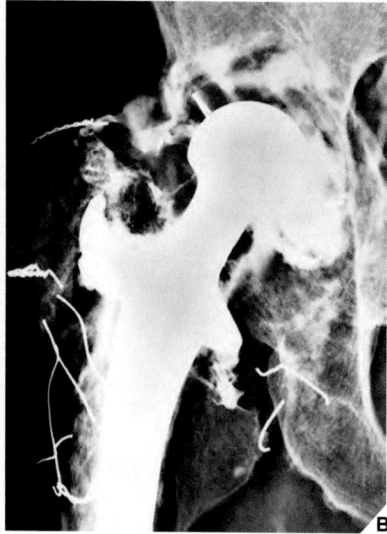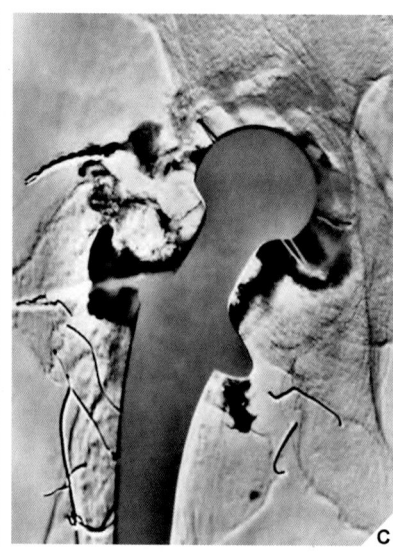

图 12-86 骨水泥固定全髋关节置换术失败——减影技术的价值

80岁男性，8年前行右侧髋关节置换术。前后位X线片（A）显示大转子未融合，线网断裂，Charnley-Müller假体髋臼部分的丙烯酸骨水泥与骨交界面出现透亮带。在随后的关节造影（B）和减影片（C）中，可见造影剂进入骨-骨水泥间隙内并漏入假体颈部的内侧和外侧，明确提示有假体松动；股骨与分离的大转子之间的间隙也可见高密度影

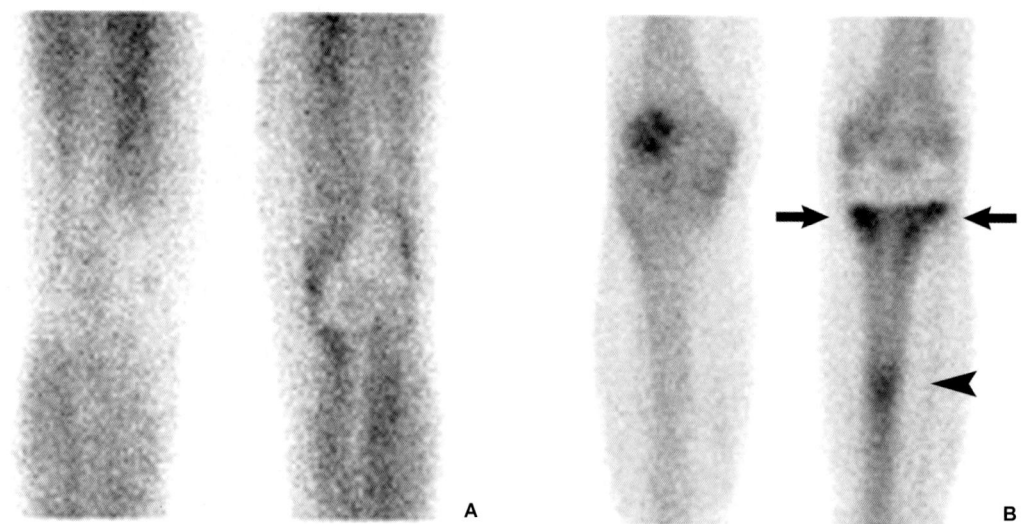

图 12-87 假体机械性松动的闪烁显像

58岁男性，行左侧全膝关节置换术后24个月出现置换部位不适和偶发疼痛。X线片（此处未显示）显示并无明显的异常，随后行放射性核素骨扫描。A. 静脉注射22.2mCi⁹⁹ᵐTc标记的MDP后获得的血池像显示放射性药物摄取增加主要位于假体的胫骨部分。B. 延迟像显示放射性药物摄取增加主要位于胫骨平台（箭头）和胫骨柄远端（无尾箭头）。右膝髌骨局部摄取增加是先前骨折所致（经允许引自 Greenspan A, Gershwin ME. *Imaging in rheumatology：a clinical approach.* Philadelphia：Wolters Kluwer；2018：60，Fig. 2.59； 由 PZWL Wydawnictwo Lekarskie，Warsaw 提供）

（7）假体脱位和半脱位：此类并发症在常规X线片包括髋关节前后位X线片（图12-88A、B）、膝关节侧位X线片（图12-88C、D）或肩关节前后位X线片（图12-88E）中很容易发现。CT检查在这方面也同样有效（图12-89）。

（8）假体断裂：与半脱位和脱位类似，这种罕见的并发症也可在常规X线片中得以有效显示（图12-90）。

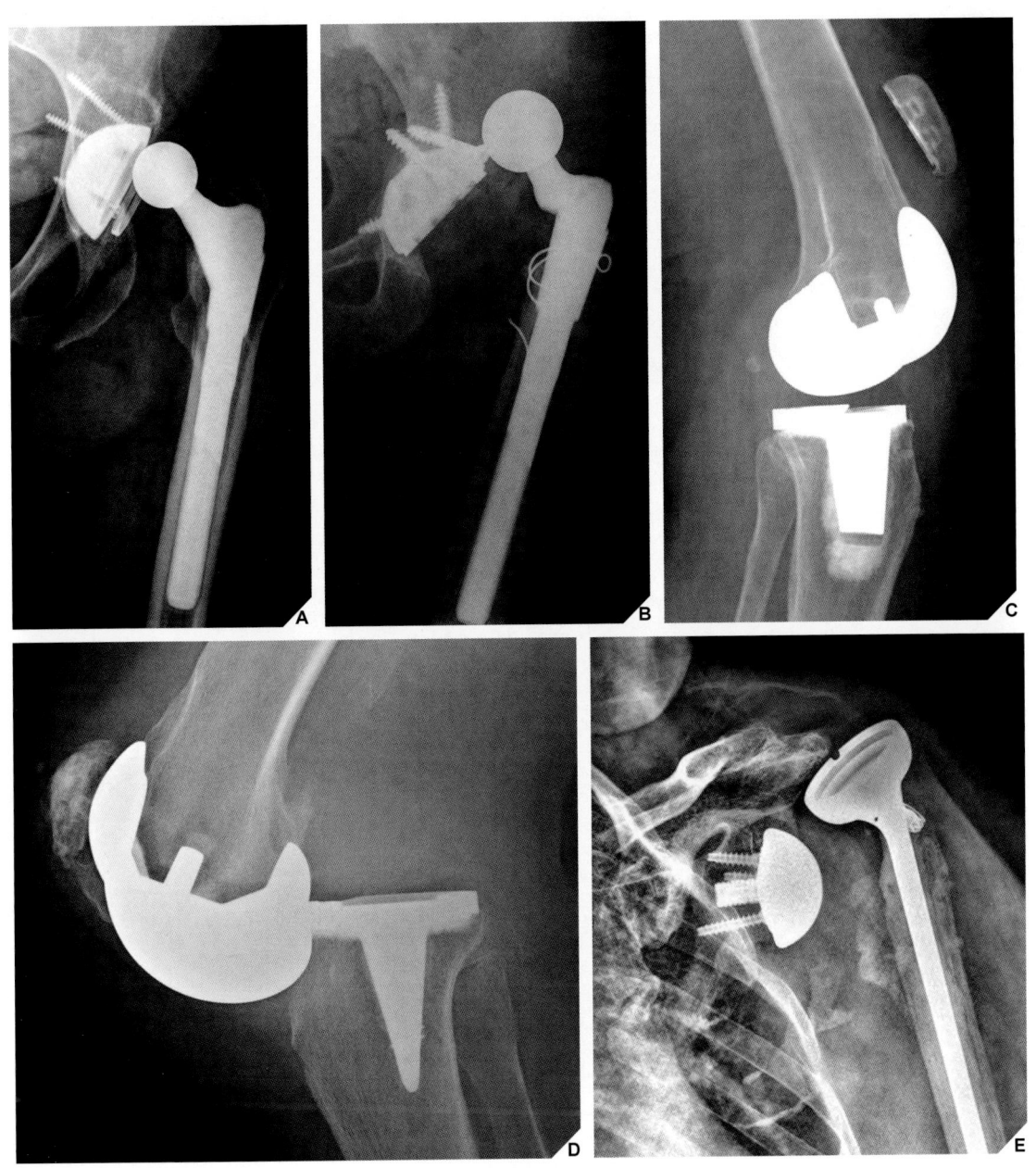

图12-88　假体脱位和半脱位

A. 左髋关节前后位X线片显示非骨水泥型髋关节假体半脱位；B. 另一患者的左髋前后位X线片显示非骨水泥型髋关节假体脱位；C. 右膝关节侧位片显示膝关节假体髌骨组件脱位；D. 另一患者左膝侧位片显示三部分骨水泥固定的非限制性假体后脱位；E. 左肩关节前后位X线片显示反向型肩关节假体脱位（经允许引自Greenspan A，Gerswhin ME. *Imaging in rheumatology*. Philadelphia：Wolters Kluwer；2018：131，Fig. 4.28E.）

（9）假体部件磨损：通常情况下这种并发症与髋关节假体外上侧髋臼杯的聚乙烯衬里磨损有关。它可通过X线片中假体头部在髋臼组件内的位置不对称来识别（图12-91）。

全膝关节置换术后也可能发生类似的并发症。最小的聚乙烯磨损颗粒诱发细胞因子介导的关节内

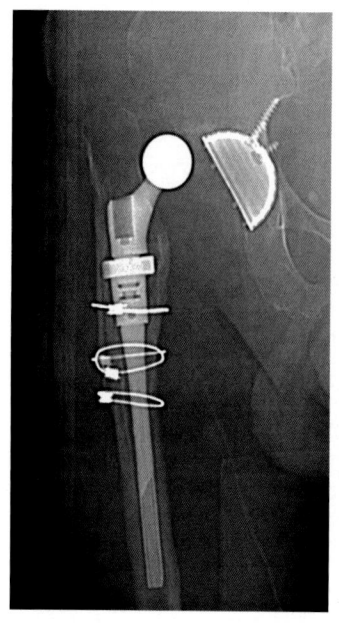

图12-89 假体脱位的CT表现

CT定位像显示右侧全髋关节假体的股骨组件向外上方脱位

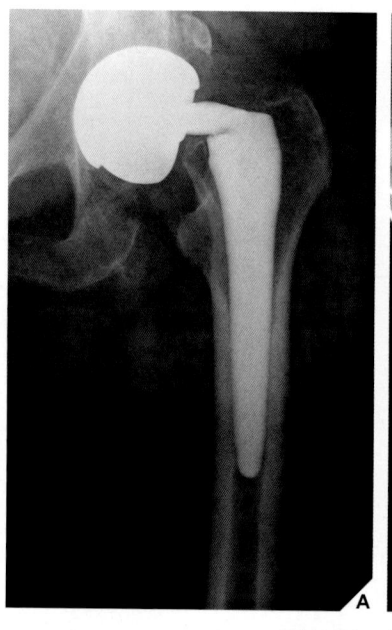
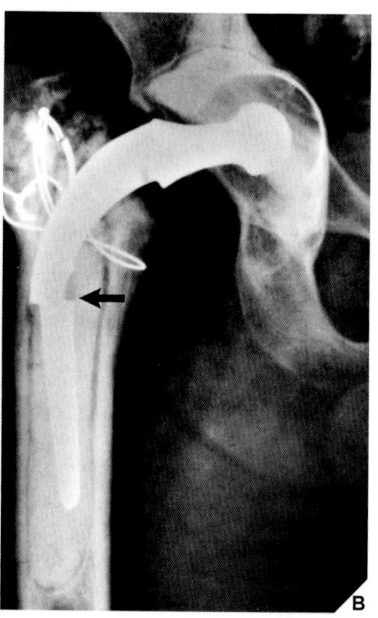

图12-90 假体断裂

A. 左髋关节前后位X线片显示髋关节假体的股骨组件断裂。B. 另一患者右髋前后位X线片显示骨水泥型全髋关节假体的股骨假体柄断裂（箭头）。此外，固定先前截骨的大转子的钢丝可见断裂，以及股骨、髋臼组件的骨-骨水泥界面处可见透亮带，提示假体松动

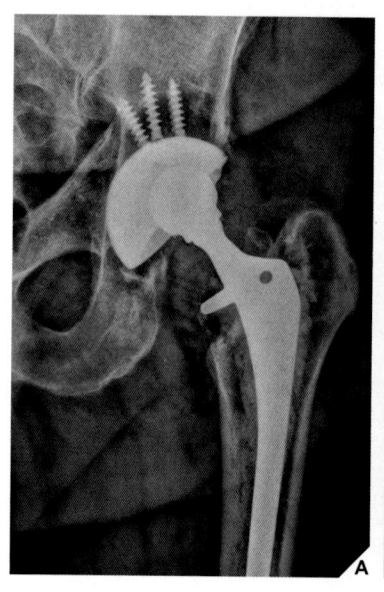
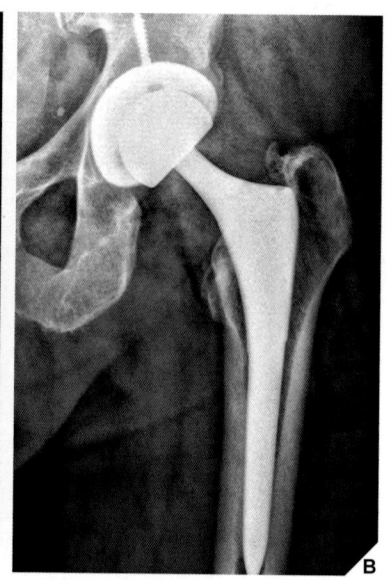

图12-91 全髋关节置换术的并发症——聚乙烯磨损

72岁男性，4年前行左侧全髋关节置换术后出现髋关节疼痛。A. 髋关节前后位X线片显示髋臼杯内股骨头假体呈偏心位置，这是聚乙烯内衬磨损所致。此外，注意髋臼边缘螺钉处的骨吸收。B. 股骨头假体在髋臼杯内的正常对称位置和对位良好，用于对照

炎症反应，称为颗粒病（见下文），其可能导致聚乙烯磨损而诱发滑膜炎。这种并发症在MRI上表现为滑膜增生、肥厚和伴有低至中等信号（类似于骨骼肌）的碎片，以及不同程度关节腔积液、关节肿胀。

（10）颗粒病（金属沉着病）：这种并发症也称为颗粒包涵体症、巨细胞肉芽肿或侵袭性肉芽肿，是微米和亚微米级假体颗粒脱落导致的炎症和骨质溶解。它通常发生于非骨水泥假体植入后的1～5年。其在全髋关节置换术、全肩关节置换术、全膝关节置换术和单室膝关节置换术中有过报道。其可能继发于关节置换中金属对金属的磨损，或是使用聚乙烯组件的置换术由于聚乙烯腐蚀或移位而导致金属关节面间的异常接触所致。此并发症的发

生率取决于所使用的材料，钛组件比钴铬合金组件更容易引发这种并发症。

患者可能无症状，直到骨大量丧失时可能才会感到疼痛和运动受限。X线检查通常可以诊断，显示假体周围软组织内蓬松的絮状密度增高影（"云征"）、金属-骨界面处X线透亮带、无反应性硬化的扇形骨内膜或较大的骨缺损。有时在假体附近可以看到金属颗粒（图 12-92、图 12-93）。

（11）炎症反应与假瘤：约35%的第二代金属对金属髋关节假体会发生一种被称为无菌性淋巴细胞为主型血管炎相关病变（ALVAL）的炎症反应，其会在髋关节假体周围形成假性肿瘤。这种并发症可能与假体释放金属离子有关，在局部软组织内产生超敏反应（图 12-94）。

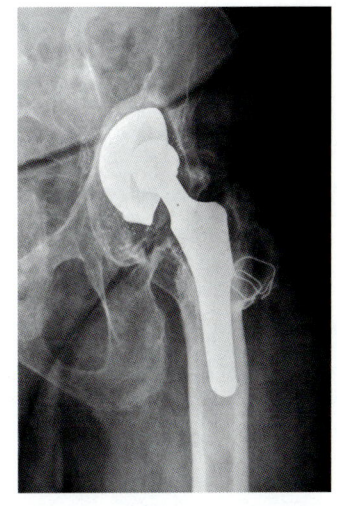

图 12-92 颗粒病（金属沉着病）
60岁男性，5年前行非骨水泥全髋关节置换术，在髋臼假体周围有广泛的骨质破坏，代表巨细胞肉芽肿。注意假体周围大量的金属颗粒

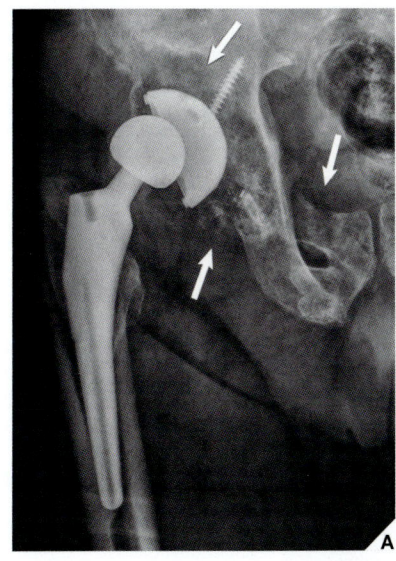
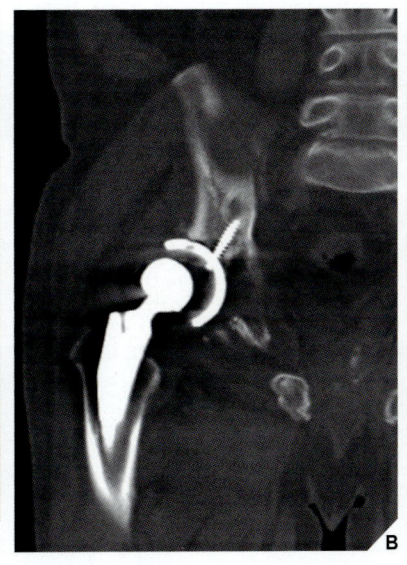
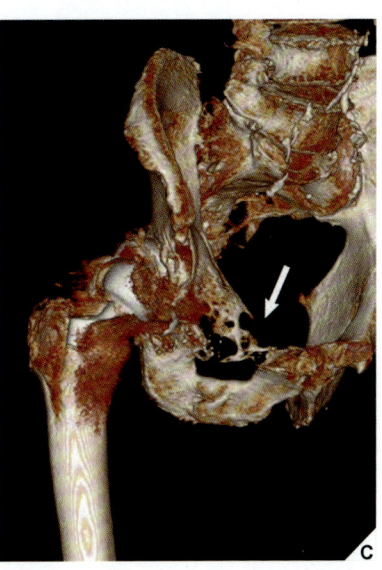

图 12-93 颗粒病（金属沉着病）的CT和三维CT表现
61岁女性，在右侧全髋关节置换术的部位出现严重疼痛。右髋关节前后位X线片（A）显示非骨水泥固定的髋关节假体半脱位。此外，注意髋臼组件部位及耻骨、坐骨骨质破坏改变（箭头）。CT冠状位重建（B）和三维重建（C）图像更准确地显示了骨质破坏，以耻骨破坏显示最清晰（箭头）（经允许引自 Greenspan A，Gershwin ME. *Imaging in rheumatology：a clinical approach*，1st ed. Philadelphia：Wolters Kluwer；2018：134. ）

图 12-94 无菌性淋巴细胞为主型血管炎相关病变
患者行金属对金属全髋关节置换术后出现疼痛，左髋冠状位质子密度加权像（A）和轴位T_2加权像（B）显示金属假体附近液体聚集，并向下和后方延伸（箭头）。抽吸物的病理检查显示大量淋巴细胞浸润和血管炎，与无菌性淋巴细胞为主型血管炎相关病变表现一致

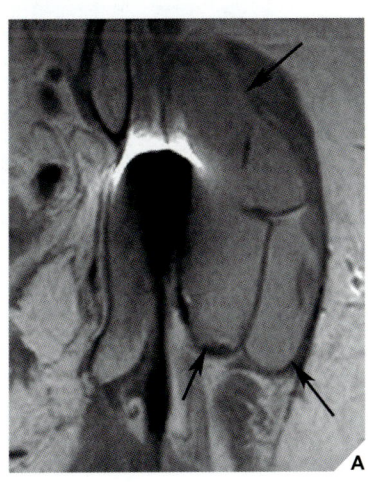
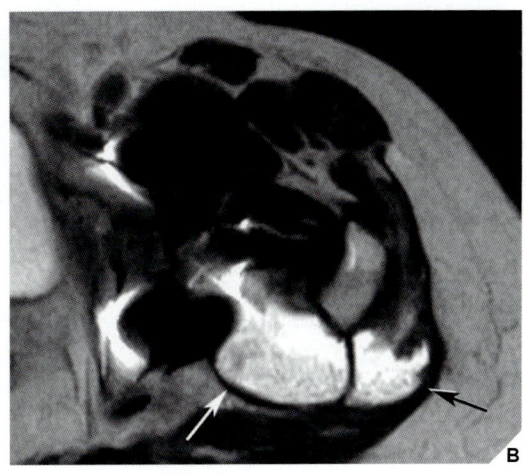

（12）硅胶假体松动、硅胶滑膜炎和感染：硅胶假体的机械性松动通过CT评估最佳（图12-95）。硅胶滑膜炎是一种更为严重的并发症，是由于硅胶颗粒从因剪切力、压缩力受损的植入物中脱落引起的组织反应。影像学表现包括结节样软组织肿胀、边界清晰的软骨下溶解性骨缺损、骨侵蚀及假体畸形或断裂（图12-96、图12-97）。硅胶植入物感染用MRI评估最佳。除了植入物附近存在多发小的低信号颗粒外，在质子和T_2加权序列上亦可见等至稍高信号的骨病变，这些信号强度特点与炎症和纤维组织信号特征一致（图12-98）。

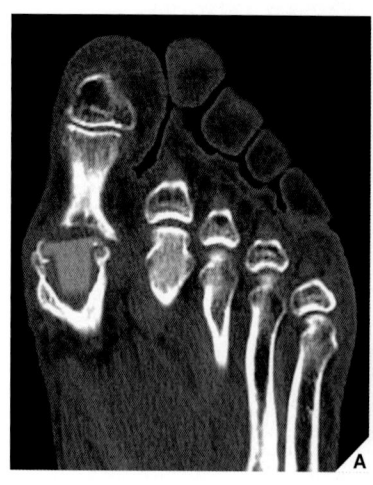
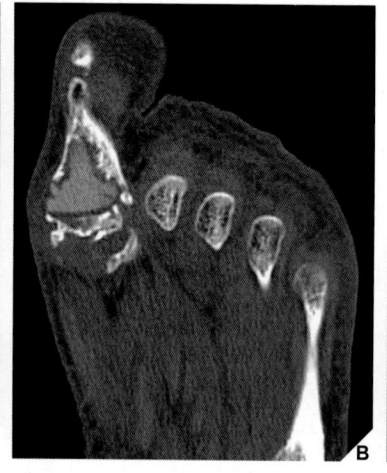
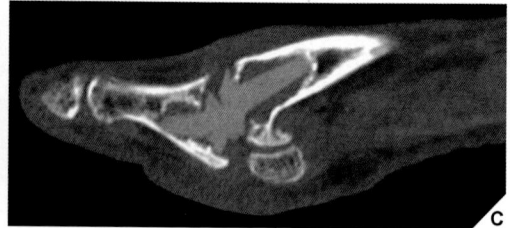

图12-95　硅橡胶假体的失败

患者行第1跖趾关节硅橡胶关节置换术，其2个冠状位CT重建图像显示跖骨（A）和趾骨（B）的假体部分与骨之间存在较大的间隙。踇趾的矢状位CT重建图像（C）更清楚地显示了假体松动（经允许引自 Greenspan A，Gershwin ME. *Imaging in rheumatology*：*a clinical approach*，1st ed. Philadelphia：Wolters Kluwer；2018：135.）

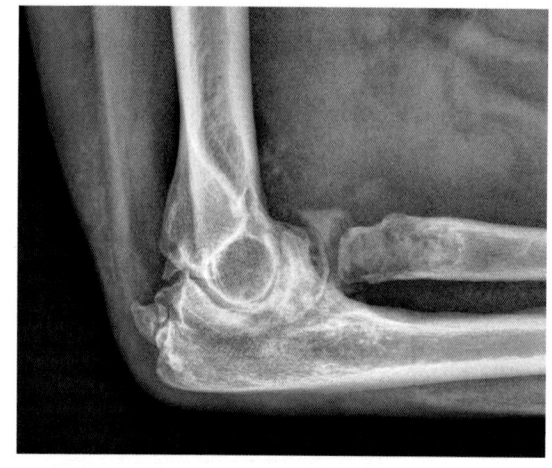

图12-96　硅胶滑膜炎（1）

67岁女性，右肘创伤性骨性关节炎患者，行桡骨头切除并硅橡胶假体置换。肘关节侧位X线片显示植入物断裂，桡骨近端和桡骨小头侵蚀性改变，以及伴有硅胶碎片的关节腔积液，所有特征均与硅胶滑膜炎一致。同时注意肱尺关节的骨性关节炎和鹰嘴周围的异位骨化（经允许引自 Greenspan A，Gershwin ME. *Imaging in rheumatology*：*a clinical approach*，1st ed. Philadelphia：Wolters Kluwer；2018：135.）

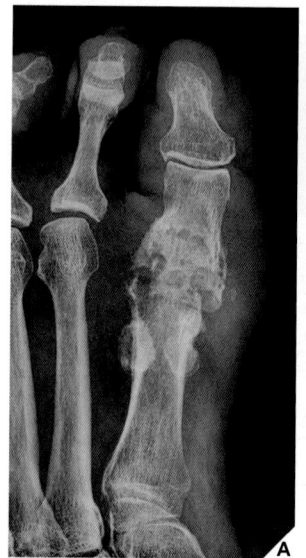
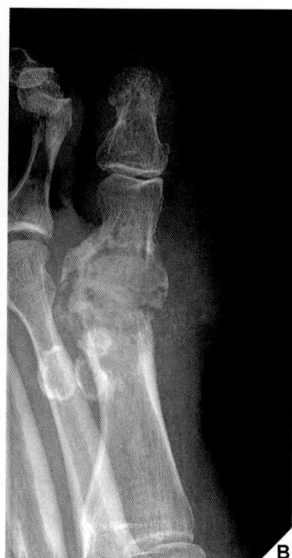

图12-97　硅胶滑膜炎（2）

72岁女性，因骨性关节炎行第1跖趾关节置换术，出现踇趾疼痛和肿胀。踇趾前后位（A）和斜位（B）X线片显示假体碎裂、硅胶碎片、骨质侵蚀性改变和软组织肿胀，这是典型的硅胶滑膜炎改变

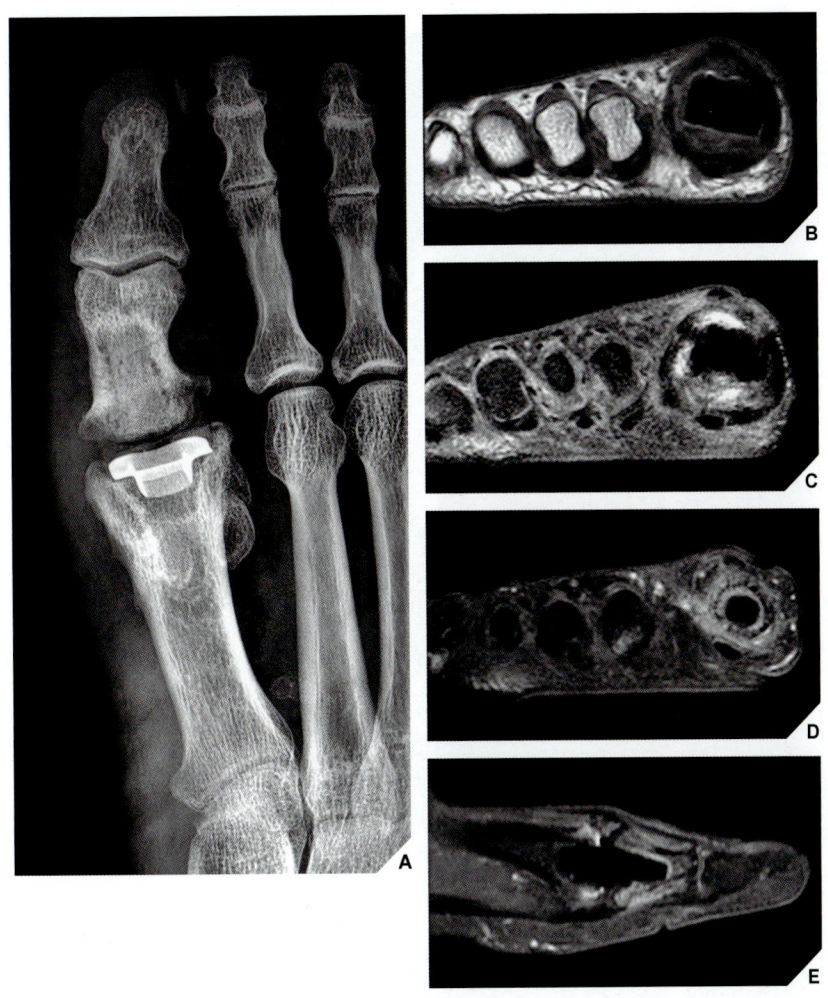

图 12-98　硅橡胶假体感染的 MRI 表现

左侧跗趾前后位 X 线片（A）显示使用 Swanson 硅胶装置和环形钛索环行第 1 跖趾关节置换术。假体周围软组织肿胀，此外假体柄周围可见透光区。MRI 通过跖骨头的轴位（短轴）T_1 加权像（B）显示植入物所在区域呈低信号改变。MRI 轴位短时反转恢复（STIR）序列图像（C）显示植入物周围见高信号水肿。静脉注射钆造影剂后，MRI 轴位（D）及矢状位（E）T_1 加权脂肪抑制序列图像可见假体远端周围骨及软组织强化（经允许引自 Greenspan A，Gershwin ME. *Imaging in rheumatology: a clinical approach*, 1st ed. Philadelphia: Wolters Kluwer; 2018: 137.）

（13）关节纤维化：为膝关节置换术后的一种并发症，其特征是慢性疼痛、全关节囊挛缩和关节活动度逐步丧失，并可能出现关节完全僵硬。关节纤维化是过度纤维增生导致沿着整个关节滑膜内衬形成致密的纤维组织，从而导致粘连和膝关节伸直机制受损。

（14）髌骨弹响综合征：是全膝关节置换术髌股关节假体部位的一种并发症，表现为膝关节假体屈曲和伸直时的锁定感或运动障碍。体格检查中伸膝时会听到弹响。该综合征是由髌骨上极和股四头肌肌腱交界处局灶性纤维组织形成引起的，通常发生于关节置换术后 1 年左右。这种并发症发生的机制之一是屈膝时纤维组织进入髁间窝、伸膝时脱出，从而导致可听见的弹响。

（15）假体周围骨折：是由对肢体的直接创伤（低能量创伤）所致，或是骨质疏松、假体周围骨吸收、颗粒病或感染（骨髓炎）导致骨骼强度变弱而引起的一种病理性骨折。在髋或膝关节置换术后股骨受累最为常见（图 12-99～图 12-101），其次是胫骨和腓骨（图 12-102）。在极少数情况下，假体周围骨折可能累及髋臼（图 12-103）。

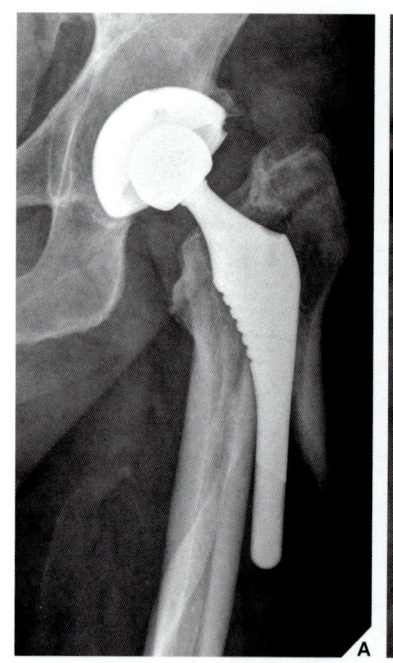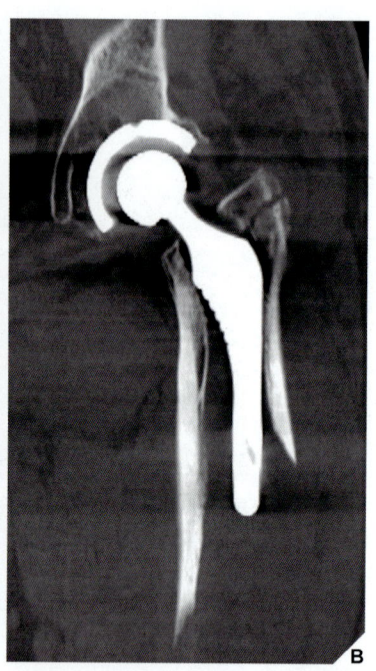

图12-99　股骨假体周围骨折（1）

71岁男性，从床上跌落。左髋前后位X线片（A）和CT冠状位重建图像（B）显示非骨水泥型全髋关节置换术后状态。注意股骨假体组件处股骨干的假体周围骨折

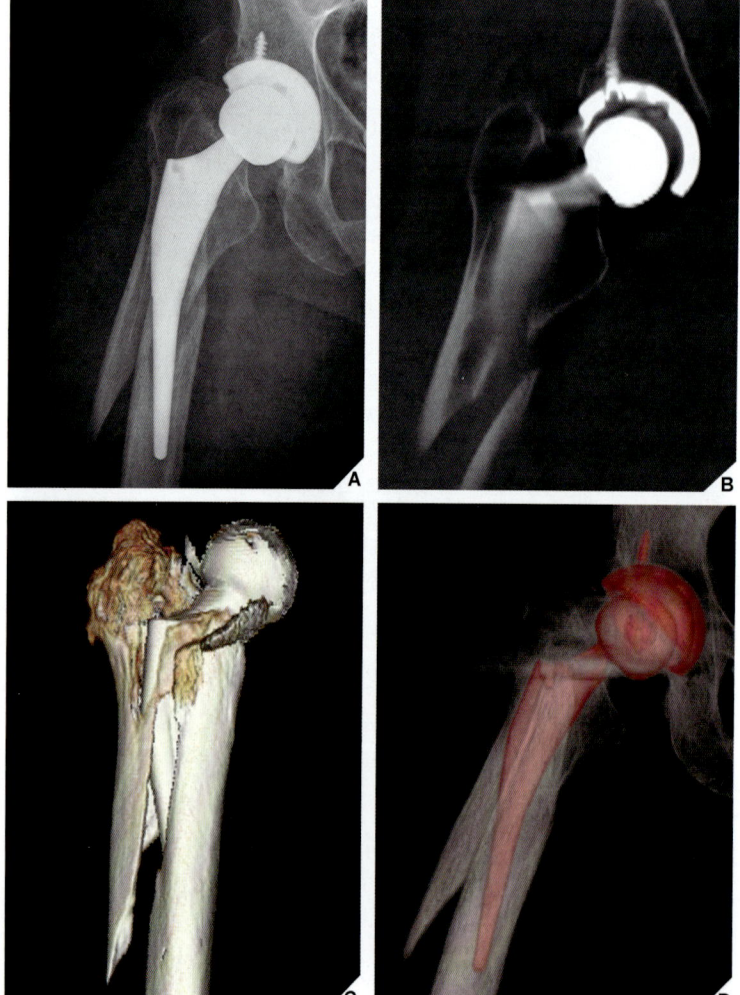

图12-100　股骨假体周围骨折（2）

77岁男性，由自行车上摔落。右髋关节前后位X线片（A）、CT冠状位重建图像（B）、CT三维重建图像（C）和采用CT金属增强算法的三维重建容积再现图像（D）显示非骨水泥型全髋关节置换术后状态，并发股骨假体组件处股骨干的假体周围骨折

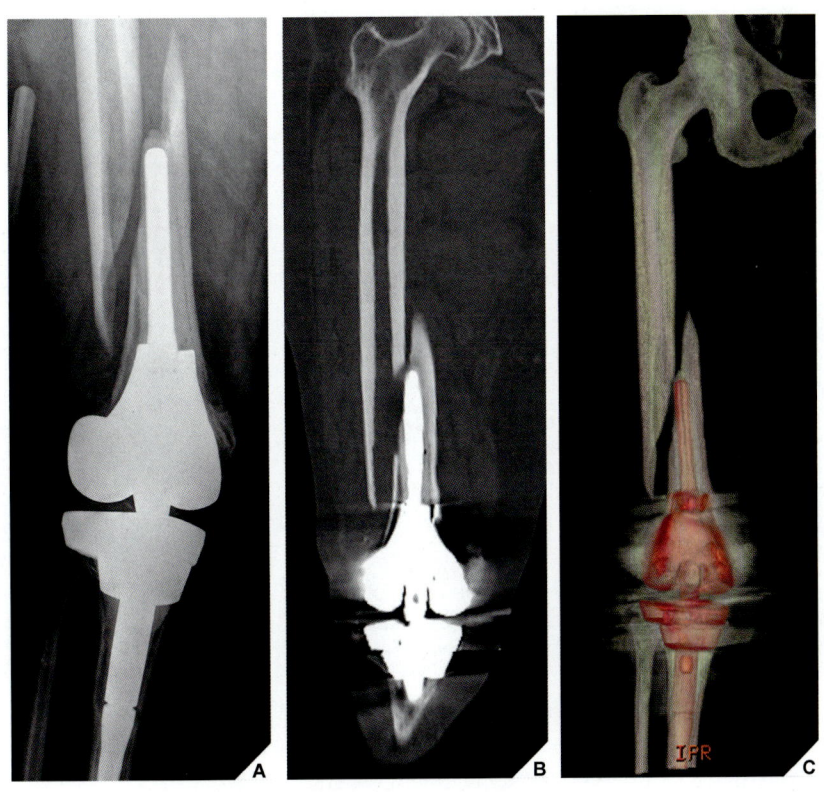

图 12-101　股骨假体周围骨折（3）

71 岁男性，近期因晚期骨性关节炎行限制性铰链式全膝关节置换术，从台阶摔倒时扭伤膝盖。右膝前后位 X 线片（A）、股骨冠状位重
建 CT 图像（B）及采用 CT 金属增强算法的三维重建容积再现图像（C）显示股骨干远端假体周围骨折

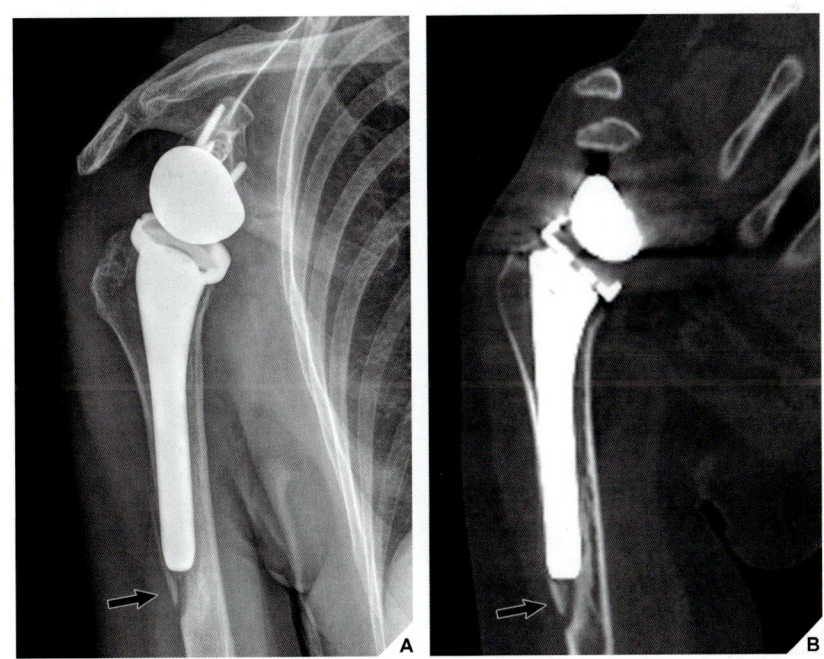

图 12-102　肱骨假体周围骨折（4）

右肩关节前后位 X 线片（A）和 CT 冠状位重建图像（B）显示反向型全肩关节置换术后状态，观察发现肱骨假体组件远端肱骨干的假
体周围骨折（箭头）

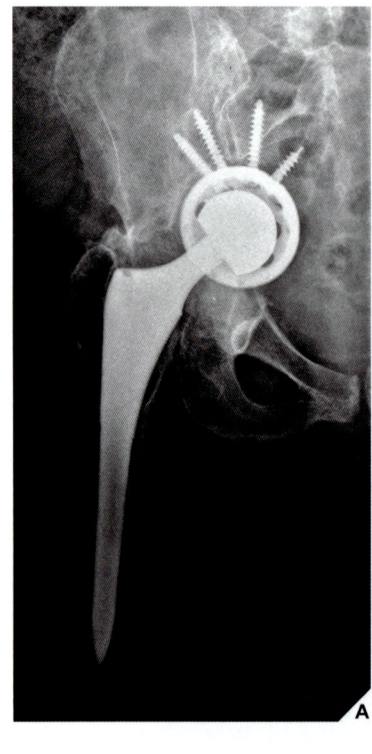
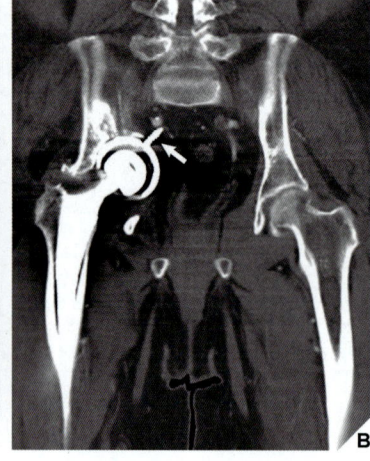
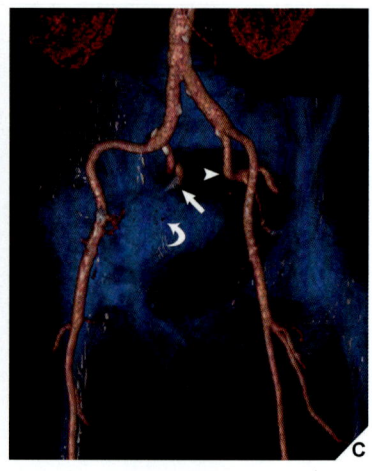

图 12-103　假体周围髋臼骨折

65岁女性，在车祸中受伤。A. 右髋关节前后位X线片显示非骨水泥固定的全髋关节置换术后状态。髋臼组件已用4个轮辐螺钉加固。可见髋臼骨折及后倾的髋臼杯轴向移入盆腔内。B. 骨盆CT冠状位重建图像显示最内侧的轮辐螺钉位于右侧髂动脉附近（箭头）。C. 注入125ml碘海醇注射液后获得的CT三维重建容积再现血管造影图像显示最内侧的轮辐螺钉穿过右侧髂内动脉（箭头）。注意正常的左侧髂内动脉（无尾箭头）。弯箭头指示假体髋臼组件的位置

记忆要点

[1] 关节炎是指由退行性、炎症性或感染性病变引起的关节异常。关节痛意味着关节疼痛。关节病这个术语适用于许多不同的遗传、自身免疫、代谢、结缔组织和其他获得性疾病引起的关节病理改变。

[2] 无论病因如何，关节炎病变的影像学特征如下：
- 关节间隙狭窄
- 各种具体类型关节炎的不同形式的骨侵蚀性改变

[3] 评价关节炎最有效的影像学检查方法是常规X线检查。按照使用频率排序，辅助技术包括：
- 核素骨扫描
- MRI
- CT和三维（3D）CT

[4] 放射性核素成像对于下列情况而言是有效的检查技术：

- 探查关节炎改变在骨骼系统的分布情况
- 区分关节炎与关节周围软组织感染
- 有助于感染性关节炎与其他类型关节炎的鉴别诊断
- 监测关节置换术后的各类并发症

[5] CT对显示退行性脊柱病变的并发症很有效，如椎管狭窄。

[6] MRI对显示关节软骨异常、滑膜异常、炎性血管翳、关节积液、类风湿结节、早期软骨下侵蚀和骨髓水肿的效果很好。

[7] 关节炎影像学诊断的依据如下：
- 关节病变的形态学特点
- 关节病变在骨骼系统中的分布情况

[8] 在一些重要的解剖部位如手、足跟和脊柱中，可以分析不同关节炎的特征性形态学改变。这些改变结合病变在骨骼系统中的分布特点及病例的临床和实验室检查资料，可有助于明确疾病诊断。

[9] 在手部，不同类型的关节炎有各自特有的好

发部位：

- 骨性关节炎和侵蚀性骨性关节炎：近节和远节指间关节
- 银屑病性关节炎：远节指间关节
- 类风湿关节炎：掌指关节和近节指间关节
- 多中心网状组织细胞增生症：远节和近节指间关节
- 痛风性关节炎：掌指关节和指间关节
- 甲状旁腺功能亢进性关节病：远节和近节指间关节及掌指关节
- 二水焦磷酸钙结晶沉积症：掌指关节
- 硬皮病：远节指间关节

[10] 髋臼内股骨头移位的方式可以提示髋关节炎的病因：

- 骨性关节炎：上、外上、内上及内侧移位
- 炎症性关节炎：轴向移位

[11] 在脊柱中，各种关节炎表现出特定的形态学特征：

- 退行性疾病：边缘性骨赘形成及小关节和椎间隙狭窄
- 类风湿关节炎：寰枢关节半脱位和齿状突侵蚀性改变
- 幼年型特发性关节炎：颈椎关节突关节融合
- 银屑病性关节炎和反应性关节炎：粗大的、非对称性脊柱旁骨化
- 强直性脊柱炎：纤细的韧带骨赘

[12] 某些类型的关节炎无关节周围骨质疏松：骨性关节炎、痛风性关节炎、二水焦磷酸钙结晶沉积症和多中心网状组织细胞增生症。

[13] 骶髂关节炎常见于强直性脊柱炎（为双侧对称性）、银屑病性关节炎和反应性关节炎（为单侧或双侧非对称性受累）。

[14] 监测关节炎的治疗效果包括检测各类截骨术和关节置换术后可能的并发症。这些并发症包括：

- 血栓性静脉炎
- 骨盆内丙烯酸骨水泥漏出

- 异位骨形成
- 感染
- 假体松动、脱位和断裂
- 假体部件的聚乙烯衬里磨损
- 颗粒病（金属沉着病）
- 无菌性淋巴细胞为主型血管炎相关病变
- 髌骨弹响综合征
- 假体周围骨折

[15] 闪烁显像和 SPECT/CT 有助于检测假体松动。

（詹惠荔　张　恒　叶　薇　译）

参考文献

Alazraki NP, Fierer J, Resnick D. The role of gallium and bone scanning in monitoring response to therapy in chronic osteomyelitis. *J Nucl Med* 1978;19:696–697.

Aletaha D, Neogi T, Silman AJ, et al. 2010 Rheumatoid arthritis classification criteria: an American College of Rheumatology/European League Against Rheumatism collaborative initiative. *Arthritis Rheum* 2010;62:2569–2581.

Algin O, Gokalp G, Baran B, et al. Evaluation of sacroiliitis: contrast-enhanced MRI with subtraction technique. *Skeletal Radiol* 2009;38:983–988.

Allen AM, Ward WG, Pope TL Jr. Imaging of the total knee arthroplasty. *Radiol Clin North Am* 1995;33:289–303.

Archer CW, Morrison H, Pitsillides AA. Cellular aspects of the development of diarthrodial joints and articular cartilage. *J Anat* 1994;184:447–456.

Ash Z, Marzo-Ortega H. Ankylosing spondylitis—the changing role of imaging. *Skeletal Radiol* 2012;41:1031–1034.

Aufdermaur M. Pathogenesis of square bodies in ankylosing spondylitis. *Ann Rheum Dis* 1989;48:628–631.

Bayliss MT, Dudhia J. Articular cartilage: structure, function and physiology. In: Fitzgerald RH, Kaufer H, Malkani AL, eds. *Orthopaedics*. St. Louis, MO: Mosby; 2002:160–167.

Bianchi S, Martinoli C, Abdelwahab IF. High-frequency ultrasound examination of the wrist and hand. *Skeletal Radiol* 1999;28:121–129.

Boileau P. Complications and revision of reverse total shoulder arthroplasty. *Orthop Traumatol Surg Res* 2016;102:S33–S43.

Boutry N, Morel M, Flipo R-M, et al. Early rheumatoid arthritis: a review of MRI and sonographic findings. *AJR Am J Roentgenol* 2007;189:1502–1509.

Brigden M. The erythrocyte sedimentation rate. Still a helpful test when used judiciously. *Postgrad Med* 1998;103:257–262.

Brower AC, Flemming DJ. *Arthritis in black and white*, 2nd ed. Philadelphia: WB Saunders; 1997.

Bruhlmann P, Michel BA. History and clinical examination in rheumatology—key to diagnosis and prognosis. *Ther Umsch* 2006;63:485–490.

Bullough PG. *Atlas of orthopedic pathology: with clinical and radiologic correlation*, 2nd ed. New York: Gower Medical; 1992.

Capone A, Congia S, Civinini R, et al. Periprosthetic fractures: epidemiology and current treatment. *Clin Cases Miner Bone Metabol* 2017;14:189–196.

Castrejón I, McCollum L, Tanriover MD, et al. Importance of patient history and physical examination in rheumatoid arthritis compared to other chronic diseases: results of a physician survey. *Arthritis Care Res (Hoboken)* 2012;64:1250–1255.

Chen LX, Clayburne G, Schumacher HR. Update on identification of pathogenic crystals in joint fluid. *Curr Rheumatol Rep* 2004;6:217–220.

Datz FL, Morton KA. New radiopharmaceuticals for detecting infection. *Invest Radiol* 1993;28:356–365.

Desai MA, Peterson JJ, Garner HW, et al. Clinical utility of dual-energy CT for evaluation of tophaceous gout. *Radiographics* 2011;31:1365–1375.

Doherty M, Dacre J, Dieppe P, et al. The 'GALS' locomotor screen. *Ann Rheum Dis* 1992;51:1165–1169.

Eustace S, DiMasi M, Adams J, et al. In vitro and in vivo spin echo diffusion imaging characteristics of synovial fluid: potential non-invasive differentiation of inflammatory and degenerative arthritis. *Skeletal Radiol* 2000;29:320–323.

Farrant JM, Grainger AJ, O'Connor PJ. Advanced imaging in rheumatoid arthritis. Part 2: erosions. *Skeletal Radiol* 2007;36:381–389.

Farrant JM, O'Connor PJ, Grainger AJ. Advanced imaging in rheumatoid arthritis. Part 1: synovitis. *Skeletal Radiol* 2007;36:269–279.

Fernandes JC, Martel-Pelletier J, Pelletier JP. The role of cytokines in osteoarthritis pathophysiology. *Biorheology* 2002;39:237–246.

Ferri C, Zignego AL, Pileri SA. Cryoglobulins. *J Clin Pathol* 2002;55:4–13.

Forrester DM. Imaging of the sacroiliac joints. *Radiol Clin North Am* 1990;28:1055–1072.

Fremont AJ. The pathophysiology of cartilage and synovium. *Br J Rheumatol* 1996;35 (suppl 3):10–13.

Fritz J, Lurie B, Potter HG. MR imaging of knee arthroplasty implants. *Radiographics* 2015;35:1483–1501.

Gallo J, Kaminek P, Ticha V, et al. Particle disease. A comprehensive theory of periprosthetic osteolysis: a review. *Biomed Papers* 2002;146:21–28.

Gee R, Munk PL, Keogh C, et al. Radiography of the PROSTALAC (prosthesis with antibiotic-loaded acrylic cement) orthopedic implant. *AJR Am J Roentgenol* 2003;180:1701–1706.

Gonzalez S, Martina-Barra J, Lopez-Larrea C. Immunogenetics. HLA-B27 and spondyloarthropathies. *Curr Opin Rheumatol* 1999;11:257–264.

Grammont PM, Baulot E. Delta shoulder prosthesis for rotator cuff rupture. *Orthopedics* 1993;16:65–68.

Greenspan A. Back to the future—conventional radiography in rheumatology. *J Ultrason* 2016;16:225–228.

Greenspan A, Beltran J. *Orthopedic imaging: a practical approach*, 6th ed. Philadelphia: Wolters Kluwer; 2015:527–535.

Greenspan A, Gershwin ME. *Imaging in rheumatology: a clinical approach*. Philadelphia: Wolters Kluwer; 2018:3–22, 93–113, 114–139.

Greenspan A, Grainger AJ. Articular abnormalities that may mimic arthritis. *J Ultrason* 2018;18:126–137.

Greenspan A, Norman A. Gross hematuria: a complication of intrapelvic cement intrusion in total hip replacement. *AJR Am J Roentgenol* 1978;130:327–329.

Greenspan A, Norman A. Radial head-capitellum view: an expanded imaging approach to elbow injury. *Radiology* 1987;164:272–274.

Gruen TA, McNeice GM, Amstutz HC. "Modes of failure" of cemented stem-type femoral components: a radiographic analysis of loosening. *Clin Orthop Relat Res* 1979;141: 17–27.

Harris WH. Osteolysis and particle disease in hip replacement. A review. *Acta Orthop Scand* 1994;65:113–123.

Imboden JB. Approach to the patient with arthritis. In: Imboden JB, Hellmann DB, Stone JH, eds. *Current diagnosis & treatment: rheumatology*, 3rd ed. New York: McGraw-Hill; 2013:1–6.

Ingegnoli F, Castelli R, Gualtierotti R. Rheumatoid factors: clinical application. *Dis Markers* 2013;35:727–734.

Iwanaga T, Shikichi M, Kitamura H, et al. Morphology and functional roles of synoviocytes in the joint. *Arch Histol Cytol* 2000;63:17–31.

Kamishima T, Tanimura K, Henmi M, et al. Power Doppler ultrasound of rheumatoid synovitis: quantification of vascular signal and analysis of intraobserver variability. *Skeletal Radiol* 2009;38:467–472.

Kim NR, Choi J-Y, Hong SH, et al. "MR corner sign": value for predicting presence of ankylosing spondylitis. *AJR Am J Roentgenol* 2008;191:124–128.

Kim S-H, Chung S-K, Bahk Y-W, et al. Whole-body and pinhole bone scintigraphic manifestations of Reiter's syndrome: distribution patterns and early and characteristic signs. *Eur J Nucl Med* 1999;26:163–170.

Klein MJ. Radiographic correlation in orthopedic pathology. *Adv Anat Pathol* 2005;12:155–179.

Klein MJ, Bonar SF, Freemont T, et al. *Atlas of nontumor pathology. Non-neoplastic diseases of bones and joints*. Washington, DC: American Registry of Pathology and Armed Forces Institute of Pathology; 2011:1–53, 545–575, 577–767.

Klein-Nulend J, Nijweide PJ, Burger EH. Osteocyte and bone structure. *Curr Osteoporos Rep* 2003;1:5–10.

Lajeunesse D, Reboul P. Subchondral bone in osteoarthritis: a biologic link with articular cartilage leading to abnormal remodeling. *Curr Opin Rheumatol* 2003;15:628–633.

Lawrence C, Williams GR, Namdari S. Influence of glenosphere design on outcome and complications of reverse arthroplasty: a systemic review. *Clin Orthop Surg* 2016;8: 288–297.

Lumbreras B, Pascual E, Frasquet J, et al. Analysis of the crystals in synovial fluid: training of the analysts results in high consistency. *Ann Rheum Dis* 2005;64:612–615.

Lund PJ, Heikal A, Maricic MJ, et al. Ultrasonographic imaging of the hand and wrist in rheumatoid arthritis. *Skeletal Radiol* 1995;24:591–596.

Lyon R, Narain S, Nichols C, et al. Effective use of autoantibody tests in the diagnosis of systemic autoimmune disease. *Ann N Y Acad Sci* 2005;1050:217–228.

Manaster BJ. Total hip arthroplasty: radiographic evaluation. *Radiographics* 1996;16:645–660.

Marsland D, Mears SC. A review of periprosthetic femoral fractures associated with total hip arthroplasty. *Geriatr Orthop Surg Rehabil* 2012;3:107–120.

Mauri C, Ehrenstein MR. Cells of the synovium in rheumatoid arthritis. B cells. *Arthritis Res Ther* 2007;9:205.

McFarland EG, Sanguanjit P, Tasaki A, et al. The reverse shoulder prosthesis: a review of imaging features and complications. *Skeletal Radiol* 2006;35:488–496.

McGonagle D. The history of erosions in rheumatoid arthritis: are erosions history? *Arthritis Rheum* 2010;62:312–315.

Mills JA. Physical examination of the musculoskeletal system. In: Imboden JB, Hellmann DB, Stone JH, eds. *Current diagnosis & treatment: rheumatology*, 3rd ed. New York: McGraw-Hill; 2013:1–6.

Nakamura MC, Imboden JB. Laboratory diagnosis. In: Imboden JB, Hellmann DB, Stone JH, eds. *Current diagnosis & treatment: rheumatology*, 3rd ed. New York: McGraw-Hill; 2013:15–25.

Nalbant S, Martinez JA, Kitumnuaypong T, et al. Synovial fluid features and their relations to osteoarthritis severity: new findings from sequential studies. *Osteoarthr Cartil* 2003;11:50–54.

Niewold TB, Harrison MJ, Paget SA. Anti-CCP antibody testing as a diagnostic and prognostic tool in rheumatoid arthritis. *QJM* 2007;100:193–201.

Nikac V, Blazar P, Earp B, et al. Radiographic and surgical considerations in arthritis surgery of the hand. *Skeletal Radiol* 2017;46:591–604.

Norgaard F. Earliest roentgenological changes in polyarthritis of the rheumatoid type: rheumatoid arthritis. *Radiology* 1965;85:325–329.

Ostendorf B, Mattes-György K, Reichelt DC, et al. Early detection of bony alterations in rheumatoid and erosive arthritis of finger joints with high-resolution single photon emission computed tomography, and differentiation between them. *Skeletal Radiol* 2010;39:55–61.

Østergaard M, Ejbjerg B, Szkudlarek M. Imaging in early rheumatoid arthritis: roles of magnetic resonance imaging, ultrasonography, conventional radiography and computed tomography. *Best Pract Res Clin Rheumatol* 2005;19:91–116.

Pasqual E, Jovani V. Synovial fluid analysis. *Best Pract Res Clin Rheumatol* 2005;19:371–386.

Peterfy CG, Genant HK. Emerging applications of magnetic resonance imaging in the evaluation of articular cartilage. *Radiol Clin North Am* 1996;34:195–213.

Peterfy CG, Majumdar S, Lang P, et al. MR imaging of the arthritic knee: improved discrimination of cartilage, synovia, and effusion with pulsed saturation transfer and fat-suppressed T1-weighted sequences. *Radiology* 1994;191:413–419.

Petri M. Review of classification criteria for systemic lupus erythematosus. *Rheum Dis Clin North Am* 2005;31:245–254.

Punzi L, Oliviero F, Plebani M. New biochemical insight into the pathogenesis of osteoarthritis and the role of laboratory investigations in clinical assessment. *Crit Rev Clin Lab Sci* 2005;42:279–309.

Puszczewicz M, Iwaszkiewicz C. Role of anti-citrullinated protein antibodies in diagnosis and prognosis of rheumatoid arthritis. *Arch Med Sci* 2011;7:189–194.

Rastogi AK, Davis KW, Ross A, et al. Fundamentals of joint injection. *AJR Am J Roentgenol* 2016;207:484–494.

Recht MP, Resnick D. MR imaging of articular cartilage: current status and future directions. *AJR Am J Roentgenol* 1994;163:283–290.

Resnick D. Common disorders of synovium-lined joints: pathogenesis, imaging abnormalities, and complications. *AJR Am J Roentgenol* 1988;151:1079–1088.

Reynolds PPM, Heron C, Pilcher J, et al. Prediction of erosion progression using ultrasound in established rheumatoid arthritis: a 2-year follow-up study. *Skeletal Radiol* 2009;38:473–478.

Roberts CC, Ekelund AL, Renfree KJ, et al. Radiologic assessment of reverse shoulder arthroplasty. *Radiographics* 2007;27:223–235.

Robinson DB, El-Gabalawy HS. Evaluation of the patient. A. History and physical examination. In: Klippel JH, Stone JH, Crofford LJ, et al., eds. *Primer of the rheumatic diseases*, 13th ed. New York: Springer; 2008:6–41.

Russo R, Rotonda GD, Ciccarelli M, et al. Analysis of complications of reverse shoulder arthroplasty. *Joints* 2015;3:62–66.

Samitier G, Alentorn-Geli E, Torrens C, et al. Reverse shoulder arthroplasty. Part 1: systemic review of clinical and functional outcomes. *Int J Shoulder Surg* 2015;9:24–31.

Sebes JI, Nasrallah NS, Rabinowitz JG, et al. The relationship between HLA-B27 positive peripheral arthritis and sacroiliitis. *Radiology* 1978;126:299–302.

Sigurdson LA. The structure and function of articular synovial membranes. *J Bone Joint Surg* 1930;12:603–639.

Singhal O, Kaur V, Kalhan S, et al. Arthroscopic synovial biopsy in definitive diagnosis of joint diseases: an evaluation of efficacy and precision. *Int J Appl Basic Med Res* 2012;2:102–106.

Swan A, Amer H, Dieppe P. The value of synovial fluid assays in the diagnosis of joint disease: a literature survey. *Ann Rheum Dis* 2002;61:493–498.

Talbot BS, Weinberg E. MR imaging with metal-suppression sequences for evaluation of total joint arthroplasty. *Radiographics* 2016;36:209–225.

Taljanovic MS, Jones MD, Hunter TB, et al. Joint arthroplasties and prostheses. *Radiographics* 2003;23:1295–1310.

Taylor P, Gartemann J, Hsieh J, et al. A systematic review of serum biomarkers anti-cyclic citrullinated peptide and rheumatoid factor as tests for rheumatoid arthritis. *Autoimmune Dis* 2011;259:414–420.

Tehranzadeh J, Ashikyan O, Anavim A, et al. Enhanced MR imaging of tenosynovitis of hand and wrist in inflammatory arthritis. *Skeletal Radiol* 2006;35:814–822.

Tehranzadeh J, Ashikyan O, Dascalos J. Advanced imaging of early rheumatoid arthritis. *Radiol Clin North Am* 2004;42:89–107.

Vervoordeldonk MJ, Tak PP. Cytokines in rheumatoid arthritis. *Curr Rheumatol Rep* 2002;4:208–217.

Watters TS, Cardona DM, Menon KS, et al. Aseptic lymphocyte-dominated vasculitis-associated lesion: a clinicopathologic review of an underrecognized cause of prosthetic failure. *Am J Clin Pathol* 2010;134:886–893.

Weber U, Østergaard M, Lambert RGW, et al. The impact of MRI on the clinical management of inflammatory arthritides. *Skeletal Radiol* 2011;40:1153–1173.

Weissman BN. Spondyloarthropathies. *Radiol Clin North Am* 1987;25:1235–1262.

Woolf AD, Akesson K. Primer: history and examination in the assessment of musculoskeletal problems. *Nat Clin Pract Rheumatol* 2008;4:26–33.

Zendman AJW, van Venroij WJ, Pruijn GJM. Use and significance of anti-CCP autoantibodies in rheumatoid arthritis. *Rheumatology* 2006;45:20–25.

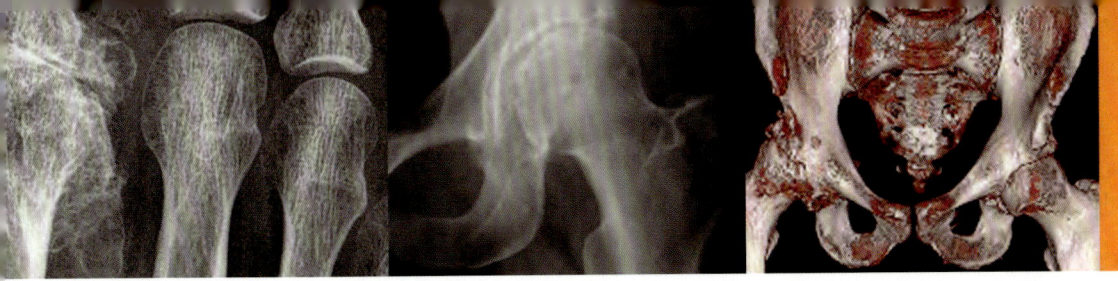

第13章

退行性关节病

一、骨性关节炎

退行性关节病[骨性关节炎（osteoarthritis, OA）、骨关节病]是最常见的关节炎，是一组具有相似临床症状、病理和影像学表现的关节疾病。美国风湿病学会将有症状的骨性关节炎定义为一组导致关节症状和体征的病变，与关节软骨缺损及关节边缘软骨下骨病变相关。1994年，世界卫生组织（WHO）和美国骨科学会将骨性关节炎定义为，机械性或生物性因素导致关节软骨和软骨下骨正常的退化和合成破坏而导致的结果。其可能由多种因素导致，包括遗传因素、发育因素、代谢因素和创伤。骨性关节炎可以累及全身所有可动关节。最终，骨性关节炎表现为细胞和基质的形态学、生化、分子和生物力学变化，导致关节软骨软化、纤维化、溃疡和缺失，软骨下骨硬化和象牙质变性，骨赘和软骨下囊变。骨性关节炎的临床特征为关节疼痛、压痛、活动受限、骨擦音，偶尔有关节积液和不同程度的局部炎症。原发（特发）性骨性关节炎，通常见于50岁及以上的人群；继发性骨性关节炎见于更年轻的人群。继发性骨性关节炎患者有明确的导致退行性关节疾病发展的潜在条件（见图12-1）。

一些专家推测原发性退行性关节疾病有两种类型。第一种与衰老过程（"磨损"）密切相关，并不是真正的关节炎，而是一种关节的老化过程。其特点是软骨破坏有限、病变进展缓慢、不出现明显的关节畸形及关节功能不受限。此类疾病的发生率不受性别或种族的影响。第二种是真性骨性关节炎，虽然发病率随着年龄增长而上升，但与衰老过程无关。遗传因素被认为是这种类型骨性关节炎的重要决定性因素。然而，遗传因素的影响部分是推测性的，其可能涉及结构缺陷（即胶原蛋白）、软骨或骨代谢改变，或是对已知的外部影响因素如肥胖、运动和创伤的遗传影响。一些研究已经提示骨性关节炎的发生与2q、9q、11q、16p染色体有关。涉及的基因包括*VDR*、*AGC1*、*IGF-1*、*ERα*、*TGFβ*，以及软骨基质蛋白（*CRTM*），软骨连接蛋白（*CRTL*）及Ⅱ型、Ⅸ型和Ⅹ型胶原蛋白基因。最近的研究还表明*GDF5*基因突变[生长分化因子5（GDF5）也称为软骨衍生性形态发生蛋白1]，可以与髋关节和膝关节骨性关节炎的病因学相关联。一些调查表明，一些家族性骨性关节炎可能是由Ⅱ型胶原蛋白基因*COL2A1*突变引起，该基因编码几乎仅在软骨中表达的蛋白质。特点为关节软骨进行性破坏和代偿性修复，如骨赘形成和软骨下硬化，真性骨性关节炎进展迅速导致明显的关节畸形。该类型关节病变可能与遗传因素、性别、种族和肥胖有关。有资料表明，骨性关节炎女性比男性更常见，尤其容易累及近端和远端指间关节及第1腕掌关节。在65岁以上人群中，白种人患骨性关节炎比非洲裔美国人更常见。肥胖者发生膝关节骨性关节炎的概率更高，可能与膝关节负重过度有关。

总体来说，大的可动关节如髋关节或膝关节及小关节如手部指间关节是骨性关节炎最常见的受累部位；然而，脊柱在退行性疾病中也常受累（图13-1）。肩关节、肘关节、腕关节和踝关节不是原发性骨性关节炎的常见受累部位，如果这些部位出现退行性改变，则应考虑为继发性骨性关节炎。需要注意的是，有证据表明非常见部位的退行性关节炎与某些特殊的职业存在相关性，甚至原发性骨性关节炎改变也会更快速地进展，如煤矿工人的腰椎、膝关节和肘关节，以及风钻操作者的腕关节、肘关节和肩关节。退行性改变也常见于芭蕾舞演员的踝关节和足部，以及自行车运动员的髋股关节。

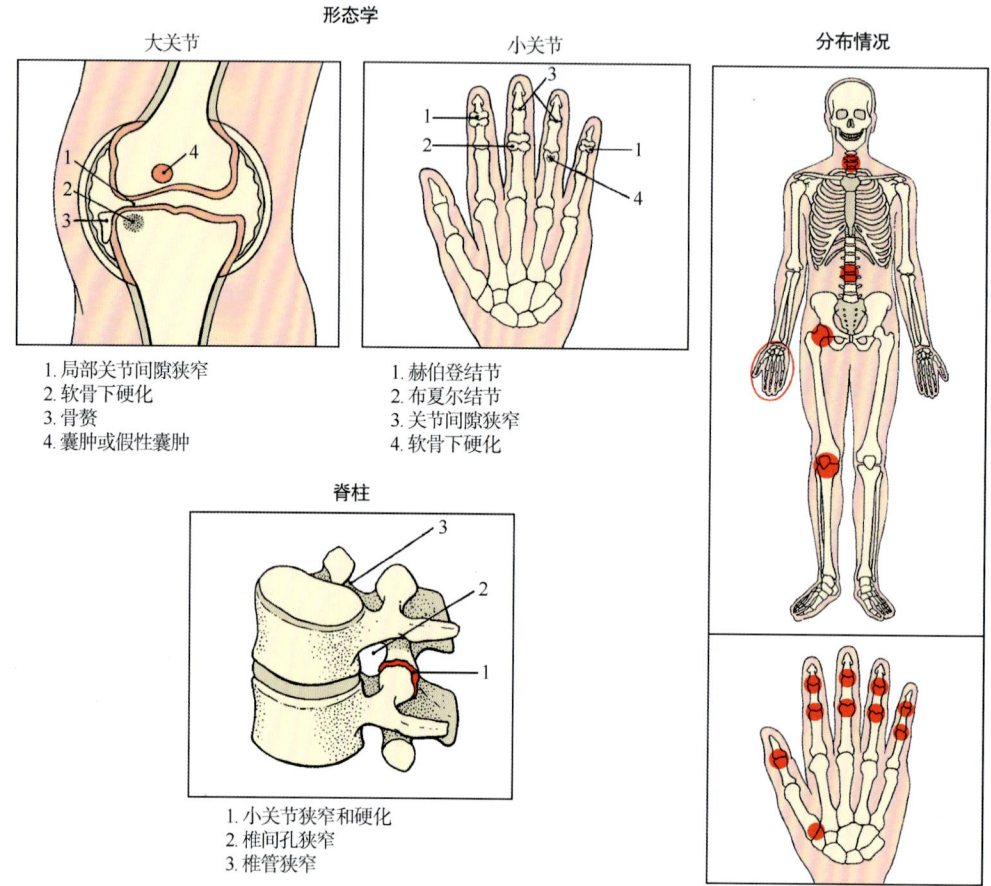

图 13-1 原发性骨性关节炎关节病变的形态学和分布情况要点

通常，骨性关节炎有两个主要症状：活动时加剧的关节疼痛及通常持续时间较短的关节僵硬。其他一些症状包括关节局部肿胀、关节弹响、关节绞锁及日常活动困难等。

表 13-1 概括了各种退行性关节疾病的临床及影像学特点。

表 13-1　退行性关节疾病的主要临床和影像学特点

关节炎类型	部位	主要异常表现	技术*/投照方法
原发性骨性关节炎	手	退行性改变	正位像
（女性＞男性；＞50岁）		近端指间关节（布夏尔结节）	
		远端指间关节（赫伯登结节）	
	髋关节	关节间隙狭窄	前后位像
		软骨下硬化	
		边缘性骨赘	
		囊肿和假性囊肿	
		外上方半脱位	
	膝关节	与髋关节相同	前后位像
		内翻或外翻畸形	承重前后位像
		退行性改变	
		髌股关节间隙	侧位像

关节炎类型	部位	主要异常表现	技术*/投照方法
		髌骨（"牙齿"征）	髌骨轴位像
	脊柱	退行性椎间盘疾病	
		椎间隙狭窄	侧位像
		退行性椎体滑脱	侧位过屈/过伸位像
		骨赘	前后位和侧位像
		变形性脊柱病	前后位和侧位像
		骨关节退行性改变	斜位像（颈椎、腰椎）
		椎间孔狭窄	CT、脊髓造影、MRI
		椎管狭窄	
继发性骨性关节炎	髋关节	与原发性骨性关节炎表现类似	标准位像
创伤后	膝关节	创伤史	
	肩关节、肘关节、腕关节、踝关节（非常见部位）	较年轻	
股骨髋臼撞击综合征	髋关节	股骨头与股骨颈交界处骨增生	MRI/MRa
		髋臼交叉征	
股骨头-骨骺滑脱	髋关节	Herndon 隆起	前后位像和蛙式侧位像
		关节间隙狭窄	
		骨赘	
先天性髋关节脱位（女性＞男性）	髋关节	髋臼发育不全的征象	前后位像和蛙式侧位像
Perthes 病（男性＞女性）	髋关节	单侧或双侧	前后位和蛙式侧位像
		股骨头骨坏死	
		髋膨大	
		向外侧半脱位	
炎症性关节炎	髋关节	股骨头向内侧或轴向移位	标准位像
	膝关节	关节周围骨质疏松	
		局限性骨赘病	
骨坏死	髋关节	骨密度增高	前后位像（髋关节、肩关节）
	肩关节	关节间隙正常或仅轻度变窄	Grashey 位像（肩关节）
		"新月"征	蛙式侧位像（髋关节）
Paget 病（＞40 岁）	髋关节、膝关节、肩关节	骨小梁增粗	受累关节的标准位像
		骨皮质增厚	核素侧位像（髋关节）
多发性骨骺发育不良	长骨骨骺	发育异常改变	受累关节的标准位像
		关节间隙狭窄	
		骨赘	
血色病	手	第 2、3 掌指关节退行性改变，伴"鸟嘴"样骨赘	背掌位像
		软骨钙质沉着症	
肢端肥大症	大关节	关节间隙增宽或仅轻度狭窄	受累关节的标准位像
	手	指端肥大	背掌位像
		掌骨头"鸟嘴"样骨赘	

*核素骨扫描用于确定骨骼中关节炎病变的分布。

（一）大关节骨性关节炎

髋关节和膝关节是骨性关节炎最常见的受累部位。影像学改变的严重程度不总是与临床症状相一致，临床症状可以多种多样，从僵硬和疼痛到严重畸形和关节功能受限。

1. 髋关节骨性关节炎

（1）临床特征：患者通常表现为髋关节疼痛逐渐加重，症状主要局限于腹股沟区，运动和负重会使症状加重，并伴随着关节运动范围减小。患者出现跛行、难以正常行走，尤其是上下楼梯时。因为闭孔神经的分支同时支配膝关节和髋关节，所以患者可能会同时感到膝关节疼痛。

（2）病理学：骨性关节炎的一些病理特征已在第12章中概述。一般来说，这种疾病分为两个阶段：先是关节软骨缺失，随后是邻近骨和软骨修复并试图重塑关节的过程。

切除的骨性关节炎股骨头大体标本显示关节面形状改变、软骨损伤。在负重区，软骨可能完全缺失，软骨下骨呈致密、光滑、大理石状改变，称为象牙质变性（见图12-27A、C）。有时可见填充黏稠液体或疏松纤维黏液样组织的囊样缺损，称为"晶洞"（geode）（见图12-28）。在非承重区域及其边缘可见骨赘形成（图13-2；另见图12-27B）。随着关节软骨逐渐被破坏，软骨下骨逐渐局部过度负重，导致压力性坏死（图13-3）。然而，这种浅表性坏死不同于原发性缺血性坏死（骨坏死），后者具有不同的病因和发病机制。

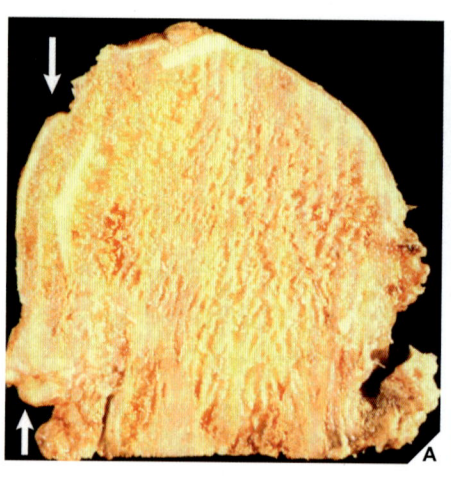
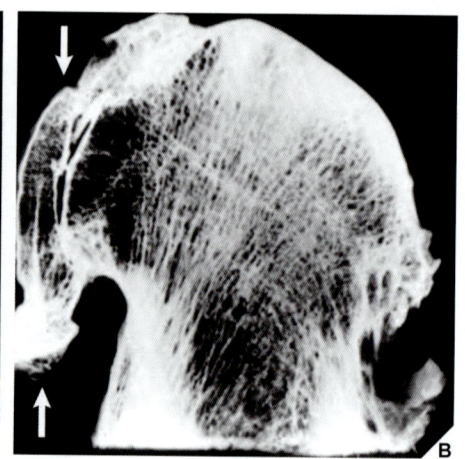

图13-2　髋关节骨性关节炎的病理学表现

股骨头大体标本的冠状切面（A）和X线片（B）显示由股骨头内侧向股骨头凹延伸的大而扁平的骨赘（箭头）（经Elsevier出版社允许引自Bullough P. *Orthopaedic pathology*，5th ed. Maryland Heights，MO：Mosby；2009.）

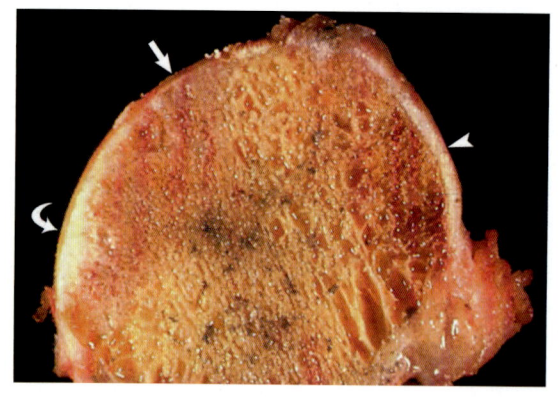

图13-3　髋关节骨性关节炎病理学表现

患有骨性关节炎的股骨头冠状切面显示关节软骨部分剥落（箭头）。部分关节软骨保持完整（无尾箭头）。注意观察，由局部过度负重导致在软骨缺失部分暴露的软骨下骨出现局灶性骨髓坏死（黄色区域）（弯箭头）（经Elsevier出版社允许引自Bullough P. *Orthopaedic pathology*，5th ed. Maryland Heights，MO：Mosby；2009.）

组织病理学显示滑膜细胞肥大、增生，同时也存在纤维化，软骨基质中水与蛋白聚糖的比例增加导致软骨软化，随后在软骨表面形成裂隙。增生性滑膜（血管翳）延伸至髋关节的关节面是一种常见的表现。在较深的软骨-软骨下骨交界处，通常存在明显的不规则和重复的潮线。在晚期，软骨下骨硬化主要是由于软骨内骨化和成骨细胞沉积增加导致骨转换加速和新骨形成（见图12-28B、C）。

（3）影像学特征：髋关节退行性关节病有4个主要的影像学特征，具体如下。①关节软骨变薄导致关节间隙狭窄。②代偿性修复过程（重塑）引起软骨下硬化（象牙质变性）。③不承受应力的部位（又称低应力区）的代偿性修复过程引起骨赘形成，通常呈边缘性（周围性）分布。④骨挫伤导致微骨折和关节液向病变处骨松质内渗入，从而引起囊肿或假性囊肿形成；在髋臼，这样的软骨下囊样病变称为 Eggers 囊肿。

退行性关节病的特征可以很容易在髋关节标准 X 线片上显示出来（图 13-4～图 13-6）。CT（图 13-7～图 13-9 和图 13-10B）和 MRI（图 13-10C 和图 13-11）可进一步显示骨性关节炎的特征。

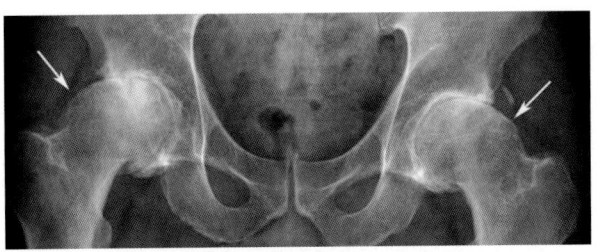

图 13-6 双髋关节骨性关节炎

70 岁男性，双髋关节前后位 X 线片显示双髋关节晚期骨性关节炎。双侧 Cam 型股骨髋臼撞击伴股骨头与股骨颈交界处外上缘正常的凹陷形态消失（箭头）。关于股骨髋臼撞击综合征将在本章稍后详述

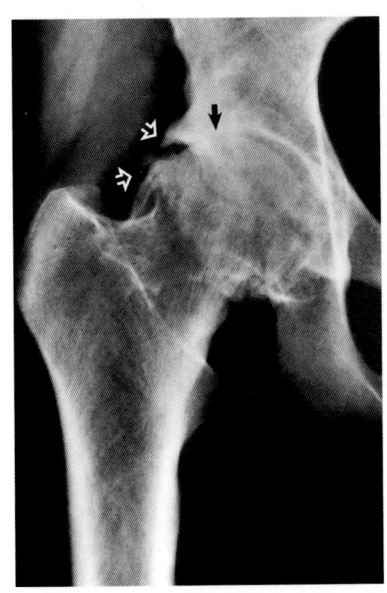

图 13-4 髋关节骨性关节炎（1）

51 岁女性，右侧髋关节疼痛 10 年，无骨性关节炎相关诱发因素的病史。髋关节前后位 X 线片显示骨性关节炎的主要影像学特点：关节间隙狭窄，特别是在承重部位（箭头），边缘骨赘形成（空心箭头），以及软骨下硬化。注意无骨质疏松表现

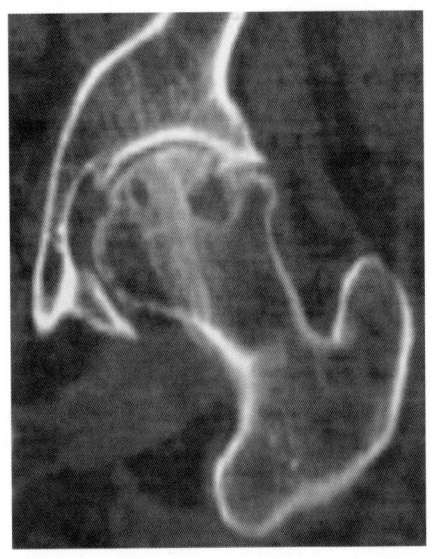

图 13-7 髋关节骨性关节炎的 CT 表现（1）

CT 冠状位重建图像显示关节间隙狭窄、骨赘形成和股骨头软骨下囊变

随着关节软骨的破坏和代偿修复性改变的发展，股骨头与髋臼的对位关系逐渐发生变化，称为移位。一般情况下，股骨头移位的模式有 3 种：向上移位，可以是外上或内上；向内侧移位；轴向移位（图 13-12）。最常见的移位类型是向外上方移位；向内侧移位很少见，轴向移位只在极个别病例中见到。需要注意的是，在髋关节的炎症性关节炎中，如类风湿关节炎，股骨头轴向移位常伴有髋臼前突，退行性改变可能会作为一种炎症性疾病的并发症而出现。所以，可以见到继发性骨性关节炎伴轴向移位（图 13-13）。

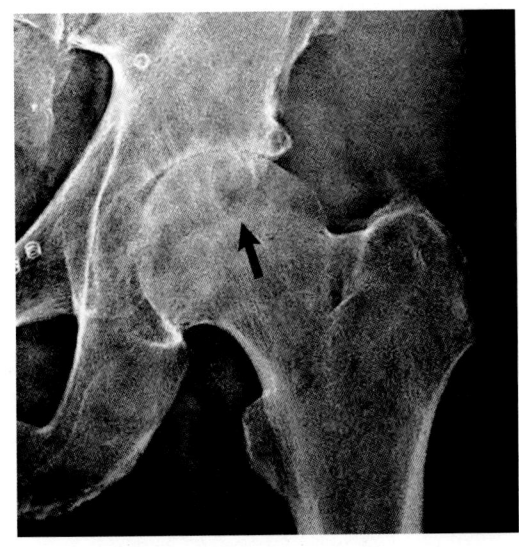

图 13-5 髋关节骨性关节炎（2）

76 岁男性，左髋关节前后位 X 线片显示主要位于承重面的关节间隙变窄、软骨下硬化和股骨头内小囊变（箭头）

髋关节骨性关节炎的典型特征是存在骨赘，骨赘通常是该病最显著的影像学特征，代表对关节破坏的修复反应。骨赘有两种类型：外周骨赘，起自股骨颈和股骨头的骨软骨连接处的关节囊附着处，通过膜内成骨过程形成；表面的中央骨赘，偶尔被称为表面隆起，因为它们会在股骨头产生

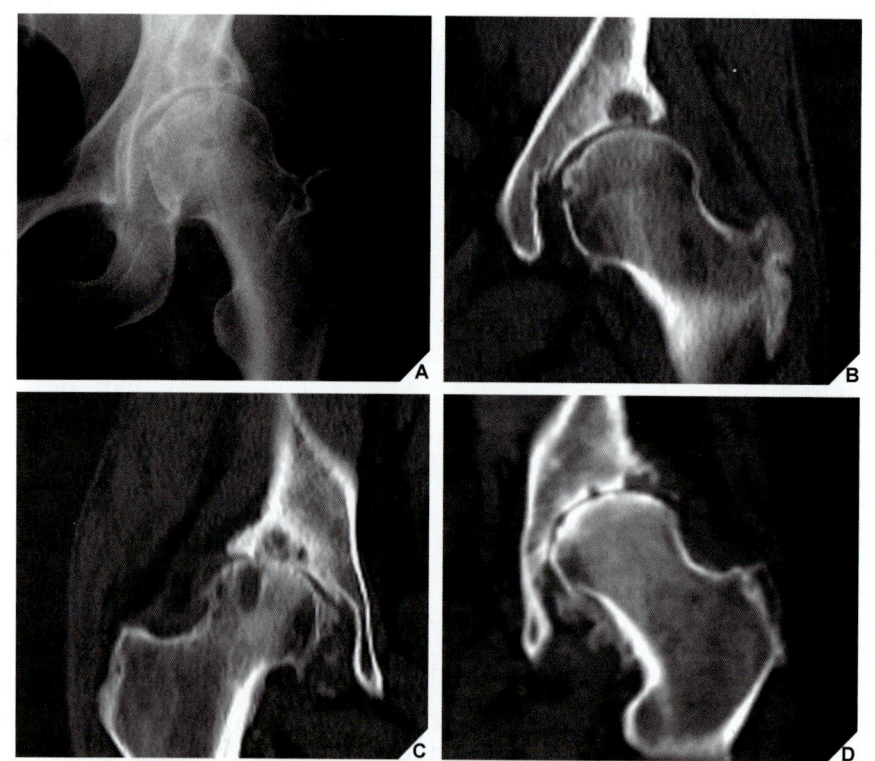

图 13-8　髋关节骨性关节炎的CT
表现（2）

66岁女性，左髋前后位X线片（A）显示关节
间隙变窄、软骨下硬化和髋臼囊变，这在CT
冠状位重建图像（B）显示更佳。另一患者为
71岁女性，右髋关节CT冠状位重建图像（C）
显示股骨头和髋臼的关节面下囊变。第三例患
者为55岁女性，左髋关节CT冠状位重建图像
（D）显示关节间隙狭窄、软骨下硬化和骨赘

凹凸不平的不规则轮廓，形成于压力区周围的低
压区，由软骨内成骨过程形成。髋臼后下壁也有
类似的增生肥大改变。骨赘不会在负重区出现，
因为这些节段会受到持续的机械性磨损。

退行性"囊肿"是骨性关节炎的影像学特征
之一，但在组织病理学检查中只有部分结构显示
出真正的囊性病变特征。更常见的是纤维或软骨
化生的实性病灶，因此，"假性囊肿"、"囊样病
变"或"晶洞"可能更准确。其形状通常为小的
圆形或梨状，局限于高压区硬化骨的关节下区。
更大的病变也可向股骨头和髋臼的深处发展。在某
些情况下，可以识别从病变颈部到关节腔的通道。

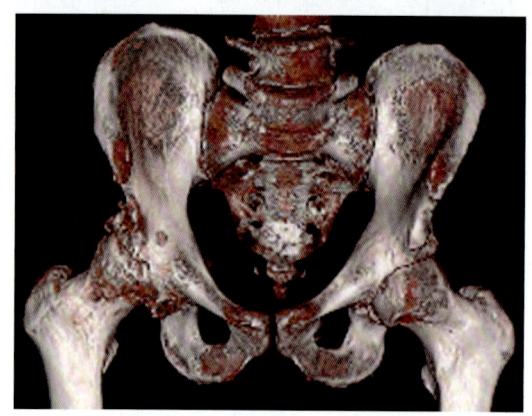

图 13-9　髋关节骨性关节炎的CT三维重建图像

69岁男性，骨盆的CT三维重建图像显示右髋关节重度骨性关节炎和
左髋关节中度骨性关节炎

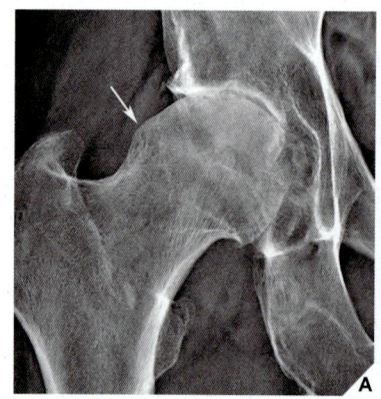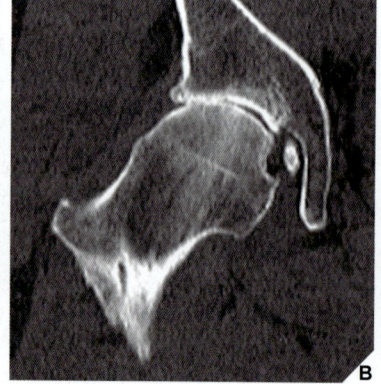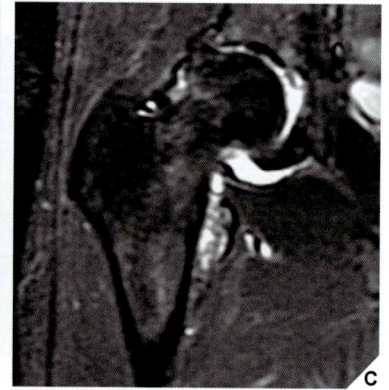

图 13-10　髋关节骨性关节炎的CT和MRI表现

57岁男性，有右腹股沟疼痛史，髋关节绞锁和关节弹响。A. X线片显示髋关节重度骨性关节炎。注意导致股骨髋臼撞击的典型Cam型畸形（箭
头）。B. CT冠状位重建图像更好地显示了关节内侧间隙的骨软骨游离体。C. MRI冠状位T_2加权脂肪抑制序列图像还显示出关节大量积液

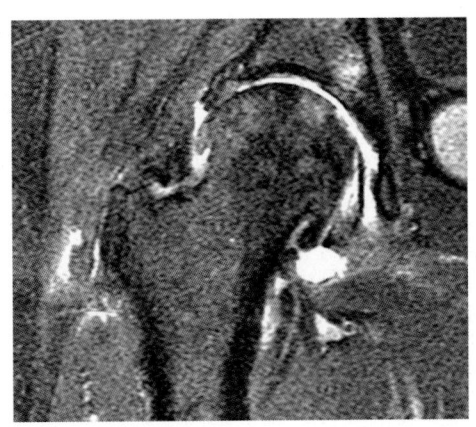

图 13-11　髋关节骨性关节炎的 MRI 表现

68 岁女性，右髋关节冠状位质子密度加权脂肪抑制序列 MRI 显示关节间隙变窄、软骨下硬化和骨髓水肿、股骨头和髋臼骨赘及关节积液

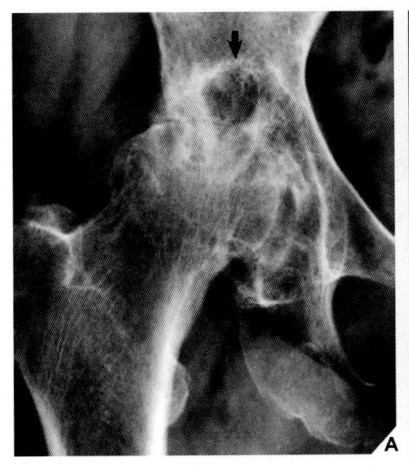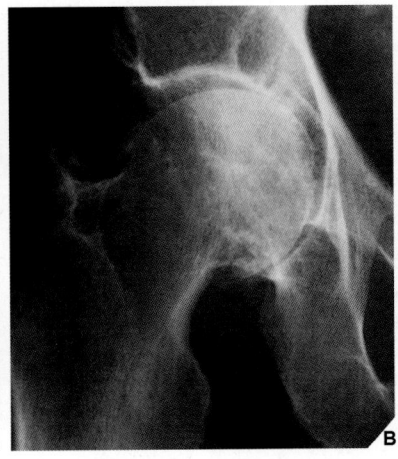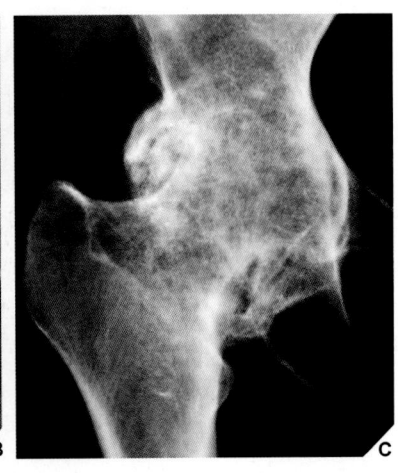

图 13-12　股骨头移位

A. 65 岁女性，有长期双侧髋关节退行性关节病的病史，右侧髋关节前后位 X 线片显示股骨头向外上方移位，在髋关节骨性关节炎中其是最常见的形式。注意髋臼处典型的 Eggers 囊肿（箭头）。B. 48 岁女性，右侧髋关节骨性关节炎，股骨头向内侧移位。C. 57 岁女性，可疑炎症性关节炎，可见股骨头轴向移位。根据临床表现和实验室检查结果诊断为特发性骨性关节炎，在全髋关节置换术后经组织病理学检查确诊

有时，髋关节退行性变可能会进展得很快。在几个月甚至几周，传统缓慢进展的髋关节骨性关节炎转变为快速进展的、具有侵袭性的破坏性病变，完全破坏髋关节。在一些患者中，股骨头的大部分可能完全消失。髋臼向心扩大（图 13-14、图 13-15）。髋部疼痛通常是致残性和持续性的。这种破坏性髋关节病被称为快速破坏性髋关节病，其特征是软骨快速溶解，可能迅速导致髋关节被完全破坏。本病由 Lequesne、Postel 和 Kerboull 于 1970 年首次提出，主要发生于女性，发病年龄为 60～70 岁。在所有病例中，均可见急性髋关节疼痛症状。组织学表现为普通骨性关节炎，伴有严重的关节软骨退行性改变，但没有骨赘形成或极少见。软骨下骨的血管过度生长是一种常见表现。骨小梁可见异常增厚或异常变薄。偶尔，可见局部纤维化、间质水肿和

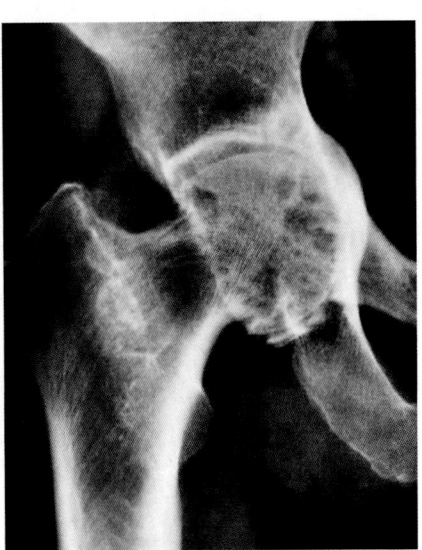

图 13-13　类风湿关节炎合并骨性关节炎

42 岁女性，有长期类风湿关节炎病史，右髋关节前后位 X 线片显示炎症性关节炎的典型改变，包括股骨头轴向移位和髋臼前突，合并继发性骨性关节炎，表现为软骨下硬化和边缘性骨赘

出血、局部骨髓脂肪纤维化及局部区域骨质吸收。虽然有学者提出非甾体抗炎药的直接药物毒性和镇痛效果可能与此病有关，但是此病确切的发病机制尚不清楚。一些研究者认为，关节内羟基磷灰石晶体沉积可能导致关节破坏。其他人提出股骨头软骨下功能不全骨折是这种关节炎的原因。一些研究证实在关节液中IL-6和IL-1β水平升高及来自滑膜和软骨下囊肿的成纤维细胞分泌的基质金属蛋白酶升高。

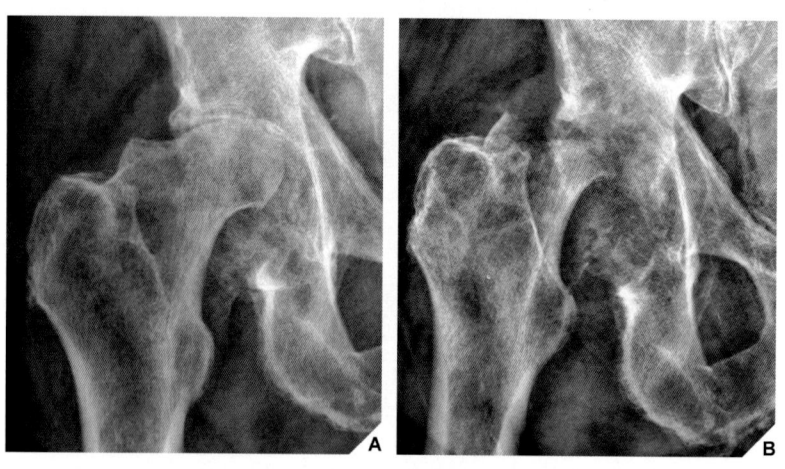

图13-14 快速破坏性髋关节病（1）

61岁女性，右髋关节骨性关节炎（A）在非常短的时间内明显进展，如本病例5个月后随访获得的X线片所示（B）

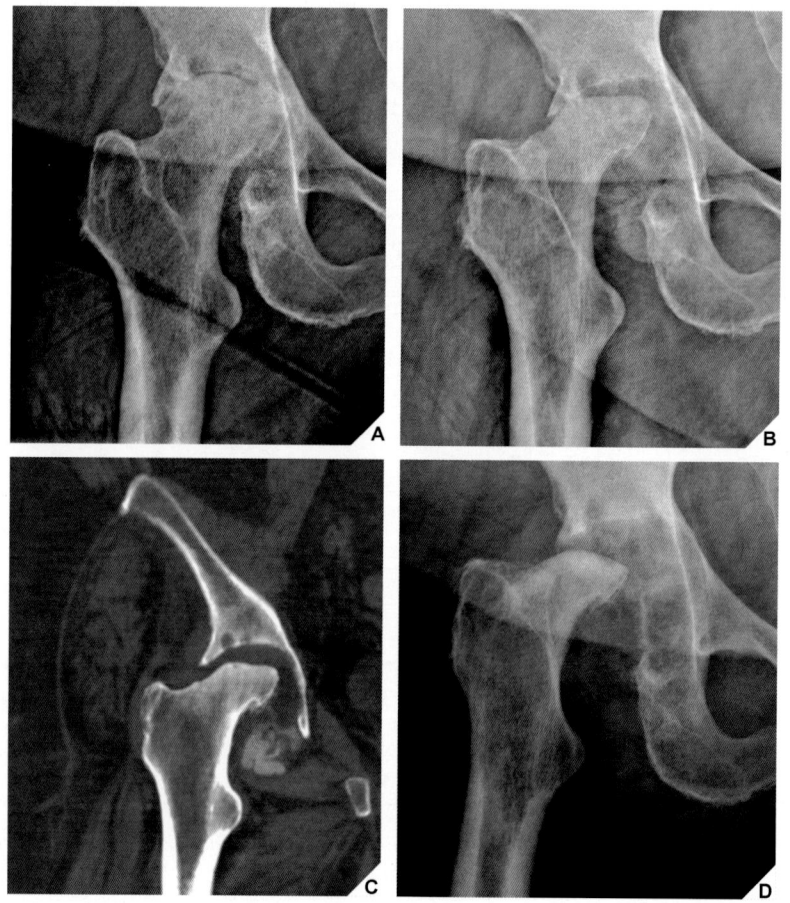

图13-15 快速破坏性髋关节病（2）

53岁女性，右髋前后位X线片（A）显示关节间隙狭窄和股骨头向上移位。8个月后复查的X线片（B）和CT冠状位重建图像（C）显示髋臼和股骨头骨质破坏，几乎没有骨赘形成，骨质轻度硬化。3个月后随访的X线片（D）显示髋臼和股骨头进一步被破坏，并向外上移位由于病程发展迅速，此病的 X 线片表现为很少的修复性表现，类似于感染性关节炎或神经病性关节炎[沙尔科（Charcot）关节]（图 13-16）。Boutry

和他的同事描述了此类骨性关节炎的 MRI 表现，包括关节积液，股骨头、股骨颈、髋臼骨髓水肿样表现，股骨头扁平，以及软骨下囊状缺损（图 13-17）。

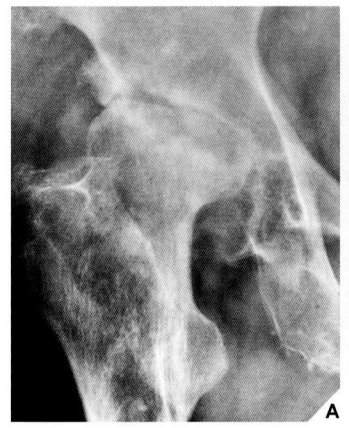
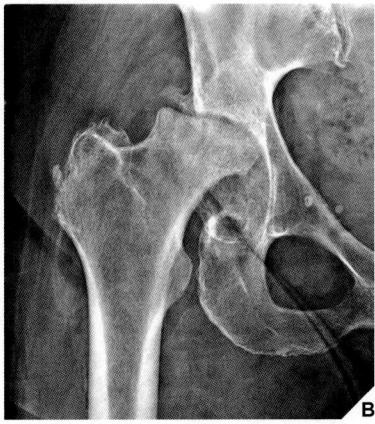
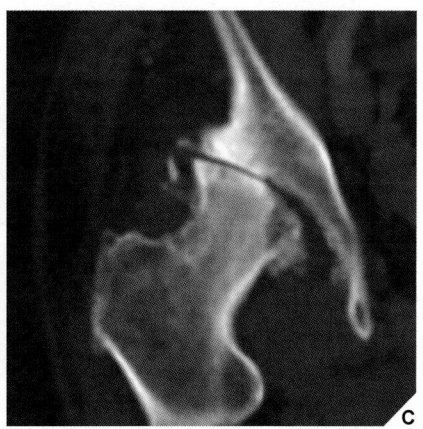

图 13-16 快速破坏性髋关节病（3）

A. 72 岁男性，髋关节疼痛 4 个月，其右髋的前后位 X 线片显示典型的快速破坏性髋关节病表现，通常与沙尔科关节或感染性关节炎类似。注意股骨头的关节部分破坏性改变，股骨头向外侧半脱位。相同的破坏性改变导致髋臼变宽。B. 69 岁女性，X 线片也可见类似的右髋关节破坏改变，骨赘不明显。C. 另一患者右髋的 CT 冠状位重建图像显示了这种破坏性关节炎的特征性改变：股骨头明显畸形，软骨下部分变扁呈斧头状，髋臼变宽，仅有相对轻微的修复性改变

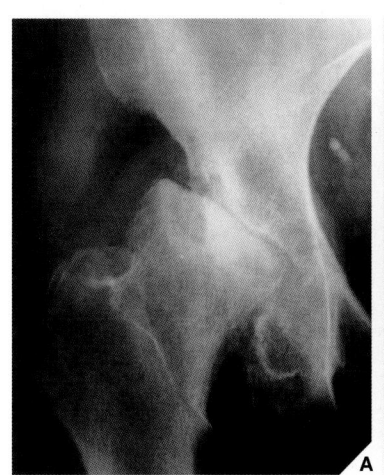
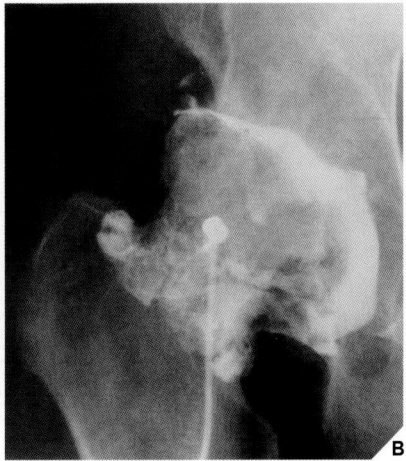
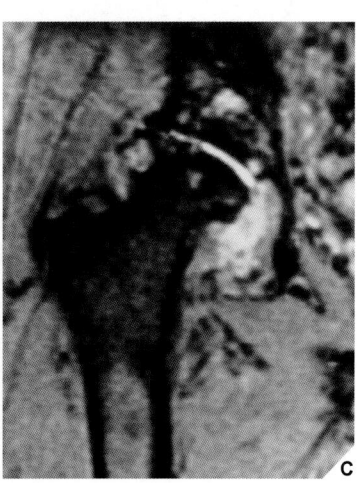

图 13-17 快速破坏性髋关节病的关节造影及 MRI 表现

44 岁男性，右侧髋关节前后位 X 线片（A）显示股骨头和髋臼破坏性改变。为了排除感染而行抽吸性关节造影（B），显示滑膜增生。MRI 梯度回波 T_2^* 加权像（C）显示关节积液、滑膜肥厚及髋臼和股骨头软骨下囊肿

（4）继发性髋关节骨性关节炎：在有易感因素的患者中常见，如既往有外伤（图 13-18、图 13-19）、股骨头骨骺滑脱（图 13-20）、先天性髋关节发育不良 / 脱位（图 13-21）、骨坏死（图 13-22）、Paget 病（见图 29-25）、感染性关节炎（图 13-23）、炎症性关节炎（图 13-24、图 13-25）、Perthes 病和股骨髋臼撞击综合征（见下文）的患者。影像学表现与原发性骨性关节炎的表现一样，但继发性骨性关节炎通常伴有原发病变的表现。通常标准的 X 线片可以很好地显示这些改变，但为了更准确地评价关节软骨的情况，也会进行 CT、关节造影或 MRI 检查。

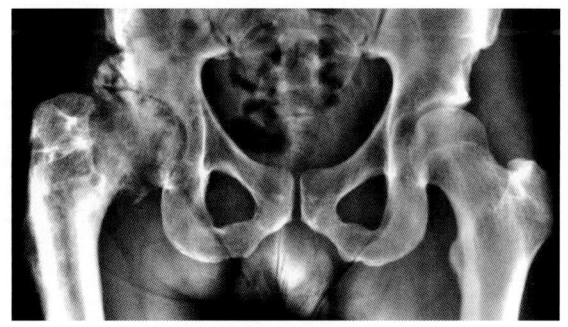

图 13-18 创伤后骨性关节炎

40 岁男性，7 年前右股骨近端和髋臼发生复杂性骨折，骨盆前后位 X 线片显示股骨头和颈部畸形，伴髋关节间隙狭窄、软骨下硬化和骨赘形成。左髋关节正常

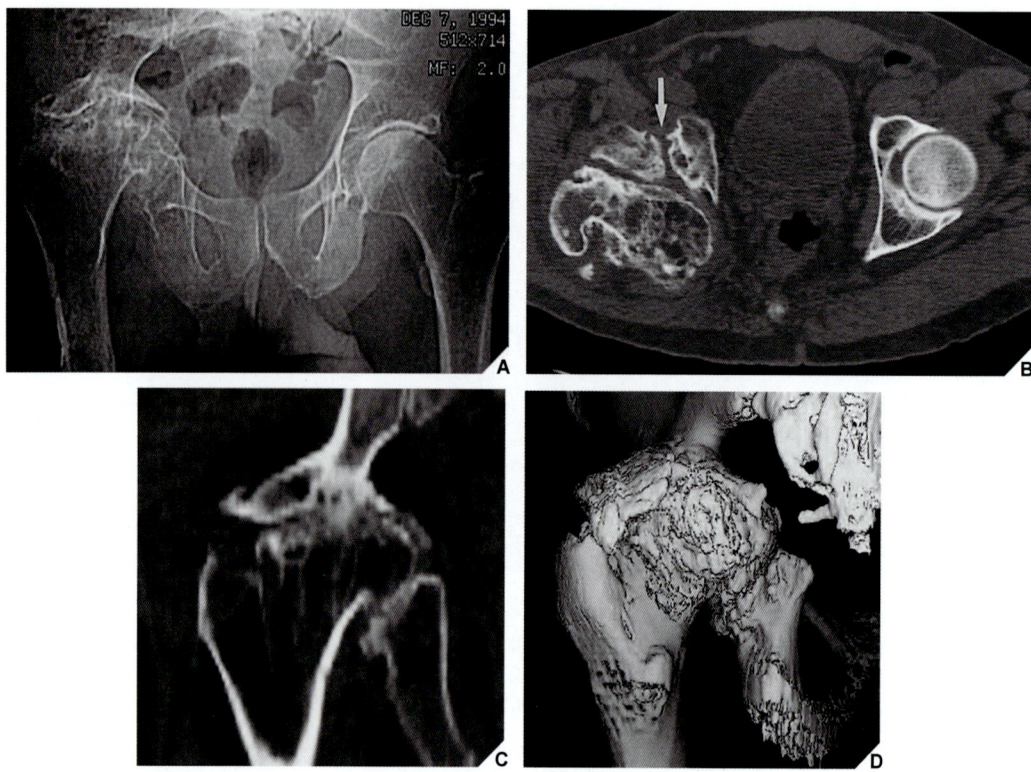

图 13-19　创伤后骨性关节炎的 CT 表现及三维 CT 图像

64 岁男性，有右侧髋臼和股骨复杂性骨折病史，出现继发性骨性关节炎。A. CT 定位像显示髋臼和股骨头创伤后畸形改变，伴髋臼前突。B. 双侧髋关节的轴位 CT 图像显示右侧股骨头的骨性关节炎改变和前柱骨折未愈合（箭头）。C. CT 冠状位重建图像显示关节间隙明显狭窄、股骨头畸形和关节周围硬化。D. 三维重建图像显示髋关节几乎完全融合、髋臼前突和骨赘形成。所有的 CT 表现均符合创伤后骨性关节炎的改变

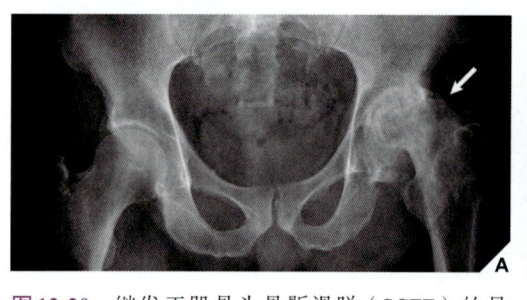

图 13-20　继发于股骨头骨骺滑脱（SCFE）的骨性关节炎

A. 40 岁男性，有 SCFE 病史，骨盆前后位 X 线片显示左髋关节骨性关节炎改变。股骨头和股骨颈交界处骨质重塑，为特征性改变，称为 Herndon 隆起（箭头）。B. 另一患者，24 岁女性，左髋关节骨性关节炎，可见特征性 Herndon 隆起（箭头），提示 SCFE 是关节炎的根本原因

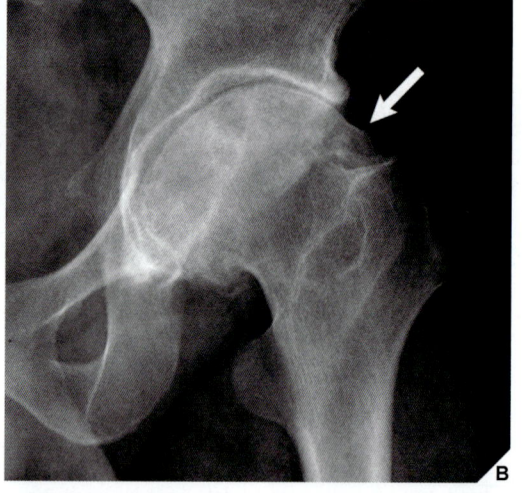

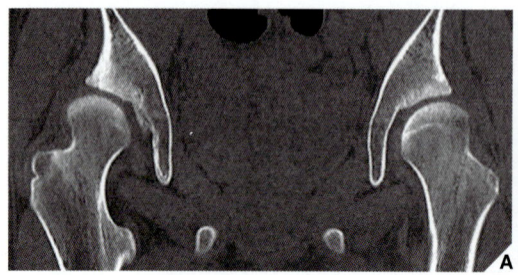
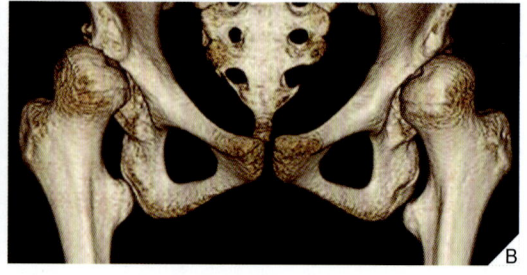

图 13-21　继发于髋关节发育不良（DDH）的骨性关节炎

30 岁女性，有双侧先天性髋关节脱位病史，CT 冠状位重建（A）和三维重建（B）图像显示双髋关节发育异常。继发性骨性关节炎表现为关节间隙变窄，股骨头和髋臼软骨下硬化，髋臼周围形成小的边缘骨赘

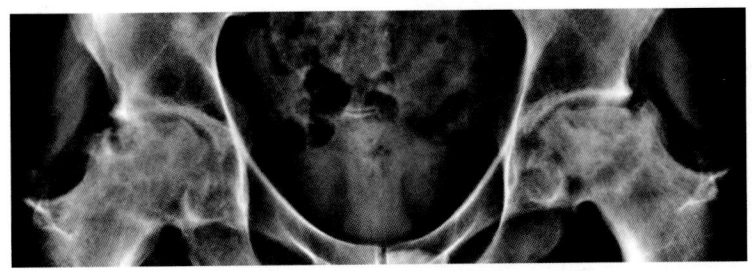

图 13-22　继发于股骨头坏死的骨性关节炎

48 岁男性，有慢性酒精中毒病史，双侧股骨头坏死，表现为骨密度增高和股骨头塌陷。继发性骨性关节炎以关节间隙变窄、边缘骨赘形成和软骨下囊变为特征

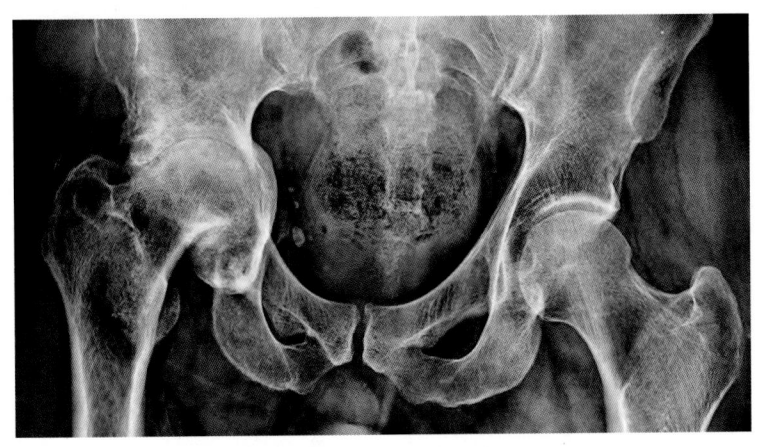

图 13-23　继发于关节感染的骨性关节炎

49 岁男性，有右髋关节化脓性关节炎和髋臼骨髓炎病史，骨盆前后位 X 线片显示髋臼畸形、软骨下硬化和关节间隙明显狭窄。左髋关节病变不明显

（经允许引自 Greenspan A，Gershwin ME. *Imaging in rheumatology*：*a clinical approach*，1st ed. Philadelphia：Wolters Kluwer；2018：156.）

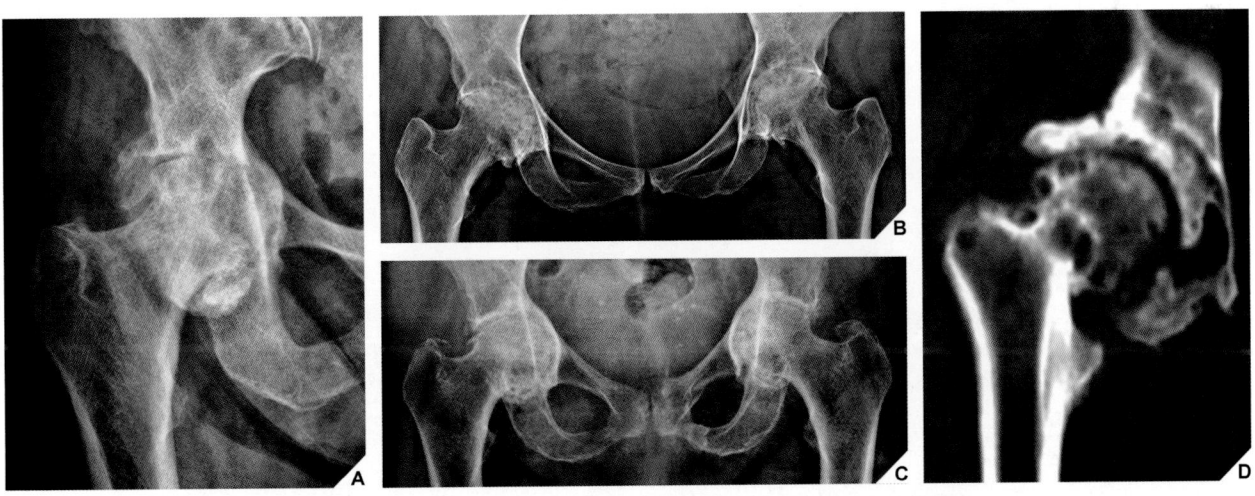

图 13-24　继发于炎症性关节炎（类风湿关节炎）的骨性关节炎

A. 60 岁女性，右髋 X 线片显示炎症性关节炎的典型表现：关节间隙向心性狭窄和髋臼前突，合并骨性关节炎的特征，包括股骨头、髋臼的硬化改变和骨赘形成。B. 另一患者，38 岁女性，患有双侧髋关节类风湿关节炎，可见典型的炎症性关节炎和继发性骨性关节炎改变，主要表现为骨赘形成。C. 81 岁女性，可见类似的类风湿关节炎继发骨性关节炎改变，双髋关节受累。D. 40 岁女性，类风湿关节炎患者，右髋 CT 冠状位重建图像显示股骨头和髋臼软骨下及骨质侵蚀改变，伴髋臼软骨下硬化和骨赘形成的继发性骨性关节炎改变

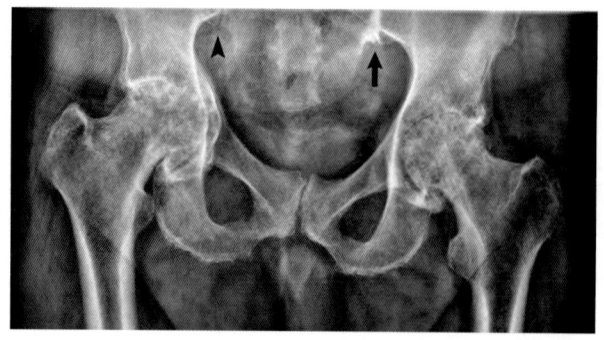

图 13-25 继发于炎症性关节炎（银屑病性关节炎）的骨性关节炎

64 岁男性，临床诊断为银屑病，骨盆 X 线片显示典型的炎症性关节炎表现：髋关节向心性狭窄和股骨头轴向移位，此外，合并继发性骨性关节炎的表现，左髋臼和右股骨头软骨下硬化、骨赘和囊肿形成。患者还出现左侧骶髂关节炎（箭头）。无尾箭头指向未受影响的右侧骶髂关节

（5）股骨髋臼撞击综合征：由股骨头和髋臼之间关系异常所致，也是导致髋关节过早出现骨性关节炎的主要原因之一。根据股骨头或髋臼的解剖学异常将股骨髋臼撞击分为两类：Cam 型（凸轮型）撞击和 Pincer 型（钳型）撞击。Cam 型是由于股骨头与股骨颈交界处骨质异常突出，股骨头呈非球形改变，从而导致股骨头与髋臼缘之间发生撞击。Pincer 型，由于髋臼过深、髋臼前突或髋臼后倾，髋臼"过度覆盖"股骨头，限制了髋关节的活动度，并导致对髋臼缘的异常压迫。这两类股骨髋臼撞击综合征均可导致髋臼盂唇损伤，并促使继发性骨性关节炎的发生。股骨髋臼撞击综合征的诊断条件：①有慢性疼痛的临床病史；

②体格检查表现为髋关节活动受限，特别是屈曲和内旋；③常规 X 线片、CT 和 MRI 的特征影像学表现。在 Cam 型撞击中，常规 X 线片表现为股骨头与股骨颈交界处的骨质异常突出，局部正常"凹陷"形态消失（图 13-26A，另见图 13-6 和图 13-10），类似于某些手枪光滑的枪柄（"手枪柄"样畸形或"凸轮"现象）（图 13-26B）；髋臼骨，更可能代表软骨盂唇的骨化生或髋臼缘破损的碎片；以及股骨头与股骨颈交界处透亮性病变（以前称为"滑膜疝凹"，现在称为纤维骨性病变）。CT 显示这些异常改变更清晰（图 13-27）。磁共振关节造影（MRa），特别是放射状重建图像，除了上述表现，还可以清晰显示髋臼前上部纤维软骨盂唇的异常改变（图 13-28；另可见图 2-58）。在 Pincer 型撞击中，特别是髋臼后倾的病例中，普通 X 线片表现为"8"字征，髋臼缘前部更靠近外侧（正常情况下髋臼前部应该较后部更靠内侧），髋臼前部与后部"交叉"（图 13-29）。MRI 显示髋臼形态和覆盖股骨头的深度（图 13-30）。为了明确股骨头是否为球形和股骨头与股骨颈交界处前方是否突出，在斜轴位 CT 或斜轴位 MRI 中测量 α 角（图 13-31）。放射状重建的 MRI 在这方面有特殊的价值，此种图像中股骨头与股骨颈交界处前上部显示最佳，此处 α 角的变化最显著（见图 13-31B）。正常的 α 角不应超过 50°。α 角越大，股骨头非球形改变越明显，越容易导致股骨髋臼撞击综合征。

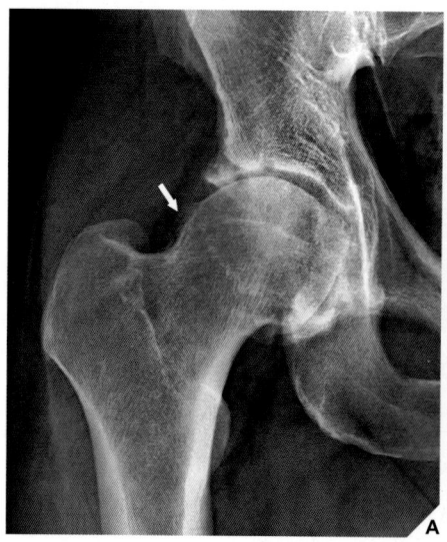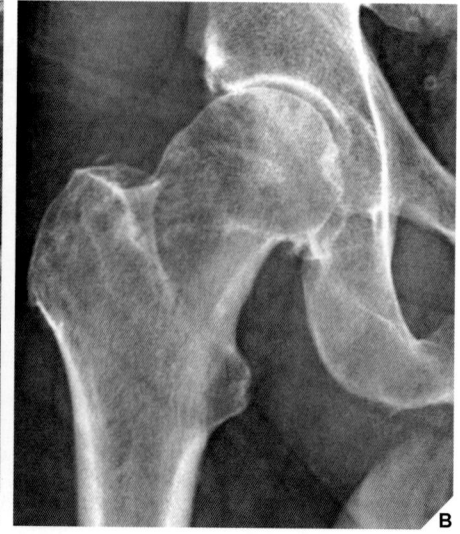

图 13-26 Cam 型股骨髋臼撞击综合征

A. 39 岁女性，右髋关节前后位 X 线片显示股骨头与股骨颈交界处骨质异常突出（箭头），并可见髋关节的继发性骨性关节炎。B. 另一例 41 岁男性患者，右侧股骨近端的管状外观及股骨头与股骨颈交界处的骨性突起呈"手枪柄"样畸形，髋关节也表现出骨性关节炎的改变

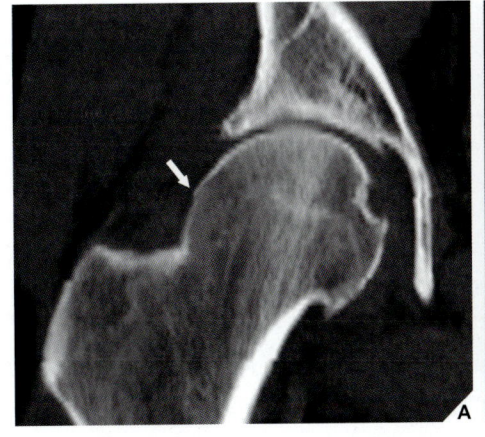
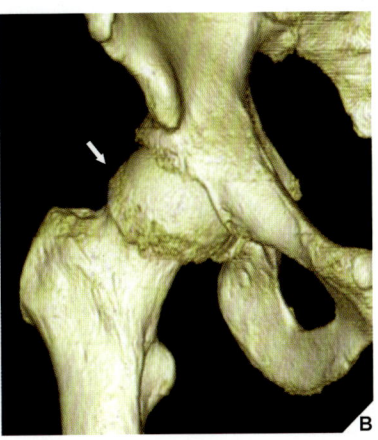

图 13-27 Cam 型股骨髋臼撞击综合征的 CT 和三维 CT 图像

34 岁男性，CT 冠状位重建图像（A）和用表面遮盖显示技术重建的三维图像（B）显示股骨头与股骨颈交界处的骨质突出（箭头）

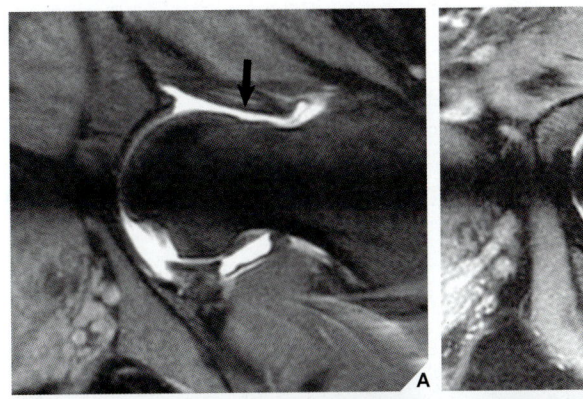
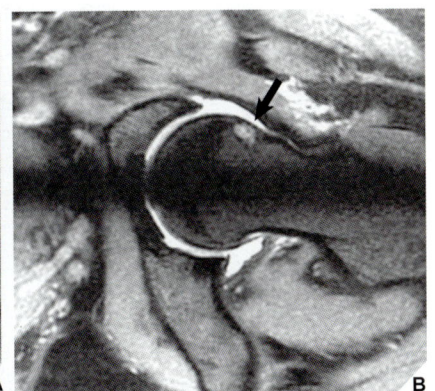
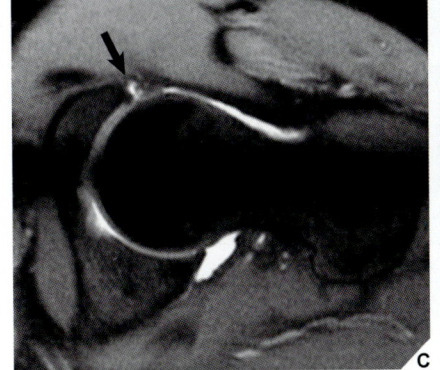
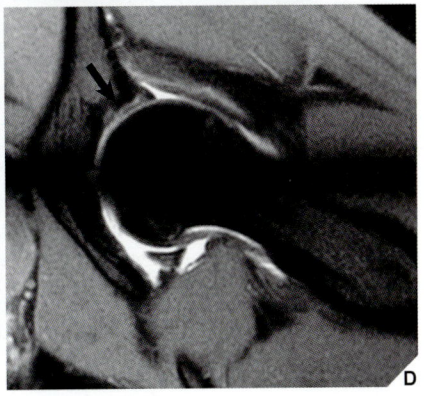

图 13-28 Cam 型股骨髋臼撞击综合征的 MRa

髋关节放射状重建 MRa 显示此病多种特征性表现。A. 34 岁女性，股骨头与股骨颈交界处凹陷不足伴增生性骨化（箭头）；B. 32 岁女性，股骨头与股骨颈交界处前上部纤维骨性病变（箭头）；C. 38 岁男性，前上软骨盂唇撕裂（箭头）；D. 30 岁女性，髋臼盂唇剥离性损伤（箭头）

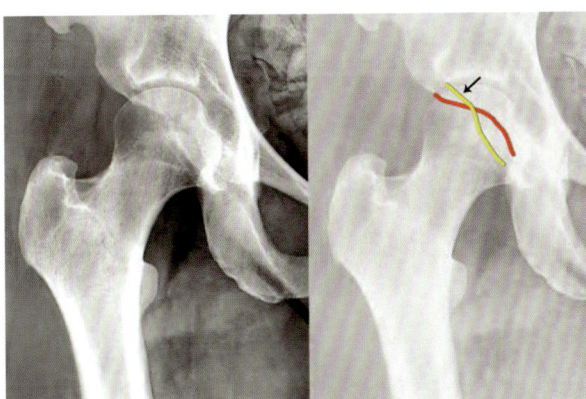
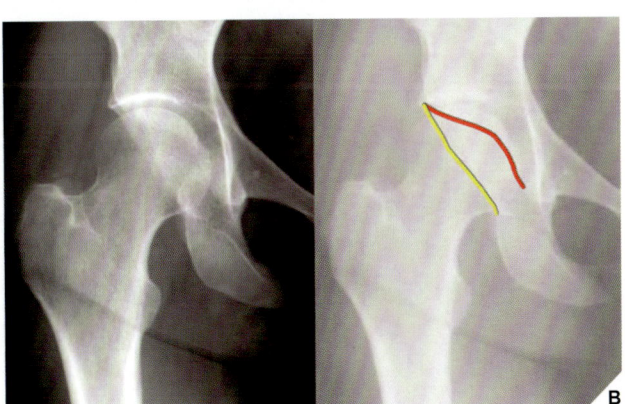

图 13-29 Pincer 型股骨髋臼撞击综合征

A. 29 岁女性，左髋关节前后位 X 线片显示"8"字征。注意髋臼后缘轮廓线（黄线）与髋臼前缘（红线）相比更靠近内侧（箭头），提示为髋臼后倾；B. 在正常的髋关节中，髋臼后缘轮廓线与髋臼前缘相比更靠近外侧

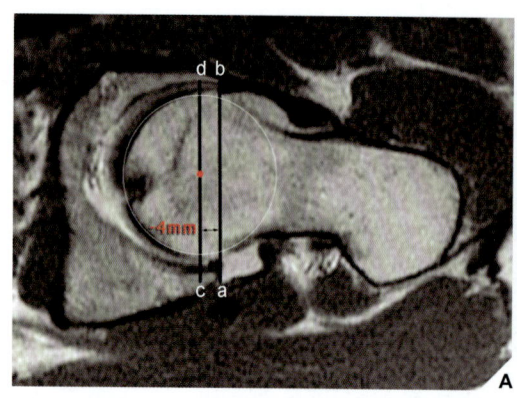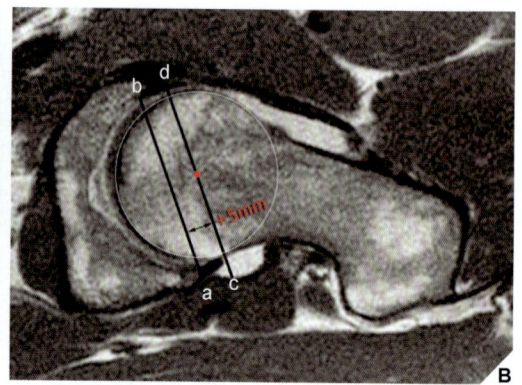

图 13-30　Pincer 型股骨髋臼撞击综合征的 MRI 表现

A. 斜轴位 MRI T₁ 加权像显示髋臼后倾，股骨头深嵌入髋臼。髋臼深度测量：在髋臼后缘和前缘之间画一连线（ab），通过股骨头中心（红色点）再画一条平行线（cd）。这两条线之间的距离代表髋臼深度，如果股骨头的中心位于髋臼缘连线的外侧，测量结果为阳性（＋）。阴性（－）结果代表股骨头深嵌入髋臼。B. 正常髋关节的斜轴位 MRI 作为对照

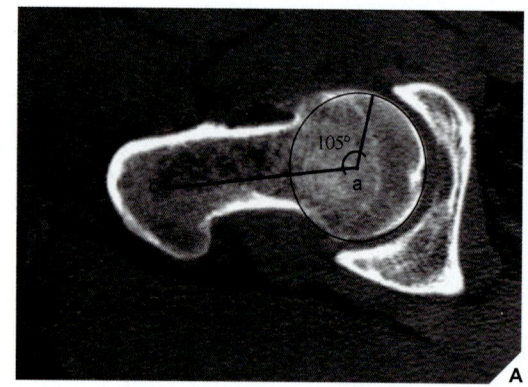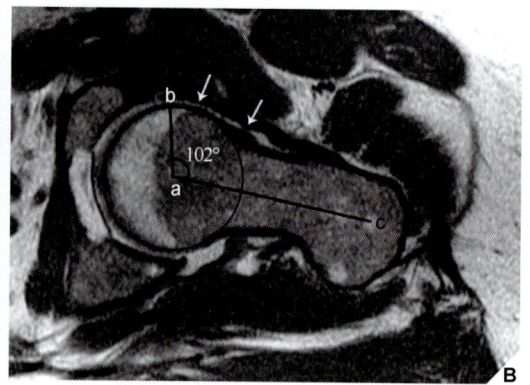

图 13-31　股骨髋臼撞击综合征 α 角的测量

α 角由两条线交叉形成：ab 线，由股骨头中心（a）到股骨头前部骨质轮廓与以股骨头正常最大半径画出的圆的交点（b）的连线；第二条线，ac 线，经股骨头中心（a）通过股骨颈长轴（c）的线。正常的 α 角不应超过 50°。A. 1 例 Cam 型股骨髋臼撞击综合征患者的右侧髋关节的斜轴位 CT 图像中的 α 角。B. 1 例 Cam 型股骨髋臼撞击综合征患者的左侧髋关节的斜轴位 MRI 中的 α 角。图中箭头指向股骨头与股骨颈交界处前上部骨质异常突出

（6）治疗：在髋关节骨性关节炎非常早期的阶段，特别是在有股骨髋臼撞击综合征的患者中，可以采用髋臼缘和（或）股骨头切开或关节镜修整术进行治疗。在年轻患者中，通过盂唇与髋臼修整和（或）进行股骨头与股骨颈交界处矫形的骨成形术，可以达到良好的治疗效果。有时股骨粗隆间屈曲外翻截骨术也可以缓解临床症状。髋臼周围截骨术对因髋臼后倾而出现症状的青年股骨髋臼撞击综合征患者是一种有效方法。晚期骨性关节炎，不论是原发性还是继发性，通常进行全髋关节置换术，此方法可用于各种类型的骨性关节炎，可以使用骨水泥固定或非骨水泥固定假体。关于具体方法的讨论，读者可以参考第 12 章的内容。

2. 膝关节骨性关节炎

（1）临床症状：主要症状与髋关节骨性关节炎患者的症状相似，如膝关节周围肿胀、骨擦音和关节绞锁、活动受限、持续时间短的晨僵，以及疼痛随着活动增加而加重，并通过休息得以缓解。一些患者可能出现夜间疼痛而影响睡眠。随着关节炎进展，膝关节的严重畸形变得明显，如外翻或内翻（图 13-32）。

（2）病理学：病理结果也与髋关节骨性关节炎非常相似。在早期阶段，关节软骨出现局灶性异常。从表层开始，蛋白聚糖丢失，伴随着变薄和表面开裂，随后形成裂隙和局灶性坏死。在后期，暴露的软骨下骨表现出特征性象牙质变性（图 13-33）。分离的关节内骨赘碎片、纤维软骨碎片和透明软骨碎片在关节腔内游离成为关节内游离体。软骨细胞增殖可能发生在这些游离体的表面，因此它们会变大。有时，这些游离体可能会重新附着在滑膜上，在这种情况下，它们会被血管侵入，并通过软骨内化骨过程成为骨软骨组织（图 13-34）。

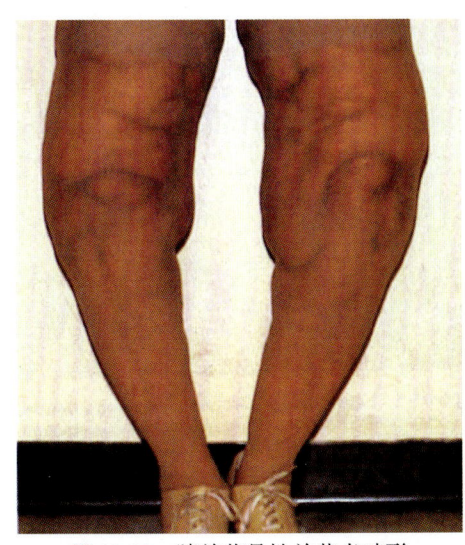

图 13-32　膝关节骨性关节炎畸形

1例双膝关节晚期骨性关节炎患者的临床照片,可见病变主要影响内侧关节间隙而导致内翻畸形(经允许引自 Greenspan A, Gershwin ME. *Imaging in rheumatology: a clinical approach*, 1st ed. Philadelphia: Wolters Kluwer; 2018: 161.)

肿、关节积液、滑膜炎、腘窝囊肿和半月板异常。

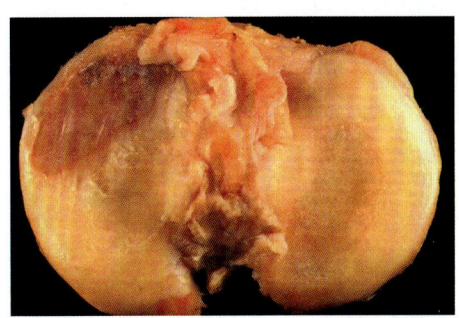

图 13-33　膝关节骨性关节炎的病理改变

胫骨平台标本显示软骨侵蚀,软骨下骨外露(经允许引自 Greenspan A, Gershwin ME. *Imaging in rheumatology: a clinical approach*, 1st ed. Philadelphia: Wolters Kluwer; 2018: 161.)

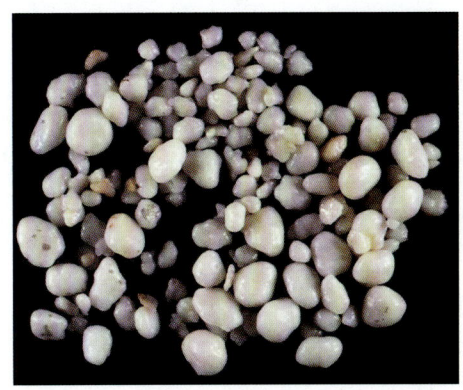

图 13-34　骨软骨游离体

从骨性关节炎患者的关节内取出的多个骨软骨游离体的照片。与原发性滑膜(骨)软骨瘤病的关节内游离体相比,它们的大小不同(经允许引自 Bullough PG. *Atlas of orthopedic pathology: with clinical and radiologic correlations*, 2nd ed. New York: Gower Medical Publishing; 1992: 9.16, Fig. 9.40.)

(3)影像学表现:膝关节是一个复杂的关节,由3个主要的间室——内侧股胫关节间隙、外侧股胫关节间隙和髌股关节间隙组成,它们均可发生退行性改变。膝关节骨性关节炎的特征之一是关节间隙狭窄。判断间隙狭窄的方法包括定量法和半定量法。Ahlbäck提出在X线束与胫骨髁平行、膝关节伸直的负重前后位片中,最小关节间隙宽度小于3mm,则应考虑狭窄,将其作为软骨丢失的标志。大多数研究人员认可这一指标。Ahlbäck给出的半定量定义是指当关节间隙小于另一膝关节相同关节处关节间隙宽度的一半时,以及与非负重位相比,负重位间隙减少时,可认为关节间隙狭窄,目前较少使用。

1957年,J. H. Kellgren和J. S. Lawrence提出了一个评分系统,用以评估膝关节骨性关节炎在常规X线片上的严重程度,该评分系统于1961年被WHO采纳。根据该评分系统分级:如果没有骨性关节炎的影像学特征,则为0级;1级为负重前后位X线片显示骨赘形成,而关节间隙狭窄不明显;2级为有骨赘形成,关节间隙可疑变窄;3级为存在多发性骨赘,并伴有关节间隙狭窄、软骨下硬化和可能的骨骼畸形;4级为有较大的骨赘、明显的关节间隙狭窄、严重的软骨下硬化和明确的骨骼畸形。最近,P. R. Kornaat及其同事根据MRI上是否存在以下特征,提出了膝关节骨性关节炎评分系统(KOSS):软骨病变、骨赘、软骨下囊肿、骨髓水

正如Bennett及其同事所报道的,膝关节骨性关节炎的发病机制始于关节软骨的表面。关节软骨缺失是关节间隙变窄的原因。如果受损关节继续负重,不仅软骨会出现异常,软骨下骨、半月板和滑膜也会出现异常。磨损的碎片从关节表面松动,并掉落到关节腔内。骨和软骨碎片嵌入滑膜,导致碎屑性滑膜炎。半月板磨损与关节软骨退化同步。半月板的游离缘磨损呈波浪状,且半月板可能钙化。这些改变的影像学特征与髋关节骨性关节炎相似,包括关节间隙狭窄(通常为一个或两个间隙)、软骨下硬化、骨赘和软骨下囊肿(或假性囊肿)形成。然而,膝关节骨性关节炎的软骨下囊肿不如髋关节常见,当它们发生时可能很小,通常被软骨下硬化所掩盖。骨赘常位于负重部位的边缘,关节间隙变窄时更为明显。胫骨棘变得突出、变宽,并可能在其上形成小的骨赘("胫骨棘的峰")。

在晚期骨性关节炎中，关节间隙内可能出现真空现象。

膝关节的标准负重前后位和侧位投照足以显示这些病理过程（图13-35）。如果内侧关节间隙受累，膝关节可能会出现内翻，这在负重前后位X线片显示最佳（图13-36A）；外侧关节间隙受累可能导致外翻（图13-36B）。髌股关节间隙也是原发性骨性关节炎的常见受累部位。膝关节侧位片和髌骨轴位片是显示髌股关节间隙退行性改变的最有效方法（图13-37）。核素扫描显示放射性示踪剂摄取增加，这些示踪剂位于受累的一个或多个关节间隙（图13-38）。

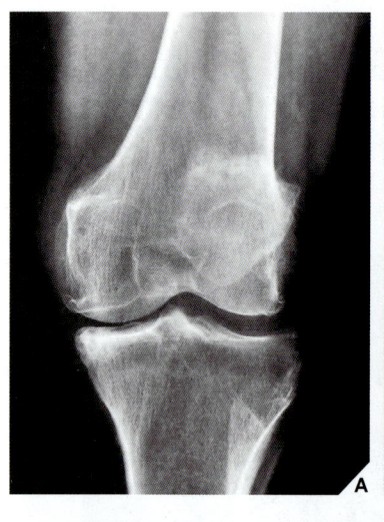 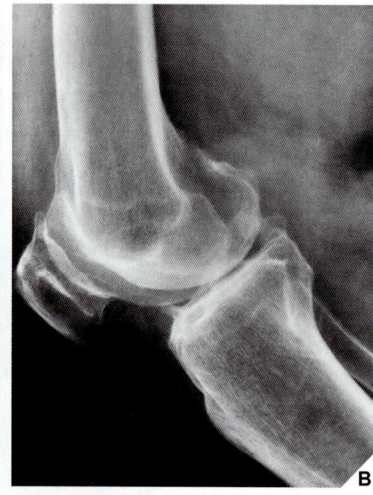

图13-35　膝关节骨性关节炎（1）
57岁女性，膝关节前后位片（A）和侧位片（B）显示内侧股胫关节间隙和髌股关节间隙狭窄、软骨下硬化和骨赘，这些是骨性关节炎的典型表现。骨赘在正位像中显示不明显，而在侧位像中显示清晰

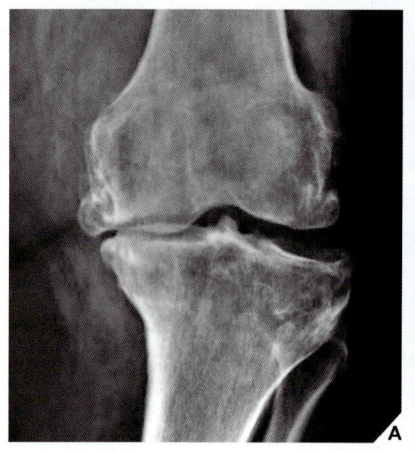 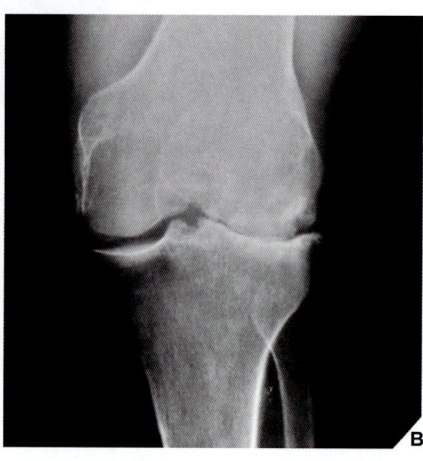 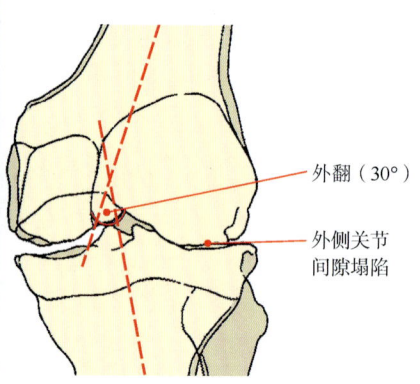

外翻（30°）

外侧关节间隙塌陷

图13-36　膝关节骨性关节炎（2）
A. 58岁女性，膝关节负重前后位X线片显示内侧股胫关节间隙的晚期骨性关节炎，导致膝关节内翻畸形。B. 另一患者的负重前后位X线片显示外侧股胫关节间隙受累的晚期骨性关节炎，导致膝关节外翻畸形

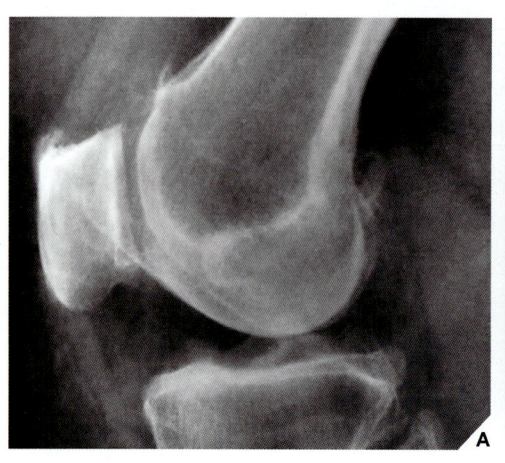 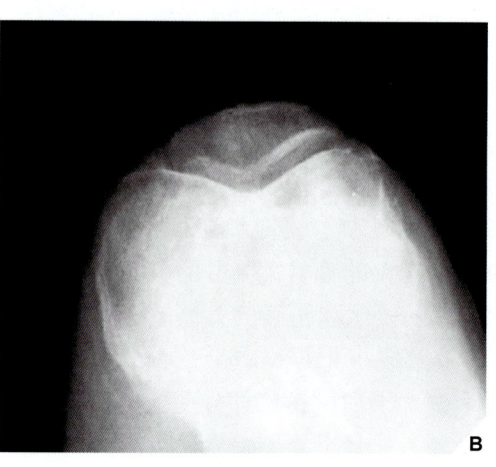

图13-37　髌股关节骨性关节炎
72岁女性，膝关节侧位像（A）和髌骨轴位像（B）显示髌股关节间隙狭窄和骨赘形成

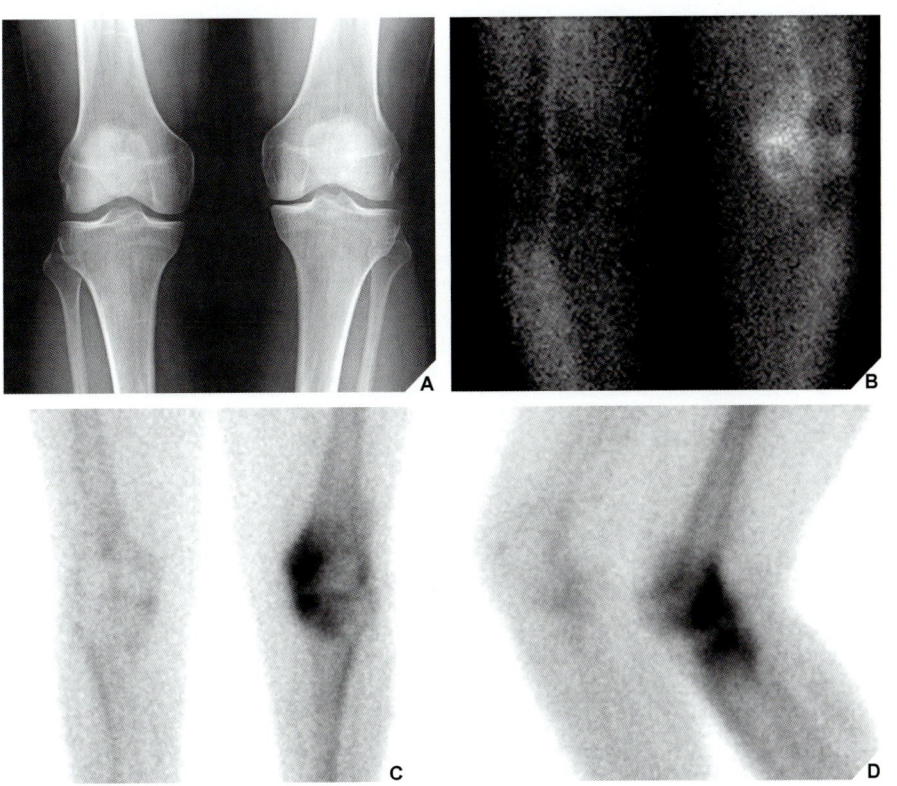

图 13-38　膝关节骨性关节炎的核素骨扫描

双膝前后位 X 线片（A）显示左膝内侧关节间隙变窄，符合骨性关节炎表现。^{99m}Tc 显像的血池像显示左膝区域放射性浓聚（B）。正位（C）和侧位（D）的延迟显像可见左膝内侧关节间隙放射性药物摄取增加。右膝活动正常

CT、三维重建 CT 图像（图 13-39）和 MRI（图 13-40）可以提供关于骨性关节炎的额外信息。MRI 可以在其他影像学检查表现明显之前，非常有效地显示早期累及关节软骨的退行性改变，如软骨软化、软骨纤维化和软骨裂隙（图 13-41）。

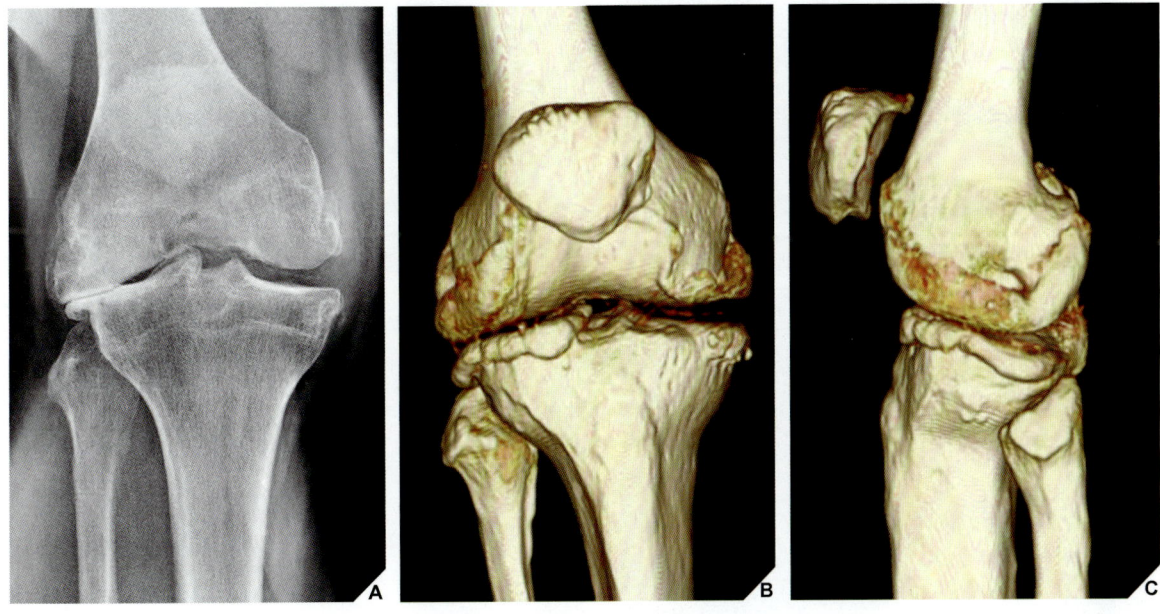

图 13-39　骨性关节炎的三维重建 CT 图像

A. 58 岁男性，右膝关节 X 线片显示晚期骨性关节炎。B、C. 应用表面遮盖显示技术重建的 CT 三维图像可见晚期三间室的骨性关节炎

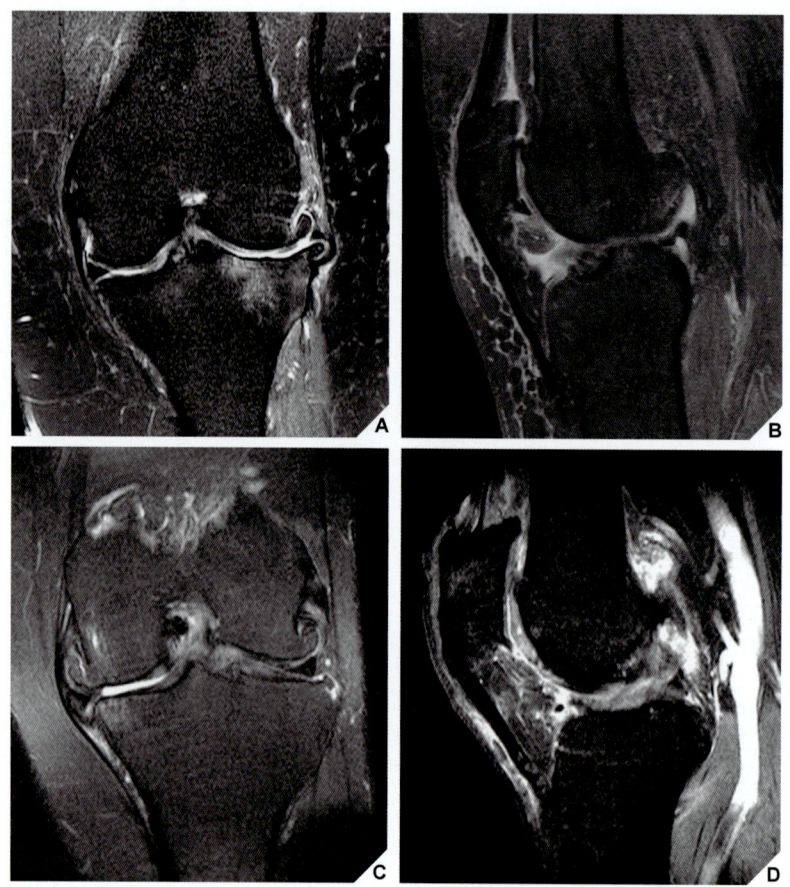

图13-40　膝关节骨性关节炎的MRI表现

74岁女性，左膝关节质子密度加权脂肪抑制序列冠状位（A）和矢状位（B）MRI显示外侧股胫关节和髌骨下极骨赘形成。股骨外侧髁关节软骨明显变薄，局部软骨缺损，胫骨外侧平台关节软骨完全缺失，伴软骨下骨髓水肿。此外，外侧半月板有退变性撕裂。51岁女性，左膝关节质子密度加权脂肪抑制序列冠状位（C）和矢状位（D）MRI显示股骨内侧髁和胫骨内侧平台的关节软骨完全缺失，并伴有软骨下骨髓水肿。内侧半月板有退变性撕裂并向内侧突出。前交叉韧带显示退变性撕裂，并有弥漫性结节状滑膜增厚

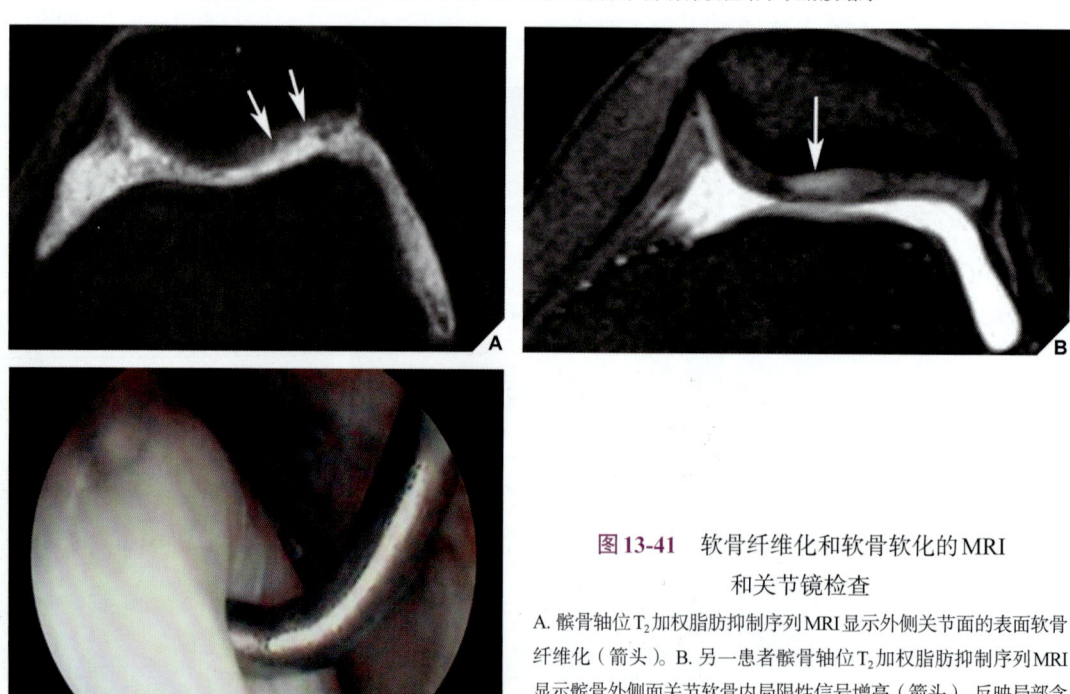

图13-41　软骨纤维化和软骨软化的MRI和关节镜检查

A. 髌骨轴位T$_2$加权脂肪抑制序列MRI显示外侧关节面的表面软骨纤维化（箭头）。B. 另一患者髌骨轴位T$_2$加权脂肪抑制序列MRI显示髌骨外侧面关节软骨内局限性信号增高（箭头），反映局部含水量增加，出现水泡状结构。C. 关节镜图像显示关节软骨软化，因为其可被器械压缩，软骨表面显示正常

骨软骨游离体形成是膝关节骨性关节炎的常见并发症之一，能够在膝关节标准投照体位的 X 线片上显示（图 13-42、图 13-43），也可以在 MRI 中清晰显示（图 13-44～图 13-46）。

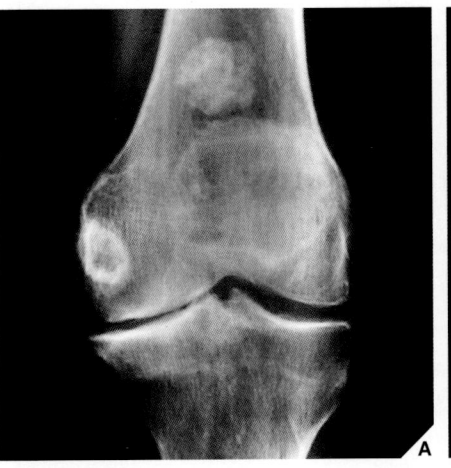
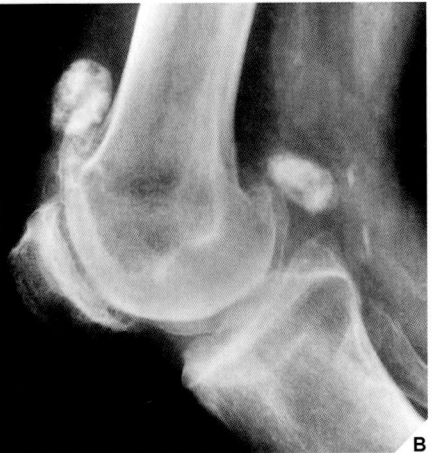

图 13-42 骨性关节炎并发骨软骨游离体（1）

66 岁男性，晚期骨性关节炎患者，膝关节前后位（A）和侧位（B）X 线片显示内侧股胫关节间隙和髌股关节间隙明显受累，伴有两个大的骨软骨游离体形成

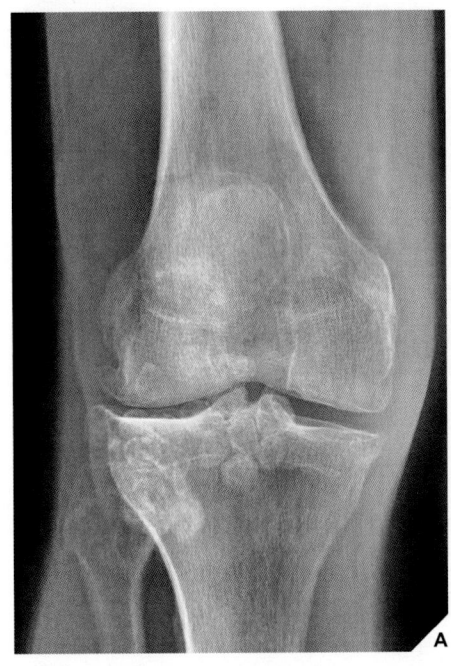
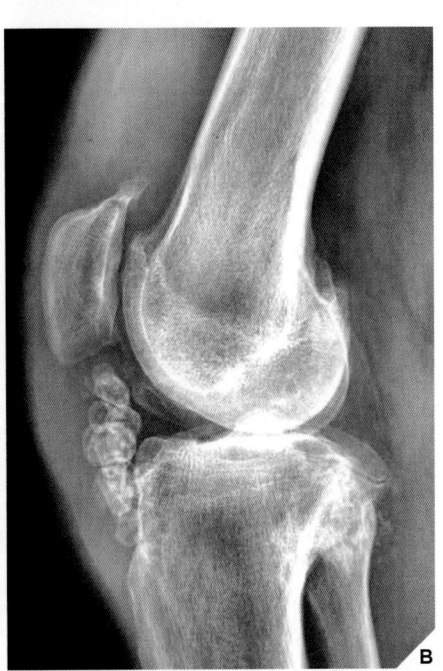

图 13-43 骨性关节炎并发骨软骨游离体（2）

右膝关节前后位（A）和侧位（B）X 线片显示骨性关节炎伴多发骨软骨游离体

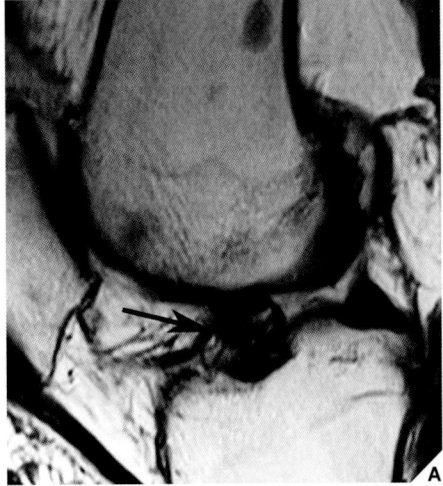
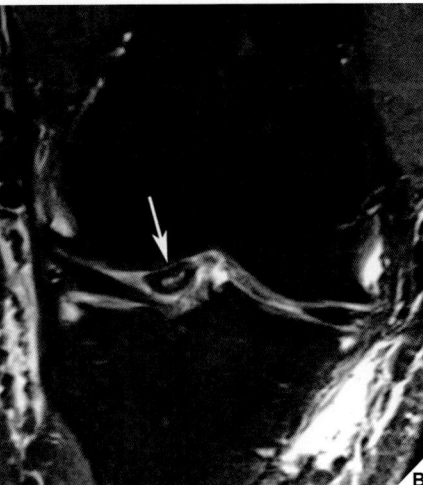

图 13-44 骨软骨游离体的 MRI 表现（1）

膝关节矢状位 T_1 加权像（A）和冠状位 T_2 加权像（B）显示前部关节间隙中存在低信号的骨软骨小体（箭头）

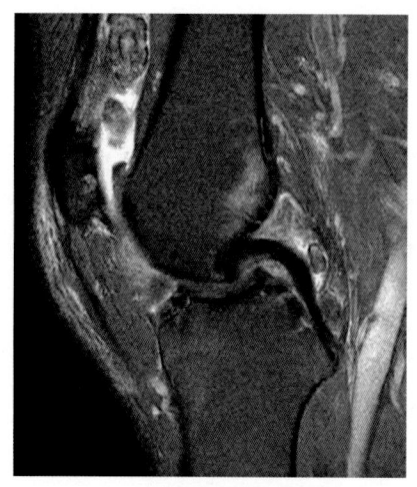

图13-45　骨软骨游离体的MRI表现（2）

67岁女性，骨性关节炎患者，膝关节矢状位脂肪抑制序列T$_2$加权像显示关节内多发骨软骨游离体

股四头肌肌腱髌骨基底部止点处常可见与髌股关节骨性关节炎无关的退行性改变，尤其是在50岁以上的人群中。这些变化在髌骨轴位像上表现为类似于牙齿的垂直脊状改变，Greenspan及其同事将其称为"牙齿"征（图13-47A）。牙齿状结构是一种附着点病，可能与股四头肌附着点的应力有关，此表现在侧位投照中可以清楚显示（图13-47B）。有时，在膝关节前后位X线片上也可见到这种表现（图13-47C）。MRI也可很好地显示这些改变（图13-48）。

与髋关节一样，膝关节可发生继发性骨性关节炎，其中最常见的诱发因素之一是创伤或手术。

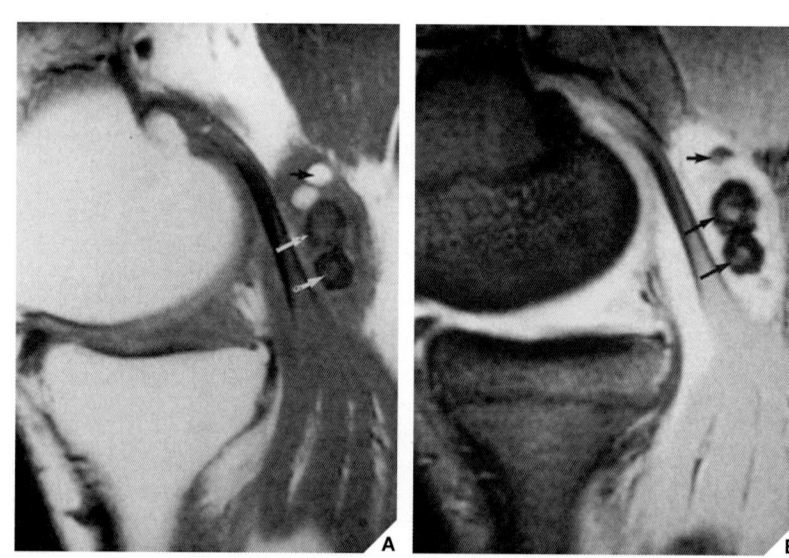

图13-46　腘窝囊肿伴骨软骨游离体MRI表现

矢状位T$_1$加权像（A）和T$_2^*$加权像（B）显示邻近腓肠肌内侧头的腘窝囊肿内多发骨软骨游离体（箭头）（经允许引自Stoller DW. *MRI in orthopaedics and sports medicine*. Philadelphia：JB Lippincott；1993.）

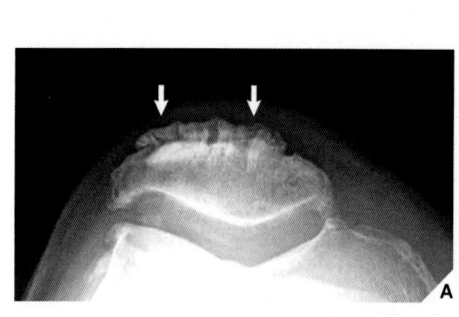
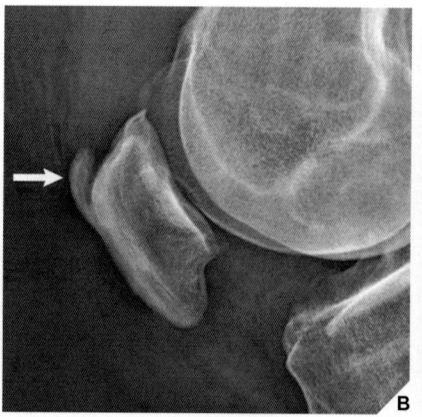
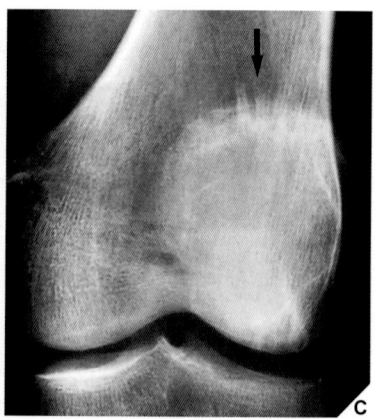

图13-47　髌骨附着点病

A、B. 55岁男性，髌骨轴位（A）和侧位（B）X线片显示齿状结构（箭头）——"牙齿"征，代表股四头肌肌腱髌骨基底部附着点的退行性骨化（附着点炎）（箭头）。C.偶尔，"牙齿"征也可在膝关节前后位X线片上显示（箭头），如本例54岁女性的X线片所见

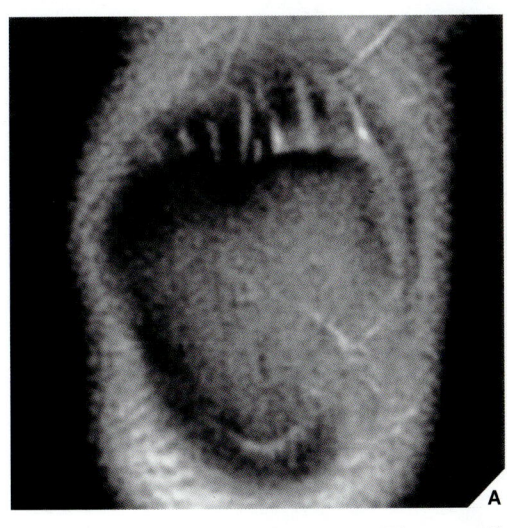
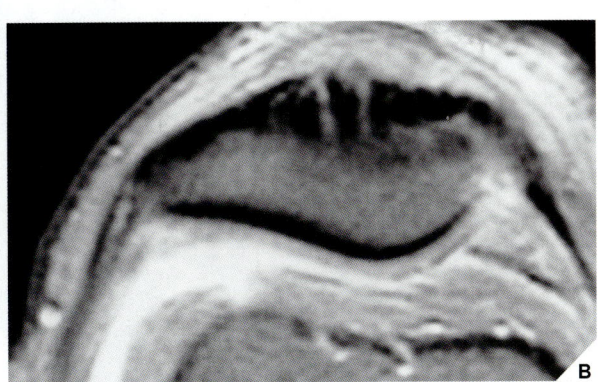

图 13-48　髌骨附着点病的 MRI 表现

冠状位 T_1 加权像（A）和轴位 T_2 加权像（B）显示髌骨的"牙齿"征

3. 其他大关节的骨性关节炎　其他大关节如肩关节（图 13-49、图 13-50）、肘关节（图 13-51）和踝关节也可发生骨性关节炎，但这些部位发生原发性骨性关节炎远不如髋关节或膝关节常见。

实际上，这些部位如有退行性改变（图 13-52、图 13-53），应先考虑继发性而非原发性骨性关节炎可能（见表 13-1）。

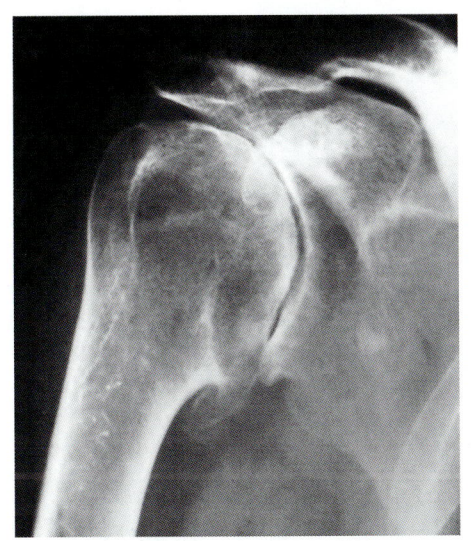

图 13-49　肩关节骨性关节炎

58 岁男性，右肩关节前后位 X 线片显示骨性关节炎的典型表现，双侧肩关节均受累。此患者无外伤史或其他可能导致继发性关节炎的病因

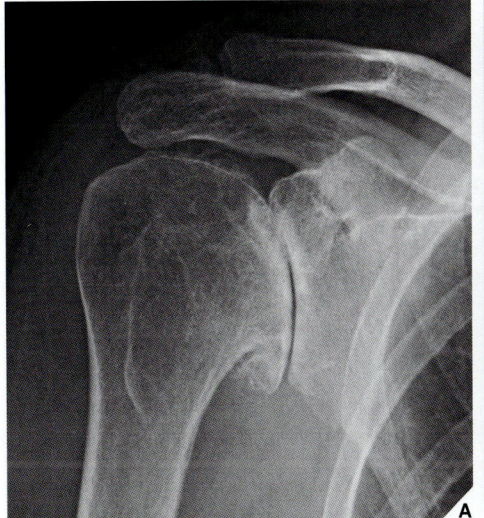
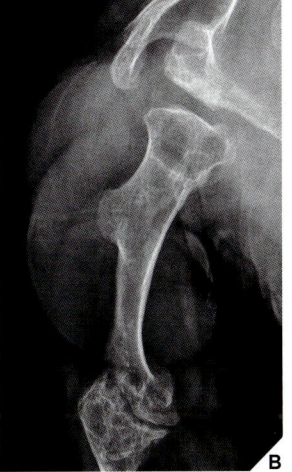

图 13-50　肩关节继发性骨性关节炎

A. 70 岁女性，有右肩复发性肩关节脱位病史，盂肱关节晚期骨性关节炎改变。B. 30 岁女性，被诊断患有 Morquio-Brailsford 病（黏多糖贮积症的一种），右上臂 X 线片除了显示骨质疏松、发育不良和骨骼畸形外，还可显示合并肩关节和肘关节骨性关节炎表现（经允许引自 Greenspan A，Gershwin ME. *Imaging in rheumatology: a clinical approach*，1st ed. Philadelphia：Wolters Kluwer；2018：171.）

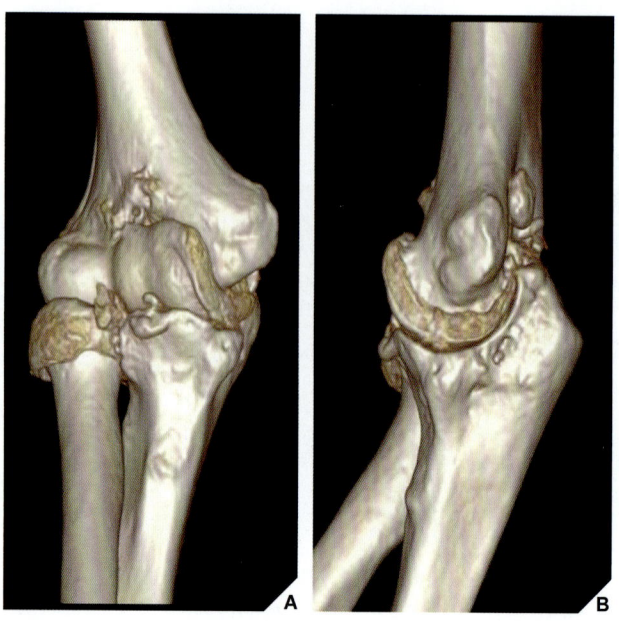

图 13-51　肘关节骨性关节炎的三维CT表现

66岁女性，既往没有任何明显的关节外伤史，肘关节应用表面遮盖显示技术重建的CT三维图像显示晚期骨性关节炎（经允许引自 Greenspan A, Gershwin ME. *Imaging in rheumatology*: *a clinical approach*，1st ed. Philadelphia: Wolters Kluwer；2018: 39. ）

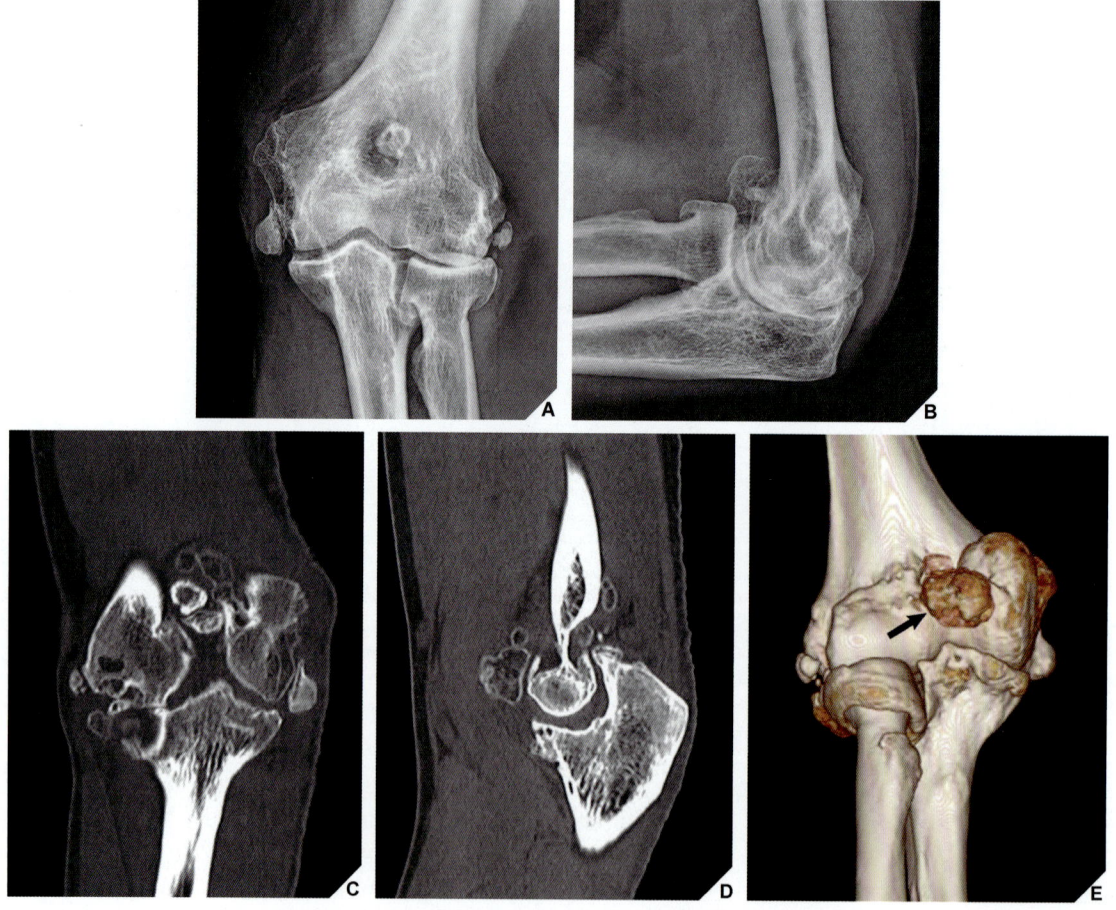

图 13-52　肘关节继发性骨性关节炎的CT和三维CT表现

57岁男性，有多次肘关节脱位病史，肘关节前后位（A）和侧位（B）X线片，辅以CT冠状位（C）、矢状位（D）重建及三维重建图像（E）显示骨性关节炎合并大量骨软骨游离体。箭头指向最大的骨软骨游离体（经允许引自 Greenspan A, Gershwin ME. *Imaging in rheumatology*: *a clinical approach*，1st ed. Philadelphia: Wolters Kluwer；2018: 172. ）

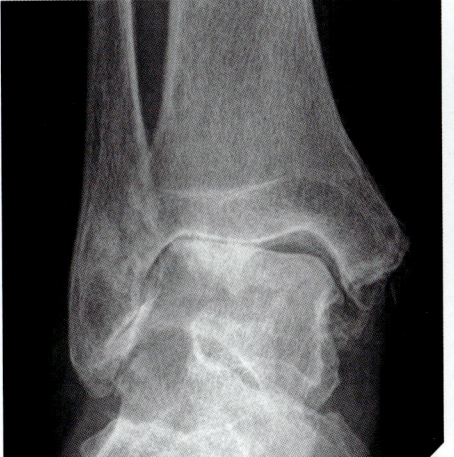
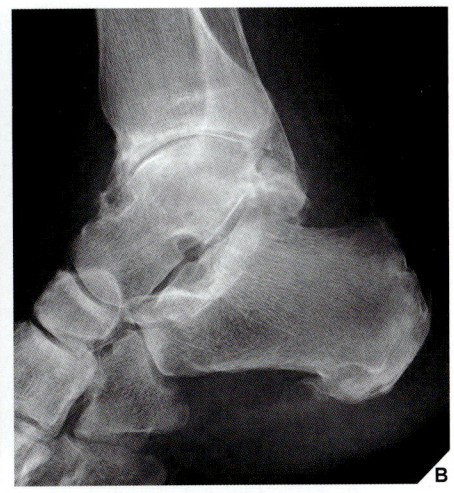

图 13-53 踝关节继发性骨性
关节炎

55岁男性，踝关节前后位（A）和侧位（B）X线片显示胫距关节创伤后骨性关节炎（经允许引自Greenspan A，Gershwin ME. *Imaging in rheumatology*: *a clinical approach*，1st ed. Philadelphia：Wolters Kluwer；2018：172.）

（二）小关节的骨性关节炎

1. 手部原发性骨性关节炎 最常受累的小关节是手部关节，特别是近节指间关节、远节指间关节和第1腕掌关节（见图12-39和图13-1）。远节指间关节如果并发骨质增生和骨赘形成，则称为退行性改变伴发赫伯登结节。近节指间关节出现相似的改变，称为布夏尔结节（图13-54）。如退行性改变累及第1腕掌关节（图13-55），则会出现拇指畸形（图13-56）。腕骨间关节也可受累，特别是舟骨-大多角骨-小多角骨（STT）关节（图13-57）。

2. 手部继发性骨性关节炎

（1）肢端肥大症：在肢端肥大症患者中可以观察到特征性小关节继发性骨性关节炎改变。虽然肢端肥大症的退行性改变可以累及大关节如髋关节、膝关节、肩关节及脊柱，但手的改变才是最典型的表现。典型表现包括软组织增厚及指末端

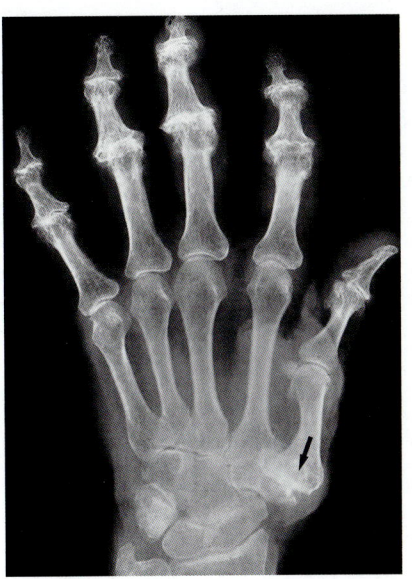

图 13-54 指间关节骨性关节炎

74岁女性，右手背掌位X线片显示远节指间关节退行性改变，赫伯登结节形成，以及近节指间关节退行性改变，表现为布夏尔结节。注意第1腕掌关节的退行性改变（箭头）

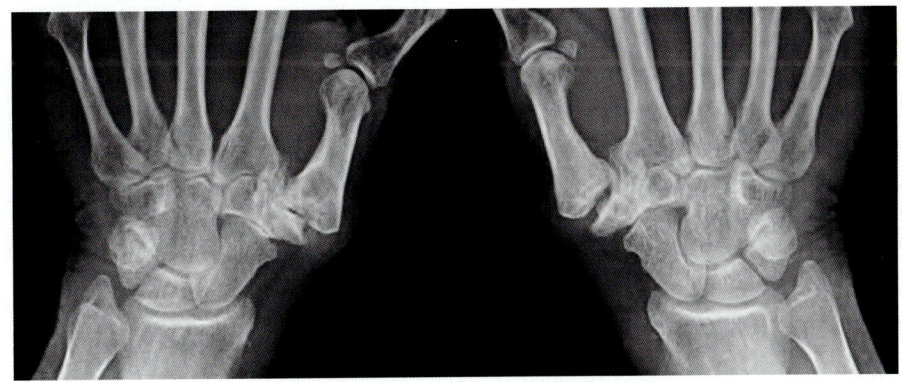

图 13-55 第1腕掌关节骨性关节炎

55岁女性，双腕背掌位X线片显示双侧第1腕掌关节处关节间隙变窄、软骨下硬化、软骨下囊肿和骨赘（经允许引自Greenspan A，Gershwin ME. *I maging in rheumatology*：*a clinical approach*，1st ed. Philadelphia：Wolters Kluwer；2018：173.）

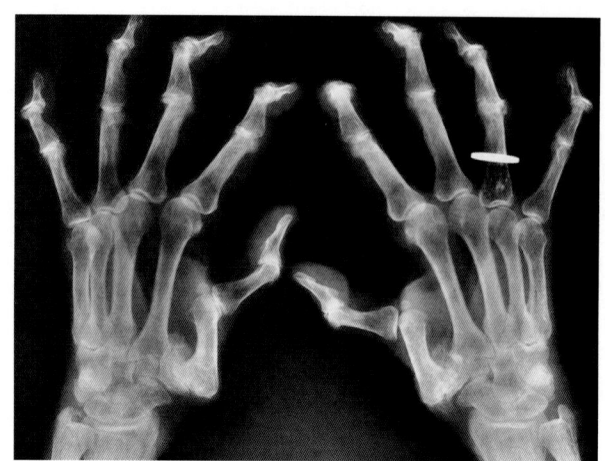

图 13-56　指间关节和腕掌关节骨性关节炎

52 岁女性，双手背掌位 X 线片显示典型的赫伯登结节和布夏尔结节，以及第 1 腕掌关节形态失常，双拇指畸形

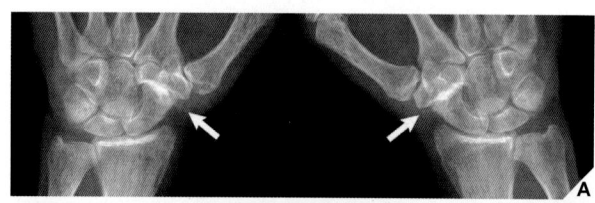

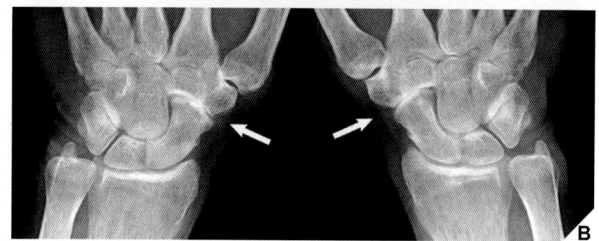

图 13-57　舟骨-大多角骨-小多角骨（STT）关节骨性关节炎

A. 48 岁女性，双腕背掌位 X 线片显示 STT 关节间隙变窄和软骨下硬化（箭头）；B. 63 岁女性，双腕背掌位 X 线片显示双侧 STT 关节间隙变窄和软骨下硬化（箭头）

和远节指骨基底部增粗；部分关节间隙增宽，以及其他关节间隙狭窄；掌骨头的"鸟嘴"样骨赘（图 13-58）。肢端肥大症的退行性改变是关节软骨过度增生的结果，关节软骨厚度异常导致其不能被关节液充分营养（可参考第 15 章和第 30 章关于肢端肥大症的部分）。

（2）血色素沉着病（铁贮积病）：通常与小关节继发性骨性关节炎的发展有关，是一种罕见的疾病，其特征是铁沉积于内脏、关节软骨和滑膜中。一些研究人员认为此类关节病与典型的退行性关节病不同，是一类代谢性关节病（见第 15 章）。在手部特征性累及第 2 和第 3 掌指关节（图 13-59），

其他一些小关节如指间关节和腕关节也可受累。有时，这些改变可类似于二水焦磷酸钙结晶沉积症和类风湿关节炎。退行性改变也可见于肩关节、膝关节、髋关节和踝关节。关节间隙消失、骨质硬化、软骨下囊肿形成和骨赘形成是血色素沉着病最显著的影像学表现。

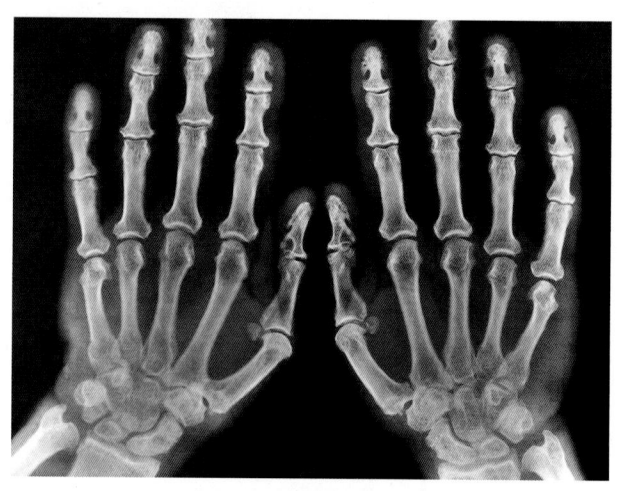

图 13-58　肢端肥大症性骨性关节炎

42 岁男性，双手背掌位 X 线片可见部分关节间隙增宽，其他关节间隙狭窄，远节指骨末端、基底部膨大，掌骨头"鸟嘴"样骨赘。注意第 1 掌指关节的软组织突出和较大的籽骨。此患者的籽骨指数（籽骨的垂直径与水平径的乘积）为 48，正常不应超过 20～25

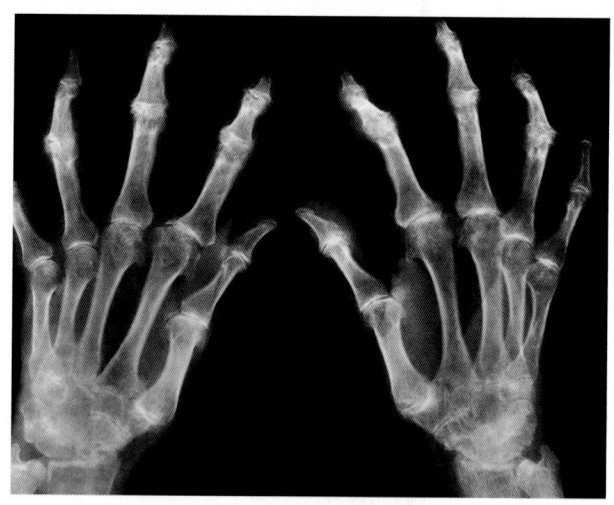

图 13-59　血色素沉着病性关节病

53 岁女性，双手斜位 X 线片显示双手第 2 和第 3 掌骨头桡侧"鸟嘴"样骨赘。指间关节、掌指关节和腕关节也可见受累

3. 足部骨性关节炎　在足部最常见的受累关节是第 1 跖趾关节，此种情况称为跗僵直或跗趾外翻（图 13-60、图 13-61）。有时也可见影响足部其他关节的骨性关节炎改变（图 13-62）。

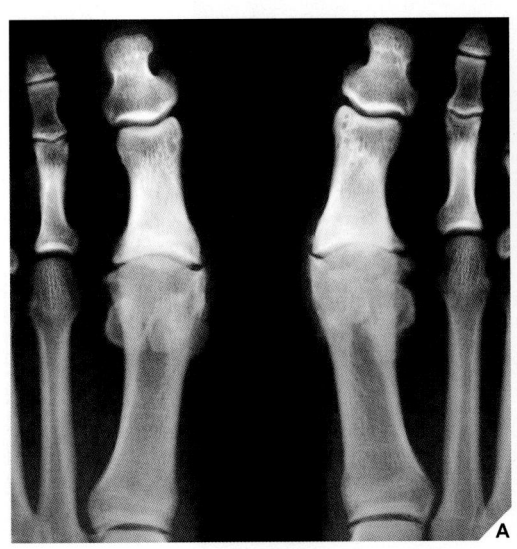
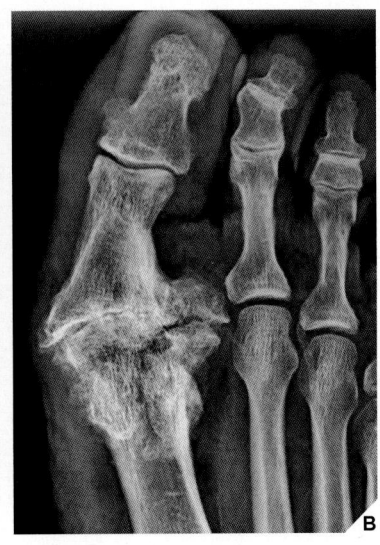

图 13-60　踇僵直（踇趾外翻）

A. 33 岁男性，第 1 趾和第 2 趾的正位 X 线片显示第 1 跖趾关节骨性关节炎，称为踇僵直（踇趾外翻）。注意关节间隙狭窄、软骨下硬化和边缘骨赘。
B. 72 岁女性，第 1 跖趾关节骨性关节炎更为严重

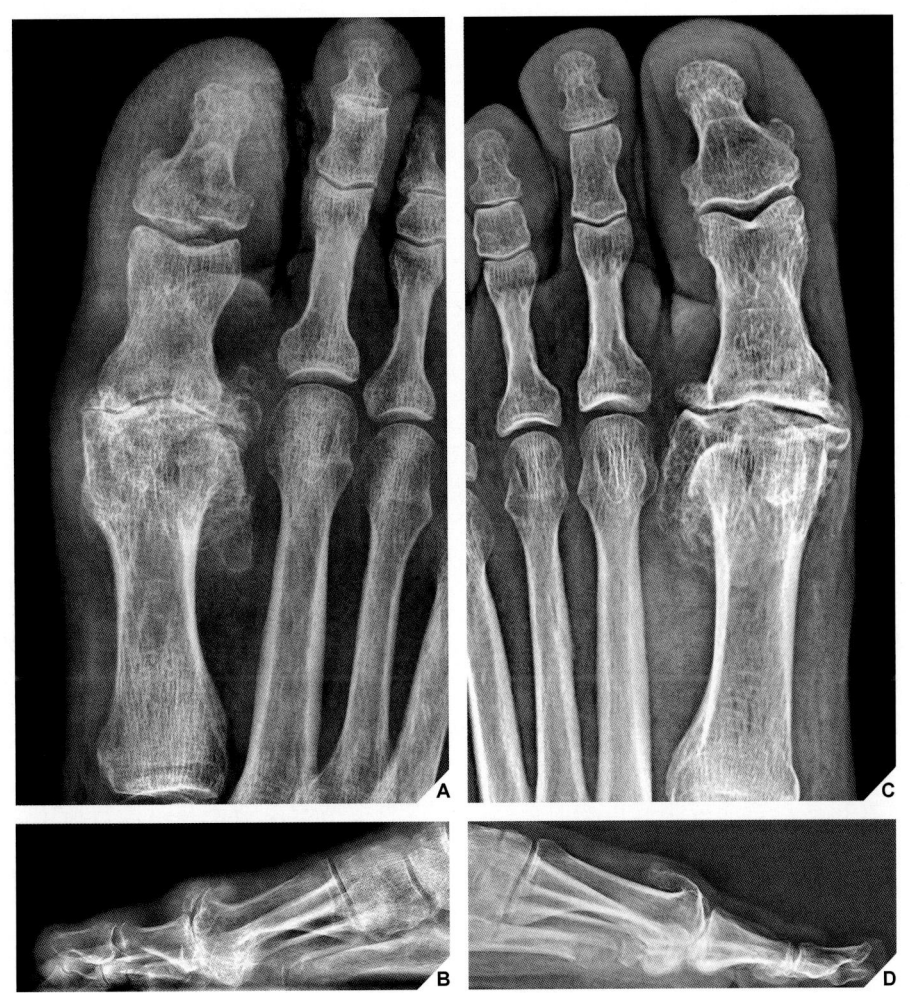

图 13-61　踇僵直

80 岁男性，右足第 1 趾的前后位（A）和侧位（B）X 线片显示第 1 跖趾关节间隙严重狭窄，伴有软骨下硬化和明显的骨赘形成。69 岁男性，左足第 1 趾的前后位（C）和侧位（D）X 线片显示第 1 跖趾关节晚期骨性关节炎。在侧位片上观察到非常明显的背部骨赘

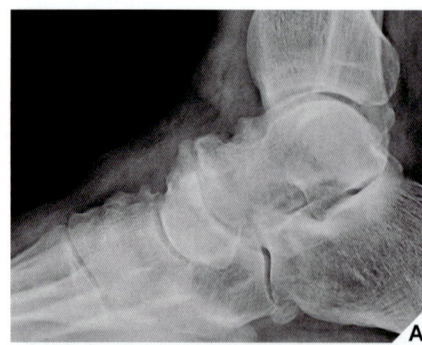
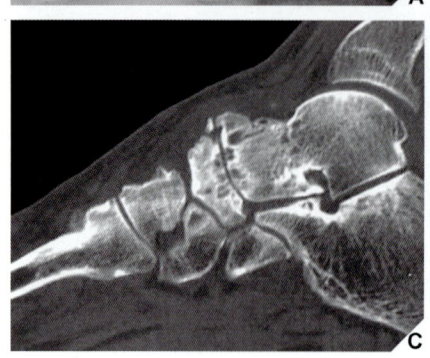
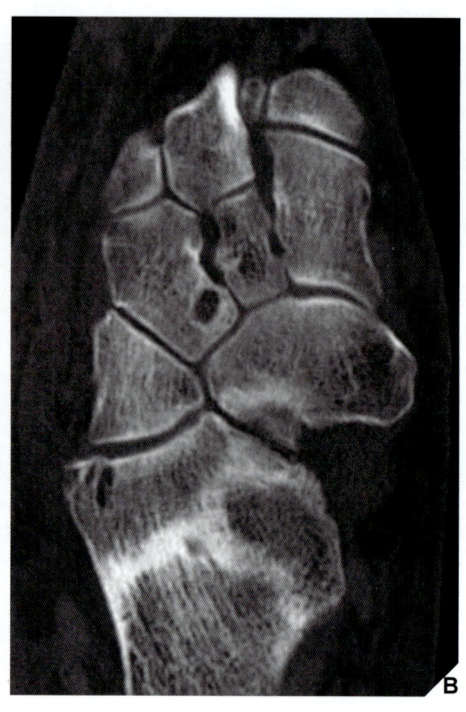

图13-62　足部骨性关节炎CT表现

A. 60岁男性，右足侧位X线片可见距舟关节间隙变窄并形成背部骨赘。B、C. CT冠状位（B）和矢状位（C）重建图像显示距舟关节、跟骰关节、楔舟关节和距下关节的软骨下硬化和囊变

二、脊柱退行性疾病

退行性改变累及脊柱时包括以下部位：①滑膜关节，如寰枢关节、关节突关节、肋椎关节和骶髂关节，引起这些结构骨性关节炎。②椎间盘，引起椎间盘退行性病变。③椎体和纤维环，引起变形性脊椎病。④纤维连接关节、韧带或韧带与骨的附着点（肌腱端），引起弥漫性特发性骨肥厚（diffuse idiopathic skeletal hyperostosis，DISH）。

同一患者经常可以出现以上全部四种表现。

（一）临床表现

颈椎关节突关节骨性关节炎患者常主诉颈部僵硬和疼痛，通常在头颈部运动时更为严重。在腰椎关节突关节骨性关节炎患者中，疼痛可能会辐射到大腿后部，并可能在弯腰时加重。椎间盘退行性病变患者在扭转、弯曲或举起重物时会出现与活动相关的疼痛。症状可能会突然出现，然后恢复到低度疼痛水平。一些患者久坐时会出现症状。有时，背痛可伴有腿部无力、麻木或刺痛。平躺可以缓解症状。背痛的原因尚不完全清楚，但包括以下原因：疼痛神经向内长入椎间盘中，突出的椎间盘组织和骨赘压迫神经根，由突出的椎间盘组织产生肿瘤坏死因子α使神经根敏感，以

及局部神经根缺血。椎间盘突出与神经根病变和臀部、腿部和足部疼痛有关。通常，患者会出现坐骨神经痛。DISH综合征患者通常无症状或疼痛轻微，全身僵硬是常见的症状，脊柱运动可有中度受限。尽管有时有些患者可能会出现脊柱后凸畸形，但姿势通常不受影响。如果颈椎严重受累，患者可能会出现吞咽困难。退行性脊柱疾病的并发症如椎管狭窄或腰椎滑脱会引起更严重的症状。椎管狭窄的临床特点是假性跛行（神经源性跛行）。患者常出现臀部、大腿和小腿部无力及感觉异常相关的疼痛和不适。步态可能变得不稳。站立或行走诱发的症状可以通过坐、蹲或者向前弯腰而缓解。轻微的腰椎滑脱可能无症状；然而，更大程度的椎体移位可能导致下腰痛，伴或不伴向腿部放射，伴有神经根受压征象甚至马尾综合征。

（二）病理学

关节突关节炎是过度负荷（压力和扭转力共同作用）作用于这些结构所致。形态学特征与其他关节的骨性关节炎相同，即关节囊松弛、滑膜炎、软骨纤维化，随后出现软骨缺失和骨质硬化及边缘骨赘形成。

椎间盘退行性病变的病理变化是由椎骨终板被破坏导致的。这些结构退变表现为骨-软骨界面处的微骨折，钙化从骨表面进入软骨，血管从软

骨下骨侵入软骨终板，随后发生软骨内骨化。随着终板被破坏，椎间盘迅速出现退变，表现为局灶性坏死、裂隙、钙化和纤维环撕裂。纤维组织取代包括髓核在内的正常椎间盘组织。椎间盘中心形成含氮气的大的水平裂隙，在X线片上显示为透亮区，称为真空现象。随着椎间盘退变进展，椎间隙变窄，随后在纤维环和椎体的交界处形成新骨。软骨终板骨化也会使椎间隙变窄（图13-63）。组织病理学的特征为髓核、纤维环和椎骨终板的各种变化。在髓核中，由于蛋白聚糖和重硫酸化的糖胺多糖侧链减少，异染性消失，黏液组织被纤维组织取代，裂缝从髓核延伸至纤维环。在纤维环中，血管从纤维环外部的脉管系统向内生长，显微镜下出现撕裂，随后出现纤维软骨化生。椎体终板组织病理学表现为微骨折和骨折修复。总之，终板的变化与可动关节骨性关节炎中关节软骨的变化非常相似。

纤维环周围的胶原纤维束通过Sharpey纤维附着于椎体，纤维环周围撕裂引发了变形性脊椎病的病理过程，同时椎间盘组织向前或前外侧突出/疝出。一旦发生移位，移位的椎间盘将前纵韧带从骨附着处剥离，使椎间盘组织沿着椎体前缘延伸。这些区域的持续撕裂刺激了椎体前部和侧面的骨生长（称为骨赘）（图13-64）。

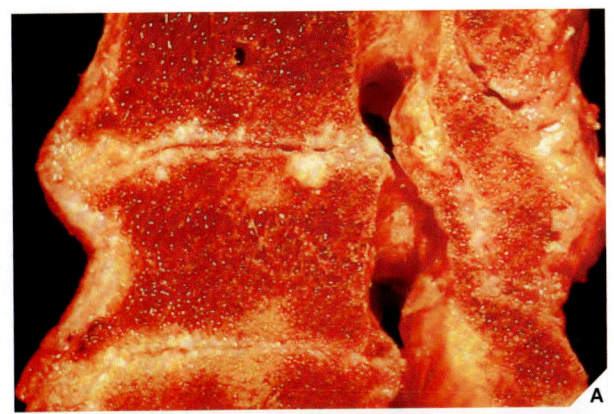

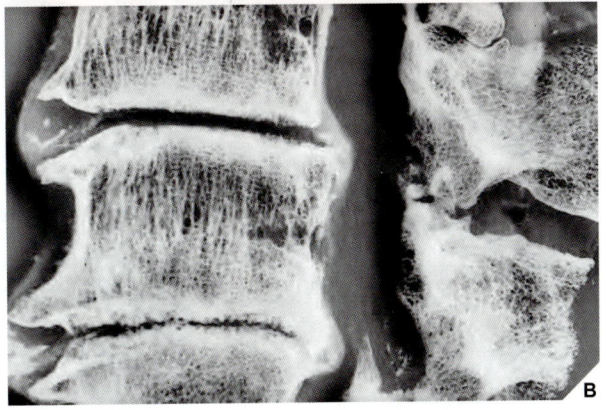

图13-63　椎间盘退行性病变的病理学

胸椎中段椎体的大体标本矢状切面（A）和标本X线片（B）显示两个退行性改变的椎间盘，椎间隙狭窄，终板硬化，椎体前、后骨赘形成（经许许引自 Vigorita JV，Ghelmsan B，Mintz D. *Orthopaedic pathology*，3rd ed. Philadelphia：Wolters Kluwer；2016：727.）

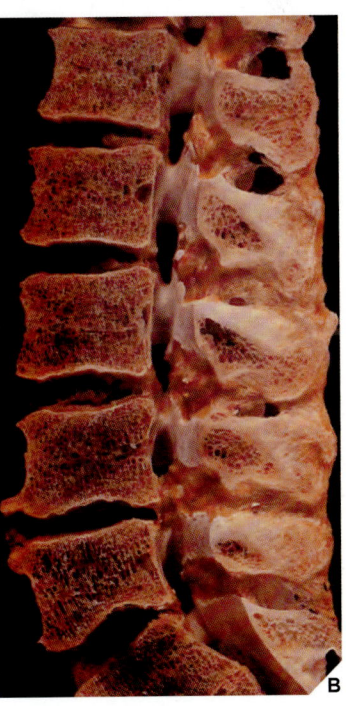

图13-64　变形性脊椎病的病理学

腰椎矢状切面（A）和大体浸渍标本（B）显示多个椎间盘前突，导致纤维环和前纵韧带隆起。$L_4 \sim L_5$ 椎间隙变窄，伴有前部骨赘形成，但其余的椎间隙相对正常（经Elsevier出版社允许引自Bullough P. *Orthopaedic pathology*，5th ed. Maryland Heights，MO：Mosby；2009.）

　　弥漫性特发性骨肥厚（DISH），又称强直性骨质增生，是韧带骨化的结果，没有明显的椎间盘疾病或关节突关节病，可导致脊柱强直。病理特征包括椎体前缘韧带钙化和骨化，伴骨膜新生骨形成，呈"装甲板"样改变（图13-65）。

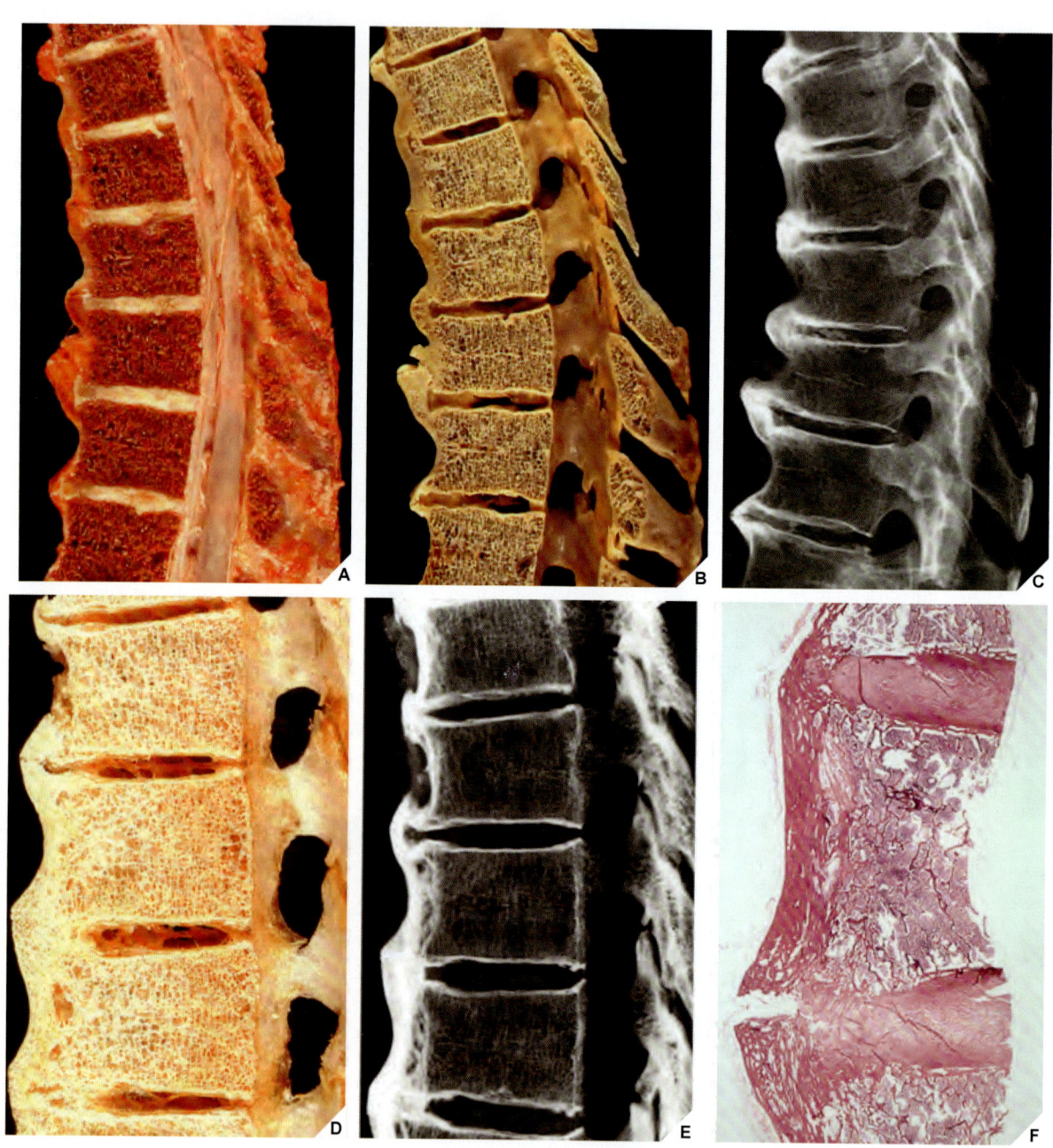

图13-65　弥漫性特发性骨肥厚

胸椎矢状切面（A）、大体浸渍标本（B）和浸渍标本的X线片（C）显示DISH的特点，即椎体前缘骨质增生，连接几个椎体的骨桥形成，相对完好的椎间隙和完整的椎体终板（经Elsevier出版社允许引自Bullough P. *Orthopaedic pathology*，5th ed. Maryland Heights，MO：Mosby；2009.）。另一胸椎标本的矢状切面（D）显示骨化局限于前纵韧带。胸椎标本的侧位X线片（E）显示椎体前缘骨性强直和增厚，形成"装甲板"样改变，椎间隙未见狭窄。显微镜下照片（F）显示前部骨质增生的细节（引自Bullough PG，Boachie-Adjei O. *Atlas of spinal diseases*. Philadelphia：JB Lippincott；1988：114，Fig. 9.33.）

（三）滑膜关节的骨性关节炎

椎体关节突关节的退行性改变非常常见，尤其是在中、下颈椎和下腰椎节段。与其他滑膜关节一样，其影像学特征包括关节间隙变窄、软骨下骨硬化和骨赘形成，在脊柱斜位投照更易观察（图13-66）。在颈椎，椎体后部的骨赘可能累及椎间孔或硬膜囊，引起各种神经症状。除了标准的斜位片（图13-67），传统的体层摄影（过去）或CT（现在）也可以显示这些变化（图13-68）。椎体前部骨赘通常是无症状的，除非它们明显突出。关节突关节的受累表现为真空现象（图13-69），实际上代表了关节内的气体，这几乎是退变的特征性改变。

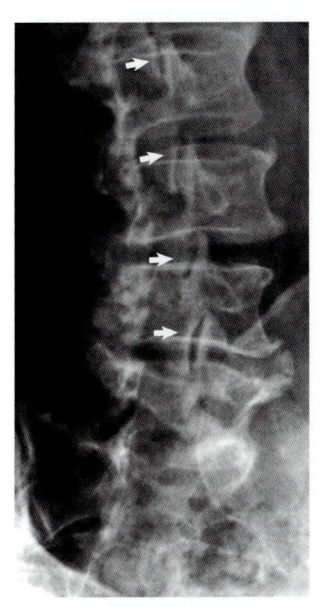

图 13-66 关节突关节的骨性关节炎

68岁男性，腰椎斜位X线片显示关节突关节的晚期骨性关节炎，关节间隙变窄、关节缘硬化和小骨赘（箭头），类似于大的滑膜关节的骨性关节炎改变

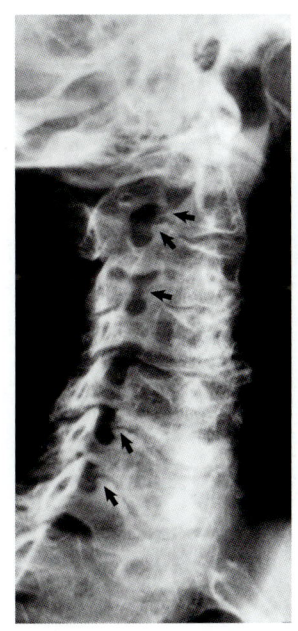

图 13-67 累及椎间孔

72岁女性，诉颈部疼痛并向双侧肩部放射，颈椎斜位X线片显示多发椎体后缘骨赘压迫多个椎间孔（箭头）

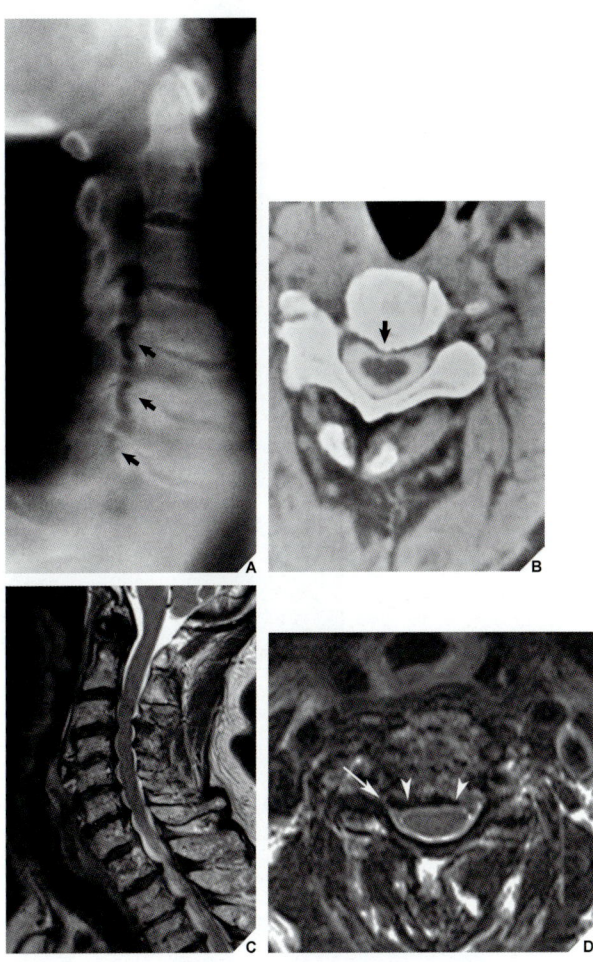

图 13-68 侵犯椎间孔和硬膜囊

A. 56岁男性，颈椎侧位体层摄影显示椎体后缘骨赘累及椎间孔（箭头）。B. C₃椎体水平脊髓造影后CT轴位图像显示椎体后缘一个大骨赘压迫硬膜囊和造影剂充盈的蛛网膜下腔（箭头）。C. 73岁男性，MRI矢状位T₂加权像显示多个椎间盘椎体退行性病变伴椎体前缘和后缘压迫硬膜囊的骨赘。注意在C₃～C₄、C₄～C₅和C₆～C₇水平脊髓腹侧面受压改变。D. C₄～C₅水平轴位MRI T₂加权像显示椎体后缘骨赘压迫脊髓腹侧使其变形（无尾箭头），并使右侧椎间孔狭窄（箭头）

与其他滑膜关节一样，骶髂关节退行性改变也表现为关节间隙变窄、软骨下硬化和骨赘形成（图13-70）。在评估骶髂关节时，必须注意的是在影像中显示的骶髂关节间隙，只有下半部分有滑膜，而上部是韧带联合关节（图13-71）。

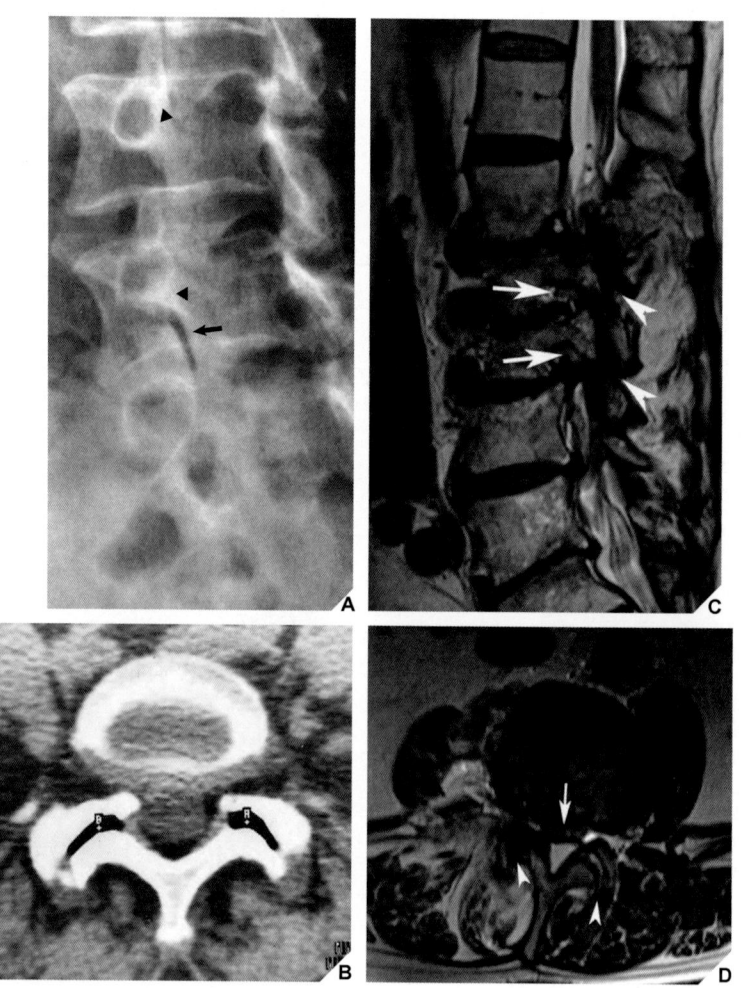

图 13-69　关节突关节的骨性关节炎

A. 56 岁男性，腰骶椎斜位 X 线片显示 $L_5 \sim S_1$ 关节突关节的真空现象（箭头）和关节面下骨质硬化（无尾箭头）。B. 通过双侧关节突关节的 CT 轴位图像清楚显示存在气体影，通过测量 CT 值而明确。CT 值与体内各种组织的衰减系数有关，代表与组织密度直接相关的吸收值。还需要注意起自右侧关节突关节的增生骨刺及其对椎管的侵犯。C. 84 岁女性，脊柱侧弯，MRI 矢状位 T_2 加权像可见严重的关节突关节炎（无尾箭头）合并晚期椎间盘退行性病变，并伴有椎间孔狭窄及神经根受压（箭头）。D. MRI 轴位 T_2 加权像显示双侧关节突关节的环形隆起（无尾箭头），伴神经根聚集的硬膜囊严重狭窄（箭头），以及双侧椎间孔狭窄，右侧显著

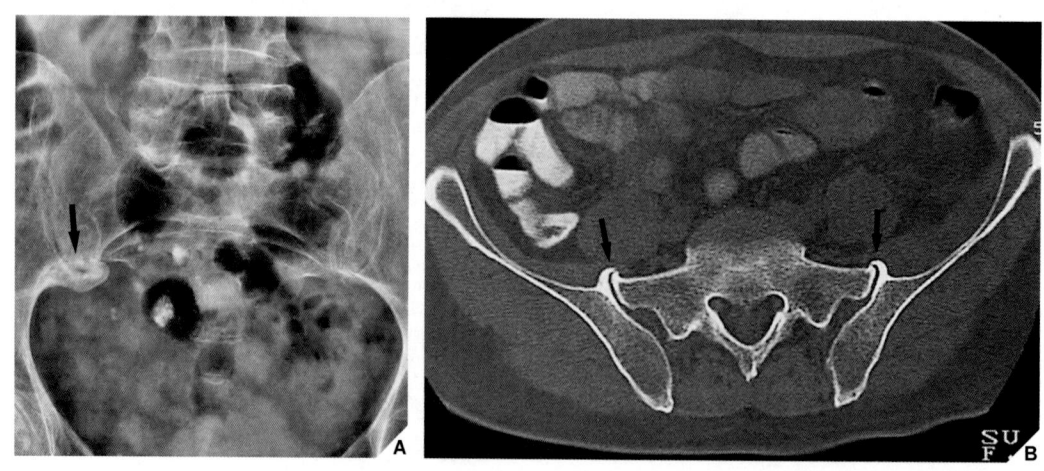

图 13-70　骶髂关节的骨性关节炎

A. 82 岁女性，骶髂关节退行性改变，可见右侧骶髂关节受累为主（箭头），表现为关节间隙变窄和骨赘形成。B. 另一患者，68 岁男性，轴位 CT 图像显示双侧骶髂关节骨性关节炎（箭头）

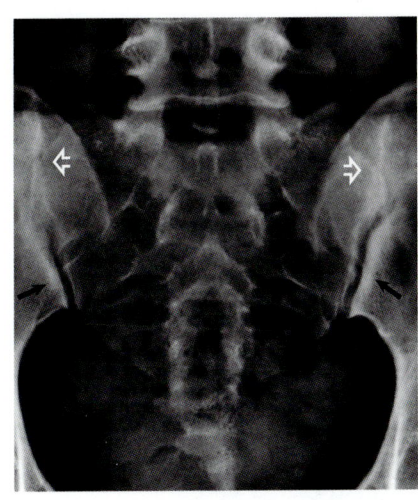

图 13-71　骶髂关节

骶髂关节的真性滑膜关节部分约只构成了 X 线片中关节间隙的 50%（箭头）。上部是韧带联合关节（空心箭头）

（四）椎间盘退行性病变

在椎间盘退行性病变中，椎间隙的真空现象很常见。这些透亮的气体主要为氮气，与异常改变的关节或椎间隙产生的负压有关。

椎间盘退行性病变的其他影像学表现包括椎间隙狭窄和相邻椎体边缘骨赘形成（图 13-72）。椎间盘退行性病变合并关节突关节退行性改变，可能会导致退行性椎体滑脱（见图 13-72；另见图 11-79 和图 11-81B）。

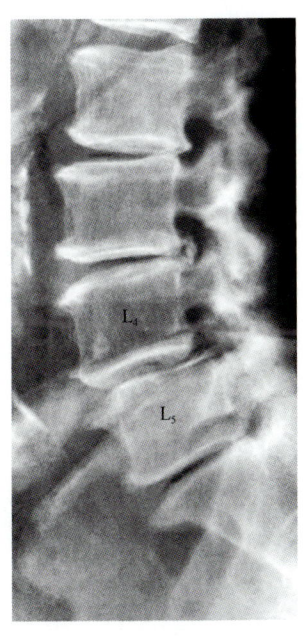

图 13-72　椎间盘退行性病变

66 岁女性，腰骶椎侧位 X 线片显示多个椎间盘退行性病变。部分椎间盘内见气体影（真空现象），椎间隙狭窄和边缘骨赘形成。L₄~L₅ 节段可见 1° 退行性腰椎滑脱

据报道，有一种破坏性腰椎间盘退行性病变类似于快速进展的髋关节病（见上文），其特征为椎体排列不齐、严重椎间盘吸收、椎间盘内真空现象和继发于椎骨碎片的骨砂形成。

MRI 在显示椎间盘退变的变化方面非常有效。水分含量降低导致 T_2 加权像上髓核的信号强度降低（图 13-73）。通常，在邻近退行性椎间盘的椎体终板内可见额外的特征性改变，包括 T_1 加权像上骨髓局部信号降低和 T_2 或 T_2^* 加权像上信号增高（图 13-74）。Modic 认为，这些改变代表了与终板开裂和破坏相关的软骨下富血管纤维组织（Ⅰ型）。这些变化可进展为终板脂肪化（Ⅱ型）（图 13-75），然后发展为硬化（Ⅲ型）。

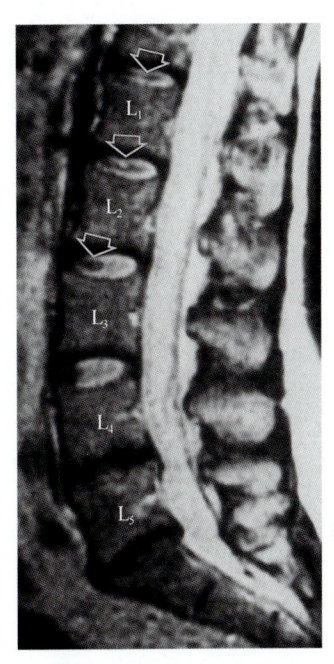

图 13-73　椎间盘退行性病变的 MRI 表现（1）

MRI 矢状位 T_2 加权像显示 T_{12}~L_1、L_1~L_2 和 L_2~L_3 椎间盘的早期退行性改变（空心箭头），更晚期的 L_3~L_4 椎间盘病变及 L_4~L_5 和 L_5~S_1 椎间盘严重的退行性病变，在 L_4~L_5 和 L_5~S_1 水平可见椎间隙变窄，椎间盘信号降低（经允许引自 Bloem JL，Sartoris DJ，eds. *MRI and CT of the musculoskeletal system. A text-atlas.* Baltimore：Williams Wilkins；1992.）

（五）变形性脊椎病

变形性脊椎病（spondylosis deformans）是一种退行性改变，以椎间盘向前或前外侧突出导致椎体前缘和外侧骨赘形成为特点（见图 11-90）。Schmorl 和 Junghanns 等认为，产生此类改变的起始因素是纤维环周围纤维异常，其导致 Sharpey 纤维与椎体边缘附着处的椎间盘与椎体之间固定不牢。

与椎间盘退行性病变不同,变形性脊椎病的椎间隙相对正常,主要的影像学特征是广泛的骨赘形成(图13-76)。这些骨赘需要与强直性脊柱炎中细长的韧带骨赘、银屑病性关节炎中大的特征性非对称性骨性赘生物及反应性关节炎累及椎体侧方和DISH综合征中光滑的通常位于前缘的骨肥厚进行鉴别。

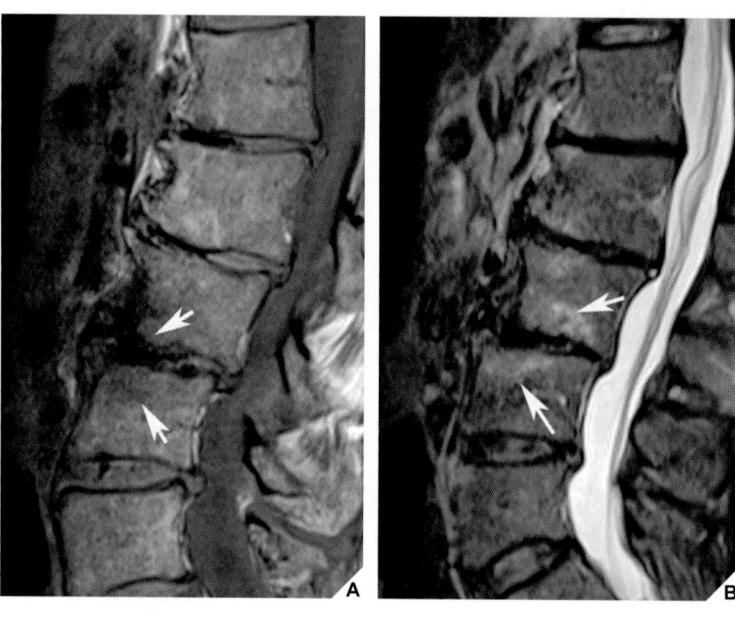

图13-74 椎间盘退行性病变的MRI表现(2)

Modic Ⅰ型椎体终板炎改变(箭头),软骨下骨髓在MRI矢状位T₁加权像(A)中显示为局部低信号,在STIR序列图像(B)显示为高信号

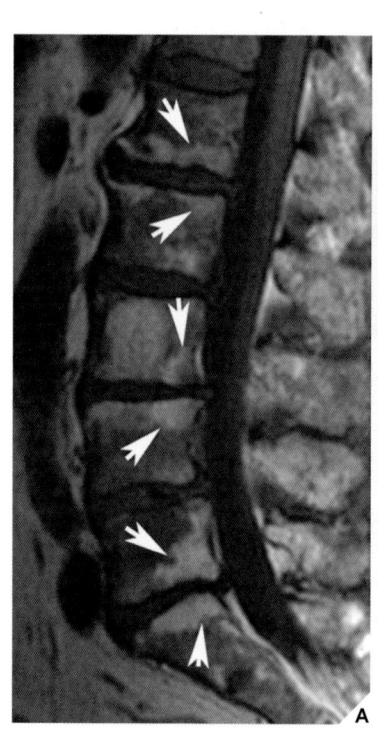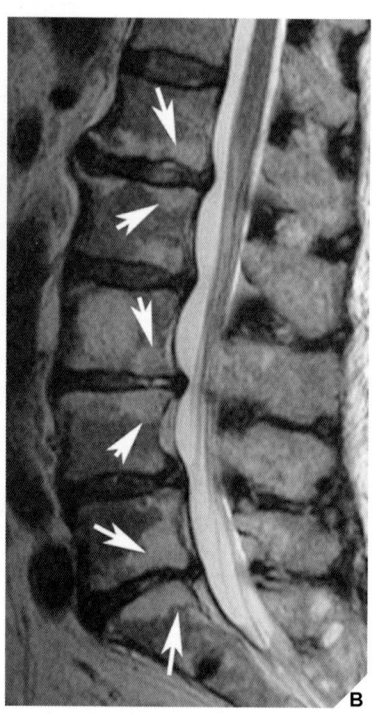

图13-75 椎间盘退行性病变的MRI表现(3)

在矢状位T₁加权像(A)和矢状位T₂加权像(B)上可见椎间盘退行性病变的Modic Ⅱ型终板炎改变,即局部区域黄骨髓化(箭头)

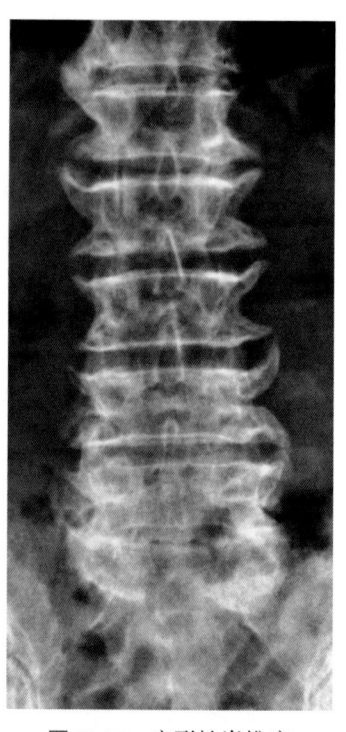

图13-76 变形性脊椎病

68岁女性,腰骶椎前后位X线片显示了变形性脊椎病的典型影像学表现,广泛骨赘形成和相对正常的椎间隙

（六）弥漫性特发性骨肥厚

弥漫性特发性骨肥厚（DISH）是一种非炎性脊柱关节病，最初由 Forestier 提出，由 Resnick 具体阐述，以椎体前缘光滑的骨化并延伸越过椎间隙为特点。外观似蜡烛的蜡滴滴在脊柱的前方，类似于蜡油样骨病，也伴有肌腱和韧带与骨附着处的骨性肥大、韧带骨化及中轴骨和四肢骨的骨赘病。脊椎侧位片显示这些改变最佳。与变形性脊椎病相同，椎间隙和关节突关节通常不受累（图 13-77）。这些改变需要与强直性脊柱炎的"竹节"样脊柱进行鉴别（见图 14-74）。

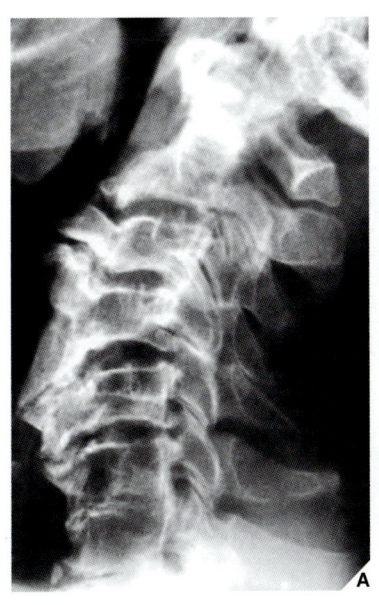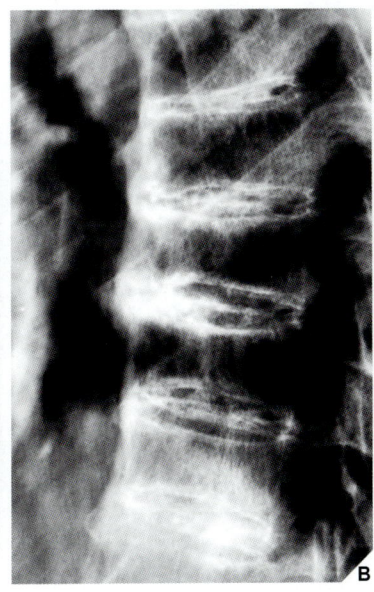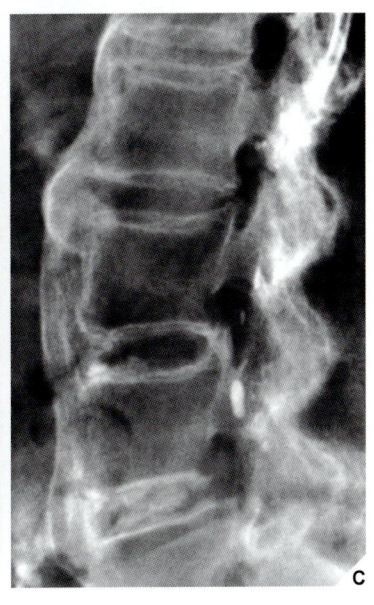

图 13-77　弥漫性特发性骨肥厚

72 岁男性，DISH 患者，颈椎（A）、胸椎（B）和腰椎（C）的侧位 X 线片显示其特征性骨质增生，延伸越过椎间隙，椎间隙保持正常

（七）脊柱退行性疾病的并发症

1. 退行性椎体滑脱　是脊柱退行性疾病最常见的并发症之一，是由椎间盘和关节突关节的退行性改变所致，表现为一个椎体相对于下方椎体向前移位，在脊柱侧位片中通过棘突征很容易识别（图 13-78；也可参见图 11-80）。但有时移位在标准侧位片中显示不明显，需要获取脊柱最大程度过伸和过屈位图像（图 13-79）。Milgram 指出脊柱向前和向后运动产生的压力可以使椎体不稳（椎体滑脱）显露出来，此改变可能在其他投照方法中被忽视。

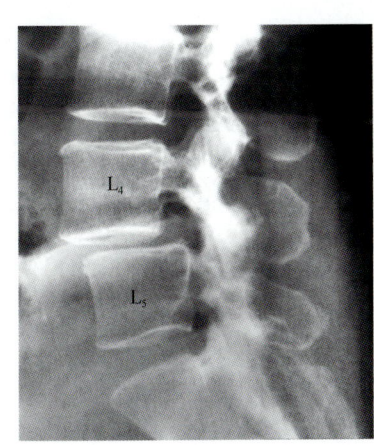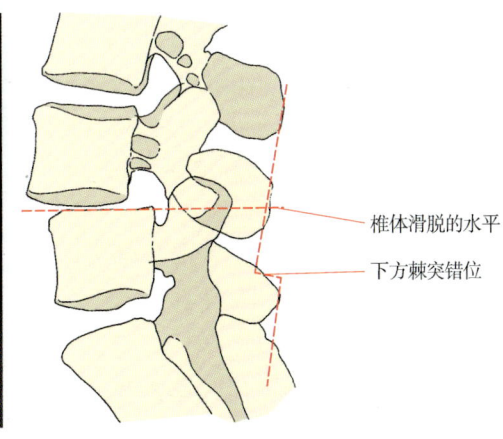

椎体滑脱的水平

下方棘突错位

图 13-78　退行性椎体滑脱

55 岁女性，继发于 L$_4$～L$_5$ 椎间盘退行性疾病和退行性关节突关节炎的椎体滑脱（脊柱退行性病变的常见并发症）。通过腰骶椎的侧位 X 线片显示的受累椎间盘下方椎体棘突错位征足以鉴别这种情况与脊椎峡部裂相关的椎体前移（见图 11-90）

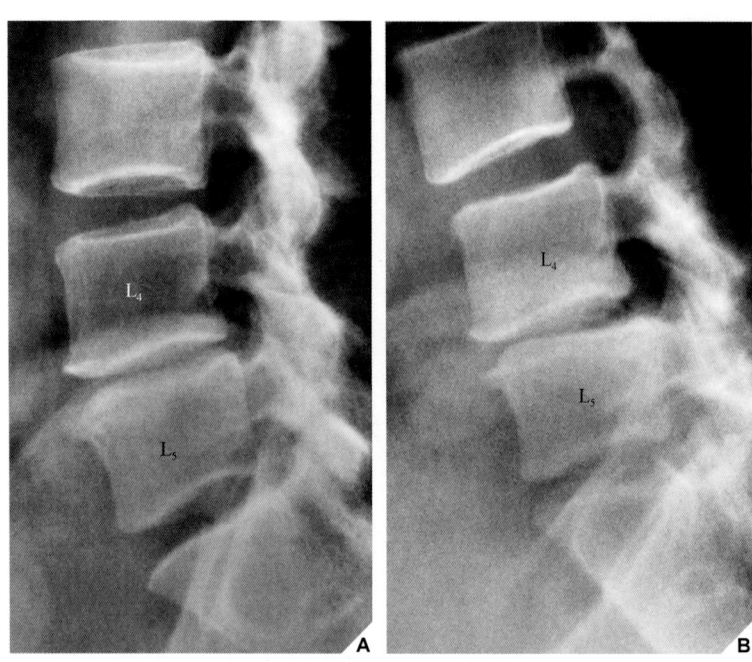

图13-79 退行性椎体滑脱

50岁男性，诉慢性腰痛。A.腰骶椎标准中立位侧位X线片显示L₄～L₅椎间隙狭窄，提示有椎间盘退行性病变。此图像中椎体顺列整齐。
B.屈曲位侧位像显示L₄～L₅椎体1°滑脱

约4%的椎间盘退行性病变患者会发生退行性椎体滑脱，女性比男性更常见。其好发于L_4～L_5椎体水平，这是由于椎弓的发育性或获得性改变导致脊柱不稳及压力异常。对椎体的压力可能会导致韧带失代偿、过度运动、脊柱不稳和邻近关节突关节骨性关节炎。

退行性椎体滑脱相关的临床症状包括下腰痛伴或不伴腿部放射、坐骨神经痛伴神经根受压及间歇性跛行。值得注意的是，许多退行性椎体滑脱患者无症状。

退行性椎体滑脱的影像学表现包括关节突关节骨性关节炎改变（关节间隙狭窄、边缘硬化和骨赘形成）、上方椎体相对于下方椎体向前移位，以及许多病例中出现的椎间隙真空现象（见图13-72）。受累的椎间隙均会变窄。CT也可以很好地显示此类并发症。

椎间盘退行性病变的椎间隙真空现象不应与椎体内真空裂隙征混淆。椎体内真空裂隙征在X线片上表现为位于椎体内的横向、线状或半月形透亮影。根据目前的报道，此征象代表椎体骨折线内的气体（主要为氮气）。虽然此征象的发病机制尚不完全清楚，但此征象高度提示骨缺血性坏死。据报道这类现象与

Kümmell病有关，它是一种迟发性创伤后椎体塌陷（图13-80）。

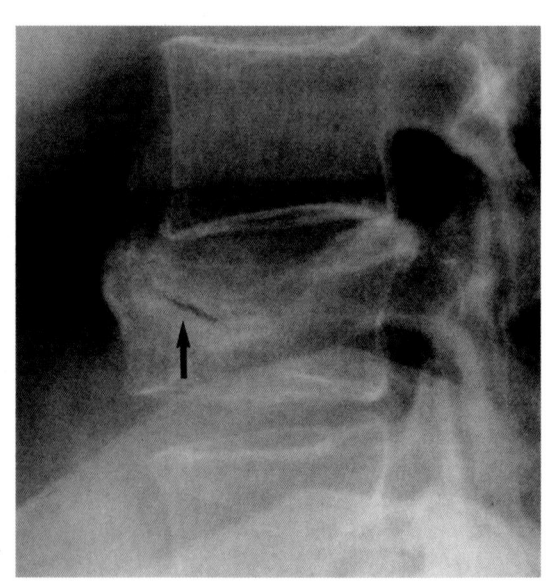

图13-80 Kümmell病

腰椎侧位X线片显示外伤后L₄椎体塌陷，伴有椎体内真空裂隙征（箭头）

2. 椎管狭窄 是脊柱退行性疾病的一种严重并发症。获得性椎管狭窄是由于椎管周围结构如椎弓根、椎板、关节突和椎体后缘及黄韧带增生肥大。这种改变通常在常规X线片中能清晰显示，但是利用一些辅助技术显示效果更佳。例如，脊

髓造影可以显示椎管狭窄中椎体后缘的增生性改变和椎间盘突出导致的硬膜囊受压，但CT能更好地显示其细节（图13-81）。MRI也是显示此改变的一种有效方法（图13-82、图13-83）。

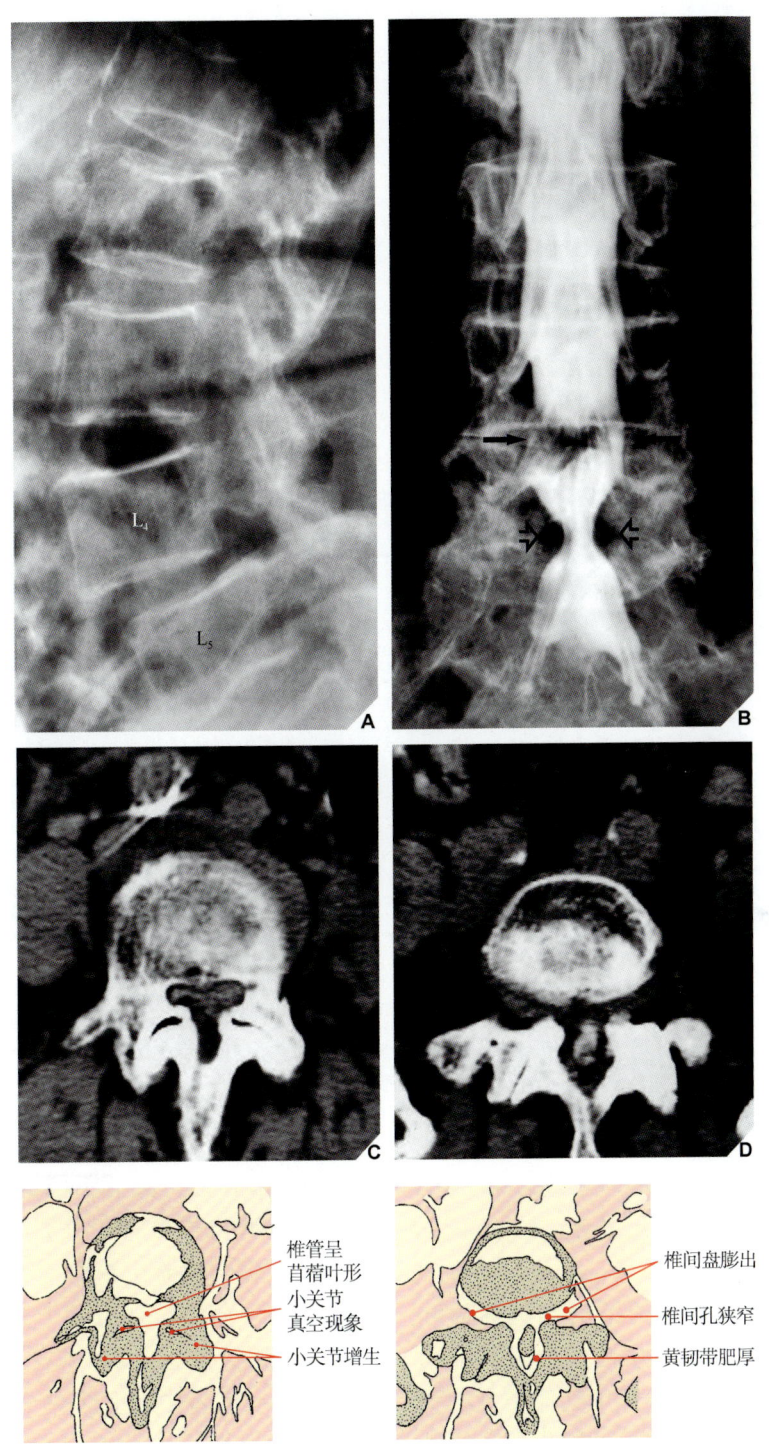

图 13-81　椎管狭窄的脊髓造影和CT检查

71岁女性，严重腰痛。A. 腰椎侧位X线片显示L₄椎体向前滑脱。注意椎弓根变短。B. 前后位投照的脊髓造影也显示了硬膜囊的节段性狭窄；上部充盈缺损与椎体滑脱有关（箭头），下部与椎管狭窄有关（空心箭头）。C、D.CT轴位图像显示病变的细节：严重的椎管和椎间孔狭窄，黄韧带肥厚和椎间盘膨出。注意小关节明显增生导致椎管呈苜蓿叶形，可见小关节真空现象

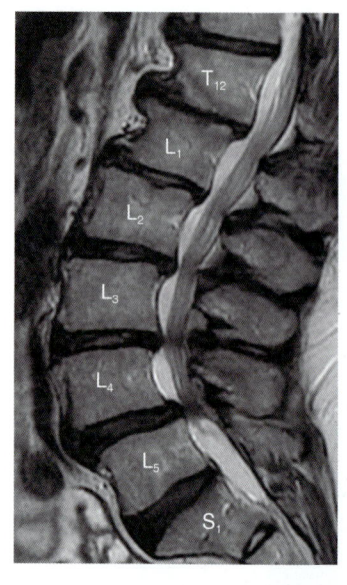

图 13-82 椎管狭窄的 MRI 表现（1）

67岁男性，出现腰痛和右侧神经根病。MRI矢状位T₂加权像显示腰椎明显前突，多个层面的椎间盘退行性病变伴向后膨出，T₁₂～L₁、L₁～L₂、L₂～L₃和L₃～L₄节段向后滑脱，L₄～L₅节段向前滑脱，椎管狭窄和马尾神经受压

腰段脊柱的椎管狭窄基于解剖部位可以分为3组：椎管狭窄、关节下或侧隐窝狭窄及椎间孔狭窄。

中央椎管狭窄的原因与关节突关节骨性关节炎的增生性改变、黄韧带肥厚和椎体缘骨赘形成有关。关节突关节骨质增生是关节下或侧隐窝狭窄的主要原因，导致局部神经结构受压。侧隐窝综合征的临床表现为单侧或双侧腿疼，长期站立或行走可诱发或加重疼痛。这种症状通常可以通过坐或蹲而完全缓解。椎间孔狭窄由椎体和关节突增生性改变和骨赘形成导致。退行性椎体滑脱还可以伴发椎间孔变形，并可以导致局部神经受损。

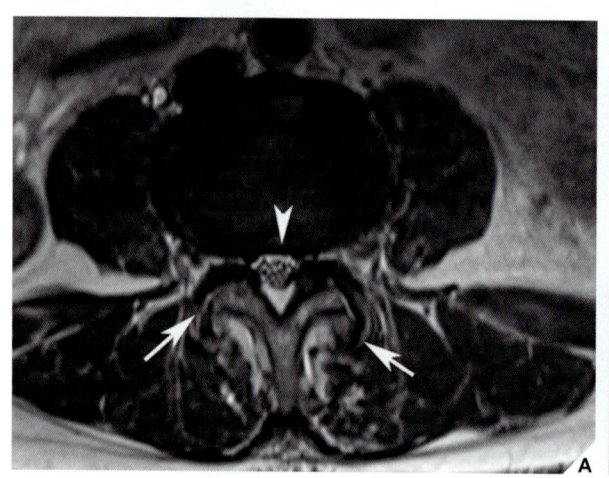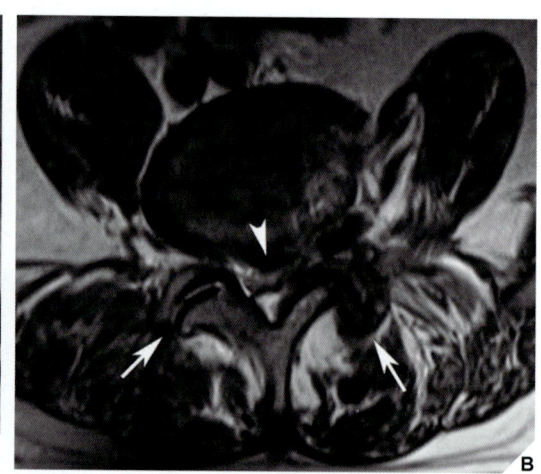

图 13-83 椎管狭窄的MRI表现（2）

A. 45岁男性，中度椎管狭窄。MRI轴位T₂加权像可见小关节退行性改变（箭头）和椎间盘膨出（无尾箭头）导致L₄～L₅椎间盘水平的椎管狭窄。注意硬膜囊内神经根聚集。B. 86岁女性，严重椎管狭窄。轴位T₂加权像显示L₄～L₅水平的椎间盘突出（无尾箭头）和严重的小关节病（箭头）使硬膜囊几乎完全塌陷

三、神经病性关节病

这种急性或慢性损毁性关节炎，也称为沙尔科关节（Charcot关节）。本病被归类为其他退行性关节疾病，是因为表现类似于其他类型的骨性关节炎（关节软骨破坏、软骨下硬化和边缘性骨赘形成），但表现更为严重。神经病性关节病表现为一系列与感觉神经缺陷相关的关节破坏过程。神经病性关节病的特征性表现是骨和软骨碎裂，并以碎片形式落入关节；慢性滑膜炎伴不等量的关节积液；关节不稳定表现为半脱位和脱位（图13-84）。导致神经病性关节病的潜在条件包括糖尿病、梅毒、麻风、脊髓空洞症、先天性无痛症和脊柱裂伴脊膜脊髓膨出（表13-2）。在糖尿病患者中足和踝关节常受累（图13-85）；在脊髓空洞症患者中，上肢关节更易受累（图13-86）。Charcot关节最初是指伴有脊髓痨的梅毒患者的神经病性关节（图13-87）。目前，此名称用于不论何种病因导致的表现出神经病性关节病特征的任何关节。MRI可以有效显示这种疾病的细节（图13-88）。

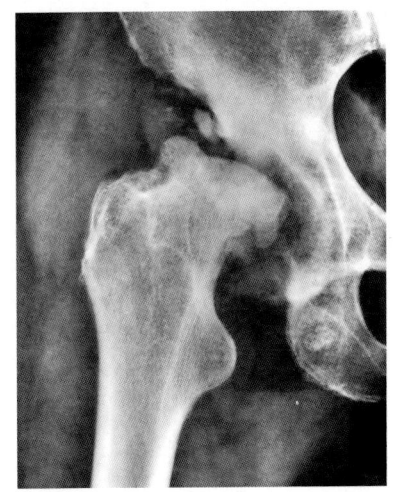

图 13-84　神经病性关节病（1）

57 岁女性，神经梅毒（脊髓痨）患者，右髋关节前后位 X 线片显示典型的神经病性关节病（Charcot 关节）的表现。关节完全破坏、碎裂及半脱位，没有骨质疏松是神经病性关节病的特征性表现。此种情况是退行性关节病变最严重的表现

表 13-2　神经病性关节病的发病原因

酒精中毒	周围神经肿瘤
淀粉样变性	恶性贫血
Charcot-Marie-Tooth 病	脊髓灰质炎
先天性无痛症	脊髓肿瘤
糖尿病	激素（全身应用或关节内应用）
脊髓外压	脊髓空洞症
家族性自主神经功能障碍（Riley-Day 综合征）	脊髓痨（梅毒）
脊膜脊髓膨出	尿毒症
多发性硬化	

资料来源：Jones EA，Manaster BJ，May DA，et al. Neuropathic osteoarthropathy：diagnostic dilemmas and diff erential diagnosis. *Radiographics* 2000；20：S279–S293. Copyright. 2000 by The Radiological Society of North America，Inc。

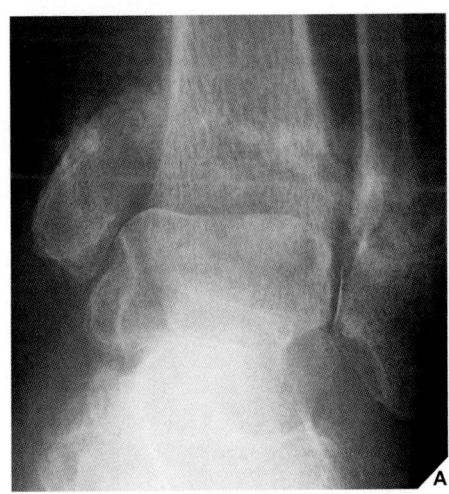
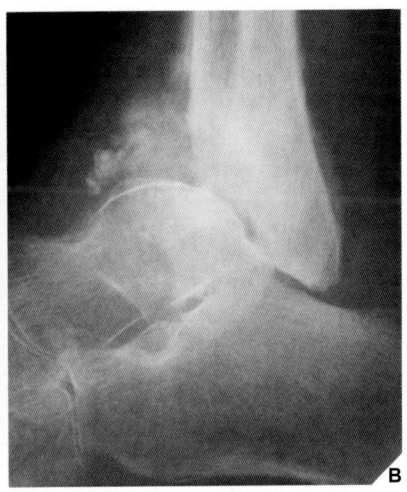

图 13-85　神经病性关节病（2）

59 岁女性，长期患有糖尿病，正位（A）和侧位（B）X 线片显示左踝关节神经病性关节病改变

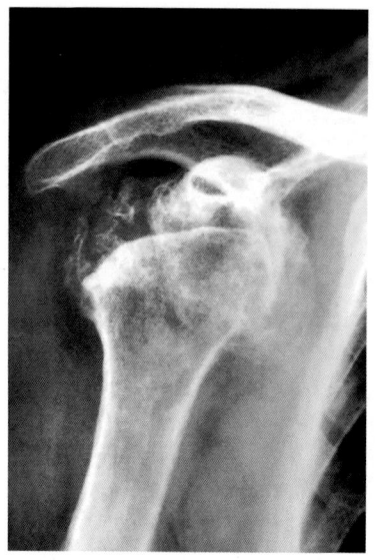

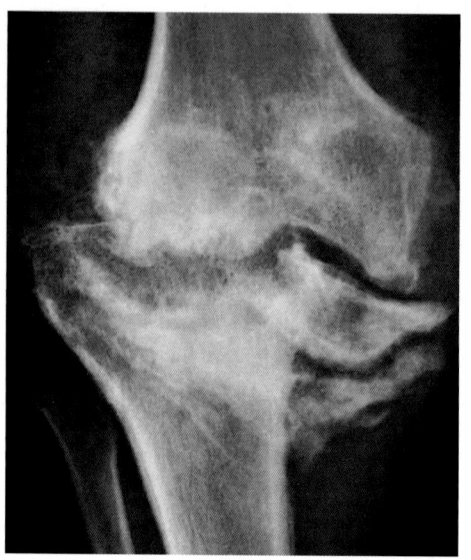

图13-86　神经病性关节病（3）

59岁女性，继发于脊髓空洞症的肩关节神经病性关节病。前后位X线片显示关节破坏、骨碎片和肱骨头半脱位

图13-87　神经病性关节病（4）

62岁男性梅毒患者表现为典型的膝关节神经病性关节病

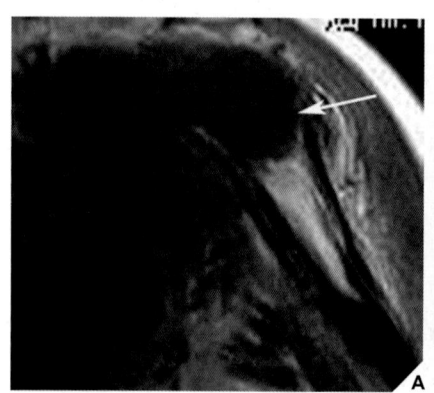

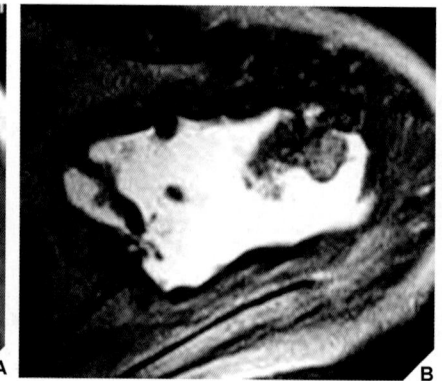

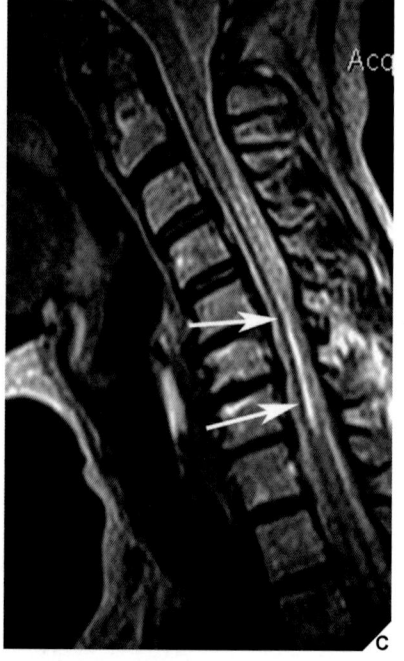

图13-88　神经病性关节病MRI表现

A. 左肩冠状位 T_1 加权像显示盂肱关节神经病性关节病伴肱骨头完全破坏（箭头）。B. 轴位 T_2 加权像显示破坏的盂肱关节积液。C. 矢状位 T_2 加权像显示颈髓的脊髓空洞症（箭头）

记忆要点

骨性关节炎

[1]退行性关节病（骨性关节炎、骨关节病、退行性关节炎）被分为原发性（特发性）和继发性；在继发性退行性关节炎中，通常有一种可诱发此病的原发疾病。

[2]骨性关节炎的主要影像学表现：
- 关节间隙缩窄（狭窄）
- 软骨下硬化
- 骨赘
- 囊肿或假性囊肿形成
- 没有明显的骨质疏松

大关节的骨性关节炎

[1]在髋关节中，退行性改变可以导致股骨头移位，最常见的是向外上方移位。

[2]使髋关节过早出现继发性骨性关节炎最常见

的原因之一是股骨髋臼撞击综合征。股骨髋臼撞击综合征分为两种类型：Cam型，股骨头与股骨颈交界处异常；Pincer型，常由髋臼后倾导致。

[3] Postel髋关节病是一种髋关节的快速破坏性关节炎，影像学表现可以与感染性关节炎或神经病性关节病相似。

[4] 膝关节的内侧股胫关节间隙和髌股关节间隙是骨性关节炎常累及的部位。负重位可以显示膝关节内翻。

[5] 髌骨的"牙齿"征，在轴位像中可见股四头肌肌腱髌骨基底部附着处的垂直状突起，提示为一种退行性改变（附着点炎），与髌股关节骨性关节炎无关。此改变常见于50岁以上人群。

[6] 如果退行性关节疾病累及肩关节、肘关节或踝关节，应先考虑继发性骨性关节炎的诊断，而不是原发性。

小关节的骨性关节炎

[1] 在手部，原发性退行性关节疾病的主要表现：
- 累及远节指间关节的赫伯登结节
- 累及近节指间关节的布夏尔结节

[2] 第1腕掌关节在原发性退行性关节疾病中经常受累。

脊柱退行性疾病

[1] 脊柱的退行性改变可表现为以下4种主要形式：
- 滑膜关节的骨性关节炎，如寰枢关节、关节突关节、肋椎关节和骶髂关节
- 变形性脊椎病，表现为椎体前缘和侧方边缘骨赘形成，椎间隙存在（至少在早期阶段）
- 椎间盘退行性病变，主要累及椎间盘的一种疾病，表现为椎间盘结构破坏、真空现象和椎间隙变窄
- 弥漫性特发性骨肥厚综合征（DISH综合征）或Forestier病，以椎体前缘光滑的骨化并延伸越过椎间隙、椎间盘相对保留，以及肌腱和韧带与骨的附着处的骨质增生为特点（附着病）

[2] 脊柱退行性疾病两种常见的并发症：
- 退行性椎体滑脱
- 椎管狭窄

[3] 退行性椎体滑脱以椎体相对于下方椎体向前（腹侧）移位为特点，在脊柱侧位像中可见棘突征。

[4] 椎管狭窄通过CT或MRI容易进行诊断。

神经病性关节病

[1] 神经病性关节病表现为与骨性关节炎相似的退行性改变，但表现更为严重，特点包括：
- 骨和软骨碎裂，碎片进入关节
- 慢性滑膜炎伴关节积液
- 关节不稳，半脱位或脱位

[2] 导致神经病性关节病的潜在致病因素包括糖尿病、梅毒、麻风、脊髓空洞症和先天性无痛症。

（詹惠荔　吕　喆　钱占华　译）

参考文献

Ahlbäck S. Osteoarthritis of the knee. A radiographic investigation. *Acta Radiol Diagn (Stockh)* 1968;(suppl 277):7–72.
Ali M, Mohamed A, Ahmed HE, et al. The use of ultrasound-guided platelet-rich plasma injections in the treatment of hip osteoarthritis: a systematic review of the literature. *J Ultrason* 2018;18:332–337.
Audenaert EA, Baelde N, Huysse W, et al. Development of three-dimensional detection method of cam deformities in femoroacetabular impingement. *Skeletal Radiol* 2011;40:921–927.
Bennett GL, Leeson MC, Michael A. Extensive hemosiderin deposition in the medial meniscus of a knee. Its possible relationship to degenerative joint disease. *Clin Orthop Relat Res* 1988;230:182–185.
Bhalla S, Reinus WR. The linear intravertebral vacuum: a sign of benign vertebral collapse. *AJR Am J Roentgenol* 1998;170:1563–1569.
Bittersohl B, Hosalkar HS, Apprich S, et al. Comparison of pre-operative dGEMRIC imaging with intra-operative findings in femoroacetabular impingement: preliminary findings. *Skeletal Radiol* 2011;40:553–561.
Blackburn WD Jr, Chivers S, Bernreuter W. Cartilage imaging in osteoarthritis. *Semin Arthritis Rheum* 1996;25:273–281.
Bock GW, Garcia A, Weisman MH, et al. Rapidly destructive hip disease: clinical and imaging abnormalities. *Radiology* 1993;186:461–466.
Bora FW Jr, Miller G. Joint physiology, cartilage metabolism, and the etiology of osteoarthritis. *Hand Clin* 1987;3:325–336.
Boutry N, Paul C, Leroy X, et al. Rapidly destructive osteoarthritis of the hip: MR imaging findings. *AJR Am J Roentgenol* 2002;179:657–663.
Broderick LS, Turner DA, Renfrew DL, et al. Severity of articular cartilage abnormality in patients with osteoarthritis: evaluation with fast spin-echo MR vs arthroscopy. *AJR Am J Roentgenol* 1994;162:99–103.
Brower AC, Downey EF. Kümmell disease: report of a case with serial radiographs. *Radiology* 1981;141:363–364.
Buckwalter JA, Mankin HG. Articular cartilage. II. Degeneration and osteoarthritis, repair, regeneration, and transplantation. *J Bone Joint Surg Am* 1997;79A:612–632.
Buckwalter JA, Mow VC. Cartilage repair in osteoarthritis. In: Moskowitz RW, Howell DS, Goldberg VM, et al, eds. *Osteoarthritis*, 2nd ed. Philadelphia: WB Saunders; 1992:71–107.
Bullough PG. The pathology of osteoarthritis. In: Moskowitz RW, Howell DS, Goldberg VM, et al, eds. *Osteoarthritis*, 2nd ed. Philadelphia: WB Saunders; 1992:39–69.
Bullough PG, Bansal M. The differential diagnosis of geodes. *Radiol Clin North Am* 1988;26:1165–1184.
Chan WP, Lang P, Stevens MP, et al. Osteoarthritis of the knee: comparison of radiography, CT, and MR imaging to assess extent and severity. *AJR Am J Roentgenol* 1991;157:799–806.
Charcot JM. Sur quelques arthropathies qui paraissent dépendre d'une lesion du cerveau ou de la moëlle épindère. *Arch Physiol Norm Pathol* 1868;1:161–178.
Charran AK, Tony G, Lalam R, et al. Destructive discovertebral degenerative disease of the lumbar spine. *Skeletal Radiol* 2012;41:1213–1221.
Chen L, Boonthathip M, Cardoso F, et al. Acetabulum protrusio and center edge angle: new MR-imaging measurement criteria—a correlative study with measurement derived from conventional radiography. *Skeletal Radiol* 2009;38:123–129.

Cicuttini FM, Spector TD. Genetics of osteoarthritis. *Ann Rheum Dis* 1996;55:665–667.

Cohn EL, Maurer EJ, Keats TE, et al. Plain film evaluation of degenerative disk disease at the lumbosacral junction. *Skeletal Radiol* 1997;26:161–166.

Dandachli W, Najefi A, Iranpour F, et al. Quantifying the contribution of pincer deformity to femoro-acetabular impingement using 3D computerised tomography. *Skeletal Radiol* 2012;41:1295–1300.

Dieppe P, Cushnaghan J. The natural course and prognosis of osteoarthritis. In: Moskowitz RW, Howell DS, Goldberg VM, et al, eds. *Osteoarthritis*, 2nd ed. Philadelphia: WB Saunders; 1992:399–412.

Ellermann J, Ziegler C, Nissi MJ, et al. Acetabular cartilage assessment in patients with femoroacetabular impingement by using T2* mapping with arthroscopic verification. *Radiology* 2014;271:512–523.

Felson DT. The course of osteoarthritis and factors that affect it. *Rheum Dis Clin North Am* 1993;19:607–615.

Filardo G, Kon E, Buda R, et al. Platelet-rich plasma intra-articular knee injections for treatment of degenerative cartilage lesions and osteoarthritis. *Knee Surg Sports Traumatol Arthrosc* 2011;19:528–535.

Forestier J, Rotes-Querol J. Senile ankylosing hyperostosis of the spine. *Ann Rheum Dis* 1950;9:321–330.

Ganz R, Parvizi J, Beck M, et al. Femoroacetabular impingement: a cause for osteoarthritis of the hip. *Clin Orthop Relat Res* 2003;417:112–120.

Giori NJ, Trousdale RT. Acetabular retroversion is associated with osteoarthritis of the hip. *Clin Orthop Relat Res* 2003;417:263–269.

Golimbu C, Firooznia H, Rafii M. The intravertebral vacuum sign. *Spine (Phila Pa 1976)* 1986;11:1040–1043.

Greenspan A, Norman A, Tchang FKM. "Tooth" sign in patellar degenerative disease. *J Bone Joint Surg Am* 1977;59A:483–485.

Gross A, Ma CB. Approach to the patient with knee pain. In: Imboden JB, Hellmann DB, Stone JH, eds. *Current diagnosis & treatment in rheumatology*, 3rd ed. New York: McGraw-Hill; 2013:110–123.

Hashemi SA, Dehghani J, Vosoughi AR. Can the crossover sign be a reliable marker of global retroversion of the acetabulum? *Skeletal Radiol* 2017;46:17–21.

Hayward I, Björkengren AG, Pathria MN, et al. Patterns of femoral head migration in osteoarthritis of the hip: a reappraisal with CT and pathologic correlation. *Radiology* 1988;166:857–860.

Hill CL, Gale DG, Chaisson CE, et al. Knee effusions, popliteal cysts, and synovial thickening: association with knee pain in osteoarthritis. *J Rheumatol* 2001;28:1330–1337.

Jacobson JA, Girish G, Jiang Y, et al. Radiographic evaluation of arthritis: degenerative joint disease and variations. *Radiology* 2008;248:737–747.

Jones EA, Manaster BJ, May DA, et al. Neuropathic osteoarthropathy: diagnostic dilemmas and differential diagnosis. *Radiographics* 2000;20:S279–S293.

Jungmann PM, Liu F, Link TM. What has imaging contributed to the epidemiological understanding of osteoarthritis? *Skeletal Radiol* 2014;43:271–275.

Kassarjian A, Yoon LS, Belzile E, et al. Triad of MR arthrographic findings in patients with cam-type femoroacetabular impingement. *Radiology* 2005;236:588–592.

Kellgren JH, Lawrence JS. Radiological assessment of osteo-arthrosis. *Ann Rheum Dis* 1957;16:494–502.

Kellgren JH, Moore R. Generalized osteoarthritis and Heberden's nodes. *Br Med J* 1952;1:181–187.

Kim JA, Park JS, Jin W, et al. Herniation pits in the femoral neck: a radiographic indicator of femoroacetabular impingement? *Skeletal Radiol* 2011;40:167–172.

Kornaat PR, Ceulemans RY, Kroon HM, et al. MRI assessment of knee osteoarthritis: Knee Osteoarthritis Scoring System (KOSS)—inter-observer and intra-observer reproducibility of a compartment-based scoring system. *Skeletal Radiol* 2005;34:95–102.

Laborie LB, Lehmann TG, Engesæter IØ, et al. Prevalence of radiographic findings thought to be associated with femoroacetabular impingement in a population-based cohort of 2081 healthy young adults. *Radiology* 2011;260:494–502.

Lawrance JAL, Athanasou NA. Rapidly destructive hip disease. *Skeletal Radiol* 1995;24:639–641.

Leone A, Cassar-Pullicino VN, Semprini A, et al. Neuropathic osteoarthropathy with and without superimposed osteomyelitis in patients with a diabetic foot. *Skeletal Radiol* 2016;45:735–754.

Lequesne MG. La coxarthrose destructrice rapide. *Rhumatologie* 1970;22:51–63.

Lequesne MG, Laredo J-D. The faux profil (oblique view) of the hip in the standing position. Contribution to the evaluation of osteoarthritis of the adult hip. *Ann Rheum Dis* 1998;57:676–681.

Mankin HJ, Brandt KD. Biochemistry and metabolism of articular cartilage in osteoarthritis. In: Moskowitz RW, Howell DS, Goldberg VM, et al, eds. *Osteoarthritis*, 2nd ed. Philadelphia: WB Saunders; 1992:109–154.

Melville DM, Taljanovic MS, Scalcione LR, et al. Imaging and management of thumb carpometacarpal joint osteoarthritis. *Skeletal Radiol* 2015;44:165–177.

Milgram JE. Recurrent articular spondylolisthesis: common cause of vertebral instabilities, root pain, sciatica, and ultimately spinal stenosis. Early detection and blocking of specific dislocations. *Bull Hosp Jt Dis Orthop Inst* 1986;46:47–51.

Modic MT, Masaryk TJ, Ross JS, et al. Imaging of degenerative disk disease. *Radiology* 1988;168:177–186.

Modic MT, Steinberg PM, Ross JS, et al. Degenerative disk disease: assessment of changes in vertebral body marrow with MR imaging. *Radiology* 1988;166:193–199.

Nötzli HP, Wyss TF, Stoecklin CH, et al. The contour of the femoral head-neck junction as a predictor for the risk of anterior impingement. *J Bone Joint Surg Br* 2002;84:556–560.

Pfirrmann CWA, Mengiardi B, Dora C, et al. Cam and pincer femoroacetabular impingement: characteristic MR arthrographic findings in 50 patients. *Radiology* 2006;240:778–785.

Pollard TCB. A perspective on femoroacetabular impingement. *Skeletal Radiol* 2011;40:815–818.

Postel M, Kerboull M. Total prosthetic replacement in rapidly destructive arthrosis of the hip joint. *Clin Orthop Relat Res* 1970;72:138–144.

Ranawat AS, Schulz B, Baumbach SF, et al. Radiographic predictors of hip pain in femoroacetabular impingement. *HSS J* 2011;7:115–119.

Reichenbach S, Jüni P, Werlen S, et al. Prevalence of cam-type deformity on hip magnetic resonance imaging in young males: a cross-sectional study. *Arthritis Care Res (Hoboken)* 2010;62:1319–1327.

Resnick D. Patterns of migration of the femoral head in osteoarthritis of the hip. Roentgenographic-pathologic correlation and comparison with rheumatoid arthritis. *Am J Roentgenol Radium Ther Nucl Med* 1975;124:62–74.

Resnick D, Niwayama G. Diffuse idiopathic skeletal hyperostosis (DISH): ankylosing hyperostosis of Forestier and Rotes-Querol. In: Resnick D, ed. *Diagnosis of bone and joint disorders*, 3rd ed. Philadelphia: WB Saunders; 1995:1463–1495.

Resnick D, Shaul SR, Robins JM. Diffuse idiopathic skeletal hyperostosis (DISH). Forestier's disease with extraspinal manifestations. *Radiology* 1975;115:513–524.

Rosenberg ZS, Shankman S, Steiner GC, et al. Rapid destructive osteoarthritis: clinical, radiographic, and pathologic features. *Radiology* 1992;182:213–216.

Sánchez M, Guadilla J, Fiz N, et al. Ultrasound-guided platelet-rich plasma injections for the treatment of osteoarthritis of the hip. *Rheumatology (Oxford)* 2012;51:144–150.

Sandell LJ. Etiology of osteoarthritis: genetics and synovial joint involvement. *Nat Rev Rheumatol* 2012;8:77–89.

Schiebler ML, Grenier N, Fallon M, et al. Normal and degenerated intervertebral disk: in vivo and in vitro MR imaging with histopathologic correlation. *AJR Am J Roentgenol* 1991;157:93–97.

Schmorl G, Junghanns H. *The human spine in health and disease*, 2nd ed. New York: Grune & Stratton; 1971.

Schumacher HR. Articular cartilage in the degenerative arthropathy of hemochromatosis. *Arthritis Rheum* 1982;25:1460–1468.

Sienbenrock KA, Schoeniger R, Ganz R. Anterior femoroacetabular impingement due to acetabular retroversion: treatment with periacetabular osteotomy. *J Bone Joint Surg Am* 2003;85:278–286.

Watt I. Osteoarthritis revisited—again! *Skeletal Radiol* 2009;38:419–423.

Watt I, Dieppe P. Osteoarthritis revisited. *Skeletal Radiol* 1990;19:1–3.

Werner CML, Copeland CE, Stromberg J, et al. Correlation of the cross-over ratio of the cross-over sign on conventional pelvic radiographs with computed tomography retroversion measurements. *Skeletal Radiol* 2010;39:655–660.

Xu L, Hayashi D, Guermazi A, et al. The diagnostic performance of radiography for detection of osteoarthritis-associated features compared with MRI in hip joints with chronic pain. *Skeletal Radiol* 2013;42:1421–1428.

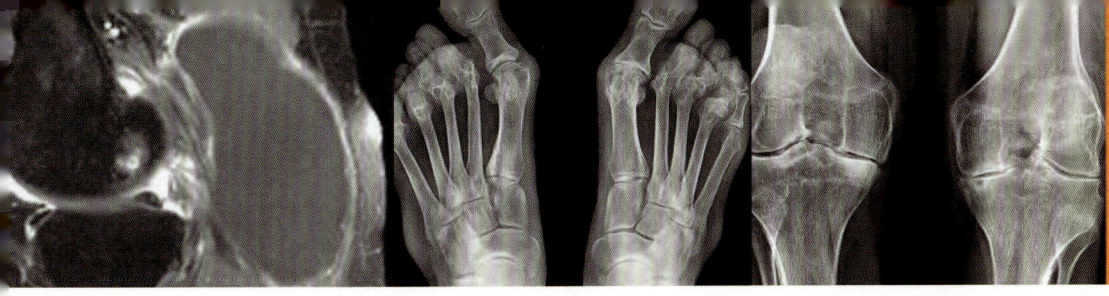

第 14 章

炎症性关节炎

炎症性关节炎包括一组不同的单关节和系统性疾病（见图 12-1），它们具有共同的重要特征，即炎性血管翳侵犯关节软骨和骨质（图 14-1）。表 14-1 概述了各种炎症性关节炎的临床和影像学特征。

大关节

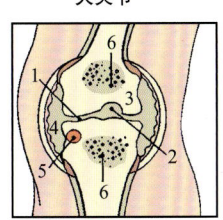

形态学

1. 关节间隙均匀性狭窄
2. 边缘或中央侵蚀
3. 没有或极少见软骨下硬化
4. 没有骨赘
5. 囊性病变
6. 骨质疏松
7. 关节周围软组织肿胀
（对称性，通常为纺锤状）

小关节

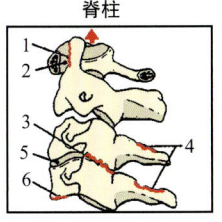

1. 关节周围骨质疏松
2. 关节间隙狭窄
3. 边缘侵蚀
4. 手指"纽扣花"样畸形
5. "天鹅颈"样畸形
6. 关节半脱位和脱位
7. 软组织肿胀
（对称，纺锤状）

脊柱

1. 齿状突前缘侵蚀
2. 寰枢椎半脱位伴枢椎椎体向头侧移位
3. 关节突关节侵蚀和融合
4. 棘突侵蚀和破坏
5. 椎间盘破坏
6. 椎体侵蚀

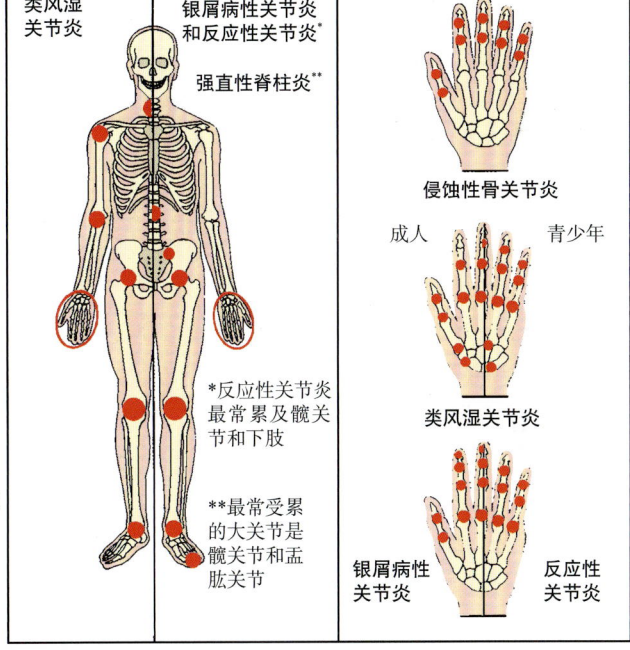

图 14-1　炎症性关节炎

炎症性关节炎的形态学表现和病变累及部位的分布

表 14-1　炎症性关节炎的典型临床和影像学特点

关节炎类型	部位	主要异常表现	技术*/投照方法
侵蚀性骨关节炎	手	累及：	正位像
（女性，中年）		近端指间关节	
		远端指间关节	
		侵蚀性改变导致的"鸥翼"征	
		赫伯登结节	
		关节强直	
类风湿关节炎（女性＞男性，类风湿因子和 DRW4 阳性）	手和腕	累及：	正位像
		掌指关节	

续表

关节炎类型	部位	主要异常表现	技术*/投照方法
		近端指间关节	
		中央性和边缘性侵蚀	正位像和 Norgaards 位像，MRI 正位像
		关节周围骨质疏松	正位像
		关节畸形："天鹅颈"样畸形，"纽扣花"样畸形，短指手，搭车者拇指	正位像
		滑膜炎	MRI 增强扫描
		侵蚀前水肿	MRI
	髋关节	关节间隙狭窄	前后位和侧位像
		侵蚀	前后位和侧位像
		髋臼突出	MRI，前后位像
	膝关节	关节间隙狭窄	前后位和侧位像
		侵蚀	
		滑膜囊肿	MRI
	踝和足	累及距下关节	侧位像
		跟骨侵蚀	侧位及 Broden 位像
			侧位像（足跟）
幼年型特发性关节炎（JIA）	手	关节强直	正位像（腕和手）
		骨膜反应	
		生长异常	
	膝	生长异常	前后位和侧位像
	颈椎	关节突关节融合	前后位、侧位和斜位像
类风湿变异类型		寰枢椎半脱位	侧位过屈位像
强直性脊柱炎（男性＞女性，青年人，95% HLA-B27 阳性）	脊柱	方形椎体	前后位和侧位像
		韧带骨赘	
		"竹节"椎	
		椎体周围骨化	
		"亮角"征	侧位像
	骶髂关节	炎性改变	后前位和 Ferguson 位像
		融合	
	骨盆	髂峰和坐骨结节"胡须"征	前后位像
赖特（Reiter）综合征（反应性关节炎）（男性＞女性）	足	累及第 1 跖趾关节	前后位和侧位像
		跟骨侵蚀	
	脊柱	单发、粗大的韧带骨赘	前后位和侧位像
	骶髂关节	单侧或双侧，非对称性受累	后前位和 Ferguson 位像
			CT，MRI 增强扫描
银屑病性关节炎（男性≥女性，皮肤改变，HLA-B27 阳性）	手	累及远端指间关节	正位像
		指末端侵蚀	
		"鼠耳"样侵蚀	
		"杯中铅笔"样畸形	
		"腊肠"样手指	
		关节强直	
		绒毛状骨膜反应	
	足	累及远端趾间关节	前后位和侧位像（踝和足）
		趾骨末端和跟骨侵蚀	

续表

关节炎类型	部位	主要异常表现	技术 */ 投照方法
	脊柱	单发、粗大的韧带骨赘	前后位和侧位像
	骶髂关节	单侧或双侧，非对称性受累	后前位和 Ferguson 位像
			MRI 增强扫描
肠病性关节炎	骶髂关节	对称性受累	后前位和 Ferguson 位像
			CT（冠状位和矢状位重建）
SAPHO 综合征	胸锁关节	骨质硬化、骨质增生、骨皮质增厚	MRI 增强扫描
	胸骨柄体关节、胸肋关节	髓腔变窄	冠状位 CT

*放射性核素骨扫描用于显示骨关节病变的分布。

一、侵蚀性骨关节炎

侵蚀性骨关节炎在1952年由 Kelgren 和 Moore 首次进行描述，1961年，Crain 重新介绍了该疾病，并将其命名为"指间关节骨性关节炎"。他将此病定义为一种累及手指关节的局限性骨性关节炎，其特征为退行性改变伴间断性炎性浸润导致关节畸形和关节强直。1966年，Peter 和 Pearson 将该病命名为侵蚀性骨关节炎（erosive osteoarthritis，EOA）。1972年，Ehrlich 基于此病肿胀、触痛、红斑、发热四大临床症状，将该病描述为炎症性骨性关节炎。侵蚀性骨关节炎可以定义为一种进行性严重指间关节滑膜炎合并关节退行性改变的疾病。目前此病的病因尚不明确，一些学者认为该病可能与应用激素、代谢异常、自身免疫性疾病和遗传因素有关。

（一）临床特征

侵蚀性骨关节炎是一种进行性炎症性关节炎，主要见于中年妇女，男性很少受到影响，女性与男性的比例约为12∶1。患者发病年龄为36～83岁，平均发病年龄为50.5岁。此病同时具有类风湿关节炎的某些临床表现和退行性骨关节病的某些影像学表现。其仅限于手部受累，近节和远节指间关节最常受累。髋关节或肩关节等大关节很少受累。关节炎通常突然发作，其特征是手部小关节疼痛、肿胀和压痛，还会出现指尖搏动性感觉异常和晨僵。

（二）病理

增生性滑膜炎是侵蚀性骨关节炎最常见的组织病理学特征，与类风湿关节炎中常见的滑膜炎无法区分。此外，Peter 等描述了一些患者的表现，包括软骨退行性变及软骨下肉芽组织突出，淋巴细胞聚集，浆细胞浸润和滑膜下纤维化，间隙可见松散的纤维蛋白样物质，绒毛肥大、充血和血管壁增厚，以及覆盖滑膜的组织性无定形渗出物。总体来说，侵蚀性骨关节炎的滑膜病理表现特征与类风湿关节炎及骨性关节炎一致。

（三）影像学特征

疾病的早期阶段，主要特点为指间关节对称性滑膜炎。随着疾病发展，逐渐侵及关节，会出现一种特殊的影像学表现，被 Martel 称为"鸥翼"征。这种征象是由骨的中央侵蚀及边缘增生所致（图14-2、图14-3），也可见赫伯登结节。偶尔见到骨膜反应，表现为线状或绒毛状骨质附着于受累关节附近的骨皮质。在受累关节的周围还可出现软组织肿胀，通常呈纺锤状（见图14-2C）；然而，关节周围的骨质很少出现骨质疏松。在疾病后期，可能会出现指骨性强直（见图14-3E和图14-4B）。约15%的侵蚀性骨关节炎患者会有类风湿关节炎的临床、实验室和影像学表现（图14-4）。这两种疾病的具体关系目前尚不明确。有些学者认为侵蚀性骨关节炎实际上就是源于非常见部位的类风湿关节炎，但病变进展后则会侵犯常见部位的关节。其他学者则认为这两者是相互独立的疾病，并引用了以下事实作为依据，即类风湿关节炎患者的关节液与侵蚀性骨关节炎患者不同，类风湿关节炎患者常会有免疫学异常，而侵蚀性骨关节炎患者通常没有，而且侵蚀性骨关节炎患者的血清学检查中类风湿因子阴性。

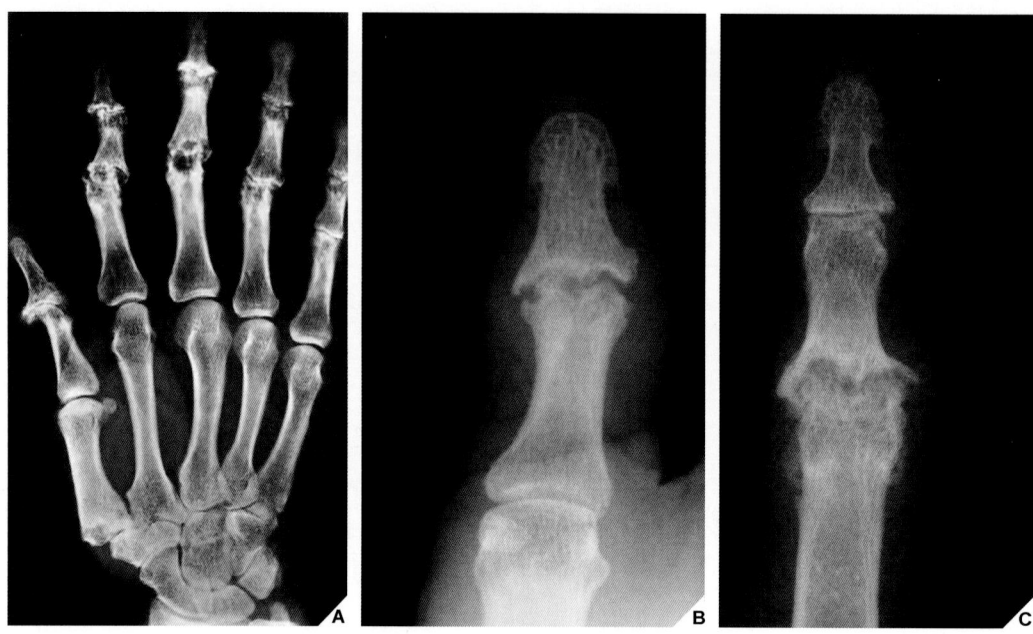

图14-2 侵蚀性骨关节炎（1）

A. 48岁女性，患有侵蚀性骨关节炎，左手背掌位X线片显示典型的近节和远节指间关节受累。注意关节侵蚀改变的"鸥翼"征，此征象的出现是由于关节远端周围骨质侵蚀和关节近端中央骨质侵蚀，并伴有边缘骨质增生。B. 51岁女性，左手拇指背掌位X线片显示指间关节特征性"鸥翼"征。注意邻近梭形软组织肿胀和关节周围骨质无骨质疏松改变。C. 另一患者，50岁女性，"鸥翼"样侵蚀伴骨膜反应和纺锤状软组织肿胀，与银屑病性关节炎相似

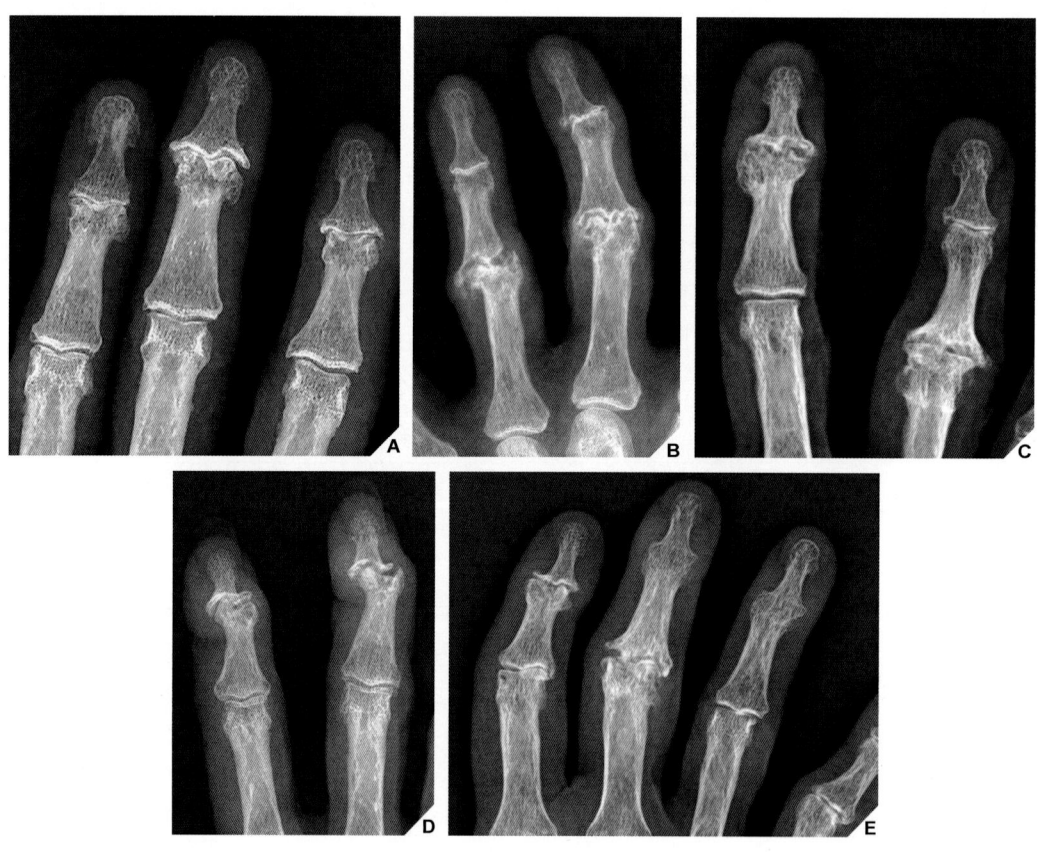

图14-3 侵蚀性骨关节炎（2）

A. 70岁男性，示指、中指和环指的局部放大X线片显示远节指间关节"鸥翼"样侵蚀。B. 66岁女性，中指和环指的局部放大X线片显示近节指间关节的晚期侵蚀和远节指间关节的早期侵蚀。C. 53岁女性，局部放大X线片显示示指近节指间关节和中指远节指间关节的特征性侵蚀。D. 50岁女性，示指和中指的X线片显示远节指间关节的"鸥翼"样侵蚀。E. 69岁女性，除典型的中指近节指间关节和示指远节指间关节侵蚀外，还可见中指和环指远节指间关节融合

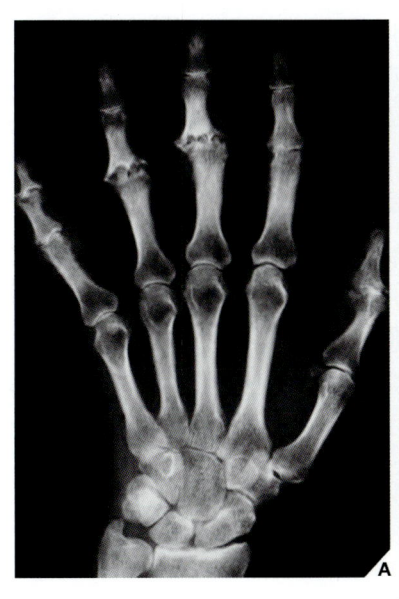
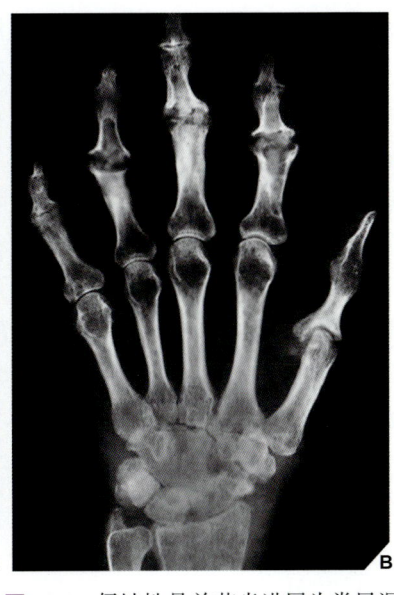
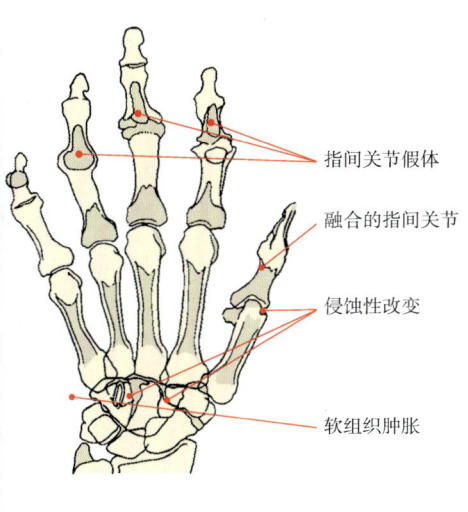

指间关节假体

融合的指间关节

侵蚀性改变

软组织肿胀

图 14-4　侵蚀性骨关节炎进展为类风湿关节炎

58岁女性，手背掌位X线片（A）显示近节指间关节和小指的远节指间关节的侵蚀性改变，呈"鸥翼"征。由于持续疼痛及保守治疗效果不佳，该患者在示指、中指和环指的近节指间关节行关节切除并硅胶假体植入术，同时进行了拇指指间关节和小指远节指间关节的融合术。术后5年出现了典型的类风湿关节炎影像学表现，累及腕关节（B）、肘关节、肩关节、髋关节和颈椎。注意手术融合后的拇指和小指指间关节，以及自发融合的示指和环指的远节指间关节

由于侵蚀性关节炎和非侵蚀性关节炎的影像学表现相似，研究者正在寻找区分这两种情况的其他方法。最近，血清生物标志物方面的研究非常有前景。研究证明侵蚀性骨关节炎患者血清髓过氧化物酶、C反应蛋白和硝化形式的Ⅱ型胶原变性标志物（Coll2-1NO$_2$）水平升高。

（四）鉴别诊断

侵蚀性骨关节炎的鉴别诊断主要包括典型的指间关节骨性关节炎、类风湿关节炎和银屑病性关节炎（psoriatic arthritis，PsA）。指间关节骨性关节炎的某些表现与侵蚀性骨关节炎相似，包括骨赘形成、软骨下硬化、关节间隙狭窄、赫伯登结节和布夏尔结节，但是没有关节侵蚀和指间关节强直。侵蚀性骨关节炎与骨性关节炎和类风湿关节炎之间的关系仍然存在争议。一些学者认为侵蚀性骨关节炎是一种完全独立的疾病，而另一些学者认为它是骨性关节炎的终末表现，或者可能是介于骨性关节炎和类风湿关节炎之间的一类疾病（见图14-4）。Ehrlich首先提出侵蚀性骨关节炎和类风湿关节炎之间的关系，他注意到170例最初诊断为侵蚀性骨关节炎的患者中有62例（15%）的临床、实验室和影像学特征与类风湿关节炎重叠。相反，Martel及其同事假设侵蚀性骨关节炎中的侵蚀反映了炎症的程度和持续时间，他倾向于侵蚀性骨关节炎属于骨性关节炎的疾病谱，而不是单独的疾病。手部骨性关节炎和侵蚀性骨关节炎中受累关节的分布是相同的，最易累及远节指间关节和近节指间关节，第1腕掌关节和掌指关节偶尔受累。但在累及手部的典型骨性关节炎中不存在关节侵蚀。此外，Smith及其同事在骨性关节炎和侵蚀性骨关节炎的研究中发现，侵蚀性骨关节炎患者在有侵蚀性改变的关节中较无侵蚀性改变的关节表现出更严重的骨性关节炎影像学特征。值得指出的是，与侵蚀性骨关节炎不同，成人型类风湿关节炎发病时，远节指间关节很少受累，且侵蚀多为边缘性，而不是中心性。但在青少年发病的类风湿关节炎（幼年型特发性关节炎，JIA）中，远节指间关节也可能受累。这两种类型的类风湿关节炎都以明显的关节周围骨质疏松为特征，这在侵蚀性骨关节炎中通常不存在。临床和实验室检查结果也存在差异，侵蚀性骨关节炎中类风湿因子乳胶凝集试验通常为阴性，ESR正常或仅轻微升高，关节液未见明显炎症改变。此外，患者不会经历长时间的晨僵，不存在皮下结节（类风湿关节炎的

一个常见临床特征），指间关节也没有半脱位或脱位。

另一个需要与侵蚀性骨关节炎鉴别的是银屑病性关节炎。这两种关节炎都先累及远节指间关节，但银屑病性关节炎的侵蚀通常位于边缘，与类风湿关节炎相似。与侵蚀性骨关节炎几乎总是对称分布不同，大多数银屑病性关节炎患者表现出不对称的关节受累。此外，银屑病性关节炎的一些特征性改变是侵蚀性骨关节炎中不存在的，包括皮肤病变、指甲异常、骶髂关节受累（骶髂关节炎）、椎旁骨化、跟骨跖侧宽基底骨赘形成，并伴有绒毛状骨膜炎，短管状骨可见绒毛状骨膜反应，与侵蚀性骨关节炎中的线样骨膜反应不同。远节指间关节的关节侵蚀形态也不同，银屑病性关节炎是"鼠耳"征，而不是"鸥翼"征。最后，侵蚀性骨关节炎没有银屑病性关节炎典型的残毁性关节炎表现，包括肢端骨溶解和锥形侵蚀伴铅笔样畸形。骨赘可见于侵蚀性骨关节炎，但在类风湿关节炎或银屑病性关节炎中很少出现。当后者出现骨赘时，一般是由于退行性改变叠加而继发产生的，并不是它的原发主要特征。

少数情况下，甲状旁腺功能亢进性关节病中可能会出现类似侵蚀性骨关节炎的指间关节侵蚀性改变。然而，鉴别特征包括骨量减少，总是伴随着甲状旁腺功能亢进而改变，以及频繁发生肢端骨溶解。此外，甲状旁腺功能亢进性关节病中的侵蚀并不像侵蚀性骨关节炎中的界限清晰，这是骨膜、软骨和软骨下骨吸收的结果。甲状旁腺功能亢进症的其他特征也可作为鉴别特征，包括皮质"隧道"征、"棕色"瘤、软组织钙化、韧带和肌腱受累导致关节松弛和不稳定。

偶尔，侵蚀性骨关节炎的变异类型可以视为Cronkhite-Canada综合征的特征之一。Cronkhite-Canada综合征是一种罕见的全身系统性疾病，可以表现为全消化道多发息肉、皮肤色素沉着及指甲萎缩。

（五）治疗

炎症性侵蚀性骨关节炎患者治疗的主要目的是缓解疼痛和恢复关节功能。非药物治疗包括物理治疗和职业治疗，关节活动范围练习、湿敷、热敷及石蜡浴对疾病的治疗有帮助。治疗药物包括镇痛药、非甾体抗炎药（NSAID）和皮质类固醇类药物。一些病例曾应用甲氨蝶呤和口服金盐进行治疗。最近发现羟氯喹对一些应用非甾体抗炎药治疗效果不佳的患者有一定的疗效。此外，据报道皮下注射阿达木单抗及关节腔内注射英夫利昔单抗的效果很好。手术干预对缓解持续性疼痛和矫正严重畸形是有必要的。最有效的治疗方法之一就是以硅酮橡胶为材料的关节置换成形术（见图14-4）。这类手术的适应证包括关节间隙消失、滑膜增生伴关节破坏、关节对位对线异常及疼痛无法缓解。

二、类风湿关节炎

（一）成人型类风湿关节炎

类风湿关节炎是一种进行性、慢性、系统性的炎症性疾病，主要累及滑膜关节，女性的患病率大概是男性的3倍。此病的病程差异很大，有显著的自发缓解或加重的倾向。目前，类风湿关节炎被认为是异质性自身免疫性疾病，其中遗传因素在疾病表达中起重要作用。

虽然已经进行了多项全基因组关联分析研究，但结果普遍令人失望。遗传学是复杂的、多因素的，并且在不同种族群体之间存在差异。目前认为该病与主要组织相容性复合体（MHC）的相关性最好，但这些数据尚未产生可以转化为临床的实际线索。

虽然已经很好地理解了类风湿关节炎与 *HLA-DRB1* 和 *PTPN22* 基因的易感性位点的关系，但已知几种非人类白细胞抗原（HLA）基因位点与该关节炎相关，包括18q21染色体区 *TNFRSR11A* 基因，其编码核因子κB的受体活化剂。此外，在9号染色体上的 TRAF1-C5 位点的一个常见的基因变异与抗CCP抗体阳性的类风湿关节炎的风险增加相关。与类风湿关节炎风险相关的 *HLA-DRB1* 等位变异编码相似的序列，即氨基酸70～74，被称为共享表位。抗CCP抗体的检出表示患者血清内含有特异性自身抗体，这是一个很重要的具有诊断意义的发现。

2010年，美国风湿病学会与欧洲抗风湿病联盟合作建立了新的类风湿关节炎的分类标准。他们的工作着眼于在新出现未分化性滑膜炎的患者中识别出最能区分是否为持续性和（或）侵蚀性疾病高风险人群的因素，这是当前在疾病基础上构建类风湿关节炎的合理范式。这一新分类的主要优势在于关注类风湿关节炎早期阶段的特征，而不是像过去那样通过晚期特征定义疾病。在已建立的新标准中，归类为"明确的类风湿关节炎"需要以下条件：至少一个关节存在滑膜炎，且滑膜炎无法用其他疾病解释，以及以下四项的总分达到6分或6分以上（总分不超过10分），受累关节的数量和部位（得分范围为0～5分）、血清学异常（得分范围为0～3分）、急性期反应升高（得分范围为0或1分）和症状持续时间（两个级别；范围为0或1分）。

类风湿因子为患者血清内的特异性抗体，类风湿因子阳性是类风湿关节炎一项重要的诊断依据。尽管仍有争议，但一些研究者也将一种称为血清阴性类风湿关节炎（见下文）的情况纳入该分类，即患者不存在类风湿因子，但具有类风湿关节炎的临床和影像学特征。

1. 类风湿因子 被临床医生广泛应用，它是一种抗丙种球蛋白抗体，部分由类风湿滑膜组织产生。它们通常是免疫球蛋白M（IgM），并与它们的抗原［免疫球蛋白G（IgG）］结合形成免疫复合物。由于类风湿因子可以在非类风湿性疾病患者的血清和关节液中发现，因此单纯依据类风湿因子阳性不能诊断类风湿关节炎。类风湿因子已经被研究了几十年，曾经被认为是类风湿关节炎唯一的关键血清学标志物；然而事实并非如此，因为在非类风湿性疾病患者的关节液中也可以发现类风湿因子。尽管类风湿因子仍被广泛应用，但其价值已不如过去。然而，如果发现关节液中类风湿因子水平很高，则强烈提示类风湿关节炎的诊断。在类风湿关节炎的病程早期，类风湿因子在血清学检查阳性之前就可以在滑液中检出，此特点有助于疾病的早期诊断。

类风湿因子通过形成局部和循环系统抗原-抗体复合物参与类风湿关节炎的发病。在滑膜液中，IgM抗体和作为靶抗原的类风湿因子IgG可以结合形成免疫复合物。补体系统被激活，导致多形核白细胞在关节腔内聚集，并释放出水解酶导致关节组织破坏。引发这些反应的过程尚不明确。有

皮下结节的类风湿关节炎患者的类风湿因子几乎总是阳性，并且滴度通常较高。然而有趣的是，类风湿结节的发生率和严重程度在人群中已经显著降低，并且该疾病在这方面与约60年前显著不同。

如前文所述，抗环瓜氨酸肽的自身抗体较类风湿因子对类风湿关节炎更具诊断价值。抗环瓜氨酸肽-2（抗CCP2）抗体的第二代酶联免疫吸附试验（ELISA）检测对类风湿关节炎的特异度高达97%。这些抗体针对以下一种或所有蛋白质：α-烯醇化酶、纤维蛋白原和波形蛋白。在所有情况下，这些蛋白质中的精氨酸都被植物氨基酸瓜氨酸所取代。在具有耐受性丧失遗传易感性的人群中，这些CCP的自身抗体会出现，并且可能在类风湿关节炎临床发病前多年被检测到。已知有几个因素会加速这种耐受性丧失，包括吸烟和感染，特别是牙龈变形杆菌感染。

2. 临床特征 关节和关节周围表现包括关节肿胀和触诊压痛，受累关节晨僵和严重活动障碍。患者的临床表现各不相同，但最常见的症状是隐痛伴手部关节对称性肿胀。一些患者可能出现反复发作；单关节表现；关节外滑膜炎（如腱鞘炎和滑囊炎）；一般症状，如不适、疲劳、厌食、体重减轻和低热。

3. 影像学特征 类风湿关节炎的影像学特征如下：弥漫性、多关节腔受累及对称性关节间隙狭窄合并关节边缘性或中央性侵蚀，关节周围骨质疏松，以及关节周围软组织肿胀；不存在或仅有轻微的软骨下骨质硬化，不形成骨赘。

（1）大关节受累：类风湿关节炎可以累及任何大的承重和非承重关节。无论关节大小和累及部位，类风湿关节炎典型的影像学表现都可以出现。

1）骨质疏松：与骨性关节炎不同，骨质疏松是类风湿关节炎的一个显著特征。在疾病的早期，骨质疏松局限于关节周围区域，但随着病情进展，可以观察到全身性骨质疏松。

2）关节间隙狭窄：通常是向心性狭窄，而且多为双侧对称。病变累及膝关节，全部3个关节间室均受累（图14-5、图14-6）。髋关节向心性狭窄导致股骨头轴向移位，在疾病晚期可导致髋臼前突（图14-7）。在肩关节处也可见类似的向心

性狭窄（图14-8）。肩关节破坏性改变和肩袖断裂也可能导致肱骨头向头侧移位（图14-9）；锁骨远端再吸收呈铅笔样外观。此时出现的肩袖撕裂（图14-10）需要与慢性创伤性改变鉴别（见图5-67）。踝关节受累时，可以表现为关节均匀变窄（图14-11）。

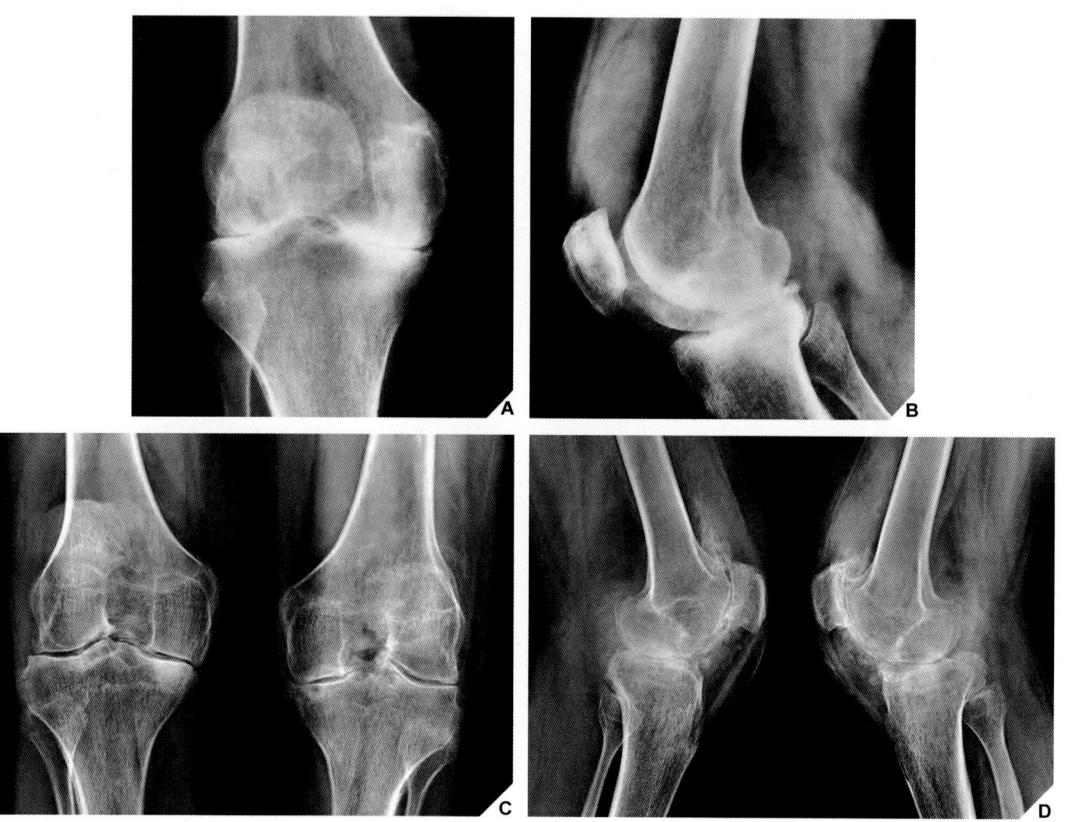

图14-5 膝关节类风湿关节炎

52岁女性，多关节受累的类风湿关节炎，膝关节前后位（A）和侧位（B）X线片显示3个关节间室受累。注意关节周围骨质疏松、关节积液和无骨赘形成。50岁男性，双膝前后位（C）和侧位（D）X线片显示内侧、外侧关节间隙和髌股关节间隙均匀变窄，并伴有关节积液

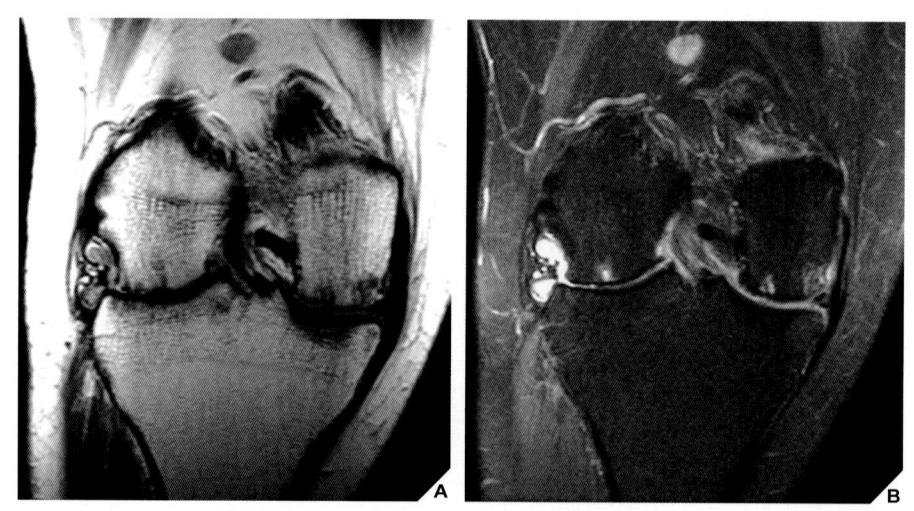

图14-6 膝关节类风湿关节炎MRI表现

50岁女性，左膝关节MRI冠状位T₁加权像（A）和冠状位质子密度加权脂肪抑制序列像（B）显示内、外侧关节间隙均匀狭窄，关节软骨破坏，软骨下骨侵蚀，外侧和内侧半月板撕裂。值得注意的是，尽管软骨严重缺失，但仍没有骨质增生/骨赘形成（经允许引自Greenspan A，Gershwin ME. *Imaging in rheumatology: a clinical approach*，1st ed. Philadelphia: Wolters Kluwer；2018：213.）

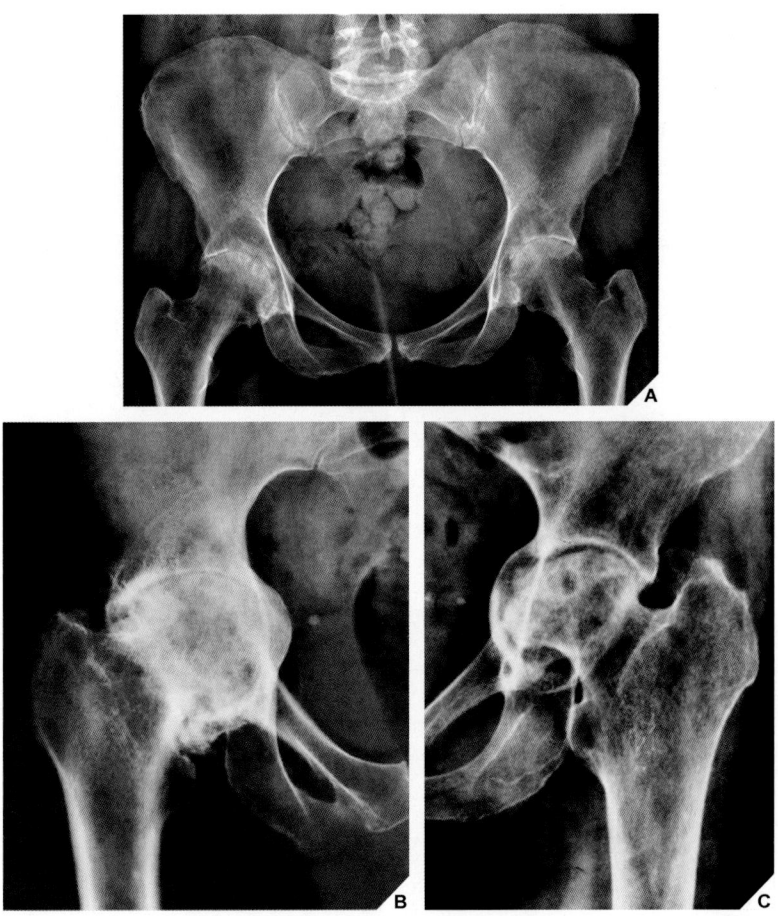

图 14-7　髋关节类风湿关节炎

A. 47 岁女性，骨盆前后位 X 线片显示双髋关节均匀狭窄，并伴有股骨头轴向移位。B. 60 岁女性，晚期类风湿关节炎，右髋关节前后位 X 线片显示关节间隙向心性狭窄，伴股骨头轴向移位并导致髋臼突出。一些继发性骨关节改变也表现出来。C. 64 岁女性，左髋关节前后位 X 线片显示股骨头和髋臼被侵蚀，髋关节向心性狭窄和髋臼突出

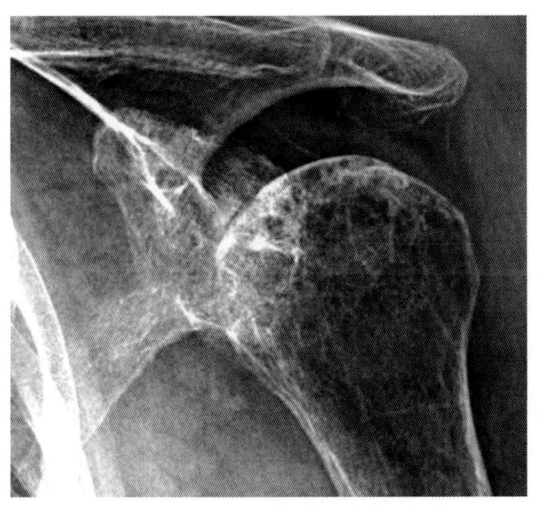

图 14-8　肩关节类风湿关节炎（1）

70 岁女性，左肩关节前后位 X 线片显示关节周围骨质疏松和盂肱关节向心性狭窄。关节盂和肱骨头也可见侵蚀

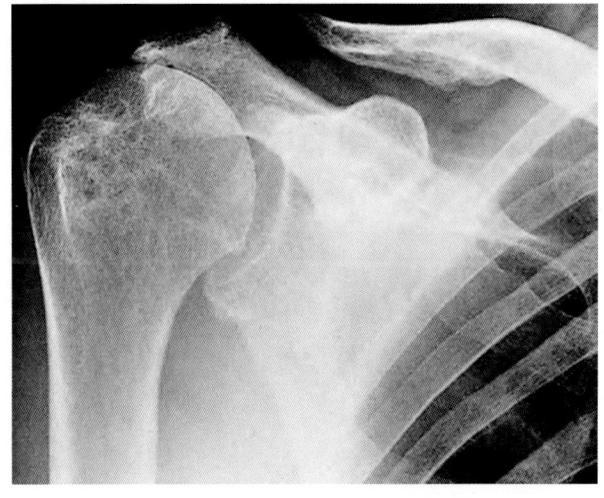

图 14-9　肩关节类风湿关节炎（2）

72 岁男性，晚期类风湿关节炎，右肩关节前后位 X 线片显示继发于肩袖撕裂的肱骨头向上移位，此征象是肩关节类风湿关节炎的常见并发症。注意锁骨远端特征性逐渐变细的侵蚀性改变，肱骨头侵蚀和关节周围重度骨质疏松

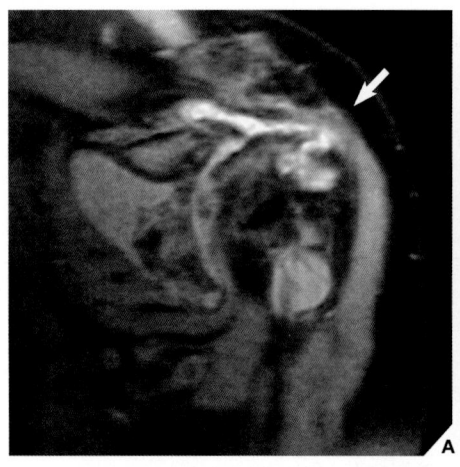
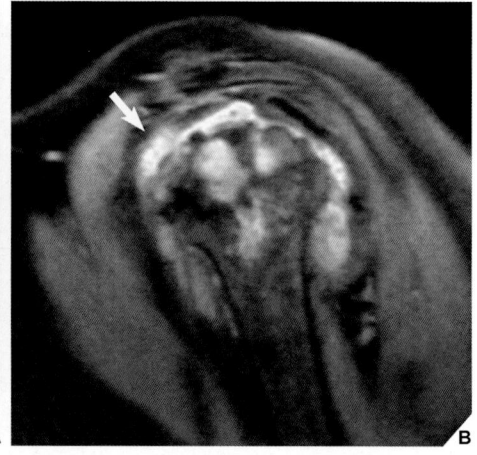

图 14-10　肩关节类风湿关节炎 MRI 表现

64 岁女性，左肩关节 MRI 斜冠状位（A）和矢状位（B）质子密度加权脂肪抑制序列图像显示大关节和关节周围侵蚀，关节间隙狭窄，关节积液和冈上肌腱撕裂（箭头），这些都是晚期类风湿关节炎的表现

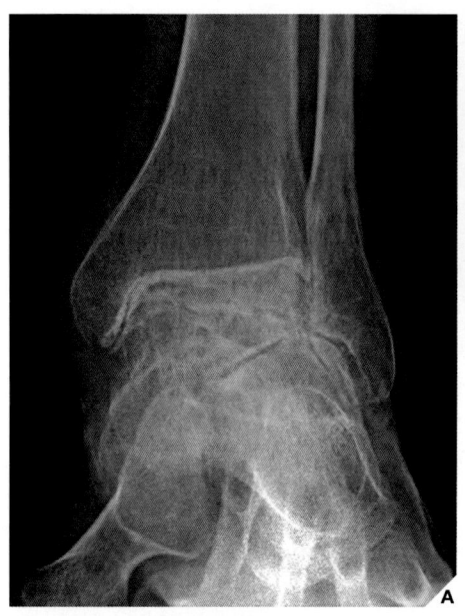

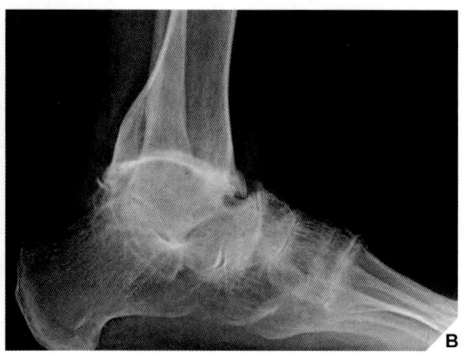

图 14-11　踝关节类风湿关节炎

左踝关节前后位（A）和侧位（B）X 线片显示胫距关节、距下关节、跗横关节和跗跖关节的关节间隙均匀狭窄

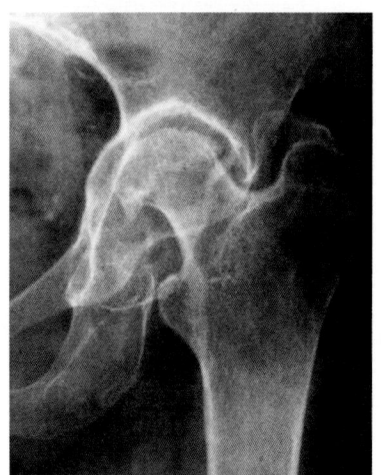

图 14-12　髋关节类风湿关节炎

59 岁女性，晚期类风湿性多发性关节炎患者，左髋关节前后位 X 线片显示了典型的股骨头和髋臼侵蚀性改变。注意无骨赘形成和仅有轻度反应性硬化

3）关节侵蚀：关节的侵蚀性破坏可以位于中心或周围。一般来说，没有修复性过程或极少见；也不会出现软骨下骨质硬化或骨赘（图 14-12、图 14-13），只有在炎性病变的基础上合并了继发性退行性改变才会出现（见图 13-13）。MRI 可有效显示关节侵蚀（图 14-14~图 14-16）。

4）关节外骨侵蚀：跟骨的后上缘和相邻的跟腱之间正常的透亮三角消失，与跟骨后滑囊存在炎性积液相一致，通常与跟骨的侵蚀相关（图 14-17）。在足的其他部位（图 14-18）、手部和腕部（图 14-19~图 14-22）也可见骨质侵蚀。

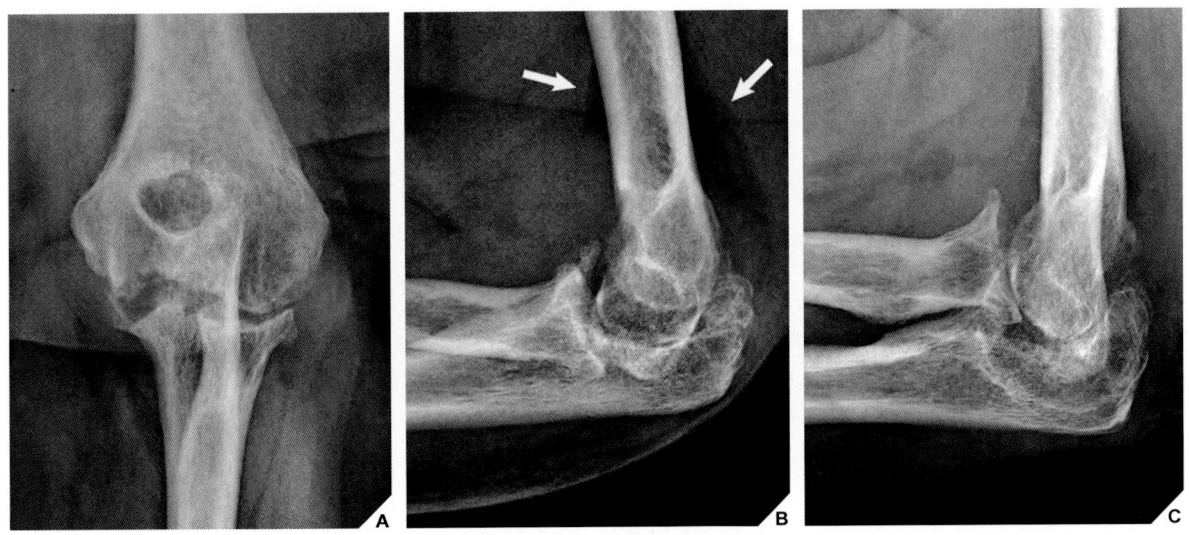

图 14-13　肘关节类风湿关节炎

61岁女性，左肘关节前后位（A）、侧位（B）和桡骨头 - 肱骨小头位（C）X 线片显示关节间隙狭窄，肱骨小头、桡骨头、滑车软骨下骨质侵蚀，关节前、后脂肪垫征阳性提示关节积液（箭头）

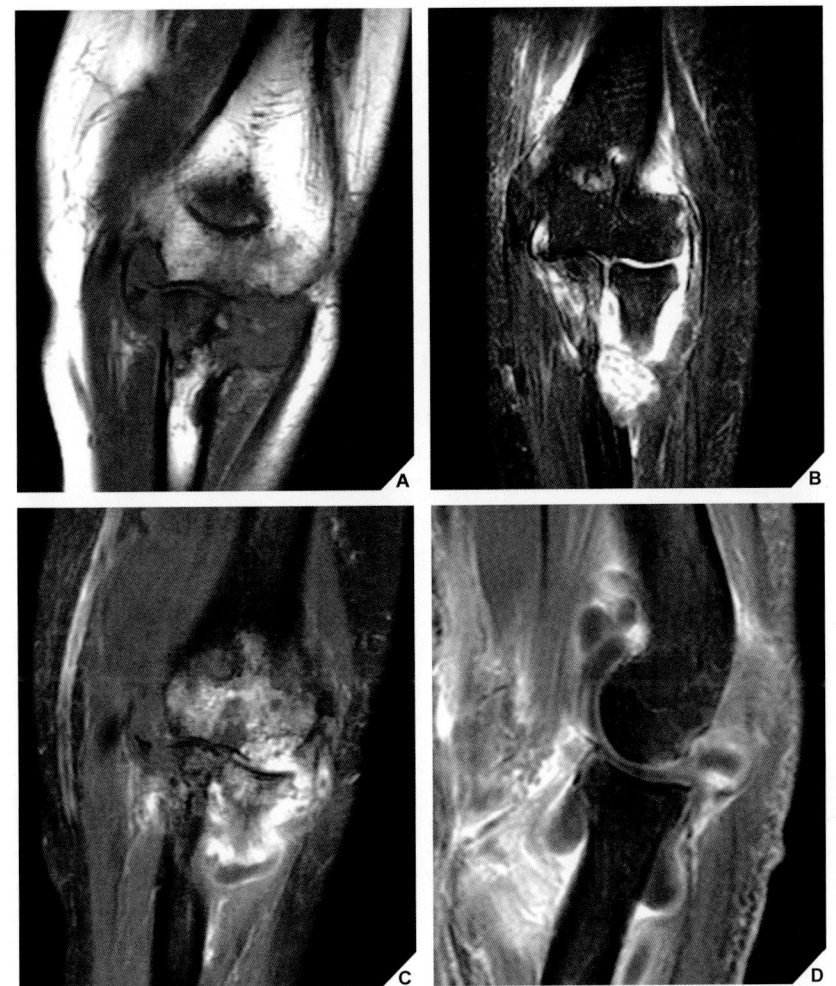

图 14-14　肘关节类风湿关节炎 MRI 表现

52岁女性，肘关节 MRI 冠状位 T_1 加权像（A）、冠状位反转恢复（IR）序列（B）及钆造影剂增强扫描后的冠状位（C）和矢状位（D）T_1 加权脂肪抑制序列图像显示广泛的滑膜炎、关节积液和关节侵蚀。注意注射钆造影剂后关节囊周围水肿强化

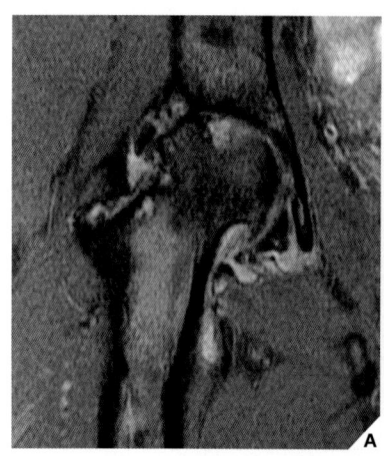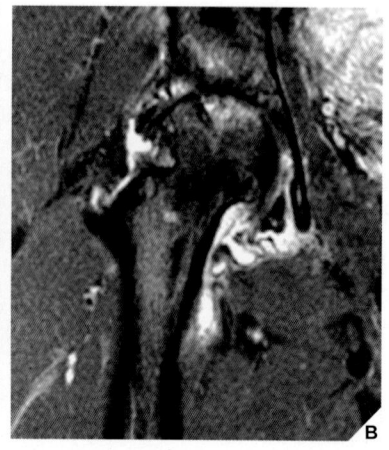

图14-15　髋关节类风湿关节炎MRI表现

右髋关节MRI冠状位质子密度加权脂肪抑制序列图像（A）和静脉注射钆造影剂后的冠状位T₁加权脂肪抑制序列图像（B）显示关节间隙均匀狭窄、关节积液、滑膜炎、股骨头和髋臼骨质侵蚀。注意与慢性类风湿关节炎相关的继发性骨性关节炎引起的边缘骨赘

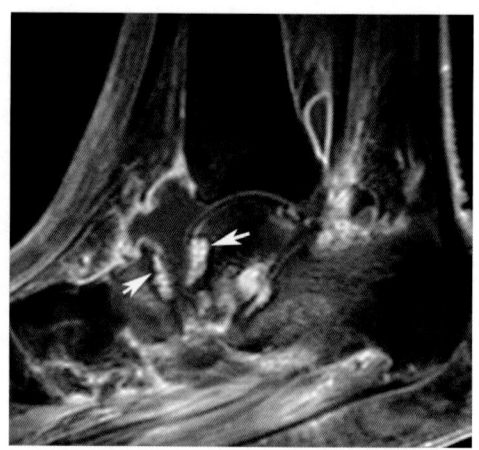

图14-16　足的类风湿关节炎MRI表现

踝关节MRI增强扫描矢状位T₁加权脂肪抑制序列图像显示胫距关节大量积液伴滑膜/血管翳强化。注意增强的炎性血管翳造成距舟关节骨质侵蚀（箭头）（经允许引自Greenspan A，Gershwin ME. *Imaging in rheumatology*，1st ed. Philadelphia：Wolters Kluwer；2018：217，Figure 6.16.）

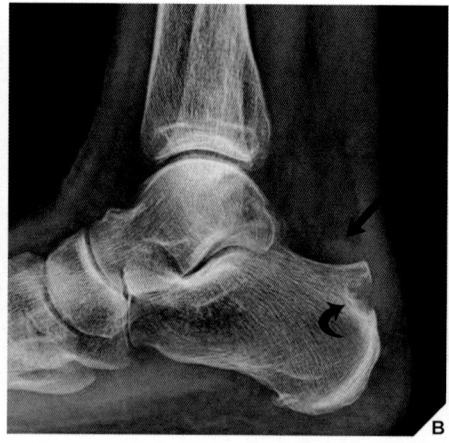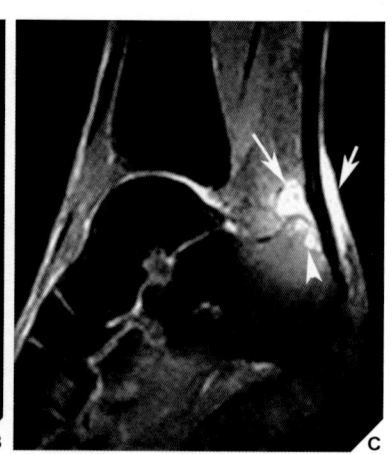

图14-17　类风湿关节炎：关节外骨侵蚀

A. 49岁女性，足跟侧X线片显示跟骨后滑囊炎（箭头），无骨侵蚀。B. 55岁女性，足跟疼痛，踝关节侧位X线片显示跟骨后滑囊积液（箭头），与跟骨侵蚀相关（弯箭头）。C. 另一患者的MRI矢状位短时反转恢复（STIR）序列图像显示跟骨后突骨侵蚀（无尾箭头），伴周围广泛的骨髓水肿及跟骨后滑囊炎和跟腱后滑囊炎（箭头）

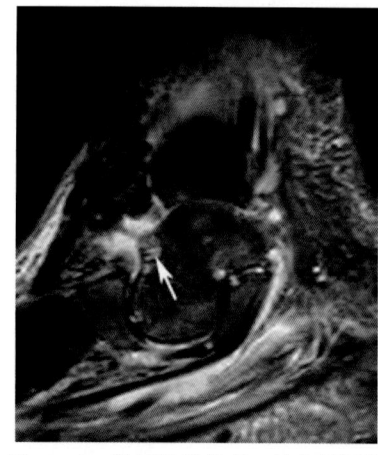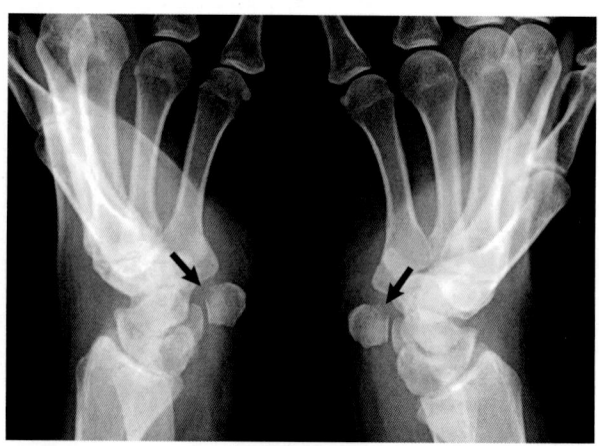

图14-18　类风湿关节炎：关节外侵蚀

矢状位STIR序列图像显示距骨颈上部（箭头）关节外侵蚀，伴周围软组织水肿。注意距下关节和距舟关节内较小的骨质侵蚀

图14-19　类风湿关节炎：骨侵蚀

33岁女性，双手Norgaard位X线片显示双侧豆状骨早期骨质侵蚀（箭头）

图14-20 骨侵蚀的CT和 ¹⁸F-氟代脱氧葡萄糖正电子发射计算机体层显像（¹⁸F-FDG PET/CT）

A. 49岁女性，临床诊断为类风湿关节炎，右腕冠状位重建CT图像显示多发腕骨侵蚀，包括钩骨、三角骨、头状骨和舟骨。此外，可见第1腕掌关节典型的骨性关节炎表现：关节间隙狭窄、软骨下骨硬化和骨赘形成。B. 冠状位融合PET/CT图像显示，在活动性炎性滑膜炎和侵蚀部位（蓝绿色箭头）及骨性关节炎部位（绿箭头），FDG放射性示踪剂摄取增加（代谢活性增加）。SUV_{max}：最大标准摄取值。C. 59岁女性，类风湿关节炎患者，右腕轴位和冠状位 ¹⁸F-FDG PET/CT融合图像显示三角豆状骨关节间隙葡萄糖摄取量高和三角骨侵蚀（箭头）（由Abhijit J. Chaudhari, MD, Sacramento, California 提供）

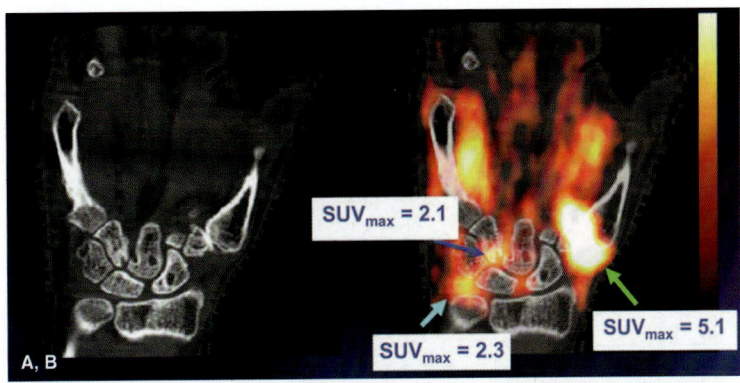

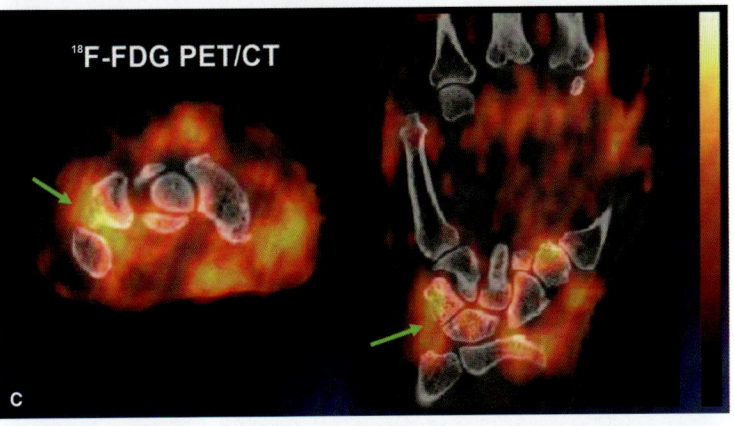

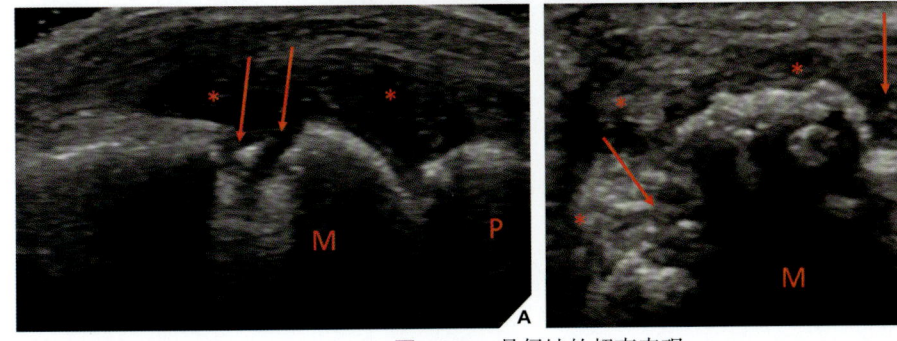

图14-21 骨侵蚀的超声表现

A. 类风湿关节炎患者手部纵切面的超声图像显示第2掌骨头背侧骨质侵蚀（箭头）。M. 掌骨头；P. 示指近节指骨；＊. 滑膜炎和积液。B. 另一例类风湿关节炎患者腕关节横轴位图像显示第3掌骨基底部（箭头）有大面积侵蚀，并伴有滑膜炎（＊）。M. 第3掌骨（由Prof. Andrew J. Grainger, Cambridge, United Kingdom 提供）

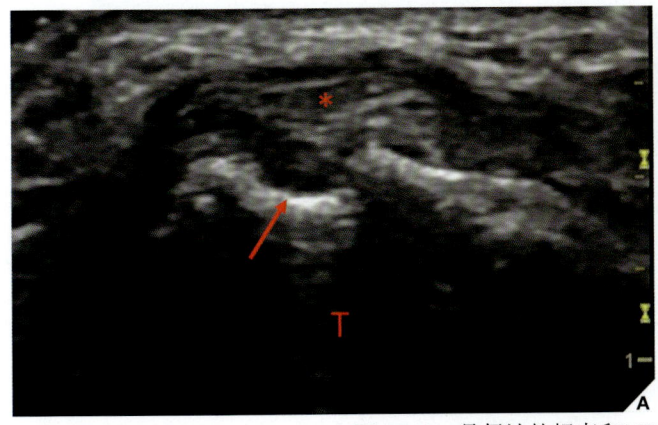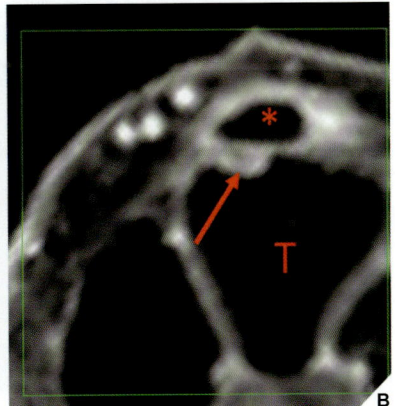

图14-22 骨侵蚀的超声和MRI表现

类风湿关节炎患者腕关节超声图像（A）和水激励扰相梯度回波（SPGR）序列MRI（B）显示三角骨（T）背面被侵蚀（箭头）。尺侧腕伸肌腱（＊）位于侵蚀部位之上（由Prof. Andrew J. Grainger, Cambridge, United Kingdom 提供）

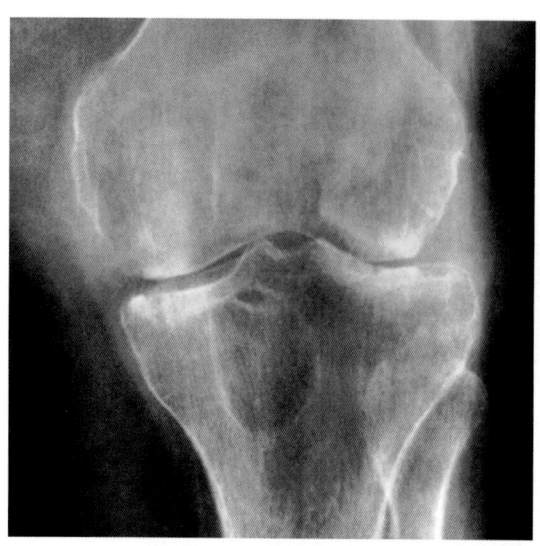

图14-23 类风湿囊肿

35岁女性，类风湿关节炎患者，左膝关节前后位X线片显示胫骨近端一个大的滑膜囊肿。注意同时存在关节侵蚀和关节周围骨质疏松

5）滑膜囊肿和假囊肿：这些放射性透亮区通常见于关节附近（图14-23），其可与关节间隙相通或不相通。

6）腘窝（Baker）囊肿：Baker囊肿是以首次发现并描述本病的外科医生 William Morrant Baker 的名字命名的，囊肿发生于腘窝，位于腓肠肌内侧头肌腱和半膜肌腱之间，是一种常见的疾病，约48%的类风湿关节炎患者可见。它可以通过超声（US）（图14-24）、CT（见图14-57A、B）或MRI（图14-25；也可参见图14-57C～E）观察。它可向后延伸或在膝关节后部的软组织内向下或向上延伸。腘窝囊肿破裂（图14-26）导致炎性内容物外渗至小腿软组织，产生疼痛和肿胀，可能被误认为血栓性静脉炎（另见下文）。

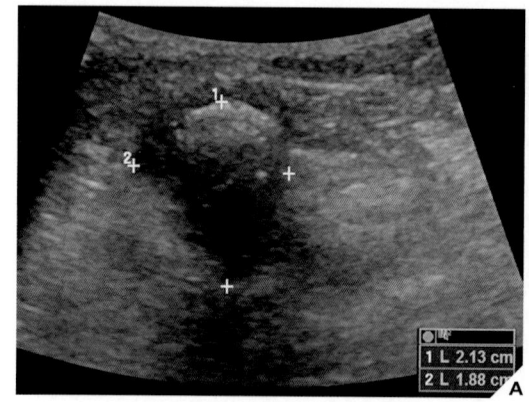
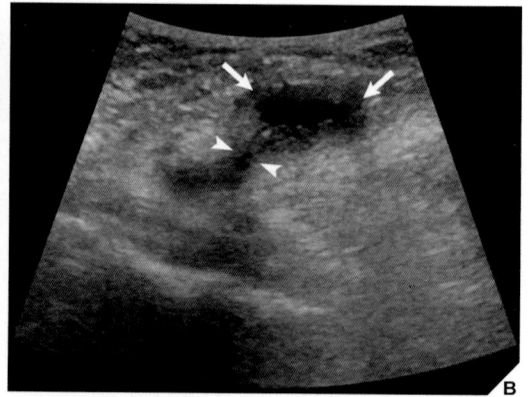

图14-24 腘窝囊肿的超声表现

A. 51岁女性，类风湿关节炎患者，腘窝超声显示腘窝囊肿（以"+"标记）。B. 42岁女性，类风湿关节炎患者，膝关节横轴位超声图像显示椭圆形低回声区域（箭头）与膝关节（无尾箭头）相通

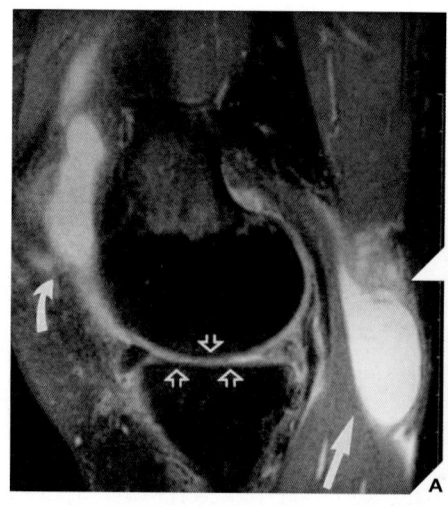
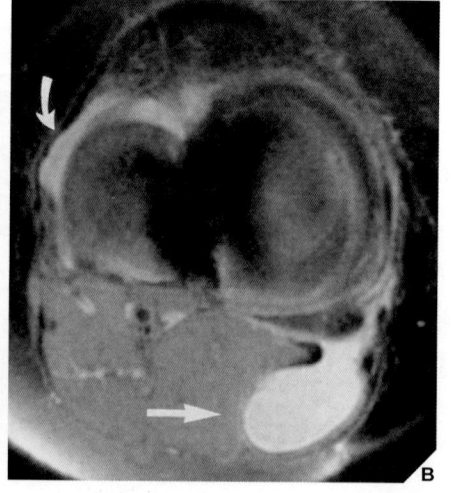

图14-25 腘窝囊肿MRI表现

60岁女性，类风湿关节炎患者，矢状位（A）和轴位（B）T₂加权脂肪抑制序列图像显示一个大的腘窝囊肿（箭头）。空心箭头所示为关节软骨和软骨下骨的侵蚀性改变；弯箭头所示为关节积液

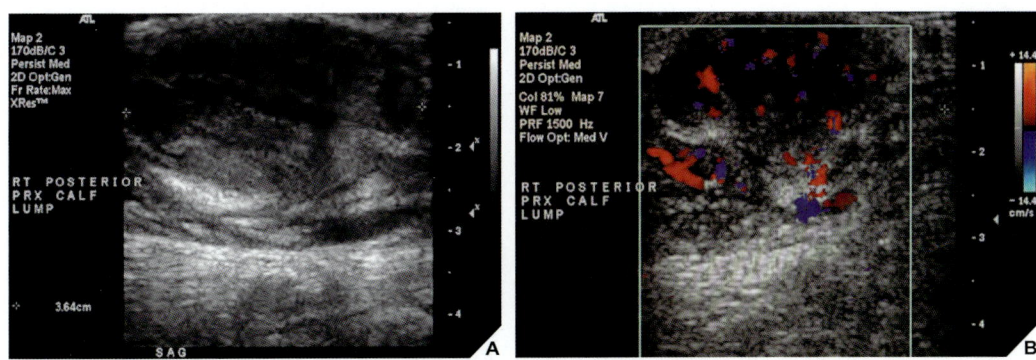

图 14-26　腘窝囊肿破裂的超声表现

41 岁女性，腘窝区疼痛性肿块。A. 彩色超声显示部分完整的腘窝囊肿伴不均匀液性高回声。B. 显示囊肿慢性破裂的部位，并伴有内部碎片、继发性炎性改变和血流增多（经许可引自 Greenspan A，Gershwin ME. *Imaging in rheumatology: a clinical approach*. Philadelphia: Wolters Kluwer; 2018: 71, Fig. 2.77.）

7）关节积液：液体在膝关节侧位投照（见图 14-5B、D）或 MRI（见图 14-25）上显示最佳。后一种方式在显示其他大关节如肩关节（见图 14-10）、肘关节（见图 14-14）和髋关节（见图 14-15B）积液时也很有效。

8）米粒体：大体形态类似于精白米的谷粒，这些体积较小的、通常大小一致的关节内或关节囊内游离体常与类风湿关节炎有关，被认为是慢性炎症反应的并发症。其偶尔也可见于血清阴性炎症性关节病，甚至可见于结核性关节炎。这些颗粒含有胶原蛋白、纤维蛋白原、纤维蛋白、网状蛋白、弹性蛋白、单核细胞、血细胞和一些无定形物质。X 线片（图 14-27）可能会将其误诊为滑膜软骨瘤病（见第 23 章）。在 MRI T_1 加权像上，米粒体呈中等信号强度，而在 T_2 加权像上，它们相对于肌肉呈稍高信号（图 14-28、图 14-29）。

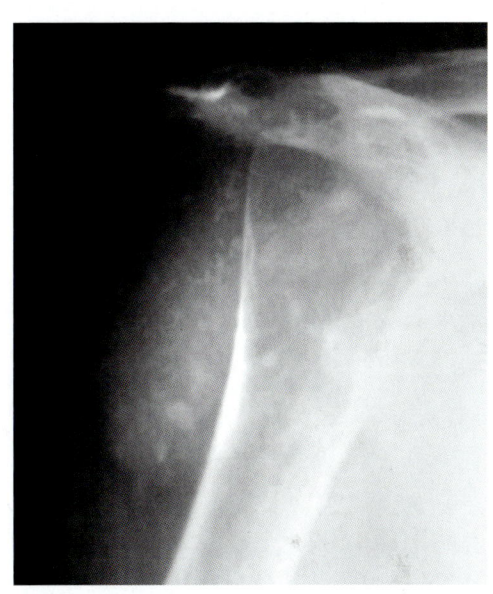

图 14-27　米粒体

60 岁女性，晚期类风湿关节炎患者，右肩关节前后位 X 线片显示肩峰下 - 三角肌下滑囊复合体内多发米粒体

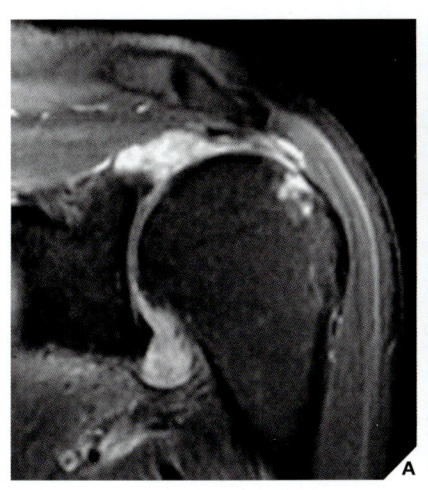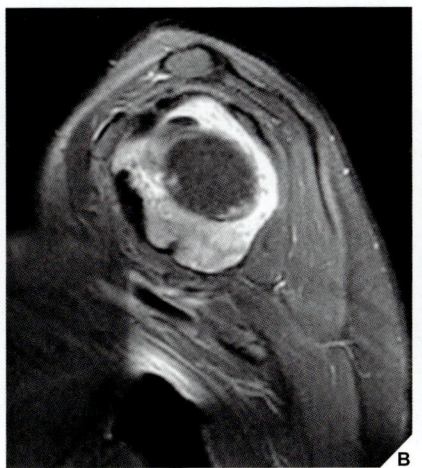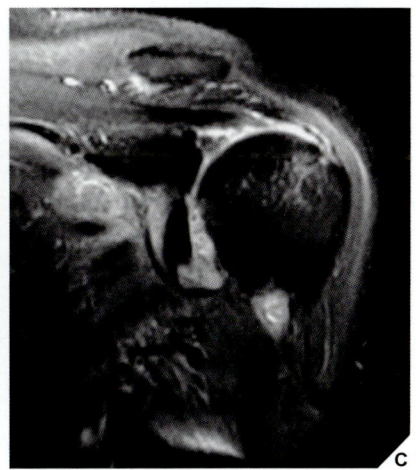

图 14-28　米粒体 MRI 表现（1）

66 岁女性，类风湿关节炎患者，左肩关节 MRI 斜冠状位质子密度加权像（A）、矢状位质子密度加权像（B）和斜冠状位 T_2 加权脂肪抑制序列图像（C）显示肩关节内多发米粒体

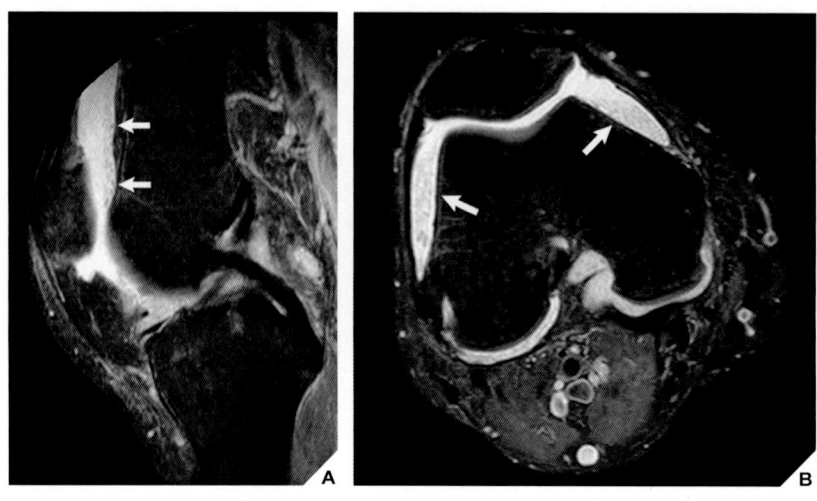

图14-29　米粒体MRI表现（2）

68岁女性，类风湿关节炎患者，右膝关节矢状位（A）和轴位（B）快速自旋回波（FSE）质子密度加权脂肪抑制序列图像显示关节积液中多发米粒体（箭头）

9）类风湿结节：相对较常见，据报道发病率约为25%。类风湿结节通常会出现在过度受压区域，如肘部（图14-30）、足跟或坐骨结节。

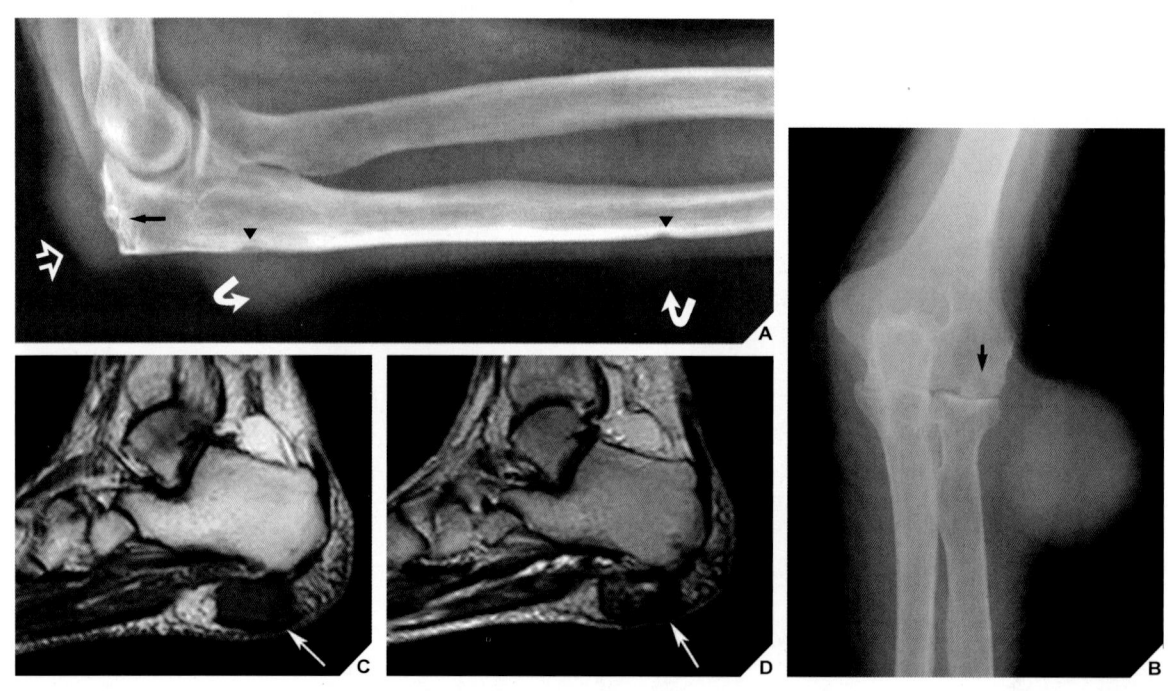

图14-30　类风湿结节

A. 39岁男性，类风湿关节炎，右肘侧位X线片显示尺骨鹰嘴骨质侵蚀（箭头）、鹰嘴滑囊炎（空心箭头）和前臂背侧类风湿结节（弯箭头）。注意类风湿结节部位特有的凹陷样皮质侵蚀（无尾箭头）。这种类风湿关节炎表现不应被误认为类风湿结节。B. 68岁女性，类风湿关节炎，肘关节外侧有一个大的类风湿结节。注意肱桡关节的侵蚀（箭头）。另一例类风湿关节炎患者的踝关节MRI矢状位T$_1$加权像（C）和T$_2$加权像（D）显示在足跟跖侧有一个低信号的类风湿结节（箭头）

（2）小关节受累：类风湿关节炎典型者累及腕部小关节及掌指（跖趾）关节和近节指（趾）间关节（图14-31、图14-32）。一般情况下，手的远节指间关节不受累，但在疾病的晚期有可能累及此部位。然而，这一观点尚有争议，因为一些学者认为，如果存在远节指间关节受累，有可能提示此病为幼年型特发性关节炎或者其他类型的多发性关节炎，而非典型的类风湿关节炎。

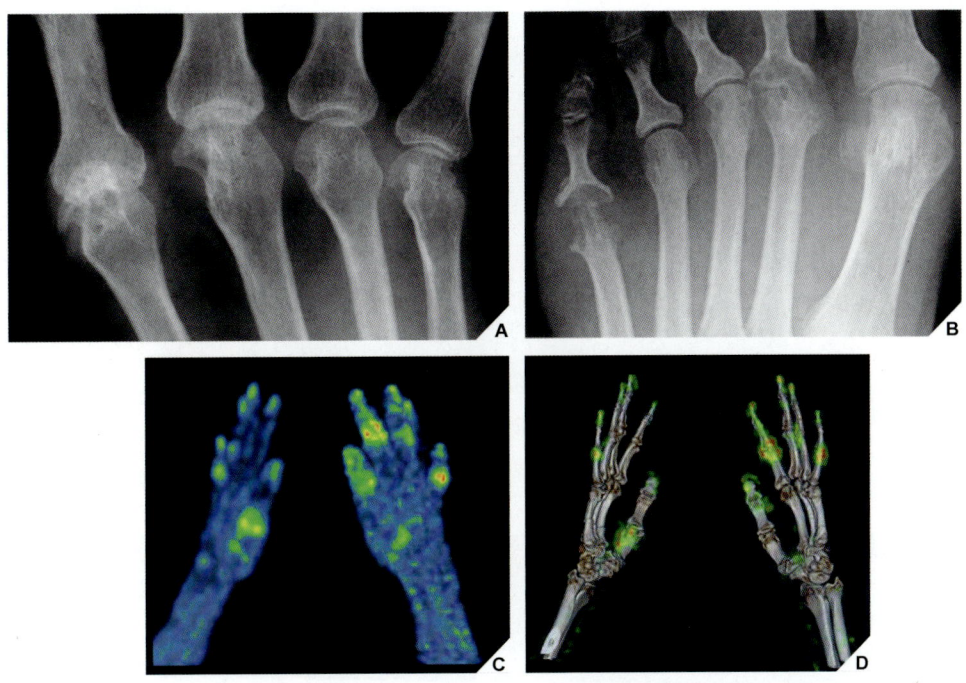

图 14-31 小关节类风湿关节炎

51 岁女性，类风湿关节炎，手（A）和足（B）的 X 线片显示了典型的小关节侵蚀性改变。另一患者，类风湿关节炎，锝-99m（^{99m}Tc）标记的亚甲基二膦酸盐（MDP）SPECT（C）和 SPECT/CT 三维重建图像（D）显示双手多发小关节受累

除了与大关节受累相同的一些特征性改变外，小关节受累也同时表现出其特有的影像学特点。

1）软组织肿胀：类风湿关节炎最早期表现通常为对称的梭形软组织肿胀，位于关节周围，提示合并存在关节积液、水肿和腱鞘炎。虽然 X 线片可以显示（见图 14-40A、B），但 MRI 可以更有效地显示这一早期特征（见图 14-32）。MRI 是显示腱鞘炎早期改变的首选方式（图 14-33），超声也可以有效地显示关节周围的软组织异常（图 14-34、图 14-35）及手部（图 14-36、图 14-37）和足部（见图 14-34）的腱鞘炎。

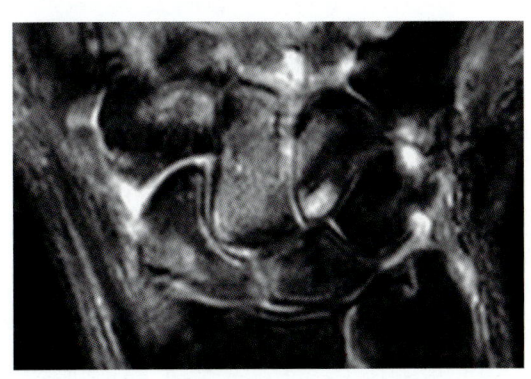

图 14-32 超早期类风湿关节炎的 MRI 表现

冠状位 STIR 序列图像显示骨髓水肿累及腕骨和桡骨茎突，无散在骨质侵蚀，有少量关节积液和关节囊周围水肿。在 X 线片显示骨质侵蚀之前，MRI 可显示骨髓水肿（侵蚀前水肿）。这一特征使 MRI 成为早期诊断类风湿关节炎的良好工具，从而引导类风湿关节炎早期治疗

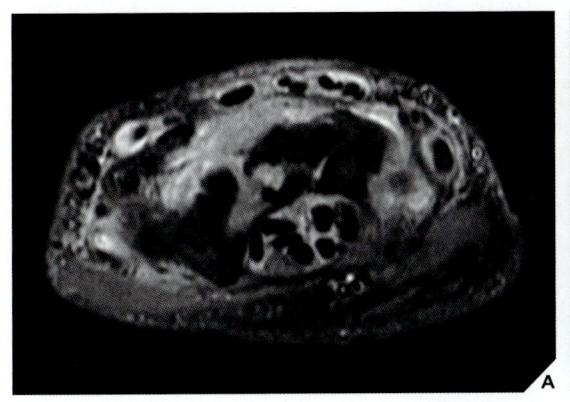

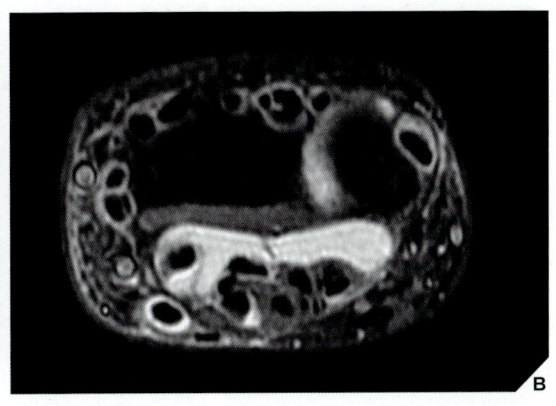

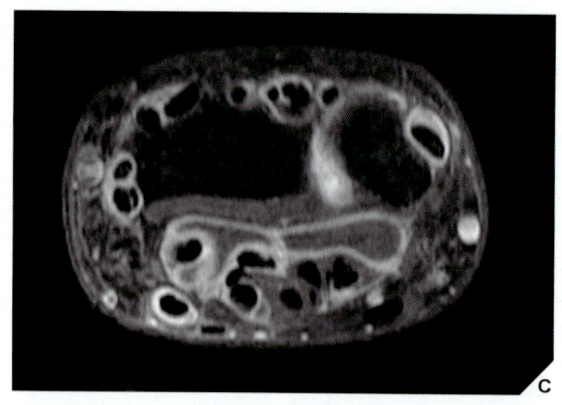

图 14-33　腱鞘炎的 MRI 表现

67 岁女性，类风湿关节炎，两个轴位 STIR 序列（A、B）和增强后轴位 T₁ 加权脂肪抑制序列（C）图像显示伸肌腱滑膜增厚强化，屈肌腱腱鞘炎并强化（由 Prof. Andrew J. Grainger，Cambridge，United Kingdom 提供）

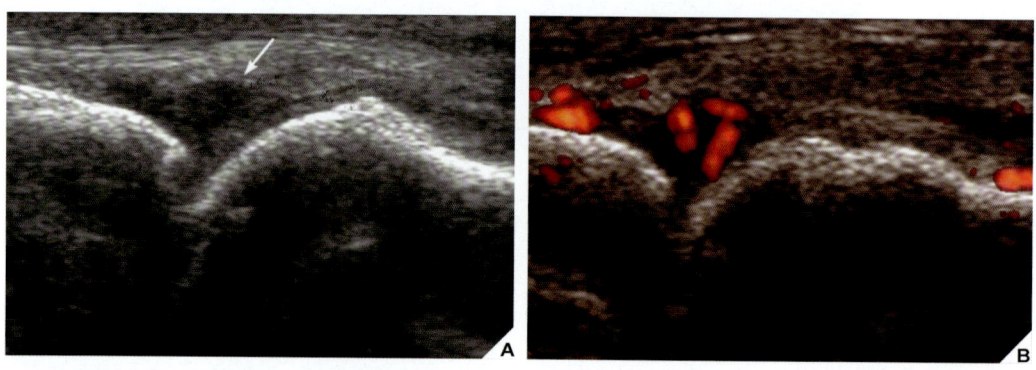

图 14-34　小关节滑膜炎的超声表现

A. 60 岁男性，类风湿关节炎，左手第 2 掌指关节纵切面超声图像显示肿胀的关节囊部位的三角形低回声区域（箭头），代表关节积液和滑膜增厚。B. 相同区域的彩色多普勒能量图显示血管增多，这与活跃的炎症引起的滑膜充血相一致（经美国病理学会允许引自 Klein MJ，Bonar SF，Freemont T，et al，eds. *Atlas of nontumor pathology. Non-neoplastic diseases of bones and joints.* Washington，DC：American Registry of Pathology and Armed Forces Institute of Pathology；2011：68，Fig. 2.17.）

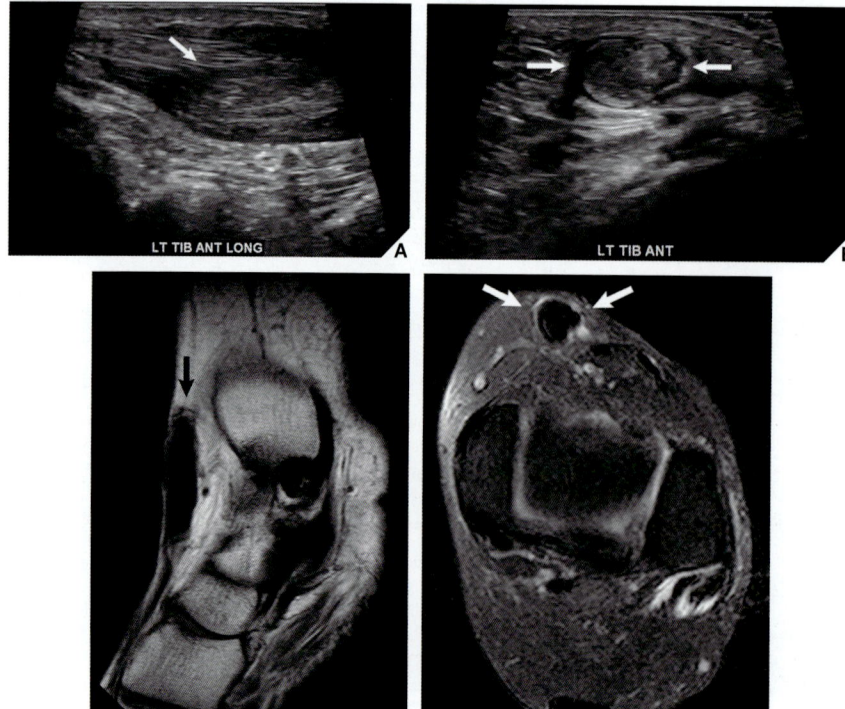

图 14-35　腱鞘炎的超声和 MRI 表现

65 岁女性，类风湿关节炎。A、B. 左踝关节前部的纵切面（A）和横切面（B）超声图像显示胫骨前肌腱明显增粗，腱鞘内积液（箭头）。C. MRI 矢状位 T₁ 加权像显示胫骨前肌腱增粗。D. MRI 轴位质子密度加权脂肪抑制序列图像显示胫骨前肌腱鞘内积液（箭头）及腓骨长、短肌腱的腱鞘炎（由 Cyrus Bateni，MD，Sacramento，California 提供）

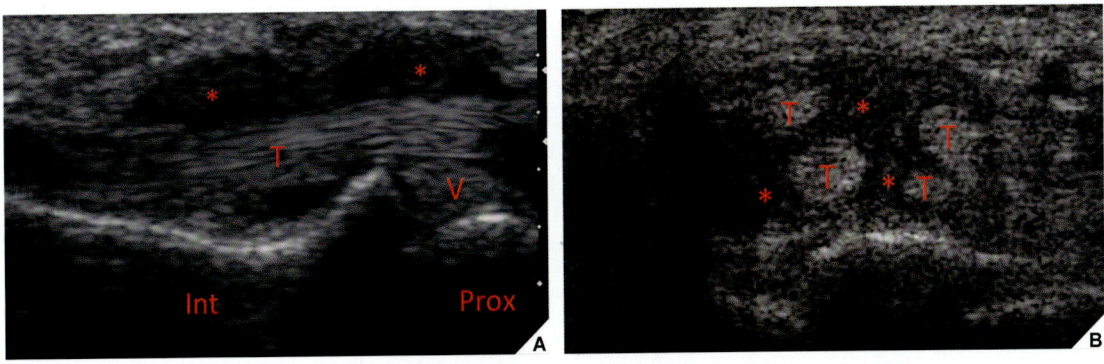

图 14-36　腱鞘炎的超声表现（1）

A. 类风湿关节炎患者，示指近节指间关节水平纵切面图像显示指深屈肌腱（T）周围的低回声滑膜炎（＊）。Int. 中节指骨；Prox. 近节指骨头部；V. 掌板。B. 另一例类风湿关节炎患者，腕管内屈肌腱周围的滑膜炎（＊）表现为肌腱周围的低回声改变。T. 屈肌腱（由 Prof. Andrew J. Grainger，Cambridge，United Kingdom 提供）

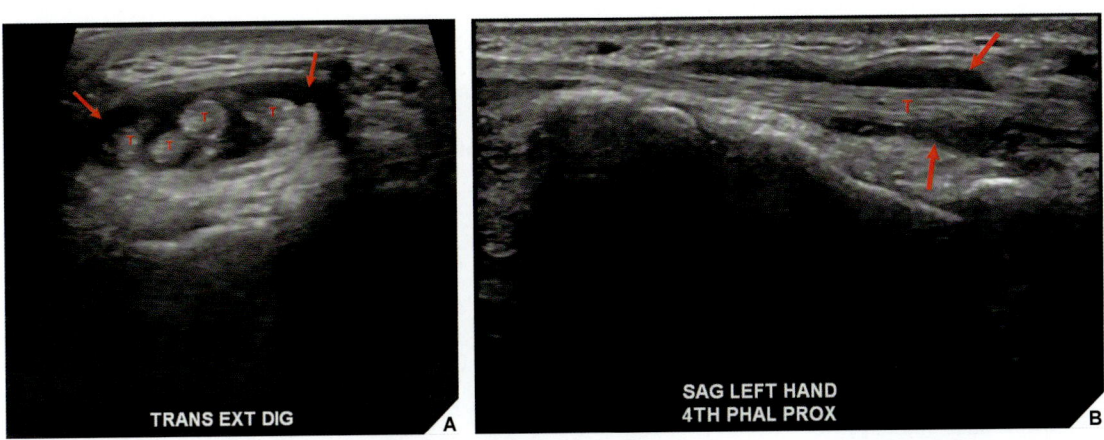

图 14-37　腱鞘炎的超声表现（2）

A. 左腕横切面图像显示增厚的伸肌腱（T）周围的液体（箭头）；B. 矢状面图像显示分叶状液体（箭头）沿增厚的环指指伸肌腱（T）流动（由 Cyrus Bateni，MD，Sacramento，California 提供）

2）关节皮质缺损：是炎症性关节炎的另一早期影像学表现，即关节（或软骨下）皮质变得模糊或完全缺失（图 14-38）。

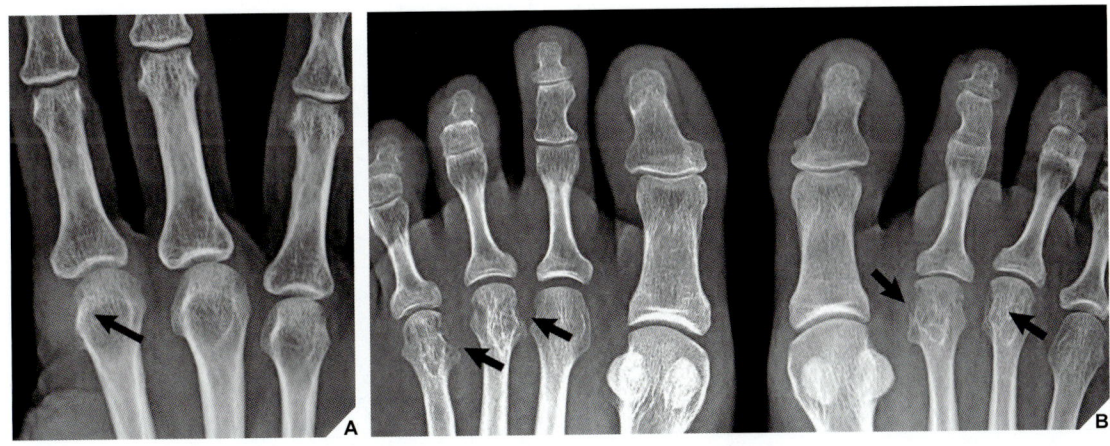

图 14-38　类风湿关节炎——关节皮质缺损

A. 在第 2 掌骨头桡侧出现关节皮质缺损（箭头），其是类风湿关节炎非常早期的 X 线表现。注意与正常的第 3、4 掌骨头的完整轮廓相比较。B. 另一患者，跖骨头表现出类似的 X 线特征（箭头）

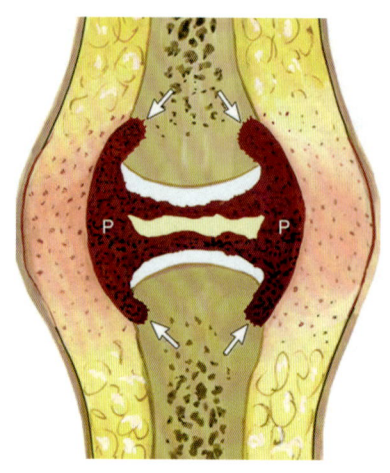

图 14-39　类风湿关节炎——裸区的骨质侵蚀（1）
炎症性血管翳（P）侵入关节软骨未覆盖的关节内区域（即裸区），导致边缘性侵蚀（箭头）

3）边缘侵蚀：关节病变其他的早期影像学表现包括"裸区"的边缘性骨质侵蚀。"裸区"是指小关节内没有关节软骨覆盖的区域（图14-39）。边缘性侵蚀最常见的部位是第2、3掌骨头的桡侧面及近节指骨基底的桡侧和尺侧面（图14-40）。Resnick提出，茎突前隐窝（与尺骨茎突密切相关的桡腕关节憩室）的滑膜炎可以导致茎突尖端边缘性侵蚀。

4）关节侵蚀：在类风湿关节炎的较晚期阶段，关节侵蚀常见。在手部，通常累及掌指关节和近节指间关节（图14-41）；在足部，累及跖趾关节和近节趾间关节（图14-42、图14-43），距下关节也可能受累（图14-44）。

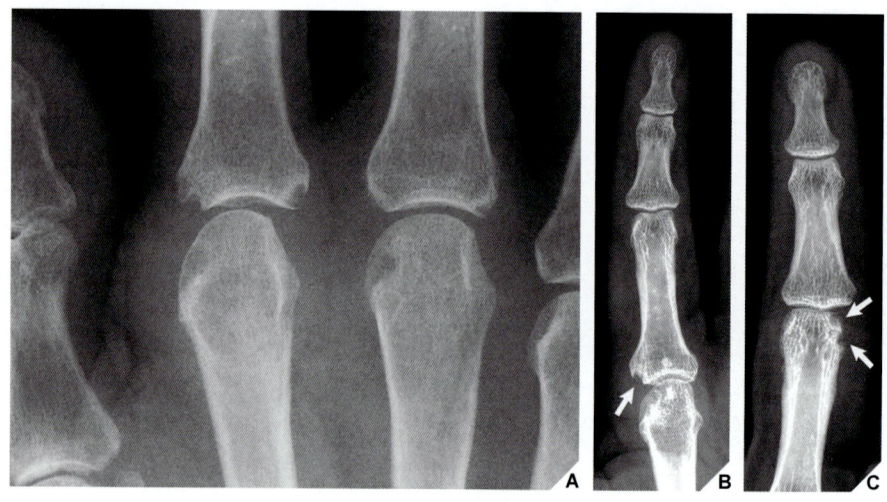

图 14-40　类风湿关节炎——裸区的骨质侵蚀（2）
55岁女性，类风湿关节炎。A. X线片可见典型的"裸区"侵蚀性改变。注意还有关节周围骨质疏松和软组织肿胀。B. 示指X线片显示近节指骨基底部裸区的骨质侵蚀（箭头），并伴有软组织肿胀。C. 另一患者，中指X线片显示近节指骨远端裸区侵蚀（箭头）（图B和图C经允许引自Greenspan A，Gershwin ME. *Imaging in rheumatology：a clinical approach*. Philadelphia：Wolters Kluwer；2018：225，Fig. 6.34B，C.）

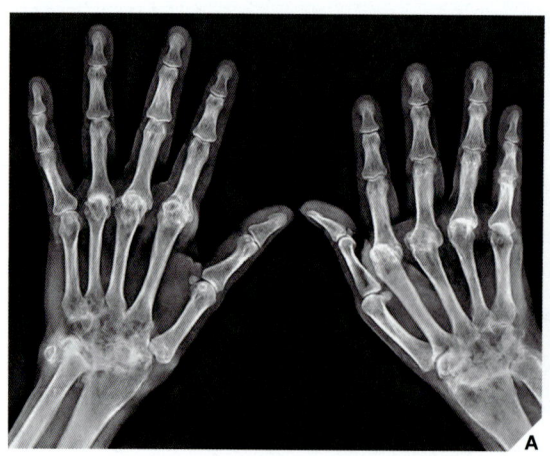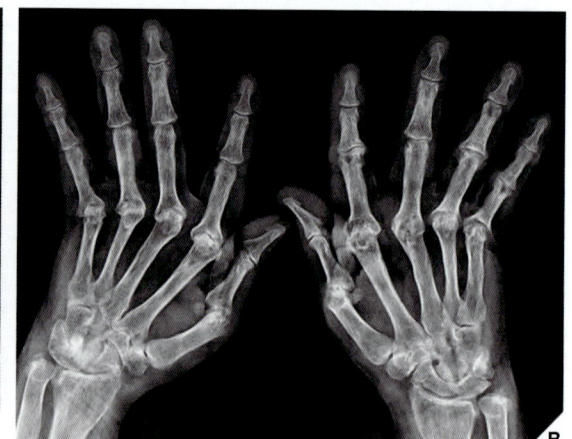

图 14-41　手部类风湿关节炎
A. 63岁女性，双手背掌位X线片显示典型的关节软骨缺损和软骨下侵蚀，主要累及掌指关节、桡腕关节和腕骨间关节。远节指间关节未受累。
B. 72岁女性，双手正位X线片显示双手掌指关节侵蚀。左手的近节指间关节也受累。远节指间关节正常

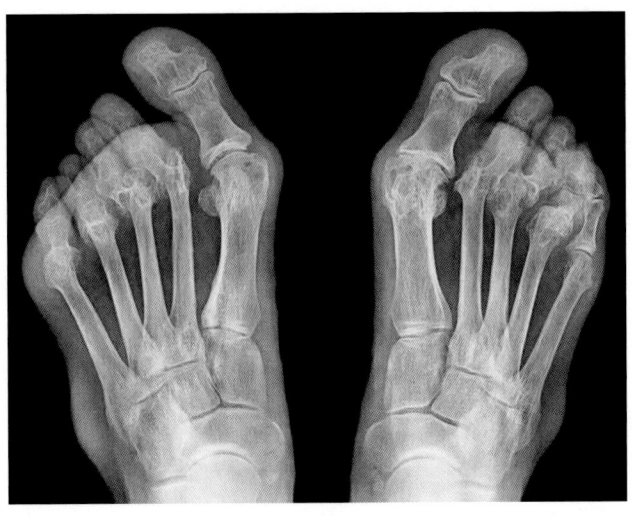

图 14-42　足部类风湿关节炎

55 岁女性，双足正位 X 线片显示跖趾关节侵蚀和半脱位

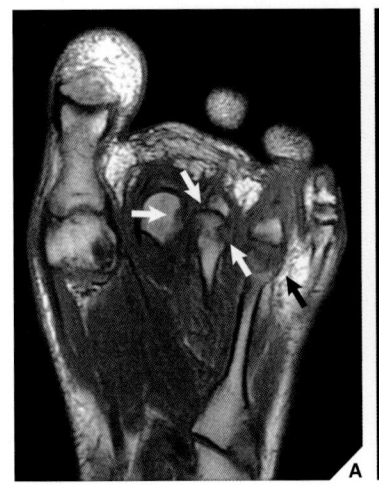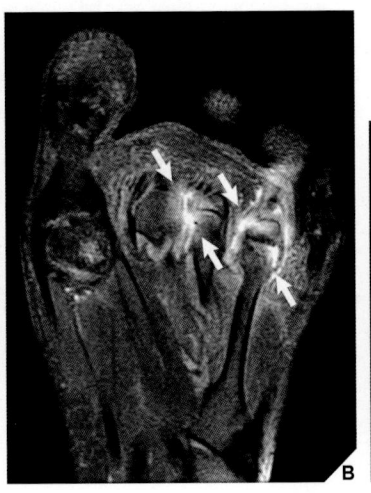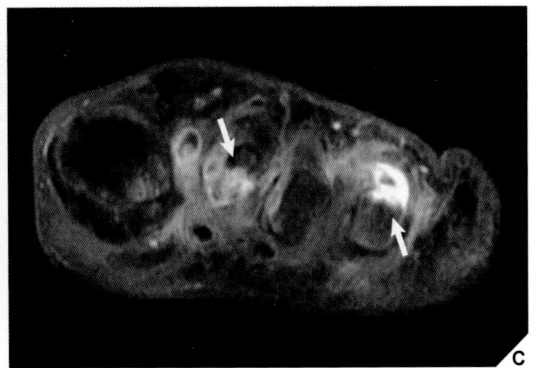

图 14-43　足部类风湿关节炎的 MRI 表现

64 岁女性，左足 MRI 长轴位 T_1 加权像（A）、长轴位质子密度加权脂肪抑制序列（B）和增强后短轴位 T_1 加权脂肪抑制序列（C）图像显示第 2、第 3、第 4 跖趾关节侵蚀（箭头）伴滑膜炎（经允许引自 Greenspan A，Gershwin ME. *Imaging in rheumatology: a clinical approach*，1st ed. Philadelphia：Wolters Kluwer；2018：227.）

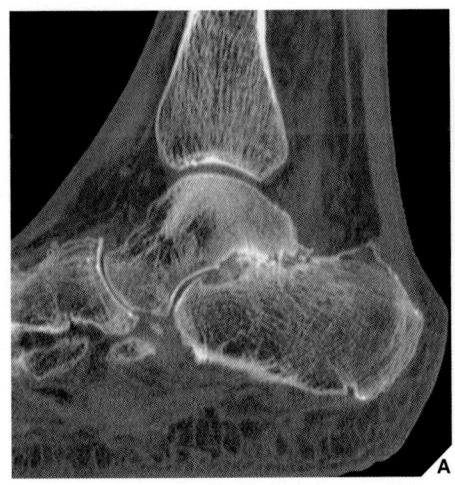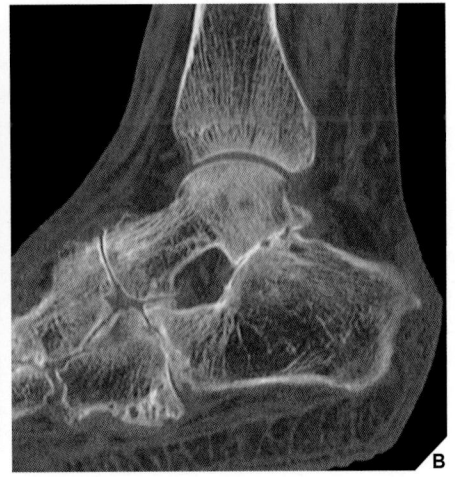

图 14-44　足部类风湿关节炎的 CT 表现

A，B. 52 岁男性，后足矢状位重建 CT 图像显示距下关节和跟骰关节侵蚀

5）关节畸形：关节畸形虽然不是类风湿关节炎所特有的，但与其他炎症性关节炎相比，某些畸形如"天鹅颈"样畸形和"纽扣花"样畸形在类风湿关节炎中更常见。"天鹅颈"样畸形提示近节指间关节过伸和远节指间关节屈曲，形状类似于天鹅颈（图14-45）。"纽扣花"样畸形的形状与"天鹅颈"样畸形正相反，为近节指间关节屈曲和远节指间关节伸直（图14-46）。单词"boutonnière"在法语中是"纽扣孔"的意思，此类畸形的命名来源于在上衣的翻领上固定装饰花时的手指的形状。一种与之类似的拇指畸形称为搭车者拇指。

类风湿关节炎的晚期阶段很常见。最具特征性的是掌指关节尺偏及桡腕关节桡偏（图14-47）。类风湿关节炎更晚期阶段可出现一些指骨的短缩，其继发于与掌指关节脱位相关的关节破坏。这类畸形外观就像套筒，被命名为短指手（main-en-lorgnette），该名称来源于法语中在剧院看戏用的套筒型可伸缩望远镜（图14-48）。疾病晚期可以出现月骨与舟骨的间隙异常增宽，继发于舟月韧带的侵蚀和断裂（图14-49）；这种表现和继发于创伤的Terry-Thomas征类似（见图7-94、图7-95）。关节畸形在足部也经常见到，距下关节常受累。跖趾关节半脱位常导致局部畸形如蹞外翻和槌状趾（图14-50）。

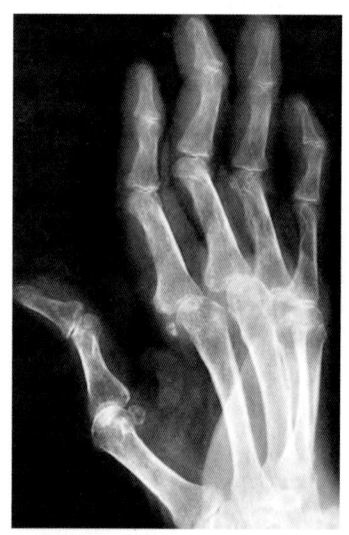

图14-45 类风湿关节炎（1）

59岁女性，手部斜位X线片显示第2～5指的"天鹅颈"样畸形。注意远节指间关节的屈曲和近节指间关节的伸展，为此畸形的主要表现

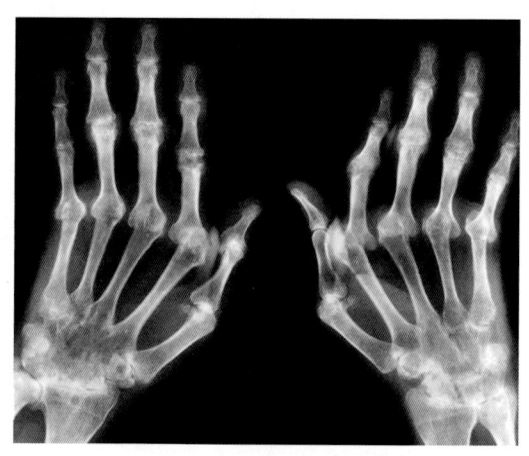

图14-47 类风湿关节炎（3）

51岁女性，双手正位X线片显示掌指关节半脱位导致手指尺偏及桡腕关节桡偏。还需要注意右手腕骨间关节强直

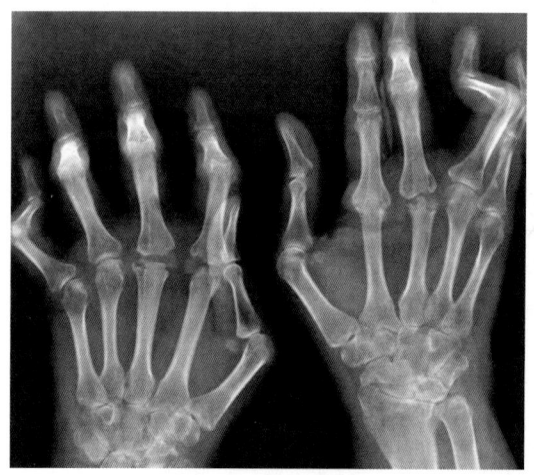

图14-46 类风湿关节炎（2）

48岁女性，类风湿关节炎，手部正位X线片显示右手小指和环指及左手小指的"纽扣花"样畸形

此外，手指关节半脱位和脱位及排列紊乱在

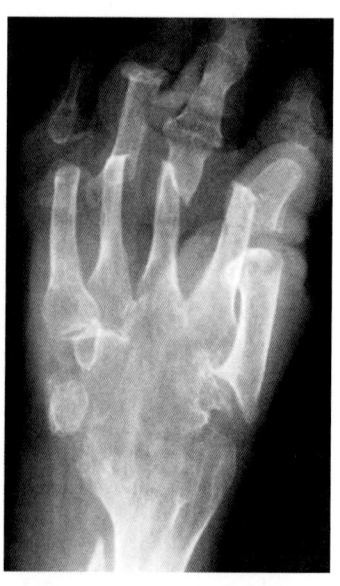

图14-48 类风湿关节炎（4）

54岁女性，有长期晚期类风湿关节炎病史，右手背掌位X线片显示短指手畸形。注意继发于掌指关节破坏性改变和脱位的指骨套筒样改变。还可见桡腕关节和腕骨间关节强直及尺骨远端"铅笔"样改变

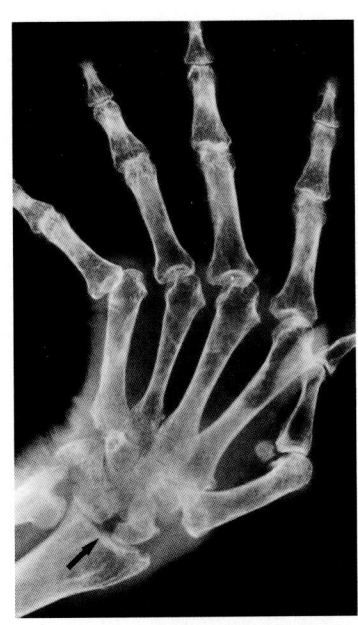

图14-49　类风湿关节炎（5）

60岁女性，手的背掌位X线片显示舟骨与月骨间存在间隙（箭头），提示舟月韧带损伤。还需要注意掌指关节半脱位导致手指尺偏

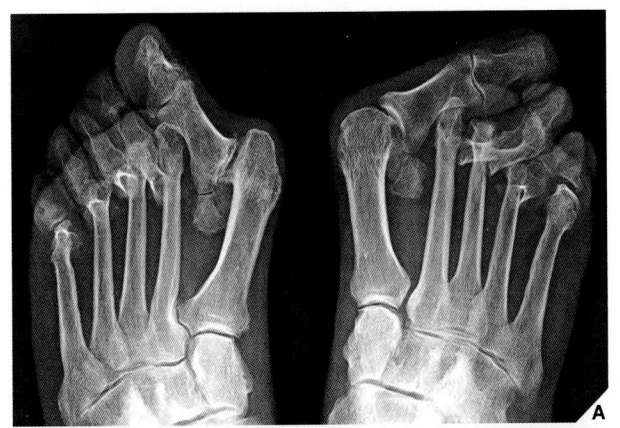

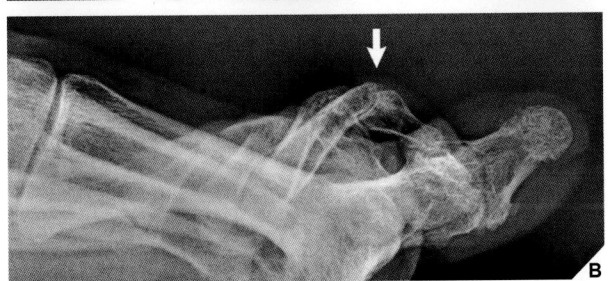

图14-50　类风湿关节炎（6）

71岁女性，双足正位片（A）和左足趾骨侧位片（B）显示跖趾关节侵蚀，伴有半脱位和脱位，严重的踇外翻畸形和槌状趾（箭头）

6）关节强直：在类风湿关节炎晚期可能见到的一个罕见表现是关节强直，最常见于腕中关节（见图14-47、图14-48）。腕关节强直性改变在幼年型特发性关节炎和血清阴性类风湿关节炎患者中更为常见。

（3）脊柱病变：类风湿关节炎累及脊柱胸段和腰段少见，但约50%累及颈段脊柱（表14-2）。类风湿关节炎累及颈段脊柱最典型的影像学表现可以在齿状突、寰枢关节和关节突关节观察到。齿状突和关节突关节可能出现侵蚀性改变（图14-51、图14-52；另请参见图12-49），而寰枢关节常见半脱位（见图12-50），通常伴有齿状突纵向移位（也称为颅骨下沉或寰枢椎嵌塞）（图14-53、图14-54）。最常出现的异常改变是连接齿状突和寰椎的横韧带松弛，这在颈椎屈曲侧位X线片中显示清晰，表现为寰枢关节半脱位（图14-55），常伴齿状突向头侧移位。此并发症常需要手术干预，最常用的术式是后路融合术。

表14-2　颈椎类风湿关节炎的异常表现

骨质疏松	钩椎关节侵蚀
齿状突侵蚀	椎间隙狭窄
寰枢关节（$C_1 \sim C_2$）半脱位	椎体边缘侵蚀和硬化
齿状突纵向移位（颅骨下沉）	棘突侵蚀（削减）
关节突关节侵蚀	椎体半脱位（侧位像呈"阶梯状"
关节突关节融合	或"门阶样"表现）

资料来源：Resnick D，Niwayama G. Rheumatoid arthritis and the seronegative spondyloarthropathies：radiographic and pathologic concepts. In：Resnick D，ed. *Diagnosis of bone and joint disorders*，3rd ed. Philadelphia：WB Saunders；1995：807-865. Copyright. 1995 Elsevier. With permission。

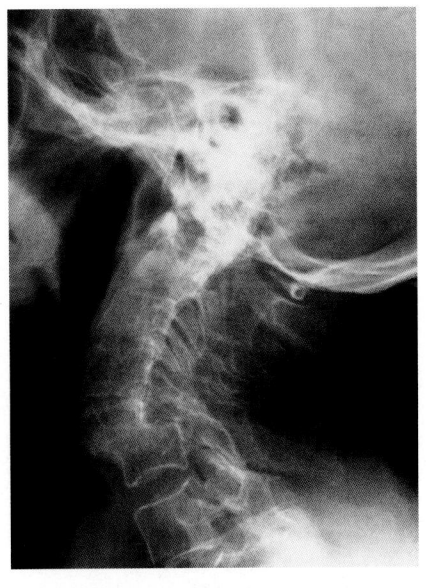

图14-51　颈椎类风湿关节炎

52岁女性，晚期类风湿关节炎，颈椎侧位X线片显示关节突关节侵蚀性改变。另外，需要注意骨质疏松、齿状突侵蚀、椎间盘椎体连接处侵蚀和棘突削减

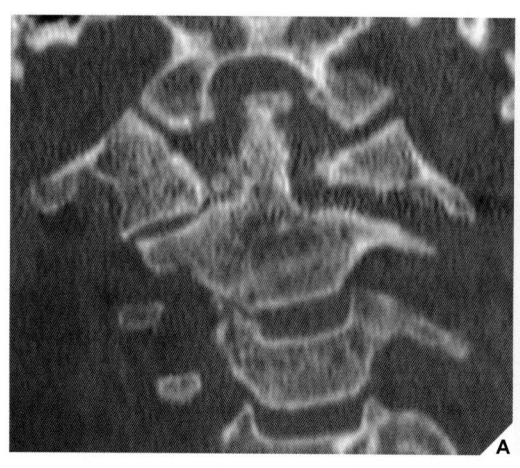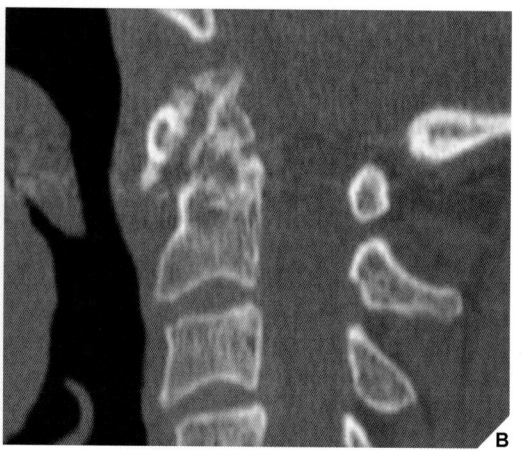

图14-52 颈椎类风湿关节炎CT表现

47岁女性，上颈椎冠状位（A）和矢状位（B）重建CT图像显示齿状突侵蚀

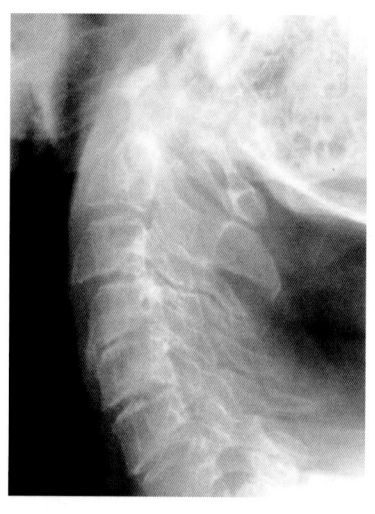

图14-53 颈椎类风湿关节炎

41岁女性，类风湿关节炎，颈椎侧位X线片显示齿状突纵向移位（颅骨下沉），还需要注意椎间盘椎体连接处侵蚀性改变，关节突关节侵蚀和棘突削减

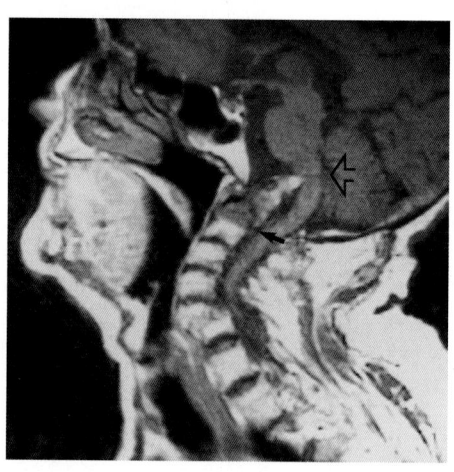

图14-54 颈椎类风湿关节炎MRI表现

52岁女性，晚期类风湿关节炎，有慢性颈部疼痛、上肢无力、双手麻木、间断呼吸困难和心律不齐的症状。MRI自旋回波矢状位T₁加权像显示炎性血管翳侵蚀齿状突（箭头）和颅骨下沉，伴枢椎向头侧移位并压迫延髓（空心箭头）

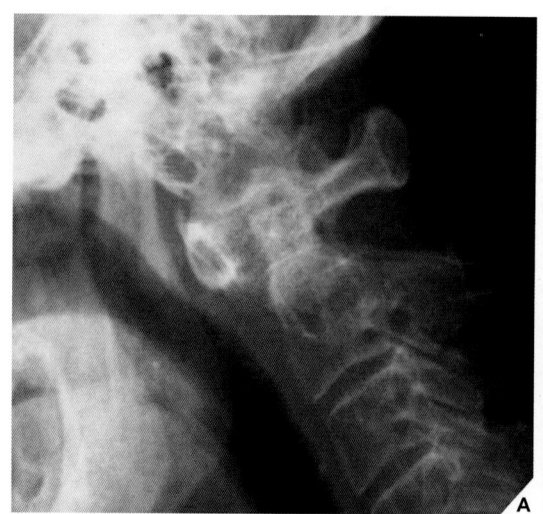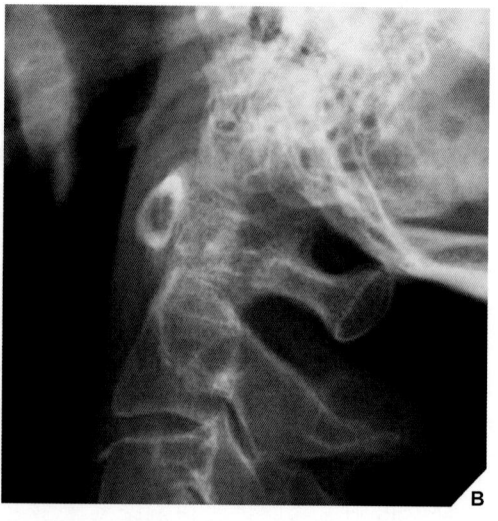

图14-55 类风湿关节炎：寰枢关节失稳

66岁女性，类风湿关节炎，颈椎过屈（A）和过伸（B）侧位X线片显示寰枢关节半脱位

关节突关节严重受累会导致半脱位。极少见的情况下，其与幼年型特发性关节炎的表现类似，可发生关节突关节强直。类风湿关节炎有时还可以累及一些其他结构，如椎间盘和邻近椎体，是钩椎关节滑膜炎蔓延所致。仅有一小部分颈椎受累的患者出现颈髓病。MRI 检查是评价此类患者脊髓受累的理想检查方法（见图 14-54）。

4. 类风湿关节炎的并发症　不仅与炎症过程本身有关，还与治疗后遗症有关（见第 12 章"手术治疗的并发症"部分）。治疗过程中经常使用大剂量皮质激素会导致全身性骨质疏松。严重的骨质疏松和大范围骨质侵蚀可能会引起病理性骨折，病理性骨折是一种常见的并发症。在肩关节，炎性血管翳的侵蚀可能会引起肩袖撕裂（见图 14-9）。在膝关节，大的腘窝（Baker）囊肿可能会合并类风湿关节炎的改变（图 14-56、图 14-57；也可参见图 14-24 和图 14-25）；这种情况可能被误诊为血栓性静脉炎（见图 2-22）。

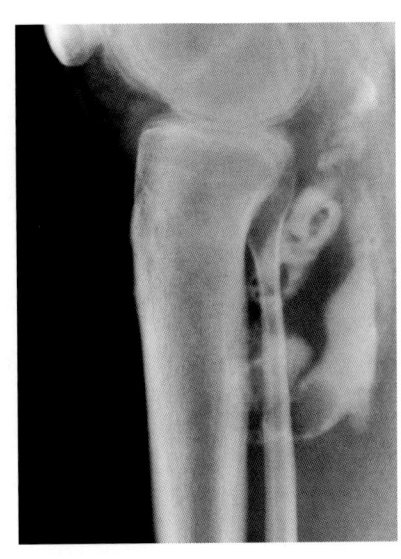

图 14-56　类风湿关节炎合并腘窝囊肿破裂

31 岁女性，有 2 年血清阳性类风湿关节炎病史，出现小腿上段肿胀和腘窝压痛。据此可假设诊断为血栓性静脉炎，但是静脉造影检查结果不支持此诊断。膝关节造影侧位片显示一个大的破裂腘窝（Baker）囊肿达小腿内侧。此种改变被证实是类风湿关节炎患者的并发症（经美国纽约大学格罗斯曼医学院允许引自 Greenspan A，Baker ND，Norman A. Rheumatoid arthritis simulating other lesions. *Bull Hosp Joint Dis Orthop Inst* 1983；43：70-77.）

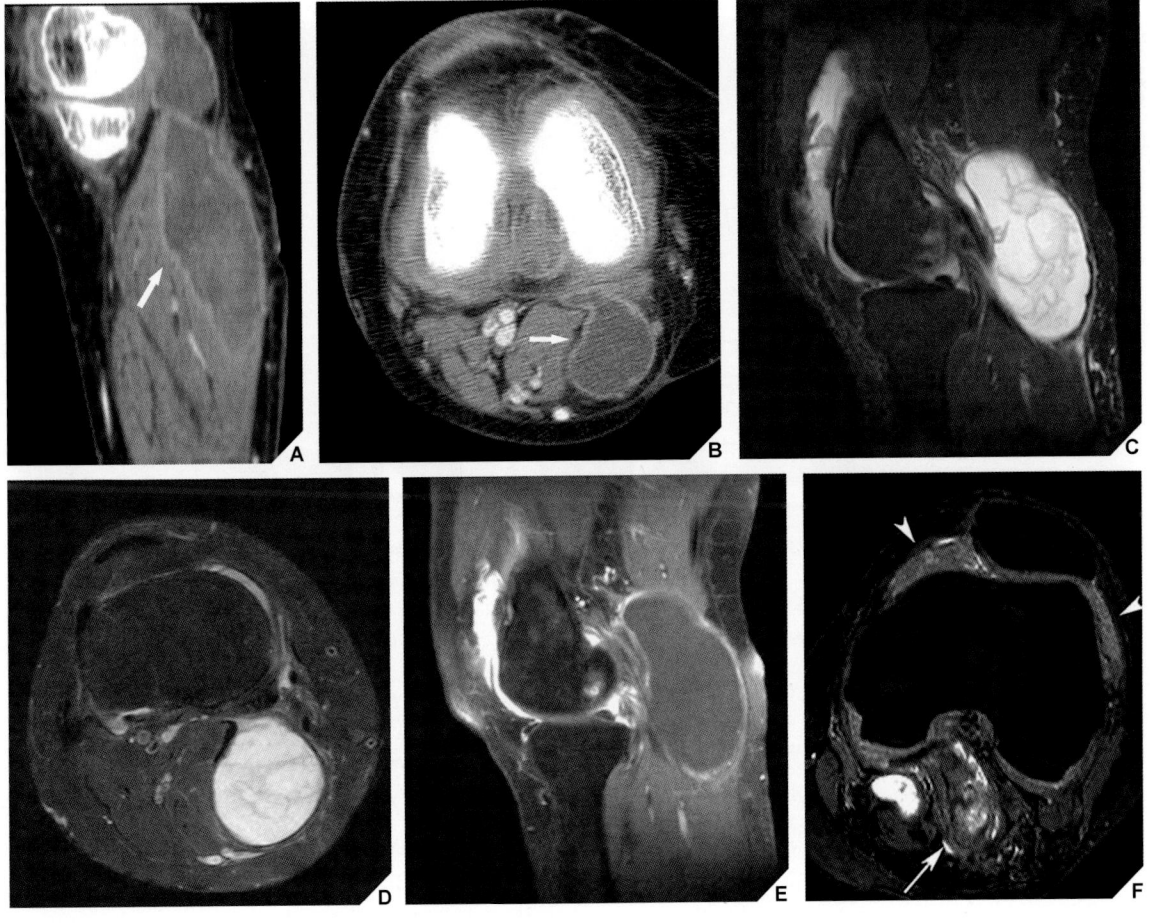

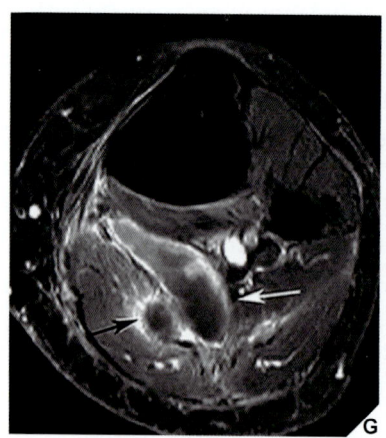
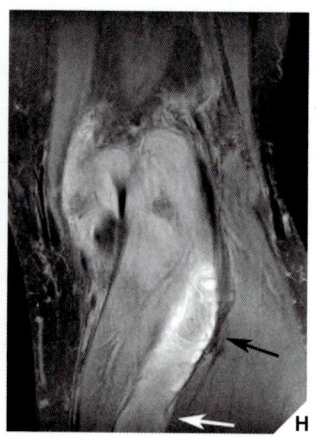

图14-57　腘窝囊肿和腘窝囊肿破裂的CT和MRI表现

静脉注射造影剂后采集矢状位重建（A）和轴位（B）CT图像，显示一个诊断为类风湿关节炎患者的腘窝囊肿（箭头）。另一名类风湿关节炎患者，矢状位反转恢复（IR）序列（C）、轴位T_2加权像（D）和增强后矢状位T_1加权脂肪抑制序列图像（E）显示大的腘窝囊肿。在另一名患者中，轴位梯度回波MRI（F）显示膝关节腔内血管翳形成（无尾箭头）和腘窝囊肿内血管翳形成（箭头）。静脉注射钆造影剂后获得的轴位T_1加权脂肪抑制序列MRI（G）显示腘窝囊肿沿小腿后间隙向远端延伸，并可见边缘强化（箭头）。静脉注射钆造影剂后的冠状位T_1加权脂肪抑制序列MRI（H）显示腘窝囊肿向小腿远端延伸，局部可见强化（箭头），提示囊肿破裂

（二）类风湿结节病

类风湿结节病是类风湿关节炎的一种变异类型，男性多见。其是一种非全身性疾病，特征为多发皮下结节（图14-58）和类风湿因子滴度非常高。通常关节没有异常，偶尔在一些骨中有小的囊性病灶。结节的大小和致密程度通常不等，结节的分布遍及肘关节、手和足的伸面及其他受力点。本病最显著的特点是缺乏类风湿关节炎的全身性表现。

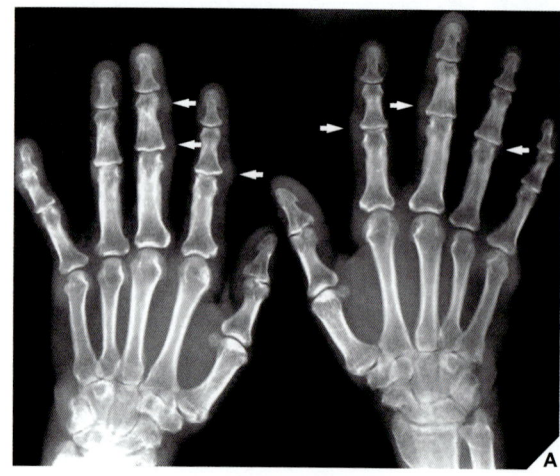
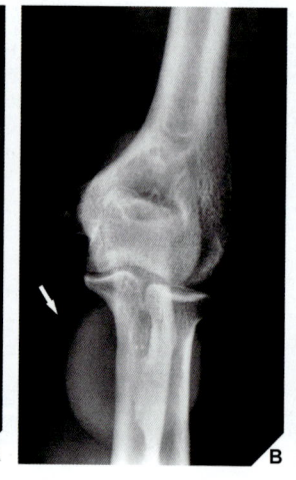
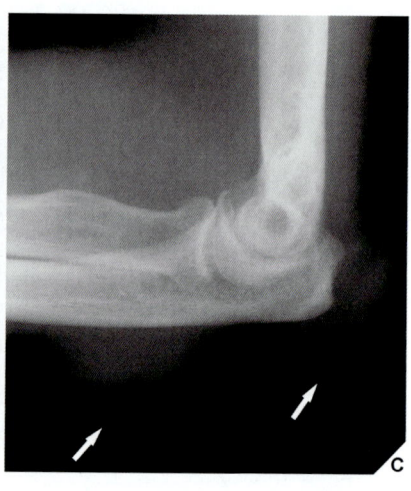

图14-58　类风湿结节病

52岁男性，有15年的多发性关节炎病史，表现为手和肘背侧大的游走性结节。血清内检出高滴度的类风湿因子（1∶1280）。双手背掌位X线片（A）显示邻近关节的多发软组织结节（箭头）。注意关节无异常。左肘关节的前后位（B）和侧位（C）X线片显示前臂近端背侧类似的软组织肿块（箭头）。肘关节未见异常（经美国纽约大学格罗斯曼医学院允许引自Greenspan A，Baker ND，Norman A. Rheumatoid arthritis simulating other lesions. *Bull Hosp Joint Dis Orthop Inst* 1983；43：70-77.）

在组织学检查中，结节呈现出典型的类风湿改变，表现为被栅栏状的组织细胞和成纤维细胞包绕的中央坏死，外层为结缔组织和慢性炎性细胞。只有少数情况下会出现组织学表现不典型的病例。在这些病例中，结节中可能包含丰富的胆固醇结晶和贮积脂质的巨噬细胞，提示有黄色瘤或多中心网状组织细胞增生症。

治疗通常仅限于偶尔应用非甾体抗炎药。结节压迫神经引起局部疼痛时可以通过手术的方式缓解。一些研究人员报道应用青霉素后结节体积会有所减小。然而，这些报道是存在争议的，因为不经过任何治疗的类风湿结节也可以消退

甚至消失。

在典型的类风湿关节炎中，小血管炎是产生结节的一个首要因素，循环免疫复合物沉积于类风湿滑膜上会产生一些关节外表现，如血管炎、多浆膜炎和结节。但在类风湿结节病中，结节在没有活动性关节疾病的情况下产生。因此，目前类风湿结节病的发病机制尚不清楚。

一些类风湿结节病患者有类风湿关节炎的家族史及家族性结节病的出现都提示疾病与遗传因素有关。对组织分类的研究，特别是寻找DW4/DRW4抗原有可能会揭示这类类风湿疾病变异类型的发病机制。发病明显倾向于男性，说明雄激素可能会促进具有遗传倾向的个体的疾病表达。类风湿结节病经常被误诊为痛风或黄色瘤病。此外，在评价此类病变时，应该意识到约20%的典型类风湿关节炎患者有类风湿结节，通常位于受压部位，如手和前臂的背侧（见图14-30）。结节性类风湿关节炎中关节受累与类风湿结节病不同，通常来说类风湿结节病预后会更好。

（三）幼年型特发性关节炎

幼年型特发性关节炎（JIA）曾被称为青少年类风湿关节炎，是影响儿童的至少3种慢性炎症性滑膜疾病的统称，女孩比男孩更易受到影响。JIA一词由国际风湿病学会联盟（International League of Associations for Rheumatology，ILAR）提出，以取代另外两个术语：青少年类风湿关节炎（juvenile RA）和青少年慢性关节炎（juvenile chronic arthritis）。根据受累关节的数量、症状的种类、家族史和血清学结果对JIA进行分类。

JIA的三种亚型分别是Still病型、多关节受累型和少关节受累型。一些研究人员认为还包括附着点炎相关的关节炎（enthesitis-related arthritis，ERA）和青少年银屑病性关节炎。每个亚型都有各自的临床和实验室检查特点及不同的自然病程，但都没有能确诊的实验室检查项目，诊断依靠临床特点。它们的病因不明，遗传成分复杂，明确区分各亚型有时很困难。多项研究提出肿瘤坏死因子（TNF）蛋白及其受体参与JIA的病理过程。研究发现具有MHC的非*HLA*基因、细胞因子和T细胞相关基因均与该关节炎呈正相关。最近，已经建立MHC编码的*LMP7*基因和早发性少关节受

累型JIA之间的链接及编码Tapasin的基因和全身性发病的JIA之间的链接。

1. Still病型JIA　被一些学者归入多关节受累型JIA，以突发高热、淋巴结肿大和一过性鲜肉色皮疹为特点。患者可出现肝脾大、胸膜炎、心包炎、疲劳、厌食和体重减轻等表现。大多数患者有慢性、反复发作的关节痛。有相当多的患者会相继出现慢性多发性关节炎。在一些成人患者中可出现类似于Still病的症状，并有发热和关节痛，最近被称为巨噬细胞激活综合征（MAS）（见下文）。病因可能与免疫风暴有关，即巨噬细胞不受控制激活和多种促炎性细胞因子分泌。

2. 多关节受累型JIA　多关节受累型JIA在发病6个月内炎症累及5个或5个以上关节，并伴有厌食、体重下降、易疲劳和淋巴结肿大等相关表现。生长迟缓很常见。此病常导致下列异常：下颌骨发育不良，生长板提早闭合而导致掌骨和跖骨短缩，以及膝关节、髋关节和肩关节骨骺过度生长。类风湿因子检测阳性的患者预后较差。

3. 少关节受累型JIA（少关节炎）　是JIA的第三种亚型，发病6个月内只有很少的关节受累，常在4个以下。约40%的JIA患者在发病最初6个月内累及4个以下的关节。其中一些患者可以表现为类风湿因子阴性，而其他一些可以出现HLA-B27抗原阳性。儿科类风湿病专家曾试图从少关节受累亚型中单独分出一种定义为另一种类型，但是除了HLA-B27检测阳性同时患有骶髂关节炎的儿童以外，此定义较为宽泛，而且临床上仅表现为单一系统的症状，如虹膜睫状体炎。从前认为骶髂关节受累不是青少年类风湿关节炎的特征，而是提示青少年强直性脊柱炎。然而，骶髂关节受累并不像过去认为的是JIA的特征，而是代表青少年发病的强直性脊柱炎。同样，一些研究人员认为少关节受累型的患者，特别是组织相容性抗原HLA-B27阳性的患者，实际上具有非典型强直性脊柱炎综合征或脊椎关节病的表现，这两种疾病都与类风湿关节炎不同。

4. 伴有附着点炎的关节炎　这种类型的关节炎约占所有JIA病例的5%～10%，主要影响6岁以上的男孩，典型表现为跟腱和足底筋膜附着部位的附着点病（附着点炎），伴发影响下肢和髋关节的不对称性关节炎。骶髂关节通常受累，大多数

患者HLA-B27抗原阳性。

5. 青少年银屑病性关节炎 Ansell和Bywaters于1962年首次描述这种关节炎，定义为血清阴性炎症性关节炎，在16岁之前出现，具有典型的银屑病特征，或至少满足4个次要标准中的3个：指炎、指甲凹陷、银屑病样皮肤改变及银屑病家族史。女孩比男孩更易受累。临床上，患者可能出现关节疼痛和肿胀、红色鳞状皮疹、指甲改变和眼部受累。MRI可显示早期影像学表现，包括滑膜异常（增厚和强化）、关节积液、骨髓水肿、肌腱异常（增厚、水肿、腱鞘炎）和关节异常（关节间隙狭窄和关节侵蚀）。一些患者可能出现肢端骨质溶解。

6. 影像学特征 JIA与成人型类风湿关节炎有很多类似的表现，但本病的关节破坏更为明显（图14-59）。另外，JIA具有一些特征性表现，有助于诊断。

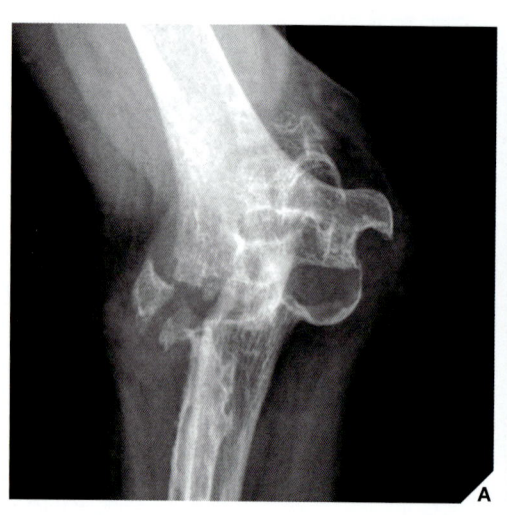
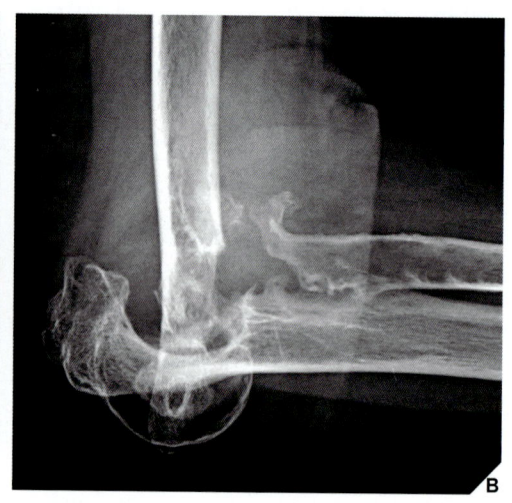

图14-59 JIA（1）

35岁女性，肘关节前后位（A）和侧位（B）X线片显示肘关节严重破坏和半脱位并伴有关节积液

（1）骨膜反应：通常可见沿着近节指骨和掌骨的长轴出现（图14-60）。

（2）关节强直：据报道，关节强直在发病后3～5年发生。它不仅可发生于腕关节（图14-61、图14-62），也可发生于指间关节（图14-63）。颈椎关节突关节融合也是一个特征性表现（图14-64、图14-65）。

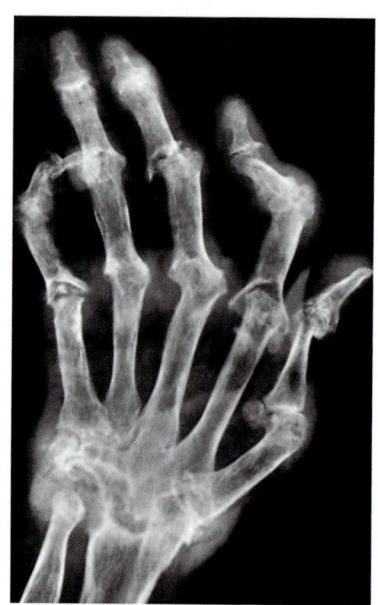

图14-60 JIA（2）

26岁女性，有14年的关节炎病史，腕关节和手的正位X线片显示在腕关节和掌指关节及近节指间关节有严重的破坏性改变。注意第3、4掌指关节强直及近节指骨、掌骨的骨膜炎

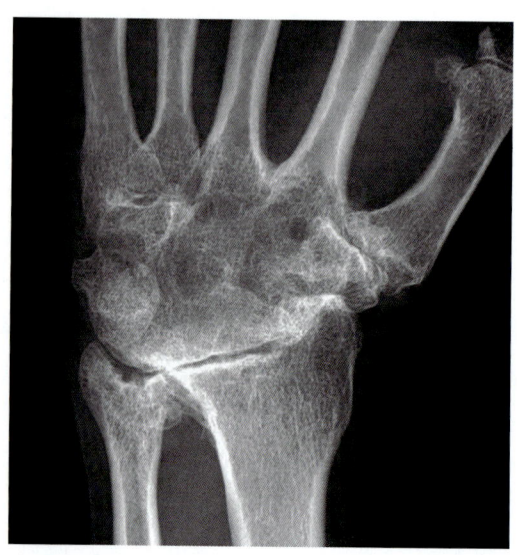

图14-61 JIA（3）

28岁男性，右腕正位X线片显示多个腕骨和腕掌关节融合

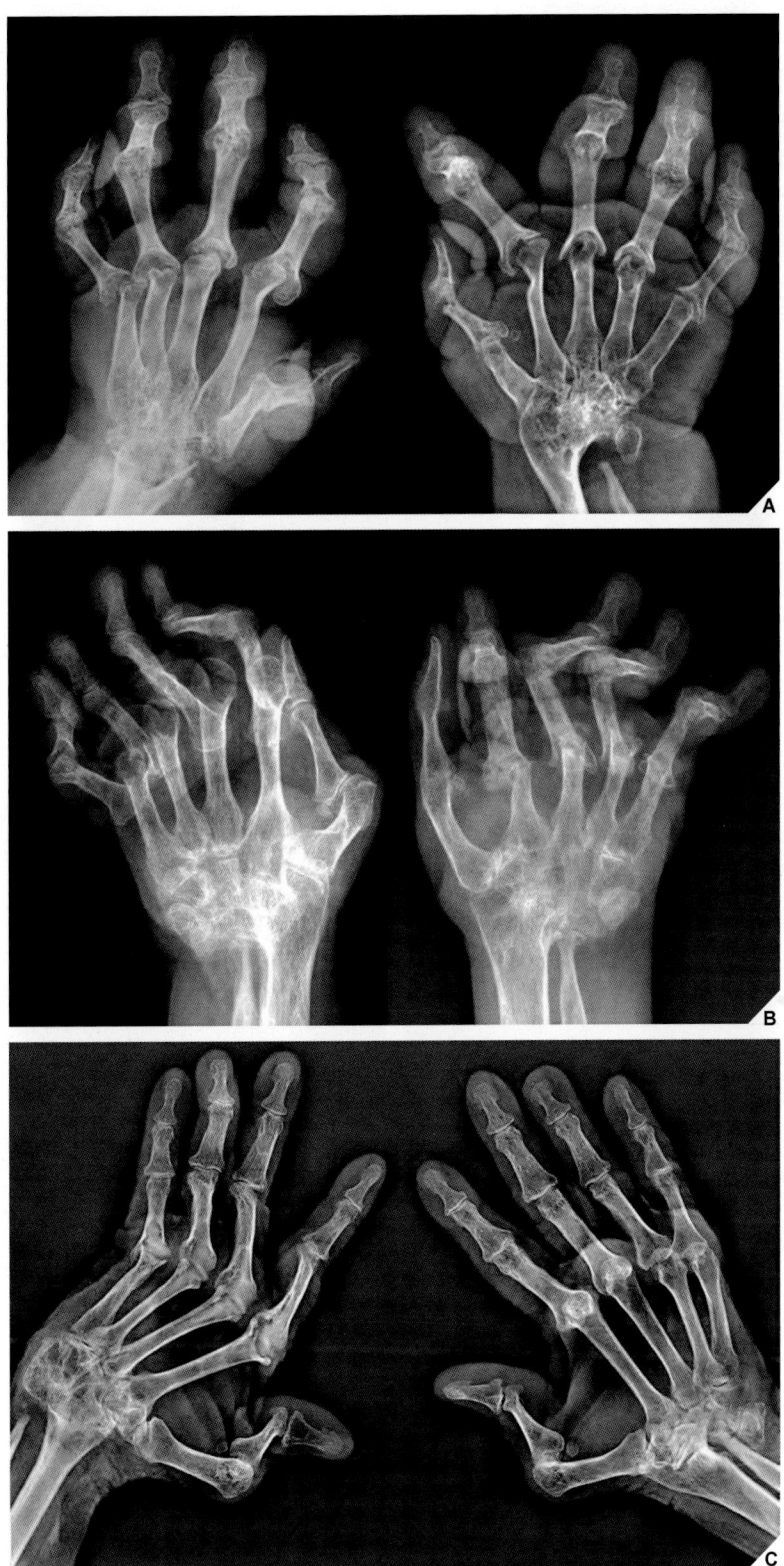

图 14-62 JIA（4）

A. 42岁女性，有27年多发性关节炎病史，双手正位片显示掌指关节和指间关节破坏性改变。注意双腕关节强直。B. 另一患者，51岁女性，可见双手多发掌指关节侵蚀、半脱位和脱位，手指明显畸形。此外，还有桡腕关节和腕骨间关节及左手第1掌指关节和指间关节融合。C. 62岁女性，双手X线片显示左侧桡腕关节、腕骨间关节和掌指关节侵蚀及半脱位，右侧桡腕关节和腕骨间关节融合，右手掌指关节显示硅橡胶人工关节置换术后改变

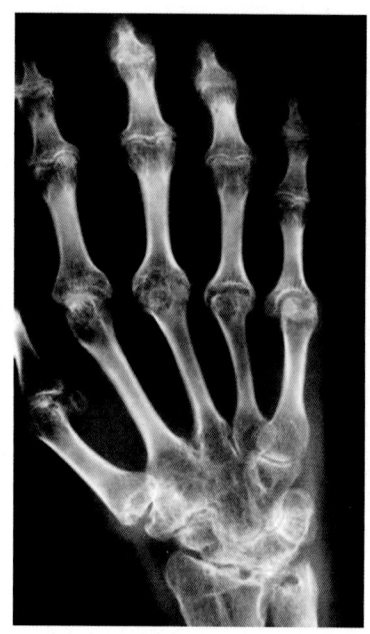

图 14-63　JIA（5）

25岁女性，有10年JIA病史，手的正位X线片显示手和腕关节的多关节晚期破坏性改变。一些关节出现关节强直

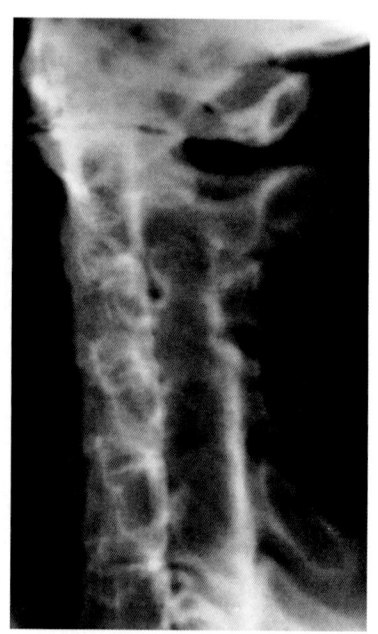

图 14-64　JIA（6）

25岁女性，有15年多发性关节炎病史，颈椎侧位片显示关节突关节融合，此为JIA的一种常见表现

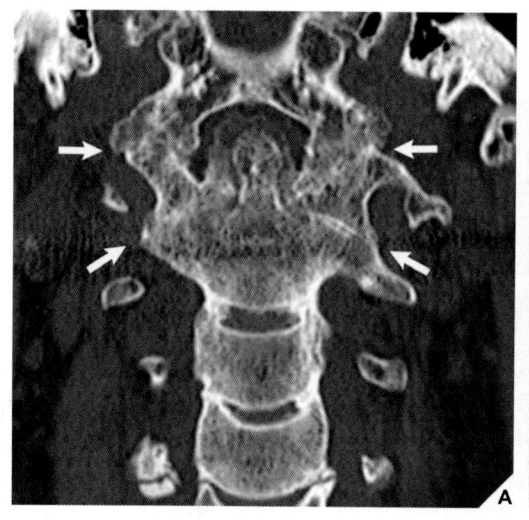
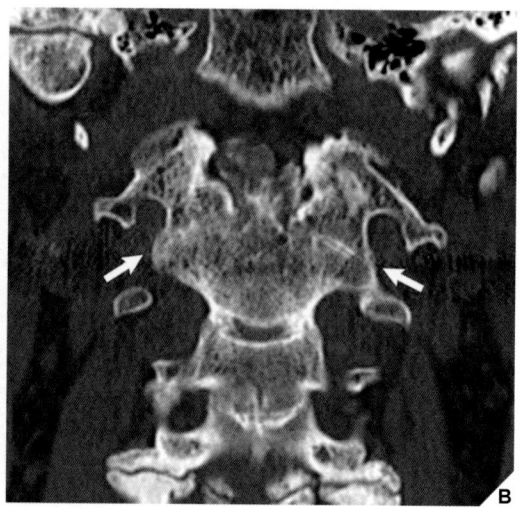

图 14-65　JIA 的 CT 表现

A、B. 56岁男性，上颈椎的冠状位重建CT图像显示寰枢椎融合（箭头）

（3）生长异常：因为JIA常在骨骼发育成熟之前发病，因此骨生长异常是常见的表现。病变累及骨骺常会引起生长板闭合，进一步导致骨生长延迟（图14-66）；局部充血刺激生长板也可以促进骨快速生长。股骨远端骨骺增大导致膝关节髁突特征性过度生长，这与髁间窝增宽和方形髌骨形成相关（图14-67）。

（4）骶髂关节炎：这个特点可见于约30% JIA的附着点炎相关的关节炎（ERA）亚型。在儿童患者中，临床症状（疼痛）的出现要相对晚于骶髂关节炎性病变，因此，影像学检查对该异常的检出至关重要。

7. 巨噬细胞活化综合征（macrophage activation syndrome，MAS）是一种临床病理类型，由表现出噬血细胞活性的T淋巴细胞和巨噬细胞过度不受控制激活和扩张所致。这些细胞扩张导致全身性炎性反应，并可能导致全血细胞减少、肝脾功能障碍、高甘油三酯血症、高铁蛋白血症及与弥散

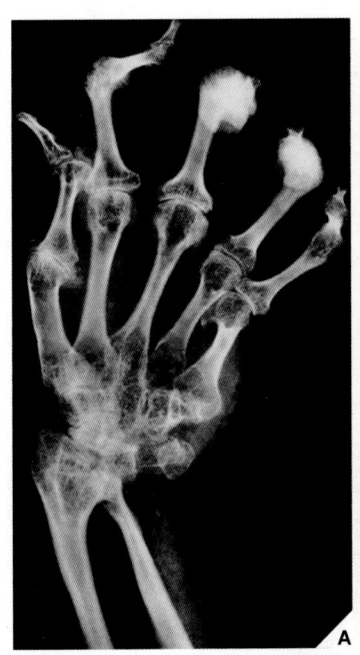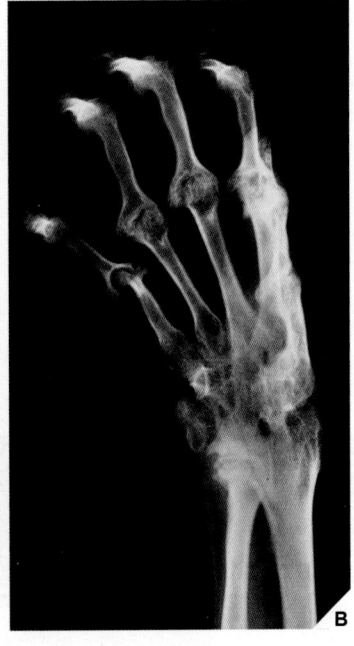

图14-66 JIA（7）

A、B. 24岁女性，7岁时确诊为晚期JIA，手的正位X线片显示由于生长板早期闭合而骨生长延迟。手指的多发畸形包括搭车者拇指和"纽扣花"样手指

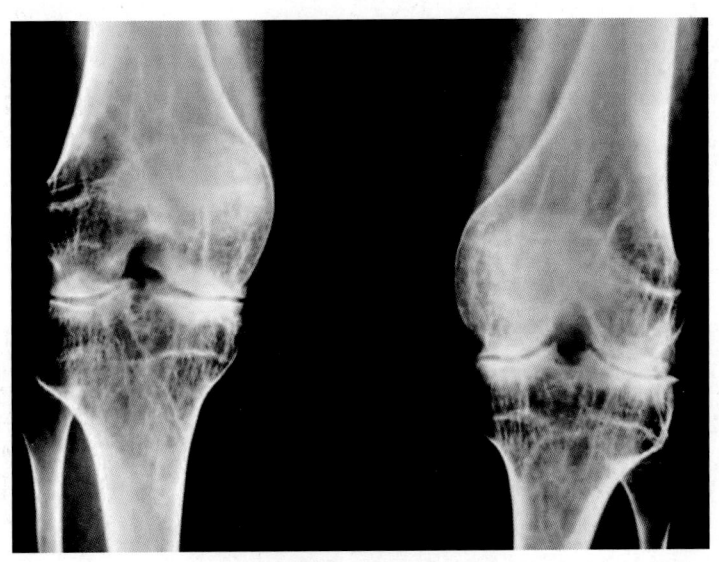

图14-67 JIA（8）

20岁女性，双膝关节前后位X线片显示内侧髁过度生长，此为JIA的一种特征性表现

性血管内凝血（DIC）相似的凝血病。由于组织巨噬细胞和组织细胞扩张通常是由感染或药物治疗中的变化引起的，因此一些研究人员更倾向将这种情况称为反应性噬血细胞性淋巴组织细胞增生症。MAS是儿童几种慢性风湿病的严重且可能危及生命的并发症。它最常见于全身性JIA和成人Still病。

8. 类风湿关节炎的治疗

（1）药物：在过去几年中，类风湿关节炎的治疗有很大改变，显著地改善了这种衰竭性疾病患者的临床预后。这些令人欣喜的效果主要是通过引入新的生物制剂实现的，这些生物制剂彻底改变了类风湿关节炎的治疗，应该推荐给每一名罹患此病的患者。曾经使用的治疗药物包括甲氨蝶呤、柳氮磺吡啶、来氟米特、羟氯喹、硫唑嘌呤、环孢素、依那西普、米诺环素和金盐。但目前，所有患者都已接受甲氨蝶呤伴或不伴生物制剂治疗。生物制剂包括TNF抑制剂（又称抗TNF单克隆抗体，如英夫利昔单抗、依那西普和阿达木单抗）、利妥昔单抗（抗CD20单克隆抗体）、阿巴西普（细胞毒性T淋巴细胞相关抗原4与免疫球蛋白融合蛋白、CTLA4-Ig融合蛋白）和托珠单抗（抗白介素-6受体单克隆抗

体）。在临床试验中，环孢素单独或与甲氨蝶呤联合应用也被证明可以减轻关节炎症状，甚至可以延缓关节侵蚀进展，但很少应用。同样，低剂量糖皮质激素（如泼尼松）可以迅速改善关节症状。如果需要，关节内注射类固醇可以抑制关节炎症。PET/CT偶尔可用于监测和评估治疗反应（图14-68、图14-69）。

非甾体抗炎药在治疗中仅起次要作用，其主要用于缓解症状。

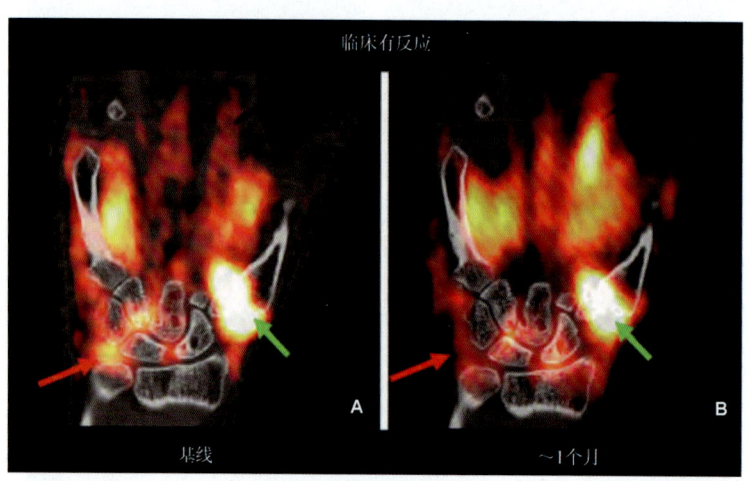

图14-68 ^18F-FDG PET/CT评价类风湿关节炎对治疗的反应（1）

A. 49岁女性，类风湿关节炎，腕部冠状位PET/CT融合图像显示放射性示踪剂^18F-FDG在多处骨侵蚀部位摄取增加，包括三角豆状骨关节（红色箭头）。由于骨性关节炎，第1腕掌关节的代谢活动也增加（绿色箭头）。B. 使用TNF-α抑制剂（依那西普）治疗1个月后，腕关节冠状位PET/CT融合图像显示炎症性关节炎部位的浓聚明显减少（红色箭头），提示滑膜内炎症减轻。注意骨关节炎部位没有改善（绿色箭头）（由Abhijit Chaudhari, MD, Sacramento, California提供）

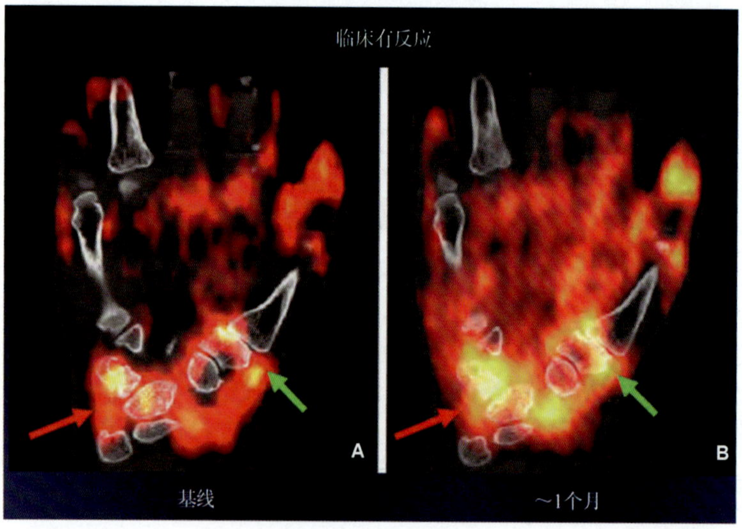

图14-69 ^18F-FDG PET/CT评价类风湿关节炎对治疗的反应（2）

A. 63岁女性，类风湿关节炎，腕关节冠状位PET/CT融合图像显示腕关节滑膜炎部位具有高代谢活性（红色和绿色箭头）。B. 使用TNF-α抑制剂治疗1个月后获得的相同图像显示代谢活性进一步增高（红色和绿色箭头），表明对治疗没有反应（由Abhijit Chaudhari, MD, Sacramento, California提供）

（2）手术：外科治疗主要包括全关节置换术，不仅对髋关节、膝关节、肩关节和肘关节等大关节进行置换，还包括手和足的小关节置换（见第12章）。

三、血清阴性脊柱关节病

（一）强直性脊柱炎

1. 临床特征　强直性脊柱炎在欧洲又称为别赫捷列夫（Bechterew）病或马-施（Marie-Strümpell）病，属于一组异质性炎症性关节炎，统称为血清阴性脊柱关节病（seronegative spondyloarth-ropathies）。它是一种慢性、进行性、炎症性关节病，主要累及脊柱的滑膜关节和邻近的软组织，也可以累及骶髂关节，外周关节如髋关节、肩关节、膝关节也可受累。强直性脊柱炎曾经被认为是一种几乎仅影响年轻男性的疾病，但近期研究表明，该病

男女发病比例为（3～7）：1，具体取决于地区和种族因素。强直性脊柱炎患者最典型的临床症状是腰痛和颈痛，其他关节外表现包括虹膜炎（葡萄膜炎）、肺纤维化、心脏传导缺陷、主动脉功能不全、脊髓压迫和淀粉样变性。患者也可能有低热、厌食、疲劳和体重减轻。据报道，早期死亡率主要与心血管疾病发病风险增加有关。

强直性脊柱炎患者的类风湿因子是阴性的，是脊柱关节病的原型，大多数（大于95%）患者的组织相容性抗原HLA-B27阳性。15%～20%的病例有阳性家族史。

2. 病理学　病理学上，强直性脊柱炎是一种可动关节的弥漫性增生性滑膜炎，表现出与类风湿关节炎相似的特征。此外，椎体前部和后部存在炎性附着点病，随后是进行性钙化和骨化的继发过程，最初局限于脊柱韧带和纤维环，并逐渐扩散至整个脊柱，导致部分或全部脊柱融合（图14-70）。

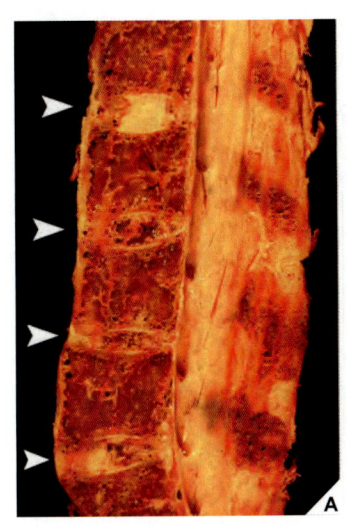
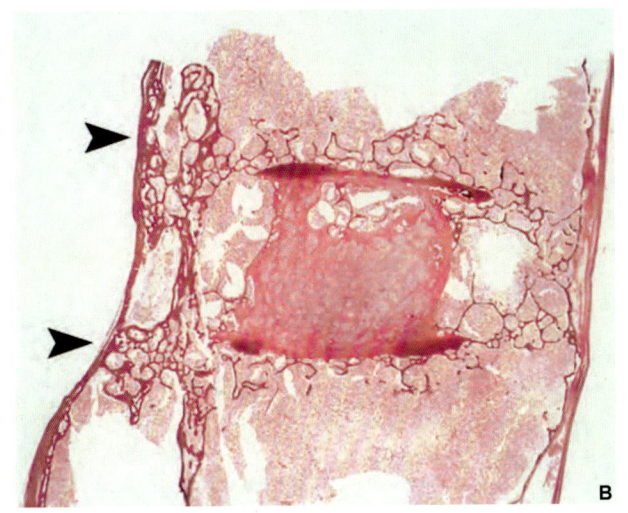

图14-70　强直性脊柱炎的病理表现

A. 腰椎矢状切面照片显示椎体、椎间盘前缘的韧带骨赘（无尾箭头），椎间隙没有明显变窄。B. 显微照片显示纤维环边缘的韧带骨赘（无尾箭头）

（经Elsevier出版社允许引自Bullough P. *Orthopaedic pathology*，5th ed. Maryland Heights，MO: Mosby；2009.）

3. 影像学特征　下段胸椎和腰椎椎体前缘呈方形改变及"亮角"征是强直性脊柱炎最早期的影像学表现，在脊柱侧位X线片显示最佳（图14-71；另请参见图12-53）。随着病程进展，连接椎体的韧带骨赘形成（图14-72；另见图12-54）。此种赘生物外形纤细，而且呈垂直方向，而不是水平方向，由此可以与退行性脊柱疾病形成的骨赘相鉴别（图14-73）。椎旁骨化在强直性

脊柱炎中很常见。在疾病晚期，关节突关节和椎体融合，会出现一种典型的影像学表现，称为"竹节"椎（图14-74；另见图12-55）。在腰椎的前后位X线片上可见椎体中心线状致密影（称"匕首"征），代表棘上韧带和棘间韧带骨化（图14-75）。发生强直的部位容易发生"香蕉棒"骨折，并继发假关节形成，骶髂关节最容易受累（图14-76）。

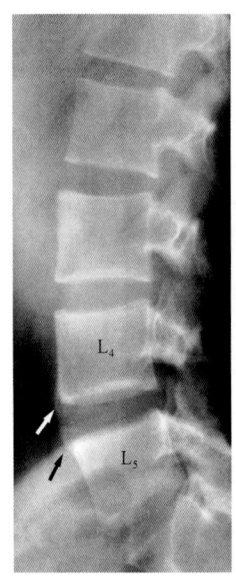

图14-71 强直性脊柱炎（1）

28岁男性，腰椎侧位X线片显示继发于椎体边缘骨质侵蚀的方形椎。这种改变是强直性脊柱炎的早期影像学特征。还需注意L₄～L₅椎间隙的韧带骨赘形成（箭头）

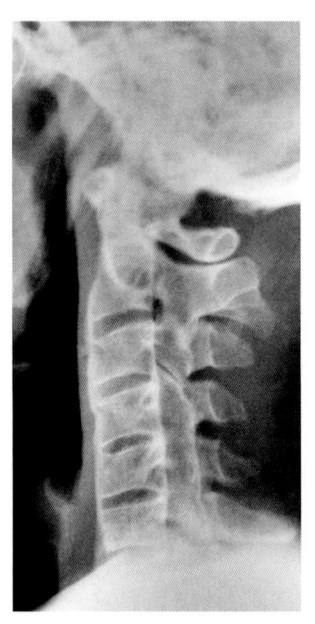

图14-72 强直性脊柱炎（2）

31岁男性，颈椎侧位X线片显示纤细的韧带骨赘、椎体间骨桥形成，此为强直性脊柱炎的常见表现。注意小关节融合

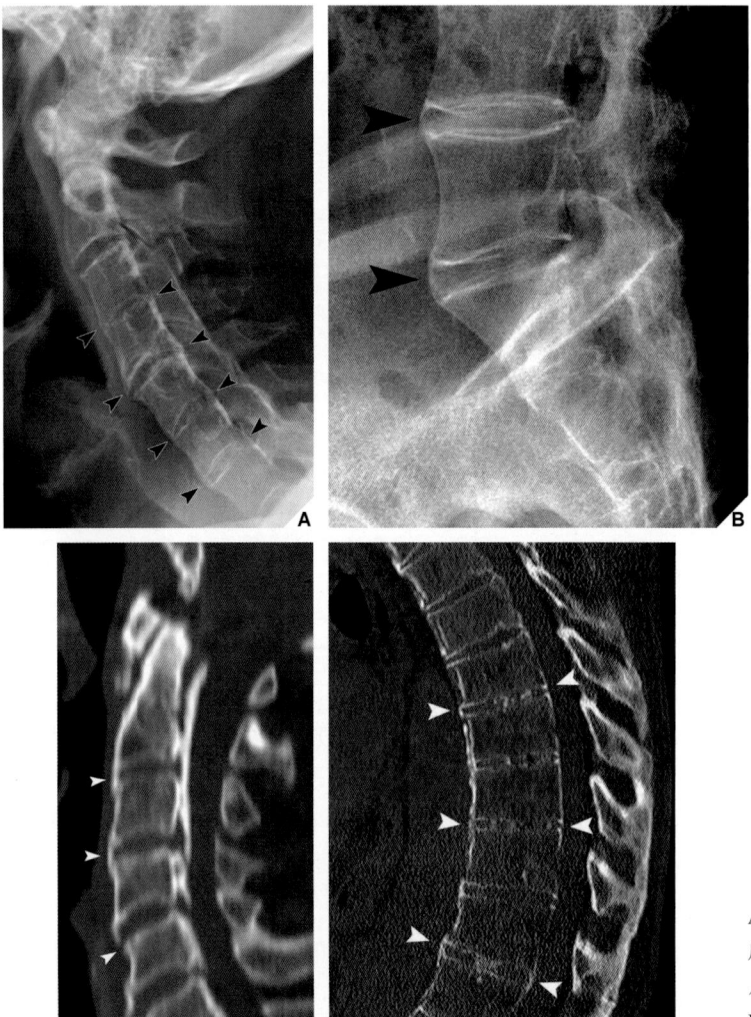

图14-73 强直性脊柱炎的X线片和CT表现

A. 32岁男性，颈椎侧位X线片显示纤细的垂直方向的前、后韧带骨赘（无尾箭头）；B. 29岁男性，腰骶段侧位X线片显示纤细的垂直方向的前部韧带骨赘（无尾箭头）；C、D. 颈椎矢状位重建CT图像和另一患者胸椎矢状位重建图像显示纤细的垂直方向的前、后韧带骨赘（无尾箭头）

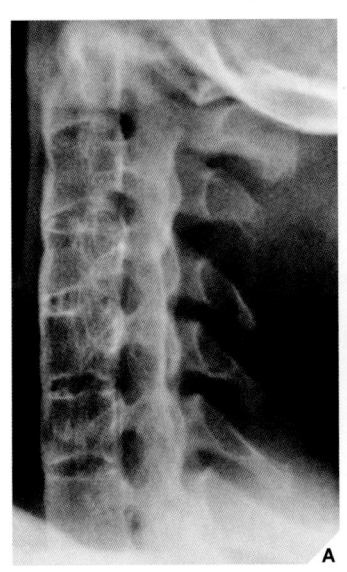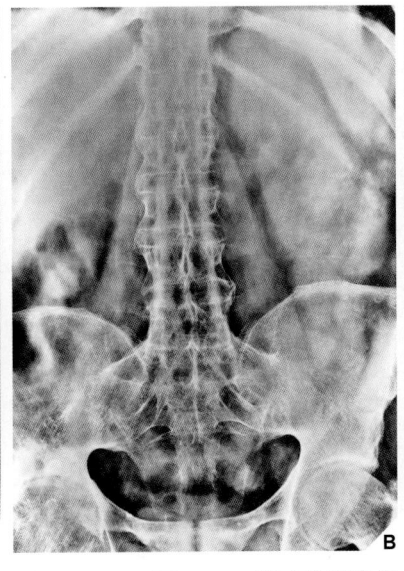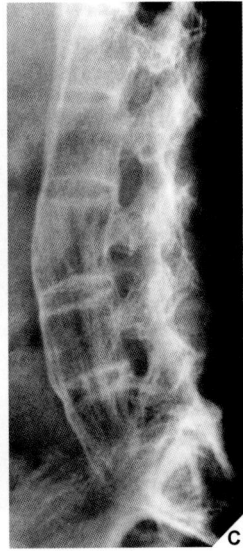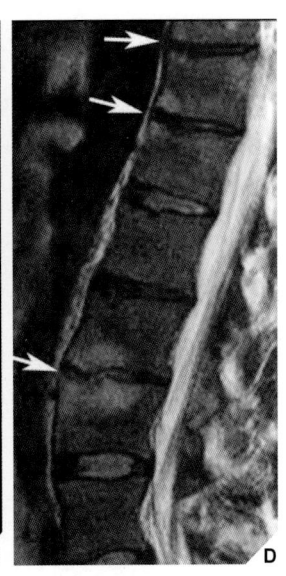

图 14-74　强直性脊柱炎（3）

53 岁男性，晚期强直性脊柱炎，颈椎侧位 X 线片（A）显示脊柱前缘韧带骨赘、椎体间骨桥形成及后缘关节突关节融合，伴椎旁骨化，脊柱呈"竹节"样改变。在腰骶椎前后位（B）和侧位（C）X 线片中也可见到此征象。注意在前后位 X 线片中骶髂关节融合和双侧髋关节受累，表现为股骨头轴向移位，与类风湿关节炎相似。另一患者，36 岁男性，MRI 矢状位 T_2 加权像（D）显示方形椎及不同节段终板前缘的高信号（"亮角"征）（箭头）

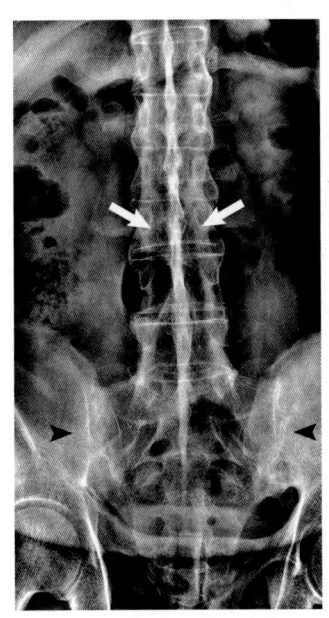

图 14-75　强直性脊柱炎（4）

42 岁男性，腰椎前后位 X 线片显示棘上韧带和棘间韧带骨化，呈"匕首"征（箭头）。注意双侧骶髂关节对称融合（无尾箭头）

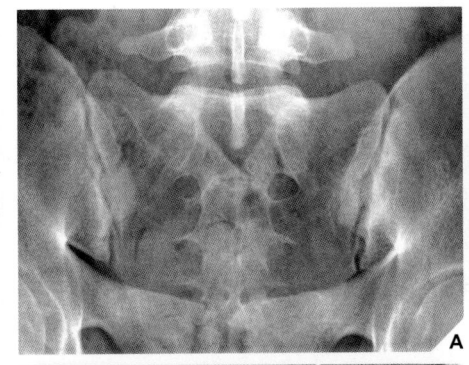

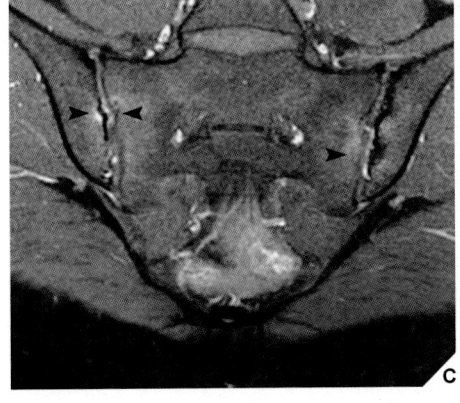

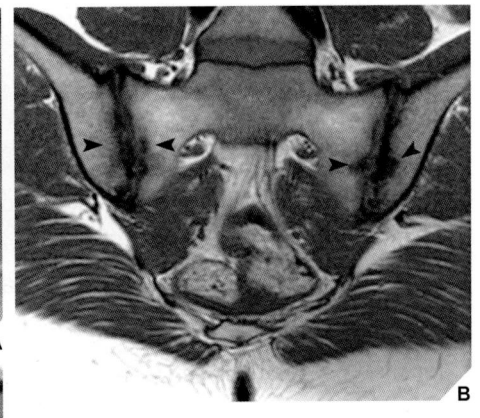

图 14-76　强直性脊柱炎 MRI 表现

25 岁男性，骨盆 Fergusson 位 X 线片（A）显示双侧对称性骶髂关节炎，该病变在 MRI 冠状位 T_1 加权像（B）和增强后冠状位 T_1 加权脂肪抑制序列图像（C）得以确认（无尾箭头）

　　当病变累及脊柱时，不要将强直性脊柱炎误认为进展性非感染性椎体前缘融合，即哥本哈根（Copenbagen）综合征。该病通常发生于儿童早期和青少年时期，以椎间隙消失和椎体前缘融合及骨性强直为特征（图 14-77）。

　　在四肢关节，强直性脊柱炎的炎性改变与类风湿关节炎很难区分（见图 14-41）。在足部可见在某些肌腱附着部位出现特征性侵蚀性改变，特别是跟骨（见图 12-46、图 12-47）。病变累及坐骨结节和髂嵴时表现为"花边"样新骨形成，称为"胡须"征。

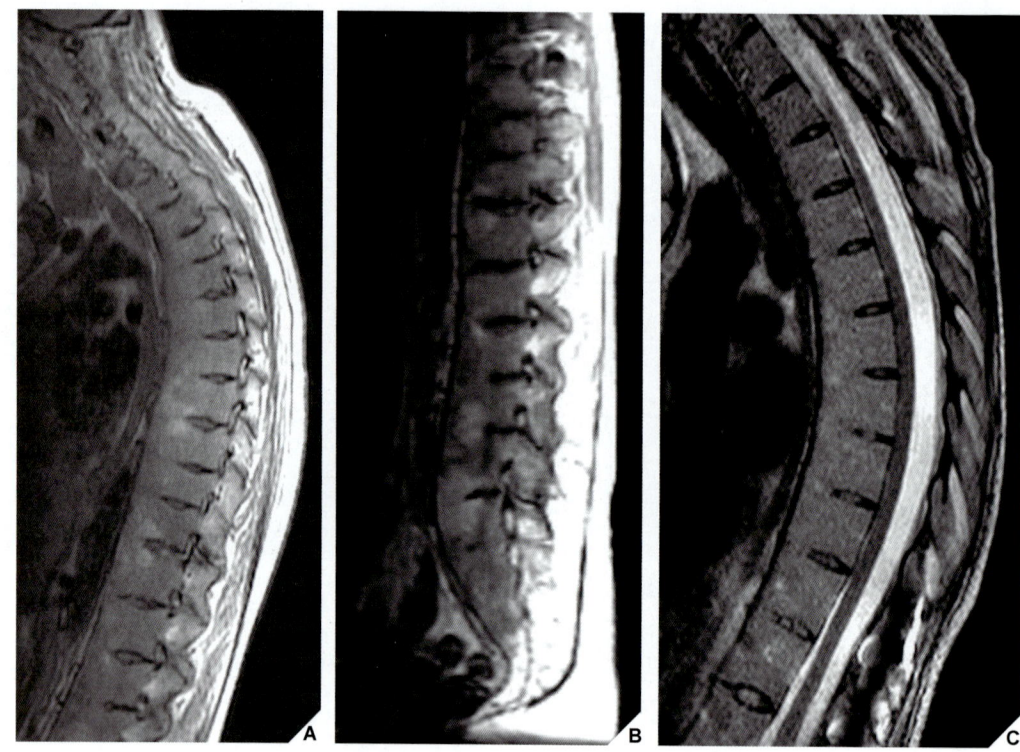

图 14-77　哥本哈根综合征 MRI 表现

16 岁女孩，胸椎（A）、腰椎（B）矢状位 T_1 加权像和胸椎 T_2 加权像显示椎体前缘融合。与强直性脊柱炎不同的是小关节未见受累

4. 治疗　强直性脊柱炎国际评估小组（国际脊柱关节炎评估协会，Assessment of SpondyloArthritis international Society，ASAS）和欧洲抗风湿联合会最近给出了强直性脊柱炎治疗的循证建议。这些建议强调强直性脊柱炎患者的最佳治疗方法"需要结合非药物和药物治疗"，并强调患者教育、定期锻炼和（或）物理治疗及可能的社会团体支持的重要性。物理治疗对预防脊柱畸形和关节运动丧失很重要。非甾体抗炎药是用来缓解疼痛的一线药物。尽管改善病情性抗风湿药（DMARD）可以缓解本病伴发的周围型关节炎的症状，但对本病却并不十分有效。临床试验表明，应用 TNF 抑制剂治疗后，一些患者的症状有所改善。手术通常仅限于强直性脊柱炎的并发症之一脊柱骨折的稳定。

（二）反应性关节炎（Reiter 综合征）

1. 临床特征　反应性关节炎，旧称 Reiter 综合征，是一种自身免疫性疾病，因身体另一部位感染而发展，男性发病率是女性的 5 倍，以关节炎、结膜炎和尿道炎为特征。1916 年，德国军医汉斯·康拉德·朱利叶斯·雷特（Hans Conrad Julius Reiter，后因参与布痕瓦尔德集中营的强迫人体实验而在纽伦堡被起诉）首次报道了这一情况，同年，法国医生费辛格（Fiessinger）和勒罗伊（LeRoy）对这一情况进行了描述。反应性关节炎也以出现皮肤黏膜皮疹、白斑角化病而闻名。与强直性脊柱炎一样，本病眼部受累也很常见，可包括结膜炎、虹膜炎、葡萄膜炎和巩膜外层炎。20%～40% 的男性发生阴茎病变，称为环状龟头炎。60%～80% 的患者 6 号染色体上的 HLA-B27 基因呈阳性。这种发生频率因患者的种族不同而不同。与强直性脊柱炎不同，反应性关节炎可能表现为单侧骶髂关节疾病。

反应性关节炎有两种类型。Ⅰ 型在美国常见，呈散发性或地方性，与非淋球菌性尿道炎、前列腺炎或出血性膀胱炎相关，最近也报道与生殖系统感染沙眼衣原体和淋病双球菌有关。此类疾病几乎全部发生于男性。Ⅱ 型多见于欧洲，被认为是一种与志贺菌相关的流行病，女性也可患病。对于小肠结肠炎耶尔森菌是否可以诱发此类疾病，已有大量研究，特别是在斯堪的纳维亚半岛，因为上述细菌的感染在该地比北美更流行。一般人群中的发病率为（3.5～5）/10 万，但在有效治疗 HIV 感染之前的年代，本病在表达 HLA-B27 阳性的男性HIV阳性患者中的发病率高达75%。

2. 影像学特征　反应性关节炎以周围性关节炎为特征，通常为不对称性关节炎，多见于下肢关节（图14-78）。足是最常见的受累部位，尤其是跖趾关节和足跟（图14-78B；另见图12-47C），

骨膜新骨形成并不少见。骶髂关节受累常见，可表现为单侧不对称（图14-79）、双侧不对称（图14-80）或双侧对称（图14-81）。在胸椎和腰椎，可以出现粗大的韧带骨赘或椎旁骨化，邻近椎体间特征性骨桥形成（图14-82）。

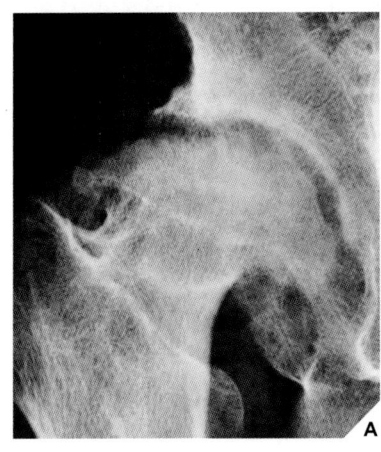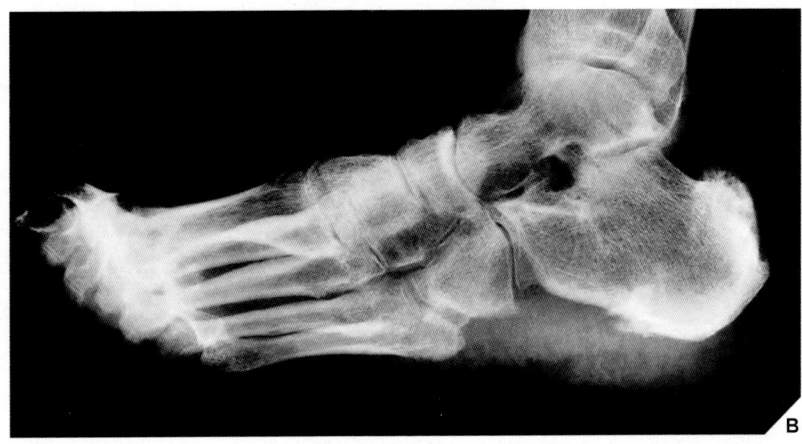

图14-78　反应性关节炎

A. 39岁男性，右髋关节前后位X线片显示炎症性关节炎的特征性改变；B. 28岁男性，足侧位X线片显示反应性关节炎典型的跟骨"绒毛"状骨膜反应和跖趾关节炎性改变

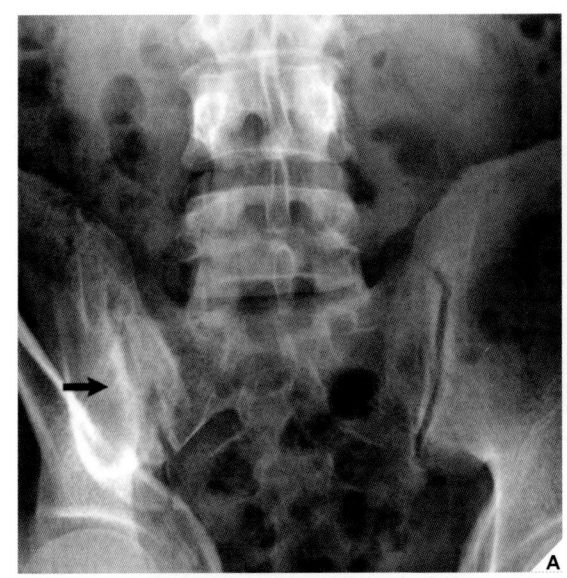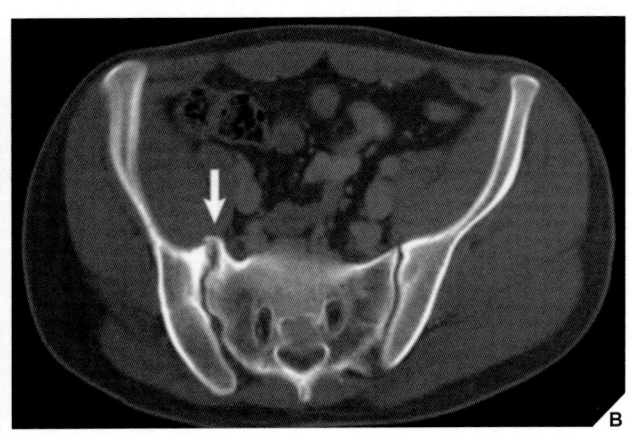

图14-79　反应性关节炎X线片和CT表现

38岁男性，骶髂关节Fergusson位X线片（A）和骨盆轴位CT图像（B）显示右侧骶髂关节炎（箭头）

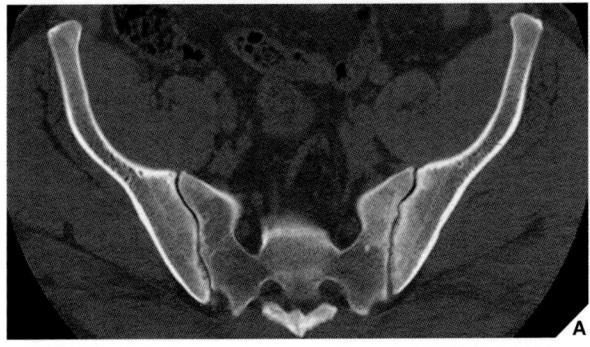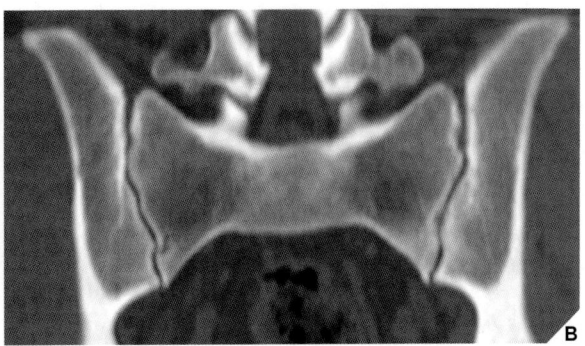

图14-80　反应性关节炎CT表现

41岁男性，骨盆轴位（A）和冠状位（B）重建CT图像显示双侧不对称的骶髂关节炎（左侧更严重）

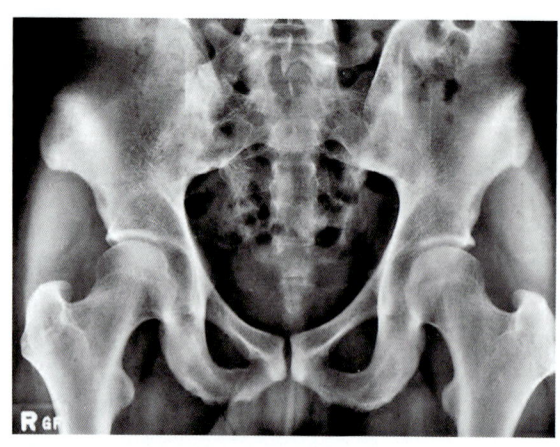

图14-81 反应性关节炎（1）
与图14-78B为同一患者，骨盆的前后位X线片显示双侧骶髂关节对
称性受累

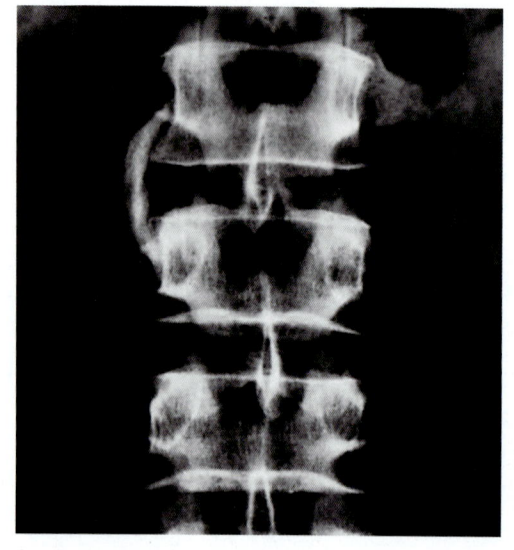

图14-82 反应性关节炎（2）
23岁男性，反应性关节炎，腰椎前后位X线片显示椎旁骨化连接枢椎
和第3颈椎椎体

3. 治疗 非甾体抗炎药治疗仍然是缓解关节症状的首选治疗方法，在大多数情况下，可充分控制急性滑膜炎和附着点炎。改善病情性抗风湿药可考虑用于对非甾体抗炎药和糖皮质激素治疗无反应的患者。如果感染仍为活动期，则应给予适当的短期抗生素治疗。

（三）银屑病性关节炎

1. 临床特征 银屑病是一种皮肤病，人群发病率为1%～2%。银屑病的黄斑和丘疹皮损显示为特征性的被银白色鳞屑覆盖的局部斑疹，通常位于四肢伸肌侧表面。指甲异常包括变色、断裂、凹陷和甲剥离，可能提供早期诊断线索（见

图12-24）。10%～15%的银屑病患者会发展为炎症性关节炎，通常比皮肤异常的发病时间早10年左右。关节疾病在中度或重度皮肤异常的患者中更为常见，根据Wright的研究，重度和致残性关节病通常与广泛的剥脱性皮肤异常有关。在这种疾病中，肌腱、韧带和筋膜在骨的附着端是该疾病炎症和一系列病理学改变的重要部位，组织病理学以慢性炎性浸润为特征，与类风湿关节炎相似。

银屑病性关节炎的病因尚不清楚，其与类风湿关节炎和脊柱关节病的关系仍不确定。据推测，*CARD14*、*HLA-B*、*HLA-C*、*HLA-DRB1*、*IL12B*、*IL13*、*IL23R*和*TRAF3IP2*基因的某些突变与该关节炎有关。关于HLA，单体型流行病学关联涉及Ⅰ类和Ⅱ类HLA等位基因的表达，包括*HLA-B13*、*HLA-B17*、*HLA-B27*、*HLA-B38*、*HLA-B39*、*HLA-Cw6*、*HLA-DR4*和*HLA-DR7*。值得注意的是，在这种疾病的患者中，60%携带*HLA-B27*，而在一般人群中这一比例为8%。

关节炎主要影响手和足的远节指（趾）间关节，也可累及近节指（趾）间关节及髋关节、膝关节、踝关节、肩关节和脊柱等其他部位。

根据Moll和Wright最初对银屑病性关节炎的分类，银屑病性关节炎又可分为五个亚型。

第1亚型，又称经典型银屑病性关节炎，常可见指/趾甲末端侵蚀性改变，被称为肢端骨质溶解（图14-83）。然而，需要意识到其他疾病也可出现肢端骨质溶解（表14-3）。远节指（趾）间关节受累及偶尔的近节指（趾）间关节受累也是常见的表现（图14-84、图14-85）。

表14-3 引起肢端骨质溶解的常见原因

创伤	先天性疾病（Hajdu-Cheney综合征）
糖尿病坏疽	麻风病
银屑病	痛风
硬皮病	致密性骨发育不全
皮肌炎	结节病
类风湿关节炎	干燥综合征
雷诺病	聚氯乙烯
甲状旁腺功能亢进症（原发、继发）	厚皮性骨膜病
冻伤	血栓闭塞性脉管炎
烧伤（灼伤、电击伤）	脊髓空洞症

资料来源：Reeder MM，Felson B. *Gamuts in radiology*. Cincinnati, OH: Audiovisual Radiology of Cincinnati, Inc.；1975：D87-D89。

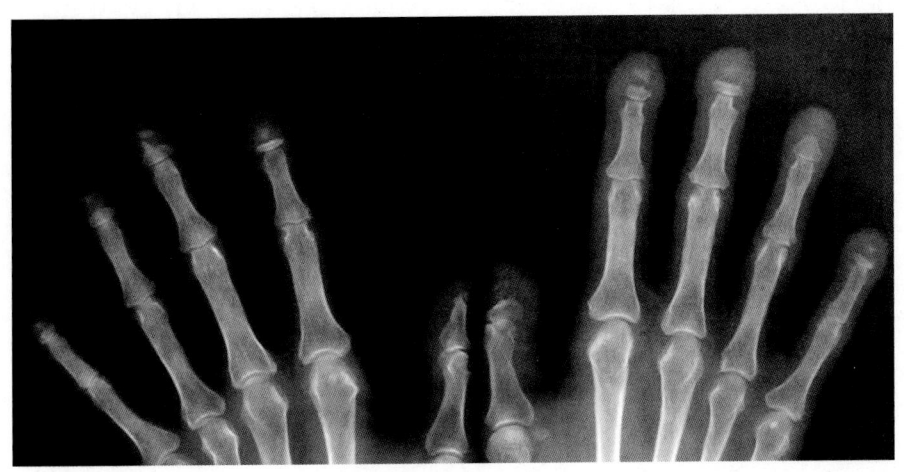

图 14-83　银屑病性关节炎（1）

57 岁女性，有长期银屑病病史，出现双手远节指骨指端吸收（肢端骨质溶解），其是银屑病性关节炎的典型表现

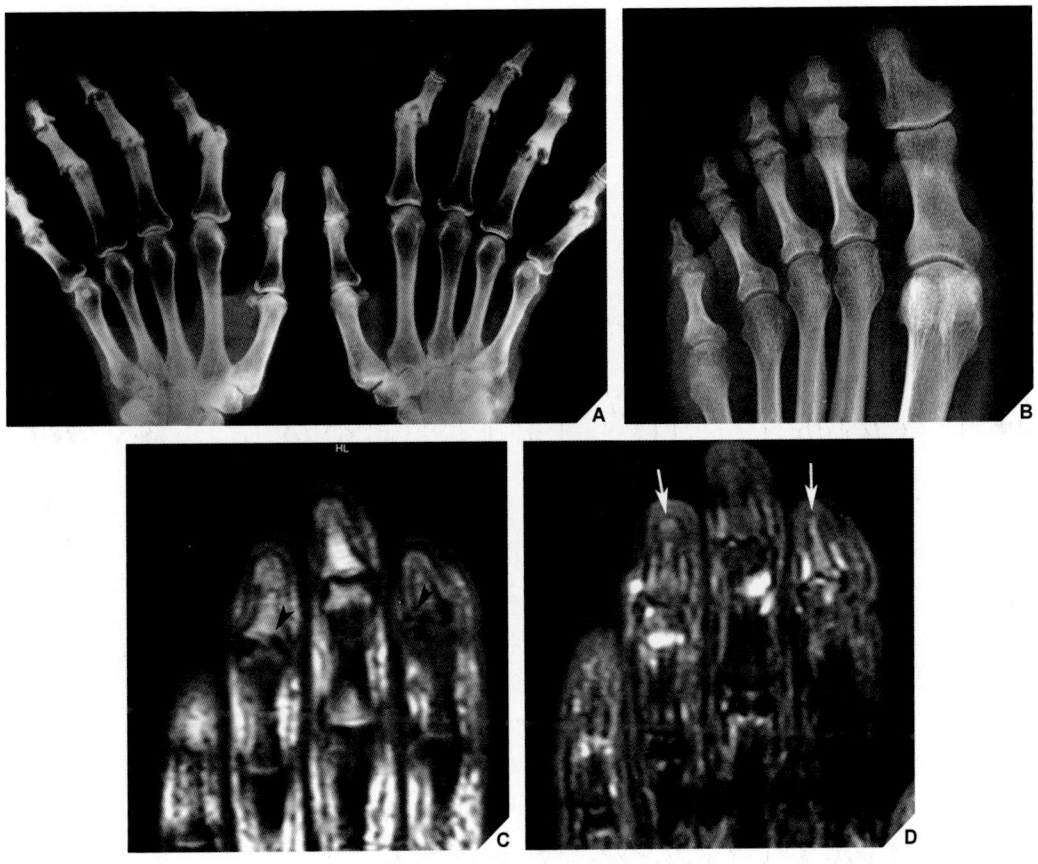

图 14-84　银屑病性关节炎（2）

A. 55 岁女性，有典型银屑病皮肤表现，双手正位 X 线片显示近节及远节指间关节的破坏性改变。B. 右足前后位 X 线片显示趾间关节侵蚀性改变。C. 另一患者手指的 MRI 冠状位 T_1 加权像显示第 2 和第 4 指远节指间关节的侵蚀性改变（无尾箭头）。D. MRI 冠状位 T_2 加权脂肪抑制序列图像显示第 2 和第 4 指远节指骨的骨髓水肿（箭头），并伴有少量关节积液和关节囊周围水肿

第2亚型，典型表现是手的"双筒望远镜"样畸形，被称为残毁性关节炎，是由于指骨和掌骨关节广泛破坏，还可表现为"杯中铅笔"样畸形（图14-86）。其他关节也经常受累，如髋关节或肘关节（图14-87）。残毁性关节炎患者经常伴有骶髂关节炎。

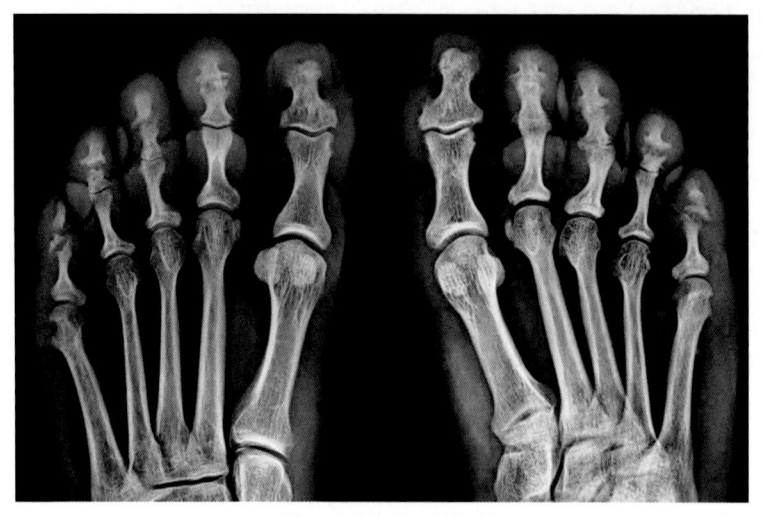

图14-85 银屑病性关节炎（3）

46岁女性，双足的前后位X线片显示几个远节趾间关节特征性侵蚀和右侧第5跖骨头侵蚀。注意左足第2趾近节趾间关节融合

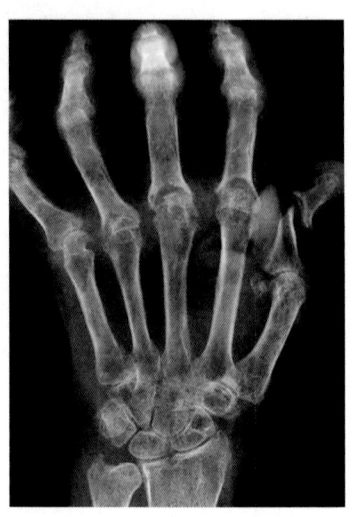

图14-86 银屑病性关节炎（4）

57岁女性，手正位X线片显示典型的银屑病性关节炎表现。拇指指间关节的"杯中铅笔"样畸形是此类疾病的特征性表现

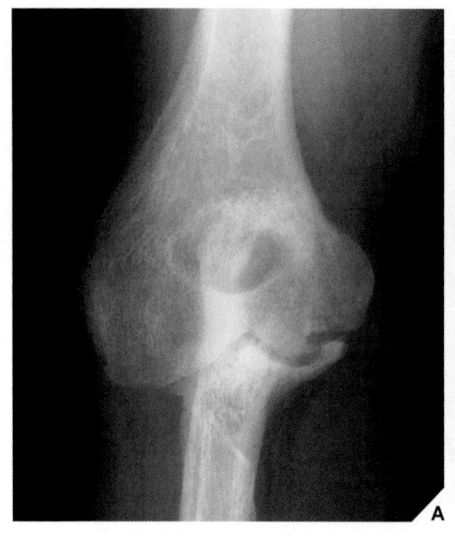
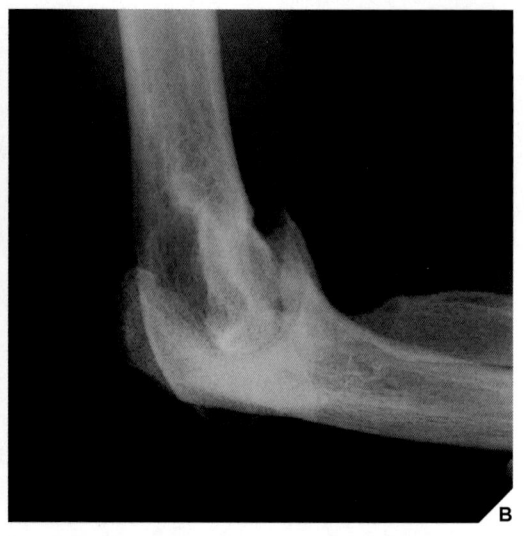

图14-87 银屑病性关节炎（5）

49岁男性，表现为残毁性银屑病性关节炎。右肘关节前后位（A）和侧位（B）X线片显示广泛的关节侵蚀。关节前方脂肪垫抬高提示存在关节积液

第3亚型，以对称性多关节受累为特征（图14-88、图14-89），可能导致近节和远节指间关节强直。在这种情况下，银屑病性关节炎通常与类风湿关节炎难以区分（图14-90）。

第4亚型，为少关节型，以累及较少关节为特征，与第3亚型相比，关节受累不对称，通常包括近节和远节指间关节及掌指关节（图14-91）。少关节型是银屑病性关节炎最常见的亚型，典型表现是手指或足趾的腊肠样肿胀（图14-92）。

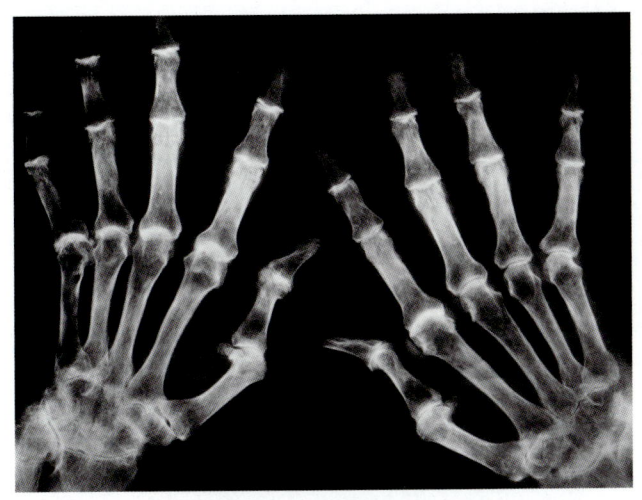

图 14-88 银屑病性关节炎（6）

75 岁女性，对称性多发性银屑病性关节炎，病变累及双手和双腕的所有关节，与成人类风湿关节炎不同，远节指间关节也受累

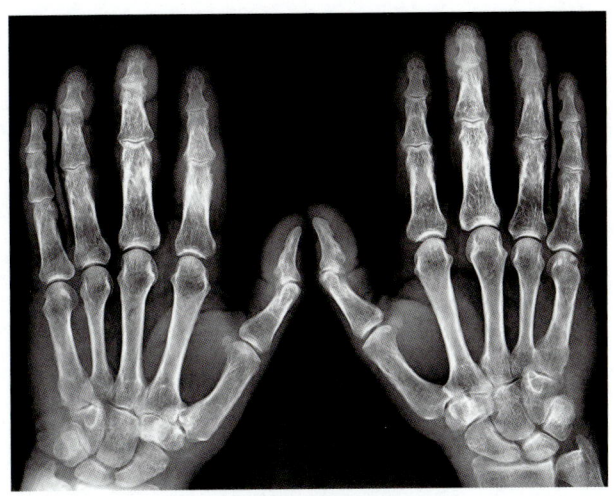

图 14-89 银屑病性关节炎（7）

65 岁男性，银屑病性关节炎，病变对称性累及双手。注意软组织肿胀、关节侵蚀和骨膜反应

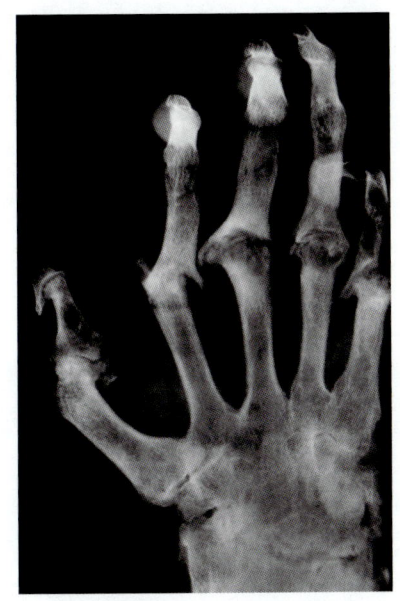

图 14-90 银屑病性关节炎（8）

67 岁男性，对称性多发性银屑病性关节炎，左手正位 X 线片显示多关节侵蚀、融合。小指的"天鹅颈"样畸形与类风湿关节炎的"天鹅颈"样畸形表现相似

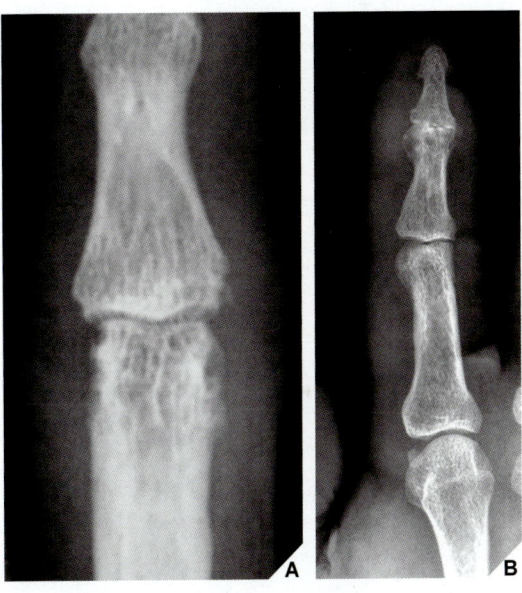

图 14-91 银屑病性关节炎（9）

A. 39 岁男性，银屑病患者，主诉右手中指疼痛、肿胀。注意细微的关节周围侵蚀性改变、"绒毛"状骨膜反应和软组织肿胀，这些均为少关节型银屑病性关节炎的典型表现。B. 42 岁男性，示指肿胀。X 线片显示远节指间关节侵蚀性改变和整个手指弥漫性肿胀，呈现典型的"腊肠指"

第 5 亚型是一种脊柱关节病，其特征与强直性脊柱炎相似。

最近，银屑病性关节炎分类标准（CASPAR）研究组于 2006 年为该病引入了新的分类标准。与最初的分类标准不同，CASPAR 研究组认为对无皮肤病变的患者也可进行银屑病性关节炎诊断。为了提高敏感性，还纳入了其他特征，如指（趾）炎 ["腊肠指（趾）"]、指甲变化和家族史。

2. 影像学特征 总体来说，有助于正确诊断银屑病性关节炎的特征性影像学表现很少。在指（趾）骨可见形成"绒毛"状新生骨的骨膜反应（图 14-93；另请参见图 14-91）。如果新生骨位于关节周围并伴有指（趾）间关节侵蚀性改变，会呈"鼠耳"样表现（图 14-94）。一些研究人员报道了手部银屑病性关节炎可以引起拇指籽骨显著增大，类似于肢端肥大症中的改变（见第30章）。在银屑病性关节炎的晚期关节损毁阶段，可以出现严重的畸形，如"杯中铅笔"样表现（见图14-86）和指（趾）间关节强直。在足跟，晚期可以出现宽基底的骨赘形成、侵蚀性改变及"绒毛"状骨膜反应等改变（见图12-47D）。[18]FDG PET和PET/

CT技术可显示在其他成像方式上不太明显的超早期炎性改变（图14-95）。孤立性腱鞘炎尤其是伴有滑膜炎和软组织水肿的屈肌腱的腱鞘炎可导致手指炎（"腊肠指"），这是银屑病性关节炎的一个特征性表现。伸肌腱鞘炎较为少见。除了关节侵蚀外，MRI还可检测增生性滑膜炎、关节下骨髓水肿、附着点炎和腱鞘炎。

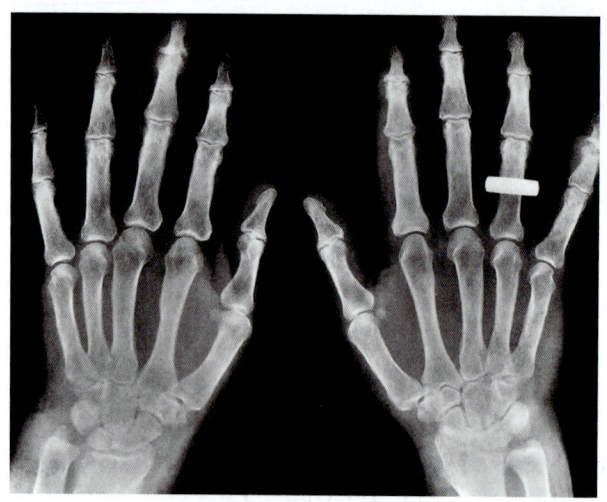

图14-92　银屑病性关节炎（10）
33岁男性，少关节型银屑病性关节炎，双手正位X线片显示右手中指及左手示指、小指的远节指间关节破坏性改变。右手中指和左手示指呈"腊肠指"改变

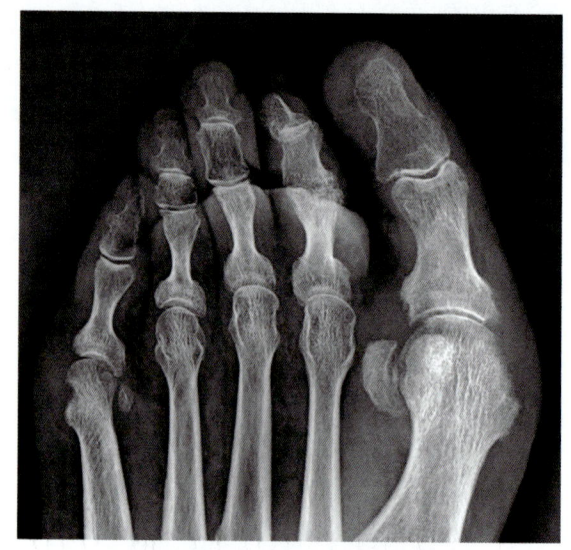

图14-93　银屑病性关节炎（11）
第1跖趾关节和第2近节趾间关节边缘侵蚀并伴有"绒毛"状骨膜反应

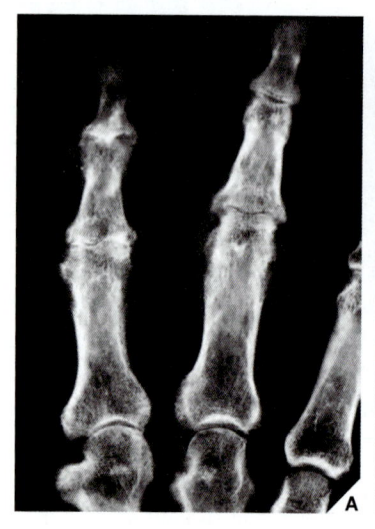
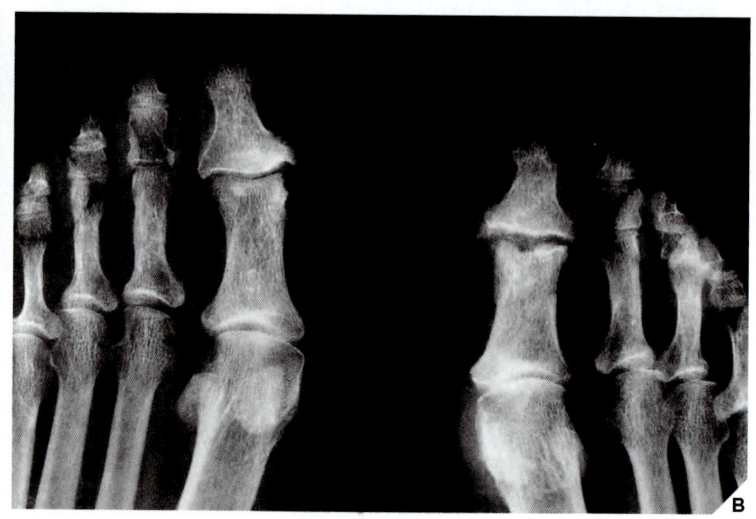

图14-94　银屑病性关节炎（12）
A. 48岁男性，银屑病性关节炎，环指和小指X线片显示近节和远节指间关节边缘侵蚀及新骨形成，表现为"鼠耳"征。注意指骨和掌骨远端近关节区域的"绒毛"状骨膜反应。B. 在足部，类似的过程也导致了第1趾间关节出现"鼠耳"征

发生于脊柱的银屑病性关节炎同时伴随骶髂关节炎的概率很高，骶髂关节炎可能是双侧对称的（图14-96）、双侧不对称的或单侧的（图14-97）。与反应性关节炎一样，其可形成粗糙的不对称韧带骨赘和椎旁骨化（图14-98、图14-99），正如Resnick所指出的，这可能是该病的早期表现。

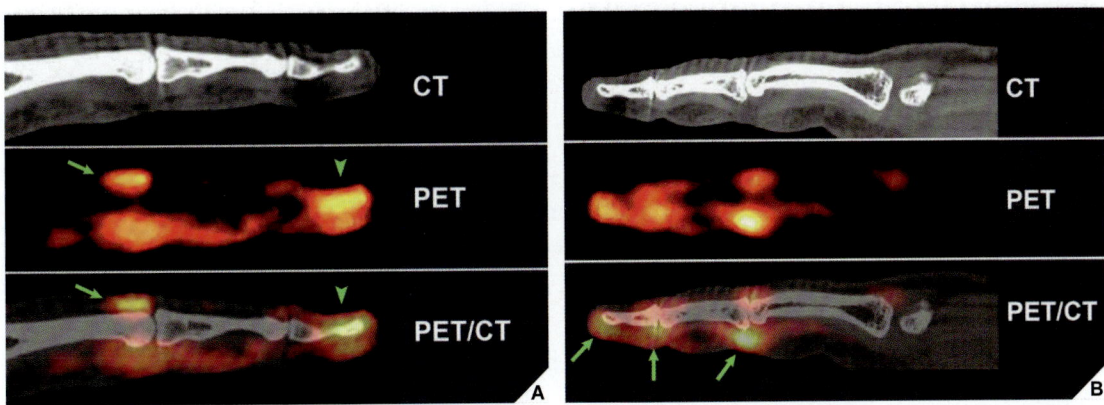

图14-95 银屑病性关节炎的CT、^{18}F-FDG PET 和PET/CT表现

A. 53岁男性，沿中指伸肌腱（箭头）及其位于中指甲床的止点处（无尾箭头），炎症性改变显示为代谢活性增加；B. 另一患者，50岁男性，注意示指屈肌腱的炎性病变（箭头）（由 Abhijit J. Chaudhari，MD，Sacramento，California 提供）

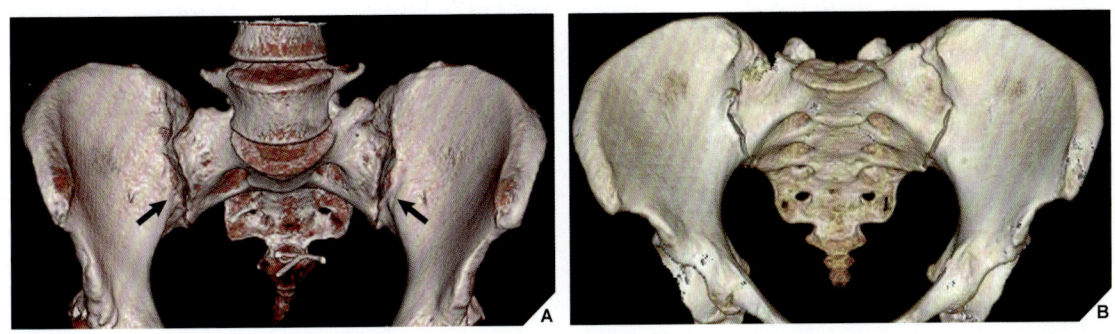

图14-96 银屑病性关节炎患者骶髂关节炎的三维CT表现

A. 38岁女性，骨盆三维重建CT图像显示双侧骶髂关节滑膜部分早期轻微侵蚀（箭头）；B. 正常骶髂关节的三维重建CT图像，进行对比

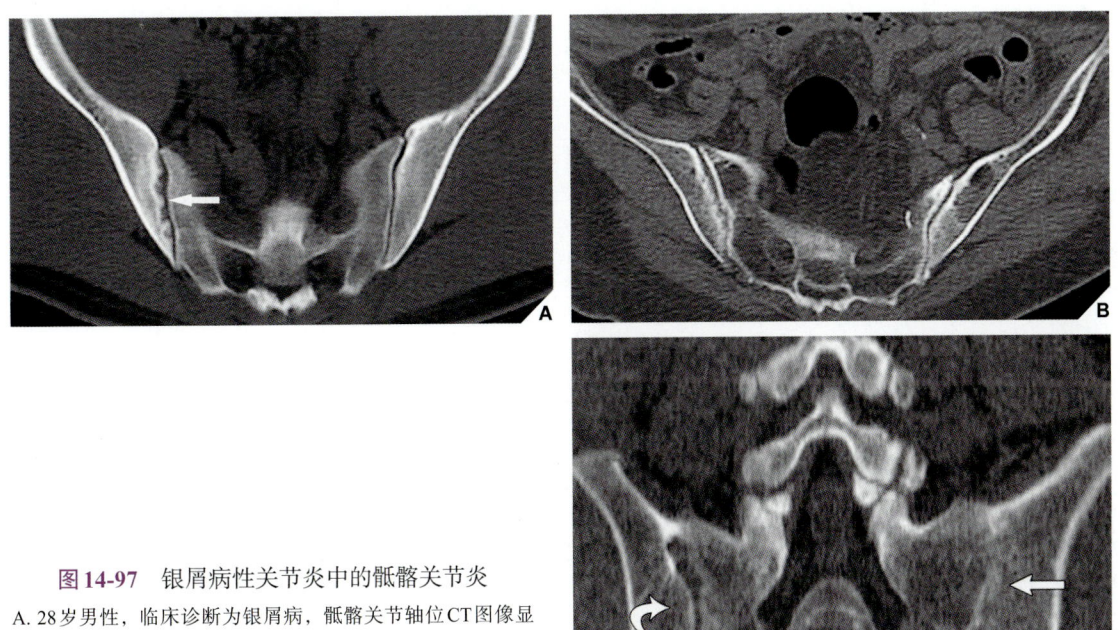

图14-97 银屑病性关节炎中的骶髂关节炎

A. 28岁男性，临床诊断为银屑病，骶髂关节轴位CT图像显示右侧骶髂关节单侧受累（箭头）；B. 61岁女性，银屑病性关节炎，骶髂关节轴位 CT图像显示双侧骶髂关节非对称性受累；C. 70岁男性，骶髂关节冠状位重建CT图像显示左侧骶髂关节完全融合（箭头），右侧不完全融合（弯箭头）

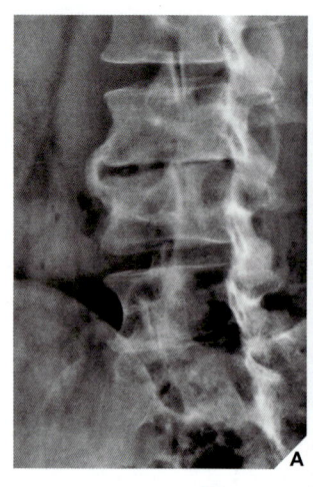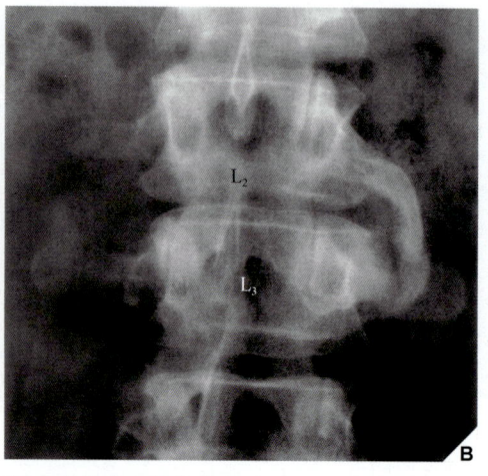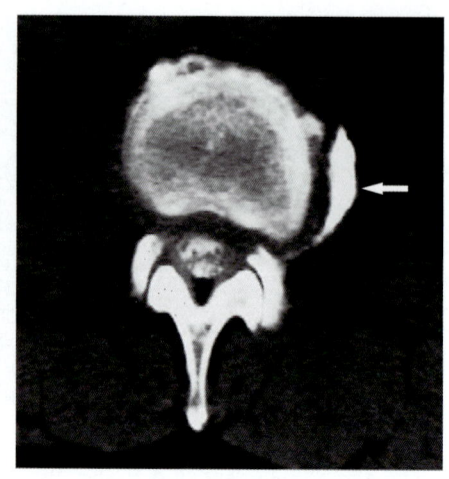

图 14-98　银屑病性关节炎脊柱病变（1）

A. 30岁男性，银屑病性关节炎患者，腰椎斜位X线片显示特征性的单发粗大韧带骨赘连接 L₃和L₄椎体。右侧骶髂关节也受累；B. 45岁男性，银屑病性关节炎患者，腰椎前后位X线片显示L₂～L₃水平的椎旁骨化

图 14-99　银屑病性关节炎脊柱病变（2）

48岁男性，银屑病患者，脊髓造影后腰椎 CT 图像显示椎旁骨化（箭头）

银屑病性关节炎的诊断有时可能具有挑战性，尤其是当皮肤表现不明显，或关节炎早于皮肤病变时。缺乏明确的诊断标准及可能出现其他风湿病重叠综合征，进一步增加了诊断的复杂性。银屑病性关节炎的鉴别诊断包括其他形式的炎症性关节炎，如其他血清阴性脊柱关节病，尤其伴有骶髂关节炎和附着点炎及类风湿关节炎时。银屑病性关节炎中骨膜炎和关节强直的表现可有助于正确诊断。在常规X线检查中，两种疾病的关节侵蚀表现可能非常相似，所以一些研究者建议使用动态对比增强MRI来区分这两种疾病。Schwenzer及其合作者发现类风湿关节炎患者的炎症参数与动态对比增强结果之间存在显著相关性，而银屑病性关节炎患者则没有。特别是，他们发现类风湿关节炎患者静脉注射钆造影剂15分钟后滑膜强化的差异有统计学意义。

3. 治疗　银屑病性关节炎患者以应用生物制剂作为一线治疗，这种方法显著改善了疾病的预后。TNF抑制剂包括依那西普、阿达木单抗、赛妥珠单抗、英夫利昔单抗和戈利单抗，可降低银屑病关节和皮肤症状。然而，还有许多其他的新药被引入治疗银屑病和银屑病性关节炎，因此，读者可以参考有关这一重要主题的最新文献综述。

（四）肠源性关节病

这类疾病由与炎性肠病相关的关节病组成，

炎性肠病包括溃疡性结肠炎、节段性肠炎（克罗恩病）和肠源性脂肪代谢障碍（惠普尔病），肠源性脂肪代谢障碍主要发生于40～50岁的男性人群。组织相容性抗原HLA-B27在大多数肠病相关异常患者中为阳性。在上述三种炎性肠病中，脊柱、骶髂关节和四肢关节可见受累。在脊柱，方形椎体和韧带骨赘形成是常见的表现。骶髂关节炎通常是双侧对称性的，在影像学中很难与强直性脊柱炎区分（图14-100）。另外，患者还可以表现为周围四肢关节炎，其活动性与肠病相一致。

最后，需要注意的是，此类关节炎可以发生于肠道旁路吻合术后。滑膜炎是多关节性和对称性的，但影像学表现中病变是非侵蚀性的。

（五）未分化脊柱关节炎

未分化脊柱关节炎适用于患有周围性关节炎、骶髂关节炎和（或）附着点炎的HLA-B27阳性患者，但缺乏能够进一步分类的临床或影像学特征。该类病变的一部分患者可能进展为强直性脊柱炎或银屑病性关节炎，但尚不清楚哪些临床或实验室特征可以预测这种病程进展。根据Taurog等的说法，未分化脊柱关节炎的概念正逐渐被纳入中轴和周围性脊柱关节病的一般范畴。

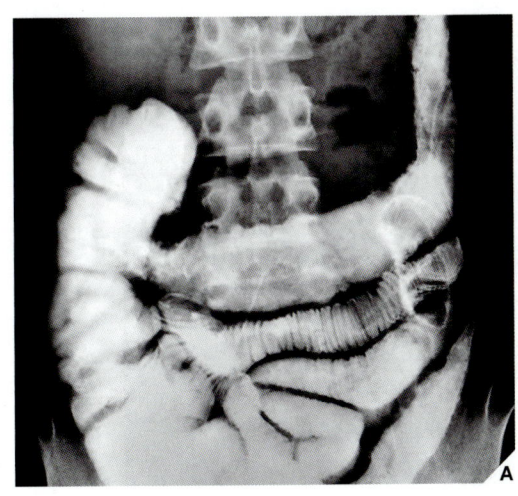
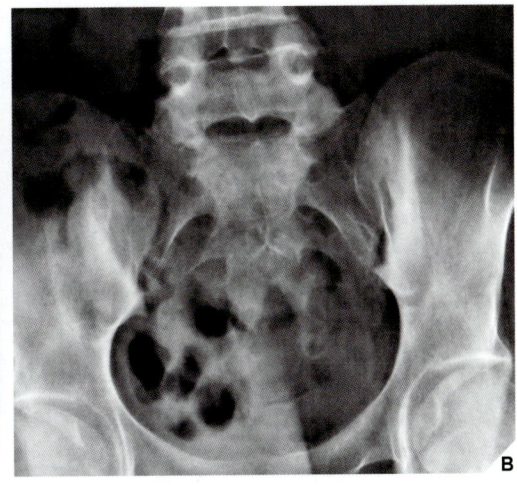

图 14-100　溃疡性结肠炎伴骶髂关节炎

20岁女性，溃疡性结肠炎患者，表现为位于骶髂关节的严重下背部疼痛。A.钡剂灌肠检查显示横结肠和降结肠广泛受累，符合溃疡性结肠炎的表现；B.骨盆后前位X线片显示双侧对称性骶髂关节炎，与强直性脊柱炎表现类似

（六）SAPHO 综合征

1987年，Chomot及其合作者将首字母缩写SAPHO（synovitis，滑膜炎，acne，痤疮，pustulosis，脓疱病，hyperostosis，骨肥厚，osteitis，骨炎）用于患有脓疱性痤疮（掌跖脓疱病）合并骨质增生性骨炎的患者。一些研究者将SAPHO综合征与血清阴性脊柱关节病联系起来，因为有相当数量的患者符合公认的脊柱关节病标准。然而，并非所有受此疾病影响的个体都具有在前面讨论的其他血清阴性脊柱关节病患者中发现的遗传易感性。具体而言，只有部分该综合征患者检测出HLA-B27阳

性。SAPHO综合征的病因尚不清楚，可发生于任何年龄段，女性比男性更多见。最常见的受累部位是胸锁关节、胸骨柄和胸肋关节。影像学表现包括骨硬化、骨质增生、皮质增厚、髓腔狭窄及骨的外表面有时膨胀、模糊或不规则，CT显示更清晰（图14-101、图14-102）。关节表现在皮肤损伤发生后的某个时间变得明显。皮肤表现包括掌跖脓疱病、严重痤疮（暴发性痤疮或聚合性痤疮、化脓性汗腺炎）和各种形式的银屑病样皮肤病变。抗生素（克林霉素）和非甾体抗炎药（氯诺昔康）可有效快速缓解症状。最近的临床试验表明帕米膦酸钠可能是治疗这种疾病的有效药物。

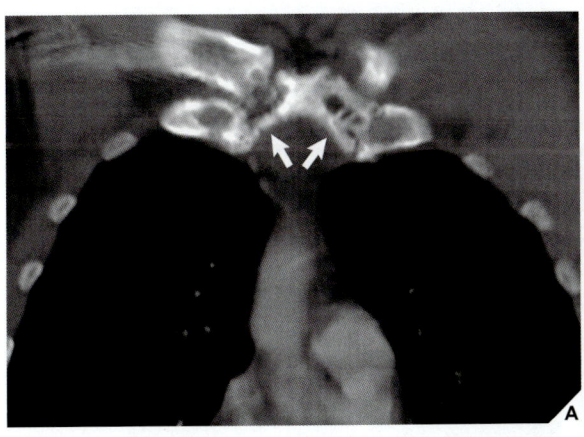
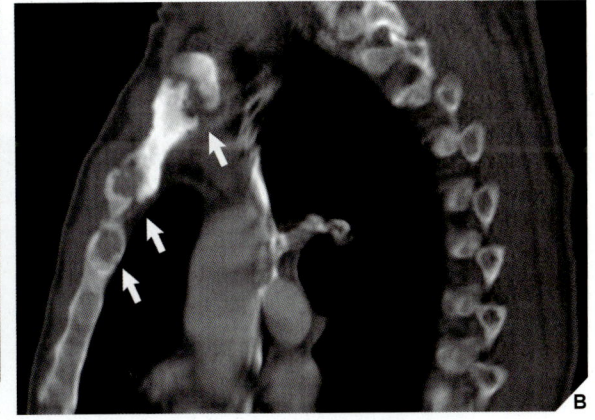

图 14-101　SAPHO 综合征（1）

49岁男性，手掌和足掌出现脓疱病，前胸壁疼痛。A.胸骨冠状位重建CT图像显示胸锁关节和胸肋关节，硬化改变和侵蚀（箭头）。B.矢状位重建CT图像显示胸骨溶骨性病灶（箭头）

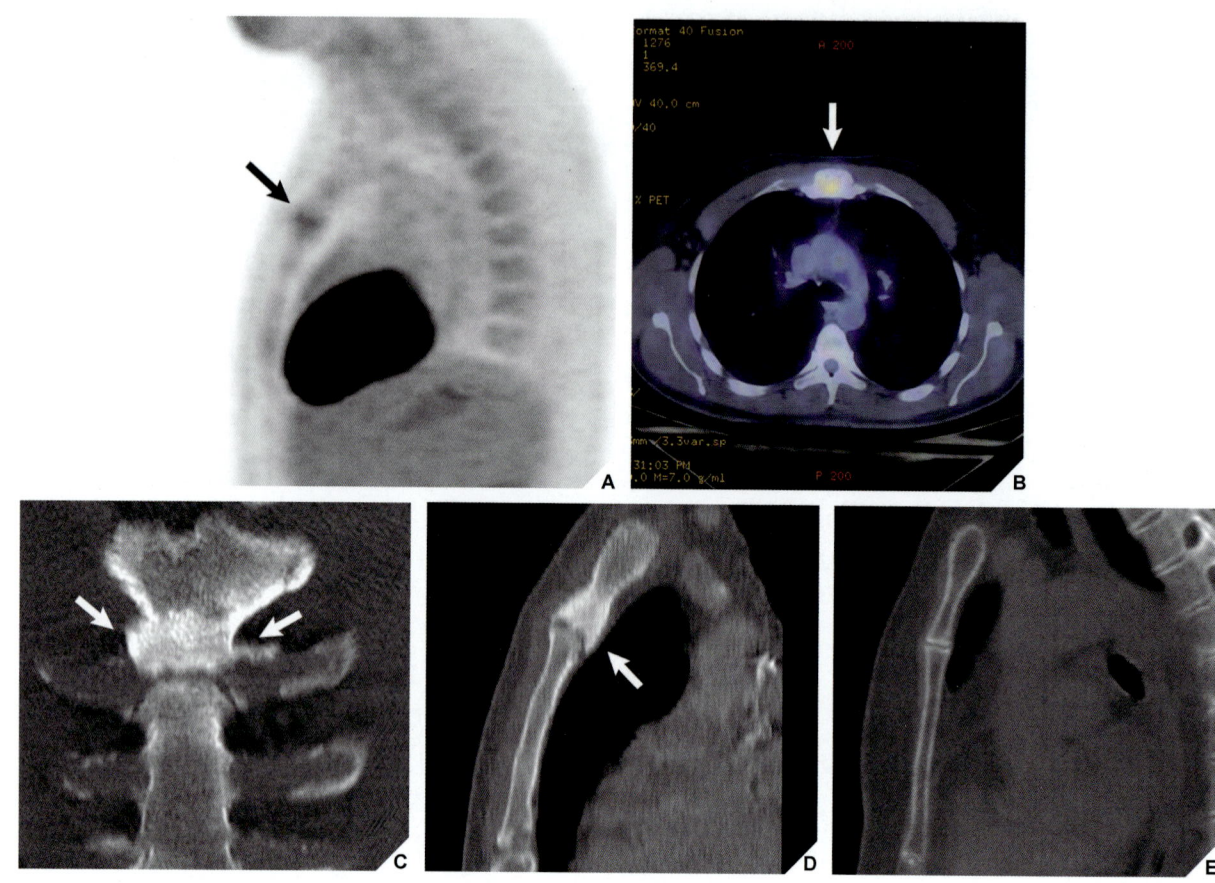

图14-102　SAPHO综合征（2）

52岁男性，上胸部 ^{18}F-FDG PET（A）和轴位PET/CT融合图像（B）显示胸骨代谢活性增加（箭头）。胸骨冠状位（C）和矢状位（D）CT重建图像显示胸骨柄肥大和硬化改变（箭头）。矢状位CT图像（E）显示正常胸骨关节，以进行对照

　　一些研究者认为SAPHO综合征与慢性复发性多灶性骨髓炎（CRMO）有相关性，CRMO是一种影响多个骨骼的多灶性急性炎症，主要发生于儿童和青少年，临床和影像学表现与骨髓炎相似（图14-103），但无感染并缺乏已知的病原体。Giedion等在1972年描述了该病，一些学者认为

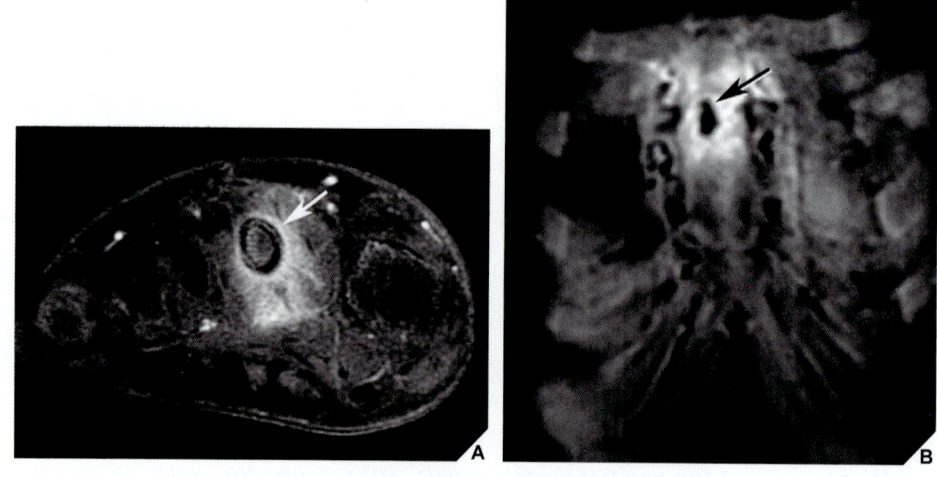

图14-103　慢性复发性多灶性骨髓炎的MRI表现

12岁女孩，有慢性足部疼痛和前胸壁疼痛的病史。A. 前足短轴位 T_2 加权脂肪抑制序列MRI显示第2跖骨的信号改变伴骨膜反应（箭头）和周围软组织水肿。B. 静脉注射钆造影剂后的胸骨冠状位 T_1 加权脂肪抑制序列MRI显示胸骨体病灶低信号区（箭头），周围水肿强化

CRMO实际上是SAPHO综合征在儿童中的表现。然而，也有许多研究者认为，这是两种不同的疾病，具有不同的炎症发生部位：在儿童CRMO中，四肢更易受累；而在SAPHO综合征中，中轴骨尤其是肋骨-胸骨-锁骨区域更易受累。此外，CRMO现在被认为是一种由免疫调节异常引起的遗传性自身免疫性疾病，没有自身抗体或抗原特异性T细胞。一些研究者认为CRMO与标记D18S60的罕见等位基因有关，导致18号染色体（18q21.3—18q22）的单倍型相对风险（HRR）。

记忆要点

侵蚀性骨关节炎

[1] 侵蚀性骨关节炎主要见于中年女性，兼有类风湿关节炎的临床表现和骨性关节炎的影像学表现。

[2] 侵蚀性骨关节炎诊断要点：
- 近节和远节指（趾）间关节受累
- 关节侵蚀形成特征性"鸥翼"样改变，可以发展为指（趾）间关节自发性融合（强直）。

类风湿关节炎

[1] 类风湿关节炎易受累的部位：
- 大关节（膝关节和髋关节）
- 手的小关节（掌指关节和近节指间关节）
- 腕骨间关节
- 远节指间关节和骶髂关节通常不受累

[2] 类风湿关节炎的典型影像学表现包括：
- 关节间隙弥漫性、对称性狭窄
- 关节周围骨质疏松
- 梭形软组织肿胀
- 类风湿结节
- 边缘性和中央性关节侵蚀
- 关节周围滑膜囊肿
- 关节半脱位和其他关节畸形——"天鹅颈"样畸形、"纽扣花"样畸形和"搭车者拇指"畸形

[3] 类风湿关节炎在颈椎的典型表现：
- 齿状突侵蚀伴寰枢关节半脱位，常见枢椎向头侧移位（颅骨下沉）
- 关节突关节受累
- 椎体侵蚀
- 椎间盘破坏
- 棘突侵蚀（削减）

[4] 在类风湿关节炎中：
- 股骨头轴向或较少见地向内侧移位及髋臼突出是髋关节病变的特征性表现
- 肩袖撕裂是肩关节病变常见的并发症
- 距下关节是足部最常受累的关节，可以出现踇外翻畸形

[5] MRI提供了一种有效的方法以显示早期类风湿关节炎的关键特征：关节积液、水肿、炎性血管翳和腱鞘炎。

[6] 类风湿结节病，男性多见，是类风湿关节炎的一种变异类型。其表现如下：
- 关节无异常改变
- 多发皮下结节
- 高滴度的类风湿因子

[7] JIA与成人型类风湿关节炎所不同的特征是：
- 骨膜反应
- 关节强直，特别是累及颈椎的关节突关节
- 若累及骨骺可出现生长异常

[8] MAS是几种儿童慢性风湿病的严重且可能危及生命的并发症。它最常见于全身性JIA和成人Still病。

其他炎症性关节病

[1] 脊柱关节病由四类疾病组成：强直性脊柱炎、银屑病性关节炎、反应性关节炎（Reiter综合征）和炎性肠病相关的关节炎。

[2] 强直性脊柱炎（Bechterew或Marie-Strümpell病），青年男性多见，特征性累及脊柱和骶髂关节。95%的患者可检测到组织相容性抗原HLA-B27。影像学特点包括：
- 方形椎体
- "亮角"征
- 纤细的韧带骨赘形成
- 在疾病晚期，关节突关节和椎体完全融合，呈"竹节"样脊椎

[3] 反应性关节炎，旧称Reiter综合征，包括炎症性关节炎、尿道炎、结膜炎和黏膜皮疹。其影像学特征包括：

- 四肢的非对称性关节炎，主要累及下肢关节，特别是足部关节
- 粗大的韧带骨赘和椎旁骨化，椎体间骨桥形成
- 骶髂关节炎，通常为非对称性

[4] 银屑病性关节炎好发于远节指（趾）间关节。少关节受累型可以出现"腊肠指（趾）"。影像学特点：

- "绒毛"状骨膜反应
- 关节的"杯中铅笔"样畸形（残毁性关节炎）
- 与 Reiter 综合征不易区分的粗大的韧带骨赘和椎旁骨化
- 骶髂关节受累

[5] 肠源性关节病与以下疾病相关：

- 溃疡性结肠炎
- 节段性肠炎（克罗恩病）
- 肠源性脂肪代谢障碍（惠普尔病）
- 肠道旁路吻合手术
  双侧骶髂关节对称性受累为此病特点。

[6] 未分化脊柱关节炎的特征是 HLA-B27 阳性、周围性关节炎、骶髂关节炎和附着点炎。某些具有这种症状的患者可能进展为强直性脊柱炎或银屑病性关节炎。

[7] SAPHO 综合征的特征是滑膜炎、痤疮、脓疱病、骨肥厚和骨炎，以及掌跖脓疱病和骨质增生性骨炎。它与 CRMO 密切相关。

[8] CRMO 是一种影响多个骨骼的多灶性急性炎症，主要发生于儿童和青少年。它被认为是一种由免疫调节异常引起的遗传性自身免疫性疾病。

（詹惠荔　吕　喆　钱占华　译）

参 考 文 献

Adam G, Dammer M, Bohndorf K, et al. Rheumatoid arthritis of the knee: value of gado-pentetate dimeglumine-enhanced MR imaging. *AJR Am J Roentgenol* 1991;156:125–129.

Agten CA, Zubler V, Rosskopf AB, et al. Enthesitis of lumbar spine ligaments in clinically suspected spondyloarthritis: value of gadolinium-enhanced MR images in comparison to STIR. *Skeletal Radiol* 2016;45:187–195.

Aletaha D, Neogi T, Silman AJ, et al. 2010 Rheumatoid arthritis classification criteria: an American College of Rheumatology/European League Against Rheumatism Collaborative Initiative. *Arthritis Rheum* 2010;62:2569–2581.

Algin O, Gokalp G, Baran B, et al. Evaluation of sacroiliitis: contrast-enhanced MRI with subtraction technique. *Skeletal Radiol* 2009;38:983–988.

Ansell BM. Juvenile psoriatic arthritis. *Baillieres Clin Rheumatol* 1994;8:317–332.

Ansell BM, Bywaters EGL. Diagnosis of "probable" Still's disease and its outcome. *Ann Rheum Dis* 1962;21:253.

Ansell BM, Wigley RA. Arthritic manifestations in regional enteritis. *Ann Rheum Dis* 1964;23:64–72.

Arnett FC, Edworthy SM, Bloch DA, et al. The American Rheumatism Association 1987 revised criteria for the classification of rheumatoid arthritis. *Arthritis Rheum* 1988;31:315–324.

Ash Z, Marzo-Ortega H. Ankylosing spondylitis—the changing role of imaging. *Skeletal Radiol* 2012;41:1031–1034.

Azouz EM, Duffy CM. Juvenile spondyloarthropathies: clinical manifestations and medical imaging. *Skeletal Radiol* 1995;24:399–408.

Belhorn LR, Hess EV. Erosive osteoarthritis. *Semin Arthritis Rheum* 1993;22:298–306.

Boden SD, Dodge LD, Bohlman HH, et al. Rheumatoid arthritis of the cervical spine. A long-term analysis with predictors of paralysis and recovery. *J Bone Joint Surg Am* 1993;75:1282–1297.

Bollow M, Braun J, Biedermann T, et al. Use of contrast-enhanced MR imaging to detect sacroiliitis in children. *Skeletal Radiol* 1998;27:606–616.

Boutin RD, Resnick D. The SAPHO syndrome: an evolving concept for unifying several idiopathic disorders of bone and skin. *AJR Am J Roentgenol* 1998;170:585–591.

Breton S, Jousse-Joulin S, Cangemi C, et al. Comparison of clinical and ultrasonographic evaluation for peripheral synovitis in juvenile idiopathic arthritis. *Semin Arthritis Rheum* 2011;41:272–278.

Burgos-Vargas R, Vázquez-Mellado J. The early clinical recognition of juvenile-onset ankylosing spondylitis and its differentiation from juvenile rheumatoid arthritis. *Arthritis Rheum* 1995;38:835–844.

Canella C, Schau B, Ribeiro E, et al. MRI in seronegative spondyloarthritis: imaging features and differential diagnosis in the spine and sacroiliac joints. *AJR Am J Roentgenol* 2013;200:149–157.

Carmona R, Harish S, Linda DD, et al. MR imaging of the spine and sacroiliac joints for spondyloarthritis: influence on clinical diagnostic confidence and patient management. *Radiology* 2013;269:208–215.

Chamot AM, Benhamou CL, Kahn MF, et al. Acne-postulosis-hyperostosis-osteitis syndrome. Result of a national survey. 85 cases. *Rev Rhum Mal Osteoartic* 1987;54:187–196.

Chung C, Coley BD, Martin LC. Rice bodies in juvenile rheumatoid arthritis. *AJR Am J Roentgenol* 1998;170:698–700.

Clark RL, Muhletaler CA, Margulies SI. Colitic arthritis: clinical and radiographic manifestations. *Radiology* 1971;101:585–594.

Coates LC, Hodgson R, Conaghan PG, et al. MRI and ultrasonography for diagnosis and monitoring of psoriatic arthritis. *Best Pract Res Clin Rheumatol* 2012;26:805–822.

Cobby M, Cushnaghan J, Creamer P, et al. Erosive osteoarthritis: is it a separate disease entity? *Clin Radiol* 1990;42:258–263.

Crain DC. Interphalangeal osteoarthritis. *JAMA* 1961;175:1049–1053.

Ehrlich GE. Erosive osteoarthritis: presentation, clinical pearls, and therapy. *Curr Rheumatol Rep* 2001;3:484–488.

Ehrlich GE. Inflammatory osteoarthritis. II. The superimposition of rheumatoid arthritis. *J Chronic Dis* 1972;25:635–643.

el-Noueam KI, Giuliano V, Schweitzer ME, et al. Rheumatoid nodules: MR/pathological correlation. *J Comput Assist Tomogr* 1997;21:796–799.

Forrester DM. Imaging of the sacroiliac joints. *Radiol Clin North Am* 1990;28:1055–1072.

Gálvez J, Sola J, Ortuño G, et al. Microscopic rice bodies in rheumatoid synovial fluid sediments. *J Rheumatol* 1992;19:1851–1858.

Garg N, van den Bosch F, Deodhar F. The concept of spondyloarthritis: where are we now? *Best Pract Res Clin Rheumatol* 2014;28:663–672.

Giedion A, Holthusen K-H, Eriksson B, et al. Chronic recurrent multifocal osteomyelitis and pustulosis palmoplantaris. *J Pediatr* 1978;93:227–231.

Ginsberg MH, Genant HK, Yü TF, et al. Rheumatoid nodulosis: an unusual variant of rheumatoid disease. *Arthritis Rheum* 1975;18:49–58.

Golla A, Jansson A, Ramser J, et al. Chronic recurrent multifocal osteomyelitis (CRMO): evidence for a susceptibility gene located on chromosome 18q21.3-18q22. *Eur J Hum Genet* 2002;10:217–221.

Greenspan A. Erosive osteoarthritis. *Semin Musculoskel Radiol* 2003;7:155–159.

Greenspan A, Baker ND, Norman A. Rheumatoid arthritis simulating other lesions. *Bull Hosp Jt Dis Orthop Inst* 1983;43:70–77.

Handly B, Moore M, Creutzberg G, et al. Bisphosphonate therapy for chronic recurrent multifocal osteomyelitis. *Skeletal Radiol* 2013;42:1777–1778.

Hazlewood GS, Barnabe C, Tomlison G, et al. Methotrexate monotherapy and methotrexate combination therapy with traditional and biologic disease modifying anti-rheumatic drugs for rheumatoid arthritis: a network meta-analysis. *Cochrane Database Syst Rev* 2016;(8):CD010227. doi:10.1002/14651858.

Helliwell PS, Wright V. Clinical features of psoriatic arthritis. In: Klippel JH, Dieppe PA, eds. *Practical rheumatology*. London, United Kingdom: Mosby; 1995:235–242.

Hermann K-GA, Bollow M. Magnetic resonance imaging of sacroiliitis in patients with spondyloarthritis: correlation with anatomy and histology. *Rofo* 2014;186:230–237.

Herregods N, Jaremko JL, Baraliakos X, et al. Limited role of gadolinium to detect active sacroiliitis on MRI in juvenile spondyloarthritis. *Skeletal Radiol* 2015;44:1637–1646.

Hughes RJ, Saifuddin A. Progressive non-infectious anterior vertebral fusion (Copenhagen syndrome) in three children: features on radiographs and MR imaging. *Skeletal Radiol* 2006;35:397–401.

Kahn MF. Why the "SAPHO" syndrome? *J Rheumatol* 1995;22:2017–2019.

Kamishima T, Tanimura K, Shimizu M, et al. Monitoring anti-interleukin 6 receptor antibody treatment for rheumatoid arthritis by quantitative magnetic resonance imaging of the hand and power Doppler ultrasonography of the finger. *Skeletal Radiol* 2011;40:745–755.

Kellgren JH, Moore R. Generalized osteoarthritis and Heberden's nodes. *Br Med J* 1952;1:181–187.

Kettering JM, Towers JD, Rubin DA. The seronegative spondyloarthropathies. *Semin Roentgenol* 1996;31:220–228.

Kim NR, Choi J-Y, Hong SH, et al. "MR corner sign": value for predicting presence of ankylosing spondylitis. *AJR Am J Roentgenol* 2008;191:124–128.

Klecker R, Weissman BN. Imaging features of psoriatic arthritis and Reiter's syndrome. *Semin Musculoskelet Radiol* 2003;7:115–126.

Larbi A, Viala P, Molinari N, et al. Assessment of MRI abnormalities of the sacroiliac joints and their ability to predict axial spondyloarthritis: a retrospective pilot study on 110 patients. *Skeletal Radiol* 2014;43:351–358.

Mak W, Hunter JC. MRI of early diagnosis of inflammatory arthritis. *J Musculoskeletal Med* 2009;26:478–486.

Maksymowych WP, Crowther SM, Dhillon SS, et al. Systemic assessment of inflammation by magnetic resonance imaging in the posterior elements of the spine in ankylosing spondylitis. *Arthritis Care Res (Hoboken)* 2010;62:4–10.

Mansour M, Cheema G, Naguwa S, et al. Ankylosing spondylitis: a contemporary perspective on diagnosis and treatment. *Semin Arthritis Rheum* 2007;36:210–223.

Marsal L, Winblad S, Wollheim FA. *Yersinia enterocolitica* arthritis in southern Sweden: a four-year follow-up study. *Br Med J (Clin Res Ed)* 1981;283:101–103.

Martel W, Snarr JW, Horn JR. The metacarpophalangeal joints in interphalangeal osteoarthritis. *Radiology* 1973;108:1–7.

Martel W, Stuck KJ, Dworin AM, et al. Erosive osteoarthritis and psoriatic arthritis: a radiologic comparison in the hand, wrist, and foot. *AJR Am J Roentgenol* 1980;134:125–135.

Martini A. It is time to rethink juvenile idiopathic arthritis classification and nomenclature. *Ann Rheum Dis* 2012;71:1437–1439.

Martini A, Lovell DJ. Juvenile idiopathic arthritis: state of the art and future perspectives. *Ann Rheum Dis* 2010;69:1260–1263.

McGonagle D. The history of erosions in rheumatoid arthritis: are erosions history? *Arthritis Rheum* 2010;62:312–315.

Moll JMH, Wright V. Psoriatic arthritis. *Semin Arthritis Rheum* 1973;3:55–78.

Mutlu H, Silit E, Pekkafali Z, et al. Multiple rice body formation in the subacromial-subdeltoid bursa and knee joint. *Skeletal Radiol* 2004;33:531–533.

Nakayamada S, Kubo S, Iwata S, et al. Recent progress in JAK inhibitors for the treatment of rheumatoid arthritis. *BioDrugs* 2016;30:407–419.

Navalho M, Resende C, Rodrigues AM, et al. Bilateral MR imaging of the hand and wrist in early and very early inflammatory arthritis: tenosynovitis is associated with progression to rheumatoid arthritis. *Radiology* 2012;264:823–833.

Navallas M, Ares J, Beltrán B, et al. Sacroiliitis associated with axial spondyloarthropathy: new concepts and latest trends. *Radiographics* 2013;33:933–956.

Navallas M, Inarejos EJ, Iglesias E, et al. MR imaging of the temporomandibular joint in juvenile idiopathic arthritis: technique and findings. *Radiographics* 2017;37:595–612.

Oloff-Solomon J, Oloff LM, Jacobs AM. Rheumatoid nodulosis in the foot: a variant of rheumatoid disease. *J Foot Surg* 1984;23:382–385.

Ostendorf B, Mattes-György K, Reichelt DC, et al. Early detection of bony alterations in rheumatoid and erosive arthritis of finger joints with high-resolution single photon emission computed tomography, and differentiation between them. *Skeletal Radiol* 2010;39:55–61.

Ostensen H, Pettersson H, Davies AM, eds. *The WHO manual of diagnostic imaging*. Geneva, Switzerland: World Health Organization; 2002:129–142.

Paparo F, Ravelli M, Semprini A, et al. Seronegative spondyloarthropathies: what radiologists should know. *Radiol Med* 2014;119:156–163.

Peter JB, Pearson CM, Marmor L. Erosive osteoarthritis of the hands. *Arthritis Rheum* 1966;9:365–388.

Petty RE, Southwood TR, Baum J, et al. Revision of the proposed classification criteria for juvenile idiopathic arthritis: Durban, 1997. *J Rheumatol* 1998;25:1991–1994.

Plenge RM, Seielstad M, Padyukov L, et al. TRAF1-C5 as a risk locus for rheumatoid arthritis—a genomewide study. *N Engl J Med* 2007;357:1199–1209.

Polster JM, Winalski CS, Sundaram M, et al. Rheumatoid arthritis: evaluation with contrast-enhanced CT with digital bone masking. *Radiology* 2009;252:225–231.

Porter-Young FM, Offiah AC, Broadley P, et al. Inter- and intra-observer reliability of contrast-enhanced magnetic resonance imaging parameters in children with suspected juvenile idiopathic arthritis of the hip. *Pediatr Radiol* 2018;48:1891–1900.

Punzi L, Ramonda R, Deberg M, et al. Coll2-1, Coll2-1NO2, and myeloperoxidase serum levels in erosive and non-erosive osteoarthritis of the hands. *Osteoarthritis Cartilage* 2012;20:557–561.

Qubti MA, Flynn JA. Ankylosing spondylitis & the arthritis of inflammatory bowel disease. In: Imboden JB, Hellmann DB, Stone JH, eds. *Current diagnosis & treatment: rheumatology*, 3rd ed. New York: McGraw-Hill; 2007:159–166.

Raychaudhuri SB, Deodhar A. The classification and diagnostic criteria of ankylosing spondylitis. *J Autoimmun* 2014;49:128–133.

Reiter H. Ueber eine bisher unerkannte Spirochaeteninfektion (Spirochaetosis arthritica). *Dtsch Med Wochenschr* 1916;42:1535–1536.

Resnick D, Niwayama G. Rheumatoid arthritis and the seronegative spondyloarthropathies: radiographic and pathologic concepts. In: Resnick D, ed. *Diagnosis of bone and joint*

disorders, 3rd ed. Philadelphia: WB Saunders; 1995:807–865.

Roderick MR, Ramanan AV. Chronic recurrent multifocal osteomyelitis. *Adv Exp Med Biol* 2013;764:99–107.

Rosendahl K. Juvenile idiopathic arthritis: recent advances. *Pediatr Radiol* 2011;41(suppl 1):110–112.

Rukavina I. SAPHO syndrome: a review. *J Child Orthop* 2015;9:19–27.

Sanders KM, Resnik CS, Owen DS. Erosive arthritis in Cronkhite-Canada syndrome. *Radiology* 1985;156:309–310.

Sankowski AJ, Lebkowska UM, Cwikła J, et al. Psoriatic arthritis. *Pol J Radiol* 2013; 78:1–17.

Schueller-Weidekamm C, Lodemann K-P, Grisar J, et al. Contrast-enhanced MR imaging of hand and finger joints in patients with early rheumatoid arthritis: do we really need a full dose of gadobenate dimeglumine for assessing synovial enhancement at 3T? *Radiology* 2013;268:161–169.

Schwenzer NF, Kötter I, Henes JC, et al. The role of dynamic contrast-enhanced MRI in the differential diagnosis of psoriatic and rheumatoid arthritis. *AJR Am J Roentgenol* 2010;194:715–720.

Sheybani EF, Khanna G, White AJ, et al. Imaging of juvenile idiopathic arthritis: a multimodality approach. *Radiographics* 2013;33:1253–1273.

Smith D, Braunstein EM, Brandt KD, et al. A radiographic comparison of erosive osteoarthritis and idiopathic nodal osteoarthritis. *Ann Rheum Dis* 2011;70:326–330.

Soldatos T, Pezeshk P, Ezzani F, et al. Cross-sectional imaging of adult crystal and inflammatory arthropathies. *Skeletal Radiol* 2016;45:1173–1191.

Stiskal MA, Neuhold A, Szolar DH, et al. Rheumatoid arthritis of the craniocervical region by MR imaging: detection and characterization. *AJR Am J Roentgenol* 1995;165:585–592.

Sudoł-Szopińska I, Grochowska E, Gietka P, et al. Imaging of juvenile idiopathic arthritis. Part II: ultrasonography and MRI. *J Ultrason* 2016;16:237–251.

Sudoł-Szopińska I, Jans L, Teh J. Rheumatoid arthritis: what do MRI and ultrasound show. *J Ultrason* 2017;17:5–16.

Sudoł-Szopińska I, Jurik AG, Eshed I, et al. Recommendations of the ESSR Arthritis Subcommittee for the use of magnetic resonance imaging in musculoskeletal rheumatic diseases. *Semin Musculoskeletal Radiol* 2015;19:396–411.

Sudoł-Szopińska I, Kwiatkowska B, Prochorec-Sobieszek M, et al. Enthesopathies and enthesitis. Part 2: imaging studies. *J Ultrason* 2015;15:196–207.

Sudoł-Szopińska I, Matuszewska G, Gietka P, et al. Imaging of juvenile idiopathic arthritis. Part I: clinical classifications and radiographs. *J Ultrason* 2016;16:225–236.

Sudoł-Szopińska I, Matuszewska G, Kwiatkowska B, et al. Diagnostic imaging of psoriatic arthritis. Part I: etiopathogenesis, classification and radiographic features. *J Ultrason* 2016;16:65–77.

Sudoł-Szopińska I, Pracoń G. Diagnostic imaging of psoriatic arthritis. Part II: magnetic resonance imaging and ultrasonography. *J Ultrason* 2016;16:163–174.

Swett HA, Jaffe RB, McIff EB. Popliteal cysts: presentation as thrombophlebitis. *Radiology* 1975;115:613–615.

Taurog JD, Chhabra A, Colbert RA. Ankylosing spondylitis and axial spondyloarthritis. *N Engl J Med* 2016;374:2563–2574.

Tehranzadeh J, Ashikyan O, Dascalos J. Magnetic resonance imaging in early detection of rheumatoid arthritis. *Semin Musculoskel Radiol* 2003;7:79–94.

Thompson W, Donn R. Juvenile idiopathic arthritis genetics—what's new? What's next? *Arthritis Res* 2002;4:302–306.

Turesson C, Matteson EL. Genetics of rheumatoid arthritis. *Mayo Clin Proc* 2006;81:94–101.

van der Kooij SM, Allaart CF, Dijkmans BA, et al. Innovative treatment strategies for patients with rheumatoid arthritis. *Curr Opin Rheumatol* 2008;20:287–294.

van der Woude D, Rantapää-Dahlqvist S, Ioan-Fascinay A, et al. Epitope spreading of the anti-citrullinated protein antibody response occurs before disease onset and is associated with the disease course of early arthritis. *Ann Rheum Dis* 2010;69:54–60.

Villeneuve E, Emery P. Rheumatoid arthritis: what has changed? *Skeletal Radiol* 2009;38:109–112.

Weber U, Østergaard M, Lambert RGW, et al. The impact of MRI on the clinical management of inflammatory arthritides. *Skeletal Radiol* 2011;40:1153–1173.

Whitehouse RW, Aslam R, Bukhari M, et al. The sesamoid index in psoriatic arthropathy. *Skeletal Radiol* 2005;34:217–220.

Wisnieski JJ, Askari AD. Rheumatoid nodulosis. A relatively benign rheumatoid variant. *Arch Intern Med* 1981;141:615–619.

Wright V. Seronegative polyarthritis: a unified concept. *Arthritis Rheum* 1978;21:619–633.

Zochling J, van der Heijde D, Burgos-Vargas R, et al. ASAS/EULAR recommendations for the management of ankylosing spondylitis. *Ann Rheum Dis* 2006;65:442–452.

第15章

其他类型关节炎和关节病

一、结缔组织关节病

结缔组织病相关的关节炎（关节病）的主要

临床和影像学特点见表15-1。

表15-1　结缔组织关节炎（关节病）主要临床和影像学特点

关节炎类型	部位	主要异常表现	技术/投照方法
系统性红斑狼疮（女性＞男性，年轻的成年人，黑种人＞白种人，皮肤改变，红疹）	手	可复性关节挛缩	侧位像
	髋关节、踝关节、肩关节	骨坏死	受累关节的标准位像
			闪烁显像
			MRI
硬皮病（女性＞男性，皮肤改变，水肿，增厚）	手	软组织钙化	正位和侧位像
		肢端骨质溶解	
		远节指骨逐渐变细	
		指间关节破坏性改变	
	消化道	食管扩张	食管造影
		蠕动减弱	食管造影（电影或视频观察）
		十二指肠和小肠扩张	上消化道和小肠造影
多发性肌炎/皮肌炎	上肢和下肢（近端部分）	结肠假性憩室	钡剂灌肠
		软组织钙化	X线摄影；数字摄影
		关节周围骨质疏松	
	手	远节指间关节侵蚀和破坏性改变	正位和侧位像
混合性结缔组织病（MCTD）（临床表现与系统性红斑狼疮、硬皮病、皮肌炎和类风湿关节炎重叠）	手、腕	近节指间关节、掌指关节、桡腕关节及腕骨间关节侵蚀和破坏性改变，伴关节间隙狭窄	正位和侧位像
		对称性软组织肿胀	MRI
		软组织萎缩和钙化	后前位和侧位像
	胸	胸腔积液和心包积液	超声

（一）系统性红斑狼疮

系统性红斑狼疮（systemic lupus erythematosus，SLE）是一种原因不明的慢性炎症性结缔组织病，其特征是免疫异常和多器官受累。虽然这种疾病的病因仍不确定，但遗传、激素和环境影响都可能在疾病的发病机制中起作用。系统性红斑狼疮的特征是多克隆B细胞对多种抗原的激活，可能与高丙种球蛋白血症有关。细胞因子异常也有报道，包括IL-1、IL-2、IL-6和IL-10。有越来越多的证据表明IFN-α在系统性红斑狼疮发病机制中起重要作用。各种研究表明,浆细胞样树突状细胞负责释放含有核酸的免疫复合物刺激因子干扰素-α。尽管部分系统性红斑狼疮是遗传性的,但它是一种复杂的目前尚不清楚的遗传性疾病,有家族聚集性,但没有明确的孟德尔遗传模式。

首先被描述的与系统性红斑狼疮遗传相关的是6号染色体上的主要组织相容性复合体(MHC),它包含人类淋巴细胞抗原(HLA)-DR。其他相关基因包括编码补体途径成分、Fcg受体、非受体型蛋白酪氨酸磷酸酶22(PTPN22)和细胞毒性T淋巴细胞相关抗原4(CTLA4)的基因。8个最受支持的系统性红斑狼疮易感基因位点为1q23、1q25—31、1q41—42、2q35—37、4p16—15.2、6p11—21、12p24和16q12。最近的研究表明,程序性细胞死亡1(*PDCD1*)基因负责染色体2q34或2q37的基因连锁,并与狼疮性肾炎有关。本病在女性中的发病率约为男性的9倍,特别是在青少年和青年女性中多发,这可能与*TLR7*基因有关。Klinefelter综合征(即先天性睾丸发育不全)患者(47,XXY)患系统性红斑狼疮的风险比健康男性对照组高14倍。吸烟也是一个危险因素,并且与抗双链DNA抗体产生有关。系统性红斑狼疮在美国黑种人中更常见,但在非洲黑种人中却很少见。累积结果表明,补体成分C4A(MHC Ⅲ类基因)遗传缺陷在几乎所有研究种族群体中都是系统性红斑狼疮易感性的独立危险因子。

1. 临床表现 系统性红斑狼疮的临床表现因全身病变的分布和程度而异。最常见的症状是身体不适、虚弱、发热、厌食和体重减轻。女性的患病率是男性的9倍。本病特征是血清学异常,包括一系列血清抗核抗原自身抗体,这些抗体与红斑狼疮细胞和细胞质中充满包涵体的中性粒细胞的存在有关。

抗核抗体(ANA)有助于系统性红斑狼疮的鉴别诊断,抗DNA抗体滴度的变化可以帮助疾病活动性的变化趋势。ANA是一组针对许多离散核大分子蛋白质的异质性抗体,这类抗体作用的

成分在所有有核细胞中普遍存在,因此被称为自身抗体。它们大多缺乏组织或物种特异性,所以它们会对不同来源的细胞核产生交叉反应。对这些抗体的研究主要源自系统性红斑狼疮和相关系统性风湿性疾病患者。许多研究关注于明确这些抗体的特异性,并为我们理解它们在结缔组织病中的免疫病理作用做出了大量贡献。值得指出的是,100%的系统性红斑狼疮患者ANA阳性,ANA阴性狼疮的概念不再有效。此外,针对核内小核糖核蛋白(snRNP)的自身抗体,也称为抗Smith抗体(anti-Smith antibody),被发现对系统性红斑狼疮具有高度特异性,但它们仅存在于15%～30%的系统性红斑狼疮患者中。在患有系统性红斑狼疮的年轻黑种人女性中,这种抗体更常见(约60%)。狼疮的免疫生物学远远超出了本文的范围,但我们必须强调,尽管对耐受性和狼疮小鼠的模型进行了详尽研究,但近20年来,在系统性红斑狼疮的特异性治疗方面没有任何有临床意义的进展。

2. 病理学 病理学显示广泛的血管炎,累及毛细血管、小动脉和小静脉。绒毛状增生的滑膜可见被纤维蛋白覆盖。此外,受累血管可能出现内膜下低级别的淋巴浆细胞浸润。滑液表现为以淋巴细胞为主的炎性模式,常见红斑狼疮细胞。

3. 影像学特征 骨骼肌肉系统是系统性红斑狼疮常见的侵及部位,在系统性红斑狼疮病程中,90%的患者会出现关节病变,在系统性红斑狼疮的临床和影像学表现中其占有重要位置。关节受累是对称性的,非持续性关节挛缩畸形是其典型表现。手是主要的受累部位。常规X线片的典型表现是关节排列紊乱,最常见的部位是手指的掌指关节和近节指间关节及第1腕掌关节、拇指的掌指关节和指间关节(图15-1)。这些异常表现可能在正位像中显示不明显,因为排列紊乱的关节是可活动的,可以通过手压向影像探测板纠正(图15-2)。这些特异性畸形常出现在失去关节周围韧带和关节囊结构的支持之后,这些畸形至少在疾病的早期阶段是可以完全恢复的。只有极少数异常表现是不可恢复的和(或)伴有关节侵蚀(图15-3)。

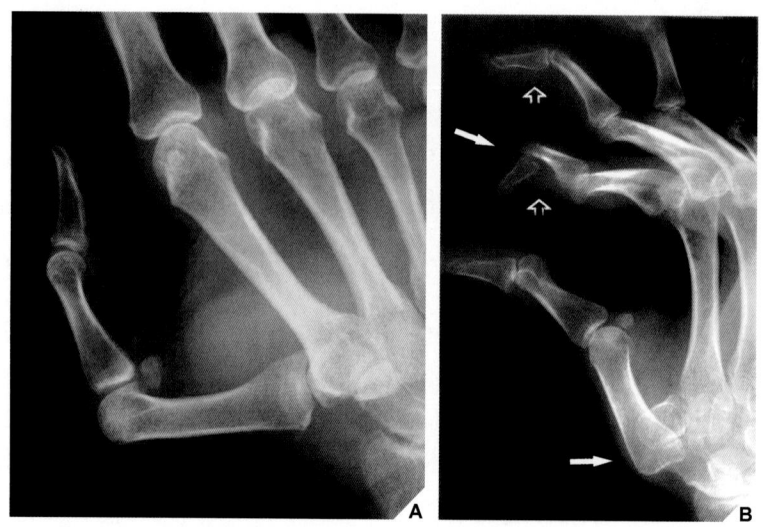

图15-1 系统性红斑狼疮（1）

A. 43岁女性，系统性红斑狼疮患者的典型拇指表现。注意第1腕掌关节和掌指关节半脱位，不伴关节侵蚀。B. 另一患者，32岁女性，系统性红斑狼疮，左手斜位X线片显示第1腕掌关节和示指远节指间关节脱位（箭头），以及中指、示指掌指关节半脱位并伴有"天鹅颈"样畸形（空心箭头）

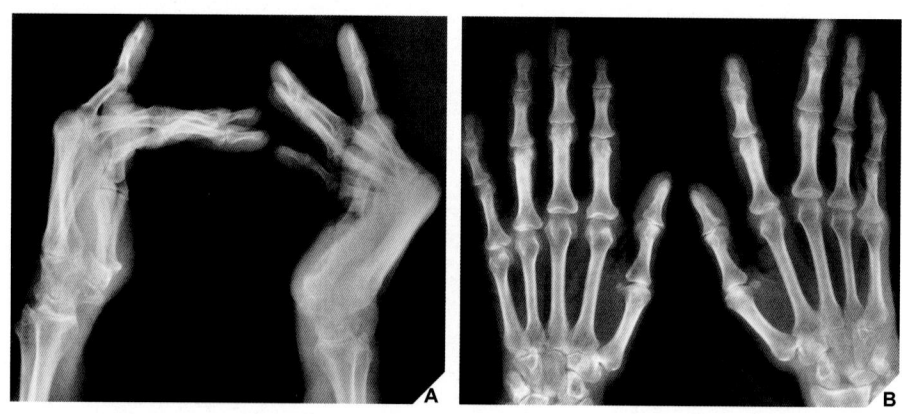

图15-2 系统性红斑狼疮（2）

A. 42岁女性，4年前证实为系统性红斑狼疮，双手侧位X线片显示掌指关节屈曲畸形；B. 当手压向影像探测板时正位摄片显示屈曲畸形被矫正

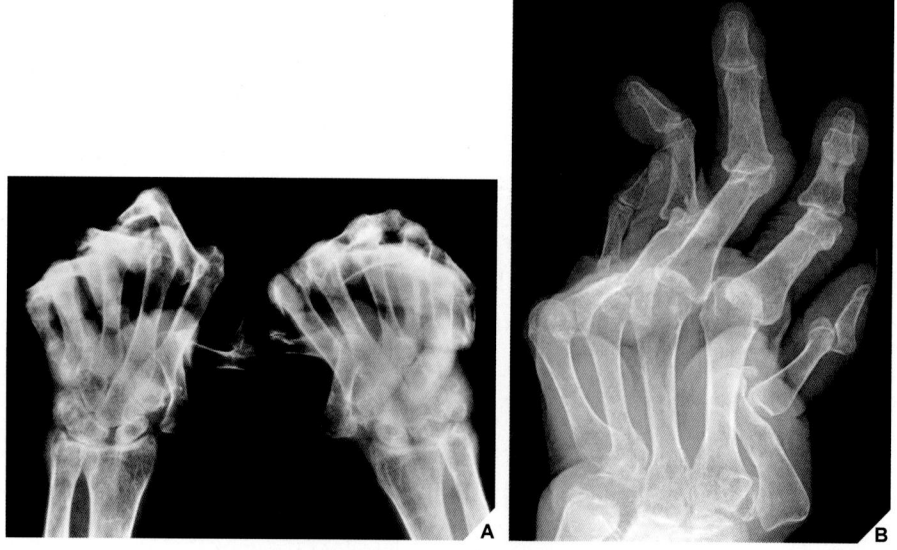

图15-3 系统性红斑狼疮（3）

A. 62岁女性，有15年的系统性红斑狼疮病史。双手正位X线片显示严重畸形、半脱位和关节侵蚀。注意继发于肢体失用和皮质激素治疗的重度骨质疏松。B. 另一患者，51岁女性，注意右手几个关节屈曲挛缩、半脱位和脱位

一些患者表现为远节指骨硬化（肢端硬化）（图15-4）或指骨末端骨吸收（肢端骨质溶解）。骨坏死常见，被认为是皮质激素治疗后的并发症（图15-5A～D）。但是，现在的研究者认为炎症性改变（血管炎）在骨坏死的发生中起重要作用。在MRI上可以看到非特异性关节积液伴滑膜增生（图15-5E）。

4. 治疗　系统性红斑狼疮的治疗包括应用抗疟药（如羟氯喹）、皮质类固醇（如泼尼松），以及免疫抑制剂（如环磷酰胺、硫唑嘌呤、霉酚酸酯、甲氨蝶呤）。利妥昔单抗是一种抗B细胞的人源化单克隆抗体，也可应用，在特殊情况下也可进行血浆置换和静脉注射免疫球蛋白（IVIG）。治疗通常是个性化的，这超出了本章的讨论范围，然而值得一提的是，系统性红斑狼疮可能成为首个采用个性化治疗方法的风湿性疾病之一。

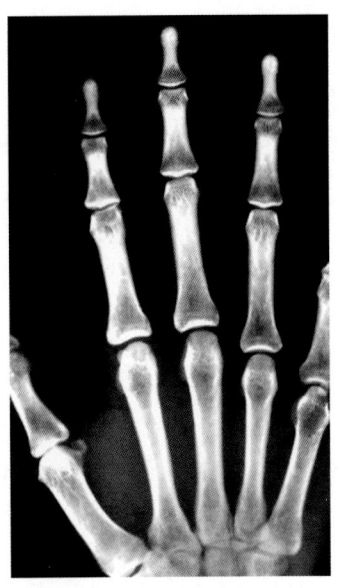

图15-4　系统性红斑狼疮（4）

29岁女性，系统性红斑狼疮患者，手正位X线片显示远节指骨硬化（肢端硬化），相似的硬化性改变有时在类风湿关节炎和硬皮病中也可见到

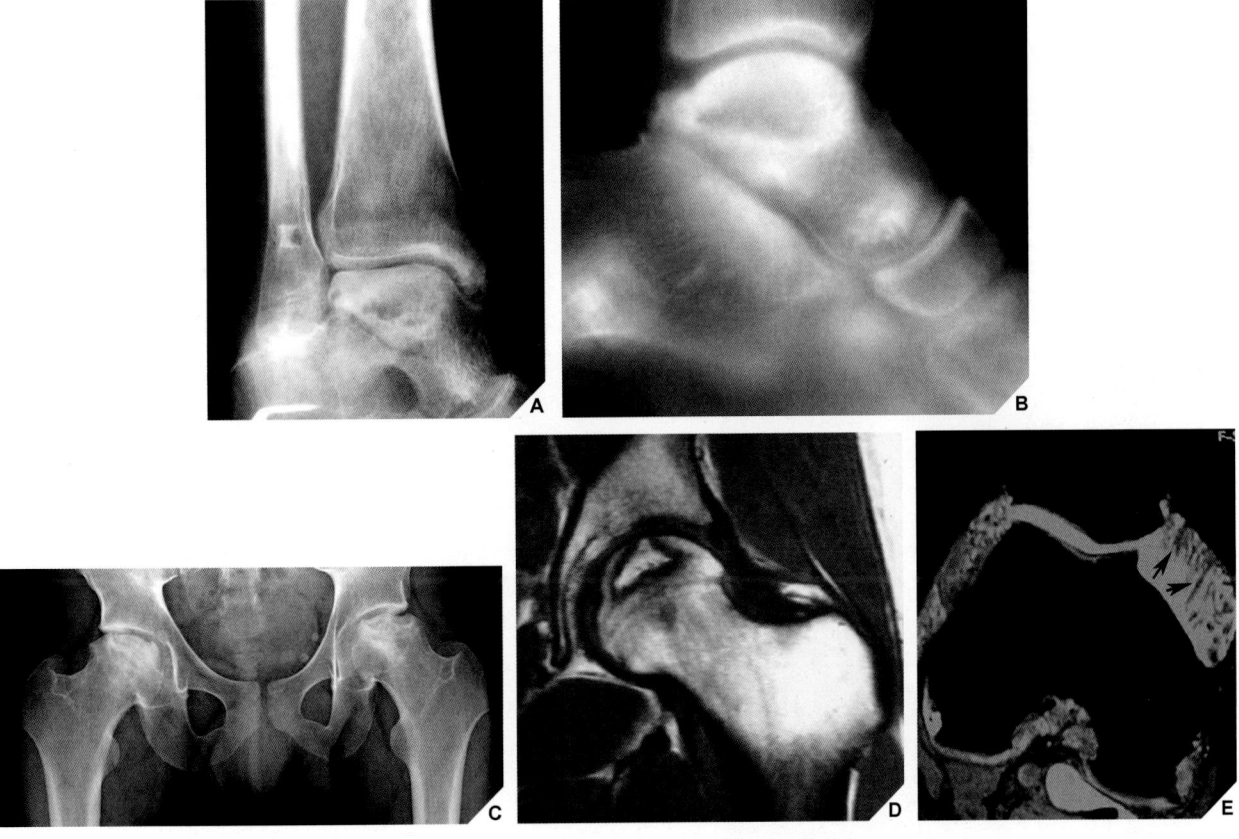

图15-5　系统性红斑狼疮合并骨坏死和滑膜增生

A、B. 踝关节斜位（A）和侧位（B）X线片显示一例26岁女性狼疮患者距骨骨坏死，她曾应用大剂量激素进行治疗。C. 27岁男性，在接受糖皮质激素治疗后，骨盆前后位X线片显示双侧股骨头晚期骨坏死。D. 18岁女性，系统性红斑狼疮患者，MRI冠状位T_2加权像显示股骨头局部坏死。E. 35岁女性，膝关节轴位梯度回波（GRE）序列MRI显示大量关节积液，伴叶状滑膜增生（箭头）

（二）硬皮病

1. 临床表现　硬皮病（scleroderma）（进行性系统性硬化症）是一种全身性疾病，病因尚不明确，多见于年轻女性，通常于30～40岁发病。结缔组织病主要表现为胶原和其他细胞外基质成分沉积于皮肤和内脏器官，常表现为皮肤和皮下组织增厚及纤维化，并经常累及骨骼肌肉系统。硬

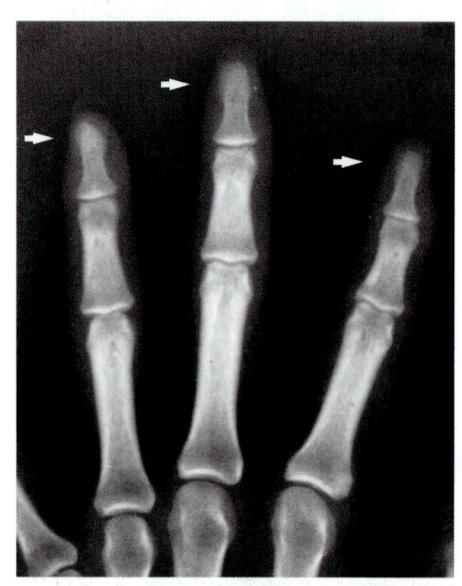

图15-6　硬皮病（1）
24岁女性，表现出示指、中指和环指远节指骨软组织萎缩（箭头）

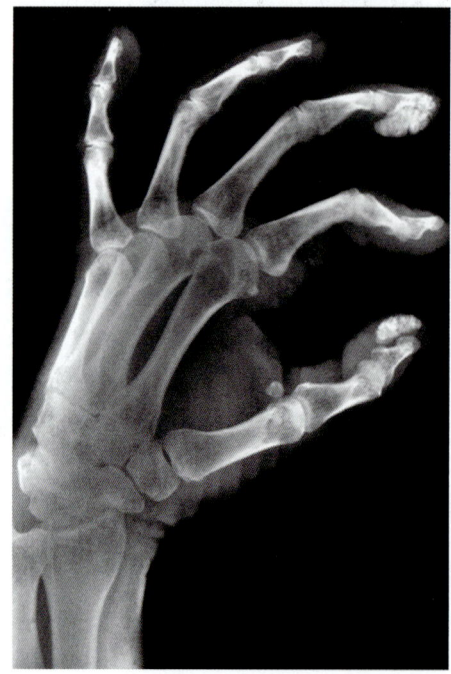

图15-7　硬皮病（2）
32岁女性，硬皮病患者，表现出右手远节指骨软组织钙化（箭头），是此病的一种典型表现

皮病具有疾病特异性ANA的自身免疫基础，最常见的是抗拓扑异构酶-1抗体和抗着丝点抗体。最近，研究者确定了系统性硬皮病新的遗传联系，涉及基因组 *CD247*（其编码调节T细胞活化的T细胞受体zeta亚基）的易感性位点，以及之前已知基因 *MHC*、*IRF5* 和 *STAT4*（其编码对免疫系统很重要的调节蛋白）。临床上，许多患者出现关节受累，表现为关节痛和关节炎，导致手指屈曲挛缩。大多数患者有CREST综合征，是指并发钙质沉着症（calcinosis）、雷诺现象（Raynaud phenomenon，指遇冷后间歇性发作的手指和足趾苍白，由小血管收缩引起）、食管异常（esophageal abnormalities，扩张和蠕动迟缓）、指端硬化（sclerodactyly）和毛细血管扩张（telangiectasia）；30%～40%的患者血清类风湿因子和ANA检测为阳性。

2. 病理学　病理显示受累动脉对称性内膜增厚与内皮坏死和毛细血管扩张有关。在真皮中，纤维组织过度沉积。

3. 影像学特征　硬皮病表现为特征性骨和软组织异常。手通常会出现指尖软组织萎缩（图15-6）、远节指骨吸收（肢端骨质溶解）、骨量减少、皮下和关节周围钙化（图15-7、图15-8A），以及小关节（通常为指间关节）破坏性改变（图15-9）。偶尔可见上肢软组织明显钙化（图15-8B）。已被证实在消化道可以表现为食管和小肠扩张，并伴有假性梗阻征象（图15-10）。结肠假性憩室也很常见。

4. 治疗　硬皮病的治疗没有具体的指南。治疗包括应用抗炎药，如非甾体抗炎药（NSAID），皮质类固醇（如泼尼松）、免疫抑制剂（即环磷酰胺）、抗干扰素药物（如西法木单抗）、抗B细胞药物（如利妥昔单抗），以及抗细胞因子治疗（应用抗IL-6受体抗体）。最近采用自体骨髓移植的试验取得了理想的结果，但对大多数患者并不实用。肺动脉高压是硬皮病的一种并发症，患者应用前列腺素抑制剂降低楔压。

（三）多发性肌炎和皮肌炎

1. 临床表现　多发性肌炎和皮肌炎（polymyositis and dermatomyositis）属于罕见的异质性自身免疫性肌病，是横纹肌和皮肤受累的疾

病，以弥漫性、非化脓性炎症和退行性改变为特点。在成年人中，其可以发生于任何年龄，但峰值出现于45～60岁。大多数患者同时累及皮肤和肌肉。适当的实验室检查对所有类型肌病患者包括多发性肌炎和皮肌炎的早期诊断和治疗都有帮助。最有助于评估肌肉疾病的四项检测包括血清酶、尿肌酸和肌酐排泄、肌电图和肌肉活检。

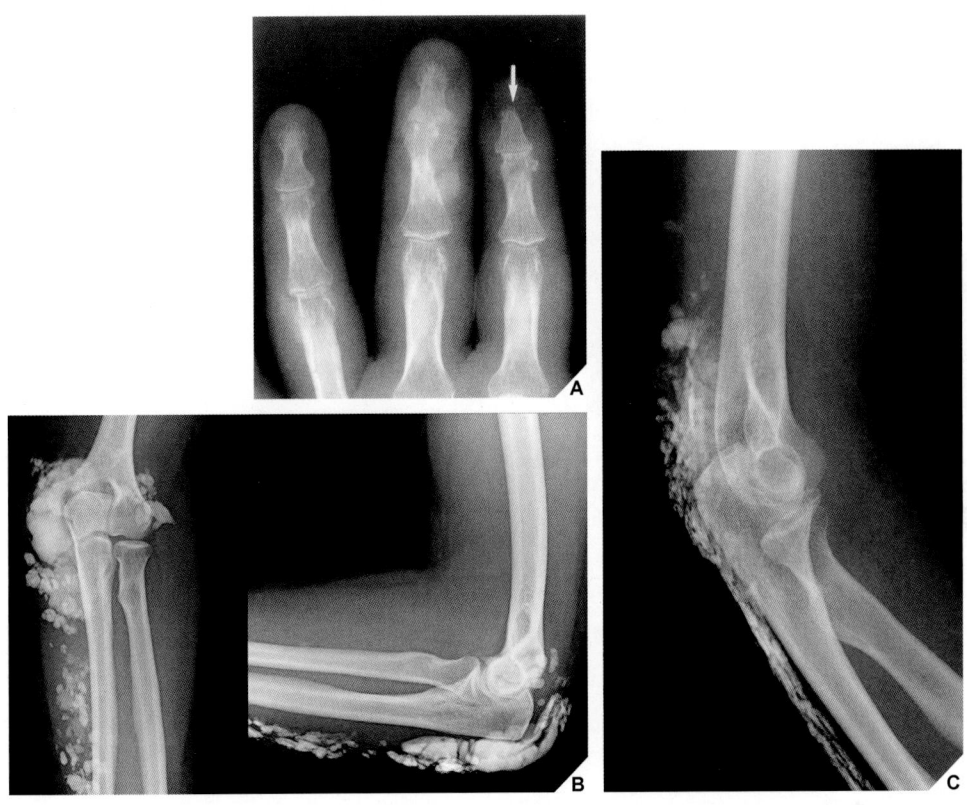

图15-8　硬皮病（3）

A.44岁女性，手指正位X线片显示肢端骨质溶解（箭头）、软组织钙化和中指远节指间关节破坏性改变；B.另一患者，46岁女性，在肘部和前臂周围存在广泛的软组织钙化；C.37岁女性，上臂远端和前臂近端后部软组织中存在钙化

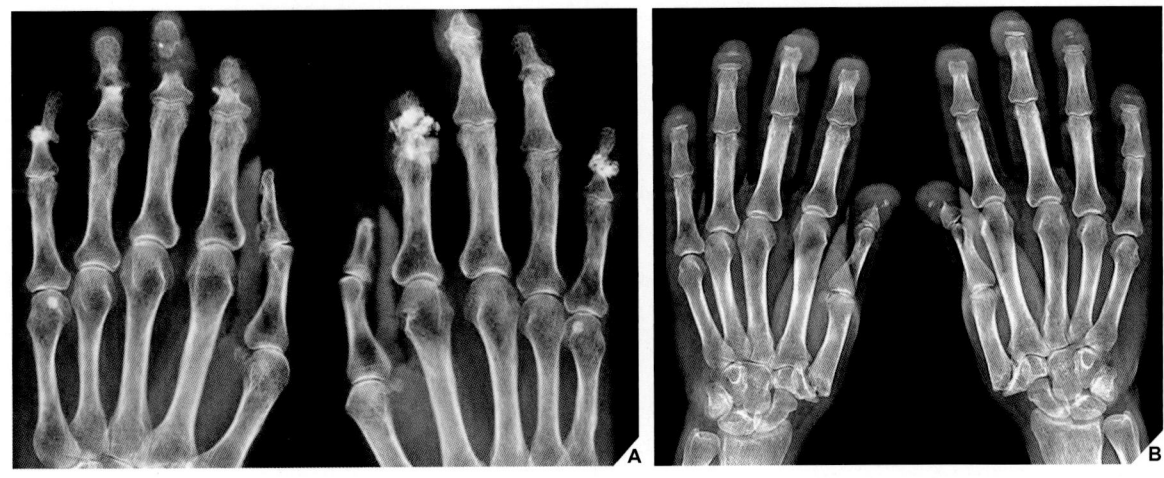

图15-9　硬皮病（4）

A.50岁男性，证实为硬皮病，双手正位X线片显示远节指间关节破坏性改变及软组织钙化和左手中指远节指骨尖端骨质吸收；B.53岁女性，有长期硬皮病病史，双手正位X线片显示所有远节指骨肢端骨质溶解，还需要注意第1腕掌关节侵蚀性改变

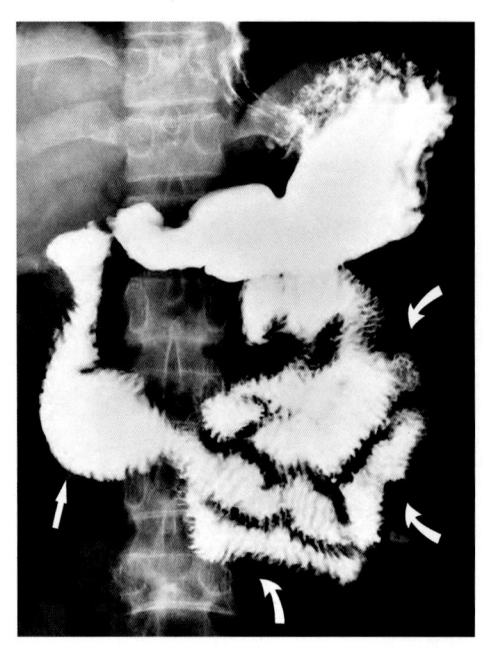

图 15-10　硬皮病（5）

与图 15-9A 为同一患者，上消化道和小肠造影图像显示十二指肠第 2 段和第 3 段（箭头）及空肠（弯箭头）扩张，表现为假性梗阻征象

提倡采用不同的血清酶测定法，但最有价值的试验包括血清肌酸激酶（CPK）、血清醛缩酶（ALD）、血清乳酸脱氢酶（LDH）、血清谷草转氨酶（GOT）和血清谷丙转氨酶（GPT）检测。此外，血清酶水平和尿肌酸排泄的测定有助于指导多发性肌炎和皮肌炎临床治疗，因为这两项检查的结果比单独一项检查结果能更全面地提示预后情况。

多发性肌炎的特征是针对 MHC Ⅰ 类分子呈现的尚未识别的肌肉抗原的细胞毒性 T 细胞反应，可单独发生，但更常作为多系统重叠综合征的一部分发生。在过去十年中，肌炎特异性自身抗体（MSA）得到了更好的表征，包括针对氨基酰 -tRNA 合成酶、信号识别颗粒和 Mi-2 蛋白的抗体。此外，还描述了具有临床意义的新型自身抗体——抗 CADM-140 抗体、抗 SAE 抗体（小泛素样修饰物激活酶）、抗 p155/140 抗体和抗 p140 抗体。MSA 是针对参与关键调控细胞内过程（包括蛋白质合成、易位和基因转录）的细胞质或核成分的抗体。许多不同的自身抗体仅见于皮肌炎。在约 20% 的患者中发现了针对染色质重塑酶 Mi-2 的抗体。据报道，抗 MDA5 抗体出现于无肌病性皮肌炎患者，尤其是间质性肺病患者。在一些患者，已识别出抗 SUMO-1（抗小分子泛素相关修饰物蛋白 -1）抗体。约 50% 的多发性肌炎和皮肌炎

患者中发现了 ANA，并发现其与针对核蛋白 Mi-2 的抗体存在相关性。肌肉活检结果阳性不仅可以证实疾病是肌源性的，帮助医生排除神经性下运动神经元损伤，还有助于识别在病理学上比临床有更严重表现的肌病患者，并且对评价预后也很重要。在组织化学和电子显微镜技术的帮助下，通过肌肉活检，病理学家有时能够诊断出临床表现与多发性肌炎相似的罕见类型的肌病。这些罕见类型的肌病包括肉样瘤肌病、中央轴空病和异常线粒体相关性肌病。

临床症状包括对称性肌无力，尤其是四肢近端。其他症状包括关节痛、肌痛和严重疲劳，也可能出现雷诺现象。呼吸困难可能反映膈肌无力。皮肌炎患者可能出现皮肤表现，包括 Gottron 丘疹（肘部、膝和手的伸肌表面，尤其是掌指关节和指间关节部位的紫色隆起病变）和向阳性皮疹（眼睑呈红色或紫色变色）。后颈部和肩部红斑或斑疹（"披肩"征）及前颈部和胸部红斑或斑疹（"V"征）较少见。一些患者表现出角化过度的皮肤增厚，通常与手指（机械工手）或足趾（机械工足）的桡侧表面出现疼痛开裂有关。与硬皮病相同的甲周毛细血管扩张和甲襞毛细血管改变也有报道。

2. 病理学　目前对多发性肌炎的肌肉活检的病理改变已经有了很清楚的认识。病理改变的程度可以有很大差别，有的患者肌肉活检结果只表现为肌纤维很轻微甚至可忽略不计的病理改变，而具有相似临床症状的患者也可以表现为广泛的坏死和纤维化。组织学表现的多种多样可能是典型多发性肌炎患者肌肉活检结果经常表现为正常的原因。在对多发性肌炎的研究中，肌肉活检的阳性率为 55%～80%。最常见的是在肌肉坏死区发现淋巴细胞浸润。

3. 影像学特征　多发性肌炎和皮肌炎的影像学异常表现分为两种类型，即累及软组织和累及关节。两种类型最典型的软组织异常都是软组织钙化，肌间钙化最好发的部位是上肢和下肢近端较大的肌肉（图 15-11、图 15-12）。另外，也可见到与硬皮病相似的皮下钙化（图 15-12B、图 15-13、图 15-14）。MRI 是评估包括肌肉病变在内的软组织病变的最佳检查方法。肌肉水肿能够提示活动性炎症（图 15-15、图 15-16），脂肪浸润提示慢性炎症（图 15-17）。MRI 也是确定肌肉活检部位

的有效方法，并且能够监测病程和治疗反应。

　　关节异常很少见。最常见的是关节周围骨质

疏松。关节破坏性改变偶有报道，主要位于手的
远节指间关节。

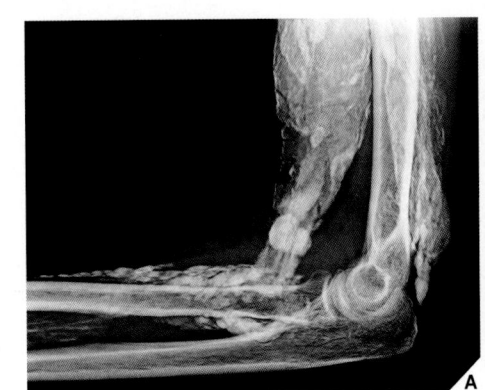
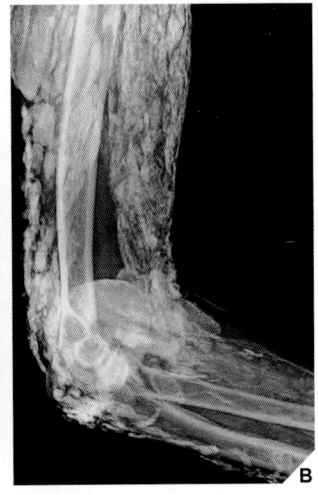

图 15-11　皮肌炎（1）

50 岁女性，左肘（A）和右肘（B）侧位 X 线片显示
上臂和前臂肌肉广泛钙化

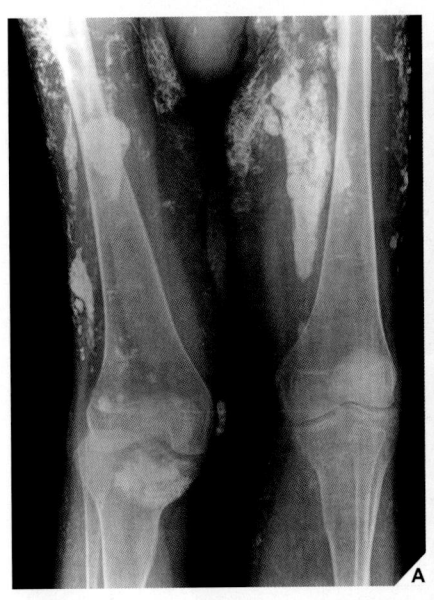
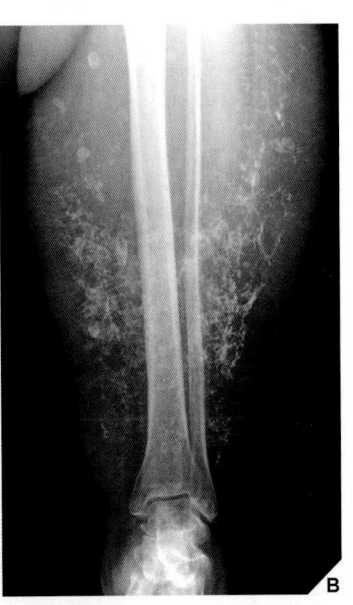

图 15-12　皮肌炎（2）

A. 双膝关节前后位 X 线片显示肌肉内广泛钙化，同时
观察皮下钙化，骨骼存在明显骨质疏松；B. 66 岁女性，
左腿前后位 X 线片显示皮下和肌肉钙化

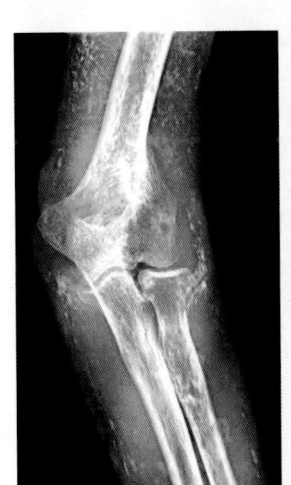
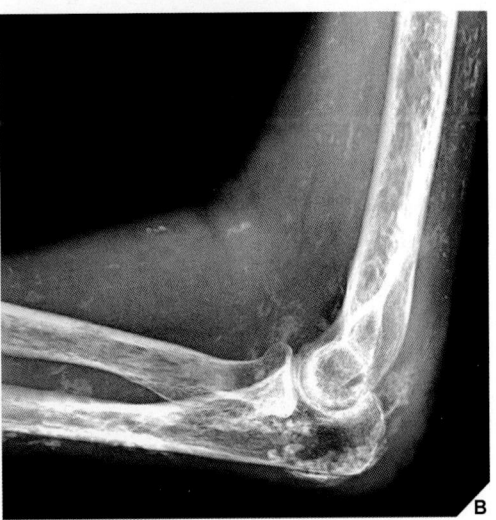

图 15-13　皮肌炎（3）

64 岁女性，临床诊断为皮肌炎，左肘关节外斜位
（A）和侧位（B）X 线片显示广泛的软组织钙化，其
为此病特征性表现。还需要注意明显的关节周围骨
质疏松

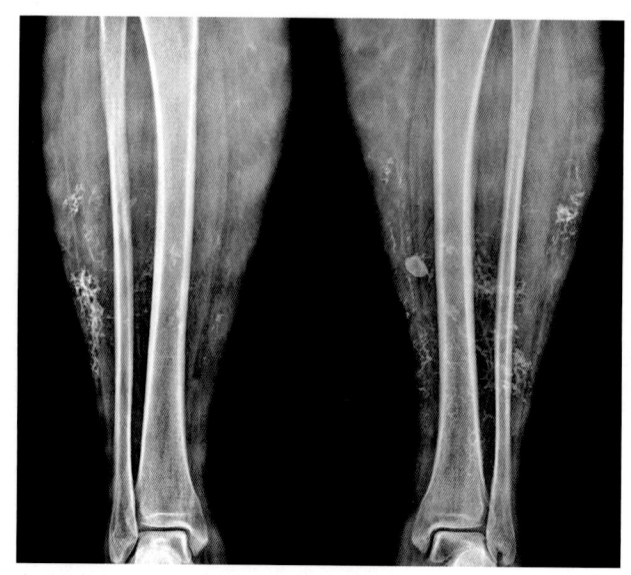

图 15-14　皮肌炎（4）

55岁女性，双侧小腿前后位X线片主要显示皮肤和皮下钙化

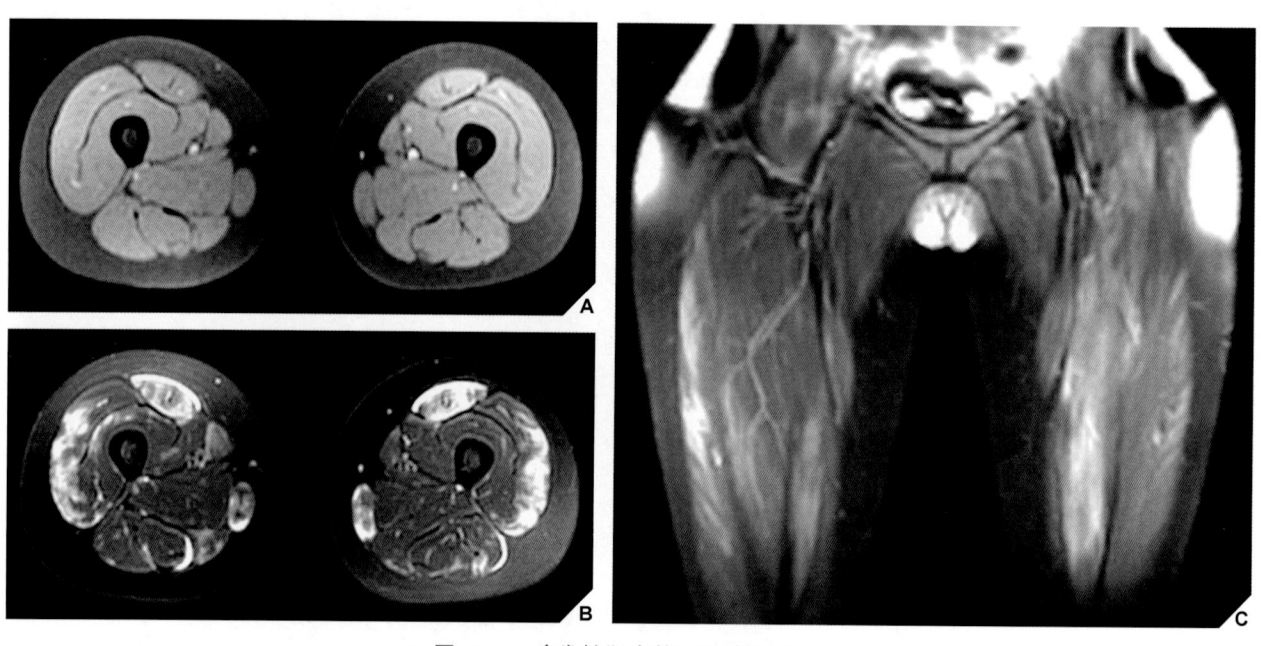

图 15-15　多发性肌炎的MRI表现（1）

在静脉注射钆造影剂后获得的轴位T_1加权像（A）和轴位（B）及冠状位（C）T_1加权脂肪抑制序列MRI，显示一名23岁女性的几组大腿肌肉强化，包括外展肌、股直肌、股外侧肌、股中间肌、缝匠肌、股薄肌、半膜肌和半腱肌

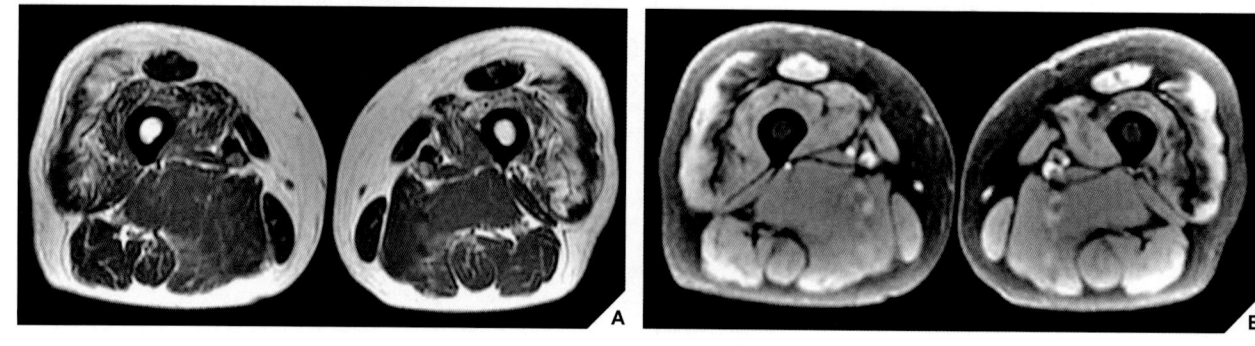

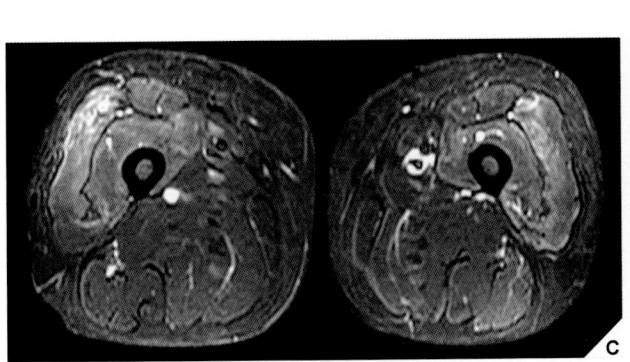

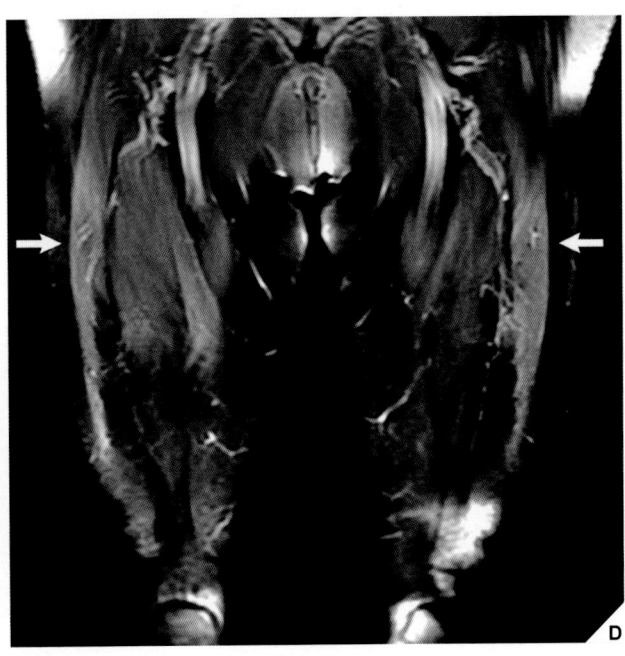

图15-16　多发性肌炎的MRI表现（2）

A. 65岁女性，双侧大腿轴位T₁加权MRI显示脂肪萎缩，主要是股外侧肌和股直肌受累；B. 轴位T₁加权脂肪抑制序列图像显示肌肉结构内的高信号区域；C. 轴位STIR序列图像显示股外侧肌内代表水肿的高信号；D. 静脉注射钆造影剂后获得的冠状位T₁加权脂肪抑制序列图像显示股外侧肌轻度对称性强化（箭头）

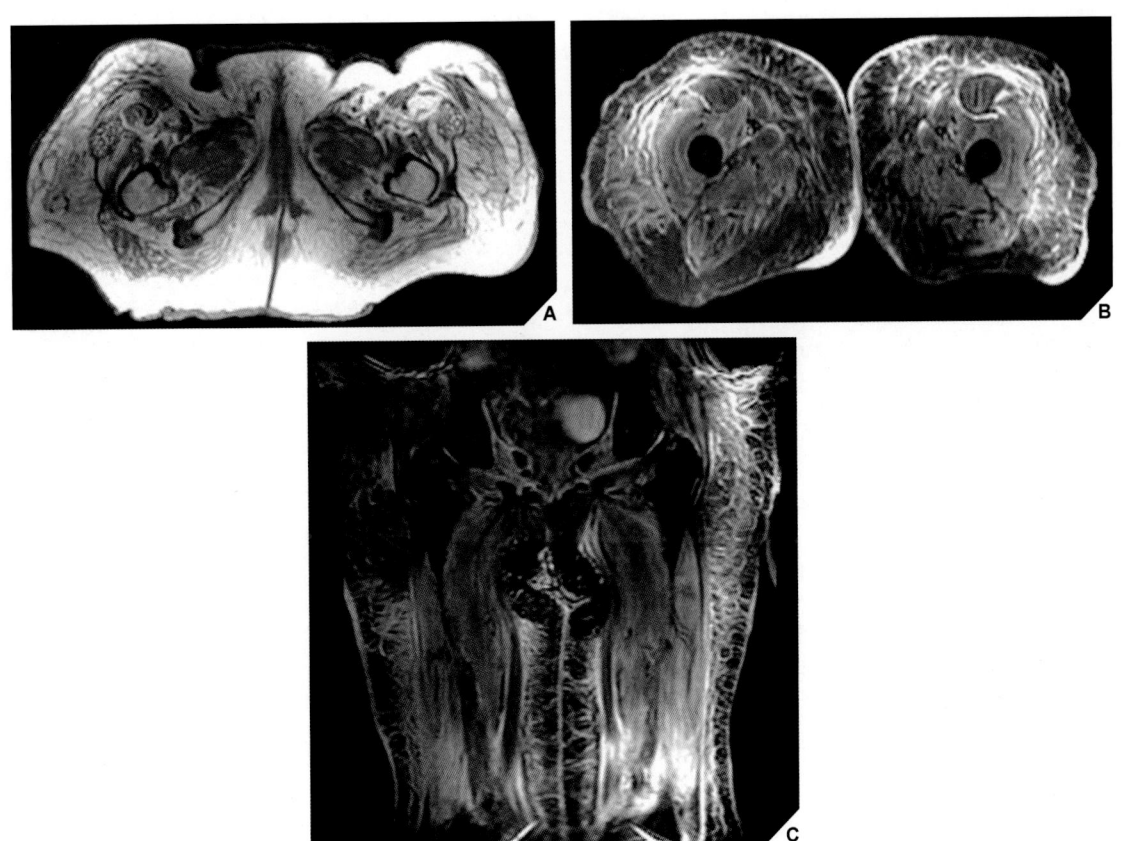

图15-17　多发性肌炎的MRI表现（3）

57岁女性，大腿近端轴位T₁加权像（A）显示所有肌肉脂肪萎缩。轴位（B）和冠状位（C）反转恢复（IR）序列MRI显示广泛的皮下脂肪和肌肉水肿

4. 治疗 主要通过应用皮质类固醇药物控制炎症。免疫抑制剂，包括甲氨蝶呤、硫唑嘌呤、环磷酰胺、环孢素A和苯丁酸氮芥，可用于对皮质类固醇无反应的患者。利妥昔单抗和霉酚酸酯对其他治疗耐药的患者有一定的疗效。还可进行硫唑嘌呤加甲氨蝶呤和甲氨蝶呤加环孢素A等联合治疗。静脉注射丙种球蛋白的试验结果好坏参半。

（四）混合性结缔组织病

混合性结缔组织病（mixed connective tissue disease，MCTD）首次作为一种独立的疾病于1972年由Sharp及其同事报道。此病的临床表现结合了系统性红斑狼疮、硬皮病、皮肌炎和类风湿关节炎的症状，其特点是抗核糖核蛋白（RNP）抗体检测阳性（RNP是血清可提取性核抗原的成分之一）。更进一步说，抗RNP抗体中，针对U1-RNP的抗体被发现与混合性结缔组织病相关。在没有其他抗体的情况下检测出抗RNP抗体强烈提示混合性结缔组织病的诊断。

典型的临床症状包括雷诺现象、多关节痛、双手肿胀、食管蠕动减弱、炎症性肌病和肺病。所有患者中女性约占80%。混合性结缔组织病患者有明显的关节异常，典型的受累部位是手、腕和足的小关节，大关节也可受累，如膝关节、肘关节和肩关节。关节畸形与类风湿关节炎类似，但有时表现为与系统性红斑狼疮一样的非侵蚀性关节半脱位。软组织异常与硬皮病的软组织改变相同（图15-18～图15-20）。

（五）血管炎

血管炎（vasculitis）的临床分类多种多样，包括系统性坏死性血管炎、过敏性血管炎、韦格纳肉芽肿病、淋巴瘤样肉芽肿病、巨细胞动脉炎（大动脉炎，Takayasu arteritis）和一系列不同种类的综合征［如川崎病、白塞病、变应性肉芽肿性血管炎（又称Churg-Strauss综合征）等］。关于这些各不相同但又经常重叠的疾病的相关知识和内容超出本章讨论的范畴，建议读者可以阅读本章末尾部分的主要参考文献。血管造影通常根据受累血管是否存在动脉瘤样扩张帮助诊断血管炎。一般在组织活检不能确诊时进行血管造影检查。最近，更先进的成像模式被用于该病的早期诊断，包括CT血管造影（图15-21，图15-22）、磁共振血管造影（图15-23）及 ^{18}F-FDG PET和PET/CT（图15-24）。

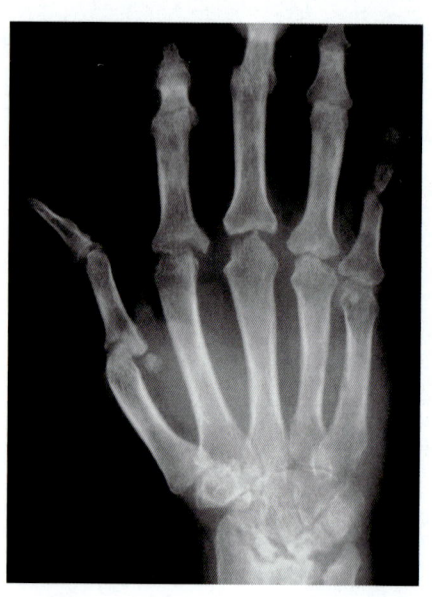

图15-18 混合性结缔组织病（1）

44岁女性，临床和影像学特征均表现为类风湿关节炎，另外被临床确诊为皮肌炎。左手正位X线片显示在桡腕关节、掌指关节和近节指间关节广泛关节侵蚀性改变，是类风湿关节炎的典型表现。肌肉活检结果与多发性肌炎相符

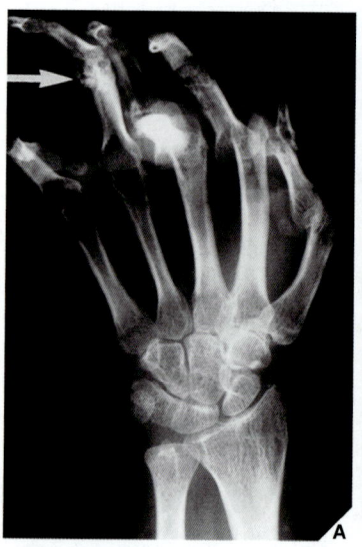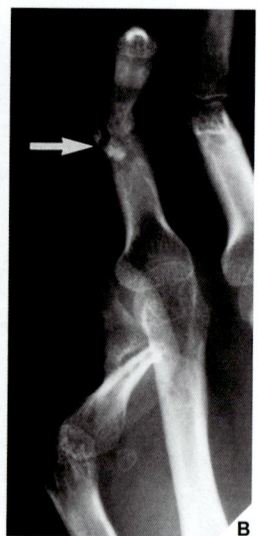

图15-19 混合性结缔组织病（2）

26岁女性，表现为双手肿胀、多关节痛和雷诺现象。此患者类风湿因子和抗核抗体检测为阳性，临床表现为系统性红斑狼疮和硬皮病的特征。右手的斜位X线片（A）及左手拇指和示指的放大像（B）显示多关节屈曲畸形和半脱位。双手拇指畸形是系统性红斑狼疮的特征性改变，而局部软组织钙化（箭头）是硬皮病的典型表现。此患者临床诊断为混合性结缔组织病

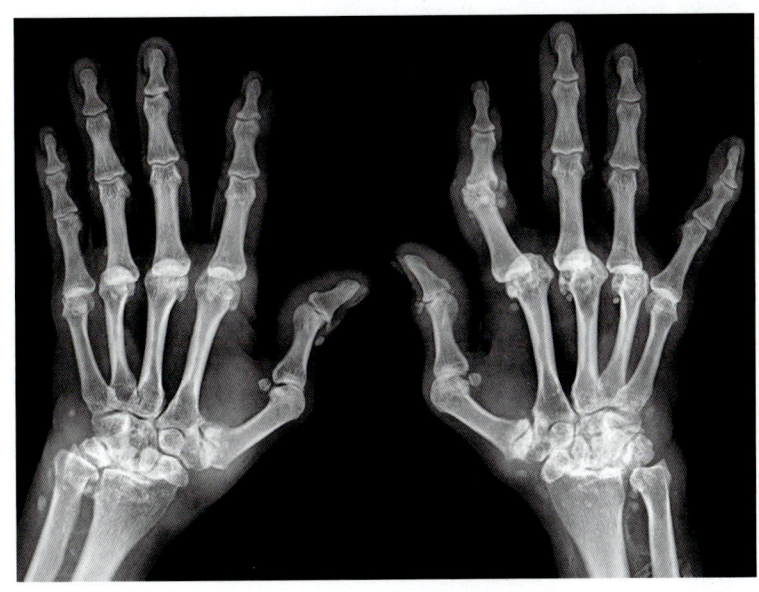

图15-20　混合性结缔组织病（3）

55岁女性，被证实有长期类风湿关节炎、红斑狼疮和硬皮病，正位X线片显示双腕侵蚀性改变、掌指关节半脱位和软组织钙化

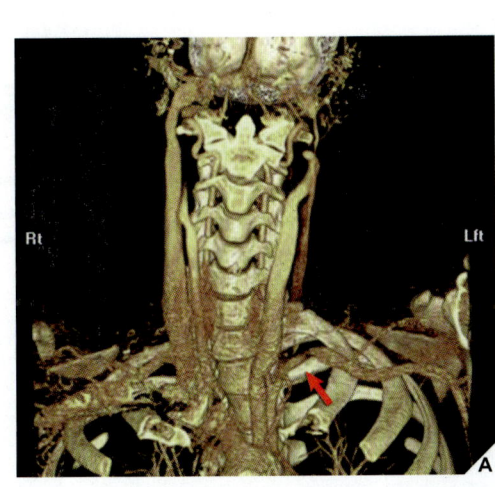
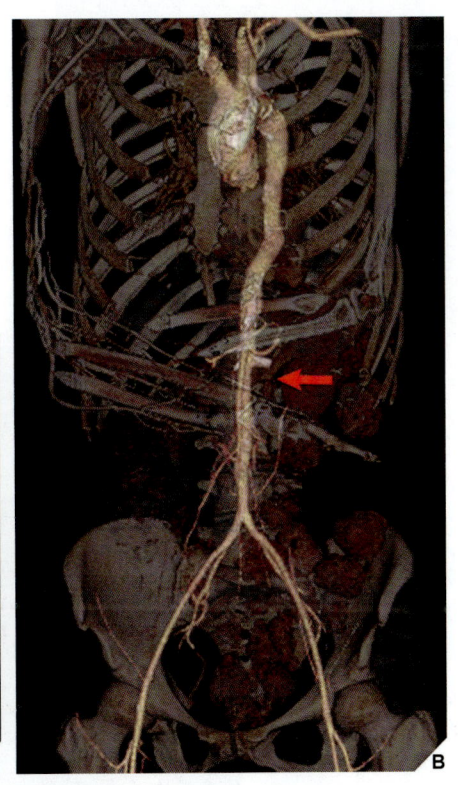

图15-21　大动脉炎的CT血管造影（1）

A. 37岁女性，静脉注射125ml碘海醇注射液（欧乃派克350）后获得的颈部三维重建容积成像，显示左锁骨下动脉于颈动脉起始部远端处狭窄（箭头）；B. 胸主动脉和腹主动脉的三维CT重建图像显示腹主动脉弥漫性狭窄（箭头），膈肌裂孔水平的钙化斑块，腹腔干起始处狭窄及右侧主肾动脉闭塞

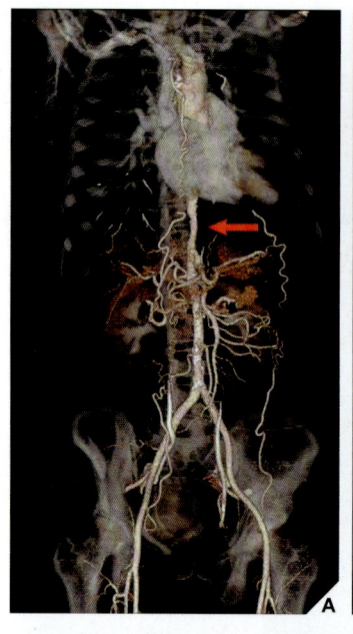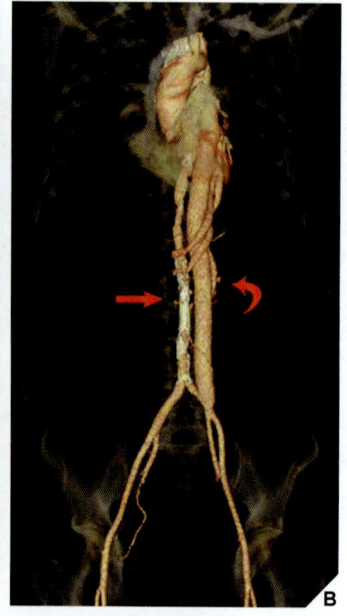

图15-22　大动脉炎的CT血管造影（2）

56岁女性，3年前被诊断为大动脉炎，表现为高血压、腹部及下肢疼痛、头晕、头痛。A. 静脉注射100ml碘海醇后，三维CT重建图像显示胸主动脉下段、腹主动脉明显狭窄，最明显的是膈肌裂孔处（箭头）。近端肾动脉和肠系膜动脉也有轻度扩张。B. 在放置腹主动脉移植物的手术后，以4.0ml/s的速度静脉注射125ml碘海醇后获得的三维CT重建图像显示腹主动脉移植物（弯箭头）从胸主动脉延伸到分叉处。原来的腹主动脉弥漫性狭窄（箭头），可见硬化斑块。旁路移植的可视化分支包括左肾动脉、腹腔干和肠系膜上动脉，这些动脉都是通畅的

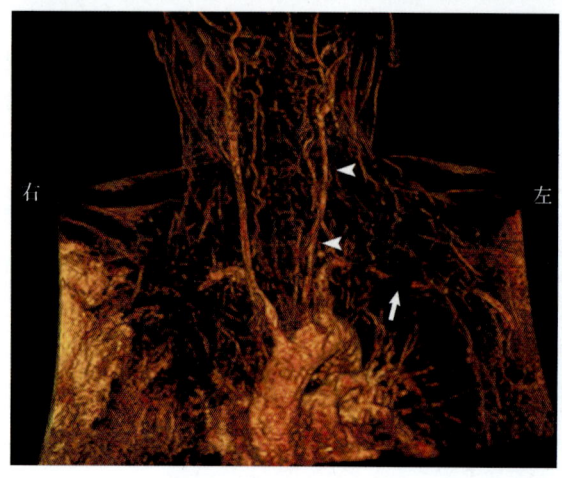

图15-23　大动脉炎的磁共振血管造影

64岁男性，诊断为骨髓增生异常综合征和大动脉炎，在静脉注射20ml钆双胺（gadodiamide，一种钆造影剂）后进行了颈胸部三维磁共振血管造影。在动脉期，注意左锁骨下动脉（箭头）和左颈动脉（无尾箭头）的狭窄。此外，静脉期（此处未显示）可见左锁骨下静脉、左颈内静脉和左头臂静脉闭塞

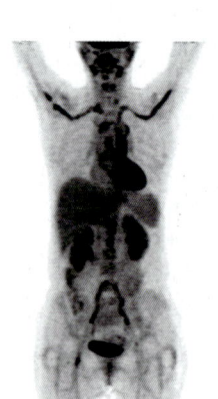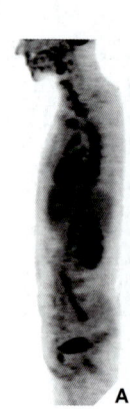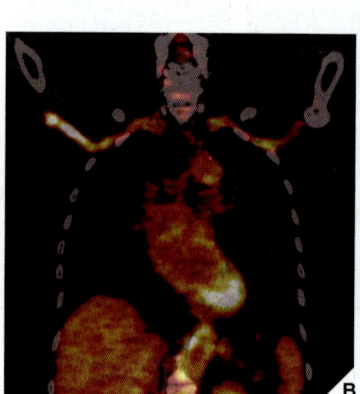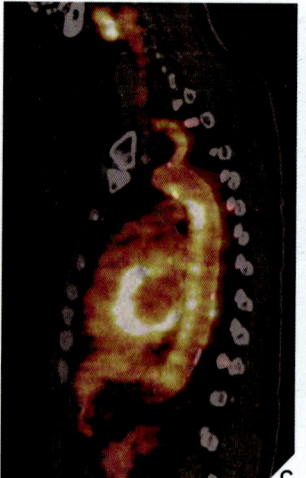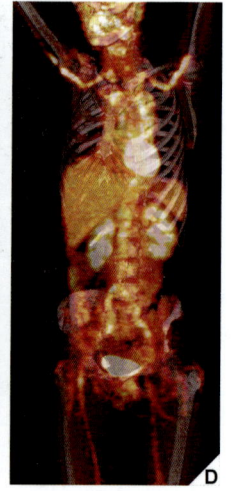

图15-24　大动脉炎的 ¹⁸F-FDG PET 和 PET/CT 表现

A. 58岁女性，全身 ¹⁸F-FDG PET检查的正位和侧位像显示主动脉、双侧锁骨下动脉和髂总动脉的代谢活性增加；B. 融合的 PET/CT 图像显示双侧锁骨下动脉的代谢活性增加；C. 侧位投影图像显示胸主动脉代谢活性增加；D. 使用容积再现技术（VRT）重建的 PET/CT 融合图像更有效地显示了图 A 至图 C 部分所描述的病变（由 PZWL Wydawnictwo Lekarskie，Warsaw，Poland 提供）

二、代谢性、内分泌性及晶体沉积性关节病和关节炎

代谢性、内分泌性及晶体沉积性关节病和关

节炎的主要临床和影像学特点见表15-2。

表15-2　代谢性、内分泌性和其他类型关节炎的主要临床及影像学特点

关节炎类型	部位	主要异常表现	技术/投照方法
痛风（男性＞女性）	跗趾 大关节（膝关节、肘关节） 手	关节侵蚀性改变伴部分关节保留 　"悬挂边缘"的侵蚀 无骨质疏松 关节周围肿胀 痛风石	受累关节的标准位像 双能 CT 彩色编码技术
二水焦磷酸钙（CPPD）结晶沉积症（男性＝女性）	多发关节 髌股关节 腕关节、肘关节、肩关节、踝关节	软骨钙质沉着症（关节软骨和半月板钙化） 肌腱、韧带和关节囊的钙化 关节间隙狭窄 软骨下硬化 骨赘 退行性改变伴软骨钙质沉着症	受累关节的标准位像 侧位（膝关节）和轴位（髌骨）像 受累关节的标准位像
羟基磷灰石钙（CHA）结晶沉积症（女性＞男性）	多发关节，但主要是肩关节（冈上肌腱）	关节囊周围钙化 肌腱钙化	受累关节的标准位像
血色病（男性＞女性）	手 大关节	累及第2和第3掌指关节，"鸟嘴"样骨赘 软骨钙质沉着症	正位像 受累关节的标准位像
尿黑酸尿症（褐黄病）（男性＝女性）	椎间盘、骶髂关节、耻骨联合、大关节（膝关节、髋关节）	椎间盘钙化和骨化、椎间隙狭窄、骨质疏松、关节间隙狭窄、关节周围硬化	脊柱前后位和侧位像，受累关节的标准位像
甲状旁腺功能亢进症（女性＞男性）	手 多发骨 颅骨 脊柱	指间关节破坏性改变 骨膜下骨质吸收 骨囊性病变（棕色瘤） "椒盐"征 夹心椎	正位像 正位和斜位像 病变部位标准位像 侧位像 侧位像
肢端肥大症（男性＞女性）	手 颅骨 面骨 足跟 脊柱	关节间隙增宽 籽骨增大 退行性改变（"鸟嘴"样骨赘） 鼻窦扩大 下颌骨增大（下颌前突） 厚足跟垫（＞25mm） 胸椎后凸	正位像 侧位像 侧位像 侧位像 侧位像（胸椎）
淀粉样变性（男性＞女性）	大关节（髋关节、膝关节、肩关节、肘关节）	关节和关节周围侵蚀性改变、骨质疏松（关节周围）、关节半脱位、病理性骨折	受累关节的标准位像，放射性核素骨扫描
多中心网状组织细胞增生症（女性＞男性）	手（远端和近端指间关节） 足	软组织肿胀、关节侵蚀性改变、无骨质疏松	正位像，Norgaard 位（接球手位）像 正位像，斜位像
血友病（男性＞女性）	大关节（髋关节、膝关节、肩关节、肘关节、踝关节）	关节积液、骨质疏松、关节间隙对称性中心性狭窄、关节侵蚀性改变、髁间窝增宽、方形髌骨、类似于幼年型类风湿关节炎的改变	受累关节的标准位像；MRI

（一）痛风

1. 临床表现 痛风是一种嘌呤代谢异常的代谢性疾病，以反复发作的关节炎为特点，伴滑液白细胞中尿酸盐晶体出现，以及许多病例中关节周围软组织内体积较大的尿酸盐沉积物（痛风石）出现。

痛风石是痛风的一种特征性表现，通常形成于炎性关节内和周围的压力点。血清尿酸浓度升高，然而，高尿酸血症并不一定会导致痛风，痛风患者偶尔会表现为血清尿酸水平正常。晶体沉积导致关节和关节周围软组织急性炎症，而反复间歇性急性炎症可导致慢性痛风性关节炎，并导致软骨和骨破坏。

痛风性关节炎约占所有关节炎的5%。该病分为4个阶段：无症状高尿酸血症、急性痛风性关节炎、发作间期的痛风和慢性痛风石性痛风。关节表现发生于疾病的不同阶段。90%的首次痛风发作是单关节的。踇趾是痛风性关节炎最常累及的部位；约75%的患者出现第1跖趾关节受累，称为足痛风。其他常见受累部位有踝关节、膝关节、肘关节和腕关节。大多数患者是男性，但是痛风性关节炎也可见于绝经后女性。来自全基因组关联分析（GWAS）的最新数据显示，SLC2A9/GLUT9的遗传变异与较低的血清尿酸水平相关，并且该值在女性中更高。相反，蛋白质ABCG2的遗传变异与较高的血清尿酸水平相关，并且该值在男性中较高。这些研究指出GLUT9和ABCG2是重要的尿酸水平调节剂，并且在痛风的发生中起重要作用。

2. 高尿酸血症 导致高尿酸血症的途径主要有两种：①尿酸盐生成过多，即使排泄途径是正常的，也无法将过多的尿酸盐排出体外；②尿酸排泄能力下降，即使体内尿酸盐生成量正常，也无法将其正常排出。

25%～30%的痛风患者主要是由于嘌呤合成缺陷导致过多的尿酸形成，这反映在即使患者维持标准的无嘌呤饮食，尿液中的尿酸排泄量也会增多（超过600mg/d）。尿酸生成增多也见于继发于骨髓增殖性疾病，与细胞破坏增加导致核酸降解增加有关。排泄能力降低所致的痛风主要发生于肾小管排泄尿酸功能障碍的原发性痛风患者及有慢性肾病的患者。然而，大多数患者同时存在尿酸生成过多和肾排泄尿酸能力降低。

高尿酸血症患者发展为痛风性关节炎的概率会随疾病持续时间及高尿酸血症的程度而呈比例增加。但是，尿酸钠有明显形成相对稳定的过饱和溶液的倾向；因此，高尿酸血症的患者实际发展为痛风性关节炎的比例会相对低一些。临床上高尿酸血症患者发展为痛风性关节炎也受其他一些因素的影响，如尿酸与血浆蛋白结合或结晶催化剂或抑制剂的存在。

3. 关节液的检查 应用新鲜关节液的湿制剂检查晶体效果最好。虽然晶体在普通光镜下也可以观察到，但可靠的识别仍要求用偏振光显微镜。为了鉴别尿酸盐晶体和焦磷酸盐晶体（痛风和假性痛风），建议使用偏振光显微镜补充观察。因为这两种晶体是有双折射性的，它们能够折射照射进来的偏振光。双折射现象源于光的折射率，即相对于所观察的晶体的主轴方向产生平行或垂直的振动。颜色是判断双折射负性和正性的关键。尿酸盐有很强的双折射性，因此用红光补偿棱镜在偏振光下观察，会发现尿酸盐有很鲜明的色彩。尿酸盐晶体常呈针状。在急性痛风发作期间，会出现许多白细胞内的晶体。尿酸钠晶体呈负性双折射，当晶体的纵轴方向平行于偏振系统中红光补偿棱镜的慢速振动轴方向时呈黄色，当垂直时呈蓝色。相反，二水焦磷酸钙（CPPD）晶体通常为菱形，并表现出弱的正双折射性，当其长轴与补偿滤光片上的直线对齐时，呈蓝色，亮度低于尿酸盐晶体。

尿酸钠晶体是产生痛风性关节炎的原因，几乎在所有急性痛风病例滑膜白细胞或细胞外均可以发现尿酸钠晶体，长度为2～10μm，发现这些晶体的可能性与从症状发作到接受检查的时间间隔的长短呈负相关。痛风石的晶体体积可能会更大一些。

4. 病理学 长期高尿酸血症会导致尿酸钠晶体在关节和软组织内积聚，这通常会导致结节性肿块形成，称为痛风石（图15-25）。骨髓和关节软骨内晶体积聚导致慢性炎性反应，并导致骨吸收和侵蚀。痛风石由大量晶体沉积物组成，周围是富含组织细胞、成纤维细胞和巨细胞的高度血管化炎症组织。发生急性痛风的关节滑膜显示绒毛增生及滑膜细胞肥大和增生。内膜下层和滑膜细胞层被大量多形核白细胞及较少的巨噬细胞和淋巴细胞严重浸润。

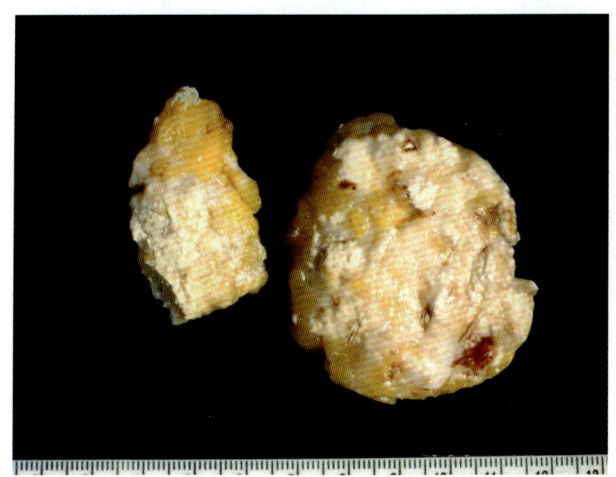

图 15-25 痛风石的病理图片
痛风石大体标本图片显示在纤维脂肪组织中沉积的结节状灰白色物质
（由 Michael J. Klein，MD，New York 提供）

5. 影像学特征 痛风性关节炎有一些特征性影像学表现。侵蚀性改变最初发生于关节周围，通常是边缘清晰的，随后逐渐发展到关节（图15-26）；"悬挂边缘"侵蚀性改变是常见的特征性表现（图15-27、图15-28）。有时因骨内痛风石形成会出现骨内骨质缺损（图15-29、图15-30）。通常来说，痛风性关节炎没有骨质疏松的改变，这有助于与类风湿关节炎进行鉴别。没有骨质疏松的原因是急性痛风发作的持续时间太短，不会像类风湿关节炎患者那样发生失用性骨质疏松。如果骨的关节端发生侵蚀性改变并发展到关节，关节的部分区域可以不受累（图15-31；另请参见图15-27）。与类风湿关节炎不同，关节周围和关节侵蚀性改变的分布是不对称的（图15-32）。在慢性痛风性关节炎中，尿酸盐沉积于关节内和关节周围，在软组织内形成一个致密的团块，称为痛风石，经常表现为钙化（图15-33～图15-35；另请参见图15-26和图15-27）。典型的痛风石是随机分布的，而且通常为非对称性的。痛风石出现在手或足时，常位于背侧（图15-36）。目前双能CT彩色编码图像能够准确显示痛风石（图15-37～图15-39；另请参见图12-10和图12-11）。据报道，该技术的敏感度为78%～100%，特异度为89%～100%。MRI也是检测痛风性关节炎关节和软组织异常的有效方法。痛风性关节炎的沉积物具有广泛的信号强度特征，反映了其蛋白质、纤维组织、晶体和含铁血黄素的成分及相对比例。大多数病变在T_1加权像上相对于肌肉呈等信号，在质子密度加权和水敏感（IR，T_2）序列上呈不均匀低至中等信号（见图15-35C、D及图15-39B、C）。尽管痛风石的强化程度是可变的，并取决于受累滑膜和周围肉芽组织的血管分布，但静脉注射钆造影剂后有明显强化（见图15-30）。同时也可出现邻近腱鞘、韧带、肌肉和骨髓的强化，表示强烈的炎症反应。PET和PET/CT也可精确定位痛风累及的关节（图15-40）。

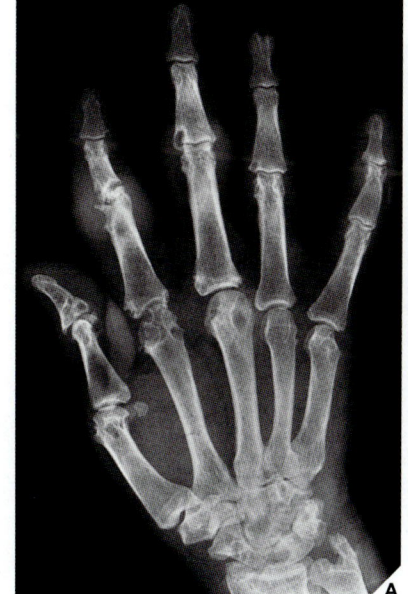
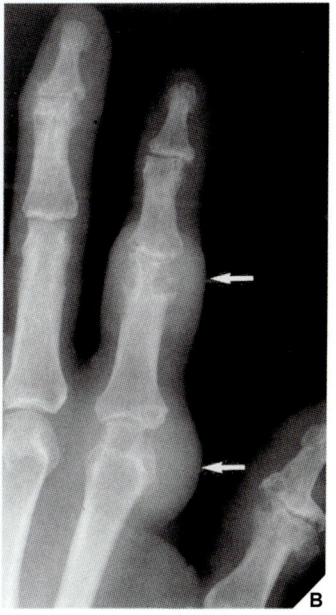

图 15-26 痛风性关节炎（1）
A. 43岁男性，痛风石性痛风患者，左手正位X线片显示示指和中指的近节指间关节及关节周围多发边界清晰的侵蚀性改变及软组织肿块，提示为痛风石。还要注意第2、3掌指关节及桡腕关节和腕骨间关节的侵蚀性改变。
B. 70岁男性，痛风性关节炎，手指正位像显示关节和关节周围多发性侵蚀性改变，伴有较大的痛风石（箭头）

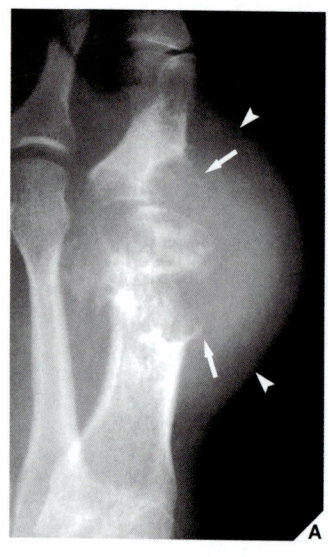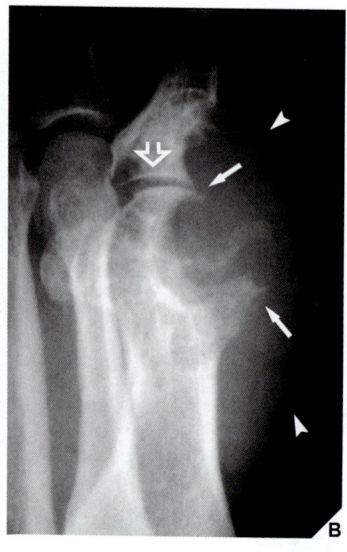

图 15-27　痛风性关节炎（2）

58岁男性，有3个月痛风病史，右足跗趾的前后位（A）和斜位（B）X线片显示第1跖趾关节受累的典型表现。注意特征性"悬挂边缘"的侵蚀性改变（箭头），关节外侧部分保留（空心箭头），以及一个大的痛风石（无尾箭头）

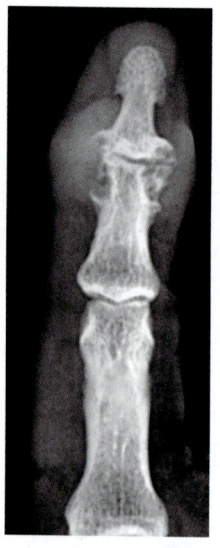

图 15-28　痛风性关节炎（3）

示指远节指间关节典型的关节周围侵蚀性改变，出现"悬挂边缘"征象，并存在一个大的痛风石

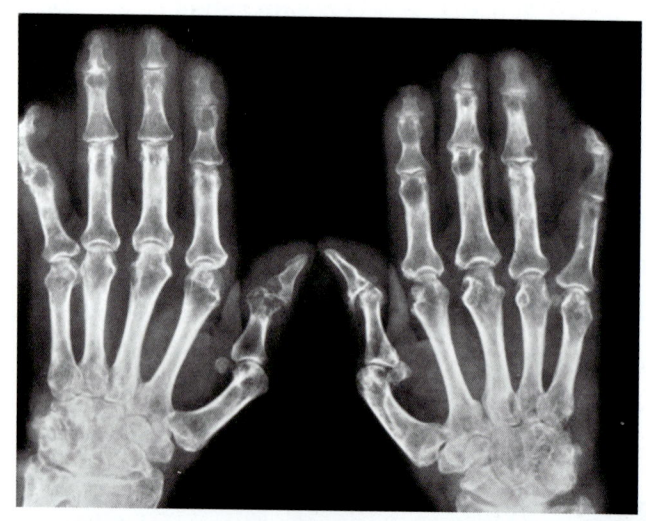

图 15-29　痛风性关节炎（4）

60岁男性，痛风患者，双手正位像显示多个关节和关节周围侵蚀性改变。另外，注意指骨内缺损伴骨内痛风石出现

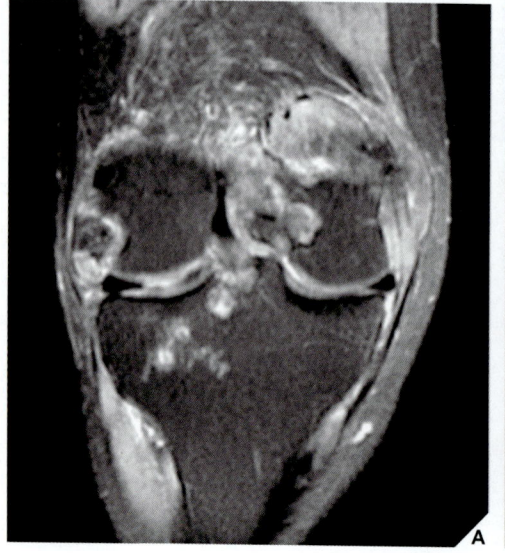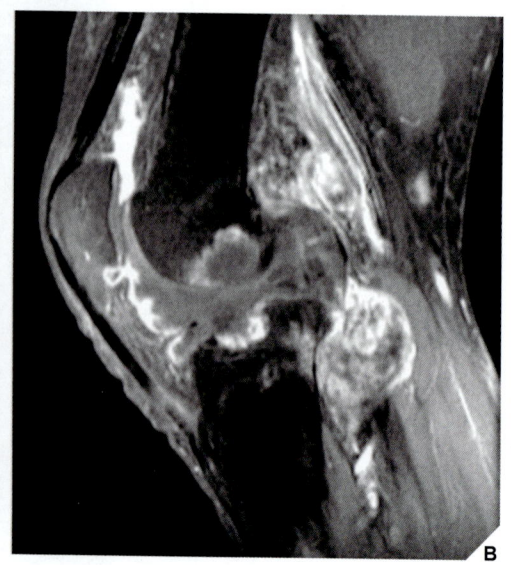

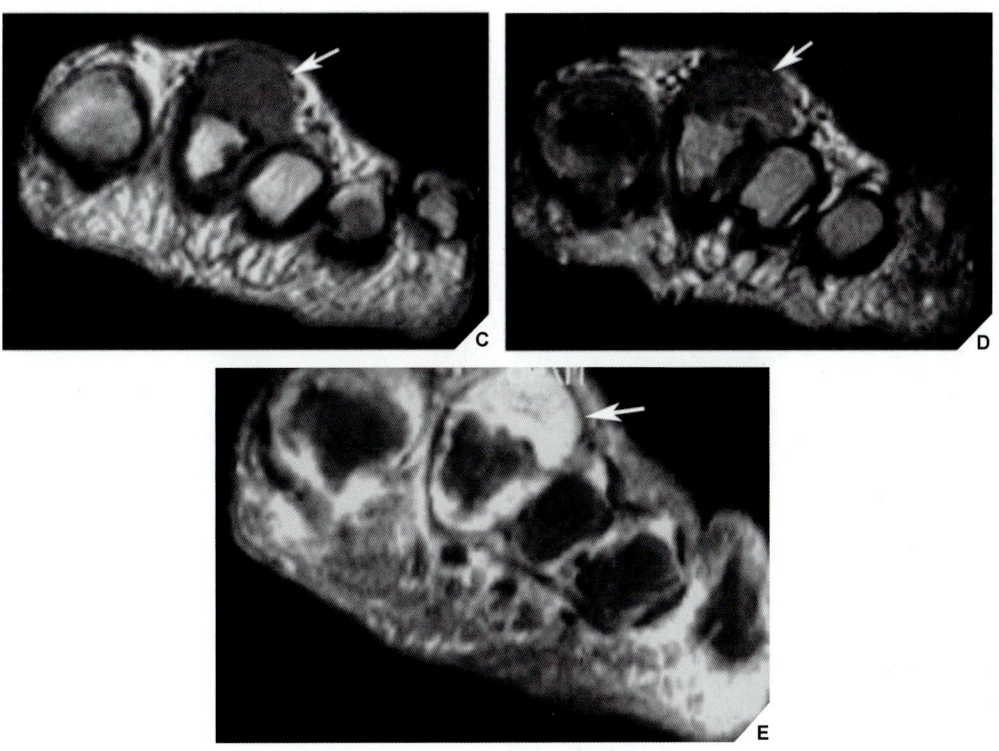

图 15-30　痛风性关节炎的MRI表现

53岁男性，右膝关节冠状位质子密度加权脂肪抑制序列（A）和对比增强后矢状位T_1加权脂肪抑制序列（B）MRI，显示关节和关节周围多发侵蚀性改变，伴骨内和软组织内痛风石。另一痛风性关节炎患者，足的短轴位T_1加权MRI（C）显示第2跖骨背侧低信号的痛风石沉积（箭头）。同一患者的短轴位T_2加权MRI（D）显示低信号的痛风石沉积（箭头）。对比增强后的短轴位T_1加权脂肪抑制序列MRI（E）显示痛风石沉积物明显强化（箭头）

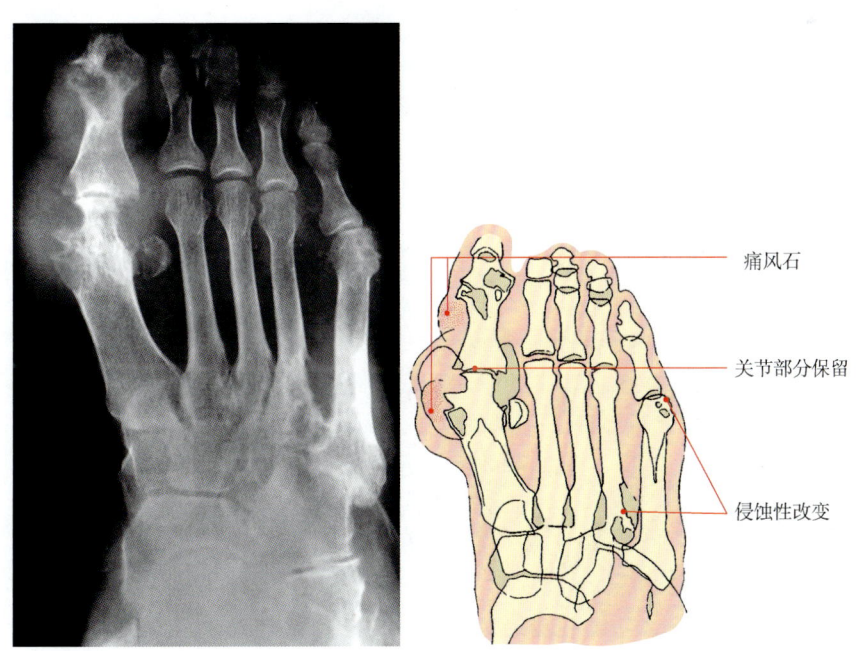

痛风石

关节部分保留

侵蚀性改变

图 15-31　痛风性关节炎（1）

62岁男性，有长期慢性痛风性关节炎病史，左足正位X线片显示多发性侵蚀累及拇趾、小趾及第4和第5跖骨基底部。第1跖趾关节部分保留，是痛风性关节炎的一种特征性表现。拇趾大的软组织团块为痛风石

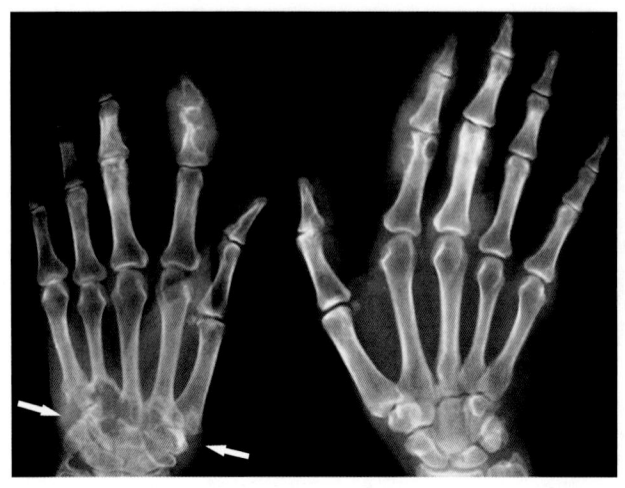

图 15-32 痛风性关节炎（2）

64岁女性，双手正位X线片显示典型的非对称性分布的关节周围和关节侵蚀性改变。注意累及右手的腕掌关节（箭头），其为痛风的典型部位

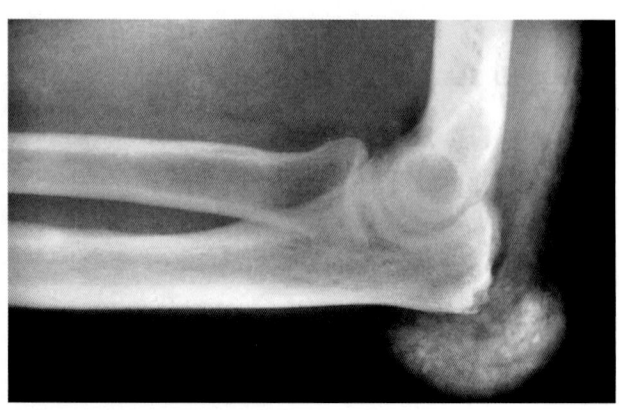

图 15-33 痛风石

73岁男性，有30年痛风病史，肘关节侧位X线片显示鹰嘴附近钙化密度的痛风石，并存在小的侵蚀性改变

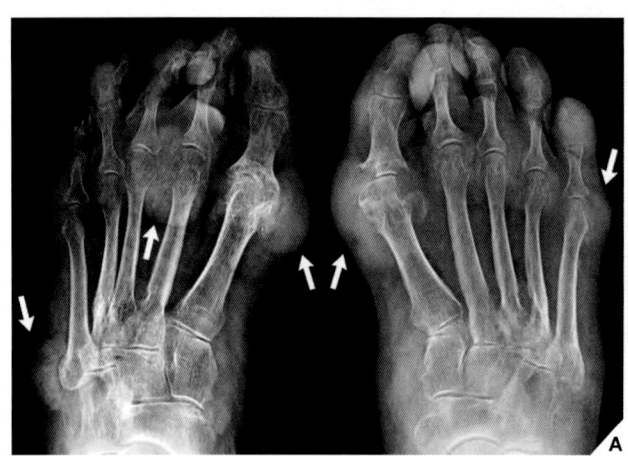

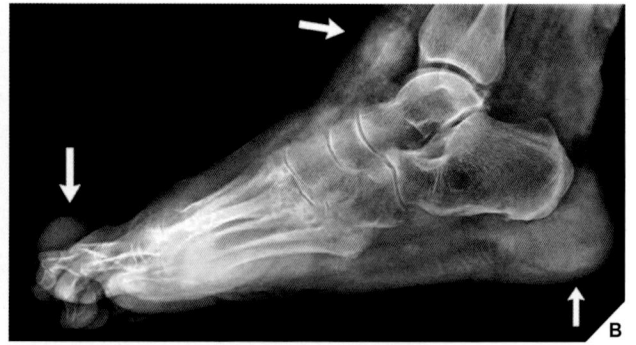

图 15-34 痛风石性痛风

69岁男性，双足前后位X线片（A）和左足侧位片（B）显示数个痛风石（箭头）。注意左足第1跖趾关节侵蚀也是痛风性关节炎的特征性表现

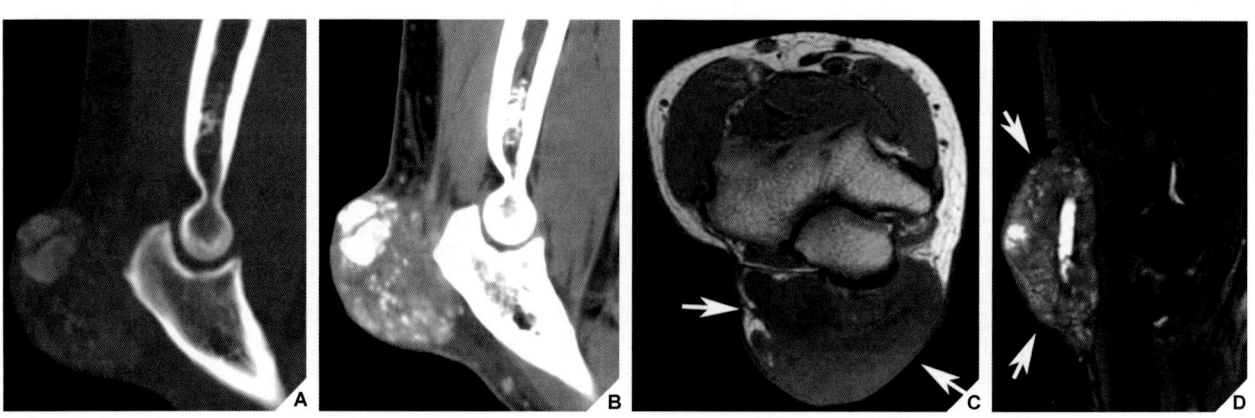

图 15-35 痛风石的CT及MRI表现

骨窗（A）和软组织窗（B）的矢状位重建CT图像显示尺骨鹰嘴附近大的软组织团块伴多发钙化。轴位T₁加权（C）和矢状位T₂加权（D）脂肪抑制序列MRI显示鹰嘴滑囊内不均匀，但大部分为低信号的大的痛风石（箭头）

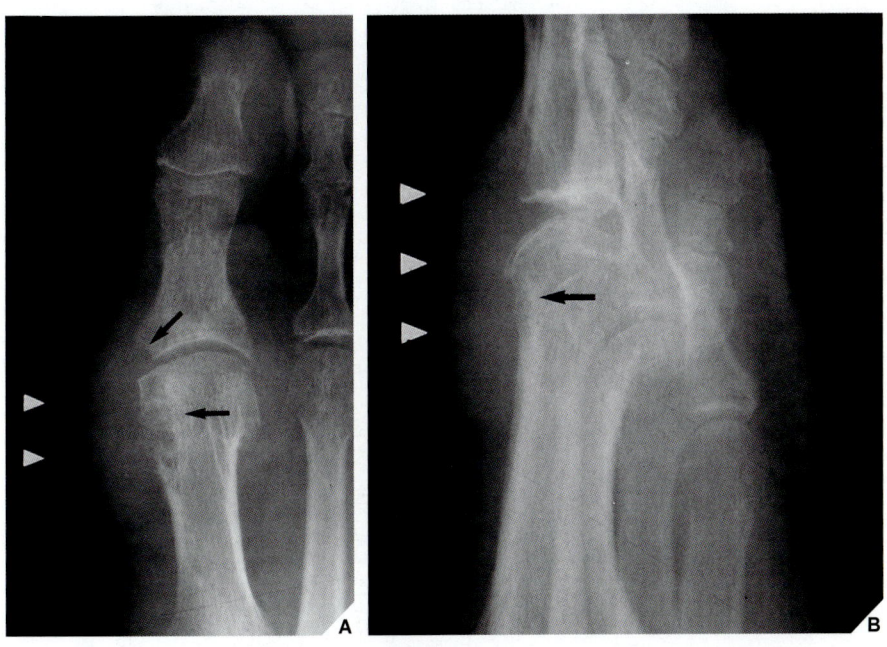

图 15-36　痛风石

踇趾正位（A）和侧位（B）X线片显示第1跖趾关节和关节周围侵蚀性改变（箭头），伴有关节背侧大的团块状痛风石（无尾箭头）

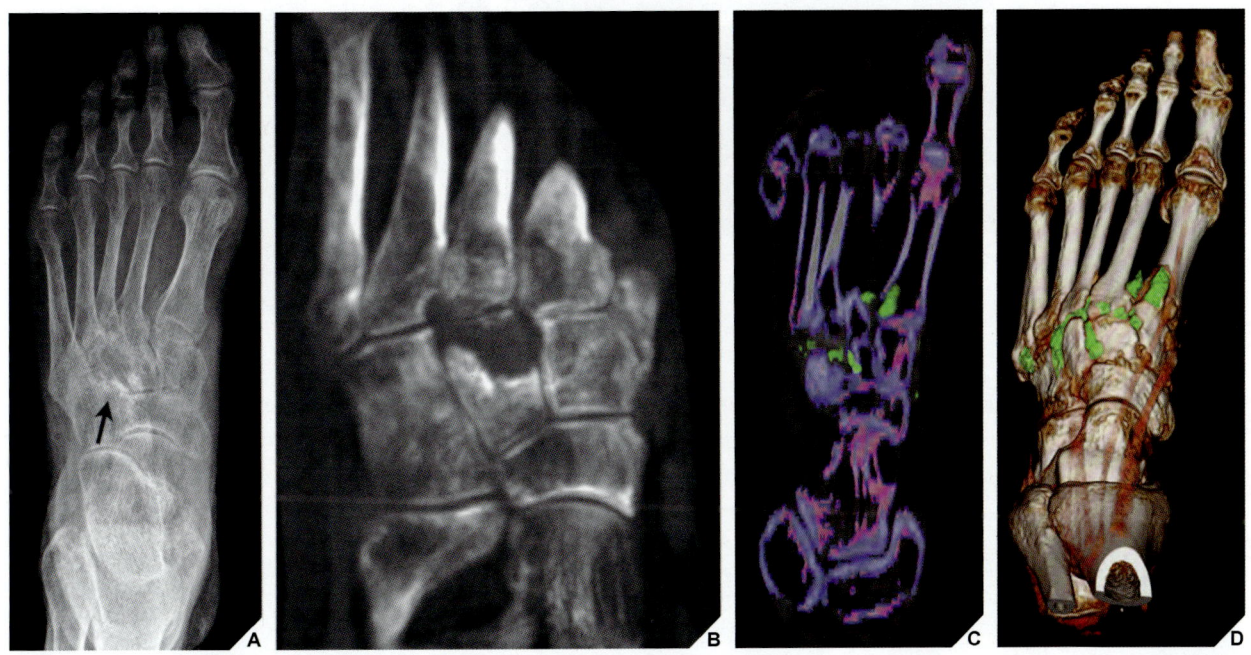

图 15-37　痛风石的双能CT表现（1）

48岁男性，右足正位X线片（A）显示第3跖跗关节非特异性侵蚀性改变（箭头），在冠状位重建CT图像（B）显示得更清楚。双能CT冠状位（C）和三维重建（D）彩色编码图像显示多发团块（绿色区域），代表痛风石中的尿酸晶体

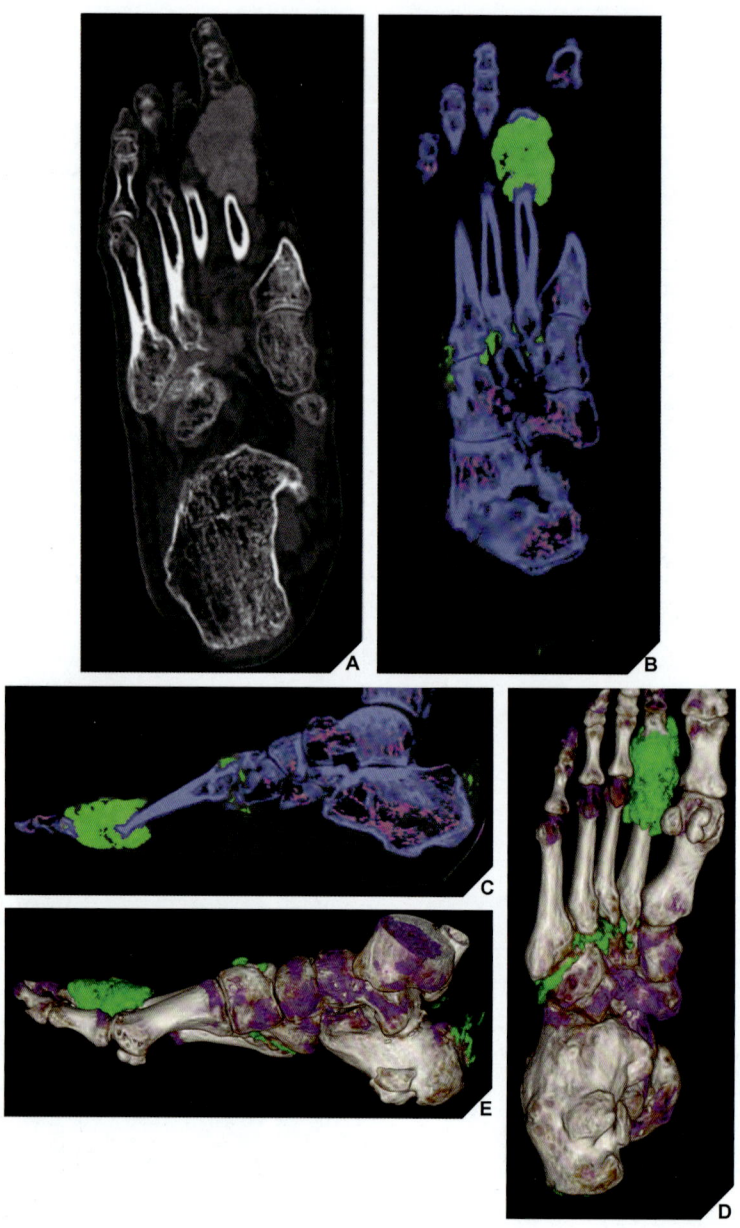

图15-38　痛风石的双能CT表现（2）

71岁男性，右足长轴位CT图像（A）显示第2跖趾关节区域非特异性肿块。长轴（B）和矢状位重建（C）双能CT彩色编码图像确定该肿块为含有尿酸钠晶体的痛风石（绿色区域）。此外，在跖跗关节和跟腱跟骨附着端可见多发小痛风石。足跖侧面（D）和内侧面（E）的三维重建双能CT彩色编码图像能够更好地显示痛风石的空间分布（经允许引自 Greenspan A，Gershwin ME. *Imaging in rheumatology*，1st ed. Philadelphia：Wolters Kluwer；2018：282，Fig. 7-20A-E.）

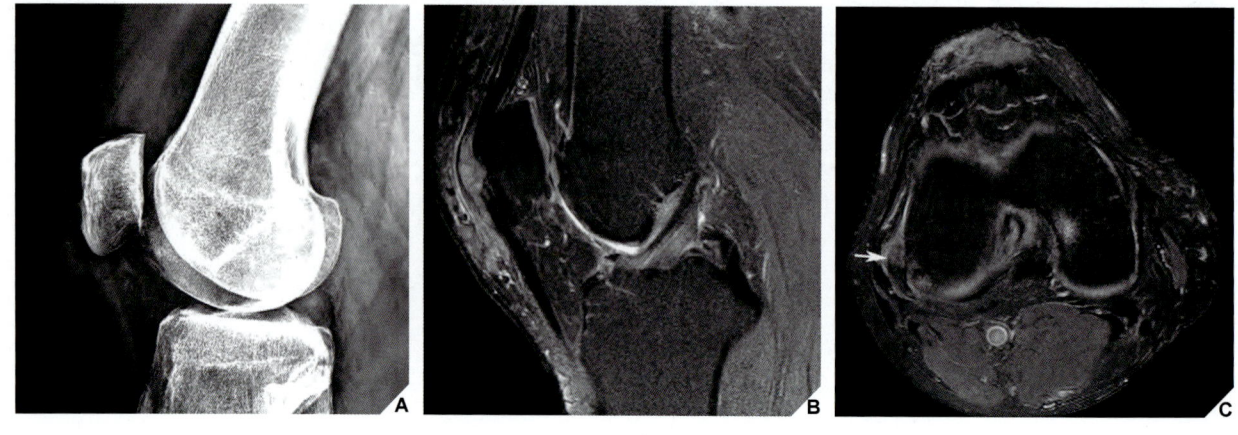

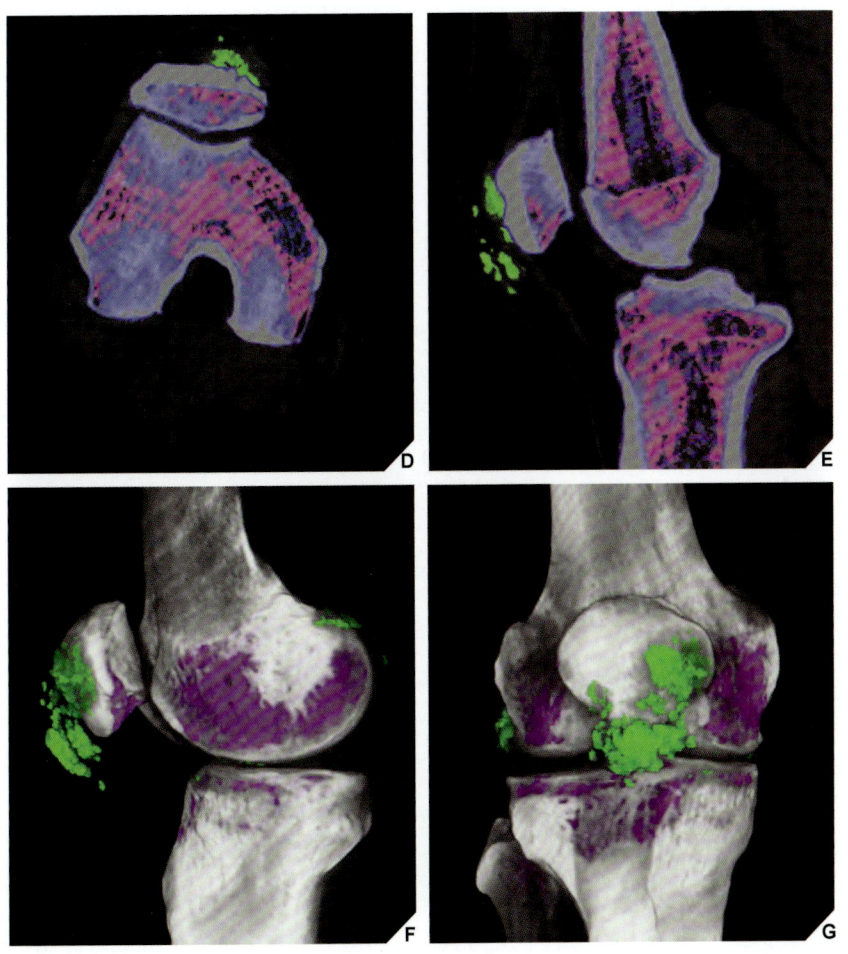

图 15-39　痛风石的 MRI 及双能 CT 表现

65 岁男性，右膝疼痛，膝关节侧位 X 线片（A）显示髌前软组织肿块侵蚀髌骨前部皮质。矢状位（B）和轴位（C）质子密度加权脂肪抑制序列 MRI 显示髌骨周围不均匀信号的肿块及较小的肿块侵蚀股骨外侧髁（箭头）。轴位（D）和矢状位（E）双能 CT 彩色编码图像诊断存在痛风石，其内含有尿酸钠晶体（绿色区域）。膝关节的侧面观（F）和正面观（G）三维重建 CT 图像能更准确地显示痛风石

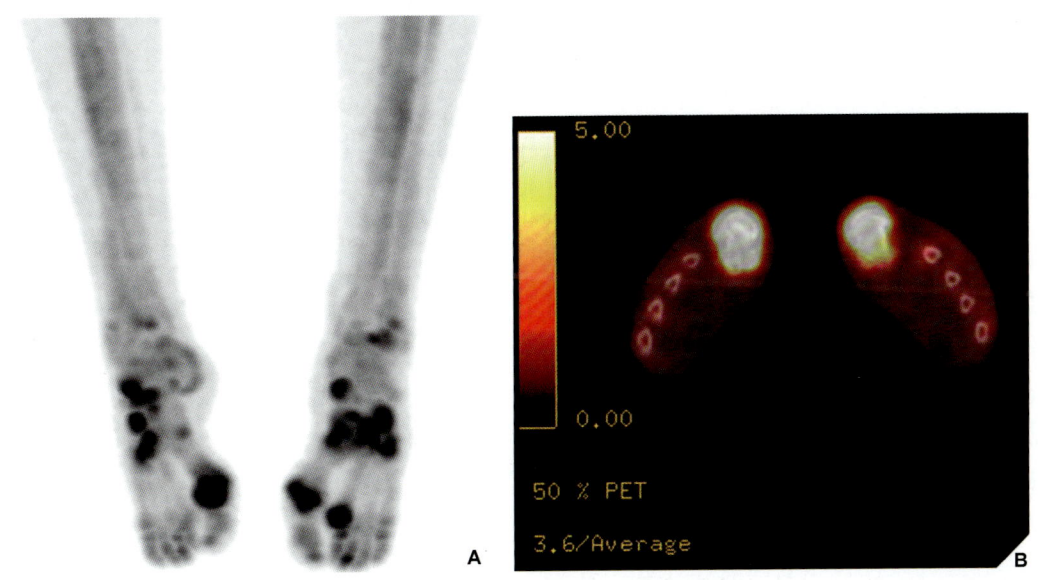

图 15-40　痛风的 ^{18}F-FDG PET 和 PET/CT 表现

A. 61 岁男性，双足图像显示在痛风性关节炎部位，多处局灶性代谢活性增加；B. 49 岁男性，双足轴位（短轴）PET/CT 融合图像显示双侧第 1 跖趾关节代谢活性增加

6. 鉴别诊断 虽然痛风性关节炎的影像学表现通常非常典型，大多数情况下甚至是特征性的，但急性痛风性关节炎的临床表现有时仍可能被误诊为化脓性关节炎。这两种情况可能出现类似的症状，包括关节疼痛、肿胀、压痛，实验室检查结果偶尔也可相同，如白细胞计数升高和红细胞沉降率增快。软组织内的痛风石有时也可与类风湿结节相似。骨内痛风石可能具有侵袭性表现，因此可能被误诊为恶性骨肿瘤。在X线摄影中，关节痛风性侵蚀，特别是累及近节和远节指间关节，有时可能被误诊为侵蚀性骨关节炎。关节淀粉样变性可导致软组织肿块，并出现与痛风难以区分的囊变和侵蚀性病变。最后，必须指出的是痛风可能与其他关节病变共存，如类风湿关节炎、骨性关节炎和感染性关节炎。

7. 治疗 痛风的治疗取决于疾病的分期。最近，美国医师学会（ACP）制定了痛风管理指南和临床建议。急性痛风发作对秋水仙碱及非甾体抗炎药如布洛芬、萘普生或吲哚美辛反应良好。在慢性阶段，糖皮质激素可控制炎症和疼痛。此外，阻断尿酸生成的药物如黄嘌呤氧化酶抑制剂（别嘌醇或非布索坦）和提高体内尿酸排出的药物（如丙磺舒）被用来预防痛风的并发症。最近，风湿病学专家报道应用聚乙二醇重组尿酸氧化酶降低尿酸的疗法可使皮下和关节内的痛风石体积减小。然而，美国医师学会建议临床医生在对复发性痛风发作患者进行降尿酸治疗之前，应与患者讨论益处、危害、成本和个人偏好，这包括接受别嘌醇治疗的患者存在发生Stevens-Johnson综合征的风险。

（二）二水焦磷酸钙结晶沉积症

1. 临床表现 二水焦磷酸钙结晶（calcium pyrophosphate dihydrate，CPPD）沉积症是一种代谢性疾病，其特征是二水焦磷酸钙晶体在关节内和关节周围组织中积聚，最常见于纤维软骨和透明软骨内。此外，本病还会出现滑膜、滑囊、韧带和肌腱钙化，很少表现为关节外软组织肿块，后者被称为肿瘤性或沙粒状假性痛风。这种情况可能是遗传性或散发性的。一些研究者认为，一

种假定的焦磷酸盐转运体，即进行性强直蛋白同系物，是一种由ANKH基因编码的蛋白质，可能与该病有关。ANKH还可能在调节参与矿化的酶（如碱性磷酸酶）中发挥作用，从而可能参与疾病过程。男性和女性发病率相同，最常见于中年人和老年人。此病可无症状，仅有的影像学表现可能是软骨钙质沉着症（见下文）。有症状时，其被称为假性痛风。但是，这几种情况经常被混淆，这些名称也经常被误用。

为了将软骨钙质沉着症、焦磷酸钙关节病和假性痛风综合征之间的关系解释清楚，Resnick提议将这些统一称作二水焦磷酸钙结晶沉积症。软骨钙质沉着症是指透明（关节）软骨或纤维软骨（半月板）发生钙化，也可以见于其他疾病，如痛风、甲状旁腺功能亢进症、血色病、肝豆状核变性（Wilson病）和退行性关节病（表15-3）。焦磷酸钙关节病是指累及关节的二水焦磷酸钙结晶沉积症，可使关节软骨产生结构性损伤。它有独特的影像学异常表现，如关节间隙变窄、软骨下硬化和骨赘，与骨性关节炎类似。假性痛风综合征是指症状如剧痛等与痛风性关节炎相似的情况，但它对痛风性关节炎的常用治疗方法（秋水仙碱）无效。

表 15-3 最常见的引起软骨钙质沉着症的原因

衰老（年龄增长）
骨性关节炎
创伤
焦磷酸钙关节病（二水焦磷酸钙结晶沉积症）
痛风
血色病
甲状旁腺功能亢进症
低磷酸酯酶症
尿黑酸尿症
草酸盐贮积症
肝豆状核变性（Wilson病）
肢端肥大症
先天性因素

资料来源：Reeder MM，Felson B. *Gamuts in radiology*. Cincinnati, OH: Audiovisual Radiology of Cincinnati; 1975: D142-D143。

2. 病理学　焦磷酸钙晶体是引起假性痛风的原因，晶体长度大于10μm。如同痛风，急性发作期间可以见到许多细胞内晶体。焦磷酸钙晶体是弱双折射性的，在偏振光显微镜下的颜色有时比尿酸盐晶体暗淡，焦磷酸盐晶体通常比较短粗且经常在中间出现一条线。焦磷酸钙晶体最常见的形状是菱形，晶体呈正性双折射性，当晶体的纵轴方向平行于偏振系统中红光补偿棱镜的慢速振动轴方向时呈蓝色，垂直时呈黄色。病理表现包括点状或线状钙沉积，通常位于平行于软骨下骨板的透明软骨，也称为软骨下或关节皮质（图15-41）。焦磷酸盐晶体也常见于纤维软骨组织中，如膝关节半月板（见图12-31）。滑膜组织中也可见点状钙化。显微镜检查时，白垩色沉积物呈结晶状或无定形。在血管化的组织中，存在相关的炎性浸润，包括单噬菌体和吞噬性多核体。在非血管化组织中，不存在炎症反应。焦磷酸盐晶体与尿酸盐晶体的区别在于其菱形形状和弱正双折射性（见前文）。

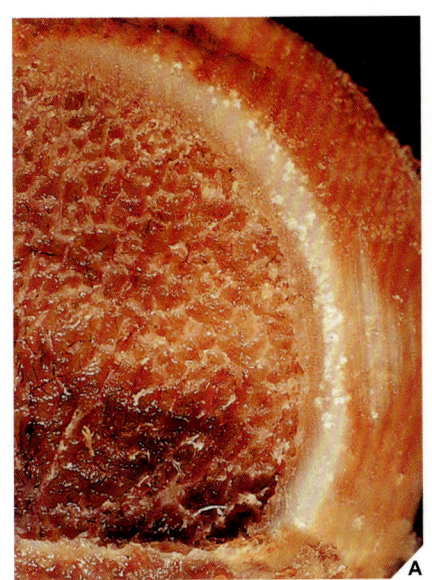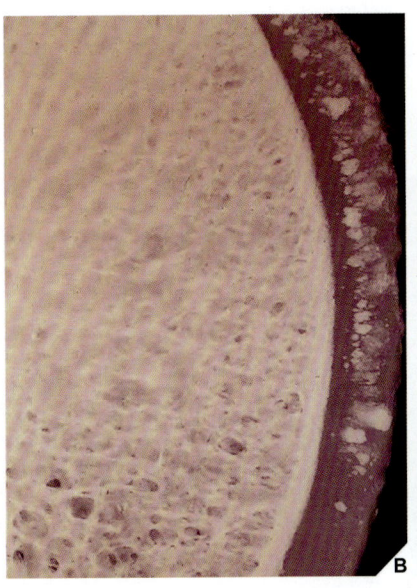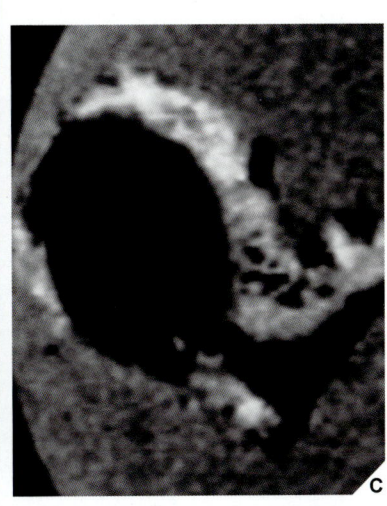

图15-41　二水焦磷酸钙结晶沉积症的病理学表现

A. 股骨头矢状切面显示关节软骨内白垩色二水焦磷酸钙结晶沉积；B. 标本的X线片清楚地显示了沉积物的钙化性质（经允许引自 Vigorita VJ. *Orthopaedic pathology*. Philadelphia: Wolters Kluwer Health; 2015, Figure 15.22D.）；C. 膝关节标本的梯度回波（GRE）序列MRI显示关节软骨内多发点状低信号钙质沉积

3. 影像学特征　无症状的二水焦磷酸钙结晶沉积症的影像学表现仅以软骨钙质沉着为特征（图15-42）。这种情况下发生的关节炎改变与骨性关节炎相似。身体的任何关节都可能受累，包括脊柱（见图15-50）。然而，最常见的部位是膝关节（图15-43～图15-45）和腕/手关节（特别是第2和第3掌指关节）（图15-46、图15-47）。但其他关节如肘关节（图15-48、图15-49）、肩关节（见图15-42A）、踝关节和髋关节也可能受累。由于软骨的高信号和钙沉积的低信号之间的对比，MRI可清晰显示关节软骨中的钙沉积（见图15-45A）。在非承重关节中存在与退行性改变相关的较大软骨下囊肿，应考虑是否有焦磷酸钙关节病的可能（见图15-45B）。

腕关节受累的并发症之一是发生舟月骨晚期塌陷（SLAC）畸形（见图15-46B）。通常，膝关节中髌股关节间室受累的程度明显大于内侧或外侧关节间室（见图15-43B、图15-44B和图15-45B）。如前文所述，二水焦磷酸钙结晶沉积症的特征是关节软骨和纤维软骨钙化，肌腱、韧带和关节囊也可能出现钙化（见图15-44）。

脊柱中二水焦磷酸钙结晶沉积相对较少。临床上，患者会出现非特异性背痛，可以表现为关节突关节的周围关节囊和韧带软组织中钙沉积、齿状突向后团块状钙沉积（齿状突加冠综合征），以及与化脓性椎间盘炎相似的椎间盘炎样改变（图15-50）。

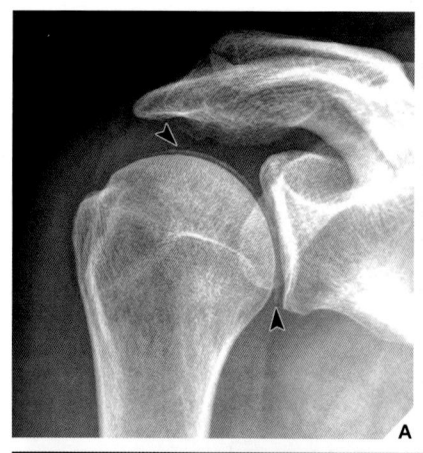
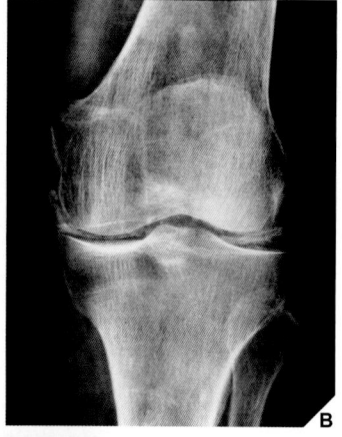

图15-42　二水焦磷酸钙结晶沉积症（1）

本病特征之一是软骨钙质沉着症。A. 一名32岁患者的右肩Grashey位X线片显示肱骨头透明软骨内钙质沉积（无尾箭头）；B. 51岁男性，左膝前后位X线片显示内侧和外侧半月板内钙质沉积；C. 40岁女性，双膝关节髌骨轴位X线片显示髌骨透明软骨内钙质沉积（箭头）

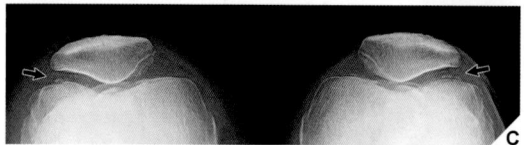

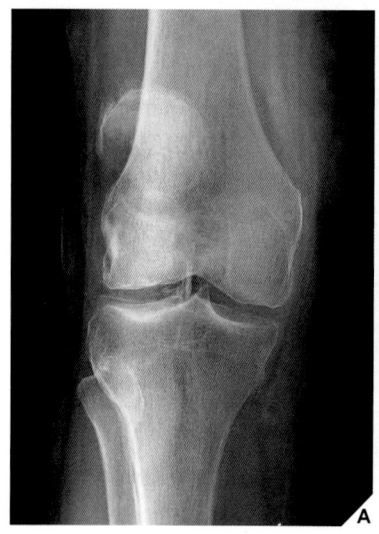
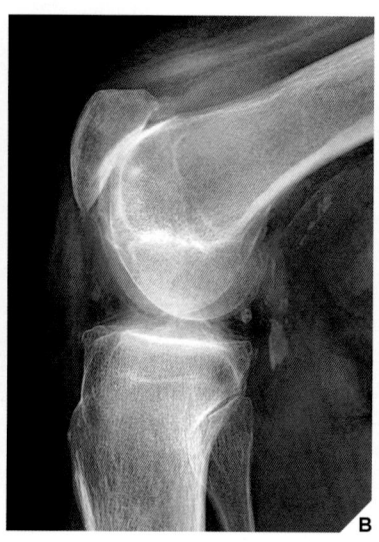
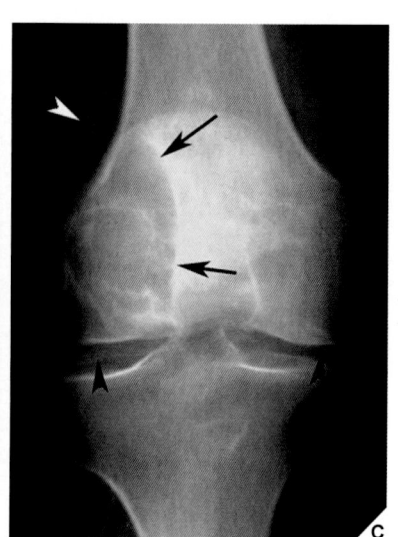

图15-43　二水焦磷酸钙结晶沉积症（2）

58岁女性，膝关节活检提示存在二水焦磷酸钙晶体，右膝关节前后位（A）和侧位（B）X线片显示软骨钙质沉着症和髌股关节间隙明显狭窄。另一患者，间歇性膝关节疼痛和肿胀，右膝关节前后位X线片（C）显示半月板、关节软骨和关节囊钙质沉积（无尾箭头），伴股骨外侧髁大的软骨下囊肿（箭头）

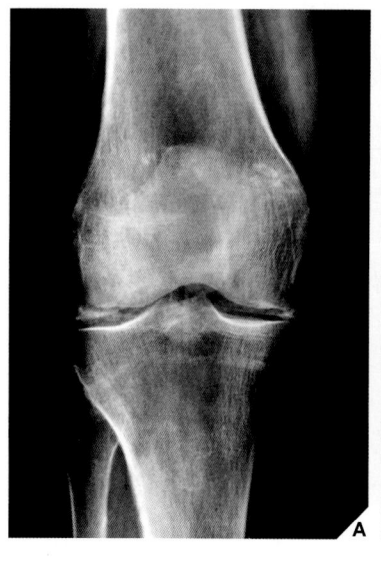
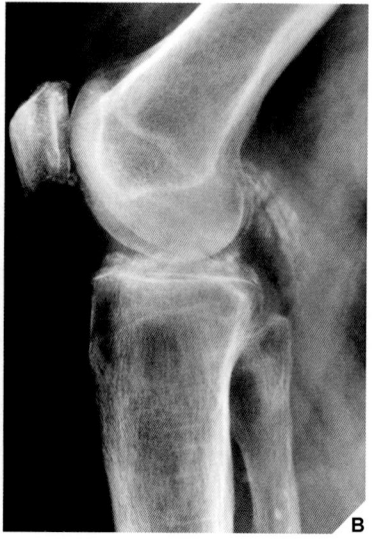

图15-44　二水焦磷酸钙结晶沉积症（3）

70岁女性，右膝关节疼痛急性发作，应用治疗急性痛风性关节炎的秋水仙碱进行治疗，疼痛未缓解。关节液中可见二水焦磷酸钙晶体。膝关节前后位（A）和侧位（B）X线片显示透明软骨和纤维软骨钙化，也可见到关节囊内钙化及髌股关节间隙狭窄，此为二水焦磷酸钙结晶沉积症的特征性表现

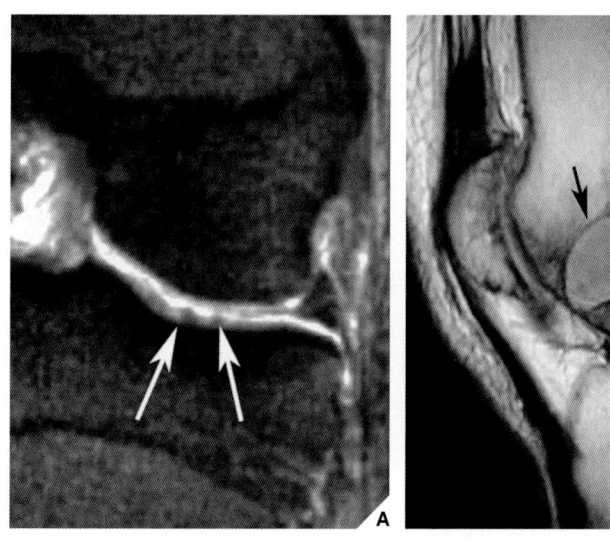

图15-45 二水焦磷酸钙结晶沉积症的MRI表现

A. 膝关节MRI冠状位梯度回波（GRE）序列图像显示高信号的关节软骨内出现低信号区（箭头），代表软骨钙质沉着症；B. 另一患者，有假性痛风的症状，MRI矢状位质子密度加权图像显示股骨外侧髁一个大的软骨下囊肿（箭头）及严重的髌股关节病

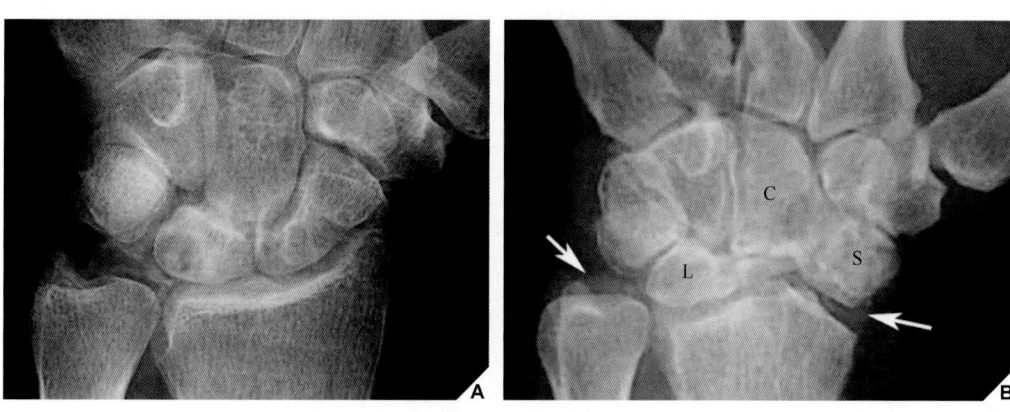

图15-46 二水焦磷酸钙结晶沉积症（4）

A. 63岁男性，表现为急性发作的腕部疼痛，正位X线片显示三角纤维软骨钙质沉着症，舟骨、月骨囊变和桡腕关节间隙狭窄。B. 另一患者，有长期间歇性疼痛和肿胀病史，右腕正位X线片显示舟骨（S）、月骨（L）晚期塌陷（SLAC），头状骨（C）向近端移位，楔入舟骨、月骨之间。注意三角纤维软骨复合体和关节软骨内的软骨钙质沉着症（箭头）

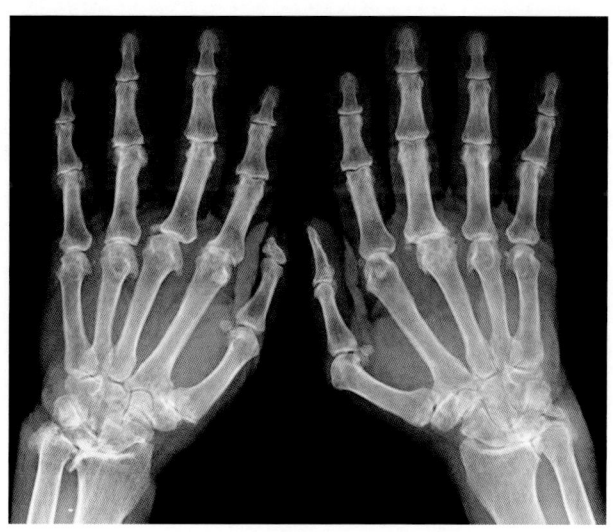

图15-47 二水焦磷酸钙结晶沉积症（5）

60岁男性，双手正位X线片显示本病典型的桡腕关节、掌指关节和近节指间关节的关节病

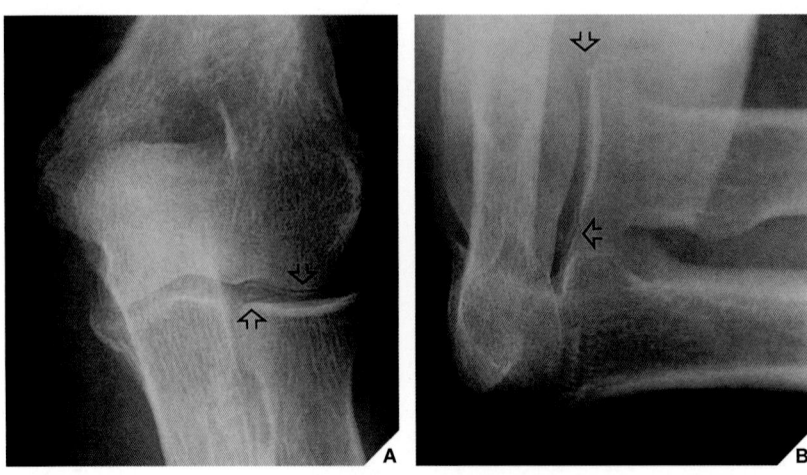

图 15-48 二水焦磷酸钙结晶沉积症（6）

52 岁女性，假性痛风综合征，右肘关节前后位（A）和桡骨头-肱骨小头位（B）X线片显示软骨钙质沉着症（空心箭头），但关节间隙无其他异常改变

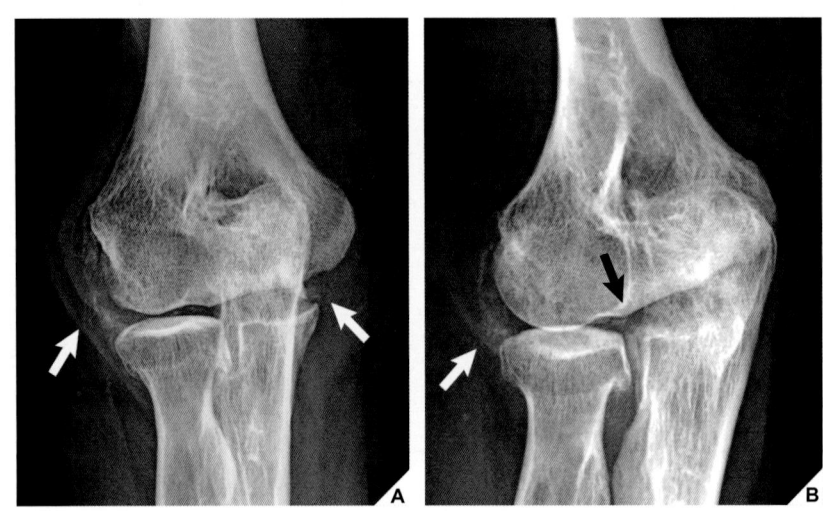

图 15-49 二水焦磷酸钙结晶沉积症（7）

57 岁男性，右肘前后位（A）和外斜位（B）X线片除了显示广泛的软骨钙质沉着症（箭头）以外，也显示了肱桡关节早期骨性关节炎样改变

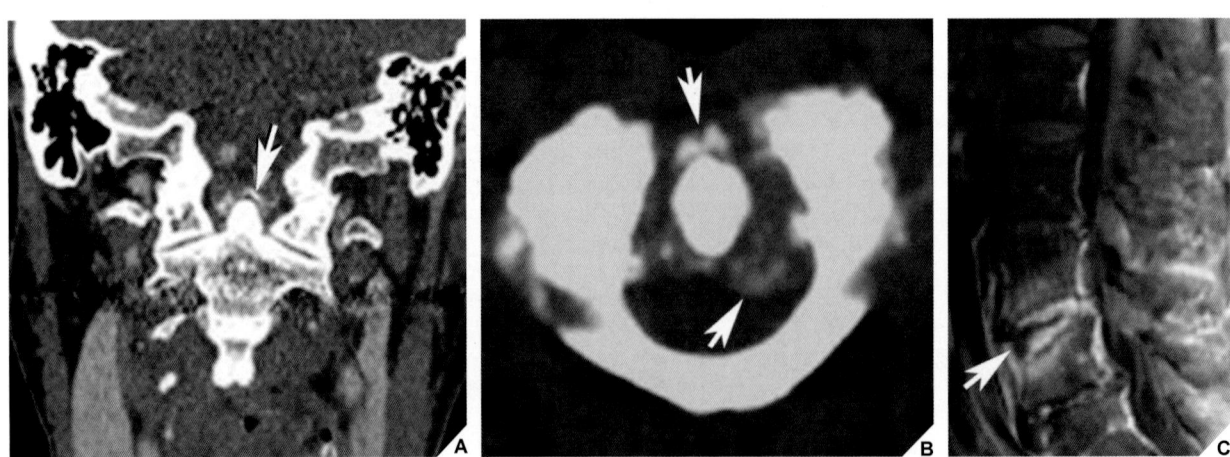

图 15-50 脊柱的二水焦磷酸钙结晶沉积症

A. 冠状位CT图像显示二水焦磷酸钙晶体在齿状突顶点附近沉积（齿状突加冠综合征）（箭头）；B. 轴位CT图像显示齿状突前、后团块状焦磷酸盐晶体沉积（箭头）；C. 静脉注射钆造影剂后增强扫描的腰椎矢状位 T_1 加权脂肪抑制序列MRI显示 L_4 上终板侵蚀，相应终板、椎间盘边缘见强化的水肿样改变（箭头），与椎间盘感染表现类似

4. 鉴别诊断　二水焦磷酸钙结晶沉积症的关节病变鉴别诊断应包括骨性关节炎和神经病性关节病，如果累及第 2 和第 3 掌指关节，还应与血色病和肢端肥大症性关节病鉴别。

极少数情况下，位于关节和关节周围软组织中的二水焦磷酸钙沉积物可表现为大块状肿瘤样形态（图 15-51）。在相关病例中，其可类似恶性肿瘤，因此被 Sissons 及其同事命名为"肿瘤样焦磷酸钙沉积症"（tumoral calcium pyrophosphate deposition disease）。矿物质沉积与组织反应性有关，组织反应性以组织细胞和多核巨细胞的出现为特征，有时也与骨和软骨的形成有关。本病应与肿瘤样钙质沉着症进行鉴别，肿瘤样钙质沉着症是一种以软组织内存在单分叶或多分叶状囊性

占位为特征的疾病，沉积物通常位于大关节周围，含有由磷酸钙、碳酸钙或羟基磷灰石组成的白垩成分。钙化性沉积在用偏振光显微镜检查时不呈晶体样外观。肿瘤样钙质沉着症中，肿块是无痛的，常见于儿童和青少年，大多数是黑种人。

无周围神经病变时的骨碎裂和骨吸收可与沙尔科（Charcot）神经关节病相似，是焦磷酸盐关节病的一种罕见表现，因此称为假性神经关节病（图 15-52）。

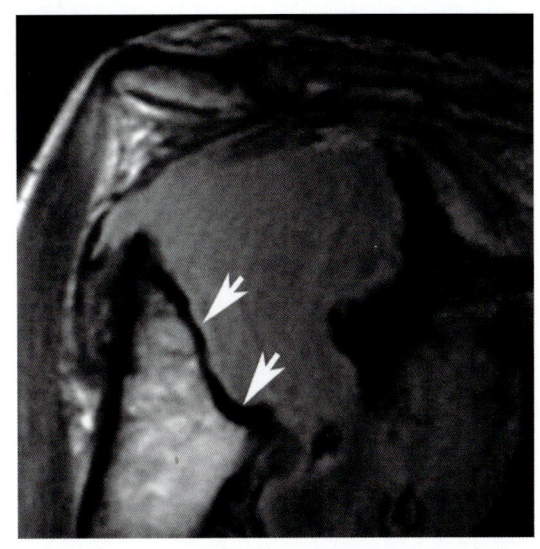

图 15-52　二水焦磷酸钙结晶沉积症的假性神经关节病
一名慢性间歇性右肩疼痛患者的冠状位质子密度加权 MRI 显示肱骨头和关节盂（箭头）完全骨吸收，扩张的盂肱关节内积液。抽取的关节液显示有焦磷酸盐晶体。在没有神经病变的情况下，这些表现与假性神经关节病一致

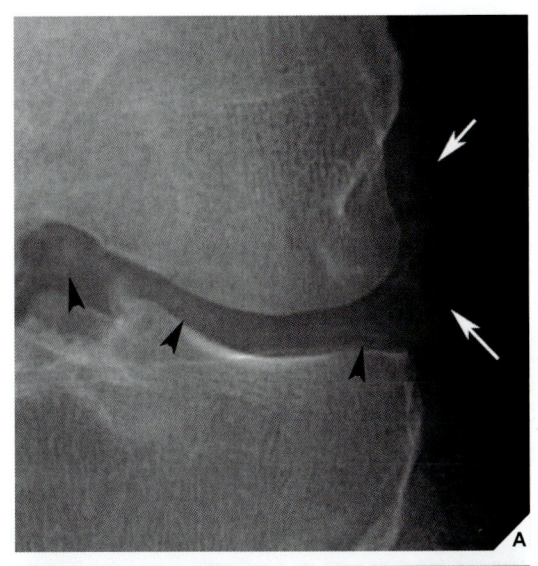

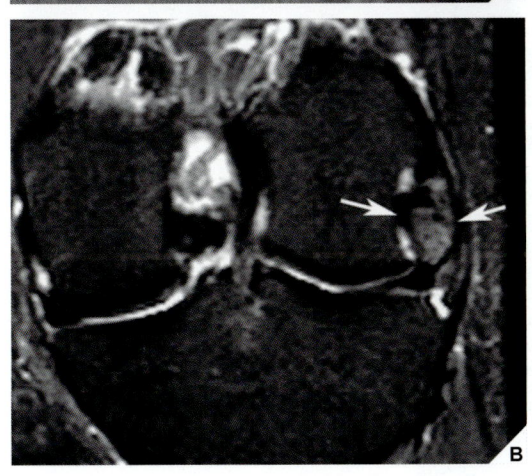

图 15-51　肿瘤样二水焦磷酸钙结晶沉积症
A. 左膝前后位 X 线片显示典型的软骨钙质沉着症（无尾箭头）和关节外侧一个钙化性肿块（箭头）；B. 冠状位 T₂ 加权脂肪抑制序列 MRI 显示关节外侧肿块为低信号（箭头），与肿瘤样二水焦磷酸钙结晶沉积症表现一致

（三）羟基磷灰石钙结晶沉积病

1. 临床表现　羟基磷灰石钙结晶沉积病（calcium hydroxyapatite crystal deposition disease）是由关节内及关节周围羟基磷灰石钙（CHA）结晶异常沉积引起的，羟基磷灰石钙结晶沉积病在女性中更常见，有时与痛风或假性痛风综合征类似。急性症状包括疼痛、触痛、局部肿胀和水肿。此病可以与其他疾病伴随发生，如硬皮病、皮肌炎、混合性结缔组织病和慢性肾病，特别是进行血液透析治疗的患者。现在研究者认为此病存在遗传倾向。Amor 及其同事证实此病患者的组织相容性抗原 HLA-A2 和 HLA-BW35 水平升高，提示遗传缺陷可能是造成羟基磷灰石钙结晶沉积病发生的原因。

羟基磷灰石钙结晶最常见的沉积部位为关节

周围，通常为肌腱内或肌腱周围、关节囊或滑囊内。这种表现可以将此病与二水焦磷酸钙结晶沉积症区分，二水焦磷酸钙结晶沉积症主要累及透明软骨和纤维软骨。

虽然实验室检查结果通常是正常的，但羟基磷灰石钙结晶沉积病偶尔会引起发热、C反应蛋白升高和红细胞沉降率（ESR）增快。

2. 影像学表现 取决于受累部位，但经常在关节和肌腱周围见到云絮状或均匀致密的钙化性沉积。最常见的部位是肩关节周围冈上肌腱区域（图15-53），发生在此部位通常称为钙化性腱鞘炎或肌腱炎（肌腱病变）。钙化性腱鞘炎MRI表现为肌腱周围低信号沉积物，并伴有明显的炎症反应（图15-54A、B）。钙化沉积物可以迁移至相邻的骨，并进入相邻的滑囊或肌腱并沿肌腱平面延伸（图15-54C、D）。

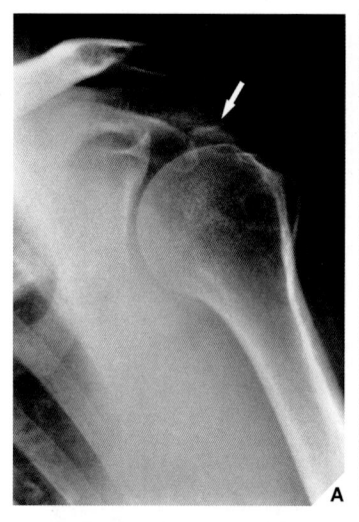
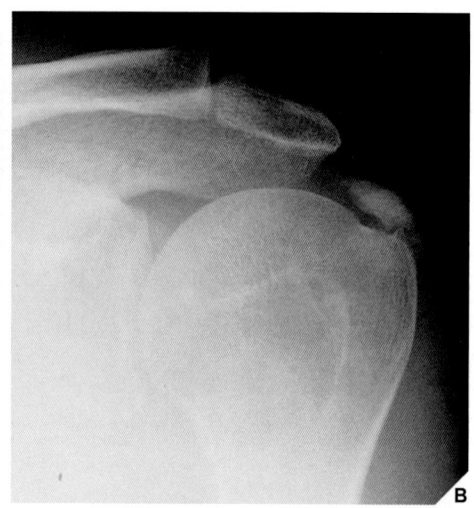

图15-53 羟基磷灰石钙结晶沉积病
A. 50岁女性，肩关节疼痛数月，左肩关节前后位X线片显示沉积在冈上肌腱区域软组织内形状不规则的均匀钙化（箭头）。此为羟基磷灰石钙结晶沉积病的典型表现。B. 另一患者，38岁女性，表现为左侧肩关节疼痛，在冈上肌腱于肱骨大结节止点处可见类似的钙质沉积

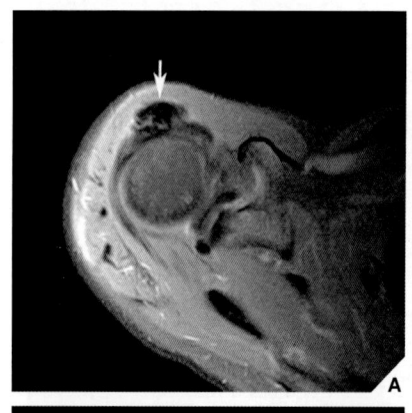
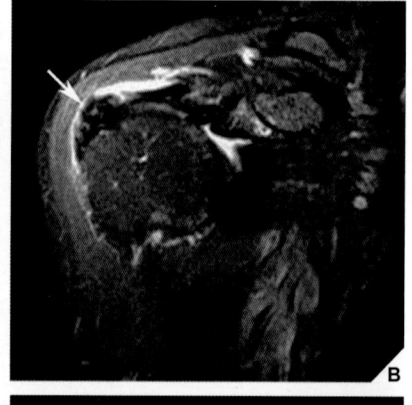
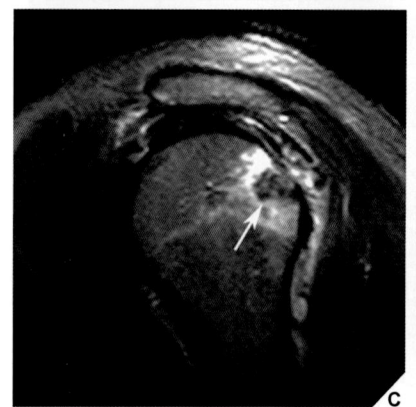
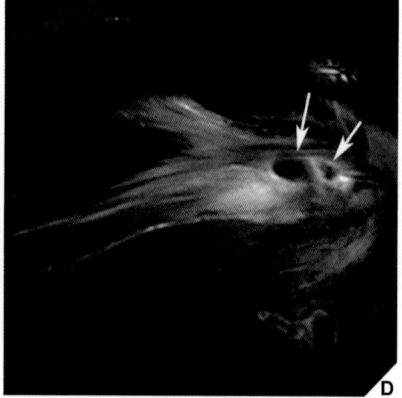

图15-54 羟基磷灰石钙结晶沉积病的MRI表现
A. 肩关节轴位质子密度脂肪抑制序列MRI显示冈上肌腱旁低信号钙质沉积（箭头）。B. 同一患者，斜冠状位T$_2$加权MRI显示低信号钙质沉积（箭头）与周围的炎性改变和肩峰下-三角肌下滑囊炎。C. 另一患者，肩关节的斜矢状位T$_2$加权MRI显示钙化沉积物的骨内迁移（箭头）。D. 同一患者，肩关节的斜冠状位T$_2$加权MRI显示钙质沉积物的肌内迁移（箭头）。注意严重的肌肉炎症反应

3. 治疗　包括冲击波疗法（使用声波）、醋酸离子透入疗法及应用皮质类固醇和西咪替丁等药物治疗。有时，需要关节镜或开放式肩部手术清除钙化沉积物。

（四）血色素沉着病（血色病）

1. 临床表现　血色素沉着病（hemochromatosis）又称血色病，是一种罕见的常染色体隐性遗传性铁代谢障碍性疾病，其特征是正常饮食情况下肠道对铁的吸收增加，并表现为各种器官的铁沉积，尤其是肝脏、皮肤和胰腺。它可能是原发性（内源性或特发性）的，由铁代谢异常引起；也可能是继发性的，由铁过载引起。特发性血色病在欧洲和北美的患病率约为4/1000，可能是家族性的，并且与组织相容性抗原HLA-A3（基因位于6号染色体短臂）、HLA-B7和HLA-B14有关。使用定位克隆技术的最新研究发现了一种新的MHC Ⅰ类基因，最初称为*HLA-H*，现在称为*HFE*，包含两个错义突变C282Y和H63D。

在该病的经典形式中，两个等位基因的282号氨基酸上的半胱氨酸被酪氨酸取代。复合杂合子（compound heterozygote）不太常见（约占病例的10%），但也与遗传性血色病相关。在这种形式中，一个等位基因的63号氨基酸上的组氨酸被天冬氨酸取代，而在另一个等位基因的282号氨基酸上的半胱氨酸被酪氨酸取代（C282Y/H63D）。最近发现在其他参与铁代谢的分子中出现突变，包括铁调素、铁调素调节蛋白、铁蛋白。

继发性血色病与铁负荷过重（如输血或饮食摄入）有关，并且可能与酗酒有关。男性患者是女性的10倍。通常在40～60岁确诊，诊断依据为血清铁水平显著升高，进一步确诊还需要进行肝或滑膜活检。50%的血色病患者会有进展缓慢的关节炎，开始于手的小关节，但最终大关节及颈椎和腰椎的椎间盘也会受累。一些研究者认为此类关节病与典型的退行性关节病不同，是代谢性关节炎的一种。

2. 病理学　病理表现包括滑膜成纤维细胞或血管周围组织细胞中的含铁血黄素颗粒积聚，偶尔可出现滑膜绒毛状肥大。纤维软骨和透明软骨内可见钙化（软骨钙质沉着症）。对这种异常机制的解释基于以下事实：铁盐通过抑制滑膜焦磷酸盐活性促进关节内焦磷酸钙晶体形成和沉积，并通过抑制滑膜网状内皮细胞活性使关节内免疫复合物清除减少。

3. 影像学表现　手部典型的受累部位是第2和第3掌指关节（图15-55、图15-56；另参见图13-59），但其他小关节如指间关节和腕骨间关节也可受累。退行性改变也可见于肩关节、膝关节、髋关节（图15-57）和踝关节。关节间隙消失、骨质硬化、软骨下囊性病变形成和骨赘是血色病最显著的影像学表现。这种变化有时会与二水焦磷酸钙结晶沉积症和类风湿关节炎相似。MRI已被用于检测和定量肝、脾和胰腺中的铁过载，因为储存铁的强顺磁性导致受累组织的T_2弛豫时间显著缩短。但滑膜或关节软骨中的铁积累不太明显，除非使用梯度回波序列，该序列更容易受铁顺磁性的影响（图15-58）。MRI也可显示半月板和关节软骨异常，包括侵蚀性改变和囊肿形成。

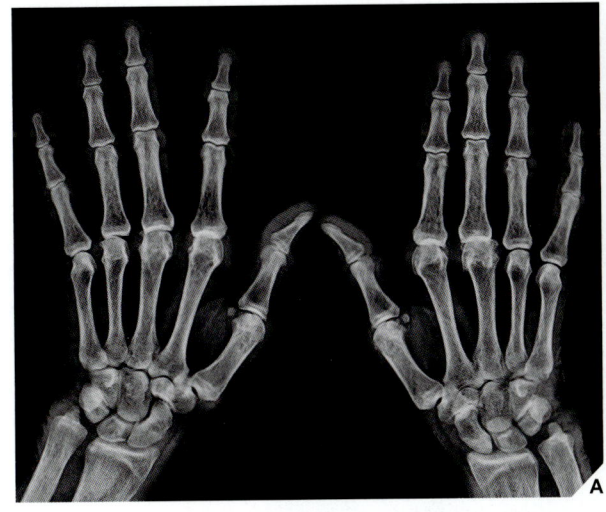
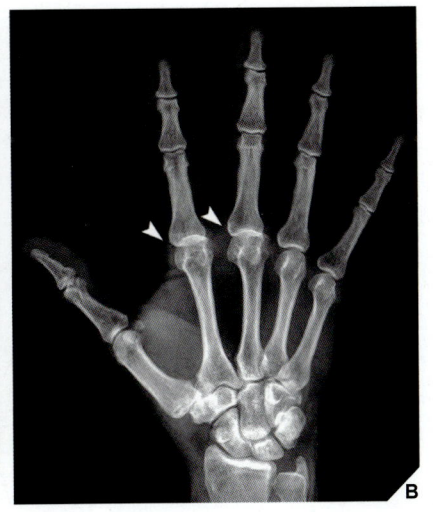

图15-55　血色病（1）

A. 50岁男性，手部正位X线片显示典型的第2、第3掌指关节受累；B. 另一患者，41岁男性，注意观察左手第2、第3掌指关节的关节病（无尾箭头）

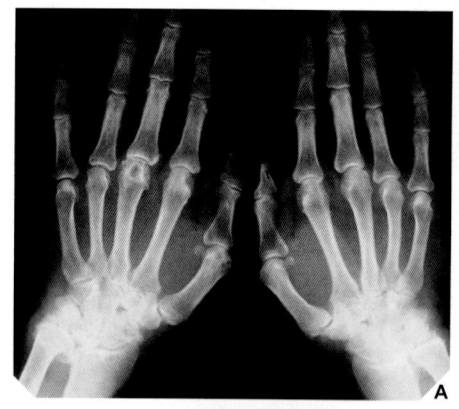
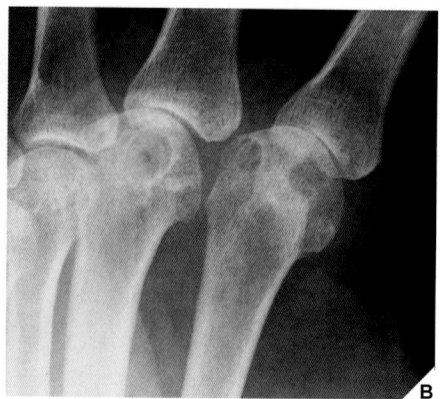

图 15-56　血色病（2）

A. 45 岁男性，双手正位 X 线片显示血色病典型表现，主要累及腕和掌指关节；

B. 右手第 2、第 3 掌指关节放大 X 线摄影显示特征性掌骨头受累

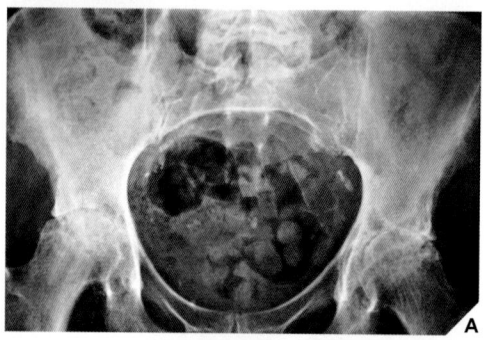

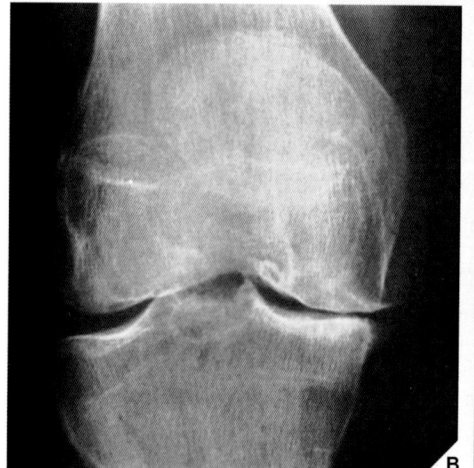
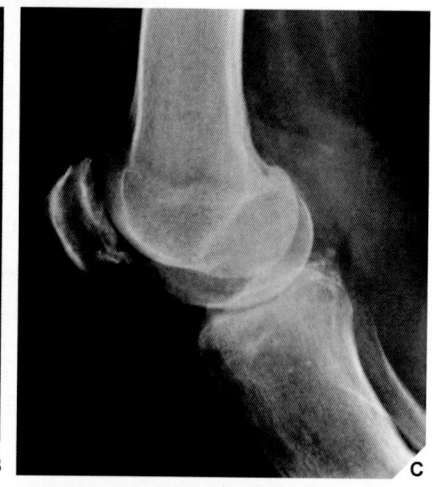

图 15-57　血色病（3）

67 岁女性，诊断为血色病关节病。骨盆前后位 X 线片（A）显示双侧髋关节重度关节炎。关节间隙明显向心性狭窄、软骨下硬化和关节周围囊性病变是血色病的典型表现。右膝关节前后位（B）和侧位（C）X 线片显示膝关节内侧间隙和髌股关节间隙更易受累。关节间隙狭窄和显著关节下硬化伴小骨赘形成是本病特征性改变（经允许引自 Baker ND. Hemochromatosis. In：Taveras JM，Ferrucci JT，eds. *Radiology— diagnosis，imaging，intervention*. Philadelphia：JB Lippincott；1986：1-6.）

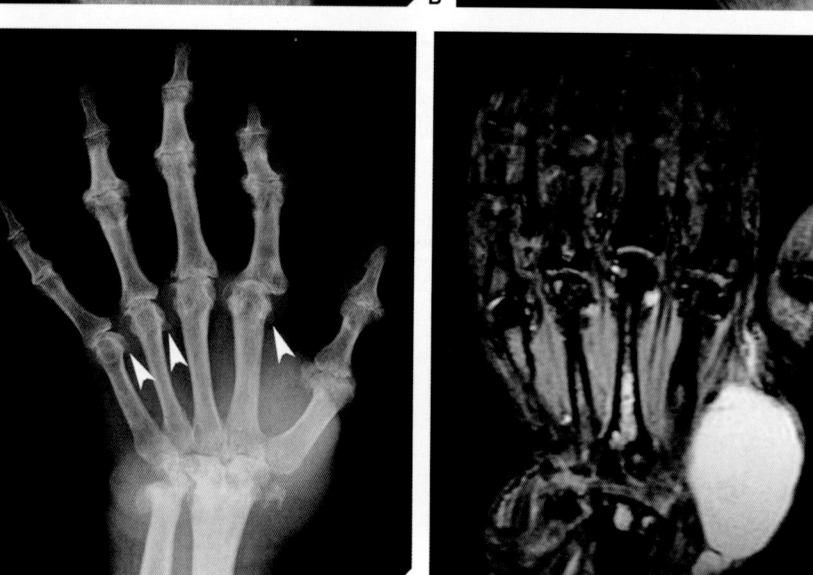

图 15-58　血色病的 MRI 表现

A. 血色病引起重度关节病患者手部正位 X 线片显示掌骨头特征性"钩"状影（无尾箭头）。B. 冠状位梯度回波（GRE）序列 MRI 显示桡骨远端、掌骨和指骨多发侵蚀及继发严重退行性关节病。该患者同时可见腕关节桡侧巨大的腱鞘囊肿

4. 治疗　血色病治疗方法包括定期静脉切开放血疗法。

早期诊断对结果至关重要。不幸的是，一项针对2851例血色病患者的调查显示，患者平均在出现症状2年后才开始就诊，平均10年后才能确诊。

（五）肝豆状核变性

1. 临床表现　肝豆状核变性，又称威尔逊病（Wilson disease），是一种罕见的铜代谢异常的常染色体隐性遗传病。一个有缺陷的ATP7B基因和相关突变被定位到13号染色体（13q14.3）。该基因编码细胞内铜转运P型ATP酶，该酶将铜转运到胆汁中，并将其整合到铜蓝蛋白（一种由肝脏产生的132kDa蛋白）中。男性比女性更常见。其特征是大脑（基底节）的退行性改变、肝硬化和特征性绿棕色Kayser-Fleischer环沉积于角膜缘的后弹力膜。临床症状是由于铜在人体内，特别是肝脏和大脑中积聚引起。肝脏中铜含量的增加会使正常与之结合的蛋白质超负荷，通过被称为芬顿化学（或芬顿反应）的过程造成氧化损伤。这种损伤最终导致慢性肝炎、肝纤维化和肝硬化。肝豆状核变性可导致神经症状，包括震颤、僵硬、构音障碍和协调障碍。约50%的成年患者可能存在关节异常，包括手关节、腕关节、肘关节、肩关节、髋关节和膝关节。光镜和电镜均未能在滑液和滑膜活检中检测到含钙的晶体。滑膜活检显示滑膜内衬细胞增生，伴轻度炎症反应。血清中铜和铜结合蛋白铜蓝蛋白水平降低，尿铜排泄增加。电镜检测含铜肝细胞溶酶体，以及原子吸收分光光度法测定肝内铜含量，有助于肝豆状核变性的早期诊断。

2. 影像学特征　文献中描述了软骨下骨碎裂、囊肿形成、皮质不规则和硬化及关节狭窄。影像学表现类似于二水焦磷酸钙结晶沉积症和血色病。关节软骨钙化少见。

3. 治疗　应用铜螯合剂如曲恩汀、锌盐、D-青霉胺及膳食限制铜摄入是治疗的首选。建议少吃含铜食物，避免食用蘑菇、坚果、巧克力、干果、肝脏和贝类。

（六）尿黑酸尿症（褐黄病）

1. 临床表现　尿黑酸尿症（alkaptonuria）是一种少见的常染色体隐性遗传病，其特征是尿液中存在尿黑酸（homogentisic acid），其氧化后变黑（图15-59）。这种代谢异常是缺乏尿黑酸氧化酶造成的，该酶在芳香族氨基酸酪氨酸和苯丙氨酸的正常降解过程中发挥作用，该酶缺乏会导致尿黑酸在许多器官中大量沉积，特别容易沉积在结缔组织中。基因缺陷定位于3q1染色体的HGO基因。沉积物表现为异常的黑褐色，是一种尿黑酸聚合物，位于椎间盘和关节软骨内时称为褐黄病（图15-60）。这些沉积物会导致脊椎强直和周围关节病。一般情况下，褐黄病性关节病出现于有长期尿黑酸尿症病史的患者。褐黄病性关节病男女发病率相同，多见于斯洛伐克、多米尼加共和国、约旦和印度的某些地区。一般来说，受影响的个体在成年前无症状，此时，中轴骨和附肢骨的关节可能发生褐黄病性关节病。临床症状包括轻度疼痛和各种关节活动范围减小。当脊柱受累时，背痛和僵硬是常见的症状。褐黄病的非关节特征包括耳廓的蓝色变色和钙化，巩膜的三角形色素沉着，以及鼻、腋窝和腹股沟色素沉着。

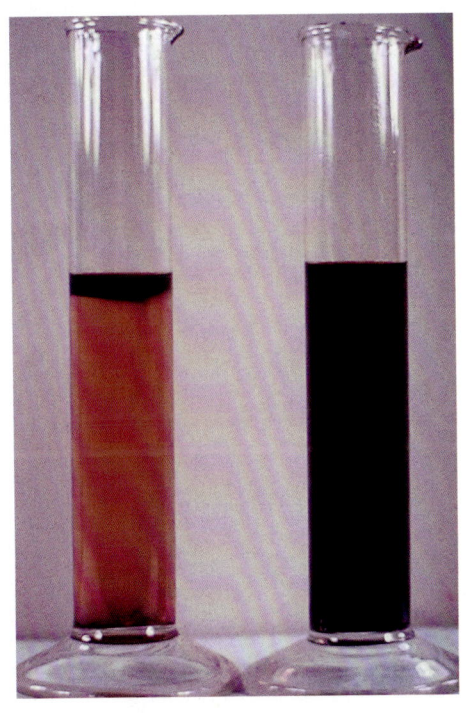

图15-59　尿黑酸尿症

尿黑酸尿症患者的两管尿液。左侧的尿液已静置15分钟，由于尿黑酸的氧化，尿液表面浮现一些黑色物质。右侧的尿液已静置2小时，尿液已经完全变黑（经允许引自Vigorita VJ. *Orthopaedic pathology*. Philadelphia: Wolters Kluwer Health；2015，Figure 16.51A.）

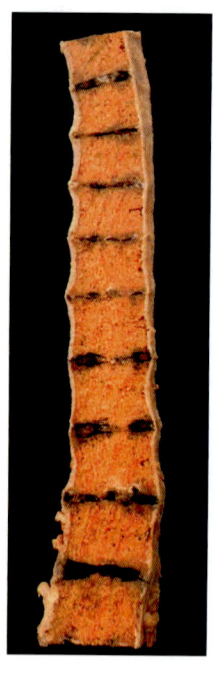

图15-60　褐黄病的病理学

脊柱标本的矢状切面显示在狭窄的椎间盘内有黑色素沉着（引自Bullough PG，Boachie-Adjei O. *Atlas of spinal diseases*. New York：Gower Medical；1988 75，Fig. 6.15.）

2. 影像学特征　影像学表现包括营养不良性钙化，最常见于椎间盘和关节软骨、肌腱及韧带（图15-61），常存在骨质疏松、椎间隙变窄，偶尔出现真空现象。脊柱外异常仅限于骶髂关节、耻骨联合和较大的周围关节受累，这些关节间隙同样变窄，并表现为关节周围硬化，偶尔伴有小骨赘。患者也可能发生肌腱钙化和骨化，有时导致肌腱断裂。影像学表现可以与退行性关节病或二水焦磷酸钙结晶沉积症相似。

3. 治疗　药物治疗包括应用高剂量的抗坏血酸（维生素C）和尼替西农，尼替西农是一种4-羟基苯丙酮酸双加氧酶介导4-羟基苯丙酮酸形成尿黑酸的抑制剂。手术治疗包括椎间盘切除术和脊柱融合术及受累关节的关节置换术。

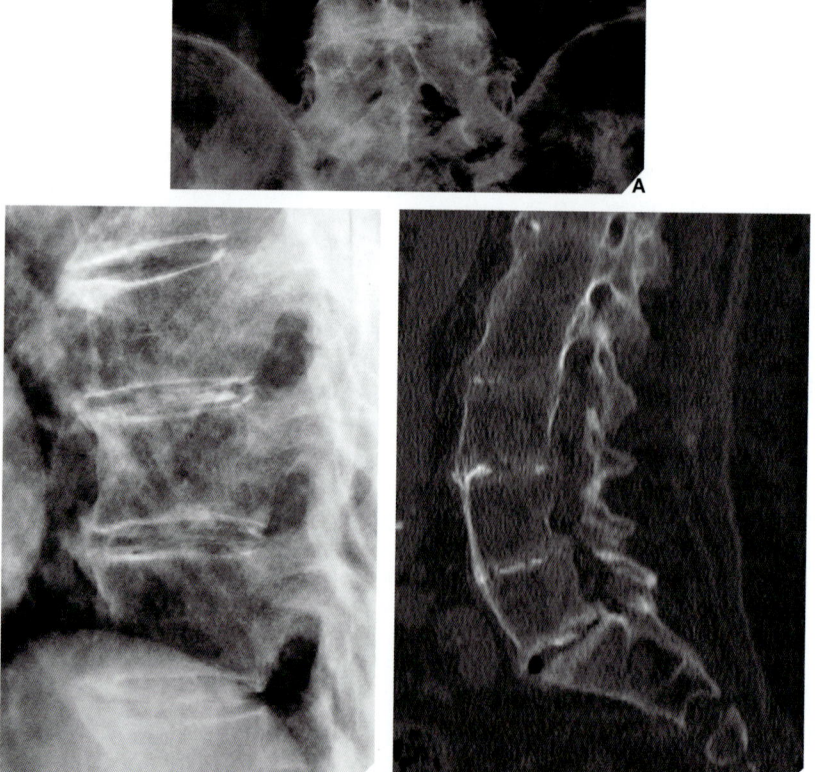

图15-61　褐黄病

64岁女性，临床诊断为褐黄病，腰椎前后位（A）和胸椎侧位（B）X线片显示数个椎间隙狭窄，伴前缘小骨赘和中度骨质疏松。特征性多发椎间盘钙化是褐黄病的典型表现（由Dr J Tehranzadeh，Orange，California提供）。另一患者，矢状面重建的CT图像（C）显示下腰椎椎间盘钙化

（七）甲状旁腺功能亢进症

1. 临床表现　甲状旁腺功能亢进症（hyperparathyroidism），又称全身性纤维囊性骨炎或骨Recklinghausen病，是产生甲状旁腺激素（PTH）的甲状旁腺过度活动的结果。这种激素产生增加继发于腺瘤（90%的病例）或腺体增生（9%的病例）；只有在罕见的情况下（1%），甲状旁腺功能亢进症才会继发于甲状旁腺癌。甲状旁腺激素分泌过多，作用于肾脏和骨，导致钙和磷代谢紊乱，造成血钙过多、尿磷酸盐过多及血磷酸盐过少。肾排泄钙和磷增加，血清钙水平升高，同时磷水平降低，血清碱性磷酸酶水平也升高。甲状旁腺功能亢进症的临床特征通常相当典型。经典医学教科书将甲状旁腺功能亢进症描述为一种"结石和骨骼"疾病，会出现肾结石和骨骼异常。患者可能出现肾结石和骨痛，偶尔因骨量降低导致病理性骨折（另见第28章）。

2. 病理学　病理表现包括骨小梁碎裂和呈扇形，以及骨表面破骨细胞数量增加，导致骨小梁特征性"隧道化"或"解剖性再吸收"。此外，值得注意的是纤维血管增生，其以小梁旁分布的形式取代骨髓。其他表现包括编织骨数量增加和骨髓纤维化，尤其是邻接小梁表面。

3. 影像学特征　甲状旁腺功能亢进症最典型的特征之一是在特定关节边缘出现骨膜下和软骨下骨吸收，这是甲状旁腺功能亢进症关节异常表现或"关节病"的原因。这些改变经常出现在肩锁关节、胸锁关节和骶髂关节（图15-62）、耻骨联合，有时也会出现在掌指关节和指间关节。侵蚀性改变可与类风湿关节炎类似，但常无症状，较常累及远节指间关节（图15-63），几乎总是伴有骨膜下骨吸收，此为甲状旁腺功能亢进症的典型表现。

甲状旁腺功能亢进性关节病的另一个表现是软骨钙质沉着症，表现为钙质沉积于关节软骨和纤维软骨。此种表现与退行性关节病和二水焦磷酸钙结晶沉积性关节病相似。它与退行性关节病的钙化不同，它没有关节炎的改变，也可通过存在骨量降低和甲状旁腺功能亢进症其他典型表现与二水焦磷酸钙结晶沉积性关节病鉴别。关于甲状旁腺功能亢进症更具体的介绍见第六篇"代谢和内分泌紊乱"。

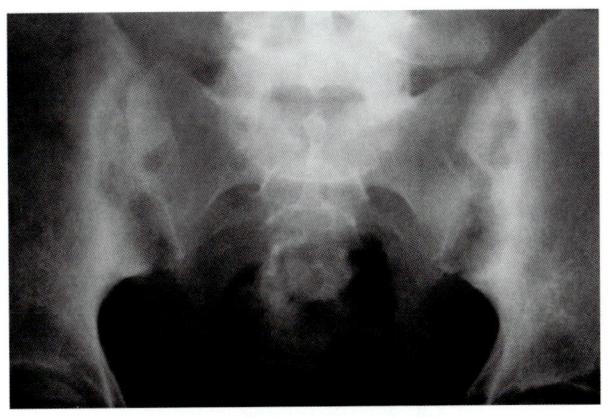

图 15-62　甲状旁腺功能亢进性关节病（1）
甲状旁腺功能亢进性关节病患者的软骨下骨质吸收导致骶髂关节增宽

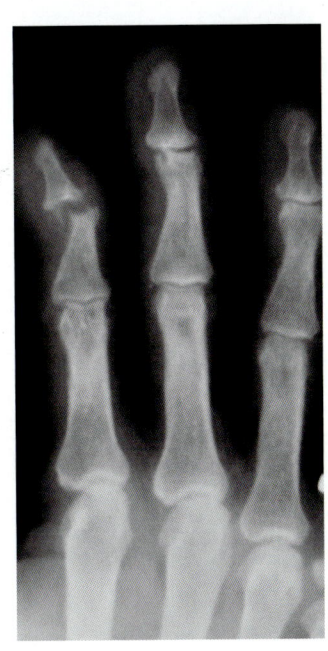

图 15-63　甲状旁腺功能亢进性关节病（2）
示指和中指远节指间关节出现典型的甲状旁腺功能亢进性关节病表现。还需注意指尖的骨质吸收（肢端溶解症）

4. 治疗　手术包括切除部分或全部甲状旁腺，这是原发性甲状旁腺功能亢进症最常用的治疗方法，可治愈约95%的病例。药物治疗包括应用拟钙药物和激素替代疗法。

（八）肢端肥大症

肢端肥大症（acromegaly）[词根源自希腊语"akros"（肢体或四肢）及"megalos"（大）]是一种综合征，由垂体前叶在生长板闭合后过度分泌生长激素（生长激素或人类生长激素，human growth hormone，HGH）引起。这种情况下的退行性关节改变是关节软骨肥大的结果，由于其厚度异常，滑液不能充分滋养关节软骨。

最初是关节软骨过度生长，影像学表现为手的关节间隙增宽，掌指关节最为明显（图15-64）。之后软骨逐渐变薄，继发骨性关节炎导致骨赘形成。类似关节炎的症状如疼痛和僵硬较常见，并出现关节活动受限。除了手的关节，大关节如髋关节、膝关节及肩关节或肘关节也可受累，尤其是肱骨头下缘、髋臼外侧面、耻骨联合上缘和掌骨头桡侧的"鸟嘴"状骨赘，具有特征性（见图13-58）。第30章提供了更多信息。

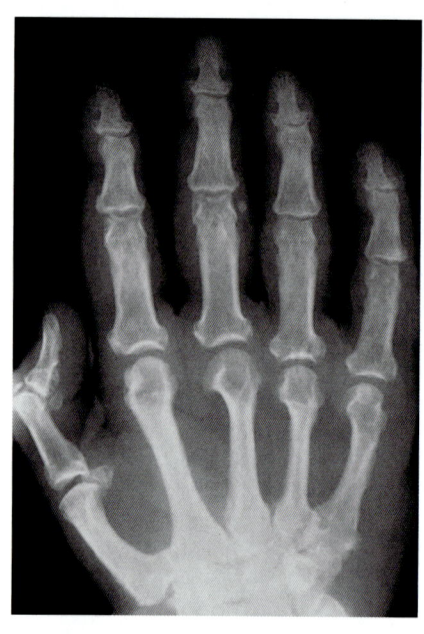

图15-64 肢端肥大症性关节病

肢端肥大症手的特征性表现包括软组织肿胀、指端和远节指骨基底增大，掌指关节间隙增宽和掌骨头桡侧"鸟嘴"状骨赘。还需要注意第1掌指关节籽骨的显著增大

三、其他类型疾病

（一）淀粉样变性

淀粉样变性（amyloidosis）是一类系统性疾病，以多器官均质嗜酸性物质浸润为特征，嗜酸性物质由黏多糖基质中的蛋白质纤维构成。系统性淀粉样变性主要有3种类型：①原发性淀粉样变性，是最常见的形式，可在骨髓中产生过多抗体蛋白的某些片段，在血液中积聚并沉积于体内组织；②家族性（遗传性）淀粉样变性，是遗传性的，由于 *TTR* 基因突变，以常染色体显性遗传方式遗传；③继发性淀粉样变性，继发于某些慢性病如结核病或类风湿关节炎。淀粉样关节病是获得性特发性系统性淀粉样变性的一个征象，可以导致非炎症性关节病。

1. 临床特征 临床表现与类风湿关节炎相似，会出现关节僵硬和疼痛，而且淀粉样关节病也是双侧对称性的。本病好发于大关节，如髋关节、膝关节、肩关节和肘关节。在前臂的伸肌面和手背可出现皮下结节，与类风湿结节相似。另一特征性表现是广泛的软组织受累，使患者出现一些特殊的表现，如"肩垫"征或"橄榄球运动员样肩"，腕管综合征也常与之伴随出现。

与 β_2 微球蛋白（β_2-MG）淀粉样物质沉积相关的骨质改变和关节病是长期血液透析和慢性肾衰竭的常见并发症。β_2-MG 是一种低分子量血清蛋白，不能被一般的血液透析膜滤过，因此它会沉积在骨、关节和软组织中。在临床上，特征性疼痛和关节活动度降低可以发生于肩关节、髋关节和膝关节。

2. 病理学 所有形式的淀粉样变性的病理特征都是由于蛋白质合成异常而形成的不溶性非分支 β 折叠蛋白纤维在细胞外沉积。滑膜和骨髓内可见淀粉样蛋白，为明亮的嗜酸性/透明无定形物质的广泛细胞外沉积。在偏振光下检查时，刚果红染色的组织病理切片具有典型的苹果绿双折射性。

3. 影像学特征 不论何种发病原因，影像学上均表现为关节周围大量淀粉样物质聚集，并侵入关节周围组织、关节囊和关节。沉积物也可见于滑膜。骨的关节端骨质可以被破坏，经常出现关节半脱位和病理性骨折。此外，还可见局部溶骨性病变，尤其是在上肢骨骼和股骨近端（图15-65A、B）。淀粉样变性的MRI表现包括滑膜、韧带和肌腱内等信号至低信号的淀粉样物质沉积，伴或不伴侵蚀性改变（图15-65C、D）。

4. 治疗 淀粉样变性无法治愈，治疗的方向是减轻症状和限制进一步产生淀粉样蛋白。治疗药物包括化疗药物，如美法仑或环磷酰胺，以及皮质类固醇，如地塞米松。最近，其他药物如硼替佐米、沙利度胺和来那度胺（来那度胺是沙利度胺衍生物）已经被尝试并得到一些较好的结果。最严重的病例提倡自体外周血干细胞移植，并且采取高剂量化疗及肝细胞输注。外科治疗包括切除受累的器官，然后进行器官移植。

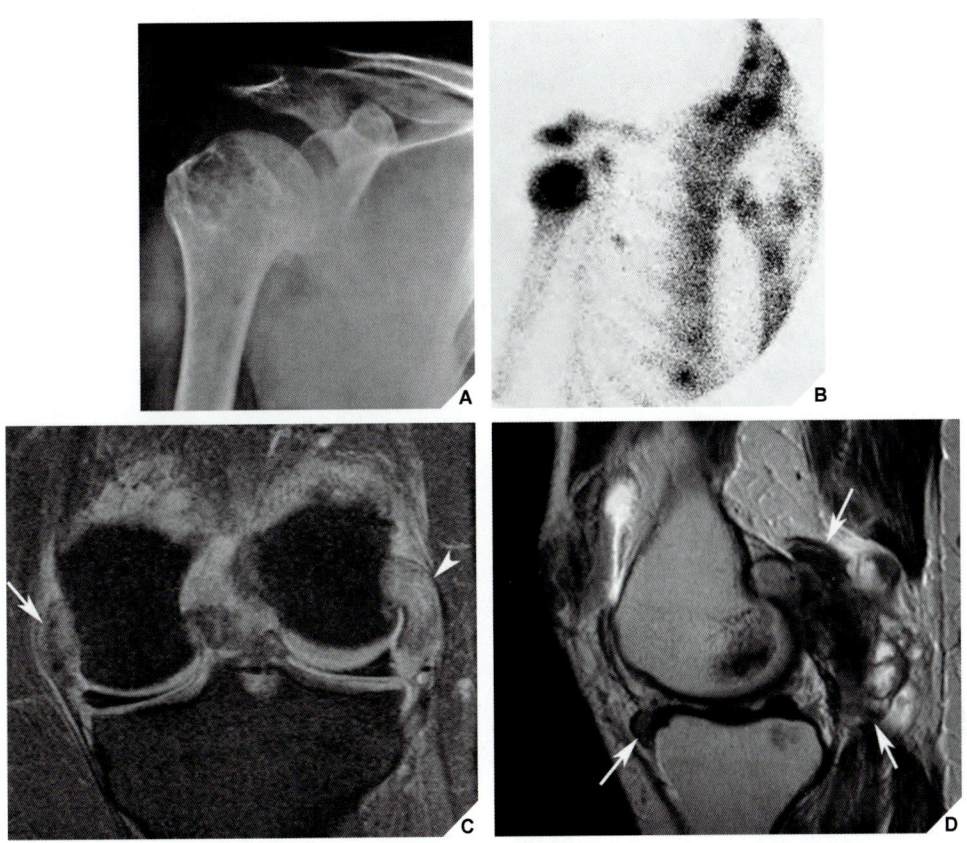

图 15-65　淀粉样变性

A. 80岁男性，右肩关节前后位X线片显示关节周围中度骨质疏松、软组织肿胀和肱骨头大的溶骨性病变。盂肱关节间隙未见受累。B. 放射性核素骨扫描显示肩关节周围^{99m}Tc-MDP摄取增加。C. 另一患者，原发性淀粉样变性，膝关节冠状位T$_2$加权脂肪抑制序列MRI显示由于等信号淀粉样组织大量沉积，腘肌腱（无尾箭头）和内侧副韧带近端浅层纤维（箭头）增厚。注意淀粉样蛋白沉积在腘间窝。D. 同一患者，膝关节矢状位T$_2$加权MRI显示低信号的淀粉样蛋白组织沉积于滑膜（箭头）

（二）多中心网状组织细胞增生症

1. 临床特征　多中心网状组织细胞增生症（multicentric reticulohistiocytosis）是一种罕见的系统性肉芽肿性疾病，病因不明，见于成年人，其特征是皮肤、黏膜、皮下组织和滑膜中的组织细胞（巨噬细胞）增生。1937年该病首次被描述为非糖尿病性皮肤黄瘤病。该病也被称为类脂性皮肤关节炎、网状组织细胞瘤、类脂性风湿病、巨细胞网状组织细胞病、巨细胞组织细胞瘤和巨细胞组织细胞增生症。因为这种疾病的多灶性起源和系统性，Goltz和Laymon在1954年提出了多中心网状组织细胞增生症这一名称。该病多在40岁以后发病，女性比男性更容易受到影响，比例为3∶1。在60%～70%的患者中，多关节痛是该病的首要表现。临床表现类似类风湿关节炎，包括软组织肿胀、僵硬和压痛，尤其是手部（图15-66）。

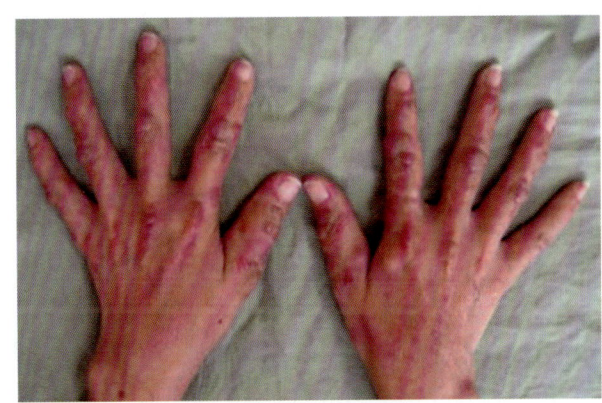

图 15-66　多中心网状组织细胞增生症（1）

多中心网状组织细胞增生症患者手部的临床照片，显示掌指关节和指间关节背侧的特征性红斑结节（经允许引自 Greenspan A，Gershwin ME. *Imaging in rheumatology: a clinical approach*. Philadelphia: Wolters Kluwer；2018：363，Fig. 10.4.）

2. 影像学特征　与临床特征一样，多中心网状组织细胞增生症的影像学表现也与类风湿关节炎相似。然而，与类风湿关节炎不同的是，该病远节指间关节最常受累，然后是近节指间关节、掌指关节、肩关节和肘关节。有时，关节病变可以表现为严重的破坏性改变，与类风湿关节炎和银屑病性关节炎的残毁性关节炎类似（图15-67、图15-68）。患者关节周围无明显的骨质疏松，根据此特点可以与炎症性关节炎鉴别，患者无骨膜新生骨形成，根据此特点可以与银屑病性关节炎或幼年型特发性关节炎鉴别。此病无骨赘形成和指间关节强直，存在软组织结节和寰枢关节异常，包括寰枢关节半脱位和齿状突侵蚀性改变，通过以上特点

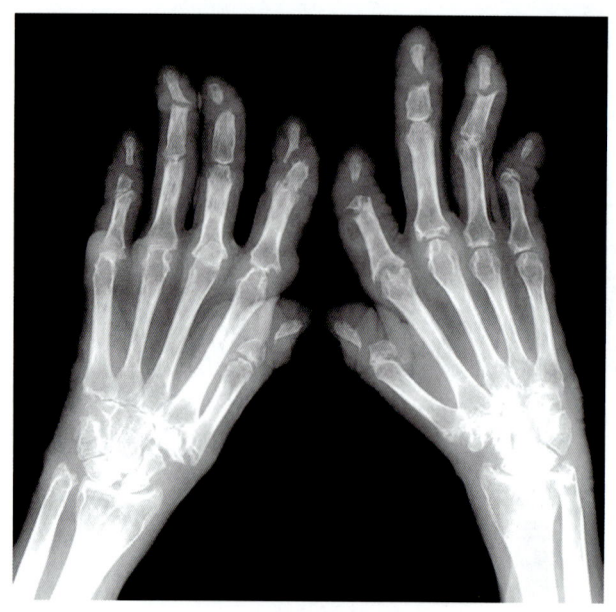

图15-67　多中心网状组织细胞增生症（2）
57岁女性，有长期多关节疼痛、软组织肿胀和手指畸形，双手正位X线片显示多发腕掌关节、掌指关节和指间关节严重破坏性改变，与类风湿关节炎和银屑病性关节炎的表现类似

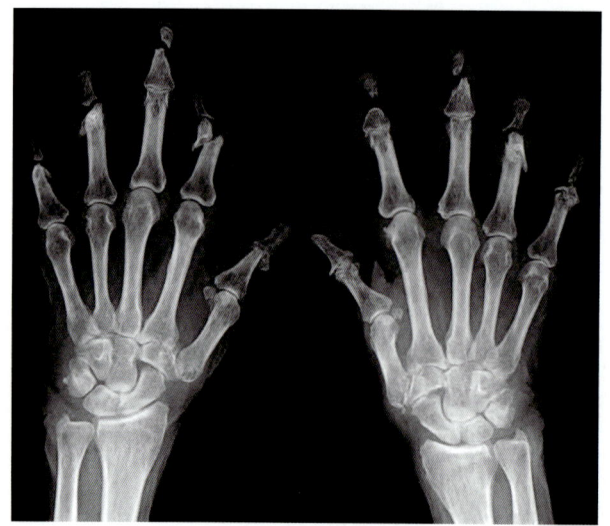

图15-68　多中心网状组织细胞增生症（3）
63岁男性，双手正位X线片显示主要累及远节指间关节的残毁性关节炎

可以与侵蚀性骨关节炎相鉴别。有时，骨质侵蚀有硬化边和悬挂边缘的形态与痛风性关节炎相似（图15-69）。但不同的是，此病累及手和足时呈对称性分布，且软组织结节内无钙化。

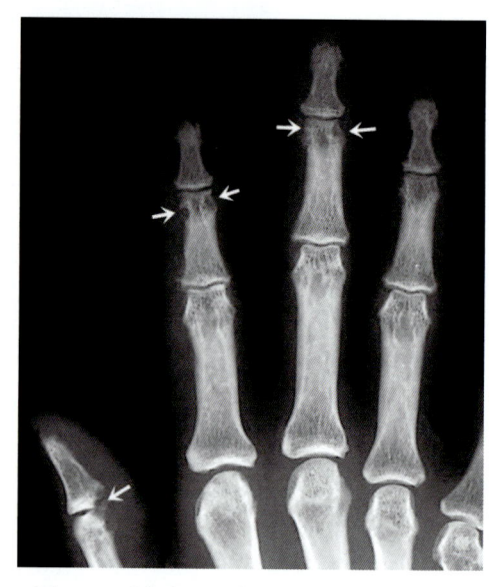

图15-69　多中心网状组织细胞增生症（4）
46岁女性，表现为远节指间关节疼痛与软组织肿胀。注意远节指间关节边缘清晰的侵蚀性改变（箭头），与痛风类似

3. 病理学　在组织病理学上，其特征为嗜酸性毛玻璃细胞质的多核巨细胞皮肤浸润。在免疫组织化学上，抗酒石酸酸性磷酸酶（TRAP）、CD68、溶酶体和人肺泡巨噬细胞-56（HAM-56）表达阳性，但是S-100蛋白、CD1a和因子ⅩⅢa表达明显阴性。

4. 治疗　治疗包括全身应用类固醇激素，细胞毒性药物如环磷酰胺、苯丁酸氮芥、甲氨蝶呤，以及英夫利昔单抗。报道称双膦酸盐类药物如阿仑膦酸钠和唑来膦酸可以改善皮肤病变和关节炎。

（三）结节病

1. 临床特征　结节病（sarcoidosis）是一种主要发生于年轻人的全身性炎症性疾病，其特征是受累器官存在非干酪样肉芽肿。本病在世界范围内均可见分布，在瑞典发病率最高。尽管病因仍不确定，但基于结节病最常累及肺部、眼部和皮肤，目前关于本病的病因一般归因于环境因素，如暴露于空气中的抗原。事实上，一些最早的研究已经报道了结节病与农村环境中发现的刺激物的关系，如燃烧木材的火炉排放物和花粉。最

近，有学者提出结节病与接触无机粒子、杀虫剂和暴露于真菌环境有关。目前，研究人员发现了令人信服的证据支持这一假设，即某些环境的外来非颗粒物可能是遗传性免疫失调体质人群出现这种情况的可能原因之一。一些研究者认为，急性结节病性关节炎的易感性是由 HLA DQ2-DR3 单倍型携带的，该单倍型似乎是作为显性遗传特征传播的。结节病与 MHC 位点内的基因有许多遗传关联。最近的研究表明，基因 *BTNL2*（嗜乳脂蛋白样）与白种人结节病有关。肉芽肿性炎症的活动性与辅助 T 细胞因子 1（Th-1）[干扰素 γ（IFN-γ）]、IL-12、IL-18 及肿瘤坏死因子（TNF）显性表达有关。

临床表现因涉及的器官而异。全身症状如疲劳、体重减轻和盗汗是常见的。呼吸系统受到影响时会出现呼吸困难、咳嗽和喘息。手和足的软组织肿胀和皮肤损伤可能与骨骼病变有关。斑疹、丘疹和斑块是皮肤受累的常见表现。关节很少受到影响，10%～35% 的结节病患者存在关节病变。关节痛通常发生于病变有急性表现的患者，包括关节炎、结节性红斑和双侧肺门淋巴结肿大（Löfgren 综合征）三联征；然而，炎症更多地出现在关节周围区域（关节周围炎）。

2. 病理学 在组织病理学检查中，结节病肉芽肿由上皮样组织细胞和罕见的异物型巨细胞紧密聚集而成，周围有淋巴细胞和浆细胞的纤维化外带。特征性但非特异性的表现包括两种类型的细胞质内包涵体：由钙和蛋白质组成的层状凝固物（Schaumann 体）与具有退化细胞器中心核心的星状包涵体（小行星体），被多条胶原纤维细丝包绕。

实验室检查结果包括血红蛋白降低、白细胞减少、嗜酸性粒细胞增多、血清白蛋白降低、血清球蛋白升高和高钙血症。

3. 影像学特征 当骨骼系统受累时，通常会在手和足的短管状骨中观察到囊性、穿孔样病变及花边网状结构和蜂窝状破坏（图15-70）。不太常见的是，在这些骨骼的髓质部分可以看到结节状阴影和指/趾骨末端的骨硬化。偶尔会出现全身性骨硬化。脊柱受累罕见，如果存在，通常仅限于颈椎节段（图15-71）。

4. 治疗 皮质类固醇，包括泼尼松，被认为是治疗结节病的一线药物。抗疟药物羟氯喹对皮肤病、关节病和高钙血症患者有效。甲氨蝶呤、硫唑嘌呤、霉酚酸酯、来氟米特和环磷酰胺对部分患者有效。

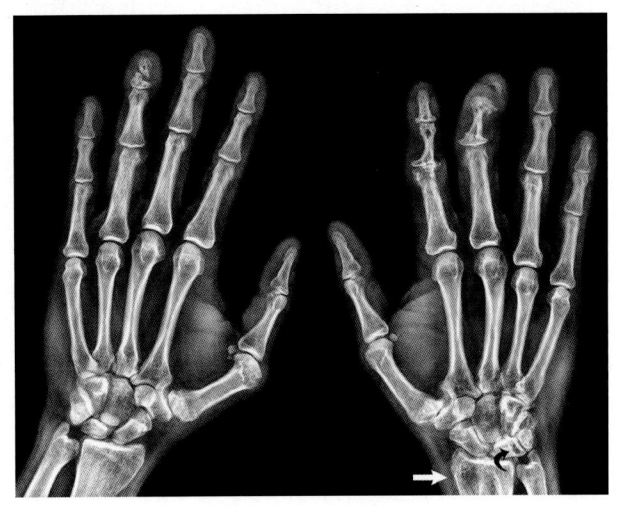

图 15-70 结节病（1）

55 岁男性，双手正位 X 线片显示右手环指远节指骨及左手示指、中指近节和远节指骨破坏性病变。还需要注意左腕月骨（弯箭头）和左侧桡骨远端（箭头）的破坏性病变

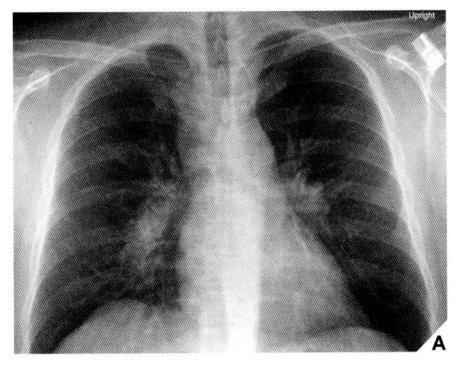
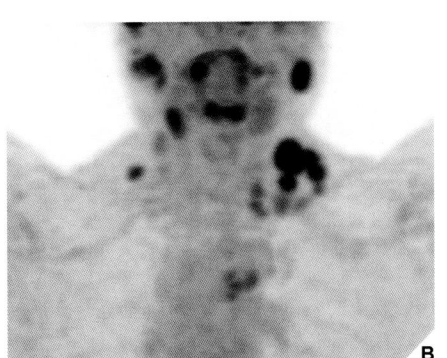

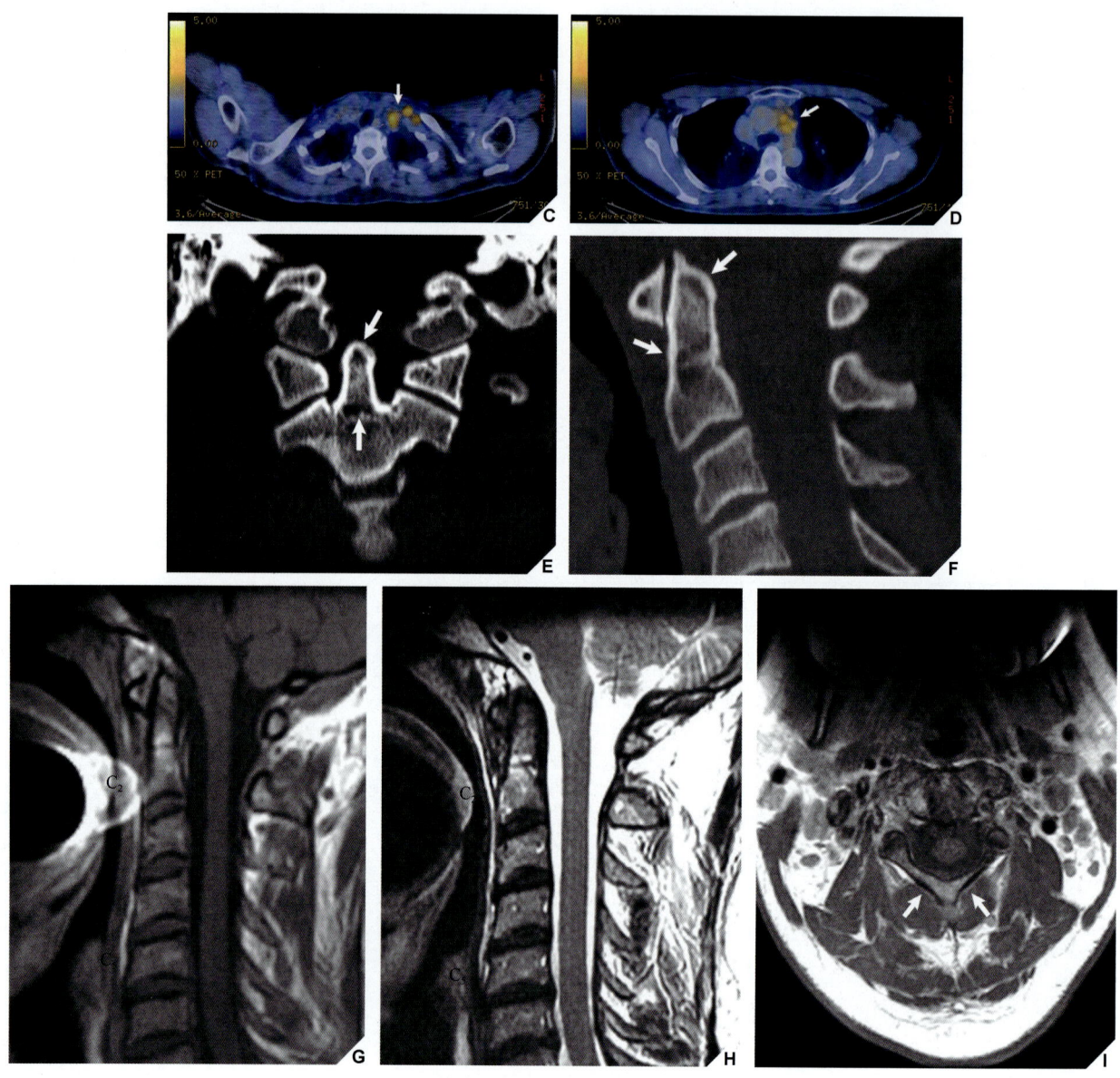

图 15-71　结节病（2）

38岁男性，肺结节病患者，表现为严重的颈部疼痛。A. 胸部后前位X线片显示肺门周围和气管旁淋巴结肿大。B. ^{18}F-FDG PET显示颈部、锁骨上和纵隔淋巴结内有几个高代谢灶。C、D. 上胸部两幅轴位PET/CT融合图像显示了受累淋巴结内的高代谢活动。E、F. 上颈椎冠状位（E）和矢状位（F）CT图像显示齿状突有两个溶骨性病变（箭头）。G、H. 颈椎矢状位 T_1 加权像（G）和矢状位 T_2 加权像（H）显示 C_2、C_3、C_4 椎体内的高信号病灶。I. 增强后MRI轴位 T_1 加权像显示 C_2 后弓病灶强化（箭头）

（四）血友病

1. 临床特征　血友病（hemophilia）A是一种遗传性出血性疾病，以抗血友病因子（AHF）Ⅷ功能性缺乏引起凝血功能异常为特征。它是一种X连锁隐性遗传病，主要发生于男性，女性通常为异常基因的携带者。血友病B，也称为"圣诞节病"，由促凝血酶原激酶——因子Ⅸ缺乏引起，此病也可累及女性。

2. 影像学特征　血友病的关节改变最常发生于10～20岁，继发于关节和骨的慢性反复性出血。反复发作的关节内出血和炎性组织反应会引起滑膜增生及软骨和软骨下骨质侵蚀性改变。通常临床上发现此病并不困难，但是在影像学上，血友病性关节病的改变与类风湿关节炎类似，特别是幼年型特发性关节炎（图15-72）。软骨破坏、关节间隙狭窄和关节表面侵蚀性改变与类风湿关节炎相同（图15-73；另见图12-19和

图 12-20）。膝关节、踝关节和肘关节是最常受累的关节，而且通常是双侧受累。在膝关节，影像学表现有关节周围骨质疏松、关节积液（关节积血）、股骨髁过度生长伴髁间窝增宽及髌骨呈方形。有时会出现很明显的多发软骨下囊性变和关节侵蚀性改变。在疾病的晚期，可见关节间隙均匀性狭窄和继发骨性关节炎的改变。与幼年型特发性关节炎的鉴别主要依靠无骨性强直和无生长抑制表现及有时会出现假肿瘤。血友病患者关节积血反复发作可以导致慢性滑膜炎及含铁血黄素沉积于滑膜和关节囊。MRI可以很好地显示这些特征（图 15-74、图 15-75）。

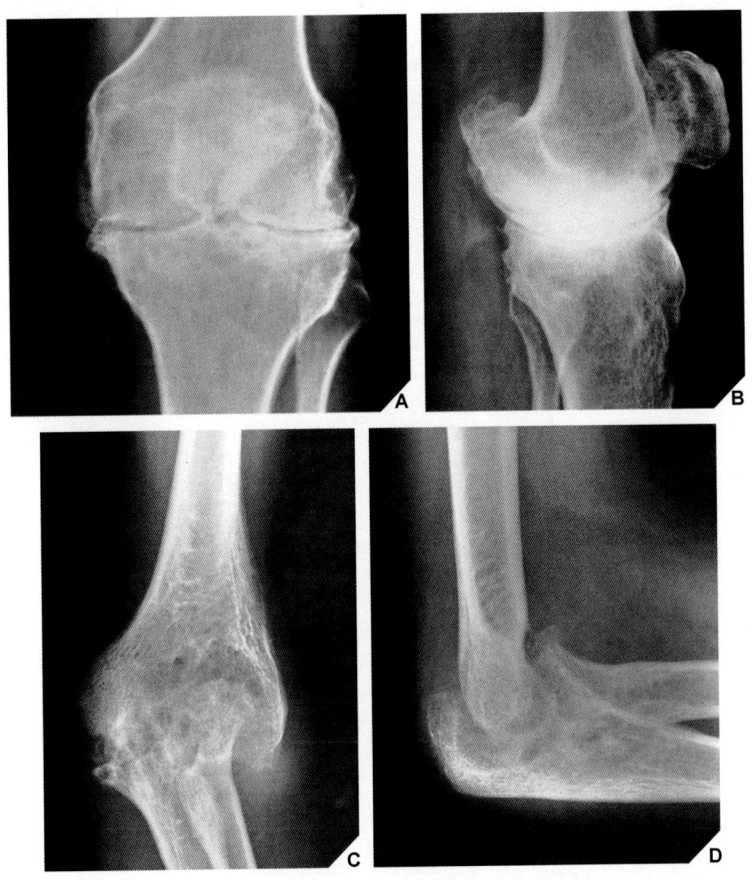

图 15-72　血友病性关节病（1）

42 岁男性，血友病患者，曾有数次关节内出血发作。左膝关节正位（A）和侧位（B）X 线片显示重度血友病性关节病。注意全部三个关节间室均受累。左肘关节前后位（C）和侧位（D）X 线片显示类似的破坏性改变

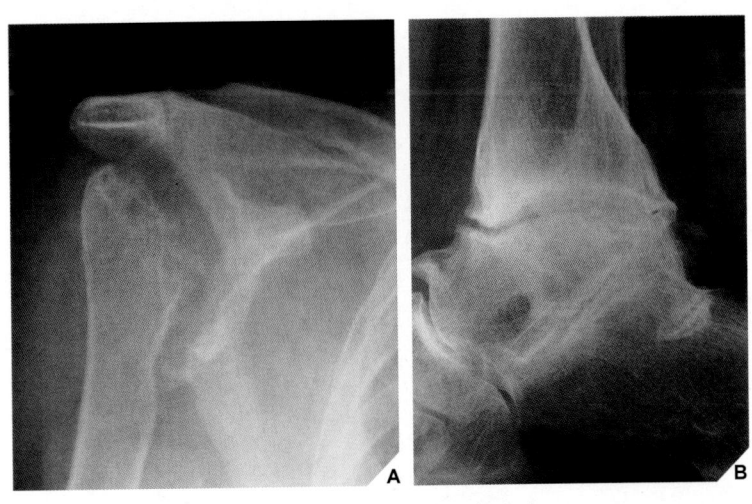

图 15-73　血友病性关节病（2）

49 岁男性，血友病患者，右肩关节前后位（A）和左踝关节侧位（B）X 线片显示盂肱关节、踝关节和距下关节破坏性改变

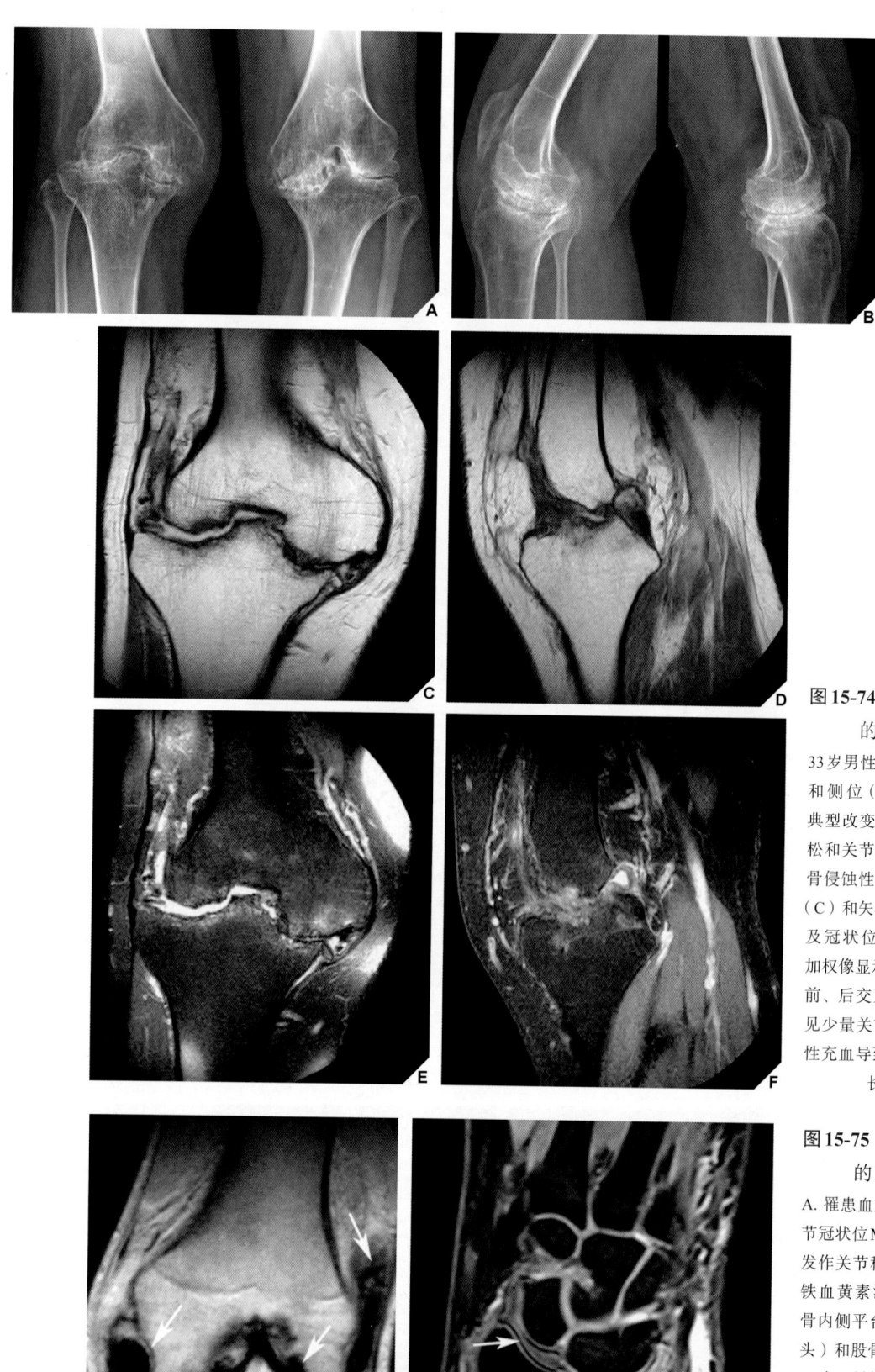

图15-74 血友病性关节病的MRI表现（1）

33岁男性，双膝关节前后位（A）和侧位（B）X线片显示该病的典型改变，包括关节周围骨质疏松和关节软骨严重破坏伴软骨下骨侵蚀性改变。右膝关节冠状位（C）和矢状位（D）T₁加权像，以及冠状位（E）和矢状位（F）T₂加权像显示内、外侧半月板破坏，前、后交叉韧带慢性撕裂，并可见少量关节积液。还应注意由慢性充血导致的股骨内侧髁过度生长和髁间窝增宽

图15-75 血友病性关节病的MRI表现（2）

A. 罹患血友病的青年患者，膝关节冠状位MRI T₂加权像显示反复发作关节积血导致关节间隙内含铁血黄素沉积（箭头）。注意胫骨内侧平台关节面侵蚀（无尾箭头）和股骨髁间窝增宽。B. 患者10岁，早期血友病患者，冠状位T₂加权脂肪抑制序列MRI显示沿桡腕关节滑膜分布的低信号含铁血黄素沉积（箭头），以及没有软骨缺损或骨质侵蚀（由Francisco Aparisi，MD，Valencia，Spain提供）

（五）Jaccoud 关节炎

Jaccoud 关节炎与风湿热反复发作和游走性关节疼痛有关。此病通常可完全恢复，但是在连续发作后可以出现遗留的掌指关节僵硬。病变通常位于关节周围，而不是关节内，表现为掌指关节轻度屈曲伴尺侧偏移，虽然任何手指都可受累，但最常见于第4指和第5指。关节改变不是侵蚀性的，患者的畸形表现可以完全被矫正，特别是在疾病早期阶段。此病罕见，在美国对此病认识较少。

（六）获得性免疫缺陷综合征相关性关节炎

获得性免疫缺陷综合征（acquired immunodeficiency syndrome，AIDS）是由人类免疫缺陷病毒（human immunodeficiency virus，HIV）感染引起的，导致免疫缺陷状态和多器官系统病理紊乱。最近，有报道称，HIV感染患者的风湿性疾病的发病率增加。Berman 及其同事指出，71%的感染 HIV 的患者有风湿症状，包括关节痛、反应性关节炎、银屑病性关节炎、肌炎、血管炎和未分化脊柱关节病。Solomon 及其同事发现，与普通人相比，HIV感染者的反应性关节炎患病率增加144倍，银屑病患病率增加10～40倍。有意思的是，关节炎在HIV感染的不同阶段均可出现，经常发生在AIDS临床表现出现之前。此类关节炎通常很严重，而且应用非甾体抗炎药治疗无效。为了解释炎症性关节炎与HIV感染并存的原因，提出了几种假说。一种是反应性关节炎的发病需要遗传因素（如HLA-B27位点）和环境因素的相互作用，多数为性传播感染。免疫系统在反应性关节炎的发病中也起到一定的作用。同样地，银屑病性关节炎的发病原因可能也有遗传因素（如HLA-B27或HLA-B38位点）。由于HIV感染通常伴随着免疫缺陷，因此，在获得性免疫缺陷综合征患者中发现的免疫机制改变有可能触发遗传易感性患者反应性关节炎或银屑病性关节炎发病。第二种假说是HIV相关性免疫缺陷使人体对许多细菌和病毒病原体的易感性增加，进而引发了存在遗传倾向的患者的关节炎发作。第三种假说是可能存在某些目前尚未被发现的发

病因素，使感染HIV的个体更易患关节炎。最后一种是关节炎发生可能反映了HIV感染对滑膜的直接作用。就像Rosenberg及其同事所指出的，在总结血清阴性关节炎的影像学表现时，应该想到HIV相关性关节炎的可能，并且应作为鉴别诊断的一种，特别是有感染HIV高危因素的患者。

（七）感染性关节炎

大多数感染性关节炎（infectious arthritis）的放射性核素骨扫描检查是阳性的，特别是当使用铟标记的白细胞作为示踪剂时（见第2章），并且它们也表现出非常相似的影像学表现，包括关节积液及软骨和软骨下骨质破坏，继而出现关节间隙狭窄（见图25-24A、图25-26A和图25-27）。然而，某些特征性临床和影像学表现依个体的感染过程不同而出现于不同的部位。一般来说，感染性关节炎以组成关节的两骨末端骨质完全性破坏为特征，所有与关节相通的腔室均受累，表现为弥漫性骨质疏松、关节积液和关节周围软组织肿胀（见图12-44）。关于化脓性关节炎、结核性关节炎、真菌性关节炎和其他由病毒和螺旋体引起的感染性关节炎的详细介绍见第五篇"感染"。

记忆要点

结缔组织关节病

[1] 系统性红斑狼疮以掌指关节和近节指间关节的可复性关节挛缩和排列紊乱为特征。这些异常在侧位X线片中显示更佳，因为在正位片中手的姿势容易使以上表现减轻。

[2] 骨坏死是系统性红斑狼疮的常见并发症。

[3] 影像学中，硬皮病相关的骨骼肌肉异常表现：
- 软组织萎缩，特别是指尖软组织
- 远节指骨吸收（肢端骨质溶解）
- 皮下和关节周围钙化
- 指间关节破坏性改变

[4] 在硬皮病中，被证实存在胃肠道改变的表现：
- 食管扩张和蠕动缓慢
- 十二指肠和小肠扩张，出现假性梗阻

- 结肠假性憩室

[5] 混合性结缔组织病结合了系统性红斑狼疮、硬皮病、皮肌炎和类风湿关节炎的临床和影像学表现。

代谢性、内分泌性及晶体沉积性关节病和关节炎

[1] 痛风是一种代谢性疾病，以反复发作关节炎为特点，与关节液中尿酸盐晶体的出现相关。

[2] 高尿酸血症可能是由尿酸生成增加或肾排泄减少引起。

[3] 痛风性关节炎的影像学特点：

- 边缘清晰的关节周围和关节侵蚀性改变，有"悬挂边缘"的现象
- 关节间隙部分保留
- 非对称性关节受累
- 痛风石非对称性分布
- 无骨质疏松

[4] 目前双能CT已成为鉴别痛风石内尿酸钠结晶的首选方法。

[5] 二水焦磷酸钙结晶沉积症由3种不同的疾病组成：

- 软骨钙质沉着症
- 焦磷酸钙关节病
- 假性痛风综合征

[6] 二水焦磷酸钙结晶沉积症的特征是关节内晶体出现及透明软骨和纤维软骨钙化，偶尔伴有类似痛风的疼痛发作（假性痛风综合征）。

[7] 软骨钙质沉着症也可以见于其他情况，如痛风、甲状旁腺功能亢进症、血色病、尿黑酸尿症、草酸盐贮积症、Wilson病、肢端肥大症和退行性关节病。

[8] 羟基磷灰石钙结晶沉积病的发病原因是矿物质结晶在关节内和关节周围异常沉积，最常见的部位是肩关节周围冈上肌腱区域。

[9] 血色病发病原因是铁代谢异常或铁负荷过重。此类关节病最初发生于手的小关节，特征性累及第2和第3掌骨头。

[10] 尿黑酸尿症（褐黄病）以椎间隙狭窄、椎间盘钙化和骨化，累及骶髂关节和耻骨联合，以及关节间隙狭窄伴关节周围骨质硬化为特征。影像学表现有时类似于退行性关节病或二水焦磷酸钙结晶沉积症。

[11] 肝豆状核变性又称威尔逊病（Wilson病），是一种铜代谢紊乱的常染色体隐性遗传病。影像学特征包括软骨下骨碎裂、囊肿形成、皮质不规则和硬化及关节间隙狭窄。

[12] 甲状旁腺功能亢进性关节病是由手的小关节的骨膜下和软骨下骨质吸收所致，这是此病关节改变的原因。

[13] 肢端肥大症性关节病是关节软骨过度生长和继发退行性改变（继发性骨性关节炎）的结果。特征性表现包括：

- 掌骨头桡侧"鸟嘴"样骨赘
- 肱骨头下方"鸟嘴"样骨赘
- 影像学显示关节间隙增宽

其他类型关节病

[1] 淀粉样变性关节病是一种非炎症性对称性多发关节炎。它可以并发于长期血液透析和慢性肾衰竭。骨的关节端可出现破坏、半脱位和病理性骨折。可以见到局部溶骨性病变，特别是在上肢和股骨近端。

[2] 多中心网状组织细胞增生症以皮肤、黏膜、皮下组织和滑膜的组织细胞增生为特征，可以导致严重的关节破坏，但它既没有关节周围骨质疏松，也没有骨膜新生骨形成。影像学表现与痛风性关节炎、类风湿关节炎或银屑病性关节炎相似。

[3] 结节病是一种全身性炎症性疾病，其特征是受累器官中存在非干酪样肉芽肿。当骨骼系统受累（最常见的是手和足的短管骨）时，特征性影像学表现包括：

- 囊性穿孔样病变
- 花边网状结构
- 蜂窝状破坏

[4] 血友病的关节改变是由关节和骨质反复出血所致。影像学表现与幼年型特发性关节炎类似，在骨内常可见假性肿瘤。

[5] Jaccoud关节炎是一种分类不清的疾病，由于风湿热的反复发作可引起患者关节周围僵硬。关节改变是非侵蚀性的。

[6] 获得性免疫缺陷综合征患者风湿性疾病的发病率增加，尤其是反应性关节炎、银屑病性关节炎和血管炎。

[7] 感染性关节炎以组成关节的两骨末端骨质完全性破坏为特征。所有与关节相通的间室均受累，表现为弥漫性骨质疏松、关节积液和关节周围软组织肿胀。

（崔佳宁　王崧铭　钱占华　译）

参考文献

Adizie T, Moots RJ, Hodkinson B, et al. Inflammatory arthritis in HIV positive patients: a practical guide. *BMC Infect Dis* 2016;16:100–105.

Ali S, Huebner S. Multicentric reticulohistiocytosis. *Skeletal Radiol* 2013;42:1445, 1483–1484.

Amor B, Cherot A, Delbarre F, et al. Hydroxyapatite rheumatism and HLA markers. *J Rheumatol Suppl* 1977;3:101–104.

Arnett FC, Reveille JD, Duvic M. Psoriasis and psoriatic arthritis associated with human immunodeficiency virus infection. *Rheum Dis Clin North Am* 1991;17:59–78.

Assassi S, Radstake T, Mayes MD, et al. Genetics of scleroderma: implications for personalized medicine? *BMC Med* 2013;11:9.

Baker ND. Hemochromatosis. In: Taveras JM, Ferrucci JT, eds. *Radiology—diagnosis, imaging, intervention*. Philadelphia: JB Lippincott; 1986:1–6.

Beltran J, Marty-Delfaut E, Bencardino J, et al. Chondrocalcinosis of the hyaline cartilage of the knee: MRI manifestations. *Skeletal Radiol* 1998;27:369–374.

Benson MD. The hereditary amyloidoses. In: Picken M, Dogan A, Herrera G, eds. *Amyloid and related disorders: surgical pathology and clinical correlations*. New York: Springer; 2012:53.

Berman A, Espinoza LR, Diaz JD, et al. Rheumatic manifestations of human immunodeficiency virus infection. *Am J Med* 1988;85:59–64.

Berman MA, Sandborg CI, Calabia BS, et al. Interleukin 1 inhibitor masks high interleukin 1 production in acquired immunodeficiency syndrome (AIDS). *Clin Immunol Immunopathol* 1987;42:133–140.

Booth TC, Chhaya NC, Bell JRG, et al. Update on imaging of non-infectious musculoskeletal complications of HIV infection. *Skeletal Radiol* 2012;41:1349–1363.

Brandi ML, Falchetti A. Genetics of primary hyperparathyroidism. *Urol Int* 2004;72 (suppl 1):11–16.

Burke BJ, Escobedo EM, Wilson AJ, et al. Chondrocalcinosis mimicking a meniscal tear on MR imaging. *AJR Am J Roentgenol* 1998;170:69–70.

Bushara KO, Petermann G, Waclawik AJ, et al. Sarcoidosis of the spinal cord with extensive vertebral involvement: a case report. *Comput Med Imaging Graph* 1995;19:443–446.

Buxbaum JN, Tagoe CE. The genetics of the amyloidoses. *Annu Rev Med* 2000;51:543–569.

Calabrese LH. The rheumatic manifestations of infection with human immunodeficiency virus. *Semin Arthritis Rheum* 1989;18:225–239.

Chen C, Chandnani VP, Kang HS, et al. Scapholunate advanced collapse: a common wrist abnormality in calcium pyrophosphate dihydrate crystal deposition disease. *Radiology* 1990;177:459–461.

Chen CKH, Yeh LR, Pan H-B, et al. Intra-articular gouty tophi of the knee: CT and MR imaging in 12 patients. *Skeletal Radiol* 1999;28:75–80.

Choi HK, Burns LC, Shojania K, et al. Dual energy CT in gout: a prospective validation study. *Ann Rheum Dis* 2012;71:1466–1471.

Choi HK, Zhu Y, Mount DB. Genetics of gout. *Curr Opin Rheumatol* 2010;22:144–151.

Dalbeth N, Doyle AJ, McQueen FM, et al. Exploratory study of radiographic change in patients with tophaceous gout treated with intensive urate-lowering therapy. *Arthritis Care Res (Hoboken)* 2014;66:82–85.

Desai MA, Peterson JJ, Garner HW, et al. Clinical utility of dual-energy CT for evaluation of tophaceous gout. *Radiographics* 2011;31:1365–1377.

Dhanda S, Jagmohan P, Quek ST. A re-look at an old disease: a multimodality review on gout. *Clin Radiol* 2011;66:984–992.

Ebenbichler GR, Erdogmus CB, Resch KL, et al. Ultrasound therapy for calcific tendinitis of the shoulder. *N Engl J Med* 1999;340:1533–1538.

Elsaman AM, Radwan AR, Akmatov MK, et al. Amyloid arthropathy associated with multiple myeloma: a systematic analysis of 101 reported cases. *Semin Arthritis Rheum* 2013;43:405–412.

Escobedo EM, Hunter JC, Zink-Brody GC, et al. Magnetic resonance imaging of dialysis-related amyloidosis of the shoulder and hip. *Skeletal Radiol* 1996;25:41–48.

Fox C, Walker-Bone K. Evolving spectrum of HIV-associated rheumatic syndromes. *Best Pract Res Clin Rheumatol* 2015;29:244–258.

Girish G, Glazebrook KN, Jacobson JA. Advanced imaging in gout. *AJR Am J Roentgenol* 2013;201:515–525.

Glazebrook KN, Guimarães LS, Murthy NS, et al. Identification of intraarticular and periarticular uric acid crystals with dual-energy CT: initial evaluation. *Radiology* 2011;261:516–524.

Goltz RW, Laymon CW. Multicentric reticulohistiocytosis of the skin and synovia; reticulohistiocytoma or ganglioneuroma. *AMA Arch Derm Syphilol* 1954;69:717–731.

Govender P, Berman JS. The diagnosis of sarcoidosis. *Clin Chest Med* 2015;36:585–602.

Guerra SG, Vyse TJ, Cunninghame Graham DS. The genetics of lupus: a functional prospective. *Arthritis Res Ther* 2012;14:211.

Johansson M, Arlestig L, Moller B, et al. Association of a PDCD1 polymorphism with renal manifestations in systemic lupus erythematosus. *Arthritis Rheum* 2005;52:1665–1669.

Kandiah DA. Multicentric reticulohistiocytosis. *Mayo Clin Proc* 2014;89:e73.

Kelly D, Zhang QC, Soucie JM, et al. Prevalence of clinical hip abnormalities in haemophilia A and B: an analysis of the UDC database. *Haemophilia* 2013;19:424–431.

Kovach BT, Calamia KT, Walsh JS, et al. Treatment of multicentric reticulohistiocytosis

with etanercept. *Arch Dermatol* 2004;140:919–921.

Laborde JM, Green DL, Ascari AD, et al. Arthritis in hemochromatosis: a case report. *J Bone Joint Surg Am* 1977;59:1103–1107.

La Montagna G, Sodano A, Capurro V, et al. The arthropathy of systemic sclerosis: a 12 month prospective clinical and imaging study. *Skeletal Radiol* 2005;34:35–41.

Lee DJ, Sartoris DJ. Musculoskeletal manifestations of human immunodeficiency virus infection: review of imaging characteristics. *Radiol Clin North Am* 1994;32:399–411.

Lima I, Ribeiro DS, Cesare A, et al. Typical Jaccoud's arthropathy in a patient with sarcoidosis. *Rheumatol Int* 2013;33:1615–1617.

Lomax A, Ferrero A, Cullen A, et al. Destructive pseudo-neuroarthropathy associated with calcium pyrophosphate deposition. *Foot Ankle Int* 2015;36:383–390.

Maclachlan J, Gough-Palmer A, Hargunani R, et al. Hemophilia imaging: a review. *Skeletal Radiol* 2009;38:949–957.

Major NM, Tehranzadeh J. Musculoskeletal manifestations of AIDS. *Radiol Clin North Am* 1997;35:1167–1189.

Mallinson PI, Reagan AC, Coupal T, et al. The distribution of urate deposition within the extremities in gout: a review of 148 dual-energy CT cases. *Skeletal Radiol* 2014;43:277–281.

Mannoni A, Selvi E, Lorenzini S, et al. Alkaptonuria, ochronosis, and ochronotic arthropathy. *Semin Arthritis Rheum* 2004;33:239–248.

Martel W. The overhanging margin of bone: a roentgenologic manifestation of gout. *Radiology* 1968;91:755–756.

Martin J, Fonseca C. The genetics of scleroderma. *Curr Rheumatol Rep* 2011;13:13–20.

Martin JE, Bossini-Castillo L, et al. Unraveling the genetic component of systemic sclerosis. *Hum Genet* 2012;131:1023–1037.

Mikhael MM, Chioffe MA, Shapiro GS. Calcium pyrophosphate dihydrate crystal deposition disease (pseudogout) of lumbar spine mimicking osteomyelitis-discitis with epidural phlegmon. *Am J Orthop (Belle Mead NJ)* 2013;42:E64–E67.

Misra R, Darton K, Jewkes RF, et al. Arthritis in sarcoidosis. *Br J Rheumatol* 1995;34:831–837.

Moore SL, Teirstein AE. Musculoskeletal sarcoidosis: spectrum of appearances at MR imaging. *Radiographics* 2003;23:1389–1399.

Nicolaou S, Yong-Hing CJ, Galea-Soler S, et al. Dual-energy CT as a potential new diagnostic tool in the management of gout in the acute setting. *AJR Am J Roentgenol* 2010;194:1072–1078.

Oldenburg J, Zimmermann R, Katsarou O, et al. Controlled, cross-sectional MRI evaluation of joint status in severe haemophilia A patients treated with prophylaxis vs. on demand. *Haemophilia* 2015;21:171–179.

Pacheco-Tena C, Reyes-Cordero G, Ochoa-Albíztegui R, et al. Treatment of multicentric reticulohistiocytosis with tocilizumab. *J Clin Rheumatol* 2013;19:272–276.

Resnick D. Calcium hydroxyapatite crystal deposition disease. In: Resnick D, ed. *Diagnosis of bone and joint disorders*, 3rd ed. Philadelphia: WB Saunders; 1995:1615–1648.

Resnick D. Hemochromatosis and Wilson's disease. In: Resnick D, ed. *Diagnosis of bone and joint disorders*, 3rd ed. Philadelphia: WB Saunders; 1995:1649–1669.

Resnick D, Niwayama G. Calcium pyrophosphate dihydrate (CPPD) crystal deposition disease. In: Resnick D, ed. *Diagnosis of bone and joint disorders*, 3rd ed. Philadelphia: WB Saunders; 1995:1556–1614.

Resnick D, Niwayama G. Gouty arthritis. In: Resnick D, ed. *Diagnosis of bone and joint disorders*, 3rd ed. Philadelphia: WB Saunders; 1995:1511–1555.

Robledo G, Dávila-Fajardo CL, Márquez A, et al. Association between -174 interleukin-6 gene polymorphism and biological response to rituximab in several systemic autoimmune diseases. *DNA Cell Biol* 2012;31:1486–1491.

Rosenberg ZS, Norman A, Solomon G. Arthritis associated with HIV infection: radiographic manifestations. *Radiology* 1989;173:171–176.

Ross LV, Ross GJ, Mesgarzadeh M, et al. Hemodialysis-related amyloidomas of bone. *Radiology* 1991;178:263–265.

Sá Ribeiro D, Galvão V, Fernandes JL, et al. Magnetic resonance imaging of Jaccoud's arthropathy in systemic lupus erythematosus. *Joint Bone Spine* 2010;77:241–245.

Schanz S, Fierlbeck G, Ulmer A, et al. Localized scleroderma: MR findings and clinical features. *Radiology* 2011;260:817–824.

Scofield RH, Bruner GR, Namjou B, et al. Klinefelter's syndrome (47,XXY) in male systemic lupus erythematosus patients: support for the notion of a gene-dose effect from the X chromosome. *Arthritis Rheum* 2008;58:2511–2517.

Sekijima Y, Yoshida T, Ikeda S. CPPD crystal deposition disease of the cervical spine: a common cause of acute neck pain encountered in the neurology department. *J Neurol Sci* 2010;296:79–82.

Selmi C, Greenspan A, Huntley A, et al. Multicentric reticulohistiocytosis: a critical review. *Curr Rheumatol Rep* 2015;17:511.

Sestak AL, Nath SK, Sawalha AH, et al. Current status of lupus genetics. *Arthritis Res Ther* 2007;9:210.

Shah SP, Shah AM, Prajapati SM, et al. Multicentric reticulohistiocytosis. *Indian Dermatol Online J* 2011;2:85–87.

Sharp GC, Irwin WS, Tan EM, et al. Mixed connective tissue disease—an apparently distinct rheumatic disease syndrome associated with a specific antibody to an extractable nuclear antigen (ENA). *Am J Med* 1972;52:148–159.

Sissons HA, Steiner GC, Bonar F, et al. Tumoral calcium pyrophosphate deposition disease. *Skeletal Radiol* 1989;18:79–87.

Solomon G, Brancato L, Winchester R. An approach to the human immunodeficiency virus-positive patient with spondyloarthropathic disease. *Rheum Dis Clin North Am* 1991;17:43–55.

Sparks JA, McSparron JI, Shah N, et al. Osseous sarcoidosis: clinical characteristics, treatment, and outcomes—experience from a large, academic hospital. *Semin Arthritis Rheum* 2014;44:371–379.

Steinbach LS, Resnick D. Calcium pyrophosphate dihydrate crystal deposition disease revisited. *Radiology* 1996;200:1–9.

Steinbach LS, Tehranzadeh J, Fleckenstein J, et al. Human immunodeficiency virus infection: musculoskeletal manifestations. *Radiology* 1993;186:833–838.

Sweeney A, Hammer R, Evenski A, et al. Fulminant musculoskeletal and neurologic sarcoidosis: case report and literature update. *Skeletal Radiol* 2016;45:1571–1576.

Tehranzadeh J, Steinbach LS. *Musculoskeletal manifestations of AIDS*. St. Louis: Warren H. Green; 1994.

Udoff EJ, Genant HK, Kozin F, et al. Mixed connective tissue disease: the spectrum of radiographic manifestations. *Radiology* 1977;124:613–618.

Wilcox KA, Bharadwaj P, Sharma OP. Bone sarcoidosis. *Curr Opin Rheumatol* 2000;12: 321–330.

Yamada T, Kurohori YN, Kashiwazaki S, et al. MRI of multicentric reticulohistiocytosis. *J Comput Assist Tomogr* 1996;20:838–840.

Yang BY, Sartoris DJ, Djukic S, et al. Distribution of calcification in the triangular fibrocartilage region in 181 patients with calcium pyrophosphate dihydrate crystal deposition disease. *Radiology* 1995;196:547–550.

Yeter KC, Arkfeld DG. Treatment of multicentric reticulohistiocytosis with adalimumab, minocycline, methotrexate. *Int J Rheum Dis* 2013;16:105–106.

Yokoyama M, Aono H, Takeda A, et al. Cimetidine for chronic calcifying tendinitis of the shoulder. *Reg Anesth Pain Med* 2003;28:248–252.

Yu JS, Chung CB, Recht M, et al. MR imaging of tophaceous gout. *AJR Am J Roentgenol* 1997;168:523–527.

Zisman D, Schorr AF, Lynch JP III. Sarcoidosis involving the musculoskeletal system. *Semin Resp Crit Care Med* 2002;23:555–570.

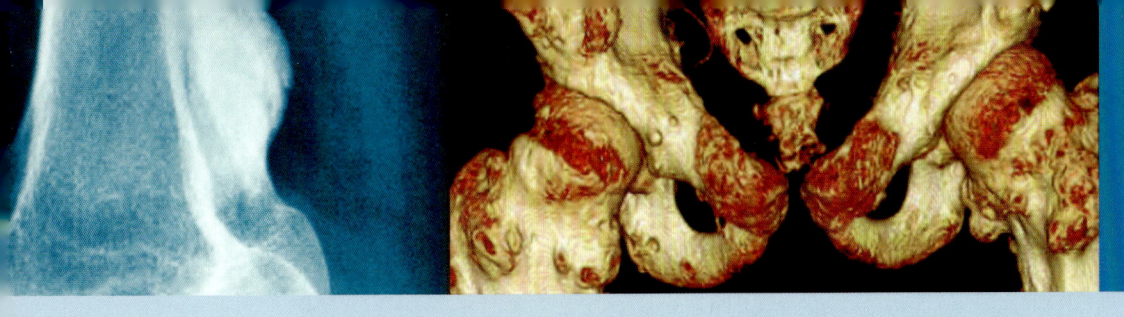

第 4 篇

肿瘤及肿瘤样病变

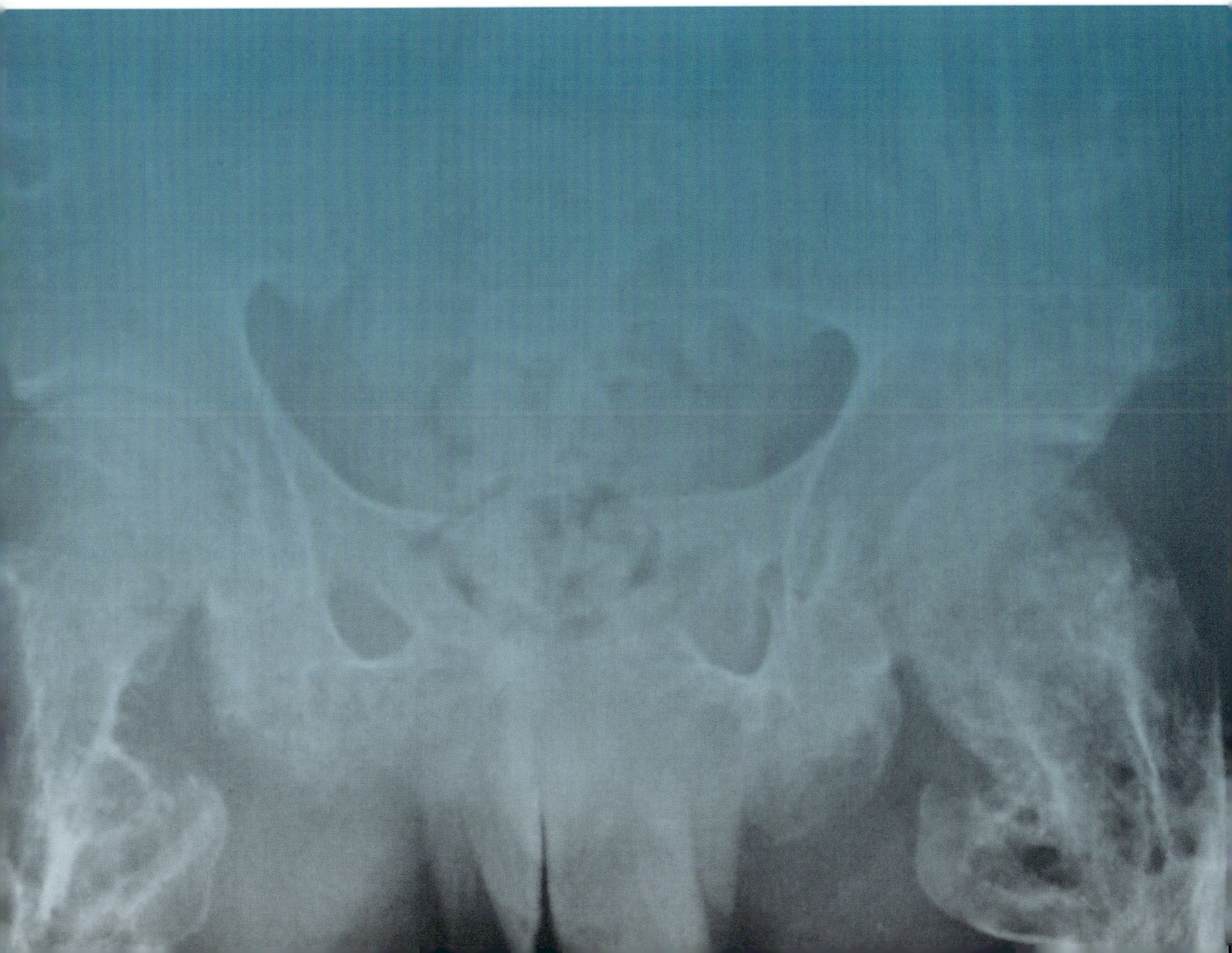

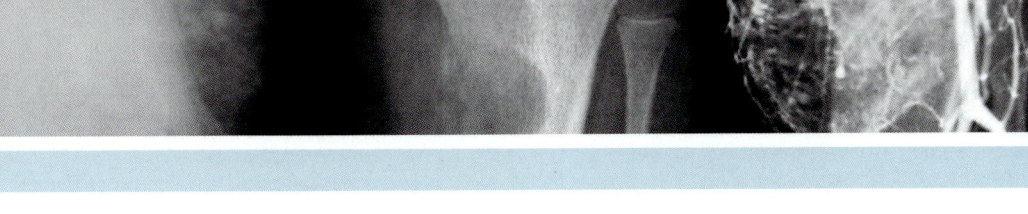
肿瘤及肿瘤样病变的影像学诊断

一、肿瘤及肿瘤样病变的分类

肿瘤，包括肿瘤样病变，通常分为良性及恶性两组。恶性病变又分为原发性恶性肿瘤、继发性恶性肿瘤（良性病变转化）及转移性肿瘤（图16-1）。上述病变又可根据组织学起源进一步分类（表16-1）。表16-2列出了具有潜在恶变倾向的良性肿瘤。

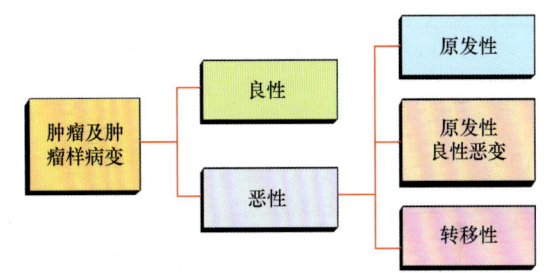

图 16-1　肿瘤及肿瘤样病变的分类

表 16-1　根据组织学起源，肿瘤及肿瘤样病变的分类

组织学起源	良性	恶性
成骨性肿瘤	骨瘤	骨肉瘤（及变异型）
	骨样骨瘤	邻近皮质骨肉瘤（及变异型）
	骨母细胞瘤	
成软骨性肿瘤	内生软骨瘤（软骨瘤）	软骨肉瘤（中央型）
	骨膜（近皮质）软骨瘤	普通型
	内生软骨瘤病（Ollier 病）	间叶型
	骨软骨瘤（骨软骨性外生骨疣，	透明细胞型
	单发或多发）	去分化型
	软骨母细胞瘤	软骨肉瘤（周围型）
	软骨黏液纤维瘤	骨膜（近皮质）型
	纤维软骨间质瘤	
纤维性、骨纤维性及纤维组织细胞性	纤维骨皮质缺损（干骺端纤维缺损）	纤维肉瘤
肿瘤（成纤维性肿瘤）	非骨化性纤维瘤	恶性纤维组织细胞瘤
	良性纤维组织细胞瘤	
	骨纤维异常增殖症（单骨和多骨）	
	骨纤维软骨结构不良	
	长骨局灶性纤维软骨结构不良	
	骨膜硬纤维瘤	
	韧带样纤维瘤	
	骨纤维结构不良（Kempson-Campanacci 病）	
	骨化性纤维瘤（Sissons 病）	
脉管肿瘤	血管瘤	血管肉瘤
	血管球瘤	恶性血管内皮瘤
	骨囊性血管瘤病	恶性血管外皮瘤
造血系统、网状内皮系统和淋巴系统肿瘤	巨细胞瘤（破骨细胞瘤）	恶性巨细胞瘤
	朗格汉斯细胞组织细胞增生症	组织细胞性淋巴瘤
	淋巴管瘤	霍奇金淋巴瘤
		白血病
		骨髓瘤（浆细胞瘤）
		尤因肉瘤

续表

组织学起源	良性	恶性
神经源性肿瘤	神经纤维瘤	恶性神经鞘瘤
	神经鞘瘤	神经母细胞瘤
	Morton 神经瘤	原始神经外胚层瘤（PNET）
脊索组织肿瘤		脊索瘤
脂肪源性肿瘤	脂肪瘤	脂肪肉瘤
未知来源肿瘤	单纯性骨囊肿	
	动脉瘤样骨囊肿	造釉细胞瘤
	骨内腱鞘囊肿	

表16-2　具有潜在恶变倾向的良性肿瘤

良性病灶	恶性
内生软骨瘤（长骨或扁骨[*]；短管状骨病变多为 Ollier 病或 Maffucci 综合征表现之一）	软骨肉瘤
骨软骨瘤	周围型软骨肉瘤
滑膜软骨瘤病	滑膜软骨肉瘤
骨纤维异常增殖症（常为多骨，或放疗后）	纤维肉瘤
	恶性纤维组织细胞瘤
	骨肉瘤
骨纤维结构不良^{**}（Kempson-Campanacci 病）	造釉细胞瘤
神经纤维瘤（丛状神经纤维瘤病）	恶性神经鞘瘤
	脂肪肉瘤
	恶性间质瘤
骨梗死	纤维肉瘤
	恶性纤维组织细胞瘤
伴慢性窦道的骨髓炎（病程常超出15～20年）	鳞状细胞癌
	纤维肉瘤
Paget 病	骨肉瘤
	软骨肉瘤
	纤维肉瘤
	恶性纤维组织细胞瘤

*一些作者认为，对于部分转化为软骨肉瘤的内生软骨瘤，实际其发生时就为恶性，只不过未被认识到。

**一些作者认为，此类并不是恶性转化，而是良性病变基础上独立发生的恶性病灶。

为了理解骨肿瘤及肿瘤样病变相关的术语，重新定义与病变及其在骨中的位置相关的某些术语很重要。"肿瘤"或称肿块，是影像或骨科用语，与"新生物"为同一含义。根据定义，新生物是由于机体在各种致癌因素作用下，局部组织对细胞及其形态学机制失去正常调控而导致的自主生长。若存在局部或远处转移，则称为恶性肿瘤。除此之外（本章未涉及），还有定义肿瘤为良性或恶性的特定组织病理学标准。另外，需要提到某些巨细胞肿瘤，虽然组织学为良性，但可出现远处转移；某些软骨源性肿瘤，虽然组织学为良性，但影像学表现类似恶性肿瘤。此外，在此提到的肿瘤样病变，不是真正的肿瘤，而是可能与发育或感染有关，因其在影像上与真正的肿瘤难以区分而纳入本章进行讨论，而且某些病变的病因仍不明确。

用什么术语来给骨肿瘤病灶定位也很重要。生长期的骨骼，可分为骨骺、骺板（生长板）、干骺端及骨干（图16-2A），发生于这些部位的肿瘤可依此命名。最令人困惑的是"干骺端"这个术语的使用，干骺端在组织学上是很薄的骨生长活跃区，邻

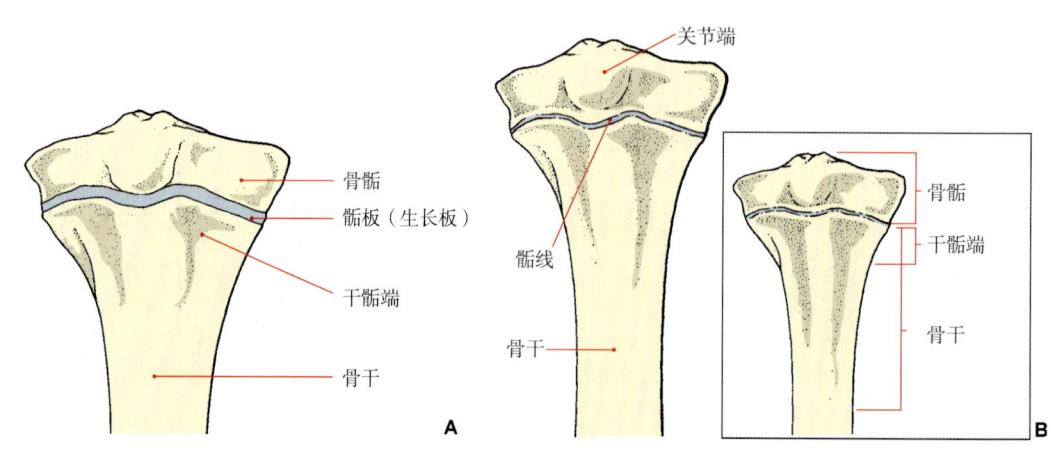

图16-2　骨的各部位

A. 生长期骨骼，骨骺、生长板、干骺端及骨干可清晰辨认。B. 随着骨骼成熟，骨骺与干骺端已无法分界。描绘病变部位的术语也相应改变。局部放大图显示了另一个术语

近生长板。对于干骺端的病灶，必然会累及生长板。但是骨骼成熟后也沿用这些名称进行定位就不确切了；骨成熟后，生长板已经闭合，不存在干骺端和骨骺。更确切的命名应该是"骨的关节端和骨干"（图16-2B）。其他描述骨肿瘤位置的术语见图16-3。

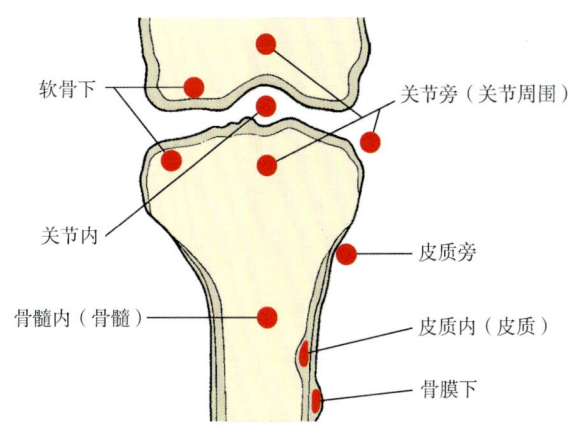

图16-3　用来描述病灶部位的术语

二、影像学检查方法

通常，骨肌系统肿瘤成像包括3个方面：发现病变、诊断（包括鉴别诊断）及分期（图16-4）。发现骨及软组织肿瘤并不总是需要放射科医生的专业知识，尽管影像学检查是最常见的发现肿瘤的方法，但临床病史及体格检查通常足以判断肿瘤是否存在。肿瘤及肿瘤样病变常用的检查方法包括：①传统X线片；②血管造影（通常为动脉造影）；③CT；④MRI；⑤放射性核素骨扫描；⑥PET及PET/CT；⑦透视引导、超声引导或CT引导下经皮穿刺软组织或骨活检。

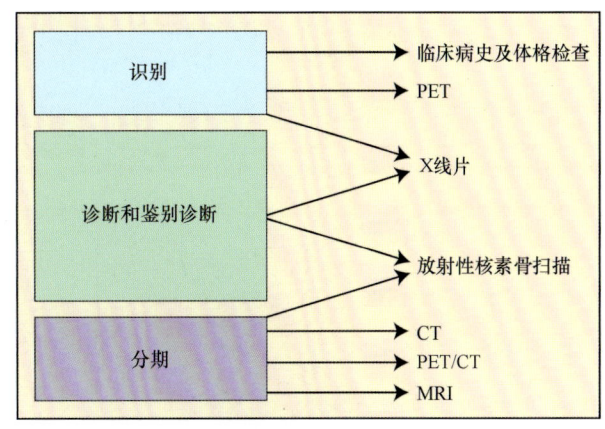

图16-4　肿瘤成像

骨肌系统肿瘤成像从三个方面考虑：发现病变、诊断（包括鉴别诊断）及分期（经允许引自 Greenspan A，Jundt G，Remagen W. *Differential diagnosis in orthopaedic oncology*, 2nd ed. Philadelphia：Lippincott Williams & Wilkins；2007.）

1. 传统X线片　多数情况下，特定解剖部位的标准X线片足以帮助做出正确诊断（图16-5），活检和组织学检查多可证实。传统X线片能提供病灶的部位及形态等重要信息，尤其对骨破坏的类型、钙化、骨化及骨膜反应显示清楚。而且，其易于进行病灶的对比随访，可显示病灶的特点（图16-6）及其进展情况，对临床诊断十分重要。恶性肿瘤常发生转移，胸部X线片对可疑转移的患者十分重要。由于大多数恶性骨肿瘤伴肺转移，因此应在治疗前对恶性原发性骨肿瘤患者进行胸部X线片筛查。

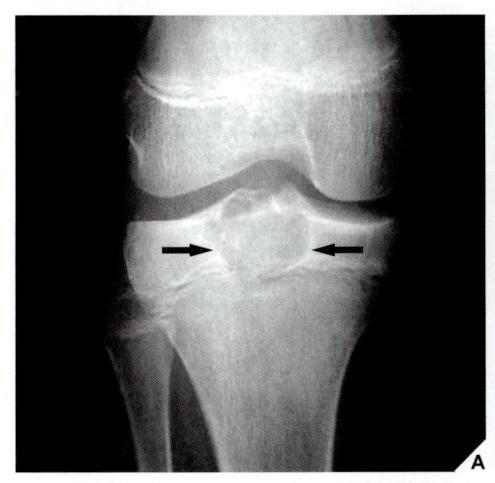
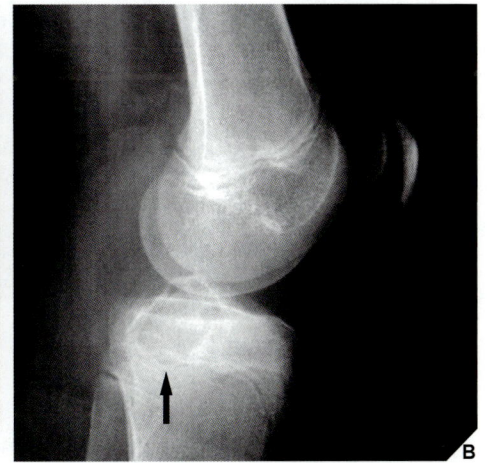

图16-5　特定部位的肿瘤

13岁女孩，右膝前后位（A）和侧位（B）X线片显示胫骨近端骨骺内偏心性溶骨破坏，边界清晰，可见薄硬化边（箭头）。依此典型部位和影像学表现可做出软骨母细胞瘤的正确诊断

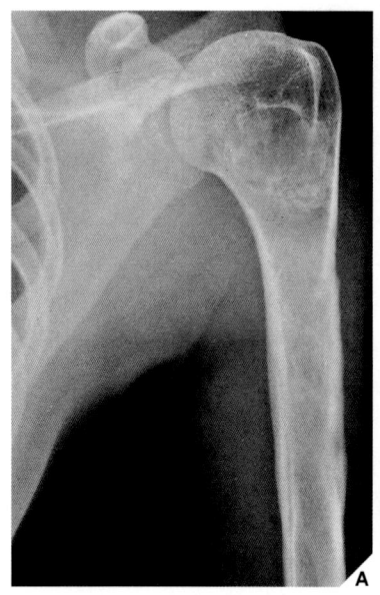
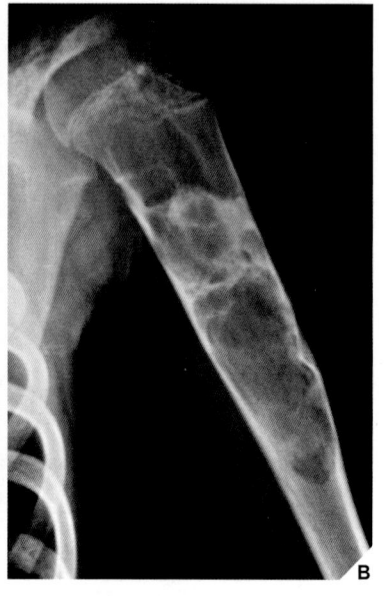

图16-6 单纯性骨囊肿的X线片对比

26岁女性，左侧肱骨疼痛2个月，前后位X线片（A）显示髓腔内边界不清病灶，见骨膜反应，病灶近端可见散在钙化，考虑为软骨类肿瘤，如软骨肉瘤，图B为17年前X线片，为典型单纯性骨囊肿，行病灶刮除治疗。图A为骨囊肿治疗后改变，患者疼痛与肌肉拉伤有关

2. CT 很少单纯依靠CT做出特异性诊断，但CT可很好地显示病变范围、皮质中断、周围软组织受累（图16-7）。CT尤其有助于显示复杂解剖部位的骨肿瘤。例如，肩胛骨（图16-8）、骨盆（图16-9）及骶骨肿瘤很难通过普通X线片清晰显示。同时CT三维重建可更好、更立体地显示病灶，尤其对骨表面病灶的显示更有帮助，如骨软骨瘤（图16-10）、骨旁骨肉瘤或邻近皮质软骨肉

瘤。当需要截肢时，CT对评价病灶累及范围以确定手术切除计划尤显重要（图16-11）。CT可显示肿瘤骨内侵及其范围、骨外神经肌肉等受累情况，并可监测治疗效果，评价术后是否复发，以及放化疗效果（图16-12）。CT也有助于评价X线片难以显示的软组织肿瘤（图16-13）（除脂肪瘤外，通常表现为低密度）。

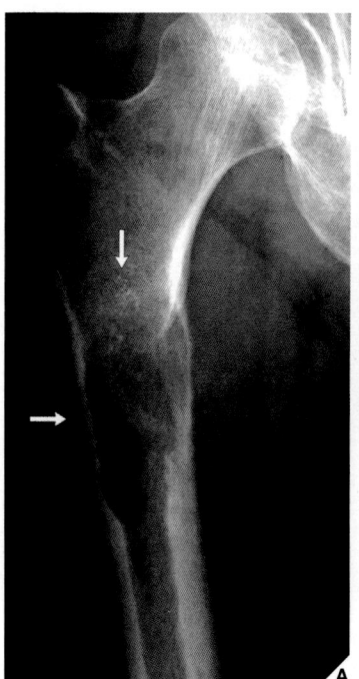
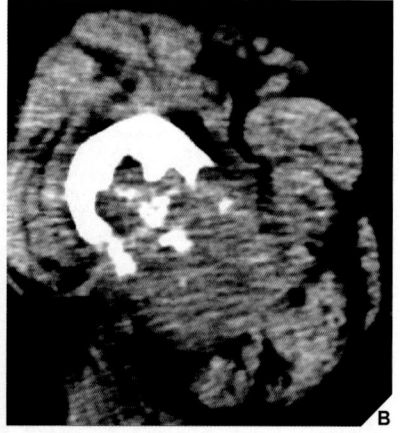

图16-7 CT对恶性骨肿瘤侵及软组织的诊断价值

A. 70岁男性，前后位X线片显示右侧股骨近段髓腔内骨质破坏（箭头），病灶内可见软骨基质钙化。X线片不能显示周围软组织的侵犯范围。B. 轴位CT显示骨旁大的软组织肿块，活检证实为软骨肉瘤

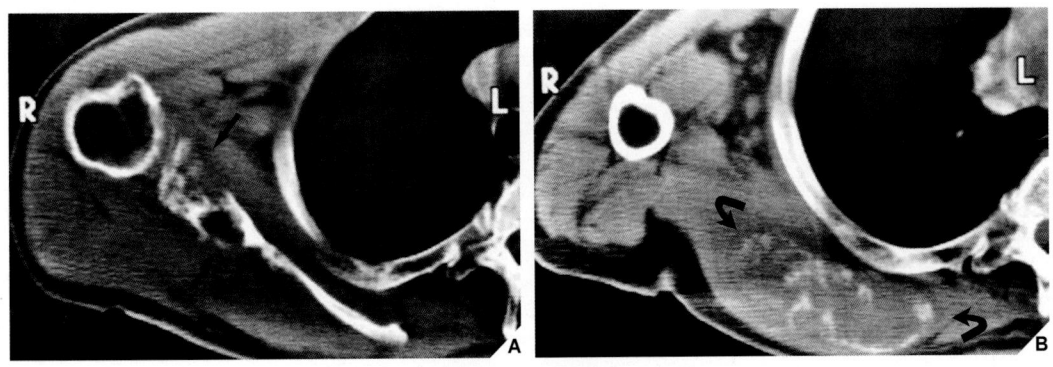

图16-8　软骨肉瘤

70岁男性。右侧肩胛骨触及肿块，X线片显示不清。CT可见肩胛骨体及肩胛盂骨质破坏（箭头）（A），巨大软组织肿块突向胸廓，内见钙化（弯箭头）（B）

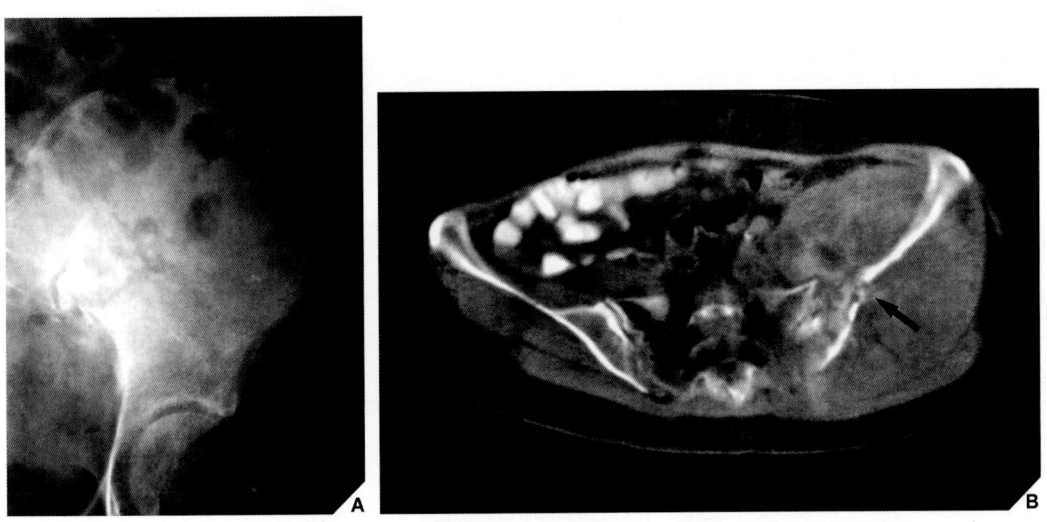

图16-9　骨肉瘤

66岁女性。A. 骨盆X线片未能显示髂骨病灶破坏范围。B. CT显示髂骨病理性骨折（箭头）及软组织受累范围，软组织内高密度表明成骨病灶，增强CT显示病灶内血供增加。总体来说，CT表现提示骨肉瘤的诊断，虽然对这个年龄段的人来说不常见，但该病例通过活检证实

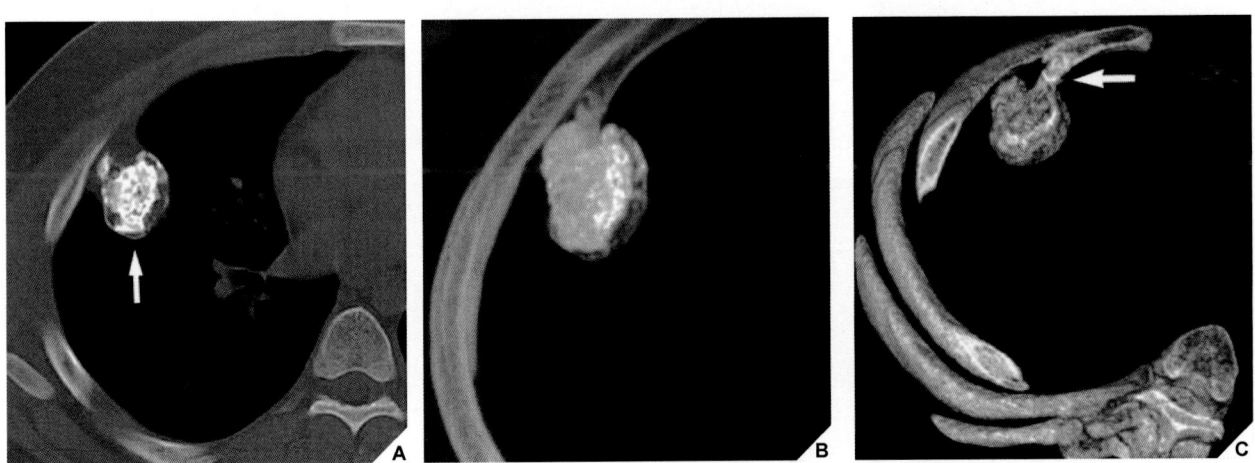

图16-10　骨软骨瘤：三维CT成像

A. 常规CT显示右侧第4肋前内侧骨软骨瘤（箭头），很难判断病变无蒂或有蒂。B. 最大密度投影后三维重建显示更多信息，可观察其内在结构。注意典型的软骨基质。C. 应用表面遮盖技术（SSD）三维重建更好地显示了病灶，尤其骨软骨瘤的蒂显示清晰（箭头）（经允许引自 Greenspan A, Jundt G, Remagen W. *Differential diagnosis in orthopaedic oncology*, 2nd ed. Philadelphia: Lippincott Williams & Wilkins; 2007.）

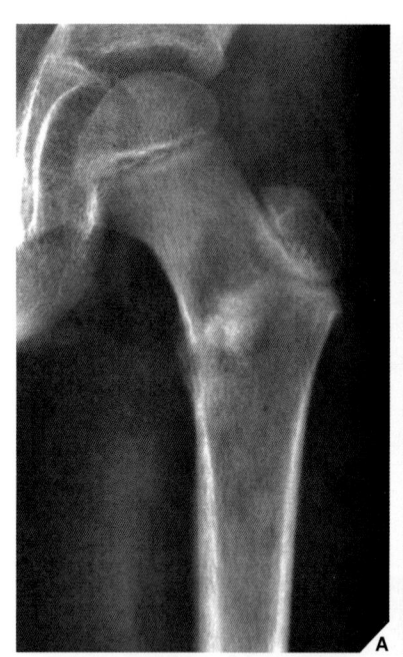

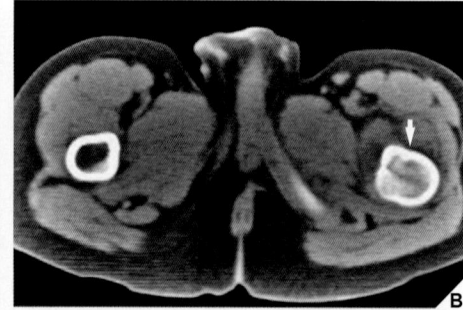

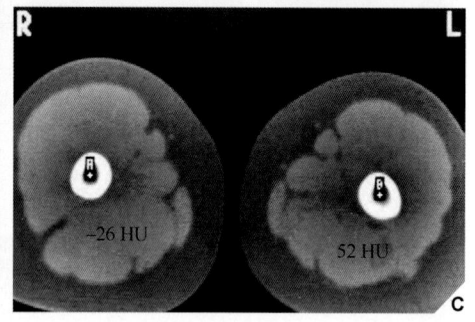

图16-11 骨肉瘤CT成像

12岁男孩，左侧股骨近端前后位X线片（A）显示股骨粗隆间溶骨性病变，边界不清，中心密度不均，伴骨膜反应，CT提示骨肉瘤，后经活检证实。CT用于截肢前评价髓腔内浸润范围，确定骨切除的平面。最近端的平面（B）显示肿瘤累及左侧股骨的骨髓腔（箭头）。远端层面（C）显示骨髓腔没有明显异常，但CT值为52Hu，表明骨髓受累，这些在X线片上难以显示。对比正常右侧股骨髓腔内CT值为-26Hu

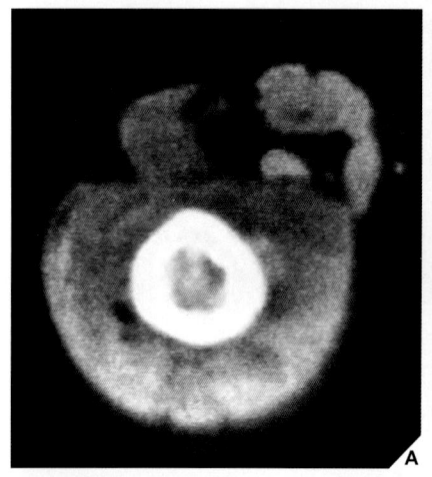

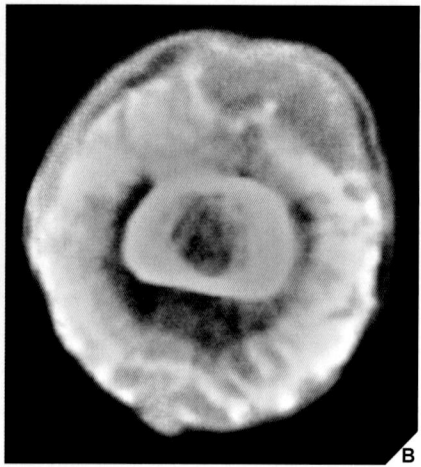

图16-12 骨肉瘤化疗后

14岁女孩，左侧股骨骨肉瘤术前进行整期化疗。化疗前CT（A）显示皮质及骨髓腔受累。注意软组织受累，其内不均匀、不定型的瘤骨。经盐酸阿霉素、长春新碱、甲氨蝶呤、顺铂联合化疗后，CT（B）显示病灶外周钙化、骨化，表明化疗有效。根治性切除后组织病理学显示恶性肿瘤细胞几乎彻底清除，证实了CT的发现

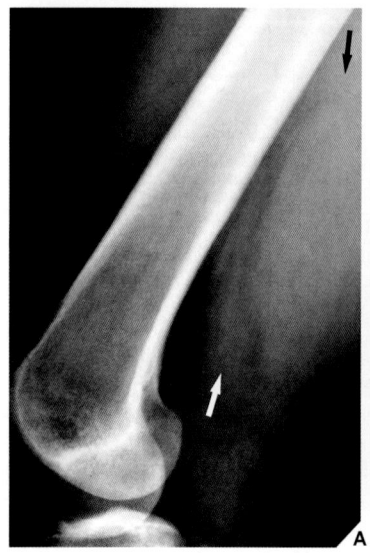

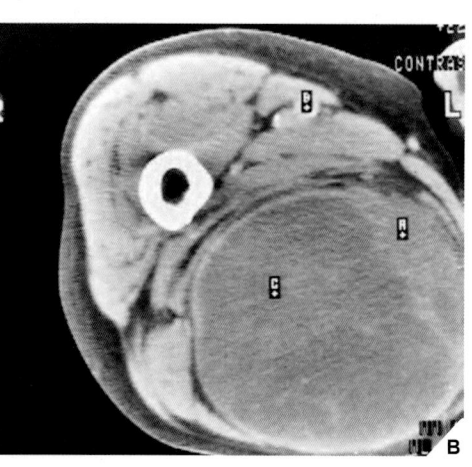

图16-13 恶性纤维组织细胞瘤

56岁女性，右侧大腿后内侧软组织肿物。A. 侧位X线片显示股骨后方软组织增厚（箭头）。B. 轴位CT显示病变的纤维包膜，邻近皮肤未被侵及，虽似良性表现，但活检证实为恶性纤维组织细胞瘤

CT 增强扫描有助于识别神经血管结构及富血供的病灶；需要截肢时，CT 对评价肿瘤与周围软组织及神经血管结构的关系极为重要。

3. PET 和 PET/CT　近来，[18]F-FDG PET 和 PET/CT 已成为评估肿瘤病变有效的代谢解剖成像技术。通过将 PET 成像所获得的代谢和生化活动信息与同时检测的 CT 所获得的精确定位解剖信息相叠加，不但可区别正常和异常病理过程，还可以区分不同的病理改变。PET/CT 最常应用于骨肌系统肿瘤的分期，评价治疗效果及是否复发，另一重要应用是发现转移灶（图 16-14，另见图 2-35B、图 2-38）及一些原发性骨肿瘤（图 16-15，另见图 2-36、图 2-37）。此外，近期有研究表明，[18]F-FDG PET 双期扫描对良恶性肿瘤的鉴别帮助大。

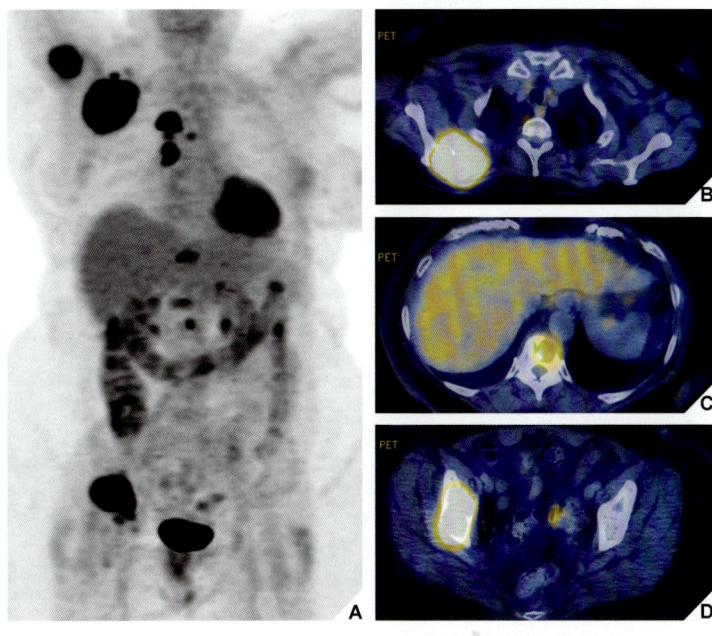

图 16-14　转移灶的 PET 和 PET/CT

61 岁女性，诊断为肺癌。全身 PET（A）显示内脏、淋巴结及骨骼的高代谢灶为转移灶。PET/CT 显示右侧肩胛骨（B）、胸椎（C）及右侧髂骨（D）的转移灶

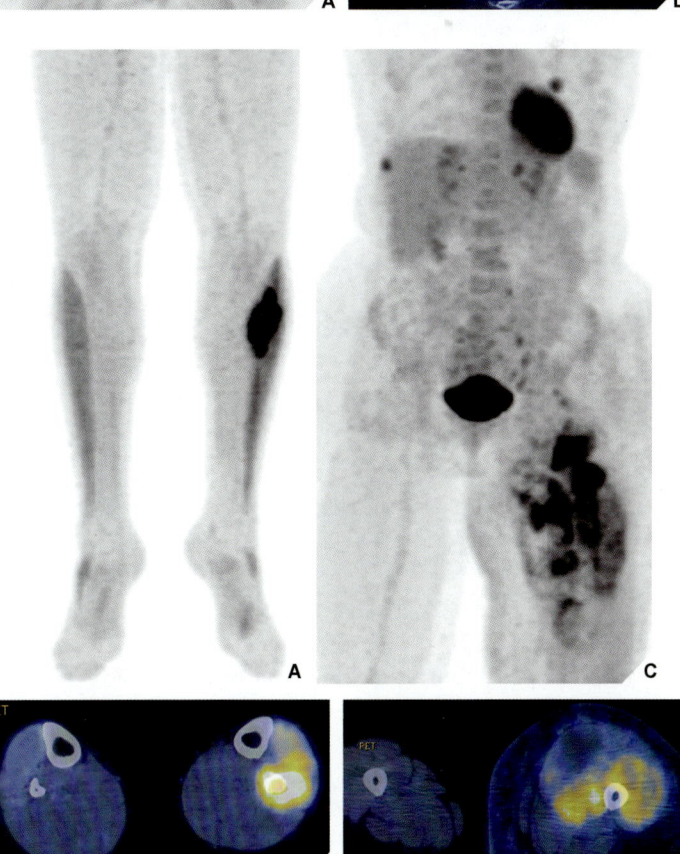

图 16-15　原发性骨及软组织肿瘤的 PET 和 PET/CT

A、B. 23 岁男性，左侧腓骨近端的高代谢灶病理证实为尤因肉瘤；C、D. 58 岁女性，左侧大腿近端股内及股外侧肌内高代谢灶病理证实为软组织恶性纤维组织细胞瘤

4. 动脉血管造影　主要用于显示骨病变并评价病变范围，也用于显示病变的血供，选择术前化疗血管或活检部位，富含血管区通常为恶性肿瘤细胞的聚集区。有时动脉造影也可显示异常肿瘤血管，与常规影像学检查结果相互印证（图16-16）。动脉血管造影也用于需截肢的患者，显示局部血管解剖以制订手术计划。在切除良性肿瘤之前，动脉血管造影有时也被用来勾勒大血管的轮廓（图16-17），有时与介入联合应用，进行富血管肿瘤进一步治疗前的栓塞（图16-18）。有时动脉血管造影用于鉴别诊断，如骨样骨瘤与骨脓肿的鉴别。

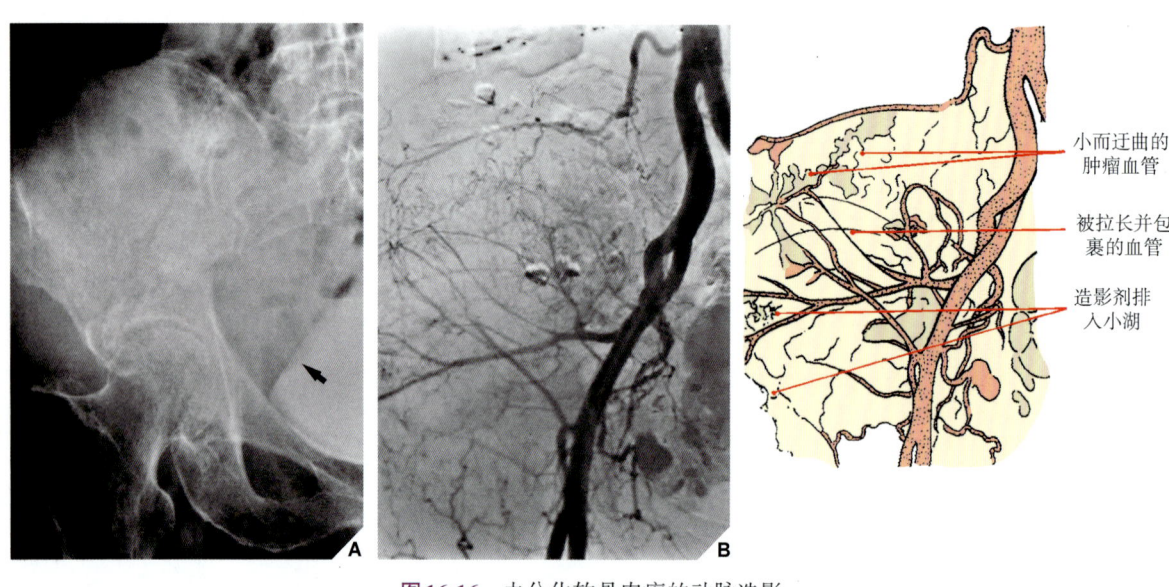

小而迂曲的
肿瘤血管

被拉长并包
裹的血管

造影剂排
入小湖

图16-16　去分化软骨肉瘤的动脉造影

A. 79岁女性，右臀部疼痛8个月伴体重减轻，前后位骨盆X线片显示右髂骨骨质破坏，边界不清，内见小钙化灶，伴累及盆腔的巨大软组织肿块。注意压迫膀胱的占位效应（箭头）。考虑为软骨肉瘤，进行股动脉造影。B. 股动脉造影显示肿瘤富含血管。注意异常的肿瘤血管、拉长的血管及血管湖——此为恶性肿瘤的征象。活检证实为高度恶性、去分化软骨肉瘤。此例血管造影证实了恶性骨肿瘤的影像学表现

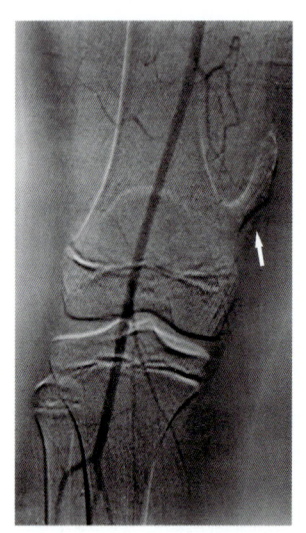

图16-17　骨软骨瘤的动脉造影

12岁男孩，股骨远端骨软骨瘤（箭头），动脉造影显示远端股浅动脉与肿瘤的关系，病灶基底部计划切除部位的附近没有大血管，这为临床制订手术计划提供了重要信息

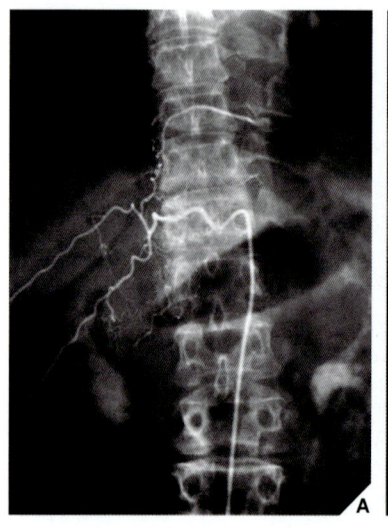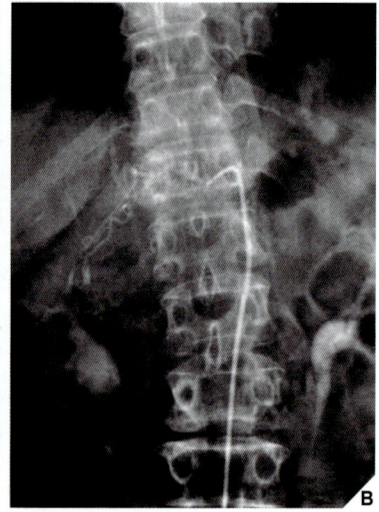

图16-18　椎体动脉造影及血管瘤栓塞

73岁女性，T_{11}椎体变扁，椎体栅栏状改变，为血管瘤征象。椎体动脉造影后（A）右侧第11肋间动脉造影勾勒出脊柱旁肿块，提示血管瘤累及脊柱旁软组织。栓塞后（B）病变血管明显减少。而后，患者进行T_{10}～T_{11}椎板切除减压术及腓骨片植骨椎体前路融合术

5. X线脊髓造影　脊髓造影有助于显示侵及脊柱及硬膜囊的肿瘤（图16-19），近年来此技术已被MRI检查取代。

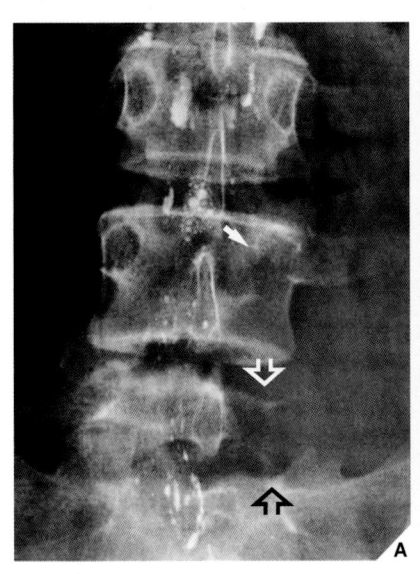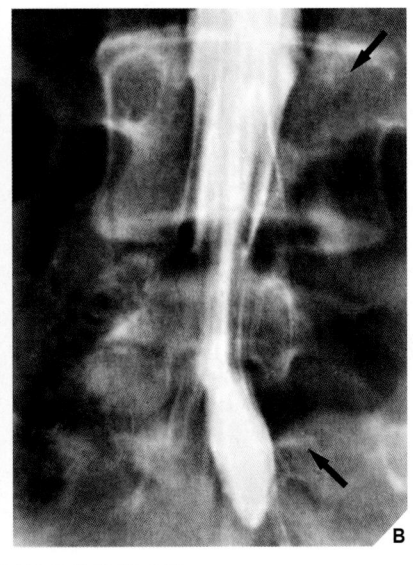

图16-19　动脉瘤样骨囊肿脊髓造影

14岁女孩，下腰部及左侧坐骨神经痛18个月，X线片未见异常。因怀疑腰椎间盘突出而进行脊髓造影，但结果不确定；3个月后症状加重，再次行脊髓造影检查。后前位（A）腰骶椎X线片显示L₅左半椎体（空箭头）及L₄左侧椎弓根骨质破坏（箭头）。注意蛛网膜下腔残留的造影剂。使用水溶性造影剂（甲泛葡胺）再次行脊髓造影检查，后前位（B）显示硬膜囊左侧受压，神经根移位（箭头）。活检证实为动脉瘤样骨囊肿

6. MRI　对骨及软组织肿瘤的诊断必不可少，尤其伴软组织肿块的肿瘤，MRI较CT有明显优势，可以更好地显示病灶周围组织结构。无须增强检查，即可清晰显示病灶周围神经血管结构是否受侵。

由于MRI可准确显示肿瘤是否侵犯软组织，因此其对评价肿瘤骨内、骨外侵犯的范围十分重要（图16-20）。在显示肿瘤骨内、骨外侵犯范围及其与周围结构关系方面，MRI明显优于CT检查（图16-21）。与CT相比，MRI能清晰显示正常与异常组织间的边界，尤其对四肢的肿瘤，能准确识别肿瘤的边界（图16-22），主要神经血管束的包裹、移位及关节受累的程度。肿瘤与骨、骨髓及脂肪的对比在T₁WI上显示较好，肿瘤与肌肉及瘤周水肿的对比在T₂WI上显示较好。轴位及冠状位被用来显示软组织肿块的侵及范围及其与周围血管结构的关系。然而，与CT相比，MRI对肿瘤基质的钙化显示不佳，可遗漏很多钙化和骨化；而且，对显示皮质的破坏效果不佳。因此，必须认识到，CT和MRI各有所长，要根据具体情况做出选择。但更重要的是，外科医生要告诉放射科医生需要什么信息，以便选择更合适的检查方法。

图16-20　软骨肉瘤MRI表现

A. 67岁女性，左侧股骨前后位X线片显示股骨干远端髓腔内骨质破坏，皮质中断（箭头），注意病变周围可见骨膜反应（无尾箭头）。软组织肿块未被显示。B. 轴位T₂WI（SE TR 2500/TE 70ms）图像显示肿瘤侵及骨髓腔，后内侧骨皮质被破坏，侵犯周围软组织形成巨大软组织肿块（箭头）。以健侧腿作为对照

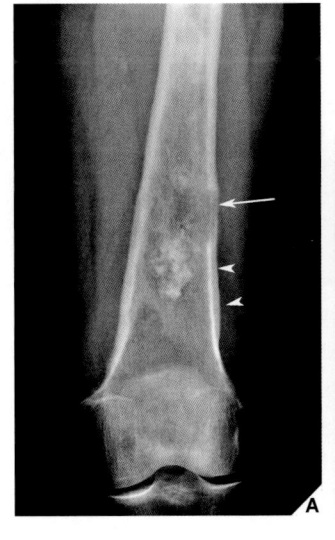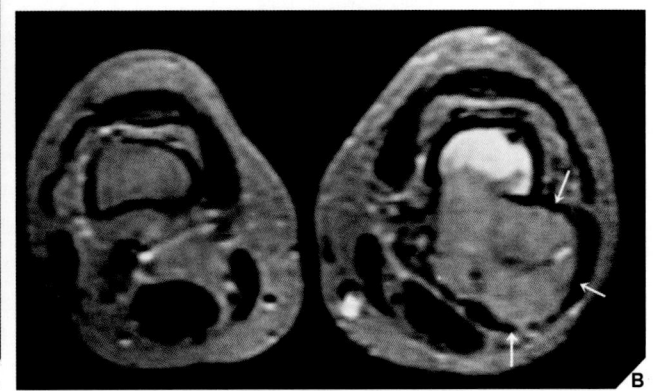

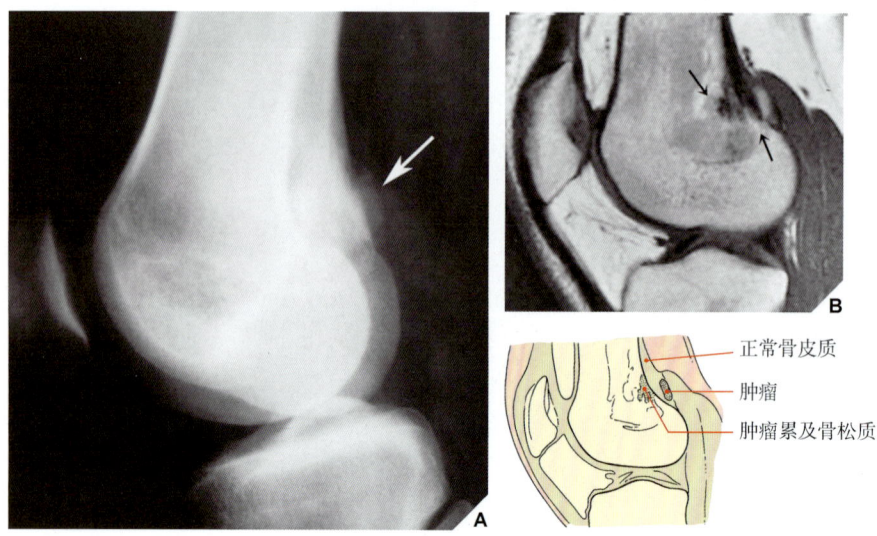

图16-21　骨旁骨肉瘤MRI表现

A. 22岁女性，股骨远端侧位X线片难以显示肿瘤是在骨表面，还是已侵犯骨皮质；B. 矢状位T₁WI（SE TR 500/TE 20ms）图像显示肿瘤已累及骨松质，表现为低信号区（箭头）

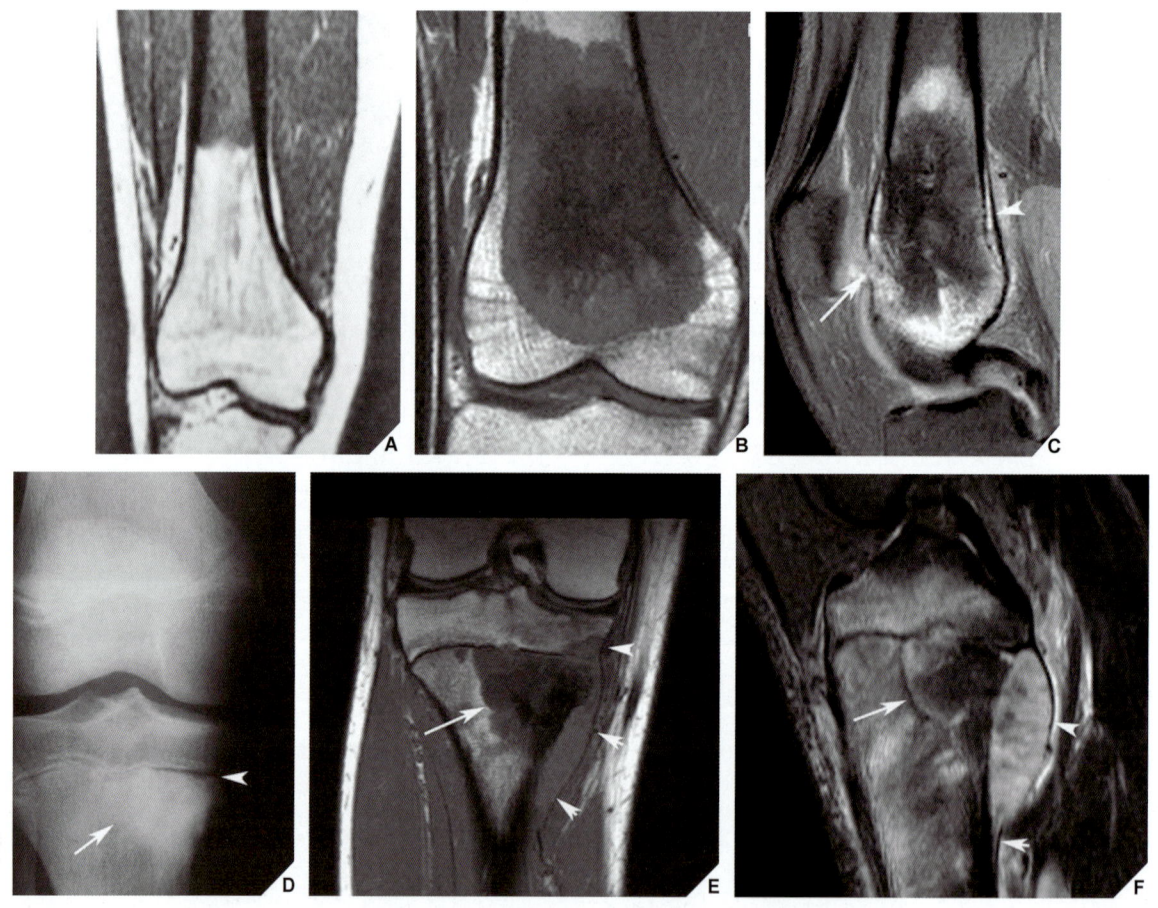

图16-22　恶性纤维组织细胞瘤和骨肉瘤MRI表现

A. 16岁女孩，恶性纤维组织细胞瘤。冠状位T₁WI（SE TR 500/TE 20ms）图像显示右侧股骨髓腔受侵（完整的肿瘤在本研究中未完全显示）。注意高信号正常骨与中等信号病灶间的边界显示清晰。B. 另一例股骨远端骨肉瘤患者，冠状位T₁WI图像显示髓腔内病灶范围。同样，高信号正常骨与中等信号病灶间的边界显示清晰。C. 矢状位T₂WI图像显示股骨远端前部皮质小的局限性破坏灶（箭头），以及后部的骨膜翘起（无尾箭头）。D. 另一例患者，膝关节前后位X线片显示胫骨近端髓腔内成骨病灶（箭头）。注意骺板内侧稍增宽（无尾箭头），可疑肿瘤穿破骺板。E. 冠状位T₁WI图像显示骨肉瘤髓腔内浸润范围（长箭头）、骨旁肿块（短箭头），明确了病变穿越骺板累及骨骺（无尾箭头）。F. 矢状位T₂WI图像显示髓腔内（长箭头）及骨旁（箭头）病灶范围。注意病灶下部典型的Codman三角（短箭头），以及周围的骨髓及软组织水肿一些学者强调，静脉注射造影剂（钆喷酸葡胺，Gd-DTPA）MRI 增强检查能更好地进行对比分辨，可更好地显示肿瘤富血管区及肿瘤周围受压的组织，鉴别关节内肿瘤及关节积液。Erlemann 指出，MRI 增强检查还能鉴别恶性肿瘤中的坏死区。

MRI 还可应用于评价肿瘤对放疗、化疗的反应及局部复发。T_1WI 增强后，肿瘤无血供的坏死区为无强化低信号，而肿瘤组织信号增加。尽管静态 MRI 对评价肿瘤治疗后效果作用不大，但 Erlemann 指出，静脉注射 Gd-DTPA 动态 MRI 增强检查的准确率最高（85.7%），高于骨扫描，尤其对动脉内化疗的患者。通常，与对药物不敏感的肿瘤相比，对药物敏感的肿瘤术前化疗后对 Gd-DTPA 摄取较慢。恶性组织迅速摄取 Gd-DTPA 可能与肿瘤血供增加及造影剂在扩大的间质间隙快速灌注有关。

然而需要指出，多数情况下 MRI 不适合评估骨肿瘤准确的组织学特性，MRI 对良、恶性肿瘤的鉴别也不总是那么容易。良、恶性肿瘤的特点有很大的重叠性，而且，恶性肿瘤可表现为良性肿瘤的特征，反之亦然。很难建立与组织学相关的程序化 MRI 诊断标准。以 MRI 信号为基础分析组织学特点并不可靠，因为骨肿瘤成分复杂，组织类型多样，加之组织学类型不同的肿瘤信号可相同，或者组织学相同的肿瘤信号又各异。

^1H-MRI 和 ^{31}P-MRS 联合应用也不可能鉴别大多数的良恶性肿瘤。尽管存在多种标准，但也很难通过 MRI 进行组织学诊断。这是因为钙化结构中氢质子少，使 MRI 诊断骨病变的有效性降低，因此，有关肿瘤基质产生的有价值的诊断依据可能会被遗漏。而且，一些研究显示，MRI 特异性低。T_1 和 T_2 测量对骨肌系统肿瘤的组织学特征价值有限。但是一些骨肿瘤显示了特异的形态学特点，如软骨基质典型的"爆米花"征（图 16-23），动脉瘤样骨囊肿（见图 20-23E、F）和毛细血管扩张性骨肉瘤（图 16-24）的液-液平面，为诊断的特征性表现。弛豫时间的定量分析并没有被证明在临床上具有鉴别不同肿瘤类型的价值，但正如 Sundaram 和 McLeod 所指出的，它已被证明是骨肉瘤和软骨肉瘤分期的一项重要技术。T_2WI 对骨外肿瘤侵犯及瘤周水肿很有帮助，并可显示主要的神经血管束是否受累。坏死灶呈 T_1WI 低信号、T_2WI 很高信号，易于与肿瘤实性成分鉴别。Sundaram 指出，尽管 MRI 不能推断骨肿瘤的组织学类型，但正如 Sundaram 和 McLeod 所指出的，对于有症状而 X 线片表现正常的患者，MRI 对鉴别圆细胞肿瘤和转移性病灶与应力性骨折或骨梗死有重要作用。MRI 有时还能鉴别良性病变和病理性骨折。

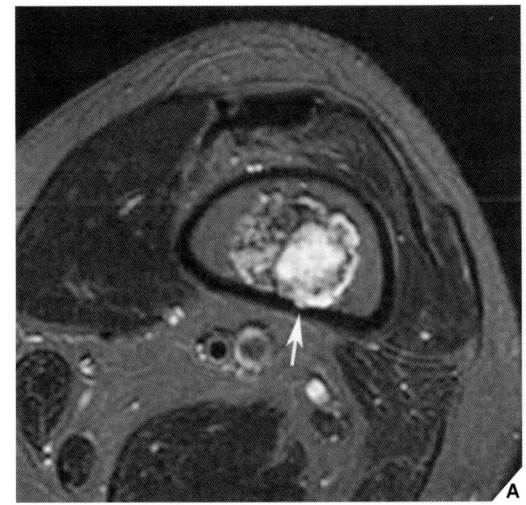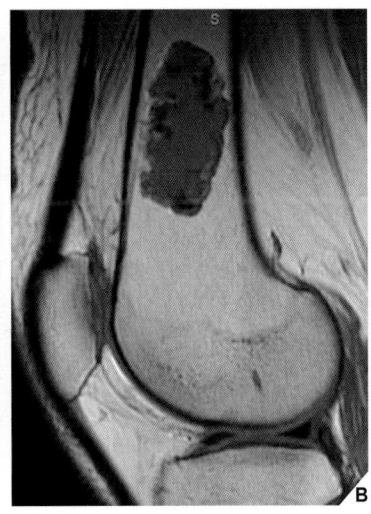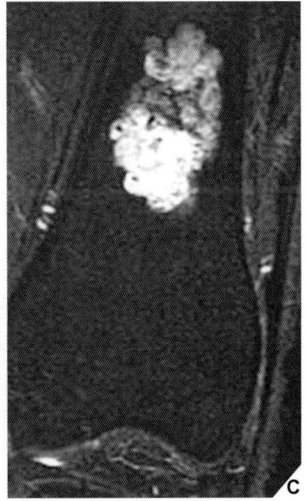

图 16-23　软骨基质 MRI 表现

轴位 T_2WI（A）、矢状位 T_1WI（B）和冠状位 STIR 序列（C）显示股骨远端髓腔内典型的软骨基质呈"爆米花"样改变。注意轴位图像中皮质内缘的轻度扇形压迹（箭头）。切除活检证实为内生软骨瘤

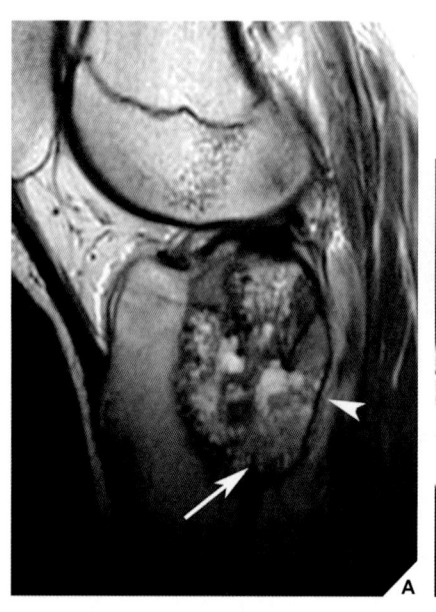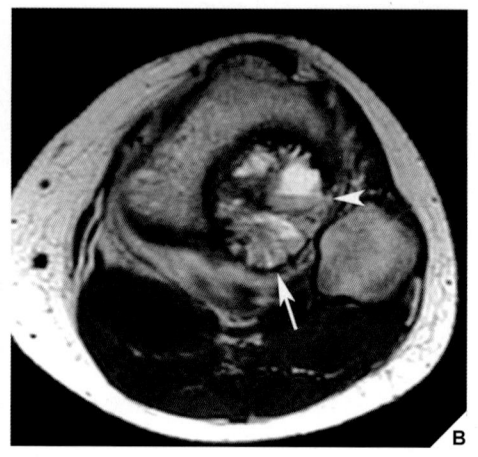

图16-24 毛细血管扩张性骨肉瘤MRI表现

矢状位T$_2$WI（A）显示肿瘤向髓腔内延伸（箭头）及后方的软组织浸润（无尾箭头）。轴位T$_2$WI（B）显示病灶向后侵犯（箭头）及特征性液-液平面（无尾箭头）

弥散加权成像（DWI）是一种基于布朗运动的差异而产生信号对比的方法。该方法可以评估人体的分子功能及微结构，可通过表观扩散系数进行量化，用于评估治疗反应和疾病进展。弥散张量成像（DTI）可用来检测和量化高度组织化、有序排列的纤维结构的扩散各向异性。这些技术广泛应用于脑缺血、肿瘤、白质疾病、儿童大脑发育和衰老的神经成像，也应用于肿瘤学，包括头颈部恶性肿瘤、胸部恶性肿瘤、乳腺癌、肝胆和胰腺癌、胃肠和泌尿生殖系统疾病，以及周围神经成像和肌肉骨骼系统。DWI有助于鉴别脊柱骨质疏松性骨折和恶性压缩性骨折。

随着技术的发展，全身MRI越来越多地被用于肿瘤评估，包括多通道表面线圈、并行成像和连续移动采集模式，这使得高空间分辨率T$_1$加权像和T$_2$加权像在相对较短的时间内具有良好的对比度噪声比。加入DWI有助于细胞疾病的检测。结合使用这两种技术，不仅可以对骨骼，还可以对整个身体进行肿瘤分期、肿瘤活性评估及治疗反应评价。全身MRI在肿瘤学中的应用包括多发性骨髓瘤、淋巴瘤、肺癌和卵巢癌。

7. 骨扫描 骨发生矿物质转换是放射性核素骨扫描的适应证。通常在骨结构发生改变、修复区域会发生放射性药物过度聚集，骨扫描可依此定位肿瘤和肿瘤样病变，如对骨纤维异常增殖症、朗格汉斯细胞组织细胞增生症或转移瘤等多发病灶的显示（图16-25）。骨扫描在定位传统X线片难以显示的骨样骨瘤小病灶方面也起重要作用（见图17-12B）。尽管由于良恶性病变都会发生血流增加引起放射性核素吸收增加及成骨活动增加，多数情况下，骨扫描不能鉴别良恶性，但对于不吸收放射性核素的良性肿瘤（图16-26），骨扫描偶尔仍能做出鉴别。有时骨扫描用来鉴别多发骨髓瘤和转移瘤，前者通常没有明显的示踪剂摄取，后者通常有。

除了常规放射性核素扫描使用^{99m}Tc标记的磷酸盐化合物外，有时镓-67（^{67}Ga）也用于对骨及软组织肿瘤进行检测及分期。镓类似铁，是血浆中蛋白转运载体，其与血管外结合铁蛋白如乳铁蛋白相竞争。成人用量为每次3～10mCi（111～370MBq）。肿瘤摄取镓的确切机制依然不清楚，其摄取随肿瘤类型而异。霍奇金淋巴瘤和组织细胞淋巴瘤表现为镓高摄取。

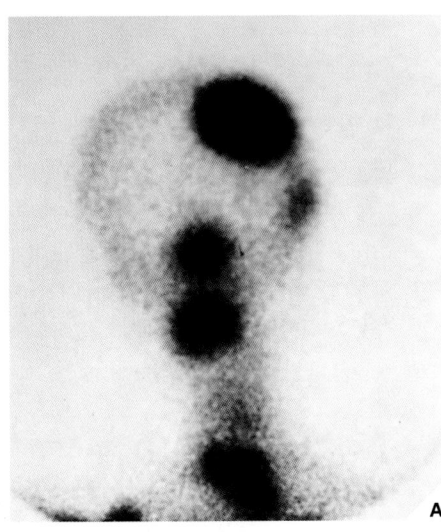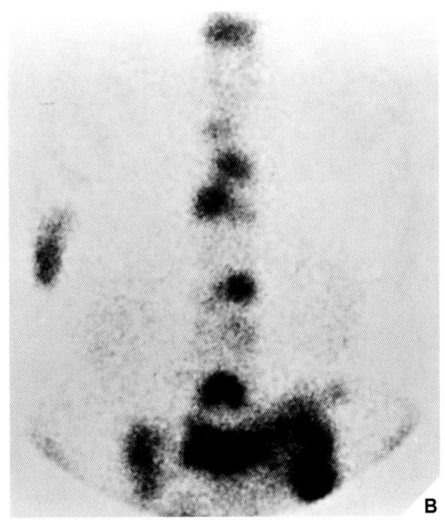

图 16-25　转移瘤骨扫描

68 岁女性，乳腺癌骨转移，放射性核素骨扫描显示转移灶的分布情况。静脉注入 15mCi 的 ^{99m}Tc 标记的双膦酸盐后，颅骨及颈椎（A）及腰椎和骨盆（B）可见多发转移灶呈放射性浓聚表现

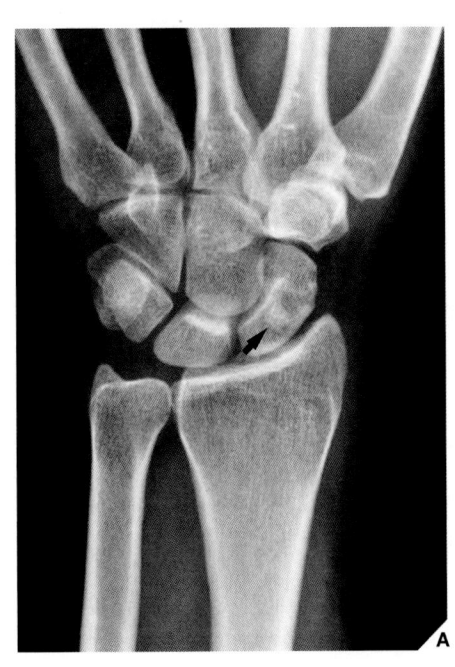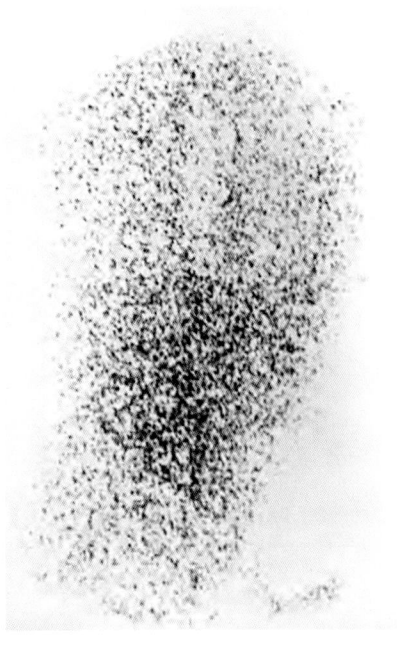

图 16-26　内生骨疣骨扫描

32 岁女性，腕部疼痛。A. 腕关节 X 线片显示舟骨圆形硬化灶（箭头），考虑骨样骨瘤。B. 骨扫描显示未见放射性高摄取区，排除了骨样骨瘤。病灶证实为骨岛（内生骨疣），骨岛是一种无症状的软骨内骨化发育异常，对患者无任何影响。该患者的疼痛与骨岛无关，而是由腱鞘炎导致的，治疗后患者的疼痛症状好转

8. 介入　近年来，在放射科经皮骨及软组织肿瘤活检对各种肿瘤的诊断发挥了重要作用。对于原发性骨肿瘤患者，此技术是一种有用的诊断和评估工具，可进行快速组织学诊断，对术前制订手术计划尤为重要，尤其对计划截肢的病例。

介入也有助于评价放化疗效果，对于已转移的患者，有助于定位原发灶（图 16-27）。而且，在放射科进行经皮骨和软组织活检比在手术室进行更简单，成本更低。

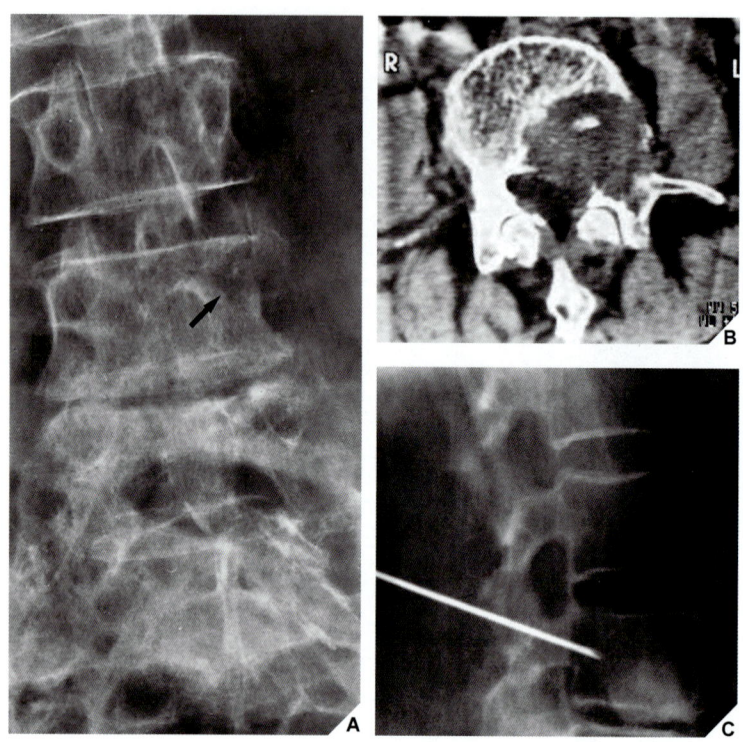

图 16-27　经皮骨活检

A. 67 岁女性，下腰痛 4 个月，腰椎前后位 X 线片显示 L_4 左侧椎弓根骨质破坏（箭头）；B. CT 显示病变累及椎体；C. 为获得快速组织学诊断，在放射科进行经皮病灶穿刺活检，证实为结肠转移性腺癌

三、骨肿瘤及肿瘤样病变

1. 诊断

（1）临床信息：在骨肿瘤诊断中，患者年龄及

病变是单发还是多发是首先考虑的因素（图 16-28）。

患者的年龄可能是通过放射学检查明确肿瘤诊断时最重要的单一临床指标（图 16-29）。例如，动脉瘤样骨囊肿发病年龄很少超过 20 岁，骨巨细

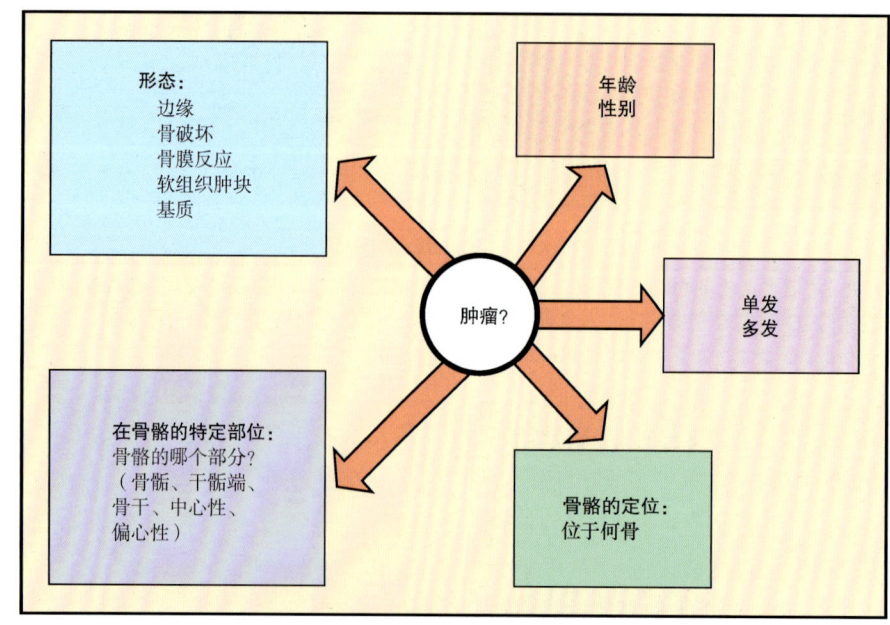

图 16-28　骨病变的诊断

骨肿瘤的诊断必须考虑患者年龄、是否多发、病灶部位及影像学表现（引自 Greenspan A，Remagen W. *Differential diagnosis of tumors and tumor-like lesions*. Philadelphia：Lippincott-Raven；1998.）

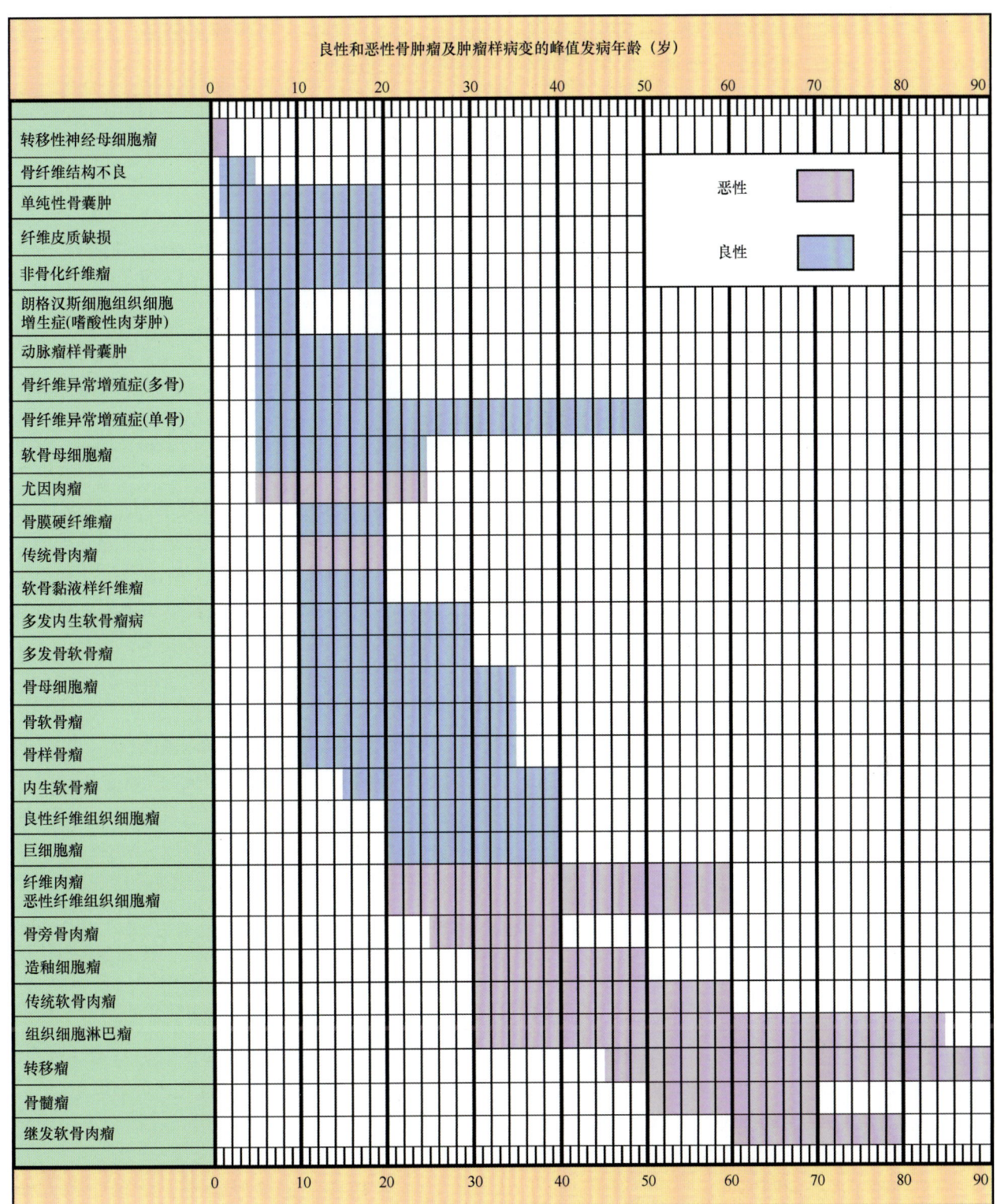

图 16-29 良性和恶性骨肿瘤及肿瘤样病变的峰值发病年龄

引自 Dahlin DC，Unni KK. *Bone tumors*：*general aspects and data on 8，542 cases*，4th ed. Springfi eld，MO：Charles C. Thomas Publishers；1986；Dorfman HD，Czerniak B. *Bone tumors*. St. Louis：Mosby；1998：1-33；Fechner RE，Mills SE. *Tumors of the bones and joints*. Washington，DC：Armed Forces Institute of Pathology；1993：1-16；Huvos AG，1979；Jaff e HL，1968；Mirra JM，1989；Moser RP，1990；Schajowicz F，1994；Unni KK，1988；Wilner D，1982.

胞瘤仅发生于生长板闭合后。有些病变发生于不同年龄时，其病变位置会有变化，且X线片影像学表现不同。例如，单纯性骨囊肿，发生于骨骺

成熟前仅见于长骨，如肱骨和股骨近端，年龄增大后，可见于骨盆、肩胛骨及跟骨，影像学表现不典型（图16-30）。

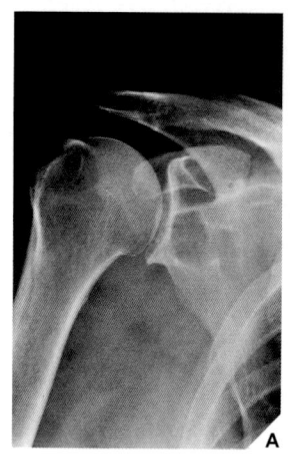
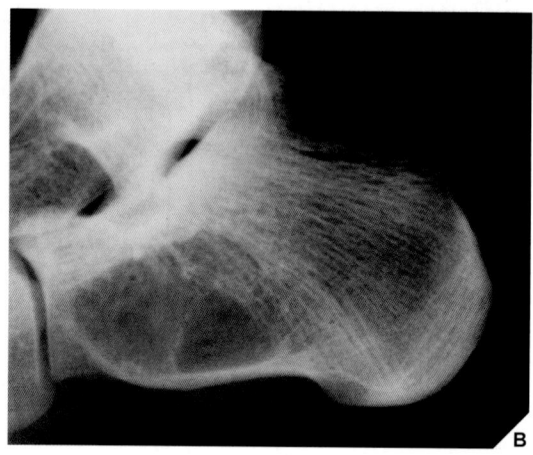

图16-30 单纯性骨囊肿

A. 69岁男性，右肩疼痛8个月，右肩前后位X线片显示肩盂见边界清晰透光区，伴硬化缘。患者有痛风病史，可疑病变为骨内痛风结节。需要鉴别的疾病包括骨内腱鞘囊肿及软骨类肿瘤。然而，活检证实为单纯性骨囊肿，这在肩盂很少见。B. 50岁女性，左后足侧位X线片显示跟骨内见一放射性透光区，活检证实为单纯性骨囊肿

对于影像学表现类似的，如朗格汉斯细胞组织细胞增生症（也称嗜酸性肉芽肿）、骨髓炎及尤因肉瘤，另一重要临床鉴别诊断信息为病程。朗格汉斯细胞组织细胞增生症1周后影像学所见的骨破坏程度通常与骨髓炎4～6周后和尤因肉瘤3～4个月后相同。

肿瘤的生长速度可能是鉴别恶性肿瘤（通常生长迅速）和良性肿瘤（通常生长缓慢）的另一个因素。

实验室检查资料如红细胞沉降率增快或血浆碱性或酸性磷酸酶增加也具有参考价值。

（2）成像方法：骨肿瘤影像学检查方法众多，放射科医生及临床医生常面临的问题如下。检查方法的选择、检查顺序的确定及何时无须继续检查。选择骨与软组织肿瘤的影像学诊断技术时应充分考虑众多因素，如临床症状、检查技术特点、仪器可利用性、检查费用及患者的禁忌证（如患者对离子或非离子型造影剂过敏，就不能进行动脉造影；安装心脏起搏器的患者不能行MRI检查；孕妇应使用超声而不能行放射检查）等。第一章、第二章已讨论了此类问题。

在此，我们列出选择诊断及评价骨与软组织肿瘤最有效的影像学检查方法的通用原则。骨肿瘤诊断中，X线依然是首选检查。无论是否选择其他方法，都应常规行X线检查以进行比较。多数情况下，依据可疑肿瘤类型选择不同检查方法。

例如，根据临床病史怀疑骨样骨瘤的患者（见图1-5），X线平片检查后，骨扫描为首先考虑的检查技术，定位病灶后，CT用于精确定位并获得定量信息（测量）。然而，对于软组织肿瘤，MRI是定位并显示病灶特点最佳的检查技术。同样，若X线片提示恶性骨肿瘤，应继续行MRI或CT检查以明确骨内及骨外软组织侵犯程度。

根据X线片结果确定选择MRI或CT：若无明确软组织受侵证据，CT显示细微皮质破坏和骨膜反应优于MRI，并可显示骨内受累范围，但若X线片提示皮质破坏伴软组织肿块形成，MRI检查由于软组织分辨率高，能更好地显示骨外侵犯程度。

在评价恶性肿瘤放化疗效果时，MRI Gd-DTPA动态增强检查优于骨扫描、CT或MRI平扫。

图16-31为X线片发现骨病变后的检查流程。注意选择影像学检查方法的顺序依据两个主要因素：影像学检查结果是否能诊断任何特定的肿瘤，以及病灶在放射性核素骨扫描上是否摄取示踪剂。在此，骨扫描发挥了重要作用，可指导进一步检查技术的选择。

（3）骨病变的影像学特征：有助于诊断肿瘤或肿瘤样骨病变的影像学特征如下。①病灶部位（位于骨的位置及哪块骨）；②病灶边界（移行带）；③基质类型（肿瘤组织成分）；④骨破坏类型；⑤骨膜反应；⑥软组织受累的特点及范围；⑦单发或多发（图16-32）。

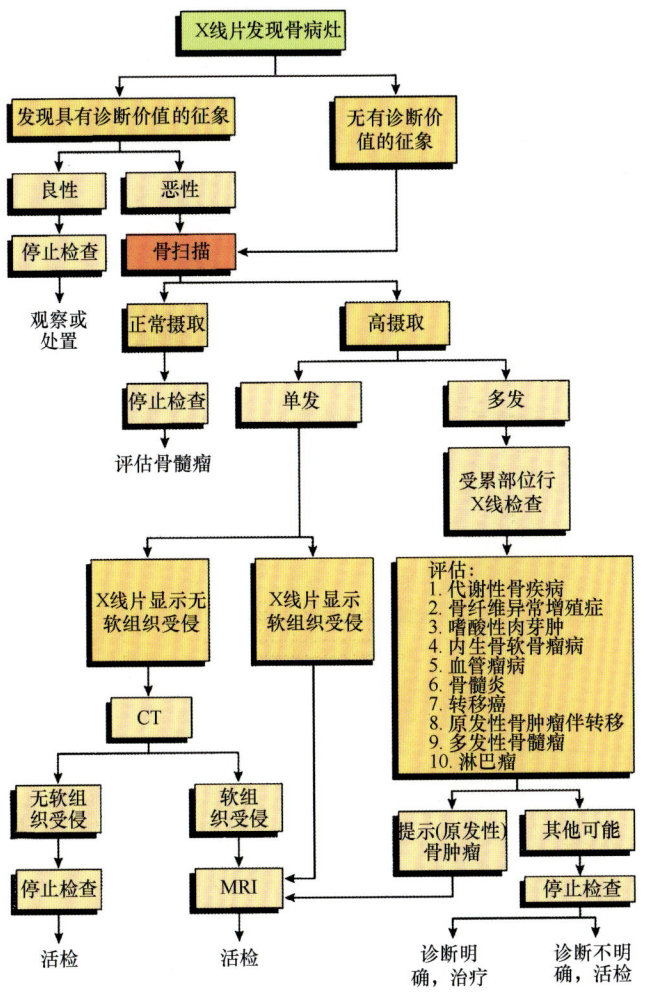

图 16-31　X 线片发现骨病灶后的检查程序

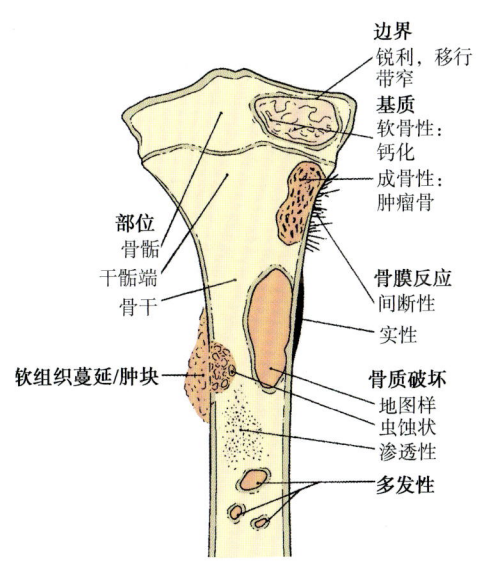

图 16-32　肿瘤及肿瘤样病变的影像学特征

1）病灶部位：骨病变的位置是一个重要的特征，因为一些骨肿瘤好发于特定骨（表16-3，图16-33），或骨的特定部位（表16-4、图16-34）。

有些病灶的部位非常具有特征性，仅凭此就可提示诊断，如骨旁骨肉瘤（图16-35）、骨巨细胞瘤（图16-36）和软骨母细胞瘤（图16-37）。而且，根据病灶部位，某些病变很容易被排除在鉴别诊断之外。例如，远离关节骨端的病灶可除外骨巨细胞瘤，因为骨巨细胞瘤很少在此生长。

表 16-3　骨肿瘤的好发部位

病变	好发部位
尤因肉瘤 多发性骨髓瘤 白血病/淋巴瘤 转移瘤	中轴骨（脊柱、肋骨、胸骨、骨盆、颅骨） 造血骨髓部位及长骨（股骨、肱骨）近端
非骨化性纤维瘤	股骨及胫骨远端
单纯性骨囊肿	肱骨近端（50%）、股骨近端（25%）
脊索瘤	颅底、C_2 及骶骨（90%）
造釉细胞瘤	胫骨干中段（90%）、颌骨
软骨母细胞瘤	75% 的长骨（股骨远端及近端、胫骨近端及肱骨近端）
巨细胞瘤	长骨骨端、股骨远端、胫骨近端、桡骨远端及肱骨近端
内生软骨瘤	最常见于手部的短管状骨（约40%的病例）
软骨肉瘤（原发性及少见的继发性）	约75% 发生于躯干、股骨及肱骨，25%～30% 发生于骨盆
骨纤维结构不良	颅面骨及股骨是单骨型和多骨型最常见的部位，单骨型纤维结构不良大部分位于股骨、颅骨及胫骨
骨软骨瘤	最常见于股骨远端、肱骨远端、胫骨近端及腓骨的干骺端
骨母细胞瘤	脊柱的后部附件区及骶骨（40%～55%）
动脉瘤样骨囊肿	可累及任何骨，但通常起自长骨（股骨、胫骨及肱骨）的干骺端
软骨黏液纤维瘤	膝关节（30%）、骨盆及足
血管瘤	椎体最常受累，其次是颅面骨及长骨

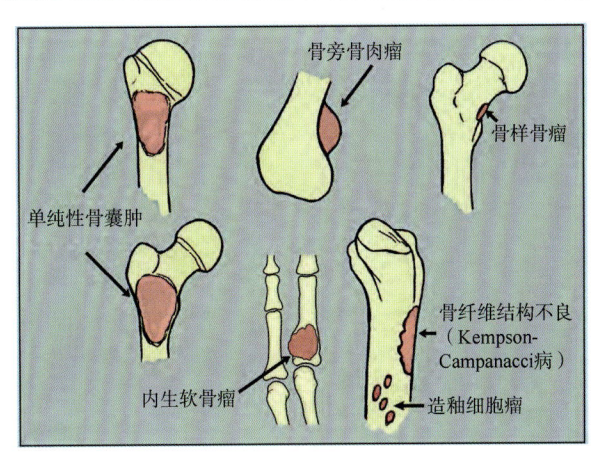

图 16-33　病灶部位：一些骨肿瘤好发于骨的特定部位

表16-4　好发于特定部位的骨肿瘤

良性骨肿瘤及肿瘤样病变的好发部位	恶性骨肿瘤及肿瘤样病变的好发部位
中轴骨　颅骨及面颊骨：骨瘤、骨母细胞瘤、朗格汉斯细胞组织细胞增生症、骨纤维异常增 　　　　　殖症、单发血管瘤、颅骨局限性骨质疏松（Paget病溶骨期） 　　　颌骨：巨细胞修复性肉芽肿、黏液瘤、骨化性纤维瘤、韧带样纤维瘤 　　　脊柱：动脉瘤样骨囊肿、骨母细胞瘤、朗格汉斯细胞组织细胞增生症、血管瘤	颅骨及面颊骨：间叶型软骨肉瘤、多发骨髓瘤、 　　　转移性神经母细胞瘤、转移癌 下颌骨：骨肉瘤 脊柱：脊索瘤、骨髓瘤、转移瘤
附肢骨　长管状骨：骨样骨瘤、单纯性骨囊肿、动脉瘤样骨囊肿、骨软骨瘤、内生软骨瘤、 　　　　　骨膜软骨瘤、软骨母细胞瘤、软骨黏液纤维瘤、非骨化性纤维瘤、巨细胞瘤、 　　　　　骨纤维结构不良、韧带样纤维瘤、骨内腱鞘囊肿 　　　手和足：巨细胞修复性肉芽肿、旺炽性反应性骨膜炎、内生软骨瘤、血管球瘤、表 　　　　　皮样囊肿、甲下外生骨疣、奇异性骨旁骨软骨瘤	长管状骨：骨肉瘤（各种类型）、造釉细胞瘤、 　　　恶性纤维组织细胞瘤、原发淋巴瘤、软骨肉瘤、 　　　血管肉瘤、纤维肉瘤 手和足：无
特殊好发　单纯性骨囊肿：肱骨及股骨近端 　部位　　骨纤维结构不良：胫骨、腓骨（前方皮质） 　　　　骨样骨瘤：股骨、胫骨 　　　　软骨黏液纤维瘤：胫骨干骺端 　　　　软骨母细胞瘤：骨骺 　　　　巨细胞瘤：股骨、胫骨及桡骨关节端 　　　　脂肪硬化性黏液纤维瘤：股骨粗隆间	造釉细胞瘤：胫骨、腓骨 骨旁骨肉瘤：股骨远端（后方皮质） 骨膜骨肉瘤：胫骨 透明细胞软骨肉瘤：股骨及肱骨近端 脊索瘤：骶骨、斜坡、C_2 多发性骨髓瘤：盆腔、脊柱、颅骨

资料来源：Fechner RE，Mills SE. Tumors of the bones and joints. Washington，DC：Armed Forces Institute of Pathology；1993：1-16。

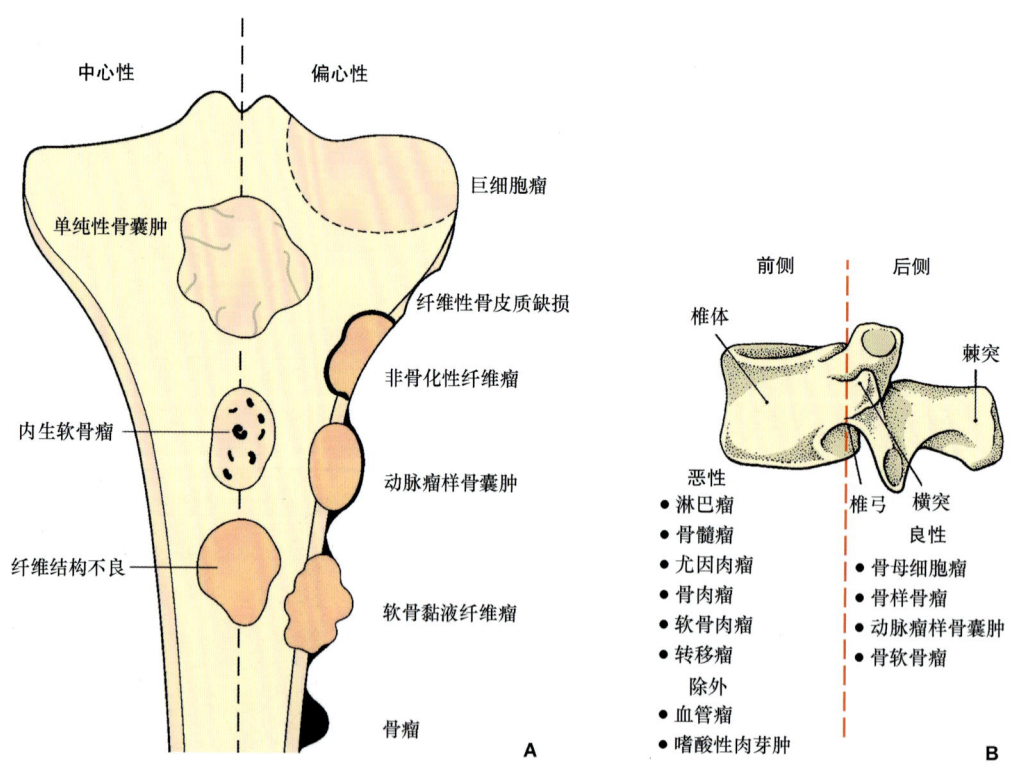

图16-34　病灶部位

A. 影像学表现相似时，中心性还是偏心性生长对鉴别诊断帮助很大；B. 脊椎肿瘤和肿瘤样病变的分布，恶性病变主要在前部（椎体），良性病变主要在后部（椎弓）

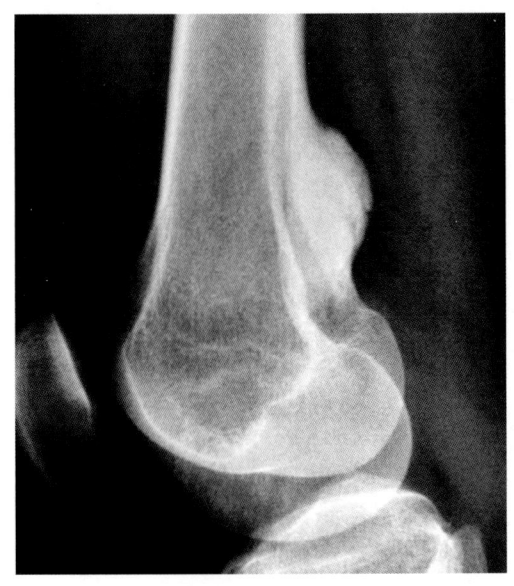

图16-35　骨旁骨肉瘤

骨旁骨肉瘤常见于股骨远端的后部

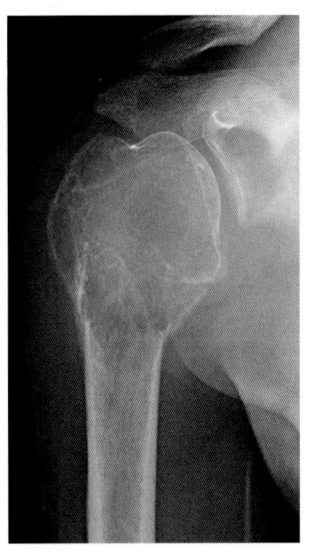

图16-36　骨巨细胞瘤

骨巨细胞瘤的一个影像学特点是其好发于长骨的关节骨端，如该图所示为一35岁女性，右肱骨近端轻度膨胀性、溶骨性骨质破坏

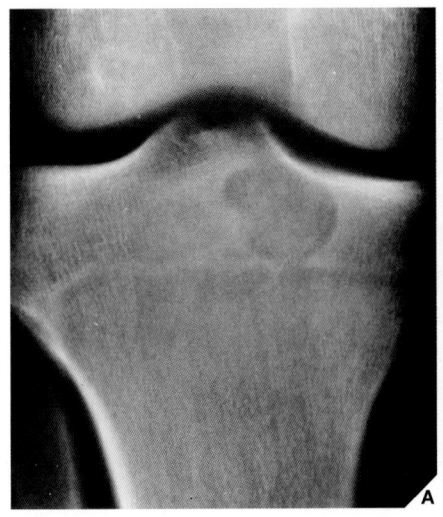

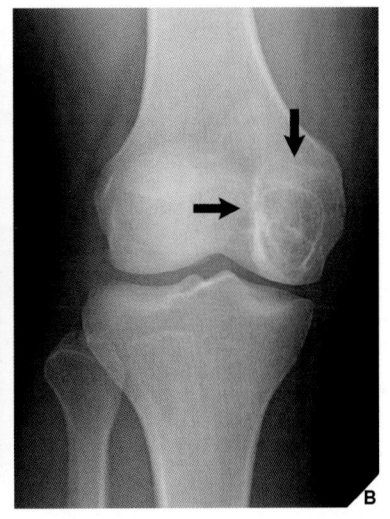

图16-37　软骨母细胞瘤

软骨母细胞瘤好发于长骨的骨骺。A. 14岁男孩，右膝关节前后位X线片显示右胫骨近端骨骺的溶骨性骨质破坏，边缘硬化。B. 17岁女孩，右膝关节前后位X线片可见股骨内侧髁（箭头）一低密度病灶，边缘硬化，其内可见软骨样钙化（图A引自 Greenspan A，Borys D. *Radiology and pathology correlation of bone tumors*，1st ed. Philadelphia: Wolters Kluwer; 2015:3，Figure 1.2A. ）

　　肿瘤与中轴骨的关系，尤其是长管状骨，如肱骨、桡骨、胫骨和股骨，在评估病变部位时同样重要。一些病变为中心性，如单纯性骨囊肿（图16-38A）、局灶性骨纤维结构不良（图16-38B）或内生软骨瘤（图16-38C）。一些病变为偏心性，如动脉瘤样骨囊肿（图16-39A）、非骨化性纤维瘤（图16-39B）或软骨黏液纤维瘤（图16-39C）。

　　2）病灶边界：能反映病变生长速度（或侵袭性）（图16-40）。病灶边界分3种类型：①边界锐利硬化（1A边缘）；②边界锐利无硬化（1B边缘）；③边界不清（无论是整体或局部）（1C边缘）（图16-41）。生长缓慢病灶多为良性，边界锐利硬化，移行带窄（图16-42A）；恶性或侵袭性病变边缘模糊，移行带宽，硬化少或无（图16-42B）。有些病灶通常缺少硬化边（表16-5），有些病灶常见硬化边（表16-6）。必须指出，治疗后恶性肿瘤影像学表现可发生改变，放疗或化疗后可出现明显的硬化边，移行带变窄（图16-43）。

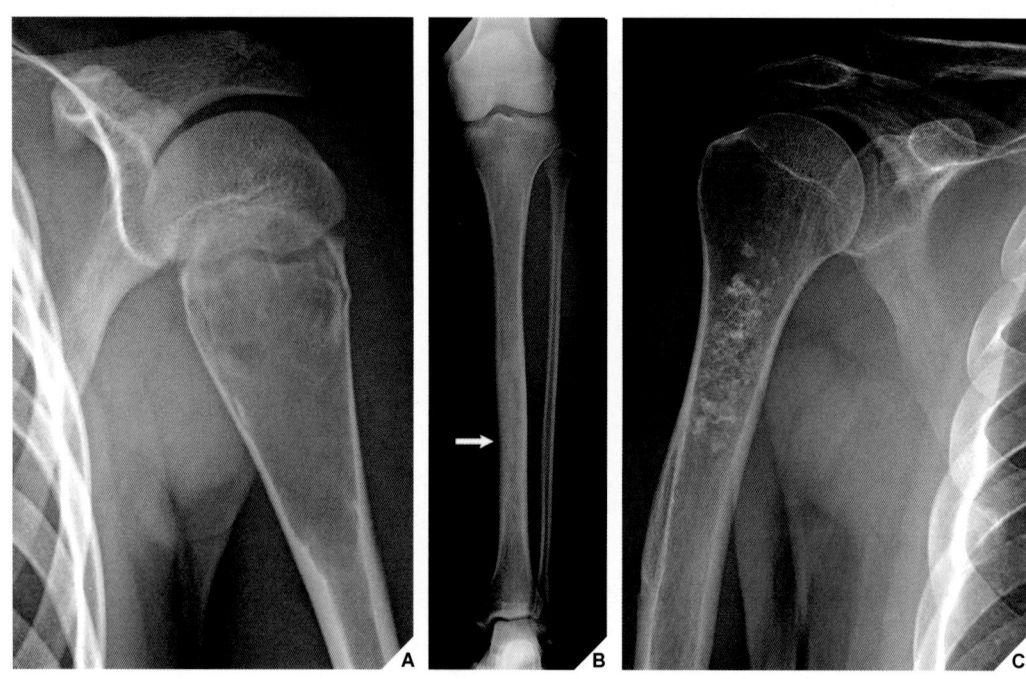

图 16-38　病灶位于骨的中心位置

A. 单纯性骨囊肿通常位于长骨的中心位置，如该 12 岁男孩的左肱骨近端邻近骺板部见低密度病变；B. 大多数纤维结构不良位于骨的中心位置，该 28 岁男性左侧胫骨髓腔内可见硬化性病变呈"磨玻璃样"改变（箭头）；C. 内生软骨瘤通常为中心性病变，如该 52 岁男性右肱骨前后位 X 线片所示

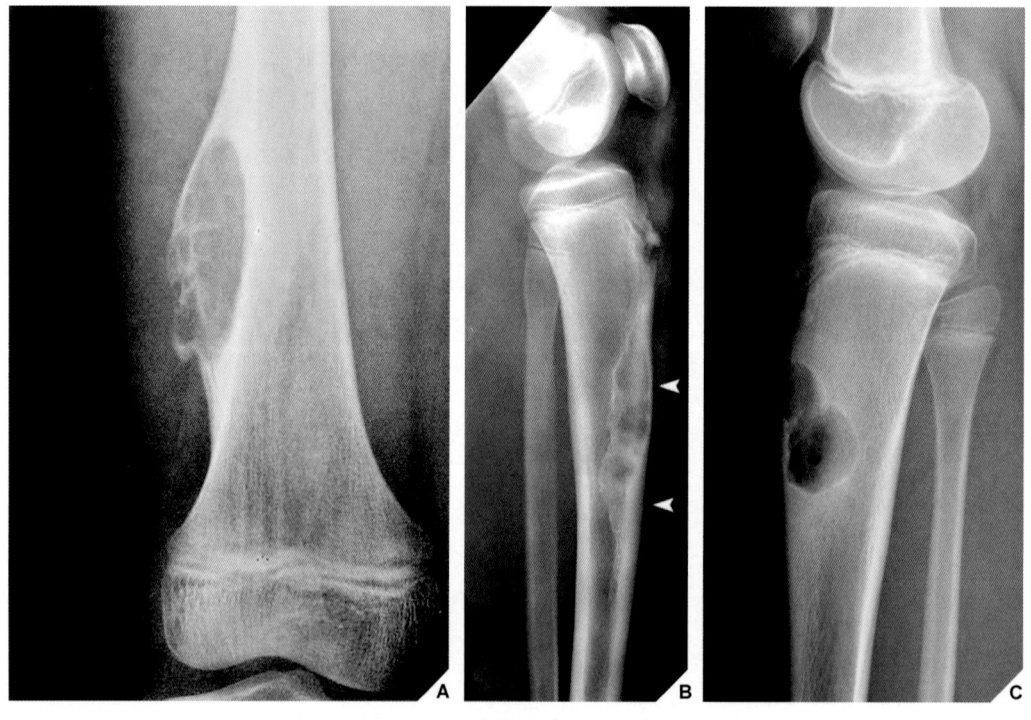

图 16-39　病灶位于骨的偏心位置

A. 8 岁男孩，右股骨骨干的动脉瘤样骨囊肿，表现为偏心性骨皮质膨胀性改变；B. 12 岁女孩，胫骨前部的非骨化性纤维瘤，后部边缘呈分叶状，位于骨的偏心位置（无尾箭头）；C. 17 岁女孩，软骨黏液纤维瘤累及胫骨骨干的前部（图 A 引自 Greenspan A，Borys D. Radiology and pathology correlation of bone tumors，1st ed. Philadelphia: Wolters Kluwer；2015：5，Figure 1.7A. ）

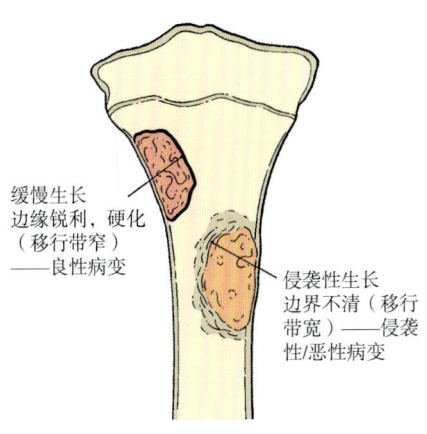

图16-40 病灶的边缘（1）

病灶边缘的X线片显示病灶的生长特点：缓慢生长（可能为良性病变）或侵袭性生长（可能为恶性病变）

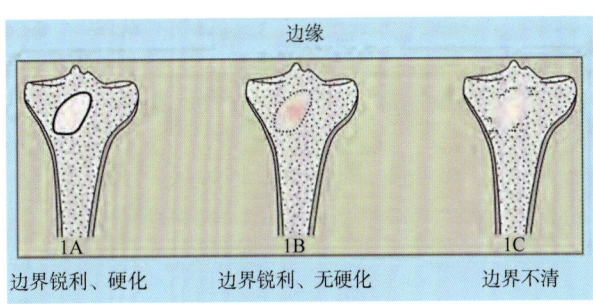

图16-41 病灶的边缘（2）

病灶边缘与病灶生长速度有关

引自 Madewell JE，Ragsdale BD，Sweet DE. Radiologic and pathologic analysis of solitary bone lesions. Part I: internal margins. Radiol Clin North Am 1981; 19（4）: 715-748. Copyright © 1981 Elsevier. With permission.

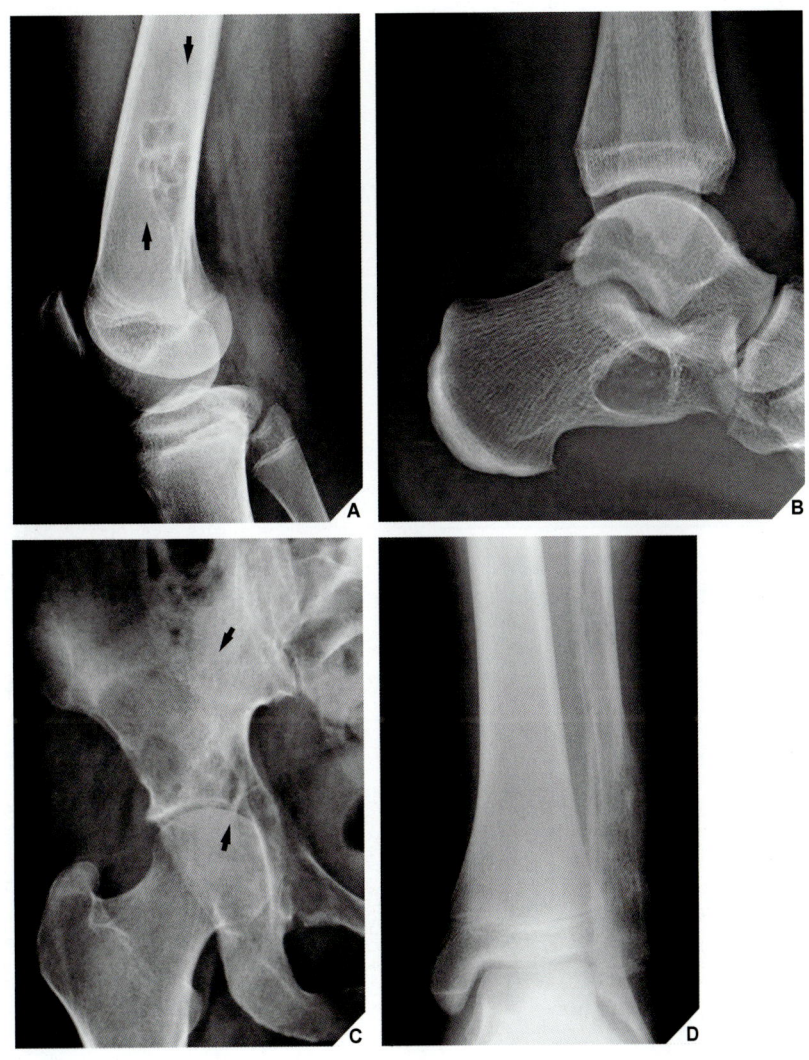

图16-42 病灶边缘：良性和恶性

有硬化边或移行带窄提示良性病变，如非骨化性纤维瘤（箭头）（A）、单纯性骨囊肿（B）。移行带宽提示侵袭性或恶性病变，如累及耻骨及右侧髋臼上部的浆细胞瘤（箭头）（C）及位于腓骨远端的尤因肉瘤（D）（图B、图D引自 Greenspan A，Borys D. Radiology and pathology correlation of bone tumors: a quick reference and review. Philadelphia: Wolters Kluwer; 2016: 5，Fig. 1.8A-B.）

表16-5 通常缺少硬化边的骨病变

良性	恶性
急性骨髓炎	血管肉瘤
甲状旁腺功能亢进性棕色瘤	纤维肉瘤
短管状骨的内生软骨瘤	骨平滑肌肉瘤
纤维软骨性间叶肿瘤	白血病
巨细胞瘤	淋巴瘤
朗格汉斯细胞组织细胞增生症（有时）	恶性纤维组织细胞瘤
Paget 病溶骨期	肺、胃肠道、肾、乳腺及甲状腺肿瘤的转移
	骨髓瘤（浆细胞瘤）
	毛细血管扩张性骨肉瘤

表16-6 常出现硬化边的骨病变

良性	恶性
动脉瘤样骨囊肿	脊索瘤
良性纤维组织细胞瘤	透明细胞软骨肉瘤
骨脓肿	传统软骨肉瘤（有时）
软骨母细胞瘤	低级别中央型骨肉瘤
软骨黏液纤维瘤	一些放化疗后的恶性肿瘤
表皮样囊肿	
纤维骨皮质缺损	
骨纤维异常增殖症	
巨细胞修复性肉芽肿	
骨内腱鞘囊肿	
骨内脂肪瘤	
骨梗死	
非骨化性纤维瘤	
骨母细胞瘤	
骨纤维结构不良	
骨膜软骨瘤	
单纯性骨囊肿	

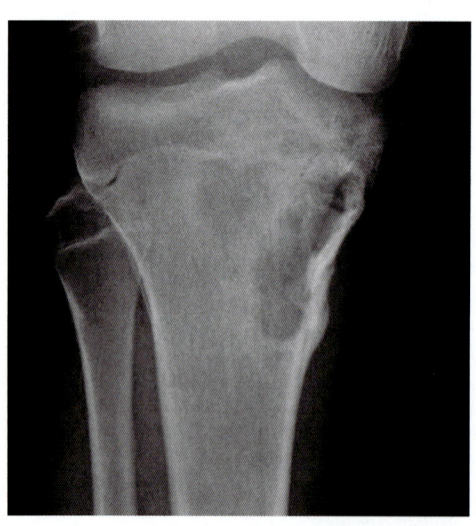

图16-43 骨肉瘤化疗后

16岁男孩，右胫骨骨肉瘤，甲氨蝶呤、盐酸阿霉素、长春新碱联合化疗后3个月，膝部前后位X线片显示肿瘤边缘反应性骨硬化，移行带窄，类似良性病变。患者进行了截肢手术

3）基质的类型：所有骨肿瘤有其特征性组织成分，即肿瘤基质。影像学仅能显示骨样和软骨样基质。若能发现肿瘤中的骨或软骨基质，可推测其为成骨或软骨类肿瘤（图16-44）。破坏区内及邻近破坏区发现肿瘤骨应高度怀疑骨肉瘤。然而，新骨的沉积也可为骨破坏后修复的结果，即反应性骨硬化，而不是恶性细胞的成骨。肿瘤新生骨在影像学上通常与反应骨难以区分，然而，髓腔及邻近软组织肿块内绒毛状、棉絮状及云絮样密度多提示为肿瘤骨，为骨肉瘤的特征性表现（图16-45；也见图16-11A、图16-22D）

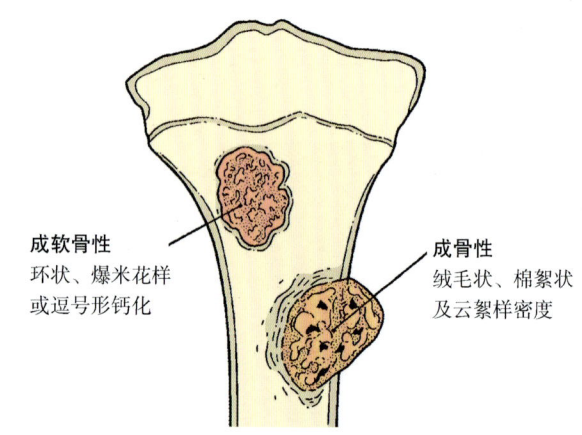

图16-44 肿瘤基质

提示病变为软骨源性或骨源性的成骨或成软骨肿瘤和肿瘤样病变基质的影像学特征

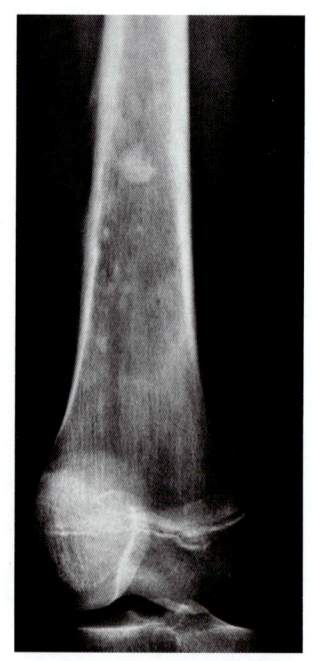

图16-45 成骨样基质

典型成骨病灶，该骨肉瘤病例可见股骨远端骨髓腔内绒毛状、棉絮状密度

软骨样基质为典型的爆米花样、点状、环状或逗号形钙化（图16-46；也见图16-23）。软骨通常呈分叶状生长，因此分叶状生长肿物提示软骨类肿瘤。完全低密度的病灶提示纤维类或软骨源性。某些肿瘤样病变如单纯性骨囊肿及骨内腱鞘囊肿也可为此种表现（表16-7）。表16-8列出了高密度肿瘤及肿瘤样病变。

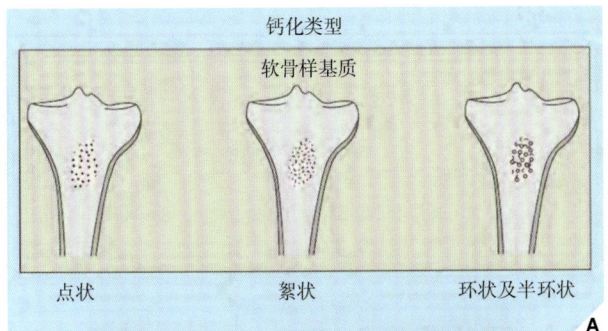

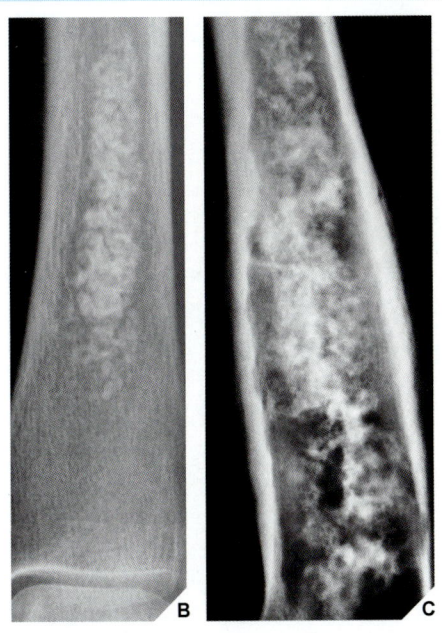

图16-46　软骨样基质

A. 示意图为软骨样基质钙化的各种表现：点状、絮状、环状及半环状；B. 内生软骨瘤的基质；C. 软骨肉瘤的基质（图A引自Sweet DE，Madewell JE，Ragsdale BD. Radiologic and pathologic analysis of solitary bone lesions. Part Ⅲ：matrix patterns. Radiol Clin North Am 1981；19：785-814；B，From Greenspan A，Remagen W. Differential diagnosis of tumors and tumor-like lesions. Philadelphia: Lippincott-Raven Publishers；1998.）

表16-7　低密度肿瘤及肿瘤样病变

实性	囊性
软骨类（内生软骨瘤、软骨母细胞瘤、软骨黏液纤维瘤、软骨肉瘤）	动脉瘤样骨囊肿
尤因肉瘤	骨脓肿

续表

实性	囊性
纤维及组织细胞性肿瘤（非骨化性纤维瘤、骨纤维异常增殖症、骨纤维结构不良、韧带样纤维瘤、纤维肉瘤、恶性纤维组织细胞瘤）	甲状旁腺功能亢进性棕色瘤
巨细胞修复性肉芽肿	囊状血管瘤病
巨细胞瘤	血友病假瘤
朗格汉斯细胞组织细胞增生症	包虫囊肿
淋巴瘤	骨内腱鞘囊肿
转移性（肺、乳腺、胃肠道、肾及甲状腺肿瘤的转移）	骨内脂肪瘤
骨髓瘤（浆细胞瘤）	单纯性骨囊肿
成骨性肿瘤（骨样骨瘤、骨母细胞瘤、毛细血管扩张性骨肉瘤）	各种骨囊肿（滑膜、退行性）
Paget病（溶骨期——局限性骨质疏松）	脉管类病变

表16-8　高密度肿瘤及肿瘤样病变

良性	恶性
骨岛	造釉细胞瘤
婴儿骨皮质增生症（Caffey病）	软骨肉瘤
钙化性内生软骨瘤	尤因肉瘤（化疗后）
致密骨炎	淋巴瘤
椎间盘源性椎体硬化	成骨转移
愈合的纤维骨皮质缺损	传统骨肉瘤
愈合的非骨化性纤维瘤	骨旁骨肉瘤
修复中或愈合的骨折	
脂肪硬化性黏液纤维瘤	
肥大细胞增生症	
骨梗死	
肢骨纹状肥大	
骨母细胞瘤	
骨纤维结构不良	
骨样骨瘤	
骨瘤	
骨坏死	
全身脆性骨硬化	
硬化性血管瘤	

4）骨破坏类型：主要与肿瘤生长速度有关。虽然不是任何特定肿瘤的特征，但其破坏类型可分为地图样、虫蚀状及渗透状（图16-47）。其不仅可提示肿瘤的良恶性（图16-48A、B），有时也与组织学类型有关，如圆细胞肿瘤——尤因肉瘤（图16-48D）及淋巴瘤的渗透状骨破坏。

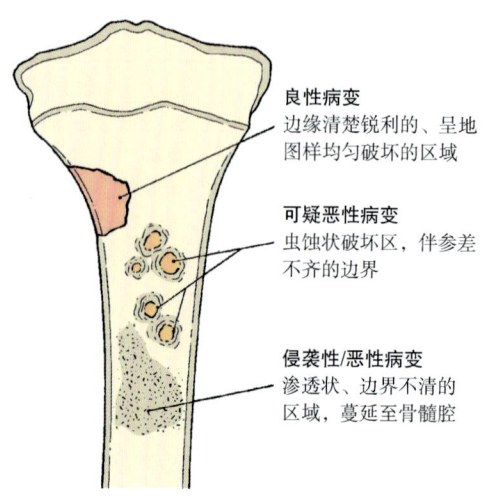

图16-47 骨破坏类型

骨破坏类型的影像学征象可提示肿瘤的良恶性

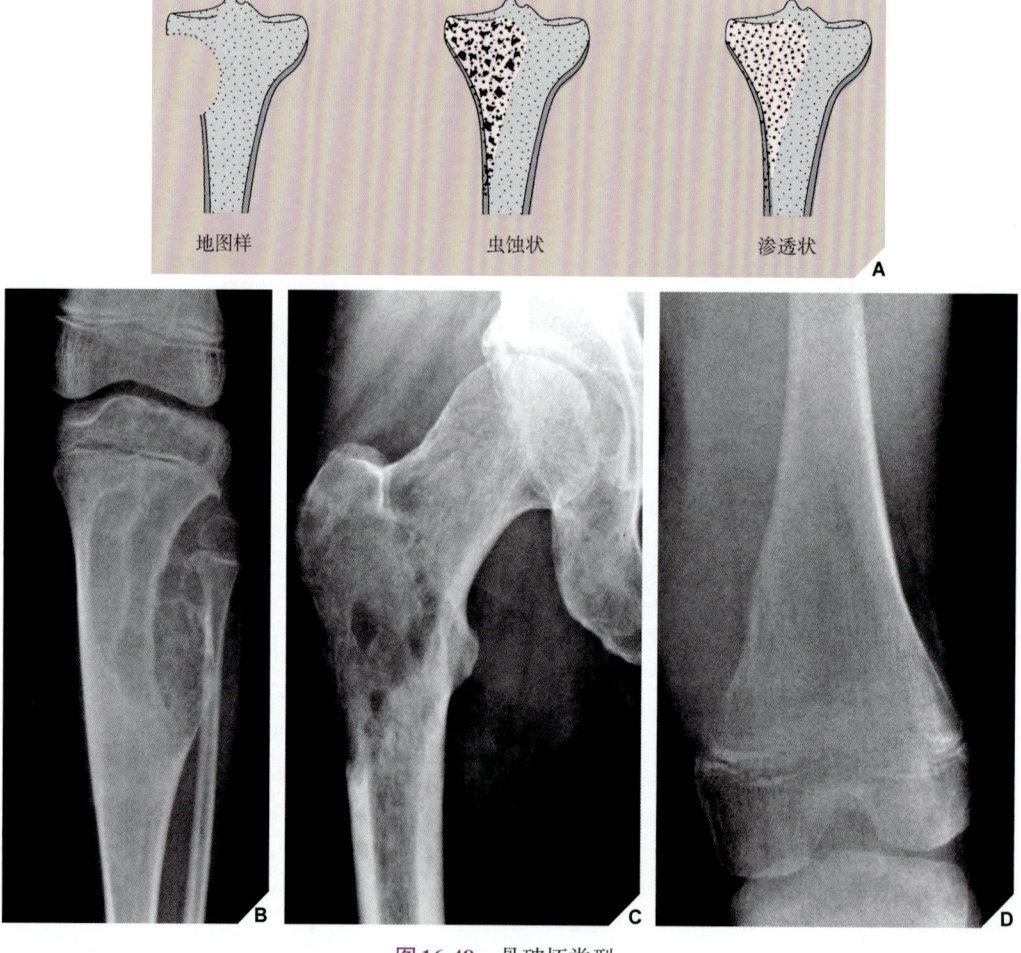

图16-48 骨破坏类型

A. 三种骨破坏类型确定病灶的生长速度。B. 地图样骨破坏，特点为病变区域均匀受累，边界锐利，多提示生长缓慢的良性病变。本例为软骨黏液样纤维瘤。C. 虫蚀状骨破坏，特点为肿瘤细胞快速生长浸润，本例为骨髓瘤。D. 渗透状骨破坏为圆细胞肿瘤的特点，本例为尤因肉瘤。注意股骨干骺端极细微的骨破坏，髓腔、皮质均已受累，并形成软组织肿块（图A经Elsevier允许引自Madewell JE，Ragsdale BD，Sweet DE. Radiologic and pathologic analysis of solitary bone lesions. Part Ⅰ：internal margins. *Radiol Clin North Am* 1981；19（4）：715-748. Copyright © 1981 Elsevier；图B引自Lewis MM，Sissons HA，Norman A，Greenspan A. Benign and malignant cartilage tumors. In：Griffin PP，ed. *Instructional course lectures*. Chicago：American Academy of Orthopaedic Surgeons；1987：87-114.）

5）骨膜反应：通常分为完整型及中断型两种类型（图16-49，表16-9）。前者为实性层状骨膜反应，表明是一种长期的良性过程，如骨样骨瘤（图16-50）或骨母细胞瘤（见图17-39）。骨膜反应也可见于非肿瘤性病变，如朗格汉斯细胞组织细胞增生症、骨髓炎及骨脓肿（图16-51），厚皮性骨膜病，以及骨折愈合期骨痂增厚，或肥大性肺性骨关节病（图16-52）。中断型骨膜反应提示肿瘤为恶性或高度侵袭性，表现为日光放射状、洋葱皮样、绒毛状或Codman三角，常见于恶性原发性骨肿瘤，如骨肉瘤、尤因肉瘤（图16-53）。

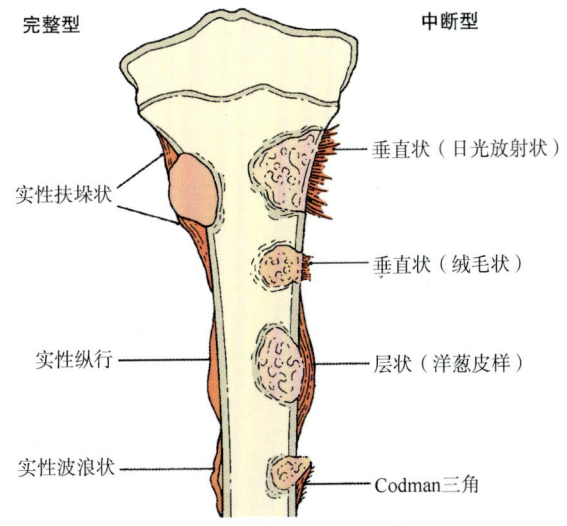

图 16-49　骨膜反应的类型

不同类型骨膜反应（完整型和中断型）特点。骨膜反应完整提示良性病变，骨膜反应中断提示恶性或侵袭性过程

表 16-9　非肿瘤性及肿瘤性病变的骨膜反应类型

完整型骨膜反应	
良性肿瘤及肿瘤样病变	非肿瘤性病变
骨样骨瘤	骨髓炎、骨脓肿
骨母细胞瘤	朗格汉斯细胞组织细胞增生症
动脉瘤样骨囊肿	骨折修复期
软骨黏液样纤维瘤	邻近皮质的骨化性肌炎
骨膜软骨瘤	肥大性肺性骨关节病
软骨母细胞瘤	血友病（骨膜下出血）
	静脉曲张及外周血管功能不全
	Caffey 病
	甲状腺性杵状指
	经治疗的坏血病
	厚皮性骨膜病
	Gaucher 病

续表

恶性肿瘤	
软骨肉瘤（少见）	
放化疗后的某些恶性肿瘤	

中断型骨膜反应	
恶性肿瘤	非肿瘤性病变
骨肉瘤	急性骨髓炎
尤因肉瘤	朗格汉斯细胞组织细胞增生症(偶尔)
软骨肉瘤	骨膜下出血（偶尔）
淋巴瘤（少见）	血友病（少见）
纤维肉瘤（少见）	
恶性纤维组织细胞瘤(少见)	
转移癌	

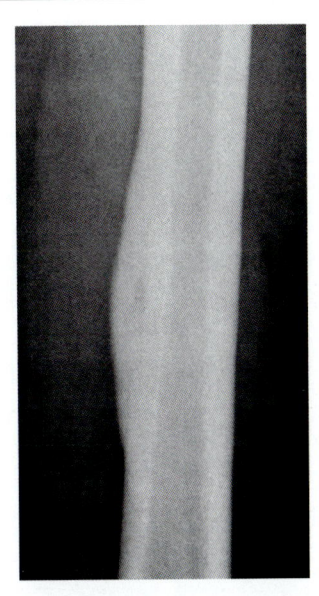

图 16-50　实性骨膜反应：骨样骨瘤

完整型实性骨膜反应提示良性病变，该病例为皮质性骨样骨瘤

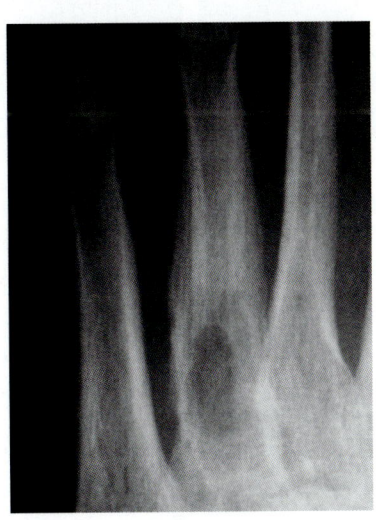

图 16-51　骨脓肿实性骨膜反应

第4跖骨基底部骨脓肿引起实性致密骨膜反应

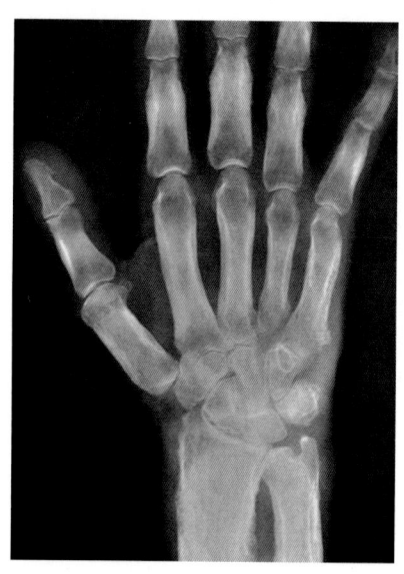

图16-52 肥大性肺性骨关节病实性致密骨膜反应

肺癌并肥大性肺性骨关节病患者，可见其前臂远端及手部典型的完整连续骨膜反应

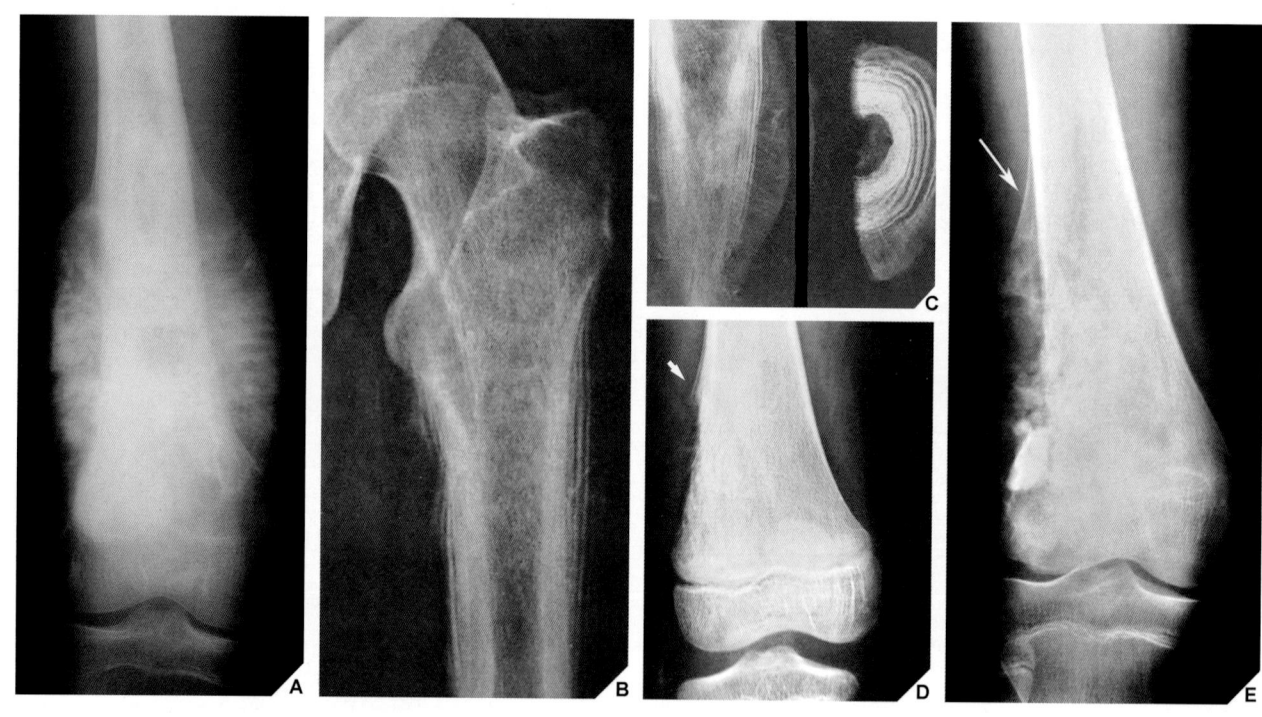

图16-53 中断型骨膜反应

A. 恶性及高度侵袭性病灶多为放射状骨膜反应，本例为骨肉瘤。B. 股骨近端尤因肉瘤的洋葱皮样（层状）骨膜反应。C. 尤因肉瘤标本冠状位（左）及轴位（右）切片，显示洋葱皮样骨膜反应的细节。D、E. Codman三角（箭头）提示恶性及侵袭性病变，本例为尤因肉瘤（D）和骨肉瘤（E）（图C引自 Greenspan A，Remagen W.Differential diagnosis of tumors and tumor-like lesions. Philadelphia: Lippincott-Raven Publishers; 1998. ）

6）软组织受累：除骨巨细胞瘤、动脉瘤样骨囊肿、骨母细胞瘤及韧带样纤维瘤等良性病变外，良性肿瘤或肿瘤样病变通常不累及软组织。软组织肿块的出现提示病变为侵袭性或恶性（图16-54）。需要注意的是，非肿瘤性病变如骨髓炎也可出现软组织受累，但受累的软组织边界不清，脂肪层消失。而在恶性肿瘤中，软组织肿块边界清晰，穿出骨皮质，软组织层次保留（图16-55）。

伴软组织肿块的骨病变，应明确起源，是原发于软组织侵及骨，还是骨病变累及软组织，一些影像学特点有助于鉴别（图16-56）。例如，大多数情况下，大的软组织病灶伴小的骨破坏多提示为继发性骨骼受累。不过在尤因肉瘤，原发性骨破坏可以很小，而软组织肿块很大。有软组织肿块却不伴骨膜反应的骨破坏，多为原发于软组织的病变，局部骨膜遭到破坏。这不同于原发性骨病变，当肿瘤细胞破坏皮质进入软组织时，通常产生骨膜反应。不过，以上标准并不是普遍适用的，它们仅具有提示作用，而不是确定诊断的特点。

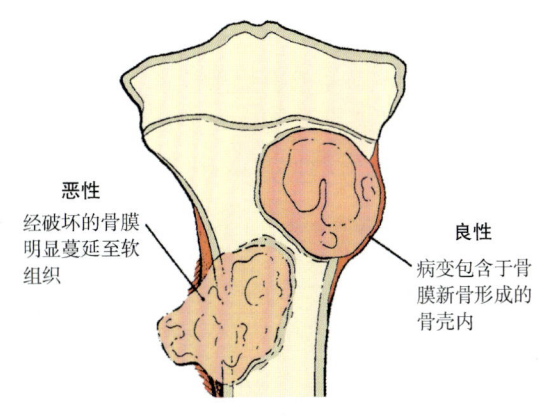

图16-54　软组织肿块（1）

恶性/侵袭性及良性骨病变形成软组织肿块的放射学特征

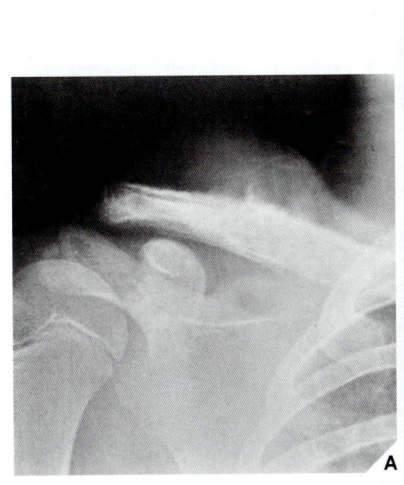
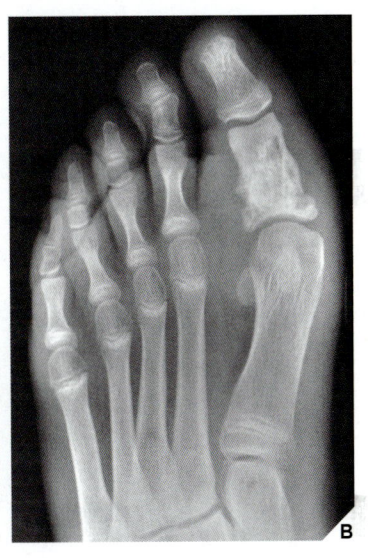

图16-55　软组织肿块（2）

A. 锁骨恶性尤因肉瘤。软组织肿块边界清晰。B. 累及姆趾近节趾骨的骨髓炎，组织层次消失，软组织肿块边界不清

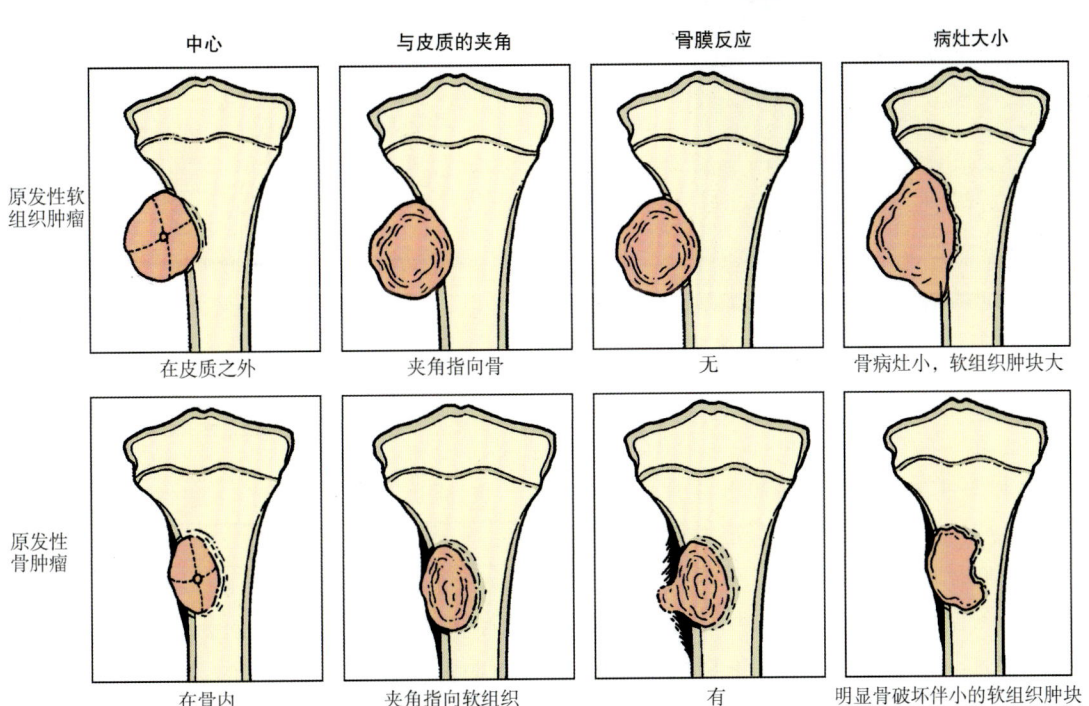

图16-56　起源于软组织的肿瘤和骨肿瘤的鉴别诊断

某些骨与软组织病变的特点有助于鉴别是原发性软组织肿块侵犯骨还是原发性骨肿瘤侵犯软组织

7）病灶的多发性：多发的恶性病灶通常为转移瘤、多发性骨髓瘤或淋巴瘤（图16-57）。少数情况见于原发性恶性病变，如多灶性骨肉瘤、尤因肉瘤。良性病变趋向累及多个部位，如多骨型骨纤维异常增殖症（图16-58）、多发骨软骨瘤（见图18-55及图18-56A）、内生软骨瘤病（见图18-27、图18-29）、朗格汉斯细胞组织细胞增生症、血管瘤病及纤维瘤病。

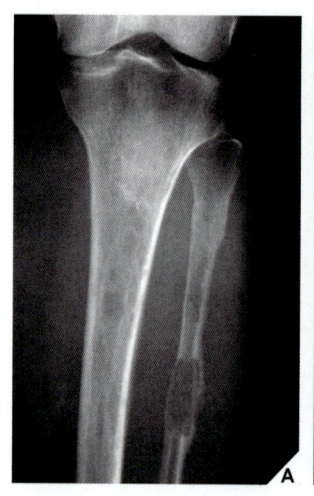
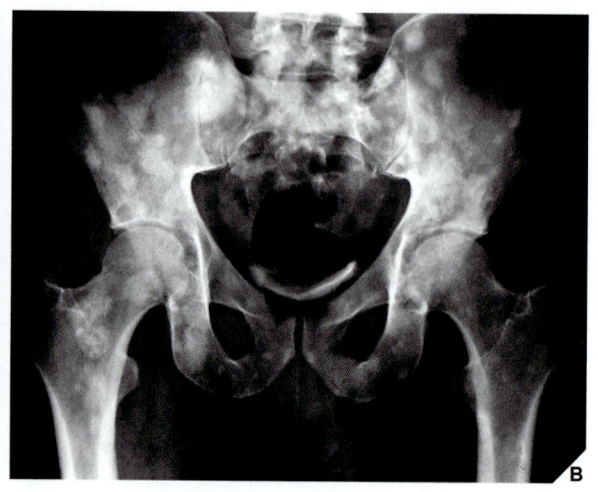

图16-57　多发病灶

A. 多发性骨髓瘤表现为多发溶骨性病灶；B. 66岁男性，前列腺癌多发骨转移，注意骨盆及双侧股骨散在成骨性转移灶

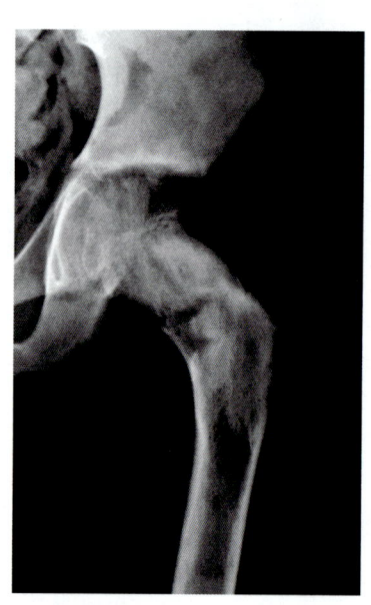

图16-58　多发骨病变——骨纤维异常增殖症

10余岁男孩，骨型骨纤维异常增殖症，髋部前后位X线片显示左侧股骨及髂骨多部位受累，骨扫描（图未提供）显示其他部位多处受累

8）良性和恶性：尽管单纯依据X线片表现有时难以鉴别良恶性，但某些征象有定性意义（图16-59）。良性肿瘤通常边界清晰，有硬化边，骨破坏类型为地图样、连续致密骨膜反应，多无软组织肿块（见图16-42A、B，图16-48B和图16-50）。相反，恶性病变趋向边界不清、移行带宽，为虫蚀状或渗透状骨质破坏，日光放射状或洋葱皮样骨膜反应，伴邻近软组织肿块（见图16-42C、D，图16-48C、D，图16-53和图16-55A）。然而需要注意，一些良性病灶也可表现为侵袭性特点（表16-10）。

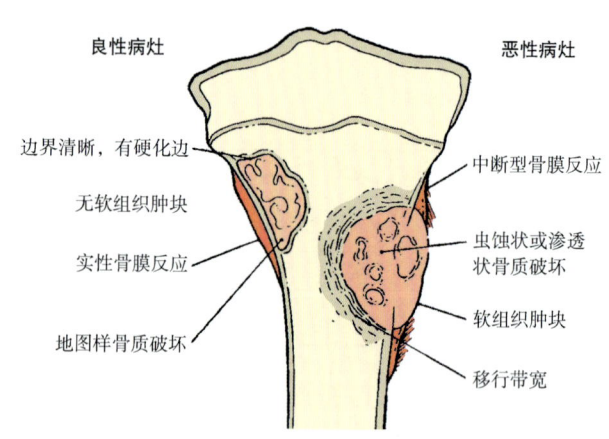

图16-59　良性和恶性病变

有助于鉴别良恶性的影像学表现

表16-10　具有侵袭性特点的良性肿瘤及非肿瘤性病变

病变	影像学特点
骨母细胞瘤（侵袭性）	类似骨肉瘤的骨破坏及软组织肿块
韧带样纤维瘤	膨胀性破坏灶，肿瘤性骨小梁
骨膜硬纤维瘤	皮质不规整，类似骨肉瘤及尤因肉瘤
巨细胞瘤	偶有侵袭性特点，如溶骨性骨破坏、皮质浸润及软组织肿块

续表

病变	影像学特点
动脉瘤样骨囊肿	有时软组织肿块类似恶性肿瘤（如毛细血管扩张性骨肉瘤）
骨髓炎	骨破坏及侵袭性骨膜反应，有时类似骨肉瘤、尤因肉瘤及淋巴瘤
朗格汉斯细胞组织细胞增生症	骨破坏及侵袭性骨膜反应，有时类似尤因肉瘤
血友病假瘤	骨破坏及骨膜反应，有时类似恶性肿瘤
骨化性肌炎	类似骨膜或骨旁骨肉瘤、软组织骨肉瘤及脂肪肉瘤
甲状旁腺功能亢进性棕色瘤	溶骨破坏灶，类似恶性肿瘤

2. 病理

（1）染色：苏木精-伊红（HE）染色是组织学中最主要和最广泛使用的染色方法之一。HE 染色不能明确诊断、病理及病因时，则采用特殊染色。Van Gieson 染色在欧洲更常用，可将胶原蛋白染成深红色，从而有助于识别骨骼及结缔组织重点胶原蛋白并进行定量。吉姆萨（Giemsa）染色偶尔用于鉴别小圆细胞肿瘤，尤其是淋巴瘤。网状纤维通常采用嗜银（Gomori）染色或 Novotny 染色。过碘酸希夫（PAS）染色结合淀粉酶消化用于显示胞质内糖原。在骨肿瘤的病理学研究中，PAS 染色常用于显示尤因肉瘤及透明细胞软骨肉瘤中的糖原。当肿瘤细胞未形成腺状结构时，黏蛋白染色可显示转移性腺癌。三色染色可显示细胞外成分，如胶原。刚果红染色用于显示淀粉样蛋白沉积。von Kossa 技术被用于钙染色，在涉及钙的代谢性骨病的组织形态测量评估中被证明是有用的。革兰氏染色用于将细菌划分为革兰氏阳性菌或革兰氏阴性菌。六亚甲基四胺银（Grocott methenamine sliver，GMS）染色用于鉴定真菌有机体，沃森-斯塔里银（Warthin-Starry）染色用于检测螺旋体和立克次体。

（2）免疫组化（IHC）：免疫组化是基于抗原抗体特异性结合原理，通过化学反应使标记抗体显色而对细胞表面或内部抗原进行定位、定性的一项技术。免疫组化技术对区分组织学相似但来源不同的肿瘤非常有帮助。例如，这项技术用于在小圆细胞肿瘤的鉴别诊断中鉴别尤因肉瘤/原始神经外胚层肿瘤（PNET）、淋巴瘤、转移性神经母细胞瘤及肾母细胞瘤。

（3）电子显微镜（简称电镜，EM）：电镜在骨肿瘤病理研究中并没有突出的作用。然而，超微结构检查仍有助于小圆细胞肿瘤（如 PNET 可显示神经分泌颗粒）或朗格汉斯细胞组织细胞增生症（显示特征性 Birbeck 颗粒）评估。

（4）骨肿瘤基因学：骨肿瘤的遗传学研究可能显示癌细胞中特定的染色体改变，这可能作为诊断、评估预后和选择靶向治疗的标志物。为了检测这些变化，新的诊断方法如流式细胞术（FCM）、细胞遗传学和分子细胞遗传学方法被开发。FCM 是一种用于分析离体细胞 DNA 含量和增殖率的自动化定量方法。细胞遗传学是遗传学的一个分支，主要研究细胞，特别是染色体的结构和功能。分子细胞遗传学是结合分子生物学和细胞遗传学的遗传学分支。随着荧光原位杂交（FISH）技术的发展，通过对细胞核物质进行差异标记的着丝粒特异性和序列特异性探针，使间期细胞核的遗传分析成为可能，即使是在固定的和石蜡包埋的材料中。聚合酶链反应（PCR）是一种革命性的方法，它基于 DNA 聚合酶的能力合成与所提供的模板链互补的新 DNA 链。这种方法可以从很小的活检组织样本中检测到尤因肉瘤的染色体易位 t（11；22）。

3. 治疗　当分析一个骨病变患者所有临床及影像学检查信息后，最重要的是判断病变是否确定为良性，不需要进行活检，而只需监测或完全忽略，即一种"不用处置"的病变（图 16-60，表 16-11）；或者病灶为侵袭性或诊断不明确，需进一步穿刺或开放活检（图 16-61）。组织学检查结果将决定下一步治疗方案——手术、化疗、放疗或联合治疗。

监测疗效：有 5 种检查方法可用于监测骨肿瘤治疗疗效，即传统 X 线片、CT、MRI、骨扫描及动脉造影。其中，传统 X 线片主要用于良性病灶外科切除后的随诊，如骨软骨瘤或骨样骨瘤（图 16-62）；或者良性肿瘤或肿瘤样病灶刮除和植骨后的随诊（图 16-63）。X 线片也可显示恶性病变假体端的位置（图 16-64）及保肢后的骨移植物（图 16-65）。联合应用 X 线片、血管造影（图 16-66）、CT（图 16-12）及 MRI 可更好地监测化疗效果。骨扫描、CT、PET/CT 及 MRI 可显示早期的复发或转移。

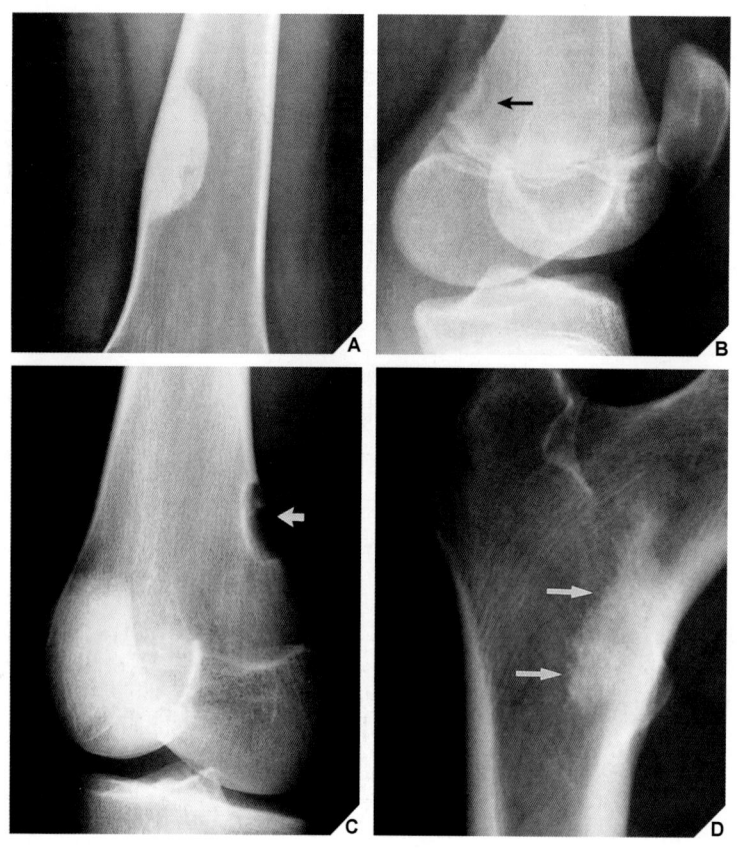

图16-60　不用处置的病灶

A. 典型良性不用处置的病灶，非骨化性纤维瘤愈合期，不要误诊为恶性骨肿瘤；B. 另一不用处置的病灶，骨膜（皮质）硬纤维瘤（箭头），典型位置为股骨远端干骺端内侧；C. 纤维骨皮质缺损（箭头），单纯纤维病灶，无须活检；D. 骨岛（箭头），特征性毛刷状边缘，不要误诊为硬化性肿物

表16-11　无须活检的不用处置的病灶

肿瘤和肿瘤样病变	非肿瘤性病变	肿瘤和肿瘤样病变	非肿瘤性病变
纤维骨皮质缺损	应力性骨折	血友病假瘤	骨化性肌炎
非骨化性纤维瘤（愈合期）	撕脱骨折（愈合期）	骨内腱鞘囊肿	退变或创伤后囊肿
骨膜（皮质）硬纤维瘤	骨梗死	短管状骨的内生软骨瘤	甲状旁腺功能亢进性棕色瘤
骨纤维异常增殖症的孤立小病灶	骨岛（内生骨疣）	骨内血管瘤	椎间盘源性椎体硬化

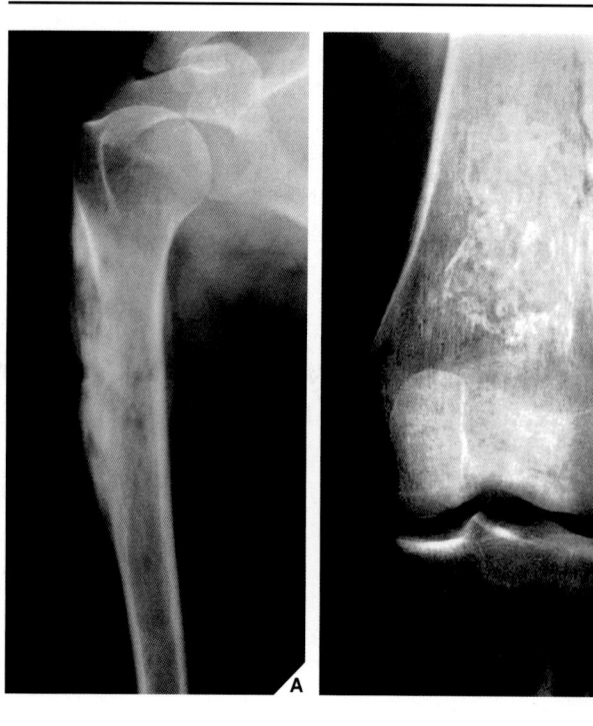

图16-61　诊断不明确的病变：慢性骨髓炎和骨梗死

A. 当诊断不明确病灶显示侵袭性特点时，需要进一步活检。此例鉴别诊断包括骨肉瘤、尤因肉瘤、淋巴瘤及骨梗死。活检结果为慢性骨髓炎。B. 尽管股骨远端病灶表现为髓内骨梗死特点，但侧方皮质出现侵蚀并见层状骨膜反应（箭头）的特点少见于良性病变。活检结果为骨梗死后恶变为恶性纤维组织细胞瘤

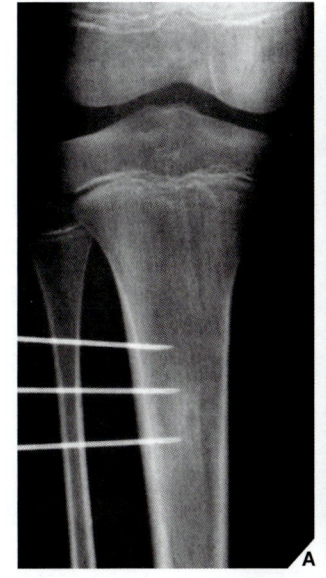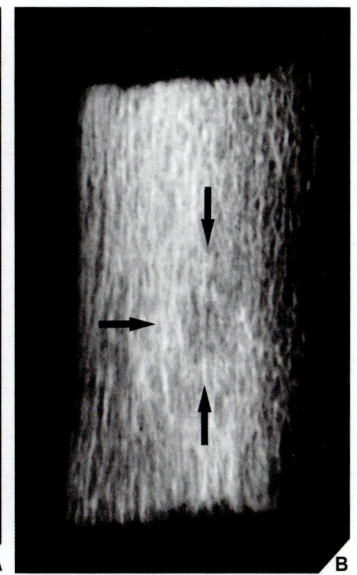

图 16-62　骨样骨瘤

A. 10 岁男孩，胫骨干近端骨样骨瘤瘤巢切除术中，细针定位瘤巢位置；B. 切除标本 X 线片显示瘤巢完整切除（箭头）

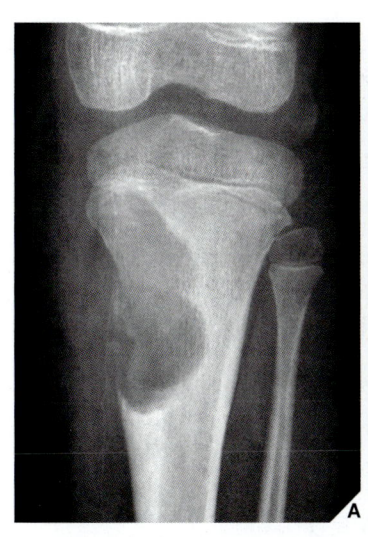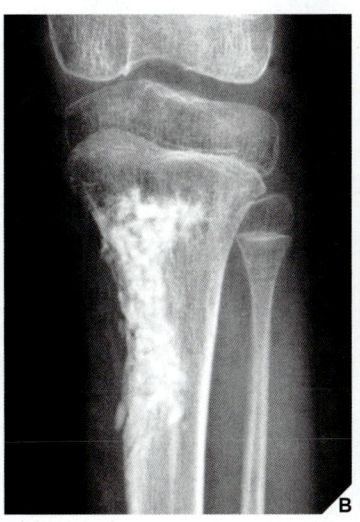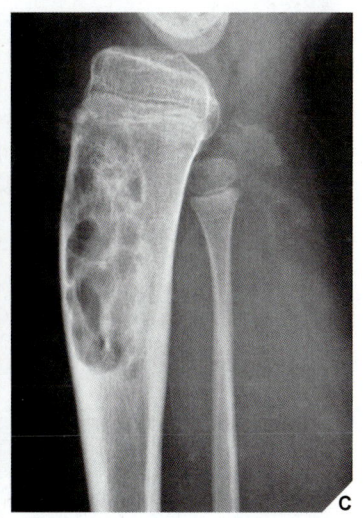

图 16-63　软骨黏液纤维瘤：复发

9 岁男孩，软骨黏液纤维瘤，为左侧胫骨近端的良性软骨类病变。A. 术前 X 线片显示分叶状、地图样骨质破坏，伴薄层硬化边，病灶远端见实性扶垛状骨膜新生骨；B. 术后 X 线片显示刮除术后病灶腔内充满骨碎屑；C. 2 年后肿瘤复发

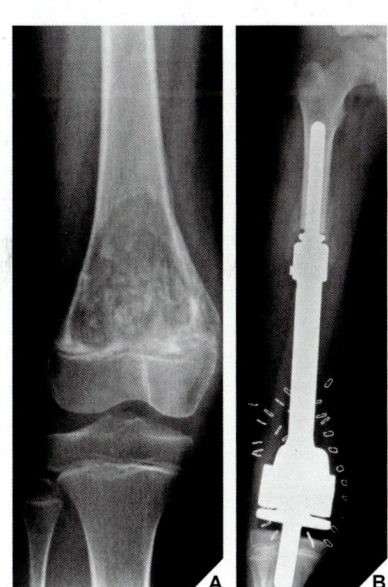

图 16-64　骨肉瘤：假体

8 岁女孩，右侧股骨骨肉瘤化疗后。A. 股骨远端 3/4 根治性切除，植入可调节假体；B. 当患儿长大时假体可伸长（见图 21-19）（由 Michael M. Lewis，MD，Santa Barbara，CA 提供）

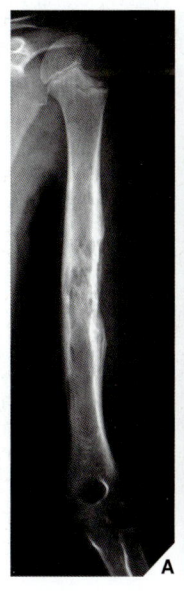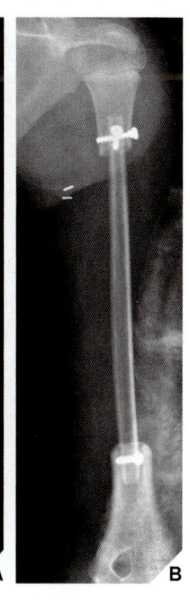

图 16-65　尤因肉瘤：切除及骨移植

9 岁女孩，左侧肱骨干尤因肉瘤放化疗后。A. 肱骨中段根治性切除；B. 腓骨自体移植重建

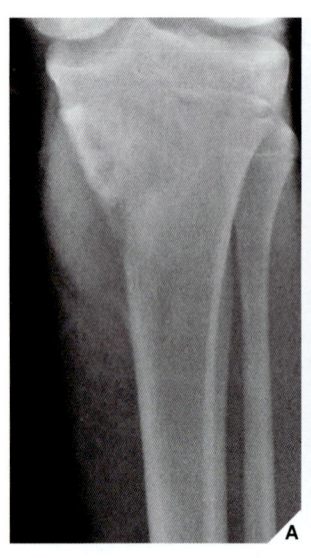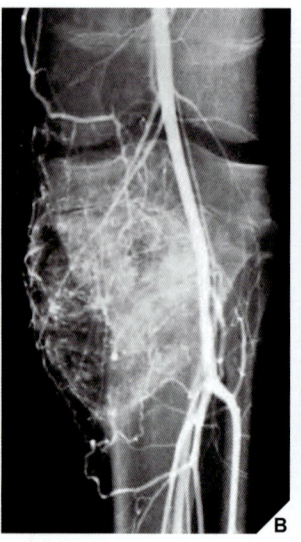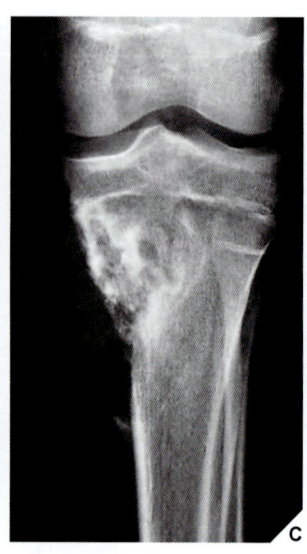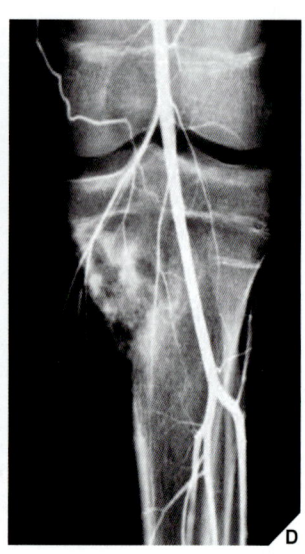

图16-66 骨肉瘤化疗后

15岁男孩，左侧胫骨近端前后位X线片（A）显示干骺端骨肉瘤伴大的软组织肿块。治疗前动脉造影（B）显示软组织肿块富血管。甲氨蝶呤、多柔比星、长春新碱、顺铂联合化疗后，X线片（C）及动脉造影（D）显示肿块明显减小。继而进行胫骨近端广泛切除，植入金属假体（类似图16-64B）

4. 并发症 恶性骨肿瘤最常见的并发症是转移，最常见转移至肺。一些良性肿瘤严重的并发症为潜在恶变可能（图16-67；也见表16-2）。而且一些良性病变如多发外生骨疣（图16-68）或内生软骨瘤病（见图18-33B和18-34C）会导致严重的生长紊乱。总体而言，肿瘤及肿瘤样病变最常见的并发症是病理性骨折，良恶性病变均可发生。单纯性骨囊肿、大的非骨化性纤维瘤（图16-69）、骨纤维异常增殖症及内生软骨瘤（见图18-7和图18-8）最有可能发生病理性骨折。有时病理性骨折是肿瘤样病变最早出现的症状。随着病灶生长穿过皮质，也可发生其他并发症，如邻近骨侵蚀（图16-70）及血管神经受压移位（见图18-48B）。

图16-67 恶变为软骨肉瘤

32岁男性，多发性内生软骨瘤病，环指基底部内生软骨瘤经过肉瘤样转化，恶变为软骨肉瘤

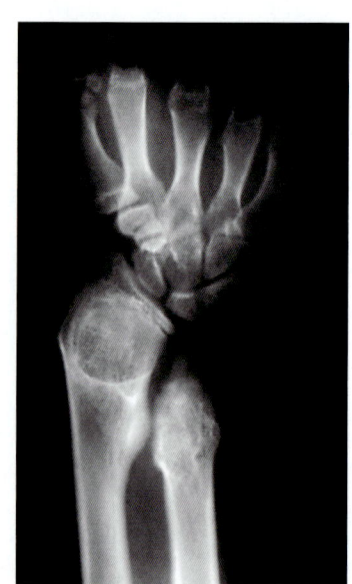

图16-68 多发性外生骨疣：生长紊乱

14岁男孩，多发性外生骨疣（骨软骨瘤），腕部前后位X线片显示尺骨、桡骨远端明显生长紊乱

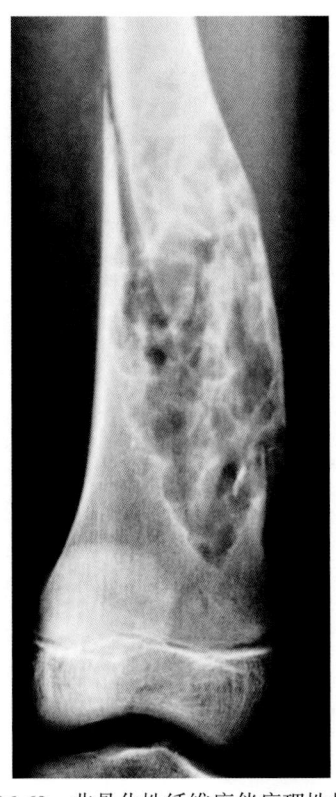

图 16-69　非骨化性纤维瘤伴病理性骨折

9岁男孩，右侧股骨干远端因巨大非骨化性纤维瘤发生病理性骨折，此为本病常见并发症

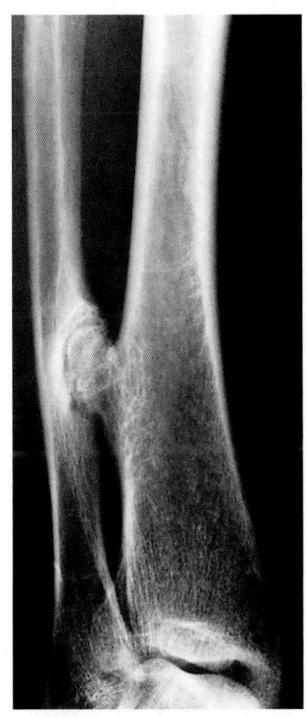

图 16-70　骨软骨瘤侵蚀邻近骨

24岁男性，胫骨远端后外侧骨软骨瘤侵蚀邻近腓骨

四、软组织肿瘤

与骨肿瘤及肿瘤样病变不同，大多数软组织

肿瘤缺少特异性影像学征象（表 16-12）。然而，某些软组织肿瘤有其特点。例如，软组织肿块中见钙化静脉石多提示血管瘤或血管瘤病（图 16-71）；见到脂肪成分提示为脂肪瘤（图 16-72）；脂肪和实质成分混杂，并可见成骨，多提示脂肪肉瘤（图 16-73）。"爆米花"样钙化提示软组织软骨瘤或软骨肉瘤；邻近关节"爆米花"样钙化，尤其伴骨破坏时，提示滑膜肉瘤（见图 23-31A 及图 23-32A、B）；软组织肿块内见边界不清、不均质模糊骨化提示软组织骨肉瘤（图 16-74）。一些研究者指出 MRI 诊断软组织肿瘤的优越性，与 CT 相比，MRI 无电离辐射，可多方位及多平面成像，软组织分辨率高，对软组织肿瘤解剖分界显示清晰。大部分软组织肿瘤在 T_1WI 上为低到中等信号，T_2WI 上为高信号。然而，肿块在 T_1WI 上为高信号是因为含有血液或脂肪成分，如脂肪瘤、血管瘤及慢性血肿。但黏液脂肪肉瘤在 T_1WI 上不表现为高信号。Sundaram 和 McLeod 指出，目前基于 MRI 结果，无论是视觉特征还是信号强度都不能区分或预测软组织肿块的组织学，但的确某些特点有助于判断病灶的良恶性。边界清、均质的肿瘤倾向于良性；瘤周明显水肿及肿瘤坏死倾向于恶性。近年来，提倡先行高分辨率超声检查，包括彩色多普勒超声、能量多普勒超声及频谱分析等检查，并对诊断不明确的软组织肿块进行超声引导下穿刺活检。

表 16-12　最常见的良性及恶性软组织肿瘤

良性	恶性
腱鞘囊肿	横纹肌肉瘤
脂肪瘤	平滑肌肉瘤
肌瘤，平滑肌瘤	恶性纤维组织细胞肉瘤
纤维瘤	纤维肉瘤
纤维瘤病	黏液纤维肉瘤
黏液瘤	恶性神经鞘瘤
血管瘤，血管瘤病	梭形细胞肉瘤
淋巴管瘤	脂肪肉瘤
软骨瘤	滑膜肉瘤
神经纤维瘤	骨外骨肉瘤
硬纤维瘤	骨外软骨肉瘤
腱鞘巨细胞瘤	血管内皮细胞瘤
Morton 瘤	卡波西肉瘤
错构瘤	血管肉瘤

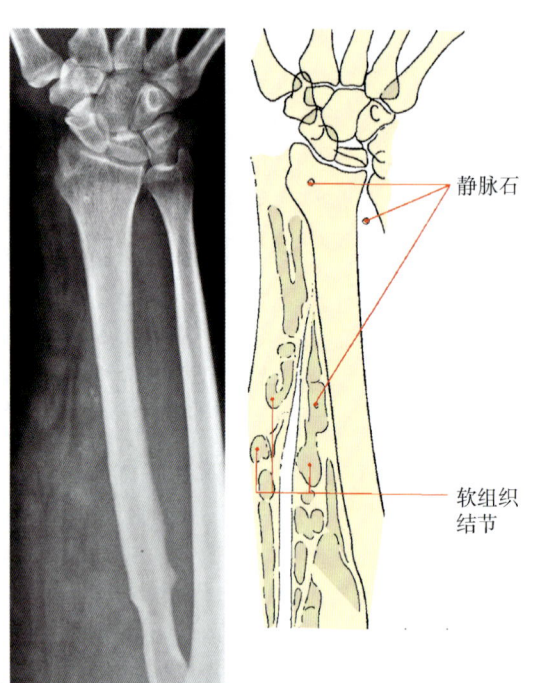

图16-71　软组织血管瘤病

39岁女性，左前臂结节状肿胀，X线片显示多发小钙化静脉石，提示血管瘤病

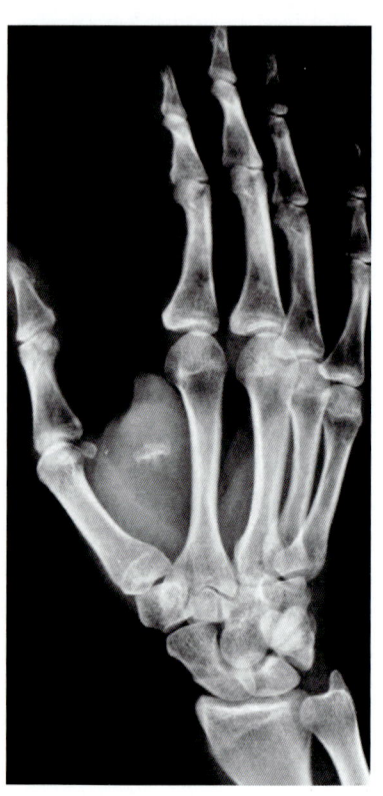

图16-72　软组织脂肪瘤

27岁女性，手背侧软组织肿块，斜位X线片显示邻近第2掌骨桡侧面软组织内见一密度减低区，内见成骨

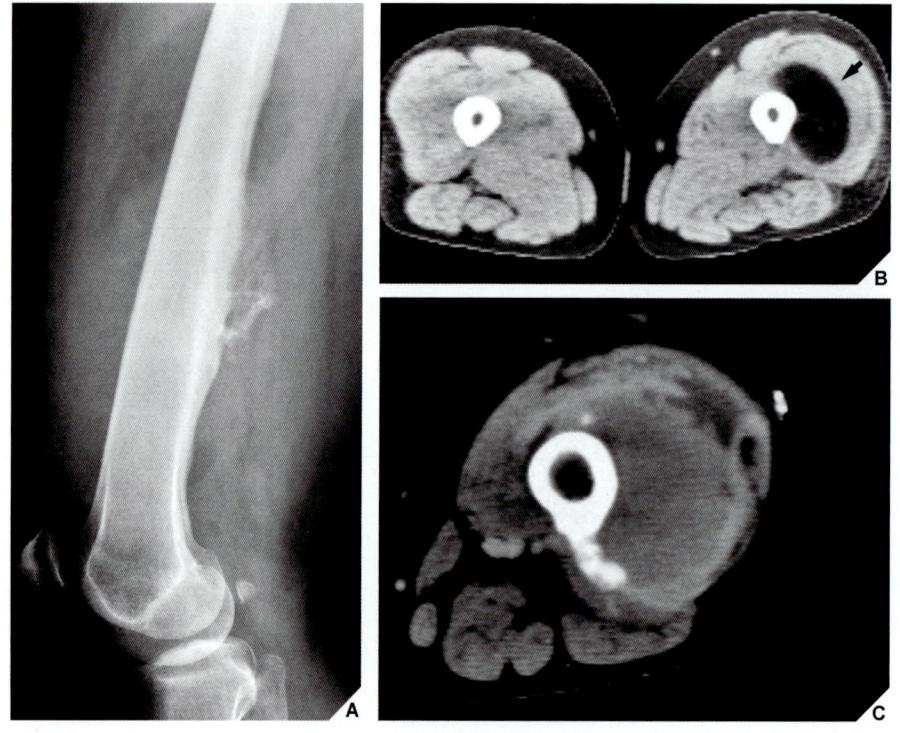

图16-73　软组织骨旁脂肪肉瘤

A. 54岁男性，大腿后方缓慢增大的肿物，侧位X线片显示边界不清的软组织肿块伴密度减低区，股骨后方皮质成骨改变；B. CT证实密度减低区为脂肪组织（箭头）；C. 成骨区CT显示累及周围肌肉的实性肿块

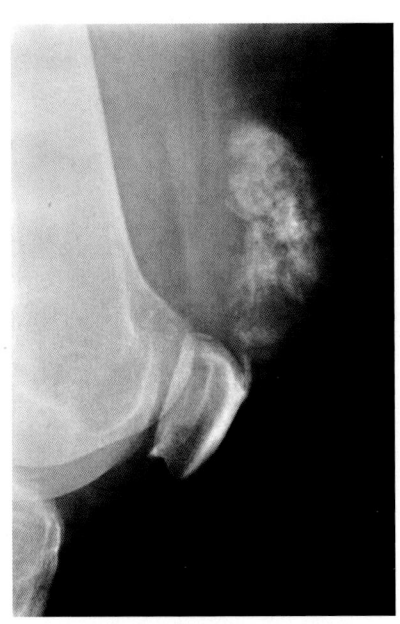

图 16-74　软组织骨肉瘤

51 岁女性，髌骨上方大的软组织肿物。膝关节侧位 X 线片显示肿物边界不清，密度不均，中心见成骨（经允许引自 Greenspan A，Steiner G，Norman A，et al. Case report: osteosarcoma of the soft tissues of the distal end of the thigh. *Skeletal Radiol* 1987；16：489-492. ）

　　放射科医生的任务并不是做出特异性诊断，而是指示病灶范围，判断病变是肿瘤还是肿瘤样病变（表 16-13）；如果是恶性，判断是原发性软组织肿瘤侵及骨，还是原发性骨肿瘤累及皮质外（见图 16-55A）。大多数情况下，这是通过动脉造影（图 16-75）、CT（图 16-76）及 MRI（图 16-77）检查来实现的。在此之后，放射科医生还将进一步进行透视引导下、超声引导下或 CT 引导下经皮穿刺活检。动脉造影有助于选择合适的活检区域，标本通常取自肿瘤血供最丰富的区域（图 16-78）。

表 16-13　最常见的良性软组织肿瘤样病变

脓肿	骨化性肌炎
淀粉样瘤	结节状筋膜炎
钙化性肌坏死	色素沉着绒毛结节性滑膜炎
囊肿	假性动脉瘤
旺炽性反应性骨膜炎	反应性淋巴结病
异物肉芽肿	类风湿结节
腱鞘囊肿	血清肿
痛风结节	滑膜囊肿
血肿	肿瘤样钙质沉积

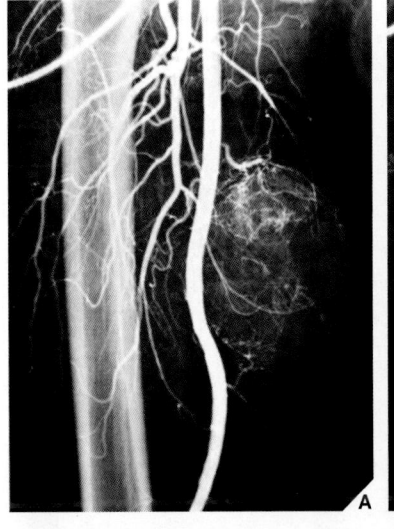
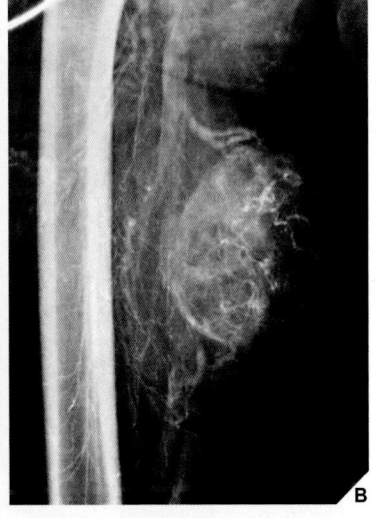

图 16-75　软组织恶性纤维组织细胞瘤（MFH）

56 岁男性，右侧大腿内侧软组织恶性纤维组织细胞瘤，行股动脉造影检查。A. 动脉期显示股浅动脉受肿瘤推挤移位及肿瘤的范围和新生血管区域，造影剂在肿瘤内沉积；B. 静脉期显示造影剂在异常血管区沉积，以及肿瘤染色和显影的静脉结构

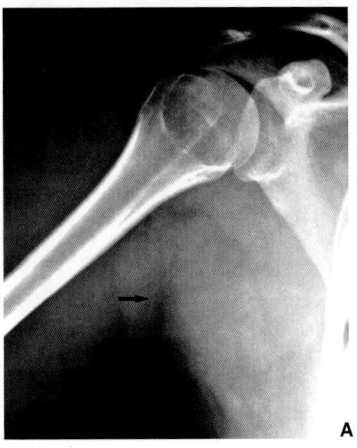
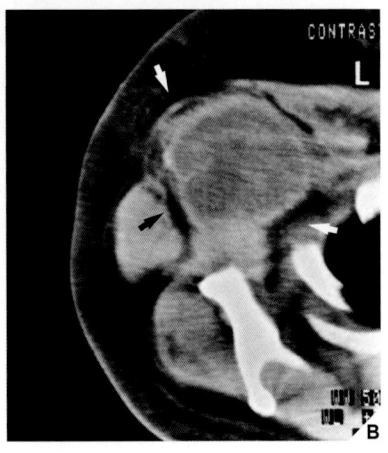

图 16-76　软组织纤维肉瘤

A. 40 岁女性，右侧腋窝肿块逐渐增大，前后位 X 线片显示邻近肩胛骨外侧缘边界不清的肿物（箭头）；B. 增强 CT 检查显示病灶范围（箭头），周围骨质未见受累

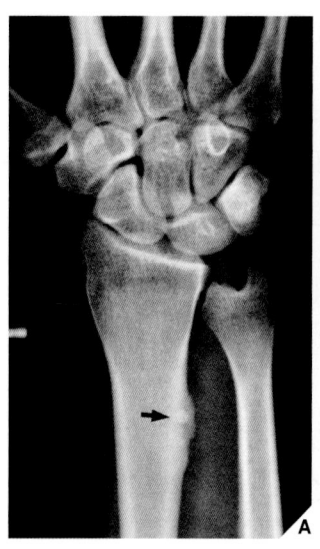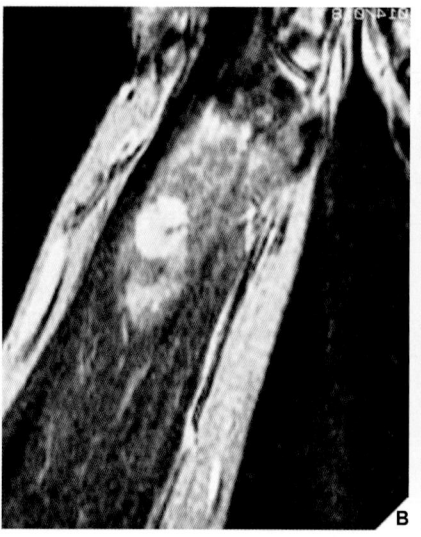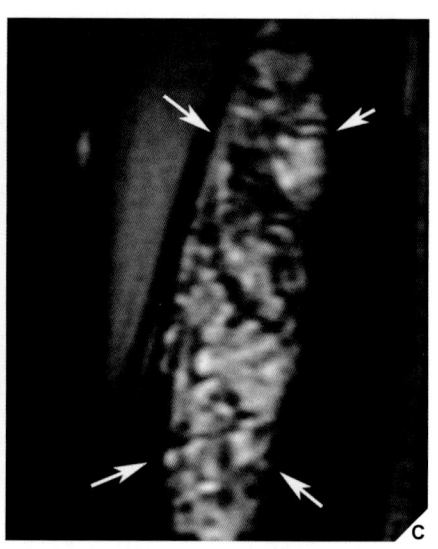

图 16-77　肌肉内血管瘤

34 岁女性，左前臂远端疼痛。A. X 线片显示桡骨远端尺侧骨膜反应，可见静脉石（箭头）；B. 冠状位 T₂WI MRI（SE TR2000/TE 80ms）显示病变位于前臂远端旋前方肌内，呈不均匀等至高信号；C. 另一例患者小腿肌肉内毛细血管瘤（箭头），冠状位 T₂WI MRI 显示病灶呈条纹状（图 A 和图 B 引自 Greenspan A，McGahan JP，Vogelsang P，et al. Imaging strategies in the evaluation of soft-tissue hemangiomas of the extremities: correlation of the findings of plain radiography, angiography, CT, MRI, and ultrasonography in 12 histologically proven cases. *Skeletal Radiol* 1992; 21: 11-18.）

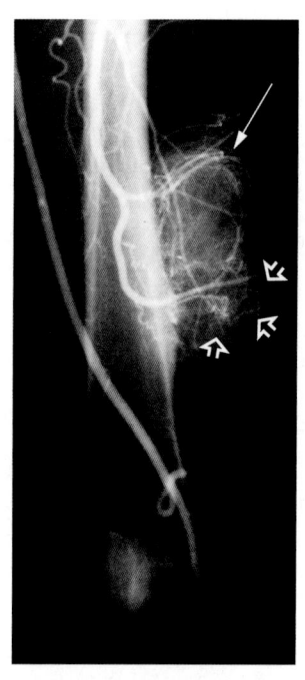

图 16-78　骨旁脂肪肉瘤

与图 16-73 为同一患者，动脉造影显示病灶由两部分组成：近端少血管，密度低（箭头）；远端富血管，密度高（空心箭头）。活检取材于富血管区，证实为脂肪肉瘤。根治性切除后进行整体标本组织学检查显示少血管区几乎未见恶性肿瘤细胞，若只在此进行活检，结果可能与最终诊断不一致

　　某些具有特异性表现的软组织肿瘤可以术前做出诊断。血管性肿瘤如毛细血管型血管瘤表现为特征性的肌肉内条纹（见图 16-77C）。海绵状血管瘤表现为明显的血管间隙内的液 - 液平面（图 16-79）。良性脂肪源性肿瘤显示整个病灶内特征性脂肪信号，具有薄的包膜，瘤体内伴薄分隔或不伴分隔（图 16-80）。低级别脂肪肉瘤或不典型脂肪瘤显示脂肪成分中厚的分隔，增强后分隔可见强化（图 16-81）。高级别脂肪肉瘤病灶内包含少量脂肪成分及大部分非脂肪成分。黏液脂肪肉瘤在 MRI 平扫显示液体样信号强度，增强检查显示明显强化（图 16-82）。典型的纤维脂肪错构瘤表现为邻近神经的软组织肿块（最常见于腕管内的正中神经），呈"意大利面"样或"同轴电缆"样

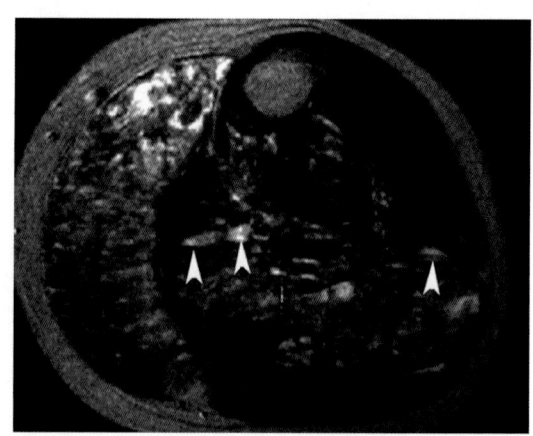

图 16-79　毛细血管瘤

轴位 T₂WI 显示小腿后方肌肉内大的毛细血管瘤。注意多发的液 - 液平面（无尾箭头）

改变（图16-83）。起源于神经的肿瘤常见肿瘤与神经相连的"尾征"（图16-84）。神经纤维瘤在MRI上呈中心低信号的"牛眼征"（图16-85）。大多神经起源的肿瘤增强后明显强化。纤维性肿瘤常表现为边界不清的低信号（图16-86）。背部弹力纤维瘤是另一种良性纤维类病变，通常位于肩胛骨和胸壁之间（图16-87）。还有些肿瘤在T_1WI

和T_2WI均为高信号，如透明细胞肉瘤、腺泡状软组织肉瘤和黑色素瘤。色素沉着绒毛结节性滑膜炎（PVNS）和腱鞘巨细胞瘤由于含铁血黄素沉积，病灶内低信号较具特征（图16-88）。然而，大多数时候，软组织肿瘤的MRI特征并不具有特征性，只有活检和组织病理学检查才能提供最终诊断（图16-89）。

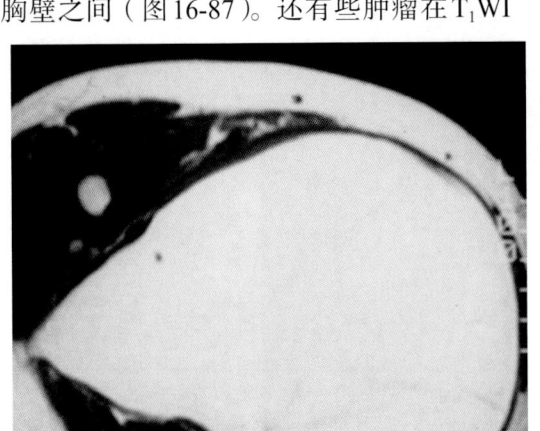

图16-80　良性脂肪源性肿瘤

轴位T_1WI显示大腿后方大的脂肪瘤，注意肿瘤有薄的包膜，但内部没有分隔

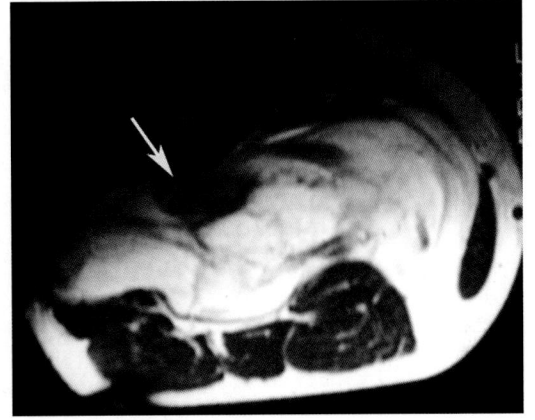

图16-81　不典型脂肪瘤（低级别脂肪肉瘤）

轴位T_1WI显示大腿后方脂肪源性肿物，注意病灶内存在实性非脂肪成分（箭头）

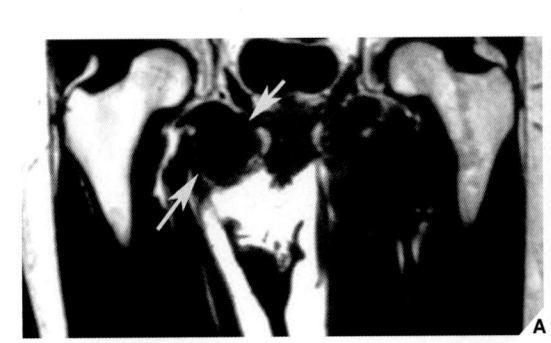

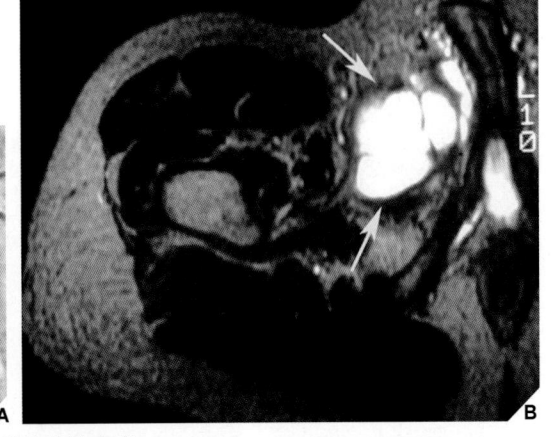

图16-82　黏液脂肪肉瘤

A. 冠状位T_1WI显示右侧腹股沟区呈液体样低信号的病灶（箭头）；B. 轴位T_2WI显示病灶呈均匀高信号（箭头）。这些表现容易误诊为液性成分

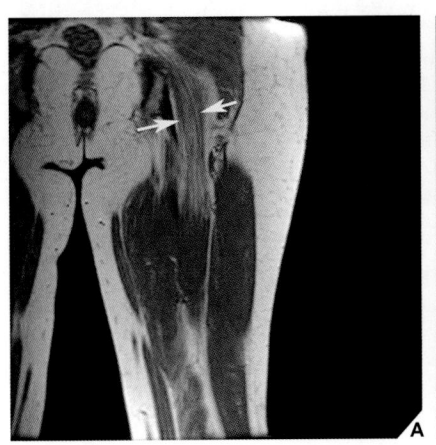

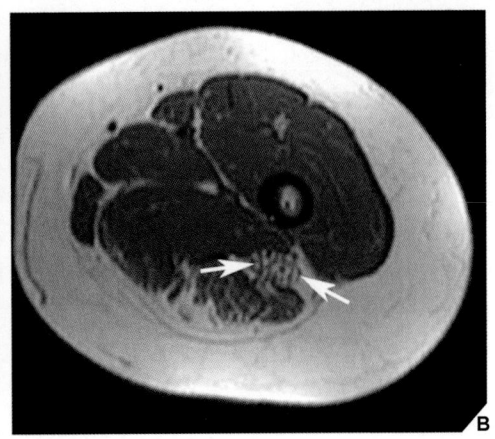

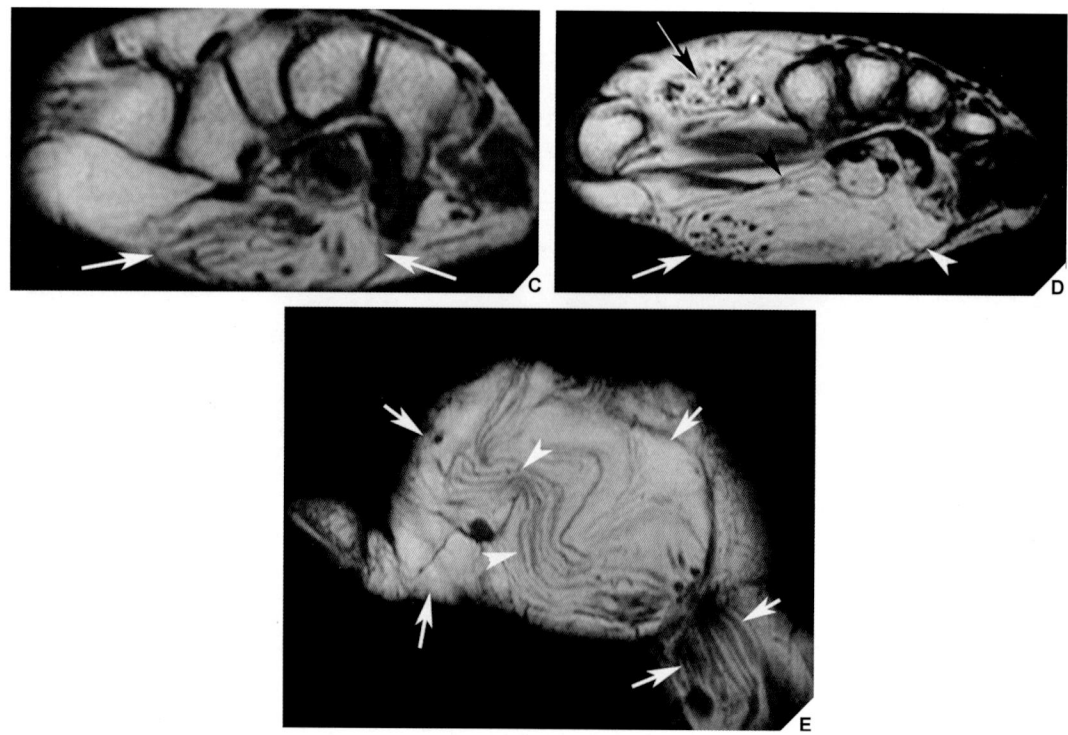

图16-83 纤维脂肪错构瘤

A. 冠状位T₁WI显示坐骨神经"意大利面"样改变（箭头）；B. 轴位T₁WI显示坐骨神经"同轴电缆"样改变（箭头）；C. 另一例患者轴位T₁WI显示腕管内正中神经大的纤维脂肪错构瘤（箭头）；D. 同一患者轴位T₁WI显示纤维脂肪错构瘤延伸至手掌（无尾箭头）及第1、第2指，注意神经纤维呈"同轴电缆"样改变（箭）；E. 同一患者冠状位T₁WI显示病灶范围从腕管延伸到手（箭头），注意正中神经纤维及其分支"意大利面"样改变（无尾箭头）

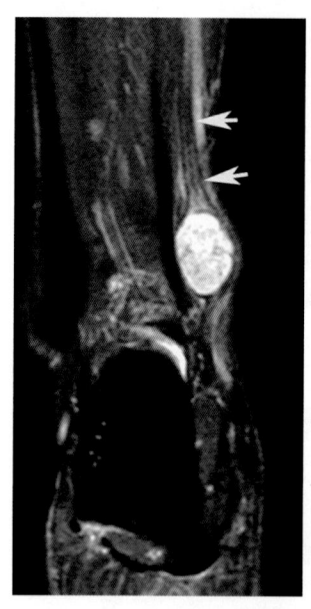

图16-84 胫后神经的神经纤维瘤

冠状位STIR显示右踝内后跗管水平高信号肿物，病灶上缘可见"尾征"（箭头），为神经源性肿瘤的特点

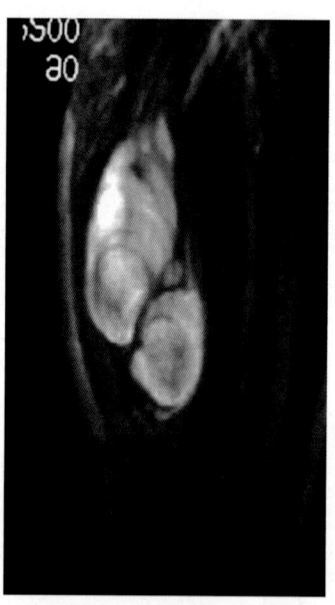

图16-85 大腿神经纤维瘤

矢状位T₂WI显示大腿肿物，中心呈低信号，为神经纤维瘤的特征性表现

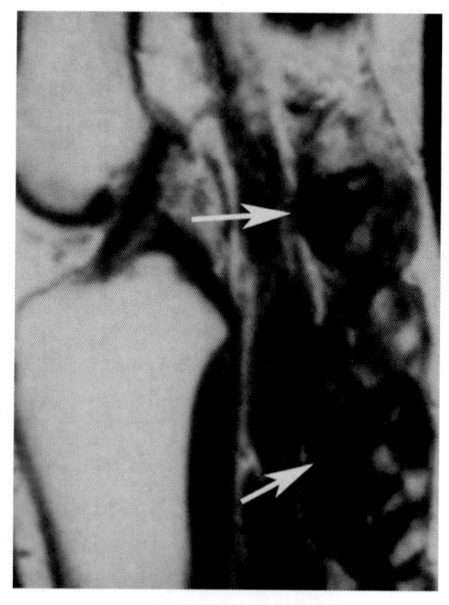

图16-86 腘窝纤维瘤病

矢状位T₁WI显示腘窝大的软组织肿物（箭头），以病灶内低信号为主

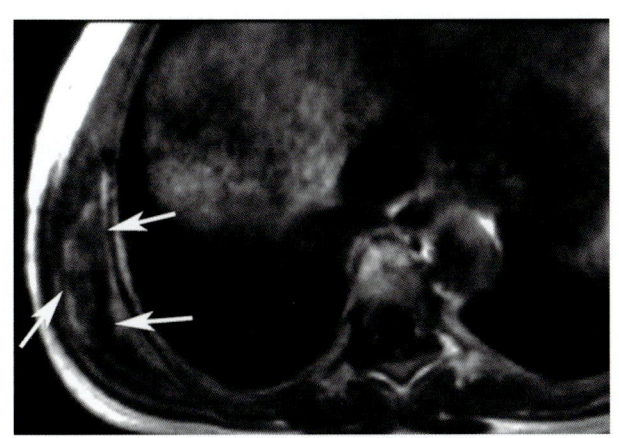

图 16-87　背部弹力纤维瘤

轴位 T_1WI 显示右侧肩胛骨与胸壁间的低信号肿物（箭头）

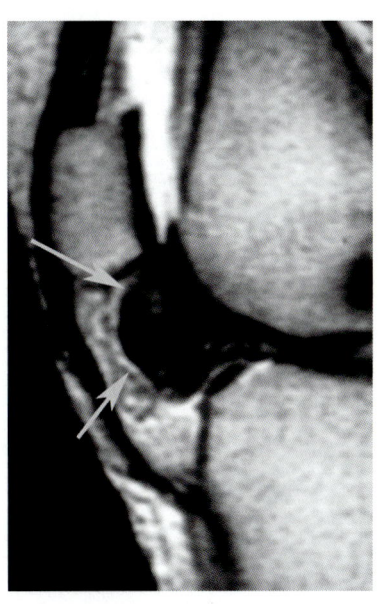

图 16-88　色素沉着绒毛结节性滑膜炎（PVNS）

矢状位 T_2WI 显示膝前低信号肿物（箭头），与 PVNS 局灶性结节中含铁血黄素沉积一致（见图 23-12）

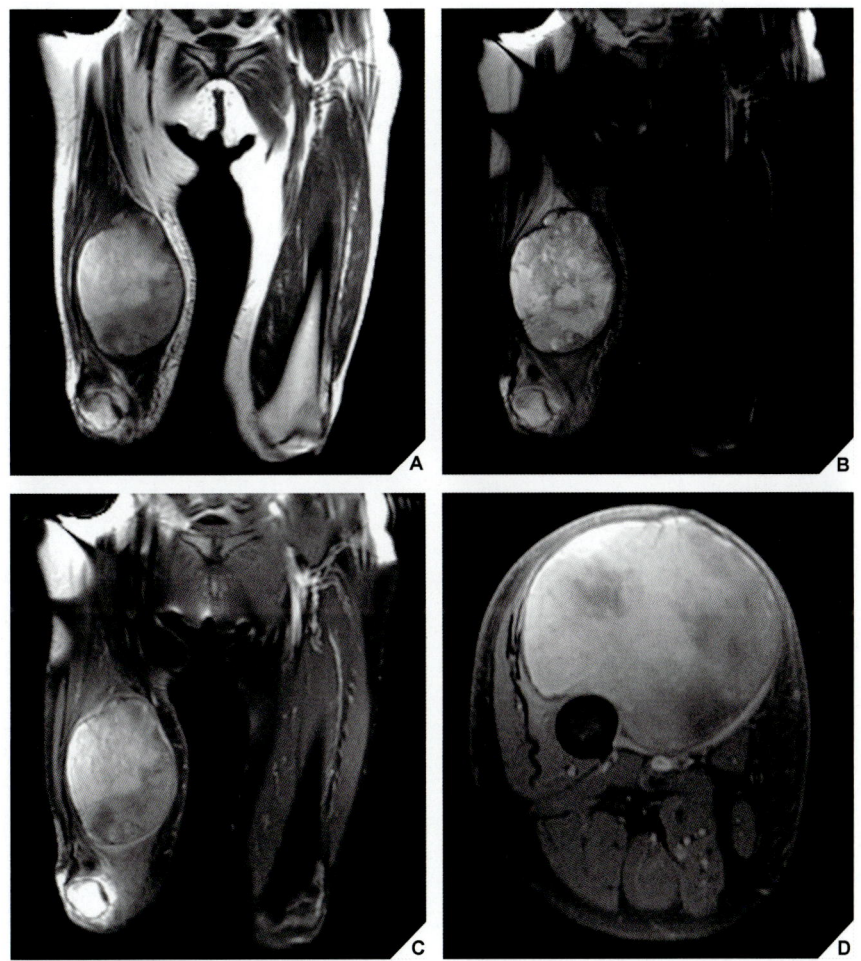

图 16-89　多形性未分化软组织肉瘤 MRI 表现

70 岁女性，右侧大腿巨大软组织肿块。冠状位 T_1WI（A）和冠状位 T_2WI（B）脂肪抑制序列图像显示大腿前间室边界清晰的肿块，呈不均匀信号。静脉注入造影剂获得的冠状位（C）和轴位（D）T_1WI 脂肪抑制序列图像显示肿块呈中度强化。经切除活检及组织病理学检查确定诊断

记忆要点

[1] 当怀疑骨或软组织病变时，最重要的临床信息是：
- 患者年龄
- 症状持续时间
- 肿瘤生长速度

[2] 评价肿瘤及肿瘤样病变时，关键的影像学征象包括：
- 病变部位（哪块骨、受累骨的位置）
- 病灶边界（移行带窄还是宽）
- 基质类型（钙化、骨化的有无）
- 骨破坏类型（地图样、虫蚀状或渗透状）
- 骨膜反应类型（实性或中断——日光放射状、绒毛状、层状及Godman三角）
- 是否有软组织肿块

[3] 位于骨骺溶骨性病灶，移行带窄，最可能是软骨母细胞瘤。

[4] 生长板闭合后，发生于骨关节端的缺少硬化边的溶骨病灶，最可能是巨细胞瘤。发生于骨非关节端的病灶可除外巨细胞瘤。

[5] 肱骨或股骨近端，近生长板伴硬化边的中央型病灶，最可能是单纯性骨囊肿。

[6] 跟骨外侧低密度病灶，最可能是单纯性骨囊肿。

[7] 年龄低于20岁，皮质偏心膨胀性病灶可能为动脉瘤样骨囊肿或软骨黏液纤维瘤。如果患者年龄在30岁或以上，这种可能性则低。

[8] 短管状骨的低密度病灶最可能为内生软骨瘤。

[9] 儿童胫骨前方伴硬化边的病灶最可能为骨纤维结构不良（Kempson-Campanacci病）；成人胫骨类似或多发溶骨病灶最可能为造釉细胞瘤。

[10] 股骨远端内侧靠近股骨粗隆的皮质不规则病灶，最可能为骨膜硬纤维瘤。

[11] 股骨远端后部髓内病变，伴扇形边缘及硬化边，最可能为非骨化性纤维瘤。

[12] 股骨远端后部骨表面高密度分叶状病变，最可能为骨旁骨肉瘤。

[13] 位于胫骨前方表面，边界不清、钙化的病灶，有骨膜骨肉瘤的可能。

[14] 椎体病灶常为转移瘤、骨髓瘤、淋巴瘤、血管瘤及朗格汉斯细胞组织细胞增生症。

[15] 椎弓后部病灶常为动脉瘤样骨囊肿、骨母细胞瘤及骨样骨瘤。

[16] 可能为良性肿瘤的病变特征：
- 地图样骨质破坏
- 硬化边
- 致密、连续的骨膜反应，或无骨膜反应
- 无软组织肿块

[17] 可能为恶性肿瘤的病变特征：
- 边界不清（移行带宽）
- 虫蚀状或渗透状骨质破坏
- 中断的骨膜反应
- 软组织肿块

[18] 最可能为软骨类病灶的特征（内生软骨瘤或软骨肉瘤）：
- 分叶状（皮质内缘扇形压迹）
- 基质点状、环状或逗号状钙化

[19] 伴实性致密骨膜反应的偏心病灶可能为动脉瘤样骨囊肿、软骨黏液纤维瘤和皮质旁软骨瘤。

[20] 虫蚀状或渗透状骨质破坏，伴巨大软组织肿块内无骨化或钙化，最可能为尤因肉瘤。若患者小于5岁或是黑种人，则不太可能是尤因肉瘤。

[21] 同时存在软组织肿块和骨破坏时，有助于鉴别病灶起源的影像学特点：
- 病灶中心：如果在骨外，则可能为原发性软组织肿瘤；如果在骨内，则可能原发于骨
- 与破坏皮质的夹角：如果夹角指向骨，则可能为起源于软组织的肿瘤；若夹角指向软组织，则可能原发于骨
- 无骨膜反应：可能为原发性软组织肿瘤
- 骨病灶小，软组织肿块大：可能为起源于软组织的肿瘤（尤因肉瘤除外）

[22] 可多发的良性病变包括骨纤维异常增殖症、非骨化性纤维瘤、朗格汉斯细胞组织细胞增生症、血管瘤及外生骨疣、内生软骨瘤。多发恶性病变包括转移瘤、多发骨髓瘤及淋巴瘤。

[23] 有助于软组织病变诊断的征象：
- 静脉石（血管瘤）
- 肿物内低密度透亮区（脂肪瘤）
- 致密区散在低密度及骨化（脂肪肉瘤）
- 高密度肿块内边界不清骨化（骨肉瘤）
- 近关节伴钙化的肿物（滑膜肉瘤）
- 肿物内"爆米花"样钙化（软骨瘤或软骨肉瘤）

[24] 提示良性软组织肿块的 MRI 特征：边界清晰、密度均匀，而明显瘤周水肿及坏死则提示恶性。

[25] 一些软组织病变具有特征性 MRI 表现，可术前诊断：
- 明显的血管间隙内液-液平面（海绵状血管瘤）
- 病灶内厚的分隔伴脂肪成分（低级别脂肪肉瘤）
- 病灶内包含小部分脂肪成分及大部分其他非脂肪成分（高级别脂肪肉瘤）
- 平扫显示液体样信号强度，增强检查显示明显强化（黏液脂肪肉瘤）
- 肿瘤与神经相连的"尾征"（神经源性肿瘤）
- T_1WI 和 T_2WI 均为高信号（透明细胞肉瘤、腺泡状软组织肉瘤和黑色素瘤）

[26] DWI 和 DTI 不仅用于普通肿瘤，也用于肌肉骨骼系统，如鉴别脊柱急性骨质疏松性骨折与恶性压缩性骨折。

[27] 全身 MRI 对多发性骨髓瘤、淋巴瘤、肺癌和卵巢癌的成像是有效的。

（钱占华　王金娥　殷玉明　译）

参 考 文 献

Aoki J, Wanatabe H, Shinozaki T, et al. FDG PET of primary benign and malignant bone tumors: standardized uptake value in 52 lesions. *Radiology* 2001;219:774–777.

Baliyan V, Das CJ, Sharma R, et al. Diffusion weighted imaging: technique and applications. *World J Radiol* 2016;8:785–798.

Barnes G Jr, Gwinn J. Distal irregularities of the femur simulating malignancy. *Am J Roentgenol Radium Ther Nucl Med* 1974;122:180–185.

Berquist TH. Magnetic resonance imaging of primary skeletal neoplasms. *Radiol Clin North Am* 1993;31:411–424.

Bisseret D, Kaci R, Lafage-Proust M-H, et al. Periosteum: characteristic imaging findings with emphasis on radiologic-pathologic comparisons. *Skeletal Radiol* 2015;44:321–338.

Bloem JL. *Radiological staging of primary malignant musculoskeletal tumors. A correlative study of CT, MRI, ⁹⁹ᵐTc scintigraphy and angiography.* The Hague, Netherlands: A. Jongbloed; 1988.

Bloem JL, Reiser MF, Vanel D. Magnetic resonance contrast agents in the evaluation of the musculoskeletal system. *Magn Res Q* 1990;6:136–163.

Bodner G, Schocke MFH, Rachbauer F, et al. Differentiation of malignant and benign musculoskeletal tumors: combined color and power Doppler US and spectral wave analysis. *Radiology* 2002;223:410–416.

Calleja M, Dimigen M, Saifuddin A. MRI of superficial soft tissue masses: analysis of features useful in distinguishing between benign and malignant lesions. *Skeletal Radiol* 2012;41:1517–1524.

Conrad EU III, Enneking WF. Common soft tissue tumors. *Clin Symp* 1990;42:2–32.

Crim JR, Seeger LL, Yao L, et al. Diagnosis of soft-tissue masses with MR imaging: can benign masses be differentiated from malignant ones? *Radiology* 1992;185:581–586.

Dahlin DC, Unni KK. *Bone tumors: general aspects and data on 8,542 cases,* 4th ed. Springfield, MO: Charles C. Thomas Publishers; 1986.

Dinauer PA, Brixey CJ, Moncur JT, et al. Pathologic and MR imaging features of benign fibrous soft-tissue tumors in adults. *Radiographics* 2007;27:173–187.

Dorfman HD, Czerniak B. *Bone tumors.* St. Louis: Mosby; 1998:1–33.

Edeiken J, Hodes PJ, Caplan LH. New bone production and periosteal reaction. *Am J Roentgenol Radium Ther Nucl Med* 1966;97:708–718.

Elias DA, White LM, Simpson DJ, et al. Osseous invasion by soft-tissue sarcoma: assessment with MR imaging. *Radiology* 2003;229:145–152.

Enneking WF. Staging of musculoskeletal neoplasms. *Skeletal Radiol* 1985;13:183–194.

Enzinger FM, Weiss SW. *Soft tissue tumors,* 3rd ed. St. Louis: Mosby; 1995:3–56.

Erlemann R, Sciuk J, Bosse A, et al. Response of osteosarcoma and Ewing sarcoma to pre-operative chemotherapy: assessment with dynamic and static MR imaging and skeletal scintigraphy. *Radiology* 1990;175:791–796.

Ewing J. A review and classification of bone sarcomas. *Arch Surg* 1922;4:485–533.

Fayad LM, Bluemke DA, Weber KL, et al. Characterization of pediatric skeletal tumors and tumor-like conditions: specific cross-sectional imaging signs. *Skeletal Radiol* 2006;35:259–268.

Fechner RE, Mills SE. *Tumors of the bones and joints.* Washington, DC: Armed Forces Institute of Pathology; 1993:1–16.

Fletcher CDM, Bridge JA, Hogendoorn P, et al. *WHO classification of tumors of soft tissue and bone,* vol. 5, 4th ed. Lyon, France; 2013.

Fletcher CDM, Unni KK, Mertens F, eds. *Pathology & genetics: tumors of soft tissue and bones,* vol. 5, 3rd ed. Lyon, France: IARC Press; 2013.

Frank JA, Ling A, Patronas NJ, et al. Detection of malignant bone tumors: MR imaging vs scintigraphy. *AJR Am J Roentgenol* 1990;155:1043–1048.

Gartner L, Pearce CJ, Saifuddin A. The role of the plain radiograph in the characterisation of soft tissue tumours. *Skeletal Radiol* 2009;38:549–558.

Gaskin CM, Helms CA. Lipomas, lipoma variants, and well-differentiated liposarcomas (atypical lipomas): results of MRI evaluations of 126 consecutive fatty masses. *AJR Am J Roentgenol* 2004;182:733–739.

Greenspan A. Bone island (enostosis): current concept—a review. *Skeletal Radiol* 1995;24:111–115.

Greenspan A. Pragmatic approach to bone tumors. *Semin Orthop* 1991;6:125–133.

Greenspan A, Borys D. *Radiology and pathology correlation of bone tumors: a quick reference and review.* Philadelphia: Wolters Kluwer; 2016:1–31.

Greenspan A, Jundt G, Remagen W. *Differential diagnosis in orthopaedic oncology,* 2nd ed. Philadelphia: Lippincott Williams & Wilkins; 2007:1–35.

Greenspan A, Klein MJ. Radiology and pathology of bone tumors. In: Lewis MM, ed. *Musculoskeletal oncology: a multidisciplinary approach.* Philadelphia: WB Saunders; 1992:13–72.

Greenspan A, McGahan JP, Vogelsang P, et al. Imaging strategies in the evaluation of soft-tissue hemangiomas of the extremities: correlation of the findings of plain radiography, angiography, CT, MRI, and ultrasonography in 12 histologically proven cases. *Skeletal Radiol* 1992;21:11–18.

Greenspan A, Stadalnik RC. Bone island: scintigraphic findings and their clinical application. *Can Assoc Radiol J* 1995;46:368–379.

Greenspan A, Stadalnik RC. Central versus eccentric lesions of long tubular bones. *Semin Nucl Med* 1996;26:201–206.

Greenspan A, Steiner G, Norman A, et al. Case report 436: osteosarcoma of the soft tissues of the distal end of the thigh. *Skeletal Radiol* 1987;16:489–492.

Griffin N, Khan N, Thomas JM, et al. The radiological manifestations of intramuscular haemangiomas in adults: magnetic resonance imaging, computed tomography and ultrasound appearances. *Skeletal Radiol* 2007;36:1051–1059.

Hamada K, Ueda T, Tomita Y, et al. False positive 18F-FDG PET in an ischial chondroblastoma; an analysis of glucose transporter 1 and hexokinase II expression. *Skeletal Radiol* 2006;35:306–310.

Hanna SL, Fletcher BD, Parham DM, et al. Muscle edema in musculoskeletal tumors: MR imaging characteristics and clinical significance. *J Magn Reson Imaging* 1991;1:441–449.

Hayes CW, Conway WF, Sundaram M. Misleading aggressive MR imaging appearance of some benign musculoskeletal lesions. *Radiographics* 1992;12:1119–1134.

Helms CA. Skeletal "don't touch" lesions. In: Brant WE, Helms CA, eds. *Fundamentals of diagnostic radiology.* Baltimore: Williams & Wilkins; 1994:963–975.

Hermann G, Abdelwahab IF, Miller TT, et al. Tumor and tumor-like conditions of the soft tissue: magnetic resonance imaging features differentiating benign from malignant masses. *Br J Radiol* 1992;65:14–20.

Hong S-P, Lee SE, Choi Y-L, et al. Prognostic value of 18F-FDG PET/CT in patients with soft tissue sarcoma: comparisons between metabolic parameters. *Skeletal Radiol* 2014;43:641–648.

Hudson TM. *Radiologic-pathologic correlation of musculoskeletal lesions.* Baltimore: Williams & Wilkins; 1987.

Huvos AG. *Bone tumors: diagnosis, treatment and prognosis.* Philadelphia: WB Sanders; 1979.

Jaffe HL. *Tumors and tumorous conditions of the bones and joints.* Philadelphia: Lea & Febiger; 1968.

Jelinek JS, Murphey MD, Welker JA, et al. Diagnosis of primary bone tumors with image-guided percutaneous biopsy: experience with 110 tumors. *Radiology* 2002;223:731–737.

Khashper A, Zheng J, Nahal A, et al. Imaging characteristics of spindle cell lipoma and its variants. *Skeletal Radiol* 2014;43:591–597.

Kirwadi A, Abdul-Halim R, Fernando M, et al. MR imaging features of spindle cell lipoma. *Skeletal Radiol* 2014;43:191–196.

Kransdorf MJ. Magnetic resonance imaging of musculoskeletal tumors. *Orthopedics* 1994;17:1003–1016.

Kransdorf MJ. Malignant soft-tissue tumors in a large referral population: distribution of diagnoses by age, sex, and location. *AJR Am J Roentgenol* 1995;164:129–134.

Kransdorf MJ, Bancroft LW, Peterson JJ, et al. Imaging of fatty tumors: distinction of lipoma and well-differentiated liposarcoma. *Radiology* 2002;224:99–104.

Kransdorf MJ, Murphey MD, Sweet DE. Liposclerosing myxofibrous tumor: a radiologic-pathologic-distinct fibro-osseous lesion of bone with a marked predilection for the intertrochanteric region of the femur. *Radiology* 1999;212:693–698.

Lalam R, Bloem JL, Noebauer-Huhmann IM, et al. ESSR consensus document for detection, characterization, and referral pathway for tumors and tumorlike lesions of bone. *Semin Musculoskelet Radiol* 2017;21:630–647.

Lang P, Honda G, Roberts T, et al. Musculoskeletal neoplasm: perineoplastic edema versus tumor on dynamic postcontrast MR images with spatial mapping of instantaneous enhancement rates. *Radiology* 1995;197:831–839.

Lewis MM. The use of an expandable and adjustable prosthesis in the treatment of childhood malignant bone tumors of the extremity. *Cancer* 1986;57:499–502.

Lewis MM, Sissons HA, Norman A, et al. Benign and malignant cartilage tumors. In: Griffin PP, ed. *Instructional course lectures*. Chicago: American Academy of Orthopaedic Surgeons; 1987:87–114.

Lodwick GS. A systematic approach to the roentgen diagnosis of bone tumors. In: *M.D. Anderson Hospital and Tumor Institute—clinical conference on cancer: tumors of bone and soft tissue*. Chicago: Year Book; 1965:49–68.

Madewell JE, Ragsdale BD, Sweet DE. Radiologic and pathologic analysis of solitary bone lesions. Part I: internal margins. *Radiol Clin North Am* 1981;19:715–748.

Magid D. Two-dimensional and three-dimensional computed tomographic imaging in musculoskeletal tumors. *Radiol Clin North Am* 1993;31:425–447.

McCarthy EF. CT-guided needle biopsies of bone and soft tissue tumors: a pathologist's perspective. *Skeletal Radiol* 2007;36:181–182.

McCarthy EF. Histological grading of primary bone tumors. *Skeletal Radiol* 2009;38:947–948.

McCarville B. The role of positron emission tomography in pediatric musculoskeletal oncology. *Skeletal Radiol* 2006;35:553–554.

Miller TT. Bone tumors and tumorlike conditions: analysis with conventional radiography. *Radiology* 2008;246:662–674.

Mirra JM, Picci P, Gold RH. *Bone tumors: clinical, radiologic, and pathologic correlations*. Philadelphia: Lea & Febiger; 1989.

Morone M, Ball MA, Tunaru N, et al. Whole-body MRI: current applications in oncology. *AJR Am J Roentgenol* 2017;209:W336–W349.

Moser RP. Cartilaginous tumors of the skeleton. *AFIP Atlas of radiologic-pathologic correlations. Fascicle II*. St. Louis, MO: Mosby-Year Book; 1990.

Moulton JS, Blebea JS, Dunco DM, et al. MR imaging of soft-tissue masses: diagnostic efficacy and value of distinguishing between benign and malignant lesions. *AJR Am J Roentgenol* 1995;164:1191–1199.

Mulder JD, Kroon HM, Schutte HE, et al. *Radiologic atlas of bone tumors*. Amsterdam, Netherlands: Elsevier; 1993:9–46.

Mulligan ME, Badros AZ. PET/CT and MR imaging in myeloma. *Skeletal Radiol* 2007;36:5–16.

Munk PL, Lee MJ, Janzen DL, et al. Lipoma and liposarcoma: evaluation using CT and MR imaging. *Am J Roentgenol* 1997;169:589–594.

Norman A, Dorfman HD. Juxtacortical circumscribed myositis ossificans: evolution and radiographic features. *Radiology* 1970;96:301–306.

Olson P, Everson LI, Griffiths HJ. Staging of musculoskeletal tumors. *Radiol Clin North Am* 1994;32:151–162.

Peterson JJ, Kransdorf MJ, Bancroft LW, et al. Malignant fatty tumors: classification, clinical course, imaging appearance and treatment. *Skeletal Radiol* 2003;32:493–503.

Ragsdale BD, Madewell JE, Sweet DE. Radiologic and pathologic analysis of solitary bone lesions. Part II: periosteal reactions. *Radiol Clin North Am* 1981;19:749–783.

Reinus WR, Wilson AJ. Quantitative analysis of solitary lesions of bone. *Invest Radiol* 1995;30:427–432.

Schajowicz F. *Tumors and tumorlike lesions of bone. Pathology, radiology, and treatment*, 2nd ed. Berlin, Germany: Springer-Verlag; 1994:1–21.

Shin DS, Shon OJ, Han DS, et al. The clinical efficacy of (18)F-FDG-PET/CT in benign and malignant musculoskeletal tumors. *Ann Nucl Med* 2008;22:603–609.

Subhawong TK, Durand DJ, Thawait GK, et al. Characterization of soft tissue masses: can quantitative diffusion weighted imaging reliably distinguish cysts from solid masses? *Skeletal Radiol* 2013;42:1583–1592.

Sundaram M, McLeod R. MR imaging of tumor and tumorlike lesions of bone and soft tissue. *AJR Am J Roentgenol* 1990;155:817–824.

Sweet DE, Madewell JE, Ragsdale BD. Radiologic and pathologic analysis of solitary bone lesions. Part III: matrix patterns. *Radiol Clin North Am* 1981;19:785–814.

Tateishi U, Yamaguchi U, Seki K, et al. Bone and soft-tissue sarcoma: preoperative staging with fluorine 18 fluorodeoxyglucose PET/CT and conventional imaging. *Radiology* 2007;245:839–847.

Tian R, Su M, Tian Y, et al. Dual-time point PET/CT with F-18 FDG for the differentiation of malignant and benign bone lesions. *Skeletal Radiol* 2009;38:451–458.

Unni KK. *Bone tumors*. New York: Churchill Livingstone; 1988.

Widmann G, Riedl QA, Schoepf D, et al. State-of-the-art HR-US imaging findings of the most frequent musculoskeletal soft-tissue tumors. *Skeletal Radiol* 2009;38:637–649.

Wilner D. *Radiology of bone tumors and allied disorders*. Philadelphia: Lea & Febiger; 1982.

Zhao F, Ahlawat S, Farahani SJ, et al. Can MR imaging be used to predict tumor grade in soft-tissue sarcoma? *Radiology* 2014;272:192–201.

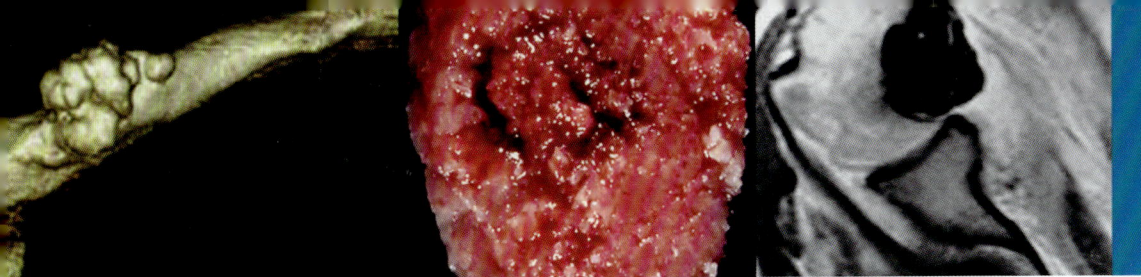

第17章

良性肿瘤与肿瘤样病变 I：成骨性病变

良性成骨性病变

良性成骨性病变特点为肿瘤细胞直接形成成熟骨或骨样组织，其包括骨瘤、骨样骨瘤及骨母细胞瘤。

（一）骨瘤

1. 临床表现及影像学特点 骨瘤为生长缓慢的成骨性病变，常见于颅骨外板、额窦和筛窦。其偶尔见于长管状或短管状骨，此时称为骨旁骨瘤。病灶生长于骨表面，影像学表现为附着于骨皮质的致密、象牙样密度肿块，边界清楚（图17-1）。10～79岁均可发病，40～50岁多见。发病无明显性别差异（图17-2）。骨瘤多无症状，切除后不复发。骨旁骨瘤的重点在于其影像学表现类似侵袭性更强的骨旁骨肉瘤（见图16-35、图21-34和

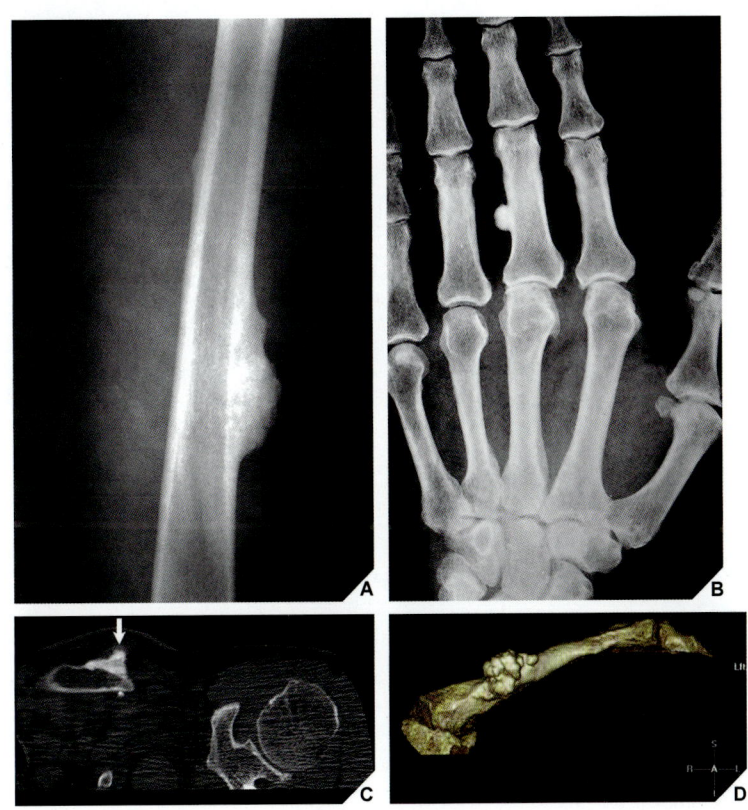

图 17-1　骨旁骨瘤

A. 股骨前后位X线片显示附着于内侧皮质的硬化性、均匀象牙样密度的肿块。B. 手正位X线片显示附着于中指近节指骨内侧皮质的均匀致密小肿块。C. 左肩关节CT重建图像显示附着于锁骨（箭头）的硬化性病变。注意没有皮质受侵。D. 锁骨CT三维重建图像显示锁骨表面轻度分叶的肿块

（图A、图C和图D引自Greenspan A，Borys D. *Radiology and pathology correlation of bone tumors：a quick reference and review*. Philadelphia：Wolters Kluwer；2016：33.）

图21-35A），伴发皮肤及皮下肿物和肠腺瘤样息肉病时，称为Gardner综合征（图17-3）。肠腺瘤样息肉病，尤其是发生于结肠时，可恶变。Gardner综合征为家族性常染色体显性遗传病，常见于犹他州的摩门人，其发病与位于5q21染色体上的*APC*基因突变相关。

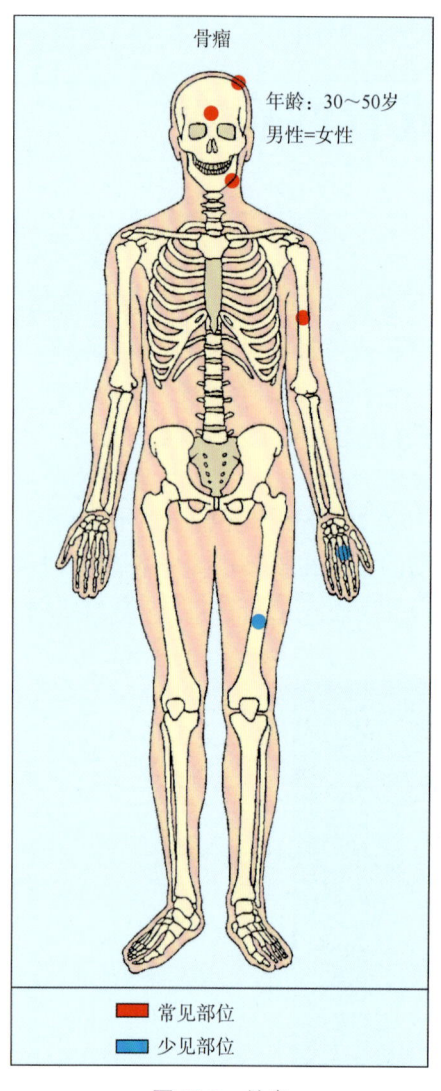

图17-2　骨瘤
骨骼易发部位、峰值年龄及性别比例

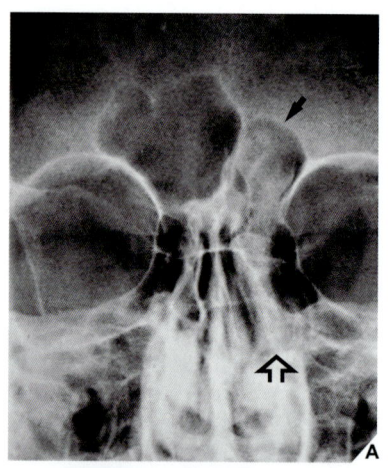

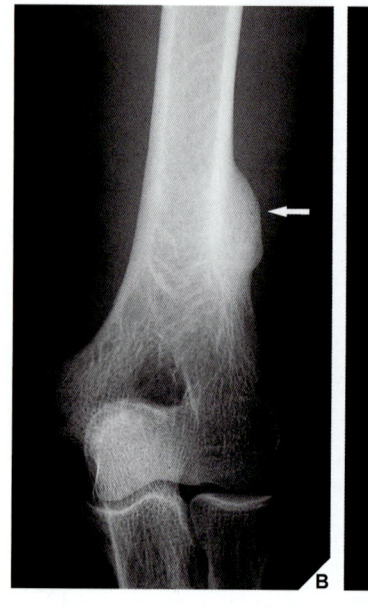

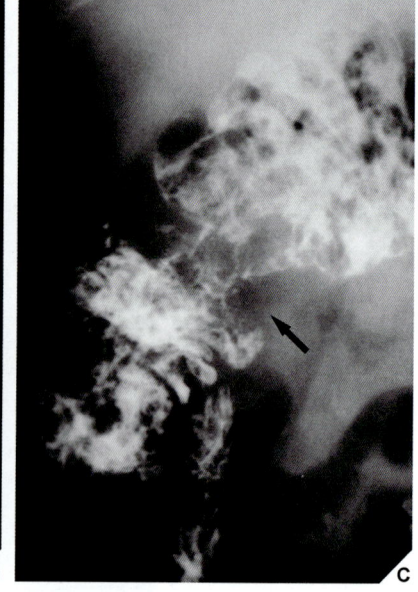

图17-3　Gardner综合征

A. 36岁男性，颅面骨正位X线片显示左侧额窦（箭头）和筛窦（空心箭头）骨瘤的典型表现。肿瘤致密硬化，与周围结构分界清。B. 此患者左侧肱骨远端见骨旁骨瘤（箭头），此患者同时存在结肠多发息肉及皮下肿块，这些为Gardner综合征的特点。C. 钡剂灌肠显示盲肠多发息肉及"苹果核"征（箭头），组织学证实为腺癌

2. 病理　组织学上，骨致密的骨瘤主要由环状致密而成熟的板层骨构成，骨松质的骨瘤由平行致密而成熟的板层骨构成。

3. 鉴别诊断　单发骨旁骨瘤的鉴别诊断包括骨旁骨肉瘤、无蒂骨软骨瘤、皮质旁骨化性肌炎、骨膜骨母细胞瘤、伴骨化的骨旁脂肪瘤及肢骨纹状肥大（图17-4，表17-1）。其中，骨旁骨肉瘤最需排除，两者影像学表现均为附着于骨皮质的象牙样密度肿块。在传统X线片上，骨瘤特点为边界清晰、均匀致密影；而与骨瘤相比，骨旁骨肉瘤密度略低且不均匀，肿瘤边缘可见密度减低区。

无蒂骨软骨瘤影像学特点：邻近干骺端或骨干，与宿主骨皮质相连、髓腔相通（见图18-42）。

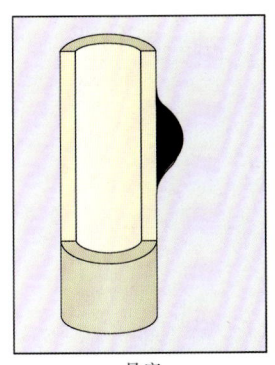骨瘤

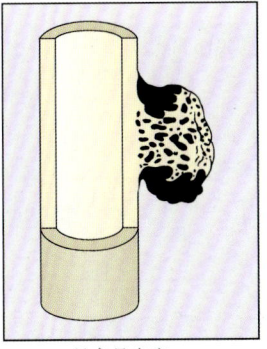骨旁骨肉瘤

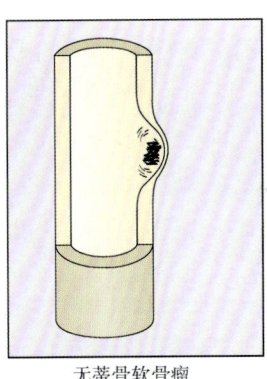无蒂骨软骨瘤

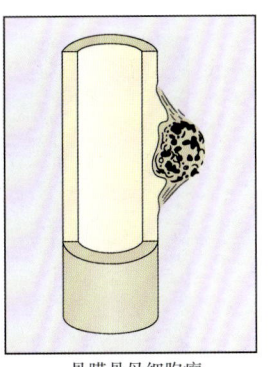骨膜骨母细胞瘤

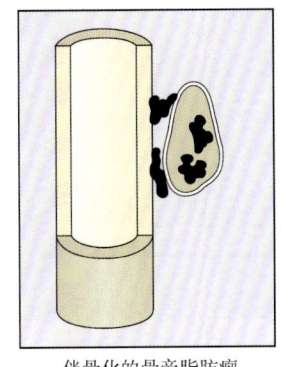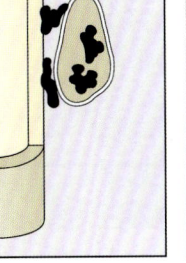伴骨化的骨旁脂肪瘤

皮质旁骨化性肌炎

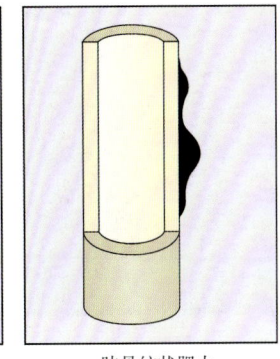肢骨纹状肥大

图 17-4　骨旁骨瘤的鉴别诊断

示意图为各种与骨瘤有类似表现的皮质及皮质旁病变

表 17-1　骨旁骨瘤的鉴别诊断

病变	影像学表现
骨旁骨瘤	附着于骨皮质的均匀致密、象牙样密度肿块，边界清楚，与邻近皮质无间隔
骨旁骨肉瘤	象牙样、通常为分叶状的硬化肿块，均质或不均质，肿瘤周围可见密度减低区，偶见与皮质间有不完全裂隙
无蒂骨软骨瘤	病变与宿主骨皮质相连、与髓腔相通
皮质旁骨化性肌炎	"分带"征，即外带为高密度骨化成熟带，病灶中心为低密度骨化不成熟区，常与皮质间由窄的低密度缝隙相隔
骨膜骨母细胞瘤	附着于骨皮质的圆形或卵圆形不均匀密度肿块
伴骨化的骨旁（骨膜）脂肪瘤	包含不规则骨化及脂肪低密度的分叶状肿块，偶见邻近骨皮质增厚
肢骨纹状肥大（单骨）	皮质增厚，像熔蜡沿骨干流下

偶尔骨化成熟的骨化性肌炎类似骨旁骨瘤。骨化性肌炎X线片特点为"分带"征，即外带为高密度骨化成熟带，病灶中心为低密度骨化不成熟区，常与邻近皮质间由窄的低密度缝隙相隔。不过成熟病灶可与邻近骨皮质黏附、融合，利用X线片难以将其与骨旁骨瘤鉴别，此时CT有助于显示"分带"征（见图4-79、图4-80）。

极少情况下，骨膜骨母细胞瘤及伴骨化的骨旁脂肪瘤会被误诊为骨旁骨瘤。肢骨纹状肥大是一种少见的混合性硬化性骨质发育不良，X线片特点为节段性皮质增厚（条纹状骨肥厚），像熔蜡沿骨干流下。与骨旁骨瘤不同，典型单骨肢骨纹状肥大通常累及骨内、外膜，病变常累及骨关节端，而骨旁骨瘤无此特点（见图33-71和图33-75）。

（二）骨样骨瘤

1. 临床表现及影像学特点　骨样骨瘤为良性成骨性病变，特点为骨样组织瘤巢，影像学表现为完全的透光区或中心有硬化。瘤巢生长可自限，直径多小于1cm。其外包绕反应性骨硬化（图17-5）。很少情况下，骨样骨瘤有多个瘤巢，称为多中心性或多灶性骨样骨瘤（图17-6）。根据其在骨的不同部位，分为皮质型、髓质型及骨膜下型，还可进一步分为关节内型和关节外型（图17-7）。其多发生于10～35岁年轻人，易累及长管状骨，尤其是股骨和胫骨（图17-8）。本病少数病例的细胞遗传学分析显示22号染色体 [del（22）（q13.1）] 异常。

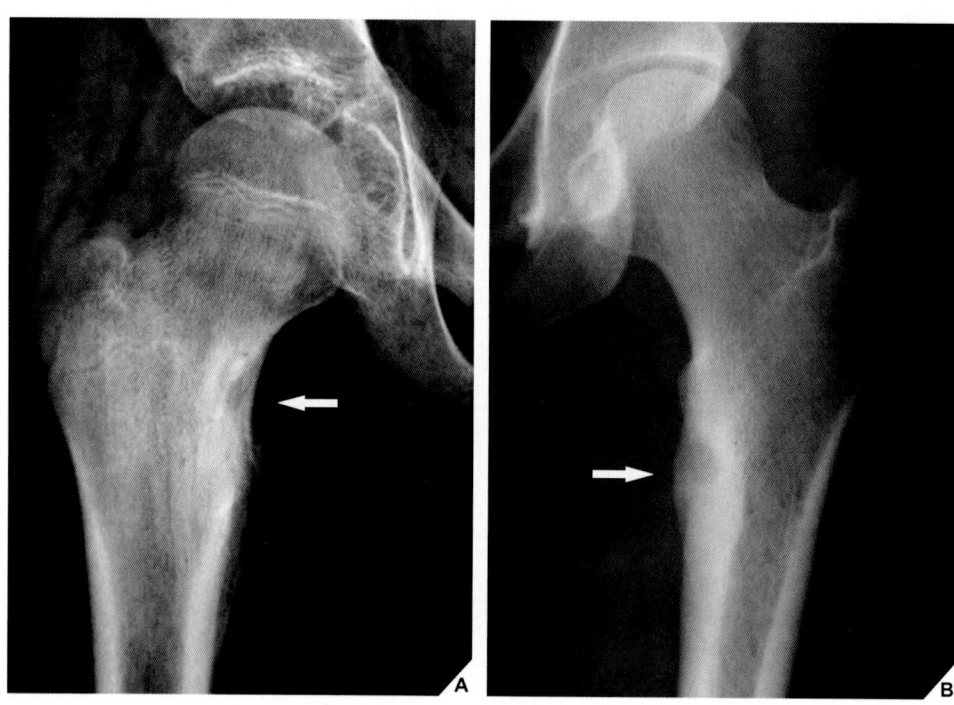

图 17-5　骨样骨瘤

A. 12岁男孩，右侧腹股沟疼痛，夜间加重，口服阿司匹林后迅速缓解，右髋前后位X线片显示骨样骨瘤的典型表现及位置（箭头）。股骨颈内侧低密度瘤巢，直径约1cm，周围伴反应性硬化。注意关节周围骨质疏松，常与本病伴发。B. 18岁女性，股骨内侧皮质一透亮区，周围伴反应性硬化（箭头）

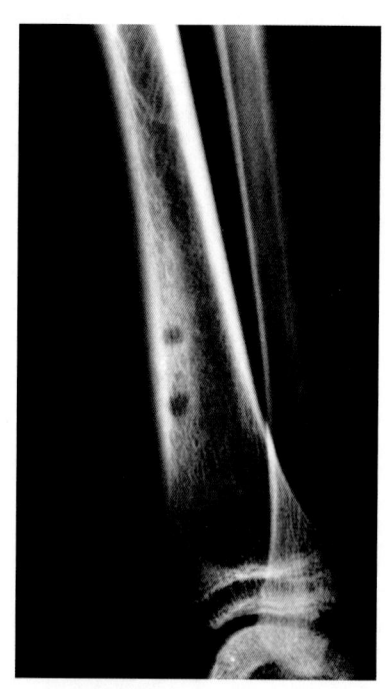

图 17-6　多灶性骨样骨瘤

17岁男孩，左小腿疼痛3个月，口服阿司匹林后迅速缓解。小腿侧位X线片显示胫骨远端前侧硬化区内见两个边界清楚的低密度灶。切除标本显示3个骨样骨瘤的瘤巢，最远端的2个十分接近，X线片难以区分（经允许引自 Greenspan A，Elguezabel A，Bryk D. Multifocal osteoid osteoma. A case report and review of the literature. *Am J Roentgenol Radium Ther Nucl Med* 1974；121：103-106. Copyright © 1974 American Roentgen Ray Society. ）

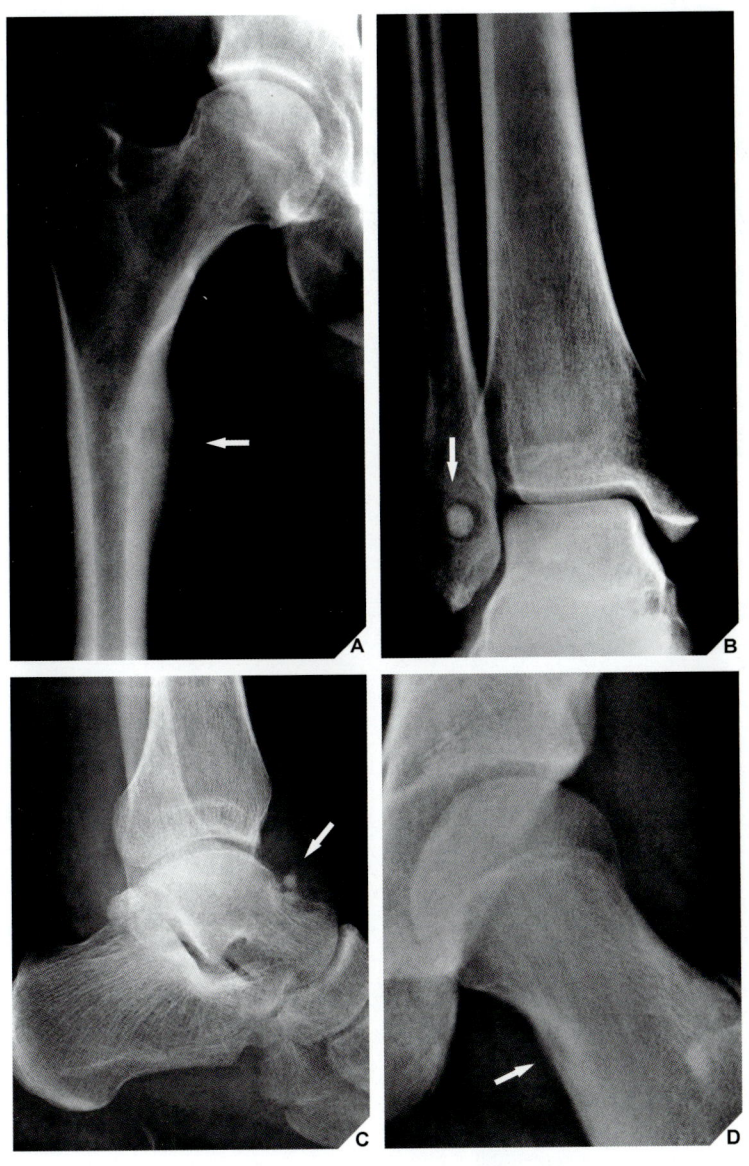

图 17-7　骨样骨瘤的类型

发生部位不同，X 线片表现不同。A. 皮质型，瘤巢周围被高密度硬化区环绕，如本例股骨内侧皮质病灶（箭头）。B. 髓质型，如本例腓骨远端病变，致密硬化的瘤巢外周被低密度骨样组织环绕（箭头）。注意缺少反应性骨硬化。C. 骨膜下型，本例发生于距骨表面（箭头），骨膜反应少，完全无反应性骨硬化。D. 关节内型，本例可见股骨颈近端内侧低密度瘤巢（箭头），伴轻度反应性骨硬化

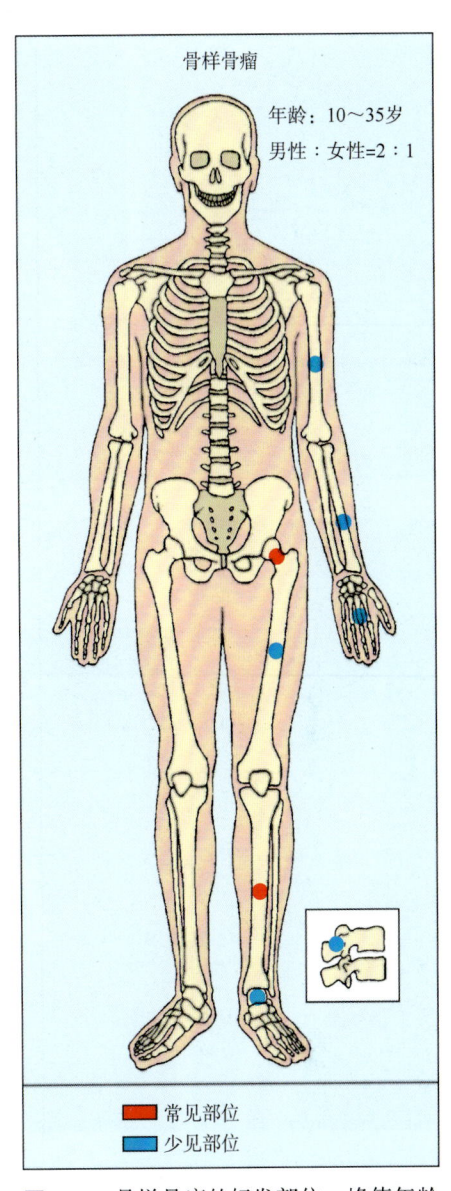

图 17-8　骨样骨瘤的好发部位、峰值年龄及性别比例

骨样骨瘤最重要的临床症状是疼痛，夜间加重，口服抗炎药如水杨酸制剂、双氯芬酸或布洛芬后 20～25 分钟症状明显缓解。75% 以上的患者有此典型病史，其为重要的诊断依据。

X 线片可显示病灶，但 CT（图 17-9、图 17-10）能显示瘤巢并精确定位。CT 另外的优势是可准确测量瘤巢的大小（图 17-11A～C）。而且，最近的一项研究表明骨样骨瘤的一种新的 CT 征象即"血管沟"征，具有很高的特异性，反映了供血小动脉进入瘤巢的通道（图 17-11D）。当影像学检查不能发现病灶时，骨扫描有助于诊断，因为骨样骨瘤总是表现为放射性示踪剂高摄取（图 17-12）。骨扫描尤其适用于临床症状不典型、X 线片阴性的患者。推荐使用三期技术，中间期及延迟期病灶显像（图 17-13）。在许多情况下，可以观察到典型的"双密度"征（图 17-14）。如果影像学检查能发现瘤巢，则诊断多明确；影像学表现不典型时多难以确诊（图 17-15）。

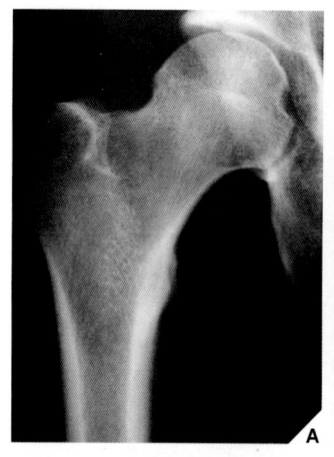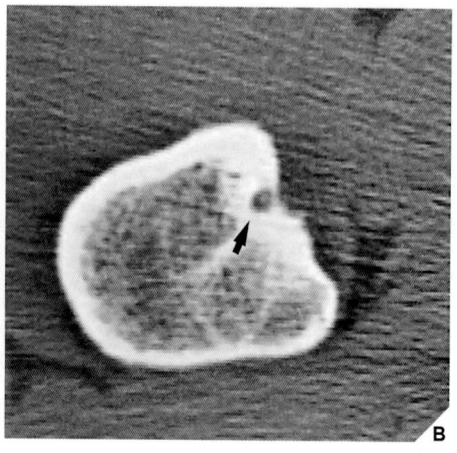

图 17-9　骨样骨瘤 X 线片和 CT 表现（1）

A. 24 岁男性，右大腿上部疼痛，右髋前后位 X 线片显示小转子病变，但不能明确骨样骨瘤的诊断；B. CT 断层清晰显示瘤巢（箭头）

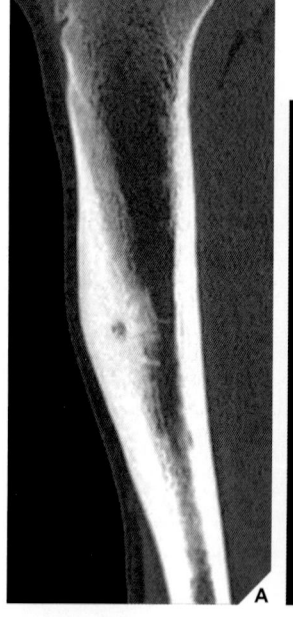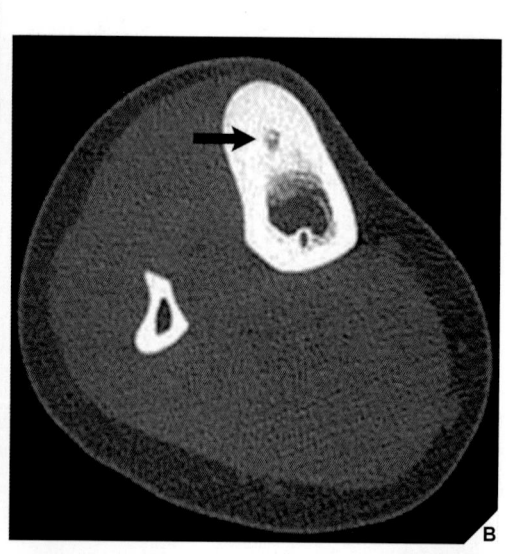

图 17-10　骨样骨瘤 CT 表现

胫骨冠状位重建 CT 图像（A）和轴位 CT 图像（B）显示位于胫骨前部皮质的边界清晰的低密度瘤巢，中心硬化（箭头）（引自 Greenspan A, Borys D. *Radiology and pathology correlation of bone tumors: a quick reference and review*. Philadelphia: Wolters Kluwer; 2016: 38.）

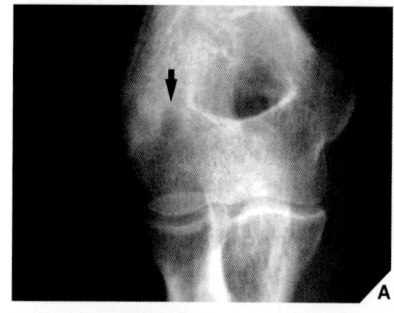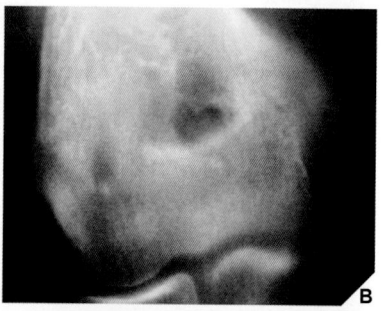

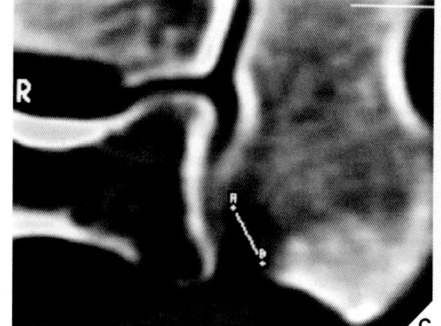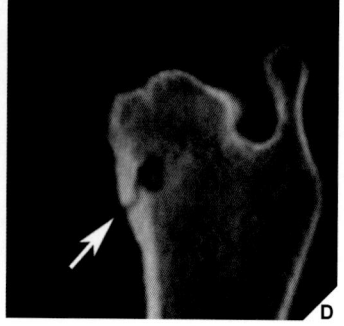

图 17-11　骨样骨瘤 X 线片和 CT 表现（2）

A. 31 岁男性，具有典型骨样骨瘤的临床症状，右肘前后位 X 线片显示关节周围骨质疏松，提示肱骨小头病变（箭头）；B. X 线断层照片显示一低密度区周围反应性硬化带；C. CT 断层显示关节面下瘤巢，直径 6.5mm；D. 另一病例，左股骨矢状位重建 CT 显示骨样骨瘤的"血管沟"征（箭头）

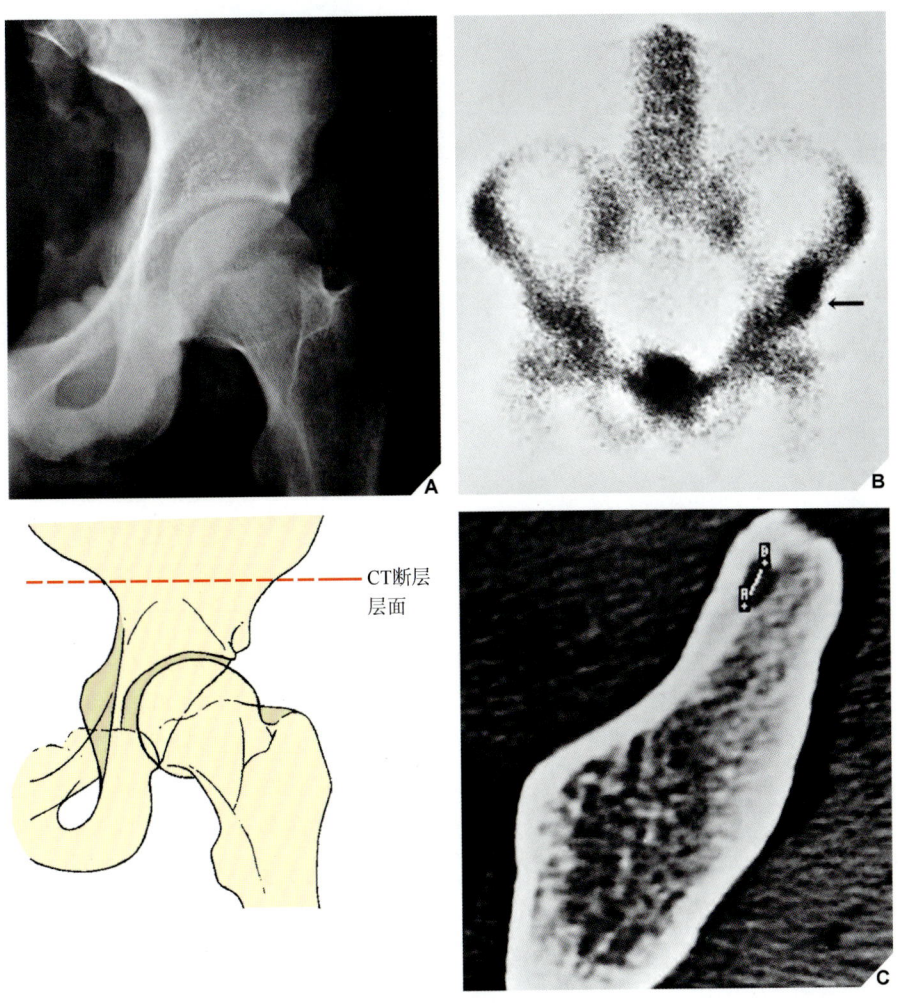

图 17-12　骨样骨瘤CT和骨扫描

A. 16岁男性，具有典型骨样骨瘤的临床症状，左髋前后位X线片显示髋臼上方可见低密度区，但难以确诊骨样骨瘤；B. 骨扫描显示左髂骨髋臼上缘
放射性同位素高摄取区（箭头）；C. 随后的CT检查不仅可显示病灶，还可测量大小（6.8mm）

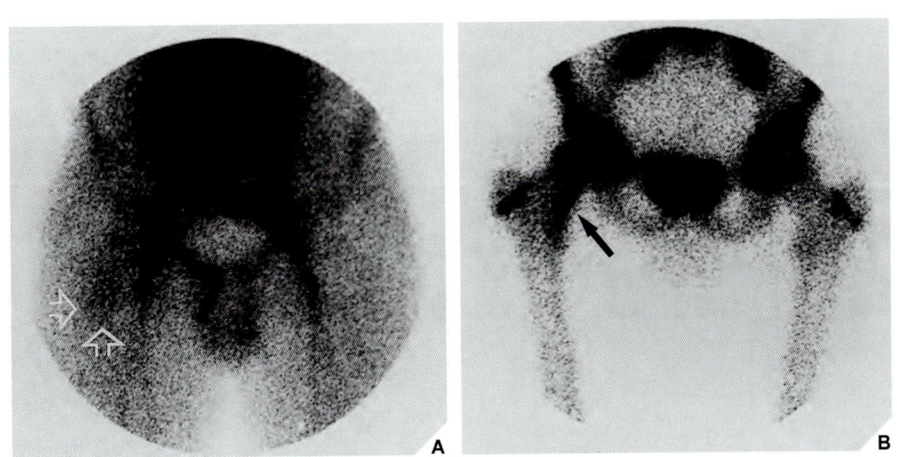

图 17-13　骨样骨瘤骨扫描（1）

A. 三期扫描的第一期，静脉注入15mCi（555MBq）^{99m}Tc标记的MDP后1分钟，髂血管及股血管可见活性增加。股骨颈内侧的放射活性升高与骨
样骨瘤的瘤巢有关。B. 第三期，静脉注入2小时后，示踪剂在股骨颈病灶沉积（经允许引自 Greenspan A. Benign bone-forming lesions: osteoma,
osteoid osteoma, and osteoblastoma. Clinical, imaging, pathologic, and differential considerations. *Skeletal Radiol* 1993; 22: 485-500. ）

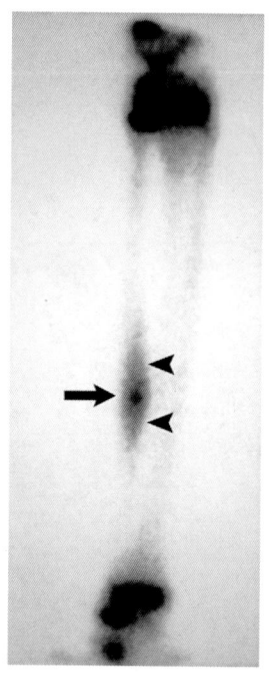

图 17-14 骨样骨瘤骨扫描（2）

14岁男孩，胫骨骨干骨样骨瘤，放射性核素骨扫描显示典型的"双密度"征。可见中心的瘤巢放射活性显著升高（箭头），而活性较低的区域（无尾箭头）代表反应性硬化（经允许引自 Greenspan A，Borys D. *Radiology and pathology correlation of bone tumors：a quick reference and review*. Philadelphia：Wolters Kluwer；2016：38.）

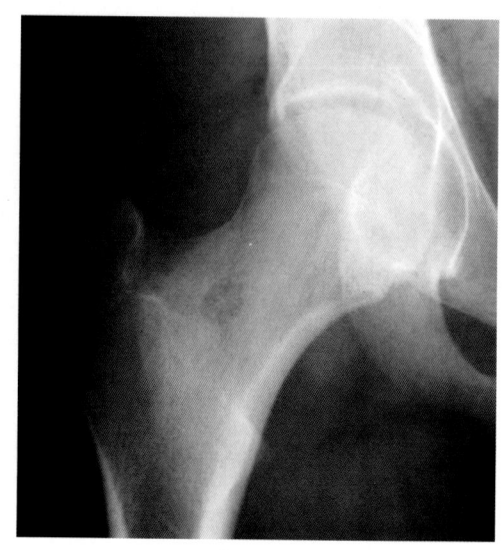

图 17-15 骨样骨瘤

右髋前后位X线片显示股骨颈低密度病灶，中心密度略高，周围无硬化

MRI对骨样骨瘤的诊断价值至今不确定，文献报道的结果不一。Goldman及其同事报道4例股骨颈关节囊内骨样骨瘤，分别进行了骨扫描、CT及MRI检查。所有病例在MRI上均可显示，但瘤巢难以辨认。根据继发性骨髓水肿或滑膜炎的MRI表现，易误诊为尤因肉瘤、骨坏死、应力性骨折和青少年关节炎。需要指出的是，这些病例在进行X线片及薄层CT检查后才能做出正确诊断。另一项研究，Woods及其同事报道3例伴发软组织肿块的少见骨样骨瘤，MRI检查误诊为骨髓炎及恶性肿瘤。3例瘤巢的信号特点各异，1例病灶的瘤巢在各个序列上均为低信号，增强后轻度强化；1例瘤巢为中等信号，增强后不均匀强化；第3例X线片显示瘤巢位于皮质内，MRI却未能显示瘤巢。

然而，也有许多研究显示MRI对瘤巢有诊断价值（图17-16、图17-17）。Bell及其同事通过MRI检查发现1例皮质内瘤巢，而骨扫描、血管造影及CT均未能显示。动态增强MRI显示瘤巢比平扫更为清晰（图17-18）。

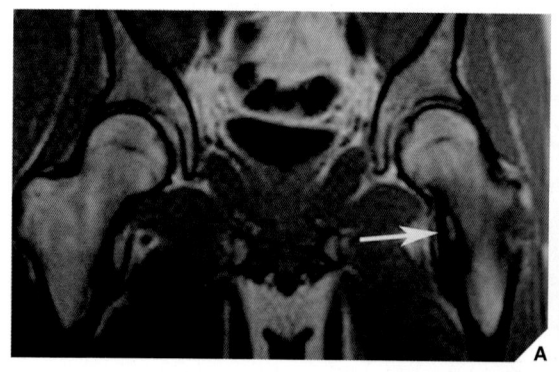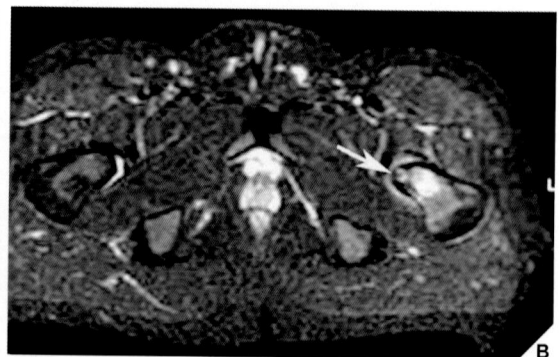

图 17-16 骨样骨瘤MRI表现

A. 冠状位T_1WI显示股骨颈内侧骨样骨瘤的瘤巢（箭头）及皮质增厚；B. 同一病例轴位STIR序列MRI显示位于股骨颈的瘤巢为局限性高信号（箭头），伴皮质增厚，骨髓和周围软组织水肿

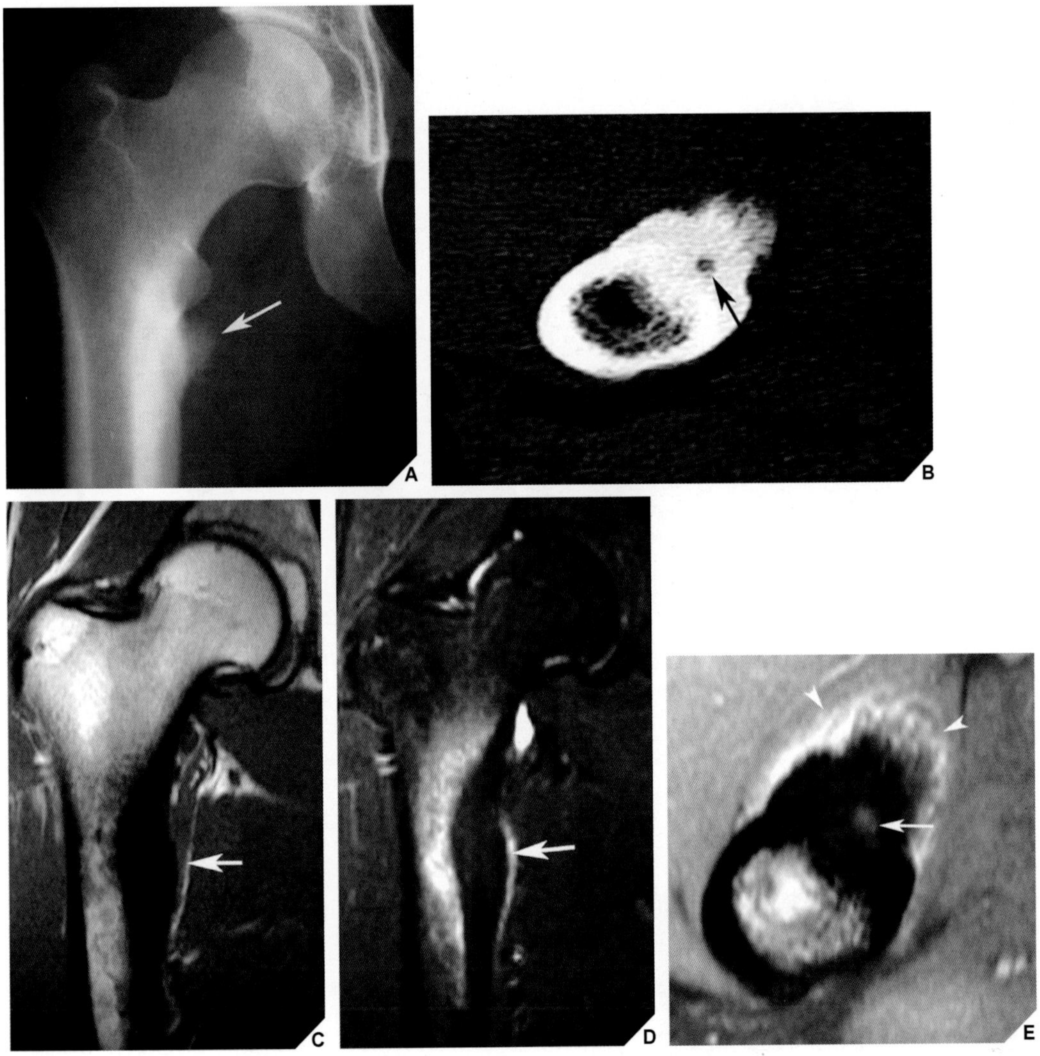

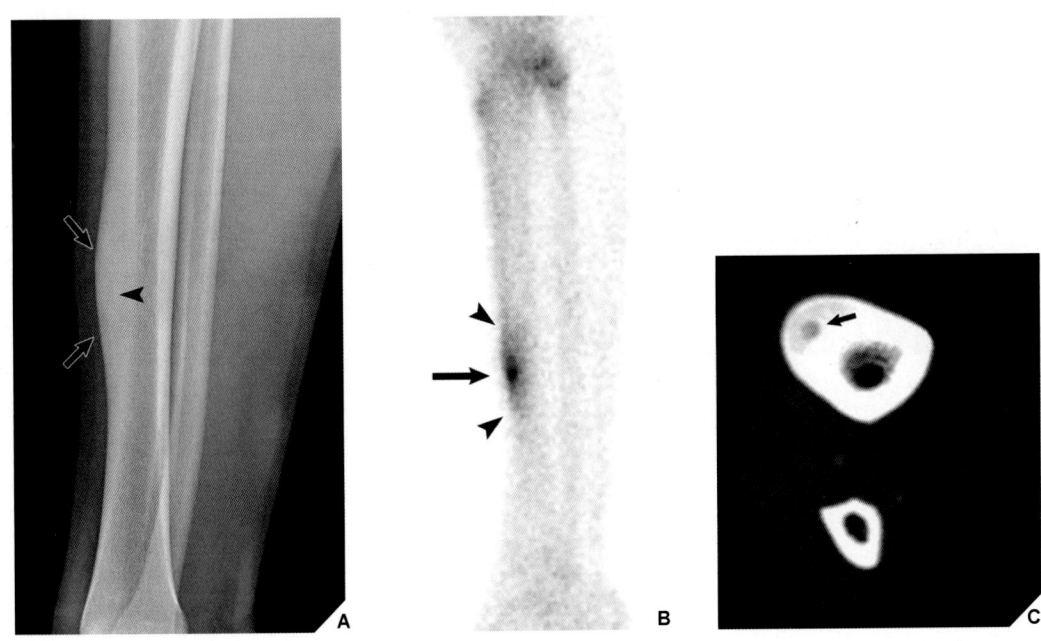

图17-17　骨样骨瘤的CT和MRI表现

A. 右股骨前后位X线片显示股骨近段内侧皮质明显增厚，伴明显骨膜反应（箭头）。B. 轴位CT显示瘤巢（箭头）及增厚的皮质和骨膜反应。C. 冠状位T$_1$WI显示增厚的皮质（箭头），但未见瘤巢。D. 冠状位T$_2$WI显示增厚的皮质（箭头），广泛骨髓水肿和轻度软组织水肿，但瘤巢未显示。E. 轴位T$_2$WI清晰显示瘤巢（箭头），伴皮质增厚、明显骨膜反应（无尾箭头）和周围软组织水肿（由Steve Shankman，MD，Brooklyn，New York 提供）

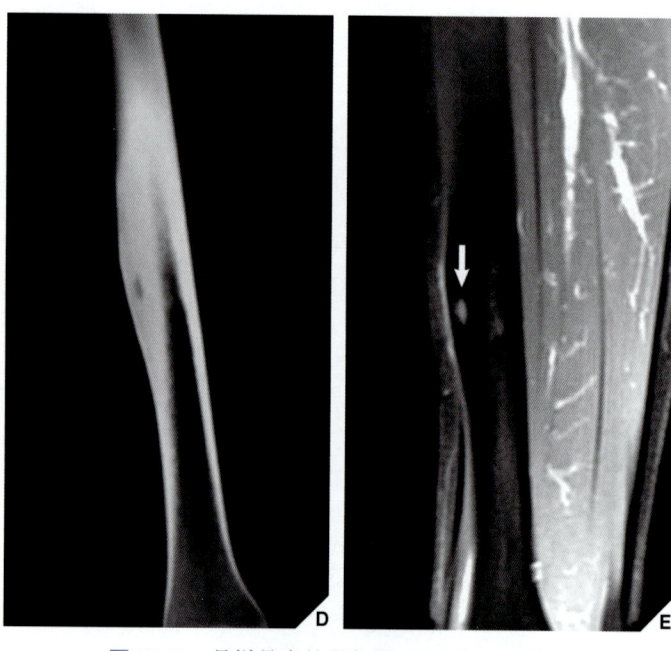

图 17-18　骨样骨瘤的骨扫描、CT 和 MRI 表现

20 岁女性，表现为左小腿夜间痛，服用抗炎药后迅速缓解。A. 侧位 X 线片显示胫骨前方皮质（箭头）梭形增厚，几乎显示不清卵圆形低密度区（无尾箭头）；B. 骨扫描显示骨样骨瘤典型的"双密度"征：中央明显的放射性浓聚（箭头），代表瘤巢，周围轻度放射性药物摄取增加（无尾箭头），代表反应性硬化；C、D. 轴位（C）和矢状位（D）CT 重建图像清晰显示位于胫骨前方皮质的骨样骨瘤瘤巢（箭头）。E. 静脉注入钆造影剂后的矢状位 T₁WI 脂肪抑制图像显示高信号的瘤巢（箭头）

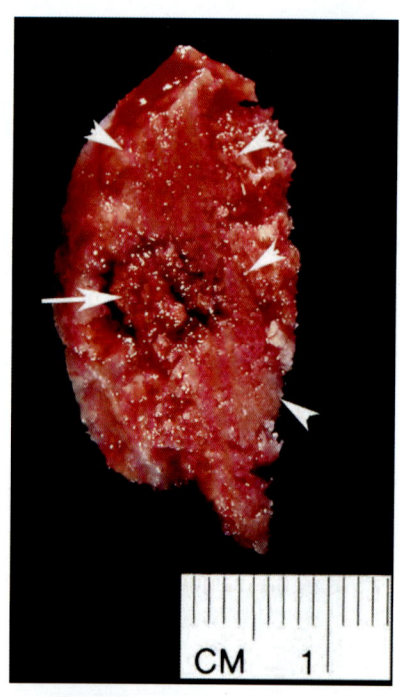

图 17-19　骨样骨瘤的病理

大体标本显示边界清楚的瘤巢（箭头），呈一富血供区，周围有硬化（无尾箭头）（经允许引自 Greenspan A, Borys D. *Radiology and pathology correlation of bone tumors: a quick reference and review.* Philadelphia: Wolters Kluwer；2016：39.）

近年来，Ebrahim 及其同事研究了关节内骨样骨瘤的超声表现。超声显示关节内病灶部位局部皮质不规整及邻近低回声滑膜炎。瘤巢表现为低回声伴后方回声增强，彩色多普勒超声显示一条血管进入瘤巢。需要指出，笔者认为超声对关节内骨样骨瘤的诊断并不确切，因为其他关节内病变如感染性滑膜炎也会有类似的表现。因此，需要综合 CT、MRI 等多种检查手段进行诊断。

2. 病理　组织学上，瘤巢由骨样或矿化不成熟的骨组成，病灶小，边界清，有自限性（图 17-19）。其微小梁和不规则骨样基质及骨被丰富的血管纤维间质包围，其内成骨细胞和破骨细胞活跃。周围骨硬化由不同成熟类型的骨密质组成。

3. 鉴别诊断　必须强调，即使影像学表现为典型的皮质型骨样骨瘤，也应与应力性骨折、皮质骨脓肿及骨肉瘤相鉴别（图 17-20）。①应力性骨折时，可见线状低密度病灶，与皮质垂直或成角，而不平行（图 17-21）。②皮质骨脓肿与骨样骨瘤表现类似，但通常可发现脓腔到皮肤的线状蜿蜒窦道（图 17-22）。③皮质内骨肉瘤是少见的成

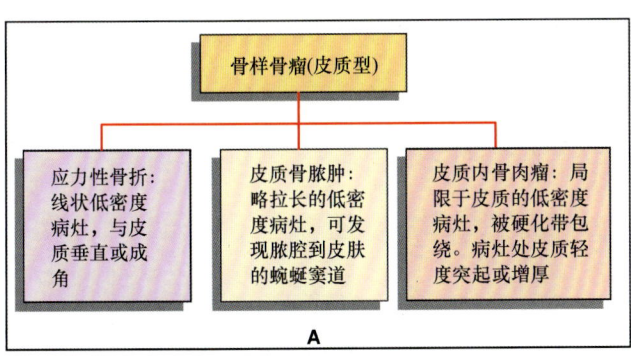

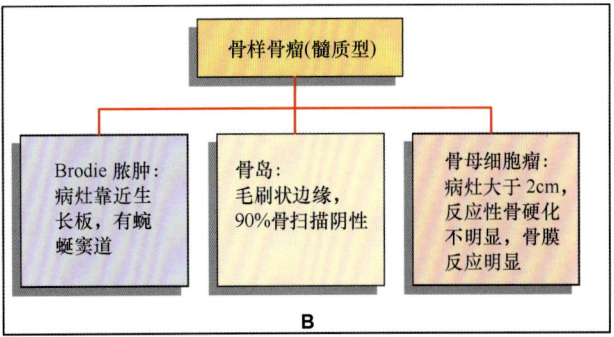

图17-20　皮质型（A）和髓质型（B）骨样骨瘤的鉴别诊断

骨性恶性肿瘤，只位于皮质，不累及髓腔及软组织。X线片表现为局限于皮质内（股骨或胫骨）的低密度影，周围被硬化带包绕，文献报道大小为1.0～4.2cm。病灶处皮质轻度突起或增厚。有或无骨膜反应。

　　髓腔内病变鉴别诊断应考虑骨脓肿（Brodie脓肿）；瘤巢钙化时，应与骨岛（内生骨疣）鉴别。大病灶要与骨母细胞瘤鉴别（见图17-20B）。①骨脓肿与骨样骨瘤影像学表现类似，但常可发现脓腔到附近生长板的线样蜿蜒窦道（图17-23）。②骨岛的毛刷状边缘与周围骨小梁融合，形似伪足（图17-24）。另外，骨岛在骨扫描中摄取不增加。③骨样骨瘤与骨母细胞瘤的鉴别通常很难。通常，骨母细胞瘤比骨样骨瘤大（直径超过2cm），反应性硬化较少，但骨膜反应更明显。

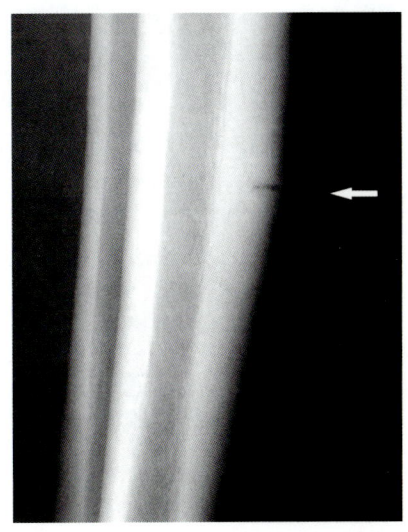

图17-21　应力性骨折

侧位X线片显示胫骨应力性骨折（箭头）。注意低密度影与胫骨皮质长轴垂直；而骨样骨瘤瘤巢的低密度影与骨皮质平行

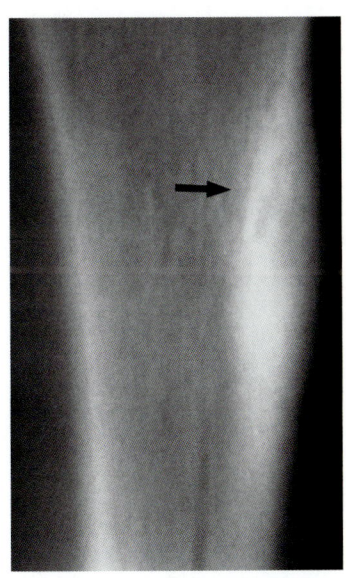

图17-22　皮质骨脓肿

胫骨侧位断层显示皮质骨脓肿的低密度蜿蜒窦道（箭头），误诊为骨样骨瘤（引自 Greenspan A，Jundt G，Remagen W. *Differential diagnosis in orthopaedic oncology*，2nd ed. Philadelphia: Lippincott Williams & Wilkins；2007：70，Fig. 2.44）

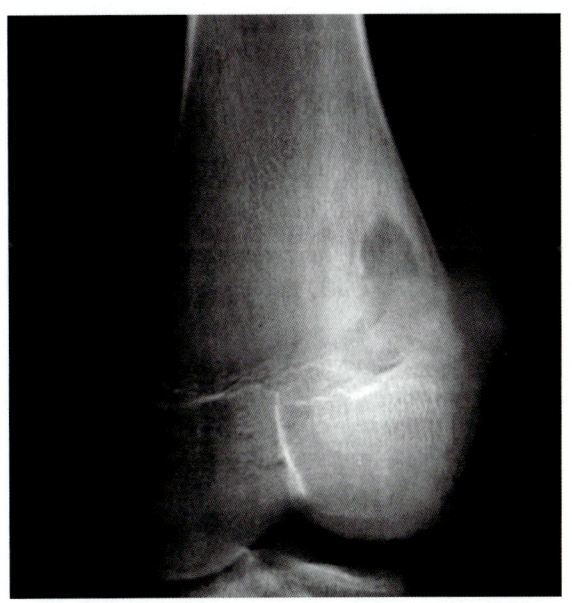

图17-23　Brodie脓肿

本例股骨远端干骺端骨脓肿，显示脓腔到附近生长板的蜿蜒窦道，此为与骨样骨瘤的鉴别点

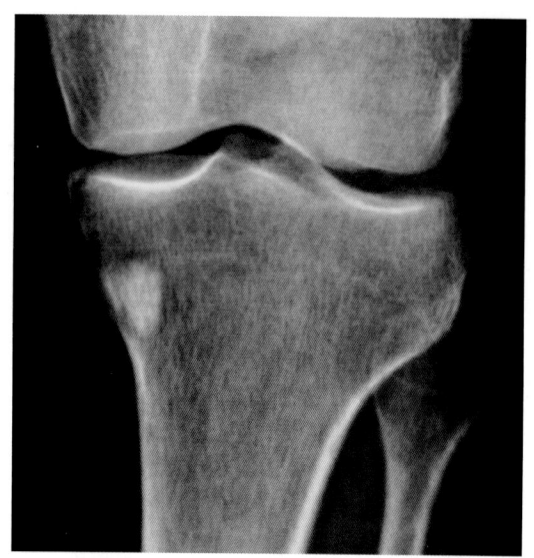

图 17-24 骨岛

胫骨近端内侧的骨岛显示出特有的毛刷状边缘

骨样骨瘤详细鉴别要点见表 17-2。

表 17-2 骨样骨瘤的鉴别诊断

病变	影像学特点
皮质型骨样骨瘤	圆形或椭圆形低密度瘤巢，周围反应性硬化；致密或层状连续骨膜反应；骨扫描摄取增加，"双密度"征
髓质型骨样骨瘤	低密度（中心可钙化）瘤巢，周围无或很少骨硬化，无或少见骨膜反应，骨扫描同上
骨膜下型骨样骨瘤	瘤巢呈低密度或硬化，伴或不伴反应性骨硬化；偶见绒毛状新月形骨膜反应；骨扫描摄取增加
关节内（关节周围）骨样骨瘤	关节周围骨质疏松，早期出现骨性关节炎，瘤巢可见或不可见；骨扫描同上
骨母细胞瘤	低密度瘤巢大于 2cm，中心常密度增高；瘤巢周围硬化比骨样骨瘤少，骨膜反应明显；骨扫描同上
应力性骨折（皮质）	线样低密度影与骨皮质垂直或成角，骨扫描摄取增加
骨脓肿（Brodie 脓肿）	低密度病灶边缘不规则，常伴硬化带，常有线状蜿蜒窦道，好发于管状骨干骺端或骨端；骨扫描摄取增加；MRI T_1WI 呈低到中等信号，伴低信号环，边界清；T_2WI 呈均匀高信号，伴低信号环
骨岛（内生骨疣）	骨松质内均匀、硬化灶，边缘毛刷状与周围骨松质融合，骨扫描通常摄取不增加，MRI T_1WI、T_2WI 均为低信号
皮质内骨肉瘤	皮质内低密度病灶伴硬化带，偶尔中心绒毛状密度，皮质增厚或突起，骨扫描摄取增加

4. 并发症 骨样骨瘤并发症少。瘤巢靠近生长板时，骨生长加速，尤其在儿童（图 17-25）。脊椎尤其是椎弓根的病灶将致疼痛性脊柱侧弯，侧弯凹

向病灶侧（图 17-26）。关节囊内病灶将导致早发性关节炎（图 17-27）。Norman 及其同事研究发现，当临床病史典型，但影像学没有发现瘤巢时，早发性关节炎为诊断骨样骨瘤的重要线索（图 17-28）。

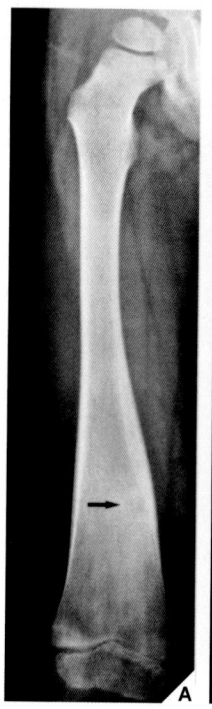
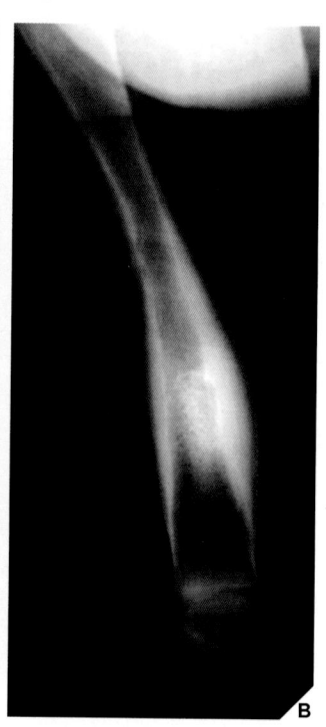

图 17-25 骨样骨瘤并发症（1）

A. 2 岁男孩，股骨干远端骨样骨瘤（箭头）。瘤巢邻近生长板引起骨生长加速，远端股骨干明显增宽。B. 另一 7 岁女孩，股骨远端病变，注意明显增宽的股骨干及前内侧皮质增厚

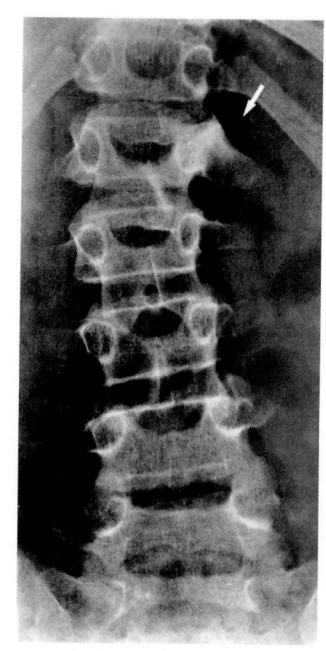

图 17-26 骨样骨瘤并发症（2）

12 岁男孩，脊柱前后位 X 线片显示 L_1 左侧椎弓根骨样骨瘤（箭头）。注意脊柱轻度侧弯，侧弯凹向病灶侧

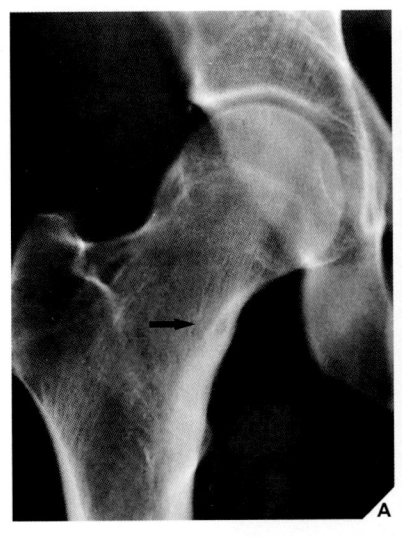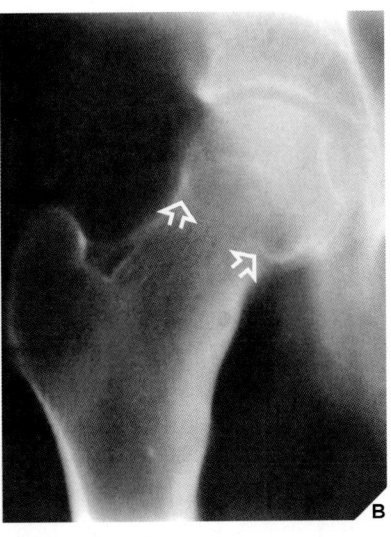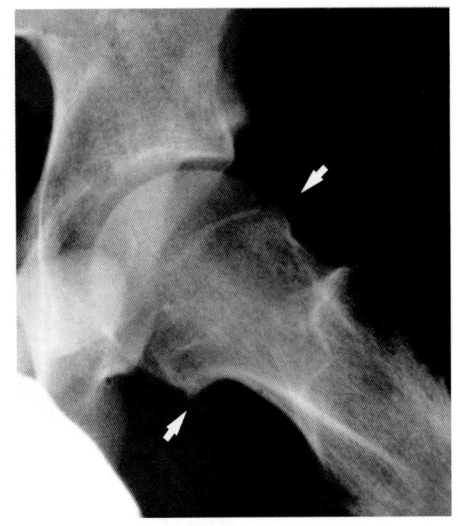

图17-27 骨样骨瘤并发症（3）

A. 28岁男性，右髋前后位X线片显示关节囊内骨样骨瘤位于右侧股骨颈内侧（箭头）。
B. 断层显示骨性关节炎的早期改变，注意骨赘（空心箭头）及髋关节负重面轻度狭窄。
骨扫描（此处未显示）可见病灶及关节炎所致骨质增生部位的高摄取

图17-28 骨样骨瘤并发症（4）

14岁男孩，左髋疼痛8个月，夜间加重，口服阿司匹林15～20分钟后缓解。之前CT等影像学检查未能发现瘤巢。蛙式位X线片显示关节周围骨质疏松及早期退变（箭头），为骨样骨瘤特点

5. 治疗 骨样骨瘤治疗方法为瘤巢整体切除。切除的标本和受累的骨应及时拍片确认（图17-

29），避免切除不彻底导致日后复发（图17-30）。

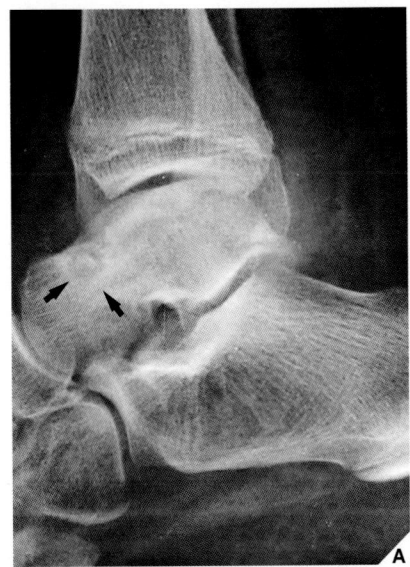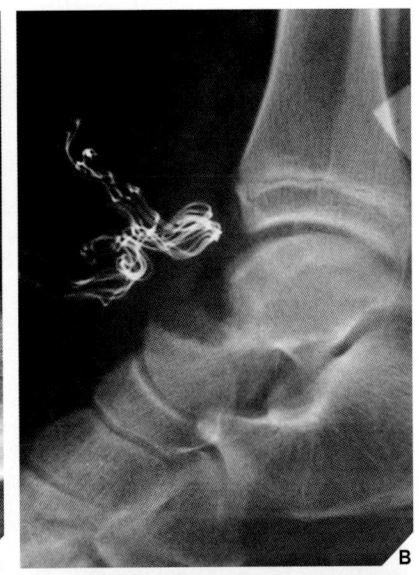

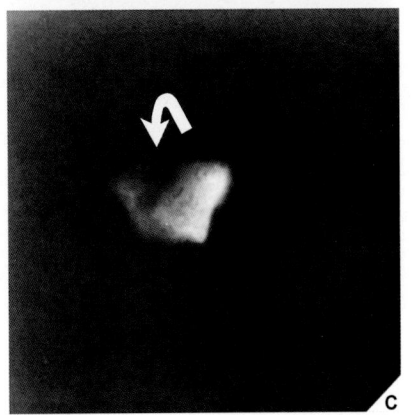

图17-29 骨样骨瘤外科治疗

13岁男孩，术前踝关节侧位X线片（A）显示距骨骨样骨瘤的瘤巢（箭头）。术中影像显示切除的区域（B）及切除的样本（C），证实病灶（弯箭头）已完全切除

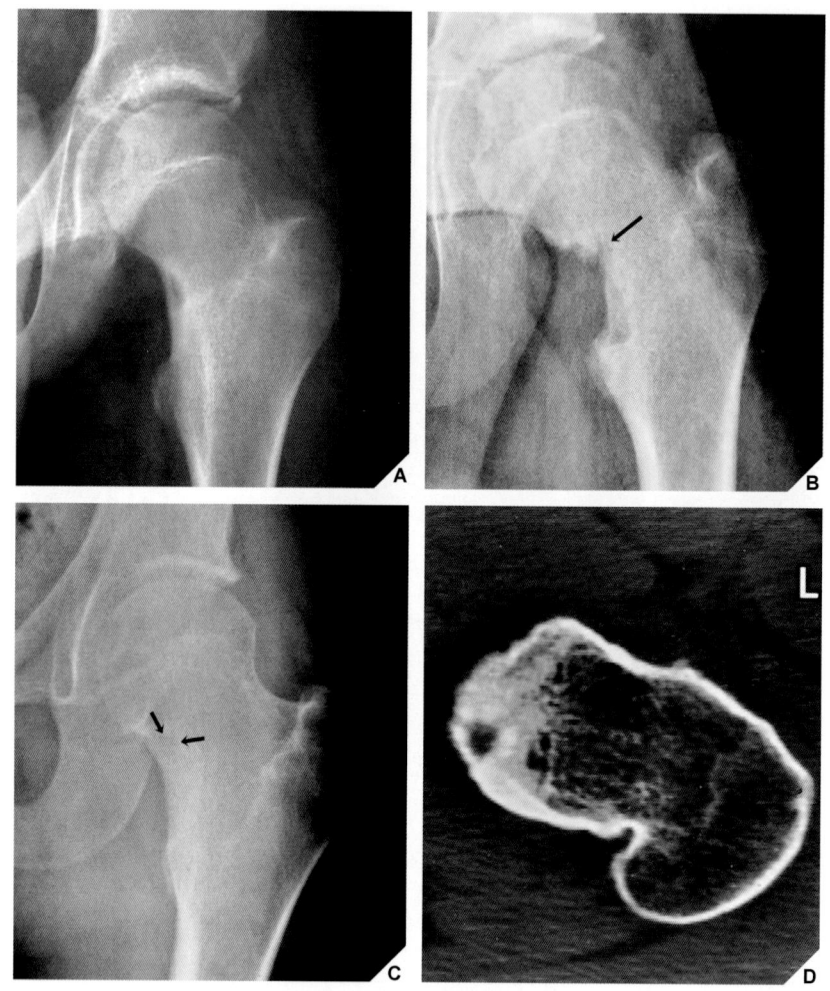

图17-30　骨样骨瘤复发

A. 17岁男孩，左侧腹股沟疼痛，服用水杨酸盐后迅速缓解。左髋前后位X线片显示股骨颈内侧皮质的骨样骨瘤瘤巢。B. 病灶切除不彻底，有残留（箭头）。2年后又出现症状。C. X线片随访发现股骨内侧皮质的低密度区（箭头）。D. CT显示瘤巢

其他治疗方法还包括病灶刮除术、钻孔切除、透视或CT引导下经皮切除及经皮射频热凝切除（RFTA）。Rosenthal等认为，经皮射频热凝切除对某些患者治疗效果好，即在CT导引下（图17-31），

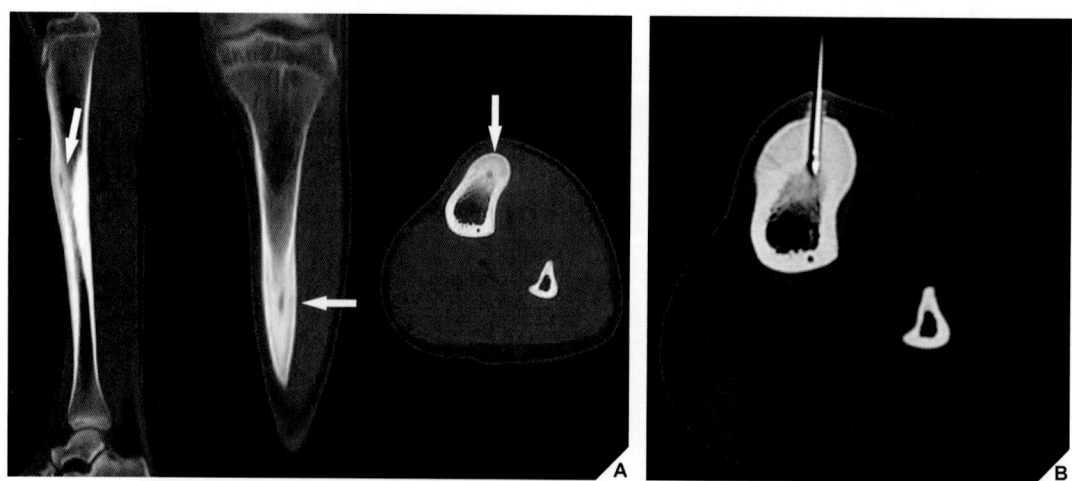

图17-31　骨样骨瘤CT引导下经皮射频热凝切除

A. 矢状位、冠状位及轴位CT显示病灶位于胫骨前方皮质（箭头）；B. 介入过程中获得的轴位CT图像确认了探头在骨样骨瘤瘤巢内的正确位置

经活检通道入路，小的射频电极产生1cm范围高温，使肿瘤发生坏死。近年研究报道了应用经皮射频热凝切除技术成功切除松质型骨样骨瘤的病例，证实了此技术非侵入性治疗骨样骨瘤的有效性。

（三）骨母细胞瘤

1. 临床表现及影像学特点　骨母细胞瘤约占所有原发性骨肿瘤的1%，良性骨肿瘤的3%，其组织学与骨样骨瘤类似，但病灶更大，直径通常大于1.5～2.0cm。好发年龄与骨样骨瘤类似，75%的病例发病于10～30岁。长骨易受累，但最常见于脊柱（图17-32）。骨母细胞瘤临床表现与骨样骨瘤不同。一些患者无症状，水杨酸类药物不能缓解疼痛。自然病程也不同。骨样骨瘤有自限趋势，骨母细胞瘤呈进行性甚至恶变，但恶变的可能性还存在争议。多发性骨母细胞瘤也见报道。也发现一种少见的毒性骨母细胞瘤，患者伴发全身性表现，如多骨的弥漫性骨膜炎、发热及体重减轻。

通过X线片和CT多可以做出诊断（图17-33～图17-36）。MRI也是显示该病变的有效检查方法（图17-37），特别是在肿瘤穿透皮质并延伸至软组织（图17-38）的罕见情况下。

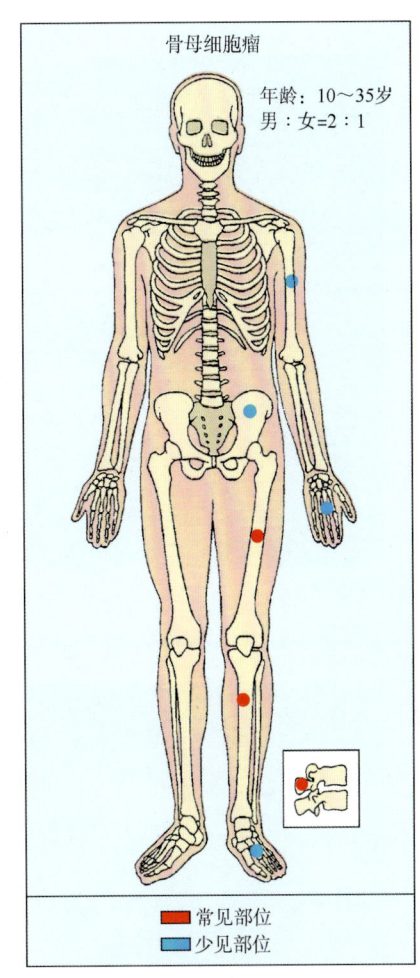

图17-32　骨母细胞瘤的好发部位、峰值年龄及性别比例

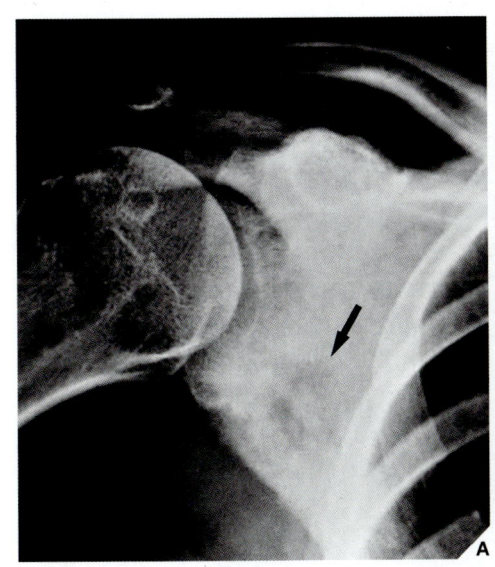
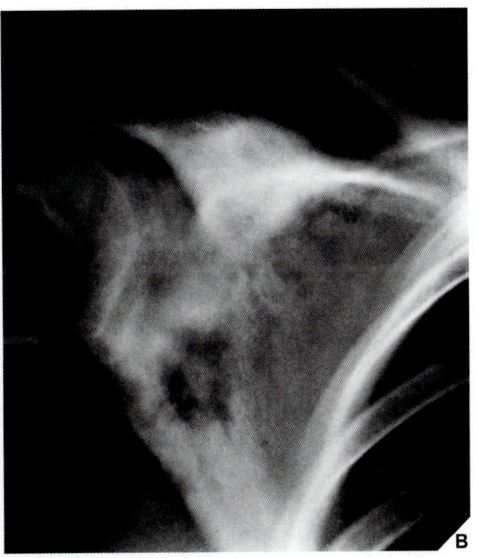

图17-33　骨母细胞瘤（1）

A. 28岁女性，右肩前后位X线片显示肩胛骨略低密度病灶（箭头），周围可见骨硬化，伴肩胛骨腋缘不规则（shaggy）的骨膜反应。B. X线断层图片清晰显示伴硬化缘的低密度病灶，类似骨样骨瘤。不过病灶直径为3cm，诊断为骨母细胞瘤，并经活检证实

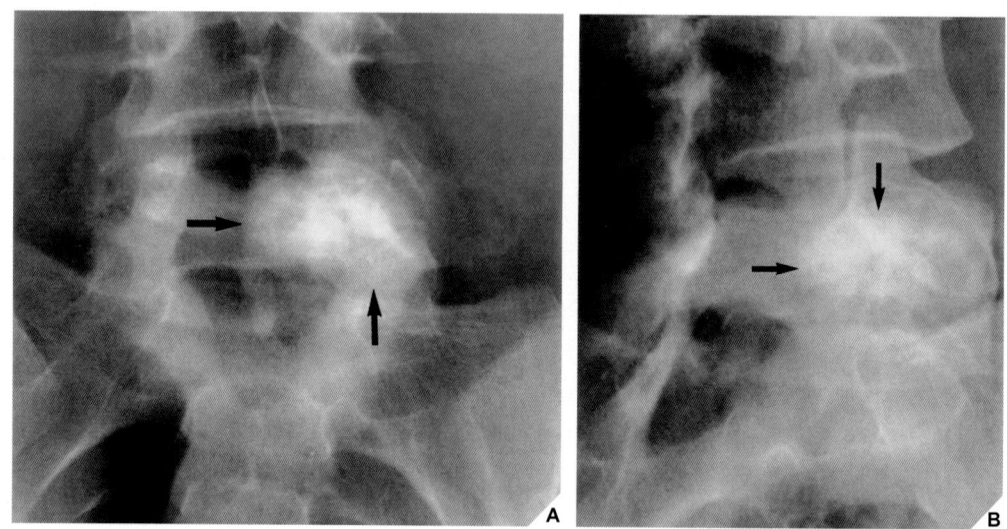

图17-34 骨母细胞瘤（2）

18岁男性，腰骶部前后位（A）及斜位（B）X线片显示L₅左侧椎弓根及椎板膨胀性病变（箭头）

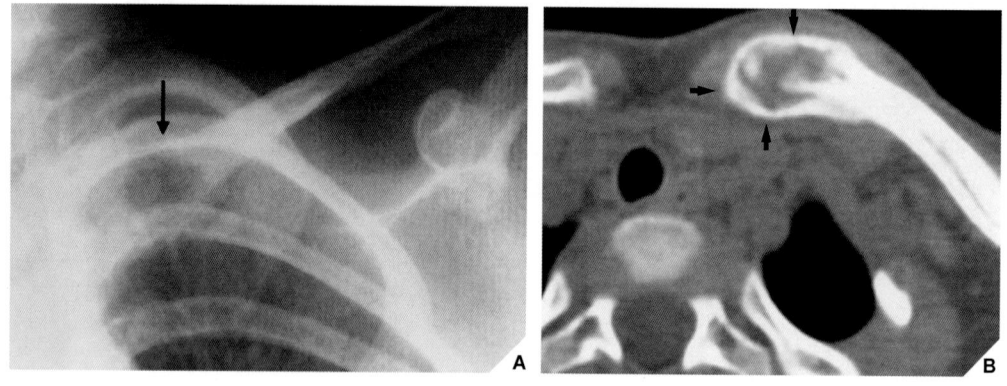

图17-35 骨母细胞瘤X线片和CT表现

A. X线片显示左侧锁骨胸骨端的低密度病灶（箭头）；B. 轴位CT显示膨胀性低密度病灶（箭头），中心有成骨（引自Greenspan A，Jundt G，Remagen W. *Differential diagnosis in orthopaedic oncology*，2nd ed. Philadelphia: Lippincott Williams & Wilkins; 2007: 59-74. ）

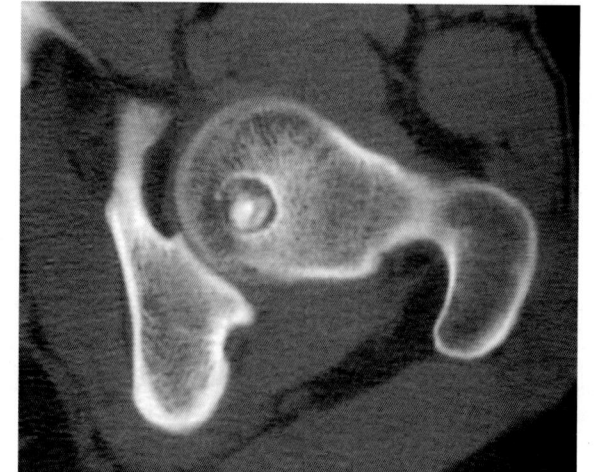

图17-36 骨母细胞瘤CT表现

20岁男性，左髋关节轴位CT图像显示股骨头内低密度病灶，中心硬化，直径约2.75cm（经允许引自Greenspan A，Borys D. *Radiology and pathology correlation of bone tumors: a quick reference and review*. Philadelphia: Wolters Kluwer; 2016: 44. ）

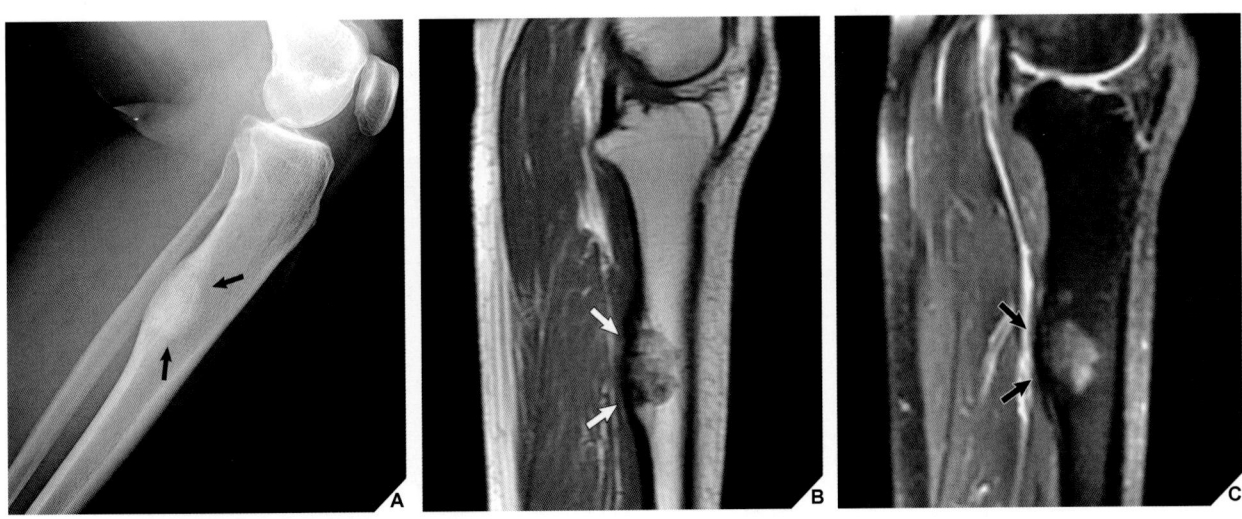

图17-37　骨母细胞瘤X线片和MRI表现

A. 32岁女性，小腿侧位X线片显示胫骨近端骨干后方一致密灶（箭头），移行带窄；B. 矢状位 T_1WI 图像显示病灶呈中等至低信号，边界清晰，与正
常骨分界清晰（箭头）；C. 静脉注入钆造影剂后的矢状位 T_1WI 脂肪抑制图像显示病灶明显强化（箭头）

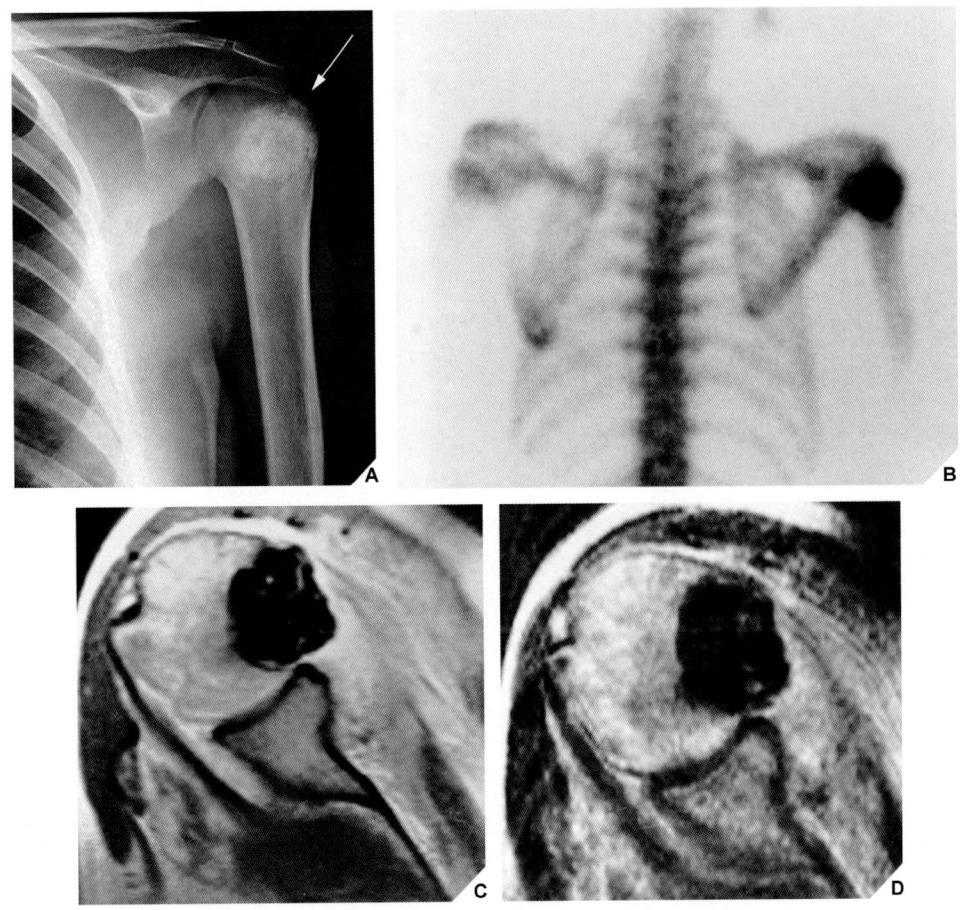

图17-38　骨母细胞瘤骨扫描及MRI

15岁女孩，左肩痛。A. X线片显示左肱骨近端干骺端邻近生长板的致密灶，边界清晰（箭头）。B. 静脉注入15mCi（555MBq）^{99m}Tc-MDP后行骨扫
描显示病灶摄取示踪剂增加。C. 轴位 T_1WI（TR 700/TE 20ms）显示病灶位于肱骨头后内侧，肿瘤破坏皮质进入软组织。D. 轴位 T_2WI（TR 2200/TE
60ms）显示病灶仍为低信号，提示为骨样基质。邻近肿瘤后外侧的高信号环为瘤周水肿

骨母细胞瘤有4种影像学表现:

(1)巨大的骨样骨瘤,直径多超过2cm,反应性硬化少,骨膜反应可能比骨样骨瘤更明显(图17-39)。

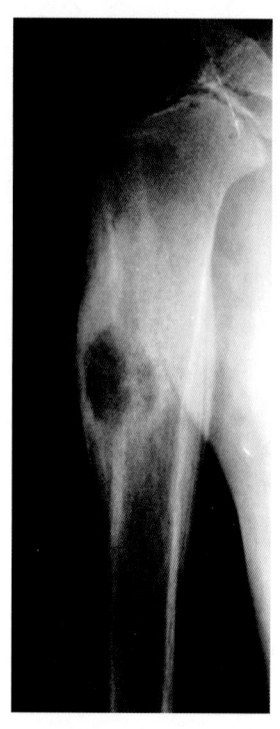

图17-39　骨母细胞瘤(3)

8岁男孩,肱骨近端骨母细胞瘤,病灶类似骨样骨瘤。不过此病灶更大(最大径为2.5cm),肱骨内、外侧皮质的骨膜反应更明显。低密度瘤巢周围的反应性硬化比骨样骨瘤少。此型骨母细胞瘤常被称为巨大型骨样骨瘤

(2)膨胀性病变类似动脉瘤样骨囊肿,中心可见小的高密度影。此型常见于脊柱(图17-40、

图17-41)。

(3)侵袭性表现类似恶性肿瘤(图17-42)。

(4)骨膜病灶,周围无硬化,显示薄壳状骨膜新生骨(图17-43、图17-44)。

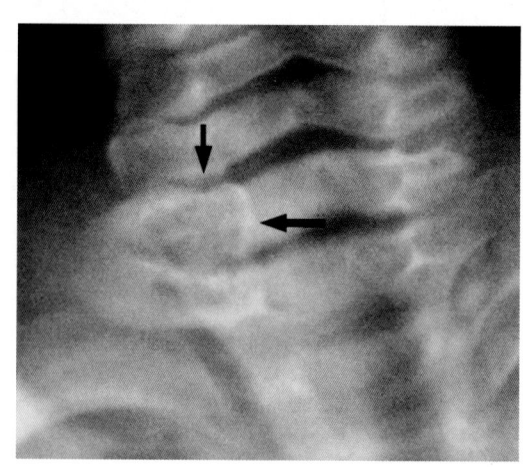

图17-40　骨母细胞瘤X线片断层

颈椎X线片断层显示C₆椎板的骨母细胞瘤呈膨胀性病灶,中心可见小的高密度影(箭头)

2. 病理　组织学鉴别骨样骨瘤与骨母细胞瘤十分困难,在相当多的患者中,鉴别两者是不可能的。两者都是成骨性病变,但在典型的骨母细胞瘤中,骨小梁较骨样骨瘤更宽、更长,密度更低,排列更不整齐。一些权威人士认为,由于骨母细胞瘤与骨样骨瘤组织学十分相似,因此骨母细胞瘤与骨样骨瘤是同一病理过程的不同临床表达形式。

3. 鉴别诊断　影像学鉴别诊断包括骨样骨瘤、骨脓肿、动脉瘤样骨囊肿、内生软骨瘤及骨肉瘤

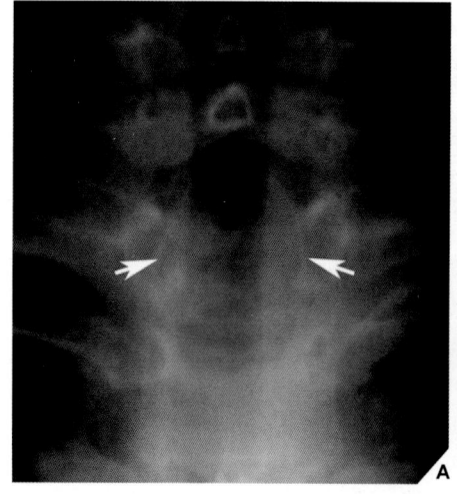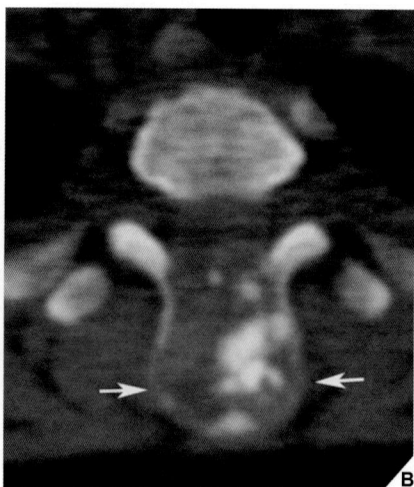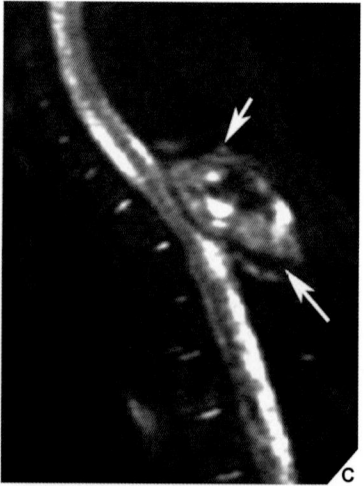

图17-41　脊柱骨母细胞瘤X线片和MRI表现

A. 19岁女性,上段胸椎前后位X线片显示T₁棘突膨胀性骨质破坏(箭头)。B. 轴位CT证实X线片所见(箭头),并可见肿瘤内基质钙化。C. 矢状位T₂WI显示T₁棘突膨胀性骨质破坏(箭头),肿瘤内低信号区对应CT显示的钙化基质。注意脊髓后缘受压

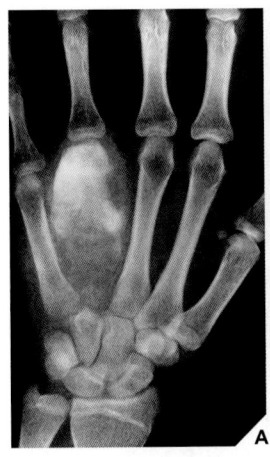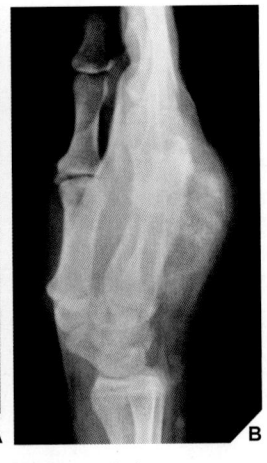

图17-42　侵袭性骨母细胞瘤

手后前位（A）及侧位（B）X线片显示侵袭性骨母细胞瘤。注意第4掌骨完全破坏，尤其远端可见大块成骨。尽管类似骨肉瘤，但病灶仍然被骨膜新生骨包绕

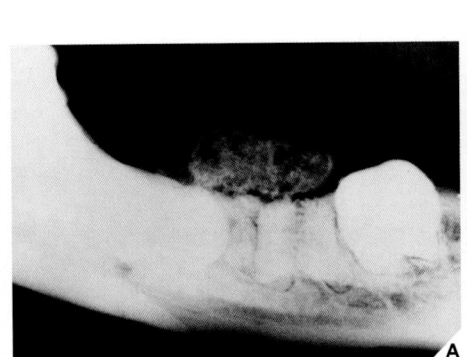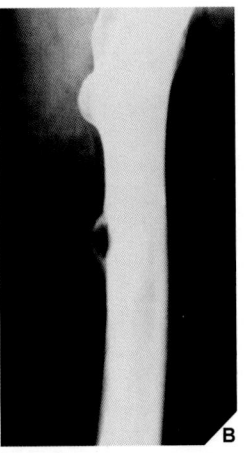

图17-43　骨膜型骨母细胞瘤

下颌骨（A）和股骨（B）骨膜型骨母细胞瘤，病灶被骨膜新生骨形成的薄壳包绕（由 Wolfgang Remagen, Cologne, Germany 提供）

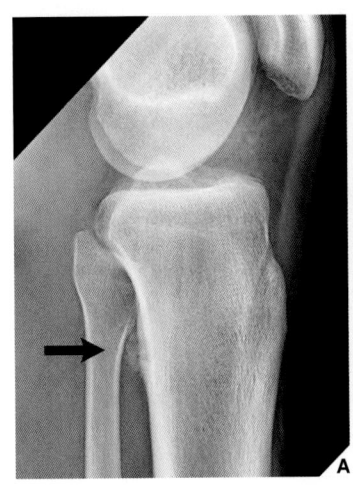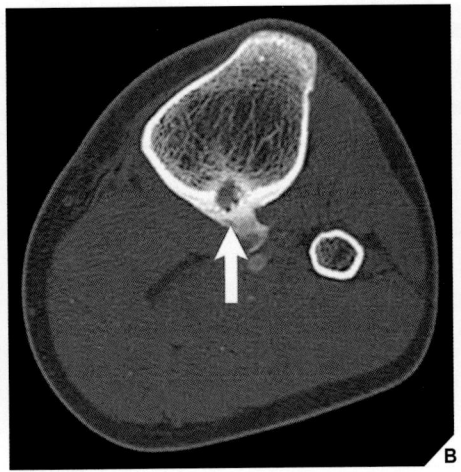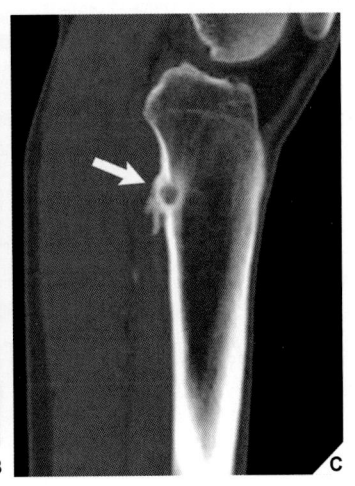

图17-44　骨膜型骨母细胞瘤CT表现

侧位X线片（A）显示胫骨近端后缘骨膜的病变（箭头）。轴位（B）及矢状位（C）CT重建图像显示病变侵犯皮质并可见骨膜反应（箭头）（经允许引自 Greenspan A, Borys D. *Radiology and pathology correlation of bone tumors: a quick reference and review*. Philadelphia: Wolters Kluwer; 2016: 43-44.）

（表17-3）。骨脓肿通常可见蜿蜒窦道（图17-22、图17-23），或穿通生长板（图17-45），此征象骨母细胞瘤从未发生。偶尔动脉瘤样骨囊肿有类似骨母细胞瘤的表现，但中心不伴高密度影。内生软骨瘤的钙化基质多为点状、环状或弧形；此外，除非伴病理性骨折，内生软骨瘤（见图18-7～图18-9）不会出现骨膜反应，这一点有别于骨母细胞瘤（图17-46）。

表17-3　骨母细胞瘤的鉴别诊断

病变	影像学特点
皮质型或髓质型骨样骨瘤样骨母细胞瘤（巨大型骨样骨瘤）	圆形或卵圆形低密度病灶，边界清晰。病灶周围可见硬化；骨膜反应明显，瘤巢大于2cm
动脉瘤样骨囊肿样膨胀型骨母细胞瘤	病灶膨胀，类似动脉瘤样骨囊肿，但中心可见高密度区

续表

病变	影像学特点
侵袭性骨母细胞瘤（类似恶性肿瘤）	皮质破坏，边界不清；侵袭性骨膜反应，有时出现软组织肿块
骨膜型骨母细胞瘤	附着于皮质的圆形或卵圆形不均匀密度肿块，上附薄壳状骨膜新生骨
骨样骨瘤	瘤巢小于1.5cm，有时可见中心硬化
动脉瘤样骨囊肿	病灶膨胀性，长骨病灶可见扶垛骨膜反应；薄壳状反应骨包绕病灶，快速生长病灶可无反应骨。可有软组织肿块
内生软骨瘤	低密度病灶有或无硬化边，中央常见点状、环状或弧形钙化
骨肉瘤	渗透状或虫蚀状骨质破坏；移行带宽，云絮状肿瘤骨；侵袭性骨膜反应，有软组织肿块

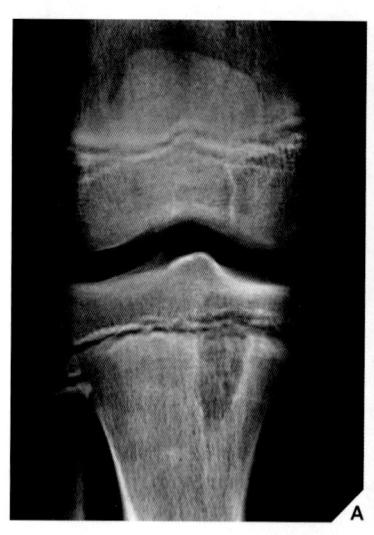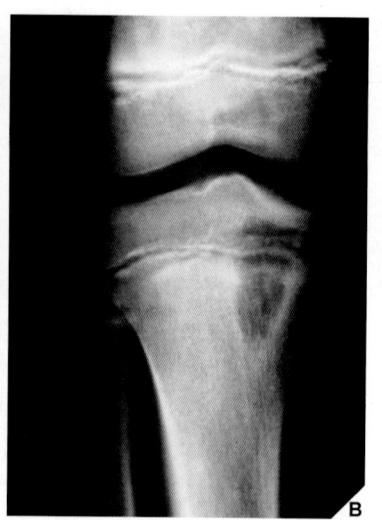

图 17-45　Brodie 脓肿

A. 10 岁男孩，右膝前后位 X 线片显示卵圆形低密度病灶，邻近并穿过胫骨近端生长板；
B. 前后位断层证实病灶累及骨骺。病灶被证实为骨脓肿

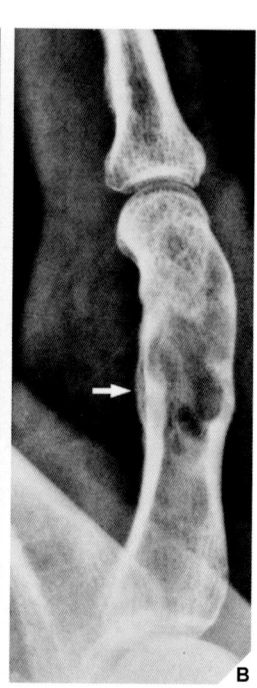

图 17-46　骨母细胞瘤

小指正位（A）及侧位（B）X 线片显示内生软骨瘤样骨母细胞瘤。注意骨膜反应（箭头），未见内生软骨瘤典型的软骨基质。病灶中心可见小的高密度区，代表成骨，此为骨母细胞瘤特征

侵袭性骨母细胞瘤应与骨肉瘤鉴别，CT 有助于诊断。CT 有助于鉴别位于脊椎等复杂解剖部位的病变（图 17-47）。当病灶侵及硬膜囊时，应行 MRI 检查。

4. 治疗　骨母细胞瘤治疗类似骨样骨瘤：较小的病灶可行经皮射频热凝切除，较大病灶应行病灶切除。病灶大时也需植骨及内固定。

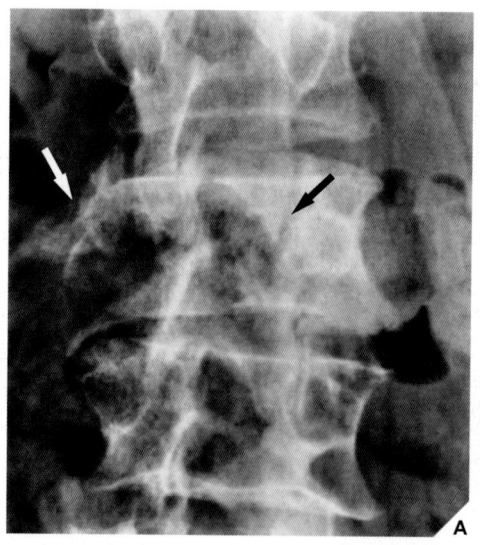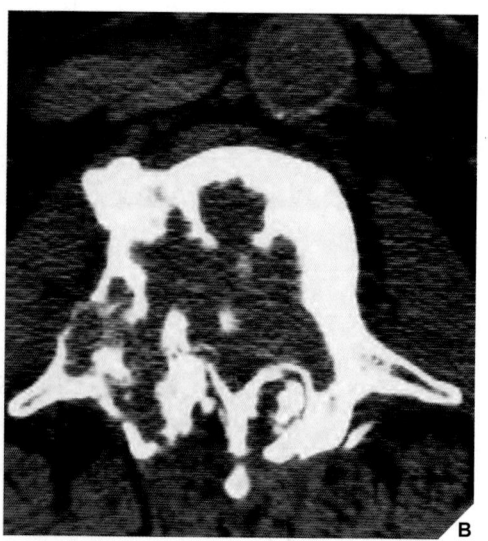

图 17-47　侵袭性骨母细胞瘤

A. 65 岁男性，下腰部隐痛，向右下肢放射。腰椎前后位 X 线片显示累及 L₃ 右半椎体的溶骨性破坏。B. CT 显示病灶内的成骨及皮质破坏，活检证实为侵袭性骨母细胞瘤（由 Ibrahim. Abdelwahab，MD，New York 提供）

记忆要点

[1] 骨旁骨瘤为无症状的成骨性病变，与皮脂腺囊肿、皮肤纤维瘤、硬纤维瘤及肠息肉病合称为 Gardner 综合征。

[2] 骨旁骨瘤最重要的鉴别诊断为除外骨旁骨肉瘤。

[3] 骨样骨瘤最重要的临床表现：疼痛夜间加重，口服抗炎药物可迅速缓解。

[4] 骨样骨瘤影像学特点：
- 瘤巢为低密度，中心可硬化，周围反应性骨硬化
- 影像学特点取决于发生部位：皮质内、松质内、骨膜下及关节周围（关节囊内）
- 鉴别诊断包括骨母细胞瘤、应力性骨折、骨脓肿（Brodie 脓肿）、骨岛及皮质内骨肉瘤。

[5] 骨样骨瘤并发症包括：
- 病灶复发（未彻底切除时）
- 加速生长（病灶靠近生长板时）
- 脊柱侧弯
- 早发性关节炎（瘤巢在关节囊内时）

[6] 骨样骨瘤外科治疗前的准备包括：
- 病灶的影像学定位（骨扫描、X 线片及 CT）
- 证实病灶全切（包括检查宿主骨及切除的标本）

[7] 除病灶全切外，其他骨样骨瘤的治疗方法包括病灶刮除、钻孔切除、经皮切除（多经 CT 引导）及射频热凝切除。

[8] CT 引导下射频热凝切除对某些患者治疗效果很好，即在 CT 引导下射频电极进入病灶，产生 1cm 范围高温，使肿瘤组织坏死。

[9] 骨母细胞瘤在组织学上与骨样骨瘤几乎完全一样，但临床表现不同。影像学特点：
- 具有与巨大骨样骨瘤相似的特征
- 膨胀性病灶类似动脉瘤样骨囊肿，中心可见小高密度区
- 侵袭性表现类似恶性肿瘤（骨肉瘤）

[10] 骨母细胞瘤鉴别诊断包括骨样骨瘤、骨脓肿、动脉瘤样骨囊肿、内生软骨瘤及骨肉瘤。

[11] 骨母细胞瘤不常见的表现包括：患者伴发弥漫性骨膜炎及全身性表现（即毒性骨母细胞瘤）；以及多中心病灶（即多发性骨母细胞瘤）。

（钱占华　王金娥　白荣杰　译）

参考文献

Adler C-P. Multifocal osteoblastoma of the hand. *Skeletal Radiol* 2000;29:601–604.

Anderson RB, McAlister JA Jr, Wrenn RN. Case report 585. Intracortical osteosarcoma of tibia. *Skeletal Radiol* 1989;18:627–630.

Assoun J, Railhac JJ, Bonneviale P, et al. Osteoid osteoma: percutaneous resection with CT guidance. *Radiology* 1993;188:541–547.

Assoun J, Richardi G, Railhac JJ, et al. Osteoid osteoma: MR imaging versus CT. *Radiology* 1994;191:217–223.

Atar D, Lehman WB, Grant AD. Tips of the trade. Computerized tomography—guided excision of osteoid osteoma. *Orthop Rev* 1992;21:1457–1458.

Baruffi MR, Volpon JB, Neto JB, et al. Osteoid osteomas with chromosome alterations involving 22q. *Cancer Genet Cytogenet* 2001;124:127–131.

Bauer TW, Zehr RJ, Belhobek GH, et al. Juxta-articular osteoid osteoma. *Am J Surg Pathol* 1991;15:381–387.

Bell RS, O'Connor GD, Waddell JP. Importance of magnetic resonance imaging in osteoid osteoma: a case report. *Can J Surg* 1989;32:276–278.

Bertoni F, Unni KK, Beabout JW, et al. Parosteal osteoma of bones other than of the skull and face. *Cancer* 1995;75:2466–2473.

Bertoni F, Unni KK, McLeod RA, et al. Osteosarcoma resembling osteoblastoma. *Cancer* 1985;55:416–426.

Bettelli G, Tigani D, Picci P. Recurring osteoblastoma initially presenting as a typical osteoid osteoma. Report of two cases. *Skeletal Radiol* 1991;20:1–4.

Biebuyck JC, Katz LD, McCauley T. Soft tissue edema in osteoid osteoma. *Skeletal Radiol* 1993;22:37–41.

Bullough PG. *Atlas of orthopedic pathology with clinical and radiologic correlations*, 2nd ed. New York: Gower Medical; 1992.

Campanacci M. *Bone and soft tissue tumors*. New York: Springer; 1990:355–373.

Carter TR. Osteoid osteoma of the hip: an alternate method of excision. *Orthop Rev* 1990;19:903–905.

Cassar-Pullicino VN, McCall IW, Wan S. Intra-articular osteoid osteoma. *Clin Radiol* 1992;45:153–160.

Chang CH, Piatt ED, Thomas KE, et al. Bone abnormalities in Gardner's syndrome. *Am J Roentgenol Radium Ther Nucl Med* 1968;103:645–652.

Crim JR, Mirra JM, Eckardt JJ, et al. Widespread inflammatory response to osteoblastoma: the flare phenomenon. *Radiology* 1990;177:835–836.

Dahlin DC. Osteoma. In: *Bone tumors. General aspects on 8,542 cases*, 4th ed. Springfield, IL: Charles C. Thomas; 1986:84–87, 308–321.

Dahlin DC, Johnson EW Jr. Giant osteoid osteoma. *J Bone Joint Surg Am* 1954;36-A:559–572.

Dahlin DC, Unni KK. *Bone tumors: general aspects and data on 8,542 cases*, 4th ed. Springfield, IL: Charles C. Thomas; 1987:88–101.

Dale S, Breidahl WH, Baker D, et al. Severe toxic osteoblastoma of the humerus associated with diffuse periostitis of multiple bones. *Skeletal Radiol* 2001;30:464–468.

Della Rocca C, Huvos AG. Osteoblastoma: varied histological presentations with a benign clinical course. 55 cases. *Am J Surg Pathol* 1996;20:841–850.

Denis F, Armstrong GW. Scoliogenic osteoblastoma of the posterior end of the rib. A case report. *Spine (Phila Pa 1976)* 1984;9:74–76.

Dolan K, Seibert J, Seibert R. Gardner's syndrome. A model for correlative radiology. *Am J Roentgenol Radium Ther Nucl Med* 1973;119:359–364.

Dorfman HD, Weiss SW. Borderline osteoblastic tumors: problems in the differential diagnosis of aggressive osteoblastoma and low-grade osteosarcoma. *Semin Diagn Pathol* 1984;1:215–234.

Ebrahim FS, Jacobson JA, Lin J, et al. Intraarticular osteoid osteoma: sonographic findings in three patients with radiographic, CT, and MR imaging correlation. *AJR Am J Roentgenol* 2001;177:1391–1395.

Ehara S, Rosenthal DI, Aoki J, et al. Peritumoral edema in osteoid osteoma on magnetic resonance imaging. *Skeletal Radiol* 1999;28:265–270.

Falappa P, Garganese MC, Crocoli A, et al. Particular imaging features and customized thermal ablation treatment for intramedullary osteoid osteoma in pediatric patients. *Skeletal Radiol* 2011;40:1523–1530.

Fechner RE, Mills SE. *Tumors of the bones and joints*. Washington, DC: Armed Forces Institute of Pathology; 1993:25–38.

Gardner EJ, Plenk HP. Hereditary pattern for multiple osteomas in a family group. *Am J Hum Genet* 1952;4:31–36.

Gardner EJ, Richards RC. Multiple cutaneous and subcutaneous lesions occurring simultaneously with hereditary polyposis and osteomatosis. *Am J Hum Genet* 1953;5:139–147.

Gil S, Marco SF, Arenas J, et al. Doppler duplex color localization of osteoid osteomas. *Skeletal Radiol* 1999;28:107–110.

Goldman AB, Schneider R, Pavlov H. Osteoid osteomas of the femoral neck: report of four cases evaluated with isotopic bone scanning, CT, and MR imaging. *Radiology* 1993;186:227–232.

Greenspan A. Benign bone-forming lesions: osteoma, osteoid osteoma, and osteoblastoma. Clinical, imaging, pathologic, and differential considerations. *Skeletal Radiol* 1993;22:485–500.

Greenspan A. Bone island (enostosis): current concept—a review. *Skeletal Radiol* 1995;24: 111–115.

Greenspan A. Sclerosing bone dysplasias—a target-site approach. *Skeletal Radiol* 1991;20: 561–583.

Greenspan A, Borys D. *Radiology and pathology correlation of bone tumors: a quick reference and review.* Philadelphia: Wolters Kluwer; 2016:32–89.

Greenspan A, Elguezabel A, Bryk D. Multifocal osteoid osteoma. A case report and review of the literature. *Am J Roentgenol Radium Ther Nucl Med* 1974;121:103–106.

Greenspan A, Jundt G, Remagen W. *Differential diagnosis in orthopaedic oncology,* 2nd ed. Philadelphia: Lippincott Williams & Wilkins; 2007:59–74.

Greenspan A, Stadalnik RC. Bone island: scintigraphic findings and their clinical application. *Can Assoc Radiol J* 1995;46:368–379.

Greenspan A, Steiner G, Knutzon R. Bone island (enostosis): clinical significance and radiologic and pathologic correlations. *Skeletal Radiol* 1991;20:85–90.

Griffith JF, Kumta SM, Chow LTC, et al. Intracortical osteosarcoma. *Skeletal Radiol* 1998;27:228–232.

Helms CA. Osteoid osteoma. The double density sign. *Clin Orthop Relat Res* 1987;222:167–173.

Jackson RP, Reckling FW, Mants FA. Osteoid osteoma and osteoblastoma. Similar histologic lesions with different natural histories. *Clin Orthop Relat Res* 1977;128:303–313.

Jaffe HL. Benign osteoblastoma. *Bull Hosp Joint Dis* 1956;17:141–151.

Jaffe HL. Osteoid osteoma: a benign osteoblastic tumor composed of osteoid and atypical bone. *Arch Surg* 1935;31:709–728.

Jaffe HL. Osteoid osteoma of bone. *Radiology* 1945;45:319–334.

Keim HA, Reina EG. Osteoid-osteoma as a cause of scoliosis. *J Bone Joint Surg Am* 1975;57:159–163.

Klein MH, Shankman S. Osteoid osteoma: radiologic and pathologic correlation. *Skeletal Radiol* 1992;21:23–31.

Kransdorf MJ, Stull MA, Gilkey FW, et al. Osteoid osteoma. *Radiographics* 1991;11:671–696.

Kricun ME. *Imaging of bone tumors.* Philadelphia: WB Saunders; 1993:114–116, 121–125.

Kroon HM, Schurmans J. Osteoblastoma: clinical and radiologic findings in 98 new cases. *Radiology* 1990;175:783–790.

Kyriakos M. Intracortical osteosarcoma. *Cancer* 1980;46:2525–2533.

Kyriakos M, El-Khoury GY, McDonald DJ, et al. Osteoblastomatosis of bone. A benign, multifocal osteoblastic lesion, distinct from osteoid osteoma and osteoblastoma, radiologically simulating a vascular tumor. *Skeletal Radiol* 2007;36:237–247.

Lawrie TR, Aterman K, Sinclair AM. Painless osteoid osteoma. A report of two cases. *J Bone Joint Surg Am* 1970;52:1357–1363.

Lee DH, Malawer MM. Staging and treatment of primary and persistent (recurrent) osteoid osteoma. Evaluation of intraoperative nuclear scanning, tetracycline fluorescence, and tomography. *Clin Orthop Relat Res* 1992;281:229–238.

Lichtenstein L. Benign osteoblastoma; a category of osteoid- and bone-forming tumors other than classical osteoid osteoma, which may be mistaken for giant-cell tumor or osteogenic sarcoma. *Cancer* 1956;9:1044–1052.

Liu PT, Chivers FS, Roberts CC, et al. Imaging of osteoid osteoma with dynamic gadolinium-enhanced MR imaging. *Radiology* 2003;227:691–700.

Liu TL, Kujak JL, Roberts CC, et al. The vascular groove sign: a new CT finding associated with osteoid osteomas. *AJR Am J Roentgenol* 2012;196:168–173.

Lucas DR, Unni KK, McLeod RA, et al. Osteoblastoma: clinicopathologic study of 306 cases. *Hum Pathol* 1994;25:117–134.

Marinelli A, Giacomini S, Bianchi G, et al. Osteoid osteoma simulating an osteocartilaginous exostosis. *Skeletal Radiol* 2004;33:181–185.

Mazoyer JF, Kohler R, Bossard D. Osteoid osteoma: CT-guided percutaneous treatment. *Radiology* 1991;181:269–271.

McLeod RA, Dahlin DC, Beabout JW. The spectrum of osteoblastoma. *AJR Am J Roentgenol* 1976;126:321–325.

Mirra JM, Picci P, Gold RH. *Bone tumors: clinical, pathologic, and radiologic correlations.* Philadelphia: Lea & Febiger; 1989:226–248.

Murphey MD, Andrews CL, Flemming DJ, et al. From the archives of the AFIP. Primary tumors of the spine: radiologic pathologic correlation. *Radiographics* 1996;16: 1131–1158.

Mylona S, Patsoura S, Galani P, et al. Osteoid osteomas in common and in technically challenging locations treated with computed tomography-guided percutaneous radiofrequency ablation. *Skeletal Radiol* 2010;39:443–449.

Nogués P, Martí-Bonmati L, Aparisi F, et al. MR imaging assessment of juxta cortical edema in osteoid osteoma in 28 patients. *Eur Radiol* 1998;8:236–238.

Norman A. Persistence or recurrence of pain: a sign of surgical failure in osteoid-osteoma. *Clin Orthop Relat Res* 1978;130:263–266.

Norman A, Abdelwahab IF, Buyon J, et al. Osteoid osteoma of the hip stimulating an early onset of osteoarthritis. *Radiology* 1986;158:417–420.

O'Connell JX, Rosenthal DI, Mankin HJ, et al. Solitary osteoma of a long bone. A case report. *J Bone Joint Surg Am* 1993;75:1830–1834.

Pettine KA, Klassen RA. Osteoid-osteoma and osteoblastoma of the spine. *J Bone Joint Surg Am* 1986;68:354–361.

Pinto CH, Taminiau AHM, Vanderschueren GM, et al. Technical considerations in CT-guided radiofrequency thermal ablation of osteoid osteoma: tricks of the trade. *AJR Am J Roentgenol* 2002;179:1633–1642.

Quílez-Caballero E, Martel-Villagran J, Bueno-Horcajadas ÁL, et al. Osteoblastomatosis: an unusual diagnosis and treatment. *Skeletal Radiol* 2018;47:1183–1189.

Resnick D, Kyriakos M, Greenway G. Tumors and tumor-like lesions of bone: imaging and pathology of specific lesions. In: Resnick D, ed. *Diagnosis of bone and joint disorders,* 3rd ed. Philadelphia: WB Saunders; 1995:3629–3647.

Roger B, Bellin M-F, Wioland M, et al. Osteoid osteoma: CT-guided percutaneous excision confirmed with immediate follow-up scintigraphy in 16 outpatients. *Radiology* 1996;201:239–242.

Rosenthal DI. Percutaneous radiofrequency treatment of osteoid osteomas. *Semin Musculoskelet Radiol* 1997;1:265–272.

Rosenthal DI, Hornicek FJ, Wolfe MW, et al. Percutaneous radiofrequency coagulation of osteoid osteoma compared with operative treatment. *J Bone Joint Surg Am* 1998;80:815–821.

Rosenthal DI, Springfield DS, Gebhardt MC, et al. Osteoid osteoma: percutaneous radiofrequency ablation. *Radiology* 1995;197:451–454.

Schai P, Friederich NB, Krüger A, et al. Discrete synchronous multifocal osteoid osteoma of the humerus. *Skeletal Radiol* 1996;25:667–670.

Schajowicz F. *Tumors and tumorlike lesions of bone: pathology, radiology and treatment,* 2nd ed. Berlin: Springer-Verlag; 1994:30–32, 48–56, 406–411.

Schajowicz F, Lemos C. Malignant osteoblastoma. *J Bone Joint Surg Br* 1976;58:202–211.

Schajowicz F, Lemos C. Osteoid osteoma and osteoblastoma. Closely related entities of osteoblastic derivation. *Acta Orthop Scand* 1970;41:272–291.

Shaikh MI, Saifuddin A, Pringle J, et al. Spinal osteoblastoma: CT and MR imaging with pathological correlation. *Skeletal Radiol* 1999;28:33–40.

Sherazi Z, Saifuddin A, Shaikh MI, et al. Unusual imaging findings in association with spinal osteoblastoma. *Clin Radiol* 1996;51:644–648.

Shukla S, Clarke AW, Saifuddin A. Imaging features of foot osteoid osteoma. *Skeletal Radiol* 2010;39:683–689.

Spjut HJ, Dorfman HD, Fechner RE, et al. Tumors of bone and cartilage. In: Firminger HI, ed. *Atlas of tumor pathology,* 2nd series, fascicle 5. Washington, DC: Armed Forces Institute of Pathology; 1971:117–119.

Sundaram M, Falbo S, McDonald D, et al. Surface osteomas of the appendicular skeleton. *AJR Am J Roentgenol* 1996;167:1529–1533.

Theologis T, Ostlere S, Gibbons CLMH, et al. Toxic osteoblastoma of the scapula. *Skeletal Radiol* 2007;36:253–257.

Thompson GH, Wong KM, Konsens RM, et al. Magnetic resonance imaging of an osteoid osteoma of the proximal femur: a potentially confusing appearance. *J Pediatr Orthop* 1990;10:800–804.

Towbin R, Kaye R, Meza MP, et al. Osteoid osteoma: percutaneous excision using a CT-guided coaxial technique. *AJR Am J Roentgenol* 1995;164:945–949.

Vanderschueren GM, Taminiau AHM, Obermann WR, et al. Osteoid osteoma: clinical results with thermocoagulation. *Radiology* 2002;224:82–86.

Verstraete KL, Van der Woude HJ, Hogendoorn PC, et al. Dynamic contrast-enhanced MR imaging of musculoskeletal tumors: basic principles and clinical applications. *J Magn Reson Imaging* 1996;6:311–321.

Wang B, Han S, Jiang L, et al. Percutaneous radiofrequency ablation for spinal osteoid osteoma and osteoblastoma. *Eur Spine J* 2017;26:1884–1892.

Weber M, Sprengel SD, Omlor GW, et al. Clinical long-term outcome, technical success, and cost analysis of radiofrequency ablation for the treatment of osteoblastomas and spinal osteoid osteomas in comparison to open surgical resection. *Skeletal Radiol* 2015;44:981–993.

Woods ER, Martel W, Mandell SH, et al. Reactive soft-tissue mass associated with osteoid osteoma: correlation of MR imaging features with pathologic findings. *Radiology* 1993;186:221–225.

Yalcinkaya U, Doganavsargil B, Sezak M, et al. Clinical and morphological characteristics of osteoid osteoma and osteoblastoma: a retrospective single-center analysis of 204 patients. *Ann Diagn Pathol* 2014;18:319–325.

Yaniv G, Shabshin N, Sharon M, et al. Osteoid osteoma—the CT vessel sign. *Skeletal Radiol* 2011;40:1311–1314.

Youssef BA, Haddad MC, Zahrani A, et al. Osteoid osteoma and osteoblastoma: MRI appearances and the significance of ring enhancement. *Eur Radiol* 1996;6:291–296.

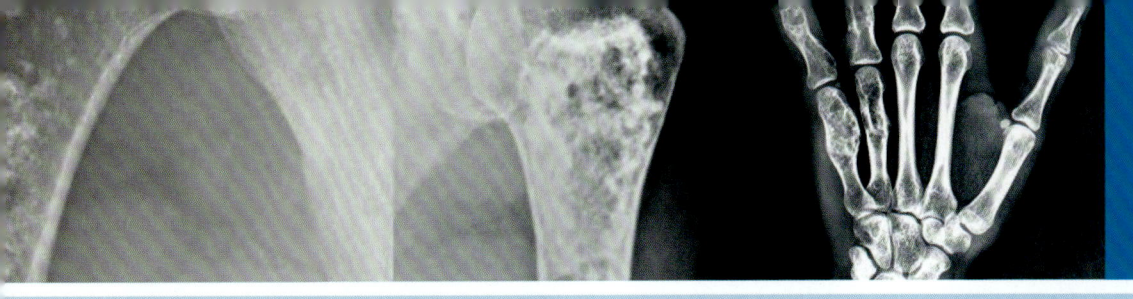

第 18 章

良性肿瘤与肿瘤样病变Ⅱ：软骨源性病变

良性成软骨性病变

对放射科医师来说，诊断软骨来源的骨病变通常较为容易。病变的透光性基质、扇贝样边缘，以及环状、逗号状或点状钙化通常可以提示其软骨来源。但是，软骨源性肿瘤的良恶性判断对放射科医师来说有时非常困难，甚至对有经验的骨肌系统病理学家来说也比较困难。所有的软骨源性肿瘤，无论良性或恶性，均表现为S-100蛋白阳性，这是一个非常有价值的诊断线索。

（一）内生软骨瘤（软骨瘤）

1. 临床表现及影像学特点　内生软骨瘤的发生率在良性骨肿瘤中占第2位，其约占所有良性骨肿瘤的10%，是手部短管状骨最常见的肿瘤。病变发生于骨的中心部时，称为内生软骨瘤（图18-1）；若病变发生于皮质外（骨膜），则称为软骨瘤（骨膜或皮质旁）（见图18-16和图18-17）。无论其发生于哪个部位，这种良性病变以形成成熟的透明软骨为特征。已有大量假说认为，内生软骨瘤是胚胎时期软骨原基残留物从生长板移位至干骺端所致，但这一理论近来受到了多位研究者的挑战。Douis及其同事回顾性评估了209名儿童的240例膝关节MRI检查，他们未能发现任何软骨移位至干骺端。Amary等的研究确认了许多中心性、低级别软骨源性肿瘤存在异柠檬酸脱氢酶1和2（IDH1和IDH2）的体细胞突变，这一结果为内生软骨瘤的肿瘤学起源提供了支持。此外，大多数软骨瘤存在克隆染色体异常，包括多染色体异常和染色体区域4q、5、7、11、14q、16q22—q24、20，尤其是染色体区域6和12q12—q15重排。内生软骨瘤常发生于20～40岁人群，但各年龄段均可见本病发生。本病的发生率无性别差异。手部短管状骨（指骨尤其是近节和中节

指骨及掌骨）为本病最好发的部位（图18-2），

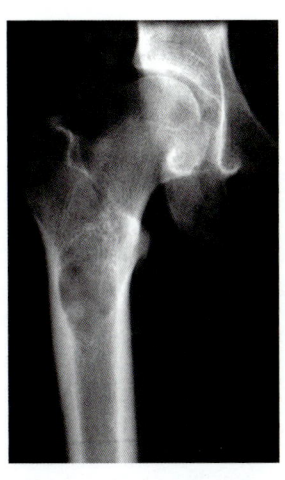

图18-1　内生软骨瘤（1）

22岁男性，患者股骨近端髓内可见一低密度病变，病变侵蚀外侧骨皮质内面。注意其扇贝样边缘和基质内钙化

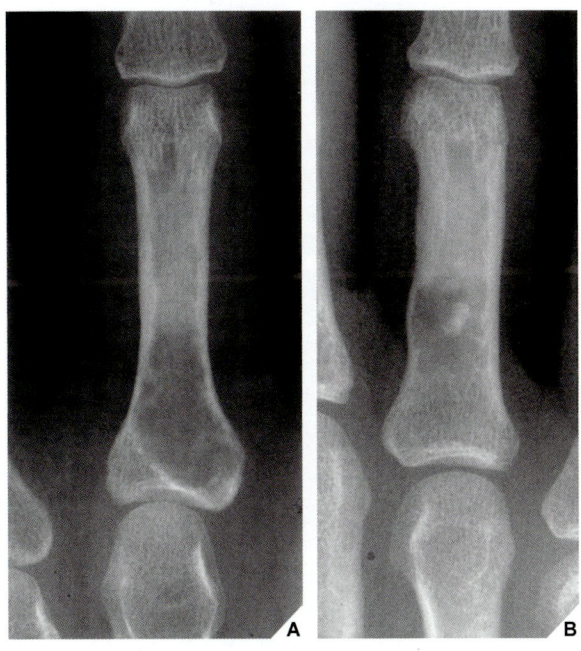

图18-2　内生软骨瘤（2）

A. 40岁女性，患者中指近节指骨内可见一低密度病变；B. 42岁男性，患者环指近节指骨内可见一类似病变，伴病变中心钙化。这两例均为典型的短管状骨的内生软骨瘤

但长管状骨也可发生，尤其是肱骨近端（图18-3）、股骨近端和远端（图18-4和图18-5，也见图18-1）。少数病例发生于肋骨、锁骨、胸骨（图18-6）、骶骨和腕骨。本病常无临床症状，在手和足的小骨中，可能会触及肿胀，伴或不伴疼痛。常因肿瘤部位发生病理性骨折（图18-7、图18-8）而发现。

大多数情况下，X线片足以显示此类病变。在短管状骨，病变常为完全透光性（图18-9），但发生于长骨的病变内常可见钙化（见图18-1、图18-3和图18-4）。若钙化广泛，内生软骨瘤则被称为"钙化性内生软骨瘤"（图18-10）。由于软骨常呈分叶状生长，骨皮质内侧面（骨内膜）的"浅扇贝"样边缘也可提示本病（见图18-1）。

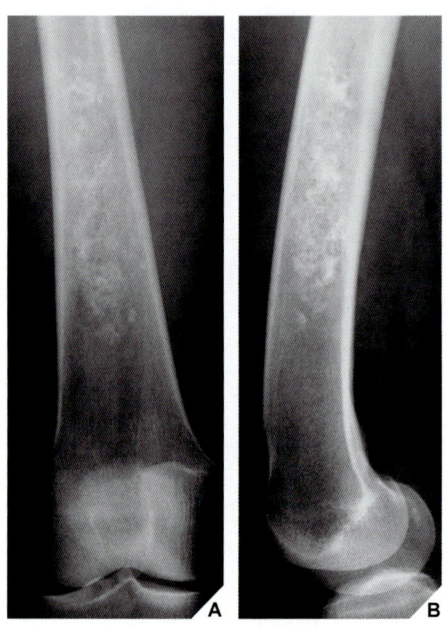

图18-4 内生软骨瘤（4）
股骨远端前后位（A）和侧位（B）X线片可见一低密度病灶，伴有典型的软骨钙化（经允许引自Greenspan A，Borys D. *Radiology and pathology correlation of bone tumors：a quick reference and review*. Philadelphia：Wolters Kluwer；2016：92.）

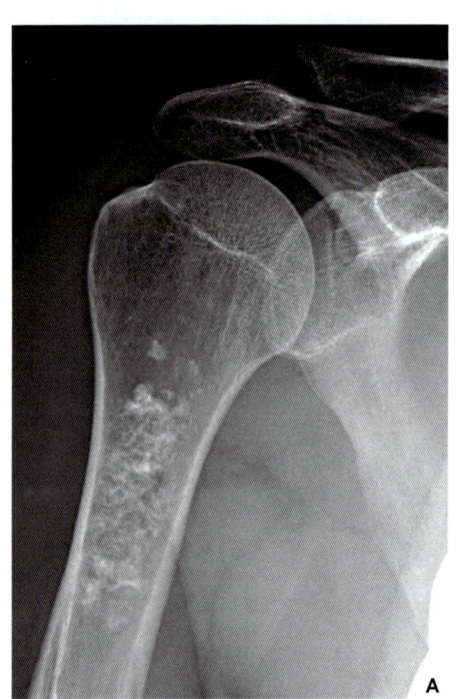

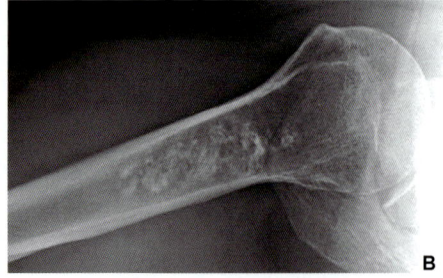

图18-3 内生软骨瘤（3）
A、B. 左肱骨近端骨干可见一低密度病变，内有"爆米花"样钙化。X线片可以观察到病灶从外侧皮质延伸到内侧皮质，但骨内膜没有扇形压迹，皮质也没有增厚

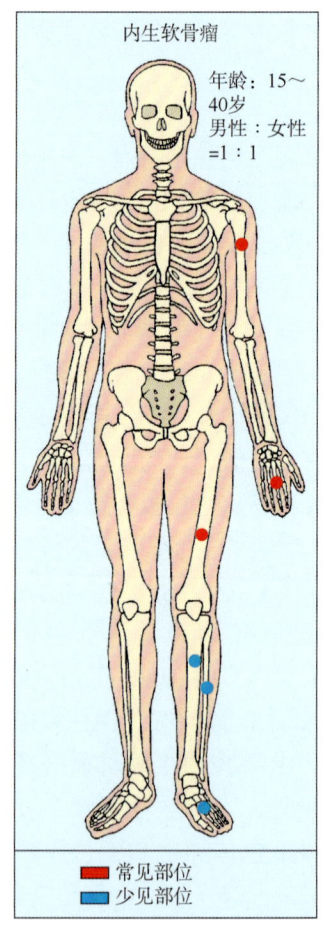

图18-5 内生软骨瘤的好发部位、峰值年龄及性别比例

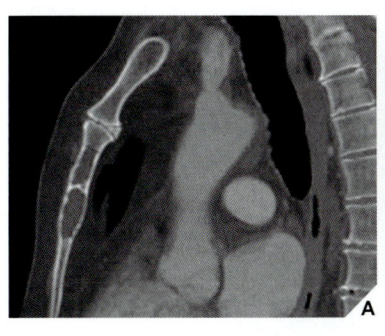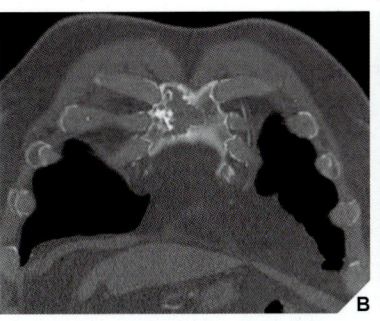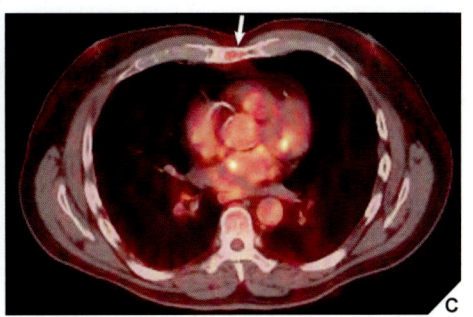

图 18-6　胸骨内生软骨瘤

A. 73岁男性，上胸部CT矢状位重建图像显示胸骨体内的低密度灶，骨内膜"浅扇贝"样改变；B. CT冠状位重建图像可见大的分叶状病灶内软骨样钙化；C. ^{18}F-FDG PET/CT轴位融合图像显示病灶没有表现出代谢活性增高（箭头）

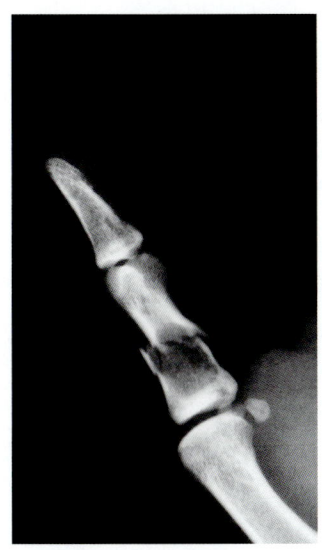

图 18-7　内生软骨瘤（5）

31岁男性，左手拇指损伤后的X线片显示其一处先前无症状的病变部位发生了病理性骨折

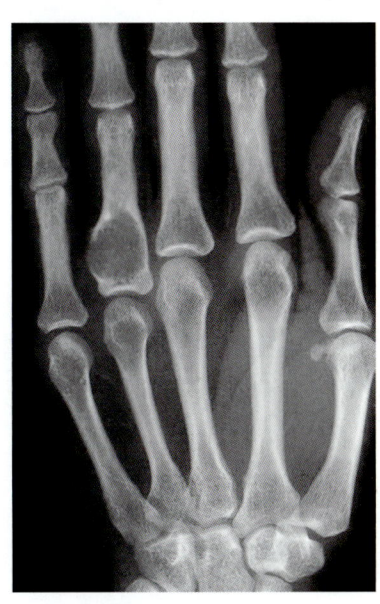

图 18-9　内生软骨瘤（7）

37岁女性，环指近节指骨基底部可见一典型的、单纯溶骨性病变，为内生软骨瘤。注意其尺侧骨皮质明显变薄

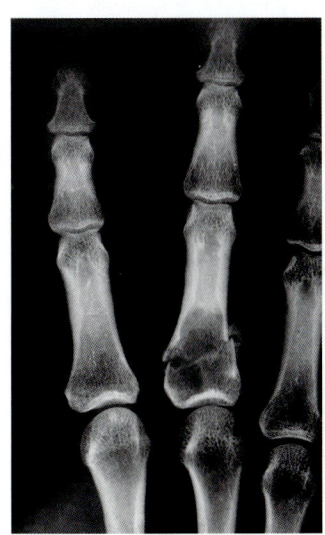

图 18-8　内生软骨瘤（6）

中指近节指骨存在因较大内生软骨瘤导致的病理性骨折

CT与MRI能更清晰地显示肿瘤内部形态，并更精确地对其在骨内的部位进行定位。内生软骨瘤在MRI T_1WI 上呈中低信号，在 T_2WI 上呈高信号。肿瘤内钙化显示为低信号结构（图18-11～图18-14）。CT和MRI可以提供更多在X线片上无法很好显示的形态学细节，包括皮质受累、骨膜反应、软组织肿块等，这可能有助于鉴别病变良恶性。其他MRI技术，如弥散加权成像，可能有助于进一步了解病变的组织学行为。

无并发症的内生软骨瘤，骨扫描常表现为轻中度放射性摄取增加，而伴病理性骨折或恶变者则表现为放射性摄取明显增加。

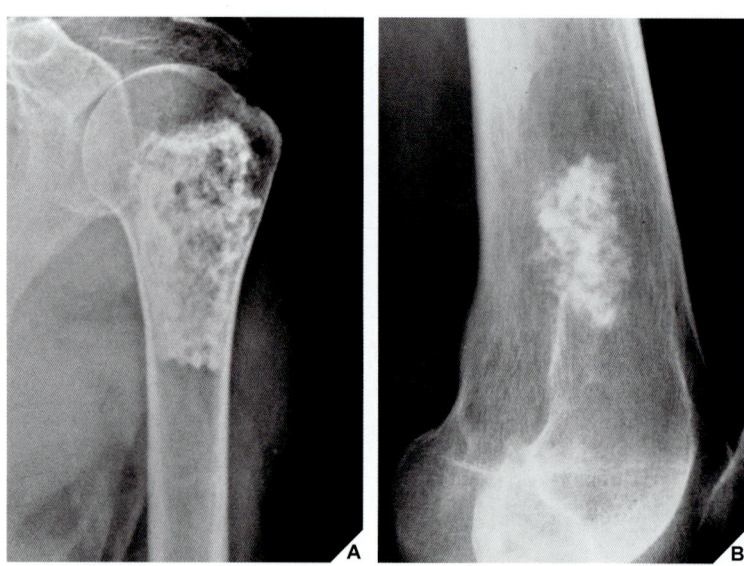

图18-10 钙化性内生软骨瘤

A. 58岁女性，肱骨近端高度钙化的内生软骨瘤，注意病变的分叶状表现及外侧骨皮质内面"浅扇贝"样边缘；B. 30岁男性，股骨远端可见类似的钙化性内生软骨瘤（经允许引自Greenspan A，Borys D. *Radiology and pathology correlation of bone tumors: a quick reference and review*. Philadelphia：Wolters Kluwer；2016：92.）

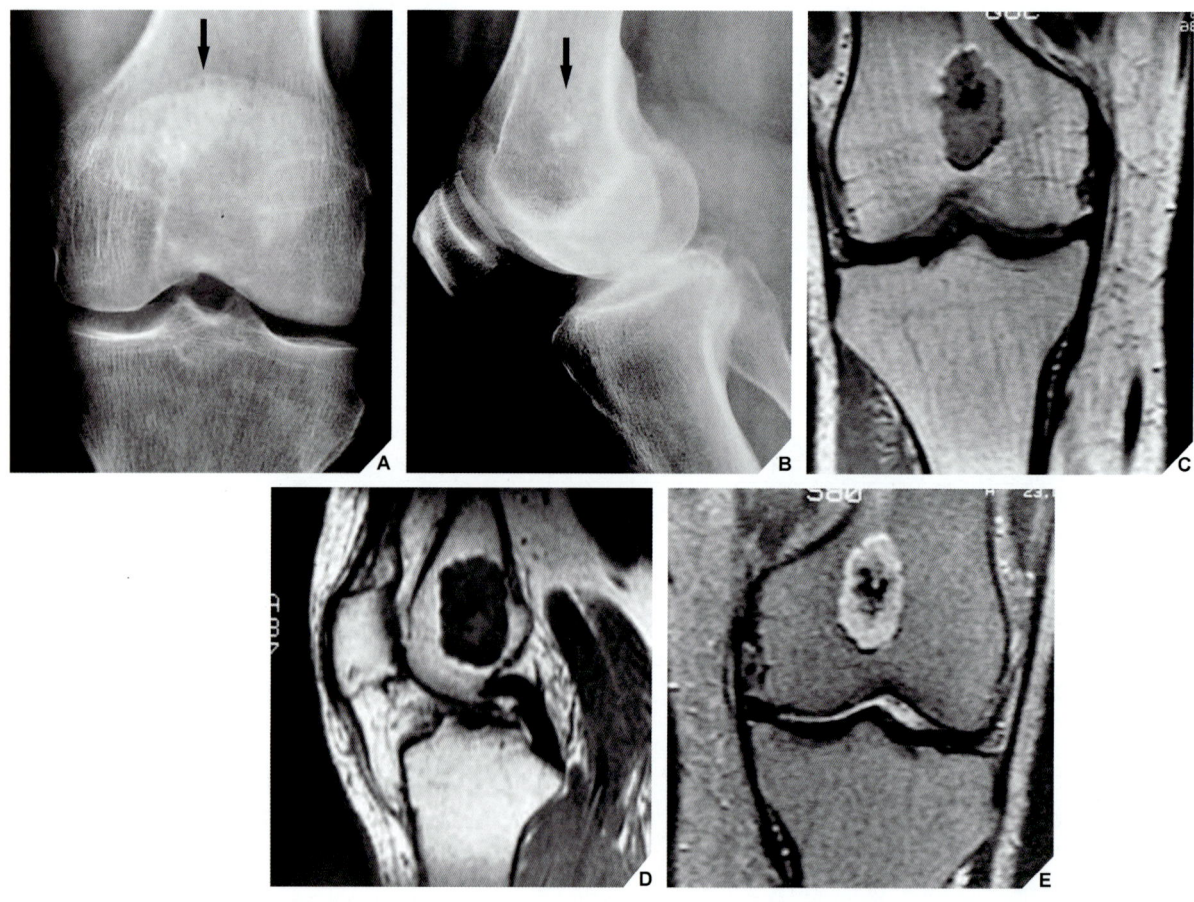

图18-11 内生软骨瘤X线片和MRI表现（1）

61岁男性，左膝关节前后位（A）与侧位（B）X线片显示股骨远端仅可见少量钙化灶（箭头）。病变范围无法确定。冠状位（C）和矢状位（D）T₁WI图像显示病变呈中等信号，边界清晰，呈分叶状。病变中心的极低信号区为钙化灶。冠状位T₂WI图像（E）显示病变呈混合信号：高信号区提示为软骨源性肿瘤，低信号区为钙化灶

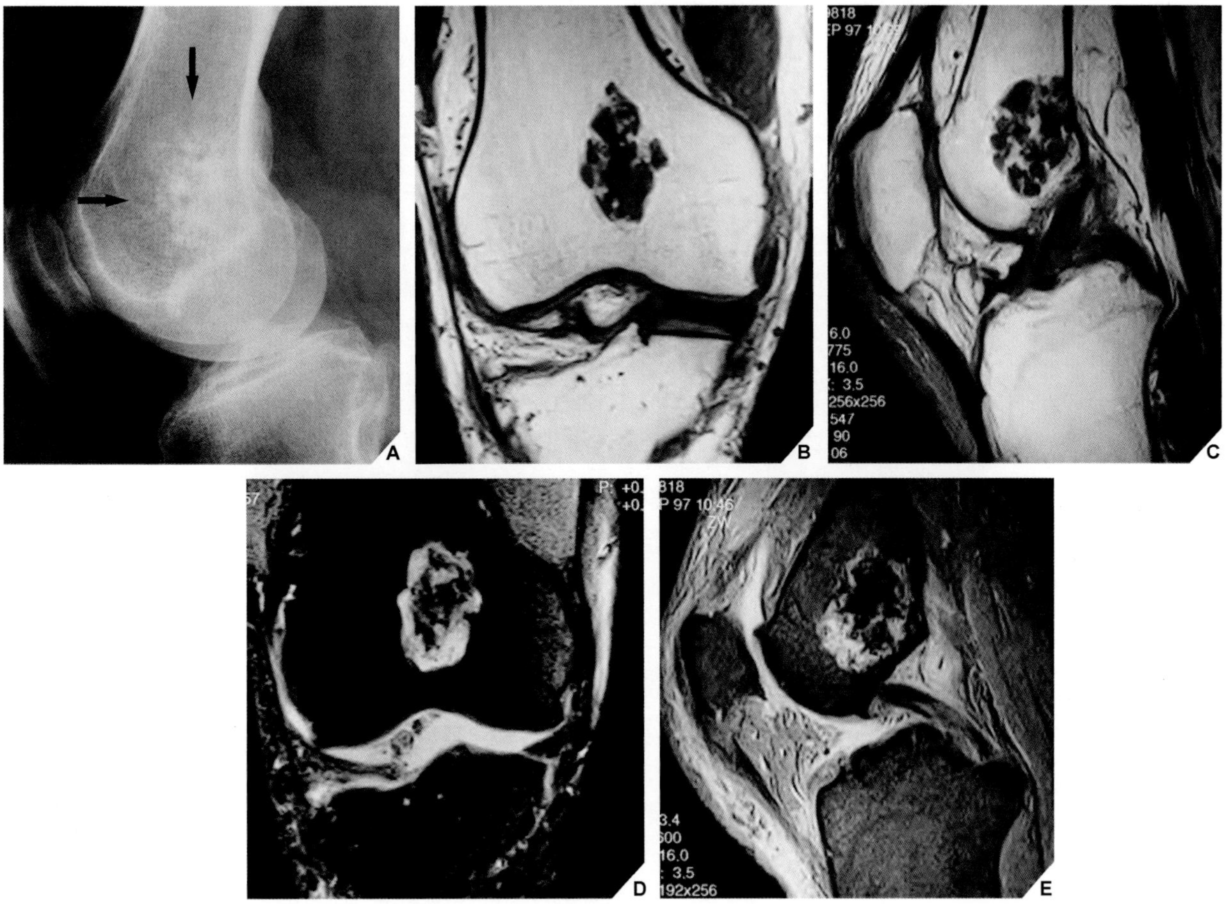

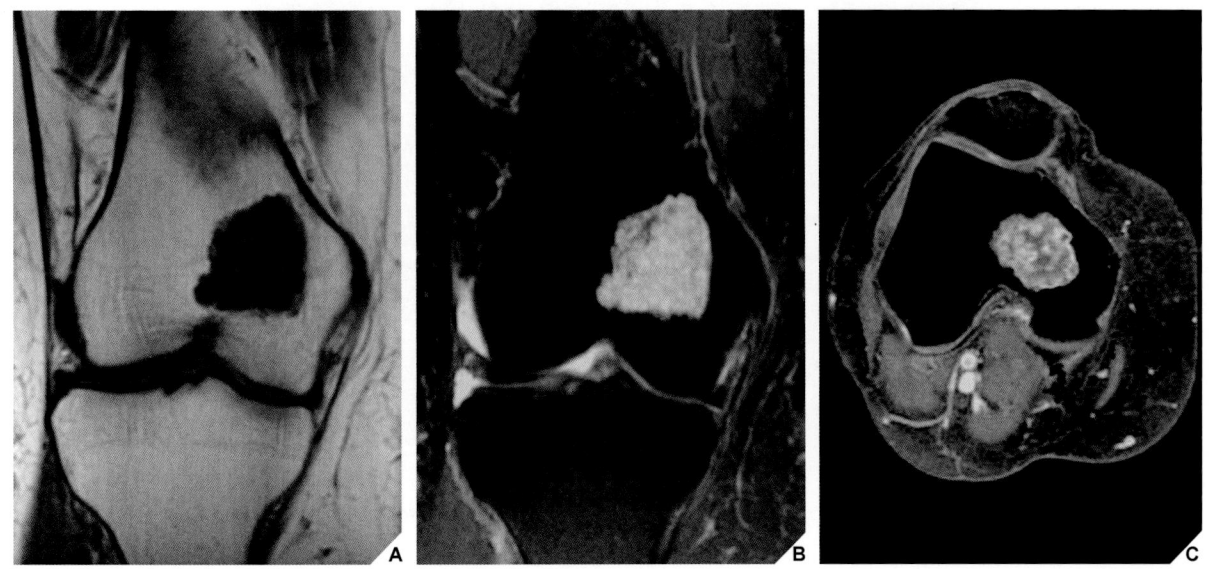

图 18-12　内生软骨瘤 X 线片和 MRI 表现（2）

膝关节侧位 X 线片（A）显示股骨远端软骨钙化灶（箭头）。冠状位（B）和矢状位（C）自旋回波 T_1WI 显示病变大部分呈低信号。冠状位（D）反转恢复 T_2WI 压脂和矢状位（E）快速自旋回波 T_2WI 显示完整的病变范围。钙化灶呈低信号

图 18-13　内生软骨瘤 MRI 表现（1）

59 岁女性，右膝关节冠状位 T_1WI 图像（A）显示股骨内侧髁低信号病灶，边界清晰。冠状位 T_2WI 图像（B）显示病灶呈高信号，内有少量低信号，代表钙化。静脉注入钆造影剂增强扫描轴位 T_1WI 脂肪抑制序列图像（C）可见肿瘤明显强化。钙化仍呈低信号

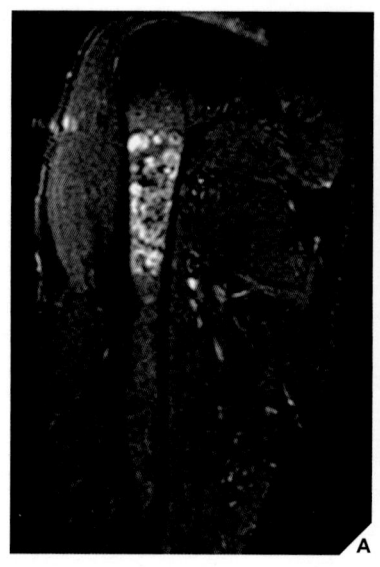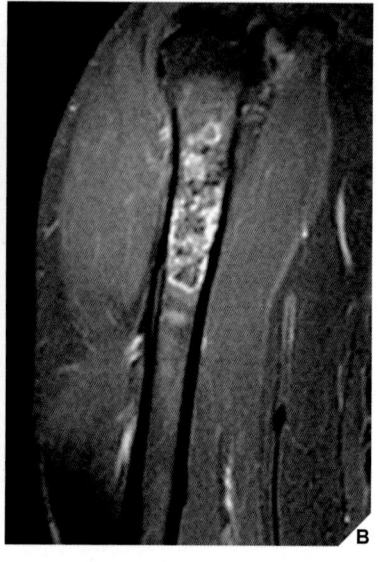

图18-14　内生软骨瘤MRI表现（2）

冠状位反转恢复（IR）序列图像（A）和增强扫描后矢状位T₁WI脂肪抑制序列图像（B）可见肱骨近端髓腔内长段不均匀信号病灶。注意骨皮质完整，没有骨膜反应，周围无软组织受侵

皮质内软骨瘤是传统内生软骨瘤的一种非常少见的变异。此类病变位于骨皮质内，周围为松质骨硬化及骨膜反应。如Abdelwahab等所报道的，部分病变可能实际上是影像学表现不典型的骨膜软骨瘤。皮质内软骨瘤的影像学表现有时可类似骨样骨瘤。

隆凸性内生软骨瘤是一种少见类型的内生软骨瘤，起自髓腔，但表现为外生性生长，可延伸至骨皮质轮廓之外（图18-15）。骨外肿块有时可部分被钙化边缘包绕，最常见于指骨和掌骨，但也可发生于其他部位。该病变必须与骨软骨瘤或中心型软骨肉瘤鉴别，后者可穿破骨皮质并延伸至骨表面形成近皮质肿块。

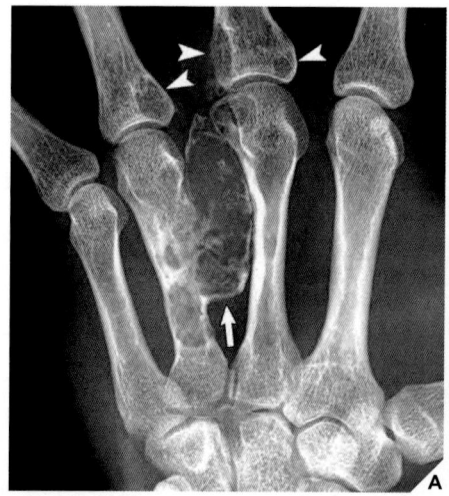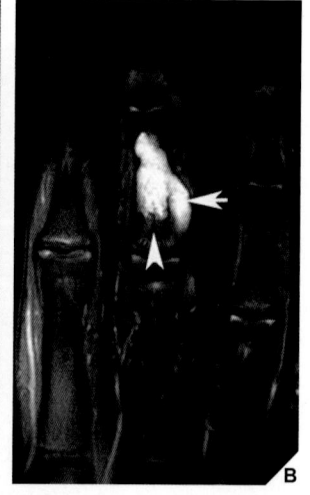

图18-15　隆凸性内生软骨瘤

A. 27岁男性，诊断为内生软骨瘤，右手正位X线片可见起自第4掌骨的典型隆凸性内生软骨瘤。髓腔内病变延伸至骨外形成一个巨大的骨外肿块，被一薄的硬化边包绕（箭头）。环指和中指近节指骨基底部可见小的骨内内生软骨瘤（无尾箭头）。B. 另一患者，慢性病程，可触及肿块，中指冠状位T₂WI图像显示中节指骨髓内病变（无尾箭头）延伸至骨表面（箭头）。组织学检查证实为软骨基质

骨膜软骨瘤是一种发生于骨皮质表面，位于骨膜内或骨膜下生长缓慢的良性软骨源性病变。本病可发生于儿童或成年人，最常见于30～40岁，无性别倾向。患者通常有疼痛和压痛史，并常伴患处

肿胀，最常见的发病部位为肱骨近端。已报道的其他部位包括股骨、胫骨和指骨。当肿瘤增大，X线片可见骨皮质碟样受侵，产生实性扶垛状骨膜反应（图18-16）。病变内缘伴锐利的硬化边，将其与骨膜新生骨分开。病变内常可见散在钙化（图18-17）。

CT显示骨皮质扇贝样改变及基质钙化更有优势（图18-18、图18-19）。CT还可以显示病变与骨髓腔的分界，这是与骨软骨瘤鉴别的一个重要特征。与X线片相对应，MRI显示软骨源性软组织成分。当骨膜软骨瘤累及骨髓腔时，MRI可有助于显示受累范围（图18-20）。脂肪抑制或梯度回波增强扫描可使肿瘤与正常骨髓的对比增强。MRI的潜在缺陷在于骨髓水肿与肿瘤浸润相似，反之亦然。与内生软骨瘤和骨软骨瘤不同，骨膜软骨瘤可在骨骼发育成熟后继续生长。部分病变可长得很大（达6cm），并可类似骨软骨瘤（图18-21、图18-22）。部分病变可类似动脉瘤样骨囊肿。极少数情况下，病变可局限于骨皮质内，并因此而与其他皮质内病变（如皮质内血管瘤、纤维皮质骨缺损或皮质内骨脓肿）类似。

2. 病理　组织学上，内生软骨瘤由细胞分化程度不一的透明软骨小叶组成，可根据其细胞内基质的特征识别，即均匀的半透明外观，且相对较少的胶原含量，表现为多结节状软骨结构与周围骨髓分界清晰。病变组织为少细胞性，且大小不一的软骨细胞含有小而深染的细胞核。肿瘤细胞位于圆形空隙内，即陷窝内。偶有散在的双核细胞。钙化常见。骨膜软骨瘤在组织学上与内生软骨瘤相似，但有时表现出较高的细胞密度，偶可有不典型细胞。

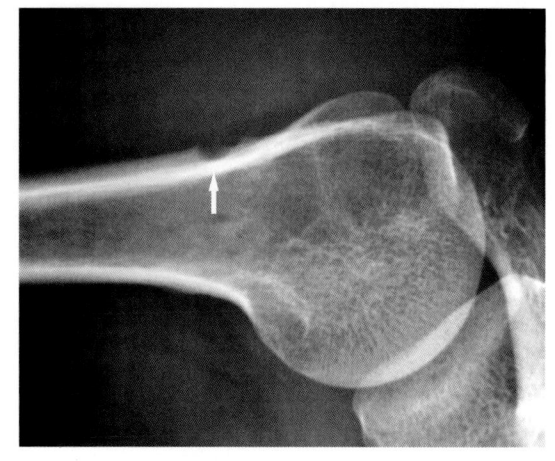

图18-16　骨膜软骨瘤（1）

24岁男性，肱骨近端可见一低密度病变（箭头）侵蚀骨皮质外表面

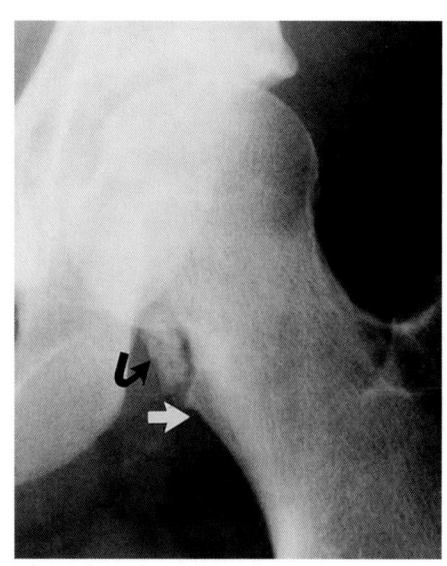

图18-17　骨膜软骨瘤（2）

左股骨颈内侧的骨膜软骨瘤侵蚀骨皮质呈碟状。病变下缘可见扶垛状骨膜反应（箭头）。注意软组织内也可见钙化灶（弯箭头）

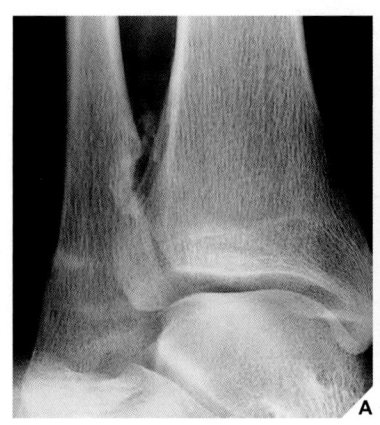
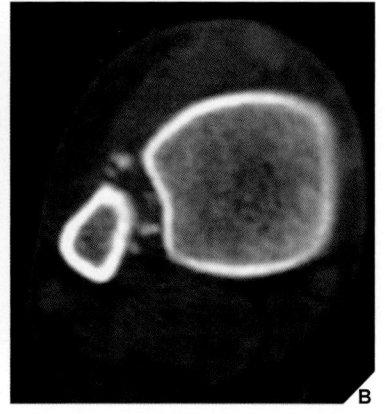

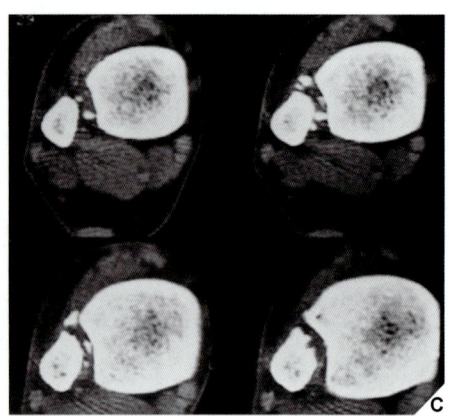

图18-18 骨膜软骨瘤X线片和CT表现

右踝关节斜位X线片（A）显示一内含钙化灶的病变侵蚀腓骨远端内侧骨皮质。CT骨窗（B）和软组织窗（C）可更好地显示病变范围和钙化灶的分布

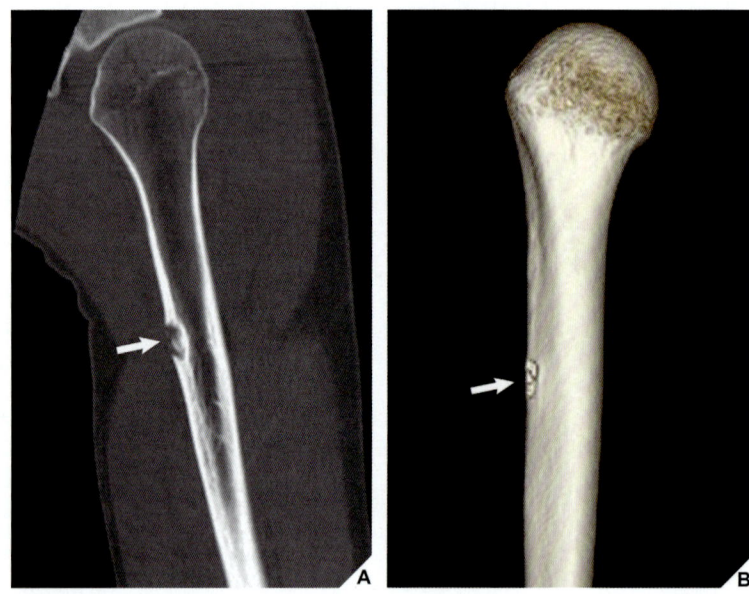

图18-19 骨膜软骨瘤的CT和三维成像

25岁男性，左肱骨近端冠状位重建（A）和三维重建（B）图像显示皮质旁病灶侵蚀骨皮质，并可见软骨样钙化（箭头）

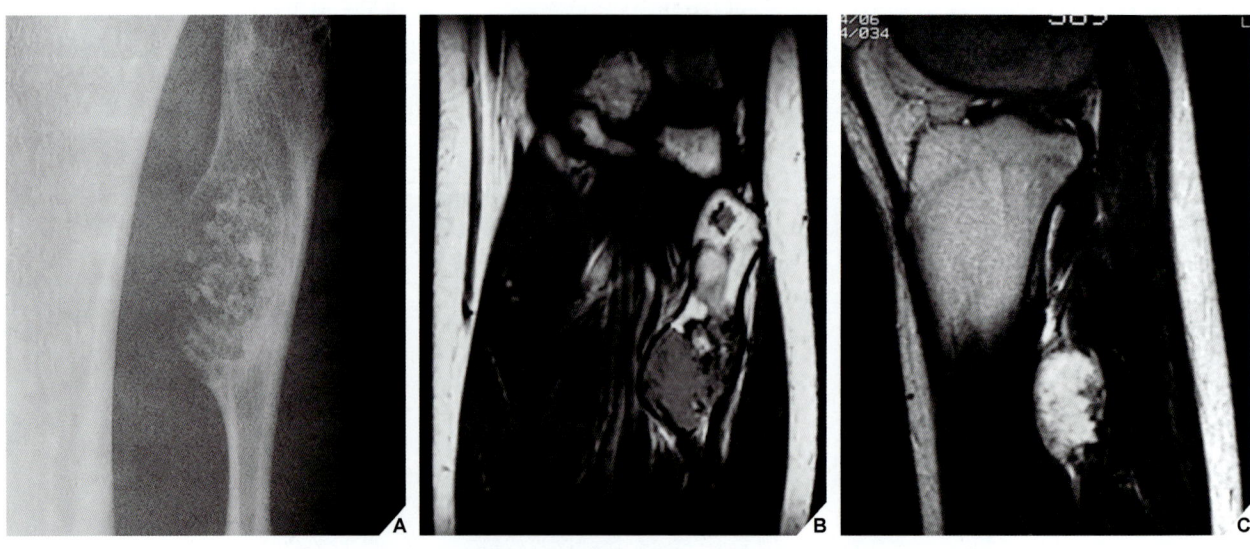

图18-20 骨膜软骨瘤MRI表现

一巨大骨膜软骨瘤侵蚀腓骨近端骨皮质，并扩展至骨髓腔（A）。冠状位（B）质子密度加权成像（SE；TR 2000/TE 19ms）和矢状位（C）T₂WI（SE；TR 2000/TE 70ms）显示病变在髓腔内的范围

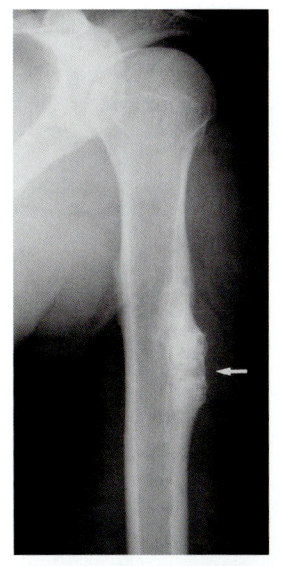

图 18-21 骨膜软骨瘤类似骨软骨瘤（1）
一巨大骨膜软骨瘤（箭头）类似骨软骨瘤。但应注意其骨膜反应和骨皮质将肿瘤与骨髓腔分隔开的特点，有助于鉴别骨软骨瘤（由 K. K. Unni, MD, Rochester, MN 提供）

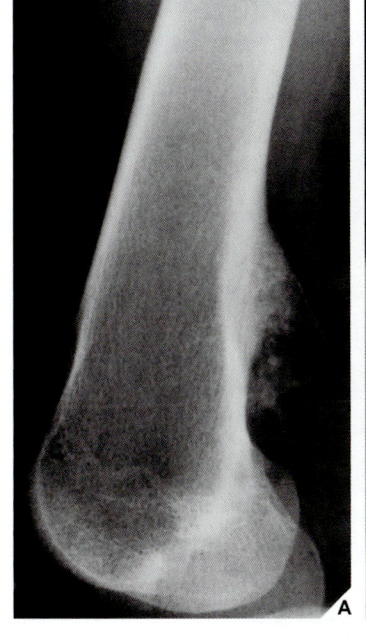
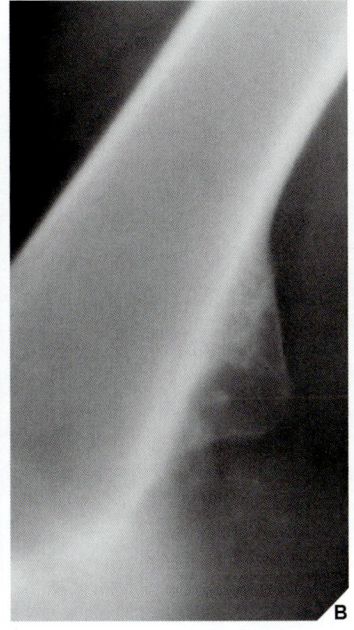
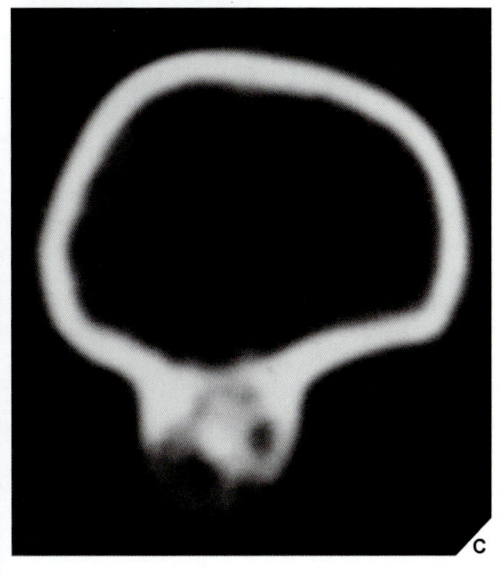

图 18-22 骨膜软骨瘤类似骨软骨瘤（2）
A. 股骨远端侧位 X 线片显示发生于后侧骨皮质的一处病变类似骨软骨瘤；B. 传统体层摄影显示病变基底部钙化灶及股骨后侧骨皮质连续；C. CT 扫描显示病变与股骨髓腔不相通，从而排除了骨软骨瘤的诊断［图 A 和图 C 经允许引自 Greenspan A, Unni KK, Matthews J Ⅱ. Periosteal chondroma masquerading as osteochondroma. *Can Assoc Radiol J* 1993；44（3）：205-210. Copyright. 1993 Canadian Association of Radiologists.］

3. 鉴别诊断 内生软骨瘤主要应与骨梗死（图 18-23）相鉴别，尤其是发生于长骨者。有时，这两种病变鉴别起来非常困难，尤其是较小的内生软骨瘤，因为这两种病变表现出相似的钙化。有助于鉴别诊断的影像学特征包括内生软骨瘤的分叶状骨皮质内缘，肿瘤基质内的环状、点状和逗号状钙化，以及缺少硬化边，而这在骨梗死常见（图 18-24）。

对放射科医师来说，最困难的是鉴别较大的单发性内生软骨瘤与生长缓慢的低度恶性软骨肉瘤。骨皮质局限性增厚和骨内膜面"扇贝"样边缘加深为早期软骨肉瘤最重要的表现之一（图 18-25）。鉴别时还应考虑病变的大小。病变长于 4cm（或根据某些研究，长于 7cm）则提示为恶性。对于进展期病变，骨皮质破坏和出现软组织肿块为恶性特征。

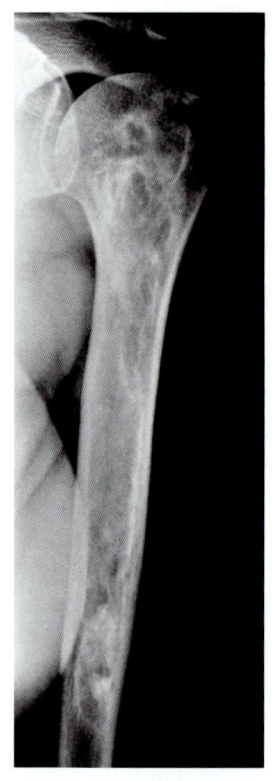

图18-23 骨梗死（1）

36岁男性，镰状细胞病患者，肱骨近端骨梗死，无骨皮质内膜面"扇贝"样改变，并且钙化区周围可见薄而致密的硬化边缘，为骨梗死的特征性表现

4. 并发症 除病理性骨折（见图18-7和图18-8）之外，内生软骨瘤最重要的独立并发症为恶变为软骨肉瘤。在单发性内生软骨瘤病例中，恶变几乎仅发生于长骨或扁骨，几乎从不会发生于短管状骨内。恶变的影像学表现包括骨皮质增厚、骨皮质破坏及软组织肿块。患处无病理性骨折而疼痛加剧为恶变的一个重要的临床表现。

5. 治疗 刮除植骨术为本病最常用的治疗手段。

（二）内生软骨瘤病、Ollier病及Maffucci综合征

1. 临床表现及影像学特点 内生软骨瘤病是一种以多发性内生软骨瘤为特征的疾病，通常发生于干骺端和骨干（图18-26）。骨骼广泛受累，且主要累及单侧肢体，并与骨生长障碍有关时，称为Ollier病。多发性内生软骨瘤的临床表现包括手指/足趾多发结节状肿胀（图18-27、图18-28），或双侧前臂或下肢不等长，常见于儿童或青少年患者。本病有明显的单侧肢体发病倾向，无遗传或家族聚集倾向。部分学者认为本病并非肿瘤性病变，而应看作一种骨发育异常。Maffucci综合征是一种先天性、非遗传性疾病，以内生软骨瘤病和软组织多发血管瘤（血管瘤病）为特征。血管瘤可发生于各处皮肤和皮下组织，通常是海绵状血管瘤，可单侧或双侧受累。Maffucci综合征的内生软骨瘤有发生于管状骨的倾向，并且和Ollier病分布相同，即有明显的单侧肢体受累倾向，掌骨和指/趾骨为最好发部位。Ollier病和Maffucci综合征的发病机制未知，但最近的研究认为这两种疾病代表内生软骨瘤病序列的两种实体，两者均有由*IDH1*和*IDH2*基因的体细胞嵌合突变所致中胚层及非中胚层恶变的风险。

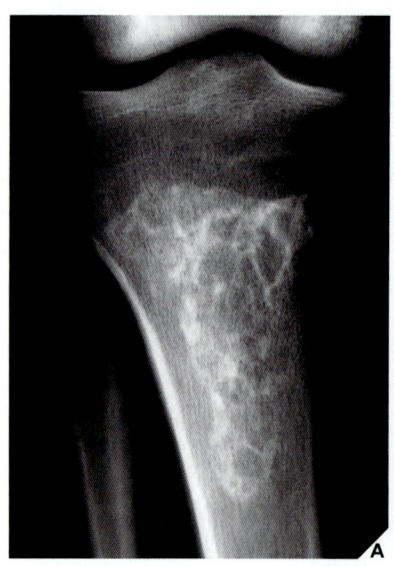
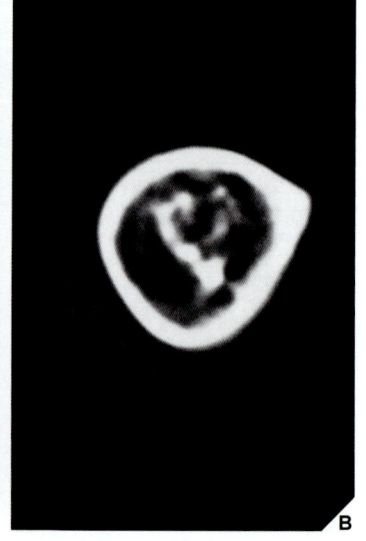

图18-24 骨梗死（2）

A. 胫骨近端X线片显示骨梗死典型的粗大钙化。注意其清晰锐利的边缘将坏死区与存活骨分开，并且缺乏软骨类肿瘤特征性环状和逗号状钙化灶。

B. 另一股骨远端骨梗死患者，CT显示病变中心粗大钙化灶，以及无骨皮质内膜面"扇贝"样改变

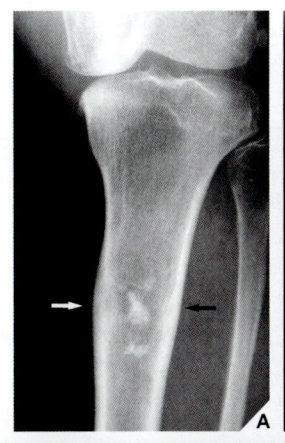
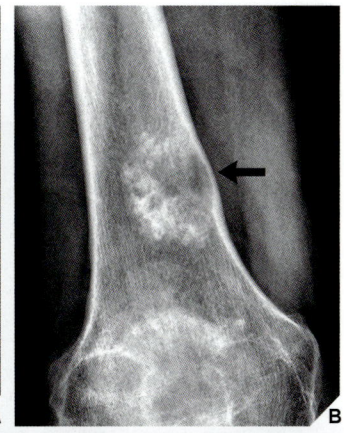
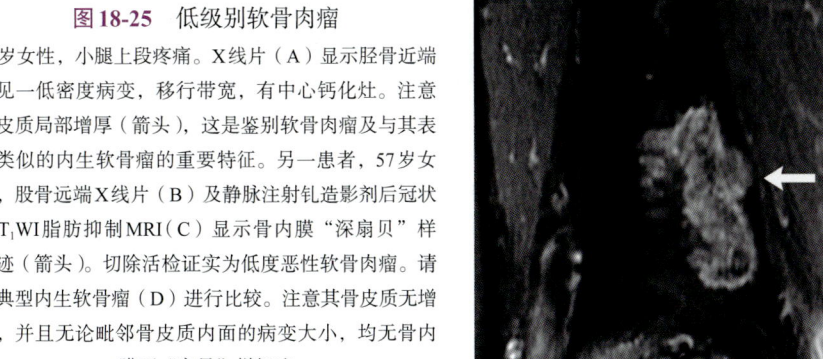
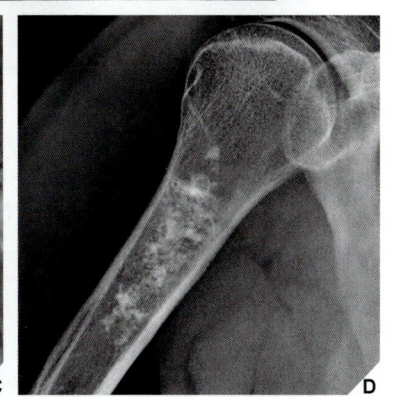

图 18-25　低级别软骨肉瘤

48 岁女性，小腿上段疼痛。X 线片（A）显示胫骨近端可见一低密度病变，移行带宽，有中心钙化灶。注意骨皮质局部增厚（箭头），这是鉴别软骨肉瘤及与其表现类似的内生软骨瘤的重要特征。另一患者，57 岁女性，股骨远端X线片（B）及静脉注射钆造影剂后冠状位 T_1WI 脂肪抑制 MRI（C）显示骨内膜"深扇贝"样切迹（箭头）。切除活检证实为低度恶性软骨肉瘤。请与典型内生软骨瘤（D）进行比较。注意其骨皮质无增厚，并且无论毗邻骨皮质内面的病变大小，均无骨内膜面"扇贝"样切迹

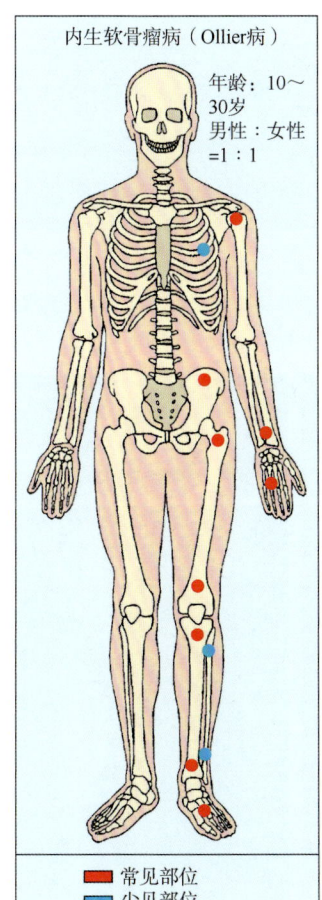

内生软骨瘤病（Ollier病）

年龄：10~
30岁
男性：女性
=1：1

■ 常见部位
■ 少见部位

图 18-26　内生软骨瘤病（Ollier病）的好发部位、峰值年龄及男女发病比例

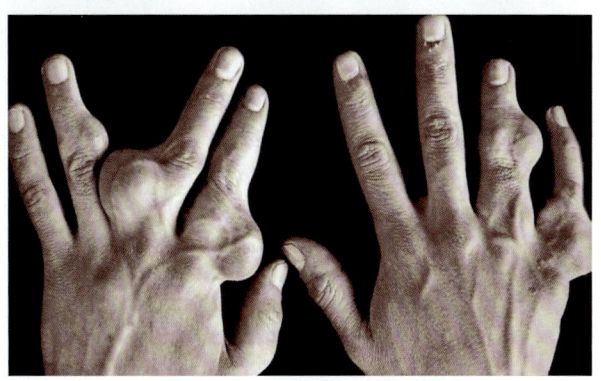

图 18-27　内生软骨瘤病（1）

33 岁男性，手部照片显示双手多指多发结节状肿块

通常，传统X线片即可显示内生软骨瘤病（Ollier病）的典型特征。病变累及生长板导致患肢缩短为其特征。骨骼畸形特点为可见低密度软骨团块，其常见于手和足，其内可伴或不伴钙化灶（图18-29~图18-31）。发生于该部位的内生软骨瘤病可为皮质内型或骨膜型。有时病变可突出于短管状骨或长管状骨的骨干，从而类似骨软骨瘤（图18-32）。低密度条纹形线状软骨柱从生长板延伸到骨干，发生于髂骨者多呈扇形（图18-33）。CT可更好地显示病变分布情况（图18-34、图18-35）。MRI显示分叶状肿块在T_1WI呈低至中等信号，T_2WI呈高信号（图18-35C、D）。注射钆造影剂增强扫

描，病变呈不同程度强化（图18-36）。除了内生软骨瘤病的典型骨性改变外，Maffucci综合征于X线片上还可以出现多个钙化的静脉石（图18-37）。

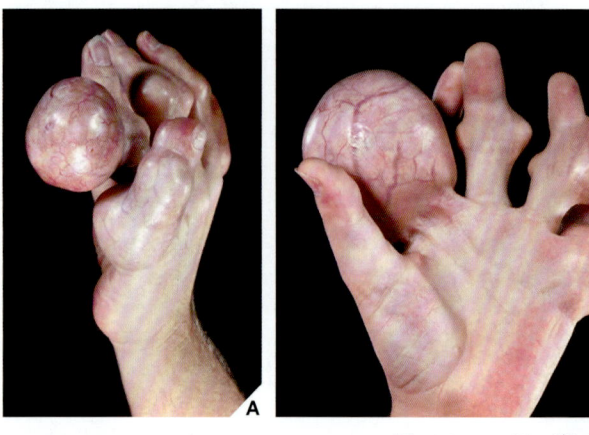

图18-28 Ollier病（1）

41岁钟表匠左手（A）和右手（B、C）临床照片显示Ollier病的典型表现

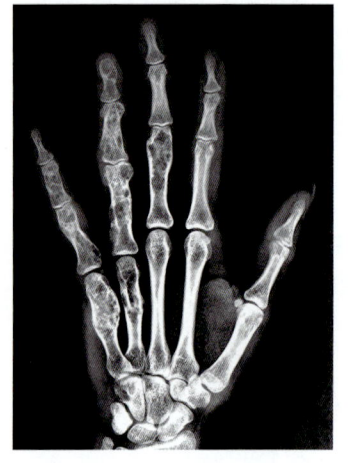

图18-29 内生软骨瘤病（2）

30岁女性，右手正位X线片显示第4、5掌骨及中指、环指、小指多发指骨内生软骨瘤

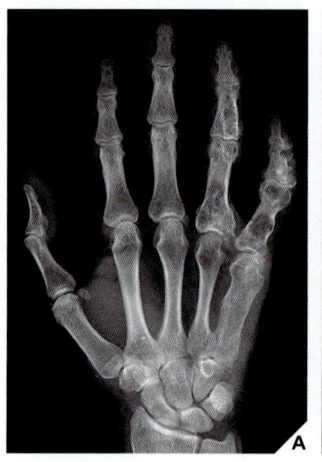

图18-30 内生软骨瘤病X线片和MRI表现

A. 58岁男性，左手正位X线片显示第5掌骨及环指、小指多发指骨内生软骨瘤；B. 冠状位反转恢复序列MRI显示病变呈高信号

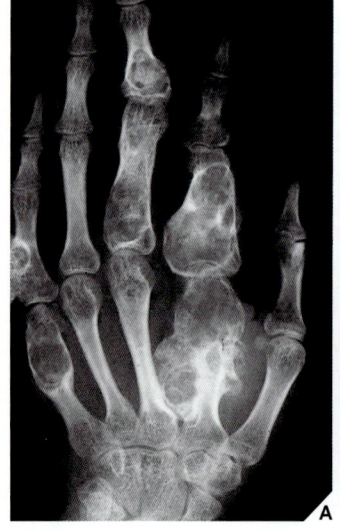
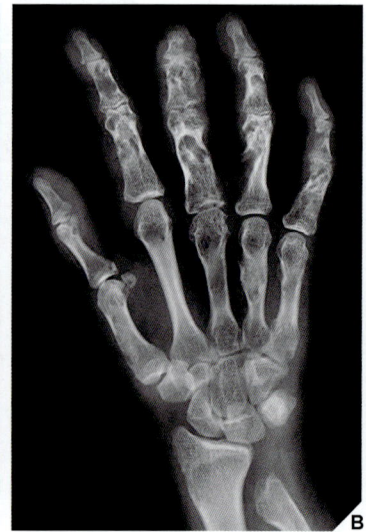
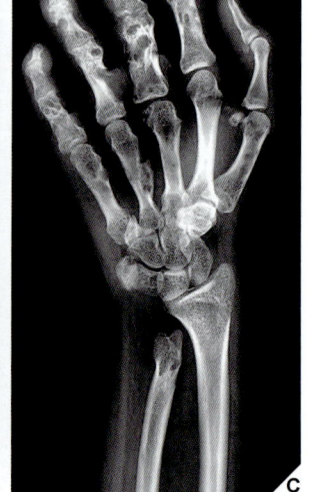

图18-31 Ollier病（2）

A. 20岁男性，巨大分叶状软骨源性肿块导致手部骨骼发生明显变形。B. 另一患者，29岁女性，掌骨及指骨内多发内生软骨瘤。注意其尺骨远端发育障碍。C. 17岁女性，右手正位X线片显示多发掌骨及指骨内生软骨瘤，注意其尺骨远端受累，表现为生长发育迟缓，此是该病的特征之一

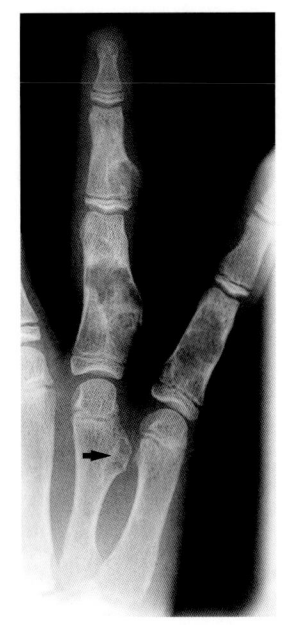

图 18-32　内生软骨瘤病（3）

12岁男孩，第4掌骨干骺端的皮质内病变向外突出（箭头），类似骨软骨瘤

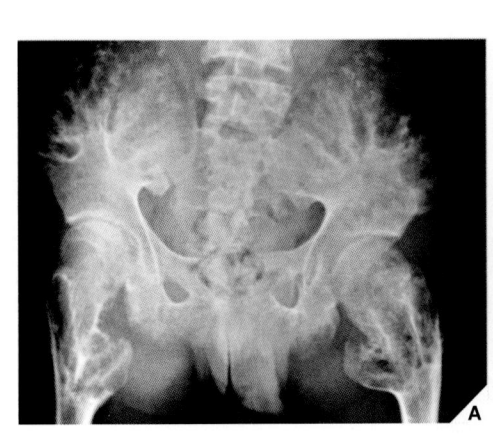
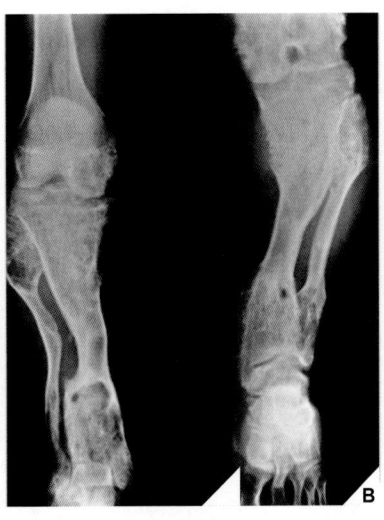
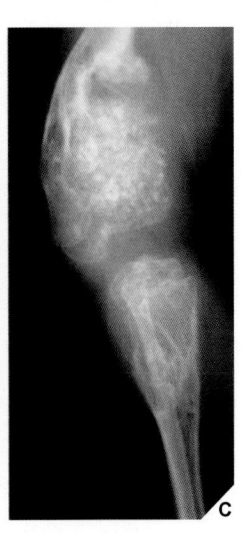

图 18-33　Ollier病（3）

17岁男孩，表现出Ollier病的典型特征，即广泛多骨受累。A. 骨盆前后位X线片显示从髂嵴和股骨近端延伸的软骨结构呈新月形和环状钙化；
B. 双侧小腿X线片显示胫骨和腓骨发育障碍及畸形；C. 另一患者，6岁男孩，注意其胫骨近端和股骨远端广泛受累

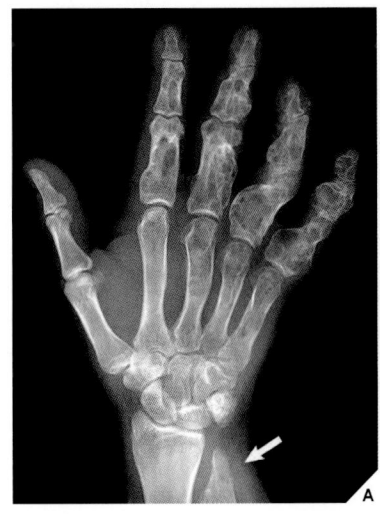
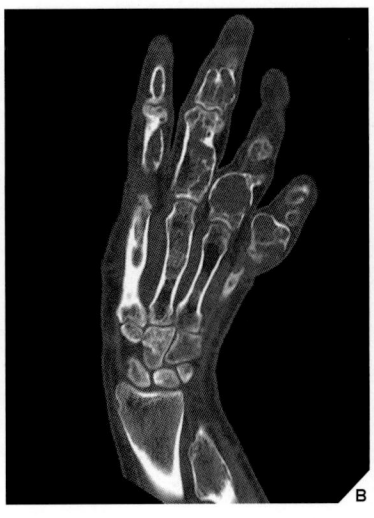
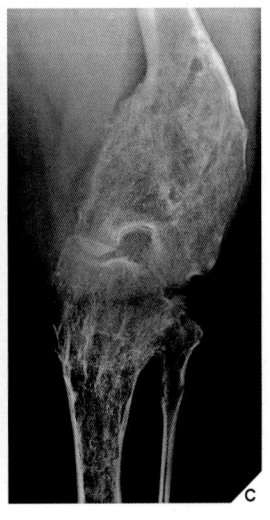

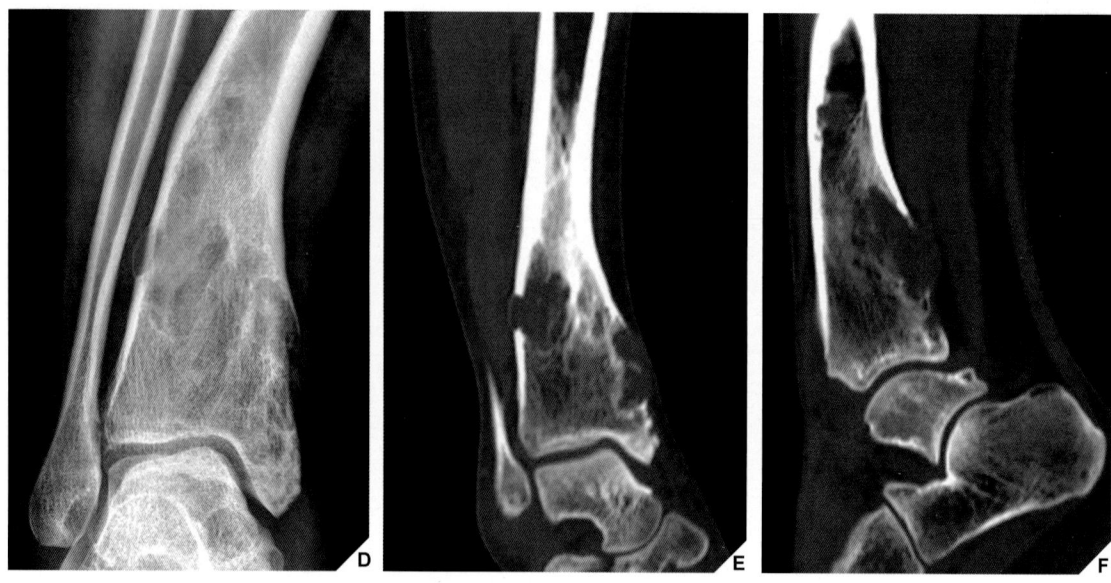

图18-34 Ollier病X线片和CT表现

32岁男性，左手正位（A）和冠状位（B）CT重建图像显示累及第2～5掌骨和除拇指以外的所有指骨的多发性内生软骨瘤。尺骨远端生长发育障碍（箭头）。另一患者右膝关节前后位X线片（C）显示股骨远端和胫腓骨近端多发内生软骨瘤，伴生长发育障碍。同一患者右踝关节前后位X线片（D）和冠状位（E）及矢状位（F）CT重建图像可见胫骨远端受累

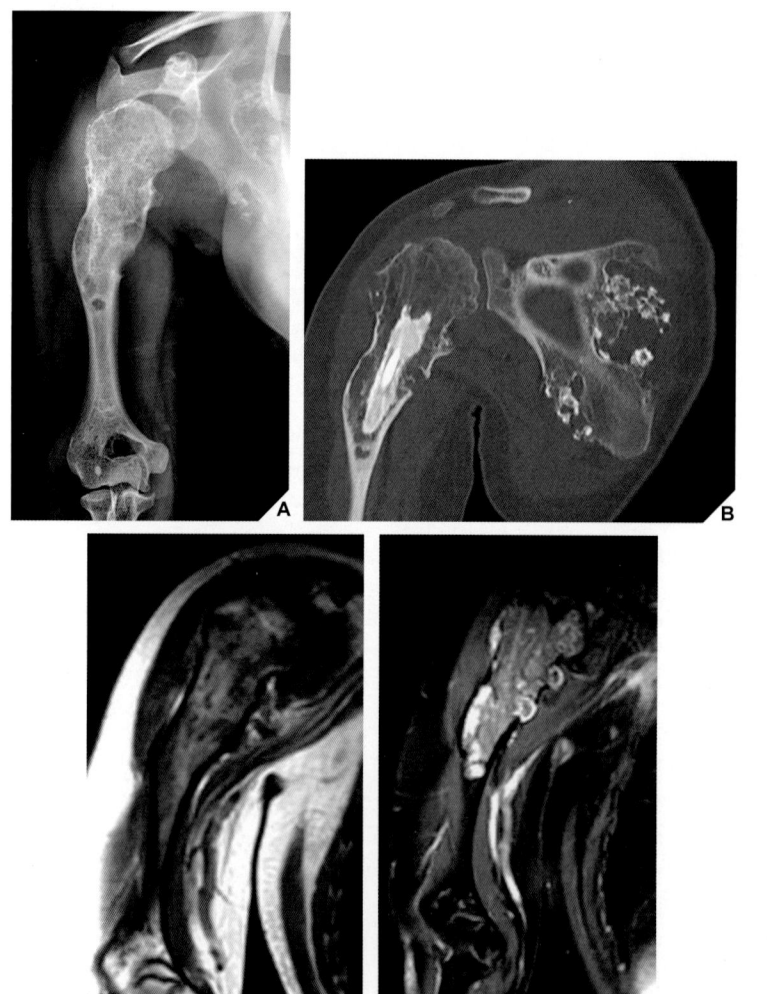

图18-35 Ollier病（4）

A. 23岁女性，右肱骨前后位X线片显示多发内生软骨瘤累及肱骨近端一半，同时也可观察到肩胛骨的病变。B. 冠状位CT重建图像更清晰地显示肱骨近端及肩胛骨多发内生软骨瘤的分布情况。C. 冠状位T_1WI显示病变信号不均匀。D. 静脉注入钆造影剂后冠状位T_1WI脂肪抑制序列图像显示病变周围明显强化

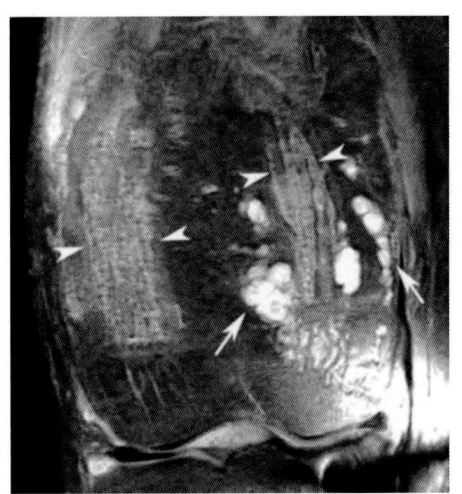

图 18-36 Ollier 病 MRI 表现

股骨远端冠状位 T_2WI 脂肪抑制序列图像显示股骨远端干骺端线样软骨柱（无尾箭头）及球形软骨性肿瘤（箭头）。注意骨骺也受累

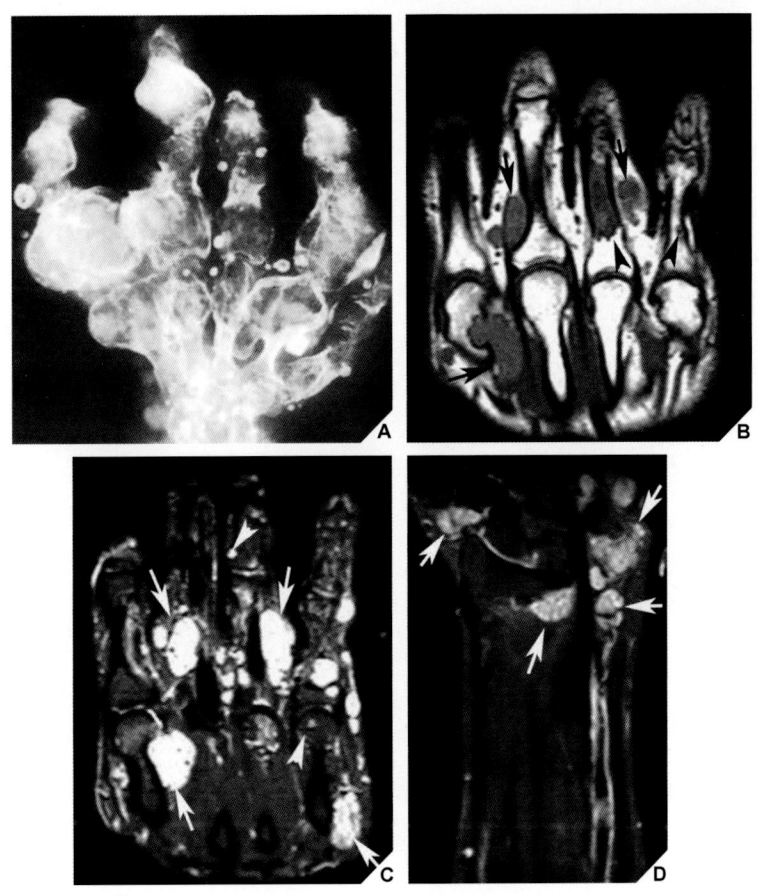

图 18-37 Maffucci 综合征

手部 X 线片（A）显示内生软骨瘤病的典型改变，伴有软组织血管瘤内钙化静脉石（经 Elsevier 允许引自 Bullough P. *Orthopaedic pathology*, 5th ed. Maryland Heights, MO: Mosby; 2009）。另一 Maffucci 综合征患者手部的冠状位 T_1WI（B）、冠状位 T_2WI（C）及前臂冠状位 T_2WI（D）显示多发软组织血管瘤（箭头）和内生软骨瘤（无尾箭头）

2. 病理 组织学上，内生软骨瘤病、Ollier 病和 Maffucci 综合征与单发性内生软骨瘤本质上难以区分，但偶可有更富细胞性的倾向，表现为细胞异型性，并可能含有黏液样间质，这可提示软骨肉瘤的诊断。

3. 并发症 Ollier 病最常见且最严重的并发症为恶变为软骨肉瘤，据报道可发生于 25%～30% 受累的患者中。与单发性内生软骨瘤相比，即使发生于短管状骨的病变，也可能发生肉瘤样变（图 18-38）。这种情况在 Maffucci 综合征患者中亦然（图 18-39），据报道有超过 50% 的患者发生恶变。

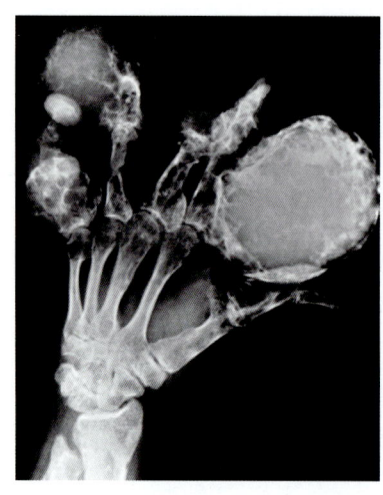

图18-38　Ollier病合并软骨肉瘤

该例Ollier病患者手部发生肉瘤样变，注意所有手指大的分叶状软骨肿块。环指中节指骨可见骨皮质破坏，病变向软组织内延伸（本例与图18-28为同一患者）

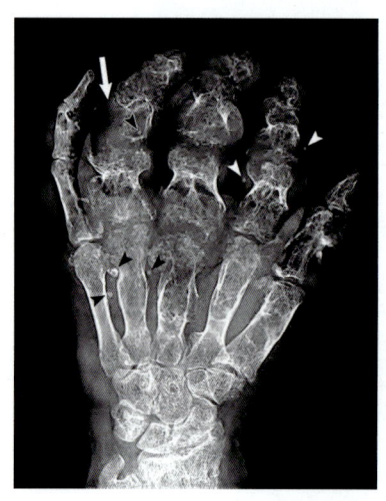

图18-39　Maffucci综合征合并软骨肉瘤

26岁女性，患有Maffucci综合征多年，表现为右手环指缓慢增大的肿块。正位X线片显示累及腕骨、掌骨和指骨的多发性内生软骨瘤。注意软组织内的静脉石（无尾箭头）。环指中节指骨皮质破坏，病变向软组织内延伸（箭头）。切除活检证实为软骨肉瘤

（三）骨软骨瘤

1. 临床表现及影像学特点　骨软骨瘤又称骨软骨外生骨疣，以骨表面带有软骨帽的骨性突起为特征。本病为最常见的良性骨肿瘤，占所有良性骨肿瘤的20%～50%，通常在患者30岁之前诊断。曾有假说认为散发性骨软骨瘤属于发育异常，但最近的细胞基因学研究发现了编码外显子1的EXT基因发生突变，揭示了其肿瘤学本质。这些基因突变导致硫酸乙酰肝素蛋白多糖（HSPG）在软骨细胞胞质内异常加工和聚集。这就导致了生长板极性构成丧失，使得软骨细胞向错误的方向生长。这些软骨细胞持续生长，伴随着软骨内骨化，导致骨松质和骨皮质均向外突出，并被软骨帽覆盖，从而形成外生骨疣。骨软骨瘤具有其自身的生长板，通常在骨骼发育成熟后停止生长。本病最常见的发生部位为长骨干骺端，尤其是膝关节周围区域和肱骨近端（图18-40）。骨软骨瘤的变异类型包括甲下外生骨疣（又称Dupuytren外生骨疣）、塔状外生骨疣（又称获得性骨软骨瘤）、牵拉性外生骨疣、奇形性骨旁骨软骨瘤性增生（BPOP）、旺炽反应性骨膜炎及半肢骨骺发育不良（又称关节内骨软骨瘤或Trevor-Fairbank病）。

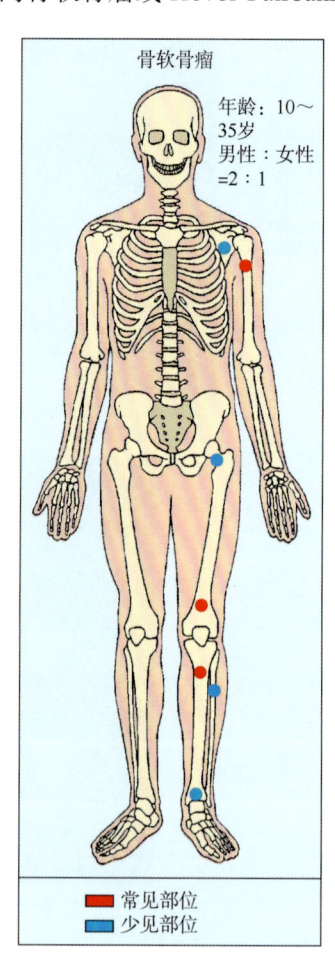

图18-40　骨软骨瘤（骨软骨外生骨疣）的好发部位、峰值年龄及男女发病比例

骨软骨瘤的影像学特点为病变有蒂，有一个细长的蒂通常背向邻近的生长板（图18-41），或无蒂，病变以宽基底附着于骨皮质（图18-42）。无论哪种类型，其最重要的典型特征为骨软骨瘤与宿主骨皮质相连、髓腔相通。CT可明确显示病变与

宿主骨之间无骨皮质分隔及与宿主骨髓腔相通的特点（图 18-43、图 18-44）。这是本病与其他偶有类似表现的病变相鉴别的重要特征，包括骨瘤、骨膜软骨瘤、BPOP、皮质旁骨肉瘤、软组织骨肉瘤及皮质旁骨化性肌炎（图 18-45）。骨软骨瘤的另一典型特征为病变柄部的软骨-骨区域钙化（见图 18-41B，图 18-42A、B）和软骨帽钙化。软骨帽的厚度为 1～3mm，且极少超过 1cm。软骨帽在 MRI T₂WI 和梯度回波序列上呈高信号。软骨帽周围的狭窄低信号带为其被覆的软骨膜（图 18-46）。

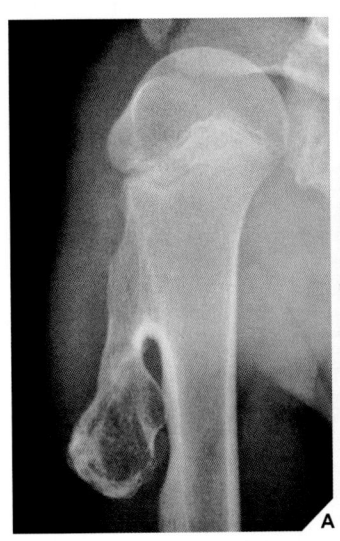
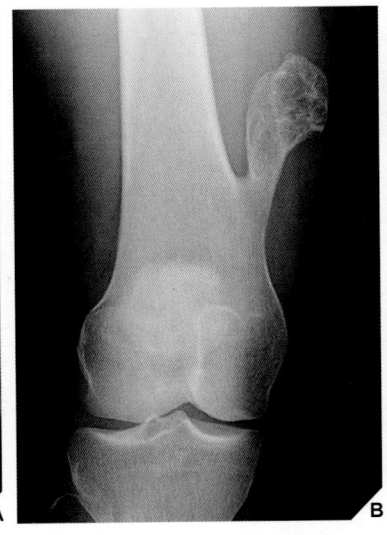
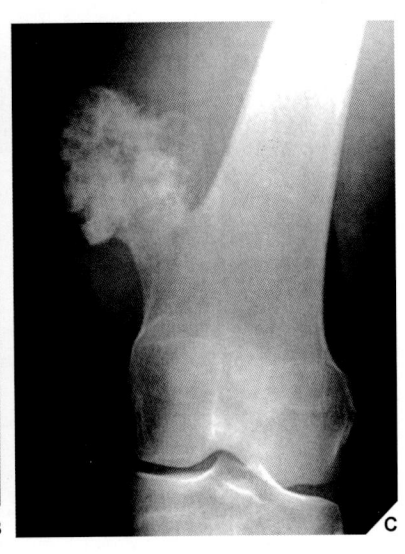

图 18-41　有蒂的骨软骨瘤

A. 13 岁男孩，右肱骨近端生长板附近骨软骨瘤显示出本病典型的带蒂模式；B. 21 岁女性，股骨远端可见类似病变；C. 22 岁女性，起自左股骨远端内侧皮质的带蒂骨软骨瘤，可见瘤蒂软骨-骨区域的钙化

图 18-42　无蒂的骨软骨瘤

A. 14 岁男孩，右肱骨上段骨干内侧骨皮质骨软骨瘤显示本病典型的无蒂或宽基底模式，受累骨与骨软骨瘤之间骨皮质连续无间断。X 线片无法显示软骨帽，但可见柄部的致密钙化灶。B. 另一患者，27 岁女性，可见一无蒂的骨软骨瘤起自腓骨近端后方，局部钙化（箭头）。C. 28 岁男性，股骨远端宽基底的骨软骨瘤无钙化灶。D. 15 岁男孩，右肩关节前后位 X 线片显示宽基底的骨软骨瘤，未见钙化

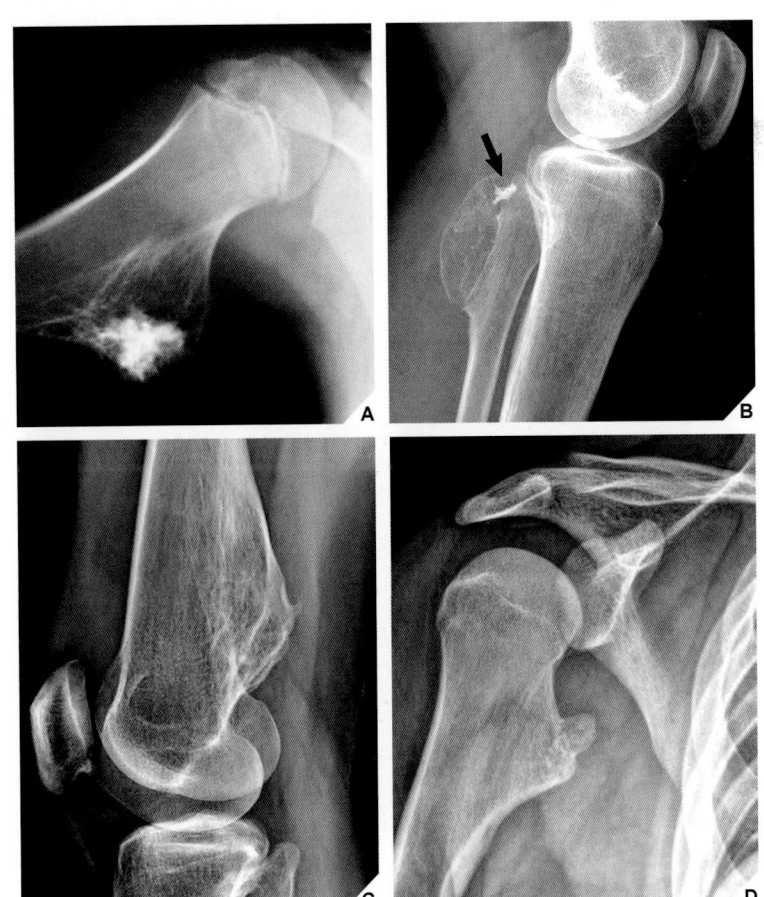

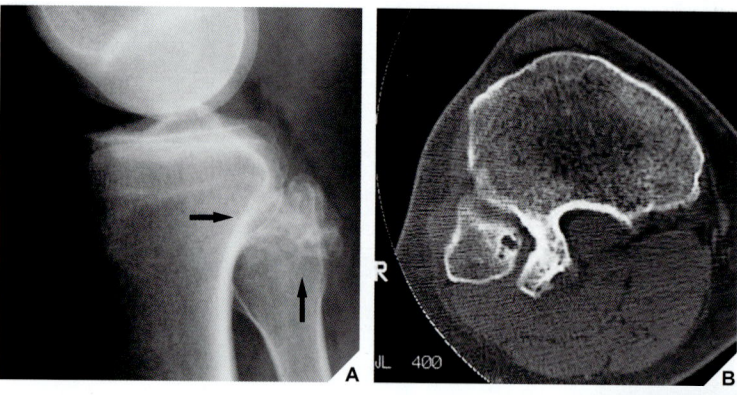

图18-43　骨软骨瘤X线片和CT表现
A. 膝关节侧位X线片显示胫骨近端后部一钙化性病变（箭头）。病变内细节无法显示。B. CT清晰显示了骨皮质的连续性，从骨软骨瘤到胫骨骨皮质无间断。注意，病变的骨松质部分也与胫骨相通

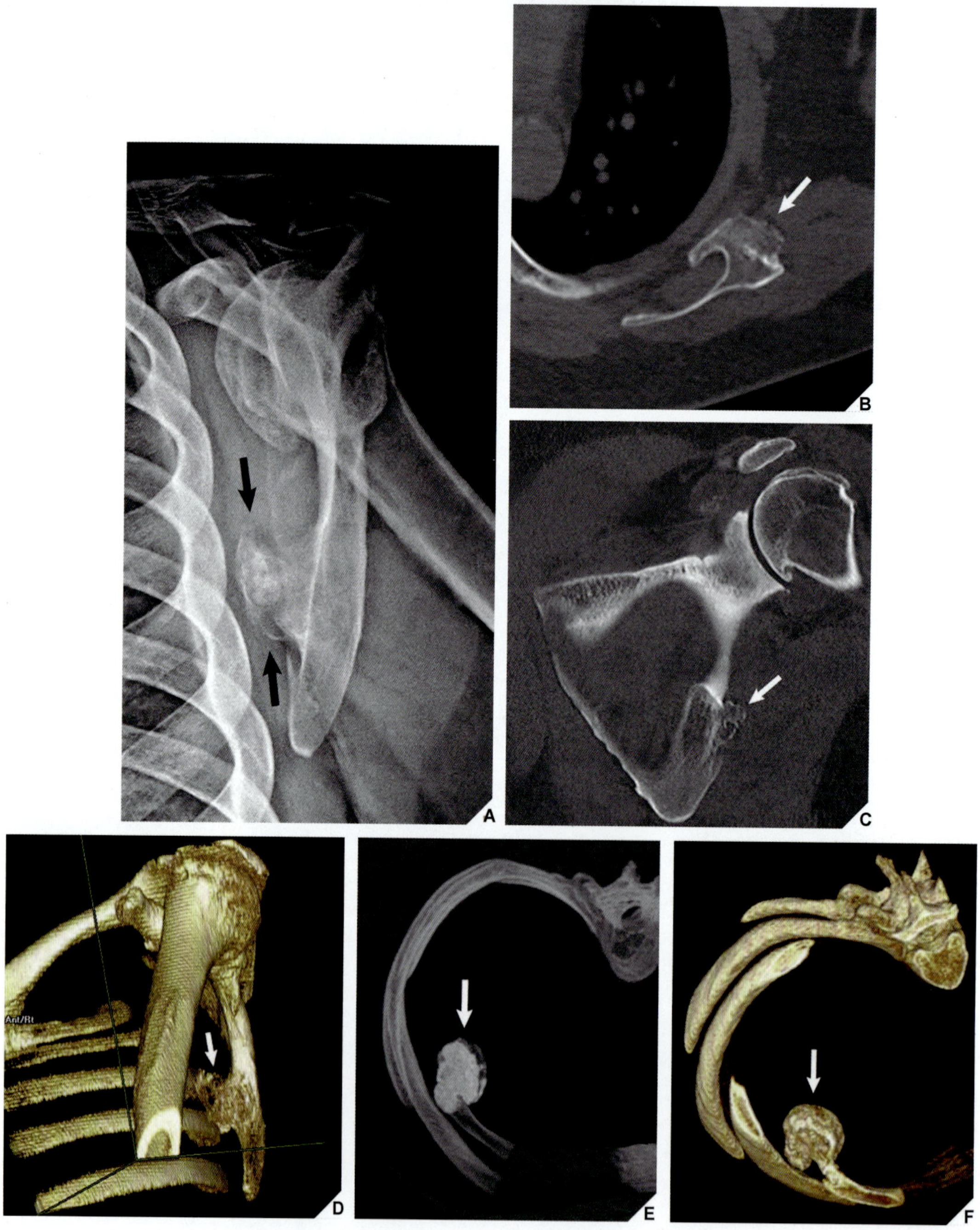

图18-44　骨软骨瘤的X线片、CT和三维重建图像
62岁男性，肩关节Y位X线片（A）显示肩胛骨骨软骨瘤（箭头），这在轴位（B）、冠状位（C）CT重建图像及三维重建图像（D）上显示更清晰（箭头）。另一患者，34岁男性，右半胸廓最大密度投影三维重建图像（E）及表面遮盖显示三维重建图像（F）清晰显示起自肋骨的有蒂骨软骨瘤的细节特征

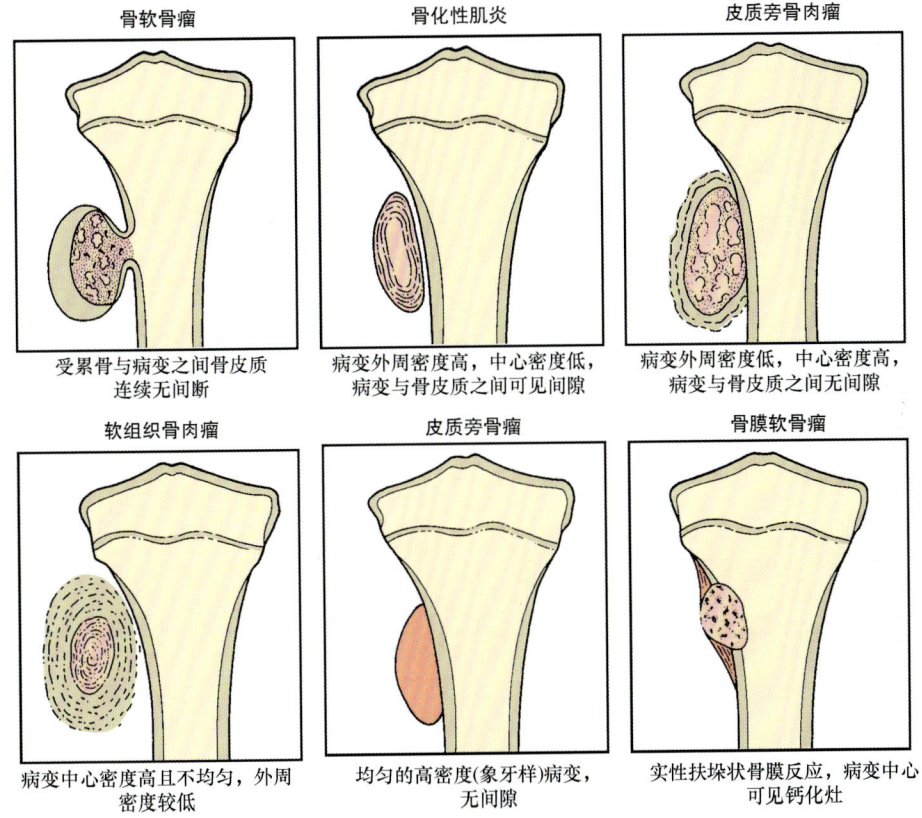

图 18-45 骨软骨瘤的鉴别诊断
与骨软骨瘤具有类似表现的病变的影像学特征

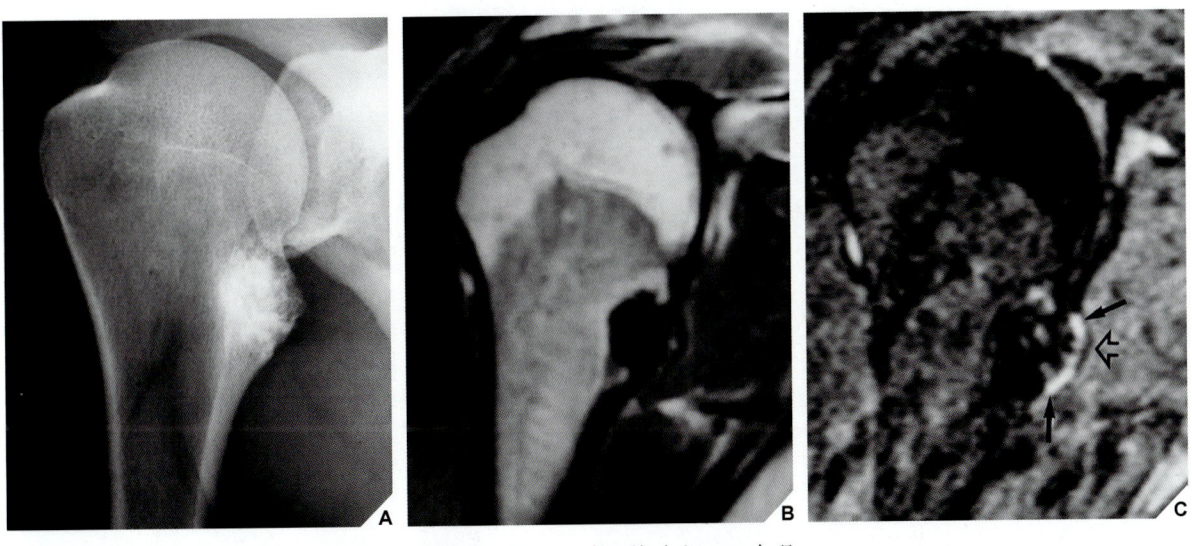

图 18-46 骨软骨瘤 X 线片和 MRI 表现
A. 右肱骨近端前后位 X 线片显示干骺端内侧可见一宽基底骨软骨瘤；B. T₁WI 冠状位 MRI 显示病变呈低信号，为病变内广泛矿化所致；C. T₂WI 显示薄的软骨帽呈高信号带（箭头），表面被覆线状低信号，为软骨膜（空心箭头）

2. 病理 骨软骨瘤的病理反映了影像学中所见病变的所有特征（图 18-47）。组织学上，骨软骨瘤的软骨帽由类似生长板的透明软骨构成。病变柄部软骨-骨区域内的钙化带对应于长骨的临时钙化带。在该区域下方，有血管浸润，并有新生骨形成，取代钙化的软骨，新生骨成熟并与宿主骨髓腔内的骨松质相融合。

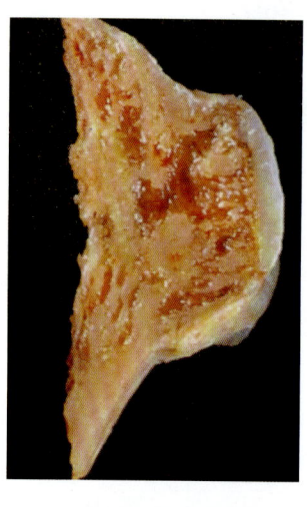

图 18-47　骨软骨瘤病理
无蒂骨软骨瘤的大体标本可见病变的髓腔与宿主骨相通，皮质相连，并可见薄的软骨帽（经允许引自 Greenspan A, Borys D. *Radiology and pathology correlation of bone tumors: a quick reference and review.* Philadelphia: Wolters Kluwer; 2016: 119.）

3. 并发症　骨软骨瘤可引起一系列并发症，包括压迫神经或血管（图 18-48），压迫邻近骨骼（图 18-49；也可见图 16-70），有时可导致其骨折（图 18-50），病变骨自身骨折，以及被覆于软骨帽表面的外生骨疣滑囊（"被囊外生骨疣"）发生炎性病变（图 18-51）。

　　骨软骨瘤最少见的并发症为恶变为软骨肉瘤，单发病变仅见于不到 1% 的病例。早期发现这种并发症很重要，提示恶变的主要临床特征为疼痛（在未发生骨折、滑囊炎或对邻近神经造成压迫的情况下）及肿瘤生长突然加快或在骨骼发育成熟后继续生长。部分影像学特征也有助于明确是否存在恶变（表 18-1）。

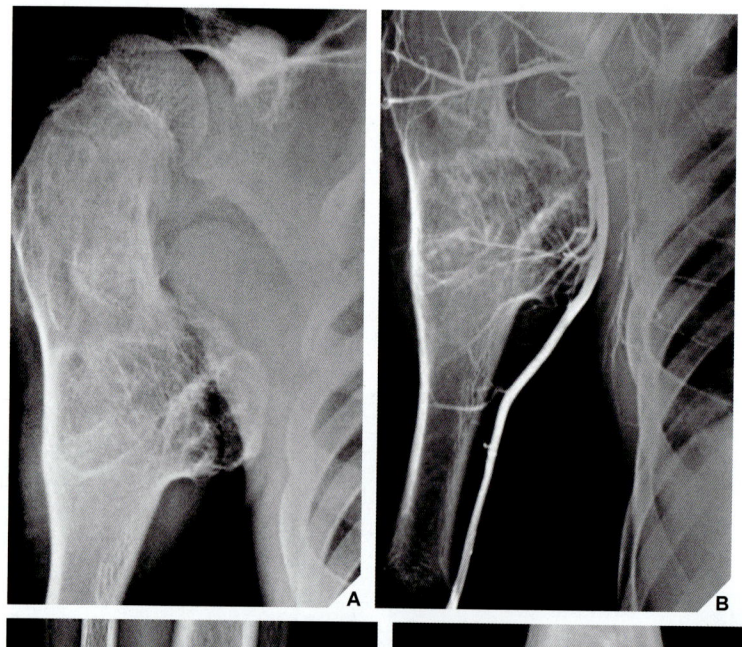

图 18-48　骨软骨瘤并发症（1）
14 岁男孩，右肱骨近端骨软骨瘤，诉右手及手指疼痛、麻木。A. 右肩部 X 线片显示肱骨干近端内侧可见一宽基底骨软骨瘤；B. 动脉造影显示肱动脉受压、移位

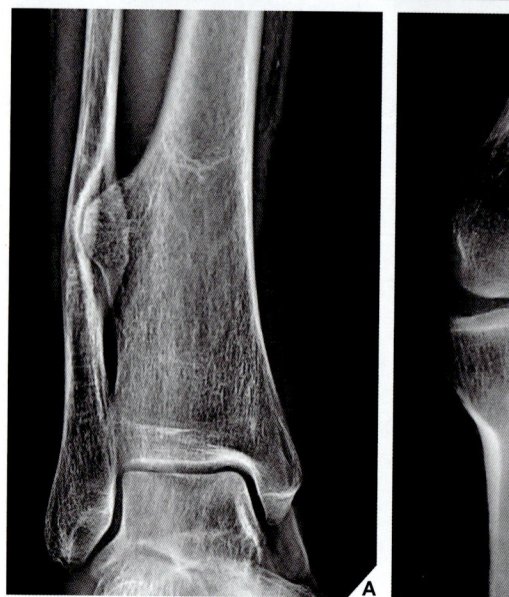
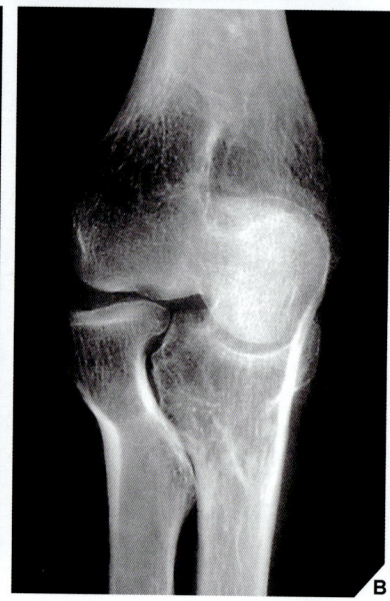
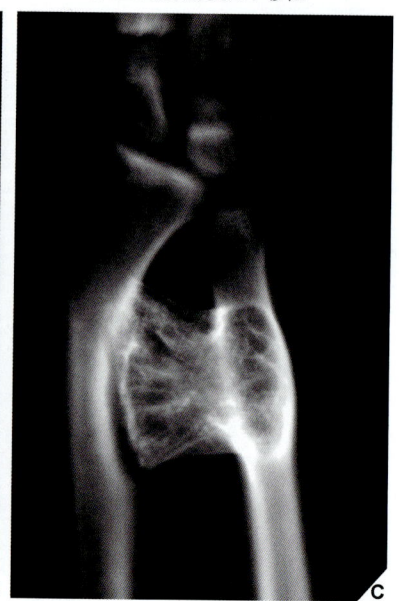

图 18-49　骨软骨瘤并发症（2）
A. 胫骨远端宽基底骨软骨瘤导致邻近腓骨远端内侧外压性改变；B. 尺骨近端宽基底骨软骨瘤持续生长导致邻近桡骨头颈部外压性改变；C. 尺骨远端带蒂的骨软骨瘤侵蚀桡骨干远端内侧面

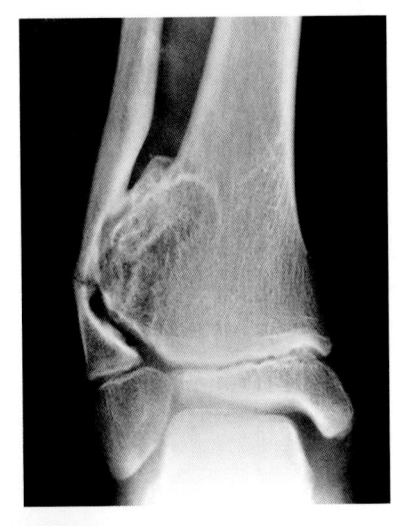

图 18-50 骨软骨瘤并发症（3）

9岁男孩，胫骨远端可见一宽基底骨软骨瘤。
病变压迫、侵蚀腓骨，导致其弯曲、变细，并
进而发生骨折

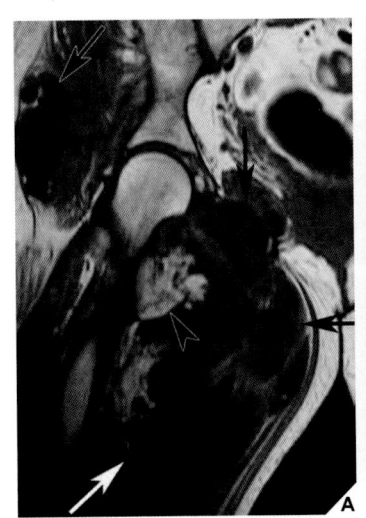

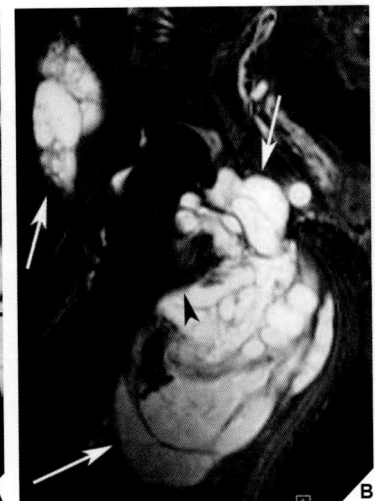

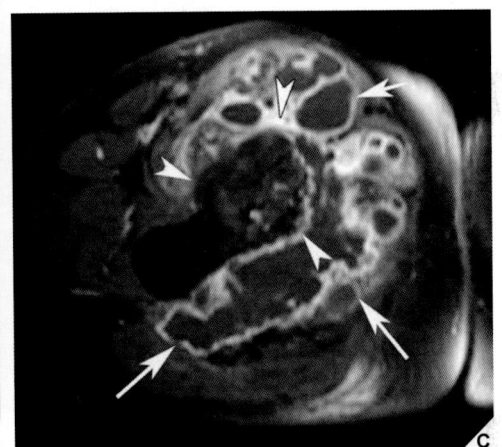

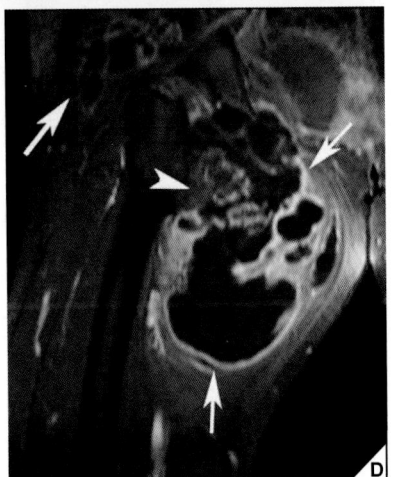

图 18-51 外生骨疣滑囊炎

58岁女性，长期右侧腹股沟肿块病史。冠状位T₁WI（A）、冠状位T₂WI（B）及静脉注入钆造
影剂后轴位（C）和冠状位（D）T₁WI脂肪抑制图像显示右股骨近端大的骨软骨瘤（无尾箭
头），周围见一充满液体的大的多房滑囊（箭头），延伸至大腿和臀部。注意囊壁和囊内分隔
可见强化，液体无强化

表 18-1 提示骨软骨瘤恶变的临床特征和影像学表现

临床特征	影像学表现	影像学检查方法
疼痛（在未发生骨折、滑囊炎或压迫邻近神经的情况下）	病变增大	传统X线片（与之前X线片对比）
肿瘤生长突然加快（在骨骼发育成熟后）	软骨帽增大，厚度常超过2cm	CT、MRI
	软骨帽内散在钙化灶	X线片、CT、MRI
	形成软组织肿块，伴或不伴钙化灶	
	生长板闭合后放射性摄取增高（有时不可靠）	骨扫描

评估骨软骨瘤是否存在恶变最可靠的影像学检查手段为传统X线片、CT和MRI；放射性核素骨扫描可显示病变部位放射性摄取增高，这一结果对恶变的评估并不可靠。放射性核素骨扫描评估恶变不可靠的原因在于即便是良性外生骨疣也可因软骨内骨化而呈放射性摄取增高的表现。外生骨疣性软骨肉瘤也可表现为放射性摄取增高，其是骨化活跃、成骨细胞活性增高及软骨与肿瘤瘤蒂充血所致。因此，即使外生骨疣性软骨肉瘤放射性摄取较良性外生骨疣高，各研究表明其也并非鉴别这两种病变的可靠特征。X线片常可显示骨软骨瘤的钙化是否位于病变内——这是一个明确的提示良性的征象（见图18-41B及图18-42A、B）。同样，CT可显示软骨帽内散在钙化灶和软骨帽增厚（大于2cm），正如Norman和Sissons所指出，其是骨软骨瘤恶变的主要征象（图18-52）。

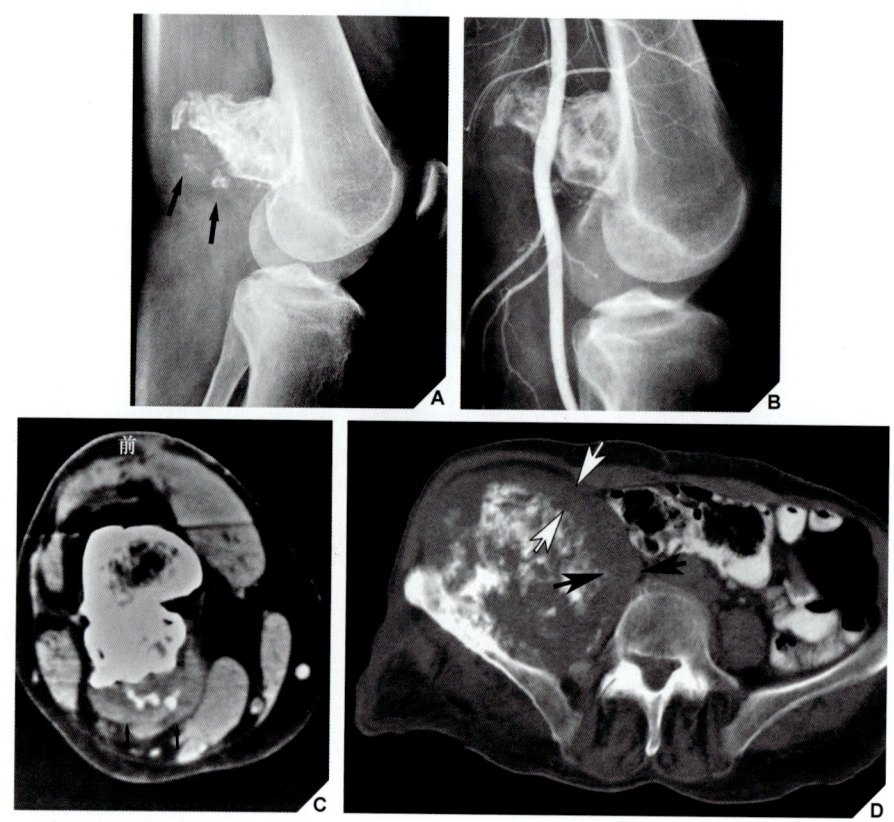

图18-52 骨软骨瘤恶变为软骨肉瘤

28岁男性，患骨软骨瘤15年，诉腘部疼痛及局部肿块增大，这是提示进一步检查排除是否存在骨软骨瘤恶变的重要临床信息。A. 膝关节侧位X线片显示起于股骨远端后侧骨皮质的宽基底骨软骨瘤。注意钙化灶不仅存在于病变的蒂部，也可见软骨帽内散在分布（箭头）。B. 动脉造影显示被覆于X线片不可见的软骨帽表面的小血管发生移位。C. CT断面明确了软骨帽增厚（2.5cm）和软骨帽内散在钙化灶（箭头）。上述影像学特征符合恶变为软骨肉瘤的诊断，并经切除活检及组织病理学检查证实。D. 另一患者，骨盆轴位CT图像可见起自右侧髂骨翼的大的实性骨软骨瘤，软骨帽明显增厚（箭头），内见散在钙化。组织病理学检查证实为低级别软骨肉瘤

3. 治疗 单发性骨软骨瘤若无临床症状，通常仅行监测即可。若病变引起疼痛、怀疑侵犯邻近神经或血管、发生病理性骨折或诊断不确切，则可行手术切除。

（四）多发性骨软骨外生骨疣

1. 临床表现及影像学特点 多发性骨软骨外生骨疣又称多发性遗传性骨软骨瘤、家族性骨软骨瘤病或骨干续连症，部分学者将其归类为骨发育不良类疾病。本病是一种常染色体显性遗传病，在女性中具有不完全外显率。约2/3的患者有阳性家族史。近来已确定了本病的特异性基因缺陷，映射到染色体8q24.1上的*EXT1*、染色体11p13上的*EXT2*基因及19号染色体短臂上的*EXT3*基因发生了新突变。本病好发于男性，男女比例为2：1。膝关节、踝关节及肩关节是多发性骨软骨瘤最常见受累部位（图18-53）。病变的影像学特征与单发性骨软骨瘤类似（图18-41、图18-42），但病变更多

为宽基底型（图18-54、图18-55）。MRI可清晰显示骨软骨瘤髓腔与宿主骨相通（图18-56、图18-57）。CT和三维重建CT可显示病变的空间分布（图18-58、图18-59）。有时，三维CT血管造影可用来证实或排除骨软骨瘤压迫动脉（图18-60）。

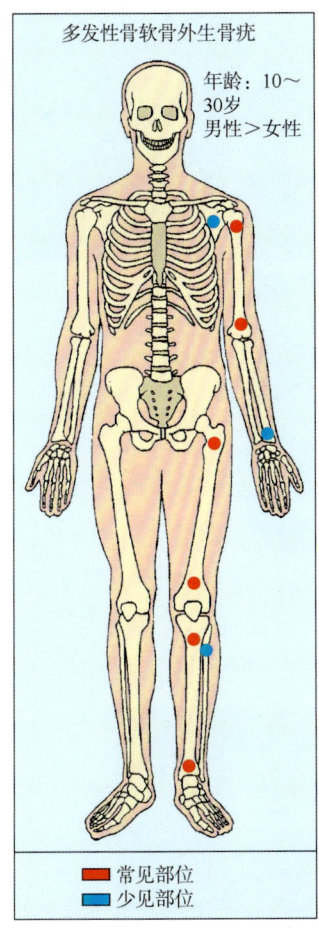

图18-53　多发性骨软骨外生骨疣（多发性骨软骨瘤、骨干续连症）的好发部位、峰值年龄及男女发病比例

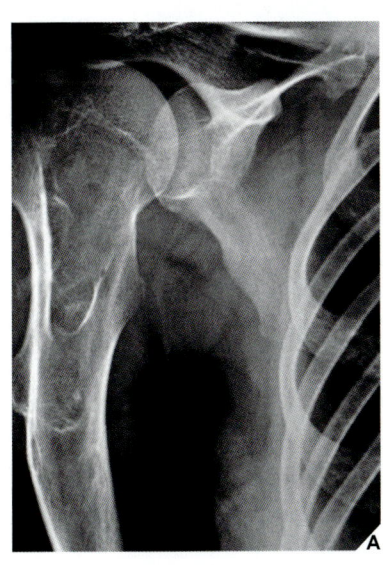

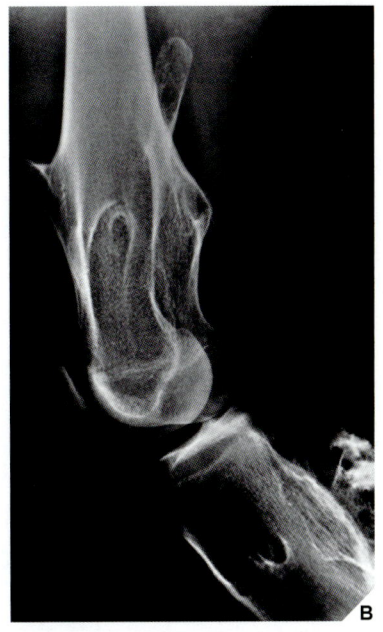

图18-54　遗传性多发性外生骨疣（1）

A. 22岁男性，肩部前后位X线片显示肱骨上段、肩胛骨和肋骨多发宽基底骨软骨瘤；B. 股骨远端和胫骨近端受累为本病的典型表现

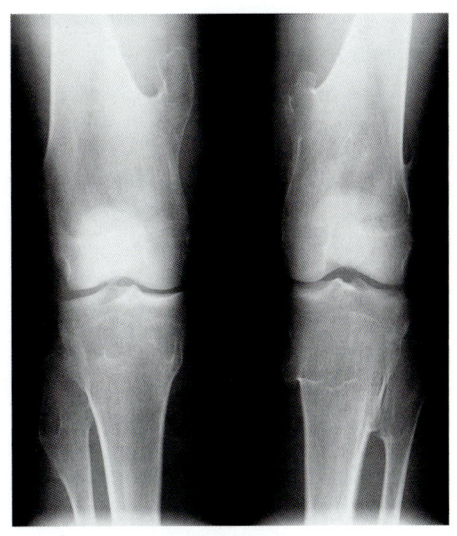

图18-55　遗传性多发性外生骨疣（2）

17岁男孩，双膝关节前后位X线片显示多发宽基底和带蒂的骨软骨瘤

多发性骨软骨瘤的组织病理学特征与单发性骨软骨瘤相同。

已确认两种综合征与多发性骨软骨瘤相关：Langer-Giedion综合征和Potocki-Shaffer综合征。前者也称为Ⅱ型毛-发-鼻-指（趾）综合征（TRPS2）或Langer-Giedion染色体区域缺乏（LGCR），是一种由EXT2基因及可能还有ALX4基因缺失导致的常染色体显性遗传病。最近的研究指向编码一种锌指蛋白的Ⅰ型毛-发-鼻-指（趾）综合征（TRPS1）基因及8q23.2—q24.1染色体上的*EXT1*基因的功能性复制缺失。其临床特征包括身材矮小、关节松弛、短指、小头畸形、颅面畸形、智力缺陷及多发性骨软骨瘤。Potocki-Shaffer综合征是由11p11.2—p12染色体缺失所致，临床表现包括顶骨孔增大、多发性骨软骨瘤，有时伴颅面骨发育障碍和智力缺陷。

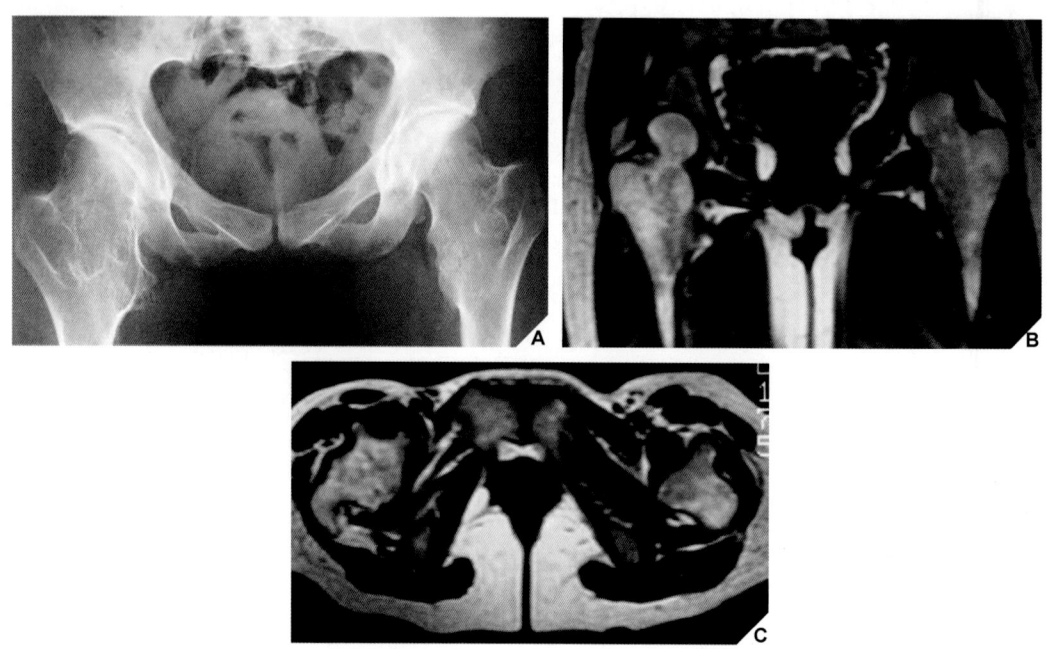

图18-56 遗传性多发性外生骨疣X线片和MRI表现

A. 双髋前后位X线片显示多发宽基底骨软骨瘤，主要累及股骨近端。耻骨也可见部分病变。B、C. 冠状位（B）和轴位（C）T_1WI（SE；TR 600/TE 20ms）MRI显示病变与股骨髓腔相通。注意股骨管化异常，为发育不良的改变

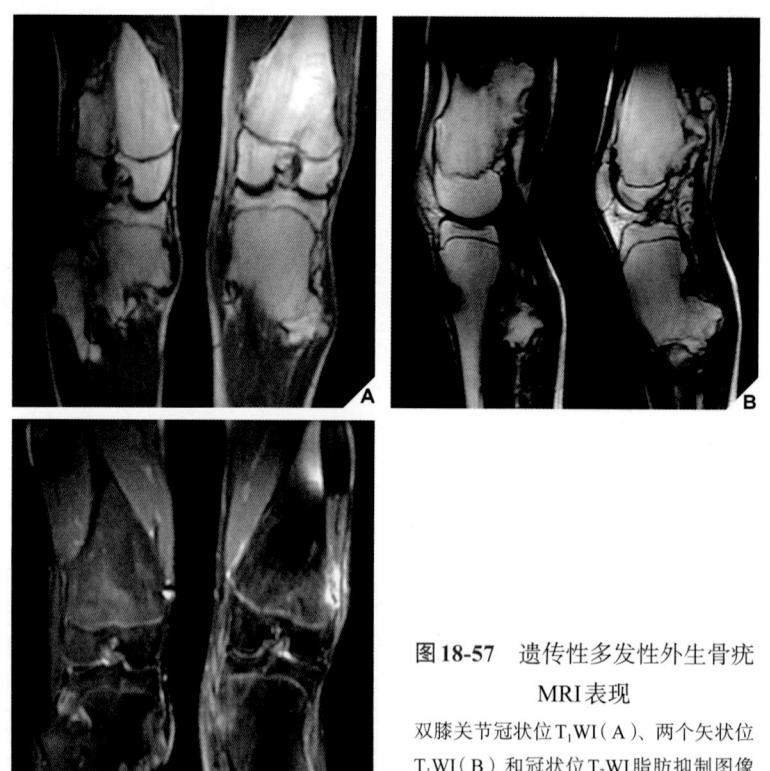

图18-57 遗传性多发性外生骨疣MRI表现

双膝关节冠状位T_1WI（A）、两个矢状位T_1WI（B）和冠状位T_2WI脂肪抑制图像（C）可见双侧股骨远端、胫骨近端及腓骨多发以无蒂型为主的骨软骨瘤。可观察到宿主骨的髓腔与病变的髓腔相通

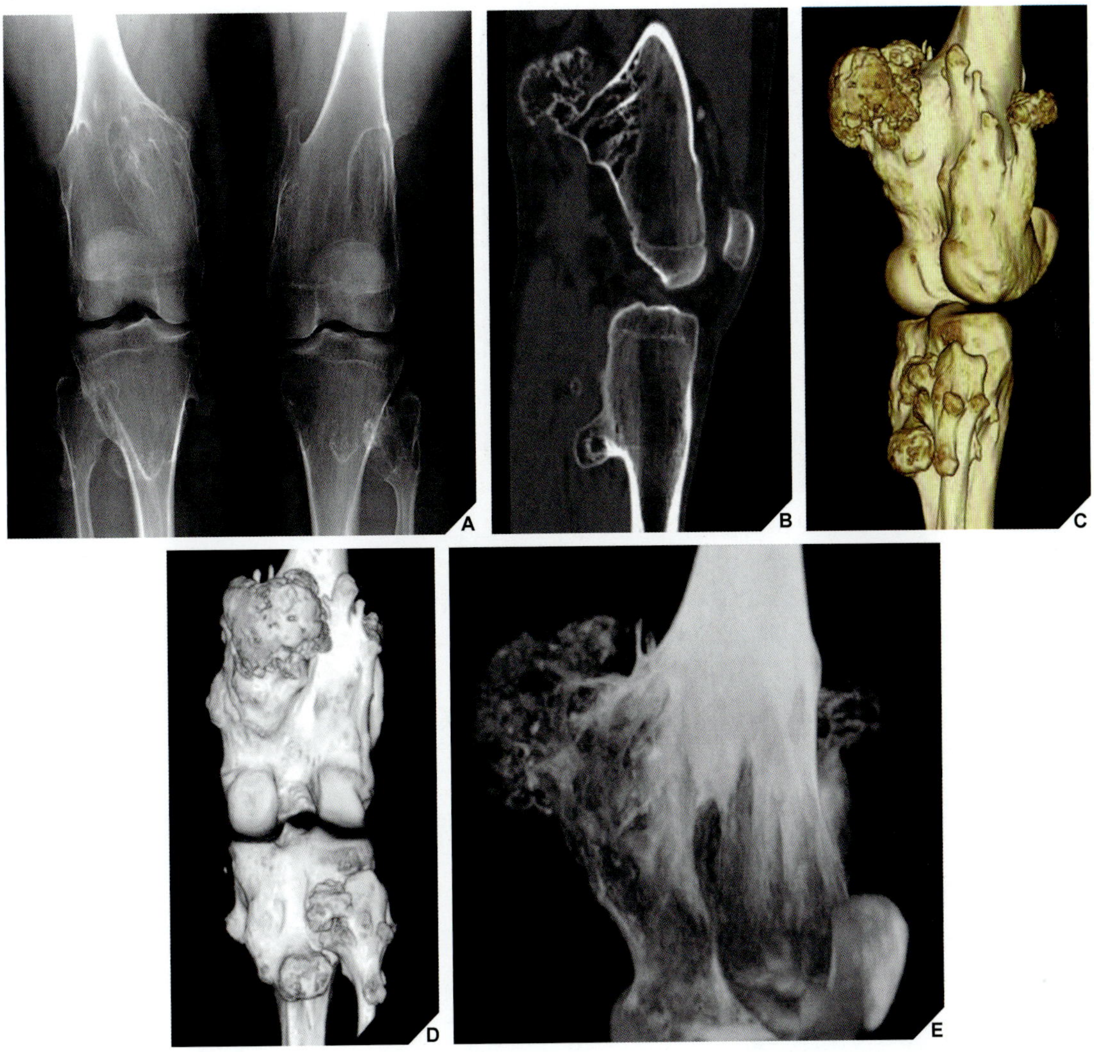

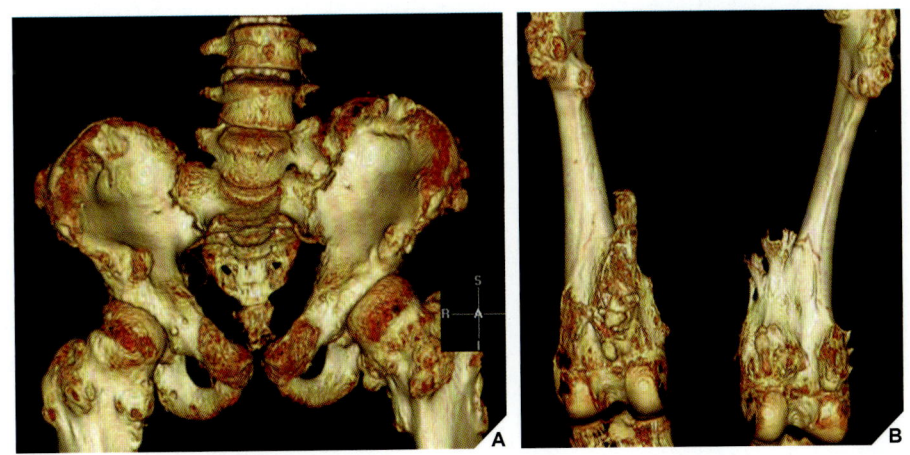

图18-58 遗传性多发性外生骨疣CT和三维重建CT表现

20岁男性，双膝关节前后位X线片（A）可见双侧股骨远端、胫骨及腓骨近端的多发骨软骨瘤，并伴有生长障碍，表现为股骨呈Erlenmeyer"锥形瓶"样畸形。膝关节矢状位三维重建CT图像（B）显示股骨远端和胫骨近端后方多发骨软骨瘤。应用表面遮盖技术（SSD）进行CT重建显示，从膝关节侧面（C）和后面（D）显示多发骨软骨瘤的空间分布。股骨远端最大密度投影法（MIP）三维重建CT图像（E）显示其中一处宽基底病变的内部结构（经允许引自Greenspan A，Borys D. *Radiology and pathology correlation of bone tumors：a quick reference and review.* Philadelphia：Wolters Kluwer；2016：126.）

图18-59 遗传性多发性外生骨疣的三维CT表现

16岁男性，骨盆（A）和股骨（B）表面遮盖法三维重建CT图像显示该病变典型的多发无蒂和带蒂的骨软骨瘤

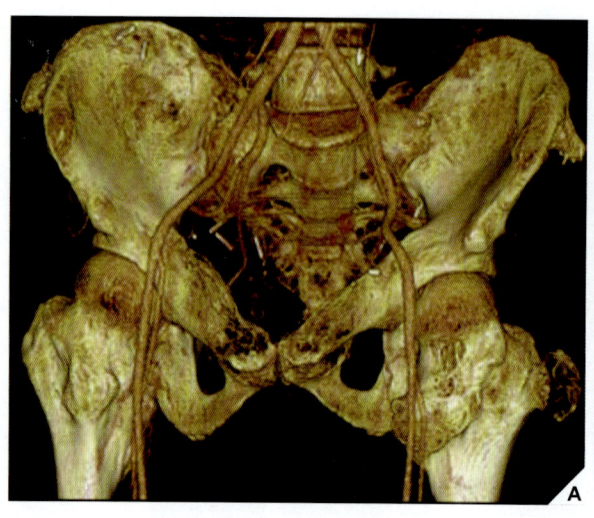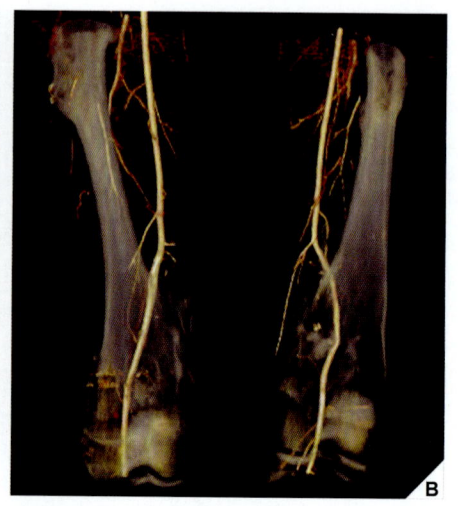

图18-60 遗传性多发性外生骨疣的三维CT血管造影

A. 57岁女性，骨盆表面遮盖法的三维CT血管造影图像显示髂骨翼、耻骨和股骨近端的多发骨软骨瘤。髂动脉和股动脉未受累。B. 另一患者，行双下肢三维CT血管造影用于排除骨软骨瘤对动脉的压迫。由图可见，股动脉及腘动脉未受累

2. 并发症 多发性骨软骨瘤较单发性骨软骨瘤更易引起生长障碍。生长障碍主要见于前臂（图18-61；也可见图16-68）和小腿（图18-55）。恶变为软骨肉瘤也同样更为常见，可见于5%～15%的病例，发生于上肢带骨和骨盆周围的病变恶变的风险更高。其临床和影像学特征与单发性骨软骨瘤恶变相同（图18-62，也可见图18-52和表18-1）。

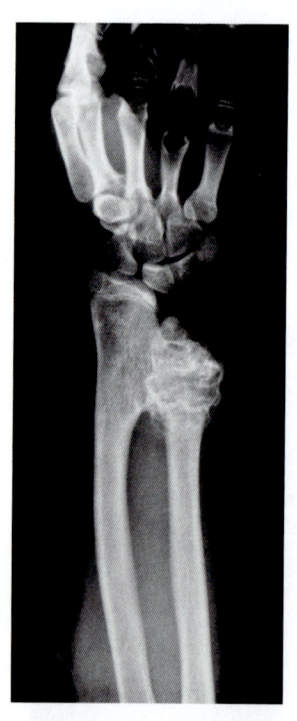

图18-61 遗传性多发性外生骨疣：生长障碍

8岁男孩，多发性骨软骨瘤，前臂后前位X线片可见桡骨和尺骨远端生长障碍，这是本病一种常见的并发症

3. 治疗 个别多发性骨软骨瘤需要治疗。同单发性病变一样，其在较小的儿童患者中可能复发，手术可推迟至稍大年龄再进行。

（五）奇形性骨旁骨软骨瘤性增生

1. 临床表现及影像学特点 奇形性骨旁骨软骨瘤性增生（BPOP）即Nora病变，以在1983年首次描述这一良性表面病变的美国梅奥医学中心的病理学家F. E. Nora的名字命名。BPOP是一系列反应性病变的一部分，如旺炽反应性骨膜炎或塔状外生骨疣。BPOP通常累及手的掌骨和指骨（近节指骨较远节指骨更易受累）。已报道的病例中约25%存在长骨受累。本病好发于30～40岁人群，男性比女性稍易受累。患者典型表现为存在质硬、生长缓慢的无痛性肿块。本病病因尚不清楚，但可能与创伤有关，但最近Zambrano等报道的细胞遗传学的变化使病变的非肿瘤性受到质疑。尽管BPOP的影像学表现取决于病变的发展阶段，但其影像学表现常为附着于骨皮质表面的蘑菇样骨性或钙化性团块（图18-63、图18-64）。肿块边缘常较光滑，但也可略呈分叶状。病变与载瘤骨的骨髓腔不相通为本病与骨软骨瘤的鉴别点。具有类似表现需要进行鉴别的其他病变包括皮质旁骨化性肌炎、骨膜软骨瘤、塔状外生骨疣（图18-65）、甲下外生骨疣（图18-66）、旺炽反应性骨膜炎及骨旁或骨膜骨肉瘤。

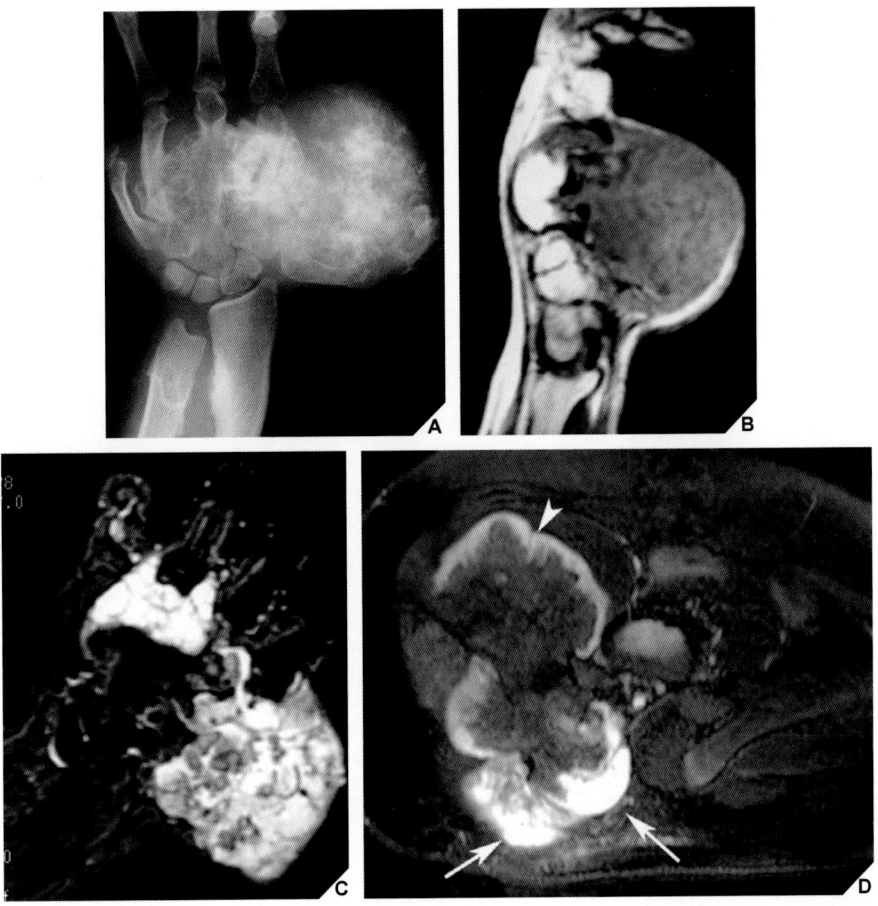

图 18-62 恶变

A. 22 岁男性，右手斜位 X 线片显示多发性骨软骨瘤。拇指与示指之间可见巨大软组织肿块，内可见软骨钙化灶，提示其恶变为软骨肉瘤。B. 矢状位 T_1WI（SE；TR 600/TE 16ms）MRI 显示巨大软组织肿块的掌侧范围。C. 冠状位反转恢复［快速多平面反转恢复（FMPIR）/90；TR 4000/TE 64ms/Ef］MRI 显示恶性软骨小叶侵犯手部骨与软组织。D. 另一骨盆巨大骨软骨瘤恶变为软骨肉瘤患者的轴位 T_2WI 脂肪饱和 MRI。注意观察病变前部的高信号薄软骨帽（无尾箭头），并与后部恶变为软骨肉瘤的厚软骨帽进行比较（箭头）。后部软骨帽活检显示为恶性软骨细胞［图 A 和图 B 由 Robert Szabo，MD，Sacramento，CA 提供；引自 Saunders C，Szabo RM，Mora S. Chondrosarcoma of the hand arising in a young patient with multiple hereditary exostoses. *J Hand Surg Br* 1997；22（2）：237-242.］

图 18-63 奇形性骨旁骨软骨瘤性增生（1）

8 岁男孩，小指前后位（A）和侧位（B）X 线片显示小指近节指骨内后侧骨皮质旁可见一骨性肿块。病变切除后病理组织学检查显示为奇形性骨旁骨软骨瘤性增生的典型改变，包括 HE 染色呈蓝染的钙化软骨基质，即蓝骨（引自 Greenspan A，Jundt G，Remagen W. *Differential diagnosis in orthopaedic pathology*，2nd ed. Philadelphia：Lippincott Williams & Wilkins；2007. ）

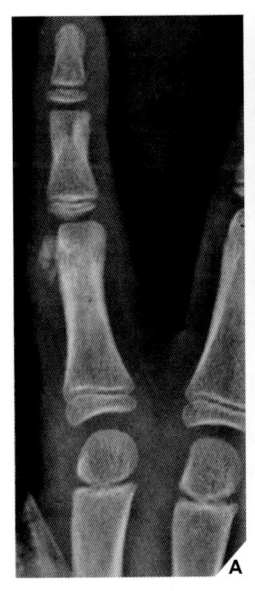
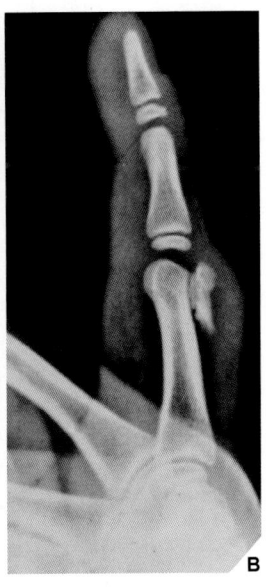

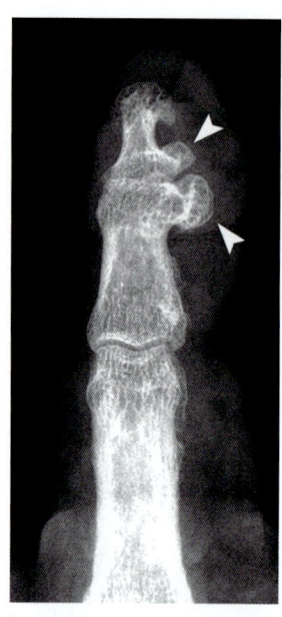

图18-64　奇形性骨旁骨软骨瘤性增生（2）

63岁男性，中指前后位X线片可见远节指间关节处"蘑菇"样骨性赘生物（无尾箭头）

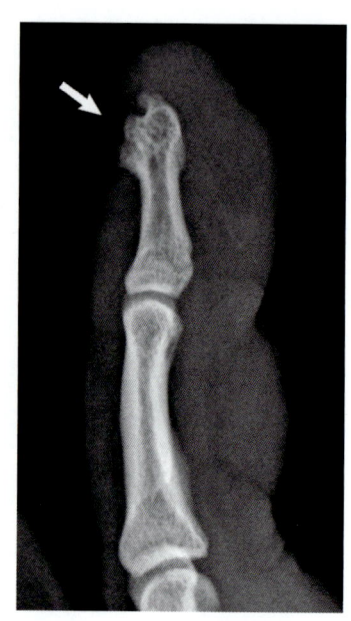

图18-65　塔状外生骨疣

30岁男性，中指侧位X线片可见一边界清晰的骨性肿块与远节指骨的骨皮质融合（箭头）

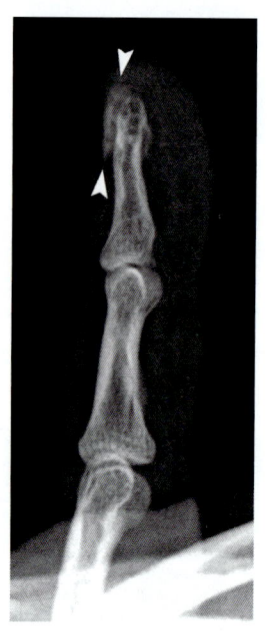

图18-66　甲下外生骨疣

55岁女性，小指侧位X线片显示甲下可见一骨块附着于指骨末端的背侧（无尾箭头）

2. 病理　BPOP的组织学特征为HE染色时存在蓝染的不规则钙化基质，其被称为蓝骨。本病与骨肉瘤的鉴别特征：成骨细胞或纤维组织缺乏细胞异型性，骨为板层状且结构良好。

3. 治疗　BPOP的治疗方法为手术切除，但复发率高。

（六）软骨母细胞瘤

1. 临床表现及影像学特点　软骨母细胞瘤又称Codman肿瘤，占所有原发性骨肿瘤的不到1%，是一种发生于骨骼成熟之前的良性病变，其典型发病部位为长骨骨骺，如肱骨、胫骨和股骨（图18-67）。虽然在骨骼成熟之前或之后可以有继发性干骺端受累（见图18-71和图18-72），但以干骺端或骨干受累为主的病例罕见。同样少见的发病部位为椎体和长骨骨皮质内。偶可见发生于髌骨者（见图18-70），髌骨发生率被认为等同于骨骺部位。10%的软骨母细胞瘤发生于手和足的小骨，距骨和跟骨为最好发部位。虽然本病通常发生于生长期的骨骼，但据报道部分病例发生于生长板闭合后（见图18-72）。软骨母细胞瘤常呈偏心性，伴硬化边，常可见散在的钙化基质（25%的病例）（图18-68～图18-72）。Brower等注意到57%的长骨软骨母细胞瘤远端可见明显厚而实的骨膜反应（图18-73、图18-74）。这一表现最可能反映了此类肿瘤的炎性反应。在多数病例中，X线片即足以显示病变，但CT可有助于显示X线片不可见的钙化灶（见图18-74）。MRI显示病变范围常较X线片更广泛，包括局部骨髓与软组织水肿（图18-75～图18-78）。

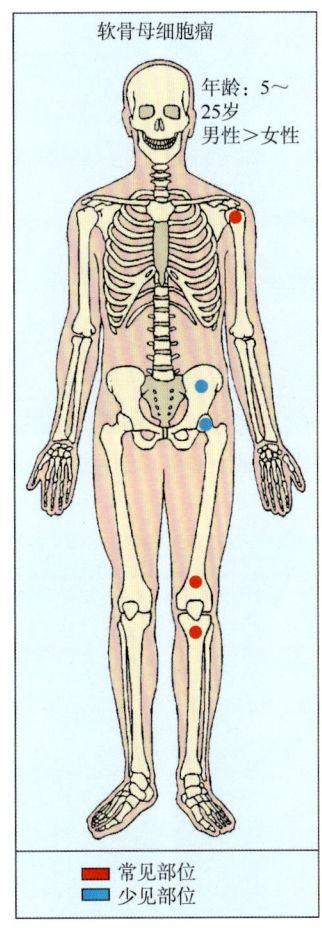

图 18-67 软骨母细胞瘤的好发部位、峰值年龄及男女发病比例

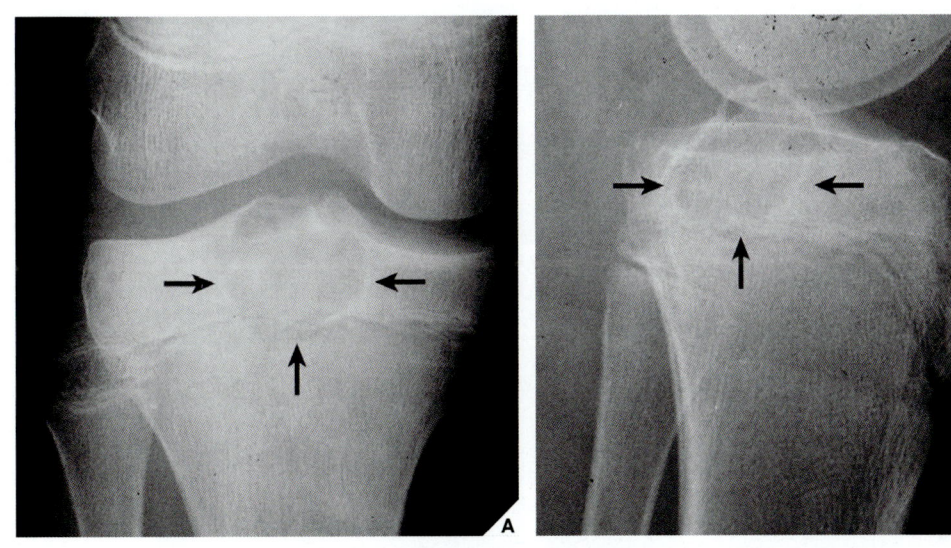

图 18-68 软骨母细胞瘤（1）

14岁男孩，右膝关节前后位（A）及侧位（B）X线片显示胫骨近端骨骺典型的软骨母细胞瘤（箭头），其为偏心性低密度病变，边缘有薄层硬化边（经允许引自 Greenspan A，Borys D. *Radiology and pathology correlation of bone tumors：a quick reference and review*. Philadelphia：Wolters Kluwer；2016：129.）

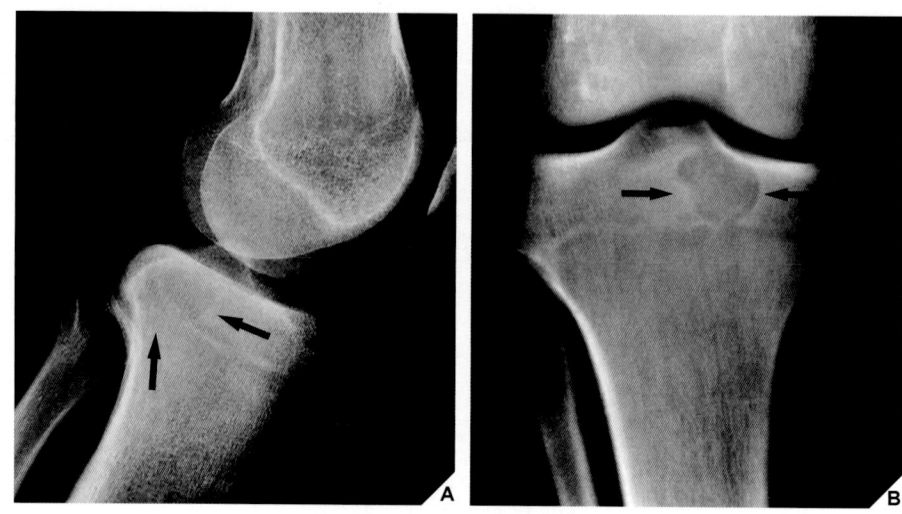

图18-69　软骨母细胞瘤（2）

16岁女孩，膝关节前后位（A）及侧位（B）X线片可见一偏心性低密度病变，边缘有薄层硬化（箭头）。病变中心散在小钙化灶

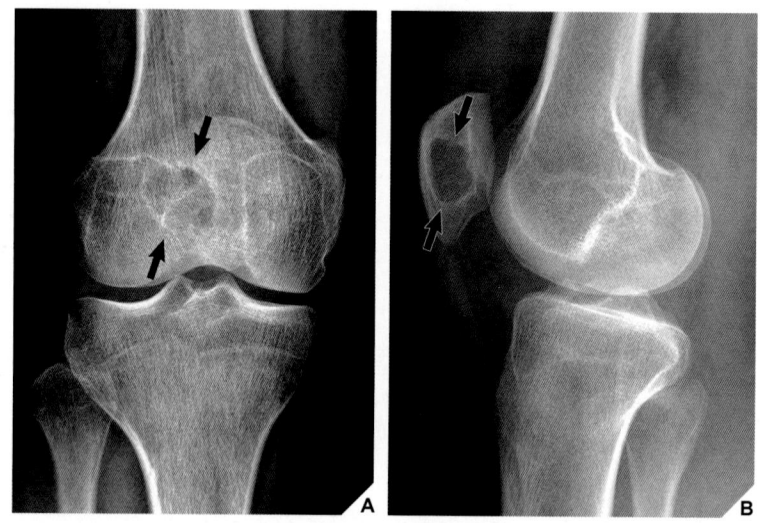

图18-70　软骨母细胞瘤（3）

20岁男性，右膝关节前后位（A）及侧位（B）X线片可见髌骨内边界清晰的低密度灶，边缘硬化（箭头）。病灶内无明显钙化

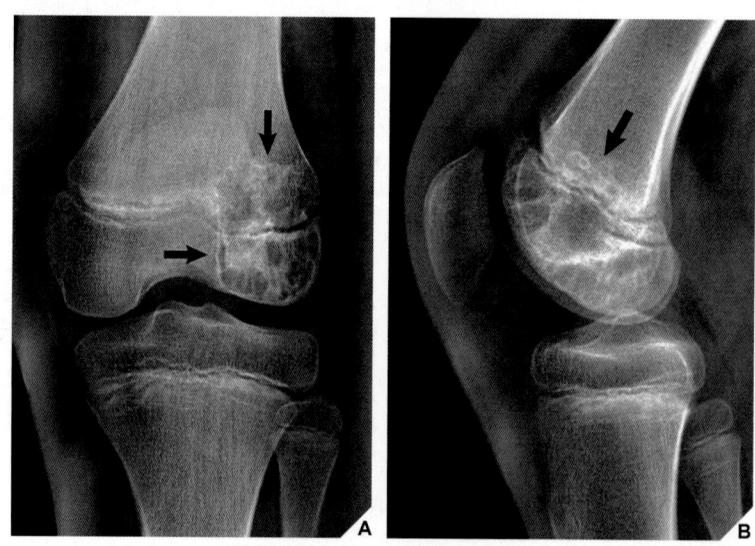

图18-71　软骨母细胞瘤（4）

12岁男孩，左膝关节前后位（A）和侧位（B）X线片显示股骨远端外侧骨骺内低密度灶伴中心钙化。另可观察到该病变穿过生长板累及干骺端

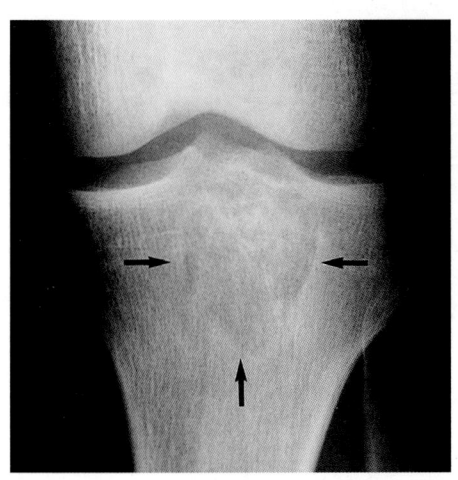

图 18-72　软骨母细胞瘤（5）

20岁女性，膝关节前后位X线片可见胫骨近端低密度灶，边缘硬化，
中央钙化，并且穿过已经融合的生长板（箭头）

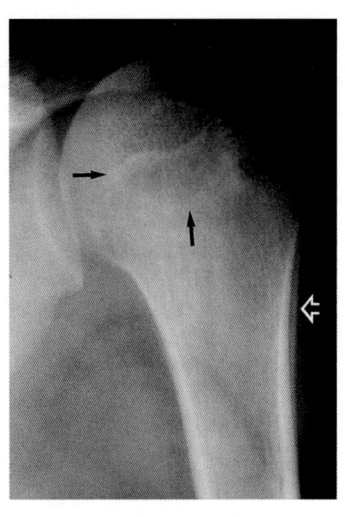

图 18-73　软骨母细胞瘤（6）

肱骨近端病变（箭头）引起沿外侧骨皮质的骨膜反应（空心箭头）

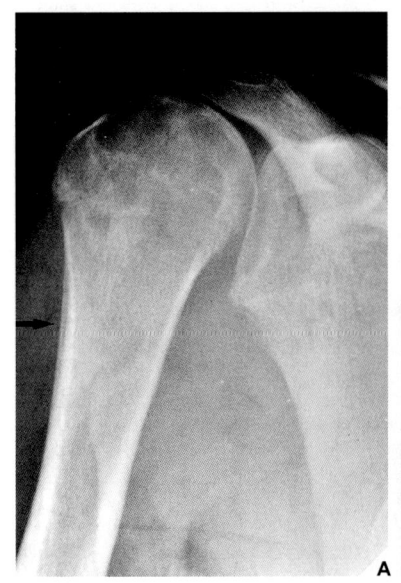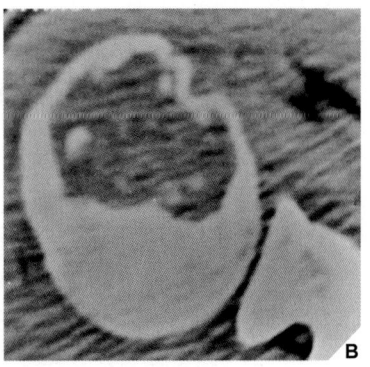

图 18-74　软骨母细胞瘤 X 线片和 CT 表现

A. 16岁男孩，右肩前后位X线片显示肱骨近端骨骺内病变，但钙化灶显示不清晰。注意其外侧骨皮质旁的层状骨膜反应（箭头）。B. CT清晰显示
钙化灶

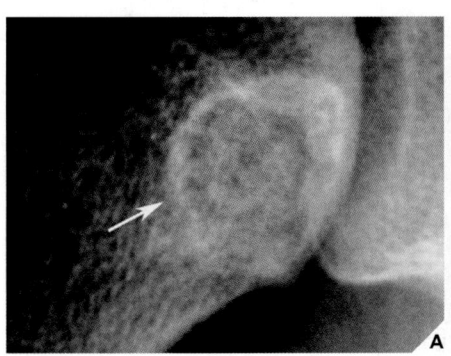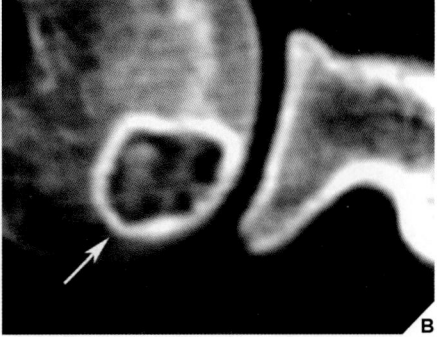

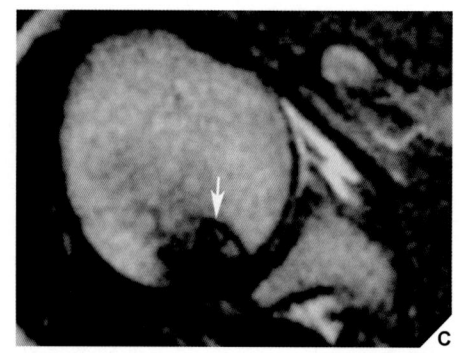

图18-75　软骨母细胞瘤X线片、CT和MRI表现

A. 肩关节前后位X线片显示肱骨近端骨骺内边界清晰的病变，伴硬化边（箭头）及病变内软骨类钙化灶；B. 轴位CT显示其硬化边（箭头）及病变内的软骨类钙化；C. 轴位T₂WI MRI显示病变（箭头）内含低信号的钙化软骨基质

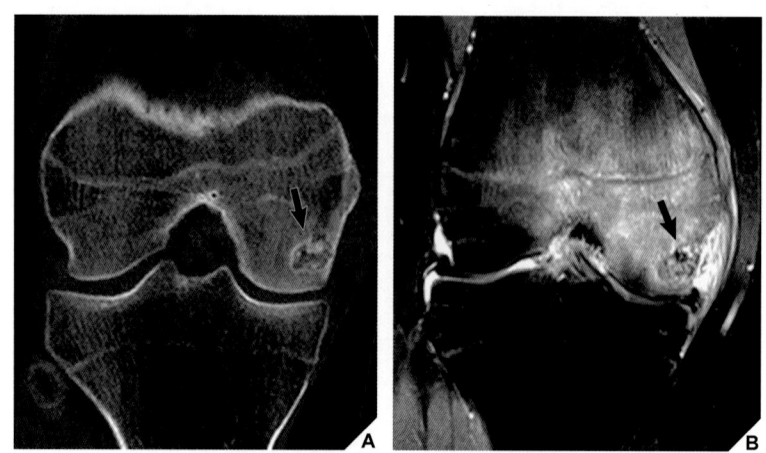

图18-76　软骨母细胞瘤CT和MRI表现

19岁女性，右膝关节冠状位CT重建图像（A）和冠状位T₂WI脂肪抑制序列图像（B）显示股骨远端内侧骨骺内小的偏心性病变（箭头），有硬化边，中央可见钙化。MRI显示肿瘤周围广泛水肿

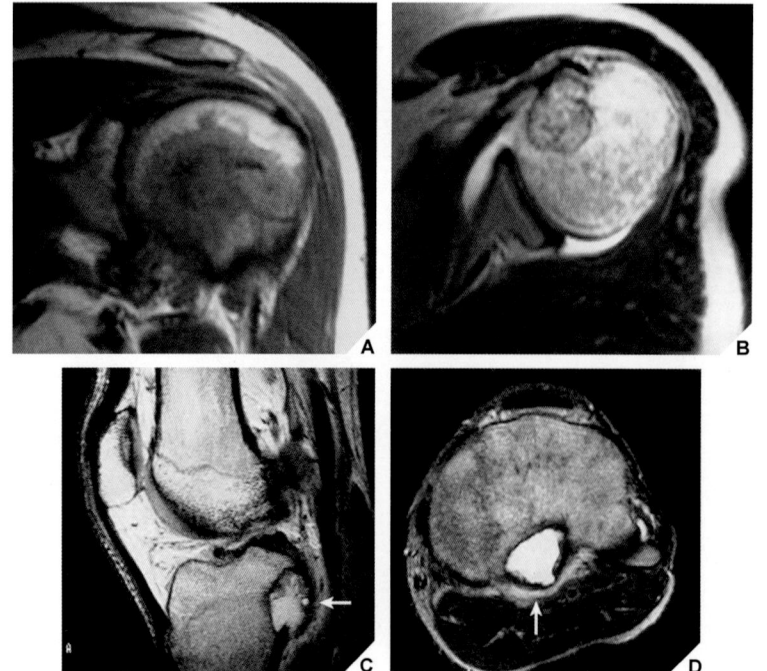

图18-77　软骨母细胞瘤MRI表现

A. 左肩关节冠状位T₁WI显示肱骨头内一较大病灶呈低至中等信号；B. T₂WI显示病灶信号不均，但以高信号为主，边界清晰伴低信号边缘；C. 另一患者，膝关节矢状位质子密度加权和轴位T₂WI显示胫骨后方病变呈高信号（箭头），硬化边呈低信号（经允许引自Greenspan A，Borys D. *Radiology and pathology correlation of bone tumors：a quick reference and review.* Philadelphia：Wolters Kluwer；2016：131.）

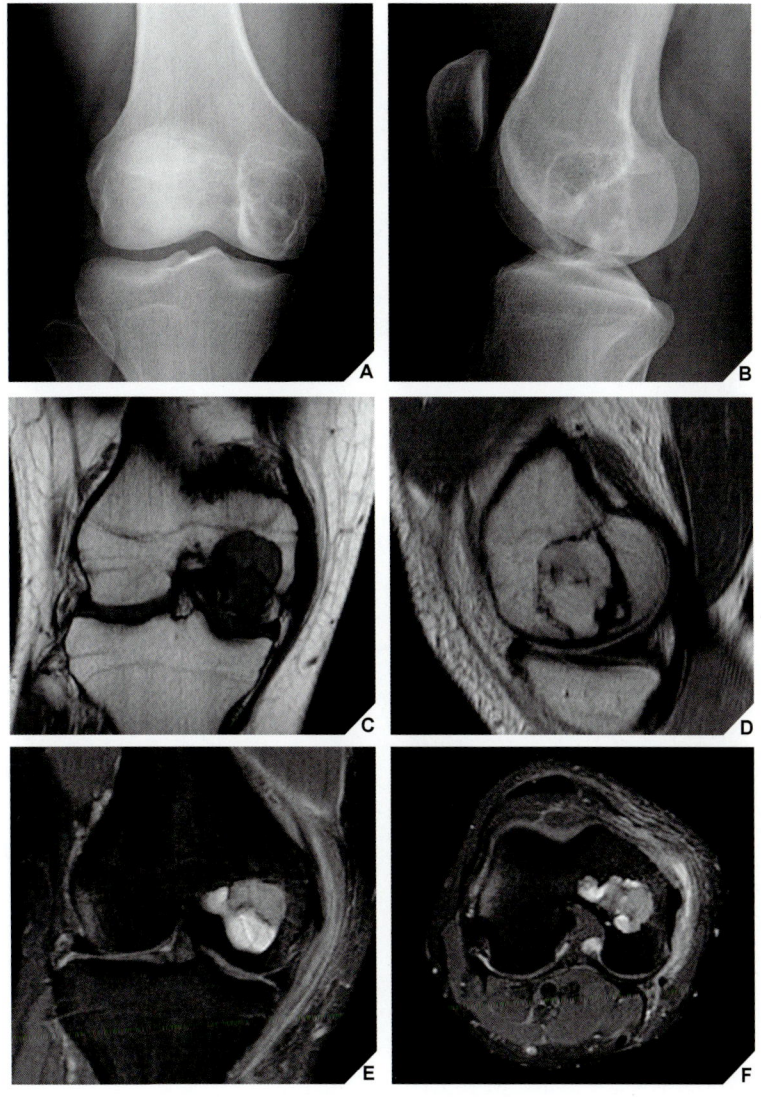

图 18-78　软骨母细胞瘤 X 线片和 MRI 表现

22 岁男性，右膝关节前后位（A）和侧位（B）X 线片显示股骨内侧髁低密度灶，伴硬化边，并可见软骨类钙化。冠状位（C）和矢状位（D）T$_1$WI 显示肿瘤呈中等信号，硬化边呈低信号。冠状位（E）和轴位（F）T$_2$WI 脂肪抑制序列图像显示病灶信号不均（经允许引自 Greenspan A，Borys D. *Radiology and pathology correlation of bone tumors：a quick reference and review.* Philadelphia：Wolters Kluwer；2016：132.）

　　有报道软骨母细胞瘤的克隆性异常，包括伴有 8q21 带重排的 5 号和 8 号染色体的复发性结构改变，以及 2q35、3q21—q23 和 18q21 处复发性断点。

　　2. 病理　组织学上，软骨母细胞瘤由相当成熟的软骨基质结节组成，周围环绕高度细胞化组织，其中包含均匀的大而圆的细胞，细胞核为卵圆形，胞质透明。常可见多核性破骨细胞样巨细胞。基质呈围绕着相邻软骨母细胞的特征性细网状钙化，其空间排布类似铁丝网的六角形结构。

　　3. 治疗与并发症　软骨母细胞瘤通常采用刮除植骨术进行治疗。仅个别病例报道采用经皮射频消融术治疗。

　　极少数病例可发生肺转移，而无原发肿瘤本身和肺转移灶恶变的组织学证据。仅在特殊情况下，肺或其他远处转移灶可导致患者死亡。

（七）软骨黏液样纤维瘤

　　1. 临床表现及影像学特点　软骨黏液样纤维瘤是一种极少见的软骨源性肿瘤，以形成不同比例的软骨样、纤维及黏液样组织为特征，占所有原发性骨肿瘤的 0.5%，占所有良性骨肿瘤的 2%。本病主要发生于未成年人和年轻人（男性多于女性），最常发生于 20～30 岁人群。本病多发生于下肢骨骼，尤其是胫骨近端（32%）和股骨远端（17%）（图18-79）。极少数病例可发生于脊椎。曾有少数病例报道软骨黏液样纤维瘤发生于皮质旁。

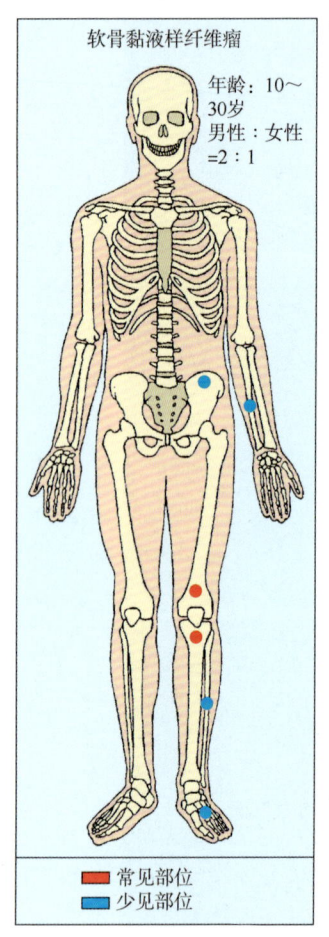

图18-79 软骨黏液样纤维瘤的好发部位、峰值年龄及男女发病比例

最近，有学者提出6号染色体臂间倒位[inv（6）（p25q13）]作为软骨黏液样纤维瘤的特异性基因标志，还有些研究发现了该染色体长臂（q25）上的一个断裂点。此外，t（1；5）（p13；p13）的克隆异位被认为是该肿瘤的一种新型特异性克隆异常。

本病的临床症状包括局部肿胀和疼痛，疼痛偶尔是由局部肿块压迫邻近神经血管结构所致。

本病的典型影像学表现为偏心性低密度病变，伴"扇贝"样硬化缘，常侵蚀或膨出于骨皮质（图18-80、图18-81）。病变大小可为1～10cm，平均3～4cm。本病的钙化灶在X线片上不明显，但据报道27%的病例可见局灶性微小钙化灶。通常可见扶垛状骨膜新生骨。大多数软骨源性肿瘤MRI呈特征性表现：T_1WI上呈中至低信号，T_2WI呈高信号（图18-82）。

2. 病理 本病最重要的病理学特征为其细胞性各异区域的小叶状或假小叶状排列。小叶中心细胞减少。基质内可见松散排列的梭形细胞和星形细胞，伴细长突起。小叶外周细胞密集，由单核梭形和多边形间质细胞及数量不等的多核巨细胞混合组成。

3. 鉴别诊断 通常可见骨膜新生骨形成的典型骨垛（图18-83），在这种情况下，软骨黏液样纤维瘤在影像学上与动脉瘤样骨囊肿难以区分。发生于少见部位如短管状骨或扁骨的病例，可类似巨细胞瘤或促结缔组织增生性纤维瘤。

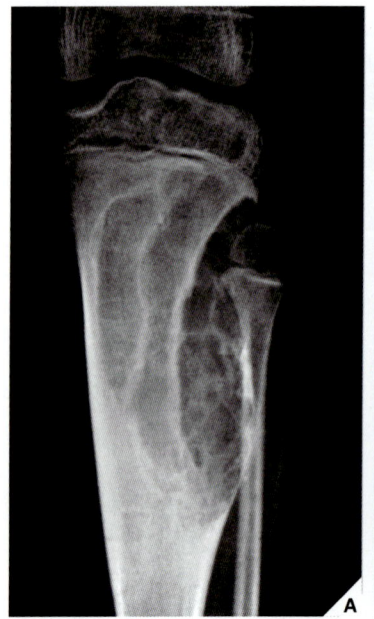
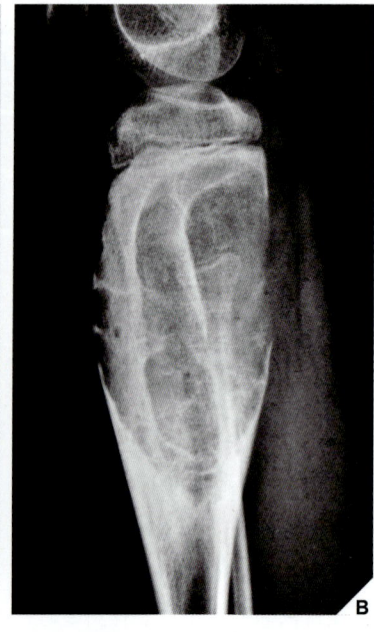

图18-80 软骨黏液样纤维瘤（1）

8岁女孩，左腿前后位（A）和侧位（B）X线片显示胫骨近侧干骺端透光性病变累及骨干，伴地图样骨质破坏和"扇贝"样硬化边

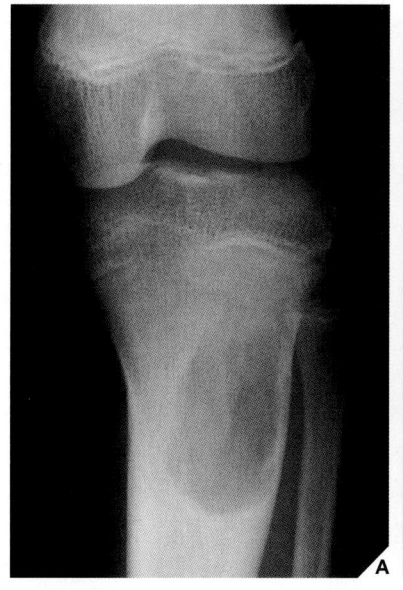
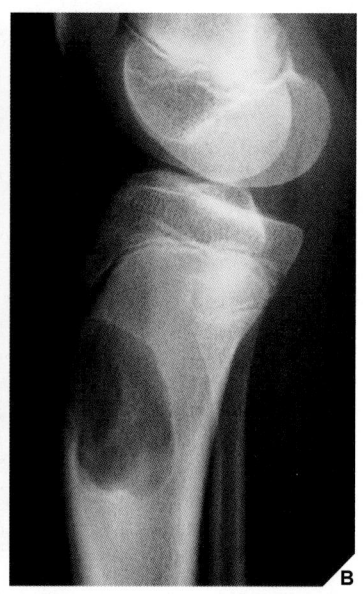

图18-81 软骨黏液样纤维瘤（2）

12岁女孩，左膝关节前后位（A）和侧位（B）X线片显示胫骨近端骨干轻度分叶状透光性病变，伴薄硬化边。注意病变内无钙化灶

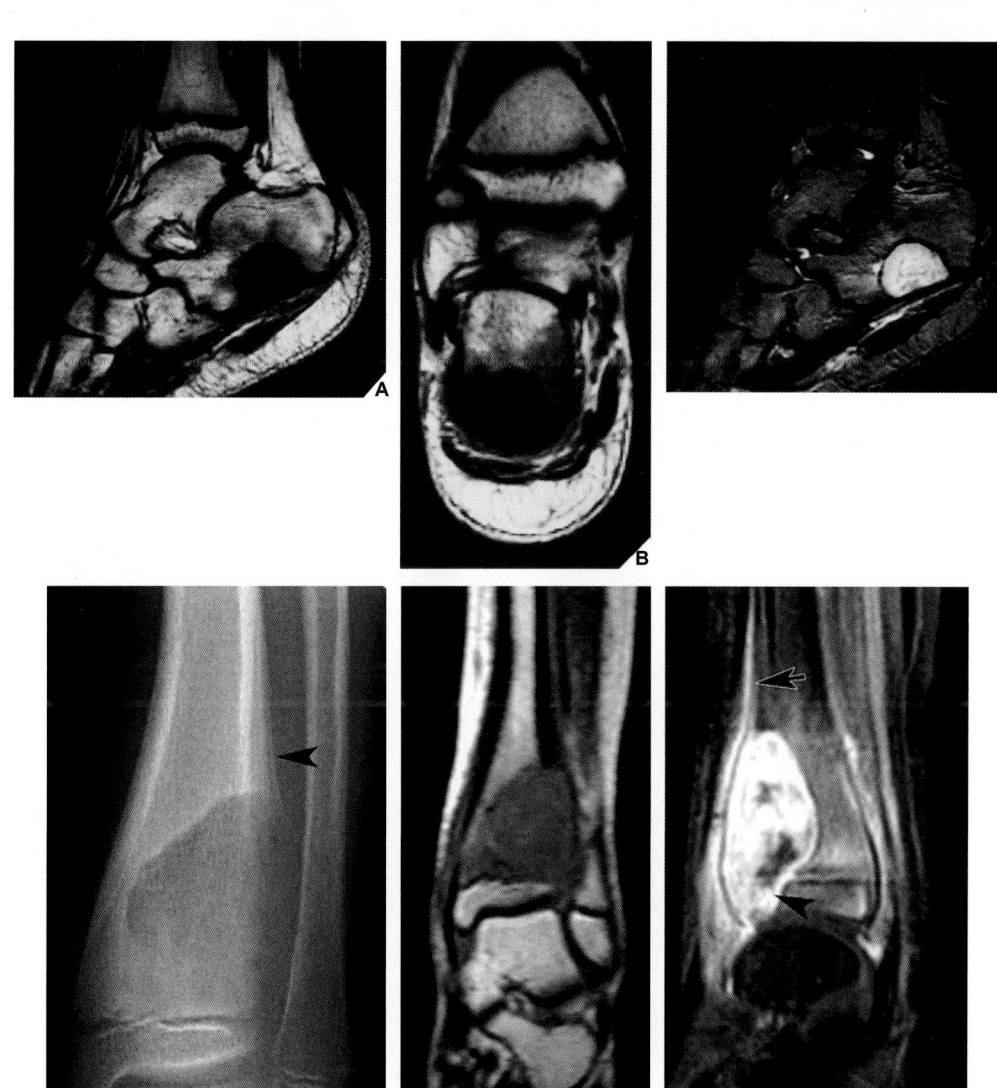

图18-82 软骨黏液样纤维瘤MRI表现

A.10岁女孩，矢状位T₁WI（SE；TR 600/TE 19ms）MRI显示跟骨跖侧一边界清楚的病变，呈低信号。B.轴位T₁WI（SE；TR 600/TE 17ms）显示明显的瘤周水肿。C.矢状位T₂WI（SE；TR 2000/TE 80ms）MRI显示病变呈高信号。硬化边呈低信号。D.8岁女孩，左踝关节剧烈疼痛，前后位X线片显示胫骨远端干骺端溶骨性病变，移行带窄，骨皮质破坏，伴骨膜反应（无尾箭头）。E、F.冠状位T₁WI和静脉注入钆造影剂后矢状位T₁WI脂肪抑制序列图像更清晰显示软组织受累的范围及胫骨远端骨骺受侵（图F中无尾箭头所示），这在X线上显示不清。注意增强后肿瘤明显强化，骨髓和周围软组织水肿及骨膜反应（图F中箭头所示）

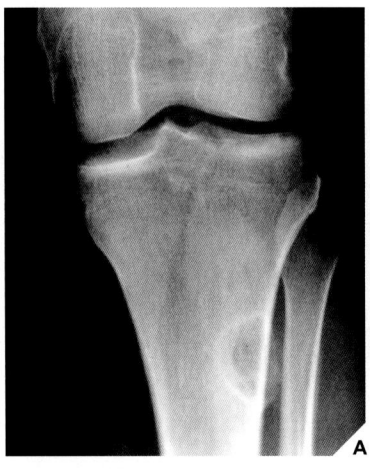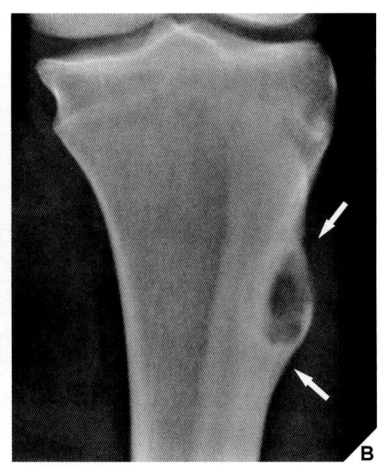

图18-83 软骨黏液样纤维瘤类似动脉瘤样骨囊肿

18岁女性，膝关节前后位X线片（A）显示胫骨近端外侧病变。肿瘤呈气球样膨胀突出于骨皮质外，并由实性骨膜反应形成的骨垛支撑，类似动脉瘤样骨囊肿表现。骨膜反应形成的骨垛（箭头）在断层摄影片（B）上显示更清晰

4. 治疗 本病的治疗方法通常为刮除植骨，复发常见，据报道其复发率为20%～80%（见图16-63）。

记忆要点

[1] 内生软骨瘤以形成成熟的透明软骨为特点，并可见：
  • 最常见于手部短管状骨，且发生于此处的病变常为透光性
  • 发生于长骨的病变内可见散在钙化灶，类似骨梗死

[2] 内生软骨瘤的典型影像学特征包括：
  • "爆米花"样、环状或点状钙化灶
  • 分叶状生长，常伴骨皮质内膜面"浅扇贝"样边缘

[3] 内生软骨瘤恶变的重要临床和影像学特征包括：
  • 没有骨折、先前无症状的病变疼痛加剧
  • 骨皮质增厚或破坏
  • 形成软组织肿块

[4] 内生软骨瘤病是一种以多发性内生软骨瘤为特征的疾病，通常发生于干骺端和骨干。骨骼系统广泛受累，且为单侧肢体发病时，称为Ollier病。

[5] Ollier病和Maffucci综合征（Ollier病合并软组织血管瘤病）均增加了恶变为软骨肉瘤的风险。

[6] 骨软骨瘤为最常见的良性骨肿瘤，其影像学评估应注意：
  • 本病可为有蒂或无蒂（宽基底）型
  • 其两个重要的影像学特征为病变的骨皮质与宿主骨皮质相延续，并且病变的骨松质部分也与宿主骨的骨髓腔相连通

[7] 骨软骨瘤最重要的鉴别诊断包括：
  • 皮质旁骨瘤
  • 皮质旁骨肉瘤
  • 软组织骨肉瘤
  • 皮质旁骨化性肌炎

[8] 骨软骨瘤可并发：
  • 压迫邻近神经或血管
  • 压迫邻近骨骼，常导致其骨折
  • 外生骨疣滑囊炎
  • 恶变为软骨肉瘤

[9] 骨软骨瘤恶变的影像学征象包括：
  • 病变增大
  • 病变的软骨帽明显增厚
  • 软骨帽内散在的钙化灶
  • 形成软组织肿块
  • 骨骼发育成熟后病变放射性摄取增高

[10] 骨软骨瘤的变异类型包括甲下外生骨疣、塔状外生骨疣、牵拉性外生骨疣、奇形性骨旁骨软骨瘤性增生、旺炽反应性骨膜炎及半肢骨骺发育不良（Trevor-Fairbank病）。

[11] 多发性骨软骨外生骨疣是一种家族性遗传病，其骨软骨瘤恶变为软骨肉瘤的风险增高，尤其是发生于上肢带骨和骨盆者。

[12] 软骨母细胞瘤的影像学特征包括：
- 偏心性位于骨骺内
- 硬化边
- 散在钙化灶
- 骨膜反应（＞50%病例）

[13] 软骨黏液样纤维瘤的影像学特征包括：
- 病变邻近生长板
- "扇贝"样硬化边
- 骨膜新生骨形成的骨垛
- 缺乏可见的钙化灶

可类似动脉瘤样骨囊肿。

（詹惠荔　张　恒　白荣杰　译）

参 考 文 献

Abdelwahab IF, Hermann G, Lewis MM, et al. Case report 588: intracortical chondroma of the left femur. *Skeletal Radiol* 1990;19:59–61.

Abdelwahab IF, Klein MJ. Surface chondromyxoid fibroma of the distal ulna: unusual tumor, site, and age. *Skeletal Radiol* 2014;43:243–246.

Amary MF, Bacsi K, Maggiani F, et al. IDH1 and IDH2 mutations are frequent events in central chondrosarcoma and central and periosteal chondromas but not in other mesenchymal tumours. *J Pathol* 2011;224:334–343.

Amary MF, Damato S, Halai D, et al. Ollier disease and Maffucci syndrome are caused by somatic mosaic mutations of IDH1 and IDH2. *Nature Genet* 2011;43.1262–1265.

Aoki JA, Sone S, Fujioka F, et al. MR of enchondroma and chondrosarcoma: rings and arcs of Gd-DTPA enhancement. *J Comput Assist Tomogr* 1991;15:1011–1016.

Armah HB, McGough RL, Goodman MA, et al. Chondromyxoid fibroma of rib with a novel chromosomal translocation: a report of four additional cases at unusual sites. *Diagn Pathol* 2007;2:44.

Azouz EM, Greenspan A, Marton D. CT evaluation of primary epiphyseal bone abscesses. *Skeletal Radiol* 1993;22:17–23.

Bandiera S, Bacchini P, Bertoni F. Bizarre parosteal osteochondromatous proliferation of bone. *Skeletal Radiol* 1998;27:154–156.

Bansal M, Goldman AB, DiCarlo EF, et al. Soft tissue chondromas: diagnosis and differential diagnosis. *Skeletal Radiol* 1993;22:309–315.

Bartsch O, Wuyts W, Van Hul W, et al. Delineation of a contiguous gene syndrome with multiple exostoses, enlarged parietal foramina, craniofacial dysostosis, and mental retardation, caused by deletions in the short arm of chromosome 11. *Am J Hum Genet* 1996;58:734–742.

Bernard SA, Murphey MD, Flemming DJ, et al. Improved differentiation of benign osteochondromas from secondary chondrosarcomas with standardized measurement of cartilage cap at CT and MR imaging. *Radiology* 2010;255:857–865.

Bierry G, Kerr DA, Nielsen GP, et al. Enchondromas in children: imaging appearance with pathological correlation. *Skeletal Radiol* 2012;41:1223–1229.

Bird JE, Wang W-L, Deavers MT, et al. Enchondroma with secondary aneurysmal bone cyst. *Skeletal Radiol* 2012;41:1475–1478.

Björnsson J, Unni KK, Dahlin DC, et al. Clear cell chondrosarcoma of bone. Observations in 47 cases. *Am J Surg Pathol* 1984;8:223–230.

Bloem JL, Mulder JD. Chondroblastoma: a clinical and radiological study of 104 cases. *Skeletal Radiol* 1985;14:1–9.

Borges AM, Huvos AG, Smith J. Bursa formation and synovial chondrometaplasia associated with osteochondromas. *Am J Clin Pathol* 1981;75:648–653.

Boriani S, Bacchini P, Bertoni F, et al. Periosteal chondroma. A review of twenty cases. *J Bone Joint Surg Am* 1983;65A:205–212.

Braunstein E, Martel W, Weatherbee L. Periosteal bone apposition in chondroblastoma. *Skeletal Radiol* 1979;4:34–36.

Brien EW, Mirra JM, Luck JV Jr. Benign and malignant cartilage tumors of bone and joint: their anatomic and theoretical basis with an emphasis on radiology, pathology and clinical biology. II. Juxtacortical cartilage tumors. *Skeletal Radiol* 1999;28:1–20.

Brower AC, Moser RP, Gilkey FW, et al. Chondroblastoma. In: Moser RP Jr, ed. *Cartilaginous tumors of the skeleton. AFIP atlas of radiologic-pathologic correlation, fascicle II.* Philadelphia: Hanley & Belfus; 1990:74–113.

Brower AC, Moser RP, Kransdorf MJ. The frequency and diagnostic significance of periostitis in chondroblastoma. *Am J Roentgenol* 1990;154:309–314.

Bruder E, Zanetti M, Boos N, et al. Chondromyxoid fibroma of two thoracic vertebrae. *Skeletal Radiol* 1999;28:286–289.

Buddingh EP, Naumann S, Nelson M, et al. Cytogenetic findings in benign cartilaginous neoplasms. *Cancer Genet Cytogenet* 2003;141:164–168.

Bui KL, Ilaslan H, Bauer TW, et al. Cortical scalloping and cortical penetration by small eccentric chondroid lesions in the long tubular bones: not a sign of malignancy? *Skeletal Radiol* 2009;38:791–796.

Bullough PG. *Atlas of orthopedic pathology*, 2nd ed. New York Medical: Gower; 1992:14.9.

Cannon CP, Nelson SD, Seeger L, et al. Clear cell chondrosarcoma mimicking chondroblastoma in a skeletally immature patient. *Skeletal Radiol* 2002;31:369–372.

Chung EB, Enzinger FM. Chondroma of soft parts. *Cancer* 1978;41:1414–1424.

Codman EA. Epiphyseal chondromatous giant cell tumors of the upper end of the humerus. *Surg Gynecol Obstet* 1931;52:543–548.

Cohen EK, Kressel HY, Frank TS, et al. Hyaline cartilage-origin bone and soft-tissue neoplasms: MR appearance and histologic correlation. *Radiology* 1988;167:477–481.

Collins PS, Han W, Williams LR, et al. Maffucci's syndrome (hemangiomatosis osteolytica): a report of four cases. *J Vasc Surg* 1992;16:364–371.

DaCambra MO, Gupta SK, Ferri-de-Barros F. Subungual exostosis of the toes: a systematic review. *Clin Orthop Relat Res* 2014;472:1251–1259.

Dahlin DC, Ivins JC. Benign chondroblastoma. A study of 125 cases. *Cancer* 1972;30:401–413.

Davids JR, Glancy GL, Eilert RE. Fracture through the stalk of pedunculated osteochondromas. A report of three cases. *Clin Orthop Relat Res* 1991;271:258–264.

De Beuckeleer LHL, De Schepper AMA, Ramon F. Magnetic resonance imaging of cartilaginous tumors: is it useful or necessary? *Skeletal Radiol* 1996;25:137–141.

De Beuckeleer LHL, De Schepper AMA, Ramon F, et al. Magnetic resonance imaging of cartilaginous tumors: a retrospective study of 79 patients. *Eur J Radiol* 1995;21:34–40.

deSantos LA, Spjut HJ. Periosteal chondroma: a radiographic spectrum. *Skeletal Radiol* 1981;6:15–20.

Devidayal A, Marwaha RK. Langer-Giedion syndrome. *Indian Pediatr* 2006;43:174–175.

Dharmshaktu GS, Pangtey T. Turret exostosis of proximal phalanx of thumb. *N Niger J Clin Res* 2016;5:64–65.

Dhondt E, Oudenhoven L, Khan S, et al. Nora's lesion, a distinct radiological entity? *Skeletal Radiol* 2006;35:497–502.

Douis H, Davies AM, James SL, et al. Can MR imaging challenge the commonly accepted theory of the pathogenesis of solitary enchondroma of long bone? *Skeletal Radiol* 2012;41:1537–1542.

Douis H, Saifuddin A. The imaging of cartilaginous bone tumours. I. Benign lesions. *Skeletal Radiol* 2012;41:1195–1212.

El-Khoury GY, Bassett GS. Symptomatic bursa formation with osteochondromas. *AJR Am J Roentgenol* 1979;133:895–898.

Erickson JK, Rosenthal DI, Zaleske DJ, et al. Primary treatment of chondroblastoma with percutaneous radio-frequency heat ablation: report of three cases. *Radiology* 2001;221:463–468.

Fairbank TJ. Dysplasia epiphysealis hemimelica (tarso-epiphyseal aclasis). *J Bone Joint Surg Br* 1956;38-B:237–257.

Flach HZ, Ginai AZ, Oosterhuis JW. Best cases from the AFIP. Maffucci syndrome: radiologic and pathologic findings. *Radiographics* 2001;21:1311–1316.

Garcia RA, Inwards CY, Unni KK. Benign bone tumors—recent developments. *Semin Diagn Pathol* 2011;28:73–85.

Garrison RC, Unni KK, McLeod RA, et al. Chondrosarcoma arising in osteochondroma. *Cancer* 1982;49:1890–1897.

Geirnaerdt MJA, Bloem JL, Eulderink F, et al. Cartilaginous tumors: correlation of gadolinium-enhanced MR imaging and histopathologic findings. *Radiology* 1993;186:813–817.

Goodman SB, Bell RS, Fornasier VS, et al. Ollier's disease with multiple sarcomatous transformations. *Hum Pathol* 1984;15:91–93.

Green P, Whittaker RP. Benign chondroblastoma. Case report with pulmonary metastasis. *J Bone Joint Surg Am* 1975;57:418–420.

Greenspan A. Tumors of cartilage origin. *Orthop Clin North Am* 1989;20:347–366.

Greenspan A, Borys D. Benign cartilage-forming lesions. In: *Radiology and pathology correlation of bone tumors: a quick reference and review.* Philadelphia: Wolters Kluwer; 2016:90–138.

Greenspan A, Jundt G, Remagen W. *Differential diagnosis in orthopaedic oncology*, 2nd ed. Philadelphia: Lippincott Williams & Wilkins; 2007.

Greenspan A, Klein MJ. Radiology and pathology of bone tumors. In: Lewis MM, ed. *Musculoskeletal oncology. A multidisciplinary approach.* Philadelphia: WB Saunders; 1992:13–72.

Greenspan A, Unni KK, Matthews J II. Periosteal chondroma masquerading as osteochondroma. *Can Assoc Radiol J* 1993;44:205–210.

Hameetman L, Szuhai K, Yavas A, et al. The role of EXT1 in nonhereditary osteochondroma: identification of homozygous deletions. *J Natl Cancer Inst* 2007;99:396–406.

Helliwell TR, O'Connor MA, Ritchie DA, et al. Bizarre parosteal osteochondromatous proliferation with cortical invasion. *Skeletal Radiol* 2001;30:282–285.

Hensinger RN, Cowell HR, Ramsey PL, et al. Familial dysplasia epiphysealis hemimelica, associated with chondromas and osteochondromas. Report of a kindred with variable presentations. *J Bone Joint Surg Am* 1974;56:1513–1516.

Hudson TM, Springfield DS, Spanier SS, et al. Benign exostoses and exostotic chondrosarcomas: evaluation of cartilage thickness by CT. *Radiology* 1984;152:595–599.

Huvos AG, Higinbotham NL, Marcove RC, et al. Aggressive chondroblastoma. Review of the literature on aggressive behavior and metastases with a report of one new case. *Clin Orthop Relat Res* 1977;(126):266–272.

Jaffe HL, Lichtenstein L. Benign chondroblastoma of bone: a reinterpretation of the so-called calcifying or chondromatous giant cell tumor. *Am J Pathol* 1942;18:969–991.

Jaffe HL, Lichtenstein L. Chondromyxoid fibroma of bone: a distinctive benign tumor likely to be mistaken especially for chondrosarcoma. *Arch Pathol (Chic)* 1948;45:541–551.

Janzen L, Logan PM, O'Connell JX, et al. Intramedullary chondroid tumors of bone: correlation of abnormal peritumoral marrow and soft-tissue MRI signal with tumor type. *Skeletal Radiol* 1997;26:100–106.

Kahn S, Taljanovic MS, Speer DP, et al. Kissing periosteal chondroma and osteochondroma. *Skeletal Radiol* 2002;31:235–239.

Kettelkamp DB, Campbell CJ, Bonfiglio M. Dysplasia epiphysealis hemimelica. A report of fifteen cases and a review of the literature. *J Bone Joint Surg Am* 1966;48:746–766.

Kontogeorgakos VA, Lykissas MG, Mavrodontidis AN, et al. Turret exostosis of the hallux. *J Foot Ankle Surg* 2007;46:130–132.

Lalam RK, Cribb GL, Tins BJ, et al. Image guided radiofrequency thermo-ablation therapy of chondroblastomas: should it replace surgery? *Skeletal Radiol* 2014;43:513–522.

Lang IM, Azouz EM. MRI appearances of dysplasia epiphysealis hemimelica of the knee. *Skeletal Radiol* 1997;26:226–229.

Lee KC, Davies AM, Cassar-Pullicino VN. Imaging the complications of osteochondromas. *Clin Radiol* 2002;57:18–28.

Lichtenstein L, Hall JE. Periosteal chondroma: a distinctive benign cartilage tumor. *J Bone Joint Surg Am* 1952;24 A:691–697.

Liu J, Hudkins PG, Swee RG, et al. Bone sarcomas associated with Ollier's disease. *Cancer* 1987;59:1376–1385.

Ly JQ, Beall DP. A rare case of infantile Ollier's disease demonstrating bilaterally symmetric extremity involvement. *Skeletal Radiol* 2003;32:227–230.

Maffucci A. Di un caso di encondroma el antioma multiplo. Contribuzone alla genesi embrionale dei tumori. *Movimento Med Chir Napoli* 1881;3:399–412.

Maheshwari AV, Jelinek JS, Song AJ, et al. Metaphyseal and diaphyseal chondroblastomas. *Skeletal Radiol* 2011;40:1563–1573.

McBrien J, Crolla JA, Huang S, et al. Further case of microdeletion of 8q24 with phenotype overlapping Langer-Giedion without TRPS1 deletion. *Am J Med Genet A* 2008;146A:1587–1592.

Mellon CD, Carter JE, Owen DB. Ollier's disease and Maffucci's syndrome: distinct entities or a continuum. Case report: enchondromatosis complicated by an intracranial glioma. *J Neurol* 1988;235:376–378.

Meneses MF, Unni KK, Swee RG. Bizarre parosteal osteochondromatous proliferation of bone (Nora's lesion). *Am J Surg Pathol* 1993;17:691–697.

Michelsen H, Abramovici L, Steiner G, et al. Bizarre parosteal osteochondromatous proliferation (Nora's lesion) in the hand. *J Hand Surg Am* 2004;29:520–525.

Moser RP Jr, Brockmole DM, Vinh TN, et al. Chondroblastoma of the patella. *Skeletal Radiol* 1988;17:413–419.

Murphey MD, Flemming DJ, Boyea SR, et al. Enchondroma versus chondrosarcoma in the appendicular skeleton: differentiating features. *Radiographics* 1998;18:1213–1237.

Nora FE, Dahlin DC, Beabout JW. Bizarre parosteal osteochondromatous proliferations of the hands and feet. *Am J Surg Pathol* 1983;7:245–250.

Norman A, Sissons HA. Radiographic hallmarks of peripheral chondrosarcoma. *Radiology* 1984;151:589–596.

Ollier L. De la dyschondroplasie. *Bull Soc Lyon Med* 1899;93:23–24.

Ozkoc G, Gonlusen G, Ozalay M, et al. Giant chondroblastoma of the scapula with pulmonary metastases. *Skeletal Radiol* 2006;35:42–48.

Pösl M, Werner M, Amling M, et al. Malignant transformation of chondroblastoma. *Histopathology* 1996;29:477–480.

Rappaport A, Moermans A, Delvaux S. Nora's lesion or bizarre parosteal osteochondromatous proliferation: a rare and relatively unknown entity. *JBR-BTR* 2014;97:100–102.

Safar A, Nelson M, Neff JR, et al. Recurrent anomalies of 6q25 in chondromyxoid fibroma. *Hum Pathol* 2000;31:306–311.

Schajowicz F, Sissons HA, Sobin LH. The World Health Organization's histologic classification of bone tumors. A commentary on the second edition. *Cancer* 1995;75: 1208–1214.

Sjögren H, Orndal C, Tingby O, et al. Cytogenetic and spectral karyotype analyses of benign and malignant cartilage tumours. *Int J Oncol* 2004;24:1385–1391.

Stahl S, Schapira D, Nahir AM. Turret exostosis of the phalanges presenting as limited motion of the finger. *Eur J Plast Surg* 2000;23:82–84.

Sun TC, Swee RG, Shives TC, et al. Chondrosarcoma in Maffucci's syndrome. *J Bone Joint Surg Am* 1985;67A:1214–1219.

Unger EC, Kessler HB, Kowalyshyn MJ, et al. MR imaging of Maffucci syndrome. *Am J Roentgenol* 1988;150:351–353.

Unni KK, ed. Chondroma. In: *Dahlin's bone tumors. General aspect and data on 11,087 cases*, 5th ed. Philadelphia: Lippincott–Raven Publishers; 1996:25–45.

Viala P, Vanel D, Larbi A, et al. Bilateral ischiofemoral impingement in a patient with hereditary multiple exostoses. *Skeletal Radiol* 2012;41:1637–1640.

White PG, Saunders L, Orr W, et al. Chondromyxoid fibroma. *Skeletal Radiol* 1996;25:79–81.

Wuyts W, Van Hul W. Molecular basis of multiple exostoses: mutations in the EXT1 and EXT2 genes. *Hum Mutat* 2000;15:220–227.

Yamamura S, Sato K, Sugiura H, et al. Inflammatory reaction in chondroblastoma. *Skeletal Radiol* 1996;25:371–376.

Zambrano E, Nosé V, Perez-Atayde AR, et al. Distinct chromosomal rearrangements in subungual (Dupuytren) exostosis and bizarre parosteal osteochondromatous proliferation (Nora lesion). *Am J Surg Pathol* 2004;28:1033–1039.

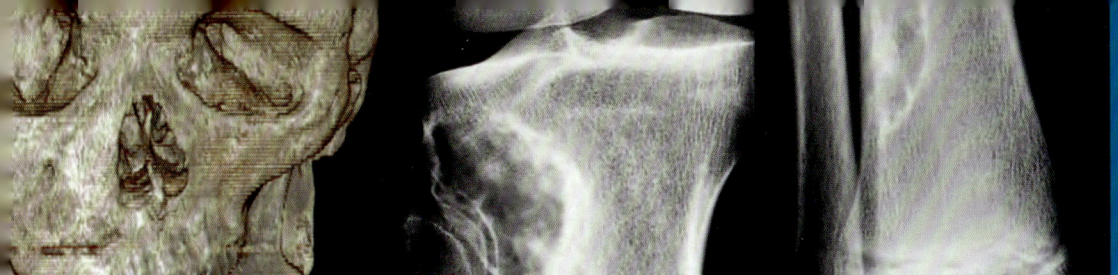

良性骨肿瘤与肿瘤样病变Ⅲ：纤维性、纤维骨性及纤维组织细胞病变

一、纤维性骨皮质缺损和非骨化性纤维瘤

1. 临床表现及影像学特点　纤维性骨皮质缺损和非骨化性（非成骨性）纤维瘤是骨骼系统最常见的纤维性肿瘤，且主要见于儿童和青少年。男性较女性更多见，本病有发生于长骨的倾向，尤其是股骨和胫骨（图 19-1）。部分学者将这两种病变称为纤维黄色瘤，Schajowicz 将其称为组织细胞黄色肉芽肿。这些病变并非真正的肿瘤，许多学者认为其为发育性缺损。

纤维性骨皮质缺损（干骺端纤维性缺损）是一种小的无症状病变，可见于 30% 的 10～20 岁正常人群。透光性病变呈椭圆形，位于长骨生长板附近的骨皮质内，病变可见薄层硬化边（图 19-2、图 19-3）。绝大多数此类病变可自行消失，但少数病变可持续增大。当病变累及骨髓区，则被称为非骨化性纤维瘤（图 19-4）。病变持续增大，呈典型偏心性位于骨内的此类病变可显示特征性"扇贝"样硬化边（图 19-5、图 19-6）。

骨扫描显示极轻微至轻度放射性摄取增高。愈合期，血池像可见轻度充血，延迟扫描呈阳性，反映病变的成骨活性。CT 更有助于显示骨皮质变薄和骨髓受累情况（图 19-7），并且可以更清楚地显示早期病理性骨折。非骨化性纤维瘤的 CT 值较正常骨髓高。本病患者常因其他原因行 MRI 检查，表现为 T_1WI 中低信号和 T_2WI 中高信号（图 19-8）。

病变愈合期矿化在 MRI 上主要表现为低信号。纤维性骨皮质缺损和非骨化性纤维瘤 Gd-DTPA 增强扫描均显示高信号边缘和强化（图 19-9）。

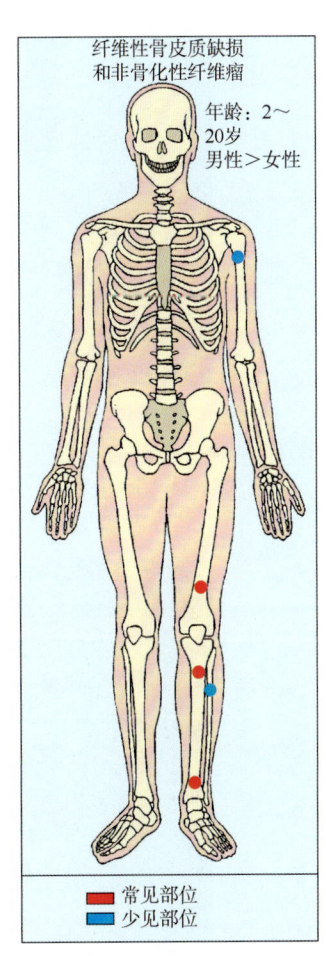

图 19-1　纤维性骨皮质缺损和非骨化性纤维瘤的好发部位、峰值年龄及男女发病比例

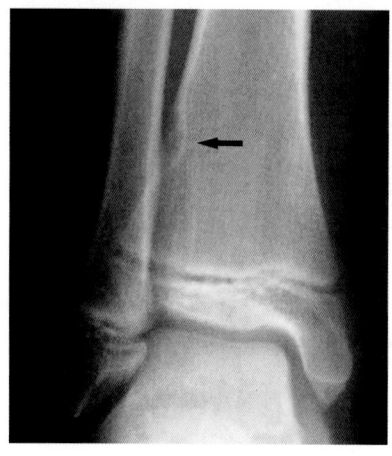

图 19-2　纤维性骨皮质缺损（1）

13岁男孩，胫骨远端外侧骨皮质出现纤维性骨皮质缺损（箭头），典型表现为透光性病变，伴薄层硬化边

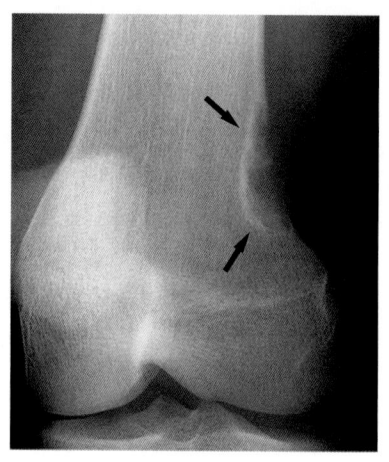

图 19-3　纤维性骨皮质缺损（2）

21岁女性，膝关节前后位X线片显示纤维性骨皮质缺损累及股骨远端内侧骨皮质（箭头）

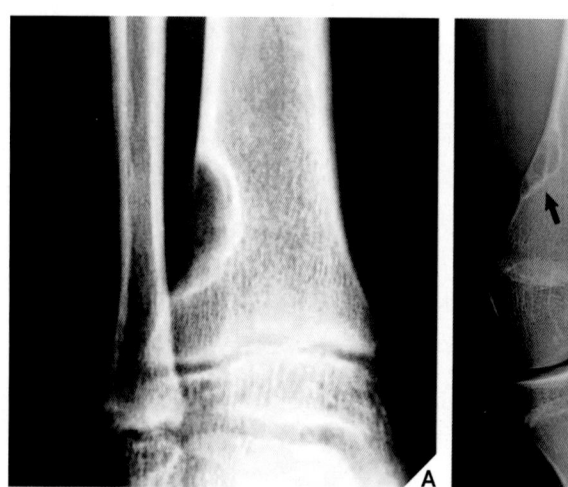

图 19-4　非骨化性纤维瘤（1）

A. 纤维性骨皮质缺损累及骨髓腔时，称为非骨化性纤维瘤。注意此病变与图19-3的相似之处。其区别仅在于非骨化性纤维瘤更大，且扩展范围超过骨皮质。B. 另一患者，可见一非常小的病灶伴分叶状硬化边，累及股骨髓腔（箭头）。在股骨外侧偶然发现一小的纤维性骨皮质缺损（无尾箭头）

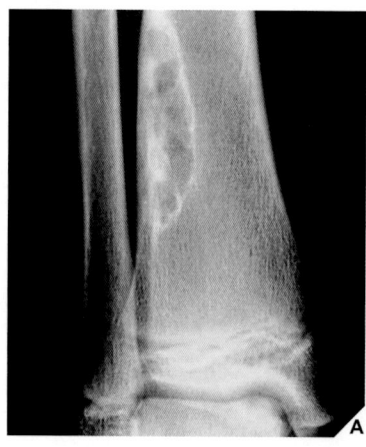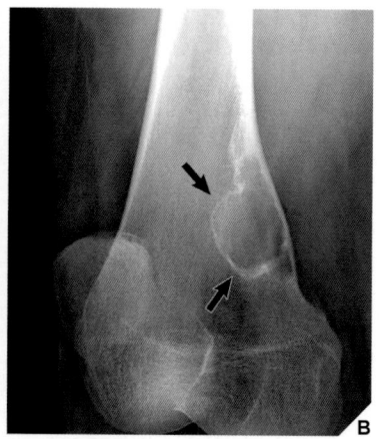

图 19-5　非骨化性纤维瘤（2）

A. 15岁男孩，无症状胫骨远端非骨化性纤维瘤表现为偏心性，位于骨内，且伴"扇贝"样硬化边；B. 28岁男性，可见类似的病变，表现为病变邻近股骨远端内侧皮质（箭头）并伴分叶状硬化边

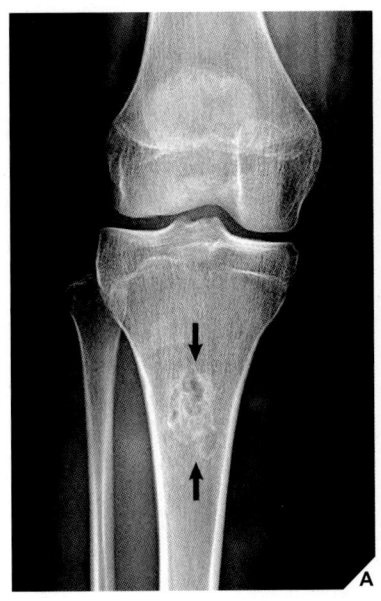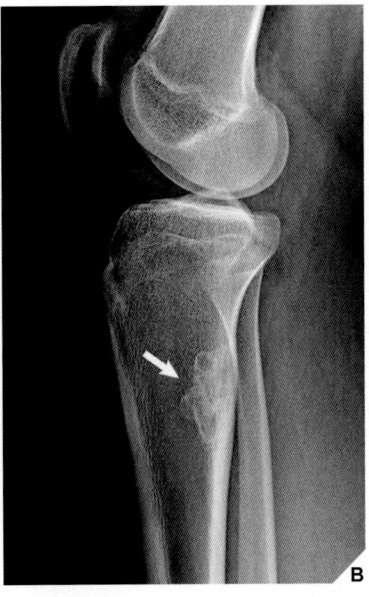

图 19-6　非骨化性纤维瘤（3）

14岁女孩，右侧膝关节前后位（A）和侧位（B）X线片显示胫骨近端骨干偏心性低密度病变（箭头），伴硬化边

图 19-7　非骨化性纤维瘤X线片和CT表现

14岁女孩，右胫骨斜位X线片显示椭圆形透光性病变伴硬化边。轴位及冠状位重建CT显示低密度病变伴高密度"扇贝"样边缘，并侵入胫骨前外侧骨皮质

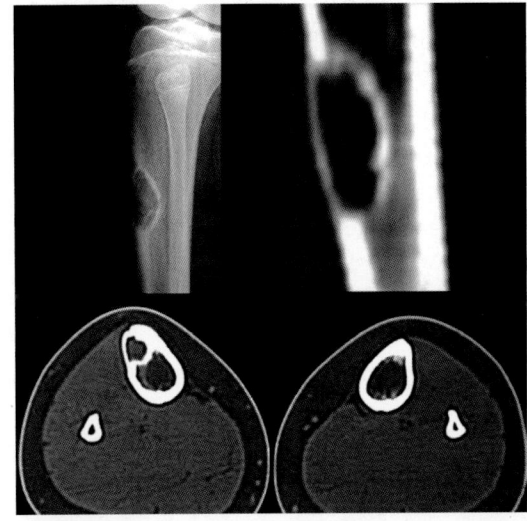

图 19-8　非骨化性纤维瘤X线片和MRI表现（1）

14岁女孩，右腓骨前后位X线片显示边界清晰的偏心性透光性病变伴硬化边。注意内侧骨皮质变薄及病理性骨折（箭头）。冠状位T₁WI MRI显示病变呈中等信号（引自Greenspan A，Jundt G，Remagen W. *Differential diagnosis in orthopaedic oncology*，2nd ed. Philadelphia：Lippincott Williams & Wilkins；2007.）

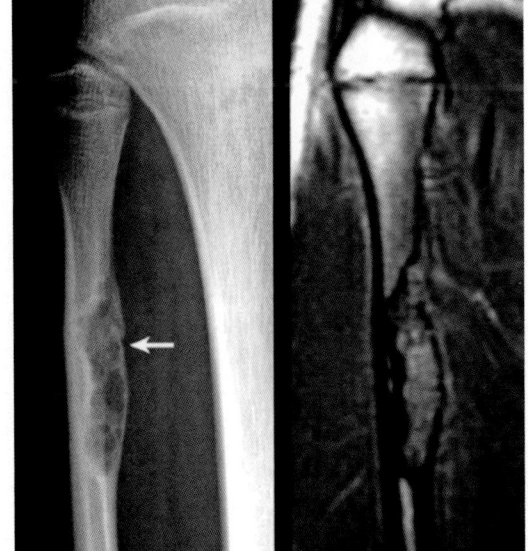

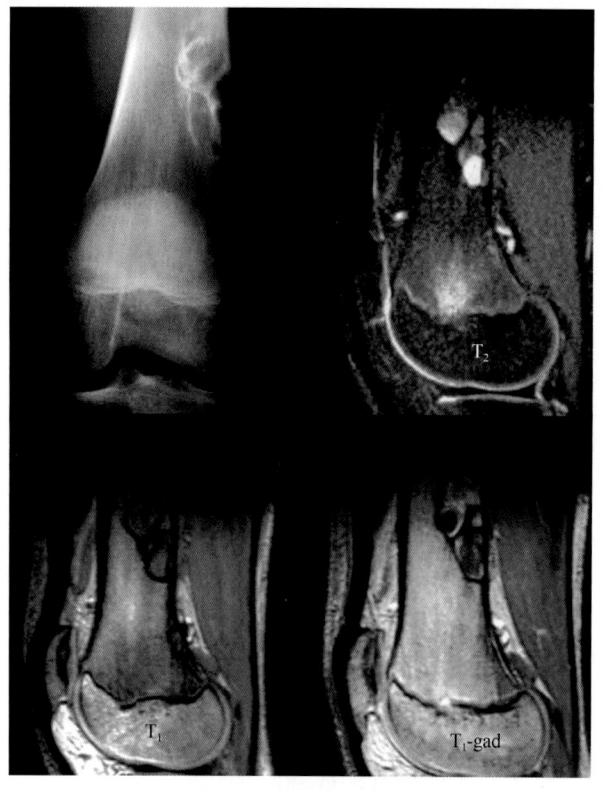

图 19-9 非骨化性纤维瘤 X 线片和 MRI 表现（2）

前后位 X 线片显示邻近右股骨后内侧骨皮质的透光性病变伴硬化边。矢状位 T₁WI MRI 显示病变大部分呈中等信号，硬化边呈低信号。矢状位 T₂WI MRI 显示病变信号不均匀，但大部分呈高信号。静脉注射 Gd-DTPA 前、后的矢状位 T₁WI MRI 显示非骨化性纤维瘤轻度不均匀强化（引自 Greenspan A，Jundt G，Remagen W. *Differential diagnosis in orthopaedic oncology*，2nd ed. Philadelphia：Lippincott Williams & Wilkins；2007.）

非骨化性纤维瘤有时可累及多处骨骼，此时称为播散性非骨化性纤维瘤病。部分患者可见皮肤上边缘光滑（类似"加利福尼亚海岸"）的咖啡牛奶斑，类似神经纤维瘤病。此外，本病可形成多发神经纤维瘤，累及多处神经（见第 33 章）。这种合并症称为 Jaffe-Campanacci 综合征（图 19-10）。该综合征的其他特征包括智力障碍、脊柱后凸、性腺功能减退或隐睾、眼部畸形、心血管畸形及颌骨巨细胞肉芽肿。鉴别诊断包括多骨型纤维结构不良和 1 型神经纤维瘤病。

2. 病理 非骨化性纤维瘤的大体标本显示在骨髓部有边界清楚的红棕色分叶状病变（图 19-11）。除了病变大小不同，纤维性骨皮质缺损和非骨化性纤维瘤组织学类似，都是由具有透明泡沫状胞质的梭形细胞和组织细胞组成。此外，其内含有破骨细胞样多核巨细胞，并可见数目不等的炎性细胞（淋巴细胞）和浆细胞散在分布于背景内。细胞常呈席纹状排列，代表纤维组织细胞病变。部分病变的泡沫细胞内含有过多的脂肪，此类病变称为黄色瘤或纤维黄色瘤。

3. 并发症和治疗 大多数病变可经钙化或重建而自行愈合（复旧）（图 19-12）。部分较大的病变可并发病理性骨折（图 19-13）。但当病变较大，病变范围横跨 50% 或更大范围骨髓腔时，应选择刮除植骨术治疗。

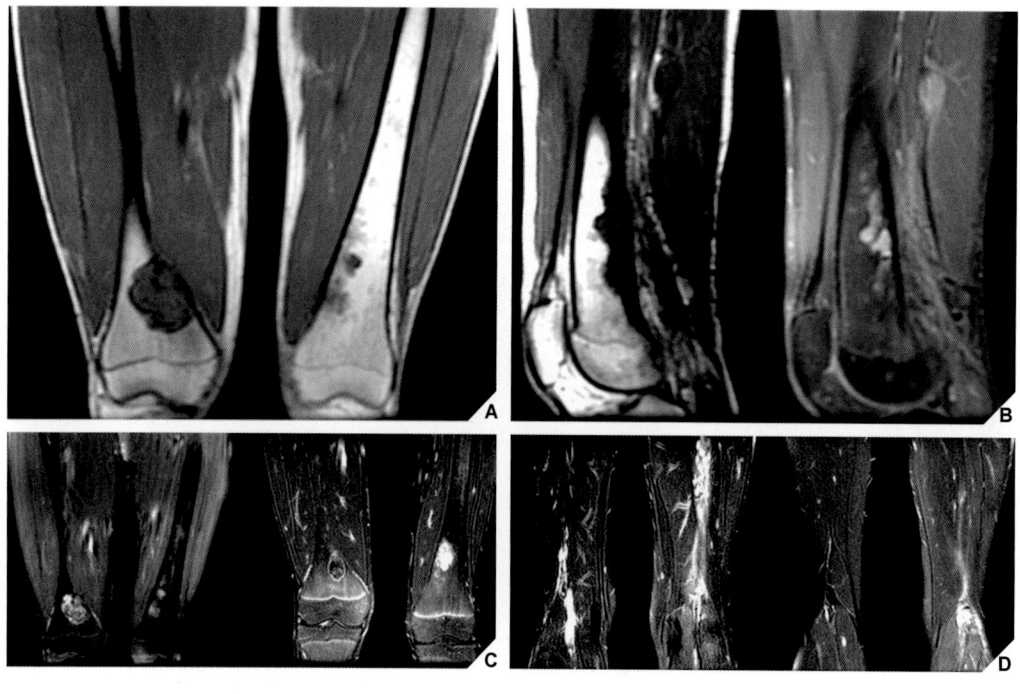

图 19-10 Jaffe-Campanacci 综合征 MRI 表现

15 岁男孩。A、B. 双侧股骨远端冠状位 T₁WI 和矢状位 T₁WI 及质子密度加权脂肪抑制序列 MRI 显示多发性非骨化性纤维瘤。C. 冠状位反转恢复序列 MRI（左图）显示病变呈高信号，静脉注射 Gd-DTPA 后 T₁WI 脂肪抑制序列图像可见病变强化（右图）。D. 冠状位 T₂WI 脂肪抑制序列 MRI 显示多发性神经纤维瘤累及胴神经、胫神经、腓神经及坐骨神经

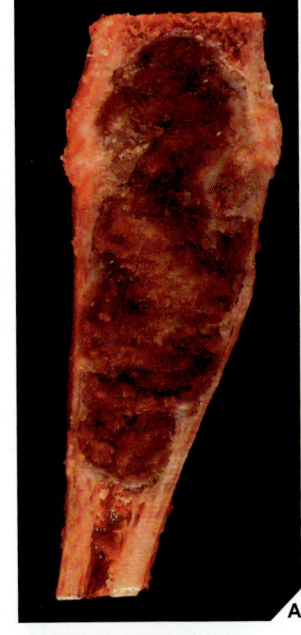
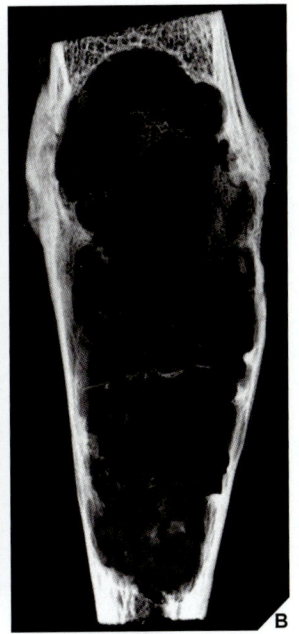

图19-11　非骨化性纤维瘤病理学表现

A. 腓骨近端切除标本切片显示病灶呈红棕色，边缘呈分叶状；B. 标本的X线片显示骨内膜呈扇贝状，骨皮质变薄（经Elsevier允许引自Bullough P. *Orthopaedic pathology*，5th ed. Maryland Heights，MO：Mosby；2009）

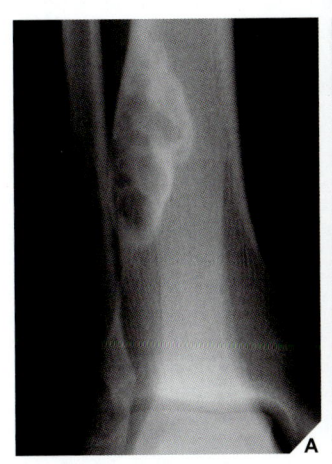
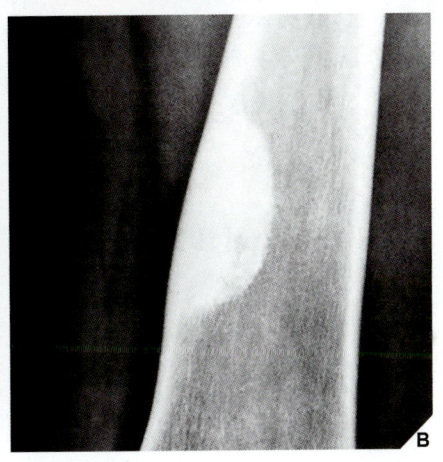

图19-12　非骨化性纤维瘤愈合

A. 胫骨远端非骨化性纤维瘤自愈，典型表现为病变外周进行性硬化。B. 非骨化性纤维瘤完全愈合可表现为硬化灶。这种硬化期的非骨化性纤维瘤不应误诊为成骨性肿瘤或硬化性发育不良

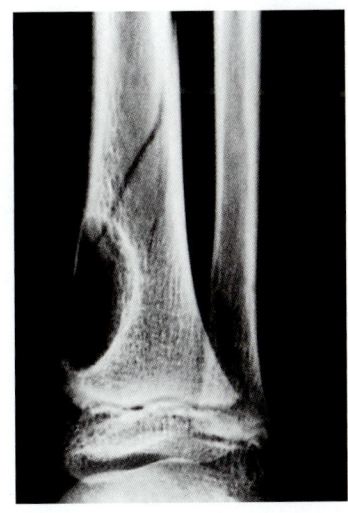

图19-13　非骨化性纤维瘤并发症

10岁男孩，胫骨远端病理性骨折，为较大的非骨化性纤维瘤的常见并发症

二、良性纤维组织细胞瘤

临床表现及影像学特点　良性纤维组织细胞瘤这一名称有助于对组织学特征类似于非骨化性纤维瘤，但具有不典型临床表现和影像学表现的病变进行再分类，但存在一定争议。此类病变的影像学特征常与非骨化性纤维瘤非常类似；病变为低密度，伴清晰锐利的硬化边，基质内无矿化（图19-14、图19-15）。由于其组织学特征几乎完全一样，本病与非骨化性纤维瘤的鉴别完全依据临床资料。良性纤维组织细胞瘤患者的年龄（通常大于25岁）较非骨化性纤维瘤大；不同于后者，良性纤维组织细胞瘤可引起临床症状，如受累骨疼痛或不适。此类病变似乎有更具侵袭性的临床

病程，并可能在刮除植骨术治疗后复发。

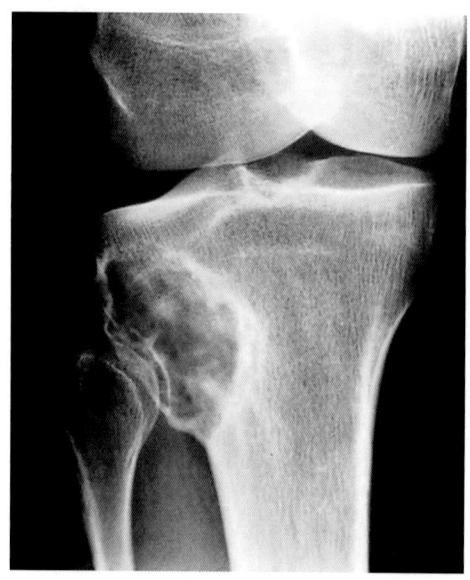

图19-14 良性纤维组织细胞瘤（1）

37岁男性，偶感右膝关节疼痛。膝关节斜位X线片显示分叶状透光性病变伴边界清晰的硬化边，病变呈偏心性，位于胫骨近端。切除活检证实为良性纤维组织细胞瘤

三、骨膜硬纤维瘤

1. 临床表现及影像学特点 骨膜硬纤维瘤是一种骨膜肿瘤样纤维增殖。本病发生于12～20岁人群，尤其好发于股骨内侧髁后内侧骨皮质。许多患者有外伤史，但外伤并非必要的诱发因素。除了其特殊的好发部位之外，本病还类似纤维性骨皮质缺损。少数情况下，本病可类似侵袭性甚至恶性肿瘤。骨膜硬纤维瘤的影像学特征为其透光性碟形表现，伴基底部硬化，侵蚀骨皮质或导致骨皮质不规则（图19-16）。放射性核素骨扫描多正常，但有时可显示局灶性放射性摄取增加。CT显示病变边界清晰，常伴硬化边（图19-17）。病变在MRI上表现为T_1WI低信号和T_2WI高信号，伴腓肠肌内侧头附着处或其近旁各序列均呈极低信号的边缘（图19-18）。骨膜硬纤维瘤属于"非触碰"性病变（见表16-10），故其不应行组织活检。大多数病变在患者20岁后可自行消失。

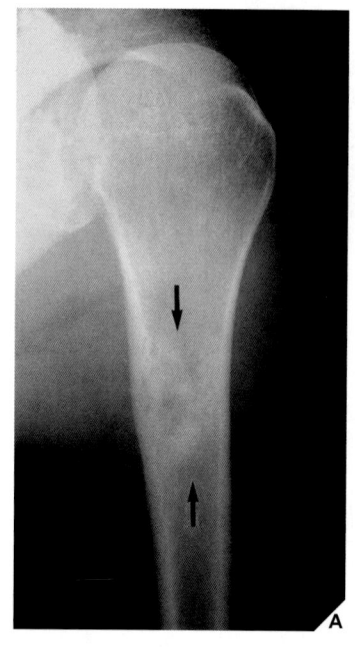
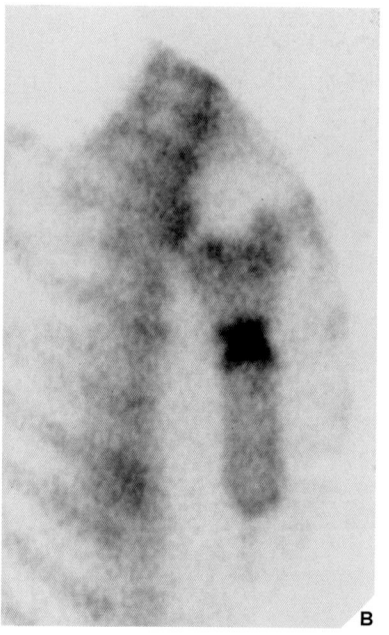

图19-15 良性纤维组织细胞瘤（2）

A. 26岁女性，慢性上臂疼痛，左肱骨上段前后位X线片显示偏心性、边界清晰的部分硬化性病变（箭头）。B. 放射性核素骨扫描显示局灶性放射性摄取均匀增高。切除活检证实为愈合期良性纤维组织细胞瘤

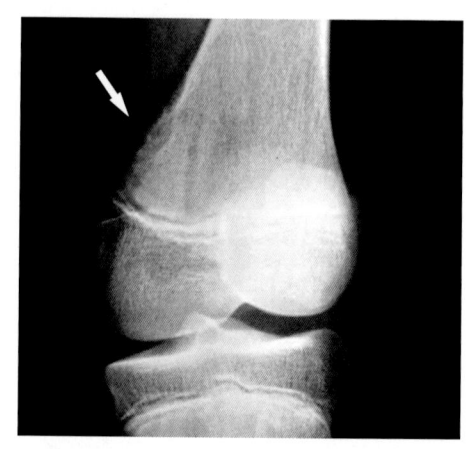

图19-16 骨膜硬纤维瘤

12岁男孩，左膝关节斜位X线片显示骨膜硬纤维瘤的典型表现。注意碟形透光性病变侵蚀股骨远端干骺端内侧的股骨粗线，并导致骨皮质不规则（箭头）。该病变不应误诊为恶性骨肿瘤

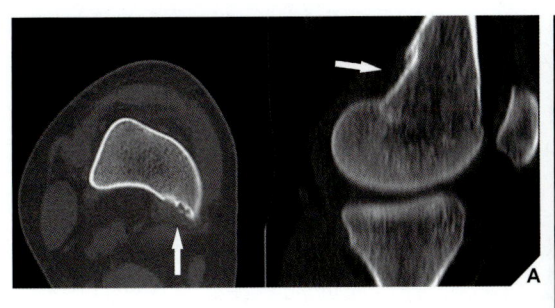
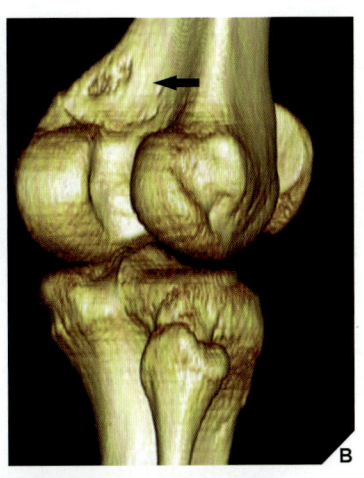

图 19-17　骨膜硬纤维瘤 CT 表现

17 岁男孩，膝关节轴位及矢状位重建 CT（A）和三维重建 CT（B）显示股骨远端后内侧边界清晰的骨皮质缺损（箭头）

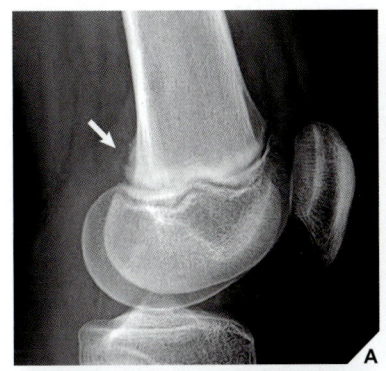
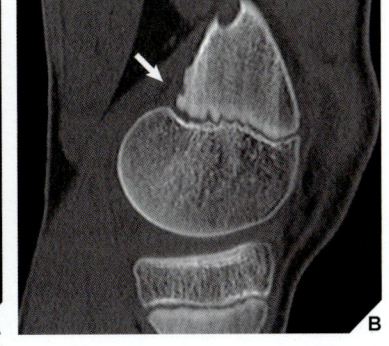
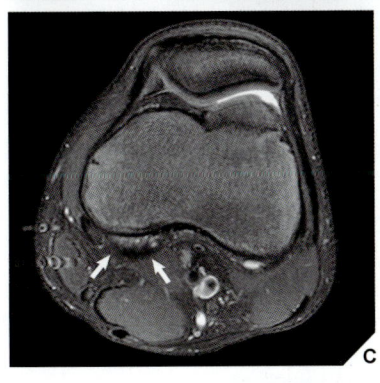

图 19-18　骨膜硬纤维瘤 X 线片、CT 和 MRI 表现

A. 15 岁男孩，左膝关节侧位 X 线片显示股骨远端干骺端的后内侧皮质不规则和骨膜反应（箭头）。B. 矢状位 CT 重建图像显示同一部位小的低密度 "扇贝" 样病变伴高密度骨膜反应（箭头）。C. 轴位 T_2WI 脂肪抑制 MRI 显示股骨髁后内侧小的高信号病变（箭头）

2. 病理　本病组织学表现为产生大量胶原的成纤维梭形细胞。纤维组织内可见散在大面积玻璃样变、纤维软骨和小块骨碎片。

3. 鉴别诊断　部分学者认为骨膜硬纤维瘤应与股骨远端皮质不规则相鉴别。后者表现为股骨粗线远端延长线骨皮质粗糙，常见于 10～15 岁男孩。其病因尚不明确。本病被认为是大收肌腱腱膜牵拉引起的一种撕脱性损伤，但 Brower 等的研究表明此类病变也可发生于没有肌腱或韧带附着处。其他学者则认为骨膜硬纤维瘤与股骨远端皮质不规则属于同一类疾病。Dahlin 和 Unni 提出骨膜硬纤维瘤是非骨化性纤维瘤的一种乏细胞性变异，Schajowicz 将其归类为促结缔组织增生性纤维瘤骨膜型。其他学者则对骨膜硬纤维瘤使用了更

为宽泛的定义，即认为其本质上是纤维性骨皮质缺损的一种乏细胞性变异。无论如何，本病都是一种自限性良性病变，无须治疗，其特征性影像学表现和发病部位可提示正确诊断。

四、纤维结构不良

纤维结构不良有时称为纤维骨营养不良、纤维性骨营养不良或散布性纤维骨炎，是一种纤维骨性病变，部分学者将其归类为发育性异常。纤维结构不良这一名称是由 L. Lichtenstein 于 1938 年提出的，用于描述纤维骨性组织取代正常骨松质的发育异常。现在，本病被认为是一种由 *GNAS1* 基因突变导致的遗传性散发性疾病，这种基因缺

陷导致成骨细胞不能形成正常的层状骨。有两种常见的与纤维结构不良相关的 *GNAS1* 基因突变类型，两者均发生于201密码子，分别发生于R201C和R201H，导致精氨酸被半胱氨酸或组氨酸替代。最近报道了第三种 *GNAS1* 基因突变（Q227L），这种突变仅占本病 *GNAS1* 基因突变类型的约5%。也有报道克隆性染色体异常，伴12号染色体（12p13）的反复性结构异常。

纤维结构不良可累及单骨（单骨型）或多处骨骼（多骨型）。本病的特征为正常的层状小梁骨被异常的纤维组织取代，其内含有纤维基质化生所形成的小而排列异常的未成熟编织骨。

（一）单骨型纤维结构不良

1. 临床表现及影像学特点 单骨型纤维结构

不良最常累及股骨（尤其是股骨颈），也可见于胫骨和肋骨（图19-19）。病变呈中心性，发生于骨内，在儿童患者中常不累及骨骺，在成人患者中极少见累及骨的关节端（图19-20）。病变增大可导致骨髓腔膨胀。单骨型纤维结构不良的影像学表现多样，取决于其内骨与纤维成分的比例。病变内含骨性成分较多者更为致密且硬化更多，而病变内含纤维成分较多者透光性更强，伴典型的磨玻璃样表现（图19-21、图19-22，也可见图19-19B）。脂肪硬化性黏液纤维瘤（图19-23）是一种类似单骨型纤维结构不良的病变，尤其是发生于股骨转子间区者。本病是一种良性纤维骨性病变，以多种组织成分混杂为特征，包括脂肪瘤、纤维黄色瘤、黏液瘤、黏液纤维瘤、脂肪坏死、骨及软骨。

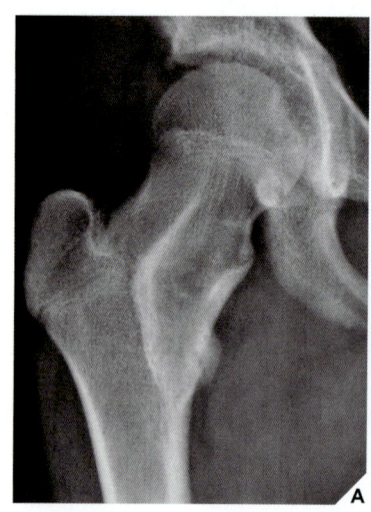
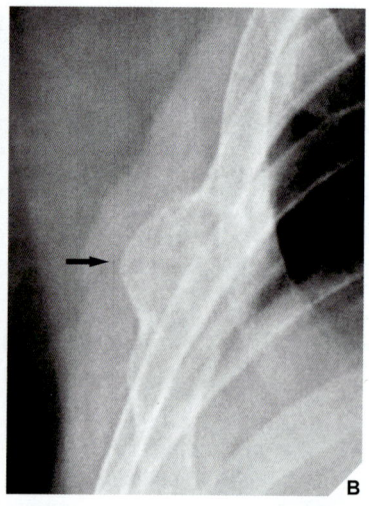

图 19-19 单骨型纤维结构不良（1）

A. 13岁女孩，纤维结构不良的典型发病部位为股骨颈。注意特征性硬化"骨壳"包裹病变。B. 肋骨是纤维结构不良的一个常见发病部位。注意该膨胀性病变呈磨玻璃样表现（箭头）

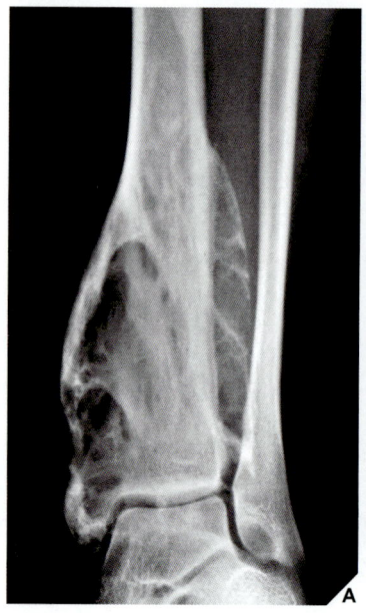
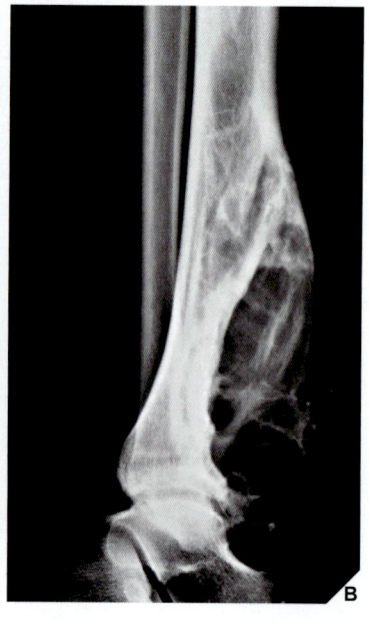

图 19-20 单骨型纤维结构不良（2）

32岁女性，左小腿斜位（A）和侧位（B）X线片显示胫骨远端可见一巨大的分叶状透光性病变。由于其侵袭性特征，被认为是促结缔组织增生性纤维瘤，但活检证实其为纤维结构不良，在成人，此处是一个少见的发病部位

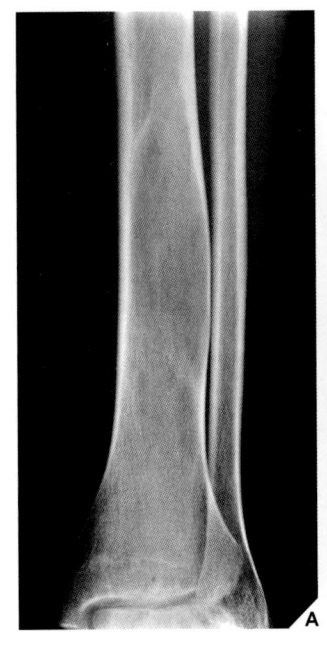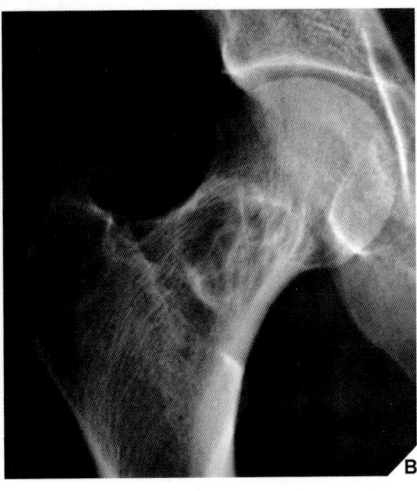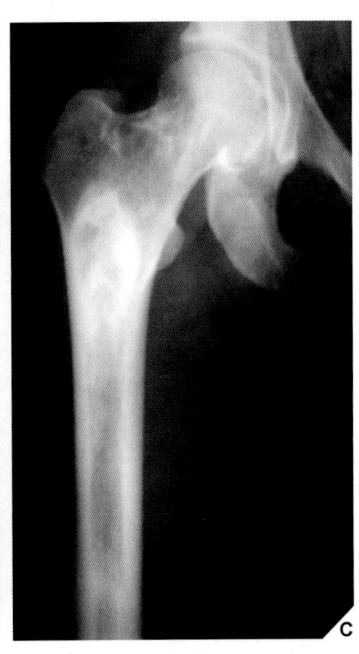

图 19-21　单骨型纤维结构不良（3）

A. 17 岁女孩，小腿远端前后位 X 线片显示胫骨骨干的一处透光性病变。观察病变轻微膨胀和骨皮质变薄，以及骨松质区骨小梁结构部分消失，后者导致病变呈磨玻璃样或烟雾状表现。B. 25 岁男性，股骨颈纤维结构不良病灶较图 A 病灶硬化更明显。C. 30 岁女性，右股骨近段明显硬化的纤维结构不良病灶

　　骨扫描有助于明确纤维结构不良的活性（图 19-24）和潜在的多中心性病变。Machida 等报道，虽然 59 例纤维结构不良患者中多数呈放射性摄取增高，但 10% 呈磨玻璃样表现的病变未见类似的放射性摄取增高。

　　CT 表现与传统 X 线检查一致。CT 图像上，硬化较多的病变呈较高密度，而含纤维成分较多的病变则呈低密度，伴有无定形磨玻璃样结构（图 19-25～图 19-30）。纤维结构不良因其组织学成分不同而在 MRI 上表现多样。有些病变表现为 T_1WI 和 T_2WI 上稍低信号，有些在 T_1WI 上表现为中等信号或低信号，而在 T_2WI 上表现为混杂信号或高信号（图 19-31）。硬化边（壳征）在 T_1WI 和 T_2WI 上均表现为低信号带。

　　因结构削弱而导致受累骨发生病理性骨折是单骨型纤维结构不良最常见的并发症。

　　2. 病理　纤维结构不良的病理很具特征性。大体标本显示边界清楚的白黄色砂砾状和皮革样病变（图 19-32）。组织学上，纤维结构不良表现为中等密度的纤维结缔组织聚集，其中含有不规则分布的骨小梁，与正常骨松质沿压力导向排列的骨小梁不同。骨小梁为弯曲及分叉状，伴稀疏的连接。低倍镜下呈"字母汤"或"象形汉字"样表现。其

由编织样的未成熟骨组成，且无成骨活性的证据（"裸小梁"）。病变内偶可见软骨形成区。

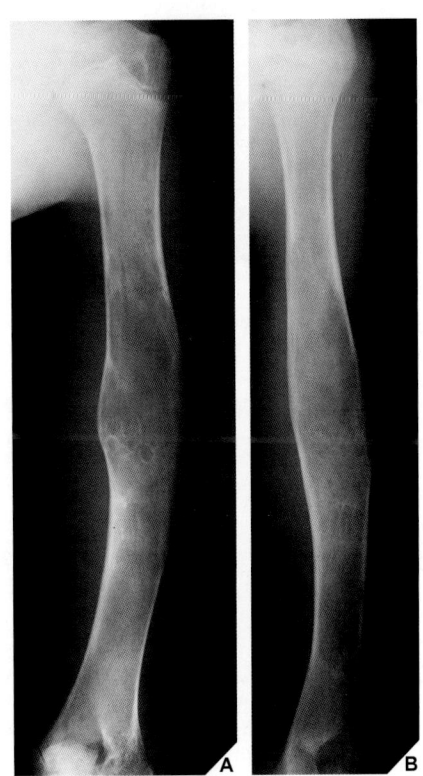

图 19-22　单骨型纤维结构不良（4）

13 岁男孩，左肱骨中立位（A）和外旋位（B）前后位 X 线片显示骨干的一处透光性纤维结构不良病灶

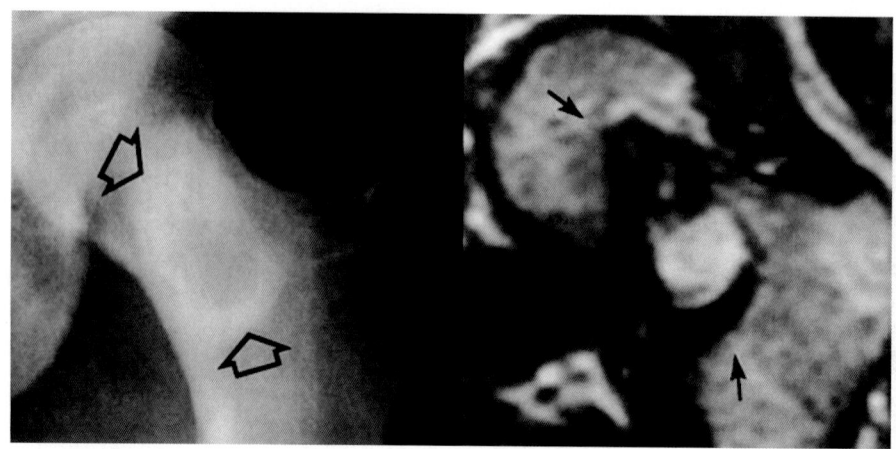

图 19-23　脂肪硬化性黏液纤维瘤

38 岁女性，髋部隐痛。左髋前后位 X 线片显示股骨转子间可见一透光性病灶，伴清晰的厚硬化边（空心箭头）。冠状位 T₂WI MRI 显示病变（箭头）内信号不均匀。外周硬化"壳"呈极低信号（引自 Kransdorf MJ，Murphey MD，Sweet DE. Liposclerosing myxofibrous tumor：a radiologic-pathologic-distinct fibroosseous lesion of bone with a marked predilection for the intertrochanteric region of the femur. *Radiology* 1999；212：693-698. Copyright. 1999 by The Radiological Society of North America，Inc.）

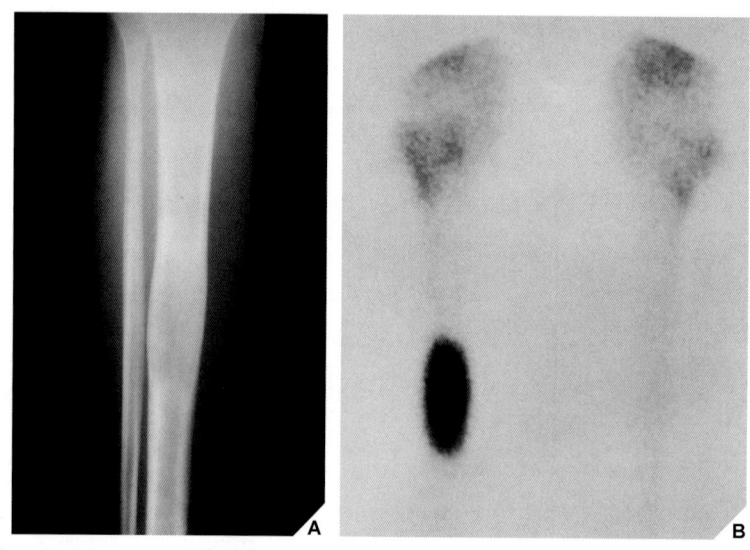

图 19-24　纤维结构不良骨扫描

24 岁女性，右小腿轻度不适。A. 前后位 X 线片显示胫骨干中段可见一透光性病灶，伴烟雾状表现及骨皮质变薄、轻度膨胀，这是纤维结构不良的特征性表现。B. 放射性核素骨扫描显示放射性摄取明显增高，提示其为活动性病变

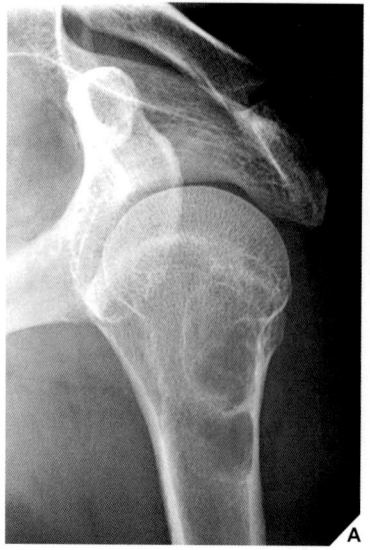

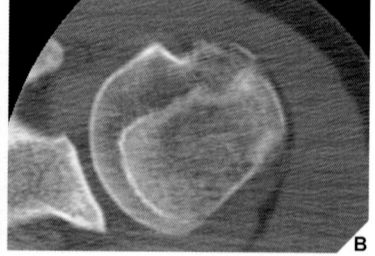

图 19-25　单骨型纤维结构不良 X 线片和 CT 表现（1）

A. 传统 X 线片显示左肱骨头颈部单发病灶；B. CT 显示病变呈磨玻璃样表现和高密度硬化边

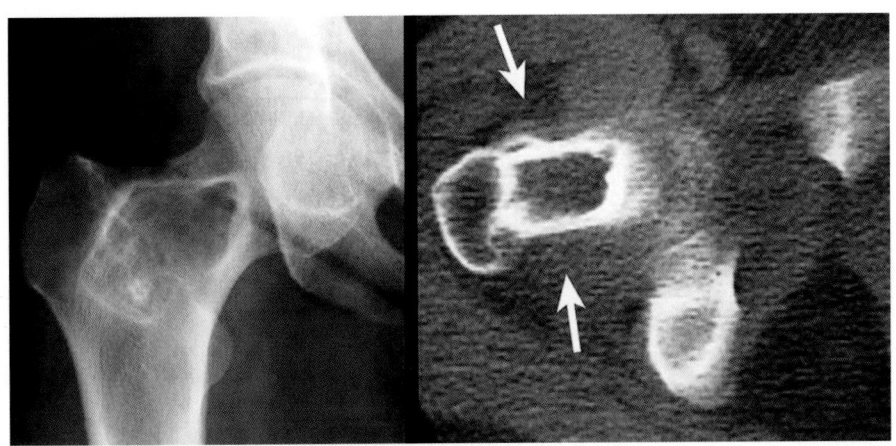

图 19-26　单骨型纤维结构不良 X 线片和 CT 表现（2）

右髋关节前后位 X 线片和轴位 CT 图像显示股骨颈纤维结构不良病灶呈典型的"壳征"——厚硬化边包绕透光性/低密度病变（箭头）

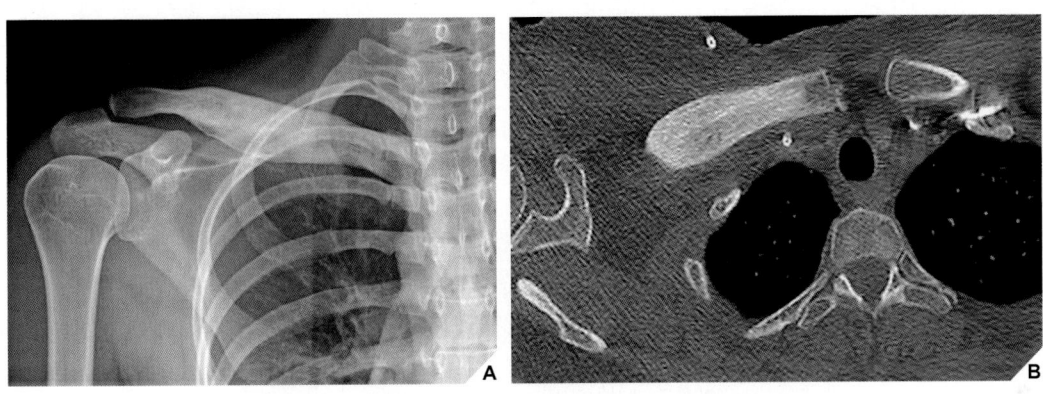

图 19-27　单骨型纤维结构不良 X 线片和 CT 表现（3）

28 岁男性，右肩关节前后位 X 线片（A）和上胸部轴位 CT（B）显示累及右侧锁骨的纤维结构不良

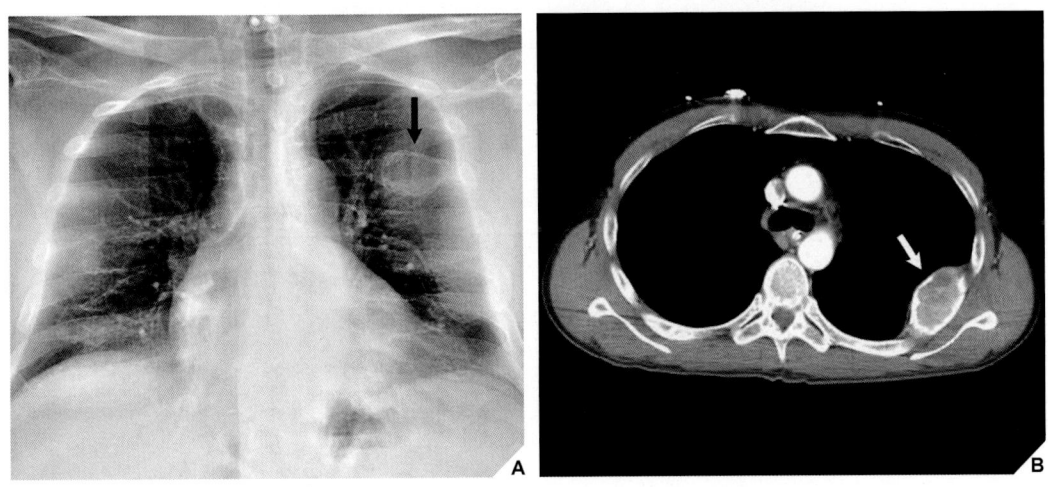

图 19-28　单骨型纤维结构不良 X 线片和 CT 表现（4）

56 岁男性，后前位 X 线片（A）和轴位 CT 图像（B）显示累及左侧第 5 肋后部的膨胀性病变（箭头）

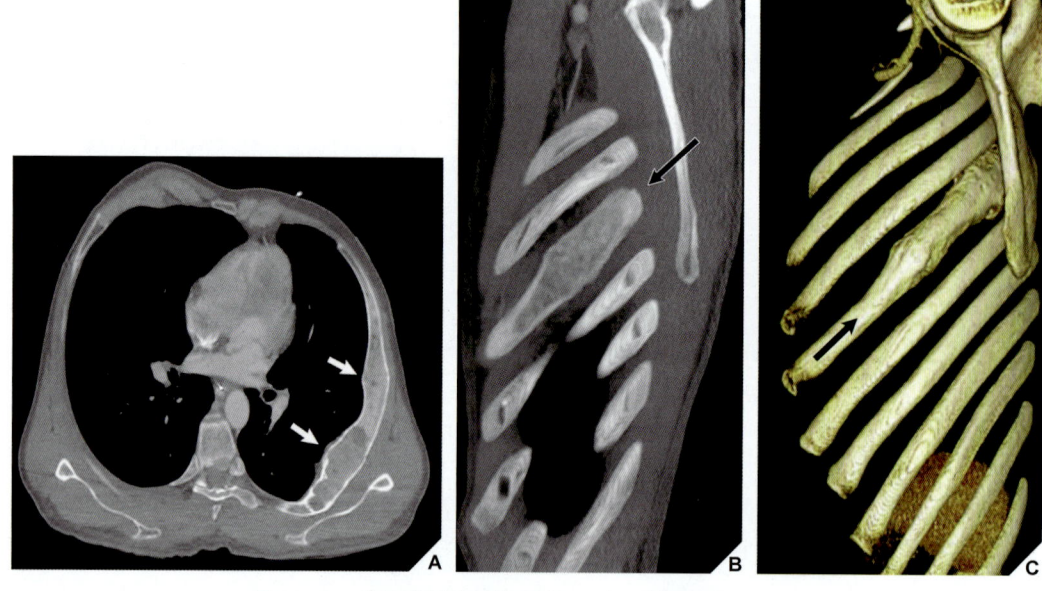

图19-29 单骨型纤维结构不良CT和三维CT表现（1）

42岁男性，轴位（A）、矢状位（B）及三维重建（C）CT图像显示累及左侧第4肋后部的病变（箭头），呈特征性骨质膨胀性改变和骨皮质变薄

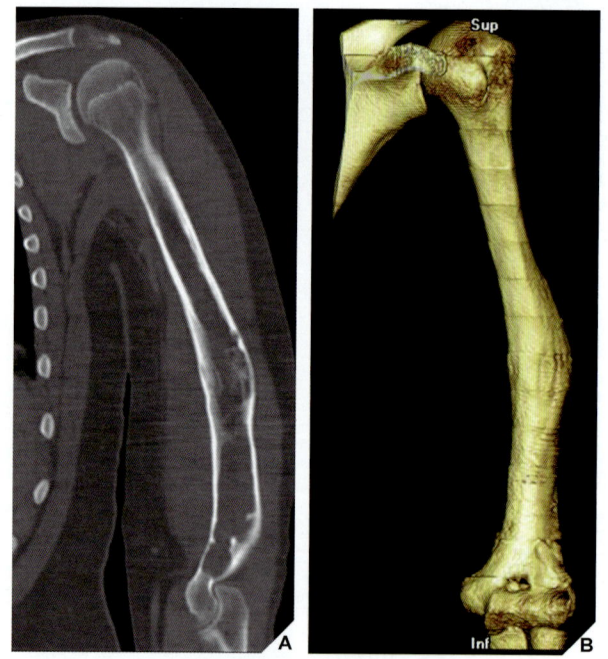

图19-30 单骨型纤维结构不良CT和三维CT表现（2）

13岁男孩，冠状位重建图像（A）和应用表面遮盖技术的三维重建图像（B）显示累及左肱骨骨干的单发病变

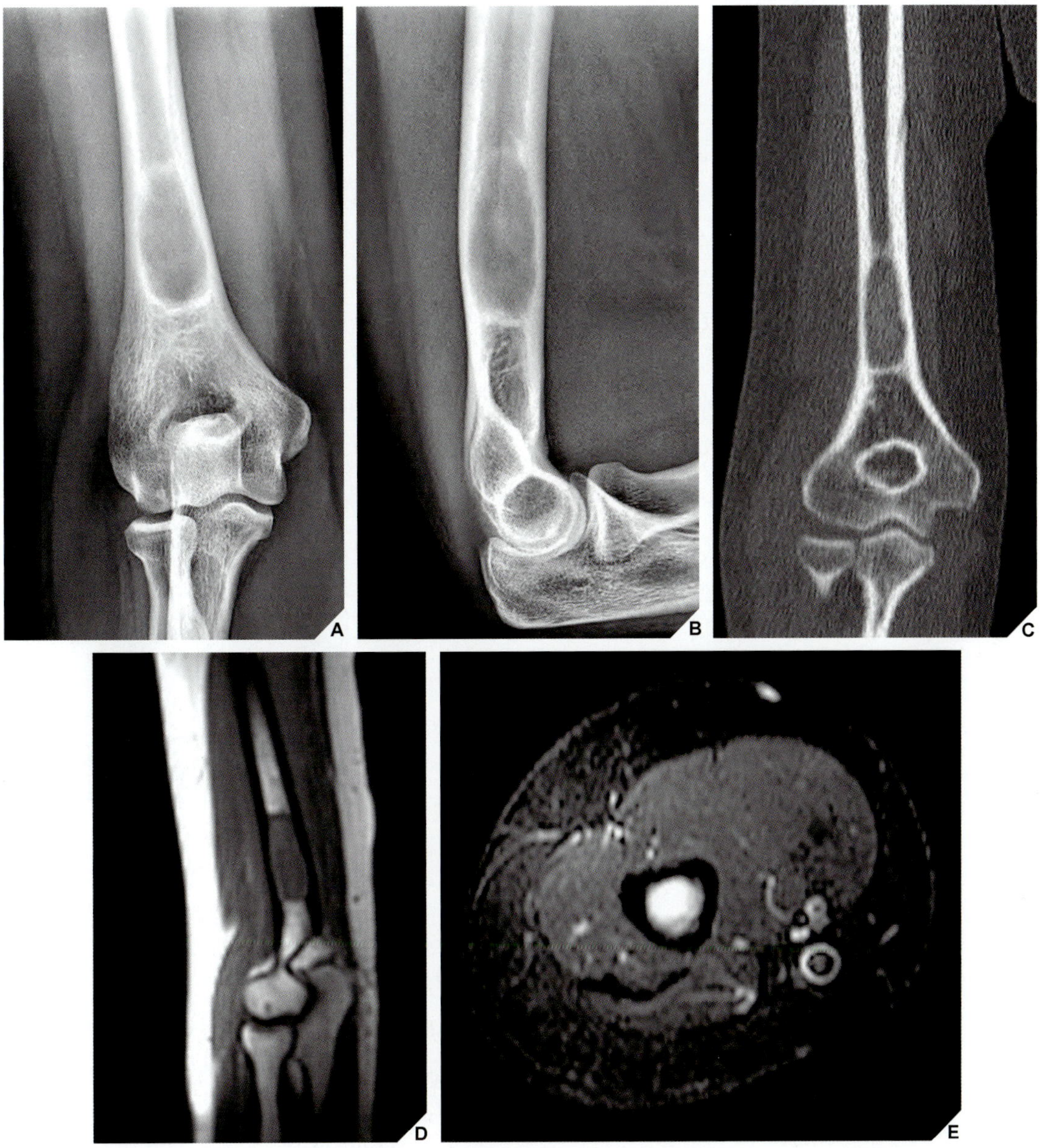

图19-31 单骨型纤维结构不良

26岁女性，右肘关节前后位（A）和侧位（B）X线片显示肱骨干远端的低密度病变伴硬化边。冠状位CT重建图像（C）显示低密度髓内病变。注意皮质变薄。矢状位T₁WI MRI（D）显示病变呈与周围骨骼肌相同的中等信号。轴位反转恢复序列MRI（E）显示病变呈高信号（经允许引自 Greenspan A，Borys D. *Radiology and pathology correlation of bone tumors*：*a quick reference and review.* Philadelphia：Wolters Kluwer；2016：202.）

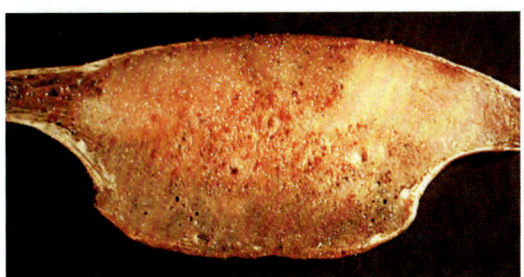

图19-32 单骨型纤维结构不良病理学表现

切除的肋骨大体标本可见呈黄红色的膨胀性病变，骨皮质变薄（经Elsevier允许引自 Bullough P. *Orthopaedic pathology*，5th ed. Maryland Heights，MO：Mosby；2009.）

（二）多骨型纤维结构不良

1. 临床表现及影像学特点 多骨型纤维结构不良的影像学表现类似单骨型，但却是一种更具侵袭性的疾病。两者在骨骼的分布情况也有所不同，多骨型有明显的累及一侧肢体的倾向（图19-33），90%以上的病例都呈现出这种倾向。骨盆常受累，其次为长骨、颅骨和肋骨；股骨近端为常见受累部位（图19-34）。在骨骼发育成熟前，病变的数量和大小均可进行性发展，骨骼发育成熟后则静止。仅5%的病例继续增大。

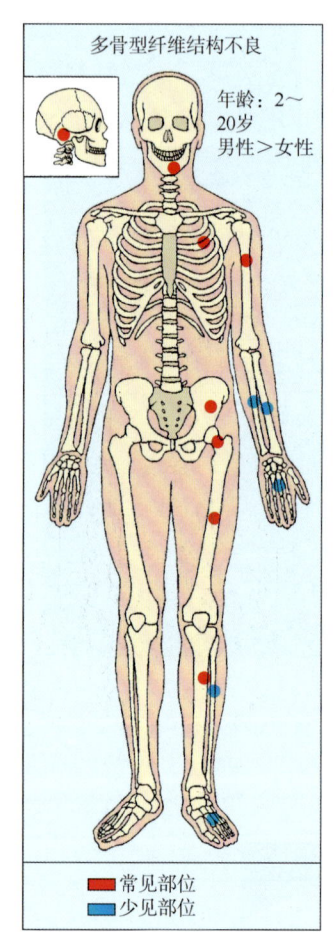

图19-33 多骨型纤维结构不良的好发部位、峰值年龄及男女发病比例

本病通常仅见于一侧肢体骨骼

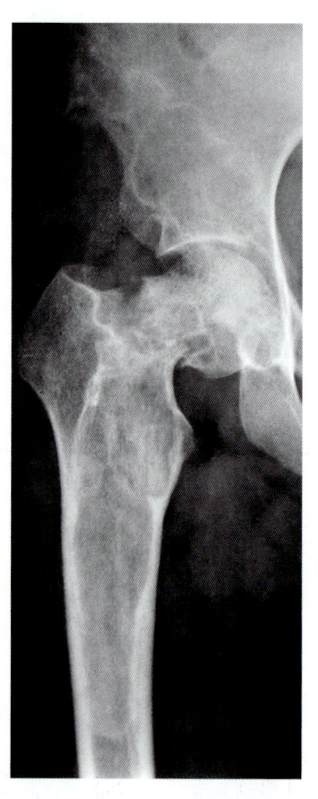

图19-34 多骨型纤维结构不良

18岁女性，右髋前后位X线片显示单侧髂骨和股骨受累。股骨颈病理性骨折伴内翻畸形

影像学上，纤维结构不良的典型表现可见于多骨型病变累及的长骨的部分节段或大多数区域，但与单骨型类似，关节端常不受累。骨皮质通常完整，并常因病变膨胀而变薄，骨皮质内侧缘可呈"扇贝"样。病变边界清晰。与单骨型类似，多骨型纤维结构不良有时可见纤维组织替代骨松质导致骨小梁结构消失，使病变呈磨玻璃样、"牛奶"样或"烟雾"样表现（见图19-21A）。更多骨病变呈致密性。明确病变在骨骼内的分布情况最快捷的方法为进行放射性核素骨扫描，其通常可显示骨骼潜在的受累部位（图19-35）。放射性核素骨扫描也有助于明确纤维结构不良的活动性（图19-36）。

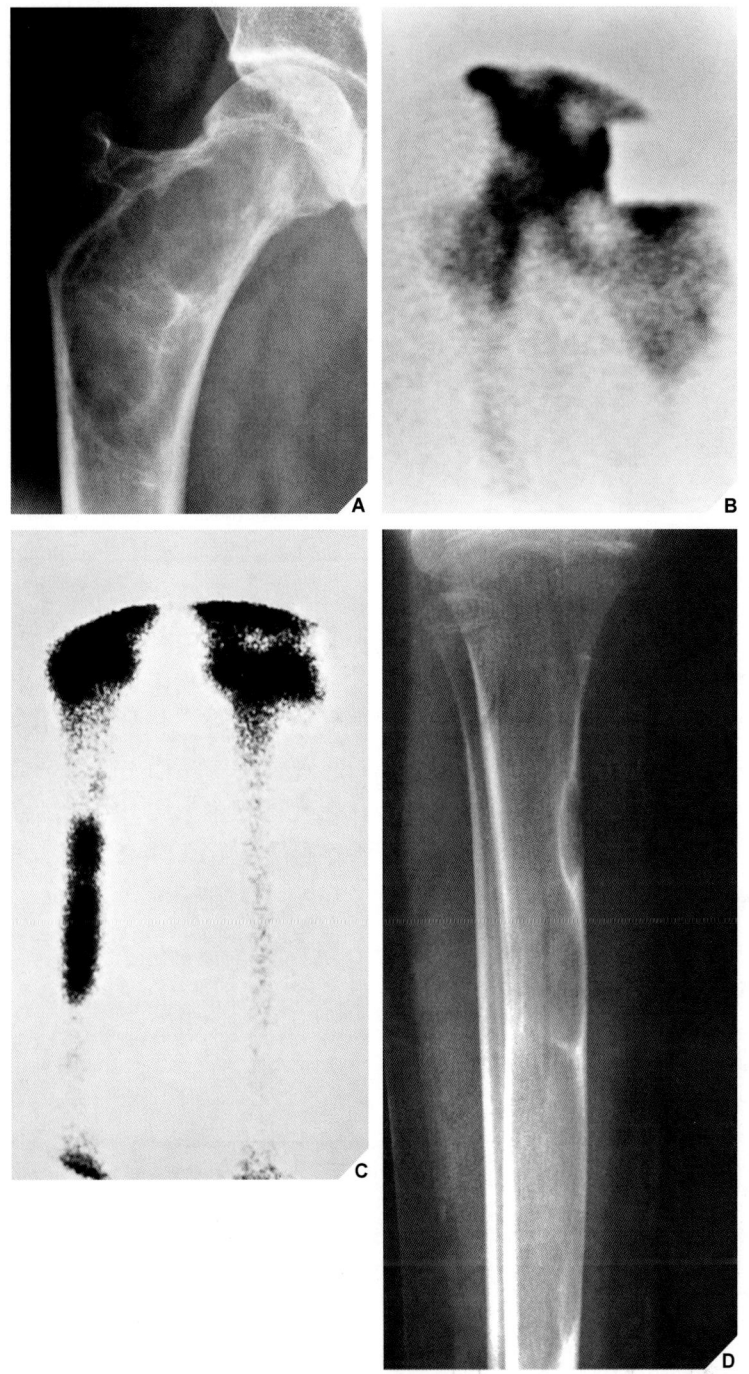

图19-35　多骨型纤维结构不良骨扫描

13岁女孩，右髋外伤。为除外骨折，拍摄髋关节前后位X线片（A），可见股骨颈一处静止性纤维结构不良病灶。为明确是否存在其他部位骨骼受累，进行放射性核素骨扫描。除了股骨颈的病灶（B）之外，多处骨骼可见放射性摄取增高，但主要在右下肢（C）。随后的右小腿前后位X线片（D）证实了多骨型纤维结构不良的多发病灶

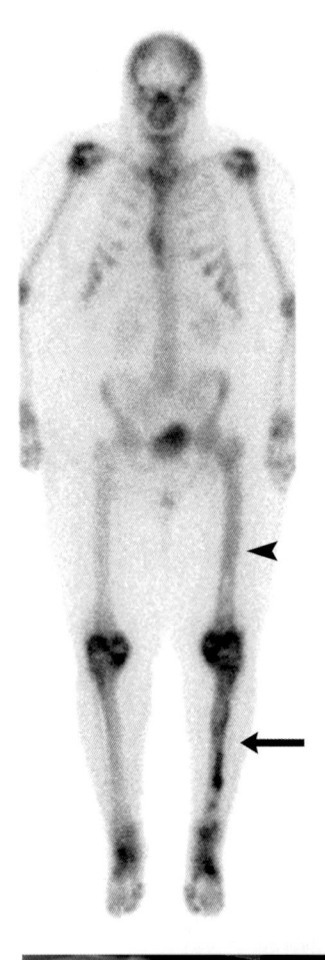

图19-36 多骨型纤维结构不良放射性核素骨扫描 50岁女性，静脉注射15mCi的^{99m}Tc标记的MDP后行全身骨扫描显示左侧胫骨和腓骨明显的放射性摄取增高（箭头）和左股骨仅轻度放射性摄取增高（箭头）

CT可精确显示骨内病变范围（图19-37、图19-38）。组织CT值通常为70～400Hu，反映了异常组织内存在钙化和微骨化。正如Daffner等所指出的那样，CT尤其有助于明确颅面部病变范围（图19-39），包括眼部结构受累情况。纤维结构不良MRI表现为均匀的T_1WI中等信号或稍低信号，T_2WI混杂信号或高信号。Gd增强扫描显示大多数病变呈中心强化，部分病变呈外周强化（图19-40、图19-41）。一般而言，病变在T_1WI和T_2WI上的信号强度及T_1WI增强扫描的强化程度取决于纤维结构不良病灶内的骨小梁、胶原蛋白，以及囊性与出血性病变的数量和程度。

2. 病理 多骨型纤维结构不良的组织学表现与单骨型相同，存在大小和形状不一的编织骨样骨小梁，散在分布于纤维组织内，且无成骨活性证据，其对本病具有诊断价值。

3. 并发症 多骨型纤维结构不良最常见的并发症为病理性骨折。骨折发生于股骨颈时，其通常可导致"牧羊人拐杖"样畸形（图19-42）。偶可见受累骨生长加速或肢端肥大（图19-43）。任何一种纤维结构不良的肉瘤样变均罕见，但它可能自行发生（图19-44），或者，更常见的是在放疗后发生（图19-45）。

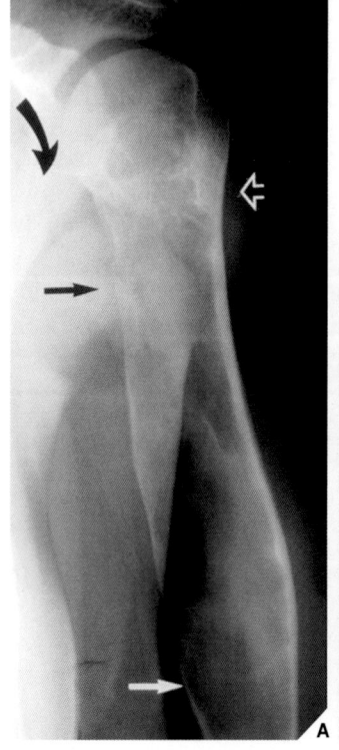

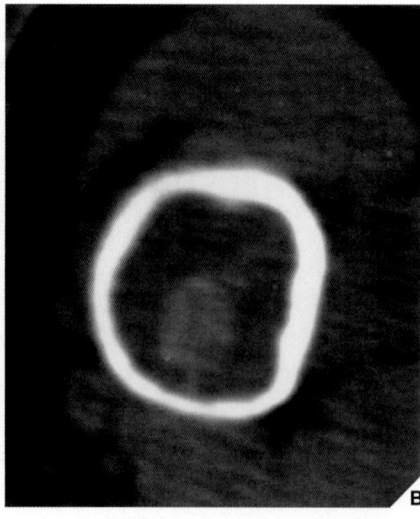

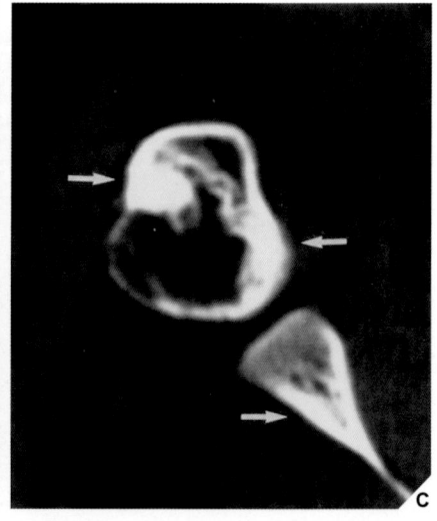

图19-37 多骨型纤维结构不良X线片和CT表现（1）

24岁女性，左上臂疼痛。A. 左肱骨近端前后位X线片显示膨胀性、大部透光性病变（箭头）伴肱骨头颈交界区局部硬化（空心箭头）。骨皮质变薄。另一处硬化灶见于肩胛骨（弯箭头）。B. 肱骨干CT断层图像显示低密度病变，伴骨皮质内缘轻微"扇贝"样变。C. 肩关节CT断层图像显示肱骨头和肩胛骨高密度硬化区（箭头）

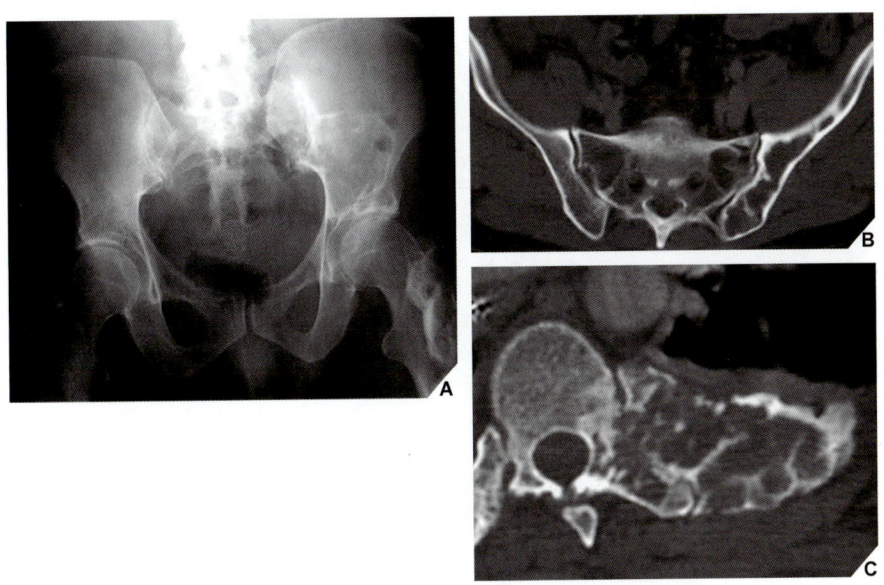

图19-38 多骨型纤维结构不良X线片和CT表现（2）

A. 骨盆前后位X线片显示左侧髂骨和左股骨近端多发病变，骶骨受累情况显示不清。B. 骨盆CT清晰显示了髂骨和骶骨内的病变范围。C. 胸椎和肋骨横断CT显示病变多房性表现，受累骨膨胀、假性间隔、骨皮质变薄和病理性骨折（引自Greenspan A，Jundt G，Remagen W. *Differential diagnosis in orthopaedic oncology*，2nd ed. Philadelphia: Lippincott Williams & Wilkins；2007.）

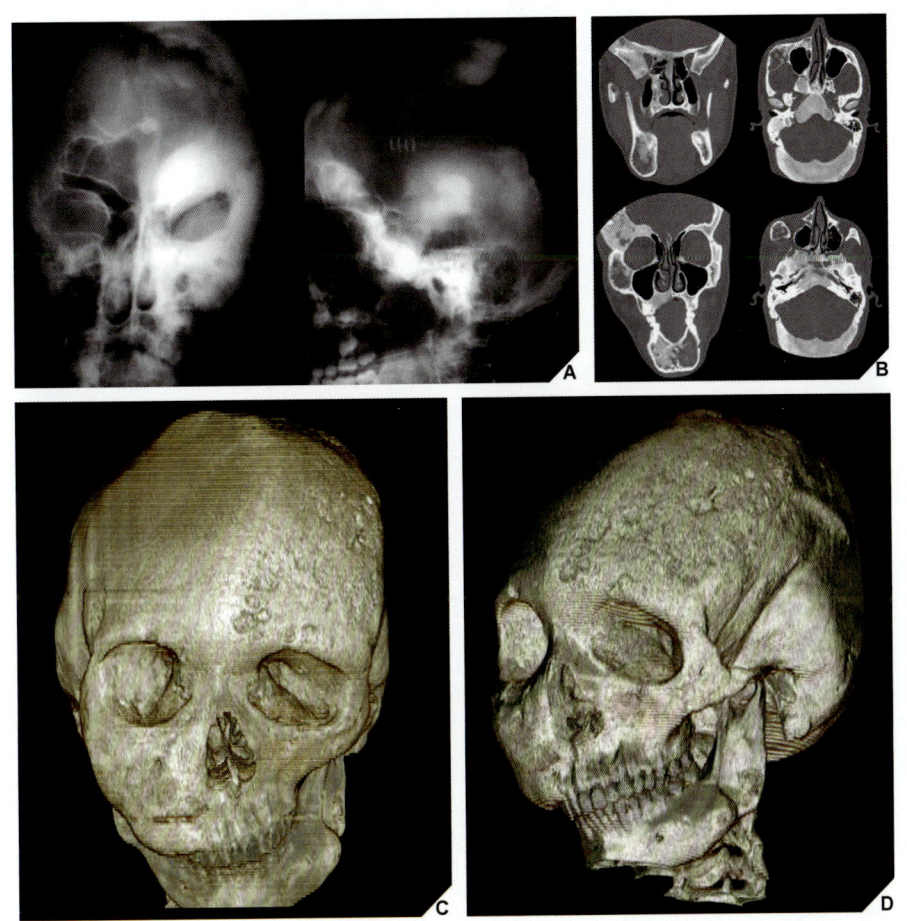

图19-39 多骨型纤维结构不良CT和三维重建CT

A. 17岁男孩，颅骨前后位和侧位X线片显示颅骨和面骨广泛受累。B. 多个面骨薄层CT图像显示病变细节及分布情况。C、D. 表面遮盖三维CT重建图像前面观（C）和侧面观（D）显示颅面骨广泛受累及畸形，称为骨性狮面

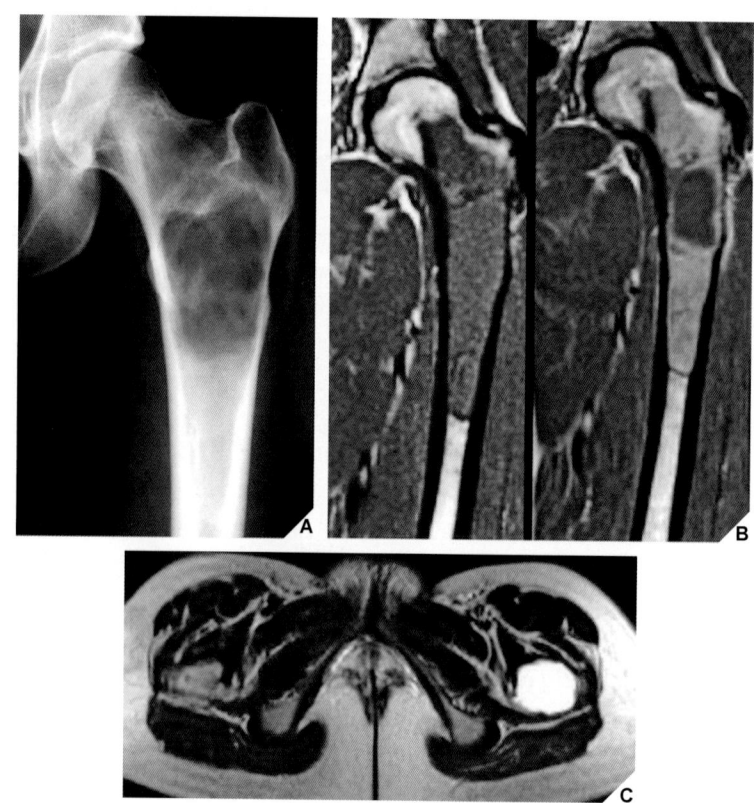

图19-40 多骨型纤维结构不良X线片和MRI表现（1）

A. 23岁女性，左股骨近端前后位X线片显示股骨粗隆下区地图样透光性病变；B. 冠状位MRI显示病变的完整范围，病变在T₁WI上呈中等信号强度，增强后呈轻度强化；C. 轴位T₂WI MRI显示病变呈高信号（引自Greenspan A，Jundt G，Remagen W. *Differential diagnosis in orthopaedic oncology*，2nd ed. Philadelphia：Lippincott Williams & Wilkins；2007.）

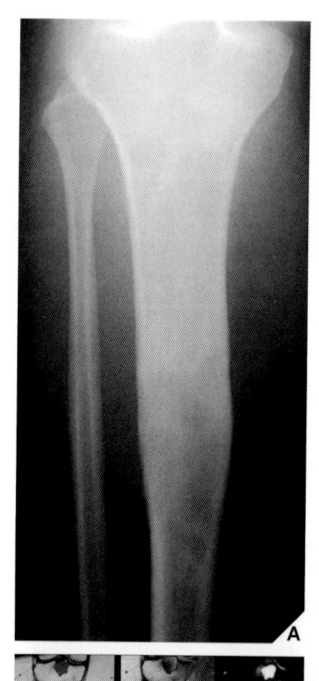

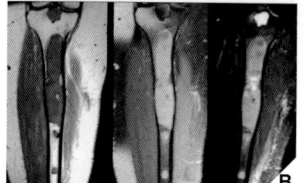

图19-41 多骨型纤维结构不良X线片和MRI表现（2）

A. 23岁女性，右小腿上段前后位X线片显示胫骨近端多灶性病变，呈磨玻璃样表现。患骨轻度膨胀，骨皮质变薄。B. 冠状位T₁WI、增强后T₁WI脂肪抑制序列和T₂WI图像显示该病的典型特征：在T₁WI上呈与骨骼肌相似的中等信号，在T₂WI上呈不均匀信号，静脉注射Gd造影剂后呈轻度强化（引自Greenspan A，Jundt G，Remagen W. *Differential diagnosis in orthopaedic oncology*，2nd ed. Philadelphia：Lippincott Williams & Wilkins；2007.）

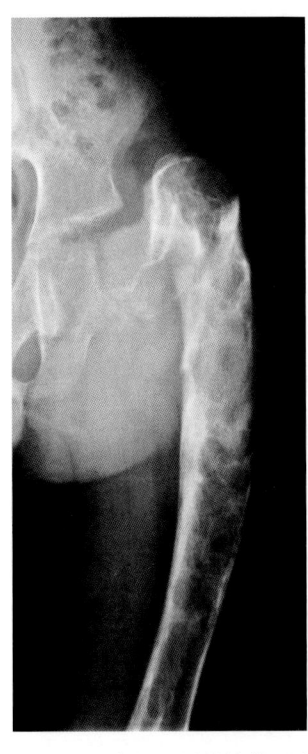

图 19-42　多骨型纤维结构不良

12 岁男孩，患多骨型纤维结构不良，股骨近端可见
"牧羊人拐杖"样畸形，其通常因合并多发性病理性
骨折所致

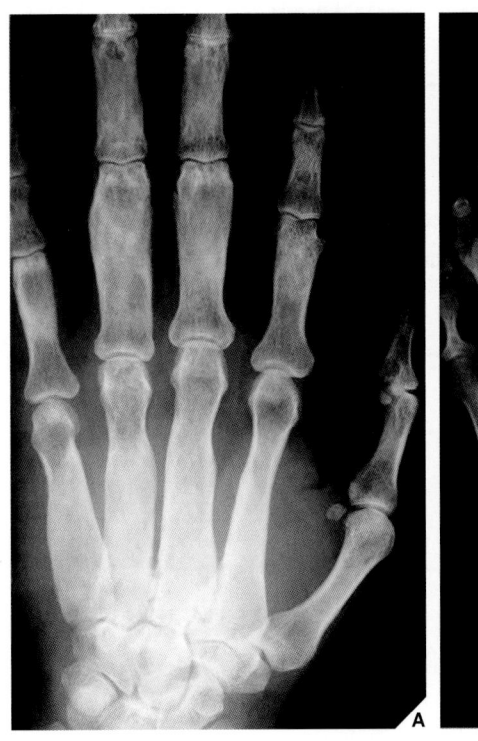
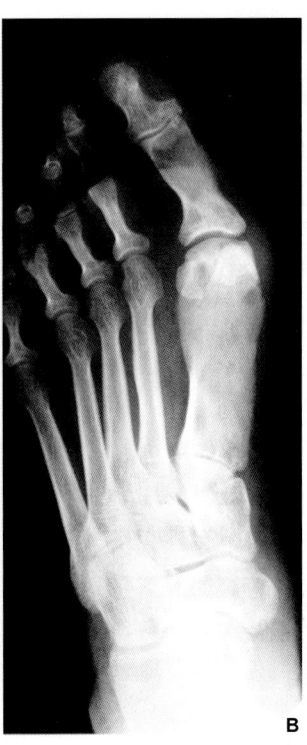

图 19-43　纤维结构不良并发症（1）

20 岁男性，患多骨型纤维结构不良，手部后前位X线片（A）和足部正位X线片（B）
显示本病的一种常见并发症——受累骨生长加速。手部片中，可见包括掌骨和指骨在
内的第 3 指、第 4 指增大，在足部片中注意第 1 跖骨肥大

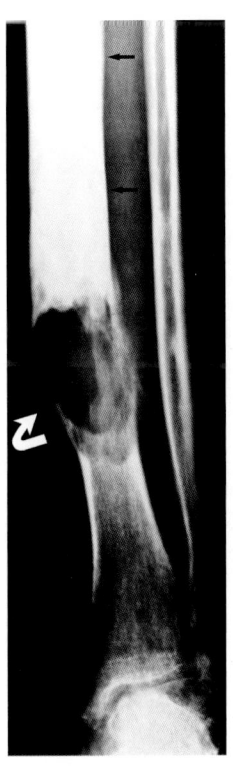

图 19-44　纤维结构不良并发症（2）

34 岁男性，5 岁时发现左小腿畸形。当时的X
线片显示胫骨典型的纤维结构不良，后来也经
病理证实。未进行治疗，患者28年来均无症
状，最近出现左腿急性疼痛。X线片显示纤维
结构不良累及胫骨近端骨干（箭头）。另可见
胫骨远端1/3的溶骨性病变侵犯骨的致密部，
累及髓腔和骨皮质（弯箭头）。周围可见骨膜
反应及软组织肿块。活检证实为纤维结构不良
恶变为未分化型梭形细胞肉瘤

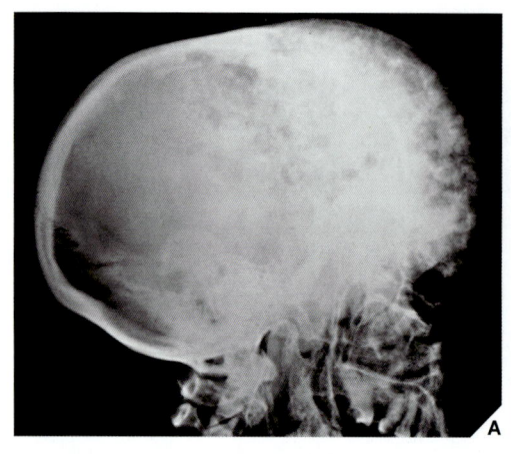
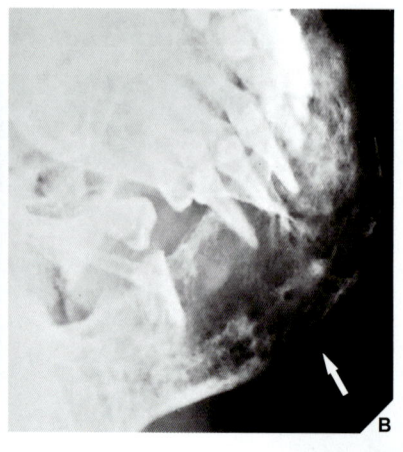

图19-45　纤维结构不良并发症（3）

35岁女性，患有多骨型纤维结构不良，11年前接受了下颌骨放疗。颅骨侧位X线片（A）显示病变主要累及额部诸骨，伴颅骨外板典型膨胀性表现。颅底是多骨型纤维结构不良的一个常见部位，呈特征性增厚，额窦和筛窦消失。上颌骨及下颌骨亦见受累。这种累及颅面骨的进展期多骨型纤维结构不良常被称为骨性狮面（另见图19-39）。斜位X线片（B）显示左下颌骨体部有扩张性溶解性病变，皮质部分破坏（箭头）。活检显示为骨肉瘤

（三）纤维软骨发育不良

临床表现、病理及影像学特点　巨大软骨增生（软骨分化）也可见于纤维结构不良，导致受累骨髓腔内软骨团堆积。这种情况通常被称为纤维软骨发育不良或纤维软骨性发育不良。最常见的发病部位为股骨、肱骨和胫骨。除了病灶内点状、逗号状和环状软骨样钙化外，其影像学特征与纤维结构不良相似（图19-46～图19-49）。病变的组织学特征多样，从单纯的致密纤维组织到良性纤维软骨性组织。本病可能出现软骨细胞轻度异型性。

纤维软骨发育不良不应与长骨局灶性纤维软骨发育不良相混淆。后者主要见于儿童和年轻人，胫骨近端受累为其特征性表现，但有时也可累及其他长骨，如尺骨和股骨。

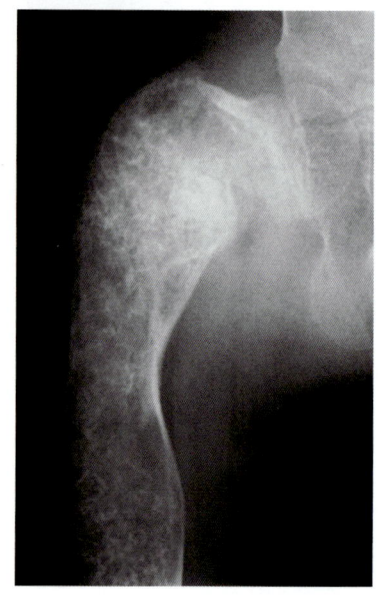

图19-47　纤维软骨发育不良（2）

10岁男孩，患多骨型纤维结构不良，右股骨近端前后位X线片显示巨大软骨形成，为纤维软骨发育不良的典型表现

（四）相关疾病

1. McCune-Albright综合征　多骨型纤维结构不良伴内分泌紊乱（性早熟、甲状旁腺功能亢进症及其他内分泌疾病）和表现为皮肤咖啡牛奶斑的异常色素沉着（图19-50）时，称为McCune-Albright综合征（图19-51），该病由Donovan James McCune 和Fuller Albright于1937年首次描述。总体上，本病几乎只发生于真性性早熟的女孩，她们的性早熟是由垂体前叶释放促性腺激素的正常过程加速引起的。见于McCune-Albright综合征的咖啡牛奶斑具有特征性不规则粗糙边缘（通常称为"缅因州海岸"样边缘），与之相对照的是神经纤维瘤病的色素斑呈光滑的边缘（"加利福尼亚海岸"样边缘）。与纤维结构不良一样，该综合征也

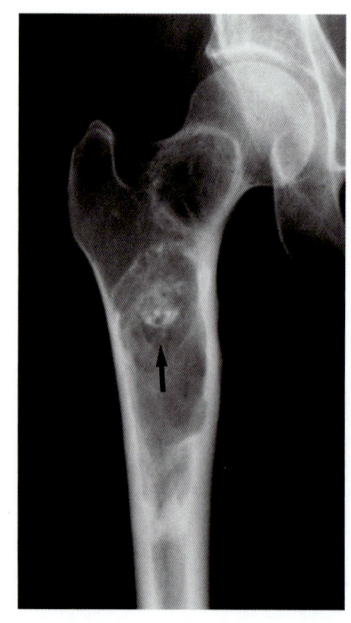

图19-46　纤维软骨发育不良（1）

20岁男性，患多骨型纤维结构不良，右股骨近端前后位X线片显示软骨形成灶（箭头），提示此病变为纤维软骨发育不良

是由 *GNAS1* 基因合子后功能性获得性随机突变所致。*GNAS1* 调节鸟嘌呤核苷酸结合蛋白（G 蛋白）的形成过程，负责腺苷酸环化酶激活，而腺苷酸环化酶反过来影响几种激素过量产生。

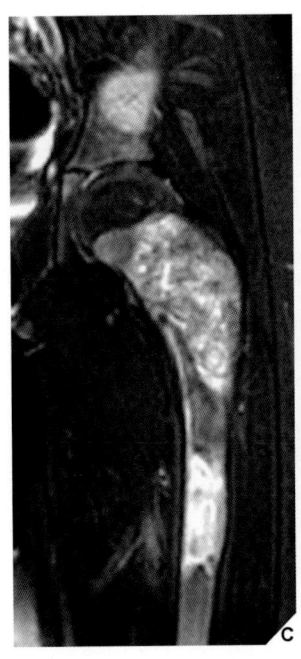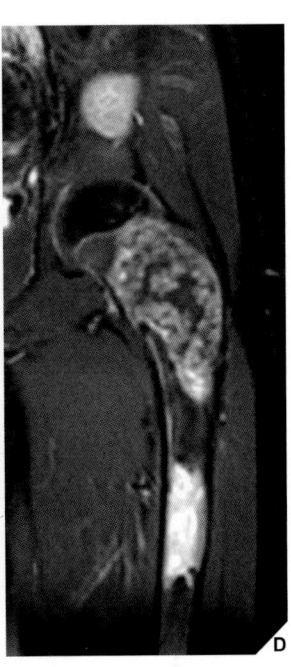

图 19-49　纤维软骨发育不良 X 线片和 MRI 表现

A. 11 岁男孩，左髋关节前后位 X 线片显示纤维结构不良广泛累及股骨近端。股骨的干骺端及近端骨干可见软骨样钙化。左侧髂骨另可见纤维结构不良病灶（箭头）。B. 冠状位 T_1WI MRI 显示病变呈中等信号至低信号。C. 冠状位 T_2WI 脂肪抑制序列显示病灶呈不均匀高信号，钙化呈低信号。D. 静脉注入 Ga 造影剂后 T_1WI 脂肪抑制序列图像可见病变明显强化，钙化仍呈低信号

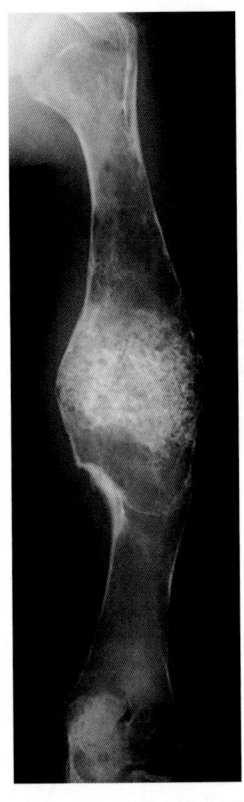

图 19-48　纤维软骨发育不良（3）

19 岁男性，患多骨型纤维结构不良，左肱骨前后位 X 线片显示肱骨全长广泛受累，伴骨干中段软骨形成

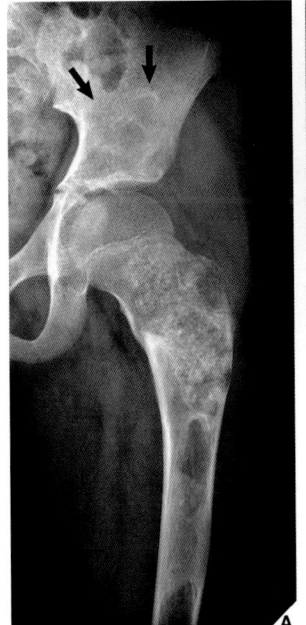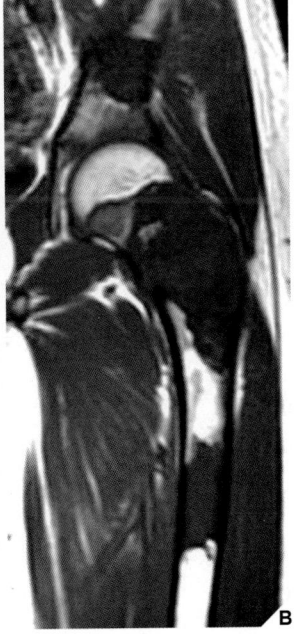

2. Mazabraud 综合征　以多骨型纤维结构不良伴软组织黏液瘤（单发或多发）为特征，由德国病理学家 F. Henschen 在 1926 年首次描述，后经法国内科医生 A. Mazabraud 在 1967 年再次强调。最近，Endo 等报道了 Mazabraud 综合征的一种罕见类型——单骨型纤维结构不良伴单发性肌间黏液瘤。Mazabraud 综合征的病因仍不明确。已有多种病理机制解释纤维结构不良与软组织黏液瘤之间的联系。部分学者强调了一种共同的组织学起源或共同的组织代谢异常。其他学者提出协同发育异常，可能与基因易感性有关。在此综合征中，正确识别软组织肿块为良性黏液瘤非常重要，不要将其与可复发的恶性软组织肿瘤（如恶性纤维组织细胞瘤、恶性间质瘤或脂肪肉瘤）或可见纤维结构不良的恶性软组织肿瘤相混淆。MRI 检查非常有用，因其可显示良性黏液瘤的典型特征，即边缘清晰锐利，平扫信号均匀，注射 Gd 造影剂增强后不均匀强化。正如多位学者所指出的，黏液瘤在 T_1WI 和 T_2WI 上的信号特征非常类似液

体：在 T_1WI 上呈低至中等信号，在 T_2WI 上呈高信　号（图19-52、图19-53）。

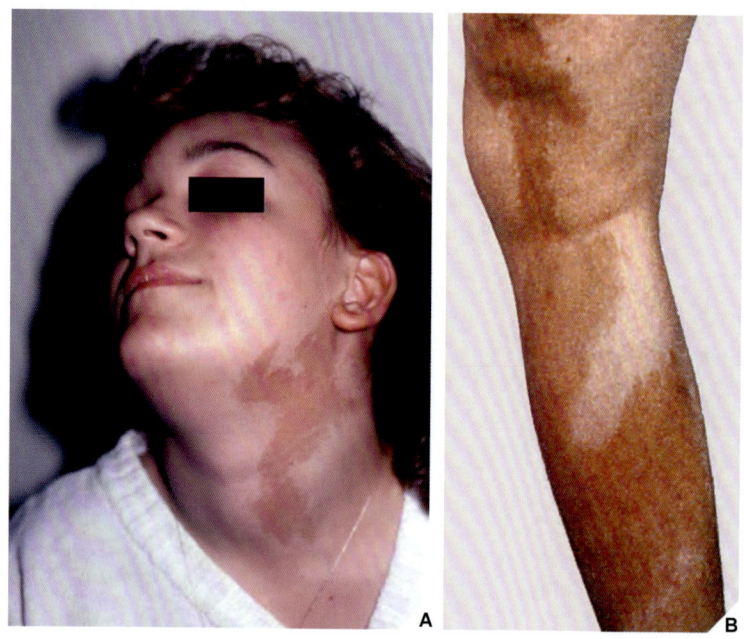

图19-50　McCune-Albright综合征（1）

A. 17岁女性，患有多骨型纤维结构不良并有性早熟的病史，临床照片可见其颈部典型的"缅因州海岸"样咖啡牛奶斑。B. 另一患者，20岁女性，患有多骨型纤维结构不良并有性早熟的病史，其右小腿的照片可见膝关节及小腿前部的咖啡牛奶斑，边缘粗糙

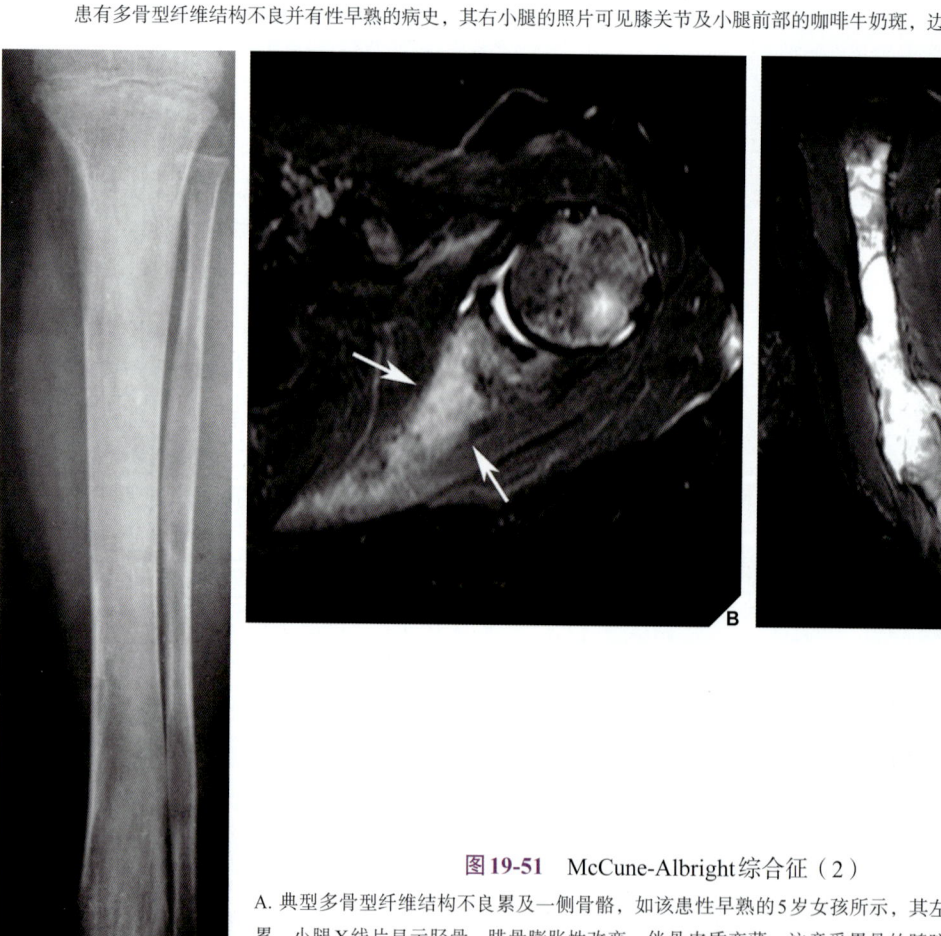

图19-51　McCune-Albright综合征（2）

A. 典型多骨型纤维结构不良累及一侧骨骼，如该患性早熟的5岁女孩所示，其左侧上、下肢受累。小腿X线片显示胫骨、腓骨膨胀性改变，伴骨皮质变薄。注意受累骨的髓腔呈磨玻璃样改变。B. 另一例多骨型纤维结构不良及McCune-Albright综合征患者的左肩轴位 T_2WI MRI显示肩胛骨膨胀性改变、信号异常（箭头）及肱骨头内异常信号。C. 左肱骨短时反转恢复（STIR）序列MRI显示肱骨弥漫性信号改变伴明显畸形

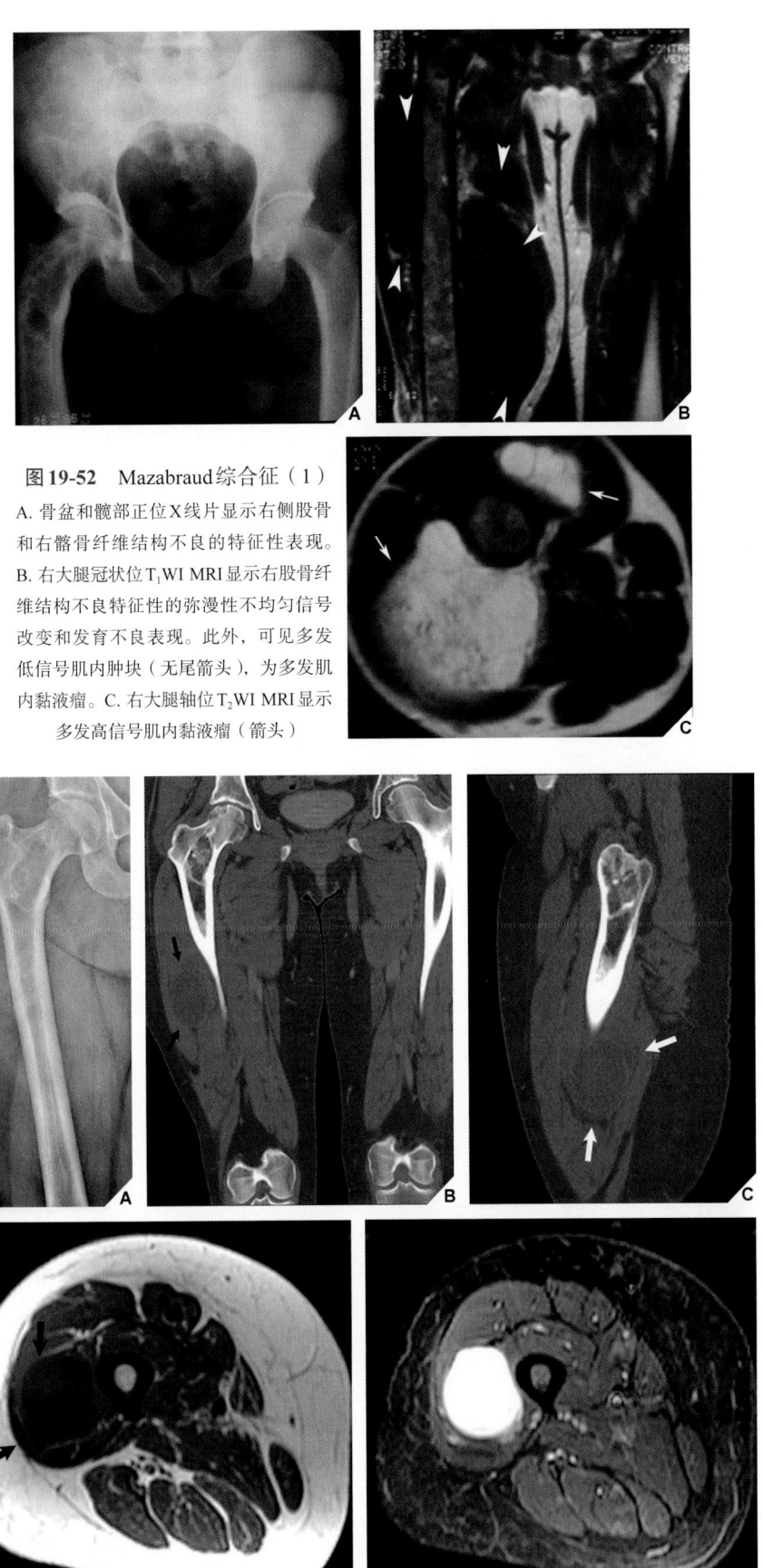

图 19-52　Mazabraud 综合征（1）
A. 骨盆和髋部正位 X 线片显示右侧股骨和右髂骨纤维结构不良的特征性表现。
B. 右大腿冠状位 T_1WI MRI 显示右股骨纤维结构不良特征性的弥漫性不均匀信号改变和发育不良表现。此外，可见多发低信号肌内肿块（无尾箭头），为多发肌内黏液瘤。C. 右大腿轴位 T_2WI MRI 显示多发高信号肌内黏液瘤（箭头）

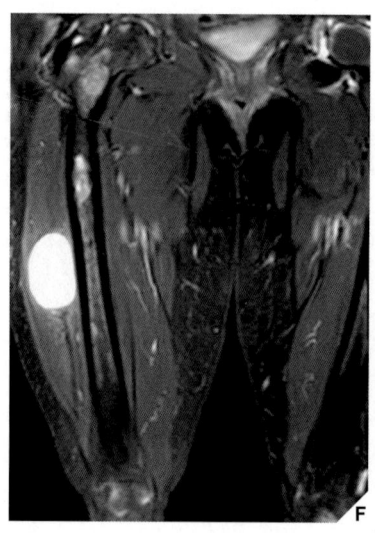
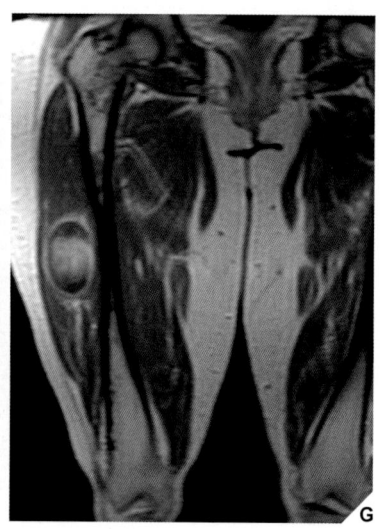

图19-53 Mazabraud综合征（2）

A. 49岁女性，右股骨前后位X线片显示股骨近端几处低密度病变。B、C. 冠状位（B）及矢状位（C）CT重建图像除了显示骨病变外，还可见一边界清晰的软组织肿块（箭头）。D. 轴位T₁WI MRI显示软组织肿块呈与骨骼肌相同的中等信号（箭头）。E. 轴位反转恢复序列MRI显示软组织肿块呈高信号。F. 冠状位T₂WI脂肪抑制序列MRI显示软组织肿块呈均匀高信号。G. 注入Ga造影剂后增强扫描冠状位T₁WI脂肪抑制序列MRI显示软组织肿块仅轻微强化，切除活检证实为良性黏液瘤

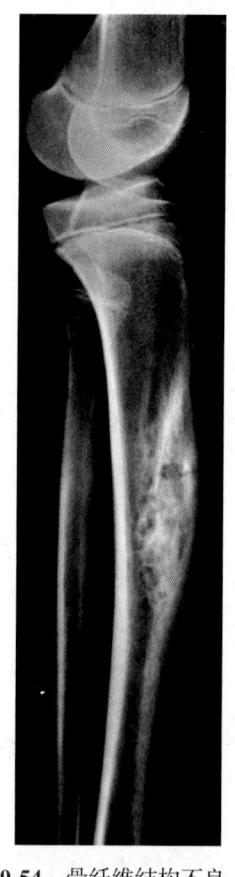

图19-54 骨纤维结构不良（1）

14岁女孩，右侧胫骨前部病变，最初被诊断为非骨化性纤维瘤。尽管其表现类似非骨化性纤维瘤和纤维结构不良，但病灶部位为骨纤维结构不良的典型发病部位，并经活检证实。注意其典型的胫骨向前弯曲

五、骨纤维结构不良

1. 临床表现、影像学及组织病理学特点 骨纤维结构不良（Kempson-Campanacci病变）过去称为"骨化性纤维瘤"，是一种少见的良性纤维骨性病变，主要发生于儿童，但其可直至青少年期才被发现。最近，有家族性发病报道。细胞遗传学研究发现7号、8号、12号和22号染色体存在三体。本病有好发于胫骨的倾向，几乎无例外地发生于胫骨上1/3段或胫骨中段，并且通常发生于胫骨前侧骨皮质。超过80%的患者存在一定程度的胫骨向前弯曲。较大的病变可破坏骨皮质，并侵犯骨髓腔。

影像学上，Kempson-Campanacci病变可见分叶状硬化边，并与非骨化性纤维瘤和纤维结构不良非常类似（图19-54～图19-56）。其CT和MRI特征也与这两种病变类似（图19-57～图19-59）。此外，正如其相似的名称所暗示的那样，骨纤维结构不良与纤维结构不良具有明显的组织学相似性。与纤维结构不良病灶相似，骨纤维结构不良由内含畸形骨小梁的纤维结构组成。但不同于纤维结构不良，其内的骨小梁仅在病变中心区域呈编织骨，周围为层状骨，伴明显的成骨活性（"穿衣骨小梁"）。

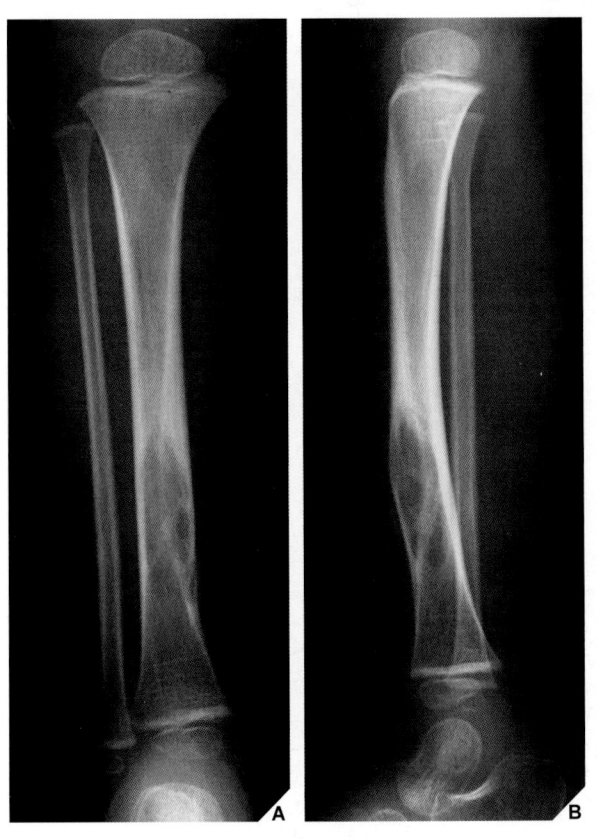

图 19-55　骨纤维结构不良（2）

2岁男孩，右腿前后位（A）和侧位（B）X线片显示胫骨远端前部病变

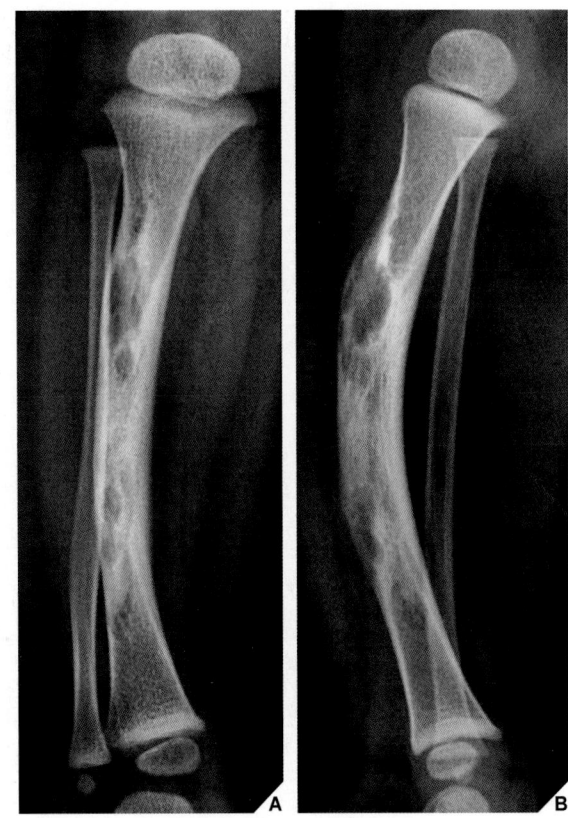

图 19-56　骨纤维结构不良（3）

10月龄女婴，右腿前后位（A）和侧位（B）X线片显示胫骨干中段广泛受累。注意其特征性胫骨向前弯曲

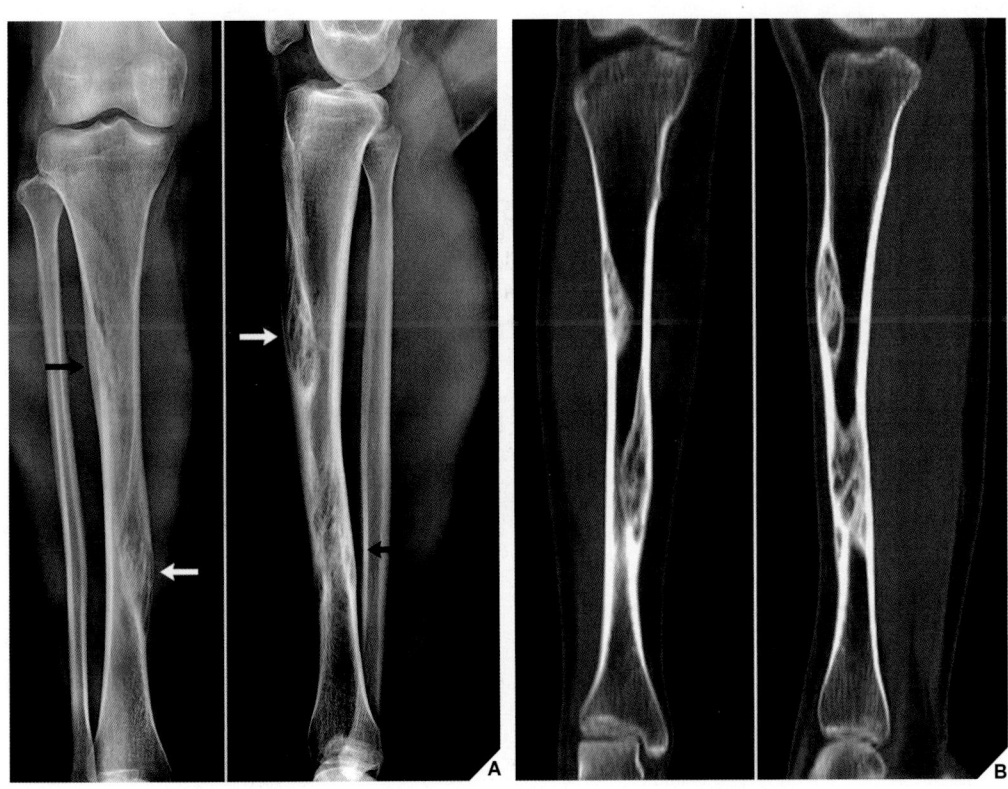

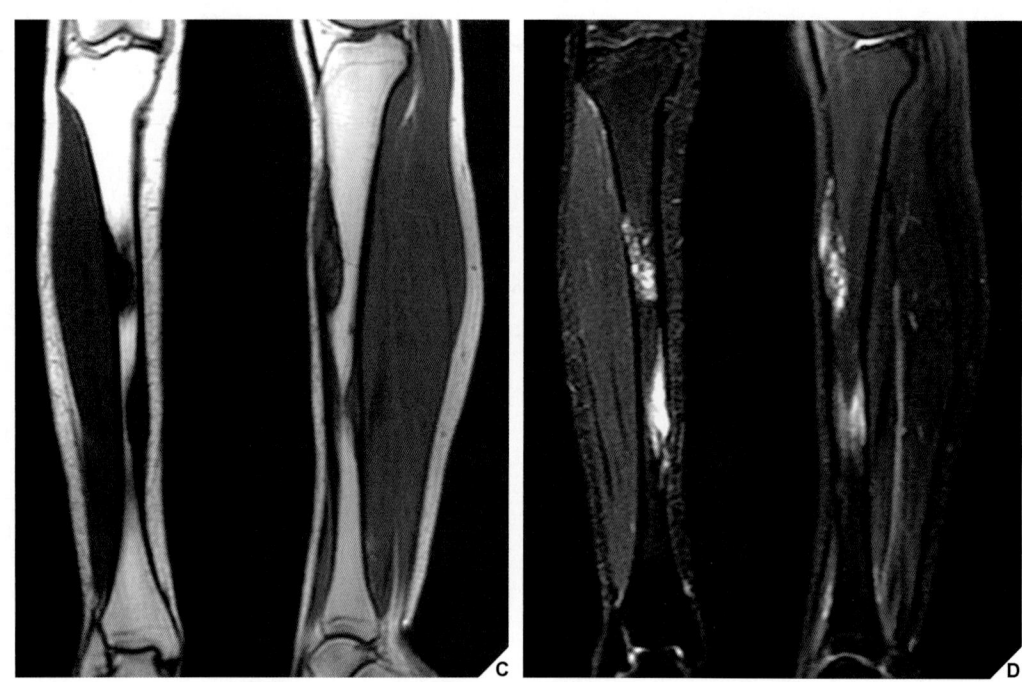

图 19-57　骨纤维结构不良 X 线片、CT 和 MRI 表现

A. 14 岁女孩，右腿前后位及侧位 X 线片显示呈梭形、小梁化、主要累及胫骨干的皮质病变（箭头）；B. 冠状位及矢状位 CT 重建图像显示病变边界清晰，病变内高、低密度混杂，无骨膜反应及软组织肿块。C、D. 冠状位、矢状位 T_1WI 及 STIR 序列 MRI 显示病变信号类似纤维结构不良

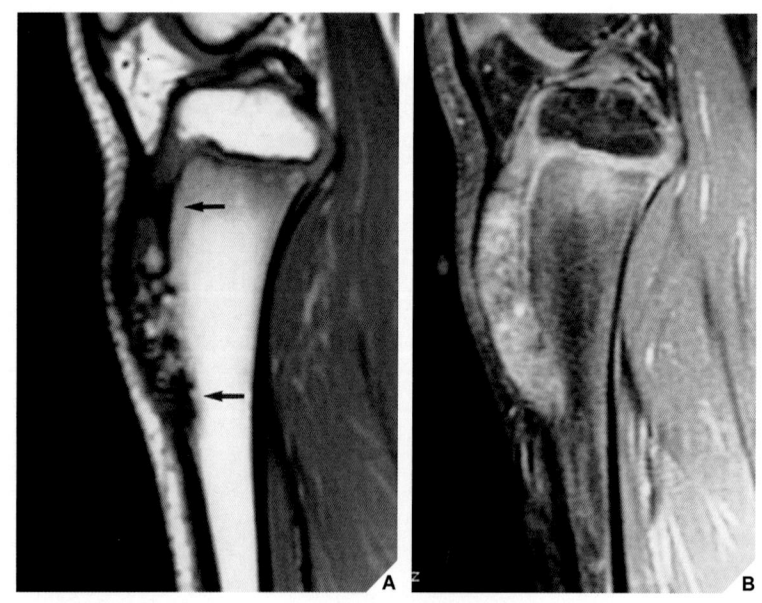

图 19-58　骨纤维结构不良 MRI 表现

A. 矢状位 T_1WI 显示胫骨前部骨皮质椭圆形病变，呈不均匀的混杂信号（箭头）；B. 注射 Gd 造影剂后增强扫描矢状位 T_1WI 脂肪抑制序列显示病变明显强化

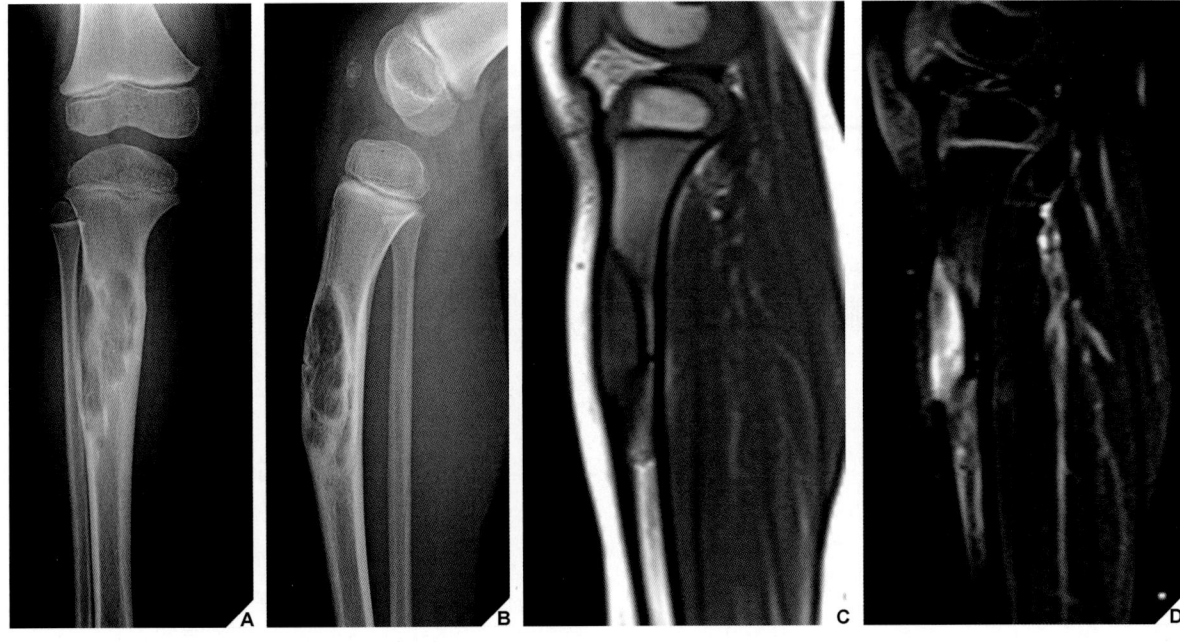

图 19-59　骨纤维结构不良 X 线片和 MRI 表现

6 岁男孩，右小腿正位（A）及侧位（B）X 线片可见胫骨干前部分叶状低密度病变，伴硬化边。胫骨特征性向前弯曲。矢状位 T_1WI MRI（C）显示病变呈中等信号，伴低信号硬化边。静脉注入 Ga 造影剂后增强扫描矢状位 T_1WI 脂肪抑制序列 MRI（D）显示病变明显强化

本病不应与一种称为骨化性纤维瘤的病变相混淆，后者几乎仅见于 30～40 岁女性的颌骨（下颌骨），但后一种病变中某些是否代表一种不典型的纤维结构不良仍不明确。Sissons 等报道了 2 例组织学上不同于骨纤维结构不良和纤维结构不良

的纤维骨性病变，并提议将其命名为骨化性纤维瘤，建议骨纤维结构不良这一名称继续用于胫骨和腓骨的病变（Kempson-Campanacci 病变）。为防止名称上的混淆，对这几种病变进行鉴别，特征总结于表 19-1。

表 19-1　具有相似影像学表现的几种纤维骨性病变的鉴别特征

疾病	性别	年龄	部位	影像学表现	组织病理学
纤维结构不良	男 / 女	任何年龄（单骨型）0～30 岁（多骨型）	股骨颈（常见）长骨骨盆骨端常不受累多骨型：单侧骨骼受累	透光性、磨玻璃样，或烟雾样病变骨皮质病变薄伴内膜面呈"扇贝"样"牧羊人拐杖"样畸形生长加速	稀疏到致密的纤维基质内编织样（非层状）骨；骨小梁无成骨活性（"裸小梁"）
非骨化性纤维瘤	男 / 女	0～30 岁	长骨（常见股骨后侧）	透光性、偏心性病变"扇贝"样硬化边	漩涡状纤维组织，内含巨细胞、含铁血黄素及脂质充填的组织细胞
骨纤维结构不良（Kempson-Campanacci 病变）	男 / 女	0～20 岁	胫骨（常见前侧）腓骨骨皮质内（常见）	溶骨性、偏心性病变"扇贝"样硬化边长骨前部弯曲	漩涡状或杂乱生长的纤维梭形细胞包绕编织骨和成熟（层状）骨；骨小梁边缘覆以成骨细胞（"穿衣骨小梁"）
颌骨骨化性纤维瘤	女	30～40 岁	下颌骨（90%）上颌骨	膨胀性、透光性病变边界清晰的硬化边	单一性纤维梭形细胞生长，伴数量不等的层状骨形成及小圆釉质样小体
骨化性纤维瘤（Sissons 病变）	男 / 女	10～20 岁	胫骨肱骨	透光性病变硬化边类似骨纤维结构不良	纤维组织内含圆形和梭形细胞伴缺乏细胞内胶原，以及类似颌骨骨化性纤维瘤的釉质样小体的小且部分钙化的小球体
脂肪硬化型黏液纤维瘤	男 / 女	20～70 岁	股骨转子间区	透光性或部分硬化性病变，边界清晰伴硬化边，偶可见中心基质矿化	坏死脂肪组织内存在纤维性或黏液纤维性区域，伴化生性曲线样或圆环样编织骨小体和（或）矿化不良

有学者提出骨纤维结构不良与纤维结构不良和造釉细胞瘤之间存在一定联系。尽管这一问题仍存在争议，但造釉细胞瘤（一种恶性肿瘤）在病理学检查上可含有类似纤维结构不良和骨纤维结构不良的纤维骨性成分。此外，近年来，在有些患者骨纤维结构不良区域内可见对应于造釉细胞瘤的上皮组织。Czerniak等曾将此类病变命名为分化型（衰退性）造釉细胞瘤。依据这些学者的理论，分化型造釉细胞瘤的典型特征包括20岁以前起病，仅发生于皮质内，均以骨纤维结构不良占优势，以及散在分布的与典型造釉细胞瘤相同的上皮成分灶。这一现象表明单一疾病实体可呈现出不同表现的疾病谱，其一端为良性的骨纤维结构不良，另一端为恶性的造釉细胞瘤。

2. 并发症与治疗 骨纤维结构不良是一种侵袭性病变，局部切除后常可见复发。部分学者认为，本病可与另一极具侵袭性的病变——造釉细胞瘤共存（见前文讨论）。

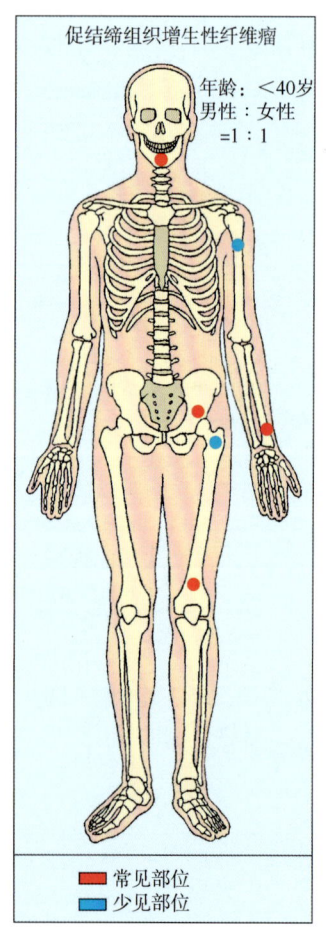

图 19-60 促结缔组织增生性纤维瘤的好发部位、峰值年龄及男女发病比例

六、促结缔组织增生性纤维瘤

1. 临床表现及影像学特点 促结缔组织增生性纤维瘤（也称骨内硬纤维瘤）是一种罕见的局部侵袭性肿瘤，发生于40岁以下人群，50%的病例发生于10～20岁。1958年H. Jaffe首次将此病作为一种独立的疾病来介绍。疼痛和局部肿胀是最常见的症状，但部分患者可无症状。长骨（股骨、胫骨、腓骨、肱骨和桡骨）、骨盆及下颌骨为常见受累部位（图19-60）。长骨的病变发生于骨干，但常延伸至干骺端。骨骺不受累，但生长板闭合后，病变可扩展至骨的关节端。

最近的遗传学和原位杂交荧光研究显示了骨促结缔组织增生性纤维瘤在11q13染色体的断点。

促结缔组织增生性纤维瘤无典型影像学特征。病变常为膨胀性和透光性，伴清晰、锐利的边缘（图19-61）；骨皮质可增厚或变薄，无明显骨膜反应。通常可见地图样骨破坏，移行带窄且无硬化边（76%）。90%的病变内可见假性间隔（图19-62、图19-63）。通过肿瘤的病理性骨折少见（9%）（见图19-62B）。本病的侵袭性病变特征为骨质破坏伴软组织浸润，可类似恶性骨肿瘤（图19-64）。

除传统X线片外，促结缔组织增生性纤维瘤的影像学检查还应包括骨扫描、CT和MRI。放射性核素骨扫描显示病变处放射性摄取增高。CT有助于评估骨皮质破坏中断及肿瘤侵及软组织情况（图19-63C）。MRI也有助于评估骨内和骨外的病变范围，可更清晰地显示肿瘤特征（图19-65；另见图19-63D）。病变在MRI上显示边界清晰，在T_1WI上呈中等信号，在T_2WI上呈不均匀混杂信号，特征为信号增高区与中等信号和低信号灶混杂。低信号代表致密的结缔组织基质和肿瘤的相对乏细胞性。静脉注射Gd造影剂后，绝大多数病变呈不均匀强化，肿瘤外周区较中心区强化更明显。

2. 病理 组织学上，病变由梭形和偶为星形的成纤维细胞组成，伴致密胶原基质。与基质相比，细胞几乎总是仅占较小的比例。基质内通常含有大的薄壁血管，与软组织硬纤维瘤所见相似。促结缔组织增生性纤维瘤与其他纤维性肿瘤鉴别困难，尤其是低级别纤维肉瘤。

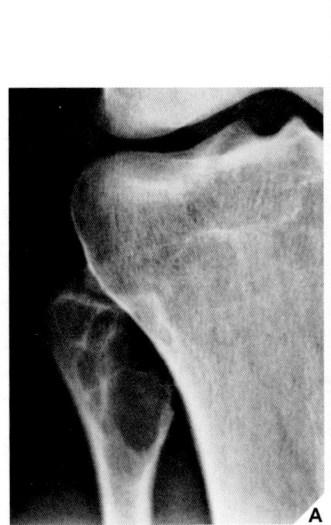
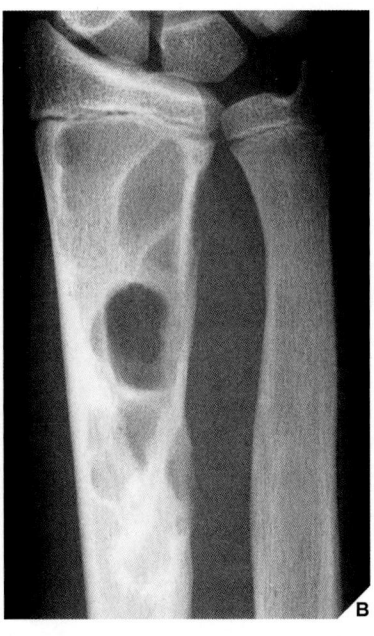

图 19-61 促结缔组织增生性纤维瘤（1）

A. 17 岁女孩，右侧腓骨近端可见一透光性、分隔状病变，边界清晰、锐利。注意其无骨膜反应。B. 15 岁男孩，可见桡骨远端干骺端透光性、分隔状病变（经允许引自 Greenspan A, Borys D. *Radiology and pathology correlation of bone tumors: a quick reference and review.* Philadelphia: Wolters Kluwer; 2016: 215.）

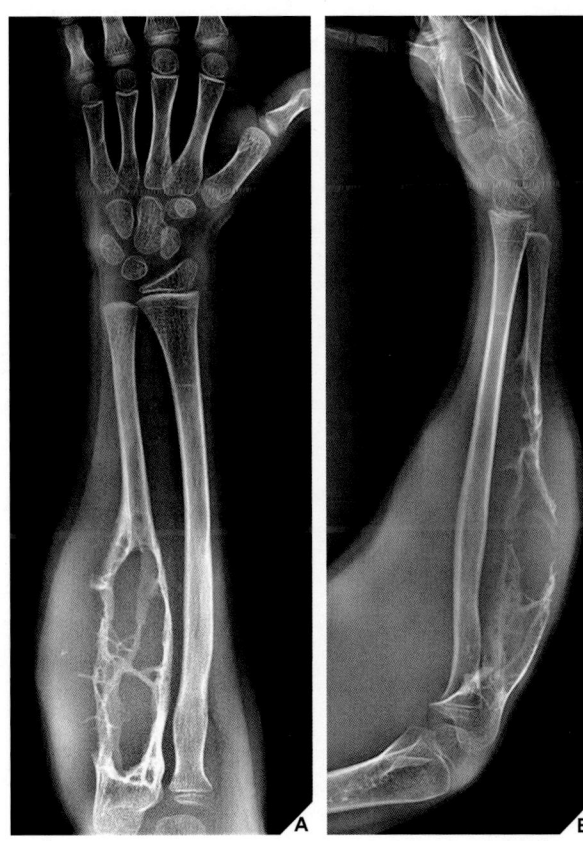

图 19-62 促结缔组织增生性纤维瘤（2）

8 岁男孩，左前臂前后位（A）和侧位（B）X 线片显示尺骨近端侵袭性溶骨性、膨胀性、分隔状病变。注意后方皮质的病理性骨折及肿瘤浸润周围软组织

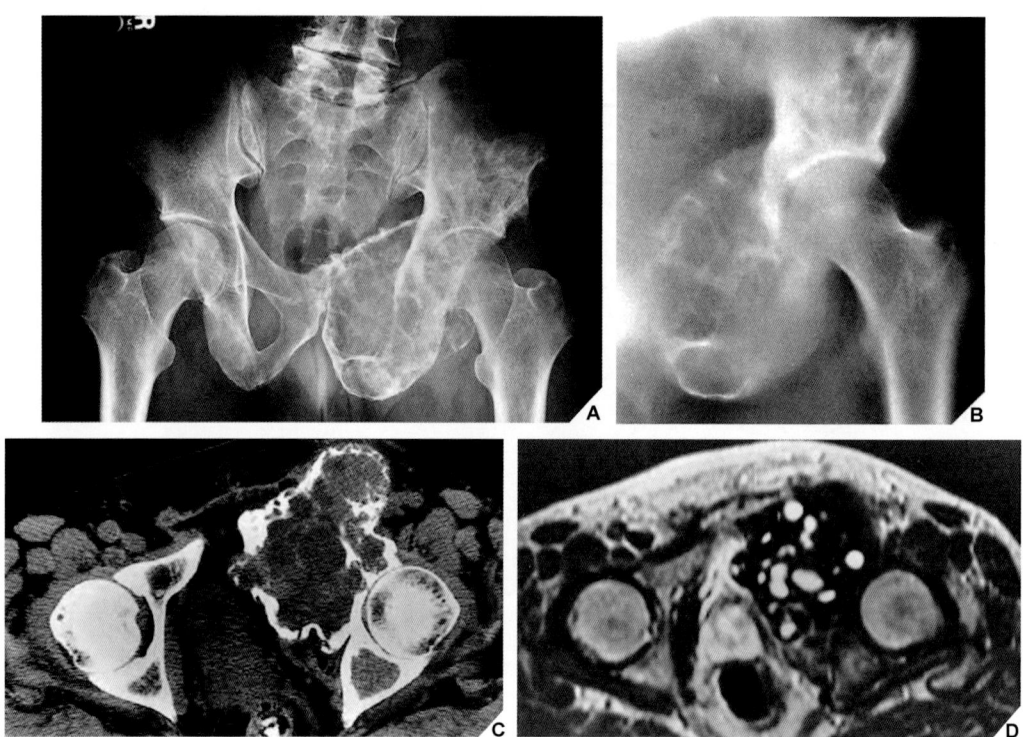

图19-63　促结缔组织增生性纤维瘤X线检查、CT及MRI表现

67岁男性，巨大骨盆肿块。A. 骨盆前后位X线片显示累及坐骨和耻骨的膨胀性、分隔状、溶骨性病变，病变扩展至髂骨髋臼上区域。B. 传统X线断层摄影显示肿瘤的溶骨性及膨胀性特征。髂骨受累显示更清晰。C. 通过髋关节的CT图像显示肿瘤呈分叶状，伴厚的硬化边。病变扩展入盆腔内，膀胱受压移位。D. 轴位自旋回波T$_2$WI（TR 2000/TE 80ms）显示肿瘤信号不均匀：病变大部呈低至中等信号强度，伴中心区域呈高信号。切开活检证实为促结缔组织增生性纤维瘤（引自Greenspan A，Jundt G，Remagen W. *Differential diagnosis in orthopaedic oncology*，2nd ed. Philadelphia：Lippincott Williams & Wilkins；2007：299.）

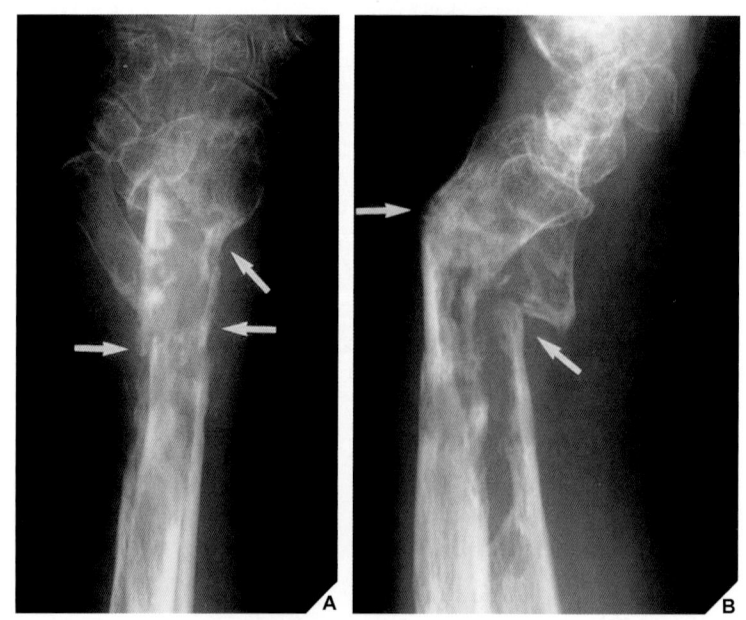

图19-64　促结缔组织增生性纤维瘤（3）

31岁女性，前臂远端前后位（A）和侧位（B）X线片显示桡骨和尺骨侵袭性破坏性病变，达其远端关节面，合并病理性骨折（箭头）。病变切除活检证实为促结缔组织增生性纤维瘤

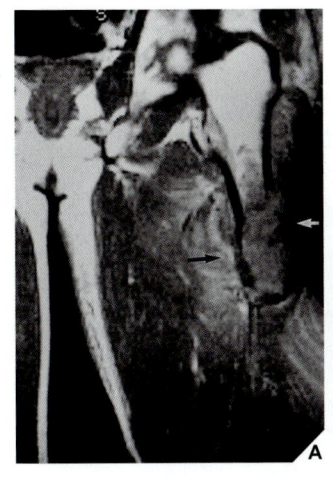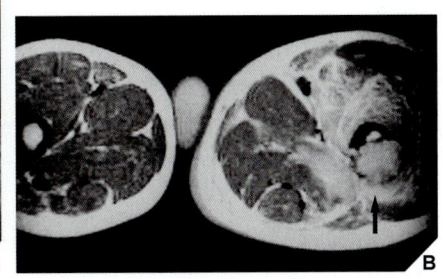

图19-65　促结缔组织增生性纤维瘤MRI表现

A. 冠状位T_1WI显示左股骨干的肿瘤破坏骨皮质并侵入软组织（箭头）；B. 轴位质子密度MRI显示骨髓被肿瘤所取代（箭头），软组织受累及瘤周水肿（由Courtesy of Prof. Wolfgang Remagen，Cologne，Germany. 提供）

3. 治疗　尽管在完全切除肿瘤后仍有高复发率，但治疗方法仍选择广泛切除。除侵袭性之外，从未见发生转移的报道。

记忆要点

[1] 纤维性骨皮质缺损（干骺端纤维缺损）与非骨化性纤维瘤具有类似组织病理学结构。其影像学鉴别仅在于病变大小不同。

[2] 大多数此类病变可自行消失。当病变持续生长，其呈偏心性位于骨内并显示特征性"扇贝"样硬化边。

[3] 播散性非骨化性纤维瘤病伴咖啡牛奶斑称为Jaffe-Campanacci综合征。

[4] 良性纤维组织细胞瘤的影像学特征类似非骨化性纤维瘤；但患者年龄较大，可引起临床症状，并表现出更具侵袭性的临床病程（可在手术治疗后复发）。

[5] 骨膜硬纤维瘤的特征是好发于股骨内侧髁后内侧骨皮质。本病不应误诊为恶性骨肿瘤。

[6] 纤维结构不良可为单骨型或多骨型，后者有明确的累及一侧肢体的倾向。当多骨型纤维结构不良伴性早熟和咖啡牛奶斑（边缘不规则、粗糙或"缅因州海岸"样边缘）时，称为McCune-Albright综合征，其主要见于女孩。

[7] 多骨型纤维结构不良伴软组织黏液瘤称为Mazabraud综合征。

[8] 大量软骨形成可见于纤维结构不良，这种情况被称为纤维软骨发育不良，影像学上可类似软骨源性肿瘤，如软骨肉瘤。

[9] 纤维软骨发育不良（纤维结构不良内软骨分化）不应与长骨局灶性纤维软骨发育不良相混淆，后者主要见于儿童和年轻人，并特征性累及胫骨近端。

[10] 评估纤维结构不良在骨骼内的分布情况及活性最好的影像学检查方法为放射性核素骨扫描。

[11] 骨纤维结构不良是一种良性纤维骨性病变，发生于儿童和青少年，有明确的发生于胫骨前部的倾向。本病可能与造釉细胞瘤有关。

[12] 促结缔组织增生性纤维瘤是一种局部侵袭性肿瘤，通常以骨质破坏和软组织浸润为特征，并因此而类似恶性肿瘤。

（詹惠荔　张　恒　白荣杰　译）

参考文献

Albright F, Butler AM, Hampton AO, et al. Syndrome characterized by osteitis fibrosa disseminata, areas of pigmentation and endocrine dysfunction with precocious puberty in females. *N Engl J Med* 1937;216:727–731.

Bahk W-J, Kang Y-K, Lee A-H, et al. Desmoid tumor of bone with enchondromatous nodules, mistaken for chondrosarcoma. *Skeletal Radiol* 2003;32:223–226.

Bancroft LW, Kransdorf MJ, Menke DM, et al. Intramuscular myxoma: characteristic MR imaging features. *AJR Am J Roentgenol* 2002;178:1255–1259.

Barnes GR Jr, Gwinn JL. Distal irregularities of the femur simulating malignancy. *Am J Roentgenol Radium Ther Nucl Med* 1974;122:180–185.

Bertoni F, Calderoni P, Bacchini P, et al. Benign fibrous histiocytoma of bone. *J Bone Joint*

Surg Am 1986;68:1225–1230.

Bertoni F, Calderoni P, Bacchini P, et al. Desmoplastic fibroma of bone. A report of six cases. J Bone Joint Surg Br 1984;66:265–268.

Bridge JA, Dembinski A, DeBoer J, et al. Clonal chromosomal abnormalities in osteofibrous dysplasia. Implications for histopathogenesis and its relationship with adamantinoma. Cancer 1994;73:1746–1752.

Brower AC, Culver JE Jr, Keats TE. Histological nature of the cortical irregularity of the medial posterior distal femoral metaphysis in children. Radiology 1971;99:389–392.

Bufkin WJ. The avulsive cortical irregularity. Am J Roentgenol Radium Ther Nucl Med 1971;112:487–492.

Cabral CE, Guedes P, Fonseca T, et al. Polyostotic fibrous dysplasia associated with intramuscular myxomas: Mazabraud's syndrome. Skeletal Radiol 1998;27:278–282.

Camilleri AE. Craniofacial fibrous dysplasia. J Laryngol Otol 1991;105:662–666.

Campanacci M. Osteofibrous dysplasia of the long bones a new clinical entity. Ital J Orthop Traumatol 1976;2:221–237.

Campanacci M, Laus M, Boriani S. Multiple non-ossifying fibromata with extraskeletal anomalies: a new syndrome? J Bone Joint Surg Br 1983;65:627–632.

Choi IH, Kim CJ, Cho T-J, et al. Focal fibrocartilaginous dysplasia of long bones: report of eight additional cases and literature review. J Pediatr Orthop 2000;20:421–427.

Cohen DM, Dahlin DC, Pugh DG. Fibrous dysplasia associated with adamantinoma of the long bones. Cancer 1962;15:515–521.

Crim JR, Gold RH, Mirra JM, et al. Desmoplastic fibroma of bone: radiographic analysis. Radiology 1989;172:827–832.

Czerniak B, Rojas-Corona RR, Dorfman HD. Morphologic diversity of long bone adamantinoma. The concept of differentiated (regressing) adamantinoma and its relationship to osteofibrous dysplasia. Cancer 1989;64:2319–2334.

Daffner RH, Kirks DR, Gehweiler JA Jr, et al. Computed tomography of fibrous dysplasia. AJR Am J Roentgenol 1982;139:943–948.

Dahlin DC, Unni KK. Bone tumors: general aspects and data on 8,542 cases, 4th ed. Springfield, IL: Charles C. Thomas, 1986:141–148.

DiCaprio MR, Enneking WF. Fibrous dysplasia. Pathophysiology, evaluation, and treatment. J Bone Joint Surg Am 2005;87:1848–1864.

Dorfman HD, Ishida T, Tsuneyoshi M. Exophytic variant of fibrous dysplasia (fibrous dysplasia protuberans). Hum Pathol 1994;25:1234–1237.

Dreizin D, Glenn C, Jose J. Mazabraud syndrome. Am J Orthop (Belle Mead NJ) 2012;41: 332–335.

Endo M, Kawai A, Kobayashi E, et al. Solitary intramuscular myxoma with monostotic fibrous dysplasia as a rare variant of Mazabraud's syndrome. Skeletal Radiol 2007;36:523–529.

Flanagan AM, Delaney D, O'Donnell P. Benefits of molecular pathology in the diagnosis of musculoskeletal tumors. Part II of a two-part review: bone tumors and metabolic disorders. Skeletal Radiol 2010;39:213–224.

Fletcher CDM, Unni KK, Mertens E, eds. World Health Organization classification of tumours of soft tissues and bone. Lyon, France: IARC Press; 2013:352–365.

Greenspan A, Borys D. Radiology and pathology correlation of bone tumors: a quick reference and review. Philadelphia: Wolters Kluwer; 2016:180–218.

Greenspan A, Jundt G, Remagen W. Differential diagnosis in orthopaedic oncology, 2nd ed. Philadelphia: Lippincott Williams & Wilkins; 2007.

Greenspan A, Unni KK. Case report 787: desmoplastic fibroma. Skeletal Radiol 1993;22:296–299.

Gross ML, Soberman N, Dorfman HD, et al. Case report 556: multiple non-ossifying fibromas of long bones in a patient with neurofibromatosis. Skeletal Radiol 1989;18: 389–391.

Hamada T, Ito H, Araki Y, et al. Benign fibrous histiocytoma of the femur: review of three cases. Skeletal Radiol 1996;25:25–29.

Henschen F. Fall von Osteitis fibrosa mit multiplen Tumoren in der umgebenden Muskulatur. Verh Dtsch Ges Pathol 1926;21:93–97.

Hermann G, Klein M, Abdelwahab IF, et al. Fibrocartilaginous dysplasia. Skeletal Radiol 1996;25:509–511.

Hoshi H, Futami S, Ohnishi T, et al. Gallium-67 uptake in fibrous dysplasia of the bone. Ann Nucl Med 1990;4:35–38.

Inamo Y, Hanawa Y, Kin H, et al. Findings on magnetic resonance imaging of the spine and femur in a case of McCune-Albright syndrome. Pediatr Radiol 1993;23:15–18.

Inwards CY, Unni KK, Beabout JW, et al. Desmoplastic fibroma of bone. Cancer 1991;68:1978–1983.

Ishida T, Dorfman HD. Massive chondroid differentiation in fibrous dysplasia of bone (fibrocartilaginous dysplasia). Am J Surg Pathol 1993;17:924–930.

Iwasko N, Steinbach LS, Disler D, et al. Imaging findings in Mazabraud's syndrome: seven new cases. Skeletal Radiol 2002;31:81–87.

Jaffe HL. Fibrous cortical defect and non-ossifying fibroma. In: Tumors and tumorous conditions of the bones and joints. Philadelphia: Lea & Febiger; 1958:76–91.

Jaffe HL, Lichtenstein L. Non-osteogenic fibroma of bone. Am J Pathol 1942;18:205–221.

Jee W-H, Choe B-Y, Kang H-S, et al. Nonossifying fibroma: characteristics at MR imaging with pathologic correlation. Radiology 1998;209:197–202.

Jee W-H, Choi K-H, Choe B-Y, et al. Fibrous dysplasia: MR imaging characteristics with radiopathologic correlation. AJR Am J Roentgenol 1996;167:1523–1527.

Kahn LB. Adamantinoma, osteofibrous dysplasia and differentiated adamantinoma. Skeletal Radiol 2003;32:245–258.

Kaushik S, Smoker WRK, Frable WJ. Malignant transformation of fibrous dysplasia into chondroblastic osteosarcoma. Skeletal Radiol 2002;31:103–106.

Kempson RL. Ossifying fibroma of the long bones. A light and electron microscopic study. Arch Pathol 1966;82:218–233.

Khanna M, Delaney D, Tirabosco R, et al. Osteofibrous dysplasia, osteofibrous dysplasia-like adamantinoma, and adamantinoma: correlation of radiological imaging features with surgical histology and assessment of the use of radiology in contributing to needle biopsy diagnosis. Skeletal Radiol 2008;37:1077–1084.

Kransdorf MJ, Murphey MD. Diagnosis please. Case 12: Mazabraud syndrome. Radiology 1999;212:129–132.

Kransdorf MJ, Murphey MD, Sweet DE. Liposclerosing myxofibrous tumor: a radiologic-pathologic-distinct fibro-osseous lesion of bone with a marked predilection for the intertrochanteric region of the femur. Radiology 1999;212:693–698.

Kumar R, Madewell JE, Lindell MM, et al. Fibrous lesions of bones. Radiographics 1990;10:237–256.

Kyriakos M, McDonald DJ, Sundaram M. Fibrous dysplasia with cartilaginous differentiation ("fibrocartilaginous dysplasia"): a review, with an illustrative case followed for 18 years. Skeletal Radiol 2004;33:51–62.

Lichtenstein L. Polyostotic fibrous dysplasia. Arch Surg 1938;36:874–898.

Lichtenstein L, Jaffe HL. Fibrous dysplasia of bone. Arch Pathol 1942;33:777–816.

Luna A, Martinez S, Bossen E. Magnetic resonance imaging of intramuscular myxoma with histological comparison and a review of the literature. Skeletal Radiol 2005;34:19–28.

Machida K, Makita K, Nishikawa J, et al. Scintigraphic manifestation of fibrous dysplasia. Clin Nucl Med 1986;11:426–429.

Matsuno T. Benign fibrous histiocytoma involving the ends of long bone. Skeletal Radiol 1990;19:561–566.

Mazabraud A, Semat P, Roze R. A propos de l'association de fibromyxomes des tissus mous à la dysplasie fibreuse des os. Presse Med 1967;75:2223–2228.

McCune DJ. Progress in pediatrics: osteodystrophia fibrosa. Arch Pediatr Adolesc Med 1937;54:806.

Mertens F, Romeo S, Bovée JV, et al. Reclassification and subtyping of so-called malignant fibrous histiocytoma of bone: comparison with cytogenetic features. Clin Sarcoma Res 2011;1:10.

Mirra JM, Gold RH. Fibrous dysplasia. In: Mirra JM, Picci P, Gold RH, eds. Bone tumors. Philadelphia: Lea & Febiger; 1989:191–226.

Mirra JM, Gold RH, Rand F. Disseminated nonossifying fibromas in association with café-au-lait spots (Jaffe-Campanacci syndrome). Clin Orthop Relat Res 1982;(168):192–205.

Mulder JD, Schütte HE, Kroon HM, et al. Radiologic atlas of bone tumors. Amsterdam, Netherlands: Elsevier; 1993:607–625.

Okubo T, Saito T, Takagi T, et al. Desmoplastic fibroma of the rib with cystic change: a case report and literature review. Skeletal Radiol 2014;43:703–708.

Park Y, Unni KK, McLeod RA, et al. Osteofibrous dysplasia: clinicopathologic study of 80 cases. Hum Pathol 1993;24:1339–1347.

Ragsdale BD. Polymorphic fibro-osseous lesions of bone: an almost site-specific diagnostic problem of the proximal femur. Hum Pathol 1993;24:505–512.

Riley GM, Greenspan A, Poirier VC. Fibrous dysplasia of a parietal bone. J Comput Assist Tomogr 1997;21:41–43.

Ruggieri P, Sim FH, Bond JA, et al. Malignancies in fibrous dysplasia. Cancer 1994;73: 1411–1424.

Schajowicz F. Tumors and tumorlike lesions of bone. Pathology, radiology, and treatment, 2nd ed. Berlin, Germany: Springer-Verlag; 1994.

Schajowicz F, Sissons HA, Sobin LH. The World Health Organization's histologic classification of bone tumors. A commentary on the second edition. Cancer 1995;75:1208–1214.

Singnurkar A, Phancao JP, Chatha DS, et al. The appearance of Mazabraud's syndrome on 18F-FDG PET/CT. Skeletal Radiol 2007;36:1085–1089.

Sissons HA, Kancherla PL, Lehman WB. Ossifying fibroma of bone. Report of two cases. Bull Hosp Jt Dis Orthop Inst 1983;43:1–14.

Springfield DS, Rosenberg AE, Mankin HJ, et al. Relationship between osteofibrous dysplasia and adamantinoma. Clin Orthop Relat Res 1994;309:234–244.

Stewart DR, Brems H, Gomes AG, et al. Jaffe-Campanacci syndrome, revisited: detailed clinical and molecular analyses determine whether patients have neurofibromatosis type 1, coincidental manifestations, or a distinct disorder. Genet Med 2014;16:448–459.

Sweet DE, Vinh TN, Devaney K. Cortical osteofibrous dysplasia of long bone and its relationship to adamantinoma. A clinicopathologic study of 30 cases. Am J Surg Pathol 1992;16:282–290.

Trombetta D, Macchia G, Mandahl N, et al. Molecular genetic characterization of the 11q13 breakpoint in a desmoplastic fibroma of bone. Cancer Genet 2012;205:410–413.

Ueda Y, Blasius S, Edel G, et al. Osteofibrous dysplasia of long bones—a reactive process to adamantinomatous tissue. J Cancer Res Clin Oncol 1992;118:152–156.

Yamazaki T, Maruoka S, Takahashi S, et al. MR findings of avulsive cortical irregularity of the distal femur. Skeletal Radiol 1995;24:43–46.

Zoccali C, Teori G, Erba F. Mazabraud's syndrome: a new case and review of the literature. Int Orthop 2009;33:605–610.

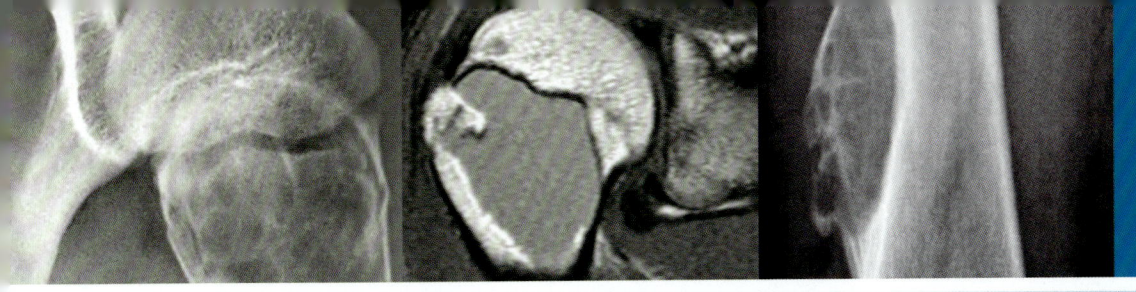

第 20 章

良性骨肿瘤与肿瘤样病变Ⅳ：其他病变

一、单纯性骨囊肿

1. 临床及影像学特点　单纯性骨囊肿（SBC）也称为单房性骨囊肿，是一种原因不明的肿瘤样病变，约占所有原发性骨病变的3%。本病曾被认为是局部骨生长紊乱所致。尽管其发病机制仍不清楚，但单纯性骨囊肿更倾向为反应性或发育性病变，而非真正的肿瘤。本病常于20岁前发病，男性较女性更常见。绝大多数单纯性骨囊肿发生于肱骨和股骨近端，尤其是年龄小于17岁的患者。在较年长的患者中，不典型部位如跟骨、距骨和髂骨的骨囊肿的发生率明显增高（图20-1）。临床症状包括疼痛、肿胀或邻近关节僵硬。病理性骨折常为本病的首发表现。在影像学上，单纯性骨囊肿表现为透光性、位于中心的边界清晰的病变，伴硬化边（图20-2～图20-6）。无骨膜反应，这是区分单纯性骨囊肿与动脉瘤样骨囊肿（ABC）的一个鉴别特征，因为后者均可见一定程度的骨膜反应；但当发生病理性骨折时，单纯性骨囊肿可见骨膜反应。传统X线片常足以诊断。单纯性骨囊肿的MRI呈现出液体的信号特征：T_1WI呈低至中等信号，T_2WI呈均匀的高信号（图20-7、图20-8）。

2. 病理　单纯性骨囊肿的尸体标本可见边界清晰的囊腔，囊腔内膜闪亮，偶尔可见薄的灰色碎片（图20-9）。但在组织学上，单纯性骨囊肿是一种排除性诊断。手术刮除区几乎无实性组织，但囊壁可示纤维组织残留或扁平单层细胞内衬。囊液内碱性磷酸酶水平增高。

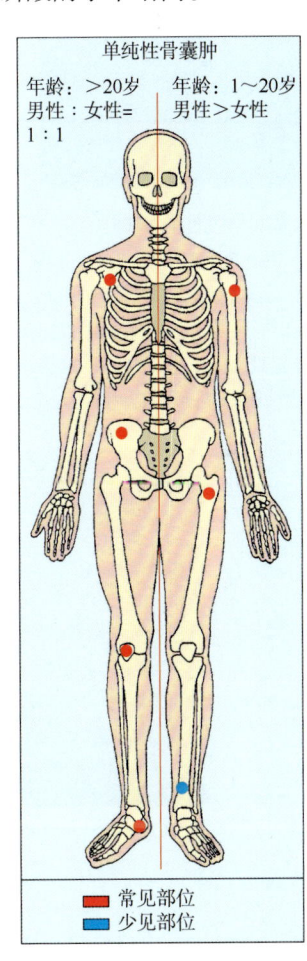

图20-1　单纯性骨囊肿的好发部位、峰值年龄及男女发病比例

骨骼线的左侧表示不常见的发病部位，见于较年长的患者

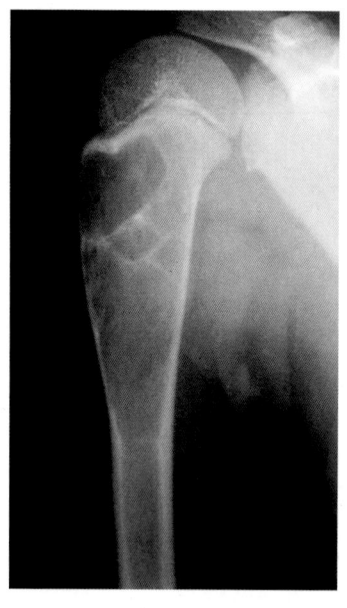

图 20-2　单纯性骨囊肿（1）

6岁男孩，右肱骨近端前后位X线片示单纯性骨囊肿的典型表现。病变位于肱骨近侧干骺端及骨干，这亦为本病的典型发病部位。透光性病变位于中心，并可见假性分隔。注意骨皮质略变薄且无骨膜反应

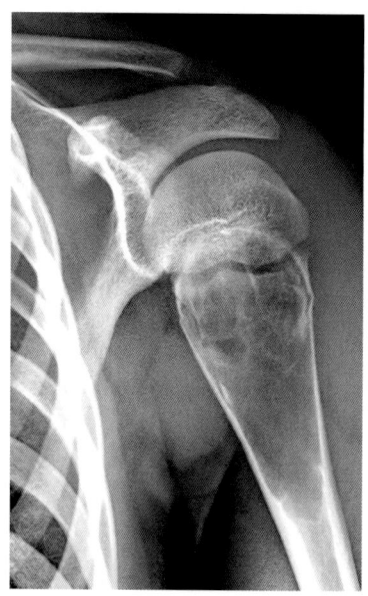

图 20-3　单纯性骨囊肿（2）

12岁男孩，左肩前后位X线片示肱骨近侧干骺端中心性发病的透光性病变。骨皮质变薄且无骨膜反应

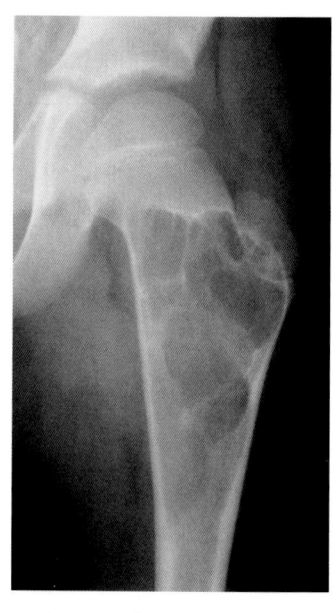

图 20-4　单纯性骨囊肿（3）

11岁女孩，左髋前后位X线片示该病的典型特征。其位于中心，移行带窄，为地图样骨质破坏，假性分房及无骨膜反应

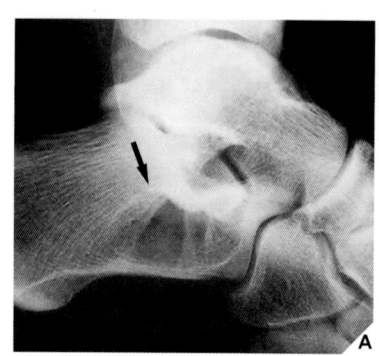

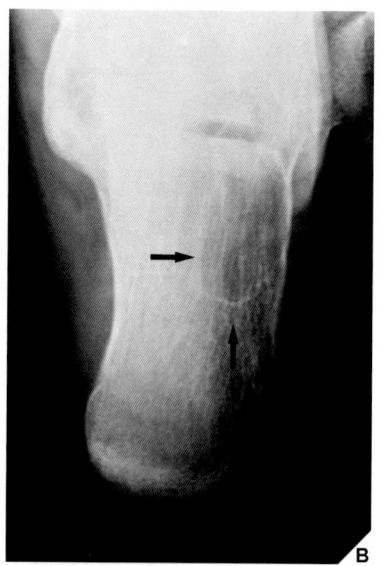

图 20-5　单纯性骨囊肿（4）

32岁男性，后足部侧位片（A）和跟骨Harris-Beath位片（B）示跟骨单纯性骨囊肿（箭头）。发生于跟骨的骨囊肿的典型发病部位为跟骨前外侧部，如此例所示

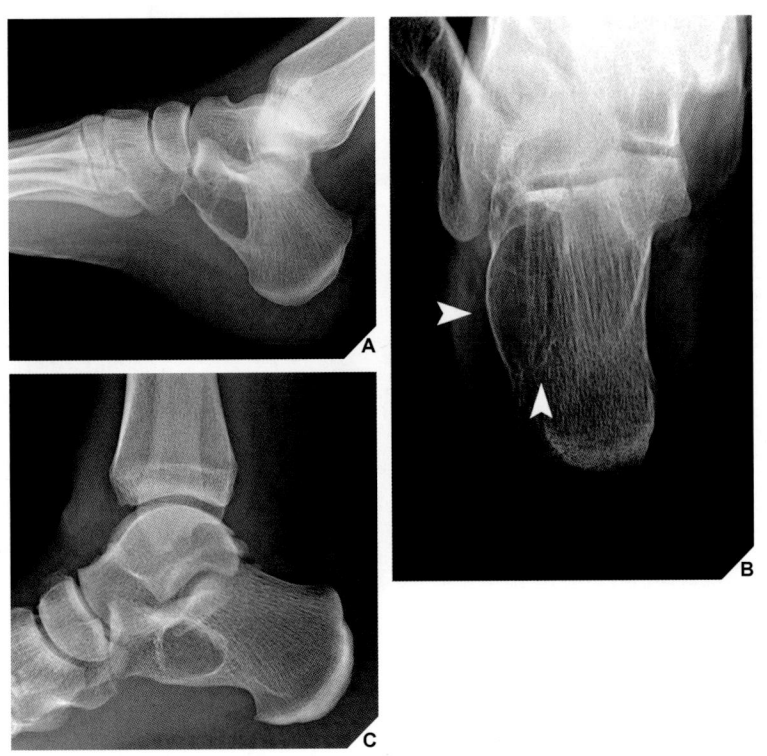

图 20-6　单纯性骨囊肿（5）

35 岁女性，右后足侧位片（A）和 Harris-Beath 位片（B）示跟骨前外侧的低密度病变（无尾箭头）。20 岁男性，后足侧位片（C）显示位于跟骨前部类似的低密度病变，移行带窄，伴薄的硬化边

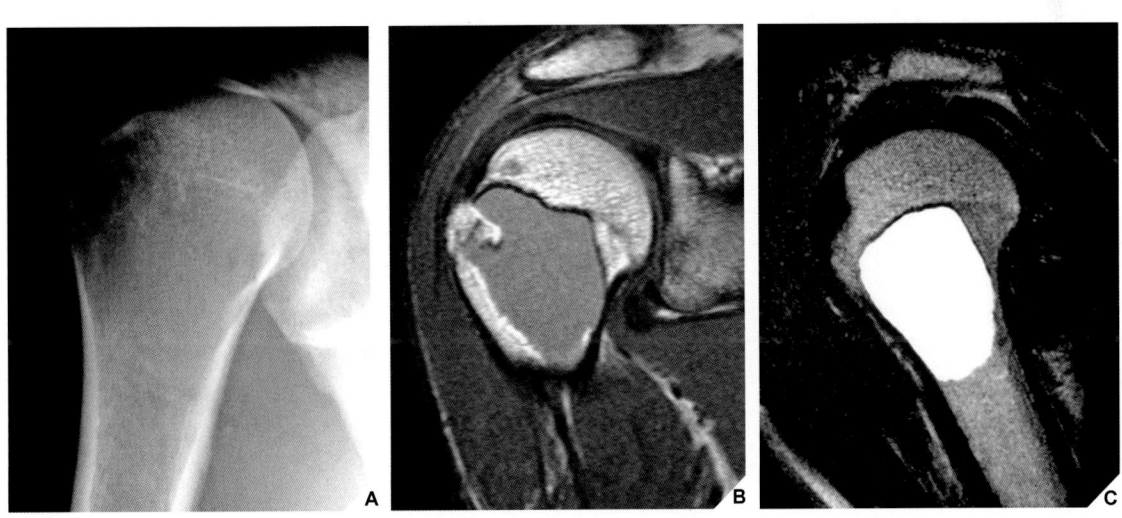

图 20-7　单纯性骨囊肿（6）

A. 22 岁男性，右肩关节前后位片示肱骨近端骨干邻近生长板处可见一低密度病变，移行带窄。B. 冠状位 T_1WI MRI 示病变呈均匀等信号。C. 矢状位 T_2WI MRI 示病变被液体填充呈均匀高信号（经允许引自 Greenspan A，Borys D. *Radiology and pathology correlation of bone tumors：a quick reference and review*. Philadelphia：Wolters Kluwer；2016：313-314.）

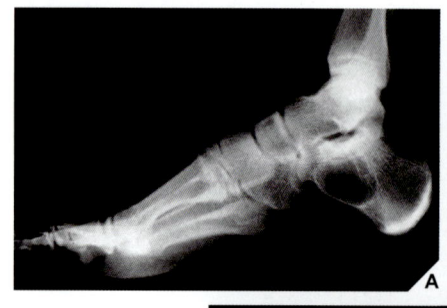
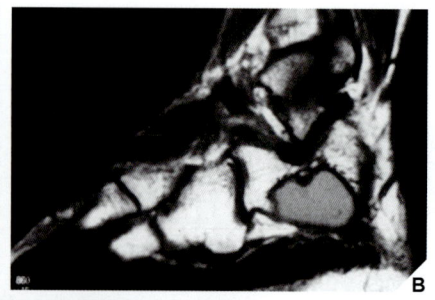
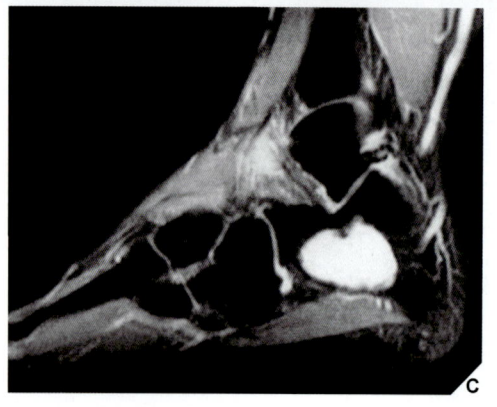

图20-8 单纯性骨囊肿（7）

A. 18岁男性，足部侧位片示跟骨内透光性病变伴边缘轻微硬化。B. 矢状位T₁WI（SE；TR 850/TE 15ms）MRI示病变呈均匀的中等信号，硬化边呈低信号。C. 矢状位STIR序列MRI示病变呈均匀的高信号（引自Greenfield GB，Arrington JA. *Imaging of bone tumors*. Philadelphia：JB Lippincott；1995：217-218.）

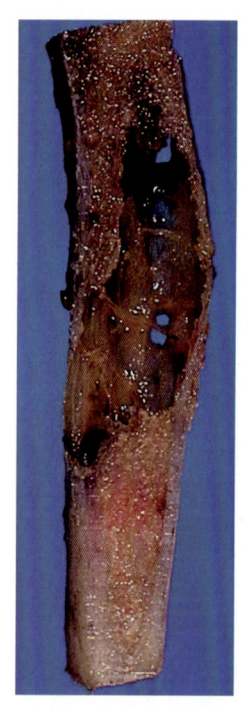

图20-9 单纯性骨囊肿病理学表现

肱骨近端大体标本的冠状切面显示髓腔内边界清晰的囊样空腔。观察到骨皮质变薄，囊肿的内层闪亮（经Elsevier允许引自Bullough P. *Orthopaedic pathology*，5th ed. Maryland Heights，MO：Mosby；2009.）

3. 并发症和鉴别诊断 单纯性骨囊肿最常见的并发症为病理性骨折，可见于约66%的病例。有时，病变内可见断裂的骨皮质（"骨片陷落"

征，图20-10），提示病变如多数单纯性骨囊肿那样为空心的或充满液体。这一征象可用于骨囊肿鉴别诊断，尤其是在细长的骨内，如腓骨（图20-11），以及鉴别其他透光性、具有类似影像学表现的、内含实性纤维或软骨组织的病变，如纤维结构不良、非骨化性纤维瘤（图20-12）或内生软骨瘤。骨脓肿有时可类似单纯性骨囊肿，尤其是发生于单纯性骨囊肿的好发部位肱骨近端或股骨近端者。在这样的病例中，有骨膜反应和病变扩展至生长板外为重要的鉴别特征，提示为骨脓肿（图20-13）。极少数情况下，骨内腱鞘囊肿可能被误诊为单纯性骨囊肿（图20-14）。

4. 治疗 单纯性骨囊肿的治疗是基于诱导成骨可使病变完全愈合的前提。骨折是骨修复的最简单诱因，但仅此一项仍不足以使病变完全消失，单纯性骨囊肿自发性骨折后常不能消失。最常见的治疗方法为刮除术后植入松质骨小块，但年龄小于10岁者接受这种治疗后有较高的复发率。此外，由于大多数单纯性骨囊肿发生于骺板周围，因此这种处理方法可能导致生长板损伤。不久前，Scaglietti报道了用单纯注射醋酸甲基强的松龙治疗骨囊肿。接受这种治疗的低龄患者出现完全性骨修复较年龄较大者更迅速，较年长者有时需行多次注射治疗。

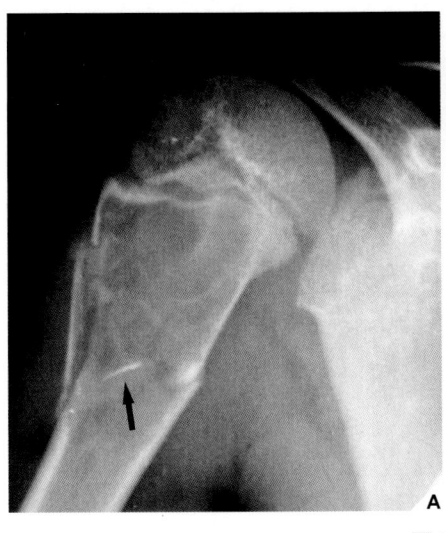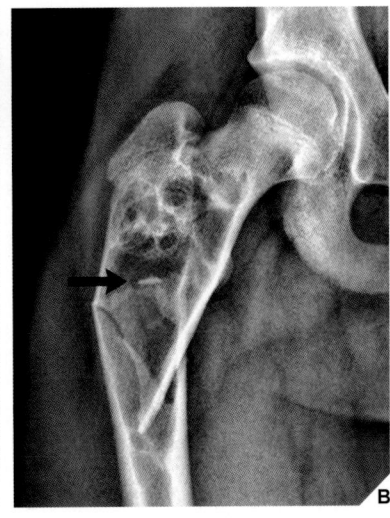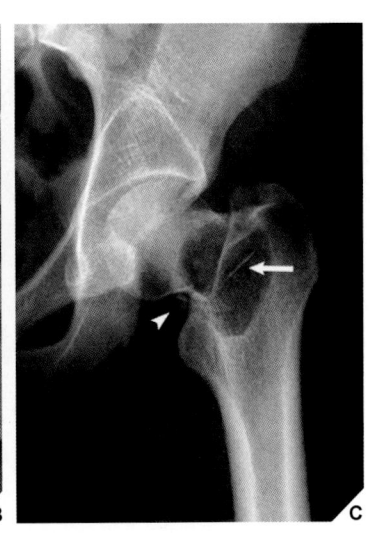

图 20-10　单纯性骨囊肿伴病理性骨折

A. 病理性骨折是单纯性骨囊肿最常见的并发症之一，如此例6岁男孩肱骨近侧干骺端所示，可见"骨片陷落"征（箭头），为单纯性骨囊肿的特征性表现。B. 11岁女孩，右髋关节前后位X线片示股骨干上段边界清晰的分叶状透光性病变伴病理性骨折，箭头所示为"骨片陷落"征。C. 20岁女性，左髋关节前后位X线片示股骨粗隆间的低密度病变延伸至股骨颈。囊肿发生骨折（无尾箭头），箭头所示为"骨片陷落"征

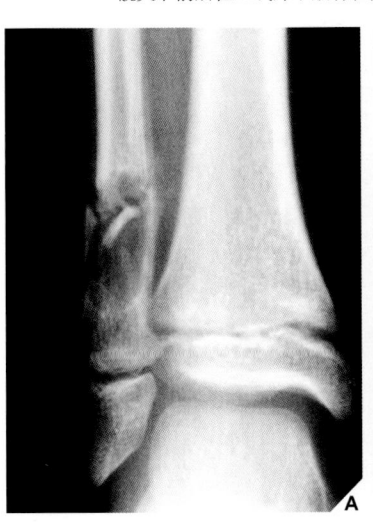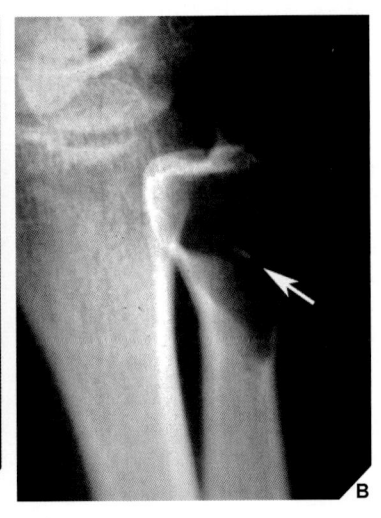

图 20-11　"骨片陷落"征

A. 5岁男孩，小腿轻微外伤，前后位X线片示右腓骨干远端透光性病变。注意病变处的病理性骨折及相关的骨膜反应。病变中心的高密度骨皮质骨折片即代表"骨片陷落"征，提示该病变为单纯性骨囊肿。B. 另一例患者，腕关节斜位片示尺骨远端的低密度病变，骨皮质骨折片陷落于囊肿内（箭头）

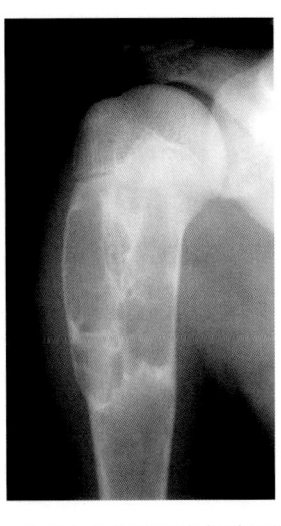

图 20-12　非骨化性纤维瘤类似单纯性骨囊肿

10岁男孩，右肩前后位X线片示肱骨近侧干骺端透光性病变，略呈偏心性，移行带窄，呈地图样骨质破坏。外侧骨皮质明显变薄、膨胀。该病变被认为是单纯性骨囊肿，但切除活检证实为非骨化性纤维瘤

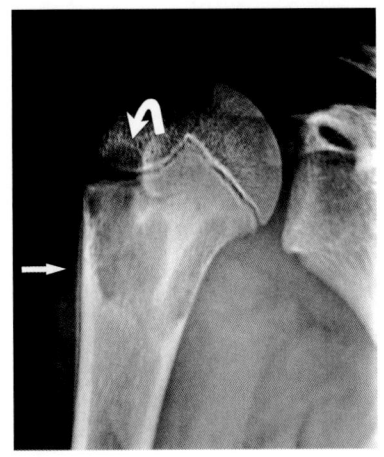

图 20-13　骨脓肿/骨髓炎

骨脓肿可类似单纯性骨囊肿，如此例12岁男孩肱骨近端所示，在无病理性骨折的情况下可见骨膜反应（箭头）及病变扩展至骨骺（弯箭头），这些均提示诊断为骨脓肿/骨髓炎

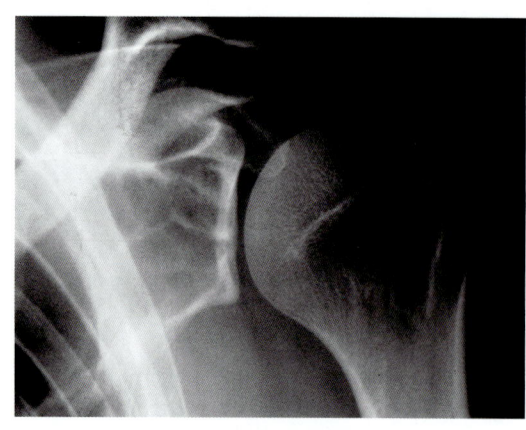

图20-14　骨内腱鞘囊肿

18岁女性，左肩疼痛。前后位X线片示肩盂内可见一透光性、分隔性病变，表现为单纯性骨囊肿（与图16-30对比）。切除活检证实为骨内腱鞘囊肿

二、动脉瘤样骨囊肿

1. 临床及影像学特点 "动脉瘤样骨囊肿（aneurysmal bone cyst，ABC）"这一名称由Jaffe和Lichtenstein首次用来描述两个充满血液的囊肿。其囊壁组织内含明显的空腔、含铁血黄素沉积区、巨细胞，有时还可见骨小梁。在之后的出版物中，Jaffe为这种病变选用了"ABC"这一描述性名称来强调其吹气样膨胀性表现。尽管本病的病因仍不清楚，但静脉阻塞或动静脉瘘相关的局部血流动力学改变被认为起了重要作用。部分学者认为本病是因创伤所致。Dahlin和McLeod认为其可与其他反应性非肿瘤性过程类似并相关，如在骨膜和骨中观察到的巨细胞修复性肉芽肿或创伤反应。动脉瘤样骨囊肿可继发于其他病变，在这样的病例中，组织内观察不到原有病变，或其可与各种良性（如巨细胞瘤、骨母细胞瘤、软骨母细胞瘤、软骨黏液样纤维瘤、纤维结构不良）和恶性（如骨肉瘤、纤维肉瘤或软骨肉瘤）病变并存。已有多位学者证实了动脉瘤样骨囊肿继发于原有病变这一现象。但部分学者认为动脉瘤样骨囊肿是一种修复性过程，可能是创伤或肿瘤导致的异常血管化过程的结果。遗传和免疫组化研究表明，原发性动脉瘤样骨囊肿是一种具有遗传易感性的骨病变。研究显示，16q22和17p13染色体带克隆重排，即t（16，17）（q22；p13）和*TRE17/USP6*（泛素特异性肽酶8/tre2）基因易位。

动脉瘤样骨囊肿约占原发性骨病变的6%，主要发生于儿童；本病90%发生于20岁以下患者。长骨干骺端为本病的好发部位，但动脉瘤样骨囊肿有时可发生于长骨骨干，以及扁骨如肩胛骨或骨盆，甚至发生于脊柱（图20-15）。如前所述，此类病变可作为囊变的结果而继发于原有病变，如软骨母细胞瘤、骨母细胞瘤、巨细胞瘤（GCT）或纤维结构不良（图20-16）。动脉瘤样骨囊肿的影像学特征为骨的偏心性多囊性膨胀（吹气样）改变，伴骨膜反应形成的骨垛或薄骨壳（图20-17～图20-20）。尽管传统X线片常足以评估病变，但CT、MRI和骨扫描可提供进一步帮助。CT尤其有助于明确骨皮质的完整性（图20-21）。CT也可显示病变内的骨嵴，即X线片上的分隔或间隔（图20-22）。MRI能有效显示病变内的液-液平面（图20-23）。这些液-液平面被认为是囊腔内红细胞和血清沉积。若需显示这一征象，患者必须在扫描前保持静止至少10分钟，图像必须为垂直于液-液平面的方向。

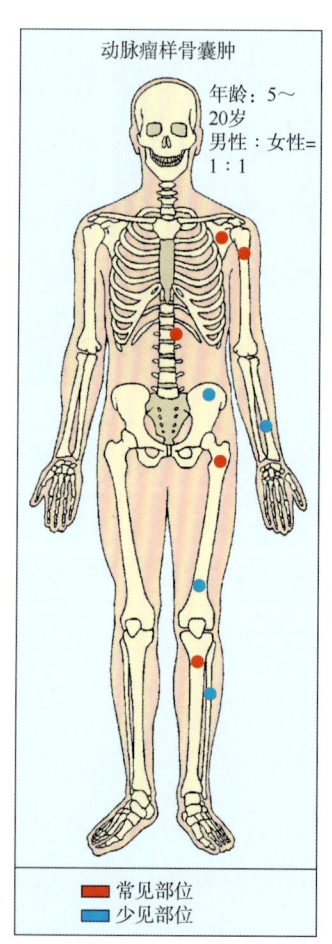

图20-15　动脉瘤样骨囊肿的好发部位、峰值年龄及男女发病比例

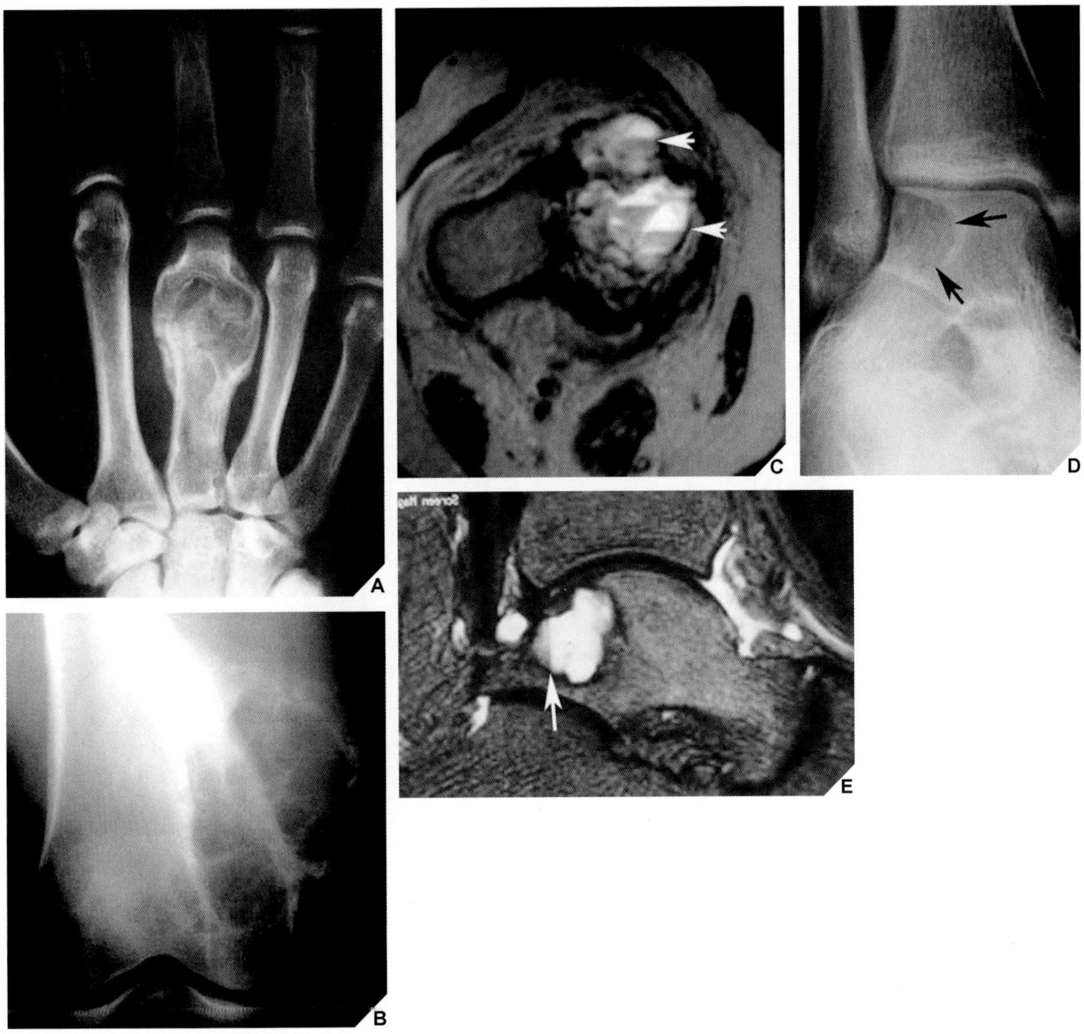

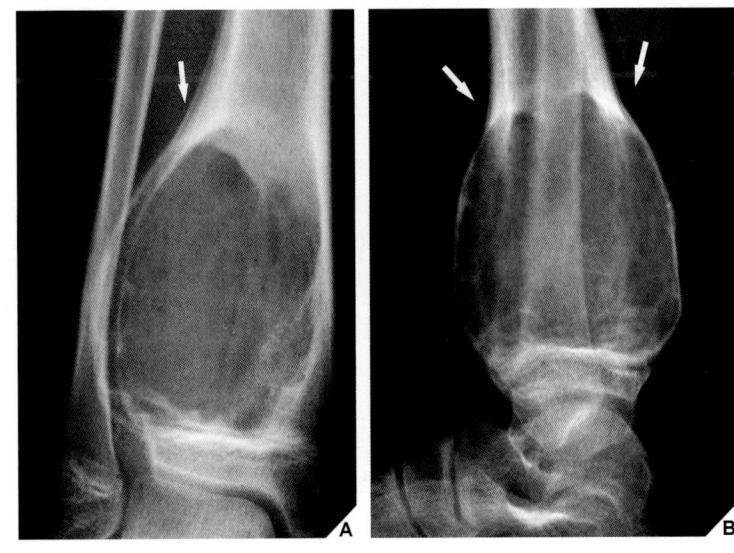

图 20-16　继发性动脉瘤样骨囊肿

A. 14岁男孩，左手背部无痛性肿胀。背掌位X线片示第3掌骨远端膨胀性病变。病变可见完整的骨膜反应，骨的关节端未受累。活检证实为单骨型纤维结构不良并动脉瘤样骨囊肿。B. 另一例患者膝关节前后位X线片示股骨远端膨胀性病变伴骨皮质增厚，内部可见分隔。C. 轴位T₂WI MRI示病变内多发液-液平面（箭头）。组织学检查显示为软骨黏液样纤维瘤继发动脉瘤样骨囊肿。D. 一位年轻女性右踝关节前后位X线片示距骨内可见一溶骨性病变，伴厚硬化边（箭头）。E. 矢状位T₂WI MRI示病变内的液-液平面（箭头）。组织学检查显示为软骨母细胞瘤继发动脉瘤样骨囊肿

图 20-17　动脉瘤样骨囊肿（1）

8岁女孩，有踝关节疼痛病史，小腿前后位（A）和侧位（B）X线片示胫骨远端干骺端可见一膨胀性透光性病变，病变扩展至骨干。注意其在骨内的偏心性部位和病变近侧端骨膜反应形成的骨垛（箭头）

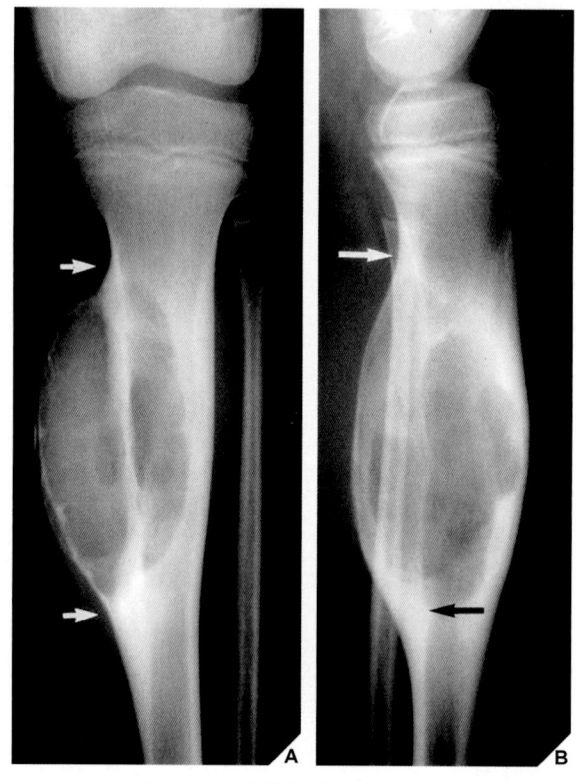

图20-18 动脉瘤样骨囊肿（2）

10岁女孩，左胫骨近端前后位（A）和侧位（B）X线片示动脉瘤样骨囊肿的典型表现，包括偏心性、膨胀性特征及病变近侧和远侧实性骨膜反应形成骨垛（箭头）

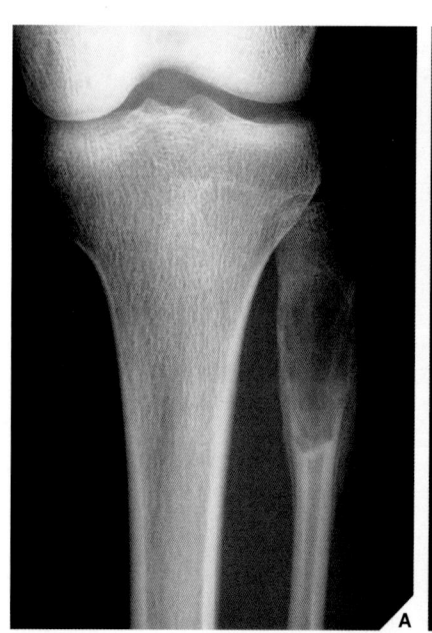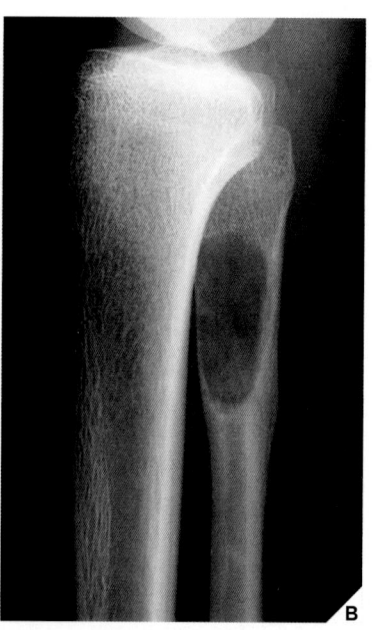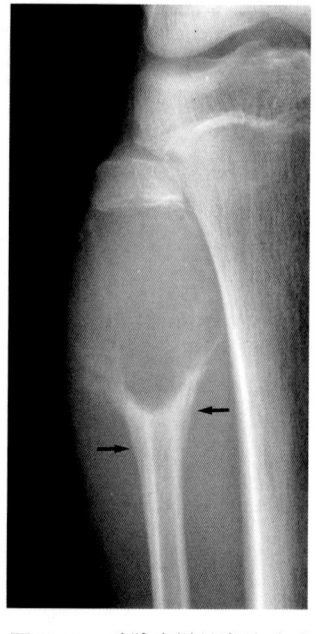

图20-19 动脉瘤样骨囊肿（3）

17岁女孩，小腿近端前后位（A）和侧位（B）X线片示腓骨的低密度病变，移行带窄，边缘硬化及连续完整的骨膜反应（经允许引自Greenspan A，Borys D. Radiology and pathology correlation of bone tumors：a quick reference and review. Philadelphia：Wolters Kluwer；2016：317.）

图20-20 动脉瘤样骨囊肿（4）

11岁女孩，腓骨近端的巨大透光性、膨胀性病变示骨膜反应形成的骨垛（箭头）

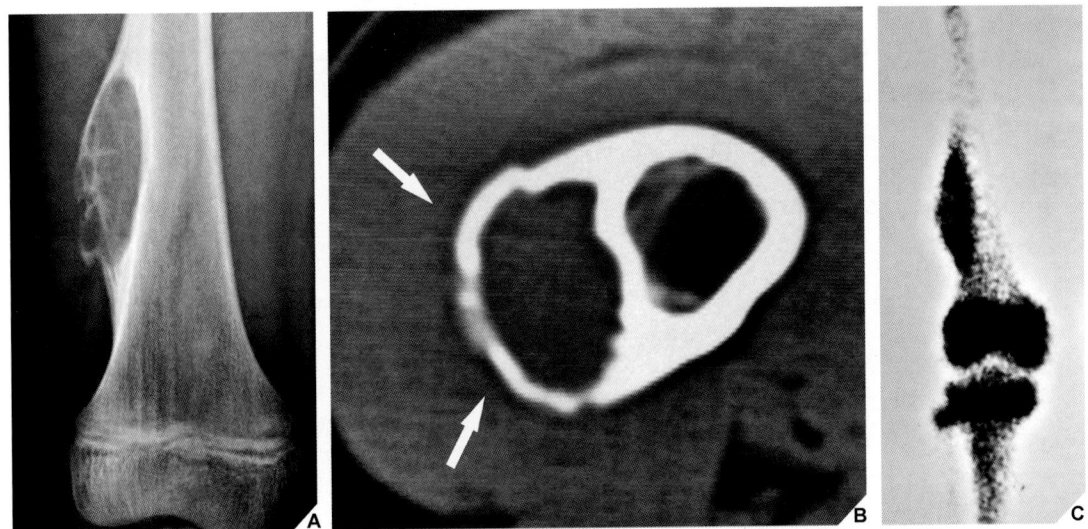

图 20-21　动脉瘤样骨囊肿 X 线、CT 及骨扫描表现

A. 8 岁男孩，右大腿下段疼痛 6 个月，其股骨远端 X 线片示一透光性、膨胀性、偏心性病变位于股骨内，病变近端和远端实性骨膜反应形成骨垛，影像学特征符合动脉瘤样骨囊肿。B. CT 扫描示病变位于骨皮质内；病变膨凸于股骨外侧部，但局限于骨膜新生骨形成的薄而完整的骨壳内（箭头）。C. 注射 10mCi（375MBq）^{99m}Tc-MDP 后行放射性核素骨扫描示病变放射性摄取增高

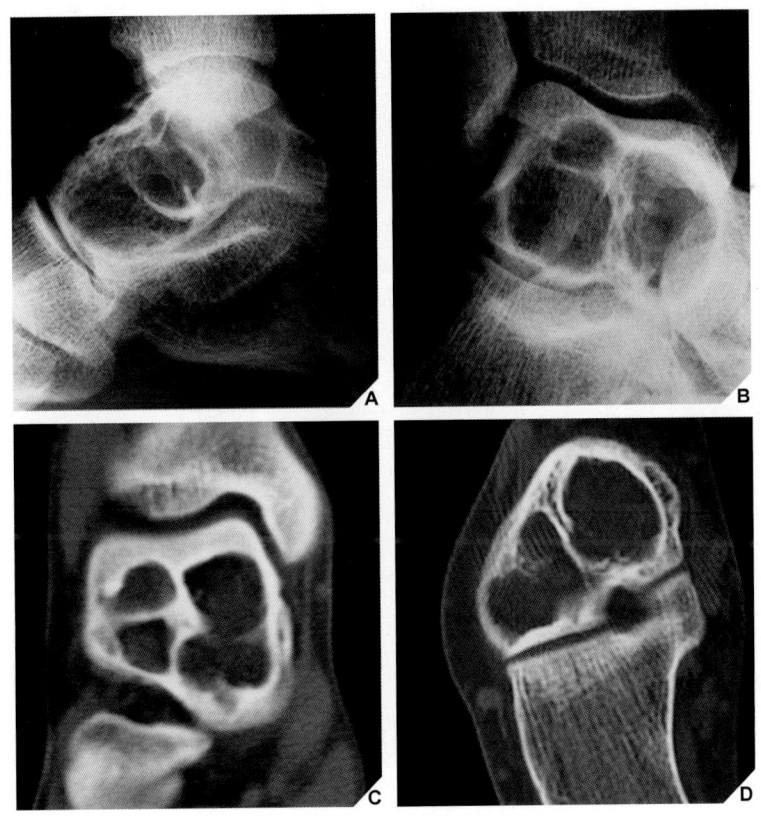

图 20-22　动脉瘤样骨囊肿 X 线和 CT 表现

24 岁女性，右踝关节侧位（A）和斜位（B）X 线片示距骨内透光性、分隔性病变。前部冠状位（C）和后部冠状位（D）CT 扫描图像示动脉瘤样骨囊肿内的骨嵴

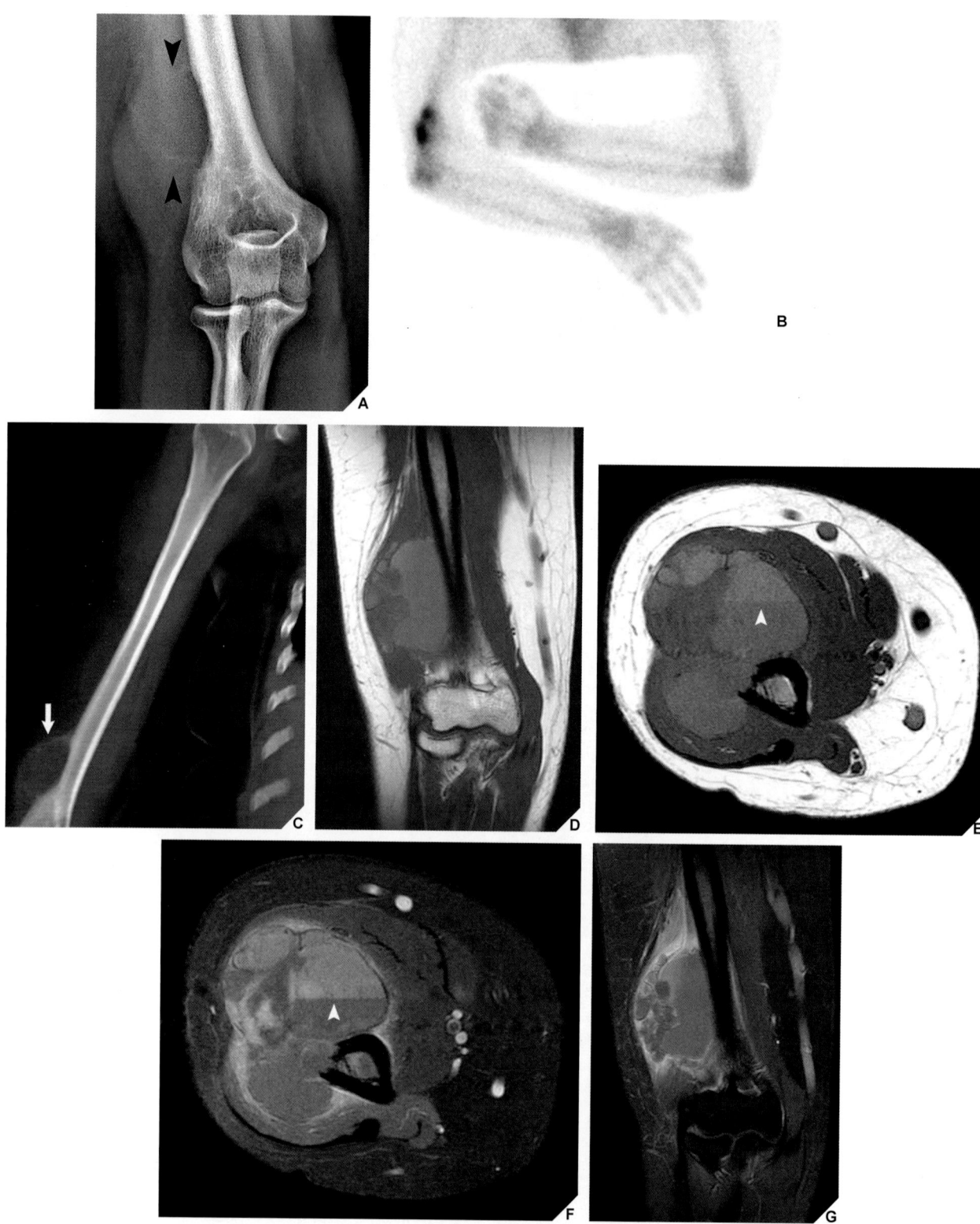

图20-23 动脉瘤样骨囊肿骨扫描、三维CT及MRI表现

A. 21岁男性，右肘关节前后位X线片示肱骨远端外侧皮质的偏心性、膨胀性低密度病变，向软组织内延伸（无尾箭头）。B. 放射性核素骨扫描示病灶放射性摄取增高。C. 肱骨最大密度投影的三维CT图像示软组织肿块被骨膜新生骨形成的薄的骨壳包裹（箭头）。D. 冠状位T$_1$WI MRI示不均匀但以中等信号为主的偏心性病变延伸至软组织，高信号的皮下脂肪受压改变。E. 轴位T$_1$WI MRI示病变内的液 - 液平面。F. 轴位T$_2$WI MRI示病变内的液 - 液平面（无尾箭头）。G. 增强扫描T$_1$WI脂肪抑制序列MRI示病变周围强化

MRI表现更具有特征性，通常可对动脉瘤样骨囊肿做出特异性诊断。其表现包括病变边界清晰，常呈分叶状，多发囊腔伴液-液平面，病变内多发间隔，以及病变周围完整的低信号边（图20-24～图20-28）。其边缘被认为是良性病程的提示征象。在T_1WI和T_2WI上囊内信号多样可能是由血液成分降解沉淀所致，并反映了不同时期的囊内出血。

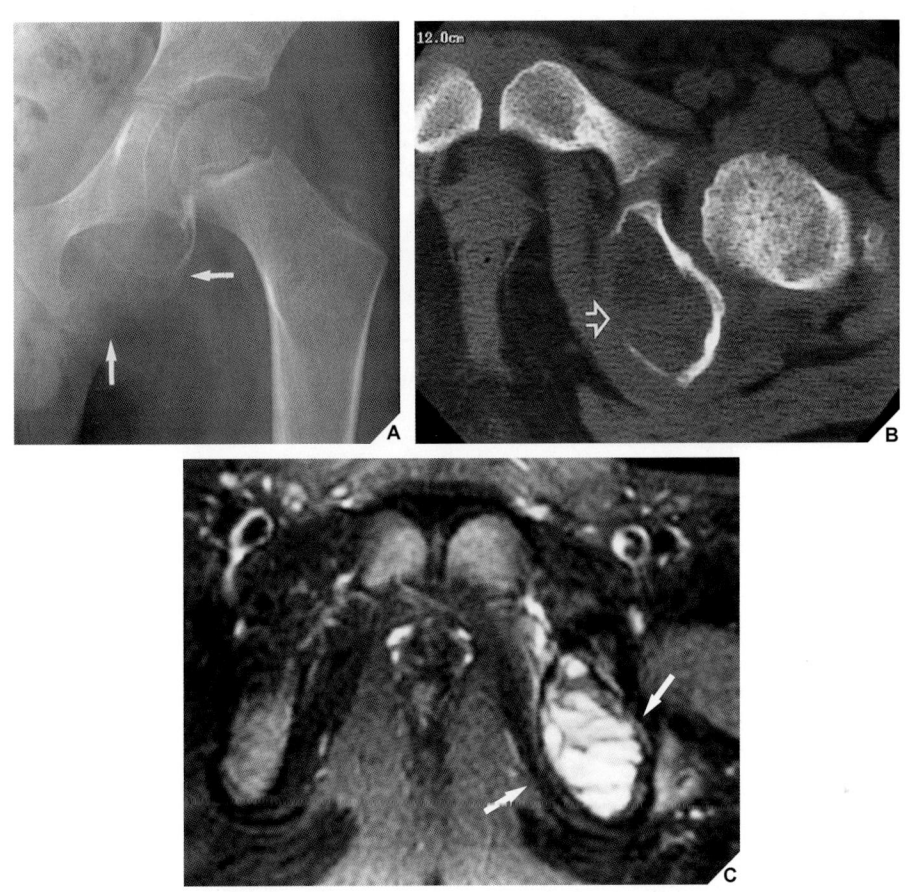

图20-24　动脉瘤样骨囊肿X线和MRI表现

A. 4岁女孩，左髋关节前后位X线片示坐骨膨胀性、透光性骨质破坏（箭头）。B. CT扫描图像示内侧骨皮质不连续（空心箭头）。C. 轴位T_2WI示病变呈高信号（箭头）。动脉瘤样骨囊肿特征性的多发液-液平面显示清晰

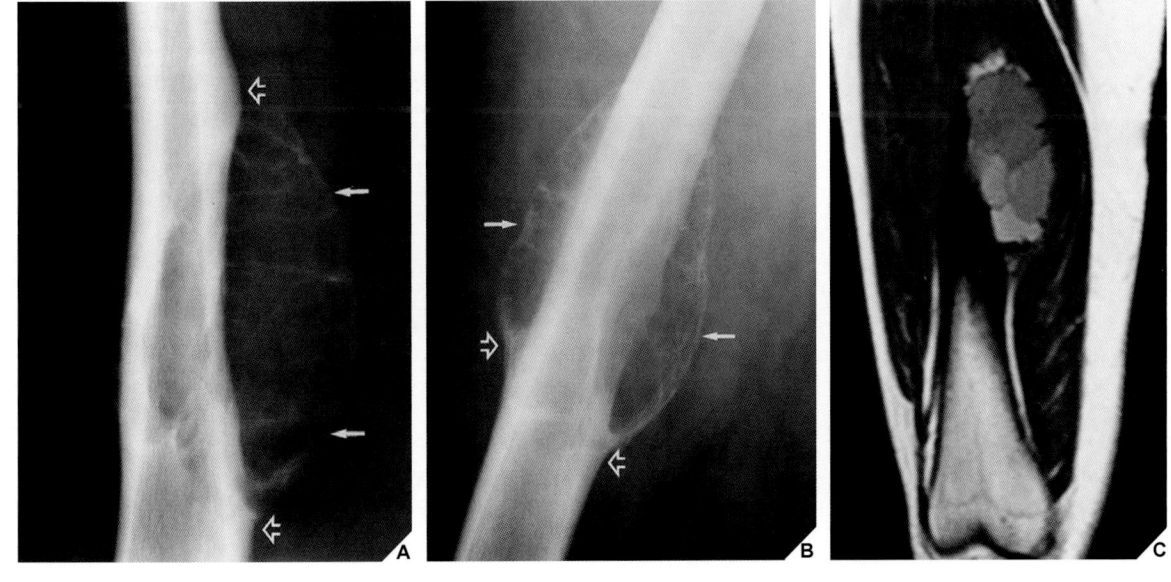

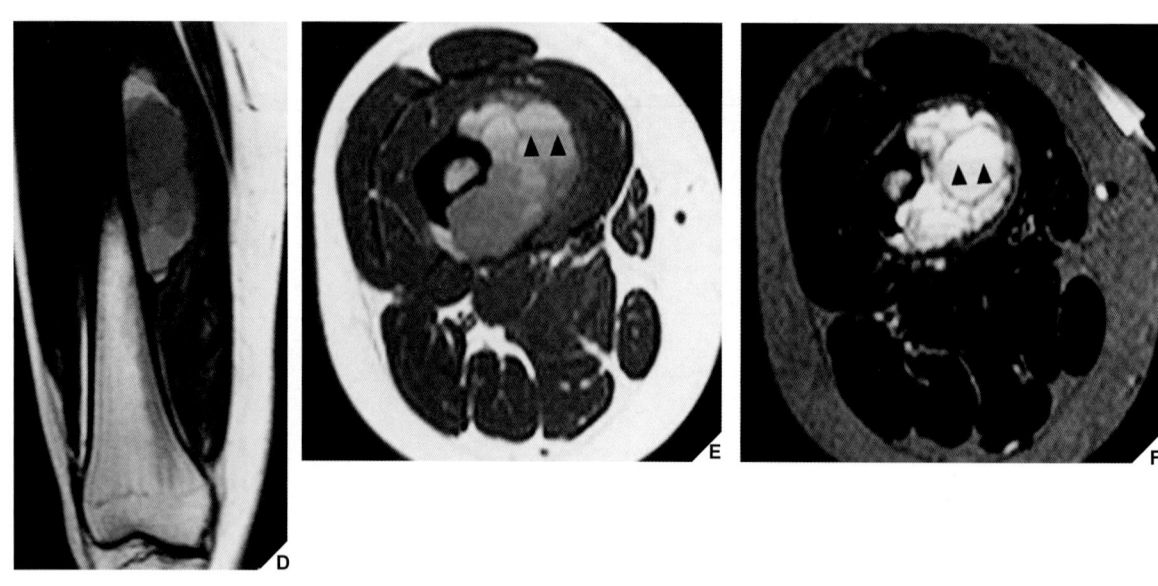

图 20-25 动脉瘤样骨囊肿 MRI 表现

15岁女孩，右股骨前后位（A）和侧位（B）X线片示发生于股骨内侧的偏心性、膨胀性病变。注意骨膜新生骨形成的薄骨壳包裹病变（箭头）及病变近侧端和远侧端骨膜反应形成骨垛（空心箭头），为动脉瘤样骨囊肿的特征性表现。冠状位 T_1WI（SE；TR 600/TE 20ms）（C、D）示病变信号不均和病变内的骨嵴。轴位 T_1WI（E）和 T_2WI（F）MRI 示液-液平面（无尾箭头）

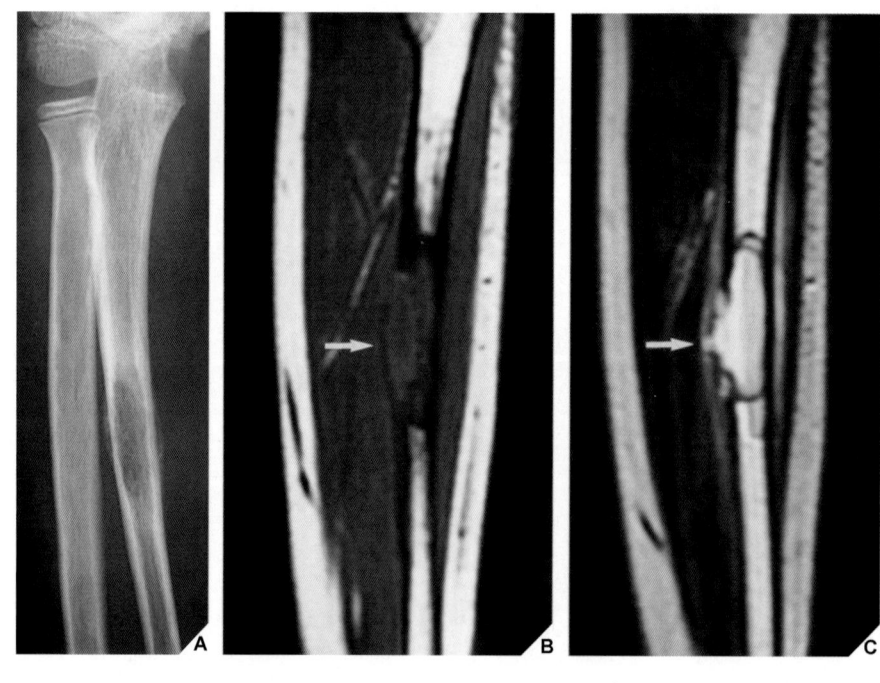

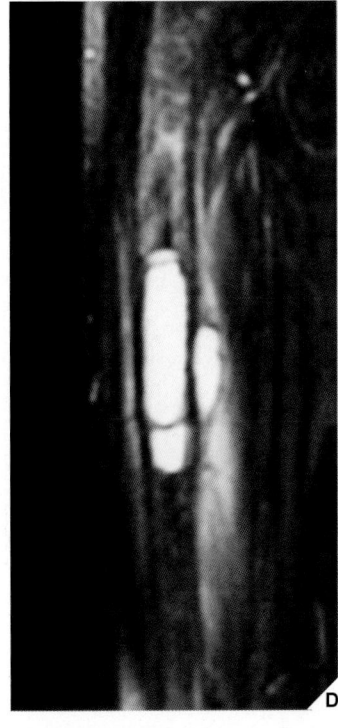

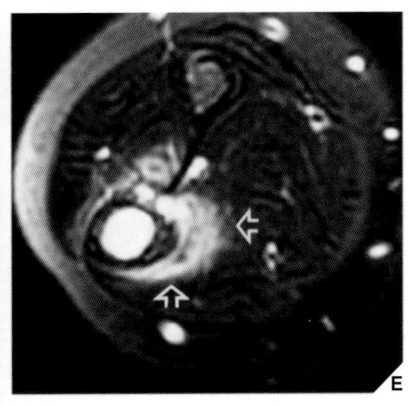

图 20-26　动脉瘤样骨囊肿 X 线和 MRI 表现

A. 10 岁男孩，右前臂 X 线片示尺骨中段骨干的透光性病变，可见窄移行带和骨膜反应。B. 冠状位 T_1WI 示低信号膨胀性病变（箭头）。C. 冠状位质子密度加权像示软组织受累（箭头）。D. 矢状位 T_2WI 示高信号液体及内部分隔。E. 轴位 T_2WI 示骨皮质破坏和软组织受累及瘤周水肿（开口箭头）

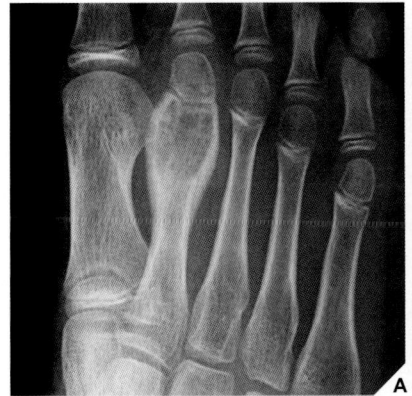

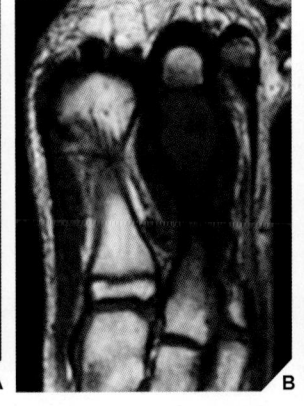

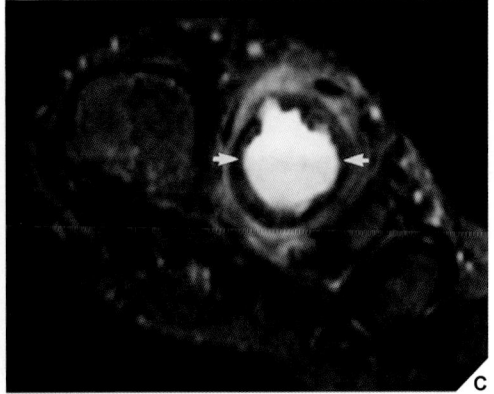

图 20-27　动脉瘤样骨囊肿 MRI 表现（1）

10 岁男孩，左足疼痛 3 周。A. X 线片示第 2 跖骨邻近生长板处的膨胀性病变，伴成熟的骨膜反应。B. 轴位（长轴）T_1WI（SE；TR 500/TE 17ms）示病变呈中低信号。C. 冠状位（短轴）T_2WI（FSE；TR 4500/TE 75ms/Ef）示病变呈高信号。液 - 液平面（箭头）为动脉瘤样骨囊肿的典型表现

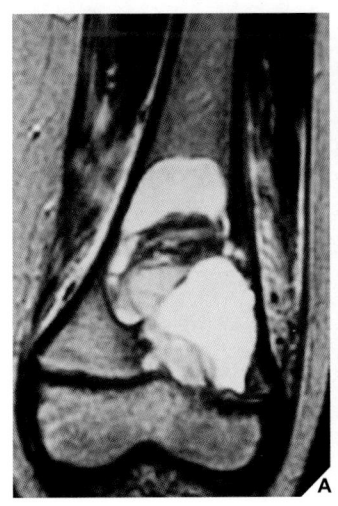

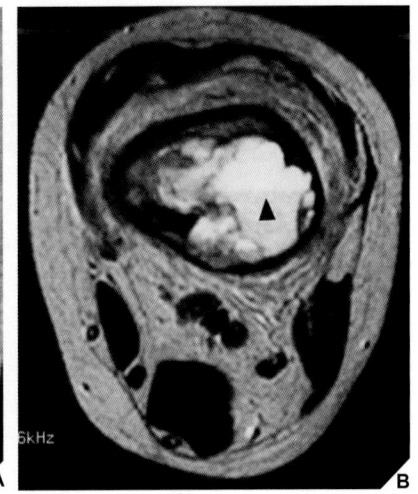

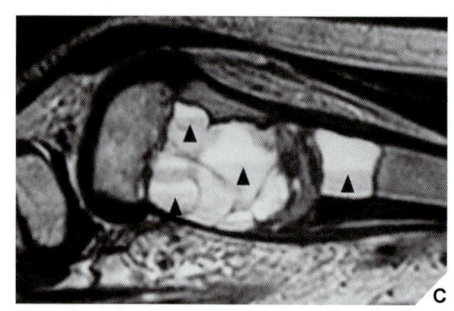

图 20-28 动脉瘤样骨囊肿 MRI 表现（2）

A. 5岁女孩，股骨远端冠状位（A）T$_2$WI（FSE；TR 2583/TE 110ms/Ef）示病变延伸入生长板，信号不均。轴位（B）和矢状位（C）T$_2$WI示多发液-液平面（无尾箭头）

骨扫描（见图 20-21C、图 20-23B）有时可有帮助，因为其反映了病变的血管本质。部分学者报道了动脉瘤样骨囊肿外周环状放射性摄取增高。尽管这一征象并非本病的特异性征象（也可见于单纯性骨囊肿和骨梗死），但其骨扫描表现印证了其影像学表现。Hudson 在行 ^{99m}Tc-MDP 和 ^{99m}Tc-焦磷酸盐骨扫描检查的 25 例动脉瘤样骨囊肿患者中，发现了病变的组织病理学特征、囊内所含液体的量和类型与骨扫描表现形式或放射性摄取增高程度之间的相关性。

2. 病理　动脉瘤样骨囊肿的大体标本可见边界清晰的海绵状肿块，由多个充满血液的间隙组成，间隙被薄的灰白色隔膜分隔；可以出现不同大小的实性灶（图 20-29）。组织学上，动脉瘤样骨囊肿由多发充满血液的腔隙伴更多实性区组成。实性组织富含血管，由含有大量多核巨细胞的纤维成分组成，通常呈簇状，有时呈现细胞"跳进游泳池"的排列。血窦有纤维壁，通常含有反应性嗜碱性骨样组织或其至有成熟骨，偶尔被称为蓝骨。局灶性或弥漫性含铁血黄素沉积或反应性泡沫细胞可见于纤维间隔。

3. 并发症和鉴别诊断　长骨动脉瘤样骨囊肿最常见的并发症为病理性骨折。脊柱动脉瘤样骨囊肿可伴脊柱侧弯和神经压迫症状。

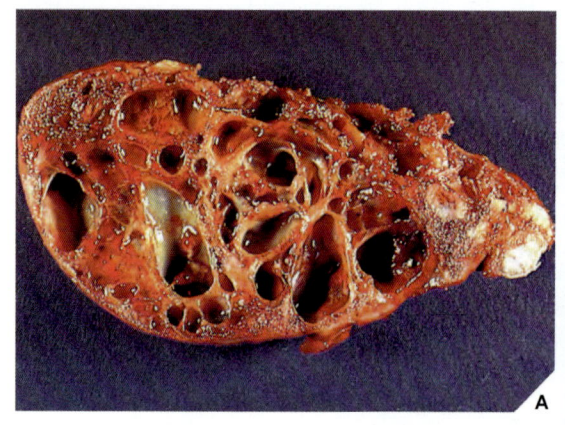

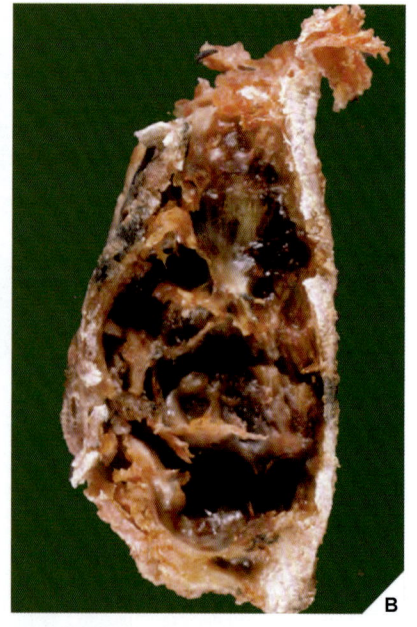

图 20-29 动脉瘤样骨囊肿病理学表现

A. 动脉瘤样骨囊肿大体标本可见肿瘤由伴有大小不一的囊腔的红色海绵状、蜂窝状肿块组成，在一些分隔的壁内充满了血液和骨组织。B. 手术标本显示一个砂砾状的骨肿瘤，伴有多个充满血液的囊性腔隙，这些腔隙被纤维间隔分隔（A. 经 Elsevier 允许引自 Bullough P. *Orthopaedic pathology*，5th ed. Maryland Heights，MO: Mosby；2009. B. 经 Elsevier 允许引自 Bullough P. *Orthopaedic pathology*，5th ed. Maryland Heights，MO: Mosby；2009.）

本病各年龄段的鉴别诊断均应包括单纯性骨囊肿、软骨黏液样纤维瘤和巨细胞瘤，后者发生于骨骼成熟后的骨的关节端。动脉瘤样骨囊肿与单纯性骨囊肿最重要的鉴别点是前者为偏心性、膨胀性病变，总伴有一定程度的骨膜反应（常为实性层状或实性骨垛），后者为中心性发病，几乎无膨胀，并仅在发生病理性骨折时可见骨膜反应。在较细的骨骼中，如尺骨、腓骨、掌骨或跖骨，可能无法显示动脉瘤样骨囊肿特征性的偏心性特点，相反，单纯性骨囊肿可显示膨胀性特征（图 20-30）。由于动脉瘤样骨囊肿含有实性组织，而单纯性骨囊肿为充满液体的空心性结构，因此"骨片陷落"征（假如有的话）为一个良好的鉴别特征，提示诊断为后者。软骨黏液样纤维瘤有时可能与动脉瘤样骨囊肿无法鉴别（见图 18-83），因为二者均为偏心性、膨胀性，并常累及干骺端，有反应性硬化边和前述实性骨膜反应（常为骨垛样）。当可显示其液-液平面时，CT 和 MRI 有时有助于鉴别，该征象提示诊断为动脉瘤样骨囊肿，而软骨黏液样纤维瘤为一种实性病变。然而，偶有软骨黏液样纤维瘤继发动脉瘤样骨囊肿的报道（见图 20-16B、C）。正如前文已提到的，动脉瘤样骨囊肿也可继发于纤维结构不良、巨细胞瘤、软骨母细胞瘤及非骨化性纤维瘤（见图 20-16D、E）。在成熟骨骼中，巨细胞瘤可非常类似动脉瘤样骨囊肿，但其通常不伴骨膜反应，且极少有反应性硬化区。巨细胞修复性肉芽肿（也称为实性动脉瘤样骨囊肿）可能与传统型动脉瘤样骨囊肿无法鉴别，但这种病变与真正的动脉瘤样骨囊肿不同，通常累及手和足的短管状骨。骨皮质变薄但完整为其特征。侵入周围软组织非常少见，常无骨膜反应（见下文）。在较细的骨骼中，如腓骨、掌骨或跖骨，膨胀性生长的动脉瘤样骨囊肿可破坏骨皮质，类似侵袭性肿瘤，如毛细血管扩张性骨肉瘤。相反，有时毛细血管扩张性骨肉瘤可类似动脉瘤样骨囊肿，这一点很重要，需注意。在这种情况下，组织学鉴别很重要。

4. 治疗　动脉瘤样骨囊肿的治疗方法为手术切除整个病变。有时，需要移植骨修复其缺损（图 20-31）。其他治疗方法包括选择性动脉栓塞，并使用辅助治疗，如液氮、苯酚或聚甲基丙烯酸甲酯（PMMA）以导致骨坏死和囊壁微血管损伤。氩束凝固也被用于治疗。经皮抽吸和注射硫酸钙

水溶液已在入选患者组试用。部分学者主张采用 ^{32}P-磷酸铬胶体注入囊肿的非手术方法治疗复发性脊柱动脉瘤样骨囊肿。最近，有学者主张经皮注射 Ethibloc，这是一种具有促凝血和致纤维化特性的玉米蛋白的乙醇溶液。本病常见复发。

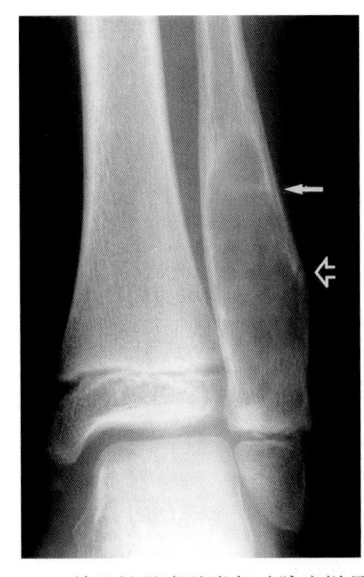

图 20-30　单纯性骨囊肿类似动脉瘤样骨囊肿
8 岁女孩，腓骨远端可见一透光性、膨胀性病变，并可见继发于已愈合的病理性骨折（开口箭头）的骨膜反应（箭头）。虽然考虑诊断为动脉瘤样骨囊肿，但切除活检证实为单纯性骨囊肿

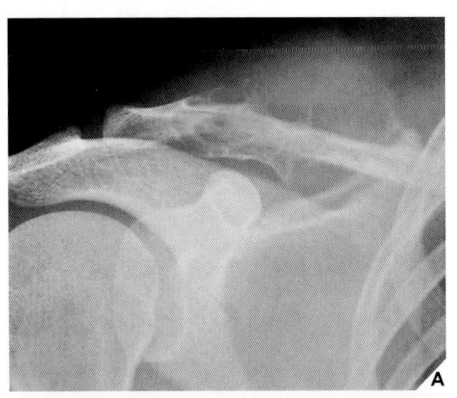

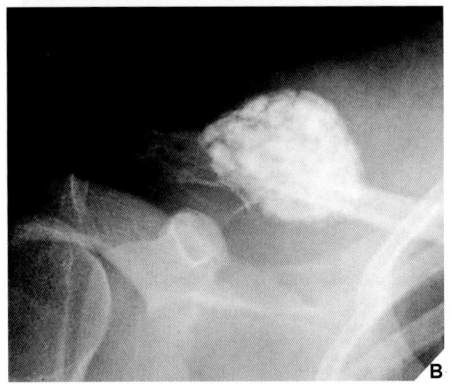

图 20-31　动脉瘤样骨囊肿的治疗
A. 19 岁女性，肩部前后位 X 线片示右侧锁骨膨胀性病变。B. 病变行刮除治疗，并植入松质骨骨块

三、实性动脉瘤样骨囊肿

1. 临床及影像学特点　1983年，Sanerkin等描述了动脉瘤样骨囊肿的一种变异类型，该类型的主要组织学构成为传统型动脉瘤样骨囊肿的实性成分。这种病变的组织病理学表现非常类似于另一种称为巨细胞修复性肉芽肿的病变，后者由Jaffe于1953年首次报道，并随后由Lorenzo和Dorfman于1980年再次报道，是一种骨的非肿瘤性出血过程。实性动脉瘤样骨囊肿和巨细胞修复性肉芽肿这两个名称现在可以交替使用。此类病变被认为是反应性和非肿瘤性的，但可能被误诊为恶性。此类病变主要见于颅面骨和手、足的短管状骨，但也可发生于长骨，如股骨、胫骨和尺骨，也有报道累及

多个部位。实性动脉瘤样骨囊肿最常见于20～30岁，平均发病年龄18岁。在影像学上，大多数此类病变为膨胀性和偏心性，常为多房状，内有分隔，伴不同程度的侵袭性特征。本病偶尔会延伸至骨的关节端。有时，可见骨膜反应形成的薄骨壳，与传统型动脉瘤样骨囊肿难以区分。MRI表现多样，但大多数病变在T_1WI上呈中等信号，在T_2WI上呈不均匀信号，但主要为高信号（图20-32）。T_2WI上的低信号区代表病变内矿化。

2. 病理　此类病变的组织病理学检查可见纤维基质、混有梭形细胞及大量多核巨细胞，有时可见骨样组织甚至成熟骨小梁形成，还可见血管腔和出血区。部分此类病变的组织病理学表现可类似甲状旁腺功能亢进性棕色瘤。

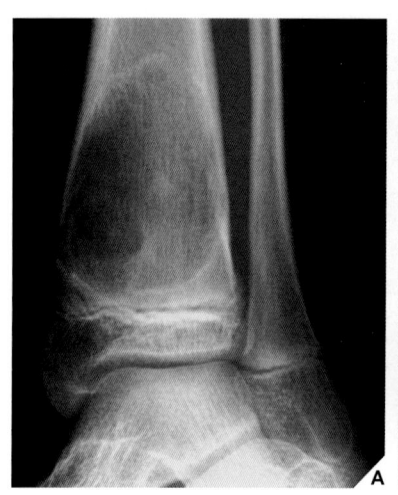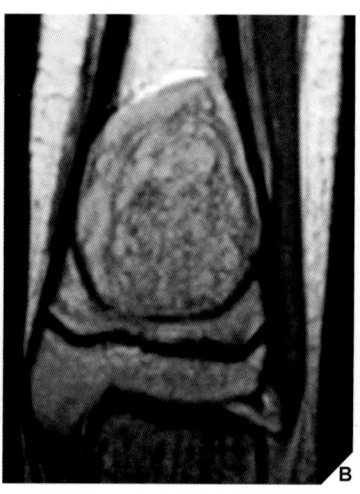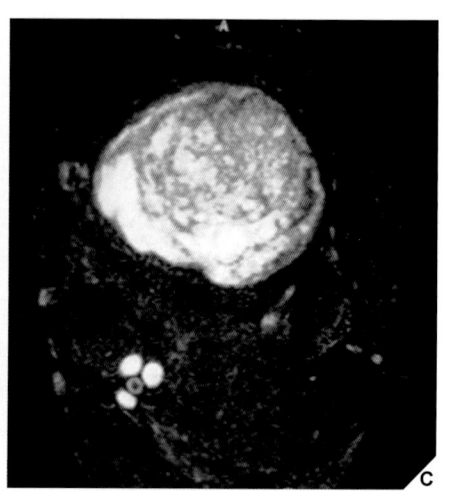

图 20-32　实性动脉瘤样骨囊肿

A. 11岁女孩，左踝关节斜位X线片示胫骨远端干骺端边界清晰、锐利的透光性病变。B. 冠状位T_1WI示病变呈不均匀中等信号。C. 轴位T_2WI示病变内信号不均匀但主要为高信号（引自Greenspan A，Jundt G，Remagen W. *Differential diagnosis in orthopaedic oncology*，2nd ed. Philadelphia：Lippincott Williams & Wilkins；2007：387-431. ）

3. 治疗　此类病变的治疗方法为刮除术。据意大利博洛尼亚里佐利（Rizzoli）研究所最近的报道，本病的复发率接近24%，而梅奥诊所（Mayo Clinic）报道约为39%。

四、骨巨细胞瘤

1. 临床及影像学特点　骨巨细胞瘤（GCT）也称为破骨细胞瘤，是一种侵袭性病变，特征为富血管化组织内含增生的单核基质细胞和大量均匀分布的破骨型巨细胞，占所有原发性骨肿瘤的

5%～8.6%，约占良性骨肿瘤的23%；本病是第六位常见的原发性骨肿瘤。60%的病变发生于长骨，并几乎均位于骨的关节端。好发部位包括胫骨近端、股骨远端、桡骨远端和肱骨近端（图20-33）。骨巨细胞瘤几乎均发生于骨骼发育成熟后，也就是生长板闭合时。多数患者年龄为20～40岁，好发于女性，女性与男性的发病比为2：1。

多灶性巨细胞瘤罕见，占所有骨巨细胞瘤病例的不到1%，其最常发生于Paget病患者。多发病灶可为同时发现或随后发现。在Paget病患者中，其好发部位为颅骨和面骨，其他患者为手和足的小骨。

单发病变的临床症状无特异性，包括疼痛（常可经休息后缓解）、局部肿胀及邻近关节活动受限。当病变发生于脊柱，可有神经症状。

骨巨细胞瘤有典型的影像学特征，为单纯溶骨性、透光性病变伴窄移行带且无硬化边，呈地图样骨质破坏，常无骨膜反应（图20-34～图20-38）。骨扫描总是显示肿瘤对放射性示踪剂的摄取增加。有时，骨扫描可显示病变周围放射性摄取增加较病变内更明显，即Hudson所谓"面包圈"样，可能是由肿瘤周围骨充血所致。可有软组织肿块，常需行CT或MRI检查进行充分评估（图20-39～图20-43）。约有5%的骨巨细胞瘤为恶性，但其缺乏特征性的影像学表现，因此恶性病变无法靠影像学检查诊断（图20-44～图20-46）。此外，良性骨巨细胞瘤也可发展成恶性病变。多位学者报道了骨巨细胞瘤恶变的病例。在大多数病例中，这种恶变发生于放疗后。仅少数病例报道为首次手术治疗后自发性恶变。在组织学上，继发性恶变包括恶性纤维组织细胞瘤、纤维肉瘤、骨肉瘤和未分化肉瘤。

从历史上看，骨巨细胞瘤的影像学表现和分期并未精确反映其最终的临床预后，但包括Enneking、Campanacci和Bertoni等在内的多位学者已在该肿瘤的影像学和组织学表现的基础上建立了分期系统。1期：呈惰性病变的影像学表现（边界清晰、骨皮质完整）和良性组织学表现。2期：病变呈较具侵袭性的影像学表现，伴广泛的骨重建，骨皮质变薄但连续，骨膜完整，仍呈良性组织学表现。3期：巨细胞瘤呈侵袭性生长并突破骨皮质侵入邻近软组织，尽管可发生远处转移（主要是肺转移），但其组织学仍为良性。

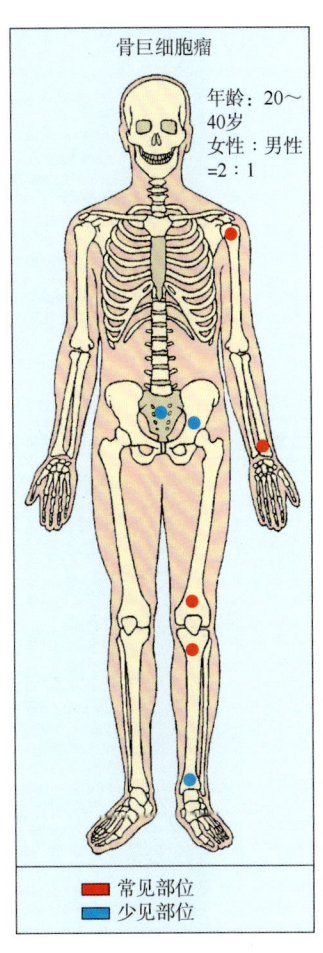

图20-33　骨巨细胞瘤的好发部位、峰值年龄及男女发病比例

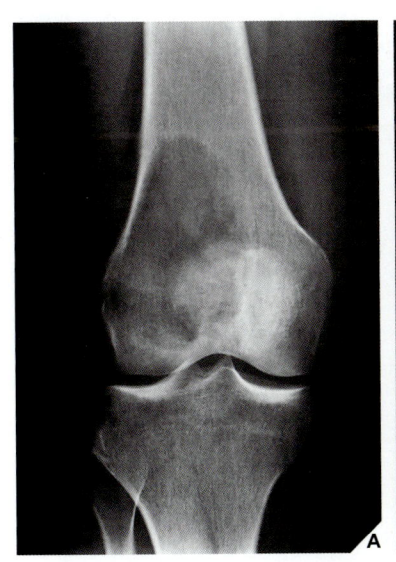
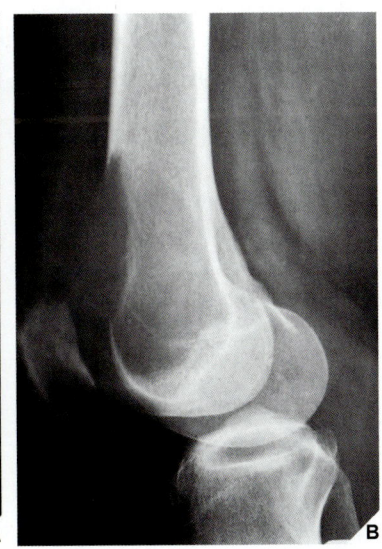

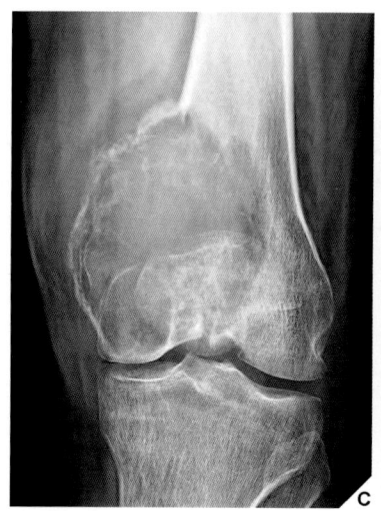
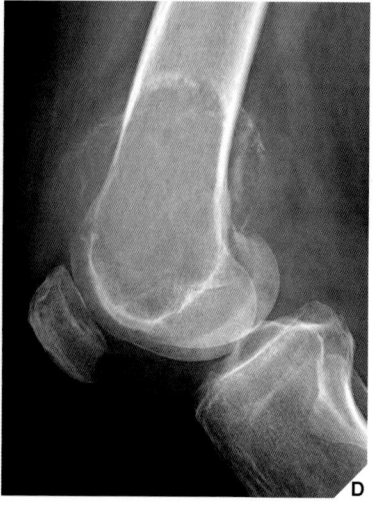

图 20-34 骨巨细胞瘤（1）

A、B. 32 岁男性，膝关节前后位（A）和侧位（B）X 线片示股骨远端单纯溶骨性病变。注意其偏心性位置，无反应性硬化及病变延伸至骨的关节端，均为骨巨细胞瘤的典型特征。C、D. 58 岁男性，左膝关节前后位（C）和侧位（D）X 线片示股骨内侧髁的偏心性、溶骨性、膨胀性病变

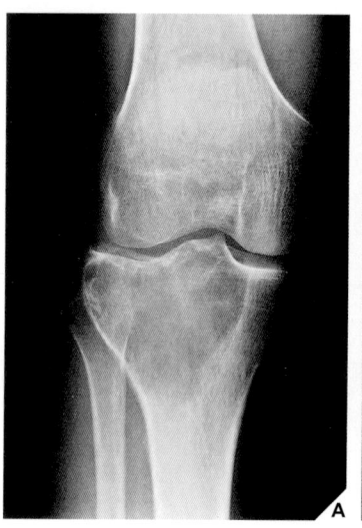
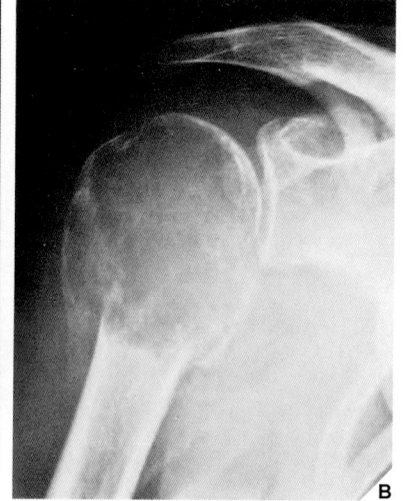

图 20-35 骨巨细胞瘤（2）

A. 30 岁女性，右膝关节前后位 X 线片示胫骨近端偏心性、溶骨性病变，延伸至胫骨的关节端。B. 27 岁女性，一低密度透光性病变几乎累及整个右肱骨近端。肿瘤远端发生病理性骨折（经允许引自 Greenspan A, Borys D. *Radiology and pathology correlation of bone tumors: a quick reference and review.* Philadelphia: Wolters Kluwer; 2016: 300, Fig. 7.2A and C.）

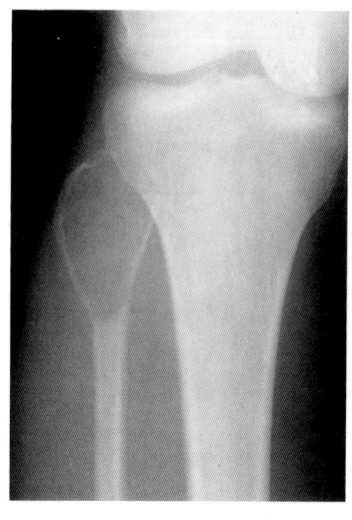
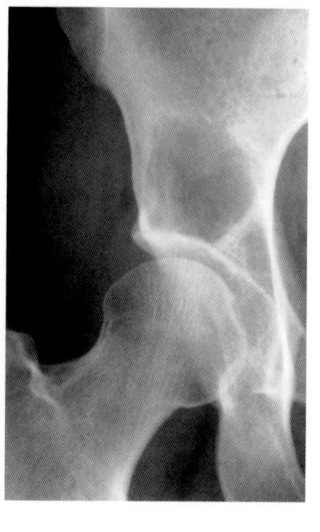

图 20-36 骨巨细胞瘤（3）
28 岁女性，右膝关节前后位 X 线片示腓骨头的膨胀性、透光性病变

图 20-37 骨巨细胞瘤（4）
31 岁女性，右髋关节前后位 X 线片示髋臼上方透光性病变，伴窄移行带和地图样骨质破坏

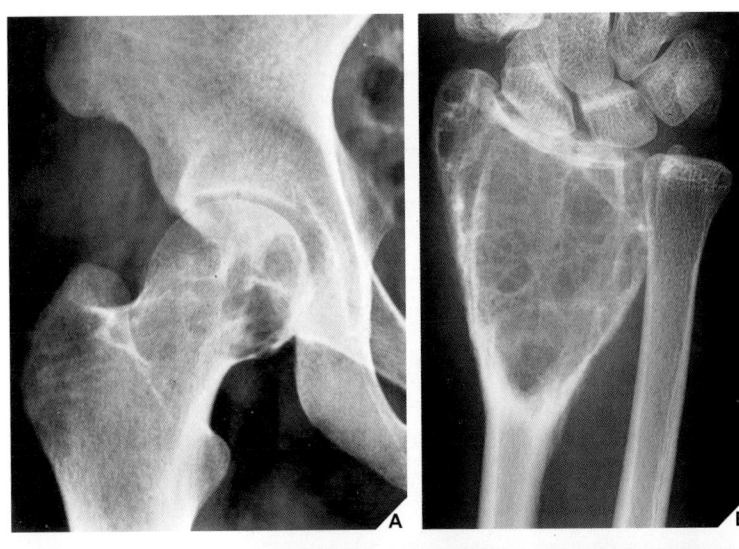

图20-38　骨巨细胞瘤（5）

A. 27岁女性，右髋关节前后位X线片示股骨头可见一低密度病变，其内可见分隔。B. 36岁女性，左腕关节前后位X线片示桡骨远端病变内见多发分隔（经允许引自Greenspan A，Borys D. *Radiology and pathology correlation of bone tumors: a quick reference and review*. Philadelphia：Wolters Kluwer；2016：301，Fig. 7.3）

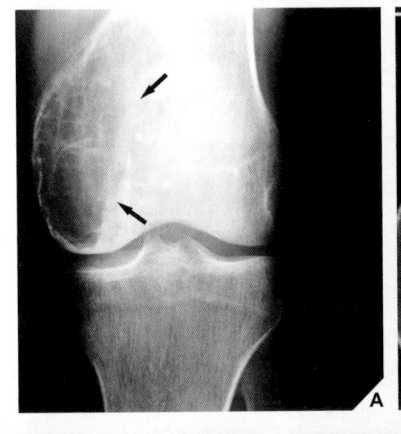
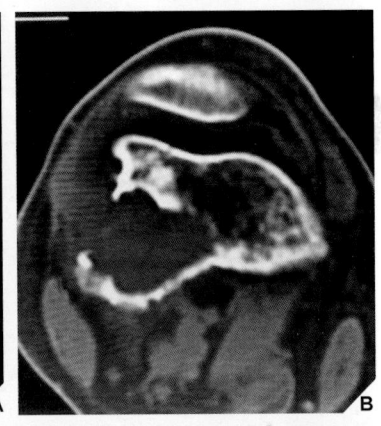

图20-39　骨巨细胞瘤X线和CT表现

A. 33岁女性，膝关节前后位X线片示股骨内侧髁溶骨性病变（箭头）。无明确软组织肿块。B. CT示骨皮质破坏，并可见软组织肿块

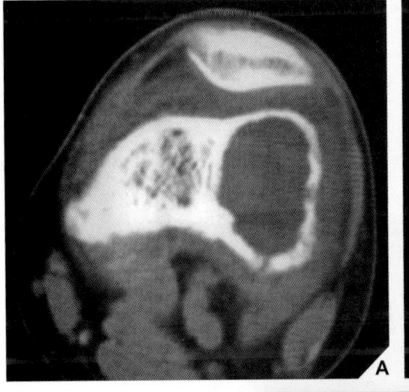
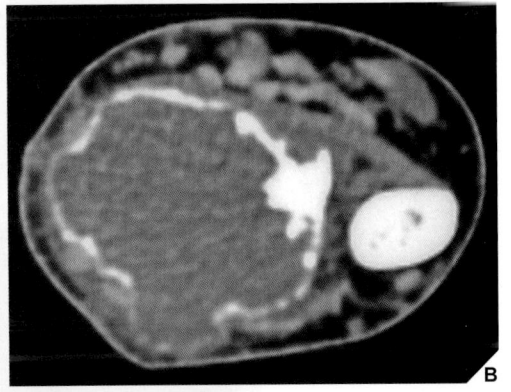

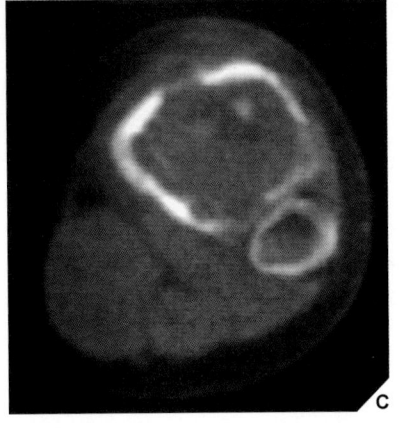

图20-40　骨巨细胞瘤CT表现

30岁男性的膝关节轴位CT（A），35岁女性桡骨远端的轴位CT（B）及22岁女性的胫骨近端轴位CT（C）示低密度病变，边缘无硬化，为该肿瘤的典型表现

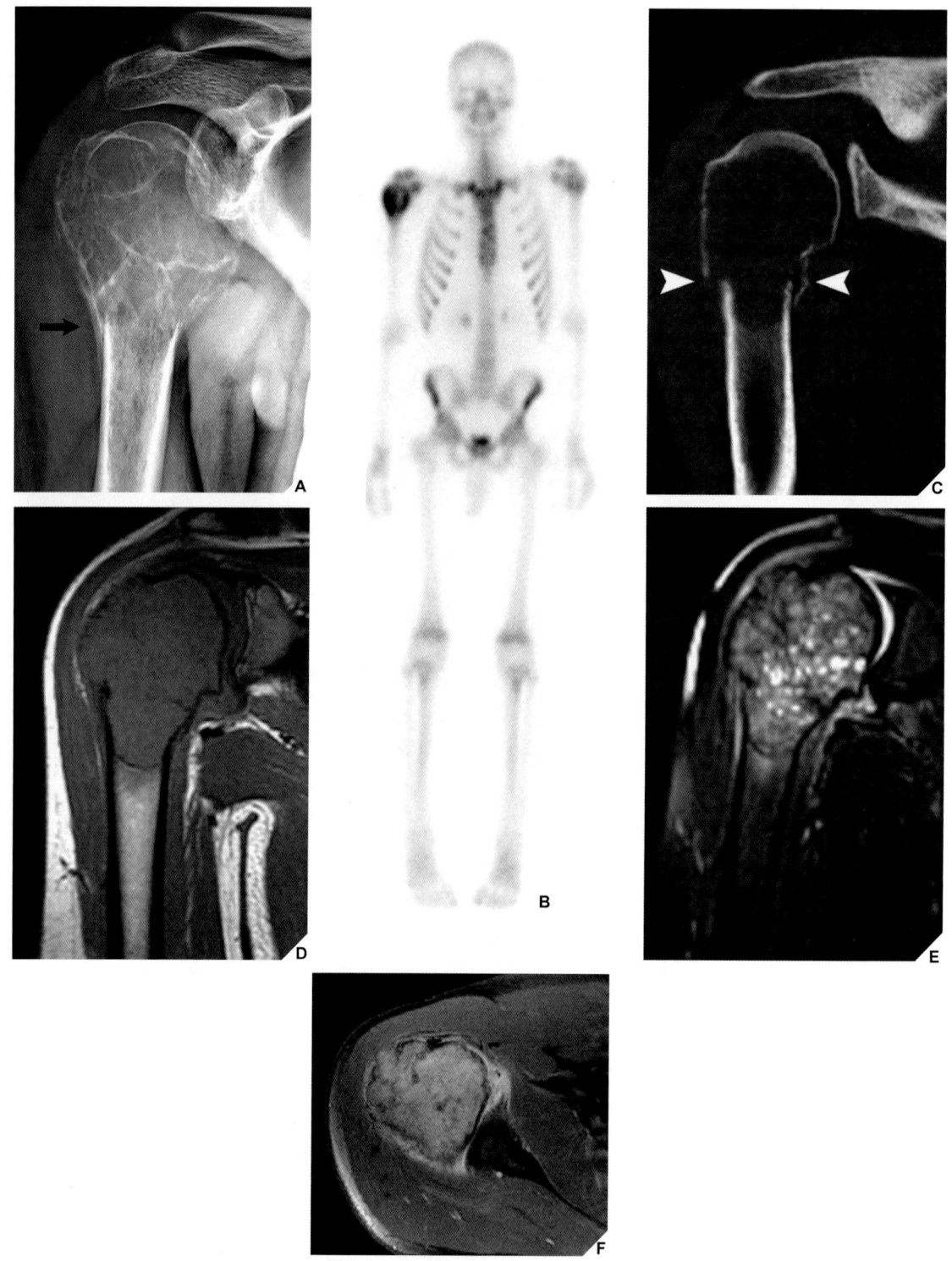

图 20-41　骨巨细胞瘤 X 线、CT、骨扫描及 MRI 表现

A. 19 岁男性，右肩关节前后位 X 线片示肱骨近端膨胀性、溶骨性病变，内部有分隔，并可见病理性骨折伴早期骨膜反应（箭头）。B. 全身骨扫描显示肿瘤部位放射性摄取增高。C. 冠状位 CT 重建图像更好地显示了病理性骨折（无尾箭头）。D. 冠状位 T_1WI 示病变呈均匀中等信号。E. 冠状位 T_2WI 脂肪抑制序列图像示肿瘤信号不均，伴局灶性高信号。关节积液呈高信号。F. 静脉注入钆造影剂后的轴位 T_1WI 脂肪抑制序列图像示肿瘤不均匀强化

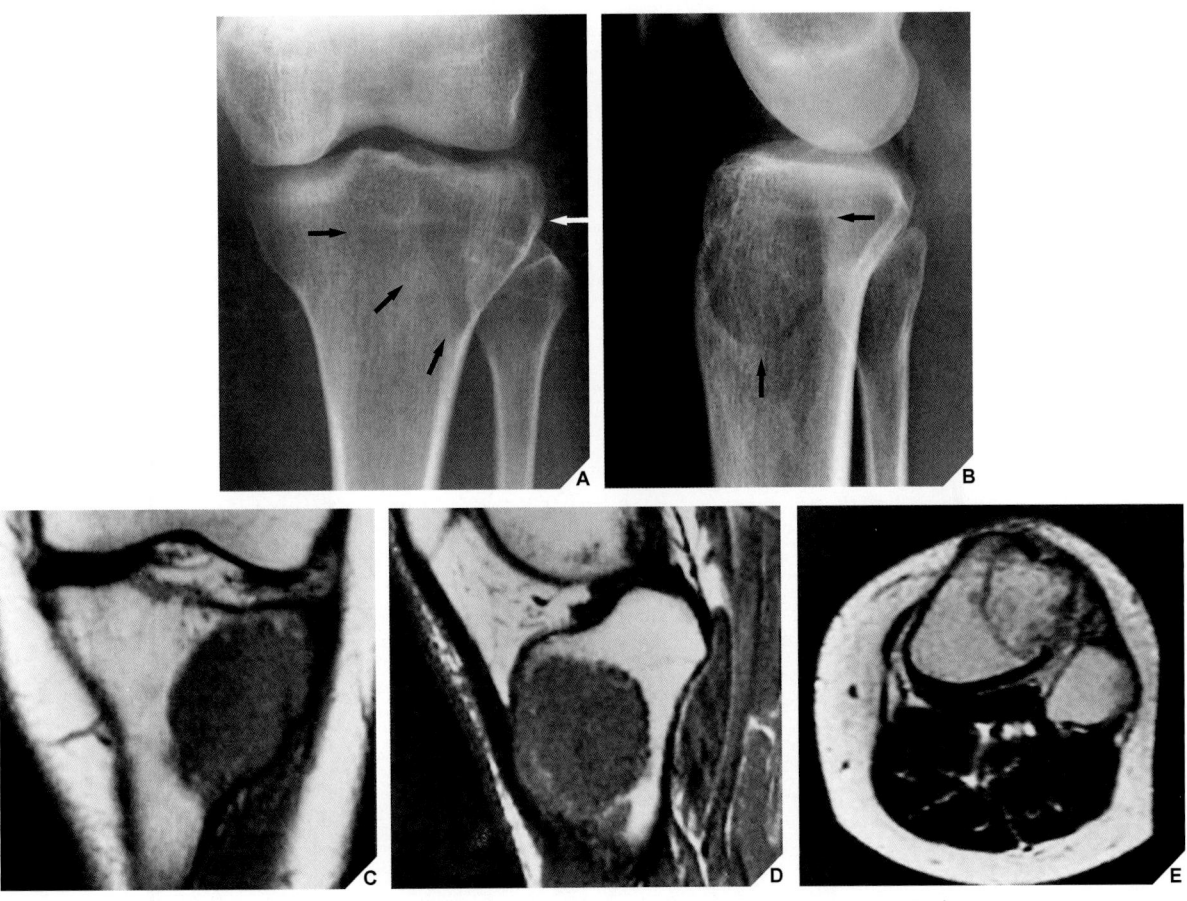

图 20-42　骨巨细胞瘤 MRI 表现

45岁女性，左膝关节疼痛6个月。前后位（A）和侧位（B）X线片示胫骨近端透光性病变，延伸至骨的关节端（箭头）。冠状位（C）和矢状位（D）自旋回波 T_1WI（TR 600/TE 20ms）更清晰地显示了病变轮廓，病变呈中等信号强度。轴位（E）质子密度加权像示病变穿破骨皮质并向外侧侵入软组织。在此图像上，病变呈不均匀中高信号

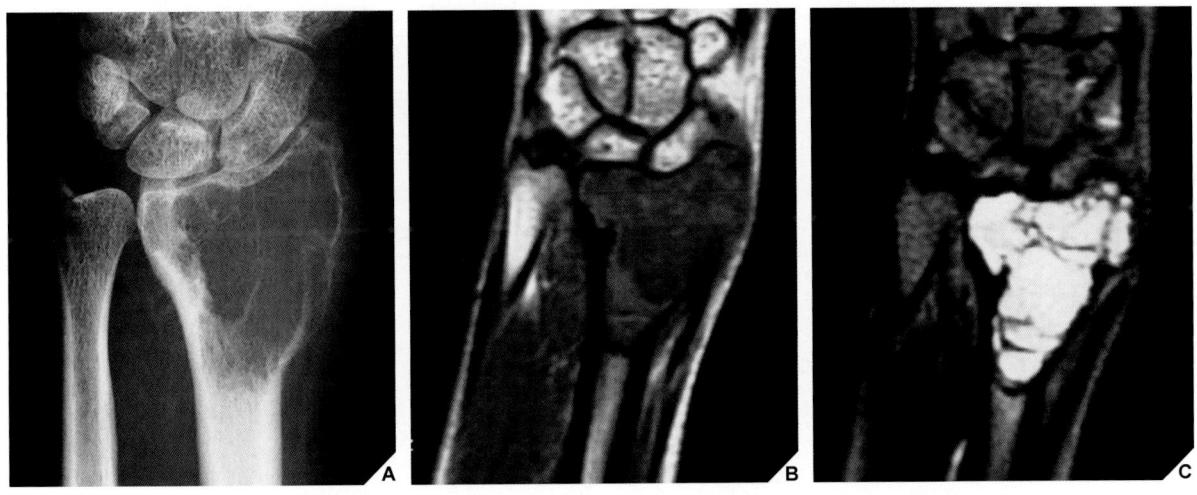

图 20-43　骨巨细胞瘤 X 线和 MRI 表现

A. 36岁女性，右腕背掌位X线片示桡骨远端溶骨性病变。B. 冠状位 T_1WI（SE；TR 500/TE 20ms）示肿瘤呈中低信号。C. 冠状位 T_2WI（SE；TR 2000/TE 80ms）示病变呈高信号，并可见低信号分隔

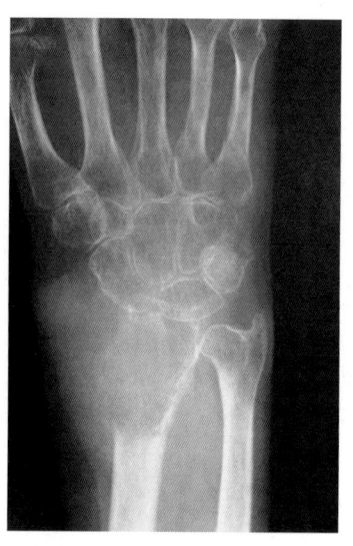

图 20-44　骨巨细胞瘤 X 线表现

56 岁女性，左腕背掌位 X 线片示桡骨远端溶骨性病变破坏骨皮质并侵入软组织。尽管影像学上表现为侵袭性改变，但其组织学检查呈典型的良性表现，无恶性特征。广泛切除后，5 年随访显示无复发或远处转移

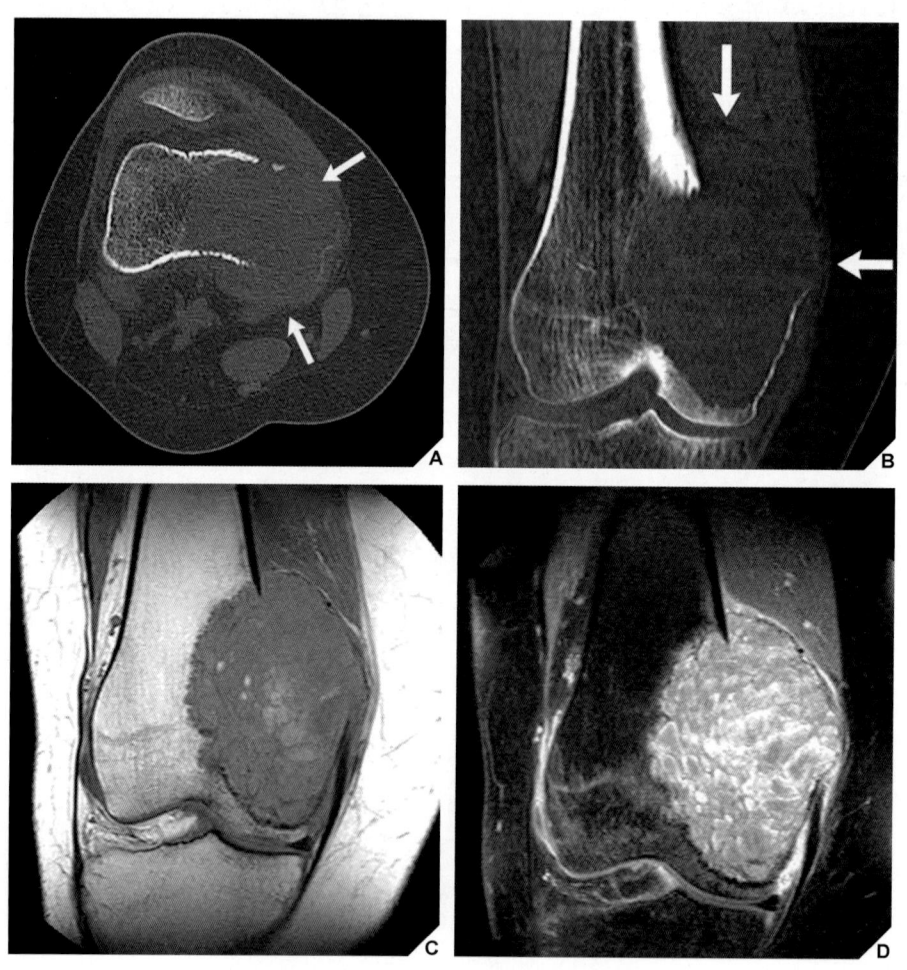

图 20-45　骨巨细胞瘤 CT 及 MRI 表现（1）

31 岁女性，右膝关节轴位（A）和冠状位（B）重建 CT 示巨大肿瘤破坏股骨内侧髁骨皮质并侵入周围软组织（箭头）。冠状位 T_1WI 示肿瘤呈中等信号，并由于出血呈轻度不均匀信号（C）。静脉注入钆造影剂后冠状位 T_1WI 压脂 MRI 示病变明显强化（D）。切除后标本的组织病理学检查未显示任何恶性特征

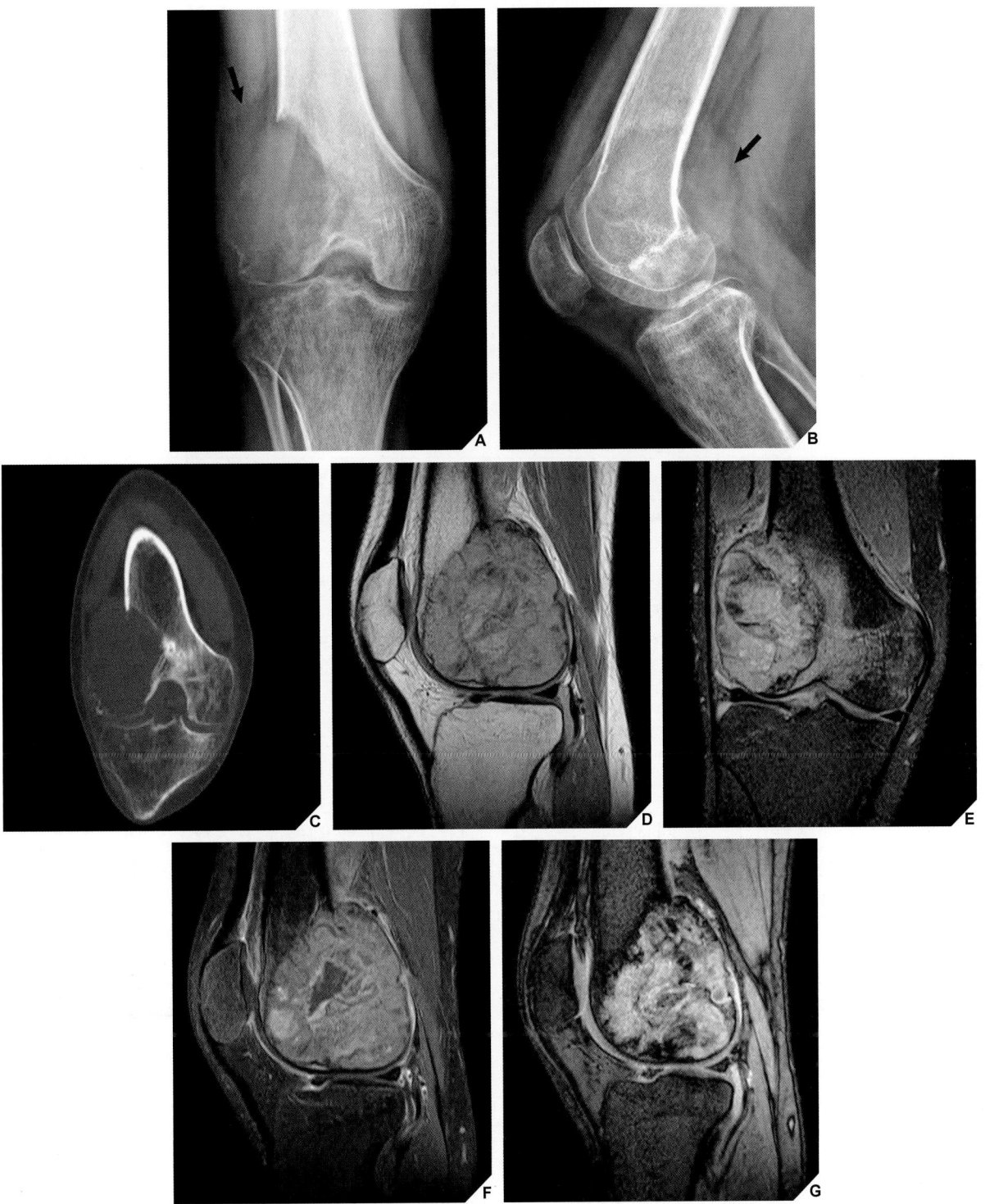

图 20-46　骨巨细胞瘤CT及MRI表现（2）

24岁男性，右膝关节前后位（A）及侧位（B）X线片示股骨外侧髁溶骨性病变。肿瘤破坏外侧骨皮质，并延伸至软组织形成肿块（箭头）。注意胫、腓骨近端关节周围的骨质疏松。膝关节冠状位CT重建图像清晰显示骨皮质破坏及巨大软组织肿块（C）。矢状位T₁WI MRI示肿瘤信号不均，但以中等信号为主（D）。冠状位（E）及矢状位（F）T₂WI MRI示肿瘤信号增高，伴局灶性低信号。冠状位图像上，注意瘤周高信号的水肿。静脉注入钆造影剂后的矢状位T₁WI脂肪抑制序列图像示肿瘤明显强化（G）。尽管表现为侵袭性特点（3期），但切除的标本的组织学检查显示无恶性征象

2. 病理 大体标本上观察，肿瘤组织通常是软的、红棕色的，偶尔有黄色的黄瘤样变区域和代表纤维化的质地较硬的白色区域，也可见囊变和出血性间隙，类似动脉瘤样骨囊肿（图20-47）。

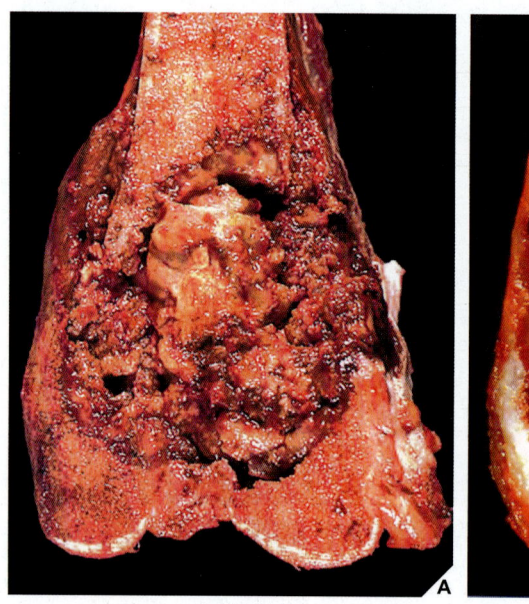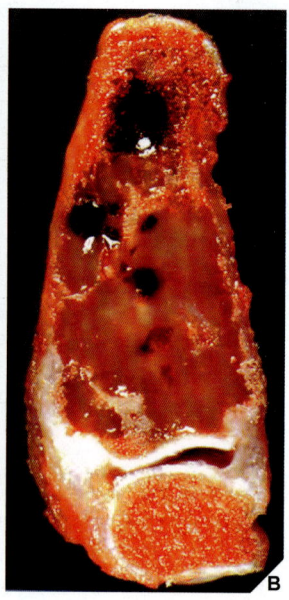

图20-47 骨巨细胞瘤病理学表现

A. 股骨远端手术切除标本的冠状切片显示一个分叶状的髓内肿瘤，伴有出血灶穿透皮质并延伸到骨的关节端。B. 另一患者的第1掌骨手术标本冠状切片显示软的粉褐色髓内肿块，显示出血灶。观察肿瘤向骨近端延伸及第1腕掌关节仍保留（图A经允许引自Greenspan A，Borys D. *Radiology and pathology correlation of bone tumors*：*a quick reference and review*. Philadelphia：Wolters Kluwer；2016：307. 图B经Elsevier允许引自Bullough P. *Orthopaedic pathology*，5th ed. Maryland Heights，MO：Mosby；2009.）

在组织学上，巨细胞瘤由相关单核基质细胞和多核巨细胞组成。肿瘤背景内含数量不等的胶原蛋白。在形态学上，巨细胞部分类似破骨细胞，表现出酸性磷酸酶活性增加。人们普遍认为这些细胞并非肿瘤细胞，但来源于原始间充质基质细胞的单核细胞代表肿瘤成分。类似于成骨细胞，这些间质细胞表达破骨细胞形成和分化所必需的因子（破骨细胞分化因子，ODF）。它们表现出成骨细胞祖细胞的特征，并表达RANKL［核因子κB（NF-κB）配体受体激动剂］，一种在正常生理条件下成骨细胞募集破骨细胞并使其成熟所必需的生长因子。*RANKL*基因位于染色体13q14位点。GCT的细胞遗传学研究中，涉及染色体11p、13p、14p、15p、19q、20q和21p的端粒联合（明显完整的染色体的端-端融合）已被确定为最常见的染色体畸变。一些肿瘤显示染色体16q22和17p13的重排。也有报道1p、3p、5q、9q、10q及19q的杂合性缺失。

3. 鉴别诊断 多种病变可被误诊为骨巨细胞瘤，反之，骨巨细胞瘤可类似累及骨的关节端的其他病变。原发性动脉瘤样骨囊肿极少累及骨的关节端且发生于较年轻的人群。但当骨骼发育成熟、生长板闭合后，病变可扩展至长骨的关节下区，与骨巨细胞瘤无法鉴别。有时，当CT或MRI检查发现病变内液-液平面，该征象更符合动脉瘤样骨囊肿表现。但应注意，动脉瘤样骨囊肿有时可与其他病变共存，其中就有骨巨细胞瘤。所谓实性动脉瘤样骨囊肿或巨细胞修复性肉芽肿发生于关节端时，可与传统型骨巨细胞瘤具有相同的影像学表现。良性纤维组织细胞瘤，由于常发生于长骨的骨端，表现可类似骨巨细胞瘤。甲状旁腺功能亢进性棕色瘤是另一影像学表现，可类似骨巨细胞瘤的病变。但前者常伴甲状旁腺功能亢进的其他骨骼异常，如骨量减低，骨皮质或骨膜下骨吸收，远节指骨远端吸收性改变，或牙槽硬骨板消失。有时，少见的巨大骨内腱鞘囊肿可被误诊为骨巨细胞瘤，但前者均有硬化边。部分恶性病变，如软骨肉瘤，可延伸至骨的关节端，尤其是在无影像学可显示的钙化时，可非常类似骨巨细胞瘤。发生于软骨下区的骨髓瘤和溶骨性转移瘤常较易与骨巨细胞瘤相鉴别（转移瘤常发生于年龄较大的人群，是一个有意义的提示），但有时病变之间的影像学区别可能并不那么明显。最后，极少数情况下，纤维肉瘤、恶性纤维组织细胞瘤或成纤维母细胞型骨肉瘤（由于其单纯溶骨性影像学表现）可一定程度上类似骨巨细胞瘤。

4. 并发症和治疗 病理性骨折是骨巨细胞瘤最常见的并发症（见图20-35B、图20-41A、图20-48）。

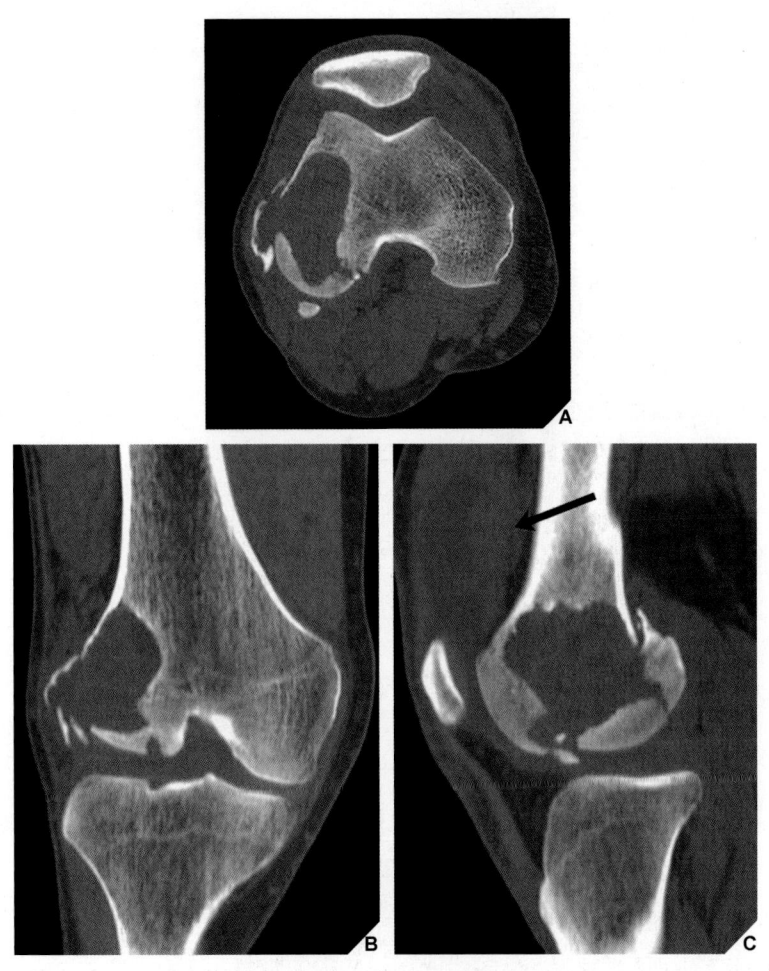

图20-48 骨巨细胞瘤并发症（1）

40岁男性，右膝关节轴位（A）、冠状位（B）重建及矢状位（C）重建CT示股骨外侧髁巨大GCT的粉碎性病理性骨折。注意由出血所致的髌上囊密度增高（箭头）

良性骨巨细胞瘤的治疗包括手术刮除和植骨术（图20-49）、广泛切除并行同种异体移植（图20-50～图20-52）或假体移植。移植骨融入正常骨内提示愈合良好且无复发（图20-52）。Marcove推荐使用液氮冷冻手术，但其他学者推荐异丁烯酸甲酯热疗以填补病变内切除后的瘤床。复发常见，并可经影像学上显示移植骨吸收和类似原肿瘤的透光性区域而识别（图20-53）。尤其是放射治疗后，复发病变可恶变为纤维肉瘤、恶性纤维组织细胞瘤或骨肉瘤。有时，即便是组织学表现良性的骨巨细胞瘤也可发生远处转移（转移到肺）（图20-54）。据报道，2%的患者出现这种并发症，通常在最初诊断后3～4年内出现。

近年来，对骨巨细胞瘤的分子学和细胞生物学认识有所提高，特别是对破骨细胞分化因子RANKL（这是一种对骨巨细胞瘤发病机制至关重要的分子）的确定，促进了使用针对RANKL的单克隆抗体Denosumab的靶向治疗试验。这对无法切除或复发的骨巨细胞瘤患者来说是一种很有前景的治疗手段。

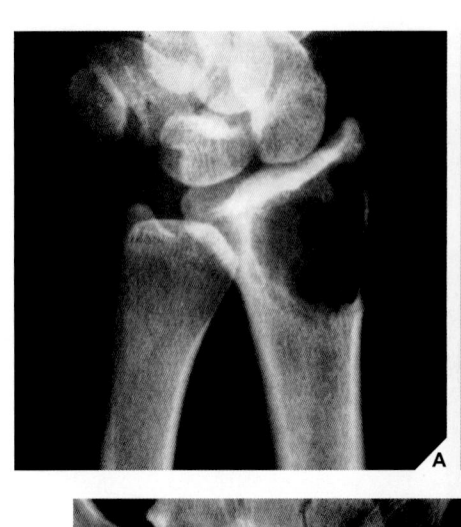
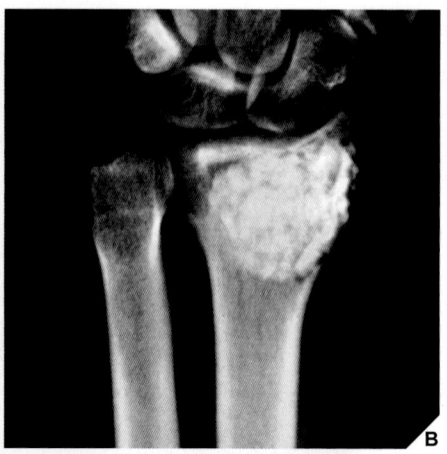

图20-49　骨巨细胞瘤治疗（1）

A. 32岁女性，右腕关节X线片示桡骨
远端溶骨性病变。B. 广泛刮除术后，
X线片示骨片植入

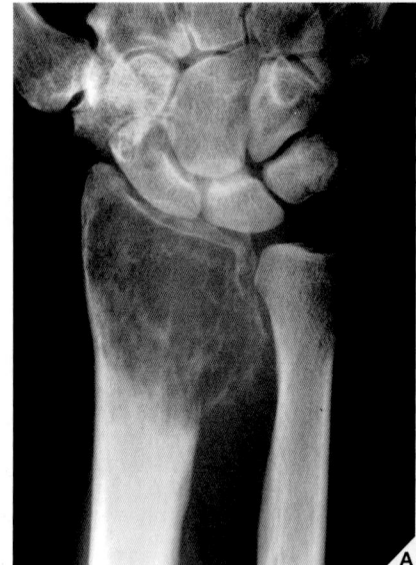
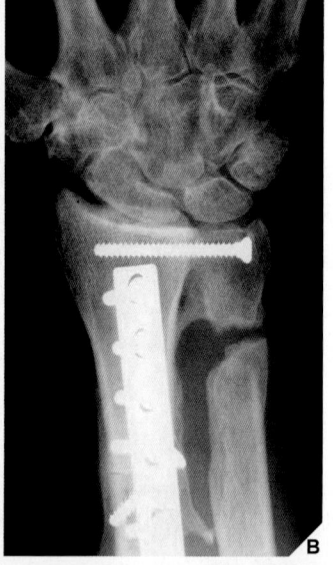

图20-50　骨巨细胞瘤治疗（2）

A. 38岁女性，左腕背掌位X线片示桡骨
远端骨巨细胞瘤的典型表现。B. 治疗包
括桡骨远端截除和同种异体骨移植。此
外，采用了Suave-Kapandji术式，行尺
骨远端假关节成形和下尺桡关节融合

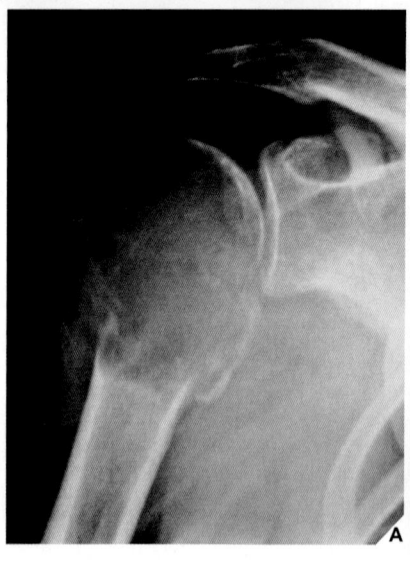
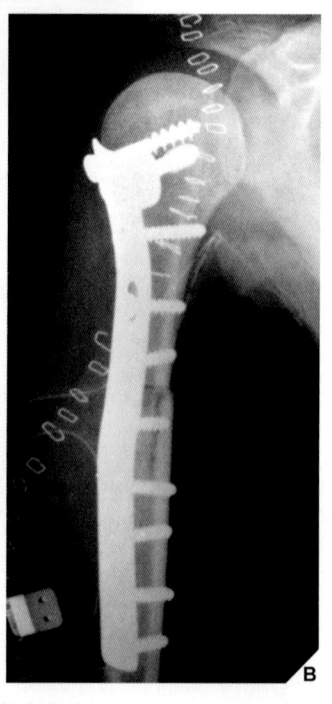

图20-51　骨巨细胞瘤治疗（3）

A.27岁女性，右肩关节前后位X线片示骨巨细胞瘤几乎累及整个肱骨近端（与图20-35B为同一例患者）。B.行肱骨近端广泛截除并进行同种异体骨移植重建

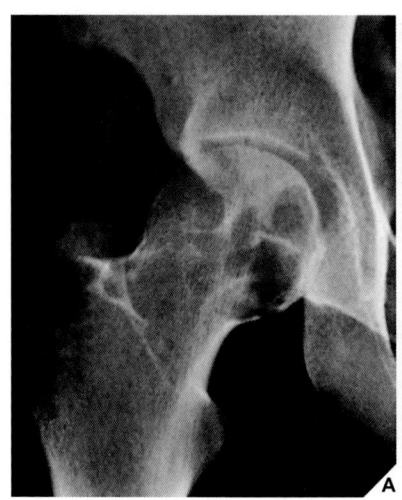
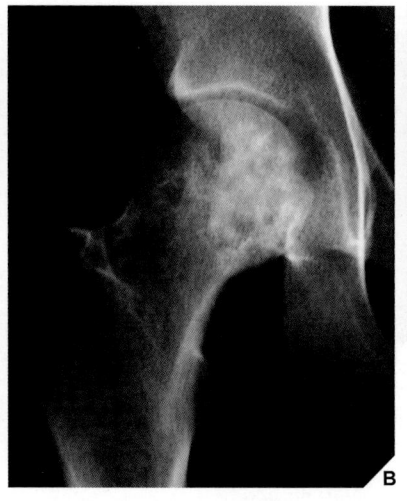
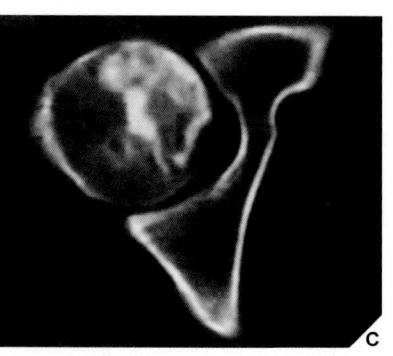

图 20-52　骨巨细胞瘤治疗（4）

A. 27 岁女性，被诊断为股骨头骨巨细胞瘤。B. 刮除和植骨术后 2 年，无复发。C. CT 示植入骨与正常骨融合良好（对比图 20-53）

图 20-53　骨巨细胞瘤复发

A. 30 岁女性，右胫骨近端骨巨细胞瘤，随后行刮除植骨术。术后 20 个月，患者出现膝关节疼痛进行性加重。B. 随访 X 线片示植入的骨块大多被吸收，溶骨性病灶提示肿瘤复发

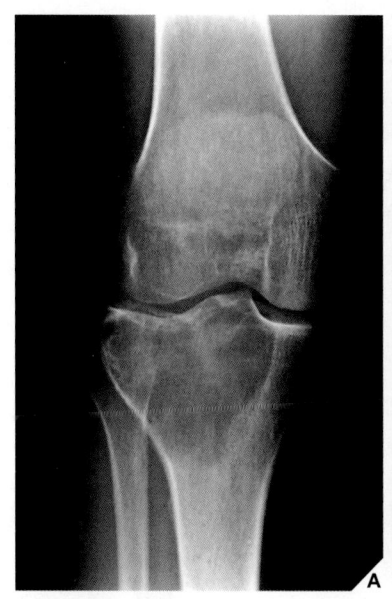
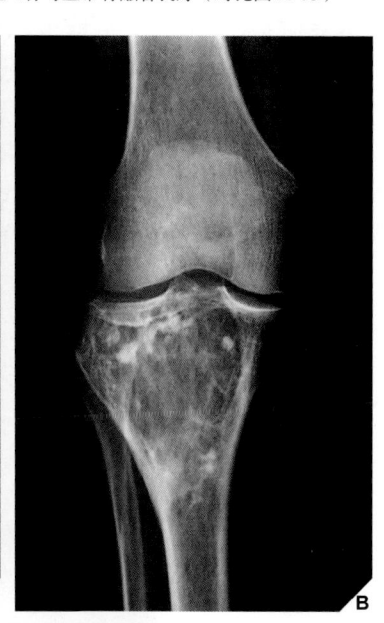

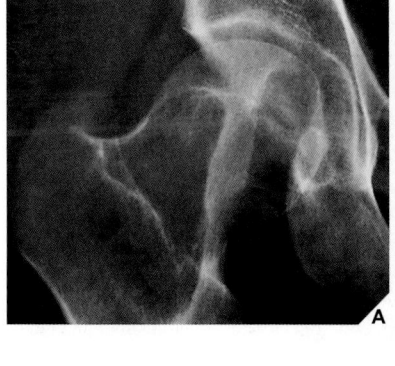
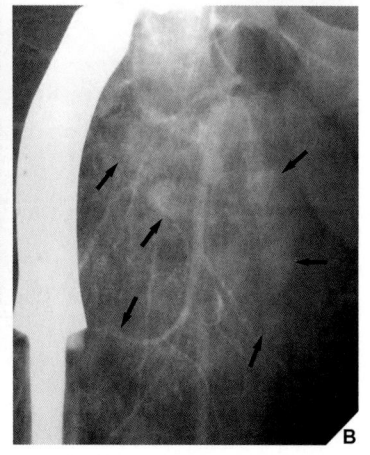

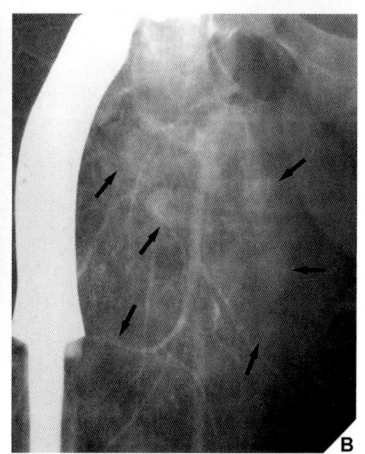

图 20-54　骨巨细胞瘤并发症（2）

28 岁男性，右髋关节疼痛 4 个月。A. 髋关节前后位 X 线片示透光性骨质破坏累及股骨头内侧并延伸至股骨颈。活检证实为动脉瘤样骨囊肿。病灶刮除并填充以松质骨块后 5 个月，病变复发。此次组织病理学检查为良性骨巨细胞瘤合并动脉瘤样骨囊肿。行股骨近端切除和假体移植。术后 8 个月，患者因疼痛加重和大腿围明显增加再次入院。B. 股动脉造影示多发软组织结节（箭头），活检证实为骨巨细胞瘤转移。该患者同时伴有肺转移

五、纤维软骨性间质瘤

1. 临床及影像学特点 纤维软骨性间质瘤是一种非常少见的肿瘤，由两种截然不同的组织构成，一种是良性的软骨性组织，类似活动性生长板，另一种类似低度恶性纤维肉瘤。本病作为一种低度恶性肿瘤由Dahlin等于1984年首次提出。Mirra等将本病归类为硬纤维瘤伴内生软骨瘤样结节。已报道的病例可能不超过30例，但可能存在一些未发表的病例。据报道，纤维软骨性间质瘤的发病年龄为1～25岁（平均发病年龄13岁）。男性更多见。病变常发生于长骨如腓骨或肱骨的骨骺。其临床症状通常提示为生长缓慢的肿瘤，包括患处轻微不适和压痛，有时可触及肿块。

在影像学上，病变为透光性伴扇贝样边缘，延伸至或毗邻生长板。骨骼发育成熟后，病变可延伸至骨的关节端（图20-55）。有时可见骨皮质膨胀、变薄。骨皮质可受累，在此类病例中，病变可侵入软组织，CT和MRI可清晰显示（图20-56）。本病常无骨膜反应，或仅有少量骨膜反应，呈良性表现。肿瘤内可见典型的软骨样钙化。

2. 病理 在显微镜下，病变由交叉排列的梭形细胞束和胶原纤维构成的组织组成。这种组织内含一定数目的细胞，细胞核圆，有同质异形和着色过度现象，有时伴有丝分裂象。叠加在这一背景之上的是边界清晰的明显呈良性的软骨岛，其结构与生长板相似。特征性表现为大量弯曲的软骨颗粒被梭形细胞间质围绕，使肿瘤在HE染色上呈"鸡尾酒虾"的表现。在首次描述中，这种肿瘤被称为纤维软骨性间质瘤伴低度恶性。但由于从未发现过转移征象，梅奥诊所删除了其后缀，仅称其为纤维软骨性间质瘤。

六、血管瘤

1. 临床及影像学特点 血管瘤是一种良性骨病变，由新生血管组成。本病约占骨骼系统所有良性病变的2%及骨骼系统良、恶性病变的0.8%。部分学者认为血管瘤是一种良性肿瘤；其他学者将其归类为先天性血管畸形。根据病变内的血管类型，本病可分为毛细血管型、海绵型、静脉型或混合型。

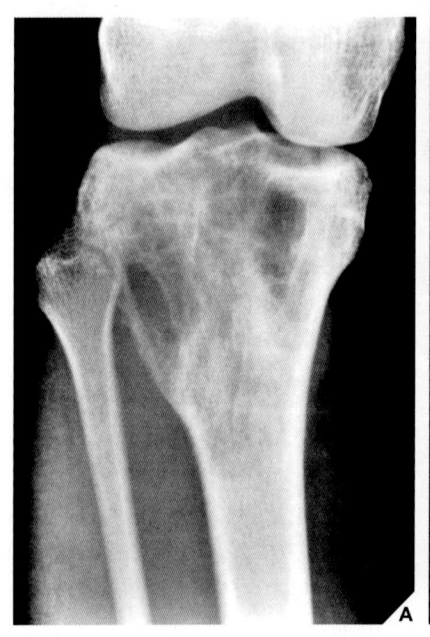
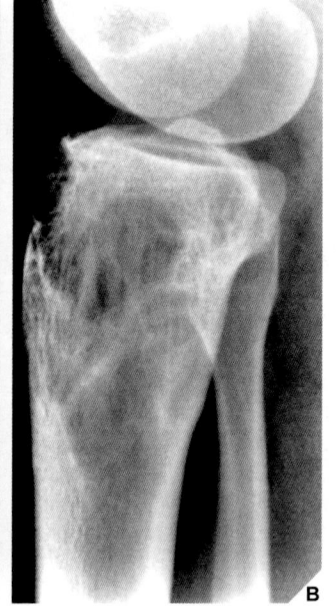

图20-55 纤维软骨性间质瘤

23岁男性，右膝关节前后位（A）和侧位（B）X线片示胫骨近端分叶状透光性病变，伴前外侧骨皮质膨隆并延伸至骨的关节端

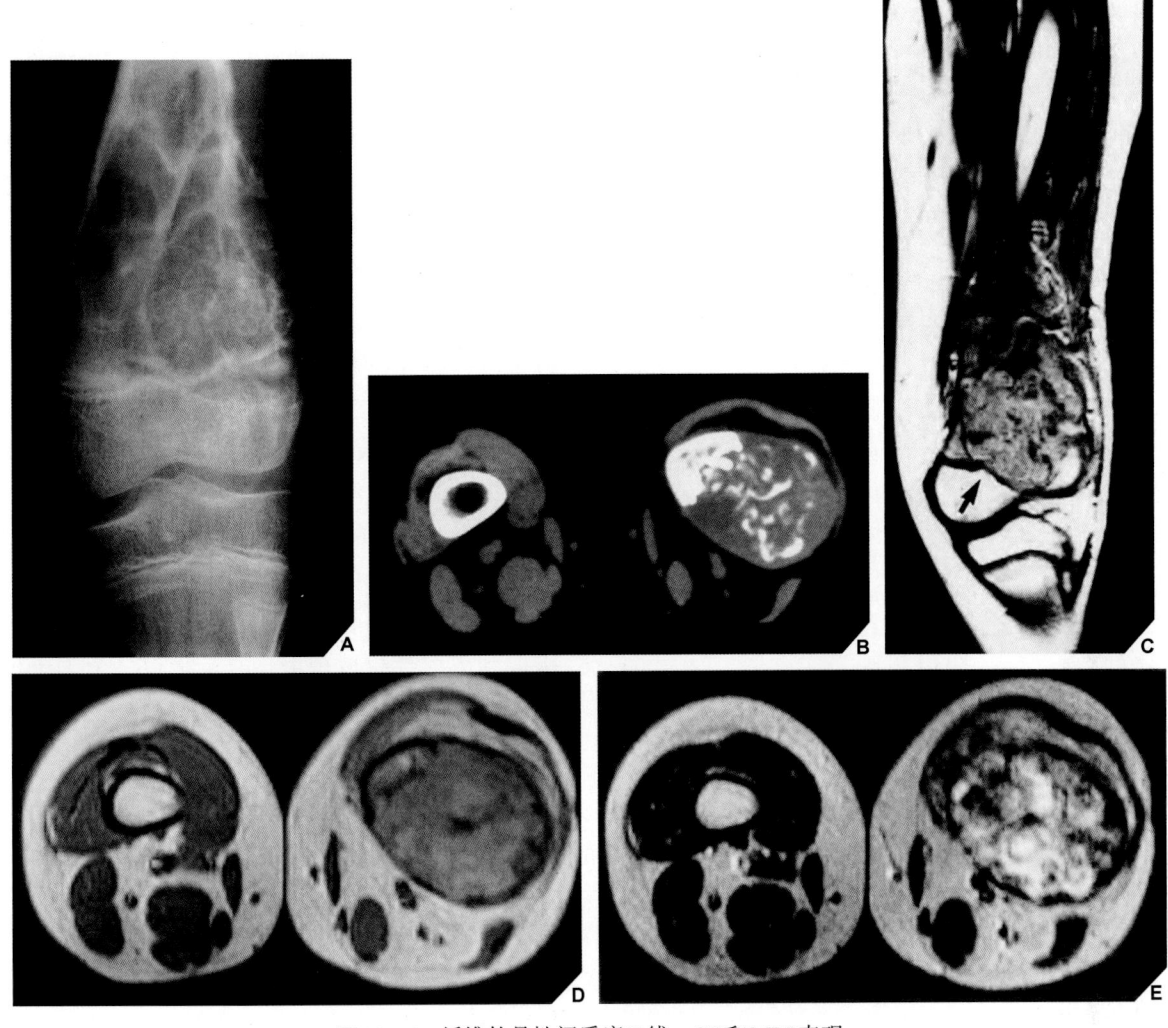

图20-56　纤维软骨性间质瘤X线、CT和MRI表现

A. 14岁男孩，左膝关节斜位X线片示股骨远端邻近生长板处可见一分叶状、溶骨性病变。外侧骨皮质破坏。B. 通过肿瘤层面的CT图像示后外侧骨皮质破坏和巨大软组织肿块，内可见钙化。C. 冠状位T$_1$WI示呈混杂信号的肿瘤累及生长板并延伸至股骨远端骨骺（箭头）。D. 轴位T$_1$WI示骨皮质破坏和呈中等信号的巨大软组织肿块。肿块内的钙化灶呈低信号。E. 轴位T$_2$WI上，肿瘤大部分呈高信号。肿块内的假性分隔和其不均质的特征显示清晰（感谢德国科隆 Wolfgang Remagen 教授供图）

　　毛细血管型血管瘤由小血管组成，这些小血管仅有一层扁平上皮，并仅有一层基底膜包绕。在骨骼系统，其最多见于椎体。海绵状血管瘤由扩张的、充满血液的窦腔组成，有同样的扁平上皮和基底膜。骨的海绵状血管瘤最多见于颅骨。静脉型血管瘤由具有肌层的厚壁血管组成，其内常含有静脉石。动静脉型血管瘤的特征为动脉和静脉间的异常交通。此型极少发生于骨，几乎仅见于软组织。Mulliken和Glowacki回顾了血管异常的生物学分类，他们认为血管瘤属于错构瘤而非真正的肿瘤，这种分类考虑了细胞更替和组织学，并纳入了其自然病史和临床表现，并明确将具有早期增殖期和晚期退变期的幼年血管瘤与血管畸形区分开，后者为先天性病变，可分为动脉型、静脉型、毛细血管型、淋巴管型或混合型。然而，已观察到上皮样血管瘤显然是真性肿瘤。

　　血管瘤的发病率似有随着年龄增长而增高的趋势，最常发生于中年后。女性发病率为男性的2倍。最常见的部位为脊柱（尤其是胸椎）和颅骨（图20-57）。发生于脊柱者，病变的典型部位为椎体，但可扩展至椎弓根、椎板，极少数情况下可扩展至棘突。有时，可见多个椎体受累。大多数椎体血管瘤无症状且为偶然发现。当病变突入硬膜外压迫神经根或脊髓时出现临床症状。神经并发症较常见发生于中段胸椎者（图20-58）。另一种造成脊髓受压的机制为受累椎体骨折并形成相关软组织肿块或血肿，但较少见。

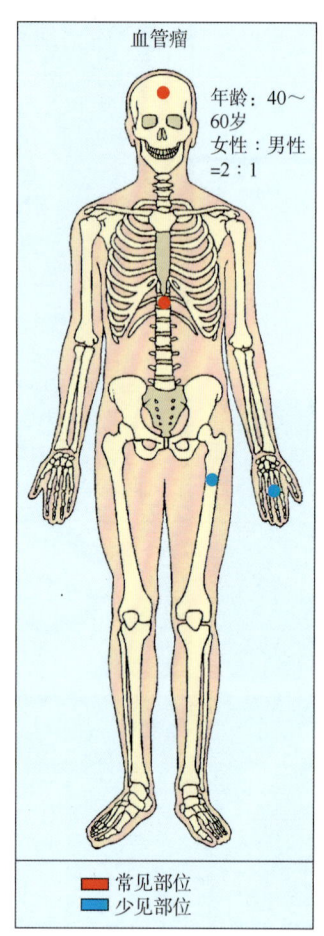

图 20-57 血管瘤的好发部位、峰值年龄及男女发病比例

血管瘤
年龄：40～60岁
女性：男性=2:1

■ 常见部位
■ 少见部位

（图20-59）或粗大的垂直骨条纹。在椎体内，这两种表现形式分别被称为"蜂房"样或"条绒布"样（图20-60），在颅骨表现为"辐条车轮"样结构。当发生于脊柱时，这种表现被认为是血管瘤的基本特征。CT检查特征性地表现为多个圆点（通常称为"波点"样表现），为增粗的骨小梁断面（图20-61）。在MRI上，T_1WI 和 T_2WI 通常呈高信号，代表其血管成分（图20-62）。增粗的骨小梁在各种序列上均呈低信号。CT和MRI增强扫描均显示病变强化。在长骨和短管状骨，血管瘤可由其典型的"蕾丝"样和"蜂房"样表现而诊断（图20-63A），但有时表现为溶骨性、泡沫样膨胀的侵袭性表现（图20-63B）。骨和邻近的软组织可能受到血管瘤的影响也比较常见（图20-64、图20-65）。

骨血管瘤的骨扫描表现多样，可从无放射性摄取到放射性摄取中度增高。最近一个关于椎体血管瘤的平面显像和单光子发射计算机体层摄影（SPECT）及这二者与MRI的相关性的研究表明，在大多数病例中，其平面显像表现为放射性摄取正常。SPECT显像也显示正常，尤其是直径小于3cm的病变。该研究还显示出SPECT显像和MRI之间的不一致：MRI信号强度的改变与骨显像的放射性摄取情况之间无相关性。血管瘤的动脉造影很少提示诊断。

血管瘤的典型影像学表现为多房性溶骨性病灶

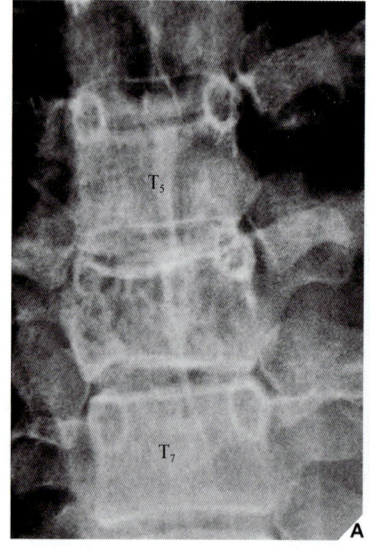

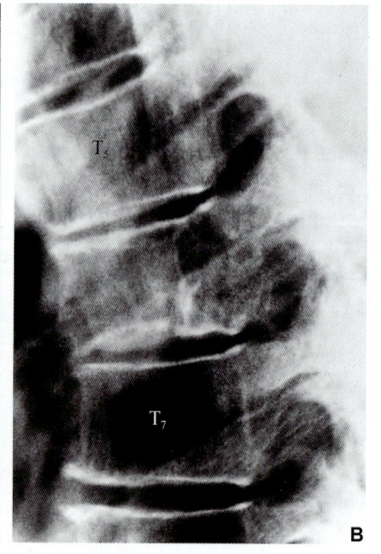

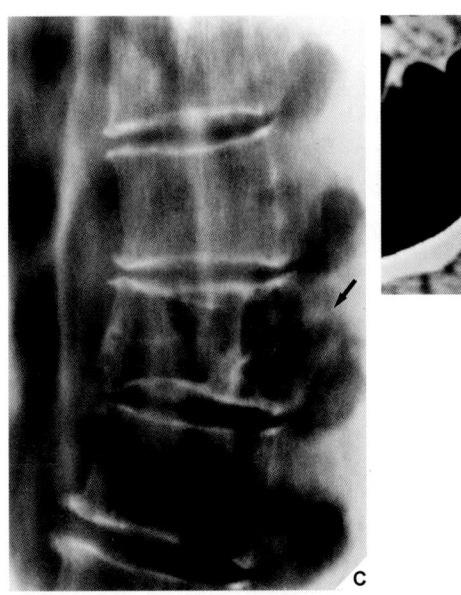
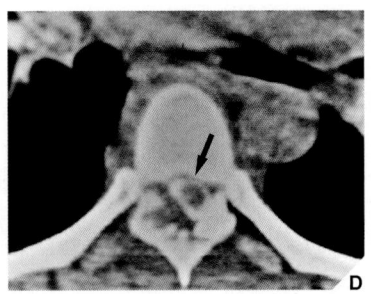

图20-58　椎体血管瘤（1）

39岁女性，背痛并有右上肢感觉减退、肌力减低。胸椎前后位（A）和侧位（B）X线片示T₆椎体内透光性病变并扩展至椎弓根。侧位断层摄影（C）示椎体后侧骨皮质气球样膨胀，病变累及后柱（箭头）。CT扫描（D）示软组织肿块突入椎管及脊髓移位（箭头）（经允许引自Springer：Greenspan A，Klein MJ，Bennett AJ，et al. Case report 242. Hemangioma of the T₆ vertebra with a compression fracture，extradural block and spinal cord compression. *Skeletal Radiol* 1978；10：183-188.）

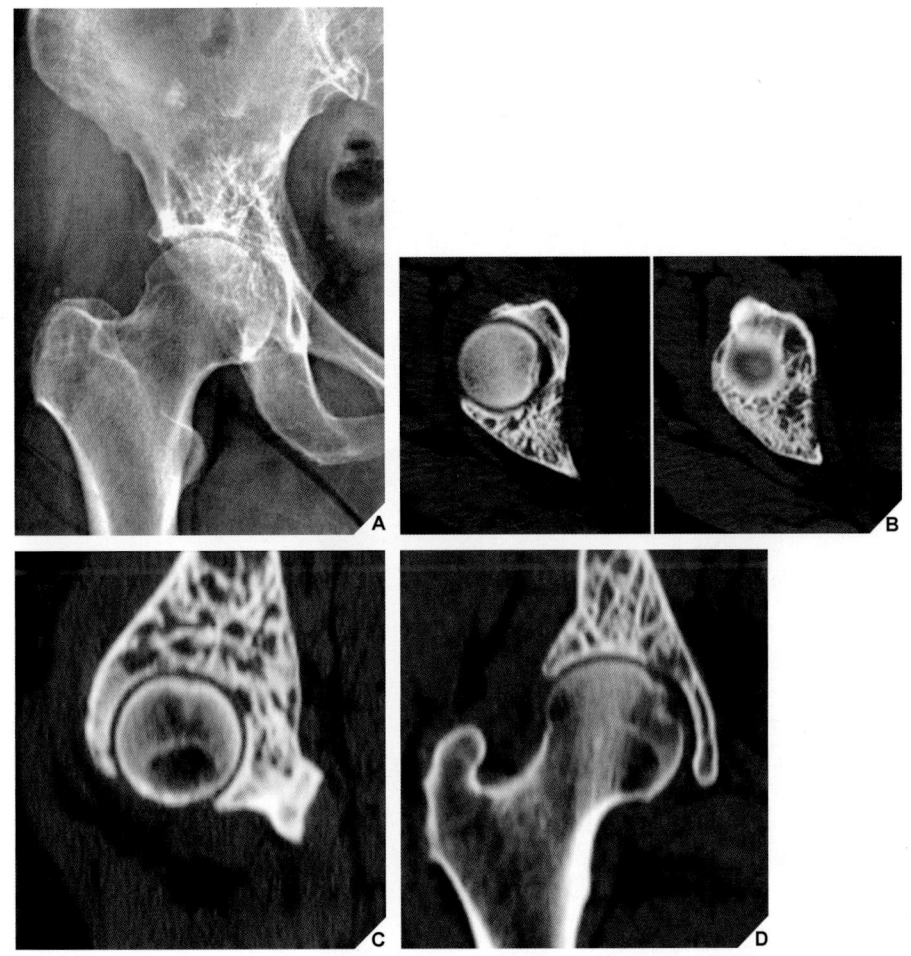

图20-59　髋关节血管瘤

58岁女性，间断性右髋疼痛1年。右髋关节前后位X线片（A）示髂骨内透光区与硬化区混杂病变，并扩展至髋臼。轴位CT（B）及矢状位（C）和冠状位（D）重建CT像示血管瘤典型的"蜂房"样表现

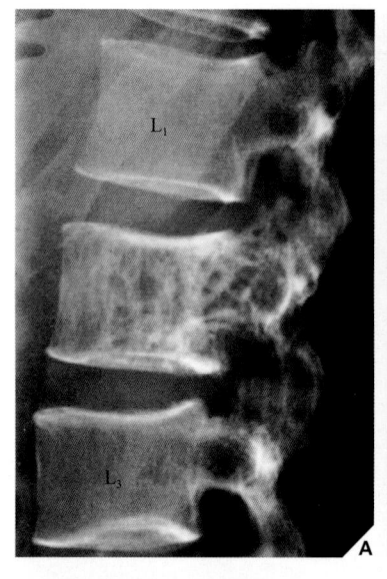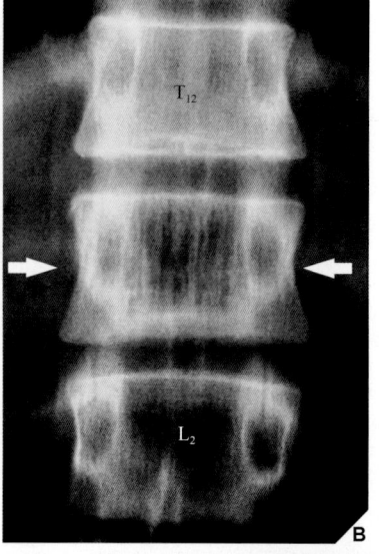

图 20-60　椎体血管瘤（2）

A. 腰椎侧位 X 线片示 L_2 椎体血管瘤呈"蜂房"样改变。B. 另一例患者的前后位断层摄影示 L_1 椎体血管瘤的垂直骨条纹（箭头），即"条绒布"样表现

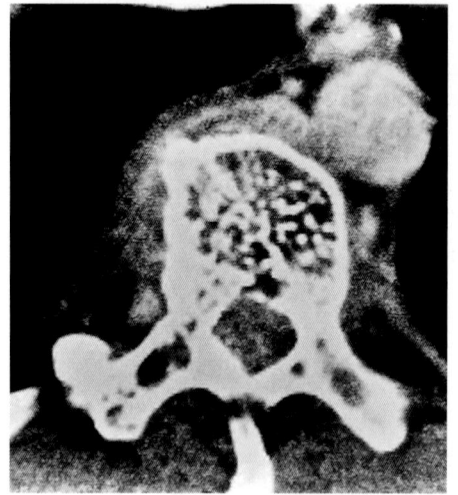

图 20-61　椎体血管瘤 CT 表现

T_{10} 椎体 CT 扫描示粗大的圆点（"波点"样），代表增粗的垂直骨小梁，为血管瘤的典型表现

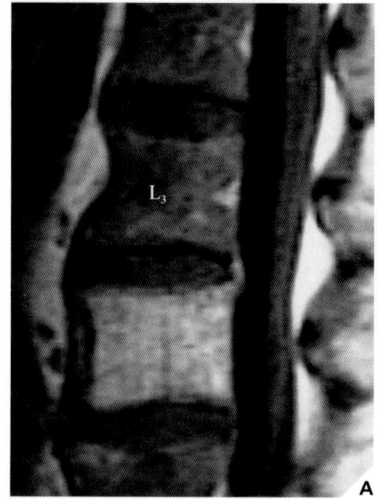

图 20-62　椎体血管瘤 MRI 表现

矢状位 T_1WI（A）（SE；TR 517/TE 12ms）和 T_2WI（B）（SE；TR 2000/TE 80ms）示 L_4 椎体血管瘤呈高信号

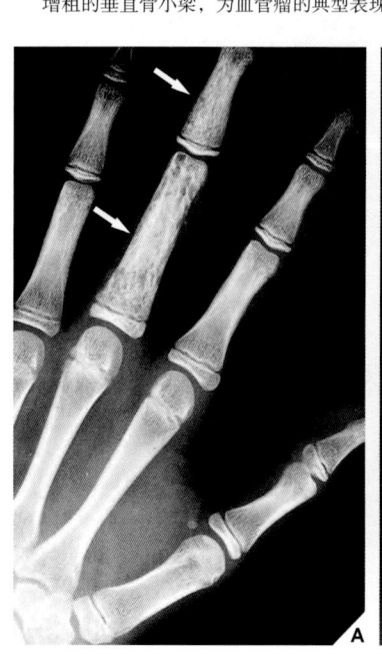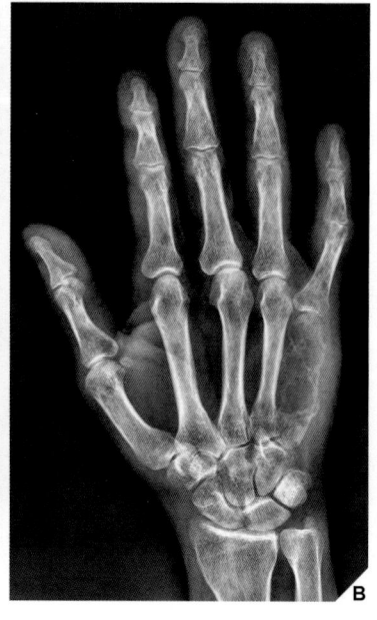

图 20-63　短管状骨血管瘤

A. 11 岁女孩，手部背掌位 X 线片示中指指骨的血管瘤呈特征性"蕾丝"样和"蜂房"样表现（箭头）。如本例所示，患指过度生长为血管瘤的常见并发症。B. 50 岁男性，可见累及第五掌骨的溶骨性、膨胀性、泡沫样病变

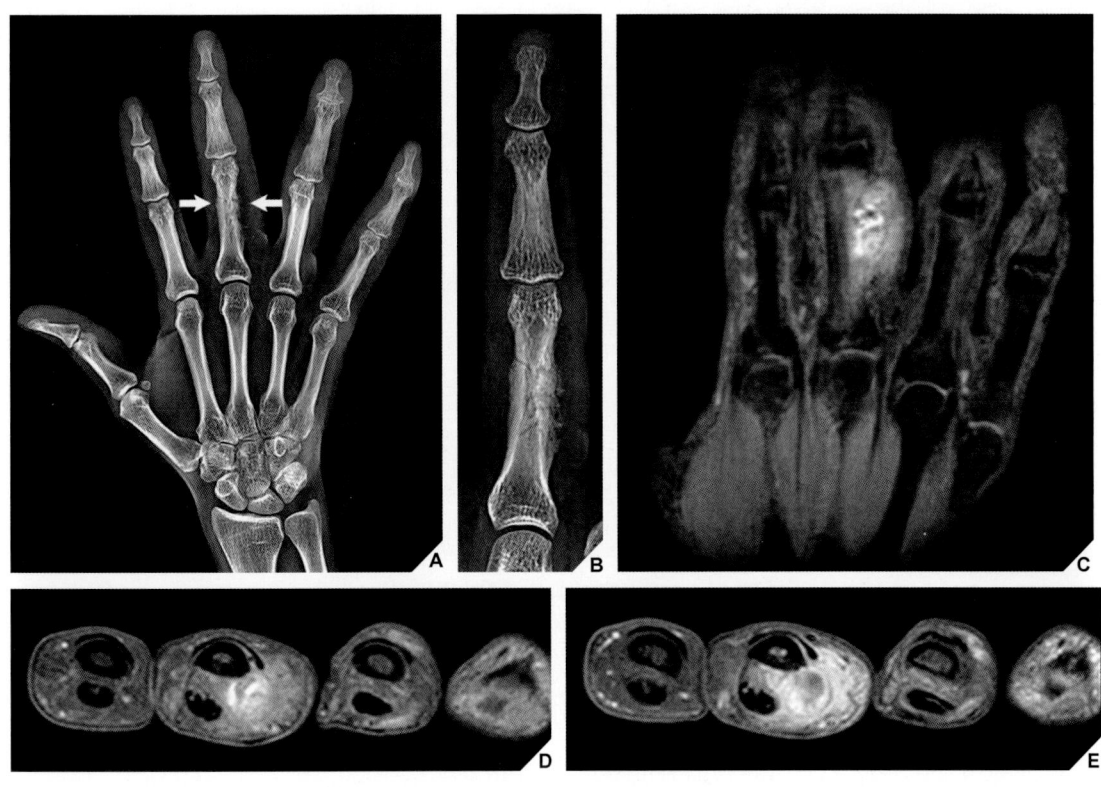

图 20-64　骨与软组织血管瘤病 MRI 表现（1）

36 岁女性，左手背掌位（A）及中指（B）放大摄影显示穿过中指近节指骨髓腔部分和骨皮质的透亮骨道影（箭头），伴软组织突起。冠状位 T$_2$WI 脂肪抑制序列（C）示累及骨和软组织的高信号病变。轴位 T$_1$WI 压脂序列（D）及静脉注入钆造影剂后的轴位 T$_1$WI 压脂序列（E）图像可见病变明显强化（感谢萨克拉门托的 Robert Szabo 教授供图）

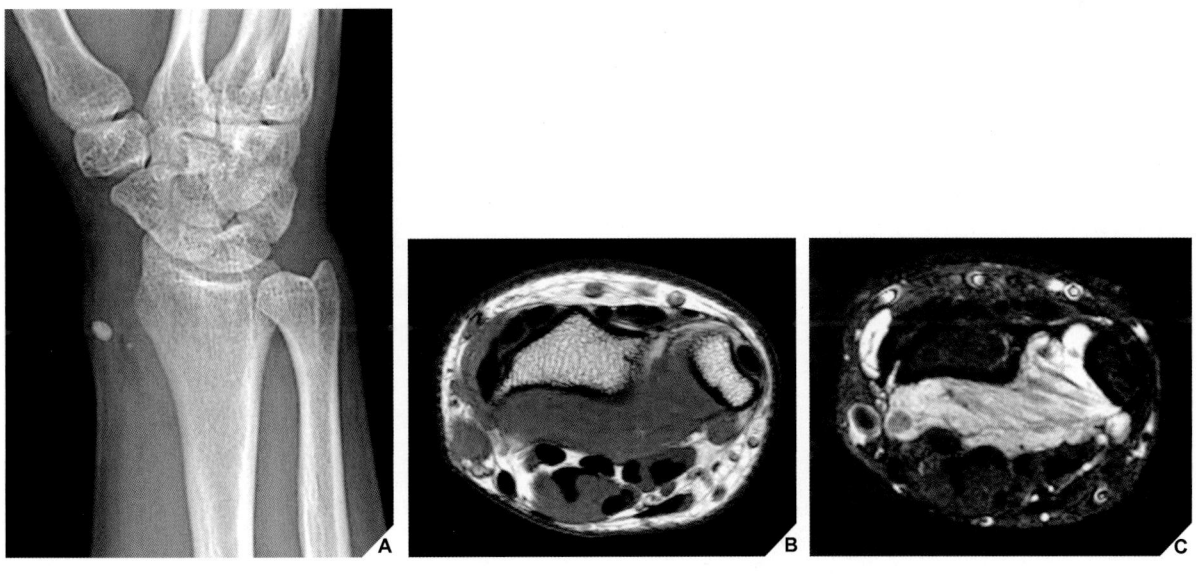

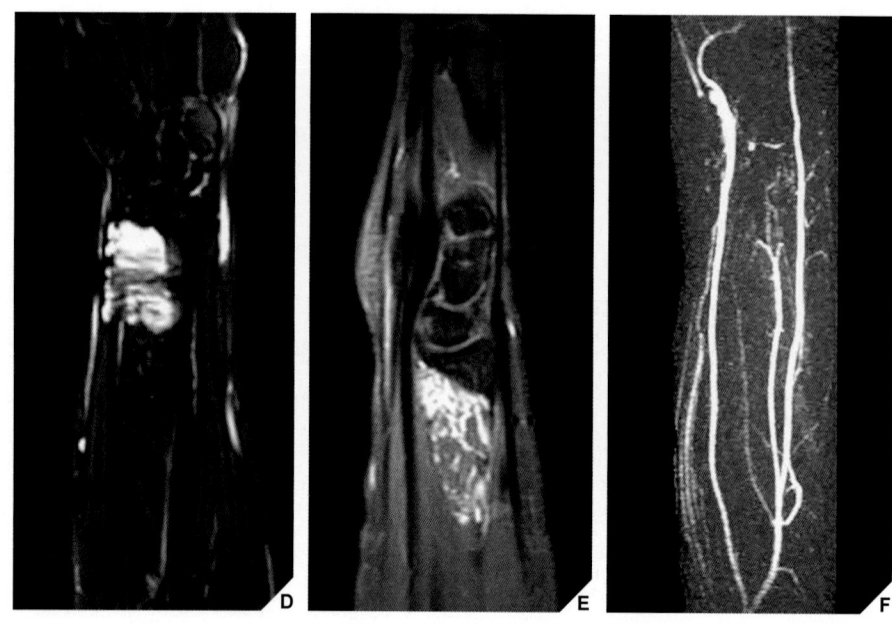

图 20-65　骨与软组织血管瘤病 MRI 表现（2）

21 岁女性，左腕斜位 X 线片（A）示邻近桡骨远端的软组织内可见两个静脉石。轴位 T_1WI（B）、轴位反转恢复序列（IR）（C）、冠状位 T_2WI（D）及增强后矢状位 T_1WI 脂肪抑制序列（E）MRI 示旋前方肌内管状、分叶状软组织肿块，延伸至桡腕关节及远端桡尺关节，伴尺骨远端及桡骨远端掌侧的骨内受累。冠状位 MR 血管成像（F）示血管瘤部位桡动脉远端区域造影剂混合（由萨克拉门托的 Robert Szabo 教授供图）

上皮样血管瘤是传统型血管瘤的一种变异型。根据其形态学特征，本病曾被描述为血管淋巴管增生伴嗜伊红细胞增多和组织细胞性血管瘤。上皮样血管瘤最常累及皮肤和皮下组织，也可发生于骨，并好发于椎骨。虽然这些病变大部分为单发，但也有多处骨骼受累的报道。本病的影像学特征包括膨胀性、溶骨性病变伴边界清晰的分叶状边缘和硬化边。极少数情况下，可见骨皮质破坏，并导致骨膜新生骨形成。正如 Wenger 和 Wold 所指出的，组织学上可见形成良好的血管伴管腔开放，周围环绕多个富含嗜酸性胞质的上皮样内皮细胞。血管大小常为毛细血管样，有时可见周围结缔组织内出血。其邻近的基质内可有炎性浸润。有时，本病的组织病理学类似上皮样血管内皮细胞瘤。

骨骼弥漫性受累的血管瘤性病变称为血管瘤病，有时可见软组织受累（图 20-66、图 20-67）。血管瘤病的影像学表现为溶骨性病变，常伴"蜂房"样或"格子"样（"洞内套洞"）表现。当骨骼广泛受累，则称为囊性血管瘤病。本病的一些

其他名称包括弥漫性骨骼血管瘤病、囊性淋巴管扩张和错构性血管淋巴管瘤病。Schajowicz 认为囊性血管瘤病应与弥漫性血管瘤病相区分，因为这两种病变具有不同的影像学表现和大体病理学表现。本病是一种罕见的骨病变，以骨的弥漫性囊性病变为特征，常伴有内脏受累（60%～70% 的病例）。囊性血管瘤病常发生于年龄小于 30 岁的患者。男女发病率之比为 2：1。中轴骨最常见受累，此外还可累及股骨、肱骨、胫骨、桡骨和腓骨。骨相关性症状通常继发于囊性病变引起的病理性骨折。但大多数症状为内脏受累所致。在影像学上，其骨病变多为溶骨性（图 20-68），有时呈"蜂房"样表现（图 20-69）。病变边界清晰伴硬化边，病变大小不一（图 20-70）。尽管病变主要累及骨髓腔，但有时可见骨皮质受侵、骨膨胀和骨膜反应。极少数情况下，可见硬化性病变，在这些病例中，其表现可类似成骨性转移。在 MRI 上，病变通常在 T_1WI 上呈中等信号，在 T_2WI 压脂序列呈高、中、低混杂信号。囊性血管瘤病的组织学检查特征为多孔状血管瘤腔，与骨的良性血管瘤不同。

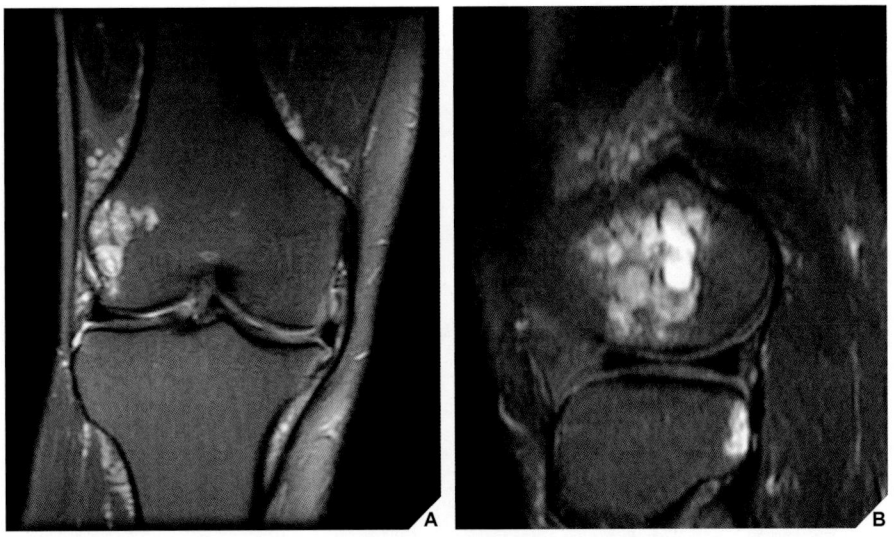

图 20-66　骨与软组织血管瘤病 MRI 表现（3）

51 岁男性，右膝关节隐痛和胀满感。冠状位（A）和矢状位（B）T$_2$WI 压脂像示多发高信号病变累及膝关节的骨与软组织结构

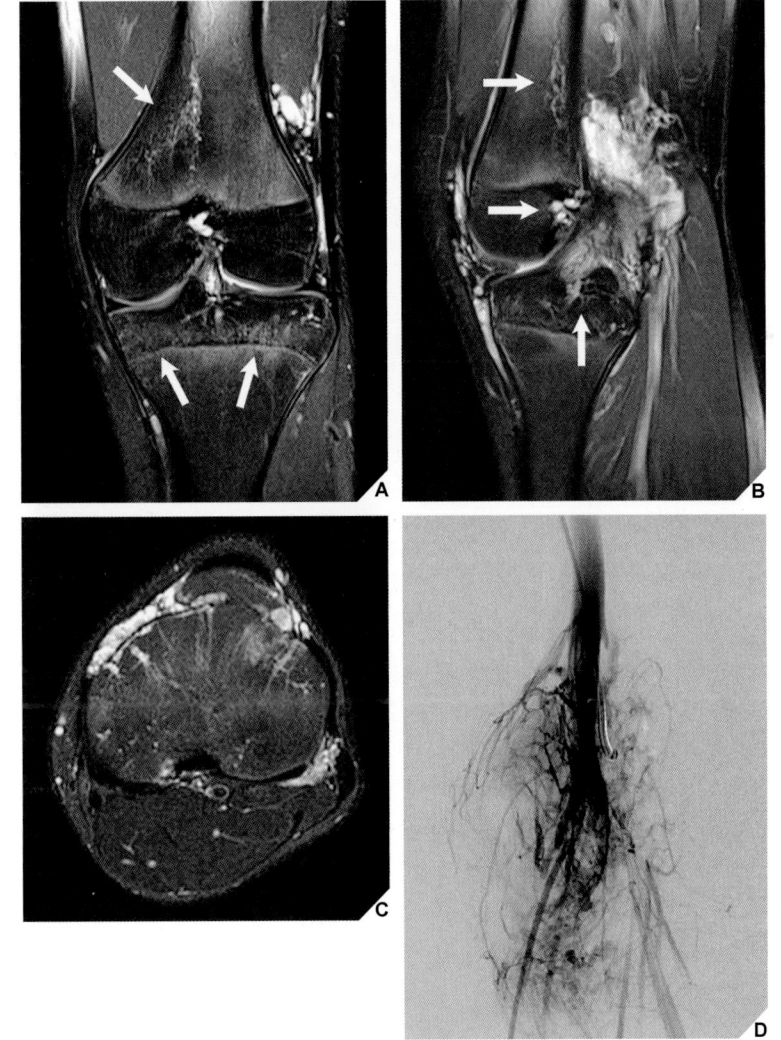

图 20-67　骨与软组织血管瘤病 MRI 表现（4）

14 岁男孩，膝关节冠状位（A）及矢状位（B）T$_2$WI 脂肪抑制序列图像示股骨远端及胫骨近端的高信号病变（箭头），伴软组织受累。轴位（C）T$_2$WI 示膝关节受累。血管造影（D）示累及骨和软组织的富血供病变

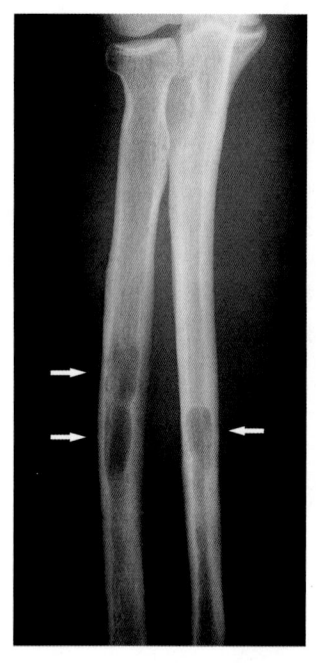

图 20-68　囊性血管瘤病（1）
25岁男性，尺骨和桡骨骨干可见多个溶骨性病变（箭头）

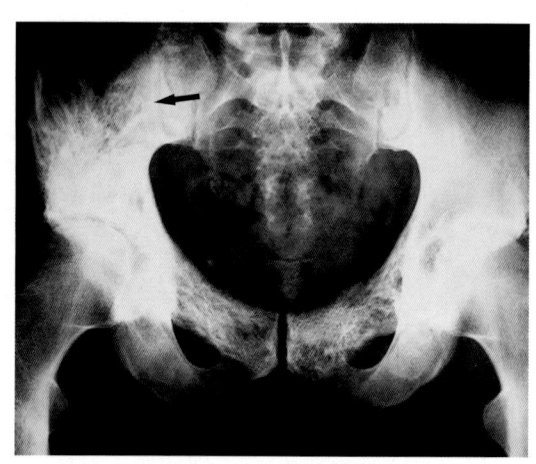

图 20-69　囊性血管瘤病（2）
28岁男性，骨盆X线片示右髂骨（箭头）和双侧耻骨"蜂房"样改变

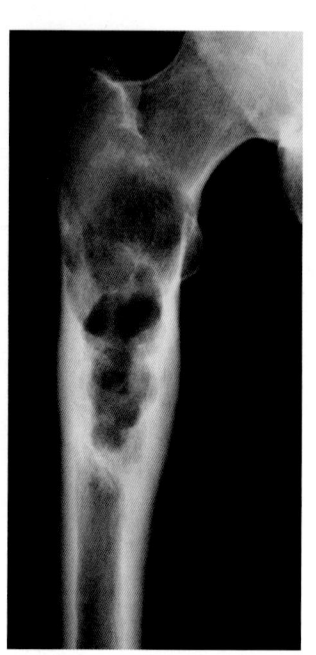

图 20-70　囊性血管瘤病（3）
20岁男性，右股骨可见融合在一起的多个病变，伴外周硬化和骨皮质增厚，为囊性血管瘤病特征

　　Gorham病是一种必须与血管瘤病相鉴别的疾病，本病也称为大块骨溶解症、消失性骨病和鬼怪骨。Gorham病由Jackson于1838年首次描述，并随后由Gorham和Staut于1955年在24例患者的研究中完善定义。本病的特征为进行性、局限性骨吸收，可能为多发性或弥漫性骨海绵状血管瘤或淋巴管瘤或二者联合所致。Gorham病可发生于任何骨，但常见累及肩带骨、骨盆环及颅骨。主要累及长骨、短管状骨或脊柱者少见。Gorham病的影像学表现包括松质骨内的透光区或骨皮质同心性破坏，出现"吮过的糖棒"样表现（图20-71A）。最终，骨髓腔和骨皮质完全破坏（图20-71B）。Gorham病的MRI表现为骨吸收区在T₁WI呈低信号，T₂WI呈高信号。静脉注入钆造影剂后，骨病变及邻近富血管的软组织呈明显强化（图20-72）。组织学检查可见骨内毛细血管明显增多，形成了相互交通的内皮管道网，其内通常充满红细胞或血清。Spieth等的研究表明，破骨活动在Gorham病的发病机制中发挥一定作用，但部分学者认为骨吸收区无破骨细胞活动的证据。尽管目前已尝试多种治疗方法，但只有放射治疗、骨缺损完全切除和皮质骨移植疗法似乎可阻止骨质破坏。

　　2. 病理　血管瘤的大体标本显示骨髓腔内棕红色或暗红色边界清晰的病变（图20-73）。在组织学上，大多数血管瘤由简单的内皮形成的管腔构成，其形态学表现与毛细血管内皮相同。部分或全部血管腔可扩张并呈血窦样表现，这种病变即海绵状血管瘤。有时，血管瘤由更大的厚壁动脉或静脉组成，类似软组织的动静脉畸形。免疫组织化学显示内皮细胞CD31、CD34及因子Ⅷ相关抗原阳性。

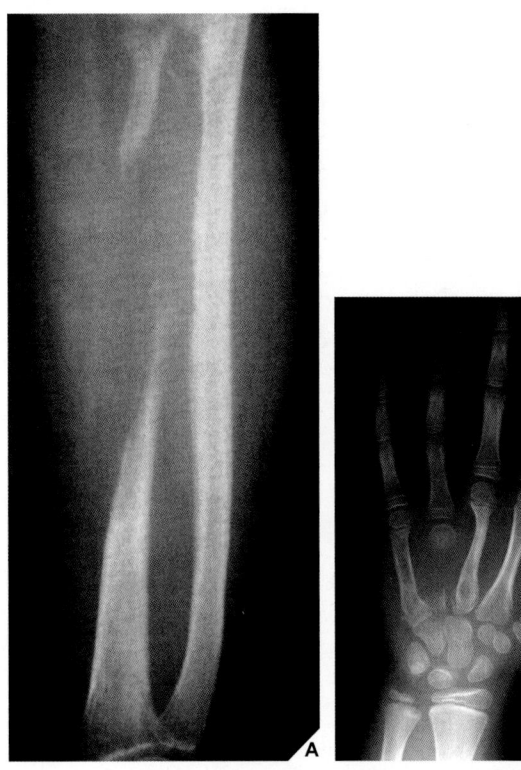

图 20-71　Gorham 病

A. 46 岁女性，右前臂前后位 X 线片示桡骨中段溶骨性骨质破坏。注意观察桡骨骨破坏近端逐渐变细的特征，即"吮过的糖棒"样表现。B. 9 岁男孩，左手背掌位 X 线片示第 4 掌骨骨干完全吸收及第 3 掌骨尺侧外压性侵蚀（图 B 由美国加州萨克拉曼多的 George Rab 博士供图）

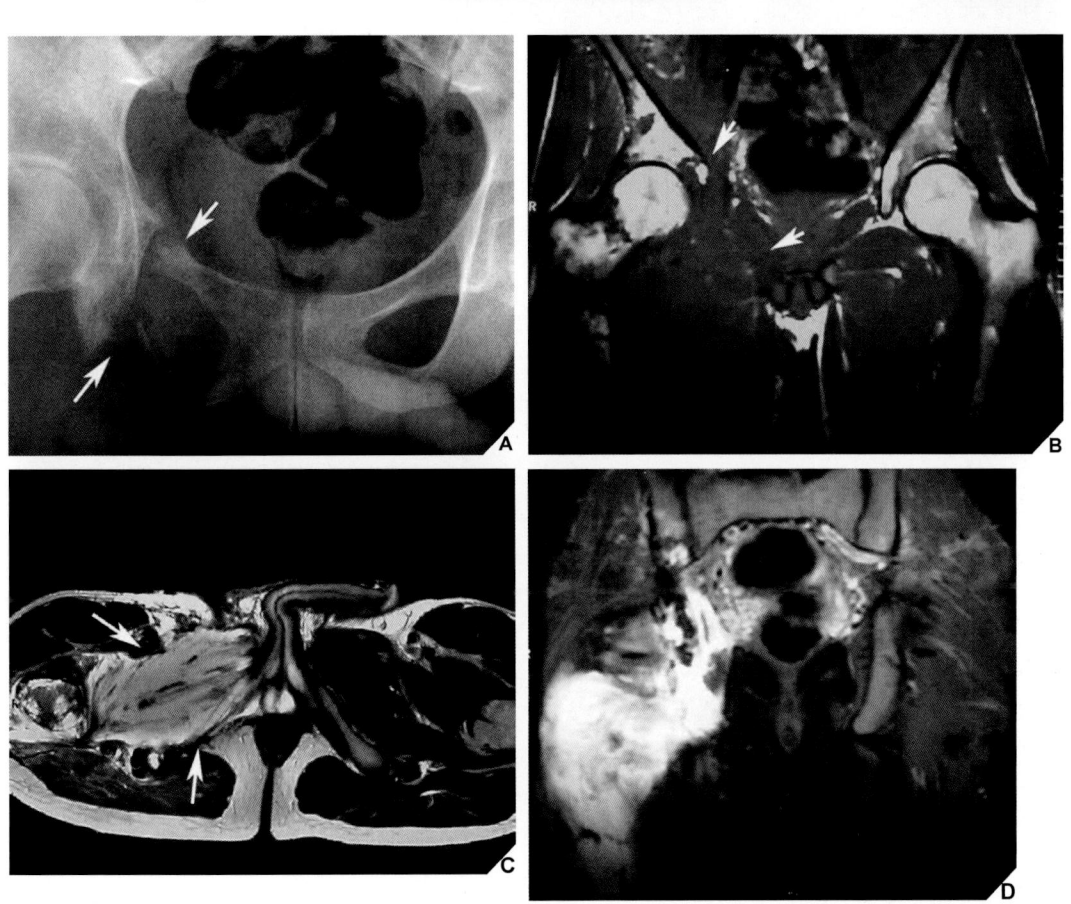

图 20-72　Gorham 病 MRI 表现

A. 青年男性，骨盆前后位 X 线片示右侧耻骨上支和耻骨下支骨质吸收（箭头）。B. 冠状位 T_1WI 示骨质破坏伴软组织肿块（箭头）。髋臼及右股骨近端髓腔内见信号改变区。C. 轴位 T_2WI 示肌内软组织肿块（箭头）及耻骨下支骨质破坏。D. 静脉注入钆造影剂后 T_1WI 脂肪抑制 MRI 示软组织肿块和骨受累区广泛强化

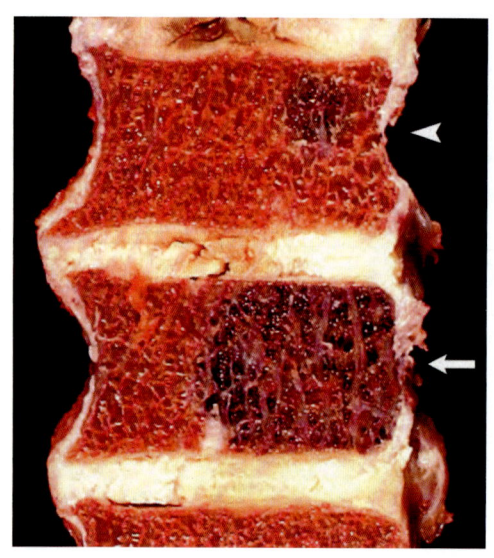

图 20-73 骨内血管瘤病理

椎骨的大体标本示椎体的两处红棕色血管瘤，一个小（无尾箭头）、一个大（箭头），与正常松质骨分界清晰，可见粗大骨小梁（经 Elsevier 允许引自 Bullough P. *Orthopaedic pathology*，5th ed. Maryland Heights，MO: Mosby; 2009.）

3. 鉴别诊断　血管瘤的鉴别诊断，尤其是发生于脊柱者，应包括 Paget 病（畸形性骨炎）、朗格汉斯细胞组织细胞增生症（LCH）、骨髓瘤和转移瘤。Paget 病累及椎骨的特征性表现为椎体呈"相框"样改变（见图 29-6），以及较正常椎骨增大，可与血管瘤相鉴别。与血管瘤不同，椎骨的骨髓瘤为单纯透光性（与大多数转移瘤类似），且无垂直骨条纹。

4. 治疗　无症状的血管瘤无须治疗。有症状的病变常行放射治疗以消融其形成病变的静脉管道。栓塞术、椎板切除术、脊柱融合术或联合疗法也可用于本病的治疗。

七、骨内脂肪瘤

1. 临床及影像学特点　脂肪瘤可依据其发生于骨的位置分为骨内、骨皮质或骨膜病变。骨内脂肪瘤是一种罕见的肿瘤（其发病率低于原发性骨肿瘤的 1/1000）。近年来，骨内脂肪瘤的病例报道数量有所增加，尤其是发生于股骨转子间区和转子下区及跟骨内的病例。本病的发生无性别差异，且发病年龄范围宽泛，从 5 岁至 75 岁均可发病。本病常无症状，常因其他原因行影像学检查而偶然发现。部分学者报道了较高的出现症状的患者比率，但即便是患者有症状，其症状也不一定与本病相关。Milgram 报道了 61 例骨内脂肪瘤病例，其最常见的发病部位为股骨转子间区和转子下区，其次为跟骨、髂骨、胫骨近端和骶骨。根据不同的病理成分，他将骨内脂肪瘤分为三种类型。1 型为轮廓清晰、脂肪含量均匀的脂肪瘤。2 型为以脂肪为主的病变伴中心坏死、钙化和骨化。3 型为不均质脂肪瘤，伴坏死、钙化、囊变和反应性编织骨形成。

骨内脂肪瘤有较典型的影像学表现，均表现为非侵袭性的透光性病变，伴清晰、锐利的边缘，骨皮质变薄、膨胀，尤其是发生于较纤细的骨骼如腓骨或肋骨者，常可见病变中心的钙化和骨化（图 20-74～图 20-76）。因其 CT 值与脂肪一致，因此 CT 可有助于本病的诊断（图 20-77）。MRI 示病变的信号在 T_1WI 和 T_2WI 上类似皮下脂肪（图 20-78～图 20-80）。在 T_1WI 和 T_2WI 上可见病变周围薄层低信号边，为反应性硬化，常勾勒出脂肪类病变的边界。静脉注射钆造影剂后，病变无强化。MRI 可精确显示病变在骨内的范围。

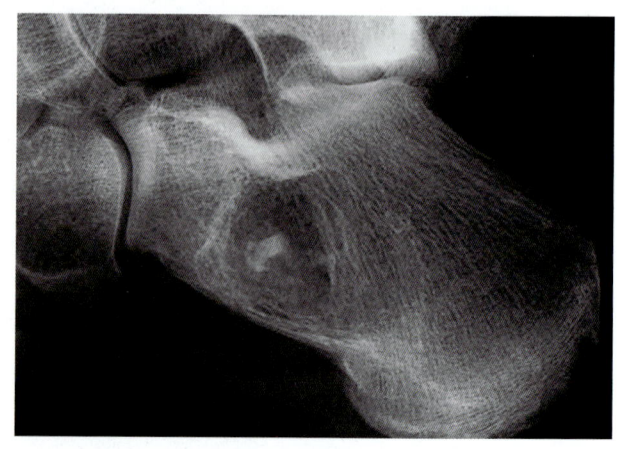

图 20-74　骨内脂肪瘤（1）

跟骨骨内脂肪瘤的典型表现。观察该边缘清晰、锐利的透光性病变，伴中心钙化

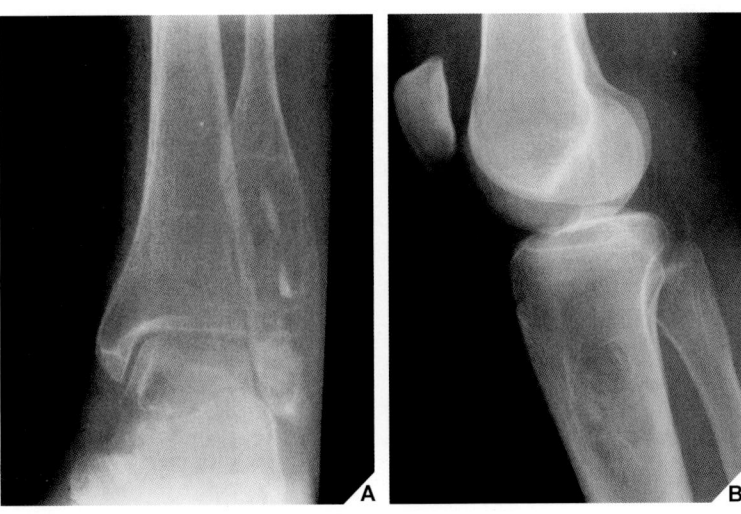

图 20-75　骨内脂肪瘤（2）

A. 左踝关节前后位片示腓骨远端的膨胀性、透光性病变，骨皮质变薄、中心钙化。B. 另一例患者膝关节侧位片示胫骨近端透光性病变，伴窄移行带、中央钙化（经允许引自 Greenspan A，Borys D. *Radiology and pathology correlation of bone tumors：a quick reference and review.* Philadelphia：Wolters Kluwer；2016：331，Fig. 7.44.）

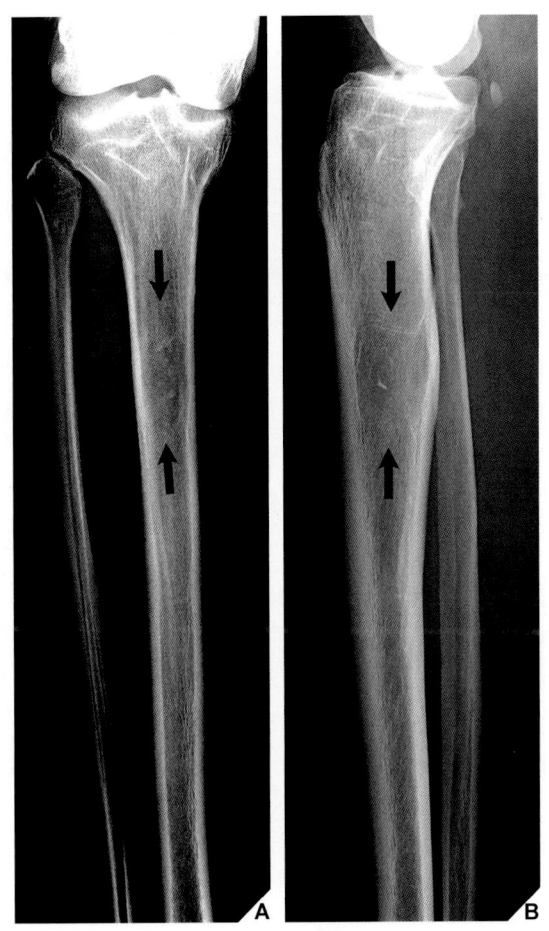

图 20-76　骨内脂肪瘤（3）

43 岁男性，右小腿前后位（A）及侧位（B）片示胫骨近端的透光性病变（箭头），伴窄移行带，病变内可见钙化

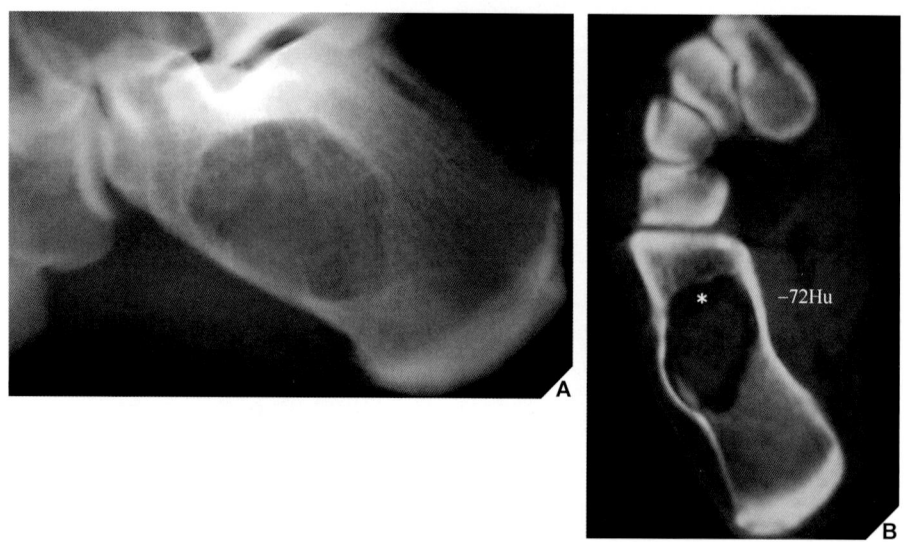

图20-77 骨内脂肪瘤CT表现

A. 40岁男性，右后足侧位片示跟骨内透光性病变。B. CT示病变呈低密度，CT值为−72Hu（*），与脂肪密度一致

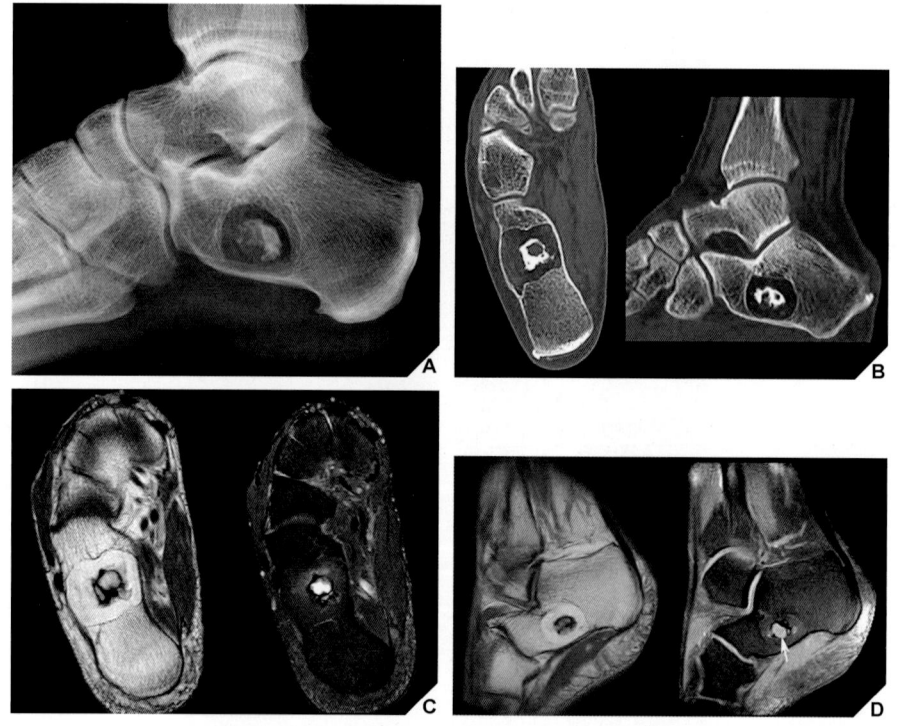

图20-78 骨内脂肪瘤X线、CT和MRI表现

A. 54岁男性，足侧位X线片示跟骨内透光性病变，伴中心钙化。B. 短轴位及矢状位重建CT示内含脂肪成分的低密度病变（CT值−98Hu），伴中心高密度骨化灶。C. 短轴位T_1WI和质子密度加权压脂MRI示病变信号特征类似皮下脂肪，明确诊断为骨内脂肪瘤。D. 矢状位T_1WI和FSE脂肪抑制序列MRI示脂肪信号包绕低信号钙化灶，如X线片和CT所示。注意观察病变钙化区中心的囊性灶形成（箭头）。骨内脂肪瘤内囊变灶形成代表Milgram分型的3型病变

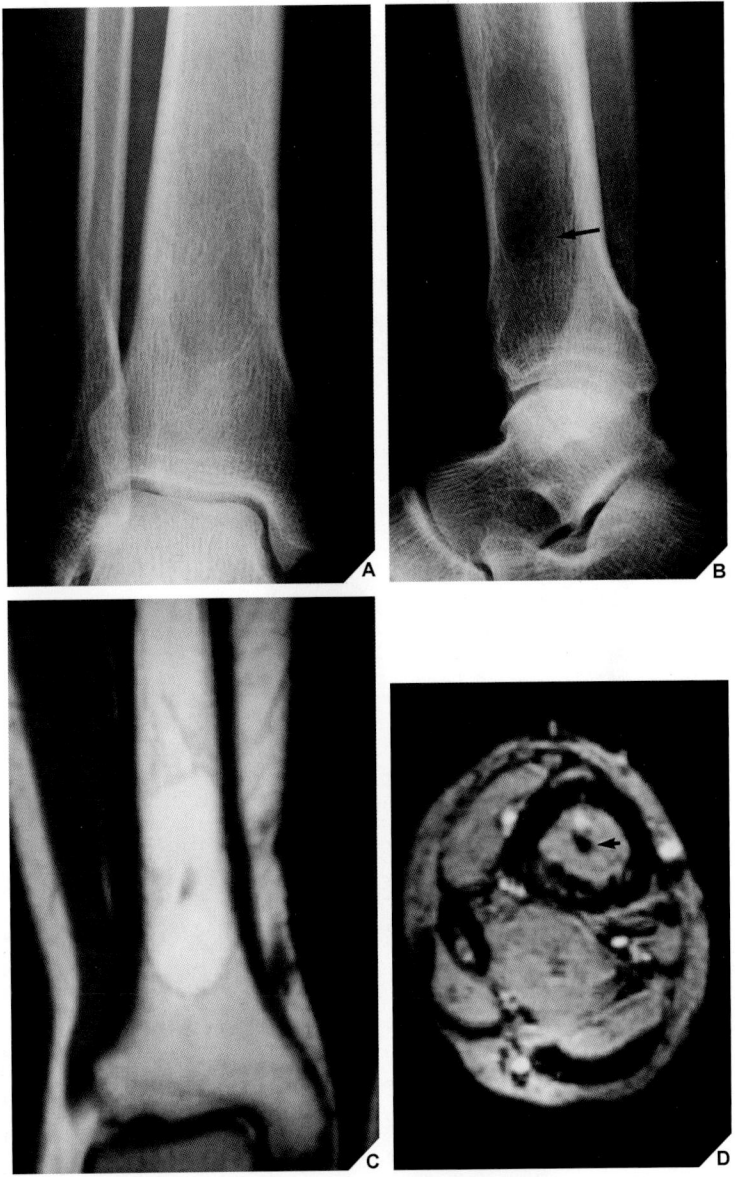

图 20-79 骨内脂肪瘤 X 线和 MRI 表现

A. 42 岁男性，右小腿 X 线片示胫骨远端透光性病变，伴清晰、锐利的薄硬化边。B. 侧位 X 线片上可疑病变中心模糊的钙化灶（箭头）。C. 冠状位 T₁WI（SE；TR 685/TE 20ms）示病变呈高信号，类似皮下脂肪，因此诊断为骨内脂肪瘤。病变内可见一小灶性低信号，即 X 线片所示的钙化灶。D. 轴位 T₂WI（SE；TR 2000/TE 70ms）示病变呈中等信号，仍与皮下脂肪的信号类似。中心钙化灶呈低信号（短箭头）

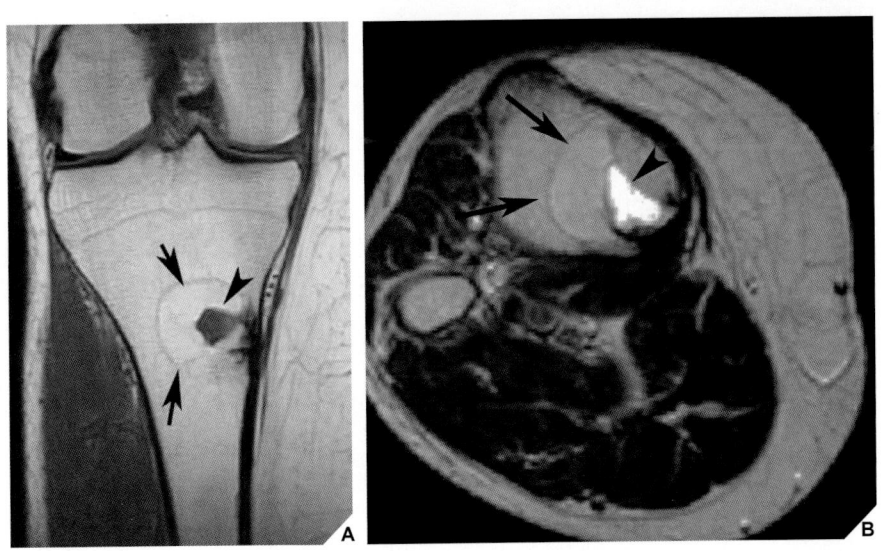

图 20-80 骨内脂肪瘤 MRI 表现

冠状位（A）T₁WI 和轴位（B）T₂WI 示胫骨近端 Milgram 分型 3 型的骨内脂肪瘤（箭头），内部可见囊性成分（无尾箭头）

2. 病理 大体标本通常表现为髓腔内的边界清晰、软的黄色肿块（图20-81）。在组织学上，骨内脂肪瘤由成熟的脂肪小叶组成，并以存在成熟的脂肪细胞为特征，这种细胞较非肿瘤性脂肪细胞略大，位于成纤维细胞背景内，有时可伴脂肪坏死灶。有时可见包膜包裹全部或部分肿瘤，在大多数病例报道中，病变内可见贯穿的萎缩骨小梁。免疫组织化学显示脂肪细胞表达波形蛋白和S-100蛋白。就遗传学而言，存在于软组织脂肪瘤中的易位t（3；12）（q28；q14）及其相关融合转录本HMGIC/LPP，已在骨旁肿瘤中有所报道。

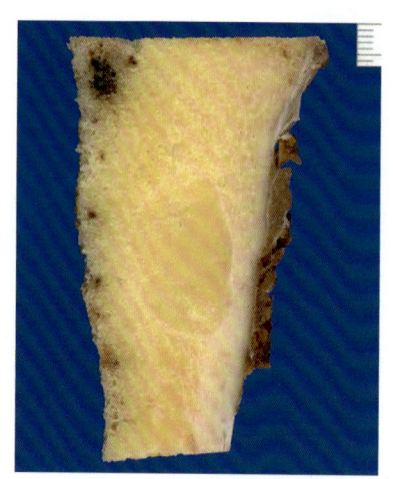

图20-81 骨内脂肪瘤病理

胫骨近端的大体解剖标本示一卵圆形、黄色的病变，周围围绕以薄层纤维包膜（经允许引自 Greenspan A，Borys D. *Radiology and pathology correlation of bone tumors：a quick reference and review*. Philadelphia：Wolters Kluwer；2016：333.）

八、类似肿瘤的非肿瘤性病变

部分非肿瘤性病变可类似骨肿瘤，包括骨内腱鞘囊肿、甲状旁腺功能亢进性棕色瘤、LCH、Chester-Erdheim病、囊性骨梗死和骨化性肌炎。

（一）骨内腱鞘囊肿

本病的病因不明，常发生于20～60岁的成人。本病好发于长骨的关节端，通常为非承重区。在影像学上，本病呈典型的圆形或卵圆形透光区，偏心性位于骨内，伴硬化边（图20-82）。其表现非常类似退变性囊肿，但邻近的关节无任何退行性改变；与退变性囊肿不同，在大多数病例中，腱鞘囊肿不与关节腔相通。骨内腱鞘囊肿亦可类似软骨母细胞瘤、骨母细胞瘤、内生软骨瘤、色素沉着绒毛结节性滑膜炎或骨脓肿（图20-83）。

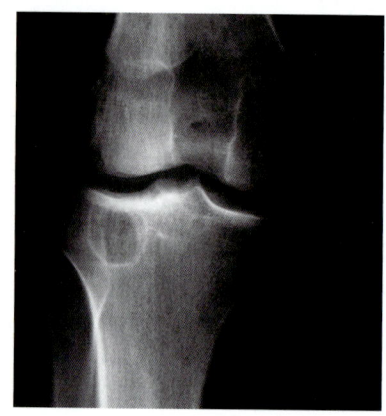

图20-82 骨内腱鞘囊肿

28岁男性，右膝关节外伤致外侧半月板撕裂。膝关节前后位X线片示胫骨近端关节端偏心性透光性病变。切除半月板的手术中，行该病变活检，组织病理学检查证实为骨内腱鞘囊肿

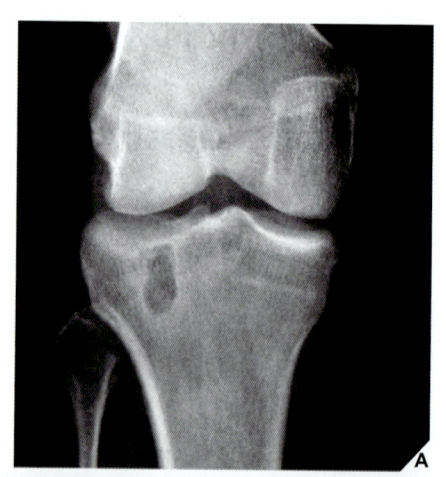

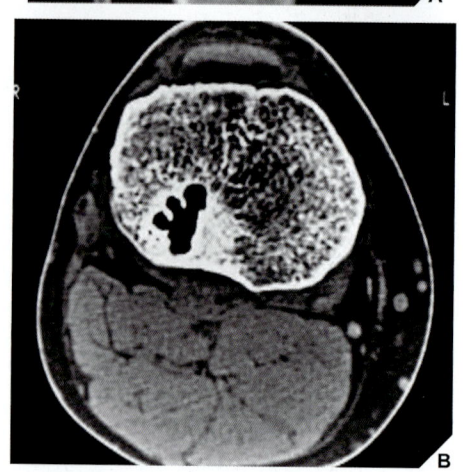

图20-83 骨内腱鞘囊肿X线和CT表现

24岁男性，膝关节疼痛8周。右膝关节前后位X线片（A）和CT扫描像（B）示胫骨近端偏心性、卵圆形、透光性病变，伴有分叉，边缘可见反应性硬化带。其鉴别诊断包括骨脓肿、骨母细胞瘤、软骨母细胞瘤和骨内腱鞘囊肿。活检证实为骨内腱鞘囊肿

（二）甲状旁腺功能亢进性棕色瘤

甲状旁腺功能亢进是由甲状旁腺过度活跃引起甲状旁腺激素过度分泌所致的一种疾病（见第28章）。有时，本病患者可有单发或多发性溶骨性病变，最常发生于长骨和短管状骨，这种情况并不少见；在影像学检查上，这种病变可类似肿瘤（图20-84）。这种病变称为棕色瘤是因为除了纤维组织外，其内含有降解的血液，使得病理标本呈棕色外观。影像学上可通过观察其他相关异常而做出正确诊断，包括骨密度减低（骨量减低）；骨膜下骨吸收，以第2、3指的近节和中节指骨桡侧显示最佳；颅顶骨颗粒状"盐和胡椒"样表现；锁骨肩峰端骨质吸收；软组织钙化。由于钙磷代谢紊乱，血清钙含量常增高（高钙血症）和血清磷含量减低（低磷血症），这样的实验室检查结果常可确定诊断。

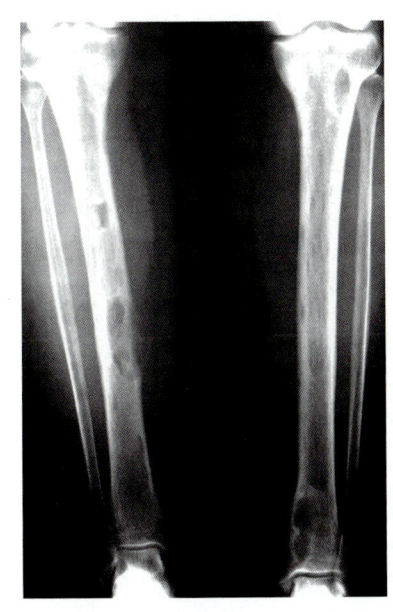

图 20-84　甲状旁腺功能亢进性棕色瘤

28岁女性，临床诊断为甲状旁腺功能亢进，双侧小腿X线片示多发性棕色瘤累及双侧胫骨。本病易误诊为多发性骨髓瘤或骨转移瘤

（三）朗格汉斯细胞组织细胞增生症（嗜酸性肉芽肿）

1. 临床及影像学特点　嗜酸性肉芽肿，现在称为朗格汉斯细胞组织细胞增生症（LCH），是一种非肿瘤性病变，属于一组称为网状内皮组织增生症（或根据Lichtenstein提出的名称，称为组织细胞增生症X）的疾病，该组疾病还包括另外两种病变：Hand-Schuller-Christian病（黄色瘤病）和Letterer-Siwe病（非脂性网状组织增生症）。该组三种疾病为同一病理过程的不同临床表现，以网状组织细胞肉芽肿样增生为特征，这一观点已得到广泛认同。

尽管其病因和发病机制仍不明确，目前认为朗格汉斯细胞组织细胞增生症是一种免疫调节紊乱而非肿瘤，属于WHO划分的组织细胞和树突状细胞疾病。分子遗传学研究使用比较基因组杂交（CGH）和杂合性缺失（LOH）实验揭示了染色体的变化。比较基因组杂交实验中，基因缺失主要影响染色体1p、5p、6q、9、16、17和22q，杂合缺失受影响频率最高的是染色体1p和17。导致下述假说，即位于1p染色体上的肿瘤抑制基因缺失可参与导致和加重本病。

朗格汉斯细胞组织细胞增生症已被接受是因为已证实本病的原发性增殖成分为朗格汉斯细胞，该细胞是一种见于表皮、但起源于骨髓内前体细胞的树突状单核细胞。本病的临床和影像学表现多样，以网状内皮系统不同部位，如骨、肺、中枢神经系统、皮肤和淋巴结内的组织细胞异常增殖为特征。

LCH可为单发或多发病变，常见于儿童，好发年龄为1～15岁，峰值年龄为5～10岁。最常见受累部位为颅骨、肋骨、骨盆、脊柱和长骨（图20-85）。发生于颅骨者，其溶骨性病变有典型的"穿凿"

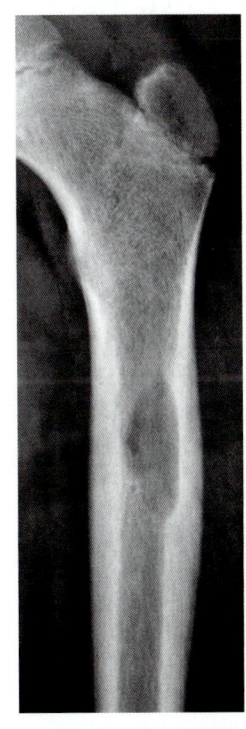

图 20-85　朗格汉斯细胞组织细胞增生症（1）

3岁男孩，跛行，大腿近端局限性压痛，其股骨近端X线片示骨髓腔内溶骨性病变，无硬化改变。可见骨皮质梭形增厚和实性骨膜反应。患者年龄、发病部位及其影像学表现均为典型LCH

样表现，边缘锐利（图20-86）。在下颌骨或上颌骨，透光性病变可见"悬浮牙"表现（图20-87）。发生于脊柱者，椎体塌陷，即所谓扁平椎，是本病的特征性表现（图20-88）。这一征象曾很长时间被误认为是椎体骨软骨病，并被称为"Calve病"。

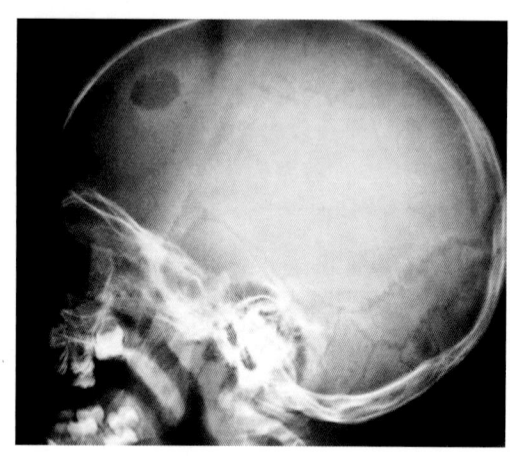

图20-86 朗格汉斯细胞组织细胞增生症（2）
一例多发病变的两岁半男孩颅骨侧位X线片示额骨溶骨性病变，边缘清晰、锐利，呈穿凿样表现。内板和外板不均匀受累导致病变呈斜坡样表现

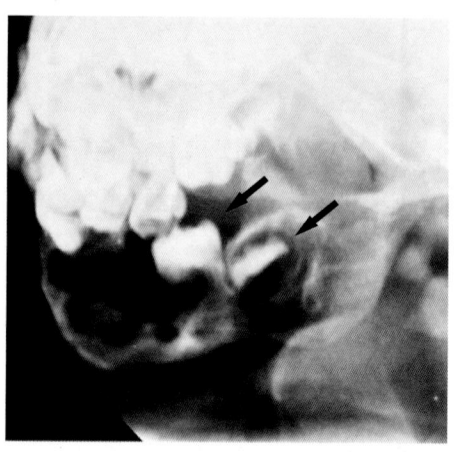

图20-87 朗格汉斯细胞组织细胞增生症（3）
3岁女孩，骨骼系统广泛受累，其下颌骨可见一巨大骨质破坏灶。注意悬浮牙的典型表现（箭头），是由支持性牙槽骨破坏所致

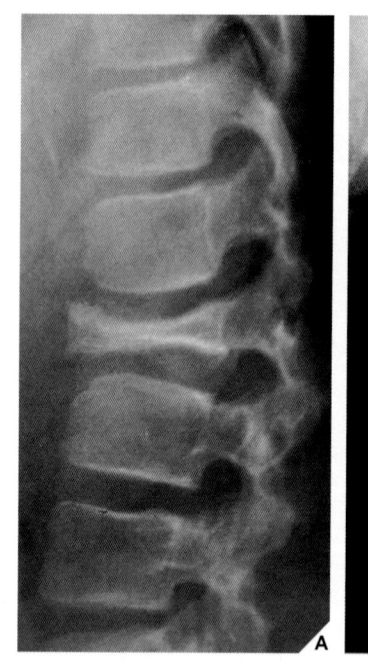
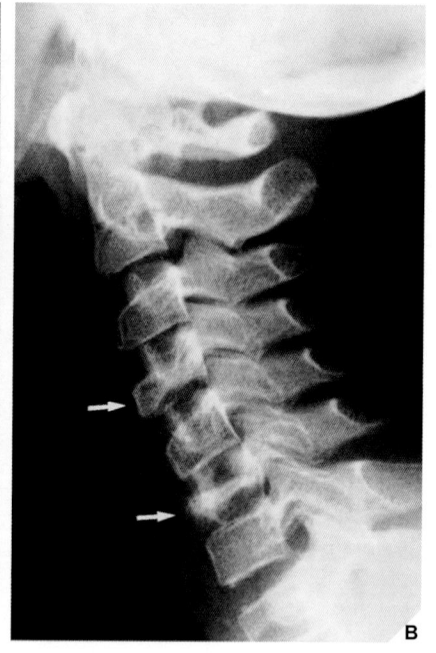

图20-88 朗格汉斯细胞组织细胞增生症（4）
A. LCH扁平椎为继发于肉芽肿性病变的骨破坏所致的椎体塌陷。注意其邻近椎间隙存在。B. 另一例患者，观察 C_4 和 C_6 椎体的压缩性骨折（箭头）

在长骨，LCH表现为透光性骨质破坏，常伴层状骨膜反应，可类似恶性小圆细胞肿瘤，如淋巴瘤或尤因肉瘤（图20-89）。在病变晚期，病变硬化更明显，伴散在透光灶（图20-90）。检出骨骼内病变分布及静止性病灶的最佳方法为放射性核素骨扫描，其还有助于鉴别LCH和尤因肉瘤，后者极少有多发病灶。

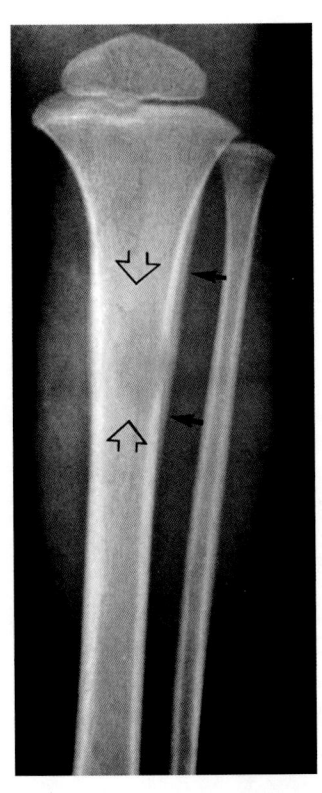

图 20-89　朗格汉斯细胞组织细胞增生症（5）

4岁男孩，左小腿X线片示胫骨干渗透性骨质破坏（空心箭头）和层状（"洋葱皮"样）骨膜反应（箭头），常见于骨髓炎或尤因肉瘤，但患者的病史（发热、疼痛10天）支持LCH

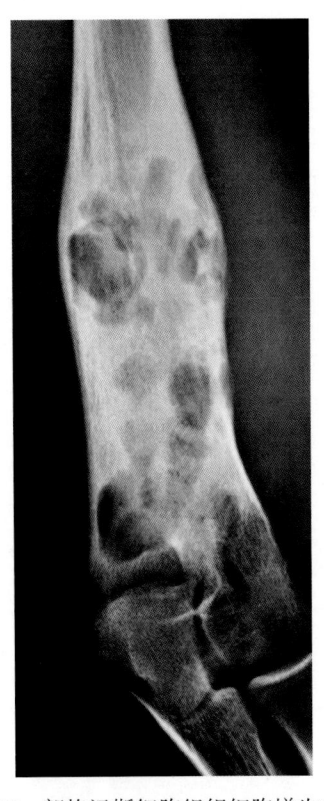

图 20-90　朗格汉斯细胞组织细胞增生症（6）

病变愈合期，见于此例16岁女孩肱骨远端，呈明显的硬化改变，伴散在透光区，骨皮质增厚，骨膜反应成熟。此期病变类似慢性骨髓炎

当传统X线检查无法清晰显示病变范围时，尤其是发生于脊柱和骨盆者，CT可有帮助。CT可清晰显示骨膜反应、斜行边缘和反应性硬化。已有数个关于MRI在本病评估中作用的单独报道。MRI表现多样并与X线表现相关。早期LCH的MRI表现无特异性，可类似侵袭性病变，如骨髓炎或尤因肉瘤，有时可类似良性肿瘤，如骨样骨瘤或软骨母细胞瘤。注射Gd-DTPA后，病变在T_1WI上呈不同程度强化（图20-91～图20-94）。有时，MRI可显示X线平片或骨扫描尚无异常表现的早期骨髓受累。部分研究中，病变在T_1WI上与邻近结构相比呈等信号。发生于颅骨者，曾有报道病变在T_2WI上呈取代骨髓的边界清晰的高信号区。最近的研究表明，LCH最常见的MRI表现为局灶性病变，环绕以T_2WI上呈低信号的弥漫性边界不清的骨髓和软组织反应区，认为其代表骨髓和软组织水肿或flare现象。

所谓朗格汉斯细胞肉瘤是一种罕见但侵袭性很高的LCH类型，有多器官受累。本病可为原发性或由传统型病变进展而成。

2. 病理　在组织学上，LCH由两种细胞混合组成：含双核和粗大嗜酸性胞质颗粒的嗜酸性白细胞和与皮肤组织内的朗格汉斯细胞相同的组织细胞。增生的朗格汉斯细胞呈聚集、片状或单个排列在疏松的纤维间质内，其细胞质边界不清晰，胞质呈嗜酸性至透明状。细胞核呈半透明、卵圆形、咖啡豆或肾形，有典型的纵向沟槽。染色质沿着核膜弥散分布或浓缩。特殊染色可显示外周或巨细胞（即Touton细胞）中央有大量嗜苏丹染色的脂肪滴。朗格汉斯细胞表达CD1a、S-100蛋白和朗格汉斯/CD207，但是CD68、CD45为阴性。电镜显示胞质内"网球拍"形的包涵体（细胞器），称为Birbeck颗粒，是本病的病理特征。

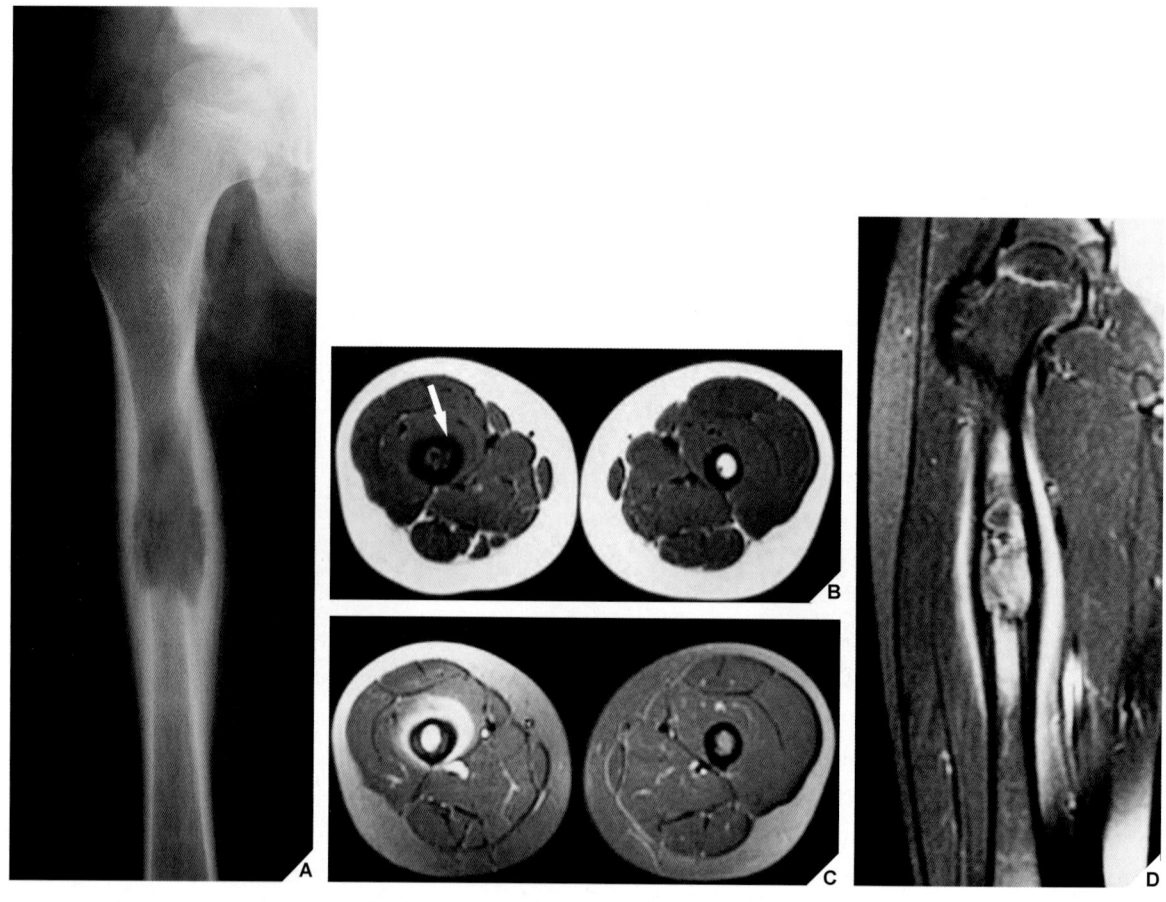

图 20-91　朗格汉斯细胞组织细胞增生症的 X 线和 MRI 表现（1）

A. 13 岁男孩，右股骨前后位 X 线片示股骨上段骨干透光性病变，伴层状骨膜反应。B. 轴位 T_1WI（SE；TR 600/TE 14ms）示病变呈低信号。骨皮质明显增厚（箭头）。C. 轴位 T_2WI 示高信号肉芽肿和病变周围水肿。D. 静脉注射钆造影剂后冠状位脂肪抑制 T_1WI（SE；TR 500/TE 15ms）示病变和增厚的股骨骨皮质旁的软组织明显强化

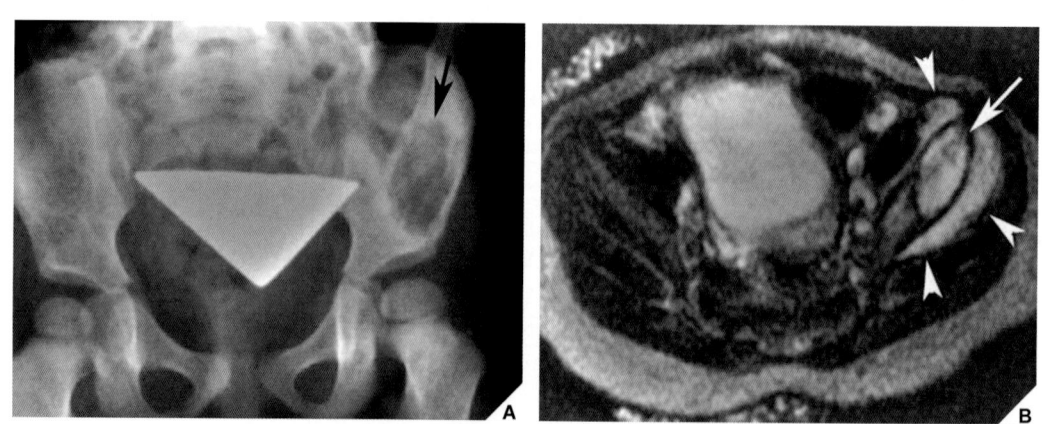

图 20-92　朗格汉斯细胞组织细胞增生症的 X 线和 MRI 表现（2）

A. 4 岁男孩，左侧腹痛，骨盆前后位 X 线片示左侧髂骨翼边界清晰的溶骨性病变（箭头），边缘硬化。B. 轴位 T_2WI MRI 示左侧髂骨翼的溶骨性病变（箭头），周围伴肿块样软组织水肿（无尾箭头）

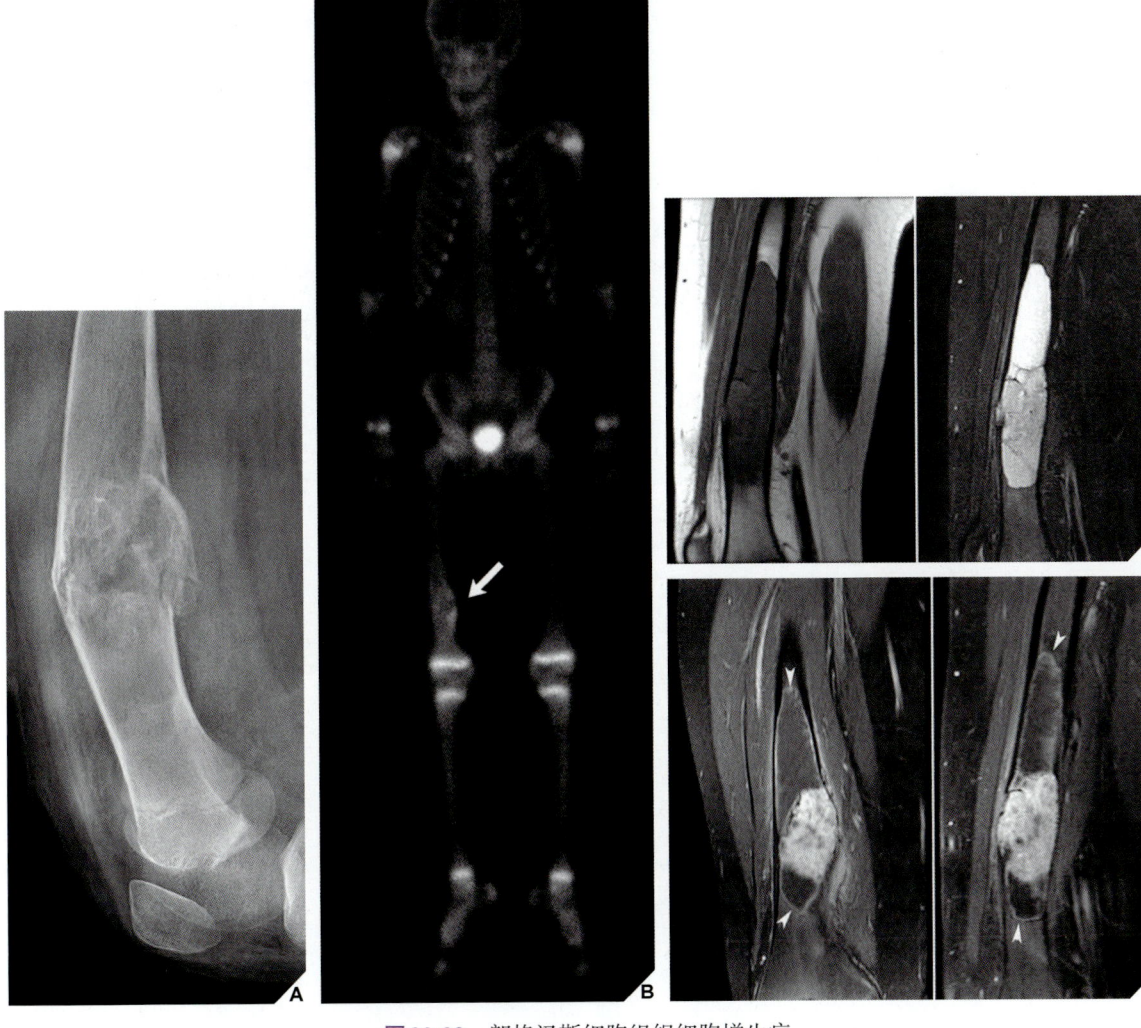

图 20-93 朗格汉斯细胞组织细胞增生症

A. 9 岁男孩，右膝关节侧位 X 线片示股骨下段骨干溶骨性病变，伴病理性骨折。B. 静脉注射 15mCi（555MBq）^{99m}Tc-MDP 后全身骨扫描示病变部位放射性摄取轻度增高（箭头）。未见其他部位病变。C. 矢状位 T_1WI（左图）示病变边界清晰，呈中等信号，在 T_2WI（右图）上呈高信号。D. 静脉注射钆造影剂后矢状位和冠状位 T_1WI 脂肪抑制序列图像示病变明显强化。明显强化的实性病变近端和远端均可见薄层边缘强化的髓内囊性灶形成（无尾箭头）。这是 LCH 的一个少见特征

3. 治疗和预后 LCH 的治疗和预后取决于病变的位置、大小、患者年龄及是否存在多发病灶。单发病变通常采用刮除术，而位于难以切除部位的病变可行低剂量放射治疗。在弥漫性病变中可采用单一药物或多药联合治疗。治疗后可完全恢复，有时也可自行恢复。

（四）婴儿型肌纤维瘤病

婴儿型肌纤维瘤病是一种可被误诊为 LCH 的疾病。本病为原因不明的结节状肌纤维母细胞病变，可为单发（较常见）或呈多灶性。除骨骼系统外，皮肤、皮下组织、肌肉和内脏（心脏、肺、胃肠道）可受累。婴儿型肌纤维瘤病常发生于年龄 < 2 岁的婴幼儿。在影像学上，可见长骨、面骨和颅顶骨透光区伴或不伴硬化边。MRI 示病变在 T_1WI 上呈低信号，在 T_2WI 上呈高信号。

（五）Erdheim-Chester 病（脂肪肉芽肿病）

Erdheim-Chester 病又称脂肪肉芽肿病，这种罕见的播散性组织细胞疾病的病因不明，累及肌骨系统和多种器官，包括心脏、肺和皮肤。本病由澳大利亚病理学家 Jakob Erdheim 和美国病理学家 William Chester 于 1930 年在文献中首次描述。

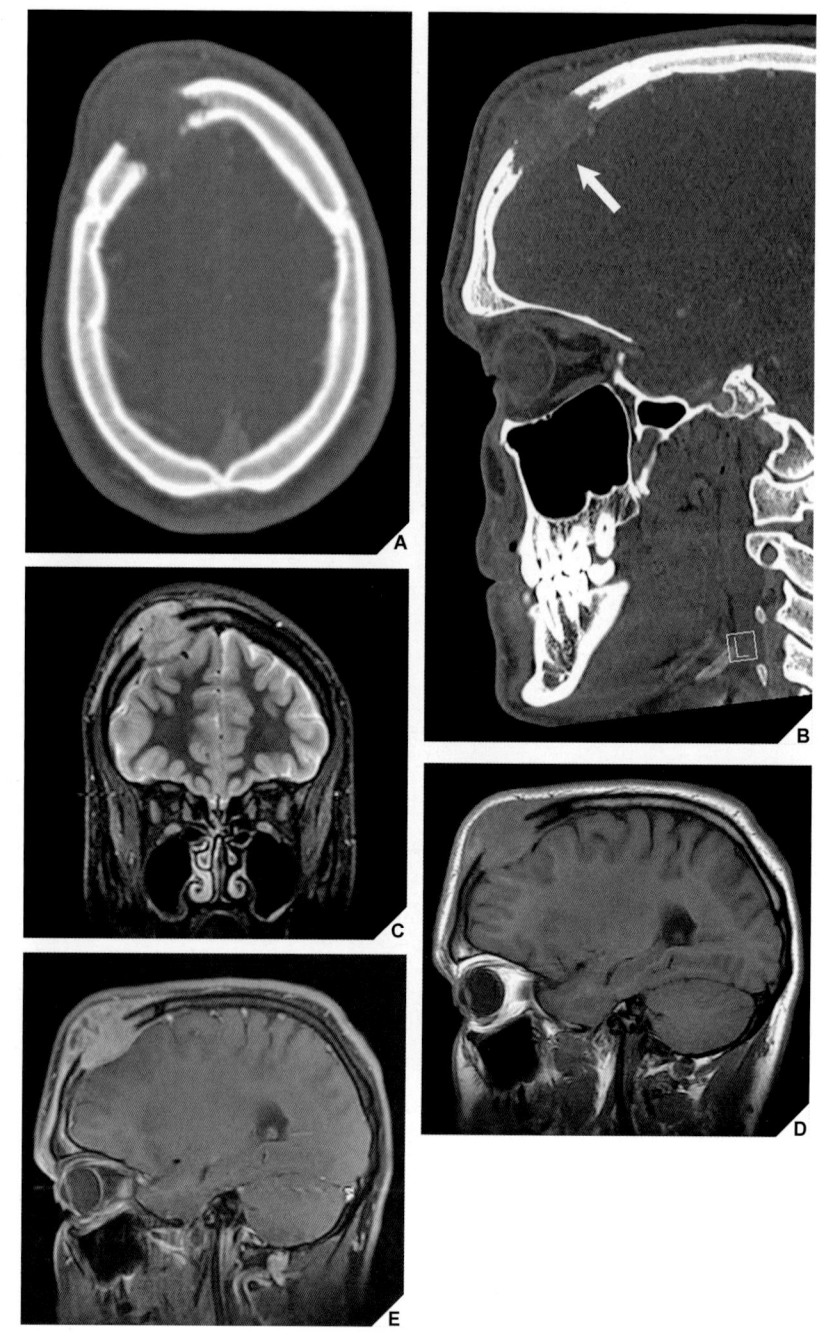

图 20-94　朗格汉斯细胞组织细胞增生症 CT 及 MRI 表现

19 岁男性，颅骨轴位（A）和矢状位（B）重建 CT 图像示右额骨溶骨性病变伴软组织肿块（箭头）。冠状位 T_2WI 脂肪抑制序列（C）更清晰显示软组织肿块，呈高信号。肿块压迫右侧额叶。矢状位 T_1WI（D）和静脉注入钆造影剂增强扫描后的矢状位 T_1WI 压脂序列（E）示骨内病变及软组织肿块轻度强化

临床症状包括体重减轻、骨痛、腹痛、气短、神经功能障碍、眼球突出、发热和乏力。影像学表现具有特征性。X 线片示主要累及长骨的广泛性骨髓硬化和骨皮质增厚，关节端不受累（图 20-95）。中轴骨常不受累。MRI 示 T_1WI 上信号减低，T_2WI 上信号增高。病变可类似淋巴瘤和骨转移瘤。在组织学上，可见与胆固醇结晶相关的富含脂质的泡沫状巨噬细胞密集浸润，散在巨细胞、慢性炎性细胞和数量不等的纤维。有时可见朗格汉斯细胞，支持本病可能与 LCH 相关的假说。最近的细胞遗传学研究结果报道了在平衡染色体易位 t（12；15；20）（q11；q24；p13.3）及其他染色体数目异常情况，如 *BRAF* V600E 突变等。此外，还描述了相关细胞 CD68 呈阳性和 CD1a、S100 呈阴性的情况。

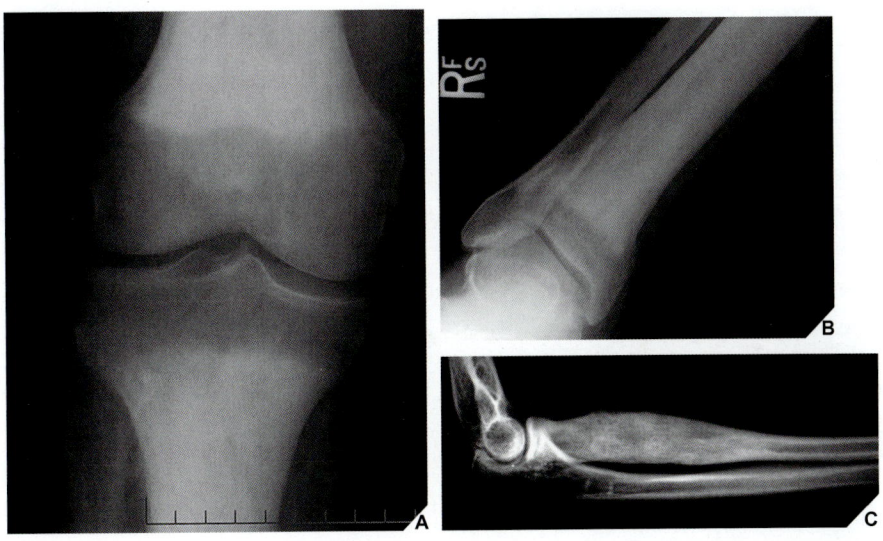

图 20-95　Erdheim-Chester 病

A. 右膝关节前后位 X 线片示不累及股骨远端和胫骨近端骨骺的特征性长骨骨质硬化。B. 胫骨远端也可见类似特征。C. 另一例患者前臂侧位 X 线片示桡骨干的硬化性改变。注意观察骨的关节端未受累（经允许引自 Greenspan A，Borys D. *Radiology and pathology correlation of bone tumors：a quick reference and review*. Philadelphia：Wolters Kluwer；2016：242.）

（六）骨髓骨梗死

在影像学上，骨髓骨梗死可见骨髓腔内钙化，常被边界清晰的透明纤维或硬化边缘包绕（见图 18-23、图 18-24）；有时，这种表现可被误诊为软骨类肿瘤，如内生软骨瘤。少数情况下，当长骨或扁骨梗死节段内形成囊变，则称为囊性骨梗死，其影像学表现为膨胀性、透光性病变伴周围骨皮质变薄。通常，囊腔边界清晰、锐利，且病变包绕以反应骨形成的薄层骨壳（图 20-96）。这种骨梗死内囊变可类似骨内脂肪瘤，甚至软骨肉瘤。

（七）骨化性肌炎

骨化性肌炎是由创伤引起的软组织内局部异位骨形成。本病分为两种类型：第一种类型为边界清晰的病变，常见于长管状骨或扁骨的骨皮质旁，因此称为界清型皮质旁骨化性肌炎；另一种为云雾状病变，边界欠清。在影像学上，界清型皮质旁骨化性肌炎的特征为分带现象——病变外周为致密的、组织良好的骨，中心区为组织较差的未成熟骨，以及病变与邻近骨皮质之间的透光性裂隙分隔（图 20-97、图 4-79、图 7-80 和图 21-28）。本病的表现可类似恶性骨肿瘤如骨旁或骨膜骨肉瘤。大多数诊断错误发生在病变活检

太早开始时，其组织学表现可能类似于肉瘤组织（更多详细内容请参阅第 4 章关于骨化性肌炎的部分）。

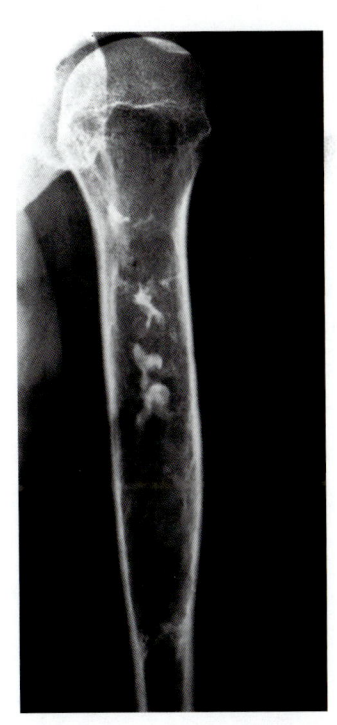

图 20-96　骨梗死内囊变

31 岁女性，左肱骨上段骨干可见一膨胀性、透光性病变。病变呈骨梗死内囊变的典型特征：病变位于骨髓腔，伴中心粗大钙化灶和薄层反应性硬化边。注意，尽管骨皮质变薄、膨胀，但无骨膜反应或软组织肿块（由纽约 Alex Norman 教授供图）

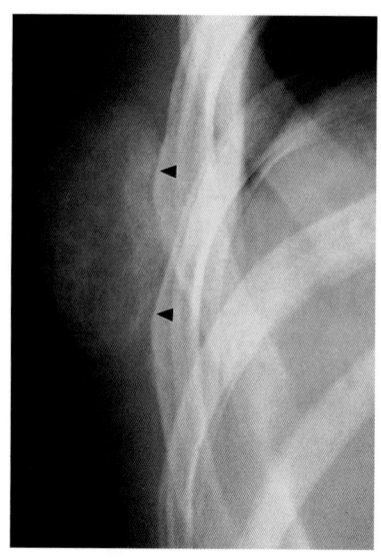

图 20-97　骨化性肌炎

右侧肋骨旁创伤后界清型皮质旁骨化性肌炎的典型表现。注意病变外周较病变中心更为致密。无尾箭头所示为分隔病变与肋骨骨皮质的狭窄透光间隙

记忆要点

[1] 单纯性骨囊肿好发部位：
- 儿童和青少年好发于肱骨和股骨近端骨干
- 成人好发于骨盆和跟骨

[2] 单纯性骨囊肿的特征：
- 位于长骨中心
- 无骨折时无骨膜反应。可合并病理性骨折，此时常可见"骨片陷落"征，可有助于鉴别诊断

[3] 动脉瘤样骨囊肿几乎仅见于儿童和 20 岁以下的青少年，其特征：
- 偏心性位于骨内
- 骨膜反应形成的骨垛
- 常被包裹于骨膜形成的薄层骨壳内

[4] 动脉瘤样骨囊肿可为原发性或为原有良性（软骨母细胞瘤、骨母细胞瘤、骨巨细胞瘤、纤维结构不良）或恶性（骨肉瘤）肿瘤囊变的结果。

[5] 动脉瘤样骨囊肿的 MRI 常可显示特征性的液-液平面，代表囊腔内的红细胞沉降和血清。

[6] 实性动脉瘤样骨囊肿常被称为巨细胞修复性肉芽肿。本病主要见于颅面骨和手、足的短管状骨。

[7] 骨巨细胞瘤特征性地发生于长骨的关节端，最常表现为单纯透光性病变，病变外周无任何硬化反应。影像学上无法确定 GCT 为良性或恶性。

[8] 多灶性巨细胞瘤罕见，其最常发生于 Paget 病患者。

[9] 纤维软骨性间质瘤是一种良性病变，由两种截然不同的组织构成，一种是软骨性，类似活动性生长板，另一种为纤维性，类似低度恶性纤维肉瘤。

[10] 血管瘤常见于椎体。大多数患者无症状，但当病变突入椎管时可出现临床症状。

[11] 血管瘤的特征性 MRI 表现为 T_1WI 和 T_2WI 呈高信号。

[12] 上皮样血管瘤是传统型血管瘤的一种变异型，好发于椎骨。

[13] 血管瘤病的定义为血管瘤病变弥漫性累及骨骼系统。当骨骼广泛受累，则称为囊性血管瘤病。

[14] 骨 Gorham 病，也称大块骨溶解症或消失性骨病，特征为进行性、局限性骨吸收，导致"吮过的糖棒"样表现。

[15] 骨内脂肪瘤常可见病变中心钙化或骨化。股骨转子下区和跟骨为常见的发病部位。

[16] 常被误诊为肿瘤的非肿瘤性病变：
- 骨内腱鞘囊肿
- 甲状旁腺功能亢进性棕色瘤
- 嗜酸性肉芽肿（LCH）
- Erdheim-Chester 病
- 囊性骨梗死
- 创伤后骨化性肌炎

[17] 骨内腱鞘囊肿类似退变性囊肿，好发于长骨关节端的非承重区。

[18] 甲状旁腺功能亢进性棕色瘤的影像学表现为溶骨性病变，最常发生于长骨和短管状骨。其名称来源于其病理表现：病变内含有降解的血液，使得病理标本呈棕色外观。

[19] LCH 主要见于儿童，并可被误诊为尤因肉瘤。

[20] Erdheim-Chester病的影像学表现为广泛性骨髓硬化和骨皮质增厚，类似淋巴瘤和成骨性转移瘤。

[21] 骨化性肌炎以分带现象（病变外周为组织良好的成熟骨，中心为未成熟骨）和病变与邻近骨皮质之间的透光性裂隙分隔为特征。

（詹惠荔　叶　薇　白荣杰　译）

参考文献

Abrahams TG, Bula W, Jones M. Epithelioid hemangioendothelioma of bone. A report of two cases and review of the literature. *Skeletal Radiol* 1992;21:509–513.

Adamsbaum C, Leclet H, Kalifa G. Intralesional Ethibloc injections in bone cysts. *Semin Musculoskelet Radiol* 1997;1:304–310.

Adamsbaum C, Mascard E, Guinebretière JM, et al. Intralesional Ethibloc injections in primary aneurysmal bone cysts: an efficient and safe treatment. *Skeletal Radiol* 2003;32(10):559–566.

Alles JU, Schulz A. Immunocytochemical markers (endothelial and histiocytic) and ultrastructure of primary aneurysmal bone cysts. *Hum Pathol* 1986;17:39–45.

Althof PA, Ohmori K, Zhou M, et al. Cytogenetic and molecular cytogenetic findings in 43 aneurysmal bone cysts: aberrations of 17p mapped to 17p13.2 by fluorescence in situ hybridization. *Mod Pathol* 2004;17:518–525.

Aoki J, Tanikawa H, Ishii K, et al. MR findings indicative of hemosiderin in giant-cell tumor of bone: frequency, cause, and diagnostic significance. *AJR Am J Roentgenol* 1996;166:145–148.

Aricò M, Danesino C. Langerhans' cell histiocytosis: is there a role for genetics? *Haematologica* 2001;86:1009–1014.

Assoun J, Richardi G, Railhac JJ, et al. CT and MRI of massive osteolysis of Gorham. *J Comput Assist Tomogr* 1994;18:981–984.

Athanasou NA, Bliss E, Gatter KC, et al. An immunohistological study of giant-cell tumour of bone: evidence for an osteoclast origin of the giant cells. *J Pathol* 1985;147:153–158.

Bacchini P, Bertoni F, Ruggieri P, et al. Multicentric giant cell tumor of skeleton. *Skeletal Radiol* 1995;24:371–374.

Bahk W-J, Kang Y-K, Lee A-H, et al. Desmoid tumor of bone with enchondromatous nodules, mistaken for chondrosarcoma. *Skeletal Radiol* 2003;32:223–226.

Baker ND, Klein MJ, Greenspan A, et al. Symptomatic vertebral hemangiomas: a report of four cases. *Skeletal Radiol* 1986;15:458–463.

Bancroft LW, Kransdorf MJ, Petersson JJ, et al. Benign fatty tumors: classification, clinical course, imaging appearance, and treatment. *Skeletal Radiol* 2006;35:719–733.

Baruffi MR, Neto JB, Barbieri CH, et al. Aneurysmal bone cyst with chromosomal changes involving 7q and 16p. *Cancer Genet Cytogenet* 2001;129:177–180.

Baudrez V, Galant C, Vande Berg BC. Benign vertebral hemangioma: MR-histological correlation. *Skeletal Radiol* 2001;30:442–446.

Beltran J, Aparisi F, Bonmati LM, et al. Eosinophilic granuloma: MRI manifestations. *Skeletal Radiol* 1993;22:157–161.

Beltran J, Simon DC, Levy M, et al. Aneurysmal bone cysts: MR imaging at 1.5 T. *Radiology* 1986;158:689–690.

Bergman AG, Rogero GW, Hellman B, et al. Case report 841. Skeletal cystic angiomatosis. *Skeletal Radiol* 1994;23:303–305.

Bertoni F, Bacchini P, Capanna R, et al. Solid variant of aneurysmal bone cyst. *Cancer* 1993;71:729–734.

Bertoni F, Bacchini P, Staals EL. Malignancy in giant cell tumor. *Skeletal Radiol* 2003;32:143–146.

Bertoni F, Present D, Sudanese A, et al. Giant-cell tumor of bone with pulmonary metastases. Six case reports and a review of the literature. *Clin Orthop Relat Res* 1988;(237):275–285.

Bhaduri A, Deshpande RB. Fibrocartilagenous mesenchymoma versus fibrocartilagenous dysplasia: are these a single entity? *Am J Surg Pathol* 1995;19:1447–1448.

Bindra J, Lam A, Lamba R, et al. Erdheim-Chester disease: an unusual presentation of an uncommon disease. *Skeletal Radiol* 2014;43:835–840.

Bisceglia M, Cammisa M, Suster S, et al. Erdheim-Chester disease: clinical and pathologic spectrum of four cases from the Arkadi M. Rywlin slide seminars. *Adv Anat Pathol* 2003;10:160–171.

Blacksin MF, Ende N, Benevenia J. Magnetic resonance imaging of intraosseous lipomas: a radiologic-pathologic correlation. *Skeletal Radiol* 1995;24:37–41.

Blombery P, Wong SQ, Lade S, et al. Erdheim-Chester disease harboring the BRAF V600E mutation. *J Clin Oncol* 2012;30:e331–e332.

Bonakdarpour A, Levy WM, Aegerter E. Primary and secondary aneurysmal bone cyst: a radiological study of 75 cases. *Radiology* 1978;126:75–83.

Bracko M, Cindro L, Golouh R. Familial occurrence of infantile myofibromatosis. *Cancer* 1992;69:1294–1299.

Bullough PG. *Atlas of orthopedic pathology: with clinical and radiologic correlations*, 2nd ed. New York: Gower Medical; 1992:15.12–15.14.

Bulychova IV, Unni KK, Bertoni F, et al. Fibrocartilagenous mesenchymoma of bone. *Am J Surg Pathol* 1993;17:830–836.

Bush CH, Drane WE. Treatment of an aneurysmal bone cyst of the spine by radionuclide ablation. *AJNR Am J Neuroradiol* 2000;21:592–594.

Campanacci M. *Bone and soft tissue tumors*. New York: Springer; 1986:345–348.

Campbell RSD, Grainger AJ, Mangham DC, et al. Intraosseous lipoma: report of 35 new cases and a review of the literature. *Skeletal Radiol* 2003;32:209–222.

Caudell JJ, Ballo MT, Zagars GK, et al. Radiotherapy in the management of giant cell tumor of bone. *Int J Radiat Oncol Biol Phys* 2003;57:158–165.

Chung EB, Enzinger FM. Infantile myofibromatosis. *Cancer* 1981;48:1807–1818.

Cohen J. Etiology of simple bone cyst. *J Bone Joint Surg Am* 1970;52:1493–1497.

Cohen MD, Rougraff B, Faught P. Cystic angiomatosis of bone: MR findings. *Pediatr Radiol* 1994;24:256–257.

Conway WF, Hayes CW. Miscellaneous lesions of bone. *Radiol Clin North Am* 1993;31:339–358.

da Costa CE, Annels NE, Faaij CM, et al. Presence of osteoclast-like multinucleated giant cells in the bone and nonostotic lesions of Langerhans cell histiocytosis. *J Exp Med* 2005;201:687–693.

Dahlin DC. Caldwell Lecture. Giant cell tumor of bone: highlights of 407 cases. *AJR Am J Roentgenol* 1985;144:955–960.

Dahlin DC, Bertoni F, Beabout JW, et al. Fibrocartilaginous mesenchymoma with low-grade malignancy. *Skeletal Radiol* 1984;12:263–269.

Dahlin DC. Giant-cell-bearing lesions of bone of the hands. *Hand Clin* 1987;3:291–297.

Dahlin DC, McLeod RA. Aneurysmal bone cyst and other nonneoplastic conditions. *Skeletal Radiol* 1982;8:243–250.

Dahlin DC, Unni KK. *Bone tumors: general aspects and data on 8,542 cases*, 4th ed. Springfield, MO: Charles C. Thomas Publishers; 1986:181–185.

Daoud A, Olivieri B, Feinberg D, et al. Soft tissue hemangioma with osseous extension: a case report and review of the literature. *Skeletal Radiol* 2015;44:597–603.

Drumond JMN. Efficacy of the Enneking staging system in relation to treating benign bone tumors and tumor-like bone lesions. *Rev Bras Ortop* 2010;45:46–52.

Dumford K, Moore TE, Walker CW, et al. Multifocal, metachronous, giant cell tumor of the lower limb. *Skeletal Radiol* 2003;32:147–150.

Duncan CP, Morton KS, Arthur JF. Giant cell tumour of bone: its aggressiveness and potential for malignant change. *Can J Surg* 1983;26:475–476.

Egan AJM, Boardman LA, Tazelaar HD, et al. Erdheim-Chester disease: clinical, radiologic, and histopathologic findings in five patients with interstitial lung disease. *Am J Surg Pathol* 1999;23:17–26.

Enneking WF. A system of staging musculoskeletal neoplasms. *Clin Orthop Relat Res* 1986;(204):9–24.

Errani C, Vanel D, Gambarotti M, et al. Vascular bone tumors: a proposal of a classification based on clinicopathological, radiographic and genetic features. *Skeletal Radiol* 2012;41:1495–1507.

Favara BE. Langerhans' cell histiocytosis pathobiology and pathogenesis. *Semin Oncol* 1991;18:3–7.

Fayad L, Hazirolan T, Bluemke D, et al. Vascular malformations in the extremities: emphasis on MR imaging features that guide treatment options. *Skeletal Radiol* 2006;35:127–137.

Fechner RE, Mills SE. *Atlas of tumor pathology: tumors of the bones and joints*. Washington, DC: Armed Forces Institute of Pathology; 1993:173–186, 203–209, 253–258.

Francis R, Lewis E. CT demonstration of giant cell tumor complicating Paget disease. *J Comput Assist Tomogr* 1983;7:917–918.

Freeby JA, Reinus WR, Wilson AJ. Quantitative analysis of the plain radiographic appearance of aneurysmal bone cysts. *Invest Radiol* 1995;30:433–439.

Friedman DP. Symptomatic vertebral hemangiomas: MR findings. *AJR Am J Roentgenol* 1996;167:359–364.

Garg NK, Carty H, Walsh HPJ, et al. Percutaneous Ethibloc injection in aneurysmal bone cysts. *Skeletal Radiol* 2000;29:211–216.

Ghert M, Simunovic N, Cowan RW, et al. Properties of the stromal cell in giant cell tumor of bone. *Clin Orthop Relat Res* 2007;459:8–13.

Glass TA, Mills SE, Fechner RE, et al. Giant-cell reparative granuloma of the hands and feet. *Radiology* 1983;149:65–68.

Gorham LW, Stout AP. Massive osteolysis (acute spontaneous absorption of bone, phantom bone, disappearing bone): its relation to hemangiomatosis. *J Bone Joint Surg Am* 1955;37-A:985–1004.

Gorham LW, Wright AW, Shultz HH, et al. Disappearing bones: a rare form of massive osteolysis. Report of two cases, one with autopsy findings. *Am J Med* 1954;17:674–682.

Greenspan A, Borys D, eds. Benign lesions. In: *Radiology and pathology correlation of bone tumors: a quick reference and review*. Philadelphia: Wolters Kluwer; 2016:298–334.

Greenspan A, Jundt G, Remagen W. *Differential diagnosis in orthopaedic oncology*, 2nd ed. Philadelphia: Lippincott Williams & Wilkins; 2007:387–431.

Greenspan A, Klein MJ, Bennett AJ, et al. Case report 242. Hemangioma of the T6 vertebra with a compression fracture, extradural block and spinal cord compression. *Skeletal Radiol* 1978;10:183–188.

Grote HJ, Braun M, Kalinski T, et al. Spontaneous malignant transformation of conventional giant cell tumor. *Skeletal Radiol* 2004;33:169–175.

Han BK, Ryu J-S, Moon DH, et al. Bone SPECT imaging of vertebral hemangioma correlation with MR imaging and symptoms. *Clin Nucl Med* 1995;20:916–921.

Haroche J, Charlotte F, Arnaud L, et al. High prevalence of BRAF V600E mutations in Erdheim-Chester disease but not in other non-Langerhans cell histiocytoses. *Blood* 2012;120:2700–2703.

Hoch B, Hermann G, Klein MJ, et al. Giant cell tumor complicating Paget disease of long bone. *Skeletal Radiol* 2007;36:973–978.

Hong WS, Sung MS, Kim J-H, et al. Giant cell tumor with secondary aneurysmal bone cyst: a unique presentation with an ossified extraosseous soft tissue mass. *Skeletal Radiol* 2013;42:1605–1610.

Hoover KB, Rosenthal DI, Mankin H. Langerhans cell histiocytosis. *Skeletal Radiol* 2007;36:95–104.

Hudson TM. Fluid levels in aneurysmal bone cysts: a CT feature. *AJR Am J Roentgenol* 1984;142:1001–1004.

Hudson TM, Hamlin DJ, Fitzsimmons JR. Magnetic resonance imaging of fluid levels in an aneurysmal bone cyst and in anticoagulated human blood. *Skeletal Radiol* 1985;13:267–270.

Ilaslan H, Sundaram M, Unni KK. Solid variant of aneurysmal bone cysts in long tubular bones: giant cell reparative granuloma. *AJR Am J Roentgenol* 2003;180:1681–1687.

Ishida T, Dorfman HD, Steiner GC, et al. Cystic angiomatosis of bone with sclerotic changes mimicking osteoblastic metastases. *Skeletal Radiol* 1994;23:247–252.

Jackson JBS. A boneless arm. *Boston Med Surg J* 1838;18:368–369.

Jaffe HL. Aneurysmal bone cyst. *Bull Hosp Joint Dis* 1950;11:3–13.

Jaffe HL. Giant-cell reparative granuloma, traumatic bone cyst, and fibrous (fibro-osseous) dysplasia of the jawbones. *Oral Surg Oral Med Oral Pathol* 1953;6:159–175.

Jaffe HL, Lichtenstein L. Solitary unicameral bone cyst with emphasis on the roentgen picture, the pathologic appearance and the pathogenesis. *Arch Surg* 1942;44:1004–1025.

Jaffe HL, Lichtenstein L, Perris RB. Giant cell tumor of bone. Its pathologic appearance, grading, supposed variants and treatment. *Arch Pathol* 1940;30:993–1031.

Jordanov MI. The "rising bubble" sign: a new aid in the diagnosis of unicameral bone cysts. *Skeletal Radiol* 2009;38:597–600.

Keats TE. *Atlas of normal roentgen variants that may simulate disease*, 5th ed. St. Louis: Mosby Year Book; 1992:637–648.

Kransdorf MJ, Sweet DE. Aneurysmal bone cyst: concept, controversy, clinical presentation, and imaging. *AJR Am J Roentgenol* 1995;164:573–580.

Kransdorf MJ, Sweet DE, Buetow PC, et al. Giant cell tumor in skeletally immature patients. *Radiology* 1992;184:233–237.

Kyriakos M, Hardy D. Malignant transformation of aneurysmal bone cyst, with an analysis of the literature. *Cancer* 1991;68:1770–1780.

Lateur L, Simoens CJ, Gryspeerdt S, et al. Skeletal cystic angiomatosis. *Skeletal Radiol* 1996;25:92–95.

Lichtenstein L. Aneurysmal bone cyst. Observations on fifty cases. *J Bone Joint Surg Am* 1957;39-A:873–882.

Lin J, Shulman SC, Steelman CK, et al. Fibrocartilaginous mesenchymoma, a unique osseous lesion: case report with review of the literature. *Skeletal Radiol* 2011;40:1495–1499.

Lomasney LM, Basu A, Demos TC, et al. Fibrous dysplasia complicated by aneurysmal bone cyst formation affecting multiple cervical vertebrae. *Skeletal Radiol* 2003;32:533–536.

Lorenzo JC, Dorfman HD. Giant-cell reparative granuloma of short tubular bones of the hands and feet. *Am J Surg Pathol* 1980;4:551–563.

Marcove RC, Weis LD, Vaghaiwalla MR, et al. Cryosurgery in the treatment of giant cell tumors of bone: a report of 52 consecutive cases. *Clin Orthop Relat Res* 1978;(134):275–289.

Martinez V, Sissons HA. Aneurysmal bone cyst. A review of 123 cases including primary lesions and those secondary to other bone pathology. *Cancer* 1988;61:2291–2304.

Marui T, Yamamoto T, Yoshihara H, et al. De novo malignant transformation of giant cell tumor of bone. *Skeletal Radiol* 2001;30:104–108.

McGlynn FJ, Mickelson MR, El-Khoury GY. The fallen fragment sign in unicameral bone cyst. *Clin Orthop* 1981;156:157–159.

Meyer JS, Hoffer FA, Barnes PD, et al. Biological classification of soft-tissue vascular anomalies: MR correlation. *AJR Am J Roentgenol* 1991;157:559–564.

Milgram JW. Intraosseous lipomas. A clinicopathologic study of 66 cases. *Clin Orthop Relat Res* 1988;(231):277–302.

Milgram JW. Intraosseous lipomas: radiologic and pathologic manifestations. *Radiology* 1988;167:155–160.

Moukaddam H, Pollak J, Haims AH. MRI characteristics and classification of peripheral vascular malformations and tumors. *Skeletal Radiol* 2009;38:535–547.

Mulliken JB, Glowacki J. Hemangiomas and vascular malformations in infants and children: a classification based on endothelial characteristics. *Plast Reconstr Surg* 1982;69:412–420.

Murphey MD, Nomikos GC, Flemming DJ, et al. From the archives of AFIP. Imaging of giant cell tumor and giant cell reparative granuloma of bone: radiologic-pathologic correlation. *Radiographics* 2001;21:1283–1309.

Norman A, Schiffman M. Simple bone cysts: factors of age dependency. *Radiology* 1977;124:779–782.

Norman A, Steiner GC. Radiographic and morphological features of cyst formation in idiopathic bone infarction. *Radiology* 1983;146:335–338.

O'Connell JX, Nielsen GP, Rosenberg AE. Epithelioid vascular tumors of bone: a review and proposal of a classification scheme. *Adv Anat Pathol* 2001;8:74–82.

Oliveira AM, Hsi BL, Weremowicz S, et al. USP6 (Tre2) fusion oncogenes in aneurysmal bone cyst. *Cancer Res* 2004;64:1920–1923.

Oliveira AM, Perez-Atayde AR, Dal Cin P, et al. Aneurysmal bone cyst variant translocations upregulate USP6 transcription by promoter swapping with the ZNF9, COL1A1, TRAP150, and OMD genes. *Oncogene* 2005;24:3419–3426.

Potter HG, Schneider R, Ghelman B, et al. Multiple giant cell tumors and Paget disease of bone: radiographic and clinical correlations. *Radiology* 1991;180:261–264.

Ratner V, Dorfman HD. Giant-cell reparative granuloma of the hand and foot bones. *Clin Orthop Relat Res* 1990;(260):251–258.

Remagen W. Pathologische Anatomie der Femurkopfnekrose. *Orthopäde* 1990;19:174–181.

Remagen W, Lampérth BE, Jundt G, et al. Das sogenannte osteolytische Dreieck de Calcaneus. Radiologische und pathoanatomische Befunde. *Osteologie* 1994;3:275–283.

Reynolds J. The "fallen fragment sign" in the diagnosis of unicameral bone cysts. *Radiology* 1969;92:949–953.

Rigopoulou A, Saifuddin A. Intraosseous hemangioma of the appendicular skeleton: imaging features of 15 cases, and a review of the literature. *Skeletal Radiol* 2012;41:

1525–1536.

Ruggieri P, Montalti M, Angelini A, et al. Gorham-Stout disease: the experience of the Rizzoli Institute and review of the literature. *Skeletal Radiol* 2011;40:1391–1397.

Salerno M, Avnet S, Alberghini M, et al. Histogenetic characterization of giant cell tumor of bone. *Clin Orthop Relat Res* 2008;466:2081–2091.

Sanerkin NG, Mott MG, Roylance J. An unusual intraosseous lesion with fibroblastic, osteoclastic, osteoblastic, aneurysmal and fibromyxoid elements. "Solid" variant of aneurysmal bone cyst. *Cancer* 1983;51:2278–2286.

Scaglietti O, Marchetti PG, Bartolozzi P. The effects of methylprednisolone acetate in the treatment of bone cysts. Results of three years follow-up. *J Bone Joint Surg Br* 1979;61-B:200–204.

Schajowicz F, ed. Giant-cell tumor (osteoclastoma). In: *Tumors and tumorlike lesions of bone: pathology, radiology, and treatment*, 2nd ed. Berlin, Germany: Springer-Verlag; 1994:257–299.

Schajowicz F, Aiello CL, Francone MV, et al. Cystic angiomatosis (hamartous haemolymphangiomatosis) of bone. A clinicopathological study of three cases. *J Bone Joint Surg Br* 1978;60:100–106.

Schajowicz F, Slullitel I. Giant-cell tumor associated with Paget's disease of bone. A case report. *J Bone Joint Surg Am* 1966;48:1340–1349.

Schmidt H, Freyschmidt J, Holthusen W, et al, eds. *Kohler/Zimmer's borderlands of normal and early pathologic findings in skeletal radiography*, 13th ed. Stuttgart, Germany: Thieme Verlag; 1993:797–814.

Schoedel K, Shankman S, Desai P. Intracortical and subperiosteal aneurysmal bone cysts: a report of three cases. *Skeletal Radiol* 1996;25:455–459.

Shankman S, Greenspan A, Klein MJ, et al. Giant cell tumor of the ischium. A report of two cases and review of the literature. *Skeletal Radiol* 1988;17:46–51.

Skubitz KM, Cheng EY, Clohisy DR, et al. Gene expression in giant-cell tumors. *J Lab Clin Med* 2004;144:193–200.

Smith LT, Mayerson J, Nowak NJ, et al. 20q11.1 amplification in giant-cell tumor of bone: array CGH, FISH, and association with outcome. *Genes Chromosome Cancer* 2006;45:957–966.

Soper JR, De Silva M. Infantile myofibromatosis: a radiological review. *Pediatr Radial* 1993;23:189–194.

Spieth ME, Greenspan A, Forrester DM, et al. Gorham's disease of the radius: radiographic, scintigraphic, and MRI findings with pathologic correlation. A case report and review of the literature. *Skeletal Radiol* 1997;26:659–663.

Stacy GS, Peabody TD, Dixon LB. Pictorial essay. Mimics on radiography of giant cell tumor of bone. *AJR Am J Roentgenol* 2003;181:1583–1589.

Steiner GC, Ghosh L, Dorfman HD. Ultrastructure of giant cell tumor of bone. *Hum Pathol* 1972;3:569–586.

Struhl S, Edelson C, Pritzker H, et al. Solitary (unicameral) bone cyst. The fallen fragment sign revisited. *Skeletal Radiol* 1989;18:261–265.

Subach BR, Copay AG, Martin M, et al. An unusual occurrence of chondromyxoid fibroma with secondary aneurysmal bone cyst in the cervical spine. *Spine J* 2010;10:e5–e9.

Sung MS, Kim YS, Resnick D. Epithelioid hemangioma of bone. *Skeletal Radiol* 2000;29:530–534.

Tanaka H, Yasui N, Kuriskaki E, et al. The Goltz syndrome associated with giant cell tumour of bone. A case report. *Int Orthop* 1990;14:179–181.

Thomas D, Henshaw R, Skubitz K, et al. Denosumab in patients with giant-cell tumour of bone: an open-label, phase 2 study. *Lancet Oncol* 2010;11:275–280.

Tsai JC, Dalinka MK, Fallon MD, et al. Fluid-fluid level: a nonspecific finding in tumors of bone and soft tissue. *Radiology* 1990;175:779–782.

Tubbs WS, Brown LR, Beabout JW, et al. Benign giant-cell tumor of bone with pulmonary metastases: clinical findings and radiologic appearance of metastases in 13 cases. *AJR Am J Roentgenol* 1992;158:331–334.

Vencio EF, Jenkins RB, Schiller JL, et al. Clonal cytogenetic abnormalities in Erdheim-Chester disease. *Am J Surg Pathol* 2007;31:319–321.

Vester H, Wegener B, Weiler C, et al. First report of a solid variant of aneurysmal bone cyst in the os sacrum. *Skeletal Radiol* 2010;39:73–77.

Vilanova JC, Barceló J, Smirniotopoulos JG, et al. Hemangioma from head to toe: MR imaging with pathologic correlation. *Radiographics* 2004;24:367–385.

Wenger DE, Wold LE. Benign vascular lesions of bone: radiologic and pathologic features. *Skeletal Radiol* 2000;29:63–74.

Wold LE, Swee RG, Sim FH. Vascular lesions of bone. *Pathol Annu* 1985;20(pt 2):101–137.

Wyatt-Ashmead J, Bao L, Eilert RE, et al. Primary aneurysmal bone cysts: 16q22 and/or 17p13 chromosome abnormalities. *Pediatr Dev Pathol* 2001;4:418–419.

Ye Y, Pringle LM, Lau AW, et al. TRE17/USP6 oncogene translocated in aneurysmal bone cyst induces matrix metalloproteinase production via activation of NF-kappaB. *Oncogene* 2010;29:3619–3629.

Zelger B. Position paper. Langerhans cell histiocytosis: a reactive or neoplastic disorder? *Med Pediatr Oncol* 2001;37:543–544.

Zenonos G, Jamil O, Governale LS, et al. Surgical treatment for primary spinal aneurysmal bone cysts: experience from Children's Hospital Boston. *J Neurosurg Pediatr* 2012;9:305–315.

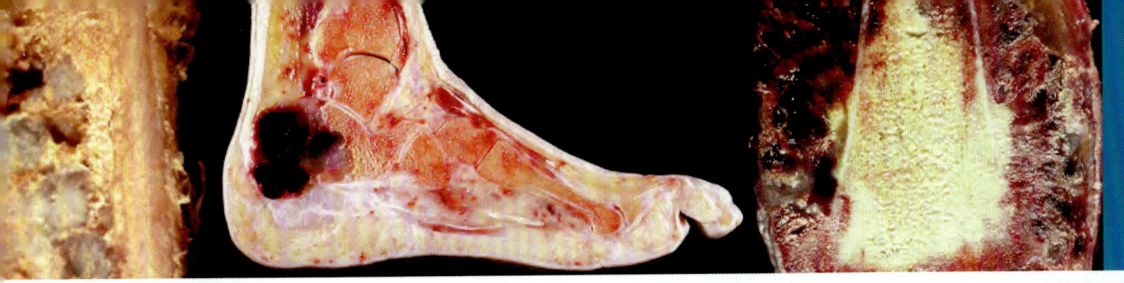

第 21 章

恶性骨肿瘤Ⅰ：骨肉瘤和软骨肉瘤

一、骨 肉 瘤

骨肉瘤（成骨肉瘤）是最常见的原发性恶性骨肿瘤之一，约占所有原发性恶性骨肿瘤的20%。

骨肉瘤分型如图21-1所示，每一型有各自的临床、影像学和组织学特征。各类型的常见特征是结缔组织中恶性细胞形成的骨样组织和骨基质。

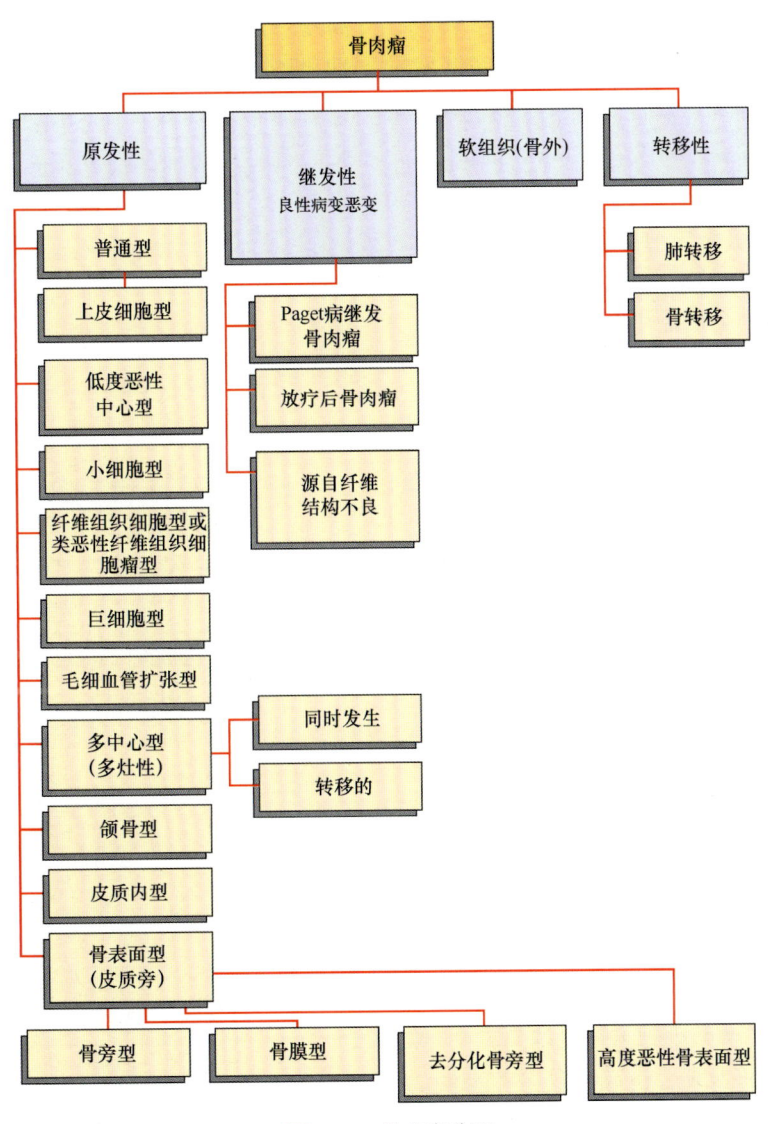

图21-1 骨肉瘤分型

大部分骨肉瘤的病因不明，因此被认为是特异性或原发性病变。少数肿瘤可能与已知的易诱发恶性肿瘤的因素有关，如Paget病、纤维结构不良、体外电离辐射、摄入放射性物质。各类型的骨肉瘤可以根据病变所在解剖部位是附肢骨还是中轴骨而进一步分类。此外，还可以根据病变所在部位是骨中心（髓质）、骨皮质内或骨皮质旁进行分类。另有一组由起源于软组织的原发性骨肉瘤构成（因此称为骨外或软组织骨肉瘤）。

在组织病理学上，骨肉瘤可依据细胞构成、细胞核异型性和有丝分裂活动的程度进行分级。Broder的数字分级系统（1～4级）显示了肿瘤的恶性程度（1级为高分化肿瘤，4级为低分化肿瘤）（表21-1）。例如，高分化中心型骨肉瘤和骨旁骨肉瘤是1级肿瘤，2级罕见；骨膜型和颌骨型骨肉瘤是2级肿瘤，3级罕见；普通型骨肉瘤是3级或4级肿瘤；毛细血管扩张型骨肉瘤、Paget病继发骨肉瘤、放疗后骨肉瘤和多灶性骨肉瘤通常为4级肿瘤。此分级系统对临床、治疗和预后都很重要。一般情况下，中心型骨肉瘤远比骨旁型骨肉瘤多见，且倾向于较高的组织学分级。尽管肺转移是高级别骨肉瘤最常见和最显著的并发症，但在颌骨型骨肉瘤和多中心型骨肉瘤中并不常见。

表 21-1　骨肉瘤的组织学分级

级别	组织学特征	级别	组织学特征
1	细胞构成：轻度增殖	3	细胞构成：增殖
	细胞异形性：极低至轻度		细胞异型性：中度至明显
	有丝分裂活性：低		有丝分裂活性：中度至高度
	骨样基质：规则		骨样基质：不规则
2	细胞构成：中度	4	细胞构成：明显增殖
	细胞异型性：轻度至中度		细胞异型性：明显
	有丝分裂活性：低至中度		有丝分裂活性：高度
	骨样基质：规则		骨样基质：不规则，大量

资料来源：Unni KK，Dahlin DC. Grading of bone tumors. *Semin Diagn Pathol*，1984；1：165-172。

几乎所有骨肉瘤都有复杂的细胞遗传学和分子层面的变化，但是目前尚未出现可作为诊断该肿瘤的分子或细胞遗传学标志物的特定发现。正如Sandberg和Bridge所深入讨论的那样，普通型骨肉瘤揭示了复杂的、不平衡的细胞遗传学改变，同一种肿瘤的染色体数目和（或）构成有显著的不同。结构异常常出现在染色体1p11→p13、1q11→q12、

1q21→q22、11p14→p15、14p11→p13、15p11→13、17p和19q13。最常见的异常是染色体3q、6q、9、10、13、17p和18q缺失，以及染色体1p、1q、6p、8q和17p增加。TP53异常对骨肉瘤的发生也有重要的意义，其发生是由于基因突变或染色体带17p13.1的基因位点的重大变化。定位于染色体带8q24.4的基因RECQL4的突变也与肿瘤发生有关。在约10%的肿瘤中检测到位于染色体带12q13→14的细胞周期蛋白依赖性激酶基因（CDK4）的扩增。在约15%的肿瘤中报道了9p21和CDKN2A基因的缺失。CDKN2A（p16）的缺失与存活率降低有关。1q21→23和17p的扩增是普通型骨肉瘤的常见发现。

（一）原发性骨肉瘤

1. 普通型骨肉瘤　是最常见的一型，10～20岁高发，男性略多于女性。肿瘤好发于膝关节（股骨远端和胫骨近端），第二好发部位是肱骨近端（图21-2）。患者通常表现为骨痛，偶尔伴有软组织肿块和肿胀。有时，病理性骨折为首发症状。

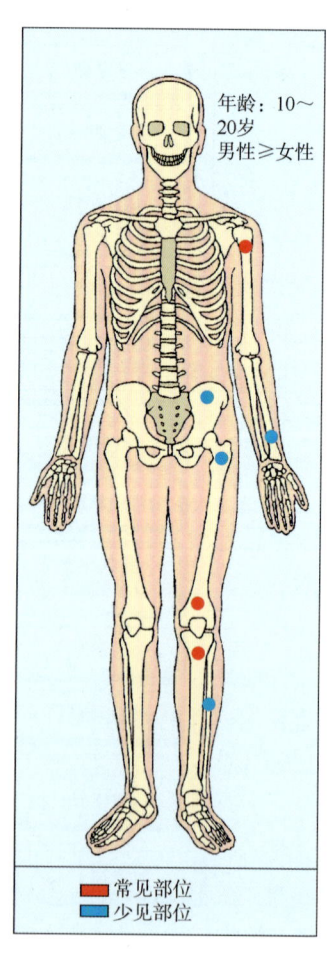

图21-2　普通型骨肉瘤的骨骼好发部位、峰值年龄和男女比例

普通型骨肉瘤的放射学特征（X线摄影显示的特征）是髓腔和皮质的骨质破坏、侵袭性骨膜反应、软组织肿块和肿瘤骨，肿瘤骨可以在破坏区的内部、边缘及软组织肿块内（图21-3）。有时，常规检查中骨质破坏类型并不明显，但是代表瘤骨的片状高密度影和侵袭性骨膜反应可以成为诊断的线索（图21-4）。

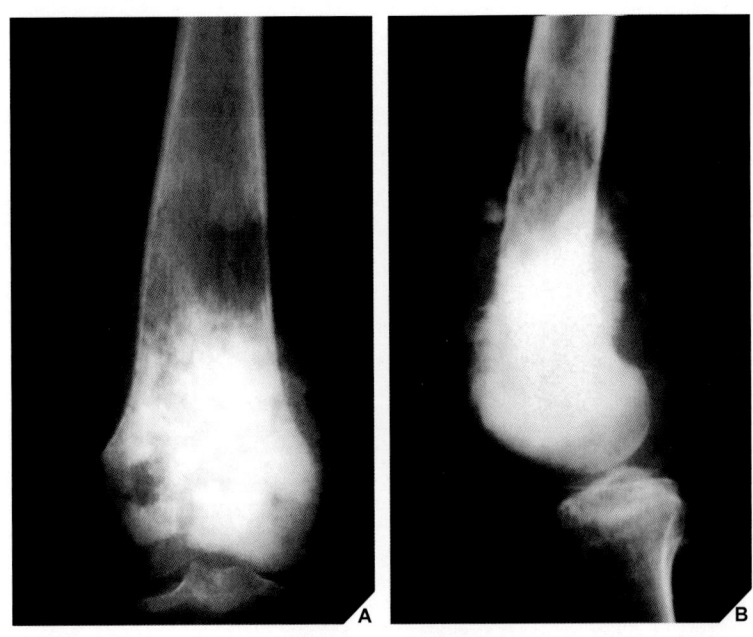

图21-3　骨肉瘤（1）

19岁女性，左膝关节前后位（A）和侧位（B）X线片显示股骨骨肉瘤的典型特征。髓腔和皮质骨破坏，同时可见致密瘤骨形成、绒毛状和日光放射状侵袭性骨膜反应及含有瘤骨的软组织肿块

肿瘤的密度反映了产生瘤骨的数量、钙化基质和骨化。肿瘤可以表现为单纯的硬化性或溶骨性病变，但多数为二者混合（图21-5）。肿瘤通常边界不清，过渡带宽。骨质破坏类型可以是虫蚀状或浸润型，偶见地图状。

骨肉瘤最常见的骨膜反应类型是日光放射状和Codman三角；层状（洋葱皮状）骨膜反应相对少见（图21-6）。骨扫描显像上，肿瘤对放射性药物示踪剂的吸收始终是高摄取（图21-7），这也是展示"跳跃性"病变的有效方式（图21-8）。过去，CT是评价骨肉瘤必不可少的检查技术（图21-9、图21-10）。预期做保肢治疗时CT检查尤为重要，因为肿瘤对髓腔的侵犯程度是影响外科手术计划的重要因素（见图16-11）。目前，MRI成为评价肿瘤的又一选择，尤其是对肿瘤的骨内侵犯范围和软组织受侵情况的评价。在T_1WI上，骨肉瘤的实性非矿化部分通常表现为低至中等信号强度。在

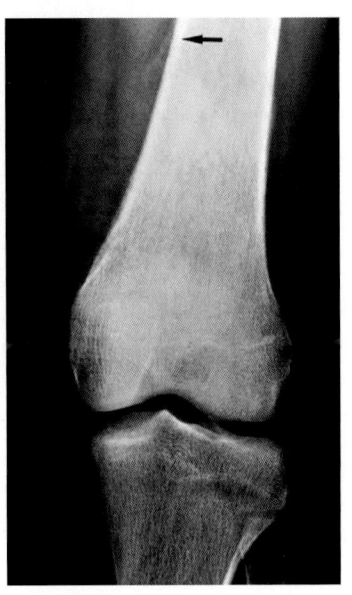

图21-4　骨肉瘤（2）

6岁女童，股骨远端虽然未见明显的骨质破坏征象，但是股骨髓内的片状高密度区和日光放射状骨膜反应是诊断骨肉瘤的线索。注意可见Codman三角（箭头）

T_2WI上，肿瘤表现为高信号强度。MRI可轻松显示肿瘤的经骺和经关节浸润，这对手术和放疗计划的制订具有决定性作用。成骨型的肿瘤在所有序列图像上表现为低信号（图21-11～图21-17）。

MRI也可以更好地显示瘤周水肿。水肿在T_1WI上呈等信号、T_2WI上呈高信号，见于肿瘤周边的软组织。CT和MRI对治疗效果的监测也很重要。

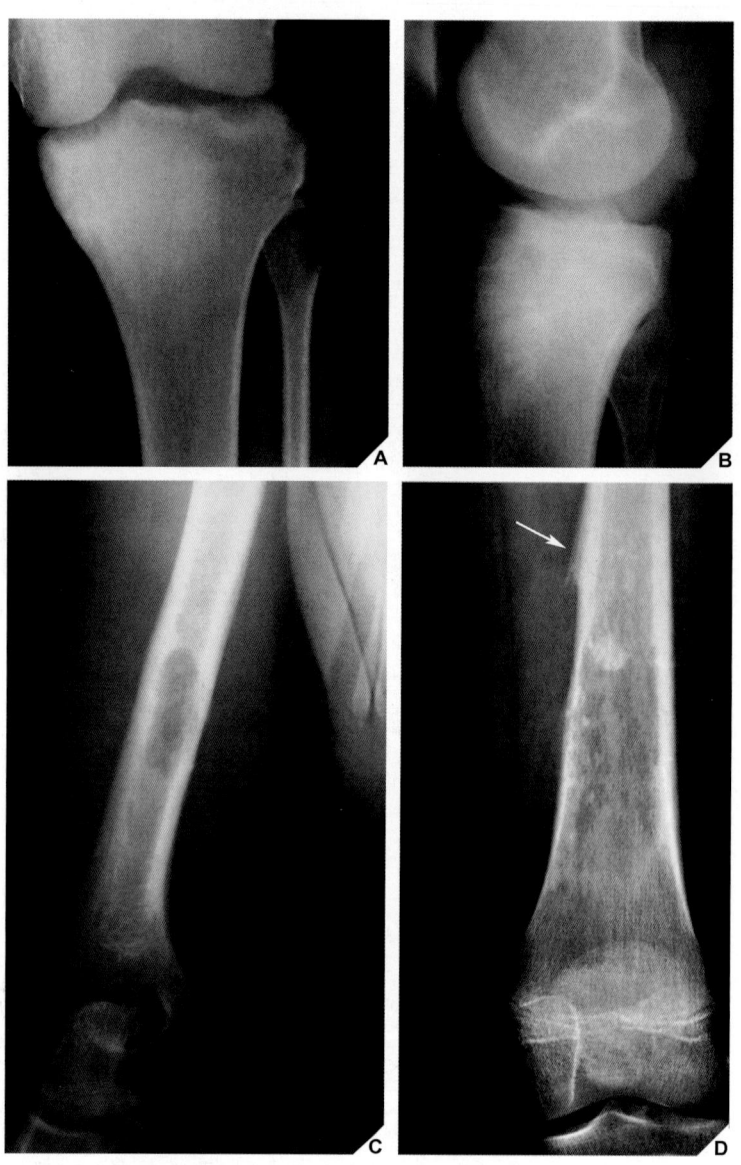

图21-5 普通型骨肉瘤的各种表现

左膝关节前后位（A）和侧位（B）X线片显示胫骨近端的不同硬化改变。前后位X线片（C）显示肱骨远端的不同溶骨性改变，经证实为成纤维骨肉瘤。股骨远端X线片（D）显示混合性病变：成骨区域内伴溶骨性骨质破坏的病变。注意肿瘤上缘的Codman三角（箭头）

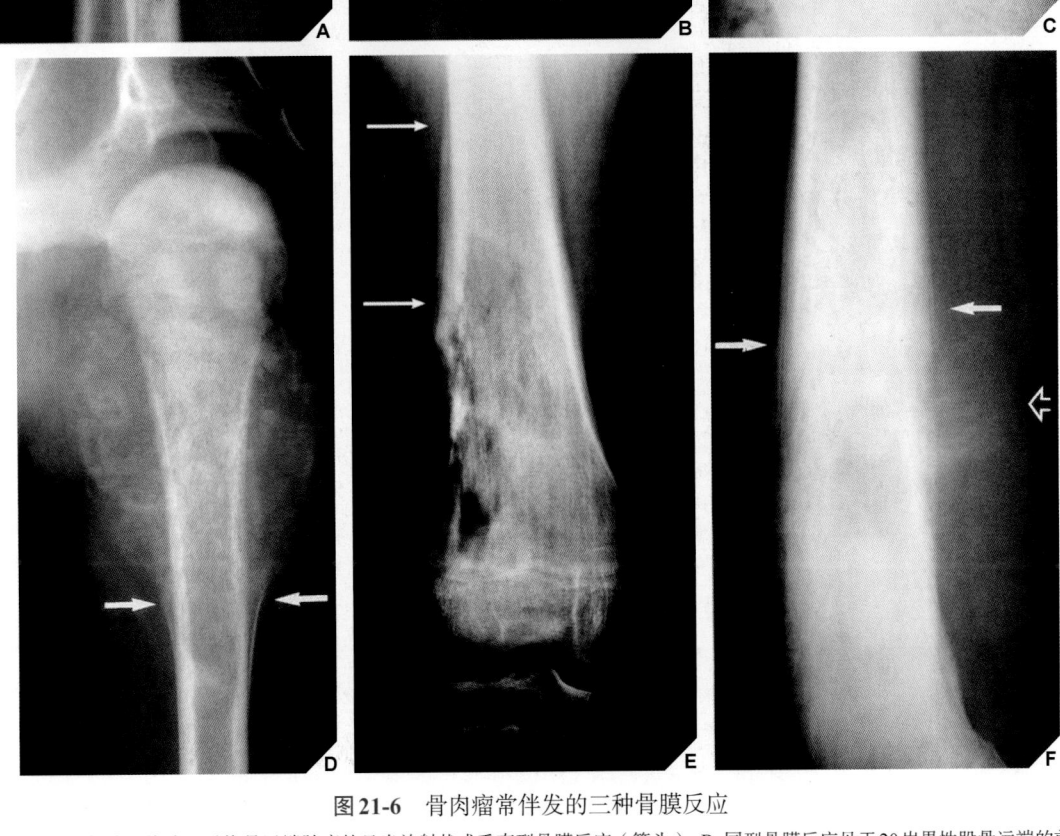

图 21-6　骨肉瘤常伴发的三种骨膜反应

A. 18 岁女性，前臂的侧位 X 线片显示桡骨远端肿瘤的日光放射状或垂直型骨膜反应（箭头）。B. 同型骨膜反应见于 20 岁男性股骨远端的前后位 X 线片。C. 15 岁女性，股骨远端的肿瘤显示 Codman 三角（箭头）。D. 11 岁男性，肱骨肿瘤可见 Codman 三角（箭头）。E. 16 岁女性，股骨肿瘤显示洋葱皮状或层状骨膜反应（箭头）。F. 16 岁女性，股骨的骨肉瘤伴有层状（箭头）或日光放射状（空心箭头）骨膜反应（图 B 经允许引自 Greenspan A，Remagen W. *Differential diagnosis of tumors and tumor-like lesions of bones and joints.* Philadelphia：Lippincott-Raven Publishers；1998.）

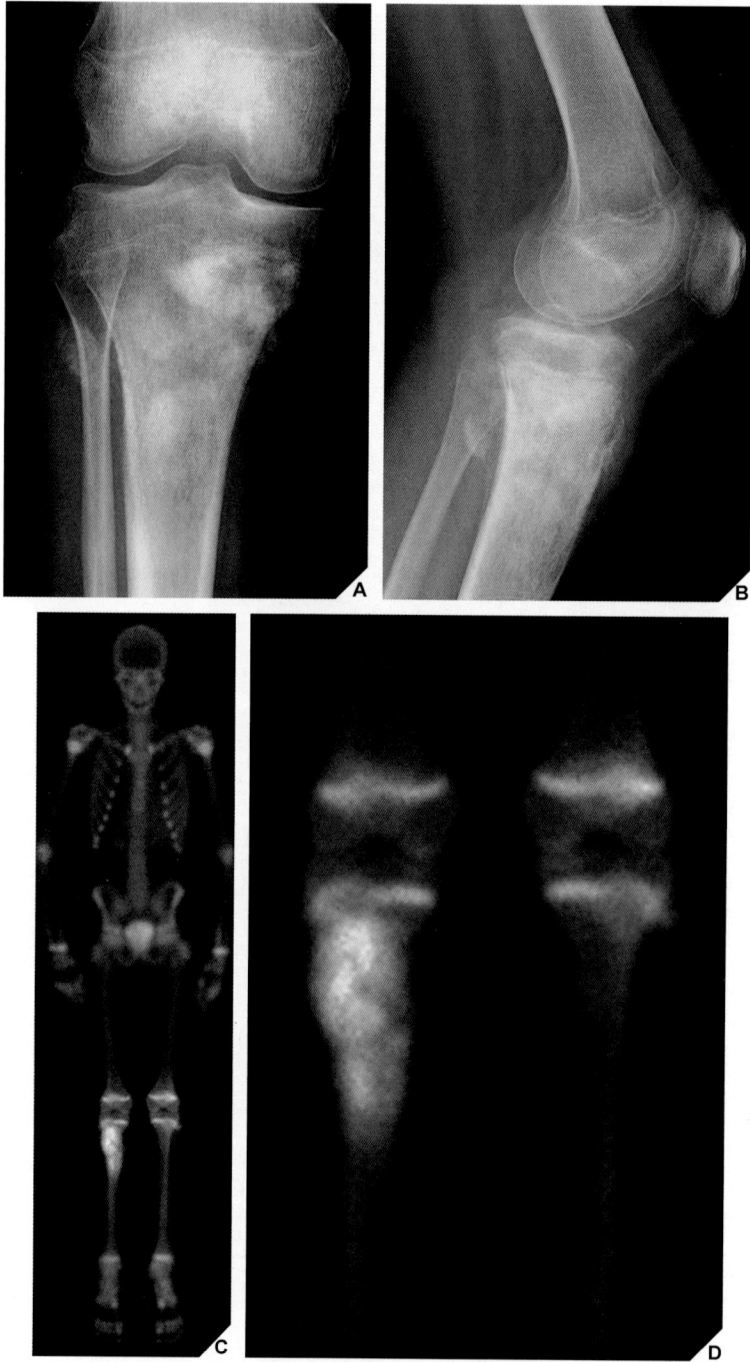

图21-7　骨肉瘤的骨扫描（1）

13岁女孩，右膝正位（A）和侧位（B）X线片显示一个累及胫骨干骺端和骨干近端的硬化性肿瘤。全身锝放射性核素骨扫描（C）和膝盖的锥形骨扫描图像（D）显示位于右胫骨近端的肿瘤对放射性药物示踪剂的吸收显著增加（经允许引自 Greenspan A，Borys D. *Radiology and pathology correlation of bone tumors*，1st ed. Philadelphia：Wolters Kluwer，2016：52-53.）

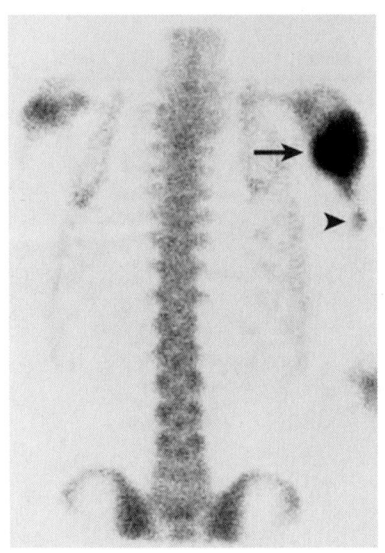

图21-8　骨肉瘤的骨扫描（2）

一名左肱骨近端有病变的 7 岁男孩的放射性核素骨扫描显示，肿瘤对示踪剂的摄取显著增加（无尾箭头）。此外，一处小的活性病灶（无尾箭头）代表着"跳跃性"病变（经允许引自 Greenspan A，Borys D. *Radiology and pathology correlation of bone tumors*，1st ed. Philadelphia：Wolters Kluwer，2016：53.）

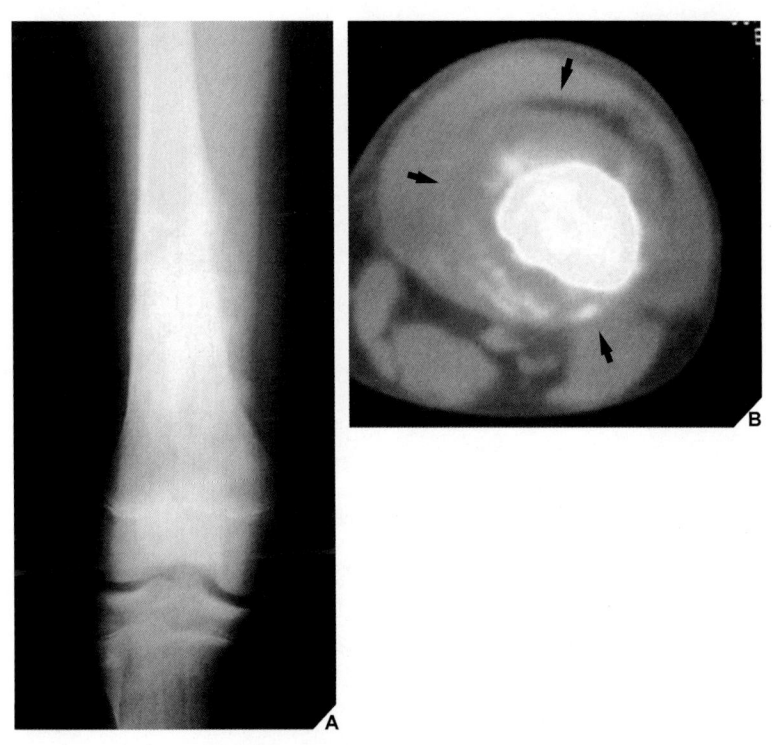

图21-9　骨肉瘤的X线和CT表现（1）

A. 14岁男性，常规前后位 X 线片显示骨质破坏性病变，边界不清，从干骺端延伸至骨干。注意侵袭性骨膜反应和瘤骨形成。依据这些特征足以做出骨肉瘤的诊断。B. 轴位CT断层显示肿瘤延伸至软组织（箭头）。骨髓腔和软组织肿块内的瘤骨显示更佳

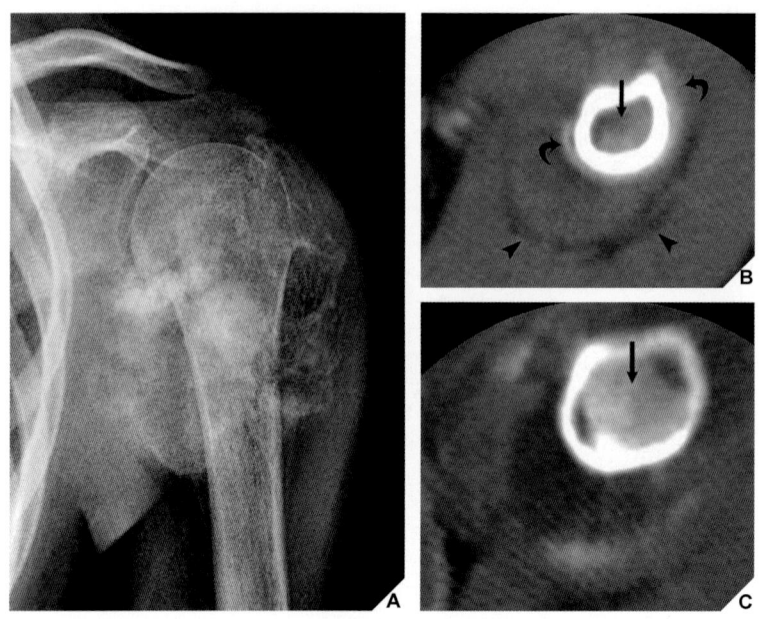

图 21-10　骨肉瘤的X线和CT表现（2）

A. 左肩的前后位X线片显示一累及肱骨近端的骨肿瘤形成，观察到与肿瘤相关的侵袭性骨膜反应和软组织肿块。B、C. 两幅轴位CT图像示高密度
肿瘤取代正常密度骨髓（箭头），可见骨膜反应（弯曲箭头）和软组织肿块（无尾箭头）形成

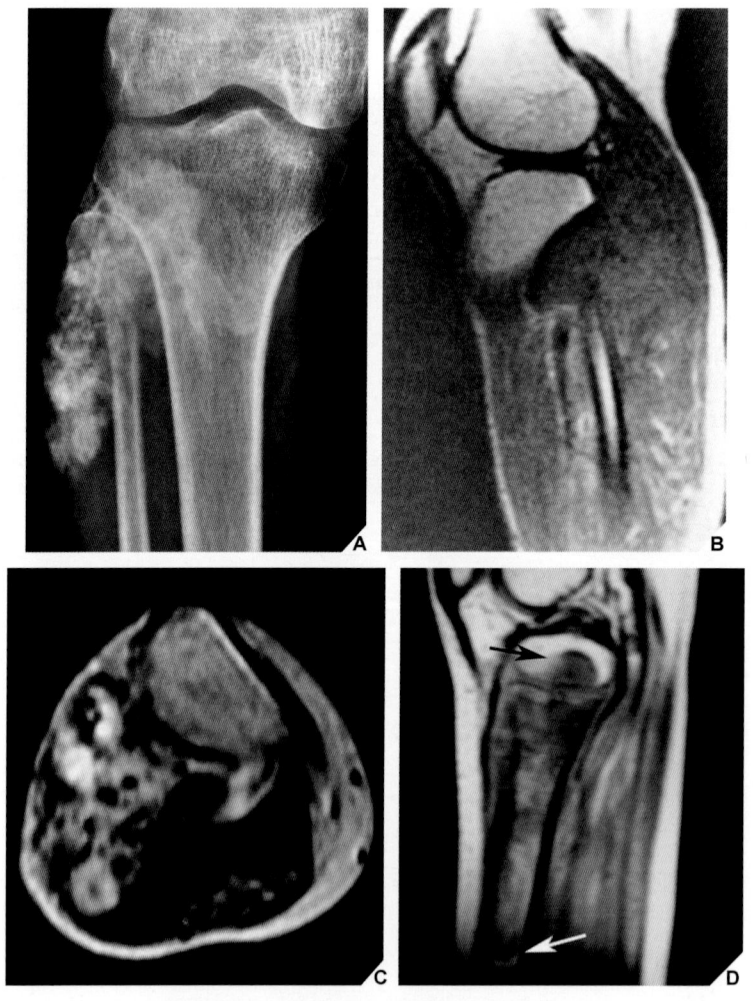

图 21-11　骨肉瘤的X线和MRI表现（1）

A. 20岁男性，常规X线片显示腓骨头受累和广泛的软组织受侵，并伴有明显的肿瘤骨形成。B. 矢状位自旋回波（SE）T$_1$WI MRI显示肿瘤主要呈中
等信号，与肌肉信号相似。C. 在轴位T$_2$WI上，肿瘤髓内成分和侵及软组织的部分均呈高信号。中心的瘤骨区域呈低信号。D. 另一例骨肉瘤患者的
胫骨矢状位T$_1$WI清晰地显示了肿瘤远端侵犯髓内（白色箭头），肿瘤近端经骺端累及胫骨近端骨骺（黑色箭头）

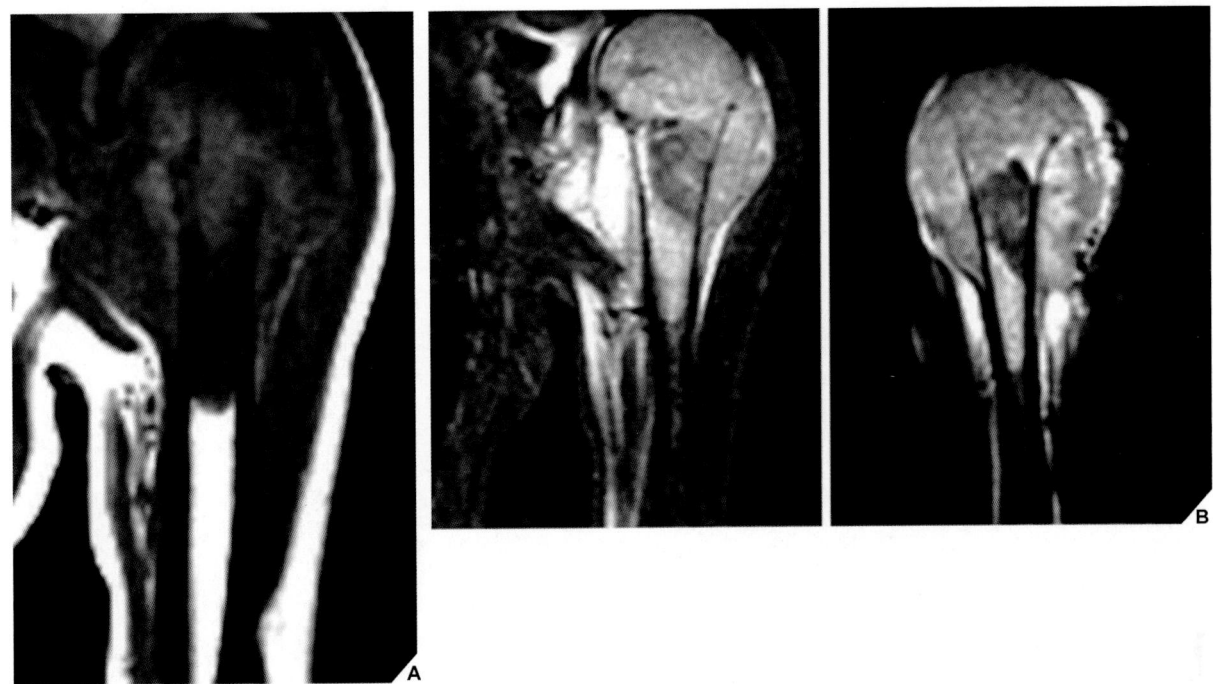

图21-12　骨肉瘤的MRI表现（1）

A. 14岁男性，左侧肱骨近端的MRI冠状位 T_1WI 示中至低信号强度的肿瘤破坏了骨皮质并侵犯软组织。B. MRI冠状位和矢状位 T_2 加权压脂像示肿瘤信号不均匀，主要呈高信号。肿瘤骨呈低信号

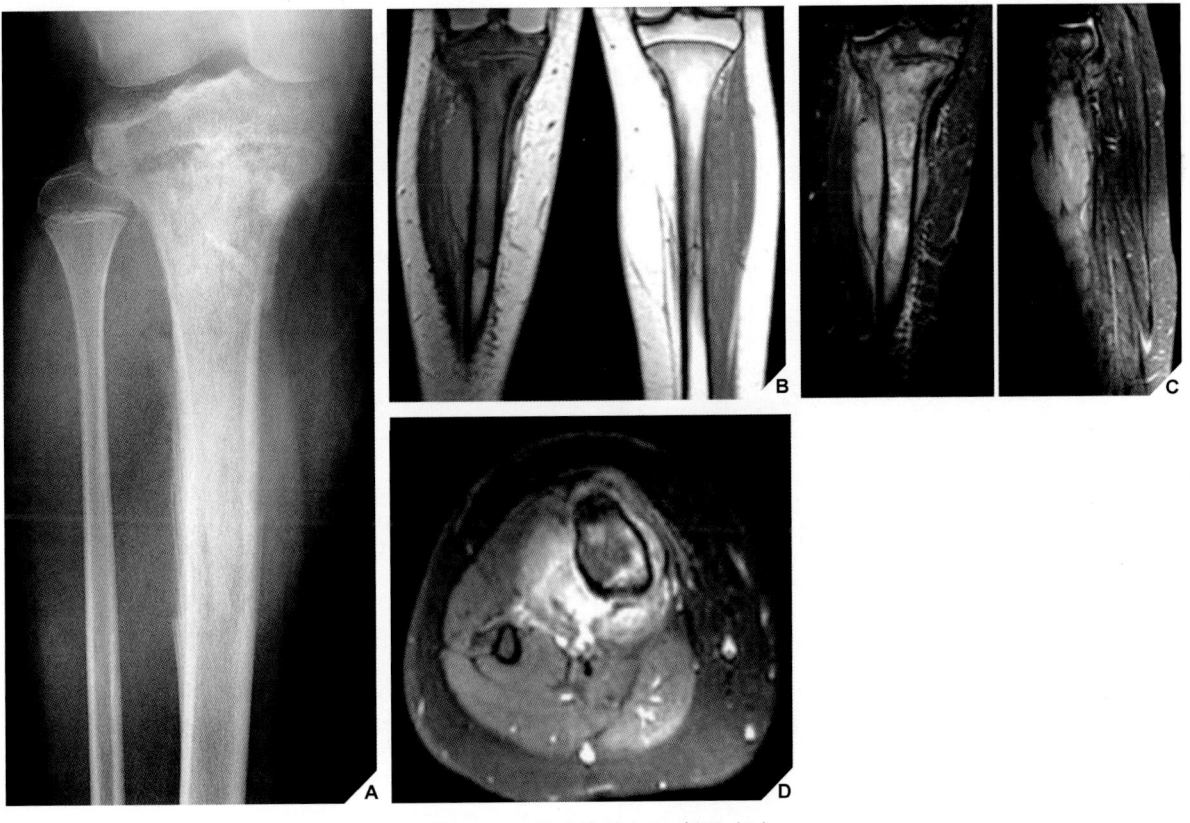

图21-13　骨肉瘤的MRI表现（2）

A. 11岁女孩，右腿的X线片显示胫骨干骺端及骨干的侵袭性病变，病变累及生长板，可见骨膜反应中断和软组织肿块。B. MRI冠状位 T_1WI 示骨肿瘤和软组织肿块均呈等信号。C. MRI冠状位和矢状位反转恢复序列像示肿瘤信号不均，中心呈高信号。D. 经静脉注射钆造影剂后，MRI轴位 T_1 加权压脂像示软组织肿块明显强化

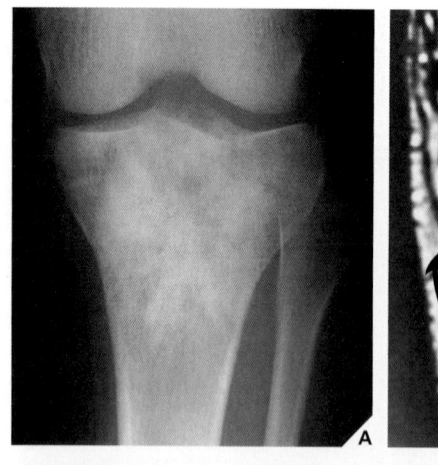
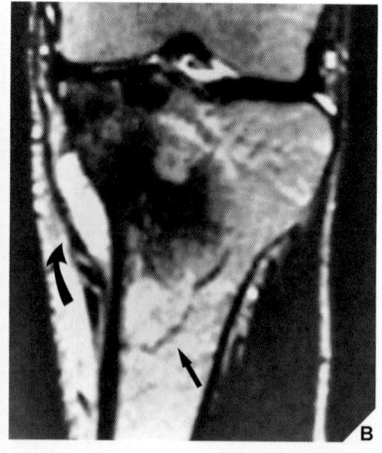

图21-14　骨肉瘤的X线和MRI表现（2）

17岁男性。前后位X线片（A）示以成骨为主的肿瘤累及左侧胫骨的关节末端。MRI冠状位自旋回波T₂WI（B）示病变的成骨部分呈低信号。肿瘤远端的未矿化部分呈高信号（箭头）。同样，病变累及的软组织内部分呈高信号（弯箭头）

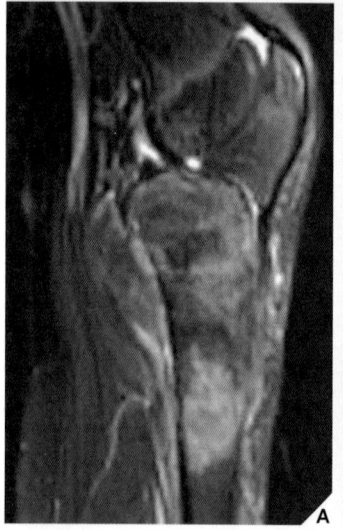
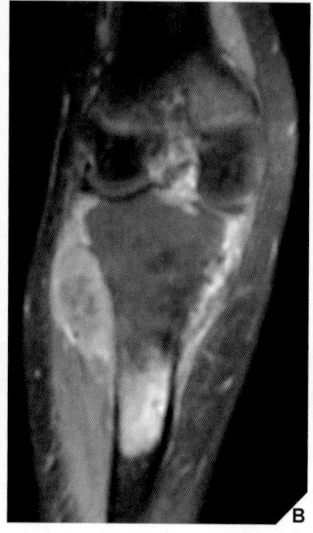
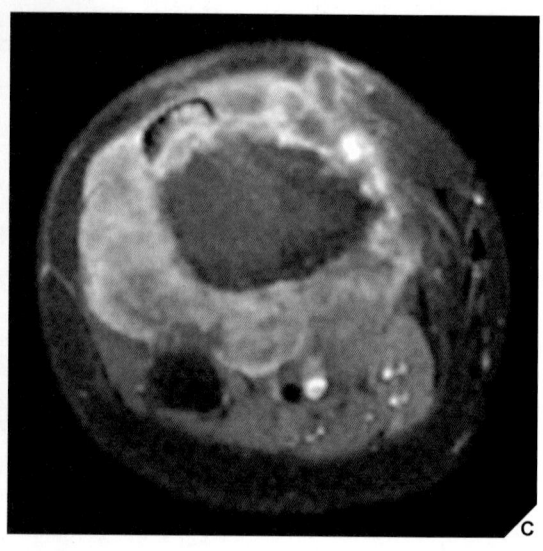

图21-15　骨肉瘤的MRI表现（1）

膝关节矢状位T₂WI（A）示累及胫骨近端的肿瘤，呈不均匀混杂信号。未能全面显示肿瘤的软组织受累情况。静脉注射钆造影剂后获得的冠状位（B）和轴位（C）T₁加权脂肪抑制MRI显示肿瘤的硬化部分不强化，但肿瘤远端溶骨性部分显著强化。还要注意包含肿瘤骨的软组织肿块的强化，其平扫时为低信号（经允许引自Greenspan A，Borys D. *Radiology and pathology correlation of bone tumors*，1st ed. Philadelphia：Wolters Kluwer，2016：54.）

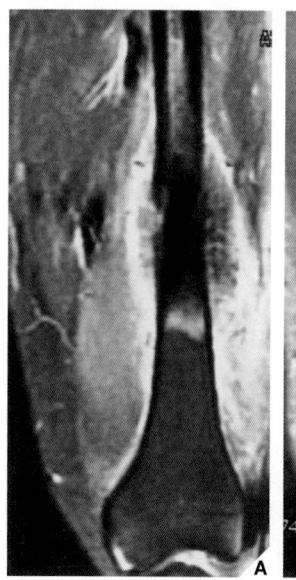
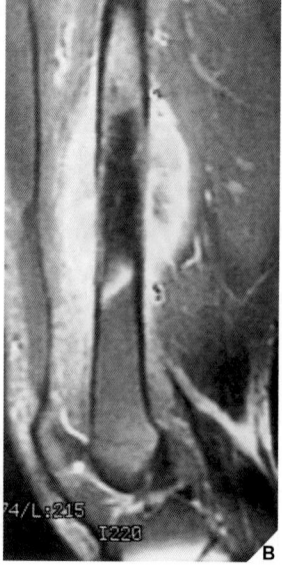

图21-16　骨肉瘤的MRI表现（2）

29岁男性，股骨远端的冠状位（A）和矢状位（B）T₁加权脂肪抑制MRI，在静脉注射钆造影剂后，股骨髓质及周围软组织肿块强化。肿瘤的高矿化部分没有强化，并保持低信号（经允许引自Greenspan A，Borys D. *Radiology and pathology correlation of bone tumors*，1st ed. Philadelphia：Wolters Kluwer，2016：54.）

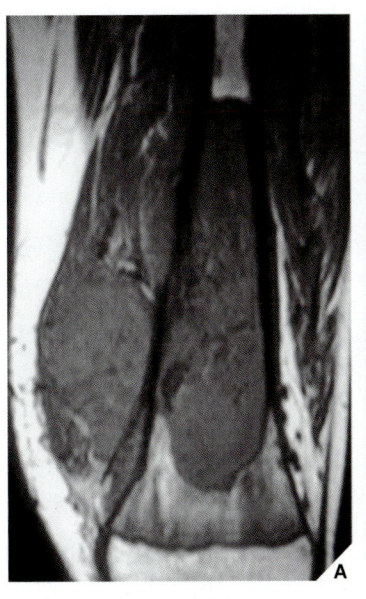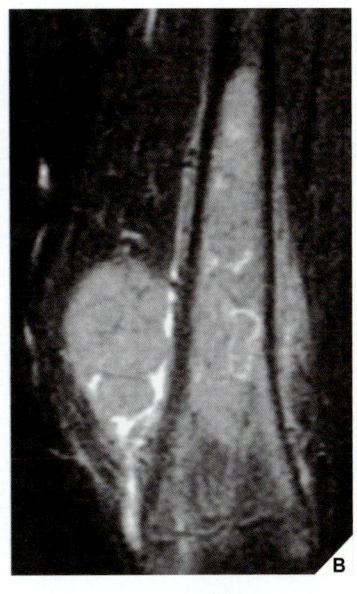

图 21-17　骨肉瘤的 MRI 表现（3）

A. 一名被诊断为软骨母细胞型骨肉瘤的 14 岁男孩股骨远端的冠状位 T_1WI 示其骨髓中有一与软组织肿块相关的较大的中至低信号强度肿瘤。B. 静脉注射钆造影剂后，髓内肿瘤和软组织肿块均有弥漫性强化（经允许引自 Greenspan A，Borys D. *Radiology and pathology correlation of bone tumors*，1st ed. Philadelphia：Wolters Kluwer，2016：54.）

　　病理：大体标本显示为具有骨化和非骨化成分的异源性肉质肿块，偶有软骨成分（图 21-18）。组织病理学显示肿瘤细胞具有明显的异型性和多形性，最常见的是产生类骨或瘤骨的嗜酸性细胞。这些细胞还可以产生不同数量的软骨和纤维组织。根据组织学特征，普通型骨肉瘤可细分为三种组织学亚型：成骨细胞型（50%）、成软骨细胞型（25%）和成纤维细胞型（25%）。在成骨细胞亚型中，骨和（或）类骨是主要基质。在软骨母细胞亚型中，软骨基质成分占主导地位。在成纤维细胞亚型中，高级别梭形细胞恶性肿瘤有时有少量骨基质，有或没有软骨基质。最后一种亚型有时可能类似于纤维肉瘤和恶性纤维组织细胞瘤（MFH），当活检样本较小时，二者可能难以区分。有时，在细胞学基础上肿瘤完全去分化，以至于很难辨认是骨肉瘤细胞还是上皮细胞。有这种变异的常规骨肉瘤有时被认为是上皮样骨肉瘤。根据患者的年龄、明显的肿瘤基质和典型的放射学表现通常很容易诊断骨肉瘤。

　　并发症和治疗：普通型骨肉瘤最常见的并发症是病理性骨折和肺转移（最常见）及骨内转移（较少见）。

　　如果保肢治疗方案可行，通常会做多药化疗，然后做骨的大范围切除和假体植入（图 21-19）。少数情况下先做切除，后做化疗。目前，正确治疗的 5 年生存率超过 50%。

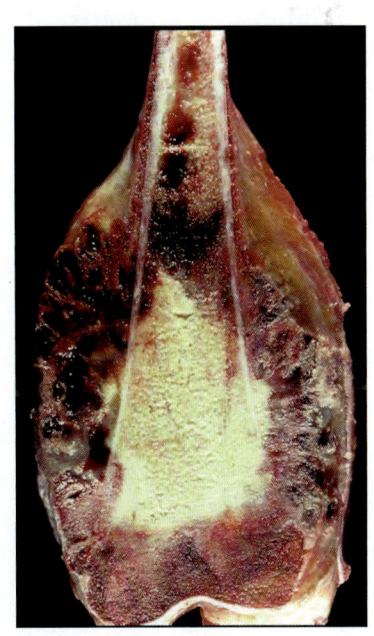

图 21-18　普通型骨肉瘤的病理学表现

股骨远端切除的大体标本显示主要是成骨细胞的髓内肿瘤突破皮质，并在软组织肿块中产生肿瘤骨基质。出血区存在于髓腔和软组织肿块中

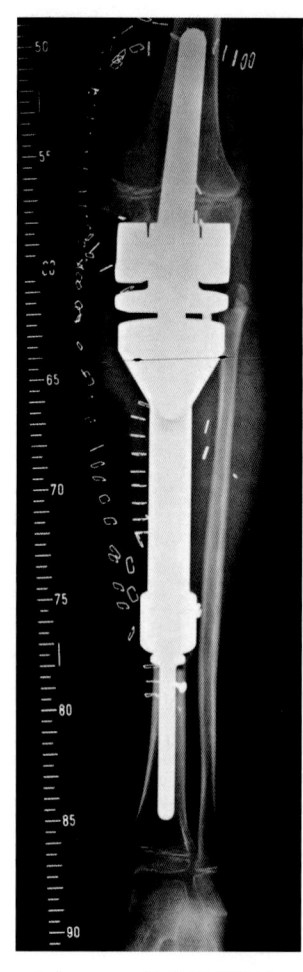

图 21-19 骨肉瘤的治疗

一名18岁男孩因左侧胫骨骨肉瘤进行了保肢治疗。经过全程化疗（包括甲氨蝶呤、盐酸多柔比星和顺铂）后行胫骨近端的大范围切除，并植入了LEAP金属垫片。这种可伸长的义肢可进行调节，随着患儿成长，可以使肢体长度与对侧正常肢体长度相同（由 Michael M. Lewis, MD, Santa Barbara, California. 提供）

2. 低度恶性中心型骨肉瘤 这种罕见的骨肉瘤类型（占全部骨肉瘤的1%）一般比普通型骨肉瘤的发病年龄大（发病高峰年龄通常在20～30岁），但是好发部位相同。在放射学上低度恶性中心型骨肉瘤难以与普通型骨肉瘤区分，但是这种骨肉瘤生长慢、预后更好。有时，其放射学表现和纤维结构不良（图21-20）或其他良性病变（图21-21）非常相似。据报道，当13q13→14、12p和6p21处有轻微的遗传改变，即可导致*CDK4*和*MDM2*的过度表达及肉瘤扩增序列（*SAS*）的扩增。组织学检查常显示大量缺乏细胞异型性和核分裂象的骨样和纺锤形细胞。

3. 毛细血管扩张型骨肉瘤 是骨肉瘤中极具侵袭性的一型，也被Campanacci等称为出血型骨肉瘤。男性发病率是女性的2倍，多发年龄为10～30岁。此型罕见，占全部恶性骨肿瘤的3%左右。特点是高度血管化和充满血液的巨大囊性间隙，导致其不典型的影像学表现。大部分肿瘤发生在股骨和胫骨。在X线片上，毛细血管扩张型骨肉瘤最常见的表现为溶骨性骨质破坏，伴或不伴基质矿化，硬化改变几乎看不到；可见软组织肿块（图21-22～图21-24）。大部分患者出现侵袭性骨膜反应（层状、日光放射状或Codman三角），反映出肿瘤的恶性特征，病理性骨折在较大的病变中并不多见。在MRI上，高铁血红蛋白使得毛细血管扩张型骨肉瘤在T_1WI上常呈高信号；肿瘤在T_2WI上通常信号不均匀（图21-25）；偶见液-液平面（图21-26），类似动脉瘤样骨囊肿。

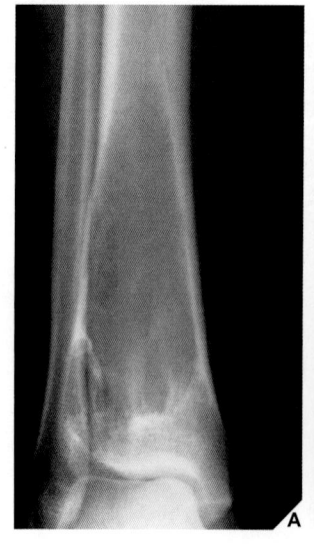
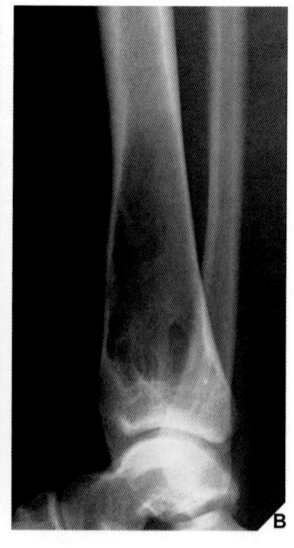

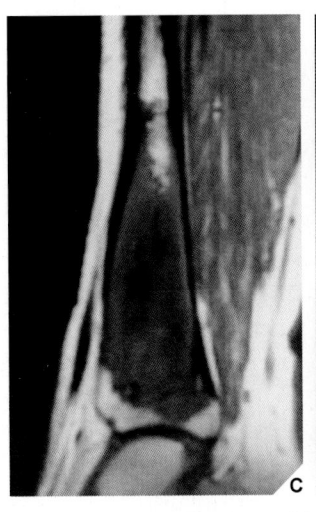
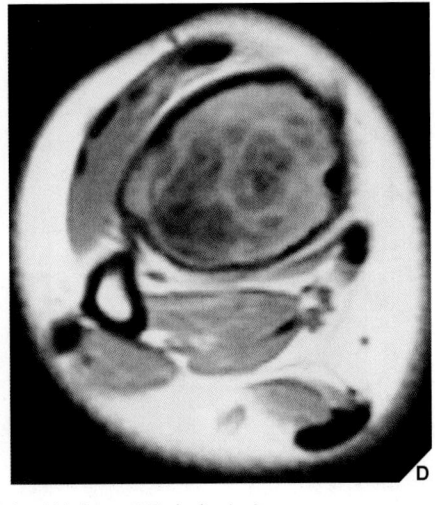

图 21-20　低度恶性中心型骨肉瘤（1）

18岁女性，小腿远端的前后位（A）和侧位（B）X线片，最初诊断为胫骨远端的骨纤维结构不良。注意病变呈良性表现：地图样骨质破坏、过渡带窄且没有明显的骨膜反应。MRI矢状位（C）和轴位（D）T₁WI（SE；TR 6/TE 20ms）显示病变呈等至低信号强度，没有软组织肿块。活检提示为低度恶性中心型骨肉瘤［由K. K. Unni，MD，Rochester，Minnesota.提供］

图 21-21　低度恶性中心型骨肉瘤（2）

A. 24岁女性，左侧股骨转子间的地图样骨质破坏，有窄的过渡带。B. 30岁女性，胫骨近端的侧位X线片显示地图样骨质破坏、边界清晰的溶骨性病变（引自Greenspan A，Jundt G，Remagen W. *Differential diagnosis in orthopaedic oncology*, 2nd ed. Philadelphia：Lippincott Williams & Wilkins；2007：84-148，212-249.）

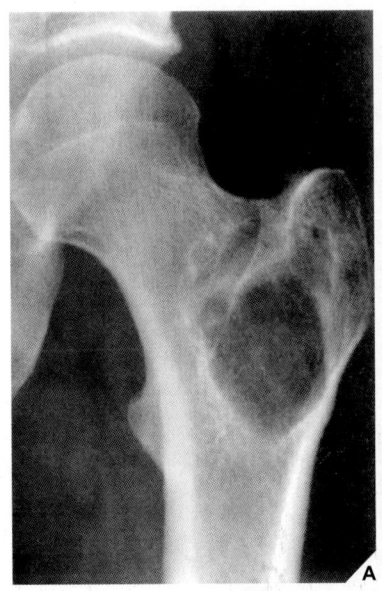
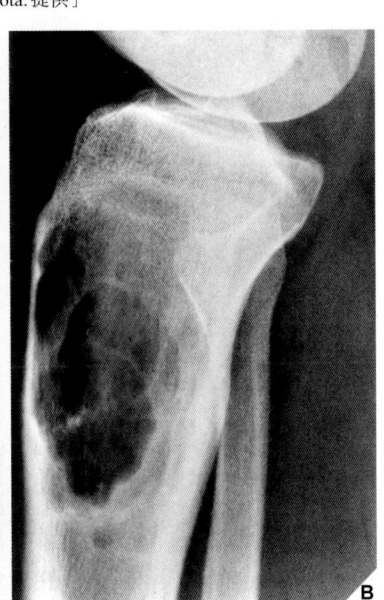

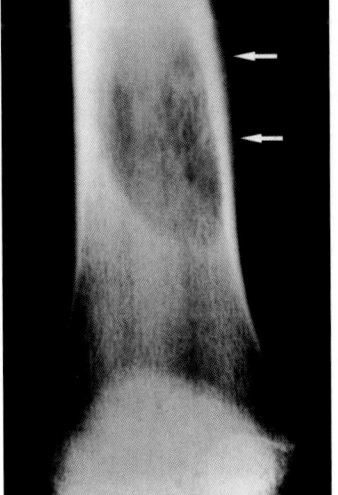

图 21-22　毛细血管扩张型骨肉瘤（1）

17岁女孩，股骨干骺端的骨质完全破坏。注意绒毛状骨膜反应（箭头），未见骨肉瘤常见的成骨改变和瘤骨。活检证实为毛细血管扩张型骨肉瘤，是最具侵袭性的肿瘤之一（由Michael J. Klein，MD，New York.提供）

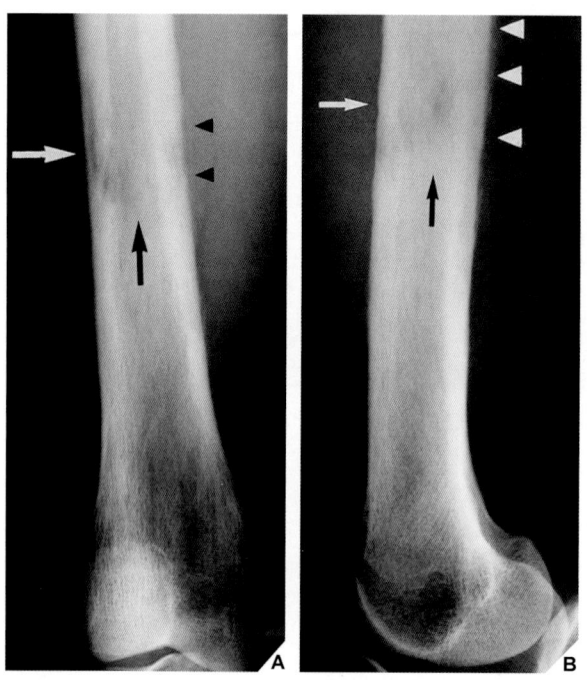

图 21-23 毛细血管扩张型骨肉瘤（2）

41 岁男性，右侧股骨的前后位（A）和侧位（B）X 线片显示病变边界不清，呈浸润性骨质破坏（箭头）。注意绒毛状侵袭性骨膜反应（无尾箭头）

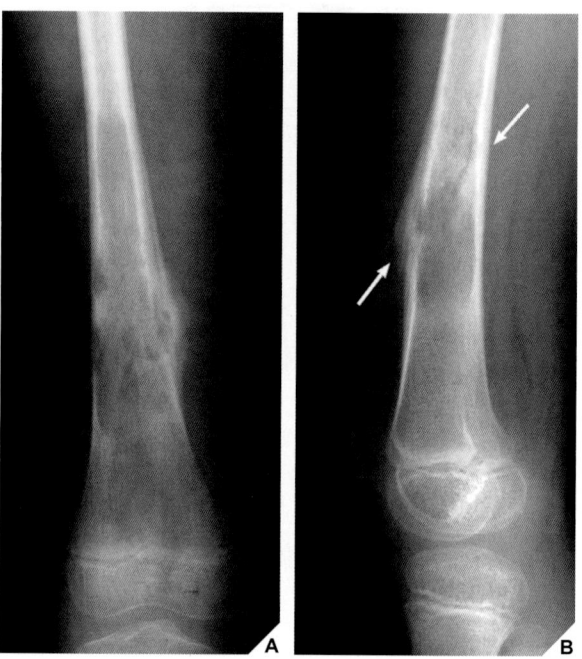

图 21-24 毛细血管扩张型骨肉瘤（3）

A. 6 岁女孩，股骨远端干骺端以溶骨破坏为主的肿瘤，可见侵袭性骨膜反应。B. 侧位 X 线片显示斜行病理性骨折（箭头）（由 K. Krishnan Unni，MD，Rochester，Minnesota. 提供）

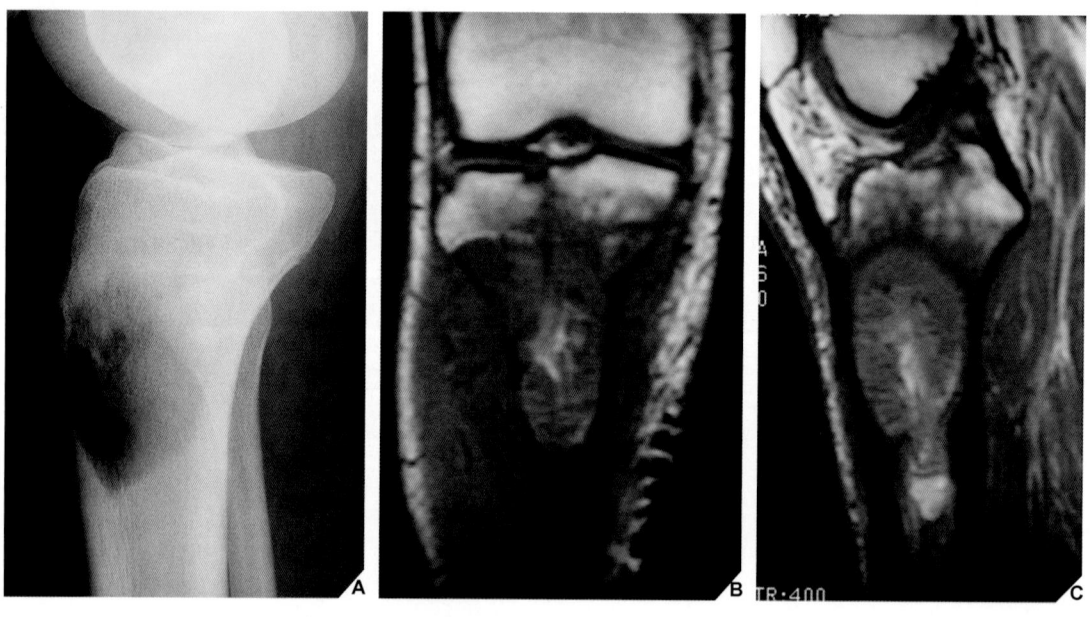

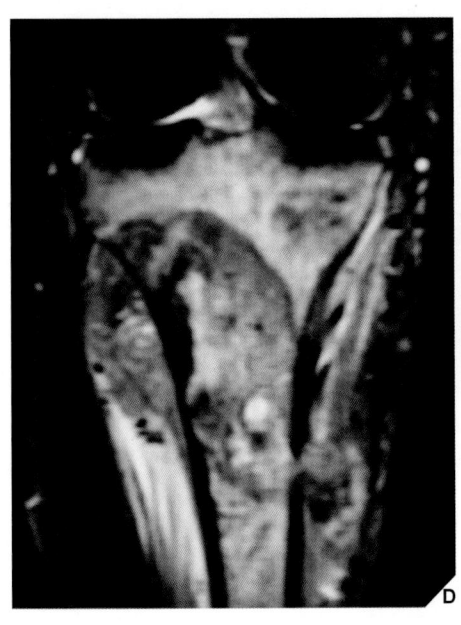

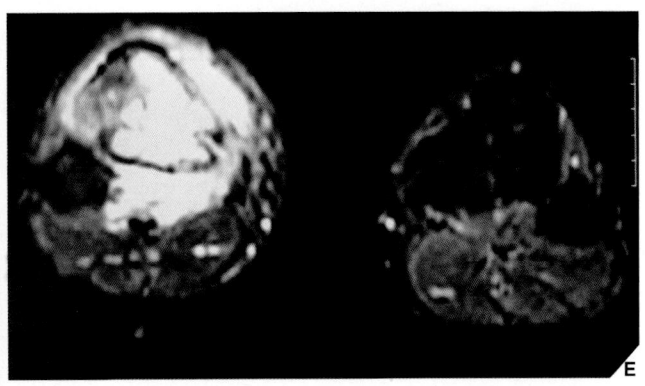

图 21-25　毛细血管扩张型骨肉瘤的 X 线和 MRI 表现（1）

21 岁男性，胫骨近端的侧位 X 线片（A）显示过渡带相对较窄的病变，未见骨膜反应。MRI 冠状位（B）和矢状位（C）T₁WI（SE；TR 400/TE 10ms）显示肿瘤主要呈等信号，中心呈高信号。未见明显的软组织肿块。冠状位（D）和轴位（E）反转恢复序列（FMPIR/90ms，TR 4000/TE 54/TI 140ms）图像显示肿瘤延伸至软组织及瘤周水肿

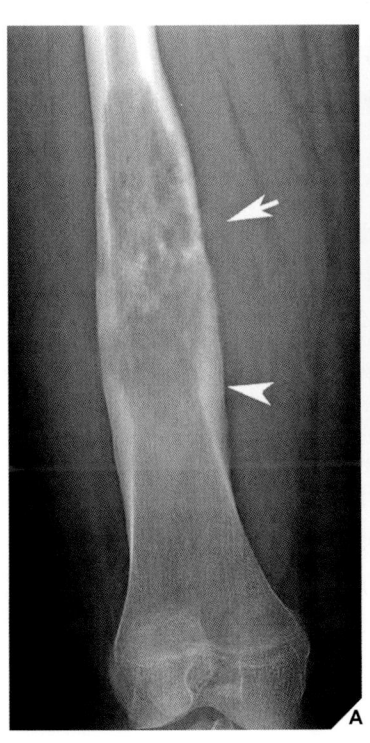

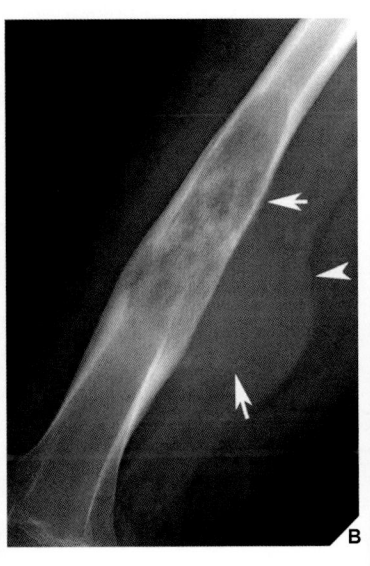

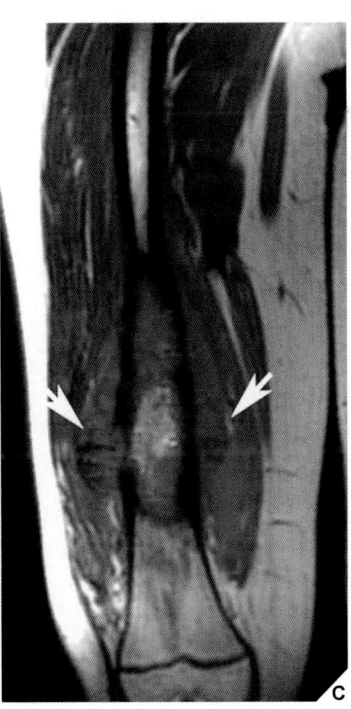

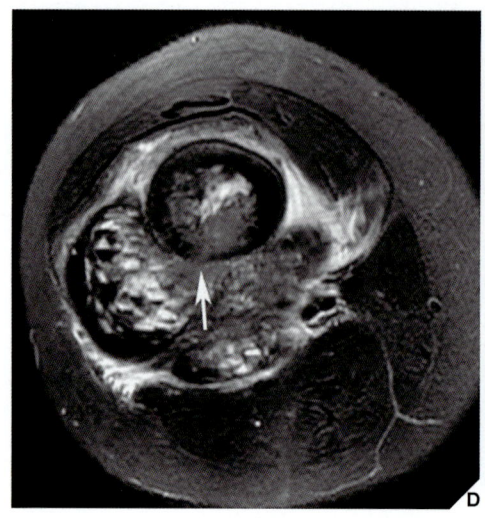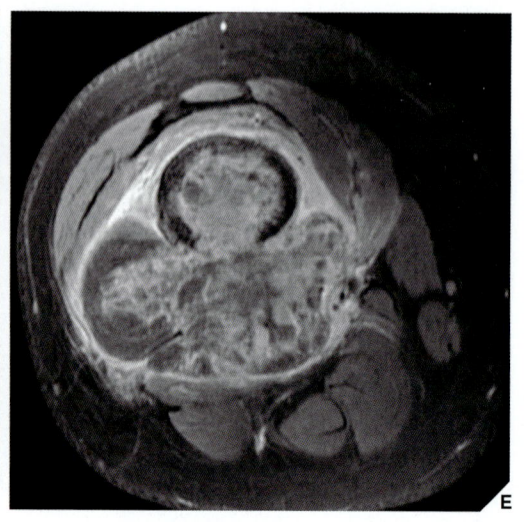

图21-26　毛细血管扩张型骨肉瘤的X线和MRI表现（2）

A. 19岁男性，右侧股骨疼痛数月，前后位X线片显示股骨干中段髓内的溶骨性、膨胀性病变，伴有骨膜反应（无尾箭头）。注意病变和相邻软组织内的骨样基质钙化（箭头）。B. 侧位X线片显示骨膜反应和钙化（箭头）及后方巨大软组织肿块（无尾箭头）。C. MRI冠状位T₁WI显示病变在髓内和软组织内的范围（箭头）。D. MRI轴位T₂WI显示肿瘤的浸润皮质和部分皮质破坏（箭头）。注意后方的巨大软组织肿块和周围软组织的水肿。肿瘤的软组织成分内有很多小液 - 液平面，是毛细血管扩张型骨肉瘤的特征性表现。E. 静脉加强后的MRI轴位T₁加权脂肪抑制像显示，病变中心部分血管间隙存在肿瘤呈不均匀强化。周围软组织水肿的强化反映了软组织充血

大体病理，肿瘤像一个血"袋子"，伴有特征性的充满血液的腔隙、坏死和出血（图21-27）。在组织学上，肿瘤由充满血液的多个腔隙组成，被薄薄的细胞膜隔开，部分区域排列着产生微量骨组织的恶性肿瘤细胞。肿瘤细胞呈深染和多形性，具有高有丝分裂活性，包括非典型有丝分裂。在放射学和病理学上均类似动脉瘤样骨囊肿。

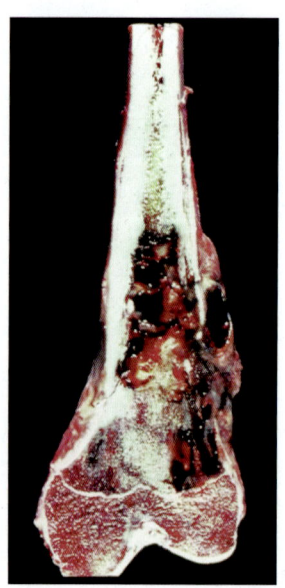

图21-27　毛细血管扩张型骨肉瘤的病理学表现

股骨远端切除的大体标本可见实体肿瘤区和充满部分血块的囊性结构，这是此类肿瘤的特征。请注意，肿瘤未侵入生长板

4. 巨细胞型骨肉瘤　这是一种罕见的骨肉瘤变型，组织学上是一种未分化骨肉瘤，含有大量巨细胞（破骨细胞）并且缺乏肿瘤样骨和肿瘤骨。它占所有骨肉瘤的3%，在组织学上常和毛细血管扩张型骨肉瘤及恶性纤维组织细胞瘤（MFH）样骨肉瘤相似。普通型骨肉瘤的很多典型影像学特征在这种类型中不可见，骨膜反应少见或没有，软组织肿块很小。这种表现有时会造成巨细胞型骨肉瘤和良性病变鉴别困难。大部分病例的影像学表现为边界不清的溶骨性病变，MRI特征可证实其为恶性（图21-28）。肿瘤的好发部位是长骨的干骺端和骨干，常见于股骨和胫骨。在组织学上，由于富含巨细胞及通常缺乏肿瘤样骨而难以辨识，巨细胞型骨肉瘤和骨巨细胞瘤有显著的相似之处。

5. 小细胞型骨肉瘤　由Sim等描述，小细胞型骨肉瘤多发部位是股骨远端、肱骨近端和胫骨近端，通常为低密度病变，有浸润性边缘和巨大软组织肿块。因此，放射学表现类似圆细胞型骨肉瘤。此型病变在组织学上很多方面呈小圆细胞表现，非常类似尤因肉瘤。t（11，22）的基因表达呈阴性，这是诊断小细胞型骨肉瘤最好的方法。此外，纺锤形肿瘤细胞和局部产生的骨样或骨组织也可作为组织学上诊断骨肉瘤的依据。

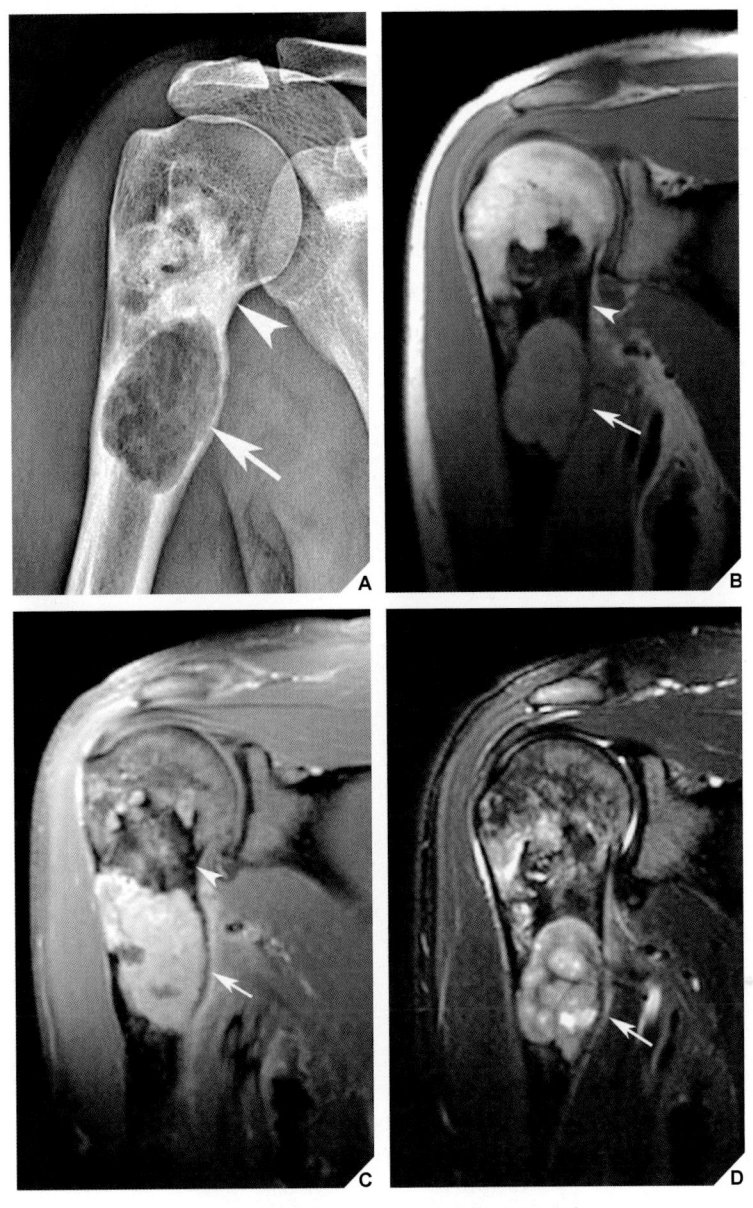

图 21-28　巨细胞型骨肉瘤的 X 线和 MRI 表现

A. 22 岁女性，上臂隐痛 2 个月，右肩的前后位 X 线片显示肱骨近端轻度膨胀的混合溶骨性（箭头）和成骨性（无尾箭头）骨质破坏的病变，有窄过渡带。B. MRI 的 T_1WI 显示肿瘤近侧的硬化部分呈低信号（无尾箭头），远侧的溶骨部分呈等信号（箭头）。C. MRI 冠状位 T_2WI 显示近侧部分呈混杂不均匀信号但主要呈低信号（无尾箭头），然而远侧部分呈高信号（箭头）。D. 经静脉加强后的 MRI 冠状位 T_1 加权脂肪抑制像显示，整个肿瘤呈不同程度的强化，尤其是远侧部分（箭头）。皮质未受累，并且未见明显的软组织肿块

6. 纤维组织细胞型骨肉瘤　纤维组织细胞型骨肉瘤与 MFH 类似，在文献中有所描述。该肿瘤有时与真正的 MFH 相混淆，因为与普通型骨肉瘤相比，二者的发病年龄均较大，通常在 30 岁以上发病，易累及长骨关节的末端，骨膜反应少见。在 X 线片上，这两种病变均倾向于低密度，因此很像骨巨细胞瘤和纤维肉瘤。MFH 样骨肉瘤的成骨部分通常呈"棉球"状或"云絮"状，而 MFH 不是这样。

当在影像学上看到这样的区域时，应仔细寻找切除标本中的瘤骨。在组织学上，MFH 样骨肉瘤的特征是异型性纺锤形细胞和巨细胞，多数有核异型性。因此，这种病变和富含巨细胞的骨肉瘤类似。炎性背景不常见，席纹状或螺旋状、星云状排列（MFH 的特征）有时是其主要特征，有时不明显，有时会被巨大的弥漫性片状异型细胞区域所取代。与其他骨肉瘤亚型一样，此型骨肉瘤与其他骨肉瘤的鉴别依赖典型的骨肉瘤中恶性

细胞形成的骨样或骨基质。

7. 皮质内型骨肉瘤 是最罕见的骨肉瘤类型之一。这种肿瘤只有极少数报道，年龄范围是9～43岁（平均24岁），男性好发。症状是疼痛，通常活动后明显。部分患者之前有外伤史。肿瘤累及皮质，不累及骨的髓腔部分和软组织。影像学表现为低密度病变伴周围皮质硬化。病变大小1.0～4.2cm。有时，病变类似骨样骨瘤或皮质内骨母细胞瘤。

8. 颌骨型骨肉瘤 起源于上颌骨和下颌骨。与起源于骨骼其他部位的骨肉瘤不同，这种肿瘤患者的年龄较大（40～60岁，平均年龄35岁），其中男性占60%。这种亚型约占全部骨肉瘤的6%，是一种分化良好的肿瘤，与其他肿瘤相比，有丝分裂率低，在很高比例的病例中主要为软骨成分，恶性潜能较低，预后较好。大约60%的颌骨型骨肉瘤是成骨细胞型，其余是成纤维细胞型或成软骨细胞型。通常从影像学上可见其具有侵袭性，包括皮质破坏和软组织受累。继发性颌骨型骨肉瘤最常与Paget病、骨纤维发育不良、奥利尔综合征相关，或作为颅面放疗的后遗症出现。

9. 多中心（多灶）型骨肉瘤 多个骨同时发生多中心的骨肉瘤是一种罕见情况（图21-29、图21-30）。肿瘤实体是真正独立的，还是原发性普通型骨肉瘤的多骨转移尚有争论。目前认为此型骨肉瘤分为两类，即同时发生的和转移的。多中心型骨肉瘤必须与骨肉瘤转移至其他骨相鉴别。

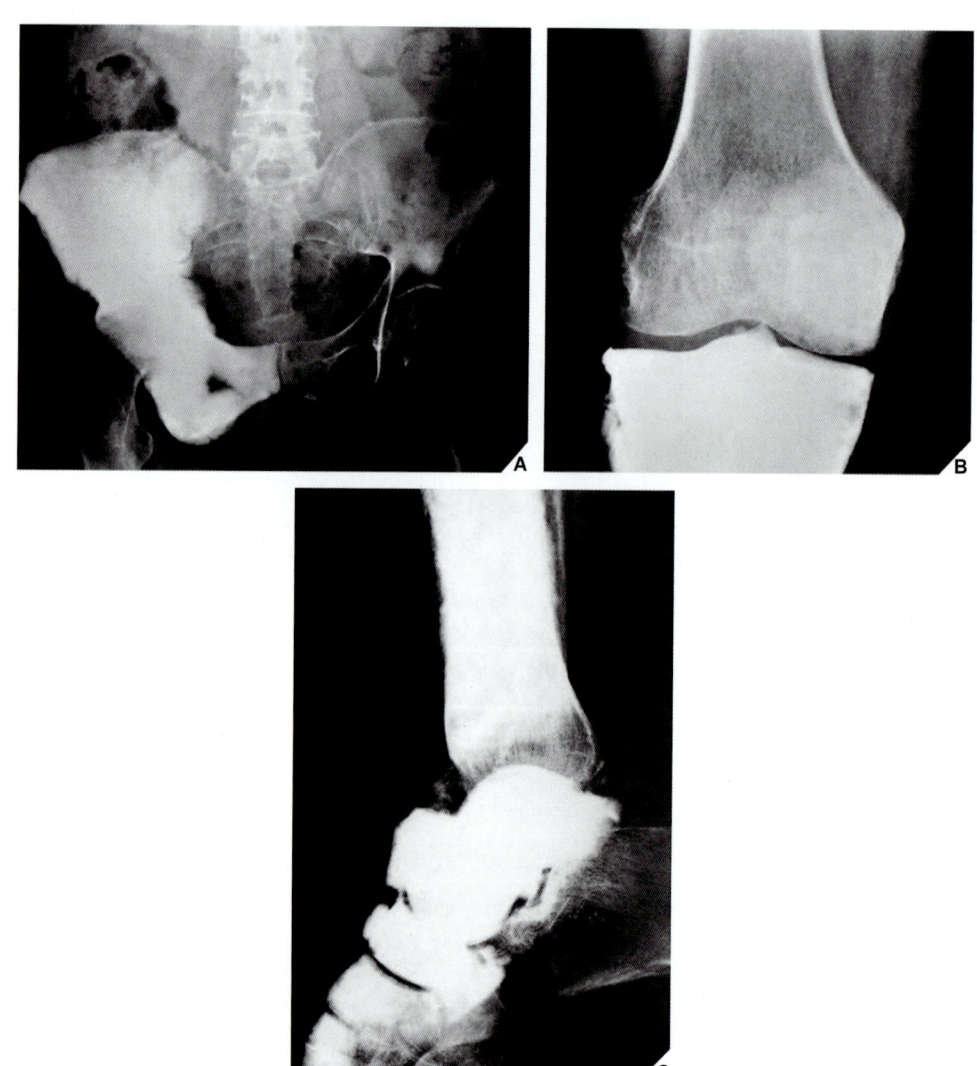

图21-29 多中心型骨肉瘤

右半骨盆（A）、右侧胫骨（B）和右足的多个骨（C）内可见罕见的多中心型骨肉瘤

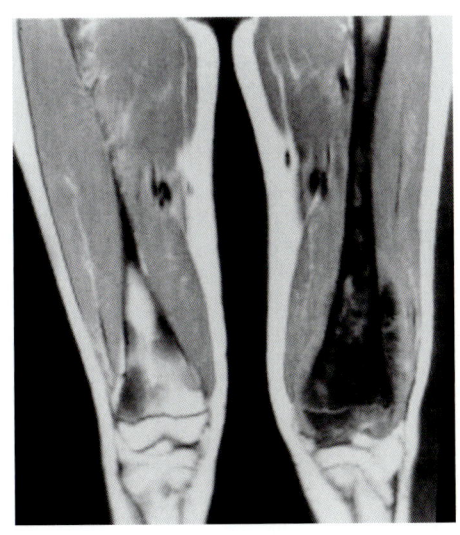

图 21-30　多中心型骨肉瘤的 MRI 表现

冠状位 T_1WI 显示 12 岁女孩双侧股骨内的多发低信号病变（引自 Greenspan A，Jundt G，Remagen W. *Differential diagnosis in orthopaedic oncology*，2nd ed. Philadelphia：Lippincott Williams & Wilkins；2007：84-148，212-249.）

10. 骨表面（皮质旁）型骨肉瘤　骨表面型骨肉瘤是一组起源于骨表面的骨肉瘤的统称（图 21-31）。这类病变罕见，发病年龄比骨内骨肉瘤晚 10 年。尽管部分为中至高度恶性，但大多数骨表面型骨肉瘤是低度恶性肿瘤。

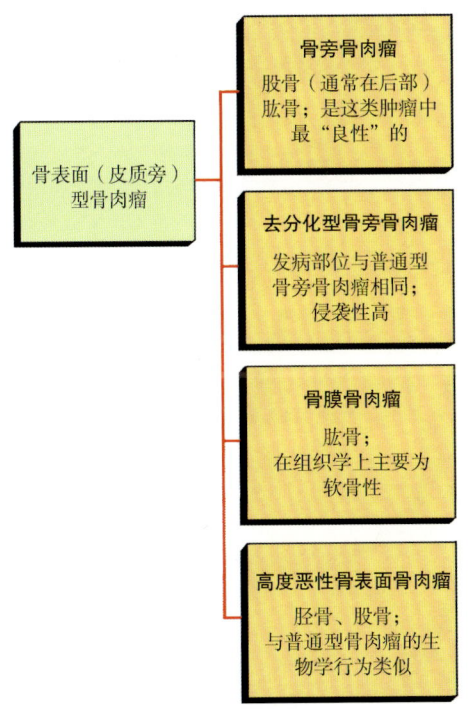

图 21-31　骨表面型骨肉瘤分型

（1）骨旁骨肉瘤：骨旁肿瘤多见于 20～40 岁的患者，典型部位是股骨远端的后部（图 21-32）。

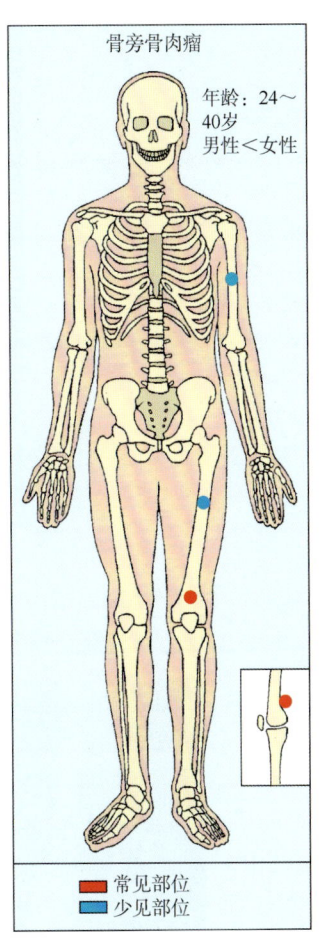

图 21-32　骨旁骨肉瘤的骨骼好发部位、峰值年龄和男女比例

常规 X 线片足以做出骨旁骨肉瘤的诊断。病变表现为椭圆形或圆形高密度肿块和皮质表面紧紧相连，与周围软组织很容易区分（图 21-33～图 21-36）。CT（图 21-35B）或 MRI（见图 16-21B，图 16-22E、F）是判断肿瘤是否侵犯皮质和骨髓腔的必要方法。

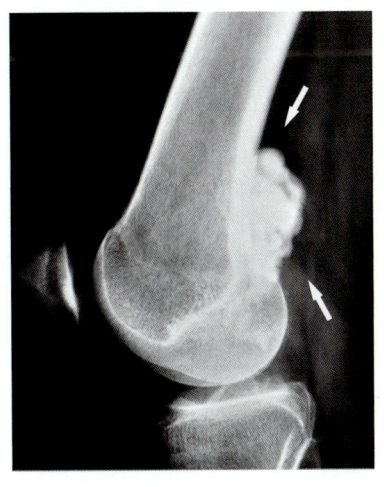

图 21-33　骨旁骨肉瘤（1）

23 岁女性，股骨远端后部肿瘤（箭头），具有典型表现

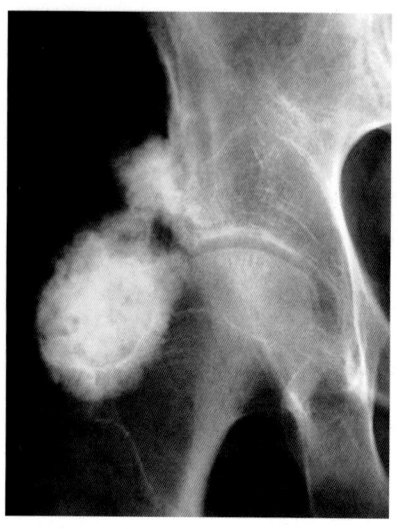

图21-34 骨旁骨肉瘤（2）

右髋关节前后位X线片显示右侧髂骨的髋臼上方可见巨大成骨性肿块（引自Greenspan A，Jundt G，Remagen W. *Differential diagnosis in orthopaedic oncology*，2nd ed. Philadelphia：Lippincott Williams & Wilkins；2007：84-148，212-249.）

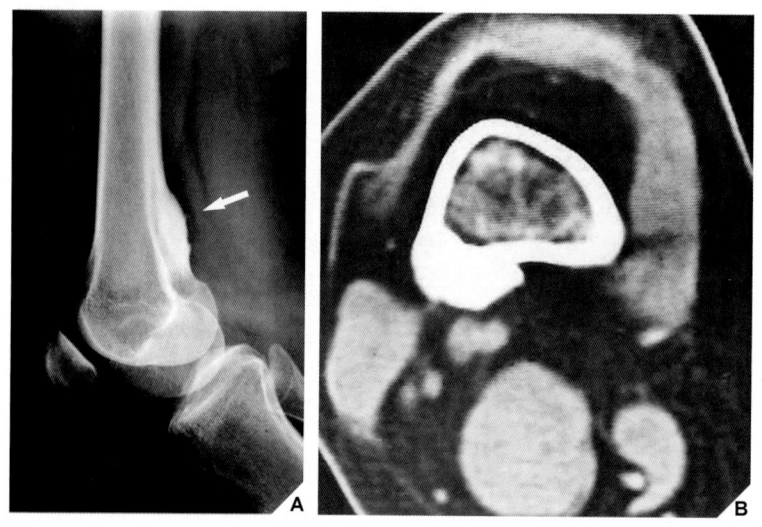

图21-35 骨旁骨肉瘤的X线和CT表现

A. 37岁女性，膝关节侧位X线片显示，股骨远端后侧皮质的成骨性肿块，是骨旁骨肉瘤的典型部位和表现。B. 横断位增强CT显示髓腔部分无受累

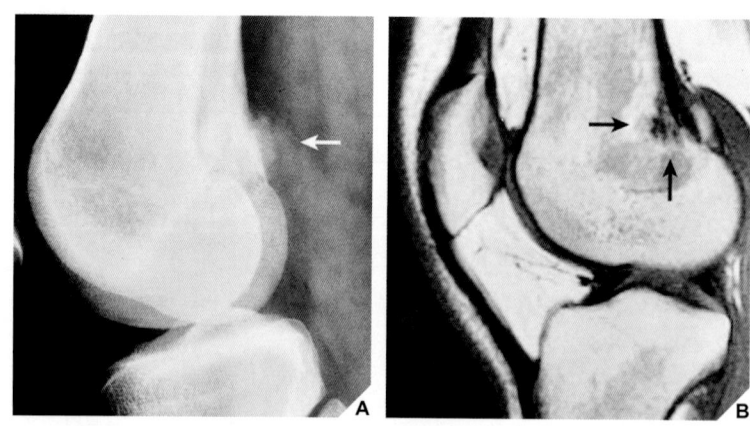

图21-36 骨旁骨肉瘤的MRI表现

A. 22岁女性，膝关节的侧位X线片示一个浅表肿瘤累及股骨内侧髁（箭头）的后部。无法确定是否侵犯皮质。B. 矢状位T₁WI示髓腔内侵犯（箭头）（经允许引自Greenspan A，Borys D. *Radiology and pathology correlation of bone tumors*，1st ed. Philadelphia：Wolters Kluwer，2016：73.）

病理大体标本可见附着于下层皮质的硬化分叶肿块，偶尔会出现骨软骨瘤样不完整的帽状软骨覆盖在表面（图21-37）。在组织学上，病变由纤维梭形细胞间质中界限分明的骨小梁组成，可能起源于骨膜的外层纤维。梭形细胞内可见极轻微的异型性，可见类骨质形成，罕见有丝分裂

象。骨成分通常呈小梁状，但至少部分为不成熟骨，尤其是肿瘤边缘部位。这是与表现相似的骨化性肌炎的鉴别点，后者是向心性成熟，即最成熟部分在外周。大多数病例中可见 SAS、CDK4 和 MDM2 基因的过表达和扩增。

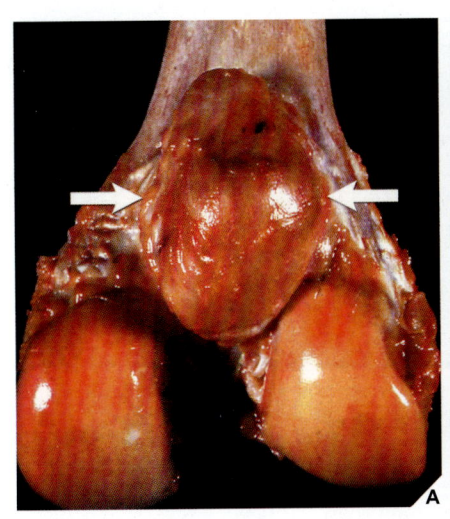
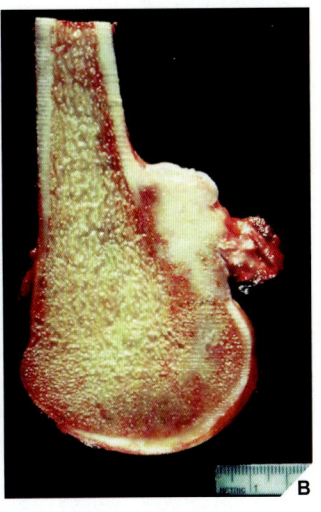

图21-37　骨旁骨肉瘤的病理学表现

A. 股骨远端切除的大体标本示股骨后方可见一巨大的表面病变，呈光滑的杯状类骨质成分（箭头）。B. 另一例患者股骨远端大体标本的矢状切面显示大部分肿瘤位于骨表面，但有皮质浸润的证据（经允许引自 Greenspan A，Borys D. *Radiology and pathology correlation of bone tumors：a quick reference and review*. Philadelphia：Wolters Kluwer，2016：73，Figs 2.58 and 2.59.）

鉴别诊断：骨旁骨肉瘤必须与骨旁骨瘤（见图17-3A、图17-4）、骨化性肌炎、软组织骨肉瘤、伴有骨化的骨旁脂肪肉瘤和广基底的骨软骨瘤相鉴别。骨旁骨肉瘤与骨化性肌炎、骨软骨瘤的鉴别诊断最容易混淆。骨化性肌炎有其特征性的带状现象，骨化肿块和皮质间的缝隙将二者分开（图21-38、图4-7、图4-80）。而广基底的骨软骨瘤，病变的皮质和宿主骨的皮质间没有中断（见图18-42），这一特征在骨旁骨肉瘤中不存在。由于病变生长相对缓慢，并且通常只侵犯骨表面，骨旁骨肉瘤患者的预后比其他类型骨肉瘤患者好得多。单纯扩大范围切除的治疗已经足够。

（2）去分化型骨旁骨肉瘤：是一种罕见的、独特的肿瘤，由梅奥诊所（Mayo Clinic）的专家发现。大部分病例最初以普通骨旁骨肉瘤的形式报道，切除后局部多次复发，进而诊断为组织学上的高度恶性骨肉瘤。然而，有一些病例表现为起源于骨皮质表面的原发性肿瘤。在放射学和组织学上，去分化型骨旁骨肉瘤与普通骨旁骨肉瘤的特征相似。然而，高度恶性骨肉瘤有其自身

的一些特征，如影像学检查可以确定的皮质破坏（图21-39）和组织学方法可以确定的肿瘤细胞的多形性、核深染和有丝分裂速度快，但是其预后比骨旁骨肉瘤差很多。

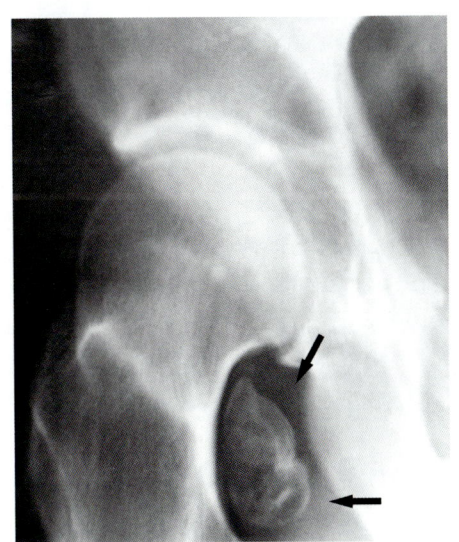

图21-38　骨化性肌炎

股骨颈内侧皮质旁（箭头）的骨化性肌炎，其典型表现：周围是较成熟骨，中心密度低于骨旁骨肉瘤，清晰的带状低密度区将病变和骨皮质完全分开

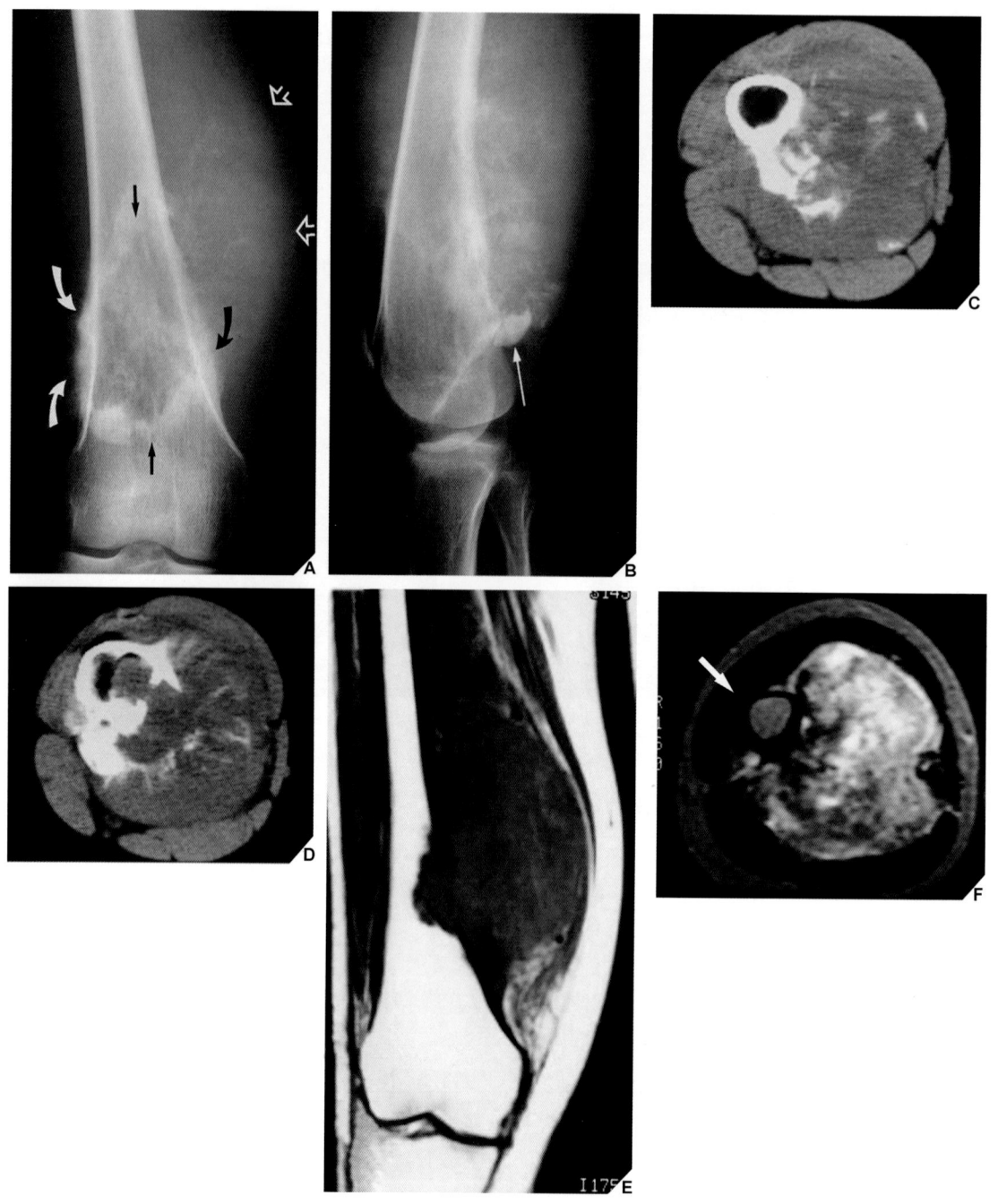

图21-39 去分化型骨旁骨肉瘤的X线、CT和MRI表现

24岁女性，腘窝上方疼痛，可触及肿块2个月。3年前曾行股骨远端骨旁骨肉瘤切除术。A. 股骨远端前后位X线片显示破坏性病变（箭头）伴侵袭性骨膜反应（弯箭头）和中心成骨的巨大软组织肿块（空心箭头）。B. 侧位X线片还显示曾经切除的骨旁骨肉瘤的残余部分（箭头）。C. 近端断层CT显示骨表面的肿瘤，可见成骨和一中心有瘤骨的巨大软组织肿块。在此层面，骨髓未受侵犯。D. 远端层面显示骨髓腔受侵，这是普通骨旁骨肉瘤所不具备的特征。E. MRI冠状位T$_1$WI（SE；TR 600/TE 25ms）显示髓内和软组织内病变的延伸范围。F. MRI轴位T$_2$WI（SE；TR 2000/TE 90ms）显示软组织肿块信号不均。此层面髓腔未受侵犯（箭头）

（3）骨膜骨肉瘤：骨膜骨肉瘤是一种罕见的肿瘤（占全部骨肉瘤的1%～2%），大部分发生在青春期，它生长于骨表面，通常生长在长骨的中段，如胫骨。这种肿瘤的特征是钙化组织占大部分，放射学表现与骨化性肌炎类似（图21-40）。因此容易误诊为骨膜软骨肉瘤。骨膜骨肉瘤的影像学特征是由deSantos等确定的，包括伴有毛刺状钙化和无钙化的散在透光区的不均匀肿瘤基质；偶尔可见以Codman三角形式出现的骨膜反应（图21-41）；肿瘤基底所在部位的皮质表面的骨膜增厚，不累及骨内膜；肿瘤延伸至软组织；髓腔不受累（图21-42）。CT 和 MRI 检查是评估肿瘤大小、皮质完整性和软组织侵犯的重要技术。显微镜下，这种

肿瘤呈低至中度恶性，主要由分叶状中度增殖细胞的软骨组织构成。骨膜骨肉瘤的预后比传统型骨肉瘤好，但较骨旁型骨肉瘤差。

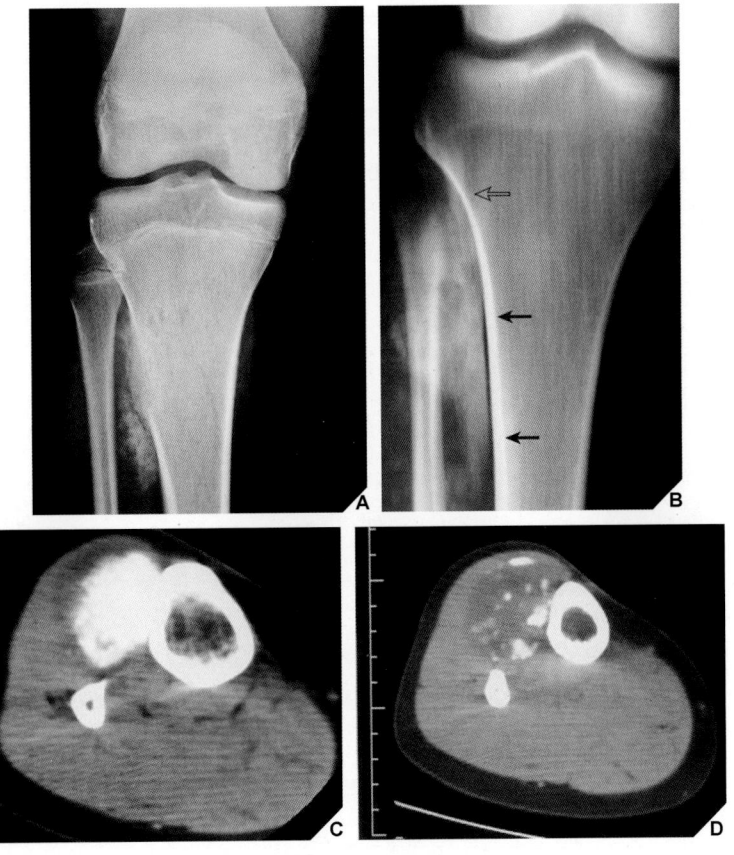

图 21-40　骨膜骨肉瘤的 X 线和 CT 表现

A. 12 岁女孩，小腿"不适"2 个月，右膝前后位 X 线片示胫骨外侧皮质表面的肿块含有不规则的钙化和骨化。似未见骨质破坏。B. 冠状位重建 CT 图像可见骨化肿块。虽近端附着在胫骨上（空心箭头），但其与胫骨外侧皮质可见透亮线状分隔（箭头），与骨化性肌炎的表现非常相似。C. 肿瘤近端轴位 CT 图像可见病变附着于胫骨皮质上。髓腔未见受累。D. 肿瘤远端的轴位 CT 可显示软组织肿块的范围。注意低密度肿块和高密度骨化成分

（图 B～D 经允许引自 Greenspan A，Borys D. *Radiology and pathology correlation of bone tumors*，1st ed. Philadelphia：Wolters Kluwer，2016.）

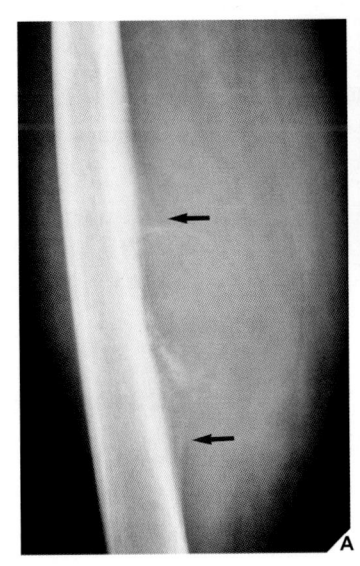

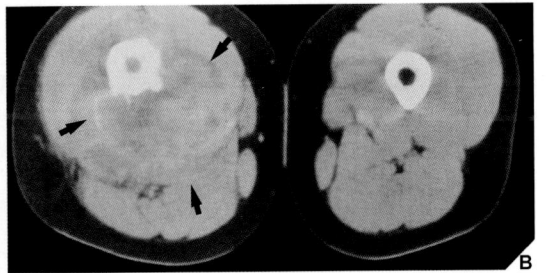

图 21-41　骨膜骨肉瘤的 CT 表现

A. 16 岁女孩，右侧股骨前后位 X 线片示一骨表面病变累及内侧骨皮质，伴有 Codman 三角（箭头）、骨膜反应和一个较大的软组织肿块。B. CT 更好地显示了软组织成分（箭头）。骨髓腔未被肿瘤侵犯，然而与对侧相比骨髓腔内密度增高，提示骨髓水肿

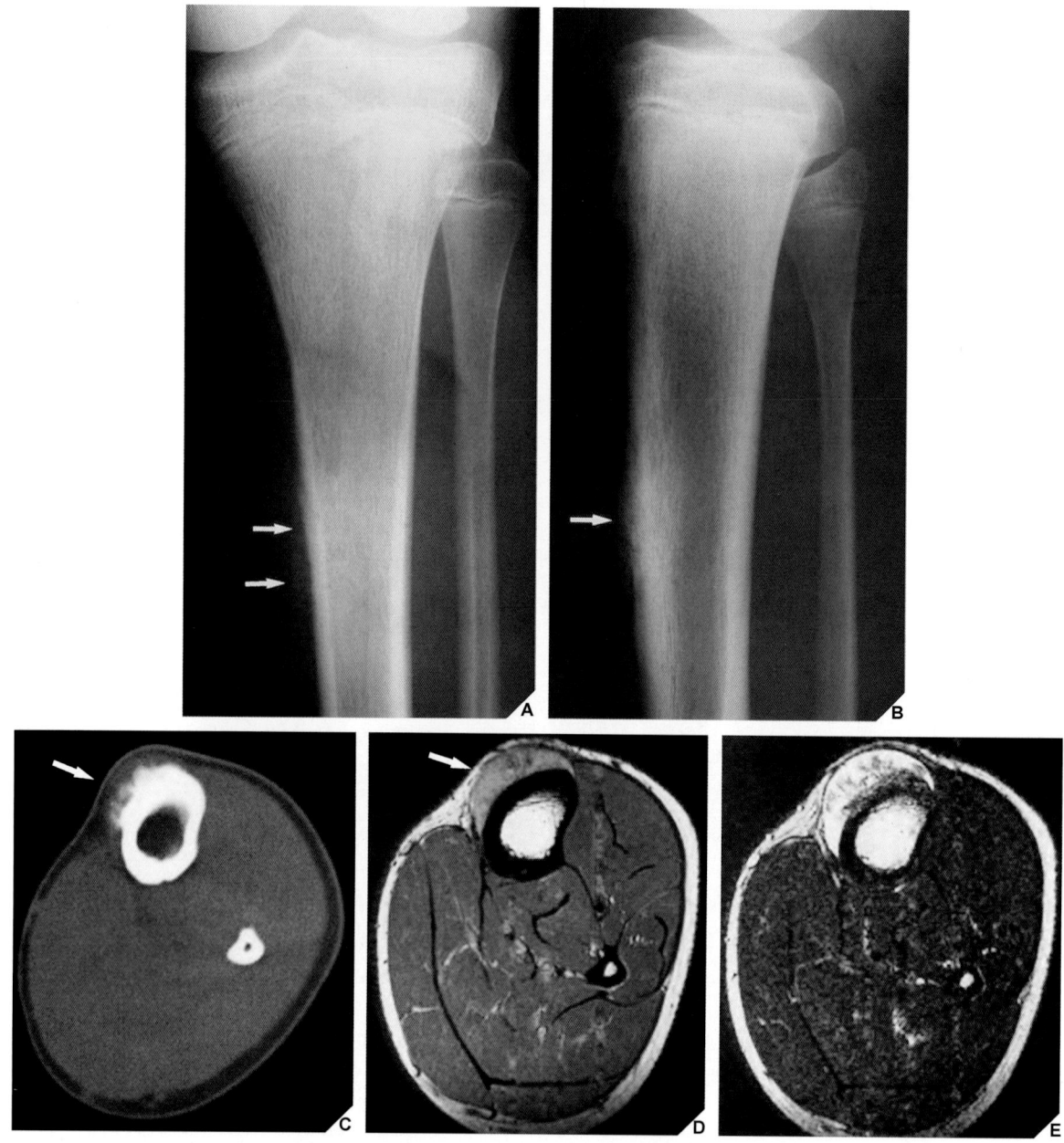

图 21-42　骨膜骨肉瘤的 X 线、CT 和 MRI 表现

12 岁男孩，左腿的前后位（A）和侧位（B）X 线片显示胫骨近端前内侧表面可见模糊的骨样密度影，其附近有几乎难以察觉的骨皮质破坏。侵袭性绒毛状骨膜反应明显（箭头）。经肿瘤的 CT 层面（C）示胫骨前表面的成骨（箭头），髓腔未受侵犯。轴位自旋回波 T_1WI（D）示肿瘤比肌肉的信号略高。在轴位 T_2WI（SE；TR 2000/TE 80ms）（E），除了中心有成骨的区域为低信号外，肿块呈高信号。活检证实为骨膜骨肉瘤

（4）高度恶性骨表面骨肉瘤：其 X 线特征与皮质旁型或骨膜骨肉瘤类似（图 21-43）。在组织学上，这种病变的成分和普通型骨肉瘤相同。它具有高度转移性。

11. 软组织（骨外）骨肉瘤　是起源于间充质细胞的一种少见的恶性肿瘤。这种肿瘤有形成瘤骨、骨和软骨的能力。其好发于中老年群体，平均发病年龄 54 岁。软组织骨肉瘤远比骨的骨肉瘤少见，仅占所有骨肉瘤的 4%。肿瘤好发于下

肢和臀部，也见于软组织内（如乳腺、肺、甲状腺、肾被膜、膀胱和前列腺，甚至盆腔的腹膜后间隙）。少数软组织骨肉瘤发生在放射治疗后。

患者的常见表现是逐渐增大的软组织肿块，伴或不伴疼痛。特征性影像学表现是伴有散在无定形钙化和骨化的软组织肿块。肿瘤的中心有杂乱的骨化成分（图 21-44）。如果肿瘤在邻近骨部位生长，则有可能侵犯骨皮质。

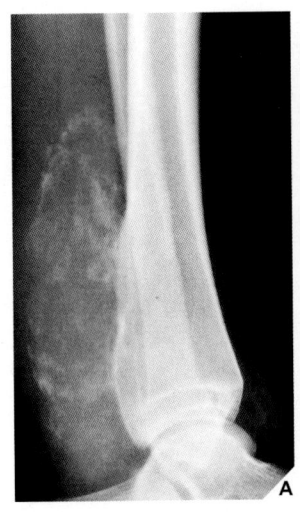
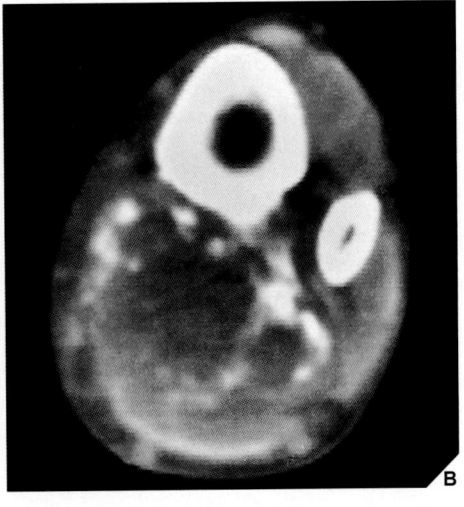

图21-43　高度恶性骨表面骨肉瘤的CT表现

A. 24岁男性，小腿远端侧位X线片显示附着在胫骨后方皮质的肿瘤。巨大软组织肿块中心可见轻度骨化，与骨膜骨肉瘤类似（见图21-40）。B. CT断层示病变的范围，骨髓腔未受侵犯为其特征性表现

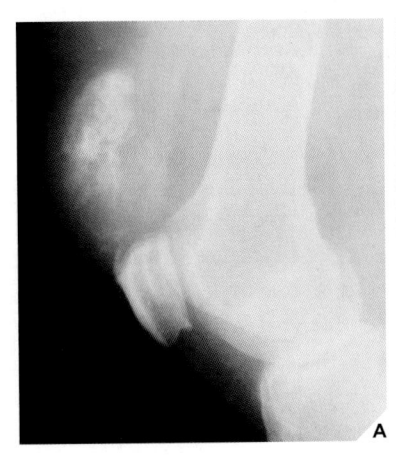
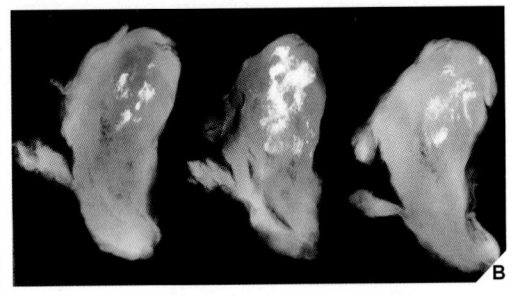

图21-44　软组织骨肉瘤

A. 51岁女性，膝关节侧位X线片示髌骨上方边界不清的软组织肿块，与股四头肌分界不清。病变中心散在分布不定形钙化和骨化。B. 肿瘤切除标本的X线片显示肿块中心的骨化和环绕在其周围的X线透亮带（即所谓的反转带）（经允许引自Greenspan A，Steiner G，Norman A，et al. Case report 436：osteosarcoma of the soft tissues of the distal end of the thigh. *Skeletal Radiol* 1987；16：489-492. ）

在CT上，通常可见明显矿化的软组织肿块，偶尔伴有坏死区域。在显示中心骨化方面CT明显优于普通X线摄影，中心骨化被称为"反转带"现象。CT还可以显示肿块与骨之间不相连。在MRI上，肿物在T_1WI和反转恢复序列上呈混杂低信号，在T_2WI上以高信号为主。MRI还可以显示肿瘤的假包膜（图21-45）。

软组织骨肉瘤的大体病理表现为骨和软骨区域的肉质肿块（图21-46）。在组织病理学上，软组织骨肉瘤和传统型骨肉瘤无法区分。

鉴别诊断：软组织（骨外）骨肉瘤的鉴别诊断包括骨化性肌炎、肿瘤样钙化症、滑膜肉瘤、骨外软骨肉瘤、伴有骨化的软组织脂肪肉瘤和软组织的假恶性骨瘤。

骨化性肌炎是良性的，通常发生在创伤后，病变主要发生在青少年和年轻成年人的软组织内（见图21-38、图4-79、图4-80）。出现"带状"征表明病变已经成熟。病变中心未分化且富细胞，可见由中心向周边成熟骨化逐渐增多的组织学特征。X线摄影的"带状"征表现为中心是X线透亮区，而周边密度和硬化程度更高（见图4-80）。病变通常由透X线的裂隙和邻近皮质分开。对骨化性肌炎的评估常可以很好地推断受创伤的时间。

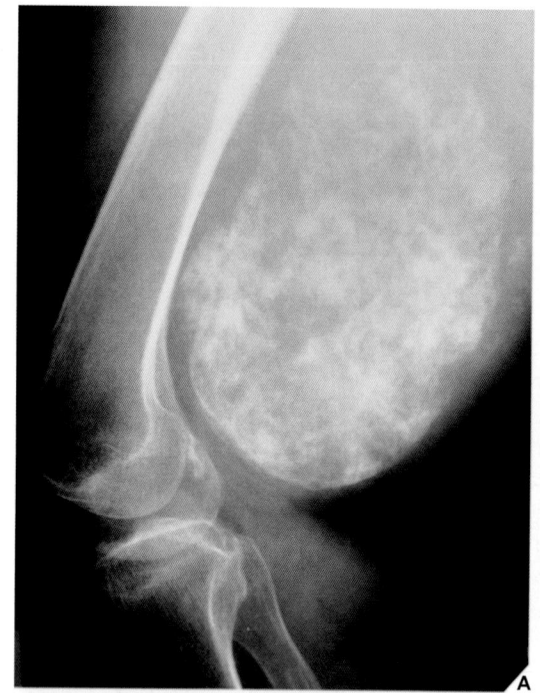
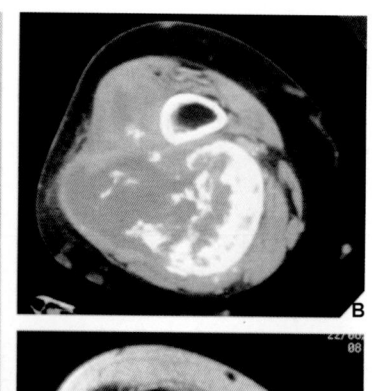
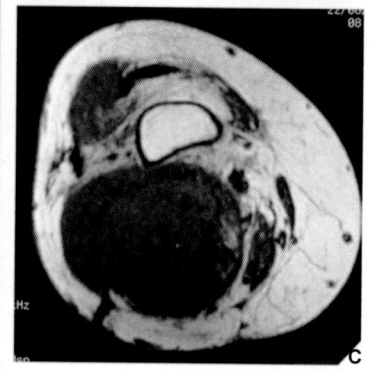
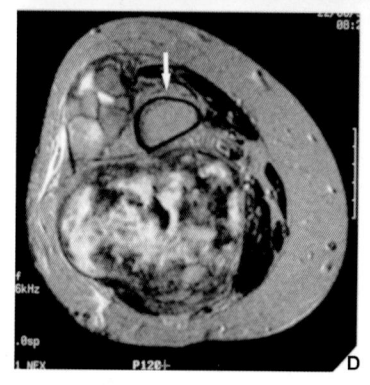

图21-45 软组织骨肉瘤的CT和MRI表现

68岁女性，右膝腘窝区有一个逐渐增大的软组织肿块。A. 侧位X线片示巨大的软组织肿块，远侧缘边界清晰，近侧缘边界模糊。肿瘤内存在钙化和骨化现象。B. 轴位CT显示软组织骨肉瘤特有的反转带。C. MRI轴位T₁WI显示肿块信号略有不均并伴有低信号。D. MRI轴位T₂WI显示肿瘤信号不均匀，从高信号至中等信号。注意股骨髓腔未受侵犯（箭头）（经允许引自Greenspan A，Jundt G，Remagen W. *Differential diagnosis in orthopaedic oncology*，2nd ed. Philadelphia：Lippincott Williams & Wilkins；2007：84-148，212-249.）

滑膜肉瘤好发于青少年和年轻成人（13～55岁）。肿瘤通常发生在关节附近，尤其是下肢，特别是膝和足周围。X线片上呈分叶状的肿块，25%的病例可见不规则钙化（见图23-29）。滑膜肉瘤骨化罕见。15%～20%的患者可见邻近骨的骨膜反应和（或）骨侵蚀。受累肢体可能继发失用性骨质疏松。

软组织软骨肉瘤是罕见的恶性肿瘤，远比骨外骨肉瘤少见，表现为环状或散在点状钙化的软组织肿块。软组织软骨肉瘤没有成骨，从而可以从影像学上与软组织骨肉瘤相鉴别。

软组织脂肪肉瘤好发于老年男性，当出现钙化时会很类似软组织骨肉瘤。然而，其骨化通常比软组织骨肉瘤的骨化更有序，而且脂肪组织也很好识别。病变通常累及大腿、小腿和臀部。肿瘤的生长可能会在多年间进展得非常缓慢，侵犯邻近骨质常见。

软组织假恶性骨肿瘤由Jaffe首先描述，随后由Fine和Stout描述。这种病变罕见，好发于女性的肌肉和皮下组织。虽然未被明确证实，但病变可能与感染有关。一些病变可能与骨化性肌炎难以区分。

12. 临床表现独特的骨肉瘤 有一些因染色体不稳定而导致的遗传障碍和多种肿瘤的发生有关，包括骨肉瘤。这些罕见情况包括Rothmund-Thompson综合征、沃纳（Werner）综合征、利-弗劳梅尼（Li-Fraumeni）综合征、视网膜母细胞瘤综合征和布卢姆（Bloom）综合征。

Rothmund-Thompson综合征，也称先天性皮肤异色病，是一种遗传性疾病，男女发病比例为2：1，发生在出生之后，其特征为皮肤的红斑和斑丘疹样病变，可发展为皮肤恶性变（尤其是基底细胞和鳞状细胞癌）。30%的病例（尤其是年轻人）会出现普通型骨肉瘤，甚至有多中心型骨肉瘤的报道。这种综合征以常染色体隐性遗传方式遗传，其染色体带8q24.3的*RECQL4*基因突变，该基因编码的DNA解旋酶可将双链DNA解旋成单链DNA。

沃纳综合征，也称成人早老症，是一种罕见的常染色体隐性遗传性疾病，由染色体带8p12→p11的*WRN*基因突变引起。其特征是早衰性改变，包括头发变灰、脱发、白内障、硬皮病样皮肤改变、四肢骨关节炎、身材矮小、性腺功能减退、骨质疏松、糖尿病脂代谢紊乱和动脉粥样硬化性心血管疾病。患者除了有这些症状，还有发生上皮肿瘤、黑色素瘤、甲状腺癌和骨肉瘤的风险。骨肉瘤患者年龄偏大，部位典型。

利-弗劳梅尼综合征是一种罕见的常染色体显性遗传性疾病，与肿瘤抑制基因*TP53*中的遗传性胚系嵌合体R156H、R267Q和R29H的突变有关。其特征包括儿童和青年多发性原发性肿瘤，尤其是软组织骨肉瘤、骨肉瘤、乳腺癌、脑肿瘤和白血病。

视网膜母细胞瘤综合征是起源于胚胎神经视网膜的视网膜恶性肿瘤。其畸形症状包括头小畸形、鼻梁宽大、上睑下垂、上切牙突出、小颌畸形、短颈、耳低位、面部不对称、生殖器畸形和智力低下。60%的患者为非遗传性单侧视网膜母细胞瘤，而40%的患者为常染色体显性遗传，几乎全部外显，这些患者中有25%为双侧肿瘤。其症状由位于染色体长臂12（13q14.1）的肿瘤抑制基因*RB1*突变引起。在遗传性视网膜母细胞瘤患者中，骨肉瘤是最常见的继发性恶性肿瘤。此外，这些突变还增加了发生放疗诱导性继发性骨肉瘤的风险。

布卢姆综合征，也称Bloom-German综合征，是一种常染色体显性遗传性疾病，特征为先天性脸部毛细血管扩张性红斑，类似于红斑狼疮，头长畸形伴颧骨发育不全，对阳光敏感，出生体重低及成比例的身材矮小，免疫球蛋白缺失，肢体异常（包括并指/趾、多指/趾和先天性指/趾侧弯），并有发生恶性肿瘤（特别是骨肉瘤）的倾向。这种综合征是因为位于15q26.1的RecQ家族（*RECQL3*）的DNA解旋酶基因*BLM*功能改变所致。

（二）继发性骨肉瘤

与原发性骨肉瘤不同，继发性骨肉瘤发生在年龄较大的人群。其中，很多是Paget病（畸形性骨炎）并发症的诱因，其典型特征是在Paget病累及的骨骼中发生（图21-47）。Paget病恶性变的典

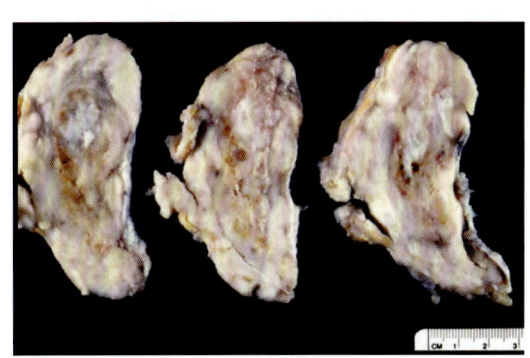

图21-46　软组织骨肉瘤病理学表现

肿瘤的3个组织切片（与图21-44为同一患者），病理显示肿块呈砂粒状、肉质外观，并带有骨化灶

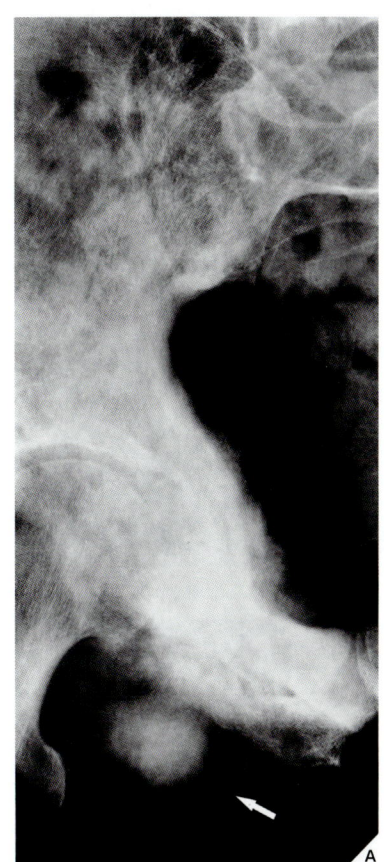

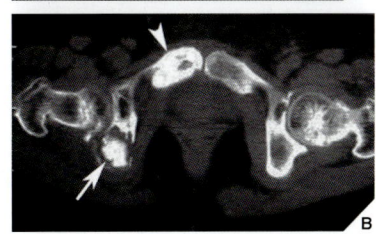

图21-47　继发性骨肉瘤

A. 66岁男性，患Paget病，骨骼系统广泛受累，右髋出现疼痛。X线片示右侧髂骨和坐骨畸形性骨炎的典型特征，还可见骨皮质破坏和软组织肿块，肿块内含有瘤骨（箭头）——恶变为骨肉瘤的特征性表现。B. 另一例患者，患右侧坐骨结节的Paget病继发骨肉瘤。CT轴位图像可见充满骨样基质的耻骨支（箭头）的溶骨性病变。注意耻骨下支的骨皮质增厚和硬化

型X线影像包括受累骨内出现破坏性病变，病变内可见瘤骨和软组织肿块。这些患者的骨肉瘤必须与来自身体其他部位（最常见为前列腺、乳腺与肾）的原发癌转移性骨相鉴别（见图29-30）。继发性骨肉瘤也可继发于纤维发育不良或是在纤维发育不良、骨巨细胞瘤良性骨病变放射治疗之后发生，还可继发于软组织内的恶性病变，如乳腺癌与淋巴瘤放射治疗之后（对恶变的进一步讨论，见第22章"有恶变可能的良性病变"中，

"Paget病"和"放射诱发性肉瘤"部分。

二、软骨肉瘤

软骨肉瘤是一种恶性骨肿瘤，其特点是肿瘤细胞形成的软骨基质。与骨肉瘤一样，软骨肉瘤也有多种分型（图21-48），每一种分型有各自的临床、影像学和病理学特征。

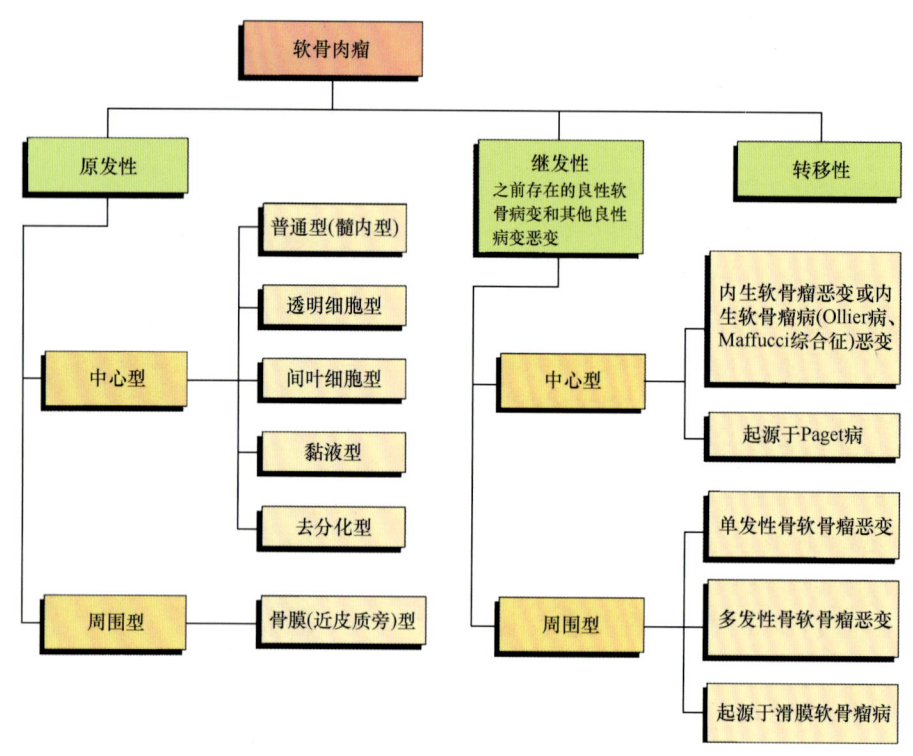

图21-48 软骨肉瘤分型

（一）原发性软骨肉瘤

1. 普通型软骨肉瘤

（1）临床表现及影像学特点：即中心或髓内的软骨肉瘤，男性发病率是女性的2倍，成年人多见，通常在30岁之后发病，最常见的发病部位是骨盆和长骨，尤其是股骨和肱骨（图21-49）。大部分普通型软骨肉瘤生长缓慢，多偶然发现，偶

尔会出现局部疼痛和触痛。

在影像学上，普通型软骨肉瘤表现为髓内膨胀性病变，伴有皮质增厚和典型的骨内膜扇贝样改变，骨髓内部分可见"爆米花"样、环形或"逗号"状钙化。有时会出现软组织肿块（图21-50、图21-51）。对于典型病例，X线片足以做出诊断（图21-52）。CT和MRI有助于显示病变在骨内的范围和软组织受侵情况（图21-53～图21-59）。

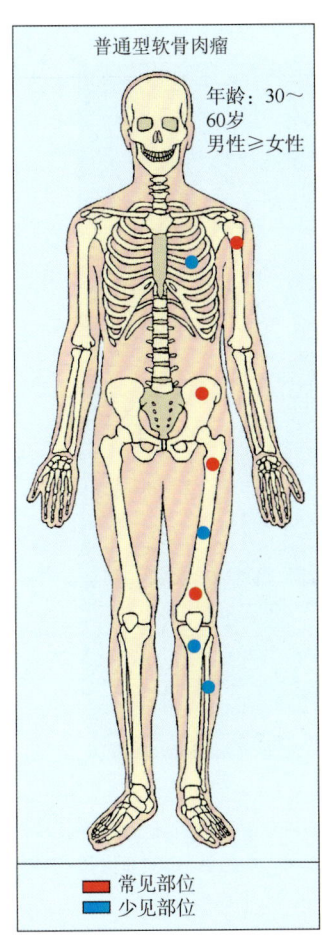

图 21-49　普通型软骨肉瘤的骨骼好发部位、峰值年龄和男女比例

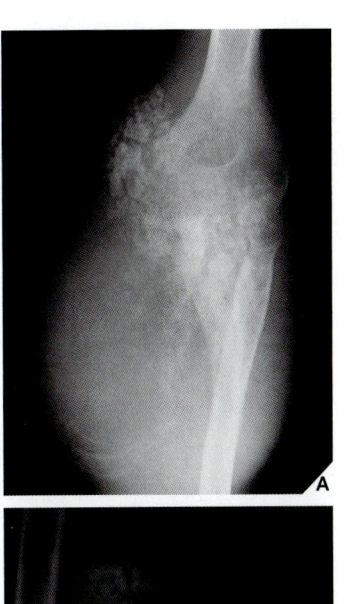

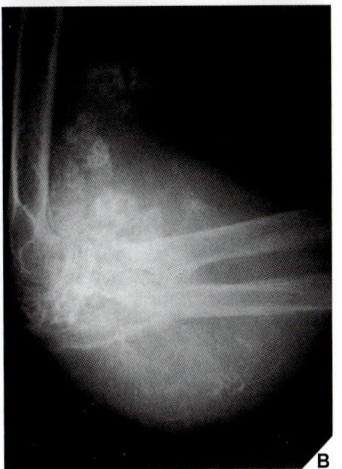

图 21-50　软骨肉瘤（1）

55 岁男性，右肘前后位（A）和侧位（B）X 线片显示尺骨近端的肿瘤，注意含有软骨钙化的巨大软组织肿块

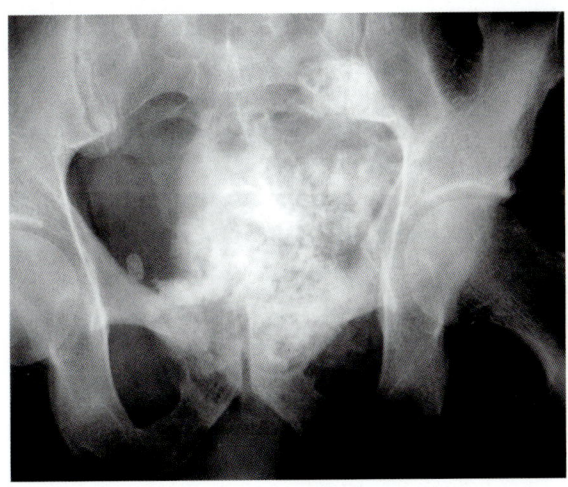

图 21-51　软骨肉瘤（2）

52 岁男性，骨盆前后位 X 线片显示耻骨长出的巨大钙化肿块，延伸至盆腔

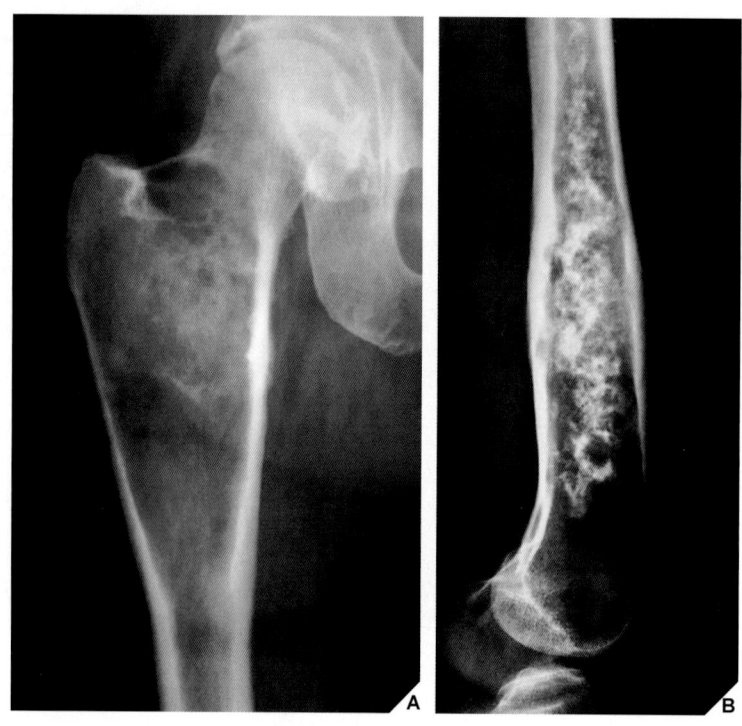

图 21-52　软骨肉瘤（3）

A. 66岁女性，右股骨近端的前后位X线片可见一含软骨样钙化的透光性病变。虽然肿瘤没有穿透骨皮质，但内侧皮质增厚。B. 46岁男性，右侧股骨的侧位X线片显示中心型软骨肉瘤的典型特征。破坏性病变的髓内部分可见环形和"逗号"状钙化。骨皮质增厚，是因为软骨母细胞瘤破坏皮质，导致骨膜新生骨形成所致，可见典型的"扇贝"状内膜

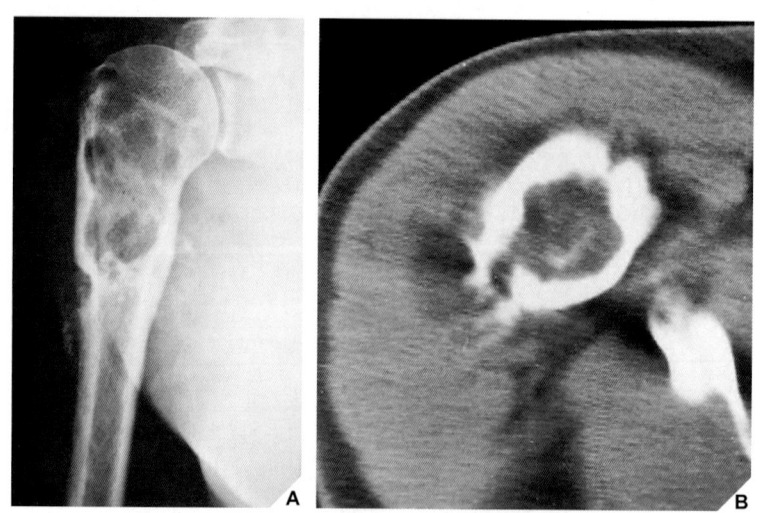

图 21-53　软骨肉瘤的CT表现

A. 62岁男性，右肩关节前后位X线片不足以显示肱骨近端软骨肉瘤的软组织肿块范围。B. 通过病变部位的CT断层图像显示骨皮质破坏和巨大软组织肿块

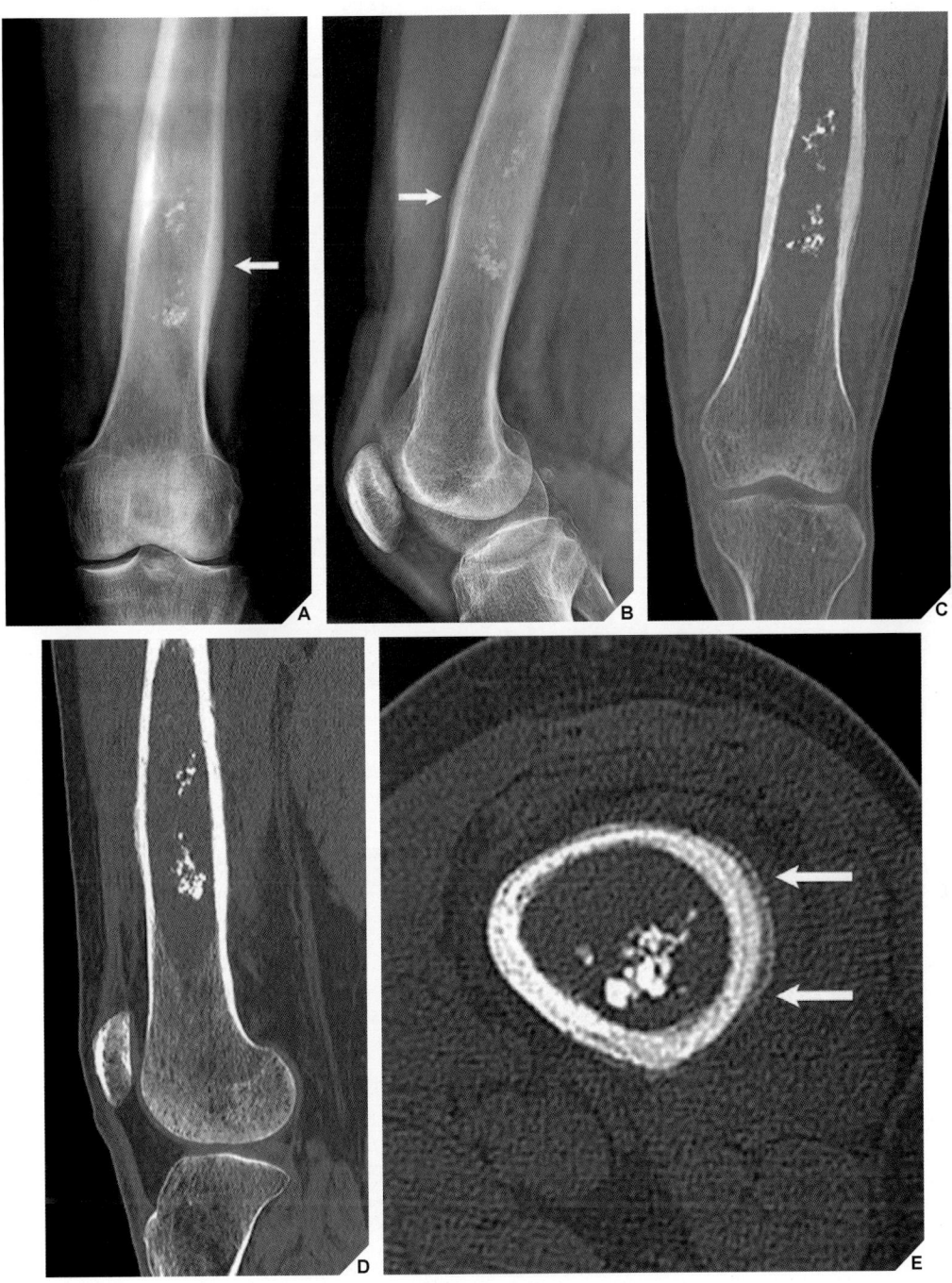

图 21-54　软骨肉瘤的 X 线和 CT 表现

左股骨远端的前后位（A）和侧位（B）X 线片可见一膨胀性、透光性骨病变，伴有软骨钙化，与皮质增厚和骨膜反应有关（箭头）。冠状位（C）、矢状位（D）和轴位（E）CT 图像更能显示出皮质增厚和骨膜反应（箭头）（经允许引自 Greenspan A，Borys D. *Radiology and pathology correlation of bone tumors：a quick reference and review.* Philadelphia：Wolters Kluwer，2016：144，Fig. 3.76.）

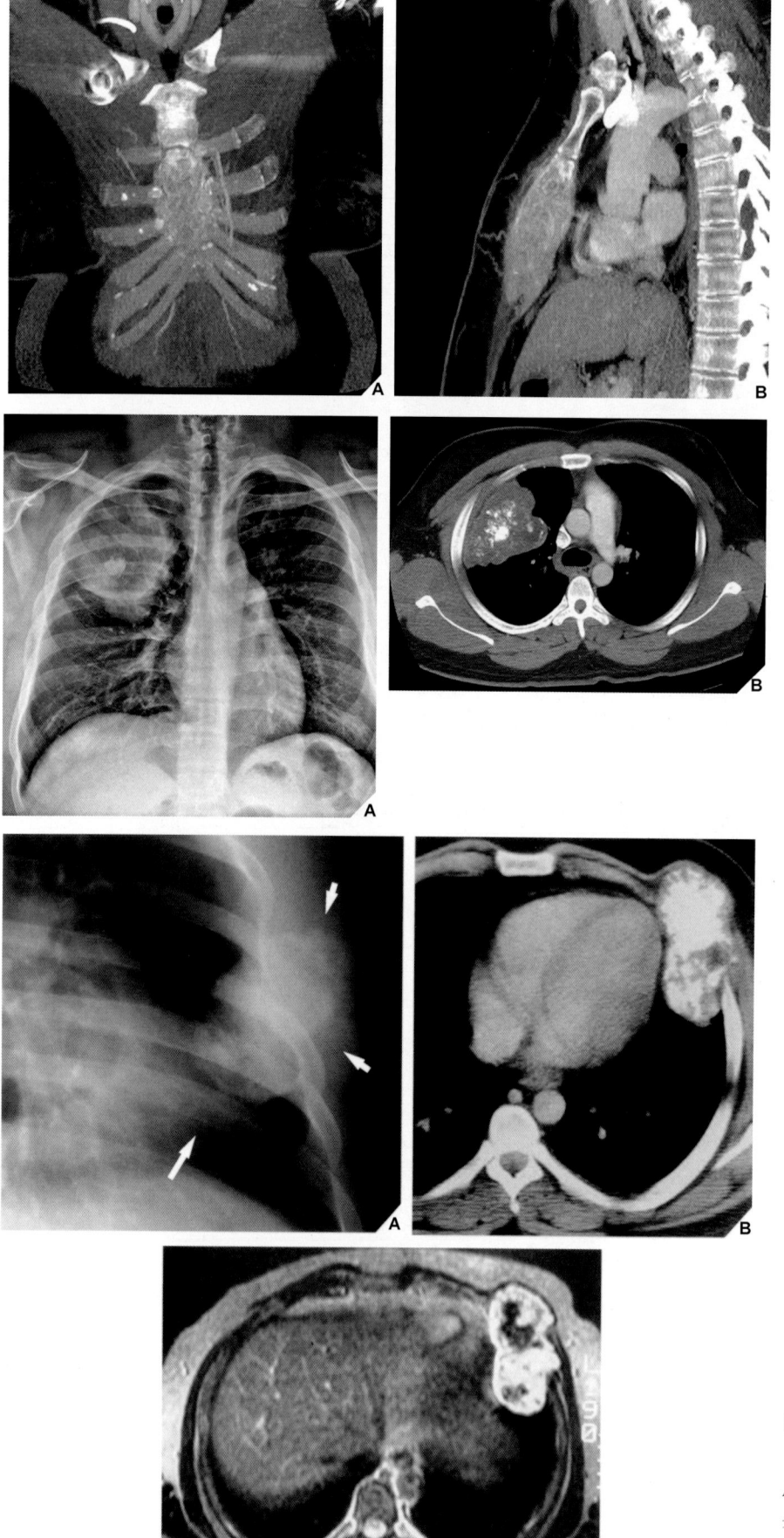

图21-55 软骨肉瘤的CT表现（1）
50岁男性，冠状位（A）和矢状位（B）
CT重建图像显示胸骨的溶骨性、膨胀性
病变，有典型的软骨钙化

图21-56 软骨肉瘤的CT表现（2）
A. 20岁男性，胸部后前位X线片示右
肺上野有一巨大的肿块，中央有软骨样
钙化。B. CT轴位图像显示右侧第3肋
长出的含有软骨钙化的巨大分叶状肿
块，肿块破坏肋骨，并压迫右肺上叶

**图21-57 软骨肉瘤的CT和MRI
表现**
A. 左侧第6前肋可见巨大钙化肿块（箭
头）。B. CT轴位图像显示肋骨骨质破坏，
肿瘤向胸腔内外延伸。C. MRI轴位T₂WI
显示肿瘤信号不均匀。低信号区代表肿
块的钙化部分

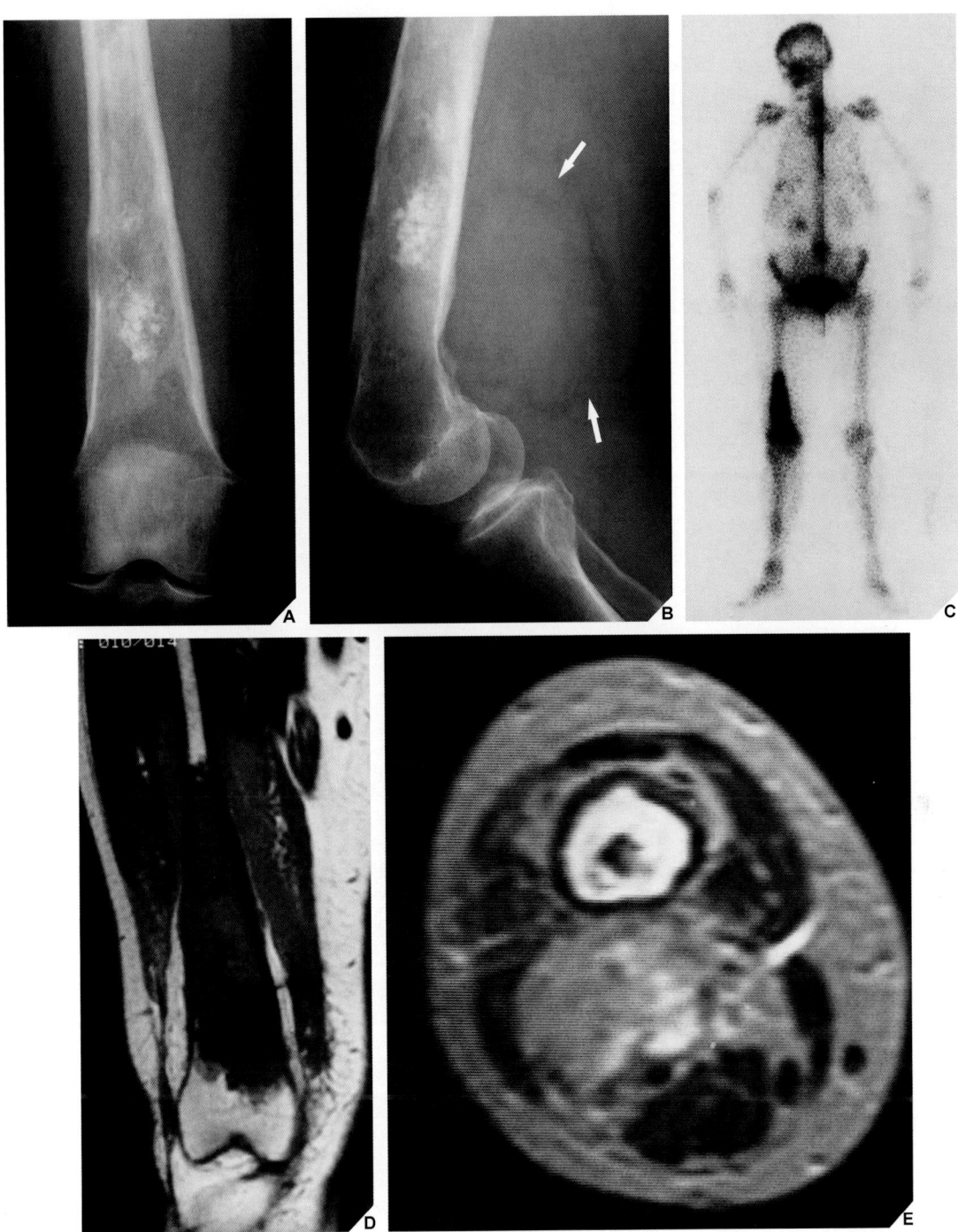

图 21-58　软骨肉瘤的闪烁显像和MRI表现

X线前后位（A）和侧位（B）片显示股骨远端髓内中心型软骨肉瘤的典型表现。骨皮质被破坏，可见巨大软组织肿块向后突出（箭头）。静脉注射15mCi（555MBq）的 ^{99m}Tc-MDP后行放射性核素骨扫描（C），可见肿瘤所在部位放射性示踪剂摄取增加。MRI冠状位 T_1WI（SE；TR 700/TE 20ms）（D）显示肿瘤呈中等至低信号强度。钙化部分信号缺失。（E）轴位 T_2WI（SE；TR 2000/TE 80ms）显示髓内肿瘤呈高信号，而钙化部分呈低信号。软组织肿块呈不均匀信号

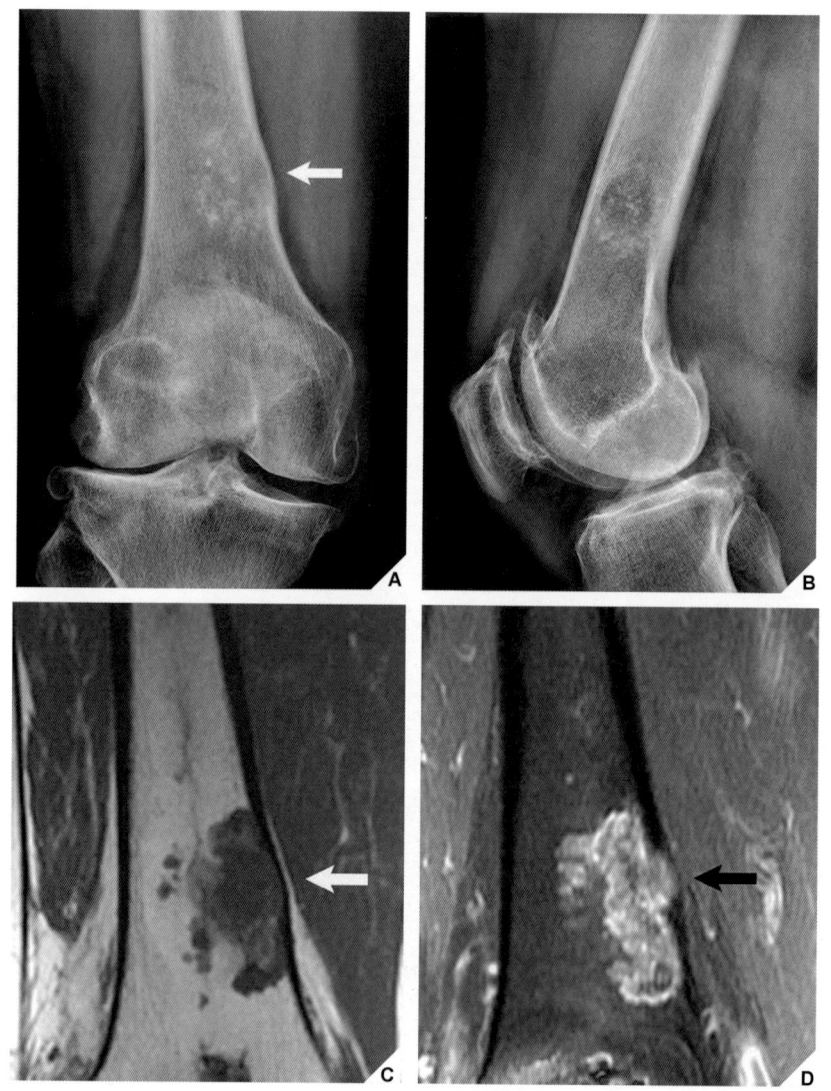

图 21-59　软骨肉瘤的 MRI

58岁女性，右膝正位（A）和侧位（B）X线片显示，在股骨远端髓腔内一透亮的病变，并伴有软骨样钙化。注意内侧骨皮质（箭头）的深部骨内膜扇形改变。冠状位T₁WI（C）和冠状位T₁增强压脂序列（D）MRI能更好地显示骨内膜扇形改变（箭头）。由于软骨钙化，肿瘤内信号不均匀（经允许引自 Greenspan A，Borys D. *Radiology and pathology correlation of bone tumors：a quick reference and review.* Philadelphia：Wolters Kluwer；2016：146，Fig. 3.79.）

（2）病理：大体标本呈半透明的蓝灰色或白色团块，提示存在透明软骨（图21-60）。小叶性生长是该类肿瘤的一致模式。病灶内可含有黏液区和囊性区。该类肿瘤几乎都存在骨皮质增厚。骨皮质的侵蚀和破坏可能会累及软组织，尤其是骨盆、肩胛骨、肋骨和胸骨。组织病理学标志是肿瘤细胞产生恶性软骨，伴随着骨髓腔的浸润、对原有骨小梁的包埋和渗透，以及对哈弗斯系统的浸润。病理表现为大小不等、边界清晰的环形或类环形矿化基质区域内的分叶状或透明软骨。与内生软骨瘤相比，组织细胞更多，多形性更明显，并含有相当数量大核或双核的肥大细胞。细胞可出现有丝分裂象和坏死，特别是在高级别肿瘤中。黏液样变性或软骨样基质液化是其常见特征。组织学特征是低级、中级还是高级取决于肿瘤组织的细胞结构、细胞和细胞核的异型性及有丝分裂的数量。部分研究者（如Unni）在对这些肿瘤进行分级时并不考虑最后这一特征（表21-2）。

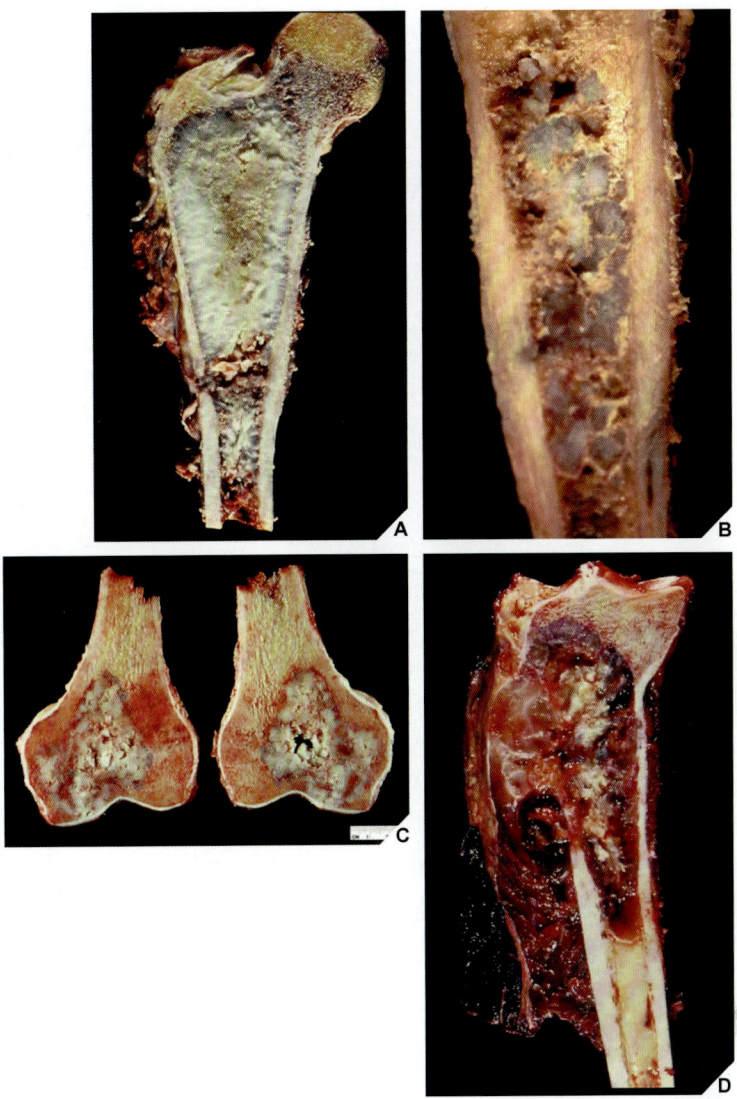

图 21-60　软骨肉瘤的病理学表现

A. 股骨近端的大体标本显示使骨膨胀的实性蓝灰色软骨肿瘤。内侧骨皮质轻度增厚（与图 21-52A 所示为同一例患者）。B. 胫骨近端大体标本显示占据髓腔的灰蓝色恶性软骨小叶。骨皮质明显增厚。C. 股骨远端大体标本的冠状切片显示恶性软骨组织取代了松质骨。无可见的钙化。骨皮质无明显增厚。D. 胫骨近端的大体标本显示骨的髓质部分内有一个大的软骨肿瘤，中心钙化，突破皮质并形成大的软组织肿块

表 21-2　软骨肉瘤的组织分级

级别	组织特征
0.5（边缘）	组织特征与内生软骨瘤类似，但是影像学特征更具有侵袭性
1（低级）	细胞学：轻度增殖 细胞异型性：体积轻度增大，各种核异型；轻度核深染 双核：可见少数双核细胞 黏液样基质改变：可见或不可见
2（中级）	细胞学：中度增殖 细胞异型性：体积中度增大，各种核异型；中度核深染 双核：大量双核和三核细胞 黏液样基质改变：局部可见
3（高级）	细胞学：显著增殖 细胞异型性：明显增大，核不规则；显著核深染 双核：大量双核和三核细胞 黏液样基质改变：通常可见 其他：在软骨细胞周围有小灶性纺锤细胞；可见中心坏死

资料来源：Dahlin DC. Grading of bone tumors. In：Unni KK，ed. *Bone tumors*. New York：Churchill Livingstone，1988：35-45。

软骨肉瘤的遗传学显示，最常见的基因突变是 1 号、6 号、10 号、13 号、14 号、15 号和 22 号染色体的缺失及 2 号和 20 号染色体的增加；据报道，还有一些 5q13、1q21、7p11 和 20q11 染色体的基因重组。

（3）鉴别诊断：一些特殊病例中，尤其是在病变发展的早期，软骨肉瘤和内生软骨瘤难以区分。因此，所有长骨的中心型软骨类肿瘤，除非证实可以排除，均应认为是恶性肿瘤，尤其是成年患者。在骨关节末端的软骨肉瘤常不具备钙化的特征，与骨巨细胞瘤类似。

（4）并发症、治疗和预后：软骨肉瘤的病理性骨折罕见（图 21-61）。此外，普通型软骨肉瘤生长缓慢，远处转移的病例罕见。因为对放射治疗不敏感，故手术切除是其主要治疗方法。大约

10%复发的肿瘤恶性程度增加。1级患者的5年生存率约为90%；由2级和3级患者组成的联合组，5年生存率为53%。

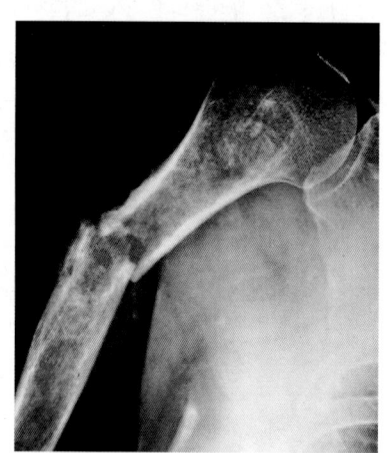

图21-61 软骨肉瘤的并发症

60岁男性，右侧肱骨的肿瘤伴病理性骨折，这是软骨肉瘤的罕见并发症

2. 透明细胞型软骨肉瘤 是软骨肉瘤中罕见的一型（梅奥诊所统计占所有软骨肉瘤的不足4%）。该病由Unni等于1976年最先描述，男性发病率为女性的2倍，通常在20～50岁发病，主要表现为有硬化边的溶骨性病变，偶尔含有钙化。很多病变与软骨母细胞瘤或骨巨细胞瘤相似，多累及肱骨和股骨近端（图21-62、图21-63）。Collins等报道了经病理证实的34例透明细胞型软骨肉瘤患者的MRI表现。肿瘤在T_1WI呈低信号，在T_2WI呈中等至明显高信号；在T_1WI和T_2WI可见异常信号区，注射钆造影剂后的T_1WI和病理对照可见矿化区域、肿瘤内出血和囊变（图21-64）。

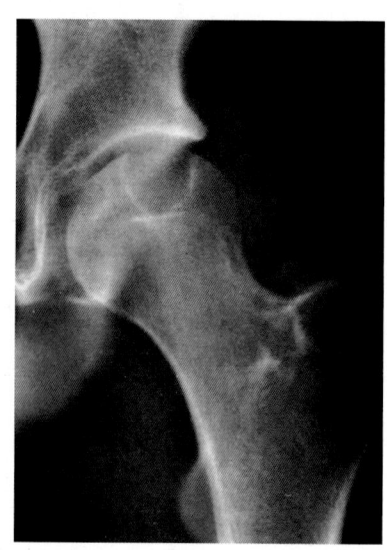

图21-62 透明细胞型软骨肉瘤

22岁男性，左髋疼痛3个月。前后位X线片显示股骨头外上缘的溶骨性骨质破坏，病变延伸至关节表面。病变有薄的硬化边，很像软骨母细胞瘤。然而活检证实为透明细胞型软骨肉瘤

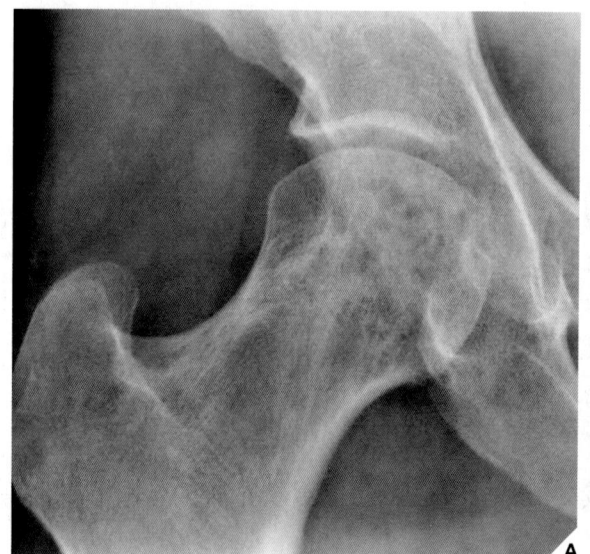
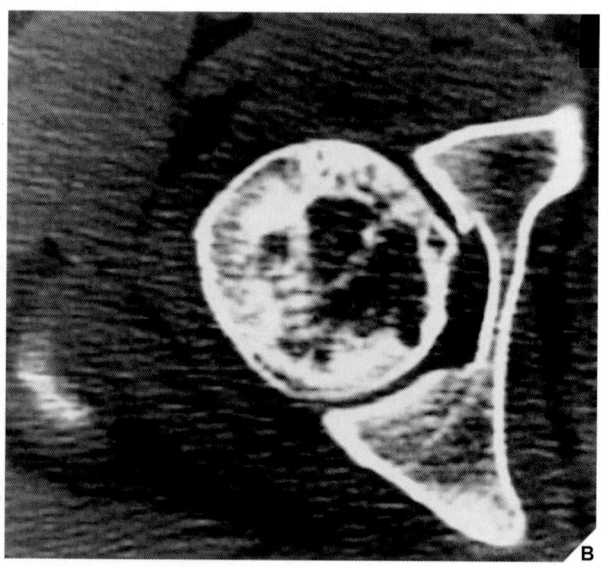

图21-63 透明细胞型软骨肉瘤的CT表现

A. 右髋的前后位X线片显示股骨头内有软骨样钙化的透亮病变。请注意该病变与软骨母细胞瘤的相似之处。B. 轴位CT图像可显示肿瘤的溶骨性骨质改变和中心钙化，因此更具优势（经允许引自Greenspan A，Borys D. *Radiology and pathology correlation of bone tumors*，1st ed. Philadelphia：Wolters Kluwer，2016：152.）

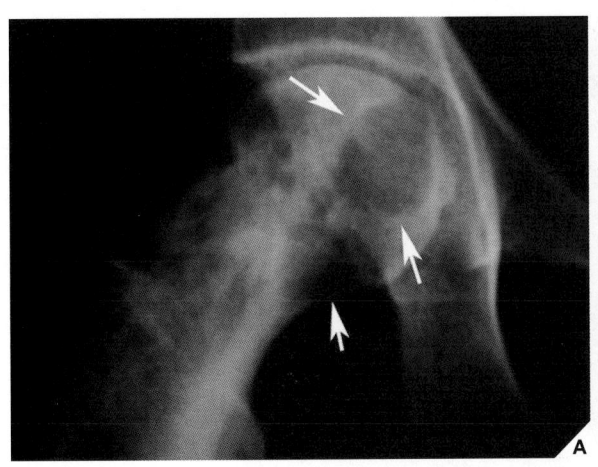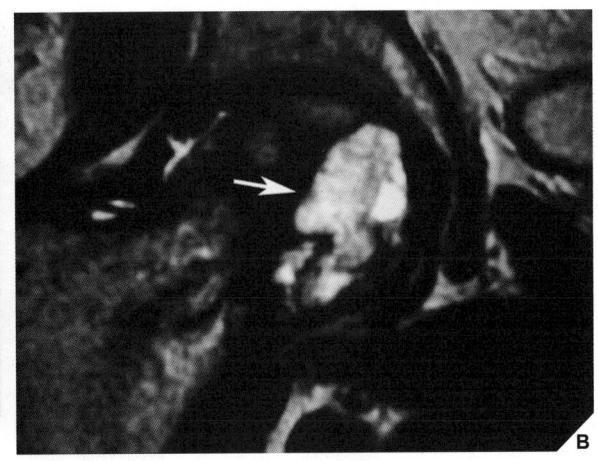

图 21-64 透明细胞型软骨肉瘤

A. 年轻男性右髋关节的前后位 X 线片显示股骨头至股骨颈的不规则溶骨性骨质破坏，伴有硬化边（箭头）。B. MRI 冠状位 T_2WI 显示股骨头内的高信号肿瘤延伸至股骨颈（箭头）。肿瘤边界清晰，有窄的过渡带，股骨颈轻度骨髓水肿

在组织学上，透明细胞型软骨肉瘤相较于其他软骨肉瘤，肿瘤细胞更大、更圆，胞质呈透明或空泡状，含大量糖原。软骨样基质、反应性骨小梁和大量破骨细胞样巨细胞是这类肿瘤的典型特征。肿瘤细胞 S-100 蛋白和 II 型胶原蛋白呈阳性。已被发现的遗传异常包括 *CDKN2A*/p16 的改变，9 号染色体的缺失或结构畸变，以及 20 号染色体的增加。

治疗：尽管有远处转移的报道，透明细胞型软骨肉瘤仍被认为是低度恶性肿瘤。其治疗方法多样，从单纯观察或刮除术到广泛切除，甚至截肢。虽然与普通型软骨肉瘤相比其侵袭性更低，但是治疗不充分也会导致复发。边缘切除或刮除的肿瘤复发率很高（约 86%），因此对骨骼和软组织进行广泛手术切缘的整块切除是目前首选治疗方法。

3. 间叶细胞型软骨肉瘤 间叶细胞型软骨肉瘤罕见（占所有恶性骨肿瘤的不足 1%），倾向于发生在 10～30 岁的患者。影像学表现：可见圆细胞肿瘤的浸润性骨质破坏，肿瘤的软骨部分可见钙化（图 21-65）。这类肿瘤和普通型软骨肉瘤难以鉴别，而且具有高度恶性，非常容易转移。最常见的发病部位是颅面骨（下颌骨和上颌骨）、肋

骨、股骨、腓骨、髂骨和椎骨。约 30% 的病例发生在骨骼外部位。肿瘤显示出局部复发的趋势，甚至 20 年以后仍能观察到远处转移。

在组织学上，各种间叶细胞呈高度恶性，特征是双形态形式。该肿瘤由分化程度不一的软骨以及含梭形细胞和圆形细胞的间充质组织高血管化基质组成。圆形细胞成分对 CD99 呈阳性，软骨成分对 S-100 蛋白呈阳性。

另据报道该肿瘤的发生可能与基因突变有关，特别是复发性 HEY1-NCOA2 融合。

4. 黏液型软骨肉瘤 也称为脊索肉瘤，是一种罕见（约占所有骨软骨肉瘤的 12%）的低度但局部侵袭性的恶性肿瘤，表现为软骨样分化。发病年龄分布很广，在 9～76 岁，以男性为主。临床表现为疼痛性肿块。虽然股骨是最常见的受累部位（约占报告病例的 50%），但肿瘤可能累及其他骨骼（图 21-66）。在影像学上表现为一个透过度高、边缘清晰的病灶，常累及软组织（图 21-67）。病理大体标本表现为一个分叶状、易出血的肿块，由骨骼侵犯至软组织（图 21-68）。组织病理学显示为分叶状软骨结节，有圆形柱状细胞，部分细胞胞质呈嗜酸性，有丰富的黏液样基质，偶可见有丝分裂象。

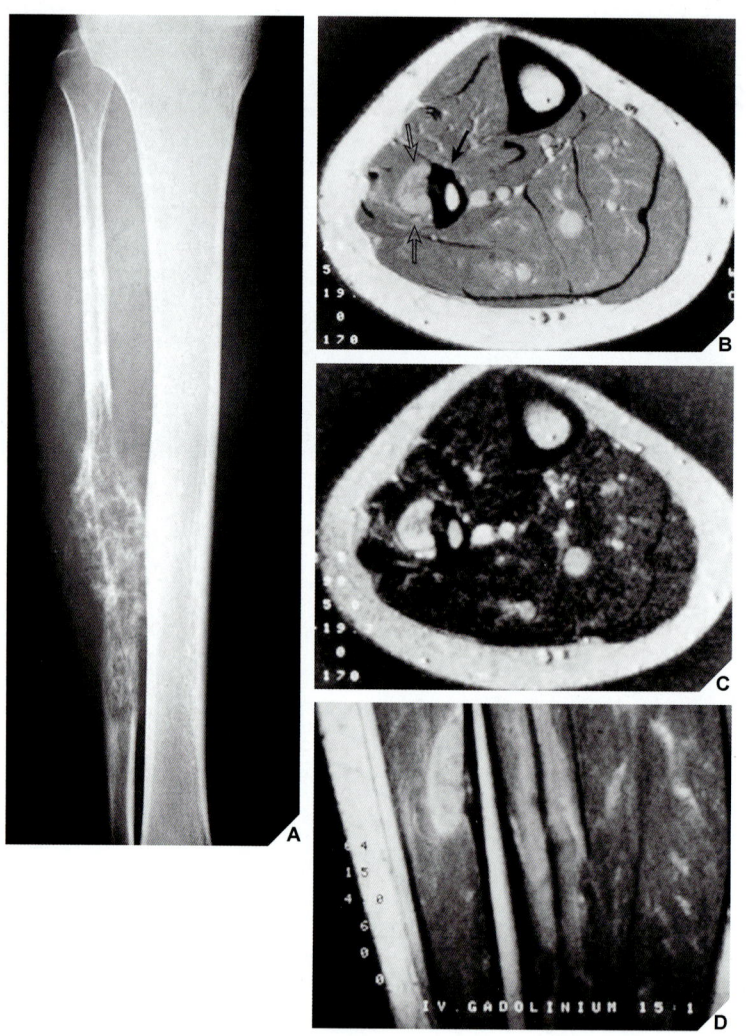

图 21-65　间叶细胞型软骨肉瘤的 MRI 表现

A. 43 岁女性，右侧小腿间断疼痛 6 个月。前后位 X 线片显示腓骨中段骨质破坏伴巨大软组织肿块。病变的中心部分可见软骨类肿瘤典型的环形或 "逗号" 状钙化，但是病变边缘呈现出圆细胞肿瘤特征性的浸润性骨质破坏。B. 轴位 T_1WI 示腓骨外侧骨皮质低信号内可见点片状中等信号（箭头）。C. 轴位 T_2WI 示肿瘤呈高信号。软组织肿块也呈高信号。D. 静脉注射钆造影剂后，冠状位 T_1WI 示髓腔内肿瘤和软组织肿块均明显强化（图 B～D 经允许引自 Greenspan A，Borys D. *Radiology and pathology correlation of bone tumors*，1st ed. Philadelphia：Wolters Kluwer，2016：154-155.）

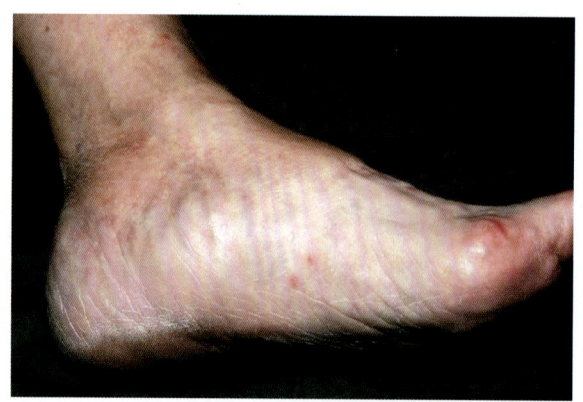

图 21-66　黏液型软骨肉瘤（1）

一名 65 岁女性的足部照片，患者足内侧出现快速增长的疼痛性肿块

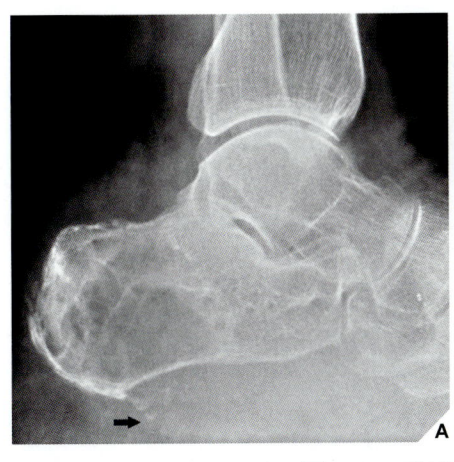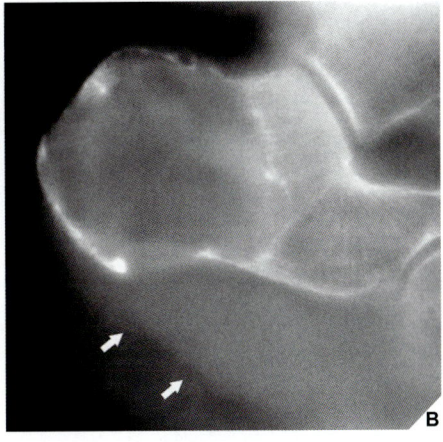

图 21-67　黏液型软骨肉瘤（2）

A. 后足跟的侧位 X 线片（与图 21-66 为同一患者）可见跟骨内范围较大的骨质破坏。肿瘤累及软组织（箭头）。B. 矢状位 CT 扫描能更有效地显示软组织肿块（箭头）（经允许引自 Greenspan A，Borys D. *Radiology and pathology correlation of bone tumors：a quick reference and review*. Philadelphia：Wolters Kluwer；2016：158，Fig. 3.98.）

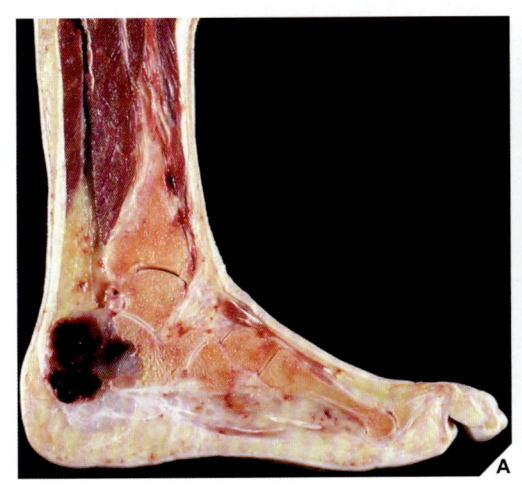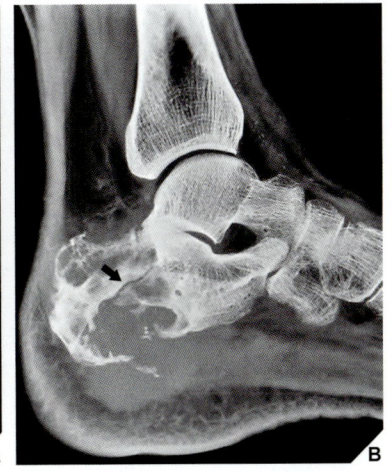

图 21-68　黏液型软骨肉瘤的病理学和 X 线片

A. 截肢标本显示跟骨内有一个出血性肿瘤，穿透皮质并延伸至软组织中（与图 21-66 及图 21-67 为同一患者）。注意肿瘤近足底面的黏液成分。B. 截肢标本的侧位 X 线片显示跟骨后部有一较大的溶骨性病变，伴有病理性骨折（箭头），可清晰显示肿瘤累及软组织（经允许引自 Greenspan A，Borys D. *Radiology and pathology correlation of bone tumors*，1st ed. Philadelphia：Wolters Kluwer，2016：158.）

5. 去分化型软骨肉瘤　由 Dahlin 和 Beabout 于 1971 年首先描述，去分化型软骨肉瘤是所有软骨肉瘤中恶性程度最高的，因此预后很差，大多数患者在确诊后两年内死亡。患者通常会经历长时间的疼痛，伴有近期发生的迅速肿胀和局部压痛。长时间的疼痛可能反映了病变生长缓慢，肿胀和压痛可能与生长迅速、恶性程度更高的病变组分的发展有关。该病变的特征是侵袭性骨肉瘤和良性软骨类病变或良性表现的低级别软骨肉瘤的综合表现。尽管在影像学上与传统软骨肉瘤类似，但是二者的组织学成分不同。去分化组织可能表现为纤维肉瘤、MFH 或骨肉瘤。

在影像学上，去分化型软骨肉瘤表现为中心钙化和侵袭性骨质破坏，常伴有巨大软组织肿块（图 21-69、图 21-70）。据 McSweeney 等报道，去分化型软骨肉瘤的 MRI 表现有 3 个特征（图 21-71）。其中一组患者中，低度恶性肿瘤和高度恶性肿瘤在 T_2WI 上表现明显不同，前者呈明显高信号，而后者呈相对低信号，即所谓的双相性。另一组患者，唯一提示为软骨类病变的 MRI 表现是与 X 线片一致的矿化基质区域的信号缺失。第三类 MRI 表现是在 T_2WI 上肿瘤呈相对低信号，伴有可能是肿瘤坏死而不是软骨样组织的小片高信号区和液 - 液平面。

大体病理标本上可见不同比例的软骨和非软骨成分（图21-72～图21-75）。在组织学上，去分化型软骨肉瘤常显示低度恶性的软骨成分，混有富细胞的肉瘤组织。MFH是高级别肉瘤中最常见的类型。

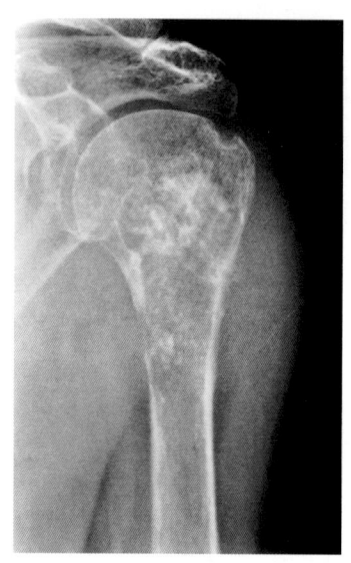

图21-69　去分化型软骨肉瘤（1）

70岁女性，左侧肱骨近段髓腔内骨质破坏，伴有软骨类肿瘤的典型钙化，并可见软组织肿块。尽管在这幅图像中病变表现为典型的髓内软骨肉瘤，但是活检显示，除了典型的软骨肉瘤组织，还有巨细胞瘤和MFH成分，因此，最终诊断为去分化型软骨肉瘤（最具侵袭性的一种）

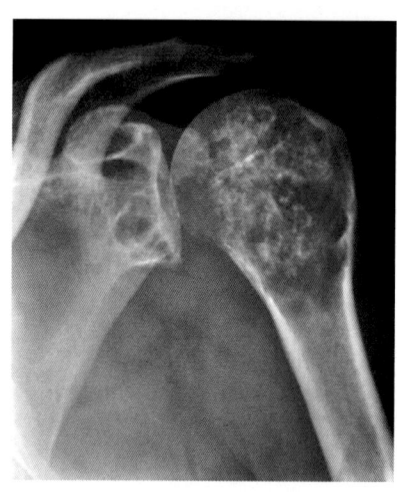

图21-70　去分化型软骨肉瘤（2）

一名50岁男性左肩的正位X线片显示肱骨头溶骨性病变，延伸至肱骨颈，包含典型的软骨钙化。肿瘤的远端部分更具有破坏性。注意深部骨内膜扇形改变。在关节盂中偶可见良性、透亮的骨小梁病变，被证实为骨内神经节（经允许引自Greenspan A，Borys D. *Radiology and pathology correlation of bone tumors: a quick reference and review.* Philadelphia: Wolters Kluwer; 2016: 159, Fig. 3.100.）

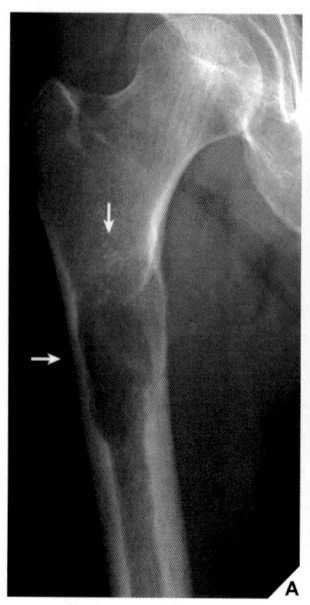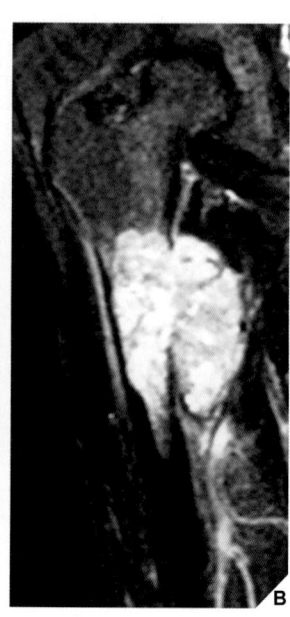

图21-71　去分化型软骨肉瘤的X线和MRI表现

A. 一名60岁男性股骨近端的正位X线片显示转子下区域以溶骨性破坏为主的病变（箭头）。B. 冠状位STIR序列MRI示高信号的肿瘤突破内侧骨皮质形成大的软组织肿块（经允许引自Greenspan A，Borys D. *Radiology and pathology correlation of bone tumors: a quick reference and review.* Philadelphia: Wolters Kluwer; 2016: 160, Fig. 3.102.）

文献报道的基因突变包括1号和9号染色体的结构和数量畸变。在大约50%的肿瘤中，在这两种突变中都发现了异柠檬酸脱氢酶1和2基因的杂合突变。

近来，对"去分化"的定义是否正确有所争议。使用电子显微镜和免疫组化的研究显示，肉瘤样的去分化表现实际上是单个细胞克隆从原始纺锤形细胞肉瘤至各种类型肉瘤的同步分化。

6. 骨膜（近皮质旁）型软骨肉瘤　起源于骨膜部位的肿瘤约占所有恶性软骨病变的4%。好发于30～40岁成年人，且男性稍好发。长骨，尤其是股骨远端和脊柱是最常见的受累部位。骨膜型软骨肉瘤和中心型软骨肉瘤的影像学和病理学表现常相同（图21-76～图21-78）。由于病变发生在骨表面，所以必须和骨膜型骨肉瘤相鉴别，两者相似的影像学和病理学特征使鉴别诊断很困难。

大体病理标本表现为大的（通常大于5cm）、透亮的软骨分叶状肿块，附着在皮质上，软骨内钙化或骨化的砂砾呈白色区域（图21-79）。组织病理学与普通型软骨肉瘤相似。大多数病变表现为分化良好的1级或2级软骨恶性肿瘤。

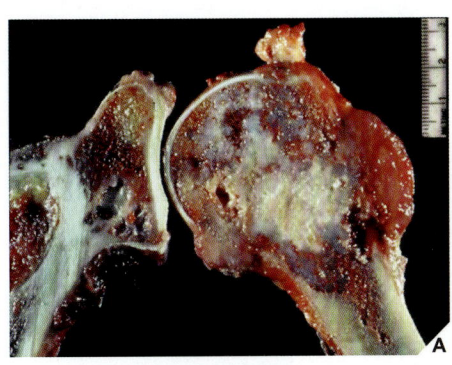
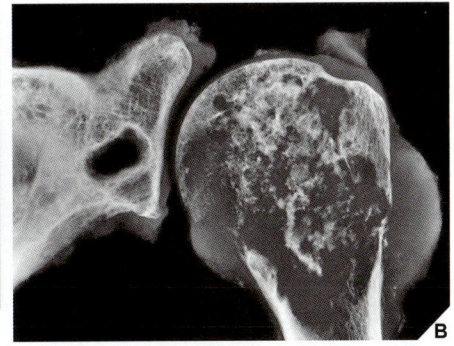

图 21-72　去分化型软骨肉瘤的病理学表现和 X 线片

A. 左肩大体标本（行患肢 3/4 截除）示恶性软骨小叶侵犯肱骨头和颈部。近端存在粗大钙化。B. 截除标本的 X 线片显示肿瘤远端有更严重的骨质破坏。观察关节盂中的良性病变，为骨内神经节（与图 21-70 为同一患者）（经允许引自 Greenspan A，Borys D. *Radiology and pathology correlation of bone tumors：a quick reference and review*. Philadelphia：Wolters Kluwer；2016：160，Fig. 3.103.）

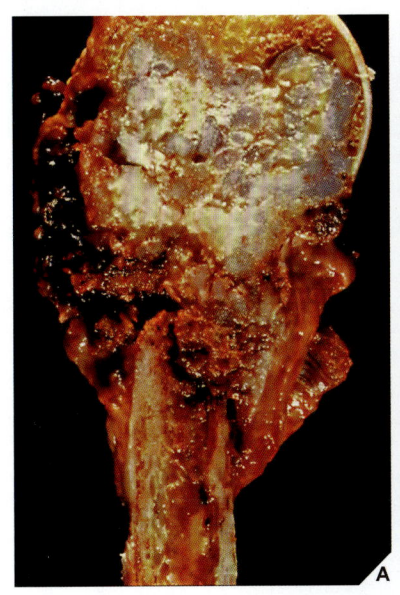
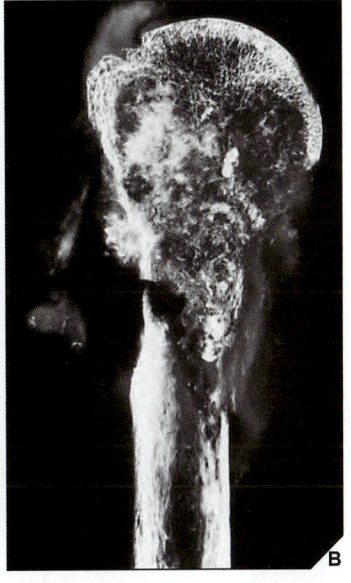

图 21-73　去分化型软骨肉瘤的病理学表现

肱骨近端切除的手术标本（A）和标本的 X 线片（B）显示软骨肿瘤的双相外观，病理性骨折发生在病变更具破坏性的部分

图 21-74　去分化型软骨肉瘤标本的病理学表现和 X 线片

右股骨近端切除的手术标本（A）和标本的 X 线片（B）显示软骨肿瘤侵犯股骨干和股骨颈的双相外观。肿瘤远端呈溶骨性改变，骨皮质明显增厚，有较深的骨内膜糜烂。内侧存在较大的软组织肿块。股骨颈肿瘤钙化部分显示内生软骨瘤的组织病理学特征；而来自股骨干的组织显示为 3 级软骨肉瘤和 MFH 的混合成分

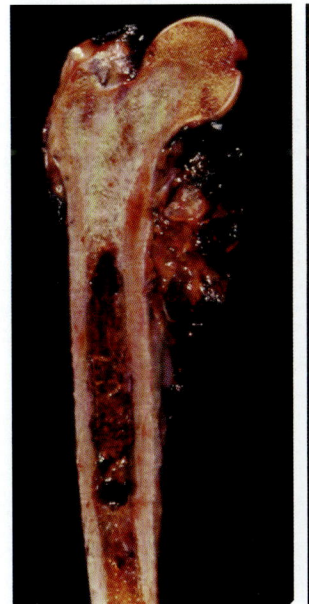
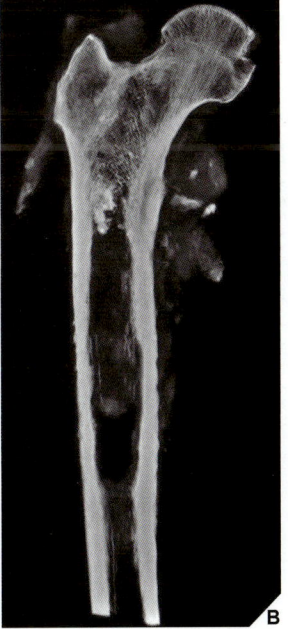

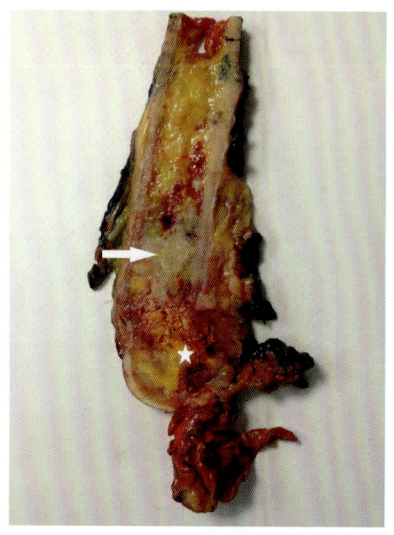

图21-75 去分化型软骨肉瘤标本的病理学

在股骨远端切除的手术标本中，可以清晰地区分出两部分——呈灰蓝色外观的低级别软骨成分（箭头）和呈黄褐色至红棕色外观的突破骨皮质的高级别非软骨肉瘤及其延伸到软组织的部分（★）（经允许引自Greenspan A，Borys D. *Radiology and pathology correlation of bone tumors：a quick reference and review.* Philadelphia：Wolters Kluwer；2016：161，Fig. 3.106.）

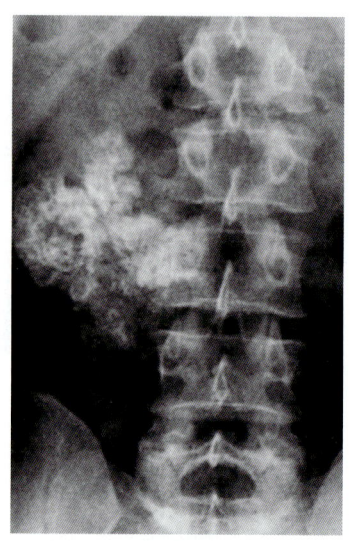

图21-76 骨膜型软骨肉瘤

腰椎的前后位X线片显示一个巨大的钙化肿块附着在第3腰椎的侧面（经允许引自Greenspan A，Borys D. *Radiology and pathology correlation of bone tumors：a quick reference and review.* Philadelphia：Wolters Kluwer；2016：165，Fig. 3.111.）

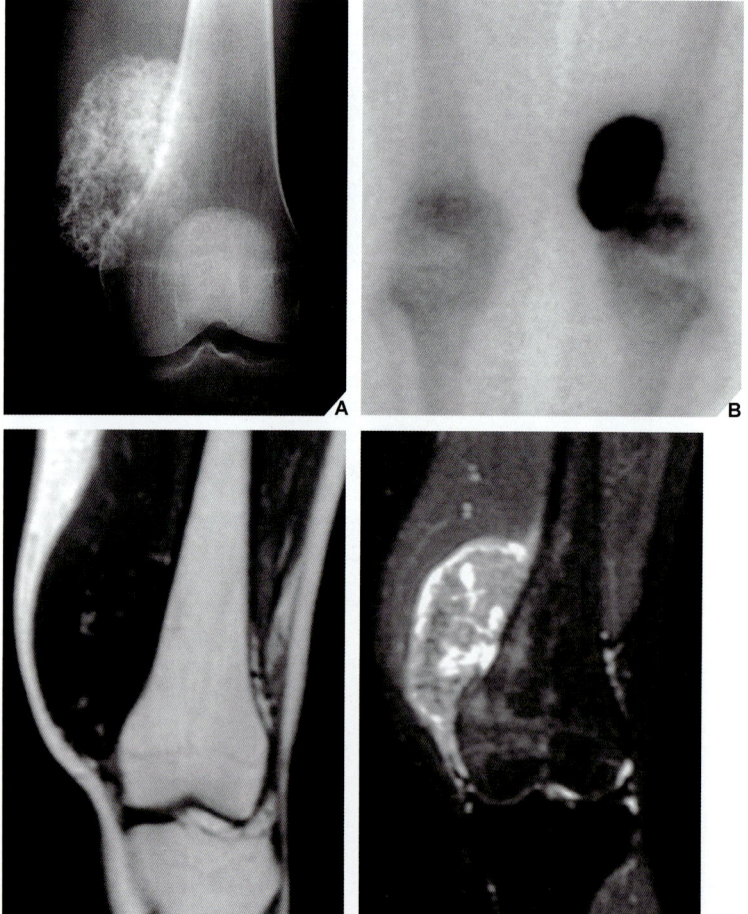

图21-77 骨膜型软骨肉瘤的X线、闪烁显像和MRI表现

A. 30岁女性左膝关节前后位X线片显示股骨远端内侧皮质旁的钙化肿块，表现为软骨钙化。B. 经静脉注射15mCi（555MBq）的示踪剂 ^{99m}Tc-MDP标记物后行放射性骨扫描，肿块的示踪剂摄取增加。C. MRI冠状位 T_1WI 显示肿瘤和周围肌肉组织信号强度相同，呈等信号。D. MRI冠状位 T_2WI 上，肿块呈高信号，中心钙化呈低信号（引自Greenspan A，Jundt G，Remagen W. *Differential diagnosis in orthopaedic oncology*，2nd ed. Philadelphia：Lippincott Williams & Wilkins；2007：84-148，212-249.）

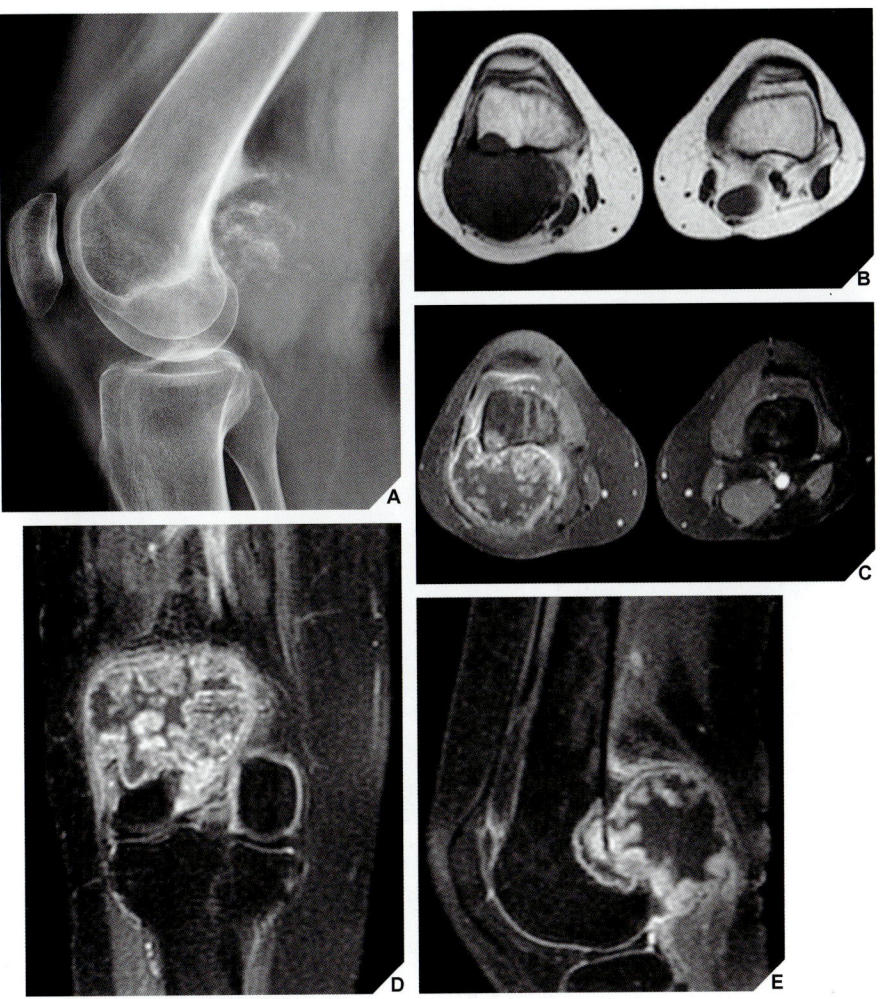

图21-78　骨膜型软骨肉瘤的MRI表现

50岁女性，右膝关节侧位X线片（A）显示紧邻股骨远端后外侧皮质的巨大软组织肿块，含有软骨钙化。MRI轴位T_1WI（B）和静脉注射钆造影剂后轴位T_1压脂序列图像（C）显示肿瘤周边明显强化，累及股骨外侧髁。增强扫描后的冠状位（D）和矢状位（E）脂肪抑制MRI能更好地显示肿瘤侵犯股骨外侧髁（经允许引自Greenspan A，Borys D. *Radiology and pathology correlation of bone tumors*，1st ed. Philadelphia：Wolters Kluwer，2016：166.）

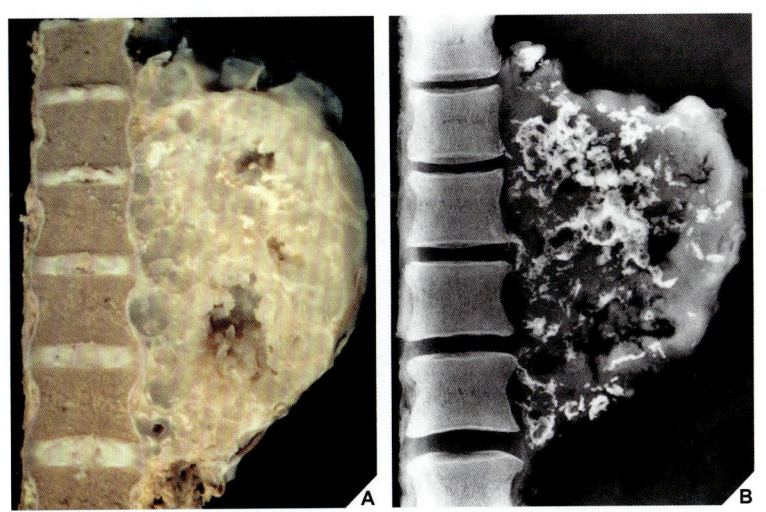

图21-79　骨膜型软骨肉瘤标本的病理学表现

A. 胸腰椎移行区标本的冠状切面可见一大肿块与5个椎体相邻。注意带有钙化灶的透亮的软骨基质。B. 标本的X线片能更好地显示软骨的钙化（经Elsevier允许引自Bullough P. *Orthopaedic pathology*，5th ed. Maryland Heights，MO：Mosby；2009.）

（二）继发性软骨肉瘤

继发性软骨肉瘤最常见的类型是由内生软骨瘤或多发性骨软骨瘤（见图18-52、图18-62）发展而来。极少数情况下，孤立性骨软骨瘤会恶变为软骨肉瘤（图21-80）。此型肿瘤和原发性软骨肉瘤相比，发病年龄较轻（20～40岁），病程更具良性。此型肿瘤通常为低度恶性，预后较常规软骨肉瘤更好。治疗首选完整切除（关于恶变的更多讨论见第22章有恶性倾向的良性病变部分）。

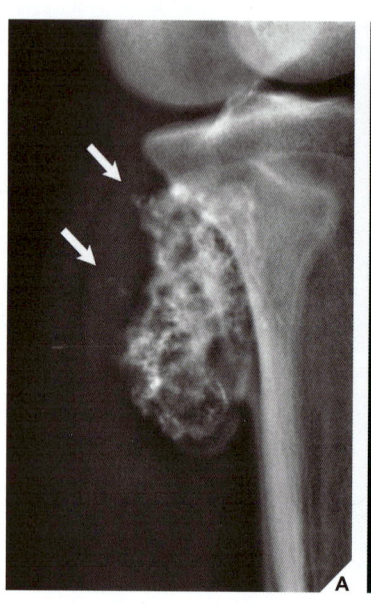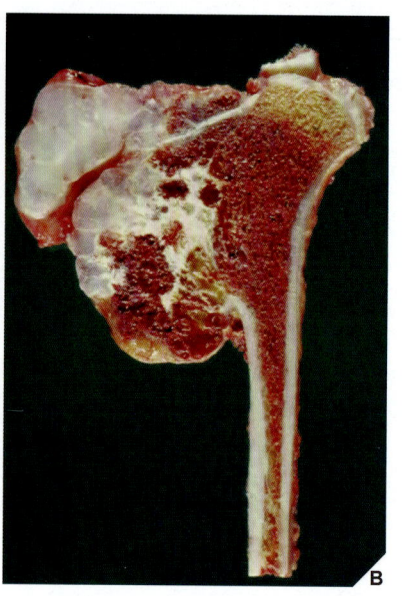

图21-80 骨软骨瘤的恶变

A. 一名32岁女性的腓骨近端可见一较大的骨软骨瘤。注意厚软骨帽内的分散钙化（箭头）。B. 切除的手术标本可见一较大的骨肿瘤，软骨帽非常厚。还要注意骨皮质的膨胀和破坏。组织病理学证实该病灶恶变为软骨肉瘤

（三）软组织（骨骼外）软骨肉瘤

软组织（骨骼外）软骨肉瘤是罕见的肿瘤，在所有软组织肉瘤中不足3%。其发生在四肢近端和肢带的深层软组织内，最常见的发病部位是大腿，其次是躯干、椎旁区域、足、腘窝、臀部和颈部。X线片显示软组织肿块中央伴软骨样钙化，类似于传统的软骨肉瘤，呈局灶性或均匀分布（图21-81）。有时，软组织肿块内可能没有明显的钙化（图21-82）。闪烁显像可见放射性药物示踪剂的摄取增加。MRI显示肿块在T_1加权序列上与肌肉呈等信号，在T_2加权和其他水敏感序列上呈高信号。静脉注射钆造影剂后，肿瘤有不均匀增强。组织病理学呈多结节结构，边界清晰的淡蓝色黏液样或软骨黏液样基质被纤维膜隔开。透明软骨很少见。未分化的间叶型肿瘤细胞具有均匀的圆形或椭圆形细胞核和一定数量的嗜酸性粒状或空泡状细胞质。鉴别诊断包括骨化性肌炎和软组织骨肉瘤。

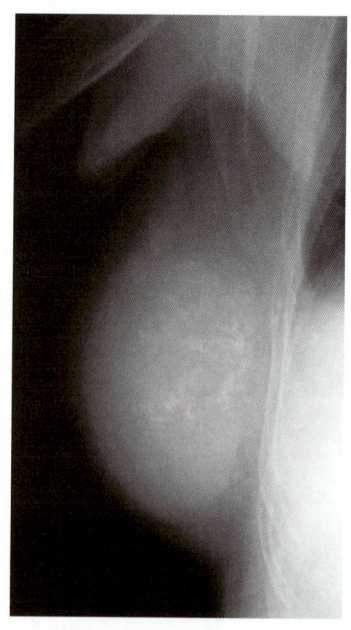

图21-81 软组织软骨肉瘤（1）

普通X线片可见右下肋骨附近有一大的硬化块。注意反向带征，它可以将有类似表现的骨化性肌炎的诊断排除。而骨骼外骨肉瘤也可以排除，因为肿瘤基质表现出典型的点状、弧状和环状软骨样钙化（经允许引自Greenspan A，Borys D. *Radiology and pathology correlation of bone tumors：a quick reference and review.* Philadelphia：Wolters Kluwer；2016：170，Fig.3.118.）

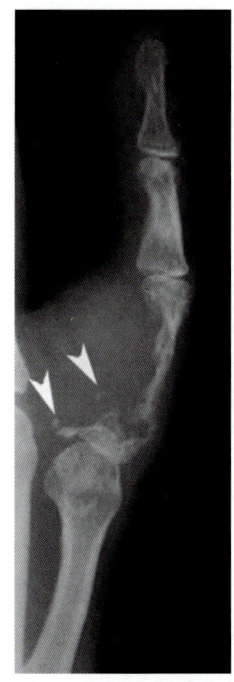

图21-82 软组织软骨肉瘤（2）

一名47岁女性左手小指的X线斜位片示软组织肿块侵犯并破坏近节指骨。软组织肿瘤内有小的钙化（无尾箭头）（经允许引自Greenspan A，Borys D. *Radiology and pathology correlation of bone tumors*，1st ed. Philadelphia：Wolters Kluwer，2016：170.）

记忆要点

骨肉瘤

[1] 骨肉瘤具有产生骨样组织和骨组织的能力。最具特征性的影像学表现：
- 病变内出现肿瘤骨——恶性的标志
- 髓腔或皮质的骨质破坏
- 侵袭性骨膜反应——日光放射状、层状或Codman三角
- 出现软组织肿块

[2] 不同类型骨肉瘤的放射学评价——普通型、毛细血管扩张型、多中心型、骨表面（皮质旁）型。
- 常规X线检查通常足以显示各型的特征并做出明确诊断
- CT和MRI对于明确肿瘤在骨和软组织内的范围非常有价值，并可指导术前的放射治疗和化学治疗

[3] 毛细血管扩张型骨肉瘤是最具侵袭性的骨肉瘤之一，在影像学中呈单纯溶骨性病变，其与动脉瘤样骨囊肿类似。

[4] 骨旁骨肉瘤是骨肉瘤中恶性程度最低的类型。
- 好发于股骨远端后部
- 通常附着于皮质，没有髓腔侵犯

[5] 骨膜骨肉瘤和骨旁骨肉瘤一样，属于"表面"病变，然而前者更具侵袭性并且包含大量软骨组织。与骨旁软骨肉瘤及骨化性肌炎类似。

[6] 骨外（软组织）骨肉瘤是一种罕见的间叶源性恶性肿瘤，好发于中老年人。肿瘤的好发部位是下肢和臀部。与骨化性肌炎、肿瘤样钙质沉着及滑膜肉瘤相似。

[7] 继发性骨肉瘤的最常见形式是Paget病的并发症。病变侵袭性极强；确诊后患者常在8个月内死亡。

软骨肉瘤

[1] 软骨肉瘤是能够形成软骨的恶性骨肿瘤。最具特征性的影像学表现：
- 骨髓腔内的膨胀性、破坏性病变
- 肿瘤基质内出现环形或"逗号"状钙化
- 皮质增厚，内膜呈"扇贝"状
- 出现软组织肿块

[2] 透明细胞型软骨肉瘤的放射学特征是溶骨性骨质破坏，偶尔伴有钙化和硬化边。其可以与软骨母细胞瘤类似。

[3] 间叶细胞型软骨肉瘤在放射学中有两种不同表现：同时出现类似圆细胞瘤的浸润性骨质破坏和与典型软骨肉瘤钙化相似的区域。

[4] 去分化型软骨肉瘤为最具侵袭性的软骨类肿瘤，预后差。除软骨组织外，还包含纤维肉瘤、MFH或骨肉瘤成分。

[5] 骨膜型软骨肉瘤和骨膜型骨肉瘤难以区分。

[6] 继发性软骨肉瘤通常由良性肿瘤，如内生软骨瘤或多发性骨软骨瘤发展而来。患有Ollier病和Maffucci综合征的患者为高危人群。

[7] 软组织软骨肉瘤应与软组织骨肉瘤及近皮质旁骨化性肌炎相鉴别。

（叶 薇 白荣杰 都继成 译）

参 考 文 献

Abe K, Kumagai K, Hayashi T, et al. High-grade surface osteosarcoma of the hand. *Skeletal Radiol* 2007;36:869–873.

Aisen AM, Martel W, Braunstein EM, et al. MRI and CT evaluation of primary bone and soft-tissue tumors. *AJR Am J Roentgenol* 1986;146:749–756.

Aizawa T, Okada K, Abe E, et al. Multicentric osteosarcoma with long-term survival. *Skeletal Radiol* 2004;33:41–45.

Alpert LI, Abaci IF, Werthamer S. Radiation-induced extraskeletal osteosarcoma. *Cancer* 1973;31:1359–1363.

Amary MF, Bacsi K, Maggiani F, et al. IDH1 and IDH2 mutations are frequent events in central chondrosarcoma and central and periosteal chondromas but not in other mesenchymal tumours. *J Pathol* 2011;224:334–343.

Aoki J, Sone S, Fujioka F, et al. MR of enchondroma and chondrosarcoma: rings and arcs of Gd-DTPA enhancement. *J Comput Assist Tomogr* 1991;15:1011–1016.

Azura M, Vanel D, Alberghini M, et al. Parosteal osteosarcoma dedifferentiating into telangiectatic osteosarcoma: importance of lytic changes and fluid cavities at imaging. *Skeletal Radiol* 2009;38:685–690.

Bagley L, Kneeland JB, Dalinka MK, et al. Unusual behavior of clear cell chondrosarcoma. *Skeletal Radiol* 1993;22:279–282.

Ballance WA Jr, Mendelsohn G, Carter JR, et al. Osteogenic sarcoma. Malignant fibrous histiocytoma subtype. *Cancer* 1988;62:763–771.

Bane BL, Evans HL, Ro JY, et al. Extra-skeletal osteosarcoma. A clinicopathologic study of 26 cases. *Cancer* 1990;65:2762–2770.

Bathurst N, Sanerkin N, Watt I. Osteoclast-rich osteosarcoma. *Br J Radiol* 1986;59: 667–673.

Berquist TH. Magnetic resonance imaging of primary skeletal neoplasms. *Radiol Clin North Am* 1993;31:411–424.

Bertoni F, Picci P, Bacchini P, et al. Mesenchymal chondrosarcoma of bone and soft tissues. *Cancer* 1983;52:533–541.

Bertoni F, Present DA, Enneking WF. Staging of bone tumors. In: Unni KK, ed. *Bone tumors*. New York: Churchill Livingstone; 1988:47–83.

Blasius S, Link TM, Hillmann A, et al. Intracortical low grade osteosarcoma. A unique case and review of the literature on intracortical osteosarcoma. *Gen Diagn Pathol* 1996;141:273–278.

Borys D, Cantor R. Mesenchymal chondrosarcoma of the chest wall. *Pathol Case Rev* 2012;17:10–13.

Brien EW, Mirra JM, Herr R. Benign and malignant cartilage tumors of bone and joints: their anatomic and theoretical basis with an emphasis on radiology, pathology, and clinical biology. I. The intramedullary cartilage tumors. *Skeletal Radiol* 1997;26:325–353.

Brien EW, Mirra JM, Luck JV Jr. Benign and malignant cartilage tumor of bone and joint: their anatomic and theoretical basis with an emphasis on radiology, pathology and clinical biology. II. Juxtacortical cartilage tumors. *Skeletal Radiol* 1999;28:1–20.

Broders AC. The microscopic grading of cancer. In: Pack CT, Ariel IM, eds. *Treatment of cancer and allied diseases*, vol. 1, 2nd ed. New York: Paul B. Hoeber; 1958:55–59.

Byun BH, Kong C-B, Lim I, et al. Comparison of (18)F-FDG PET/CT and (99m)Tc-MDP bone scintigraphy for detection of bone metastasis in osteosarcoma. *Skeletal Radiol* 2013;42:1673–1681.

Campanacci M, Cervellati G. Osteosarcoma: a review of 345 cases. *Ital J Orthop Traumatol* 1975;1:5–22.

Campanacci M, Pizzoferrato A. Osteosarcoma emorragico. *Chir Organi Mov* 1971;60: 409–421.

Cannon CP, Nelson SD, Seeger LL, et al. Clear cell chondrosarcoma mimicking chondroblastoma in a skeletally immature patient. *Skeletal Radiol* 2002;31:369–372.

Chung EB, Enzinger FM. Extraskeletal osteosarcoma. *Cancer* 1987;60:1132–1142.

Collins MS, Koyama T, Swee RG, et al. Clear cell chondrosarcoma: radiographic, computed tomographic, and magnetic resonance findings in 34 patients with pathologic correlation. *Skeletal Radiol* 2003;32:687–694.

Crim JR, Seeger LL. Diagnosis of low-grade chondrosarcoma. *Radiology* 1993;189:503–504.

Dahlin DC. Grading of bone tumors. In: Unni KK, ed. *Bone tumors*. New York: Churchill Livingstone; 1988:35–45.

Dahlin DC, Beabout JW. Dedifferentiation of low-grade chondrosarcomas. *Cancer* 1971;28:461–466.

Dahlin DC, Unni KK. *Bone tumors: general aspects and data on 8542 cases*, 4th ed. Springfield: Charles C. Thomas; 1986:227–259.

Dardick I, Schatz JE, Colgan TJ. Osteogenic sarcoma with epithelial differentiation. *Ultrastruct Pathol* 1992;16:463–474.

De Beuckeleer LHL, De Schepper AMA, Ramon F, et al. Magnetic resonance imaging of cartilaginous tumors: retrospective study of 79 patients. *Eur J Radiol* 1995;21:34–40.

deSantos LA, Murray JA, Finkelstein JB, et al. The radiographic spectrum of periosteal osteosarcoma. *Radiology* 1978;127:123–129.

DeSmet AA, Norris MA, Fisher DR. Magnetic resonance imaging of myositis ossificans: analysis of seven cases. *Skeletal Radiol* 1992;21:503–507.

Eustace S, Baker N, Lan H, et al. MR imaging of dedifferentiated chondrosarcoma. *Clin Imaging* 1997;21:170–174.

Farr GH, Huvos AG, Marcove RC, et al. Telangiectatic osteogenic sarcoma: a review of twenty-eight cases. *Cancer* 1974;34:1150–1158.

Fechner RE, Mills SE. Osseous lesions. In: Rosai J, Sobin L, eds. *Atlas of tumor pathology: tumors of the bones and joints*. Washington, DC: Armed Forces Institute of Pathology; 1993:25–77.

Fine G, Stout AP. Osteogenic sarcoma of the extraskeletal soft tissues. *Cancer* 1956;9: 1027–1043.

Frassica FJ, Unni KK, Beabout JW, et al. Dedifferentiated chondrosarcoma. A report of the clinicopathological features and treatment of seventy-eight cases. *J Bone Joint Surg Am* 1986;68A:1197–1205.

Geirnaerdt MJA, Bloem JL, Eulderink F, et al. Cartilaginous tumors: correlation of gadolinium-enhanced MR imaging and histopathologic findings. *Radiology* 1993;186: 813–817.

Geirnaerdt MJA, Bloem JL, van der Woude H-J, et al. Chondroblastic osteosarcoma: characterisation by gadolinium-enhanced MR imaging correlated with histopathology. *Skeletal Radiol* 1998;27:145–153.

Geirnaerdt MJA, Hogendoorn PCW, Bloem JL, et al. Cartilaginous tumors: fast contrast-enhanced MR imaging. *Radiology* 2000;214:539–546.

Gherlinzoni F, Antoci B, Canale V. Multicentric osteosarcomata (osteosarcomatosis). *Skeletal Radiol* 1983;10:281–285.

Goldman RL, Lichtenstein L. Synovial chondrosarcoma. *Cancer* 1964;17:1233–1240.

Greenspan A. Tumors of cartilage origin. *Orthop Clin North Am* 1989;20:347–366.

Greenspan A, Borys D. *Radiology and pathology correlations of bone tumors: a quick reference and review*. Philadelphia: Wolters Kluwer; 2016: 32–89; 90–179.

Greenspan A, Jundt G, Remagen W. *Differential diagnosis in orthopaedic oncology*, 2nd ed. Philadelphia: Lippincott Williams & Wilkins; 2007:84–148; 212–249.

Greenspan A, Klein MJ. Osteosarcoma: radiologic imaging, differential diagnosis, and pathological considerations. *Semin Orthop* 1991;6:156–166.

Greenspan A, Steiner G, Norman A, et al. Case report 436. Osteosarcoma of the soft tissues of the distal end of the thigh. *Skeletal Radiol* 1987;16:489–492.

Griffith JF, Kumta SM, Chow LTC, et al. Intracortical osteosarcoma. *Skeletal Radiol* 1998;27:228–232.

Hansen MF. Genetic and molecular aspects of osteosarcoma. *J Musculoskel Neuron Interact* 2002;2:554–560.

Hermann G, Abdelwahab IF, Kenan S, et al. Case report 795. High-grade surface osteosarcoma of the radius. *Skeletal Radiol* 1993;22:383–385.

Hermann G, Klein MJ, Springfield D, et al. Intracortical osteosarcoma; two-year delay in diagnosis. *Skeletal Radiol* 2002;31:592–596.

Hopper KD, Moser RP Jr, Haseman DB, et al. Osteosarcomatosis. *Radiology* 1990;175:233–239.

Hudson TM, Chew FS, Manaster BJ. Scintigraphy of benign exostoses and exostotic chondrosarcomas. *AJR Am J Roentgenol* 1983;140:581–586.

Hudson TM, Springfield DS, Spanier SS, et al. Benign exostoses and exostotic chondrosarcomas: evaluation of cartilage thickness by CT. *Radiology* 1984;152:595–599.

Ishida T, Dorfman HD, Habermann ET. Dedifferentiated chondrosarcoma of humerus with giant cell tumor-like features. *Skeletal Radiol* 1995;24:76–80.

Ishida T, Yamamoto M, Goto T, et al. Clear cell chondrosarcoma of the pelvis in a skeletally immature patient. *Skeletal Radiol* 1999;28:290–293.

Jaffe HL. *Tumors and tumorous conditions of the bones and joints*. Philadelphia: Lea & Febiger; 1968.

Jelinek JS, Murphey MD, Kransdorf MJ, et al. Parosteal osteosarcoma: value of MR imaging and CT in the prediction of histologic grade. *Radiology* 1996;201:837–842.

Jurik AG, Jørgensen PH, Mortensen MM. Whole-body MRI in assessing malignant transformation in multiple hereditary exostoses and enchondromatosis: audit results and literature review. *Skeletal Radiol* 2020;49:115–124.

Kaim AH, Hügli R, Bonél HM, et al. Chondroblastoma and clear cell chondrosarcoma: radiological and MRI characteristics with histopathological correlation. *Skeletal Radiol* 2002;31:88–95.

Kaufman RA, Towbin RB. Telangiectatic osteosarcoma simulating the appearance of an aneurysmal bone cyst. *Pediatr Radiol* 1981;11:102–104.

Kenan S, Ginat DT, Steiner GC. Dedifferentiated high-grade osteosarcoma originating from low-grade central osteosarcoma of the fibula. *Skeletal Radiol* 2007;36:347–351.

Klein MJ, Siegal GP. Osteosarcoma: anatomic and histologic variants. *Am J Clin Pathol* 2006;125:555–581.

Kramer K, Hicks D, Palis J, et al. Epithelioid osteosarcoma of bone. Immunocytochemical evidence suggesting divergent epithelial and mesenchymal differentiation in a primary osseous neoplasm. *Cancer* 1993;71:2977–2982.

Kransdorf MJ, Meis JM. Extraskeletal osseous and cartilaginous tumors of the extremities. *Radiographics* 1993;13:853–884.

Kyriakos M, Gilula LA, Besich MJ, et al. Intracortical small cell osteosarcoma. *Clin Orthop Relat Res* 1992;279:269–280.

Lichtenstein L, Jaffe HL. Chondrosarcoma of the bone. *Am J Pathol* 1943;19:553–589.

Lim C, Lee H, Schatz J, et al. Case report: periosteal osteosarcoma of the clavicle. *Skeletal Radiol* 2012;41:1011–1015.

Lopez BF, Rodriquez PJL, Gonzalez LJ, et al. Intracortical osteosarcoma. A case report. *Clin Orthop* 1991;278:218–222.

Lorigan JG, Lipshitz HI, Peuchot M. Radiation-induced sarcoma of bone: CT findings in 19 cases. *AJR Am J Roentgenol* 1989;153:791–794.

MacSweeney F, Darby A, Saifuddin A. Dedifferentiated chondrosarcoma of the appendicular skeleton: MRI-pathological correlation. *Skeletal Radiol* 2003;32:671–678.

Maheshwari AV, Jelinek JS, Seibel NL, et al. Bilateral synchronous tibial periosteal osteosarcoma with familial incidence. *Skeletal Radiol* 2012;41:1005–1009.

Mercuri M, Picci P, Campanacci M, et al. Dedifferentiated chondrosarcoma. *Skeletal Radiol* 1995;24:409–416.

Miller CW, Aslo A, Won A, et al. Alterations of the p53, Rb and MDM2 genes in osteosarcoma. *J Cancer Res Clin Oncol* 1996;122:559–565.

Moore TE, King AR, Kathol MH, et al. Sarcoma in Paget disease of bone: clinical, radiologic, and pathologic features in 22 cases. *AJR Am J Roentgenol* 1991;156:1199–1203.

Moser RP. *Cartilaginous tumors of the skeleton. AFIP atlas of radiologic-pathologic correlation*, vol 2. Philadelphia: Hanley & Belfus; 1990:190–197.

Mulder JD, Schütte HE, Kroon HM, et al. *Radiologic atlas of bone tumors*. Amsterdam, The Netherlands: Elsevier; 1993:51–76.

Murphey MD, Robbin MR, McRae GA, et al. The many faces of osteosarcoma. *Radiographics* 1997;17:1205–1231.

Murphey MD, Walker EA, Wilson AJ, et al. From the archives of the AFIP: imaging of primary chondrosarcoma: radiologic-pathologic correlation. *Radiographics* 2003;23:1245–1278.

Murphey MD, wan Joavisidha S, Temple HT, et al. Telangiectatic osteosarcoma: radiologic-pathologic comparison. *Radiology* 2003;229:545–553.

Norman A, Dorfman H. Juxtacortical circumscribed myositis ossificans: evolution and radiographic features. *Radiology* 1970;96:301–306.

Nuovo MA, Norman A, Chumas J, et al. Myositis ossificans with atypical clinical, radiographic, or pathologic findings: a review of 23 cases. *Skeletal Radiol* 1992;21:87–101.

Okada K, Kubota H, Ebina T, et al. High-grade surface osteosarcoma of the humerus. *Skeletal Radiol* 1995;24:531–534.

Okada K, Unni KK, Swee RG, et al. High grade surface osteosarcoma: a clinicopathologic study of 46 cases. *Cancer* 1999;85:1044–1054.

Onikul E, Fletcher BD, Parham DM, et al. Accuracy of MR imaging for estimating intraosseous extent of osteosarcoma. *AJR Am J Roentgenol* 1996;167:1211–1215.

Ontell F, Greenspan A. Chondrosarcoma complicating synovial chondromatosis: findings with magnetic resonance imaging. *Can Assoc Radiol J* 1994;45:318–323.

Park Y-K, Yang MH, Ryu KN, et al. Dedifferentiated chondrosarcoma arising in an osteochondroma. *Skeletal Radiol* 1995;24:617–619.

Partovi S, Logan PM, Janzen DL, et al. Low-grade parosteal osteosarcoma of the ulna with dedifferentiation into high-grade osteosarcoma. *Skeletal Radiol* 1996;25:497–500.

Pasic I, Shlien AD, Durbin AD, et al. Recurrent focal copy-number changes and loss of heterozygosity implicate two noncoding RNAs and one tumor suppressor gene at chromosome 3q13.31 in osteosarcoma. *Cancer Res* 2010;70:160–171.

Raymond AK, Ayala AG, Knuutila S. Conventional osteosarcoma. In: Fletcher CDM, Unni KK, Mertens F, eds. *Pathology and genetics of tumours of soft tissue and bone*. Lyon, France: IARC Press; 2002:264–270.

Saito T, Oda Y, Kawaguchi K, et al. Five-year evolution of a telangiectatic osteosarcoma initially managed as an aneurysmal bone cyst. *Skeletal Radiol* 2005;34:290–294.

Sandberg AA, Bridge JA. Updates on the cytogenetics and molecular genetics of bone and soft tissue tumors: osteosarcoma and related tumors. *Cancer Genet Cytogenet* 2003;145:1–30.

Saunders C, Szabo RM, Mora S. Chondrosarcoma of the hand arising in a young patient with multiple hereditary exostoses. *J Hand Surg Br* 1997;22(2):237–242.

Schajowicz F. *Tumors and tumorlike lesions of bone: pathology, radiology, and treatment*, 2nd ed. Berlin, Germany: Springer-Verlag; 1994:103–106.

Schajowicz F, Sissons HA, Sobin LH. The World Health Organization's histologic classification of bone tumors. A commentary on the second edition. *Cancer* 1995;75:1208–1214.

Sciot R, Samson I, Dal Cin P, et al. Giant cell rich parosteal osteosarcoma. *Histopathology* 1995;27:51–55.

Seeger LL, Farooki S, Yao L, et al. Custom endoprostheses for limb salvage: a historical perspective and image evaluation. *Am J Roentgenol* 1998;171:1525–1529.

Sheth DS, Yasko AW, Raymond AK, et al. Conventional and dedifferentiated parosteal osteosarcoma: diagnosis, treatment and outcome. *Cancer* 1996;78:2136–2145.

Shuhaibar H, Friedman L. Dedifferentiated parosteal osteosarcoma with high-grade osteoclast-rich osteogenic sarcoma at presentation. *Skeletal Radiol* 1998;27:574–577.

Sissons HA, Greenspan A. Paget's disease. In: Taveras JM, Ferrucci JT, eds. *Radiology: diagnosis, imaging, intervention*, vol. 5. Philadelphia: JB Lippincott; 1986:1–14.

Takeuchi K, Morii T, Yabe H, et al. Dedifferentiated parosteal osteosarcoma with well-differentiated metastases. *Skeletal Radiol* 2006;35:778–782.

Tateishi U, Hasegawa T, Nojima T, et al. MR features of extraskeletal myxoid chondrosarcoma. *Skeletal Radiol* 2006;35:27–33.

Torres FX, Kyriakos M. Bone infarct-associated osteosarcoma. *Cancer* 1992;70:2418–2430.

Unni KK. *Dahlin's bone tumors: general aspects and data on 11,087 cases*, 5th ed. Philadelphia: Lippincott-Raven; 1996:185–196.

Unni KK, Dahlin DC. Grading of bone tumors. *Semin Diagn Pathol* 1984;1:165–172.

Unni KK, Dahlin DC. Premalignant tumors and conditions of bone. *Am J Surg Pathol* 1979;3:47–60.

Unni KK, Dahlin DC, Beabout JW. Periosteal osteogenic sarcoma. *Cancer* 1976;37:2476–2485.

Unni KK, Dahlin DC, Beabout JW, et al. Parosteal osteogenic sarcoma. *Cancer* 1976;37:2644–2675.

Unni KK, Dahlin DC, Beabout JW, et al. Chondrosarcoma: clear-cell variant: a report of 16 cases. *J Bone Joint Surg Am* 1976;58A:676–683.

Vanel D, De Paolis M, Monti C, et al. Radiological features of 24 periosteal chondrosarcomas. *Skeletal Radiol* 2001;30:208–212.

Vanel D, Picci P, De Paolis M, et al. Radiological study of 12 high-grade surface osteosarcomas. *Skeletal Radiol* 2001;30:667–671.

West OC, Reinus WR, Wilson AJ. Quantitative analysis of the plain radiographic appearance of central chondrosarcoma of bone. *Invest Radiol* 1995;30:440–447.

Wootton-Georges SL. MR imaging of primary bone tumors and tumor-like conditions in children. *Magn Reson Imaging Clin N Am* 2009;17:469–487.

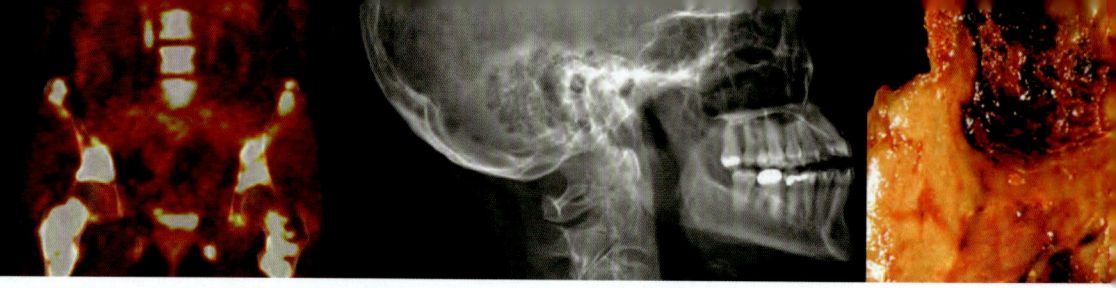

第22章

恶性骨肿瘤Ⅱ：其他类肿瘤

一、纤维肉瘤和恶性纤维组织细胞瘤

（一）临床特点

纤维肉瘤和恶性纤维组织细胞瘤（MFH）是恶性纤维性肿瘤，二者的影像学和组织学表现非常相似，典型发病年龄均为30～60岁，好发部位是骨盆、股骨、肱骨和胫骨（图22-1）。

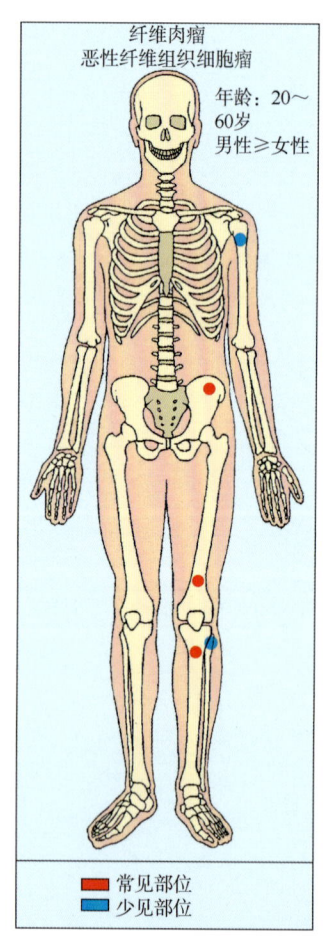

图22-1　纤维肉瘤和MFH的骨骼好发部位、峰值年龄和男女比例

由于这两种肿瘤的影像学特征、临床行为和存活时间没有本质区别，因此可以合理地归二为一。纤维肉瘤和MFH都可以继发于原发性肿瘤或原有的良性病变，如Paget病、纤维结构不良、骨梗死或慢性骨髓炎的窦道。病变也可以起源于放疗后的骨组织，这样的病变称继发性纤维肉瘤（或继发性恶性纤维组织细胞瘤）。纤维肉瘤发生在骨膜部位（骨膜纤维肉瘤）者罕见。一些研究者猜测，这些部位的病变是邻近骨的原发性软组织肿瘤侵犯骨膜。

（二）影像学特点

在放射学上，纤维肉瘤和MFH被分为骨质破坏的溶骨区和宽的过渡带；病变通常偏心性地位于骨的关节端或关节端附近。极少或没有反应性硬化，并且在大多数情况下没有骨膜反应（图22-2～图22-4），但是通常存在软组织肿块。

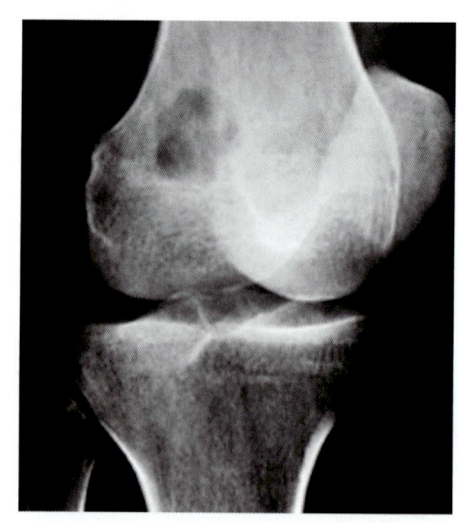

图22-2　纤维肉瘤（1）

28岁女性，右膝斜位X线片显示股骨远端髁间窝单纯溶骨性骨质破坏。注意没有反应性硬化和骨膜反应

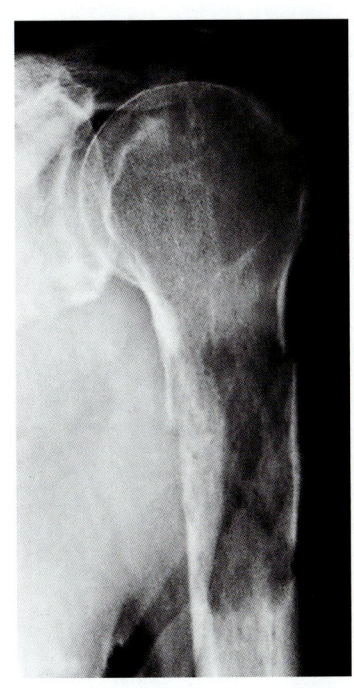

图 22-3　纤维肉瘤（2）

62岁男性，左侧肱骨近端溶骨性骨质破坏伴病理性骨折。曾怀疑为转移性病变，但活检证实为骨的原发性纤维肉瘤

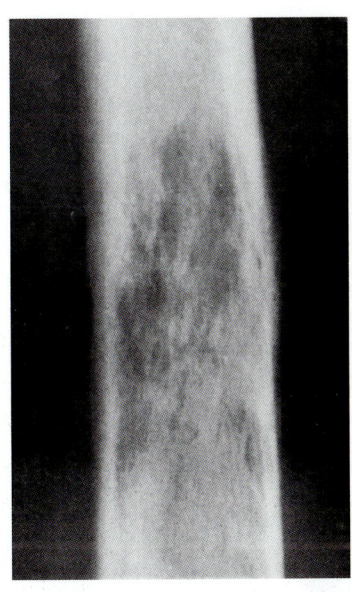

图 22-4　MFH（1）

一名50岁男性股骨干的锥形束X线片显示一个纯溶骨性骨破坏灶，具有宽的过渡带，无反应性硬化（经允许引自Greenspan A，Borys D. *Radiology and pathology correlation of bone tumors*，1st ed. Philadelphia：Wolters Kluwer，2016：221.）

在CT检查中，纤维肉瘤和MFH的密度与周围正常肌肉相似，非矿化组织没有特殊的CT衰

减值。低密度区代表肿瘤内坏死灶。MRI有助于显示肿瘤在骨内外的病变范围，但是二者在MRI上均无特异性表现（图22-5）。通过与其他溶骨性病变相比较，一些研究者发现了其信号特征。在T_1WI呈中等至低信号，在T_2WI呈高信号，通常肿瘤信号不均匀，伴有不同程度的坏死和出血。

（三）病理

纤维肉瘤和MFH的大体标本非常相似，呈实体肿瘤，切面呈小梁状，棕褐色至白色，偶有出血和坏死灶，通常会破坏皮质并累及软组织（图22-6）。在组织学上，纤维肉瘤和MFH的特征是产生胶原纤维的肿瘤细胞。纤维肉瘤中含有轻度异型的鱼骨状纤维细胞，而MFH的典型组织学特征是呈"席纹"状或"风车"状排列的纤维生成组织。此外，可见很多巨大的奇形怪状的多面形细胞（组织细胞成分）。可存在有丝分裂活动。二者和骨肉瘤的区别之一是均不能产生骨样基质和骨。

然而，最近对于MFH有了不同的认识。随着电子显微镜技术的发展、免疫组化和遗传学研究广泛开展，一些最初被归类为MFH的肿瘤已经被重新分类为其他肿瘤，如平滑肌肉瘤、脂肪肉瘤、黏液纤维肉瘤和横纹肌肉瘤。例如，在WHO新的软组织肿瘤分类中，MFH被认为代表一小类未分化的多形性瘤，其分化特征不明显，这一定义用起来很牵强，骨内的MFH仍然保留在"纤维组织细胞肿瘤"的目录下。关于骨MFH的最新的遗传学研究提出假说，本病由染色体9p+g的杂合子缺失所致，肿瘤的发病机制可能与位于该染色体的肿瘤抑制基因改变有关。在与骨梗死相关的继发性MFH中报道了*p53*基因的突变。

在纤维肉瘤中发现了更广泛的基因突变，如染色体1q、4q、5p、8q、12p、15q、16q、17q、20q、22q和Xp的增加，以及染色体6q、8p、9p、10、13q和20p的缺失。此外，位于22q12.3→q13.1的血小板衍生生长因子β基因（*PDGF-β*）的增加，*CDKN2A*的纯合缺失，以及*KIT*、*PDGFRA*和*KDR*的重复共扩增也已被报道。

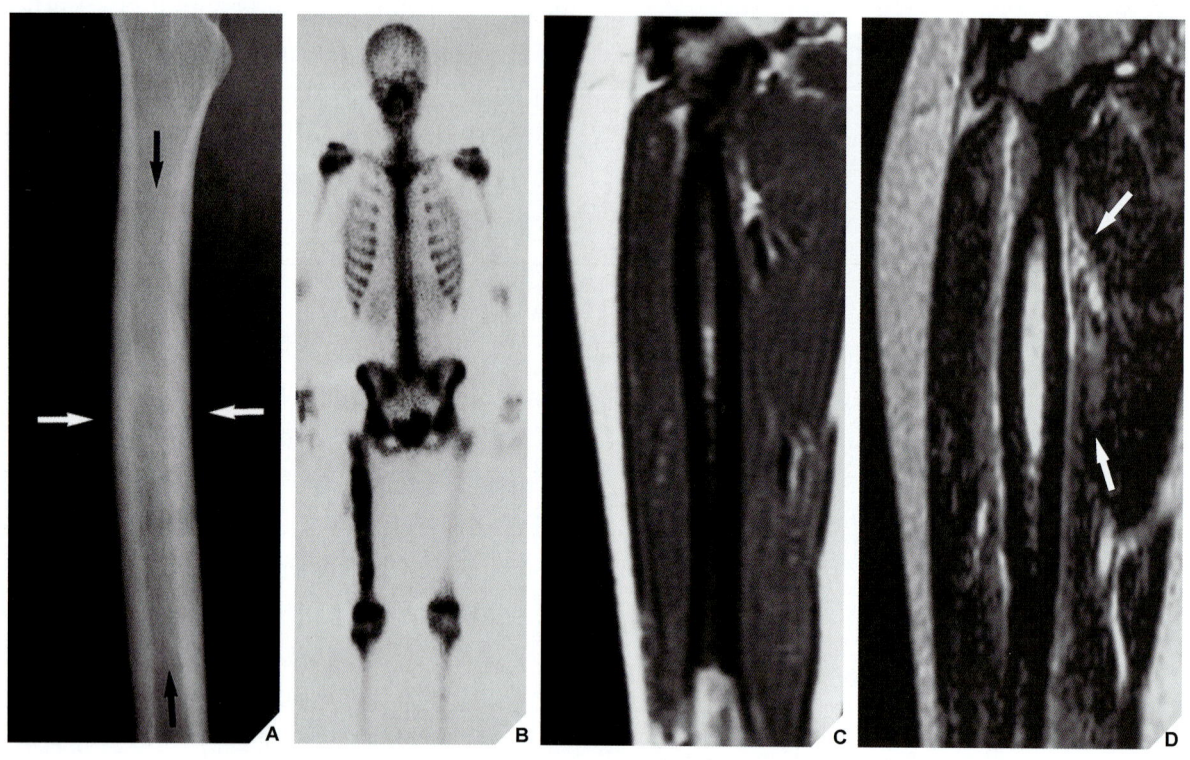

图 22-5　MFH（2）

A. 16岁女孩，右侧股骨的斜位X线片显示皮质梭形增厚及髓内浸润型骨质破坏（箭头）。B. 放射性核素骨扫描（⁹⁹ᵐTc-MDP）显示右侧股骨示踪剂
摄取增高。C. MRI冠状位T_1WI（SE；TR 500/TE 20ms）显示肿瘤累及股骨的75%。D. MRI冠状位T_2WI（SE；TR 2000/TE 80ms）显示肿瘤呈高信号，
可以清晰地见到肿瘤向内侧软组织内延伸（箭头）

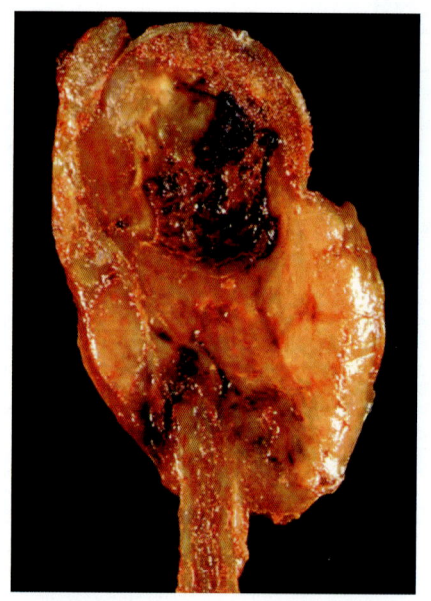

图 22-6　纤维肉瘤的病理学表现

肱骨近端切除标本显示骨近端的实体肿瘤突破骨皮质并延伸至软组织。观察出血的焦点区域（深红色）（经允许引自Bullough P. *Orthopaedic*
pathology，5th ed. Maryland Heights，MO：Mosby；2009，with permission from Elsevier.）

（四）鉴别诊断

纤维肉瘤和MFH可能很像动脉瘤样骨囊肿、 骨巨细胞瘤（图22-7）、毛细血管扩张型骨肉瘤
（图21-22～图21-24）及浆细胞瘤，有时还被误认
为是转移瘤（图22-3）。一些专家认为纤维肉瘤的

一个特异性征象是骨皮质和骨松质骨小梁内的类似死骨的小骨片，在常规X线摄影和CT扫描中均可见。

免疫组化研究有助于MFH的诊断，因为肿瘤内会产生一定量的非特异性组织细胞酶，如溶菌酶、α_1-抗胰蛋白酶H和α_1-抗胰凝乳蛋白酶。据报道，与MFH相关的其他抗原包括波形蛋白、肌动蛋白和角蛋白。

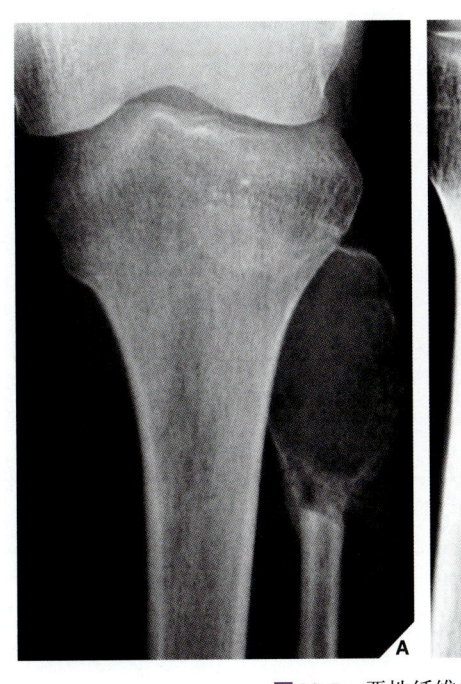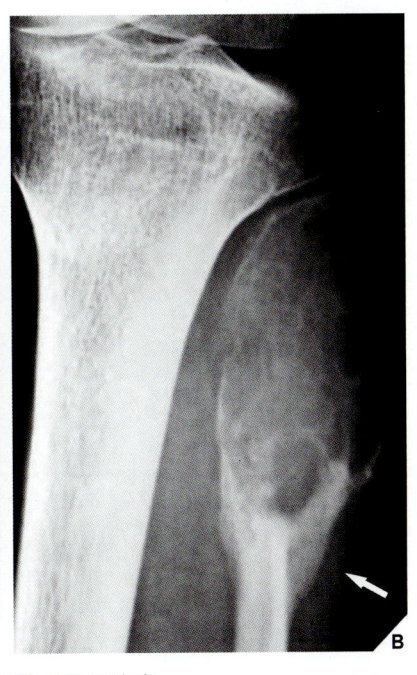

图 22-7 恶性纤维组织细胞瘤

13岁女孩，左膝关节腓骨近端的前后位（A）和斜位（B）X线片显示膨胀性、溶骨性骨质破坏。部分骨皮质破坏，可见因病理性骨折形成的"扶垛"状骨膜新生骨（箭头）。此部位恶性病变的鉴别诊断包括骨巨细胞瘤和动脉瘤样骨囊肿

（五）并发症和治疗

这两种肿瘤对放疗和化疗均不敏感，所以手术切除是首选。由于病理性骨折时有发生，保守治疗可采用金属植入物内固定。有报道称，肿瘤局部切除后可蔓延至局部淋巴结。如前所述，纤维肉瘤和MFH可继发于良性病变，如纤维结构不良、Paget病、骨梗死和骨髓炎的慢性窦道，也可以继发于骨放疗后（见有恶变可能的良性病变讨论部分）。不同研究显示治疗后的5年生存率为29%～67%。

二、尤因肉瘤

（一）临床特点

尤因肉瘤是一种主要发生在青少年的高度恶性肿瘤，男性多见，被称为圆细胞肿瘤。尤因肉瘤的组织学来源尚不可知，通常认为起源于骨髓细胞。然而，一些学者认为尤因肉瘤是起源于神经的小圆细胞恶性肿瘤，与所谓的原始神经外胚层肿瘤（PNET）非常类似。近期研究显示，尤因家族肿瘤具有同一特点：染色体11和22[t（11；22）（q21；q12）]或染色体21和22[t（21；22）（q22；q12）]反复异位，分别占全部病例的85%和15%。第二常见的遗传学改变是，大约20%尤因肉瘤患者的基因P16或INK4A失活。P16缺失是尤因肉瘤的一个重要阴性预测因子。90%的尤因肉瘤发生在25岁以前，此病在黑种人中罕见。尤因肉瘤好发于长骨的骨干及肋骨和扁骨，如肩胛骨、骨盆（图22-8）。临床表现为局部疼痛的肿块，可伴有全身性症状，如发热、不适、体重减轻和红细胞沉降率升高。这些全身症状会导致被误诊为骨髓炎。

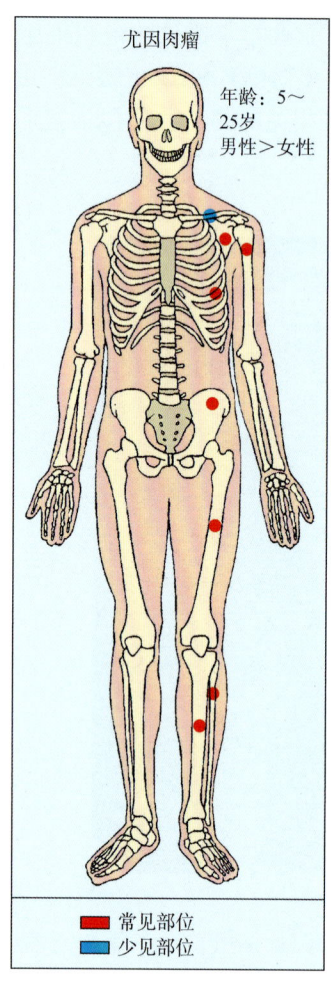

图 22-8　尤因肉瘤的骨骼好发部位、峰值年龄和男女比例

（二）影像学特点

尤因肉瘤的影像学表现很有特征性：病变边界不清，呈浸润性或虫噬状骨质破坏，伴有侵袭性洋葱皮样或相对少见的日光放射状骨膜反应，还有巨大的软组织肿块（图 22-9、图 22-10）。有时骨病变本身难以识别，巨大的软组织肿块是唯一的主要影像学表现（图 22-11）。

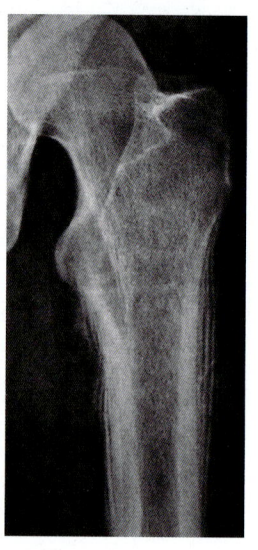

图 22-9　尤因肉瘤（1）

一名 20 岁女性右股骨近端的正位 X 线片可见与该肿瘤 "洋葱皮" 样骨膜反应特征相关的弥漫性病变（经允许引自 Greenspan A，Borys D. *Radiology and pathology correlation of bone tumors*，1st ed. Philadelphia：Wolters Kluwer，2016：244.）

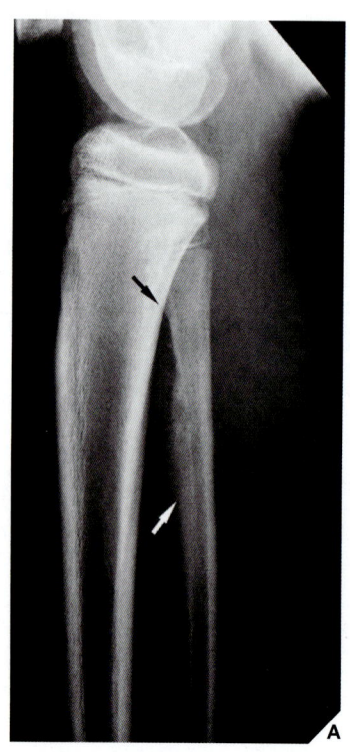

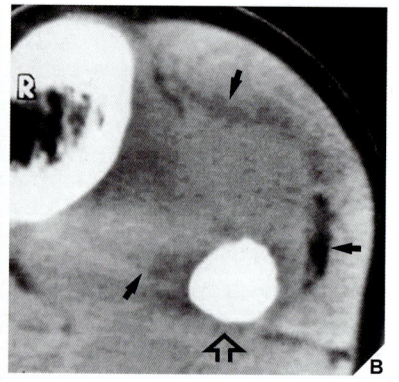

图 22-10　尤因肉瘤的 X 线和 CT 表现

A. 12 岁男孩，腓骨侧位 X 线片显示尤因肉瘤的典型表现。病变边界不清，呈浸润性骨质破坏，伴有侵袭性骨膜反应（箭头）。B. 通过病变部位的 CT 断层扫描显示出在 X 线检查中并不明显的巨大软组织肿块（箭头）。注意髓腔完全被肿瘤填充（空心箭头）

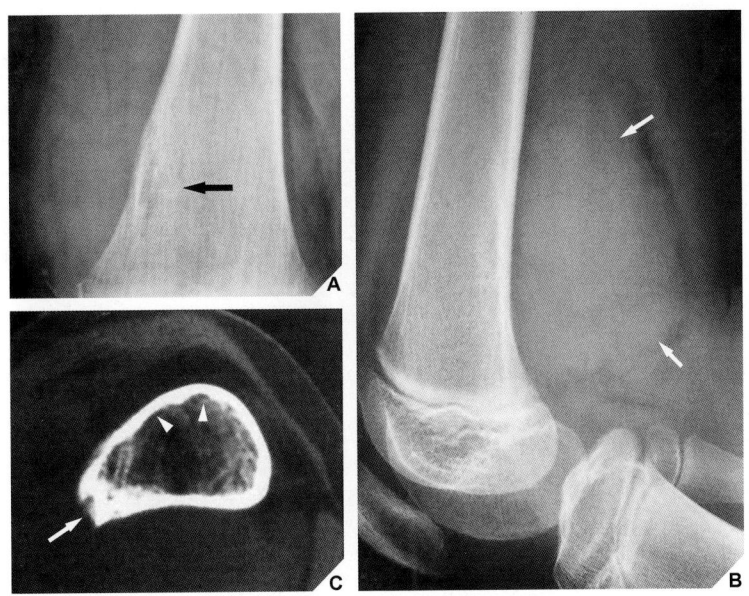

图22-11　尤因肉瘤的CT表现

A. 10岁女孩，股骨干远端的尤因肉瘤（箭头），病变难以察觉。B. 然而，股骨远端的侧位X线片显示巨大软组织肿块。C. CT骨窗显示骨髓腔部分骨质破坏，骨皮质内侧呈扇贝状压迹，皮质受累

放射性骨扫描中，尤因肉瘤对^{99m}Tc-MDP的摄取增加。^{67}Ga能更好地显示软组织肿块的范围。虽然核医学显像的表现没有特异性，但是这种检查技术可以准确评估骨转移的情况。CT可以显示骨质破坏的形式、衰减率（Hounsfield单位）和髓内侵犯范围。此外，CT有助于显示骨外受侵（图22-11）。MRI对确定肿瘤的骨内外侵犯范围非常重要（图22-12～图22-14）。MRI能很好地显示穿过

骺板的病变范围。肿瘤在T_1WI呈中等至低信号，在T_2WI呈高信号。细胞较少和坏死区域呈低信号。注射钆喷替酸葡甲胺（Gd-DTPA）后在T_1加权序列上肿瘤信号增高。强化仅出现在富细胞区域，从而可将肿瘤和瘤周水肿区分开来。肿瘤部位在氟代脱氧葡萄糖（FDG）正电子发射断层扫描（PET）和PET/CT成像上总是显示为高代谢活性（图22-14、图22-15）。

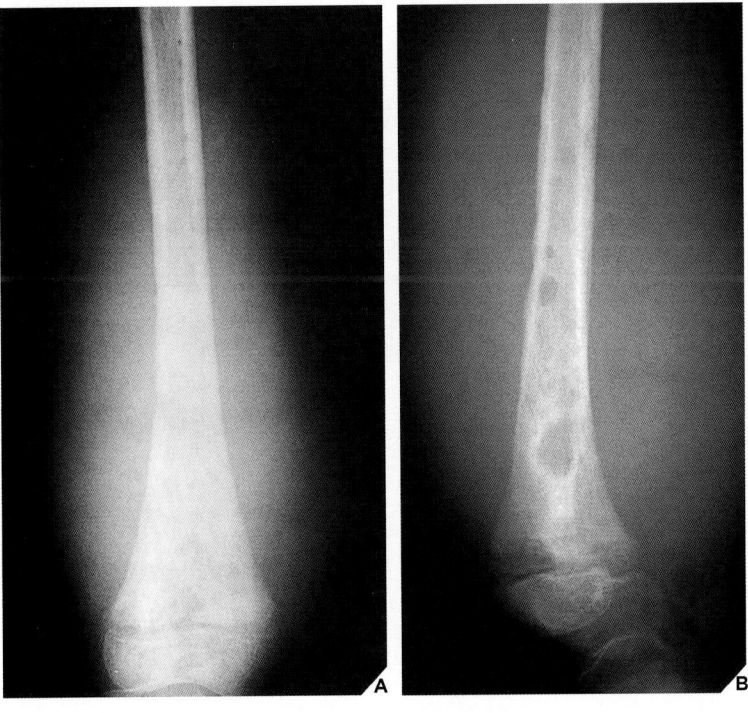

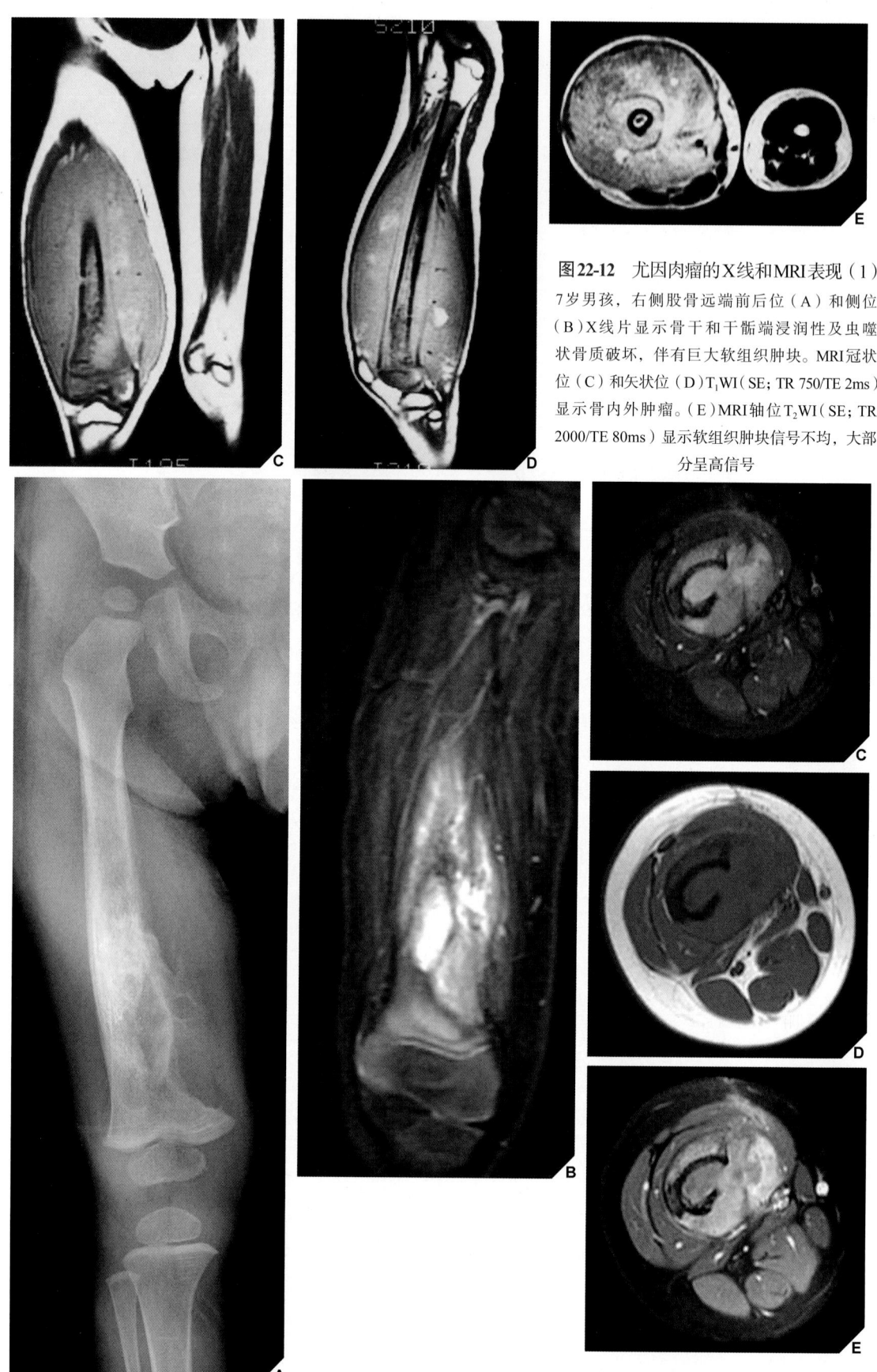

图22-12 尤因肉瘤的X线和MRI表现（1）
7岁男孩，右侧股骨远端前后位（A）和侧位（B）X线片显示骨干和干骺端浸润性及虫噬状骨质破坏，伴有巨大软组织肿块。MRI冠状位（C）和矢状位（D）T₁WI（SE；TR 750/TE 2ms）显示骨内外肿瘤。（E）MRI轴位T₂WI（SE；TR 2000/TE 80ms）显示软组织肿块信号不均，大部分呈高信号

图22-13 尤因肉瘤的X线和MRI表现（2）
一名2岁男孩右股骨的前后位X线片（A）可见骨膜反应和与软组织肿块相关的远端骨干的骨破坏。冠状位（B）和轴位（C）短时反转恢复（STIR）MRI可见肿瘤表现出异质性，但以高信号为主。静脉注射钆造影剂后获得的轴位T₁加权（D）和轴位T₁加权脂肪抑制MRI（E），可见髓内肿瘤和软组织肿块的显著强化

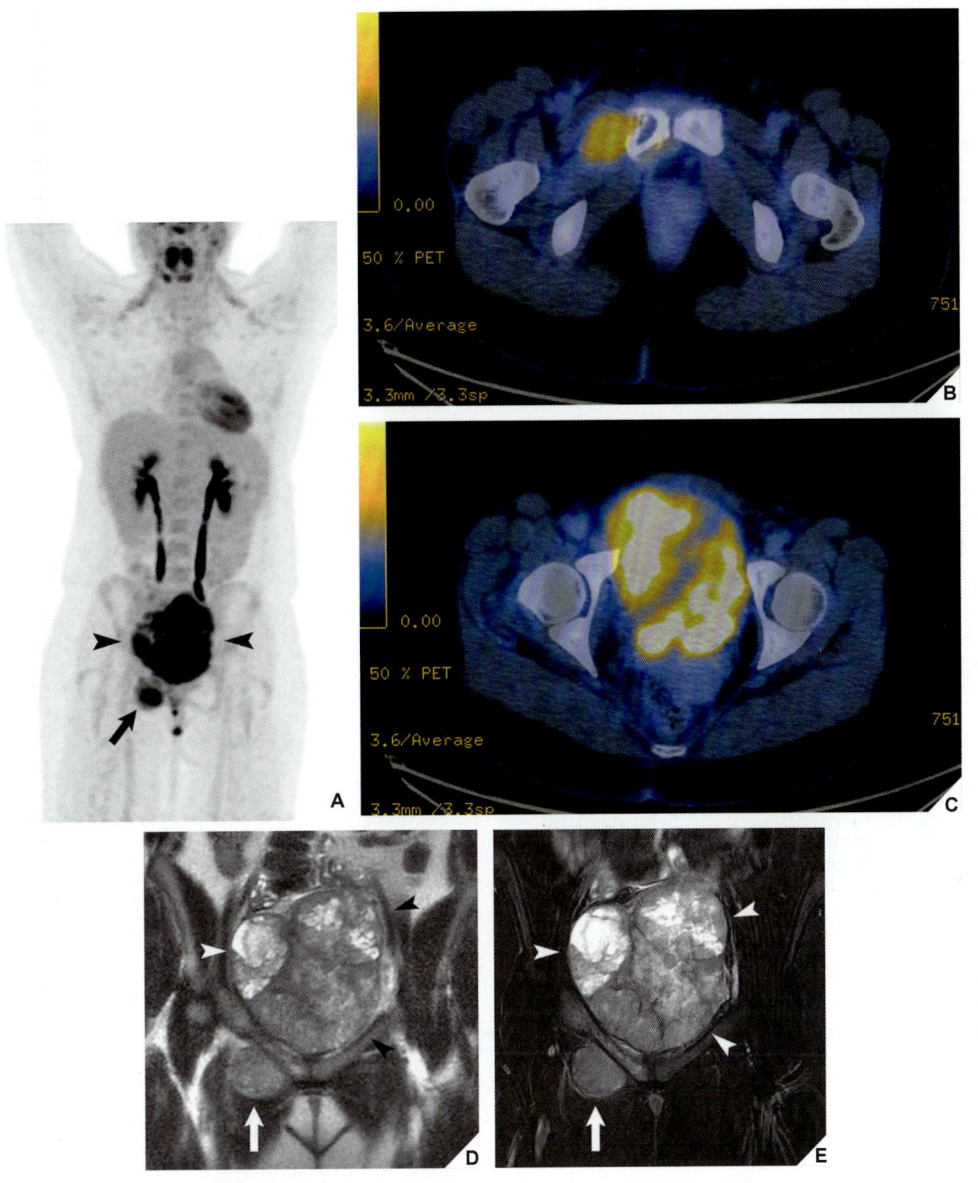

图 22-14　尤因肉瘤的 FDG PET、PET/CT 和 MRI 表现

一名 19 岁女性的全身 ^{18}F-FDG PET 扫描（A）可见骨盆外小的（箭头）和骨盆内大的（无尾箭头）高代谢病灶。PET/CT 融合图像（B）可见右侧耻骨破坏灶和骨盆外的肿块。通过髋关节层面获得的 PET/CT 融合图像（C）可见一巨大高代谢骨盆内肿块。冠状位 T_1 加权（D）和 T_2 加权（E）MRI 显示右侧耻骨内的肿瘤，以及骨盆外（箭头）和骨盆内（无尾箭头）软组织受累的全部范围

（三）病理

在组织学上，尤因肉瘤由均匀一致排列的小细胞组成，细胞呈圆形、核深染、胞质少，细胞边界不清。有丝分裂率高，通常坏死广泛。胞质内包含适量的糖原，可被过碘酸希夫（PAS）染色。这种 PAS 阳性物质经淀粉酶消化后可洗掉，实际上证明其为糖原。糖原的出现曾一度被认为是尤因肉瘤的绝对证据，但这一证据因为一部分尤因肉瘤内没有糖原而不再被认同。此外，恶性淋巴瘤和原发性神经源性肿瘤有时也含有糖原。自从有了免疫组织化学，便可对淋巴瘤和尤因肉瘤进行鉴别，因为前者含有淋巴瘤的病理学特有标记——白细胞共同抗原。原发性神经源性肿瘤和尤因肉瘤的鉴别点是前者含有神经蛋白抗体。此外，免疫组织化学显示，几乎所有尤因家族肿瘤的膜和胞质分别对 FLI-1、CD99、波形蛋白及神经元特异性烯醇化酶（NSE）呈阳性反应，而对 S-100 蛋白、CD45 及肌肉血管标志物呈阴性反应。

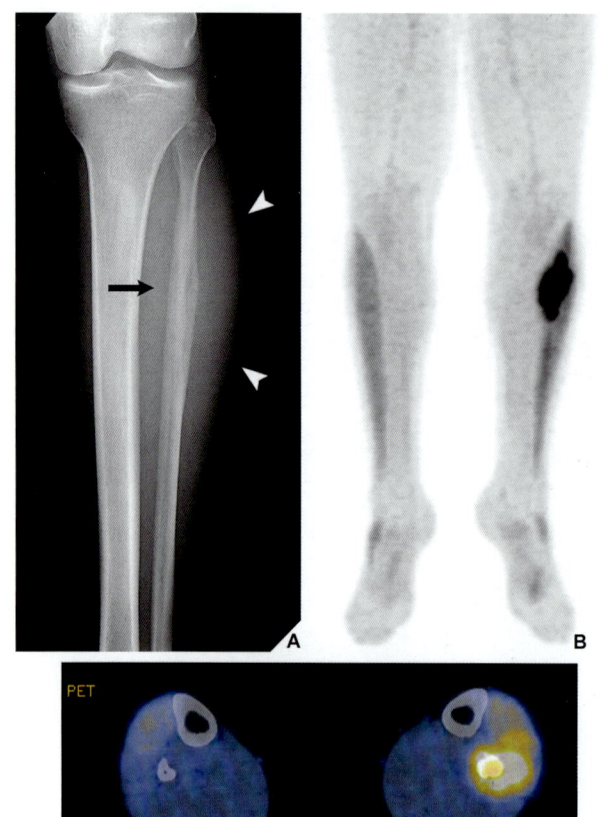

图 22-15 尤因肉瘤的FDG PET和PET/CT表现

23岁男性，左腿前后位X线片（A）可见腓骨近端（箭头）有一个轻微膨胀性病变，伴有软组织肿块（无尾箭头）。下肢的^{18}F-FDG PET扫描（B）和PET/CT融合图像（C）显示与肿瘤部位相对应的高代谢病灶

（四）鉴别诊断

尤因肉瘤与转移性神经母细胞瘤、骨髓炎相似（图22-16）。尤因肉瘤的"碟形"皮质表现一度被认为是特异性病征（图22-17），这种表现可能与肿瘤破坏骨膜表面及巨大软组织肿块的外压有关。尽管近来报道其他肿瘤，甚至骨髓炎，也有这种表现，但是当"碟形"皮质、浸润性病变和软组织肿块同时出现时仍支持尤因肉瘤的诊断。尤因肉瘤和转移性神经母细胞瘤的影像学鉴别有时很困难，但是前者常发生在3岁以内，而后者5岁以内不常见。孤立性朗格汉斯细胞组织细胞增生症的影像学特征有时可能与尤因肉瘤非常相似。然而，前者软组织肿块通常较小。此外，前者的倾斜样或斜切样边缘，以及"孔中孔"外观是相当典型的。

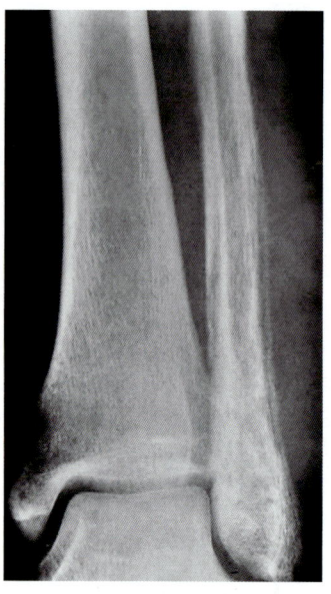

图 22-16 尤因肉瘤（1）

24岁男性，左踝疼痛、肿胀8周，同时有发热。踝关节前后位X线片显示腓骨远端侵袭性病变，可见浸润性骨质破坏、层状骨膜反应和软组织肿块，如同感染（骨髓炎）的表现，但活检证实为恶性病变

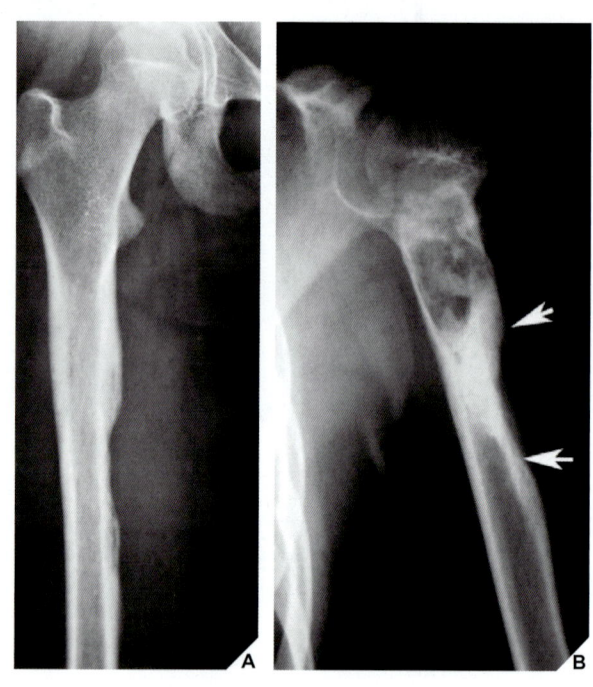

图 22-17 尤因肉瘤（2）

A. 12岁女孩，右侧股骨的前后位X线片显示，骨干内侧皮质呈"碟"形浸润，是尤因肉瘤的常见改变，还可见软组织肿块。B. 另一例患者的肱骨正位X线片显示髓内受累和肱骨骨皮质浅表侵蚀或"碟形"样征（箭头）

尤因肉瘤有时与骨肉瘤相似，特别是当前者伴有大量骨膜新生骨时。此外，软组织肿块的营养不良性钙化也能类似骨肉瘤的肿瘤骨（图22-18）。淋巴瘤也必须列入鉴别诊断范围，不过淋巴瘤通常

发生在年龄较大的人群。主要的影像学鉴别点是淋巴瘤通常没有软组织肿块，而尤因肉瘤几乎总有与骨质破坏范围不相称的巨大软组织肿块（见图22-8、图22-9）。X线摄影不能区分尤因肉瘤和PNET，二者的鉴别必须依靠免疫组化、电镜和细胞遗传学。

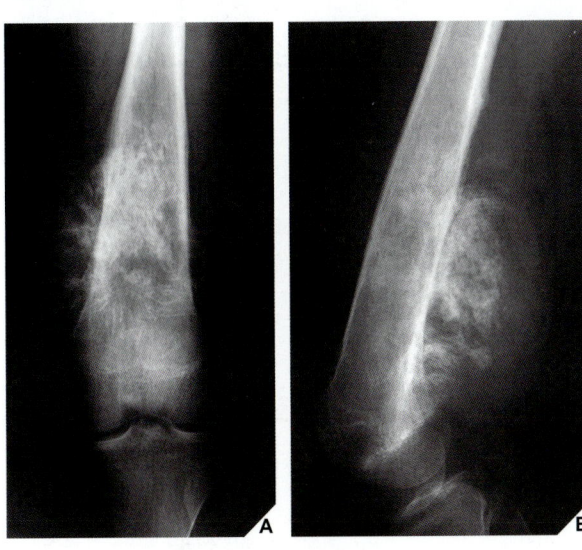

图22-18　尤因肉瘤（3）

17岁男孩，左侧股骨的前后位（A）和侧位（B）X线片显示肿瘤硬化明显，并伴有日光放射状骨膜反应，最初被误诊为骨肉瘤

（五）治疗和预后

尤因肉瘤手术前通常先做单纯化疗或配合放疗，肿瘤缩小后做扩大范围切除（图22-19）。有时在受累肢体中植入假体或移植物重建肢体。辅助治疗改善了预后。影响预后的重要因素包括肿瘤的分期、解剖位置和大小。在诊断时已发生转移，特别是转移灶很大且出现在髋骨上的肿瘤患者，则通常预后欠佳。

三、恶性淋巴瘤

（一）临床特点

恶性淋巴瘤是指一组肿瘤，包括处于不同成熟阶段的淋巴或组织细胞的多种亚型，曾被称为"网织细胞肉瘤"、"非霍奇金淋巴瘤"、"淋巴肉瘤"或"骨淋巴瘤"，现在已知骨淋巴瘤是大细胞或组织细胞性淋巴瘤。根据WHO最新分级，骨的恶性淋巴瘤分为：①仅侵犯骨骼部位，没有局部淋巴结受累；②多骨受累，没有淋巴结或内脏受累；③表现为原发性骨肿瘤，但是有淋巴或内脏病变；④已知其他部位有淋巴瘤的患者。"①"和"②"被认为是原发性骨淋巴瘤。原发性骨淋巴瘤是一种罕见的肿瘤，占全部原发性骨肿瘤的不足5%。发病年龄10～70岁，峰值年龄是45～75岁，男性略多见。病变好发于长骨、椎体、骨盆和肋骨（图22-20）。患者可能有疼痛、肿胀等局部症状，或发热、体重减轻等全身症状。

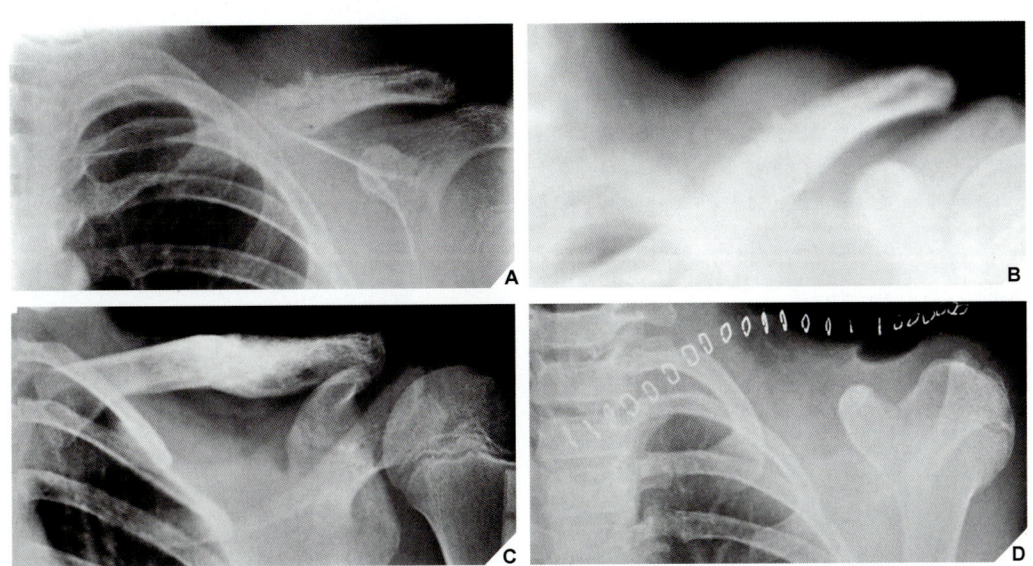

图22-19　尤因肉瘤的治疗

A. 11岁男孩，肩关节X线片显示锁骨远侧呈尤因肉瘤的典型表现：边界不清的骨质破坏，伴有侵袭性骨膜反应和巨大软组织肿块。B. 体层成像能更好地显示骨膜反应和软组织肿块。C. 经过4个月的化疗，病变硬化，骨膜反应消失，软组织肿块明显缩小。D. 之后锁骨完全切除

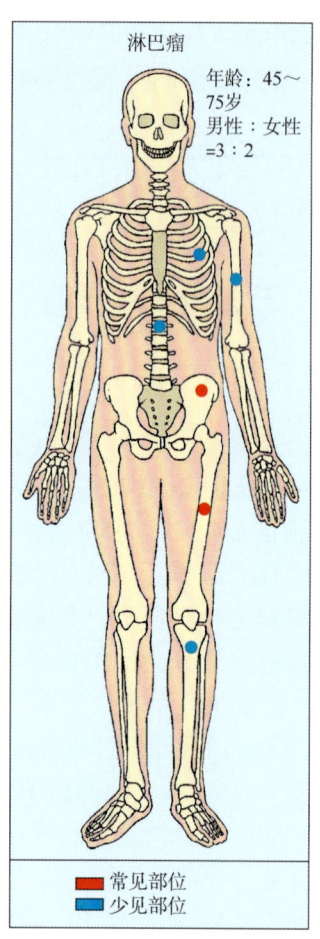

图 22-20　原发性骨淋巴瘤的骨骼好发部位、峰值年龄和男女比例

（二）影像学特点

在影像学上，组织细胞淋巴瘤呈浸润性或虫噬状骨质破坏，或单纯溶骨性骨质破坏，多数情况下没有骨膜反应（图22-21）。受累骨也可呈"象牙"样改变，常见于椎体或扁骨（图22-22、图22-23），偶尔有病理性骨折（图22-24、图22-25）。淋巴瘤通常不会产生明显的肿瘤新生骨，这是区别于尤因肉瘤的重要特征。CT可以更好地显示骨质受累的情况（图22-26～图22-28）。^{18}F-FDG PET和MRI已经被用于淋巴瘤的诊断，但是MRI（全身MRI）的敏感度低于骨髓活检。与不活跃的淋巴瘤相比，MRI和FDG PET对侵袭性淋巴瘤更敏感。MRI对淋巴瘤侵犯骨髓腔的显示特异性不高。常表现为在T_1WI呈低信号区，在T_2WI呈高信号区，静脉注射钆造影剂后扫描可见强化

（图22-24F、图22-29G和图22-30）。软组织肿块和淋巴结肿大常见。淋巴瘤对骨髓腔的早期侵犯可能难以察觉（图22-25A）。

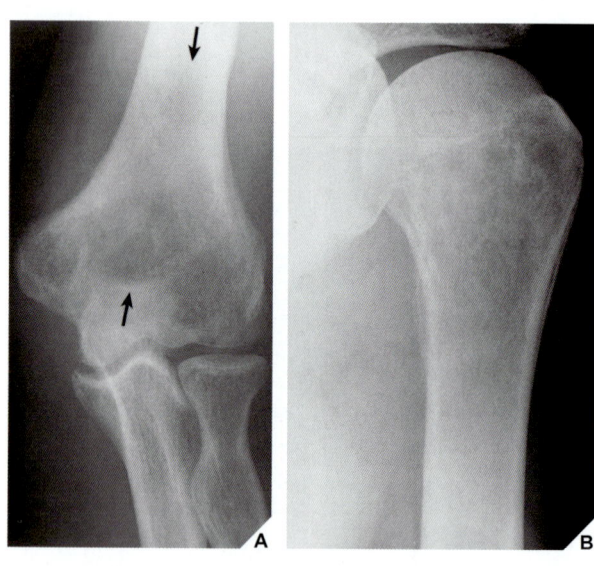

图 22-21　淋巴瘤（1）

A. 42岁男性，左肘的前后位X线片显示肱骨远端有一个大的溶骨性病变（箭头）。B. 30岁男性，左肩的前后位X线片显示肱骨近端的渗透式骨破坏，伴有层状骨膜反应（经允许引自Greenspan A, Borys D. *Radiology and pathology correlation of bone tumors: a quick reference and review*. Philadelphia: Wolters Kluwer; 2016: 255, Fig. 5.31.）

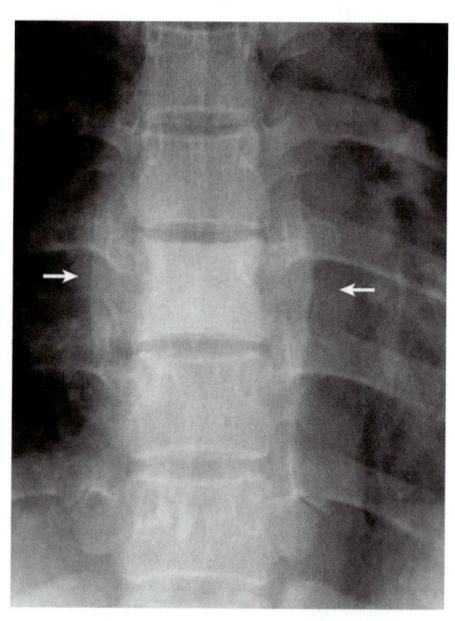

图 22-22　淋巴瘤（2）

32岁男性，下胸椎正位X线片显示T_7椎骨硬化。注意椎旁线（箭头）的膨胀（经允许引自Greenspan A, Borys D. *Radiology and pathology correlation of bone tumors: a quick reference and review*. Philadelphia: Wolters Kluwer; 2016: 256, Fig. 5.32.）

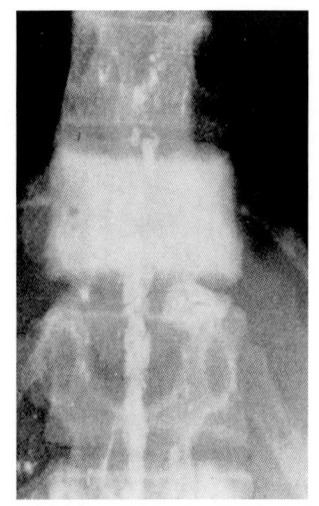

图 22-23　霍奇金淋巴瘤

35 岁男性，下胸椎的正位 X 线片显示硬化的 T$_{10}$ 椎体（"象牙"椎）（经 Elsevier 允许引自 Bullough P. *Orthopaedic pathology*，5th ed. Maryland Heights, MO：Mosby；2009.）

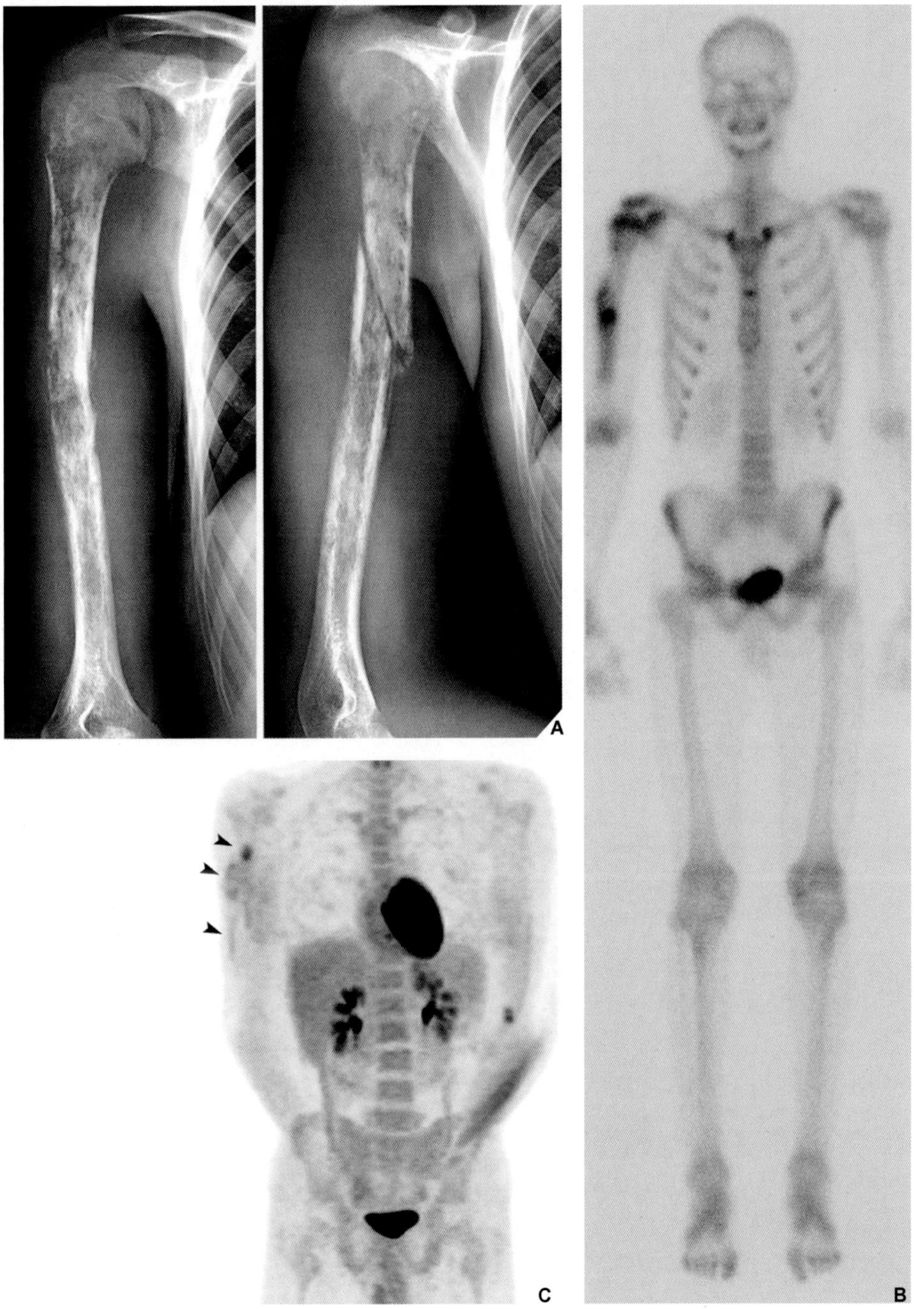

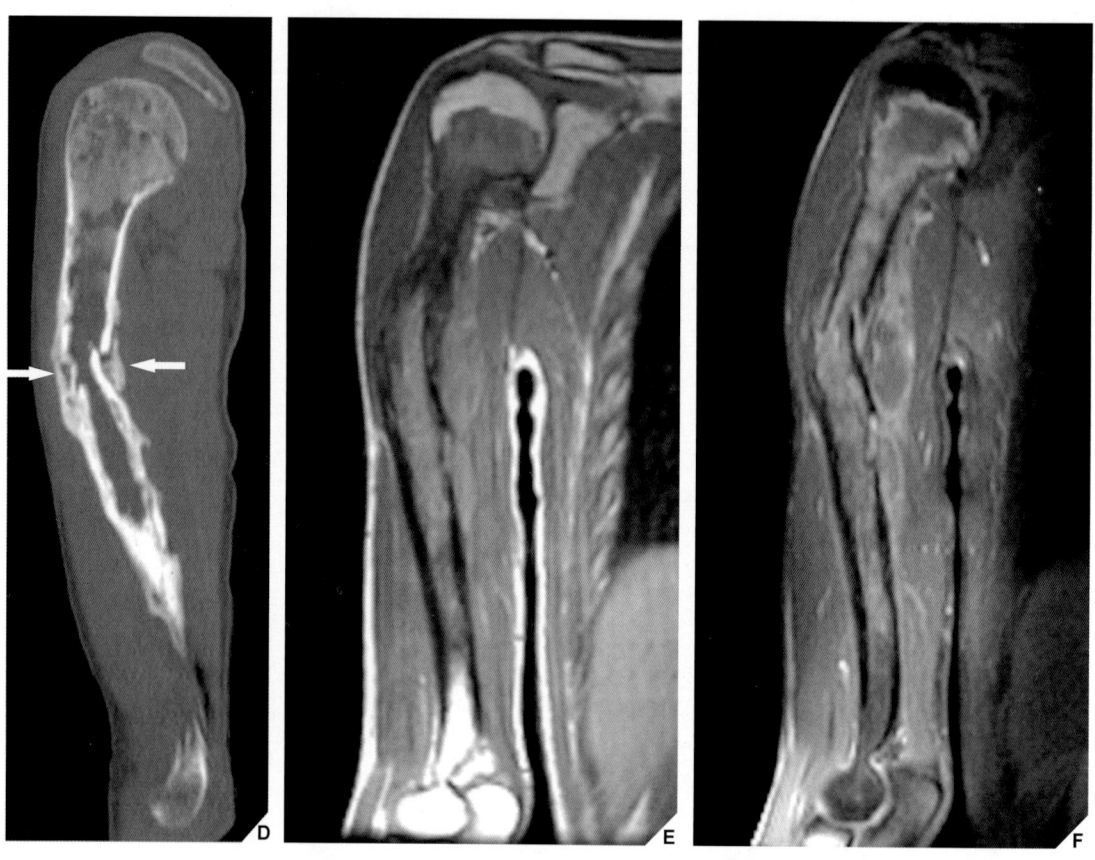

图 22-24　淋巴瘤的闪烁扫描、FDG PET、CT 和 MRI 表现

20 岁男性，右肱骨的前后位和斜位 X 线片（A）可见一条长长的病变，表现为侵蚀性和虫噬状骨质破坏。病理性骨折继发骨膜反应。全身放射性核素骨扫描（B）显示病变部位放射性药物示踪剂的摄取增加，在病理性骨折水平累积最显著。^{18}F-FDG PET 扫描（C）显示肱骨近端（箭头）内的几个高代谢病灶（箭头）。矢状位重建的 CT 图像（D）显示病理性骨折部位的骨内膜呈"扇贝"状，可见早期骨痂形成（箭头）。冠状位 T_1 加权（E）和冠状位 T_1 加权脂肪抑制增强（F）后 MRI 可见骨内病变及累及软组织的强化

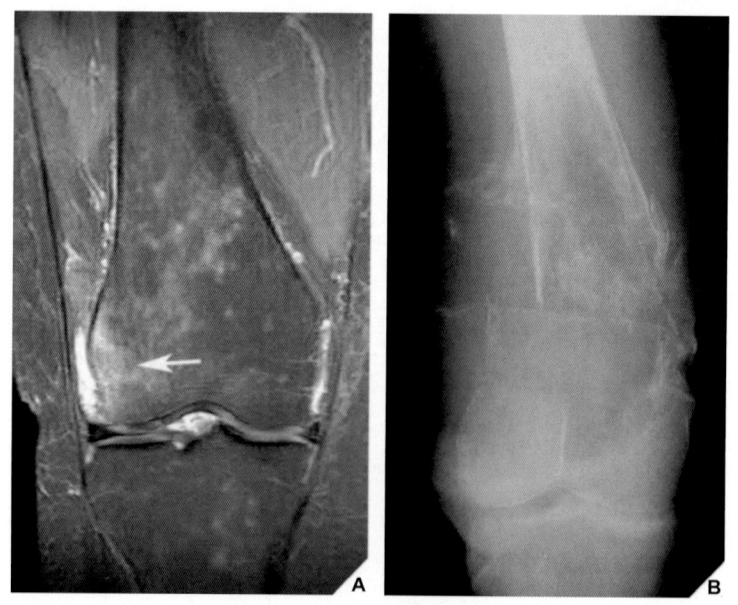

图 22-25　淋巴瘤的 MRI 表现

A. MRI 冠状位质子密度加权像显示股骨远端外侧髁边界不清的高信号病变（箭头），患者有外伤史，最初认为是骨挫伤。股骨远端多发小片状高信号被认为是红骨髓。B. 一年后的膝关节前后位 X 线片显示股骨远端巨大的溶骨性骨质破坏伴病理性骨折

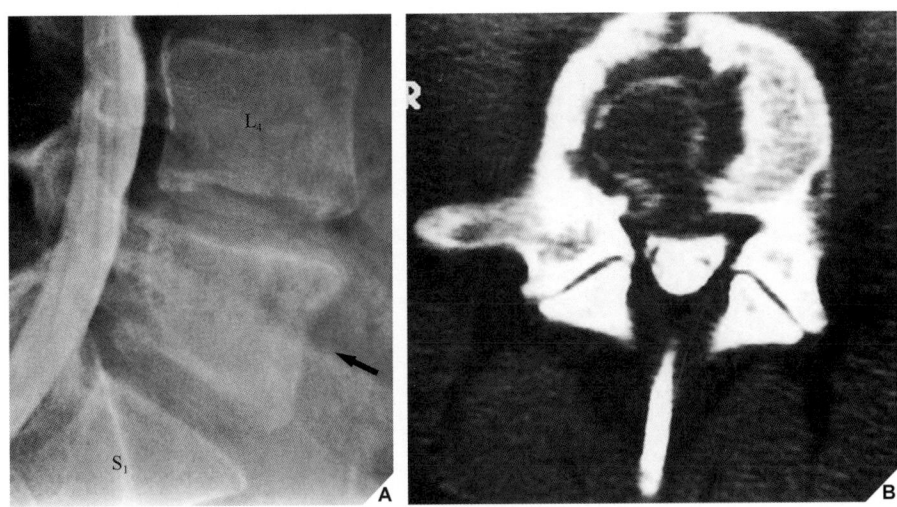

图 22-26 淋巴瘤（1）

18 岁女性，下背部疼痛数月，被认为是椎间盘突出。A. 脊髓造影显示椎间盘正常，但是 L_5 体部（箭头）密度混杂，后缘不清。B. CT 断层显示大范围溶骨性病变贯穿椎体的前后

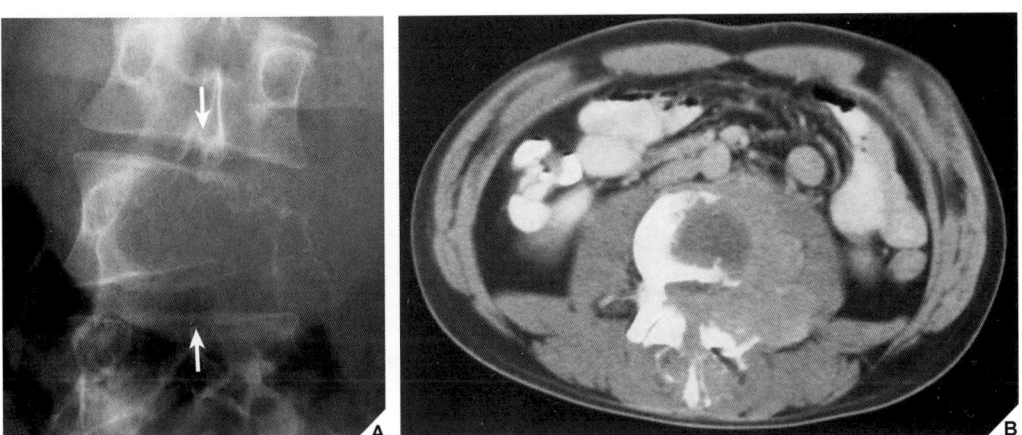

图 22-27 淋巴瘤（2）

A. 45 岁男性，上腰椎的正位 X 线片显示 L_3 椎体的破坏性病变（箭头）。B. 轴位 CT 断层图像显示了骨病变的全部范围和一个大的软组织肿块（经允许引自 Greenspan A，Borys D. *Radiology and pathology correlation of bone tumors: a quick reference and review.* Philadelphia：Wolters Kluwer；2016：256，Fig. 5.34.）

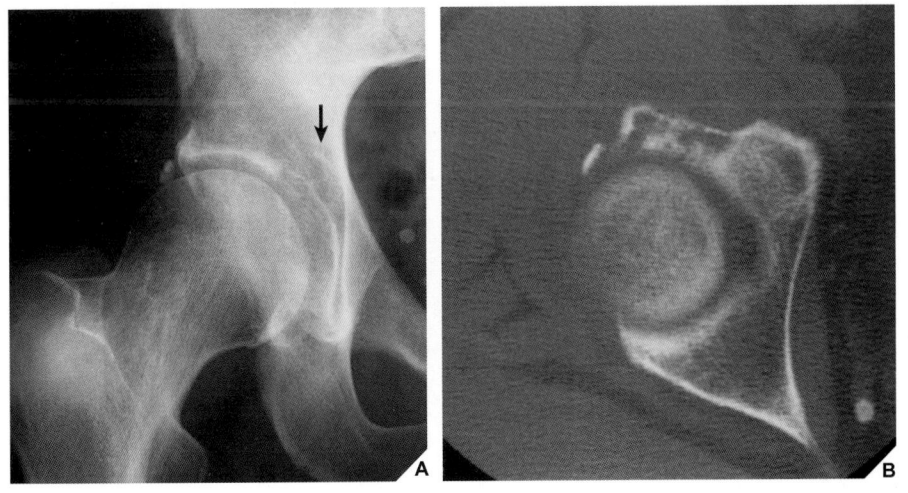

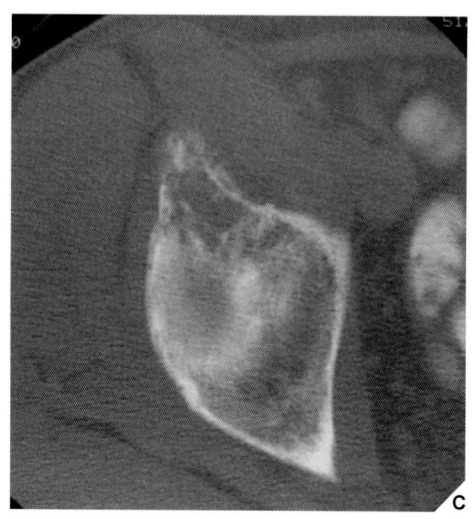

图22-28 淋巴瘤的X线和CT表现

A. 36岁男性，右髋的正位X线片显示髋臼有一个非常细微的溶骨性病变（箭头）。B、C. 两个CT层面更清晰地显示髋臼前缘和顶部的病灶（经允许引自Greenspan A，Borys D. *Radiology and pathology correlation of bone tumors：a quick reference and review.* Philadelphia：Wolters Kluwer；2016：257，Fig. 5.35.）

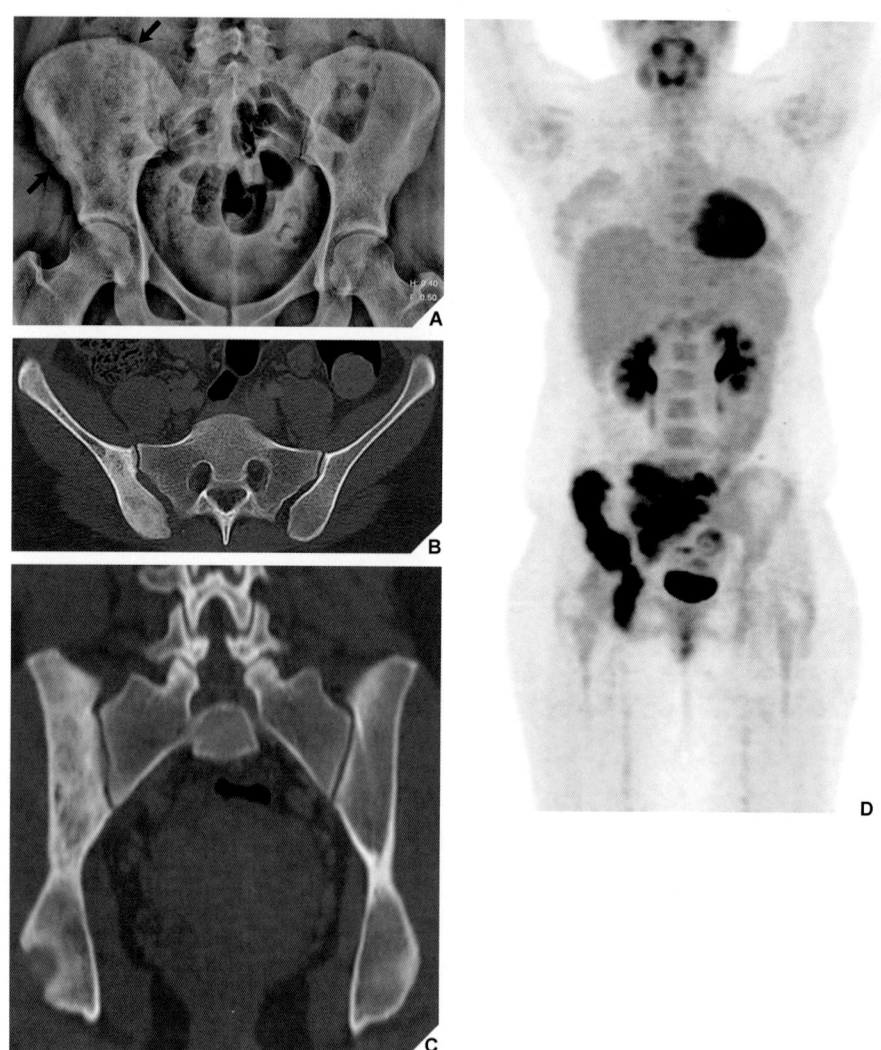

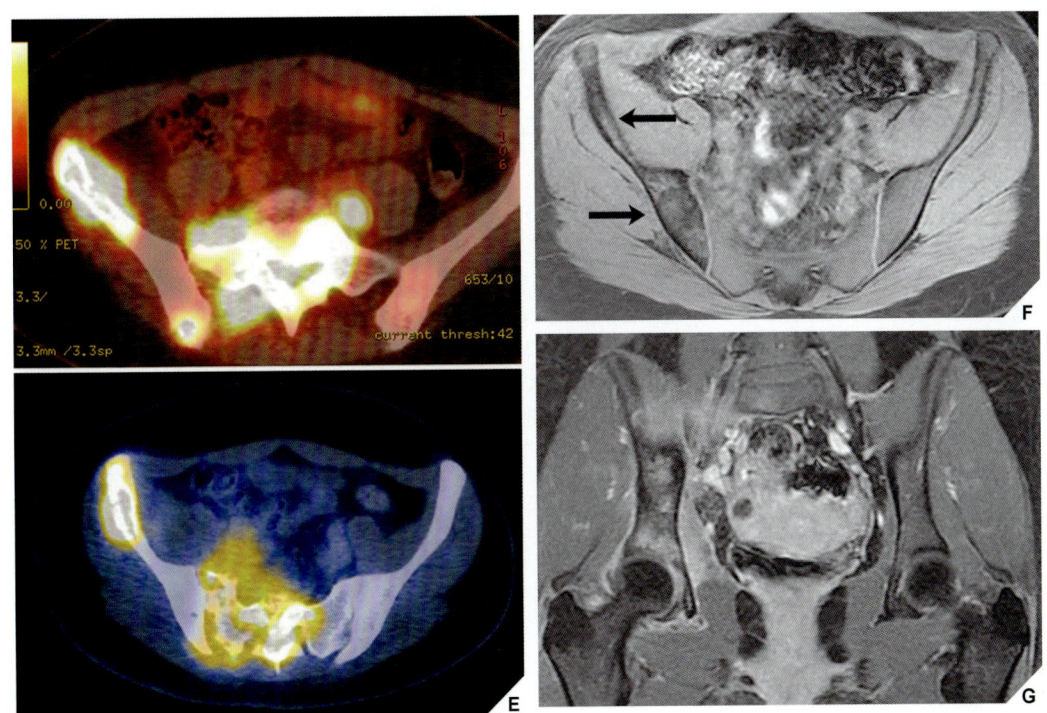

图22-29 淋巴瘤的CT、FDG PET、PET/CT和MRI表现

19岁女性，骨盆的前后位X线片（A）显示右侧髂骨骨质硬化（箭头）。轴位（B）和冠状位（C）CT重建图像证实了髂骨弥漫性受侵。全身PET扫描（D）显示高代谢肿瘤侵犯右侧髂骨、坐骨和骶骨。FDG PET/CT（E）轴位融合图像明确了肿瘤所在部位是髂骨、坐骨和骶骨。MRI轴位T_1WI（F）显示肿瘤呈低信号（箭头）。经静脉注射钆造影剂后的冠状位T_1WI脂肪抑制像（G）显示肿瘤强化不均匀

最近，WHO采用了经修订的淋巴类肿瘤的欧美分类，该分类最早由国际淋巴瘤研究组推荐（表22-1）。

（三）病理

在组织学上，淋巴瘤可分为非霍奇金淋巴瘤和霍奇金淋巴瘤。霍奇金淋巴瘤的骨骼受累常为继发性，原发性骨霍奇金淋巴瘤罕见。只有全面的全身检查显示没有骨外受累时，才可认为是原发性非霍奇金淋巴瘤。在组织学上，肿瘤内大量恶性淋巴细胞取代髓腔和骨小梁。细胞含有不规则、马蹄形或锯齿状的分裂核，染色质稀少，但核仁明显。正如在尤因肉瘤部分曾经提到的，区分淋巴瘤和其他圆细胞肿瘤最重要的一点是白细胞共同抗原染色，因为淋巴细胞是唯一CD45、CD20和CD3（B细胞和T细胞标记）染色阳性的细胞。霍奇金细胞和里-施细胞CD15和CD30呈阳性。

（四）鉴别诊断

组织细胞淋巴瘤必须与全身淋巴瘤骨骼继发受累的情况相鉴别。发生于年轻患者时，淋巴瘤和尤因肉瘤类似（图22-31），如果侵犯关节末端，并且硬化和溶骨性骨质破坏混合发生，淋巴瘤可以与Paget病类似（图22-32）。

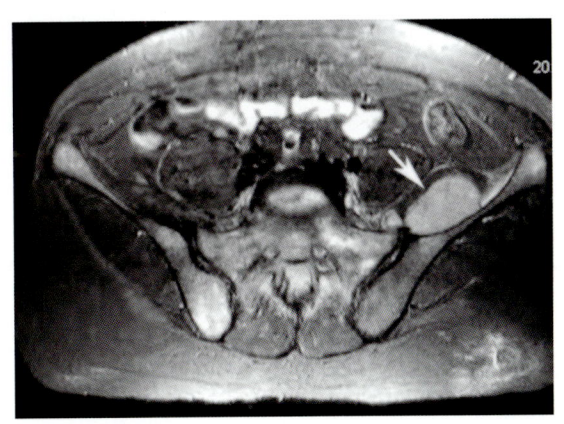

图22-30 淋巴瘤的MRI表现

静脉注射钆造影剂后的骨盆MRI轴位T_1WI脂肪抑制图像显示骶骨和骨盆的骨髓内多发弥漫性异常强化区域，并可见软组织肿块（箭头）（由Maria Teresa Guedez，MD，Maracay，Venezuela.提供）

表 22-1　修订后的淋巴瘤欧美分类

B 细胞淋巴瘤	T 细胞和自然杀伤（NK）细胞肿瘤	霍奇金淋巴瘤
前体 B 细胞肿瘤	前体 T 细胞肿瘤	结节性淋巴细胞为主型霍奇金淋巴瘤（类肉芽肿）
·前体 B 淋巴母细胞淋巴瘤或白血病	·前体 T 淋巴母细胞淋巴瘤或白血病	结节硬化型
成熟 B 细胞肿瘤	外周 T 细胞和 NK 细胞肿瘤	混合细胞型
·B 细胞慢性淋巴细胞白血病、幼淋巴细胞白血病、	·T 细胞慢性淋巴细胞白血病	淋巴细胞消减型
小淋巴细胞白血病	·T 细胞大颗粒淋巴细胞白血病	富淋巴细胞典型型
·淋巴浆细胞淋巴瘤	·蕈样肉芽肿病，Sézary 综合征	
·套细胞淋巴瘤	·外周 T 细胞淋巴瘤	
·滤泡中心淋巴瘤	·血管免疫母细胞性 T 细胞淋巴瘤	
·边缘区 B 细胞淋巴瘤	·血管中心性淋巴瘤	
·毛细胞淋巴瘤	·成人 T 细胞淋巴瘤	
·弥漫性大 B 细胞淋巴瘤	·间变性大细胞淋巴瘤	
·Burkitt 淋巴瘤		
·高度恶性 B 细胞淋巴瘤		

修正自 Krishnan A，Shirkhoda A，Tehranzadeh J. Primary bone lymphoma：radiographic-MR imaging correlation. *Radiographics* 2003；23：1371-1387。

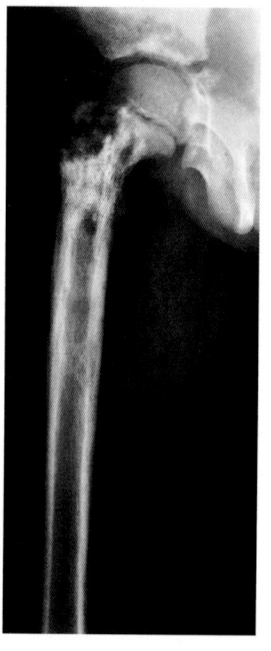

图 22-31　儿童淋巴瘤

7 岁女孩，腹股沟疼痛并发热，右侧股骨的常规 X 线片显示骨干至生长板的骨质破坏和层状骨膜反应。考虑到患者的年龄，主要的鉴别诊断包括尤因肉瘤、骨髓炎、朗格汉斯细胞组织细胞增生症，这三种疾病在长骨可以有相似的表现。患者的症状是区别这三种疾病的重要因素。

此病例经活检证实为组织细胞淋巴瘤

（五）治疗和预后

原发性骨淋巴瘤的治疗是有争议的，尽管肿瘤对放疗敏感，但在放疗方面尚未达成共识。部分病例需要以化疗为主（包括利妥昔单抗、环磷酰胺、阿霉素和长春新碱），辅以放疗（放射剂量大于 4000cGy）。该肿瘤的最佳治疗方式仍未确定，仍有争议。淋巴瘤的预后主要取决于细胞类型和

疾病阶段。60 岁以上的患者总生存期和无进展期较差。免疫母细胞亚型患者的生存率低于中心母细胞单/多形亚型或中心母细胞多分叶亚型患者。

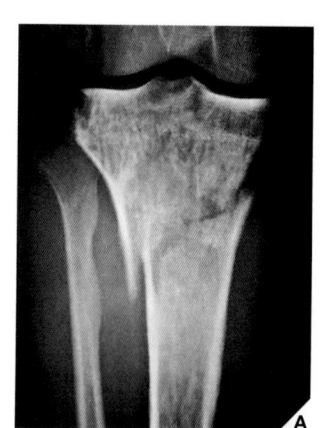

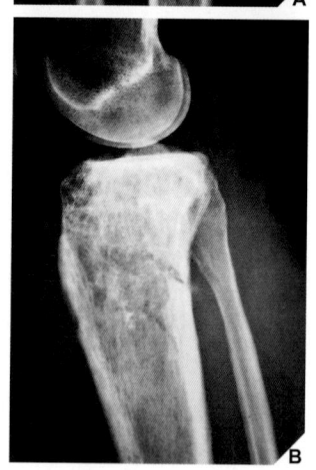

图 22-32　淋巴瘤

47 岁女性，右膝疼痛，最初被误诊为 Paget 病，前后位（A）和侧位（B）X 线片显示胫骨近端至关节面的骨质破坏。病变既有成骨又有溶骨，类似 Paget 病的粗糙骨小梁，但没有皮质增厚。其可见病理性骨折，只有微小的骨膜反应

四、骨　髓　瘤

（一）临床特点

骨髓瘤，即"多发性骨髓瘤"或"浆细胞骨髓瘤"，是一种起源于骨髓的、最常见的骨原发性恶性肿瘤，占血液性恶性肿瘤的10%和所有癌症的1%。通常发病年龄为40～70岁，男性比女性多见。所有骨均可受累，中轴骨（颅骨、脊柱、肋骨和骨盆）是最常受累的部位（图22-33）。单发病变罕见，单发者被称为单发性骨髓瘤或浆细胞瘤；多发病变常见，被称为多发性骨髓瘤。75%的病例最初症状可能是轻微的、一过性的疼痛，在提重物或进行其他活动时加重。因此，疾病在确诊前的早期阶段类似坐骨神经痛或肋间神经痛。病理性骨折为首发症状者罕见。骨髓瘤患者的尿中含有本周蛋白；血清白蛋白与球蛋白比例倒置，总血清蛋白升高。可见单克隆γ-球蛋白，血清电泳出现IgG和IgA峰。

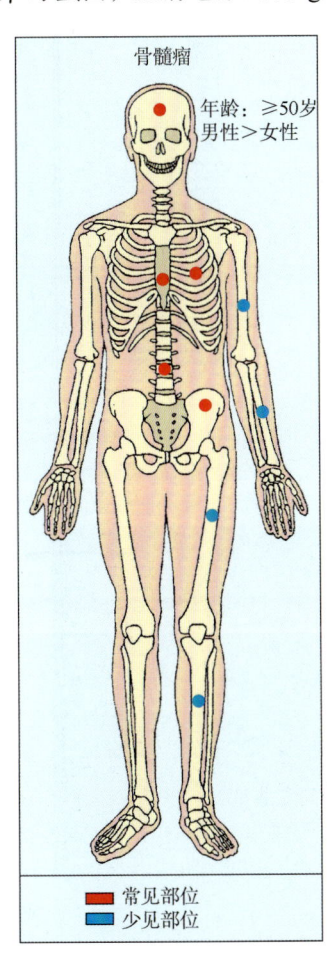

图22-33 骨髓瘤的骨骼好发部位、峰值年龄和男女比例

（二）影像学特点

多发性骨髓瘤有多种影像学表现（图22-34）。尤其是发生在脊柱时，有时只见弥漫性骨质疏松和多发椎体压缩性骨折，但未见明确病变。常见骨骼内散在的溶骨性病变。发生在颅骨时，可见特征性的"穿凿样"骨质破坏区，大小一致（图22-35），肋骨的病变表现为花边样骨质破坏区和小的溶骨性病变，有时有软组织肿块。扁骨和长骨的病变表现为髓内的骨质破坏，累及皮质时呈皮质内缘的扇贝样凹陷（图22-36、图22-37）。一般没有硬化和骨膜反应。影像学表现结合普通放射性核素骨扫描即可做出诊断，很少需要CT检查（图22-38）。当肿瘤为孤立性病变，并伴有较大的软组织肿块时（图22-39），诊断则较为困难，但这种情况罕见。在MRI上，病变在T_1加权序列上表现为中等信号强度，而在T_2加权像上，信号通常较高且均匀。注射造影剂后，MRI上可见一定程度的强化（图22-40）。

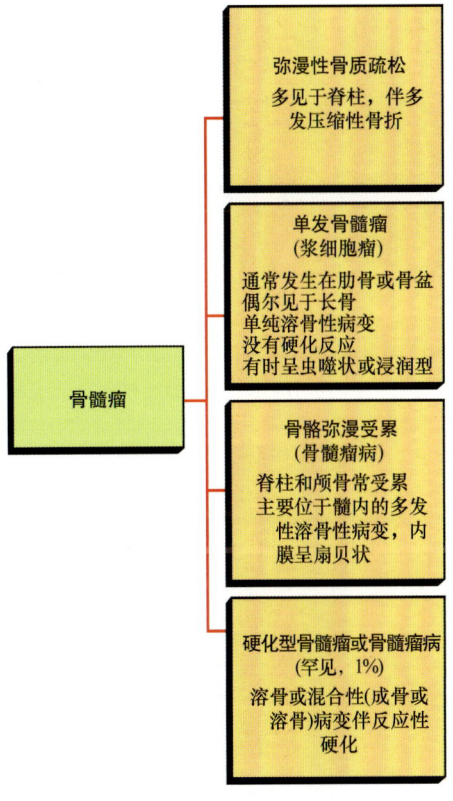

图22-34 骨髓瘤的各种影像学表现

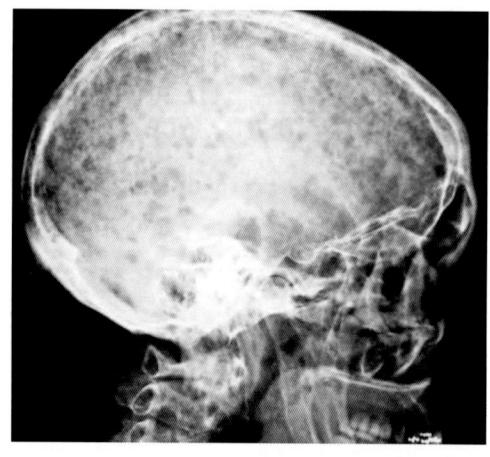

图22-35 多发性骨髓瘤（1）

60岁女性，病变主要累及颅骨。注意特征性的"穿凿"样溶骨性病变，多数大小一致、没有硬化边。这种表现偶尔见于转移瘤

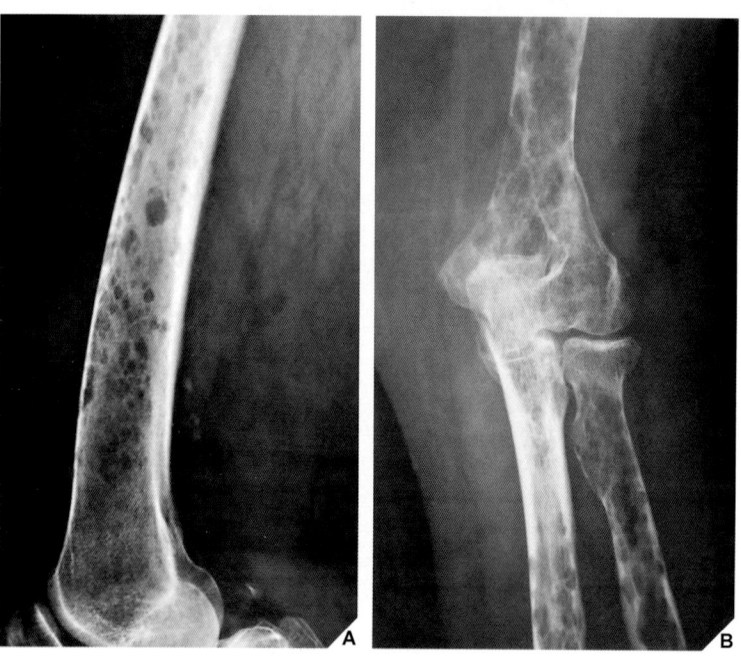

图22-36 多发性骨髓瘤（2）

65岁女性，股骨远端侧位X线片（A）和肘关节前后位X线片（B）显示皮质内缘典型的扇贝样改变和弥漫性骨髓瘤

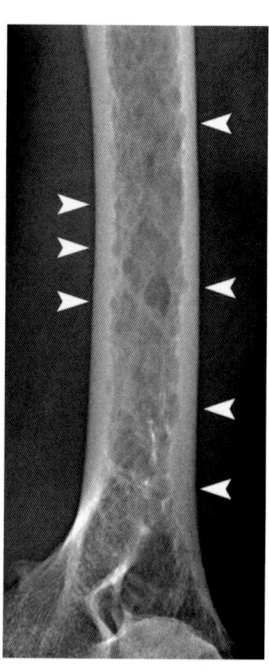

图22-37 多发性骨髓瘤（3）

72岁男性，肱骨远端的放大X线片显示了这种恶性扇贝样骨内膜（无尾箭头）的特征

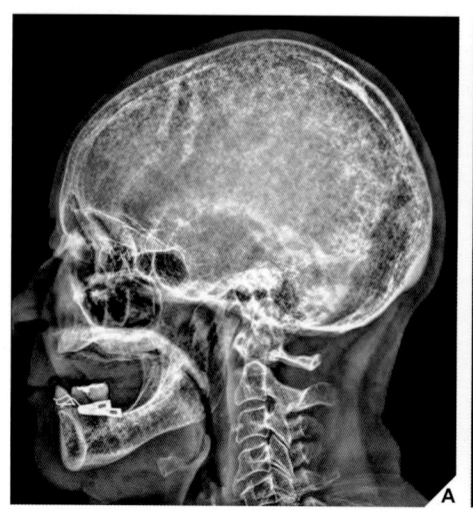

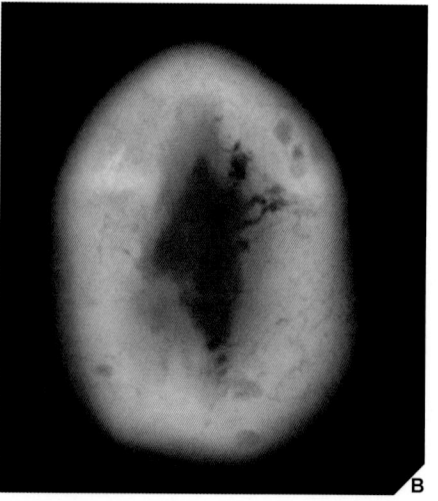

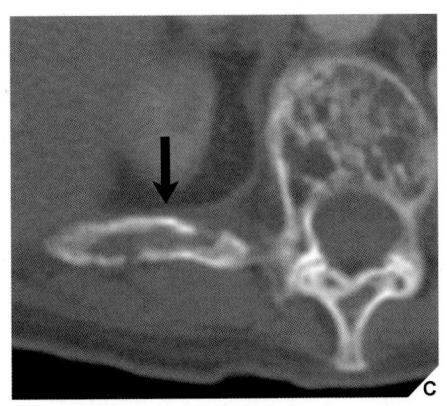

图 22-38 多发性骨髓瘤的CT表现

A. 76岁女性，颅骨的侧位X线片显示颅骨广泛受累。同时注意下颌骨的"穿凿"样病变，这个部位较少被累及。B. CT图像显示枕骨的"穿凿"样低密度病变。C. 经过第10椎体的CT断层图像显示椎体和相邻右侧肋骨（箭头）受累

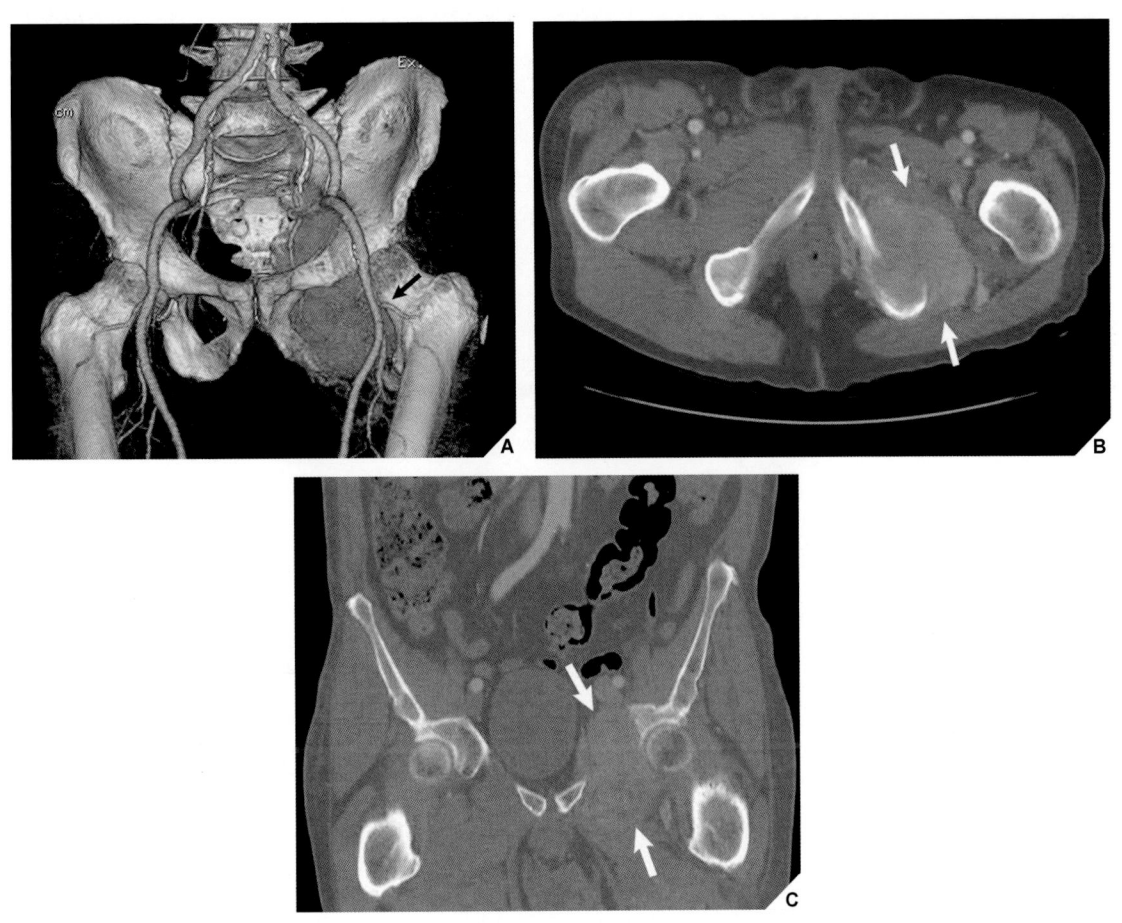

图 22-39 孤立性浆细胞瘤的三维CT血管造影和CT表现

79岁男性，骨盆的三维CT血管造影（A）显示左侧坐骨破坏，并可见位于闭孔处并延伸至骨盆腔的巨大软组织肿块。观察被肿瘤包裹的左侧股浅动脉变窄（箭头）。骨盆的轴位（B）和冠状位（C）重建CT图像显示低密度肿瘤破坏坐骨并形成巨大的软组织肿块（箭头）

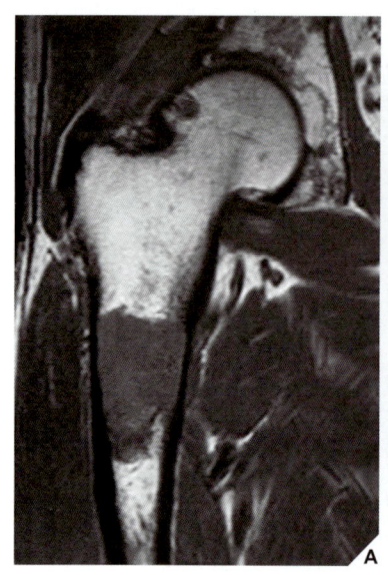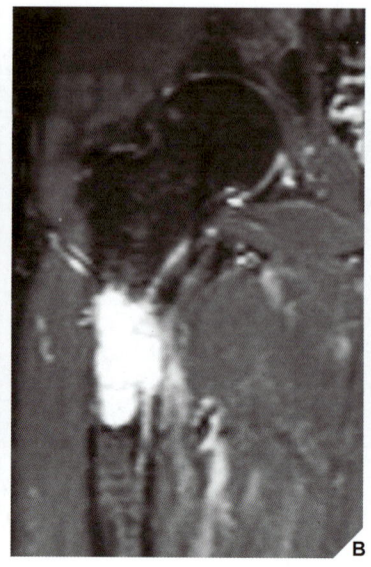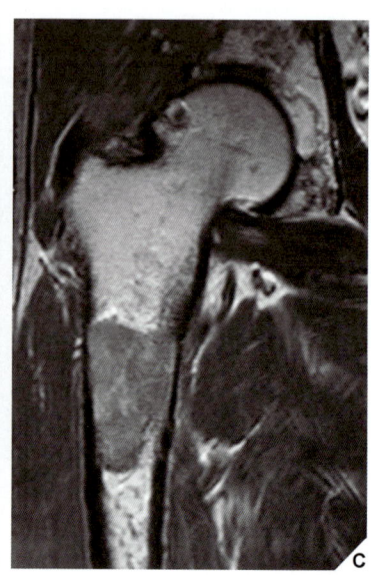

图 22-40　浆细胞瘤的MRI表现

A. 53岁男性，右髋的冠状位T_1WI示股骨近端的病变呈与骨骼肌相似的中等信号。B. 冠状位T_2WI示肿瘤呈均匀高信号。C. T_1WI增强后示肿瘤轻度强化（经允许引自Greenspan A，Borys D. *Radiology and pathology correlation of bone tumors: a quick reference and review*. Philadelphia: Wolters Kluwer; 2016: 266-267，Fig. 5.48.）

溶骨性骨髓瘤患者中只有3%有多发性神经病变，而据报道骨硬化性骨髓瘤患者中多发性神经病变的发生率为30%～50%。与经典骨髓瘤相比，这种变异型一般发生在年轻人，骨髓内浆细胞较少，单克隆抗体水平低，预后较好。

骨硬化性骨髓瘤中一个有趣的变异型即所谓的POEMS综合征，该综合征最早于1968年被描述，其包括多发性神经病（P）；器官肥大症（O），尤其是肝脾肿大；内分泌紊乱（E），如闭经和男性乳房发育；单克隆丙种球蛋白病（M）；皮肤改变（S），如色素过度沉着和多毛症。本病又称Crow-Fukase综合征、Takatsuki综合征或PEP（浆细胞病、内分泌病和多发性神经病）综合征，说明本病是一种病因不明的临床病理性综合征。在X线片和CT上，局灶性骨病变表现为边界清晰或绒毛状硬化性区域，或呈有硬化边的溶骨性区域。在MRI上，病变在T_1WI和T_2WI均呈低信号，增强扫描后（钆）没有强化。

骨硬化性骨髓瘤侵犯脊柱时的特征性MRI表现是"迷你脑"征。椎体膨胀，由于残留的骨小梁代偿性肥大，表现为高信号区域被线柱状低信号分隔，类似脑沟（图22-41）。在^{18}F-FDG PET和PET/CT图像上，肿瘤总是表现为高代谢（图22-42）。

（三）病理

在组织学上，确诊是通过发现大片不典型浆细胞样细胞取代正常骨髓腔。浆细胞表现为大量亮蓝色或粉色染色的胞质中有偏心的核。肿瘤细胞含双核甚至三核，通常浓染、巨大，核仁明显。肿瘤细胞可能在细胞质中积聚免疫球蛋白，并可见桑葚样外观或"Mott细胞"。可以观察到称为拉塞尔（Russell）小体的细胞外聚合小球。低分化肿瘤可见非典型细胞，有丝分裂活跃。免疫组织化学显示CD138、CD38和MUM1（多发性骨髓瘤癌基因1）呈阳性。其特征是单型胞质免疫球蛋白的表达和表面免疫球蛋白的缺乏。肿瘤细胞单型表达Ig κ或Ig λ，可确诊为恶性。大多数骨髓瘤缺乏pan-B抗原CD19和CD20。细胞周期蛋白D1可在35%～40%的病例中表达，并且与易位t（11；14）（q13；32）相关。其他遗传异常包括染色体1q、3q、9q、11q和15q的增加。60%的病例可观察到在13q14位点上，染色体13缺乏。25%的病例报道了17q13位点处*TP53*基因缺失。

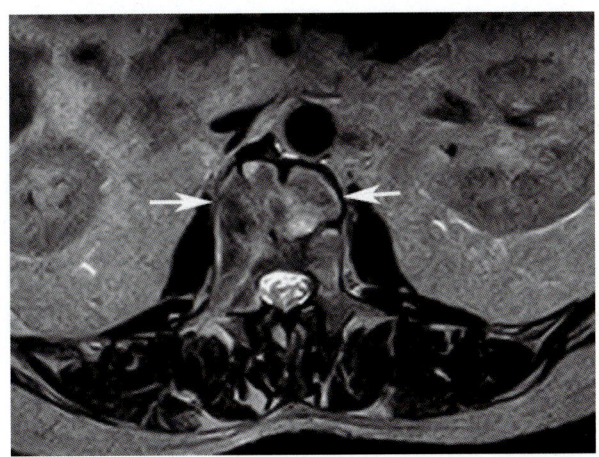

图 22-41　多发性骨髓瘤："迷你脑"征

腰椎的 MRI 轴位 T$_2$WI 示椎体膨胀（箭头），前部的分隔类似脑沟（由 Daniel Vanel，MD，Bologna，Italy. 提供）

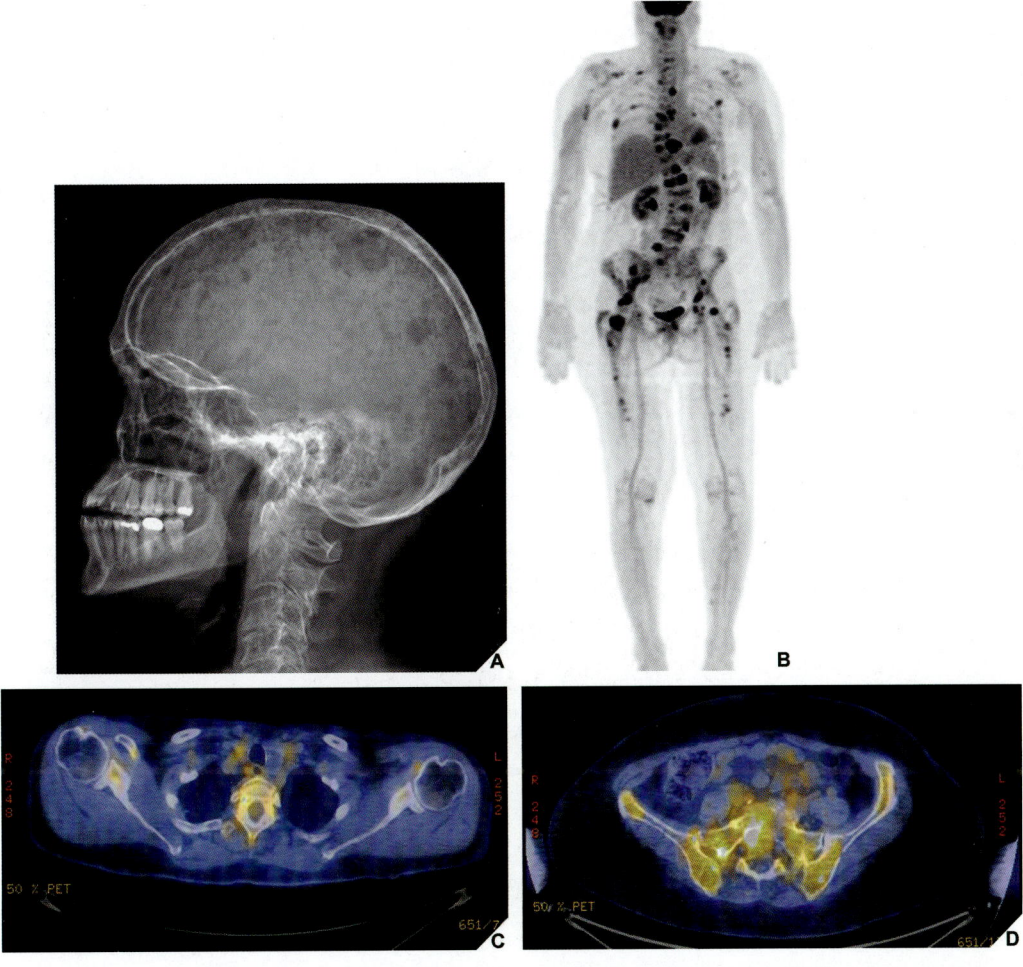

图 22-42　多发性骨髓瘤的 X 线、FDG PET 扫描和 PET/CT 表现

A. 72 岁女性，颅骨的侧位 X 线片显示了许多不同大小的溶骨性病变。B. 全身 FDG PET 扫描显示脊柱、肋骨、肩胛骨、骨盆和股骨近端内有多个高代谢病灶。C. 在肩带水平获得的轴位 PET/CT 融合图像显示肩胛骨和胸椎内的高代谢病灶。D. 在骨盆水平获得的轴位 PET/CT 融合图像显示髂骨和骶骨内的高代谢病灶

（四）鉴别诊断

多数病例脊柱受累，此时多发性骨髓瘤必须与转移瘤相鉴别。Jacobson等所描述的"椎弓根"征有助于诊断。他们提出在骨髓瘤早期，椎弓根（与椎体相比含红骨髓少）不会受累，然而，即使是早期转移癌，椎弓根和椎体也会受累（图22-43）。而在多发性骨髓瘤晚期，椎弓根和椎体都会被破坏。放射性核素骨扫描可以更好地鉴别早期

骨髓瘤和转移瘤。转移瘤总是有放射性示踪剂摄取增加，而多数多发性骨髓瘤不增加。这种现象反映出多数骨髓瘤的病变是单纯溶骨性的，没有反应性新生骨形成。

单发性骨髓瘤的诊断更难。因为是单纯溶骨性病变，所以和其他单纯破坏性病变类似，如甲状旁腺功能亢进性棕色瘤、巨细胞瘤、纤维肉瘤、MFH，或来源于肾、甲状腺、胃肠道或肺的单发转移癌。

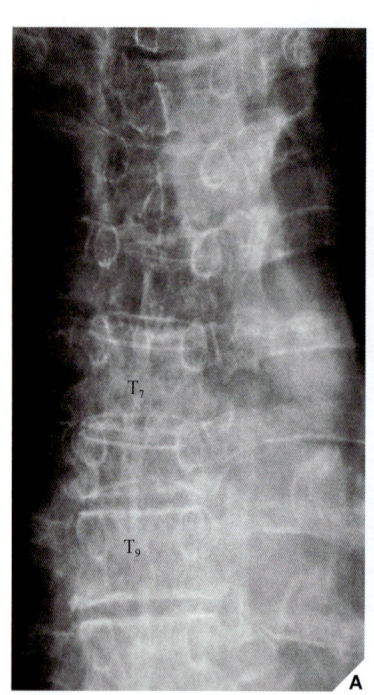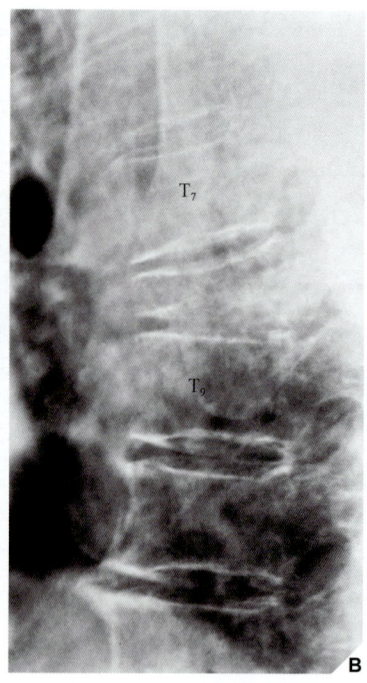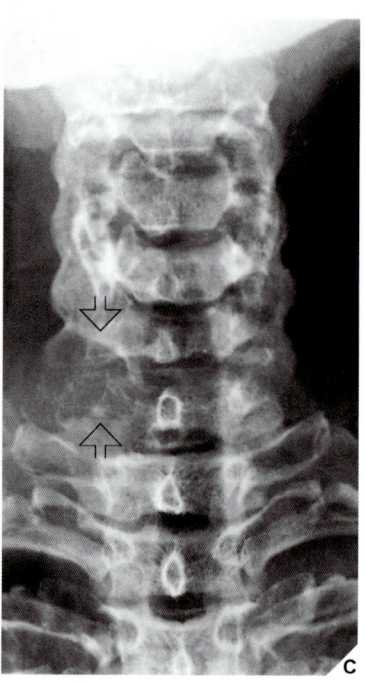

图22-43　多发性骨髓瘤和转移瘤

70岁男性，患有多发性骨髓瘤，脊柱前后位（A）和侧位（B）X线片显示脊柱和附肢骨均受累，T_8椎体压缩性骨折；其他多个椎体仅显示骨质疏松。与脊柱的转移性病变相比，椎弓根未受累，转移性病变多累及椎弓根，见患有结肠癌的65岁男性的多发性溶骨性转移的颈椎前后位X线片（C）。注意C_7右侧椎弓根受累（空心箭头）

（五）并发症、治疗及预后

骨髓瘤的常见并发症是病理性骨折，特别是发生在长骨、肋骨、胸骨和椎体的病变，据报道将近15%的患者有淀粉样变性。据报道，另一种多发性骨髓瘤的并发症是软组织髓外受累。相比于那些邻近骨病变的软组织复发，这种类型的复发预后明显较差（图22-44）。

治疗包括放疗和全身化疗。通常而言，多发性骨髓瘤是一种无法治愈的疾病，中位生存期约为3年，5年生存率约为10%。肾功能不全、肿瘤

细胞替代骨髓的程度和分级更高、细胞增殖活性增加及某些核型异常均与更短的生存期相关。染色体易位t（4；14）和t（14；16）及染色体17q13缺失（TP53）也与较差的预后相关。

五、造釉细胞瘤

（一）临床及影像学特点

造釉细胞瘤是一种罕见的恶性肿瘤，约占所有原发性骨病变的0.4%。男女发病率相等，发病

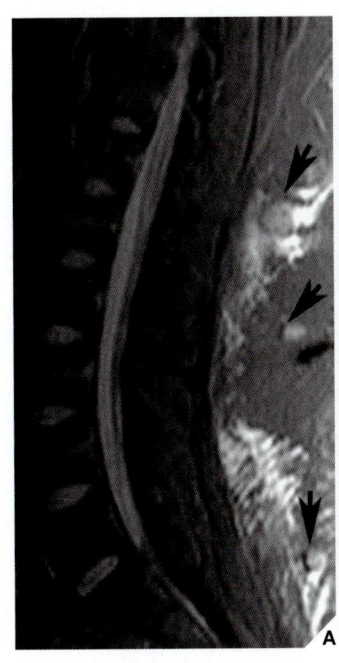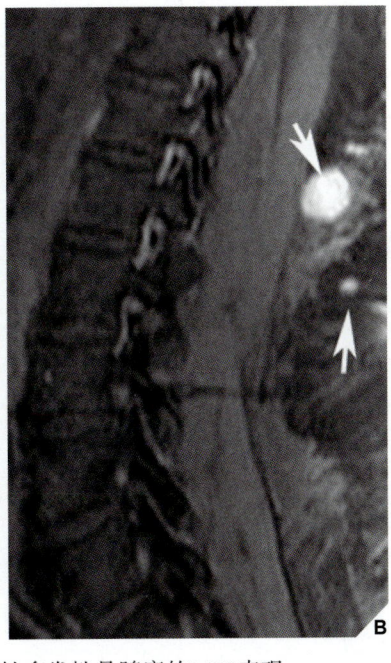

图22-44　软组织复发性多发性骨髓瘤的MRI表现

脊柱矢状位短时反转恢复（STIR）序列MRI（A）和静脉注射钆造影剂后获得的矢状位T₁加权脂肪饱和序列MRI（B）示脊髓旁皮下软组织中的多个强化结节（箭头）。请注意，软组织结节与骨病变不相邻。该特征表明，相较于直接累及软组织的多发性骨髓瘤，该类病变预后更差

年龄为20～50岁；90%的病例病变发生在胫骨。临床表现为伴或不伴疼痛的局部肿胀。查体可触及坚硬、有压痛的肿块或肿胀区，通常牢固地附着在下属骨上。X线片上，病变表现为边界清晰、大小各异的细长溶骨性骨质缺损，被骨质硬化区隔开，偶尔呈"皂泡"样表现；一般没有骨膜反应（图22-45）。有时，造釉细胞瘤有多个病灶，累及整个骨（图22-46）；胫骨皮质的"锯齿"样骨质破坏是肿瘤的特征性表现。闪烁扫描总会显示病灶对放射性药物示踪剂的摄取增加（图22-47）。MRI在T₁WI上呈低信号（与正常骨髓相比），在T₂WI上呈高信号。增强扫描，肿瘤可伴或不伴强化。一些研究人员曾报道过肿瘤均匀明显的静态强化图像，但缺乏对该肿瘤动态强化模式的一致报道。

（二）病理

大体标本表现为位于皮质、界限清晰的黄灰色、分叶状坚硬平滑的肿瘤，伴有外周硬化。虽然以单发病灶为主，但偶尔也可能是多灶性的，病灶之间有正常的皮质骨（图22-48）。

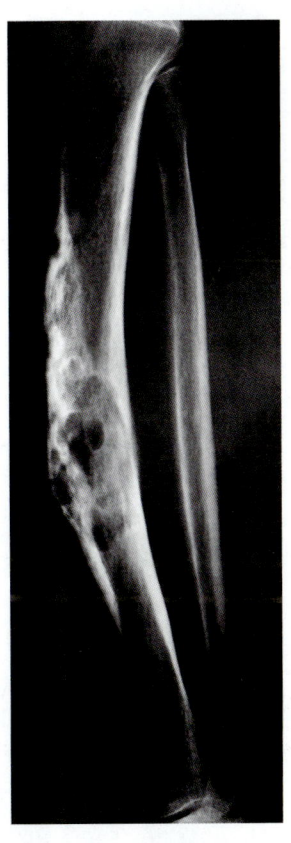

图22-45　造釉细胞瘤（1）

64岁女性，左侧胫骨的侧位X线片显示骨干中段的病变。破坏性病变呈多灶性且轻度膨胀，混有溶骨和成骨区域，形成"皂泡"样改变，类似骨纤维结构不良（见图19-54～图19-56、图19-57A）

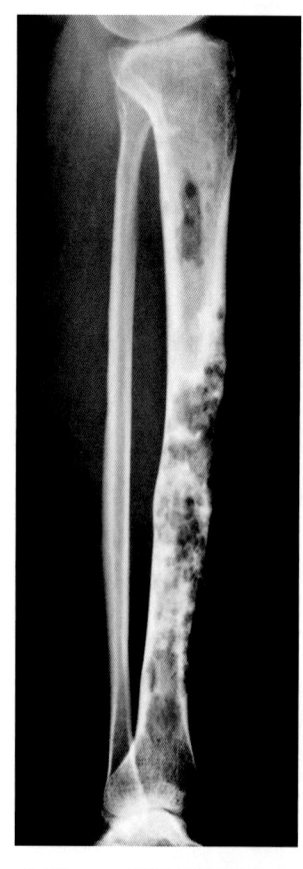

图 22-46　造釉细胞瘤（2）

28岁女性，右小腿的侧位X线片显示多发的、融合的溶骨性病变，几乎侵犯整个胫骨，只有关节末端未受累。胫骨皮质前缘呈明显的"锯齿"样骨质破坏

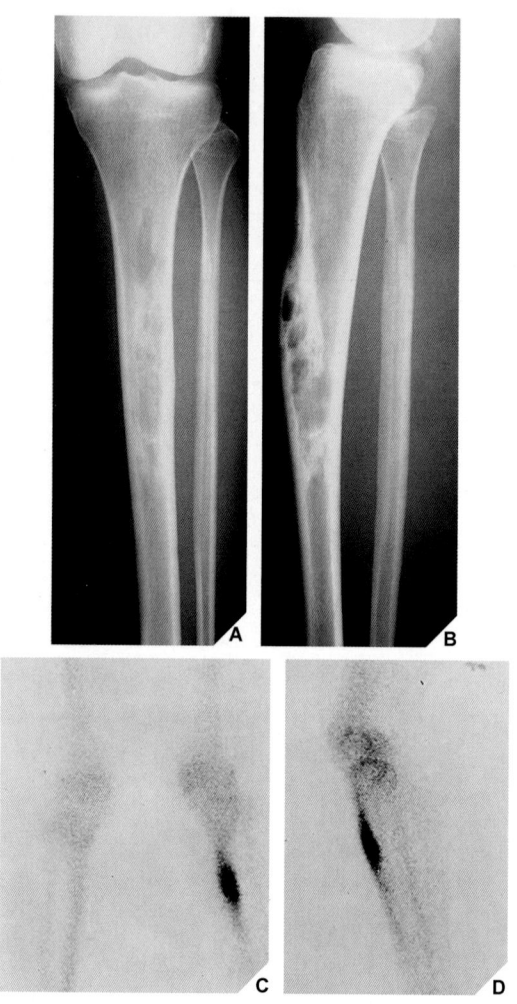

图 22-47　造釉细胞瘤的闪烁扫描

A. 46岁女性，左腿的正位X线片显示胫骨中轴有多处透亮病变。骨的外侧皮质略增厚。B. 侧位片可见硬化性和溶骨性改变相混合，主要累及胫骨前皮质。C、D. 静脉注射20mCi（740MBq）^{99m}Tc 标记的MDP后获得的正面和侧面放射性核素骨扫描显示肿瘤对放射性药物示踪剂的摄取显著增加（经允许引自 Greenspan A，Borys D. *Radiology and pathology correlation of bone tumors：a quick reference and review.* Philadelphia：Wolters Kluwer；2016：336，Fig. 7.50.）

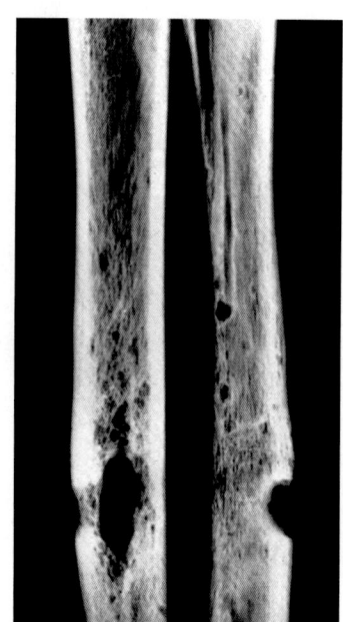

图 22-48　造釉细胞瘤的病理学表现

9岁男孩，胫骨切除标本的前后位（左）和侧位（右）X线片可见累及皮质和髓腔的几种不同大小的溶骨性病变（经Elsevier允许引自 Bullough P. *Orthopaedic pathology*，5th ed. Maryland Heights，MO：Mosby；2009.）

在组织学上，肿瘤具有双相性，由上皮成分和纤维成分以不同比例紧密混合而成。可能存在4种主要的组织形态：基底样细胞、管状细胞、梭形细胞和鳞状细胞。有学者猜想造釉细胞瘤是一种血管类肿瘤，但是超微结构和免疫组化方面的证据更支持其为内皮来源。遗传异常包括7号、8号、12号、19号和21号染色体的增加。*TP53*基因突变和DNA非整倍性仅限于肿瘤的上皮成分。一些同时表现出造釉细胞瘤和尤因肉瘤（也称为非典型造釉细胞瘤或尤文样造釉细胞瘤）组织病理学特征的病例可见 t（11；22）易位，这在典型造釉细胞瘤中并不存在。

有学者推测造釉细胞瘤与骨纤维结构不良和骨纤维异常增殖症之间有一定关系，并认为造釉细胞瘤可能与这些病变中的任何一种共存。虽然此推测仍有争议，一些研究者仍然认为造釉细胞瘤的病变内含有纤维骨成分，在组织学检查中类似Kempson-Campanacci病变或骨纤维异常增殖症（见第19章关于骨纤维结构不良的讨论）。

（三）治疗和预后

因为造釉细胞瘤对放射治疗不敏感，治疗选择外科全切和骨移植。局部（病灶内或边缘）手术干预后，复发率很高（高达90%）。肿瘤可能扩散到区域淋巴结。目前已有肿瘤转移的记录（高达 29% 的病例）。

六、脊　索　瘤

（一）临床特点

脊索瘤是一种起源于残留脊索的恶性肿瘤，因此该肿瘤几乎全部发生在中轴骨的中间。脊索瘤占所有恶性骨肿瘤的1%～4%。发病年龄为30～70岁，平均发病年龄为56岁，男性略多于女性。脊索瘤最常见的3个发病部位是骶尾部、蝶枕区和C_2椎体（图22-49）。所谓软骨样脊索瘤仅发生在颅底。

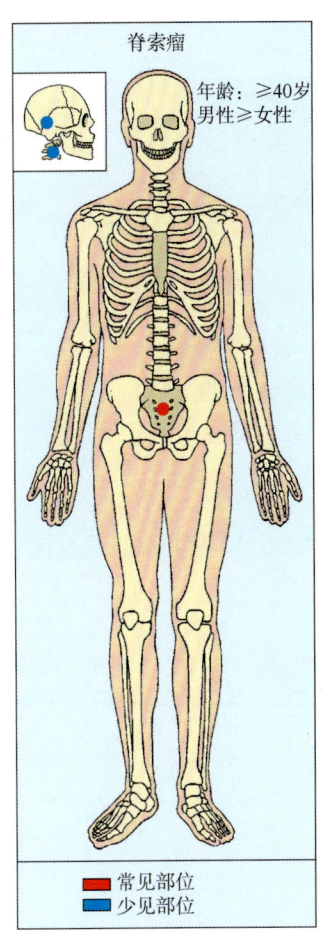

图22-49　脊索瘤的骨骼好发部位、峰值年龄和男女发病比例

（二）影像学特点

该肿瘤影像学表现是伴有不规则扇贝样边缘的高度破坏性病变；有时有基质钙化，可能是肿瘤扩张坏死的结果（图22-50A）。64%的病例报道有骨质硬化。软组织肿块常见（图22-50B）。一般常规X线检查足以显示肿瘤（图22-51），CT和MRI用来显示软组织受累范围（图22-52）和脊髓受累情况。在MRI上，肿瘤在T_1WI呈中低信号，在T_2WI和其他水敏感序列上呈高信号。闪烁显像显示肿瘤边缘的放射性示踪剂摄取增多。有时可见异常的活性减低区，因肿瘤完全取代骨组织所致。肿瘤内部的示踪剂摄取缺失区可能是因为缺乏血管和没有肿瘤新生骨。碳-11（^{11}C）-甲硫氨酸（MET）PET显示出对该肿瘤成像的高灵敏度（80%）。

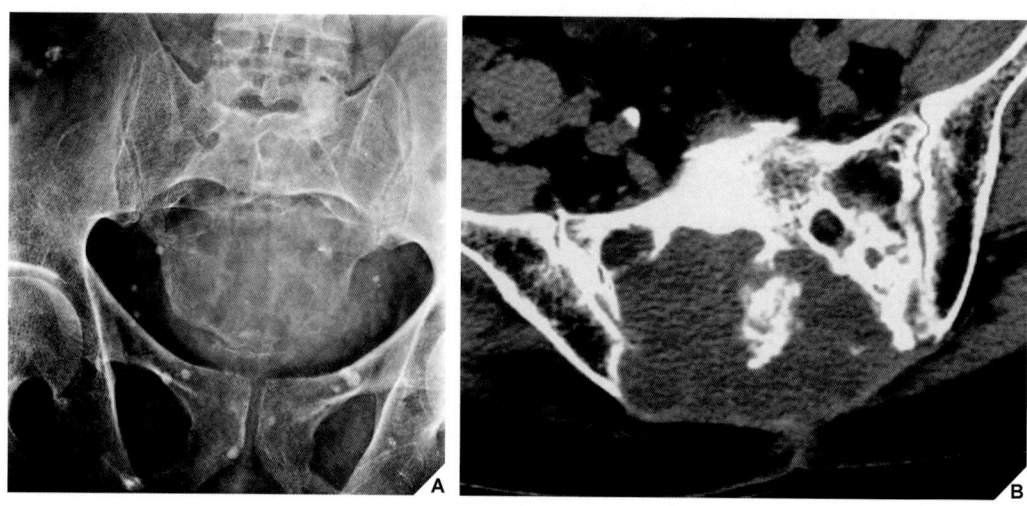

图 22-50 脊索瘤（1）

A.60 岁女性，骶骨骨质破坏，注意其扇贝样边缘及肿瘤基质的不定形钙化。B.CT 显示广泛的骨质破坏和大的软组织肿块

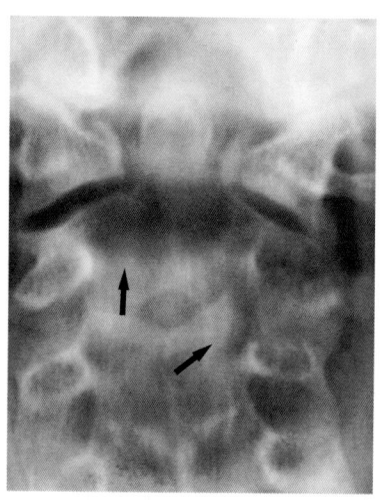

图 22-51 脊索瘤（2）

52 岁男性，颈椎开口前后位 X 线体层摄影显示 C₂ 体部的溶骨性病变（箭头）

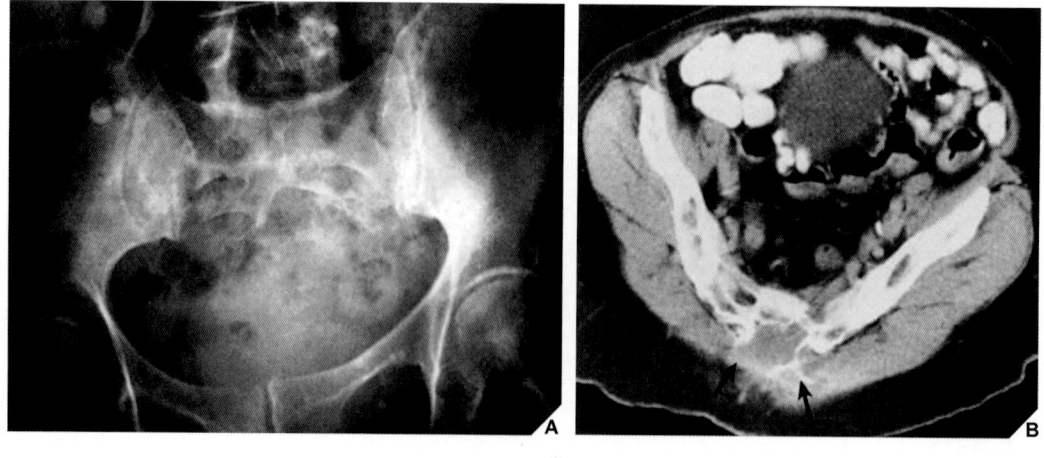

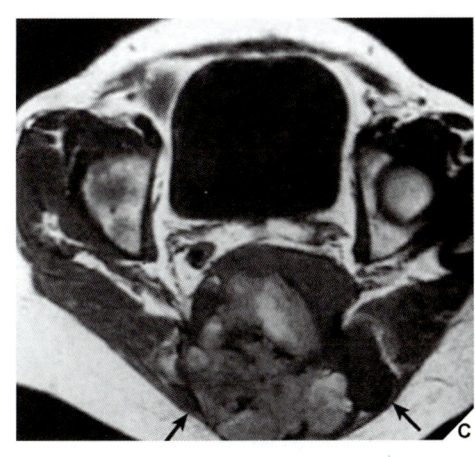
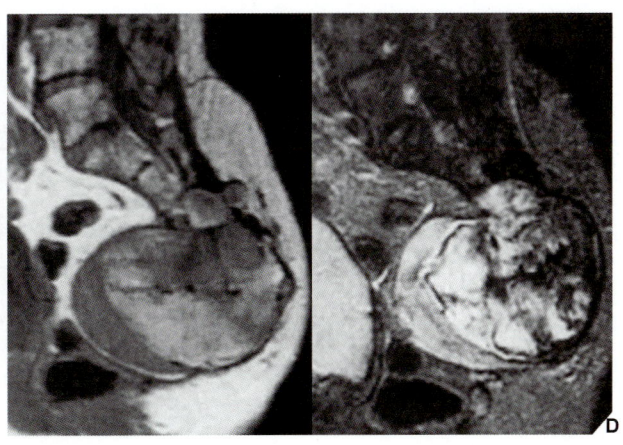

图 22-52　脊索瘤的 CT 和 MRI 表现

A. 68 岁女性，骨盆的前后位 X 线片显示骶骨下部的骨质破坏，伴有软组织肿块。B. CT 轴位层面显示骶骨内低密度的骨质破坏（箭头）。C. MRI 轴位 T₁WI 显示分叶状肿瘤破坏骶骨远端和尾骨，并且信号不均匀（箭头）。D. 矢状位 T₁WI 和 T₂WI 显示分叶状肿块，破坏骶骨远端和尾骨，信号不均匀（经允许引自 Greenfi eld GB，Arrington JA. *Imaging of bone tumors. A multimodality approach.* Philadelphia：JB Lippincott；1995.）

（三）病理

大体标本显示肿瘤呈分叶状、深红色且伴出血，有光泽，颜色从浅灰褐色至蓝白色等，质地从黏液样至易碎不等，通常延伸至软组织（图 22-53）。

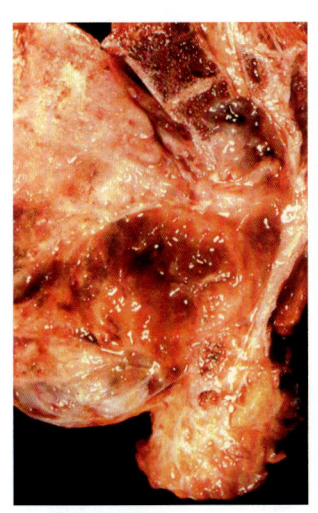

图 22-53　脊索瘤的病理学表现

通过下腰椎和骶骨的尸检标本的矢状切面显示一个坚实的粉红色-灰色-淡黄色分叶状肿瘤，骶骨和 L₅ 椎体被破坏。前方存在大的肉质软组织肿块。可见明显的出血灶（深红色）（经 Elsevier 允许引自 Bullough P. *Orthopaedic pathology*，5th ed. Maryland Heights，MO：Mosby；2009.）

在组织学上，肿瘤由松散的黏液物质聚集而成，这些黏液样物质将索条样排列的、分叶状大多面体细胞分隔开，伴有空泡状胞质和小泡状核的空泡细胞。空泡中含有一种黏液性物质，为中性黏多糖和弱磺化及羧化糖蛋白的混合物，通常伴有坏死灶。

免疫组织化学显示 S-100 蛋白、细胞角蛋白（CK）、上皮膜抗原（EMA）和 brachyury 呈阳性。brachyury 是一种由 T 基因编码的蛋白质（特异性约 90%）。遗传学研究显示部分或完全 *PTEN* 基因缺陷和染色体 3、染色体 4、染色体 10 及染色体 13 丢失。已有染色体臂 5q、7q 及染色体 20 扩增的报道。brachyury 7q33 位点和 *EGFR7*（p12）位点的扩增很常见。

（四）并发症、治疗和预后

肿瘤侵犯脊髓可能导致神经系统并发症，转移罕见，且通常发生在晚期。脊索瘤的治疗通常采用全切后放疗。当不能做肿瘤全切时，偶尔使用液氮冷冻手术。总体中位生存期为 7 年，但这取决于肿瘤的部位和大小。去分化肿瘤预后较差。

七、骨原发性平滑肌肉瘤

（一）临床特点

骨原发性平滑肌肉瘤罕见，文献报道不足 150 例。更为常见的是软组织原发平滑肌肉瘤转移至骨骼。因此，在做出骨原发性平滑肌肉瘤诊断之前，必须排除骨外的（主要是胃肠道和子宫的）原发性肿瘤。平滑肌肉瘤是恶性肿瘤，以梭形细胞为主，由平滑肌分化而来。已报道的患者年龄范围从 9 岁至 80 岁，多出现在 20 岁之前。男性多于女性。临床表现为不同程度和持续时间的疼痛。偶尔可见软组织肿块。最常见的部位是股骨远端、胫骨近端、肱骨近端和髂骨。其他骨偶有受累，包括锁骨、肋骨和下颌骨。

（二）影像学特点

尽管平滑肌肉瘤没有影像学特征，但是多数肿瘤表现为地图样溶骨性骨质破坏（图22-54A、图22-55A），或边界不清、浸润性或虫蚀状骨质破坏。约50%的病例报道有明显的骨膜反应。CT能够更好地显示肿瘤完整的骨内和骨外范围（图22-54B、图22-55B）。在MRI上，肿瘤在T_1加权序列上和肌肉呈等信号，而在T_2WI上信号不均匀，但主要是高信号（图22-55C、D）。

（三）病理

在显微镜下，可见梭形细胞相互交错，胞质呈嗜酸性，类似软组织平滑肌肉瘤。不同病例的细胞增殖、核多形性和坏死程度各不相同。肿瘤细胞的细胞核细长，呈雪茄形，末端变钝（凹陷），由透明的空泡引起。有丝分裂象常见。偶见类似MFH的席纹状图案。免疫组化中结蛋白、波形蛋白和平滑肌肌动蛋白（SMA）染色呈阳性。

遗传学表现为基因组缺失和磷酸化Rb缺失（由位于13q14→q14.2的基因*RB1*编码的视网膜母细胞瘤蛋白）。

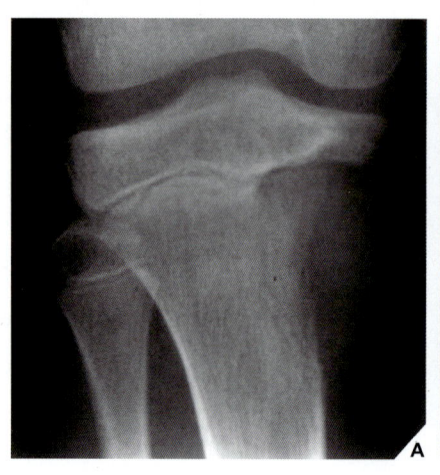
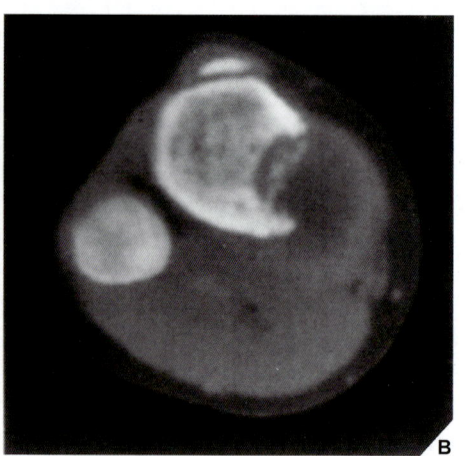

图22-54 骨平滑肌肉瘤

A. 12岁男孩，右膝的前后位X线片显示胫骨近端干骺端的溶骨性骨质破坏，病变破坏内侧皮质并延伸至软组织内。B. 轴位CT图像显示胫骨内侧骨质破坏伴软组织肿块（经允许引自Greenspan A，Remagen W. *Differential diagnosis of tumors and tumor-like lesions of bones and joints.* Philadelphia：Lippincott-Raven；1998：369-371.）

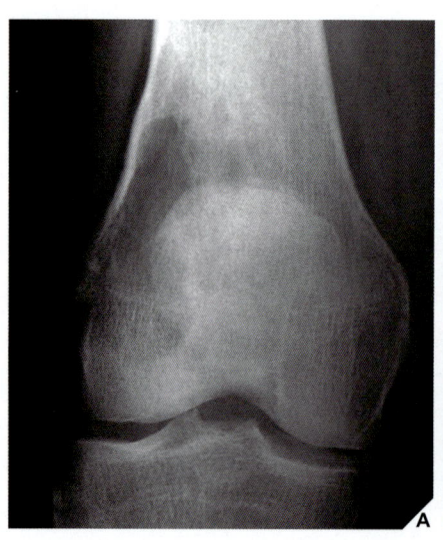
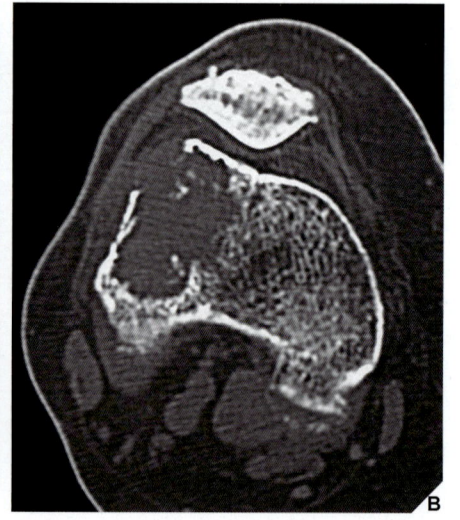

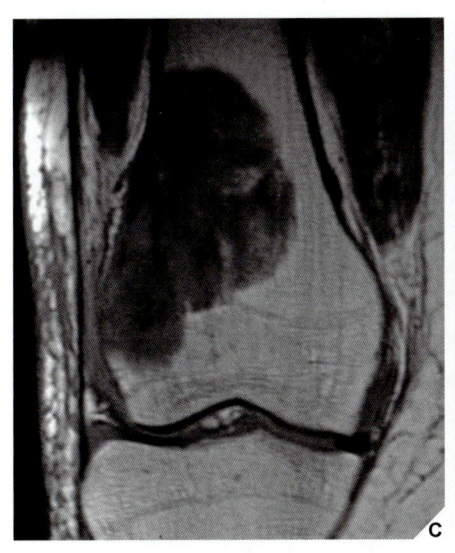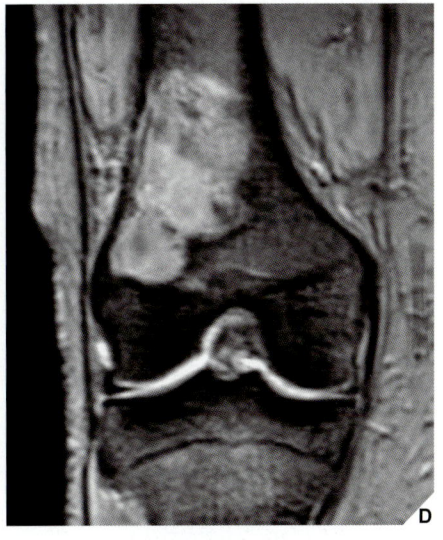

图 22-55　骨平滑肌肉瘤的 CT 和 MRI 表现

A. 66 岁女性，右膝的前后位 X 线片显示股骨远端外侧有一个偏心性溶骨性病变。B. 轴位 CT 断层图像示股骨外侧髁皮质破坏，肿瘤向软组织延伸。C. 冠状位 T_1WI 显示病变与骨骼肌呈等信号。D. 冠状位 T_2WI 显示肿瘤表现出轻微的异质性，但主要是高信号（经允许引自 Greenspan A，Borys D. *Radiology and pathology correlation of bone tumors：a quick reference and review.* Philadelphia：Wolters Kluwer；2016：345，Fig. 7.59.）

（四）鉴别诊断

由于骨平滑肌肉瘤在影像学上并无典型特征，鉴别诊断必须考虑到多种病变。发现侵袭性骨质破坏应考虑纤维肉瘤、MFH 和淋巴瘤。发生于年轻患者时，有可能是尤因肉瘤，老年患者要想到单发转移瘤的可能。

八、血管内皮瘤和血管肉瘤

（一）临床特点

这两种肿瘤是最常见的恶性血管性病变。目前用于描述恶性血管性肿瘤的术语并不统一，因此相当令人困惑。不同的术语，包括血管肉瘤、血管内皮瘤和血管内皮肉瘤都曾被当作同义词使用。这些肿瘤还被分为不同的级别，从Ⅰ级血管内皮瘤（分化良好）到Ⅲ级血管肉瘤（分化差）。由于普遍存在混淆，WHO 分级系统近期进行了修订，但仍将病变分为中度的、不确定的（包括血管内皮瘤和血管外皮瘤）和明确恶性的。有时很难明确区分这些肿瘤。

血管内皮瘤和最近被证实的称为"上皮样血管内皮瘤"的病变被认为是真正的肿瘤，因为二者均能独立生长，组织病理学显示细胞核不典型，偶尔伴有丝分裂活动，且局部切除后经常复发。此外，上皮样血管内皮瘤的特点是具有特定的染色体易位 [t（1；3）（p36.3；q25）]，涉及 1 号和 3 号染色体的 *WWTR1-CAMTA1* 基因融合，这一遗传学特征提供了与血管内皮瘤鉴别的方法。病变可发生于任何年龄，从 10 岁至 75 岁，男性略多发。病变可单发或（通常上皮变异）多发。多发病灶患者一般比单发病灶患者年轻 10 岁。最常受累的部位是颅骨、脊柱和下肢骨。临床症状有局部钝痛和触痛，有时可见肿胀和关节积液。

骨血管肉瘤是血管类肿瘤谱系中恶性程度最高的一类。这是一种侵袭性肿瘤，特点为频繁的局部复发和远处转移。发病年龄是 10～70 岁，峰值年龄是 40～50 岁。男性发病率是女性的 2 倍。最常见的发病部位是长骨，特别是胫骨、股骨和肱骨，最常见的症状是局部疼痛和肿胀。66% 的病例转移至肺和其他内脏。

（二）影像学特点

在 X 线片上血管内皮瘤呈溶骨性改变，边界清晰、有宽的过渡带（图 22-56）。不同程度的硬化边可清楚地勾勒出病变。有的肿瘤可能会表现为溶骨性与硬化性改变相混合的模式。偶尔可见骨膨胀伴皂泡状改变并延伸至软组织。MRI

的T₁加权序列显示混杂信号，在T₂加权序列呈中等信号（图22-57）。在影像学检查中，很难区分血管内皮瘤和其他良、恶性血管类病变。单发的溶骨性病变可能与转移瘤、纤维肉瘤、MFH、浆细胞瘤和淋巴瘤类似，延伸至骨关节末端的病变可能被误认为是骨巨细胞瘤。由于血管内皮瘤的影像学表现没有特异性，临床资料有助于缩小鉴别诊断范围。

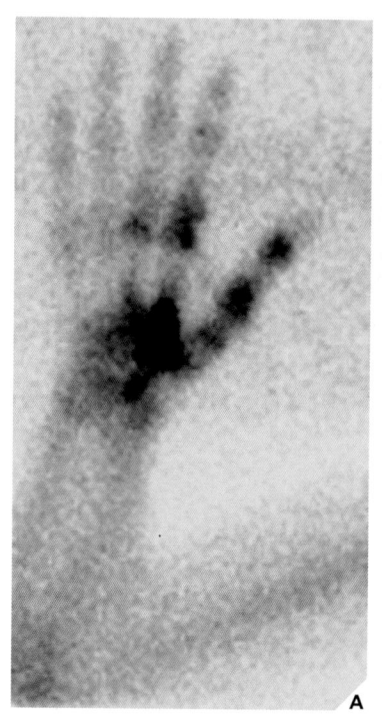
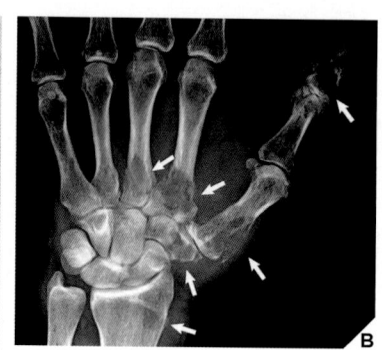

图22-56　多灶性上皮样血管内皮瘤

A. 66岁男性，右手的放射性核素骨扫描显示在桡骨远端、腕骨、掌骨和指骨内有几个放射性药物示踪剂活性增加的病灶。B. 右腕背掌X线片可见多发性溶骨性骨破坏，在桡骨远端、大多角骨、小多角骨、第一至第三掌骨和拇指近节及远节指骨可见较宽的过渡带（箭头）

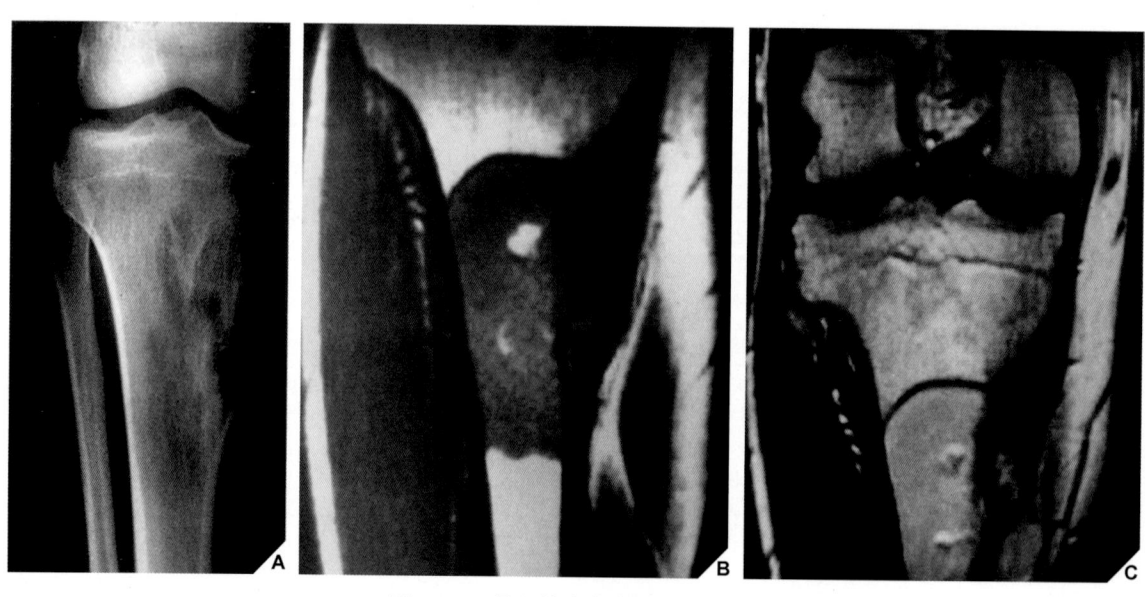

图22-57　骨血管内皮瘤的MRI表现

A. 右侧胫骨近端的前后位X线片显示溶骨性病变破坏股骨内侧部分。B. MRI冠状位T₁WI显示骨髓被低信号的肿瘤替代。C. MRI冠状位T₂加权像显示肿瘤呈不均匀高信号（经允许引自Greenfield GB, Arrington JA. *Imaging of bone tumors. A multimodality approach.* Philadelphia：JB Lippincott；1995.）

血管肉瘤与血管内皮瘤的影像学特征相似，但它更容易在肿瘤和正常骨之间形成宽的过渡带（图22-58）。骨皮质浸润和软组织肿块常见。

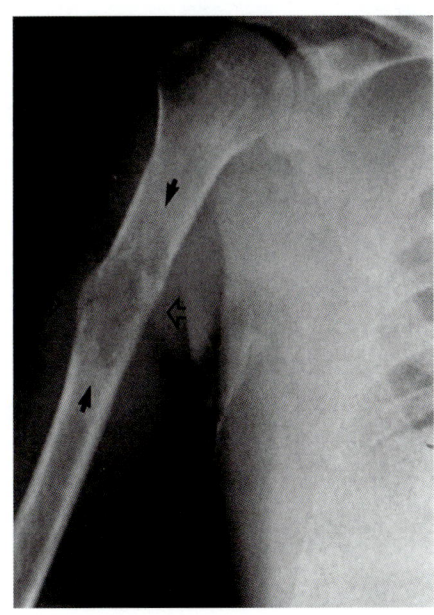

图22-58　骨血管肉瘤

42岁男性，右侧肱骨近端可见溶骨性骨质破坏伴宽过渡带（箭头），注意肿瘤的病理性骨折（空心箭头）（经允许引自Greenspan A, Remagen W. *Differential diagnosis of tumors and tumor-like lesions of bones and joints.* Philadelphia: Lippincott-Raven; 1998: 369-371.）

（三）病理

在组织学检查中，血管内皮瘤表现为明显多形性内皮细胞，伴有丰富的微嗜酸性或双染性胞质，以及有突出核仁的深染细胞核。交织的血管管道通常呈鹿角状并被基膜分隔开。典型基质内可见纤维性、黏液性或局灶性出血和坏死。

血管肉瘤大体标本表现为可侵蚀骨骼并延伸至软组织的质地坚实、肉质状出血性肿块（图22-59）。在显微镜下，血管肉瘤由结构不良的血管组成，呈现复杂的折叠和不规则交织状。血管内壁的内皮细胞明显恶性，管腔内细胞饱满，可见核深染及不典型有丝分裂。肿瘤的实性部分可能含有梭形细胞和上皮样细胞。遗传学表现为染色体t（1；14）（p21；q24）易位和*PTPRB*、*PLCG1*突变。最近，据一位意大利学者及其同事报道，辐射诱发性血管肉瘤和原发性血管肉瘤都有*MYC*基因的扩增。电镜显示内膜细胞含有怀布尔-帕拉德（Weibel-Palade）小体。

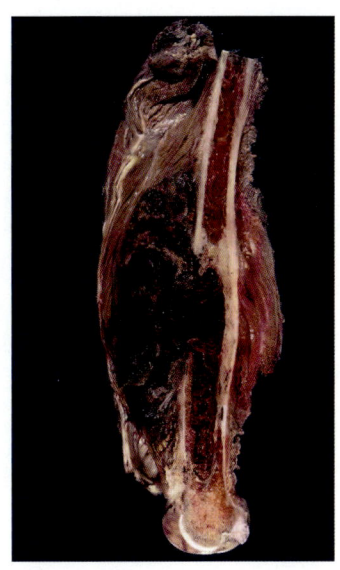

图22-59　血管肉瘤的病理学表现

股骨髓腔内血管肉瘤大体标本的矢状切面照片，可见肿瘤侵入前部皮质，形成一个大的软组织肿块（由Michael J. Klein, MD, New York. 提供。）

九、有恶变可能的良性病变

多种良性病变有恶变可能（见表16-2）。一些良性肿瘤或肿瘤样病变属于此类，如内生软骨瘤、骨软骨瘤和纤维结构不良，这在之前的章节（第18章和第19章）曾经讨论过。关于发生恶变的条件也已在之前的章节提及（见继发性骨肉瘤和继发性软骨肉瘤部分）。

（一）骨髓梗死

在骨髓梗死的基础上发生骨肉瘤的情况罕见。之前没有症状的患者出现骨疼痛时，影像科医师应警惕这种情况的发生。当髓内梗死区域出现骨质破坏，并伴有骨膜反应和软组织肿块时，应诊断恶性变（图22-60）。

（二）慢性骨髓炎窦道

当骨髓炎固有的窦道突然出现疼痛或流脓、恶臭时，应考虑恶变。多数骨髓炎患者都是从儿童时期开始患病，窦道引流超过20年通常是恶变的先兆。最常见的是继发鳞状细胞癌（图22-61），纤维肉瘤和骨肉瘤也有发生。肿瘤转化发生率很低，为0.2%～1.7%。在慢性骨髓炎的基础上常难以识别恶变的影像学特征，但是骨质破坏范围的增大常提示发生了骨肉瘤。

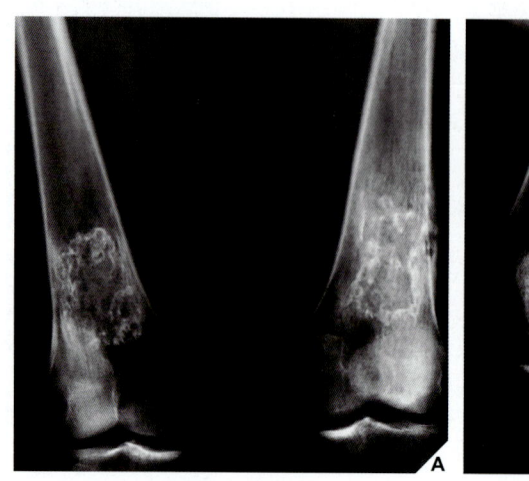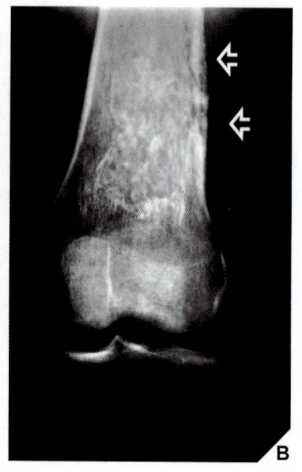

图 22-60　骨梗死继发 MFH

39岁女性，有多发的特发性骨梗死，其左膝上部疼痛。A. 双膝的前后位X线片显示典型的股骨远端髓内骨梗死。可见沿左侧股骨外侧皮质的层状骨膜反应。B. 放大图像显示皮质破坏（空心箭头）

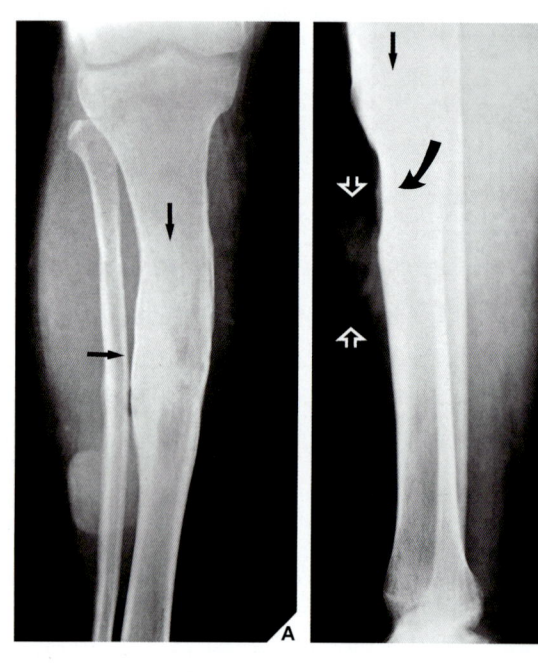

图 22-61　慢性骨髓炎窦道继发鳞状细胞癌

59岁男性，因右小腿溃疡5年进行治疗。13岁时右侧胫骨因开放性外伤而感染，之后发生慢性骨髓炎。右侧小腿的前后位（A）和侧位（B）X线片显示胫骨皮质中1/3前缘的巨大碟形缺损，基底部骨质致密压缩（弯箭头）。此体位还可见旁边边界清晰的巨大的软组织肿块（空心箭头）。缺损上方曾行手术治疗，髓内硬化、皮质增厚（箭头）均为慢性骨髓炎的特征（经Springer允许引自Greenspan A，Norman A，Steiner G. Case Report 146. Squamous cell carcinoma arising in chronic，draining sinus tract secondary to osteomyelitis of right tibia. *Skeletal Radiol* 1981；6：149-151.）

（三）丛状神经纤维瘤病

神经纤维瘤病最严重的并发症是肿瘤样病变。神经纤维瘤病中的周围神经肉瘤和软组织很容易区分，其发生率为3%～16%。多数肉瘤为神经源性，包括神经肉瘤、神经纤维肉瘤和恶性神经鞘瘤；非神经源性肉瘤相对少见，如横纹肌肉瘤和脂肪肉瘤。神经纤维瘤病肉瘤样变的起源尚不确定，有时肿物明确起源于神经干，有时和神经没有明显关联。神经纤维瘤病患者发生恶变的最常见临床表现为疼痛，原有的神经纤维瘤迅速生长及发现新的软组织肿块。在影像学上，当血管造影中出现异常的肿瘤血管（图22-62）或"肿瘤染色"时，肉瘤样变的诊断几乎可以确定。

（四）Paget病

Paget病最严重的并发症是发生肉瘤样变。尽管Paget病罕见（小于1%），但Paget病患者发生骨恶性肿瘤的概率是同龄正常人的20倍。影像学上，肉瘤样变的表现是出现溶骨性病变，常可见皮质破坏和软组织肿块（图22-63）；骨膜反应不常见。常见发病部位是骨盆、股骨和肱骨。在组织学上，最常见的肿瘤类型是骨肉瘤，其次是MFH和软骨肉瘤。

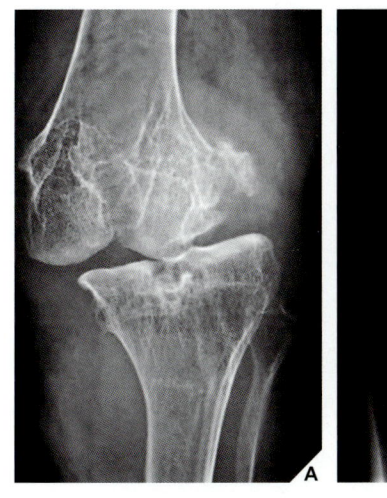
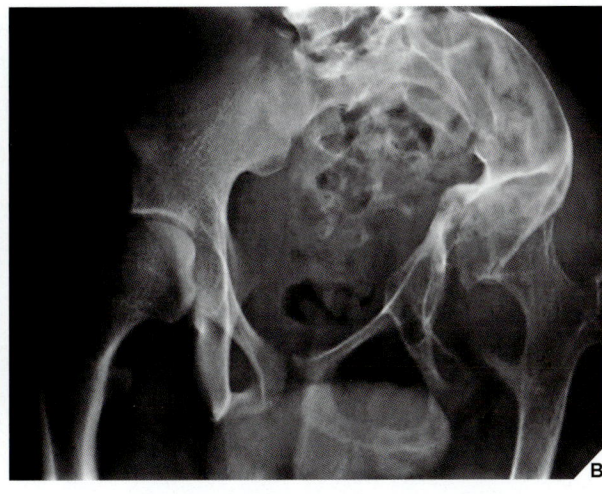
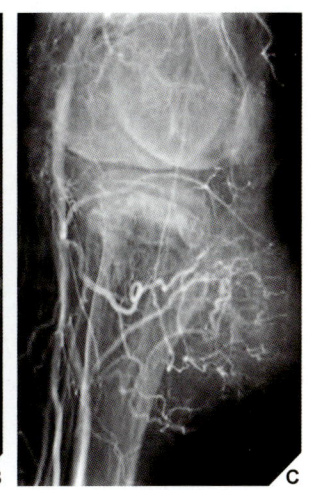

图22-62　丛状神经纤维瘤病继发脂肪肉瘤

18岁男性，从儿童时期就患有神经纤维瘤病，胫骨前肿块增大、疼痛10个月余。A. 左膝关节前后位X线片显示左膝不稳定伴外侧半脱位。股骨内侧髁的内侧皮质和外侧髁的外侧皮质被局部的软组织肿块侵蚀。B. 骨盆的前后位X线片显示骨盆不对称，髋臼巨大、畸形，左侧闭孔巨大，左髋向外上方脱位，这些均为神经纤维瘤病的典型特征。C. 经股动脉血管造影显示胫骨前富血管肿块，伴有很多小的、扭曲的肿瘤血管（经Springer允许引自Baker ND，Greenspan A. Case Report 172: pleomorphic liposarcoma, grade Ⅳ, of the soft tissue, arising in generalized plexiform neurofibromatosis. *Skeletal Radiol* 1981；7：150-153.）

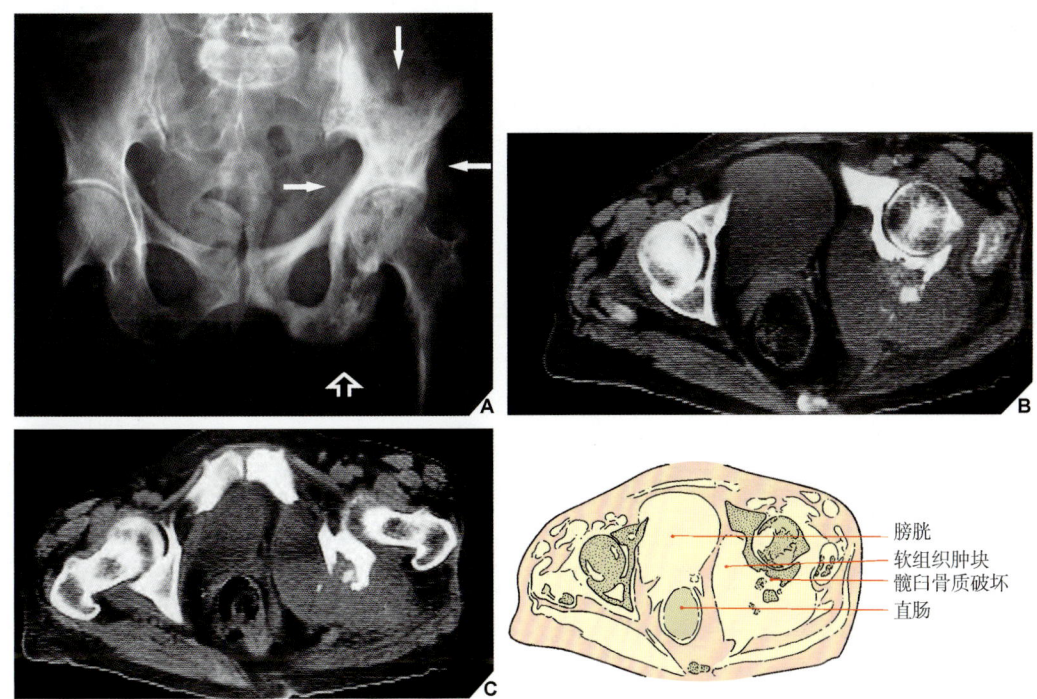

图22-63　Paget病骨继发MFH

患Paget病的66岁男性，左髋关节至臀部放射性疼痛。骨盆前后位X线片（A）显示左半骨盆因Paget病而广泛受累（箭头）。还可见左侧坐骨溶骨性骨质破坏（空心箭头）。经过股骨头和髋臼（B）和经过坐骨及耻骨联合（C）的CT断层图像显示骨皮质破坏和巨大软组织肿块，这些均为恶变成肉瘤的征象。注意直肠和膀胱移位

Paget肉瘤患者的预后很差，患者很少能生存超过6～8个月。

（五）放射诱发性肉瘤

放射诱发性肉瘤起源于经辐射照射的正常骨区域，或良性病变经放射治疗引起，如纤维结构不良或骨巨细胞瘤。一般来说，在4周内接受至少3000rad的射线才能诱发肉瘤，不过也有暴露至800rad的射线后诱发的病例报道。辐射诱发肿瘤的潜伏期是4～40年，平均11年。其发生率很低，不超过0.5%。

诊断放射诱发性肉瘤的标准：

（1）初始病变和放射后肉瘤的组织学类型不同。

（2）新肿瘤的发病部位必须在照射区域内。

（3）经过放疗后至少3年。

放射性核素的摄取和骨内集聚也可能诱发放射后骨肉瘤，如曾经描述的镭射表盘患者。无论哪种放射源，最常见的肿瘤是骨肉瘤，其次是纤维肉瘤和MFH（图22-64）。

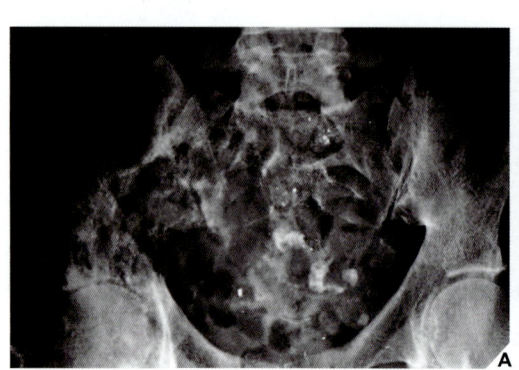
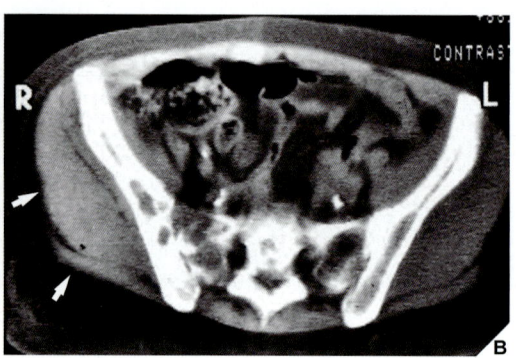

图22-64 放射诱发性MFH

63岁女性，15年前因宫颈癌行放射治疗。A. 骨盆的前后位X线片显示巨大的破坏性病变侵犯右侧髂骨并延伸至髋臼上缘，右侧骶翼骨质破坏。B. 除X线片所见，CT层面显示软组织肿块（箭头）。活检证实为MFH。肿瘤发生在髂骨的照射野，延伸至软组织并侵犯第2骶椎

十、骨转移瘤

（一）临床特点

骨转移瘤是最常见的骨恶性肿瘤，因此，恶性肿瘤的鉴别诊断总是要考虑到骨转移瘤，尤其是老年患者。多数转移性病变累及中轴骨（颅骨、脊柱和骨盆）和长骨近端；肘和膝关节远端的转移罕见（图22-65）。病变是由恶性肿瘤经血行播散所致，发病机制是原发性肿瘤破坏局部血管，将恶性细胞播散至肺和肝的毛细血管床。经过椎静脉丛的交通，瘤栓进入中轴骨。

发生骨转移的概率和原发性肿瘤的类型和病程有关。一些恶性肿瘤和其他肿瘤相比更容易发生骨转移。根据其发生率，乳腺癌、肺癌和前列腺癌是骨转移瘤的主要病因，多数肾癌、小肠和大肠癌、胃癌及甲状腺癌也会发生骨转移。据报道前列腺癌占男性所有骨转移病变的60%，而乳腺癌占女性所有骨转移病变的70%。

大多数骨转移瘤没有症状，疼痛是其主要临床症状，偶见因病理性骨折而发现病变。骨转移可单发或多发，还可进一步分为单纯溶骨性、单纯成骨性和混合性病变。肾、肺、乳腺、甲状腺和胃肠道的原发性肿瘤常导致单纯溶骨性转移，溶骨性病变经过放射治疗、化学治疗或激素治疗后可能硬化。前列腺肿瘤常导致单纯成骨性转移，

其他原发性肿瘤也可能引发这种情况（图22-66）。

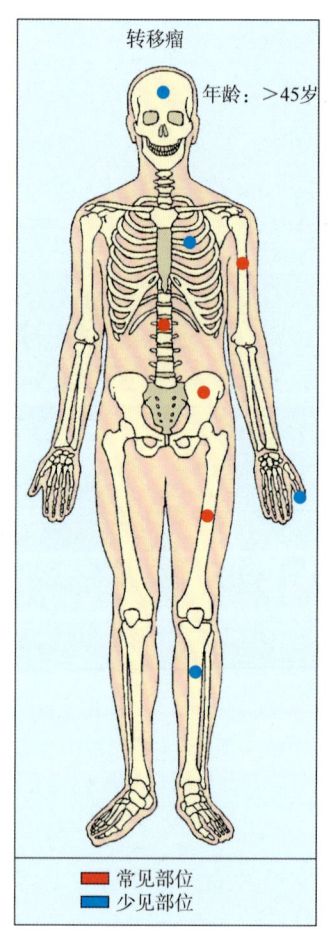

图22-65 转移瘤骨骼好发部位和峰值年龄。转移瘤很少发生在肘和膝关节远端，发生在此处的原发性恶性肿瘤常来自乳腺和肺

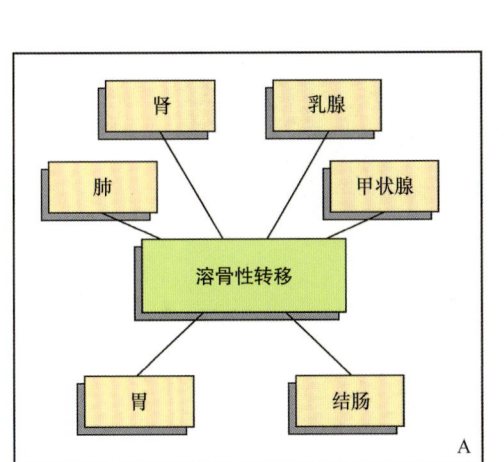

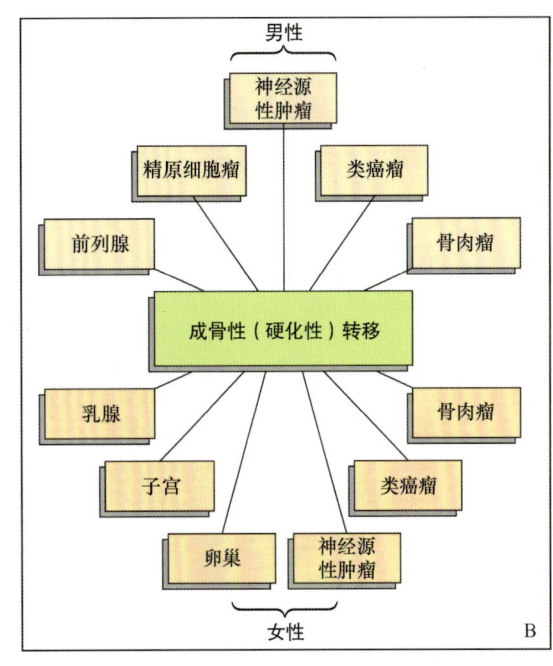

图 22-66 骨骼转移

原发溶骨性（A）和成骨性（B）转移（经允许引自 Greenspan A，Remagen W. *Differential diagnosis of tumors and tumor-like lesions of bones and joints.* Philadelphia：Lippincott-Raven；1998：369-371.）

（二）影像学特点

常规X线检查有时不能发现骨转移，因为这种检查方法有时看不到骨质破坏。放射性骨扫描是发现早期转移性病变的最佳方法，无论溶骨性还是成骨性的。最近一些研究者指出MRI在发现转移，特别是脊柱转移中的作用（图22-67）。MRI能

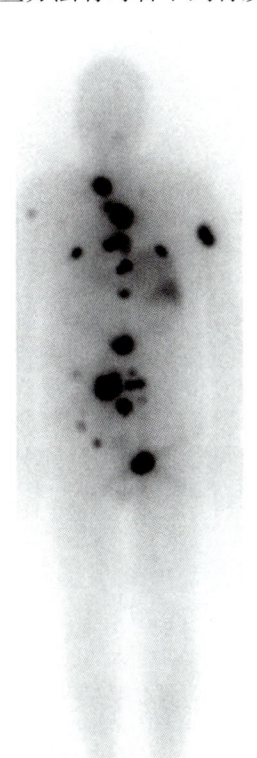

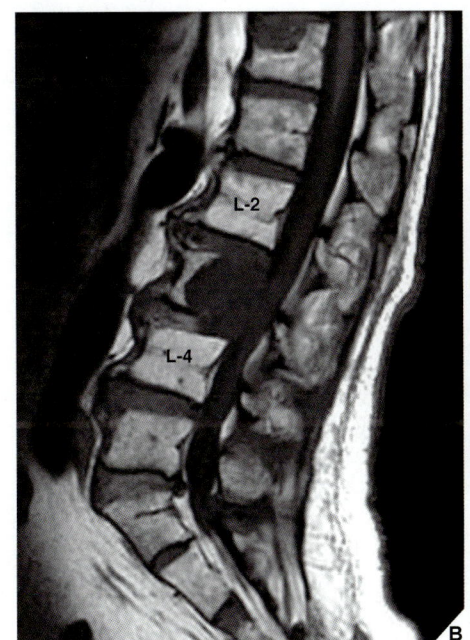

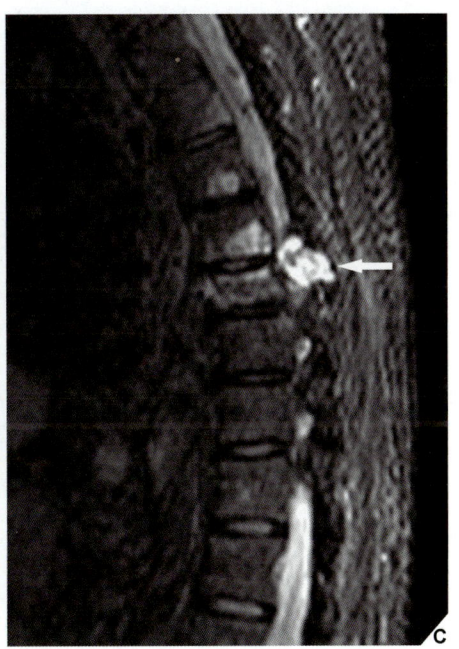

图 22-67 转移瘤的闪烁显像和MRI表现

70岁男性，患有滤泡状甲状腺癌，出现剧烈后背疼痛。A. 口服155mCi ^{131}I碘化物后行全身骨扫描，可见多处骨转移。B. MRI矢状位T$_1$WI显示T$_{12}$和L$_3$椎体体部受侵。C. MRI矢状位STIR图像显示转移瘤累及T$_{12}$椎体，并延伸入椎管。观察脊髓的受累情况（箭头）

明确髓内病变，并准确评价脊髓和软组织受侵的情况。Daldrup-Link等通过比较全身MRI、骨扫描和^{18}F-FDG PET对诊断儿童和青少年骨转移的准确性，提出了FDG PET扫描的优越性（图22-68、图22-69；另见图2-36～图2-38）。后一种检查技术的灵敏度为90%，全身MRI为82%，骨扫描为71%。CT可以更好地显示骨破坏的程度（图22-70、图22-71）。

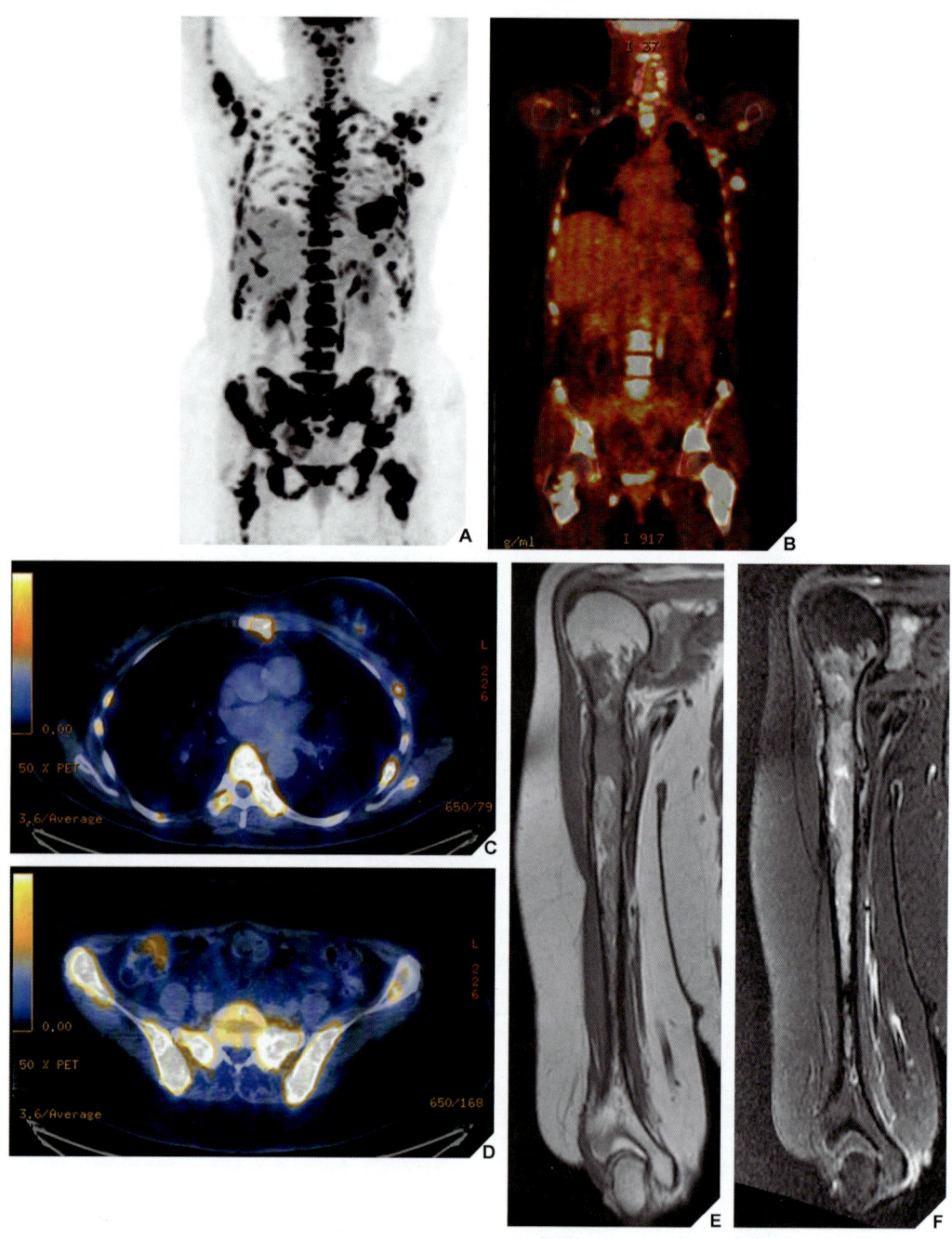

图 22-68　转移瘤的FDG PET、FDG PET/CT及MRI表现

57岁女性，晚期乳腺癌，全身FDG PET扫描（A）和冠状位重建后的PET/CT（B）可见骨骼、淋巴结和内脏器官中有许多高代谢病灶，代表着病变的弥漫性转移。在胸部（C）和下腹部（D）水平获得的轴位融合PET/CT图像显示椎骨、肋骨、髂骨和骶骨中的高代谢转移灶。冠状位T₁加权（E）和冠状位STIR序列（F）MRI显示了右侧肱骨骨髓的弥漫性受累（经授权引自Greenspan A，Borys D. *Radiology and pathology correlation of bone tumors*. Philadelphia：Wolters Kluwer；2016：391，Fig. 9.1B.）

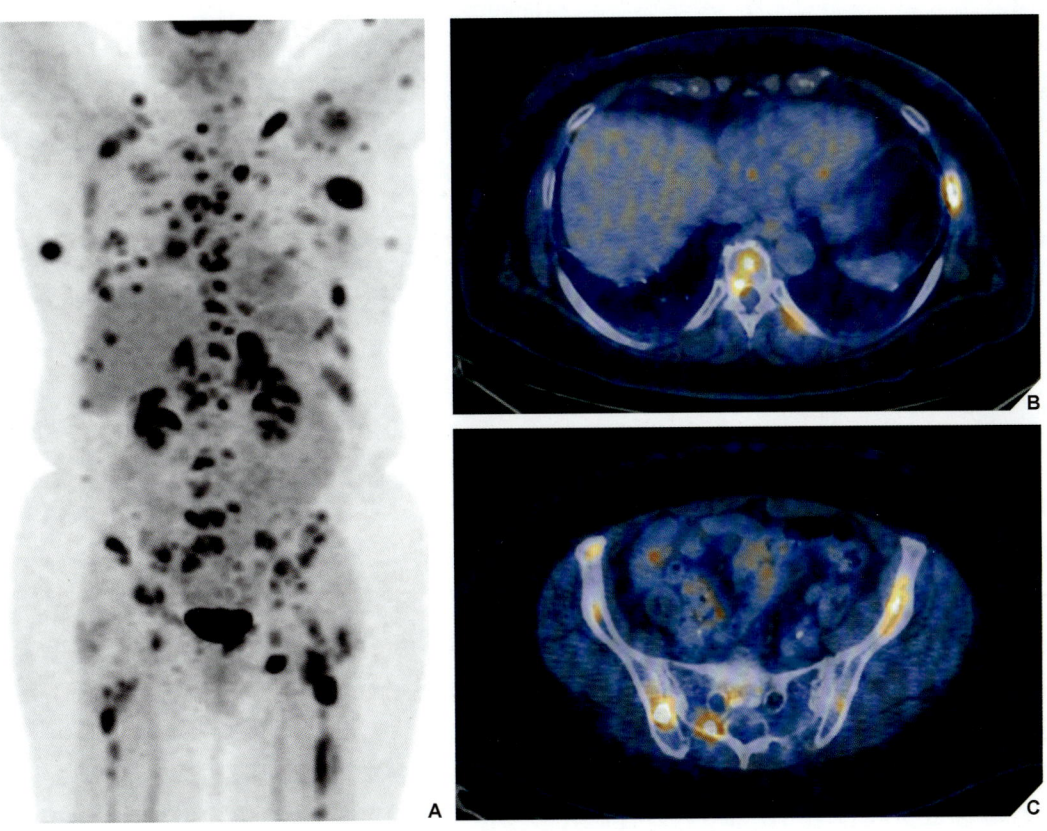

图 22-69 转移瘤的 FDG PET 和 FDG PET/CT 表现

60 岁女性，患有乳腺癌，其全身 FDG PET 扫描（A）显示骨内有多个与转移过程一致的高代谢病灶。在胸部（B）和骨盆（C）水平获得的轴位 PET/CT 融合图像可见椎骨、肋骨、胸骨、骨盆骨和骶骨的高代谢病灶

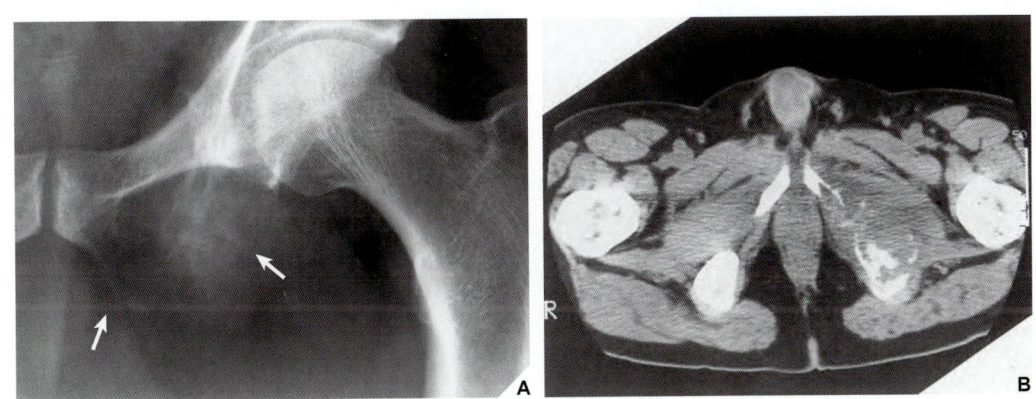

图 22-70 溶骨性转移的 CT 表现

A. 50 岁男性，患有肾细胞癌，其左髋的正位 X 线片显示溶骨性病变几乎将坐骨完全破坏（箭头）；B. 轴位 CT 断层图像显示了骨破坏的程度和病灶的软组织扩展（经允许引自 Greenspan A，Borys D. *Radiology and pathology correlation of bone tumors：a quick reference and review*. Philadelphia：Wolters Kluwer；2016：384，Fig. 9.6.）

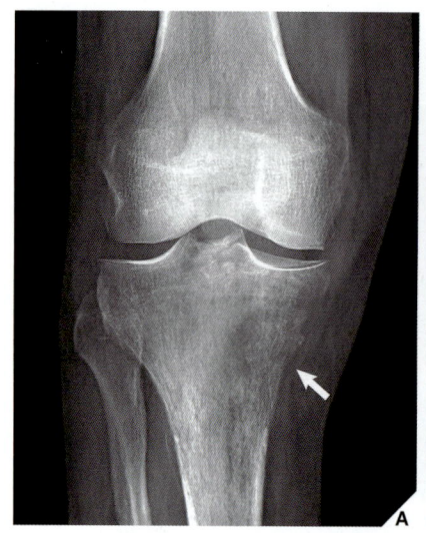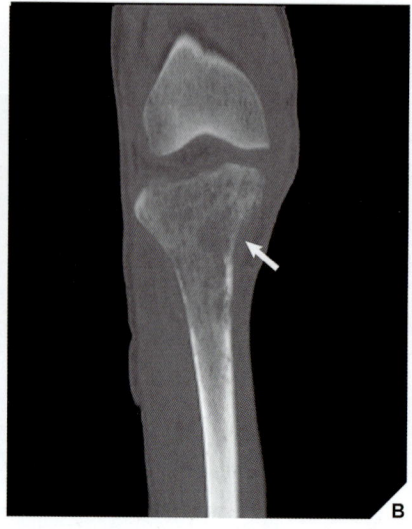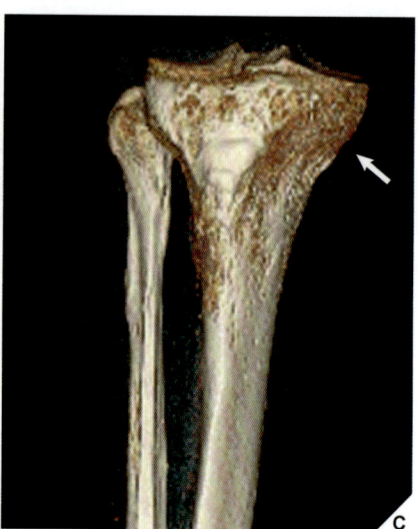

图 22-71　溶骨性转移的 CT 和三维 CT 表现

80 岁男性，患有结肠癌，其右膝正位 X 线片（A）示胫骨近端的溶骨性病变，可见宽的过渡带（箭头）。冠状位重建 CT 断层图像（B）和三维 CT 重建图像（C）可以显示骨破坏的全部范围（箭头）

　　笼统地说，无论其原发灶来自何处，骨转移的表现可能高度相似（图 22-72、图 22-73）。其实，转移性病变的形态、部位和转移分布均可提示其来源。目前，50% 的肘和膝远端的转移（罕见部位转移）来自乳腺癌或支气管癌（图 22-74）。肾癌转移的特点：病变在 X 线片中呈膨胀性"吹胀"样改变，血管造影显示血管丰富（图 22-75）。此外，Choi 等最近报道了 MRI 上的流空征，这是由血液快速流过富血供病变扩大的动脉和静脉引起的，是肾癌骨转移的明显特征。多发圆形高密度灶或弥漫性骨样密度常见于前列腺癌的骨转移（图 22-76、图 22-77）；女性的硬化性转移灶通常来源于乳腺癌。

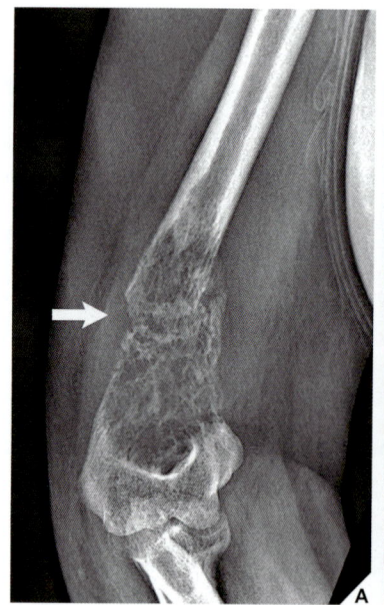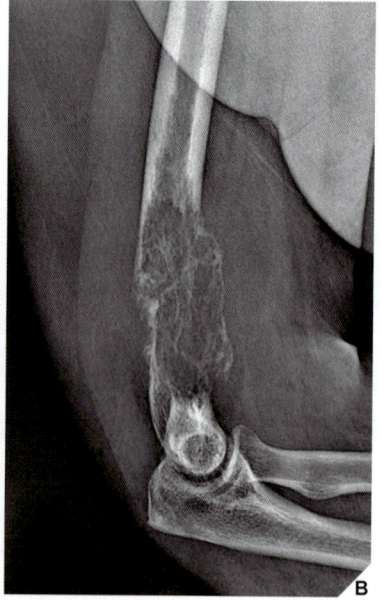

图 22-72　溶骨性转移（1）

44 岁女性，患有臀部软组织平滑肌肉瘤，其右肘正位（A）和侧位（B）X 线片显示肱骨远端的溶骨性转移灶。注意由此引起的病理性骨折（箭头）

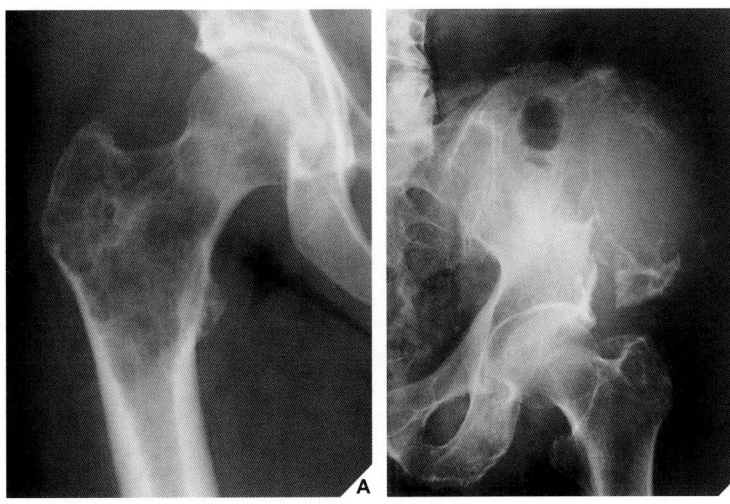

图22-73　溶骨性转移（2）

A. 52岁女性，其右髋正位片显示股骨粗隆间有一个大的溶解性病变，后被证实为结肠癌的转移灶；B. 83岁男性，其左半骨盆前后位X线片可见髂骨有一个溶骨性病变，后被证实为甲状腺癌转移灶（经允许引自Greenspan A，Borys D. *Radiology and pathology correlation of bone tumors：a quick reference and review.* Philadelphia：Wolters Kluwer；2016：383，Fig. 9.4.）

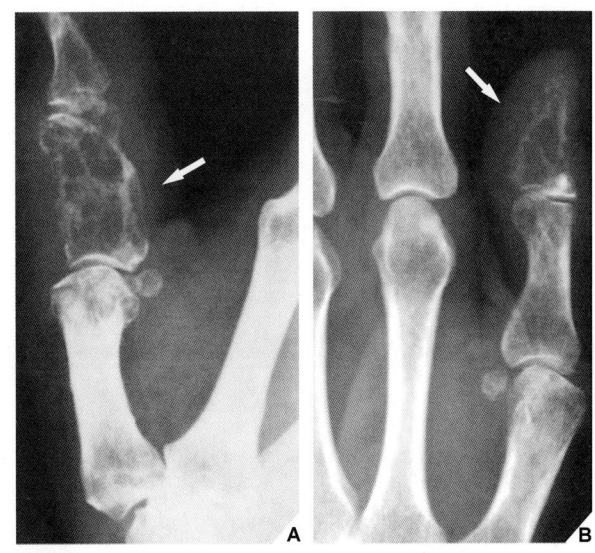

图22-74　骨转移

A. 63岁男性患有支气管癌，左侧拇指近节指骨单发转移性病变（箭头）；B. 50岁女性患有乳腺癌，右侧拇指远节指骨单发转移性病变（箭头）

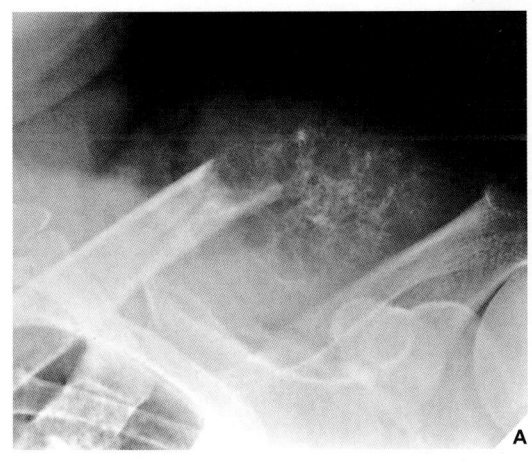

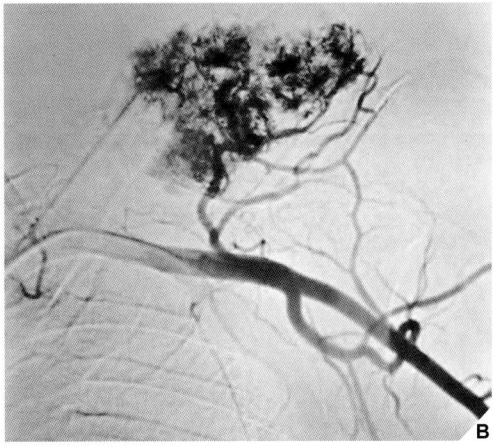

图22-75　转移性病变血管造影

52岁男性，患有肾细胞癌（肾上腺样瘤），伴有左侧锁骨肩峰端单发转移性病变。A. X线片显示锁骨肩峰端膨胀性"吹胀"样骨质破坏，伴有软组织肿块；B. 选择性左侧锁骨下动脉造影减影像显示肿瘤血管丰富，此为肾上腺样瘤转移的特征

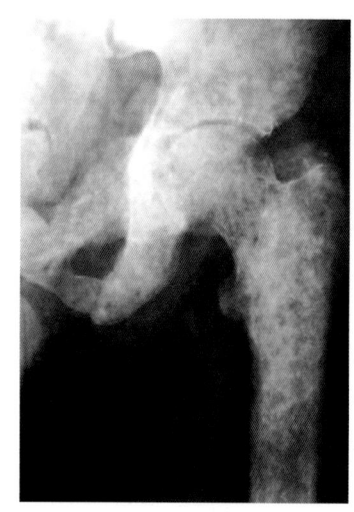

图 22-76　成骨性转移
55 岁男性，患有前列腺癌，其左半骨盆和股骨上段的前后位 X 线片显示
大范围成骨性转移。多发硬化灶散在分布于髂骨、耻骨、坐骨和股骨

支气管癌转移的特征是皮质转移。Resnick 称

这种转移为"咬饼干"或"切饼干"样的长骨皮质病变（图 22-78、图 22-79）。因为转移瘤的主体经血行转移到达骨骼，宿住在髓腔和骨松质内，早期骨转移瘤的 X 线表现为松质骨的破坏；进一步生长后病变才会破坏皮质。皮质交织吻合的血管系统来源于覆盖的骨膜，这可能是恶性细胞从肺到达密质骨并产生皮质破坏的途径。偶尔，其他原发性肿瘤（如乳腺和肾）也可转移至皮质。

骨的单发转移性病变需与骨的原发性良、恶性肿瘤相鉴别（图 22-80）。转移性病变的一些特征有助于鉴别：①转移性病变通常没有或只有很小的软组织肿块；②一般没有骨膜反应，除非破坏穿通皮质。后一类特征并不可靠，因为超过 30% 的转移性病变（特别是来自前列腺癌的转移）伴有骨膜反应。脊柱的转移性病变常破坏椎弓根，这是与骨髓瘤或神经纤维瘤侵犯脊柱的鉴别点（图 22-81，另见图 22-43）。

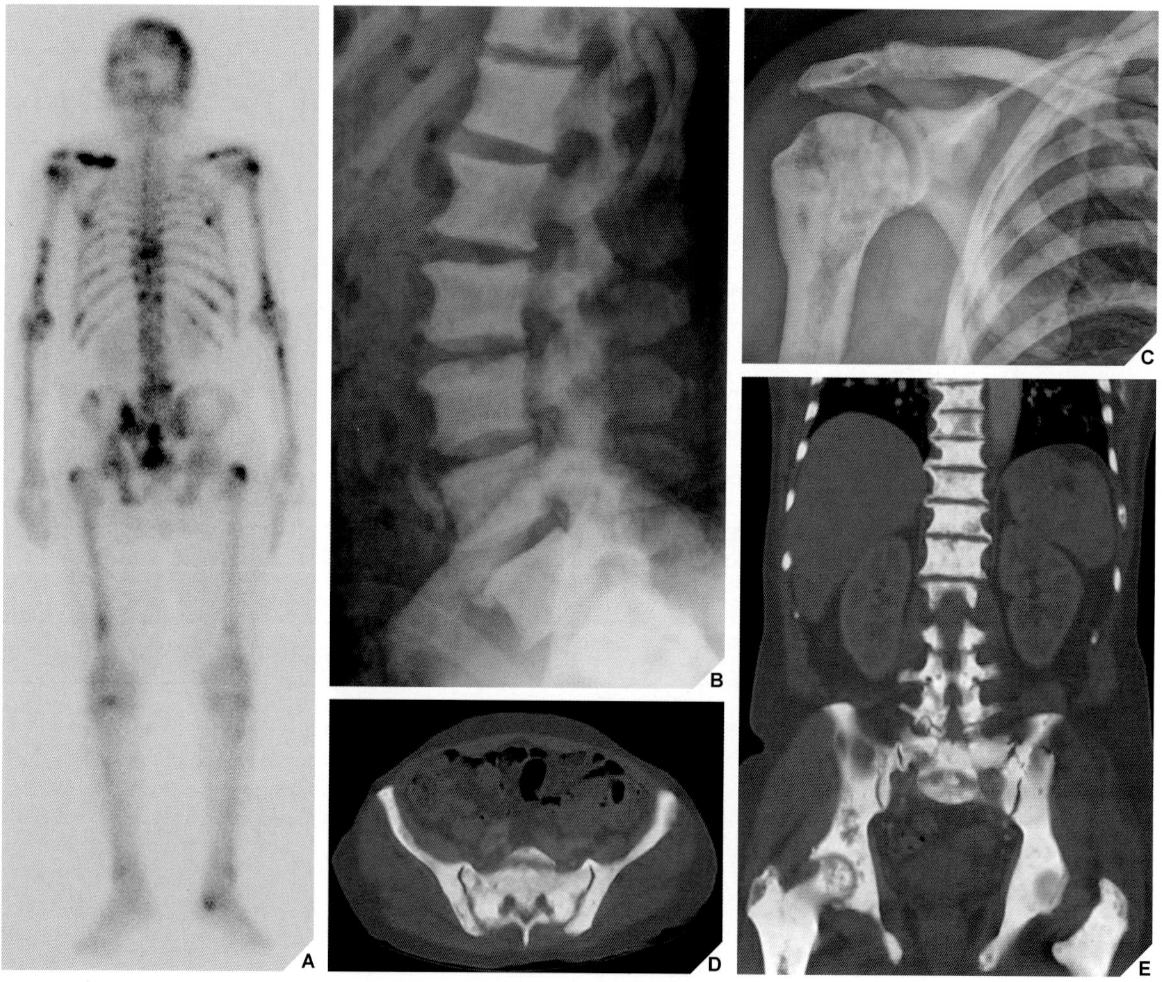

图 22-77　成骨性转移的闪烁显像和 CT 表现
A. 一名 68 岁的前列腺癌患者的全身放射性核素骨扫描显示广泛的转移灶。B. 腰椎侧位片显示所有椎体呈硬化改变。C. 右肩正位片显示肱骨近端、肩胛骨、锁骨和肋骨有成骨性转移。D、E. 轴位 CT 断层图像（D）和骨盆及脊柱的冠状位重建 CT 图像（E）示扫描范围内所有的骨结构广泛受累

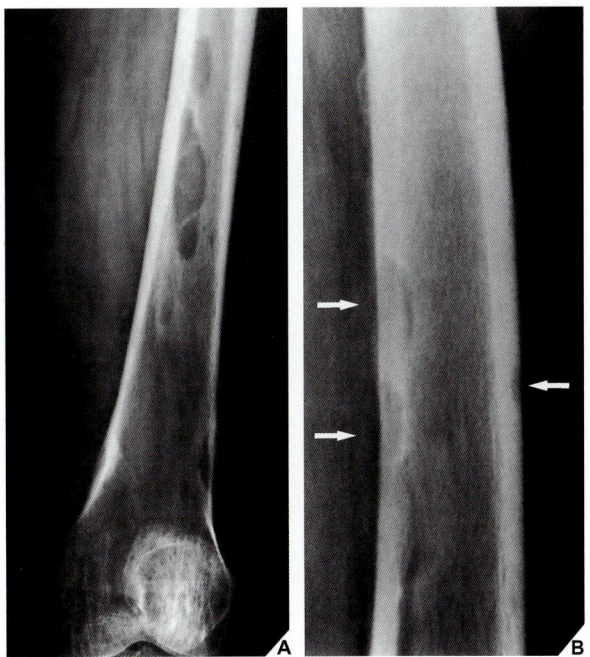

图 22-78　皮质转移

82岁男性，进行性大腿疼痛，其左侧股骨的前后位（A）和侧位放大（B）X线片显示主要累及骨皮质的多发边界锐利的溶骨性骨质破坏区。没有骨膜反应。注意病变在侧位片上特征性的"咬饼干"样表现（箭头）。基于这一特征，应注意胸部情况，CT检查显示支气管癌（经允许引自Greenspan A，Klein MJ，Lewis MM. Case Report 272. Skeletal [predominately]cortical metastases in the left femur arising from bronchogenic carcinoma. *Skeletal Radiol* 1984；11：297-301.）

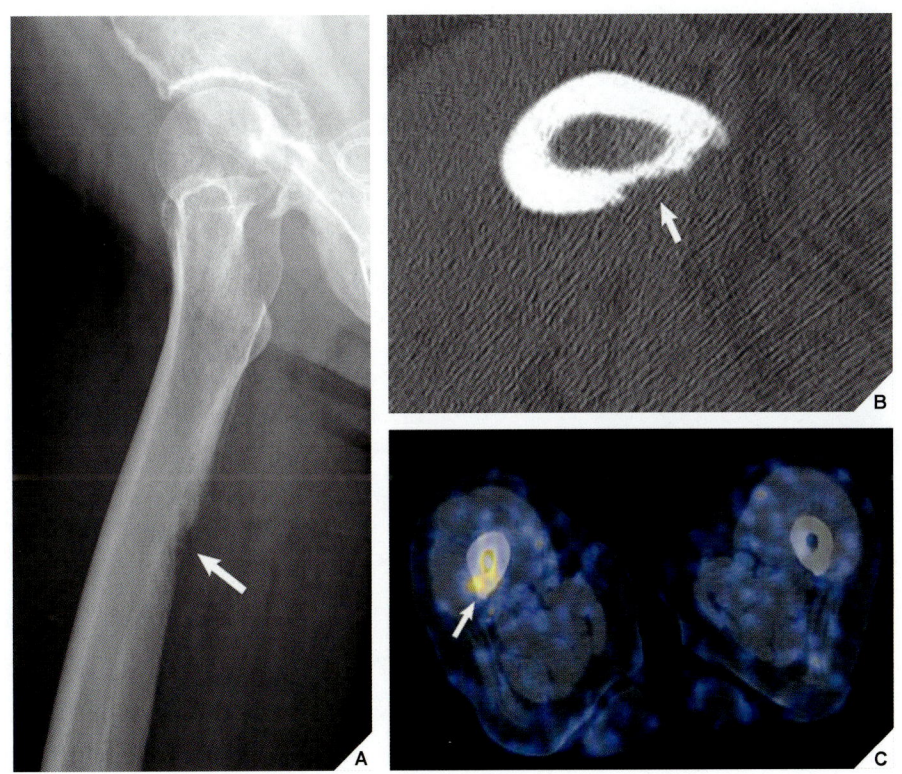

图 22-79　皮质转移的CT和FDG PET/CT表现

A. 69岁女性，患有支气管肺癌，其右股骨近端斜位片示后内侧皮质局灶性溶骨性破坏（箭头）。B. 轴位CT断层图像示"咬饼干"样病变（箭头）。
C. FDG PET/CT融合图像示股骨皮质内的高代谢病灶（箭头）

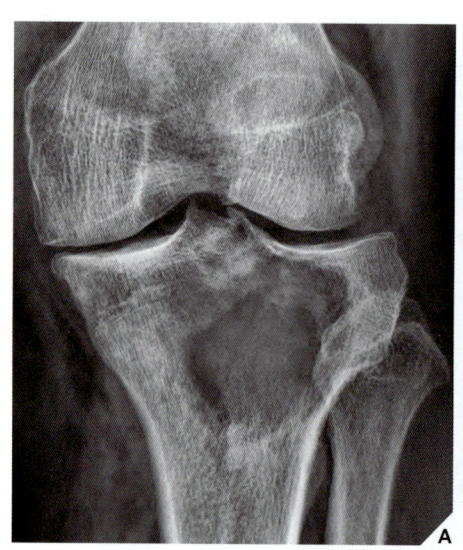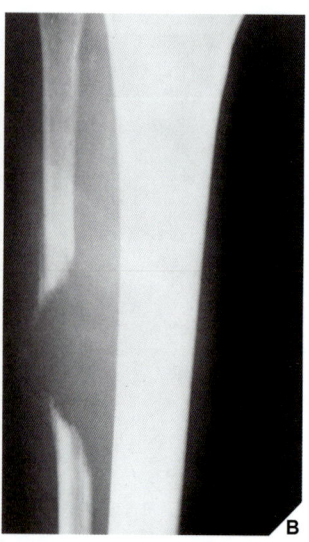

图 22-80　溶骨转移

A. 45岁男性，左胫骨近端端单发溶骨性病变，最初被误诊为骨巨细胞瘤。经过大量临床检查和病灶的切除活检，最终证实为肾细胞癌的骨转移灶。
B. 41岁女性右腿正位X线片显示腓骨有一溶骨性病变，穿透皮质并延伸到软组织。起初，诊断为原发性恶性骨肿瘤，如纤维肉瘤、MFH或淋巴瘤，但经过临床检查和切除活检最终确诊为肾细胞癌骨转移（B. 经允许引自 Greenspan A，Borys D. *Radiology and pathology correlation of bone tumors*，1st ed. Philadelphia：Wolters Kluwer，2016：384）

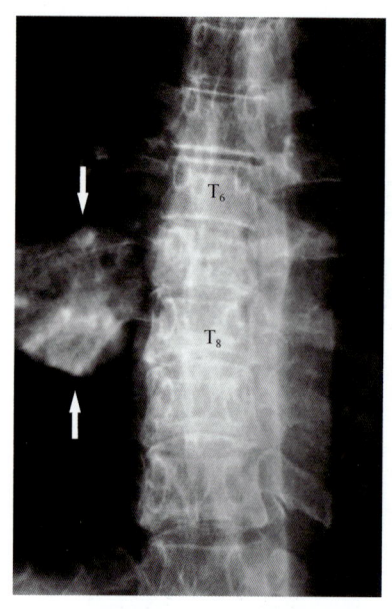

图 22-81　椎体转移

患有支气管癌的59岁女性，胸腰段脊椎前后位X线片显示T₇椎体的转移性病变。注意椎弓根骨质破坏和脊柱旁肿块，这一特征可以与骨髓瘤或神经源性肿瘤相鉴别。肺内肿瘤很明显（箭头）

（三）病理

在组织学上，由于其上皮类型，使得转移瘤比很多原发性肿瘤更易诊断。尽管活检有助于判断原发性肿瘤，但是对判断原发性肿瘤的准确位置很少有帮助。有时，即便做出转移性腺癌的明确诊断，也很少能明确肿瘤的准确类型。转移性病变的形态学特征有时能明确提示原发性肿瘤的部位，如肾癌的透明细胞或黑色素瘤的色素。其他研究可能会显示出核转位因子，如同源盒基因 *CDX2*（发生在胃肠道癌中）或甲状腺转录终止因子 I（TTF I，见于肺癌和甲状腺癌），或分析细胞角蛋白丝的表达模式（如在胃肠道中存在CK20，但缺乏CK7，该表达模式不存在于肺癌中），辅以细胞角蛋白丝的其他免疫反应，分类决定因子（CD）内皮标志物CD20、CD99和用于区分小圆蓝细胞肿瘤的NSE。所有这些都可以用来确定未知的原发性肿瘤。

（四）并发症

转移瘤本身是原发性恶性肿瘤的并发症，但是转移瘤也有二次并发症，如病理性骨折（图22-82），以及发生在脊柱时硬膜囊和脊髓受压导致的神经系统体征（图22-83，另见图22-67）。

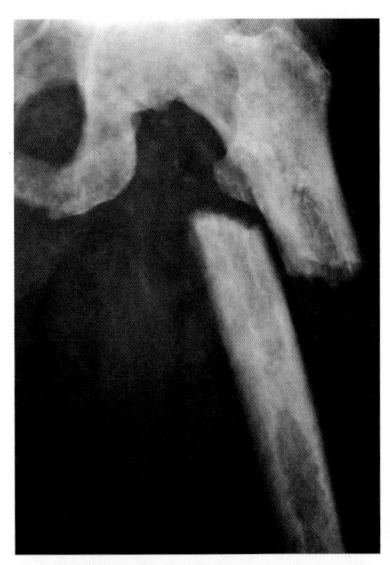

图 22-82　骨转移并发病理性骨折

74 岁男性，前列腺癌多发骨转移，左股骨近端可见骨转移并发病理性骨折

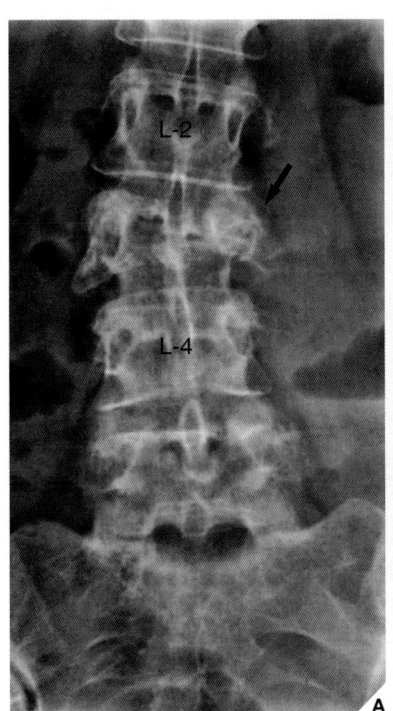 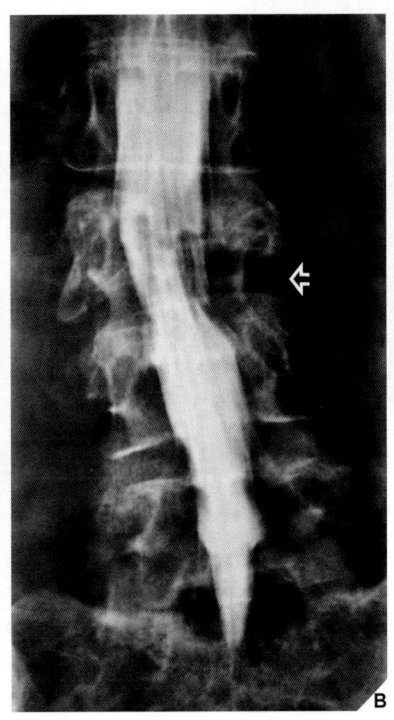 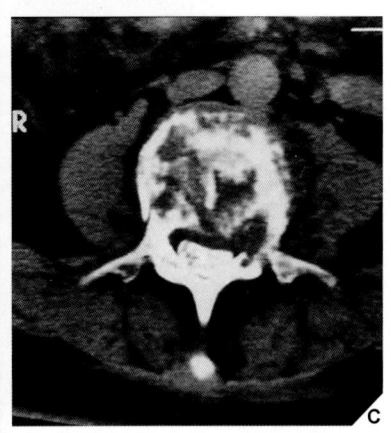

图 22-83　骨转移的神经系统并发症

A. 患有乳腺癌的 47 岁女性的腰椎前后位 X 线片显示 L₃ 椎体体部骨质破坏伴病理性骨折。注意椎弓根受累（箭头）。B. 脊髓造影显示硬膜囊受压（空心箭头）。C. CT 断层图像显示椎体的压缩性骨折和左侧椎弓根受累；肿瘤延伸至软组织并压迫硬膜囊腹侧

记忆要点

[1] 纤维肉瘤和 MFH：

- 特征性表现是单纯溶骨性病变，好发于长骨
- 可能和骨巨细胞瘤、淋巴瘤或毛细血管扩张型骨肉瘤类似
- 可能在良性病变基础上发生，如纤维结构不良和骨梗死

[2] 尤因肉瘤，一种圆细胞肿瘤，其特征性影像学表现：

- 浸润性骨质破坏
- 碟形皮质侵蚀
- 侵袭性骨膜反应，通常表现为"洋葱皮"样外观
- 软组织肿块

长骨骨干、骨盆、肋骨和肩胛骨是最常见受累部位。

[3] 尤因肉瘤的鉴别诊断中应考虑到骨髓炎和朗格汉斯细胞组织细胞增生症，还有转移性神经母细胞瘤，特别是小于10岁的患者。最重要的鉴别特征是症状的持续时间。据报道，影像学上显示同样的骨质破坏范围时，尤因肉瘤患者症状出现4~6个月，而骨髓炎患者症状出现4~6周，朗格汉斯细胞组织细胞增生症患者症状出现1~2周。

[4] 骨髓瘤，最常见的骨原发性恶性肿瘤，好发于中轴骨。影像学上可以识别的4种不同形式：

- 单发病变（浆细胞瘤）通常累及骨盆和肋骨
- 弥漫性骨髓瘤病
- 弥漫性骨质疏松，通常见于椎体
- 硬化性骨髓瘤，此肿瘤最罕见的表现形式

[5] 影像学上，脊柱原发性骨髓瘤早期因椎弓根不受累（椎体-椎弓根征），可以和类似的转移性病变鉴别。

[6] 放射性骨扫描中，骨髓瘤通常没有放射性药物摄取的增加。

[7] 脊柱单发浆细胞瘤的特征性MRI表现：所谓"迷你脑"征。

[8] 造釉细胞瘤，明显有好发于胫骨的倾向，特征性影像学表现：

- "皂泡"样病变伴溶骨和硬化区域
- "锯齿"样皮质破坏表现

[9] 脊索瘤，起源于残留脊索，几乎无例外地发生在中轴骨的中间。好发部位是蝶枕区、骶尾部和C_2椎体体部。

[10] 骨原发性平滑肌肉瘤，为罕见的骨恶性肿瘤，没有特征性影像学表现，通常表现为地图样溶骨性骨质破坏区，伴有侵袭性表现，边界不清，呈浸润性或虫噬状。

[11] 骨血管内皮瘤可单发或多发。影像学特征包括溶骨性改变，边界清晰，有宽的过渡带，偶尔有"皂泡"样特征，同时延伸至软组织。

[12] 骨血管肉瘤为血管类肿瘤谱系中恶性程度最高的一类。影像学特征包括宽的过渡带、皮质浸润和软组织肿块。

[13] 有恶变可能的良性病变包括髓内骨梗死、慢性骨髓炎窦道、丛状神经纤维瘤病、Paget病、经放射治疗后的正常组织、内生软骨瘤、骨软骨瘤、滑膜软骨瘤病和纤维结构不良。

[14] 前列腺癌是引起成骨性骨转移的最常见的原发性肿瘤。引起溶骨性骨转移的原发性肿瘤有肾癌、肺癌、乳腺癌、甲状腺癌和胃肠道肿瘤。

[15] 支气管癌常引起皮质转移（"咬饼干"样），是肘远端和指骨转移的原发性病变。

[16] 肾癌常导致溶骨性、"吹胀"样、富血供转移性病变。

[17] 骨扫描和FDG PET扫描是显示骨转移病变分布的最佳技术。

（叶 薇 张 伟 白荣杰 译）

参 考 文 献

Abdelwahab IF, Hermann G, Kenan S, et al. Case Report 794. Primary leiomyosarcoma of the right femur (fig. 4). *Skeletal Radiol* 1993;22:379–381.

Abdelwahab IF, Kenan S, Hermann G, et al. Radiation-induced leiomyosarcoma. *Skeletal Radiol* 1995;24:81–83.

Abrahams TG, Bula W, Jones W. Epithelioid hemangioendothelioma of bone. A report of two cases and review of the literature. *Skeletal Radiol* 1992;21:509–513.

Adams HJA, Kwee TC, Vermoolen MA, et al. Whole-body MRI for the detection of bone marrow involvement in lymphoma: prospective study in 116 patients and comparison with FDG-PET. *Eur Radiol* 2013;23:2271–2278.

Adler C-P. Case Report 587: adamantinoma of the tibia mimicking osteofibrous dysplasia. *Skeletal Radiol* 1990;19:55–58.

Aggarwal S, Goulatia RK, Sood A, et al. POEMS syndrome: a rare variety of plasma cell dyscrasia. *AJR Am J Roentgenol* 1990;155:339–341.

Algra PR, Bloem JL, Tissing H, et al. Detection of vertebral metastases: comparison between MR imaging and bone scintigraphy. *Radiographics* 1991;11:219–232.

Algra PR, Heimans JJ, Valk J, et al. Do metastases in vertebrae begin in the body or the pedicles? Imaging study in 45 patients. *AJR Am J Roentgenol* 1992;158:1275–1279.

Aymoré IL, Meohas W, Brito de Almeida L, et al. Case report: periosteal Ewing's sarcoma: case report and literature review. *Clin Orthop Relat Res* 2005;434:265–272.

Bachman AS, Sproul EE. Correlation of radiographic and autopsy findings in suspected metastases in the spine. *Bull NY Acad Med* 1940;44:169–175.

Baker ND, Greenspan A. Case Report 172: pleomorphic liposarcoma, grade IV, of the soft tissue, arising in generalized plexiform neurofibromatosis. *Skeletal Radiol* 1981;7:150–153.

Baraga JJ, Amrami KK, Swee RG, et al. Radiographic features of Ewing's sarcoma of the bones of the hands and feet. *Skeletal Radiol* 2001;30:121–126.

Bardwick PA, Zvaifler NJ, Gill GN, et al. Plasma cell dyscrasia with polyneuropathy, organomegaly, endocrinopathy, M protein, and skin changes: the POEMS syndrome. Report on two cases and review of the literature. *Medicine (Baltimore)* 1980;59:311–322.

Berlin O, Angervall L, Kindblom LG, et al. Primary leiomyosarcoma of bone. A clinical, radiographic, pathologic-anatomic, and prognostic study of 16 cases. *Skeletal Radiol* 1987;16:364–376.

Bertoni F, Bacchini P, Ferruzzi A. Small round-cell malignancies of bone: Ewing's sarcoma, malignant lymphoma, and myeloma. *Semin Orthop* 1991;6:186–195.

Bessler W, Antonucci F, Stamm B, et al. Case Report 646. POEMS syndrome. *Skeletal Radiol* 1991;20:212–215.

Boutin RD, Speath HJ, Mangalic A, Sell JJ. Epithelioid hemangioendothelioma of bone. *Skeletal Radiol* 1996;25:391–395.

Brandon C, Martel W, Weatherbee L, et al. Case Report 572. Osteosclerotic myeloma (POEMS) syndrome. *Skeletal Radiol* 1989;18:542–546.

Breyer RJ III, Mulligan ME, Smith SE, et al. Comparison of imaging with FDG PET/CT with other imaging modalities in myeloma. *Skeletal Radiol* 2006;35:632–640.

Brown B, Laorr A, Greenspan A, et al. Negative bone scintigraphy with diffuse osteoblastic breast carcinoma metastases. *Clin Nucl Med* 1994;19:194–196.

Brown TS, Paterson CR. Osteosclerosis in myeloma. *J Bone Joint Surg Br* 1973;55:621–623.

Bullough PG. *Atlas of orthopedic pathology with clinical and radiologic correlations*, 2nd ed. New York: Gower Medical; 1992:17.1–17.29.

Bushnell DL, Kahn D, Huston B, et al. Utility of SPECT imaging for determination of vertebral metastases in patients with known primary tumors. *Skeletal Radiol* 1995;24:13–16.

Campanacci M. Osteofibrous dysplasia of long bones. A new clinical entity. *Ital J Orthop Traumatol* 1976;2:221–237.

Campanacci M, Laus M, Giunti A, et al. Adamantinoma of the long bones. The experience at the Istituto Ortopedico Rizzoli. *Am J Surg Pathol* 1981;5:533–542.

Choi J-A, Lee KH, Jun WS, et al. Osseous metastasis from renal cell carcinoma: "flow-void" sign at MR imaging. *Radiology* 2003;228:629–634.

Chong ST, Beasley HS, Daffner RH. POEMS syndrome: radiographic appearance with MRI correlation. *Skeletal Radiol* 2006;35:690–695.

Czerniak B, Rojas-Corona RR, Dorfman HD. Morphologic diversity of long bone adamantinoma. The concept of differentiated (regressing) adamantinoma and its relationship to osteofibrous dysplasia. *Cancer* 1989;64:2319–2334.

Dahlin DC. Grading of bone tumors. In: Unni KK, ed. *Bone tumors*. New York: Churchill Livingstone; 1988:35–45.

Dahlin DC, Unni KK, Matsuno T. Malignant (fibrous) histiocytoma of bone—fact or fancy? *Cancer* 1977;39:1508–1516.

Daldrup-Link HE, Franzius C, Link TM, et al. Whole-body MR imaging for detection of bone metastases in children and young adults: comparison with skeletal scintigraphy and FDG PET. *AJR Am J Roentgenol* 2001;177:229–236.

Dardick I, Schatz JE, Colgan TJ. Osteogenic sarcoma with epithelial differentiation. *Ultrastruct Pathol* 1992;16:463–474.

Deutsch A, Resnick D. Eccentric cortical metastases to the skeleton from bronchogenic carcinoma. *Radiology* 1980;137:49–52.

Deutsch A, Resnick D, Niwayama G. Case Report 145. Bilateral, almost symmetrical skeletal metastases (both femora) from bronchogenic carcinoma. *Skeletal Radiol* 1981;6:144–148.

Dorfman HD, Norman A, Wolff H. Fibrosarcoma complicating bone infarction in a caisson worker. A case report. *J Bone Joint Surg Am* 1966;48:528–532.

Enzinger FM, Weiss SW. Hemangioendothelioma: vascular tumors of intermediate malignancy. In: Enzinger FM, Weiss SW, eds. *Soft tissue tumors*, 3rd ed. St. Louis: Mosby; 1995.

Errani C, Vanel D, Gambarotti M, et al. Vascular bone tumors: a proposal of a classification based on clinicopathological, radiographic and genetic features. *Skeletal Radiol* 2012;41:1495–1507.

Errani C, Zhang L, Sung YS, et al. A novel WWTR1-CAMTA1 gene fusion is a consistent abnormality in epithelioid hemangioendothelioma of different anatomic sites. *Genes Chromosomes Cancer* 2011;50:644–653.

Fechner RE, Mills SE. Atlas of tumor pathology. *Tumors of the bones and joints*, 3rd series, fascicle 8. Washington, DC: Armed Forces Institute of Pathology; 1993:239–244.

Fletcher CDM. Pleomorphic malignant fibrous histiocytoma: fact or fiction? A critical reappraisal based on 159 tumors diagnosed as pleomorphic sarcoma. *Am J Surg Pathol* 1992;16:213–228.

Fletcher CDM, Unni KK, Mertens F, eds. *World Health Organization classification of tumors*. Pathology and genetics of tumours of soft tissue and bone. Lyon, France: IARC Press; 2002.

Fonseca R, Witzig TE, Gertz MA, et al. Multiple myeloma and the translocation t(11;14) (q13;32): a report on 13 cases. *Br J Haematol* 1998;101:296–301.

Fonesca R, Blood EA, Oken MM, et al. Myeloma and t(11;14)(q13;32); evidence for biologically defined unique subset of patients. *Blood* 2002;99:3735–3741.

Ford DR, Wilson D, Sothi S, et al. Primary bone lymphoma—treatment and outcome. *Clin Oncol (R Coll Radiol)* 2007;19:50–57.

Galasko CSB. The anatomy and pathways of skeletal metastases. In: Weiss L, Gilbert H, eds. *Bone metastasis*. Boston: GK Hall; 1981:49–63.

Galasko CSB. Mechanisms of lytic and blastic metastatic disease of bone. *Clin Orthop Relat Res* 1982;69:20–27.

Greenspan A, Gerscovich EO, Szabo RM, et al. Condensing osteitis of the clavicle: a rare but frequently misdiagnosed condition. *AJR Am J Roentgenol* 1991;156:1011–1015.

Greenspan A, Klein MJ, Lewis MM. Case Report 272. Skeletal (predominately) cortical metastases in the left femur arising from bronchogenic carcinoma. *Skeletal Radiol* 1984;11:297–301.

Greenspan A, Norman A. Osteolytic cortical destruction: an unusual pattern of skeletal metastases. *Skeletal Radiol* 1988;17:402–406.

Greenspan A, Norman A, Steiner G. Case Report 146. Squamous cell carcinoma arising in chronic, draining sinus tract secondary to osteomyelitis of right tibia. *Skeletal Radiol* 1981;6:149–151.

Greenspan A, Remagen W. *Differential diagnosis of tumors and tumor-like lesions of bones and joints*. Philadelphia: Lippincott-Raven; 1998:369–371.

Greenspan A, Stadalnik RC. Bone island: scintigraphic findings and their clinical application. *Can Assoc Radiol J* 1995;46:368–379.

Griffith B, Yadam S, Mayer T, et al. Angiosarcoma of the humerus presenting with fluid-fluid levels on MRI: a unique imaging presentation. *Skeletal Radiol* 2013;42:1611–1616.

Grover SB, Dhar A. Imaging spectrum in sclerotic myelomas: an experience of three cases. *Eur Radiol* 2000;10:1828–1831.

Gutzeit A, Doert A, Froehlich JM, et al. Comparison of diffusion-weighted whole body MRI and skeletal scintigraphy for the detection of bone metastases in patients with prostate or breast carcinoma. *Skeletal Radiol* 2010;39:333–343.

Healey JH, Turnbull AD, Miedema B, et al. Acrometastases. A study of twenty-nine patients with osseous involvement of the hands and feet. *J Bone Joint Surg Am* 1986;68:743–746.

Hendrix RW, Rogers LF, Davis TM Jr. Cortical bone metastases. *Radiology* 1991;181:409–413.

Heyning FH, Kroon HMJA, Hogendoorn PCW, et al. MR imaging characteristics in primary lymphoma of bone with emphasis on non-aggressive appearance. *Skeletal Radiol* 2007;36:937–944.

Hillemanns M, McLeod RA, Unni KK. Malignant lymphoma. *Skeletal Radiol* 1996;25:73–75.

Hudson TM. *Radiologic-pathologic correlation of musculoskeletal lesions*. Baltimore: Williams & Wilkins; 1987:287–303, 359–397, 421–440.

Huvos AG, Higinbotham NL, Miller TR. Bone sarcomas arising in fibrous dysplasia. *J Bone Joint Surg Am* 1972;54:1047–1056.

Huvos AG, Marcove RC. Adamantinoma of long bones. A clinicopathological study of fourteen cases with vascular origin suggested. *J Bone Joint Surg Am* 1975;57:148–154.

Ilievska Popovska B, Spirovski M, Trajkov D, et al. Neuron specific enolase—selective marker for small-cell lung cancer. *Radiol Oncol* 2004;38:21–26.

Ishida T, Iijima T, Kikuchi F, et al. A clinicopathological and immunohistochemical study of osteofibrous dysplasia, differentiated adamantinoma, and adamantinoma of long bones. *Skeletal Radiol* 1992;21:493–502.

Italiano A, Thomas R, Breen M, et al. The miR-17-92 cluster and its target THBS1 are differentially expressed in angiosarcomas dependent on MYC amplification. *Genes Chromosomes Cancer* 2012;51:569–578.

Jacobson HG, Poppel MH, Shapiro JH, et al. The vertebral pedicle sign: a roentgen finding to differentiate metastatic carcinoma from multiple myeloma. *Am J Roentgenol Radium Ther Nucl Med* 1958;80:817–821.

Jundt G, Moll C, Nidecker A, et al. Primary leiomyosarcoma of bone: report of eight cases. *Hum Pathol* 1994;25:1205–1212.

Jundt G, Remberger K, Roessner A, et al. Adamantinoma of long bones. A histopathological and immunohistochemical study of 23 cases. *Pathol Res Pract* 1995;191:112–120.

Kattapuram SV, Khurana JS, Scott JA, et al. Negative scintigraphy with positive magnetic resonance imaging in bone metastases. *Skeletal Radiol* 1990;19:113–116.

Keeney GL, Unni KK, Beabout JW, et al. Adamantinoma of long bones. A clinicopathologic study of 85 cases. *Cancer* 1989;64:730–737.

Kleer CG, Unni KK, McLeod RA. Epithelioid hemangioendothelioma of bone. *Am J Surg Pathol* 1996;20:1301–1311.

Klein MJ, Rudin BJ, Greenspan A, et al. Hodgkin disease presenting as a lesion in the wrist. A case report. *J Bone Joint Surg Am* 1987;69:1246–1249.

Koplas MC, Lefkowitz RA, Bauer TW, et al. Imaging findings, prevalence and outcome of de novo and secondary malignant fibrous histiocytoma of bone. *Skeletal Radiol* 2010;39:791–798.

Kramer K, Hicks D, Palis J, et al. Epithelioid osteosarcoma of bone. Immunocytochemical evidence suggesting divergent epithelial and mesenchymal differentiation in a primary osseous neoplasm. *Cancer* 1993;71:2977–2982.

Libshitz HI, Malthouse SR, Cunningham D, et al. Multiple myeloma: appearance at MR imaging. *Radiology* 1992;182:833–837.

Link TM, Haeussler MD, Poppek S, et al. Malignant fibrous histiocytoma of bone: conventional X-ray and MR imaging features. *Skeletal Radiol* 1998;27:552–558.

Llombart-Bosch A, Ortuño-Pacheco G. Ultrastructural findings supporting the angioblastic nature of the so-called adamantinoma of the tibia. *Histopathology* 1978;2:189–200.

Major N, Helms CA, Richardson WJ. The "mini brain": plasmacytoma in a vertebral body on MRI. *AJR Am J Roentgenol* 2000;175:261–263.

Markel SF. Ossifying fibroma of long bone: its distinction from fibrous dysplasia and its association with adamantinoma of long bone. *Am J Clin Pathol* 1978;69:91–97.

Mertens F, Romeo S, Bovée JV, et al. Reclassification and subtyping of so-called malignant fibrous histiocytoma of bone: comparison with cytogenetic features. *Clin Sarcoma Res* 2011;1:10.

Mirra JM, Gold RH, Marafiote R. Malignant (fibrous) histiocytoma arising in association with a bone infarct in sickle-cell disease: coincidence or cause-and-effect? *Cancer* 1977;39:186–194.

Mueller DL, Grant RM, Riding MD, et al. Cortical saucerization: an unusual imaging finding of Ewing sarcoma. *AJR Am J Roentgenol* 1994;163:401–403.

Mulder JD, Kroon HM, Schütte HE, et al. *Radiologic atlas of bone tumors*. Amsterdam, The Netherlands: Elsevier; 1993:267–274, 607–625.

Mulligan ME, Badros AZ. PET/CT and MR imaging in myeloma. *Skeletal Radiol* 2007;36:5–16.

Mulligan ME, Kransdorf MJ. Sequestra in primary lymphoma of bone: prevalence and radiologic features. *AJR Am J Roentgenol* 1993;160:1245–1248.

Murphey MD, Gross TM, Rosenthal HG. From the archives of the AFIP. Musculoskeletal malignant fibrous histiocytoma: radiologic-pathologic correlation. *Radiographics* 1994;14:807–828.

Myers JL, Arocho J, Bernreuter W, et al. Leiomyosarcoma of bone. A clinicopathologic, immunohistochemical, and ultrastructural study of five cases. *Cancer* 1991;67:1051–1056.

Ontell FK, Greenspan A. Blastic osseous metastases in ovarian carcinoma. *Can Assoc Radiol J* 1995;46:231–234.

Panchwagh Y, Puri A, Agarwal M, et al. Case report: metastatic adamantinoma of the tibia—an unusual presentation. *Skeletal Radiol* 2006;35:190–193.

Pour L, Sevcikova S, Gresilkova H, et al. Soft-tissue extramedullary multiple myeloma prognosis is significantly worse in comparison to bone-related extramedullary relapse. *Haematologica* 2014; 99:360–364.

Powell JM. Metastatic carcinoid of bone. Report of two cases and review of the literature. *Clin Orthop Relat Res* 1988;230:266–272.

Resnick D, Niwayama G. Skeletal metastases. In: Resnick D, ed. *Diagnosis of bone and joint disorders*, 3rd ed. Philadelphia: WB Saunders; 1995:3991–4065.

Romeo S, Bovee JV, Kroon HM, et al. Malignant fibrous histiocytoma and fibrosarcoma of bone: a re-assessment in the light of currently employed morphological, immunohistochemical and molecular approaches. *Virchows Arch* 2012;461:561–570.

Rosenberg AE. Malignant fibrous histiocytoma: past, present, and future. *Skeletal Radiol* 2003;32:613–618.

Rosenthal J, Cardona K, Sayyid SK, et al. Nodal metastases of soft tissue sarcomas: risk factors, imaging findings, and implications. *Skeletal Radiol* 2020;49:221–229.

Schajowicz F. *Tumors and tumorlike lesions of bone, pathology, radiology, and treatment*, 2nd ed. Berlin, Germany: Springer-Verlag; 1994:301–367, 468–481, 552–566.

Springfield DS, Rosenberg AE, Mankin HJ, et al. Relationship between osteofibrous dysplasia and adamantinoma. *Clin Orthop Relat Res* 1994;309:234–244.

Stäbler A, Baur A, Bartl R, et al. Contrast enhancement and quantitative signal analysis in MR imaging of multiple myeloma: assessment of focal and diffuse growth patterns in marrow correlated with biopsies and survival rates. *AJR Am J Roentgenol* 1996;167:1029–1036.

Steiner GC, Matano S, Present D. Ewing's sarcoma of humerus with epithelial differentiation. *Skeletal Radiol* 1995;24:379–382.

Sun T, Akalin A, Rodacker M, et al. CD20 positive T cell lymphoma: is it a real entity? *J Clin Pathol* 2004;57:442–444.

Sundaram M, Akduman I, White LM, et al. Primary leiomyosarcoma of bone. *AJR Am J Roentgenol* 1999;172:771–776.

Sung MS, Lee GK, Kang HS. Sacrococcygeal chordoma: MR imaging in 30 patients. *Skeletal Radiol* 2005;34:87–94.

Sweet DE, Vinh TN, Devaney K. Cortical osteofibrous dysplasia of long bone and its relationship to adamantinoma. A clinicopathologic study of 30 cases. *Am J Surg Pathol* 1992;16:282–290.

Tarkkanen M, Larramendy ML, Böhling T, et al. Malignant fibrous histiocytoma of bone: analysis of genomic imbalances by comparative genomic hybridisation and C-MYC expression by immunohistochemistry. *Eur J Cancer* 2006;42:1172–1180.

Treglia G, Salsano M, Stefanelli A, et al. Diagnostic accuracy of 18F-FDG-PET and PET/CT in patients with Ewing sarcoma family tumours: a systematic review and meta-analysis. *Skeletal Radiol* 2012;41:249–256.

Trias A, Fery A. Cortical circulation of long bones. *J Bone Joint Surg Am* 1979;61:1052–1059.

Ueda Y, Roessner A, Bosse A, et al. Juvenile intracortical adamantinoma of the tibia with predominant osteofibrous dysplasia-like features. *Pathol Res Pract* 1991;187:1039–1043.

Unni KK. Fibrous and fibrohistiocytic lesions of bone. *Semin Orthop* 1991;6:177–186.

Voss SD, Murphey MD, Hall FM. Solitary osteosclerotic plasmacytoma: association with demyelinating polyneuropathy and amyloid deposition. *Skeletal Radiol* 2001;30:527–529.

Wang J, Chen C, Lau S, et al. CD3-positive large B-cell lymphoma. *Am J Surg Pathol* 2009;33:505–512.

Weiss SW. Ultrastructure of the so-called "chordoid sarcoma." Evidence supporting cartilaginous differentiation. *Cancer* 1976;37:300–306.

Wenger DE, Wold LE. Malignant vascular lesions of bone: radiologic and pathologic features. *Skeletal Radiol* 2000;29:619–631.

Werling RW, Yaziji H, Bacchi CE, et al. CDX2, a highly sensitive and specific marker of adenocarcinomas of intestinal origin: an immunohistochemical survey of 476 primary and metastatic carcinomas. *Am J Surg Pathol* 2003;27:303–310.

Wong HH, Chu P. Immunohistochemical features of the gastrointestinal tract tumors. *J Gastrointest Oncol* 2012;3:262–284.

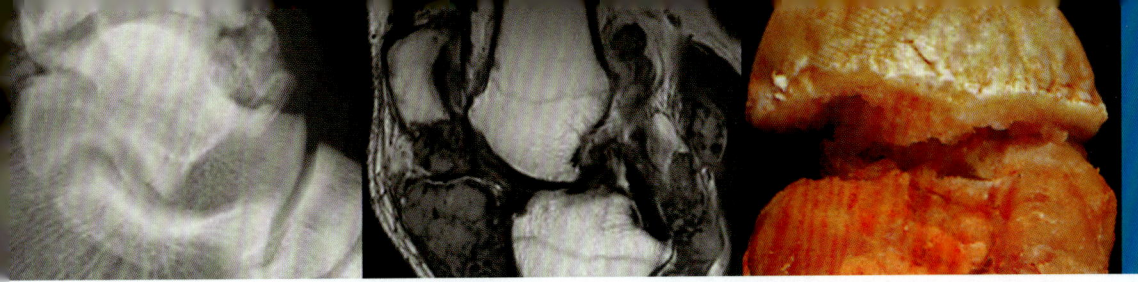

第23章

关节的肿瘤和肿瘤样病变

一、良性病变

（一）滑膜（骨）软骨瘤病

1. 临床特点　滑膜（骨）软骨瘤病（也称为滑膜软骨瘤病或滑膜软骨化生）是一种不常见的良性病变，其特征是关节滑膜、关节囊及腱鞘多发的软骨结节增生。软骨结节经常发生骨化，此时的滑膜软骨瘤病称为滑膜（骨）软骨瘤病。一般为单关节发生，罕见多关节受累。男性发病率是女性的2倍，通常发病年龄为20～50岁。膝关节最容易受累，其次是髋关节、肩关节和肘关节（图23-1）。患者常主诉疼痛、肿胀。关节积液、触痛、活动受限和软组织肿块是常见的临床表现。

已证实病变分为3个阶段：初始阶段，特征为滑膜内软骨结节化生；过渡阶段，特征为结节分离形成关节内游离体；非活动阶段，滑膜增生消退，游离体仍在关节内，伴有不同程度的关节积液。

2. 影像学特征　影像学表现和软骨小体的钙化程度有关，从仅有关节积液到可见许多不透射线的软骨小体，软骨小体一般较小且大小一致（图23-2～图23-4）。关节造影和CT是证明关节内小体存在的最好方法（图23-5、图23-6），甚至可以显示未钙化的小体。超声检查因经常无法检查关节的所有方面而应用受限，但其很容易识别关节内的钙化和未钙化的小体（图23-7）。MRI也有助于诊断，但MRI表现因滑膜增生、游离体的形成和钙化、骨化程度的不同而各异。未矿化的增生滑膜组织在T_2加权像呈高信号，而钙化在高信号液体的对比下表现为低信号（图23-8、图23-9）。除了显示关节内的游离体，CT和MRI还能显示骨质侵蚀（见图23-6C）。

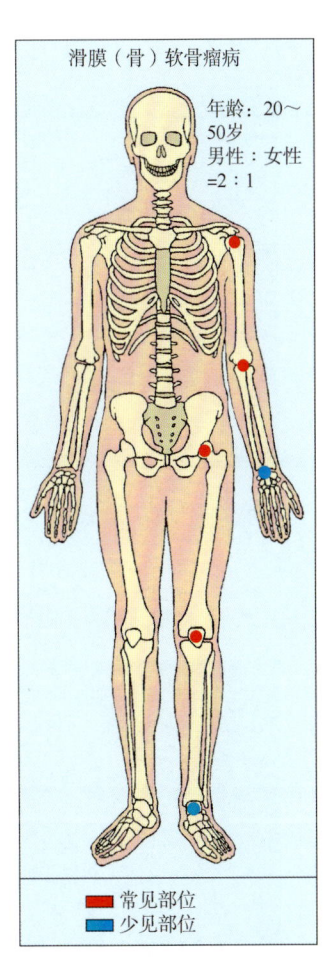

图23-1　滑膜（骨）软骨瘤病好发部位、好发年龄和男女比例（引自Greenspan A，Remagen W. *Differential diagnosis of tumors and tumor-like lesions of bones and joints*. Philadelphia：Lippincott-Raven；1998.）

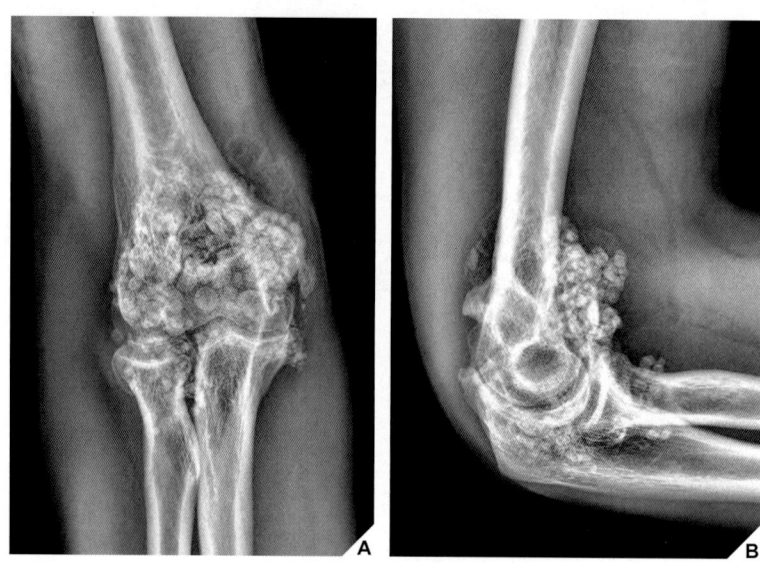

图 23-2 滑膜（骨）软骨瘤病（1）

27岁男性，肘关节疼痛、绞锁，没有外伤史。其前后位（A）和侧位（B）X线片显示肘关节内多发形态规则、大小一致的骨软骨小体

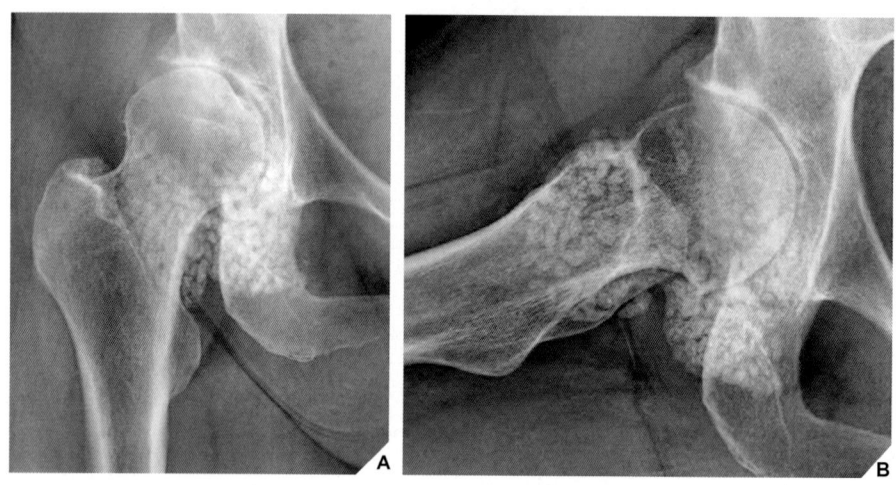

图 23-3 滑膜（骨）软骨瘤病（2）

59岁女性，右髋关节前后位（A）和蛙式位（B）X线片显示大量大小一致的关节内骨软骨小体

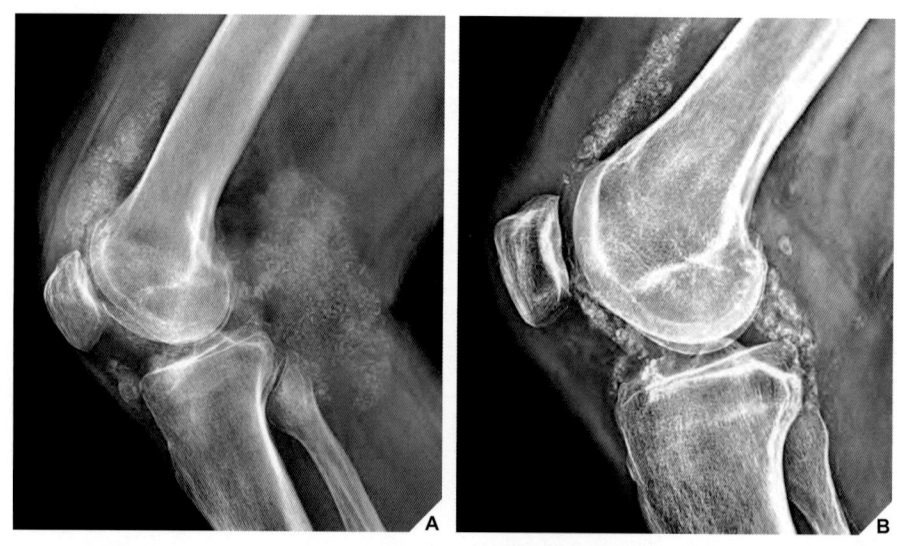

图 23-4 滑膜（骨）软骨瘤病（3）

A.58岁男性，膝关节侧位X线片显示大量小的且大小一致的关节内骨软骨小体。B.45岁女性，膝关节侧位X线片可见滑膜（骨）软骨瘤病的典型表现

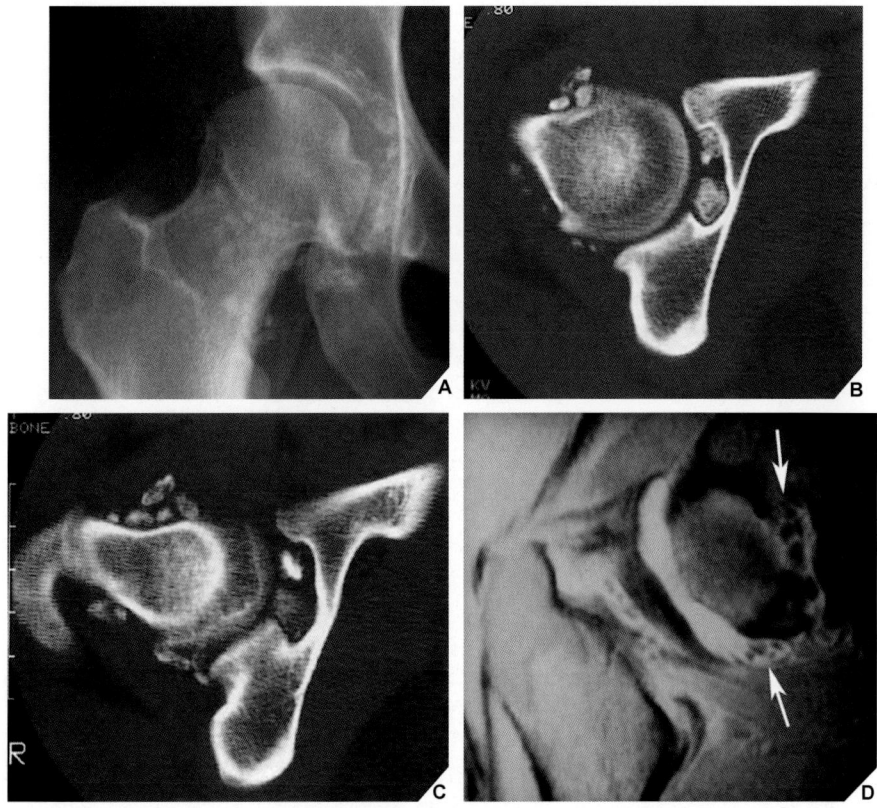

图 23-5　滑膜（骨）软骨瘤病的 X 线、CT 和 MRI 表现

A. 27 岁女性，右髋关节前后位 X 线片显示股骨头、颈周围多发骨软骨小体。注意关节间隙存在，这是滑膜（骨）软骨瘤病的特征。B、C. 两幅 CT 断层图像，一幅经过股骨头，另一幅经过股骨颈，清晰显示了关节内的多发骨软骨小体。D. 另一例患者，右髋冠状位 T₂ 加权像显示位于髋臼窝和关节囊下隐窝内多发小的关节内骨软骨小体（箭头），关节镜下取出骨软骨小体

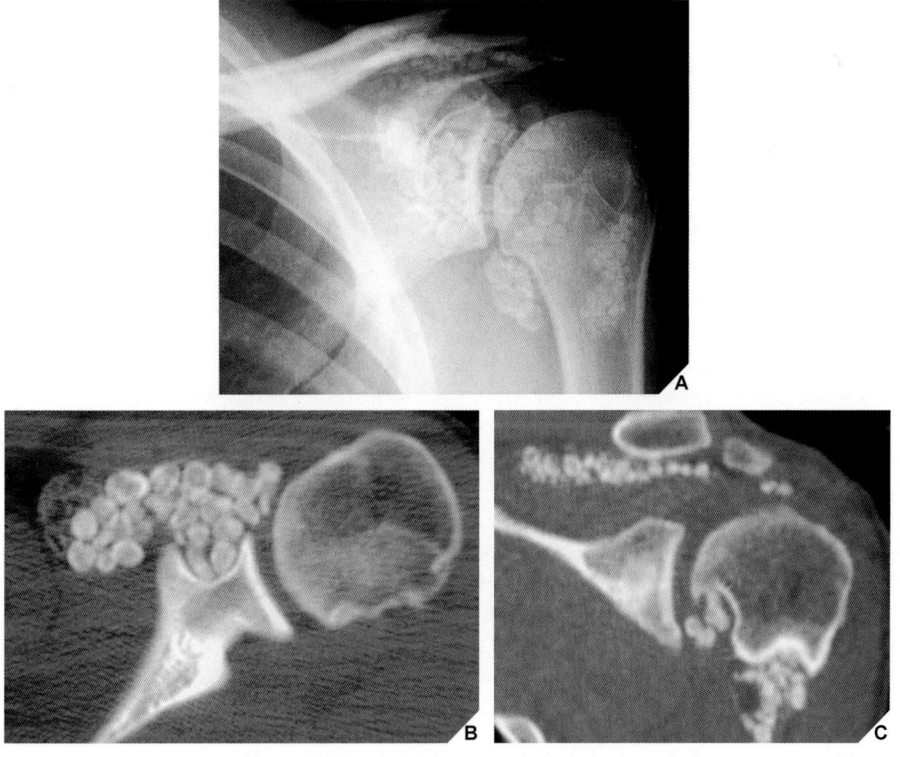

图 23-6　滑膜（骨）软骨瘤病的 X 线和 CT 表现

A. 36 岁男性，左肩关节前后位 X 线片示盂肱关节周围多发骨软骨小体。B. 轴位 CT 断层图像可确定骨软骨小体位于关节内。C. 冠状位 CT 断层图像清晰显示了位于盂肱关节和肩峰下滑囊内大小一致的钙化体。观察肱骨头的侵蚀（经允许引自 Greenspan A，Borys D. *Radiology and pathology correlation of bone tumors：a quick reference and review.* Philadelphia：Wolters Kluwer；2016：111，Fig. 3.28.）

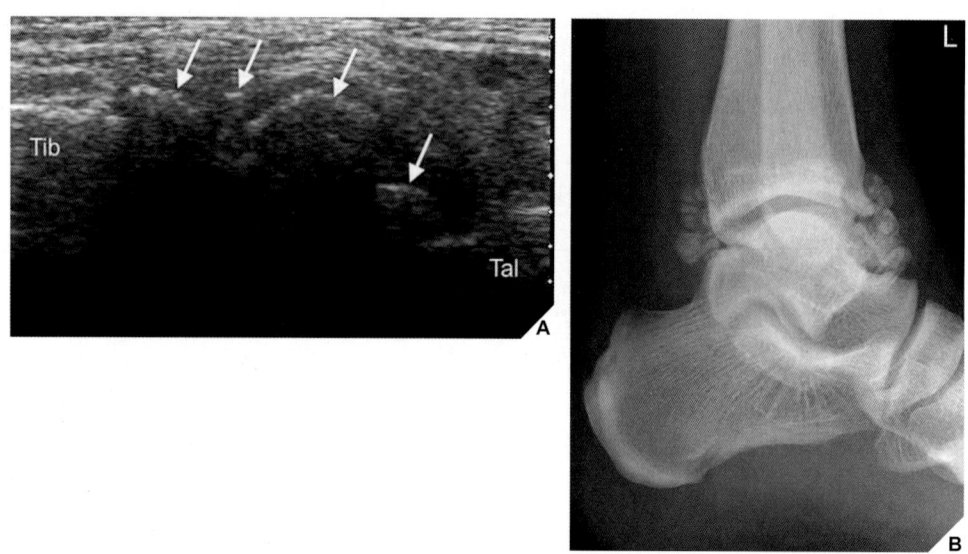

图23-7　滑膜（骨）软骨瘤病的超声表现

31岁男性，通过踝关节前部的纵向超声（A）显示多个钙化游离体（箭头），对应于踝关节侧位片（B）上骨化的骨软骨小体。Tib. 胫骨前肌；Tal. 距骨背侧（由英国剑桥大学Andrew J. Grainger教授提供，Greenspan A，Grainger AJ. Articular abnormalities that may mimic arthritis. *J Ultrason* 2018；18：212-223.）

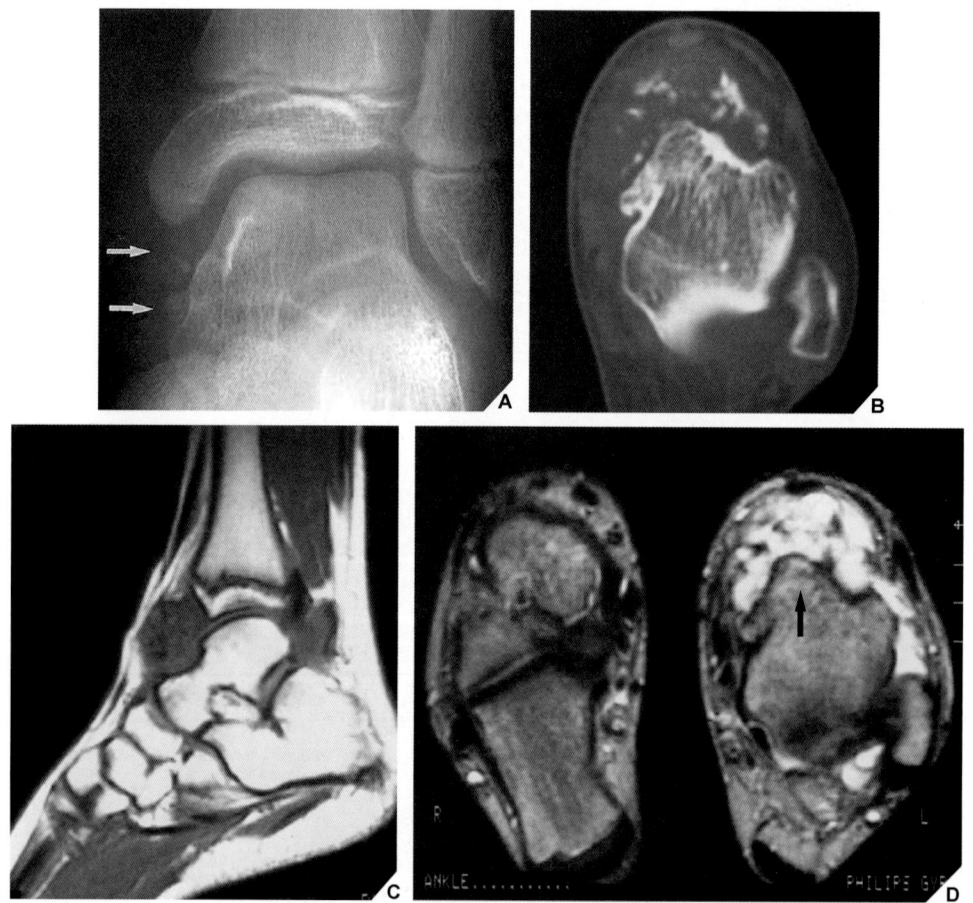

图23-8　滑膜（骨）软骨瘤病的X线、MRI和CT表现

A. 14岁男孩，左踝关节斜位X线片显示位于胫距关节旁的稍高密度影（箭头）。B. CT断层图像显示位于关节前部的钙化小体。C. 矢状位T$_1$加权像［自旋回波（SE）；重复时间（TR）640/回波时间（TE）20ms］显示呈中等信号强度的踝关节积液和散在低信号的骨软骨小体。D. 踝关节冠状位T$_2$加权像（SE；TR 2000/TE 80ms）显示明亮液体内边界清晰的低信号骨软骨小体（箭头）

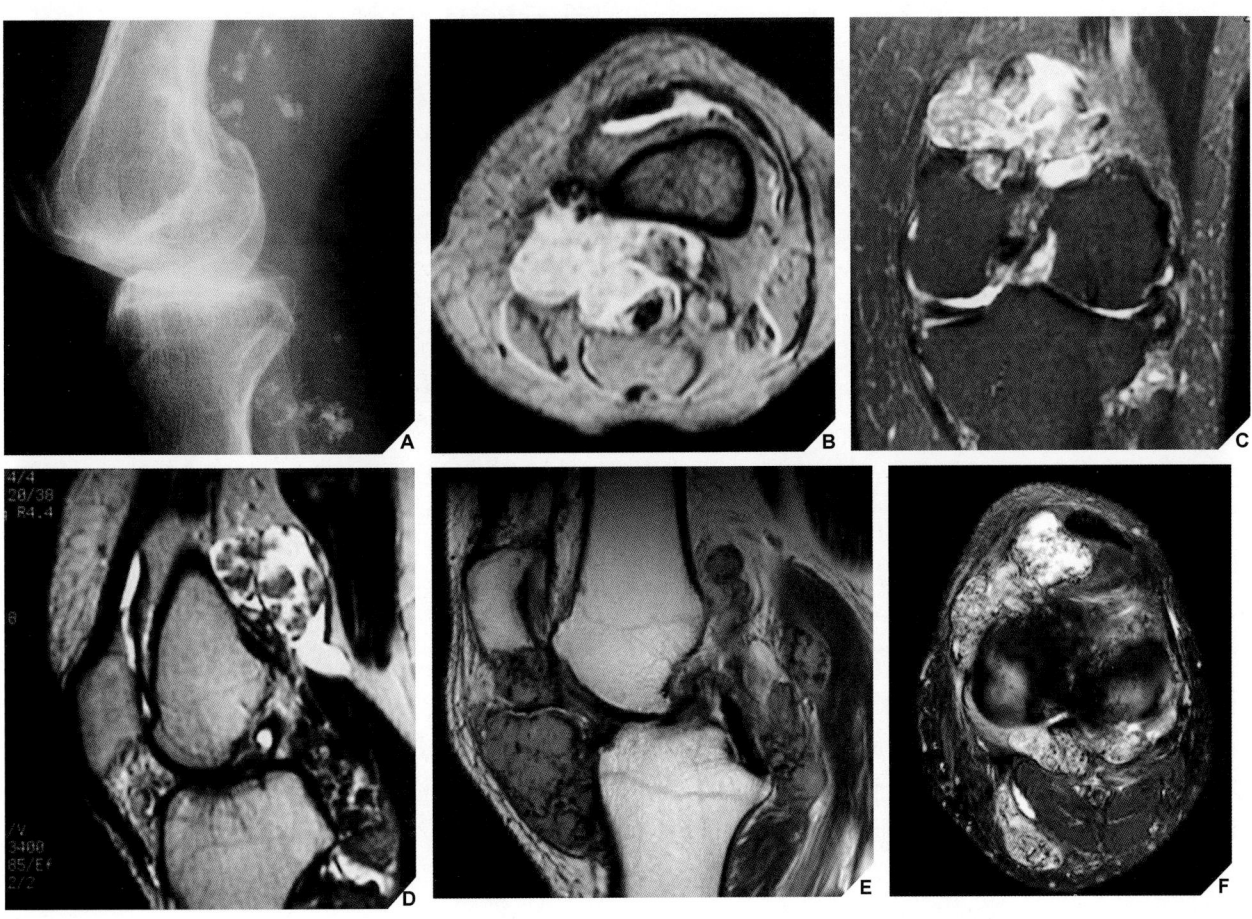

图 23-9　滑膜（骨）软骨瘤病的 X 线和 MRI 表现

50岁男性，左膝关节侧位 X 线片（A）显示关节内及关节周围多发骨软骨小体。轴位 T2＊加权 MRI（B）[多平面梯度回波（MPGR）；TR 500/TE 20ms，翻转角30°] 显示高信号关节积液和主要位于一个大的腘窝囊肿内的多发中等信号小体。冠状位（C）快速自旋回波（SE；TR 2400/TE 85ms）和矢状位（D）快速自旋回波（SE；TR 3400/TE 85ms）MRI 更好地显示了大量骨软骨小体的分布。另一例患者膝关节矢状位 T_1 加权像（E）和轴位 T_2 加权像（F）MRI 显示关节囊扩张和腘窝囊肿，并可见其内多发信号不均的关节内小体，代表骨化区域和软骨区域

3. 病理　在显微镜下，可见排列在滑膜表面的薄层细胞下的大量软骨结节。结节被纤维组织覆盖，细胞丰富，细胞本身可能呈中度异型性，偶见饱满的双核。软骨结节常发生钙化和软骨内骨化，可能脱离成为游离体。这些游离体仍然具有活性，而且可从滑液中获得营养，其体积可能会增大。

大多数病例的遗传异常包括近二倍体核型，有些病例仅表现为染色体数目改变（分别为-X、-Y 和+5）。最近有人推测 *ERK* 和 *NOG*（*Noggin*）基因之间存在关联。

4. 鉴别诊断　滑膜（骨）软骨瘤病需要与因骨关节炎导致的继发性骨软骨瘤病相鉴别，尤其是位于膝关节和髋关节时，还要与原发性（起源于滑膜）或继发性（恶变所致）滑膜软骨肉瘤相鉴别。原发性和继发性骨软骨瘤病通常易于鉴别，后者有骨关节炎的各种典型表现，如影像学上关节间隙变窄，软骨下硬化，有时可见关节周围囊肿或囊肿样病变（图23-10）。游离体少、体积大且大小不等。相反，原发性滑膜（骨）软骨瘤病的关节没有退行性改变。但是在某些病例，由于钙化小体压迫皮质表面，会导致继发性骨质侵蚀改变（见图23-6C）。关节内游离体数量多、体积小且大小一致（见图23-2～图23-4）。

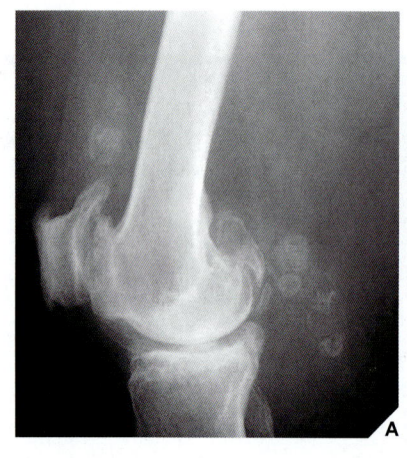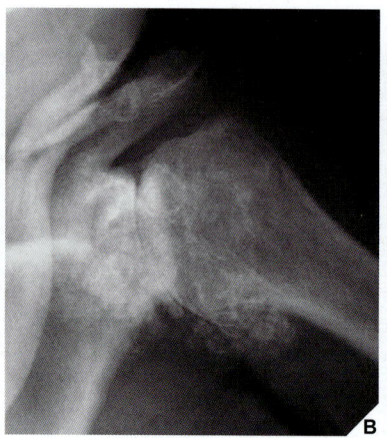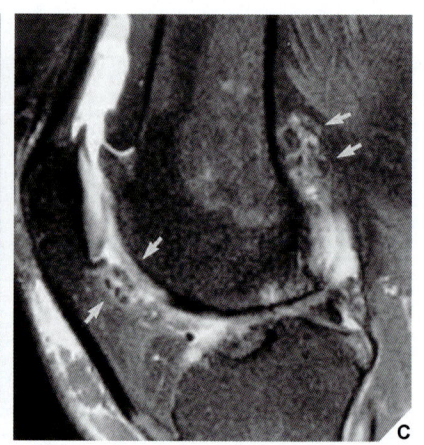

图23-10　继发性骨软骨瘤病

A. 58岁男性，患有髋股关节晚期骨关节炎，侧位X线片显示髌上囊和腘窝囊肿内多发骨软骨小体。B. 68岁女性，患有盂肱关节骨关节炎，左肩关节X线片显示关节内多发骨软骨小体。C. 54岁女性，膝关节矢状位T$_2$加权脂肪抑制MRI显示骨关节炎及多发、大小不等的骨软骨小体（箭头）

　　滑膜软骨瘤病和滑膜软骨肉瘤的鉴别比较困难。临床和影像学特点对鉴别没有帮助，也无法鉴别滑膜（骨）软骨瘤病继发的恶性病变。此外，二者临床病程均很长，滑膜软骨瘤病切除滑膜后和滑膜软骨肉瘤局部切除后的局部复发都很常见。当出现明显的骨质破坏而不是骨质磨损及软组织肿块时，应考虑恶性病变（见图23-35）。尽管病变延伸至关节囊外时应高度怀疑恶性病变，但是有报道称一些滑膜软骨瘤病也可延伸至关节外。

　　其他和滑膜软骨瘤病影像学表现相似的疾病包括色素沉着绒毛结节性滑膜炎、滑膜血管瘤和树枝状脂肪瘤。色素沉着绒毛结节性滑膜炎（本章随后详细讨论）的关节内充盈缺损更聚拢、模糊。由于含铁血黄素沉着导致的顺磁性效应，在MRI所有序列都表现为滑膜信号减低（见图23-15～图23-17）。滑膜血管瘤常表现为单发的软组织肿块。在MRI的T$_1$加权像上，与周围肌肉相比呈等信号或稍高信号，但是比皮下脂肪信号低。在T$_2$加权像上，肿块总是比脂肪信号强度高（见图23-23、图23-24）。肿块内常见低信号的静脉石和纤维脂肪分隔。树枝状脂肪瘤是滑膜的绒毛状脂肪增生。这种罕见疾病常累及膝关节，偶见其他关节的报道，如腕和踝。此病有多种病因：发育性、创伤、炎症或肿瘤，但是真正的病因尚不可知。临床表现包括缓慢增长且无痛性的滑膜增厚，关节积液，间或出现急性加重。影像学可见关节积液，可伴有不同程度的关节炎（见图23-26、图23-27）。组织学检查显示滑膜下组织被成熟的脂肪细胞完全替代及增生的绒毛状突起形成（见下文）。

　　5. 治疗和预后　滑膜软骨瘤病的治疗通常包括清除关节内游离体和切除滑膜，但局部复发并不少见。罕见滑膜软骨瘤病恶变为软骨肉瘤（见下文）。

（二）色素沉着绒毛结节性滑膜炎

　　1. 临床特点　色素沉着绒毛结节性滑膜炎（PVNS）是一种局部破坏性的纤维组织细胞增生，特征是很多绒毛和结节样的突起破坏关节、滑囊和腱鞘。PVNS最早于1941年由Jaffe、Lichtenstein和Sutro描述，这样命名是因为病变呈棕黄色、绒毛和结节样外观。棕黄色的色素沉着是由脂肪和含铁血黄素的过度沉积导致的。病变可为弥漫性或局限性。当关节滑膜全部受累、以绒毛结构为主时，称为弥漫性色素沉着绒毛结节性滑膜炎。当关节内出现单独的肿块时，称为局限性色素沉着绒毛结节性滑膜炎。当病变累及腱鞘时，称为局限性腱鞘巨细胞瘤。弥漫性病变常见于膝关节、髋关节、肘关节和腕关节，占全部病例的23%。局灶性结节型病变通常被认为是独立的病变，是附着于滑膜的单独的息肉状肿块。结节性腱鞘炎最常见于手指，是手部第二常见的软组织肿瘤，仅次于腱鞘囊肿。根据2002年修订的软组织肿瘤分类，WHO将局限性关节内和关节外病变归为腱鞘巨细胞瘤，而弥漫性关节内和关节外病变被归为弥漫型巨细胞瘤（保留 PVNS 为同义词）。

弥漫性和局限性绒毛结节性滑膜炎通常是单独的病变，主要发生于年轻人和中年人。PVNS 最具特征性的表现之一是增生的滑膜侵犯软骨下骨，产生囊变和侵蚀。尽管其病因尚不可知且有争议，一些学者仍然认为 PVNS 是自身免疫性疾病。创伤可能也是诱因之一，因为通过动物实验反复向膝关节内注射血液可以产生类似的结果。一些学者认为脂肪代谢紊乱也是诱因之一。Jaffe 等还推测该病变是对某种不明物质的炎性反应。Stout 和 Lattes 推测它们是真正的良性肿瘤。尽管病理研究支持后一种理论，表明 PVNS 中存在的组织细胞可能是兼性成纤维细胞，泡沫细胞可能来自组织细胞，因此认为 PVNS 与纤维组织细胞起源的良性肿瘤有关，但这些发现并不能确切证明 PVNS 是一种真正的肿瘤。如 Jaffe 等的假想，PVNS 更可能是一种特殊的慢性炎性增生过程。

临床上，弥漫性 PVNS 进展缓慢，表现为轻微疼痛、肿胀和活动受限。有时，受累关节的皮温升高。膝关节最常受累，66% 的患者有血性关节积液。实际上，如果没有近期外伤史，出现血性积液强烈提示 PVNS。滑液内胆固醇含量升高，抽吸后液体迅速再积聚。其他关节也可受累，包括髋关节、踝关节、腕关节、肘关节和肩关节。女性好发，与男性的比例为 2 : 1。可发生于 4～60 岁，峰值年龄是 20～40 岁（图 23-11）。病程从 6 个月至 25 年。

尽管有文献报道过数例"恶性"的 PVNS，这种诊断仍有争议（见后文）。最近关注更多的是关节外弥漫性 PVNS，也被称为弥漫型巨细胞瘤。其特点是浸润性关节外肿块，伴或不伴相邻关节受侵。这种形式的 PVNS 给影像学诊断和病理诊断都带来了挑战，因为其位于关节外、侵蚀骨结构和各种组织学浸润形式均提示恶性。

2. 影像学特征 影像学显示受累关节内的软组织密度影通常是关节渗出液，但其密度比单纯渗出液高，而且不仅是血性液体，还有分叶状滑膜肿块（图 23-12）。有时可见关节边缘边界清晰的软骨下骨侵蚀，伴有硬化边（据报道发生率为 15%～50%），常累及受累关节的两侧。还有关节间隙变窄的报道。髋关节的特征性表现是髋臼非

承重面和股骨头、颈的多发囊样区域或侵蚀区域。钙化只见于个别病例。

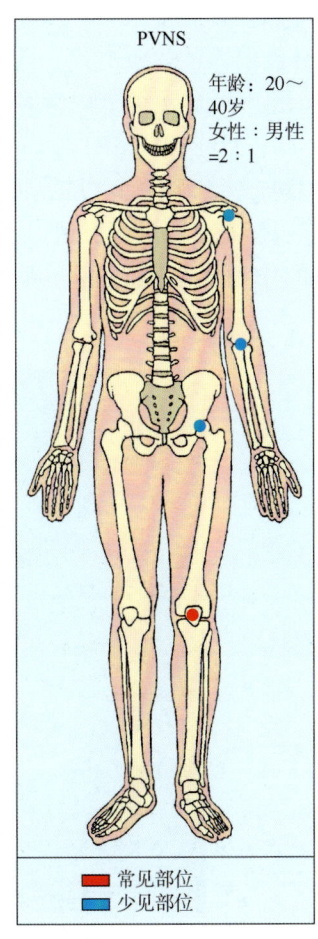

图 23-11 PVNS 的好发部位、峰值年龄和性别比例

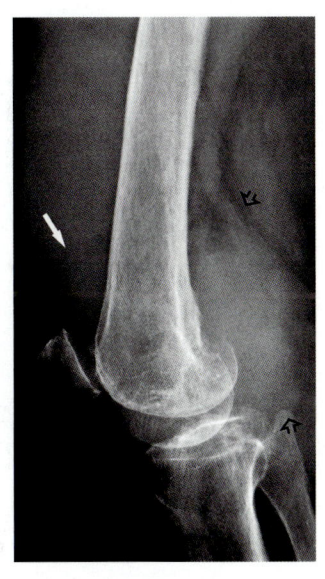

图 23-12 PVNS

58 岁男性，膝关节侧位 X 线片显示髌上大量关节积液（箭头）和一个致密的块状软组织肿物侵蚀股骨外侧髁的后部（空心箭头）。这些特征提示 PVNS。注意后部的密度比髌上囊液体的密度高

关节造影显示多发的有绒毛状突起的分叶状肿块，在造影剂充盈的髌上囊内呈现充盈缺损（图23-13）。CT能有效显示病变范围。CT值增高的原因是滑液内铁的含量升高，这一特征有助于鉴别诊断。超声可显示关节内滑膜肿块或关节弥漫性受累（图23-14）。MRI对诊断非常有帮助，因为在T₂加权像上关节内的肿块呈混杂高信号，代表液体和大量滑膜，肿块内有散在分布于滑膜内的中等至低信号区，即含铁血黄素（图23-15）。由于含铁血黄素的沉积和滑膜的增厚，病变在T₁和T₂加权像上通常呈低信号（图23-16、图23-17）。此外，还可见肿块内含有脂肪信号，这是大量富含脂质的巨噬细胞所致。其他MRI表现包括滑膜增生和偶尔出现骨侵蚀。注射Gd-DTPA后可见明显不均匀强化，整个关节囊和分隔的信号强度增加。滑膜强化而液体不强化，可以将二者区分开。除了诊断，MRI也有助于确定病变的范围。

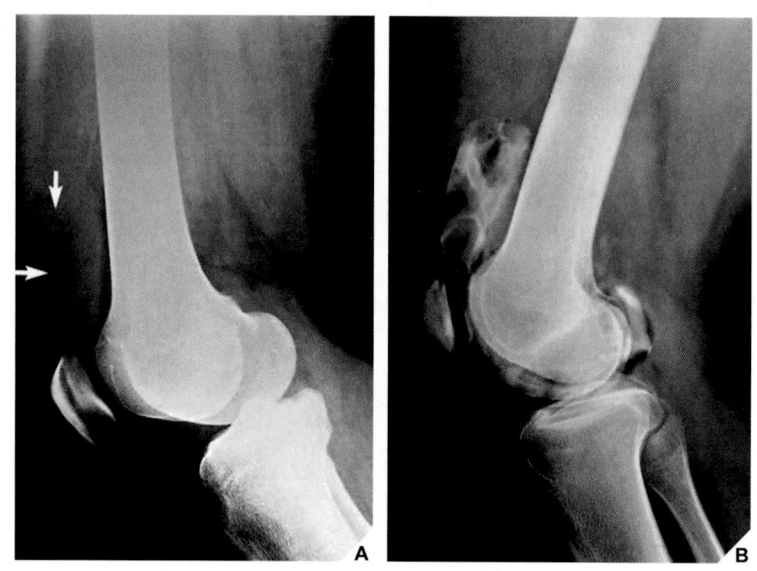

图23-13 PVNS的关节造影

A. 另一患者的侧位X线片显示髌上囊积液（箭头），但"积液"的密度增高，并可见一些分叶状物。B. 膝关节对比造影显示髌上囊内分叶状充盈缺损，代表分叶状滑膜肿块。关节穿刺有浓稠的血液，这解释了X线片上软组织肿块密度增高的原因

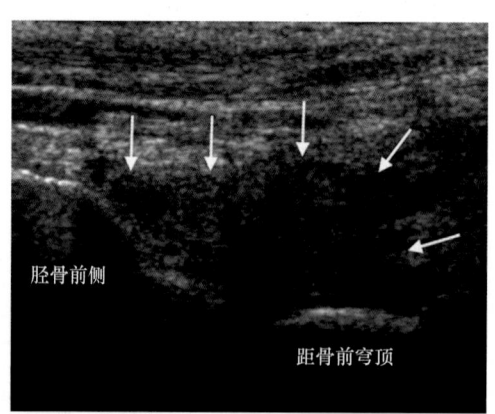

图23-14 PVNS的超声表现

26岁女性，踝关节纵向超声图像显示关节前部的关节内软组织肿块呈低回声（箭头）（由英国剑桥大学 Andrew J. Grainger 教授提供，引自 Greenspan A，Grainger AJ. Articular abnormalities that may mimic arthritis. *J Ultrason* 2018；18：212-223. ）

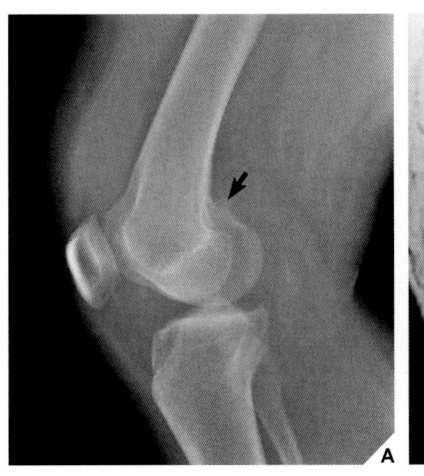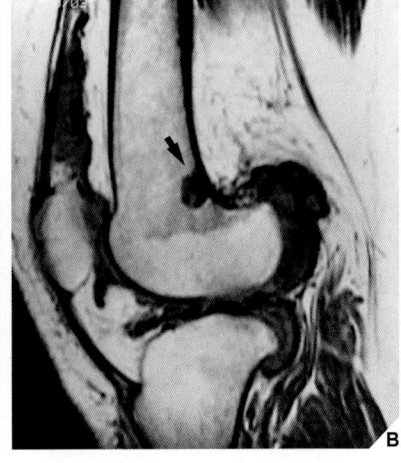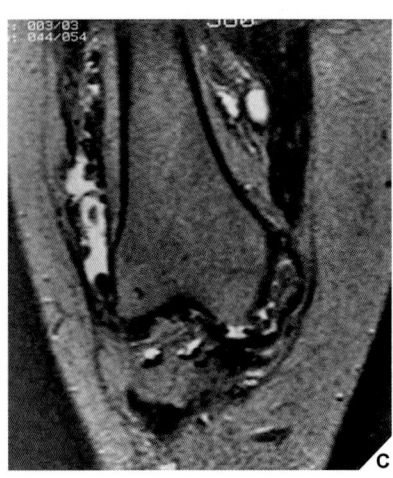

图 23-15　PVNS 的 MRI 表现（1）

22 岁女性，膝关节多次疼痛、肿胀。两次膝关节抽吸均为血性液体。A. 右膝关节侧位 X 线片显示髌上囊肿胀，被认为是"关节积液"。注意腘窝区域密度增高及股骨远端后部的微小侵蚀（箭头）。B. 矢状位（SE；TR 800/TE 20ms）MRI 显示髌上囊分叶状肿块，延伸至膝关节，侵犯髌下脂肪垫。同时注意关节囊后部的分叶状肿块延伸至胫骨近端。肿块呈中等至低信号。股骨远端后部（髁上）的侵蚀清晰可见，呈低信号区域（箭头）。C. 冠状位 MRI（SE；TR 1800/TE 80ms）显示代表液体和大量滑膜的高信号区，其内散在中至低信号的含铁血黄素沉积区

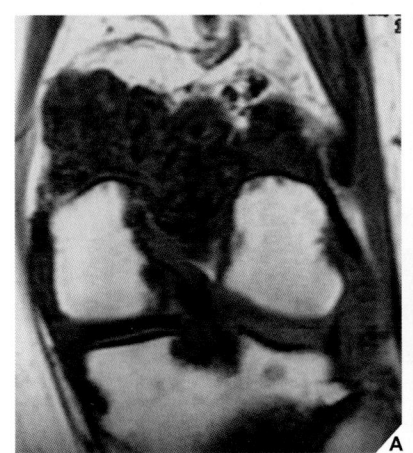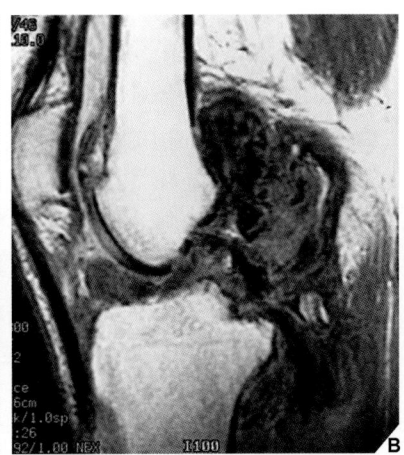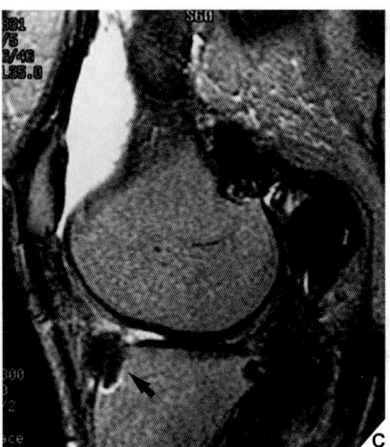

图 23-16　PVNS 的 MRI 表现（2）

40 岁男性，膝关节的冠状位（A）和矢状位 T$_1$ 加权像（B）（SE；TR 600/TE 12ms）显示主要位于腘窝的分叶状低信号肿块。矢状位 T$_2$ 加权像（C）（SE；TR 2300/TE 80ms）MRI 显示髌上囊内高信号的液体。PVNS 分叶状肿块呈低信号。注意胫骨前缘的骨侵蚀（箭头）

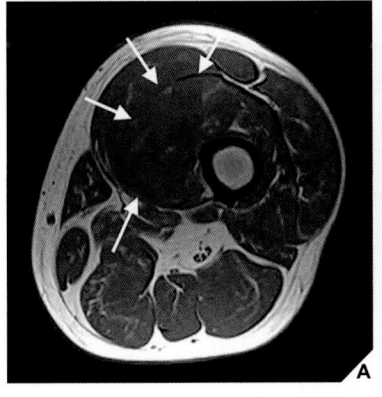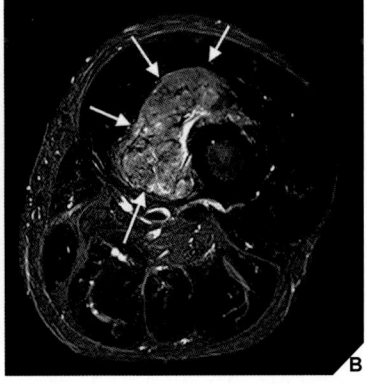

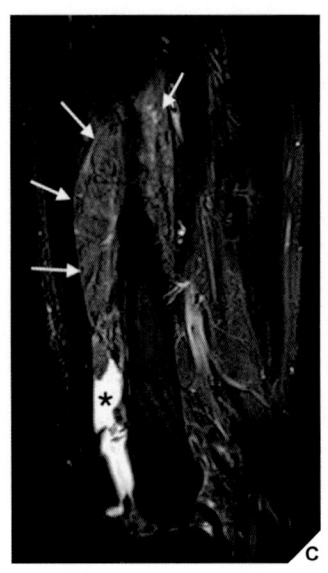

图23-17 PVNS的MRI表现（3）

57岁男性，诊断大腿肿物，髌上囊水平的轴位T₁加权像（A）显示来自髌上囊的肿块，与骨骼肌相比呈等信号（箭头）。轴位（B）和矢状位（C）T₂加权脂肪抑制序列MRI显示肿块呈中等至低信号伴局部高信号，代表滑膜和液体（箭头）。矢状位图像也可以显示关节积液（*）（由英国剑桥大学 Andrew J. Grainger 教授提供，引自 Greenspan A，Grainger AJ. Articular abnormalities that may mimic arthritis. *J Ultrason* 2018；18：212-223. ）

局限性PVNS，通常被称为局限性肌腱滑膜巨细胞瘤或腱鞘巨细胞瘤，表现为累及小范围滑膜或腱鞘的边界清晰的病变，最常见于指/趾。X线片示局限性边界清晰的致密软组织肿块，常伴侵蚀性改变（图23-18）。在大多数情况下，病变在T₁和T₂加权像上呈低信号，增强扫描后有明显均匀强化。

3. 病理 弥漫性PVNS的大体标本显示棕褐色或红棕色的坚硬或海绵状滑膜肿块，伴有肥大的绒毛状结构（图23-19）。在组织学检查中，可见滑膜组织的肿瘤样增生，产生胶原的多面体细胞增殖，伴有出血灶周围散在数量不等的多核巨细胞，可见密集的单核组织细胞浸润，并伴有浆细胞、黄色瘤细胞和淋巴细胞。有丝分裂并不少见。可存在不同数量的含铁血黄素，长期病变表现为纤维化和透明样变。

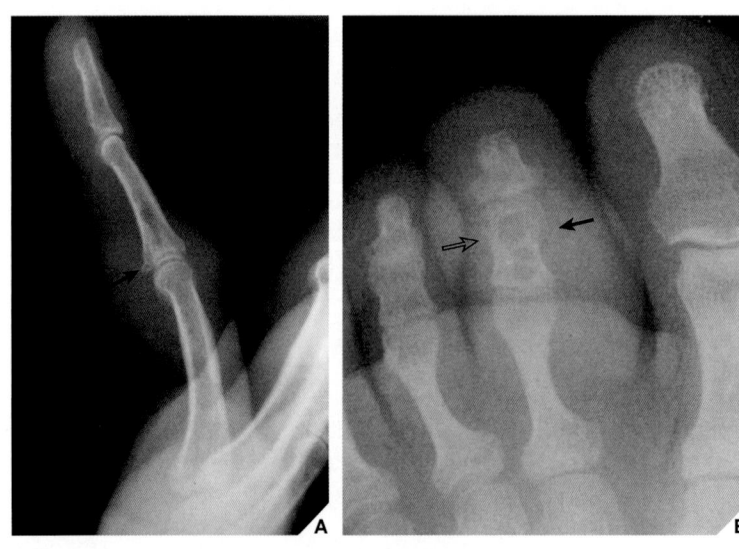

图23-18 腱鞘巨细胞瘤

A. 58岁男性，示指侧位X线片显示近节指间关节的软组织肿块。中节指骨基底部有一个小的侵蚀灶（箭头）。B. 中年男性，第2趾前后位X线片显示位于中节趾骨的软组织肿块和与之相关的溶骨性骨缺损（箭头）

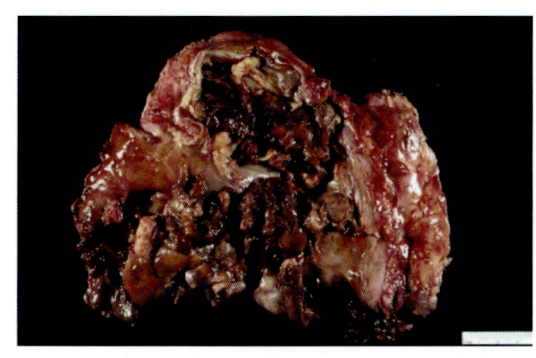

图 23-19 色素沉着绒毛结节性滑膜炎的病理学表现

膝关节滑膜的手术标本显示病变部位有饱满的乳头状和绒毛状突起。红棕色染色是由于含铁血黄素沉积所致（由 Michael J. Klein, MD, New York. 提供）

腱鞘巨细胞瘤的大体标本表现为边界清晰的分叶状肿块，呈白褐色至灰色，伴有黄色和棕色灶，部分被纤维囊包裹。骨或关节受侵常见（图 23-20）。组织病理学显示组织由不同比例的小圆形或梭形单核细胞（胞质淡染，细胞核呈圆形或肾形，常有核沟）、破骨细胞样多核巨细胞、泡沫状巨噬细胞和含铁血黄素细胞组成。几乎总是可见含铁血黄素沉积。

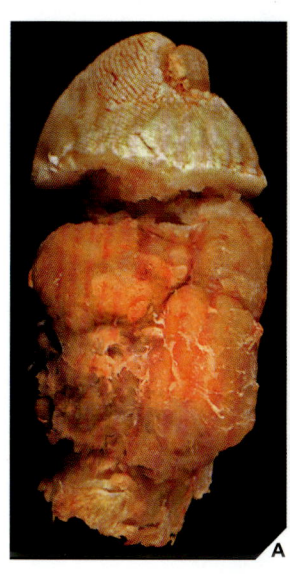
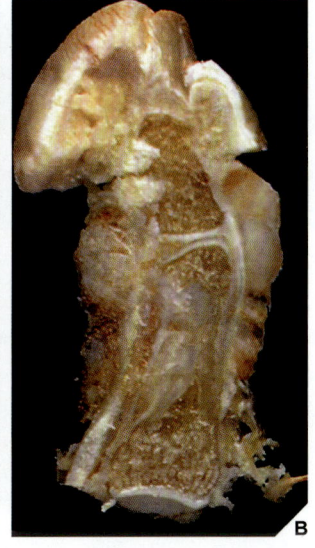

图 23-20 腱鞘巨细胞瘤病理学表现

A. 截肢的第 2 趾（与图 23-18B 为同一患者）的照片显示，红褐色的肿瘤包绕着中节趾骨。B. 标本的矢状面切片显示中节趾骨周围的软组织肿瘤，并延伸至髓腔，它还侵犯了远节趾间关节（经 Elsevier 允许引自 Bullough P. *Orthopaedic pathology*, 5th ed. Maryland Heights, MO: Mosby; 2009.）

弥漫性和局限性的免疫组织化学表现相同：CD68、CD163、CD45 阳性，部分病例 CD34 阳性。基因异常包括 t（1；2）（p11；q37）易位伴 *COL6A3-CSF1* 基因融合，还有已报道的 1p11→13 区域的重排。

4. 鉴别诊断 最常见的鉴别诊断包括血友病性关节病、滑膜软骨瘤病、滑膜血管瘤和滑膜肉瘤。MRI 可以显示 PVNS 中含铁血黄素的沉着，所以有助于鉴别这几种疾病。虽然血友病性关节病也有这个特征，但是弥漫性的含铁血黄素沉积、滑膜不规则增厚和滑囊的膨胀更支持 PVNS 的诊断。此外，血友病和 PVNS 不同，它常影响多个关节，并且影响受累骨关节端的生长。滑膜软骨瘤病的压迫性骨侵蚀可能与 PVNS 相似，但关节内多发的钙化或非钙化游离体可以帮助鉴别。滑膜血管瘤常有静脉石形成。与 PVNS 相比，滑膜肉瘤在 MRI 上呈更短 T_1 和更长 T_2 信号，当出现钙化时，可排除 PVNS 的诊断。

局限性腱鞘巨细胞瘤的鉴别诊断应包括内生软骨瘤、软组织软骨瘤和痛风。

5. 治疗和预后 治疗通常包括开放手术或关节镜下滑膜切除。当异常的滑膜组织厚度小于 5mm 时，可做关节内放射性滑膜切除术。近期，有关于滑膜切除后辅助治疗的报道，辅助外放射治疗或者关节腔内注射放射性物质，如钇 -90（^{90}Y）。局部复发常见，据报道复发率接近 50%。

（三）滑膜血管瘤

1. 临床表现 滑膜血管瘤是一种罕见的良性病变，最常侵犯膝关节前部，其次是肘关节、腕关节、踝关节及滑囊和腱鞘。大多数病例发生在儿童和青少年。几乎所有滑膜血管瘤患者都有症状，常表现为膝关节肿胀伴有轻微疼痛、关节活动受限。部分患者有反复关节肿胀和多年不同程度疼痛的病史。滑膜血管瘤常伴有相邻皮肤或深层软组织的血管瘤。因此，一些研究者根据累及的范围将膝关节病变分成关节内型、关节旁型或中间型。滑膜血管瘤常被误诊。据估计，只有 22% 的病例术前做出了正确诊断。

2. 影像学特征 滑膜血管瘤由常规 X 线、关节造影、血管造影和对比增强 CT 来综合评价。虽然至少一半的患者 X 线表现正常，但是 X 线可以显示软组织肿胀、关节周围肿物和关节积液或侵蚀（图 23-21）。在常规 X 线片上有时还可见静脉石、骨膜增厚、骨骺过早成熟及关节炎性改变。关节造影通常显示非特异性的绒毛状充盈缺损。超声在评估某些关节隐窝方面有局限性，因为找到声窗可能很困难。典型血管瘤表现为不均匀低回声的血管团。当出现静脉石时，病变内可见强回声灶。根据血管管径的大小，可以识别血管。多普勒检查可显示血管内的血流情况，根据病变的性质，血流速度可高或低（图23-22）。与X线片及超声相比，血管造影能提供更多特异性信息。血管造影可显示血管性病变，并能显示血管瘤的特异性病征。关节的增强CT检查通常显示不均匀的软组织肿块，密度接近骨骼肌，其内可见接近脂肪的低密度区。CT能很好地显示静脉石和周围的斑片状强化，以及病变内增强的管状区域和血池。部分病例中，CT可见肿块的粗大供血血管和引流血管，以及邻近皮下静脉增粗。

目前MRI已经成为评价血管瘤的方法之一，因为MRI可以做出初步诊断。在T$_1$加权序列图像上，软组织肿块通常呈中等信号，与肌肉信号相等或略高，但是比脂肪信号低。在T$_2$加权和脂肪抑制序列图像中，肿块比皮下脂肪信号高（图23-23、图23-24，见图23-22C、D），还可见内部细而迂曲的低信号分隔。血管瘤的信号强度与多种因素有关，如流速缓慢、血栓、血管闭塞、积聚在扩张的血管和血窦内的停滞血液，以及病变内脂肪组织的含量。经静脉注射钆造影剂后，血管瘤明显强化。膝关节海绵状血管瘤患者可见液-液平面（图23-24C），最近报道软组织的海绵状血管瘤也有相同表现。

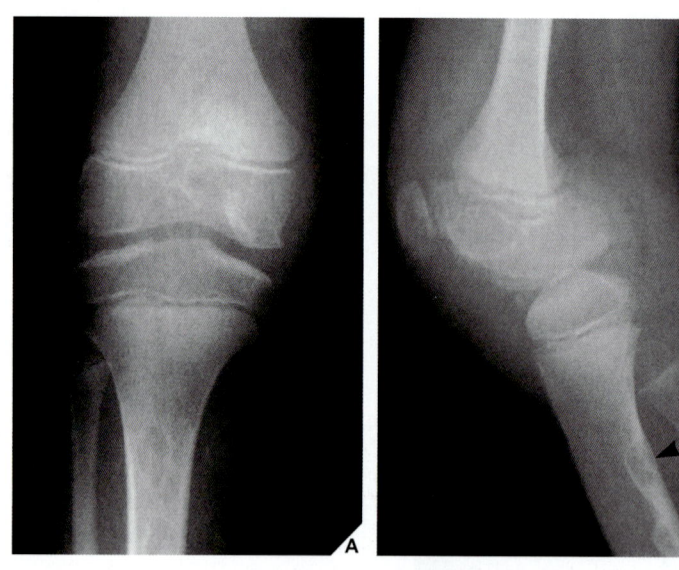

图23-21　滑膜血管瘤

7岁男孩，右膝关节前后位（A）和侧位（B）X线片显示髌股关节和股胫关节间室的侵蚀性改变。前、后方可见软组织肿块。偶然发现胫骨后方非骨化性纤维瘤（无尾箭头）（经允许引自Greenspan A，Remagen W. *Differential diagnosis of tumors and tumor-like lesions.* Philadelphia：Lippincott-Raven Publishers；1998.）

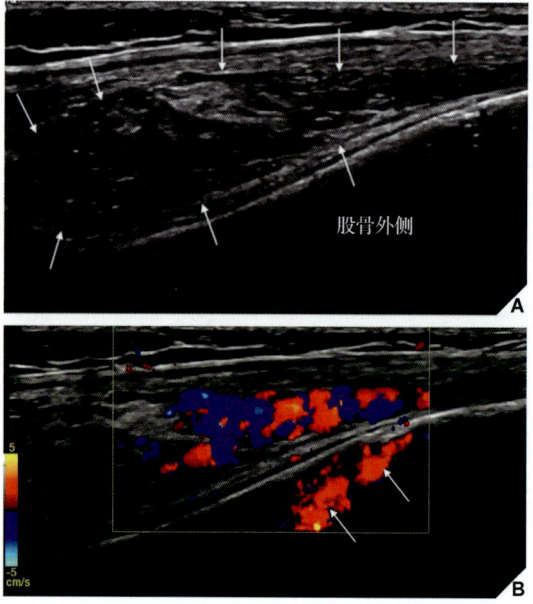

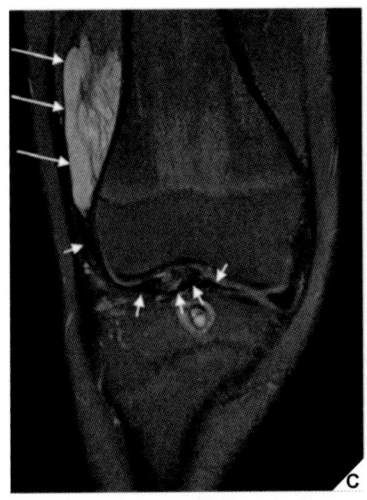
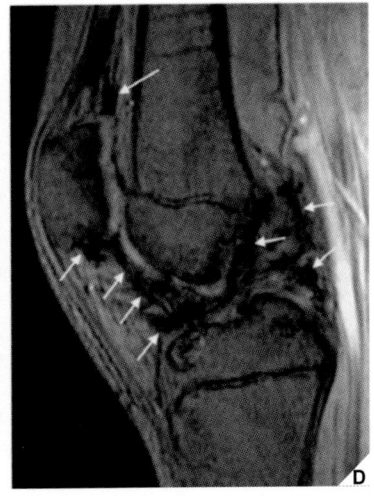

图 23-22　滑膜血管瘤超声和 MRI 表现

A. 17 岁女孩，复发性关节积血病史，膝关节前外侧可触及肿块。膝关节纵向超声显示，沿着股骨外侧干骺端的以低回声为主的不均匀回声肿块（箭头）。B. 彩色多普勒检查显示病变内扭曲血管内的血流。股骨内明显的血流（箭头）是由混响伪影引起的。C. 膝关节冠状位质子密度加权脂肪抑制序列 MRI 显示肿块呈高信号伴内部多发低信号间隔和条纹（长箭头）。注意由于复发性关节积血导致滑膜含铁血黄素沉积，关节内可见低信号灶（短箭头）。D. 矢状位梯度回波序列 MRI 显示由于含铁血黄素的磁敏感伪影导致的关节典型的开花伪影（箭头）（由英国剑桥大学 Andrew J. Grainger 教授提供，Cambridge，United Kingdom，引自 Greenspan A，Grainger AJ. Articular abnormalities that may mimic arthritis. *J Ultrason* 2018；18：212-223.）

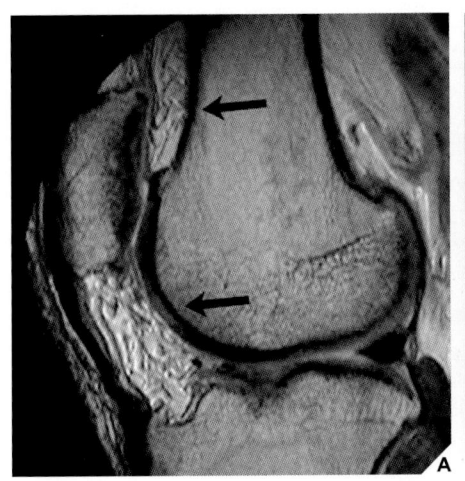
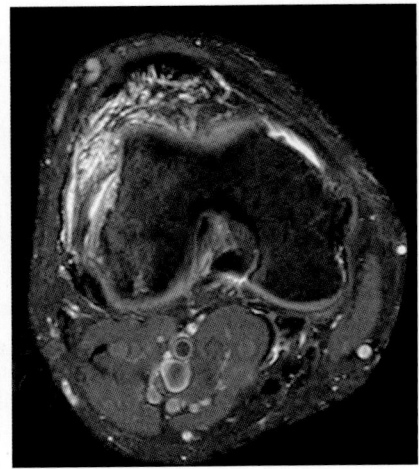
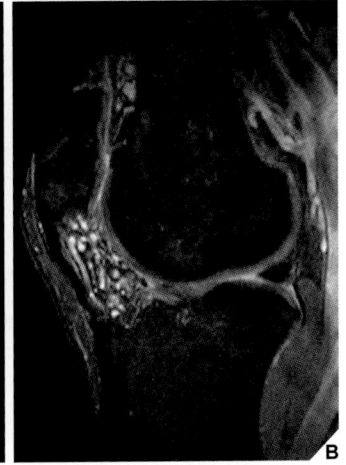

图 23-23　滑膜血管瘤的 MRI 表现（1）

A. 34 岁男性，膝关节矢状位 T_1 加权像显示髌股关节间隙和 Hoffa 脂肪垫内（箭头）大量花边状高信号血管影。B. 轴位和矢状位 T_2 加权像证实滑膜内病变是血管瘤。注意血管结构为高信号，被线状低信号的纤维 - 脂肪隔膜所分隔

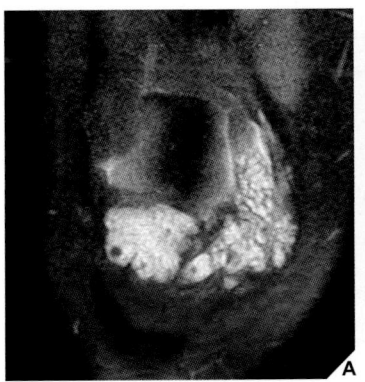
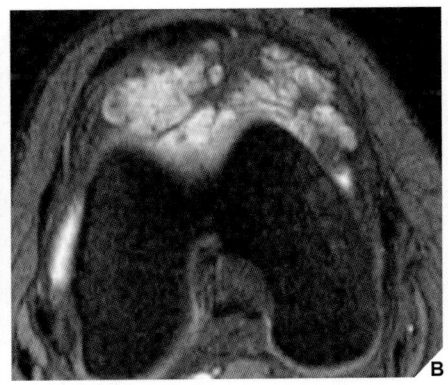
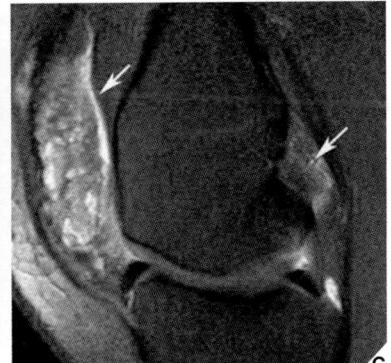

图 23-24　滑膜血管瘤的 MRI 表现（2）

A. 膝关节冠状位质子密度加权 MRI 显示关节内高信号病变伴有大量花边状的血管结构，从关节内侧延伸至髌下脂肪垫。B. 轴位梯度回波（GRE）MRI 显示被纤维隔膜分隔的大量血管延伸至髌下脂肪垫。C. 静脉注射钆造影剂后的矢状位 T_1 加权脂肪抑制 MRI 显示扩张的血管部分强化和与肿瘤"海绵"状特点一致的多发小液 - 液平面。注意病变延伸至髌上囊和关节后部（箭头）

3. 病理　滑膜血管瘤是一种血管性病变，起源于滑膜层下的间叶组织，含有不同数量的脂肪、纤维和肌肉组织，血管内有血栓。当病变完全位于关节内时，通常边界清晰，明显被包裹，通过大小不等的蒂与滑膜相连并附着在滑膜的一个或多个面。大体观，肿瘤呈分叶状，棕色柔软的肿块表面覆盖绒毛状滑膜，后者常被含铁血黄素染成红棕色（图23-25）。镜下检查，病变内可见大小不等的分支状血管腔，被增生滑膜覆盖，慢性病变由于关节反复出血可见大量含铁血黄素沉着。有些病变可能会显示滑膜绒毛状增生。

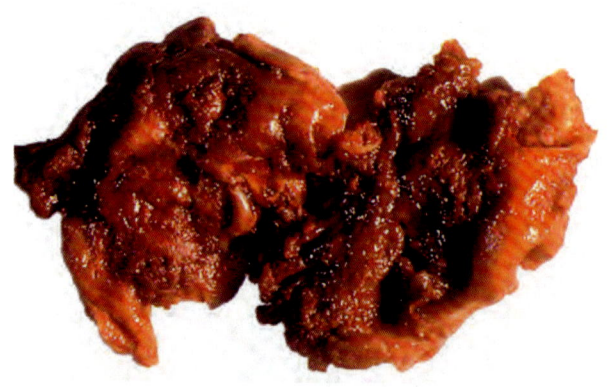

图23-25　滑膜血管瘤的病理学表现
从膝关节取出的手术标本显示滑膜呈草莓状，组织内含铁血黄素染色明显（经Elsevier允许引自Bullough P. *Orthopaedic pathology*, 5th ed. Maryland Heights, MO: Mosby; 2009.）

4. 鉴别诊断　滑膜血管瘤的鉴别诊断包括PVNS和滑膜软骨瘤病。所有慢性炎性增生性病变都应该作为鉴别诊断，如类风湿关节炎、结核性关节炎、血友病性关节病，但这些病变侵犯膝关节时，临床上可以做出鉴别。由于罕见，所以鉴别诊断一般不包括树枝状脂肪瘤。MRI可以诊断树枝状脂肪瘤，病变呈典型的棕榈叶样突起和脂肪信号（T₁加权高信号、T₂加权中等信号）。X线片中，PVNS和滑膜血管瘤的表现类似，如关节积液、髌上囊或腘窝肿块。X线片还能显示关节两侧的骨侵蚀。MRI常用于PVNS的诊断，可见滑膜结节状增厚，肿块信号不均匀。病变的大部分在T_1加权像和T_2加权像上都比肌肉信号

高，而其他部分在各个序列上都呈低信号，为肿瘤内含铁血黄素的成分。如果X线片上出现钙化游离体，即可对滑膜软骨瘤病和滑膜血管瘤进行鉴别。关节内大小一致的骨软骨小体是此病的特异性病征。CT能够显示其他方法不能显示的细微钙化。

5. 治疗和预后　小病灶可完全切除，无局部复发风险。大多数病例预后良好。

（四）树枝状脂肪瘤

1. 临床表现　树枝状脂肪瘤，也称为滑膜绒毛状脂肪瘤样增生，是罕见的关节内疾病，特征是滑膜的非肿瘤性脂肪瘤样增生。"树枝"（来自拉丁语arbor，意为树），这一术语描述了增生的滑膜所具有的典型树状形态，类似棕榈叶状。"脂肪瘤"（lipoma）这一术语并不准确，因为没有局灶性肿块。有学者认为滑膜脂肪瘤病是一个更合适的术语。树枝状脂肪瘤可发生在单关节或多关节。病因尚不明确，可能与骨关节炎、类风湿关节炎、银屑病和糖尿病有关。此病最常累及膝关节，但偶有肩关节、髋关节、腕关节、肘关节和踝关节受累的报道，偶尔可累及多个关节。偶见滑囊和腱鞘受累的报道。男性好发，发病年龄通常在40～70岁。患者表现为无痛性缓慢增多的关节积液，伴有滑膜增厚。

2. 影像学特征　影像学检查，尤其是MRI，特征显著，可以明确诊断此病。MRI表现包括关节积液，并伴有起源于滑膜的、在所有序列中呈脂肪信号的棕榈叶状肿块（图23-26、图23-27）。有时脂-液交界面可见化学位移伪影。超声通常显示树枝状脂肪瘤为起自滑膜的高回声叶状肿块，伴有关节积液（图23-28）。

3. 病理表现　在组织病理学中，树枝状脂肪瘤的特征是滑膜下脂肪增生，形成成熟的脂肪细胞及增生的绒毛状突起，可以有骨和软骨化生。

4. 鉴别诊断与治疗　鉴别诊断包括PVNS、滑膜软骨瘤病、滑膜血管瘤、血友病性关节病和各种关节内炎性病变。治疗包括外科手术或关节镜滑膜切除，复发不常见。

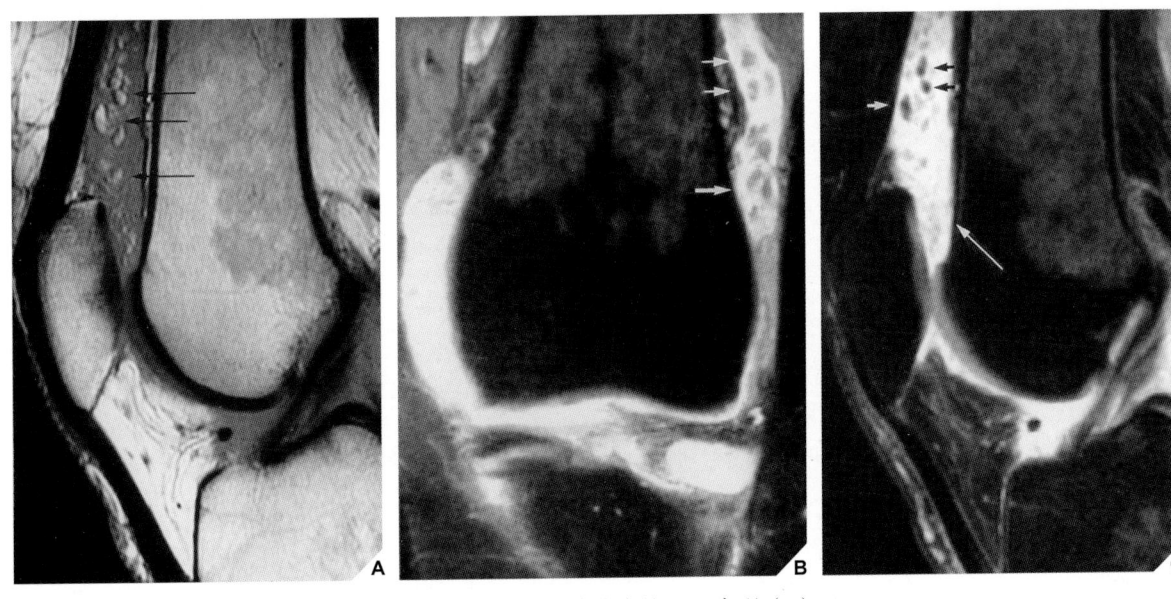

图 23-26　树枝状脂肪瘤的 MRI 表现（1）

54 岁女性，左膝肿胀 5 个月。常规 X 线片（此处未展示）显示关节积液。A. 矢状位质子密度加权 MRI 显示髌上囊内大量脂肪信号的结构（箭头）。冠状位（B）和矢状位（C）T2 加权脂肪抑制序列 MRI 显示关节内高信号的关节积液（长箭头）。肥大的滑膜（短箭头）信号与脂肪信号一致

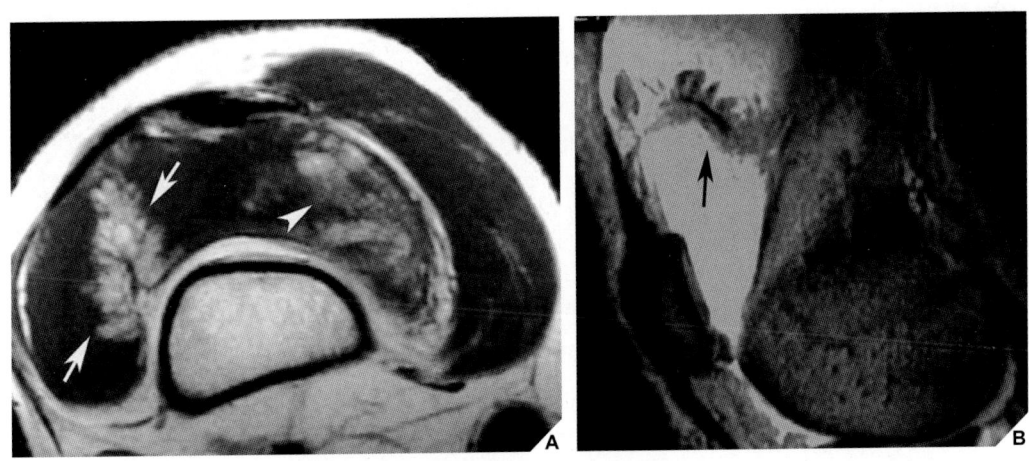

图 23-27　树枝状脂肪瘤的 MRI 表现（2）

A. 轴位 T1 加权 MRI 显示膝关节充满液体的髌上囊内树枝状脂肪瘤样肿块（箭头）。注意髌上囊内侧的脂肪瘤（无尾箭头）。B. 矢状位 T2 加权像示髌上囊内树枝状脂肪瘤（箭头）

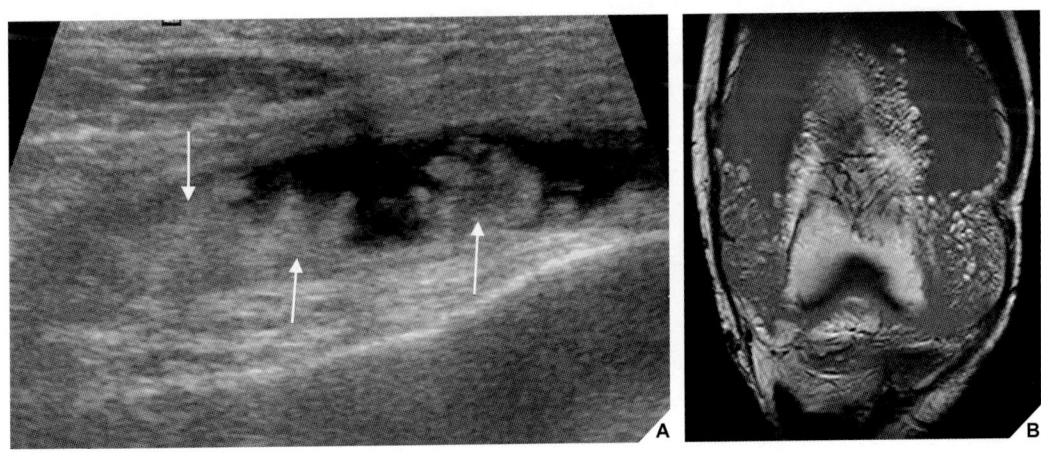

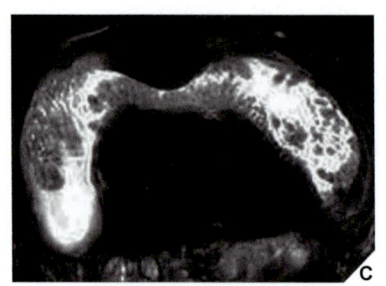

图23-28 树枝状脂肪瘤的超声和MRI表现

A. 42岁女性，右膝关节无痛性肿胀，通过右膝髌上囊层面的纵向超声显示高回声叶状的富含脂质的滑膜（箭头），被无回声的液体环绕。B. 冠状位T_1加权像显示大量关节积液，以及起自滑膜的高信号叶状脂肪瘤样肿块。C. 轴位质子密度加权脂肪抑制序列MRI显示在关节内高信号液体的衬托下，脂肪性滑膜增生为黑色（由于采用了脂肪抑制序列）（由英国剑桥大学Andrew J. Grainger教授提供，引自Greenspan A，Grainger AJ. Articular abnormalities that may mimic arthritis. *J Ultrason* 2018；18：212-223.）

二、恶性肿瘤

（一）滑膜肉瘤

1. 临床表现 滑膜肉瘤（滑膜瘤、成滑膜细胞肉瘤）是一种不常见的间叶性肿瘤，占软组织肉瘤的8%～10%。尽管名称是滑膜肉瘤（如此命名是因为组织学上滑膜肉瘤和正常滑膜组织类似），但其实并不起源于滑膜，而可能起源于其他任何结构，包括关节囊、滑囊和腱鞘。肿瘤一般发生在50岁之前，最常见于15～40岁。没有性别倾向。四肢的滑膜肉瘤占80%～90%，最常见的部位是膝关节和足周围。有肿瘤生长在关节内的特殊病例。滑膜肉瘤一般生长缓慢，不活跃，病变晚期可能呈现侵袭性。有关于血行转移到肺和软组织的报道。Schajowicz提出局部复发率超过50%。临床症状通常包括软组织肿胀或肿块及疼痛进行性加重。查体可触及弥漫性或分离的软组织肿块。

2. 影像学特征 滑膜肉瘤的影像学特征：软组织肿块（通常邻近关节）（图23-29A），偶尔有骨侵蚀（图23-29B），也可见骨膜反应。25%～30%的病例可见无定形的软组织钙化，通常位于肿瘤周边。中心点状钙化不常见。广泛钙化及类似骨样基质或骨的钙化形式罕见。这种表现可能会导致误诊为软组织骨肉瘤或软骨肉瘤、滑膜软骨病、骨化性肌炎或肿瘤样钙质沉着症。

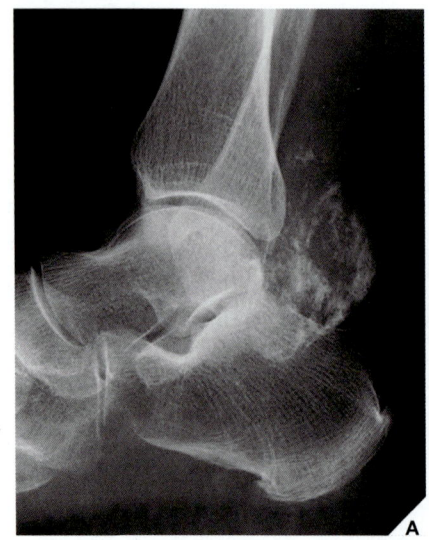
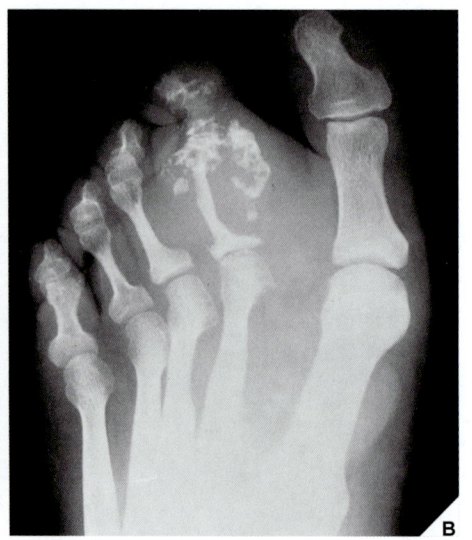

图23-29 滑膜肉瘤

A. 71岁女性，左踝关节侧位X线片显示跟腱前软组织内巨大的钙化肿块，相邻骨质未受累。B. 55岁女性，右足正位X线片显示巨大的软组织肿块，伴有粗糙的钙化，第2趾的近节趾骨受侵（图B经允许引自Greenspan A，Borys D. *Radiology and pathology correlation of bone tumors：a quick reference and review*. Philadelphia：Wolters Kluwer；2016：370，Fig. 8.26B.）

骨扫描显示血流相和血池相放射性药物摄取增加，其表现与这些肿瘤血供增加一致（图 23-30）。

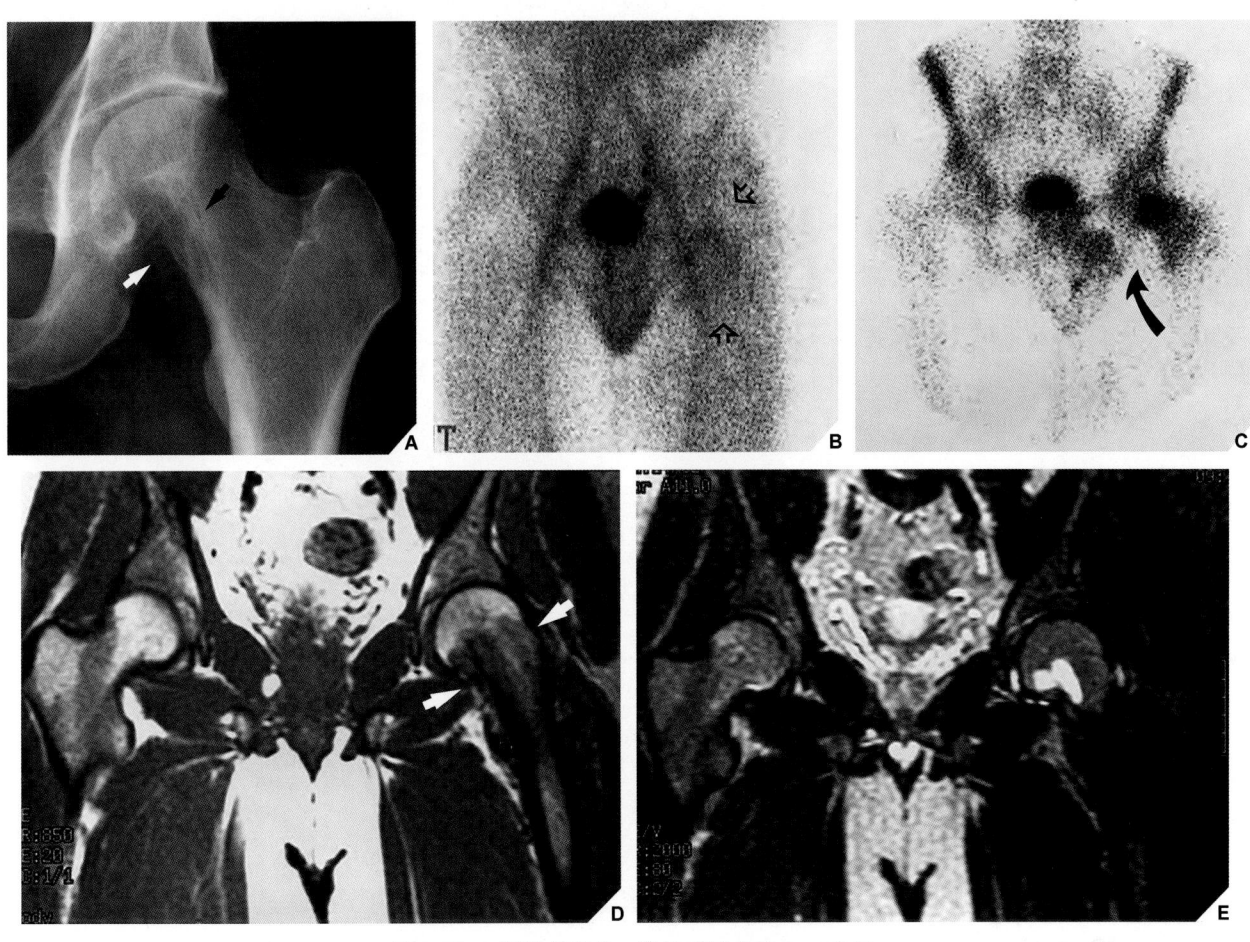

图 23-30　滑膜肉瘤的 X 线核素显像和 MRI 表现

A. 37 岁男性，左髋关节前后位 X 线片显示股骨颈的溶骨性病变，边缘硬化（箭头）。B. 核素显像（血池像）显示左髋关节放射性摄取增加（空心箭头）。C. ⁹⁹ᵐTc-MDP 放射性骨扫描的延迟显像显示左侧股骨头、颈和左髋关节周围放射性示踪剂摄取增加（弯箭头）。D. 冠状位 T₁ 加权像（SE；TR 850/TE 20ms）显示累及左侧股骨颈内侧的低信号病变（箭头）。E. 冠状位 T₂ 加权像（SE；TR 2000/TE 80ms）显示股骨颈及髋关节内、外侧信号增高。切除活检证实为关节内滑膜肉瘤

　　CT 能清晰显示软组织肿块的范围、钙化和骨侵蚀，并且可以评价肺转移的情况。MRI 显示肿瘤信号不均匀，呈多分叶状有分隔的肿块，在 T₁ 加权像呈低至中等信号，伴有浸润性边缘，在 T₂ 加权像呈高信号（图 23-31），注射钆造影剂后呈弥漫性不均匀强化（图 23-31E、图 23-32）。Jones 等报道了目前为止关于滑膜肉瘤的最大样本的 MRI 研究，纳入 34 例患者，研究显示病变好发于四肢深部、巨大（85% 直径大于 5cm），病变中心靠近关节。在 T₂ 加权像病变信号一般不均匀，与周围组织分界清晰。44% 的病例在 T₁ 加权像和 T₂ 加权像都表现为高信号，与肿瘤内出血信号一致。一些学者提出了肿瘤特征性的"三重信号"征，由囊实性成分、纤维组织、出血和含铁血黄素沉积共同构成（图 23-31D、图 23-32E）。一些多分叶肿瘤含有分隔和液-液平面，构成"葡萄碗"征。生长缓慢阶段，滑膜肉瘤在 MRI 的表现呈相对"良性"，表现为低信号的囊状，肿瘤信号相对均匀，类似良性肿瘤，如神经鞘瘤（图 23-33）。

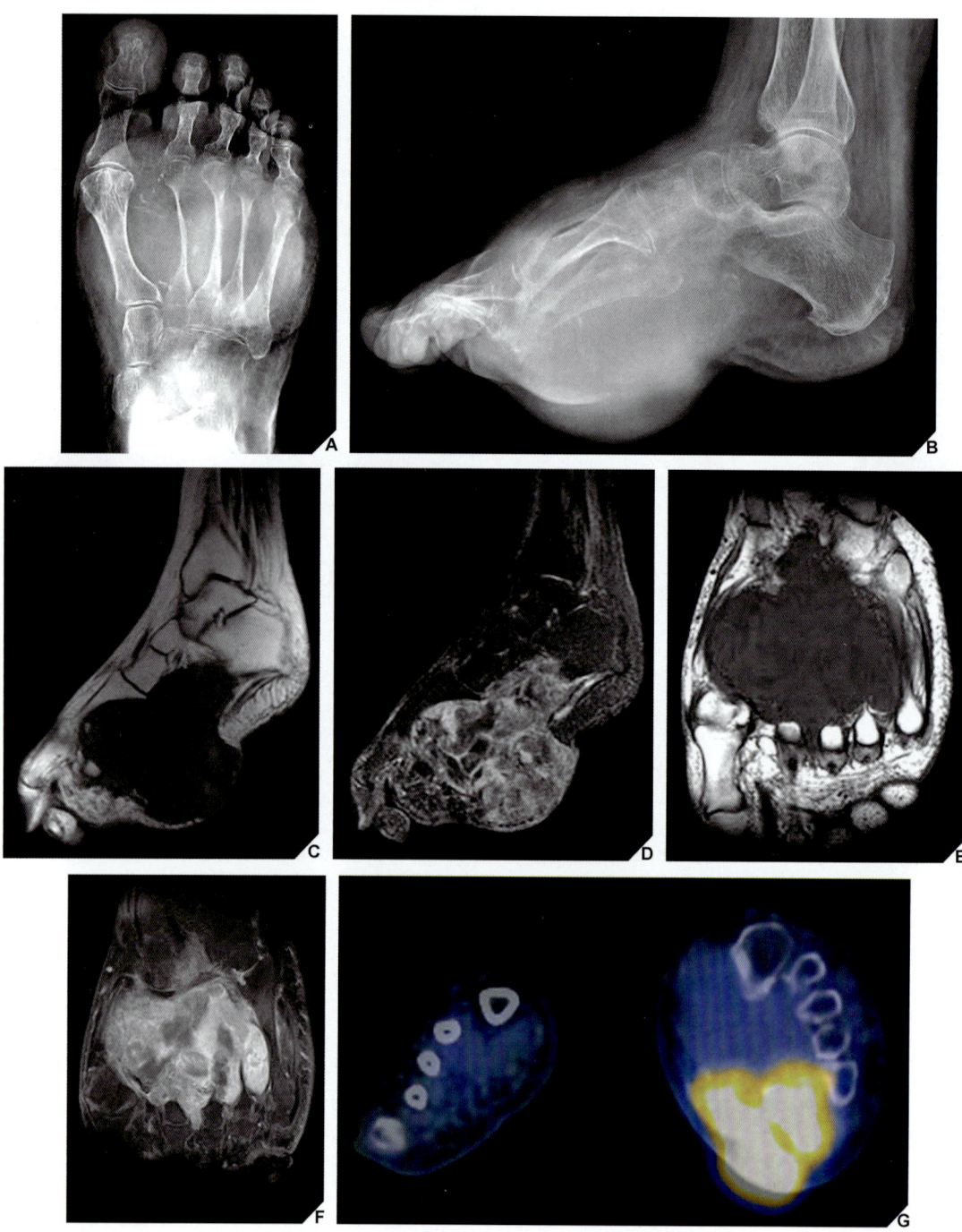

图 23-31 滑膜肉瘤的 MRI 和 FDG-PET/CT 表现

57 岁女性，左足的前后位（A）和侧位（B）X 线片显示含有钙化的巨大软组织肿块，主要侵犯足的跖侧。观察第 2～4 跖骨的受侵情况。矢状位 T₁ 加权像（C）显示肿块呈中等至低信号。矢状位反转恢复序列（IR）图像（D）显示肿块信号不均匀，包含低、中等和高信号（"三重信号"征）。轴位（长轴）T₁ 加权像（E）和静脉注射钆造影剂后的图像（F）显示肿物不均匀强化。双足的轴位 PET/CT 融合图像（G）显示左足软组织内的巨大的高代谢肿物。活检证实为滑膜肉瘤

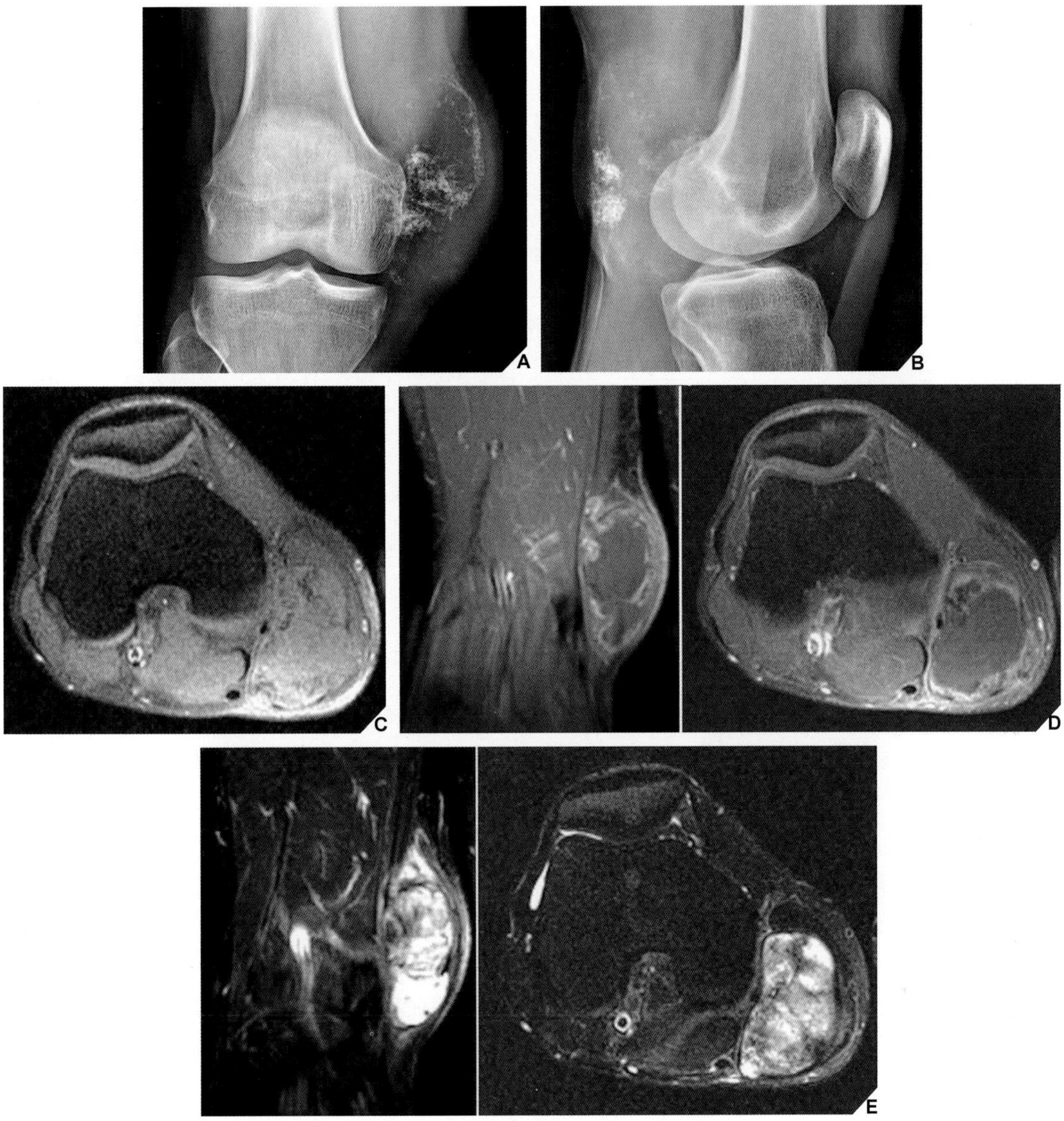

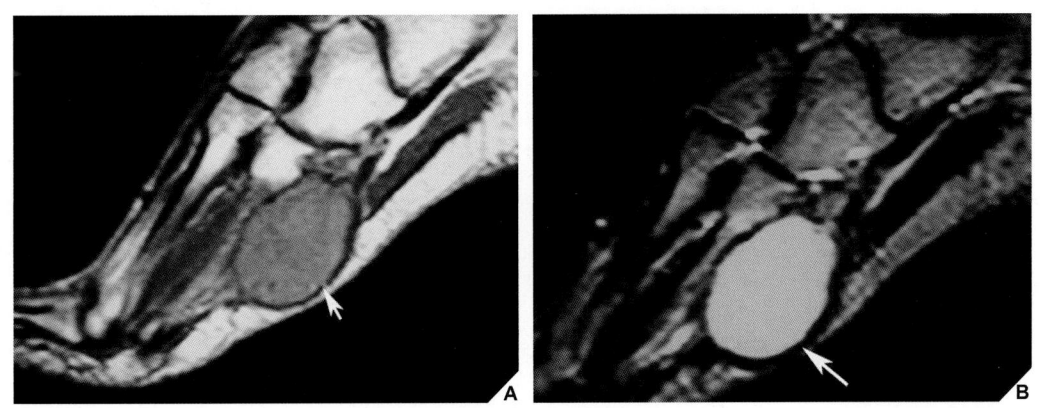

图 23-32　滑膜肉瘤的 X 线和 MRI 表现

34 岁男性，左膝关节前后位（A）和侧位（B）X 线片显示邻近股骨内侧髁侧后方的巨大的钙化软组织肿块。骨结构未受侵。轴位 T₁ 加权像（C）显示肿块主要呈等信号。静脉注射钆造影剂（D）后的 MRI 冠状位和轴位 T₁ 加权像显示肿瘤周围强化。冠状位和轴位 T₂ 加权序列 MRI（E）显示病灶呈混杂高、中、低信号强度（"三重信号"征），是滑膜肉瘤的特征性表现。活检后得到证实

图 23-33　滑膜肉瘤的 MRI 表现

年轻男性，发现足跖侧肿块 1 年余，矢状位 T₁ 加权像（A）显示边界清晰的低信号肿瘤，有低信号的囊壁（箭头）。矢状位 T₂ 加权像（B）显示均匀的高信号包裹性病变（箭头）。术前诊断神经纤维瘤或神经鞘瘤。最后病理诊断为滑膜肉瘤

3. 病理 大体标本呈棕褐色或灰色，通常为多结节性柔软的肿块，偶有多囊性，有时伴有出血和坏死区域（图23-34）。组织学检查已明确数种滑膜肉瘤的亚型，包括双相型（纤维和上皮细胞）、单相型（最常见的亚型）、单纯腺状型、钙化型和未分化型。典型的双相型，梭形细胞和上皮细胞清晰可见，呈腺腔或巢状排列。梭形细胞小且均匀，细胞核呈卵圆形、淡染。单相型滑膜肉瘤由交错的细胞束和梭形细胞构成的"球状"结构组成。钙化型可见梭形细胞成分和位于透明样变区域的钙化。

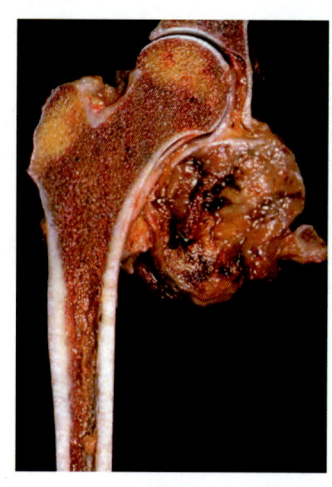

图23-34 滑膜肉瘤的病理学表现

右髋关节和股骨近端标本的冠状面切片显示关节旁大的边界清晰的黄褐色软组织肿块，伴有出血灶（经Elsevier允许引自Bullough P. *Orthopaedic pathology*，5th ed. Maryland Heights, MO: Mosby; 2009.）

免疫组织化学显示上皮区的细胞角蛋白7、角蛋白8、角蛋白14和角蛋白19及上皮膜抗原（EMA）呈阳性。此外，CD99和BCL2呈阳性，CD34呈阴性。大约90%的肿瘤都有遗传性细胞异常易位，累及染色体X和18[t(X; 18)(p11.2; q11.2)]，导致*SYT*基因（也称*SS18*或*SSXT*，编码55kDa蛋白）和*SSX1*或*SSX2*融合。少数病例有*SSX4*基因的重组。

4. 鉴别诊断 应包括良性病变，如软组织软骨瘤、骨化性肌炎、肿瘤样钙质沉着症、痛风和恶性肿瘤，如软组织骨肉瘤和软组织软骨肉瘤等。

5. 治疗和预后 治疗包括局部广泛切除，辅以顺铂、长春新碱、阿霉素和异环磷酰胺联合化疗。不能确定边缘是否切除干净的患者可以做术后放疗。对于部分病例，截肢也是一种选择。常见的并发症包括肿瘤的局部复发和转移扩散。肿瘤小于5cm的预后最佳。

（二）滑膜软骨肉瘤

1. 临床表现 滑膜软骨肉瘤是一种起源于滑膜的罕见肿瘤，可以是原发的滑膜肿瘤或滑膜（骨）软骨瘤病的恶变。滑膜软骨瘤病恶变的概念尚有争议且罕见，有明确记录的病例不足40例。

大部分滑膜软骨肉瘤位于膝关节。髋关节、肘关节或踝关节受累罕见，累及手部的小关节罕见。男性略多见，患者年龄范围为25～70岁。症状包括疼痛、肿胀，大多数患者病程超过12个月。如果原发滑膜（骨）软骨瘤病患者的受累关节出现软组织肿块，临床上应考虑恶变为滑膜软骨肉瘤的可能。

2. 影像学特征 在影像学上，关节内出现软骨基质钙化、相邻骨质破坏及软组织肿块时高度提示滑膜软骨肉瘤。少数病例，MRI上可见关节内分叶状软组织肿块，T_1加权信号不均，但主要呈与肌肉等信号，在T_2加权像呈高信号。明确有原发性滑膜（骨）软骨瘤病的患者，出现软组织肿块和关节的破坏时提示继发性滑膜软骨肉瘤（图23-35）。需要注意的是，没有并发症的滑膜软骨瘤病和滑膜软骨肉瘤可以有相似的X线或MRI特征。

3. 病理表现 原发性滑膜软骨瘤病和滑膜软骨瘤病继发恶变在组织病理学中的区别尚有争议。Manivel等提出，滑膜软骨瘤病继发软骨肉瘤之前，其组织学特征等同于2级或3级中心型软骨肉瘤才可做出诊断。有时细胞增殖区域出现不典型的深染细胞，与1级软骨肉瘤一致，这种情况不足以作为诊断滑膜软骨瘤病恶变的证据。如果有侵袭性生长的证据，且病变和滑膜层不相连，伴有细胞增殖和多形性时，支持恶性的诊断。Bertoni等尝试为这种重要差别制订标准。他们明确了几个显微镜下的恶性特征。滑膜软骨肉瘤的重要特征：肿瘤细胞片状排列，基质内黏液样变，细胞过多，边缘有拥挤的梭形细胞核及坏死和骨小梁穿过。为再次强调影像学和病理学检查将滑膜软骨瘤病误认为软骨肉瘤的危险性，Bertoni等指出肺转移是唯一的鉴别特征。

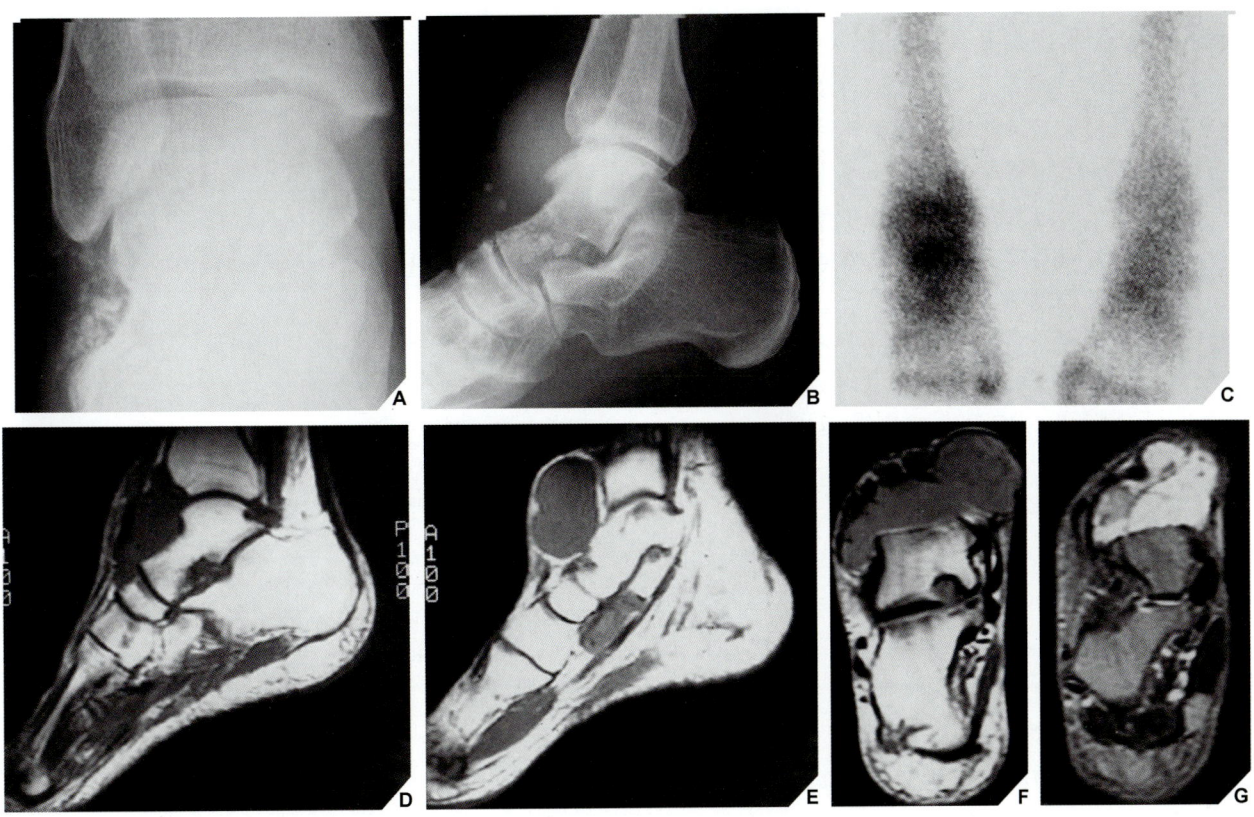

图 23-35　滑膜骨软骨瘤病恶变为滑膜软骨肉瘤的骨扫描与 MRI 表现

64 岁男性，有长期滑膜软骨瘤病病史，右踝关节前后位（A）和侧位（B）X 线片显示踝关节背侧巨大软组织肿块，侵蚀距骨。侧位片可见多发钙化，大小、形态一致。注射 15mCi（555MBq）^{99m}Tc 标记的 MDP 后，右踝关节放射性示踪剂摄取增加（C）。矢状位 T$_1$ 加权 MRI（SE；TR 400/TE 20ms）（D）显示肿块呈中等信号，与肌肉一致。另一层面矢状位 T$_1$ 加权像（SE；TR 400/TE 2ms）（E）显示肿块包膜完整。冠状位质子密度加权 MRI（SE；TR 1800/TE 29ms）（F）显示肿块与踝关节相连。冠状位 T$_2$ 加权 MRI（SE；TR 2000/TE 80ms）（G）显示肿块呈高信号。肿块内斑点状低信号区代表钙化（引自 Greenspan A，Remagen W. *Differential diagnosis of tumors and tumor-like lesions of bones.* Philadelphia：Lippincott-Raven Publishers；1998.）

4. 鉴别诊断　主要鉴别诊断是滑膜软骨肉瘤和滑膜（骨）软骨瘤病。二者的影像学表现常相似，受累关节周围有破坏性改变时更支持滑膜软骨肉瘤。但是，这种破坏性改变应该与滑膜软骨瘤病中偶尔出现的关节周围侵蚀相鉴别。排除 PVNS 通常不难，因为 PVNS 没有钙化，而且在 MRI 上更具特征性（见前文）。

（三）恶性色素沉着绒毛结节性滑膜炎

最近，Kalil 和 Unni 报道了一例恶性 PVNS，并引用了另外 8 例文献报道。Enzinger 和 Weiss 定义恶性 PVNS 为一种恶性病变，与已证实的良性 PVNS 在同一部位同时发生或之后发生。Bertoni 等记录了 3 例 PVNS 从良性到恶性的组织学变化过程。恶性 PVNS 罕见，但这个问题尚有争议，因为其他滑膜内病变可能被误诊为恶性 PVNS，如透明细胞肉瘤和上皮样肉瘤。

（四）关节内脂肪肉瘤

虽然软组织脂肪肉瘤并不少见，占软组织肉瘤的 16%，但是关节内脂肪肉瘤罕见。

低度恶性的关节内黏液性脂肪肉瘤和高度恶性的关节内脂肪肉瘤位于膝关节内均有报道。关节内和关节外肿瘤的 MRI 特征十分相似。在 T$_1$ 加权像上信号不均但主要呈等信号，在 T$_2$ 加权像上呈不均匀中-高信号。

记忆要点

[1] 滑膜（骨）软骨瘤病的特征性影像学表现包括关节积液、大量高密度骨软骨游离体（一般较小、大小一致）和骨侵蚀。

[2] 关节造影、CT 和 MRI 是显示非钙化性关节内游离体的有效影像学方法。

[3] PVNS总是伴有含血性分泌物的滑膜液。X线片显示，受累关节由于出血性积液和分叶状滑膜肿块而呈软组织密度。

[4] MRI诊断PVNS非常有效，因为在T$_2$加权像中，关节内肿块呈典型的高信号区域（代表液体和充血滑膜）被中至低信号的含铁血黄素沉积区分隔开。

[5] 滑膜血管瘤用MRI诊断适宜。特征性影像学表现包括软组织肿块在T$_1$加权像呈中等信号（与肌肉信号相同或略高，但是比脂肪信号低），在T$_2$加权像呈高信号伴有迂曲的低信号分隔。

[6] 树枝状脂肪瘤，一种罕见的关节内病变，特点为滑膜的非肿瘤性脂肪瘤样增生。MRI显示关节积液和来源于滑膜的棕榈叶样肿块，在所有序列均呈脂肪信号。

[7] 滑膜肉瘤通常发生在关节附近，常见钙化和骨侵蚀。在MRI上，滑膜肉瘤常表现为特征性的"三重信号"征。

[8] 滑膜软骨肉瘤是一种起源于滑膜的罕见肿瘤，可以是原发病变或继发于滑膜软骨瘤病。

（钱占华　张　伟　殷玉明　译）

参考文献

Abdelwahab IF, Kenan S, Steiner GC, et al. True bursal pigmented villonodular synovitis. *Skeletal Radiol* 2002;31:354–358.

Adams ME, Saifuddin A. Characterisation of intra-articular soft tissue tumours and tumour-like lesions. *Eur Radiol* 2007;17:950–958.

Bejia I, Younes M, Moussa A, et al. Lipoma arborescens affecting multiple joints. *Skeletal Radiol* 2005;34:536–538.

Bertoni F, Unni KK, Beabout JW, et al. Chondrosarcomas of the synovium. *Cancer* 1991;67:155–162.

Bertoni F, Unni KK, Beabout JW, et al. Malignant giant cell tumor of the tendon sheaths and joints (malignant pigmented villonodular synovitis). *Am J Surg Pathol* 1997;21:153–163.

Besette PR, Cooley PA, Johnson RP, et al. Gadolinium-enhanced MRI of pigmented villonodular synovitis of the knee. *J Comput Assist Tomogr* 1992;16:992–994.

Bixby SD, Hettmer S, Taylor GA, et al. Synovial sarcoma in children: imaging features and common benign mimics. *AJR Am J Roentgenol* 2010;195:1026–1032.

Blacksin MF, Ghelman B, Freiberger RH, et al. Synovial chondromatosis of the hip. Evaluation with air computed arthrotomography. *Clin Imaging* 1990;14:315–318.

Bravo SM, Winalski CS, Weissman BN. Pigmented villonodular synovitis. *Radiol Clin North Am* 1996;34:311–326.

Bullough PG. *Atlas of orthopaedic pathology: with clinical and radiologic correlations*, 2nd ed. New York: Gower Medical Publishing; 1992:17.25–17.28.

Campanacci M. *Bone and soft-tissue tumors*. New York: Springer; 1990:998–1012.

Chen DY, Lan JL, Chou SJ. Treatment of pigmented villonodular synovitis with yttrium-90: changes in immunologic features, Tc-99m uptake measurements, and MR imaging of one case. *Clin Rheumatol* 1992;11:280–285.

Cotten A, Flipo RM, Chastanet P, et al. Pigmented villonodular synovitis of the hip: review of radiographic features in 58 patients. *Skeletal Radiol* 1995;24:1–6.

Cotten A, Flipo RM, Herbaux B, et al. Synovial haemangioma of the knee: a frequently misdiagnosed lesion. *Skeletal Radiol* 1995;24:257–261.

Crotty JM, Monu JUV, Pope TL Jr. Synovial osteochondromatosis. *Radiol Clin North Am* 1996;34:327–342.

De Beuckeleer L, De Schepper A, De Belder F, et al. Magnetic resonance imaging of localized giant cell tumour of the tendon sheath (MRI of localized GCTTS). *Eur Radiol* 1997;7:198–201.

De St. Aubain Sommerhausen N, Dal Cin P. Diffuse-type giant cell tumour. In: Fletcher CDM, Unni KK, Mertens F, eds. *Pathology & genetics: tumours of soft tissue and bone*. Lyon, France: IARC Press; 2002:112–114.

De St. Aubain Sommerhausen N, Dal Cin P. Giant cell tumour of tendon sheath. In: Fletcher CDM, Unni KK, Mertens F, eds. *Pathology & genetics: tumours of soft tissue and bone*. Lyon, France: IARC Press; 2002:110–111.

Demertzis JL, Kyriakos M, Loomans R, et al. Synovial hemangioma of the hip joint in a pediatric patient. *Skeletal Radiol* 2014;43:107–113.

Devaney K, Vinh TN, Sweet DE. Synovial hemangioma: report of 20 cases with differential diagnostic considerations. *Hum Pathol* 1993;24:737–745.

Enzinger FM, Weiss SW. Benign tumors and tumor-like lesions of synovial tissue. In: *Soft tissue tumors*. St. Louis: Mosby; 1988:638–658.

Enzinger FM, Weiss SW. *Soft tissue tumors*, 3rd ed. St. Louis: Mosby; 1995:749–751, 757–786.

Eustace SE, Harrison M, Srinivasen U, et al. Magnetic resonance imaging in pigmented villonodular synovitis. *Can Assoc Radiol J* 1994;45:283–286.

Flanagan AM, Delaney D, O'Donnell P. The benefits of molecular pathology in the diagnosis of musculoskeletal disease: part I of a two-part review: soft tissue tumors. *Skeletal Radiol* 2010;39:105–115.

Fletcher CDM, Bridge J, Hogendoorn P, et al, eds. *Pathology and genetics of tumours of soft tissue and bone*. Lyon, France: IARC Press; 2013.

Greenspan A, Azouz EM, Matthews J II, et al. Synovial hemangioma: imaging features in eight histologically proven cases, review of the literature, and differential diagnosis. *Skeletal Radiol* 1995;24:583–590.

Greenspan A, Borys D. *Radiology and pathology correlation of bone tumors: a quick reference and review*. Philadelphia: Wolters Kluwer; 2018:353–380.

Greenspan A, Gershwin ME. *Imaging in rheumatology: a clinical approach*. Philadelphia: Wolters Kluwer; 2018:377–419.

Greenspan A, Grainger AJ. Articular abnormalities that may mimic arthritis. *J Ultrason* 2018;18:212–223.

Greenspan A, Remagen W. *Differential diagnosis of tumors and tumor-like lesions of bones and joints*. Philadelphia: Lippincott-Raven Publishers; 1998.

Grieten M, Buckwalter KA, Cardinal E, et al. Case report 873: lipoma arborescens (villous lipomatous proliferation of the synovial membrane). *Skeletal Radiol* 1994;23:652–655.

Haldar M, Randall RL, Capecchi MR. Synovial sarcoma: from genetics to genetic-based animal modeling. *Clin Orthop Relat Res* 2008;466:2156–2167.

Hermann G, Abdelwahab IF, Klein MJ, et al. Synovial chondromatosis. *Skeletal Radiol* 1995;24:298–300.

Hermann G, Klein MJ, Abdelwahab IF, et al. Synovial chondrosarcoma arising in synovial chondromatosis of the right hip. *Skeletal Radiol* 1997;26:366–369.

Hopyan S, Nadesan P, Yu C, et al. Dysregulation of hedgehog signaling predisposes to synovial chondromatosis. *J Pathol* 2005;206:143–150.

Huang G-S, Lee C-H, Chan WP, et al. Localized nodular synovitis of the knee: MR imaging appearance and clinical correlates in 21 patients. *AJR Am J Roentgenol* 2003;181:539–543.

Hughes TH, Sartoris DJ, Schweitzer ME, et al. Pigmented villonodular synovitis: MRI characteristics. *Skeletal Radiol* 1995;24:7–12.

Jaffe HL, Lichtenstein L, Sutro CJ. Pigmented villonodular synovitis, bursitis and tenosynovitis. *Arch Pathol Lab Med* 1941;31:731–765.

Jones BC, Sundaram M, Kransdorf MJ. Synovial sarcoma: MR imaging findings in 34 patients. *AJR Am J Roentgenol* 1993;161:827–830.

Kalil RK, Unni KK. Malignancy in pigmented villonodular synovitis. *Skeletal Radiol* 1998;27:392–395.

Karasick D, Karasick S. Giant cell tumor of tendon sheath: spectrum of radiologic findings. *Skeletal Radiol* 1992;21:219–224.

Kawai A, Woodruff J, Healey JH, et al. SYT-SSX gene fusion as a determinant of morphology and prognosis in synovial sarcoma. *N Engl J Med* 1998;338:153–160.

Khan AM, Cannon S, Levack B. Primary intra-articular liposarcoma of the knee. Case report. *J Knee Surg* 2003;16:107–109.

Lin J, Jacobson JA, Jamadar DA, et al. Pigmented villonodular synovitis and related lesions: the spectrum of imaging findings. *AJR Am J Roentgenol* 1999;172:191–197.

Llauger J, Palmer J, Rosón N, et al. Pigmented villonodular synovitis and giant cell tumors of the tendon sheath: radiologic and pathologic features. *AJR Am J Roentgenol* 1999;172:1087–1091.

Manivel JC, Dehner LP, Thompson R. Case report 460: synovial chondrosarcoma of left knee. *Skeletal Radiol* 1988;17:66–71.

Mendelhall WM, Mendelhall CM, Reith JD, et al. Pigmented villonodular synovitis. *Curr Opin Oncology* 2011;23:361–366.

Murphey MD, Gibson MS, Jennings BT, et al. From the archives of the AFIP: imaging of synovial sarcoma with radiologic-pathologic correlation. *Radiographics* 2006;26:1543–1565.

Murphey MD, Vidal JA, Fanburg-Smith JC, et al. Imaging of synovial chondromatosis with radiologic-pathologic correlation. *Radiographics* 2007;27:1465–1488.

Nassar WAM, Bassiony AA, Elghazaly HA. Treatment of diffuse pigmented villonodular synovitis of the knee with combined surgical and radiosynovectomy. *HSS J* 2009;5:19–23.

Ontell F, Greenspan A. Chondrosarcoma complicating synovial chondromatosis: findings with magnetic resonance imaging. *Can Assoc Radiol J* 1994;45:318–323.

Rubin BP. Tenosynovial giant cell tumor and pigmented villonodular synovitis: a proposal for unification of these clinically distinct but histologically and genetically identical lesions. *Skeletal Radiol* 2007;36:267–268.

Rybak LD, Khaldi L, Wittig J, et al. Primary synovial chondrosarcoma of the hip joint in a 45-year-old male: case report and literature review. *Skeletal Radiol* 2011;40:1375–1381.

Schajowicz F. Synovial chondromatosis. In: *Tumors and tumorlike lesions of bones and joints*. New York: Springer; 1981:541–545.

Shaerf DA, Mann B, Alorjani M, et al. High-grade intra-articular liposarcoma of the knee. *Skeletal Radiol* 2011;40:363–365.

Sheldon PJ, Forrester DM, Learch TJ. Imaging of intraarticular masses. *Radiographics* 2005;25:105–119.

Sommerhausen NSA, Fletcher CDM. Diffuse-type giant cell tumor: clinicopathologic and immunohistochemical analysis of 50 cases with extraarticular disease. *Am J Surg Pathol* 2000;24:479–492.

Stout AP, Lattes R. Tumors of the soft tissue. In: *Atlas of tumor pathology*, 2nd series, fascicle 1. Washington, DC: Armed Forces Institute of Pathology; 1967.

van Rijswijk CSP, Hogendoorn PCW, Taminiau AHM, et al. Synovial sarcoma: dynamic contrast-enhanced MR imaging features. *Skeletal Radiol* 2001;30:25–30.

Vergara-Lluri ME, Stohr BA, Puligandla B, et al. A novel sarcoma with dual differentiation: clinicopathologic and molecular characterization of a combined synovial sarcoma and extraskeletal myxoid chondrosarcoma. *Am J Surg Pathol* 2012;36:1093–1098.

White EA, Omid R, Matcuk GR, et al. Lipoma arborescens of the biceps tendon sheath. *Skeletal Radiol* 2013;42:1461–1464.

Wilkerson BW, Crim JR, Hung M, et al. Characterization of synovial sarcoma calcification. *AJR Am J Roentgenol* 2012;199:W730–W734.

Winnepenninckx V, De Vos R, Debiec-Rychter M, et al. Calcifying/ossifying synovial sarcoma shows t(x;18) with SSX2 involvement and mitochondrial calcifications. *Histopathology* 2001;38:141–145.

Wittkop B, Davies AM, Mangham DC. Primary synovial chondromatosis and synovial chondrosarcoma: a pictorial review. *Eur Radiol* 2002;12:2112–2119.

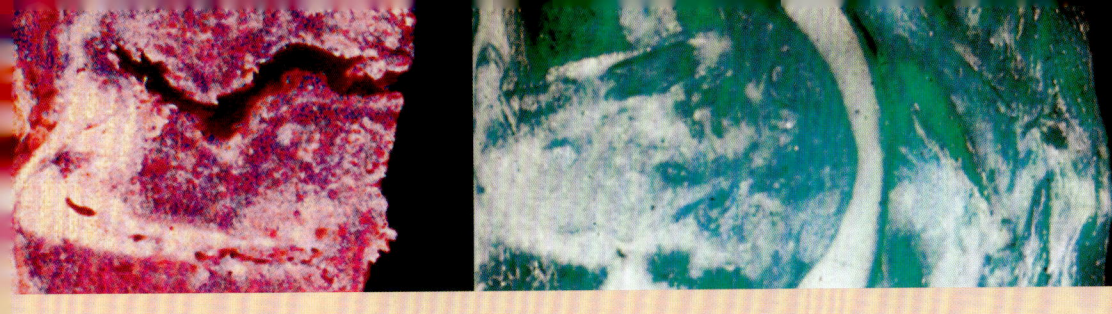

第 5 篇

感　染

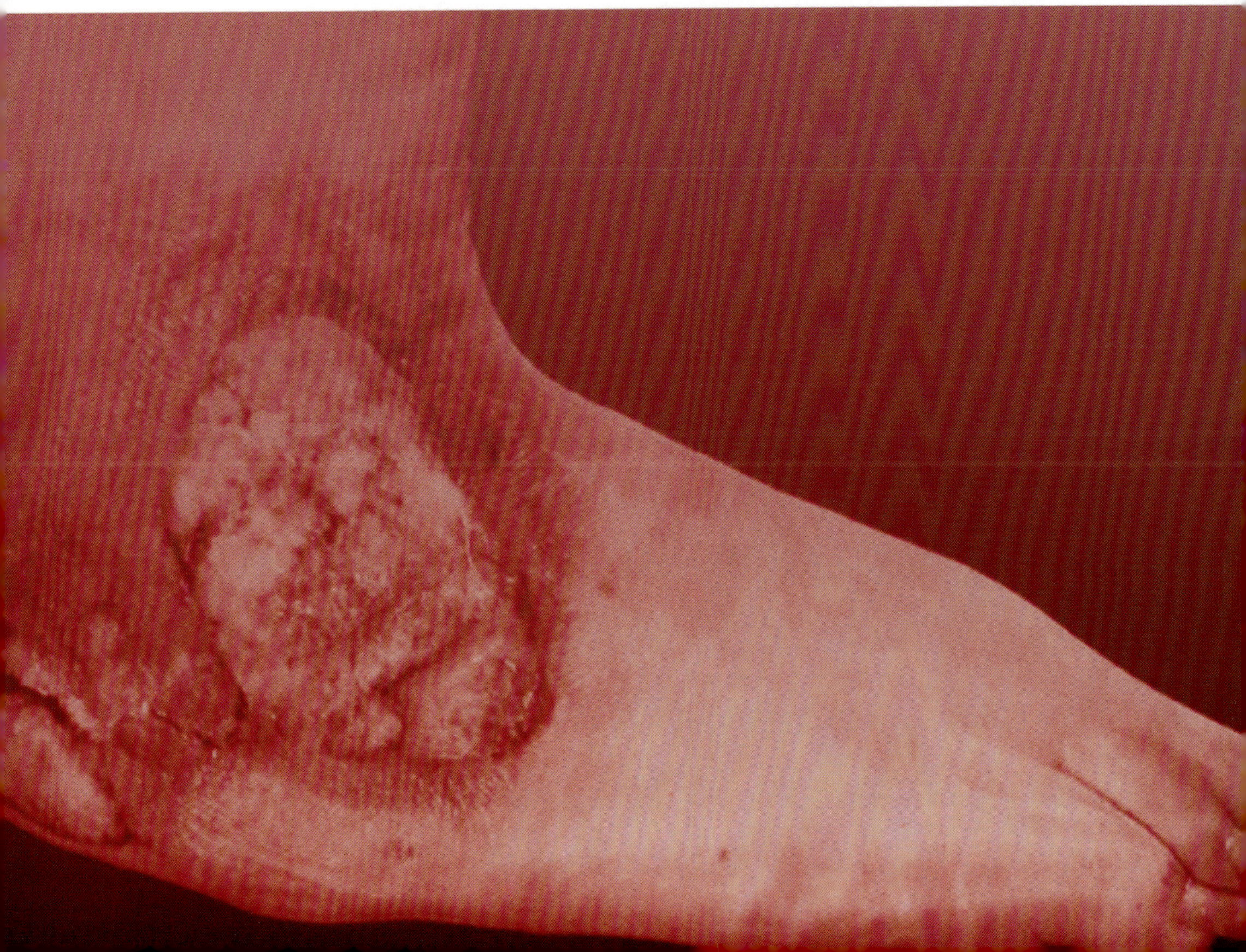

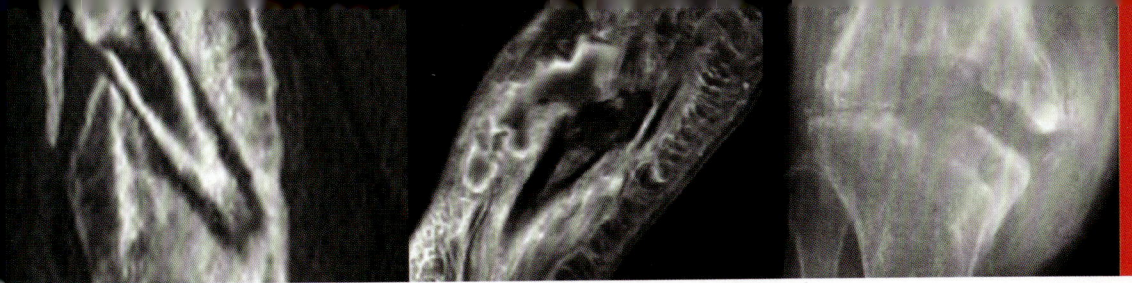

第24章

肌肉骨骼感染的影像学评价

一、肌肉骨骼感染

肌肉骨骼系统的感染可分为三类：①累及骨的感染（骨髓炎）；②累及关节的感染（感染性关节炎）；③累及软组织的感染（蜂窝织炎）。由于椎骨与其软组织结构的复杂性，将脊柱的感染归到独立的另外一类。

（一）骨髓炎

感染性病原菌可分为细菌、病毒、支原体、立克次体或真菌，其感染途径可分为3种：①血行播散性远隔感染，如皮肤、扁桃体、胆囊或尿路等部位发生血行播散；②相邻感染源的播散，如软组织、牙齿或鼻窦的感染；③直接种植：如通过刺伤、穿通伤或手术造成的感染（图24-1）。

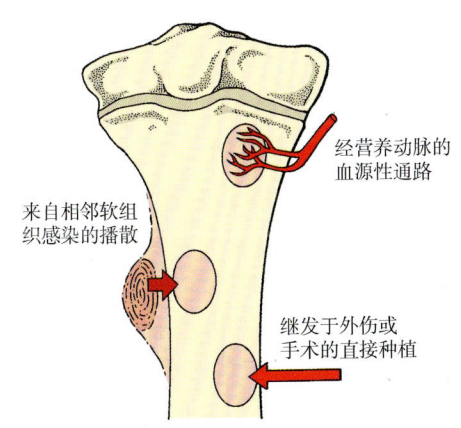

图24-1　病原菌感染骨的途径

病原菌可通过血行播散、相邻软组织感染蔓延或继发于外伤或手术的直接种植

血行感染常见于儿童，感染灶常出现于干骺端。儿童骨感染好发于干骺端，与骨的血管解剖结构有关，婴幼儿、儿童与成人骨血管的解剖结构不同（图24-2）。在儿童（1～16岁），干骺端与骨骺的血供是分离的，各有其血供来源。另外，干骺端的动脉与毛细血管常以急角弯曲，而不穿过开放的生长板；并且在毛细血管移行为小静脉的区域，血流速度缓慢。儿童干骺端骨髓炎发生率高的另一原因为一过性菌血症时发生的继发性终动脉细菌性血栓。然而，婴儿（最大1岁）的骨髓炎病灶有时可位于骨骺，因为一些干骺端的血管可穿过生长板并到达骨骺（图24-2）。成人生长板闭合之后，骨干与骨关节端的血管相延续，因此骨髓炎的病灶可发生于骨的任何部分。

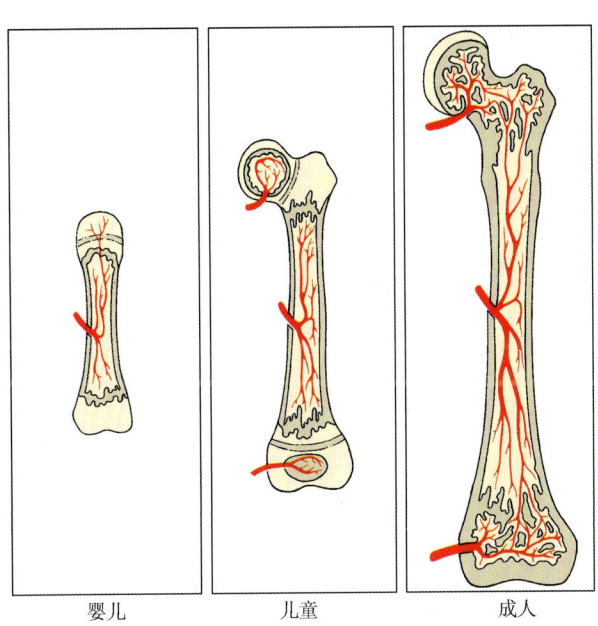

婴儿　　　　儿童　　　　成人

图24-2　长骨的血管解剖

婴儿、儿童和成人长骨的血管解剖结构不同，这些差异导致不同年龄组骨感染部位的差异。婴儿滋养动脉、穿骺动脉与圆韧带动脉丰富。儿童圆韧带动脉与穿骺动脉退化之后，骨骺变为无血管分布。在生长板闭合之后，圆韧带动脉与关节周围动脉又变得明显

相邻感染源播散和直接种植更常见于成人。通过这些途径中任意一种造成骨感染的部位与软组织感染的部位或创伤的部位直接相关。

（二）感染性关节炎

感染源可经由与骨髓炎相同的基本路径进入关节：继发于穿通伤或关节置换术后直接侵犯滑膜；来源于邻近软组织的感染；或经血源性感染造成的间接感染。感染性关节炎也可继发于相邻骨的骨髓炎（图24-3）。

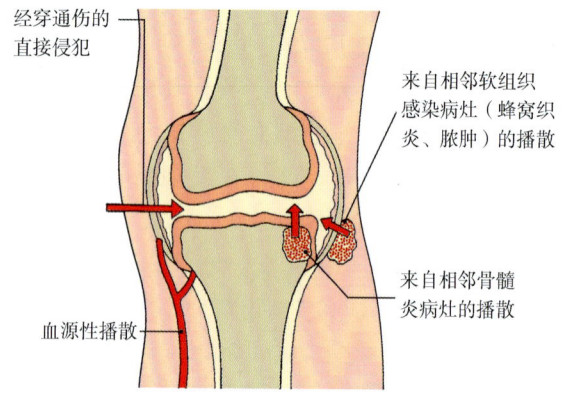

图24-3　病原菌进入关节的途径
感染性关节炎的感染途径与骨髓炎相同，骨髓炎自身即可成为播散源

（三）蜂窝织炎

软组织感染最常见的原因为皮肤的破损，导致感染源直接进入组织。有些患者，如糖尿病患者，特别易患蜂窝织炎，其原因为多因素共同作用，包括皮肤破损与局部缺血。

（四）脊柱感染

脊柱感染可位于椎体、椎间盘、椎旁软组织或硬膜外；感染累及椎管内结构或脊髓罕见。感染的机制与骨髓炎及感染性关节炎相似。例如，椎间盘感染可来源于椎管或椎间盘穿刺过程中穿刺到椎间盘本身，也可能由穿通伤导致，还可来自邻近的感染源，如椎旁脓肿。然而，最常见的是椎板切除术或脊柱融合术等术后的血行播散或来源于全身性菌血症或脓毒血症（图24-4）。不论感染的原发部位在哪里，90%以上的脊柱感染是由葡萄球菌感染引起的。

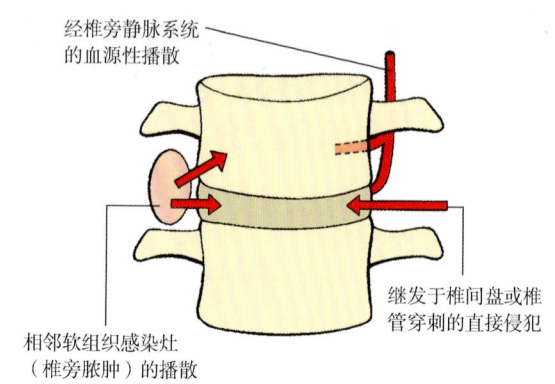

图24-4　病原菌进入脊椎的途径
脊椎或椎间盘感染的潜在途径为直接侵犯、血行播散与相邻软组织感染灶的蔓延

二、感染的影像学评估

用于评估肌肉骨骼系统感染的影像学方法：

（1）传统X线摄影。

（2）CT。

（3）关节造影术。

（4）脊髓造影术与椎间盘造影术。

（5）瘘管造影（窦道造影）术。

（6）动脉造影术。

（7）放射性核素成像（γ照相、骨扫描）。

（8）超声（US）。

（9）MRI。

（10）经皮穿刺活检（X线透视引导下、CT引导下或超声引导下）。

（一）常规X线摄影、CT和关节造影术

大多数情况下，X线摄影足以清晰显示骨与关节感染的相关特点（图24-5，见图4-74与图4-75）。PACS系统（图片存档和传输系统）的数字放大技术有助于显示骨皮质破坏、骨膜新生骨的形成等细微改变（图24-6）。多方向运动的常规体层摄影（三螺旋体层摄影）在过去能有效地显示死骨或骨的细小窦道（图24-7），但是目前该技术几乎完全被CT取代（图24-8），CT在显示骨内与软组织内感染的范围上起着决定性作用，有时会有助于做出明确诊断（图24-9）。关节造影术对关节感染的诊断作用极其有限（见图25-24B）。

（二）放射性核素显像

放射性核素显像在诊断骨与软组织感染方面有突出的作用。对于怀疑为骨髓炎的患者，常规采用 ^{99m}Tc 标记的膦酸盐行放射性核素骨扫描，因为感染区会有放射性示踪剂的浓聚。在常规X线平片不能做出诊断时，三相或四相骨扫描有助于鉴别关节感染与关节周围软组织感染。在蜂窝织炎时，前两相扫描会出现弥漫性的显像剂摄取增加，而在第三与第四延时相，骨内显像剂的摄取无显著增加。相反，骨髓炎会引起所有四相局部显像剂摄取增加（图24-10）。此外，三相骨扫描可准确诊断出现症状3天内的骨髓炎，远早于常规X线检查所能发现的时间。三相骨扫描还有助于诊断原位性或已蔓延到相邻骨组织的化脓性关节炎。

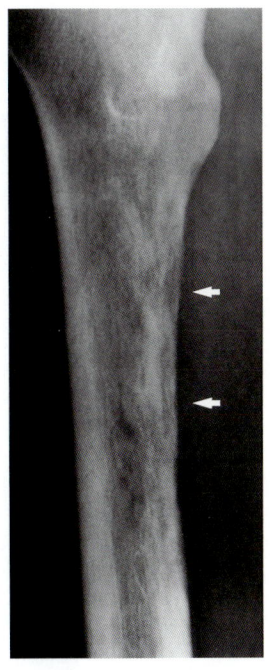

图 24-6　急性骨髓炎

右侧股骨放大照相示在骨髓炎的早期阶段以骨皮质破坏和骨膜新生骨形成为代表的细微改变（箭头），这些征象在常规X线片不能很好地显示

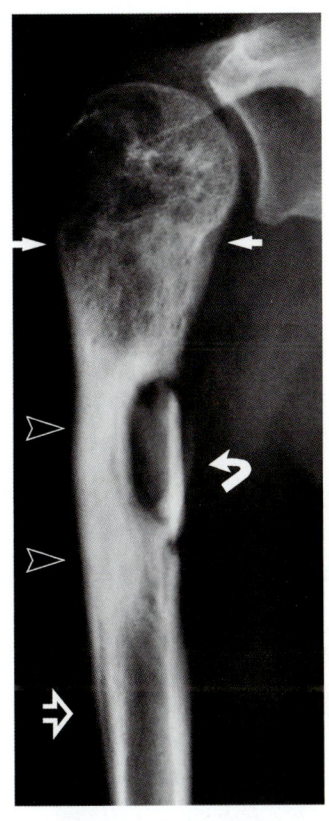

图 24-5　慢性骨髓炎

右侧肱骨前后位X线片示慢性活动性骨髓炎的典型表现。骨的髓腔内骨质破坏（箭头）、反应性硬化（无尾箭头）及骨膜新骨形成（空心箭头）。注意位于肱骨内侧的一大块死骨（弯箭头），此为活动性感染的特征性表现

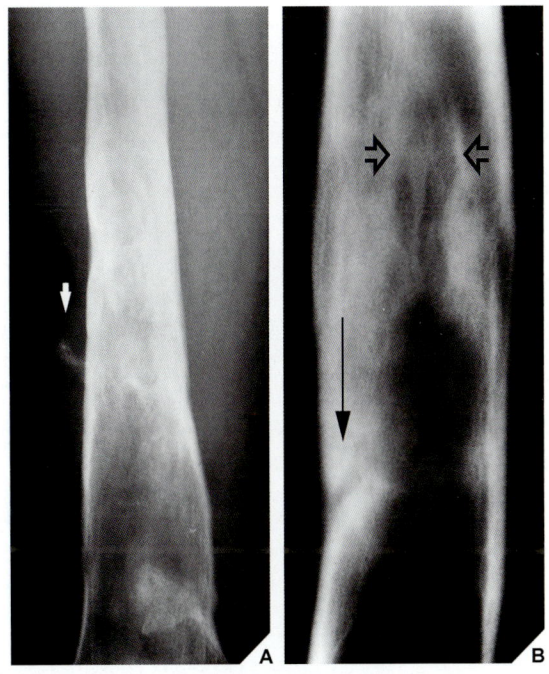

图 24-7　活动性骨髓炎X线和断层成像

A. 左侧股骨X线片示骨皮质增厚，反应性硬化及髓腔内的破坏灶。软组织内模糊的钙化影（箭头）提示存在瘘管。B. 放大后的常规体层图像清晰显示死骨（空心箭头）及位于骨皮质的窦道（长箭头），其为活动性骨髓炎的特征性表现

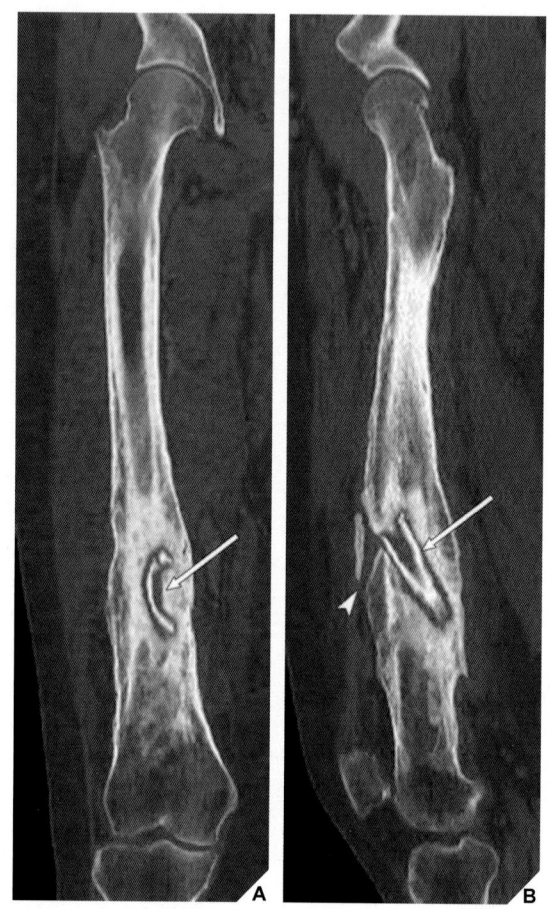

图24-8 死骨CT表现

42岁女性，既往诊断为股骨慢性骨髓炎，表现为右侧髌骨上方的引流窦道。股骨冠状位（A）和矢状位（B）
CT重建图像显示死骨（箭头）和窦道（无尾箭头）

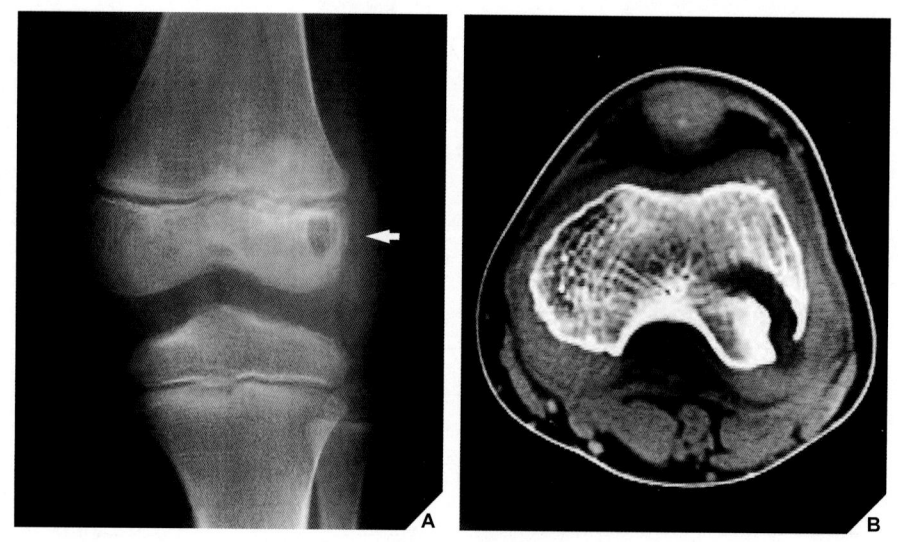

图24-9 骨脓肿CT表现

7岁男孩，左膝关节间断性疼痛3周。疼痛于夜间加重，服用水杨酸制剂后迅速缓解。A. 左膝关节前后位X线片
示股骨远端骨骺外侧一透亮区，边界清晰，局部硬化（箭头）。鉴别诊断考虑骨样骨瘤与软骨母细胞瘤。B. CT检
查发现股骨外侧髁后外侧骨皮质中断，此表现在标准X线片上未能显示。根据迂曲走行的X线透亮窦道及其延伸
入软骨的特性，诊断为骨骺部骨脓肿，骨活检证实了这一诊断

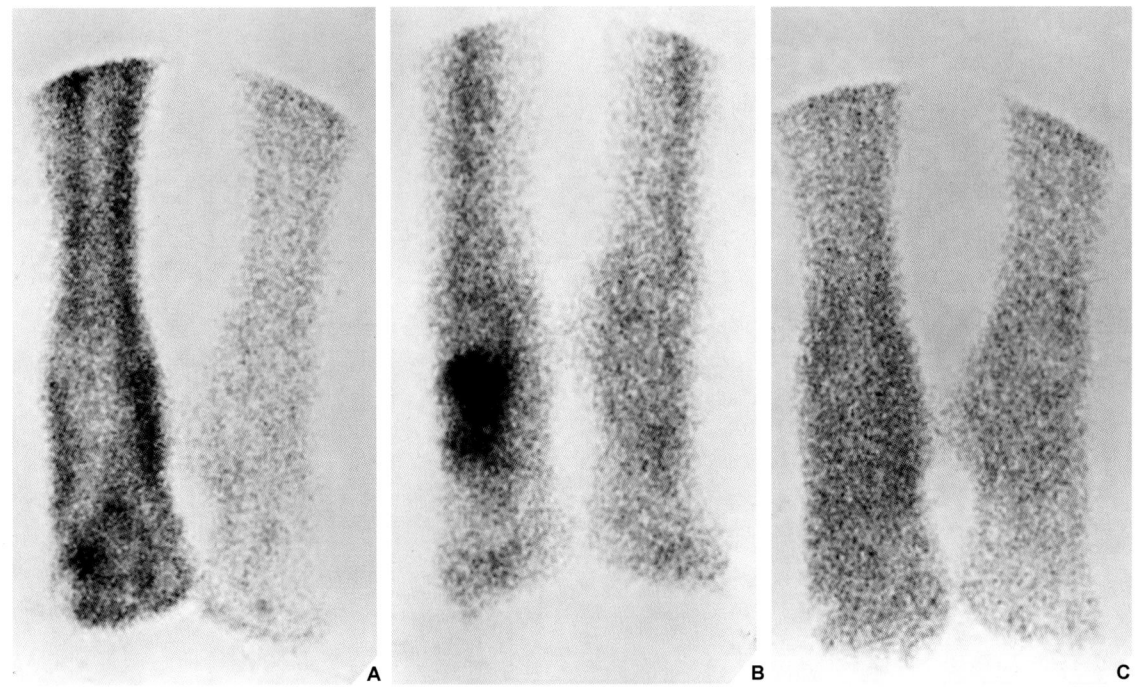

图 24-10　放射性核素骨扫描在感染中的应用

52 岁女性，右踝疼痛，踝关节周围蜂窝织炎。虽然常规 X 线片未发现关节有提示感染性关节炎的改变，但临床不能除外此种可能，因为标准 X 线片可能无法显示感染的早期改变。患者随后进行了三相放射性核素骨扫描。A. 在第一相，静脉注射 15mCi（555MBq）的 ^{99m}Tc-MDP 后 1 分钟。右小腿大血管内有放射性浓聚。B. 在第二相，注射后 3 分钟，血池像显示感染的软组织区摄取增加。C. 在第三相，注射后 2 小时，放射性药物几乎完全洗脱，关节两侧的骨内均无定位表现，排除了感染性关节炎的诊断（由 Courtesy of R. Goldfarb，MD，New York. 提供）

然而，一旦骨遭受到损伤，如手术、骨折或神经性骨关节病，导致骨转化增加，用锝标记膦酸盐的常规显像检测感染的特异性就会下降。然而，在这种情况下，用镓（一种三价铁类似物）与铟的放射性核素检查则更具有特异性。对于镓在感染组织内定位的确切机制目前尚未达成一致。静脉注射镓后，超过 99% 的镓与不同的血浆蛋白相结合，包括转铁蛋白、结合珠蛋白、乳铁蛋白、白蛋白和铁蛋白。镓从血浆转移到炎性渗出物与炎性细胞的机制至少有 5 种，包括白细胞的直接摄取、细菌的直接摄取、蛋白结合组织的摄取、血管成分的增加与骨转化的增加等。由于镓结合于铁结合分子转铁蛋白，充血与渗透性增加，从而使结合示踪剂的转铁蛋白更多地进入炎症区，这就更好地解释了感染中镓摄取增加的机制。与炎症反应相关的细胞，尤其是中性粒细胞，其胞质的颗粒内携有乳铁蛋白，在炎症部位将铁结合蛋白沉积于细胞外，以隔绝细菌需要的铁来抵抗感染。乳铁蛋白对铁的亲和力很高，能从转铁蛋白摄取镓。

镓也可用来评价患者对治疗的反应。特别是在骨髓炎时，镓的摄取浓度增加了骨扫描异常的特异性，当治疗效果良好时，则出现镓的摄取降低。

在感染时使用的另一种示踪剂为铟。由于铟标记的白细胞通常不进入骨转换增加的区域，因此用铟-111（^{111}In）羟基喹啉标记的白细胞进行的闪烁显像在肌肉骨骼系统感染的一般诊断和之前骨折或手术引起感染的特定情况下，可作为一种灵敏且特异的检测方法。与核医学其他影像学方法一样，此种检查通过监测示踪剂的分布提供诊断信息。利用白细胞集聚于炎症部位的特性，使其在这种检查中可有效诊断感染。Merkel 报道铟闪烁显像检测感染的灵敏度为 83%，其特异度为 94%，准确度为 88%。

但必须强调的是，由于 ^{111}In 标记的白细胞也聚积于活跃的骨髓内，因而对于慢性骨髓炎检出的灵敏度有所减低。为提高此项技术的诊断能力，推荐将 ^{99m}Tc 标记的硫化胶体骨髓/^{111}In 标记白细胞结合。当怀疑糖尿病足神经病变患者合并感染的情况下，诊断特别困难。在这种情况下，常规X线甚至MRI诊断的特异度均不高。虽然软组织感染可由MRI检出，但可能漏掉骨髓炎的早期改变。通常没有一种单一的影像学方法可以做出正确诊断，诊断应该结合不同的影像学技术。过去依次用 ^{67}Ga-枸橼酸盐结合 ^{99}Tc-MDP 骨扫描作为糖尿病患者足部骨髓炎的辅助诊断方法，近年来该方法已被 ^{111}In 标记的白细胞所取代。此项技术在鉴别骨的感染（骨髓炎）与相邻组织的感染（蜂窝织炎）方面仍有困难。近期为了改善这种状况所做的一种尝试是联合应用 ^{99}Tc 骨扫描与 ^{111}In 标记白细胞检查，来明确白细胞的聚集是在骨内还是在软组织内。对 ^{111}In 白细胞扫描构成新挑战的是 ^{99m}Tc-六甲基丙二基胺肟（HMPAO）标记的白细胞骨扫描。在写本书时，其他的方法也在测试之中，如放射性核素（ ^{99m}Tc、^{111}In 或 ^{123}I ）标记的抗粒细胞单克隆抗体、放射性核素标记的多克隆IgG、放射性核素标记的单细胞、放射性核素标记的趋化性多肽异构体，以及放射性核素标记的抗细菌特异性抗体等。FDG-PET在对感染评估的初步应用方面可以达到满意的结果。

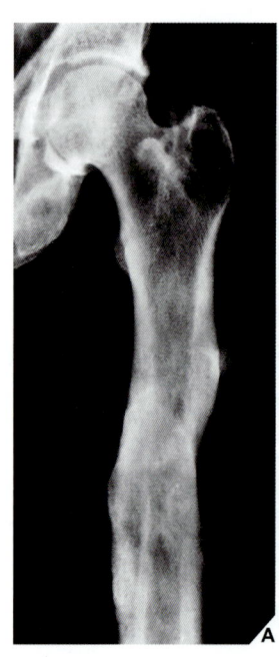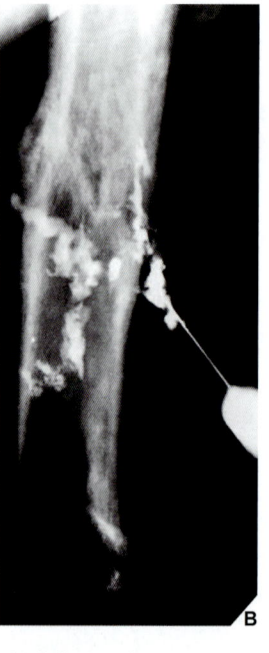

图24-11　骨髓炎的瘘管造影术

48岁男性，股骨骨折，接受了开放复位和髓内钉内固定治疗。术后出现了慢性骨髓炎。去除髓内钉并用抗生素治疗感染。随后，患者出现了引流窦道。A. 左股骨X线片可见典型慢性骨髓炎的改变，可见髓内局灶性骨质破坏、反应性硬化及骨膜反应。B. 窦道造影用以评估引流瘘管的范围，可见骨内多分支的窦道

（三）动脉造影术、脊髓造影术、瘘管造影术和超声

动脉造影在评估患者病变的血供方面，尤其是在计划重建治疗时是十分重要的。脊髓造影在评估椎管内感染，以及脊柱骨髓炎与椎间盘感染时仍然有用（见图25-51）。瘘管造影（窦道造影）是勾画位于软组织内的窦道及评价其延伸入骨内情况的重要检查方法（图24-11）。超声偶尔也用于软组织与关节感染及骨髓炎的诊断。这种方法的优点在于容易获取及检查费用相对合理。此外，此项检查无电离辐射，超声的实时成像能力在动态评估组织结构方面独具特色。在弥漫性软组织感染时，超声可有助于区分原发疾病及与潜在脓肿相关的疾病，如化脓性肌炎或骨髓炎。此外，在引导感染灶的经皮活检与抽吸及脓肿的治疗性引流等方面超声也起着重要作用。

（四）MRI

近年来，MRI在评估骨与软组织感染方面有重要作用。一些研究表明，骨髓炎、软组织脓肿、关节与腱鞘积液及各种类型的蜂窝织炎均可通过MRI得以良好显示。MRI显示骨髓炎的灵敏度与 ^{99m}Tc-MDP相同，在显示软组织感染方面的灵敏度与特异度则较其他闪烁显像技术高，主要原因为其空间分辨率高。用MRI正确评估肌肉骨骼感染需要同时采用 T_1 和 T_2 加权序列。对于解剖结构复杂的部位，如骨盆、脊柱、足与手，可能需要3个平面的影像。在骨髓炎早期阶段，MRI表现包括在短自旋回波TR/TE序列（ T_1WI ）上，骨髓腔内边界不清的低信号区，其在长 TR/TE序列（ T_2WI ）上表现为骨髓腔内信号增高影，同时伴有轻微的骨膜反应及周围软组织水肿（图24-12）。在感染发生后不久，MRI即可显示骨膜反应，其早于常规X线或CT。在常规X线和CT上观察骨膜反应，需要有钙质沉积，因此其通常发生在导致骨膜增厚的病理过程（感染、创伤或肿瘤）开始的几天后。然而，MRI能够立即显示增厚的骨膜，因其不需要钙质的沉积。另外，骨膜为一层很薄的低信号层，当骨膜与骨皮质分离时，根据骨膜反应的成因，其周围环以高信号的水肿、出血或肿瘤组织，在MRI T_2WI 上可以清晰显示（图24-12C）。

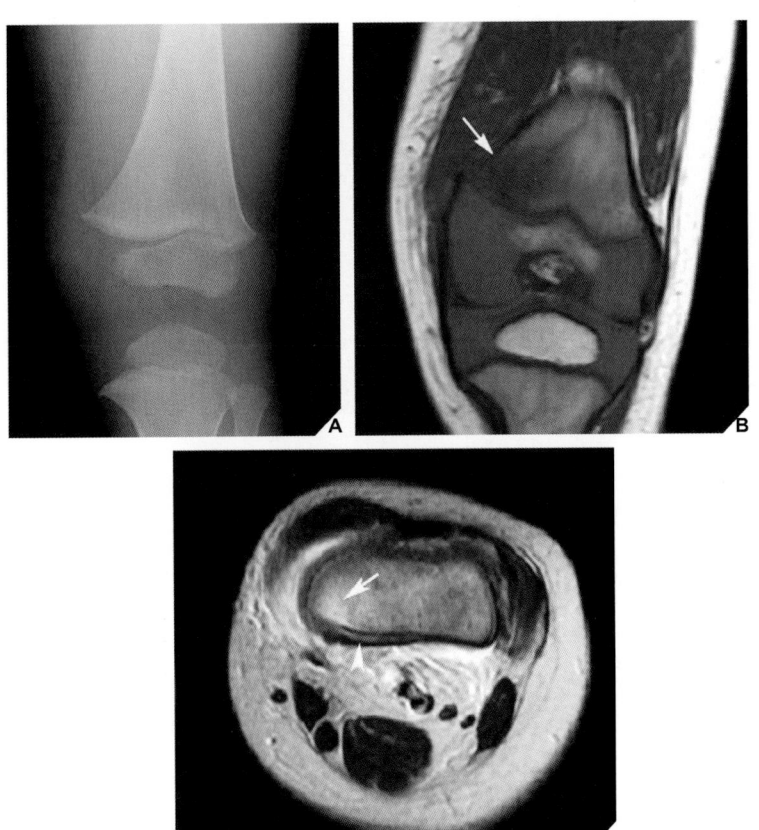

图 24-12　急性骨髓炎的 MRI 表现

A. 3 岁儿童，膝关节的正位 X 线片未见明显异常。B. 冠状位 T$_1$WI 显示股骨远端干骺端边界不清的低信号区（箭头）。C. 轴位 T$_2$WI 显示同一部位呈高信号（箭头），伴骨膜反应（无尾箭头）和周围软组织水肿

　　一旦骨髓炎转为慢性，骨内即形成脓肿（Brodie 脓肿）。Brodie 脓肿表现为骨内充满脓液的洞腔，其内壁衬有肉芽组织，外围环以逐渐变淡的反应性骨质硬化。骨膜反应也是慢性骨髓炎的一个特征。这些病理特征在 MRI 上能够很好地显示（图 24-13、图 24-14）。在慢性、未予治疗的骨髓炎后期，增厚的骨膜反应包绕感染的骨组织（包膜），坏死骨的碎片（死骨片）形成。随着感染的进展，骨内脓肿开口于骨的表面，进而形成向邻近皮肤表面引流的窦道（引流腔）。通常情况下，在感染后期，死骨片通过引流腔排出。慢性骨髓炎所有的病理阶段均能通过 MRI 得以清晰显示（图 24-14）。

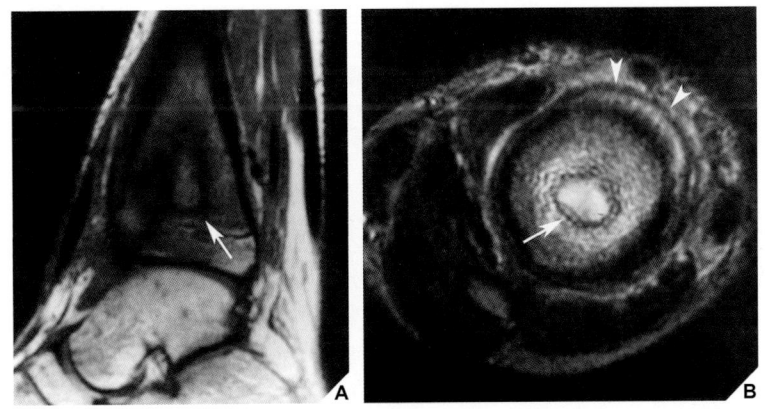

图 24-13　慢性骨髓炎 /Brodie 脓肿的 MRI 表现

A. 12 岁女孩，矢状位 T$_1$WI 示胫骨远端干骺端—髓内脓肿（箭头），周围环以低信号的水肿区和前方的骨膜反应。B. 轴位 T$_2$WI 示高信号的髓内脓肿（Brodie 脓肿）（箭头），以及周围高信号的水肿区和前方的骨膜反应（无尾箭头）

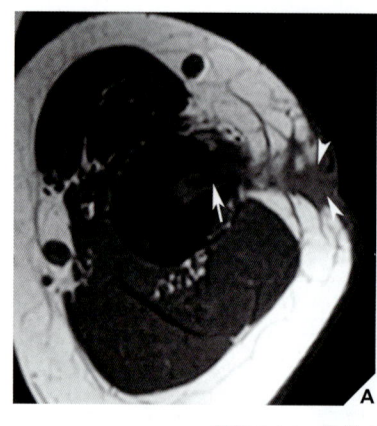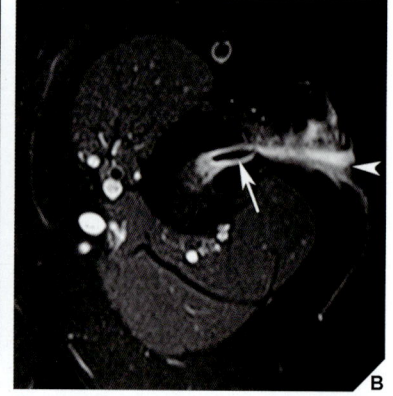

图 24-14　慢性骨髓炎的 MRI 表现

A. 轴位 T$_1$WI 示肱骨中段信号减低及骨皮质增厚，可见破坏区穿透侧方骨皮质，代表慢性脓肿伴周围骨质硬化及延伸至皮肤表面的引流窦道（无尾箭头）。窦道内的低信号线形结构代表正在被排出的死骨（箭头）。注意肱骨增厚的慢性骨膜反应。B. 轴位短时反转恢复（STIR）序列 MRI 显示通过窦道排出的死骨（箭头），以及引流窦道（无尾箭头）

在长 TR/TE 序列，软组织内边界不清的高信号影，被认为是水肿的征象和（或）非特异性炎性改变。在 T$_1$WI 为边界清晰的低信号影，在 T$_2$WI 表现为高信号影伴周围环以低信号区，提示为软组织脓肿（图 24-15）。关节囊或肌腱腱鞘区域在短 TR/TE 序列呈低信号影、在长 TR/TE 序列呈高信号影，代表滑膜积液和腱鞘内积液。

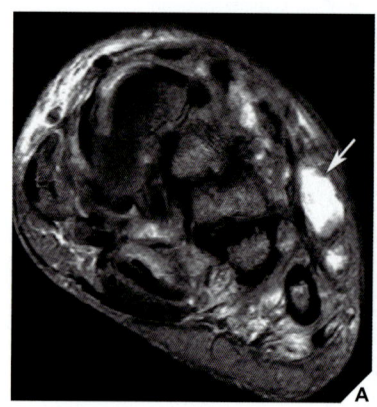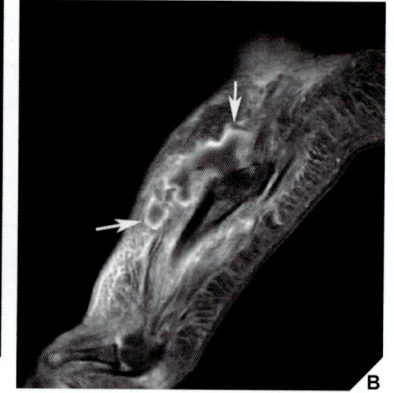

图 24-15　软组织脓肿的 MRI 表现

A. 糖尿病患者足部短轴位 T$_2$WI 示足背部一液性高信号影（箭头）。B. 静脉注射钆造影剂后，矢状位 T$_1$WI 脂肪抑制序列 MRI 示足背部不规则低信号脓肿，伴有周围环状强化（箭头），其对应的是脓肿内壁富血供的肉芽组织

静脉注射钆造影剂的对比增强检查通常用于肌肉骨骼系统感染的诊断。这项技术可以用来区分骨髓炎与骨髓水肿或软组织中的脓肿与蜂窝织炎或蜂窝织脓肿。脓肿表现为囊壁的高信号强化，而其内部仍为低信号。相反，蜂窝织炎和蜂窝织脓肿呈弥漫性强化。

（五）侵入性操作

在影像科可对疑似感染部位行经皮穿刺及超声、CT 或透视引导下活检，如此可迅速证实疑似感染病变及发现致病菌。

三、感染治疗与并发症的影像学监测

在骨与相关软组织感染的治疗监测方面，影像学检查起着重要作用（图 24-16）。应按照规律的时间间隔做普通 X 线与放射性核素骨扫描随访，以评价病期（急性期、亚急性期、慢性期或静止期）（图 24-17），以及任何可能发生的并发症（图 24-18）。然而，通过影像学检查来鉴别活动期或静止期骨髓炎可能非常困难。静止期感染的广泛硬化性改变可能会掩盖提示病变再活动的小的溶骨性改变。CT 有时可有助于显示绒毛状骨膜炎、边

界不清的骨质破坏区或死骨。

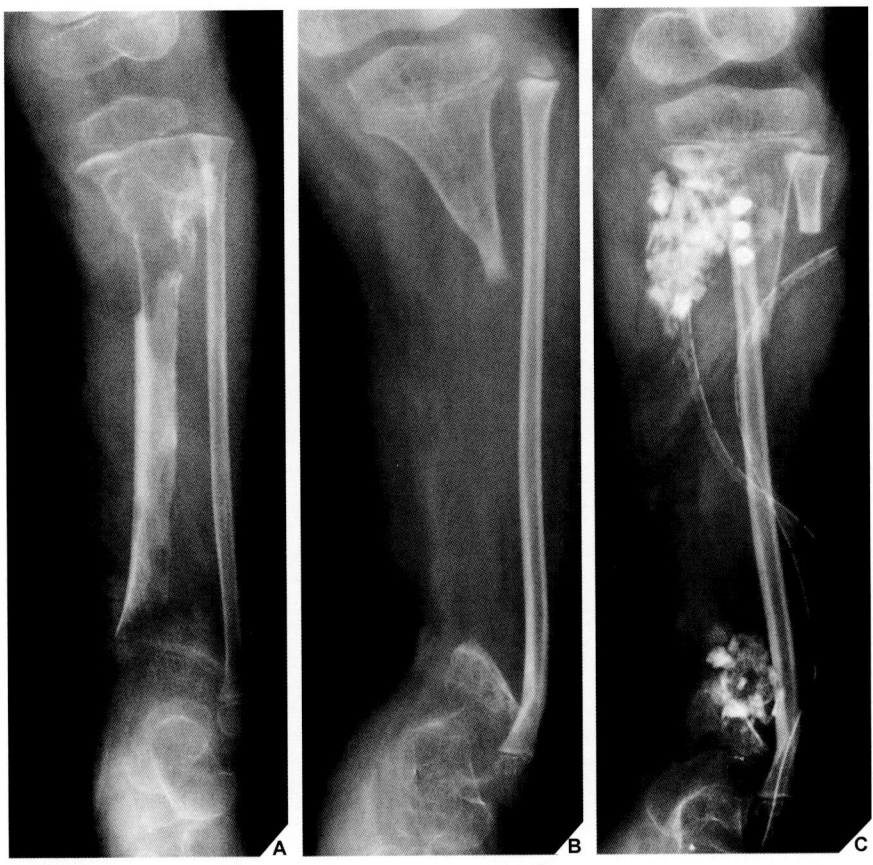

图 24-16　骨髓炎的治疗（1）

3 岁女孩，患慢性扁桃体炎后，左胫骨继发骨髓炎。A. 左小腿前后位 X 线片示胫骨广泛骨质破坏伴骨干死骨形成。用广谱抗生素大量长期保守治疗未能得到改善。B. 1 年后，作为肢体重建的第一期治疗，胫骨骨干的死骨片被切除。C. 2 个月后，腓骨移植并连接于胫骨骨干近侧的残端，并在其近侧与远侧植入碎骨以保证骨的融合与稳定

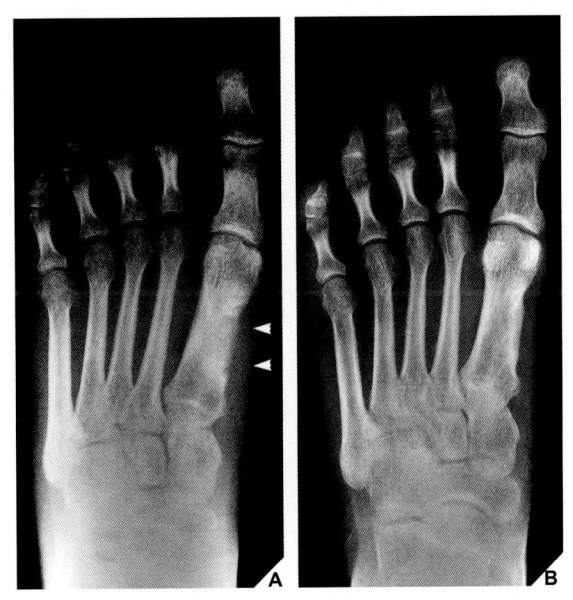

图 24-17　骨髓炎的治疗（2）

17 岁女孩，右足刺伤后第 1 跖骨急性化脓性感染。前后位片（A）示急性骨髓炎的典型改变：骨皮质与髓质破坏、骨膜反应及弥漫性软组织肿胀（箭头）。同时注意关节周围明显的骨质疏松。大量抗生素治疗之后，足的 X 线片（B）示感染完全治愈，处于静止期。仍然可见骨内残余的骨质硬化，但没有明显的骨质破坏，软组织层次正常

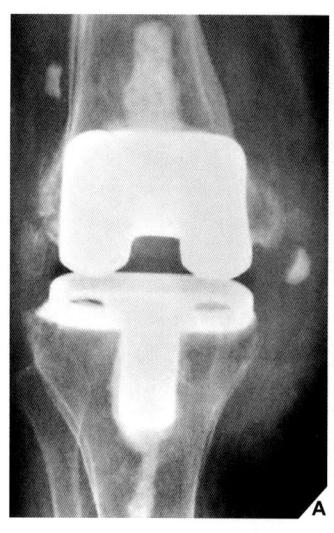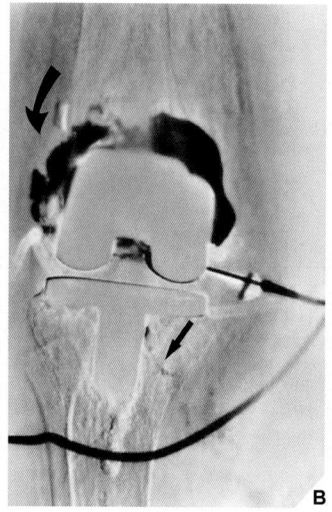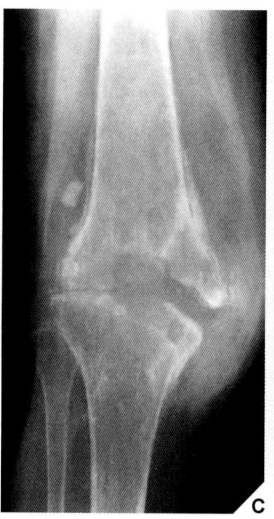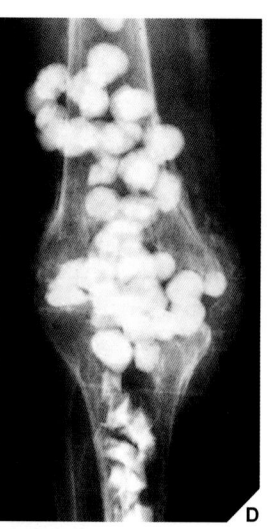

图24-18　全膝关节置换术后感染的治疗

62岁女性，右膝全关节置换术后出现右膝关节感染。A. 前后位X线片示髁型骨水泥假体关节置换。活动性感染仍较明显，表现为软组织肿胀、关节积液与骨膜反应，胫骨近侧可见小的骨破坏灶。B. 穿刺关节造影（减影检查）示造影剂异常进入胫骨溶骨区（箭头）。关节外侧轮廓不规则（弯箭头）是由滑膜炎引起的。吸引物的细菌学检查发现金黄色葡萄球菌。C. 广谱抗生素对感染的治疗未取得成功，不得不移除植入的假体。注意股骨远端、胫骨近端活动性骨髓炎的典型表现。D. 此期的治疗包括感染的关节与股骨和胫骨的髓腔内置入抗生素浸泡过的甲基丙烯酸甲酯水泥球

　　对于儿童，如果感染病灶位于骨的生长板附近，那么骨髓炎主要的并发症是生长障碍（图24-19）。病理性骨折是骨髓炎的另一个常见并发症（图24-20）。在成人，虽然罕见，但是最为严重的并发症是发生于慢性引流窦道内的恶性肿瘤（见图22-61）。

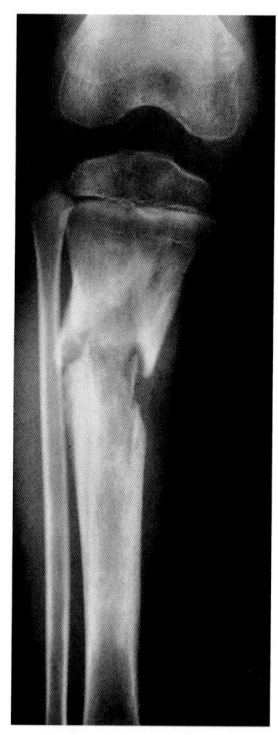

图24-20　骨髓炎的并发症（2）

6岁男孩，胫骨慢性活动性骨髓炎，右小腿X线片示病理性骨折，为感染过程中的并发症

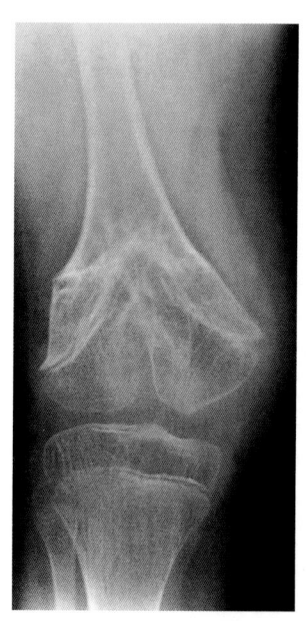

图24-19　骨髓炎的并发症（1）

8岁女孩，右膝的前后位X线片示生长障碍，为干骺端骨髓炎的后遗症。注意继发于肢体失用的股骨发育不全及远端骨骺的畸形，可见锥形生长板几乎完全融合

记忆要点

[1] 感染病原菌到达骨与关节的机制：
　　• 血行播散

- 相邻感染源的播散
- 直接种植

[2] 儿童最常见的感染部位为干骺端，主要因为在该发育期骨血管解剖结构的特点所致，而长骨骨干为成年患者感染的好发部位。

[3] 用 ^{99m}Tc 标记膦酸盐的放射性核素骨扫描为鉴别关节感染与关节周围软组织蜂窝织炎很有价值的影像检查方法。

[4] 检出肌肉骨骼感染特异性最高的放射性药物为 ^{67}Ga-枸橼酸与 ^{111}In-羟基喹啉。

[5] MRI 在显示骨与软组织感染方面比闪烁显像技术更具特异性和敏感性，主要因为其具有更好的空间分辨率，至少应获取两个成像平面的 T_1 加权与 T_2 加权序列像。

[6] 对可疑感染灶的经皮穿刺活检是确诊诊断及确定病原菌的最直接方法。

（钱占华　张　伟　叶　薇　译）

参考文献

Alazraki NP. Radionuclide imaging in the evaluation of infections and inflammatory disease. *Radiol Clin North Am* 1993;31:783–794.

Al-Sheikh W, Sfakianakis GN, Mnaymneh W, et al. Subacute and chronic bone infections: diagnosis with In-111, Ga-67 and Tc-99m MDP bone scintigraphy, and radiography. *Radiology* 1985;155:501–506.

Becker W, Goldenberg DM, Wolf F. The use of monoclonal antibodies and antibody fragments in the imaging of infectious lesions. *Semin Nucl Med* 1994;24:142–153.

Beltran J, McGhee RB, Shaffer PB, et al. Experimental infections of the musculoskeletal system: evaluation with MR imaging and Tc-99m MDP and Ga-67 scintigraphy. *Radiology* 1988;167:167–172.

Beltran J, Noto AM, McGhee RB, et al. Infections of the musculoskeletal system: high-field-strength MR imaging. *Radiology* 1987;164:449–454.

Bierry G, Huang AJ, Chang CY, et al. MRI findings of treated bacterial septic arthritis. *Skeletal Radiol* 2012;41:1509–1516.

Bläuenstein P, Locher JT, Seybold K, et al. Experience with the iodine-123 and technetium-99m labelled anti-granulocyte antibody MAb47: a comparison of labelling methods. *Eur J Nucl Med* 1995;22:690–698.

Butalia S, Palda VA, Sargeant RJ, et al. Does this patient with diabetes have osteomyelitis of the lower extremity? *JAMA* 2008;299:806–813.

Dagirmanjian A, Schils J, McHenry M, et al. MR imaging of vertebral osteomyelitis revisited. *AJR Am J Roentgenol* 1996;167:1539–1543.

Dangman BC, Hoffer FA, Rand FF, et al. Osteomyelitis in children: gadolinium-enhanced MR imaging. *Radiology* 1992;182:743–747.

Datz FL. The current status of radionuclide infection imaging. In: Freeman LM, ed. *Nuclear medicine annual*. New York: Raven Press; 1993:47–76.

Datz FL. Indium-111-labeled leukocytes for the detection of infection: current status. *Semin Nucl Med* 1994;24:92–109.

Datz FL, Morton KA. New radiopharmaceuticals for detecting infection. *Invest Radiol* 1993;28:356–365.

Demirev A, Weijers R, Geurts J, et al. Comparison of [18 F]FDG PET/CT and MRI in the diagnosis of active osteomyelitis. *Skeletal Radiol* 2014;43:665–672.

Erdman WA, Tamburro F, Jayson HT, et al. Osteomyelitis: characteristics and pitfalls of diagnosis with MR imaging. *Radiology* 1991;180:533–539.

Fox IN, Zeiger L. Tc-99m-HMPAO leukocyte scintigraphy for the diagnosis of osteomyelitis in diabetic foot infections. *J Foot Ankle Surg* 1993;32:591–594.

Gold RH, Hawkins RA, Katz RD. Bacterial osteomyelitis: findings on plain radiography, CT, MR, and scintigraphy. *AJR Am J Roentgenol* 1991;157:365–370.

Guhlmann A, Brecht-Krauss D, Suger G, et al. Chronic osteomyelitis: detection with FDG PET and correlation with histopathologic findings. *Radiology* 1998;206:749–754.

Harcke HT, Grissom LE. Musculoskeletal ultrasound in pediatrics. *Semin Musculoskelet Radiol* 1998;2:321–329.

Hopkins KL, Li KCP, Bergman G. Gadolinium-DTPA-enhanced magnetic resonance imaging of musculoskeletal infectious processes. *Skeletal Radiol* 1995;24:325–330.

Jacobson AF, Harley JD, Lipsky BA, et al. Diagnosis of osteomyelitis in the presence of soft-tissue infection and radiologic evidence of osseous abnormalities: value of leukocyte scintigraphy. *AJR Am J Roentgenol* 1991;157:807–812.

Jaramillo D, Treves ST, Kasser JR, et al. Osteomyelitis and septic arthritis in children: appropriate use of imaging to guide treatment. *AJR Am J Roentgenol* 1995;165:399–403.

Kaim A, Maurer T, Ochsner P, et al. Chronic complicated osteomyelitis of the appendicular skeleton: diagnosis with technetium-99m labelled monoclonal antigranulocyte antibody-immunoscintigraphy. *Eur J Nucl Med* 1997;24:732–738.

Krznaric E, Roo MD, Verbruggen A, et al. Chronic osteomyelitis: diagnosis with technetium-99m-d, l-hexamethylpropylene amine oxime labelled leucocytes. *Eur J Nucl Med* 1996;23:792–797.

Lee SK, Suh KJ, Kim YW, et al. Septic arthritis versus transient synovitis at MR imaging: preliminary assessment with signal intensity alterations in bone marrow. *Radiology* 1999;211:459–465.

McGuinness B, Wilson N, Doyle AJ. The "penumbra sign" on T1-weighted MRI for differentiating musculoskeletal infection from tumour. *Skeletal Radiol* 2007;36:417–421.

Merkel KD, Brown ML, Dewanjee MK, et al. Comparison of indium-labeled-leukocyte imaging with sequential technetium-gallium scanning in the diagnosis of low-grade musculoskeletal sepsis. A prospective study. *J Bone Joint Surg Am* 1985;67:465–476.

Miller TT, Randolph DA Jr, Staron RB, et al. Fat-suppressed MRI of musculoskeletal infection: fast T2-weighted techniques versus gadolinium-enhanced T1-weighted images. *Skeletal Radiol* 1997;26:654–658.

Morrison WB, Schweitzer ME, Bock GW, et al. Diagnosis of osteomyelitis: utility of fat-suppressed contrast-enhanced MR imaging. *Radiology* 1993;189:251–257.

Morrison WB, Schweitzer ME, Wapner KL, et al. Osteomyelitis in feet of diabetics: clinical accuracy, surgical utility, and cost-effectiveness of MR imaging. *Radiology* 1995;196:557–564.

Palestro CJ, Love C, Tronco GG, et al. Combined labeled leukocyte and technetium 99m sulfur colloid bone marrow imaging for diagnosing musculoskeletal infection. *Radiographics* 2006;26:859–870.

Palestro CJ, Roumanas P, Swyer AJ, et al. Diagnosis of musculoskeletal infection using combined In-111 labeled leukocyte and Tc-99m SC marrow imaging. *Clin Nucl Med* 1992;17:269–273.

Peters AM. The utility of [^{99m}Tc]HMPAO-leukocytes for imaging infection. *Semin Nucl Med* 1994;24:110–127.

Ruf J, Oeser C, Amthauer H. Clinical role of anti-granulocyte MoAb versus radiolabeled white blood cells. *Q J Nucl Med Mol Imaging* 2010;54:599–616.

Schauwecker DS. The role of nuclear medicine in osteomyelitis. In: Collier D Jr, Fogelman I, Rosenthall L, eds. *Skeletal nuclear medicine*. St. Louis: CV Mosby; 1996:183–202.

Schauwecker DS. The scintigraphic diagnosis of osteomyelitis. *AJR Am J Roentgenol* 1992;158:9–18.

Sorsdahl OA, Goodhart GL, Williams HT, et al. Quantitative bone gallium scintigraphy in osteomyelitis. *Skeletal Radiol* 1993;22:239–242.

Stöver B, Sigmund G, Langer M, et al. MRI in diagnostic evaluation of osteomyelitis in children. *Eur Radiol* 1994;4:347–352.

Tigges S, Stiles RG, Roberson JR. Appearance of septic hip prostheses on plain radiographs. *AJR Am J Roentgenol* 1994;163:377–380.

Turecki MB, Taljanovic MS, Stubbs AY, et al. Imaging of musculoskeletal soft tissue infections. *Skeletal Radiol* 2010;39:957–971.

Van Holsbeeck M, Introcaso JH. *Musculoskeletal ultrasound*. St. Louis: Mosby-Year Book; 1991:207–229.

Vartanians VM, Karchmer AW, Giurini JM, et al. Is there a role for imaging in the management of patients with diabetic foot? *Skeletal Radiol* 2009;38:633–636.

Wang A, Weinstein D, Greenfield L, et al. MRI and diabetic foot infections. *Magn Reson Imaging* 1990;8:805–809.

Zeiger LS, Fox IN. Use of indium-111-labeled white blood cells in the diagnosis of diabetic foot infections. *J Foot Surg* 1990;29:46–51.

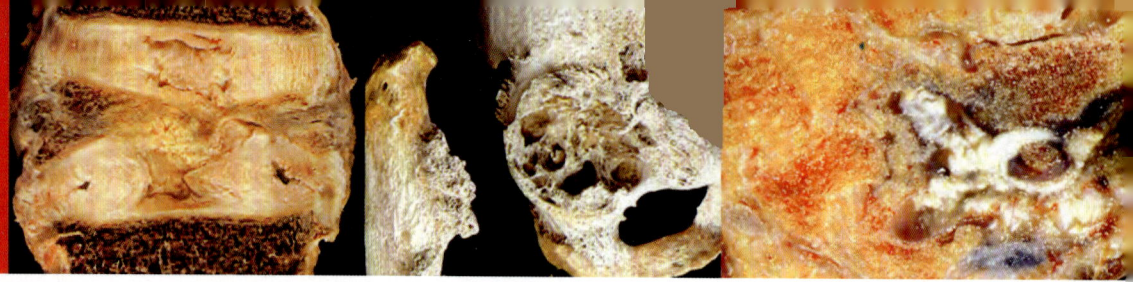

第25章

骨髓炎、感染性关节炎、软组织感染

一、骨髓炎

骨髓炎一般分为化脓性骨髓炎和非化脓性骨髓炎两种类型，前者根据感染过程的强度和相关症状可进一步分为急性、亚急性和慢性（活动性和静止性）。根据解剖病理学，骨髓炎分为弥漫性和局限性两种形式，后者又称为骨脓肿。

（一）化脓性骨髓炎

1. 急性和慢性骨髓炎

（1）临床特点：骨髓炎的临床病程取决于感染源和宿主组织两者之间的相互作用。感染的严重程度取决于入侵病原体的毒力、感染部位、患者的总体身体状况和年龄。

大多数急性血源性骨髓炎患者是儿童，最常见的临床表现是高热和局部疼痛，最常见的感染部位是生长迅速的部位，包括股骨远端、胫骨近端、股骨近端、胫骨近端、肱骨远端和桡骨远端。在大多数情况下，致病菌是金黄色葡萄球菌。成人急性血源性骨髓炎主要见于患有慢性疾病的体质较弱的人群，如泌尿生殖系统感染或外周血管功能不全者（其中多数病例伴有糖尿病）。在后一类病例中，感染通常累及足部的小骨。病因通常是多种微生物所致，可能是厌氧菌。易受感染的另一群体是吸毒者。在大多数患者中，致病菌是铜绿假单胞菌和链球菌。尽管骨髓炎可能发生在骨骼系统的任何部位，但通常累及脊柱或骨盆，有时也会累及一些不常见的部位，包括锁骨、胸骨或耻骨联合等。

因穿通伤、交通事故和医源性感染所致的细菌直接侵入引起的骨髓炎已经成为目前较为常见的临床问题。通常感染的致病菌是多种微生物，而最常见的致病菌包括葡萄球菌、链球菌和革兰氏阴性菌，如假单胞菌。医源性感染多来源于外科手术，包括各种骨折的切开复位内固定或关节置换。在这些情况下，常见的致病微生物是金黄色葡萄球菌、铜绿假单胞菌和一些厌氧菌。

（2）影像学特征：骨髓炎最早期表现为软组织水肿和肌间隙模糊，通常发生在感染后24～48小时内。在感染7～10天时，骨的最早期改变为溶骨性骨质破坏（图25-1），放射性核素骨扫描为阳性。2～6周时，骨皮质与骨髓质进行性破坏，骨内膜硬化增加表明反应性新生骨形成，并伴有骨膜反应（图25-2，见图24-6）。6～8周时，坏死骨区内的死骨变得明显，并被代表骨膜新生骨的致密骨壳包绕（图25-3）。CT（图25-4）或MRI（见图24-14）可以清晰显示死骨，骨膜增生是炎性渗出物聚积（脓）所致，其侵入皮质，使骨膜剥离，从而刺激内膜增生形成新骨。这些新生骨会被再次感染，形成的屏障会导致骨皮质和骨松质失去血液供应而成为死骨。这一时期称为慢性骨髓炎，通常会形成窦道（图25-5～图25-7；见图24-7B、图24-11B）。小的死骨会逐渐被吸收，或者通过窦道排出体外。

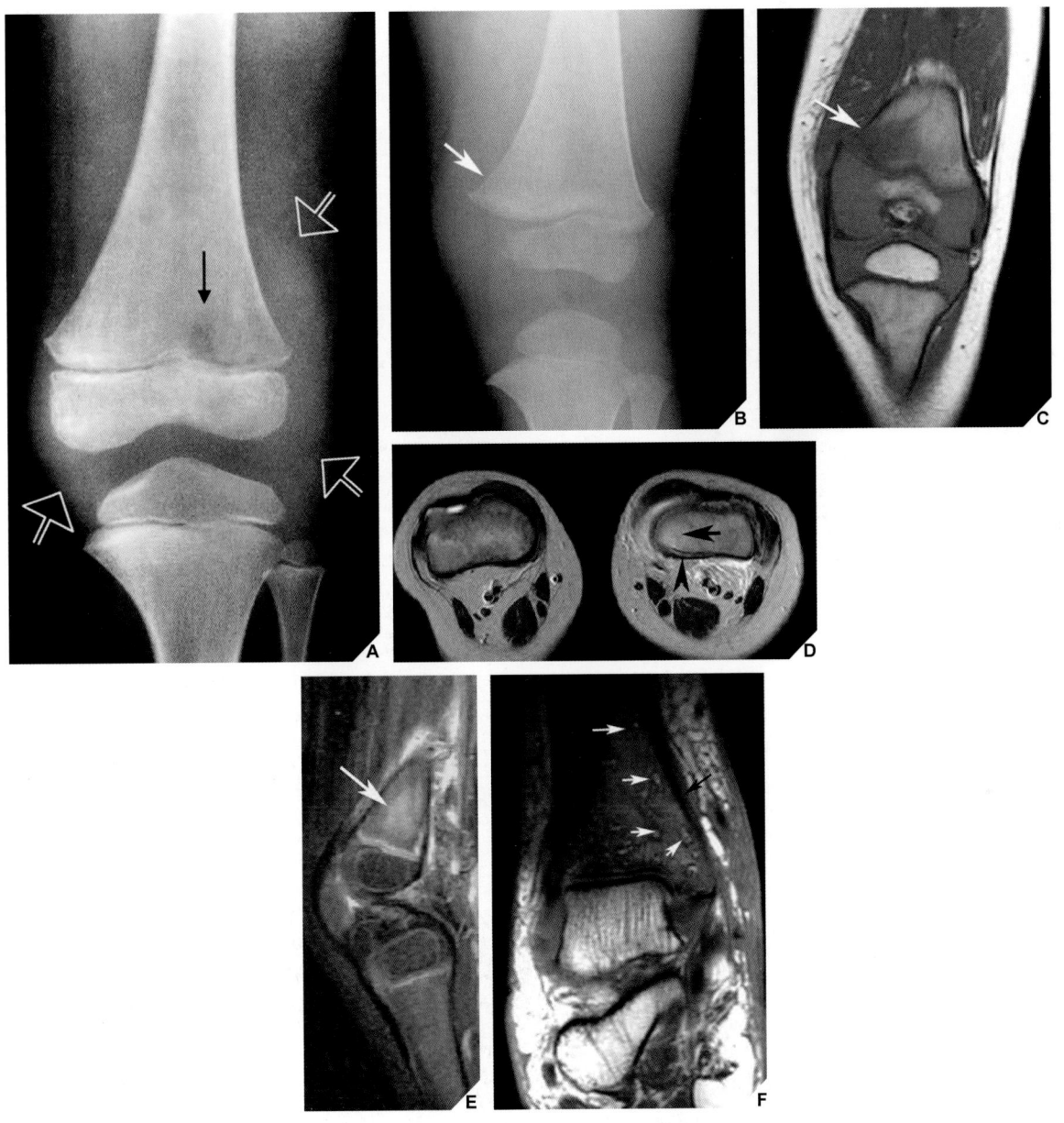

图25-1 急性骨髓炎的X线和MRI早期表现

A. 7岁男孩，发热及膝关节疼痛1周。左侧膝关节的前后位片显示骨感染的最早期表现：股骨远端干骺端边界不清的溶骨性破坏（箭头）和软组织肿胀（空心箭头）。B. 3岁男孩，发热及膝关节疼痛，左侧膝关节的前后位片显示股骨远端干骺端浅淡的透光区（箭头）。C~E. T_1加权冠状位（C）、T_2加权轴位（D）和短时反转恢复序列矢状位（E）MRI示左侧股骨远端干骺端内侧边界不清的异常信号区（箭头）和骨膜反应（D，无尾箭头）伴软组织水肿。F. 60岁女性，小腿疼痛、发红和肿胀，右踝T_1加权冠状位MRI显示胫骨远端低信号的骨髓水肿，伴有早期骨膜反应（黑箭头），表现为急性骨髓炎。注意胫骨远端髓内的多个小的高信号脂肪球（白箭头）

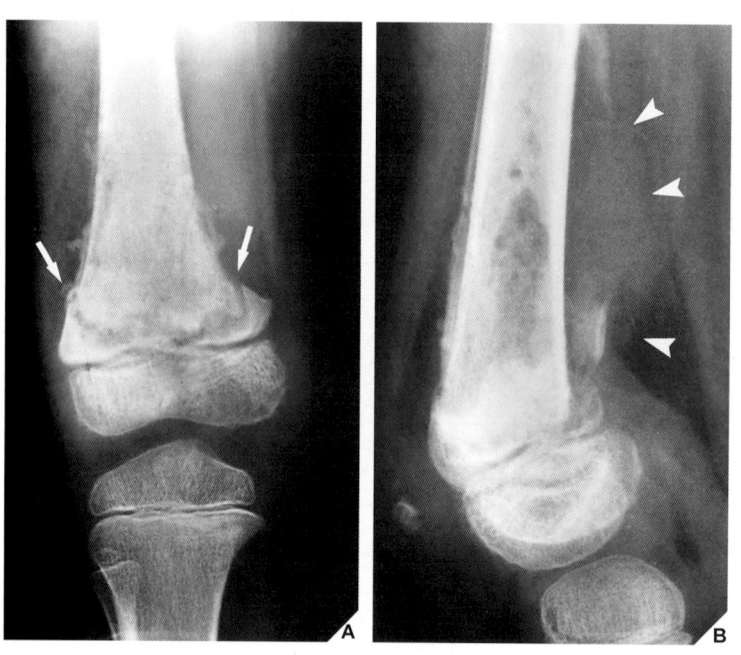

图 25-2　急性骨髓炎（1）

8 岁男孩，膝关节的前后位（A）和侧位（B）片显示，股骨远端干骺端、骨干骨皮质及髓腔内广泛的骨破坏，以及骨膜新生骨形成。注意病理性骨折（箭头）。侧位片中可见一明显的大的骨膜下脓肿（无尾箭头）

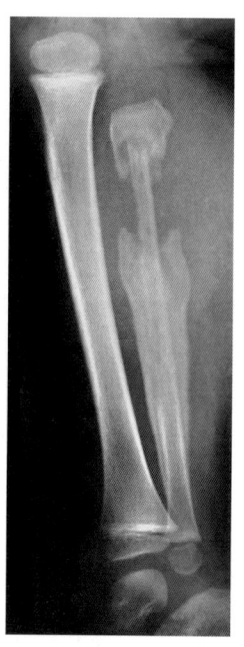

图 25-3　急性骨髓炎（2）

2 岁儿童，左侧腓骨可见骨壳包绕死骨，为进展期骨髓炎的特征，常在急性感染 6～8 周后明显（由 Courtesy of Richard H. Gold，MD，Los Angeles，California 提供）

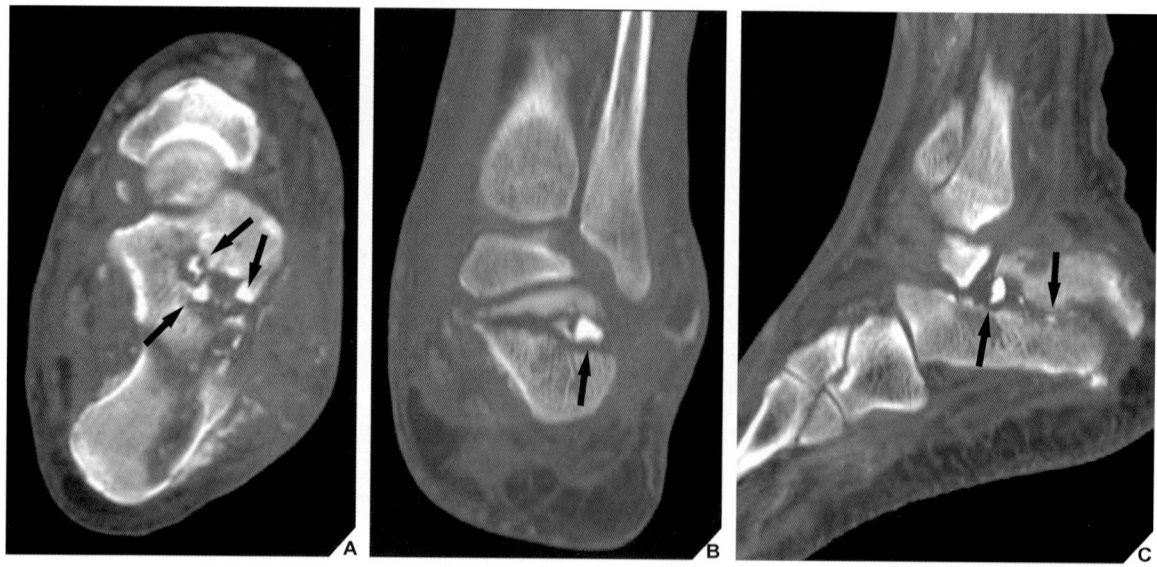

图 25-4　急性骨髓炎 CT 表现

72 岁糖尿病患者，左足 CT 轴位（A）、冠状位重建（B）、矢状位重建（C）图像显示跟骨的急性骨髓炎。多个高密度骨碎片代表死骨（箭头）

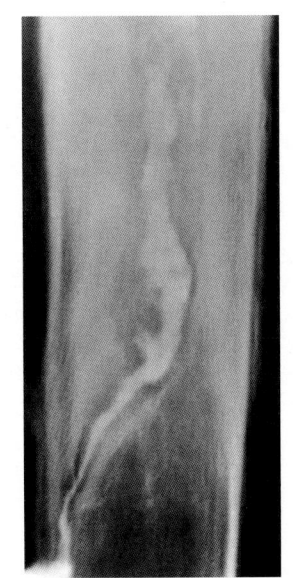

图 25-5　慢性骨髓炎

28 岁男性，镰状细胞贫血症患者伴发骨髓炎，为此种疾病的常见并发症，X 线片示慢性骨髓炎典型的窦道形成。注意髓腔内迂曲窦道的范围

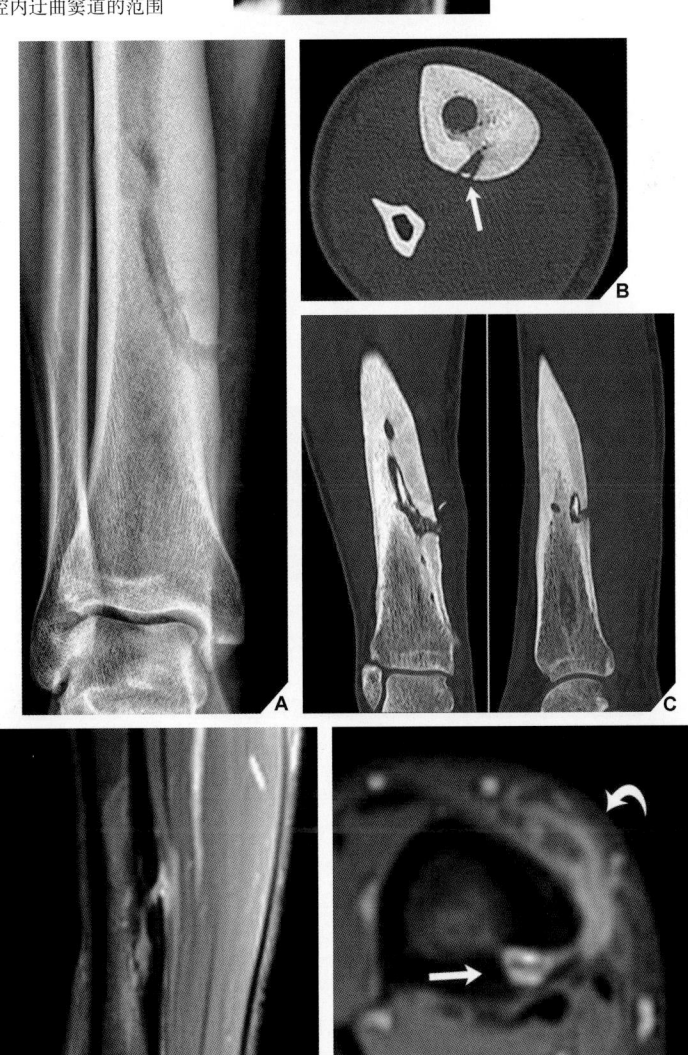

图 25-6　慢性骨髓炎的 CT 和 MRI 表现

20 岁男性，4 个月前右侧小腿见窦道形成。A. 前后位 X 线片见胫骨内侧骨皮质增厚及从髓腔延伸至周围软组织的透亮窦道影。B. CT 轴位图像可见窦道及高密度死骨片（箭头）。C. CT 冠状位和矢状位重建图像可以清晰显示窦道及其内的死骨片。D、E. 静脉注入钆造影剂后的 MRI 增强扫描 T_1 加权脂肪抑制序列矢状位（D）和轴位（E）显示骨髓强化，表明存在骨髓炎，并可见窦道（箭头）和呈环形强化的软组织脓肿（弯箭头）

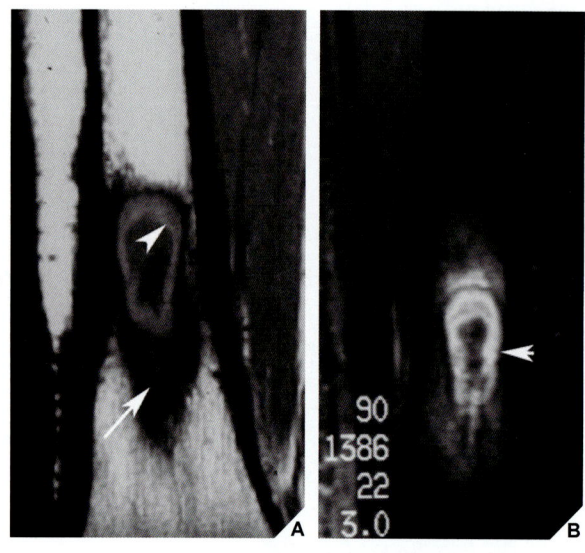

图 25-7　慢性骨髓炎的MRI表现

A. 冠状位T₁加权像显示骨内脓肿中心呈低信号，内壁呈中等信号，代表肉芽组织（无尾箭头）。脓肿周围的低信号区代表反应性骨质硬化，注意早期形成的窦道（箭头）。B. 静脉注射钆造影剂行MRI增强扫描，冠状位T₁加权脂肪饱和序列可见脓肿壁的肉芽组织明显强化（箭头）和窦道强化

近区域伴软组织感染，如脓肿或溃疡，则更提示诊断急性骨髓炎（见图25-58、图25-59）。急性骨髓炎的另一个MRI征象是骨髓内存在被周围水肿包绕的脂肪球（见图25-1F）。在邻近的软组织内也可见脂肪球，这一征象可能与髓内压升高导致脓毒性坏死、脂肪细胞死亡及随后释放游离的脂肪球有关。虽然这一表现不是特异病征，但它支持骨髓炎的诊断，排除了骨肿瘤的存在。

（3）病理：无论是急性还是慢性骨髓炎，病理改变取决于感染过程的不同阶段。在急性期，细菌生长引起急性炎症反应，包括多形核白细胞（中性粒细胞）浸润、水肿及骨小梁和骨髓的缺血性坏死。破骨细胞骨吸收之后是反应性新骨形成。当感染通过骨髓和哈弗斯系统播散到骨膜下间隙时，骨膜下脓肿可能沿着皮质外层蔓延。来自骨膜形成层的新骨产生袖套状反应性骨，称为包壳。当脓肿从皮质将骨膜剥离掀起时，骨的血液供应受损，导致死骨形成。在接下来的几周内，急性炎症逐渐被淋巴细胞和浆细胞浸润所取代，导致慢性骨髓炎。在这个阶段，引流窦道的形成是一个常见的表现（图25-8）。

在形成骨内脓肿之前，MRI对急性骨髓炎的显示没有特异性。骨髓水肿和早期骨膜反应可能是唯一表现（见图25-1C～E）。然而，如果病灶邻

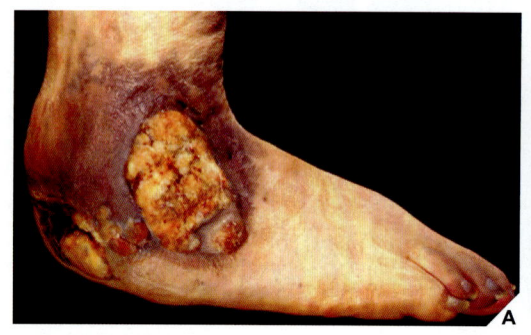
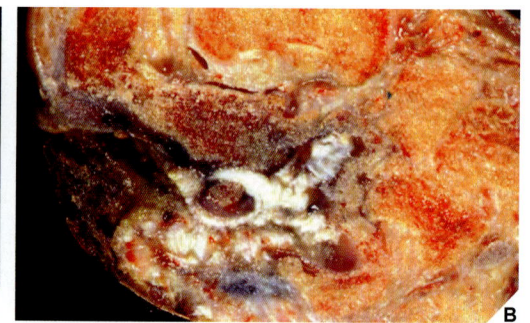

图 25-8　慢性骨髓炎的病理学表现

A. 一例长期跟骨骨髓炎患者足踝部临床照片显示部分溃疡角化过度的皮肤过度生长。B. 后足矢状位切片显示从感染骨延伸到溃疡皮肤的引流窦道，观察从皮肤表面侵入其下方的软组织和骨骼的坚硬白色组织（经Elsevier允许引自Bullough P. *Orthopaedic pathology*，5th ed. Maryland Heights，MO：Mosby；2009.）

2. 亚急性骨髓炎

Brodie脓肿于1832年最早由Brodie描述，是一种亚急性的局限性骨髓炎，一般由金黄色葡萄球菌引起，好发于10～20岁的青少年（大约40%）。超过75%的患者为男性，起病多隐匿，没有全身症状或较轻。脓肿通常局限在桡骨（图25-9）、胫骨和股骨

的干骺端，通常呈细长型，边缘清晰且有反应性硬化。一般没有死骨，但可见一放射性透亮的通道从病灶处延伸至生长板（图25-10）。骨脓肿常会跨越骺板，但很少会在骨骺和骨干发展并局限于此（图25-11，见图24-9）。

（二）非化脓性骨感染

最常见的非化脓性骨感染有结核、梅毒和真菌感染。

1. 结核性感染

（1）临床及影像学特点：结核病是由结核分枝杆菌引起的慢性坏死性肉芽肿性感染。结核性骨感染通常是由原发感染灶，如肺或泌尿系结核，经血行播散而来。约50%的骨结核患者临床上伴有活动性肺结核。骨结核约占全部结核病的3%，占肺外结核的30%。10%～15%的骨结核感染不累及关节。儿童的结核性骨髓炎好发于长骨的干骺端，而成人多累及关节。

在长骨或短骨中，影像学上可以明显看到髓腔逐渐破坏并形成脓肿。一般来说会伴有骨质疏松，但在病变早期仅有轻微的或没有反应性硬化或骨膜反应（图25-12）。有时，手或足的短管状骨骨干中段破坏（结核性指/趾炎），可以使整个骨干呈梭形膨大，称为"骨气臌"（图25-13）。短管状骨内多发散在溶骨性破坏的表现被称为囊性结核，是见于小儿的一种特殊类型的骨结核。

（2）病理改变：结核病感染区域的大体标本显示，增厚的水肿组织呈干酪性或牙膏样质地，通常布满灰色小结节，中心不透明，称为肉芽肿。这些肉芽肿常常融合并形成较大面积的白色坏死物质，即干酪样坏死。镜下检查，典型的结节包括中央结节，坏死区域周围有灰白色的组织细胞

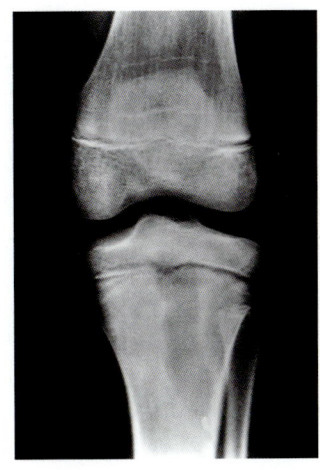

图25-10　骨脓肿（2）

11岁男孩，左膝关节前后位片示胫骨近端骨干和干骺端亚急性Brodie脓肿，表现为低密度透亮区延伸至生长板

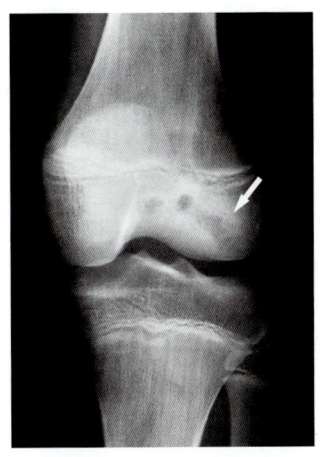

图25-11　骨脓肿（3）

13岁男孩，左膝关节前后位片示股骨远端骨骺可见一边界清晰的溶骨性病灶，边缘硬化（箭头）。此为骨脓肿的罕见部位

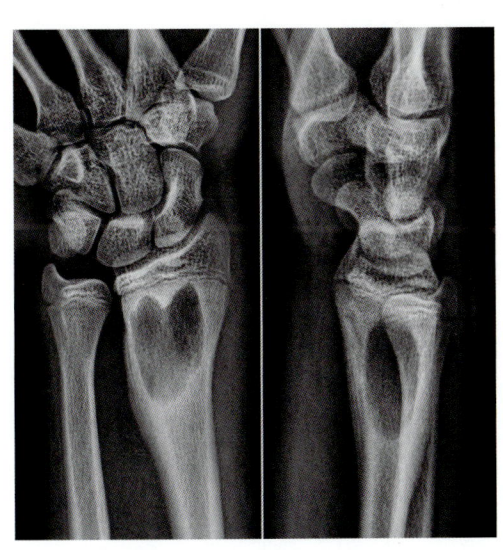

图25-9　骨脓肿（1）

13岁男孩，右前臂远端慢性疼痛。腕关节正位及侧位片可见桡骨干骺端的透亮区，移行带窄及尺侧层状的连续性骨膜反应

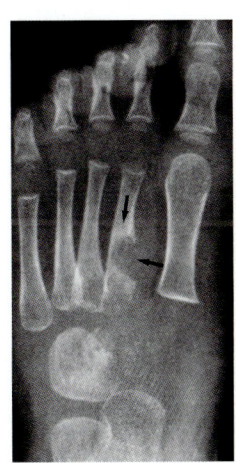

图25-12　骨结核（1）

20月龄女孩，右足进行性肿胀。前后位片示第2跖骨内侧边界清晰的溶骨性破坏（箭头），没有明显的反应性硬化及骨膜新生骨，但有明显的软组织肿胀。抽出约1ml脓液，细菌学检查显示有抗酸杆菌。病原体被证实是M型结核分枝杆菌

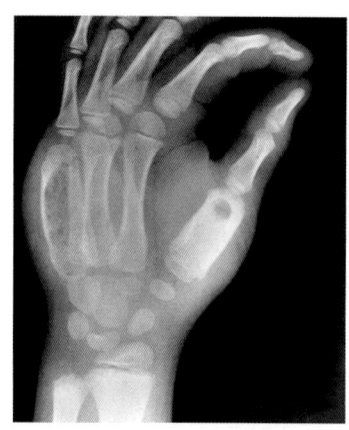

图25-13　骨结核（2）

7岁男孩，右手斜位片示第1、5掌骨梭形膨胀性病变伴软组织肿胀，没有明显的骨膜反应，此种继发于结核的骨干增大称为"骨气臌"

（上皮样细胞），其内有散在细胞核排列在外周的巨细胞，被称为朗格汉斯巨细胞，所有的细胞都被淋巴细胞和浆细胞浸润的纤维化边缘包裹。

2. 真菌性感染

（1）临床特点：骨的真菌性感染罕见，主要是由球孢子菌、酵母菌、放射菌、隐球菌和诺卡菌引起。这种感染通常为轻度，可形成脓肿和引流窦道。这种病变类似骨结核感染，脓肿常见于松质骨，几乎没有或没有反应性骨硬化或骨膜反应（图25-14）。骨突部位的病变有助于诊断真菌感染，如沿着髌骨边缘、锁骨末端、肩峰、喙突、尺骨鹰嘴、桡骨或尺骨茎突的病变。单发肋骨边缘病变和任意累及椎骨的病变，如椎体、椎弓根、棘突及横突的病变，也支持真菌感染的诊断。

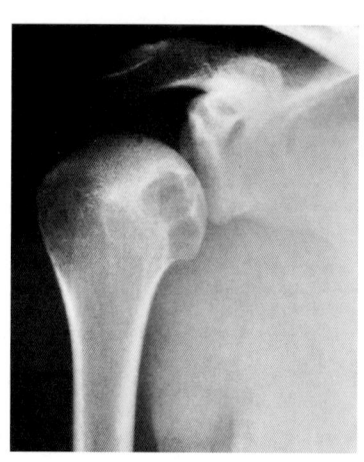

图25-14　骨的隐球菌感染

18岁男性，右侧肩关节前后位片示肱骨头内侧溶骨性骨质破坏，轻度硬化，没有骨膜反应，这是典型的真菌感染表现。穿刺活检显示为隐球菌感染所致的脓肿

在真菌感染中，球孢子菌感染尤为重要，不仅是因为最近几年其发病率上升，更重要的是它与骨结核感染很相似。土壤中的球孢子菌可以引起全身症状，这种感染具有地域性，多发生在美国西南部及墨西哥北部边境一带，因吸入含有病菌的粉尘造成感染。感染最先发生于肺部，通常没有症状。球孢子菌的感染罕见，但在一些具有明确危险因素的患者中发生率增高，如非裔美国人、菲律宾人、墨西哥人、男性、孕妇、5岁以下的儿童、50岁以上人群和免疫抑制患者。球孢子菌感染通常发生于原发性肺部感染期间。但有些患者感染时可能没有临床病史或影像学证据证明肺部疾病的存在。皮肤及皮下组织也是最常见的感染部位，其次是纵隔。骨骼系统是第三位常见的感染部位，有10%～50%的患者会出现骨骼病变。

（2）影像学表现：球孢子菌所致感染X线片表现多样，但常见特征为边缘清晰的、穿凿样溶骨性破坏，多发生在长骨和扁骨，多为单房（图25-15），偶尔为多房（图25-16、图25-17）。另一种常见的特征是渗透性骨破坏，偶尔伴有骨膜反应。软组织肿胀及骨质疏松合并渗透性病变比穿凿样骨破坏更常见。第三种最常见的改变是关节受累（化脓性关节炎），通常累及单个关节，几乎均与骨质受累相关（图25-17B、C）。典型的关节改变包括关节周围骨质疏松，渗透性破坏灶累及双侧关节面，软组织肿胀，偶尔出现骨膜炎。球孢子菌感染累及关节与结核感染不易区分。

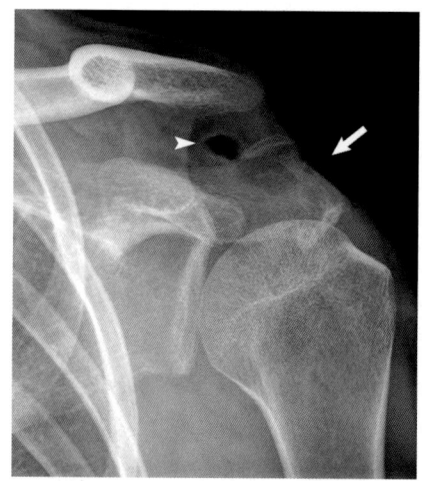

图25-15　骨的球孢子菌感染

22岁女性，肺部球孢子菌感染，左肩关节前后位X线片示肩峰破坏（箭头），可见软组织脓肿（无尾箭头）

　　放射性核素扫描可以有效评价球孢子菌感染。放射性核素⁶⁷Ga-枸橼酸和⁹⁹ᵐTc-MDP，可用于疾病的定位及发现临床上未发现的感染灶，目前还没有假阴性的报道。CT和MRI可以帮助确定骨骼受累的情况及软组织感染的范围（图25-16、图25-17）。病变呈低密度，常出现多泡状和膨胀性表现。MRI中病变在T_1WI呈低信号，T_2加权和梯度回波序列中信号增高。

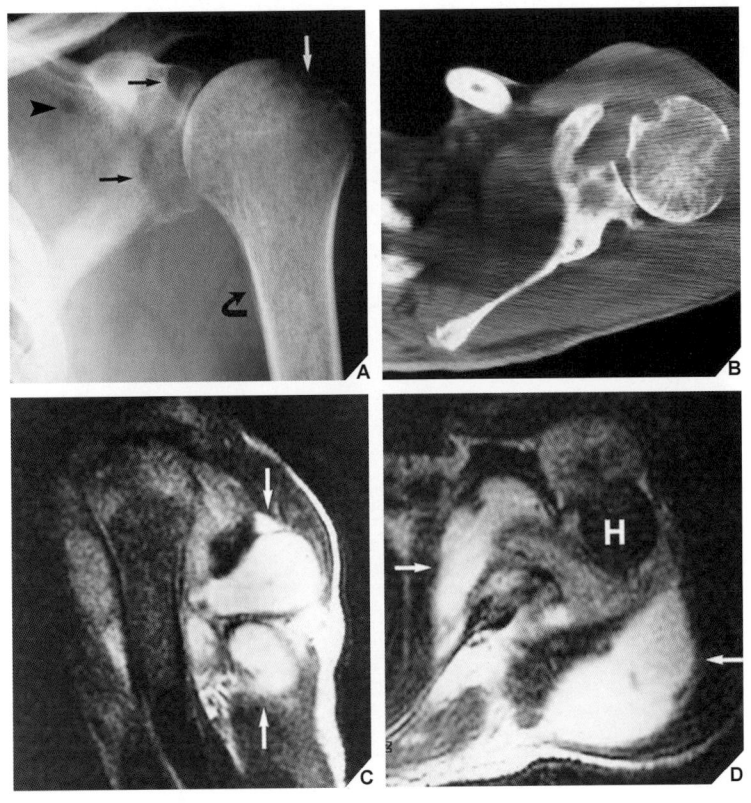

图25-16　骨球孢子菌感染的MRI表现

42岁男性，左侧肩关节疼痛伴活动受限4周，曾因肺球孢子菌病入院。A. 前后位X线片示肱骨头外上部及肩盂数个溶骨性病灶（箭头）。在肩胛骨体可见小的穿凿样病变（无尾箭头）。弯箭头示沿着肱骨干内侧的骨膜反应。B. CT横断面示肱骨头前部及后外侧骨质侵蚀性改变，肱骨头及肩盂关节面可见明显的骨质破坏及盂肱关节间隙狭窄。矢状位（C）和轴位（D）FSE序列（TR 4000/TE 102ms）MRI显示，多发边界清晰的高信号软组织脓肿（箭头）。H. 肱骨头

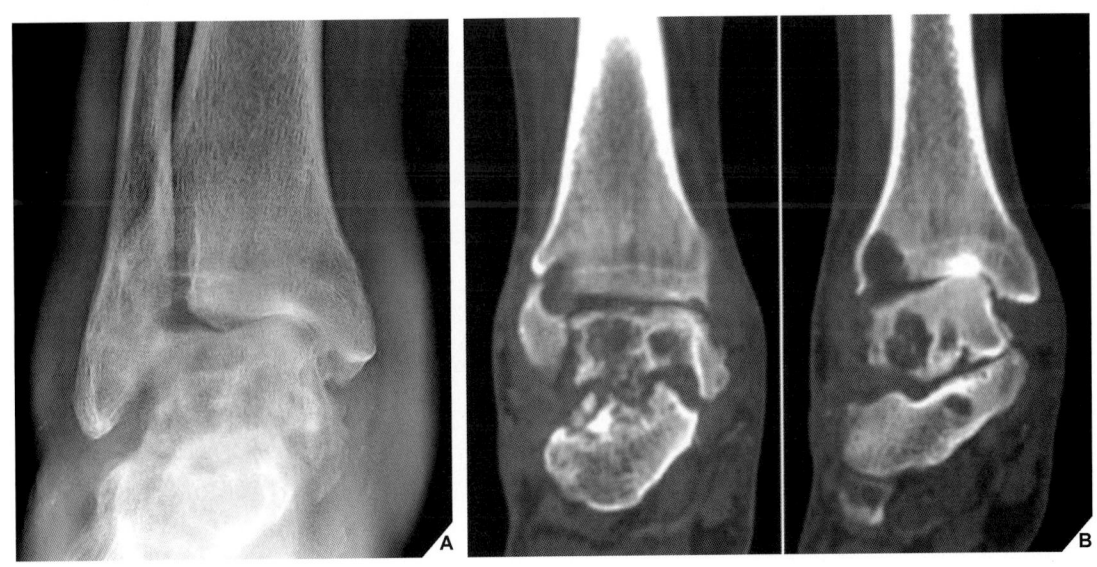

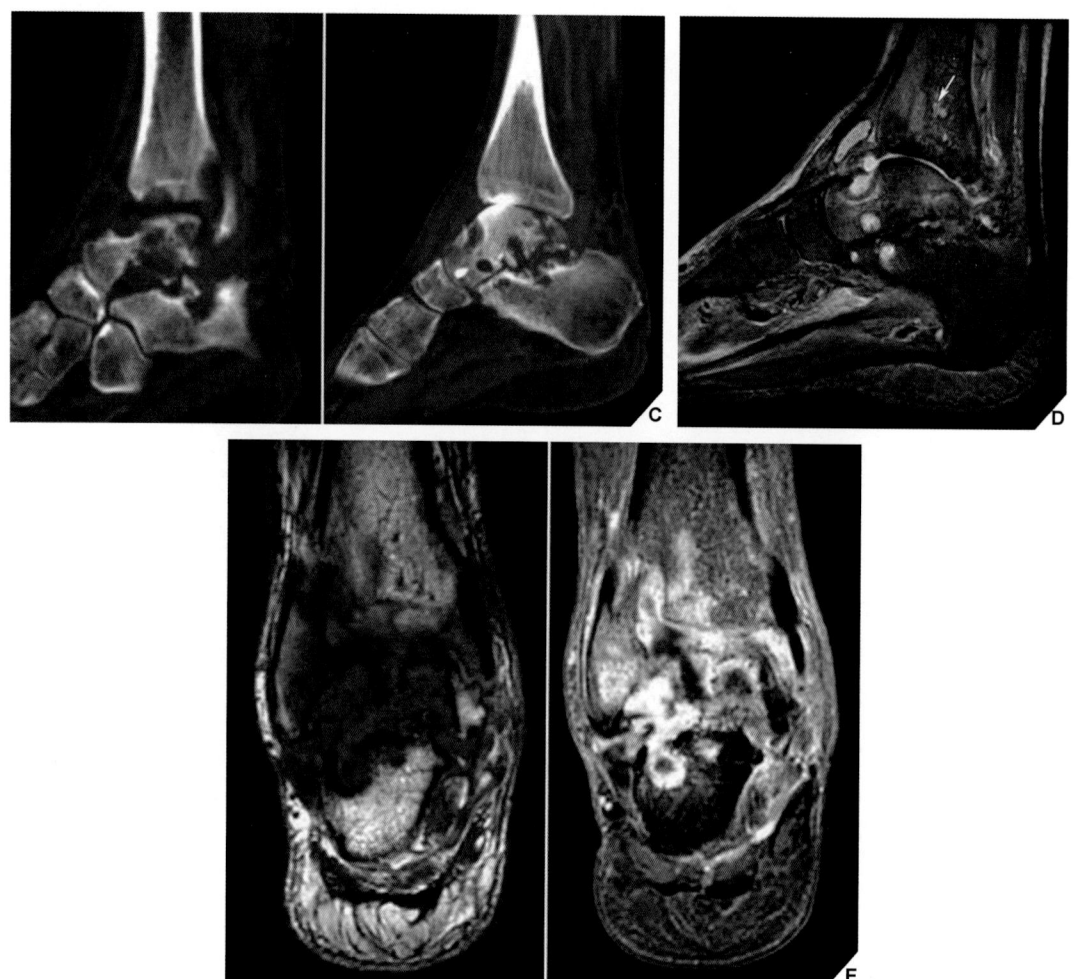

图25-17 骨球孢子菌感染的CT和MRI表现

69岁男性，右踝关节前后位片（A）显示胫距关节破坏，距骨内数个透亮区，踝关节畸形，广泛的软组织肿胀和水肿。两个冠状位（B）和两个矢状位（C）CT图像显示踝关节和距下关节的侵蚀性改变，距骨和跟骨多发溶骨性病变。矢状位反转恢复序列MRI（D）显示距骨和跟骨多发骨质破坏和广泛性骨髓水肿，另外要注意胫骨的受累（箭头）。冠状位T_1加权脂肪抑制序列（E）显示增强扫描前（左侧）和增强后（右侧）距骨、胫骨远端、腓骨弥漫性异常信号，跟骨和距骨下方骨质受侵。骨髓和受侵部位表现为明显强化

近期，有报道称被人类免疫缺陷病毒（HIV）感染而患有获得性免疫缺陷综合征（AIDS）的患者可能因为诺卡菌感染而导致骨髓炎。这一感染过程的临床和影像学表现很像结核。大多数诺卡菌性骨髓炎是由周围软组织感染直接侵犯而来，但也有通过血行播散的报道。

3. 梅毒感染

（1）临床及影像学特点：梅毒是由梅毒螺旋体引起的一种全身性慢性感染。先天性梅毒通过母婴传播，表现为慢性的骨软骨炎、骨膜炎和骨炎。破坏灶最常累及胫骨，病变广泛且对称分布，病灶通常位于生长板与干骺端的结合部，形成Wimberger征（图25-18）。病变后期，受累胫骨向前弯曲，称为"军刀胫"样畸形。

后天性梅毒可表现为骨髓腔内不规则硬化的慢性骨炎或出现梅毒性脓肿，也称为树胶样肿（图25-19）。后者与化脓性骨髓炎的表现类似，但没有细菌性骨髓炎常可见的死骨，可资鉴别。

（2）病理：梅毒各阶段的特征性病理表现为血管周单核细胞袖套，也称为微血管炎，这是由螺旋体侵入小血管壁所致，其导致闭塞性动脉内膜炎伴向心性内皮增生增厚和管腔闭塞。在骨骼，这些变化主要影响骨膜血管。由于血管闭塞（闭塞性动脉内膜炎），在骨皮质和骨髓内形成大小不等的破坏性肉芽肿样结节，称为梅毒瘤。

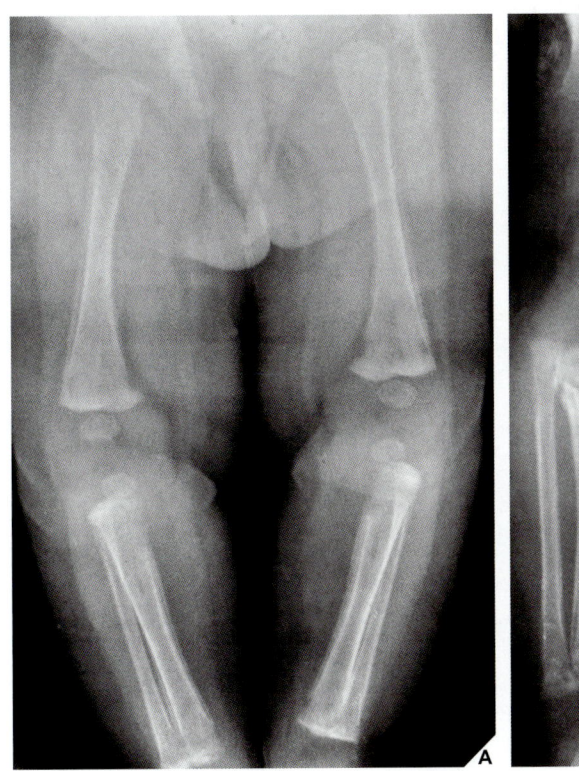

图 25-18　骨的先天性梅毒（1）

A. 7 周龄婴儿，小腿的前后位片示特征性骨膜炎累及股骨和胫骨，另外胫骨近端髓腔明显破坏。B. 两个月以后病灶进展，可见胫骨干骺端骨质破坏及明显的骨膜炎。胫骨近端干骺端内侧典型的骨侵蚀称为 Wimberger 征（箭头）

（三）骨髓炎的鉴别诊断

通常，骨髓炎的影像学表现非常具有特征性，结合临床病史很容易做出诊断，很少需要进行核素扫描、CT 和 MRI 等辅助影像学检查。但是，骨髓炎有时会类似于其他疾病，特别是急性期，其表现类似朗格汉斯细胞组织细胞增生症或者尤因肉瘤（图 25-20）。它们的软组织改变各有不同。骨髓炎的软组织弥漫性肿胀，肌间隙模糊，而朗格汉斯细胞组织细胞增生症不伴有明显的软组织肿胀或肿块。尤因肉瘤的软组织肿块边界清晰，肌间隙存在。症状持续的时间也是重要的诊断依据。肿瘤，如尤因肉瘤要达到骨髓炎 4～6 周及朗格汉斯细胞组织细胞增生症 7～10 天对骨骼破坏的程度，需要 4～6 个月。尽管有这些鉴别点，三者骨破坏的影像学表现、骨膜反应和病变的部位仍十分类似（图 22-16）。

骨脓肿，尤其是发生在皮质的骨脓肿，与骨样骨瘤的瘤巢极为相似（见图 17-22），但当骨髓内出现迂曲的窦道时，则支持骨脓肿的诊断，而不是骨样骨瘤（图 25-21）。

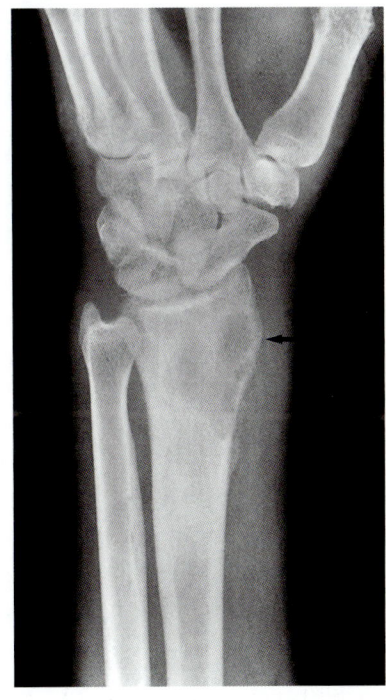

图 25-19　骨的后天性梅毒

51 岁男性，前臂远端斜位片示桡骨远端外侧面可见溶骨性脓肿（树胶样肿）（箭头）

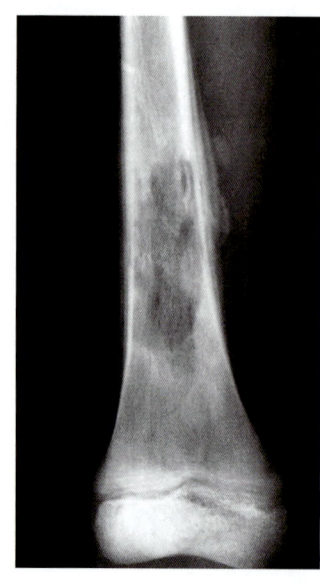

图25-20 类似尤因肉瘤的骨髓炎

7岁男孩，右大腿疼痛3周。前后位片示股骨远端骨干髓腔内虫蚀样骨破坏，伴层状骨膜反应及轻微软组织肿胀，这些特点提示尤因肉瘤的诊断。但没有明确的软组织肿块，而且病史较短，这提示骨髓炎的诊断，后经活检证实

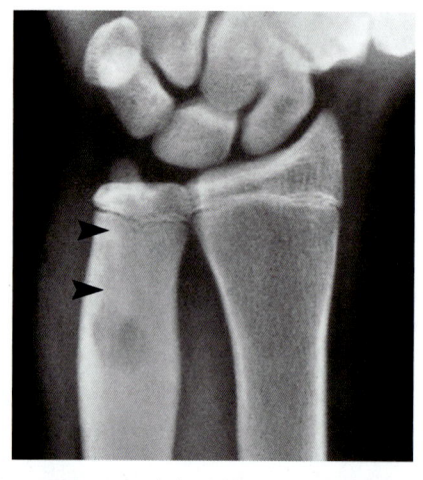

图25-21 类似骨样骨瘤的骨脓肿

17岁男性，有典型的骨样骨瘤病史：夜间疼痛且服用水杨酸类药物可以迅速缓解。前臂远端的前后位片示尺骨远端低密度病变，可见迂曲的窦道从病灶延伸入生长板（箭头），表明为骨脓肿

二、慢性复发性多灶性骨髓炎

慢性复发性多灶性骨髓炎（CRMO）是一种急性炎性多灶性病变，累及多个骨，主要发生在儿童和青少年，影像学及临床症状与骨髓炎相似，但没有感染并且缺乏已知的病原菌。CRMO现在被认为是一种因免疫失调导致的遗传性自发性炎症，没有自身抗体或T细胞特异性抗原。一些研究者认为，CRMO与罕见的等位基因标记物D18S60

有关，导致了18号染色体（18q21.3→18q22）单体型相对风险。这种情况的特点是发病时疼痛隐匿，受累骨骼肿胀、压痛。虽然长、短管状骨也可以受累，但最常累及的是锁骨及胸骨（图25-22）。需排除其他诊断，如细菌性骨髓炎、SAPHO综合征［SAPHO为滑膜炎（synovitis）、痤疮（acne）、脓疱病（pustulosis）、骨肥厚（hyperostosis）和骨炎（osteitis）的首字母简称］、朗格汉斯细胞组织细胞增生症、各种骨肿瘤。治疗方法包括非甾体抗炎药（NSAID）、膦酸盐和双膦酸盐。

相关的疾病是Majeed综合征，这是一种由*LPIN2*基因突变导致的常染色体隐性遗传的自发炎症，包括CRMO、先天性红细胞生成障碍性贫血、嗜中性粒细胞性皮肤病。

三、感染性关节炎

大多数感染性关节炎的放射性核素骨扫描阳性，X线表现类似，包括关节积液、软骨与软骨下骨破坏和继发关节间隙狭窄（见图12-44）。但是感染过程中，在不同部位仍有一些各自特征性的临床表现和影像学特点（表25-1）。

（一）化脓性关节感染

化脓性（脓毒性）关节炎的临床症状与体征，主要取决于病变的部位、累及的范围及病原菌类型。虽然大多数情况下，化脓性关节炎是由金黄色葡萄球菌及淋球菌引起，而另一些病原菌，如铜绿假单胞菌、阴沟肠杆菌、克雷伯菌、白色念珠菌和黏质沙雷菌，会因吸毒者使用被感染的注射型药物和注射器导致关节感染而日益增多。

化脓性关节炎可累及任何大、小关节，而吸毒者通过血液传播常出现在不常见的位置，如脊柱（椎体和椎间盘）、骶髂关节、胸锁关节、肩锁关节及耻骨联合。

传统的X线检查通常足以显示化脓性关节炎。某些特征性影像学表现可以帮助做出准确诊断。一般而言，单一的关节感染主要发生在承重关节，如膝关节或髋关节。关节感染的早期征象可仅表现为关节积液、周围软组织肿胀及关节周围骨质疏松，但X线片上显示关节间隙通常存在（图25-23）。

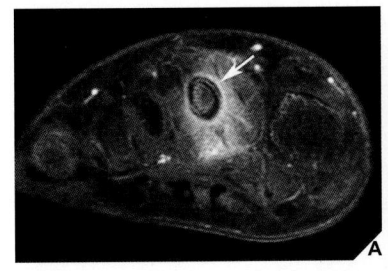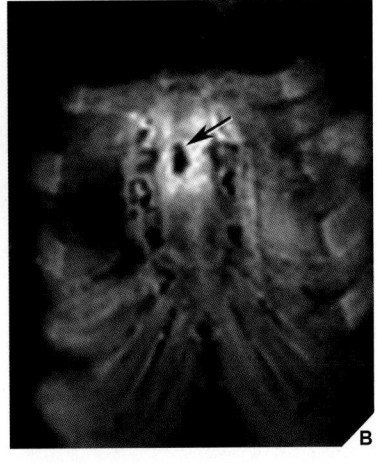

图 25-22 慢性复发性多灶性骨髓炎 MRI 表现

12 岁女孩, 有慢性足部疼痛及前胸壁疼痛的病史。A. 前足 T_2 加权脂肪抑制序列短轴位 MRI 见第 2 跖骨信号改变, 伴骨膜反应 (箭头) 和周围软组织水肿。B. 静脉注射钆造影剂后增强扫描的冠状位 T_1 加权脂肪抑制序列, 可见胸骨体局部低信号区 (箭头) 和周围强化的水肿带

表 25-1 不同部位感染性关节炎的临床表现和影像学特征

类型	部位	典型表现	检查方法 / 投照方法
化脓性感染[a]	外周关节	关节周围骨质疏松	放射性核素骨扫描 (早期)
		关节积液	受累部位的标准位平片
		软骨下骨质破坏	空气造影和关节造影
		(关节的两个面)	MRI
	脊柱	椎间隙狭窄	前后位 / 侧位平片
		椎体终板边界模糊	
		椎旁肿块	CT、MRI
		硬膜囊造影剂部分或完全梗阻	脊髓造影
		椎间盘破坏	椎间盘造影 / 空气造影
非化脓性感染			
结核	大关节	单关节受累 (与类风湿关节炎类似)	骨扫描
		"吻形" 死骨片 (膝关节)	标准位平片
		软骨下骨硬化	CT
	脊柱	后突畸形	前后位 / 侧位平片
		椎体溶骨性破坏	
		椎间盘破坏	椎间盘造影 / 空气造影
		椎旁肿块	CT、MRI
		软组织脓肿 (冷脓肿)	
		硬膜囊造影剂梗阻	脊髓造影
莱姆病	膝关节	髌股关节间隙变窄	侧位平片
		髌下脂肪垫水肿	CT、MRI

a 在使用静脉注射药物的患者中, 可以发现不常见的感染部位, 包括椎体、骶髂关节、胸锁关节、肩锁关节及耻骨联合。评价这些部位感染的影像学检查技术及重要影像学表现, 与评价其他常见部位感染所采用的技术和表现相同。

化脓性关节炎的晚期表现为关节软骨破坏, 特征表现包括两侧关节下骨板受累和关节间隙狭窄 (图 25-24)。通常在用以获得液体标本进行细菌学检查的关节抽吸后进行关节造影, 帮助判断关节破坏灶的程度及显示存在的滑膜炎 (图 25-24B)。放射性核素骨扫描可以有效区分关节感染还是关节周围软组织感染 (见图 24-10)。尽管需要数周骨扫描才能表现完全正常, 但是它仍然有助于监测治疗过程。化脓性关节炎的 MRI 表现包括关节积液、周围软组织水肿和骨髓水肿 (图 25-25)。病变晚期, 由于并发骨髓炎, 可能会出现软骨和骨的破坏 (图 25-26、图 25-27, 见图 12-44B)。薄片状关节积液是

MRI诊断化脓性关节炎的可靠征象（见图25-25B）。这一发现最初见于膝关节置换术后感染患者，但也见于既往未行关节置换术的患者，并且更多见于膝关节。

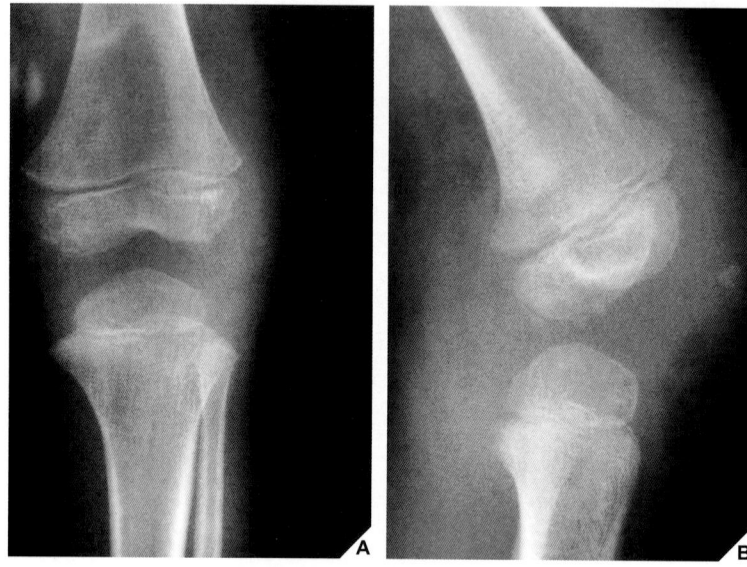

图25-23 化脓性关节炎（1）

4岁儿童，左侧膝关节前后位（A）、侧位（B）片可见关节周围骨质疏松和大量的关节积液。股骨远端骨骺小的侵蚀性破坏，关节间隙存在。吸引术显示该病是葡萄球菌性泌尿系统感染通过血行播散而来

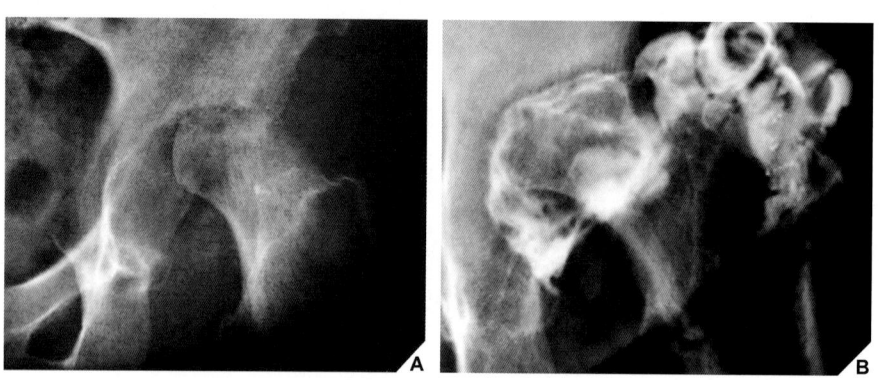

图25-24 化脓性关节炎（2）

64岁女性，左侧髋关节疼痛，此前患有上呼吸道感染6个月。A.髋关节前后位片示髋关节两侧关节软骨完全破坏，股骨头骨质侵蚀。注意骨质疏松的范围。B.关节造影主要是为了获得关节液进行细菌学检查，细菌学检查结果为金黄色葡萄球菌，造影剂勾勒出被破坏的关节的轮廓，显示滑膜不规则，符合慢性滑膜炎表现

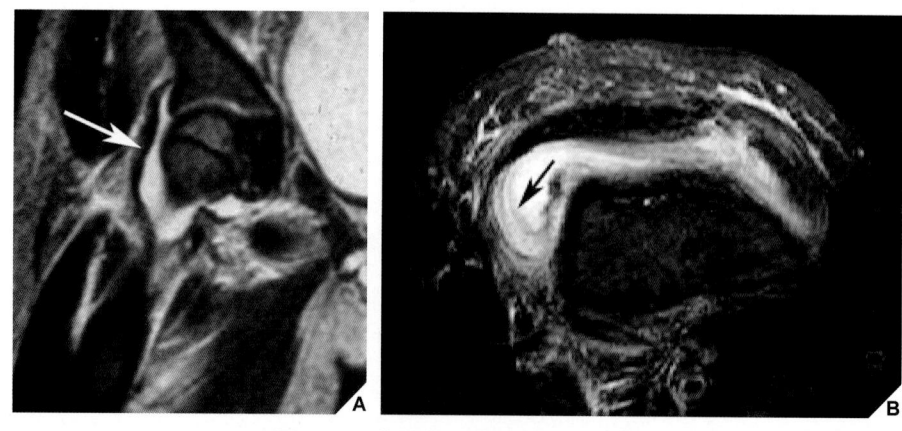

图25-25 化脓性关节炎的MRI表现

A. 12岁男孩，右髋关节冠状位T_2WI可见关节积液和关节囊扩张（箭头），周围肌肉水肿，提示诊断化脓性关节炎。未见骨髓炎表现。B. 另一位被证实为化脓性关节炎的患者，膝关节轴位T_2加权脂肪抑制序列可见关节积液呈"薄片状"（箭头）

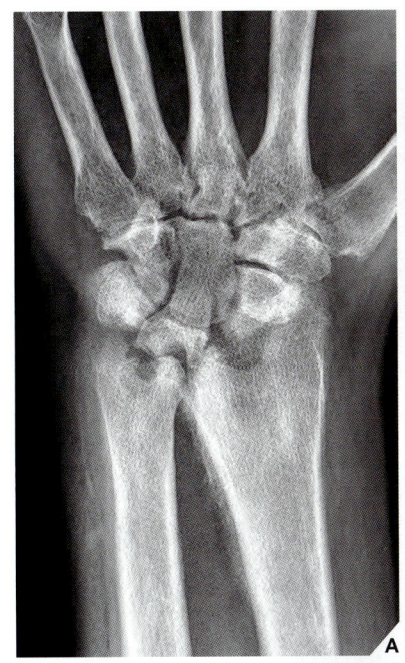

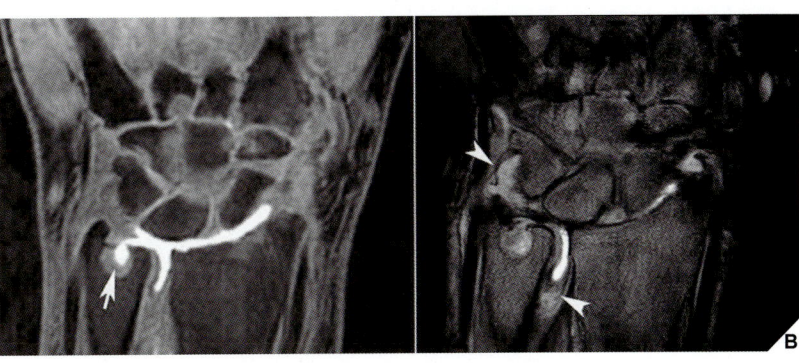

图 25-26　化脓性关节炎的 X 线和 MRI 表现（1）

A. 43 岁男性，右腕后前位 X 线片见桡腕关节骨质破坏及桡骨远端、尺骨远端、月骨及舟状骨骨质侵蚀性改变。注意腕掌关节受累，桡骨及尺骨远端骨膜反应及软组织肿胀。B. 冠状位三维梯度回波脂肪抑制序列（左侧）和冠状位质子密度加权脂肪抑制序列（右侧）MRI 可见尺骨远端骨质破坏（箭头）及桡腕关节积液穿过完全撕裂的三角纤维软骨流至远端桡尺关节。注意大部分关节积液呈中-低信号及周围软组织轻度水肿（无尾箭头），这符合化脓性关节炎导致的滑膜炎改变

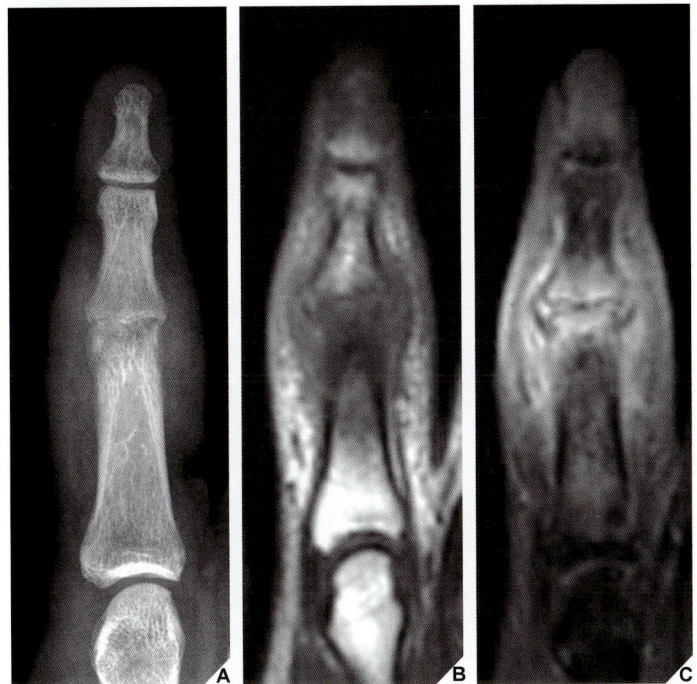

图 25-27　化脓性关节炎的 X 线和 MRI 表现（2）

26 岁男性，示指 X 线片（A）示近节指间关节间隙变窄，软组织肿胀。静脉注射钆造影剂增强扫描后冠状位 T_1WI（B）和冠状位 T_1 加权脂肪抑制像（C）显示关节破坏、关节积液、软骨下骨受累和弥漫性软组织水肿

并发症：儿童外周关节的感染性关节炎可以导致生长板破坏，从而引起生长抑制（见图 24-19）。感染也可能蔓延到相邻的骨，引起骨髓炎。也可发生退行性关节炎和关节骨性强直。

（二）非化脓性关节炎

1. 结核性关节炎

（1）临床表现：结核性关节炎占所有肺外结核的 1%，但这一数字近年来有所增加。病原体为抗酸性结核分枝杆菌和牛型结核分枝杆菌。感染可以发生在所有的年龄段，但主要见于儿童和青年人。大多数结核性关节炎患者的诱发因素包括外伤、酗酒、滥用药物、关节内注射类固醇或长期慢性系统性疾病。关节感染通常是由邻近的骨髓炎直接侵犯或结核杆菌通过血行播散而来。多为单关节，大的承重关节如膝关节和髋关节最常

受累。

（2）影像学特点：传统的X线检查通常足以显示结核性关节炎的特点，但在病变早期，它常无法与单关节的类风湿关节炎区分。但骨扫描显示只累及一个关节，支持感染性关节炎的诊断（图25-28）。三个异常的影像学表现（Phemister三联征），包括关节周围骨质疏松、外周骨侵蚀和进行性关节间隙狭窄，可以帮助做出准确的诊断，而CT检查有助于观察更细微的改变（图25-29）。受累关节的两边偶尔会出现楔形坏死灶，称为"吻形死骨"，尤其是膝关节。病变晚期，关节完全破坏，邻近骨常出现硬化改变（图25-30、图25-31）。结核性关节炎的MRI表现与X线表现一致，表现为骨髓水肿、关节积液、边缘性侵蚀和渐进性软骨损伤。关节内的多发游离体（米粒体）是结核性关节炎、腱鞘炎和滑囊炎的特征性表现（图25-32A），尽管还可见于类风湿关节炎和滑膜软骨瘤病。结核性滑囊炎罕见，但仍应在滑囊炎的鉴别诊断中考虑到，特别是当被感染的滑囊严重膨胀时（图25-32B、C）。

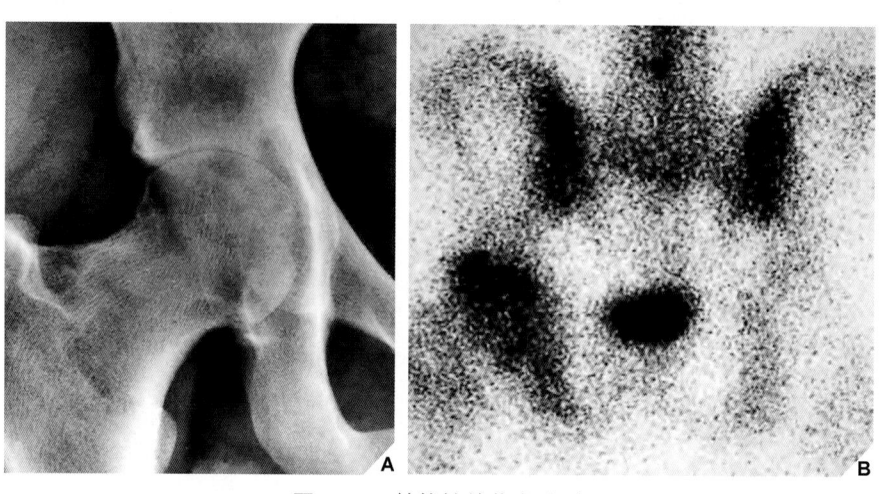

图25-28　结核性关节炎（1）

29岁女性，慢性酒精中毒，右髋疼痛。A.髋关节前后位片示关节间隙狭窄，特别是负重区域，并有关节周围骨质疏松。B. ^{99m}Tc标记的放射性核素骨扫描示右髋放射性核素摄取增加，双侧骶髂关节浓聚为正常表现。最后由关节穿刺确诊结核性关节炎

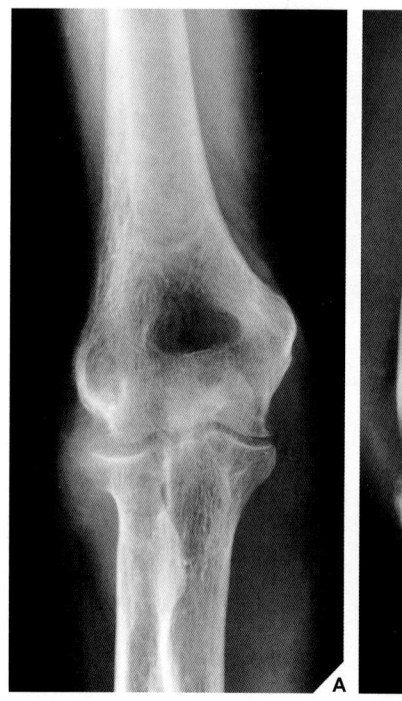
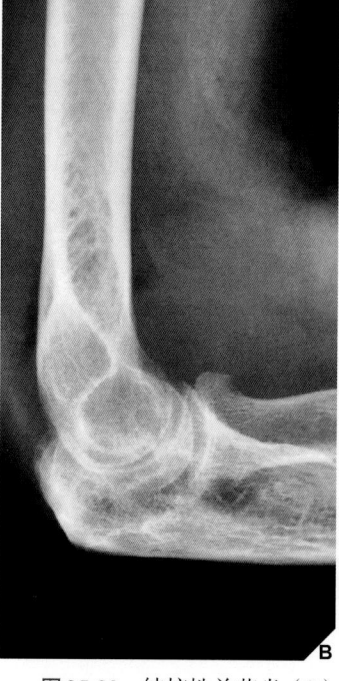
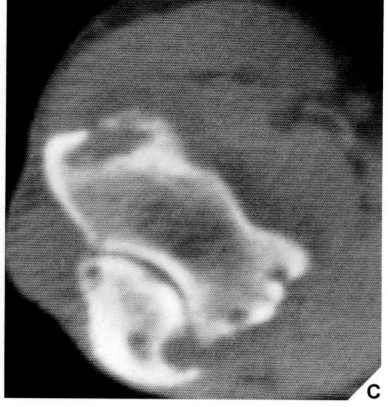

图25-29　结核性关节炎（2）

70岁印度男性，左侧肘关节疼痛4个月。从其女儿处得知患者患有慢性肺疾病。肘关节前后位（A）和侧位（B）X线片示大量关节积液，并在侧位片中显示前、后方的"脂肪垫"征均为阳性。关节周围小的骨侵蚀性改变显示不清。CT横断面（C）见结核感染典型的关节狭窄及边缘侵蚀破坏

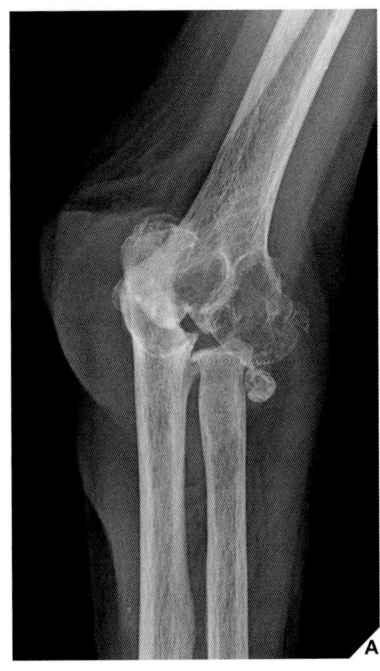

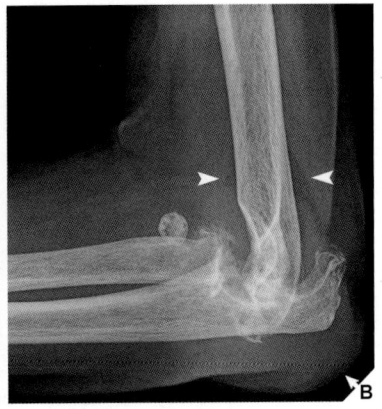

图25-30　结核性关节炎（3）

70岁女性，患有肺结核，左肘关节外斜位（A）和侧位（B）X线片显示，肘关节的各个间室均完全破坏，并伴有大量关节积液，前、后"脂肪垫"征阳性（无尾箭头）。鹰嘴部位的软组织肿块（箭头）继发于滑囊炎

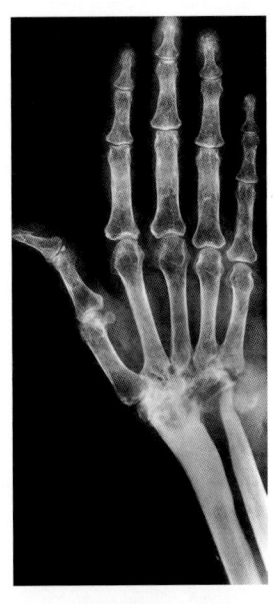

图25-31　结核性关节炎（4）

52岁女性肺结核患者，左腕及左手后前位片示晚期关节炎累及左侧腕骨。桡腕、腕中、腕掌关节完全被破坏，尺、桡骨远端磨损、硬化改变。注意受累关节远端的骨质疏松及软组织肿胀

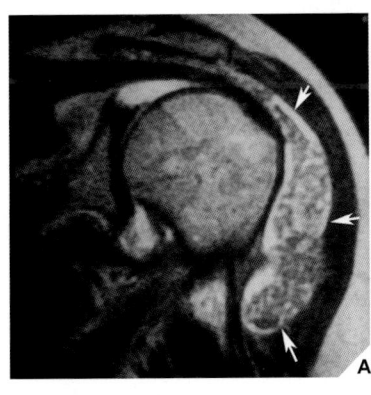

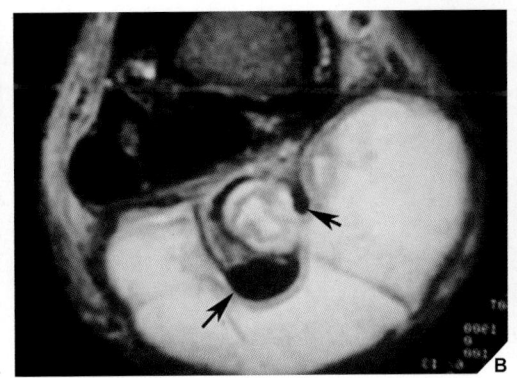

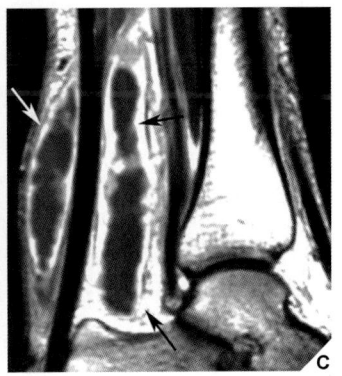

图25-32　结核性滑囊炎的MRI表现

A. 结核性三角肌下滑囊炎患者左肩关节冠状位T₂WI显示充满液体的滑囊内有多发"米粒体"（箭头）。B. 另一例患者踝关节轴位T₂WI可见跟腱及跖肌腱（箭头）后方明显肿胀的跟后囊。C. 静脉注入钆造影剂后增强扫描T₁加权脂肪抑制序列矢状位图像可见囊壁明显强化（箭头）（图B、C由Prof. Jose Marcos-Robles，Madrid，Spain. 提供）

（3）病理：大体标本上可见肉芽肿组织将关节软骨与其下方的骨质分离。随着疾病进展，关节两侧的关节软骨和软骨下骨完全被破坏（图25-33）。在未经治疗的疾病后期，通常可见关节强直。结核性关节炎的组织病理学与前文讨论的结核性骨髓炎相同。

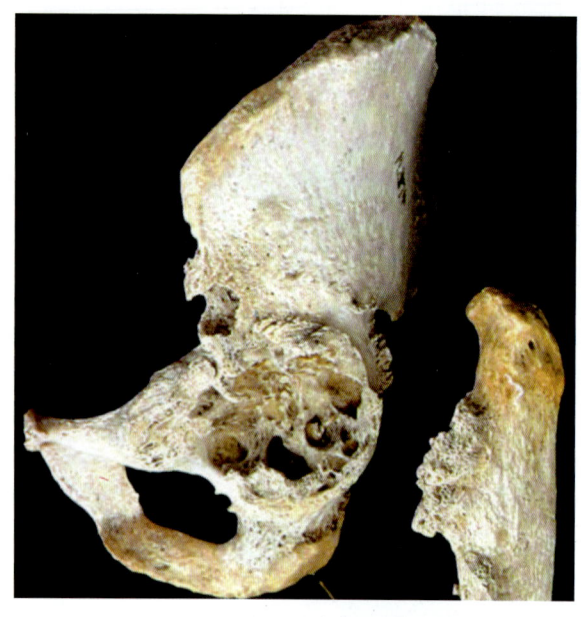

图25-33　结核性关节炎病理学表现

尸检中获得的浸泡骨标本显示左髋关节骨质破坏。此外，股骨头完全被破坏，只有一个股骨颈残端仍与股骨干相连（经Elsevier允许引自Bullough P. *Orthopaedic pathology*，5th ed. Maryland Heights, MO: Mosby；2009.）

2. 其他感染性关节炎　较化脓性或结核性关节炎相对不常见的关节感染包括真菌感染（放射线菌、隐球菌、球孢子菌）（图25-34）。

莱姆关节炎是一种由伯氏疏螺旋体引起的感染性关节炎，通过丹明尼硬蜱叮咬或其他蜱虫叮咬传播。通常在夏季发病，在被蜱虫叮咬部位的皮肤有典型的改变（慢性游走性红斑），并且有类似流感的症状，在数周至数月内形成慢性关节炎，特点是软骨及骨的破坏。关节受累情况与幼年特发性关节炎和反应性关节炎有相似之处。病变早期可能会出现关节积液，在膝关节可见典型的髌下脂肪垫水肿（图25-35）。MRI可显示呈带状、褶皱状的增生滑膜，滑膜及积液呈叶状延伸至髌下脂肪垫（图25-36）。

寄生虫所致肌骨系统感染多是由蛔虫、扁虫或绦虫引起，如钩虫病、罗阿丝虫病、丝虫病、囊虫病、包虫病。西半球相对少见，但在一些流行地区，寄生虫感染需要与其他骨骼和软组织病变相鉴别，特别是当有特殊的影像学表现时。在上述病变中，包虫病也称棘球蚴病，是由细粒棘球绦虫引起的寄生虫性感染，在所有报道的病例中肌骨系统感染占1%～4%。在骨骼中可见膨胀的气泡状溶骨性骨质破坏，在其他器官中（肝、肺）或软组织中囊肿形成是典型表现。MRI可以有效显示软组织内的包虫囊肿（图25-37）。

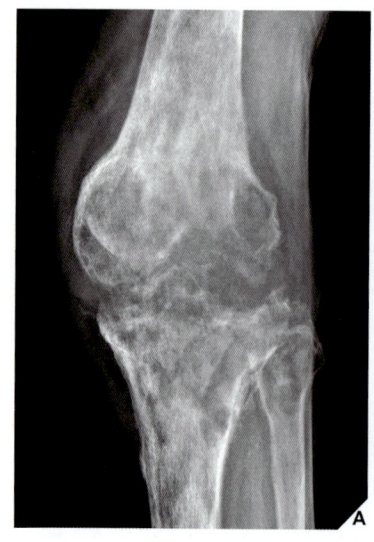
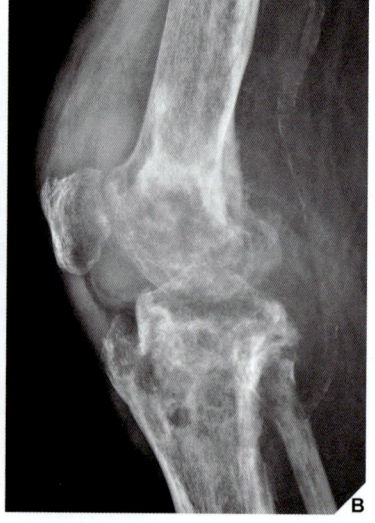

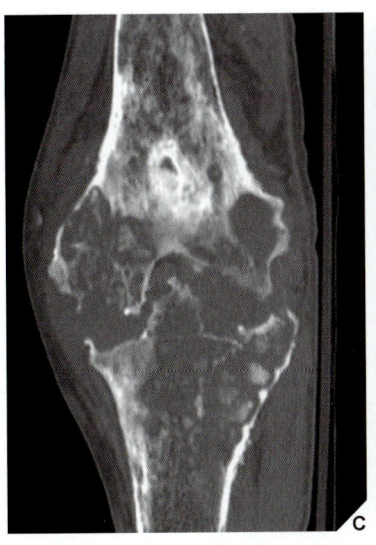

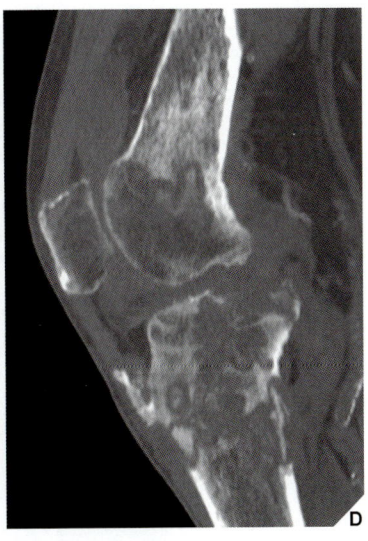

图25-34　球孢子菌感染关节炎

62岁男性，肺球孢子菌病患者，左膝正位（A）和侧位（B）X线片显示，骨性结构广泛脱钙，关节破坏，股骨远端、胫骨近端和腓骨近端有几个溶骨性病灶。膝关节大量积液。冠状位（C）和矢状位（D）重建CT图像更好地显示了骨和关节破坏的范围

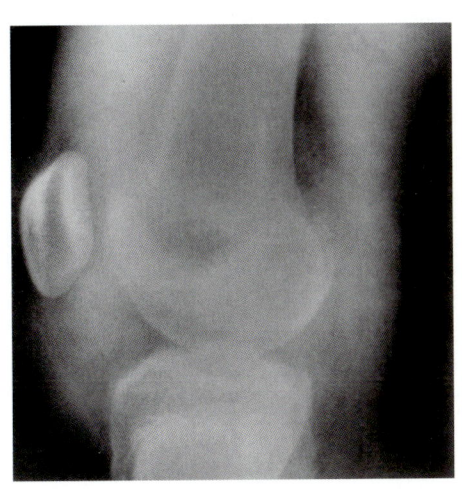

图25-35　莱姆关节炎

13岁男孩，间断性膝关节软组织肿胀及积液数月，右膝关节侧位片示关节周围骨质疏松、关节积液、软组织肿胀、髌下脂肪垫散在斑片密度影（引自Lawson JP, Rahn DW. Lyme disease and radiologic findings in Lyme arthritis. *AJR Am J Roentgenol* 1992；158：1065-1069.）

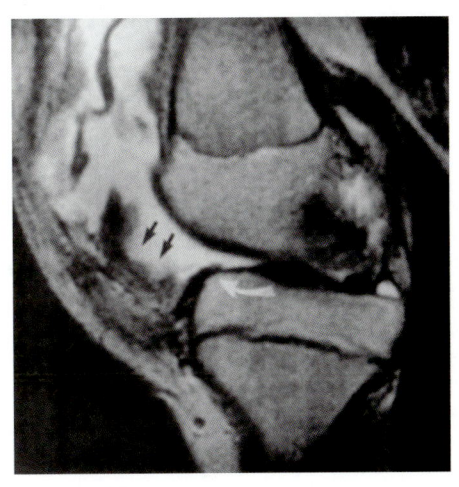

图25-36　莱姆关节炎的MRI表现

17岁男性，左膝关节肿胀7月余，矢状位T_2WI示关节积液使内侧半月板向前移位（白弯箭头）。注意带状、皱褶状的增生滑膜及滑膜和滑液呈叶状延伸进入髌下脂肪垫（黑箭头）（引自Lawson JP, Rahn DW. Lyme disease and radiologic findings in Lyme arthritis. *AJR Am J Roentgenol* 1992；158：1065-1069.）

四、脊柱感染

（一）化脓性感染

1. 临床表现及影像学特点　病原菌可以通过多种途径到达脊柱。通过动脉和静脉（Batson椎旁静脉系统）血源性播散，病原菌寄宿在椎体内，通常是前方的软骨下区域。感染灶可以穿过椎体终板侵入椎间盘，造成椎间盘感染（椎间盘炎）（图25-38）。椎间盘感染也可因椎管穿刺植入病原菌直接引起，可能是在脊柱手术期间或是少见情况下，由邻近感染病灶扩散引起，如椎旁脓肿（图24-4）。椎间盘感染也可以发生在小儿，可能通过血行途径感染，因为此时椎间盘仍保持着血液供应。

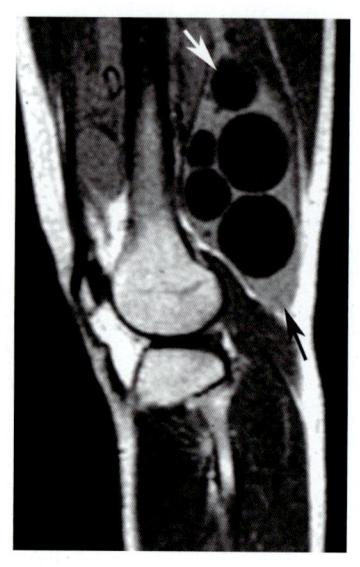

图 25-37 包虫病的 MRI 表现

膝关节矢状位 T₁WI 见股骨远端后方（箭头）一个大囊内见多个小囊，代表包虫囊肿

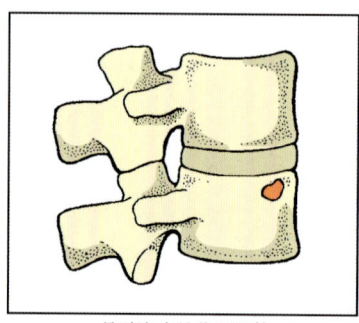

骨髓炎病灶位于椎体

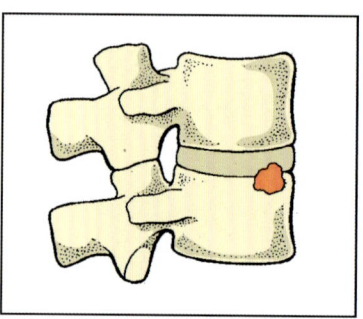

感染通过椎体终板的
穿孔播散至椎间盘

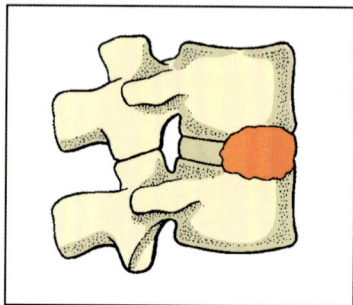

椎间盘内播散进展
并累及相邻椎体

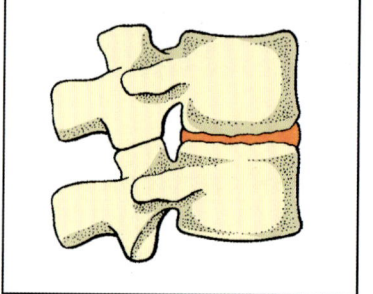

间盘破坏与椎间隙变窄

图 25-38 感染过程累及椎体和椎间盘感染的不同时期

　　X线片中，椎间盘感染的特征性表现是椎间隙变窄，相邻终板的破坏和椎旁的软组织肿块。大多数情况下标准的脊柱前后位及侧位片（图25-39）可以清晰显示，而CT（图25-40）则可以提供更多的附加信息。放射性核素骨扫描可以在X线片出现异常之前就显示早期感染（图25-41）。偶尔会采用椎间盘造影术，但与应用于关节感染的关节造影一样，主要目的是获取样本进行细菌学检查。然而，造影检查可以勾勒出椎间盘感染的程度（图25-42）。

　　MRI已经成为诊断和评价脊柱感染的首选方法。这种检查可以显示典型的椎间隙狭窄、椎间盘破坏、椎旁软组织肿胀和椎旁肌肉组织水肿（图25-43，图25-44）。

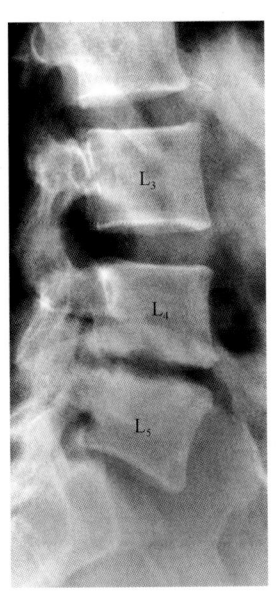

图 25-39　椎间盘感染

32 岁男性，腰椎侧位片为典型椎间盘感染的 X 线改变。L₄～L₅椎间隙狭窄，相邻的 L₄下终板与 L₅上终板边缘模糊。L₃～L₄相邻终板正常

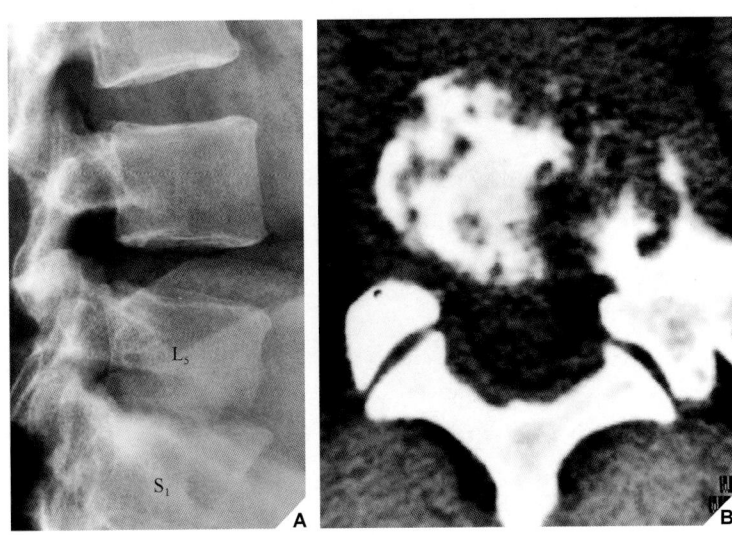

图 25-40　椎间盘感染 CT 表现

40 岁男性，下腰部疼痛 8 周，有举重物史。A. 腰骶部侧位片示 L₅～S₁椎间隙狭窄且相邻终板模糊。B. 通过椎间隙层面的 CT 图像可以清晰显示椎间盘破坏及椎体终板感染的典型表现

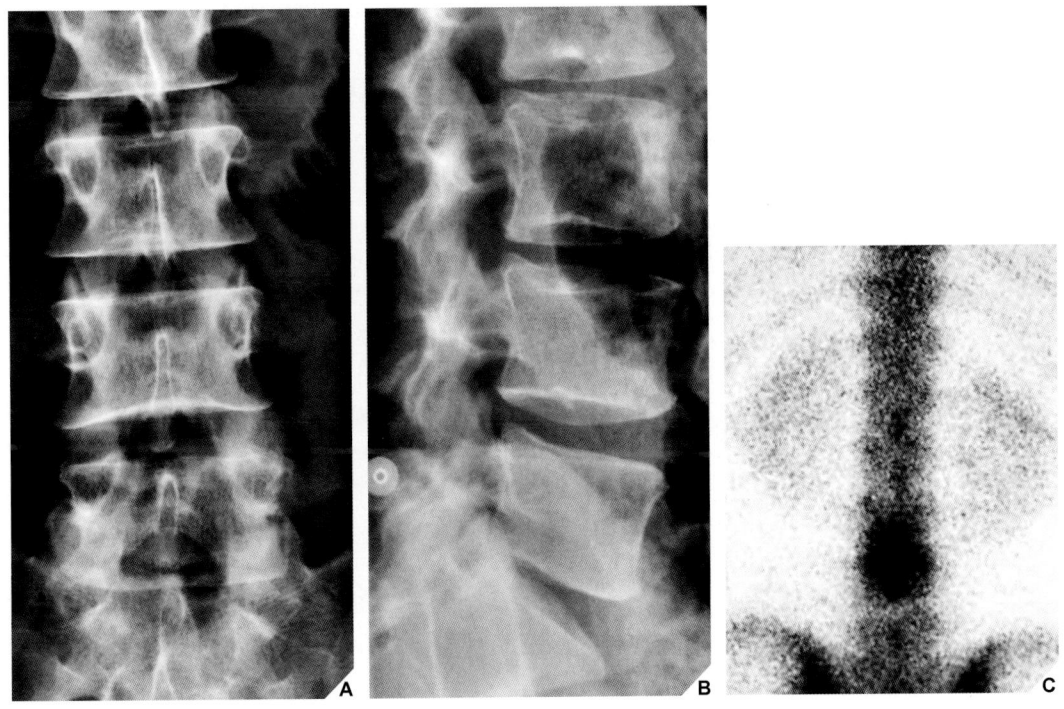

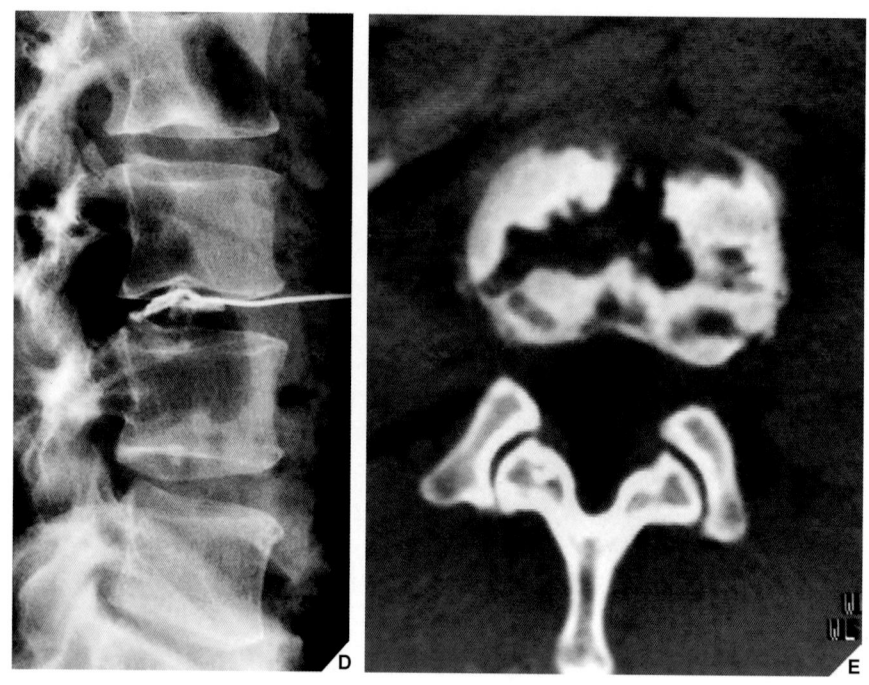

图25-41　椎间盘感染闪烁显像及CT表现

40岁男性，后背部疼痛4周。常规腰椎前后位（A）和侧位（B）片显示无明显异常。放射性核素骨扫描（C）可见 $L_3 \sim L_4$ 水平放射性药物摄取增加。经斜入路椎间盘造影术后（D），可见明显的椎间盘局部破坏。CT（E）显示了病变范围，抽液细菌学检查发现大肠埃希菌

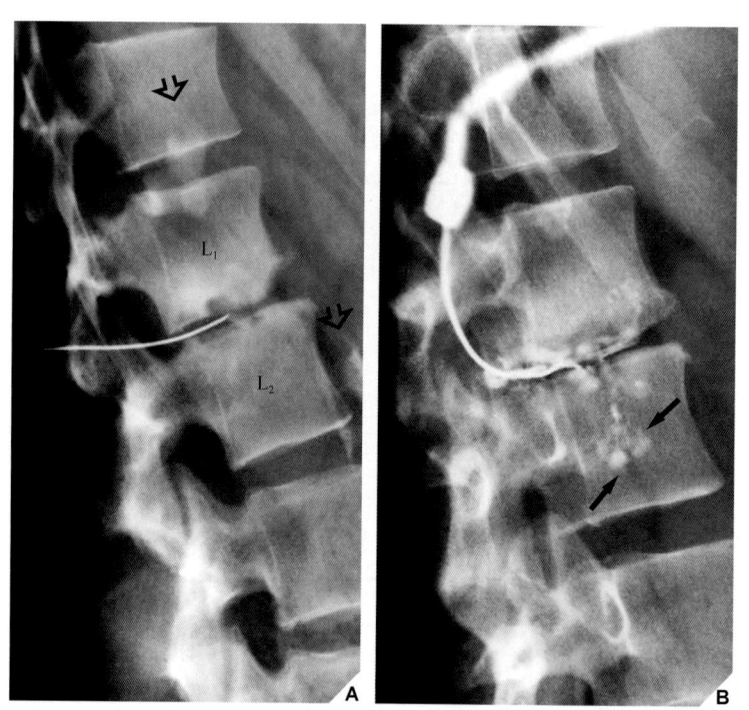

图25-42　椎间盘感染及椎体骨髓炎的椎间盘造影

22岁静脉注射毒品者，背部疼痛2个月，诊断椎间盘感染。椎间盘造影检查主要用于穿刺抽吸脓液进行细菌学检查，显示为铜绿假单胞菌。患者在穿刺前接受静脉注射碘造影剂使肾显影，此为这一水平脊柱活检前的预防性检查步骤。A. 腰椎侧位片显示 $L_1 \sim L_2$ 椎间隙狭窄，并且相邻终板破坏。脊髓穿刺针位于间盘中心。空心箭头示显影的肾盏。B. 侧位片显示在注入甲泛葡胺过程中，造影剂进入 L_2 椎体（箭头），说明存在脊柱骨髓炎

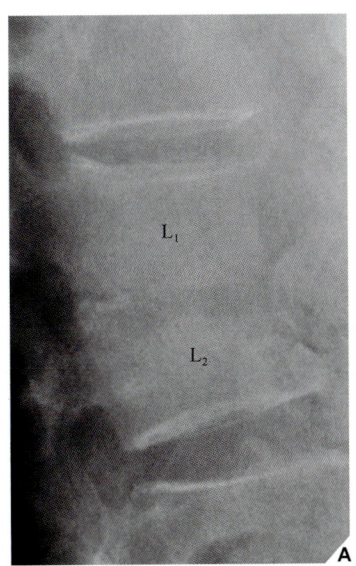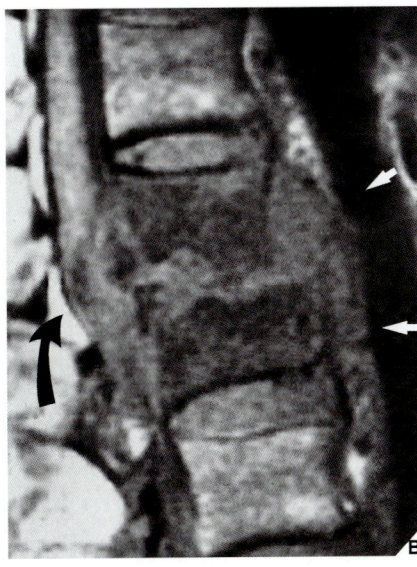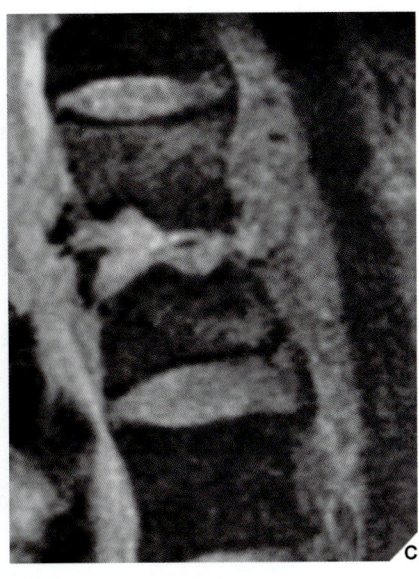

图 25-43　椎间盘感染和脊椎骨髓炎的 MRI 表现

48 岁男性，静脉注射毒品，出现 $L_1 \sim L_2$ 椎间盘感染。A. 侧位片显示椎间盘感染的典型改变：椎间隙狭窄及终板的破坏。B. 矢状位自旋回波 T_1WI（TR 600/TE 20ms）显示除了椎间盘破坏之外，还可见一大的炎性包块向前延伸（箭头），破坏前纵韧带并浸润椎旁软组织，向后侵入椎管内（弯箭头）。C. 矢状位 T_2^* 加权像（多平面梯度回波，MPGR）可更清晰地显示相邻椎体后方的碎骨片及巨大的脓肿压迫硬膜囊

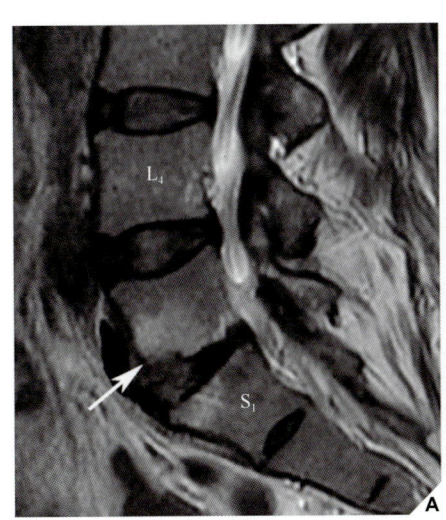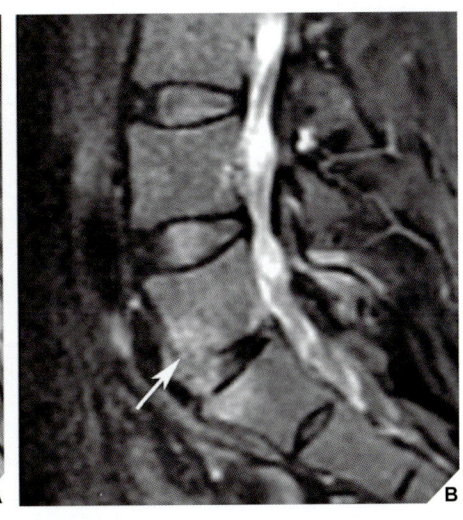

图 25-44　椎间盘感染和脊椎骨髓炎的 MRI 表现

53 岁男性，腰椎 T_2 加权矢状位（A）和短时反转恢复（STIR）序列矢状位（B）见 L_5 椎体下终板局部骨质缺损（箭头），L_5 椎体下方和 S_1 椎体上方骨髓水肿，代表骨髓炎。椎间盘前方肿胀且呈高信号，椎前软组织轻度水肿，没有提示存在硬膜外脓肿的征象

2. 病理　椎间盘感染的脊柱大体标本与影像学表现一致，显示椎体终板不规则和骨硬化。在感染的早期，椎间隙变窄。随着感染过程的进展，椎间盘发生碎裂和完全破坏，并伴有椎体塌陷，导致脊柱后凸（图 25-45）。

（二）非化脓性感染

1. 椎体结核

（1）临床表现及影像学特点：结核杆菌造成的脊柱感染称为结核性脊柱炎或 Pott 病。感染好发于下胸段及上腰段，并且可以累及椎体及椎间盘，占骨骼结核的 25%~50%。大多数患者首发症状是隐匿的，包括局部疼痛和慢性衰弱疾病的全身症状。在发病初期，患者可能会出现持续的背痛，继而出现与神经根受压及神经根病变相关的症状。其他神经系统症状并不少见，如下肢无力、反射消失，甚至截瘫，后者是结核性脊柱炎最严重的并发症，它是由于感染延伸到硬膜外，脊髓受压所致（图 25-48）。

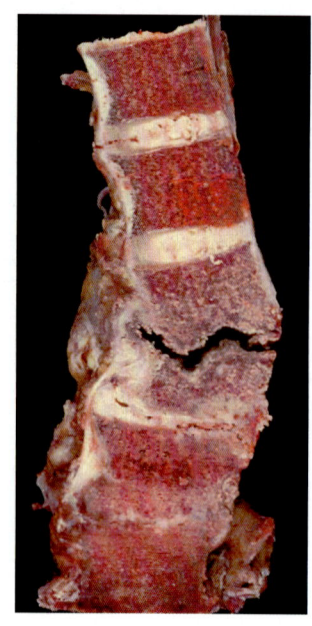

图25-45 椎间盘感染和椎体骨髓炎的病理学检查
脊柱胸腰段的矢状面切片显示两个椎体及其间的椎间隙受累。可见由于椎间盘完全破坏导致的椎体部分塌陷伴脊柱后凸畸形（经Elsevier允许引自Bullough P. *Orthopaedic pathology*，5th ed. Maryland Heights, MO: Mosby; 2009. ）

脊柱结核感染的影像学特点与化脓性感染类似。椎间隙狭窄及相邻终板骨质破坏，椎旁软组织肿块常见（图25-46）。感染很少只累及单一椎体或椎体的一部分（椎弓根）而不侵犯椎间盘。

（2）病理：原发性肉芽肿性脓肿可能位于椎体前部、椎间盘旁或中央（图25-47），位于前部者约占20%，导致前纵韧带下方的骨皮质破坏，位于椎间盘旁者占病例的50%以上，导致椎间盘破坏，通常感染扩展至相邻椎体，也向后延伸至硬膜下间隙。随着病变进展，脓肿最终可能压迫脊髓。剩下的位于中央的病例，病变始于椎体中部，然后扩散至整个椎体（图25-48）和邻近的椎间盘（图25-49）。结核性脊柱炎的显微镜下表现与前文讨论的结核性骨髓炎相似。

（3）并发症：脊柱结核可以引发部分或完全破坏的椎体塌陷，导致驼背和后凸畸形。感染也常累及邻近的韧带和软组织，腰大肌是继发性结核感染常见的受累部位，通常称为"冷"脓肿（图25-50）。结核性脊柱炎最常见的并发症是压迫硬膜囊和脊髓，导致截瘫。如果怀疑有脊髓受压，脊髓造影（图25-51）和MRI检查很有助于诊断。

2. 脊柱球孢子菌病 脊柱受累最常见表现为椎体骨髓炎，罕见表现为椎间盘感染（椎间盘炎）。在前一种病变中，椎体内可见穿凿样和渗透性病变。也有椎体几乎完全破坏的病例（图25-52）。球孢子菌病通常累及椎体附件，病变沿着椎体旁软组织进展也很常见。虽然以前有椎间隙狭窄和后凸畸形的报道，但在本病并不常见，而是常见于结核感染。

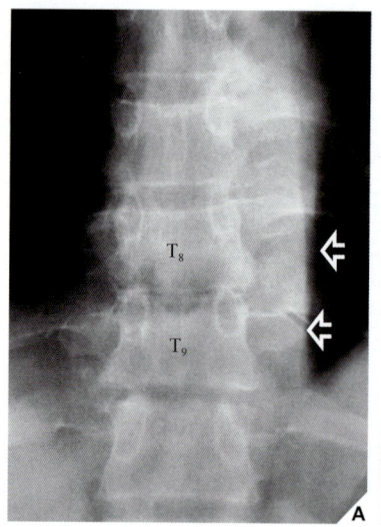
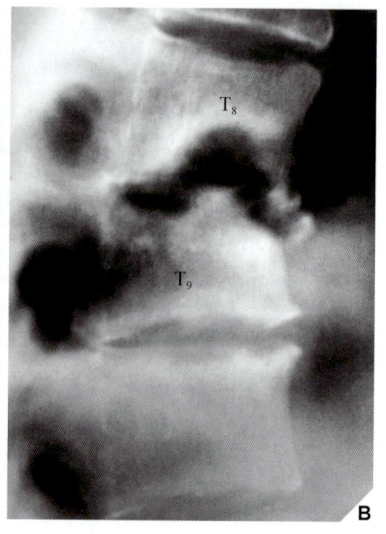

图25-46 结核性脊柱炎
A. 50岁男性，胸椎前后位片示T₈～T₉椎间隙狭窄及椎体左侧的椎旁脓肿（空心箭头）。B. 侧位X线体层摄影可见椎间盘破坏及T₈椎体下方、T₉上终板广泛的侵蚀性破坏

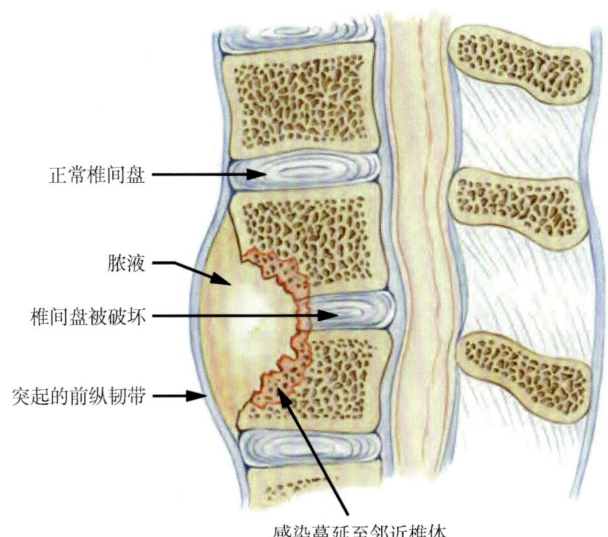

图 25-47　结核性脊柱炎的病理学表现示意图

经允许引自 Vigorita JV，Ghelmsan B，Mintz D. *Orthopaedic pathology*，3rd ed. Philadelphia：Wolters Kluwer；2016：262.

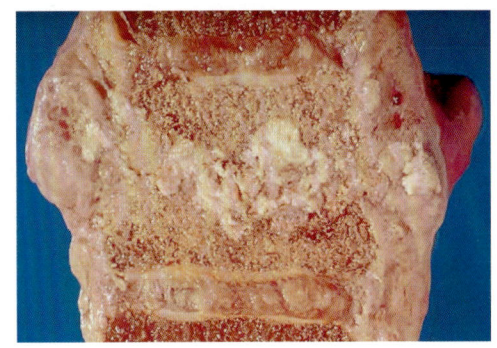

图 25-48　结核性脊柱炎的病理学表现（1）

胸椎冠状位切片显示椎体破坏，典型的黄色干酪样坏死（经允许引自 Vigorita JV，Ghelmsan B，Mintz D. *Orthopaedic pathology*，3rd ed. Philadelphia：Wolters Kluwer；2016：265.）

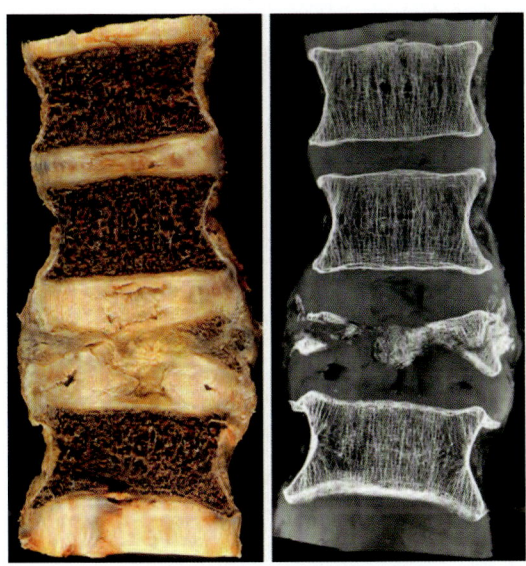

图 25-49　结核性脊柱炎的病理学表现（2）

67岁男性，腰椎冠状位切片和标本的X线片显示L$_3$完全破坏和塌陷，相邻椎间盘受累（经Elsevier允许引自 Bullough P. *Orthopaedic pathology*，5th ed. Maryland Heights，MO：Mosby；2009.）

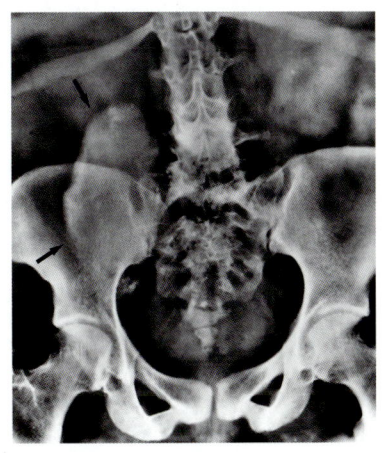

图 25-50　结核"冷"脓肿

35岁女性，患有脊柱结核，骨盆前后位片可见卵圆形高密度肿块影伴点状钙化（箭头），该肿块与髂骨内侧及右侧骶髂关节（右侧腰大肌）重叠。这是典型的"冷"脓肿

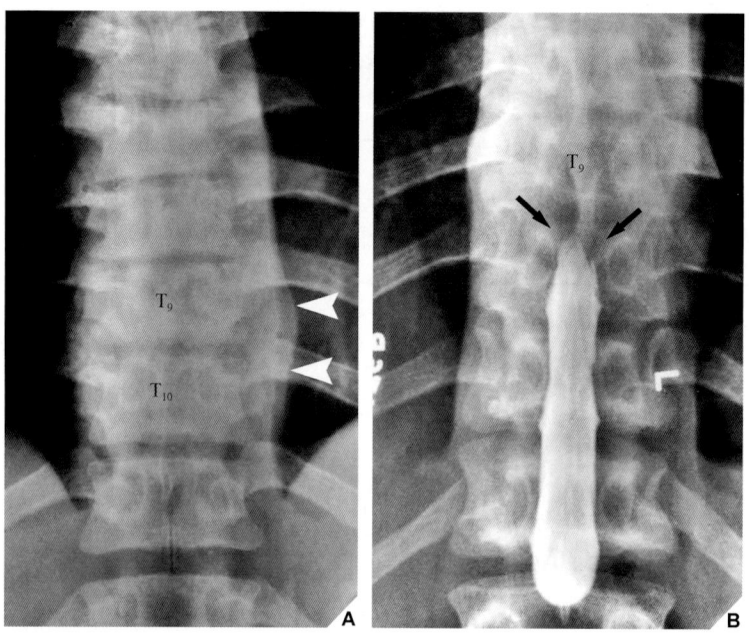

图 25-51　结核性椎间盘炎脊髓造影

39岁男性，肺结核病史，并有脊髓受压的神经症状。A. 下胸段脊柱前后位片示T₉、T₁₀椎间隙轻度狭窄，左侧椎旁可见巨大肿块影（无尾箭头）。B. 脊髓造影示椎间盘感染层面的蛛网膜下腔内造影剂完全梗阻（箭头）

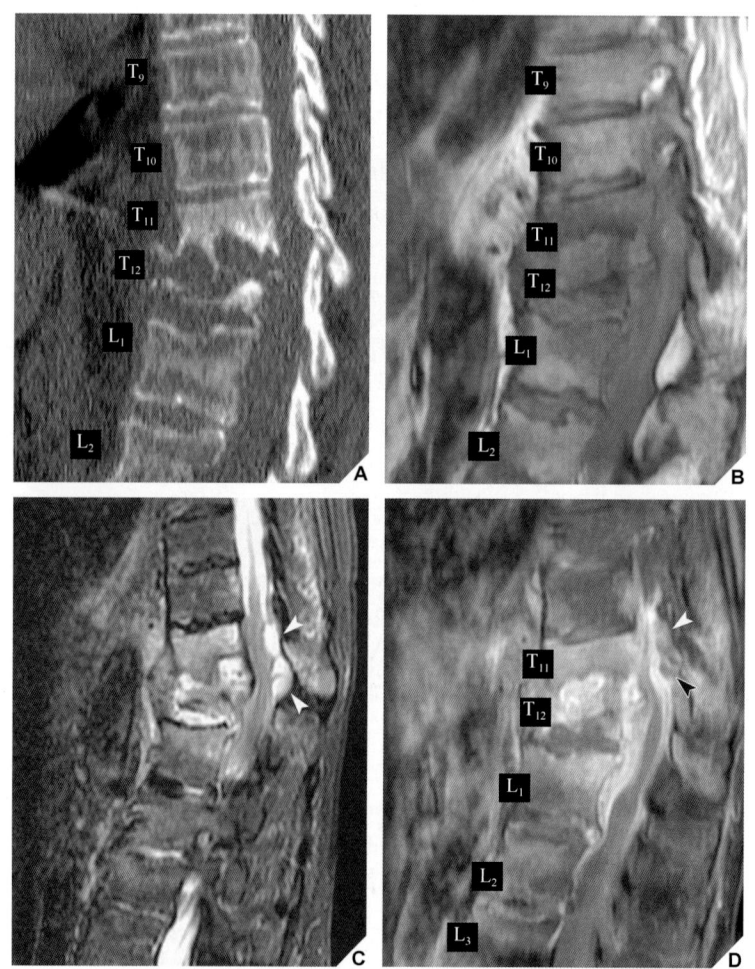

图 25-52　脊柱球孢子菌病的CT和MRI表现

66岁女性，被诊断为肺球孢子菌病，其胸腰段脊柱矢状位CT重建图像（A）显示T₁₁、T₁₂和L₁椎体破坏，并累及椎间盘。矢状位质子密度加权（B）、矢状位STIR（C）和静脉注射钆造影剂增强扫描后的矢状位T₁加权脂肪抑制图像（D）更好地显示了感染过程。硬膜外增厚伴背侧双叶状脓肿压迫T₁₁～T₁₂水平脊髓的背侧（无尾箭头）。还注意到从T₁₁延伸至L₁的脊髓水肿

五、软组织感染

软组织感染（蜂窝织炎）通常是由于病原菌通过皮肤穿刺处直接侵入所致，也常是全身性疾病的并发症，如糖尿病。最常见的致病菌有金黄色葡萄球菌、诺维梭菌和产气荚膜杆菌。这些产气性细菌产生的气体积聚在软组织内，在平片中很容易发现皮下组织或肌内气泡样或条纹状X线透亮区（图25-53），这些表现通常表明厌氧菌导致了坏疽。在标准X线片中可见软组织水肿、脂肪层和筋膜层消失（图25-54），CT可以更清晰地显示上述改变（图25-55、图25-56），并可以区分单纯蜂窝织炎和伴有骨感染的蜂窝织炎（图25-57）。

目前MRI被认为是评价软组织感染的金标准，特别是对软组织脓肿及肌肉、腱鞘感染。软组织脓肿常呈圆形或细长形，边界通常清晰，T_1WI 呈低信号，T_2WI 呈高信号（图24-15、图25-58）。有时，可见病灶周围的低信号代表包绕脓肿的纤维囊。腱鞘内感染性积液在 T_2WI 呈高信号，在 T_1WI 呈低信号，但是不能与非感染性液体区分。

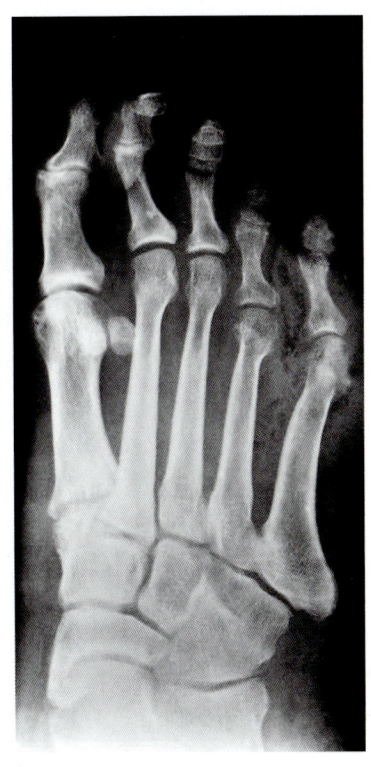

图25-54　软组织坏疽

59岁男性，长期患有糖尿病，足部斜位片示软组织明显肿胀、水肿，特别是在第4、5趾附近。条带状的气体样低密度影是典型坏疽性感染的表现

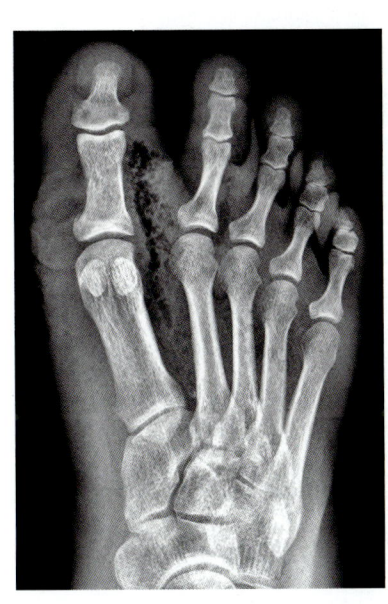

图25-53　软组织感染

34岁女性，患有糖尿病，左足前后位X线片显示前足内侧明显软组织肿胀和水肿，伴大量气泡样结构形成，骨质结构未受累

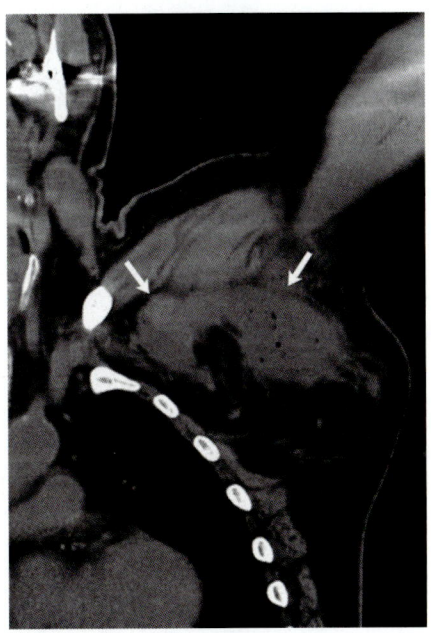

图25-55　软组织脓肿的CT表现（1）

72岁男性，CT冠状位重建图像显示左侧腋窝、胸大肌外侧巨大的混杂密度的软组织肿块（箭头），内见散在气体影

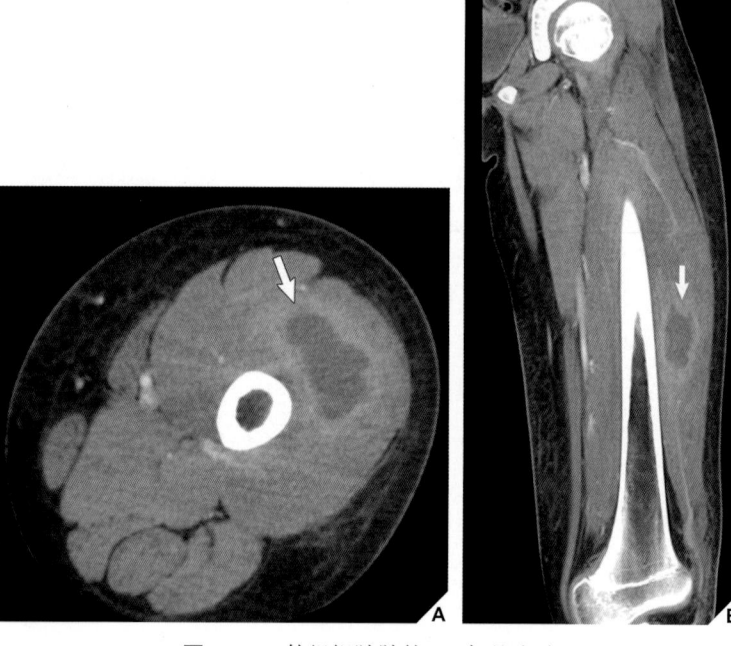

图 25-56　软组织脓肿的CT表现（2）

11岁女孩，患有败血症，左侧大腿轴位（A）和冠状位（B）重建CT图像显示股外侧肌内一个大的厚壁脓肿（箭头）

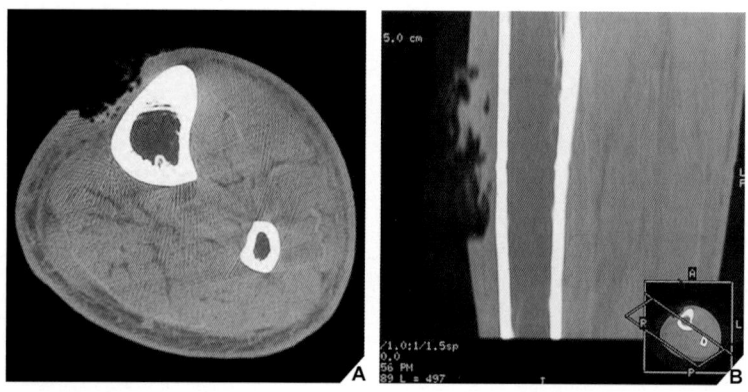

图 25-57　软组织脓肿的CT表现（3）

26岁男性，左小腿前侧感染。轴位（A）和斜矢状位（B）CT重建图像显示脓肿及其与胫骨的关系。骨皮质未受累

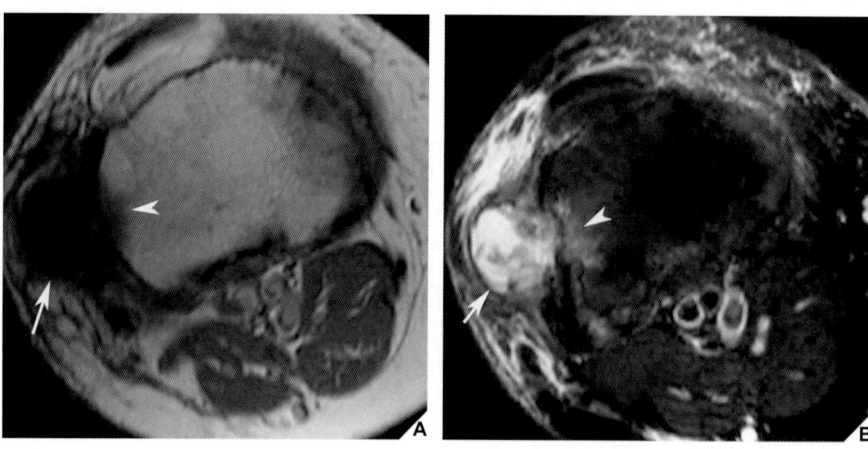

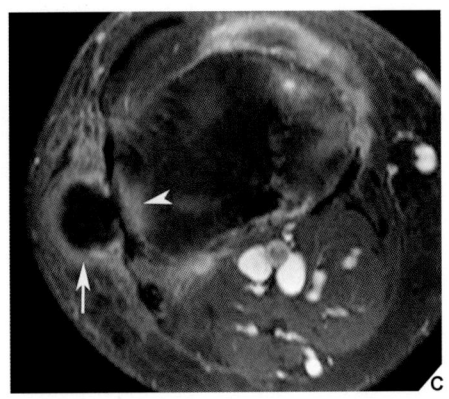

图 25-58　软组织脓肿的 MRI 表现

A. 膝关节 T_1 加权轴位图像示关节外侧低信号的积液影（箭头）和相邻胫骨低信号的反应性骨髓水肿（无尾箭头）。B. 轴位 T_2WI 见高信号的积液（箭头）伴周围软组织和骨髓水肿（无尾箭头）。注意这一层面上，胫骨局部小的骨皮质缺损，提示骨髓炎。C. 静脉注入钆造影剂增强扫描的轴位 T_1 加权脂肪抑制序列图像示强化的脓肿壁（箭头）和邻近的胫骨水肿/骨髓炎（无尾箭头）

糖尿病患者容易发生软组织脓肿、化脓性关节炎、化脓性肌腱滑膜炎和邻近皮肤溃疡的骨髓炎，多发生在趾骨，第 1、5 跖骨及跟骨。MRI 可以检测是否存在感染并评价感染的程度（图 25-59）。

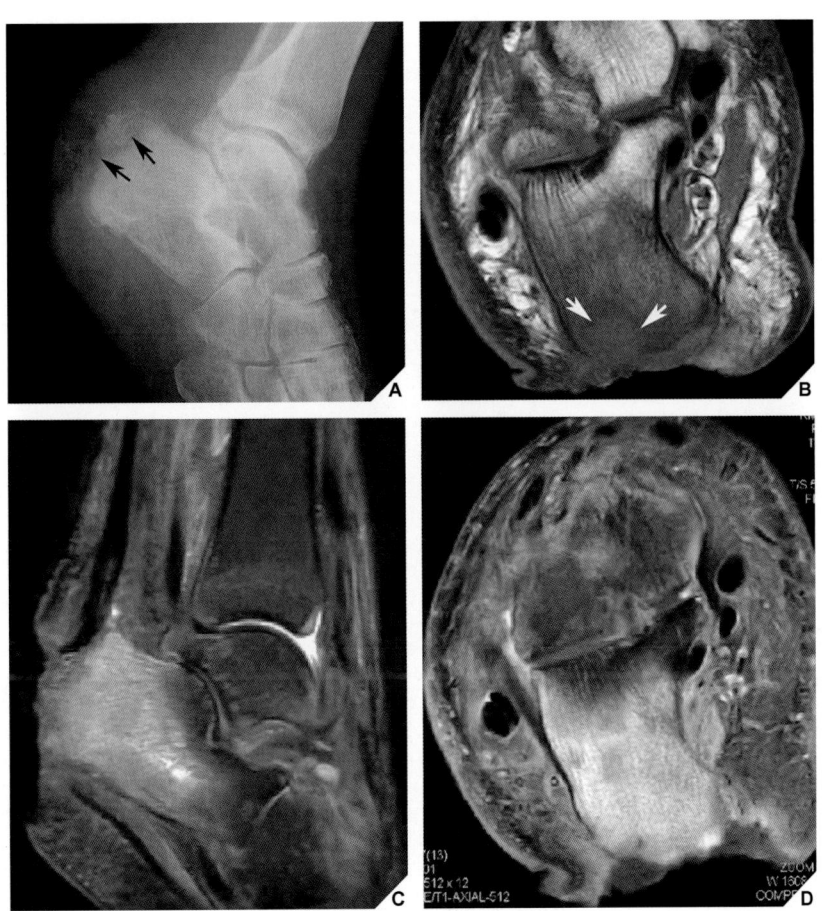

图 25-59　糖尿病足的 MRI 表现

A. 踝关节侧位片示跟骨后突的骨质缺损（箭头）、大的皮肤溃疡及广泛的软组织水肿。B. 轴位 T_1WI 示大的后跟部溃疡和跟骨后突局灶性骨破坏（箭头）。C. 矢状位 STIR 序列显示跟骨大范围水肿及大的溃疡。D. 增强扫描的 T_1 加权脂肪抑制序列示跟骨骨髓广泛强化及后跟部大溃疡

记忆要点

骨髓炎

[1] 骨髓炎的影像学特点：
- 骨皮质及髓质破坏
- 反应性硬化及骨膜反应
- 出现死骨和包壳

[2] 病灶位于干骺端是儿童骨髓炎的特点。

[3] 长骨的急性骨髓炎要与尤因肉瘤和朗格汉斯细胞组织细胞增生症相鉴别。临床病史，特别是在骨骼病变出现之前临床症状持续的时间，通常可以为准确的诊断提供线索。

[4] 干骺端病变发展至骨骺常提示为骨脓肿。

[5] Brodie 脓肿在临床表现和影像学表现上类似骨样骨瘤。鉴别诊断中，存在放射性透亮的窦道从病变延伸至生长板，则更倾向于感染。

[6] 先天性梅毒
- 骨软骨炎、骨膜炎和骨炎是典型改变
- 长骨干骺端内侧的骨破坏（Wimberger 征）为其特征性表现

感染性关节炎

[1] 外周关节化脓性关节炎的影像学特点：
- 关节周围骨质疏松、关节积液、软组织肿胀（早期）
- 关节两侧的软骨及软骨下骨的破坏（晚期）

[2] 外周关节的结核常累及单个关节，与类风湿关节炎非常相似，X 线片见 Phemister 三联征为特征性表现：
- 关节周围骨质疏松
- 外周骨侵蚀
- 进行性关节间隙狭窄

[3] 莱姆关节炎表现与幼年型类风湿关节炎、反应性关节炎相似。特点是 MRI 表现为髌骨下脂肪垫肿胀和肥大的滑膜皱襞。

[4] 在美国，肌骨系统的寄生虫感染罕见。MRI 可以有效观察包虫病患者软组织内的包虫囊肿。

脊柱感染

[1] 脊柱感染的影像学评估：
- 放射性核素骨扫描可以在 X 线检查出现改变之前检测出椎间盘感染
- 椎间盘 X 线造影是获取脓液进行细菌学检查的一种有效检查方法
- MRI 是诊断和评估脊柱感染的首选方法

[2] 脊柱化脓性感染的影像学特点：
- 椎间隙狭窄
- 受累椎间盘相邻的椎体终板破坏
- 椎旁肿块

[3] 椎间盘结核感染的影像学特点：
- 椎间隙狭窄
- 相邻终板的轮廓消失

[4] 脊柱的结核感染：
- 椎间盘和椎体的破坏，导致驼背和后凸畸形
- 浸润至软组织，形成"冷"脓肿

软组织感染

[1] 软组织内产气菌感染所致蜂窝织炎（坏疽）的影像学特点：
- 软组织水肿和肿胀
- 气泡样及条纹状放射性透亮影说明有气体积聚

[2] 糖尿病患者容易患软组织感染，足部最常见。

[3] 使用 [111]In 标记的白细胞进行放射性核素扫描有助于检测和判断感染的部位，而 MRI 是评估软组织感染程度的适宜方法。

[4] 用钆造影剂进行 MRI 增强扫描可以鉴别脓肿和蜂窝织炎。

（叶　薇　程克斌　殷玉明　译）

参 考 文 献

Abdelwahab IF, Present DA, Zwass A, et al. Tumorlike tuberculous granulomas of bone. *AJR Am J Roentgenol* 1987;149:1207–1208.

Alexander GH, Mansuy MM. Disseminated bone tuberculosis (so-called multiple cystic tuberculosis). *Radiology* 1950;55:839–842.

Allison DC, Holtom PD, Patzakis MJ, et al. Microbiology of bone and joint infections in injecting drug abusers. *Clin Orthop Relat Res* 2010;468:2107–2012.

Al-Shahed MS, Sharif HS, Haddad MC, et al. Imaging features of musculoskeletal brucellosis. *Radiographics* 1994;14:333–348.

Bayer AS, Guze LB. Fungal arthritis. Fungal arthritis. II. Coccidioidal synovitis: clinical, diagnostic, therapeutic, and prognostic considerations. *Semin Arthritis Rheum* 1979;8:200–211.

Behrman RE, Masci JR, Nicholas P. Cryptococcal skeletal infections: case report and review. *Rev Infect Dis* 1990;12:181–190.

Brodie BC. An account of some cases of chronic abscess of the tibia. *Med Chir Trans* 1832;17:238–239.

Brown R, Wilkinson T. Chronic recurrent multifocal osteomyelitis. *Radiology* 1988;166: 493–496.

Bruno MS, Silverberg TN, Goldstein DH. Embolic osteomyelitis of the spine as a complication of infection of the urinary tract. *Am J Med* 1960;29:865–878.

Chelboun J, Sydney N. Skeletal cryptococcosis. *J Bone Joint Surg Am* 1977;59A:509–514.

Cremin BJ, Fisher RM. The lesions of congenital syphilis. *Br J Radiol* 1970;43:333–341.

Crim JR, Seeger LL. Imaging evaluation of osteomyelitis. *Crit Rev Diagn Imaging* 1994;35:201–256.

Dalinka MK, Greendyke WH. The spinal manifestations of coccidioidomycosis. *J Can Assoc Radiol* 1971;22:93–99.

Davies AM, Hughes DE, Grimer RJ. Intramedullary and extramedullary fat globules on magnetic resonance imaging as a diagnostic sign for osteomyelitis. *Eur Radiol* 2005;15:2194–2199.

Duncan GJ, Tooke SM. Echinococcus infestation of the biceps brachii. A case report. *Clin Orthop Relat Res* 1990;(261):247–250.

Erdman WA, Tamburro F, Jayson HT, et al. Osteomyelitis: characteristics and pitfalls of diagnosis with MR imaging. *Radiology* 1991;180:533–539.

Ferguson PJ, Sandu M. Current understanding of the pathogenesis and management of chronic recurrent multifocal osteomyelitis. *Curr Rheumatol Rep* 2012;14:130–141.

Gilmour WM. Acute haematogenous osteomyelitis. *J Bone Joint Surg Br* 1962;44B:841–853.

Gold RH, Hawkins RA, Katz RD. Bacterial osteomyelitis: findings on plain radiography, CT, MR, and scintigraphy. *AJR Am J Roentgenol* 1991;157:365–370.

Golla A, Jansson A, Ramser J, et al. Chronic recurrent multifocal osteomyelitis (CRMO): evidence for a susceptibility gene located on chromosome 18q21.3-18q22. *Eur J Hum Genet* 2002;10:217–221.

Handly B, Moore M, Creutzberg G, et al. Bisphosphonate therapy for chronic recurrent multifocal osteomyelitis. *Skeletal Radiol* 2013;42:1741–1778.

Haygood TM, Williamson SL. Radiographic findings of extremity tuberculosis in childhood: back to the future? *Radiographics* 1994;14:561–570.

Hopkins KL, Li KC, Bergman G. Gadolinium-DTPA-enhanced magnetic resonance imaging of musculoskeletal infectious processes. *Skeletal Radiol* 1995;24:325–330.

Jain R, Sawhney S, Berry M. Computed tomography of vertebral tuberculosis: patterns of bone destruction. *Clin Radiol* 1993;47:196–199.

Jaovisidha S, Chen C, Ryu KN, et al. Tuberculous tenosynovitis and bursitis: imaging findings in 21 cases. *Radiology* 1996;201:507–513.

Kak V, Chandrasekar PH. Bone and joint infections in injection drug users. *Infect Dis Clin North Am* 2002;16:681–695.

Karchevsky M, Schweitzer ME, Morrison WB, et al. MRI findings of septic arthritis and associated osteomyelitis in adults. *AJR Am J Roentgenol* 2004;182:119–122.

Klein MJ, Bonar SF, Freemont T, et al, eds. *Atlas of nontumor pathology. Non-neoplastic diseases of bones and joints*. Washington, DC: American Registry of Pathology; 2011:411–543.

Lawson JP, Rahn DW. Lyme disease and radiologic findings in Lyme arthritis. *AJR Am J Roentgenol* 1992;158:1065–1069.

Lawson JP, Steere AC. Lyme arthritis: radiologic findings. *Radiology* 1985;154:37–43.

Lund PJ, Chan KM, Unger EC, et al. Magnetic resonance imaging in coccidioidal arthritis. *Skeletal Radiol* 1996;25:661–665.

Martin J, Marco V, Zidan A, et al. Hydatid disease of the soft tissues of the lower limb: findings in three cases. *Skeletal Radiol* 1993;22:511–514.

May DA, Disler DG. Case 50: primary coccidioidal synovitis of the knee. *Radiology* 2002;224:665–668.

McGahan JP, Graves DS, Palmer PES. Coccidioidal spondylitis: usual and unusual radiographic manifestations. *Radiology* 1980;136:5–9.

McGahan JP, Graves DS, Palmer PES, et al. Classic and contemporary imaging of coccidioidomycosis. *AJR Am J Roentgenol* 1981;136:393–404.

Merkle EM, Schulte M, Vogel J, et al. Musculoskeletal involvement in cystic echinococcosis: report of eight cases and review of the literature. *AJR Am J Roentgenol* 1997;168:1531–1534.

Moore SL, Jones S, Lee JL. *Nocardia* osteomyelitis in the setting of previously unknown HIV infection. *Skeletal Radiol* 2005;34:58–60.

Phemister DB, Hatcher CM. Correlation of pathological and roentgenological findings in the diagnosis of tuberculosis arthritis. *AJR Am J Roentgenol* 1933;29:736–752.

Pimprikar MV, Kekatpure AL. Subdeltoid bursa tuberculosis with rice bodies formation: case report and review of literature. *J Orthop Case Rep* 2014;4:57–59.

Plodkowski AJ, Hayter CL, Miller TT, et al. Lamellated hyperintense synovitis: potential MR imaging sign of an infected knee arthroplasty. *Radiology* 2013;266:256–260.

Resnick D, Niwayama G. Osteomyelitis, septic arthritis, and soft tissue infection: mechanisms and situations. In: Resnick D, ed. *Diagnosis of bone and joint disorders*, 3rd ed. Philadelphia: WB Saunders; 1995:2325–2418.

Resnick D, Niwayama G. Osteomyelitis, septic arthritis, and soft tissue infection: organisms. In: Resnick D, ed. *Diagnosis of bone and joint disorders*, 3rd ed. Philadelphia: WB Saunders; 1995:2448–2558.

Roderick MR, Ramanan AV. Chronic recurrent multifocal osteomyelitis. *Adv Exp Med Biol* 2013;764:99–107.

Schauwecker D. Osteomyelitis: diagnosis with In-111-labeled leukocytes. *Radiology* 1989;171:141–146.

Theodorou DJ, Theodorou SJ, Kakitsubata Y, et al. Imaging characteristics and epidemiologic features of atypical mycobacterial infections involving the musculoskeletal system. *AJR Am J Roentgenol* 2001;176:341–349.

Toledano TR, Fatone EA, Weis A, et al. MRI evaluation of bone marrow changes in the diabetic foot: a practical approach. *Semin Musculoskelet Radiol* 2011;15:257–268.

Zeppa MA, Laorr A, Greenspan A, et al. Skeletal coccidioidomycosis: imaging findings in 19 patients. *Skeletal Radiol* 1996;25:337–343.

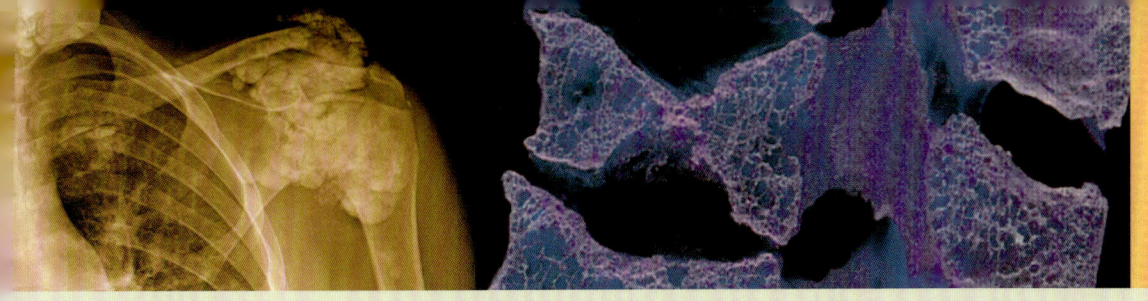

第6篇

代谢和内分泌紊乱

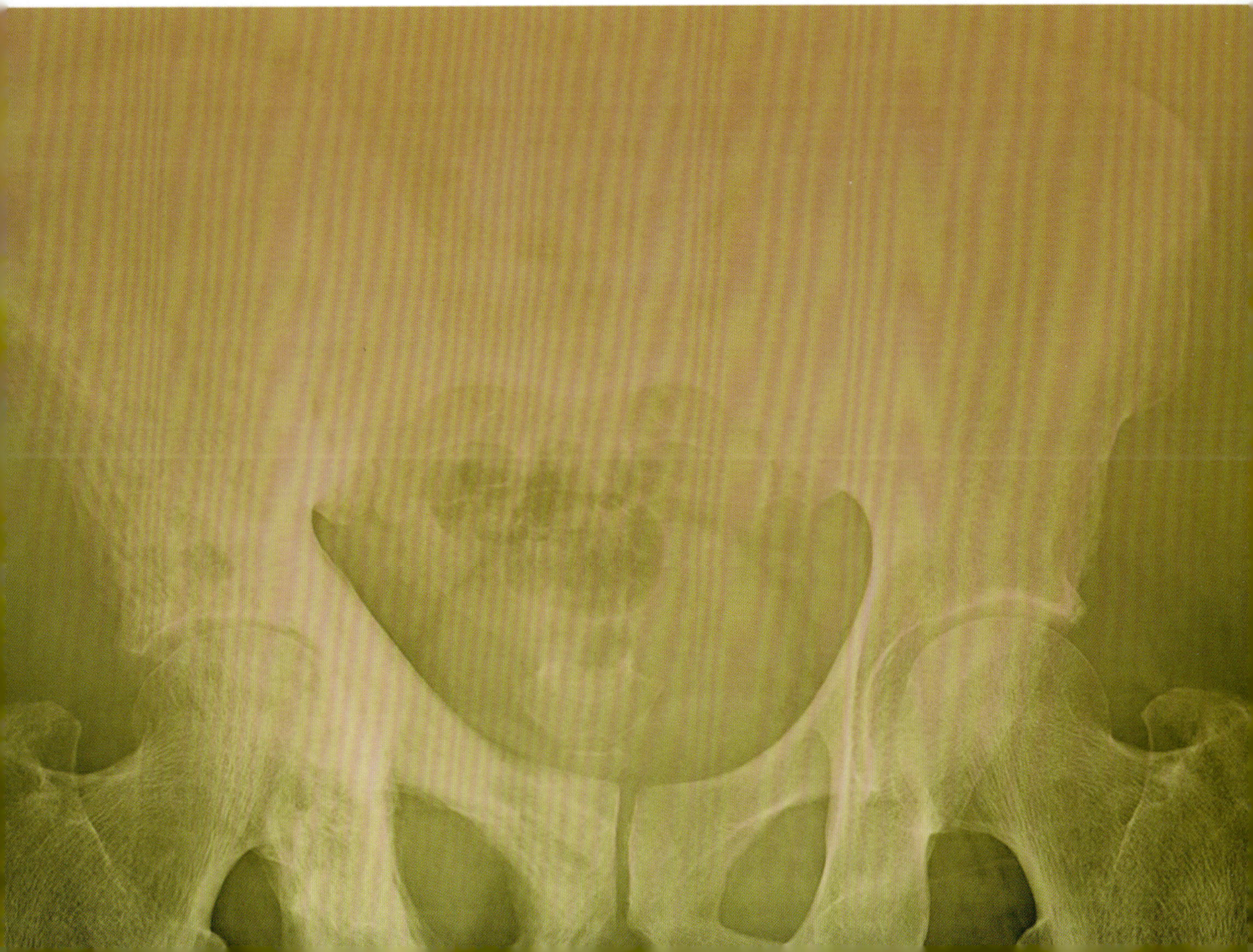

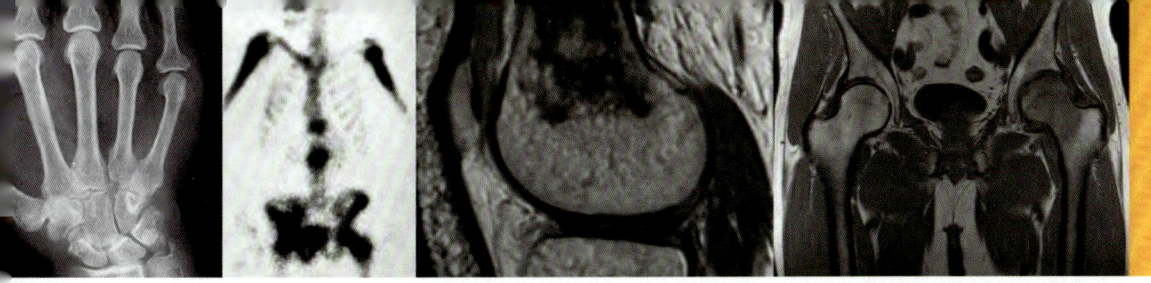

第26章

代谢及内分泌紊乱的影像学评价

一、骨的生长与构成

骨组织由两类物质构成：①细胞外物质，包括有机基质或称骨样组织（位于黏多糖基质内的胶原纤维）和无机物晶体（磷酸钙或羟基磷）；②细胞内物质，包括成骨细胞（诱导骨形成的细胞）、破骨细胞（诱导骨破坏的细胞）和骨细胞（静止的细胞）。

骨是一种活的、动态的组织。陈旧骨不断地被分解并被新生骨取代。通常，这种骨吸收和骨生成的持续过程是平衡的（图26-1A），骨骼矿物质的含量保持相对不变。但在一些异常情况下，如骨的代谢被打乱时，这个平衡即会被打破。例如，如果成骨细胞比平时活跃或者破骨细胞不活跃时，就会产生更多的骨组织（称为"骨量增加"）（图26-1B）。如果破骨细胞正常或者过度活跃，而成骨细胞活化不足，那么就会使骨组织形成减少（骨量减少）（图26-1C）。一般认为骨量的减少可能是由于骨组织矿物质含量的减少造成的，而骨的吸收和生成是平衡的（图26-1D）。

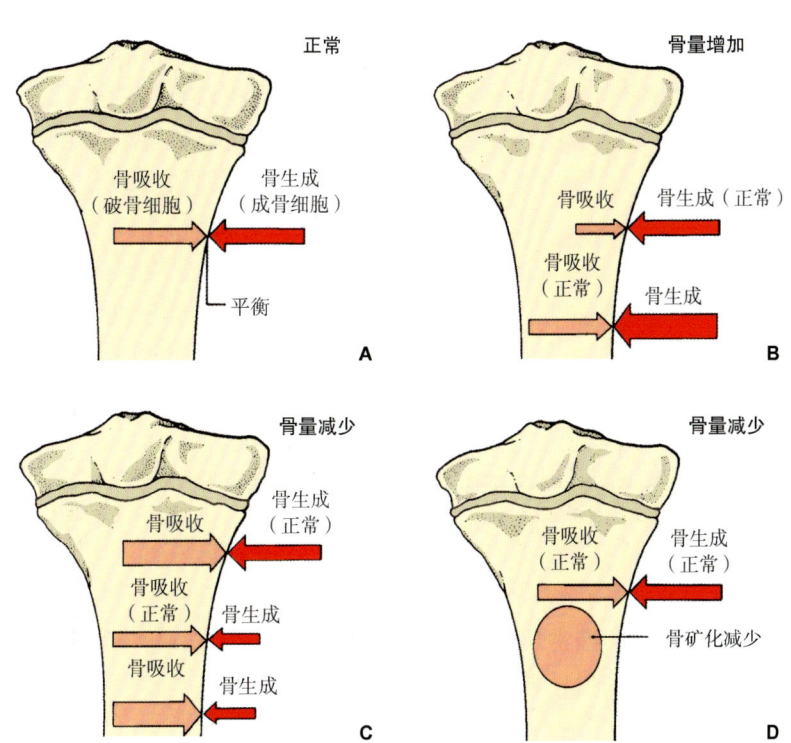

图26-1　骨的生成与重吸收

A. 在正常骨质中，骨吸收与骨生成是平衡的。B. 一种异常情况（骨量增加）是骨重吸收减少但骨的生成正常，或者骨的重吸收正常但骨的生成增加。C. 另一种异常情况（骨量减少）是骨重吸收增加但骨的生成正常，或者骨的重吸收正常但骨的生成减少，或者骨的重吸收增加但骨的生成减少。D. 骨量过少也有可能是因为骨质矿化减少，而骨的生成与吸收是平衡的骨的生长与矿化受各种因素影响，其中最重要的是脑垂体分泌生长激素和甲状腺分泌降钙素的水平，另外还有甲状旁腺分泌的甲状旁腺素及随着饮食摄入、肠道吸收和排泄的维生素D、钙和磷的含量。

正常的骨密度是随着年龄的变化而变化的，从婴儿到35～40岁是增加的，而之后女性每10年减少8%，男性每10年减少3%。

二、代谢与内分泌紊乱的评价

大多数代谢和内分泌紊乱的影像学特点为出现骨密度异常，这通常与骨生成增多、重吸收增多或骨的矿化不足有关。受这些因素影响的骨会出现X线密度异常减低（骨量减少）或X线密度异常增高（骨质硬化）（表26-1）。

表26-1　可表现为骨密度异常的代谢及内分泌性疾病

骨密度升高	骨密度降低
继发性甲状旁腺功能亢进	骨质疏松症
肾性骨营养不良	骨软化症
高磷酸酶症	佝偻病
特发性高钙血症	坏血病
Paget病（畸形性骨炎）	原发性甲状旁腺功能亢进
骨硬化症[a]	低磷酸酶症
致密成骨不全症[a]	低磷（酸盐）血症
肢骨纹状肥大[a]	肢端肥大症
甲状腺功能减退	戈谢病
肥大细胞增多症	同型胱氨酸尿症
骨髓纤维化	成骨不全[a]
戈谢病（修复期）	骨纤维发育不全
氟中毒（氟骨病）	库欣综合征
铅、铋、磷中毒	褐黄病（尿黑酸尿症）
骨坏死	Wilson病（肝豆状核变性）
结节性硬化症	性腺功能减退症

a这些疾病将于第7篇先天性和发育性异常中详述。

（一）影像学检查技术

评价代谢和内分泌等骨骼疾病最常用的影像学方法：①常规X线；②CT；③放射性核素成像（闪烁显像、骨显像）；④MRI；⑤超声。

1. 常规X线　X线摄影是评价骨密度最简单的方法。这种方法可以轻易地发现骨密度微小的增加，但是只有骨骼内的矿物质丢失至少30%时才能够被发现。必须指出的是，即使正常的骨质也可以因为技术性错误而容易出现异常影像学表现，如千伏和毫安值设置不当。过度曝光可以使骨的X线密度减低，而曝光不足又可以人为地增加骨的X线密度。

鉴于以上原因，标准X线检查应该注重观察骨皮质的厚度而不是骨密度的增加或减少。皮质厚度与骨骼矿物质含量直接关联，它可以比较客观地进行测量，如与正常标准骨皮质或同一患者的不同时期X线片比较。骨皮质厚度的测量方法：待测骨中段两侧骨皮质的厚度之和约等于骨横径的1/2，或将两侧骨皮质厚度之和除以骨横径所得到的数值（图26-2），它可以作为一个判断骨量的指标。常用第二或第三掌骨测量（图26-3）。

另一个评估骨密度的方法是利用放射线相关的光密度测量技术。这项技术是基于X线胶片中的密度与骨的质量成正比。通过光密度计测量骨的影像密度，并与已知的标准模块比较，从而对骨密度进行准确评估。

由于这种表现对骨质疏松、骨软化症或甲状旁腺功能亢进并不是特异性的，所以，当X线摄像中只出现骨的透亮度相对增加时不应被称为骨质疏松。大多数专家将放射透亮度增加称为骨量减少（骨缺乏）。骨质疏松特指骨组织总量的减少（骨基质缺乏），骨软化指矿物基质减少（矿化作用不足），而这二者均可以造成骨的X线透亮度增加（图26-4）。无论是否有特殊病因，只要骨的吸收超过了骨的形成都会导致骨量减少。事实上，骨质疏松、骨软化、甲状旁腺功能亢进或者肿瘤性病变如多发性骨髓瘤及其他疾病均会出现弥漫性骨量减少。

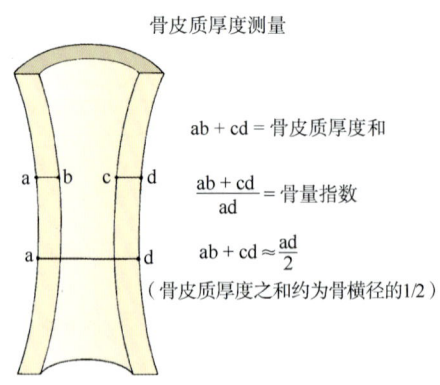

骨皮质厚度测量

ab + cd = 骨皮质厚度和

$$\frac{ab + cd}{ad} = 骨量指数$$

$$ab + cd \approx \frac{ad}{2}$$

（骨皮质厚度之和约为骨横径的1/2）

图26-2　骨皮质厚度的测量

骨皮质厚度是在测量掌骨的皮质（一般为第二或第三掌骨），可以表示为两侧骨皮质横径之和再除以骨的横径，把它作为一个判断骨量的指标。通常两侧骨皮质的厚度之和约等于骨横径的1/2

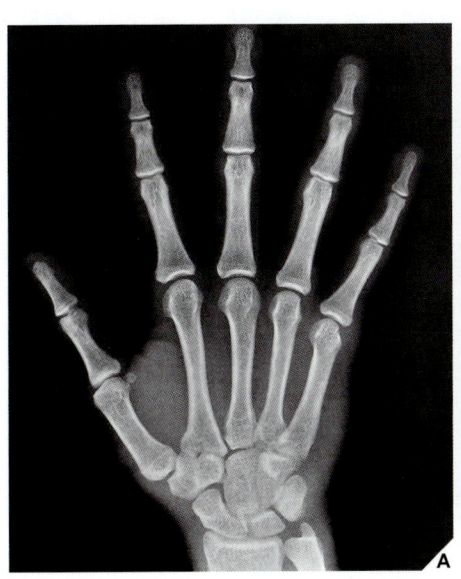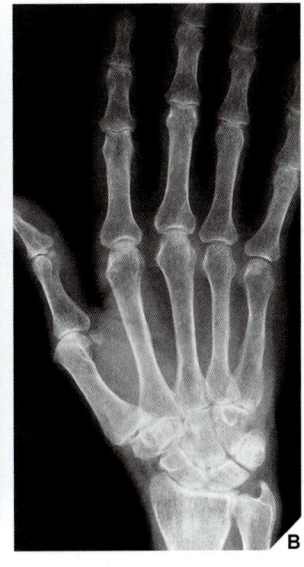

图 26-3　手部骨皮质的厚度

后前位摄像显示手的第二或第三掌骨皮质正常（A）和异常（B）的厚度

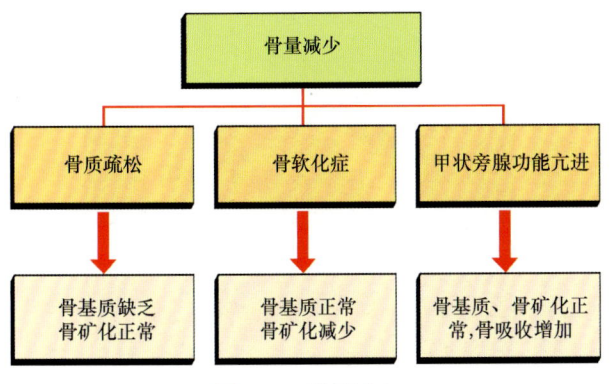

图 26-4　骨量减少

当标准X线片中骨的透亮度增加时称为骨量减少或骨质稀疏，而不是骨质疏松，因为这并不是骨质疏松特有的表现，骨软化和甲状旁腺功能亢进也有相同的表现

虽然骨量减少是一种非特异性表现，但X线摄影仍能发现其他重要的影像学特征以帮助诊断。在骨质疏松带中出现假性骨折或不全性骨折是骨软化的特征性表现（图26-5）。生长板增宽、干骺端呈喇叭状是典型的佝偻病表现（图26-6）。骨膜下骨吸收是甲状旁腺功能亢进的特点（图26-7）；在被累及的骨质中，发现多数溶骨性穿凿样骨缺损是多发性骨髓瘤的特点（图26-8）。

过去，放大X线摄影是一项用于观察代谢性疾病的骨骼结构细节的有用技术。现在，应用PACS工作站的数字放大技术，无胶片、高分辨率

的图像显示格式（已在第2章中讨论）已成为描绘甲状旁腺功能亢进特征性骨膜下骨吸收或皮质隧道表现（图26-9）最有效的方式。皮质隧道这种表现可见于骨重吸收增加的任何一个阶段，它发生在病理进程的超早期，甚至可以没有任何影像学异常表现。

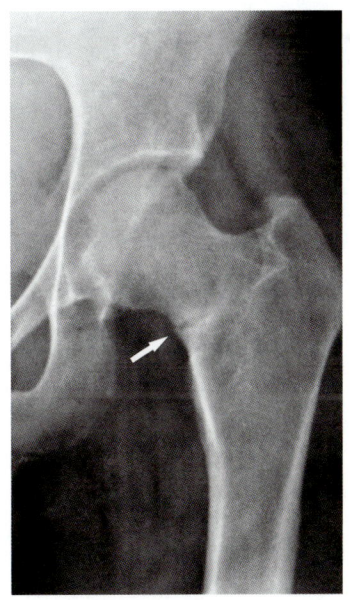

图 26-5　骨软化症

股骨颈处可见假骨折线（或者可能称作不全性骨折更恰当）（箭头），表现为骨皮质内透亮区，反映了骨矿物质沉积不足，是骨质软化的特征性表现

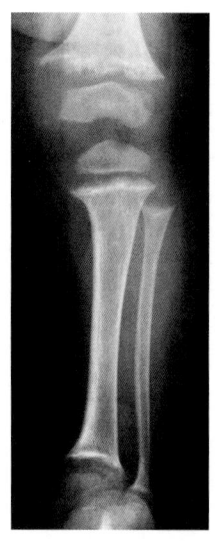

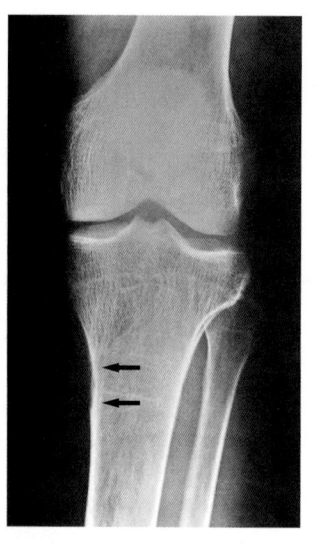

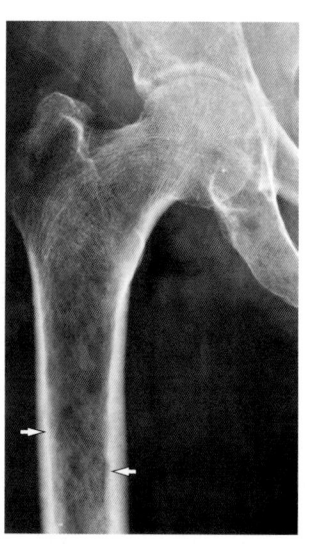

图 26-6　佝偻病

2.5岁儿童，小腿X线片显示生长板增宽，尤其是临时钙化带，干骺端呈"杯口"样改变

图 26-7　甲状旁腺功能亢进（1）

42岁女性，因为甲状旁腺增生引起的原发性甲状旁腺功能亢进，左侧膝关节X线片显示骨透亮度增加，并且出现胫骨近端内侧骨膜下骨吸收（箭头），是甲状旁腺功能亢进的特征性表现

图 26-8　多发性骨髓瘤

58岁女性，右髋X线片示骨透亮度增加，股骨可见X线透亮区及骨内缘的扇贝样改变（箭头）

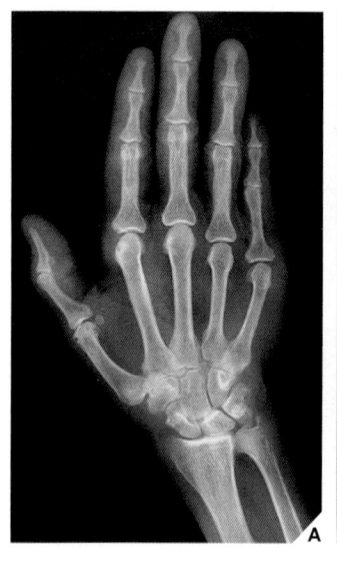
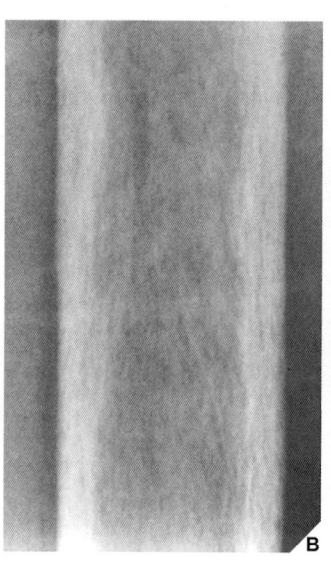
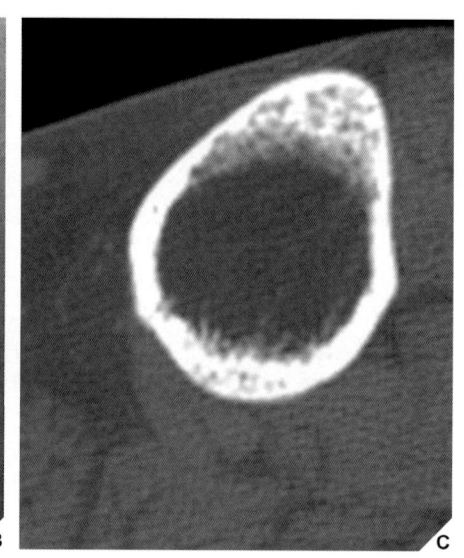

图 26-9　甲状旁腺功能亢进（2）

A. 后前位照相示52岁女性手的典型改变：骨透亮度增加（骨量减少），示指、中指、环指的中节指骨桡侧面可见明显的骨膜下骨吸收，示指、中指的肢端骨溶解，骨小梁缺损，以及骨皮质隧道形成，这些反映了快速的骨代谢。B. 在PACS工作站获得的同一患者股骨的放大摄影，显示了骨结构的细节，可以更好地观察骨皮质隧道。C. CT轴向扫描显示骨皮质隧道的横断面

2. CT　过去使用CT对中轴骨骼中的矿物质含量进行定量分析［定量CT（QCT）］，但由于其辐射剂量高，该技术已基本被双能X线吸收测定（DEXA）扫描法取代。然而，CT在评估与骨质疏松症相关的脊柱、骨盆和下肢骨折（功能不全骨折）方面仍发挥着重要作用。

3. 放射性核素成像　是一种非特异性模式，但它对活跃的骨代谢非常敏感，故可以非常有效地评估各种代谢性疾病。这对畸形性骨炎患者来说是非常重要的，借助该技术可以判断病灶位置和活跃程度（图26-10）。骨软化的不全性骨折也可通过其进行鉴别。在肾性骨营养不良中，放射性核素扫描可以显示出肾图像的缺失，提示肾功能低下。在甲状旁腺功能亢进中其可以显示棕色瘤。在反射性交感神经萎缩综合征中，它在骨的X线异常改变出现之前即可显示病变。同样，在局限性迁徙性骨质疏松中，放射性核素扫描异常也可能出现在X线典型改变之前。

最近，^{99m}Tc-甲氧基异丁基异腈（^{99m}Tc-MIBI）单光子发射计算机体层摄影（SPECT）结合CT图像定位原发性甲状旁腺功能亢进中的异位甲状旁腺瘤已得到广泛认可。通过SPECT/CT融合仪器，可以获得SPECT提供的三维功能信息和CT提供的精确解剖位置，从而提高甲状旁腺腺瘤的术前定位（图26-11）。应用C-11蛋氨酸PET的实验也证实了这项技术的有效性，可以正确定位甲状旁腺功能亢进患者异常的甲状旁腺。

4. MRI　在评估代谢和内分泌失调时有时会用到MRI。这项技术可以为一些病变提供关于骨髓状态的重要信息，如短暂性局限性骨质疏松（图26-12）、局限性迁徙性骨质疏松、反射性交感性失调症（也称为复杂性区域性疼痛综合征、反射性神经血管营养不良、放大性肌肉骨骼疼痛综合征、Sudeck萎缩及灼性神经痛）。它可以有效显示戈谢病的骨髓异常，以及骨髓梗死和骨坏死（图26-13）。在骨软化症中，MRI可以显示"假骨折线"或Looser带。MRI可以有效显示畸形性骨炎出现并发症的早期病变，尤其可以提示畸形性骨炎恶变（见图29-20）。

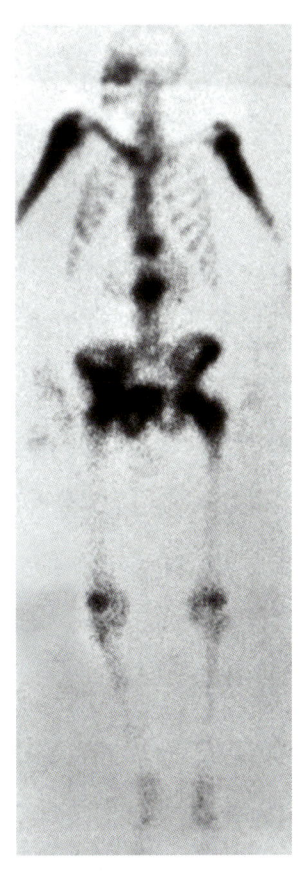

图26-10　畸形性骨炎的闪烁扫描

72岁男性，临床表现和影像学特点均证明在骨盆和股骨近端发生畸形性骨炎，并且骨扫描显示在双侧髋骨、双侧肱骨及胸椎和腰椎都有静止性病灶

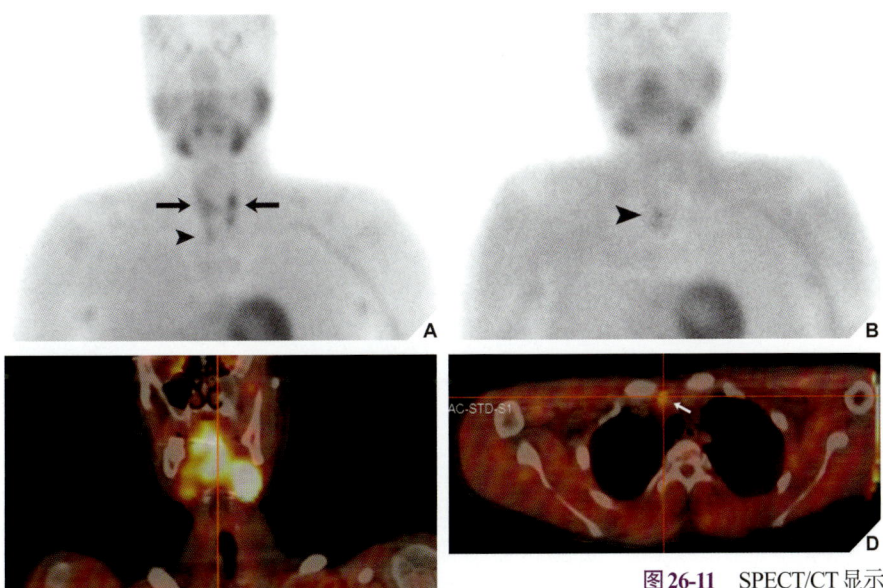

图26-11　SPECT/CT显示异位甲状旁腺腺瘤

26岁男性，临床症状、实验室检查及影像学检查均提示原发性甲状旁腺功能亢进，做该项检查是为了发现存在的甲状旁腺的异常。静脉注射23.8mCi ^{99m}Tc-MIBI后，采集颈胸部早期平面图像（A）和延迟图像（B）的前位像。早期图像显示^{99m}Tc-MIBI在甲状腺（箭头）和位于甲状腺下极的甲状旁腺腺瘤（无尾箭头）摄取增加。延迟图像显示正常的甲状腺廓清，但异位甲状旁腺腺瘤（无尾箭头）仍持续活动。SPECT/CT彩色融合冠状位（C）和轴位（横断位）（D）图像显示十字标线位于右上纵隔的异位甲状旁腺腺瘤（箭头）（由David K. Shelton, MD, Sacramento, California. 提供）

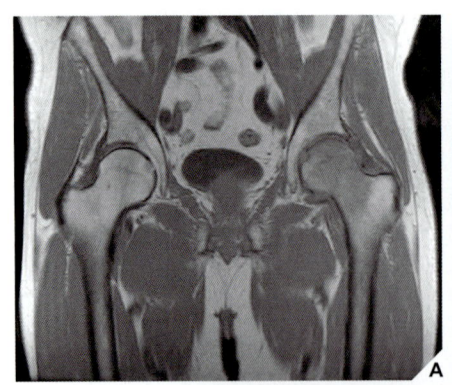
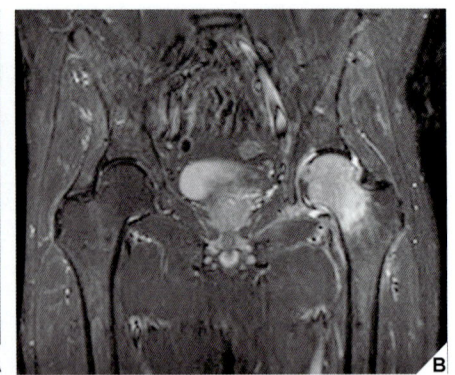
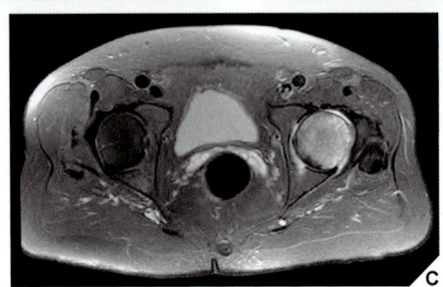

图 26-12　髋关节短暂性骨质疏松的 MRI 表现

50 岁男性，左侧髋部疼痛。冠状位 T_1 加权像（A）示左侧股骨头、颈信号减低。冠状位 STIR（B）和轴位 T_2 加权像（C）显示同一部位信号升高。在大多数患者中，骨髓水肿是在几个月内消失，但一些患者会发展成股骨头小的软骨下骨折，这在水肿消退后常可见

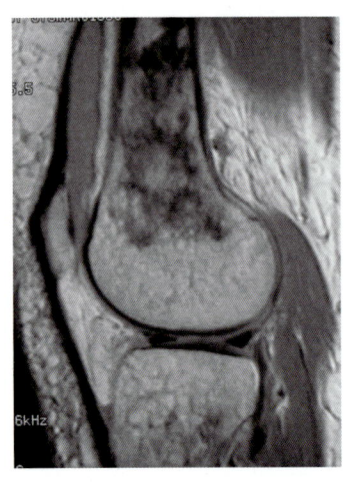

图 26-13　戈谢病的 MRI 表现

一例年轻患者膝关节的矢状位 T_2 加权像示股骨远端及胫骨近端髓腔内"多泡"状改变，股骨远端不规则低信号改变与戈谢细胞骨髓浸润及相关骨硬化和骨梗死有关

（二）测量骨矿物质密度的图像技术

在过去几十年间，随着非侵入性技术的发展，准确的骨量测量技术使骨质疏松及其相关疾病的研究发生了颠覆性变化。对骨质矿化变化的准确测量和定量，对诊断和治疗骨的代谢异常是极有价值的。几个源于不同能源的不同技术一直被用于测量骨矿物质密度，包括 X 线、CT 和超声检查。

1. 放射性核素和 X 线技术　几种放射性核素和 X 线技术可用于测定骨矿物质密度，包括单光子吸收测定（SPA）、双光子吸收测定（DPA）、单 X 线吸收测定（SXA）和双能 X 线吸收测定（DEXA）。这些方法被用于评估患有影响骨骼的代谢性疾病的患者，并能确定骨质疏松的诊断和评估其严重程度，以及检测患者对治疗的反应。

（1）SPA：用于测量外周骨（如手指或桡骨）的骨矿物质含量，主要测量骨皮质。一般以碘-125 或镅-241 为放射源。这种方法的缺点在于它需要更换衰减的放射性核素和空间分辨率不足，而且其测量值对代谢刺激相对不敏感，并且软组织厚度的变化也可以导致骨密度测量结构的不准确。

（2）DPA：可以克服 SPA 的一些局限，并测量中轴骨如脊柱和髋关节。放射性核素源是钆-153，是能产生两种能级（44 和 100 千电子伏）的光子。这样可以获得全身的直线扫描。这种测量可以反映扫描中骨小梁的紧密结构。它的优点主要有辐射剂量低，诊断准确性高，并且允许多点测量。缺点则是扫描时间过长。

（3）SXA：不同于 SPA 或 DPA，它使用一个 X 线系统来作为一个光子源。主要适用于外周骨，如

桡骨或跟骨。SXA 的优点是携带方便且价格较低廉，缺点是它需要一个水槽来判断软组织类似物。

（4）DEXA：是测量骨矿物质密度的有效方法，它的光子由低剂量的能量源产生。DEXA 的物理原理与 DPA 相似。然而，钆源被两种能级的 X 线取代，并能将骨及其周围软组织区分出来。因此，产生一个以区域为基础的二维图像，计算出测量的骨矿物质密度，并与实际年龄的正常范围相比较（图 26-14）。由于 X 线管的辐射量大于放射性核素能量，所以扫描时间和 X 射线的准直度都会降低。DEXA 可以测量脊柱、髋关节和全身，以区分患者是正常、骨量减少还是骨质疏松。

| 姓名：××× | 性别：**女** | 身高：1.62m |
| 患者ID：00011 | 人种：**白种人** | 体重：73.25kg
年龄：**69岁** |

申请医师：0554

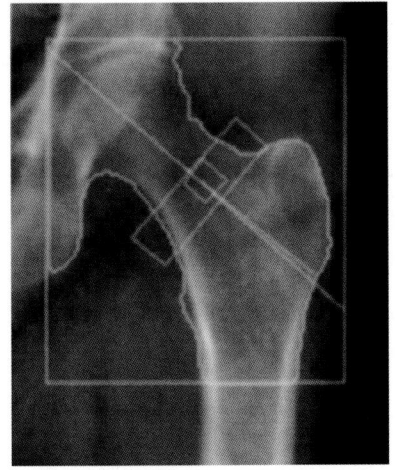

此图像不能作为诊断依据
99×111

扫描信息：
扫描日期：2002年12月19日　　ID：k12190202
扫描类型：左髋
分析：2002年12月19日12:07，版本：11.2，左髋
操作员：DSA
模型：QDR 4500A(S/N 45115)　报告：2301

DXA结果统计

区域	面积 （cm²）	骨质 （g）	骨量 （g/cm²）	T值	PR （%）	Z值	AM （%）
股骨颈	5.07	2.68	0.528	−2.9	62	−1.1	81
股骨粗隆	11.31	5.31	0.469	−2.3	67	−1.0	82
转子间	16.59	12.79	0.771	−2.1	70	−0.9	85
总值	**32.96**	**20.77**	**0.630**	**−2.6**	**67**	**−1.1**	**83**
Ward三角	1.15	0.38	0.335	−3.4	46	−0.9	76

总BMD CV 1.0%
WHO分级：**骨质疏松**
骨折风险：**高**

总值

（图中纵轴：BMD/骨量，1.6、1.4、1.2、1.0、0.8、0.6、0.4、0.2；横轴：年龄（岁）20 25 30 35 40 45 50 55 60 65 70 75 80 85）

白种人女性标准曲线和评分

图 26-14　DEXA 测量骨矿物质密度
69岁女性怀疑有进展中的骨质疏松，DEXA 扫描她的左髋证实了这个诊断，并提示骨折的危险性高

（5）数字计算机辅助 X 线放射测量（DXR）：可以通过对中间 3 个掌骨进行计算机化的放射测量和纹理分析相结合的方式来计算骨密度。所涉及的计算机算法会自动定义到掌骨的最窄部分周围的感兴趣区，然后定义内部和外部的骨皮质边缘，计算平均骨皮质厚度与总体骨皮质厚度。获取方法和分析过程本身就具有较高的可重复性，提出高精度的 DXR 方法。

2. 定量超声技术　超声成像是基于频率20kHz至100MHz 的机械波振动。这种波穿过骨，引起骨小梁和骨皮质微小的震动。骨的物理和机械特性会逐渐改变传播波的形状、强度、速度，Haus 等指出，主要依靠超声速度（声速）和宽带超声衰减描述骨组织的特性。这些参数用于测量骨密度，主要是跟骨。虽然这种方法没有前面介绍的方法那么准确，但是，由于超声没有电离辐射，设备便于携带，并且成本较低，使得利用超声评估骨矿物质密度成为对疑似骨质疏松患者进行筛查的一个颇具吸引力的选择。

记忆要点

[1] 在标准X线片中，骨透亮度的增加（骨量减少）和骨密度的增加（骨硬化）是与骨的形成和重吸收相关的，这一过程在正常情况下是平衡的。

- 如果骨的重吸收超过了骨的生成，如破骨细胞活跃或成骨细胞活性降低，或者没有足够的矿物质沉积，这些都会导致骨透亮度增加。

- 如果骨的生成超过了骨的重吸收，如成骨细胞活跃或破骨细胞活性降低，这会导致骨的放射密度增高。

[2] 与特指的骨质疏松不同，非特异性骨量减少一般指广义或狭义的稀疏的骨骼，无论是否有特定发病机制引起的放射影像中骨透亮度的增加。其主要原因是通常无法区分导致骨透亮度增加的病因。骨硬化症这一术语是指任何骨密度增加的情况，同样不论该病症的病因如何。

[3] 骨质疏松是一个特定的术语，指骨组织（骨基质）减少但矿物质含量正常的状态。骨软化症特指骨样组织中矿化不足的状态。

[4] 用于评价各种代谢性和内分泌疾病的重要影像学技术：

- 常规X线
- CT
- 放射性核素成像（闪烁显像，骨显像）
- MRI
- 超声

[5] 闪烁显像是一种非特异性但敏感度很高的测量方法，可用于检测骨在代谢和内分泌紊乱时发生的骨转换情况。

[6] ^{99m}Tc-MIBI SPECT/CT是有效显示原发性甲状旁腺功能亢进中甲状旁腺腺瘤的主要方法。

[7] MRI为以下这些骨髓紊乱的骨髓状态提供了重要信息，如短暂性局限性骨质疏松、局限性迁移性骨质疏松、特发性青少年骨质疏松和反射性交感神经营养不良综合征。MRI还可以有效地评价戈谢病和Paget病。

[8] 一些方法可以准确地评估骨的矿物质含量，如SPA、DPA、DEXA、QCT和DXR。

[9] 目前，DEXA被认为是最有效的测量骨矿物质密度的技术，它可与按实足年龄匹配的正常范围相比。

[10] 定量超声技术由于设备便于携带、费用低，并且没有电离辐射，成为检测骨密度的良好方法。

（叶 薇 王金娥 白荣杰 译）

参考文献

Adams JE. Single and dual energy x-ray absorptiometry. *Eur Radiol* 1997;7(suppl 2): S20–S31.

Baran DT, Faulkner KG, Genant HK, et al. Diagnosis and management of osteoporosis: guidelines for the utilization of bone densitometry. *Calcif Tissue Int* 1997;61:433–440.

Cann CE. Quantitative CT for determination of bone mineral density: a review. *Radiology* 1988;166:509–522.

Choi D, Kim D-Y, Han CS, et al. Measurements of bone mineral density in the lumbar spine and proximal femur using lunar prodigy and the new pencil-beam dual-energy x-ray absorptiometry. *Skeletal Radiol* 2010;39:1109–1116.

Crozier F, Champsaur P, Pham T, et al. Magnetic resonance imaging in reflex sympathetic dystrophy syndrome of the foot. *Joint Bone Spine* 2003;70:503–508.

DeMayo R, Haims AH, McRae MC, et al. Correlation of MRI-based bone marrow burden score with genotype and spleen status in Gaucher's disease. *AJR Am J Roentgenol* 2008;191:115–123.

Dhainaut A, Hoff M, Kälvesten, et al. Long-term in-vitro precision of direct digital x-ray radiogrammetry. *Skeletal Radiol* 2011;40:1575–1579.

Gamble CL. Osteoporosis: making the diagnosis in patients at risk for fracture. *Geriatrics* 1995;50:24–33.

Gayed IW, Kim EE, Broussard WF, et al. The value of 99mTc-sestamibi SPECT/CT over conventional SPECT in the evaluation of parathyroid adenomas or hyperplasia. *J Nucl Med* 2005;46:248–252.

Grampp S, Jergas M, Glüer CC, et al. Radiologic diagnosis of osteoporosis. Current methods and perspectives. *Radiol Clin North Am* 1993;31:1133–1145.

Grampp S, Steiner E, Imhof H. Radiological diagnosis of osteoporosis. *Eur Radiol* 1997;7(suppl 2):S11–S19.

Guglielmi G, Schneider P, Lang TF, et al. Quantitative computed tomography at the axial and peripheral skeleton. *Eur Radiol* 1997;7(suppl 2):S32–S42.

Hans D, Fuerst T, Duboeuf F. Quantitative ultrasound bone measurement. *Eur Radiol* 1997;7(suppl 2):S43–S50.

Kanis JA, Melton LJ III, Christiansen C, et al. The diagnosis of osteoporosis. *J Bone Miner Res* 1994;9:1137–1141.

Lai KC, Goodsitt MM, Murano R, et al. A comparison of two dual-energy x-ray absorptiometry systems for spinal bone mineral measurement. *Calcif Tissue Int* 1992;50:203–208.

Lang P, Steiger P, Faulkner K, et al. Osteoporosis. Current techniques and recent developments in quantitative bone densitometry. *Radiol Clin North Am* 1991;29:49–76.

Lomoschitz FM, Grampp S, Henk CB, et al. Comparison of imaging-guided and non-imaging-guided quantitative sonography of the calcaneus with dual x-ray absorptiometry of the spine and femur. *AJR Am J Roentgenol* 2003;180:1111–1116.

Lorberboym M, Minski I, Macadziob S, et al. Incremental diagnostic value of preoperative 99mTc-MIBI SPECT in patients with a parathyroid adenoma. *J Nucl Med* 2003;44:904–908.

Malich A, Boettcher J, Pfeil A, et al. The impact of technical conditions of x-ray imaging on reproducibility and precision of digital computer-assisted x-ray radiogrammetry (DXR). *Skeletal Radiol* 2004;33:698–703.

Miller PD, Bonnick SL, Rosen CJ. Consensus of an international panel on the clinical utility of bone mass measurements in the detection of low bone mass in the adult population. *Calcif Tissue Int* 1996;58:207–214.

Nelson DA, Brown EB, Flynn MJ, et al. Comparison of dual photon and dual energy x-ray bone densitometers in a clinic setting. *Skeletal Radiol* 1991;20:591–595.

Ng P, Lenzo NP, McCarthy MC, et al. Ectopic parathyroid adenoma localised with sestamibi SPECT and image-fused computed tomography. *Med J Aust* 2003;179:485–487.

Purz S, Kluge R, Barthel H, et al. Visualization of ectopic parathyroid adenomas. *N Engl J Med* 2013;369:2067–2069.

Rosenberg AE. The pathology of metabolic bone disease. *Radiol Clin North Am* 1991;29: 19–36.

Roy M, Mazeh H, Chen H, et al. Incidence and localization of ectopic parathyroid adenomas in previously unexplored patients. *World J Surg* 2013;37:102–106.

Scientific Advisory Board of the Osteoporosis Society of Canada. Clinical practice guidelines for the diagnosis and management of osteoporosis. *CMAJ* 1996;155: 1113–1133.

Staron RB, Greenspan R, Miller TT, et al. Computerized bone densitometric analysis: operator-dependent errors. *Radiology* 1999;211:467–470.

Tatoń G, Rokita E, Wróbel A, et al. Combining areal DXA bone mineral density and vertebrae postero-anterior width improves the prediction of vertebral strength. *Skeletal Radiol* 2013;42:1717–1725.

Weber T, Cammerer G, Schick C, et al. C-11 methionine positron emission tomography/computed tomography localizes parathyroid adenomas in primary hyperparathyroidism. *Horm Metab Res* 2010;42:209–214.

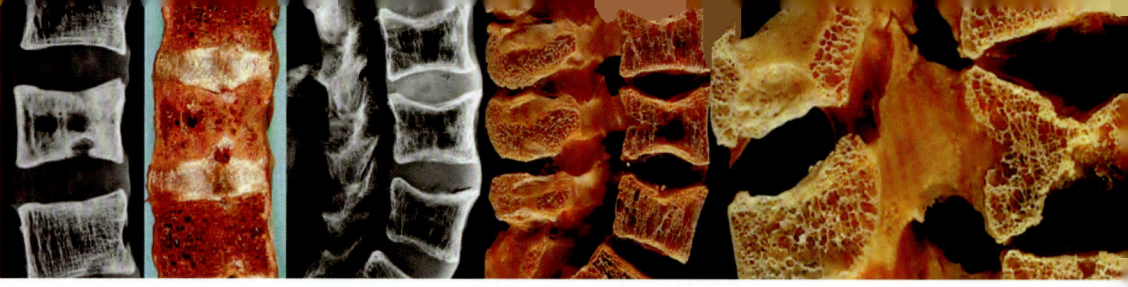

第27章

骨质疏松、佝偻病和骨软化症

一、骨质疏松

骨质疏松（osteoporosis）是一种全身代谢性疾病，以骨基质形成不足或吸收过多导致的骨量减少及骨微结构破坏为主要特征。虽然骨组织的总量减少，但其矿化仍基本正常。换句话说，即骨组织的数量减少，但质量基本正常。

骨质疏松可能的病因繁多，因此表现成多种不同形式（表27-1）。本章将其表现分为两大类，即累及所有骨质的全身性（弥漫性）骨质疏松和累及单一或局部骨质的局限性（区域性）骨质疏松（图27-1）。其发病原因也分为两类，即先天性骨质疏松和后天性（获得性）骨质疏松。

表 27-1　骨质疏松的病因

全身性（弥漫性）		局限性（区域性）
遗传性（先天性）	**营养缺乏**	制动
成骨不全	坏血病	失用
性腺发育不全	营养不良	疼痛
特纳（Turner）综合征（XO）	神经性厌食	感染
克兰费尔特（Klinefelter）综合征（XXY）	蛋白质缺乏	反射性交感神经营养不良综合征（创伤后骨萎缩）
低磷酸酯酶症	酗酒	一过性局限性骨质疏松：
高胱氨酸尿症	肝病	髋关节一过性骨质疏松
黏多糖贮积症	**肿瘤性疾病**	局限性游走性骨质疏松
戈谢病	骨髓瘤	特发性青少年骨质疏松
贫血	白血病	佩吉特病（热期）
镰状细胞综合征	淋巴瘤	
地中海贫血	转移性肿瘤	
血友病	**药物相关性疾病**	
血友病 B（Christmas 病）	肝素相关性	
内分泌性	苯妥英钠相关性	
甲状腺功能亢进	类固醇相关性	
甲状旁腺功能亢进	**其他因素**	
库欣综合征	更年期（衰老 / 绝经后）	
肢端肥大症	淀粉样变性	
雌激素缺乏	褐黄病	
性腺功能减退症	截瘫	
糖尿病	失重	
妊娠	特发性疾病	

（一）全身性骨质疏松

实际上不同病因所致各种类型骨质疏松的影像学表现基本相同，包括骨皮质变薄和骨小梁数量、厚度减少（图27-2）。这些影像学表现在非承重骨更为明显。关节周围的骨皮质，在解剖学上较薄，是骨质疏松首先累及的部位，也是影像学表现最为典型的部位（图27-3）。长骨干骨皮质变薄导致骨脆性增加，这增加了患者发生骨折的概率，尤其是股骨近端（图27-4）、肱骨近端、桡骨远端、肋骨等部位。

除了各种评估骨质疏松的方法（于第26章详述）外，还出现了一些利用常规X线摄影的简单方法。

因为骨小梁丢失的模式与骨质疏松的严重程度高度相关，所以分析骨骼骨小梁形态被认为是评估骨质疏松的一种有效方法。在股骨中，这些变化可以根据主要压力骨小梁、次要压力骨小梁和主要张力骨小梁的形态进行评估（图27-5，表27-2）。股骨近端骨小梁的形态是评估骨质疏松严重程度的良好指标。

在骨质疏松早期，由于随机排列的骨小梁被吸收，致使压力骨小梁和张力骨小梁更加凸显，在X线平片中表现为Ward三角的透光区增加。随着骨质疏松的进展，张力骨小梁数量由股骨内侧向外周逐渐减少。当骨小梁吸收进一步进展，大转子对侧的主要张力骨小梁外侧消失，Ward三角向外侧开放。随着骨质疏松进一步加重，除了

主要压力骨小梁以外的骨小梁，均开始出现骨质吸收征象。骨质疏松进展到最后累及主要压力骨小梁，表现为骨小梁数量的减少和单根骨小梁长度的缩短。最终，股骨上部的骨小梁完全消失。

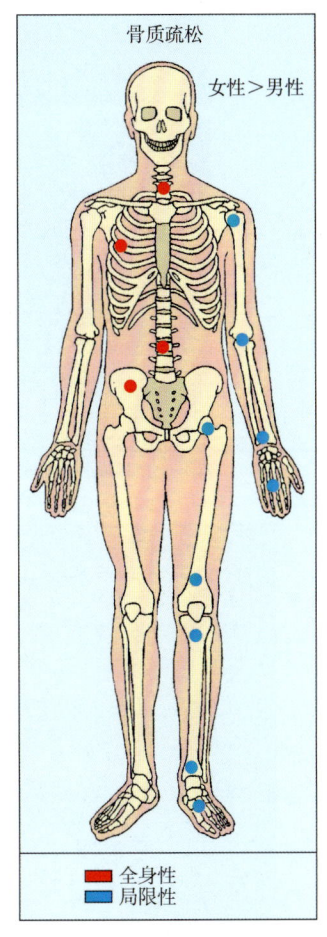

图 27-1　骨质疏松的好发部位

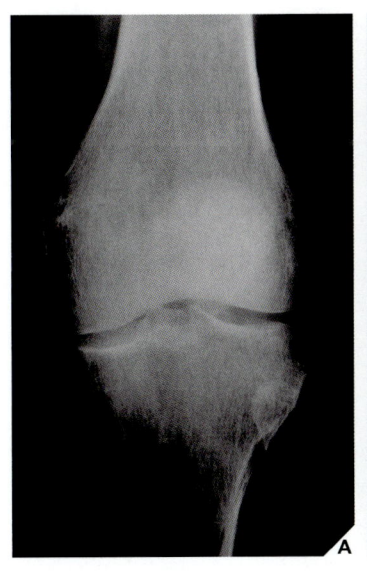

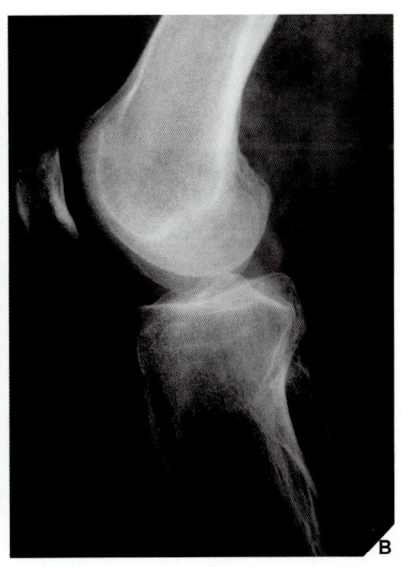

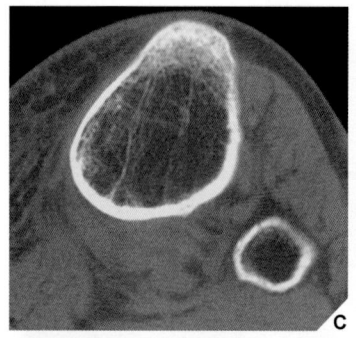
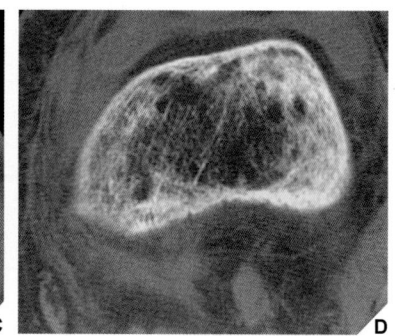
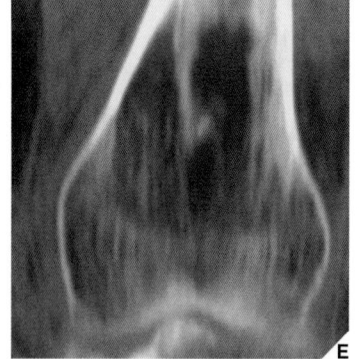

图27-2　全身性骨质疏松

82岁老年男性患者的左膝前后位（A）及侧位（B）平片可见骨透亮度增加，骨皮质变薄，骨小梁稀疏，这些征象在胫骨近端（C）、股骨远端（D）的轴位CT图像及股骨远端的CT重建冠状位图像（E）中显示更为清晰

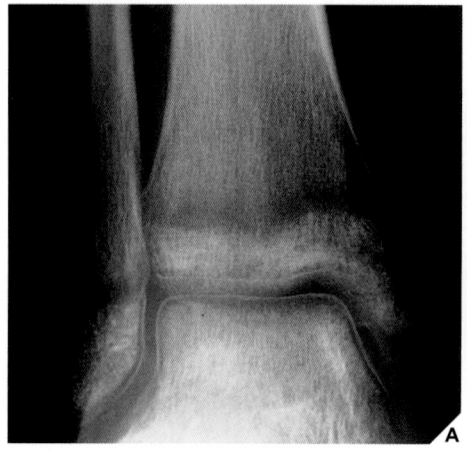
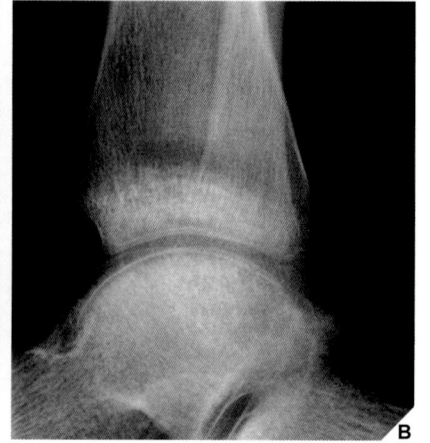

图27-3　关节周围骨质疏松

踝关节前后位（A）和侧位（B）平片可见软骨下稀疏的骨小梁和透光区增多

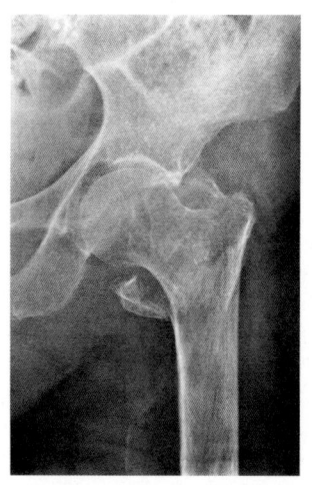

图27-4　骨质疏松伴骨折

85岁女性，绝经后严重骨质疏松患者，前后位X线平片可见左侧股骨粗隆间骨折，请注意该患者骨皮质变薄，透光区增加

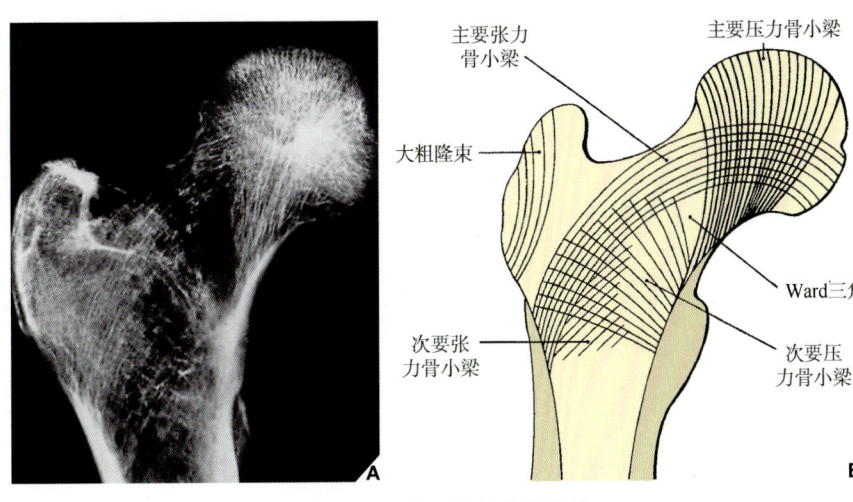

图27-5　股骨近端骨小梁结构

A. 股骨近端的骨小梁结构是评价骨质疏松严重程度的有效指标。B. Ward 三角区是指主要张力骨小梁、主要压力骨小梁和次要压力骨小梁在股骨颈汇合成的三角形透亮区。主要张力骨小梁比次要张力骨小梁更重要，压力骨小梁比张力骨小梁更重要。骨质流失时，次要张力骨小梁先于主要张力骨小梁，张力骨小梁先于压力骨小梁

表 27-2　骨小梁的 5 个主要分组

1. 主要压力骨小梁
 · 股骨颈内侧骨皮质延伸至股骨头上部
 · 主要承重骨小梁
 · 在正常股骨中是最厚、最密集的骨小梁
 · 骨质疏松时显示更为清晰
 · 最后一组被吸收
2. 次要压力骨小梁
 · 起自小转子周围的皮质
 · 朝大转子和股骨颈上部向上并向外侧弯曲
 · 较细，分布较为分散
3. 主要张力骨小梁
 · 起自大转子下方外侧皮质
 · 向内呈弓状延伸，止于股骨头下部
4. 次要张力骨小梁
 · 从主要张力骨小梁下方的外侧皮质发出
 · 向内上延伸，穿过股骨颈中部后终止
5. 大粗隆束
 · 由细长、显示不清的张力骨小梁构成
 · 起于股骨大转子下方外侧
 · 向上延伸，止于大转子上表面周围

　　另一个评估骨质疏松改变的主要部位是中轴骨，特别是椎体，在与衰老相关的骨质疏松症中尤其如此，即更年期（衰老和绝经后）骨质疏松症，在这种情况下椎体特别容易受累。病变开始时，由于松质骨的吸收，椎体终板表现出骨密度相对性增高，出现所谓"空盒"征（图27-6）。之后伴随骨小梁的丢失而导致的整体密度下降，椎体出现"毛玻璃"样改变。骨质疏松受累椎体的典型表现是椎体双凹变形，这是由于邻近椎间盘扩张，导致椎体上、下缘均出现弓状压迹（图27-7）。用于描述严重骨质疏松症中这种形态的术语包括"鱼椎骨"、"鳕鱼椎骨"、"鱼嘴椎骨"、"鱼尾椎骨"、"鱼骨畸形"和"沙漏畸形"。"鱼椎骨"、"鳕鱼椎骨"和"鱼骨椎骨"术语是因为椎体形态与一些鱼类的椎骨相似。最常用的术语"鱼嘴椎骨"是因为双凹椎体的形态类似于张开的鱼嘴。尽管"H形畸形"（见图1-3）常被用于描述镰状细胞病时椎体终板的阶梯状中央凹陷的形态改变，但偶尔也使用"鱼嘴椎骨"这个术语来描述。在骨质疏松症的晚期，椎体会完全塌陷并形成楔形变。若发生在胸椎，将会导致脊柱后凸加剧。

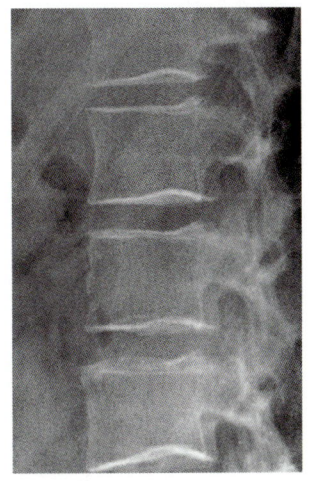

图27-6　退行性骨质疏松（1）

89岁女性，腰椎侧位平片示椎体上下缘终板密度相对升高，松质骨骨小梁吸收，形成"空盒"征

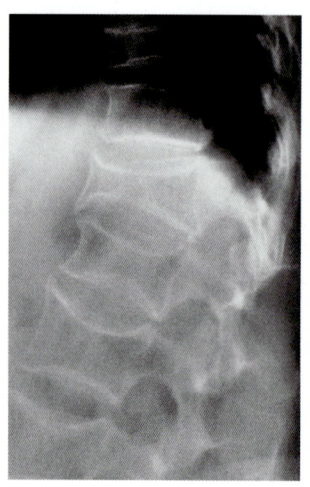

图 27-7　退行性骨质疏松（2）

80岁女性，胸腰椎侧位片可见双凹畸形，或"鳕鱼椎骨"形态，这是由于其椎体终板薄弱，椎间盘髓核向椎体内突出所致

椎体骨质疏松症的组织病理学检查显示椎体内水平骨小梁选择性丢失，而垂直骨小梁随之增强。椎体的大体标本也可观察到这项结果（图27-8）。椎体形态的变化也很具有特征性，包括扁平椎、前部楔形变及双凹征（图27-9），如前所述。

有三类医源性骨质疏松在全身性骨质疏松中尤为引人注意。长期、每日大剂量（大于10 000U）的肝素治疗，可能导致肝素相关性骨质疏松。尽管肝素对破骨细胞的刺激作用和对成骨细胞、软骨内骨化的抑制作用被认为是导致此类骨质疏松的潜在原因，但这种类型骨质疏松确切的发生、发展机制尚不明了。在影像学检查中，可见椎体、肋骨及股骨颈的自发性骨折。长时间服用苯

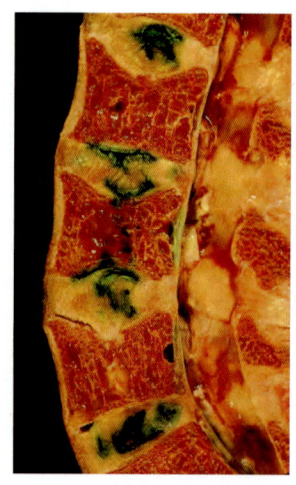

图 27-8　骨质疏松病理学表现（1）

下腰椎矢状位切片显示继发于椎体终板中央塌陷和椎间盘向椎体突出而形成的椎体双凹改变（经允许引自 Vigorita JV, Ghelmsan B, Mintz D. *Orthopaedic pathology*, 3rd ed. Philadelphia: Wolters Kluwer; 2016: 125.）

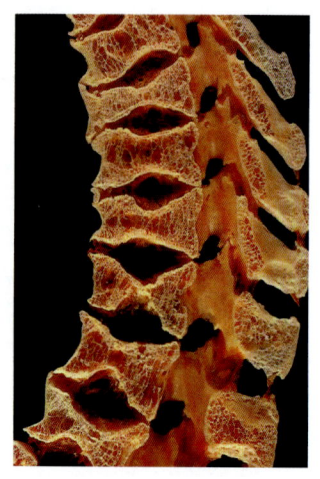

图 27-9　骨质疏松病理学表现（2）

胸椎矢状位切片显示椎体塌陷的不同模式和程度。在上段，椎体变扁并伴有前部楔形变，而在下段，可见骨质疏松更典型的椎体终板中央部的双凹压缩性骨折，即所谓的"鱼嘴椎骨"（经Elsevier允许引自Bullough P. *Orthopaedic pathology*, 5th ed. Maryland Heights, MO: Mosby; 2009）

妥英（狄兰汀）后偶尔会出现苯妥英引起的骨质疏松症。脊柱及肋骨通常受累，骨折是常见的并发症。

类固醇相关性骨质疏松发生于库欣综合征的病程中，或正在使用各种皮质激素治疗的患者，以骨形成减少和骨吸收增加为特征。中轴骨最常受累，附肢骨也可受累。脊柱椎体可见上下终板的增厚、硬化，但并不伴有椎体前后缘的改变。

骨质疏松伴肿瘤性病变已在第16章详述。

（二）局限性骨质疏松

一过性局限性骨质疏松是一组具有共同特征的疾病的统称，其特点为特定区域、没有明确病因（创伤、制动等）的快速进展的骨质疏松。本病是一种自限性、可逆性疾病，可分为3个亚型。髋关节一过性骨质疏松主要见于孕妇及青、中年男性。其主要表现为局限于股骨头、股骨颈及髋臼的骨质疏松（见图26-12）。局限性游走性骨质疏松主要见于40～50岁男性，可累及膝关节、踝关节及足部。这种游走性的特点为受累关节周围疼痛、肿胀。本病进展迅速，并在6～9个月内消退，但可反复发病，并累及其他关节。特发性青少年骨质疏松常见于青春期或即将进入青春期的青少年，并呈典型的自愈病程。病变呈对称性、邻关节发病并常伴有疼痛及椎体压缩性骨折。

继发于制动后的四肢失用性局限性骨质疏松已于第 4 章详述。创伤后骨萎缩（反射性交感神经营养不良综合征）也可作为骨折的并发症发生（见图 4-77）。

二、佝偻病和骨软化症

骨质疏松的基本变化是骨量减少，而佝偻病（发生于儿童）和骨软化症（发生于成人）的基本骨异常是骨基质的不正常矿化（钙化）。全身钙、磷总量不足，即会影响骨组织的正常钙化。

既往，佝偻病（该术语源于古英语单词 wick，意思是扭曲）和骨软化症最常见的病因是维生素 D 摄入不足，该物质有调节体内钙磷平衡、维持骨的正常矿化的作用。而现在，导致本病的主要原因包括胃肠道吸收障碍、肾小管功能紊乱、继发性肾性骨营养不良等。胃肠道吸收不足见于胃、胆道、小肠病变患者，以及接受胃切除术或其他胃部手术的患者，导致钙、磷通过消化道丢失；近端和（或）远端肾小管病变，可导致肾小管酸中毒，即肾小管功能紊乱；继发于肾衰竭的肾性骨营养不良可导致肾对钙的重吸收功能减弱，钙质流失过多。还有其他一些疾病可能导致骨软化症，包括神经纤维瘤病、骨纤维异常增殖症、肝豆状核变性等，但这些疾病与骨软化症之间的确切联系仍不清楚（表 27-3）。

（一）佝偻病

1. 婴儿佝偻病（infantile rickets）　好发于 6～18 月龄的婴儿，以全身性骨骼失矿化为特征，导致婴儿开始站立、行走时承重骨的弯曲畸形。早期的佝偻病患儿常表现为易醒易闹、烦躁不安、囟门关闭延迟。最早期体征是颅骨软化。肋骨/肋软骨连接处软骨膨大产生"佝偻病串珠肋"。血清钙、磷水平降低，碱性磷酸酶水平升高。

关键的影像学特征见于骨生长最为活跃的区域——干骺端、骨骺，特别是在桡骨、尺骨和股骨的远端及胫骨和腓骨的近端（图 27-10）。影像学上表现为生长板增宽，干骺端呈杯状、喇叭口样、毛刷样改变（图 27-11、图 27-12 及图 26-6），均反映出先期钙化带的矿化不足。类似的改变也可见于骨骺次级骨化中心，常可见骨质透亮度增加、边缘毛糙、弓状畸形等改变（图 27-13）。

表 27-3　佝偻病和骨软化症的病因

营养不良
维生素 D
饮食
日照不足
合成障碍
钙
磷
吸收障碍
胃部手术
肠道手术（旁路）
胃功能紊乱（梗阻）
肠道功能紊乱（腹泻）
肾功能紊乱
肾小管功能紊乱
近端肾小管病变（磷酸盐、葡萄糖、氨基酸吸收障碍）
远端肾小管病变（肾小管酸中毒）
近、远端肾小管混合性病变
肾性骨营养不良
其他病变相关
肝豆状核变性
骨纤维发育不全
骨纤维异常增殖症
神经纤维瘤病
低磷酸酯酶症
肿瘤

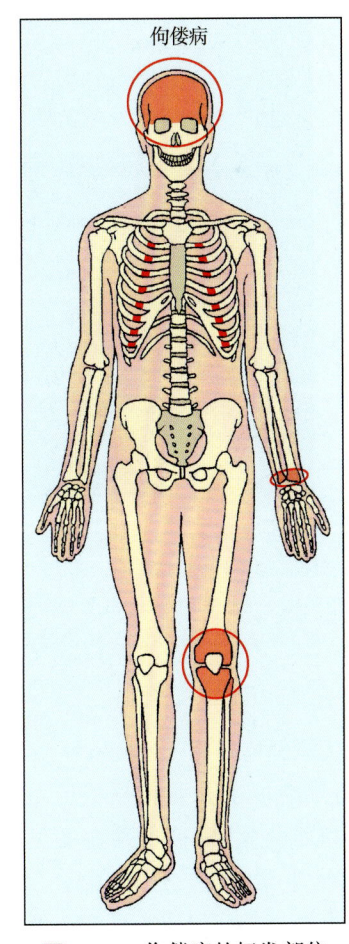

图 27-10　佝偻病的好发部位

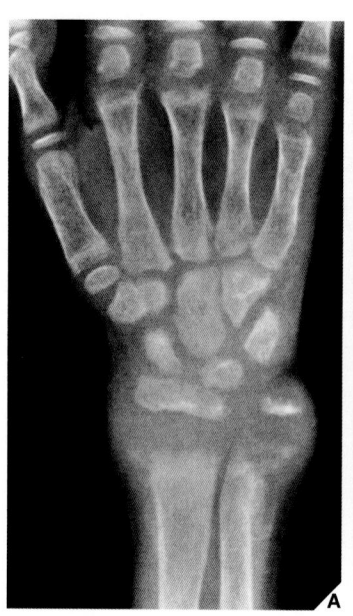
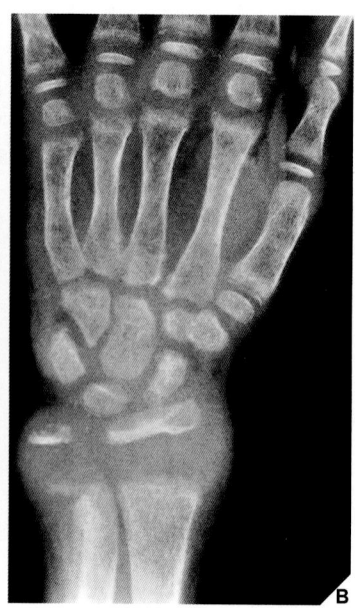

图 27-11　佝偻病（1）

8岁男孩，饮食相关性佝偻病未治疗，双手正位平片表现为双手诸骨骨量减低，尺骨、桡骨远端骺板增宽，干骺端呈毛刷状，均为该病的典型表现

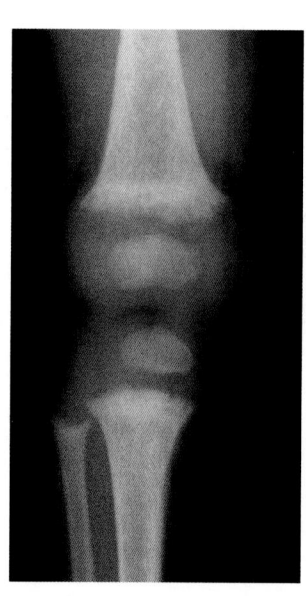
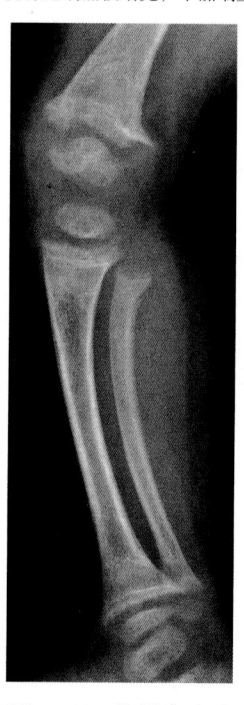

图 27-12　佝偻病（2）

4岁男孩，膝关节前后位平片示继发于先期钙化带矿化不足的股骨远端、胫骨近端骺板增宽，注意干骺端杯口样及毛刷状改变

图 27-13　佝偻病（3）

3岁女孩，维生素D缺乏性佝偻病患者，小腿侧位片示骨透亮度增加，骺板变宽，干骺端杯口样及毛刷状改变，次级骨化中心边缘模糊。请注意胫、腓骨弓状畸形，此征象在佝偻病患者中较常见

2. 抗维生素D佝偻病（vitamin D-resistant rickets）本病见于30月龄以上儿童，据报道可分为4种类型。典型的抗维生素D（或低磷血症）佝偻病，也称为家族性维生素D抵抗性佝偻病，是一种先天性性染色体显性遗传病。研究证实，低磷血症佝偻病是由于X染色体上的*PHEX*基因突变所致，该基因通常产生一种锌金属肽酶。该基因功能的丧失导致了成纤维细胞生长因子23（FGF-23）在体内的清除，使肾对磷酸盐的排泄增加，并降低α₁羟化酶的活性。这会导致低磷血症，但血钙水平正常。

患者常可出现身材矮小、弓形腿等表现。附肢骨及中轴骨的异位钙化、骨化伴偶尔的硬化改变是常见的影像学表现。抗维生素D佝偻病伴糖尿病是一种由体内葡萄糖、磷酸盐代谢异常引发的疾病。范科尼综合征（Fanconi syndrome，以瑞士儿科医生Guido Fanconi命名），特点是近端肾小管缺陷和对磷酸盐、葡萄糖及某些氨基酸重吸收障碍。本病的临床特征包括低血钾、高氯血症、酸中毒、多尿、烦渴、生长障碍，在儿童患者中会导致低磷血症佝偻病，在成年患者中会导致骨软化症。获得性低磷血症综合征见于青春期晚期的青少年和成年早期，常因中毒引起。

以上4种类型抗维生素D佝偻病的影像学表现与婴儿佝偻病类似，表现为下肢弓状畸形、长骨短缩，偶可见骨质硬化（图27-14）。

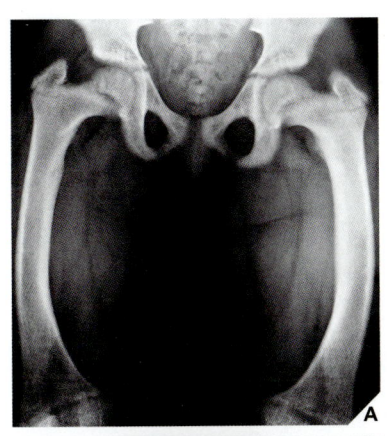
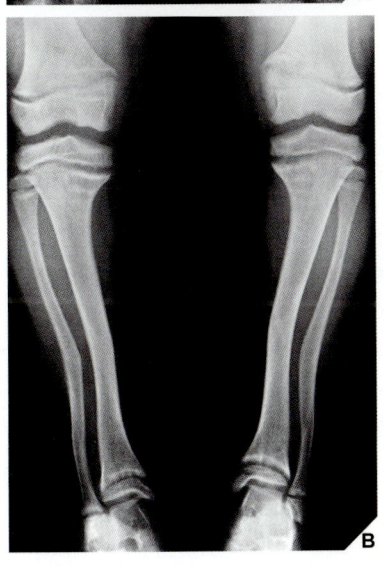

图27-14 抗维生素D佝偻病
A. 9岁女孩，抗维生素D佝偻病患者，双侧股骨正位片示双侧股骨变短、弓状畸形，并可见骨质硬化，此征象偶尔可见于本病患者。B. 同一患者双膝及双侧小腿正位片，可见胫腓骨弓状畸形，双膝、双踝关节生长板变宽、畸形

（二）骨软化症

骨软化症（osteomalacia）与佝偻病的病理机制基本相同，发生在骨发育停止之后，影响中轴骨及附肢骨的皮质及松质骨。其最主要的发病原因是胃肠道吸收脂溶性维生素D障碍导致的吸收不良综合征，也可见于近端肾小管功能障碍，形成所谓肾性骨软化症。本病最常见的临床表现为骨痛和肌力下降。

骨软化症的组织学表现为过量矿化不足的骨样基质（类骨质）覆盖于松质骨内的骨小梁和皮质内哈弗斯管的表面。

骨软化症的影像学表现为全身性骨量减少，皮质内可见垂直于骨长轴的多发性、双侧、对称性透亮线，此表现被称为"假骨折线"或Looser带（图27-15，另见图26-5）。常见于肩胛骨外侧缘、股骨颈内侧缘、尺骨近端背侧、肋骨及坐骨和耻骨支（图27-16），代表骨皮质不全性应力性骨折，内有矿化不良的骨痂、类骨质、纤维组织充填。Milkman描述的这种情况，被称为"Milkman"征，是一种轻度的骨软化症，"假骨折"征很多。

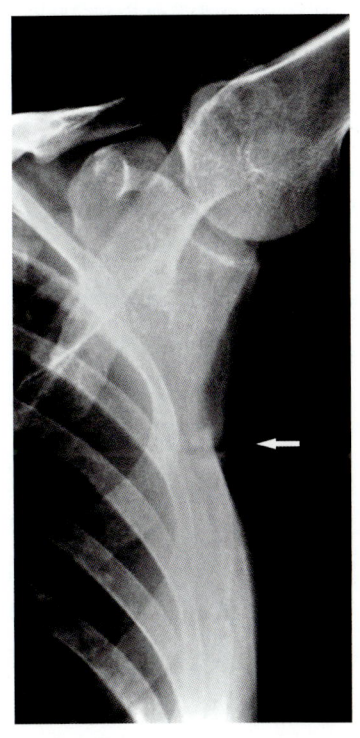

图27-15 骨软化症
25岁女性，营养吸收障碍所致骨软化症患者，左肩关节正位片示垂直于肩胛骨外侧皮质的裂隙样低密度区（箭头），此征象被称为"假骨折"（Looser带），为骨软化症患者的特殊征象（另见图26-5）

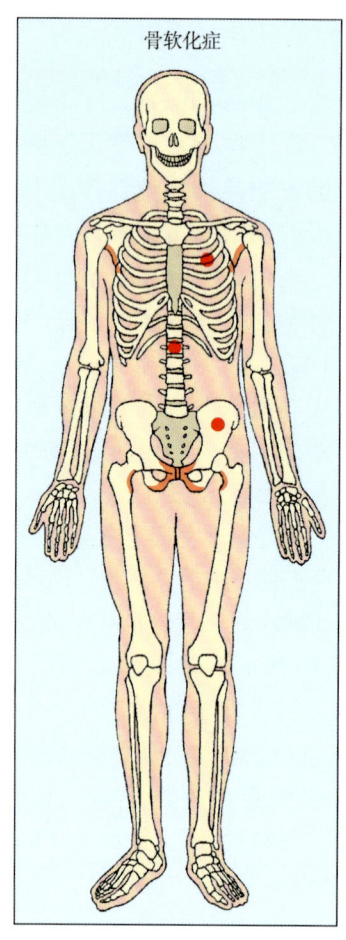

图 27-16　骨软化症的好发部位

致癌性骨软化症（也称致肿瘤性骨软化症，TIO）是骨软化症中比较特殊的一种，是由骨及软组织肿瘤或肿瘤样病变引起的，以低磷血症、高磷尿症、低 1, 25 二羟基维生素 D [1, 25（OH）$_2$D]为特征的副肿瘤综合征。引起本病的肿瘤通常为良性、生长缓慢的血管类病变（如血管瘤或血管外皮瘤）、类成骨性肿瘤样病变、类非骨化性纤维瘤样病变，恶性肿瘤罕见。本病的发病机制与伴 X 染色体遗传型低磷血症类似，均与 FGF-23 染色体突变相关。肿瘤会导致调磷因子过度分泌，影响磷酸盐的重吸收，引起低磷血症和 1, 25（OH）$_2$D 减低。本病的临床表现包括骨痛、肌力下降，并偶可见骨折。在诱发因素消除后，本病可逐渐痊愈。

（三）肾性骨病

肾性骨病（renal osteodystrophy）是指长期肾病引起的骨病，肾性骨营养不良（也称尿毒症性骨病）一般与肾小球肾炎、肾盂肾炎所致的慢性

肾衰竭有关，也可见于透析或肾移植后的患者。

本病所致骨质改变有两种不同的机制，即继发性甲状旁腺功能亢进和维生素 D 代谢异常共同作用，但在严重程度和比例上各不相同。继发性甲状旁腺功能亢进是由于体内磷酸盐潴留引起的，导致血钙下降，进而刺激甲状旁腺分泌过多的甲状旁腺激素。维生素 D 代谢异常是由肾功能不全引起的，由肾产生的 25-OH-D-1α- 羟化酶负责将无活性的 25- 羟基维生素 D（25-OH-D）转化为有活性的 1, 25（OH）$_2$D。只有这种活性最强的维生素 D 才能维持体内钙、磷的平衡及骨的正常矿化。

肾性骨病的主要影像学表现与佝偻病、骨软化症和继发性甲状旁腺功能亢进有关。继发于肾性骨营养不良的单纯性佝偻病或骨软化症很少见，通常会伴发典型的继发性甲状旁腺功能亢进表现（图 27-17）。影像学可表现为骨透亮度增加，骨皮质变薄（图 27-18），但 Looser 带不常见。多数患者可见骨质硬化表现。在晚期尿毒症患者中可见骶滑脱表现。软组织内钙化常见（图 27-19）。

脊柱大体病理标本显示椎体内正常骨小梁消失，椎体终板骨质硬化（图 27-20），X 线片上可见相应改变。组织病理学检查结果与甲状旁腺功能亢进和骨软化症非常相似，显示骨小梁表面的未成熟编织骨形成增加。骨小梁旁弥漫性纤维化以破骨细胞为主，伴有少量成骨细胞。随着疾病的进展，隧道样骨吸收成为一个突出的特征。

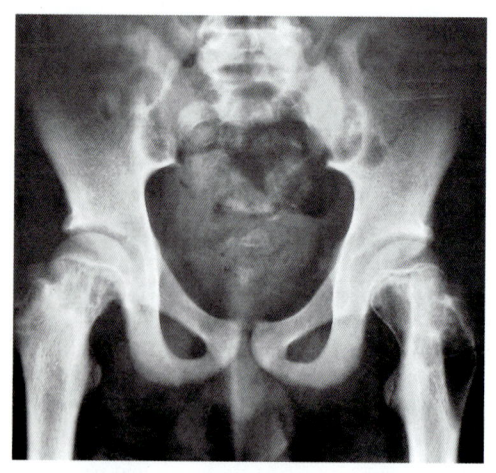

图 27-17　肾性骨营养不良（1）

13 岁男孩，后尿道瓣膜症、继发性肾衰竭伴骨软化症、继发性甲状旁腺功能亢进患者，骨盆正位片可见典型肾性骨营养不良表现，可见骨质硬化、骶髂关节间隙增宽。股骨近端多发囊性骨质破坏（棕色瘤），提示患有继发性甲状旁腺功能亢进症

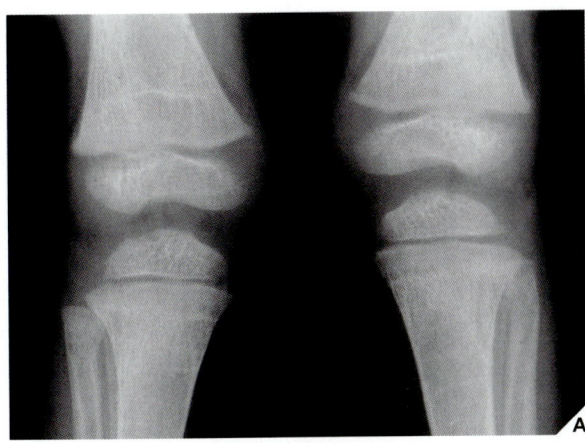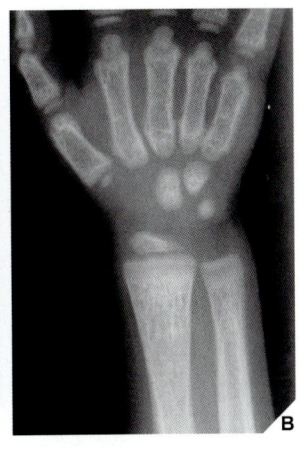

图 27-18　肾性骨营养不良（2）

6 岁男孩，慢性肾炎患者，膝关节正位片（A）和腕关节正位片（B）可见骨量减少，骨皮质变薄（由 Philip E. S. Palmer，MD，Davis，California. 提供）

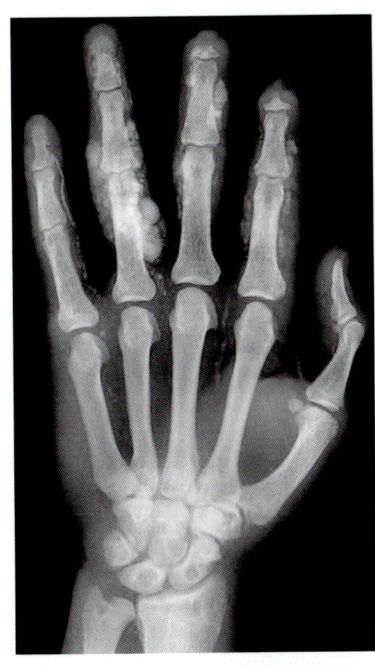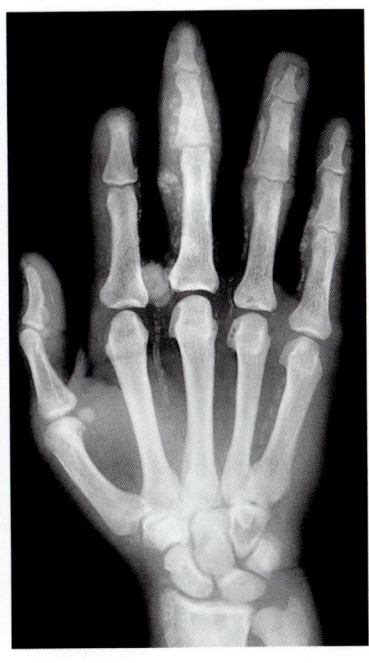

图 27-19　肾性骨营养不良（3）

45 岁男性，终末期肾病透析患者，双手平片可见软组织内大量钙化，右手示指、中指及左手环指远节指骨肢端骨质溶解。注意腕骨内多发棕色瘤

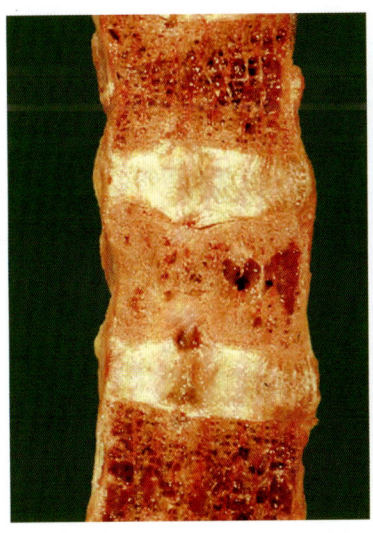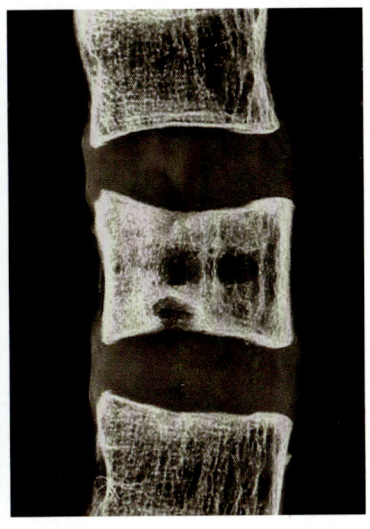

图 27-20　肾性骨营养不良的病理学表现

下胸椎的矢状位切片及 X 线片示椎体内正常骨小梁结构缺失伴椎体终板局部塌陷及硬化（经 Elsevier 允许引自 Bullough P. *Orthopaedic pathology*，5th ed. Maryland Heights，MO：Mosby；2009.）

记忆要点

骨质疏松

[1] 骨质疏松的特征：
- 骨基质形成障碍或吸收过多，导致骨量减少
- X线平片上表现为骨透亮度增加，骨皮质变薄

[2] 骨质疏松的好发部位：
- 中轴骨（脊柱和骨盆）
- 四肢附骨的邻关节部

[3] 分析股骨近端的骨小梁结构是评价骨质疏松严重程度的有效方法，骨小梁减少的程度和骨质疏松的严重程度呈高度相关性。

[4] 能够反映椎体骨质疏松严重程度的影像学特征如下。
- "空盒"征（早期）
- "鳕鱼嘴"征
- 多发楔形骨折（晚期）

[5] 很多无创性检查可以用来准确测量骨质疏松患者的骨密度值。DEXA是利用低能X线源产生的光子进行测量，是最为有效的检测方法。

佝偻病和骨软化症

[1] 佝偻病（儿童）和骨软化症（成人）是由于骨基质矿化（钙化）异常所致。

[2] 佝偻病的X线平片表现：
- 全身性骨量减少
- 长骨，特别是股骨、胫骨弓状畸形
- 骺板增宽（继发于先期钙化灶矿化不足），干骺端呈杯口状或毛刷状改变，好发于肱骨近端、尺桡骨远端和股骨远端

[3] 抗维生素D佝偻病和婴儿佝偻病的X线平片表现相似。长骨弓状畸形、变短更明显。

[4] 骨软化症的影像学表现：
- 全身性骨量减少
- 对称性骨皮质下多发透亮线（假骨折线或Looser带）

[5] 肾性骨病常与肾小球肾炎、肾盂肾炎所致慢性肾衰竭有关，是长期肾病所致骨骼反应。其影像学表现与佝偻病、骨软化症和继发性甲状旁腺功能亢进有关，最主要的表现为骨质硬化、骨质吸收和弓状畸形。

（叶　薇　王崧铭　冯志远　译）

参考文献

Beaulieu JG, Razzano D, Levine RB. Transient osteoporosis of the hip in pregnancy. *Clin Orthop Relat Res* 1976;115:165–168.

Briggs AM, Wrigley TV, Tully EA, et al. Radiographic measures of thoracic kyphosis in osteoporosis: Cobb and vertebral centroid angles. *Skeletal Radiol* 2007;36:761–767.

Carpenter TO. Oncogenic osteomalacia—a complex dance of factors. *N Engl J Med* 2003;348:1705–1708.

Chong WH, Molinolo AA, Chen CC, et al. Tumor-induced osteomalacia. *Endocr Relat Cancer* 2011;18:R53–R77.

Gillespy T III, Gillespy MP. Osteoporosis. *Radiol Clin North Am* 1991;29:77–84.

Hesse E, Rosenthal H, Bastian L. Radiofrequency ablation of a tumor causing oncogenic osteomalacia. *New Engl J Med* 2007;357:422–424.

Hunder GG, Kelly PJ. Roentgenologic transient osteoporosis of the hip. A clinical syndrome? *Ann Intern Med* 1968;68:539–552.

Jones G. Radiological appearance of disuse osteoporosis. *Clin Radiol* 1969;20:345–353.

Jonsson KB, Zahradnik R, Larsson T, et al. Fibroblast growth factor 23 in oncogenic osteomalacia and X-linked hypophosphatemia. *N Engl J Med* 2003;348:1656–1663.

Lang P, Steiger P, Faulkner K, et al. Osteoporosis: current techniques and recent developments in quantitative bone densitometry. *Radiol Clin North Am* 1991;29:49–76.

Mayo-Smith W, Rosenthal DI. Radiographic appearance of osteopenia. *Radiol Clin North Am* 1991;29:37–47.

Milkman LA. Pseudofractures (hunger osteopathy, late rickets, osteomalacia). *Am J Roentgenol* 1930;24:29–37.

Murphey MD, Sartoris DJ, Quale JL, et al. Musculoskeletal manifestations of chronic renal insufficiency. *Radiographics* 1993;13:357–379.

Murphy WA Jr, DiVito DM. Fuller Albright, postmenopausal osteoporosis, and fish vertebrae. *Radiology* 2013;268:323–326.

Pitt MJ. Rickets and osteomalacia are still around. *Radiol Clin North Am* 1991;29:97–118.

Sundaram M. Founders lecture 2007: metabolic bone disease: what has changed in 30 years? *Skeletal Radiol* 2009;38:841–853.

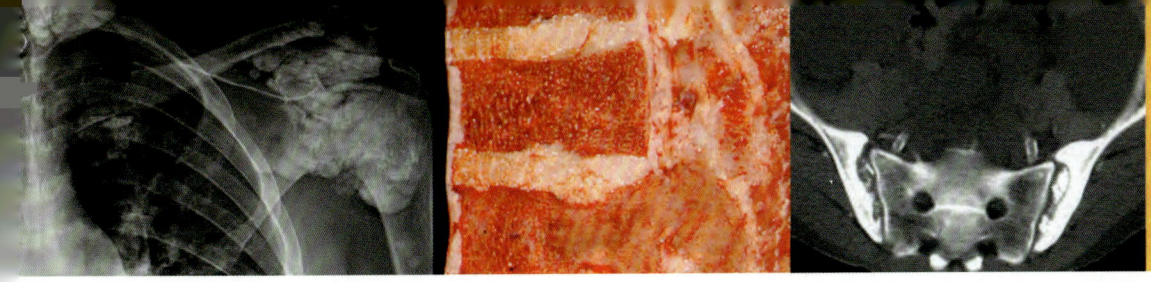

第28章

甲状旁腺功能亢进

一、病理生理学

甲状旁腺功能亢进（hyperparathyroidism，PHPT），又称全身性纤维性骨炎，或雷克林豪森骨病，是甲状旁腺合成、分泌过多甲状旁腺激素（PTH）所致。PHPT主要病因包括甲状旁腺增生（9%）和甲状旁腺腺瘤（90%），仅有极少数病例是由甲状旁腺腺癌（1%）导致的。过多的PTH作用于肾和骨骼会导致钙、磷代谢紊乱，从而引起高钙血症、高磷尿症和低磷血症。肾排泄钙、磷增加，血钙水平升高，血磷水平降低，同时血清碱性磷酸酶水平升高。

甲状旁腺功能亢进可分为原发性、继发性和三发性三类。原发性甲状旁腺功能亢进是最典型的一类甲状旁腺功能亢进，其特征为由于甲状旁腺增生、腺瘤或腺癌导致的PTH分泌过多。原发性甲状旁腺功能亢进通常伴有高钙血症。本病的男女发病比例为1：3，好发年龄为30～50岁。原发性甲状旁腺功能亢进是一种由 MEN1、CDC73 或 CASR 基因突变导致的基因缺陷性疾病。MEN1 基因调节一种肿瘤抑制因子——menin蛋白的产生。CDC73基因可调控另一种肿瘤抑制物——parafibromin蛋白的合成，parafibromin的肿瘤抑制功能缺失会导致甲状旁腺腺瘤或腺癌。CASR基因可调控一种名为"钙离子结合受体（calcium- sensing receptor，CaSR）"的蛋白质的合成，此种蛋白质的作用为调节体内的钙离子总量，从而在一定程度上调节PTH的合成。

继发性甲状旁腺功能亢进是由于持续性的低血钙状态刺激甲状旁腺分泌过多PTH导致的。肾功能受损是甲状旁腺功能亢进的根本原因，肾衰竭引起的高磷血症会导致慢性低钙血症，而低钙血症又会促进甲状旁腺分泌增加。虽然继发性甲状旁腺功能亢进一般表现为低血钙，但由于PTH的代偿作用，血钙水平有时可表现为正常。三发性甲状旁腺功能亢进表现为从低血钙状态到高血钙状态转变的过程。甲状旁腺不受血钙水平的反馈调节。患者通常有肾透析病史，这种类型也称为功能自主的甲状旁腺功能亢进。

虽然高钙血症是原发性甲状旁腺功能亢进患者的典型表现，但是有些患者的血钙水平可表现为正常，甚至是低钙血症。基于这种原因，Reiss和Canterbury提出了根据血钙水平对甲状旁腺功能亢进进行分类的方法。他们将甲状旁腺功能亢进分为高血钙型、血钙正常型和低血钙型。

PTH和维生素D在钙质代谢中的相互作用，是理解甲状旁腺功能亢进的临床、病理、影像学表现的基础。

二、钙质代谢

肠道和肾通过典型的负反馈调节作用，对钙质的摄取和排泄进行调节，将血钙水平维持在一个很小的正常生理范围内（2.20～2.65mmol/L或8.8～10.6mg/dl）。骨骼中包含了全身99%的钙元素，被认为是钙质的储存库，并参与维持钙质的稳态。PTH是一种多肽类激素，通过影响一系列其他激素的分泌，对钙质的稳态进行调节，它的分泌是由细胞外液钙离子水平降低诱发的。原发性甲状旁腺功能亢进患者，在血清钙水平升高的情况下，PTH存在分泌过多；而继发性甲状旁腺功能亢进的特征是慢性低钙血症导致了PTH的过度分泌。

PTH通过几种方式提高血钙水平，其中最主要的是通过促进钙的重吸收和增加远端肾小管磷的排泄来保存肾中的钙。其次，PTH还通过增加破骨细胞的数量和活性，促进骨骼中的钙、磷释放入血，导致骨吸收，但此过程确切的机制尚不完全清楚。最后，虽然甲状旁腺激素已被证明对肠道钙吸收没有直接影响，但它通过刺激维生素D的代谢，间接提高肠道对钙、磷的吸收。

人体中有两种形式的维生素D包括麦角钙化醇（维生素D_2），是一种人工合成物，常作为食品添加剂；胆钙化醇（维生素D_3），主要由皮肤中的7-脱氢胆固醇经紫外线照射转化而来，这两种维生素D都在肝内被转化为25-羟基维生素D。维生素D代谢的关键步骤发生在肾，25-羟基维生素D经过羟基化形成最活跃的形式——1, 25-二羟基维生素D和不活跃的24, 25-二羟基维生素D。这一步是由1α-羟化酶催化，此酶在血清钙、磷水平降低时，在PTH的刺激下，在肾脏内合成。肾脏在维生素D的合成代谢中，起着至关重要的作用。1, 25-二羟基维生素D是小肠吸收钙、磷过程中最重要的介质。肾脏还可以将有活性和无活性两种维生素D进行转换，从而对钙质代谢进行精细调控。

三、临床特征

甲状旁腺功能亢进被认为是一种结石和骨骼疾病。甲状旁腺功能亢进的症状与肾结石、骨质异常和血钙增高有关。高血钙可以导致虚弱无力、肌张力减低、恶心、厌食、便秘、多尿和多饮。全身性骨质减少和局灶性骨质破坏（一般指棕色瘤）是最常见的骨质改变。这些假性肿瘤代表了破骨细胞聚集、血液分解和囊肿形成的纤维瘢痕区。最常见的受累部位有下颌骨、锁骨、肋骨、骨盆和股骨。本病也总是存在软骨下骨吸收和骨膜下骨吸收。甲状旁腺功能亢进累及肾导致肾钙质沉着症、肾功能不全和尿毒症。

四、影像学表现

甲状旁腺功能亢进性骨病累及的部位主要有肩关节、手、脊椎和颅骨（图28-1）。常规X线片通常足以显示其影像特点，包括全身性骨量减少，

骨膜下、软骨下及皮质骨吸收，棕色瘤及软组织和软骨钙化（继发性肿瘤样钙质沉着）。手部平片对骨膜下骨吸收的显示最为清晰，病变最好发于中指、示指中节指骨的桡侧面（图28-2，另见图26-7、图26-9），也可见于其他骨骼（图28-3）。通常情况下，软骨下骨吸收导致被覆关节软骨凹陷（图28-4）。锁骨肩峰端软骨下骨吸收也是这种病变的典型表现（图28-5）。皮质内骨吸收的表现是沿骨干长轴分布的纵向条纹，称为"隧道征"，在X线放大摄影中，此征象显示更为清晰（见图26-9B、C）。另一个典型表现是牙槽周围硬骨板的骨质丢失，其正常时表现为一条细而锐利的白线，围绕着连接牙齿和骨骼的牙周膜（图28-6）。在颅骨会出现典型的"胡椒盐"征（图28-7），表现为穹窿下斑片状低密度影。棕色瘤是甲状旁腺功能亢进引起的局部溶骨性骨质破坏，表现为大小不一的囊性骨破坏区。下颌骨、骨盆、股骨是棕色瘤的好发部位，但棕色瘤可能出现在全身骨骼的任何部位（图28-8）。

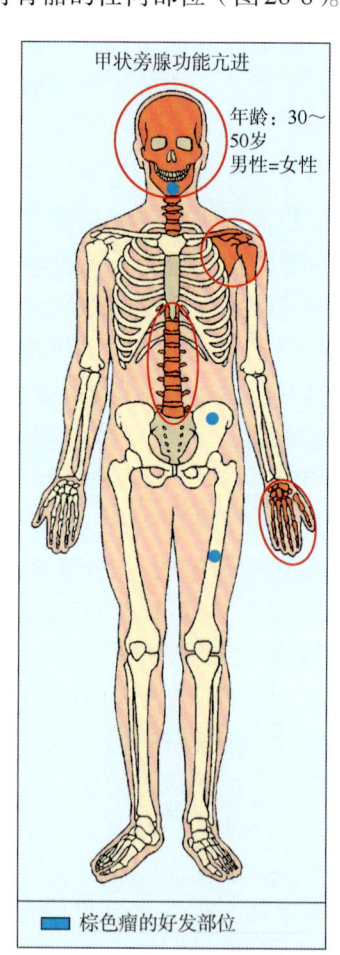

图28-1　甲状旁腺功能亢进的好发部位

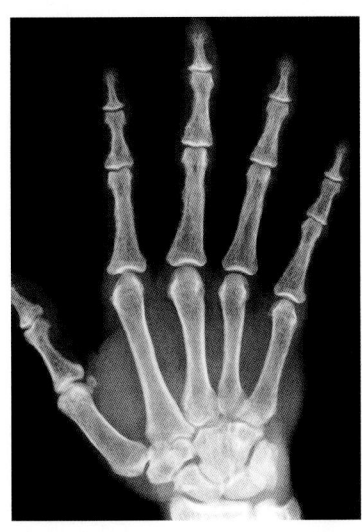

图 28-2　原发性甲状旁腺功能亢进（1）

42岁男性，由于甲状旁腺增生引发原发性甲状旁腺功能亢进，其左手背掌位X线平片可见典型的骨膜下骨吸收，主要累及示指、中指中节指骨的桡侧面

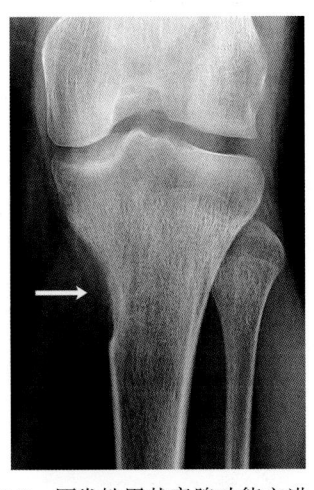

图 28-3　原发性甲状旁腺功能亢进（2）

32岁男性，膝关节前后位X线片示胫骨近端内侧骨膜下骨吸收和皮质骨吸收（箭头）

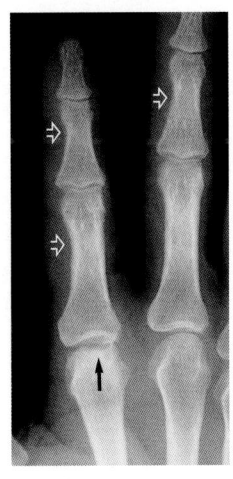

图 28-4　原发性甲状旁腺功能亢进（3）

第2掌骨头可见软骨下骨吸收（箭头）。注意在近节和中节指骨也可见骨膜下骨吸收（空心箭头）

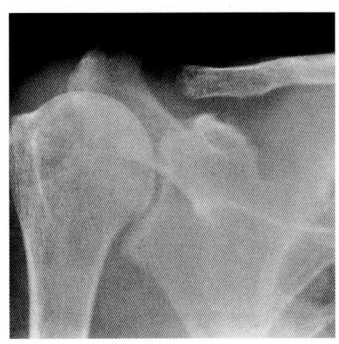

图 28-5　原发性甲状旁腺功能亢进（4）

36岁女性，右肩关节前后位X线片示右侧锁骨肩峰端骨质吸收

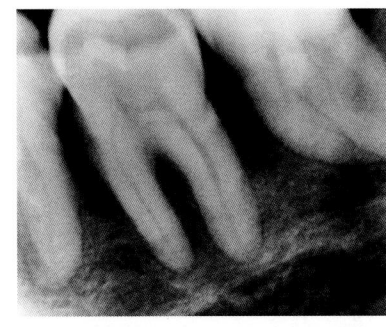

图 28-6　原发性甲状旁腺功能亢进（5）

下牙槽第二磨牙X线平片示牙床周围硬骨板骨质吸收

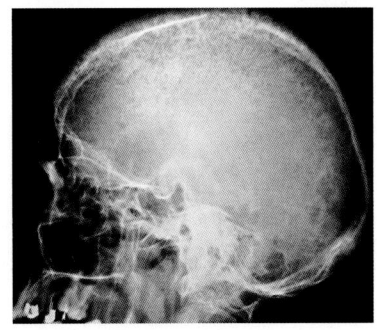

图 28-7　原发性甲状旁腺功能亢进（6）

与图28-2为同一患者，颅骨侧位X线片示颅顶骨质密度减低及颗粒样低密度改变，即"胡椒盐"征

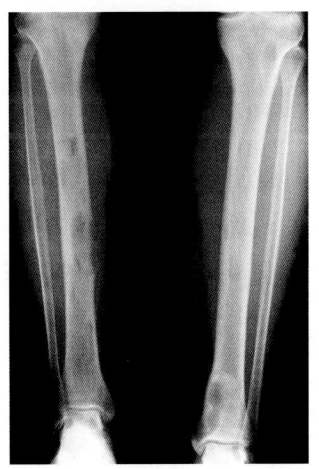

图 28-8　原发性甲状旁腺功能亢进（7）

与图28-5为同一患者，小腿前后位X线片示双侧胫骨多发溶骨性病变（棕色瘤）

在继发性甲状旁腺功能亢进中，除以上所讨论的影像学表现外，还可能出现其他特征性表现，尤其在年轻患者中，可出现全身性骨密度增高。此征象在脊柱表现为邻近椎体终板边缘的致密硬化带，使椎体呈现"三明治样"改变。这种征象也被称为"剑条衫"椎，因为与终板平行的明暗相间的条纹类似于橄榄球衣的剑条样条纹（图28-9、图28-10）。当然，我们也要想到，在甲状旁腺功能亢进患者中出现骨硬化的表现，也可能表明病变好转，无论是自愈，还是治疗后的反应。在纤维软骨、关节软骨和软组织内的异位钙化也很常见（图28-11），在继发性甲状旁腺功能亢进患者中，血管壁的钙化尤为多见（图28-12、图28-13）。软骨下骨吸收可能导致关节间隙假性增宽，以骶髂关节更为典型（图28-13D）。

五、病　　理

早期组织病理学改变包括纤维血管增生，取代骨髓并分布于小梁旁，同时会伴随破骨细胞活性增加。骨小梁粗糙呈扇形。骨小梁被破骨细胞分解、破坏，在骨内留下特征性的隧道。在这种方式下，皮质孔隙率会大幅度增加，进而密质骨变成类似松质骨。这一过程被称为隧道或分解吸收，是甲状旁腺功能亢进性骨病的特征。此外，局部大量的骨吸收伴出血形成了棕色瘤（图28-14）。

六、并　发　症

无论原发性还是继发性甲状旁腺功能亢进患者，都有可能发生病理性骨折，常出现的部位为肋骨和椎体。甲状旁腺功能亢进性关节病，也是甲状旁腺功能亢进的另一常见并发症，我们已在第15章详述。有时也可见股骨头或肱骨头骨骺滑脱。肌腱和韧带受累会导致关节囊、韧带松弛，从而导致关节不稳。偶尔会出现自发性肌腱撕裂，此征象可能由PTH直接作用于肌腱/肌腹连接组织所致。即使不常发生，但也可见关节内晶体（焦磷酸钙结晶）沉积于软骨、关节囊及滑膜内，从而可能导致假性痛风。

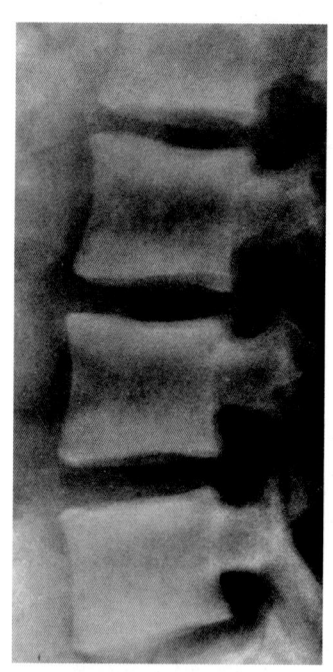

图28-9　继发性甲状旁腺功能亢进（8）

17岁男性，因慢性肾衰竭导致继发性甲状旁腺功能亢进，腰椎侧位X线片示邻近椎体终板缘的骨质硬化带，又称"剑条衫"椎

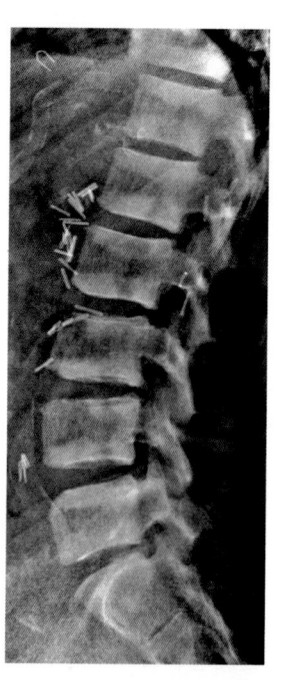

图28-10　继发性甲状旁腺功能亢进（9）

68岁男性，患有肾衰竭，腰椎侧位X线片可见典型的"剑条衫"椎

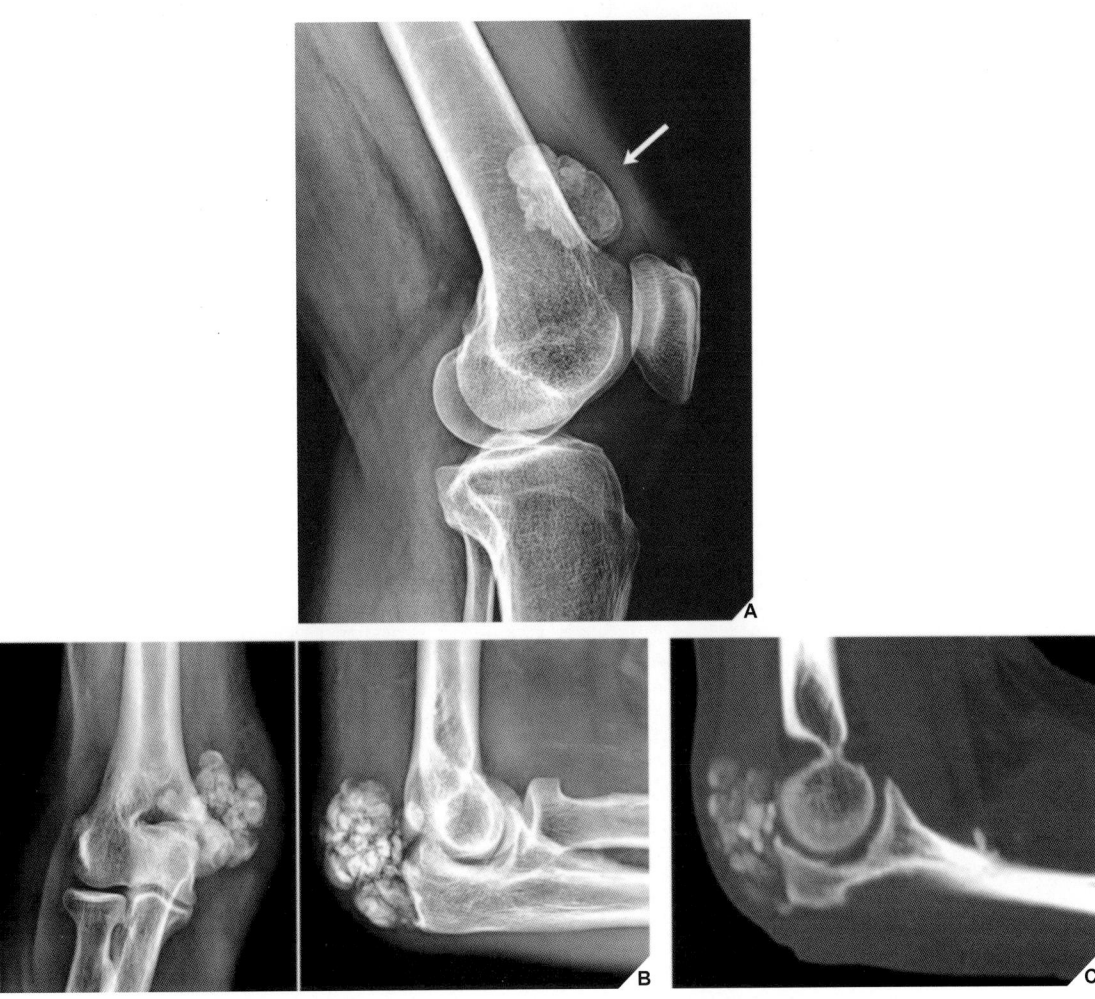

图 28-11　继发性甲状旁腺功能亢进（10）

52 岁男性，临床诊断为肾衰竭伴继发性甲状旁腺功能亢进，可见膝关节（箭头）（A）和肘关节（B、C）多发软组织钙化

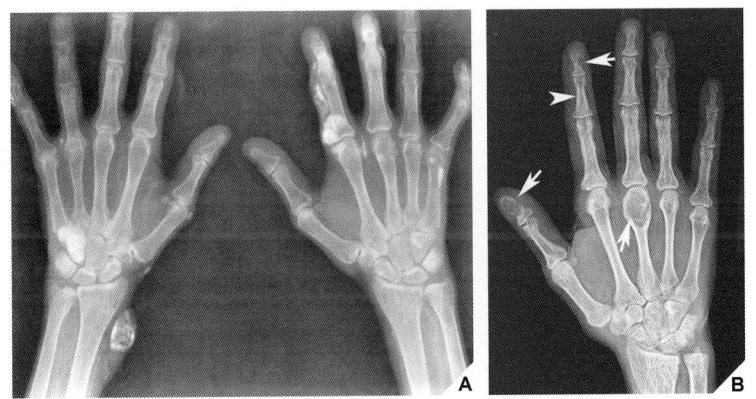

图 28-12　继发性甲状旁腺功能亢进（11）

A. 48 岁女性，前臂远端及手部后前位 X 线平片显示弥漫性骨量减低及继发性甲状旁腺功能亢进的特征性表现——软组织及血管钙化。B. 另一位由慢性肾衰竭继发甲状旁腺功能亢进患者，手部背掌位 X 线片可见第 3 掌骨、拇指远节指骨、示指远节指骨多发性溶骨性骨质破坏（棕色瘤，箭头）。同时可见多节指骨骨膜下骨吸收（无尾箭头）和血管钙化

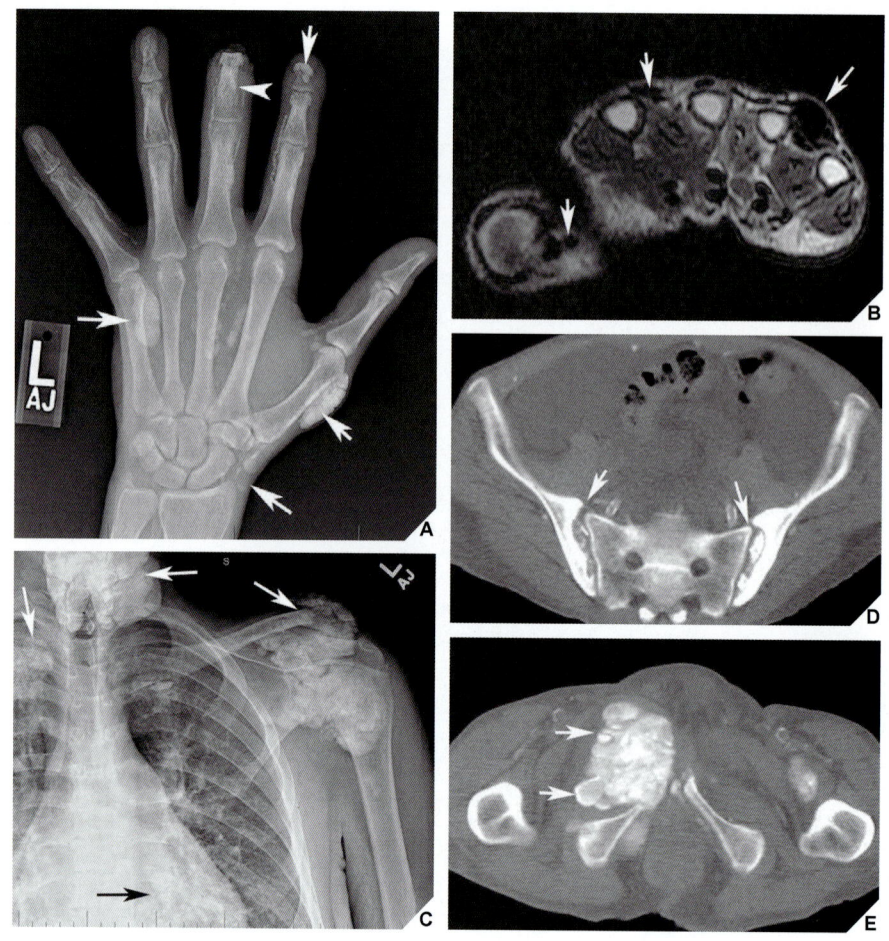

图 28-13 继发性甲状旁腺功能亢进的 X 线、CT 和 MRI 表现

A. 53 岁女性，慢性肾病伴继发性甲状旁腺功能亢进，左手后前位 X 线片示软组织内多发钙化（箭头）、广泛的血管钙化，中指中节指骨的骨膜下骨吸收（无尾箭头）显示清晰。患者曾行中指远节指骨截肢。B. 左手轴位 T_2WI 显示皮下组织内低信号灶（箭头），与 X 线片上的钙化沉积相对应。C. 左肩关节前后位 X 线片示左肩、颈部和胸壁多发钙化沉积（箭头）。D. 骨盆轴位 CT 显示骨质硬化及由于软骨下骨吸收引起的骶髂关节假性增宽（箭头）。E. 盆底轴位 CT 可见一较大钙化沉积物（继发性肿瘤样钙质沉着）伴有多发钙化及液平面（箭头）

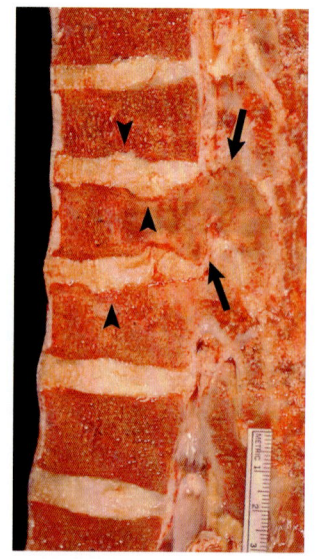

图 28-14 甲状旁腺功能亢进的病理学表现

胸腰椎矢状面切片显示，松质骨小梁变形及椎体终板部分吸收（无尾箭头）。其中一个椎体显示较大的破坏性病变向后延伸至充满棕色组织的椎管内（箭头）。显微镜下，该组织被证实为棕色瘤（经 Elsevier 允许引自 Bullough P. *Orthopaedic pathology*，5th ed. Maryland Heights，MO：Mosby；2009.）

记忆要点

[1] 原发性（高血钙型）甲状旁腺功能亢进的典型影像学表现：
- 全身性骨量减低
- 软骨下、骨膜下、皮质骨吸收
- 锁骨肩峰端骨质吸收
- 颅骨"胡椒盐"征
- 不同大小的囊状骨质破坏（棕色瘤）

[2] 手部背掌位X线片对骨膜下骨吸收显示最佳，中指、示指中节指骨的桡侧面是此征象的典型好发部位。

[3] 软骨下骨吸收最常见于骶髂关节、胸锁关节、肩锁关节。

[4] 皮质骨吸收（隧道征）在手或长骨的X线放大摄影图像中显示最清晰。

[5] 继发性甲状旁腺功能亢进（继发于肾病）的典型影像学表现：
- 全身性骨密度升高
- 邻近椎体终板的致密硬化带，又称"剑条衫"椎
- 软组织钙化

[6] 甲状旁腺功能亢进最常见的并发症包括病理性骨折（椎体、肋骨）、代谢性关节病和骶滑脱（股骨、肱骨）。

（叶 薇 钱占华 白荣杰 译）

参考文献

Beale MG, Salcedo JR, Ellis D, et al. Renal osteodystrophy. *Pediatr Clin North Am* 1976;23:873–884.
Brandi ML, Falchetti A. Genetics of primary hyperparathyroidism. *Urol Int* 2004;72(suppl 1):11–16.
Brecht-Krauss D, Kusmierek J, Hellwig D, et al. Quantitative bone scintigraphy in patients with hyperparathyroidism. *J Nucl Med* 1987;28:458–461.
Brown TW, Genant HK, Hattner RS, et al. Multiple brown tumors in a patient with chronic renal failure and secondary hyperparathyroidism. *AJR Am J Roentgenol* 1977;128:131–134.
de Graaf P, Schicht IM, Pauwels EKJ, et al. Bone scintigraphy in renal osteodystrophy. *J Nucl Med* 1978;19:1289–1296.
Genant HK, Heck LL, Lanzl LH, et al. Primary hyperparathyroidism. A comprehensive study of clinical, biochemical and radiographic manifestations. *Radiology* 1973;109:513–524.
Hooge WA, Li D. CT of sacroiliac joints in secondary hyperparathyroidism. *J Can Assoc Radiol* 1981;32:42–44.
Massry S, Ritz E. The pathogenesis of secondary hyperparathyroidism of renal failure. Is there a controversy? *Arch Intern Med* 1978;138:853–856.
Murphey MD, Sartoris DJ, Quale JL, et al. Musculoskeletal manifestations of chronic renal insufficiency. *Radiographics* 1993;13:357–379.
Olsen KM, Chew FS. Tumoral calcinosis: pearls, polemics, and alternative possibilities. *Radiographics* 2006;26:871–885.
Reiss E, Canterbury JM. Spectrum of hyperparathyroidism. *Am J Med* 1974;56:794–799.
Resnick D. Erosive arthritis of the hand and wrist in hyperparathyroidism. *Radiology* 1974;110:263–269.
Resnick D. The "rugger jersey" vertebral body. *Arthritis Rheum* 1981;24:1191–1192.
Resnick D, Niwayama G. Subchondral resorption of bone in renal osteodystrophy. *Radiology* 1976;118:315–321.
Roche CJ, O'Keeffe DP, Lee WK, et al. Selections from the buffet of food signs in radiology. *Radiographics* 2002;22:1369–1384.
Sundaram M, Joyce PF, Shields JB, et al. Terminal phalangeal tufts: earliest site of renal osteodystrophy findings in hemodialysis patients. *AJR Am J Roentgenol* 1979;133:25–29.
Teplick JG, Eftekhari F, Haskin ME. Erosion of the sternal ends of the clavicles. A new sign of primary and secondary hyperparathyroidism. *Radiology* 1974;113:323–326.
Wittenberg A. The rugger jersey spine sign. *Radiology* 2004;230:491–492.

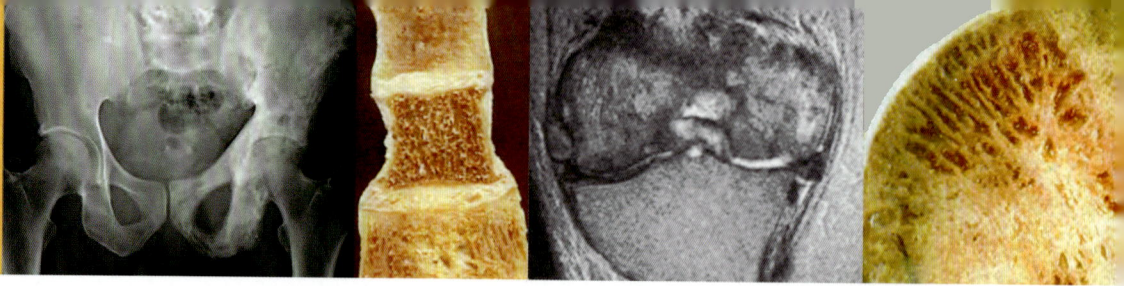

第29章

Paget 病

一、病理生理学与临床特点

Paget病是一种常见的慢性、进行性骨代谢性紊乱，好发于老年人。男性患者略多于女性（男女比例为3∶2），尽管本病也见于年轻人，但其发病年龄平均为45～55岁。Paget病的发病情况世界各地各异，发病率最高的地区为英国、澳大利亚、新西兰。

Paget病的病因尚不明确。Sir James Paget最初认为本病是一种感染性疾病，因而将本病命名为畸形性骨炎（osteitis deformans）。也有学者提出了其他可能的病因，如肿瘤性、血管源性、内分泌性、免疫性、创伤性、遗传性等。在家族性及偶发性Paget病患者中检测出SQSTM1基因（编码参与调节破骨细胞功能的p62蛋白）突变，支持了遗传性病因的观点。另外，CSF1、OPTN和TNFRSF11A基因突变被认为是Paget病的危险因素。随着年龄的增长，SQSTM1基因突变患者的Paget病更严重，外显率更高。最近，在15q24染色体上的PML基因、14q32的RIN3基因和7q33的NUP205基因中发现了新的关联。然而，超微结构方面的研究及在受累多核破骨巨细胞的胞质内发现微丝及核内包涵体，提示Paget病可能由病毒导致。一些研究人员已经获得了该病的细胞免疫学证据，确定这些颗粒类似于麻疹病毒属的病毒物质。其他的免疫学研究证实，在Paget病患者的细胞内提取到了与呼吸道合胞病毒感染者相同的抗原。最近有研究表明，副黏病毒属病毒感染也可能与该病的发病相关。

不管Paget病的根本病因是什么，它的基本病理过程与骨吸收和新骨形成之间的平衡有关。骨重建紊乱且极其活跃，继发于破骨细胞的骨吸收和成骨细胞的骨形成，形成一种典型的马赛克样表现，这是本病的组织学特征。从生化角度来说，成骨细胞活性增加，表现为血清碱性磷酸酶（AKP）水平可极度升高。同样，破骨细胞的骨吸收增加，表现为尿液中的羟脯氨酸水平升高，这是胶原蛋白分解的结果。

Paget病的骨质异常一般不表现出临床症状，而是在影像学检查或尸检中偶然发现。当表现出临床症状时，通常与本病的并发症有关，如长骨畸形、受累肢体温度升高、骨膜压痛和骨痛、骨折、继发性骨性关节炎、神经压迫症状、肉瘤样变等。该病既可表现为局限性单骨病变，也可表现为全身性病变。最常受累的部位依次为骨盆、股骨、颅骨、胫骨、椎体、锁骨、肱骨及肋骨（图29-1）。在某些病例中也有腓骨受累。

二、影像学特点

Paget病的影像学表现与病理过程相对应，且取决于该病的病程。该病早期称为骨溶解期或热成像期，在这一阶段骨质溶解活动十分活跃，表现为楔形透亮区或边缘锐利的条形低密度区，当沿着骨干进展时会破坏骨皮质和骨松质。常用来描述这种征象的术语包括楔形进行性骨质缺损、"烛焰"征、"草锋"征（指草叶的锋利边缘）（图29-2、图29-3）。在颅骨、髂骨等扁骨中，骨质破坏活跃的区域被认为是局限性骨质疏松，表现为完全性溶骨性骨质破坏（图29-4）。颅骨最常受累的部位是额骨及枕骨，内板及外板均可受累，但内板受累更广泛。

在该病中期或混合成像期，骨质破坏伴有新骨形成，后者逐渐占主导地位。骨重建的影像学表现为骨皮质增厚及新生骨小梁形成（图29-5）。在骨盆，该过程表现为骨皮质增厚，髂耻线及坐骨耻骨线硬化，耻骨支及坐骨支体积增大。在脊柱，热成像期破坏吸收的骨皮质逐渐被粗糙的骨小梁取代，椎体周围形成"相框"征（图29-6）。在颅骨，特征性表现为局部斑片状骨质密度增高的"棉花团"征（图29-7）。

在骨质硬化期或冷成像期，骨密度弥漫性增高，伴有骨膨胀、骨皮质明显增厚，骨皮质与骨松质分界模糊（图29-8）。长骨弯曲畸形是该期的显著特征（图29-9）。骨盆通常可见骨皮质及骨松质分界不清伴骨质硬化（图29-10）。颅骨改变与骨盆相似，颅骨板障消失也是一个典型特征（图29-11）。

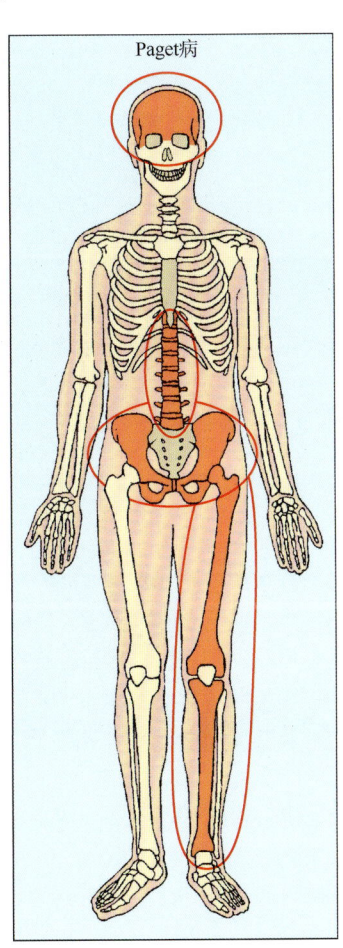

图29-1 Paget病的主要发病部位

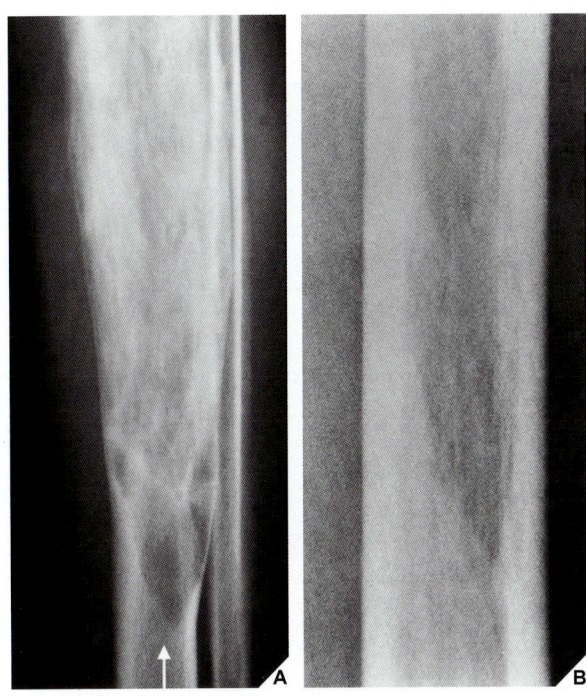

图29-2 Paget病溶骨期（1）

A. 68岁女性，小腿前后位平片示胫骨中段楔形溶骨性破坏区（箭头）。B. 另一例患者股骨中段放大图像示Paget病溶骨期。在以上两个病例中，骨破坏区均表现为"草锋"样或"烛焰"样（图A经允许引自Sissons HA，Greenspan A. Paget's disease. In：Taveras JM，Ferrucci JT，eds. *Radiology—imaging，diagnosis，intervention*，vol. 5. Philadelphia：JB Lippincott；1986：1-14.）

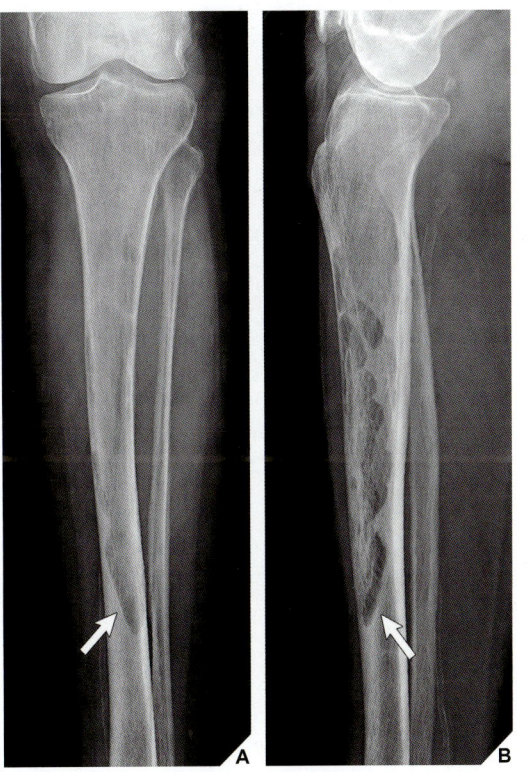

图29-3 Paget病溶骨期（2）

83岁老年男性患者，左侧小腿前后位（A）和侧位（B）平片可见Paget病急性期特征性的"草锋"征（箭头）

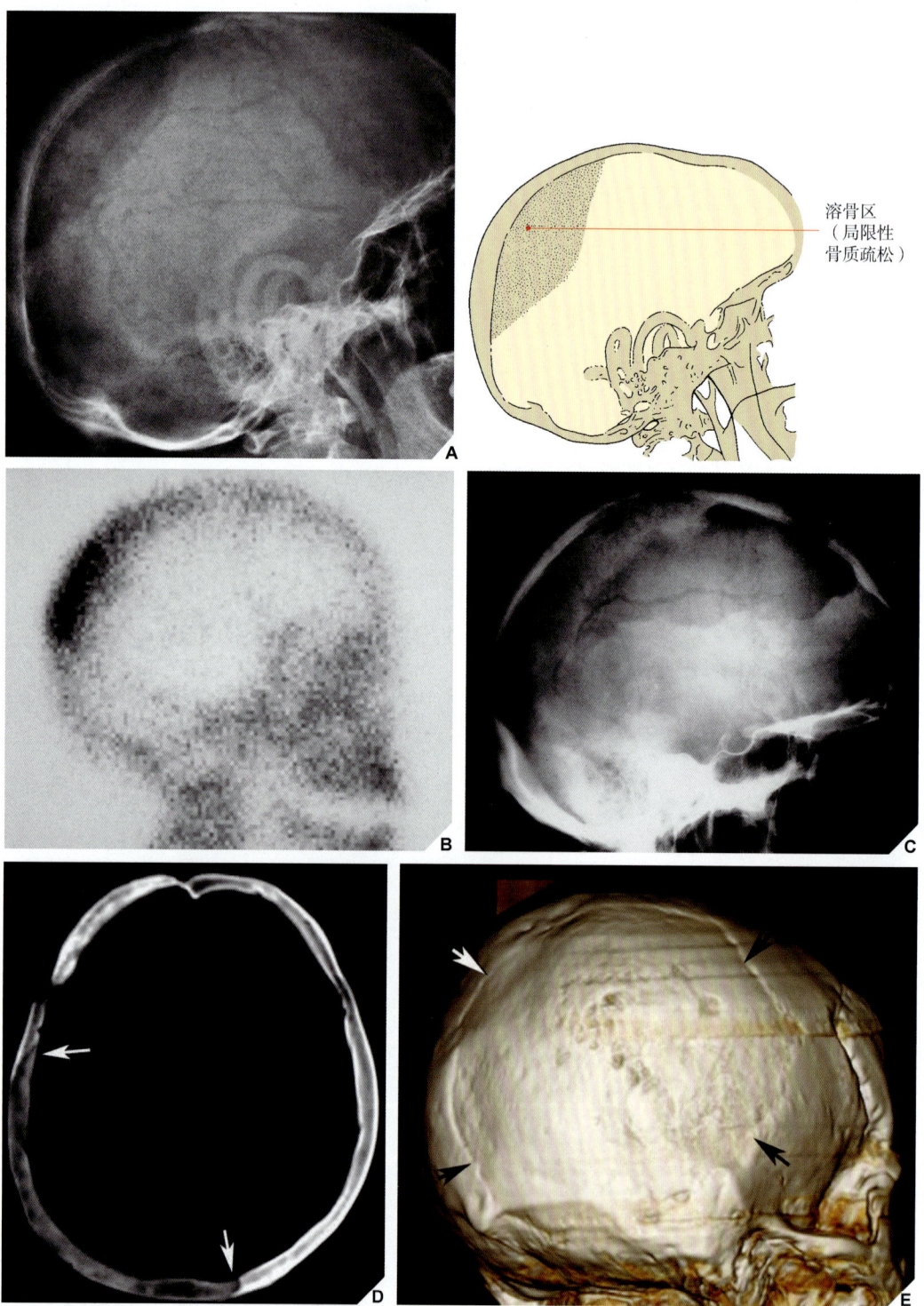

溶骨区
（局限性
骨质疏松）

图29-4 Paget病溶骨期（3）

A. 60岁男性，颅骨侧位片示顶枕部溶骨性病变，骨质缺损区边界清晰，称为局限性骨质疏松，说明该患者处于Paget病热成像期。B. 放射性核素骨扫描显示典型的局部放射性示踪剂浓聚，表现为"圆顶小帽"征。C. 65岁女性，颅骨侧位片显示额顶部局限性骨质疏松。D、E. 另一例患者伴有局限性骨质疏松，轴位CT（D）和表面遮盖显示的三维重建图像（E）可见右侧颞枕部大的边界清楚的溶骨性病灶（箭头）（图C由Evan Stein，MD，Brooklyn，New York. 提供）

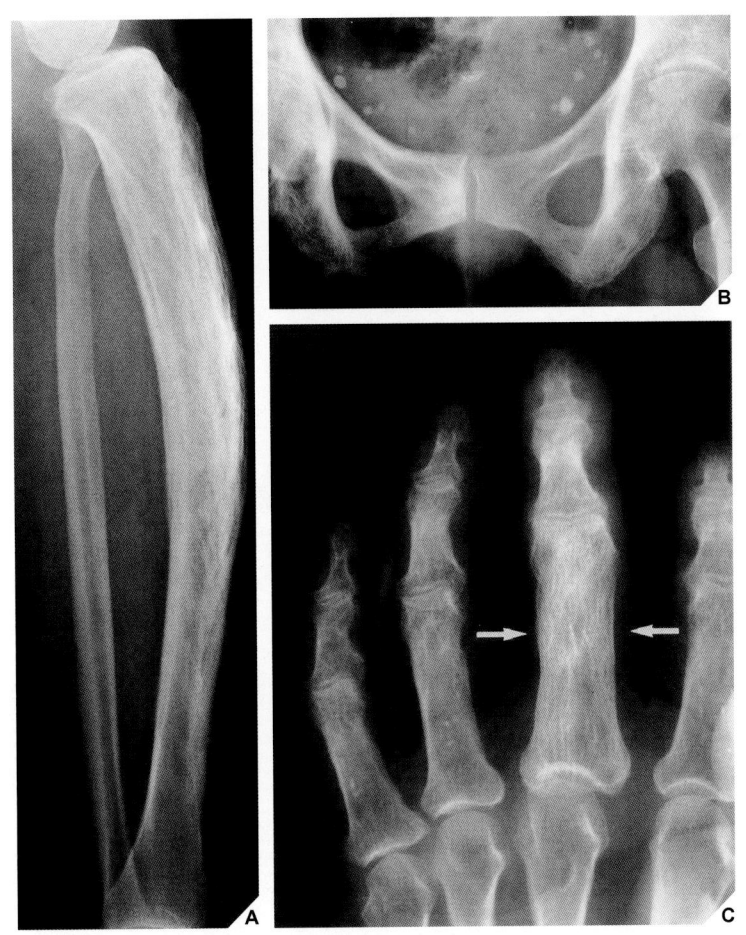

图 29-5　Paget 病混合成像期（1）

A. 62 岁女性，Paget 病中间期胫骨受累，骨皮质增厚，髓腔内骨小梁粗疏，注意其骨干向前弯曲。B. 81 岁女性，图示 Paget 病中间期的耻骨及坐骨。
C. 67 岁女性，单发性 Paget 骨病，可见混合成像期受累的中指近节指骨（箭头）

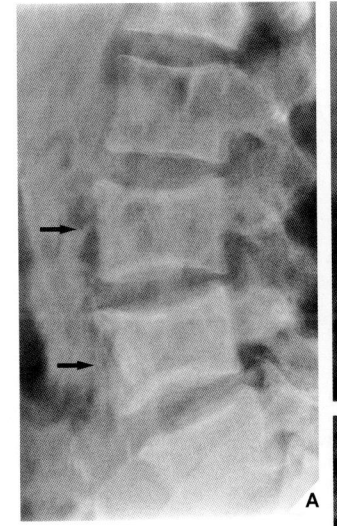

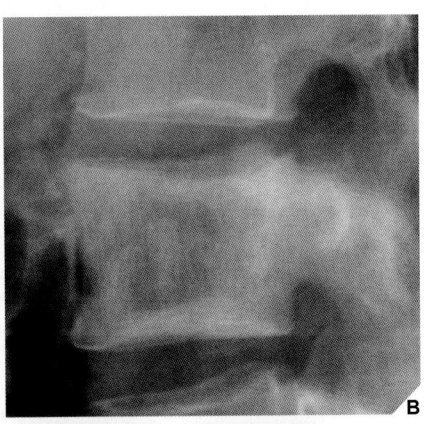

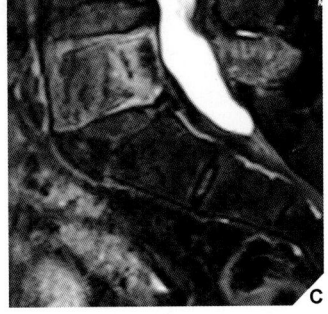

图 29-6　Paget 病混合成像期（2）

A. 腰椎周围骨质硬化，中心透亮度升高，示椎体"相框"征（箭头）。注意图中部分椎体终板被粗糙的骨小梁取代。B. 另一例患者 L$_2$ 椎体的"相框"征表现，提示为 Paget 病中间期。C. 另一例 Paget 病患者，MRI 矢状位 STIR 序列显示 L$_5$ 椎体"相框"征（图 A 经允许引自 Sissons HA，Greenspan A. Paget's disease. In：Taveras JM，Ferrucci JT，eds. *Radiology——imaging*，*diagnosis*，*intervention*，vol. 5. Philadelphia：JB Lippincott；1986：1-14；图 C 由 Oleg Opsha，MD，Brooklyn，New York. 提供）

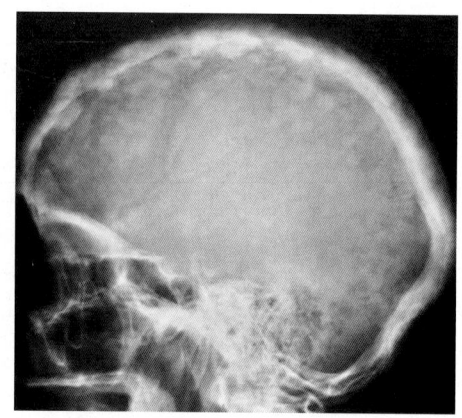

图 29-7 Paget 病混合成像期（3）

68 岁女性，X 线片可见颅骨斑片样高密度影，形似"棉花团"，是 Paget 病中间期的典型表现

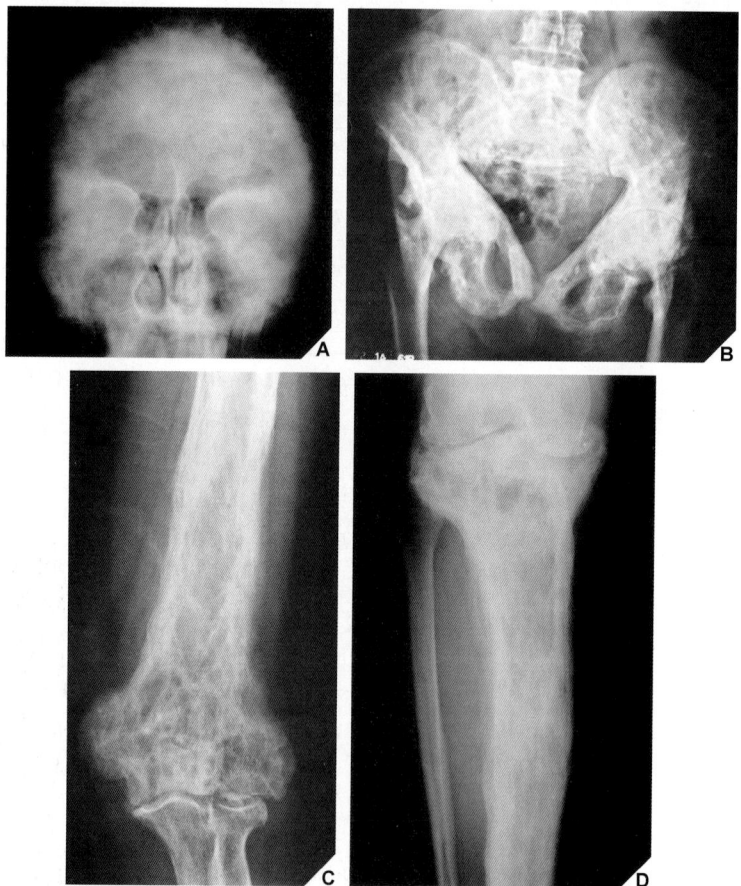

图 29-8 Paget 病冷成像期（1）

Paget 病冷成像期会出现大量骨皮质增厚及骨畸形。A. 82 岁女性，颅骨前后位片示 Paget 病冷成像期的典型改变。B. 80 岁女性，骨盆呈三角形改变。C. 长骨受累，如本例 60 岁女性肱骨远端所示，可见骨皮质明显增厚，髓腔变窄，骨小梁结构紊乱。D. 72 岁男性，胫骨可见类似表现（图 A、B 经允许引自 Sissons HA，Greenspan A. Paget's disease. In：Taveras JM，Ferrucci JT，eds. *Radiology—imaging*，*diagnosis*，*intervention*，vol. 5. Philadelphia：JB Lippincott；1986：1-14.）

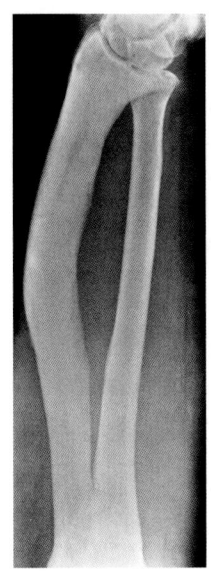

图 29-9　Paget 病冷成像期（2）

57 岁男性，多骨型 Paget 病，前臂前后位平片示左侧桡骨膨大伴明显的弯曲畸形，还可见冷成像期的其他征象，包括弥漫性骨质硬化改变，骨皮质与松质骨界限模糊及尺骨近端受累

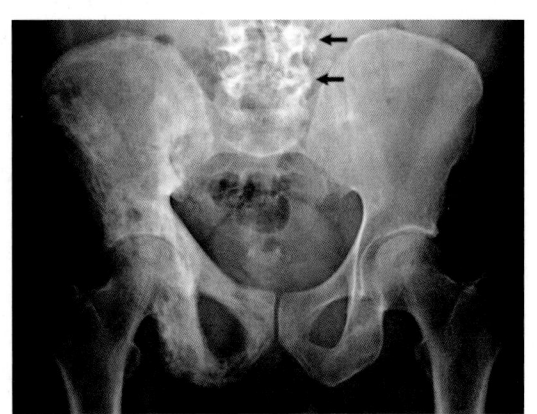

图 29-10　Paget 病冷成像期（3）

71 岁男性，骨盆前后位平片可见右半骨盆骨皮质增厚及骨小梁粗糙，是 Paget 病冷成像期的特征性表现。L₄、L₅ 椎体也可受累（箭头）

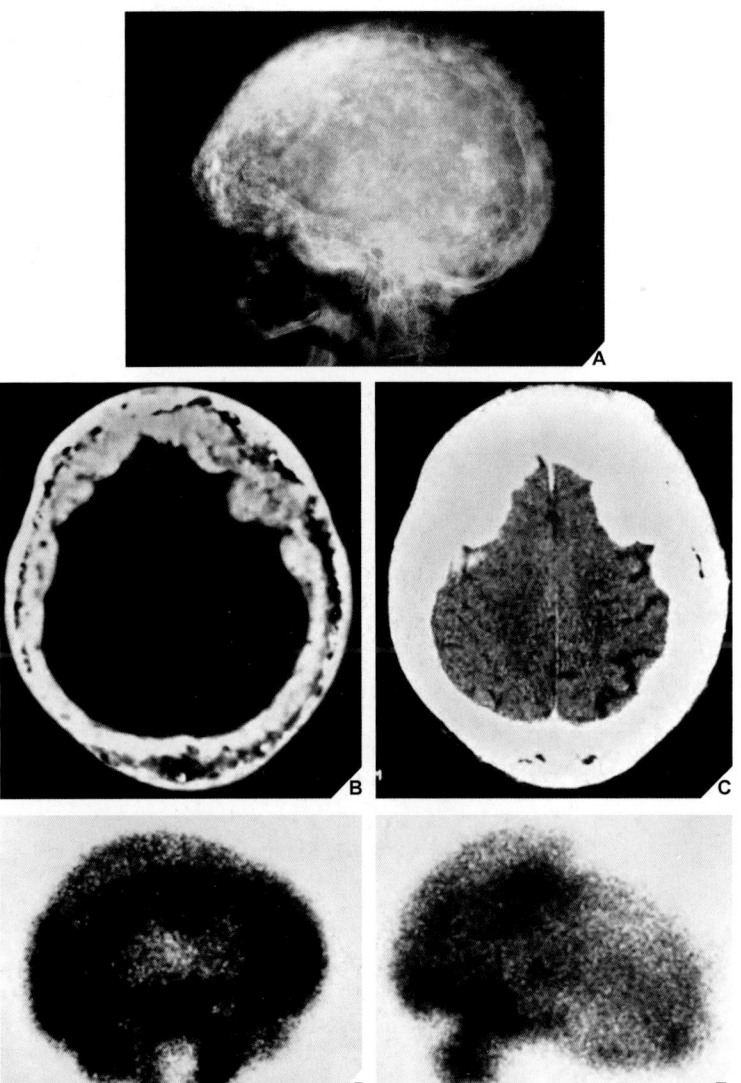

图 29-11　Paget 病冷成像期（4）

80 岁女性，颅骨侧位片（A）示颅骨多发融合性致密影及颅顶、颅底部骨皮质增厚、硬化。CT图像可以清晰显示病变主要累及内层骨板，板障间隙明显变窄（B），颅顶部骨质增厚（C）。放射性核素显像的正面观（D）及侧面观（E）可见颅骨摄取放射性示踪剂明显增加

由于发生在长骨的Paget病表现为从骨干一端向另一端蔓延，因此该病三期的表现可见于同一骨内（图29-12A）。不同时期的表现同样也可同时见于扁骨及椎体内（图29-12B）。

CT可显示Paget病的特征（图29-13、图29-14）。MRI可更好地显示骨皮质及髓腔受累，用以除外（或确认）软组织的受累程度及评估潜在恶变。在T_1WI序列通常表现为中等至低信号。在T_2WI序列的信号强度取决于疾病进展程度及纤维化和硬化的程度，可以表现为高信号、等信号或低信号（图29-15、图29-16）。

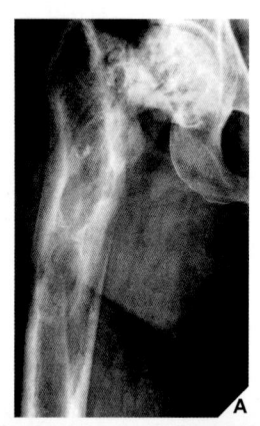

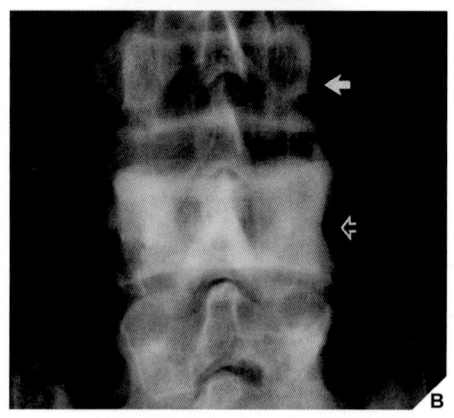

图29-12　Paget病不同时相同时存在

A. 77岁女性，股骨上段前后位片可见本病全部3个阶段的表现。在股骨头可见冷成像期改变，在股骨近端可见混合成像期改变，在稍远侧的内侧皮质可见热成像期改变，即楔形溶骨性骨吸收改变。B. 另一例54岁男性患者，L_3椎体（箭头）可见混合成像期改变，L_4椎体可见冷成像期改变（空心箭头）

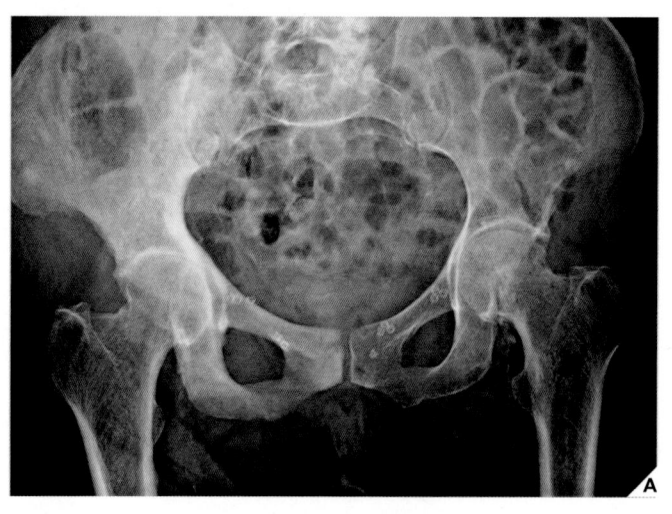

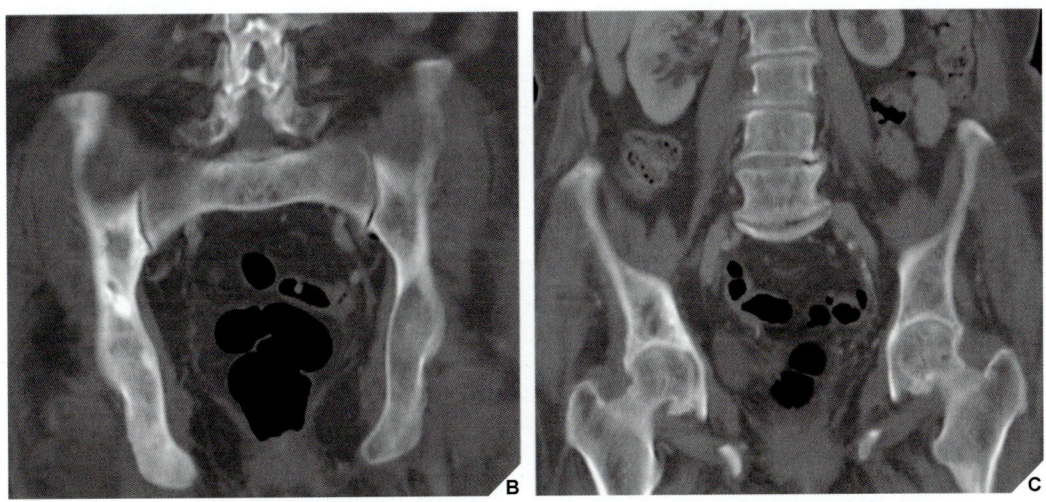

图 29-13　Paget 病的 CT 表现

99 岁女性，骨盆前后位平片（A）示右半骨盆骨质硬化改变。CT 冠状位重建图像（B、C）示与正常左半骨盆相比，右半骨盆的受累骨可见骨皮质增厚及骨小梁粗疏

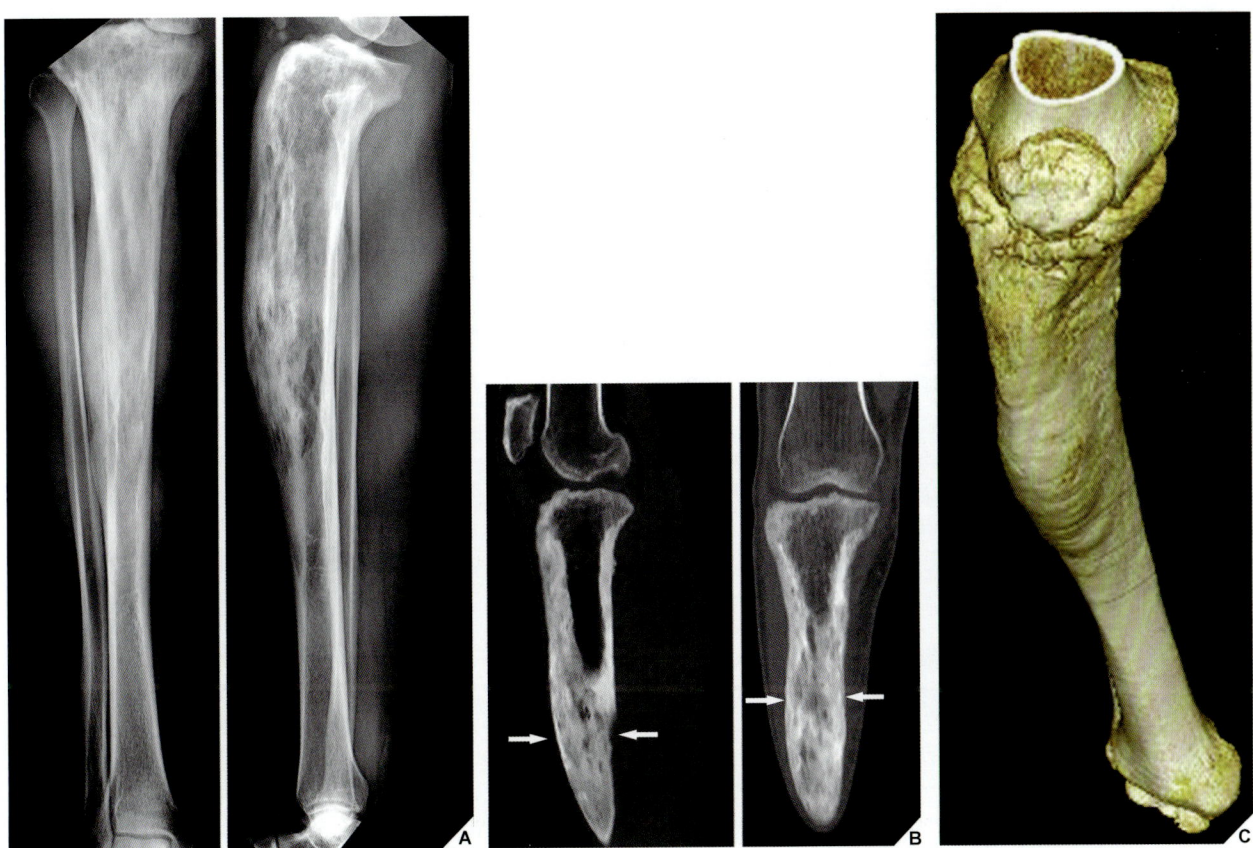

图 29-14　Paget 病的 CT 及三维 CT 图像

A. 75 岁男性，右小腿前后位及侧位平片示胫骨近端骨皮质增厚、骨小梁粗疏。B. 矢状位及冠状位重建 CT 图像可以更好地显示如上病变。注意骨皮质与松质骨之间的界限模糊（箭头）。C. 三维重建 CT 图像显示胫骨向前弯曲畸形

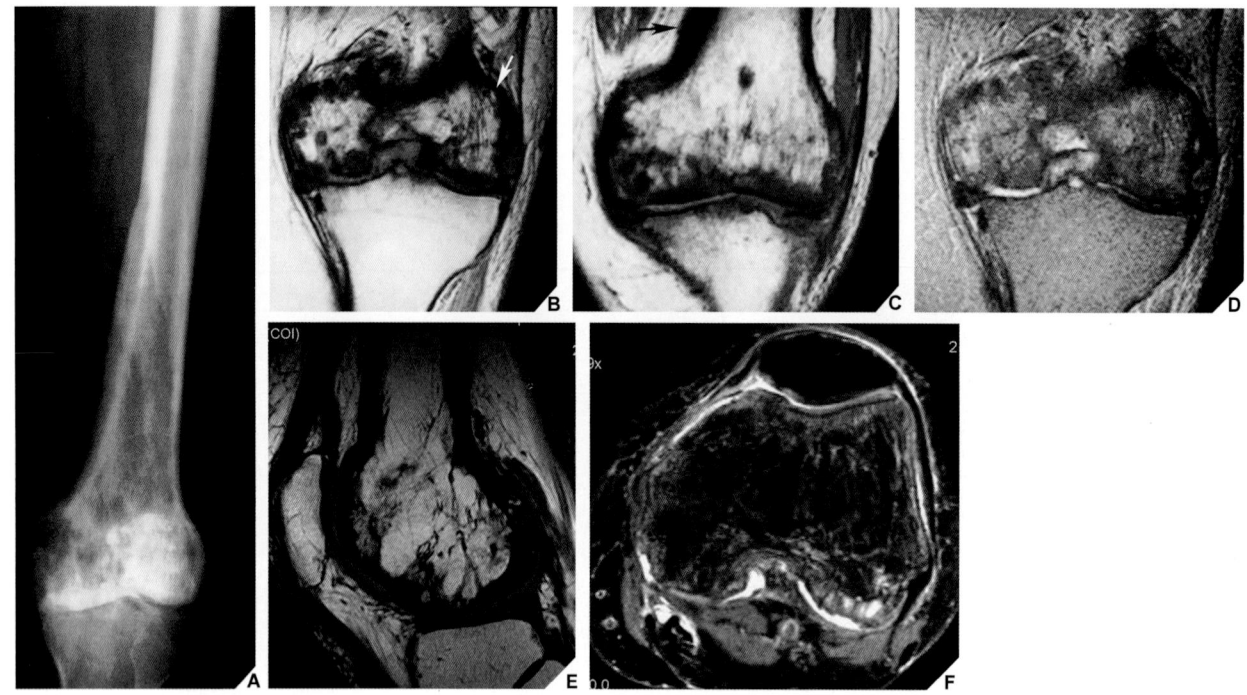

图 29-15　Paget病的MRI表现（1）

A. 左股骨远端前后位平片示 Paget 病的典型表现：骨质膨胀，骨皮质增厚、硬化，松质骨骨小梁粗糙。B、C. 两幅 T₁ 加权（SE；TR 500/TE 20ms）冠状位 MRI 显示骨皮质增厚（箭头），粗糙的骨小梁显示为低信号。D. T₂ 加权（SE；TR 2000/TE 80ms）冠状位 MRI 显示股骨髁信号不均。E、F. 另一例患者，膝关节矢状位 T₁WI 和轴位 T₂WI 示股骨远端特征性的骨小梁粗糙和骨皮质增厚，在增粗的骨小梁间可见明显的脂肪骨髓区域（图 A～图 D 经允许引自 Berquist TH，ed. *MRI of the musculoskeletal system*，3rd ed. Philadelphia：Lippincott-Raven；1997.）

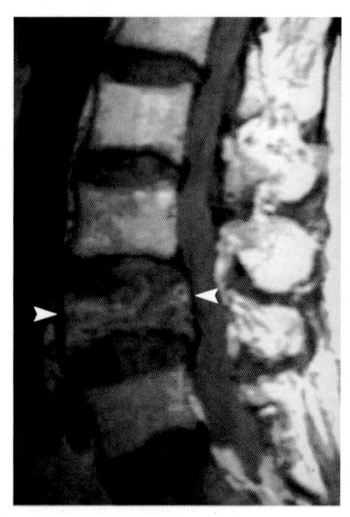

图 29-16　Paget病的MRI表现（2）

腰椎矢状位 T₁ 加权（SE；TR 500/TE 20ms）MRI 可见 Paget 病累及的椎体（箭头）（经允许引自 Berquist TH，ed. *MRI of the musculoskeletal system*，3rd ed. Philadelphia：Lippincott-Raven；1997.）

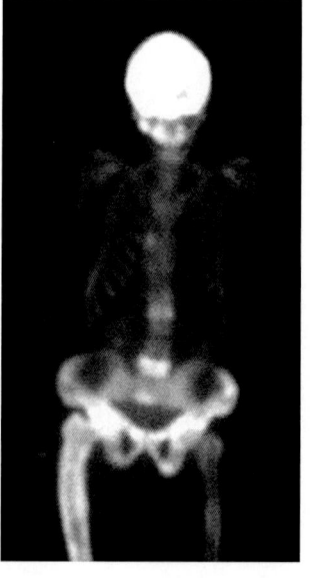

图 29-17　Paget病的放射性核素显像

82岁老年男性，静脉注射 23mCi（851MBq）⁹⁹ᵐTc-MDP 后进行全身骨扫描，显示颅骨、腰椎体、骨盆、双侧股骨（右侧大于左侧）放射性核素摄取增高

放射性核素显像显示在该病全部3个阶段，尤其是热成像期和混合成像期，由于病变骨中的血供和成骨细胞活性增加，骨骼中放射性示踪剂的摄取增加（图29-17～图29-19，图26-10，图29-11D、E）。

三、病　　理

Paget病的骨大体标本可见明显而杂乱的骨小

梁结构及骨吸收区（图29-20）。微观表现与影像学表现相似，取决于疾病的分期。在急性期，可见骨吸收、骨内膜纤维化及明显的血管窦。松质骨表现为骨小梁细长而稀疏；骨皮质表现为大的骨质吸收后的空腔。Paget病的破骨细胞比正常生理性破骨细胞更大，并且有更多的细胞核，核仁突出。在中期，虽然仍有一些破骨细胞活动，但成骨细胞活动增加，骨小梁轮廓不规则，有些比正常骨小梁更薄或有些更厚。骨吸收和骨形成的速率增加导致典型的"马赛克"征。在冷成像期，细胞活动不剧烈且血管减少。组织病理学图片以粗大的重建骨为主，显示突出且不规则的骨小梁数目明显增多，呈"马赛克"样表现（图29-21）。

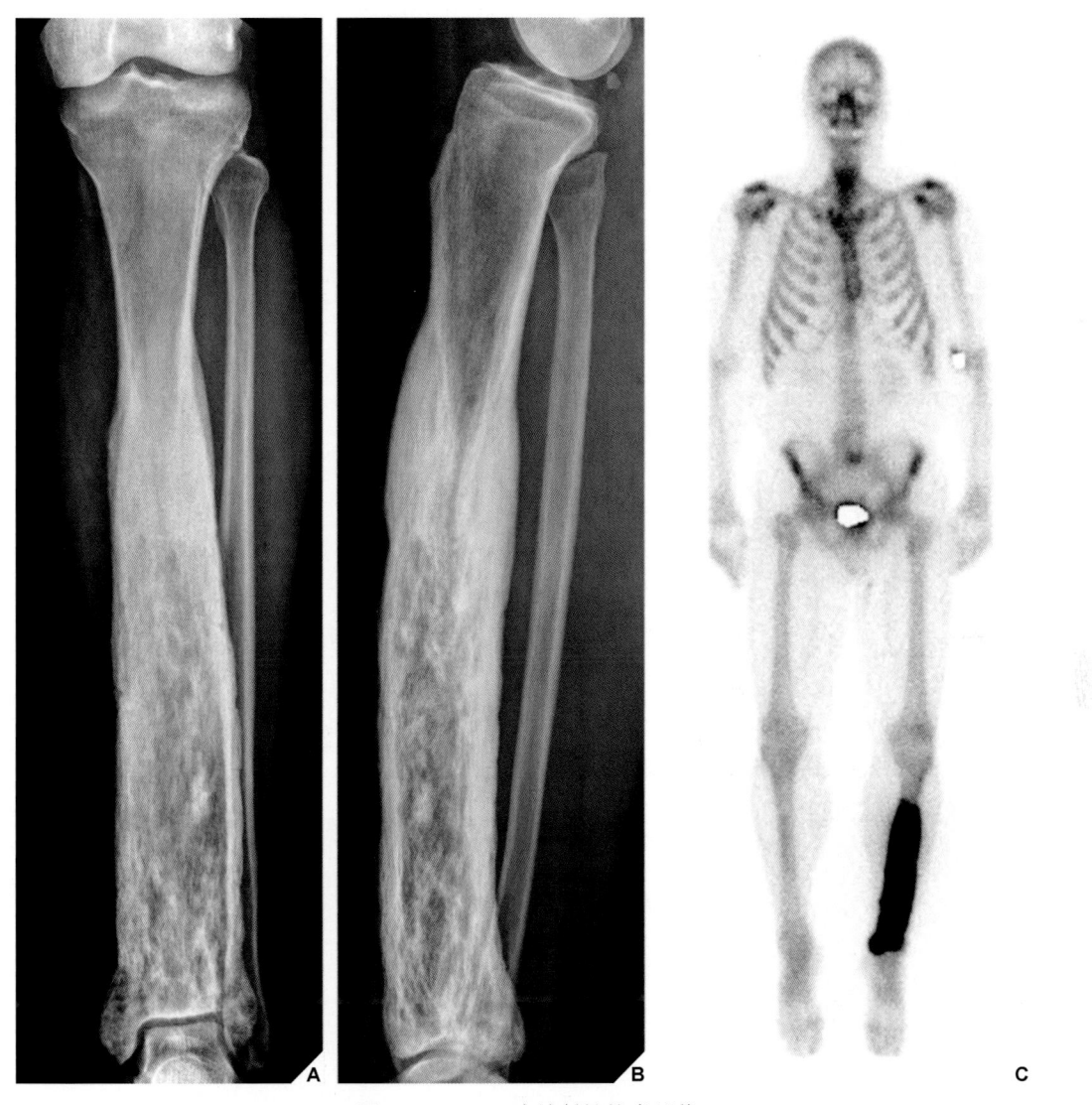

图29-18　Paget病放射性核素显像

60岁男性，左小腿前后位（A）和侧位片（B）示胫骨膨大，骨皮质增厚，骨小梁粗糙模糊，呈Paget病冷成像期改变。静脉注射15mCi（555MBq）
99mTc-MDP后进行全身骨扫描（C）示胫骨放射性核素摄取明显增高

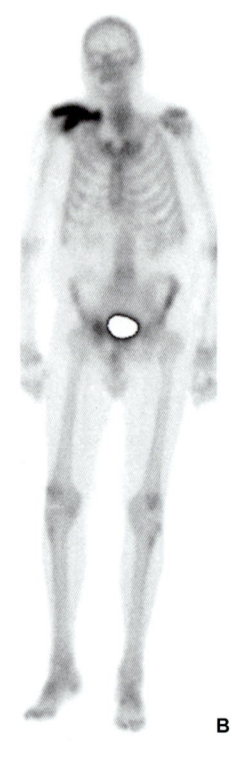

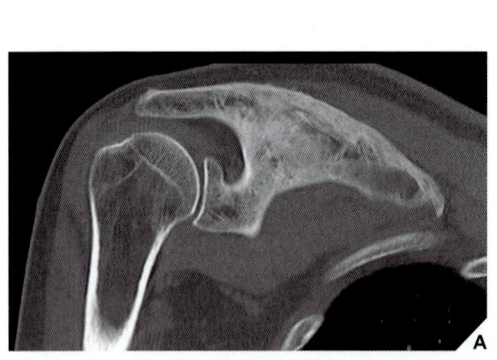

图 29-19 单骨型 Paget 病放射性核素显像和 CT 表现

88 岁男性，右肩关节冠状位重建 CT 图像（A）示累及肩胛骨大部的骨质硬化及骨小梁粗糙稀疏。静脉注射 15mCi（555MBq）^{99m}Tc-MDP 后进行全身骨扫描（B）可见局限于右肩胛骨的明显放射性核素摄取增高

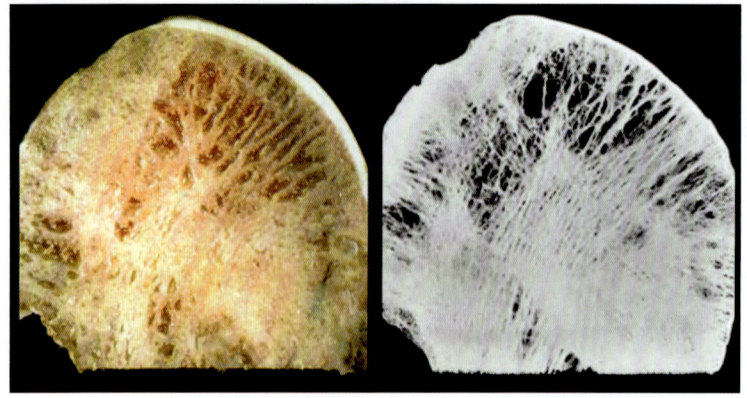

图 29-20 Paget 病的病理学表现（1）

股骨头大体标本切片和标本的 X 线片示杂乱的骨小梁结构及局部的骨质吸收（经 Elsevier 允许引自 Bullough P. *Orthopaedic pathology*，5th ed. Maryland Heights，MO：Mosby；2009.）

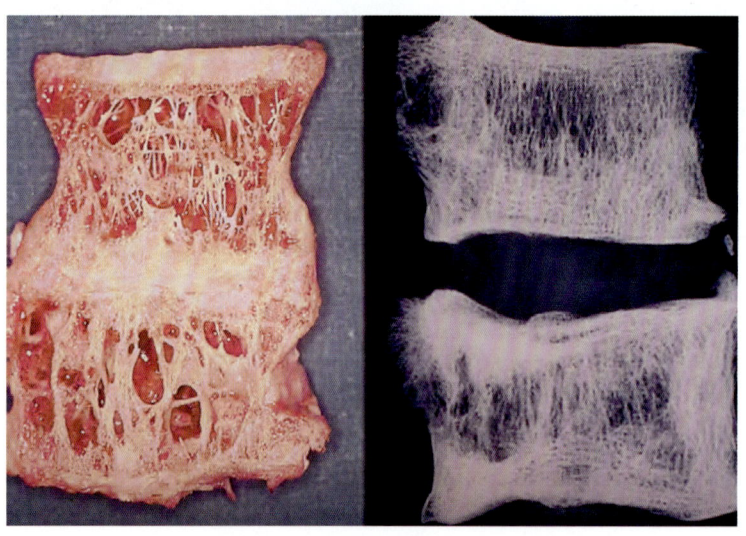

图 29-21 Paget 病的病理学表现（2）

两节椎体的大体标本图片和 X 线平片示特征性的骨小梁增粗、稀疏及斑片状骨质硬化。骨的内部结构极其紊乱（经允许引自 Vigorita JV，Ghelmsan B，Mintz D. *Orthopaedic pathology*，3rd ed. Philadelphia：Wolters Kluwer；2016：185.）

四、鉴别诊断

Paget病可能与如下疾病相混淆，需要鉴别。例如，当Paget病仅累及单骨时，常被误诊为单骨型纤维结构不良；而骨密度均匀升高可能与淋巴瘤或转移瘤表现相类似。继发性甲状旁腺功能亢进的"剑条衫"椎可能与Paget病的椎体改变类似（见图28-9、图28-10）。在X线平片上，椎体血管瘤也与Paget病椎体改变表现十分类似，但血管瘤的椎体体积不大，终板边缘锐利（见图20-58、图20-60及图20-62）。家族性特发性高磷酸酯酶症也称为"青少年Paget病"，是最常与Paget病相混淆的疾病（见图30-1、图30-2），本病不累及骨端，可以据此与Paget病相鉴别。

五、并　发　症

（一）病理性骨折

在Paget病的诸多并发症中，长骨的病理性骨折是最常见的并发症。与部分性或不全性应力性（机能不全）骨折的影像学表现类似，表现为骨皮质凸面多发短条状水平透亮影（图29-22）。真正的完全骨折因骨折线呈水平方向横贯病变骨而被

称为"香蕉型"骨折（图29-23、图29-24），与折断的木棍或粉笔相似。病理性骨折常发生于骨溶解期或热成像期，是Paget病患者最常见的主诉。

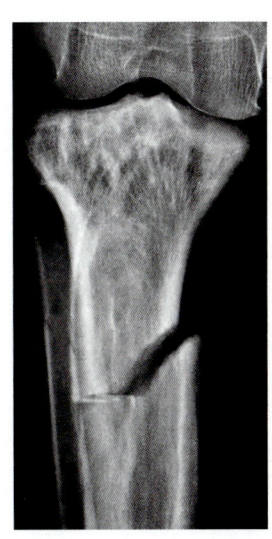

图29-23　Paget病病理性骨折
62岁男性，单骨型Paget病累及右侧胫骨伴病理性骨折。注意骨折线穿过活跃的溶骨性骨质破坏区（经允许引自Sissons HA, Greenspan A. Paget's disease. In: Taveras JM, Ferrucci JT, eds. *Radiology—imaging, diagnosis, intervention*, vol. 5. Philadelphia: JB Lippincott; 1986: 1-14.）

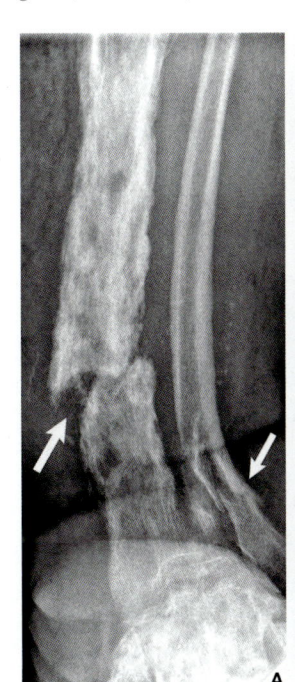
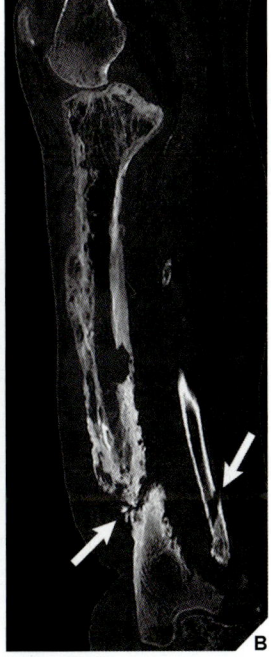

图29-24　Paget病病理性骨折CT表现
89岁男性，左小腿远端前后位X线片（A）和矢状位重建CT图像（B）示胫骨及腓骨远端Paget病冷成像期改变，伴有病理性骨折（箭头）

（二）关节退行性改变

退行性关节病是Paget病常见的并发症之一。

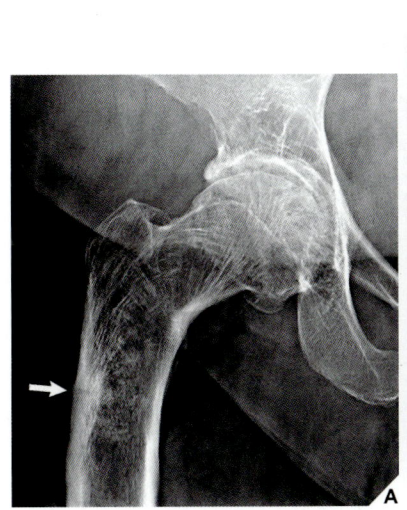
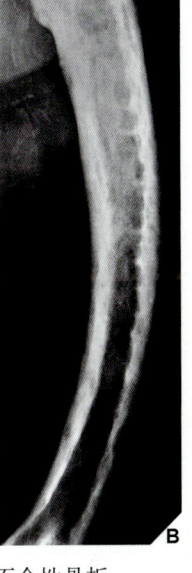

图29-22　Paget病应力性或功能不全性骨折
A. 70岁女性，右髋关节前后位片示Paget病累及股骨近端，可见外侧皮质功能不全性骨折（箭头）。B. 80岁男性可见进展期Paget病股骨外侧骨皮质多发不全性骨折，此为Paget病最常见的并发症

这种继发性骨性关节炎通常累及膝关节和髋关节，并可见典型表现，包括关节间隙变窄和骨赘形成。髋臼受累时可并发髋臼突出（图29-25）。

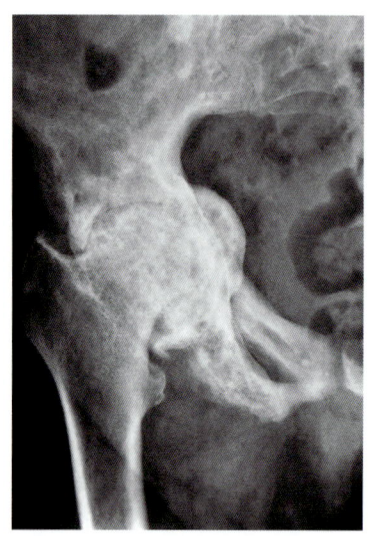

图29-25 Paget病继发骨性关节炎

75岁女性，长期患有多发性Paget病，右髋渐进性疼痛1年。前后位平片示晚期骨性关节炎伴髋臼突出

（三）神经系统并发症

Paget病的神经系统并发症常继发于脊柱和颅骨病变。例如，椎体塌陷常导致硬膜外脊髓压迫，进而导致截瘫（图29-26）。严重的骨性椎管受累可导致椎管狭窄，此征象在CT图像显示清晰（图29-27）。颅骨软化可能导致颅底凹陷，并进一步累及枕骨大孔或引发其他神经系统并发症。

（四）肿瘤性并发症

良性或恶性、单发或多发的巨细胞瘤均可能并发Paget病。这类肿瘤的好发部位为颅骨和髂骨。

骨组织的肉瘤样变是Paget病严重但少见的并发症，发生率＜1%。骨肉瘤是肉瘤样变中最常见的组织学类型，其他依次为纤维肉瘤、恶性纤维组织细胞瘤、软骨肉瘤和淋巴瘤，骨盆、股骨、肱骨是恶变的好发部位。Paget病肿瘤性并发症的主要影像学特征为Paget病部位的溶骨型骨破坏、骨皮质破坏及软组织肿块形成（图29-28A），CT（图29-28B）或MRI（图29-29）显示清晰；骨膜反应较为少见，常伴病理性骨折。Paget病并发肉瘤样变需要与肾癌（图29-30）、乳腺癌、前列腺癌的骨转移相鉴别。转移性骨肿瘤在Paget病受累或未受累骨均可发生。Paget病继发肉瘤样变患者预后极差，患者的平均生存时间通常不超过6～8个月。有时，Paget病继发骨肉瘤可转移至其他骨及软组织，但转移到肺、肝和肾上腺的可能性更大。

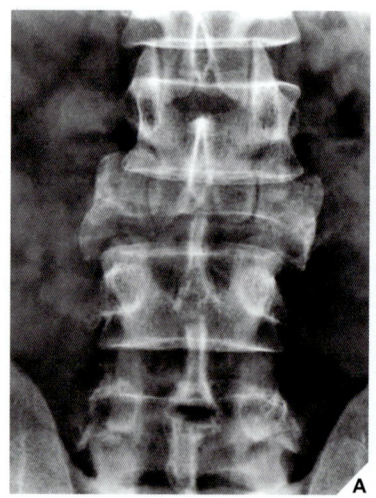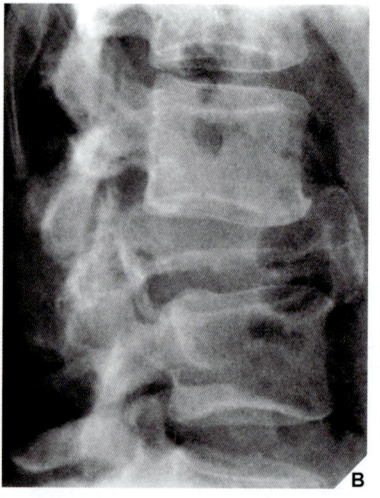

图29-26 Paget病病理性骨折

60岁男性，多骨型Paget病，表现为后背下部疼痛及神经系统症状。腰椎前后位（A）及侧位（B）平片示L₃椎体病理性爆裂骨折伴椎管狭窄，这是导致患者症状的病因（经允许引自Sissons HA，Greenspan A. Paget's disease. In: Taveras JM, Ferrucci JT, eds. *Radiology—imaging，diagnosis，intervention*，vol. 5. Philadelphia: JB Lippincott; 1986: 1-14. ）

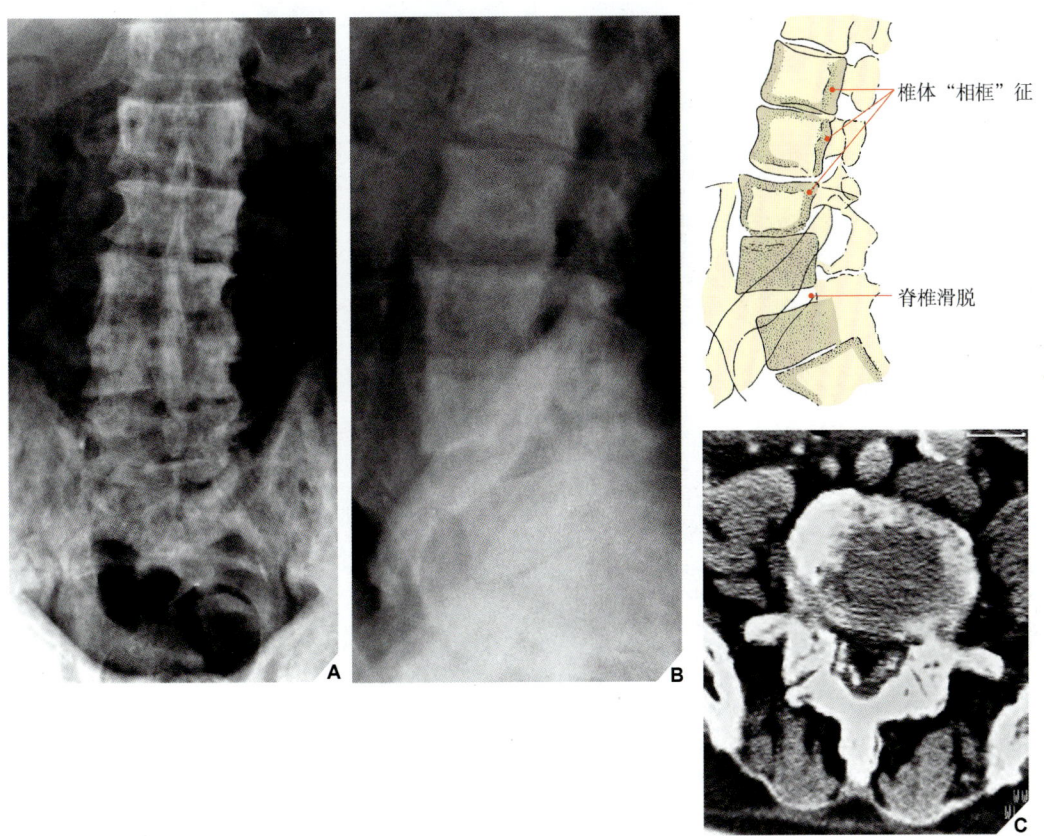

图 29-27　Paget 病脊柱并发症的 CT 表现

84 岁男性，患有广泛多骨型 Paget 病多年，继发退变性椎体滑脱及椎管狭窄。腰椎前后位（A）及侧位（B）平片示 Paget 病冷成像期表现。继发 $L_4 \sim L_5$ 水平椎体 2 度滑脱。L_5 椎体水平轴位 CT 图像（C）示椎管狭窄，椎管狭窄是大多数 Paget 病产生神经系统症状的主要原因

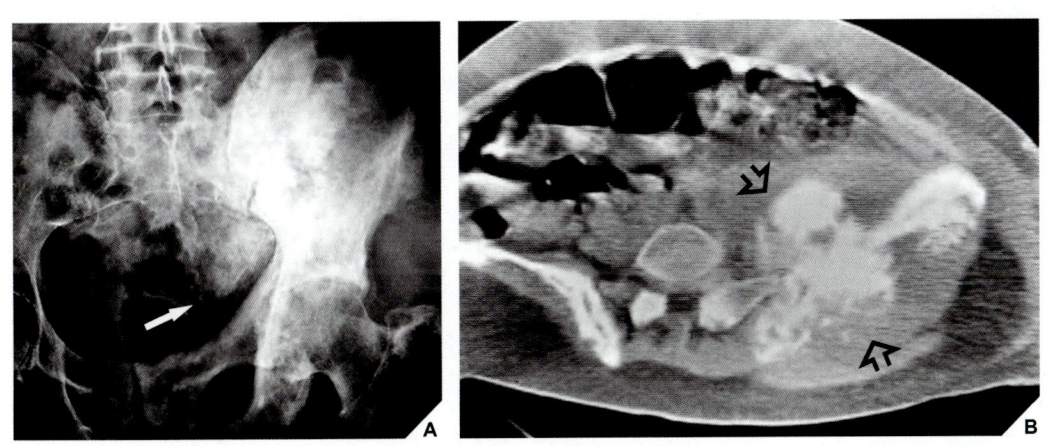

图 29-28　Paget 病肉瘤样变的 CT 表现

70 岁女性，其左半骨盆 Paget 病伴有一罕见的并发症——肉瘤样变性。A. 骨盆平片示左侧坐骨、耻骨、髂骨广泛受累，并可见骨皮质破坏及伴有肿瘤骨形成的巨大软组织肿块（箭头），这是典型骨肉瘤表现。B. CT 图像可更清晰地显示软组织肿块（空心箭头）

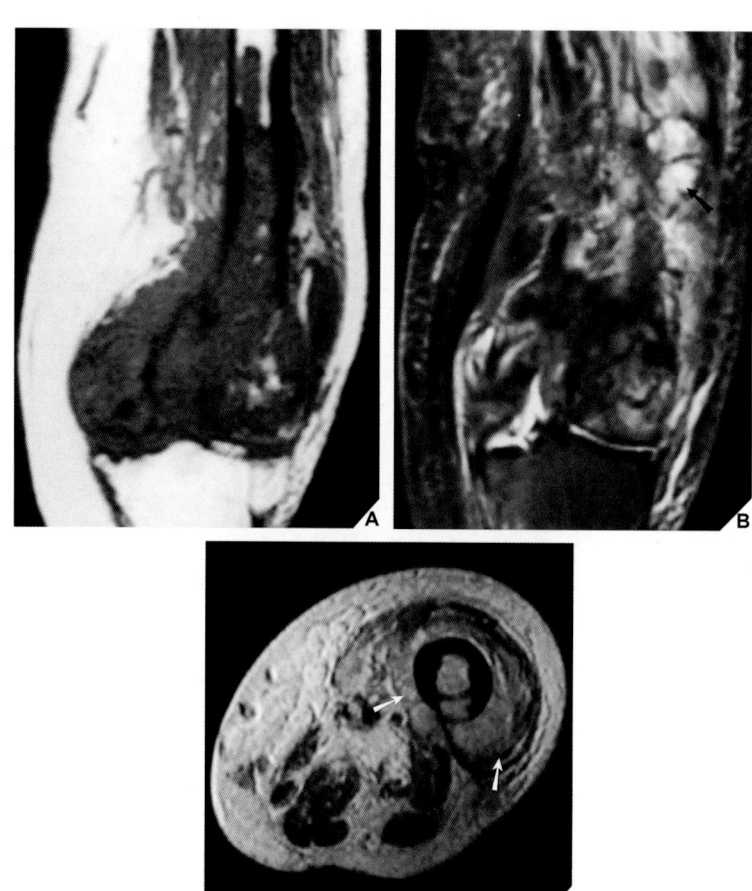

图 29-29　Paget 病肉瘤样变的 MRI 表现

T₁加权（SE；TR 500/TE 20ms）冠状位 MRI（A）示股骨远端受累，可见骨皮质破坏及软组织肿块。冠状位 STIR（B）和轴位 T₂加权序列图像（C）可见软组织肿块（箭头），从而证实恶性变的诊断（经允许引自 Berquist TH, ed. *MRI of the musculoskeletal system*, 3rd ed. Philadelphia: Lippincott-Raven; 1997.）

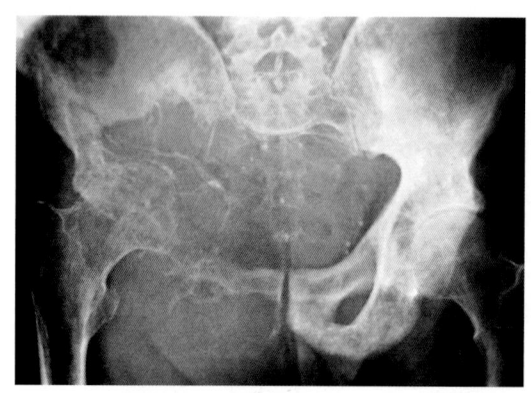

图 29-30　Paget 病转移性骨肿瘤

55岁女性，患 Paget 病10年，骨盆前后位平片示右侧髂骨、耻骨、坐骨广泛溶骨性骨质破坏，定性为肾癌骨转移（肾上腺样瘤）。注意 Paget 病累及骨盆的典型表现，转移性骨肿瘤应注意与 Paget 病继发肉瘤样变相鉴别

六、外科和内科治疗

外科治疗：由于 Paget 病的临床表现多变，需要根据每例患者的不同临床症状进行对症治疗。外科治疗的目的是控制、缓解疼痛，而不是使骨质改变得以修复。骨科手术在整个 Paget 病治疗过程中起到的作用包括找到并治疗引起疼痛的原因，评估和修复骨质畸形，治疗病理性骨折及受累骨的肿瘤样病变。影像科医师需要对如上临床需求给出必要的指导意见。例如，CT 可以清晰显示椎管狭窄，解释 Paget 病患者的神经症状（见图 29-19）。放射性核素显像可有效评估本病受累骨的病变范围（见图 26-10）。手术治疗的指征包括病理性骨折，进展性、致畸性关节炎，以及长骨干严重弯曲畸形。应力性骨折或功能不全性骨折最常发生于胫骨和股骨近端，其相应治疗措施为支具固定并避免负重几个月。而完全性骨折则需要用髓内棒，或者加压钢板、加压螺钉固定。髋关节和膝关节是关节炎并发症最常累及的关节，常需要进行全关节置换术。

药物治疗包括通过皮下或肌内注射降钙素来抑制破骨活动，该激素是由甲状腺 C 细胞分泌的 32 肽激素；或口服二膦酸盐，该类药物对骨溶解活跃的区域亲和力较强，能够减少骨质吸收。二膦酸盐的主要作用是降低破骨细胞活性。最常用的二膦酸盐类药物包括依替膦酸盐、帕米膦酸盐、阿伦膦酸盐、利塞膦酸盐、替鲁膦酸盐。最近又研制出了两种二膦酸盐类药物：伊班膦酸盐、唑仑膦酸盐。普利霉素，旧称光辉霉素，可抑制 RNA 合成并对破骨细胞有强大的细胞毒性。血清碱性磷酸酶水平和 24 小时尿羟脯氨酸含量是评价药物是否起作用的主要指标。不过，近年来逐渐推广的骨吸收和骨形成生化标志物，可以更精确地评估疾病的活动度和对治疗的反应。

记忆要点

[1] Paget 病的病理学特点，是继发于破骨性骨吸收与成骨的无序而活跃的骨重建过程，从而形成特殊的"马赛克"征。

[2] Paget 病的典型影像学表现：
- 至少累及长骨的一侧骨端
- 受累骨骨皮质增厚、骨质膨胀
- 松质骨骨小梁结构模糊
- 长骨弯曲畸形
- 椎体"相框"征

[3] Paget 病不同阶段可出现不同的各具特征性的影像学改变。在急性期（热成像期）溶骨性透亮区可见于：
- 颅骨或其他扁骨，称为局限性骨质疏松
- 长骨，呈楔形透亮影，形似"烛焰"或"草锋"征

[4] 放射性核素骨扫描可见 Paget 病受累骨核素浓聚，可以有效反映病变的分布范围。

[5] Paget 病最常见的并发症是病理性骨折，包括不完全性应力骨折/功能不全性骨折或完全骨折（香蕉型）。

[6] Paget 病最严重的并发症为继发肉瘤样变，其影像学特征：
- Paget 病变部位溶骨性骨质破坏
- 骨皮质中断
- 软组织肿块

Paget 病恶变需要与原发性恶性肿瘤（肺癌、乳腺癌、肾癌、消化道恶性肿瘤或前列腺癌）转移相鉴别。

[7] 鉴别诊断：
- "青少年 Paget 病"（家族性特发性高磷酸酶症）
- 范·巴克病（van Buchem disease，全身性骨皮质增厚症）
- 椎体血管瘤
- 继发性甲状旁腺功能亢进（"剑条衫"椎）
- 淋巴瘤
- 广泛性成骨性转移

（叶　薇　李新民　都继成　译）

参考文献

Adkins MC, Sundaram M. Radiologic case study: insufficiency fracture of the acetabular roof in Paget's disease. *Orthopedics* 2001;24:1019–1020.

Albagha OME, Wani SE, Visconti MR, et al. Genome-wide association identifies three new susceptibility loci for Paget's disease of bone. *Nat Genet* 2011;43:685–689.

Altman RD, Bloch DA, Hochberg MC, et al. Prevalence of pelvic Paget's disease of bone in the United States. *J Bone Miner Res* 2000;15:461–465.

Anderson DC. Paget's disease of bone is characterized by excessive bone resorption coupled with excessive and disorganized bone formation. *Bone* 2001;29:292–293.

Bahk YW, Parh YH, Chung SK, et al. Bone pathologic correlation of multimodality imaging in Paget's disease. *J Nucl Med* 1995;36:1421–1426.

Basle MF, Chappard D, Rebel A. Viral origin of Paget's disease of bone? *Presse Med* 1996;25:113–118.

Beaudouin C, Dohan A, Nasrallah T, et al. Atypical vertebral Paget's disease. *Skeletal Radiol* 2014;43:991–995.

Berquist TH, ed. *MRI of the musculoskeletal system*, 3rd ed. Philadelphia: Lippincott-Raven; 1996:920–922.

Birch MA, Taylor W, Fraser WD, et al. Absence of paramyxovirus RNA in cultures of pagetic bone cells and in pagetic bone. *J Bone Miner Res* 1994;9:11–16.

Brandolini F, Bacchini P, Moscato M, et al. Chondrosarcoma as a complicating factor in Paget's disease of bone. *Skeletal Radiol* 1997;26:497–500.

Brown JP, Chines AA, Myers WR, et al. Improvement of pagetic bone lesions with risedronate treatment: a radiologic study. *Bone* 2000;26:263–267.

Colarintha P, Fonseca AT, Salgado L, et al. Diagnosis of malignant change in Paget's disease by T1–201. *Clin Nucl Med* 1996;21:299–301.

Conrad GR, Johnson AW. Solitary adenocarcinoma metastasis mimicking sarcomatous degeneration in Paget's disease. *Clin Nucl Med* 1997;22:300–302.

Delmas PD, Meunier PJ. The management of Paget's disease of bone. *N Engl J Med* 1997;336:558–566.

Fenton P, Resnick D. Metastases to bone affected by Paget's disease: a report of three cases. *Int Orthop* 1991;15:397–399.

Frassica FJ, Sim FH, Frassica DA, et al. Survival and management considerations in postirradiation osteosarcoma and Paget's osteosarcoma. *Clin Orthop Relat Res* 1991;270:120–127.

Greditzer HG III, McLeod RA, Unni KK, et al. Bone sarcomas in Paget disease. *Radiology* 1983;146:327–333.

Greenspan A. A review of Paget's disease: radiologic imaging, differential diagnosis, and treatment. *Bull Hosp Jt Dis* 1991;51:22–33.

Greenspan A. Paget's disease: current concept, radiologic imaging, and treatment. *Recent Adv Orthop* 1993;1:32–48.

Greenspan A, Norman A, Sterling AP. Precocious onset of Paget's disease—a report of three cases and review of the literature. *J Can Assoc Radiol* 1977;28:69–72.

Hadjipavlou A, Gaitanis IN, Kontakis GM. Paget's disease of the bone and its management. *J Bone Joint Surg Br* 2002;84(2):160–169.

Hadjipavlou A, Lander P, Srolovitz H, et al. Malignant transformation in Paget disease of bone. *Cancer* 1992;70:2802–2808.

Hosking D, Meunier PJ, Ringe JD, et al. Paget's disease of bone: diagnosis and management. *BMJ* 1996;312:491–495.

Hutter RV, Foote FW Jr, Frazell EL, et al. Giant cell tumors complicating Paget's disease of bone. *Cancer* 1963;16:1044–1056.

Kang H, Park Y-C, Yang KH. Paget's disease: skeletal manifestations and effect of biophosphonates. *J Bone Metab* 2017;24:97–103.

Kaufmann GA, Sundaram M, McDonald DJ. Magnetic resonance imaging in symptomatic Paget's disease. *Skeletal Radiol* 1991;20:413–418.

Kilcoyne A, Heffernan EJ. Atypical proximal femoral fractures in patients with Paget disease receiving bisphosphonate therapy. *AJR Am J Roentgenol* 2011;197:W196–W197.

Kim CK, Estrada WN, Lorberboym M, et al. The "mouse face" appearance of the vertebrae in Paget's disease. *Clin Nucl Med* 1997;22:104–108.

Kumar A, Kumar PG, Prakash MS, et al. Paget's disease diagnosed on bone scintigraphy: case report and literature review. *Indian J Nucl Med* 2013;28:121–123.

Kunin JR, Strouse PJ. The "yarmulke" sign of Paget's disease. *Clin Nucl Med* 1991;16:788–789.

Lander PH, Hadjipavlou AG. A dynamic classification of Paget's disease. *J Bone Joint Surg Br* 1986;68B:431–438.

Laurin N, Brown JP, Morisette J, et al. Recurrent mutation of the gene encoding sequestome 1 (SQSTM1/p62) in Paget disease of bone. *Am J Hum Genet* 2002;70:1582–1588.

Leach RJ, Singer FR, Roodman GD. The genetics of Paget's disease of bone. *J Clin Endocrin Metab* 2001;86:24–28.

Meunier PJ, Vignot E. Therapeutic strategy in Paget's disease of bone. *Bone* 1995;17:489S–491S.

Mills BG, Frausto A, Singer FR, et al. Multinucleated cells formed in vitro from Paget's bone marrows express viral antigens. *Bone* 1994;15:443–448.

Mirra JM. Pathogenesis of Paget's disease based on viral etiology. *Clin Orthop Relat Res* 1987;217:162–170.

Mirra JM, Brien EW, Tehranzadeh J. Paget's disease of bone: review with emphasis on radiologic features. Part I. *Skeletal Radiol* 1995;24:163–171, 173–184.

Moore TE, Kathol MH, El-Koury GY, et al. Unusual radiologic features of Paget's disease of bone. *Skeletal Radiol* 1994;23:257–260.

Nicholas JJ, Srodes CH, Herbert D, et al. Metastatic cancer in Paget's disease of bone: a case report. *Orthopedics* 1987;10:725–729.

Paget J. On a form of chronic inflammation of bones (osteitis deformans). *Med Chir Trans* 1877;60:37–64.

Potter HG, Schneider R, Ghelman B, et al. Multiple giant cell tumors and Paget disease of bone: radiographic and clinical correlations. *Radiology* 1991;180:261–264.

Rosenbaum HD, Hanson DJ. Geographic variation in the prevalence of Paget's disease of bone. *Radiology* 1969;92:959–963.

Ryan PJ, Fogelman I. Paget's disease—five years follow-up after pamidronate therapy. *Br J Rheumatol* 1994;33:98–99.

Sissons HA, Greenspan A. Paget's disease. In: Taveras JM, Ferrucci JT, eds. *Radiology—imaging, diagnosis, intervention*, vol. 5. Philadelphia: JB Lippincott; 1986:1–14.

Smith SE, Murphey MD, Motamedi K, et al. From the Archives of the AFIP. Radiologic spectrum of Paget disease of bone and its complications with pathologic correlation. *Radiographics* 2002;22:1191–1216.

Sundaram MG, Khanna G, El-Khoury GY. T1-weighted MR imaging for distinguishing large osteolysis of Paget's disease from sarcomatous degeneration. *Skeletal Radiol* 2001;30:378–383.

Wallace E, Wong J, Reid IR. Pamidronate treatment of the neurologic sequelae of pagetic spinal stenosis. *Arch Intern Med* 1995;155:1813–1815.

Whyte MP. Paget's disease of bone. *N Engl J Med* 2006;355:593–600.

Wittenberg K. The blade of grass sign. *Radiology* 2001;221:199–200.

Yu T, Squires F, Mammone J, et al. Lymphoma arising in Paget's disease. *Skeletal Radiol* 1997;26:729–731.

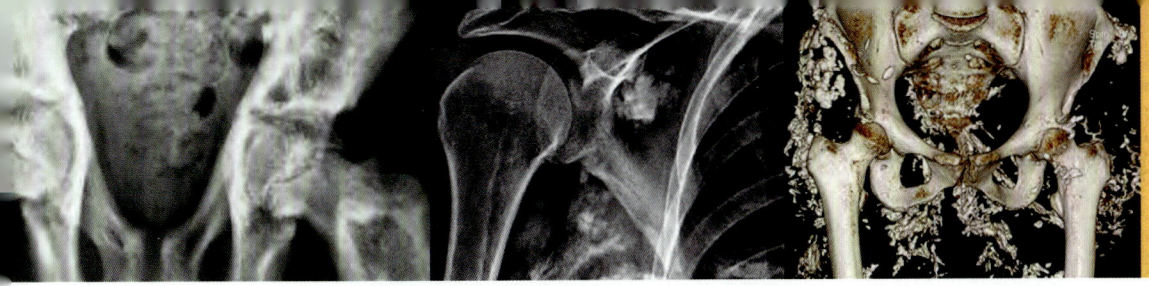

第30章

其他代谢及内分泌性疾病

一、家族特发性高磷酸酶血症

（一）临床特点

家族特发性高磷酸酶血症（familial idiopathic hyperphosphatasia），又称幼年畸形骨皮质肥厚病（hyperostosis corticalis deformans juvenilis）、家族性骨异常扩张症（familial osteoectasia）或青少年型Paget病（juvenile Paget disease），是一种罕见的儿童常染色体隐性遗传病，通常在出生后18个月以内发病，在波多黎各族裔中发病率最高。本病与进行性骨骼畸形有关，常见临床表现是身材矮小，四肢骨痛、畸形，肌力下降，步态异常，髋臼突出，病理性骨折，脊柱畸形，视力和听力下降，血清碱性磷酸酶升高，亮氨酸氨肽酶水平升高。近来有研究表明，本病是由8号染色体长臂（8q24）的 *TNFRSF11B* 基因突变所致，这种突变会导致骨保护素（osteoprotegerin，OPG）缺乏。OPG是一种细胞因子受体，又称破骨细胞生成抑制因子（osteoclastogenesis inhibitory factor，OCIF），通过调节破骨细胞活性抑制骨吸收。

（二）影像学特点

放射性核素骨扫描显示的骨和骨胶原转化增加是家族特发性高磷酸酶血症的典型特征性表现。虽然这种异常与典型Paget病无关，但本病和Paget病的影像学表现十分相似，因此本病也被称为"青少年型Paget病"。与Paget病一样，本病在长骨表现为体积增大，骨皮质增厚，骨小梁增粗（图30-1、图30-2），骨质畸形也很常见，最常累及骨盆和颅骨（图30-3）。但与Paget病不同的是，本病通常不累及骨骺。

本病一般采用双膦酸盐和降钙素进行治疗。

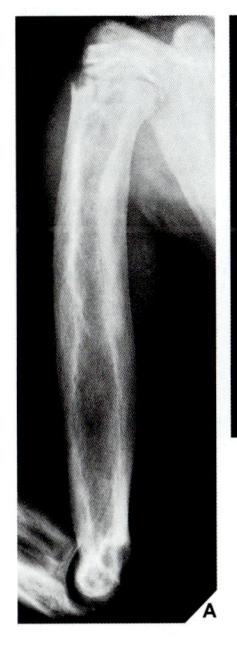
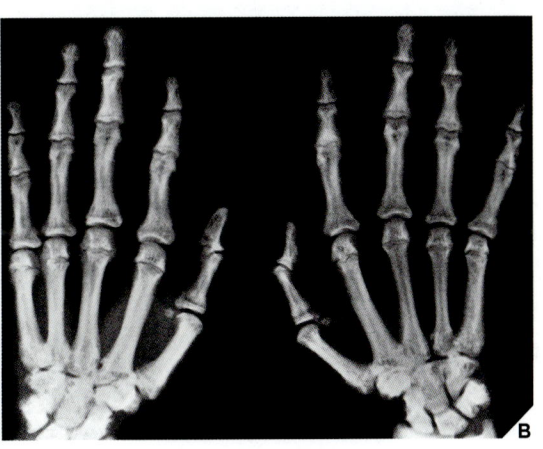

图30-1 家族特发性高磷酸酶血症（1）

A. 12岁波多黎各裔男孩，肩关节前后位平片示肱骨骨皮质明显增厚，骨小梁增粗，类似Paget病的表现。B. 双手平片示掌骨、指骨骨质硬化，髓腔明显变窄

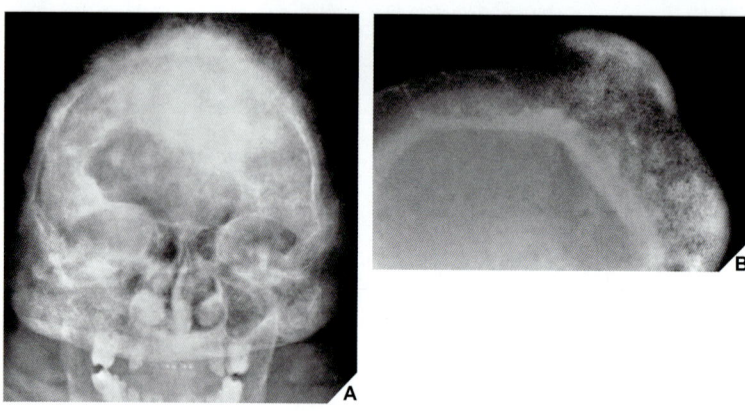

图30-2 家族特发性高磷酸酶血症（2）

A. 30岁男性，颅骨前后位平片示颅板增厚、硬化，类似Paget病改变。B. 放大图像示内板明显增厚，板障增宽

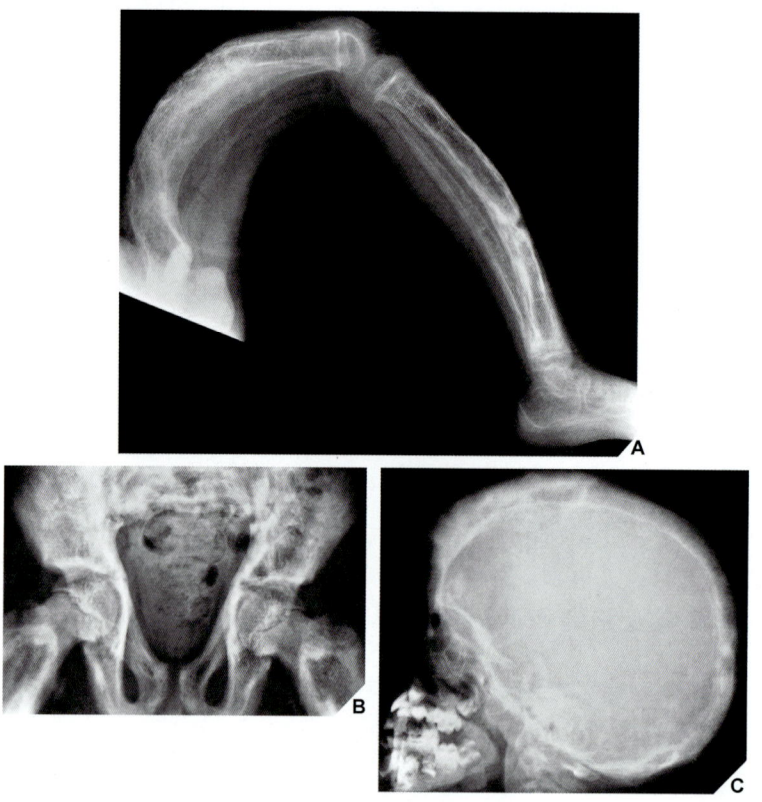

图30-3 家族特发性高磷酸酶血症（3）

A. 4岁男孩，平片示下肢长骨严重弯曲畸形，这是本病的显著特征。B. 骨盆前后位平片示本病典型表现——骨皮质增厚，骨小梁增粗。注意骨骺未受累。C. 颅骨侧位平片示颅板增厚，颅顶部呈"棉花团"样改变，这些征象与Paget病相似（图B引自Sissons HA，Greenspan A. Paget's disease. In：Taveras JM，Ferrucci JT，eds. *Radiology—imaging*，*diagnosis*，*intervention*. Philadelphia：JB Lippincott；1986：1-14.）

（三）鉴别诊断

一些骨内膜肥厚性疾病或弥漫性骨皮质增生症表现与家族特发性高磷酸酶血症相似。特别是一种被称为范·巴克病（van Buchem disease）的常染色体隐性遗传病，尽管被归类为慢性迟发性磷酸酶过多性疾病，但其实质上是一种独特的发育不良。该病的发病年龄晚于先天性高磷酸酶血症，介于25～50岁。该病主要影像学表现为长骨、短管状骨对称性骨皮质增厚，股骨干无畸形，股骨关节面不受累。颅顶、颅底骨质明显增厚。血清碱性磷酸酶水平升高，但血钙、血磷水平通常表现正常，这种发育不良将在第33章将更详细描述。

二、肢端肥大症

（一）临床特点

由于垂体增生或肿瘤引起的垂体前叶嗜酸性细胞过度分泌生长激素，导致骨骼生长加速。如果这种情况发生在骨骼成熟之前（骺板未闭之前），会导致巨人症；如发生在骨骼成熟之后，就会导致肢端肥大症。本病初始症状通常不明显，受累骨的分布比较典型（图30-4）。手、足及面骨逐渐膨胀性生长是本病最早出现的症状。额窦过度生长，下颌骨突出（凸颌畸形），眼眶突出，鼻子和嘴唇增大及面部软组织增厚、粗糙导致了肢端肥大症患者典型的面部改变。

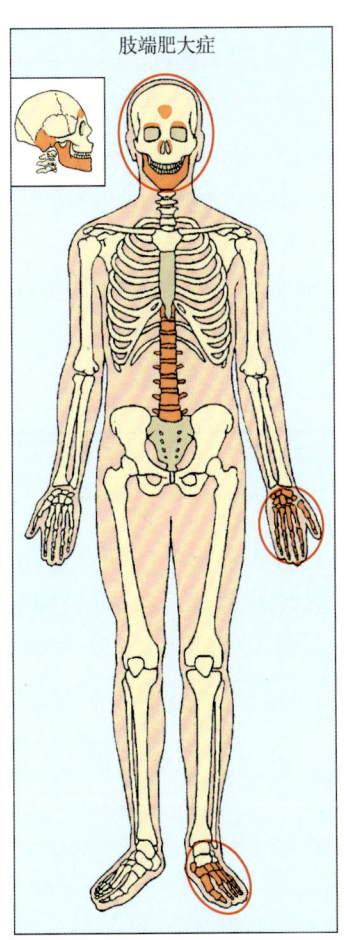

图 30-4　肢端肥大症表现最明显的部位

（二）影像学特点

本病影像学特点：颅骨侧位平片可见颅骨增厚、密度增加，板障消失，伴或不伴垂体窝扩大，副鼻窦扩大（图30-5），乳突气房过度充气等；面

骨的侧位片可见本病的显著临床改变之一——下颌突出。

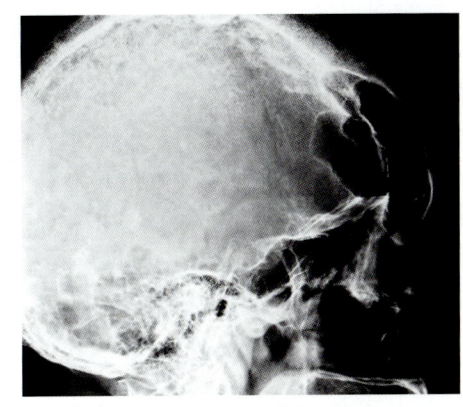

图 30-5　肢端肥大症颅骨表现

75岁女性，颅骨侧位平片示额窦明显扩大、眉弓前突、额骨皮质增厚

手部的影像学改变也十分明显，可见掌骨头膨大，掌骨干不规则骨皮质增厚，喙样骨赘形成。拇指掌指关节籽骨体积增大可以用来评价肢端肥大症的严重程度。女性籽骨指数（骨片的高度/宽度）大于30，男性籽骨指数大于40提示有肢端肥大症的可能。但是，籽骨指数并不是一个十分确切的标准，对于指数介于正常值附近的患者来说，仅用籽骨指数并不足以做出诊断。远节指骨也可见一些特征性改变：远节指骨基底部膨大，远端甲丛呈马刺样突出。关节间隙增宽是由于关节软骨增生肥大所致（图30-6），软组织增生常会造成方指、铲状指。

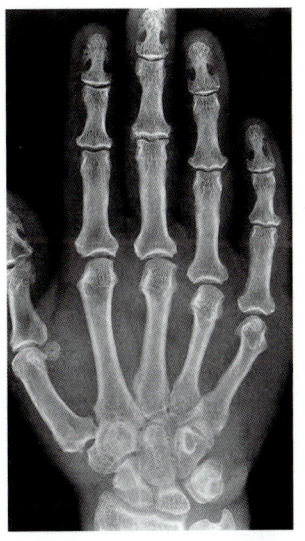

图 30-6　肢端肥大症手部表现

38岁女性，手部正位平片示远端甲丛明显过度生长，呈马刺样改变，远节指骨基底部膨大，指间关节间隙增宽

从足部侧位平片可以测得一个很重要的参数——跟垫厚度，是指从跟骨后下部到距离最近的皮肤表面的距离。对于一个150Ib（约68kg）的正常人来说，跟垫厚度不应该超过22mm，体重每增加25Ib（约11kg），跟垫厚度大约在这一基础值上增加1mm；据此可得，一个体重200Ib（约90kg）的人，其跟垫厚度的正常值最高为24mm。如果某人跟垫厚度大于如上所述的正常范围，那么他很有可能患有肢端肥大症（图30-7），应当对这样的患者应用免疫分析法测定其生长激素水平。

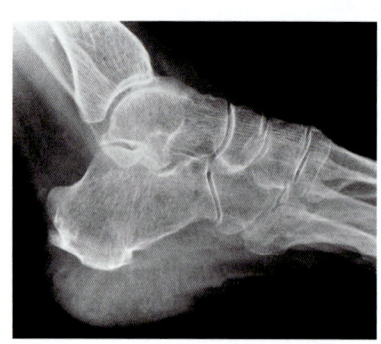

图30-7 肢端肥大症足部表现

58岁男性，足部侧位片示跟垫厚度为38mm，对于体重140Ib（约63.5kg）的人来说，该跟垫厚度明显过厚。跟垫厚度是指跟骨与足跟跖侧之间的最短距离

肢端肥大症患者脊柱也会出现某些特征性改变。脊柱侧位片可以显示椎体前后径增大，椎体后缘呈扇贝样或凹陷状骨质改变（图30-8）。骨质

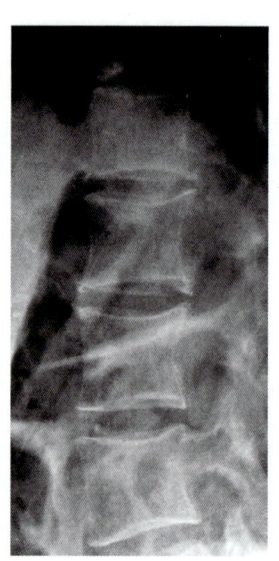

图30-8 肢端肥大症脊柱表现

49岁女性，胸腰段侧位片示椎体后缘扇贝样改变，此现象是由于骨质吸收引起

吸收是出现这种改变的可能原因，但确切机制尚不明了。一些其他疾病也可能出现椎体后缘扇贝样改变（表30-1）。另外，肢端肥大产生的脊柱改变，会加重胸椎后凸、腰椎前凸的情况。由于椎间盘软骨部分的过度增生，椎间隙有可能会增宽。

表 30-1　引起椎体扇贝样改变的病因

椎管内压力增高
硬膜内肿瘤
椎管内囊肿
脊髓空洞症和脊髓积水
交通性脑积水
硬脑膜扩张
马方综合征
埃勒斯-当洛（Ehlers-Danlos）综合征
神经纤维瘤病
骨吸收
肢端肥大症
先天性疾病
软骨发育不全
莫尔丘病（Morquio disease，离心性骨软骨发育不良）
亨特综合征（Hunter syndrome，黏多糖贮积症Ⅱ型）
成骨不全（迟发）
生理性

资料来源：Mitchell GE，Lourie H，Berne AS. The various causes of scalloped vertebrae and notes on their pathogenesis. *Radiology* 1967；89：67-74。

肢端肥大症会引起关节软骨过度增生，导致异常增厚的软骨营养缺乏，进而导致退行性骨关节病，最终引起关节畸形。关节间隙变窄、骨赘形成、软骨下骨质硬化、囊变形成等表现，均与原发性骨性关节炎类似。第13章也讨论了肢端肥大性骨关节病。

三、戈　谢　病

（一）分类及临床特点

戈谢病（Gaucher disease）是一种呈常染色体隐性遗传的家族性遗传性疾病，是由位于1号染色体（1q21）编码葡糖脑苷脂酶的基因突变引起的，会导致溶酶体水解酶活性降低。本病是由于脑苷脂类（糖脂）在脾、肝、骨髓的网状内皮细胞内异常贮积所导致的代谢性疾病。贮积了大量脂质

后的巨噬细胞被称为戈谢细胞，是本病最重要的病理学标志。戈谢病可分为下述 3 个类型。

Ⅰ型：非神经型，也称成人型，是最常见的类型，好发于德系犹太人群，好发年龄为 10～20 岁，本病一般不影响患者的寿命。骨骼异常及肝脾大是区分本型戈谢病的标志，有一部分患者不表现出任何症状。

Ⅱ型：急性神经元型，患者多在出生后第一年去世。本型发病率不表现出任何人种特异性。患者常表现出肝脾大、脑组织受损及癫痫发作。

Ⅲ型：亚急性青少年性神经元型，主要在瑞典诺博顿（Norbotten）地区发病，常在出生后接近 1 岁时发病，病程凶险，与Ⅱ型类似。常见症状有肝脾大、贫血、呼吸道疾病、精神发育迟滞及癫痫，患者一般生存时间不超过 20 年。

患者的临床症状，取决于其疾病的分型。成人型（Ⅰ型）戈谢病是最常见的类型，因脾大而表现出典型的腹胀。反复发作的骨痛提示骨骼受累，急性骨骼剧痛伴局部肿胀、发热，提示急性化脓性骨髓炎的可能。此临床征象是由于局部缺血性骨坏死造成的，也被称为"无菌性骨髓炎"。眼部可能出现睑裂斑，皮肤可能出现黑色素沉着。血小板减少症会造成鼻出血或其他部位出血。骨髓穿刺活检或肝活检在镜下可见戈谢细胞，是诊断本病的金标准。

（二）影像学表现

X 线平片显示戈谢病的特征性表现。本病会出现伴随髓腔扩大的弥漫性骨质疏松，在长骨骨端会形成"锥形瓶"样畸形（图 30-9，表 30-2）。骨质"蜂窝"状改变是局灶性骨质破坏的典型表现（图 30-10）；溶骨性骨质破坏一般局限于长骨骨干之内，有时可见于骨皮质内。骨质硬化很常见，常继发于骨质修复或骨梗死（图 30-11）。骨梗死和骨膜反应会表现出"骨内成骨"征象，容易和骨髓炎相混淆（图 30-12）。近期，Hermann 等进行了一项针对Ⅰ型戈谢病的研究，该研究包含 29 例Ⅰ型戈谢病患者，其主要目的是评估 MRI 在诊断戈谢病骨髓病变中的价值。研究结果证实，MRI 是一种有效的评价该病活跃程度的非侵入性检查。患者在 T_1WI 和 T_2WI 均表现为骨髓信号降低，当 T_2WI 信号相对于 T_1WI 信号强度增高时，提示可能有与症状相关的活动性病灶。近年来，出现了一种被称为"定量化学位移成像"（quantitative chemical shift imaging，QCSI）的定量 MRI 技术。这种技术可以利用脂肪和水共振频率的差异，对骨髓内的脂肪成分进行定量，因此在戈谢细胞替代了骨髓内正常的富甘油三酯脂肪细胞后，可检测到脂肪成分减少。当 QCSI 检测到骨髓脂肪成分降低时，提示本病活动性增强，并可能出现新的骨性并发症。这种技术也可用于监测治疗。

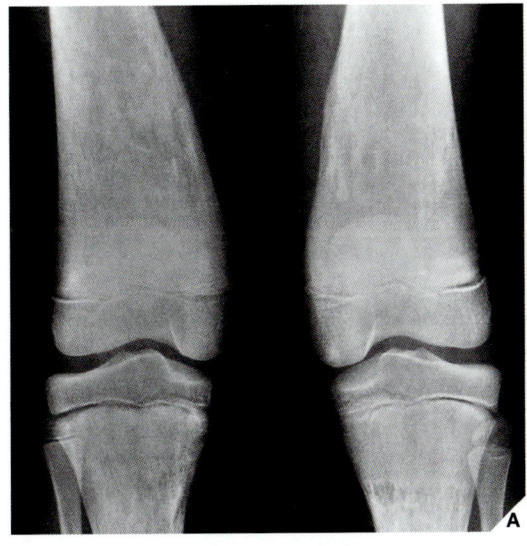
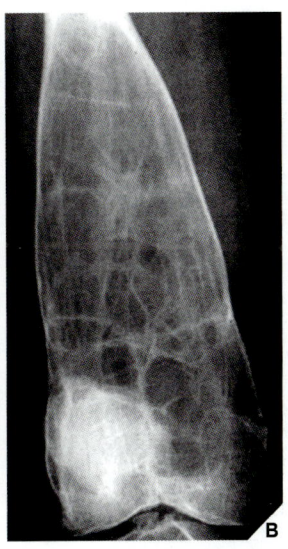

图 30-9　戈谢病（1）

A. 12 岁男孩，成人型戈谢病，前后位平片示双侧股骨远端继发于髓腔扩张的"锥形瓶"样畸形。注意由于弥漫性骨质疏松造成的皮质变薄。B. 另一例患者，股骨远端前后位平片示典型的"锥形瓶"样畸形。由于戈谢细胞的集聚，骨小梁间隙增宽，呈"发泡"样改变

表 30-2 "锥形瓶"样畸形的常见病因

戈谢病

尼曼 - 皮克（Niemann-Pick）病

骨纤维结构不良

镰状细胞性贫血

地中海贫血

多发性骨软骨瘤

奥利尔（Ollier）病（内生软骨瘤病）

骨硬化病

恩格尔曼（Engelmann）病（进行性骨干发育不全）

干骺端发育不良

致密性成骨不全症

铅中毒

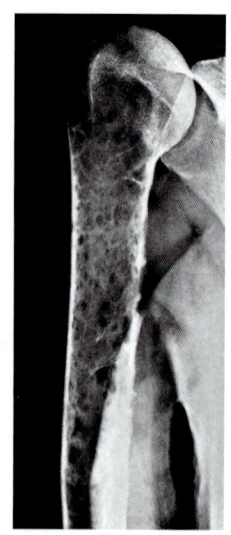

图 30-10 戈谢病（2）

52 岁女性，成人型戈谢病，右肱骨中上段骨质破坏呈"蜂窝状"改变

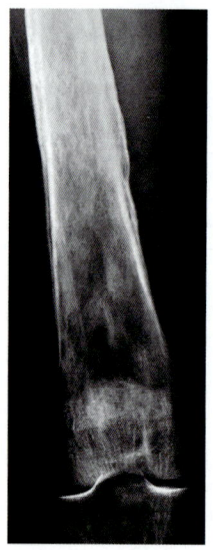

图 30-11 戈谢病（3）

29 岁男性，右股骨远端前后位平片示髓腔内骨梗死和继发于骨修复过程的骨内膜增厚、骨膜反应

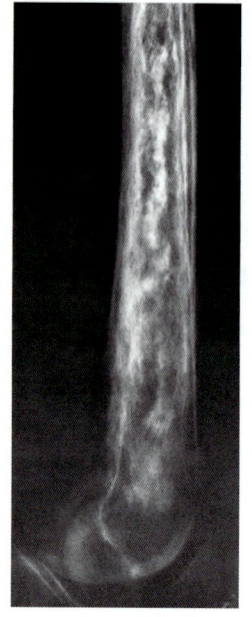

图 30-12 戈谢病（4）

28 岁女性，股骨远端侧位平片示广泛的髓腔内骨梗死，骨膜新生骨形成，呈"骨内成骨"表现

（三）并发症

戈谢病最常见的并发症是股骨头骨坏死，偶尔也可见于股骨髁（图 30-13）。必须进行手术矫正治疗的重叠性骨质退行性改变，也是本病常见并发症之一。病理性骨折也是常见的并发症，通常累及长骨及脊柱。骨梗死部位的恶变是本病最严重的并发症（但发病率极低）。

（四）治疗

阿糖脑苷酶或其他重组酶类（如伊米苷酶）替代治疗可使本病的血液学状况得到改善，并且可以治疗肝大。已有报道在一些患者中出现了骨骼再生的迹象。脾切除术也被用于治疗某些戈谢病患者。亦有通过骨髓移植治疗戈谢病的报道，不过其疗效尚不明确。

四、肿瘤样钙质沉积症

（一）病理生理学及临床特点

肿瘤样钙质沉积症（tumoral calcinosis）由 Inclan 等于 1943 年首先提出，肿瘤样钙质沉积症的特点是关节周围单发或多发内含白垩质的分叶状、囊性肿物。这些钙化团块的形成是由于钙盐在关节附近及四肢伸侧软组织内异位沉积所致，常见的关节包括肩关节（以靠近肩盂处显著）、髋关节、肘关节。这些钙化团块通常是无痛的，最好发于儿童及青少年。该病好发于黑种人，非洲及新几内亚是最好发的地区。本病病因不明，其诊断属于排除性诊断，需要排除继发性甲状旁腺功能亢进、维生素D过多症、痛风及假性痛风、骨化性肌炎、关节旁软骨瘤、局限性钙质沉着症等疾病后，才能做出肿瘤样钙质沉积症的诊断。近来有

研究证明，家族性肿瘤样钙质沉积症患者成纤维细胞生长因子-23（FGF-23）或 GALNT3 基因可能存在突变。GALNT3 基因编码 GaINAc-T3，其功能为阻止利尿磷激素的降解；FGF23 是肾重吸收磷酸盐的必需因子。GALNT3 或 FGF23 基因突变，会导致高血磷性家族性肿瘤样钙质沉积症或其变异类型——骨肥厚-高磷血症综合征。

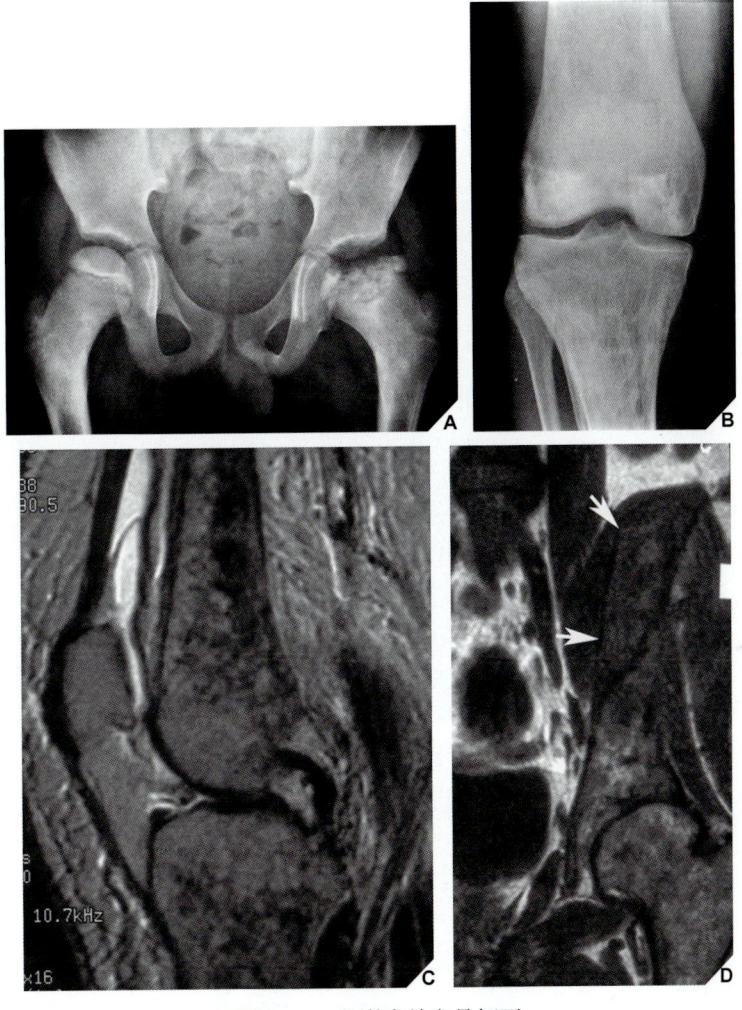

图30-13　戈谢病并发骨坏死

A. 11岁男孩，德系犹太人，非神经型戈谢病患儿，骨盆前后位平片示左股骨头骨坏死——本病常见并发症之一。B. 25岁男性，戈谢病患者，右膝前后位平片示股骨内、外侧髁骨坏死及胫骨近端大片骨梗死。C. 另一例患者，膝关节矢状位T₂WI示股骨远端、胫骨近端髓腔内广泛低信号，提示骨梗死和纤维化。D. 另一例患者，左髋关节冠状位T₁WI示骨盆和左股骨髓腔内多发低信号区，提示骨梗死和骨髓纤维化。由于戈谢细胞沉积，在骨盆可见软组织侵袭征象（箭头）

（二）影像学表现

本病的典型影像学表现为关节周围圆形或卵圆形边界清晰的分叶状钙质团块（图30-14）。广泛的软组织内钙化较为少见（图30-15）。软组织肿块密度差异较大，有些为花边状和无定形样，有些则表现为骨样密度。本病关节囊内钙化罕见。CT等断层图像可更好地评估钙化团块的位置及分布（图30-15D、E）。

（三）治疗

通过手术切除钙化团块是最有效的治疗方法。低钙低磷饮食，或口服磷-抗酸剂混合制剂，对本病也有一定疗效。

五、甲状腺功能减退

（一）病理生理学及临床特点

甲状腺功能减退（hypothyroidism）是一种见于婴幼儿和儿童的综合征，是由于在胎儿期（呆小症）或在儿童期（青少年黏液水肿或青少年甲状腺功能减退）甲状腺素、三碘甲状腺原氨酸缺乏引起的。这些激素的缺乏，可能由于原发性因素，如甲状腺疾病，或继发性因素，如垂体分泌TSH不足所致。*DUOX2*、*PAX8*、*SLC5A5*、*TG*、*TPO*、*TSHB*、*TSHR*和*THOX2*等基因突变会造成胎儿甲状腺形成障碍（甲状腺发育不全或甲状腺缺失）或甲状腺激素合成障碍，引起先天性甲状腺功能减退。本病主要累及生长板及骨骺，在手部及髋关节表现最显著（图30-16）。本病的临床表现有嗜睡、便秘、舌大、腹胀、皮肤干燥等。先天性甲状腺功能减退患者的症状要比后天获得性患者的症状严重得多。

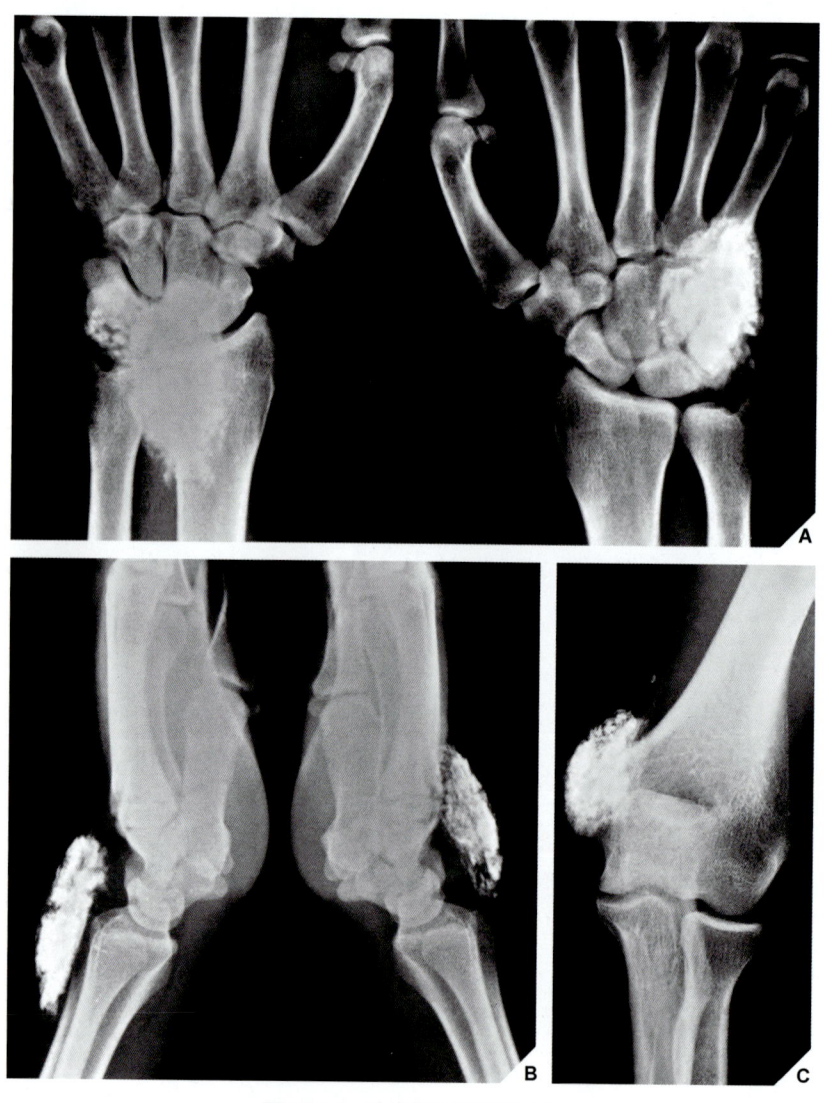

图30-14　肿瘤样钙质沉积症

66岁黑种人患者，新几内亚人，从儿童期始发腕、肘关节多发肿胀。腕关节背掌位（A）及侧位（B）平片示腕关节背侧皮下钙化团块。右肘关节前后位平片（C）示肘关节前内侧与腕关节相似的钙质沉积

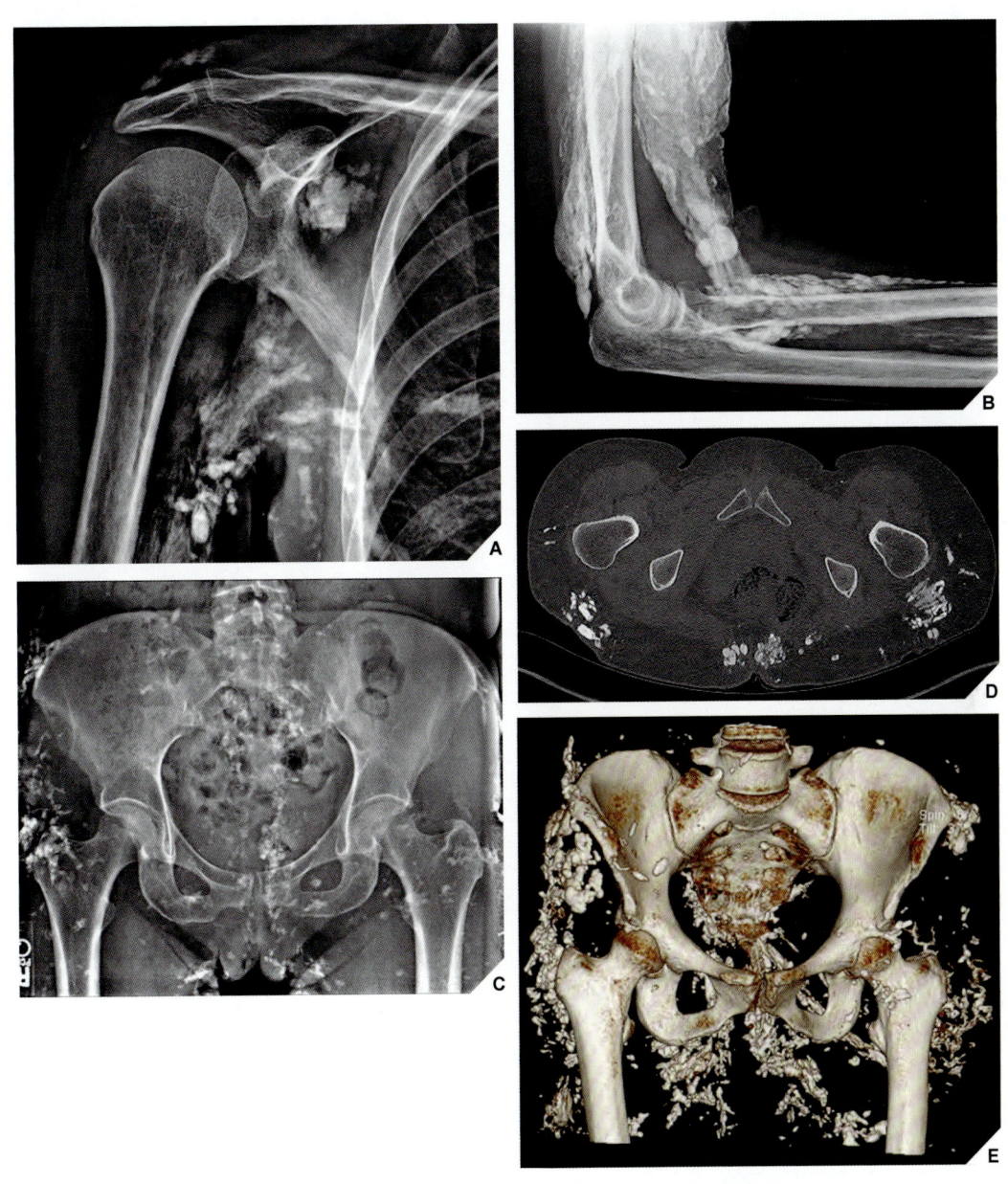

图 30-15　软组织内广泛分布的肿瘤样钙质沉积症

53 岁非裔美国女性患者，无基础病史，血钙、血磷、血清碱性磷酸酶正常，肩胛带周围和腋窝（A）、肱二头肌、肱三头肌和肘关节周围（B），以及大腿上部、臀部和骨盆周围（C～E）软组织内多发钙化团块

（二）影像学表现

骨骼生长发育迟缓导致的侏儒症样改变是甲状腺功能减退 X 线平片表现的基本征象。在手部背掌位平片中可见继发性骨化中心发育明显延迟（图 30-17），骨骺骨化中心呈碎片样改变且密度异常（图 30-18）。此征象可能被误诊为骨坏死，如儿童股骨头骨骺缺血坏死（Legg-Calvé-Perthes 病）（见图 32-32A、图 32-34 及图 32-35），也可能和某些部位的发育不良，如点状骨骺发育不良（康拉迪病）相混淆。鼻窦和乳突气化不良也是本病的典型影像学表现之一。

（三）并发症

本病常见并发症之一是股骨头骨骺滑脱症，其影像学表现将在本书第 32 章详述。

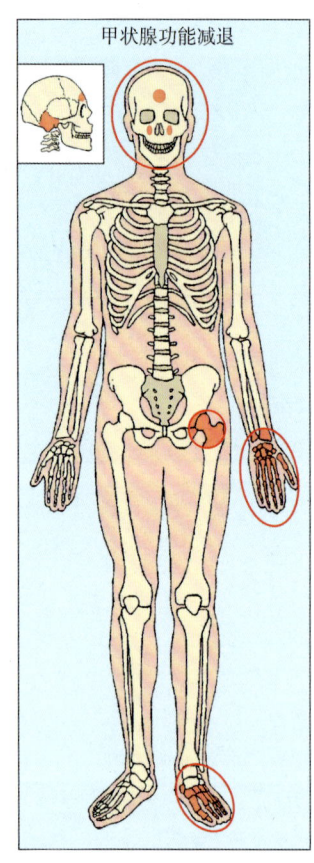

图30-16 甲状腺功能减退的常见累及部位

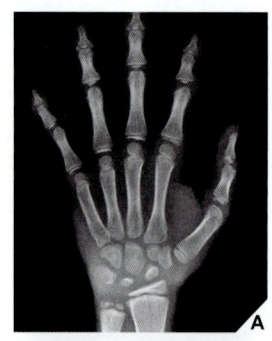

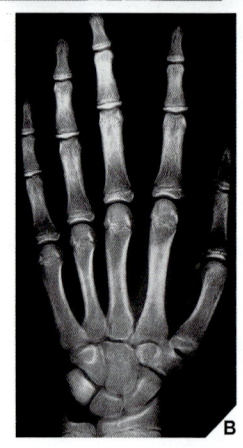

图30-17 青少年甲状腺功能减退

A. 13岁男孩，右手背掌位平片可见其骨骼尚未成熟，表现接近8岁骨龄。注意尺骨远端及远节指骨"碎片"样改变继发性骨化中心，其代表散在的骨化灶。B. 正常13岁男孩手部平片，作对照

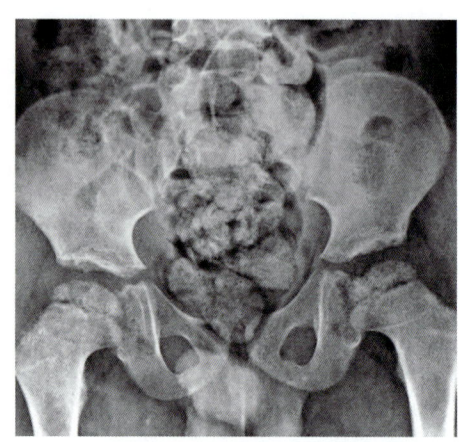

图30-18 先天性甲状腺功能减退（呆小症）

5岁男孩，骨盆前后位平片示"碎片"样股骨头骨骺。此征象易与儿童股骨头骨骺缺血坏死混淆

六、坏 血 病

（一）病理生理学及临床特点

坏血病（scurvy），也称巴洛病（Barlow disease），是由于抗坏血酸（维生素C）缺乏引起的。维生素C的功能是维持细胞内间质衍生物，如结缔组织、骨基质、牙本质等。婴儿原发性坏血病的病因主要是含维生素C的食物摄取不足，而成人的病因主要是异食癖或摄入不足。维生素C缺乏会导致出血倾向、骨膜下出血、成骨细胞及成软骨细胞功能异常等，并进一步导致成骨不全。

该病早期临床症状是非特异性的，包括虚弱、疲倦、易怒、食欲缺乏、腹泻，偶尔会出现低热。之后可能会出现其他症状，如水肿、牙龈出血、牙齿脱落、体重减轻、关节疼痛和肿胀及呼吸急促。

（二）影像学表现

由于成骨细胞不能形成骨样基质，导致了软骨内成骨发育迟滞，这是坏血病典型骨病变的病理基础。破骨细胞对骨质的吸收持续进行，但没有足够的新骨形成，从而导致骨质疏松，伴广泛性骨量减低及骨皮质变薄。钙、磷在骨基质中的沉积过程持续进行，在生长板附近形成一个密度增高的区域，这些区域被称为"坏血病白线"（图30-19）。在继发性骨化中心周围会出现环形高密度影，被称为"温伯格环"征。干骺端骨折常见，形成"角"征或"喙吻"征（Pelkan beak）（图30-19）。毛细血管脆性增加导致骨膜下及软组织出血，并形成血

肿，可能导致骨膜反应形成（图30-20）。在成人患者中，出血可能蔓延至关节内。

（三）鉴别诊断

坏血病需要与受虐儿童综合征、先天性梅毒、白血病相鉴别。受虐儿童综合征［又称"摇晃婴儿综合征"或父-婴创伤综合征（PITS）］患者可见典型的干骺端成角骨折，并且可以在同一例患者身上看到不同修复阶段的骨折（见第33章）。先天性梅毒患者的骨骺是正常的。白血病患者的干骺端可见明显的放射性缺损区，但是骨折、骺分离并不是本病的征象。

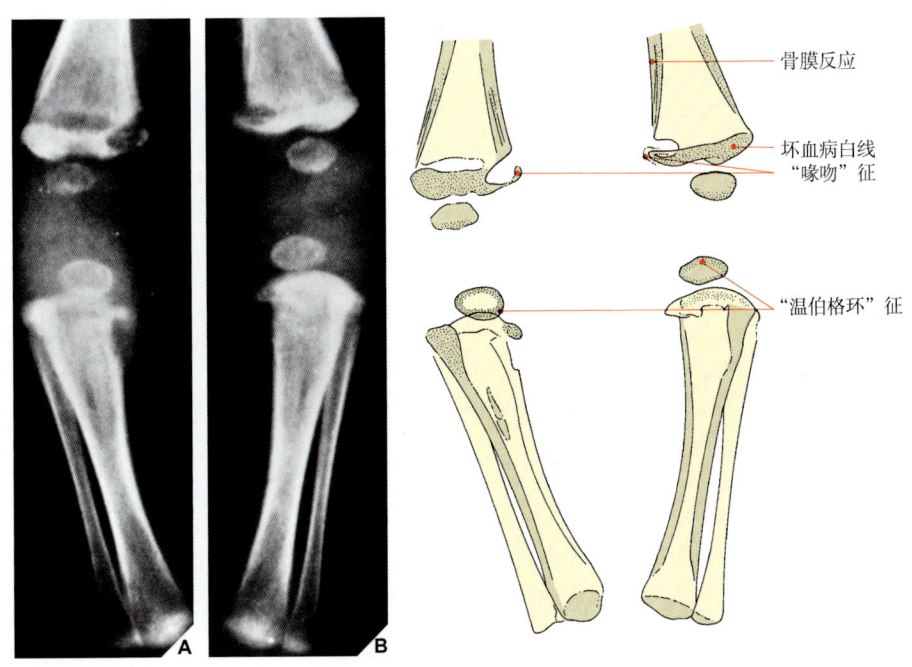

图30-19　坏血病（1）

A、B. 8月龄婴儿，小腿前后位平片示典型坏血病的骨质改变。注意生长板附近的致密影（"坏血病白线"），股骨远端、胫骨近端继发性骨化中心周围的环形高密度影（"温伯格环"征）及双侧股骨干骺端的角征（"喙吻"征）。还可见继发于骨膜下出血的骨膜反应

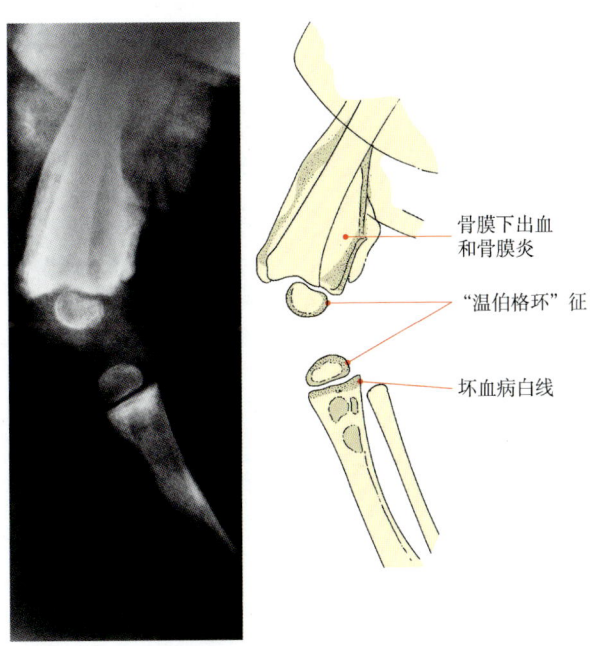

图30-20　坏血病（2）

10月龄婴儿，右腿侧位平片示股骨远端骨干继发于坏血病骨膜下出血的明显骨膜反应。在股骨远端骨骺向后移位的骨化中心及胫骨近端骨骺可见中心透亮度增高、周围环状密度增高的表现，此为"温伯格环"征。注意胫骨近端干骺端的"坏血病白线"

记忆要点

家族特发性高磷酸酶血症

[1] 家族性特发性高磷酸酶血症（青少年 Paget 病）与常染色体隐性遗传的全身性骨皮质增厚症（范·巴克病）的影像学表现相似。

[2] 本病的影像学表现与 Paget 病相似。
- 骨皮质增厚，骨小梁增粗紊乱
- 骨的关节端不受累（与 Paget 病典型表现不同）

肢端肥大症

[1] 如下影像学表现对诊断肢端肥大症有一定价值。
- 颅骨侧位片示板障增厚，副鼻窦增大，下颌前凸
- 手部正位平片评估籽骨指数及远端甲丛的变化
- 足部侧位片测量跟垫厚度
- 脊柱侧位片评估椎间隙及椎体后缘

[2] 肢端肥大症最常见的并发症是关节软骨营养不良性肥大导致的退行性关节病变（骨性关节炎）。

戈谢病

[1] 本病是由于脑苷脂类（糖脂）在网状内皮细胞内异常贮积所致的代谢性疾病。

[2] 戈谢病的特征性影像学表现：
- 股骨远端"锥形瓶"样畸形
- 股骨头坏死
- 长骨骨梗死，常伴有骨膜反应
- 全身性骨量减少

[3] MRI 是评价疾病活动性的非侵袭性检查手段。

肿瘤样钙质沉积症

[1] 肿瘤样钙质沉积症主要见于黑种人，特点是大关节附近（肩、髋、肘）多发囊性钙质团块形成。

[2] 本病必须做出排除性诊断：必须除外的疾病包括继发性甲状旁腺功能亢进、维生素 D 过多症、皮质旁骨化性肌炎。

甲状腺功能减退

[1] 骨骼生长发育迟缓是甲状腺功能减退（呆小症、青少年黏液性水肿）基本影像学表现，在手部背掌位平片中表现最为显著。

[2] 甲状腺功能减退其他特征性影像学表现：
- 骨骺骨化中心呈碎片样
- 骨骺及骺板密度增高

[3] 本病的股骨头表现可能与股骨头骨骺缺血坏死（莱格-卡尔夫-佩尔特斯病）或点状骨骺发育不良（康拉迪病）相混淆。

坏血病

[1] 坏血病（维生素 C 缺乏）的典型影像学表现：
- 全身性骨量减少
- 生长板附近的"坏血病白线"
- "温伯格环"征，位于骨化中心周围的环形高密度影
- 干骺端骨折，"角"征或"喙吻"征
- 骨膜下出血，继发骨膜反应

[2] 鉴别诊断
- 受虐儿童综合征（摇晃婴儿综合征）
- 先天性梅毒
- 白血病

（叶　薇　李新民　都继成　译）

参考文献

Albright F. Changes simulating Legg Perthes disease (osteochondritis deformans juvenilis) due to juvenile myxoedema. *J Bone Joint Surg* 1938;20:764–769.

Beutler E. Gaucher disease. Review article. *N Engl J Med* 1991;325:1354–1360.

Chong B, Hegde M, Fawkner M, et al. Idiopathic hyperphosphatasia and *TNFRSF11B* mutations: relationships between phenotype and genotype. *J Bone Miner Res* 2003;18:2095–2104.

Cremin BJ, Davey H, Goldblatt J. Skeletal complications of type I Gaucher disease: the magnetic resonance features. *Clin Radiol* 1990;41:244–247.

Cundy T, Hegde M, Naot D, et al. A mutation in the gene *TNFRSF11B* encoding osteoprotegerin causes an idiopathic hyperphosphatasia phenotype. *Hum Mol Genet* 2002;11:2119–2127.

Delanghe JR, Langlois MR, De Buyzere ML, et al. Vitamin C deficiency and scurvy are not only a dietary problem but are codetermined by the haptoglobin polymorphism. *Clin Chem* 2007;53:1397–1400.

Desnick RJ. Gaucher disease (1882–1982): centennial perspectives on the most prevalent Jewish genetic disease. *Mt Sinai J Med* 1982;49:443–455.

Duncan TR. Validity of sesamoid index in diagnosis of acromegaly. *Radiology* 1975;115:617–619.

Feldman RH, Lewis MM, Greenspan A, et al. Tumoral calcinosis in an infant. A case report. *Bull Hosp Jt Dis Orthop Inst* 1983;43:78–83.

Frishberg Y, Topaz O, Bergman R, et al. Identification of a recurrent mutation in GALNT3 demonstrates that hyperostosis-hyperphosphatemia syndrome and familial tumoral calcinosis are allelic disorders. *J Mol Med* 2005;83:33–38.

Garringer HJ, Malekpour M, Esteghamat F, et al. Molecular genetic and biochemical analyses of FGF23 mutations in familial tumoral calcinosis. *Am J Physiol Endocrinol Metab* 2008;295:E929–E937.

Grabowski GA. Gaucher disease. *Adv Hum Genet* 1993;21:341–377.

Grabowski GA. Phenotype, diagnosis, and treatment of Gaucher's disease. *Lancet* 2008;372:1263–1271.

Hermann G. Skeletal manifestation of type 1 Gaucher disease—an uncommon genetic disorder. *Osteol Közlem* 2001;10:141–148.

Hermann G, Shapiro RS, Abdelwahab IF, et al. MR imaging in adults with Gaucher disease type I: evaluation of marrow involvement and disease activity. *Skeletal Radiol* 1993;22:247–251.

Horev G, Kornreich L, Hadar H, et al. Hemorrhage associated with bone crisis in Gaucher disease identified by magnetic resonance imaging. *Skeletal Radiol* 1991;20:479–482.

Ichikawa S, Baujat G, Seyahi A, et al. Clinical variability of familial tumoral calcinosis caused by novel GALNT3 mutations. *Am J Med Genet A* 2010;152:896–903.

Inclan A, Leon P, Camejo MG. Tumoral calcinosis. *JAMA* 1943;121:490–495.

Johnson LA, Hoppel BE, Gerard EL, et al. Quantitative chemical shift imaging of vertebral bone marrow in patients with Gaucher disease. *Radiology* 1992;182:451–455.

Katz R, Booth T, Hargunani R, et al. Radiological aspects of Gaucher disease. *Skeletal Radiol* 2011;40:1505–1513.

Kho KM, Wright AD, Doyle FH. Heel pad thickness in acromegaly. *Br J Radiol* 1970;43: 119–125.

Kleinberg DL, Young IS, Kupperman HS. The sesamoid index. An aid in the diagnosis of acromegaly. *Ann Intern Med* 1966;64:1075–1078.

Mankin HJ, Rosenthal DI, Xavier R. Gaucher disease. New approaches to an ancient disease. *J Bone Joint Surg Am* 2001;83:748–760.

Masi L, Gozzini A, Franchi A, et al. A novel recessive mutation of fibroblast growth factor-23 in tumoral calcinosis. *J Bone Joint Surg Am* 2009;91:1190–1198.

Mass M, van Kuijk C, Stoker J, et al. Quantification of bone involvement in Gaucher disease: MR imaging bone marrow burden score as an alternative to Dixon quantitative chemical shift MR imaging—initial experience. *Radiology* 2003;229:554–561.

McNulty JF, Pim P. Hyperphosphatasia. Report of a case with a 30 year follow-up. *Am J Roentgenol Radium Ther Nucl Med* 1972;115:614–618.

Mitchell GE, Lourie H, Berne AS. The various causes of scalloped vertebrae with notes on their pathogenesis. *Radiology* 1967;89:67–74.

Oppenheim IM, Canon AM, Barcenas W, et al. Bilateral symmetrical cortical osteolytic lesions in two patients with Gaucher disease. *Skeletal Radiol* 2011;40:1611–1615.

Park SM, Chatterjee VKK. Genetics of congenital hypothyroidism. *J Med Genet* 2005;42:379–389.

Steinbach HL, Russell W. Measurement of the heel-pad as an aid to diagnosis of acromegaly. *Radiology* 1964;82:418–423.

Van Buchem FSP, Hadders HN, Ubbens R. An uncommon familial systemic disease of the skeleton: hyperostosis corticalis generalisata familiaris. *Acta Radiol* 1955;44:109–120.

Zimran A, Gelbart T, Westwood B, et al. High frequency of the Gaucher disease mutation at nucleotide 1226 among Ashkenazi Jews. *Am J Hum Genet* 1991;49:855–859.

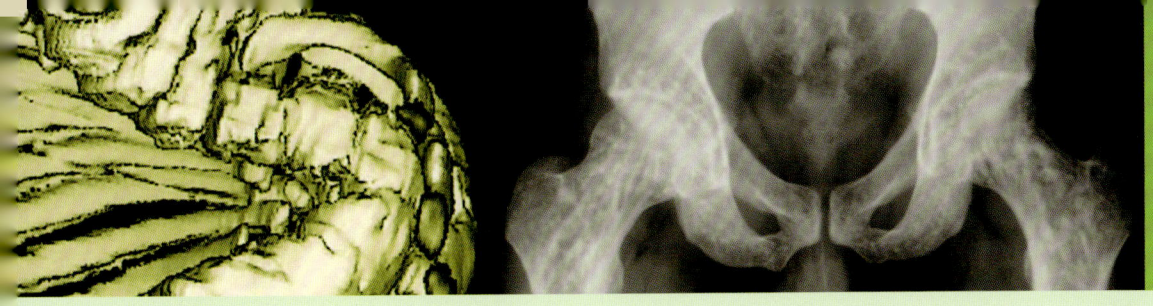

第 7 篇

先天性和发育性异常

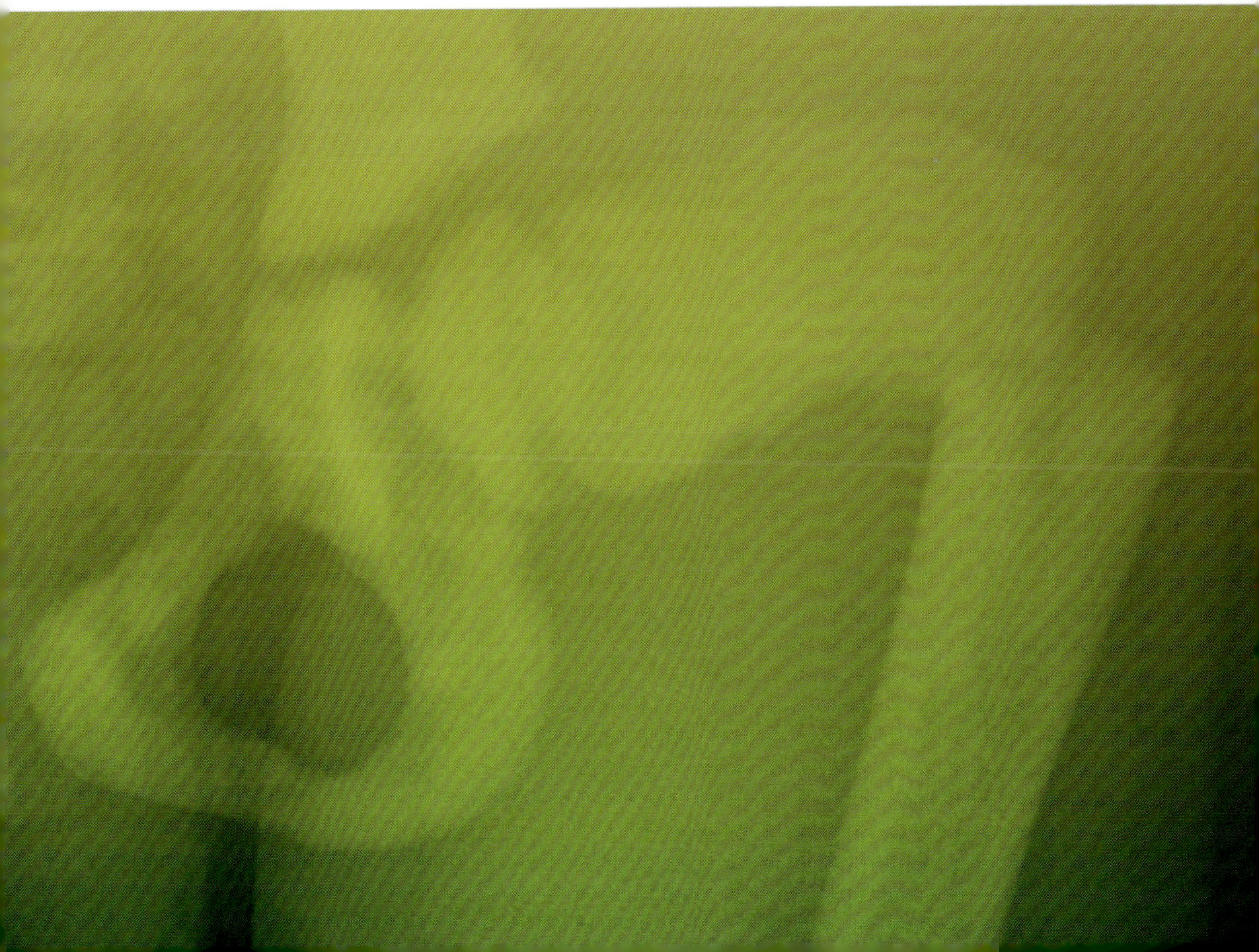

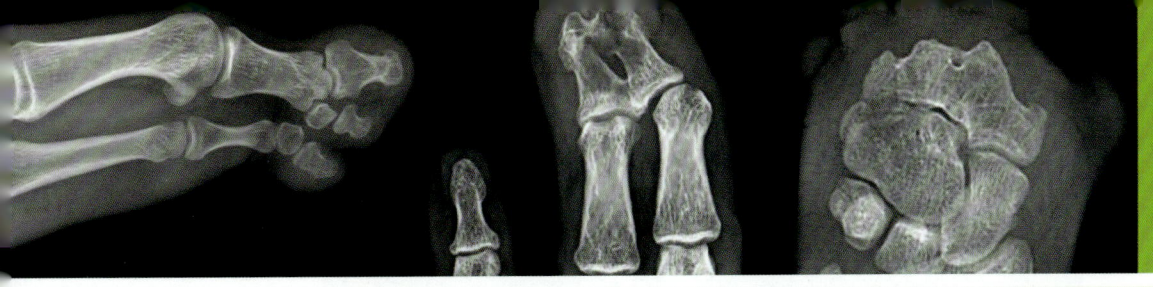

第31章

骨骼异常的影像学评价

一、分 类

　　骨骼异常包括骨形成、发育、生长、成熟和塑形等方面的骨骼形成紊乱。在胎儿发育过程中会出现一些如先天性肢体整体或部分缺如、多指（趾）或并指（趾）畸形等的异常，并且出生时即表现明显；而另一些异常如Hurler综合征（黏多糖贮积症）或成骨不全，可能是在胎儿期发生但在儿童期表现明显。其他异常，如某些硬化性发育不良，是在出生后由于遗传易感性而发生，并在后期表现出来。

　　先天性异常可按不同的方法分类，但是由于其复杂性，关于这些先天性异常完整且详尽的分类不在本章的讨论范围。为了简化不同的分类方法，可以从病理学的角度将先天性异常分为骨形成异常、骨生长异常、骨成熟异常和骨塑形异常（表31-1）。骨形成异常包括骨形成完全紊乱和骨形成错误，可以表现为骨的数量减少（发育不全和不发育）（图31-1A、B）或骨的数目增加（多指或多趾）（图31-1C、D）。骨形成异常也可为骨分化的畸变，包括假关节（图31-2A）和骨融合（并指/趾和骨性联合）（图31-2B～E）。亦可见骨形成异常（发育不全和多指/趾畸形）同时伴骨分化异常（联合和并指/

趾畸形）（图31-3）。骨生长紊乱可以导致骨大小和形状的畸形，表现为生长不良（发育不良或萎缩）（图31-4A～C）、过度生长（肥大或巨人症）（图31-4D）、生长畸形，如先天性胫骨内翻（见图32-47、图32-51）。骨生长相关的异常也可以表现为受累关节运动的异常，如挛缩、半脱位和脱位（图31-5）。在骨的先天性异常中，也可表现为骨生长、成熟和塑形的异常，表现为不同的发育不良（图31-6）。

表31-1　骨骼先天性异常的简化分类

骨形成异常	骨成熟和塑形异常
骨形成完全失败（发育不全、不发育）	软骨内骨成熟和塑形失败
骨形成部分失败（半肢畸形）	膜内骨成熟和塑形失败
骨形成错误	软骨内和膜内骨成熟和塑形失败
骨数目减少	**先天性骨病**
骨数目增加	软骨和（或）骨生长、发育异常（骨软骨发育不良）
骨分化错误	
假关节	单骨畸形，孤立的或联合的（骨畸形）
融合（骨性联合、骨合并、并指/趾）	特发性骨溶解
骨生长异常	染色体畸变和原发性代谢异常
骨大小异常	
生长不良（发育不良、萎缩）	
过度生长（肥大、巨人症）	
骨形状异常（畸形生长）	
骨对合异常（半脱位、脱位）	

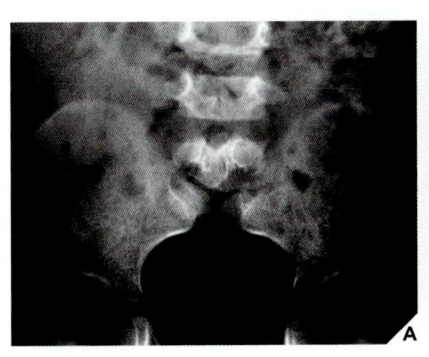

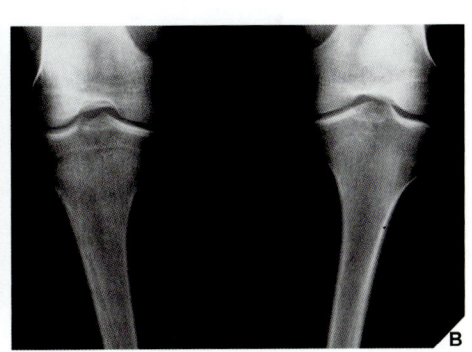

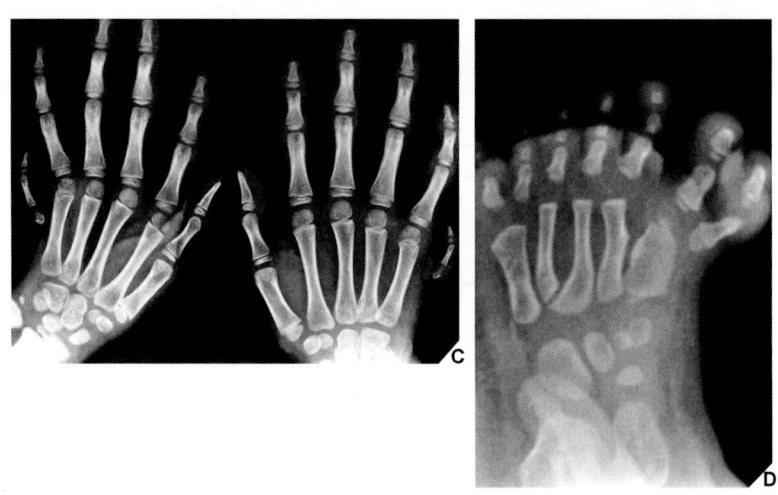

图 31-1 骨形成异常（1）

与骨形成障碍有关的先天性异常可表现为骨形成的完全缺如，如图A所示1岁女孩骨盆平片示骶骨未发育和图B所示26岁女性患者双侧腓骨未发育；也可表现为多余骨的形成，如图C所示12岁男孩双手多指畸形和图D所示3岁女孩右足多趾畸形

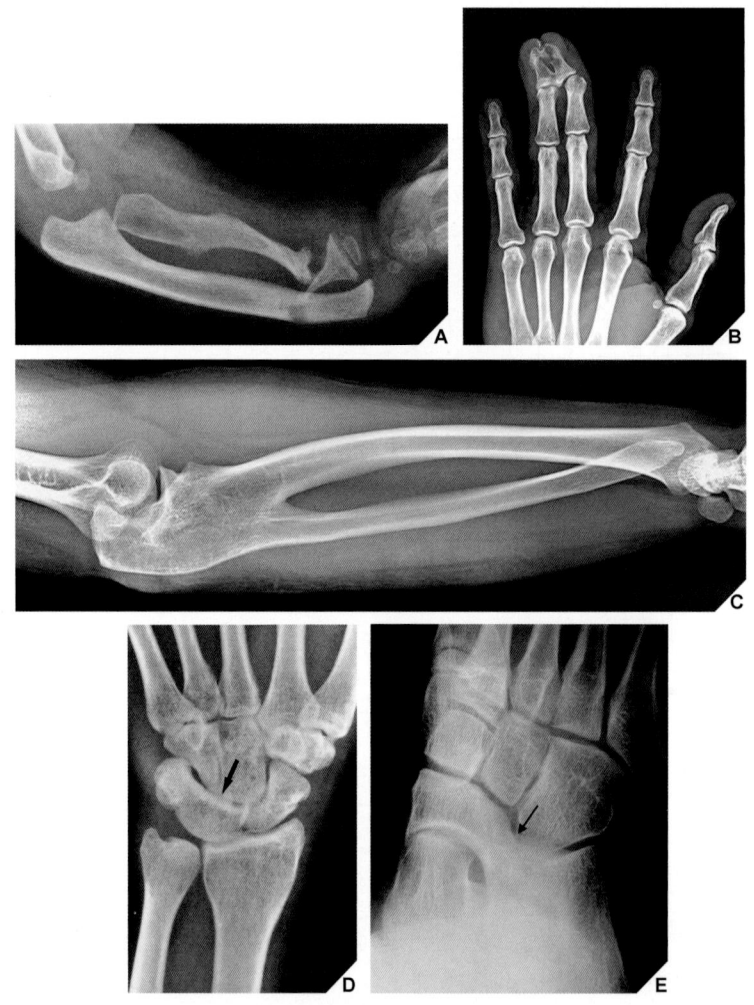

图 31-2 骨形成异常（2）

与骨分离有关的先天性异常可以表现为先天性假关节，如图A所示4岁男孩左桡骨假关节，图B所示54岁男性患者两指融合（并指畸形）；也可表现为两骨部分融合（骨性联合），如图C所示21岁女性患者尺桡骨近端部分融合；或表现为联合，如图D所示33岁男性患者月骨和三角骨完全融合（箭头），图E所示21岁男性患者跟骨和足舟骨融合（箭头）

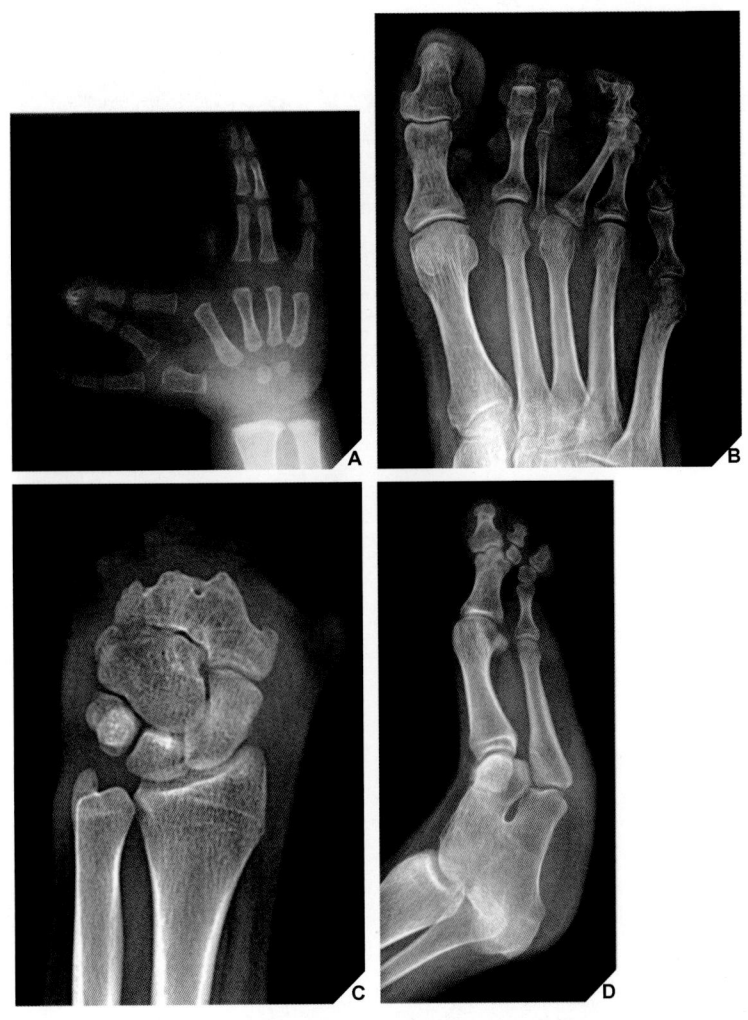

图 31-3　骨形成联合异常

A. 1 岁男孩左手指融合（并指）伴多指表现。B. 30 岁女性患者左足并趾伴多趾畸形。C. 28 岁男性患者右腕关节发育不全伴联合畸形。D. 22 岁女性患者跗骨发育不全伴跗骨联合畸形

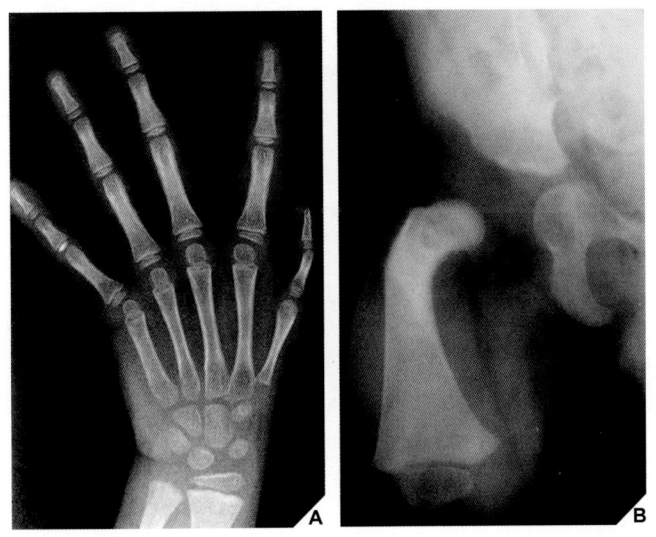

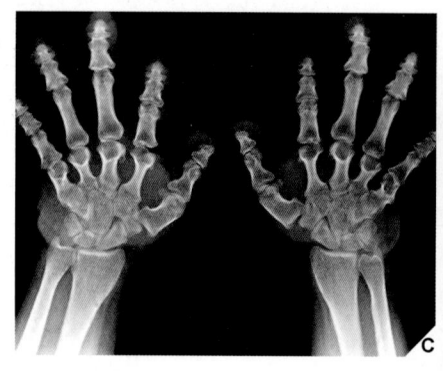
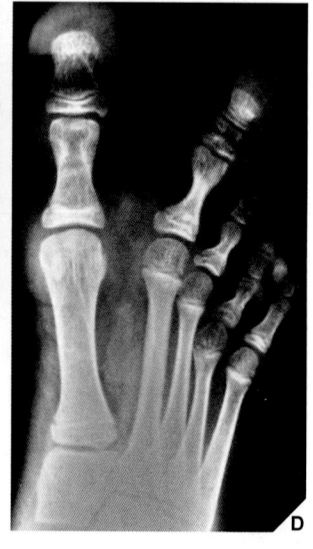

图31-4 骨生长异常（1）

与骨的大小有关的先天性异常可以表现为发育不全，如图A所示4岁女孩右手拇指和图B所示7月龄男孩股骨近端局部缺失；或表现为先天性短指，如图C所示25岁女性患者的双手；也可表现为过度生长，如图D所示12岁女孩左足第1、2足趾的巨趾畸形

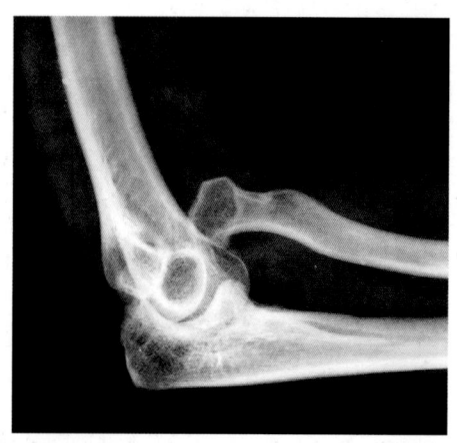

图31-5 骨生长异常（2）

35岁女性，先天性桡骨头脱位，与骨生长异常相关，导致影响关节移动。区别于创伤性脱位的一个重要特征是桡骨头发育不全和形态异常

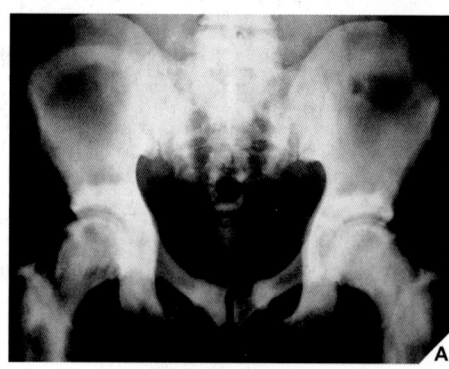
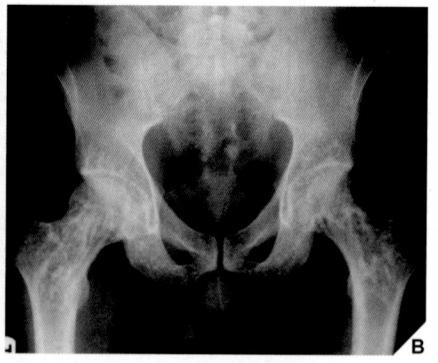

图31-6 骨发育和成熟异常

A. 28岁男性，累及脊柱、骨盆和双侧股骨的石骨症（Albers-Schönberg病），该病是与骨发育和成熟相关的先天性异常。不成熟的松质骨充填骨髓腔导致骨表现为致密的大理石样改变。B. 21岁男性，累及骨盆和股骨近端的骨斑点症，该病是与软骨内成骨有关的发育性异常，继发性松质骨岛没有被吸收和重建

第二个简单的分类系统是基于解剖学上受累的区域分类的。该分类系统包括肩胛和上肢异常、骨盆和下肢异常、脊柱异常、总体骨骼异常。

二、影像学检查方法

影像学检查对于许多先天性和发育性异常的准确诊断是非常必要的，一些异常（如骨斑点症和骨条纹病）没有症状，仅在因其他原因检查时偶然发现。影像学检查在监测治疗过程中也有重要作用。在许多情况下，是否采用保守治疗或手术治疗只能在适当的影像学检查的基础上进行评估。

最常用来评价骨和关节先天性异常的影像学检查方法：

（1）平片，包括标准和特殊投照。

（2）关节造影。

（3）脊髓造影。

（4）CT。

（5）核素显像（闪烁成像、骨扫描）。

（6）超声。

（7）MRI。

在大部分情况下，通过对要检查的解剖部位的标准投照可以做出诊断。与大部分其他骨科病变相同，平片至少要包括两个垂直90°的投照体位（图31-7）。但有时对于异常的全面评价，尤其是累及复杂部位如踝和足时，额外的投照是必需的（图31-8）。应尽可能获得足的负重位投照。

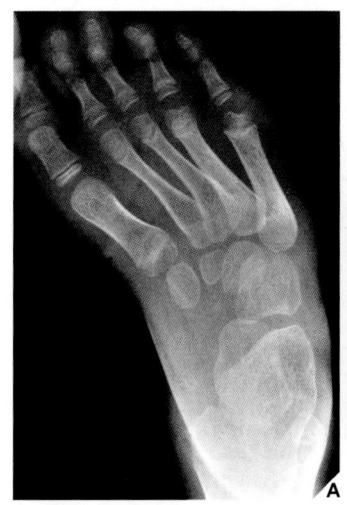
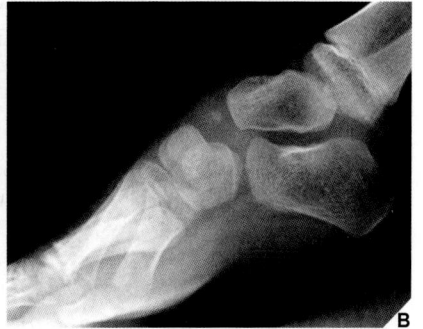

图31-7　马蹄内翻足畸形

7岁男孩，足部正位（A）及侧位（B）平片足以显示先天性足内翻畸形（马蹄内翻足）的所有表现，即后跟为"马蹄"状畸形，后足为内翻畸形，前足为内收内翻畸形

辅助影像学技术在评价许多先天性和发育性异常中有重要作用。例如，脊髓造影对于检测脊柱畸形仍然有价值（图31-9）。对于先天性脱位，尤其是先天性髋关节脱位，关节造影在显示本病关键异常方面仍然是重要的技术手段（图31-10）；关节造影在评价发育性异常，如Blount病所累及的膝关节软骨和半月板中也非常有效（图31-11）。CT检查在评价先天性髋关节脱位方面非常有价值，除了能提供股骨头和髋臼之间关系等的重要数据外，还可以评价股骨头在治疗后的复位情况，并且还能显示一些平片或关节造影不能显示的细微异常（图31-12）。CT的另外一个应用是能够测量

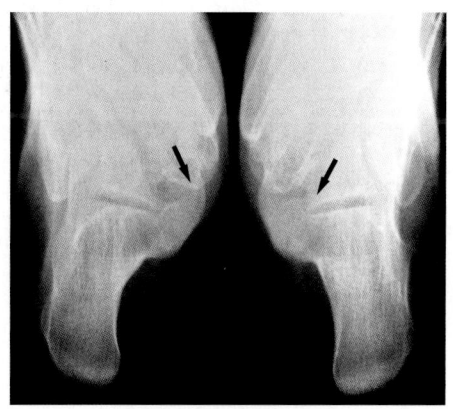

图31-8　跟距桥形成

23岁女性，双侧跟骨的后切线位（Harris-Beath位）投照示双侧中距下关节的骨性融合（箭头），是跟距桥形成的诊断特征

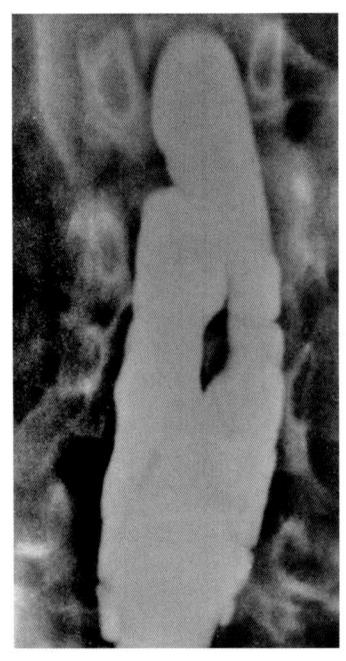

图31-9 脊髓纵裂

9岁女孩，脊髓造影显示在充满造影剂的硬膜囊中心出现充盈缺损，这是由附着于椎体的纤维刺状突起所致。该征象被诊断为脊髓纵裂，这是一种罕见的脊柱和脊髓先天性异常。注意伴随的椎弓根间距增大

股骨头的前倾角，也就是股骨头和股骨颈在冠状面的向前扭转程度（图31-13、图31-14）。CT的三维重建对于脊柱畸形的全方位观察非常有帮助（图31-15、图31-16）。

其他辅助技术在评价骨骼的异常方面也有重要的作用。例如，放射性核素骨扫描在评价发育性异常的静止骨骼部位时非常有效（图31-17）。超声常被用来诊断先天性骨骼异常，包括髋关节发育不良和脱位。超声在评价股骨头在髋臼中的位置、髋臼顶软骨的状态及其他在标准平片中不能显示的软骨结构如关节边缘等方面是非常有效的（图31-18）。超声能够替代关节造影，对婴幼儿髋关节进行无创伤性检查。另外，超声没有电离辐射。

MRI可以同时显示包括神经在内的脊柱的所有结构，因此是评价脊柱先天性异常和发育性异常的理想检查方式。由于MRI主要是对神经解剖发育的评价，因此通常需要自选回波T_1加权像（图31-19）。然而，由于T_2加权像有较高的脑脊液对比度，对于评价脊髓和硬膜囊的异常较好。这些序列在显示如脊髓栓系、脊柱闭合不全和脊髓纵裂方面是非常有效的（图31-20～图31-22）。

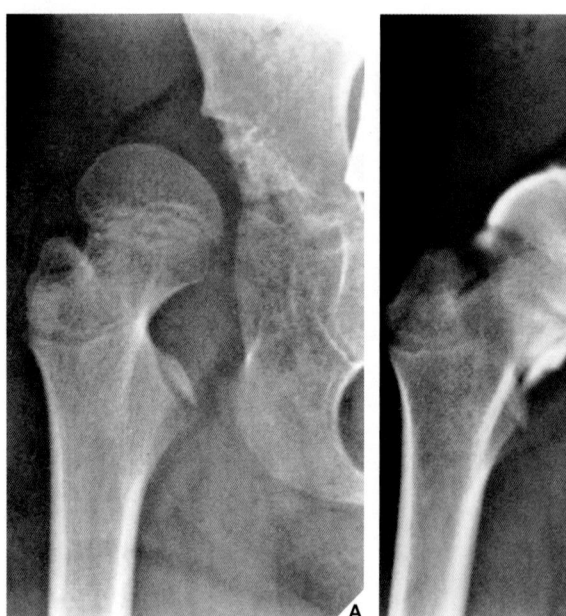
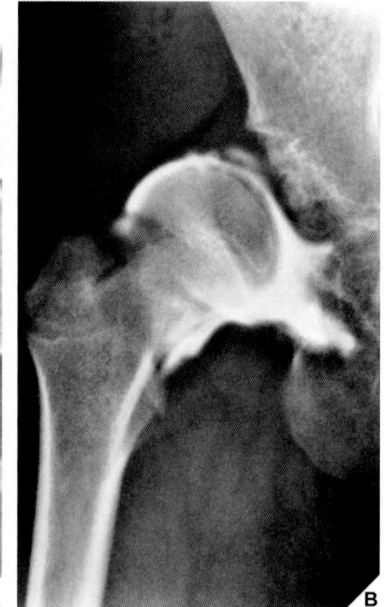

图31-10 先天性髋关节脱位

7岁女孩经保守治疗，右髋关节标准前后位片（A）示股骨头完全脱位。关节造影（B）用来评价关节的软骨结构，除了表现为软骨缘畸形，还可见圆韧带增粗及造影剂聚集在扩张的关节囊内。增粗的圆韧带使之前几次的闭合复位失败

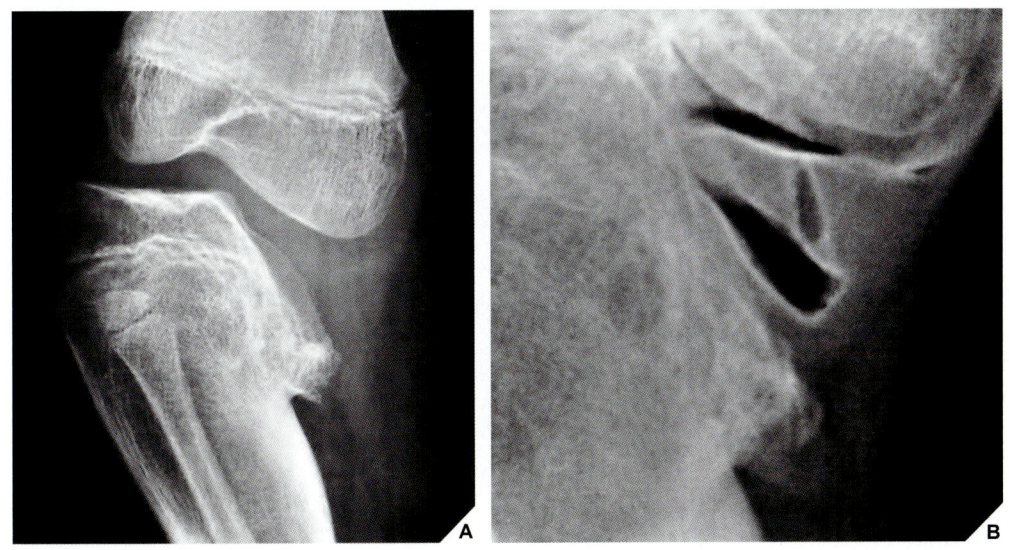

图 31-11 Blount 病

4 岁男孩，膝关节前后位片（A）示先天性胫骨内翻（Blount 病）。双对比关节造影（B）示内侧半月板肥大和胫骨近端骨骺内侧面的非骨化软骨增厚

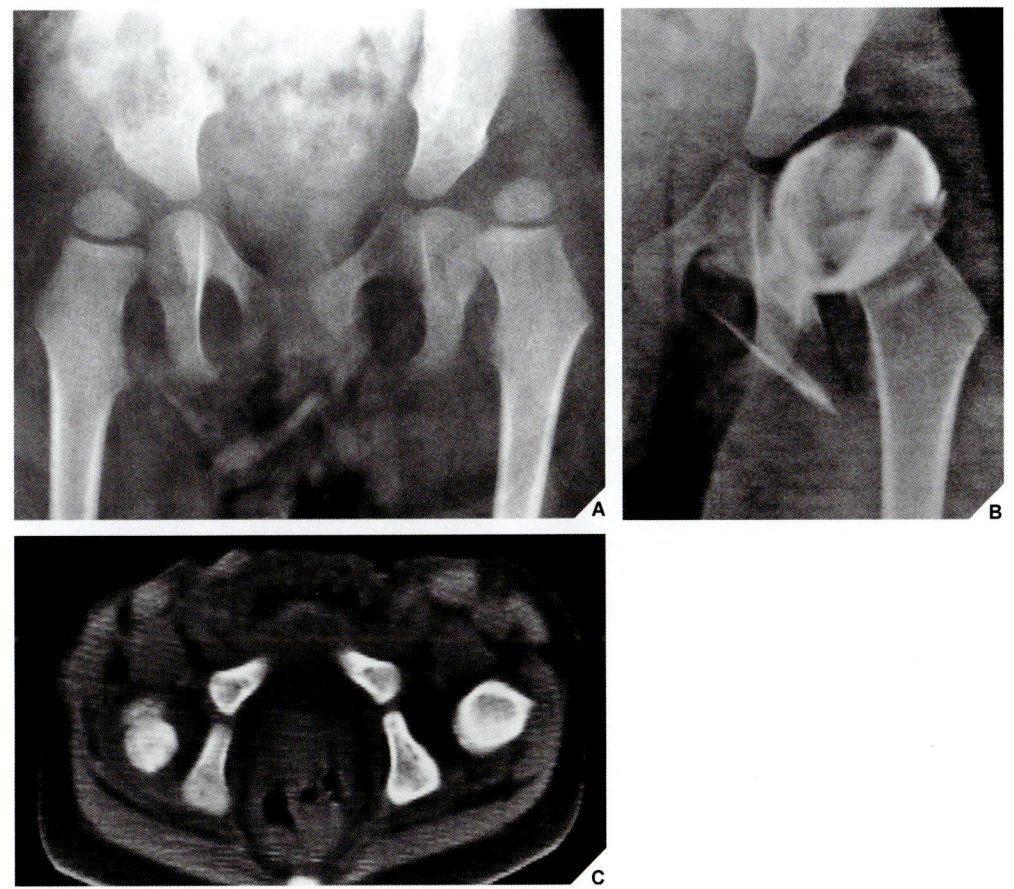

图 31-12 先天性髋关节脱位

1 岁女孩的骨盆前后位片（A）示左髋关节先天性脱位。在用支具保守治疗后，应用关节造影（B）来评价治疗效果，可见股骨头位于髋臼窝内。注意 Shenton-Menard 线平滑连续（见图 32-10A），但是 CT（C）仍表现为后外侧半脱位

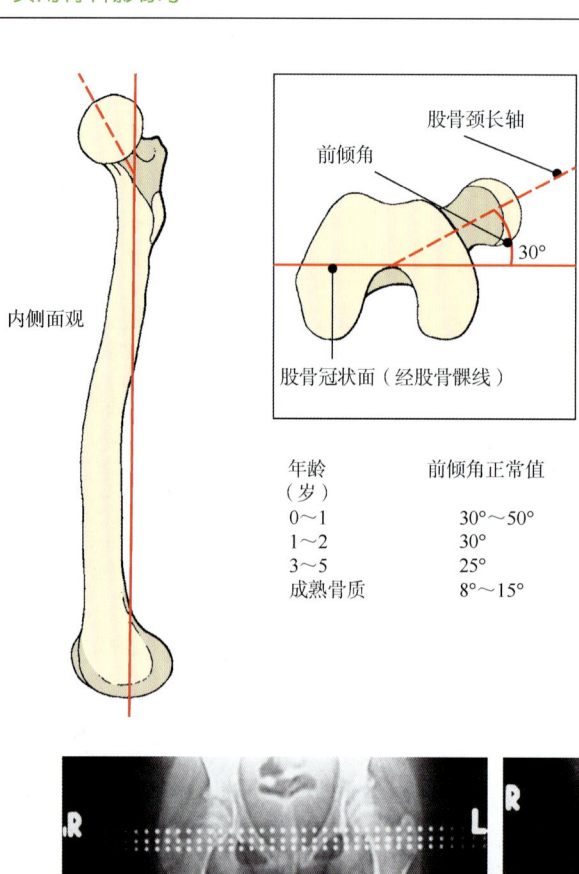

内侧面观

股骨颈长轴

前倾角

30°

股骨冠状面（经股骨髁线）

年龄（岁）	前倾角正常值
0～1	30°～50°
1～2	30°
3～5	25°
成熟骨质	8°～15°

图 31-13　股骨头前倾

股骨头前倾角代表了股骨头颈部在冠状面的向前扭转程度。该角为经股骨颈长轴与股骨冠状面（经股骨髁线，见图31-14）所形成的夹角

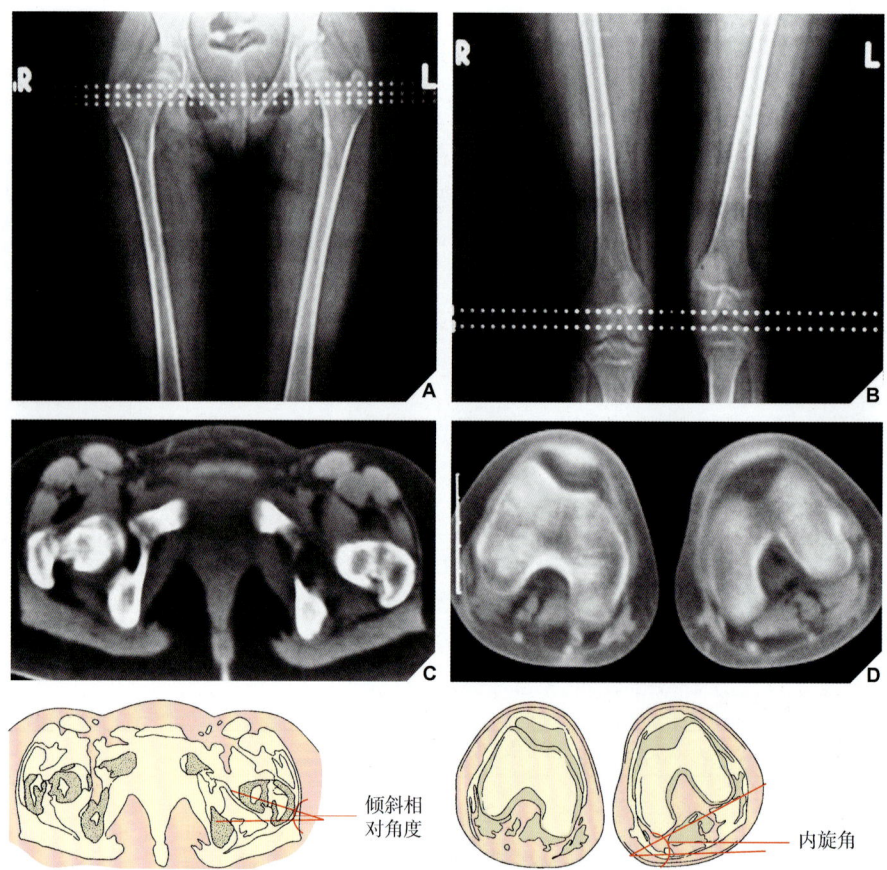

A

B

C

D

倾斜相对角度

内旋角

图 31-14　CT测量股骨头倾斜角

为了在CT检查上获得股骨头倾斜角，患者采用仰卧位，下肢置于中立位，足部固定在一起，膝关节固定于检查床上。髋关节及膝关节建议在同一图像上；但如果患者太高，可以分别获得髋关节和膝关节的图像（A、B）。后一种情况要注意不能让患者移动。在通过股骨颈和大转子近端部分的层面（C），应用股骨头和大转子作为指引，画一条通过股骨颈的线。这条线和水平线（CT检查床水平）形成的夹角决定了股骨头前倾（或后倾）的相对角度。在股骨髁间窝水平的层面（D），画一条通过股骨髁后缘的线，这条线与水平线形成的夹角决定了下肢内旋或外旋的程度。从这些测量，可以计算出真正的前倾（或后倾）角。如果膝关节内旋，如本病例所示，这两个角度的总和即前倾角。如果膝关节外旋，在髋关节获得的角度减去在膝关节获得的角度即倾斜角

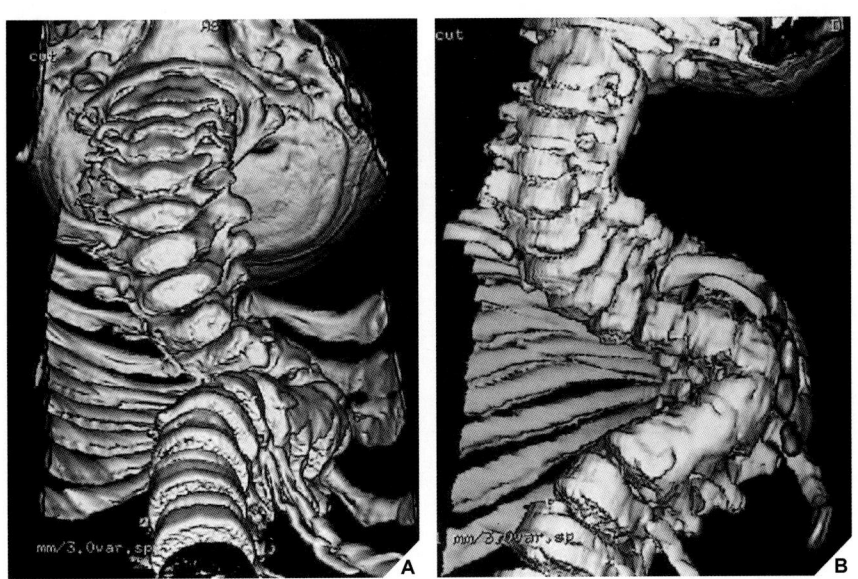

图31-15　先天性脊柱侧弯后凸畸形的三维CT成像

4岁男孩，患有先天性脊柱侧弯后凸畸形，脊柱三维CT成像在正位（A）和侧位（B）可以观察脊柱畸形的全貌

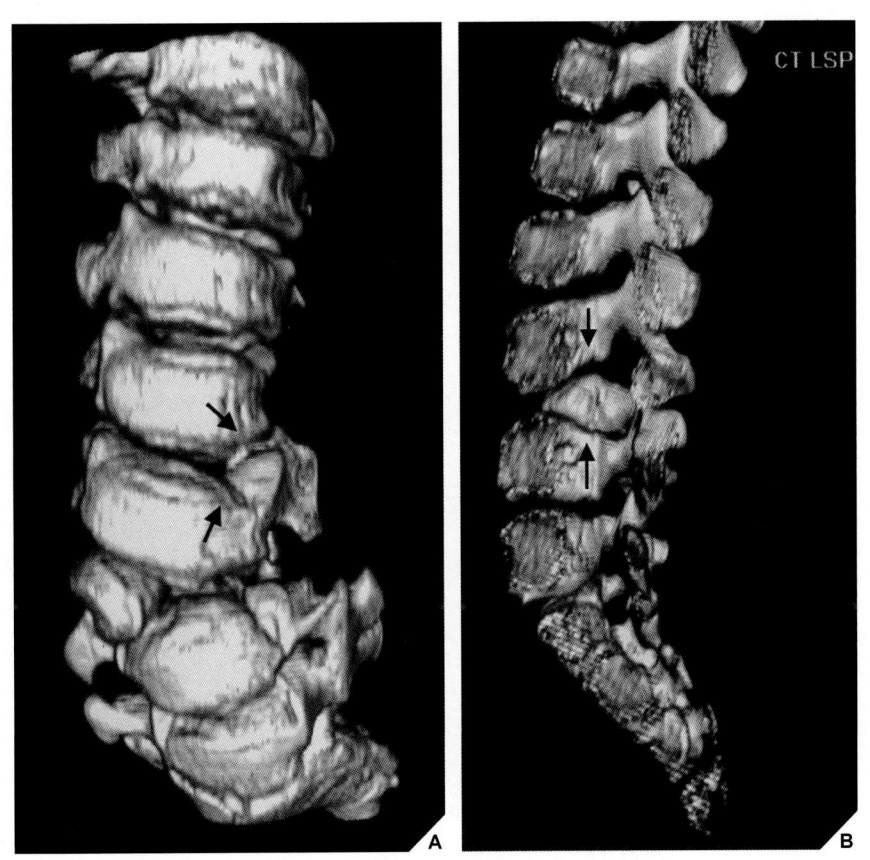

图31-16　先天性半椎体的三维CT成像

5岁女孩，患有先天性右旋侧弯畸形，三维重建CT正位（A）和侧位（B）片示在L_3与L_4之间有一楔形半椎体（箭头）

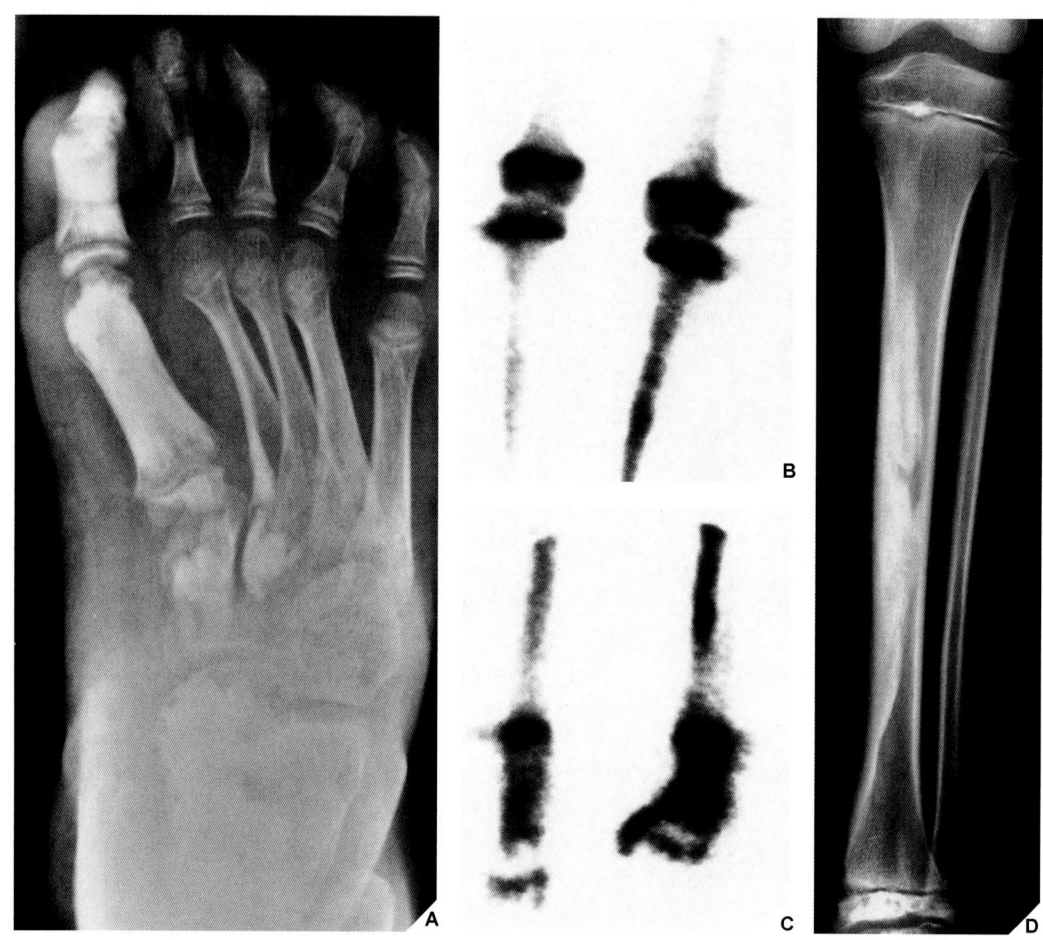

图 31-17　肢骨纹状肥大的闪烁成像

9岁男孩，自从出生就有左足畸形，曾被诊断为马蹄内翻足。足正位片（A）示马蹄内翻足畸形，伴有踇趾趾骨，第1、2跖骨，第1、2楔骨，距骨和跟骨的硬化性改变。这些改变是典型肢骨纹状肥大表现，为骨质硬化性发育不良的一种形式。在放射性骨扫描（B、C）中，骨骼累及的范围表现为放射性药物摄取增加，不仅足部可见摄取增加，左侧胫骨也可见摄取增加，这在随后的左小腿平片（D）上被证实

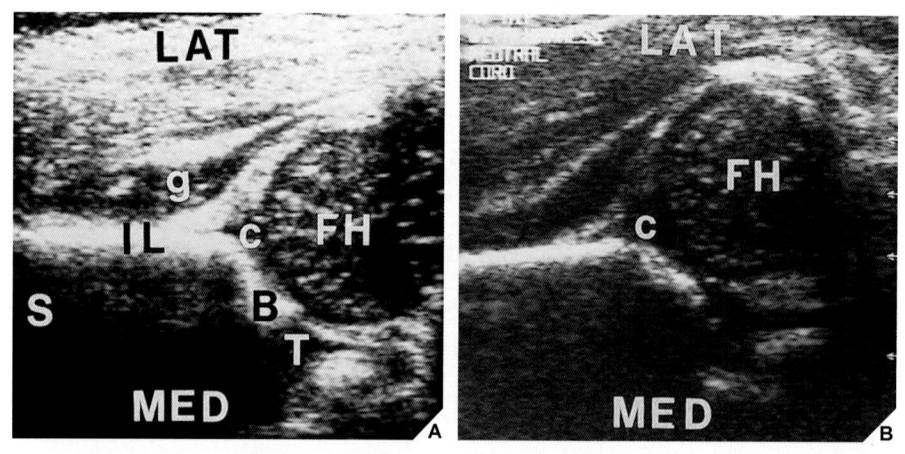

图 31-18　先天性髋关节发育不良的超声表现

A. 新生儿，男性，左髋冠状位超声示股骨头和髋臼的正常对位关系。B. 新生儿，女性，左髋冠状位超声示髋臼发育不良，股骨头向外半脱位。LAT. 外侧；g. 臀肌；IL. 髂骨；c. 软骨性髋臼；FH. 股骨头；S. 上；B. 骨性髋臼；T. 三向软骨；MED. 内侧（由 E. Gerscovich, MD, Sacramento, California. 提供）

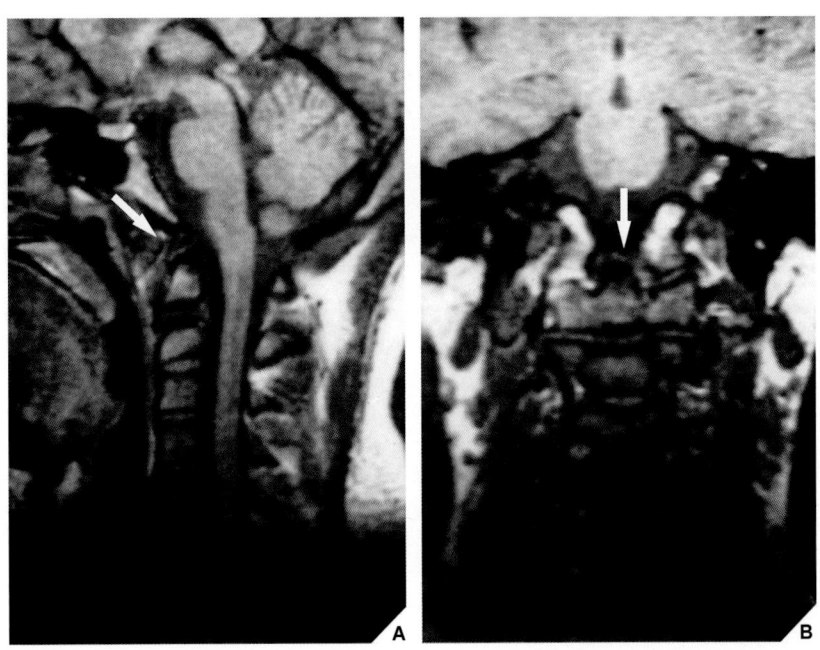

图 31-19　齿状突发育不良的 MRI 表现

A. 矢状位 T_1WI（SE；TR 800/TE 20ms）示起源于正常第 2 颈椎椎体的齿状突发育不良（箭头）。第 1 颈椎的前弓由于与枕骨融合而未显示。B. 冠状位 T_1WI（SE；TR 800/TE 20ms）证实第 2 颈椎椎体是正常的，但是仅见一未发育的齿状突（箭头）。寰椎与枕骨融合，因此无枕骨髁出现（经允许引自 Beltran J. *MRI：musculoskeletal system.* Philadelphia：JB Lippincott；1990.）

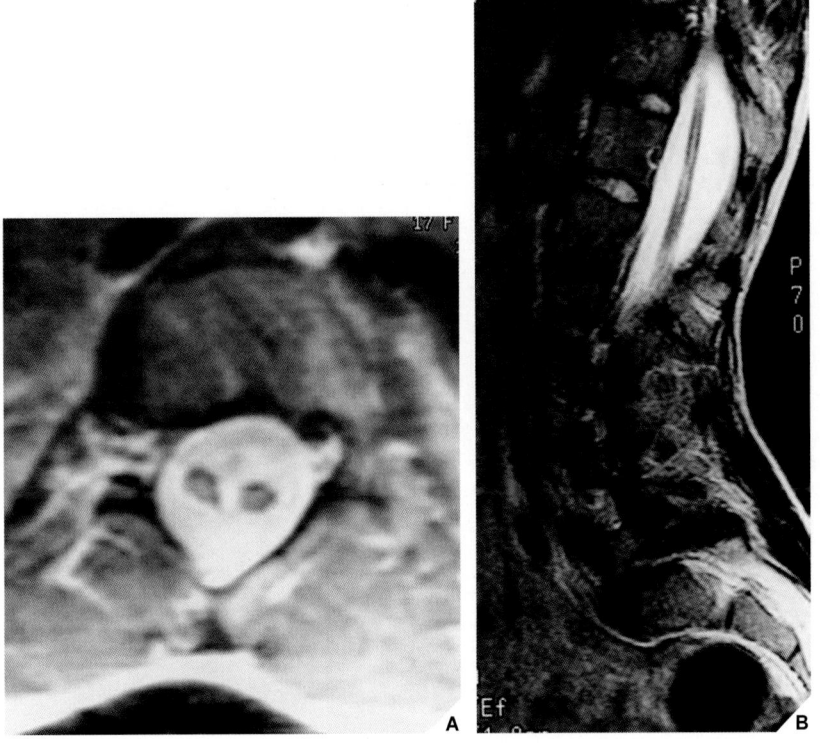

图 31-20　脊髓纵裂的 MRI 表现

17 岁女孩，患有脊柱裂和脊髓纵裂。轴位质子密度加权像（A）（FSE；TR 5000/TE 16ms Ef）示在胸 12 水平脊髓分裂。矢状位 T_2WI（B）（FSE；TR 3000/TE 133ms Ef）示在明显扩大的硬膜囊内有一低信号的纤维间隔。脑积液为高信号

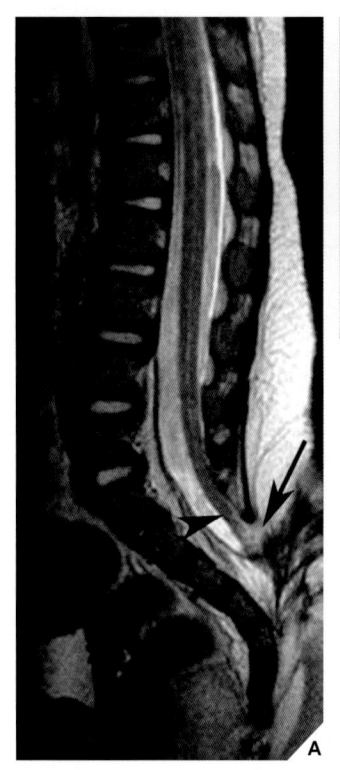
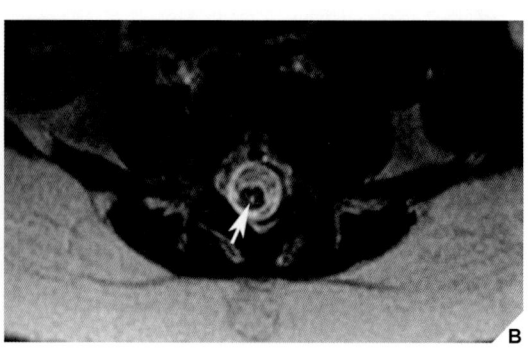

图31-21 脊髓栓系的MRI表现

新生儿骶骨处皮肤凹陷，腰骶椎矢状位T₂WI（A）示终丝增厚（无尾箭头），脊髓圆锥低位，附着于骶骨闭合不全水平处（箭头）。脊髓空洞累及腰部和可见范围内的胸部脊髓。注意纤维滞留在骶骨上方的皮下脂肪层内，不伴有脊膜脊髓膨出或脂肪瘤。轴位T₂WI（B）示L₄水平脊髓空洞（箭头）

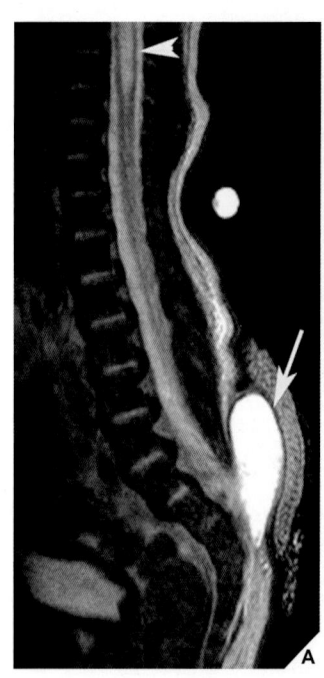
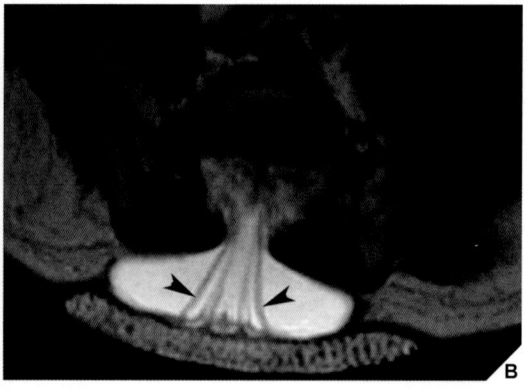

图31-22 脊髓脊膜膨出和脊髓栓系的MRI表现

A. 新生儿胸腰椎MRI矢状位T₂WI示骶管闭合不全伴脊髓脊膜膨出（箭头），脊髓栓系，下段胸髓脊髓空洞（无尾箭头）。B. S₁水平轴位T₂WI示通过骶骨缺损处的脊膜膨出，其内包括神经成分（无尾箭头）。该患者还有此处未显示的小脑扁桃体下疝。最终诊断为Chiari Ⅰ型畸形

记忆要点

[1] 先天性异常包括骨在形成、生长、成熟和塑形方面的异常。

[2] 尽管大部分先天性和发育性异常能够通过标准平片诊断，但辅助影像学检查技术也应该考虑，例如：

- 放射性核素骨扫描，尤其是在判断各种发育不良累及的位置时
- CT 检查，尤其在评价先天性髋关节脱位和确定股骨头前倾角度时
- 三维 CT 成像，尤其是在评价脊柱畸形时
- 超声，尤其是在评价先天性髋关节发育不良时
- MRI，尤其是在评价脊柱、硬膜囊和脊髓异常时

[3] 在评价足和踝等结构复杂的部位时，需要特殊的投照。

[4] CT 和超声能够监测不同先天性异常的治疗结果和过程，尤其是先天性髋关节脱位。

（钱占华　曹宇鹏　詹惠荔　译）

参 考 文 献

Beighton P, Cremin B, Faure C, et al. International nomenclature of constitutional diseases of bone. *Ann Radiol* 1984;27:275.

Berkshire SB Jr, Maxwell EN, Sams BF. Bilateral symmetrical pseudarthrosis in a newborn. *Radiology* 1970;97:389–390.

Brower JS, Wootton-Gorges SL, Costouros JG, et al. Congenital diplopodia. *Pediatr Radiol* 2003;33:797–799.

Chung MS. Congenital differences of the upper extremity: classification and treatment principles. *Clin Orthop Surg* 2011;3:172–177.

Eich GF, Babyn P, Giedion A. Pediatric pelvis: radiographic appearance in various congenital disorders. *Radiographics* 1992;12:467–484.

Gerscovich EO. Infant hip in developmental dysplasia: facts to consider for a successful diagnostic ultrasound examination. *Appl Radiol* 1999;28:18–25.

Graf R. New possibilities for the diagnosis of congenital hip joint dislocation by ultrasonography. *J Pediatr Orthop* 1983;3:354–359.

International nomenclature of constitutional diseases of bone. *Am J Roentgenol* 1978;131: 352–354.

Kozin SH. Upper-extremity congenital anomalies. *J Bone Joint Surg Am* 2003;85(8): 1564–1576.

Kulik SA Jr, Clanfon TO. Tarsal coalition. *Foot Ankle Int* 1996;17:286–296.

Laor T, Jaramillo D, Hoffer FA, et al. MR imaging in congenital lower limb deformities. *Pediatr Radiol* 1996;26:381–387.

Newman JS, Newberg AH. Congenital tarsal coalition: multimodality evaluation with emphasis on CT and MR imaging. *Radiographics* 2000;20:321–332.

Reed MH, Genez B. Hands. In: Reed MH, ed. *Pediatric skeletal radiology*. Baltimore: Williams & Wilkins; 1992:584–625.

Rubin P. *Dynamic classification of bone dysplasias*. Chicago: Year Book Medical; 1972.

Sharma BG. Duplication of the clavicle with triplication of the coracoid process. *Skeletal Radiol* 2003;32:661–664.

Stanitski DF, Stanitski CL. Fibular hemimelia: a new classification system. *J Pediatr Orthop* 2003;23:30–34.

Wechsler RJ, Karasick D, Schweitzer ME. Computed tomography of talocalcaneal coalition: imaging techniques. *Skeletal Radiol* 1992;21:353–358.

Wechsler RJ, Schweitzer ME, Deely DM, et al. Tarsal coalition: depiction and characterization with CT and MR imaging. *Radiology* 1994;193:447–452.

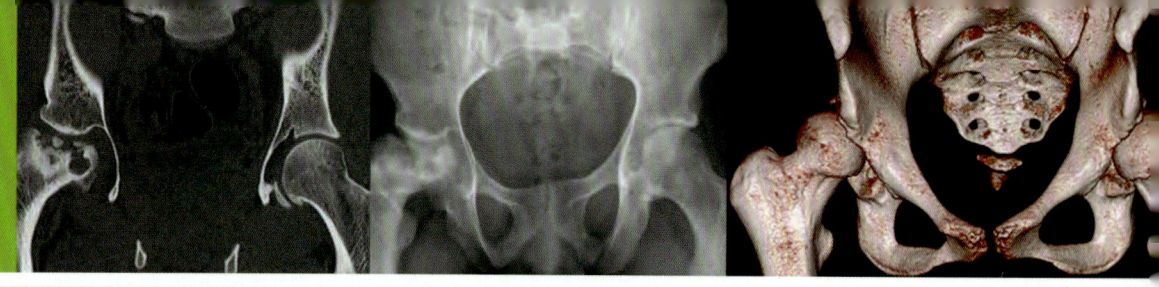

第32章

上肢和下肢异常

一、肩胛带和上肢异常

（一）先天性肩胛骨抬高

Sprengel畸形，即先天性肩胛骨抬高，可以是单侧，也可以是双侧。显著的表现为肩胛骨小、位置高，旋转并伴下缘指向脊柱，这些特征可以在肩关节或胸部的前后位片见到（图32-1）。左肩是最常受累的部位，并且大约75%的患者为女性。尽管大多数病例呈散发性，但一些病例呈常染色体显性遗传。家族性Sprengel畸形称为Corno病。先天性肩胛骨抬高常伴有其他畸形，如先天性脊柱侧弯、肋骨融合、脊柱裂、颈椎或上胸椎的椎体融合，后者称为Klippel-Feil综合征，也是一种由GDF3和GDF6基因突变导致的先天性异常（图32-2），因此认识先天性肩胛骨抬高是非常重要的。此外，有时可出现抬高的肩胛骨与某个椎体（通常是颈5或颈6椎体）的融合，称为肩椎骨（图32-3）。

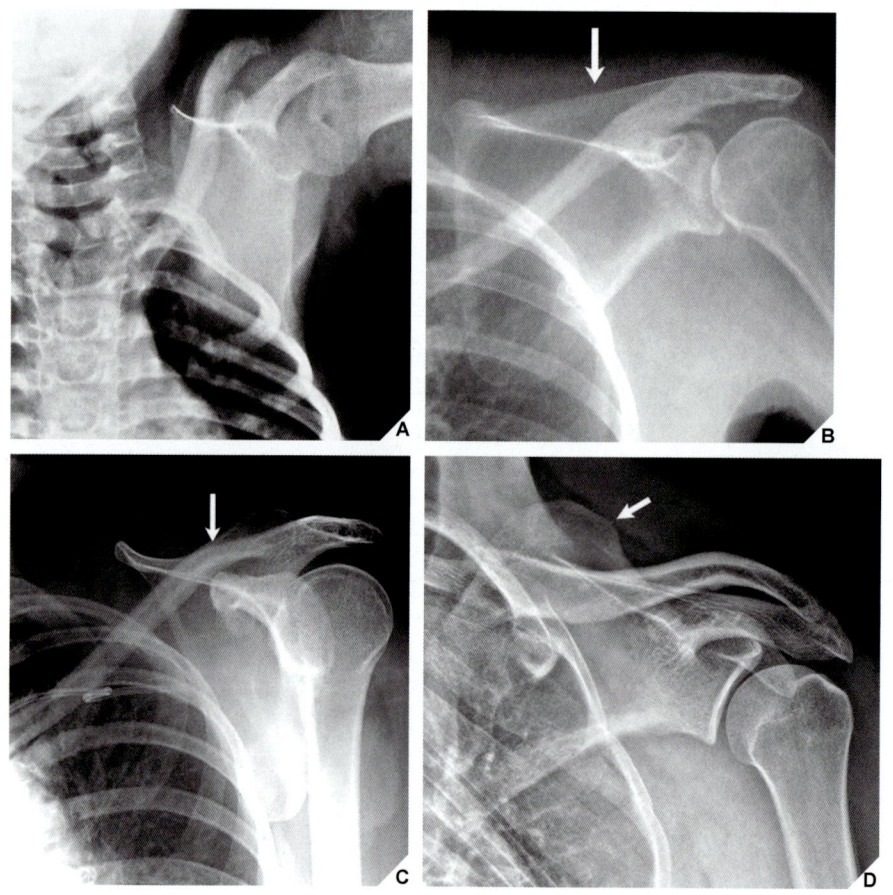

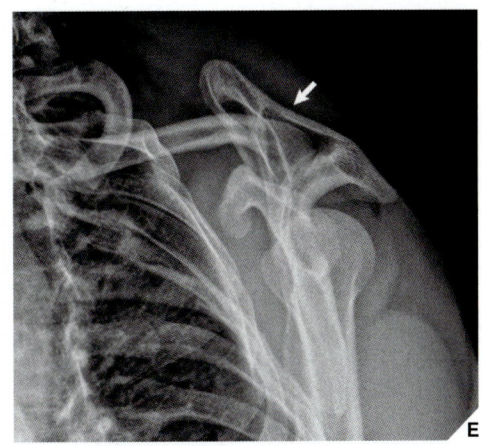

图32-1 Sprengel畸形

1岁男孩，左肩关节前后位片（A）示左侧肩胛骨高位，为典型的Sprengel畸形。58岁女性，自儿时就有"肩胛骨位置不正"，左肩关节前后位片（B）及斜位片（C）示先天性左侧肩胛骨高位（箭头）。22岁男性，左肩关节前后位片（D）和"Y"形位片（E）示肩胛骨高位（箭头）

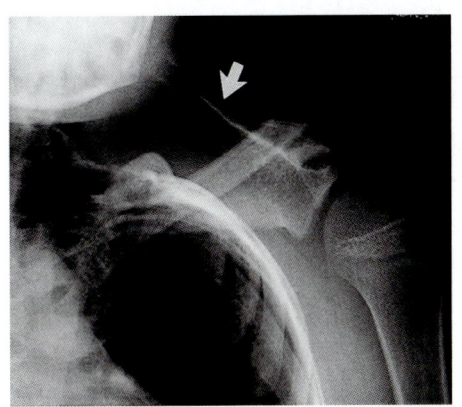

图32-2 Klippel-Feil综合征和Sprengel畸形（1）

13岁男孩，患有Klippel-Feil综合征，左肩关节前后位片显示肩胛骨抬高（箭头）

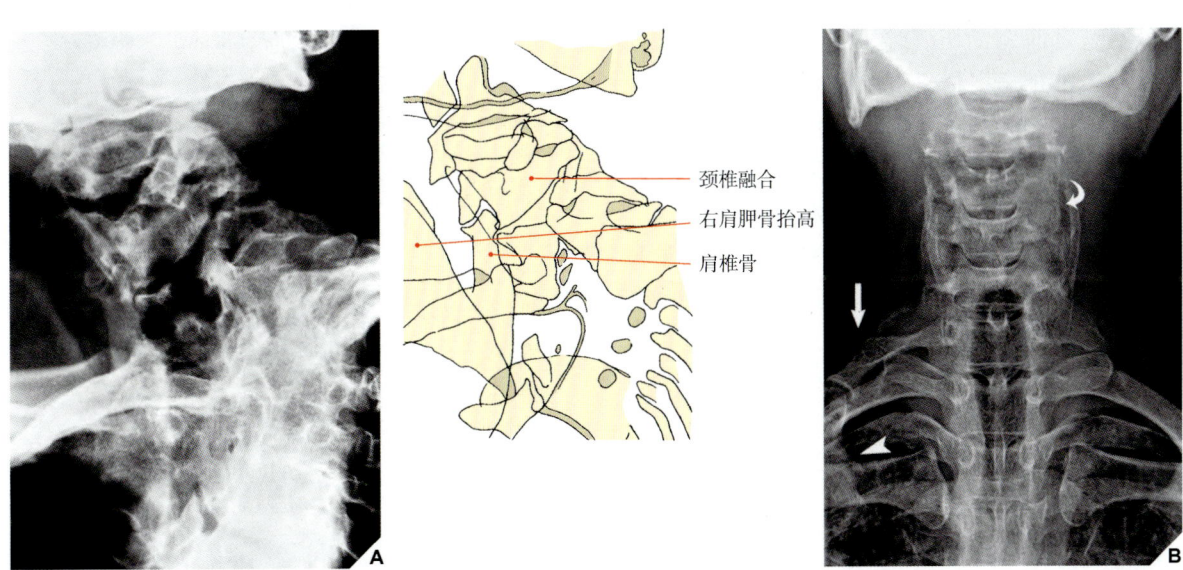

颈椎融合
右肩胛骨抬高
肩椎骨

图32-3 Klippel-Feil综合征和Sprengel畸形（2）

A. 37岁女性，患Sprengel畸形伴Klippel-Feil综合征（颈椎融合），颈椎和上胸椎后前位片显示肩椎骨连接右侧抬高的肩胛骨和第5颈椎。B. 66岁男性，颈椎和上胸椎前后位片示下颈椎部分融合（弯箭头）和肩椎骨（箭头），无尾箭头指示抬高的肩胛骨

（二）齿状肩胛骨

齿状肩胛骨，也称为关节盂发育不全，是一种相对少见的先天性肩胛骨异常，是由于下关节盂骨化中心发育不全导致关节盂后倾、关节盂小及盂肱关节易患早期骨关节炎。在年轻患者中表现为无或轻度临床症状，但在成人和老年患者中会表现为肩

关节活动受限、肩关节疼痛和盂肱关节后部不稳定导致的向后脱位。影像学表现（图32-4）包括关节盂呈波浪状的"齿状"外观伴有下盂肱关节间隙增宽、后盂唇撕裂和关节盂后倾。相关的发育不良改变可见肱骨近端发育不全、锁骨远端呈钩状和喙突肥大。在成年患者中伴有软骨缺失和骨赘形成的继发性骨关节炎，是一种常见的并发症。

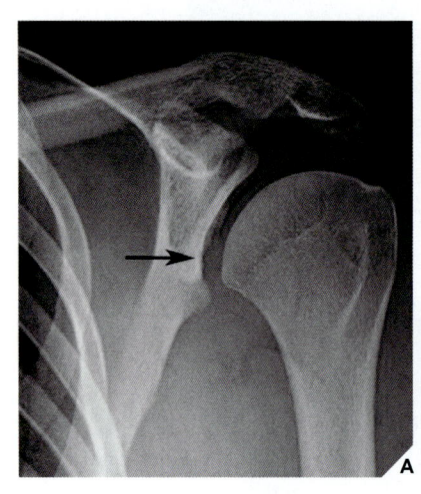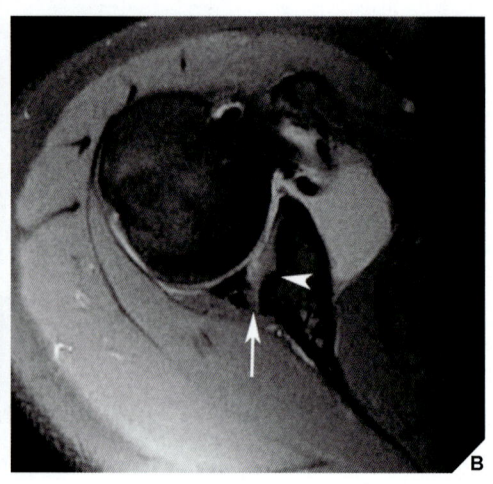

图32-4　齿状肩胛骨（肩胛骨发育不全）

A. 左肩关节前后位片示关节盂下缘发育不全呈波浪样改变（箭头）。B. 肩关节MRI关节造影的T_1WI轴位压脂序列示下关节盂后部发育不全（箭头）伴后盂唇撕裂（无尾箭头）

（三）马德隆畸形

这些桡骨远端和腕骨的发育性异常起初由德国外科医师Otto Madelung在1879年描述，通常表现为在青少年女孩中出现腕关节疼痛和活动范围减小，但是之前无创伤或感染的病史。目前，马德隆畸形通常是指以桡骨远端骺板提前闭合伴有随后的尺骨远端和腕关节畸形为标志的一系列疾病。从病因学的角度看，这些异常可分为创伤后畸形、发育不良和特发性畸形。也有学者提出是基因导致。相关的肢中性侏儒（例如，由位于X染色体的Xp22.3带的*SHOX*基因缺失或重复所致Leri-Weil软骨骨生成障碍）和X染色体突变（如特纳综合征）也被提及。反复的损伤或影响桡骨远端生长的单一损伤之后，可出现创伤后畸形。在骨发育不良中可伴有马德隆畸形的是多发性遗传性软骨性外生骨疣、Ollier病、软骨发育不良、多发性骨骺发育不良和黏多糖贮积症（包括Hurler综合征和Morquio综合征）。

体格检查时，手相对于前臂长轴向掌侧移位，尺骨向背侧半脱位，活动范围的减小限制了旋后、背屈和桡偏，但是旋前和掌屈通常不受影响。

对于马德隆畸形的影像学诊断标准已有文献描述，表32-1对其进行了总结。腕关节和前臂远端的后前位片和侧位片足以显示这种畸形的各种异常（图32-5、图32-6）。

表32-1　诊断马德隆畸形的影像学标准

桡骨改变
双弯曲（内侧和背侧）
骨长度减小
远端骨骺呈三角形
远端骺板内侧部分早闭，伴有关节面向内和掌侧成角
沿着骨内侧缘的局限性透亮区
在远端内侧缘的骨疣
尺骨改变
背侧半脱位
尺骨头密度增高（过度实变和变形）
骨长度增加
腕骨改变
以月骨为顶点呈三角形排列
桡骨远端和尺骨的距离增加
腕骨角度减小

资料来源：Dannenberg M，Anton JI，Spiegel MB. Madelung's deformity. Consideration of its roentgenological diagnostic criteria. Am J Roentgenol 1939；42：671.

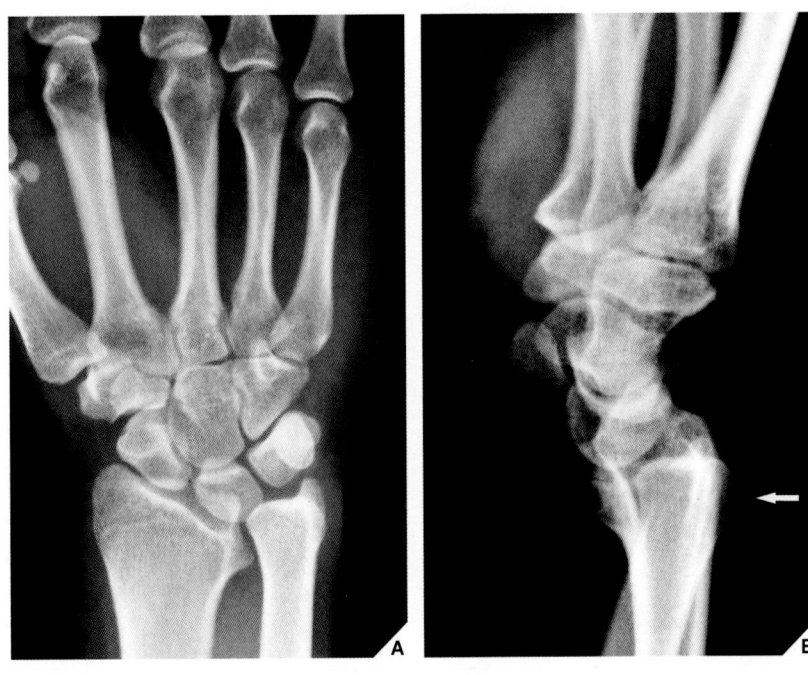

图 32-5　马德隆畸形（1）

A. 21 岁女性，左腕关节后前位片显示桡骨长度减小，桡骨远端呈三角形，这与呈三角形排列的腕骨有关（月骨位于顶点楔入桡骨与尺骨间）。

B. 侧位片显示尺骨背侧半脱位（箭头）

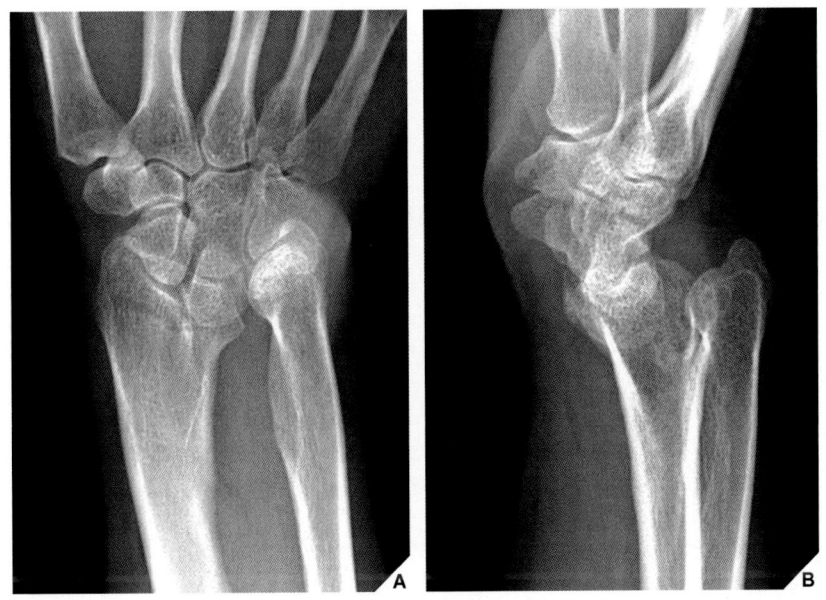

图 32-6　马德隆畸形（2）

42 岁女性，左腕关节后前位片（A）和侧位片（B）显示此种异常的特征性改变，包括桡骨长度减小，尺骨伸长并伴有背侧半脱位及以月骨为顶点楔入桡骨与尺骨间呈三角形排列的腕骨（由 Robert M. Szabo，MD，Sacramento，California. 提供）

外科手术治疗常用于缓解疼痛和改善外观。可采用多种手术方式，包括韧带松解术（Vickers 自然分解）、楔形截骨、Carter-Ezaki 穹窿骨切除术和桡舟头关节融合术。偶尔，也采用 Darrach（尺骨头切除术）或 Suavé-Kapandji（尺骨头保留术）手术方式。

二、骨盆和髋关节异常

评价骨盆和髋关节常见异常最有效的放射学投照和技术概述于表 32-2。

表 32-2　评价骨盆和髋关节常见异常最有效的放射学投照和技术

投照 / 技术	关键异常
先天性髋关节脱位	
骨盆和髋关节前后位	Hilgenreiner Y 线
	髋臼指数
	Perkins-Ombredanne 线
	Shenton-Menard 线（弧）
	Wiberg 中心 - 边缘角（C-E 角）
	股骨头骨化中心
	股骨头和髋臼的关系
髋关节外展内旋前后位关节造影	Andrén-von Rosen 线
	关节一致性
	软骨缘
	圆韧带
	匝肌环
CT（伴或不伴关节造影）	股骨头和髋臼的关系
超声	上、外或后半脱位
	股骨头在髋臼中的位置
	髋臼顶
	软骨缘
发育性髋内翻	
骨盆和髋关节前后位片	股骨颈和股骨干内翻角
股骨近端局限性缺损	
髋关节和股骨近端前后位片	股骨变短
	股骨近端向上、后和外脱位
关节造影	股骨头未骨化
Legg-Calvé-Perthes 病	
髋关节前后位和蛙式位	"新月"征和软骨下塌陷提示股骨头骨坏死
	Gage 征
	股骨头半脱位
	生长板呈水平状
	骨骺外侧钙化
	干骺端囊性改变
	"松弛绳子"征
关节造影	髋关节不协调
	关节软骨厚度
放射性核素骨扫描	示踪剂摄取减少（早期阶段）
	示踪剂摄取增加（晚期阶段）
CT 和 MRI	髋关节不协调
	骨坏死
股骨头骨骺滑脱	
髋关节前后位片	Capener 三角缺失
	关节周围骨质疏松
	生长板增宽和模糊
	股骨头骨骺高度减低

续表

投照 / 技术	关键异常
	通过股骨颈外侧皮质的切线与股骨头骨骺不相交
	Herndon 隆起
	软骨溶解（并发症）
髋关节蛙式位	通过股骨颈外侧皮质的切线与股骨头骨骺不相交
	股骨头骨骺真正滑脱（移位）
放射性核素骨扫描和 MRI	骨坏死（并发症）

（一）先天性髋关节脱位（发育性髋关节发育不良）

髋关节是先天性脱位最常见的部位。发病率为1.5/1000新生儿，女孩患病率比男孩高8倍。在受累儿童中双侧脱位的发病率超过25%；单侧脱位时，左侧发病率是右侧的2倍。白色人种比黑色人种多见，在地中海和斯坎迪维亚国家多见。在中国报道很少，可能与当地的习俗（母亲经常把婴儿背在后背上）有关，髋关节保持屈曲和外展位。

先天性髋关节脱位（CDH）的诊断标准包括体格检查和影像学表现。一些临床征象有助于评价新生儿及婴儿可能存在的先天性髋关节脱位（表32-3）。

表 32-3　先天性髋关节脱位的临床表现

屈曲的髋关节外展受限（由于髋内收肌缩短和回缩）

腹股沟区或大腿皮肤皱褶加深或不对称

单腿缩短

Allis 或 Galeazzi 征 *——当膝关节和髋关节屈曲时（此时股骨头位于髋臼后方），受累侧膝关节位置低

Ortolani 猛拉征（"弹入"或复位征）

Barlow 测试（"弹出"或脱位征）

大腿套管或活塞征 *（由于股骨头在髋臼内缺乏包容作用所致）

Trendelenburg 试验 *——当儿童双足站立时，抬高非受累侧肢体和负重在受累侧，正常的髋关节下垂（由于髋关节外展肌肌力下降所致）

鸭子步态 *

*这一表现可见于年龄较大儿童。

1. 影像学特征　先天性髋关节脱位的每一期——髋发育不良、半脱位、脱位，均有其特征性的影像学表现。先天性髋关节发育不良的名称首先由 Hilgenreiner 在 1925 年提出，为髋关节发育迟缓或发育缺陷导致异常髋臼和畸形的股骨近端

之间的关节对位不良（图32-7）。尽管有些学者使用"发育性髋关节发育不良"（DDH）来表示先天性髋脱位的各个阶段，但这种情况被认为是髋关节半脱位和脱位的前兆。先天性髋关节半脱位时，股骨头与髋臼对位异常，但二者是仍有接触的（图32-8）。但是，先天性髋关节脱位为股骨头与髋臼软骨完全失去对位关系，股骨近端通常向上移位，但是也可见向外侧、后方和后外侧移位（图32-9）。

2. 测量　与成人髋关节不同，新生儿髋关节的股骨头和髋臼对位关系不能直接显示，因为股骨头没有骨化，而是一个软骨小体，这在常规平片上不能显示。骨化中心首次出现是在3～6个月，延迟出现则提示先天性髋关节发育不良。因此股骨颈被用来确定股骨头和髋臼的对位关系。骨盆前后位片是测量股骨头与髋臼关系的一些间接指标的基础。但为了获得准确的测量结果，婴幼儿正确的体位是非常重要的。下肢应保持伸直中立位，中心线应对准中线，轻微高于耻骨联合，确保双侧对称。以下为评估股骨头与髋臼对位关系的一些测量（图32-10）。

（1）Hilgenreiner线或Y线：沿"Y"形软骨的上部画一条线，可用来反映股骨头髋臼的对位关系，也可作为其他测量指标的基础。

（2）髋臼指数：是通过髋臼顶的切线与Y线形成的夹角，不能单独用来诊断脱位。因为有时在正常人群，该角度可超过30°。但是，通常该角度大于30°被认为是异常的，并预示即将发生脱位。有些学者提出只有该角度大于40°时才有明确意义。

（3）Perkins-Ombredanne线：通过骨性髋臼的最外缘画一条垂直于Y线的线，有助于判断髋关节半脱位和脱位。这条线与Y线形成四个象限；正常时，股骨颈内侧缘或骨化的股骨头骨骺位于内下象限。

（4）Shenton-Menard线：通过股骨颈内侧缘和闭孔的上缘形成的光滑弧线，在髋关节半脱位或脱位时该线中断。但是，即使是在正常情况下，如果髋关节在外旋和内收时摄片，该线也可不光滑。

（5）Andren-von Rosen线：在髋关节外展45°和内旋时的X线平片上绘制，反映股骨干长轴与髋臼的对位关系（图32-11）。在髋关节脱位或半

脱位时，该线平分或位于髂前上棘的上方。

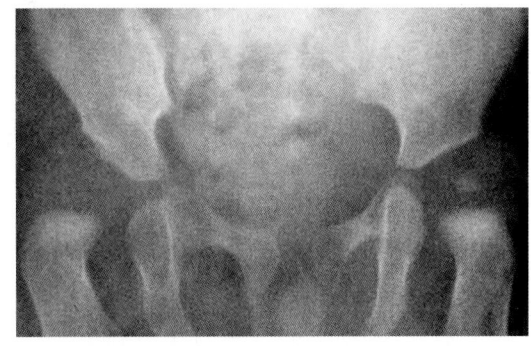

图32-7　先天性髋关节发育不良（1）

1岁男孩，骨盆前后位片显示右侧髋臼扁平和右侧股骨头骨骺的骨化中心出现延迟；左侧股骨头骨骺的骨化中心正常，位于"Y"形软骨的中心区

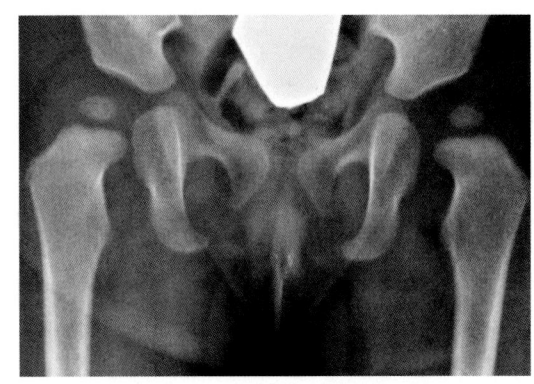

图32-8　先天性髋关节发育不良（2）

1岁女孩，骨盆前后位片显示左髋先天性外上侧半脱位。注意左侧股骨头骨骺的骨化中心较右侧稍小

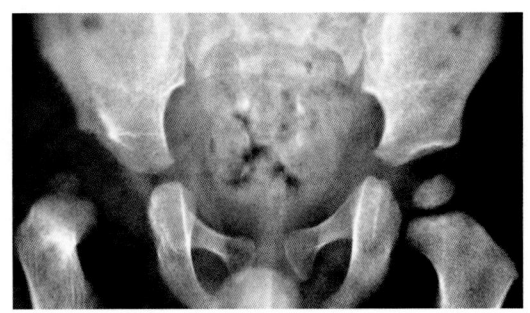

图32-9　先天性髋关节脱位

2岁男孩，骨盆前后位片显示右髋完全外上侧脱位。注意与正常左髋相比，右侧股骨头骨化中心与髋臼的对位异常

股骨头骨骺完全骨化是在大约4岁时，此时较大移位的诊断通常没有困难，但是对于轻微髋发育不良，可借助评价股骨头与髋臼关系的另一参数——中心-边缘角（C-E角，Wiberg角）（图32-12）。在股骨头完全骨化后测量中心边缘角是非常有用的，因为这时股骨头与髋臼的对位关系已完全建立。

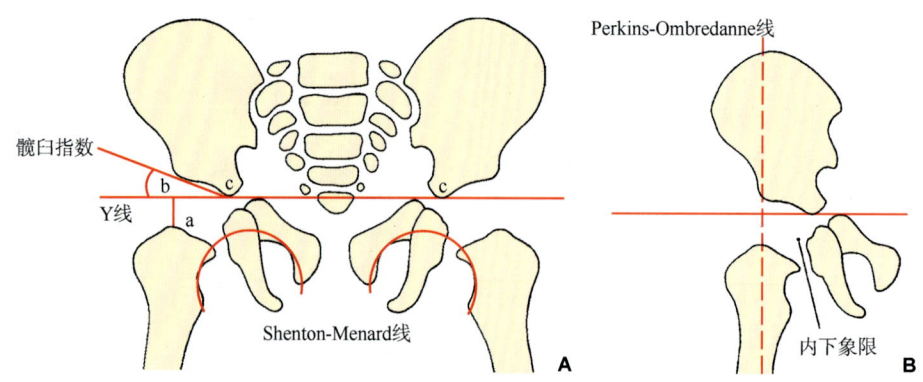

图32-10 有助于评价股骨头与髋臼关系的测量

A. Hilgenreiner线或Y线，是通过"Y"形软骨上部画出的线。在正常婴儿，股骨颈最近端垂直于Y线的距离（ab）在骨盆的两侧应相等，并且bc线应与Y线向内侧到髋臼底的距离一致。在6～7月龄婴儿中，ab的平均值应该为（19.3±1.5）mm，而bc的平均值为（18.2±1.4）mm。髋臼指数为从c点到髋臼顶的切线与Y线形成的角度，正常值为25°～29°。Shenton-Menard线是通过股骨颈内侧和闭孔上缘的弧形曲线。正常应该光滑且无中断。
B. Perkins-Ombredanne线是通过骨化的髋臼软骨的最外侧缘（实际上相当于髂前下棘）与Y线的垂线。在正常新生儿或婴儿中，股骨颈的内侧面或骨化的股骨头骨骺位于内下象限，如果位于外下或外上象限则提示髋关节半脱位或脱位

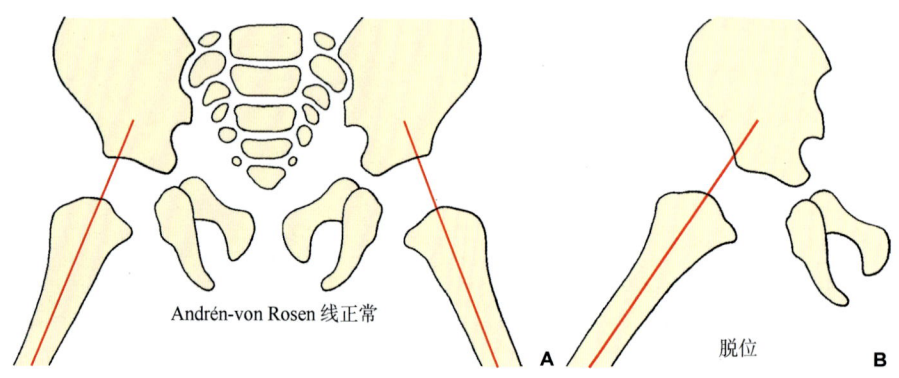

图32-11 Andrén-von Rosen线

A. 髋关节外展至少45°且内旋，沿股骨干长轴画线。在正常髋关节，该线与骨盆在髋臼的上缘相交。B. 在髋关节半脱位或脱位时，该线通过髂前上棘或位于其上方

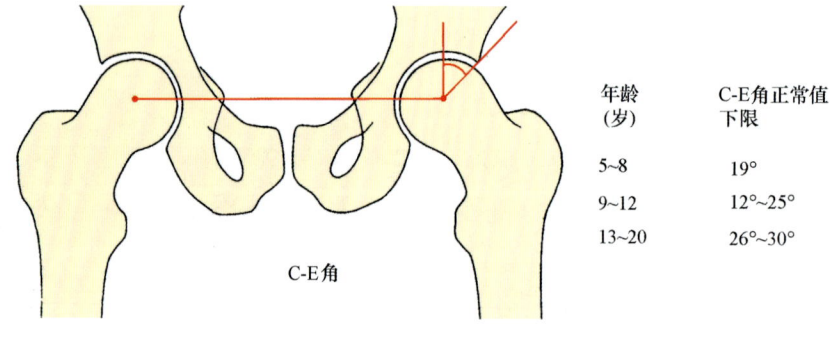

年龄 （岁）	C-E角正常值 下限
5～8	19°
9～12	12°～25°
13～20	26°～30°

图32-12 C-E角

C-E角有助于评价髋臼发育及髋臼与股骨头的关系。基线为连接双侧股骨头中心的线。C-E角由起源于股骨头中心的两条线构成，一条为进入髋臼并垂直于基线的线，另一条为股骨头中心与髋臼上缘的连线。若低于各年龄段的正常值下限则提示髋关节发育不良

3. 关节造影和CT 除了常规平片外，髋关节造影也有助于评价先天性髋关节脱位。在操作过程中，常规投照髋关节中立位（图32-13A）、蛙式位（图32-13B）、外展位、内收位及内旋位。在半脱位时，股骨头位于髋臼盂唇软骨下方的外侧，关节囊通常是松弛的（图32-14）。在完全脱位时，股骨头位于髋臼盂唇的上方和外侧（图32-15）。位于股骨头与髋臼之间的盂唇软骨有时也可发生畸形。在晚期，盂唇软骨可以反向和增生，导致关节无法复位。而且，位于股骨头内侧的关节囊通常收缩，从而形成"8"字形的峡部。

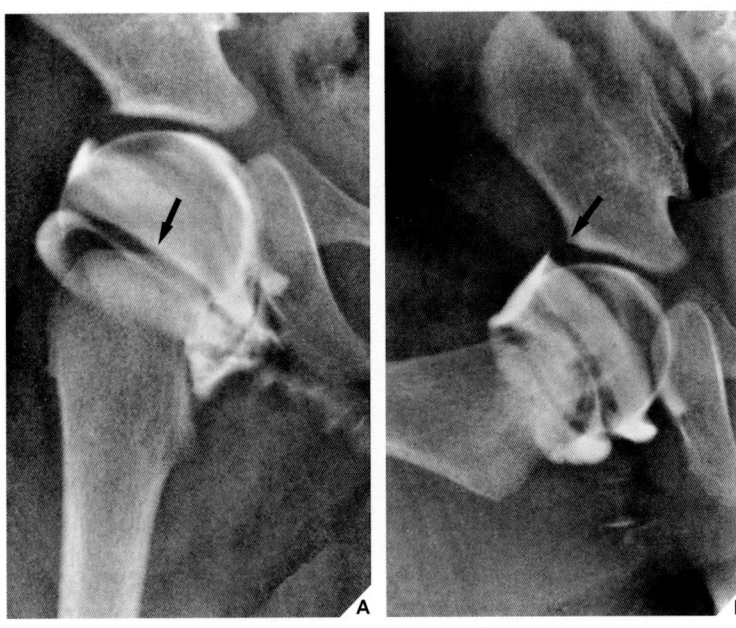

图 32-13　正常髋关节造影

A. 5 月龄男孩，右髋关节中立位关节造影显示造影剂聚集在由环状韧带（箭头）收缩产生的大隐窝内、外侧。注意覆盖股骨头的软骨的光滑度和厚度。B. 在蛙式位，造影剂勾勒出盂唇软骨的边缘（箭头）。圆韧带位于股骨头的内侧，从髋臼下部延伸

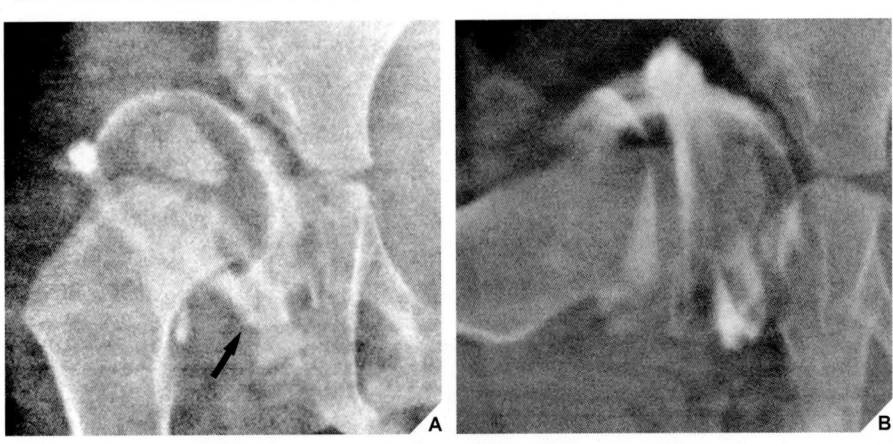

图 32-14　先天性髋关节发育不良的关节造影

A. 1 岁女孩，先天性髋关节半脱位，右髋中立位关节造影显示典型的髋关节向外侧移位，但仍位于髋臼盂唇的下方。造影剂聚集在扩张的关节囊内（箭头），圆韧带被拉长。B. 在蛙式位，股骨头移动进入髋臼深部，但是仍存在半脱位

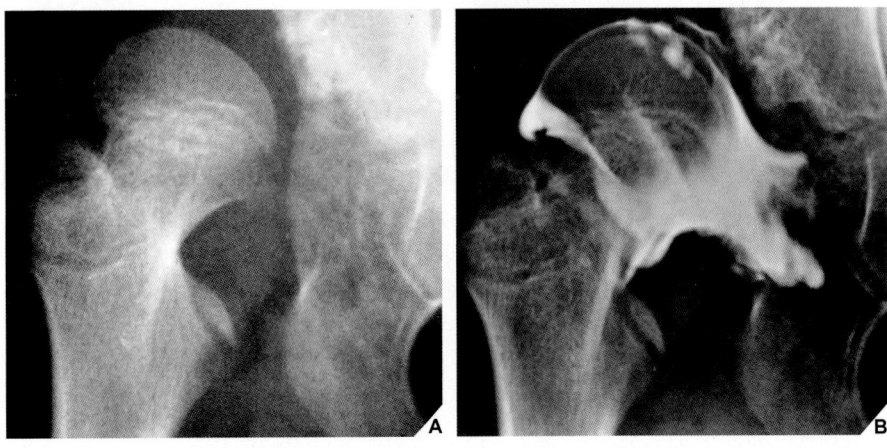

图 32-15　先天性髋关节脱位的关节造影

A. 8 岁女孩，右髋关节前后位片显示股骨头向外上完全脱位。注意髋臼变浅。B. 髋关节造影显示软骨缘畸形及圆韧带拉长。股骨头位于盂唇软骨边缘的外上方。注意造影剂聚集在松弛的关节囊内

单用CT（图32-16）或与关节造影联合应用，也是评价先天性髋关节脱位的常用技术。在半脱位或脱位时，髋臼与股骨头的对应关系发生紊乱（图32-17），正常时股骨头位于Y形软骨的中心。CT被认为是评价半脱位和脱位程度的最准确方法，也可用来监测先天性髋关节脱位治疗的进展情况。在成人，CT能有效评价骨性髋臼对股骨头的覆盖不足（图32-18）。

4. 超声 已经成为诊断和评价先天性髋关节发育不良最有效的技术之一。超声可在患者位于静止、运动和应力位时进行检查。患儿处于仰卧位或侧卧位时，广泛应用侧位扫查。当髋关节伸展和屈曲时采用冠状面扫查（见图31-18）。轴位扫查时，大腿屈曲90°，在无应力和应力时采集图像。图像上可很好地显示髋关节的骨和软骨成分，并能评价股骨头的髋臼覆盖率。另外，髋臼斜率（α角）能够根据髂骨线测量。角度＞60°为正常；3月龄前角度为50°～60°时考虑为生理性改变，但是需要随诊。在任何年龄段，角度＜50°均为异常。β角为髂骨线与从盂唇到髂骨与骨性髋臼交界点的连线形成的角。用于间接测量髋臼软骨顶的覆盖率，重要性仅次于α角。骨性髋臼对股骨头的包容性越好，软骨性覆盖越少，所以β角越小。Harcke在1984年首次进行了动态研究，包括

采用超声对髋关节的实时观察。这项技术的目的是显示髋关节的不稳定。采用横断面屈曲位扫查，运用Barlow手法操作，试图使对位良好的股骨头移位、半脱位或脱位。

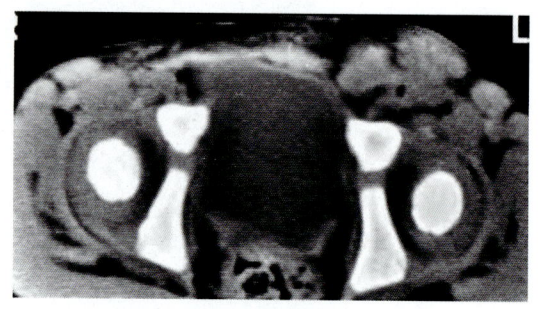

图32-16　正常髋关节CT表现
19月龄婴儿，双侧髋关节轴位CT显示髋臼和股骨头对位良好，股骨头位于"Y"形软骨的中心

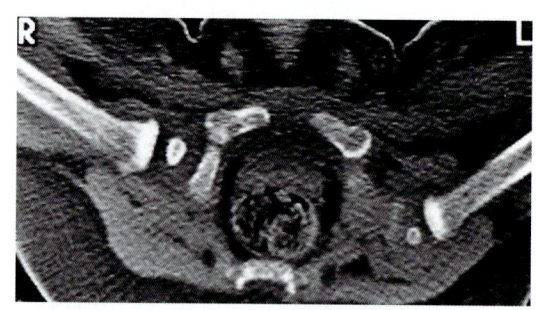

图32-17　先天性髋关节脱位的CT表现
6月龄男婴，通过股骨近端和髋关节的轴位CT显示左髋关节后外侧脱位，右髋关节正常

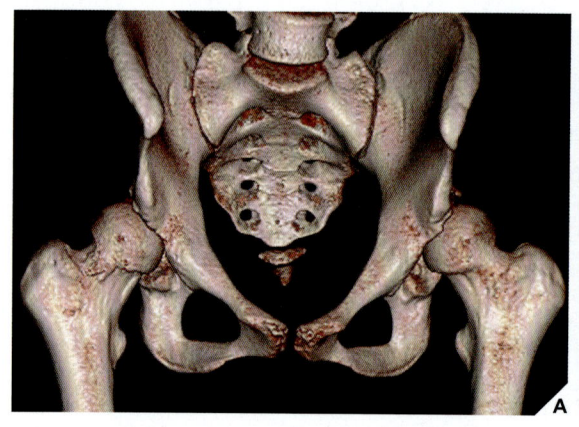
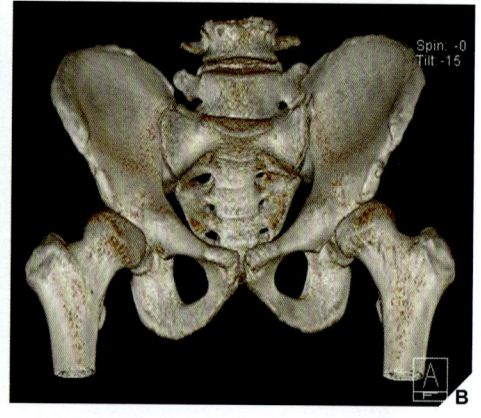

图32-18　先天性髋关节发育不良的三维CT表现
A. 15岁女孩，骨盆三维重建CT示双侧髋关节发育不良伴半脱位。B. 32岁男性，先天性双侧髋关节发育不良，骨盆三维重建CT图像示骨性髋臼对股骨头覆盖不足

近年来，已开始应用三维超声评价髋关节发育不良。这项技术不需要详细测量髋臼角度就可以全面观察骨性髋臼和纤维软骨性髋臼及其与股骨头的对位关系，并且这些信息均可以储存下来用于以后的评价和分析，还可以进行不同参数的重建。由计算机生成的矢状位图像提供了一个观察髋关节的独特视角，这在常规超声上是无法采集的（图32-19）。生成的空间旋转图像同样可以对婴儿髋关节进行头尾侧（鸟眼状）观察（图32-20）。这与三维重建CT不同的是，三维旋转图像可以做透明化处理。

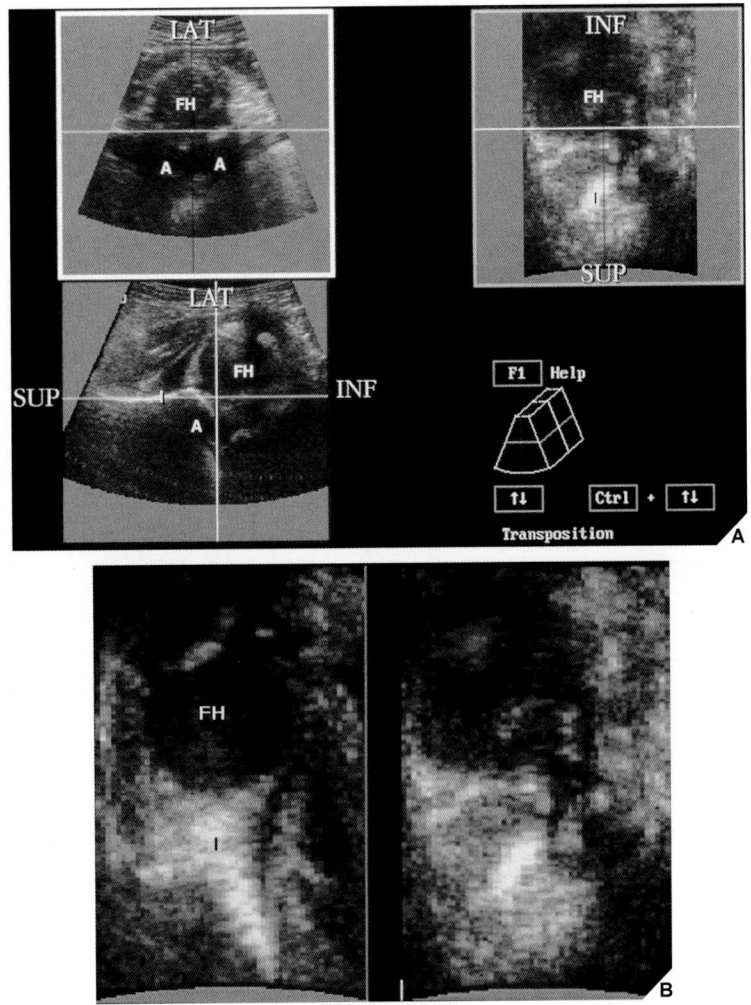

图 32-19　先天性髋关节发育不良的超声图像

A. 出生 3 天的女婴，左髋冠状位三维超声图像（左下）中，髋臼（A）表浅，在与髂骨（I）和股骨头（FH）内 1/3 交叉处可见股骨头半脱位。在重建的轴位图像上（左上），股骨头半脱位，但是仍与髋臼有联系。在矢状位图像上（右上），仅可见股骨头的周边部分。B. 以正常髋关节的矢状位（左）作为对照。注意股骨头（FH）位于髂线（I）的中心。股骨头半脱位的矢状位图像（右）清楚地显示股骨头 - 髂线的扭转。LAT. 外侧；INF. 下；SUP. 上（引自 Gerscovich EO，Greenspan A，Cronan MS，et al. Three-dimensional sonographic evaluation of developmental dysplasia of the hip：preliminary findings. *Radiology* 1994；190：407-410.）

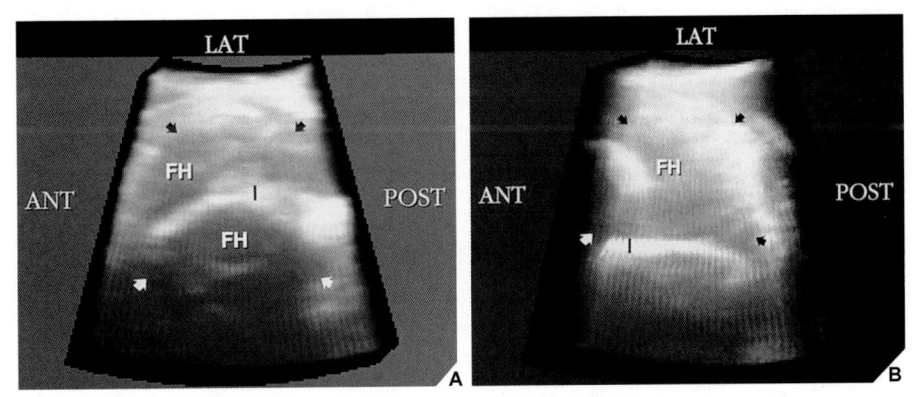

图 32-20　先天性髋关节发育不良的三维超声图像

A. 正常左侧髋关节头尾投照（鸟眼位）显示髂骨（I）位于股骨头（FH）中部（箭头勾勒出股骨头形态）。B. 左侧髋关节半脱位的头尾投照显示髂骨（I）投照在股骨头内侧（箭头勾勒出股骨头形态）。股骨头向外脱位。LAT. 外侧；ANT. 前；POST. 后（引自 Gerscovich EO，Greenspan A，Cronan MS，et al. Three-dimensional sonographic evaluation of developmental dysplasia of the hip: preliminary findings. *Radiology* 1994；190：407-410）

5. MRI　MRI在评价髋关节发育不良中的作用已经逐渐发展。尽管一些研究者并不推荐常规使用这种方法，但是他们指出了这种检查的优点，如能够获得X线平片无法获得的定性信息，特别是对于保守治疗失败的患者。相反，一些学者认为MRI能够提供关于盂唇、圆韧带、关节内脂肪垫、横韧带、髂腰肌肌腱的准确解剖信息。此外，在一些对年轻人的研究中，MRI能显示发育性髋关节发育不良的特征，如髋臼缺损的形态学信息。MRI技术也能评估潜在的伴随损伤，如关节软骨、盂唇、圆韧带损伤（图32-21）。

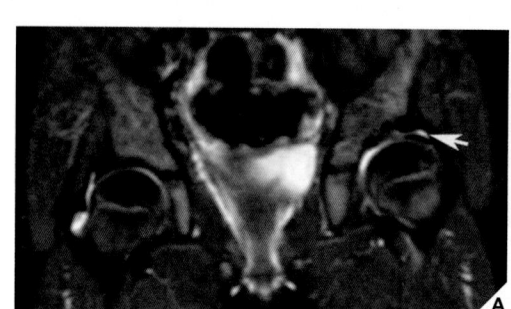
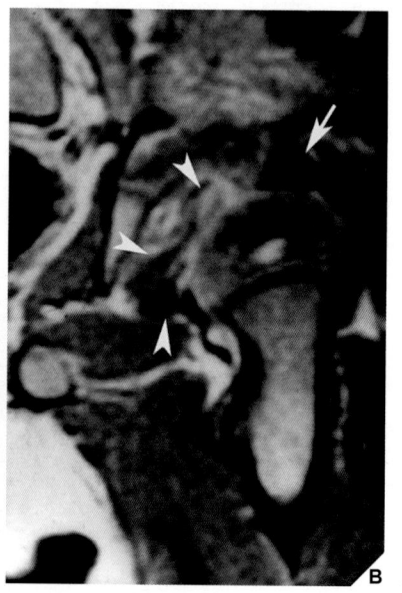

图32-21　先天性髋关节发育不良的MRI表现

A. 5岁男孩，冠状位T₂WI示左侧DDH，表现为左侧髋臼浅平，股骨头包容性差，盂唇向上旋转并撕裂（箭头）。B. 5月龄男婴，冠状位T₁WI示左侧DDH，表现为股骨头外侧半脱位且包容性差，髋臼发育不良、浅平，盂唇外翻和肥厚（无尾箭头），关节内脂肪垫和横韧带增厚（箭头）

6. 分类　Dunn依据髋臼边缘的形态、股骨头的大体轮廓和盂唇是否有外翻或内翻，提出了先天性髋关节脱位的分类方法。

Ⅰ型：通常见于新生儿。髋臼边缘的改变轻微。股骨头前倾但形态正常，没有被髋臼软骨完全覆盖。这可以导致多种不稳定，尤其髋关节伸展和内收时。盂唇也可能畸形。

Ⅱ型：髋关节半脱位，盂唇软骨外翻。股骨头正常前倾但是变形。髋臼比Ⅰ型更浅，而且髋臼顶没有向外骨化导致髋臼角度增加。

Ⅲ型：髋臼和股骨头明显畸形，股骨头向后上脱位导致盂唇外翻而形成假性髋臼。盂唇增生，圆韧带延长牵拉，髋臼横韧带也受牵拉延长。这些结构占据髋臼空间，阻止完全复位。

1979年，Crowe等基于股骨头向近端移位的程度提出了成人先天性髋关节脱位的分类方法。Ⅰ级包括那些显示股骨头和髋臼轻微发育异常的病例，半脱位程度小于50%；Ⅱ级，是指髋臼发育异常，半脱位程度50%～75%；Ⅲ级，髋臼顶未发育，髋关节完全脱位（75%～100%），在脱位的股骨头处有假性髋臼形成；Ⅳ级，是指股骨头脱位后位置高于骨盆（高位髋关节脱位，100%脱位）。

7. 治疗　保守治疗的原则是通过屈曲-外展的方式减少股骨头脱位，使股骨头和髋臼有足够的时间得到适当的发育，从而确保髋关节的稳定。这种方法通常在先天性髋关节发育不良的早期和2岁之前适用，包括夹板治疗（如Frejka夹板或Pavlik器具）和多种牵引方法（图32-22）。对于2个月至12岁的儿童期的先天性髋关节脱位，通常使用Colonna或弓背皮肤牵引，并且把充填好的绷带支具放置在正常侧。采用一系列间隔时间的X线片来监测牵引的过程和股骨头的下降情况。Gage和Winter描述了不同牵引状态（图32-23）。据报道，在进一步开放或闭合复位之前，通过骨骼牵引达到"+2状态"，股骨头发生骨坏死的频率较低。

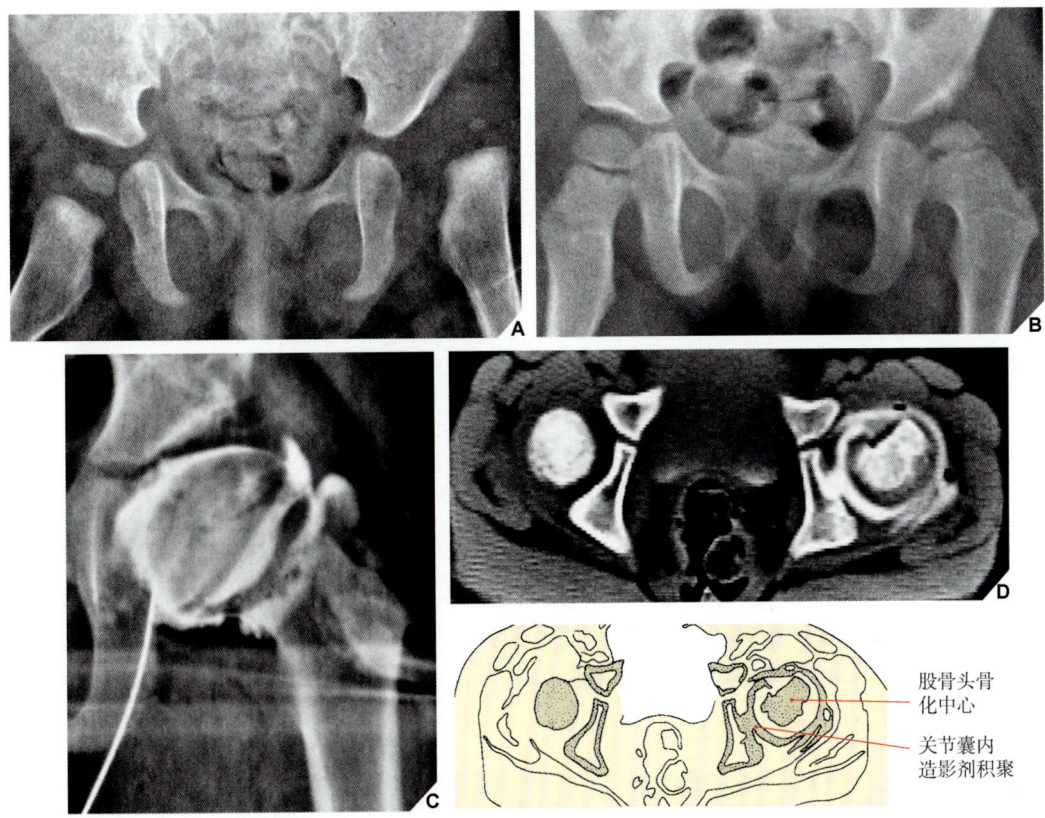

图 32-22 先天性髋关节发育不良的治疗

1岁男孩，骨盆前后位片（A）显示左侧先天性髋关节脱位的典型表现。2岁时，经Pavlik支具保守治疗后，仍然有半脱位。注意Shenton-Menard线中断（B）。在3岁时，经进一步的皮牵引和应用人字形石膏保守治疗后，关节造影（C）可见半脱位几乎完全复位。但是，CT扫描（D）显示造影剂聚集在内侧，表明股骨头轻微地向外移位

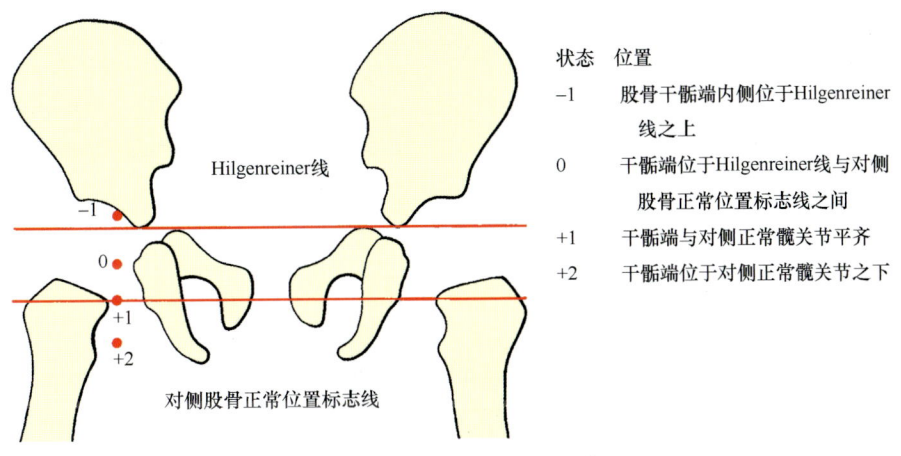

图 32-23 Gage 和 Winter 系统

根据股骨近侧干骺端相对于同侧髋臼和对侧正常髋关节的位置变化来监测牵引治疗效果和股骨头下降

但是当保守治疗失败，或患儿由于年龄过大而不能保守治疗，或异常过于广泛时，应采取外科治疗。在外科治疗前，髋关节的影像学评估（CT检查为主）是必需的，因为影像学检查能够为外科医生提供详尽的髋关节解剖图，尤其是可以了解股骨头大小、股骨头与髋臼的关系及髋臼的形态。这些结构信息决定了采用何种手术方法。

现在，有一些外科技术被用来治疗先天性髋关节发育不良。这些技术的共同目标是获得较好的股骨头覆盖率。这些外科手术方式可分为四类：①搁板手术，应用骨性移植物来延伸髋臼顶；②髋臼成形术，髋臼顶移动并下移；③骨盆截骨术，髋臼重新定位；④骨盆移位截骨术，股骨头放置在移位的骨盆骨性部分之下。关节囊缝合术包括

切除多余扩张的关节囊并联合股骨成形术和（或）髋臼成形术。股骨内翻截骨术用来纠正过度的股骨颈前倾和外翻畸形。其包括股骨近端的内翻成角，伴或不伴旋转，将股骨头重新定位进入髋臼（图32-24）。应用最广泛的是无名骨的Salter截骨术，其可以同时联合股骨颈内翻截骨术。对于1～6岁的患儿，通常采用Salter截骨术。先天性髋关节发育不良患儿的髋臼多为前外方向，Salter截骨术的原理是重新定位异常髋臼的位置，这样使髋关节仅在外展、屈曲和内旋时稳定。通过三角骨移植物，在不改变髋臼形状或容积的情况下，使整个髋臼向前外侧和向下移位即可实现这种重新定位（图32-25）。Pemberton截骨术是一项部分髂骨截骨术，将髋臼顶前外侧铰接在可弯曲的三射性软骨上。只有当有拉长且发育不良的髋臼时才采用此手术，并且该手术只在小于7岁的患儿（此时患儿三射性软骨具有柔韧性，并且关节面可

得以重建）中进行。Steele三无名骨截骨术通常应用于6～8岁以上的患儿（此时患儿有固定的耻骨联合）。除了Salter截骨术，也应用耻骨上下肢截骨术。髋臼向前，并且在冠状面旋转，避免外旋。较大年龄的患儿常采用Chiari骨盆截骨术。这是一种移位截骨术，本质上提供一个支撑，从而阻止股骨头近端进一步半脱位。这项手术向内移位股骨头，通过产生悬伸的上髋臼来增加股骨头负重面。这项技术也可联合股骨颈内翻截骨术。Ganz截骨术，也称Bernese髋臼周边截骨术，通常应用于年龄较大的儿童和青少年，偶尔应用于成人。该项手术的原则是允许髋关节前外旋转和内置而不侵犯半骨盆的后柱。截骨术是在髋臼周围进行（耻骨完全截骨和髂骨双层面截骨），但是通过坐骨后柱的切除是不完全的。髋臼碎片向前和外旋转（保持前倾），然后内置。该手术提供了极好的股骨头覆盖率和髋臼稳定性。

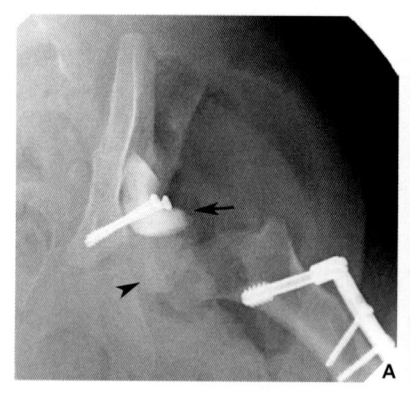
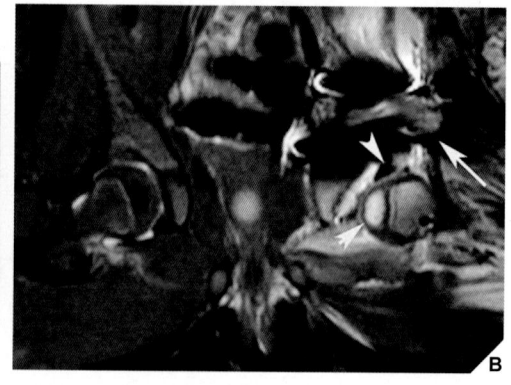

图32-24　股骨内翻截骨术和髋臼顶加盖手术

A. 左髋关节前后位片显示，在发育不良的左髋臼内用两个金属螺丝钉固定的骨性同种异体移植物（箭头）较好地覆盖股骨头（无尾箭头）。注意左股骨近端截骨术和器具。B. 同一例患者MRI冠状位T$_2$WI显示金属螺丝钉产生的伪影（长箭头）。由于盂唇折叠（无尾箭头），股骨头仍旧与髋臼分离（短箭头）。对比右侧股骨头位于髋臼内，位置正常

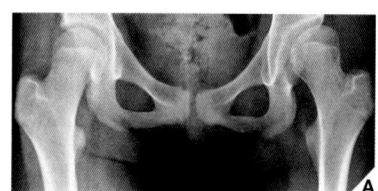
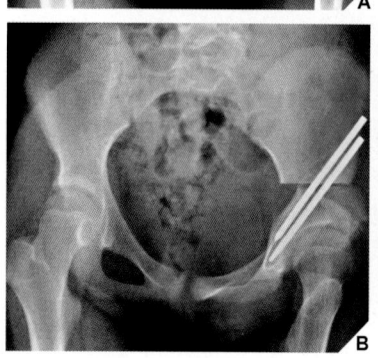
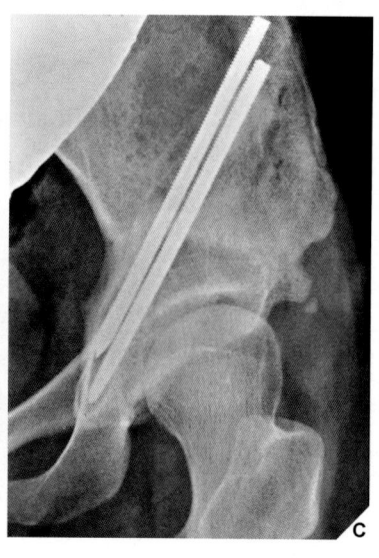

图32-25　Salter截骨术

A. 7岁女孩，有先天性髋关节脱位，骨盆前后位片显示经保守治疗后左侧髋关节始终为外上侧半脱位。与正常右侧髋关节对照，注意左侧髋臼的前外方向。B. Salter截骨术（通过髂骨的上髋臼部分的截骨术）后平片显示髋臼向前外和下方移位，取自髂骨前外侧面的三角形骨性移植物，被两根Steinmann针固定在截骨的部位。C. 4年后，股骨头完全被髋臼覆盖。由于股骨颈的外翻形态，患者可能还需要内翻截骨术

8.并发症　保守治疗和外科手术治疗先天性髋关节发育不良的并发症包括股骨头骨坏死、再脱位、感染、坐骨神经损伤或生长板早期融合。不治疗和治疗后最常见的晚期并发症是退行性关节病。

（二）股骨近端局限性缺损

股骨近端局限性缺损（PFFD）是一种先天性异常，特征为股骨近端不同部分的不发育或发育不良。缺损的严重性从股骨短缩伴股骨颈内翻畸形到远端股骨仅形成一个小的残端。

1.分类和影像学特征　已经有一些PFFD分类方法被提出。从预后的观点来看，Levinson等提出的分类方法最具有实用性。该分类方法基于包括股骨头、股骨节段和髋臼畸形的严重性进行分类。

A型，股骨头出现，股骨节段短，股骨颈内翻畸形，髋臼正常。

B型，股骨头出现，但是其与短的股骨节段之间缺少骨性连接。髋臼为发育不良表现。

C型，股骨头缺失或仅仅为一小的化骨核。股骨节段短并向近端逐渐变细。髋臼严重发育不良。

D型，股骨头和髋臼缺失。股骨节段呈残段，闭孔扩大。

常规平片即可对股骨近端局限性缺损做出诊断。股骨短，股骨近端向上、后、外移位至髂骨翼；股骨头骨骺的骨化不同程度延迟（图32-26）。关节造影有助于评价PFFD，对其分类尤为有用。因为在婴幼儿早期，可以在阳性造影剂的对比下勾画出未骨化的股骨头和髋臼（图32-26C）。这项技术也有助于鉴别PFFD与偶尔有相似表现的先天性髋关节脱位。在股骨近端局限性缺损较严重时，MRI有助于显示在股骨近端与远端节段之间有无软骨桥（图32-27）。

2.治疗　截肢术等一些外科手术可用来矫正这类畸形。单肢保留手术包括通过将膝关节屈曲90°并将股骨与骨盆融合，从而将膝关节转换成髋关节。另一项技术是由Borggreve在1930年提出，并且在Van Nes改良后被称为"旋转成形术"，将足转换成膝关节，之后安装义肢。

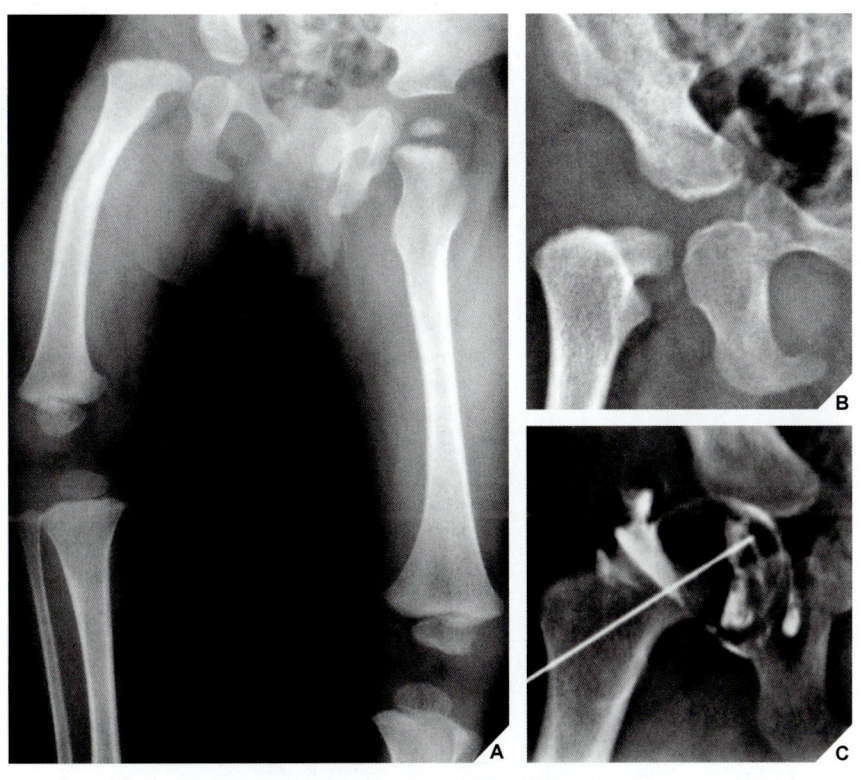

图32-26　股骨近端局限性缺损

A. 18月龄男孩，右腿短，前后位片显示典型的股骨近端局限性发育不全的X线征象：右髋关节内翻，股骨近端骨骺的骨化中心缺失，股骨缩短。B. 锥形右髋摄影显示股骨近端相对于髋臼向上、后、外移位。C. 关节造影用来进行分类，可见股骨头位于髋臼窝内，股骨颈未见任何缺损，为A型PFFD

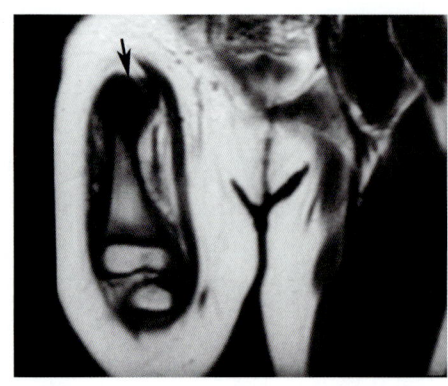

图32-27 股骨近端局限性缺损的MRI表现

小女孩患有股骨近端局限性缺损，右股骨冠状位T₁WI表现为右侧近端股骨干缺失，末端为钝型软骨表面（箭头），与近端发育不良的股骨头、颈之间无连接（未显示）

（三）Legg-Calvé-Perthes病

Legg-Calvé-Perthes病，又称为扁平髋，是指股骨近端骨骺骨坏死（缺血性坏死）。近年来基因研究表明，β纤维蛋白原基因G-455-A多态性是一个危险因素。该病通常见于4～8岁，男孩发病率是女孩的5倍。年龄较小的患儿通常预后好。任一

髋关节均可受累，也可双侧受累，在大约10%的病例中双侧髋关节是相继发病而非同时发病（图32-28）。临床症状包括疼痛、跛行和活动受限。通常疼痛不仅局限在受累的髋关节，也见于同侧的膝关节。本病是一种可以治愈的自限性疾病，但是由于可以导致股骨头和股骨颈的渐进性畸形，本病常导致髋关节早发性骨性关节炎。本病的病因仍存在争议。一些研究者认为是特发性骨坏死的一种类型，但是创伤或反复的微创伤可以影响股骨头骨骺的血供。Trueta认为在4～8岁时股骨头的血供不足是该病的一种致病因素。

1. 影像学特征 影像学检查对于Legg-Calvé-Perthes病的诊断和预后是必要的。常规平片可以显示该病的大部分特征（图32-28），而关节造影有助于评价髋臼的完整性、关节软骨的厚度和半脱位的程度（图32-29）。放射性核素骨扫描显示该病最早期的征象为出现由于血供不足导致的示踪剂摄取减少。但是，随着该病的进展，可见到摄取增加，这反映了其修复性过程。

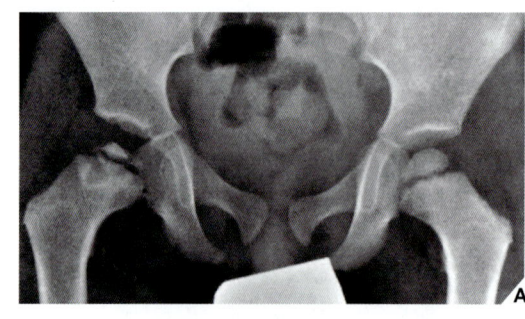
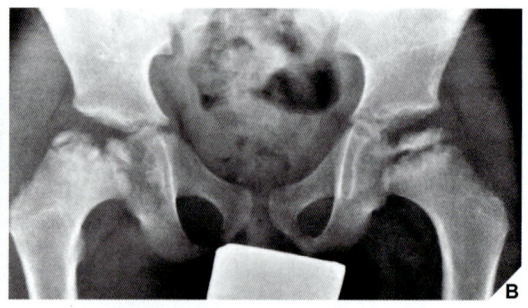

图32-28 Legg-Calvé-Perthes病

5岁男孩，右髋疼痛数月。骨盆和髋关节前后位片（A）显示右髋Legg-Calvé-Perthes病晚期，表现为股骨头骨骺骨坏死和塌陷，还有干骺端的广泛改变。注意髋关节外侧半脱位。左髋关节正常。三年后，左髋关节也受累（B）。注意右侧股骨头骨骺骨坏死的进展变化

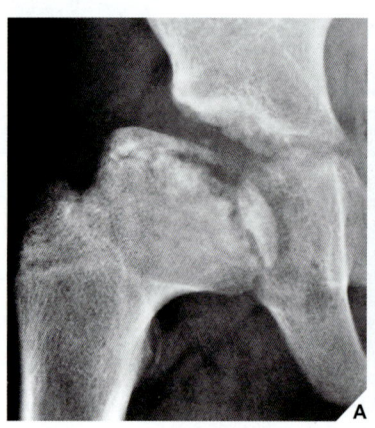
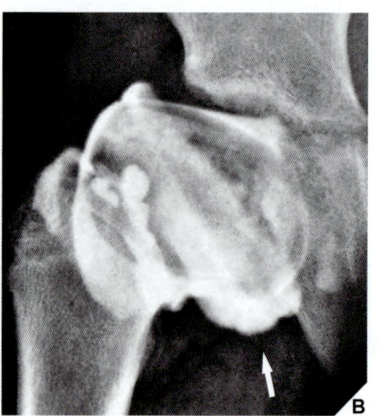

图32-29 Legg-Calvé-Perthes病关节造影

6岁男孩，表现为右髋关节进行性疼痛伴跛行8个月。前后位片（A）显示畸形的股骨头骨骺致密、扁平，伴有软骨下塌陷和碎裂、弥漫性干骺端改变、股骨颈增宽及向外侧半脱位。关节造影（B）显示股骨头骨骺的外侧面关节软骨扁平，前内侧面软骨相对光滑。造影剂向内侧聚集（箭头）提示外侧半脱位

Legg-Calvé-Perthes病最早的影像学征象是关节周围骨质疏松和关节周围软组织肿胀，伴有关节囊周围及髂腰肌的脂肪层变形；也可表现为股骨头骨骺的骨化中心大小异常。后期，受累骨化中心向外侧移位导致关节内侧面增宽，表现为"新月"征（仅在髋关节蛙式位投照时出现）（图32-30），或骨骺内出现透X线的裂隙，表明疾病的进展。在较晚期，股骨头骨骺明显变扁平且硬化，这与继发于骨坏死、微骨折和修复性改变（匍匐性替代）的股骨头密度增高有关；由于氮气进入股骨头骨骺的裂隙，偶尔可以见到真空征象；在干骺端也可能见到囊性变。后期，股骨颈可增宽。在整个疾病过程中，由于关节软骨没有受累，所以关节间隙得以很好地保留。仅仅在Legg-Calvé-Perthes病最晚期，当继发骨性关节炎时，关节表现与原发性退行性关节病类似。

晚期Legg-Calvé-Perthes病的X线片征象之一是"松弛绳子"征，表现为在股骨近侧干骺端从

股骨颈下缘向外延伸的、细的、弯曲的、"U"形不透亮线（图32-31）。

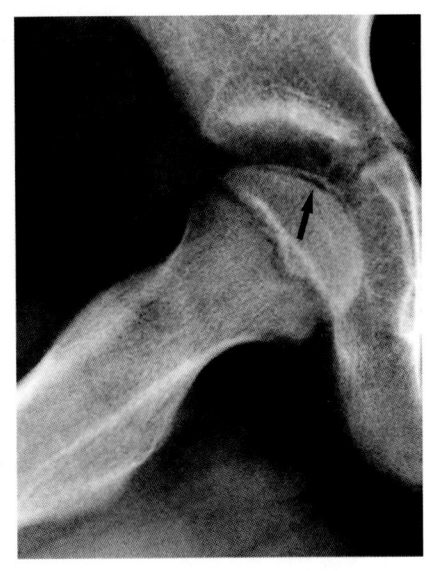

图 32-30　Legg-Calvé-Perthes病（1）

7岁女孩，右髋关节蛙式位片显示"新月"征（箭头），是骨坏死最早期的影像学征象之一

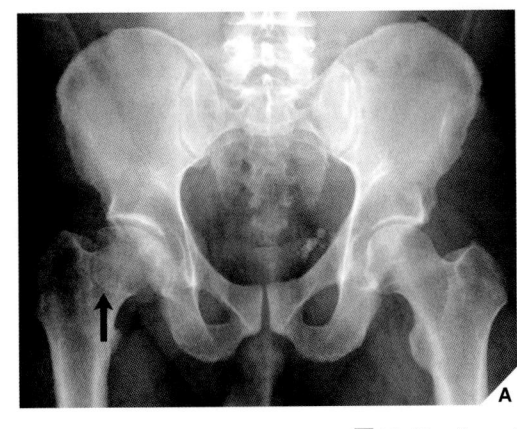 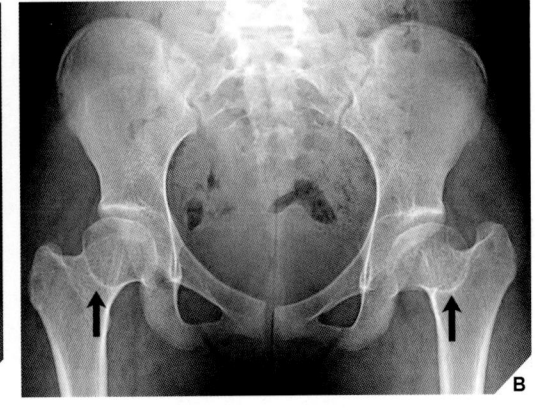

图 32-31　Legg-Calvé-Perthes病（2）

A. 30岁男性，骨盆前后位片显示右股骨头增大（扁平髋），关节面扁平及畸形，与骨坏死一致。图示"松弛绳子"征（箭头）。B. 17岁女性，骨盆前后位片显示晚期的双侧股骨头骨坏死。注意双侧Legg-Calvé-Perthes病特征性的"松弛绳子"征（箭头）

Moss技术被用来判断股骨头畸形的程度，其把髋关节前后位片与带有2mm间隔的圆环模板相重叠。如果股骨头中心偏离两个2mm圆环以上，定级为"差"；如果等于一个2mm圆环，定级为"尚可"；如果无偏离则定级为"好"。可通过Wiberg中心-边缘角测量外侧半脱位（见图32-12）。必须强调的是所有的测量与继发性骨性关节炎（Legg-Calvé-Perthes病最主要的并发症）均没有很

好的相关性。

一些研究者近年来强调应用MRI来早期检测Legg-Calvé-Perthes病及评估软骨和滑膜改变。MRI在确定股骨头软骨的形态方面是非常有用的。MRI能够在术前和术后评估股骨头的包容性和内侧面情况。相较于关节造影，MRI的优点为无创性及可进行多平面成像（如轴位、冠状位和矢状位），无辐射，无造影剂注入（图32-32、图32-33）。

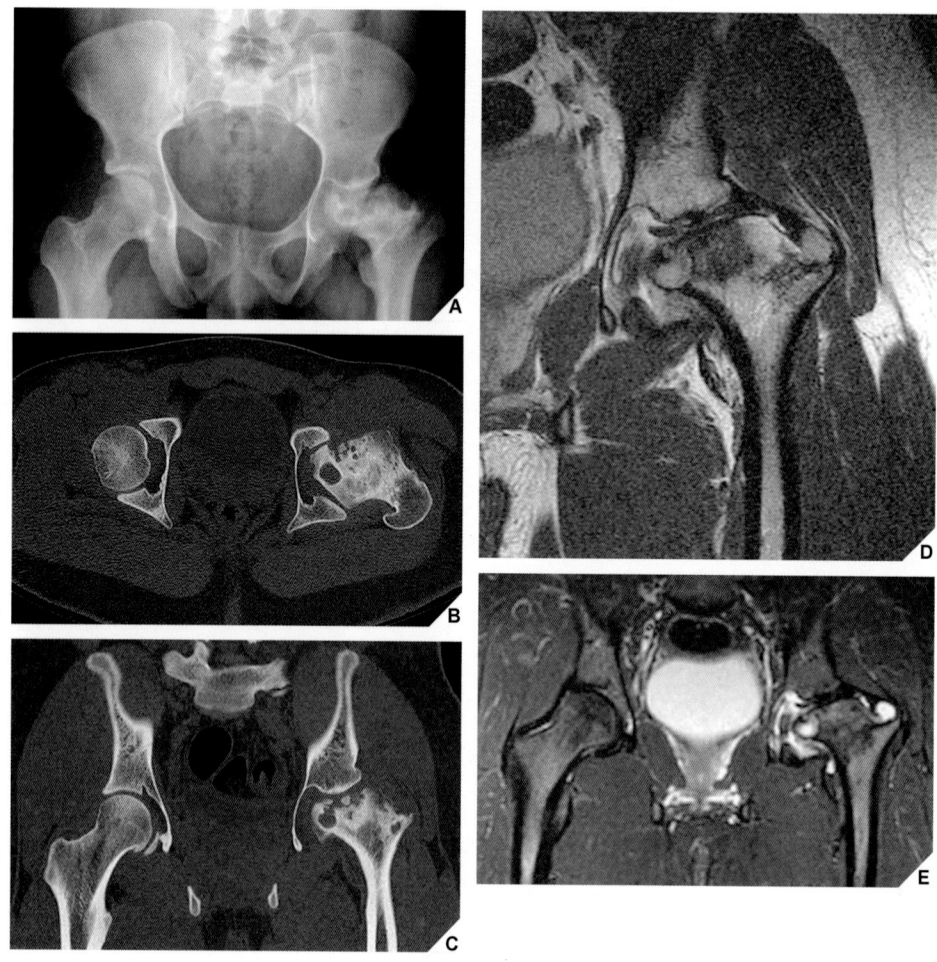

图 32-32　Legg-Calvé-Perthes 病的 CT 和 MRI 表现

19 岁男性，骨盆前后位平片（A）示左髋 Legg-Calvé-Perthes 病的典型改变。骨盆轴位（B）和冠状位（C）重建 CT 示左股骨头明显的畸形、骨坏死伴有骨碎裂。左髋关节 MRI 冠状位质子密度加权图像（D）示股骨头畸形、骨坏死伴有外侧半脱位及髋臼畸形。骨盆 MRI 短时反转恢复（STIR）序列图像（E）还能显示左髋关节积液

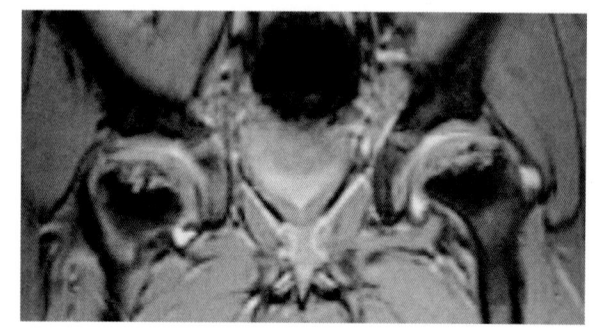

图 32-33　Legg-Calvé-Perthes 病的 MRI 表现

MRI 冠状位梯度回波序列（GRE）表现为双侧股骨头骨骺扁平、碎裂，生长板不规则

2. 分类　目前已经提出了评价 Legg-Calvé-Perthes 病的一些分类方法和预后指标。Walderstrom 基于骨坏死的进程提出了三期分级系统。第一期的特征为股骨头骨骺的血供改变后继发的股骨头形状和密度改变。第二期为血管再通，新生骨替代坏死骨（匍匐性替代）。第三期为疾病的愈合期，股骨头骨骺重建，可能导致关节适合或由于股骨头畸形引起的关节不适合（髋增大），有发生退行性变的倾向。

Catterall 分类有较好的预后价值，基于 X 线表现分为四组。

1 组：累及股骨头骨骺的前部，无关节下塌陷和碎裂。预后好，尤其在小于 8 岁的患儿，即使不接受治疗也预后良好。

2 组：股骨头骨骺前部受累加重，但是内侧和外侧部分仍保留（图 32-34）。在干骺端可见小的囊变。预后较 1 组差，但是也可出现愈合，尤其是在小于 5 岁的患儿中。

3 组：整个股骨头骨骺表现致密，产生"头

中头"现象。改变更广泛，股骨颈增宽。预后差，超过70%的患儿需要手术治疗。

4组：股骨头明显扁平，呈蘑菇样改变，最终完全塌陷，干骺端改变广泛（图32-35）。预后较前三组差。

随后Catterall通过介绍4个提示预后不佳的"股骨头危险"的征象对该分类方法进行了补充，这些征象可在髋关节的前后位片上显示。

（1）"量规"征：股骨头外侧部见透亮的"V"形骨质疏松区域（图32-36）。

（2）股骨头骨骺外侧钙化，代表受挤压的软骨，并提示股骨头受到来自髋臼外侧缘的压力（见图32-35）。

（3）股骨头外侧半脱位（见图32-29A，图32-35）。

（4）生长板水平倾斜，表明骺板闭合（见图32-28B）。

（5）近来，Murphy和Marsh增加了第5个征象——干骺端弥漫性改变（见图32-29A）。

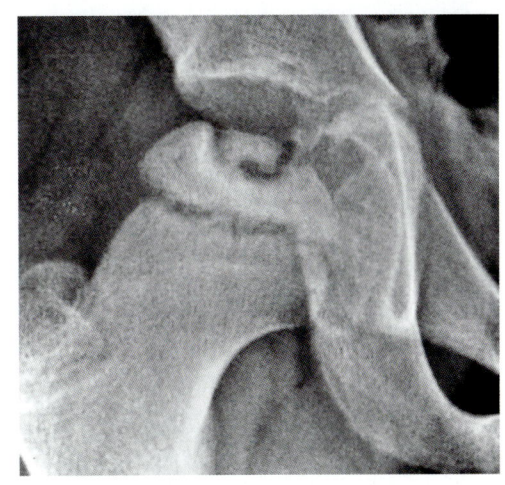

图32-34　Legg-Calvé-Perthes病（1）
9岁男孩，右髋关节前后位片显示Legg-Calvé-Perthes病较晚期的状态（Catterall 2组）。注意股骨头中心缺损，内侧部和外侧部保留

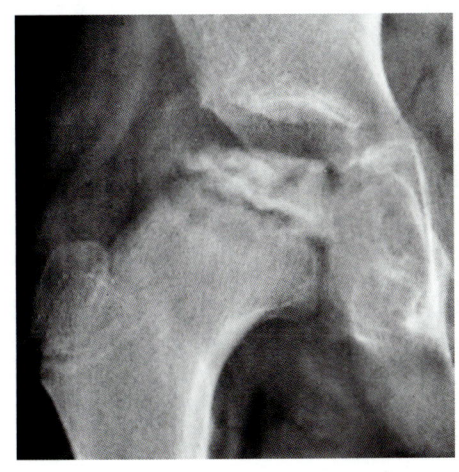

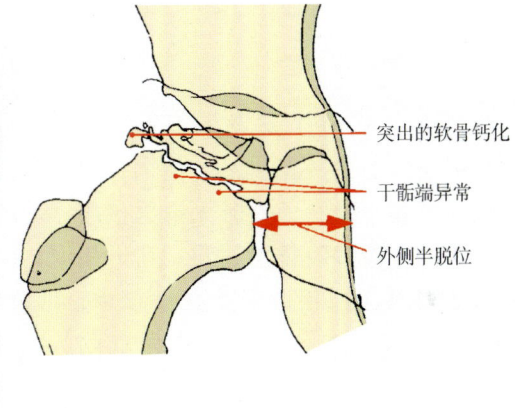

突出的软骨钙化
干骺端异常
外侧半脱位

图32-35　Legg-Calvé-Perthes病（2）
8岁女孩，Legg-Calvé-Perthes病晚期（Catterall 4组），右髋关节前后位片显示整个股骨头密度增高和碎裂。在干骺端改变和外侧半脱位中，"股骨头危险"征象明显。股骨头骨骺外侧的钙化代表受挤压的软骨，并提示股骨头受到来自髋臼外侧缘的压力

任何一组患者如果有两个或更多"股骨头危险"征象，则预后明显变差。而且，如果诊断时已为Legg-Calvé-Perthes病晚期，并且患者年龄大于6岁，则预后差。

3. 鉴别诊断　包括其他原因引起的股骨头骨坏死和碎裂，如甲状腺功能减退、戈谢病和镰状细胞贫血。

4. 治疗　Legg-Calvé-Perthes病的治疗方法根据临床情况及影像学表现的不同而不同，包括发病年龄、髋关节活动范围、股骨头受累范围及有无股骨头畸形和外侧半脱位。一些学者提出通过减少负重来预防股骨头畸形，保持股骨头位于髋臼内，从而防止股骨头受挤压和半脱位，并能保持髋关节的活动范围，而Salter建议通过完全负重和保持包容性的方法来治疗。为了减少滑膜炎及其相关疼痛和僵直，可采用免负重、牵引、使用非甾体抗炎药治疗和功能锻炼相结合的方式来增强股骨头和髋臼的塑形。外科治疗包括股骨（内旋）或骨盆（无名骨）截骨术，旨在使股骨头位于髋臼内。

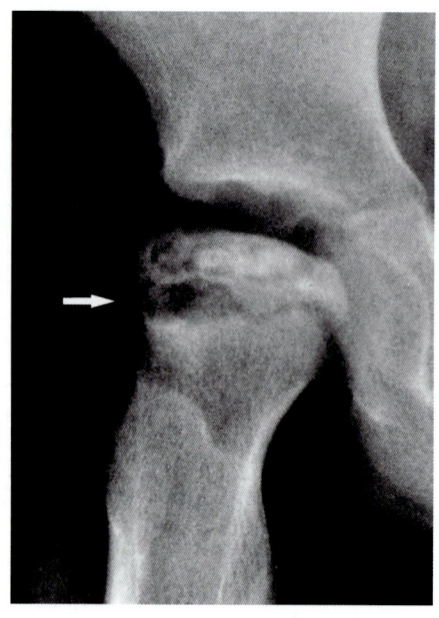

图 32-36　Legg-Calvé-Perthes 病（3）

7岁女孩，骺板外侧部"V"形透亮缺损，即"量规"征（箭头），提示"股骨头危险"

（四）股骨头骨骺滑脱

股骨头骨骺滑脱（SCFE）是发生于青少年的股骨头骨骺相对于股骨颈逐渐向后、向内、向下的滑脱。男孩患病多于女孩，并且无论男孩还是女孩，患有该病的儿童多有体重过重。在男孩中，左髋患病率是右髋的2倍；但是在女孩中，双髋的患病率相同。20%～40%的患儿为双侧发病。

尽管股骨头骨骺滑脱的具体病因尚不明确，但其常发病隐匿、无创伤史，通常与青春期过快生长有关。但 Harris 的研究提示，生长激素和性激素的失衡会使生长板弱化，从而易受到来自负重

和损伤的剪切力损害。

不管 SCFE 的病因是什么，其均表现为通过股骨近端生长板的 Salter-Harris Ⅰ型骨折。股骨头骨骺向后、向内、向下移位导致髋关节内翻畸形和股骨外旋及内收畸形。该病常见的症状是髋关节疼痛，偶尔膝关节疼痛。体格检查表现为患肢缩短，髋关节外展、屈曲和内旋受限。

1. 影像学特征　SCFE 的影像学异常表现取决于股骨头骨骺的移位程度。髋关节的前后位片辅以蛙式位片通常足以做出正确的诊断。在髋关节前后位片上可见一些诊断征象（图 32-37）。Capener 三角征有助于 SCFE 的早期诊断。在正常青少年的髋关节 X 线片上，可见股骨颈内侧部一关节囊内区域与髋臼后壁相重叠，产生致密的三角形阴影；而在大部分 SCFE 病例中，该三角缺失（图 32-38）。在后期，关节周围骨质疏松表现明显，生长板增宽、模糊，骨骺高度减低（图 32-37）。后来，随着该病的进展，股骨头骨骺滑脱表现为股骨头骨骺与通过股骨颈外侧皮质的切线不能相交（图 32-39）。髋关节的蛙式位投照能较容易地显示滑脱（图 32-39B），与对侧比较是有帮助的。该病的慢性期表现为沿着股骨颈外上部的反应骨形成及骨重塑，导致股骨颈突起和增宽，表现为"手枪握把"状，称为 Herndon 隆起（图 32-40）。有时，SCFE 由急性创伤所致，此时称为经骺板骨折（图 32-41）。

MRI 有助于评估股骨头骨骺滑脱。MRI 除了能显示 X 线平片的异常表现外，还可显示受累股骨的骨髓水肿和股骨头骨骺滑脱或股骨头骨骺滑脱前的早期表现（图 32-42、图 32-43）。

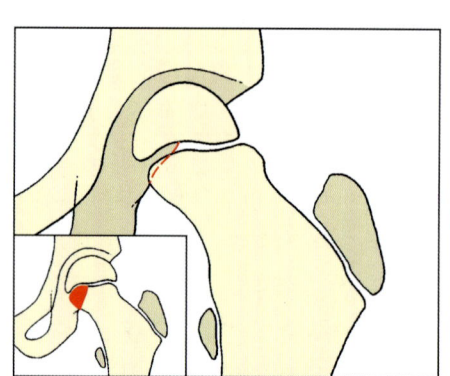

"三角"征消失

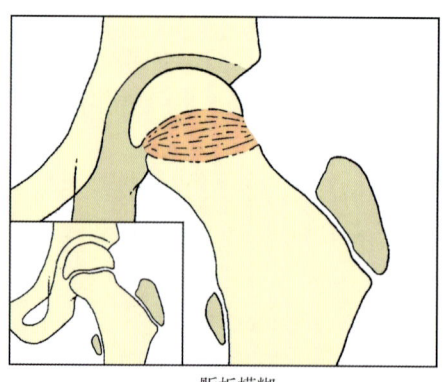

骺板模糊

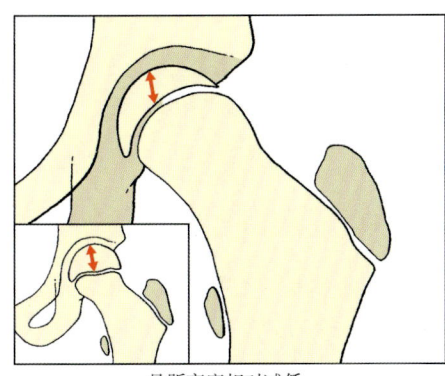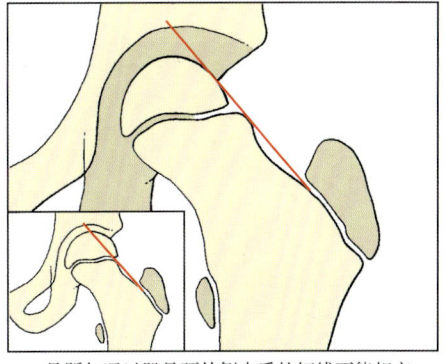

骨骺高度相对减低　　　　　　　　骨骺与通过股骨颈外侧皮质的切线不能相交

图 32-37　股骨头骨骺滑脱（1）

用于诊断股骨头骨骺滑脱的各种影像学征象。插图显示为正常表现

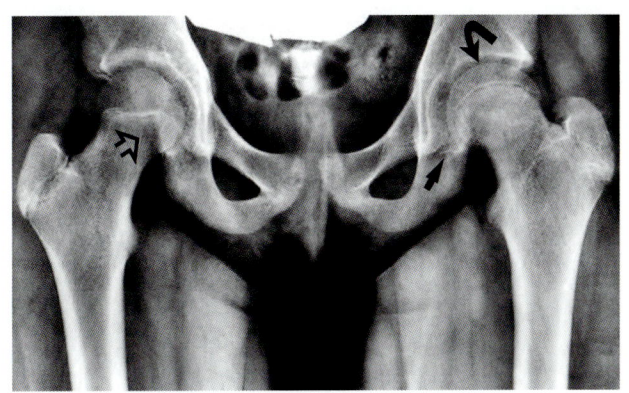

图 32-38　股骨头骨骺滑脱（2）

12岁女孩，髋关节前后位片显示股骨干骺端内侧部与髋臼后壁重叠形成的三角形致密区（Capener征）缺失（黑箭头）。在正常的右髋关节，三角形清晰可见（空心箭头）。注意左侧股骨头骨骺的高度相对减低（弯箭头）

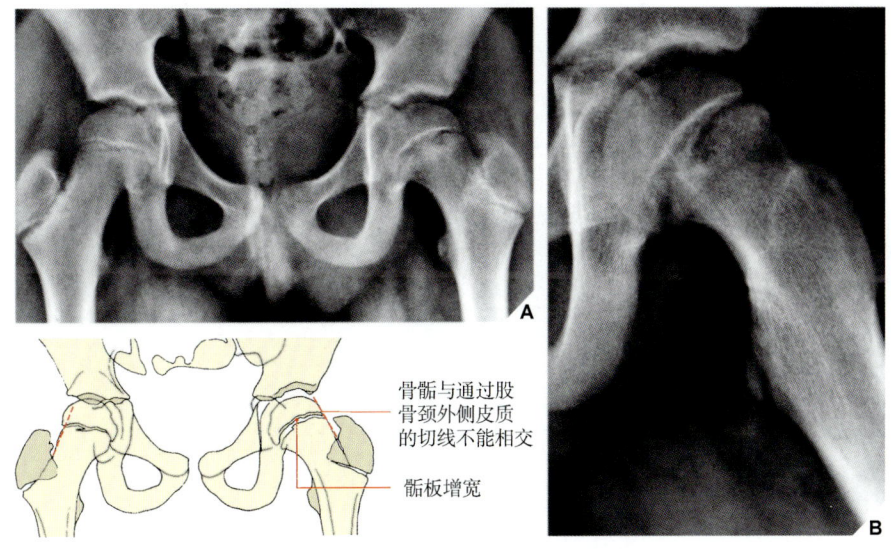

骨骺与通过股骨颈外侧皮质的切线不能相交

骺板增宽

图 32-39　股骨头骨骺滑脱（3）

9岁女孩，左髋和膝关节疼痛4个月。体格检查时，髋关节轻度外展和内旋受限。骨盆前后位片（A）显示左髋关节周围轻微骨质疏松，生长板增宽，骨骺高度稍减低。注意通过股骨颈外侧皮质的切线与骨骺无交叉。左髋关节蛙式位片（B）显示股骨头骨骺向后内侧滑脱

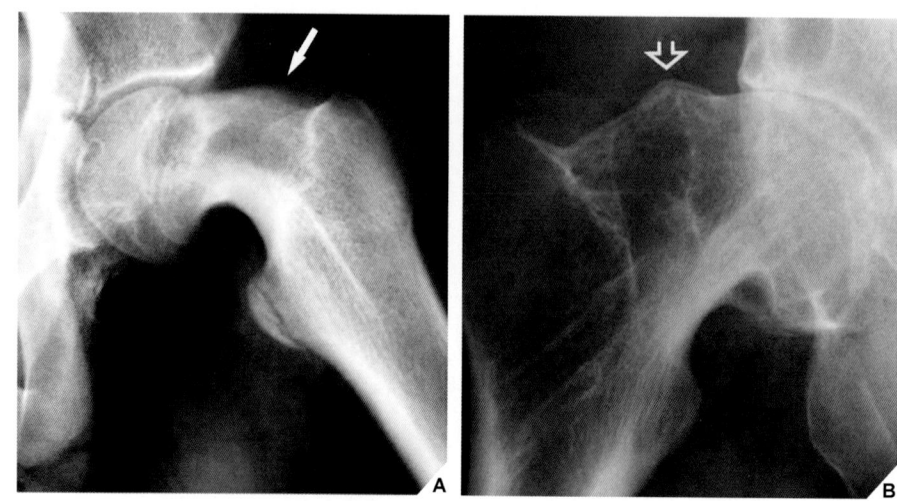

图32-40　股骨头骨骺滑脱（4）

A. 14岁男孩，左髋慢性疼痛14个月，由于左腿显著缩短和跛行来就诊。左髋蛙式位片显示慢性股骨头骨骺滑脱的典型表现。股骨颈中度骨质疏松并伴有重塑畸形，称为Herndon隆起（箭头）。B. 20岁男性，股骨头骨骺滑脱治疗后，右髋关节前后位片显示Herndon隆起（空心箭头）和继发性骨性关节炎

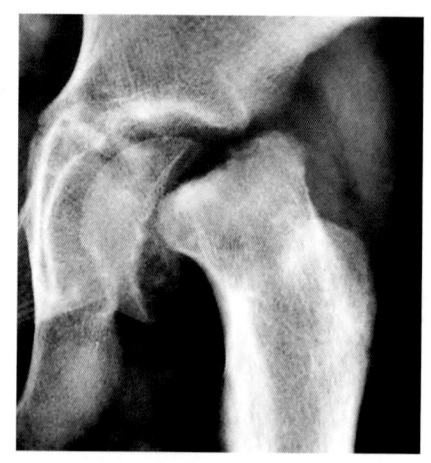

图32-41　股骨头骨骺滑脱（5）

13岁男孩，车祸时从车中被抛出，左髋前后位片显示股骨头骨骺急性滑脱。该损伤为通过生长板的Salter-Harris Ⅰ型骨折

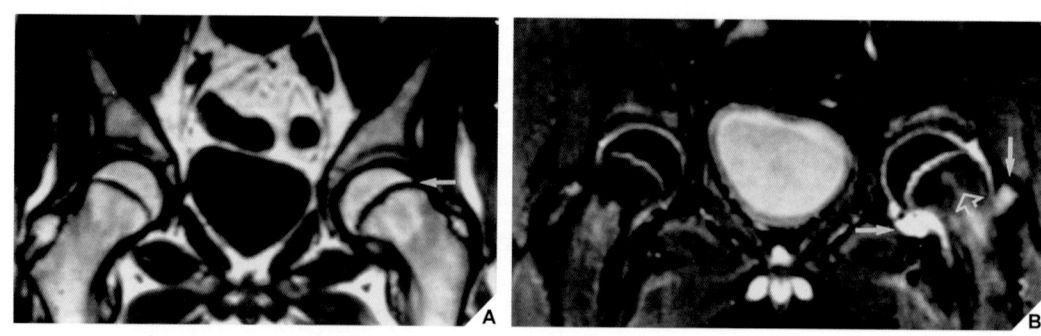

图32-42　股骨头骨骺滑脱的MRI（1）

A. 14岁男孩，髋关节MRI冠状位T₁WI示左侧股骨头骨骺滑脱（箭头）。右髋正常。B. 冠状位T₂WI脂肪抑制图像显示关节积液（箭头）和干骺端骨髓水肿（空心箭头）

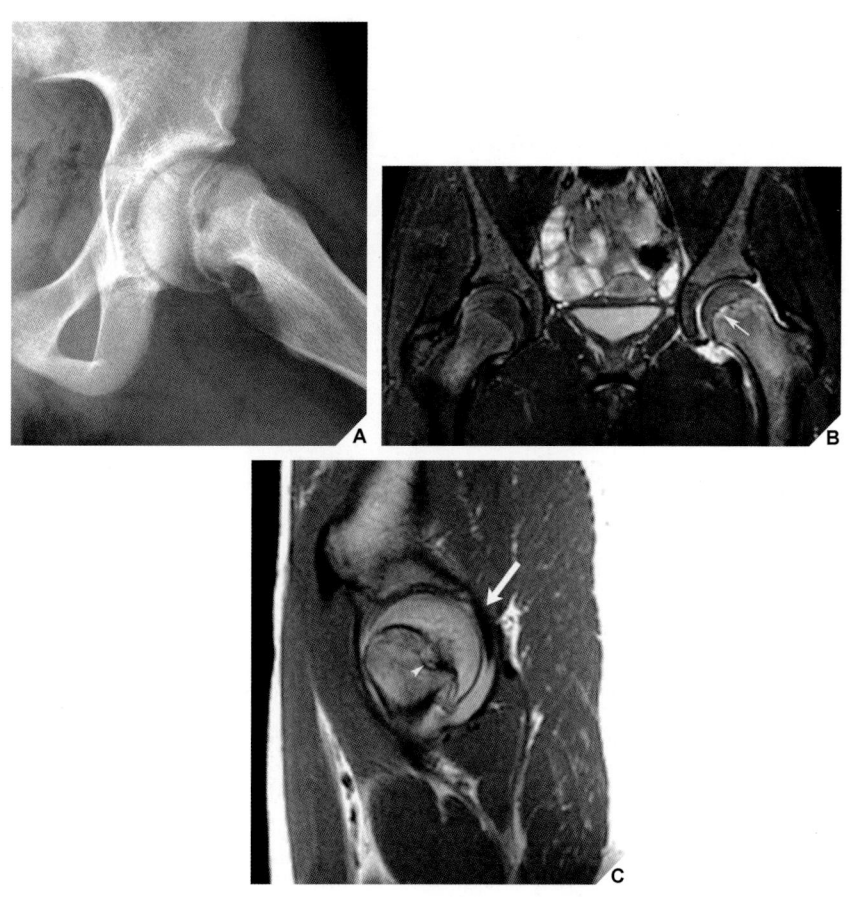

图32-43 股骨头骨骺滑脱的MRI（2）

A. 13岁女孩，左髋关节蛙式位片显示股骨头骨骺向内侧移位。B. 骨盆MRI冠状位STIR序列图像显示左髋关节积液。股骨头骨骺由于向后移位导致高度相对减低，干骺端骨髓水肿延伸至转子间区。注意生长板不规则和信号增高（箭头）。C. 矢状位质子密度加权图像显示股骨头骨骺向后移位（箭头）和生长板局部增宽（无尾箭头）

2. 治疗和并发症　股骨头骨骺滑脱的外科治疗包括对滑脱的骨骺闭合或切开复位，以及用钉、线、针等不同方法进行内固定，防止进一步滑脱和诱导骺板闭合。治疗并发症之一是在手术过程中股骨头关节软骨被Knowles针刺穿。Lehman等应用导管针防止发生这种并发症，是通过在手术过程中注入造影剂，在透视下判断内固定针在股骨头内的位置正确。其他并发症也可见，但并非与手术治疗有关。30%～35%的SCFE患者会出现软骨溶解症，并且黑种人多于白种人。软骨溶解症通常出现在股骨头骨骺滑脱1年内，并且可以通过关节间隙逐渐变窄而表现出来（图32-44）。约25%的股骨头骨骺滑脱患者出现继发于股骨头骨骺血供障碍的骨坏死（图32-45），也可发生继发性骨性关节炎，其表现为典型的关节间隙变窄、软骨下硬化及边缘骨赘形成（图32-46、

图32-40B），也可出现严重股骨颈内翻畸形，称为髋内翻。

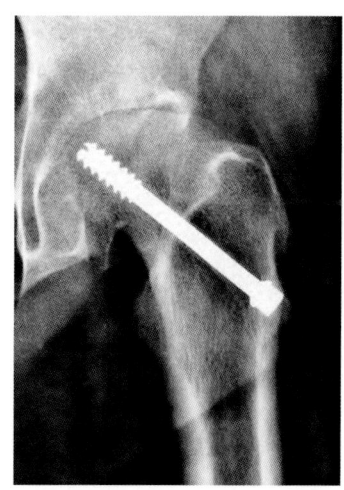

图32-44 股骨头骨骺滑脱并发症（1）

13岁女孩，股骨头骨骺滑脱治疗后1年，左髋前后位片显示继发于软骨溶解的关节间隙狭窄，为该病的一种并发症

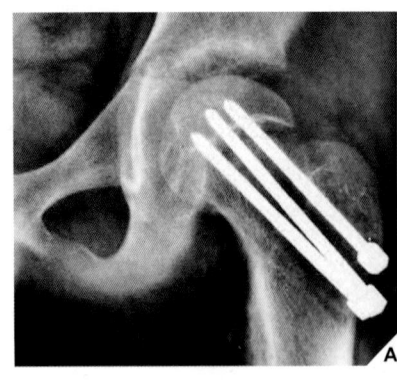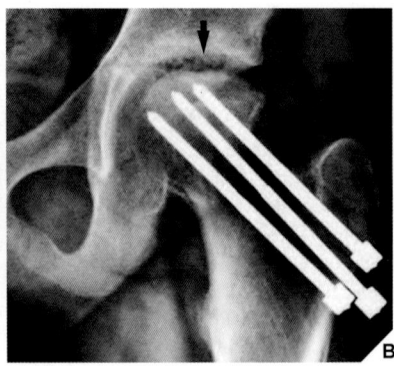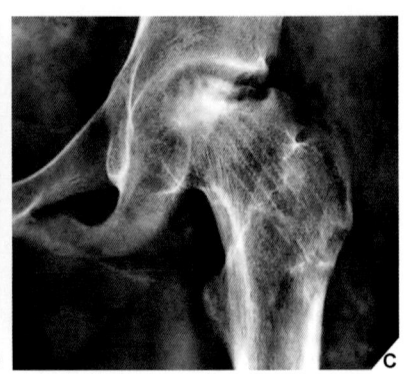

图 32-45　股骨头骨骺滑脱并发症（2）

A. 12 岁男孩，股骨头内插入三根 Knowles 针治疗。B. 6 个月后，复查片显示股骨头骨骺承重部分轻微扁平（箭头），这是骨坏死的早期征象。C. 内固定针取出，1 年后的平片显示股骨头密度增高并伴有骨骺碎裂和软骨下塌陷，这是骨坏死的晚期特征

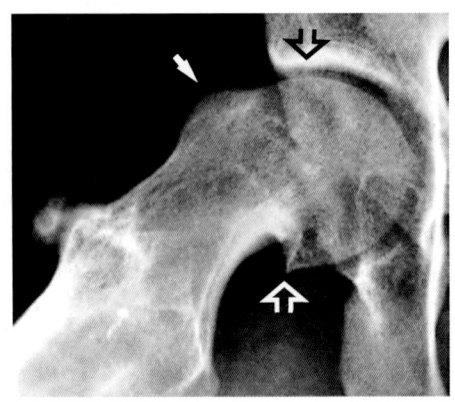

图 32-46　股骨头骨骺滑脱并发症（3）

14 岁男孩，在 9 岁时有急性股骨头骨骺滑脱，右髋蛙式位片显示关节间隙狭窄和骨赘形成（空心箭头），这是继发性骨性关节炎的典型特征。注意 Herndon 隆起（箭头）

三、下肢异常

　　评价下肢和足常见异常最有效的放射学投照和技术概览见表32-4。

表 32-4　评价下肢和足常见异常最有效的放射学投照和技术

投照 / 技术	关键异常
先天性胫骨内翻	
膝关节前后位	胫骨内侧干骺端凹陷和"鸟嘴"样突起形成
	胫骨内翻畸形
	胫骨生长板早闭
关节造影	骨骺的非骨化部分增生
	内侧半月板增大
膝外翻	
膝关节前后位片	外翻畸形
婴幼儿胫骨假关节	
胫骨前后位和侧位	胫骨弯曲
	假关节

续表

投照 / 技术	关键异常
半肢骨骺畸形	
踝关节（或其他受累关节）前后位和侧位	单侧胫骨远端（或任何受累骨骺）球根状畸形
马蹄内翻足	
足前后位	后足内翻
	前足内收内翻
	Kite 前后位距骨跟骨角（小于 20°）
	TFM 角（大于 15°）
	距骨平行
足侧位片（负重位或被动背屈）	足跟马蹄状
	距骨跟骨半脱位
	Kite 侧位距骨跟骨角（小于 35°）
先天性 / 发育性外翻扁平足	
足前后位	通过距骨的轴线向内投影
足侧位	纵弓扁平
先天性垂直距骨	
足侧位	距骨垂直
	距舟关节脱位
	足呈船形或"波斯拖鞋"样表现
被动跖屈位	脱位可能复位
足前后位	扁平足畸形
	距骨向内移位
	前足外展
跟骨舟骨联合	
足侧位	"食蚁兽鼻"征
足侧位或内斜 45° 和 CT　MRI	跟骨和舟骨融合　纤维性或软骨性联合
距骨跟骨联合	
足内斜（15°）	距骨和跟骨融合
足侧位	距骨嘴
	"C"字征

续表

投照/技术	关键异常
	距下关节消失
跟骨后切线位和CT	距下关节中关节面融合或畸形
距下关节造影	软骨性或纤维性连接
距骨舟骨联合	
足侧位片	距骨和舟骨融合
CT	同上

注: TFM, 距骨-第1跖骨。

（一）先天性胫骨内翻

先天性胫骨内翻，或Blount病，是一种发育性异常，主要累及胫骨近端生长板内侧及胫骨骨骺和干骺端的内侧，可导致膝关节的内翻畸形。该病的病因未知，但可能是由遗传、体液、生物力学和环境等多因素导致。Bateson认为Blount病受早期的负重和种族因素影响，其和生理性弓形腿畸形是同一疾病的不同部分。在一项对南非黑人儿童的研究中，Blount病的发病率增加（如在牙买加），Bathfield和Beighton提出这可能与母亲把孩子背在背上的习惯有关。儿童的大腿外展屈曲，屈曲的膝关节紧紧夹牢母亲的腰部，为被迫内翻体位。

Blount病有两种形式: ①婴儿胫骨内翻，通常是双侧受累，并且累及10岁以下的儿童，最常于1～3岁发病; ②青少年胫骨内翻，通常单侧发病，常见于8～15岁。该病青少年型的严重程度轻，发病率低于婴儿型。Blount病应与其他原因导致的胫骨内翻相鉴别，如创伤后遗改变。

1. 影像学特征和鉴别诊断　早期Blount病典型的影像学表现为胫骨骨骺非骨化的软骨部分增生和内侧半月板肥大，这是继发于生长板内侧生长停滞的代偿性改变。随着干骺端和生长板的凹陷，软骨高度减低。在该病的晚期，生长板的内侧出现提前融合（图32-47）。融合的出现是外科治疗的重要信息，因为除了正确的截骨术，还需要骨桥切除术或骺骨干固定术。双对比关节造影有助于Blount病的评价，该检查可以观察到胫骨内侧平台非骨化的软骨（图32-48）和内侧半月板的相关异常（图32-49）。MRI也有助于观察生长板、骨骺软骨和骨骺及半月板的畸形程度（图32-50）。这些信息有助于术前评估。

在大部分病例，尤其在晚期，影像学上鉴别Blount病与发育性弓形腿是可行的。Blount病的胫骨干骺端内侧面特征性凹陷，表现为陡峭的成角和鸟嘴样突起的形成，伴有胫骨内侧面皮质增厚。相似的改变也见于胫骨骨骺的内侧面。由于干骺端陡峭成角和骨干内收，胫骨表现为内翻畸形（图32-51）。在大部分Blount病病例中，胫骨外侧皮质保持相对较直，但是在发育性弓形腿畸形中，可见双侧股骨和胫骨内外侧皮质轻微的弓形改变、生长板正常、无胫骨干骺端凹陷和"鸟嘴"样形成（图32-52）。生理性弓形腿无须治疗，其随着步行的增加而变直，通常在18个月开始发生逆转。然而，这两种疾病均可伴有胫骨内扭转。发育性弓形腿通常持续18～24个月，并且在大部分患病儿童中，弓形会逐渐减少，尽管偶尔会随着骨成熟而加重。Blount病可通过干骺端骨化和生长板无增宽与佝偻病进行鉴别（见图27-12、图27-13）。

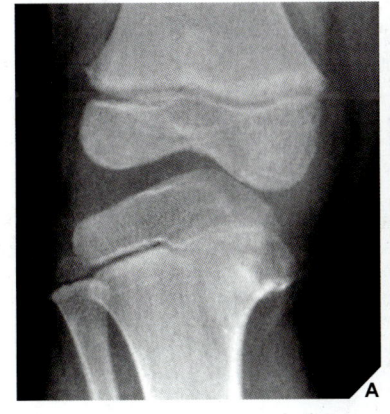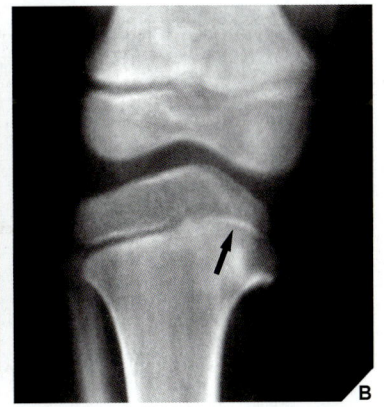

图32-47　Blount病

A. 8岁女孩，右膝关节前后位片显示先天性胫骨内翻的典型改变。另外，可能有生长板内侧部融合。B. 常规断层摄影显示在骺板内侧骨桥形成（箭头）。治疗该病除了矫正性胫骨外翻截骨术外，还需要骺骨干固定术或骨桥切除术

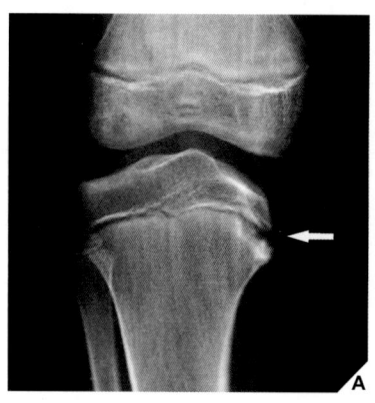
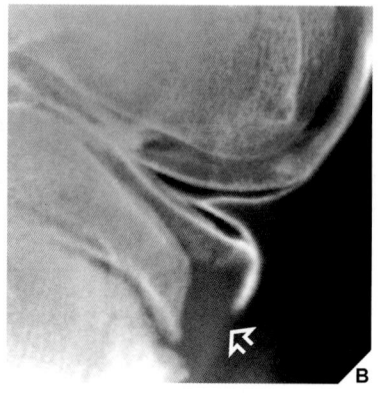

图 32-48　Blount 病关节造影（1）

A. 10 岁男孩，右膝关节前后位片显示 Blount 病的典型表现，干骺端内侧凹陷伴有"鸟嘴"形成和胫骨内侧骨骺倾斜（箭头）。B. 关节造影显示造影剂勾勒出胫骨内侧平台非骨化的软骨增厚（空箭头）。该病例内侧半月板未见异常

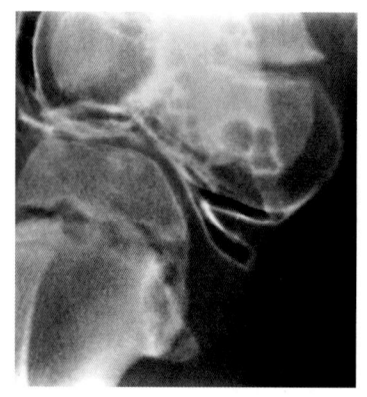
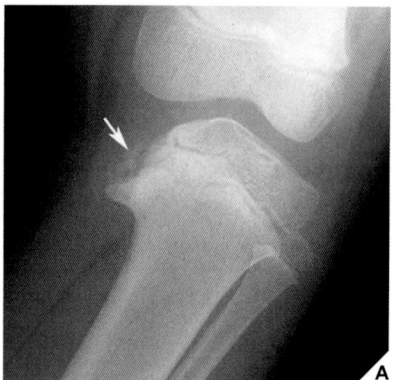
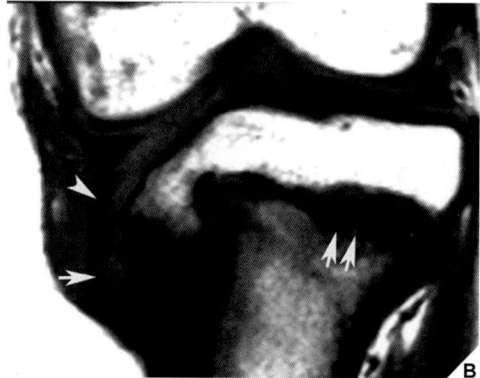

图 32-49　Blount 病关节造影（2）

4 岁女孩，膝关节造影的透视片显示胫骨近端内侧面软骨肥大，内侧半月板增大

图 32-50　Blount 病的 MRI 表现

A. 左膝关节前后位片显示内侧胫骨平台的特征性下陷和内侧骨骺碎裂（箭头）。B. MRI 冠状位 T_1WI 示内侧胫骨平台骨骺软骨不规则、下陷（无尾箭头），伴有下陷的内侧骨骺软骨部分钙化和碎裂（箭头）。注意不规则且增宽的生长板，平片上显示不明显（双箭头）

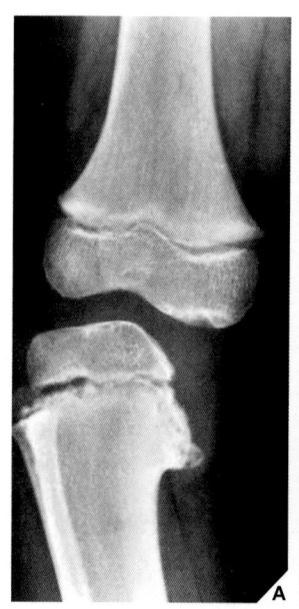
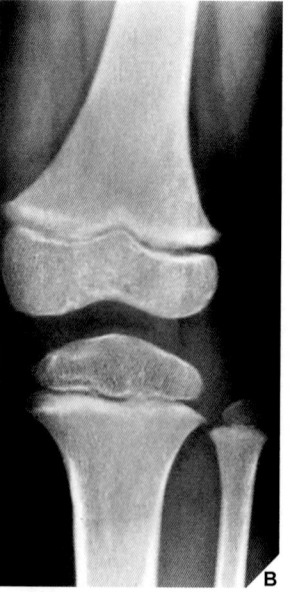

图 32-51　Blount 病

A. 4 岁女孩，单侧先天性胫骨内翻，右膝关节前后位片显示内侧胫骨干骺端凹陷伴有"鸟嘴"形成及胫骨骨骺内侧倾斜。B. 左膝关节正常

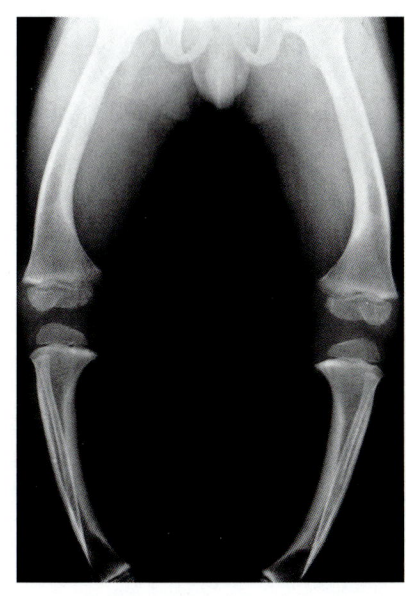

图 32-52　发育性弓形腿畸形

3岁男孩，双腿负重位（站立位）前后位片显示双侧股骨弓形腿畸形，膝关节内翻畸形。尽管其伴有双侧胫骨内扭转和股骨、胫骨内侧皮质的增厚等 Blount 病常见改变，但是其双侧胫骨近端干骺端和生长板正常

2. 分类　根据 Blount 病在影像学上的病变进展，Langenskiöld 把先天性胫骨内翻分为6期，作为预后和治疗的指导。

Ⅰ期：胫骨内翻畸形，伴有生长板不规则和内侧干骺端小的"鸟嘴"样改变；通常见于2～3岁的儿童。

Ⅱ期：干骺端内侧部明显凹陷，伴有骨骺内侧面倾斜，通常见于2～4岁的儿童。

Ⅲ期：内翻畸形进展和显著的"鸟嘴"样变，偶尔伴有干骺端内侧部碎裂，见于4～6岁的儿童。

Ⅳ期：生长板明显狭窄，骨骺内侧面严重倾斜，表现为边缘不规则，通常见于5～10岁的儿童。

Ⅴ期：内侧骨骺明显畸形，被一条清晰的带状结构分隔为两部分，远端部分为三角形，见于9～11岁的儿童。

Ⅵ期：在骨骺和干骺端之间骨桥形成，内侧骨骺分离的三角形碎片可能与干骺端融合，见于10～13岁的儿童。

Ⅴ期和Ⅵ期代表不可修复的结构性损伤阶段。

Smith 提出了一种简化的 Blount 病分类方法，该方法尝试将畸形程度与治疗的需求相联系，分为4级。A级，潜在的胫骨内翻；B级，轻微的胫骨内翻；C级，晚期的胫骨内翻；D级，骺闭合。

3. 治疗　Blount 病通常采用支具保守治疗。如果保守治疗后畸形继续进展，可采用高位胫骨截骨术进行矫正，矫正旋转畸形时近端腓骨也需要截骨。术前关节造影或 MRI 能够判断胫骨关节软骨的状态，这些信息有助于制订矫正的度数和消除畸形。

（二）半肢骨骺发育不良

半肢骨骺发育不良，也称为 Trevor-Fairbank 病，是一种发育性疾病，特征为下肢一个或多个骨骺的非对称性软骨过度生长，好发于胫骨远端骨骺和距骨。该病以一侧肢体发病为特征，因此命名为"半肢"。Mouchet 和 Belot 在1926年报道了第一例病例并将该病命名为跗骨巨大症（tarsomegalie）。Trevor 在1950年总结了10例病例并将该病命名为跗骨骨骺续连症（tarsoepiphyseal aclasis）。在1956年，Fairbank 报道了14例病例，将之命名为半肢骨骺发育不良（dysplasia epiphysealis hemimelica）。该病的病因不明，无明确的家族史或遗传倾向。通常男性发病率是女性的3倍。病理上，该病与骨软骨瘤相似，因此偶尔也被称为骨骺骨软骨瘤或关节内骨软骨瘤。临床表现为受累关节的畸形、活动受限、疼痛，尤其是踝关节周围，是成年患者最常见的症状。

影像学特征和治疗：通过平片和 MRI 检查可诊断 Trevor-Fairbank 病。其典型表现为受累一侧骨化中心或骨骺的不规则球状过度生长，与骨软骨瘤相似（图32-53～图32-56）。有时，同一例患者的其他骨化中心可能受累，尤其是膝关节。

治疗随着畸形数量和疼痛的不同而不同；通常，需要外科切除病变。复发常见。

（三）马蹄内翻足

马蹄内翻足是一种先天性畸形，包括4个组成部分：①后跟呈马蹄状；②后足内翻；③前足内收和内翻畸形；④距舟关节半脱位。在足舟骨骨化（2～3岁）前，仅能在平片上见到前3个组成部分。

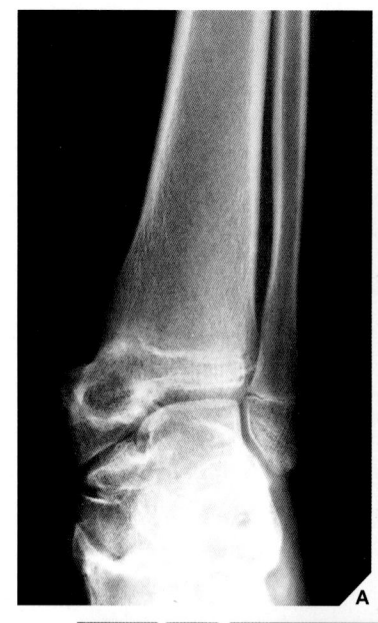
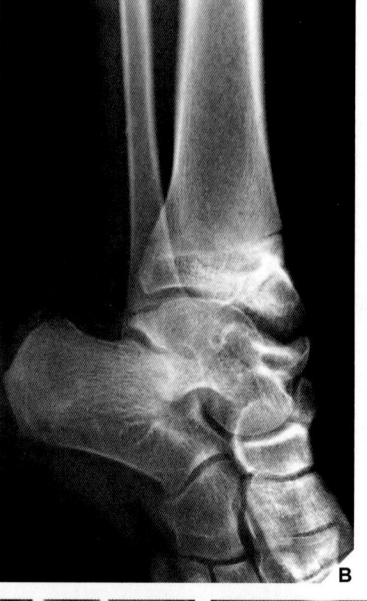

图 32-53　踝关节 Trevor-Fairbank 病

12 岁女孩，表现为踝关节疼痛和活动受限。踝关节前后位片（A）和侧位片（B）显示内踝、距骨和舟骨扩大畸形，是半肢骨骺发育不良的典型特征。注意生长障碍局限于踝关节和足的内侧部

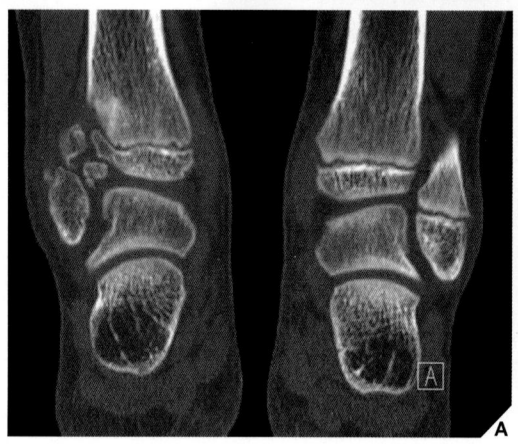
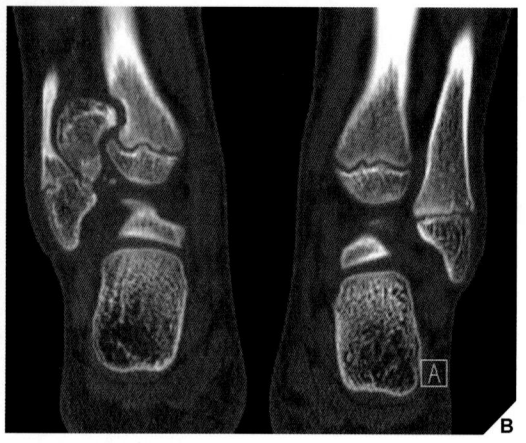

图 32-54　踝关节 Trevor-Fairbank 病的 CT 表现

17 岁女孩，两幅双踝关节冠状位重建 CT 片示起源于右侧胫骨骨骺的骨软骨瘤样肿块，胫骨远端干骺端、腓骨远端骨骺及干骺端受累，相较于正常的左踝关节可见右踝关节的明显畸形

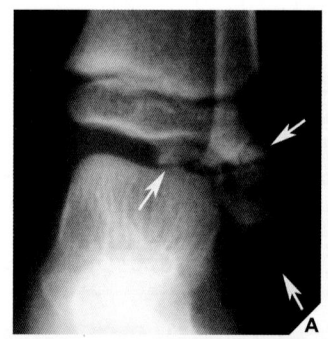
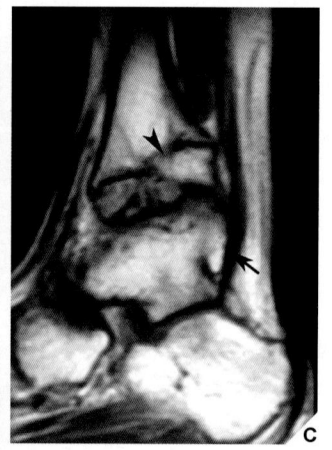
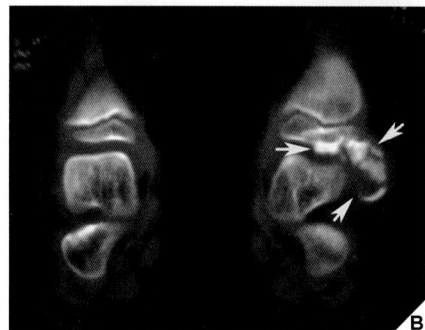

图 32-55　踝关节 Trevor-Fairbank 病的 CT 和 MRI 表现

A. 7 岁男孩，左踝关节前后位片示起自胫骨远端骨骺的骨软骨瘤样肿块并向关节内延伸（箭头）。B. 双踝关节冠状位 CT 明确了起源于胫骨远端骨骺的肿瘤样增生，并显示了关节内成分（箭头）。注意内踝的畸形和膨大及软骨类钙化。C. 另一例 Trevor-Fairbank 病患者的踝关节 MRI 矢状位 T$_1$WI 示起源于距骨穹窿后部的骨软骨瘤样肿块（箭头）。注意胫骨远端骨骺的重塑畸形（无尾箭头）

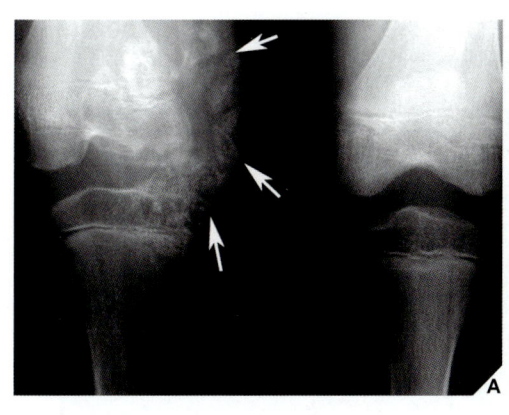
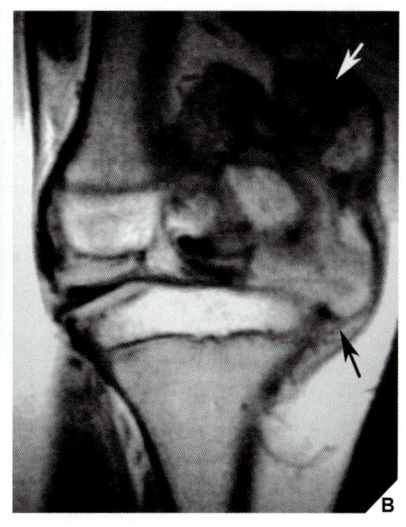

图 32-56　膝关节 Trevor-Fairbank 病的 MRI 表现

A. 膝关节前后位片显示从右股骨内侧髁及内侧干骺端延伸到胫骨近端内侧骨骺的钙化性软骨肿块（箭头）。B. 右膝关节 MRI 冠状位 T_1WI 明确了肿瘤的累及范围，即从股骨连接到胫骨（箭头）

1. 测量和影像学特征　熟练掌握足部的解剖学知识有助于理解和描述该病所包括的各种足部异常（见图 10-2）。在足背跖位和侧位片上画的一些线和角度有助于识别这些畸形。这其中最有用的是 Kite 角和距骨-第 1 跖骨（TFM）角（图 32-57）。马蹄内翻足畸形时，前后位 Kite 角小于 20°，侧位 Kite 角小于 35°，TFM 角大于 15°（图 32-58）。除了这些测量，在马蹄内翻足时还有一些其他的对位线表现为中断。例如，正常足的前后位片显示距骨的平行线；而在马蹄内翻足时，这些线向近端集中。同样，测定前后位 Kite 角的线，正常与第 1、4 跖骨相交；在马蹄内翻足时，这些线位于正常点的侧方。重点要关注的是各种角度的准确测量，要求标准投照足的前后位和侧位片，因为轻微的位置改变可能改变骨的位置关系。只要可能，这两个投照位置均应为负重投照。这些投照要求在婴儿中是不可能完成的，足前后位片可以在坐位且膝关节并拢时投照。腿部的矢状面必须与片盒成正确的角度，以确保婴儿的足是固定的。当不能获得负重位的侧位片时，婴儿的膝关节应该位于屈曲位，足应该位于背屈位。

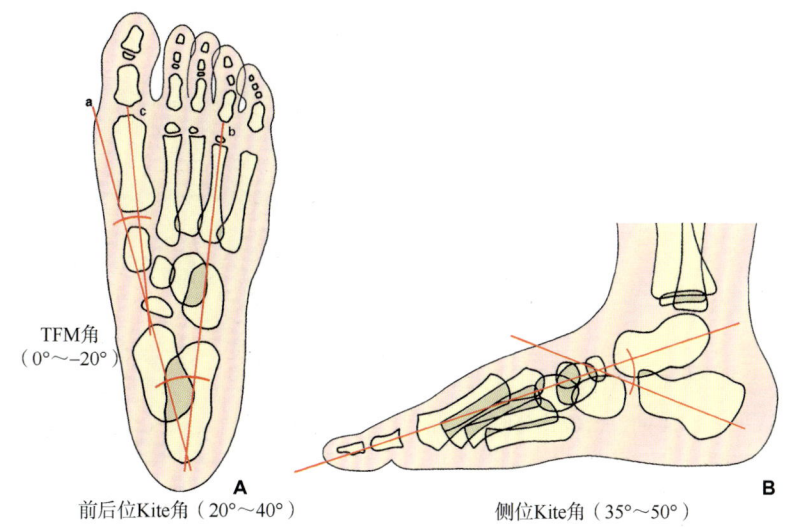

图 32-57　Kite 测量法

A. 足负重背跖位片显示前后位 Kite 角和 TFM 角。Kite 角是两条线的夹角：第一条线（a）是通过距骨纵轴的线，正常时该线与第 1 跖骨相交；第二条线（b）是通过跟骨纵轴的线，通常与第 4 跖骨相交。正常时这些线的相交角度为 20°～40°，小于 20° 时提示后足内翻。TFM 角是通过第 1 跖骨纵轴的线（c）与相交线（a）形成的夹角，该角正常值为 0°～-20°，正值时提示前足内收。B. 侧位 Kite 角是在足和踝的负重侧位片上，由通过距骨和跟骨的纵轴的线（平行于这两块骨的下缘）形成的夹角。正常时，该角为 35°～50°；小于 35° 时提示后跟"马蹄"状畸形

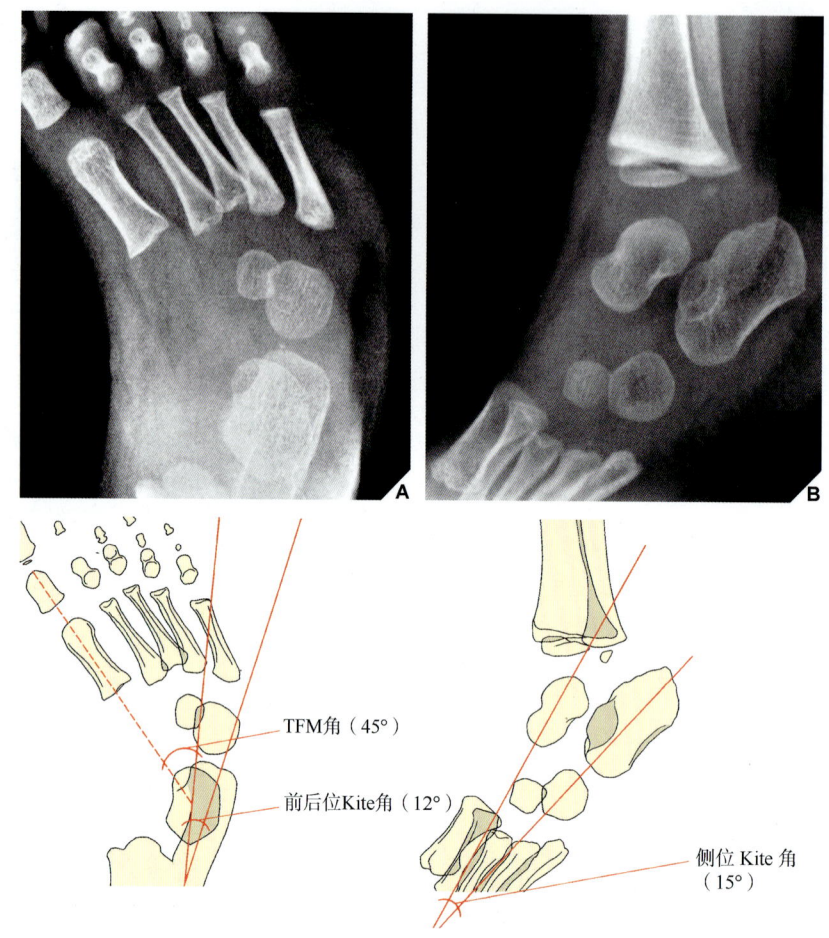

图 32-58　马蹄内翻足畸形

A. 2岁男孩，左足背跖位片显示由前后位Kite角及异常的TFM角（见图32-57A）可以判定后足内翻和前足内收。B. 在侧位片上，由侧位Kite角
（见图32-57B）可以明显判定足跟呈"马蹄"状

2. 治疗　大部分马蹄内翻足畸形能够通过不同的处理和支具的保守治疗矫正。必要的矫正程度能够通过先前描述的线和角度来确定。如果通过保守治疗不能获得完全矫正，可用外科松解来矫正，术中X线片可用来确定矫正结果（图32-59）。术后影像学评估可以监测患者的病程进展。马蹄内翻足最常见的手术并发症是过度矫正导致的"摇椅底部"扁平足畸形。

（四）先天性垂直距骨

先天性垂直距骨包括原发性距舟关节、距跟关节脱位及距骨呈垂直位，指向足底和内侧。这些异常又称为"摇椅底部足"，男性发病率高于女性，多在出生后最初几周诊断。该病通常伴有多种其他先天性异常，单独畸形少见。已报道的家族性病例是以不完全外显的常染色体显性遗传方式遗传的。近来的基因研究表明，位于染色体

2q31的*HOXD10*基因的突变是致病因素之一。足通常处于背屈状态，在跗骨水平的足底面可见显著膨隆。整个足可表现为"船"形或"波斯拖鞋"形。

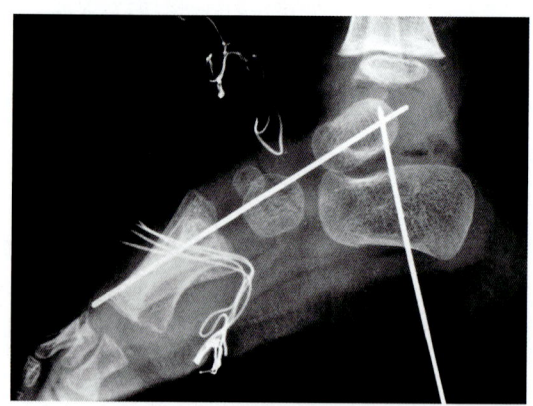

图 32-59　马蹄内翻足畸形的治疗

2岁女孩，为了验证马蹄内翻足的矫正程度所投照的术中足部平片。在软组织松解后（跟腱延长，后踝关节韧带切开术），两根Kirschner线通过距舟关节和距下关节去固定后足。注意马蹄状畸形的矫正，由跟骨的水平位置和正常的侧位Kite角判定（与图32-58B比较）

1. 影像学特征　影像学检查，尤其是侧位投照具有诊断价值。距骨为垂直位，且在 2～3 岁的患儿中舟骨完全骨化，这使距舟关节脱位非常明显（图 32-60）。距舟关节脱位有助于该病与发育性扁平足畸形的鉴别。在足舟骨骨化之前，先天性垂直距骨在侧位片上可通过跟骨轻微马蹄状、跟骰关节增宽、前足外翻及跗骨关节背屈等征象来识别。纵弓反向，整个足类似"摇椅底部"形（图 32-61A）。背跖位投照的特征性表现为距骨远端向内移位和前足外展（图 32-61B）。通过获得足被动跖屈位的侧位片来观察脱位是否减轻（图 32-62）是非常重要的，因为外科医生能够基于这些发现决定采取保守治疗还是手术治疗，以及采取何种手术治疗。

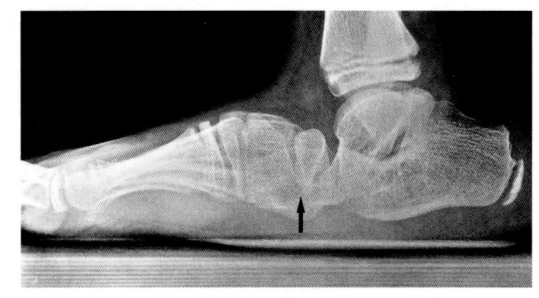

图 32-60　先天性垂直距骨（1）

12 岁男孩，足负重侧位片显示明显的距舟关节脱位和跟距关节脱位。注意距骨的"沙漏"状畸形和舟骨楔形变（箭头）

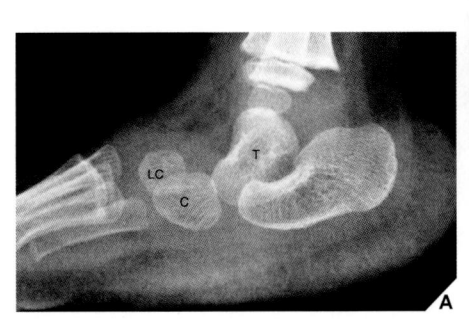
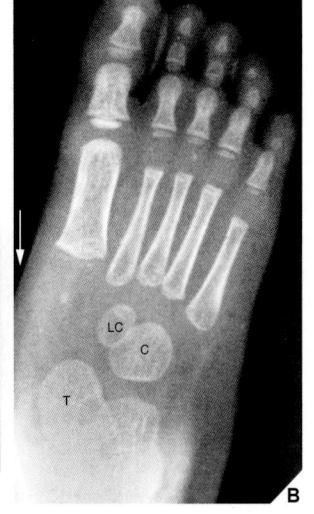

图 32-61　先天性垂直距骨（2）

A. 2 岁男孩，足侧位片显示距骨呈垂直位和跟骨呈马蹄状。注意纵弓变平及外侧楔骨和距骨颈的排列情况。B. 足背跖位片显示距骨指向内侧，舟骨未见骨化。注意在足的内侧部软组织隆起（箭头）。T. 距骨；C. 骰骨；LC. 外侧楔骨

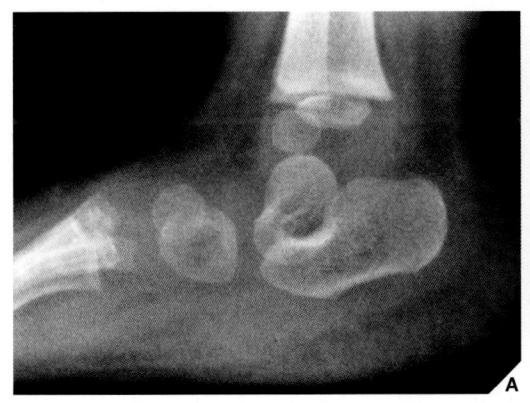
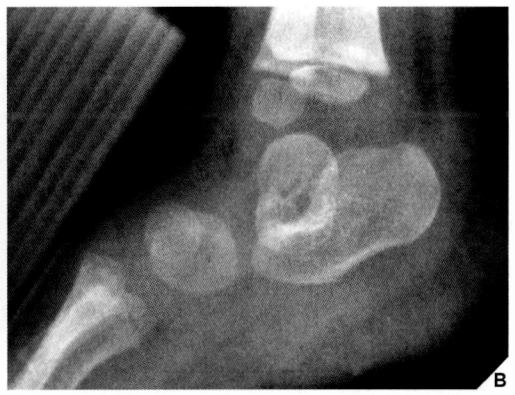

图 32-62　先天性垂直距骨（3）

A. 2 岁女孩，足侧位片显示虽然舟骨未见骨化，但可见距骨呈垂直位及距舟关节脱位。B. 足被动跖屈位并没有使脱位复位

2. 治疗　大部分先天性垂直距骨病例需要外科矫正，包括软组织松解、脱位复位、距骨与舟骨

内固定术（图32-63）。如果患儿大于6岁，需要切除舟骨。通过影像学确认矫正的结果是必要的。

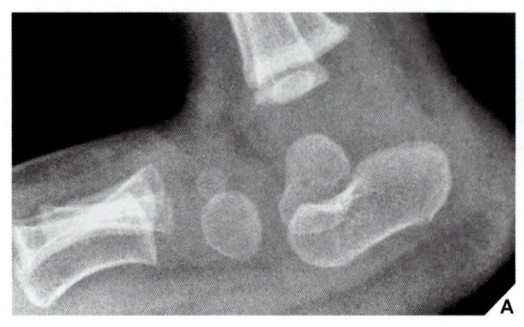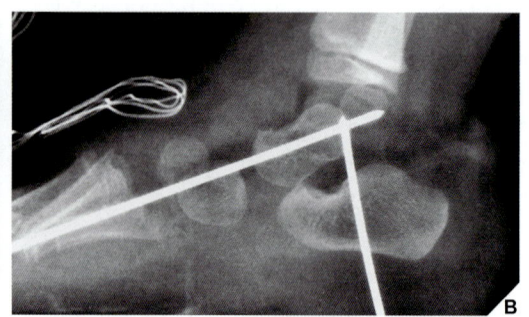

图32-63　先天性垂直距骨（4）

A. 2岁女孩，足术前平片显示距骨长轴与胫骨长轴相连续。B. 术中平片显示脱位距舟关节复位满意

（五）跗骨联合

跗骨联合是指两个或多个跗骨融合形成一个结构。融合可为完全性或不完全性，形成的连接可为纤维性（韧带联合）、软骨性（软骨联合）或骨性（骨性联合）。多个骨可以受累，但是最常见的联合发生于跟骨和舟骨之间，其次是距骨和跟骨之间，偶尔发生于距骨和舟骨之间及跟骨和骰骨之间。有时，多于两个骨可以受累。尽管这些联合在出生时就已发生，但是在20～30岁前跗骨联合的症状和体征很少出现。疼痛，尤其长期站立或行走后疼痛，是跗骨联合的典型症状。在体格检查时，腓骨肌挛缩和关节活动受限（即所谓腓骨肌挛缩足）。

尽管临床表现通常能提示正确的诊断，但影像学检查仍具有诊断价值。跗骨联合的直接征

象是骨融合，也可能出现间接征象，如载距突畸形、中距下关节面消失、距骨嘴（见图32-69、图32-70及图32-72）、距骨颈缩短或球窝状踝关节（见图32-68），这些征象反映了受累骨和邻近骨及关节的适应性改变。

1. 跟骨舟骨联合　尽管CT有时有助于跟骨舟骨联合的诊断，但足侧位片或足的内斜45°片均是显示该类跗骨联合的最佳投照（图32-64）。该异常的特征性表现为"食蚁兽鼻"征，在踝关节侧位片上可见，是由跟骨前突管状延长接近或与舟骨重叠所致，类似食蚁兽的鼻子（图32-65）。间接征象包括距骨头发育不良。MRI有助于显示软骨性或纤维性联合（图32-66）。

2. 距骨舟骨联合　这种少见类型的跗骨联合适宜的显示方法为足的侧位片，或CT和MRI检查（图32-67、图32-68）。

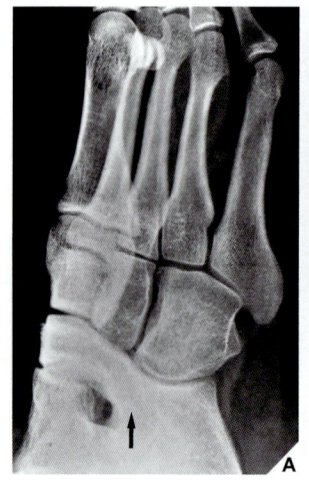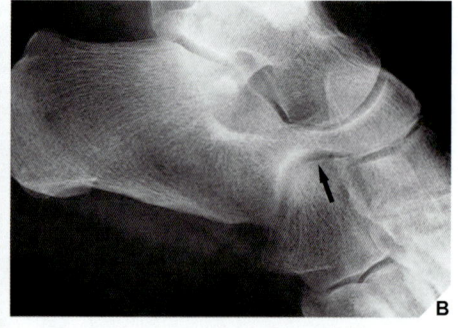

图32-64　跟骨舟骨联合（1）

A. 18岁男性，足45°内斜位片显示跟骨与舟骨之间的实性骨性连接（箭头）。B. 另一例患者，足侧位片显示跟骨与舟骨之间相似的骨性融合（箭头）

3. 距骨跟骨联合　由于距骨和跟骨骨性融合最常见于载距突和中距下关节水平，所以斜位片或Harris-Beath（后切线位）片（图32-69）能有效显示该种异常；偶尔，CT或MRI检查也可能是有用的（图32-70～图32-74）。X线平片不能显示可疑的软骨或纤维联合，但是可见继发改变，如中距下关节面紧密贴合、关节边缘硬化和距骨外侧突增宽或变圆。而且，在踝关节侧位片上可见从距骨延伸到载距突的"C"形连续线（也称为"C"征，由Lateur等在1994年首次描述）（图32-72A、图32-73A及图32-74A）。这条线由距骨穹窿顶和距下关节融合的关节面的重叠阴影及载距突的下缘共同构成。另外，所谓中距下关节缺失征，即在踝关节的侧位片上见不到中距下关节的关节面（Harris在1955年首次描述），有助于诊断距骨跟骨联合。距骨跟骨联合的一个常见间接征象是距骨背侧面的骨质增生，又称为距骨嘴（图32-69A、图32-70A），该征象在骨性、软骨性、纤维性联合均可见到。但是必须认识到，在

其他疾病也可见类似的距骨嵴增生。例如，该征象可能与异常关节囊和韧带牵引伴距舟关节退行性改变有关（图32-75）。非骨性跗骨联合显示可能需要距下关节造影或MRI检查（图32-73）。相似地，尽管放射性核素骨扫描时示踪剂的摄取增加是一个非特异性征象，但是当临床表现不清晰和标准平片诊断不明确时，骨扫描有助于显示局部跗骨联合的位置。

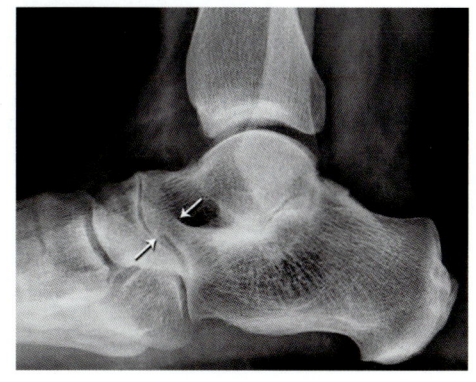

图32-65　跟骨舟骨联合（2）
27岁女性，足侧位片显示特征性的"食蚁兽鼻"征（箭头）

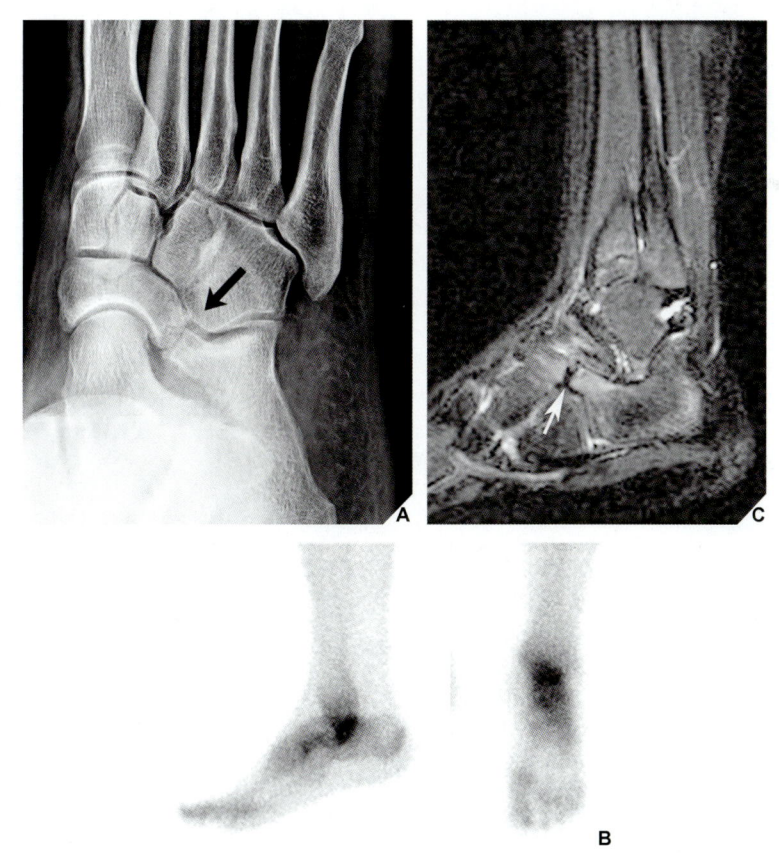

图32-66　跟骨舟骨联合的核素骨扫描和MRI
A. 38岁男性，左足斜位片显示跟骨前突与舟骨间距离减小（箭头）。B. 静脉注入25mCi（925MBq）⁹⁹ᵐTc-MDP后进行左足的放射性核素骨扫描显示舟骨和距下关节放射性示踪剂摄入增加。C. MRI矢状位STIR序列图像显示跟舟连接间的低信号带（箭头），代表纤维连接。注意跟骨前突和舟骨外侧极的应力性水肿，这是由足的生物力学机制改变所致

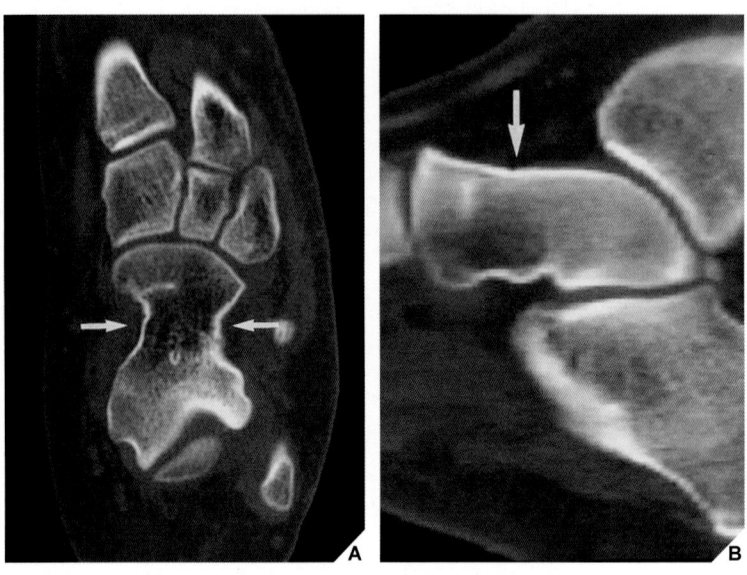

图32-67　距骨舟骨联合的CT表现

17岁男孩，CT轴位（A）和矢状位重建（B）图像显示距骨和舟骨的实性骨性融合（箭头）

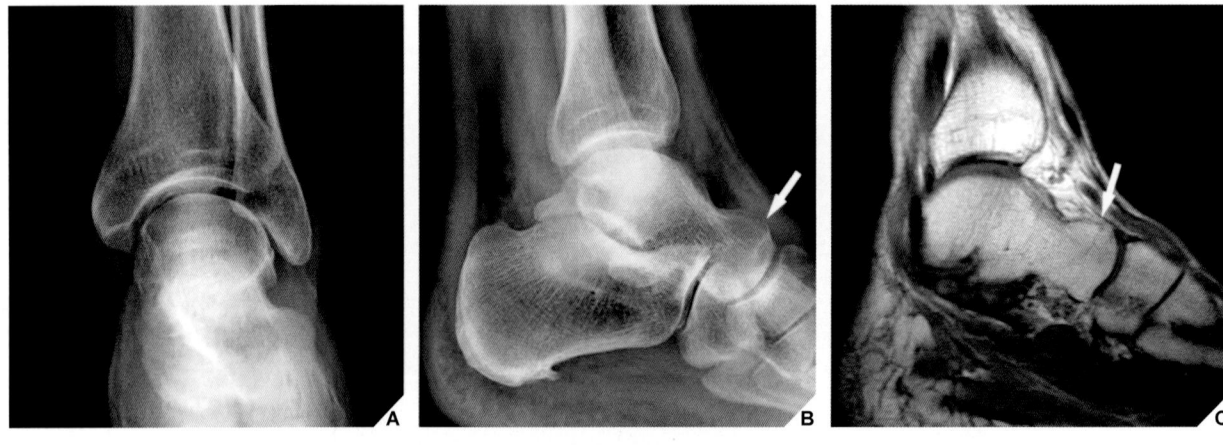

图32-68　距骨舟骨联合的MRI表现

52岁男性，踝关节前后位片（A）显示球窝畸形。踝关节侧位片（B）和MRI矢状位T₁WI（C）显示距骨和舟骨骨性融合（箭头）

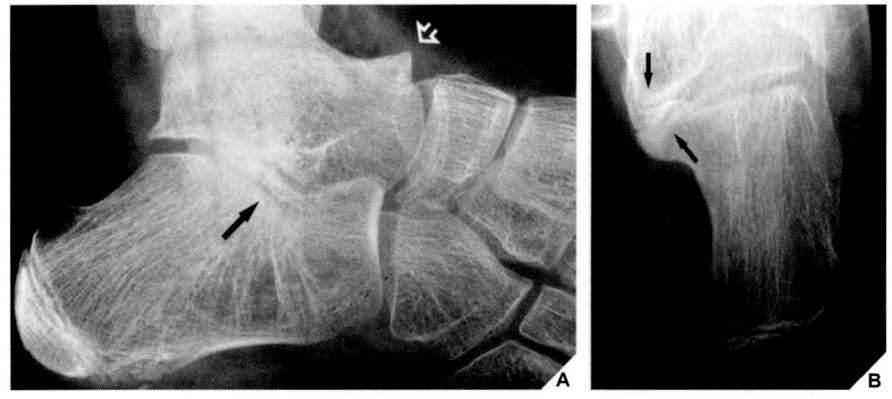

图32-69　距骨跟骨联合

A. 12岁男孩，后足斜位片显示中距下关节的关节面消失（箭头）。注意突出的距骨嘴（空心箭头）。B. Harris-Beath位片明确了骨性距骨跟骨联合（箭头）

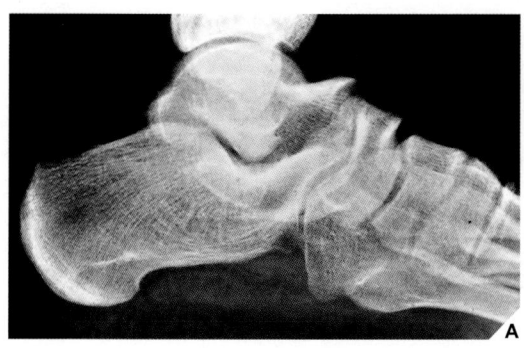
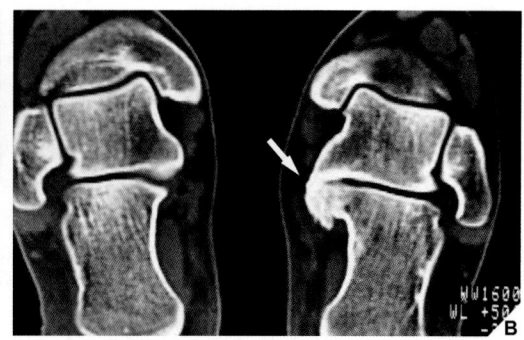

图 32-70　距骨跟骨联合的CT表现（1）

25岁男性，左足疼痛，尤其在长时间步行或站立后疼痛明显。A. 左足侧位片显示中距下关节的关节面硬化、后距跟关节间隙狭窄和明显的距骨嘴——跗骨联合的特征。B. 冠状位CT图像清晰显示中部关节间隙狭窄和骨桥形成（箭头）。以正常的右足作为对比

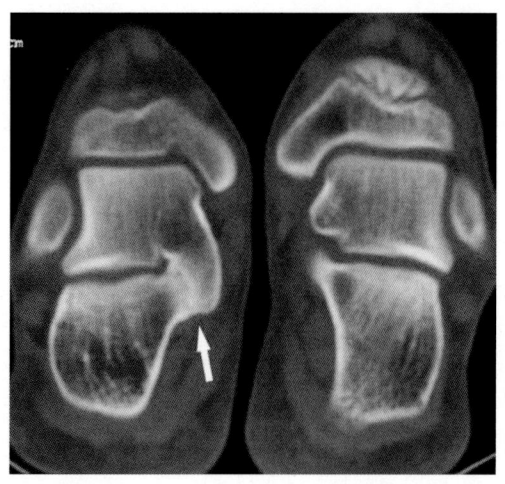

图 32-71　距骨跟骨联合的CT表现（2）

12岁男孩，右足疼痛，冠状位CT扫描显示在中距下关节面的骨性距骨跟骨联合（箭头）。左足正常

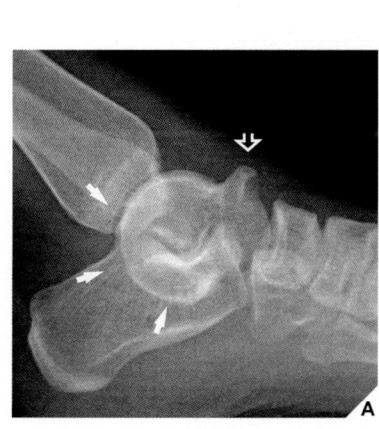
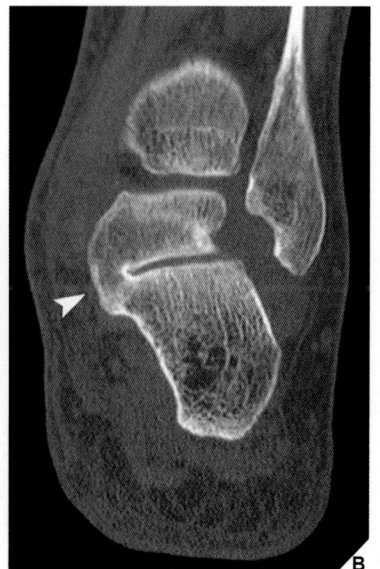

图 32-72　距骨跟骨联合的CT表现（3）

A. 19岁女性，踝关节侧位片显示突出的距骨嘴（空心箭头）和"C"征（箭头）（由距骨穹窿和融合的中距下关节面形成的重叠阴影）。B. CT图像证实了中距下关节面的骨性融合（无尾箭头）

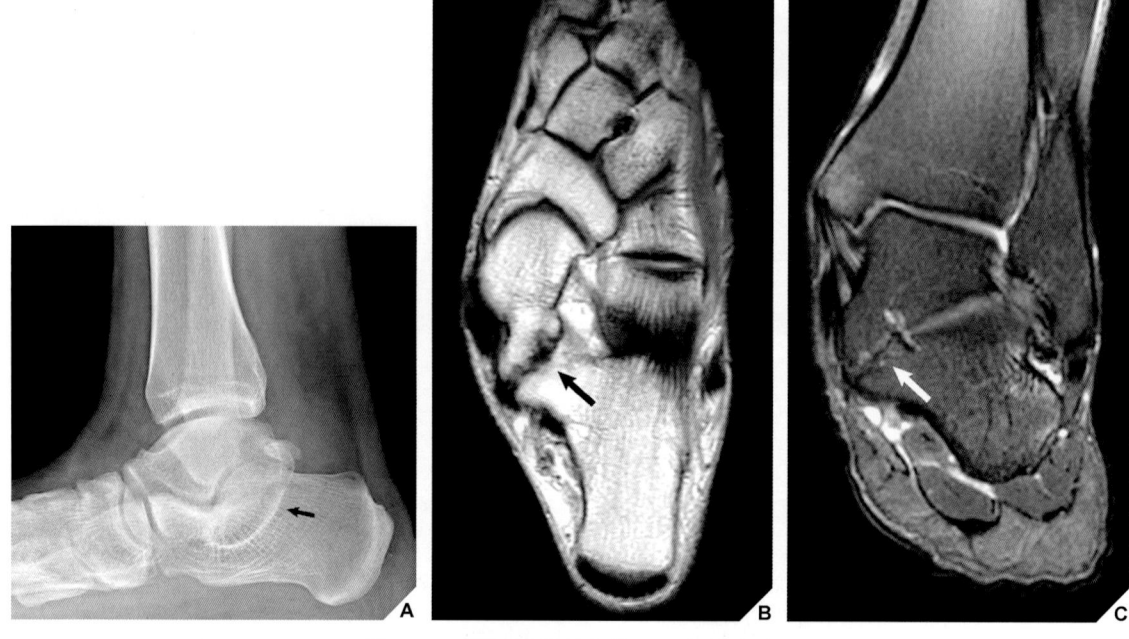

图 32-73　距骨跟骨联合的 MRI 表现（1）

35岁男性，左踝关节侧位片（A）显示扁平足畸形和典型的"C"征（箭头）。轴位质子密度加权图像（B）和冠状位 T_2WI（C）可以确认距骨跟骨纤维性联合（箭头）

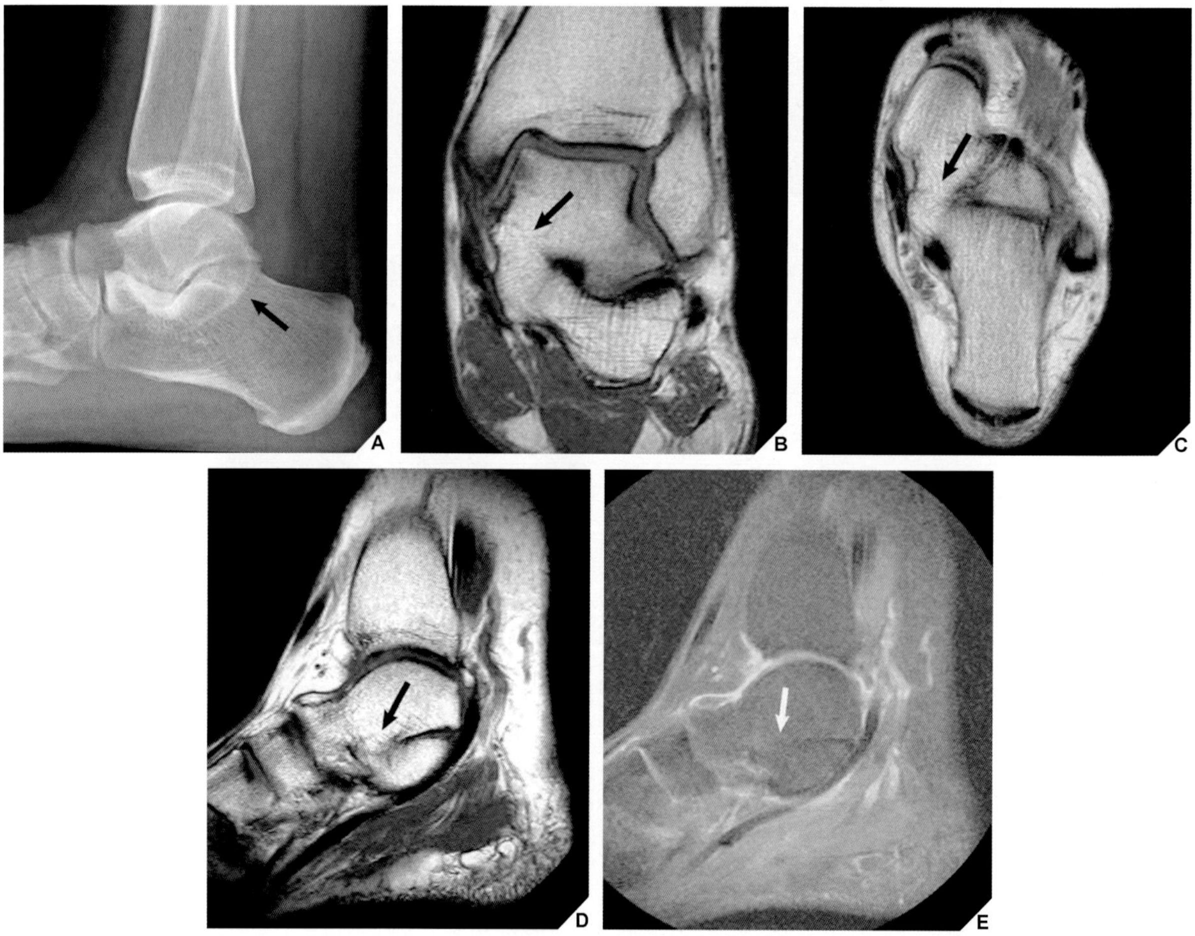

图 32-74　距骨跟骨联合的 MRI 表现（2）

61岁女性，左踝关节侧位片（A）显示"C"征（箭头）。冠状位 T_1WI（B）、轴位 T_1WI（C）、矢状位 T_1WI（D）和矢状位质子密度加权脂肪抑制序列（E）的MRI可以确认存在实性骨性距骨跟骨联合（箭头）

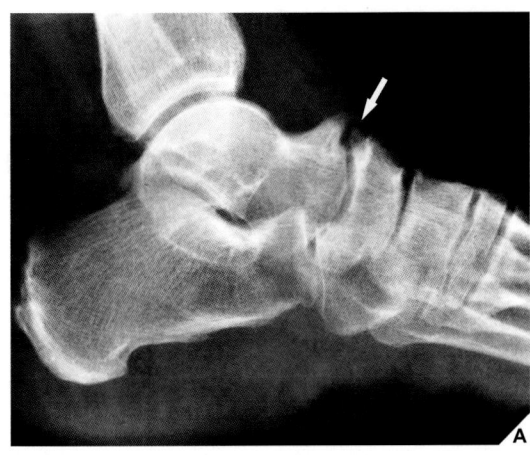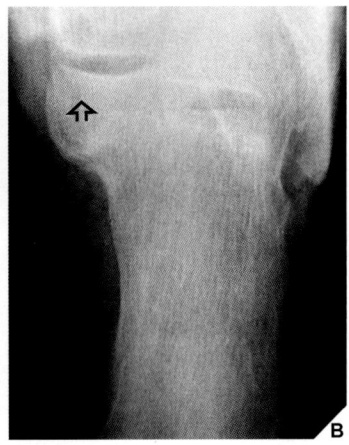

图 32-75　距骨舟骨骨性关节炎

A. 61 岁女性，足侧位片显示距骨嘴和距舟关节退行性改变（箭头）。距下关节中、后关节面正常。B. Harris-Beath 位片显示正常的中距下关节面（空心箭头），无明确跗骨联合的征象

记忆要点

肩胛带和上肢异常

[1] 先天性肩胛骨抬高（Sprengel 畸形）常伴有其他异常，Klippel-Feil 综合征最常见（颈椎或上胸椎椎体融合）。

[2] 齿状肩胛骨，也称为关节盂发育不良，是一种罕见的先天性异常。由于下关节盂的骨化中心发育不全，导致关节盂后倾、关节盂小，易患早发性盂肱关节骨性关节炎。

[3] Madelung 畸形能够在前臂远端和腕关节的后前位及侧位片上有效评价。常见表现：

- 桡骨长度减小，尺骨长度增加
- 桡骨向内和向背侧弯曲
- 腕骨呈三角形排列，月骨为三角形的顶点

骨盆带和髋关节异常

[1] 先天性髋关节发育不良 25% 以上累及双侧，因此，在明显的单侧病例中，对于未受累的髋关节应该仔细检查。

[2] 在骨盆和髋关节前后位片上画出一些线和角度来判定先天性髋关节发育不良：

- Hilgenreiner Y 线
- Perkins-Ombredanne 线
- Andrén-von Rosen 线
- Shenton-Menard 线
- 髋臼指数
- Wiberg 中心边缘角（C-E 角）

[3] 除了常规平片，评价先天性髋关节发育不良还需要关节造影和 CT 扫描，这些尤其是在监测治疗结果方面有价值。

[4] 超声对诊断和评价先天性髋关节发育不良有较高价值，均能很好地显示髋关节的骨性和软骨性成分，还能评价股骨头的髋臼覆盖率。

[5] 在婴儿，髋关节的三维超声成像提供了矢状面影像，可从头尾（鸟眼）位评价髋关节。

[6] 在保守或外科手术治疗前，皮肤或骨骼牵引可用于使脱位的股骨头呈"+2 状态"，从而避免出现股骨头骨坏死。

[7] Gage 和 Winter 牵引状态由股骨近侧干骺端（股骨颈）相对于同侧的髋臼和对侧正常髋关节的位置决定。

[8] 股骨近端局限性缺损与先天性髋关节脱位相似。关节造影有助于区分这些异常。

- A 型，股骨头出现在髋臼窝内
- B 型，股骨颈缺失
- C 型和 D 型，股骨头缺失

[9] Legg-Calvé-Perthes 病（扁平髋）代表股骨近端骨骺的骨坏死（缺血性坏死）。影像学评价方法：

- 放射性核素骨扫描，尤其在早期
- 常规 X 线平片
- 关节对比造影
- MRI

[10] Legg-Calvé-Perthes病的X线平片最常见的表现：
- 关节周围骨质疏松
- 股骨头骨骺密度增高和扁平
- "新月"征
- 骨骺裂隙和碎裂
- 干骺端囊性变和股骨颈增宽
- 髋关节向外半脱位

[11] Legg-Calvé-Perthes病，在平片上出现"股骨头危险"的5个征象预示较差的预后：
- 股骨头外侧部分出现透亮的"V"形缺损（Gage征）
- 股骨头骨骺外侧钙化
- 股骨头外侧半脱位
- 生长板呈水平状
- 弥漫性干骺端囊性改变

[12] "松弛绳子"征是Legg-Calvé-Perthes病晚期的典型特征。

[13] 股骨头骨骺滑脱为通过骺板的Salter-Harris I型骨折，适宜检查方位为蛙式位。重要的诊断线索：
- Capener三角征缺失
- 股骨头骨骺高度减低
- 生长板增宽和模糊
- 通过股骨颈外侧皮质的线与骨骺不相交

下肢异常

[1] 先天性胫骨内翻（Blount病）通过其特征性的表现可与发育性弓形腿相鉴别，表现为胫骨内侧干骺端凹陷伴有陡峭成角并在干骺端形成"鸟嘴"样突起。

[2] 半肢骨骺发育不良（Trevor-Fairbank病）最常累及踝关节。本病在组织学上与骨软骨瘤相似，影像学特征为一侧骨化中心或骨骺的不规则球状过度生长。

[3] 马蹄内翻足在平片上的表现：
- 后跟呈马蹄状
- 后足内翻
- 前足内收和内翻
- 距舟关节半脱位

[4] 在足的前后位和侧位片上画一些线和角度有助于评价马蹄内翻足：
- 前后位和侧位Kite角
- TFM角
- 通过距骨和跟骨长轴的延长线

[5] 在对婴幼儿进行影像学评估时，足部的正确摆放是关键因素之一。应该尽可能获得负重位片；对于小婴儿，足应该压在片盒上。

[6] 先天性垂直距骨存在距舟关节和跟距关节脱位，可与发育性扁平足相鉴别。

[7] 在跗骨联合，最常见的原因为所谓的腓骨肌挛缩足畸形。受累的骨融合（通常为距骨和跟骨或跟骨和舟骨）可为：
- 纤维性（韧带结合）
- 软骨性（软骨结合）
- 骨性（骨性结合）

[8] 跗骨联合的影像学评价：
- 侧位X线平片（显示该病最常见的间接征象为距骨嘴形成）、Harris-Beath投照及斜位投照
- CT
- 距下关节造影
- MRI，可显示软骨或纤维联合

（冯志远　张　恒　叶　薇　译）

参考文献

Apley AG, Wientrob S. The sagging rope sign in Perthes disease and allied disorders. *J Bone Joint Surg Br* 1981;63-B:43–47.

Bahk W-J, Lee H-Y, Kang Y-K, et al. Dysplasia epiphysealis hemimelica: radiographic and magnetic resonance imaging features and clinical outcome of complete and incomplete resection. *Skeletal Radiol* 2010;39:85–90.

Bateson EM. Non-rachitic bowleg and knock-knee deformities in young Jamaican children. *Br J Radiol* 1966;39:92.

Bateson EM. The relationship between Blount's disease and bow legs. *Br J Radiol* 1968;41:107–114.

Bathfield CA, Beighton PH. Blount disease. A review of etiological factors in 110 patients. *Clin Orthop Relat Res* 1978;135:29–33.

Bellyei A, Mike G. Weight bearing in Perthes' disease. *Orthopedics* 1991;14:19–22.

Beltran LS, Rosenberg ZS, Mayo JD, et al. Imaging evaluation of developmental hip dysplasia in the young adult. *AJR Am J Roentgenol* 2013;200:1077–1088.

Bennett JT, Mazurek RT, Cash JD. Chiari's osteotomy in the treatment of Perthes' disease. *J Bone Joint Surg Br* 1991;73B:225–228.

Blount WP. Tibia vara. Osteochondrosis deformans tibiae. *J Bone Joint Surg* 1937;19:1–29.

Borggreve J. Kniegelenksersatz durch das in der Beinlangsachse um 180 Gedrehte Fussgelenk. *Arch Orthop Unfall-Chir* 1930;28:175–178.

Bos CF, Bloem JL, Obermann WR, et al. Magnetic resonance imaging in congenital dislocation of the hip. *J Bone Joint Surg Br* 1988;70-B:174–178.

Brown RR, Rosenberg ZS, Thornhill BA. The C sign: more specific for flatfoot deformity than subtalar coalition. *Skeletal Radiol* 2001;30:84–87.

Catterall A. *Legg-Calvé-Perthes' disease*. New York: Churchill Livingstone; 1982.

Catterall A. The natural history of Perthes' disease. *J Bone Joint Surg Br* 1971;53B:37–53.

Chapman VM. The anteater nose sign. *Radiology* 2007;245:604–605.

Cheema JI, Grissom LE, Harcke HT. Radiographic characteristics of lower-extremity bowing in children. *Radiographics* 2003;23:871–880.

Craig JG, van Holsbeeck M, Zaltz I. The utility of MR in assessing Blount disease. *Skeletal Radiol* 2002;31:208–213.

Crim JR, Kjeldsberg KM. Radiographic diagnosis of tarsal coalition. *AJR Am J Roentgenol* 2004;182:323–328.

Crowe JF, Mani VJ, Ranawat CS. Total hip replacement in congenital dislocation and dysplasia of the hip. *J Bone Joint Surg Am* 1979;61(1):15–23.

Dannenberg M, Anton JI, Spiegel MB. Madelung's deformity. Consideration of its roentgenological diagnostic criteria. *Am J Roentgenol* 1939;42:671.

Dillman JR, Hernandez R. MRI of Legg-Calve-Perthes disease. *AJR Am J Roentgenol* 2009;193:1394–1407.

Ducou le Pointe H, Mousselard H, Rudelli A, et al. Blount's disease: magnetic resonance imaging. *Pediatric Radiol* 1995;25:12–14.

Dunn PM. Perinatal observations on the etiology of congenital dislocation of the hip. *Clin Orthop Relat Res* 1976;(119):11–22.

Dunn PM. The anatomy and pathology of congenital dislocation of the hip. *Clin Orthop Relat Res* 1976;(119):23–27.

Egund N, Wingstrand H. Legg-Calvé-Perthes disease: imaging with MR. *Radiology* 1991;179:89–92.

Fairbank TJ. Dysplasia epiphysealis hemimelica (tarso-epiphysial aclasis). *J Bone Joint Surg Br* 1956;38-B:237–257.

Fisher R, O'Brien TS, Davis KM. Magnetic resonance imaging in congenital dysplasia of the hip. *J Pediatr Orthop* 1991;11:617–622.

Gage JR, Winter RB. Avascular necrosis of the capital femoral epiphysis as a complication of closed reduction of congenital dislocation of the hip. A critical review of twenty years' experience at Gillette Children's Hospital. *J Bone Joint Surg Am* 1972;54(2):373–388.

Ganz R, Klaue K, Vinh TS, et al. A new periacetabular osteotomy for the treatment of hip dysplasias. Technique and preliminary results. *Clin Orthop Relat Res* 1988;232:26–36.

Gerscovich EO. A radiologist's guide to the imaging in the diagnosis and treatment of developmental dysplasia of the hip. I. General considerations, physical examination as applied to real-time sonography and radiology. *Skeletal Radiol* 1997;26:386–397.

Gerscovich EO. A radiologist's guide to the imaging in the diagnosis and treatment of developmental dysplasia of the hip. II. Ultrasonography: anatomy, technique, acetabular angle measurements, acetabular coverage of femoral head, acetabular cartilage thickness, three-dimensional technique, screening of newborns, study of older children. *Skeletal Radiol* 1997;26:447–456.

Gerscovich EO, Greenspan A, Cronan MS, et al. Three-dimensional sonographic evaluation of developmental dysplasia of the hip: preliminary findings. *Radiology* 1994;190:407–410.

Ghatan AC, Hanel DP. Madelung deformity. *J Am Acad Orthop Surg* 2013;21:372–382.

Goldman AB, Schneider R, Martel W. Acute chondrolysis complicating slipped capital femoral epiphysis. *AJR Am J Roentgenol* 1978;130:945–950.

Greenhill BJ, Hugosson C, Jacobsson B, et al. Magnetic resonance imaging study of acetabular morphology in developmental dysplasia of the hip. *J Pediatr Orthop* 1993;13:314–317.

Harcke HT. Screening newborns for developmental dysplasia of the hip: the role of sonography. *AJR Am J Roentgenol* 1994;162:395–397.

Harcke HT, Kumar SJ. The role of ultrasound in the diagnosis and management of congenital dislocation and dysplasia of the hip. *J Bone Joint Surg Am* 1991;73(4):622–628.

Harper KW, Helms CA, Haystead CM, et al. Glenoid dysplasia: incidence and association with posterior labral tears as evaluated with MRI. *AJR Am J Roentgenol* 2012;184:984–988.

Harris RI. Rigid valgus foot due to talocalcaneal bridge. *J Bone Joint Surg Am* 1955;37:169–182.

Harris WR. The endocrine basis for slipping of the upper femoral epiphysis. An experimental study. *J Bone Joint Surg Br* 1950;32B:5–11.

Herring JA. The treatment of Legg-Calvé-Perthes disease. A critical review of the literature. *J Bone Joint Surg Am* 1994;76A:448–458.

Herring JA, Neustadt JB, Williams JJ, et al. The lateral pillar classification of Legg-Calvé-Perthes disease. *J Pediatr Orthop* 1992;12:143–150.

Ito H, Matsuno T, Hirayama T, et al. Three-dimensional computed tomography analysis of non-osteoarthritic adult acetabular dysplasia. *Skeletal Radiol* 2009;38:131–139.

Jawad MU, Scully SP. In brief: Crowe's classification: arthroplasty in developmental dysplasia of the hip. *Clin Orthop Relat Res* 2011;469:306–308.

Kim HT, Eisenhauer E, Wenger DR. The "sagging rope sign" in avascular necrosis in children's hip diseases—confirmation by 3D CT studies. *Iowa Orthop J* 1995;15:101–111.

Kim SH. Signs in imaging. The C sign. *Radiology* 2002;223:756–757.

Langenskiöld A. Tibia vara; (osteochondrosis deformans tibiae); a survey of 23 cases. *Acta Chir Scand* 1952;103:1–22.

Langenskiöld A, Riska EB. Tibia vara (osteochondrosis deformans tibiae): a survey of seventy-one cases. *J Bone Joint Surg Am* 1964;46A:1405–1420.

Lateur LM, Van Hoe LR, Van Ghillewe KV, et al. Subtalar coalition: diagnosis with the C sign on lateral radiograph of the ankle. *Radiology* 1994;193:847–851.

Legg AT. An obscure affection of the hip-joint. *Boston Med Surg J* 1910;162:202–204.

Lehman WB, Grant A, Rose D, et al. A method of evaluating possible pin penetration in slipped capital femoral epiphysis using a cannulated internal fixation device. *Clin Orthop* 1984;186:65–70.

Levinson ED, Ozonoff MB, Royen PM. Proximal femoral focal deficiency (PFFD). *Radiology* 1977;125:197–203.

Liu PT, Roberts CC, Chivers FS, et al. "Absent middle facet": a sign on unenhanced radiography of subtalar joint coalition. *AJR Am J Roentgenol* 2003;181:1565–1572.

Lowe HG. Necrosis of articular cartilage after slipping of capital femoral epiphysis. Report of six cases with recovery. *J Bone Joint Surg Br* 1970;52B:108–118.

Maldjian C, Patel TY, Klein RM, et al. Efficacy of MRI in classifying proximal focal femoral deficiency. *Skeletal Radiol* 2007;36:215–220.

Masciocchi C, D'Archivio C, Barile A, et al. Talocalcaneal coalition: computed tomography and magnetic resonance imaging diagnosis. *Eur J Radiol* 1992;15:22–25.

Meehan PL, Angel D, Nelson JM. The Scottish Rite abduction orthosis for the treatment of Legg-Perthes disease. A radiographic analysis. *J Bone Joint Surg Am* 1992;74(1):2–12.

Mouchet AA, Belot J. Tarsomegalie. *J Radiol Electrol* 1926;10:289–293.

Murphy RP, Marsh HO. Incidence and natural history of "head at risk" factors in Perthes' disease. *Clin Orthop Relat Res* 1978;132:102–107.

Newman JS, Newberg AH. Congenital tarsal coalition: multimodality evaluation with emphasis on CT and MR imaging. *Radiographics* 2000;20:321–332.

Nielsen JB. Madelung's deformity. A follow-up study of 26 cases and a review of the literature. *Acta Orthop Scand* 1977;48:379–384.

Oestreich AE, Mize WA, Crawford AH, et al. The "anteater nose": a direct sign of calcaneonavicular coalition on the lateral radiograph. *J Pediatr Orthop* 1987;7:709–711.

Ogden JA, Conlogue GJ, Phillips MS, et al. Sprengel's deformity. Radiology of the pathologic deformation. *Skeletal Radiol* 1979;4:204–211.

Pavlik A. Die funktionelle Behand-lungmethode mittels Riemenbügel als Prinzip der konservativen Therapie bei angeborenen Hüftgelenks verrenkungen der Säuglinge. *Z Orthop* 1958;8:341–352.

Phillips WE II, Burton EM. Ultrasonography of development displacement of the infant hip. *Appl Radiol* 1995;24:25–32.

Rab GT. Surgery for developmental dysplasia of the hip. In: Chapman MW, ed. *Operative orthopaedics*, 2nd ed. Philadelphia: JB Lippincott; 1993:3101–3112.

Resnick D. Talar ridges, osteophytes, and beaks: a radiologic commentary. *Radiology* 1984;151:329–332.

Sakellariou A, Sallomi D, Janzen DL, et al. Talocalcaneal coalition. Diagnosis with the C-sign on lateral radiographs of the ankle. *J Bone Joint Surg Br* 2000;82(4):574–578.

Salter RB. Etiology, pathogenesis and possible prevention of congenital dislocation of the hip. *Can Med Assoc J* 1968;98:933–945.

Salter RB. Legg-Perthes disease: the scientific basis for methods of treatment and their indications. *Clin Orthop Relat Res* 1980;150:8–11.

Salter RB. Role of innominate osteotomy in the treatment of congenital dislocation and subluxation of the hip in the older child. *J Bone Joint Surg Am* 1966;48:1413–1439.

Salter RB. The present status of surgical treatment for Legg-Perthes disease. *J Bone Joint Surg Am* 1984;66A:961–966.

Salter RB, Thompson GH. Legg-Calvé-Perthes disease. The prognostic significance of the subchondral fracture and a two-group classification of the femoral head involvement. *J Bone Joint Surg Am* 1984;66(4):479–489.

Scham SM. The triangular sign in the early diagnosis of slipped capital femoral epiphysis. *Clin Orthop Relat Res* 1974;103:16–17.

Shingade VU, Song H-R, Lee S-H, et al. The sagging rope sign in achondroplasia—different from Perthes' disease. *Skeletal Radiol* 2006;35:923–928.

Smith CF. Tibia vara (Blount's disease). *J Bone Joint Surg Am* 1982;64(4):630–632.

Sohn C, Lenz GP, Thies M. 3-Dimensional ultrasound image of the infant hip. *Ultraschall Med* 1990;11:302–305.

Sorge G, Ardito S, Genuardi M, et al. Proximal femoral focal deficiency (PFFD) and fibular A/hypoplasia (FA/H): a model of a developmental field defect. *Am J Med Genet* 1995;55:427–432.

Sprengel W. Die angeborne Verschiebung des Schulterblattes nach oben. *Arch Klin Chir* 1891;42:545.

Stevenson DA, Mineau G, Kerber RA, et al. Familial predisposition to developmental dysplasia of the hip. *J Pediatr Orthop* 2009;29:463–466.

Taniguchi A, Tanaka Y, Kadono K, et al. C sign for diagnosis of talocalcaneal coalition. *Radiology* 2003;228:501–505.

Terjesen T, Rundén TO, Johnsen HM. Ultrasound in the diagnosis of congenital dysplasia and dislocation of the hip joints in children older than two years. *Clin Orthop Relat Res* 1991;262:159–169.

Tönnis D. Normal values of the hip joint for the evaluation of x-rays in children and adults. *Clin Orthop Relat Res* 1976;119:39–47.

Trevor D. Tarso-epiphyseal aclasis: a congenital error of epiphyseal development. *J Bone Joint Surg Br* 1950;32-B(2):204–213.

Trueta J. The normal vascular anatomy of the human femoral head during growth. *J Bone Joint Surg Br* 1957;39-B(2):358.

Tyler PA, Rajeswaran G, Saifuddin A. Imaging of dysplasia epiphysealis hemimelica (Trevor's disease). *Clin Orthop* 2013;68:415–421.

Van Nes CP. Rotation-plasty for congenital defects of the femur: making use of the ankle of the shortened limb to control the knee joint of a prosthesis. *J Bone Joint Surg Br* 1950;32-B:12–16.

Waldenström H. The first stages of coxa plana. *J Bone Joint Surg* 1938;20:559–566.

Wechsler RJ, Karasick D, Schweitzer ME. Computed tomography of talocalcaneal coalition: imaging techniques. *Skeletal Radiol* 1992;21:353–358.

Wechsler RJ, Schweitzer ME, Deely DM, et al. Tarsal coalition: depiction and characterization with CT and MR imaging. *Radiology* 1994;193:447–452.

Wenger DR, Bomar JD. Human hip dysplasia: evolution of current treatment concepts. *J Orthop Sci* 2003;8(2):264–271.

Werner CML, Ramseier LE, Ruckstuhl T, et al. Normal values of Wiberg's lateral center-edge angle and Lequesne's acetabular index—a coxometric update. *Skeletal Radiol* 2012;41:1273–1278.

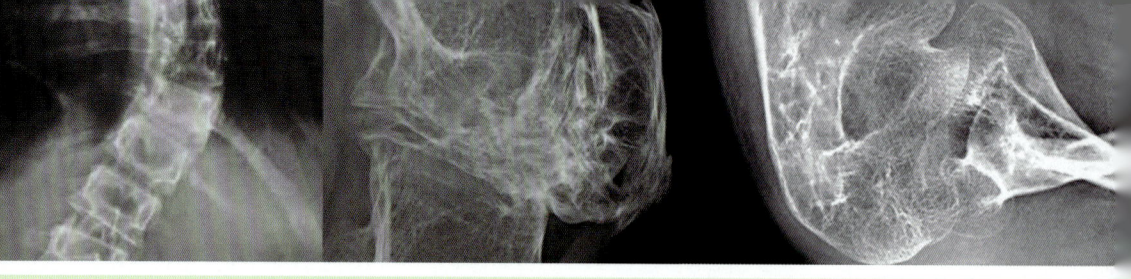

第33章

脊柱侧弯和骨骼常见的畸形

一、脊柱侧弯

无论其病因（图33-1）如何，脊柱侧弯被定义为脊柱在冠状面上的侧方弯曲。这有助于其与脊柱后凸（是指在矢状面脊柱向后弯曲）及脊柱前凸（是指在矢状面脊柱向前弯曲）相鉴别（图33-2）。如果在冠状面和矢状面都有弯曲，该畸形被称为（前）后凸侧弯畸形。除了侧方弯曲，脊柱侧弯可能伴有椎体向着弯曲的凸面旋转。

（一）特发性脊柱侧弯

特发性脊柱侧弯约占所有脊柱侧弯的75%，

可分为下述3组。婴儿型，有两种变异类型，发生于小于4岁的儿童，主要见于男孩，侧弯通常发生于胸椎且凸面多指向左侧。自行消退（良性）变异型，弯曲角度通常增加不超过30°，不需要治疗，可以自发消退；进展性变异型，除非在早期给予治疗，否则预后较差，有潜在严重畸形的可能。幼年型特发性脊柱侧弯见于4～9岁，男孩和女孩的发病率相同。目前为止特发性脊柱侧弯最常见的类型是青少年型，病例占85%，主要见于10岁至骨骼成熟的女孩。胸椎或胸腰段椎体最常受累，弯曲的凸面指向右侧（图33-3）。尽管这种类型脊柱侧弯的病因尚不清楚，但有学者认

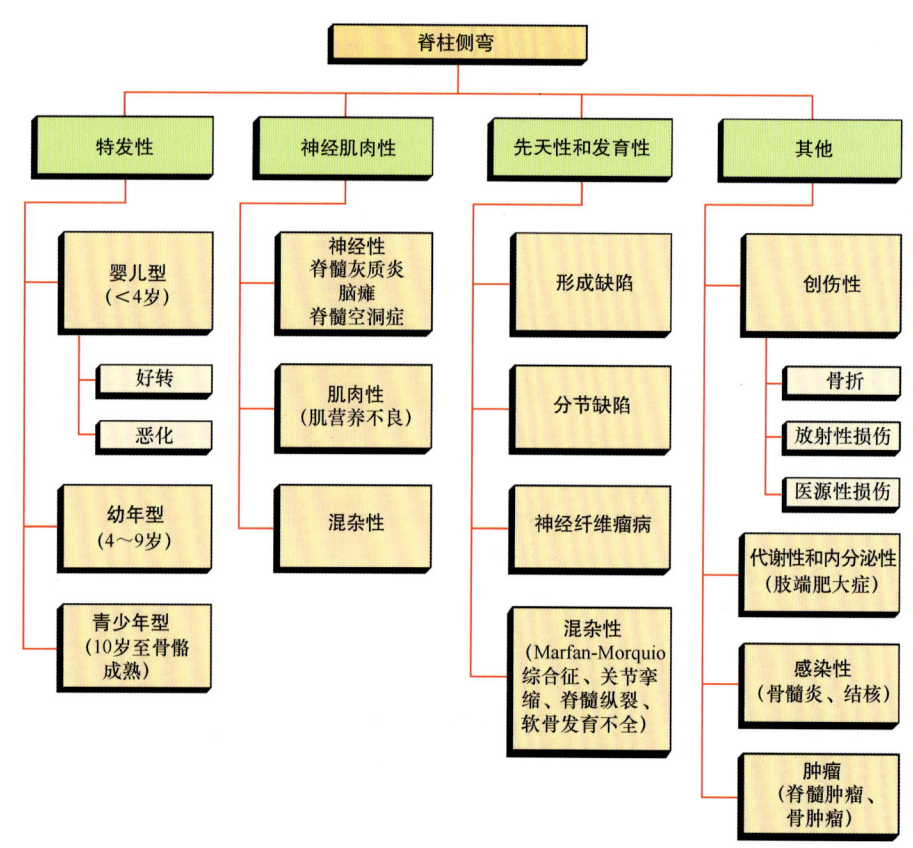

图33-1　脊柱侧弯基于病因的一般分类

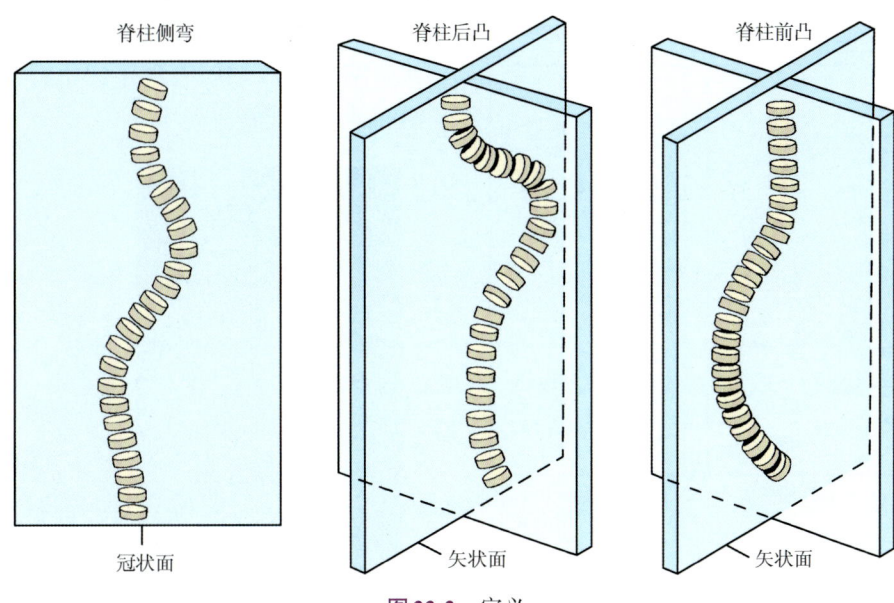

图 33-2 定义

脊柱侧弯是脊柱在冠状（额状）面的侧方弯曲。脊柱后凸是脊柱在矢状面向后弯曲，脊柱前凸是脊柱在矢状面向前弯曲

为基因因素可能对发病起一定作用，且认为该病是一种家族性异常。尽管6号、9号、16号、17号染色体的基因突变也可导致这一疾病的遗传，但最近的细胞遗传学研究结果指出，位于染色体8q11.2的编码gamma-1-syntrophin的 *SNTG1* 基因突变可导致该病遗传。

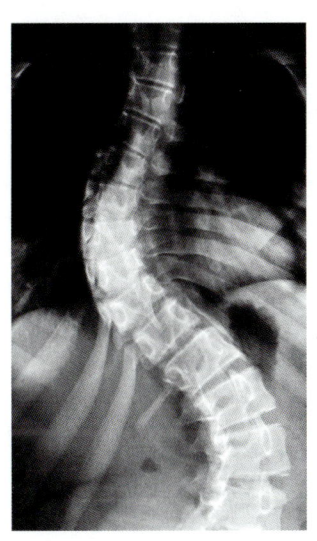

图 33-3 特发性脊柱侧弯

15岁女孩，脊柱前后位片显示特发性脊柱侧弯累及胸腰段的典型特征。弯曲的凸面指向右侧；腰椎的代偿性弯曲指向左侧

（二）先天性脊柱侧弯

先天性脊柱侧弯占脊柱侧弯畸形的10%左右。根据MacEwen的方法，通常将先天性脊柱侧弯分为3组（图33-4）：椎体形成缺陷，可以是部分或完全（图33-5）；椎体分节缺陷，可以为单侧不对称或双侧对称；或者这两种原因的联合。先天性脊柱侧弯导致整个骨骼系统生物力学改变，影响平衡和支持作用。

（三）其他原因的脊柱侧弯

脊柱侧弯可由其他一些病因所致，如神经肌源性、创伤性、感染性、代谢性、退行性或继发于肿瘤等。这些不属于本节讨论的内容。

（四）影像学评价

脊柱侧弯的影像学检查包括整个脊柱的站立前后位和侧位检查；以侧弯为中心的仰卧位脊柱前后位片（见图33-3、图33-5），用于脊柱弯曲和

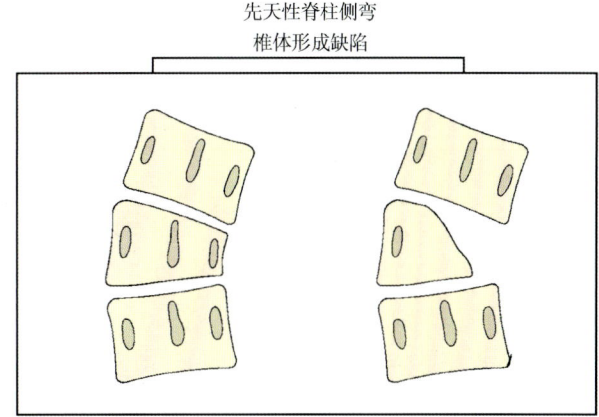

先天性脊柱侧弯
椎体形成缺陷

部分-楔变畸形　　　　　完全-半椎畸形

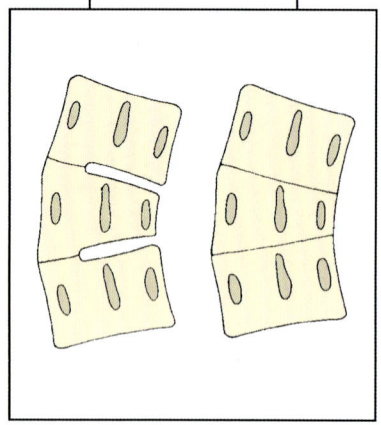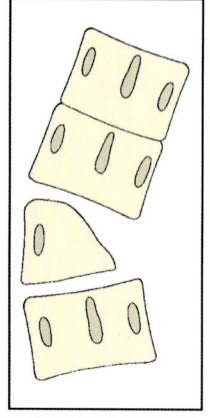

椎体分节缺陷   混合缺陷

单侧-未分节椎体   双侧-阻滞椎体   椎体形成和分节缺陷的混合畸形——阻滞椎伴半椎体畸形

图33-4 先天性脊柱侧弯基于病因的分类

（改编自 MacEwen GD，Conway JJ，Miller WT. Congenital scoliosis with a unilateral bar. *Radiology* 1968；90：711-715. Copyright©. 1968 by The Radiological Society of North America，Inc.；经允许引自 Winter RB，Moe JH，Eilers VE. Congenital scoliosis. A study of 234 patients treated and untreated. *J Bone Joint Surg Am* 1968；50A：1. ）

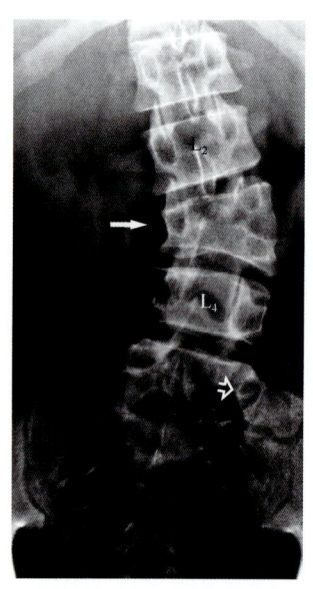

图33-5 先天性脊柱侧弯

22岁男性，腰骶椎前后位片显示由于半椎体畸形（一侧椎体完全不发育）所致脊柱侧弯。注意L₃椎体畸形（箭头），继发于左侧半椎体融合异常，可见两个椎弓根，这导致脊柱侧弯的凸面指向左侧。可见伴随的腰骶移行椎畸形（空心箭头）

椎体旋转的多种测量（下面讨论）；患者向两侧弯腰的脊柱前后位片，用于评价侧弯的活动度和结构组成。应该仔细观察（至少在1张片子上）髂骨嵴来判断骨骼的成熟度（见图33-14、图33-15）。

辅助性技术，如CT，可用来评价先天性病变，如分节不良。经静脉尿路造影（静脉肾盂造影，

IVP）有助于评价先天性脊柱侧弯伴有的泌尿系异常（图33-6）。MRI有助于评价脊柱侧弯伴随的脊髓和神经根异常。

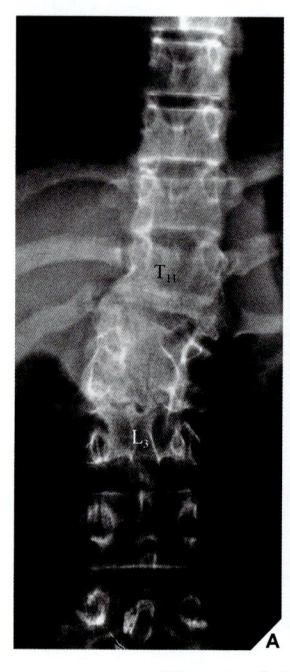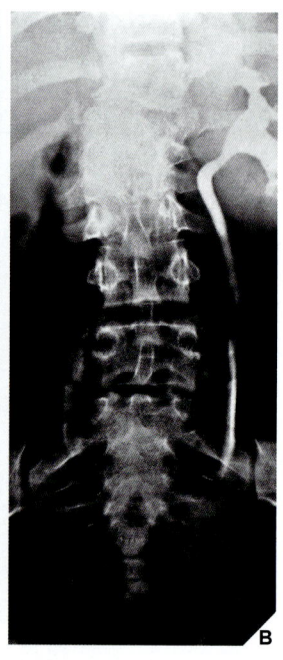

图33-6 先天性脊柱侧弯

A. 13岁女孩，仰卧位胸腰段前后位片显示继发于T₁₂～L₂椎体阻滞的先天性脊柱侧弯。B. 同一例患者静脉尿路造影仅左肾显影，该患者为肾发育不全病例。先天性脊柱侧弯常伴有泌尿系异常

表33-1为评价脊柱侧弯的放射学投照和技术概述。

表33-1 评价脊柱侧弯的标准放射学投照和技术

投照/技术	显示
脊柱前后位	侧方偏离
	侧弯角度（Risser-Ferguson 和 Lippman-Cobb 方法，脊柱侧弯指数）
	椎体旋转（Cobb 和 Nas-Moe 方法）
骨盆前后位	通过环状骨骺的骨化来决定骨骼成熟度
	通过髂骨嵴的骨化来判断骨骼成熟度
脊柱侧方弯曲	弯曲的活动度
	弯曲复位的多少
脊柱侧位	伴有脊柱前凸和后凸
CT	先天性椎体融合
	半椎体
脊髓造影	脊髓栓系
MRI	神经根异常
	硬膜囊压迫和移位
	脊髓栓系
静脉内尿路造影	伴有泌尿生殖系统异常（见于先天性脊柱侧弯）
超声	

（五）测量

为了评价不同类型的脊柱侧弯，必须介绍一些术语（图33-7）和测量方法。测量脊柱侧弯的严重程度不仅在选择是否外科治疗方面有实际应用，还能用来监测矫正治疗的效果。测量脊柱侧弯的两种常用方法是Lippman-Cobb法（图33-8）和Risser-Ferguson法（图33-9）。然而，通过这两种方法获得的数据不具有可比性。Lippman-Cobb法仅通过测量侧弯末端的角度（仅依据末节椎体的倾斜度）来判断整体侧弯的角度，该值通常比Risser-Ferguson法测得的值大。两种方法在评价矫正百分比方面也同样不具有可比性，常用的是Lippman-Cobb法测量的矫正百分比，其已经被脊柱侧弯研究学会采用和标准化，并把脊柱侧弯的严重性分为7组（表33-2）。

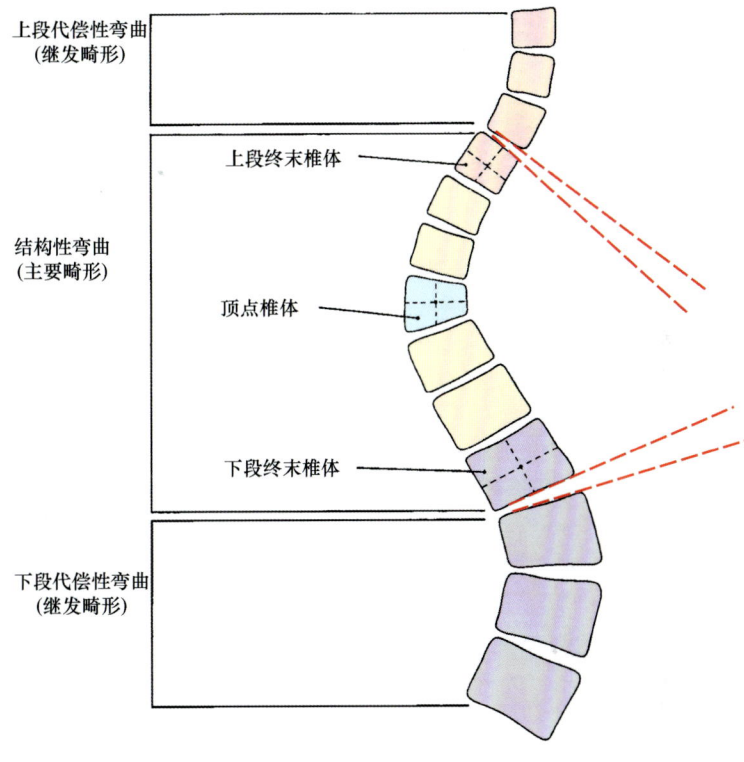

图33-7　描述脊柱侧弯弯曲的术语
侧弯的终末椎体是指结构性弯曲中向弯曲凹面倾斜最大的椎体。顶点椎体是指旋转、楔形变最严重的椎体，该椎体的中心偏离脊柱中心线最远。顶点椎体的中心是指两条线的交点，一条线是从上下终板的中心画出，另一条线是从椎体外侧缘的中心画出。中心不是通过椎体角的对角线来确定

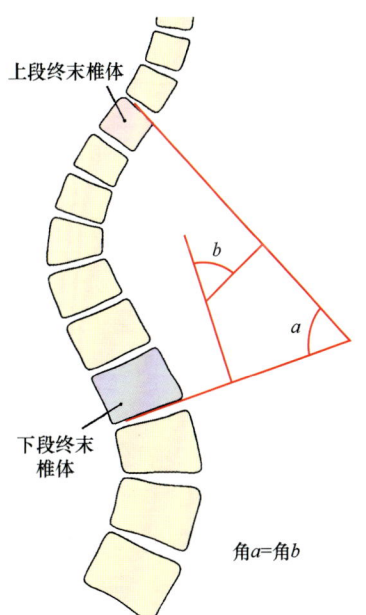

图33-8　Lippman-Cobb法
用Lippman-Cobb法测量脊柱侧弯，是通过两组线形成两个角。第一组中，一条线是通过上终末椎体上表面的切线，另一条线是通过下终末椎体下表面的切线，两条线相交成角（*a*）。第二组为通过这两条切线的垂线相交形成的角（*b*）。这些角度均可用于脊柱侧弯程度的测量

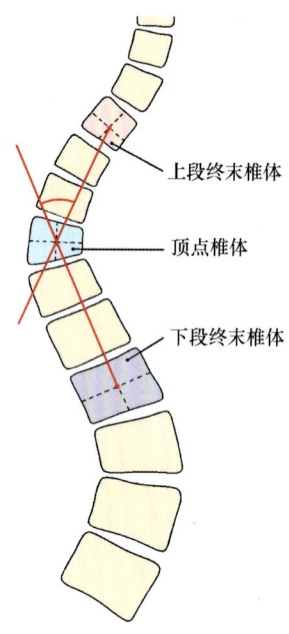

图33-9　Risser-Ferguson法

在Risser-Ferguson法中，脊柱侧弯的角度是通过顶点椎体中心的两条线相交形成的角所决定，第一条线是通过上终末椎体中心与顶点椎体中心的连线，另一条是通过下终末椎体中心与顶点椎体中心的连线

表33-2　脊柱侧弯弯曲的Lippman-Cobb分类

分组	侧弯角
I	< 20°
II	21°～30°
III	31°～50°
IV	51°～75°
V	76°～100°
VI	100°～125°
VII	> 125°

另一个测量脊柱侧弯角度的技术是由Greenspan团队在1978年提出的"脊柱侧弯指数"。为了更准确和全面地显示脊柱侧弯，该方法测量每个受累椎体与脊柱垂直线的偏差；脊柱垂直线是指由脊柱侧弯上段终末椎体的上一椎体中心和下段终末椎体的下一椎体中心连线（图33-10）。该测量方法最有价值的特点是降低了末节椎体过度矫正对测量角度的影响，而这种影响在Lippman-Cobb法常见。此外，对于那些用目前的方法通常很难测量的短节段侧弯或小的侧弯，用该方法可行。

近年来，已经提出用计算机方法测量和分析脊柱侧弯。虽然该方法比手工测量准确，但需要

比较精密的仪器且更费时。

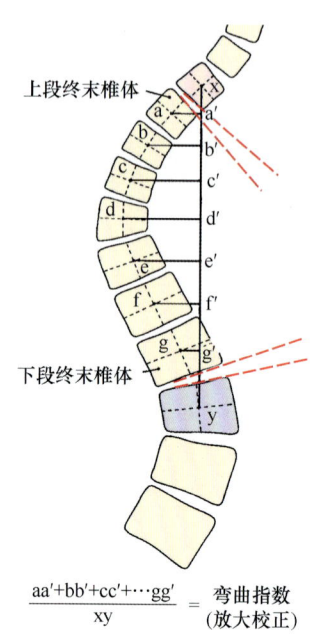

$$\frac{aa'+bb'+cc'+\cdots gg'}{xy} = \text{弯曲指数（放大校正）}$$

图33-10　脊柱侧弯指数——Greenspan法

使用脊柱侧弯指数测量脊柱侧弯时，每一个椎体（a～g）均被认为是侧弯的一部分。一条垂直脊柱线（xy）是通过上段终末椎体的上一椎体中心和下段终末椎体的下一椎体中心的连线。然后画出每个椎体中心与垂直脊柱线的垂线（aa′，bb′…gg′）。这些线的长度值代表每一个椎体的线性偏差；将它们的总和除以垂直线（xy）的长度（以校正X线放大），可得到脊柱侧弯指数。脊柱侧弯指数为0，说明脊柱笔直；脊柱指数越高，脊柱侧弯越严重

除了测量脊柱弯曲，脊柱侧弯的影像学评价还需要确定其他因素。目前应用的两种方法都可以测量脊柱侧弯受累节段的椎体旋转程度。Cobb技术对旋转程度进行分级是以棘突作为参考点的（图33-11）。如果没有椎体旋转，在正常脊柱前后位片上，棘突位于椎体中心。随着椎体旋转程度的增加，棘突移向弯曲的凸面。Nash-Moe法也以脊柱前后位片测量为基础，以椎弓根的对称性为参考点，通过椎弓根向弯曲凸面的偏移情况来确定椎体旋转程度（图33-12）。

评价脊柱侧弯的最后项目是判断骨骼的成熟度。这对脊柱侧弯的治疗和预后都很重要，尤其是特发性脊柱侧弯，因为在骨骼尚未成熟前，脊柱侧弯有加重的可能。通过拍摄患者手部X线片与不同年龄的手部标准X线图谱进行对比，可确定骨龄。通过观察椎体环状骨骺的骨化也可以确定骨龄（图33-13），或者像通常所做的那样，通过观察髂骨骨突的骨化情况来确定骨龄（图33-14、图33-15）。

确定椎体旋转的Cobb棘突法

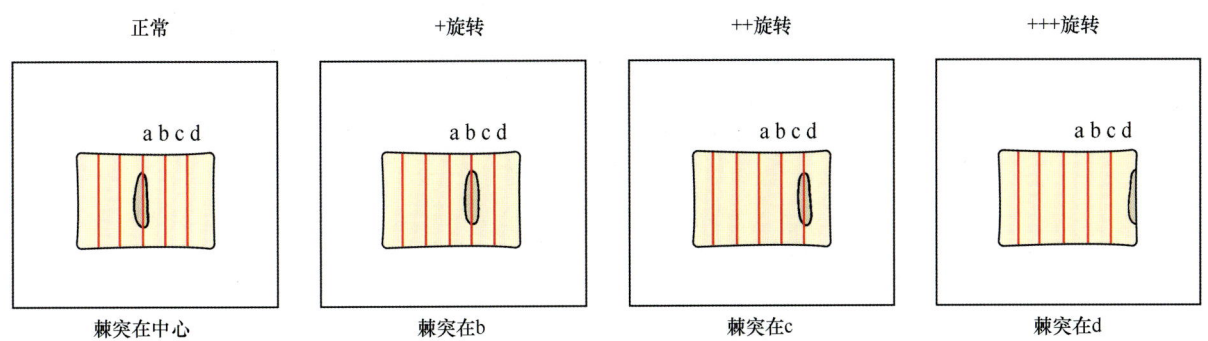

正常	+旋转	++旋转	+++旋转
a b c d	a b c d	a b c d	a b c d
棘突在中心	棘突在b	棘突在c	棘突在d

图33-11　Cobb棘突法

用Cobb棘突法测量椎体旋转时，椎体被分为六等份。正常时，棘突位于椎体中心。脊柱棘突向弯曲凸面移位的程度决定了椎体旋转的程度

确定椎体旋转的Nash-Moe椎弓根法

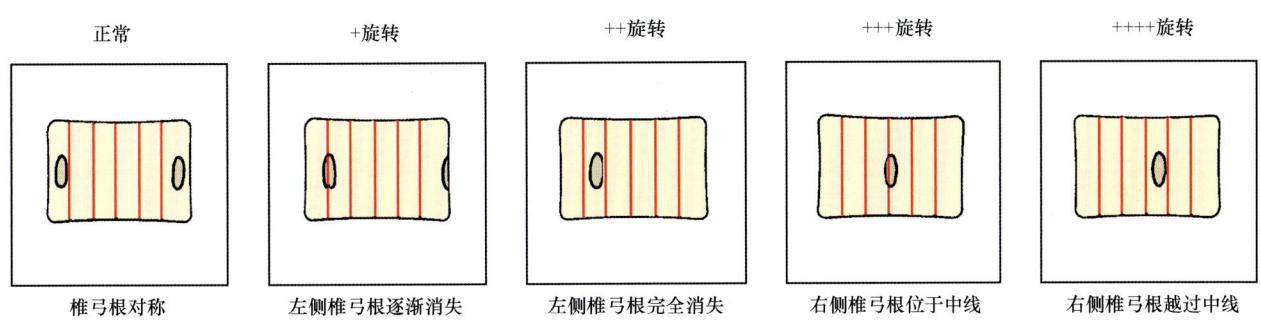

| 正常 | +旋转 | ++旋转 | +++旋转 | ++++旋转 |
| 椎弓根对称 | 左侧椎弓根逐渐消失 | 左侧椎弓根完全消失 | 右侧椎弓根位于中线 | 右侧椎弓根越过中线 |

图33-12　Nash-Moe椎弓根法

用Nash-Moe椎弓根法测量椎体旋转时，也把椎体分为六等份。正常时，椎弓根出现在偏外侧部分。椎弓根向弯曲凸面移位的程度决定了旋转的程度

骨骼成熟不完全

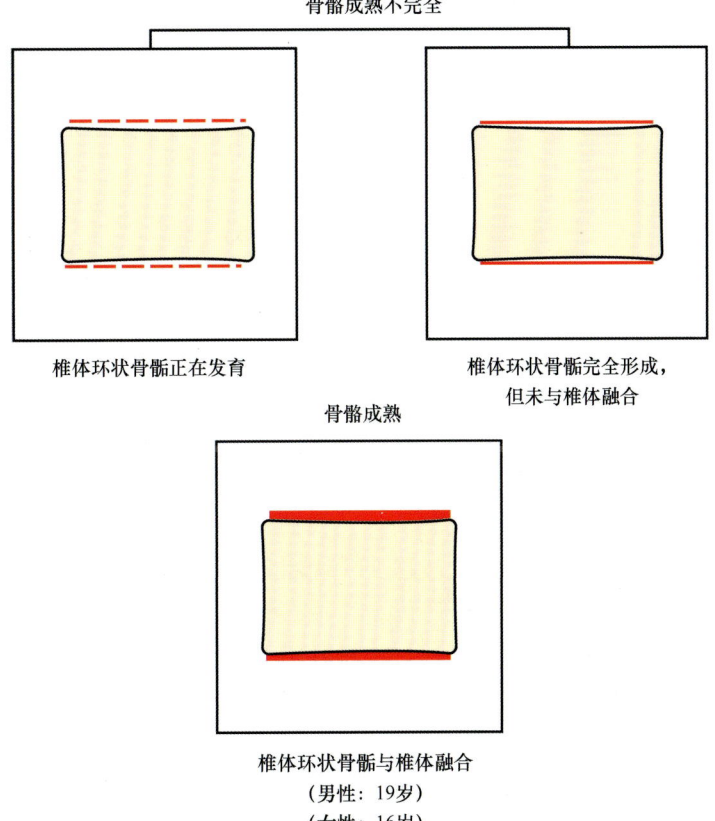

椎体环状骨骺正在发育　　　　椎体环状骨骺完全形成，
　　　　　　　　　　　　　　　但未与椎体融合

骨骼成熟

椎体环状骨骺与椎体融合
（男性：19岁）
（女性：16岁）

图33-13　骨骼成熟

通过椎体环状骨骺的骨化判断骨骼成熟度

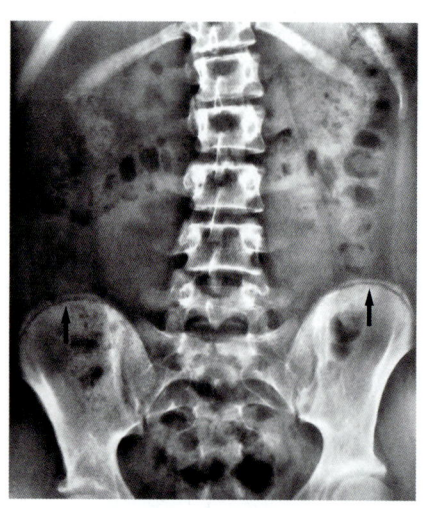

图33-14 骨骼成熟

髂骨骨突的骨化情况有助于判断骨龄。14岁女孩，特发性脊柱侧弯，其骨突的发育已完成，但是没有与髂嵴融合（箭头），提示其骨骼仍在继续发育成熟

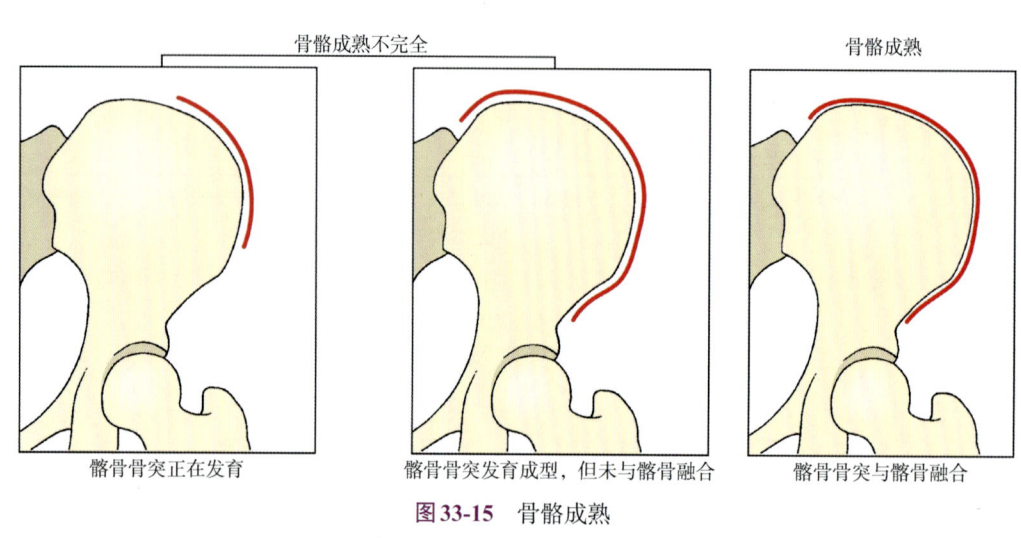

图33-15 骨骼成熟

通过髂骨骨突的骨化状态判断骨骼的成熟度

（六）治疗

有各种外科手术均适用于脊柱侧弯的治疗。外科手术的主要目的是通过平衡和融合脊柱来防止畸形的进一步发展；次要目的是在脊柱柔韧性允许的范围内矫正侧弯。融合水平的确定取决于几个因素，包括侧弯的病因和患者的年龄，以及患者影像学检查评价的侧弯模式和椎体旋转程度。

现在，脊柱融合通常通过内固定来提供稳定性，最常用的一种内固定技术是Harrington-Luque法（Wisconsin分段仪器），该方法使用末端方正的牵引棒和线圈插入棘突基底，把两个波浪状外形的椎旁棒连接起来（图33-16）。该手术包括椎板和棘突的皮质剥除术，通过切除软骨来使后小关节消失，把从髂骨取来的自体骨性移植物放置在侧弯的凹面。牵引棒的钩子插入上和下末节弯曲椎体的椎板下。预弯的不锈钢椎旁棒（Luque棒或L棒）依据弯曲的位置固定在棘突或骨盆；将金属线穿过待融合脊柱每一节的棘突的基底部，然后固定于L棒上。也有单独使用L棒，把椎板下线固定在棒上，或者联合Harrington牵引器和线固定于其上。带有凸边棒的Cotrel-Dubousset脊柱内固定器械也得到广泛应用。其通过在多个水平的经椎弓根双钩来固定。这两个有凸边的棒另外通过两个横向牵引仪器固定。Dwyer技术包括脊柱前路固定和椎间盘融合，也用于脊柱侧弯的手术治疗，但更常用于治疗麻痹型畸形。

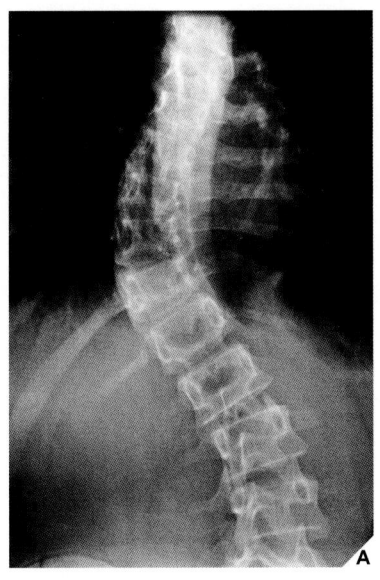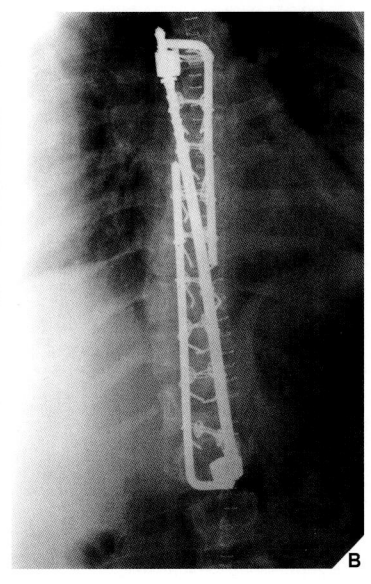

图 33-16　脊柱侧弯的治疗

A. 15 岁女孩，术前腰椎前后位片显示特发性右旋脊柱侧弯。B. 术后片显示放置了 Harrington 牵引器和两个 L 棒。注意多个椎板下线固定在预弯的 L 棒上

通过 Harrington-Luque 技术的内固定术后影像学评价应该集中在：①Harrington 棒的钩子是否正确地固定在融合节段上下椎体的椎板上；②钩子是否已经分离或移位；③棒和线是否完整。而且，术后矫正损失角度在 6°～10° 是常见的，当超过 10° 时，应该注意融合椎体有无假关节。对于假关节的评价，除了常规平片外，还可能需要 CT。在术后 6～9 个月内也可能需要 CT 来显示在侧弯凹侧可疑的骨性移植物不愈合。移植物的愈合应该显示为实性。可能会发生仪器相关的其他并发症，如牵引棒、线或钉子的断裂，或牵引棒的过度弯曲。通常，这些并发症在常规平片上可容易显示。

二、骨骼其他异常

表 33-3 概述了评价先天性和发育性骨骼异常的最有效的放射学投照和技术。

表 33-3　评价常见骨骼异常最有效的放射学投照和技术

投照 / 技术	主要异常
关节挛缩	
受累关节的前后位、侧位和斜位片	多发半脱位和脱位
	软组织脂肪样透光
	肘部和腘窝部增厚
Down 综合征	
前后位	
骨盆和髋	髋关节发育不良
肋骨	11 对肋骨

续表

投照 / 技术	主要异常
双手背掌位	第 5 指发育不良和弯曲变形
颈椎侧位	寰枢关节半脱位
颈椎（C_1、C_2）体层摄影（侧位）	齿状突发育不良
神经纤维瘤病	
长骨前后位、侧位和斜位	坑状侵蚀
	胫、腓骨远端假关节
前后位	
肋骨	肋骨沟
下颈椎和上胸椎	脊柱侧弯
	脊柱后凸侧弯
颈椎斜位	神经孔扩大
胸椎、腰椎侧位	椎体后缘扇贝样
脊髓造影	椎管内神经纤维瘤
	蛛网膜下腔扩大
	局部硬膜囊扩张
CT	并发症（如肉瘤样变性）
MRI	神经纤维瘤
成骨不全	
受累骨前后位、侧位和斜位	骨质疏松
	弓形畸形
	干骺端呈喇叭状
	骨折
颅骨侧位	缝间骨
胸 / 腰椎前后位和侧位	脊柱后凸侧弯
软骨发育不全	
前后位	
上肢和下肢	管状骨缩短，尤其肱骨和股骨
骨盆	圆形髂骨
	髋臼顶水平状
	小坐骨切迹
脊柱	椎弓根间距窄

续表

投照/技术	主要异常
脊柱侧位	椎弓根短
	椎体后缘扇贝样
手背掌位	手指短、粗
	中指分离（三叉状）
CT	椎管狭窄
Marquio-Brailsford 病	
脊柱前后位和侧位	椎体呈卵圆形或钩形伴有中央"鸟嘴"样
骨盆和髋关节前后位	髂骨体过度狭窄
	增宽的髂骨
	股骨近端发育不良
Hurler 综合征	
脊柱前后位和侧位	椎体圆和下部鸟嘴样
	脊柱侧弯凸的顶点的椎体呈凹陷的钩状
颅骨前后位和侧位	额部突起
	矢状缝和人字缝骨性结合
	颅板增厚
	蝶鞍呈"J"形
骨盆前后位	髂骨翼张开
	髂骨体下部受限
	髋臼浅、倾斜
石骨症	
前后位和侧位	骨密度增加（骨硬化）
长骨	骨中骨
脊柱	椎体"橄榄球衣"征
骨盆前后位	髂骨中正常和异常的环状骨
致密性成骨不全	
长骨前后位和侧位	骨密度增加（骨硬化）
手背掌位	末端骨吸收（肢端溶解）
颅骨侧位	缝间骨
	存在前、后囟门
	下颌骨钝角（胎儿）
全身脆性骨硬化	
受累骨的前后位	长骨关节末端的致密点
骨条纹病	
受累骨的前后位	条纹状致密影，尤其在干骺端
进行性骨干发育不良	
长骨前后位（尤其下肢）	皮质对称性纺锤状增厚
	骨骺不受累
骨内膜骨质增生	
长骨前后位、颅骨侧位、下颌骨前后位和斜位	长骨骨干皮质对称性骨内膜增厚（髓腔变窄）
	颅骨、面骨及下颌骨硬化
长骨前后位、颅骨侧位、下颌骨前后位及斜位	异常骨硬化
	广泛的骨质硬化
	身材矮小，四肢短小
	下颌骨小
	前额大
干骺端发育不良（Pyle 病）	

续表

投照/技术	主要异常
膝关节前后位和侧位	股骨远端和胫骨近端锥形瓶样扩张
颅骨侧位	膝外翻
	锁骨内侧部增宽
	颅底轻度硬化
颅骨干骺端发育不良	
长骨前后位和侧位	颅骨过度生长，下颌前突，前额突出
颅骨前后位和侧位	骨性狮面
	颅底硬化
	长、短管状骨的皮质变薄
	关节旁骨的透亮区
肢骨纹状肥大（蜡油样骨病）	
受累骨的前后位和侧位	不对称波浪样骨质增生（似流下的蜡油）
	关节周围软组织骨化
颅骨骨干发育不良	
颅骨前后位和侧位	颅骨、脊柱、肋骨骨质增生和硬化
脊柱侧位	长骨骨干和干骺端重塑缺陷
肋骨前后位	长骨皮质变薄
长骨前后位和侧位	
肢骨纹状肥大	
长骨前后位和侧位	长骨增宽、骨皮质增厚、粗条纹
颅骨侧位	颅顶硬化

（一）神经纤维瘤病

神经纤维瘤病（又称为von Recklingbausen病），起初被认为是神经源性异常（神经干肿瘤），现被认为是遗传性发育不良，几乎所有的身体器官均可受累。神经纤维瘤病1型（NF1）是常染色体显性遗传，大于50%的病例有家族史。是由17号染色体长臂上的NF1基因（17q11.2）突变或缺失所致，该基因产生神经纤维瘤蛋白（GTPase激活酶），该蛋白为肿瘤抑制剂。NF1基因突变导致该蛋白功能缺失，不能调控细胞生长和分裂。无蒂或有蒂的皮肤病灶（软体类纤维膜）是常见征象。大于90%的患者可在出生时或后期出现咖啡斑。咖啡斑边缘光滑，被比作"加利福尼亚海岸"；这有别于在纤维结构不良中见到的咖啡斑（有崎岖的"缅因州海岸"样边界）。随着患者的年龄增长，这些斑点变大且数目增加。腋窝或腹股沟雀斑在出生时罕见，但会在儿童期和青少年期出现。丛状神经纤维瘤病是弥漫性神经受累，伴有软组织的象皮样肿块（神经瘤性象皮病）和部分或整个肢体的局限性或弥漫性增大（图33-17A～D）。其他与NF1基因相关的肿瘤包括皮下和肌内神经纤维瘤、脊髓神经纤维瘤、视神经胶质瘤和小脑星形细胞瘤。NF1患者更易发生神经纤维肉瘤（图33-17E～G）或脂肪肉瘤（见图22-62）等恶性肿瘤。起源于神经外膜的神经纤维瘤（丛状神经纤维瘤）恶变为神经纤维肉瘤的概率大于10%。

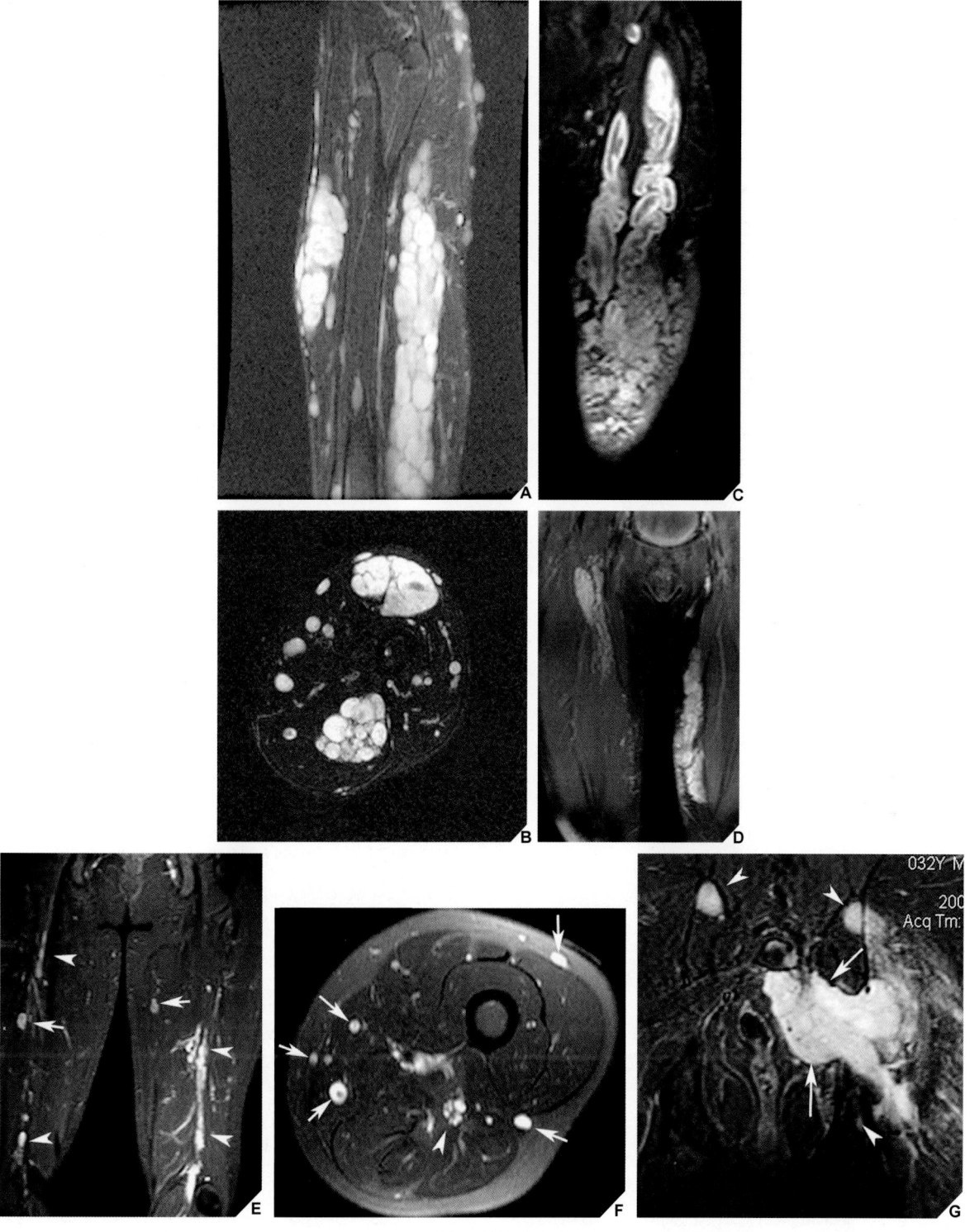

图33-17　神经纤维瘤病的 MRI

A、B. 19岁男性，左大腿缓慢进展性增粗。临床检查也可见一些牛奶咖啡斑。左大腿上部MRI矢状位反转恢复序列图像（A）和轴位 T₂WI脂肪抑制图像（B）显示许多大的分叶状肿块，即神经纤维瘤，最大者累及坐骨神经，与丛状神经纤维瘤病一致。C、D.另一例患者为18岁女性，神经纤维瘤病1型，表现为双侧大腿感觉缺失。左大腿增强后冠状位 T₁WI脂肪抑制序列图像（C）和增强后双侧大腿冠状位MRI（D）显示双侧丛状神经纤维瘤累及侧方和前方股皮神经，以左侧为著。注意左大腿神经纤维瘤特征性的"公牛眼"征强化，伴有边缘强化模式。E、F. 16岁女性，神经纤维瘤病1型，表现为双侧大腿感觉缺失。MRI冠状位（E）和轴位（F）T₂WI压脂序列图像示皮下及肌内多个小的神经纤维瘤（箭头）和累及双侧坐骨神经的丛状神经纤维瘤（无尾箭头）。G. 32岁男性，神经纤维瘤病1型，表现为坐骨神经痛，骨盆MRI矢状位 T₂WI压脂序列图像显示累及左侧坐骨神经的大肿块，其起源于腰骶神经丛并穿过骶骨坐骨切迹（箭头）。该病变活检显示为神经纤维肉瘤。注意多发的骨转移（无尾箭头）和左侧臀大肌水肿（与早期去神经表现一致）

神经纤维瘤病常出现骨骼异常，至少50%的患者显示骨骼异常，最常见的是来自邻近肿瘤直接压迫而导致的外压性坑状骨皮质侵蚀。病变最常见于长骨（图33-18）和肋骨。大约10%的病例可见长骨弯曲畸形和假关节，最常见于胫、腓骨下段（图33-19）。该病形成的假关节必须与先天性假关节相鉴别。而且，长骨位置的病变曾被认为是骨

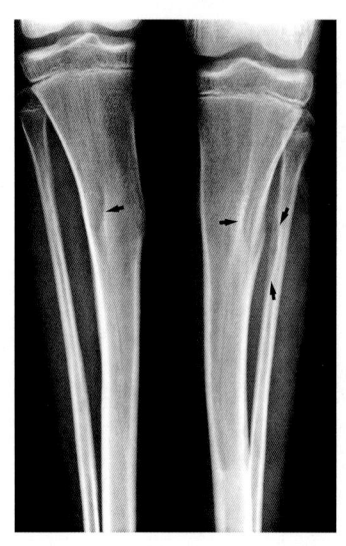

图33-18　神经纤维瘤病（1）

11岁女孩，小腿前后位片显示胫、腓骨近端坑状侵蚀（箭头），是该病的常见征象

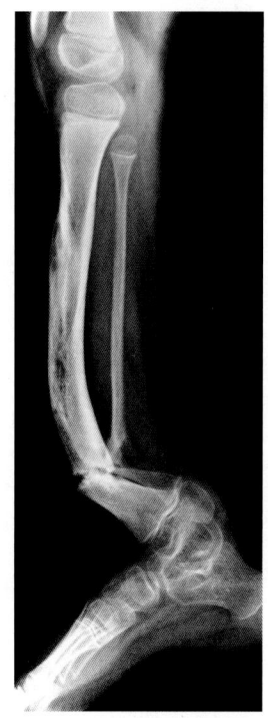

图33-19　神经纤维瘤病（2）

11岁男孩，多发病变，右小腿侧位片显示胫、腓骨远端向前弯曲并伴有假关节形成。注意胫骨干中1/3的外压性侵蚀

内神经纤维瘤；这些囊状透亮区现被认为是与神经纤维瘤病有关的纤维皮质缺损和非骨化性纤维瘤（见图19-10）。骨的削尖也是神经纤维瘤病的典型特征（图33-20）。

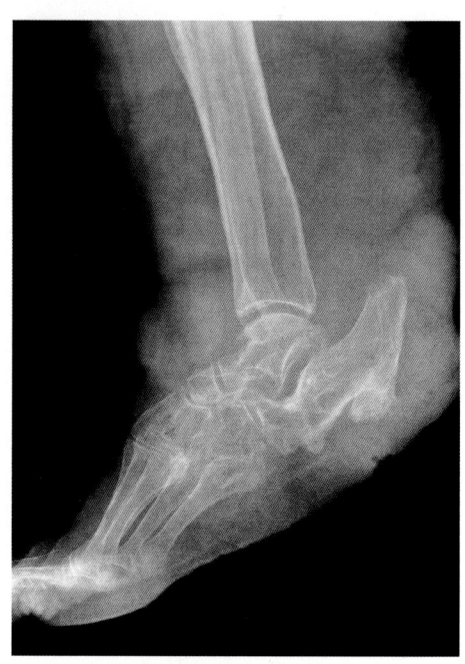

图33-20　神经纤维瘤病（3）

37岁女性，小腿下段和足的侧位片显示跟骨呈"刀削"状和明显的软组织增生肥厚（象皮病），是典型的丛状神经纤维瘤

脊柱是神经纤维瘤病中骨骼异常的第二常见部位。脊柱侧弯或侧凸弯通常位于下颈椎或上胸椎，以脊柱受累节段较短且急性成角为特征。在颈椎起源于脊神经根的哑铃状神经纤维瘤可导致椎间孔增宽（图33-21）。在胸椎和腰椎，椎体后缘的"扇贝"样改变是另一个典型特征（图33-22）。尽管这些异常大部分很容易在平片上诊断，但一些辅助性技术是有用的。CT脊髓造影和MRI有助于显示蛛网膜下腔的扩大和局限性硬膜扩张延伸入椎体的"扇贝"样缺损。神经纤维瘤的特征性MRI表现是病灶中心低信号和周边高信号（"牛眼"征）（见图33-17C、D）。静脉注射钆造影剂后，病变明显强化。

神经纤维瘤病2型（NF2）是一种高外显率的常染色体显性遗传，是由位于22号染色体（22q12.2）上的NF2基因突变所致，该基因调控肿瘤抑制蛋白（moezin-ezrin-radixin样蛋白）的产生，被认为是神经膜蛋白。NF2的特征是多发神经鞘瘤、脑膜瘤和室管膜瘤。

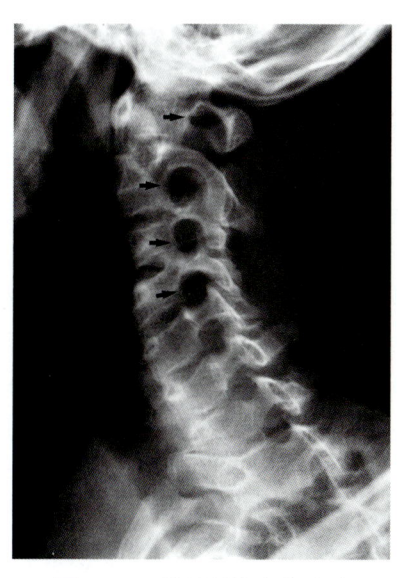

图 33-21　神经纤维瘤病（4）

26岁男性，颈椎斜位片显示上神经孔增宽（箭头），其继发于起自脊神经根的哑铃状神经纤维瘤

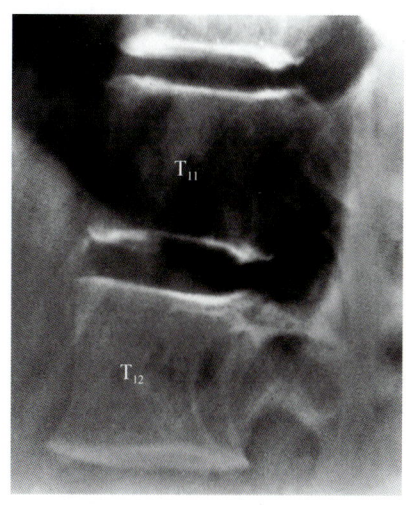

图 33-22　神经纤维瘤病（5）

29岁女性，下胸椎侧位片显示 T_{12} 椎体后缘"扇贝"样改变，是该病的一个常见表现

（二）成骨不全

成骨不全（OI），也称为脆性骨病，是一种先天性、非性别连锁的遗传性异常，表现为骨骼上骨基质的原发性减少。其特征为Ⅰ型胶原的质量和（或）数量异常导致骨脆性异常。成骨不全根据遗传类型不同可分为常染色体显性、常染色体显性伴新突变或常染色体隐性。近年来，有研究表明该病是由 COL1A1、COL1A2、CRIAP 和 LEPRE1 基因突变所致。Looser在1906年把该病分为"先天性"和"迟发性"两种，并提出它们是相同疾病的表现。先天性成骨不全（Vrolik病）为比较严重的类型，在出生时明显，表现为婴儿上、下肢弯曲，该婴儿为死胎或不能存活过新生儿期。迟发性成骨不全（Ekman-Lobstein病）比较良性，有正常的生存期，表现为在出生时可出现骨折，但这更多见于婴儿后期。该病还伴有其他异常，如肢体畸形、蓝色巩膜、韧带松弛和牙齿异常。

1. 分类　通常，OI有4个主要的临床特征：①骨质疏松伴有异常骨脆性；②蓝色巩膜；③牙齿缺陷（牙齿发育不全）；④早发性听力障碍。OI也可有其他临床特征，如韧带松弛、关节活动度增加、身材矮小、易挫伤、瘢痕过度增生和体温调节异常。OI较早的分类将其分为先天性和迟发性两类，这种分型没有反映出该病的复杂性和不同特征。1979年，Sillence等提出了基于表型特征

和遗传模式的分类方法，经过后来的修订，目前分为下述4种主要类型。

Ⅰ型：表现为常染色体显性遗传，是该病最常见的类型，表现相对较轻。骨脆性为轻至中度，必定存在骨质疏松。巩膜呈明显的蓝色，听力丧失或损害是常见特征。身高正常或接近正常。出现缝间骨。两种亚型可通过存在正常牙齿（IA）或牙齿发育不全（IB）来区分。

Ⅱ型：是胎儿或围产期致死型，表现为常染色体显性遗传伴有新突变。全身严重的骨质疏松和骨脆性增加及严重的宫内生长停滞导致胎儿期或围产期早期死亡。生存下来的婴儿中80%～90%死于4周内。本型的所有患者都有典型OI的影像学特征。另外，可见蓝色巩膜和三角脸（由于颅面骨软和鼻子呈"鸟嘴"样使脸呈三角形）。脑颅骨相对于面颅骨大并且颅骨明显矿化不足，可见缝间骨。肢体短、宽并且成角。A、B、C三种亚型在肋骨和长骨间表现显著不同。亚型A表现为长骨宽且有褶皱，肋骨宽且有连续串珠样改变。亚型B也表现为长骨宽且有褶皱，但是肋骨呈不连续的串珠样改变或无串珠样改变。亚型C表现为长骨细的骨折线，肋骨细且有串珠样改变。

Ⅲ型：表现为一种罕见的常染色体显性遗传伴有新突变，是一种严重的进展性病变。广泛的骨脆性增加和骨量减少导致长骨和脊柱多发骨折及严重的进展性畸形。骨异常通常比Ⅱ型轻，但

比Ⅰ型和Ⅳ型重。巩膜正常，尽管在出生时巩膜呈淡蓝色或灰色，但是巩膜颜色在婴儿期和儿童早期会发生改变，直至青少年期或成人时变为正常。脑颅骨大、薄且骨化少；可见缝间骨。

Ⅳ型：表现为常染色体显性遗传，也是OI的一种罕见类型。其特征表现为骨质疏松、骨脆性和畸形，但是都非常轻微。巩膜通常正常。听力损害的出现率较低，甚至比Ⅰ型低。

Glorieux等增加了两种类型，Ⅴ型和Ⅵ型；Ward等详细描述了成骨不全最罕见的类型，即Ⅶ型。Ⅴ型包括最初被归类为Ⅳ型但具有独特表型的

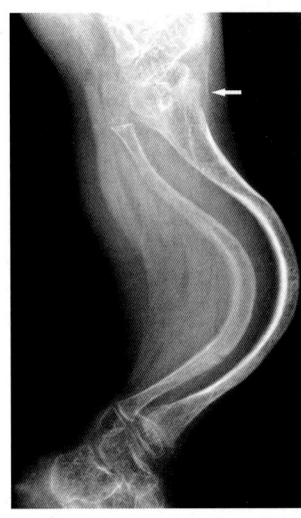

图33-23　成骨不全（1）

12岁男孩，Ⅲ型成骨不全，小腿侧位片显示胫、腓骨皮质变薄，向前弯曲。注意胫骨干骺端的"喇叭"状改变（箭头）

患者，包括增生性骨痂中无Ⅰ型胶原蛋白突变的证据。这些患者还表现出尺桡骨骨间膜钙化及邻近生长板的干骺端透亮带。在组织学上，该型的特征是偏振光显微镜下的层状网眼样结构。Ⅵ型包括比Ⅳ型更频繁发生骨折（尤其是椎骨骨折）的患者，骨折首先被发现是在4～18月龄。这些患者的巩膜呈白色或轻微蓝色，并且通常不存在牙齿成骨不全。与同年龄段的Ⅳ型OI患者相比较，血清碱性磷酸酶水平升高。Ⅶ型是常染色体隐性遗传，有中至重度表型，特征为出生时骨折、蓝色巩膜、下肢早期畸形、髋内翻和骨量减少。短肢畸形是一个显著的临床特征。该型的成骨不全定位于染色体3p22→24.1，位于Ⅰ型胶原基因位点的外侧。

2. 影像学特征　常规X线片易于显示成骨不全的影像学特征，包括严重的骨质疏松、骨骼畸形及骨皮质变薄等常见特征。骨骼纤细，干骺端呈"喇叭"形（图33-23），常可见骨折（图33-24）。其他典型骨骼异常是颅骨的缝间骨（图33-25）及可能由骨质疏松、韧带松弛、创伤后畸形共同导致的脊柱严重侧凸（图33-26）。儿童严重型OI患者长骨的干骺端和骨骺，可表现为多个伴有硬化边的"扇贝"样透亮区（图33-27）。这种表现称为"爆米花"样钙化，可能是生长板创伤性碎裂的结果。骨盆畸形、髋臼突出是常见表现（图33-28）。

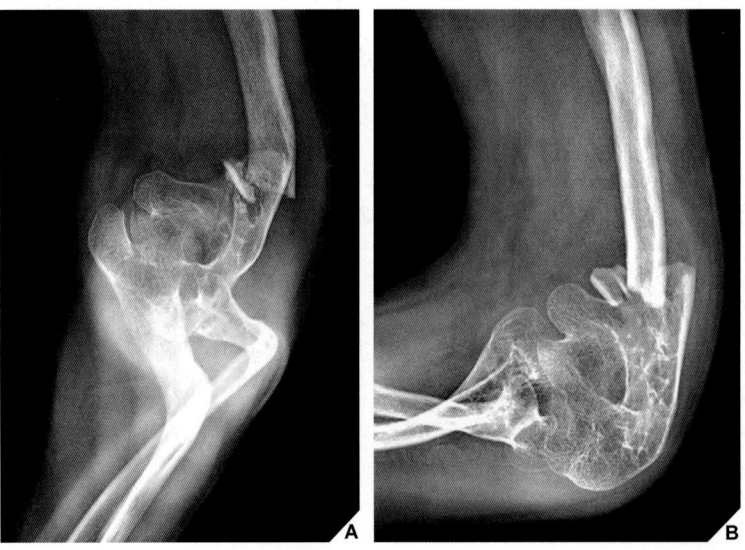

图33-24　成骨不全（2）

27岁男性，肘关节前后位片（A）和侧位片（B）显示该病典型的骨改变。注意肱骨髁上粉碎性骨折

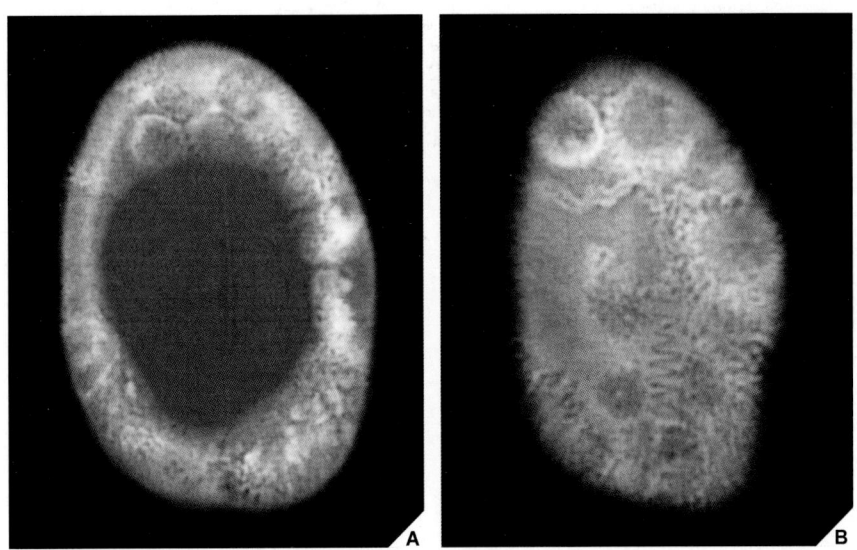

图 33-25 成骨不全的 CT 表现

通过额骨和顶骨的颅骨轴位 CT 图像（A）和通过头顶的颅骨轴位 CT 图像（B），显示缝间骨

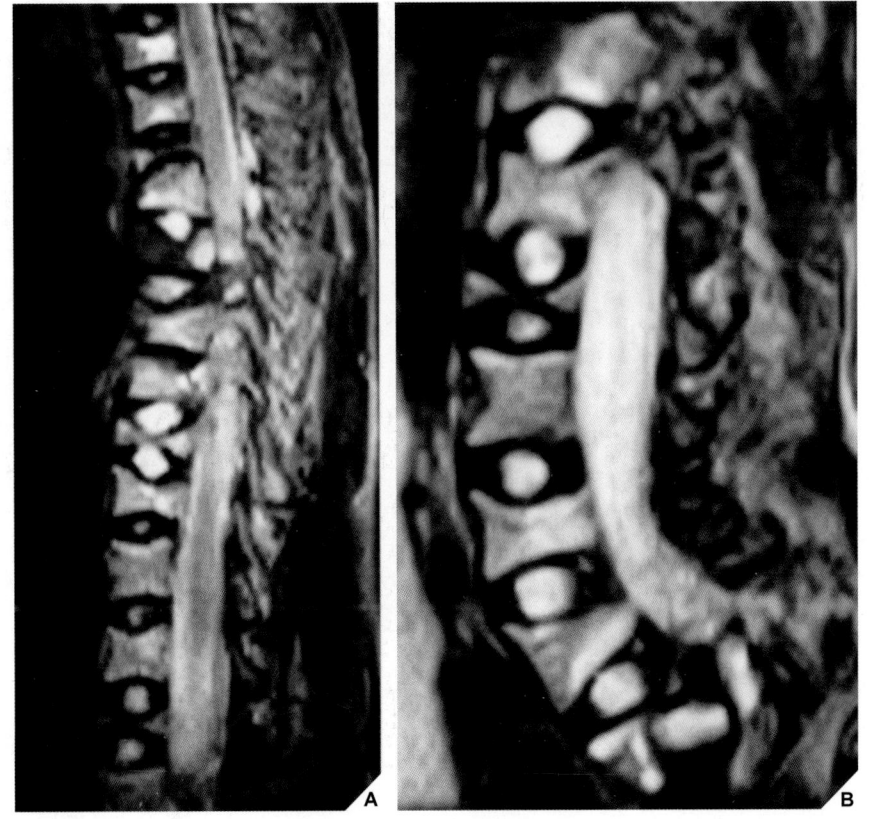

图 33-26 成骨不全的 MRI 表现

A. 13 岁男孩，胸椎 MRI 矢状位 T_2WI 示一些椎体压缩性骨折伴有后凸和脊髓压迫。B. 腰椎 MRI 矢状位 T_2WI 示多发椎体骨折和硬膜囊扩张

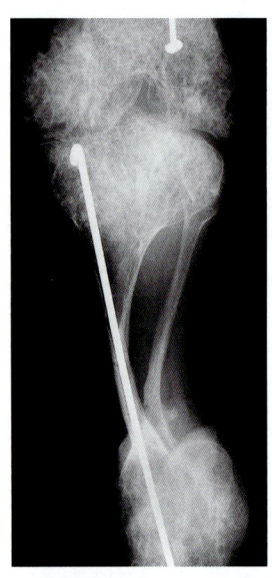

图33-27 成骨不全（1）

12岁男孩，Ⅲ型成骨不全，左小腿前后位片显示长骨关节端的爆米花样钙化。由于发生病理性骨折，胫骨内见Rush针固定

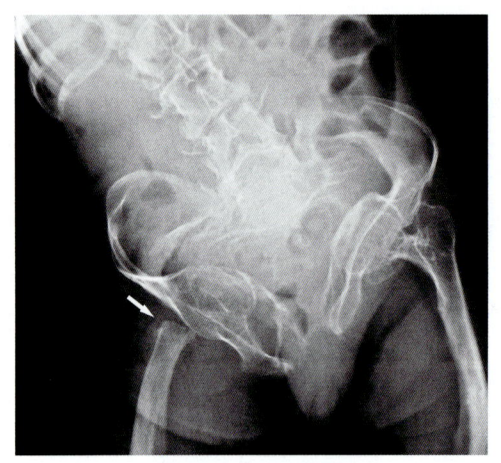

图33-28 成骨不全（2）

27岁女性，迟发性成骨不全，可见明显的骨盆畸形。注意双侧髋臼突出和右股骨病理性骨折（箭头）

3. 鉴别诊断 偶尔，成骨不全可能被误诊为儿童受虐，反之亦然。患者的家族史、体格检查、影像诊断和临床过程均有助于其与儿童受虐相鉴别。受虐儿童综合征（"摇晃婴儿综合征"、父母-婴儿创伤综合征）与成骨不全的关键区分点：①成骨不全会出现蓝色巩膜或牙齿异常；②调查临床和家族史（成骨不全均为阳性）；③体格检查；④影像学检查，成骨不全会出现骨质疏松和缝间骨，而干骺端边缘骨折和"桶柄"样骨折则为儿童受虐高度特异的特征。儿童受虐还有一些其他的特异征象包括多发肋骨骨折（尤其是邻近或在肋椎交界处的后肋骨折）；多发骨折和（或）

多发不同愈合时期的骨折；胸骨或肩胛骨骨折（尤其是肩峰）。在无任何病史的情况下，矿化正常的长骨的横行、斜行或螺旋形骨折，尤其是在还不会行走的婴儿身上，也高度提示存在儿童受虐。鉴别的关键点是病史、体格检查、家族史和影像学表现。

4. 治疗 除了矫正成骨不全产生的畸形、预防骨折，成骨不全无特异性治疗。但是，该病在青春期有自发好转的趋势，能停止或减少骨折。近来一些报道提出静脉内注入帕米膦酸钠治疗后骨密度逐渐增加。肢体畸形可通过各种类型的截骨术来矫正，其中最常用的技术是Sofield技术。Sofield技术把畸形的骨截成不同的小段，然后再将它们通过坚硬或可扩展的棒来重新固定对齐（图33-29）。这种治疗方式最常见的并发症是固定棒断裂、金属固定器末端的骨再骨折和假关节形成。

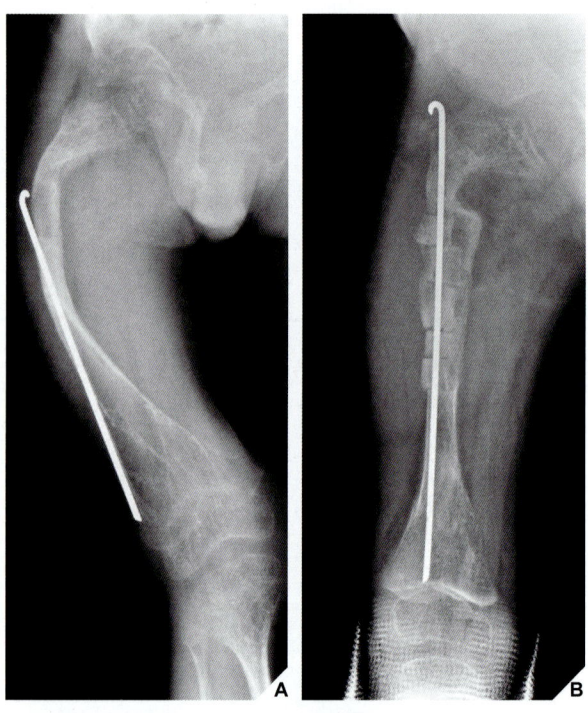

图33-29 成骨不全的治疗

10岁男孩，右股骨严重长骨畸形伴病理性骨折。A. Kirschner针插入髓腔内，骨折愈合，但是股骨仍有明显的弯曲。B. Sofield截骨术后的X线片显示股骨骨性节段重新固定对齐在内固定棒上

（三）软骨发育不全

1. 临床特征 软骨发育不全是常染色体显性遗传病，起于子宫内，由于软骨内成骨障碍从而影响软骨的生长和发育。大约80%的病例是因

4号染色体上编码FGFR3的成纤维细胞生长因子（FGF）受体基因的散发性突变所致。该基因有两种突变，均涉及将380位的甘氨酸转变为精氨酸。软骨发育不全最显著的特征为短肢型及肢根型（不成比例的）侏儒症。手和足短而粗、躯干相对长伴有胸廓在前后方向扁平，下肢通常弯曲，形成特征性的蹒跚步态。头大伴有显著的额部膨出、鼻梁塌陷和"削腰"样面部表现。

2. 影像学特征　在影像学上，软骨发育不全有明确的特征。肢根型侏儒症，肢体的管状骨短，肢体的近端（股骨和肱骨）比肢体的远端部分（尺骨，桡骨，胫骨、腓骨）受累严重，生长板呈"V"形（图33-30）。手部的手指短、粗，中指与其他手指分离，手呈"三叉"状（图33-31）。该病的脊柱和骨盆也具有特殊征象。脊柱表现为特征性的椎弓根间隙狭窄和椎弓根短，常导致椎管狭窄；椎体后缘的"扇贝"样改变也是常见表现（图33-32）。骨盆表现为短和宽、髂骨圆、缺少正常的外形；髋臼顶呈水平状；坐骨切迹小。综合起来，半骨盆表现呈"乒乓球拍"样外观。骨盆内部轮廓似呈"香槟酒瓶"样外观（图33-33）。

3. 并发症　大多数软骨发育不全患者能正常生活，其预期寿命比一般人群短约10年。软骨发育不全最严重的并发症是继发于椎弓根短的椎管狭窄。枕骨大孔变窄易导致颈髓和脑干受压，也可能发生交通性脑积水。患者偶尔会有髓核脱出。CT和MRI检查可以显示这两种并发症。

4. 鉴别诊断　需要注意的是，有两种其他病变与软骨发育不全相似，但它们在症状的严重程度和影像学表现上有所不同。软骨发育不良是骨软骨发育不全的轻度类型，骨骼异常的严重程度比软骨发育不全轻。颅骨未见受累。相反，致死性侏儒症被认为是软骨发育不全的严重类型，会发生胎死宫内或在出生后数小时至数天内死亡。

（四）黏多糖贮积症

黏多糖贮积症（MPS）为一组遗传性疾病，共同点为继发于特异性溶酶体酶缺失导致的黏多糖（糖胺聚糖）过度聚集。尽管黏多糖贮积症被分为不同类型（表33-4），且每一型均有独特的临床和影像学特征，但可依据患者的发病年龄、神经发育不良程度、角膜混浊的程度和其他临床特征对各型做出特定诊断。除了Morquio-Brailsford病，黏多糖贮积症所有分型均有显著的硫酸皮肤素和硫酸乙酰肝素经泌尿系统过度排泄的特点。几项细胞遗传学研究在一定程度上阐明了这些紊乱的原因。例如，*IDUA*基因突变可导致Ⅰ型黏多糖贮积症；*IDS*基因突变导致Ⅱ型黏多糖贮积症；*SGSH*、*NAGLU*、*HGSNAT*和*GNS*基因突变导致Ⅲ型黏多糖贮积症；*GALNS*和*GLBI*基因突变导致Ⅳ型黏多糖贮积症。GALNS缺乏导致黏多糖（GAG）、硫酸角质素（KS）及硫酸软骨素（G6S）在不同组织堆积，尤其是骨、软骨、韧带、心脏瓣膜及角膜。

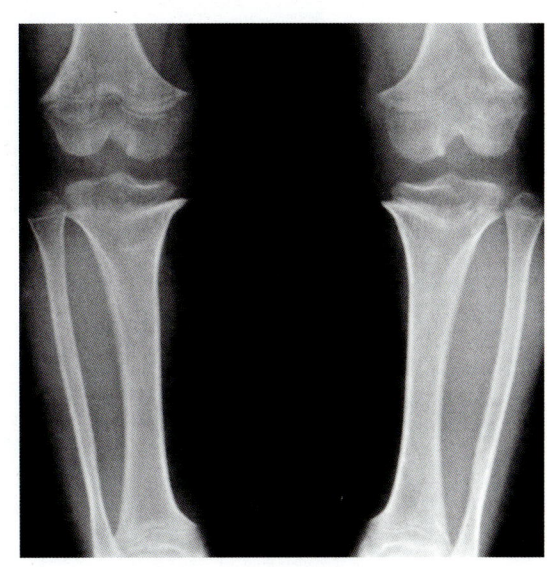

图33-30　软骨发育不全（1）

12岁男孩，下肢前后位X线片显示该病特征性的短、宽胫骨，腓骨相对较长。膝关节骨骺呈"V"形且陷入"喇叭"样的干骺端

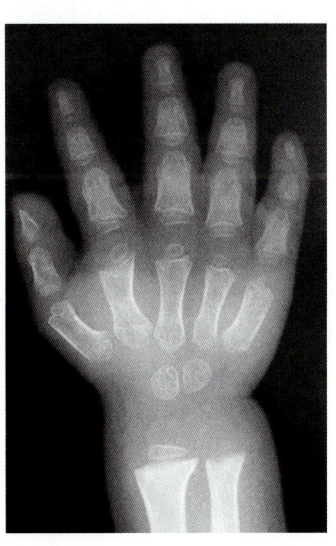

图33-31　软骨发育不全（2）

3岁女孩，手部呈典型的"三叉"状外观。注意掌骨和指骨短

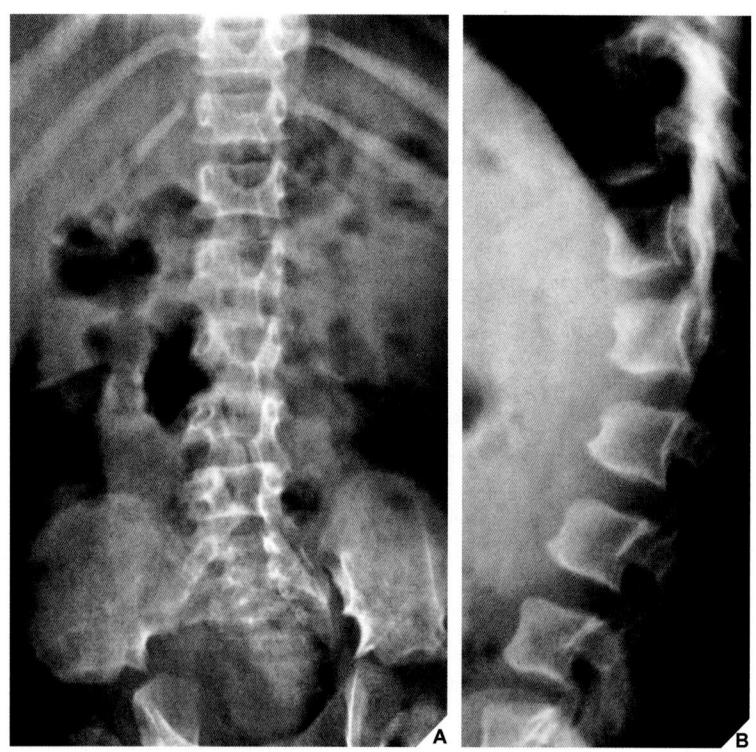

图33-32　软骨发育不全（3）

A. 2岁男孩，胸腰段前后位片显示腰椎的椎弓根间距向尾侧方向进行性狭窄。B. 侧位片显示椎弓根短和椎体后缘"扇贝"样改变

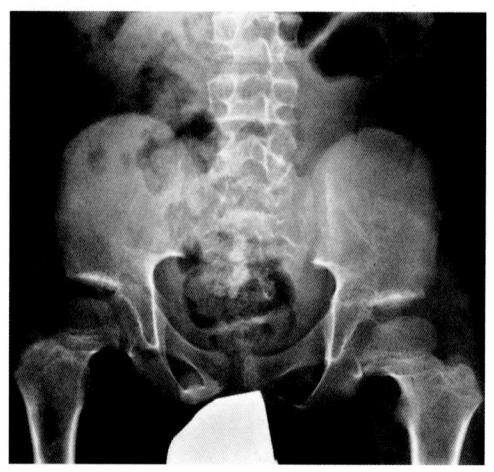

图33-33　软骨发育不全（4）

13岁男孩，骨盆前后位片显示该病的典型表现。髂骨圆，缺少正常的外观，髋臼顶呈水平状——"乒乓球拍"样表现。注意骨盆内部轮廓呈"香槟酒瓶"样

表33-4　黏多糖贮积症的分类

指定编号	以人名命名	遗传和临床特征
MPS I-H	Hurler 综合征（脂质软骨营养障碍）	常染色体隐性遗传，*IDUA* 基因突变
		角膜混浊，智力发育迟缓，小颌畸形，肝脾肿大，心脏扩大
		硫酸皮肤素和硫酸乙酰肝素经泌尿系排泄
		α-I-iduronidase 酶缺乏
MPS I-S	Scheie 综合征	常染色体隐性遗传
		角膜混浊，视网膜变性，青光眼，智力发育正常，鸡胸，短颈，锁骨和肩胛骨突出，关节僵直，腕管综合征，手足畸形，椎体扁平，主动脉瓣膜病，腹股沟疝和脐疝
MPS I-H/S	Hurler-Scheie 混合综合征	智力发育中度迟缓，身材矮小，角膜混浊，听力丧失
		与 MPS I-H 相同的泌尿系统排泄产物和相同的酶缺乏

指定编号	以人名命名	遗传和临床特征
MPS Ⅱ	Hunter 综合征（轻度和重度变异）	性染色体连锁隐性遗传（仅限男性） 智力发育轻度迟缓，无角膜混浊 与 MPS Ⅰ-H 相同的泌尿系排泄产物 iduronate 硫酸脂酶缺乏
MPS Ⅲ	Sanfilippo 综合征（A、B、C 和 D 亚型）	常染色体隐性遗传 进行性智力发育迟缓，运动过度活跃，面容粗糙，在第 2 个 10 年死亡 泌尿系统排泄硫酸乙酰肝素 缺乏乙酰肝素 -N- 硫酸酯酶（A 型） 缺乏 α-N- 乙酰氨基葡萄糖苷酶（B 型） 缺乏乙酰辅酶 A-α- 氨基葡萄糖乙酰转移酶（C 型） 缺乏 N- 乙酰氨基葡萄糖 -6- 硫酸酯酶（D 型）
MPS Ⅳ	Morquio-Brailsford 病（A 型，经典型； B 型，轻度异常）	常染色体隐性遗传 短躯干侏儒症，具有膝内翻、腰椎前凸、严重鸡胸的典型体态；齿状突发育不全；角膜混浊； 　听力受损；肝脾肿大；牙齿间距增宽 泌尿系统排泄硫酸角质素 缺乏 N-乙酰半乳糖胺-6-硫酸酯酶（A 型） 缺乏 β-半乳糖苷酶（B 型）
MPS Ⅴ	重新定为 MPS Ⅰ-S	见上（MPS Ⅰ-S）
MPS Ⅵ	Maroteaux-Lamy 综合征	常染色体隐性遗传 智力正常，身材矮小，腰椎后凸，肝脾肿大，关节挛缩，听力缺失 泌尿系统排泄硫酸皮肤素 缺乏 N- 乙酰半乳糖胺-4-硫酸酯酶
MPS Ⅶ	Sly 综合征	常染色体隐性遗传 生长和智力发育迟缓，脑积水，肝脾肿大，腹股沟疝和脐疝，肺部感染，骨骼发育不良，身 　材矮小 泌尿系统排泄乙酰肝素和硫酸皮肤素 缺乏 β-葡萄糖醛酸酶
MPS Ⅷ	Diferrante 综合征	可能是遗传性 身材矮小 泌尿系统排泄角质素和硫酸乙酰肝素 缺乏葡萄糖胺-6-硫酸酯酶
MPS Ⅸ	Natowicz 综合征	关节周围软组织肿块，身材矮小，智力正常 缺乏透明质酸酶

　　黏多糖贮积症常见的影像学表现包括骨质疏松、椭圆形或钩形椎体及骨盆轮廓异常（髂骨体过度内收和髂骨翼增宽），管状骨短，股骨近端骨骺明显发育不良（图 33-34）。关节畸形且软组织增多（图 33-35）。然而，黏多糖贮积症的这些影像学异常可以表现得各不相同。例如，Hurler 综合征，在侧位投照片上表现出典型的椎体终板变圆，椎体呈椭圆形，但是常有腰背部突起伴发育不良的钩形凹陷的椎体。

（五）进行性骨化性纤维发育不良（进行性骨化性肌炎）

　　进行性骨化性纤维发育不良是一种罕见的系统性常染色体显性遗传病，其有多种表现和完全外显率。ACVR1 基因近来被定位在染色体 17q21→22，而另一项研究将其定位在染色体 4q21→31。在大部分病例中，仅单独的家庭成员受累，这说明该基因是散发性突变。

　　1. 临床特征　大部分患者在生命早期（从出生到 5 岁）发病，无性别倾向。最早的临床症状是在皮下组织出现疼痛性结节和肿块（尤其在头颈部周围），伴有僵直和活动受限。随后，肌肉、韧带和筋膜出现过度骨化，主要受累部位为头颈部、背部椎旁肌、肩胛带和髋关节。累及肋间肌导致呼吸受限。双侧拇趾畸形常见。

　　临床上，该病从肩胛带进展到上肢、脊柱和

骨盆。自然病程是病变缓解或恶化；继发于胸廓活动受限的呼吸困难所导致的死亡，几乎是不可避免的结果，目前无有效治疗方法。

2. 影像学特征　拇指和跗趾的异常在出生时且软组织骨化前出现。特征性影像学改变包括发育不良、小趾畸形、先天性跗外翻，偶尔有掌指关节或跖趾关节融合（图33-36A、图33-37C）。短跗趾和短拇指可能伴有第5指（趾）的先天性弯曲和短指（趾）畸形。软组织内可见广泛的骨

化，伴有颈椎、胸椎、胸廓和肢体的骨桥（图33-36B，图33-37A、B）。韧带和肌腱的插入点受累偶尔会产生类似外生骨疣的骨性突起。关节僵直通常由关节周围软组织骨化所致，但也可出现真正的关节内融合（图33-36C、图33-37B）。CT能提供骨化前病灶的准确位置。MRI，尤其是增强扫描，可以进一步显示软组织异常。早期病变表现为 T_1WI 呈低信号、T_2WI 呈高信号，伴有明显的均匀强化。

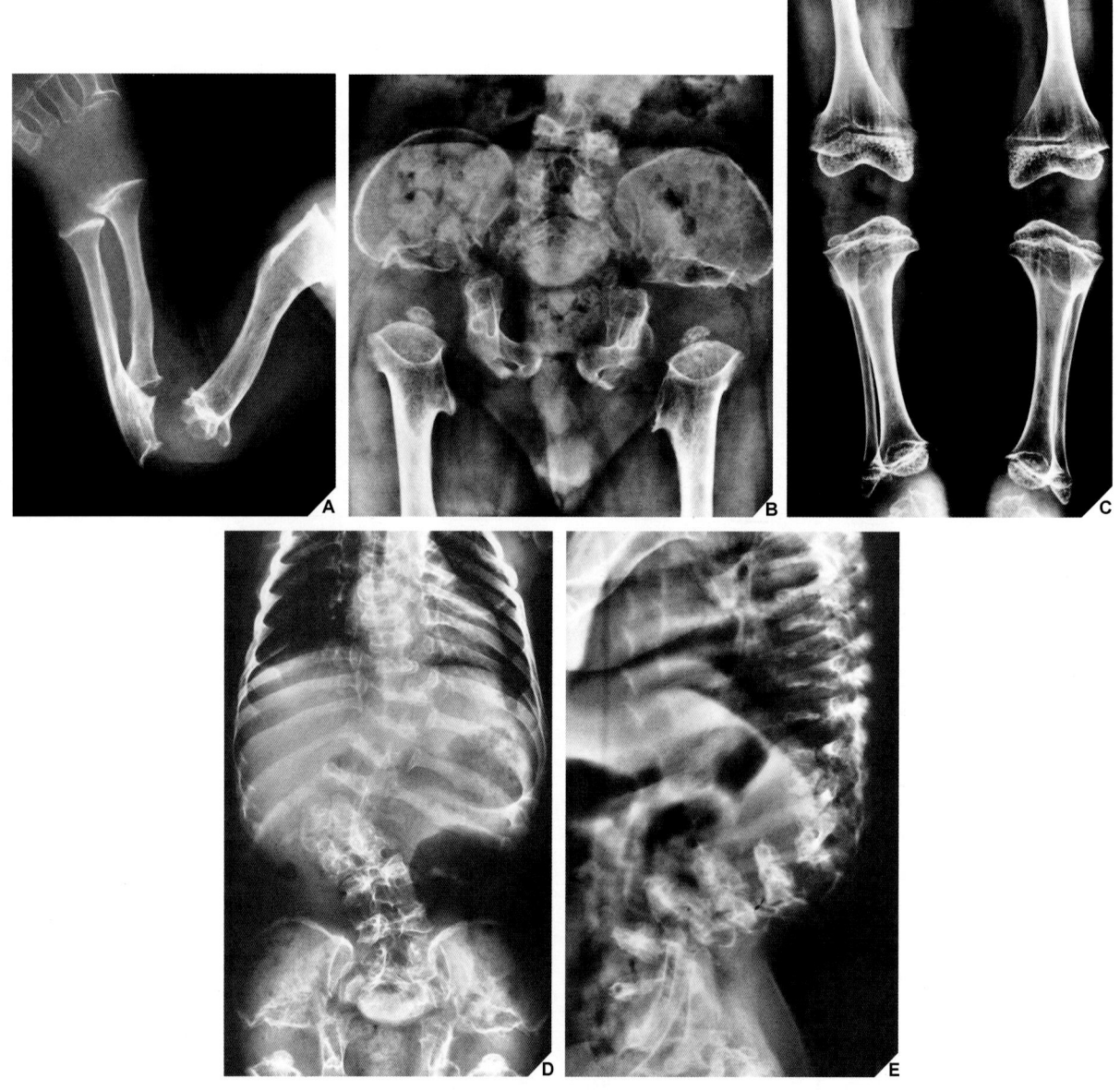

图33-34　Morquio-Brailsford病（1）

3岁男孩，X线平片可见该病的典型特征。A. 右上肢X线片显示肱骨、桡骨和尺骨缩短及畸形，干骺端轮廓不规则。B. 骨盆和髋关节前后位片显示髂骨翼外扩和髂骨体内收。髋臼层面骨盆变窄且发生变形，呈特征性"葡萄酒杯"样表现。注意股骨头骨化中心碎裂，股骨颈增宽，髋关节半脱位和髋外翻畸形。C. 下肢平片显示股骨、胫骨的骨骺畸形，还有骨干缩短。D. 脊柱前后位片显示明显的脊柱侧弯凸。椎体严重畸形和扁平（扁平椎），肋骨增宽但是其椎体缘变窄，呈典型"独木舟桨"样表现。注意明显的骨质疏松。E. 脊柱侧位片显示腰椎过度前凸，胸腰段后凸。注意椎体的形状，椎体终板形态不规则，腰椎呈"中央舌"状或"鸟嘴"状突出

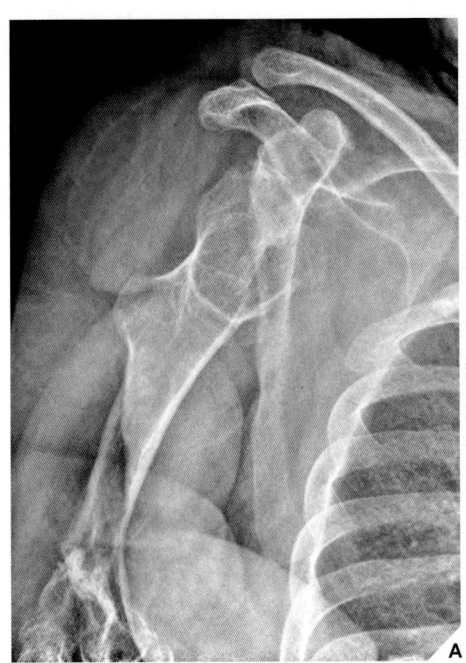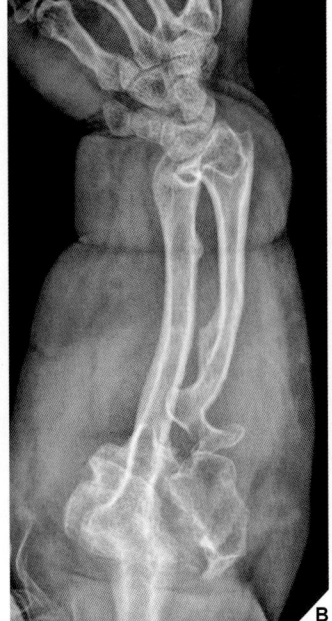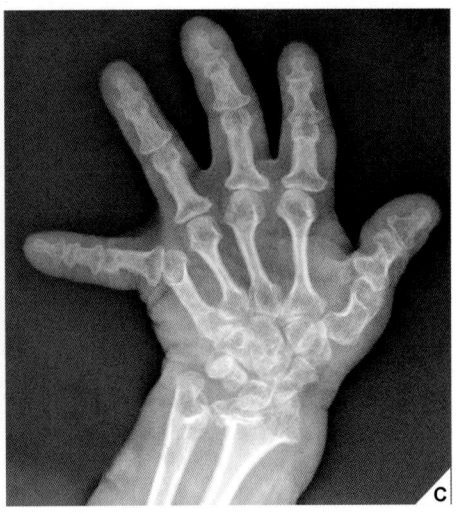

图 33-35 Morquio-Brailsford 病（2）

A. 54 岁女性，右肩关节和肱骨前后位片显示肩关节畸形及肱骨缩短。B. 右前臂前后位片显示相似的骨缩短和肘关节畸形，可见周围软组织过多。
C. 右手背掌位片显示短管状骨的发育不良改变和尺、桡骨远端畸形

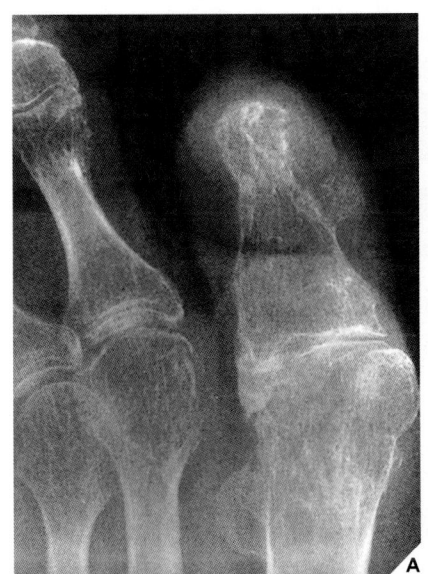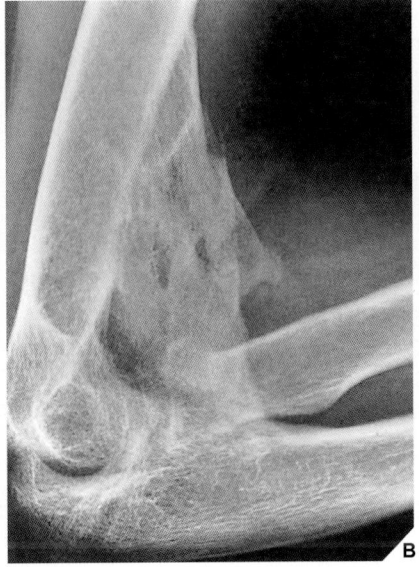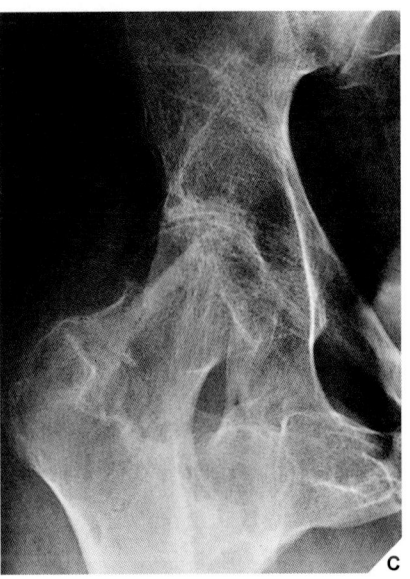

图 33-36 进行性骨化性纤维发育不良（1）

28 岁男性，在 3 岁时被诊断为进行性骨化性纤维发育不良。A. 跗趾短小为该病的常见特征。B. 肘关节侧位片显示软组织的广泛骨化，将肱骨远端
和尺、桡骨连接。C. 髋关节周围大量骨化伴髋关节强直

3. 病理学 主要的组织病理学异常发生在结缔组织，偶尔其病理变化可能类似于侵袭性纤维瘤病，特别是在早期阶段。晚期病变由成熟骨（致密且松散的板层结构）组成。病理学异常与局限性骨化性肌炎相似，但是无向心性骨化的分区表现。最早的组织学改变是水肿和炎性渗出，随后出现间质增生和大量胶原蛋白的产生。该胶原蛋白能使钙盐沉积。最后，病灶转化为由层状骨和编织骨组成的不规则肿块。

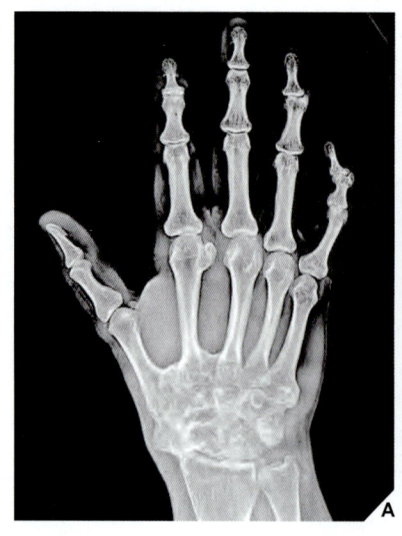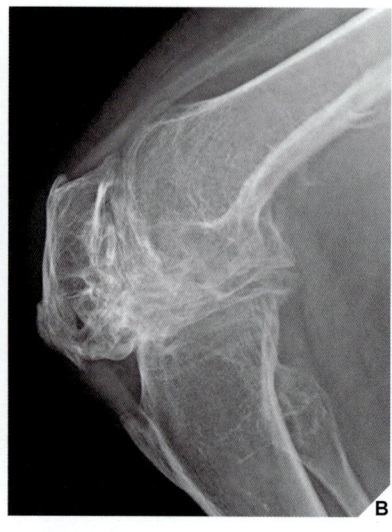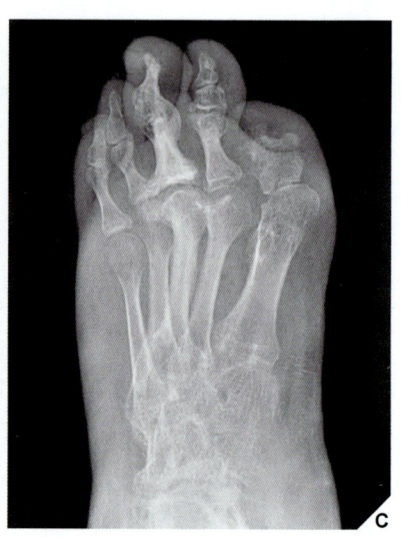

图 33-37　进行性骨化性纤维发育不良（2）

A. 41 岁女性，左手背掌位片显示腕骨的骨化和桥接。B. 膝关节侧位片显示软组织的广泛骨化伴有关节间隙消失和关节强直。还需注意股四头肌肌腱和髌韧带的骨化。C. 右足前后位片显示第 3 趾的骨化和强直。可见该病典型的跨趾畸形

（六）硬化性骨发育不良

硬化性骨发育不良是一组发育性异常，其反映了骨形成和重塑障碍，最常见的病因是先天性代谢缺陷。在骨骼的成熟和重塑过程中，软骨和（或）骨的吸收障碍是该病大部分患者的常见缺陷之一。在许多病例中成骨细胞活性正常，而破骨细胞的吸收能力存在缺陷。在其他情况下，缺陷在于成骨细胞的过度骨质形成，而破骨细胞活性可正常或减低。这些基础代谢异常主要发生在软骨内成骨和膜内成骨的过程中。硬化性发育不良的共同特征为骨质过度形成导致 X 线平片表现为骨密度增高。Norman 和 Greenspan 根据骨骼发育和成熟过程中发生病变的部位（是软骨内成骨还是膜内成骨），对这类疾病进行了分类。1991 年，Greenspan 扩展和修改了这种分类方法（表 33-5）。这种分类方法的依据集中在这些发育异常的受累部位和病理机制上。

表 33-5　硬化性骨发育不良的分类

Ⅰ. 软骨内成骨的发育不良

· 累及原发松质骨（不成熟骨）

　石骨症（Albers-Schönberg 病）

　　常染色体隐性遗传型（致死）

　　常染色体显性遗传型

　　中间隐性遗传型

　　常染色体隐性遗传型伴肾小管性酸中毒（Sly 病）

　　致密性成骨不全症（Maroteaux-Lamy 病）

· 累及继发松质骨（成熟骨）

续表

　内生骨疣（骨岛）

　骨斑点症（斑点状骨病）

　骨条纹病（Voorhoeve 病）

Ⅱ. 膜内成骨的发育不良

　进行性骨干发育不良（Camurati-Engelmann 病）

　遗传性多发性骨干硬化症（Ribbing 病）

　骨内膜骨质增生（全身性骨皮质增生）

　　常染色体隐性遗传

　　　Van Bucherm 病

　　　骨硬化症（Truswell-Hansen 病）

　　常染色体显性遗传

　　　Worth 病

　　　Nakamura 病

Ⅲ. 混合型成骨的发育不良（累及软骨内成骨和膜内成骨）

· 主要累及软骨内成骨

　异常骨硬化

　干骺端发育不良（Pyle 病）

　干骺端发育不良（Braun-Tinschert 型）

　颅骨干骺端发育不良

· 主要累及膜内成骨

　蜡油样骨病

　进行性骨干发育不良伴颅底受累（Neuhauser 变异）

　颅骨骨干发育不良

　全身骨质增生伴骨骼条纹（Fairbank 病）

· 两种或两种以上硬化性骨发育不良并存（重叠综合征）

　蜡油样骨病伴骨斑点症和骨条纹病

　骨条纹病伴颅骨硬化（Horan-Beighton 综合征）

　骨条纹病伴骨斑点症和颅骨硬化

　骨条纹病伴全身性骨皮质增生

　骨条纹病伴石骨症

　骨斑点症伴进行性骨干发育不良

经 Springer 许可修改：Greenspan A. Sclerosing bone dysplasias—a target-site approach. Skeletal Radiol 1991；20：561-583。

1. 石骨症 又 称 Albers-Schönberg 病 或 大理石骨病，为遗传性疾病，包括软骨内成骨的骨吸收和重建障碍。结果是导致在扁平骨、长及短管状骨和椎体的骨髓腔内原发骨松质（钙化的软骨基质）过度聚集。尽管该病病因仍存在争议，但是破骨细胞中碳酸酐酶的缺失可导致破骨细胞的骨吸收障碍。而且，有研究提出在小牛和老鼠的实验模型中，*SLC4A2* 基因突变可能与该病有关。根据遗传方式、严重程度、发病年龄和相关临床特征，石骨症分为两型。婴儿"恶性"常染色体隐性遗传型在出生时或儿童早期出现，如果其不经过骨髓移植治疗，常会致命。这是由继发于大量软骨和不成熟骨堆积在骨髓腔内而引起的严重贫血所导致的。该型的遗传缺陷被认为是 11q13 染色体 *TCIRG1*、*CLCN7*、*OSTM1*、*SNX10* 和 *PLEKHM1* 基因功能丧失性突变导致破骨细胞过多但其吸收功能严重受损（有缺陷的破骨细胞边缘皱褶，因此无法再吸收骨骼和软骨）及 *TNFSF11* 和 *TNFRSF11A* 基因突变导致的破骨细胞数量减少。

"良性"常染色体显性遗传成人型被定位于染色体 1p21，该型有明显的骨骼硬化且有较长的生命周期。一些报道提出了这种发育异常的其他分型，这说明了石骨症遗传的异质性：中间 - 隐性型；常染色体隐性遗传型伴肾小管性酸中毒和脑钙化；以及 X 染色体相关的石骨症伴有严重免疫缺陷、淋巴水肿和外胚层的改变。

病理：骨骼的大体检查通常显示干骺端和骨干增宽，类似于"锥形瓶状"畸形（图 33-38）。受累骨的密度增加，组织切片非常致密，正常结构完全缺失（图 33-39）。石骨症典型的组织病理学特征是原发松质骨内存在钙化的软骨伴骨髓腔闭塞。钙化软骨的边缘是不规则分布、相互连接的编织骨小梁和板层骨小梁，其比例和厚度各不相同，通常表现为明显的结合线。尽管在大多数石骨症中破骨细胞的数量增加，但它们在骨小梁间隙内散在分布且不吸收骨。实际上，电子显微镜研究表明，破骨细胞是有缺陷的，它们的边缘褶皱缺失，这样即使它们靠近骨，也不能表现出破骨功能。

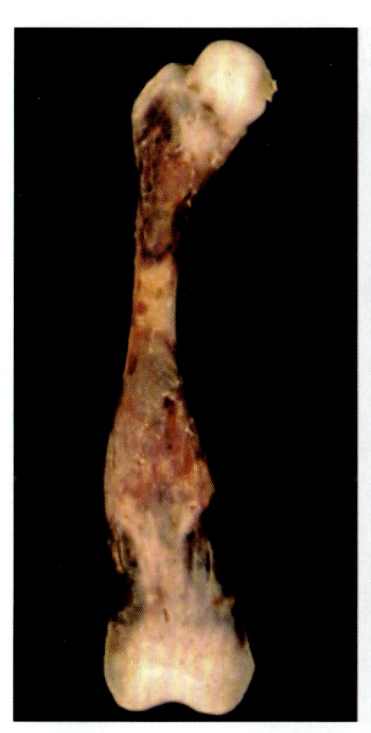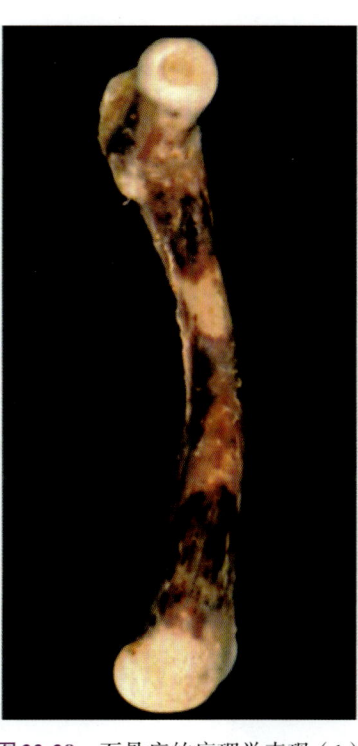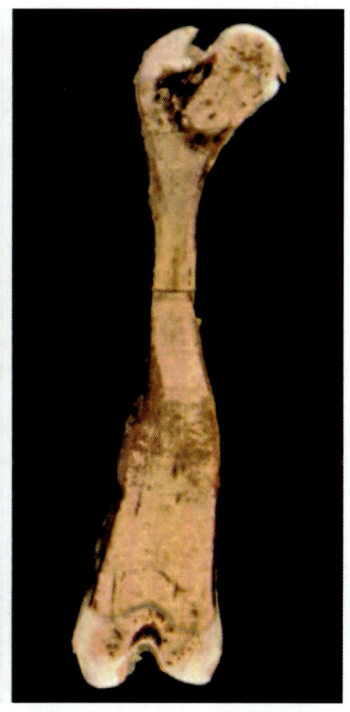

图 33-38　石骨症的病理学表现（1）

儿童常染色体隐性遗传型石骨症的股骨大体标本，正面观（左）、侧面观（中）和切面（右）可见骨远端典型的"锥形瓶状"畸形。切面上可见明显的前弯、骨膜下出血和骨的密度均匀一致（经 Elsevier 允许引自 Bullough P. *Orthopaedic pathology*，5th ed. Maryland Heights，MO：Mosby；2009.）

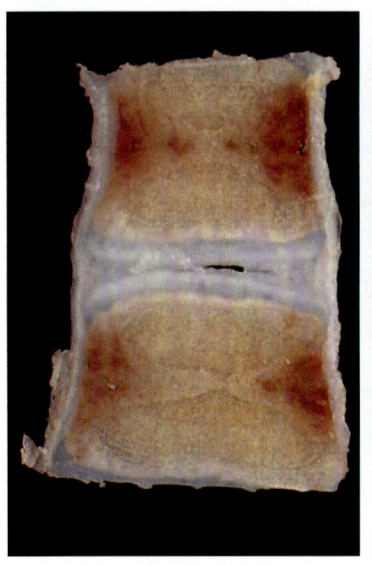
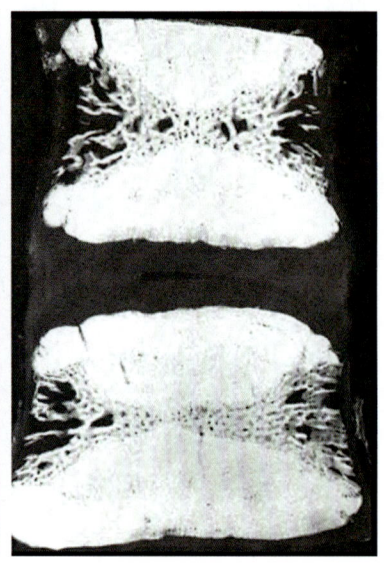

图33-39 石骨症的病理学表现（2）

新生儿常染色体隐性遗传型石骨症的两节椎体标本，冠状面（左）和X线片（右）显示骨骼非常致密伴骨髓仅局限于中央的外围部分（经Elsevier允许引自 Bullough P. *Orthopaedic pathology*，5th ed. Maryland Heights，MO：Mosby；2009.）

影像学特征：石骨症的影像学征象与所有硬化性骨发育不良一样，表现为骨密度增加（图33-40）。影像学检查还可见骨皮质与髓腔分界不清，偶尔有"骨中骨"表现（图33-41、图33-42）。继发于骨重建障碍导致长、短管状骨的末端张开，呈球棒状畸形（图33-43、图33-44）。在脊柱中同样的骨重建障碍可导致椎体呈特征性的"骨中骨"或"三明治"样表现（图33-45、图33-46及图33-42A）。石骨症可出现环状改变，其环状的间隔内骨正常生长，可导致一种正常骨和异常骨相交替的环状改变，尤其是在长骨的干骺端和扁骨（如骨盆和肩胛骨）显示清晰（图33-47）。

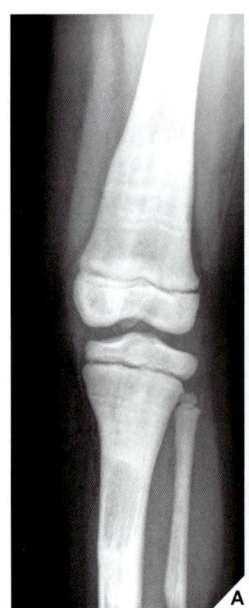
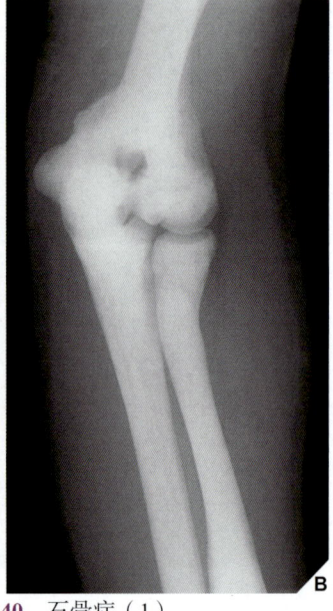

图33-40 石骨症（1）

膝关节前后位片（6岁女孩）（A）和肘关节前后位片（24岁男性）（B）显示该病骨结构的典型表现：骨质均匀致密，骨内皮质轮廓不清晰

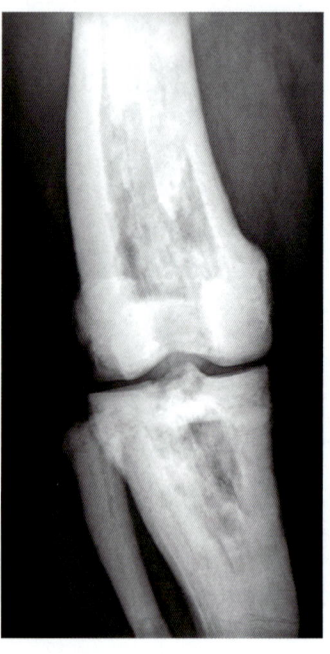

图33-41 石骨症（2）

28岁男性，右膝关节前后位片显示股骨远端和胫骨近端的"骨中骨"表现

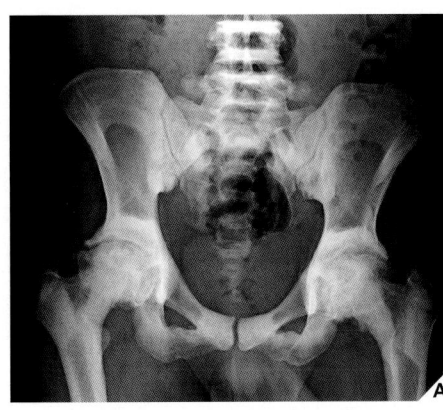
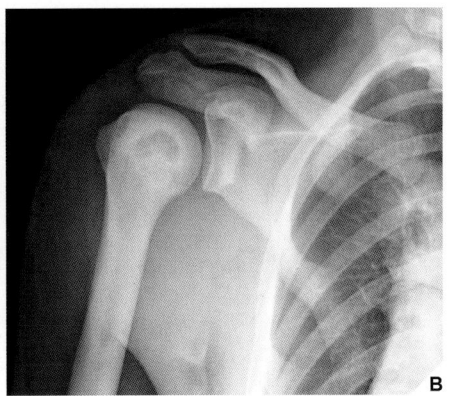

图 33-42　石骨症（3）

A. 28 岁男性，骨盆前后位片显示髂骨、坐骨、耻骨、髋臼和股骨近端骨质硬化。注意 L_4 和 L_5 椎体的"三明治"样表现和髂骨的"骨中骨"样表现。
B. 右肩关节前后位片显示肱骨、肩胛骨和锁骨硬化及肱骨头的"骨中骨"样表现

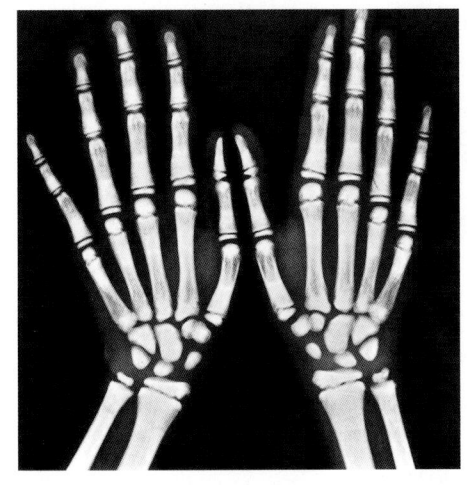

图 33-43　石骨症（4）

7 岁男孩，双手背掌位 X 线片显示致密硬化骨的骨皮质和骨髓腔分界不清，为该病的特征性表现。掌骨由于骨重塑障碍呈球棒状改变

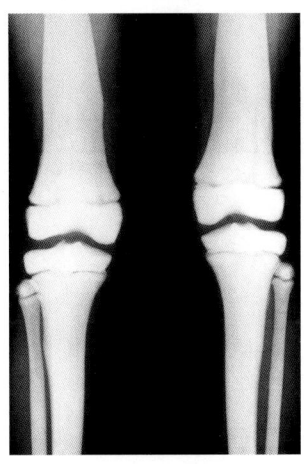

图 33-44　石骨症（5）

10 岁女孩，膝关节前后位片显示骨骺、干骺端和骨干的骨密度均匀增高，骨皮质和骨髓腔分界不清。骨小梁由于大量不成熟骨的堆积而完全消失。注意股骨远端和胫骨近端由于骨重塑障碍所导致的展开畸形

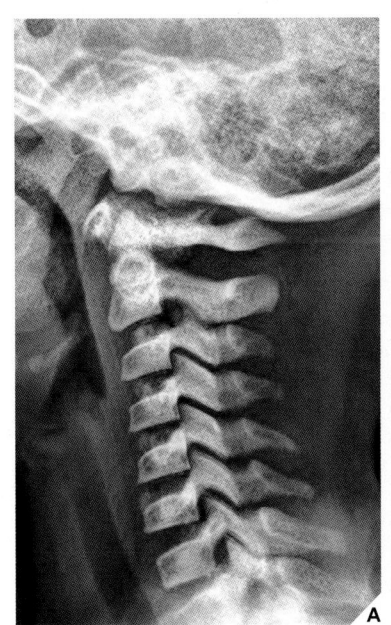
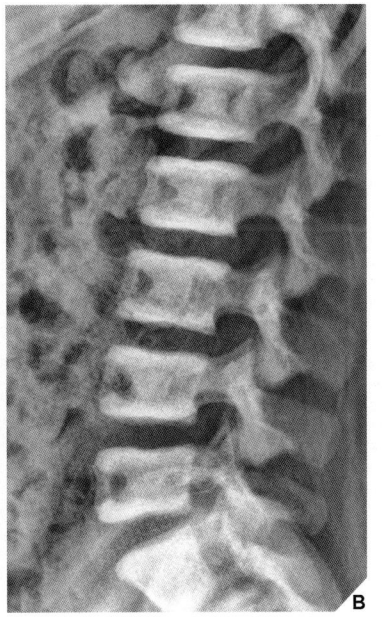

图 33-45　石骨症（6）

6 岁女孩，颈椎（A）和腰椎（B）侧位片显示椎体典型的"三明治"样表现

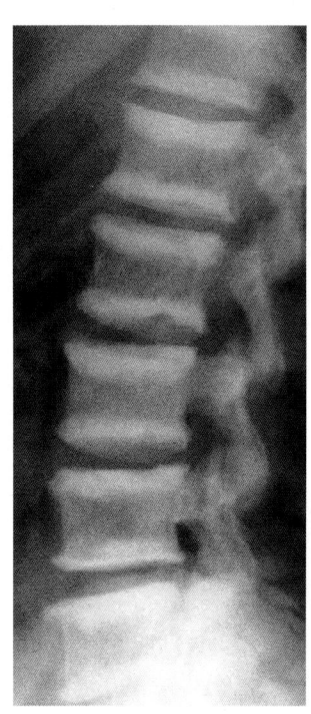

图33-46 石骨症（7）

14岁男孩，胸腰段侧位片显示该病典型的"三明治"样或"橄榄球衫"样表现。注意骨密度整体增加

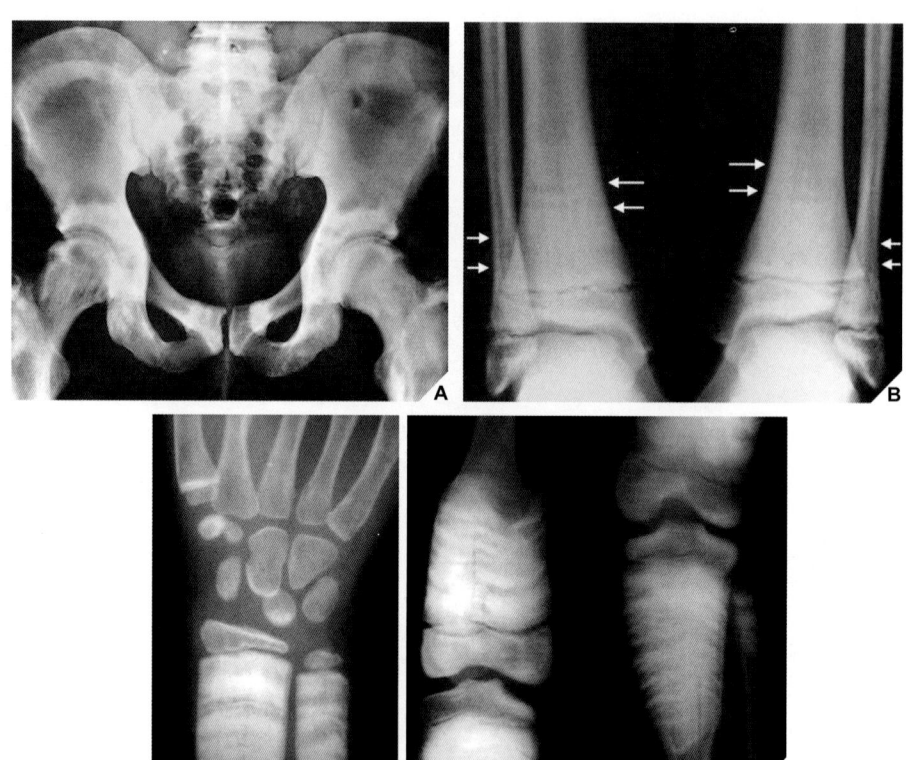

图33-47 石骨症（8）

12岁女孩，X线平片检查显示该病的环状表现。A. 在骨盆，双侧髂骨翼可见正常骨（透亮）和异常骨（硬化）交替排列呈环状。B. 双下肢的胫、腓骨远端骨干和干骺端可见交替排列的硬化带和透亮带（箭头）。C.另一例3岁男孩，桡骨、尺骨远端和膝关节周围可见交替排列的硬化带和透亮带

并发症：石骨症常见的并发症是由于骨脆性增加所导致的骨折（图33-48～图33-51）。骨膨大可以导致神经孔狭窄，出现失明、耳聋和面瘫。患病儿童也有发生低钙血症、强直性痉挛和继发性甲状旁腺功能亢进的风险。骨髓抑制导致全血细胞减少和贫血。石骨症可能会长期伴有肾小管性酸中毒，然而许多患者，尤其出生后两年内发病的患者，会出现酸中毒、生长障碍、智力发育迟缓和脑钙化。

2. 致密性成骨不全（骨发育障碍矮小症） 致密性成骨不全（Maroteaux-Lamy病）是常染色体隐性遗传病，是由染色体1q21的组织蛋白-K基因（CTSK）突变所致，该突变导致溶酶体胱氨酸蛋白酶组织蛋白酶K中122位的精氨酸被谷氨酰胺（R122Q）取代，这导致破骨细胞的骨吸收功能减低。这种发育不良的骨骼表现是由于原始骨松质的吸收障碍所导致的。患有该病的患者如法国画家Toulouse Lautrec，其身材矮小不成比例，在儿童早期表现明显。但与石骨症患者不同的是，致密性成骨不全通常是无症状的，一般是由于病理性骨折而被发现。

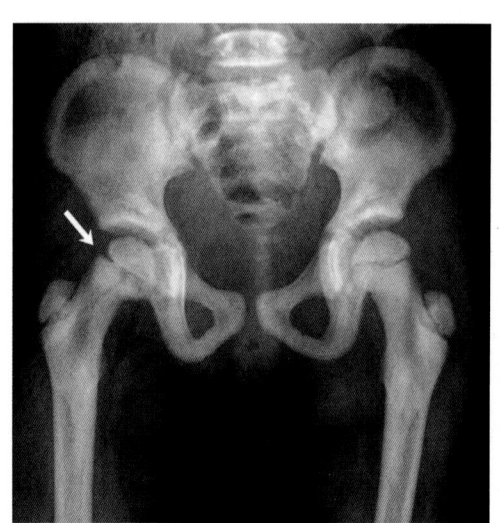

图33-48 石骨症（9）

6岁女孩，骨盆前后位片显示骨骼弥漫性硬化。右股骨近端Salter-Harris Ⅱ型骨折（箭头）

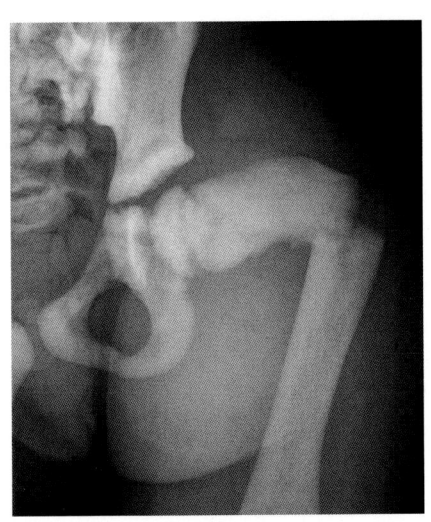

图33-49 石骨症（10）

10岁男孩，左髋关节前后位片显示骨盆和股骨近端硬化改变并伴有病理性骨折

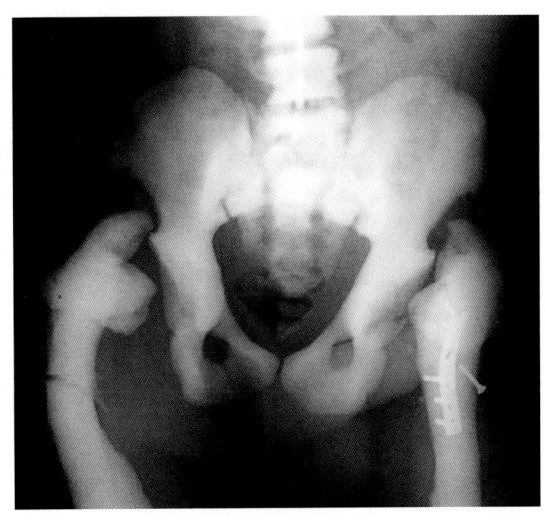

图33-50 石骨症（11）

33岁男性，骨盆前后位片显示受累的双侧股骨近端多发骨折。注意双侧髋关节脱位

影像学特征：在影像学上，该病的致密性成骨不全与所有硬化性骨发育不良相同，均表现为骨密度增加。另外表现为额骨和枕骨增厚、前后囟门永久存在、缝间骨及下颌支呈钝角（图33-52）。而且，患者常有鼻旁窦不气化或发育不良。锁骨远端的骨溶解/破坏为常见征象。患者也可见脊柱异常：偶尔可见由于脊柱分节不良导致的阻滞椎，尤其是在上颈椎和腰骶段。该病与石骨症的鉴别特征是手指和足趾的远节指/趾骨末端存在骨吸收（图33-53），又称为肢端骨质溶解，这也可出现于其他疾病中（见表14-3）。但是一些学者认为该异常实际上是末节指/趾骨部分发育不全的结果，与真正的肢端骨质溶解相似。

病理：致密性成骨不全和石骨症尽管在组织学上类似，但可在显微和超微结构水平上表现出一些不同之处。二者之间最显著的区别是致密性成骨不全患者存在造血功能，这是因为骨髓腔虽然狭窄但仍然存在。破骨细胞和成骨细胞的活性均可消失。致密性成骨不全在电子显微镜下可见破骨细胞内充满骨胶原纤维的大的细胞质空泡。这一征象说明骨胶原在细胞内和细胞外的退化有缺陷，这或许是由于骨基质异常或破骨细胞的功能异常。

3. 内生骨疣、骨斑点症和骨条纹病 当软骨内骨化正常进行，但成熟的骨小梁融合且存在吸收和重塑障碍时，会导致发育性异常，如内生骨疣

（骨岛）、骨斑点症和骨条纹病。每种病变准确的遗传方式仍不明确，但可能与常染色体显性遗传有关。

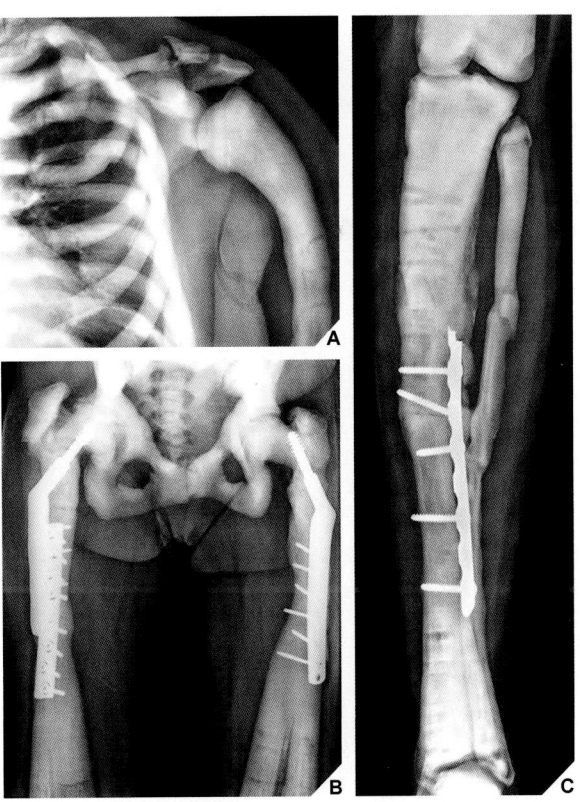

图33-51 石骨症（12）

54岁男性，已知自童年时期起患有石骨症。左肩关节前后位片（A）显示受累的肋骨、锁骨和肱骨近端的多发骨折。股骨近端（B）和左侧胫、腓骨（C）也可见骨折

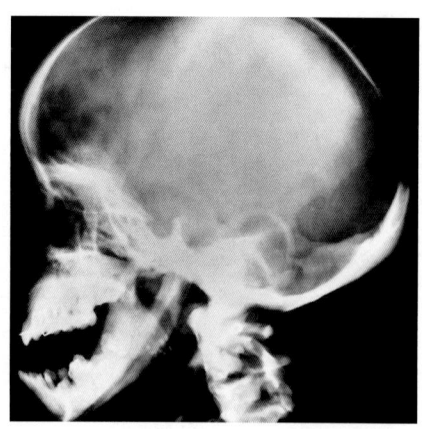

图33-52　致密性成骨不全（1）

8岁男孩，颅面骨侧位片显示该病的常见表现，前、后囟门存在，下颌骨呈钝角（由 W. E. Berdon，MD，New York. 提供）

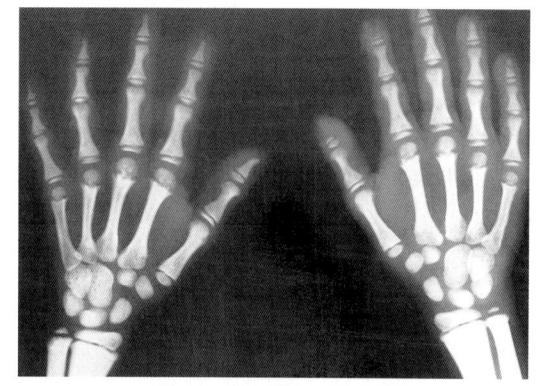

图33-53　致密性成骨不全（2）

9岁男孩，双手背掌位片显示末节指骨粗隆的骨吸收（肢端骨质溶解），是该病与石骨症的鉴别特征（由 J. Dorst，MD，Baltimore. 提供）

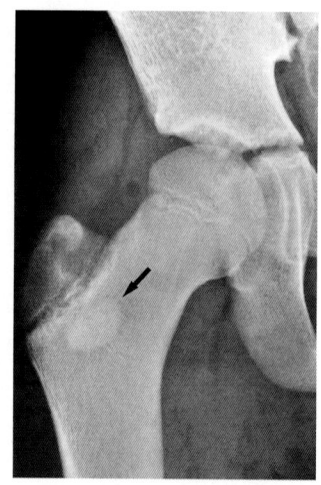

图33-54　内生骨疣（1）

10岁男孩，因受伤而就诊，右髋关节前后位片偶然发现股骨颈巨大骨岛（箭头），完全无症状

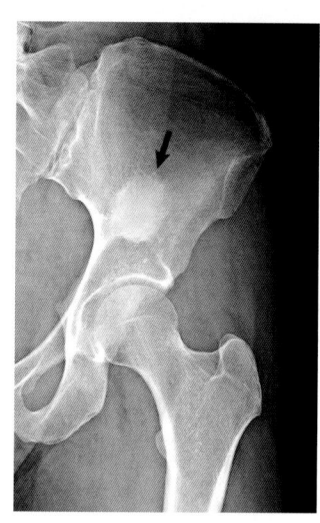

图33-55　内生骨疣（2）

37岁女性，骨盆前后位片显示髂骨内巨大骨岛，呈典型的边缘毛糙（箭头）

　　三种疾病中，最常见且程度最轻的是内生骨疣，该病多无症状，但是需与骨样骨瘤（见图16-26、图17-7B）和成骨性骨转移相鉴别。任何骨均可受累。在影像学上，病灶表现为松质骨内密度均匀且硬化的致密灶，可以为卵圆形、圆形或椭圆形，通常与骨长轴的骨皮质平行。尽管也有关于巨大骨岛（大于2cm）的报道，但在大部分病例中，骨岛的最大径为1mm至2cm，且它们的影像学特征相同。该病变的典型特征是"刺状放射"或"伪足"。增厚的成熟骨小梁呈条状辐射穿过病灶，沿着周围未受累的骨小梁延伸，并与之融合呈"羽毛"状或"毛刷"状表现（图33-54~图33-57）。大部分骨岛代表骨重塑的过程完整，因此代谢并不活跃。骨岛病灶通常表现为不生长或在骨扫描中表现无活性，即使部分骨岛病灶在骨扫描时可表现为示踪剂摄取增加（根据Greenspan等的研究，这种现象可能与某些骨岛内成骨细胞活性和骨重塑程度较高有关）。

　　骨斑点症（播散性骨硬化病或"骨斑点"病）也是一种无症状的疾病，特征是骨的关节端附近有多个对称性分布和聚集的骨岛（图33-58）。该病为常染色体显性遗传病，被认为是由于 *LEMD3*（也称为 *MAN1*）基因（该基因能编码内核膜蛋白）的功能缺失杂合型遗传突变所致。偶尔伴有遗传性皮肤疾病，如播散性豆状皮肤纤维瘤病（Buschke-Ollendorff综合征），特征表现为皮肤出现结缔组织弹性痣，以及背部、手臂和大腿部的丘疹状纤维瘤。这种关联提示骨斑点症可能是结缔组织代谢异常的一种表现，反映了成熟的骨小梁重塑障碍。该病的影像学研究表明，松质骨内致密板层骨局部聚集，具有典型的X线特征，表现为长骨关节末端、

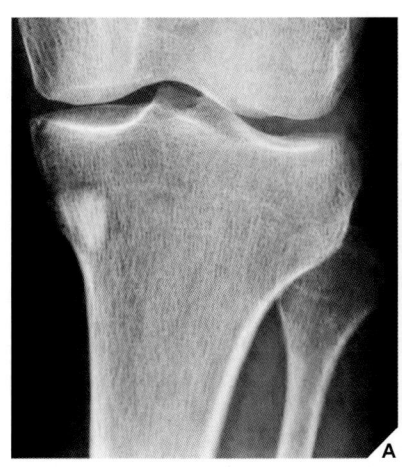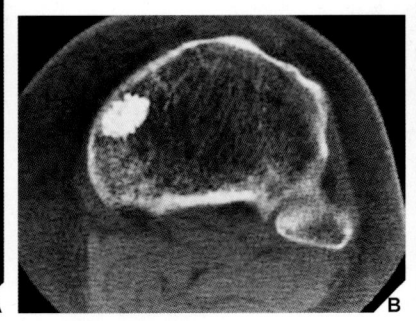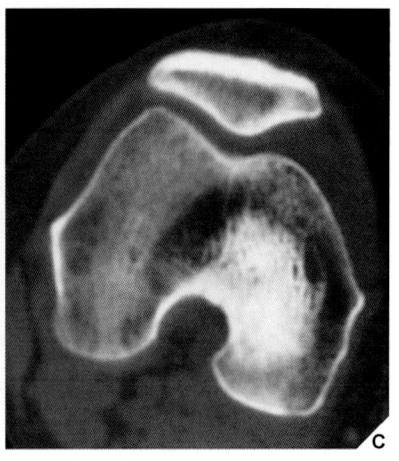

图 33-56　内生骨疣 CT 表现

膝关节前后位 X 线片（A）和通过胫骨近端的 CT 断面图像（B）显示骨岛，边缘呈典型的"毛刷"状。另一例患者，膝关节的 CT 断面（C）显示股骨内侧髁内巨大骨岛

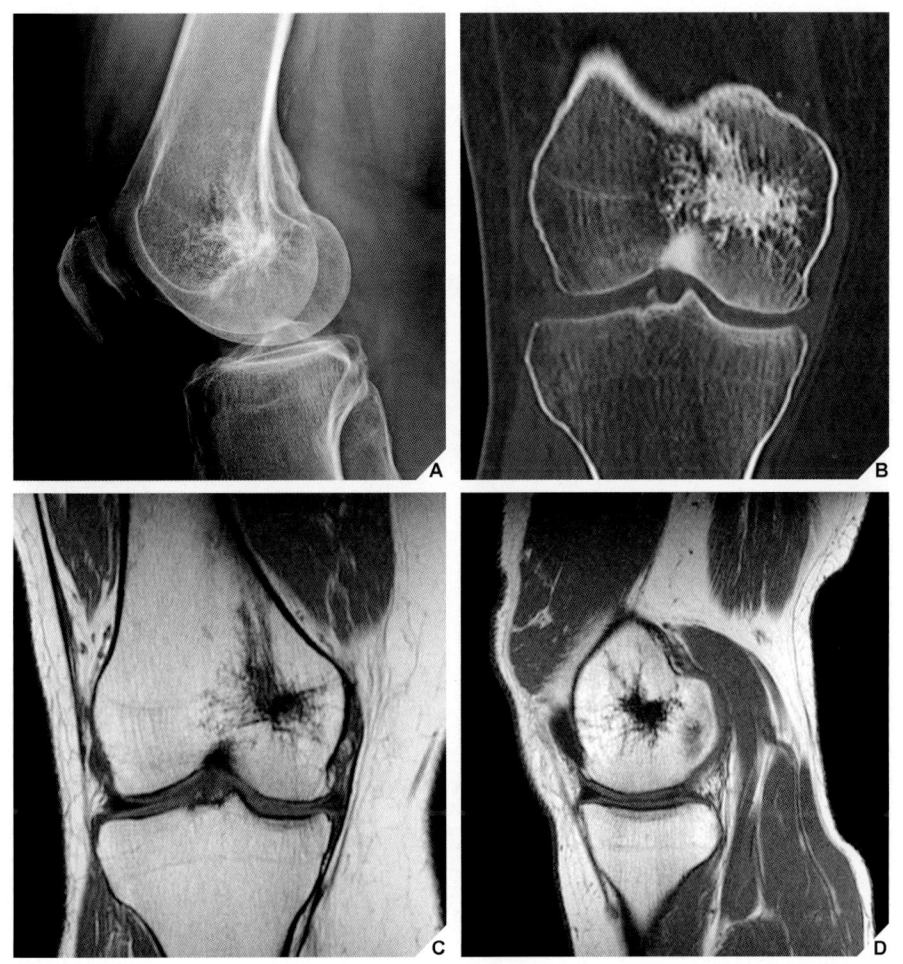

图 33-57　内生骨疣 CT 及 MRI 表现

膝关节侧位 X 线片（A）、冠状位重建 CT 图像（B）和 MRI 冠状位（C）及矢状位 T_1WI（D）图像显示股骨内侧髁巨大骨岛，可见其典型的"伪足"

腕骨和跗骨内小的、散在对称性分布的不透射线的病灶。病灶也可出现在关节的其他区域，如髋臼和肩关节盂周围；脊柱和肋骨尽管少见，但仍可受累。通常，病灶可能表现为下列三种形态之一：

①双凸 - 圆形、椭圆形或结节状；②线状条纹或椭圆形；③前两者的混合。但是后两种形态可能代表骨斑点症和骨条纹病并存，并不能单纯代表某一种疾病。尽管 X 线平片通常足以诊断骨斑点症，

但对于可疑病例的诊断可能需要放射性核素扫描。骨斑点症的骨扫描相对正常，这一点与骨转移（表现为示踪剂摄取增加）不同。CT很少用到，但是其能显示病变的断层影像（图33-59、图33-60）。

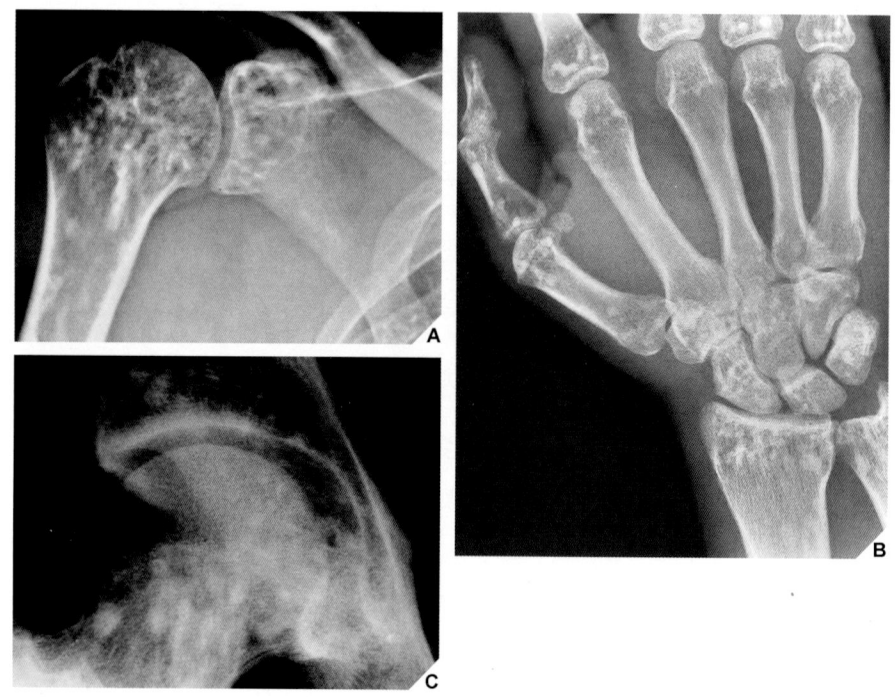

图33-58　骨斑点症

34岁男性，在车祸后右肩关节疼痛，肩关节前后位片（A）显示无骨折或脱位，但在肩胛骨和肱骨的关节端周围散在分布的多发硬化灶提示骨斑点症。随后的骨骼X线检查显示广泛的骨骼受累，尤其是手、腕关节（B）和髋关节（C）

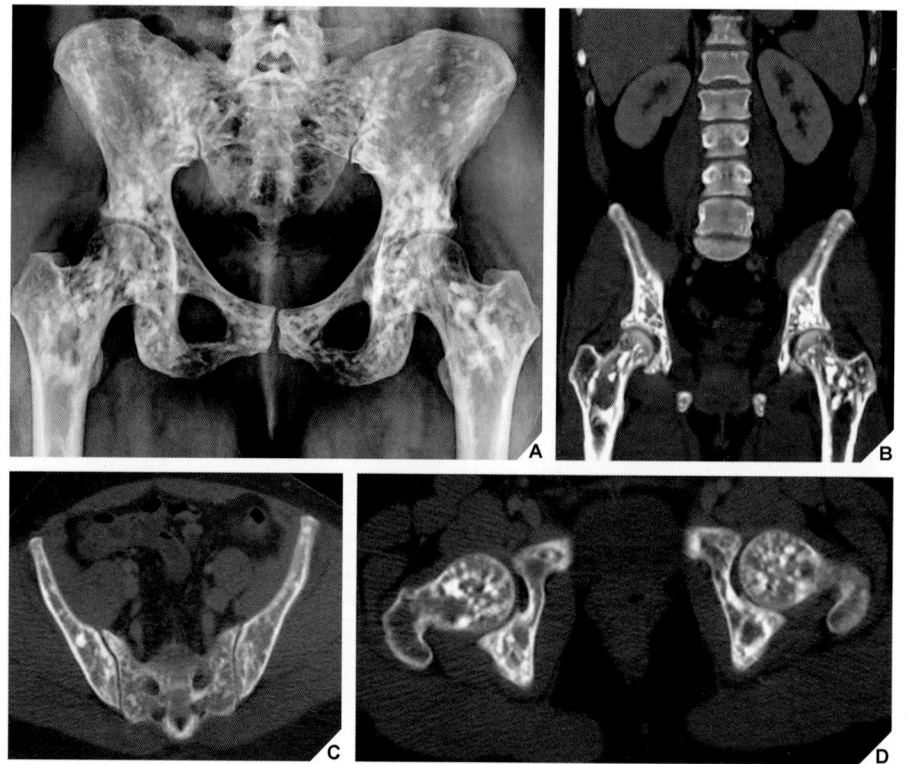

图33-59　骨斑点症CT表现（1）

38岁女性，骨盆前后位片（A）显示骨盆和双侧股骨近端多发硬化病灶。冠状位重建CT图像（B）显示髂骨、股骨和部分椎体受累。通过骨盆（C）和髋关节（D）的CT轴位图像显示病灶的横断面分布

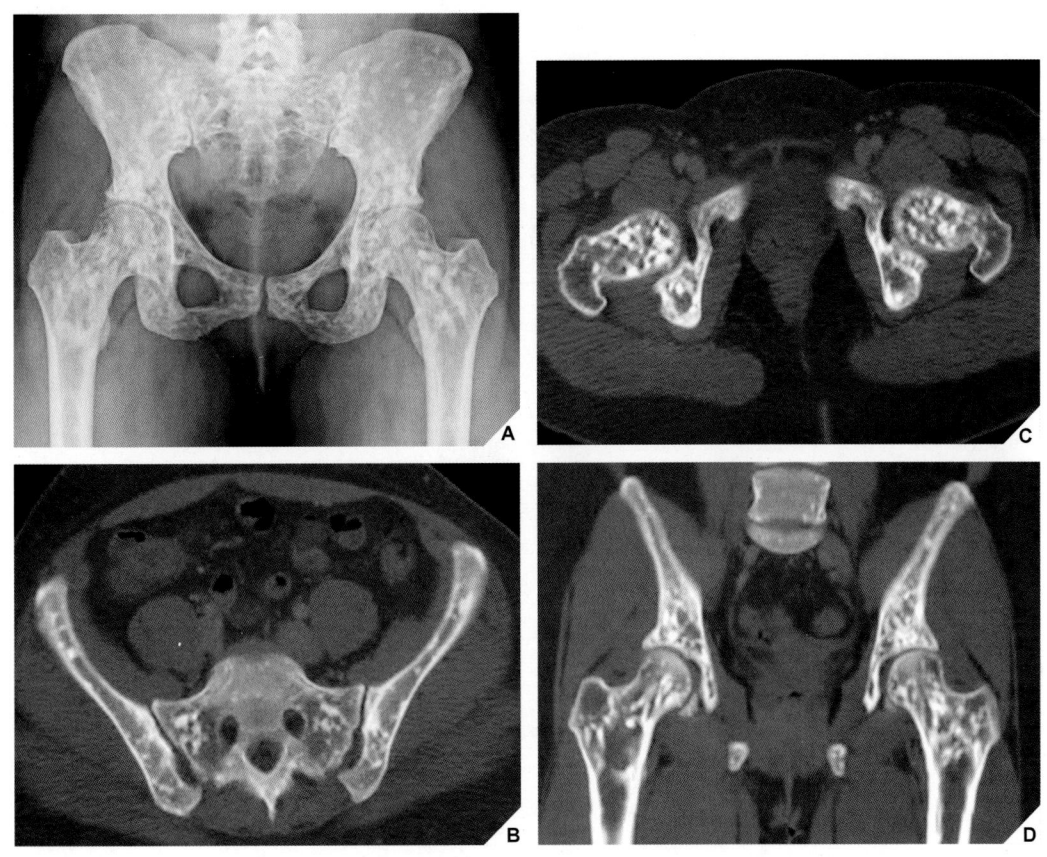

图 33-60　骨斑点症 CT 表现（2）

48 岁女性，骨盆前后位片（A）、骨盆 CT 轴位（B）、髋关节 CT 轴位（C）和骨盆 CT 冠状位重建（D）显示这种硬化性发育不良的典型表现

内生骨疣和骨斑点症的组织学特征均为在松质骨内散在分布的致密灶，伴有明显的致密线和偶尔出现的哈弗斯系统。在临床上，骨斑点症需要与更严重的疾病相鉴别，如肥大细胞增多症、结节性硬化及成骨性骨转移。

骨条纹病，也是一种常染色体显性遗传病，为该组病变中最少见的类型，没有症状，以细或粗的线状条纹为特点，主要分布在长骨和快速生长的部位，如膝关节（图 33-61、图 33-62A 和图 33-63B）、肩关节和腕关节（图 33-62B），虽然其他部位也可受累（图 33-63A、C）。骨闪烁成像正常。该病单纯型的患者没有已知的相关体格检查异常或特征性实验室检查结果。一些学者假设骨条纹病和骨斑点症存在联系，认为该病实际上是骨斑点症的一种变异类型。一些报道已经提出了骨条纹病和颅骨硬化（Horan-Beighton 综合征）之间的联系，认为其是一种罕见的 X 染色体连锁显性遗传的骨发育不良，是 X 染色体（近端 Xq11）的 WTX（也称为 FAM123B 和 AMER1）基因突变所致，该基因编码 WNT 信号抑制剂。患者可以无症状，但更常见的表现为典型的面部先天性畸形、感觉缺陷、内部器官异常及生长和智力发育迟缓。该病的主要特征为颅骨增厚导致的特殊面容和骨盆及长骨的干骺端出现的线状条纹。对局限性皮肤发育不良（Goltz-Gorlin 综合征）的人群研究显示，该人群伴有骨条纹病的概率较高，两种病变之间的关联可能不仅仅是巧合。此外，还有皮肤异常（皮肤异色病伴有局灶性皮肤发育不全），黏膜乳头状瘤，眼睛、肾和牙齿异常，以及一些骨性畸形，包括并指、少指、多指畸形和颅面骨发育不全。该病的遗传方式为散发性或与 X 染色体相关的显性遗传。

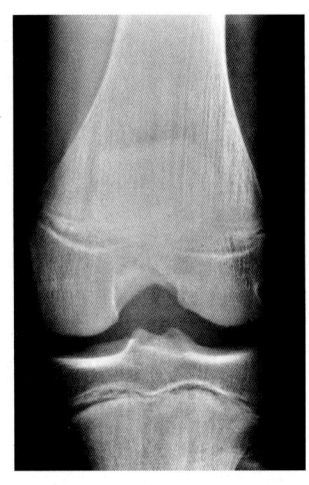
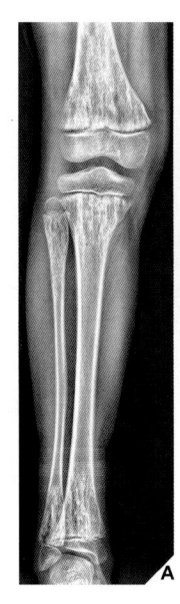
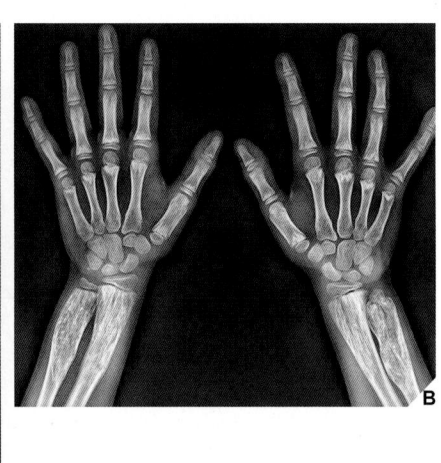

图33-61 骨条纹病（1）

14岁女孩，有外伤史，右膝前后位片偶然发现股骨远端和胫骨近端骨干及干骺端细线状条纹，但是骨骺未见受累

图33-62 骨条纹病（2）

A. 6岁女孩，右膝关节包括小腿的前后位片显示股骨远端、胫骨近端和远端及腓骨的干骺端致密条影。B. 双手背掌位片显示尺桡骨远侧干骺端也出现相似的条纹

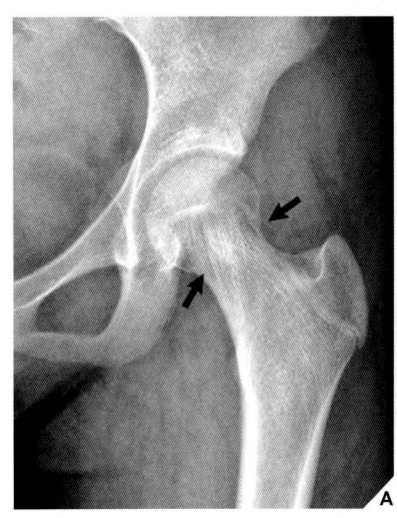
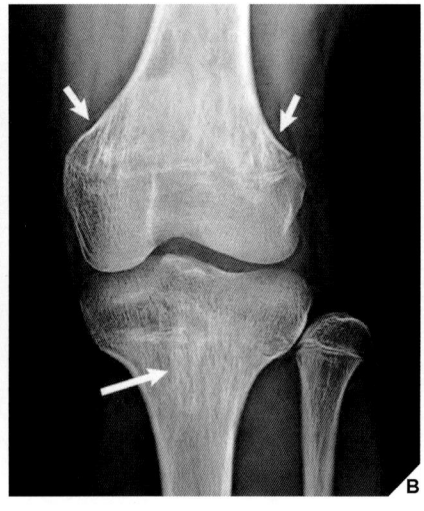
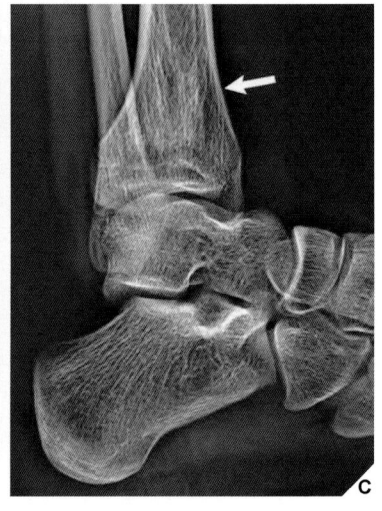

图33-63 骨条纹病（3）

15岁女孩，髋关节侧位片（A）、膝关节前后位片（B）和踝关节侧位片（C）显示受累骨干骺端的粗条纹（箭头）

4. 进行性骨干发育不良（Camurati-Engelmann病） 膜内成骨（如管状骨骨皮质、颅骨顶部、下颌骨或锁骨中段）的骨吸收和重塑障碍是进行性骨干发育不良（也称为肥厚性骨病和Camurati-Engelmann病）的典型异常。该病通常在10岁前发病，且男性多于女性。与内生骨疣、骨斑点症和骨条纹病相似，进行性骨干发育不良也是一种常染色体显性遗传病并伴有多种表达形式。散发性和家族性病例均有报道。一些研究表明，该病是由19q13.1→q13.3染色体上的转化生长因子-β1基因（*TGFB1*）的特定部位突变（R218H）导致的。大多为外显子4中发生的错义突变导致编码蛋白中的单个氨基酸被替换。其临床特征有生长迟缓、肌肉萎缩、关节挛缩、四肢疼痛和力弱及鸭步步态。尽管有时红细胞沉降率和C反应蛋白（CRP）水平可增高，但尿羟基脯氨酸水平正常，说明骨转换正常且血生化、骨髓和外周血等项目也正常。该病为自限性疾病，通常在30岁左右缓解。

因为四肢有对称性受累的明显趋势且骨骺和

干骺端（软骨内成骨的位置）呈特征性的不受累，所以进行性骨干发育不良在X线平片上表现为长骨干骨皮质对称性梭形增厚，尤其是下肢（即使上肢也可能受累，图33-64）。受累骨与正常骨通常有明显的界限。骨皮质增厚表明骨内膜和骨外膜的增生，沿着骨长轴向远端和近端进展。骨的外部轮廓通常光整。偶尔也有报道称颅骨表现为

颅顶骨增生、部分病例额部隆起和下颌骨增大。在Neuhauser描述的一些病例中颅底有硬化性改变。后一种表现很有意思，因为颅底的此类改变是典型的软骨内成骨发生异常。这说明进行性骨干发育不良可能有两种形式，一种为单纯的膜内成骨障碍，另一种除了膜内成骨障碍还伴有软骨内成骨障碍。

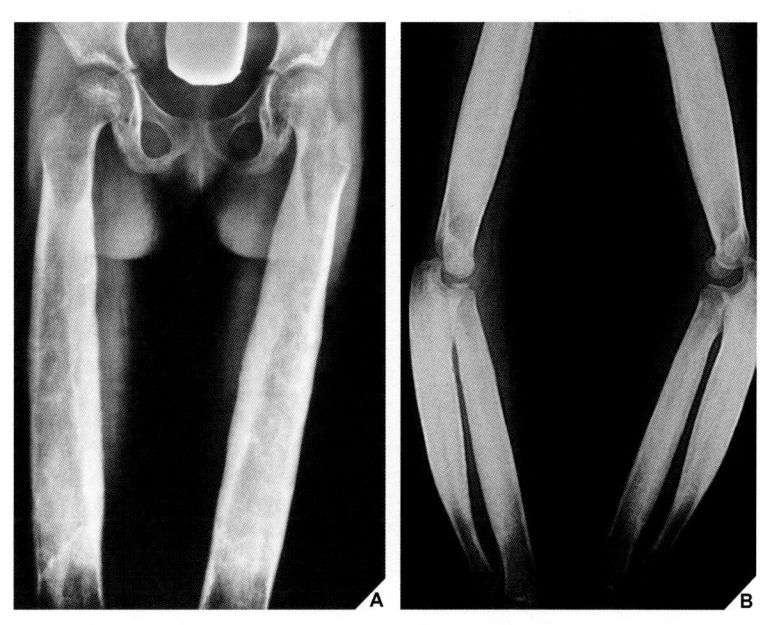

图33-64　Camurati-Engelmann病

8岁男孩，髋关节和股骨上段的前后位片（A）显示骨皮质对称性梭形增厚。注意仅膜内成骨部位受累，而软骨内成骨部位未见受累。另一例患者上肢前后位片（B）可见类似的表现，即长骨弥漫性、对称性的纺锤状增厚硬化，而骨骺不受累（图A由 W. E. Berdon, MD, New York. 提供）

该病的鉴别诊断应包括慢性骨髓炎、婴儿骨皮质增生症、厚皮性骨膜病、肥厚性骨关节病、维生素D中毒、氟中毒和外周血管病。

5. 遗传性多发性骨干硬化（Ribbing病）　由Ribbing（1949年）和Paul（1953年）报道，该病是与进行性骨干发育不良相似的一种家族遗传病，一般无症状且表现为非对称性受累，通常仅累及长骨，尤其是胫骨和股骨。尽管一些学者认为本病是常染色体隐性遗传，但一般认为该病与Camurati-Engelmann病相同（图33-65）。该病发生于青春期后且女性更多见。一些研究表明，病变随着年龄缓慢增长，最终趋于稳定。X线平片表现为主要由骨内、外膜新骨形成而导致的局灶性硬化。骨髓部分不同程度狭窄。这些征象可在CT上证实。少数使用MRI的研究显示骨皮质增厚、骨髓水肿和邻近软组织轻度水肿。尽管如碱性磷酸

酶、骨钙素等骨形成标志物，以及氨基末端肽、吡啶啉和脱氧吡啶啉等骨吸收标志物正常，但是闪烁成像显示在X线片中表现异常部位的^{99m}Tc亚甲基二膦酸盐摄取增加。该病的组织病理学特征无特异性，表现为反应性骨皮质增厚伴有不同程度的编织骨和纤维化形成。一项研究表明，与正常的骨组织相比，每单位面积内的骨细胞数量增加，伴有骨母细胞增加。哈弗斯系统从正常到明显缩小。与Camurati-Engelmann病进行性、活动性骨吸收和新骨形成相对比，Ribbing病表现为仅有新骨形成。尽管该病的病理学表现通常不具有特异性，但其有助于排除其他诊断，如感染。

Ribbing病的鉴别诊断，除了感染（骨髓炎），还应包括Chester-Erdheim病、骨内膜骨质增生、髓内骨质硬化、单肢骨髓硬化及与骨密度增加相关的代谢性疾病。

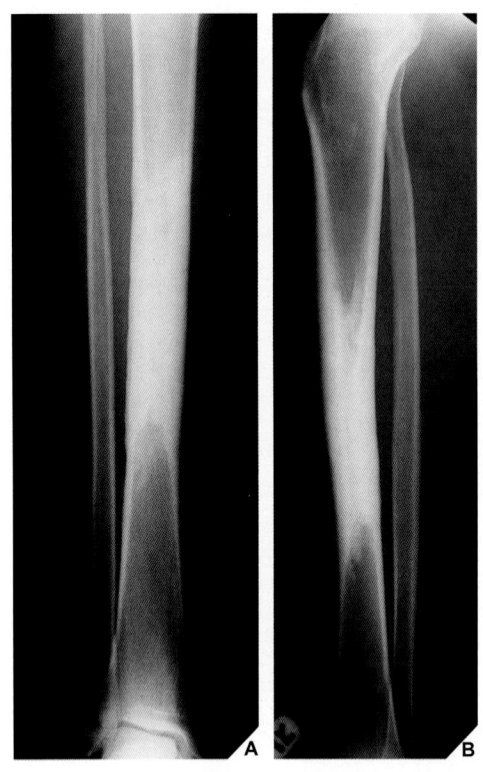

图 33-65 Ribbing病

32岁男性，无症状，右下肢前后位片（A）和侧位片（B）显示遗传性多发性骨干硬化症的特征性表现。注意胫骨中段皮质的轻度不规则环周样增厚，这与骨内膜硬化相关

6. 骨内膜肥厚（全身性骨皮质肥厚）　这种罕见的发育不良可以根据遗传方式分为两组，包括4种类型。Van Buchem 病和 Truswell-Hansen 病（也称为骨硬化症）是常染色体隐性遗传的骨内膜肥厚症，而 Worth 病和 Nakamura 病是常染色体显性遗传的骨内膜肥厚症。事实上，许多学者建议将常染色体显性遗传和常染色体隐性遗传形式的骨内膜肥厚分别视为单独的病变。这些罕见疾病的主要影像学特征是长骨骨干皮质广泛且对称性的骨内膜增厚（骨硬化），颅、面骨增厚，包括下颌骨和所有膜内化骨的部位。任何受累骨直径的增加与骨干皮质的增厚无关，如进行性骨干发育不良。相反，增厚导致骨髓腔变窄。下颌骨受累是这组差异很大的疾病中常见但未被清晰描述的特征。骨活检在区分这些发育不良方面没有价值，因为除了骨内膜增厚外，病理结果并没有特异性。然而，由于髓腔的形成是破骨细胞吸收骨内膜的结果，所以这些细胞的活性减弱可能是骨内膜增厚的原因。

Van Buchem病是由非编码缺失引起的，该缺失去除了骨骼中的SOST特异性调控元件。在骨骼中SOST主要由骨细胞表达，而硬化糖蛋白通过抑制经典的Wnt信号通路来抑制骨形成。骨硬化症是由*SOST*基因的功能缺失突变引起的，该基因编码一种分泌性硬化蛋白。Balemans等将这种疾病的基因定位于17q12→q21染色体，与 Van Buchem病的基因突变位于同一区域。

Van Buchem病和Worth病具有相似的影像学特征，这可导致二者相互混淆，直至Beals发现了它们不同的遗传模式。正如 Van Buchem 描述的首例双胞胎兄妹的病例一样，两种疾病均表现出受累的长、短管状骨（图33-66A）和下颌骨的骨干皮质弥漫性及对称性骨内膜肥厚，伴颅骨、肩带、骨盆带和胸廓硬化。然而，Van Buchem病的两个特征有助于其与Worth病的鉴别诊断：①下颌骨受累更严重，可能会明显扩大（图33-66B）；②起源于受累长骨的小的骨膜赘生物。临床特征也可用于鉴别这两种发育不良。与 Worth 病不同，Van Buchem 病的特点是进行性脑神经缺损（尤其是面部神经）和碱性磷酸酶水平升高。

Nakamura等曾报道过在一个日本家庭中3例常染色体显性遗传型骨内膜肥厚，其与Worth病不同，现在被称为Nakamura病。这些病例与Worth病患者的明显区别在于颌骨硬化的异常表现：①上、下颌骨增大伴斑驳样硬化改变；②下颌支不受累。颅脑显示骨内膜硬化及板障缺失。

骨硬化症是一种不常见的常染色体隐性遗传病，其表现出的纯合性有与 Van Buchem 病相同的遗传缺陷。大多数患者来自南非白人社区。在儿童早期，该病患者表现出骨骼过度生长和硬化的征象，尤其是颅骨。该病呈进行性发展，并可出现由于脑神经受累而导致的并发症。患者身高和体重经常变得过高，成年男性身高可达到不寻常的高度。颅骨过度生长与下颌骨、额部肥大共同导致相对的面中部发育不全和面部变形。示指和中指的并指是一个常见特征。骨硬化症可能是一种致命性疾病，通常在成年早期由于颅内压升高而导致死亡。骨硬化症的显著影像学特征是骨骼受累部分明显增大伴密度增加（主要是颅骨和管状骨）及整个骨骼的畸形，这反映骨骼重塑出现错误。颅盖骨常出现明显的增宽和硬化改变，表现为致密增厚伴板障消失。成人的下颌骨体可能会明显增大，导致凸颌。锁骨、肋骨和骨盆带骨普遍增大伴骨皮质增厚和密度增加。椎体改变仅限于后部（尤其是腰椎和骶椎的椎弓根和椎板）。长、短管状骨骨皮质明显的骨膜和骨内膜增厚及重塑障碍，表现为硬化和肥大（图33-67）。关于骨硬化症的神经遗传学和病理生理学研究包括体内四环素标记后颅骨组织的组织形态学分析，表现为致密增厚的骨小梁与活跃的成骨细胞、增加的总骨量及增加的骨形成线性范围和同位率相关。破骨细胞的骨吸收被抑制。因此，骨硬化症中的这些变化似乎表明成骨细胞活性增加和破骨细胞活性降低，最终导致骨吸收障碍。

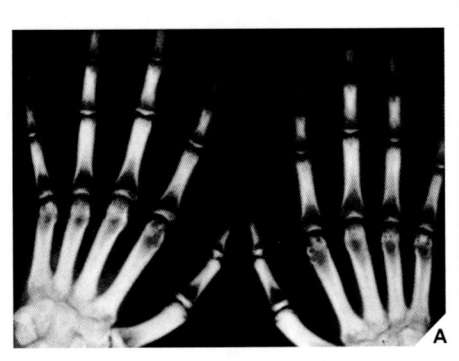
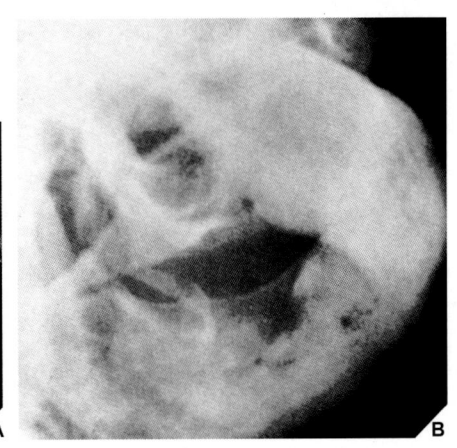

图33-66　Van Buchem 病

A. 双手背掌位X线片显示短管状骨的骨皮质内膜增厚伴髓腔几乎完全闭塞，可见骨的关节端（即软骨内化骨的部位）不受累。B. 下颌骨斜位片显示伴有明显膨胀的硬化改变（由 Prof. P. Beighton，University of Cape Town，Rondebosch，Republic of South Africa. 提供）

7. 异常骨硬化　该病首先由 Spranger 等于1974年提出，这种硬化性发育不良是由 *SLC29A33* 基因突变导致的，该基因编码核苷转运蛋白。该病为常染色体隐性遗传病，但也有报道称该病遗传与X染色体谱系相关。异常骨硬化临床特征为身材矮小和骨骼脆弱。肢体长度相对躯干较短、下颌骨小和额、顶部大。长骨干骺端膨胀可能导致"锥形瓶"样畸形（图33-68A）。骨侵犯使视神经孔变窄，视神经受压导致失明。一般来说，发育不良的改变主要发生在软骨内成骨部位。例如，石骨症的影像学表现为骨骼广泛硬化，长骨的骨干和干骺端塑形障碍和颅底增厚。此外，还有乳突和副鼻窦硬化伴视神经管狭窄（图33-68B）。注意典型的扁平椎（椎骨变扁）、骨盆发育不全和颅骨增厚。干骺端活检标本的显微镜检查显示未吸收的钙化软骨呈针状，表面不规则地覆盖着一层薄的未成熟类骨质，两者似乎均被严重矿化（因此影像学表现为骨硬化）。标本某些区域的基质组织不良，提示为编织骨，而软骨表现正常。干骺端的这些发现与石骨症中的发现非常相似，提示由于破骨细胞吸收减少导致软骨内成骨发生错误，随后导致骨形成障碍。在肥厚性骨发育不良的组织学异质性研究中，研究人员注意到异常骨硬化与铅中毒之间干骺端的组织病理学很相似，表明这类发育不良的基本缺陷是铅敏感酶的缺乏。然而，异常骨硬化累及颅骨的膜内成骨，在组织学检查中表现为不成熟且编织状的骨而不是紧密和层状的骨，这表明在这种混合性骨硬化发育不良的发病机制中，膜内成骨存在额外的缺陷。

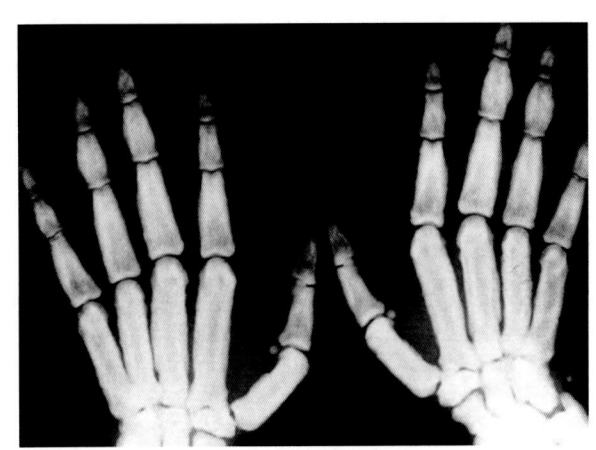

图 33-67　骨硬化症

双手背掌位片显示骨膜和骨内膜的骨质增生和重塑障碍（由 Prof. P. Beighton，University of Cape Town，Rondebosch，Republic of South Africa. 提供）

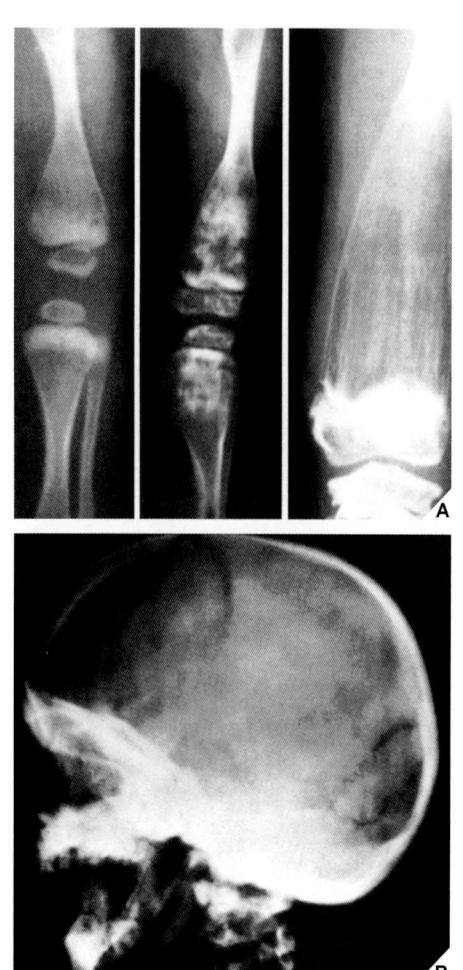

图 33-68　异常骨硬化

A. 异常骨硬化患者，20 月龄（左）、5 岁（中）和 15 岁（右）的下肢前后位片，可见干骺端进行性增宽，在 15 岁时呈"锥形瓶"样改变。
B. 颅骨侧位片显示颅底硬化、额窦和乳突闭塞及颅盖骨轻度增厚（由 Prof. P. Beighton，University of Cape Town，Rondebosch，Republic of South Africa. 提供）

8. Pyle 病　也称为 Pyle-Cohn 综合征和家族性干骺端发育不良，是由 7p14 染色体上的 *SFRP4*（分泌卷曲相关蛋白 4）基因突变引起的常染色体隐性遗传病，属于软骨内成骨（主要）和膜内成骨的混合性硬化性发育不良。1931 年，来自康涅狄格州沃特伯里的骨科医生 Edwin Pyle 首次报道了一例 5 岁男孩患者，其表现为膝外翻、肘关节伸展轻度受限和锁骨明显增宽，这些表现表明管状骨干骺端存在重塑缺陷。这种发育不良的特征是骨皮质变薄，长骨的干骺端增宽导致"锥形瓶"样畸形（图 33-69），锁骨、耻骨和坐骨内侧末端膨胀，颅底硬化。鼻窦和乳突可能发育不良。脊柱中偶尔可见扁平椎。除了那些软骨内成骨的典型部位，颅盖

骨这个膜内成骨的部位也可受累。儿童期出现的轻度膝外翻畸形是该病的主要临床特征。该病也可见牙齿咬合不正和轻度凸颌。这种硬化性骨发育不良是良性的，患者一般不受影响且寿命正常。

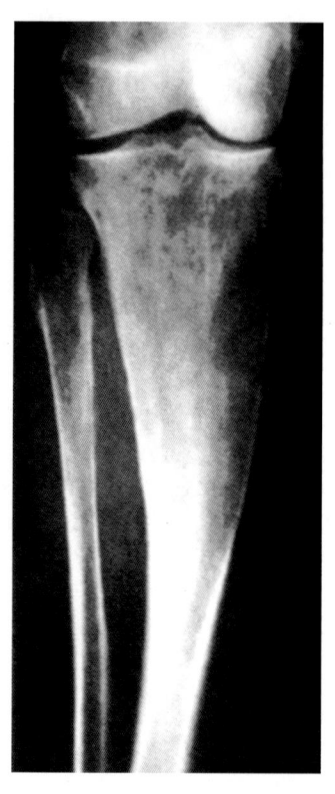

图 33-69　Pyle 病

右小腿近端前后位片显示胫骨干骺端和近端骨干明显膨胀导致"锥形瓶"样畸形，可见胫、腓骨近端骨皮质变薄（由 Prof. P. Beighton，University of Cape Town，Rondebosch，Republic of South Africa. 提供）

9. 颅骨干骺端发育不良　这种混合性骨硬化发育不良主要影响软骨内骨化，也称为骨软骨发育不良或 Jackson 型颅骨干骺端发育不良，是一种由于 5q15.2→p14.1 染色体的 *ANKH* 基因突变引起的常染色体显性遗传病。一些病例为常染色体隐性遗传，潜在的遗传位点位于染色体 6q21→q22。该病的特征为与 Pyle 病相似的干骺端增宽、下颌骨突出和颅面骨进行性弥漫性骨肥厚，这导致眼距增宽、鼻梁增宽扁平和骨性狮面。颅面骨会在患者整个生命过程中进行性增厚并导致枕骨大孔狭窄。影像学研究显示，长骨的骨皮质变薄且可透 X 线、干骺端球棒状扩张和增宽（"锥形瓶"样畸形），以及颅骨、面骨和下颌骨的过度生长（图 33-70）。脑神经的骨性压迫可能导致面瘫、耳聋和失明。

10. 蜡泪样骨病（Leri病）　是一种原因不明的罕见疾病，没有明确遗传特征。因为其结合了软骨内成骨及膜内成骨障碍的特征，所以归类于混合性硬化性骨发育不良。据推测，蜡泪样骨病是*LEMD3*基因功能丧失性突变所致。*LEMD3*基因也称为*MAN1*，其编码细胞核内膜的整合蛋白。Happle认为蜡泪样骨病来源于早期的野生型骨斑点症等位基因的突变和缺失。但是，一些研究者认为，*LEMD3*基因突变不会导致单发的蜡泪样骨病。实验室检查异常包括成骨特异因子-2（OSF-2）、骨连接蛋白、纤维连接蛋白、转化生长因子-β（TGF-β）和成纤维细胞生长因子-23（FGF-23）。本病类似于骨斑点症，偶尔也可能伴有Buschke-Ollendorff综合征。

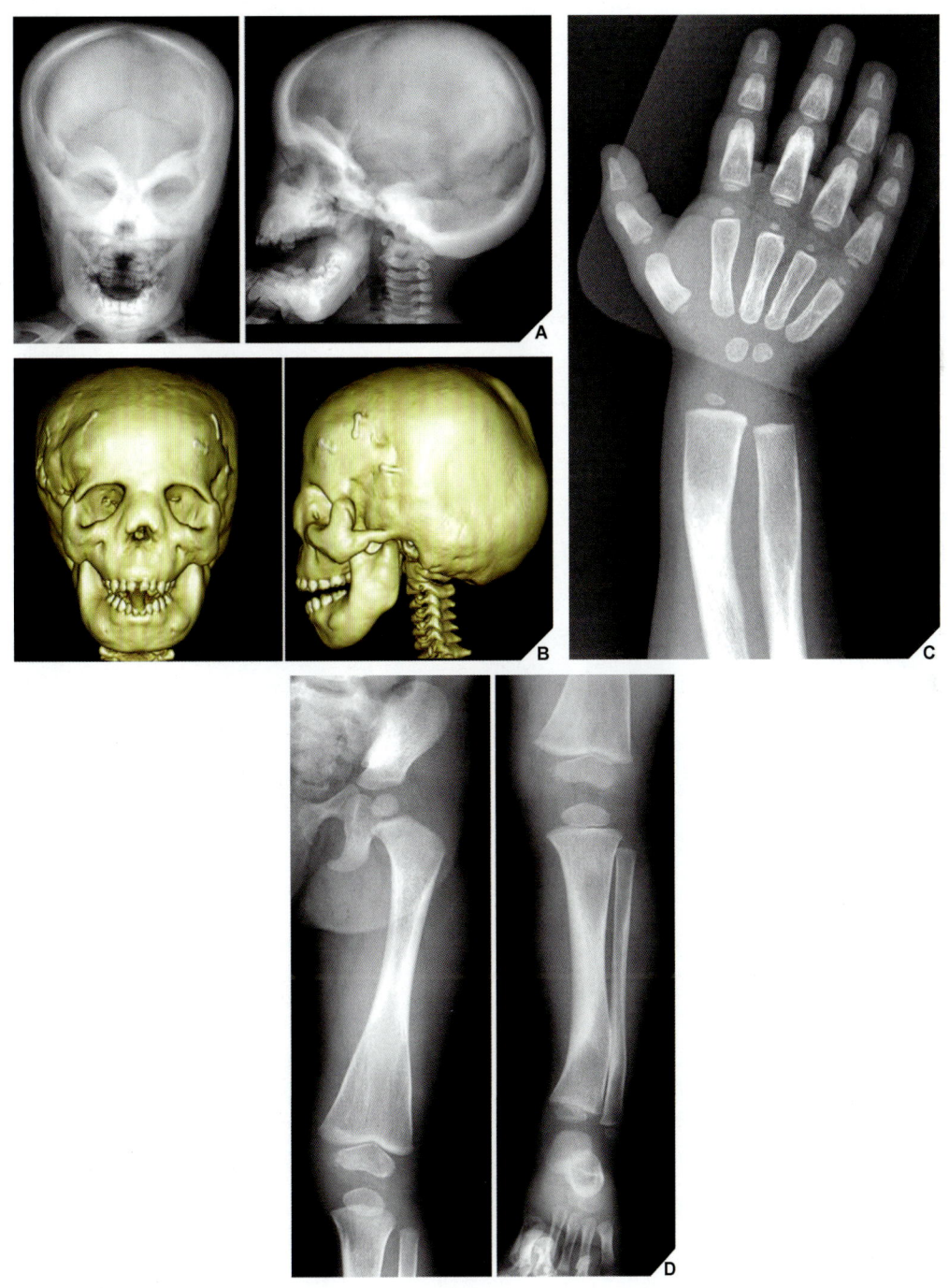

图33-70　颅骨干骺端发育不良

2岁女孩，颅骨前后位和侧位片（A）及三维重建CT图像（B）显示颅、面骨的增生性改变，呈"骨性狮面"表现。注意下颌骨增生和颧弓过度生长。手部（C）和下肢（D）的X线片显示骨皮质变薄、骨的邻关节端透亮性改变和股骨远端干骺端增宽呈"锥形瓶"样改变临床症状：蜡泪样骨病的临床表现为疼痛，活动时加剧。常见关节活动受限和僵直，这是由于软组织内挛缩、纤维化和关节周围骨形成所致。蜡泪样骨病无性别倾向，发病年龄为2～64岁。蜡泪样骨病可能是单骨性，仅一块骨受累；单肢性，一侧肢体受累；或多骨性，骨骼广泛受累。最常见的受累部位是长骨，其他位置包括骨盆及手和足的短管状骨。下肢比上肢受累更常见。肋骨和颅骨很少受累。也有报道称蜡泪样骨病累及胸椎的小关节。

影像学特征：常规X线平片足以诊断蜡泪样骨病。病变特征为波浪状骨硬化，类似于从蜡烛一侧滴下的融化蜡油（下沉性骨质增生），该病因此征象而得名，而且通常仅累及骨的一侧（图33-71～图33-73）。除了这种典型征象，其他还包括骨瘤样（图33-74）、纹状骨病样和混杂性的表现。标准平片上还能显示伴有的关节异常。常见软组织受累，在髋和膝关节周围常可见类似骨化性肌炎的骨化肿块（图33-75）。CT能有效显示骨皮质和骨髓腔受累，并且能明确区分正常骨和异常骨（图33-76A）。受累部位在MRI所有序列上均表现为低信号（图33-76B、C，图33-77）。MRI有助于显示软组织的受累。Judkiewicz等报道，软组织肿块在MRI所有序列上表现为信号混杂，信号缺失区与X线平片上的硬化相对应。大多数软组织肿块表现为边界不清、与骨硬化相连续或相邻，注射Gd造影剂后显示强化。放射性核素骨扫描表现为示踪剂的摄取增加（图33-78）并因此能发现其他部位的受累（见图31-17）。摄取增加的因素包括骨皮质量增多、成骨细胞活性和局部充血。蜡泪样骨病标本的显微镜检查无特异性，可见骨膜骨增生伴有骨小梁增厚和髓腔内的纤维化改变。骨主要由原始的哈弗斯系统组成（尤其是在骨膜表面），由于硬化、增厚和有些不规则的薄片沉积而导致几乎完全闭塞。有报道称，在关节周围病变中可见软骨岛，在细胞性纤维组织内有软骨内成骨和膜内成骨的证据，并且在骨单位边缘可见成骨活性。软组织成分通常由纤维血管组织和纤维脂肪组织组成，伴有散在分布的软骨样和骨化生灶。生化检查显示血清钙、磷和碱性磷酸酶水平正常。

鉴别诊断应包括骨瘤、骨旁骨肉瘤和骨化性肌炎等。

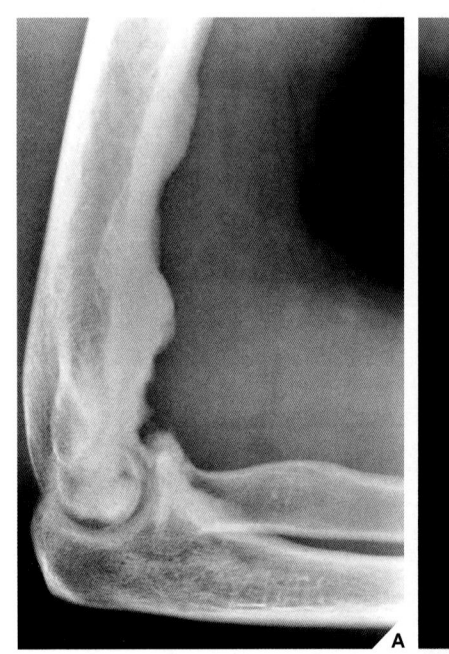
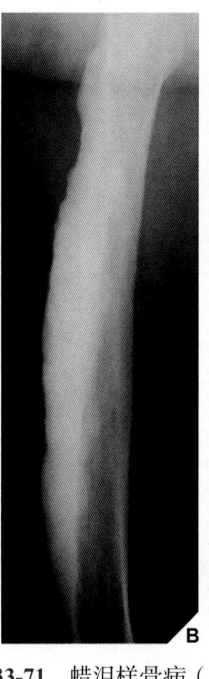
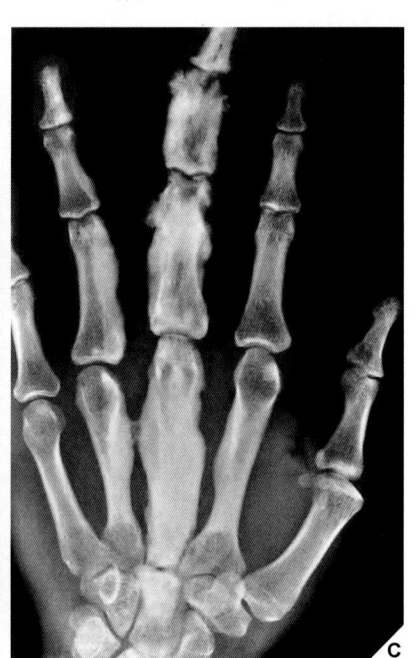

图33-71 蜡泪样骨病（1）

28岁男性，右肘疼痛和右手中指增大。A. 肘关节侧位片显示肱骨远端前缘皮质呈流动样骨质增生，这是典型的蜡泪样骨病表现。注意病变和受累的尺骨冠状突形成关节骨桥。B. 右股骨平片显示仅股骨的前外侧受累。C. 右手背掌位片显示中指明显肥大，骨皮质（膜内成骨位置）受累，骨的关节端（软骨内成骨）也受累。这是混合性硬化性发育不良的特征

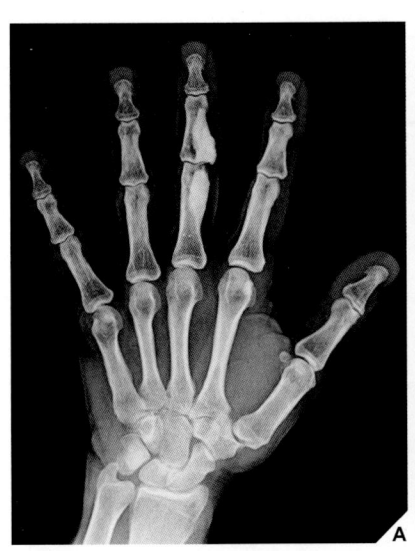
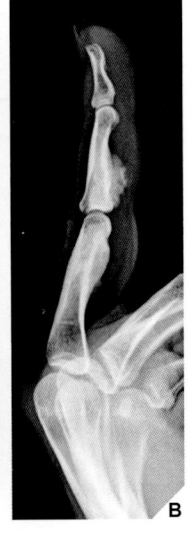

图 33-72　蜡泪样骨病（2）

60 岁女性，右手背掌位片（A）和中指侧位片（B）显示中指中节和
近节指骨的桡侧和掌侧受累，呈流动样骨质增生

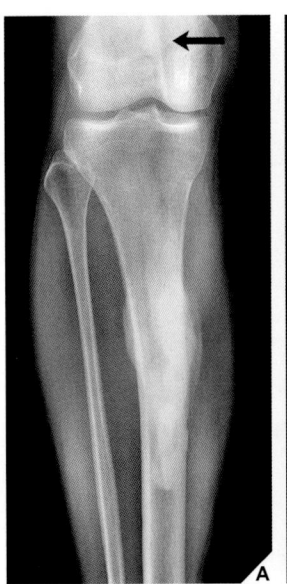
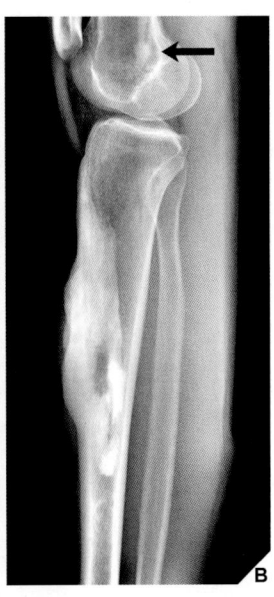

图 33-73　蜡泪样骨病（3）

31 岁女性。右小腿前后位片（A）和侧位片（B）显示主要累及胫骨
前部的硬化性改变。注意股骨远端髓腔内局灶性蜡泪样骨病（箭头）

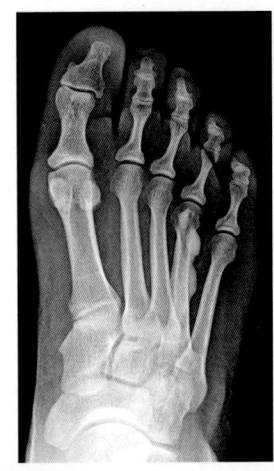

图 33-74　蜡泪样骨病（4）

65 岁女性，左足前后位片显示受累的第 4 跖骨
呈"骨瘤样"表现

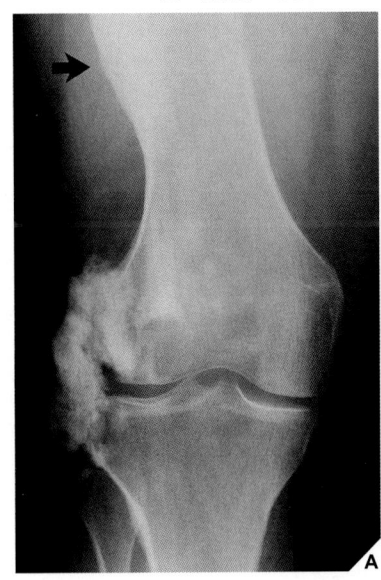
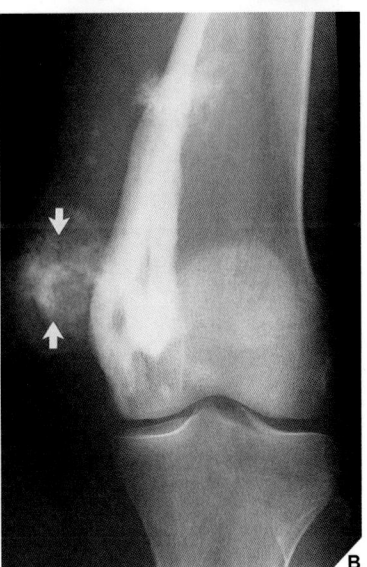

图 33-75　蜡泪样骨病（5）

A. 46 岁女性，右膝关节前后位片显示膝关节外侧软组织骨化。股骨皮质也受累（箭头）。B. 25 岁女性，左膝关节平片显示股骨内侧皮质受累并向软
组织内延伸（箭头）

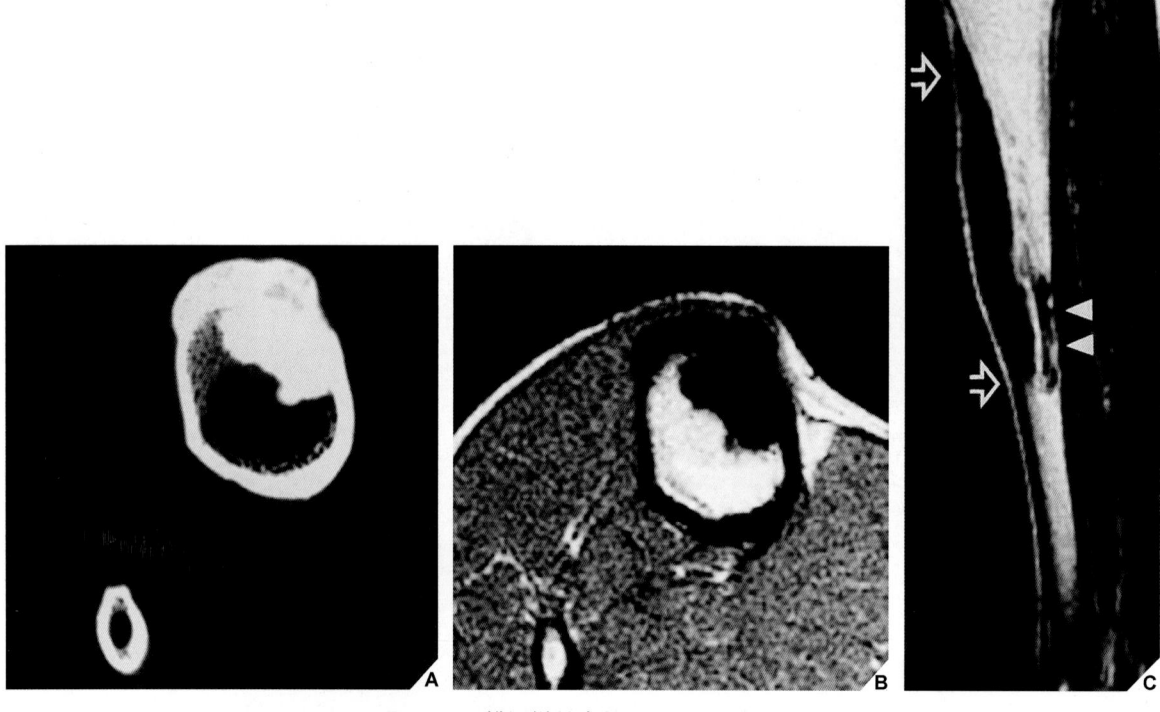

图33-76　蜡泪样骨病的CT和MRI表现

A. 30岁女性，通过胫骨中段的CT横断面图像显示前侧皮质和骨髓腔的前内侧受累。B. MRI轴位T$_1$WI（SE，TR 800/TE 16ms）图像显示病变与骨皮质一样，呈低信号；未受累的骨髓与皮下脂肪相似，表现为高信号。C. MRI矢状位T$_2$WI（FSE，TR 3000/TE 108ms）显示病灶为低信号（空心箭头）。箭头指示骨髓腔受累

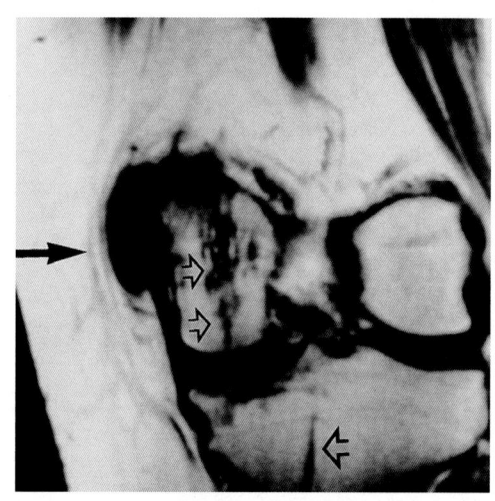

图33-77　蜡泪样骨病的MRI表现

20岁男性，膝关节MRI冠状位T$_1$WI（SE，TR 800/TE 20ms）显示附着于股骨髁的骨化性肿块呈低信号（箭头），蜡泪样骨病的髓腔内病灶也呈低信号（空心箭头）

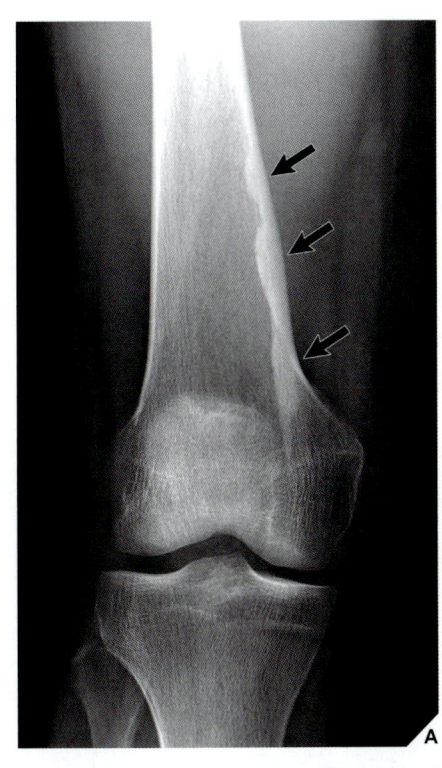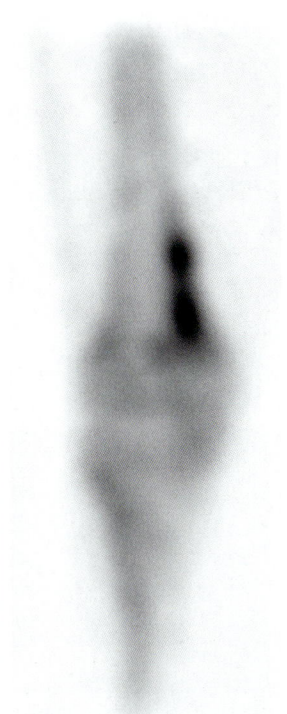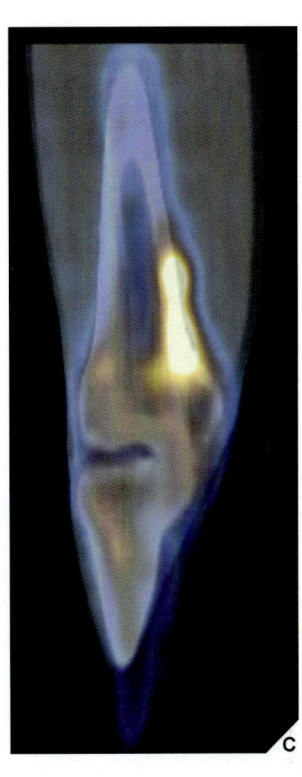

图 33-78 蜡泪样骨病的骨扫描和 SPECT

21 岁男性，右股骨远端前后位片（A）显示硬化性病变累及内侧皮质的骨内膜（箭头）。放射性核素骨扫描（B）和静脉注射 25mCi ^{99m}Tc-甲磺酸后获得的融合 SPECT 图像（C）显示病变部位的放射性示踪剂摄取增加

治疗：该病为慢性病且有时会缓解。偶尔会尝试注射双膦酸盐进行保守治疗，结果好坏参半。外科治疗包括软组织手术（如肌腱延长）、纤维和骨组织切除术、筋膜切除术和关节囊切除术。其他手术包括矫形截骨术、肥大骨切除术，甚至在肢体受累严重和由于缺血导致肢体疼痛时需要截肢。复发常见。

11. 颅骨骨干发育不良　这种发育不良是一种罕见的常染色体隐性遗传病，以骨肥大和硬化为特征，主要累及颅骨、脊柱和肋骨。该病是一种进行性疾病，在儿童早期可见明显的面部变形并且第Ⅱ、Ⅷ对脑神经受压可能会导致失明和耳聋。长骨的骨干和干骺端显示有重塑缺陷，表现为直径增宽，有时骨皮质变薄。尽管骨盆可能被拉长，但骨盆不伴有硬化。这种硬化性骨发育不良的组织病理学特征表明软骨内成骨和膜内成骨均存在缺陷。此外，与颅骨干骺端发育不良不同的是，这种疾病表现出板层骨的转换增加及破骨细胞过度活跃。该病的板层骨比通常在儿童早期见到的更成熟，表现为在偏振光下非常明亮，具有发育完善且复杂的哈弗斯系统。

12. 全身性骨肥厚伴骨条纹病　这种发育不良的典型特征为长骨增宽、骨皮质增厚和松质骨内的粗条纹。首例报道是 Fairbank 于 1951 年报道的一名 28 岁男性患者，其躯干和附肢骨有粗条纹、管状骨肥大和颅骨硬化。本病好发于男性，年龄跨度大（报道中患者年龄最小是 6 岁，最大是 80 岁）。在一些报道的病例中，有学者提出了遗传性病因，然而有些病例是散发的。这种硬化性骨发育不良的影像学特征包括长管状骨增宽和皮质增厚、松质骨（包括骨骺和椎体）内的粗条纹及颅底增厚和颅顶硬化。显微镜下可见骨皮质肥厚、骨膜增厚和毛细血管增生，没有成骨细胞或破骨细胞增殖的证据。

13. 其他混合性硬化性骨发育不良　根据影像学特征，可识别出 6 种常见类型的重叠综合征（两种或多种硬化性骨发育不良共存）（见表 33-5）。这些综合征中最常见的是蜡泪样骨病、骨条纹病和骨斑点症共存。这种"重叠综合征"的影像学特征是这 3 种发育不良特征的组合（图 33-79），这种现象表明了其共同的发病机制。尽管这些征象可能与各发育不良单独发病时的典型表现不完全相符，但是形态学的变化足以将它们认定为混合性硬化性骨发育不良。这些重叠综合征的存在证实了 Abrahamson 的观点，即并非所有的硬化性发育不良都是不同的病变实体，它们在发病过程中有共同的因素。事实上，几乎所有硬化性骨发育不良领域的研究人员都推测过蜡泪样骨病、骨条纹病和骨斑点症之间的关系，或者其他报道的发育不良之间的关系。石骨症、骨斑点症和骨条纹病显然是遗传性疾病。相反，蜡泪样骨病只是散发性发病，尽管有报道一例无骨异常家族史患者

的骨硬化性改变与蜡泪样骨病、骨条纹病和半肢骨骺发育不良一致。这种发育不良的组合不仅代表两种或多种发育不良并存，还代表发育不良的重叠，均表现出软骨内或膜内成骨障碍或两者兼有。如果在骨条纹病、骨斑点症和蜡泪样骨病发展的某个阶段存在一个共同因素，那么该因素也表明存在一个影响软骨内和膜内骨化的共同机制，从而表明大多数硬化性骨发育不良存在一个共同的发病机制。

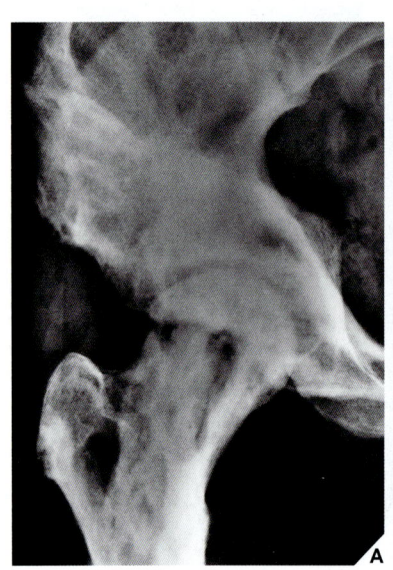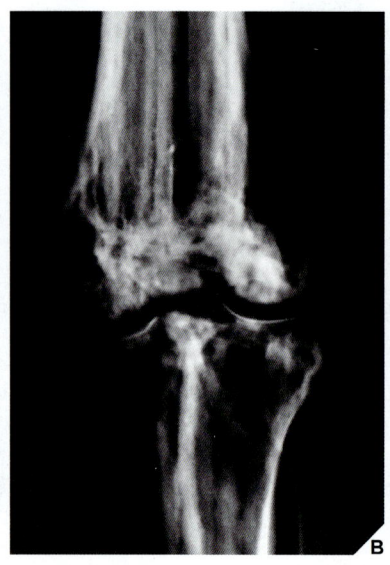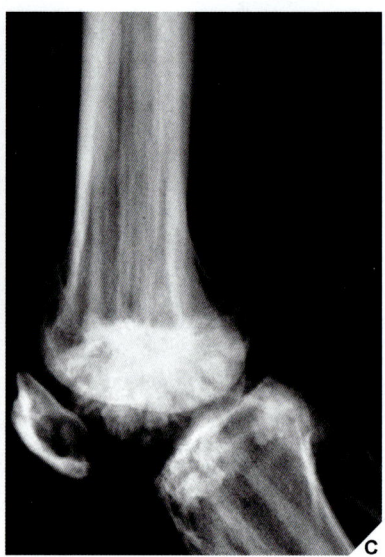

图 33-79　混合性硬化性骨发育不良（"重叠综合征"）

18 岁男性患者的影像学检查显示了蜡泪样骨病、骨斑点症和骨条纹病并存。右半骨盆和髋关节前后位片（A）显示蜡泪样骨病累及的髂骨和股骨近端呈典型的波浪状骨质肥厚。膝关节前后位（B）和侧位（C）X 线片显示骨条纹病累及的股骨远端和胫骨近端呈特征性线条样改变及骨斑点症特征性的局灶性致密灶（经允许引自 Greenspan A. Sclerosing bone dysplasias. In: Taveras JM, Ferrucci JT, eds. *Radiology: diagnosis, imaging, intervention.* Philadelphia: JB Lippincott; 1993: 16; Fig. 13A, B.）

记忆要点
脊柱侧弯
[1] 先天性脊柱侧弯的可能病因：
- 椎体形成障碍，可以单侧和部分（楔形椎）或单侧和完全（半椎体）
- 椎体分节不良，可以单侧（未分节条）或双侧（阻滞椎）
- 椎体形成和分节异常

[2] 特发性脊柱侧弯，最常见的脊柱侧弯类型（70%），分为婴儿型（男＞女），幼儿型（男＝女），青少年型（男＜女）。在青少年型中，结构性（主要）弯曲位于胸椎或胸腰段，凸面指向右侧。

[3] 评价脊柱侧弯时，弯曲的形状通常提示不同的类型。
- "S" 形弯曲在特发性脊柱侧弯中常见
- "C" 形弯曲提示为神经肌肉型
- 侧弯有锐角形成的较短节段最常见于先天型（如神经纤维瘤病，半椎体）

[4] 脊柱侧弯的弯曲由以下组成：
- 结构性（主要的）弯曲由上段和下段的终末椎体划定
- 代偿性（次要）弯曲位于过渡椎体的近端和远端
- 顶点椎体表现为旋转和楔形变，椎体中心距脊柱中心线最远

[5]测量脊柱弯曲的一些方法：

- Lippmann-Cobb方法，弯曲角度由终末椎体的倾斜度决定
- Risser-Ferguson方法，用3个点（上下终末椎体的中心和顶点椎体的中心）来决定弯曲
- 脊柱侧弯指数，测量侧弯脊柱的每一个椎体中心与脊柱中心线的偏差

[6]为了准确判断脊柱侧弯的矫正程度，即使终末椎体改变了位置，也应该用相同的测量点来比较治疗前、后的弯曲。

[7]椎体的旋转可在脊柱的前后位片上评价：

- Cobb方法，以棘突的位置作为参考
- Nash-Moe方法，以椎弓根作为参考

[8]骨骼成熟度的评价是预后和治疗的重要因素：

- 与正常标准图谱比较患者的手和腕关节平片
- 评价椎体环状骨骺的骨化或髂骨翼骨骺的骨化

骨骼异常

[1]神经纤维瘤病中常见的骨骼异常：

- 皮质外侵蚀
- 假关节，尤其在胫骨和腓骨
- 以下颈椎和上胸椎的急性成角为特征的短节段脊柱侧凸
- 神经孔扩大，椎体后缘"扇贝"样改变

[2]丛状神经纤维瘤病最严重的并发症是恶变成肉瘤。

[3]成骨不全（主要特征为骨的脆性增加）的影像学征象：

- 严重骨质疏松
- 皮质变薄
- 缝间骨
- 骨畸形，如"喇叭"状干骺端
- 长骨的关节端"爆米花"样钙化
- 脊柱侧弯凸
- 多发骨折

[4]软骨发育不全的影像学特征：

- 不成比例侏儒症

- 半骨盆呈"乒乓球拍"样，骨盆内缘呈"香槟酒瓶"样
- 腰椎椎弓根间距狭窄（椎管狭窄）
- 椎体后缘的"扇贝"样改变
- 手呈三叉样

[5]黏多糖贮积症的常见X线平片表现：

- 骨质疏松
- 椎体呈卵圆形或钩形
- 骨盆形态异常
- 管状骨缩短

[6]进行性骨化性纤维发育不良（进行性骨化性肌炎）的特征为肌肉和皮下组织的广泛骨化，导致关节强直和胸廓活动受限。拇指和拇趾的先天性异常（发育不全、肢体短小等）应该提醒影像科医生这种严重致残疾病的可能性

[7]硬化性骨发育不良共同的影像学特征是骨密度增加。

[8]石骨症和致密性成骨不全由软骨内成骨障碍所致，影像学征象：

- 骨密度均匀增高
- 骨重塑缺失
- 骨皮质和骨髓腔的分界消失

病理性骨折常见

[9]致密性成骨不全的特异性改变：

- 肢端骨溶解
- 下颌骨呈钝角
- 鼻旁窦气化不良和发育不良
- 囟门永久存在
- 缝间骨

[10]内生骨疣、骨斑点症和骨条纹病的病因为软骨内骨化障碍，X线平片特征：

- 硬化灶，髓腔内出现成熟骨（内生骨疣和骨斑点症）
- 细的线状条纹（骨条纹病）出现在骨快速生长的部位

[11]进行性骨干发育不良和遗传性多发性骨干硬化的原因为膜内骨化障碍，X线平片表现为长骨骨皮质增厚。骨的关节端通常不受累。

[12]颅骨干骺端发育不良的特征为颅、面骨肥厚，骨性狮面和干骺端呈"球棒"状（"锥形瓶"样畸形）。

[13]蜡泪样骨病，一种混合性硬化性骨发育不良，特征为软骨内骨化和膜内骨化障碍，X线平片特征为流动性骨肥厚（"蜡油"状）伴有关节和周围软组织受累。

[14]重叠综合征是指两种或两种以上硬化性骨发育不良并存，以蜡泪样骨病、骨斑点症和骨条纹病最常见。

（冯志远　曹宇鹏　都继成　译）

参考文献

Abi-Ghanem AS, Asmar K, Boulos F, et al. Osteoma-like melorheostosis: a rare type of skeletal dysplasia depicted on FDG PET/CT. *Skeletal Radiol* 2019;48:1299–1303.

Ablin DS, Greenspan A, Reinhart M, et al. Differentiation of child abuse from osteogenesis imperfecta. *AJR Am J Roentgenol* 1990;154:1035–1046.

Abrahamson MN. Disseminated asymptomatic osteosclerosis with features resembling melorheostosis, osteopoikilosis, and osteopathia striata. Case report. *J Bone Joint Surg Am* 1968;50:991–996.

Ahlawat S, Blakeley JO, Langmead S, et al. Current status and recommendations for imaging in neurofibromatosis type 1, neurofibromatosis type 2, and schwannomatosis. *Skeletal Radiol* 2020;49:199–219.

Artner J, Cakir B, Wernerus D, et al. Melorheostosis: current concepts in diagnosis and treatment—a review of literature (313 cases). *J Musculoskeletal Res* 2012;15:1230.

Ashish G, Shashikant J, Ajay P, et al. Melorheostosis of the foot: a case report of a rare entity with a review of multimodality imaging emphasizing the importance of conventional radiography in diagnosis. *J Orthop Case Rep* 2016;6:79–81.

Aström E, Söderhäll S. Beneficial effect of long term intravenous bisphosphonate treatment of osteogenesis imperfecta. *Arch Dis Child* 2002;86:356–364.

Balemans W, Patel N, Ebeling M, et al. Identification of a 52 kb deletion downstream of the SOST gene in patients with van Buchem disease. *J Med Genet* 2002;39:91–97.

Balemans W, Van den Ende J, Paes-Alves AF, et al. Localization of the gene for sclerosteosis to the van Buchem disease-gene region on chromosome 17q12-q21. *Am J Hum Genet* 1999;64:1661–1669.

Barbosa M, Perdu B, Senra V, et al. Osteopathia striata with cranial sclerosis. *Acta Med Port* 2010;23:1147–1150.

Barnes PD, Brody JD, Jaramillo D, et al. Atypical idiopathic scoliosis: MR imaging evaluation. *Radiology* 1993;186:247–253.

Bartusevicience A, Samuilis A, Skucas J. Camurati-Engelmann disease: imaging, clinical features and differential diagnosis. *Skeletal Radiol* 2009;38:1037–1043.

Baser ME. The distribution of constitutional and somatic mutations in the neurofibromatosis 2 gene. *Hum Mutat* 2006;27:297–306.

Beals RK. Endosteal hyperostosis. *J Bone Joint Surg Am* 1976;58:1172–1173.

Behninger C, Rott HD. Osteopathia striata with cranial sclerosis: literature reappraisal argues for X-linked inheritance. *Genet Couns* 2000;11:157–167.

Beighton P. Pyle disease (metaphyseal dysplasia). *J Med Genet* 1987;24:321–324.

Beighton P, Barnard A, Hamersma H, et al. The syndromic status of sclerosteosis and van Buchem disease. *Clin Genet* 1984;25:175–181.

Beighton P, Cremin BJ, Hamersma H. The radiology of sclerosteosis. *Br J Radiol* 1976;49:934–939.

Beighton P, Durr L, Hamersma H. The clinical features of sclerosteosis. A review of the manifestations in twenty-five affected individuals. *Ann Intern Med* 1976;84:393–397.

Bhullar TPS, Portinaro NMA, Benson MKD. The measurement of angular deformity: an extended role for the "Cobbometer." *J Bone Joint Surg Br* 1995;77B:506–507.

Bridges AJ, Hsu K-C, Singh A, et al. Fibrodysplasia (myositis) ossificans progressiva. *Semin Arthritis Rheum* 1994;24:155–164.

Bridwell KH. Spinal instrumentation in the management of adolescent scoliosis. *Clin Orthop Relat Res* 1997;335:64–72.

Brien EW, Mirra JM, Latanza L, et al. Giant bone island of femur. Case report, literature review, and its distinction from low grade osteosarcoma. *Skeletal Radiol* 1995;24:546–550.

Brown RR, Steiner GC, Lehman WB. Melorheostosis: case report with radiologic-pathologic correlation. *Skeletal Radiol* 2000;29:548–552.

Brunkow ME, Gardner JC, Van Ness J, et al. Bone dysplasia sclerosteosis results from loss of the SOST gene product, a novel cystine knot-containing protein. *Am J Hum Genet* 2001;68:577–589.

Campos-Xavier AB, Saraiva JM, Savarirayan R, et al. Phenotypic variability at the TGF-β$_1$ locus in Camurati-Engelmann disease. *Hum Genet* 2001;109:653–658.

Camurati M. Di un raro caso di osteite simmetrica ereditaria degli arti inferiori. *Chir Organi Mov* 1922;6:662–665.

Caron KH, DiPietro MA, Aisen AM, et al. MR imaging of early fibrodysplasia ossificans progressiva. *J Comput Assist Tomogr* 1990;14:318–321.

Chanchairujira K, Chung CB, Lai YM, et al. Intramedullary osteosclerosis: imaging features in nine patients. *Radiology* 2001;220:225–230.

Chitayat D, Silver K, Azouz EM. Skeletal dysplasia, intracerebral calcifications, optic atrophy, hearing impairment, and mental retardation: nosology of dysosteosclerosis. *Am J Med Genet* 1992;43:517–523.

Cobb JR. Outline for the study of scoliosis. *AAOS Instr Course Lect* 1948;5:261–275.

Coccia PF, Krivit W, Cervenka J, et al. Successful bone-marrow transplantation for infantile malignant osteopetrosis. *N Engl J Med* 1980;302:701–708.

Connor J, Evans DA. Genetic aspects of fibrodysplasia ossificans progressiva. *J Med Genet* 1982;19:35–39.

D'Addabbo A, Macarini L, Rubini G, et al. Correlation between bone imaging and the clinical picture in two unsuspected cases of progressive diaphyseal dysplasia (Engelmann's disease). *Clin Nucl Med* 1993;18:324–328.

Damle NA, Patnecha M, Kumar P, et al. Ribbing disease: uncommon cause of a common symptom. *Indian J Nucl Med* 2011;26:36–39.

Davis DC, Syklawer R, Cole RL. Melorheostosis on three-phase bone scintigraphy. Case report. *Clin Nucl Med* 1992;17:561–564.

Del Fattore A, Cappariello A, Teti A. Genetics, pathogenesis and complications of osteopetrosis. *Bone* 2008;42:19–29.

De Vits A, Keymeulen B, Bossuyt A, et al. Progressive diaphyseal dysplasia (Camurati-Engelmann's disease). Improvement of clinical signs and of bone scintigraphy during pregnancy. *Clin Nucl Med* 1994;19:104–107.

Donáth J, Poór G, Kiss C, et al. Atypical form of active melorheostosis and its treatment with bisphosphonate. *Skeletal Radiol* 2002;31:709–713.

Dorst JP. Mucopolysaccharidosis IV. *Semin Roentgenol* 1973;8:218–219.

Drummond DS. Neuromuscular scoliosis: recent concepts. *J Pediatr Orthop* 1996;16:281–283.

Eastman JR, Bixler D. Generalized cortical hyperostosis (Van Buchem disease): nosologic considerations. *Radiology* 1977;125:297–304.

Elmore SM. Pycnodysostosis. A review. *J Bone Joint Surg Am* 1967;49A:153–158.

Engelmann G. Ein Fall von Osteopathia hyperostotica (sclerotisans) multiplex infantilis. *Fortschr Geb Rontgenstr* 1929;39:1101–1106.

Fairbank T, ed. Case 55: hyperostosis generalisata with striation of the bones. In: *An atlas of general affections of the skeleton*. Edinburgh, London: Livingstone; 1951:118–119.

Ferner RE. Neurofibromatosis 1. *Eur J Hum Genet* 2007;15:131–138.

Fotiadou A, Arvaniti M, Kiriakou V, et al. Type II autosomal dominant osteopetrosis: radiological features in two families containing five members with asymptomatic and uncomplicated disease. *Skeletal Radiol* 2009;38:1015–1021.

Fujimoto H, Nishimura G, Tsumurai Y, et al. Hyperostosis generalisata with striations of the bones: report of a female case and a review of the literature. *Skeletal Radiol* 1999;28:460–464.

Furia JP, Schwartz HS. Hereditary multiple diaphyseal sclerosis: a tumor simulator. *Orthopedics* 1990;13:1267–1274.

Gelb BD, Shi GP, Chapman HA, et al. Pycnodysostosis, a lysosomal disease caused by cathepsin K deficiency. *Science* 1996;273:1236–1238.

Gelman MI. Autosomal dominant osteosclerosis. *Radiology* 1977;125:289.

Ghai S, Sharma R, Ghai S. Mixed sclerosing bone dysplasia—a case report with literature review. *Clin Imaging* 2003;27:203–205.

Glorieux FH, Rauch F, Plotkin H, et al. Type V osteogenesis imperfecta: a new form of brittle bone disease. *J Bone Miner Res* 2000;15:1650–1658.

Glorieux FH, Ward LM, Rauch F, et al. Osteogenesis imperfecta type VI: a form of brittle bone disease with a mineralization defect. *J Bone Min Res* 2002;17:30–38.

Gorlin RJ, Glass L. Autosomal dominant osteosclerosis. *Radiology* 1977;125:547–548.

Greenspan A. Bone island (enostosis): current concept—a review. *Skeletal Radiol* 1995;24:111–115.

Greenspan A. Sclerosing bone dysplasias—a target-site approach. *Skeletal Radiol* 1991;20:561–583.

Greenspan A, Azouz EM. Bone dysplasia series. Melorheostosis: review and update. *Can Assoc Radiol J* 1999;50:324–330.

Greenspan A, Pugh JW, Norman A, et al. Scoliotic index: a comparative evaluation of methods for the measurement of scoliosis. *Bull Hosp Joint Dis* 1978;39:117–125.

Greenspan A, Stadalnik RC. Bone island: scintigraphic findings and their clinical application. *Can Assoc Radiol J* 1995;46:368–379.

Greenspan A, Steiner G, Knutzon R. Bone island (enostosis): clinical significance and radiologic and pathologic correlations. *Skeletal Radiol* 1991;20:85–90.

Greenspan A, Steiner G, Sotelo D, et al. Mixed sclerosing bone dysplasia coexisting with dysplasia epiphysealis hemimelica (Trevor-Fairbank disease). *Skeletal Radiol* 1986;15:452–454.

Hagiwara H, Aida N, Machida J, et al. Contrast-enhanced MRI of an early preosseous lesion of fibrodysplasia ossificans progressiva in a 21-month-old boy. *AJR Am J Roentgenol* 2003;181:1145–1147.

Happle R. Melorheostosis may originate as a type 2 segmental manifestation of osteopoikilosis. *Am J Med Genet A* 2004;125A:221–223.

Heanney C, Shalev H, Elbedour K, et al. Human autosomal recessive osteopetrosis maps to 11q13, a position predicted by comparative mapping of the murine osteosclerosis (oc) mutation. *Hum Mol Genet* 1998;7:1407–1410.

Hellemans J, Preobrazhenska O, Willaert A, et al. Loss-of-function mutations in LEMD3 result in osteopoikilosis, Buschke-Ollendorff syndrome and melorheostosis. *Nat Genet* 2004;36:1213–1218.

Hopwood JJ, Morris CP. The mucopolysaccharidoses. Diagnosis, molecular genetics and treatment. *Mol Biol Med* 1990;7:381–404.

Hui PKT, Tung JYL, Lam WWM, et al. Osteogenesis imperfecta type V. *Skeletal Radiol* 2011;40:1609, 1633.

Irie T, Takahashi M, Kaneko M. Case report 546: endosteal hyperostosis (Worth type). *Skeletal Radiol* 1989;18:310–313.

Jain VK, Arya RK, Bharadwaj M, et al. Melorheostosis: clinicopathological features, diagnosis, and management. *Orthopedics* 2009;32:512.

Janssens K, Gershoni-Baruch R, Van Hul E, et al. Localisation of the gene causing diaphyseal dysplasia Camurati-Engelmann to chromosome 19q13. *J Med Genet* 2000;37:245–249.

Joseph DJ, Ichikawa S, Econs MJ. Mosaicism in osteopathia striata with cranial sclerosis. *J Clin Endocrinol Metab* 2010;95:1506–1507.

Judkiewicz AM, Murphey MD, Resnik CS, et al. Advanced imaging of melorheostosis with emphasis on MRI. *Skeletal Radiol* 2001;30:447–453.

Kaitila L, Rimoin DL. Histologic heterogeneity in the hyperostotic bone dysplasias. *Birth Defects Orig Artic Ser* 1976;12:71–79.

Kaplan FS, McCluskey W, Hahn G, et al. Genetic transmission of fibrodysplasia ossificans progressiva. Report of a family. *J Bone Joint Surg Am* 1993;75:1214–1220.

Kennedy JG, Donahue JR, Aydin H, et al. Metastatic breast carcinoma to bone disguised by osteopoikilosis. *Skeletal Radiol* 2003;32:240–243.

Kerkeni S, Chapurlat R. Melorheostosis and FGF-23: is there a relationship? *Joint Bone Spine* 2008;75:486–488.

Kim H, Kim HS, Moon ES, et al. Scoliosis imaging: what radiologists should know. *Radiographics* 2010;30:1823–1842.

Kiper POS, Saito H, Gori F, et al. Cortical-bone fragility—insights from sFRP4 deficiency in Pyle's disease. *N Engl J Med* 2016;374:2553–2562.

Kleinman PK. Differentiation of child abuse and osteogenesis imperfecta: medical and legal implications. *AJR Am J Roentgenol* 1990;154:1047–1048.

Kobayashi H, Kotoura Y, Hosono M, et al. A case of melorheostosis with a 14-year-old follow-up. *Eur Radiol* 1995;5:651–653.

Korovessis PG, Stamatakis MV. Prediction of scoliotic cobb angle with the use of the scoliometer. *Spine (Phila Pa 1976)* 1996;21:1661–1666.

Kotwal A, Clarke BL. Melorheostosis: a rare sclerosing bone dysplasia. *Curr Osteoporos Rep* 2017;15:335–342.

Kozlowski K, Nicol R, Hopwood JJ. A clinically mild case of mucopolysaccharidosis type I—Scheie syndrome (case report). *Eur Radiol* 1995;5:561–563.

Lachman RS, Burton BK, Clarke LA, et al. Mucopolysaccharidosis IVA (Morquio A syndrome) and VI (Maroteaux-Lamy syndrome): under-recognized and challenging to diagnose. *Skeletal Radiol* 2014;43:359–369.

Lee RD. Clinical images of osteopathia striata. *Pediatr Radiol* 2004;34:753.

Leisti J, Kaitila I, Lachman RS, et al. Dysosteosclerosis (case report). *Birth Defects* 1975;11:349.

Lenke LG, Bridwell KH, Blanke K, et al. Radiographic results of arthrodesis with Cotrel-Dubousset instrumentation for the treatment of adolescent idiopathic scoliosis. A five to ten-year follow-up study. *J Bone Joint Surg Am* 1998;80:807–814.

Léri A, Joanny J. Une affection non décrite des os. Hyperostose en coulée sur toute la longueur d'un membre ou mélorhéostose. *Bull Mem Soc Med Hop Paris* 1922;46:1141.

Looser E. Zur Kenntnis der Osteogenesis Imperfecta Congenita et Tarda (sogenannte idiopatische Osteopsatyrosis). *Mittlg Grenzgebiete Med Chir* 1906;15:161–207.

MacEwen GD, Conway JJ, Miler WT. Congenital scoliosis with a unilateral bar. *Radiology* 1968;90:711–715.

Makita Y, Nishimura G, Ikegawa S, et al. Intrafamilial phenotypic variability in Engelmann disease (ED): are ED and Ribbing disease the same entity? *Am J Med Genet* 2000;91:153–156.

Marchesi DG, Transfeldt EE, Bradford DS, et al. Changes in vertebral rotation after Harrington and Luque instrumentation for idiopathic scoliosis. *Spine (Phila Pa 1976)* 1992;17:775–780.

Maroteaux P, Lamy M. La pycnodysostose. *Presse Med* 1962;70:999–1002.

Maroteaux P, Lamy M. The malady of Toulouse-Lautrec. *JAMA* 1965;191:715–717.

Menon AG, Anderson KM, Riccardi VM, et al. Chromosome 17p deletions and p53 gene mutations associated with the formation of malignant neurofibrosarcomas in von Recklinghausen neurofibromatosis. *Proc Natl Acad Sci U S A* 1990;87:5435–5439.

Motyckova G, Fisher DE. Pycnodysostosis: role and regulation of cathepsin K in osteoclast function and human disease. *Curr Mol Med* 2002;2:407–421.

Mumm S, Wenkert D, Zhang X, et al. Deactivating germline mutations in LEMD3 cause osteopoikilosis and Buschke-Ollendorff syndrome, but not sporadic melorheostosis. *J Bone Miner Res* 2007;22:243–250.

Murray RO, McCredie J. Melorheostosis and the sclerotomes: a radiological correlation. *Skeletal Radiol* 1979;4:57–71.

Nakamura K, Nakada Y, Nakada D. Unclassified sclerosing bone dysplasia with osteopathia striata, cranial sclerosis, metaphyseal undermodeling, and bone fragility. *Am J Med Genet* 1998;76:389–394.

Nakamura T, Yamada N, Nonaka R, et al. Autosomal dominant type of endosteal hyperostosis with unusual manifestations of sclerosis of the jaw bones. *Skeletal Radiol* 1987;16:48–51.

Nash CL Jr, Moe JH. A study of vertebral rotation. *J Bone Joint Surg Am* 1969;51:223–229.

Neuhauser EBD, Schwachman H, Wittenberg M, et al. Progressive diaphyseal dysplasia. *Radiology* 1948;51:11–22.

Norman A, Greenspan A. Bone dysplasias. In: Jahss MH, ed. *Disorders of the foot and ankle: medical and surgical management*, vol. 1, 2nd ed. Philadelphia: WB Saunders; 1991:754–770.

Ostrowski DM, Gilula LA. Mixed sclerosing bone dystrophy presenting with upper extremity deformities. A case report and review of the literature. *J Hand Surg Br* 1992;17:108–112.

Park HS, Kim JR, Lee SY, et al. Symptomatic giant (10-cm) bone island of the tibia. *Skeletal Radiol* 2005;34:347–350.

Paul LW. Hereditary multiple diaphyseal sclerosis (Ribbing). *Radiology* 1953;60:412–416.

Pyle EL. A case of unusual bone development. *J Bone Joint Surg* 1931;13:874–876.

Raad MS, Beighton P. Autosomal recessive inheritance of metaphyseal dysplasia (Pyle disease). *Clin Genet* 1978;14:251–256.

Reichenberger E, Tiziani V, Watanabe S, et al. Autosomal dominant craniometaphyseal dysplasia is caused by mutations in the transmembrane protein ANK. *Am J Hum Genet* 2001;68:1321–1326.

Rhys R, Davies AM, Mangham DC, et al. Sclerotome distribution of melorheostosis and multicentric fibromatosis. *Skeletal Radiol* 1998;27:633–636.

Ribbing S. Hereditary, multiple, diaphyseal sclerosis. *Acta Radiol* 1949;31:522–536.

Riccardi VM. The genetic predisposition to and histogenesis of neurofibromas and neurofibrosarcoma in neurofibromatosis type 1. *Neurosurg Focus* 2007;22:E3.

Rucker TN, Alfidi RJ. A rare familial systemic affection of the skeleton: Fairbank's disease. *Radiology* 1964;82:63–66.

Rutherford EE, Tarplett LJ, Davies EM, et al. Lumbar spine fusion and stabilization: hardware, techniques, and imaging appearances. *Radiographics* 2007;27:1737–1749.

Scott H, Bunge S, Gal A, et al. Molecular genetics of mucopolysaccharidosis type I: diagnostic, clinical, and biological implications. *Hum Mutat* 1995;6:288–302.

Sebastian A, Loots GG. Genetics of Sost/SOST in sclerosteosis and van Buchem disease animal models. *Metabolism* 2018;80:38–47.

Seeger LL, Hewel KC, Yao L, et al. Ribbing disease (multiple diaphyseal sclerosis): imaging and differential diagnosis. *AJR Am J Roentgenol* 1996;167:689–694.

Sillence DO. Osteogenesis imperfecta: an expanding panorama of variants. *Clin Orthop Relat Res* 1981;159:11–25.

Sillence DO, Senn A, Danks DM. Genetic heterogeneity in osteogenesis imperfecta. *J Med Genet* 1979;16:101–116.

Slone RM, MacMillan M, Montgomery WJ, et al. Spinal fixation. Part 2. Fixation techniques and hardware for the thoracic and lumbosacral spine. *Radiographics* 1993;13:521–543.

Sobacchi C, Schulz A, Coxon FP, et al. Osteopetrosis: genetics, treatment and new insights into osteoclast function. *Nat Rev Endocrinol* 2013;9:522–536.

Spieth ME, Greenspan A, Forrester DM, et al. Radionuclide imaging in forme fruste of melorheostosis. *Clin Nucl Med* 1994;19:512–515.

Spranger JW, Langer LO Jr, Wiederman HR. *Bone dysplasias. An atlas of constitutional disorders of skeletal development.* Philadelphia: WB Saunders; 1974.

Stein SA, Witkop C, Hill S, et al. Sclerosteosis: neurogenetic and pathophysiologic analysis of an American kinship. *Neurology* 1983;33:267–277.

Stokes IA. Three-dimensional terminology of spinal deformity. A report presented to the Scoliosis Research Society by the Scoliosis Research Society Working Group on 3-D terminology of spinal deformity. *Spine (Phila Pa 1976)* 1994;19:236–248.

Suresh S, Muthukumar T, Saifuddin A. Classical and unusual imaging appearances of melorheostosis. *Clin Radiol* 2010;65:593–600.

Thomsen MN, Schneider U, Weber M, et al. Scoliosis and congenital anomalies associated with Klippel-Feil syndrome types I-III. *Spine (Phila Pa 1976)* 1997;22:396–401.

Tomatsu S, Yasuda E, Patel P, et al. Morquio A syndrome: diagnosis and current and future therapies. *Pediatr Endocrinol Rev* 2014;12:141–151.

Truswell AS. Osteopetrosis with syndactyly: a morphological variant of Albers-Schönberg's disease. *J Bone Joint Surg Br* 1958;40-B:209–218.

van Buchem FSP. Hyperostosis corticalis generalisata. Eight new cases. *Acta Med Scand* 1971;189:257–267.

van Buchem FSP, Hadders HN, Hansen JF, et al. Hyperostosis corticalis generalisata. Report of seven cases. *Am J Med* 1962;33:387–397.

van Buchem FSP, Hadders HN, Ubbens R. An uncommon familial systemic disease of the skeleton: hyperostosis corticalis generalisata familiaris. *Acta Radiol* 1955;44:109–120.

van Dijk FS, Cobben JM, Kariminejad A, et al. Osteogenesis imperfecta: a review with clinical examples. *Mol Syndromol* 2011;2:1–20.

Vanhoenacker FM, Balemans W, Tan GJ, et al. Van Buchem disease: lifetime evolution of radioclinical features. *Skeletal Radiol* 2003;32:708–718.

Vanhoenacker FM, De Beuckeleer LH, Van Hul W, et al. Sclerosing bone dysplasias: genetic and radioclinical features. *Eur Radiol* 2000;10:1423–1433.

Van Hul W, Balemans W, Van Hul E, et al. Van Buchem disease (hyperostosis corticalis generalisata) maps to chromosome 17q12-q21. *Am J Hum Genet* 1998;62:391–399.

Voorhoeve N. L'image radiologique non encore decrit d'une anomalie du squelette; ses rapports avec la dyschondroplasie et l'osteopathia condensata disseminata. *Acta Radiol* 1924;3:407–411.

Wallace SE, Lachman RS, Mekikian PB, et al. Marked phenotypic variability in progressive diaphyseal dysplasia (Camurati-Engelmann disease): report of a four-generation pedigree, identification of a mutation in TGFB1, and review. *Am J Med Genet A* 2004;129A:235–247.

Ward LM, Rauch F, Travers R, et al. Osteogenesis imperfecta type VII: an autosomal recessive form of brittle bone disease. *Bone* 2002;31:12–18.

Whyte MP, Murphy WA. Osteopetrosis and other sclerosing bone disorders. In: Avioli LV, Krane SM, eds. *Metabolic bone disorders*, 2nd ed. Philadelphia: WB Saunders, 1990:616–658.

Whyte MP, Murphy WA, Fallon MD, et al. Mixed-sclerosing-bone-dystrophy: report of a case and review of the literature. *Skeletal Radiol* 1981;6:95–102.

Winter RB, Haven JJ, Moe JH, et al. Diastematomyelia and congenital spine deformities. *J Bone Joint Surg Am* 1974;56:27–39.

Wise CA, Gao X, Shoemaker S, et al. Understanding genetic factors in idiopathic scoliosis, a complex disease of childhood. *Curr Genomics* 2008;9:51–59.

Worth HM, Wollin DG. Hyperostosis corticalis generalisata congenita. *J Can Assoc Radiol* 1966;17:67–74.

Zhang Y, Castori M, Ferranti G, et al. Novel and recurrent germline LEMD3 mutations causing Buschke-Ollendorff syndrome and osteopoikilosis but not isolated melorheostosis. *Clin Genet* 2009;75:556–561.

Zheng H, Zhang Z, He JW, et al. A novel mutation (R122Q) in the cathepsin K gene in a Chinese child with pyknodysostosis. *Gene* 2013;521:176–179.

Zicari AM, Tarani L, Perotti D, et al. WTX R353X mutation in a family with osteopathia striata and cranial sclerosis (OS-CS): case report and literature review of the disease clinical, genetic and radiological features. *Ital J Ped* 2012;38:27.

Ziran N, Hill S, Wright ME, et al. Ribbing disease: radiographic and biochemical characterization, lack of response to pamidronate. *Skeletal Radiol* 2003;31:714–719.